高血压

理论与临床

主　编　刘力生

副主编　王继光　孟宪敏　陈鲁原　郑法雷

高血压

中国协和医科大学出版社

北　京

图书在版编目（CIP）数据

高血压：理论与临床 / 刘力生主编. -- 北京：中国协和医科大学出版社, 2025. 5. -- ISBN 978-7-5679-2654-7

Ⅰ. R544.1

中国国家版本馆CIP数据核字第2025QX6934号

主　　编　刘力生
策划编辑　李元君　沈冰冰
责任编辑　李元君　聂志扬　杨雪娇
封面设计　邱晓俐
责任校对　张　麓
责任印制　黄艳霞
出版发行　**中国协和医科大学出版社**
（北京市东城区东单三条9号　邮编100730　电话010-65260431）
网　　址　www.pumcp.com
印　　刷　北京中科印刷有限公司
开　　本　889mm×1194mm　1/16
印　　张　97.25
字　　数　2530千字
版　　次　2025年5月第1版
印　　次　2025年5月第1次印刷
定　　价　680.00元

编　委　会

编者名单

（按姓氏笔画排序）

于丽天　中国医学科学院阜外医院
卫　青　中国医学科学院阜外医院
马吉祥　山东省疾病预防控制中心
马亚南　中国医学科学院阜外医院
马丽媛　中国医学科学院阜外医院
马青峰　首都医科大学宣武医院
王　升　河北医科大学基础医学院
王　文　中国医学科学院阜外医院
王　玉　北京大学第一医院
王　芳　北京大学第一医院
王　青　瑞士洛桑大学附属医院（Lausanne University Hospital，Switzerland）
王　林　新疆维吾尔自治区人民医院
王　鸥　中国医学科学院北京协和医院
王　点　上海交通大学医学院附属瑞金医院
王　浩　中国医学科学院阜外医院
王　浩　河南省人民医院
王　琦　复旦大学附属中山医院
王　淼　首都医科大学附属北京安贞医院
王　颖　中国医学科学院北京协和医院
王书畅　中国医学科学院北京协和医院
王兴宇　北京高血压联盟研究所
王红月　中国医学科学院阜外医院
王明屹　美国国立卫生院老化研究所（National Institute on Aging，National Institutes of Health，USA）
王恺隽　中国医学科学院阜外医院
王继光　上海交通大学医学院附属瑞金医院
王鸿懿　北京大学人民医院
王鲁雁　北京大学人民医院
王锦纹　首都医科大学附属北京安贞医院
王增武　中国医学科学院阜外医院
木拉力别克·黑扎提　新疆维吾尔自治区人民医院
公茂莲　德国马克斯·德而布吕克分子医学中心（Max Delbrueck Center for Molecular Medicine，Germany，MDC）
文允镒　北京大学基础医学院
亢园园　上海交通大学医学院附属瑞金医院
龙霖梓　中国中医科学院西苑医院
卢　琳　中国医学科学院北京协和医院
卢卓强　福建医科大学附属第一医院
田彦明　河北医科大学基础医学院
付长庚　中国中医科学院西苑医院

乐　偲　中国医学科学院北京协和医院
冯　娟　北京大学基础医学院
冯大力　美国明尼亚波利大都会心血管研究所（Metropolitan Heart and Vascular Institute，USA）
邢小龙　南开大学医学院
邢小平　中国医学科学院北京协和医院
吕　滨　中国医学科学院阜外医院
朱　俊　中国医学科学院阜外医院
朱大年　复旦大学上海医学院 / 基础医学院
朱金秀　汕头大学医学院第一附属医院
朱理敏　上海交通大学医学院附属瑞金医院
朱惠娟　中国医学科学院北京协和医院
朱鼎良　上海交通大学医学院附属瑞金医院
华　琦　首都医科大学宣武医院
刘　丽　秦皇岛市第一医院
刘　靖　北京大学人民医院
刘力生　中国医学科学院阜外医院
刘世炜　中国疾病预防控制中心
刘克军　国家卫生健康委卫生发展研究中心
刘国树　中国人民解放军总医院第二医学中心
刘宜先　河北医科大学基础医学院
刘炳炎　中国医学科学院北京协和医院
刘常远　上海交通大学医学院附属瑞金医院
刘道燕　中国人民解放军陆军军医大学大坪医院
齐　玥　首都医科大学附属北京安贞医院
安德伟　上海交通大学医学院附属瑞金医院
许建忠　上海交通大学医学院附属瑞金医院
许樟荣　中国人民解放军总医院第九医学中心
孙宁玲　北京大学人民医院
孙延军　上海交通大学医学院附属瑞金医院
孙晓昕　中国医学科学院阜外医院
牟建军　西安交通大学医学院第一附属医院
严晓伟　中国医学科学院北京协和医院
苏定冯　中国人民解放军海军军医大学
杜　幸　北京大学基础医学院
李　可　中国人民解放军总医院第七医学中心
李　虎　南京大学医学院附属南京鼓楼医院
李　翔　中国人民解放军总医院第九医学中心
李　鹏　复旦大学上海医学院 / 基础医学院
李　静　首都医科大学宣武医院
李　燕　上海交通大学医学院附属瑞金医院
李广平　天津医科大学第二医院
李心天　中国科学院心理研究所
李明轩　上海交通大学医学院附属瑞金医院
李明喜　中国医学科学院北京协和医院
李南方　新疆维吾尔自治区人民医院
李晓东　上海交通大学医学院附属瑞金医院
李爱娜　福建医科大学附属第一医院
李陶然　江苏省人民医院
李皓炜　首都医科大学附属北京安贞医院
杨　剑　重庆医科大学附属第三医院
杨　鹏　山东省曲阜市中医院

杨艳敏　中国医学科学院阜外医院
连小兰　中国医学科学院北京协和医院
肖　宁　中国医学科学院阜外医院
肖　晗　北京大学第三医院血管医学研究所
吴　静　中国疾病预防控制中心慢性非传染性疾病预防控制中心
吴阶平　中国医学科学院
吴明明　哈尔滨医科大学附属第一医院
何宇纳　中国疾病预防控制中心营养与健康所
何祚祥　中国医学科学院阜外医院
何瑞荣　河北医科大学基础医学院
余　静　兰州大学第二医院
邹云增　复旦大学附属中山医院
汪迎春　新疆维吾尔自治区人民医院
沈阿灵　福建中医药大学中西医结合研究院
宋　峣　北京大学第三医院血管医学研究所
宋　雷　中国医学科学院阜外医院
张　莉　广东药科大学附属第一医院
张　晔　中国人民解放军陆军军医大学大坪医院
张　健　中国医学科学院阜外医院
张卫国　北京高血压联盟研究所
张冬燕　上海交通大学医学院附属瑞金医院
张幼怡　北京大学第三医院血管医学研究所
张廷杰　成都市第一人民医院
张宇清　中国医学科学院阜外医院
张红叶　中国医学科学院阜外医院
张志仁　哈尔滨医科大学附属第一医院
张青霞　首都医科大学宣武医院
张学中　中国人民解放军军事医学科学院情报研究所
张承宗　天津医科大学第二医院
张晓畅　中国疾病预防控制中心环境与健康相关产品安全所
张海琳　福建医科大学附属第一医院
张海锋　南京第一大学附属第一医院
张维忠　上海交通大学医学院附属瑞金医院
张德莲　新疆维吾尔自治区人民医院
陆　峰　山东中医药大学附属医院
陆召麟　中国医学科学院北京协和医院
陈　适　中国医学科学院北京协和医院
陈　歆　上海交通大学医学院附属瑞金医院
陈丽萌　中国医学科学院北京协和医院
陈孟勤　中国医学科学院基础医学研究所
陈晓卉　上海交通大学医学院附属瑞金医院
陈敬洲　中国医学科学院阜外医院
陈鲁原　广东省人民医院
武阳丰　北京大学临床医学高等研究院临床研究所
林　谦　北京中医药大学东直门医院
林长泼　复旦大学附属中山医院
林灼峰　温州医科大学实验动物中心
林金秀　福建医科大学附属第一医院
岳红文　海南省博鳌先行区医疗中心
金奥铭　北京大学临床医学高等研究院临床研究所
周　洲　中国医学科学院阜外医院

周梦戈　首都医科大学附属北京安贞医院
周福德　北京大学第一医院
郑法雷　中国医学科学院北京协和医院
孟宪敏　中国医学科学院阜外医院
赵　冬　首都医科大学附属北京安贞医院
赵　强　上海交通大学医学院附属瑞金医院
赵文华　中国疾病预防控制中心营养与健康所
郝传明　复旦大学附属华山医院
郝恩魁　山东第一医科大学第一附属医院
胡国良　首都医科大学附属北京安贞医院
胡嘉禄　复旦大学附属中山医院
厚　磊　中国疾病预防控制中心慢性非传染性疾病预防控制中心
施小明　中国疾病预防控制中心环境与健康相关产品安全所
美丽克木·买赛地　米兰大学综合医院（Milan Policlinic Hospital，Italy）
姜一农　大连医科大学附属第一医院
祝之明　中国人民解放军陆军军医大学大坪医院
姚志峰　复旦大学附属中山医院
姚晓光　新疆维吾尔自治区人民医院
袁　芳　河北医科大学基础医学院
袁群生　中国医学科学院北京协和医院
莫　然　中国医学科学院阜外医院
顾东风　中国医学科学院阜外医院
柴晓峰　中国医学科学院北京协和医院
徐　标　南京大学医学院附属南京鼓楼医院
徐守春　中国医学科学院阜外医院
徐俊波　成都市第三人民医院
徐婷嬿　上海交通大学医学院附属瑞金医院
高　鹏　中国人民解放军陆军军医大学大坪医院
高平进　上海交通大学医学院附属瑞金医院
高瑞通　中国医学科学院北京协和医院
郭芊卉　上海交通大学医学院附属瑞金医院
郭冀珍　上海交通大学医学院附属瑞金医院
唐敏娜　复旦大学附属中山医院
诸国华　首都医科大学宣武医院
陶　瑾　中国医学科学院阜外医院
黄　刚　成都市第三人民医院
黄　明　中国中医科学院西苑医院
黄　宛　中国医学科学院阜外医院
黄　峻　江苏省人民医院
黄　晶　重庆医科大学附属第二医院
黄绮芳　上海交通大学医学院附属瑞金医院
曹　禺　西安交通大学医学院第一附属医院
曹洪红　中国医学科学院阜外医院
龚　瑾　福建医科大学附属第一医院
盛长生　上海交通大学医学院附属瑞金医院
崔兆强　复旦大学附属中山医院
符伟国　复旦大学附属中山医院
梁　岩　中国医学科学院阜外医院
喜　杨　北京大学人民医院
彭　军　福建中医药大学
蒋雄京　中国医学科学院阜外医院

韩　璎　首都医科大学宣武医院
程文立　首都医科大学附属北京安贞医院
曾正陪　中国医学科学院北京协和医院
曾雨虹　首都医科大学附属北京安贞医院
曾春雨　中国人民解放军陆军军医大学大坪医院
曾哲淳　首都医科大学附属北京安贞医院
曾梦颖　中国医学科学院北京协和医院
谢良地　福建医科大学附属第一医院
路晓梅　中国医学科学院阜外医院
窦相峰　北京市疾病预防控制中心
褚剑锋　福建中医药大学中西医结合研究院
蔡　瀚　福建医科大学附属第一医院
蔡晓琪　福建医科大学附属第一医院
谭学瑞　汕头大学医学院第一附属医院
熊　波　重庆医科大学附属第二医院
缪朝玉　中国人民解放军海军军医大学
潘天岳　复旦大学附属中山医院
潘薛波　温州医科大学药学院
薛　浩　中国人民解放军总医院第六医学中心
魏　华　北京高血压联盟研究所
魏　源　中国疾病预防控制中心环境与健康相关产品安全所

序

高血压，作为被国家列入慢性病管理的项目，这一举措体现了党和国家对人民健康的关心。半个多世纪以来，通过“中国高血压人”的不懈努力，高血压防治工作取得了卓越的功绩，对维护人民健康做出了贡献。想想那些年、那些人、那些事儿，高血压的防治工作要作为一个事业传承和发展下去，这让我感到强烈的使命感、责任感和紧迫感，于是下定决心编写《高血压——理论与临床》。在全体作者和多方努力下，即使疫情期间仍然笔耕不辍，历时四年多编撰，终于完成了这部巨著。

从几十年的临床科研实践中我深刻体会到，我国高血压防治的基础是从社区做起，动员全社会的力量共同参与，提高全民对高血压防治的认知，获得全社会的共识，进而推动这项事业的发展。

一、高血压防治工作的发展

“降服”高血压的重要策略是关口前移，防患于未然。我国高血压防治工作的顺利开展得益于两个要素：第一，高血压及心脑血管病的防治需要动员全社会的力量共同参与，从社区做起；第二，同时加强国际交流及信息共享。

我国的高血压防治工作始于20世纪50年代末，在“让高血压低头”的口号下，1958年上海市科学技术委员会批准在上海第二医学院附属广慈医院（现上海交通大学医学院附属瑞金医院）成立“上海市高血压研究所”，在北京阜外医院（现中国医学科学院阜外医院）也成立高血压专科病房。同时，在中国医学科学院（简称“医科院”）领导下，成立了由基础医学研究所、药物研究所及阜外医院组成的高血压协作组。1959年在西安召开的第一次全国心血管会议，确定了我国高血压的定义及诊断标准，并将原发性高血压称为高血压病。

1962年，黄宛教授和我以“缩窄性主动脉和主要分支动脉炎”为题的论文发表在《中华医学杂志》（英文版），以“缩窄性大动脉炎”为题的论文发表在《中华内科杂志》（中文版）。至此，由中国人首先提出“缩窄性大动脉炎”这一命名，取代了当时国际上“无脉病、主动脉弓综合征、不典型主动脉缩窄”等含义不清的病名。

1969年，阜外医院以吴英恺院士等专家为代表的医科院高血压协作组进驻首都钢铁公司（简称

“首钢”)，在首钢总医院及其下属机构对工人进行血压普查、登记。1972年，协作组与首钢医院合作建立了以高血压为重点的心血管病防治基地，开展“三级防治”，由地段和厂矿保健站、心血管防治组和心脑病房，共同组成“三级网”，对高血压进行综合防控。1974年，我们在首钢医院率先开展了对卒中和心肌梗死的回顾性登记，并开始了心血管病发病与死亡登记工作。1982年在世界卫生组织（WHO）召开的“轻型高血压会议”上，我报告了“10 450名首钢工人血压调查5年与10年随访结果”。不久之后WHO派专人来考察，认为首钢模式为流行病学研究和高血压管理提供了最佳范例。

1979年中美两国建交后，于1981年起开展了中美政府间医药卫生科技协作项目——“中美心肺疾病流行病学合作研究”，该项目观察了环境、营养等因素变化对血压及其并发症的影响；开展流行病学调查，建立了我国第一个国际标准化方法的心血管病流行病学前瞻队列，将中国心血管病流行病学研究的技术和能力直接提升到国际水平。1983年，世界卫生组织决定在全球四大洲2000多万人群中首次开展大规模的心血管病趋势和决定因素监测，简称“莫尼卡方案（MONICA)”，中国成为莫尼卡方案中唯一的发展中国家。

二、我国高血压循证医学的道路

以心脑血管事件为终点的大规模多中心随机对照临床试验是临床研究的金标准，中国的人口基数大，在开展大规模临床试验方面具有得天独厚的优势。

1986年以来，我国开展了一系列大规模降压临床试验，为国内外高血压治疗提供了丰富的证据。其中不得不提的Syst-China研究，这是中国第一项大规模随机对照的高血压临床试验，其与欧洲老年收缩期高血压试验（Syst-Eur）互为姊妹篇，双方通过讨论、拟定试验方案，数据各自分析，分别发表自己的研究结果。Syst-China的数据说明了中国脑卒中的发病率和死亡率明显高于欧洲，降压治疗降低了卒中和总死亡的风险。而Syst-Eur结果显示欧洲脑卒中患者没有中国多，不能充分说明脑卒中与死亡率的相关性。

没有我们自己的证据，在国际上就永远没有发言权。我作为项目牵头人，组织国内同行积极参加国际协作的多中心研究，包括培哚普利预防复发性脑卒中研究（PROGRESS）、替米沙坦单独及联合雷米普利疗效的全球试验（ONTARGET）、心脏结局预防评估-3研究（HOPE-3）、糖尿病治疗和血管保护行动（ADVANCE）及其长达10年的随访（ADVANCE-ON）、高龄老年高血压治疗试验（HYVET）、欧洲–中国脑卒中患者最佳血压控制目标研究（ESH-CHL-SHOT）等。通过开展或参加国内外大规模临床试验，培养了一大批人才，使我国临床试验与国际接轨，为国内外高血压指南或相关疾病指南提供了证据，为我国高血压患者的治疗提供了新的方案或参考。

根据中国特点，以心血管流行病研究结果和大规模随机临床试验为依据，借鉴国外指南，1999年在卫生部疾控局的指导下，由中国高血压联盟组织编撰了《中国高血压防治指南》。至今已过去20多年，慢性病防治的管理理念不断升级、完善和更新，但始终把高血压作为心血管病全面管理的切入点。指南让基层医生能够掌握简化的诊治流程，用最普遍的办法，把最便宜的药物普及到基层，有效落实"高血压防治最后一公里"。指南的普及和推广有效地推动了我国高血压的预防和治疗，并为世界高血压防控指南提供了重要证据。

三、具有"中国特色"的高血压降压药物研究

我国现代高血压药物治疗始于20世纪50年代初，当时我国可应用于临床的降压药只能从印度进口罗芙木制剂。医科院药物研究所组织多学科合作，研究了中国不同产地罗芙木的化学成分、药理作用及临床疗效，从罗芙木中分离出15种成分，发现罗芙木总碱的降压有效成分以利血平为主。1958年通过卫生部鉴定批准生产了我国第一个降压药"降压灵"（中国罗芙木总碱），结束了我国没有自己生产降压药的历史，成为当时全国广泛应用的降压药物，在基层高血压防治中发挥了重要作用。

1964年，上海瑞金医院提出的小剂量多种降压药联合应用的"小复方"构想，把三种常用降压药都以八分之一的剂量和组合制成"复方降压片"，并以此为基础，出现了不同配方的小复方制剂，使我国传统固定复方制剂在20世纪70年代普及于临床实践。此外，我国还对葛根、川芎、防己等中药的有效成分进行深入研究，并应用于临床。上述成果是对当代高血压治疗学的重要贡献。

四、高血压发病机制和交叉学科研究

1959年，医科院实验医学研究所（现基础医学研究所）生理学系与病理生理学系开展了高血压发病机制的研究，提出交感神经功能亢进和兴奋性增加可能是高血压发病的主要因素的研究设想。通过对高血压患者进行前臂血管容积对冷刺激的反应、血浆去甲肾上腺素和尿儿茶酚胺代谢产物测定，发现患者对冷刺激的缩血管反应明显增强，去甲肾上腺素水平明显高于正常人。1964年，上海市高血压研究所提出高血压发病的"肾脏与神经轴心平衡失调"的假设，并从1974年起，在国内率先开展肾素血管紧张素系统与高血压的研究。

1966—1976年我国高血压基础研究基本处于停顿状态。1978年开始，我国高血压基础研究得到重视，1979年起开展高血压细胞膜离子转运缺陷的系列研究，之后开展了内源性哇巴因活性与高血压发病的关系研究，这一时期的研究还包括血管机制、细胞膜离子通道等。

20世纪90年代起，一批在欧、美、日等国学成归国的中青年学者参与了高血压的基础研究。进入21世纪，国家通过"863项目""973项目"，科技部重大专项和国家自然科学基金等项目对基础研究给

予了巨大的扶持。这段时期我国高血压发病机制研究主要集中在基因学、分子遗传学、血管生物学等方面，不断探索发现新的机制与学说。鉴于高血压的发病涉及多个因素和复杂的过程，其机制至今尚未完全阐明，仍待“中国高血压人”继续努力。

高血压看似一个简单的疾病，但实际上它和很多疾病、很多学科交织在一起，有着复杂关联的发病机制。20世纪60年代左右，中国科学院心理研究所首先在神经衰弱方面提出“生物–心理–社会”的概念。被“誉为”高血压的专用词“hypertension”，还有一个词意是“紧张”，从心理生物学的角度看，凡是能影响心输出量和血管紧张度的因素都能导致血压的变化，高血压就是一种与生物因素、社会心理因素综合作用所致的疾病。现已证明，多种表面看似可以忽视、关系甚微的疾病，实际上都与高血压有着复杂、千丝万缕的内在关系。交叉学科的发展，为高血压研究提供了机遇和空间，这是高血压研究发展的必经道路之一。

在《高血压——理论与临床》即将问世之际，我特别感谢那些曾经和我一起在高血压防治道路上努力探索实践的同事们，感谢他们为中国高血压研究事业做出的杰出贡献，他们的理论、理念至今仍为经典。为表达对他们的敬意，本书收录了他们的一些原创文稿。

我要感谢本书的212位作者，大家分别来自慢性病管理、膳食营养、公共卫生、心血管流行病学、环境与健康、卫生经济学、生理学、病理生理学、免疫学、分子遗传学、心血管药理学、心血管内科、高血压临床、肾脏病学、内分泌学、医学影像学、临床检验、心血管外科、泌尿外科、中西医结合、医学心理学、生物医学工程、心血管麻醉、临床药学、药物不良反应等20多个学科或亚专科。正是这种学科交叉和知识交叉，方能够全方位地阐述高血压及相关疾病的基础和临床研究进展，探讨学科融合和发展趋势。

我还要感谢本书编撰过程中承担编审工作的全体成员。衷心希望本书能够满足读者的需求，受到读者的欢迎。书中的疏漏之处欢迎广大读者提出批评。

《高血压——理论与临床》的问世让我深感欣慰，“中国高血压人”在探索高血压防治的道路上从来没有停止过脚步，并且还在不断探索新途径，特别是在当今大数据和人工智能崛起的时代，我们要有新的作为。只要认定了方向，一定会走出一条具有中国特色的高血压防治道路。

刘力生

2025年2月

前言

人民健康是民族昌盛和国家强盛的重要标志。随着我国经济转型，高血压已成为重大的公共卫生问题，对社会经济和人民健康产生了难以估量的巨大影响。对高血压的防治与控制，关乎人民健康，显然已成为我国重大战略需求。

从20世纪50年代起，我国学者就已经开展了高血压的临床诊治、防治控制和科学研究工作。近20年来，国内外高血压防治和控制事业迅速发展，无论是临床诊治、临床试验、人群防治，还是病因与发病学基础研究，都发生了巨大变化。特别是随着近年来我国经济和社会的快速发展，人民群众对健康重视程度显著提高，我国医疗也已经高度国际化。中国学者要与时俱进，刘力生教授认为有必要编写一部能够将我国高血压事业近年来所取得的重大成就和国际上的最新进展融汇呈现的《高血压——理论与临床》专著。她亲自擘划，并与212位作者一起历经4年的努力，终于将这部集大成的专著呈现给大家。这部大型医学专著，正是落实国家重大战略任务的重要成果。

《高血压——理论与临床》一书共7篇，63章，283节，约250万字。这部专著，记录了中国学者数十年殚精竭虑为我国高血压事业奋斗的历程和重大成就。例如，刘力生教授深入临床实践，与黄宛教授共同提出了“缩窄性大动脉炎”的概念；与首钢基层保健人员协作开展了国内首个社区防治项目，即“北京首钢高血压防控项目”，推动高血压社区防治和控制；她带领“中国高血压人”从1986年起在国内率先开展大样本、多中心高血压治疗试验，启动并大力推动了循证医学在中国的实践，多项临床试验被国内外高血压和相关疾病指南引用；积极参加国际多中心临床试验研究，将“中国高血压人”带上了国际高血压合作研究的大舞台。本专著呈现了中国高血压事业的进步与发展，从高血压发病机制研究到临床诊治；从单一的医院治疗模式到社区防控，开展大规模人群防治和控制；通过学科之间的互相渗透、互相交叉，跨越学科，共同努力，取得了世人瞩目的重大成就。

开篇的流行病学呈现了半个世纪以来尤其是近20年来我国高血压的流行趋势和防治成就，关注了自然、社会环境、人文特征等和高血压的密切关系，深入分析、探讨了高血压的直接、间接和无形经济负担，从社会经济学角度为国家制定重大慢性病的防治和控制政策提供了专业支撑。

基础理论篇跨越了传统体系的范畴，从经典的心血管系统动脉压力感受器、肾素-血管紧张素-醛固酮系统调控到血管的发育、结构、受体、重构、离子通道，乃至炎症、免疫、中枢神经机制与高血压的相关研究进展，特别是高血压的遗传学研究从分子遗传学、表观遗传学和药物基因组学等多组学的角度进行了系统论述，形成一个完整的基础理论体系，呈现了对高血压基础研究的纵深探索和领域拓展。

高血压的诊断和治疗篇是本书的重点内容，在系统论述高血压的定义、概念和诊断标准的基础上，突出了高血压分级、分期和分型管理的理念及一系列“瀑布式”的诊治论述，同时融入了我国具有千年历史的中医药治疗方法，充分体现了中医、中药的整体调节、辨证论治和治未病等特点，形成了具有中国特色的高血压诊断、治疗途径和方法。治疗药物篇严谨规范地论述了经典高血压药物、新靶点新机制药物和拥有循证医学证据的国产降压药物，为高血压的临床治疗提供了有据可查的工具和参考。近年来心理因素对高血压的影响备受关注，本书从心理学基本概念到心理因素相关性高血压临床治疗进行了阐述，探讨了生物-心理-社会模式对高血压的影响。临床试验篇回顾了高血压临床试验的发展历程，集中呈现了百余项国内外高血压临床试验，这在国内外同类高血压专著中还不多见，为在未来进一步开展高血压等心血管临床试验研究提供了指引和借鉴。

专题篇突破学科分属的概念，将与高血压有交织关系的学科内容，如内分泌疾病、代谢相关疾病、脑血管病等纳入了对高血压发病机制的探讨，特别是在肾脏疾病中增加了肾病相关药物、血栓性微血管病和电解质代谢紊乱等与高血压相关性的论述，这些内容目前国内外同类专著中鲜有呈现。同样被国家列入慢性病管理的恶性肿瘤，由于近年来其治疗效果显著提高，大量恶性肿瘤患者“带瘤”存活，化疗、放疗等均可能导致高血压和血压调节异常，本书对抗肿瘤治疗相关性高血压进行了专门论述。在信息化和大数据分析的基础上，系统介绍了药源性高血压，并从临床用药安全的角度提出了明确建议。通过整合不同学科的知识和方法，拓宽研究视野，解决复杂问题，促进学科交叉融合，带动学科建设发展，从而推动高血压学科的发展和创新，这也是本书“传达”的一个理念。

为体现高血压事业的传承，本书录用了黄宛、吴阶平、陈孟勤、李鹏、李心天、何瑞荣等前辈的经典原创文稿。衷心感谢来自国内外，涵盖20多个学科或亚专科的212位作者对专著所做出的贡献。各位作者以严谨治学的精神，长期以来孜孜不倦地做好工作，开展研究，取得了许多令人欣慰的成就，极大地促进了高血压学科发展和防治控制，这些都在本书的字里行间得到充分体现。感谢编审人员从全书250万文字中摘录、整理了800余条中英文对照的专有名词及缩略语，为读者阅读、检索提供了方便。

本书是一部全面反映现代高血压及相关疾病最新成就的专著。内容丰富，各篇章既独立成文又重点突出，既一脉相承又相互关联，涵盖了高血压研究的方方面面。书的总体框架力求清晰明了，理论部分充分体现研究的深度和拓展的广度；临床部分突出定义、概念和实际操作的重点和难点，具有指导性和实用性；并以跨学科的融合方式呈现国际和国内高血压研究的最新进展。本书的读者对象为从事高血压临床工作的医务人员、科研人员、医学生及关注公共卫生的群体，希望专著能够给大家提供工具书样的指导和参考，这也是刘力生教授倾注心血编写本书的初衷。

刘力生教授作为我国高血压事业的旗手，数十年来努力工作，勤奋耕耘，不仅自身学术成就巨大，还为高血压事业的继承和发展培养了许多优秀人才，发展壮大了高血压队伍。在她的领导下，我们将继往开来，开拓进取，不断取得高血压防治和控制的新成就，谱写高血压事业的新篇章。

全体编者在编写过程中，虽力求将最新的学术成果与丰富的临床经验相结合，全面、系统地呈现高血压领域的知识体系，但难免存在疏漏与不足，未能尽善尽美。恳请各位同仁与读者不吝指正，也期望本书能激发更多学者对高血压防治的深入探讨与创新实践 。

王继光

2025 年 2 月

缩略语表

英文缩略语	英文全称	中文全称
3C	chromosome conformation capture	染色体构象捕获
3-MST	3-mercaptopyruvate sulfurtransferase	3-巯基丙酮酸硫基转移酶
3-MT	3-methoxytyramine	3-甲氧酪胺
4C	circular chromosome conformation capture	环状染色体构象捕获
5C	chromosome conformation capture carbon copy	染色体构象捕获碳拷贝
5-HIAA	5-hydroxyindole acetic acid	5-羟吲哚乙酸
5-HT	5-hydroxytryptamine	5-羟色胺
11β-HSD	11 beta-hydroxysteroid dehydrogenase	11β-羟基类固醇脱氢酶
11β-OHD	11β-hydroxylase deficiency	11β-羟化酶缺陷症
17α-OHD	17α-hydroxylase deficiency	17α-羟化酶缺陷症
20-HETE	20-hydroxyeicosatetraenoic acid	20-羟-二十烷四烯酸
21-OHD	21-hydroxylasedeficiency	21-羟化酶缺陷症
α-MSH	α-melanophore-stimulating hormone	α黑素细胞刺激素
α-SMA	α-smooth muscle actin	α平滑肌肌动蛋白
β-EP	β-endorphin	β-内啡肽
$β_2$-AR	$β_2$-adrenergic receptors	$β_2$-肾上腺素受体
A	adrenalin	肾上腺素
A	albuminuria	白蛋白尿
Aβ	β-amyloid	β-淀粉样蛋白
AAMI	Association for the Advancement of Medical Instrumentation	美国医疗仪器促进会
AASI	ambulatory arterial stiffness index	动态动脉硬化指数
ABCA1	ATP-binding cassette transporter A1	ATP结合转运子1
ABCD	the appropriate blood pressure control in diabetes	糖尿病合理血压控制试验
ABI	ankle-brachial index	踝臂指数
ABPM	ambulatory blood pressure monitoring	动态血压监测
AC	adenylate cyclase	腺苷酸环化酶
ACC	American College of Cardiology	美国心脏病学院
ACCOMPLISH	avoiding cardiovascular events through combination therapy in patients living with systolic hypertension trial	联合治疗预防收缩期高血压患者心血管事件的研究
ACEI	angiotensin-converting enzyme inhibitor	血管紧张素转换酶抑制剂
ACR	albumin/creatinine ratio	白蛋白/肌酐比值
ACTH	adrenocor ticotropic hormone	促肾上腺皮质激素
ACY3	aminoacylases Ⅲ	氨基酰化酶Ⅲ

续 表

英文缩略语	英文全称	中文全称
AD	aortic dissection	主动脉夹层
ADAM	a disintegrin and metalloproteinase	解整合素-金属蛋白酶
ADH	antidiuretic hormone	抗利尿激素
ADHF	acute decompensated heart failure	急性失代偿性心力衰竭
ADM	adrenomedullin	肾上腺髓质素
ADMA	asymmetric dimethylarginine	非对称性二甲基精氨酸
ADVANCE	the action in diabetes and vascular disease: preterax and diamicron-mr controlled evaluation	糖尿病与血管疾病行动：培垛普利和格列齐特缓释片对照评估
AF	atrial fibrillation	心房颤动
AGELESS	aliskiren for geriatric lowering of systolic hypertension	阿利吉仑降低老年收缩期高血压研究
AgRP	agouti-related peptide	刺鼠相关肽
AH	anterior hypothalamic area	下丘脑前区
AHA	American Heart Association	美国心脏学会
AHF	antihypertensive factor	抗高血压因子
AHI	apnea hypopnea index	呼吸暂停低通气指数
AI	augmentation index	反射波增强指数
AIC	anti-inflammatory cytokine	抗炎细胞因子
Aix	augmentation index	压力增值指数
AJCC	American Joint Committee on Cancer	美国癌症联合会
ALLAY	aliskiren in left ventricular hypertrophy	阿利吉仑对左心室肥厚影响的研究
ALLHAT	anti-hypertensive and lipid-lowering treatment on prevent heart attack trial	降压降脂治疗预防心肌梗死临床试验
ALOFT	aliskiren observation of heart failure treatment	阿利吉仑心力衰竭治疗观察研究
ALTITUDE	aliskiren trial in type 2 diabetes using cardiorenal endpoints	阿利吉仑对2型糖尿病患者心肾终点作用的研究
AME	apparent mineralocorticoid excess	表征性盐皮质激素增多症
ANBP2	the second Australian national blood pressure study	澳大利亚第二次全国血压研究
ANBPS	the Australian national blood pressure study	澳大利亚高血压研究
Ang Ⅱ	angiotensin Ⅱ	血管紧张素Ⅱ
Ang Ⅱ -RA	angiotensin Ⅱ -responsive adenoma	血管紧张素Ⅱ反应性腺瘤
ANP	atrial natriuretic peptide	心房钠尿肽
ANS	autonomic nervous system	自主神经系统
ANSI	American National Standard Institute	联合美国国家标准机构
ANTI-MASK	antihypertensive treatment in masked hypertension for target organ protection	隐蔽性高血压降压治疗保护靶器官临床试验
AP	area postrema	后缘区
AP-1	activator protein-1	激活蛋白1

续 表

英文缩略语	英文全称	中文全称
APA	aldosterone-producing adenoma	醛固酮分泌腺瘤
APA	aminopeptidase A	氨基肽酶A
APAC	aldosterone-producing adrenocortical carcinoma	肾上腺皮质醛固酮分泌腺癌
APC	antigen-presenting cell	抗原呈递细胞
APCC	aldosterone-producing cell clusters	醛固酮合成细胞簇
APOE	apolipoprotein E	载脂蛋白E
APRA	aldosterone-producing renin responsive adenoma	对肾素有反应的醛固酮分泌腺瘤
APTH	a trial on ambulatory blood pressure mmonitoring and treatment of hypertension in China	中国动态血压监测与高血压治疗研究
AQP-2	aquaporin Protein-2	水通道蛋白-2
AR	adrenoceptor	肾上腺素受体
ARAS	atherosclerosis renal artery stenosis	动脉粥样硬化性肾动脉狭窄
ARB	angiotensin receptor blocker	血管紧张素受体阻滞剂
ARC	arcuate nucleus	弓状核
ARIC	atherosclerosis risk in communities study	美国社区动脉粥样硬化风险
ARISTOTLE	apixaban for reduction in stroke and other thromboembolic events in atrial fibrillation	评估阿哌沙班减少心房颤动受试者脑卒中和其他血栓栓塞事件的研究
ARNI	angiotensin receptor enkephalinase inhibitor	血管紧张素受体脑啡肽酶抑制剂
ARR	aldosterone renin ratio	醛固酮肾素比值
ARSN	afferent renal sensory nerves	肾感觉传入神经
ARV	average real variability	平均实际血压变异
ASCEND-HF	the acute study of clinical effectiveness of nesiritide in decompensated heart failure	奈西立肽治疗失代偿性心力衰竭患者临床有效性的急性研究
ASCOT	Anglo Scandinavian cardiac outcome trial	北欧心脏结局试验
ASCVD	atherosclerotic cardiovascular disease	动脉粥样硬化性心血管病
ASE	American Society of Echocardiography	美国超声心动图学会
ASP	affected-sib-pair	受累同胞
ASPIRE	aliskiren study in post myocardial infarction to reduce remodeling	阿利吉仑改善心肌梗死后重构的研究
ASTRONAUT	aliskiren trial on acute heart failure outcomes	阿利吉仑对急性心力衰竭患者终点影响的研究
AT Ⅱ	angiotensin Ⅱ	血管紧张素Ⅱ
ATMOSPHERE	aliskiren trial to minimize outcomes in patients with heart failure	阿利吉仑减少心力衰竭患者终点事件的研究
ATOMIC-AHF	acute treatment with omecamtiv mecarbil to increase contractility in acute heart failure	急性心力衰竭患者应用OM急性治疗增强收缩力的试验研究
ATR	angiotensin receptor	血管紧张素受体
ATTMH	Australian therapeutic trial in mild hypertension	澳大利亚轻型高血压治疗试验

续 表

英文缩略语	英文全称	中文全称
AV3V	anteroventral third ventricle	第3脑室前腹侧
AVERROES	apixaban versus acetylsalicylic acid (ASA) to prevent stroke in atrial fibrillation patients who have failed or are unsuitable for vitamin k antagonist treatment	比较阿哌沙班与阿司匹林在维生素K拮抗剂治疗失败或不适用的心房颤动患者中预防卒中的作用
AVOID	aliskiren in the evaluation of proteinuria in diabetes	评估阿利吉仑对糖尿病肾病蛋白尿的影响
AVP	arginine VP	精氨酸血管升压素
AVPR2	arginine vasopressin receptor 2	精氨酸血管加压素V2受体
AVS	adrenal venous sampling	肾静脉采血
BA	baroreflex activation	压力感受性反射激活
BAFF	B cell-activating factor	B细胞激活因子
BAI	Beck anxiety inventory	Beck焦虑量表
baPWV	brachial-ankle pulse wave velocity	肱-踝脉搏波传导速度
BAT	baroreflex activation therapy	压力感受器刺激疗法
BAT	brown adipose tissue	褐色脂肪组织
BBB	blood-brain barrier	血-脑屏障
BDI	Beck depression inventory	Beck抑郁量表
BDNF	brain-derived neurotrophic factor	脑源性神经生长因子
BEST	beta-blocker evaluation of survival trial investigators	β阻滞剂评价生存试验
bFGF	basic fibroblast growth factor	碱性成纤维生长因子
BH4	tetrahydrobiopterin	四氢生物蝶呤
BHS	British Hypertension Society	英国高血压学会
BK	bradykinin	缓激肽
BMD	bone mineral density	骨密度
BMI	body mass index	体重指数
BMP	bone morphogenetic protein	骨形态形成蛋白
BNP	B type natriuretic peptide	B型利钠肽
BNP	brain natriuretic peptide	脑钠尿肽
BNPI	brain-specific Na^+-dependent inorganic phosphate cotransporter	脑特异的钠依赖性无机磷酸共转运体
BP	blood pressure	血压
BPA	blood pressure amplification	血压放大
BPD	biliopancreatic diversion	胆胰转流术
BPV	blood pressure variability	血压波动性
BRS	baroreflex sensitivity	压力反射敏感性
BST1	bone marrow stromal cell antigen 1	骨髓基质细胞抗原1
C-NTS	commissural NTS	孤束核连合部
CA	carbonic anhydrase	碳酸酐酶

续 表

英文缩略语	英文全称	中文全称
CA	catecholamine	儿茶酚胺
CAA	central arteriovenous anastomosis	中央动静脉造瘘术
CAA	cerebral amyloid angiopathy	淀粉样脑血管病
CaCC	calcium-activity chloride channel	钙激活氯通道
CAH	congenital adrenal hyperplasia syndrome	先天性肾上腺皮质增生综合征
CAIDE	cardiovascular risk factors aging and dementia	心血管危险因素衰老和痴呆
CaMK Ⅱ	calmodulin-dependent protein kinase Ⅱ	钙调蛋白依赖的蛋白激酶Ⅱ
cAMP	cyclic adenosine monophosphate	环磷酸腺苷
CANVAS	canagliflozin cardiovascular assessment study	卡格列净心血管评估研究
CAPRICORN	effect of carvedilol on outcome after myocardial infarction in patients with left-ventricular dysfunction	卡维地洛对左心室功能障碍患者心肌梗死后预后的影响
CARDIA	coronary artery risk development in young adulthood study	青年人冠状动脉危险性发展研究
CASE-J	the candesartan antihypertensive survival evaluation in Japan	坎地沙坦抗高血压生存评估
CASE-J Ex	the candesartan antihypertensive survival evaluation in Japan extension study	坎地沙坦降压生存评价日本拓展研究
CASINO	the calcium sensitizer or inotrope or none in low-output heart failure	低心输出量心力衰竭患者中应用钙增敏剂或正性肌力药或安慰剂的对比研究
CaSR	calcium-sensing receptor	钙敏感受体
CASS	coronary artery surgical study	冠状动脉外科手术注册研究
CAST	the Chinese acute stroke trial	中国急性卒中试验
CAVI	cardio-ankle vascular index	心踝血管指数
CB	carotid body	颈动脉体
CBS	cystathionine-β-synthetase	胱硫醚β合成酶
CCB	calcium channel blocker	钙通道阻滞剂
CCDRFS	China chronic disease and risk factors surveillance	中国慢性病与危险因素监测
CCM	cardiac contractility modulation	心脏收缩力调节器
CCS-1	Chinese cardiac study-1	中国心脏研究-1
CCS-2	Chinese cardiac study-2	中国心脏研究-2
cf-PWV	carotid-femoral pulse wave velocity	颈-股脉搏波传导速度
CFTR	cystic fibrosis transmembrane conductance regulator	囊性纤维化跨膜电导调节因子
cGMP	cyclic guanosine monophosphate	环磷酸鸟苷
CGRP	calcitonin gene-related peptide	降钙素基因相关肽
CHAHC	Hanzhong adolescent hypertension cohort	中国汉中青年高血压队列
CHARGE	cohorts for heart and aging research in genomic epidemiology consortium	心脏与老龄基因组流行病学协作体队列研究

续 表

英文缩略语	英文全称	中文全称
CHARM-ADDED	effects of candesartan in patients with chronic heart failure and reduced left-ventricular systolic function taking angiotensin -converting-enzyme inhibitors	坎地沙坦对服用血管紧张素转换酶抑制剂且左心室收缩功能降低的慢性心力衰竭患者的影响
CHARM-ALTERNATIVE	effects of candesartan in patients with chronic heart failure and reduced left-ventricular systolic function intolerant to angiotensin -converting-enzyme inhibitors	坎地沙坦对不耐受血管紧张素转换酶抑制剂的慢性心力衰竭和左心室收缩功能降低患者的影响
CHCC 2012	2012 international chapel hill consensus conference on the nomenclature of vasculitides	2012年教堂山国际血管炎命名会议共识
CHD	coronary heart disease	冠心病
CHECP	community hypertension evaluation clinic program	社区高血压评估临床计划
CHIEF	Chinese hypertension intervention efficacy study	中国高血压有效干预研究
China-PAR	prediction for ASCVD risk in China	中国动脉粥样硬化性心血管疾病风险预测
CHINOM	intervention study on high normal blood pressure in China	中国正常血压高值干预研究
ChIP	chromatin immunoprecipitation	染色质免疫沉淀
CHIRP	chromatin isolation by RNA purification	RNA纯化结合染色质分离技术
CHS	Chinese hypertension survey	中国高血压调查
CI	cardiac index	心排血指数
CIBIS-Ⅱ	cardiac in sufficiency bisoprolol study Ⅱ	心脏功能正常比索洛尔研究 Ⅱ
CIMT	carotid intima media thickness	颈动脉内中膜厚度
CK1	casein kinase Ⅰ	酪蛋白激酶Ⅰ
CKD	chronic kidney disease	慢性肾脏疾病
CKD-EPI	chronic kidney disease epidemiology collaboration equation	慢性肾脏病流行病学合作研究公式
CLC	voltage-gated chloride channel	电压门控氯通道
CLIA	chemiluminescence immunoassay	化学发光免疫分析法
CMCS	Chinese multi-provincial cohort study	中国多省市心血管病队列研究
CMM	caudal midline medulla	延髓尾端中线区
CMR	cardiac magnetic resonance	心脏磁共振
CNDI	congenital nephrogenic diabetes insipidus	遗传性肾性尿崩症
CNI	calcineurin inhibitors	钙调磷酸酶抑制剂
CNIT	Chengdu nifedipine intervention trial	成都硝苯地平高血压干预研究
cNOS	constitutive nitric oxide synthase	固有型一氧化氮合成酶
CNP	C-type natriuretic peptide	C型利钠肽
CO	cardiac output	心输出量
COMMIT	clopidogrel and metoprolol in myocardial infarction trial	氯吡格雷和美托洛尔用于心肌梗死试验
COMPASS	cardiovascular outcomes for people using anticoagulation strategies	使用抗凝策略人群的心血管结局研究

续 表

英文缩略语	英文全称	中文全称
COMT	catechol-O-methyltransferase	儿茶酚-O-甲基转移酶
CONSENSUS	results of the cooperative North Scandinavian enalapril survival study	北斯堪的纳维亚协作依那普利生存研究结局
COPD	chronic obstructive pulmonary disease	慢性阻塞性肺疾病
CORPERNICUS	carvedilol prospective randomized cumulative survival trial	卡维地洛前瞻性随机累积生存试验
COX	cyclooxygenase	环氧化酶
CpA	cathepsin A	组织蛋白酶A
CPA	caudal pressor area	延髓尾端升压区
Cpc-PH	combined post- and pre-capillary pulmonary hypertension	混合性毛细血管后和毛细血管前肺动脉高压
CPR	curved planar reformation	曲面重组
CREATE	clinical trial of reviparin and metabolic modulation in acute myocardial infarction treatment evaluation	评价低分子量肝素和代谢调节治疗急性心肌梗死的临床研究
CRH	corticotropin releasing hormone	促肾上腺皮质激素释放激素
CRHD	cytokine receptor homology domain	细胞因子受体同源结构域
CRLR	calcitonin receptor-like receptor	降钙素受体样受体
CRP	C-reactive protein	C反应蛋白
CRS	cardiorenal syndrome	心肾综合征
CRT	cardiac resynchronization therapy	心脏再同步化治疗
CRYAB	α-crystallin B chain	α-晶体蛋白B链
CS	cardiogenic shock	心源性休克
CS	Cushing syndrome	库欣综合征
CSE	cystathionine- γ-lyase	胱硫醚γ裂解酶
CSF	cerebrospinal fluid	脑脊液
CSPPT	China stroke primary prevention trial	中国脑卒中一级预防研究
CSS	clinical summary score	临床汇总评分
CT	calcitonin	降钙素
CT	computed tomography	计算机断层成像
CT-proET	C terminal-proendothelin	C端前内皮素-1
CTA	computed tomography angiography	CT血管成像
CTGF	connective tissue growth factor	结缔组织生长因子
cTnC	cardiac troponin C	心肌肌钙蛋白C
CURE	clopidogrel in unstable angina to prevent recurrent ischemic events	氯吡格雷在不稳定心绞痛中预防再发缺血性事件
CVD	cardiovascular disease	心血管疾病
CVL	caudal ventrolateral reticular nucleus	尾端腹外侧网状核
CVLM	caudal ventrolateral medulla	延髓尾端腹外侧区
CVO	circumventricular organ	脑室周围器官

续 表

英文缩略语	英文全称	中文全称
CXA	carboxypeptidase A	羧肽酶A
CYA	cyclophilin A	亲环素A
CYP11B1	11-beta hydroxylase	11β-羟化酶
CYP11B2	aldosterone synthase	醛固酮合成酶
CYPs	cytochrome P450 enzymes	细胞色素P450酶
D2R	dopamine receptor D_2	多巴胺D_2受体
DA	dopamine	多巴胺
DALY	disability adjusted life years	伤残调整寿命年
DAMP	damage-associated molecular pattern	损伤相关分子模式
DASH	dietary approaches to stop hypertension	高血压的膳食疗法
DBH	dopamine-β-hydroxylase	多巴胺-β-羟化酶
DBP	diastolic pressure	舒张压
DBS	deep brain stimulation	深部脑刺激术
DC	distensibility coefficient	可扩张性系数
DCs	dendritic cell	树突状细胞
DDR2	discoidin domain receptor tyrosine kinase 2	盘状结构域受体酪氨酸激酶2
DHF	diastolic heart failure	舒张性心力衰竭
DHS	DNase Ⅰ hypersensitive sites	DNA酶Ⅰ超敏位点
DIC	disseminated intravascular coagulation	弥散性血管内凝血
DIG	digitalis investigation group	地高辛调查组研究
DJB	duodenal-jejunal bypass	十二指肠-空肠旁路术
DMV	dorsal motor nucleus of the vagus	迷走运动背核
DNMT	DNA methyltransferase	DNA甲基转移酶
DNP	dendroaspis natriuretic peptide	D型利尿钠肽
DNPI	differentiation-associated Na^+-dependent inorganic phosphate cotransporter	分化相关的钠依赖性无机磷酸共转运体
DOC	deoxycorticosterone	去氧皮质酮
DOCA	desoxycortico-sterone acetate	醋酸脱氧皮质酮
DOPA	dihydroxyphenylalanine	双羟苯丙氨酸
DOPPS	dialysis outcomes and practice patterns study	透析结局和实践模式研究
DPG	diastolic pressure gradient	舒张期压差
DPP-4	dipeptidyl peptidase 4	二肽基肽酶4
DRC	direct renin concentration	直接肾素浓度检测
DS	Dahl salt-sensitive strain	Dahl盐敏感大鼠
DSH	dexamethasone-suppressible hyperaldosteronism	地塞米松可抑制性醛固酮增多症
E	epinephrine	肾上腺素
E-CCR2	C-C motif chemokine receptor 2	C-C趋化因子受体2

续 表

英文缩略语	英文全称	中文全称
EAA	excitatory amino acid	兴奋性氨基酸
EACVI	European Association of Cardiovascular Imaging	欧洲心血管影像协会
EAT	epicardial adipose tissue	心外膜脂肪组织
EBA	endovascular baroreflex amplification	血管内压力反射放大疗法
ECM	extracellular matrix	细胞外基质
ECV	extracellular volume	心肌细胞外体积
EDCF	endothelium derived contracting factor	血管内皮收缩因子
EDDF	erythrocyte-derived depressing factor	红细胞源降压因子
EDH	endothelium-derived hyperpolarization	内皮源性超极化
EDHF	endothelium-derived hyperpolarizing factor	内皮源超极化因子
EDRF	endothelium derived relaxing factor	内皮舒张因子
EDV	end diastolic velocity	舒张末期流速
EF	ejection fraction	射血分数
EFP	effective filtration pressure	有效滤过压
EGABA	GABA reversal potential	GABA逆转电位
EGF	epidermal growth factor	上皮生长因子
EGFR	epithelial growth factor receptor	表皮生长因子受体
eGFR	estimate Glomerular Filtration Rate	估算的肾小球滤过率
EMPA-REG OUTCOME	empagliflozin，cardiovascular outcomes，and mortality in type 2 diabetes	恩格列净对2型糖尿病患者心血管结局和死亡率的影响
EMPEROR-Preserved	empagliflozin in heart failure with a preserved ejection fraction	恩格列净在射血分数保留型心力衰竭的研究
ENaC	epithelial sodium channel	上皮钠离子通道
eNOS	endothelial nitric oxide synthase	内皮型一氧化氮合酶
EPO	erythropoietin	红细胞生成素
EPSP	excitatory postsynaptic potential	兴奋性突触后电位
EQ	emotional quotient	情商
EQA	external quality assessment	外部质量评价
ER-α	estrogen receptor-α	雌激素受体-α
ERK	extracellular regulated protein kinases	细胞外调节蛋白激酶
ERSN	efferent renal sympathetic nerve	肾交感传出神经
ESC	European Society of Cardiology	欧洲心脏病学会
ESH	European Society of Hypertension	欧洲高血压学会
ESKD	end-stage kidney disease	终末期肾病
ET	endothelin	内皮素
ETC	electron transfer chain	电子传递链
EVALUATE HF	effect of sacubitril-valsartan versus enalapril in patients with heart failure and reduced ejection fraction	沙库巴曲-缬沙坦与依那普利对射血分数减退心力衰竭患者的疗效比较研究

续 表

英文缩略语	英文全称	中文全称
EWPHE	European working party on high blood pressure in the elderly	欧洲工作委员会老年高血压试验
EXERDIET-HTA	effects of different aerobic exercise program with nutritional interventions in hypertensive and overweight people	不同有氧运动项目联合营养干预对高血压肥胖患者的效果
EXPLORER-HCM	mavacamten for treatment of symptomatic obstructive hypertrophic cardiomyopathy	马韦坎坦治疗有症状的梗阻性肥厚型心肌病
F-actin	fibros actin	丝状肌动蛋白
FA	fluorescein angiography	荧光素血管造影
FAK	focal adhesion kinase	黏着斑激酶
FDA	Food and Drug Administration	美国食品药物监督管理局
FET	frozen elephant trunk	硬象鼻技术
FEVER	the felodipine event reduction study	非洛地平减少高血压并发症研究
FGF	fibroblast growth factor	成纤维细胞生长因子
FGR	familial glucocorticoid resistance	家族性糖皮质激素抵抗
FH	familial hyperaldosteronism	家族性醛固酮增多症
FHH	familial hypocalciuric hypercalcemia	家族性低尿钙性高钙血症
FHS	Framingham heart study	弗明翰心脏研究
FMD	fibromuscular dysplasia	纤维肌发育不良
FNBPM	finapres noninvasive blood pressure monitor	手指脉搏血压持续监测
FSP1	fibroblast-specific protein 1	成纤维细胞特异性蛋白1
G-2K1C	goldblatt two-kidney one-clip	二肾一夹型
G-actin	globular actin	球状肌动蛋白
Gab1	insulin receptor substrate-1	胰岛素受体底物-1
GABA	γ-aminobutyric acid	γ－氨基丁酸
GAD	glutamic acid decarboxylase	谷氨酸脱羧酶
GAL9	galectin 9	半乳糖凝集素9
GALACTIC-HF	cardiac myosin activation with omecamtiv mecarbil in systolic heart failure	心肌肌球蛋白激动剂-omecamtiv mecarbil治疗收缩性心力衰竭研究
GAS	general adaptation syndrome	适应综合征
GBD	global burden of disease study	全球疾病负担研究
GC	guanylate cyclase	鸟苷酸环化酶
GCP	good clinical practice	临床试验管理规范标准
GDF	growth differentiation factor	生长分化因子
GDMT	guideline directed medical therapy	指南指导的药物治疗
GDNF	glial cell line-derived neurotrophic factor	胶质细胞源性神经营养因子
GDP	guanosine diphosphate	二磷酸鸟苷
GENRES	genetics of drug responsiveness in essential hypertension study	原发高血压药效遗传研究

续 表

英文缩略语	英文全称	中文全称
GERA	genetic epidemiology of responses to antihypertensives	降压药效的遗传流行病研究
GFAP	glial fibrillary acidic protein	胶质原纤维酸性蛋白
GH	genetically hypertensive strain	遗传性高血压大鼠
GH	growth hormone	生长激素
GHRH	growth hormone releasing hormone	生长激素释放激素
GiDA	gigantocellular depressor area	巨细胞降压区
GIK	glucose-insulin-potassium	葡萄糖-胰岛素-钾
GIP	glucose-dependent insulinotropic polypeptide	葡萄糖依赖性促胰岛素多肽
GIRK	G protein gated inwardly rectifying K channels	G蛋白门控内向整流钾离子通道
GLP	glucagon-like peptide	胰高血糖素样肽
GLP-1 RA	glucogan like peptide-1 receptor agonist	胰高血糖素样肽1受体激动剂
Glu	glutamate	谷氨酸
GPCR	G protein-coupled receptors	G蛋白偶联受体
GPER	G-protein-coupled estrogen receptor	G蛋白偶联雌激素受体
GPGE	genetically predicted gene expression	遗传性预测基因表达
GPx	glutathione peroxidase	谷胱甘肽过氧化物酶
GR	glucocorticoid receptors	糖皮质激素受体
GRA	glucocorticoid remediable aldosteronism	糖皮质激素可治疗的醛固酮增多症
Grb2	growth factor receptor-bound 2	生长因子受体结合2蛋白
GRK	G protein-coupled receptor kinases	G蛋白偶联受体激酶
GRS	genetic risk score	遗传风险评分
GSH	glucocorticoid-suppressible hyperaldosteronism	糖皮质类固醇可抑制性醛固酮增多症
GSH	glutathione	谷胱甘肽
GSK3β	glycogen synthase kinase type 3 beta	糖原合成激酶-3β
GTP	guanosine diphosphate	三磷酸鸟苷
GWAS	genome-wide association study	全基因组关联研究
H-CXCR2	G-C-X-C motif chemokine receptor 2	F-CXC受体2
HAD	hospital anxiety and depression scale	医院焦虑抑郁量表
HAMA	Hamilton anxiety scale	汉密尔顿焦虑量表
HAMD	Hamilton depression scale	汉密尔顿抑郁量表
HAPPHY	heart attack primary prevention in hypertension	高血压心脏事件一级预防研究
HB-EGF	hepafin-binding epidermal growth factor-like growth factor	肝素结合性表皮生长因子
HC-3	hemicholinum-3	密胆碱-3
HCTZ	hydrochlorothiazide	氢氯噻嗪
Hcy	homocysteine	同型半胱氨酸
HDFP	the hypertension detection and follow-up program	高血压监测和随访项目

续 表

英文缩略语	英文全称	中文全称
HDL-C	high density lipoprotein cholesterol	高密度脂蛋白胆固醇
HDP	hypertensive disorders of pregnancy	妊娠高血压
HDPAL	hemodialysis patients treated with atenolol or lisinopril	阿替洛尔或赖诺普利治疗血液透析患者研究
HER1	human epidermal growth factor receptor 1	人表皮生长因子受体1
HF	high frequency	高频
HF	hypertensive Factor	红细胞高血压因子
HFA	Heart Failure Association	心力衰竭协会
HFimpEF	heart failure with improved ejection fraction	射血分数改善的心力衰竭
HFmrEF	heart failure with middle range ejection fraction	射血分数中间值的心力衰竭
HFmrEF	heart failure with mildly reduced ejection fraction	射血分数轻度减低的心力衰竭
HFpEF	heart failure with preserved ejection fraction	射血分数保留的心力衰竭
HFrecEF	heart failure with recovered ejection fraction	射血分数恢复的心力衰竭
HFrEF	heart failure with reduced ejection fraction	射血分数降低的心力衰竭
HFSA	Heart Failure Society of America	美国心力衰竭协会
HGP	human genome project	人类基因组计划
HHD	hypertensive heart disease	高血压心脏病
Hi-C	high-throughput chromosome conformation capture	高通量染色质构象捕获技术
HICH	hypertensive intracerebral hemorrhage	高血压脑出血
HIF-1α	hypoxia inducible factor-1α	低氧诱导因子-1α
HIIT	high intensity interval training	高强度间歇训练
HLA	human leukocyte antigen	人类白细胞抗原
HMECs	human microvascular endothelial cells	人毛细血管内皮细胞
HMGB1	high-mobility group box 1	高迁移率族蛋白1
HOPE-3	heart outcomes prevention evaluation-3	心脏终点事件预防评估-3
HOT	hypertension optimal treatment	高血压理想治疗研究
HPA	hypothalamic pituitary adrenal cortex	下丘脑-垂体-肾上腺皮质
HR	hypertensive retinopathy	高血压视网膜病变
HRV	heart rate variability	心率变异性
HSDs	hydroxysteroid dehydrogenases	羟基类固醇脱氢酶
HSP	heat shock protein	热激蛋白
HUA	hyperuricemia	高尿酸血症
HUS	hemolytic-uremic syndrome	溶血尿毒症综合征
HUT	head-upright tilt	直立倾斜试验
HUVEC	human umbilical veinhuman endothelial cells	人脐静脉血管内皮细胞
HYVET	hypertension in the very elderly trial	老年高血压治疗研究
IAA	inhibitory amino acid	抑制性氨基酸

续 表

英文缩略语	英文全称	中文全称
IAD	inter-arm BP differences	双臂间血压差值
IASD	interatrial shunt device	房间隔分流器
IBD	identical-by-descent	血缘一致性
ICAM-1	intercellular cell adhesion molecule-1	细胞间黏附分子-1
ICH	International Conference on Harmonization	国际（药品注册）协调会议
IDACO	international database of ambulatory blood pressure monitoring in relation to cardiovascular outcome	国际动态血压合作研究
IDHOCO	international database of home blood pressure in relation to cardiovascular outcome	国际家庭血压与心血管结局的关系数据库
IFN-γ	interferon-γ	干扰素γ
IGF	insulin-like growth factor	胰岛素样生长因子
IH	incident hypertension	偶发性高血压
IHA	idiopathic hyperaldosteronism	特发性醛固酮增多症
IKCa	intermediate-conductance Ca^{2+}-activated K^{+}channels	钾离子通道
IL-6	interleukin-6	白介素-6
IL-8	interleukin-8	白介素-8
ILD	lyase deficiency	裂解酶缺陷症
ILK	integrin linked kinase	整合素连接激酶
IM-NTS	intermediate NTS	孤束核中间部
IMG	intussusceptive microvascular growth	套叠式微血管生长
IML	intermediolateral cell column	中间外侧细胞柱
IMT	carotid artery intima-media thickness	颈动脉内膜中层厚度
iNOS	inducible nitric oxide synthase	诱导型一氧化氮合成酶
INTER-CHF	an international registry to study the current causes, treatment, barriers to care, and outcome of heart failure in Africa, Asia, and South America	国际心力衰竭注册研究
INTERHEART	a global case-control study of acute myocardial infarction	急性心肌梗死危险因素的全球研究
INTERMAP	international study on macro/micronutrients and blood pressure	横断面宏观/微量营养素与血压的国际研究
INTERSALT	international study of electrolyte excretion and blood pressure	电解质排泄和血压关系的国际合作研究
INTERSTROKE	a global case-control study of risk factors for stroke	全球卒中危险因素病例-对照研究
ION	ischemic optic neuropathy	缺血性视神经病变
IP_3	inositol triphosphate	三磷酸肌醇
IP_3R	inositol 1,4,5-trisphosphate receptors	三磷酸肌醇受体
Ipc-PH	isolated post-capillary pulmonary hypertension	单纯性毛细血管后肺动脉高压
IQ	intelligence quotient	智商
IRAP	insulin-regulated aminopeptidase	胰岛素调节的氨肽酶

续 表

英文缩略语	英文全称	中文全称
IRD	ischemic renal disease	缺血性肾病
ISH	International Society for Hypertension	国际高血压学会
ISIS-2	second international study of infarct survival	梗死生存率的国际研究2
ISO	International Standard Organization	国际标准组织
ISPs	inflammation-sensitive plasma proteins	炎症敏感的血浆蛋白质
ISSHP	International Society for the Study of Hypertension in Pregnancy	国际妊娠期高血压研究学会
IST	the international stroke trial	国际卒中试验
IT	ileal interposition	回肠转位术
ITT	Intention To Treat	意向治疗（原则）
IVLM	intermediate ventrolateral medulla	延髓腹外侧中间区
IVPWT	left ventricular posterior wall thickness	左心室后壁厚度
IVST	interventricular septal thickness	室间隔厚度
JAM	junctional adhesion molecule	连接黏附分子
JG	juxtaglomerular apparatus	肾小球旁细胞
JGC	juxtaglomerular cells	球旁细胞
JGCTs	juxtaglomerular cell tumors	肾球旁细胞瘤
JHFS	Japanese Heart Failure Society	日本心力衰竭协会
JNC	joint national committee on prevention，detection，evaluation，and treatment of high blood pressure	美国高血压预防、检测、评估与治疗联合委员会
JNK	JUN Nterminal kinase	JUN N端激酶
KCC-2	K^+-Cl^- cotransporter-2	K^+-Cl^-共转运体-2
KCCQ	Kansas City Cardiomyopathy questionnaire	堪萨斯城心肌病调查问卷
KD	ketogenic-diet	生酮饮食
KDIGO	Kidney Disease: Improving Global Outcomes	全球肾脏病预后组织
KKS	kallikrein-kinin system	激肽释放酶-激肽系统
L-Arg	L-arginine	前体L-精氨酸
L-DOPA	L-3,4-dihydroxyphenylalanine	L-3,4-二羟基苯丙氨酸
L-NAME	NG-nitro-L-arginine methyl ester hydrochloride	N'-硝基-L-精氨酸甲酯盐酸盐
L-NMMA	N^G-monomethyl-L-arginine	N^G-单甲基-L-精氨酸
LAP	latency-associated peptide	潜伏相关肽
LAP	left atrial pressure	左心房压
LAVI	left atrial volume index	左心房容积指数
LBNP	lower body negative pressure	下部躯体施加负压
LC	locus coeruleus	蓝斑
LC-ECD	liquid chromatography-electrochemical detection	液相色谱电化学检测方法
LC-MS/MS	liquid chromatography tandem mass spectrometry	液相色谱-串联质谱法

续 表

英文缩略语	英文全称	中文全称
LDL-C	Low density lipoprotein cholesterol	低密度脂蛋白胆固醇
LF	low frequency	低频
LGCCs	ligand-gated chloride channel	配体门控氯通道
LGICs	ligand-gated ion channels	配体门控的离子通道
LH	lateral hypothalamus area	下丘脑外侧区
LH	Lyon hypertensive strain	里昂种高血压大鼠
LHFSS Ⅱ	Losartan heart failure survival study Ⅱ	氯沙坦心力衰竭生存研究Ⅱ
LHp	posterior region of the LH	下丘脑外侧区后部
LHt	tuberal region of the LH	下丘脑外侧区结节区
LIDO	the levosimendan infusion versus dobutamine	静脉输注左西孟旦和多巴酚丁胺对比试验
LIFE	losartan intervention for endpoint reduction in hypertension study	氯沙坦干预减少高血压终点事件的研究
LL	Lyon low blood pressure strain	里昂种低血压大鼠
LLC	large latent complex	大型潜在复合物
LN	Lyon normotensive strain	里昂种正常血压大鼠
LOD Score	log odds score	优势对数计分法
Lpa	lipoproteina	脂蛋白a
LPA	lysophosphatidic acid	溶血磷脂酸
LPGi	lateral paragigantocellular nucleus	巨细胞旁外侧核
LREH	low-renin essential hypertension	低肾素性原发性高血压
LRN	lateral reticular nucleus	外侧网状核
LRPs	low density lipoprotein related protein	低密度脂蛋白相关蛋白
LSD	lysergide	麦角酸二乙基酰胺
LSG	laparoscopic sleeve gastrectomy	腹腔镜胃袖套状切除术
LTBP	latent TGFβ-binding protein	潜在TGFβ结合蛋白
LVEDD	left ventricular end-diastolic diameter	左心室舒张末期内径
LVEF	left ventricular ejection fraction	左心室射血分数
LVMI	left ventricular mass index	左心室重量指数
MABP	mean arterial blood pressure	平均动脉压
MAPK	mitogen-activated protein kinases	促分裂原活化蛋白激酶
MAVERICK-HCM	evaluation of mavacamten in symptomatic patients with nonobstructive hypertrophic cardiomyopathy	评价马韦坎坦在有症状的非梗阻性肥厚型心肌病患者中的疗效
MBPS	morning blood pressure surge	晨起血压激增
MC4	melanocortin-4	黑皮素-4
MCP-1	monocyte chemoattractant protein	单核细胞趋化蛋白1
MCPA	medullo-cervical pressor area	延髓-颈段脊髓升压区

续 表

英文缩略语	英文全称	中文全称
MCVA	medullary cerebral vasodilator area	延髓脑血管舒张区
MDH	medullary dorsal horn	延髓背角
MDRD	diet in renal disease	肾脏病膳食改良研究公式
MEN	multiple endocrine neoplasia	多内分泌腺瘤病
mEPSC	miniature excitatory postsynaptic currents	微兴奋性突触后电流
MERIT-HF	metoprolol CR/XL randomized intervention trial in heart failure	心力衰竭中美托洛尔缓释片随机干预试验
MET	metabolic equivalent	代谢当量
MgC	magnocellular neuron	大细胞神经元
MHC	main histocompatibility complex molecule	组织相容性复合分子
MHPT	malignant hypertension	恶性高血压
MHS	Milan hypertensive strain	米兰种高血压大鼠
MIBG	metaiodobenzylguanidine	间位碘代苄胍
MIP	maximum intensity projection	最大密度投影
MLC	myosin light chain	肌球蛋白轻链
MLCP	myosin light chain phosphatase	肌球蛋白轻链磷酸酶
MMP	matrix metalloproteinase	基质金属蛋白酶
MN	metanephrine	甲氧基肾上腺素
MNS	median nerve stimulation	正中神经刺激术
MOD	hypertension multi organ damage	多器官损害
mPAP	mean pulmonary artery pressure	平均肺动脉压
MPN	medial preoptic nucleus	视前内侧核
MPR	multiple planar reconstruction	多平面重建
MPS	mononuclear phagocyte system	单核吞噬细胞系统
MR	Mendelian randomization	孟德尔随机法
MR	mineralocorticoid receptor	盐皮质激素受体
MR-proADM	mid-regional-pro adrenomedullin	中段前肾上腺髓质素
MRA	magnetic resonance angiography	磁共振血管成像
MRA	mineralocorticoid recept antagonist	盐皮质激素受体拮抗剂
MRC	medical research council trial of treatment of mild hypertension	治疗轻型高血压的MRC试验
MRFIT	multiple risk factor intervíention trial	前瞻性多危险因素干预研究
MRI	magnetic resonance imaging	磁共振显像
MscCA	mechanosensitive cation channel	机械敏感性阳离子通道
MSNA	muscle sympathetic nerve activity	肌肉交感神经活动
mTOR	mammalian target of rapamycin	雷帕霉素靶蛋白
MUCH	masked uncontrolled hypertension	隐蔽性未控制高血压

续 表

英文缩略语	英文全称	中文全称
MyD88	myeloid differentiation primary response 88	髓系分化因子88
NA	noradrenalin	去甲肾上腺素
NA	nucleus ambiguous	疑核
NADPH	nicotinamide adenine dinucleotide phosphate	烟酰胺腺嘌呤二核苷酸磷酸
NCC	Na^{+}-Cl^{-} cotransporter	Na^{+}-Cl^{-}同向转运体
NCC	sodium chloride cotransporter	协同转运蛋白
NCCN	national comprehensive cancer network	国家综合癌症网络
NCP	novel coronavirus pneumonia	新型冠状病毒肺炎
NDI	nephrogenic diabetes insipidus	肾性尿崩症
NE	norepinephrine	去甲肾上腺素
NEP	neutral endopeptidase	中性内肽酶
NF-κB	nuclear factor-κB	核因子κB
NFAT	nuclear factor of activated T cells	T细胞核因子
NGF	nerve growth factor	神经生长因子
NGS	next generation sequencing	二代测序
NHANES Ⅱ	national health and nutrition examination survey Ⅱ	美国国家健康和营养检查调查Ⅱ
NHE	Na^{+}-H^{+} exchanger	Na^{+}-H^{+}交换体
NHE3	epithelial sodium/proton exchanger 3	上皮氢钠交换器3
NHLBI	National Heart, Lung and Blood Institute	美国国立心肺血研究所
NIA-AA	National Institute on Ageing-Alzheimer's Association	美国国立老化研究院-阿尔茨海默病协会
NK	tachykinin receptors	速激肽受体
NKA	neurokinin A	神经激肽A
NKCC-1	Na^{+}-K^{+}-$2Cl^{-}$ cotransporter-1	Na^{+}-K^{+}-$2Cl^{-}$共转运体-1
NKF/KDIQI	national kidney foundation kidney disease outcomes quality initiative	美国国家肾脏基金会所属肾脏病预后质量倡议
NLR	Nod-like receptor	Nod样受体
NMN	normetanephrine	甲氧基去甲肾上腺素
NO	nitric oxide	一氧化氮
NOAC	non-vitamin K antagonist oral anticoagulants	非维生素K拮抗剂口服抗凝药
NOS	nitric oxide synthase	一氧化氮合酶
Nox	NADPH oxidase	NADPH氧化酶
NP-1	neuropilin-1	神经纤毛蛋白-1
NPY	neuropeptide Y	神经肽Y
NRO	nucleus raphe obscures	中缝隐核
NSAIDs	nonsteroidal anti-inflammatory drugs	非甾体抗炎药
NT-proANP	N-terminal proatrial natriuretic peptide	N-末端心房利钠肽

续 表

英文缩略语	英文全称	中文全称
NT-proBNP	N terminal-pro B type natriuretic peptide	N末端B型利钠肽原
NTF	neurotrophin factors	神经营养因子
NTS	nucleus tractus solitarii	孤束核
NVU	neurovascular unit	神经血管单位
NYHA	New York Heart Association	纽约心脏协会
O-E	observed-expected	期望值
OASIS	organization to assess strategies for ischemic syndromes	缺血综合征策略的组织评估
OC	oral contraception	口服避孕药
OCTA	optical coherence tomography angiography	光学相干断层成像术
OH	orthostatic hypotension	直立性低血压
ONTARGET	the ongoing telmisartan alone and in combination with ramipril global endpoint trial	长期单独应用替米沙坦及与雷米普利联合应用的全球终点试验
OPN	osteopontin	骨桥蛋白
OPTIME-CHF	outcomes of a prospective trial of intravenous milrinone for exacerbations of chronic heart failure	慢性心力衰竭恶化应用静脉米力农治疗结局的前瞻性研究
OR	odd ratio	比值比
Orai1	pore subunit of calcium release activated calcium channels	钙释放激活钙通道的孔亚单位
OSA	obstructive sleep apnea	阻塞性睡眠呼吸暂停
OVLT	organum vasculosum of the lamina terminalis	终板血管器
PA	plasminogen activator	纤溶酶原激活物
PA	primary aldosteronism	原发性醛固酮增多症
PACAP	pituitary adenylate cyclase-activating polypeptide	垂体腺苷酸环化酶激活肽
PADP	pulmonary artery diastolic pressure	肺动脉舒张压
PAG	periaqueductal gray	导水管周围灰质
PAH	primary adrenal hyperplasia	原发性肾上腺增生
PAH	pulmonary arterial hypertension	肺动脉高压
PAH/UAH	primary or unilateral adrenal hyperplasia	原发性或单侧肾上腺增生
PAI	plasminogen activator inhibitor	纤溶酶原激活物抑制物
PAMP	pathogen-associated molecular pattern	病原体相关模式分子
PAR1	protease activated receptor 1	蛋白酶激活受体1
PARADIGM-HF	prospective comparison of ARNI with ACEI to determine impact on global mortality and morbidity in Heart Failure	ARNI和ACEI对心力衰竭患者总体死亡率和病死率影响的前瞻性对比研究
PARAGON-HF	angiotension-neprilysin inhibition in heart failure with preserved ejection fraction	血管紧张素受体脑啡肽酶抑制剂治疗射血分数保留的心力衰竭
PARAMETER	prospective comparison of angiotensin receptor neprilysin inhibitor with angiotensin receptor locker measuring arterial stiffness in the elderly	前瞻性比较血管紧张素受体-脑啡肽酶抑制剂与血管紧张素受体阻滞剂在老年人中测量动脉僵硬度的研究

续 表

英文缩略语	英文全称	中文全称
PARTAGE	study on the predictive value of blood pressure and arterial stiffness in the elderly population of institutional elderly care	机构养老的高龄人群中血压和动脉僵硬度的预测价值研究
PASP	pulmonary artery systolic pressure	肺动脉收缩压
PAT	the post-stroke antihypertensive treatment study	脑卒中后降压治疗试验
PAWP	pulmonary arterial wedge pressure	肺动脉楔压
PBN	parabrachial nucleus	臂旁核
PCC	pheochromocytoma	嗜铬细胞瘤
PCE	pooled Cohort equation	多队列合并方程
PCI	prostacycline	前列环素
PCSK9	pro-protein convertase subtilisin/kexin 9	前蛋白转化酶枯草溶菌素 9
PCWP	pulmonary capillary wedge pressure	肺毛细血管楔压
PDE-5	phosphodiesterase-5	磷酸二酯酶-5
PDGF	platelet-derived growth factor	血小板衍生生长因子
PDH	previously diagnosed hypertension	先前诊断的高血压
PE	phenylephrine	苯肾上腺素
PEAR	pharmacogenomics evaluation of antihypertensive responses	降压药效的药物基因组学研究
PET	position emission tomography	正电子发射断层扫描
PET/CT	positron emission computed tomography	正电子发射断层摄影术
PG	prostaglandin	前列腺素
PGF	placental growth factor	胎盘生长因子
PGL	paraganglioma	副神经节瘤
PGL/PCC	hereditary paraganglioma- pheochromocytoma syndrome	遗传性副神经节瘤/嗜铬细胞瘤综合征
PH	posterior hypothalamus area	下丘脑后区
PH	pulmonary hypertension	肺动脉高压
PH-LHD	pulmonary hypertension-left heart disease	左心疾病所致肺动脉高压
PHA Ⅱ	pseudohypoaldosteronism Ⅱ	假性醛固酮减少症Ⅱ型
PheWAS	phenome wide association studies	表型组的关联研究
PHPT	primary hyperparathyroidism	原发性甲状旁腺功能亢进症
PHS	public health service hospitals clinical trial	公共卫生服务医院临床试验
PI	pulsatility index	血管搏动指数
PI3K	phosphoinositide 3-kinase	磷酸酰肌醇 3- 激酶
PIC	pro-inflammatory cytokine	促炎细胞因子
PIONEER-HCM	mavacamten treatment for obstructive hypertrophic cardiomyopathy	马韦坎坦治疗梗阻性肥厚型心肌病
PIP_2	phosphatidylinositol bisphosphate	二磷酸磷脂酰肌醇

续 表

英文缩略语	英文全称	中文全称
PKA	proteinkinase A	蛋白激酶A
PLA	phospholipase A	磷脂酶A
PNMT	phenylethanolamine-N-methyltransferase	苯乙醇胺-N-甲基转移酶
PO	preoptic-anterior hypothalamic area	下丘脑视前区
POMC	proopiomelanocortin	前阿黑皮原
PP	pancreatic polypeptide	胰多肽
PP	protein phosphatase	蛋白磷酸酶
PP	pulse pressure	中心脉压
PPARγ	peroxisome proliferator-activated receptor γ	过氧化物酶体增殖因子激活的受体γ
PPGL	pheochromocytoma and paraganglioma	嗜铬细胞瘤与副神经节瘤
PPH	passive pulmonary hypertension	被动性肺动脉高压
PPH	postprandial hypotension	餐后低血压
PPT-A	preprotachykinin	前速激肽原-A
PRA	plasma renin activity	血浆肾素活性
PRC	plasma renin concentration	血浆肾素浓度
PROBE	prospective，randomized，open-blind endpoint evaluation	前瞻性、随机、开放-盲法终点评估试验
PROGRESS	perindopril protection against recurrent stroke study	培哚普利预防复发性脑卒中研究
PRR	pattern recognition receptor	模式识别受体
PRR	prorenin receptor	肾素原受体
PSV	peak systolic velocity	收缩期峰值流速
PT	pseudo hypertension	假性高血压
PTB	phosphotyrosine binding	蛋白酪氨酸结合
PTH	parathyroid hormone	甲状旁腺素
PTHrP	parathyroid hormone gene related peptide	甲状旁腺素基因相关肽
PTHT	post-transplantation hypertension	肾移植后高血压
PTM	post-translational modification	翻译后修饰
PTPRU	receptor-type protein tyrosine phosphatase U	蛋白酪氨酸磷酸酶受体U
PTRA	percutaneous transluminal renal angiography	经皮腔内肾动脉成形术
PTRAS	percutaneous transluminal renal angiography plus stent	经皮腔内肾动脉成形术＋支架置入术
PURE	prospective urban rural epidemiology study	前瞻性城乡流行病学研究
PVAT	perivascular adipose Tissue	血管外周脂肪组织
PvC	parvocellular neuron	小细胞神经元
PVM	perivascular macrophage	脑血管周围巨噬细胞
PVN	paraventricular nucleus	室旁核
PVR	pulmonary vascular resistance	肺血管阻力

续 表

英文缩略语	英文全称	中文全称
PWV	pulse wave velocity	脉搏波传导速度
Pyk2	proline-rich tyrosine kinase2	富含脯氨酸的酪氨酸激酶2
QOL	quality of life	生活质量
RAAS	renin-angiotensin-aldosterone system	肾素-血管紧张素-醛固酮系统
Rac1	Ras-related C3 botulinum toxin substrate 1	Ras相关的C3肉毒杆菌毒素底物1
RAMP1	receptor activity-modifying protein 1	受体活性修饰蛋白1
RAS	renal artery stenosis	肾动脉狭窄
RASI	renin-angiotensin system inhibitor	肾素-血管紧张素系统拮抗剂
RBD	receptor binding domain	受体结合域
RCK	regulatory element of K^+ conductance	K^+电导调控元件
RCT	randomized controlled trial	随机对照试验
RDN	renal denervation	经皮导管射频消融去肾脏神经术
RE-LY	randomized evaluation of long term anticoagulant therapy	长期抗凝治疗的随机评估研究
RE-LY AF Registry	risk factors, treatments and outcomes for emergency department patients with atrial fibrillation in multiple regions of the world	世界多地区急诊科心房颤动患者的危险因素、治疗和终点事件研究
REVIVE	the randomized multicenter evaluation of intravenous levosimendan efficacy versus placebo in the short-term treatment of decompensated heart failure	失代偿性心力衰竭患者短期静脉应用左西孟旦有效性与安慰剂比较的随机多中心评估试验
RH	resistant hypertension	难治性高血压
RHR	resting heart rate	静息心率
rHuEPO	recombinant human erythropoietin	重组人促红细胞生成素
RI	resistance index	阻力指数
RIA	radioimmunoassay	放射免疫分析法
RNS	renal nerve stimulation	肾神经电刺激术
ROCE	receptor-operated calcium entry	受体操纵的钙离子内流
ROMK	renal outer medullary potassium	肾外髓钾
ROS	reactive oxygen species	超氧化物
RPE	retinal pigment epithelium	视网膜色素上皮
RPH	reactive pulmonary hypertension	反应性肺动脉高压
RRBS	reduced representation bisulfite sequencing	代表性亚硫酸氢盐测序
RRF	residual renal function	残余肾功能
RRI	renal artery resistive index	肾动脉阻力指数
RTA	renal tubular acidosis	肾小管酸中毒
RTK	receptor tyrosine kinase	酪氨酸激酶受体
RUSSLAN	the randomized study on safety and effectiveness of levosimendan in patients with left ventricular failure due to an acute myocardial infarct	左西孟旦治疗急性心肌梗死并发左心室衰竭患者的安全性和有效性随机试验研究

续 表

英文缩略语	英文全称	中文全称
RVH	renovascular hypertension	肾血管性高血压
RVL	rostral ventrolateral reticular nucleus	头端腹外侧网状核
RVLM	rostral ventrolateral medulla	延髓头端腹外侧区
RVMM	rostral ventromedial medulla	延髓头端腹内侧区
RWT	relative wall thickness	室壁厚度
RYGB	Roux-en-Y gastric bypass	胃转流手术
RyR	ryanodine receptor	兰尼定受体
S1P	sphingosine-1-phosphate receptor	鞘氨醇-1-磷酸受体
SAD	sinoaortic denervation	去窦弓神经支配
SANDS	stop atherosclerosis in native diabetics study	阻止原发性糖尿病患者动脉粥样硬化研究
SAS	self rating anxiety scale	自评焦虑量表
SAS	sleep apnea syndrome	睡眠呼吸暂停综合征
SBH	Sabra hypertensive strain	以色列种高血压大鼠
SBP	systolic pressure	收缩压
School-Edu Salt	school-based education programme to reduce salt intake in children and their families	学校儿童及其家庭的减盐干预研究
SCORE	systematic coronary risk estimation	系统性冠状动脉风险评估模型
SDC	serum digoxin concentration	血清地高辛浓度
SDF-1	stomal cell-derived factor 1	基质细胞衍生因子1
SDS	self rating depression scale	自评抑郁量表
SENR	sensory epithelial neuropeptide-like receptor	感觉上皮类神经肽受体
SERCA	sarcoendoplasmic reticulum Ca^{2+}-ATPase	肌浆网钙泵
SES	socioeconomic status	社会经济状况
SFK	Src family kinase	Src家族激酶
sFlt-1	soluble fms-like tyrosine kinase-1	可溶性fms样酪氨酸激酶-1
SFO	subfornical organ	穹隆下器
sGC	soluble guanylyl cyclase	可溶性鸟苷酸环化酶
SGK1	serum/glucocorticoid regulated kinase 1	血清/糖皮质激素调节激酶1
SGLT2	sodium glucose cotransporter 2	钠-葡萄糖协同转运蛋白2
SHC	Src homology collagen	Src同源胶原
SHEP	study on systolic hypertension in elderly people in the United States	美国老年收缩期高血压研究
SHF	systolic heart failure	收缩性心力衰竭
SHH	sonic hedgehog	音猬因子
SHIELD	study of hypertension and the efficacy of Lotrel in diabetes	高血压及洛他瑞治疗糖尿病疗效的研究

续 表

英文缩略语	英文全称	中文全称
SHOT	the stroke in hypertension optimal treatment	脑卒中患者最佳血压血脂管理方案研究
SHP/Syp	SH2-containing protein tyrosine phosphatase	SH2蛋白酪氨酸磷酸酶1
SHRSP	stroke-prone spontaneously hypertensive rats	易脑卒中型自发性高血压大鼠
SI	stroke index	心搏指数
SIC	stretch-inactivated cation	牵张-失活阳离子
SICH	spontaneous intracerebral hemorrhage	自发性高血压脑出血
SJS	Stevens-Johnson syndrome	史蒂文斯-约翰逊综合征
SLDF	scanning laser doppler flowmetry	扫描激光多普勒流量测定仪
SMI	superb micro-vascular imaging	超微血管成像技术
SMT	S-methylisothiourea sulfate	S-甲基异硫脲硫酸盐
SNA	sympathetic nerve activity	交感神经活动
SNAP	S-nitroso-N-acetylpenicillamine	S-亚硝基-N-乙酰青霉胺
SNPs	single nucleotide polymorphisms	单核苷酸多态性
SNS	sympathetic nervous system	交感神经系统
SNX5	sorting nexin 5	分选蛋白5
SOCE	store-operated calcium entry	钙池调控钙离子进入
SOCS3	suppressor of cytokine signaling 3	细胞因子信号转导抑制因子3
SOD	superoxide dismutase	超氧化物歧化酶
SOLVD-P	effect of enalapril on survival in patients with reduced left ventricular ejection fractions and congestive heart failure	依那普利对左心室射血分数降低和充血性心力衰竭患者生存率的影响
SOLVD-T	effect of enalapril on mortality and the development of heart failure in asymptomatic patients with reduced left ventricular ejection fractions	依那普利对左心室射血分数降低的无症状患者死亡率和心力衰竭加重的影响
SP	spike protein	刺突蛋白
SP	substance P	P物质
SPRINT	systolic blood pressure intervention trial	收缩期血压干预研究
SR	sarcoplasmic reticulum	肌浆网
SRC	scleroderma renal crisis	硬皮病肾危象
SS	salt sensitivity	盐敏感性
SSA	somatostatin analogue	生长抑素类似物
SSc	systemic sclerosis	系统性硬化症
SSCP	single strand conformation polymorphism	单链构象多态性
SSS	sick sinus syndrome	病态窦房结综合征
sST2	soluble growth Stimulation exressed gene 2	可溶性生长刺激表达基因2
SSTR	somatostatin receptor	生长抑素受体
STATs	signal transducers and activators of transcription	信号转导和转录激活因子

续 表

英文缩略语	英文全称	中文全称
STIM1	stromal interaction molecule 1	基质相互作用分子1
STONE	Shanghai trial of nifedipine in the elderly	上海老年人硝苯地平研究
STOP-Hypertension	Swedish trial in old patients with hypertension	瑞典老年高血压试验
SURVIVE	the survival of patients with acute heart failure in need of intravenous inotropic support study	静脉内正性肌力药支持的急性心力衰竭患者的生存研究
SVF	stromal vascular fraction	基质血管成分
Syst-China	clinical trials of systolic hypertension in elderly Chinese patients	中国老年收缩期高血压临床试验
Syst-Eur	clinical trials of systolic hypertension in Europe	欧洲收缩期高血压临床试验
T2DM	type 2 diabetes mellitus	2型糖尿病
T4L	T4 phage lysozyme	T4 噬菌体溶菌酶
TAC	transverse aortic constriction	主动脉狭窄模型
TAK	TGFβ activated kinase 1	TGFβ激活激酶1
TC	total cholesterol	总胆固醇
TDT	transmission disequilibrium test	传递不平衡检验
TEE	transesophageal echocardiography	经食管超声心动图
TEVAR	thoracic endovascular aortic repair	胸主动脉腔内修复术
TGF	transforming growth factor	转化生长因子
TGR	transgenic rat	转基因大鼠
TH	tyrosine hydroxylase	肾脏酪氨酸羟化酶
thermo-TRP	thermosensitive transient receptor potential channels	热敏瞬时受体电位通道
TIA	transient ischemic attack	一过性脑缺血
TIMI	thrombolysis in myocardial infarction	心肌梗死溶栓试验系列研究
TIMP-1	tissue inhibitor of matrix metalloproteinases 1	组织型基质金属蛋白酶抑制剂-1
TIMPS	tissue inhibitor of matrix metalloproteinases	基质金属蛋白酶组织抑制物
TKD	tyrosine kinase domain	酪氨酸激酶结构域
TLR	Toll-like receptor	Toll样受体
TM	transmembrane domain	跨膜结构域
TMA	thrombotic microangiopathy	血栓性微血管病
TMD	transmembrane domain	结构域
TMPS	triple membrane-passing signaling	跨膜信号传递模式
TNC	tenascin-C	腱生蛋白
TNF-α	tumor necrosis factor α	肿瘤坏死因子α
TonEBP	tonicity responsive enhancer binding protein	张力应答增强子结合蛋白
TPR	trough/peak ratio	谷/峰比值
TRAF6	TNF receptor-associated factor 6	TNF 受体相关因子6

续 表

英文缩略语	英文全称	中文全称
TRANSCEND	telmisartan randomized assessment study in ACEI intolerant subjects with cardiovascular disease	替米沙坦用于治疗对血管紧张素转换酶抑制剂不耐受心血管病患者的随机研究
Tregs	T regulatory cells	调节性T细胞
TROPHY	trial of preventing hypertension	预防高血压的试验
TRP	transient receptor potential	瞬时受体电位
TRs	thyroid hormone receptors	甲状腺激素受体
TSC	thiazide-sensitive Na+-Cl-cotransporter	噻嗪敏感性钠-氯共转运体
TSP-1	thrombospondin-1	血小板反应素1
TTP	thrombotic thrombocytopenic purpura	血栓性血小板减少性紫癜
TXA_2	thromboxane A_2	血栓素
TZDS	thiazolidinediones	噻唑烷二酮衍生物
U-Ⅱ	urotensin-Ⅱ	尾加压素Ⅱ
U-SAM	T-S-adenosyl methionine	S-腺苷甲硫氨酸
UAE	urinary albumin excretion rate	尿蛋白排泄率
UCP2	uncoupling protein 2	解耦联蛋白2
UK HARP-Ⅲ	United Kingdom heart and renal protection-Ⅲ	英国心肾保护研究Ⅲ
UKPDS	United Kingdom prospective diabetes study	英国前瞻性糖尿病研究
URRAH	uric acid right for heart health	尿酸心脏健康研究
UT	urotensin-Ⅱ receptor	尾加压素受体
V-ATP	vacuolar H^+-ATPase	液泡质子ATP酶
V2R	vasopressin receptor 2	血管升压素受体2
VA	Veterans Administration	美国退役军人卫生署
VA study	Veterans Administration study	重度高血压患者降压药物随机对照临床试验
VALHEFT	randomized trial of the angiotensin-receptor blocker valsartan in chronic heart failure	血管紧张素受体拮抗剂缬沙坦治疗慢性心力衰竭的随机试验
VALUE	valsartan antihypertensive long-term use valuation	缬沙坦长期治疗高血压评估试验
VCAM1	vascular cell adhesive molecule 1	血管细胞黏附分子1
VEGF	vascular endothelial growth factor	血管内皮生长因子
VEGFIs	vascular endothelial growth factor inhibitors	血管内皮生长因子抑制剂
VGLUT	vesicular glutamate transporter	囊泡谷氨酸转运体
VICTORIA	vericiguat global study in subjects with heart failure with reduced ejection fraction	射血分数降低型心力衰竭患者应用维立西呱治疗的全球研究
VIM	variability independent of mean	独立于平均血压的变异
VIP	vasoactive intestinal peptide	血管活性肠肽
VM	ventral medulla	延髓腹侧区
VMA	vanilla mandelic acid	香草扁桃酸

续 表

英文缩略语	英文全称	中文全称
VMAC	vasodilatation in the management of acute HF	血管扩张剂在急性心力衰竭管理中的研究
VNS	vagal nerve stimulation	迷走神经刺激术
VNS	vegeative nervous system	自主神经系统
VNTR	variable number of tandem repeats	可变数量的串联重复
VP	vasopressin	血管升压素
VR	volume rendering	容积再现
VRCC	volume-regulated chloride channel	体积调节性氯通道
VSMC	vascular smooth muscle cell	血管平滑肌细胞
VVS	vasovagal syncope	血管迷走性晕厥
WAT	white adipose tissue	白色脂肪组织
WC	waist circumference	腰围
WCC	World Congress of Cardiology	世界心脏病大会
WES	genome-wide exon sequencing	全基因组外显子测序
WGS	whole genome sequencing	全基因组测序
WHL	World Hypertension League	世界高血压联盟
WHO	World Health Organization	世界卫生组织
WLR	wall-to-lumen ratio	大小动脉的壁腔比
WMSI	wall motion score index	室壁运动计分指数
WSPH	World Symposium on Pulmonary Hypertension	世界肺动脉高压研讨会
XOI	xanthine oxidase inhibitors	黄嘌呤氧化酶抑制剂
YLL	years of life lost	损失寿命年
ZAC	zinc-activated channel	锌激活通道

（孟宪敏　曹洪红）

目录

第一篇 高血压流行病学

第二篇 高血压基础理论

第三篇
高血压的诊断和治疗

第四篇
心理因素与高血压

第五篇
高血压治疗药物

第六篇 高血压临床试验

第七篇 专题篇

第一篇

高血压流行病学

CHAPTER 1

第一章
高血压的患病率与人群分布

高血压是世界性的慢性非传染性疾病，可导致脑血管、心脏和肾脏等病变，是危害人类健康的主要疾病，是全球疾病负担的重要因素之一，也是中国面临的重要公共卫生问题。历次高血压调查结果表明，中国高血压患病率逐年增长，虽然知晓率、治疗率、控制率也有显著增加，但仍处于较低水平。及时、准确、全面地了解中国高血压的流行现状和趋势，可为心血管疾病防治和相关政策的制定提供科学依据。

第一节
中国高血压患病率与人群分布

一、中国居民血压水平及变化趋势

中国高血压调查（Chinese hypertension survey，CHS）于2012—2015年采用分层多阶段随机抽样在中国大陆31个省（自治区、直辖市）的262个城市和农村抽取451 755名≥18岁的居民进行调查，结果显示，人群收缩压（systolic blood pressure，SBP）加权值为126.1mmHg，舒张压（diastolic blood pressure，DBP）加权值为76.0mmHg，SBP随年龄的增长而升高（图1-1-1）。男性血压加权值为128.0/77.8mmHg，女性为124.2/74.2mmHg，男性显著高于女性（$P<0.001$）；随着体重指数（body mass index，BMI）的增加，血压值逐渐升高；有家族史的人群血压水平高于无家族史人群。汉族人群血压高于少数民族人群（126.2/76.0mmHg *vs.* 125.9/75.8mmHg），农村人群血压高于城市人群（126.4/76.0mmHg *vs.* 125.6/76.0mmHg），但不具有统计学意义。

2013—2014年中国慢性病与危险因素监测（China chronic disease and risk factors surveillance，CCDRFS）对中国31个省（自治区、直辖市）174 621名≥18岁成年人血压水平调查结果显示，人群SBP平均水平为128.5mmHg（加权值为124.5mmHg），DBP为77.0mmHg（加权值为75.5mmHg）。人群SBP随年龄的增长呈线性增长，SBP在55岁前男性高于女性，55岁后则女性高于男性；DBP与年龄的关系呈非线性，男女变化趋势相似，50岁前DBP随着年龄的增长而升高，50岁后随着年龄的增长反而下降（图1-1-2）。不同性别

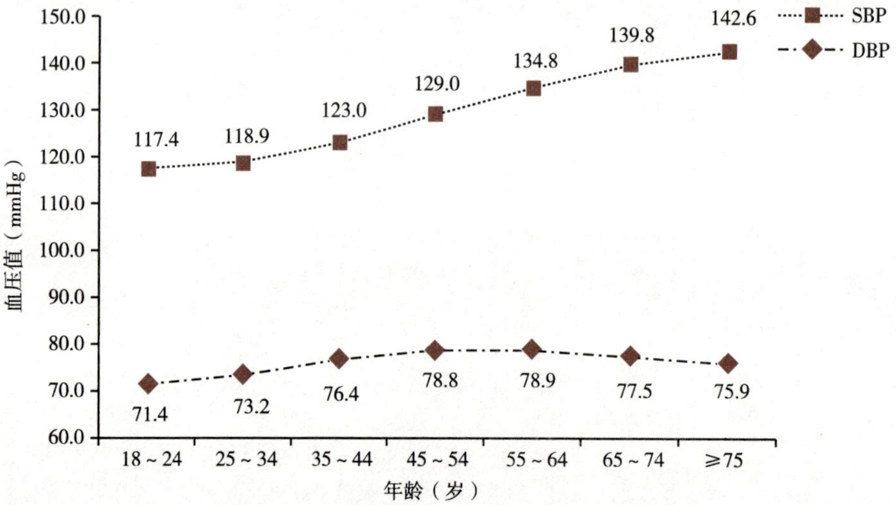

图1-1-1 中国≥18岁居民不同年龄组血压水平

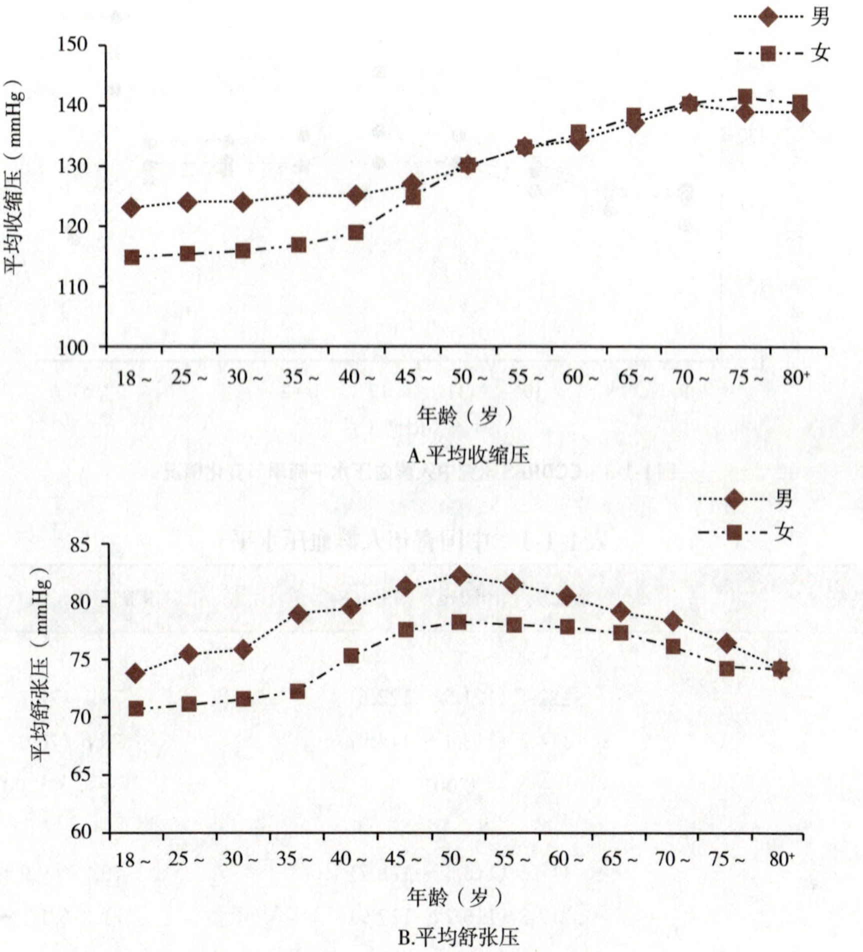

图1-1-2　CCDRFS研究人群不同性别和年龄平均血压水平

间的比较，男性DBP始终高于女性，但随着年龄的增长差距逐渐缩小。此外，人群SBP水平受季节变化影响，冬季SBP平均水平要高于夏季SBP平均水平5mmHg，且具有统计学意义（图1-1-3）。

中国青年人群平均收缩压和平均舒张压分别为118.2mmHg（95%*CI*，117.7～118.8）和72.4mmHg（95%*CI*，72.0～72.9）；男性分别为122.1mmHg（95%*CI*，121.5～122.6）和74.1mmHg（95%*CI*，73.7～74.6），女性分别为114.2mmHg（95%*CI*，113.4～114.9）和70.6mmHg（95%*CI*，70.0～71.1），女性平均收缩压和平均舒张压都低于男性。城市青年人平均收缩压和平均舒张压分别为117.8mmHg（95%*CI*，117.2～118.4）和72.6mmHg（95%*CI*，72.0～73.2），农村青年人为118.5mmHg（95%*CI*，117.7～119.2）和72.3mmHg（95%*CI*，71.7～73.0）（表1-1-1）。

2014年一项横断面研究对全国21个城市136家医院心内科就诊的115 229位高血压患者（58.0±13.7岁）进行问卷调查及血压、心率测量。调查对象包括单纯高血压、高血压伴冠心病和高血压伴心力衰竭患者三类，血压平均值分别为（139.5±18.8）/（83.3±12.9）mmHg、（136.7±19.1）/（80.0±12.8）mmHg和（136.1±19.8）/（80.0±13.5）mmHg（表1-1-2）。在单纯高血压人群中，60岁以上年龄组收缩压高于60岁以下者，而舒张压低于60岁以下者（$P<0.01$）（图1-1-4）。

人群平均血压水平可以反映群体的血压风险，也可以分析由此带来的心血管疾病风险和疾病负担。特别是，动态的变化趋势可以反映这种风险和

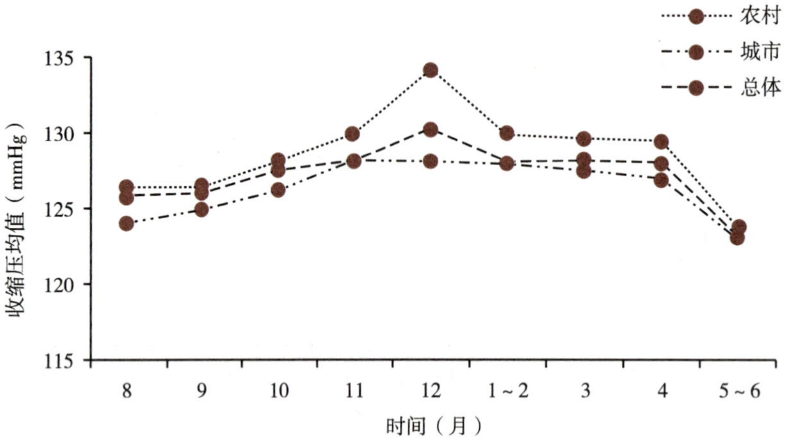

图1-1-3　CCDRFS研究中人群血压水平随季节变化情况

表1-1-1　中国青年人群血压水平

特征	收缩压（mmHg）（95%*CI*）	舒张压（mmHg）（95%*CI*）
性别		
男性	122.1（121.5～122.6）	74.1（73.7～74.6）
女性	114.2（113.4～114.9）	70.6（70.0～71.1）
*P*值	＜0.001	＜0.001
年龄（岁）		
18～19	117.6（116.5～118.7）	70.7（69.9～71.5）
20～24	117.3（116.7～117.9）	71.7（71.1～72.3）
25～29	118.1（117.5～118.6）	72.5（72.0～73.0）
30～34	119.7（119.2～120.3）	73.9（73.5～74.3）
*P*值	＜0.001	＜0.001
城乡		
城市	117.8（117.2～118.4）	72.6（72.0～73.2）
农村	118.5（117.7～119.2）	72.3（71.7～73.0）
*P*值	0.156	0.533

表1-1-2　115 229名高血压患者平均血压水平

高血压	例数	性别（%）		血压（mmHg）	
		男	女	收缩压	舒张压
单纯	86 676	53.8	46.2	139.5±18.8	83.3±12.9
伴冠心病	26 661	55.5	44.5	136.7±19.1[a]	80.0±12.8[a]
伴心力衰竭	1892	58.8	41.2	136.1±19.8[a]	80.0±13.5[a]

注：[a]与单纯高血压比较，$P<0.01$。

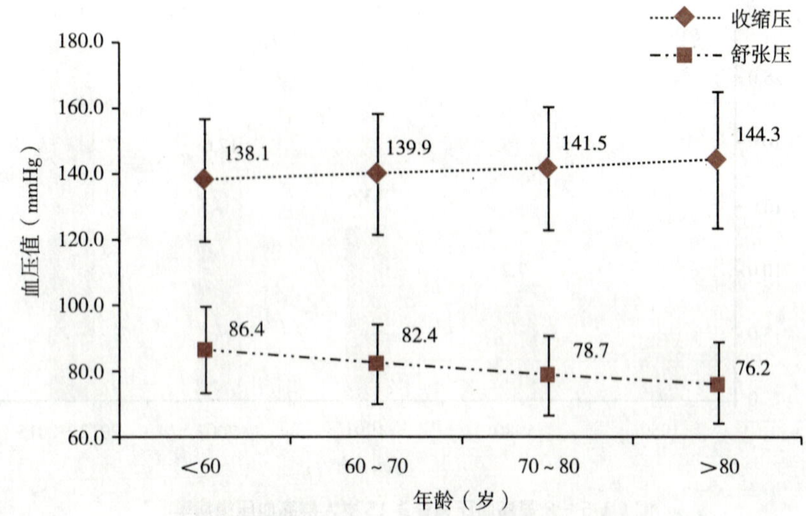

图1-1-4 单纯高血压人群不同年龄组平均血压值

负担的演变。从现有资料来看，年轻人血压水平低于整个人群的水平。而且注意到，门诊患者平均血压还是处于高位。另外，随着年龄的增长血压水平升高比较明显。可惜的是整个人群不同时间角度可比性资料有限，需要今后完善。

二、中国高血压患病率及其变化趋势

1958—1959年在全国年龄15岁及以上人群中抽样调查494 331人，高血压患病率为5.1%；这是在当时医务人员下乡下厂背景下开展的“普查普治高血压”。尽管方法学上存在缺陷，但研究结果还是具有参考价值，也是中国心血管流行病学研究的先声。1979—1980年在借鉴国际经验的基础上由中国医学科学院阜外医院第一次采用统一方案和方法进行了人群高血压流行病学研究，共调查4 012 128人，高血压患病率为7.7%。1991年采用国际统一的标准共调查950 356人，高血压患病率为13.6%。2002年调查显示高血压患病率为17.6%。《中国居民营养与慢性病状况报告（2015）》显示，2012年中国≥18岁居民高血压患病率为25.2%。城市居民患病率高于农村居民，男性高于女性，高血压患病率随年龄的增长而显著增高。CHS于2012—2015年结果显示中国成年人高血压患病率为27.9%（加权率为23.2%），约有2.4亿高血压患者，男性高于女性，随着年龄的增长而升高。其中青年人群高血压患病率为5.2%（约1912.9万人），患病粗率为5.0%。18～19岁、20～24岁、25～29岁、30～34岁年龄组患病率分别为4.5%（95%*CI*，3.0%～6.5%）、3.8%（95%*CI*，3.3%～4.5%）、4.9%（95%*CI*，4.3%～5.6%）和7.4%（95%*CI*，6.5%～8.3%）。五十多年的历程，提示了中国高血压患病率不断升高的状况，高血压患病人群庞大，高血压防治的局面仍面临重大挑战（图1-1-5）；同时，这五十多年也是中国高血压流行病学研究从无到有、逐步完善的过程。

三、中国老年人群高血压的患病率及变化趋势

老年人群作为特殊群体，其高血压的患病状况关系到伴随的心脑血管病风险，以及预后和转归。《中国居民营养与慢性病状况报告（2015）》显示，2012年中国≥60岁城市居民高血压患病率为60.6%，农村居民高血压患病率为57.0%，城市高于农村。CHS结果显示，患病率随年龄的增长而升高，其中55～64岁年龄段居民高血压患病粗率为44.3%，65～74岁年龄段为56.0%，≥75岁年龄段59.8%。一项对21 097例平均年龄68岁的城乡老年人调查发现，高血压患病率为

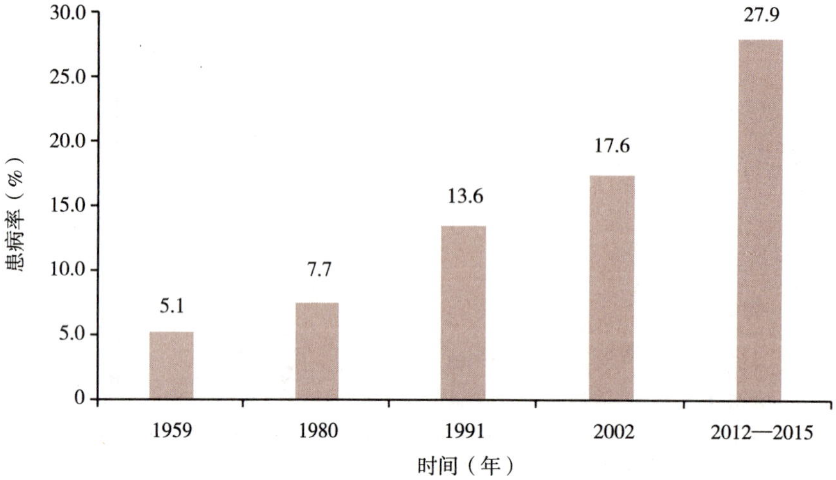

图1-1-5　全国高血压调查≥15岁人群高血压患病率

47.6%（95%*CI*，45.2%～50.1%），城乡之间差异不明显，分别为48.6%和47.2%，其中60～69岁、70～79岁及80岁以上各年龄段患病率分别为45.1%（95%*CI*，42.1%～47.0%）、51.9%（95%*CI*，47.0%～56.7%）和60.1%（95%*CI*，49.6%～71.7%）。表明老年人群高血压的患病率居高，要关注这一群体的控制状况。

四、中国高血压知晓率、治疗率和控制率

20世纪70年代末开展的中美合作研究为包括高血压在内的中国心血管疾病流行病学研究建立了与国际接轨的标准化方法，使得研究的质量进一步提高，也为评估中国高血压的知晓率、治疗率和控制率提供了宝贵资料。1991—2015年的全国多次调查结果显示，中国居民高血压知晓率、治疗率和控制率呈现升高趋势。1991年全国高血压抽样调查结果显示，≥18岁人群高血压知晓率、治疗率和控制率分别为27.0%、12.0%和3.0%；2012年中国居民营养与慢性病状况调查显示，≥18岁人群高血压知晓率、治疗率和控制率分别为46.5%、41.1%和13.8%。与1991年和2012年的调查数据相比，CHS结果表明中国≥18岁人群高血压知晓率、治疗率和控制率（加权率）分别达到了46.9%、40.7%和15.3%，较前均有大幅度增长（表1-1-3）。如此成果的取得，无论是从国家层面，还是从专业队伍层面，与开展的高血压防治知识普及、社区规划化管理等工作不无关系。今后随着稳步推进，“三率”也有望会得到进一步提高。

青年人群高血压知晓率为11.7%（95%*CI*，9.2～14.7）、治疗率为6.7%（95%*CI*，5.0%～9.0%）、控制率为2.3%（95%*CI*，1.5%～3.5%），性别和城乡之间未见统计学差异（$P>0.05$）（表1-1-4）。65～74岁年龄段知晓率和治疗率最高，分别为58.6%（95%*CI*，55.6%～61.7%）和52.8%（95%*CI*，49.6%～56.0%），55～64岁年龄段控制率最高为18.6%（95%*CI*，16.0%～21.4%）（表1-1-5）。相对于老年人群来说，青年人群三率水平更低，对其远期预后构成了威胁，应尤加关注。

2012年1月至2013年11月在全国范围内不同经济水平城市调查了61个工作场所37 856名18～60岁的职工，依据职业地位分组结果显示，标准化年龄后工人的高血压知晓率、治疗率和控制率较低，分别为46.7%、18.3%和7.4%；管理人员的高血压知晓率、治疗率和控制率较高，分别为49.5%、23.2%和12.5%。依据工作场所所有权分组结果显示私营企业职工高血压知晓率、治疗率和控制率较低，分别为44.7%、16.7%和5.1%；研究所职工高血压知晓率、治疗率和控制率最高，分别为52.7%、31.1%和18.6%（表1-1-6）。虽然企业的不同属性及不同工种三率不尽相同，但总体来说

表1-1-3　不同研究调查高血压知晓率、治疗率与控制率

研究名称	时间（年）	年龄（岁）	设计方法	样本量（n）	知晓率（%）	治疗率（%）	控制率（%）
全国高血压抽样调查	1991	≥18	分层随机抽样	950 356	27.0	12.0	3.0
CHNS	2002	≥18	多阶段分层整群随机抽样	272 023	30.2	24.7	6.1
中国居民营养与慢性病状况调查	2012	≥18	多阶段分层随机抽样	—	46.5	41.1	13.8
中国劳动人口高血压患病率、知晓率、治疗率和控制率调查	2012—2013	18～60	多阶段整群抽样	37 856	57.6（标准化率47.8）	30.5（标准化率20.6）	11.2（标准化率8.5）
中国高血压调查	2012—2015	≥18	多阶段分层随机抽样	451 755	51.6（加权率46.9）	45.8（加权率40.7）	16.8（加权率15.3）
CCDRFS	2013—2014	≥18	多阶段分层随机抽样	174 621	31.9	26.4	9.7

注：CHNS. 中国健康与营养调查，CCDRFS. 中国慢性病及危险因素监测调查。

表1-1-4　青年人群高血压知晓率、治疗率和控制率

特征	知晓率（%）（95%*CI*）	治疗率（%）（95%*CI*）	控制率（%）（95%*CI*）
合计	11.7（9.2～14.7）	6.7（5.0～9.0）	2.3（1.5～3.5）
性别			
男	11.3（8.8～14.3）	6.2（4.4～8.6）	1.9（1.4～2.7）
女	13.2（9.6～17.9）	8.5（5.7～12.6）	3.6（1.7～7.6）
*P*值	0.271	0.169	0.059
年龄（岁）			
18～19	3.1（1.2～7.5）	1.7（0.4～6.2）	0.3（0.1～1.4）
20～24	7.1（3.6～13.7）	4.3（1.5～12）	0.7（0.4～1.5）
25～29	10.6（8.1～13.9）	5.4（3.8～7.8）	2.6（1.6～4.4）
30～34	17.6（14.6～21.1）	10.5（8.2～13.5）	3.5（2.1～5.9）
*P*值	＜0.001	0.006	＜0.001
城乡			
城市	9.4（7.7～11.5）	6.0（4.8～7.5）	1.8（1.2～2.6）
农村	12.8（9.3～17.2）	7.1（4.8～10.4）	2.5（1.4～4.4）
*P*值	0.106	0.465	0.335

表1-1-5　≥45岁人群高血压知晓率、治疗率和控制率

年龄（岁）	知晓率（%）（95%*CI*）	治疗率（%）（95%*CI*）	控制率（%）（95%*CI*）
45～54	47.0（43.0～51.0）	40.3（36.3～44.3）	16.1（13.9～18.7）
55～64	53.9（50.1～57.7）	48.1（44.3～51.9）	18.6（16.0～21.4）
65～74	58.6（55.6～61.7）	52.8（49.6～56.0）	18.4（16.3～20.8）
≥75	57.3（53.9～60.6）	52.1（48.4～55.7）	17.0（14.8～19.5）

都处于较低水平。这为职业场所人群高血压的防治提出了新的需求。

表1-1-6 不同职业属性的劳动人口高血压知晓率、治疗率和控制率

	知晓率（%）	治疗率（%）	控制率（%）
职业地位			
工人	46.7	18.3	7.4
技术人员	49.0	24.1	9.8
管理人员	49.5	23.2	12.5
其他	53.9	23.9	9.4
工作场所			
私营企业职工	44.7	16.7	5.1
国有企业职工	47.8	18.9	6.5
大学职工	48.0	26.5	15.9
研究所职工	52.7	31.1	18.6

中国疾病负担研究报告指出，高血压、吸烟、高盐饮食和环境颗粒物污染是导致死亡和寿命损失的前四大危险因素。目前人群高血压患病率持续上升，控制状况较低。进一步改观这一局面是高血压防治，乃至整个心血管疾病防治，切不可忽视的要素。

（王增武）

第二节 其他国家高血压患病率与人群分布

一、全球高血压患病率与人群分布

高血压也是全球疾病负担很重要的因素之一。1975年全球高血压患者人数约为5.9亿（患病率14.5%），到2015年已经增长到11.3亿（患病率14.5%），预计到2025年，全球高血压的患病人数将持续增加到15.6亿。

通过对1910万18岁以上成人的血压数据分析发现（该研究定义高血压为收缩压≥140mmHg或舒张压≥90mmHg），2015年全球年龄标准化的平均收缩压男性为127.0mmHg（95%*CI*，125.7～128.3），女性为122.3mmHg（95%*CI*，121.0～123.6）；平均舒张压分别为78.7mmHg（95%*CI*，77.9～79.5）、76.7mmHg（95%*CI*，75.9～77.6）。2015年全球年龄标化的高血压患病率男性为24.1%（95%*CI*，21.4～27.1），女性为20.1%（95%*CI*，17.8～22.5）。1975—2015年，全球年龄标准化高血压患病率下降，男性从29.5%（95%*CI*，24.2～35.0）下降到24.1%（95%*CI*，21.4～27.1），女性从26.1%（95%*CI*，21.7～31.1）下降到20.1%（95%*CI*，17.8～22.5）。高收入地区下降幅度最大，其次是拉丁美洲、中东欧、中亚、中东、北非。在其他地区，年龄标准化的高血压患病率保持不变。与年龄标准化的患病率相比，患病粗率下降速度要慢得多，尤其是在老龄化严重的地区。成年高血压患者的数量从1975年的5.9亿增加到2015年的11.3亿，主要增加在低收入国家和中等收入国家，其中有2.58亿人（23%）生活在南亚（1.99亿人生活在印度），另有2.35亿人（21%）生活在东亚（2.26亿人生活在中国）。尽管人口增长和老龄化是全球成年人血压升高不可忽视的因素，但中低收入国家高血压的防治现状是很重要的一个因素。这些地区的高血压防治工作有待进一步加强和完善。

二、欧美国家高血压患病率与人群分布

无论是发达国家还是发展中国家，高血压都是一种常见的疾病。1973—1975年美国进行了社区高血压评估临床计划（community hypertension evaluation clinic program，CHECP）研究，调查了258 962位成年人，如按DBP≥90mmHg计算则高血压患病率为24.68%，其中白种人男性为26.97%，女性22.31%；黑种人男性30.71%，女性29.79%；其他人种男性为21.98%，女性17.84%。如按DBP≥95mmHg计算则高血压患病率分别为12.53%、10.11%，17.07%、16.48%及10.15%

和8.20%，高血压总患病率为11.56%，高血压患病率男性高于女性，黑种人高于白种人，更高于其他肤色的美国人。1976—1980年美国国家健康和营养调查Ⅱ（national health and nutrition examination survey Ⅱ，NHANES Ⅱ）提示年龄18～74岁人群高血压患病率为29.7%（SBP≥140和/或DBP≥90mmHg），如果包括血压虽低于此水平但近期内服药的患者则患病率为32%。2013—2014年，美国全人群高血压患病粗率为31.6%（29.6%～33.6%），约有7510万高血压患者，其中18～39岁年龄段为7.3%（95%*CI*，6.2%～8.5%）、40～59岁年龄段为32.7%（95%*CI*，29.6%～35.7%）、60岁以上人群为65.6%（95%*CI*，61.6%～69.6%），分别约有高血压患者670万、2770万、4030万。同期，18～39岁、40～59岁及60岁以上人群分别约有2.14亿（23.4%）、2.29亿（27.1%）和1.25亿（20.3%）人处于高血压前期（SBP 120～139mmHg，DBP 80～89mmHg）。美国国家调查显示，2015—2016年高血压患病粗率男性为45%，女性为44%，高血压知晓率、治疗率和控制率（粗率）男性分别为70%、70%和49%，女性分别为86%、80%和54%。

据1992年加拿大国家Monica课题资料，1986—1990年9个人群18～74岁26 293人的横断面资料调查结果，按DBP≥90mmHg为高血压的诊断标准，男性患病率为16%，女性为13%。多数高血压为轻度，即DBP为90～95mmHg，SBP为140～160mmHg。但65～74岁时单纯收缩压突然升高，男性可达40%，女性达49%。与另一些发达国家相比，加拿大人群高血压的知晓率、服药率和控制率都是比较高的。2015年，加拿大是年龄标准化平均收缩压最低的国家之一，男性为117～118mmHg，女性为111mmHg。2016—2017年，加拿大国家调查结果显示，高血压患病粗率男性为34%，女性为36%，高血压知晓率、治疗率和控制率（粗率）男性分别为84%、81%和69%，女性分别为72%、66%和50%。

1987—1991年荷兰对36 273人进行高血压患病率的调查，男女高血压患病率均为8%。服药率男性由1987年的44%降至1991年的34%，女性则由60%降至49%，认为治疗率的降低可能与医师治疗方法的改变有关。

南美洲国家厄瓜多尔1999年成年人高血压患病率为28%，2010年60～75岁人群高血压患病率为53%。2017年对6984人调查发现高血压患病率为28.2%，血压平均值为115/74mmHg，高血压患者中有8.2%未接受降压药物治疗，接受降压药物治疗且血压控制者的比例为74.0%，有25.4%的高血压患者接受治疗但血压未得到控制。

意大利35～69岁男性的平均收缩压水平从1978—1987年的137.1mmHg下降到2008—2012年的132.3mmHg，该年龄段女性从136.9mmHg下降到125.8mmHg；该年龄段男性舒张压则从1978—1987年的86.0mmHg下降到2008—2012年的84.8mmHg，该年龄段女性从84.9mmHg下降到79.0mmHg。在1978—1987年、1998—2002年、2008—2012年期间，无论男女高血压患病率都显著降低，35～69岁男性高血压患病率从1978—1987年的54.5%明显下降到2008—2012年的41.6%，该年龄段女性则从50.9%下降到25.0%。高血压知晓率有所提升，1998—2002年和2008—2012年期间，分别有50.5%和40.4%的男性、40.2%和34.7%的女性不知道自己的病情。2008—2012年，高血压控制率男性从7.3%增加到15.5%，女性从11.5%增加到26.2%。

1975—2015年，高收入的西方国家的平均收缩压和平均舒张压大幅下降，使这些国家从1975年世界上血压最高的国家之列变为2015年处于最低水平的国家。平均舒张压下降幅度最大的是西方高收入地区，女性为每10年下降1.8mmHg（95%*CI*，1.4～2.3），男性为每10年下降1.5mmHg（95%*CI*，1.0～1.9）。相对而言，中东欧的一些国家（斯洛文尼亚、立陶宛、克罗地亚）男性的平均收缩压最高，斯洛文尼亚的年龄标准化平均收缩压达到137.5mmHg（95%*CI*，131.2～143.8）。立陶宛男性年龄标准化舒张压超过85mmHg。包括克罗地亚、拉脱维亚、立陶宛、匈牙利和斯洛文尼亚在内的一些中东欧国家男性年龄标准化患病率超过35%。

发达国家高血压防治的经验对中国很有借鉴意义。政府部门的重视，开展健康教育，积极控制高血压的危险因素，都是非常有效的措施。长期坚持必将发挥积极作用。

欧美不同国家高血压患病率见表1-1-7。

表1-1-7　欧美不同国家高血压患病率

国别	时间（年）	患病率（%）
美国	2015—2016	患病粗率：男：45，女：44
加拿大	2016—2017	患病粗率：男：34，女：36
荷兰	1987—1991	8
厄瓜多尔	2017	28.2
意大利	2008—2012	男：41.6，女：25.0

三、亚洲国家高血压患病率及人群分布

有资料比较日本、中国和韩国高血压患病率情况，结果显示日本人最高；按SBP≥140mmHg或DBP≥90mmHg诊断标准，按30～39岁、40～49岁、50～59岁、60～69岁及≥70岁以上年龄分组，日本人患病率为25%、44%、52%、62%和68%；而韩国人30～39岁约为12%，40～49岁为20%，此后稍有升高，但与年龄的增长关系不如日本人和中国人那样明显。2015年日本国家调查显示，男性高血压患病粗率为56%，女性为40%。韩国2016年高血压患病粗率男女分别为44%和34%。

格鲁吉亚开展的STEP-Georgia调查发现，2010—2016年，高血压患病率从33.4%上升到37.7%；2017年调查的6144名成年人中60.9%患有高血压，该人群未接受降压药物治疗者中28.5%患有高血压，接受降压药物治疗的人群中有66.8%血压未得到控制。

2017年调查发现，老挝18～64岁人群高血压患病率为20.0%（男性18.5%，女性21.1%），18～24岁人群高血压患病率为8%，55～64岁人群高血压患病率为33.8%，高血压知晓率为29.4%，其中18.2%患者目前正在使用降压药物，16.7%的患者血压已经得到控制。东南亚及南亚其他国家人口调查发现，柬埔寨2010年25～64岁人群高血压患病率为15.3%；马来西亚2011年30岁及以上人群高血压患病率为43.5%；缅甸2009年15～64岁人群高血压患病率为30.1%；斯里兰卡2005—2006年18岁及以上人群高血压患病率为23.7%；泰国2004年15岁及以上人群高血压患病率为22.0%；越南2002—2008年25岁及以上人群高血压患病率为25.1%；孟加拉国非传染性疾病危险因素调查发现，2010年25岁及以上成年人高血压患病率为20.1%。2017年对孟加拉国11 418名对象调查发现高血压患病率高达47.3%。印度130万成年人的全国代表性样本研究发现，高血压患病粗率为25.3%；2017年对122 685名成年人筛查发现，其中31.8%患有高血压。

总的说来东亚国家高血压患病率是较高的。可喜的是，资料显示，1975—2015年亚太地区平均收缩压下降幅度最大，女性为每10年下降3.2mmHg（95%*CI*，2.4～3.9），男性为每10年下降2.4mmHg（95%*CI*，1.6～3.1）。而且，2015年韩国年龄标准化收缩压与加拿大相似，是全球范围内平均收缩压最低的国家之一。

亚洲不同国家高血压患病率见表1-1-8。

四、非洲国家高血压患病率与人群分布

据1988年世界卫生组织（world health organization，WHO）公布有关发展中国家高血压的资料表明，一些非洲国家，如哥斯达黎加、毛里求斯、巴巴多斯、特立尼达和多巴哥及乌拉圭，19世纪60—80年代30～55岁年龄段高血压患病率各国间虽有差异，但总的来说还是偏低的；且1961—1963年、1970年、1980年及1984年患病

表1-1-8 亚洲各国高血压患病率

国别	时间（年）	年龄（岁）	患病率（%）
日本	2015	-	男：56，女：40
韩国	2016	-	男：44，女：34
格鲁吉亚	2016	-	37.7
老挝	2017	18～64	男：18.5，女：21.1
柬埔寨	2010	25～64	15.3
马来西亚	2011	≥30	43.5
缅甸	2009	15～64	30.1
斯里兰卡	2005—2006	≥18	23.7
泰国	2004	≥15	22.0
越南	2002—2008	≥25	25.1
孟加拉国	2017	-	47.3
印度	2017	-	31.8

率变化不大，如哥斯达黎加男女高血压患病率均低于2%，毛里求斯与巴巴多斯在4%～5%。特立尼达和多巴哥在1961—1963年男女高血压患病率较高，分别为8.0%和9.4%，到1984年降至4.2%～4.7%。

近期新的资料显示，部分非洲国家的患病率处于较高水平，而且相对于以往也呈现出增加的趋势。非洲南部的莫桑比克成年人高血压患病率从2005年的33.1%上升到2014—2015年的38.9%。2017年，对莫桑比克4450人的调查发现，31.1%患有高血压，未接受治疗的高血压患者为26.6%。2007年MHSS调查发现，佛得角高血压患病率为35%，佛得角2017年调查的2619名参与者中高血压患者占29.0%。2015年，撒哈拉以南的一些国家（尼日尔、几内亚）妇女的平均收缩压超过132mmHg。在西非的一些国家，妇女的高血压患病率则超过33%。苏丹以往的研究显示，首都喀土穆的高血压患病率约为23.6%，2017年对苏丹44 413名成年人调查发现高血压患病率为16.6%。

（王增武）

参考文献

[1] POULTER NR，PRABHAKARAN D，CAULFIELD M. Hypertension［J］. Lancet，2015，386（9995）：801-812.

[2] WANG Z，CHEN Z，ZHANG L，et al. Status of hypertension in China: results from the China hypertension survey，2012-2015［J］. Circulation，2018，137（22）：2344-2356.

[3] LI Y，YANG L，WANG L，et al. Burden of hypertension in China: A nationally representative survey of 174,621 adults［J］. Int J Cardiol，2017，227: 516-523.

[4] 陈祚，王馨，李苏宁，等. 我国青年人群高血压现状分析［J］. 中国心血管病研究，2018，16（10）：865-872.

[5] 孙宁玲，霍勇，黄峻. 中国高血压患者心率现状调查［J］. 中华高血压杂志，2015，23（10）：934-939.

[6] 国家卫生计生委疾病预防控制局. 中国居民营养与慢性病状况报告［M］. 北京：人民卫生出版社，2015.

[7] SONG H, FENG D, WANG R, et al. The urban-rural disparity in the prevalence and risk factors of hypertension among the elderly in China-a cross-sectional study [J]. PeerJ, 2019, 7: e8015.

[8] 全国血压抽样调查协作组. 中国高血压的患病率, 知晓率及治疗和控制状况: 1991年抽样调查结果 [J]. 高血压杂志, 1995, 3 (A01) : 14-18.

[9] SHEN Y, WANG X, WANG Z, et al. Prevalence, awareness, treatment, and control of hypertension among Chinese working population: results of a workplace-based study [J]. J Am Soc Hypertens, 2018, 12 (4) : 311-322. e2.

[10] ZHOU M, WANG H, ZENG X, et al. Mortality, morbidity, and risk factors in China and its provinces, 1990-2017: a systematic analysis for the Global Burden of Disease Study 2017 [J]. Lancet, 2019, 394 (10204) : 1145-1158.

[11] FOROUZANFAR M H, LIU P, ROTH G A, et al. Global burden of hypertension and systolic blood pressure of at least 110 to 115 mm Hg, 1990-2015 [J]. JAMA, 2017, 317 (2): 165-182.

[12] AGUILAR A. Hypertension: global blood pressure trends [J]. Nat Rev Nephrol, 2017, 13 (1) : 2.

[13] ZHANG Y, MORAN A E. Trends in the Prevalence, awareness, treatment, and control of hypertension among young adults in the united states, 1999 to 2014 [J]. Hypertension, 2017, 70 (4) : 736-742.

[14] Long-term and recent trends in hypertension awareness, treatment, and control in 12 high-income countries: an analysis of 123 nationally representative surveys [J]. Lancet, 2019, 394 (10199) : 639-651.

[15] PEñAHERRERA E, RAMIREZ M, PEñAHERRERA R, et al. May Measurement Month 2017: analysis of the blood pressure screening results in Ecuador-Americas [J]. Eur Heart J Suppl, 2019, 21 (Suppl D) : D50-D52.

[16] DI LONARDO A, DONFRANCESCO C, PALMIERI L, et al. Time Trends of High Blood Pressure Prevalence, awareness and control in the Italian General Population: Surveys of the National Institute of Health [J]. High Blood Press Cardiovasc Prev, 2017, 24 (2) : 193-200.

[17] TSINAMDZGVRISHVILI B, GAMKRELIDZE A, TRAPAIDZE D, et al. May Measurement Month 2017: an analysis of blood pressure screening results in Georgia-Europe [J]. Eur Heart J Suppl, 2019, 21 (Suppl D) : D53-D55.

[18] PENGPID S, VONGLOKHAM M, KOUNNAVONG S, et al. The prevalence, awareness, treatment, and control of hypertension among adults: the first cross-sectional national population-based survey in Laos [J]. Vasc Health Risk Manag, 2019, 15: 27-33.

[19] MALIK F T, ISHRAQUZZAMAN M, KALIMUDDIN M, et al. May Measurement Month (MMM) 2017: an analysis of blood pressure screening results in Bangladesh-South Asia [J]. Eur Heart J Suppl, 2019, 21 (Suppl D) : D21-D24.

[20] JOSE A P, KONDAL D, GUPTA P, et al. May Measurement Month 2017: an analysis of the blood pressure screening campaign results in India-South Asia [J]. Eur Heart J Suppl, 2019, 21 (Suppl D) : D59-D62.

[21] JESSEN N, GOVO V, CALUA E, et al. Blood pressure screening in Mozambique: the May Measurement Month 2017 project-Sub-Saharan Africa [J]. Eur Heart J Suppl, 2019, 21 (Suppl D) : D80-D82.

[22] AZEVEDO V, DIAS L, SOARES I, et al. May measurement month 2017: results from cabo verde-sub-saharan africa [J]. Eur Heart J Suppl, 2019, 21 (Suppl D) : D28-D30.

[23] NCD RISK FACTOR COLLABORATION. NCD risk factor collaboration. Worldwide trends in blood pressure from 1975 to 2015: a pooled analysis of 1479 population-based measurement studies with 19. 1 million participants [J]. Lancet, 2017, 389 (10064): 37-55.

[24] ALI I, BEHAIRY H, ABUGROUN A, et al. May measurement month 2017: an analysis of blood pressure screening in sudan-northern africa and middle east [J]. Eur Heart J Suppl, 2019, 21 (Suppl D) : D111-D114.

第二章
血压与心脑血管等疾病的发病关联

血压与心脏、脑、肾脏和外周血管等人体重要器官的结构和功能的维持密切相关。血压异常，特别是高血压可导致心、脑、肾和外周血管的持续损伤，促进动脉硬化和动脉粥样硬化性病变的发生发展，显著增加致死致残率极高的脑卒中、冠心病的发病和死亡风险。大量观察性研究、临床试验研究和疾病预测研究一致证实血压水平升高与心脑血管疾病的发病和死亡风险升高密切关联，高血压是心脑血管疾病的主要危险因素，也是肾脏疾病及外周血管疾病的主要危险因素。

第一节
血压与脑卒中

全球疾病负担研究最新公布的数据显示，2016年全球共有1368万人发生了脑卒中，其中死亡553万人。1990—2016年全球脑卒中年龄标准化发病率下降了8.1%（95%*CI*，5.5%～10.7%），死亡率下降了36.3%（95%*CI*，33.6%～39.3%）。根据《中国心血管健康和疾病报告2020》，脑卒中死亡在中国居民的死因顺位中位于第三。2016年，中国脑卒中发病人数为551万，约占全球发病人数的40%，死亡人数为179万，约占全球总死亡人数的32%。虽然1990—2016年中国脑卒中年龄标准化死亡率下降了42.6%（95%*CI*，38.3%～48.5%），但年龄标准化发病率增加了5.4%（95%*CI*，1.7%～8.7%）。高血压是脑卒中最重要的危险因素。

一、血压与脑卒中发病和死亡风险关联的观察性研究证据

（一）收缩压、舒张压水平与脑卒中发病和死亡风险的关联

血压升高是脑卒中最主要的危险因素。早在1928年，Keith及其团队通过对81名恶性高血压患者在44个月内出现的症状和相关疾病进行调查分析，提出高血压与脑卒中的发病存在一定的关联。1970年美国的Framingham心脏研究基于5209名成年人随访14年的研究数据，报道了血压与脑卒中发病关系的研究结果。研究发现随着收缩压或舒张压水平的增加，总卒中和缺血性卒中的发病风险均呈上升趋势，而且，收缩压和舒张压水平对卒中发病风险的影响程度相似。Framingham心脏研究进一步采用多因素分析方法对年龄、糖尿病、吸烟、心房颤动和左心室肥厚等因素进行调整，结果显示在排除上述因素的影响后，收缩压每升高10mmHg男性脑卒中的发病危险上升91%，女性的发病危险上升68%。

中国的多项队列研究均证实血压是导致中国人发生脑卒中的独立危险因素。例如，中国十组人群脑卒中危险因素前瞻性研究结果显示，收缩压每升高10mmHg，脑卒中的发病危险上升49%（95%*CI*，45%～55%）。中国多省市心血管疾病队列研究通过对31 728名研究对象长期随访观察进一步确认随着血压水平的上升，缺血性脑卒中和出血性脑卒中的发病危险明显增加。Ⅰ级高血压患者的缺血性和出血性脑卒中的发病风险已经是血压处于理想水平人群的3.56倍（95%*CI*，2.39～5.30）和4.61倍（95%*CI*，2.32～9.15）。由于血压水平与脑卒中发病风险升高呈连续关系，血压水平处于（120～129）/＜80mmHg和（130～139）/（80～89）mmHg的人群的脑卒中发病危险已经较血压处于理想水平的人群分别上升了51%和74%。

英国的一项基于多个来源的电子医疗和健康数据建立的队列研究，纳入了125万名30岁以上成

人。这项研究发现血压与脑卒中发病危险的关联在不同年龄人群中的特点不同。在血压升高水平相同情况下，年龄越小缺血性脑卒中和出血性脑卒中的发病风险上升幅度越大。结果提示中、青年人更应该关注和控制血压。虽然中、青年人群即使合并3个主要的心血管疾病危险因素，其10年心血管疾病发病危险依然可能未达到高危标准，但其心血管疾病终生发病风险将超过50%，死亡风险将超过30%。心血管疾病终生风险研究结果显示血压是预测脑卒中终生发病危险的最重要的因素。与其他传统危险因素（non-HDL-C、HDL-C、BMI、糖尿病和吸烟）相比，血压分级水平能够更好地区分个体的脑卒中终生发病危险，在脑卒中终生发病危险评估中有更高的应用价值。

一些研究还报道了以血压的变化轨迹为基础估计的血压累积暴露水平对脑卒中发病的影响。一项研究基于开滦职工队列79 385名研究对象5年内三次危险因素调查数据，构建了该人群收缩压变化的五类特征轨迹。研究结果显示收缩压持续保持在高血压Ⅱ级水平者的脑卒中发病危险最高，出血性脑卒中和缺血性脑卒中的发病危险分别是收缩压持续稳定在较低水平（＜120mmHg）者的12.4倍和5.07倍。

（二）血压变异与脑卒中发病/死亡风险的关联

一项纳入286.5万无高血压且无肾功能异常的退伍军人的队列研究探讨了血压变异与脑卒中发病的关系。该研究进行了平均8年的随访观察，每名研究对象在随访期间至少进行了8次血压测量。研究以每名研究对象多次测量收缩压的标准差作为血压变异的评价指标并按照四分位数进行分组（＜10.3，10.3～12.7，12.7～15.6和≥15.6mmHg）。在调整了基线时的性别、年龄、种族、肾小球滤过率、共患疾病、社会经济学特征、收缩压和药物使用情况等33个因素后，研究发现随着血压变异水平的增加，脑卒中的发病风险在上升。以最低分位组作为参照组，血压变异水平位于第二至第四分位组者的脑卒中发生风险依次是参照组的2.05倍（95%*CI*，1.95～2.14），3.63倍（95%*CI*，3.47～3.79）和6.60倍（95%*CI*，6.32～6.89）。中国的一项研究在无心血管疾病病史的高血压患者中探讨了血压变异与脑卒中发生风险的关系。该研究基于上海市社区居民电子健康档案管理系统入选了122 636名研究对象，并进行了平均4年的随访观察。该研究用个体多次血压测量值的标准差和变异系数作为评价血压变异的指标，同时探讨了收缩压和舒张压变异对脑卒中发病的影响。研究结果显示个体多次收缩压和舒张压测定值的标准差每增加1mmHg，脑卒中的发生风险分别增加4.2%（95%*CI*，2.1%～6.4%）和5.2%（95%*CI*，4.0%～6.5%）；收缩压和舒张压的变异系数每增加1个单位，脑卒中的发生风险分别增加18.3%（95%*CI*，1.0%～35.6%）和15.1%（95%*CI*，0.5%～31.7%）。

二、降压治疗降低脑卒中发病危险的临床试验研究证据

观察性研究发现血压与脑卒中发病风险的关联在临床试验研究中获得了证实。大量临床试验研究证实降低血压可以降低脑卒中的发病危险，其中较早的研究关注以舒张压作为靶点所产生的防治效果。一项入选了在1974—1986年完成的14个高质量临床试验，汇总了37 000人的疗效数据的荟萃分析研究结果显示，降压治疗可以将研究人群的舒张压平均降低6mmHg，同时，人群的脑卒中发病危险下降42%（95%*CI*，33%～50%）。而后，研究者又汇总了在1985—1998年完成的8个研究质量较高并以收缩压作为干预靶点的临床试验研究（共纳入了15 693名研究对象）的数据进行了荟萃分析。结果显示降压治疗使得研究对象的收缩压平均下降了10.4mmHg（舒张压平均下降4.1mmHg），脑卒中的发病危险同时下降了30%（95%*CI*，18%～41%）（图1-2-1）。

研究还发现血压降低的幅度越大，脑卒中的

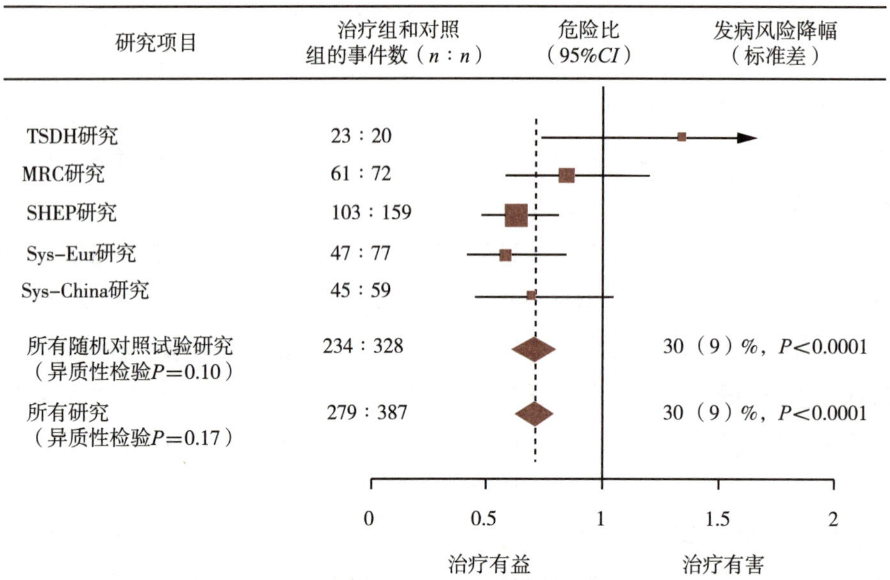

图1-2-1　降压药物治疗降低致死和非致死脑卒中发病风险的荟萃分析结果

发病危险也会降得更低。2019年发表的最新的一项汇总了19项研究，纳入55 529人的临床试验数据的荟萃分析显示，强化降压治疗（将血压降至＜130/80mmHg）与常规降压治疗相比，可以使脑卒中的发病危险进一步下降22%（95% *CI*，10%～32%）。而且，强化降压治疗的脑卒中防治疗效在血压≥140/90mmHg人群和血压＜140/90mmHg人群中相同（表1-2-1）。

综上所述，大量的前瞻性观察性研究、临床试验和荟萃分析研究已经从因果关系评价准则中的多个维度一致证实血压升高是脑卒中的主要致病因素。

三、高血压对脑卒中疾病负担的归因危险

研究数据显示，2017年全球共有970万心脑血管病死亡可归因于血压升高，占主要危险因素（血压升高、血糖升高、血脂异常、肥胖、缺少体力活动、吸烟、饮酒和不健康膳食）导致的心血管疾病总死亡人数的27.3%。而血压升高同样是中国人的首位致死原因，2017年在中国因血压升高导致的年死亡人数达254万，其中脑卒中占52.3%。另外，中国高血压调查研究数据显示，在

表1-2-1　强化降压治疗预防心血管疾病发病的荟萃分析结果

事件类型	研究数量（项）	血压变化（mmHg）	危险比（95%CI）	异质性	
				I^2（%）	P值
主要心血管事件	14	-8.9/-4.2	0.86（0.78～0.94）	36	0.09
全因死亡	19	-8.3/-4.4	0.93（0.82～1.06）	48	0.01
心肌梗死	12	-8.8/-3.8	0.87（0.77～0.98）	0	0.98
脑卒中	13	-9.1/-4.6	0.78（0.68～0.90）	28	0.16
心力衰竭	8	-10.9/-4.5	0.76（0.56～1.03）	58	0.02
肾脏疾病	10	-9.3/-4.2	1.19（0.91～1.55）	81	＜0.001
不良事件	7	-8.8/-2.7	1.13（0.98～1.30）	94	＜0.000 1

注：引自Hypertens Res，2019，42（4）：483-495.

中国40岁以上成人中，高血压前期的脑卒中死亡归因危险在男性中也已经达到了13.0%（95%*CI*，10.9%～15.1%），在女性中达到了11.5%（95%*CI*，9.3%～13.7%）。

四、血压控制对未来脑卒中发病和死亡人数影响的预测模拟研究

一项预测研究显示，基于全球的心血管疾病危险因素的变化趋势影响，至2030年全球脑卒中的发病人数将上升至3260万人，脑卒中的患病人数将上升至12 240万人。如果中国人群通过加强高血压的预防，能够在2030年将高血压患病率降低至2013年患病率的3/4，2030年中国的心血管疾病死亡人数将比2013年的死亡人数减少37.2%。该研究结果显示干预血压对心血管疾病所产生的防治效果是干预其他传统心血管疾病危险因素的4倍。因此，血压防控是降低心血管疾病发病和死亡的一个最重要的策略。

（王　森）

第二节
血压与冠心病

一、血压与冠心病发病和死亡风险关联的观察性研究证据

（一）收缩压、舒张压水平与冠心病发病和死亡风险的关联

迄今，全球数十项长期前瞻性队列人群研究观察了基线血压水平与冠心病长期发病或死亡风险的关联。这些研究一致发现收缩压和舒张压水平升高与冠心病发病或死亡风险增加有很强的独立关联。随着血压水平增高，冠心病发病/死亡风险呈指数性增加。Lewington S等对全球61项前瞻性队列人群研究的数据进行荟萃分析，研究包括了约100万40～89岁基线无血管疾病的个体基线和随访的数据。这项荟萃分析的结果显示，基线血压从115/75mmHg开始，收缩压每升高20mmHg或舒张压每升高10mmHg，冠心病死亡风险倍增（图1-2-2）。为了有效去除随访期间血压水平的随机变化对血压与冠心病死亡风险关联强度的影响，即“回归稀释效应（regression dilution bias）”，此项荟萃分析根据队列人群复查血压与基线血压的关系求出校正因子，对预测模型进行了校正，因此评价更为准确。中国多省市心血管疾病队列研究（Chinese multi-provincial cohort study，CMCS），对近3万名基线35～64岁且具有不同危险因素水平的人群进行了长达20余年的随访。该研究显示，在调整所有其他影响因素后，血压≥140/90mmHg的人群20年间急性冠心病事件发生风险较血压＜120/80mmHg的人群高78%。英国一项研究根据125万名年龄在30岁以上无心血管疾病的人群电子健康记录的血压数据和随访数据，分析了血压与不同年龄人群余生冠心病风险的关联。结果显示，各个年龄组收缩压和舒张压升高与冠心病发病和死亡风险均显著关联。亚太队列研究比较了亚洲人群和大洋洲人群血压和冠心病死亡风险的关联程度。这项研究发现收缩压每升高10mmHg，亚洲人群的致死性心肌梗死发生风险增加31%，而大洋洲的澳大利亚与新西兰人群则分别增加24%与21%。

尽管血压水平和冠心病发病风险呈连续的关联，但为了便于临床治疗决策和公共卫生政策制定，各国高血压防治指南均推荐将血压水平分为正常血压、正常高值和高血压。目前大部分国家颁布的高血压指南均将血压≥140/90mmHg作为高血压的诊断标准，而将血压在（130～139）/（80～89）mmHg或（130～139）/（85～89）mmHg范围列为正常高值血压。2017年美国成人高血压预防、检测、评估和管理指南则将血压水平在（130～139）/（80～89）mmHg范围人群列为高血压范围，强调该人群应该接受改变生活方式为主和必要时药物治疗，早期进行降压干预。此后各国更新的高血压指南虽然没有下调高血

年龄分组（岁）	性别	死亡事件数	收缩压每降低20mmHg冠心病死亡风险比（95%*CI*）
40～49	男	1202	0.50（0.46～0.54）
	女	120	0.40（0.32～0.49）
	全人群	1322	0.49（0.45～0.53）
50～59	男	5027	0.50（0.49～0.52）
	女	567	0.49（0.45～0.54）
	全人群	5594	0.50（0.49～0.52）
60～69	男	8609	0.55（0.54～0.57）
	女	1841	0.50（0.47～0.53）
	全人群	10 450	0.54（0.53～0.55）
70～79	男	7384	0.62（0.60～0.64）
	女	3468	0.55（0.53～0.58）
	全人群	10 852	0.60（0.58～0.61）
80～89	男	2932	0.69（0.65～0.73）
	女	2717	0.64（0.60～0.68）
	全人群	5649	0.67（0.64～0.70）

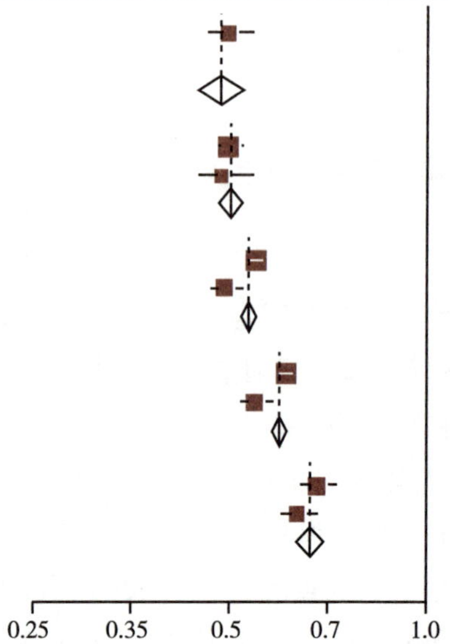

图1-2-2　冠心病死亡：收缩压每降低20mmHg的性别特异性风险比

压诊断标准，但也在一定程度上提高了对正常高值血压人群的关注。近期中国的全国性调查数据显示，在≥18岁成人中，血压在（130～139）/（80～89）mmHg范围的人群占23.2%，且主要为中青年（18～54岁）人群。中国多省市心血管疾病队列研究长期随访发现，血压在（130～139）/（80～89）mmHg范围的人群65%在15年间将发展为高血压；在调整所有其他影响因素后，血压范围在35～59岁中青年人群，冠心病事件的发生风险较血压＜120/80mmHg的人群高77%；与血压维持在＜130/80mmHg的人群相比，中青年人群15年间血压持续在（130～139）/（80～89）mmHg及从（130～139）/（80～89）mmHg进展为高血压的，其急性冠心病发病风险分别增加了1.28倍和2倍，与15年间持续高血压对急性冠心病发生的风险相当（图1-2-2）。而≥60岁老年人群血压≥140/90mmHg时冠心病发病风险才显著增加。两项中国人群心血管疾病余生风险的评估研究发现，血压是影响中国人群，尤其是中青年人群，心血管疾病余生风险的首要危险因素。若将血压保持在120/80mmHg以下的理想水平，不仅可最大限度避免中青年人群心血管疾病的早期发病风险，并可在相当程度遏制随年龄的增长带来的心血管疾病发病风险的“必然”增加。

（二）动态血压、血压变异与冠心病发病和死亡风险的关联

血压水平与冠心病发病和死亡风险的关联，在24 h动态血压为基础的研究中也得到了证实。24 h动态血压水平、夜间血压水平和清晨血压水平，与冠心病发病风险的关联更为密切、更显著。新近国际动态血压监测与心血管结果关系的国际数据库（International database on ambulatory blood pressure monitoring in relation to cardiovascular outcomes，IDACO）收集了来自欧洲、南美洲、亚洲13个人群共11 135名成人24 h动态血压的基线数据，平均随访13.8年。研究发现在调整心血管危险因素及任何其他血压指标后，夜间血压升高会增加20%的冠心病事件风险，夜间/日间血压比值升高可增加9%的冠心病事件风险。各国指南目前均推荐动态血压监测可作为评估血压水平的最佳方法之一。近年来研究还显示，反映血压水平波动程度的血压变异也可能与冠心病发病风险相关联。英国一项以真实世界数据为基础的大型研究发现，患者在门诊多次测定收缩压水平的变异程度与心血管疾

病发病风险显著关联。一项汇总23项前瞻性研究，共计107 434人的荟萃分析结果显示，收缩压变异性较大的人群冠心病发病风险可增加12%。

二、降压治疗降低冠心病发病和死亡风险的随机对照临床试验证据

降低高血压患者血压能够有效地降低冠心病发生和死亡风险的临床随机对照试验（randomized controlled trial，RCT）是证明高血压是冠心病致病性因素的最佳证据。一项近期的荟萃分析汇总了1966年1月1日至2015年7月7日期间发表的123项RCT研究，共613 815名参与者。分析表明血压降低显著减少了血管并发症的风险，血压降低的幅度与危险度降低成比例。在研究人群中，收缩压每降低10mmHg可使冠心病风险降低17%（图1-2-3）。另一项随机对照干预试验的荟萃分析发现，基线心血管疾病风险越高，降压治疗可预防的冠心病事件越多，降压治疗获益越大。

生活方式干预也可降低血压、预防或延迟高血压发生、降低心血管疾病风险。钠盐摄入过多可显著升高血压及增加高血压发病风险，同时可增加心血管疾病发生风险。而适度减少钠盐摄入可有效降低血压及心血管疾病发病风险。同时合理膳食模式也可降低人群血压、心血管疾病发生风险。特别是DASH（dietary approaches to stop hypertension），可降低高血压患者的收缩压11.4mmHg和舒张压5.5mmHg；可降低一般人群的收缩压6.74mmHg和舒张压3.54mmHg，依从DASH能够有效降低冠心病风险。

三、高血压在冠心病疾病负担中的归因危险

高血压是导致心血管疾病死亡及冠心病死亡的第一位可改变的危险因素。最新全球疾病负担研究显示，所有冠心病死亡（893.4万人）病例中，98.3%归因于危险因素。其中54.7%是由高血压造成的，高血压造成的全球冠心病死亡达489万，占高血压死亡的47.0%；同时全球因高血压造成的冠心病伤残调整寿命年（disability adjusted life years，DALY）接近9480万寿命损失年，占因高血压造成的总DALY的43.5%。

中国是当今全球心血管疾病负担最重的国家之一。2016年中国人群冠心病的死亡率为126.0/10万，死亡人数172.3万，是1990年死亡人数（53.3万）的3.2倍。目前冠心病已成为中国居民死亡的第二位原因，且在多个地区，如北京市、天津市、宁夏回族自治区、新疆维吾尔自治区、吉林和黑龙江及香港和澳门特别行政区，冠心病已成为首位死亡原因。预测2010—2030年，中国冠心病死亡人数将继续增加，并有可能成为中国居民死亡的首位原因。最新全球疾病负担研究显示，中国人群所有冠心病死亡中，53.5%是由高血压造成的，冠心病死亡人数达93.7万人，占因高血压死亡的36.9%。同时中国人群因高血压造成的冠心病DALY接近1640

项目	研究列表（项）	干预组（*n*）		对照组（*n*）		收缩压每降低10mmHg的相对危险度（95%*CI*）
		事件数	总人数	事件数	总人数	
主要心血管病事件	55	13 209	137 319	14 068	128 259	0.80（0.77～0.83）
冠心病	56	4862	136 986	5301	128 548	0.83（0.78～0.88）
脑卒中	54	4635	136 682	5378	128 641	0.73（0.68～0.77）
心力衰竭	43	3284	115 411	3760	107 440	0.72（0.67～0.78）
肾衰竭	16	890	39 888	834	39 043	0.95（0.84～1.07）
全因死亡	57	9775	138 298	9998	129 700	0.87（0.84～0.91）

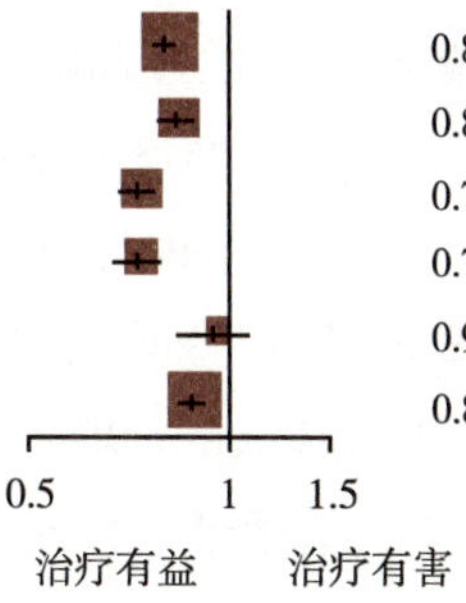

图1-2-3　降压药物治疗预防心血管疾病发病和死亡的荟萃分析结果

万寿命损失年，占因高血压造成DALY的32.4%，严重影响居民身体健康。

四、血压控制策略降低人群冠心病发病和死亡数量效果的预测模拟研究

国内外临床试验和综合防治研究表明，针对可改变的心血管疾病主要危险因素采取干预措施，能降低人群心血管疾病危险因素水平和心血管疾病发病率，并具有良好的成本效益。根据2015年中国心血管疾病政策模型预测，如果治疗所有高血压患者（已有心血管疾病和尚无心血管疾病的Ⅰ期和Ⅱ期高血压），每年将减少11.3万例心肌梗死，获得120万健康调整生命年。

为了达到2020年因冠心病及脑卒中死亡减少20%的目标，2010年美国心脏协会提出了7项健康指标作为心血管健康的评价指标，即同时存在4项理想健康行为因素（不吸烟、保持体力活动、控制体重、合理膳食）和3项有利的健康因素（未治疗的收缩压/舒张压＜120/80mmHg、未治疗的总胆固醇水平＜5.2mmol/L及未治疗的空腹血糖水平＜2.6mmol/L）。这一概念强调零级预防的理念，旨在通过健康的行为方式阻止高血压等危险因素的出现，进而预防冠心病等动脉粥样硬化性心血管疾病的发生。

新近发表的一项荟萃分析汇总来自美国、中国、韩国等50项研究，探索了全球人口中理想心血管健康行为和因素的分布情况，以及理想心血管健康行为和因素对心血管疾病的影响。结果显示具有6～7项心血管健康行为和因素者占比仅为0.3%～15.0%。随着理想心血管健康指标数目的增加，发生冠心病的相对风险逐渐降低。在多因素调整后，与仅有0～3个心血管健康评价指标的个体相比，具有4、5、6、7个理想心血管评价指标的个体发生冠心病的风险分别降低22%、43%、47%和84%。此外，最新发表的一项研究采用“中国动脉粥样硬化10年风险预测”共计93 987人的前瞻性随访数据，分析了这7项心血管健康评价指标对中国人群动脉粥样硬化性心血管疾病发病的联合作用强度和人群归因风险百分比，结果显示如果达到全部7项理想心血管健康指标，能够减少中国38.7%冠心病发病。这7项心血管健康指标中，保持理想血压（未治疗的收缩压/舒张压＜120/80mmHg）者占34.15%，其所带来的心血管健康获益最大，可以避免33.0%冠心病发病。上述研究证据表明，保持理想心血管健康状态的科学意义，也同时突出了有效血压控制对高血压及其心血管疾病相关危害防治的重大意义。

五、血压与其他危险因素对冠心病发病和死亡风险的协同作用

冠心病是多种危险因素共同作用的结果。虽然高血压是冠心病最重要的危险因素，但并非唯一决定因素。大部分血压升高者常同时伴有脂质代谢异常、糖代谢异常、肥胖等其他代谢异常状态，高血压和这些代谢异常存在一定的内在联系。美国Framingham研究及以后的多项国内外前瞻性队列研究均显示，血压升高合并其他危险因素时冠心病发病和死亡风险显著升高。

因此，目前国内外高血压防治指南均建议高血压的管理不能仅考虑血压水平，还需结合血压及其他心血管危险因素对患者进行总体心血管危险评估和分层，根据危险分层确定启动降压治疗的时机、治疗的方案和降压的目标。中国高血压防治指南推荐根据血压水平、心血管危险因素的个数、靶器官损害、临床并发症和糖尿病进行综合风险分层。

（齐　玥　李皓炜）

第三节
血压与肾脏疾病

肾脏是调节血压的重要器官，也是高血压损害的主要靶器官之一。既往研究表明，高血压已成为终末期肾脏疾病（end-stage kidney disease，ESKD）发病的第二大原因。高血压一旦对肾脏造

成损害，可以导致体液平衡调节紊乱及血管活性物质代谢障碍等，加剧高血压的严重程度，造成肾脏损害与高血压之间的恶性循环，并进一步导致心脑血管病。目前，全球已有多项研究评估了血压水平和肾脏疾病之间的关系。

一、血压与肾脏疾病关联的观察性研究证据

（一）基线血压分级/水平与肾脏疾病发生风险的关联

多项队列研究结果表明基线血压水平升高与肾功能下降、慢性肾脏疾病及ESKD发病风险升高存在关联。社区动脉粥样硬化风险（atherosclerosis risk in communities study，ARIC）（n＝14 854）基于30年的随访数据评估了不同血压分级和肾功能下降之间的关系。研究发现，与基线血压正常者相比，血压分级越高，每年肾小球滤过率（eGFR）水平下降越多。该研究同时预测了不同血压分级患者未来30年肾脏疾病［eGFR＜60ml/（min · 1.73m^2）］的发病概率。研究结果显示，基线血压分级越高，未来发生肾脏疾病的概率越高（白种人：正常血压54.4%，血压高值61.6%，1级高血压64.7%，2级高血压未服药78.1%；非裔美国人：正常血压55.4%，血压高值62.8%，1级高血压60.9%，2级高血压未服药76.1%），但是服用降压药的人群未来肾脏疾病的发生概率明显降低（2级高血压服药：白种人70.9%；非裔美国人66.6%）。

中国慢性病前瞻性研究（China kadoorie biobank prospective study，CKB）基于50万人群的数据，评估了40～79岁人群收缩压升高和慢性肾脏疾病发生之间的关系。研究结果显示，收缩压每升高10mmHg，慢性肾脏疾病的发生风险增加40%（HR＝1.40；95%CI，1.35～1.44）。香港一项基于社区人群的队列研究（n＝267 469）评估了过去5年内多次收缩压测量的平均值与慢性肾脏疾病［eGFR＜60ml/（min · 1.73m^2）］发生风险的关系。研究结果显示，重复测量的收缩压平均值与肾脏疾病的发生风险呈对数线性关系；重复测量收缩压平均值每增加10mmHg，慢性肾脏疾病的风险增加22%（HR＝1.22；95%CI，1.20～1.24）。

2019年发表的一项回顾性队列研究评估了青年时期患有高血压和未来发生ESKD之间的关系（n＝2 658 238）。在这群平均年龄（17.4±0.5）岁的兵役候选人中，2189人在19.6年的（中位）随访时间中发生了ESKD。研究结果显示，青年时期伴有高血压者未来发生ESKD的风险是无高血压者的近2倍（HR＝1.98；95%CI，1.42～2.77）；即使排除了具有严重高血压的人群，青年时期伴有高血压者仍然与ESKD的发生风险增加显著关联（HR＝1.93；95%CI，1.37～2.70）。

一项基于新发慢性肾脏疾病患者研究纳入了300 424名新发慢性肾脏疾病的患者，评价了不同年龄段不同血压水平与ESKD发生的关系。在3.8年的中位随访期中，5161例患者发生了ESKD。研究结果显示，在小于80岁的多个年龄层中，随着收缩压水平的升高，ESKD的发生风险持续增加（图1-2-4）。

（二）长期血压变异与肾脏损害发生风险的关系

近年来的研究显示血压变化也与肾功能下降及肾脏损伤之间存在关系。青年人冠状动脉危险性发展研究（coronary artery risk development in young adulthood study，CARDIA）纳入了3429例年龄在18～30岁的青年，评估了从基线到随访10年间血压水平升高与之后肾功能下降之间的关系。研究结果显示，收缩压每升高10mmHg与之后每年肾功能下降0.52［95%CI，−1.02～−0.03ml/（min · 1.73m^2）］相关；舒张压每升高10mmHg与之后每年肾功能下降0.65［95%CI，−1.23～−0.07ml/（min · 1.73m^2）］相关。中国汉中青年高血压队列（Hanzhong adolescent hypertension cohort，CHAHC）研究（n＝2430）评估了儿童及少年期血压轨迹和中年亚临床肾功能损害［eGFR:

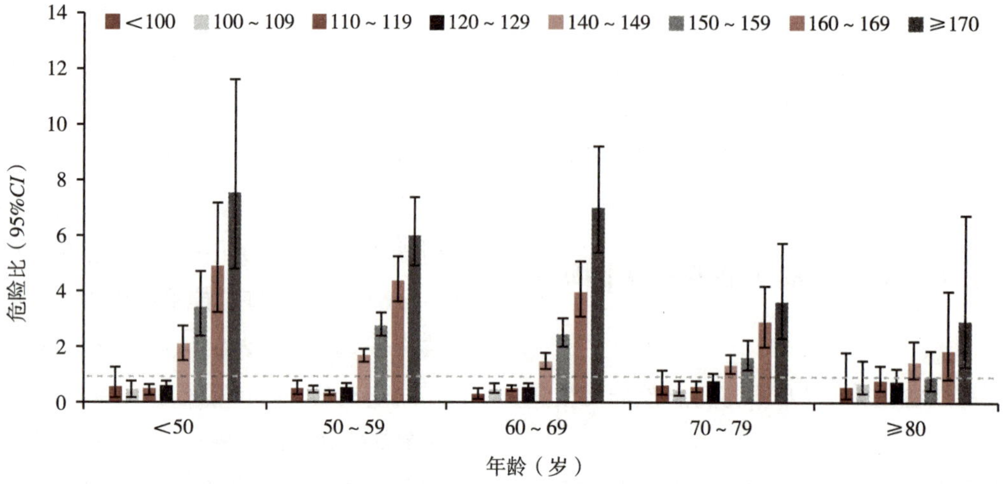

图1-2-4　新发慢性肾脏疾病患者收缩压和ESKD发生风险之间的关系

注：ESKD.终末期肾脏疾病。以血压水平130～139mmHg作为参考。

30～60ml/（min·1.73m²）］之间的关系。研究结果显示，与血压水平“低-稳定”组相比，血压水平“中等-升高”组及“高-稳定”组发生亚临床肾功能损害的风险明显升高，无论是以收缩压（“中等-升高”组：*OR*＝1.63；95%*CI*，0.95～2.81；“高-稳定”组：*OR*＝3.04；95%*CI*，1.58～5.85）还是舒张压（“中等-升高”组：*OR*＝1.63；95%*CI*，1.04～2.53；“高-稳定”组：*OR*＝3.38；95%*CI*，1.87～6.12）进行分组。

二、血压与肾脏疾病关联的随机对照研究证据

20世纪90年代多项RCT均发现降压治疗能带来显著的肾脏获益。2003年发表的一项基于个体水平的荟萃分析评价了是否使用血管紧张素转换酶抑制剂（angiotensin-converting enzyme inhibitor，ACEI）对于肾脏疾病进展（基线血肌酐水平升高1倍或发生肾衰竭）的影响。该研究共纳入11项关于ACEI对肾脏疾病进展影响的RCT，纳入的1860名非糖尿病肾病患者中在平均2.2年的随访期间311人发生了肾脏疾病进展。研究结果显示，使用ACEI能降低33%的肾脏疾病进展风险（*RR*＝0.67；95%*CI*，0.53～0.84）。

2016年发表的一项荟萃分析进一步评价了强化降压治疗对于肾脏功能的影响。其中3项RCT评价了强化降压治疗对于蛋白尿进展的影响。在纳入的5224例合并糖尿病的高血压患者中，共1924人发生尿蛋白进展（新发微量尿蛋白/大量尿蛋白或从微量尿蛋白进展为大量尿蛋白）。分析结果显示强化降压治疗可以降低10%的蛋白尿进展的风险（*RR*＝0.90；95%*CI*，0.84～0.97）。纳入的8项RCT评价了强化降压治疗对ESKD的影响。在8690例伴有糖尿病或慢性肾病的高血压患者中514人发生了ESKD。研究结果显示，强化降压治疗对ESKD的发生风险没有显著影响（*RR*＝0.90；95%*CI*，0.77～1.06）。

目前，国内外多部指南明确指出肾脏是高血压的主要损害的靶器官之一。《中国高血压防治指南》提出高血压患者，尤其合并糖尿病时，应定期检查尿白蛋白排泄量，监测24 h尿白蛋白排泄量、尿白蛋白/肌酐比值或eGFR。血压升高对肾脏功能的影响是一个逐步的、连续的过程。生命早期的血压升高已与未来肾脏疾病的发生风险增加存在关联。所以，积极关注血压，控制血压升高对于防止肾脏疾病的发生发展有着十分关键的作用。

（周梦戈　曾雨虹　赵　冬）

第四节 血压与外周血管疾病

外周血管疾病是一组慢性、进行性外周循环功能障碍综合征，包括下肢动脉疾病、颈动脉疾病、腹主动脉瘤、肾动脉疾病和静脉血栓栓塞等。本节将重点阐述血压与下肢动脉疾病、颈动脉疾病等外周动脉疾病的研究进展。

一、血压与下肢动脉疾病

（一）血压与下肢动脉疾病发病风险关联的观察性研究证据

多项观察性流行病学研究评价了高血压与下肢动脉疾病之间的关联，这些研究结果一致显示高血压与下肢动脉疾病发病风险升高有很强的独立关联。2013年一篇纳入19项观察性研究共计54 532人的荟萃分析结果显示，与无高血压者相比，高血压可使下肢动脉疾病的发生风险增加47%（*OR*＝1.47; 95%*CI*，1.37～1.57）。2019年一项源自中国“十二五”高血压抽样调查（China hypertension survey，CHS）的研究，纳入30 025名≥35岁中国成人，研究结果显示高血压可使下肢动脉疾病的发生风险增加24%（*OR*＝1.24; 95%*CI*，1.11～1.38）。另一项基于中国脑卒中一级预防研究（China stroke primary prevention trial，CSPPT）的横断面研究，纳入3128名45～75岁高血压患者，分析了不同高血压分级与下肢动脉疾病之间的关系。与一级高血压（SBP140～159mmHg和/或DBP90～99mmHg）患者相比，二级高血压（SBP160～179mmHg和/或DBP100～109mmHg）患者和三级高血压（SBP≥180mmHg和/或DBP≥110mmHg）患者下肢动脉疾病的发病风险分别增加了47%（*OR*＝1.47; 95%*CI*，1.05～2.04）和62%（*OR*＝1.62; 95%*CI*，1.15～2.27）。

现有的观察性研究也发现收缩压和舒张压水平升高与外周动脉疾病的发病风险增加密切相关。2015年一项汇总6项前瞻性研究共计63 538人的荟萃分析结果显示，收缩压每升高20mmHg可使下肢动脉疾病的风险增加92%（*OR*＝1.92; 95%*CI*，1.38～2.65）。英国一项使用电子健康记录的研究，纳入4 222 459名30～90岁无心血管疾病的人群血压数据和随访数据，分析结果显示与正常血压水平相比，收缩压每升高20mmHg，下肢动脉疾病的发生风险增加63%（*HR*＝1.63; 95%*CI*，1.59～1.66），舒张压每升高10mmHg，下肢动脉疾病的发生风险增加35%（*HR*＝1.35; 95%*CI*，1.31～1.38）。其中，该研究也发现各个年龄组收缩压和舒张压升高与下肢动脉疾病的发生风险均显著相关。

（二）降压治疗改善下肢动脉疾病进展的随机对照临床试验证据

目前关于降压治疗改善下肢动脉疾病进展的随机对照临床试验的证据较为局限。一篇系统综述纳入8项随机对照临床试验，其中一篇研究显示，与安慰剂相比，降压治疗可显著改善患者最大步行距离；另有两篇研究显示，与降压治疗前相比，治疗后患者的绝对步行距离和踝臂指数均有显著改善。现有的研究样本量均较少，证据较为局限，今后尚需要高质量的随机对照临床试验研究继续探索降压治疗与下肢动脉疾病进展之间的关系。

二、血压与颈动脉疾病

（一）血压与颈动脉疾病发病风险关联的观察性研究证据

多项国内外观察性研究均一致发现高血压与颈动脉粥样硬化性疾病发病风险的关联。挪威一项基于人群观察性研究（Akershus cardiac examination 1950 study），纳入3683名63～65岁老年人，结果显示高血压与颈动脉斑块评分和颈动脉内膜中层厚度独立相关。中国多省市队列研究（Chinese multi-provincial cohort study，CMCS），对1331名35～64岁具有心血管疾病不同危险因素水平的人群进行了10年的随访，结果显示高血压与颈动脉斑块和颈动脉内膜中层厚度增厚独立相关，且暴露于高血压的时间越长，颈动脉粥样硬化的危险越高，而有效地控制已发生的高血压有益于减少或延缓颈动脉粥样硬化的危险。

血压水平与颈动脉疾病的关联也在多项前瞻性队列人群研究中得到了证实。美国动脉粥样硬化多民族研究（multi-ethnic study of atherosclerosis，MESA），对3441名既往无心血管疾病病史者随访近10年，研究结果显示收缩压每升高10mmHg，新发颈动脉斑块的风险升高10%（OR＝1.10；95%CI，1.05～1.15）；同时MESA研究结果也显示，与血压未控制者相比，高血压患者接受降压治疗或血压得到控制（＜140/90mmHg）与颈动脉粥样硬化斑块进展延缓有关。中国“开滦研究”纳入5389名健康体检者，研究结果显示，与正常血压组（SBP＜120mmHg和DBP＜80mmHg）相比，正常高值血压组（SBP120～139mmHg和/或DBP80～89mmHg）和高血压组（SBP≥140mmHg和/或DBP≥90mmHg）发生颈动脉粥样斑块的风险分别增加38%（OR＝1.38；95%CI，1.15～1.66）和166%（OR＝2.66；95%CI，2.20～3.21）；进一步将正常高值血压组按不同血压水平分为正常高值血压1组（SBP/DBP121～129/80～84mmHg）和正常高值血压2组（SBP/DBP130～139/85～89mmHg），与正常血压组相比，其发生颈动脉斑块的风险也均分别增加24%（OR＝1.24；95%CI，1.01～1.52）和69%（OR＝1.69；95%CI，1.34～2.15），提示血压水平与发生颈动脉粥样硬化斑块间可能存在量效关系。

（二）降压治疗延缓或改善颈动脉疾病进展的随机对照临床试验证据

控制血压或降压治疗可有效延缓或改善颈动脉粥样硬化性疾病的进展。一项纳入8项关于降压治疗的随机对照临床试验的荟萃分析，共包含3329例糖尿病或冠心病患者，研究结果显示，与安慰剂或未接受降压治疗相比，降压治疗可使患者颈动脉内膜中层增厚的速度每年降低7μm（P＝0.01）。也有研究显示，进一步联合强化降压治疗可带来更多的获益。阻止原发性糖尿病患者动脉粥样硬化研究（stop atherosclerosis in native diabetics study，SANDS）结果显示，与标准治疗（SBP≤130mmHg；LDL-C≤2.6mmol/L；非HDL-C≤3.38mmol/L）相比，强化治疗（SBP≤115mmHg；LDL-C≤1.82mmol/L； 非HDL-C≤2.6mmol/L）可使患者第36个月时颈动脉内膜中层厚度发生逆转（−0.017mm *vs.* 0.041mm，P＜0.000 1）。

三、血压与其他外周动脉疾病

目前研究也发现血压与其他外周动脉疾病的发病风险升高有关。英国基于电子健康记录的CALIBER研究，纳入了2261名无心血管疾病的人群电子健康记录的血压数据和随访数据，结果显示，收缩压和舒张压水平升高均与腹主动脉瘤的风险升高独立相关。与正常血压水平相比，收缩压每升高20mmHg，腹主动脉瘤的发生风险升高8%（HR＝1.08；95%CI，1.00～1.17），舒张压每升高10mmHg，腹主动脉瘤的发生风险升高45%（HR＝1.45；95%CI，1.34～1.56）。

综上所述，高血压和血压升高是外周动脉疾病的重要危险因素，而合理降低和控制血压可有效改善或延缓外周动脉疾病的病程进展。随着人群高血压患病率不断增加和人口老龄化进程加速，中国及全球范围内的外周动脉疾病负担将会日益加重。因此，关注血压水平，早期积极和合理进行降压治疗，对防治外周血管疾病，改善高血压患者预后具有重要意义。

（胡国良　曾雨虹　赵　冬）

参考文献

[1] GBD 2016 STROKE COLLABORATORS. Global, regional, and national burden of stroke, 1990-2016: a systematic analysis for the global burden of disease study 2016 [J]. Lancet Neurol, 2019, 18 (5): 439-458.

[2]《中国心血管健康与疾病报告》编写组.《中国心血管健康与疾病报告2020》要点解读 [J]. 中国心血管杂志, 2021, 26 (3): 209-218.

[3] KEITH N M, WAGENER H P, KERNOHAN J W. The syndrome of malignant hypertension [J]. Archives of internal medicine, 1928, 41 (2): 48.

[4] QI Y, HAN X, ZHAO D, et al. Long-term Cardiovascular risk associated with stage 1 hypertension defined by the 2017 ACC/AHA hypertension guideline [J]. J Am Coll Cardiol, 2018, 72 (11): 1201-1210.

[5] STAESSEN J A, GASOWSKI J, WANG J G, et al. Risks of untreated and treated isolated systolic hypertension in the elderly: meta-analysis of outcome trials [J]. Lancet, 2000, 355 (9207): 865-872.

[6] SAKIMA A, SATONAKA H, NISHIDA N, et al. Optimal blood pressure targets for patients with hypertension: a systematic review and meta-analysis [J]. Hypertens Res, 2019, 42 (4): 483-495.

[7] ZHOU M, WANG H, ZENG X, et al. Mortality, morbidity and risk factors in China and its provinces, 1990-2017: a systematic analysis for the Global Burden of Disease Study 2017 [J]. Lancet, 2019, 394 (10204): 1145-1158.

[8] 曾新颖, 刘世炜, 王黎君, 等. 2013年中国人群血压升高对死亡和期望寿命的影响 [J]. 中华流行病学杂志, 2017, 38 (8): 1011-1016.

[9] LI Y, ZENG X, LIU J, et al. Can China achieve a one-third reduction in premature mortality from non-communicable diseases by 2030? [J]. BMC Med, 2017, 15 (1): 132.

[10] WANG Z, CHEN Z, ZHANG L, et al. Status of hypertension in China: results from he China hypertension survey, 2012-2015 [J]. Circulation, 2018, 137 (22): 2344-2356.

[11] WANG Y, LIU J, WANG W, et al. Lifetime risk for cardiovascular disease in a Chinese population: the Chinese Multi-Provincial Cohort Study [J]. Eur J Prev Cardiol, 2015, 22 (3): 380-388.

[12] WANG Y, LIU J, WANG W, et al. Lifetime risk of stroke in young-aged and middle-aged Chinese population: the Chinese Multi-Provincial Cohort Study [J]. J Hypertens. 2016, 34 (12): 2434-2440.

[13] YANG W Y, MELGAREJO J D, THIJS L, et al. Association of office and ambulatory blood pressure with mortality and cardiovascular outcomes [J]. JAMA, 2019, 322 (5): 409-420.

[14] STEVENS S L, MCMANUS R J, STEVENS R J. The utility of long-term blood pressure variability for cardiovascular risk prediction in primary care [J]. J Hypertens, 2019, 37 (3): 522-529.

[15] WANG J, SHI X, MA C, et al. Visit-to-visit blood pressure variability is a risk factor for all-cause mortality and cardiovascular disease: a systematic review and meta-analysis [J]. J Hypertens, 2017, 35 (1): 10-17.

[16] ETTEHAD D, EMDIN C A, KIRAN A, et al. Blood pressure lowering for prevention of cardiovascular disease and death: a

systematic review and meta-analysis [J]. Lancet, 2016, 387 (10022): 957-967.

[17] BLOOD PRESSURE LOWERING TREATMENT TRIALISTS' COLLABORATION. Blood pressure-lowering treatment based on cardiovascular risk: a meta-analysis of individual patient data [J]. Lancet, 2014, 384 (9943): 591-598.

[18] GBD 2017 RISK FACTOR COLLABORATORS. Global, regional, and national comparative risk assessment of 84 behavioural, environmental and occupational, and metabolic risks or clusters of risks for 195 countries and territories, 1990-2017: a systematic analysis for the Global Burden of Disease Study 2017 [J]. Lancet, 2018, 392 (10159): 1923-1994.

[19] ZHAO D, LIU J, WANG M, et al. Epidemiology of cardiovascular disease in China: current features and implications [J]. Nat Rev Cardiol, 2019, 16 (4): 203-212.

[20] HAN C, LIU F, YANG X, et al. Ideal cardiovascular health and incidence of atherosclerotic cardiovascular disease among Chinese adults: the China-PAR project [J]. Sci China Life Sci, 2018, 61 (5): 504-514.

[21] PETERS S A E, WANG X, LAM T H, et al. Clustering of risk factors and the risk of incident cardiovascular disease in Asian and Caucasian populations: results from the Asia Pacific Cohort Studies Collaboration [J]. BMJ Open, 2018, 8 (3): e019335.

[22] YU Z, REBHOLZ C M, WONG E, et al. Association between hypertension and kidney function decline: the atherosclerosis risk in communities (ARIC) study [J]. Am J Kidney Dis, 2019, 74 (3): 310-319.

[23] LACEY B, LEWINGTON S, CLARKE R, et al. Age-specific association between blood pressure and vascular and non-vascular chronic diseases in 0.5 million adults in China: a prospective cohort study [J]. Lancet Glob Health, 2018, 6 (6): e641-e649.

[24] WAN E, YU E, CHIN W Y, et al. Association of blood pressure and risk of cardiovascular and chronic kidney disease in Hong Kong hypertensive patients [J]. Hypertension, 2019, 74 (2): 331-340.

[25] LEIBA A, FISHMAN B, TWIG G, et al. Association of adolescent hypertension with future end-stage renal disease [J]. JAMA Intern Med, 2019, 179 (4): 517-523.

[26] KOVESDY C P, ALRIFAI A, GOSMANOVA E O, et al. Age and outcomes associated with BP in patients with incident CKD [J]. Clin J Am Soc Nephrol, 2016, 11 (5): 821-831.

[27] KU E, VITTINGHOFF E, JACOBS D R Jr, et al. Changes in blood pressure during young adulthood and subsequent kidney function decline: findings from the coronary artery risk development in young adulthood (CARDIA) Study [J]. Am J Kidney Dis, 2018, 72 (2): 243-250.

[28] ZHENG W, MU J, CHU C, et al. Association of blood pressure trajectories in early life with subclinical renal damage in middle age [J]. J Am Soc Nephrol, 2018, 29 (12): 2835-2846.

[29] XIE X, ATKINS E, LV J, et al. Effects of intensive blood pressure lowering on cardiovascular and renal outcomes: updated systematic review and meta-analysis [J]. Lancet, 2016, 387 (10017): 435-443.

[30] 中国高血压防治指南修订委员会，高血压联盟（中国），中华医学会心血管病学分会中国医师协会高血压专业委员会，等. 中国高血压防治指南（2018年修订版）[J]. 中国心血管杂志，2019，24（1）：24-56.

[31] UMEMURA S, ARIMA H, ARIMA S, et

al. The Japanese society of hypertension guidelines for the management of hypertension (JSH 2019) [J]. Hypertens Res, 2019, 42 (9): 1235-1481.

[32] WILLIAMS B, MANCIA G, SPIERING W, et al. 2018 ESC/ESH Guidelines for the management of arterial hypertension [J]. Eur Heart J, 2018, 39 (33): 3021-3104.

[33] FOWKES F G, ABOYANS V, FOWKES F J, et al. Peripheral artery disease: epidemiology and global perspectives [J]. Nat Rev Cardiol, 2017, 14 (3): 156-170.

[34] FOWKES F G, RUDAN D, RUDAN I, et al. Comparison of global estimates of prevalence and risk factors for peripheral artery disease in 2000 and 2010: a systematic review and analysis [J]. Lancet, 2013, 382 (9901): 1329-1340.

[35] WANG Z, WANG X, HAO G, et al. A national study of the prevalence and risk factors associated with peripheral arterial disease from China: The China Hypertension Survey, 2012-2015 [J]. Int J Cardiol, 2019, 275: 165-170.

[36] EMDIN C A, ANDERSON S G, CALLENDER T, et al. Usual blood pressure, peripheral arterial disease, and vascular risk: cohort study of 4. 2 million adults [J]. BMJ, 2015, 351: h4865.

[37] IHLE-HANSEN H, VIGEN T, IHLE-HANSEN H, et al. Prevalence of carotid plaque in a 63-to 65-year-old norwegian cohort from the general population: the ACE (Akershus Cardiac Examination) 1950 study [J]. J Am Heart Assoc, 2018, 7 (10): e008562.

[38] 朱颖，陈长香，李晓庆，等. 不同血压水平与颈动脉粥样斑块的相关性研究 [J]. 中华心血管病杂志，2013，41 (7): 611-615.

[39] GEPNER A D, TEDLA Y, COLANGELO L A, et al. Progression of carotid arterial stiffness with treatment of hypertension over 10 years: the Multi-Ethnic Study of atherosclerosis [J]. Hypertension, 2017, 69 (1): 87-95.

第三章 高血压患者心血管疾病风险评估

第一节 高血压患者心血管疾病风险评估的背景和要素

一、风险评估的背景

血压升高是心血管疾病的主要危险因素。一项纳入全球61项前瞻性队列共100万人的荟萃分析发现，在115/75mmHg至185/115mmHg的范围内，血压水平与心血管疾病死亡风险在各年龄段均呈线性正相关关系；并且在40～69岁人群中效应更明显，收缩压每升高20mmHg或舒张压每升高10mmHg，心血管死亡风险将翻倍。根据全球疾病负担研究，2017年全世界54.7%的缺血性心脏病死亡和54.5%的脑卒中死亡由血压升高引起。在中国，同样有超过一半的心血管死亡可归因于血压升高。同时，高血压患者通常还伴有其他心血管疾病危险因素，如吸烟、超重或肥胖、缺乏体育锻炼、血脂异常、糖尿病等，这些危险因素的共同作用使个体发生心血管疾病的风险显著增大。

国际上，1976年弗明翰研究团队就开发了首个心血管疾病风险评估模型，该模型采用Logistic回归，纳入年龄、收缩压、总胆固醇、血糖、吸烟，以及心电图提示左心室肥大等危险因素，分性别预测8年心血管疾病风险。1991—2008年，基于弗明翰队列的冠心病或心血管疾病风险预测模型不断推出，建模方法发展为Cox比例风险回归。由于弗明翰队列仅限于美国白种人，缺乏种族多样性，2013年，美国心脏病学会和美国心脏协会等发布了多队列合并方程（pooled Cohort equation，PCE），分种族、性别预测40～79岁人群动脉粥样硬化性心血管疾病（atherosclerotic cardiovascular disease，ASCVD）10年发病风险。此外，2003年欧洲心脏病学会推出了系统性冠状动脉风险评估模型（systematic coronary risk estimation，SCORE）。与PCE不同，SCORE预测心血管疾病死亡事件的10年风险，并针对欧洲高、低风险地区提供了不同的风险评估系统。2021年，SCORE2发布，在结局事件中纳入非致死性心血管疾病事件，预测40～69岁人群的心血管疾病10年发病风险，并针对欧洲低、中、高和极高风险区域分别建模；同时推出了针对70岁以上老年人的模型——SCORE2-OP。另外，2007年，Q风险指数模型（QRISK score）发布，该模型基于样本量达128万的英国电子健康档案构建，用于预测10年心血管疾病风险。目前，QRISK模型已更新至第三版。2019年，世界卫生组织发布了针对全球21个地区的心血管疾病10年风险预测模型，由于建模人群的异质性，该模型在各国的适用性有待进一步验证。

由于不同国家和地区间心血管疾病发病率及危险因素的差异，上述预测模型均不能直接应用于中国人群。因此，有必要基于中国队列人群建立心血管疾病风险预测模型。早在1983年，中国医学科学院阜外医院学者基于首钢队列，采用Logistic回归，利用舒张压、血清胆固醇、运动后和休息时的心电图指标预测冠心病风险，开启了中国心血管疾病风险预测研究的历程。2004年，中国学者发现弗明翰冠心病风险评分明显高估中国人的冠心病风险，并通过模型校验构建了适用于中国35～64岁人群的分性别冠心病10年风险预测模型。2006年，中国学者又建立了分性别的缺血性心血管疾病（包括冠心病和缺血性脑卒中）10年发病风险预测模型，适用于35～59岁人群，并制作了简易风险评估表以便广大医务工作者使用。近20年来，伴随中国经济迅速发展，以及城市化、老龄化进程加快，国民生活方式发生了明显改变，心血管疾病危险因素和疾病谱随之改变，早期开发的模型迫切需要更新。2016—2018年，中国医学科学院阜外医院顾东风团队基于样本量达12.8万的中国动脉粥样硬化性心血管疾病风险预测（prediction for ASCVD risk in China，China-PAR）研究，开发了适用于35～74岁人群的分性别心血管疾病10年和终生发病风险预测模型，同时发现PCE模型不适用于中国人群；而后针对中国脑卒中发病率高的特点，于2019年又发布了中国脑卒中10年和终生风险预测模型。

China-PAR模型中，除年龄外贡献最大的危险因素为血压水平，因此既适用于中国35～74岁一般人群的心血管疾病风险评估，同时也为高血压患者的心血管疾病风险评估提供了实用工具。开展高血压患者的综合风险评估，主要是综合考虑心血管疾病相关危险因素，评估高血压患者未来发生心血管疾病的风险，进而通过风险分层对高血压患者进行生活方式干预、指导临床诊疗，最终实现改善生活方式、控制心血管危险因素、预防心血管疾病发生、减轻心血管疾病负担的目的。

二、风险评估的要素

高血压患者的综合风险评估（即心血管疾病风险评估），依赖于个体的血压水平和其他心血管危险因素，包括个体的一般特征（如种族、年龄、性别）、生活行为方式（如吸烟等）、是否肥胖、生理生化指标（如血脂水平等）、疾病史（如糖尿病）、服药状况（如降压药使用）及心血管疾病家族史等信息。

不同风险预测模型纳入的危险因素不尽相同。国际上应用广泛的PCE模型按不同性别和种族分别构建，纳入的危险因素包括：年龄、收缩压、是否接受降压药治疗、总胆固醇、高密度脂蛋白胆固醇、是否吸烟，以及是否患糖尿病。SCORE2模型则根据年龄、性别、是否吸烟、收缩压、非高密度脂蛋白胆固醇来评估个体10年因心血管疾病死亡的风险。QRISK评分则纳入了更多危险因素，包括性别、年龄、收缩压、是否接受降压药治疗、总胆固醇与高密度脂蛋白胆固醇的比值、体重指数、早发心血管疾病家族史、是否吸烟，以及汤森剥夺指数（Townsend deprivation score）。

中国的China-PAR模型不仅综合考虑了既往欧美国家风险预测模型中涉及的危险因素（年龄、收缩压、是否服用降压药物、总胆固醇、高密度脂蛋白胆固醇、吸烟和糖尿病），还根据中国实际情况和疾病谱的特点，纳入南北方和城乡居住地区、腰围、ASCVD家族史等因素。其中，南北方和城乡代表了与居住地有关但未包含在上述指标内的其他可能影响心血管疾病的因素，能显著提升模型的预测能力。与国际上的其他模型相比，China-PAR模型基于中国的队列人群随访数据建立，更适用于中国高血压患者的首发心血管疾病的风险评估。

（邢小龙　顾东风）

第二节
高血压患者心血管疾病风险评估的方法

一、评估流程

第一步，选择适当的心血管疾病风险评估工具，中国人群的心脑血管风险评估推荐使用China-PAR模型。China-PAR模型可用于20岁以上无心血管疾病的高血压患者的个体化心血管疾病风险评估。应用该模型需要收集的信息包括：年龄、收缩压、是否服用降压药物、总胆固醇、高密度脂蛋白胆固醇、是否吸烟、是否患糖尿病、腰围、ASCVD家族史、南北方和城乡居住区。

第二步，将患者的上述健康信息带入到China-PAR心血管疾病10年风险计算公式中，得到个体心血管疾病10年风险预测值。

第三步，对于心血管疾病10年风险中、低危，且年龄为20～59岁的个体，应用China-PAR心血管疾病终生风险计算公式，计算终生风险。

第四步，根据风险分层结果，进行个体健康指导。

二、风险评估工具

国内外在不同时期、不同人群开发了多种心血管疾病风险评估工具或风险预测模型。对于中国的高血压患者，推荐优先选择基于中国人群开发的、经过验证的心血管疾病风险评估工具。China-PAR心血管疾病风险评估工具通过网站（http://www.cvdrisk.com.cn），可以方便、快捷地进行心血管疾病10年风险和终生风险评估，并获得个体化健康指导。

三、高血压患者心血管疾病风险分层

（一）依据个体风险评估值的分层

获得高血压患者个体心血管疾病风险预测值之后，需要判断其风险分层为低危、中危或高危。个体心血管疾病风险分层的切点并非绝对，不同国家、地区，不同模型所采用的风险分层标准不尽相同。目前，2017年美国心脏病学会和美国心脏协会发布的高血压指南将PCE模型评估的10年ASCVD风险≥10%作为血压130～139/80～89mmHg的患者进行降压药物治疗的切点；而SCORE模型以10年致死性心血管疾病风险≥10%为极高危，5%～10%为高危，＜5%为低至中危。

根据《中国心血管疾病风险评估和管理指南》推荐，应用China-PAR模型进行风险评估，以ASCVD 10年风险≥10%为高危，5%～9.9%为中危，＜5%为低危。对于China-PAR模型评估为10年风险中、低危，且年龄处于20～59岁的个体，应进行心血管疾病终生风险评估，终生风险≥32.8%为高危，＜32.8%为低危。此外，应用China-PAR脑卒中风险预测模型，还可评估高血压患者的脑卒中10年和终生发病风险。将脑卒中10年风险或终生风险预测值的第90分位数作为切点，即脑卒中10年风险≥7%，或终生风险≥25%，视为脑卒中风险高危。风险分层方法如图1-3-1所示。

在China-PAR前瞻性队列人群中，对20岁及以上无心血管疾病的高血压患者进行个体心血管疾病风险评估，其中心血管疾病10年风险高危（≥10%）、终生风险高危（≥32.8%）的患者占比分别为30.3%和33.8%，明显高于总人群水平（12.3%和12.6%）（表1-3-1）。在心血管疾病10年风险低危（＜5%）、中危（5%～9.9%）和高危（≥10%）的高血压人群中，风险水平越高，

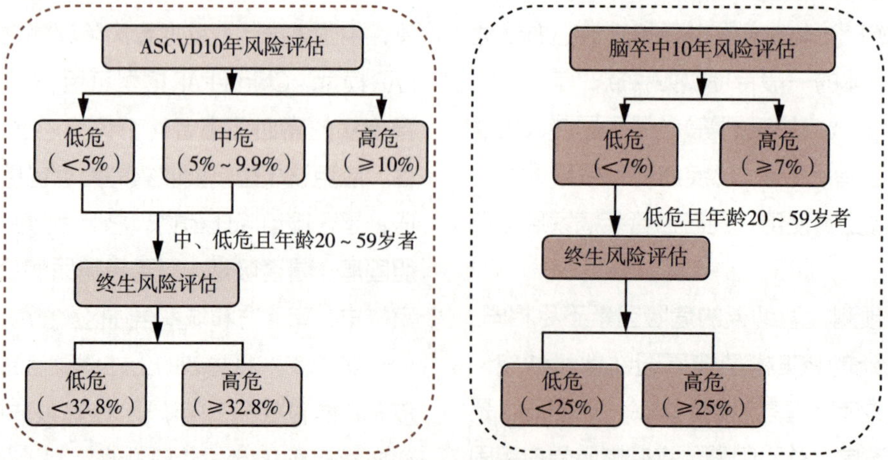

图1-3-1 高血压患者心血管疾病风险分层方法

注：心血管疾病10年风险指个体在10年内首次发生心血管疾病的风险，心血管疾病终生风险指个体终生（至85岁）首次发生心血管疾病的风险。

ASCVD累积发病率越高，至85岁的累积发病率依次为27.6%、41.5%和60.4%（图1-3-2）。因此，对高血压患者开展个体心血管疾病风险评估和分层，能有效识别出高血压患者中的高危个体，为个体化预防干预的开展建立基础，对心血管疾病的一级预防具有重要公共卫生意义。

表1-3-1　China-PAR研究总人群及高血压患者的心血管疾病风险分布

	总人群（n = 116 997）	高血压患者（n = 37 484）
心血管疾病10年发病风险占比（%）		
高危（≥10%）	12.3	30.3
中危（5%～9.9%）	17.1	30.2
低危（<5%）	70.6	39.5
心血管疾病终生发病风险占比（%）		
高危（≥32.8%）	12.6	33.8
低危（<32.8%）	87.4	66.2

（二）高血压患者传统风险分层

2018年发布的《中国高血压防治指南》提供了血压升高患者心血管疾病风险分层工具，根据血压水平、伴随其他危险因素的个数、靶器官损害、临床并发症4个方面进行心血管疾病风险分层。其他危险因素包括：年龄、吸烟或被动吸烟、糖耐量异常和/或空腹血糖异常、血脂异常、早发心血管疾病家族史、腹型肥胖等；靶器官损害包括：左心室肥大、颈动脉内膜中层增厚或颈动脉斑块、肾小球滤过率降低、血肌酐轻度升高等；临床并发症包括：脑血管病、心脏病、肾脏疾病、外周血管疾病、视网膜病变、糖尿病等。具体风险分层见表1-3-2。

在China-PAR前瞻性队列人群中，应用2018年《中国高血压防治指南》推荐的风险分层方法，将基线不患心血管疾病的血压升高患者分为低危、中危、中高危、高危和很高危5组，ASCVD累积发病率随风险水平的升高逐渐升高，至85岁的累积发病率依次为28.6%、39.2%、46.6%、57.1%和69.4%（图1-3-3）。同时采用China-PAR个体心血管疾病风险评分对该人群分层，在高危、很高危两组中，个体心血管疾病10年风险评分为高危（≥10%）的患者占比分别为54.0%和72.7%；在低危、中危两组中，仍

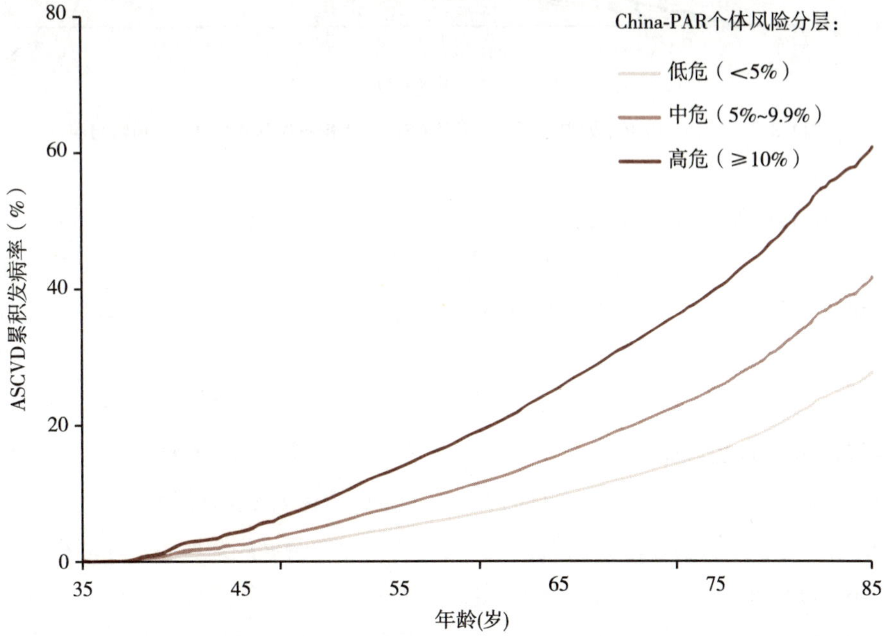

图1-3-2　China-PAR队列中高血压患者ASCVD累积发病率曲线（个体风险分层）

表1-3-2　血压升高患者心血管风险水平分层

其他心血管危险因素和疾病史	血压（mmHg）			
	SBP 130～139和/或 DBP 85～89	SBP 140～159和/或 DBP 90～99	SBP 160～179和/或 DBP 100～109	SBP≥180和/或 DBP≥110
无		低危	中危	高危
1～2个其他危险因素	低危	中危	中/高危	很高危
≥3个其他危险因素，靶器官损害，或CKD 3期，无并发症的糖尿病	中/高危	高危	高危	很高危
临床并发症或CKD≥4期，有并发症的糖尿病	高/很高危	很高危	很高危	很高危

注：CKD.慢性肾病；SBP.收缩压；DBP.舒张压。

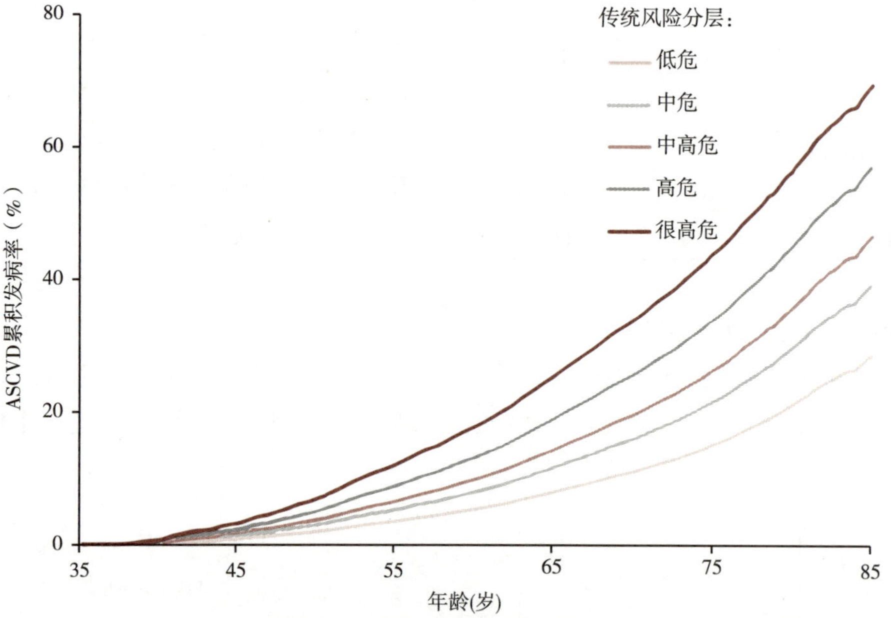

图1-3-3　China-PAR队列中血压升高患者ASCVD累积发病率曲线（传统风险分层）

分别有6.7%和18.6%的患者个体心血管疾病10年风险评分为高危（≥10%）（图1-3-4）。因此，联合应用两种风险分层方法，将有助于进一步识别高血压患者中的潜在心血管疾病高危个体。

（三）不同风险分层方法对比

高血压患者通过China-PAR模型评估个体心血管疾病风险，根据《中国心血管疾病风险评估和管理指南》推荐的风险分层标准，可明确其风险分层为低危、中危或高危。另外，还可以参考2018年《中国高血压防治指南》，根据危险因素聚集程度、靶器官损害、临床并发症等要素对血压升高患者进行风险分层。两种风险分层方法的比较见表1-3-3。高血压患者和医务工作者可根据现实需求，选择适当的风险分层方法。如有条件同时开展两种风险分层，应当综合考虑两种风险分层的结果，以识别出高血压患者中的心血管疾病高危个体。

心血管疾病综合风险评估和分层对高血压患者的一级预防（包括健康指导、生活方式干预等）和临床诊疗具有重要指导意义。对于心血管疾病高危

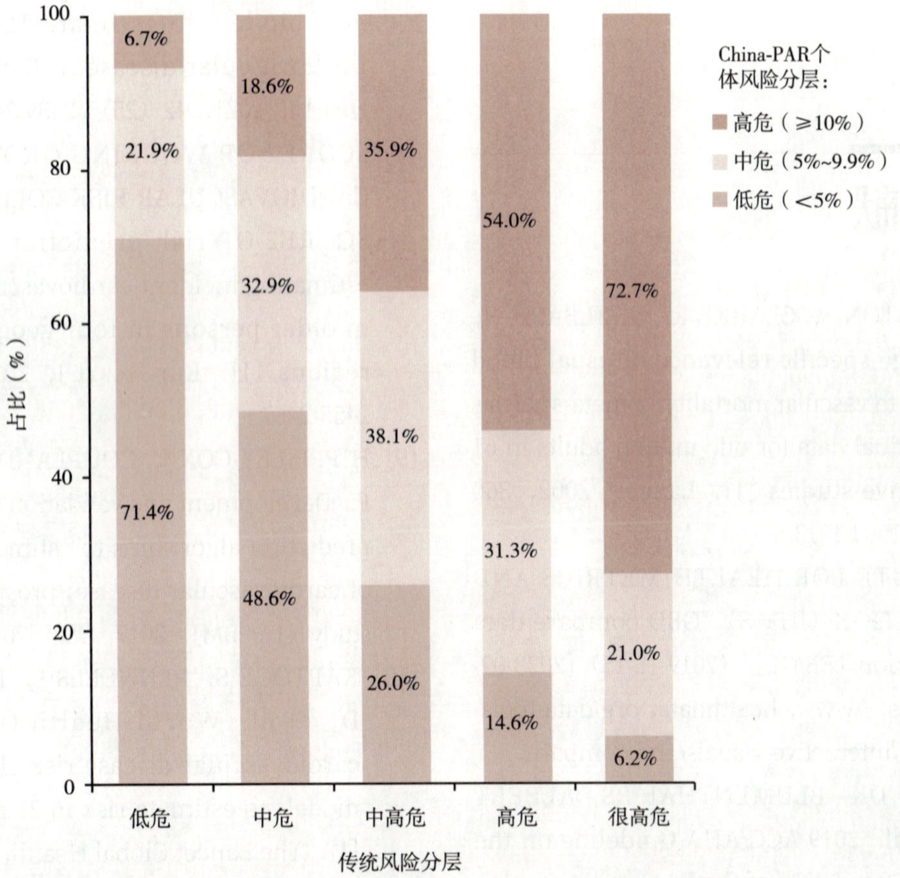

图1-3-4 China-PAR队列中血压升高患者个体心血管疾病风险构成

表1-3-3 血压升高患者心血管风险水平分层两种不同方法的比较

	依据个体风险评估值分层	传统风险分层
适用人群	20岁以上，无心血管疾病，对血压水平没有限制	血压升高人群（SBP≥130和/或DBP≥85mmHg），包括心血管疾病患者
所需指标	年龄、性别、收缩压、服用降压药，以及其他危险因素和个体特征	血压水平、其他危险因素聚集程度、靶器官损害、临床并发症
应用场景	一级预防	一级预防和二级预防
简便性	仅需血压、血脂等常见健康指标，方便易用	除常见危险因素和健康指标外，还需开展心脏超声、颈动脉超声、肾功能等其他检查项目
依据	《中国心血管疾病风险评估和管理指南》	2018年《中国高血压防治指南》

的高血压患者，除在专业医师指导下进行降压治疗之外，应进一步加强针对不良生活方式的干预措施，如戒烟、膳食限盐、控制体重、增加体力活动等，降低其心血管疾病风险。在必要时，应进行心脏超声、颈动脉超声、肾功能等其他检查，进一步评估心血管疾病风险。对于年龄在20～59岁且心血管疾病10年风险中、低危，但终生风险高危的个体，应提高警惕，积极改善生活方式，控制心血管危险因素，以早期预防心血管疾病的发生。

（邢小龙 顾东风）

参考文献

[1] LEWINGTON S, CLARKE R, QIZILBASH N, et al. Age-specific relevance of usual blood pressure to vascular mortality: a meta-analysis of individual data for one million adults in 61 prospective studies [J]. Lancet, 2002, 360 (9349) : 1903-1913.

[2] INSTITUTE FOR HEALTH METRICS AND EVALUATION (IHME). GBD compare data visualization [EB/OL]. (2019-12-15) [2023-09-30]. https: //www. healthdata. org/data-tools-practices/interactive-visuals/gbd-compare.

[3] ARNETT DK, BLUMENTHAL RS, ALBERT MA, et al. 2019 ACC/AHA Guideline on the Primary Prevention of Cardiovascular Disease [J]. Circulation, 2019, 74 (10) : 1376-1414.

[4] KANNEL WB, MCGEE D, GORDON T. A general cardiovascular risk profile: the Framingham Study [J]. Am J Cardiol, 1976, 38 (1) : 46-51.

[5] SR D R B, VASAN R S, PENCINA M J, et al. General cardiovascular risk profile for use in primary care: the Framingham Heart Study [J]. Circulation, 2008, 117 (6) : 743-753.

[6] GOFF DC, J R., LLOYD-JONES D M, BENNETT G, et al. 2013 ACC/AHA guideline on the assessment of cardiovascular risk: a report of the American College of Cardiology/American Heart Association Task Force on Practice Guidelines [J]. Circulation, 2014, 129 (25 Suppl 2) : S49-S73.

[7] SCORE2 WORKING GROUP AND ESC CARDIOVASCULAR RISK COLLABORATION. SCORE2 risk prediction algorithms: new models to estimate 10-year risk of cardiovascular disease in Europe [J]. Eur Heart J, 2021, 42 (25) : 2439-2454.

[8] SCORE2-OP WORKING GROUP AND ESC CARDIOVASCULAR RISK COLLABORATION. SCORE2-OP risk prediction algorithms: estimating incident cardiovascular event risk in older persons in four geographical risk regions [J]. Eur Heart J, 2021, 42 (25) : 2455-2467.

[9] HIPPISLEY-COX J, COUPLAND C, BRINDLE P. Development and validation of QRISK3 risk prediction algorithms to estimate future risk of cardiovascular disease: prospective cohort study [J]. BMJ, 2017, 357: j2099.

[10] KAPTOGE S, PENNELLS L, DE BACQUER D, et al. World Health Organization cardiovascular disease risk charts: revised models to estimate risk in 21 global regions [J]. The Lancet Global Health, 2019, 7 (10): e1332-e1345.

[11] LI J, LIU F, YANG X, et al. Validating World Health Organization cardiovascular disease risk charts and optimizing risk assessment in China [J]. Lancet Reg Health West Pac, 2021, 8: 100096.

[12] 吴锡桂，赖声汉，高红，等. 首都钢铁公司988名男性工人冠心病危险因素的多元分析 [J]. 中华心血管病杂志，1983，11 (1) : 28-32.

[13] LIU J, HONG Y, SR D R B, et al. Predictive value for the Chinese population of the Framingham CHD risk assessment tool compared with the Chinese Multi-Provincial Cohort Study [J]. JAMA, 2004, 291 (21) : 2591-2599.

[14] YANG X, LI J, HU D, et al. Predicting the 10-year Risks of atherosclerotic cardiovascular disease in Chinese population: the China-PAR Project (Prediction for ASCVD risk in China) [J].

Circulation, 2016, 134 (19) : 1430-1440.

[15] LIU F, LI J, CHEN J, et al. Predicting lifetime risk for developing atherosclerotic cardiovascular disease in Chinese population: the China-PAR project [J]. Sci Bull (Beijing), 2018, 63 (12) : 779-787.

[16] XING X, YANG X, LIU F, et al. Predicting 10-Year and lifetime stroke risk in Chinese population [J]. Stroke, 2019, 50 (9) : 2371-2378.

[17] 中国心血管病风险评估和管理指南编写联合委员会. 中国心血管病风险评估和管理指南 [J]. 中国循环杂志, 2019, 34 (1) : 4-28.

[18] WHELTON PK, CAREY RM, ARONOW WS, et al. 2017 ACC/AHA/AAPA/ABC/ACPM/AGS/ APhA/ASH/ASPC/NMA/PCNA Guideline for the prevention, detection, evaluation, and management of high blood pressure in adults: A report of the American College of Cardiology/American Heart Association Task Force on Clinical Practice Guidelines [J]. Circulation, 2018, 138 (17) : e484-e594.

[19] PIEPOLI MF, HOES AW, AGEWALL S, et al. 2016 European Guidelines on cardiovascular disease prevention in clinical practice: the sixth joint task force of the European Society of Cardiology and Other Societies on cardiovascular disease prevention in clinical practice (constituted by representatives of 10 societies and by invited experts) developed with the special contribution of the European Association for cardiovascular prevention & Rehabilitation (EACPR) [J]. Eur Heart J, 2016, 37 (29) : 2315-2381.

[20] YANG X L, CHEN J C, LI J X, et al. Risk stratification of atherosclerotic cardiovascular disease in Chinese adults [J]. Chronic Dis Transl Med, 2016, 2 (2) : 102-109.

第四章
高血压的危险因素和预测因子

第一节
高血压的家族聚集性和遗传因素

一、高血压的家族聚集性

高血压的发生具有明显的家族聚集性。研究表明有高血压家族史的人群患高血压的风险是没有高血压家族史人群的2～4倍。美国弗明翰心脏研究发现，父母中一人患高血压引起子代平均动脉压升高2.9mmHg，父母两人均患高血压引起子代平均动脉压升高4.2mmHg。中国1991年全国血压抽样调查的94万余人的结果显示，父母双亲均患高血压的人群高血压患病率（21.8%）比父母仅一方患高血压的人群（17.6%）明显升高，约为无家族史人群（11.1%）的2倍。

血压受环境因素和遗传因素及其交互作用影响。除少数有明确病因的继发性高血压外，大多数高血压是由多个微效基因共同作用所致，作用的大小可用遗传度来衡量。中国人群双生子研究显示，遗传因素可解释群体中血压变异的30%～46%。影响血压变异的主要环境因素包括膳食中钠、钾的摄入量，不同个体对于膳食钠、钾摄入量改变的血压反应性不同，分别称为血压盐敏感性和钾敏感性。研究显示，血压对钠、钾的盐敏感性也具有明显的遗传异质性。盐敏感性研究遗传流行病学协作网络（GenSalt）研究显示中国汉族人群血压钠敏感性的遗传度为20%～33%，血压钾敏感性的遗传度为21%～25%。

二、单基因高血压

单基因高血压是一类特殊类型的继发性高血压，是由单个基因突变引起的，符合孟德尔遗传规律。发病年龄较年轻，常表现为恶性或者难治性高血压。随着基因检测技术的发展，目前已明确的单基因疾病大约有20种（表1-4-1）。单基因高血压大致分为3类：第一类是基因突变作用于远端肾单位，增加钠水吸收，包括Liddle综合征、Gordon综合征、表观盐皮质激素过多综合征（AME）等；第二类是基因突变导致肾上腺类固醇合成异常，造成盐皮质激素受体异常激活，远端肾小管钠转运失调，如家族性醛固酮增多症（FH）、先天性肾上腺皮质增生症等；第三类是各种神经内分泌肿瘤，如嗜铬细胞瘤、多发性内分泌腺瘤。

原发性醛固酮增多症是由于肾上腺皮质分泌过量的醛固酮，导致肾素－血管紧张素系统受到抑制，从而产生的一组临床综合征。原发性醛固酮增多症分为散发性与家族性两大类。家族性醛固酮增多症可分为4型（FH-Ⅰ、FH-Ⅱ、FH-Ⅲ和FH-Ⅳ），均为常染色体显性遗传。FH-Ⅰ型，又称为糖皮质激素可抑制性醛固酮增多症（GRA），是由位于8q21的11β羟化酶（*CYP11B1*）基因和醛固酮合成酶（*CYP11B2*）基因重组失衡，形成了由5′端CYP11B1序列（包括启动子区域）和3′端的CYP11B2序列构成的*CYP11B*嵌合基因，该嵌合基因受促肾上腺皮质激素（ACTH）调控，表现为地塞米松抑制试验阳性。通过Southern印迹法筛查嵌合基因诊断GRA的敏感性和特异性是100%。FH-Ⅱ、FH-Ⅲ和FH-Ⅳ型分别由电压门控氯离子通道2（*CLCN2*）、内向整流钾离子通道5（*KCNJ5*）和T-型钙通道编码基因突变所致。

Liddle综合征为常染色体显性遗传病，其临床表型因受基因外显率和环境的影响差异大，多为家族性，也有散发病例。发病机制主要是肾小管钠离子通道蛋白（ENaC）的β、γ亚单位编码基因*SCNN1B*和*SCNN1G*发生突变所致，明确诊断依赖

表1-4-1 常见单基因高血压的致病基因

疾病	临床表型	致病基因	染色体定位	编码蛋白
Liddle综合征	高血压、低血钾、代谢性碱中毒、低肾素	*SCNN1B*	16p12.2	上皮细胞钠离子通道β亚基
		SCNN1G	16p12.2	上皮细胞钠离子通道γ亚基
Gordon综合征	高血压、高血钾、高血氯、酸中毒、低肾素	*CUL3*	2q36.2	*Cullin3*蛋白
		KLHL3	5q31.2	*Kelch*样家族成员3蛋白
		WNK1	12p12.3	*WNK*赖氨酸缺乏蛋白激酶1
		WNK4	17q21.2	*WNK*赖氨酸缺乏蛋白激酶4
表观盐皮质激素过多综合征（AME）	高血压、低醛固酮、高血钠、低血钾、代谢性碱中毒、低肾素、皮质醇/皮质酮比率升高	*HSD11B2*	16q22.1	11β-羟化类固醇脱氢酶2
妊娠加重型高血压	多在20岁前发病，低醛固酮、低肾素，女性妊娠期表现为严重高血压、孕酮显著升高，盐皮质激素受体拮抗剂治疗无效	*NR3C2*	4q31.23	盐皮质激素受体
家族性醛固酮增多症Ⅰ型（GRA）	多在20岁前发病，家族性，高血压、低血钾、低肾素、高醛固酮、醛固酮/肾素比率升高、地塞米松抑制试验阳性	*CYP11B2*与*CYP11B1*嵌合	8q24.3	醛固酮合酶和11β-羟化酶的融合基因
家族性醛固酮增多症Ⅱ型	家族性，高血压、高醛固酮，血压和醛固酮水平不被地塞米松抑制	*CLCN2*	3q27.1	电压门控氯离子通道2
家族性醛固酮增多症Ⅲ型	顽固性高血压、高醛固酮、肾上腺增大，盐皮质激素受体拮抗剂治疗反应性差，地塞米松试验后醛固酮反常性升高	*KCNJ5*	8q24.3	G蛋白门控内向整流钾离子通道4
家族性醛固酮增多症Ⅳ型	家族性、高血压、高醛固酮	*CACNA1H*	16p13.3	T钙离子通道α1H亚基
11β-羟化酶缺乏症	高血压、低血钾、低醛固酮、低肾素，肾上腺增生，非典型第二性征发育障碍	*CYP11B1*	8q24.3	细胞色素P450家族11亚家族B成员1蛋白
17α-羟化酶缺乏症	高血压、低血钾、低肾素、第二性征发育障碍	*CYP17A1*	10q24.3	细胞色素P450家族17亚家族A成员1蛋白
家族性糖皮质激素抵抗（FGR）	家族性，高血压、低血钾、代谢性碱中毒、皮质醇显著升高，雄激素增多导致女性男性化、男性性早熟	*NR3C1*	5q31	核受体亚家族3C1蛋白
家族性嗜铬细胞瘤（PCC）	持续性或阵发性高血压（伴心悸、头痛、大汗、苍白），血浆和尿中儿茶酚胺升高	*KIF1B*	1p36.22	驱动蛋白家族成员1B
		SDHB	1p36.13	线粒体琥珀酸脱氢酶亚基B
		SDHC	1q23.3	线粒体琥珀酸脱氢酶亚基C
		TMEM127	2q11.2	跨膜蛋白127
		GDNF	5p13.2	胶质细胞源性神经营养因子
		SDHA	5p15.3	线粒体琥珀酸脱氢酶亚基A
		SDHD	11q23.1	线粒体琥珀酸脱氢酶亚基D

续 表

疾病	临床表型	致病基因	染色体定位	编码蛋白
		SDHAF2	11q12.2	线粒体琥珀酸脱氢酶组装因子2
		MAX	14q23.3	*MYC*相关因子X
von Hippel-Lindau（VHL）综合征	视网膜、脑干、小脑、脊髓血管母细胞瘤，合并嗜铬细胞瘤、肾细胞癌、胰腺囊肿	*VHL*	3p25.3	VHL肿瘤抑制因子
多发性内分泌腺瘤2A型	嗜铬细胞瘤、甲状腺髓样癌、甲状旁腺腺瘤	*RET*	10q11.2	胶质细胞源性神经营养因子受体
神经纤维瘤1型	嗜铬细胞瘤、皮肤神经纤维瘤与脑瘤	*NF1*	17q11.2	神经纤维瘤蛋白Ⅰ型
高血压伴短指（趾）畸形综合征	发病较年轻，家族性，高血压，常合并短指（趾）、身材矮小等骨骼发育异常及脑血管异常	*PDE3A*	12p12.2	磷酸二酯酶3A

基因筛查。

一般来说高血压患者发病年龄较小，表现为难治性高血压，有明显家族聚集性，靶器官损害严重，需要警惕单基因高血压，但最终确诊均需要依赖基因检测。

三、原发性高血压遗传学研究

早期的高血压遗传学研究通过连锁分析、候选基因关联分析发现了部分血压变异相关的易感基因，涉及肾素-血管紧张素-醛固酮系统（RAAS）、交感神经系统、激肽释放酶-激肽系统、信号传导系统、血管内皮与血管平滑肌等多个通路。随着HapMap计划和人类千人基因组计划的实施及基因组学检测技术的进步，利用全基因组关联研究（genome-wide association study，GWAS）策略已经鉴定出与血压相关的大量易感基因和遗传变异位点。

高血压基因组学研究经历了从小规模到大规模、从单中心到多中心、从单一民族到跨种族的发展过程。国际上较早的大规模血压GWAS研究结果公布于2009年，Global BPgen协作组和CHARGE协作组在总共约6万例欧洲人中相互交叉验证，共同确定了血压相关的13个易感基因。2011年，国际ICBP协作组联合29项独立的GWAS研究，对欧洲人群7万人基因组数据进行荟萃分析，又在13万人的大样本中重复验证，总计发现了29个位点达到基因组水平显著性（$P<5\times10^{-8}$），其中新发现17个易感区域与收缩压和/或舒张压相关。运用风险计分方法评价这些易感区域或位点的累积效应，发现它们不仅增加高血压发病风险，同时还与左心室质量、左心室室壁厚度、卒中、冠心病等高血压合并症相关。

中、日、韩等国家也在近5万例东亚人中开展了血压GWAS研究，发现与血压相关的6个易感基因，同时验证既往欧洲人群中报告的部分基因，提示了影响血压的遗传因素存在种族差异。中国学者也于2015年进行了中国汉族人群大规模的血压和高血压GWAS研究，在8.1万个体中鉴定了4个新的血压易感基因（*CACNA1D*、*CYP21A2*、*MED13L*和*SLC4A7*），涉及钙离子通道、细胞色素P450酶及鸟苷酸环化酶等重要代谢通路，并且重复验证了14个既往报道的血压易感区域（*CASZ1*、*MOV10*、*FGF5*、*CYP17A1*、*SOX6*、*ATP2B1*、*ALDH2*、*JAG1*、*FIGN*、*ULK4*、*GUCY1A3*、*HFE*、*TBX3-TBX5*和*TBX3*）。并在2.6万随访8年的队列人群中评价了基于22个东亚人群遗传位点构建的遗传风险评分对高血压、冠心病及脑卒中的预测能力，结果发现遗传因素是心血管疾病发病的独立预测因子，与遗传风险评分最低的20%个体相比，评分最高的20%个体高血压和心血管疾病的发病风险分别增高40%和26%，揭示了遗传风险的潜在预测价值。中国学者也开展了血压盐敏感性的GWAS，发现8个变异位点与血压盐敏感性显著相关。进一步构建遗传风险评分，发现随着个体遗传风险评分增加，高血压发生风险增加，与最低组相比，最高组发生高血压的风险分别增加1.92倍。上述东亚人群和中国人群的研究显示，高血压的遗传易感性存在显著的种族特异性，主要表现为不同种族人群血压相关遗传变异的频率、效应值大小和连锁不平衡模式均存在显著差异。

研究者进一步开展了包括东亚、南亚和欧洲的32万人跨种族的血压GWAS，发现了12个新的血压相关位点，分别与血管平滑肌和肾脏功能相关。同时还发现血压相关位点附近富集DNA甲基化CpG位点，提示DNA甲基化可能参与了血压调节。另外一项研究共纳入欧洲和南亚近20万人群的外显子组数据，并在15万多人中进行验证，发现30个新的变异，包括*RBM47*、*COL21A1*和*RRAS*中的3个罕见错义变异，它们的效应比其他常见变异更大，一个等位基因改变可使血压升高超过1.5mmHg。

为了发现更多的遗传位点，近年来国际上多个生物样本库进一步整合，例如，英国生物银行（UK Biobank）数据（50万人）、美国百万退伍军人计划（约30万人）、国际血压联盟（ICBP）（77个队列约30万人），通过大样本和跨种族分析发现一系列新的血压相关位点，如一项整合75万人群的研究新发现了208个新的血压易感位点和53个罕见变异。2018年完成的迄今最大的血压基因组学研究，分析了100多万欧洲裔个体，发现了535个新的血压位点，使血压相关位点超过1000个。这些血压位点主要涉及醛固酮分泌、血管重建、脂质代谢、血管张力调节和信号传导等相关通路，也揭示了血压调节潜在的药物靶点，包括一氧化氮信号通路、松弛素信号通路、钙离子通道、利钠肽受体、血管紧张素受体和内皮素受体等。研究者进一步将900多个血压相关遗传位点构建遗传风险评分，发现遗传评分最高的10%个体比最低10%个体的收缩压升高12.9mmHg，相应的高血压发生风险增加3.34倍，而卒中、心肌梗死和所有心血管事件的发生风险分别增加47%、50%和52%。

迄今，虽然发现了1000个血压相关位点，然而这些变异也只能解释大约27%的遗传度，提示还有很多未知的基因变异没有被发现，尤其是遗传和环境因素之间的交互作用有待于深入挖掘。另外，有限的证据显示只有30余个遗传位点与东亚人群的血压水平相关（表1-4-2），因此在中国和东亚人群中亟待开展大规模的高血压基因组学研究。系统解析血压遗传易感性对高血压高危人群筛查和预警、药物开发、早期诊断和个体化防治，具有重要的临床和防治转化价值。如最近一项研究评价了不同遗传背景下改善生活方式对高血压的潜在获益。研究者在平均随访6.11年的27万人群中，基于314个血压位点对每个个体构建遗传评分，结果发现无论是遗传风险的高低通过改善生活方式都可以使收缩压降低3.5mmHg，体现出通过生活方式可以部分“抵消”遗传风险。因此开展高血压的遗传风险评分可以识别最需要从生活方式中获益的易感人群，形成基于不同遗传风险分层的精准预防和干预方案。

表1-4-2 东亚人群高血压常见易感基因

遗传位点	染色体位置	物理位置*（GRCh38/hg38）	潜在相关基因
rs880315	1	10736809	*CASZ1*
rs10745332	1	112646431	*CAPZA1*
rs16849225	2	164050310	*FIGN*
rs820430	3	27507409	*SLC4A7*
rs9815354	3	41871159	*ULK4*

续 表

遗传位点	染色体位置	物理位置（GRCh38/hg38）	潜在相关基因
rs6772151	3	46855009	*MYL3*
rs9810888	3	53601568	*CACNA1D*
rs1902859	4	80236549	*FGF5*
rs2014912	4	85794517	*ARHGAP24*
rs6825911	4	110460482	*ENPEP*
rs13143871	4	155698052	*GUCY1A3*
rs1173766	5	32804422	*NPR3*
rs13359291	5	123140763	*PRDM6*
rs12209106	6	1620807	*GMDS*
rs1799945	6	26090951	*HFE*
rs9266359	6	31364962	*HLA-B*
rs2021783	6	32077074	*CYP21A2*
rs2125067	10	47304942	*GDF10*
rs4409766	10	102856906	*CYP17A1*
rs4757391	11	16281393	*SOX6*
rs2305013	11	120469351	*ARHGEF12*
rs5006548	12	32539299	*FGD4*
rs17249754	12	89666809	*ATP2B1*
rs11066280	12	112379979	*HECTD4/ALDH2*
rs1991391	12	114914861	*TBX3*
rs35444	12	115114632	*TBX3*
rs11067763	12	115760536	*MED13L*
rs1535464	14	100327094	*SLC25A47*
rs66978877	19	18344847	*PGPEP1*
rs1887320	20	10985350	*JAG1*
rs6021247	20	51492442	*NFATC2*

注：物理位置指基因、遗传变异或特定DNA序列在基因组上的确切位置，通常以沿染色体的碱基对数（bp）来衡量。（表中的物理位置指的是每个遗传位点对应的碱基对在染色体上的位置，如rs2014912的物理位置为4号染色体从5′端到3′端的第85794517个碱基对）。

（路晓梅　顾东风）

第二节 年龄、性别和血压

一、年龄和血压

长久以来，血压随着年龄的增长而升高的观念就广为人知，这样现象又被称为“与年龄相关的血压升高（age-related BP increase）”，但血压的这种升高在多大程度上是生理性的。

Framingham研究30年随访的结果显示，30岁以上人群中收缩压随着年龄的增长而升高，而平均舒张压升高的趋势持续到50～60岁，之后倾向于平稳甚至有所下降。这一现象也导致了在50岁以上人口中脉压的增加，以及单纯收缩期高血压患者的增加。而这一血压随年龄变化的模式在全世界绝大多数的研究人群中都得到证实，但不同的人群血压随年龄变化的程度有所不同。

家庭血压比诊室血压能够更准确地反映日常血压的真实水平。2016年国际家庭血压与心血管结局的关系数据库（international database of home blood pressure in relation to cardiovascular outcome，IDHOCO）研究发现：虽然家庭血压在各年龄段均低于诊室血压，但收缩压始终随年龄的增长而增加，舒张压在50～60岁以后趋于平稳的模式与基于诊室血压的研究一致。

2018年，日本的一项平均观察了15.9年的队列研究显示：研究人群的家庭血压水平同样存在上述变化模式。此外，该研究还观察了家庭日常血压的变异性随年龄变化的规律，研究发现在40岁以上人群中，家庭日常收缩压的变异系数随着年龄的增长持续增加，而舒张压的变异系数随年龄的增长而下降，直到70岁以后转而上升，这一现象在不同性别之间没有差异。

有学者认为60岁后DBP下降，以及SBP的持续升高，与心排血量的下降和大动脉僵硬度增加相关。

曾经认为"与年龄相关的血压升高"是年龄的增长必然导致的结果，但近年来学者的观点认为"与年龄相关的血压升高"是一个复杂且受多个因素影响的过程。环境因素和不良生活方式等方面的因素均可导致血压升高，而年龄的增长（或者老龄化）的作用可能是增加环境因素和生活方式因素发生作用的机会。

尽管没有直接的证据显示现代化的生活方式加剧了"与年龄相关的血压升高"，但是体重指数（BMI）水平与血压水平具有紧密的联系，而有队列研究的结果显示现代化所带来的不良生活方式，如体力活动不足、不健康的膳食等与人群BMI的升高直接关联，从而可能间接地加剧"年龄相关的血压升高"。此外，一项荟萃分析的结果显示，现代化导致人群血压水平升高的影响在全球范围内基本相似（SBP平均升高4mmHg，DBP平均升高3mmHg）。

很久以前有观点认为"血压随年龄的增长而升高可能是自然反应，以确保心脏、大脑和肾脏更正常地循环"或"高血压可能是一种补偿机制"。然而，在针对一些孤立人群的研究中几乎没有观察到血压随年龄的增长而增加，即使有，其增长斜率也很小。例如，在对南美洲玻利维亚热带雨林中生活方式受工业化的影响相对较小的原住民（Tsimane人）的研究中显示：在20～59岁年龄段，与其他地区52个人群相比，Tsimane人血压随年龄的增长而增加的斜率（增加率）是最小的。这一研究结果提示血压的任何升高都可被认为是病理性的，同时也进一步肯定了"与年龄相关的血压升高"是一个复杂且受多个因素影响的过程的观点。

二、性别和血压

美国第三次全国健康和营养调查的结果显示：在45岁以下的成年人中，男性的收缩压（SBP）和脉压（PP）高于女性。45岁以后，女性的SBP和PP更高。在所有年龄段的成年女性中，舒张压均较低。在44岁以后的女性中，单纯收缩期高血压（ISH）的患病率较高。Framingham心脏研究同样显示老年妇女的ISH患病率高于老年男性。这些与年龄有关的血压变化，可能部分解释了老年女性与老年男性相比心血管疾病死亡率更高的原因。

有队列研究结果显示，围绝经期和绝经后的妇女在5年内收缩压升高了约4mmHg。对于女性的舒张压或男性的收缩压和舒张压均未观察到这种趋势，提示更年期可能会增加与年龄有关的收缩压，因为局限于收缩压，所以绝经的这种特定作用可能是通过降低动脉顺应性来介导的。

2018年，日本的一项队列研究显示：家庭日常收缩压随年龄的增长呈线性增加，男性高于女性，但差距随年龄的增长而减小，70岁以后女性高于男性。而家庭日常舒张压呈与年龄相关的倒"U"形趋势且男性高于女性，男性舒张压的高峰出现在55～59岁，而女性出现在65～69岁。

2007年，Guzik等首先报道了T细胞在高血压发展中的核心作用。使用缺乏成熟的B细胞和T细胞的Rag-1$^{-/-}$小鼠模型。雄性Rag-1$^{-/-}$小鼠对慢性血管紧张素（Ang）Ⅱ输注的高血压反应迟钝。此外，Pan T细胞（$CD2^{+}$、$CD3^{+}$）的过继性转移恢复了Ang的高血压作用。过继转移研究侧重于$CD3^{+}$，$CD4^{+}$和$CD8^{+}$T细胞促高血压作用，但是，越来越多的证据支持调节性T细胞（T regulatory cells，Tregs）的降压作用，并且有研究表明雌性高血压大鼠的Treg高于雄性。有研究显示雄性自发高血压大鼠（SHR）的促炎性Th17^{+}细胞数量更多，而雌性SHR具有更多的抗炎Treg。

RAS中存在公认的性别差异，其中男性对激活经典RAS（AngⅡ，AT1，ACE）有更高的表达和生理反应。而女性则对非经典RAS［Ang（1～7），AT2，mas受体，ACE2］的激活具有更高的表达和生理反应。最近的一些研究主要研究AT2受体在控制BP和肾功能中的作用。越来越多的证据支持AT2受体为女性提供心血管保护。

总之血压的性别差异可能与免疫系统具有关联性。与表现出更多促炎性免疫特征的男性相比，高血压期间女性更大的抗炎性免疫特征可以作为一种补偿机制来限制BP的升高。然而，免疫细胞变化的潜在机制尚未被完全了解。一种可能的介质是AT2受体，以前已证明它在女性中具有更大的活性，并且最近的研究表明AT2受体可促进抗炎免疫。

（曾哲淳）

第三节 超重肥胖和高血压

一、超重和肥胖的定义

所谓超重和肥胖就是脂肪组织过度蓄积的状态。肥胖症是一种由多因素引起的慢性代谢性疾病，1948年WHO将它列入疾病分类名单，其特点是体脂占体重的百分比（体脂%）异常高，并在某些局部部位过多沉积脂肪。由于目前还没有准确、简便而实用的身体脂肪量测定法，一般是采用人体测量指数来判定超重和肥胖，主要包括以下方法。

（一）体重指数

体重指数（body mass index，BMI）又称体质指数，它是根据身高和体重求得的指标，具体计算方法是以体重（kg）除以身高（m）的平方，即BMI＝［体重（kg）］/［身高（m）］^{2}］。这是一种和年龄、性别都无关的评价指标。在判断肥胖程度时，使用这个指标的目的在于消除不同身高对体重指数的影响，以便于人群或个体间比较。根据WHO判定肥胖的亚太标准将BMI分成5个级别：BMI正常范围为18.5～22.9，＜18.5为体重过低，≥23为超重，23.0～24.9为肥胖前期，25.0～29.9为Ⅰ度肥胖，≥30为Ⅱ度肥胖。中国卫生部2010年将中国肥胖问题工作组织（WGOC）所推荐的标准确定为国家标准，建议BMI≥24为超重、BMI≥28为肥胖。WGOC标准要高于世界卫生组织推荐的亚太标准。

（二）腰围

腰围（waist circumference，WC）是指腰部周径的长度，目前公认腰围是衡量脂肪在腹部蓄积（即中心性肥胖）程度的最简单、实用的指标。脂肪在身体内的分布，尤其是腹部脂肪堆积的程度，与肥胖相关性疾病有更强的关联。在BMI并不太高者，腹部脂肪增加（腰围大于界值）也是独立的心血管风险预测因素。根据WHO标准，对于欧美白人族群而言，男性腰围＞94cm，女性腰围＞80cm则属于中心型肥胖。WGOC建议，中国成人男性腰围≥85cm，女性腰围≥80cm属于中心型肥胖。

二、中国人群的体重指数和超重肥胖率

随着经济发展和生活方式的变化，中国居民的超重和肥胖率明显增加，而且这些年来呈上升趋势。根据1992年中国全国营养调查材料，20～60岁成年人BMI≥25者占该人群的14.4%（城市24.6%，农村10.4%）；BMI≥30者占1.5%（城市2.9%，农村1.0%）。中国九个省市人群进行的中国健康与营养调查（CHNS）对人群的营养健康状态长期监测，多次横断面调查（每次超过5000人）结果显示，2011年20岁及以上人群年龄标化超重＋肥胖率（BMI≥24）达到42.3%，中心性肥胖（男性腰围≥90cm，女性腰围≥80cm）达44.0%。中国居民营养与慢性病状况调查结果表明，以最通用的WGOC的BMI标准来看，2012年中国18岁及以上居民的超重率为30.1%，肥胖率为11.9%，与2002年相比分别上升了7.3%和4.8%。2002年和2012年中国居民营养与慢性病状况调查结果还表明，成人中心性肥胖患病率呈增加趋势，评价中心性肥胖的指标——腰围水平也呈明显上升趋势，农村居民增加幅度大于城市居民，城乡差异减小。儿童和青少年的超重、肥胖率也呈逐年上升趋势。2002年中国7～17岁儿童青少年超重/肥胖城乡发生率分别为12.9%和4.6%，2012年儿童青少年超重/肥胖城乡发生率分别为18.4%和13.3%。

三、超重肥胖和高血压的关系

（一）超重肥胖与高血压的患病率

肥胖患病率的增加往往伴有高血压发生率的增高。中国24万成人横断面调查资料汇总分析显示，超重（BMI≥24）者发生高血压的风险是正常体重者的3～4倍，≥2项以上危险因素聚集风险增加2～3倍。前瞻性研究也显示肥胖和超重是高血压发生的独立危险因素。两项研究对13 739名研究对象进行了平均8.1年的随访，随访期间确诊新发高血压4271人，低体重组、正常体重组、超重组和肥胖组的年龄标化高血压累积发生率分别为21.6%、30.6%、42.4%和50.8%，随着BMI的升高而升高。中国慢病前瞻性研究（CKB）于2004—2008年对中国50余万30～79岁的人群进行了基线调查，对基线无心血管疾病的研究对象随访9年的资料进行了分析，结果显示BMI每升高5相当于收缩压升高8.3mmHg，从而使缺血性脑卒中的发病率和发病风险显著上升。肥胖患病率的增加往往伴随多种代谢紊乱。肥胖与2型糖尿病的发生有着密切的相关性。一项前瞻性研究对15 680名35～74岁参与者进行了平均8年的随访，结果显示腰围每增加1cm时，男性与女性多因素调整的糖尿病发病的*HR*（95%*CI*）均为1.06（1.05～1.07），在男性和女性中腹型肥胖分别解释28.1%（归因危险度，PAR）和41.2%的新发糖尿病。

肥胖与超重也显著增加了儿童高血压患病风险，2012年中国6城市儿童血压调查显示，肥胖、超重和正常体重组的高血压患病率分别为29.1%、17.4%和7.8%，腹型与非腹型肥胖儿童的高血压患病率分别为27.9%和8.4%。儿童青少年时期肥胖也与成年后糖尿病密切相关。一项在北京进行的研究于1987年对1225名中小学生进行了基线调查，2010—2012年进行了随访复查，结果显示基线肥胖组在成年后糖尿病患病率显著高于非肥胖组，儿童青少年期和成年期均肥胖者，糖尿病患病风险增加3.5倍。肥胖同样增加高脂血症的患病风险。中国一项大规模心血管疾病危险因素调查结果显示，25岁时的超重和肥胖及随后的体重增加均与中年时期高甘油三酯（TG）血症呈正相关。

（二）高血压合并超重肥胖的防治策略

生活方式干预应该连续贯穿高血压合并超重肥胖患者的治疗全过程。生活方式方面的荟萃分析显示体重下降与血压变化呈相关性。随访2～3年发现，体重减轻1kg收缩压可降低1mmHg，随着时间延长，体重可减轻10kg，收缩压则可降低6mmHg。

国外近年来开展了针对高血压合并肥胖患者的运动干预研究，一项持续12周的随机对照试验结果显示，与对照组比较，有氧运动训练［SBP/DBP（−4.8±1.69）%/（−6.02±1.06）%］或力量循环训练［(−3.09±0.69）%/（−2.98±1.07）%］均能够显著降低患者的血压水平，有氧运动训练对血压的控制更有效；除此之外，运动组患者的腰围和BMI也有显著下降，其中力量循环训练组的腰围和BMI的下降更为显著。另一项关于不同有氧运动项目联合营养干预对高血压肥胖患者的效果（effects of different aerobic exercise program with nutritional interventions in hypertensive and overweight people，EXERDIET-HTA）比较了不同运动强度的降压效果，结果显示与中等强度训练比较，间歇高强度运动能进一步改善血压水平、降低体重指数，且有一定的安全性。

在饮食方面，建议高血压合并肥胖患者摄入更多的新鲜水果、蔬菜。研究显示，DASH饮食不仅能减轻体重，还能降低血压，尤其对于高血压患者，可分别降低SBP 11.4mmHg，DBP 5.5mmHg。

（王锦纹　曾哲淳）

第四节
体力活动和高血压

一、体力活动的概念

根据WHO的定义，体力活动指由骨骼肌产生的任何需要能量消耗的身体运动。

“体力活动”不应与“锻炼”混为一谈。锻炼的目的是促进或维持一项或多项身体功能，而体力活动则包括锻炼及其他涉及身体运动的活动，这些活动是在玩耍、工作、运输、家务和娱乐活动过程中产生的。

体力活动中的能量消耗可以用千卡（kcal）或千焦（kJ）为单位加以衡量（1kcal≈4.184kJ）。一项体力活动可以用种类、持续时间（每次从事体力活动的持续的时间）、活动强度（单位时间内个体消耗的能量，即“消耗率”）、活动频率（每周从事体力活动的次数）来描述。

二、体力活动的强度

代谢当量（metabolic equivalent of task，MET）可以用于计算一个人从事某一类活动时的代谢水平。MET可以被理解为特定活动状态相对于静息代谢（安静的坐着休息，resting metabolic）状态的能耗水平的比值。

静息状态下的代谢水平一般定义为3.5ml O_2/(kg · min)（每千克体重每分钟消耗3.5ml氧气），即1 MET，也可以简单地将1 MET定义为1.05kcal/(kg · min)（每千克体重每分钟消耗1kcal或4.4kJ）。

不同活动的MET值不同，如睡觉时为0.9，意味着睡觉时身体的能耗水平是静息状态下的0.9倍。又如“以4.8km/h的速度行走”这一活动的MET值是3，意味着这个活动的身体能耗水平是静息状态下的3倍。

氧气消耗量随年龄、性别、种族和其他因素而变化。由于每个人的身体状况不同，计算结果一般仅用于参考，并非精确的数据。

体力活动可根据其强度不同分为轻度、中度和剧烈（高）强度活动。

轻度活动的定义是分类为＜3 METS的活动。例如，缓慢行走、写作、整理床铺、进餐、准备食物和洗碗等。

中等强度的活动定义为介于3～6 METS之间的活动。这些活动比轻活动需要更多的氧气消耗。包括：快步走、骑车等。

剧烈运动定义为≥6 METS的活动。剧烈的活动需要消耗最大量的氧气才能完成活动。剧烈运动的例子包括：慢跑、跳绳、游泳、较高强度的身体训练等。

另一种度量各种体力活动能量消耗量的单位是“千步当量”，即以千步当量作为尺子，如以4km/h至中速步行10分钟的活动量为1个千步当量，其活动量等于洗盘子或熨衣服15分钟或慢跑3分钟。1个千步当量体力活动约消耗能量22kJ/kg (0.525kcal/kg)。

上述指标可理解为绝对运动强度（物理强度），反映体力活动的绝对物理负荷量，而相对强度（生理强度）更多考虑了个体生理条件对某种体力活动的反应和耐受力。有氧运动时，生理强度常表达为个人最大耗氧量或最大心率的百分比，其中最大心率＝220−年龄。

三、体力活动与血压的关系

有学者对2006—2018年有关体力活动与成年人血压关系的研究进行总结。

(1) 体力活动强度越高，将来发生高血压的风险越低。在一项针对330 222名血压正常成人的2～20年随访研究中显示，当个体的运动量为10（MET · h）/周，高血压的风险降低了6% (*RR*＝0.94；95%*CI*，0.92～0.96)。对于那些60 (MET · h）/周的人，患高血压的风险降低了33% (*RR*＝0.67；95%*CI*，0.58～0.78)，即便在分析中调整BMI水平，这一剂量反应关系仍然存在。

(2) 体力活动可以降低血压水平。无论在正常血压、高血压前期或高血压患者中，体力活动均可降低血压水平，收缩压的平均降低幅度为5～17mmHg，舒张压的平均降低幅度为2～10mmHg。

(3) 体力活动降低血压的程度，因个体的静息血压水平的不同而不同。其中体力活动对于高血压患者的降压程度最大（5～8mmHg，静息血压的4%～6%），高血压前期患者的降压程度次之（2～4mmHg，静息血压的2%～4%），而正常血压者降压程度最小（静息血压的1%～2%）。

(4) 体力活动可以减少高血压患者的心血管疾病死亡风险。有队列研究的多因素分析显示：在男性中，几乎不运动、每周至少4小时中等强度体力活动［≈12（MET·h）/周］、每周至少3小时高强度体力活动（≈18 MET·h/周）者CVD死亡风险比分别为1.00、0.84（95%*CI*，0.77～0.92）和0.73（95%*CI*，0.62～0.86），而女性死亡风险比分别为1.00、0.78（95%*CI*，0.70～0.87）和0.76（95%*CI*，0.60～0.97）。

另一项针对130 843人的大规模跨国队列研究的结果显示：无论体力活动是在休闲时进行，或是在工作、家务、交通中进行，体力活动强度越高心血管疾病死亡风险越低。这一现象无论在发达国家或中低收入国家均存在。与低体力活动组［＜600（MET·min）/周或＜150min/周］相比，中等强度［600～3000（MET·min）/周或150～750min/周］，以及高强度体力活动组［＞3000（MET·min）/周或＞750min/周］心血管疾病的死亡风险分别降低20%和35%，风险比分别为0.8（95% *CI* 0.74～0.87）和0.65（95% *CI* 0.60～0.71）。

(5) 不同种类体力活动在降压方面的作用尚未发现显著差异。众多研究显示有氧运动、动态阻力练习、太极、健身气功、瑜伽等体力活动均有降低血压的作用，但因这些研究在设计、执行、样本人群等方面的差异，现有证据不足以说明这些不同种类的体力活动在降压方面有什么显著差异。

(6) 体力活动的频率、强度、时间、持续时间与血压的具体关系尚不明确。现有的相关研究对于体力活动的频率、强度、时间、持续时间的描述并不清晰，也没有具体描述体力活动是如何测量的，多数是患者自报。因此，现有研究证据不足以详细分析体力活动的频率、强度、时间、持续时间及与不同血压状况患者之间具体关系。

(7) 体力活动对不同性别、年龄、种族、社会经济状况、体重状况人群的具体降压效果的差异尚不明确。由于设计的原因，在现有的研究证据中，有些并未考虑上述因素，有些虽涉及部分因素，但不同研究之间的结论存在较大的变异性。

四、健康体力活动的原则

(一)《中国成年人身体活动指南》中的建议

1. 健康运动原则 根据《中国成年人身体活动指南》的建议，身体活动强度应达到中等及以上，频度应达到每周3～5天。

2. 对原发性高血压患者的体力活动指导

(1) 有氧耐力运动、中低负荷大肌群运动、太极、瑜伽等。

(2) 体力活动推荐量与普通人相同（没有排除运动禁忌）。

(3) 中等强度，50%～70%最大心率。

(4) 针对高血压靶器官损害和用药变化调整运动处方。

(5) 防止心脑血管意外发生。

(6) 病情较重者，血压上限收缩压220mmHg，舒张压105mmHg，接近或超过上限应停止运动。

(7) 抗阻力训练时，采用合理的呼吸模式。

(8) 运动同时必须注意饮食，限盐、限酒等。

3. 伤害的预防 中等强度的运动心率一般应达到150－年龄（次/分），除体质较好者外，运动心率一般不宜超过170－年龄（次/分），如40岁者运动心率应控制在110～130次/分之间。

(二)《美国体力活动指南第二版》中的建议

1. 针对18～64岁成年人群 尽量避免处于久坐状态。

(1) 每周至少150分钟(2小时30分钟)中等强度或每周至少75～150分钟(1小时15分钟至2小时30分钟)高强度的有氧运动，或二者组合，整个星期最好都进行有氧运动。

(2) 如想获得更大的健康效益，每周应进行超过300分钟(5 h)中等强度运动量的体力活动。

(3) 每周至少2天进行包括所有主要肌群的肌肉练习。

2. 65岁以上人群

(1) 上述原则也适用于老年人群，但应根据自身健康状况调整运动强度。

(2) 如因疾病无法完成每周150分钟中等强度有氧运动时，应根据自身情况有选择地完成适量的身体活动。

(3) 应进行包含多种组分的体力活动，如包括有氧运动、平衡练习和肌肉练习。

3. 患有慢性疾病或失能人群

(1) 对于有能力者，上述建议同样适用。

(2) 如因慢病或失能无法完成上述建议的运动量，应根据自身状况有规律性地开展力所能及的体力活动。

(3) 可咨询相关专业医生以获得体力活动的专业建议。

(三) 世界卫生组织(WHO)关于体力活动的建议

针对18～64岁的成年人。

(1) 每周至少150分钟(2小时30分钟)中等强度或每周至少75分钟(1小时15分钟)高强度的有氧运动，或二者组合。每次有氧运动应至少持续10分钟。

(2) 为获得额外的健康获益，成年人应将运动量增加到每周300分钟(5 h)中等强度有氧运动，或每周150分钟(2小时30分钟)高强度有氧运动，或这两者的组合。

(3) 每周至少2天进行包括所有主要肌群的肌肉练习。

(4) 上述建议适用于18～64岁无特殊医疗状况的成年人，不分性别、种族和收入水平。这些建议同样适用于这个年龄段无运动障碍的慢性病患者(如高血压、糖尿病)。

(5) 有多种方法来累计每周150分钟的运动量。可以通过累计多次短时间体力活动来达到每周150分钟的目标(每次短时间体力活动至少要进行10分钟)，并将这些短时间活动在一周内进行分配。例如每次30分钟的中等强度运动，每周5次，共计150分钟。

(6) 对于不活动或受疾病限制者，即使只是从“不活动”变为“有些活动”都将有健康获益。

(7) 运动量不达标的成年人，应尽量通过增加持续时间、频率等方式使运动量达标。

(四)《中国高血压防治指南(2018年修订版)》中的建议

建议非高血压人群(为降低高血压发生风险)或高血压患者(为了降低血压)，除日常生活的活动外，每周4～7天，每天累计30～60分钟的中等强度运动(如步行、慢跑、骑自行车、游泳等)。运动形式可采取有氧、阻抗和伸展等。以有氧运动为主，无氧运动作为补充。运动强度须因人而异，常用运动时最大心率来评估运动强度，中等强度运动为能达到最大心率[最大心率(次/分)=220-年龄]的60%～70%的运动。高危患者运动前需进行评估。

(五)《2017年美国高血压防治指南》中的建议

建议成年高血压患者使用结构化的体能锻炼计划增加体力活动。被证明最有效的防治高血压的体力活动练习如下。

(1) 有氧运动，90～150分钟/周，65%～75%最大心率储备。

(2) 动态阻力训练，90～150分钟/周，6次练习，每次练习3组，每组10次重复动作，

50%～80%最大心率储备。

(3) 等长抗阻训练，4×2分钟（如握力器），中间休息1分钟。30%～40%最大收缩力，每周3次，持续8～10周。

（六）《2018年欧洲高血压防治指南》中的建议

(1) 高血压患者建议每次至少参加30分钟的中等强度有氧训练（步行，慢跑），每周5～7天。

(2) 也可以每周2～3天进行抵抗运动。

(3) 为了使健康获益更多，应逐渐增加中等强度有氧运动至每周300分钟或每周150分钟的高强度有氧运动或其等效组合。

(4) 等长抗阻训练对心血管疾病的作用还不太明确。

(5) 建议成年高血压患者使用结构化的体能锻炼计划增加体力活动。

（七）《2020年国际高血压学会全球高血压实践指南》中的建议

(1) 定期有氧运动和阻力运动可能有助于预防和治疗高血压。

(2) 中等强度有氧运动（慢跑、骑自行车、瑜伽或游泳），每周5～7天。

(3) 高强度间歇训练（high intensity interval training，HIIT）每天30分钟。

(4) 力量训练也有助于降低血压。建议每周2～3天进行阻力/力量练习。

（曾哲淳）

第五节 饮酒和高血压

酒精摄入是全球疾病负担的前五位因素之一，特别是在发达国家，其可以导致一系列包括高血压在内的心血管疾病的发生。尽管不同性别人群的研究结果存在差异，但大量的横断面和前瞻性研究表明酒精摄入量与高血压存在相关性。需强调饮酒是高血压的发病危险因素之一，以及减少饮酒在高血压一级预防和非药物治疗中的重要作用。

一、酒精和高血压的关系

（一）横断面研究

早在1915年，已有研究报道了饮酒与高血压之间的关系。20世纪60年代后，大量的观察性研究表明饮酒和血压水平呈显著正相关。多因素分析表明，此种相关独立于各种混杂因素，如年龄、体重、体育运动及吸烟等。有些研究表明高血压的发生与每天饮酒3个标准杯及以上有相关性，但也有研究显示每天饮酒2～3个标准杯血压值即已升高。同时，也有一些研究显示酒精摄入量和血压不是线性关系，而呈现“U”形或“J”形的关系，即不饮酒者的血压水平反而高于每天饮1～2杯酒者，这种现象在女性中较为明显（图1-4-1）。多数研究支持不饮酒者和每天饮酒不超过两杯的人之间的平均血压水平没有差别，但也有研究显示即使少量酒精摄入的人群与不饮酒人群相比，血压水平也有所升高。

饮酒和血压的显著正相关在不同种族、东西方国家人群的研究中均有报道，且不论什么种类的酒都有相似地作用。电解质排泄和血压关系的国际合作研究（international study of electrolyte excretion and blood pressure，INTERSALT）研究表明，每周饮酒达到或超过300ml（约相当于每天饮酒精量≥34g），比不饮酒者收缩压增高3.5mmHg，舒张压增高2.1mmHg，均达到统计学非常显著水平。2011—2014年美国健康和营养调查数据显示，在控制饮食和体力活动后，过去一年酗酒12次及以下和12次以上的男性酗酒者收缩压分别为121.8mmHg和119.0mmHg，而不酗酒者收缩压为117.5mmHg；然而在女性中，酗酒对收缩压则没有影响。不同的饮酒模式对高血压患病风险有一定影响，与每周饮酒少于1次的饮酒者相比，每日饮酒者通常具有更高的高血压发病风险。此外，饮酒时是否摄入其他食物与高血压发病间的相关性，相比酒精摄入量是独立的，饮酒时不摄入其他

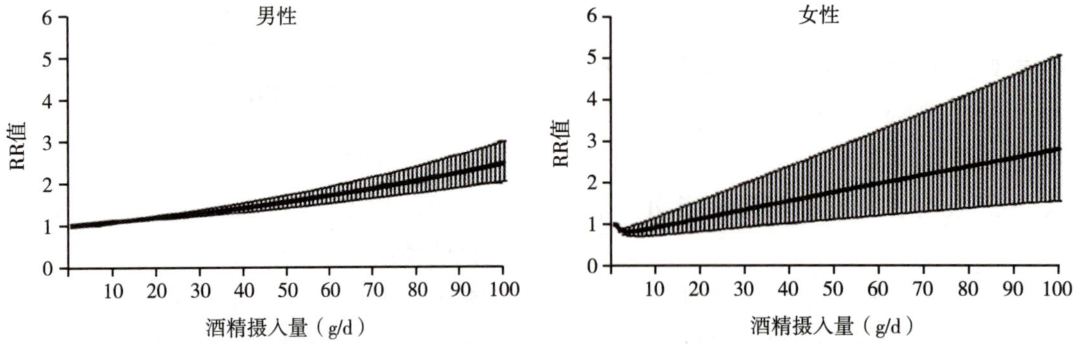

图1-4-1 酒精摄入量和高血压的关系

食物的饮酒者，和饮酒时摄入其他食物的饮酒者相比，通常有更高的高血压风险，但研究未发现不同的酒类（如啤酒、红酒和白酒），与高血压发病具有相关性。

中国人群的饮酒率没有标准的计算方法，但通常根据WHO现在饮酒的定义，将过去12个月内有饮用任何酒类行为的人定义为现在饮酒者，据2010—2012年中国居民营养与健康状况监测结果显示，中国20～79岁男性饮酒率为57.8%，中国18岁及以上女性人群饮酒率城乡分别为13.9%和13.3%，男性饮酒人群日均酒精摄入量为32.7g，说明饮酒在中国人群中是一个普遍存在的现象。37项以中国成年人群为研究对象的病例对照研究显示饮酒与高血压发病的合并相关危险度为1.15（1.074～1.24），16项以中国农村人群为研究对象的病例对照研究显示饮酒与高血压发病的合并比值比为1.20（1.14～1.27），这提示饮酒与高血压的发生有一定的正相关。1990年第三次全国高血压抽样调查90余万人的结果显示：饮酒量和高血压患病率及收缩压和舒张压水平在不同年龄组的男性及女性均呈正相关，但在女性35岁以上呈“J”形关系。饮白酒每月50～1500ml者血压水平低于不饮及每月饮白酒1500～3000ml者，每月饮1500ml白酒，平均每天50ml白酒，约折合酒精24g，即2标准杯，和西方人群的研究结果很相似。多数研究表明：每天饮酒达到及超过3标准杯收缩压比不饮酒者高3～4mmHg，舒张压比不饮酒者高1～2mmHg。每天饮酒5～6标准杯，收缩压比不饮酒者高5～6mmHg，舒张压高2～4mmHg。每天饮酒3～4标准杯比不饮酒者高血压患病率高约50%，每天饮酒6～7标准杯高血压患病率约高100%。部分小范围的中国人群调查结果也显示中度饮酒者的单纯收缩期高血压患病率降低了4%，而单纯舒张期高血压和混合型高血压的患病率则分别增加了1.5倍和1.15倍，酗酒者单纯收缩期高血压、单纯舒张期高血压和混合型高血压的患病率分别增加了1.38倍、2.41倍和2.25倍，酒精依赖是高血压的危险因素，随着酒精依赖程度的加重，调查人群中新检出高血压的比例增加，其相对危险度酒精低度依赖者为1.44，酒精轻度依赖者为1.35，酒精中度依赖者为1.83。因此不论在东西方人群，较高的酒精摄入，均会显著提高高血压的患病风险。

（二）前瞻性研究

前瞻性研究可以显示基线时的饮酒量对随访期间血压升高的影响，也可观察饮酒量的变化和血压变化的关系。12项来自美国、日本和韩国的队列研究结果显示，男性酒精摄入量为50g/d时高血压发病的相对危险度是1.57，而到100g/d时相对危险度则上升到2.47。尽管每天酒精摄入量5g及以下的女性有显著的保护作用，但当酒精摄入量达到50g/d时，女性高血压发病的相对危险度达到1.81，100g/d时更是达到了2.81，且研究显示男性人群中，亚洲人群饮酒导致的高血压风险高于其他地区人群。大量饮酒会增加高血压的风险，但轻至中度饮酒与偶发性高血压之间的关系仍然存在争议。16项前瞻性研究结果显示，与不饮酒者相比，男性人群酒精摄入量在10g/d及以下和11～20g/d时，高血压发病风险已有增加的趋势，在31～40g/d和50g/d及以上时显著升高，而女性人群酒精摄入量在10g/d及以下时具有保护作用，但高血压发病风险在重度饮酒女性人群则显著上升。尽管目前有研究支持女性人群酒精摄入与高血压的发病呈现"J"形曲线关系，但因个体BMI、患有糖尿病和高胆固醇血症因素，将抵消轻度至中度饮酒对高血压患病带来的有益影响，并加重重度饮酒带来的有害影响。

中美心血管疾病流行病学合作研究表明，在中国北京和广州男性人群中持续饮酒比不饮者高血压的发病危险增加40%（2%～90%），女性饮酒也增加高血压发病危险，但未达到统计学显著水平。中国10组人群前瞻性研究同样显示基线时饮酒量与高血压发病呈显著正相关，饮白酒每增加100g，高血压发病的相对危险增高19%～26%。1998年日本一项在中年男性中的研究结果表明：每天饮酒精量少于46g（2个日本单位）血压升高到临界以上的危险增加35%，超过46g，临界以上高血压的发病危险增加73%。可见无论在东方或西方人群，饮酒都是高血压的发病危险因素。综上，可以确定每天2标准杯以上的饮酒量不论对男性还是女性，都将增加高血压的发病风险，因此无论男性还是女性都应建议限制饮酒。

（三）干预性研究

早在20世纪80年代Puddy IB等报道过两项随机化的有对照的试验结果，表明饮酒和血压升高有因果的关系。试验中，不论是血压正常人群还是接受药物治疗的高血压患者，由正常浓度的啤酒换为低浓度啤酒摄入，均可使该组的血压均值显著降低，且收缩压比舒张压降低更显著；而由低浓度啤酒换为正常浓度啤酒，则会导致血压显著升高。根据血压正常者的试验结果计算每天饮酒精3标准杯以上者每周减少饮酒精量100ml（约相当于每天饮酒精量减少11g）收缩压可降低1.1mmHg。另一项在接受药物治疗的高血压患者中的试验结果显示，每周饮酒精减少100ml，卧位收缩压可降低0.8mmHg，舒张压可降低0.7mmHg，每天饮酒达6标准杯即能削弱降压药物的效果。2004年多中心大型酒精依赖治疗研究（COMBINE）的结果显示，基线时血压高于中位数的人在治疗的第一个月血压明显下降，该组人群在干预期间，收缩压平均下降12mmHg，舒张压平均下降8mmHg，且与年龄、性别、体重指数、高血压病史和降压药物的使用史无关，但血压较低的人群干预后血压变化不大。2015年一项关于女性酒精摄入与动态血压的剂量依赖性影响的3期随机交叉研究结果显示，与脱醇红葡萄酒相比，高酒精度的红葡萄酒可显著增加24 h收缩压和舒张压［分别为（2.0±0.6）/（1.2±0.4）mmHg］，与低酒精度的红葡萄酒相比，高酒精度的红葡萄酒也有类似的变化，24小时收缩压和舒张压增加分别为（1.6±0.6）/（1.4±0.4）mmHg，低酒精度的葡萄酒与脱醇红葡萄酒对血压的影响无显著差异，且酒精的摄入主要影响清醒时段的血压，而对睡眠时的血压影响不大。健康的绝经前妇女葡萄酒摄入量达到200～300ml/d（146～218g酒精/周）将导致24小时的收缩压和舒张压的升高，其血压增加的幅度与男性干预研究中报道的相似。中国PEACE研究2014—2017年的调查结果表明，饮酒人群的高血压控制率和认知率均低于其他人群，应重视饮酒人群的高血压规范化管理措施。因此临床医生对于高血压患者一定要了解其饮酒情况，并劝告其减少饮酒量。

二、酒精升高血压的机制和个体对酒精的敏感性

大量流行病学和临床研究已经表明重度酒精摄入和高血压间具有相关性，但酒精导致血压升高的机制尚不清晰。目前已发表的可能的机制包括：中枢神经系统失衡、压力感受器损害、交感神经活动增加、肾素-血管紧张素-醛固酮系统的刺激、皮质醇水平的升高、游离钙和钙摄取改变、特异性内源性血管收缩剂的失衡等。但一些研究同时也指出酒精与血压之间的联系可能受到饮酒与血压测量的

时间顺序的影响，某些研究可能需要禁食或禁水，而导致出现亚临床的酒精戒断反应，部分关于游离钙和钙摄取改变的研究结果不一致，因此酒精使血压升高的机制研究尚无法得出结论，需要进一步的研究才能证实。

酒精代谢的遗传变异可能对饮酒习惯和饮酒对健康影响的易感性都有影响。研究发现在高加索人群中，饮酒与血压水平的升高显著相关，且*ALDH1b1* ala69val多态性与舒张压相关。心脏与老龄基因组流行病学协作体队列研究（cohorts for heart and aging research in genomic epidemiology consortium，CHARGE）发现了13个与收缩压相关的位点，20个与舒张压相关的位点和10个与高血压相关的位点，收缩压和舒张压的前10个位点被纳入风险评分，结果发现平均血压和高血压患病率随着携带的危险等位基因数量的增加而增加，荟萃分析显示*ATP2B1*、*CYP17A1*、*PLEKHA7*、*SH2B3*这4个位点与收缩压显著相关，*ATP2B1*、*CACNB2*、*CSK-ULK3*、*SH2B3*、*TBX3-TBX5*、*ULK4*这6个位点与舒张压显著相关，*ATP2B1*位点与高血压显著相关。基于以上研究，识别与血压相关的基因可以增加对血压调节的理解，并显示了预防或治疗高血压的潜在药物靶点。

预防和治疗酒精性高血压主要有以下几个途径：降低酒精摄入、身体锻炼或运动训练等。研究表明，在高血压患者和正常血压者中，减少酒精摄入量对降低血压都是有效的，并且可能有助于预防高血压的发展。大量饮酒人群的饮酒量减少到适度饮酒可以使收缩压降低2～4mmHg，舒张压降低1～2mmHg。身体活动或运动是非药物预防和治疗酒精性高血压的方法。体力活动不足和超重会引发高血压，而有规律的体力活动已被证明可以降低血压和体重。目前关于特定药物治疗酒精性高血压的疗效，尚无确切的临床数据可用。

三、饮酒对高血压和心血管疾病的影响

近年来由于不少流行病学前瞻性研究表明少量饮酒者冠心病和缺血性脑卒中的发病率较不饮酒者为低，这方面的呼声似乎掩盖了饮酒对高血压的不良影响。因此有必要将几方面的研究证据综合起来加以探讨。

一项对1950—2009年的84项流行病学研究的荟萃分析结果显示，饮酒者相对于不饮酒者的心血管疾病死亡的相对危险度为0.75，偶发冠心病的相对危险度为0.71，冠心病死亡的相对危险度为0.75，偶发卒中的相对危险度为0.98，卒中死亡的相对危险度为1.06。剂量－反应分析显示，每天饮用1～2标准杯时，冠心病死亡的风险最低，每天饮用1标准杯及以下时，卒中死亡的风险最低。对全因死亡率的二级分析显示，与不饮酒者相比，饮酒者的风险较低，相对危险度为0.87。

1987—2000年的美国健康访谈调查结果显示，轻度和中度饮酒量与心血管死亡率呈负相关，与不饮酒者相比，不经常饮酒者的相对危险度为0.95，曾经饮酒者为1.02，轻度饮酒者为0.69，中度饮酒者0.62，重度饮酒者0.95。饮酒模式与风险之间未发现简单相关关系，但与每天饮酒2标准杯的人群相比，饮用3标准杯及以上的人群患病风险较高。另一项来自8个欧洲国家的欧洲癌症和营养队列前瞻性调查中关于心血管疾病的决定因素的研究结果显示，酒精摄入量与非致命性冠心病呈负相关，酒精摄入量每增加12g/d的相对危险度为0.94；与致命性冠心病的发病风险存在“J”形关联，当酒精摄入量在5.0～14.9g/d、5.0～29.9g/d和30.0～59.9g/d时，与0.1～4.9g/d的酒精摄入量相比，相对危险度分别为0.83和0.65和0.82；而酒精摄入量每增加2g/d，非致命和致命卒中（包括缺血性和出血性卒中）风险的相对危险度则分别为1.04和1.05。在所研究的8个国家中，心血管疾病结局与平均饮酒量的关联大致相似。

1997年中国对18 244名45～64岁男性的前瞻性研究结果表明，每周饮酒1～14标准杯，总死亡率降低19%（调整年龄、教育水平、吸烟等混杂因素后*RR*＝0.81，95%*CI*：0.70～0.94），冠心病

死亡率降低36%（RR＝0.64，95%CI：0.41～0.99），不论饮酒种类，均有相同作用，但对脑卒中死亡无影响，每周饮酒29个标准杯及以上则脑卒中的死亡危险显著增高（RR＝1.65）。此项研究说明在中国人群中少量饮酒（每天不超过2个标准杯）可以降低总死亡及冠心病死亡危险，而超过每天4个标准杯则增加脑卒中死亡。2013年中国一项基于国家疾病监测系统的具有全国代表性的调查发现，高血压、吸烟和饮酒是中国卒中最普遍的危险因素。一项横断面调查显示大量饮酒人群与不饮酒人群相比，患冠心病和高血压的风险分别增加了约1.3倍和1.7倍，而中度饮酒与冠心病、高血压或缺血性卒中之间没有显著关联。CKB队列研究发现，在男性中，频繁饮酒和过量饮酒的人群主动脉弓钙化风险显著增加，OR值分别为1.36和1.49，且观察到主动脉弓钙化的严重程度与饮酒量之间存在显著的剂量-反应关系，经常饮酒（＞5次/周）或过度饮酒的人主动脉弓钙化更严重（趋势分别为0.03和0.02），但在女性中，由于过度饮酒者很少，故未发现饮酒与主动脉弓钙化具有明显的相关性。

此外，最新研究显示，饮酒与心血管疾病的发生与遗传变异有一定关联。对56项流行病学研究的孟德尔随机荟萃分析结果显示，*ADH1B* rs1229984 A等位基因携带者每周饮酒量减少17.2%，且酗酒率较低，并且比非携带者有更高的不饮酒率。rs1229984 A等位基因携带者收缩压、白介素-6、腰围和体重指数均较低，患冠心病的风险也较低。*ADH1B* rs1229984 A等位基因变异的保护作用在不同酒类中相同，虽然没有发现rs1229984与某些卒中亚型相关，但A等位基因携带者患缺血性卒中的概率较低。因此，与没有遗传变异的个体相比，具有与不饮酒和低酒精摄入相关的遗传变异的个体，通常心血管环境更好，且有更低的冠心病患病风险。

综上，每天饮酒量超过2标准杯（约合酒精24g）会导致高血压、冠心病或脑卒中等心脑血管疾病的发病风险增加，即使对轻度到中度饮酒者来说，减少饮酒量，对心血管健康也是有益的。

也许饮酒对某些心血管疾病有一定的保护作用，但由于饮酒与恶性肿瘤、伤害、传染病发病风险间具有极强的相关性，会导致多种原因造成的健康损害，且饮酒是目前全球疾病负担的首要危险因素，所以当综合考虑饮酒对人群健康状态的影响时，不饮酒是最安全的饮酒水平。

（赵文华　何宇纳）

第六节 膳食因素和高血压

影响高血压的发病原因除了年龄、遗传因素外，不良生活行为因素的影响也不容小觑，其中膳食营养因素是最重要的行为因素之一。膳食本身是多种食物或营养素的混合体，它们都是为人体健康所必需的，其中一些成分过多时可促使血压升高，而另有一些成分又有防止血压升高的作用。血压的升高常与心血管疾病的其他危险因素同时存在。因此在探讨膳食因素与血压的关系时，尤其是在设计防治血压升高的膳食时，需综合考虑。

一、膳食因素和超重

超重肥胖是使血压增高的重要危险因素，而控制体重是防治高血压的非药物手段之一，因此在探讨膳食因素和血压的关系时，我们将首先阐述膳食和体重超重的关系。近年来，几乎所有国家人群的平均体重指数均呈上升趋势，2010—2013年中国居民营养与健康状况监测数据显示，中国成人的超重肥胖率已高达42%。超重肥胖的起因固然有其遗传背景及社会经济因素，但膳食能量失衡，即膳食摄入总能量超过消耗的热量是最重要的因素，但除了膳食总热量外，哪些营养成分对体重有影响仍是在研究的问题。

造成超重肥胖的主要原因是过高的膳食能量，还是过高的脂肪摄入，一直是存在争议的问题。脂肪是高能量密度的营养素，脂肪摄入增加的同时也会导致能量摄入的增加，脂肪供能比每上升1%，每天将会多摄入约20kcal的能量。由于机械化程度的提高，处于静态生活的时间增加，体力活动水平随之降低。虽然中国居民每日能量摄入量呈下降趋势，但仍存在能量摄入高于能量消耗，即能量过剩的问题，故与能量过剩相关的超重肥胖率呈现大幅上升趋势。因此认为是能量过剩而不是脂肪摄入过高本身导致超重肥胖患病率上升。Donnelly JE等的研究报道在校正了总能量摄入量后，体重的增加与脂肪摄入（25%～40%）不再有显著的相关性。2009年Bradley等在一项限制能量摄入降低体重的随机对照研究中，给予超重肥胖者能量相同的低脂肪膳食（供能比碳水化合物为60%、脂肪20%）和低碳水化合物膳食（供能比碳水化合物20%、脂肪为60%），8周后，两组体重降低程度相似，即只要控制总能量摄入，脂肪供能比的水平对超重肥胖无影响。Pereira-Lancha LO等学者则认为机体有良好碳水化合物和蛋白质平衡的调节机制，当碳水化合物和蛋白质摄入超过需要量时，机体会通过加强氧化作用严格控制碳水化合物和蛋白质的平衡，摄入的高碳水化合物和高蛋白很少会转化为脂肪堆积在体内；但如果脂肪摄入出现正平衡，机体脂肪氧化并不会加强，过多的脂肪会存储在体内导致肥胖，即机体的能量平衡实际上是"脂肪平衡"，高脂肪膳食摄入才与肥胖密切相关。迄今，多数学者认为引起超重肥胖的最重要的因素仍是膳食能量的收支不平衡。脂肪是膳食热量的重要来源，因此要限制总热量，必然要同时限制脂肪摄入量，如仅是减少了脂肪而又以碳水化合物补偿，则仍达不到减重的效果。合理的减重膳食应是减少脂肪而不增加碳水化合物，以达到降低总能量。减少脂肪首先应降低膳食中的动物脂肪，它是饱和脂肪酸和膳食胆固醇的重要来源，既提供热量，又可使血清胆固醇增高，因此减肥的膳食应是低动物脂肪、低热量的膳食。对于那些膳食中脂肪并不高，其过多热量的来源主要是碳水化合物的超重肥胖者，这种情况应适当减少主食量。

二、膳食营养素和血压的关系

（一）膳食蛋白质的量和类型与血压的关系

自1981年日本学者对比农民与渔民的膳食，发现鱼类蛋白质摄入量高的渔民平均血压水平低于鱼类蛋白质摄入量低的农民，其后又发现这种关系在个体间也存在。电解质排泄和血压关系的国际合作研究（international study of electrolyte excretion and blood pressure，INTERSALT）、前瞻性多危险因素干预研究（multiple risk factor intervientiontrial，MRFIT）等研究结果均显示蛋白质摄入量与血压水平呈负相关。然而，2006年4个国家纳入4680人的横断面宏观/微量营养素与血压的国际研究（international study on macro/micronutrients and blood pressure，INTERMAP）研究及年轻人冠状动脉疾病风险发展研究（coronary artery risk development in young adults，CARDIA）前瞻性研究结果未证实蛋白质摄入与血压呈负相关，仅证明植物蛋白质摄入量与血压呈负相关。迄今，虽然多数研究表明蛋白质摄入量与血压呈负相关，但许多问题仍尚待解决，如高蛋白饮食可能会通过多种方式对肾脏造成损害，尤其是肾脏疾病人群；蛋白质对血压的影响和其他营养成分如钠、钾、钙、膳食纤维等对血压作用的交互影响，等等。

（二）膳食脂肪、脂肪酸与血压的关系

目前关于膳食脂肪的摄入量与血压关系的研究尚无定论，相关研究多集中在不同脂肪酸对血压的影响，不同研究结果的差异可能与不同类型脂肪酸有关，研究最多的是鱼油及其富含的n-3多不饱和脂肪酸。

1．多不饱和脂肪酸/饱和脂肪酸比例与血压的关系　美国MRFIT研究结果显示胆固醇、饱和脂肪酸与血压呈正相关，不饱和脂肪酸/饱和脂肪酸的比例与血压呈负相关。调整膳食中脂肪酸的比例、趋利避害并进一步研究膳食中脂质成分对血压的影响及其机制具有重要意义。

2．鱼油、n-3多不饱和脂肪酸对血压的影响

富含EPA、DHA等n-3多不饱和脂肪酸的鱼油能使部分正常人和高血压患者的血压降低，但剂量的多少对血压的有效性似乎不同，因此学者们认为鱼油对高血压至多有辅助治疗的作用。意大利、日本科学家报道的几项人群对比研究结果均提示，鱼类食物中富含的n-3多不饱和脂肪酸有利于降低血压水平。

（三）碳水化合物对血压的影响

如果长期摄入过多的碳水化合物，会在体内转化成脂肪，导致超重肥胖，从而增加高血压的患病风险。Appel L J、He J等学者的研究结果表明适当降低碳水化合物的摄入比例，用蛋白质或脂肪来替代部分碳水化合物的摄入量可以降低受试者的血压。碳水化合物对血压影响的研究报道较少，研究较多的是膳食纤维对血压的影响。相关研究结果表明膳食纤维的摄入量与血压呈显著负相关。由于膳食纤维的摄入量往往和对血压有影响的其他营养素，如钾、镁等密切相关，因此其具体作用机制仍有待进一步研究。目前多数学者支持的观点是膳食纤维可能仅是对防治高血压及心血管疾病有利的膳食成分之一。

三、膳食类型和血压的关系

人们日常进食包含的是整个膳食内容，而不是其中的某种成分，且膳食中多种营养素的含量相互之间是密切相关的，各种营养素对血压的影响也存在交互作用，有的相互促进血压的升高，有的则相互拮抗。现行的调查和分析方法在研究某种营养素和血压的关系时，不能完全避免其他营养素的混杂作用；且研究营养因素和血压的关系是为了指导人们合理的膳食，因此各国学者开始关注某种膳食整体对血压的影响，即膳食类型或膳食模式对血压的影响。

众多研究表明，富含水果、蔬菜及低脂奶类食物的膳食，即膳食中含有高钾、高钙、高镁、低钠、低胆固醇、低脂肪等膳食因素可以显著降低血压。基于这些研究结果，学者们提出了相应的膳食模式，以此对高血压进行干预。目前用于预防和控制高血压较为成熟的膳食模式是DASH（dietary approaches to stop hypertension）膳食，由美国心脏、肺、血液研究所（NHLBI）于1997年提出的膳食模式，其特点是膳食中富含蔬菜、水果、全谷类、低脂奶类，并包括肉类、鱼类、家禽、坚果和豆类，限制含糖食品和饮料、红肉。此外用于预防和控制高血压的膳食模式还有低钠膳食模式、DASH联合低钠膳食模式等。

（赵文华　何宇纳）

第七节
钠、钾摄入和高血压

一、钠和血压的关系

摄入钠与健康关系的研究起于20世纪中期，至目前仍主要限于探究摄入钠和血压的关系，并已经积累了丰富的人群流行病学研究和干预试验的证据，在全球范围已形成了减少摄入钠能够降低人群血压的共识。

（一）生态学研究

早期对于摄入钠与血压关系的证据主要是生态学研究，即对多个地区居民人均钠摄入量和平均血压进行调查，以地区（人群）为单位观察二者之间是否相关。如1960年Dahl等发现5个不同的地区（日本北部和南部、美国、太平洋和阿拉斯加）之间，居民平均尿钠排出量和高血压的患病率呈显著正相关。这些生态学研究，多数样本较小，各地采取的抽样、调查、测量方法等不完全统一，混杂因素常不能得到充分控制，导致结果常互相矛盾。为了解决上述方法学不统一的问题，1988年开展的电解质排泄和血压关系的国际合作研究（international study of electrolyte excretion and blood pressure，INTERSALT）在32个国家52个中心，采取统一的方案调查20～59岁的男女性，共计10 074名。在调整了年龄、性别、体重指数、饮酒率及饮酒量后，发现人群间24小时尿钠均值每增加100mmol（折合2.3g钠），收缩压和舒张压均值分别增加5mmHg和2mmHg。同期，中国采用统一方案在12组不同人群共2483名研究对象中进行的生态学研究发现，9小时夜尿尿钠均值与收缩压均值呈正相关，相关系数达0.62（男）和0.81（女）。

（二）人群内的观察性研究

相比生态学研究来说，人群内的观察性研究以同一个人群内部的个体作为研究对象，个体间有较高的同质性，混杂因素更少，也更容易测量和控制，因此得出的结果也更加可信。INTERSALT不仅进行了上述人群间关联的生态学分析，也进行了人群内个体间的关联性分析。结果不仅发现个体间血压与钠摄入量呈正相关，而且发现个体血压随年龄的增长的程度（用斜率表示）在钠摄入量不同的人群间不同。人群钠摄入量越高，血压随年龄的增长的幅度越大。在钠摄入量折合食盐量低于5g/d的人群，血压几乎不随年龄的增长而升高。可见，摄入钠对血压的作用随着量变发生了质变，且其致血压升高的作用与高盐生活方式密切相关。

（三）干预性研究

与观察性研究相比，干预性研究人为改变了钠摄入量而保持其他因素不变，得出的结论更加可信。严格的随机双盲对照试验为确定钠摄入量改变与其导致的血压改变是否存在因果关系提供了最佳证据。有两项随机对照试验最为值得一提：一项是1980年在476名荷兰新生儿中进行的随机双盲对照试验，新生儿父母及负责配送奶粉和添加辅食的工作人员均不知道新生儿每天进食的钠盐含量。干预6个月，低钠组比对照组收缩压平均降低2.1mmHg。15年后随访其中167人，虽然期间不再继续干预，但低钠组比对照组收缩压和舒张压仍分别低3.6mmHg及2.2mmHg。另一项是2001年于美国开展的DASH研究，纳入412名未经药物治疗的轻中度高血压患者，采用随机交叉对照饲食试验，一半人接受DASH膳食，另一半人接受传统膳食。无论在任何一组，每人随机先后接受含盐量不同的膳食各30天。结果发现，无论在任何一种膳食组，研究对象的血压均随着膳食中钠盐含量的不同而显著不同。最近一项系统综述评价了长期、中度减盐干预是否能降低血压。纳入34项随机对照试验，共3230名研究对象，平均年龄50岁，其中22个试验990名研究对象患有高血压，另外12个试验2240名研究对象血压正常。研究时长从4周到3年不等。Meta回归结果减盐幅度和收缩压降低幅度间有显著剂量反应关系，24小时尿钠每减少100mmol（折合食盐6g/d）收缩压降低5.8mmHg。

二、钾和血压的关系

与增加钠摄入会升高血压相反，增加钾摄入能够降低血压。前述INTERSALT研究表明，在调整24小时尿钠排出量等混杂因素后，个体24小时尿钾排泄量每增加50mmol（2.0g），收缩压降低2.5mmHg，舒张压降低1.5mmHg。此后在美国、英国、荷兰、日本、中国等国家开展的大型横断面研究都发现钾摄入与血压呈负相关。

摄入钾的干预性研究大部分以钾补充剂（氯化钾）作为干预手段。2013年Aburto等对1982—2010年开展的21项随机对照临床试验进行了系统综述。这21项研究共计1606人，干预时长自4周至1年，16项研究纳入高血压患者，3项纳入血压正常者，2项纳入两者的混合人群。试验组补钾的方式中有19项研究是服用钾补充剂，3项是提供膳食建议或健康教育，其中1项既包括了钾补充剂又提供膳食建议。所有的试验均采用24小时尿钾排泄量来估计实际钾摄入水平。综合分析发现增加钾的摄入会显著降低收缩压5.93mmHg（95%*CI*，−10.15～−1.70）和舒张压3.78mmHg（95%*CI*，−6.13～−1.43）。增加钾摄入的降压作用在高血压患者中更为明显。

三、人群减盐策略

世界卫生组织（world health organization，

WHO）一直致力推广减盐促进健康的策略，并相应推出一系列关于减盐的报告和文件。2011年WHO将减盐列为预防慢性非传染性疾病的三大“最佳措施”之一。2019年国务院发布《健康中国行动（2019—2030年）》，倡导中国居民食盐摄入量应<5g/d。

西方国家开始人群减盐干预已有四十余年。西方各国的减盐策略包括促进食品企业降低加工食品中的钠含量，食品标签明确各种食品含盐量，开展大规模可持续的公众健康教育等。其中，促进食品加工企业减盐被认为最为有效。这与发达国家居民钠的摄入主要来自加工食品有关。另外，芬兰的全人群综合干预也被广泛认同。与西方国家不同的是，中国人群钠的摄入主要来自烹调时加入的食盐。因此针对食品企业的减盐措施目前不是中国人群减盐的第一选择。从2004—2018年，中国已有13个随机对照试验评价了低钠盐的降压效果。对其中6个高质量研究进行荟萃分析，结果低钠盐显著降低成人血压5.7/2.0mmHg。在此基础上，在中国北方5省10县600个村庄开展的超大型整群随机对照试验评价了长期食用低钠盐减少卒中、主要心血管事件和全因死亡的效果和安全性。跟食用普通盐组相比，食用低钠盐组致死和非致死卒中风险降低14%，总心血管事件风险降低13%，全因死亡风险减少12%。国内已有8个干预试验评价健康教育的减盐效果，其中仅基于学校儿童及其家庭的减盐干预研究（school-based education programme to reduce salt intake in children and their families, School-Edu Salt）质量较高。该研究在山西省长治市28所小学五年级学生中进行。经过一个学期干预，家庭人均钠的摄入降低25%，家长收缩压平均显著降低2.3mmHg。国内也有研究评价了限盐勺和低盐饮食的降压效果，但研究质量不高，数量有限，其减盐效果仍有待确证。

目前，全民减盐已经列入了“健康中国行动”。接下来，是需要开展基于科学证据的全国性减盐健康教育和健康促进，教育民众改变生活习惯，促使目前的高盐饮食文化转变为低盐饮食文化；制定加工食品含盐量标准；出台相关政策，鼓励企业研发和生产安全、有效、口感好的低钠盐和调味品；结合国民膳食模式，开发新的减盐策略等，才会早日达到“健康中国行动”设定的目标。

（金奥铭　武阳丰）

第八节
社会经济因素和高血压

一、社会经济因素的测量方法

社会经济因素又称为社会经济状况（socioeconomic status，SES），是健康和疾病影响因素研究中一个常用的指标，传统的SES通常由教育水平、收入和职业三方面组成。在早期的研究中，多采用SES中的单个指标进行研究。但单一的指标并不能反映SES对健康影响的全貌，到了20世纪70年代，有学者开始综合教育水平、收入和职业三个指标来综合反映SES状况。

（一）教育水平

在流行病学研究中，教育水平是最常用的衡量社会经济因素的指标。其优点是获得容易且内容明确，一般不会引起隐私方面的顾虑。但也有明显的缺点，例如，不同年代出生的人，相同的教育水平所反映的行为、社会和精神因素可能不同；又如年幼时生病可能影响受教育的程度。

（二）收入

收入是SES的一个重要指标，与物质生活、服务获取、教育质量和医疗可及水平等密切相关。但是，收入水平的测量又是一个较为敏感和复杂的问题。例如，个人收入和家庭收入的计算、工资以外的收入的计算、享受的福利待遇计算等。由于在这方面问题的应答率通常较低，因此也有改用询问家庭拥有的财产或物质生活条件来间接地衡量经济收入，如拥有住房、汽车、家电等的状况。询问这些问题时要强调为调查对象保密。

（三）职业

特定职业对健康的影响在很多研究中都有探讨，但作为SES的一个测量指标，职业则需要进行划分。不同社会对职业的划分有所不同，中国人口普查中对职业有划分的方法，美国和英国也有它们的划分方法。现在西方国家常用的简化划分方法（英式划分方法）是：①专业人员（如医生、律师、行政官员等）；②管理人员和一般专业人员（如销售经理、教师等）；③非体力有技能人员（如职员、办事员、售货员等）；④体力有技能人员（如机械师等）；⑤半技能人员（如邮递员）；⑥非技能职业（如劳工、搬运工等）。不同社会发展阶段，职业的划分也可能有所不同，例如，城市化过程中职业的变化，经济发展过程中新出现的下岗待业等问题。具体应用于流行病学研究时，可根据官方的划分结合实际情况加以设定。仅以职业来反映社会经济状况也是存在缺点的，例如，职业划分的复杂性，职业等级和收入等级不一定平行，职业常有变动等。

（四）其他评价方法

20世纪40年代开始，国外开始针对SES的综合评价方法进行相关的研究，目前已经发展出了很多不同的评价方法。例如，Hollingshead评价方法、Duncan社会经济指数、Green综合评价方法、Kuppuswamy评价方法、Tiwari评价方法、WIS（Wealth Index Scale）方法、Oakesa新量表等。中国对SES的研究始于最近20年，主要集中在社会学研究领域。2005年，李春玲改进了Blau和Duncan的社会经济地位指数计算公式，利用“当代中国社会结构变迁研究”课题（包括6193个16～70岁的研究对象）的调查数据，推出了中国社会经济地位指数的计算公式。

二、社会经济因素和高血压的关系

2015年的一项关于高血压和SES关系的荟萃分析显示：在高收入国家，如美国、加拿大及欧洲国家，低SES与高血压的患病率呈正相关关系；相反地，非洲等低收入地区则呈负相关关系。这些事实从宏观上显示了社会经济因素对高血压的影响在不同地区存在差异。

（一）发展中国家社会经济因素和高血压的关系

中国、印度、印尼等国家拥有世界上近一半的人口，正经历着前所未有的经济增长、技术进步和生活方式的改变。这些国家近年来心血管疾病及其危险因素，包括血压水平和高血压患病率的上升昭示了社会经济状况的变化对心血管疾病发病的影响。在多数亚洲国家高血压患病率仍是城市高于农村，社会经济水平较高的地区或人群高于社会经济水平较低的人群。印度社会阶层和心脏研究（the Indian social class and heart survey）将印度北方农村人群按教育、职业、居住条件、是否拥有土地及经济收入水平划分为4个阶层，结果显示高收入阶层高血压患病率显著高于低收入阶层。不过在中国，高血压的患病率情况倒是略有不同。研究显示，中国城市和农村地区的高血压患病率在统计学上并没有显著性差异（32.3% *vs.* 31.6%，$P=0.37$），但是城市居民在高血压的知晓率、治疗率、控制率方面均高于农村地区（32.5%＞20.1%，$P<0.01$；26.8%＞14.9%，$P<0.01$；10.1%＞5.5%，$P<0.01$）。教育方面，文盲、小学、初中、高中、大学及以上五组的高血压患病率、知晓率、治疗率、控制率的趋势变化均存在统计学意义，随着教育水平的提高，患病率逐渐下降，知晓率、治疗率、控制率逐渐上升。家庭收入方面，Q1（＜1093US$）、Q2（1093～1967US$）、Q3（1968～3825US$）、Q4（＞3825US$）的高血压患病率之间没有统计学意义，但知晓率、治疗率、控制率的趋势变化均存在统计学意义，随着收入的增高，高血压的知晓率、治疗率、控制率也随之增高。总体来说，随着经济社会的不断发展，中国正处于高血压患病率逐渐由高SES人群向低SES人群蔓延的阶段。

（二）发达国家社会经济因素和高血压的关系

然而，几乎所有高收入国家的研究都表明低SES和高血压的患病率及发病率呈正相关。美国MRFIT研究将白人男性按经济收入自高到低分为6层，发现各阶层人群与最高层比，冠心病发病的相对危险分别为1.08、1.15、1.21、1.27和1.40，经济阶层越低，冠心病发病的相对危险越大。还有一项研究也证明，在调整了诸如性别、婚姻状况、年龄、种族、身体活动、体重指数、吸烟情况、糖尿病、心脏病等因素后，美国的高血压患病率与SES仍呈负相关。日本的一项研究将男性人群按照家庭收入五等分，收入最低的1/5的高胆固醇血症患病率为28.3%，而其他4/5人群的患病率为19.9%（*OR*＝1.60，95%*CI*，1.12～2.29）。潜藏在SES与高血压患病率联系之下的机制也许包含了生活方式的选择。事实上，已经有研究证明处于社会经济地位较低的人群更容易选择高饱和脂肪的食品。相关机制还可能是低SES人群在健康服务获取方面受限，类似于小公司的员工相较大公司的员工在健康体检方面也会受到一定的限制。

（三）长期社会经济因素和高血压的关系

近年来有学者研究长期生活过程中的社会经济地位对心血管疾病危险因素的影响。Smith GD等将研究对象按一生中三个阶段的社会经济地位来分层，发现从三个阶段都从事非体力劳动的社会阶层到三个阶段都从事体力劳动的社会阶层，血压和体重指数有显著升高趋势。以三个阶段都从事非体力劳动阶层的年龄调整的相对死亡率为1，则两个阶段从事非体力劳动而一个阶段从事体力劳动者，一个阶段从事非体力劳动而两个阶段从事体力劳动者，三个阶段均从事体力劳动者的相对死亡率分别为1.29、1.45及1.71，心血管疾病死亡率也有相似地增高趋势。因此仅以一生中某一阶段的社会经济状况来分析社会经济因素对疾病的影响是不够充分的。Blane D等用研究对象的父亲的社会经济状况和本人的社会经济状况来分析儿童时期和成年后社会经济因素对血压等心血管疾病危险因素的影响。结果表明，一个人的行为因素，如吸烟、体育运动等，与当前的社会经济状况有关；而生理的危险因素，如血清胆固醇、血压、体重指数等，则与过去和当前的社会经济状况都有不同程度的关联。

（马吉祥　刘世炜）

第九节
自然环境因素和高血压

高血压的影响因素众多，其中环境因素日益受到关注。环境因素可分为自然环境因素和社会环境因素。本节将主要对自然环境因素与高血压的关系进行阐述。

自然环境因素，包括原生环境和次生环境，都可影响高血压的发生和发展。短时间内从平原到高海拔地区或者温度降低时，可以观察到人体血压水平升高。经历地震、火山爆发等自然灾害者，高血压的发生风险增加。伴随着工业发展，人类活动对环境产生的影响也可能对健康不利。空气污染和有毒有害污染物都可使高血压的患病风险增加。

一、原生环境与高血压的关系

原生环境是指天然形成的，未受或少受人为因素影响的环境。原生环境，如海拔高度、温度等的变化，地震、海啸等自然灾难的发生均可能对血压造成影响。

随着现代交通的发展，人们在海拔较高处活动的频率逐渐增加，但短时间内暴露于高海拔地区会使人体血压水平在短时间内持续升高，在经过一段时间的调整和适应后，人体这种反应会有所减轻，至第30天时血压开始接近平原水平（图1-4-2），当海拔高度保持在2500m以上时，血压升高可能会维持数周甚至几个月。关于海拔对高血压患病风险的影响，西藏一项荟萃分析研究发现生活在海拔3000～4300m的人群，海拔每升高100m，高血压患病率增加2%（图1-4-3）。在尼泊尔的一项全国人口和健康调查中同样发现，海拔每升高100m，高血压患病率增加2%。高海拔构成了一个低气压低氧环境，短时间内暴露于高海拔地区会激活肾上腺素系统，增加动脉硬化和内皮素的释放，减少血管舒张反应，导致血压升高。长期暴露导致的慢性缺氧对血氧浓度、血液黏度、体内酸碱平衡等造成不利影响，可能引发肺动脉高血压和右心心力衰竭。

气温与血压呈负相关。温度下降会使血压在几小时到几天内出现不同程度的增高，而此现象也会在季节更替时发生。中国慢性病前瞻性研究项目2004—2008年对中国10个城乡地区506 673名成年人的研究发现，中国人群冬季收缩压比夏季平均高10mmHg。当室外温度高于5°C时，室外温度每下降10°C，人群收缩压上升5.7mmHg（*SE* 0.04）。

此外，流行病学研究显示自然灾害（如地震、海啸、火山爆发和飓风）后，人群血压明显升高。2011年日本东部大地震之后，当地撤离人员和非撤离人员的血压都明显升高。对21 989名居民进行前瞻性研究发现，与地震发生之前相比，地震发生2年后，男性撤离人员和非撤离人员的收缩压/舒张压分别增加5.8/3.4mmHg和4.6/2.1mmHg，女性分别增加4.4/2.8mmHg和4.1/1.7mmHg。地

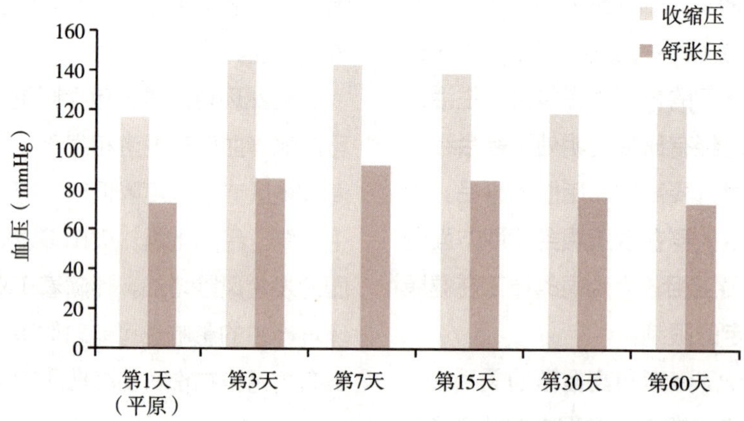

图1-4-2　由平原进入高海拔地区人员血压变化情况

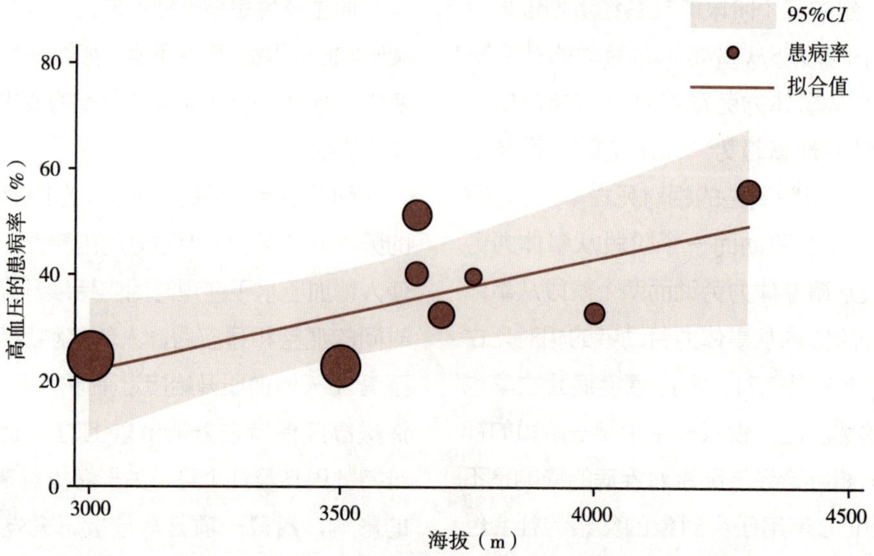

图1-4-3　海拔与高血压患病率的关系

震后撤离与高血压的发病呈正相关，在男性中*RR*为1.24（95%*CI*，1.11～1.39），女性中*RR*为1.05（95%*CI*，0.94～1.17）。对2005年美国发生“卡特里娜”飓风前后1795名成年人血压变化的研究发现，相比于发生飓风的6个月前，研究对象的收缩压从（130.7±17.0）mmHg增加到（141.2±20.0）mmHg。灾难发生使交感神经系统兴奋导致的血压急剧升高，以及其他心脏代谢危险因素（如糖尿病）的恶化，很可能是其中关键的致病机制。

二、次生环境与高血压的关系

次生环境又称第二类环境，是指人类的社会经济活动造成对自然环境中物理、化学或生物学状态的改变。次生环境的变化也可能增加高血压的发病风险，主要包括噪声、化学污染、空气污染等。

目前，全球一半以上的人口居住在城市并受到噪声（如交通和工业）的影响。一项荟萃分析研究表明，16小时平均交通噪声每增加10dB，高血压的患病风险增加7%。国内一项荟萃分析研究发现，噪声的暴露会增加高血压的发病风险。同时，夜间飞机噪声对高血压患者的健康也会产生相当不利的影响，并增加健康人患高血压的风险。噪声引发血压升高和高血压的可能机制包括慢性应激、内皮功能障碍（血管舒张功能受损）及交感神经系统活动等。

有毒有害污染物中比较典型的是持久性有机污染物（POPs），它是一类耐生物和非生物降解的化合物，用于疾病或害虫的控制。许多持久性有机污染物可以引起机体代谢紊乱。一项最新的荟萃分析研究表明，POPs暴露导致高血压发病风险升高，最高和最低浓度暴露的合并*OR*值如下：多氯联苯1.26（95%*CI*，1.00～1.58），二噁英1.45（95%*CI*，1.00～2.12），p,p'-DDE 1.10（95%*CI*，1.03～1.18）。POPs暴露总量与高血压发病呈正相关（*OR*=1.14，95%*CI*，1.06～1.22）。

$PM_{2.5}$是最重要的空气污染物之一，它通常来源于现代各种活动（如交通、发电、工业）中的化石燃料燃烧。7项国际及中国的研究发现，人群在短时间内暴露于或长期接触高水平的环境$PM_{2.5}$及其他空气污染物如臭氧、NO_2等，高血压发病风险明显升高。对世界各地25项研究的荟萃分析显示，$PM_{2.5}$每增加10μg/m^3，收缩压升高1.4mmHg，舒张压升高0.9mmHg。$PM_{2.5}$的长期暴露不仅对中老年人的血压具有影响，同时也与儿童血压增高存在相关性，$PM_{2.5}$每增加10μg/m^3，收缩压和舒张压分别增加3.12mmHg和1.45mmHg，按照$PM_{2.5}$浓度的四分位法进一步分析，随着$PM_{2.5}$浓度的增高，儿童收缩压和舒张压也随之增加（图1-4-4）。此外，生活在环境$PM_{2.5}$水平较高地区的人群，其高血压相关死亡风险也较高。$PM_{2.5}$对血压影响的确切机制尚不清楚，其可能机制是$PM_{2.5}$通过直

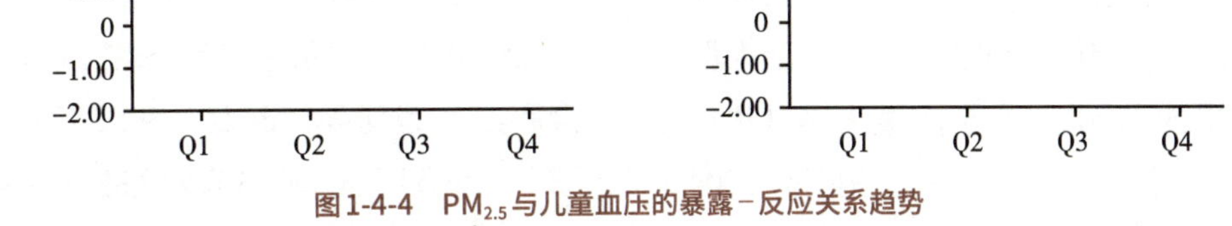

图1-4-4 $PM_{2.5}$与儿童血压的暴露-反应关系趋势

注：Q，4分位。β值表示因单位自变量变化导致因变量的平均变化量。即$PM_{2.5}$每升高一个四分位数，收缩压和舒张压的变化量。

接作用、氧化应激、炎症及自主神经系统功能失调，继而导致血管舒缩功能受损，最终引起血压的变化。

综上所述，自然环境因素对血压升高的影响需要引起人们的关注。温度、海拔、季节、地震、火山爆发、噪声、有毒有害污染物和空气污染等因素都对血压的改变及高血压的发生有着不可忽视的作用。因此，保护环境、低碳生活、降低噪声及减少气候的不规律变化，对降低高血压患病风险具有重要意义。

（施小明　张晓畅　魏　源）

第十节
少数民族和高血压

中国有56个民族，其中汉族人口占全国人口的92%，其他55个民族人口占总人口的8%。各民族的地理分布、生活习惯、文化传承、经济水平和遗传背景存在一定差异，从而使民族成为不同饮食结构和生活习惯的影响因素之一。尽管不同研究采取的抽样和数据测量方法不一，1991—2015年全国高血压调查和国家营养调查等大型调查数据均报道高血压患病率在民族间存在较大的差异。

2012—2015年国家高血压调查，31省份纳入年龄≥18岁的451 755例研究人群（汉族人占88.7%），数据按民族分层时发现，汉族人群高血压加权患病率为23.5%（22.3%～24.6%）；按照城镇农村和城镇化程度分层分析时发现，城市化程度最高汉族人群集中，居住在北京、天津和上海等直辖市人群高血压患病率排前三，分别为35.9%、34.5%和29.1%，且高于几乎同期开展的美国人群（29.1%）和英国人群（31%）的高血压的患病率。2004—2010年新加坡纳入11 101例人群（汉族人为4817例）的多民族研究数据显示，汉族人群高血压的患病率为31.5%，介于印度人群（28.5%）和马来西亚人群（33.1%）之间。另外，2004—2010年在汉族人集中居住的广东、河南和山东等省开展的调查报道，汉族人群高血压年龄标准化后患病率分别为12.2%～15.4%、26.6%和32.7%，同时，这三省人群高血压患病率在过去30年显示逐步升高的趋势。同时，1998—2018年的多项调查数据显示，居住于中国欠发达地区的汉族人群高血压患病率为23.2%～43.9%。

综上所述，过去30年间，居住于不同地区汉族人群高血压患病率呈现逐步上升的趋势，背后的原因可能包括随着经济水平的发展和城市化节奏的加快，伴随而来的工作和精神压力的增大，饮食习惯和结构的高度西方化，活动量的降低，超重肥胖症患病率的日益增加，空气和环境的污染。同时，不同地区汉族人群之间的社会经济方面的差距亦影响着该人群高血压的患病情况。但是，过去30年间汉族人群高血压知晓率（48%）、治疗率（42%）、控制率（16.1%）提高了2～3倍，但知晓率和控制率远低于北美国家人群的80%和55%。

中国少数民族主要分布在新疆维吾尔自治区（新疆）、广西壮族自治区（广西）、宁夏回族自治区（宁夏）、西藏自治区（西藏）和内蒙古自治区（内蒙古）等。与汉族人群高血压患病率为25%左右相比，中国有些少数民族人群高血压患病率较高。如藏族人群患病率约51.2%，傣族人群49.1%～55.8%，蒙古族50%左右，哈萨克族52.7%（表1-4-3）。云南是中国少数民族最多的省份，占该区人口的38.07%，其高血压患病率约为24.8%。多项研究报道傣族人群高血压患病率较高，高达55.8%。内蒙古自治区位于中国北部，汉族和蒙古族占当地人口的96%，蒙古族人群高血压患病率为31.5%～45.1%。藏族人群主要分布在西藏、青海及甘肃等省份。西藏18岁以上的藏族高血压患病率为51.2%，40岁以上的高血压患病率为55.9%。新疆位于中国西北边陲，主要少数民族包括维吾尔族、哈萨克族、蒙古族等。哈萨克族人群高血压患病率为36.9%～52.7%，维吾尔族为33.3%～54.6%，蒙古族为39.5%～42.8%。宁夏的回族人群高血压患病率为48.0%。

表1-4-3 中国部分少数民族高血压患病率

调查时间（年）	地区	年龄（岁）	样本量（n）	汉族患病率（%）	其他民族患病率（%）	
1997—1998	新疆农牧区（居民）	≥30	2251	43.9	维吾尔族	54.6
					哈萨克族	52.6
					蒙古族	39.5
2005—2007	云南，新疆，内蒙古，青海	≥35	7137	39.8	傣族	49.1
					回族	48.0
					蒙古族	42.8
					维吾尔族	26.5
2008	广西	≥40	986	28.9	白裤（瑶族）*	
2007—2010	新疆	≥35	8295	36.8	哈萨克族	52.6
					维吾尔族	33.3
2009—2010	新疆农牧区（居民）	≥18	1 1340	33.7	哈萨克族	36.9
					维吾尔族	26.1
2010	甘肃	≥18	6948		藏族	24.6
2010	河北	≥18	1524		满族	24.5
2007—2011	四川，黑龙江，湖南，内蒙古，云南，宁夏	≥18	4 7495	30.3	朝鲜族	36.5
					蒙古族	31.6
					回族	28.2
					彝族	26.7
					土家族	24.2
					苗族	22.2
					藏族	15.6
2012	西藏－拉萨	≥18	1370		藏族	51.2
2014	内蒙古	≥20	3251	27.5	蒙古族	31.5
2014	甘肃	≥18	1042		藏族	34.1
2014	湖南	≥35	3250		瑶族	32.5
2014—2016	新疆农牧区	≥18	4 7040	23.2	哈萨克族	30.3
					维吾尔族	28.8
					蒙古族	27.8
2015—2017	云南农区	≥35	7027	31.1	傣族	55.8
					景颇族	36.2
					纳西族	26.7
					傈僳族	16.8
2018—2019	广西	35～74	1 0860		壮族	31.88

注：新疆.新疆维吾尔自治区；西藏.西藏自治区；广西.广西壮族自治区；宁夏.宁夏回族自治区；内蒙古.内蒙古自治区。*.白裤人为瑶族的一个分支，人口数量极少，不构成患病率。

同时，少数民族人群高血压控制现状不理想。根据2012—2015年国家高血压调查数据显示，与发达地区汉族人群相比，少数民族人群高血压的知晓率（36.9% *vs.* 48.0%），治疗率（29.5% *vs.* 42.0%）和控制率偏低，尤其控制率仅为发达地区的一半（8.4% *vs.* 16.1%）。少数民族居住地区人群吸烟、饮酒、肥胖、脂质代谢紊乱等高血压的危险因素普遍存在。少数民族地区人群文化水平低于国家平均水平，并且与高血压的流行情况相关。如一项在新疆农牧区开展的调查报道，该地区≥18岁哈萨克族、维吾尔族、汉族人群年龄标准化患病率分别为37.0%、26.0%、27.8%，其中69%的研究人群来自农牧区，其不识字（19.4% *vs.* 4.1%）和小学文化水平的比例均高于国家的平均水平（88.8% *vs.* 64.3%）。另一项报道云南中景颇族高血压知晓率、治疗率、控制率（42.6%、34.1%和9.3%）远低于汉族人群，分析发现景颇族居住区域不识字率高达30.9%。

较低的健康意识和不健康饮食习惯亦与高血压相关，其中高钠饮食在少数民族中较为突出。如农牧区哈萨克族每天盐摄入为14～19g，藏族人群中每日盐摄入量为20～25g，上述人群的高血压的知晓率、治疗率与控制情况呈负相关，而国人（主要为汉族人）盐摄入量约为12g。另外，因受居住环境、文化习俗等影响，藏族、蒙古族、哈萨克族和维吾尔族等民族饮食高度依赖动物食物，如富含饱和脂肪酸的动物油，且新鲜水果、蔬菜不可及。此外，藏族、蒙古族、哈萨克族等民族大多居住在西藏高原、内蒙古和新疆山区的高海拔、高寒地区，这种环境因素对居住在这的少数民族人群的高血压高患病率起着重要的作用。一项荟萃分析报道，西藏地区海拔每增高100m藏族人群高血压患病率增加2%。少数民族遗传背景亦在高血压和相关危险因素的高发方面起一定的作用。然而，目前学者认为遗传背景的不同可能仅仅能解释不到3.5%高血压患病的情况。

（木拉力别克·黑扎提　王　林　李南方）

参考文献

[1] 黄广勇，顾东风，吴锡桂，等. 父母高血压史对子女高血压患病率及血压水平的影响［J］. 高血压杂志，2002，10（3）：274-277.

[2] GU D，RICE T，WANG S，et al. Heritability of blood pressure responses to dietary sodium and potassium intake in a Chinese population [J]. Hypertension，2007，50（1）：116-122.

[3] CECCATO F，MANTERO F. Monogenic forms of hypertension [J]. Endocrinol Metab Clin North Am，2019，48（4）：795-810.

[4] LEVANOVICH P E，DIACZOK A，ROSSI N F. Clinical and molecular perspectives of monogenic hypertension [J]. Curr Hypertens Rev，2020，16（2）：91-107.

[5] RAINA R，KRISHNAPPA V，DAS A，et al. Overview of monogenic or mendelian forms of hypertension [J]. Front Pediatr，2019，7: 263.

[6] CUI Y，TONG A，JIANG J，et al. Liddle syndrome: clinical and genetic profiles [J]. J Clin Hypertens（Greenwich），2017，19（5）：524-529.

[7] GU F，GE D，HUANG J，et al. Genetic susceptibility loci for essential hypertension and blood pressure on chromosome 17 in 147 Chinese pedigrees [J]. J Hypertens，2004，22（8）：1511-1518.

[8] HE J，KELLY T N，ZHAO Q，et al. Genome-wide association study identifies 8 novel loci associated with blood pressure responses to interventions in Han Chinese [J]. Circ Cardiovasc Genet，2013，6（6）：598-607.

[9] NIERENBERG J L，LI C，HE J，et al. Blood pressure genetic risk score predicts blood pressure responses to dietary sodium and potassium: the genSalt Study（genetic epidemiology network of salt sensitivity）[J]. Hypertension，2017，70（6）：1106-1112.

[10] GIRI A，HELLWEGE J N，KEATON J M，et al. Trans-ethnic association study of blood pressure determinants in over 750,000 individuals [J]. Nat Genet，2019，51（1）：51-62.

[11] EVANGELOU E，WARREN H R，MOSEN-

ANSORENA D, et al. Genetic analysis of over 1 million people identifies 535 new loci associated with blood pressure traits [J]. Nat Genet, 2018, 50 (10): 1412-1425.

[12] TAKEUCHI F, AKIYAMA M, MATOBA N, et al. Interethnic analyses of blood pressure loci in populations of East Asian and European descent [J]. Nat Commun, 2018, 9 (1): 5052.

[13] PAZOKI R, DEHGHAN A, EVANGELOU E, et al. Genetic predisposition to high blood pressure and lifestyle factors: associations with midlife blood pressure levels and cardiovascular events [J]. Circulation, 2018, 137 (7): 653-661.

[14] MESSERLI FH, BANGALORE S, MESSERLI AW. Age, Blood pressure targets, and guidelines: rift between those who preach, those who teach, and those who Treat? [J]. Circulation, 2018, 138: 128-130.

[15] SATOH M, METOKI H, ASAYAMA K, et al. Age-related trends in home blood pressure, home pulse rate, and day-to-day blood pressure and pulse rate variability based on longitudinal cohort data: the ohasama study [J]. J Am Heart Assoc, 2019, 8 (15): e012121.

[16] GILLIS E E, SULLIVAN J C. Sex Differences in Hypertension: Recent Advances [J]. Hypertension, 2016, 68 (6): 1322-1327.

[17] JI H, ZHENG W, LI X, et al. Sex-specific T-cell regulation of angiotensin II-dependent hypertension [J]. Hypertension, 2014, 64 (3): 573-582.

[18] 中华人民共和国卫生部疾病控制司. 中国成人超重和肥胖症预防控制指南 [M]. 北京: 人民卫生出版社, 2006.

[19] 冯宝玉, 陈纪春, 李莹, 等. 中国成年人超重和肥胖与高血压发病关系的随访研究 [J]. 中华流行病学杂志, 2016, 37 (5): 606-611.

[20] CHEN Z, IONA A, PARISH S, et al. Adiposity and risk of ischaemic and haemorrhagic stroke in 0.5 million Chinese men and women: a prospective cohort study [J]. Lancet Glob Health, 2018, 6 (6): e630-e640.

[21] GOROSTEGI-ANDUAGA I, CORRES P, MARTINEZAGUIRRE-BETOLAZA A, et al. Effects of different aerobic exercise programmes with nutritional intervention in sedentary adults with overweight/obesity and hypertension: EXERDIET-HTA study [J]. Eur J Prev Cardiol, 2018, 25 (4): 343-353.

[22] 杨香玉, 张明, 罗新萍, 等. BMI、腰围和腰身比与2型糖尿病发病关系的队列研究 [J]. 中华预防医学杂志, 2016, 50 (4): 328-333.

[23] 侯冬青, 赵小元, 刘军廷, 等. 儿童青少年肥胖与成年后糖尿病的关联分析 [J]. 中华预防医学杂志, 2016, 50 (1): 23-27.

[24] 赵文华. 中国成人身体活动指南(试行)[M]. 北京: 人民卫生出版社, 2011.

[25] PESCATELLO L S, BUCHNER D M, JAKICIC J M, et al. Physical Activity to Prevent and Treat Hypertension: A Systematic Review [J]. Med Sci Sports Exerc, 2019, 51 (6): 1314-1323.

[26] JOSEPH G, MAROTT J L, TORP-PEDERSEN C, et al. Dose-response association between level of physical activity and mortality in normal, elevated, and high blood pressure [J]. Hypertension, 2019, 74 (6): 1307-1315.

[27] LIU X, ZHANG D, LIU Y, et al. Dose-Response association between physical activity and incident hypertension: A systematic review and meta-Analysis of cohort Studies [J]. Hypertension, 2017, 69 (5): 813-820.

[28] LEAR S A, HU W, RANGARAJAN S, et al. The effect of physical activity on mortality

and cardiovascular disease in 130 000 people from 17 high-income, middle-income, and low-income countries: the PURE study [J]. Lancet, 2017, 390 (10113): 2643-2654.

[29] PIERCY K L, TROIANO R P, BALLARD R M, et al. The Physical Activity Guidelines for Americans [J]. JAMA, 2018, 320 (19): 2020-2028.

[30] TORRES A, TENNANT B, RIBEIRO-LUCAS I, et al. Umbrella and Systematic Review Methodology to Support the 2018 Physical Activity Guidelines Advisory Committee [J]. J Phys Act Health, 2018, 15 (11): 805-810.

[31] UNGER T, BORGHI C, CHARCHAR F, et al. 2020 International Society of hypertension global hypertension practice guidelines [J]. Hypertension, 2020, 75 (6): 1334-1357.

[32] PAREEK M, OLSEN M H. Alcohol and blood pressure[J]. Lancet Public Health, 2017, 2(2): e63-e64.

[33] RICCI C, WOOD A, MULLER D, et al. Alcohol intake in relation to non-fatal and fatal coronary heart disease and stroke: EPIC-CVD case-cohort study [J]. BMJ, 2018, 361: k934.

[34] WANG W, JIANG B, SUN H, et al. Prevalence, Incidence, and Mortality of Stroke in China: Results from a Nationwide Population-Based Survey of 480687 Adults[J]. Circulation, 2017, 135 (8): 759-771.

[35] PIANO M R, BURKE L, KANG M, et al. Effects of repeated binge drinking on blood pressure levels and other cardiovascular health metrics in young adults: national health and nutrition examination survey, 2011-2014 [J]. J Am Heart Assoc, 2018, 7 (13): e008733.

[36] JIANG C Q, XU L, LAM T H, et al. Alcohol consumption and aortic arch calcification in an older Chinese sample: the Guangzhou Biobank Cohort Study [J]. Int J Cardiol, 2013, 164 (3): 349-354.

[37] LI Z, BAI Y, GUO X, et al. Alcohol consumption and cardiovascular diseases in rural China [J]. Int J Cardiol, 2016, 215: 257-262.

[38] GBD 2016 ALCOHOL COLLABORATORS. Alcohol use and burden for 195 countries and territories, 1990-2016: a systematic analysis for the Global Burden of Disease Study 2016 [J]. Lancet, 2018, 392 (10152): 1015-1035.

[39] STAMLER J, CAGGIULA A W, GRANDITS G A. Relation of body mass and alcohol, nutrient, fiber, and caffeine intakes to blood pressure in the special intervention and usual care groups in the Multiple Risk Factor Intervention Trial [J]. Am J Clin Nutr, 1997, 65 (1 Suppl): 338S-365S.

[40] ALTORF-VAN DER KUIL W, ENGBERINK M F, BRINK E J, et al. Dietary protein and blood pressure: a systematic review [J]. PLoS One, 2010, 5 (8): e12102.

[41] HE J, WOFFORD M R, REYNOLDS K, et al. Effect of dietary protein supplementation on blood pressure: a randomized, controlled trial [J]. Circulation, 2011, 124 (5): 589-595.

[42] TAKAHASHI Y, SASAKI S, OKUBO S, et al. Blood pressure change in a free-living population-based dietary modification study in Japan [J]. J Hypertens, 2006, 24 (3): 451-458.

[43] DAHL LK. Possible role of salt intake in the development of essential hypertension. 1960 [J]. International journal of epidemiology, 2005, 34 (5): 967-978.

[44] INTERSALT COOPERATIVE RESEARCH GROUP. Intersalt: an international study of electrolyte excretion and blood pressure. Results for 24 hour urinary sodium and

potassium excretion [J]. BMJ, 1988, 297 (6644): 319-328.

[45] CORMICK G, BELIZAN JM. Calcium Intake and Health [J]. Nutrients, 2019, 11 (7): 1606.

[46] WANG L, MANSON J E, BURING J E, et al. Dietary intake of dairy products, calcium, and vitamin D and the risk of hypertension in middle-aged and older women [J]. Hypertension, 2008, 51 (4): 1073-1079.

[47] Dickinson HO, Nicolson DJ, Campbell F, et al. Calcium supplementation for the management of primary hypertension in adults [J]. Cochrane Database Syst Rev, 2006, 19 (2): CD004639.

[48] JIN A, XIE W, WU Y. Effect of salt reduction interventions in lowering blood pressure in Chinese populations: a systematic review and meta-analysis of randomised controlled trials [J]. BMJ Open, 2020, 10 (2): e032941.

[49] NEAL B, WU Y, FENG X, et al. Effect of salt substitution on cardiovascular events and death [J]. N Engl J Med, 2021, 385 (12): 1067-1077.

[50] HE F J, WU Y, FENG X X, et al. School based education programme to reduce salt intake in children and their families (School-EduSalt): cluster randomised controlled trial [J]. BMJ, 2015, 350: h770.

[51] HOLLINGSHEAD A B, REDLICH F C. Social class and mental illness: a community study [M]. New York: Wiley, 1958.

[52] PSALTOPOULOU T, HATZIS G, PAPAGEORGIOU N, et al. Socioeconomic status and risk factors for cardiovascular disease: Impact of dietary mediators [J]. Hellenic J Cardiol, 2017, 58 (1): 32-42.

[53] FOROUZANFAR MH, LIU P, ROTH GA, et al. Global burden of hypertension and systolic blood pressure of at least 110 to 115mmHg, 1990-2015[J]. JAMA, 2017, 317(2): 165-182.

[54] LI Y, YANG L, WANG L, et al. Burden of hypertension in China: a nationally representative survey of 174,621 adults [J]. Int J Cardiol, 2017, 227: 516-523.

[55] FUJIYOSHI N, ARIMA H, SATOH A, et al. Associations between Socioeconomic Status and the Prevalence and Treatment of Hypercholesterolemia in a General Japanese Population: NIPPON DATA2010 [J]. J Atheroscler Thromb, 2018, 25 (7): 606-620.

[56] STOLTZFUS K B, NAYLOR D, CATTERMOLE T, et al. Blood pressure changes while hiking at moderate altitudes: a prospective cohort study [J]. Int J Environ Res Public Health, 2020, 17 (21): 7978.

[57] MEHATA S, SHRESTHA N, GHIMIRE S, et al. Association of altitude and urbanization with hypertension and obesity: analysis of the Nepal Demographic and Health Survey 2016 [J]. Int Health, 2021, 13 (2): 151-160.

[58] NARVAEZ-GUERRA O, HERRERA-ENRIQUEZ K, MEDINA-LEZAMA J, et al. Systemic hypertension at high altitude [J]. Hypertension, 2018, 72 (3): 567-578.

[59] 李志芳，方红城，董丽妍，等. 高血压患者正规治疗前后夏冬季节昼夜血压变化观察 [J]. 心血管康复医学杂志，2020，29 (3): 377-382.

[60] TAKAHASHI S, TANNO K, YONEKURA Y, et al. Effect of temporary housing on incidence of diabetes mellitus in survivors of a tsunami-stricken area in 2011 Japan disaster: a serial cross-sectional RIAS study [J]. Sci Rep, 2020, 10 (1): 15400.

[61] AZUMA T, SEKI N, TANABE N, et al. Prolonged effects of participation in disaster

relief operations after the Mid-Niigata earthquake on increased cardiovascular risk among local governmental staff [J]. J Hypertens, 2010, 28 (4) : 695-702.

[62] DIMAKOPOULOU K, KOUTENTAKIS K, PAPAGEORGIOU I, et al. Is aircraft noise exposure associated with cardiovascular disease and hypertension? Results from a cohort study in Athens, Greece [J]. Occup Environ Med, 2017, 74 (11) : 830-837.

[63] MüNZEL T, SCHMIDT F P, STEVEN S, et al. Environmental noise and the cardiovascular system [J]. J Am Coll Cardiol, 2018, 71 (6) : 688-697.

[64] YANG B Y, QIAN Z, HOWARD S W, et al. Global association between ambient air pollution and blood pressure: A systematic review and meta-analysis [J]. Environ Pollut, 2018, 235: 576-588.

[65] 米馨，张云婷，胡立文，等. 大气$PM_{2.5}$长期暴露与儿童血压升高的关联研究 [J]. 中华预防医学杂志，2019，53 (1) : 45-50.

[66] WANG Z, CHEN Z, ZHANG L, et al. Status of Hypertension in China: results from the China hypertension survey, 2012-2015 [J]. Circulation, 2018, 137 (22) : 2344-2356.

[67] WANG L, LI N, HEIZHATI M, et al. Prevalence, awareness, treatment, and control and related factors of hypertension in multiethnic agriculture, stock-raising, and urban xinjiang, northwest China: a cross-sectional screening for 47000 adults [J]. Int J Hypertens, 2019, 2019: 3576853.

[68] CAI L, DONG J, CUI W L, et al. Socioeconomic differences in prevalence, awareness, control and self-management of hypertension among four minority ethnic groups, Na Xi, Li Shu, Dai and Jing Po, in rural southwest China [J]. J Hum Hypertens, 2017, 31 (6): 388-394.

[69] HUI-FANG L, CAI L, WANG X M, et al. Ethnic disparities in prevalence and clustering of cardiovascular disease risk factors in rural Southwest China [J]. BMC Cardiovasc Disord, 2019, 19 (1) : 200.

[70] LI G, WANG H, WANG K, et al. Prevalence, awareness, treatment, control and risk factors related to hypertension among urban adults in Inner Mongolia 2014: differences between Mongolian and Han populations [J]. BMC Public Health, 2016, 16 (1) : 294.

[71] WANG Y, ZHANG J, DING Y, et al. Prevalence of Hypertension among Adults in Remote Rural Areas of Xinjiang, China [J]. Int J Environ Res Public Health, 2016, 13 (6): 524.

[72] WANG Y T, ADI D, YU Z X, et al. The burden and correlates of hypertension among Chinese rural population in Han, Uygur, and Kazak: a cross-sectional study [J]. J Am Soc Hypertens, 2017, 11 (11) : 737-745. e3.

[73] XU T, LIU J, ZHU G, et al. Prevalence of prehypertension and associated risk factors among Chinese adults from a large-scale multi-ethnic population survey [J]. BMC Public Health, 2016, 16 (1) : 775.

[74] LI X, CAI H, HE J, et al. Prevalence, awareness, treatment and control of hypertension in Tibetan monks from Gansu Province, Northwest China [J]. Clin Exp Hypertens, 2015, 37 (7) : 536-541.

第五章
高血压的经济负担

由于中国高血压患病率高、人口基数大，且高血压患者需要终生服药，不少人最终出现严重的并发症。因此，无论在社会群体层面还是在患者个体层面，中国高血压经济负担沉重的问题将长期存在。

第一节
疾病经济负担概述

一、定义

疾病经济负担通常是从需方的角度定义的，疾病经济负担是指由于疾病及疾病所造成的失能和早死给患者、家庭与社会带来的经济损失。通常包括直接经济负担、间接经济负担和无形经济负担三部分。从供方角度也可以计算疾病经济负担，但计算过程非常复杂，既包括医务人员投入的工时成本、耗材成本、设备成本，也包括基础医学研究、医学教育等在该病种上投入的成本。除非特指，目前相关医学文献中测算的疾病经济负担即指需方角度的疾病经济负担。

直接经济负担是指患者及其投保机构在就医过程中支付的全部诊疗相关费用，包括直接医疗费用和直接非医疗费用。直接医疗费用是指患者及其投保机构在就医过程中支付的诊疗费用，如门诊费用、住院费用、自购药费用等；直接非医疗费用是指患者及其投保机构在就医过程中支付的、与医疗卫生服务提供有关的非诊疗费用，如就医交通费、营养费、陪护费等。

间接经济负担即时间成本，是指因暂时性功能障碍、永久性残疾和过早死亡而造成的时间损失或减少生产力所对应的成本。它通常包括因就诊、休学、休工、死亡所损失的工资、奖金，或因残疾导致劳动生产力降低而造成的损失。

无形经济负担是指肉体上的疼痛和精神上的痛苦或生活上的不便等。

与疾病负担相同，测算疾病经济负担主要用于确定一个国家或地区的疾病优先防控领域，可以借助各病种疾病经济负担构成比或年均增速等指标进行判断；但不同的是，疾病负担表示一个国家或地区居民对医疗卫生服务的需要，而疾病经济负担则是将这种需要转化成为就医需求的实际体现。它将随着社会经济水平、医疗保险水平和个人支付能力水平的变化而改变。

二、计算方法

疾病经济负担是直接经济负担、间接经济负担和无形经济负担之和。但这三部分经济负担的计算方法有所不同。

直接经济负担的计算，国内应用较多的是二步模型法。主要是推算某种疾病的年门诊费用和住院费用（含直接医疗费用和直接非医疗费用）。只要能获得该病种的次均门诊费用、次均住院费用、地区人口数、患病率/发病率、就诊率（门诊、住院），就能应用二步模型计算出某地区该病种的年直接经济负担。

间接经济负担的计算主要包括两个部分：①因疾病、伤残和过早死亡所损失的工作时间；②由于疾病和伤残导致个人工作能力降低而造成的损失。这里就涉及时间成本的货币化的问题，方法很多，但多存在争议。常用的方法有两种，即人力资本法（human capital approach）和支付意愿法（willing-to pay）。人力资本法将与患病、伤残或早死相关的时间或生产力损失等价于个体在社会生产中保持健康状态时工作所产生的市场价值。一般计算公式可表示为：

间接成本＝工资标准/人均GDP/机会成本×误工时间

但由于人力资本法的“充分就业假设”、排除了疾病和伤害带来的痛苦、悲哀等无形负担，以及不计算退休人员或非劳动力人口的间接成本等原因，越来越多的研究选择支付意愿法测算疾病的间接经济负担。

无形经济负担是指疾病、伤残、过早死亡在心理上、精神上给患者及其家庭成员带来的痛苦。由于测量的困难，无形经济负担很少真正地列入计算。但是，它确实是一种客观的存在，因此分析评价时应给予适当考虑。目前尚无比较肯定的定量测量方法测量无形经济负担，有研究指出支付意愿法或可使用。

（刘克军）

第二节 中国高血压的经济负担

中国高血压经济负担研究尚在不断深化，已有不少研究对中国高血压经济负担水平做了测算。这些研究大体分为两类，一是测算全国或某一地区在单位时间内（通常是1年）高血压及其并发症产生的经济负担；二是测算高血压患者年人均经济负担。

一、全国高血压经济负担

全国范围的高血压经济负担水平测算研究相对较少。《中国心血管疾病报告2005》的数据显示，2003年中国高血压的直接医疗费用（门诊和住院费用）为366.03亿元，其中门诊费用279.38亿元，住院费用86.65亿元，1993—2003年高血压直接医疗费用的年均增长速度为21.55%。《中国心血管健康与疾病报告2020》显示，中国2018年高血压住院费用达166.67亿元，2003—2018年高血压住院费用的年均增长速度为4.46%；胡建平等测算的2003年中国高血压经济负担总计为622.51亿元，其中直接经济负担383.85亿元，间接经济负担238.66亿元。在直接经济负担中，门诊费用256.50亿元，住院费用86.65亿元，自购药费用22.88亿元，直接非医疗费用17.81亿元。在间接经济负担中，短期失能负担81.25亿元，长期失能负担101.58亿元，早死负担24.78亿元。

而刘明等从患者个人经济负担的角度，对中国城镇居民高血压经济负担做了测算。结果显示，2003年中国城镇居民高血压患者年人均经济负担总计为6271.80元，其中直接经济负担6021.72元，间接经济负担250.08元。

上述研究结果是基于全国性的样本调查获得的，因此可以代表全国高血压患者的疾病经济负担水平。其测算方法，直接经济负担均采用二步模型法，间接经济负担均采用人力资本法。但是，除中国心血管疾病年度报告外，其他两项研究均缺乏逐年的监测数据，且疾病经济负担测算范围也不一致。

二、某些地区高血压疾病经济负担

各地也对本地区不同时间、不同人群高血压经济负担进行了测算，这些研究为当地医疗保险部门摸清高血压医疗服务市场需求量及需求结构、进而为合理安排医保预算提供了必要的数据支持。按照时间顺序分别是：

广西壮族自治区桂林市20岁以上居民2013年高血压患者年人均直接经济负担是1131.67元，其中门诊费用1014.75元、住院费用80.50元、直接非医疗费用36.42元；间接经济负担为2198.78元。

浙江省江山市居民2013年高血压患者年人均直接经济负担是1103.37元。

山西省农村成年居民2012年高血压患者年人均直接医疗费用是2266.59元，其中门诊费用1678.11元、住院费用588.48元。

云南省昆明市官渡区30岁以上居民2011年高血压患者年人均直接经济负担是868.00元，其中门诊费用656.00元、住院费用187.00元、直接非医疗费用25.00元；间接经济负担为2762.00元。

青海省乐都县、甘肃省和政县、山西省交城县和平陆县20岁以上居民2009年高血压患者年人均直接经济负担是842.47元，其中门诊及自购药费用577.47元、住院费用198.95元、直接非医疗费用66.05元；间接经济负担为480.2元。

天津市45岁以上居民2008年高血压患者年人均直接经济负担是5062.37元，其中直接医疗费用4939.48元、直接非医疗费用122.89元。

黑龙江省贫困农村地区居民2008年高血压患者年人均直接医疗费用是822.15元。

山东省农村25岁以上居民2007年高血压患者年人均直接医疗费用是790.91元。

河南省农村居民2006年高血压经济负担总计为28.16亿元，其中直接经济负担18.40亿元，间接经济负担9.76亿元。而2006年，河南省农村人口是6342万人，折合河南农民年人均高血压经济负担是439.63元。

南京市45岁以上居民2006年单纯高血压患者年人均直接经济负担是3438.00元，其中门诊费用2051.49元、住院费用902.66元、自购药费用442.19元、直接非医疗费用41.65元。

宁波市江东区居民2001年单纯高血压患者年人均直接经济负担是2208.00元，其中直接医疗费用2160.00元、直接非医疗费用46.00元。

上述研究均发生在2001—2013年，2013年以后少有有关高血压经济负担的报道，因此我们无法把握2014—2019年各地高血压患者疾病经济负担水平的变化趋势。研究主要从患者个人角度测算高血压的经济负担，均包括直接医疗费用，不考虑物价因素，各地的高血压患者直接医疗费用在776.42～4939.48元，差距较大（图1-5-1）。

综上，中国的高血压经济负担测算尚存在以下主要问题。一是上述研究均是高血压患者的经济负担，不是高血压这一病种的经济负担。二是没有稳定的数据源，缺乏监测数据，都是项目数据，这就造成数据既缺乏连续性，又缺乏可比性。而疾病经济负担应与国内生产总值一样，数据不连续将大大降低其实用价值。三是测算方法，尤其是间接经济负担的测算方法，尚需规范。因此，中国高血压经济负担测算工作还在路上。

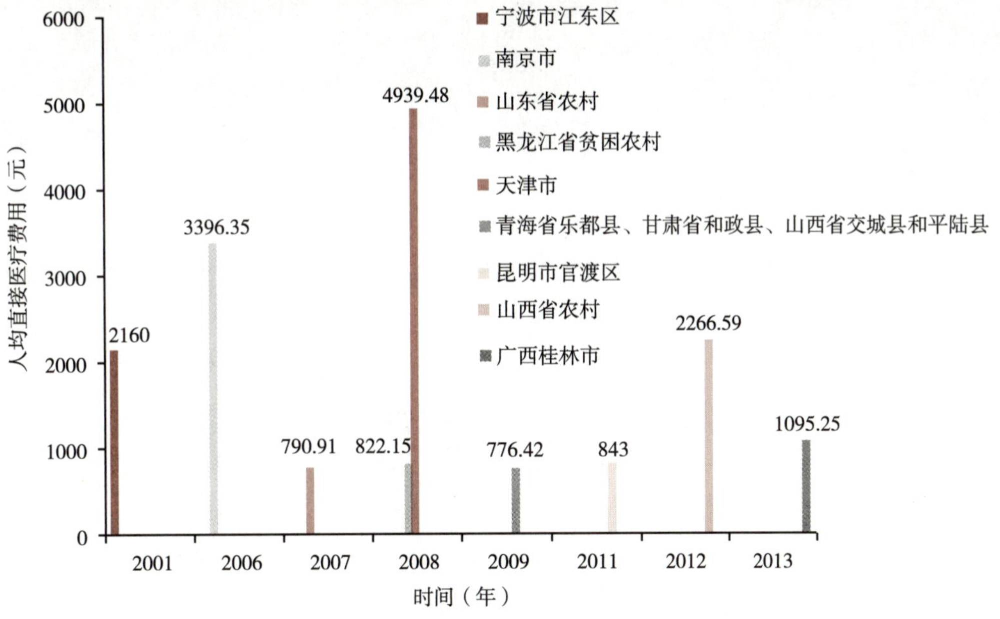

图1-5-1　中国不同地区、不同时间、不同人群的高血压人均直接医疗费用测算

（刘克军）

参考文献

[1] JO C. Cost-of-illness studies: concepts, scopes, and methods [J]. Clin Mol Hepatol, 2014, 20（4）: 327-337.

[2] 贾恩志，徐耀初，沈洪兵，等. 疾病的经济负担及其评价方法 [J]. 江苏预防医学，1999，10（3）: 2-3.

[3] 胡建平，饶克勤，钱军程，等. 中国慢性非传染性疾病经济负担研究 [J]. 中国慢性病预防与控制，2007，15（3）: 189-193.

[4] 刘明，孙利华，刘国恩. 中国城镇居民5种慢性疾病的经济负担和经济风险 [J]. 北京大学学报（医学版），2014，46（5）: 782-789.

第六章
高血压的预防控制

中国高血压患者众多，目前推测已达2.45亿人。高血压是年龄相关性疾病，由于人口老龄化和期望寿命的提高，预计中国的高血压患病率的上升趋势仍将持续。同时，高血压危险因素在人群中广泛流行，新发病例不断累积，血压控制率处于较低水平，高血压防控形势极为严峻。高血压造成的早逝损失寿命年（years of life lost，YLL）在心血管疾病和脑血管病所占比例分别达到64.5%和72.8%，在所有心脑血管病危险因素中居于首位。绝大部分高血压可以预防、可以控制，但难以治愈。通过控制危险因素预防高血压发生、及早发现高血压、维持健康血压和持续有效管理高血压，是预防人群心脑血管事件及其他高血压相关疾病发生、死亡的重要措施。

第一节
高血压的防控政策

高血压及相关心脑血管疾病防控是2030年实现重大慢性病过早死亡率较2015年降低30%和提高人均预期寿命战略目标的关键环节。高血压是最为重要的心脑血管病危险因素，高血压防控是心脑血管疾病领域乃至全人群疾病防控领域最为关键的环节。新医改和健康中国战略实施以来中国发布了与高血压防控高度相关的政策性文件，这些文件构成了当前支撑中国高血压防控工作的政策体系，涵盖了健康法、纲领性规划、支撑性政策、健康支持性环境建设、技术规范和试点示范6个方面的政策（表1-6-1）。根据表1-6-1所列文件，高血压诊治被定位为主要在社区开展的医疗服务，高血压防控措施已形成公共卫生服务体系（表1-6-2），由政府出资提供。按照制度设计，任何途径（如基本公共卫生服务高血压人群筛查、各级医院就诊或体检等）、任何医疗机构发现的高血压患者均应通过信息交换纳入基层医疗卫生机构建立的患者档案，并由基层医疗卫生机构按照基本公共卫生服务要求对患者进行管理。高盐摄入、肥胖、运动不足等均是高血压的重要危险因素，干预危险因素、全面提升居民健康素养不仅是卫生部门的职责，更要求各级政府动员全社会力量广泛参与。

表1-6-1　现阶段中国主要高血压防控政策

类别及名称	发布部门	年 份	相关说明及与高血压防控有关的内容
法律类			
《中华人民共和国基本医疗卫生与健康促进法》	全国人民代表大会常务委员会	2019发布，2020年实施	中国卫生健康领域基础性、综合性法律，对涉及高血压综合防控的基本公共卫生服务、健康促进、健康支持性环境建设、药物供应保障等方面均做了相应规定
纲领性规划类			
1)《“健康中国2030”规划纲要》	中共中央、国务院	2016	至2030年，人均预期寿命达到79岁，重大慢性病过早死亡率较2015年降低30%；对健康生活和健康环境提出了明确的建设要求；明确要求强化慢性病筛查和早期发现，基本实现高血压患者管理干预全覆盖
2)《中国防治慢性病中长期规划（2017—2025年）》	国务院办公厅	2017	控制危险因素（如减盐、减重、运动），营造健康支持性环境；2025年管理高血压患者1.1亿人，规范管理率达到70%；全面实施35岁以上人群首诊测血压制度，发现高血压患者和高危人群并建档管理；基层医疗卫生机构为血压升高人群提供干预服务；高血压纳入分级诊疗、家庭医生签约服务；促进医防协同，发挥中国疾控中心、国家心血管病中心在政策咨询、技术指导等方面的作用
3)《关于实施健康中国行动的意见及健康中国行动（2019—2030年）》	国务院、健康中国行动推进委员会	2019	加强高血压的规范管理；18岁及以上成人定期自我监测血压，血压正常高值人群和其他高危人群经常测量血压；30岁及以上居民高血压知晓率2022年≥55%、2030年≥65%；高血压患者规范管理率2022年≥60%、2030年≥70%；高血压治疗率和控制率在2012年41.1%和13.8%的基础上持续增高；考虑到高血压防控的综合性，除心脑血管疾病防治行动外的健康知识普及、合理膳食、控烟、心理健康促进、中小学生健康促进、老年健康促进、糖尿病防治等8个专项行动均与高血压相关
4)《关于促进中医药传承创新发展的意见》	中共中央、国务院	2019	在2017年中国实施《中医药法》基础上进一步提出，加强中医优势专科建设，做优做强心脑血管病等专科专病；聚焦心脑血管病等问题开展中西医协同攻关；强化中医药在疾病预防中的作用，推广体现中医治未病理念的健康工作和生活方式
5)《关于深入开展爱国卫生运动的意见》	国务院	2020	加大健康生活方式科普力度，引导群众主动学习掌握健康技能，养成戒烟限酒、适量运动、合理膳食、心理平衡的健康生活方式，有效预防高血压、糖尿病等慢性病
支撑性政策类			
1)《关于深化医药卫生体制改革的意见》	中共中央、国务院	2009	标志新医改的开端，对医药卫生改革进行全面布局
2)《关于促进基本公共卫生服务逐步均等化的意见》	卫生部、财政部、国家人口和计划生育委员会	2009	国家基本公共卫生项目财政补助金额15元/人年（此后逐步提高至2021年的79元/人年）；高血压纳入国家基本公共卫生服务项目，35岁以上人群实行门诊首诊测血压制度，对确诊高血压患者登记管理，定期随访

续 表

类别及名称	发布部门	年 份	相关说明及与高血压防控有关的内容
3)《关于建立全科医生制度的指导意见；关于改革完善全科医生培养与使用激励机制的意见》	国务院、国务院办公厅	2011、2018	明确全科医生在居民健康和医疗控费的“守门人”作用，明确其在基层预防保健、常见病多发病诊疗和转诊、患者康复和慢性病管理、健康管理等一体化服务的职责与地位
4)《关于巩固完善基本药物制度和基层运行新机制的意见》	国务院办公厅	2013	要求稳固基本药物集中采购机制、保障基本药物供应配送和资金支付、定期调整国家基本药物目录，充分考虑基层常见病、慢性病用药与当地公立医院用药的衔接问题；保障基本公共卫生服务经费，足额下拨，专款专用
5)《关于推进家庭医生签约服务的指导意见》	国务院医改办、国家卫生和计划生育委员会、国家发展和改革委员会、民政部、财政部、人力资源社会保障部和国家中医药管理局	2016	开展家庭医生签约服务，优先覆盖高血压等患者群体
6)《关于推进医疗联合体建设和发展的指导意见》	国务院办公厅	2017	推进包括高血压在内的慢性病预防、治疗、管理有机结合，促进优质医疗资源下沉，方便患者就医
7)《关于推进按病种收费工作的通知》	国家发展和改革委员会、国家卫生和计划生育委员会、人力资源和社会保障部	2017	明确原发性高血压（低、中危和高危）、高血压+2型糖尿病主要操作/治疗方式为社区诊治管理，以控制医疗费用不合理增长、减轻患者负担
8)《关于县级疾病预防控制等专业公共卫生机构指导基层开展基本公共卫生服务的通知》	国家卫生健康委员会办公厅	2019	针对高血压等慢性病患者健康管理，县级疾病预防控制等专业公共卫生机构要与医疗机构组成专家团队协同开展技术指导，按照《国家基本公共卫生服务规范（第三版）》和《国家基层高血压防治管理指南（2017）》的要求，在开展基层高血压医防融合试点的地区，积极发挥作用
9)《关于完善城乡居民高血压、糖尿病门诊用药保障机制的指导意见》	国家医保局、财政部、国家卫生健康委员会、国家药品监督管理局	2019	增强基本医保门诊保障能力，减轻患者门诊用药费用负担，提出以二级及以下定点基层医疗机构为依托，对高血压参保患者门诊发生的降血压药品费用由统筹基金支付，政策范围内支付比例要达到50%以上
技术规范类			
1)《高血压相关指南（含防治指南、基层指南、患者教育指南、血压测量及家庭血压监测指南等）》	国家卫生和计划生育委员会（卫生部）疾控局、国家心血管疾病中心、相关专业学会等	2010—2019	基于循证医学证据的高血压诊断、治疗、患者教育领域的专科业务指南
2)《国家基本公共卫生服务规范》	国家卫生和计划生育委员会	2017	《高血压患者健康管理服务规范》规定服务对象为35岁及以上常住居民，并详细列出服务内容、服务流程、服务要求、考核指标等
3)《全民健康生活方式行动方案（2017—2025年）》	国家卫生和计划生育委员会办公厅、体育总局办公厅、全国总工会办公厅、共青团中央办公厅、全国妇联办公厅	2017	开展“三减三健”（减盐、减油、减糖、健康口腔、健康体重、健康骨骼）、适量运动、控烟限酒和心理健康4个专项行动

续 表

类别及名称	发布部门	年 份	相关说明及与高血压防控有关的内容
4)《关于印发长期处方管理规范（试行）的通知》	国家卫生健康委员会办公厅、国家医保局办公室	2021	高血压等慢性病患者处方可延长至4～12周，且可由医保支付费用
健康支持性环境建设类			
1)《全民健身条例及全民健身指南》	国务院、国家体育总局	2009、2017	国家对全民健身给予法律保障（1995年颁布《体育法》），2009年将每年8月8日为全民健身日，《全民健身指南》用于引导居民科学地从事体育健身活动
2)《中国公民健康素养——基本知识与技能》	国家卫生和计划生育委员会	2015年在2008年试行版的基础上出台	公民必备知识：①成人正常血压收缩压≥90且＜140mmHg，舒张压≥60且＜90mmHg；②关注血压变化，控制高血压危险因素，提倡患者自我健康管理。公民健康生活方式：①合理膳食、适量运动、戒烟限酒、心理平衡；②保持正常体重，避免超重与肥胖；③膳食少盐；④成人每日应进行6～10千步当量身体活动
3)《关于开展健康城市健康村镇建设的指导意见及健康城市指标体系》	全国爱国卫生运动委员会	2016、2018	重大疾病过早死亡率、18～50岁高血压患病率及相关健康促进指标被明确纳入健康城市指标
4)《关于加强健康促进与教育的指导意见》	国家卫生和计划生育委员会、中共中央宣传部、教育部、财政部、环境保护部、工商行政管理总局、广播电视总局、体育总局、国家中医药管理局、中国科学技术协会	2016	提出坚持“以人为本、政府主导、大健康理念和全社会参与”的原则，实现2020年健康生活方式和行为基本普及并实现对贫困地区全覆盖；健康促进与教育工作体系进一步完善，“把健康融入所有政策”策略有效实施
5)《国民营养计划(2017—2030年)》	国务院办公厅	2017	2030年全国人均每日食盐摄入量降低20%，居民超重、肥胖增长速度明显放缓；提倡吃动平衡的健康生活方式
试点示范类			
1)《省部联合减盐防控高血压及“三减控三高”合作项目》	国家卫生健康委员会、山东省人民政府	2011、2019	在山东全省范围内试点开展以防控高血压为目的的降低人群钠盐摄入量工作
2)《关于做好高血压、糖尿病分级诊疗试点工作的通知》	国家卫生和计划生育委员会	2015	将高血压列为分级诊疗的试点病种，给出高血压分级诊疗重点任务、服务技术方案（含中医技术方案）
3)《建设国家慢性病综合防控示范区》	国家卫生和计划生育委员会	2016	始于2010年，通过建立“政府主导、部门协作、动员社会、全民参与”机制，落实全民防控高血压等重点慢性病策略措施

表1-6-2 现阶段中国防控高血压的实践

主要措施	实施机构
1）将高血压定位为社区诊治管理为主的疾病，基本医疗保险门诊慢性病报销	各级卫生、社保部门
2）35岁及以上人群首诊测血压	每年首次就诊的各级医疗机构（全覆盖）
3）建立居民健康档案（含高血压等慢性病患者健康管理记录）	乡镇卫生院、村卫生室、社区卫生服务中心（站）负责首次建档、更新和存档，其他医疗卫生机构信息应汇总、更新至健康档案，各级卫生健康行政部门负责监督与管理
4）高血压筛查：①辖区内35岁及以上常住居民，每年免费测量1次血压（非同日3次测量）；②初步诊断高血压或可疑继发性高血压通过转诊至上级医院确诊和获得治疗方案；③确诊高血压患者进入随访管理；④未诊断高血压但存在高血压高危因素者每半年测量1次血压并接受生活方式指导	乡镇卫生院、村卫生室、社区卫生服务中心（站）
5）原发性高血压患者每年享受至少4次“面对面”随访和1次较为全面的体检，并接受分类干预服务	同上
6）普及《中国公民健康素养——基本知识与技能》，开展心脑血管等重点疾病的健康教育	同上
7）建设健康支持性环境	各级政府引领的多部门参与；卫生部于1998年将每年10月8日确定为“全国高血压日”，2019年高血压日主题定为“18岁以上知晓血压”

（吴 静 厚 磊）

第二节 高血压的三级预防

一、一级预防与全人群策略

高血压的一级预防主要体现在重视对全人群生活方式的指导和减少高血压可改变的危险因素的出现。“政府主导、多部门协作、动员社会、全民参与”是高血压一级预防的核心要义，应在这一方针的指导下，广泛开展减盐、减重、控烟、限酒、健身等健康生活方式与普及活动，加强高血压防控政策研究和创造健康支持性环境；调动多种卫生健康资源，持续、广泛、深入开展多种形式的高血压健康教育活动，按照行政辖区、医疗机构、居民社区、工作场所及学校的不同特点开展有针对性的科学普及和行为干预活动。这些在全人群中普遍开展的一级预防措施在预防高血压的同时，对其他很多慢性非传染性疾病的防控同样有效，因此是健康立法、“健康中国”规划纲要、慢性病防治中长期规划及健康中国行动的重要内容。

二、二级预防与高危人群策略

高血压的二级预防主要体现在以下几个方面。第一，18岁及以上成年人应定期测量血压，利用就医、体检、社区健康档案建立、公共场所健康站点、家庭自测等多种渠道增加人群测量血压的机会；第二，儿童及青少年高血压不易发现，应重视其检出工作，有利于增加其终生获益水平及降低人群总体疾病负担；第三，对已有的高血压危险因素，应控制危险因素水平和减少危险因素个数，以防止高血压及心脑血管事件的发生。二级预防与高血压防控的高危人群策略密切相关，对于存在正常高值血压、超重或肥胖、酗酒、高盐饮食的高血压高危（易患）人群，应每半年测量血压1次，并接受体检、随访及生活方式指导。无论如何，测量血压是二级预防的核心关键措施，是提高中国高血压知晓率和控制率的首要措施。二级预防措施一般较一级预防容易量化，目标指向性更强，更易通过政府倡导付诸行动，如健康中国行动中“18岁及以上成人定期自我监测血压”，国家基本公共卫生服务项目中的血压测量、随访管理、生活方式指导等。

三、三级预防与高血压相关并发症

高血压的三级预防主要体现在控制血压以减少高血压靶器官损害、临床并发症和死亡的发生。治疗高血压的主要目的是最大限度地降低心脑血管并发症发生和死亡的总体风险。坚持健康的生活方式（适量运动、合理膳食、戒烟限酒、心理平衡）和服用降压药是治疗高血压的主要手段，坚持健康的生活方式是治疗的基础，服用降压药是总体心脑血管风险处于中高危水平的高血压患者血压达标的关键，例如，中国开展的全民健康生活方式行动、基于国家基本公共卫生服务的高血压患者健康管理、基本医疗保险门诊慢性病报销制度等都是高血压三级预防的重要举措。

（吴 静 厚 磊）

第三节 高血压的生活方式干预

一、减少食用盐摄入

钠盐摄入过多会导致血压的升高。这是因为血管内钠离子增加会“吸引”更多的水进入血管，在血容量增加的同时使血压升高；细胞内钠离子增加后会抑制钠-钙交换，血管平滑肌内钙离子浓度上升同样可以通过收缩血管平滑肌引起血压升高。总的来说，钠在人体的排泄特点是“多吃多排，少吃少排，不吃不排”，正常情况下排出和摄入的钠量几乎相等。在中国，存在较大比例的盐敏感人群，其血压水平与钠盐摄入量直接相关。盐敏感性高血压患者发生脑卒中和急性心肌梗死的风险较一般高血压患者更高，其机制相当复杂，与遗传和环境均有密切关系。减盐排钠是这部分患者最重要的基础治疗措施，适当控制食盐摄入量、改变饮食“口重”的习惯不但可以达到控制血压的目的，部分患者甚至可以减少降压药的用量。

世界卫生组织（WHO）推荐成人每日食盐（NaCl）摄入量不超过5g，中国指南推荐高血压患者每日食盐摄入量不超过3g。当前的减盐策略主要有3个。第一，家庭烹饪过程中使用限盐勺（推荐用2g的限盐勺）提示用盐量的多少；第二，使用富含钾的低钠盐，以改变人们高钠低钾的膳食结构，维持合理的钠钾平衡；第三，减少加工食品摄入及加工食品制作过程中减少盐的添加。由于中国居民钠盐摄入量76%来自家庭烹饪，故限盐勺策略在社区高血压防治中较多采用。使用低钠盐也是社区居民经常使用的减盐方法，但慢性肾病、充血性心力衰竭或正在服用保钾利尿药的患者需要在医生的指导下谨慎使用。西方国家钠盐摄入以加工食品为主，虽然中国国情与欧美国家不同，但也应高度重视在减少烹饪用盐的情况下，腌制品、卤制品、酱油、各种方便食品等含盐量高食品摄入的增加。

二、增加身体活动和降低体重

身体活动、超重或肥胖及不良膳食习惯紧密相连，均与高血压的发生密切相关。运动可以促进新陈代谢，消耗摄入过多的能量，减少超重或肥胖的发生。运动本身具有很好的降低安静时血压的作用。1次10分钟以上的中低强度运动的降压效果可以维持10～22小时，高血压人群和非高血压人群均可采用每天30～60分钟中等强度运动（步行、慢跑、骑车、游泳等），每周4～7天。应尽量避免久坐，这种相对静止的生活工作方式不利于能量消耗、造成脂肪堆积、引起血管硬化，脂质在血管内的沉积更可造成管腔狭窄、血压升高，心脑血管事件风险可显著增加。高血压患者应该限制总热量，尤其要控制油脂的类型和摄入量。除了“管住嘴”，还要通过有规律的运动消耗掉多余的热量，应在保证必需的热量的基础上，加上适当的有氧运动使体内脂肪燃烧分解，以维持较为理想的体重和体型。

三、其他措施

既往强调长期过量饮酒是高血压等心脑血管疾病发生的危险因素，但近来多个研究显示，饮酒对健康而言没有安全剂量，因此，戒酒或少饮酒是高血压防治的推荐措施；应全民控烟，不吸烟或戒烟有助于降低高血压或高血压易患者的总体心脑血管疾病风险。心理不适往往引起躯体异常，长期过度的心理反应会明显增加心血管风险。引起心理压力增加的原因主要是抑郁和焦虑。人在紧张、愤怒、惊恐、压抑、焦虑、烦躁等状态下，血压就会升高，故预防和缓解心理压力是高血压和心血管疾病防治的重要方面。良好的睡眠有助于血压的降低，成人应保持每日7～9小时的合理睡眠时间。

（吴 静 厚 磊）

参考文献

[1] LI Y, THIJS L, ZHANG Z Y, et al. Opposing age-related trends in absolute and relative risk of adverse health outcomes associated with out-of-office blood pressure [J]. Hypertension, 2019, 74 (6) : 1333-1342.

[2] 厚磊. “健康中国2030” 背景下的高血压防控对策探讨 [J]. 中华医学杂志, 2018, 39 (4) : 3134-3137.

[3] HOU L, CHEN B, JI Y, et al. China CDC in action-hypertension prevention and Control [J]. China CDC Weekly, 2020, 2 (40) : 783-786.

[4] 厚磊. “健康优先、预防为主” 的法治基础:《基本医疗卫生与健康促进法》立法思考和建议 [J]. 中国社会医学杂志, 2020, 37 (3) : 238-241.

[5] 张娟, 靳荣荣, 李娟娟, 等. 国家慢性病综合防控示范区实施效果研究 [J]. 中华流行病学杂志, 2018, 39 (4) : 394-400.

[6] HOU L, GUO X, ZHANG J, et al. Associations between salt-restriction spoons and long-term changes in urinary Na^{+}/K^{+} ratios and blood pressure: findings from a population-based cohort [J]. J Am Heart Assoc, 2020, 9 (14) : e014897.

[7] NEAL B, WU Y, FENG X, et al. Effect of salt Substitution on cardiovascular events and death [J]. N Engl J Med, 2021, 385 (12) : 1067-1077.

[8] GBD 2016 Alcohol Collaborators. Alcohol use and burden for 195 countries and territories, 1990-2016: a systematic analysis for the global burden of disease study 2016 [J]. Lancet, 2018, 392 (10152) : 1015-1035.

[9] MILLWOOD I Y, WALTERS R G, MEI X W, et al. Conventional and genetic evidence on alcohol and vascular disease aetiology: a prospective study of 500 000 men and women in China [J]. Lancet, 2019, 393 (10183) : 1831-1842.

[10] 中华医学会神经病学分会, 中华医学会神经病学分会脑血管病学组. 中国脑血管病一级预防指南2019 [J]. 中华神经科杂志, 2019, 52 (9) : 684-709.

第二篇

高血压基础理论

CHAPTER 2

第一章 血　　压

第一节 血流动力学

一、心脏

心脏是血液循环系统的中心，是血液循环的动力装置，起着泵的作用。左、右心室分别与主动脉和肺动脉相连，左、右心房分别与肺静脉和腔静脉相连。通过心房和心室的收缩和舒张，使血液循单一方向流向动脉系统，再由静脉系统流回心脏。

（一）心动周期

心房和心室每一次舒张和收缩构成一个心动周期。心动周期按照心房和心室的压力和容积变化，可以分为5个时期（图2-1-1）。

1．心房收缩期　心房收缩前，静脉血已不断流入心房，使心房处于充盈状态。心房收缩，血液不断流入心室。心房收缩持续约0.1秒。

2．心室等容收缩期　心室被充盈后，房室瓣关闭，心室收缩开始。在心室压尚未超过主动脉和肺动脉压时，主动脉瓣自然关闭，此时心室内压力增加，但容积未变，这一时期为0.05～0.08秒。

3．心室射血期　心室内压超过主动脉压和肺动脉压，主动脉瓣被打开，血液顺着心室与动脉之间的压力梯度迅速流向动脉。这一时相，心室内压迅速增至最大值，血液流向动脉的速度加快，流量达到一次射血量的80%～85%，时间约0.1秒，称为快速射血期。随后，血液流速减慢，称慢速射血期，约0.15秒。

心室收缩终止，主动脉瓣和肺动脉瓣尚未关闭，室内压已开始下降，至室内压低于主动脉和肺动脉压时，主动脉瓣关闭。这段时间约0.03秒，称舒张前期。

4．心室等容舒张期　当心室继续舒张，主动脉瓣已经关闭，而室内压仍高于心房压，房室瓣尚未开放之前，心室处于密闭状态，心室容积无改变，但室内压迅速下降，称为等容舒张期，时间为0.06～0.08秒。

5．心室充盈期　当心室压下降至低于心房压时，房室瓣开启，心房内血液顺着房室间压力梯度快速流入心室，心室迅速充盈，称为快速充盈期，时间约为0.11秒。此时进入心室的静脉血约占总量的2/3。随后流入的速度减慢，称为慢速充盈期，时间约为0.2秒。

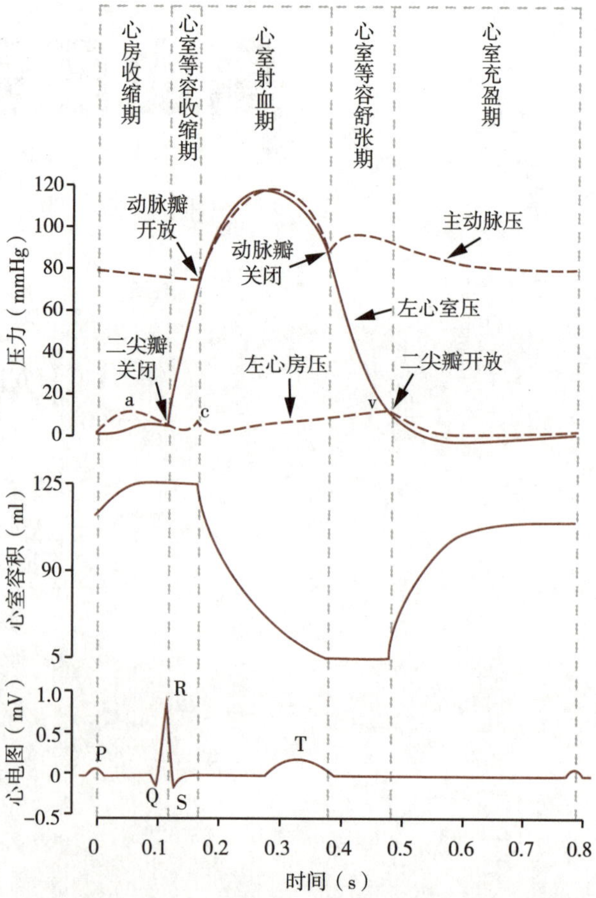

图2-1-1　心动周期各时相中左心室压力、容积等变化

（二）心输出量

心输出量是指每一分钟由一侧心室射出的血液总量，也称每分输出量。每分输出量决定于每搏输出量和心率。左、右心室射出的血量是相等的。

心脏的泵血能力取决于心室肌肉的收缩性能，又与静脉的回心血量密切相关。就心脏力学而言，心肌收缩力取决于心肌纤维的初长。19世纪末，Frank用蛙心实验证明，心室舒张末期容积增大，心肌收缩前初长增加，心肌收缩力也随之增加。Starling（1914）在犬的心肺制备标本上研究了静脉回心血量对心脏功能的影响。他进一步证明，心室舒张末期容积随静脉回流量增加而增大，心室收缩力则随着末期容积的增大而增强。但达到一定限度时，心肌收缩力不再增强，室内压反而下降。心室舒张末期容积与心室收缩力之间的正相关关系称为Frank-Starling定律（图2-1-2）。

在血压正常的情况下，心输出量与血管系统的血流阻力有关。血流阻力增大，心输出量减小，反之，则心输出量增多。

心输出量是与机体代谢水平和需求相适应的，因此，心输出量可以因性别、年龄和生理状况而异。健康的成年男子在安静状态下每搏输出量约为80ml（70～90ml），如果平均心率为70次/分，则每分心输出量为5.6L。女性比同体重的男性低10%～20%。运动时，心输出量增加，剧烈运动时可高达20～35L/min。

二、血管

血管是输送血液的网络系统，但它不是单纯物理学的管道，而是具有复杂生理功能的生物学器官。血液由心脏进入大动脉后，再进人体各个器官和组织，到达毛细血管，在这里与组织细胞进行物质交换，然后经微静脉和静脉回到右心房。在肺循环中，血液经右心室、肺动脉、肺毛细血管和肺静脉回到左心房。

（一）血管的形态学特点

血管的基本结构是由胶原纤维、平滑肌、弹性纤维和内皮细胞由外至内依次形成的管道。由于不同血管的功能不同，在动脉、毛细血管和静脉乃至同一种血管的不同节段，其结构也各异（图2-1-3）。如大动脉富含弹性纤维，因而具有较好的弹性和可扩张性，而小动脉丰富的平滑肌层则是形成血液循环外周阻力的主要原因。在毛细血管中，这些结构都消失，仅由一层扁平的内皮细胞构成，便于血液与组织细胞进行充分的物质交换。因此，血管各段的形态学特点是血管完成其生理功能的保证。

（二）血管的分类

1. 弹性储器血管（windkessel vessel） 指主动脉及其邻近心脏的大分支和肺动脉主干及其大分支。这些血管管壁较厚，并含有弹性纤维，管径较大。因此具有较好的弹性和可扩张性，对血流的阻力小。

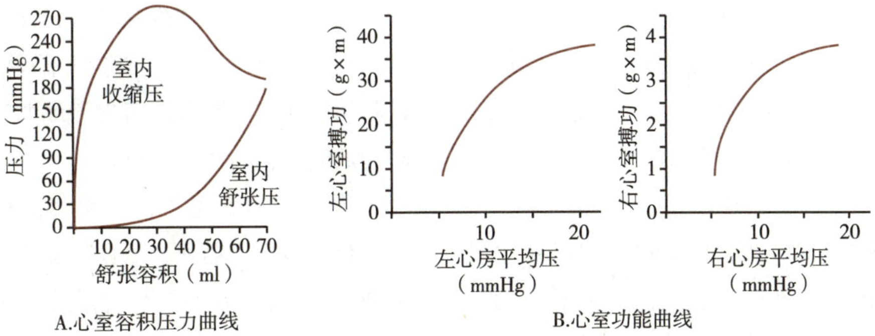

图2-1-2　心室舒张末期容积与心室收缩力之间的正相关关系

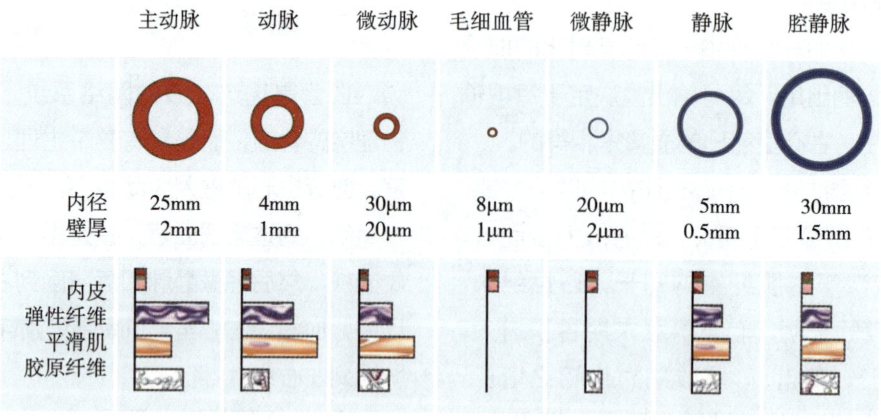

图2-1-3 各类血管大小及基本组织比例示意图

2. 分配血管（distributing vessel） 指动脉，即从弹性储器血管以后至小动脉之前的动脉均属于分配血管。它的作用主要是将血液输送到各部分组织。分配血管在结构上的主要特点是弹性纤维减少，肌性纤维增多。

3. 毛细血管前阻力血管（precapillary resistance vessel） 这一部分包括小动脉和微动脉。它的主要特点是管壁含有丰富的平滑肌，特别是微动脉，因此血管口径很小，血流在这一部分受到的阻力很大，约占总外周阻力的47%。阻力血管的这一特点使之成为血压形成和调节的重要因素。

4. 交换血管（exchange vessel） 即毛细血管。毛细血管管壁极薄，仅由单层内皮细胞构成，加之毛细血管数量多，总的面积大，因此血流速度很慢，有利于血流和组织之间的物质交换。

5. 毛细血管后阻力血管（postcapillary resistance vessel） 微静脉和小静脉为此类血管。由于管径小，对血流亦有一定阻力，其舒缩可影响毛细血管前阻力和后阻力的比值，从而改变毛细血管压，影响体液在血管内和组织间隙内的分配情况。

6. 容量血管（capacitance vessel） 指小静脉以后至心脏的静脉部分。这一部分血管口径大，管壁薄，易于扩张，故容量较大。在安静状态下，可容纳循环血量的60%～70%。

7. 短路血管（shunt vessel） 指小动脉和小静脉之间的直接通路，小部分血液可直接经此由动脉流入静脉。短路血管为数不多，仅存于身体外周如肢体末梢等部分皮肤。

三、血流

1946年，法国学者Poiseuille研究了液体在管道内流动时压力与流量之间的关系，提出以下结论：液体单位时间流量（Q）和管道两端压力差（P_1-P_2）及管内径（r）的4次方成正比，与管道的长度（L）成反比。

$Q=Kr^4(P_1-P_2)/L$ K为常数，代表液体黏滞度。此即著名的Poiseuille定律。由这一公式可推导简化为

$$Q=(P_1-P_2)/R \quad （R代表总阻力）$$

这是研究血流所遵循的基本规律。需要注意的是，血液是具有黏滞性的液体；在大动脉和大静脉中，血流是搏动性的；血管壁不是硬质的，具有弹性和可扩张性。因此研究血流动力学还要结合血管和血液的生物特性来分析。

人在安静状态下，心脏每分输出量约为5L，分配至全身各个器官。器官所需血流量与它的耗氧量成正比（表2-1-1），而耗氧量又是随着器官生理状态而改变，因此血流量也随之变化。器官的血流

表2-1-1　安静状态下各器官的血流量

器官	重量(kg)	血流量			耗氧量			
		单位时间血流量(ml/min)	单位时间单位重量的血流量［ml/(min·100g)］	占心输出量的百分比(%)	动静脉血含氧量差(ml/100ml)	单位时间耗氧量(ml/min)	单位时间单位重量的耗氧量［ml/(min·100g)］	占总耗氧量的百分比(%)
脑	1.4	750	55	14	6	45	3	18
心	0.3	250	80	5	10	25	8	10
肝	1.5	1300	85	23	6	75	2	30
胃肠	2.5	1000	40					
肾	0.3	1200	400	22	1.3	15	5	6
骨骼肌	35	1000	3	18	5	50	0.15	20
皮肤	2	200	10	4	2.5	5	0.2	2
其他（骨、骨髓、脂肪、结缔组织等）	27	800	3	14	5	35	0.15	14
合计	70	6500		100		250		100

量取决于血流灌注压的压力差（即上述公式中P_1-P_2）和器官的血管阻力（R）。在循环血流中，各器官的压力差基本是一致的，因此血流量主要决定于该器官血管阻力的大小。这一调节机制下文将详细讨论。

（陈孟勤　高平进）

第二节
血压形成机制

一、血压的定义

血液在血管中流动，流动的血液对单位面积血管壁的侧压称为血压。这种压力在物理学中称为压强。血压的单位是帕（pascal，Pa）或者千帕（kPa）。习惯上常用毫米汞柱（mmHg）为动脉压的单位（1mmHg＝1.333kPa）。静脉压较低，常以厘米水柱（cmH_2O）为单位（$1cmH_2O$＝0.098kPa）。在临床医学，特别是在实际应用中，常将动脉血压简称为“血压”。

如果循环系统中的血液突然停止流动，则这一瞬间各节段血管内的压力将很快取得平衡，这时的压力称为循环系统平均充盈压（mean circulatory filling pressure），可以表示血管系统中血液的充盈程度。平均充盈压的大小取决于血液总量和循环系统总容量之间的相对关系。循环系统平均充盈压与动脉血压是两个不同的概念，不可混淆。在动物实验中测得麻醉犬的循环系统平均充盈压为7mmHg。人的循环系统平均充盈压接近这一数值。

血液在血管系统中，从主动脉开始，至腔静脉回心，各节段血压变化很大。图2-1-4所示为各血管段的血压变化，其变化机制将在下文述及。

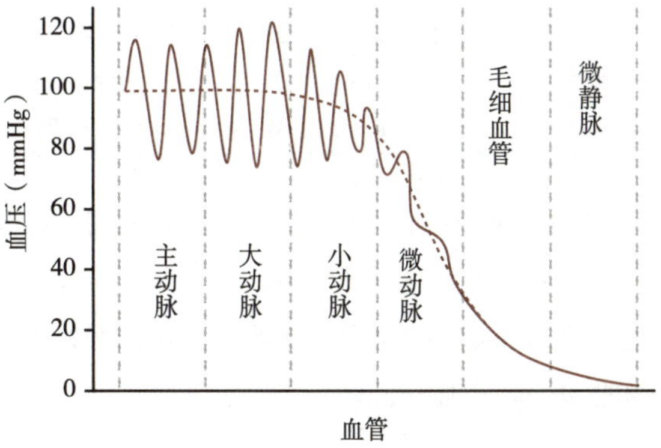

图2-1-4　循环中不同节段的血压变化

二、正常血压值

人体动脉血压有一定的个体差异，并受年龄、性别和生理状态等因素的影响。婴儿出生时收缩压仅40mmHg左右，但1个月后即可达70～80mmHg。少年时期收缩压和舒张压开始逐渐接近成人的低水平。此后，随年龄增长而血压逐渐增高。按中国2018年制定的高血压标准，正常成年人安静状态下动脉血压应不高于139/89mmHg。性别方面，50岁以前男性略高于女性,50岁以后，女性由于更年期影响可略高于男性。表2-1-2为中国男女不同年龄段动脉血压的平均值。精神因素如兴奋、恐惧、焦虑及运动均可使血压特别是收缩压明显升高。血压有昼夜节律变化，一般白天增高睡眠时降低。

表2-1-2　中国不同年龄动脉血压平均值

年龄（岁）	收缩压平均值（mmHg）	舒张压平均值（mmHg）
18～24	117.4（116.6～118.2）	71.4（70.6～72.2）
25～34	118.9（118.1～119.6）	73.2（72.5～73.9）
35～44	123.0（122.3～123.7）	76.4（75.9～76.9）
45～54	129.0（128.1～130.0）	78.9（78.4～79.5）
55～64	134.8（133.8～135.9）	78.9（78.2～79.6）
65～74	139.8（138.6～141.0）	77.5（76.9～78.2）
≥75	142.6（141.4～143.8）	75.9（75.1～76.7）

不同动脉段的血压有一定的差异。一般血压测量都以上臂右肱动脉血压为准。左右肱动脉血压可能略有差异。如同一人连续或经常测量，最好用同一侧肱动脉，以便于比较。

三、血压的形成

（一）血压形成的过程

当心动周期进入到心室射血期，心室肌收缩使室内压超过主动脉压时，主动脉瓣被打开，血液迅速射入主动脉和肺动脉，动脉内压力迅速升高，此时作用于血液的力一部分推动血液前进，另一部分则通过血液作用于主动脉和肺大动脉壁。大动脉壁富含弹性纤维，有较强的可扩张性，具有弹性储器功能，受力后扩张。因此当心室肌收缩完毕开始舒张，室内压下降，主动脉瓣关闭，大动脉内压力下降时，管壁则由于弹性回缩作用而继续推动血液前进。所以在每一个心动周期中，动脉血压会出现规则性的波动，被称为动脉压力波（arterial pulse wave）。压力波的最高点即为收缩压（systolic pressure），表示心室收缩时动脉内的最高压力。压力波的最低点即为舒张压（diastolic pressure），表示心室舒张时动脉内的最低压力。二者的差值则为脉搏压（pulse pressure）。

由上可知动脉压的波动幅度决定于心室搏出量的大小和大动脉的弹性。压力波在血管系统传播中，由于血管壁的可扩张性和血管阻力的作用而逐渐减小直至消失。

（二）形成血压的因素

1．心脏因素　心室收缩力与每搏输出量是形成血压的最主要因素。在正常情况下，成人安静时，心室肌收缩可使室内压达到90～140mmHg，射血量约70ml，此时，主动脉内压力迅速达到高峰，驱动血液前进，其侧压又作用于管壁使其扩张，不但使收缩压不致过高，而且管壁的弹性回缩作用又驱动血液继续向前，在主动脉瓣关闭，主动脉内压力降低时，血流不致中断。因此任何原因导致心室肌收缩力的减弱或每搏输出量的减少都能影响血压，后者常与回心血量有关。

2．血管因素　大动脉的弹性储器功能与小动脉的阻力是决定血压的另外两个因素。前者已经述及，此处主要讨论后者。

前文已明确指出，Poiseuille定律是血流动力学的基本规律，即：单位时间血流量（Q）与血管两端压力差（P_1-P_2）成正比，与血管总阻力（R）成反比。

$$Q^{\alpha}=\frac{P_1-P_2}{R}$$

这一公式也可表示为$\Delta P=Q\cdot R$

因为在血管系统中，腔静脉接近心房处的压力已接近0，甚至为负压，可以略而不计，ΔP即代表血管内压力。总阻力（R）主要包括三种因素：血管长度、血管内径和血液黏滞性。体内血管长度一般没有变化，在正常安静状态下，心输出量和血液黏滞性也变化不大，因此血管阻力就是影响血压的决定性因素。

从血管系统不同节段的结构（图2-1-3）可以看出，小动脉，特别是毛细血管前的微动脉的血管平滑肌非常丰富，管壁厚度和血管内径的比值最大。从Poiseuille定律的推导中得知，血管内的血流阻力和血管半径的4次方成反比，如果血管半径缩小一半，血流阻力将增加16倍。因此当微动脉管壁平滑肌收缩时，血管内径将明显变小，血流阻力也随之显著增加。因此小动脉和微动脉也被称为阻力动脉（resistance artery）。阻力血管平滑肌的活动受神经和体液因素调控，这是血压生理性调节的主要途径。

3．血液因素 血液是具有黏滞性的液体。血液的黏滞性由血细胞和血浆中的蛋白质所形成。黏滞性也是形成血流阻力的重要因素。黏滞性越高，阻力也越大。在正常情况下，血液黏滞性改变很小，但在某些病理情况下，如红细胞数量增多或重度贫血及营养不良导致红细胞减少及血浆蛋白降低都可能改变血液黏滞性而影响阻力。

此外，动脉中的血量也是决定血管阻力的因素之一。因为动脉中必须有足够的血量来保持血管的良好充盈度，这也是维持血管平滑肌紧张性的因素之一。如果血量减少，血管平滑肌的紧张性下降，阻力也就随之降低。如大失血时，除直接影响每搏输出量外，外周动脉血量不足，血管充盈不够，阻力急剧下降，也是形成低血压乃至休克的原因之一。

（陈孟勤 高平进）

第三节 血压的调节

血压是维持血液循环系统的主要指征，是心血管功能活动的集中反映。血压通过机体对心血管活动的调节而变化以适应机体生理功能的需要。从本章第一节、第二节的分析已经了解形成血压的决定因素是心室的收缩压及其每搏输出量和血管的外周阻力。在正常生理状态下，心脏因素比较稳定，机体主要是通过改变循环系统的外周阻力来调节血压。本节着重论述这一问题。

一、神经调节

（一）血管平滑肌的神经支配

血管平滑肌的收缩和舒张受自主神经支配。一般分为缩血管和舒血管神经纤维两种。

1．缩血管神经纤维 属于交感肾上腺素能神经纤维，在动静脉中分布广泛，特别是在皮肤、骨骼肌和内脏的小动脉和微动脉，有丰富的交感肾上腺素能神经纤维分布。交感神经末梢主要分布在血管壁的外膜和中膜之间，其末梢释放的神经递质去甲肾上腺素与平滑肌的α-肾上腺素受体结合，引起平滑肌收缩。

在静息状态下，交感缩血管神经发放的冲动频率很低，每秒1～3次。这一水平的神经兴奋并不能引起血管平滑肌的强烈收缩，但却是维持血管平滑肌细胞紧张（tonus）的必要条件。血管平滑肌的基础张力（basal tone）是维持血管平滑肌于一定收缩状态的基础，如此才能形成外周动脉的阻力，以使血压能保持一定水平。中枢神经系统则是通过调控交感肾上腺素能神经的冲动频率来增加或降低血管的紧张度，以改变血管的阻力，从而调节血压。

2. 舒血管神经纤维 舒血管神经纤维的种类较多，仅分布在部分器官的血管。

(1) 交感胆碱能舒血管纤维：这种神经纤维与肾上腺素能缩血管纤维混杂于交感神经中，主要分布于骨骼肌血管，平时没有神经冲动发放。当动物惊恐或激动出现防御反应时，这一舒血管系统被激动而发生兴奋效应，纤维末梢释放乙酰胆碱，与血管平滑肌细胞M型胆碱受体结合，使血管舒张。

(2) 副交感舒血管纤维：分布于唾液腺、胃肠及外生殖器血管，兴奋时其纤维末梢释放乙酰胆碱使血管舒张。在面神经中的舒血管纤维也分布到软脑膜血管，有实验证明，刺激支配唾液腺的副交感神经还可以促使腺细胞释放一种激肽释放酶(kallikrein)，后者又激活血管舒张素（kallidin）和缓激肽（bradykinin）的生成，这些物质都具有舒血管作用。

(3) 背根舒血管神经纤维：分布于皮肤血管。当受到伤害性刺激时，皮神经的分支将兴奋传至血管使之舒张，使皮肤产生红晕。其神经末梢释放的化学物质可能是组织胺或P物质。这一过程因无中枢神经元参与，故又称“轴突反射”。

(二) 心血管中枢

心血管中枢是指中枢神经系统内各级水平与调控心血管活动有关的神经核团或神经元集中的区域。有关脑内存在有控制心血管活动的中枢概念在19世纪即有学者提出，随后陆续进行了实验探索。20世纪以来，应用电生理和微量注射等方法对这一问题研究更为深入，但对心血管中枢的具体定位，迄今尚无统一认识。

1. 脑干心血管中枢 一般认为延髓是心血管中枢最重要的部位，也是研究最集中的部位。根据早期研究所积累的结果，如Alexander（1946）综合前人的研究和他本人的观察，曾绘制了猫脑干控制血压的定位图，一直为生理教科书所采用。该图显示，延髓网状结构背外侧部的较大区域为升压区，网状结构的腹内侧部分为降压区。这一初步结论可以认为是20世纪50年代以前有关这一研究的总结。但20世纪60年代以后的工作不断表明这一概念需要修正。现在认为将延髓某些部位严格划分为升压区和降压区是错误的。能够引起升压或降压反应的核团或神经元在位置上常互相交错。更重要的是，一系列实验证明延髓腹外侧头端是调节心血管活动，也是维持血管交感性紧张及血压水平的关键部位，而过去所认为的延髓背内侧加压区只是腹外侧头端的神经轴突束所穿行的部位，而并非真正的心血管神经元所在地。刺激腹外侧头端神经元可引起心率加快、血压升高、肾上腺髓质释放儿茶酚胺和神经垂体释放血管加压素（AVP）。延髓腹外侧区有胆碱能和非胆碱能纤维投射至延髓和下丘脑，因而直接或间接影响交感神经活动。延髓腹外侧尾端含有去甲肾上腺素能神经元，刺激这一区域可抑制交感神经冲动发放，使血压降低，损伤此区可引起高血压。延髓中与调节血压有关的另一重要区域是孤束核（NTS），孤束核是颈动脉窦和主动脉弓压力感受器传入纤维到达中枢的主要部位。孤束核通过影响交感神经系统活动和血管加压素释放来调节血压。孤束核同时也接受肾脏等脏器传入纤维及其他与心血管功能调节有关部位如端脑、下丘脑、小脑、脑干和脊髓纤维的投射。损毁动物孤束核可以形成爆发性高血压（大鼠）或慢性高血压。Talman等发现在自发性高血压大鼠（SHR）孤束核的谷氨酸能、胆碱能和心钠素能神经纤维受损。他们认为可能与SHR的高血压发展有关。孤束核也间接投射交感节前神经元及直接投射副交感节前神经元，由此而及心脏。同时还有可能直接和间接投射下丘脑室旁核而影响释放血管加压素的神经元活动。

2. 脑内其他心血管中枢 除延髓外，脑内其他部位也有作用于心血管活动的神经元存在。大脑皮质有不少部位，特别是边缘系统一些结构都能调制皮质下心血管神经元的活动，如由感觉运动皮质至锥体束，由眶皮质至下丘脑及由颞叶前部至下丘脑并部分达到脊髓的通路。此外，刺激眶回、岛叶和前颞部皮质可以引起血压下降和心率减慢。刺激扣带回、杏仁和中隔也能引起血压反应。

人类的高级神经活动，如精神状态的变化，思维活动都能明显影响心血管活动也是最生动的例子。

下丘脑是自主神经系统的重要高级中枢，一般认为，下丘脑的外侧区和后区及腹外侧区的核团与交感兴奋有关。如刺激下丘脑后区核团可以增加交感神经系统活动，并使压力感受性反射导致的心跳减慢削弱。相反，损伤这一区域可以使肾性、DOCA盐性及自发性高血压大鼠的血压降低。电刺激这一区域，在自发性高血压大鼠可以引起较之正常对照大鼠更大的加压效应。刺激下丘脑前部某些区域则可以抑制交感神经活动，而使外周血管扩张、心率减慢和血压降低。有学者发现下丘脑前腹侧第三脑室（AV3V）与大鼠实验性高血压形成有关。损伤AV3V能导致血压显著降低并能防止多种实验性高血压动物的血压升高。

脊髓心血管活动神经元位于脊髓胸腰段皮质中间外侧柱的交感节前神经元和骶段的副交感节前神经元中。脊髓的心血管神经元是中枢对心血管活动调控的最后通路，这些神经元的活动完全受延髓及以上高级中枢的控制，但也接受外周感觉神经活动的传入冲动而具有一些初级的心血管反射功能。当脊髓脱离与上级中枢的联系之后，这些神经元仍能发出较弱的传出冲动来维持血管的一定紧张度。

以上简要介绍了神经系统各级中枢对心血管的调控途径和作用，这是机体对血压调节的最主要形式。但是神经系统对心血管活动的调节是以整合（integration）形式出现的，因为心血管活动必须服从于机体的生理需要。如人体在运动时，心血管系统的活动就必须密切配合机体各个器官生理功能的不同需求，充分保证心脏、肺脏、骨骼肌的血液供应，适当减少对内脏的血液供应，以起到移换济急的补偿作用。因而，在神经系统的整合作用下，通过神经的调节，需要充足血量的器官血管扩张，而内脏血管则收缩。这是神经系统对心血管功能调节的整合作用最明显的例子。这种整合作用的形式贯穿在整个生理功能调节中，但其机制尚未完全阐明，需要进一步研究。

（三）心血管反射

1．动脉压力感受性反射 在血管系统的某些部分，血管壁上的感觉神经末梢能够感受管腔内的压力或管壁受牵拉的刺激，把冲动传入中枢。这种神经装置称为压力感受器。动脉系统中有两种重要的压力感受器，即分别位于左右颈总动脉分叉处的颈动脉窦压力感受器和位于主动脉弓的压力感受器。在动脉其他部位也有散在的压力感受器，但其反射性效应不及上述二者。

颈动脉窦和主动脉弓压力感受器不断地受着血压波动的刺激，其传入冲动分别通过窦神经和主动脉弓神经传入延髓有关神经元。如果血管内血压升高，则感受器受到的刺激增强，传入冲动频率加快。这些传入冲动通过延髓神经通路最后到达心血管运动中枢，抑制交感缩血管神经和心交感神经的传出冲动，导致外周血管扩张，心率减慢和心肌收缩力减弱，血压降低，这就是减压反射。

2．动脉化学感受性反射 在颈动脉窦旁及主动脉弓凹面各有一小体，分别称为颈动脉体和主动脉体，它们是动脉化学感受器所在处。化学感受器对动脉血中O_2张力和CO_2张力变化敏感，O_2分压降低或CO_2分压增高可使感受器传入冲动增加，颈动脉体化学感受器通过舌咽神经，主动脉体化学感受器则通过迷走神经到达延髓心血管交感中枢，引起外周血管收缩，血压上升，但心脏血管反应不大。动脉化学感受器的作用主要是调节呼吸活动，当机体缺氧导致血液O_2分压降低或CO_2分压增高时，动脉化学感受器受到刺激，可以放射性地兴奋呼吸中枢，使呼吸活动增强，同时也出现上述的心血管反应。

3．心脏机械感受性反射 心房和心室壁、腔静脉及肺大动脉均存在机械性感受器。心房和腔静脉的机械性感受器由于血液充盈而受到牵张刺激时，其传入冲动通过迷走神经到达延髓心血管中枢可引起心率加快，称为班布里奇反射（Bainbridge reflex）。心室的机械性感受器较为复杂，通过迷走神经有髓鞘纤维传入的感受器在心室收缩时兴奋，但反射效应不明显。另一部分经迷走神经无髓鞘纤维传入的感受器则在心室舒张和容积增大时被激活，其传入冲动可以引起心率减慢，交感缩血管兴奋降低。另一交感神经纤维传入的感受器则在心室收缩时放电增加。

二、体液调节

血压的体液调节是指血液和组织液中的一些化学物质通过作用于心血管活动而调节血压。这些化学物质有的是内分泌腺分泌的激素，有的则是由组织细胞产生释放，局部作用于心肌和血管平滑肌，作用于后者的物质又称为血管活性物质。血压的神经调节与体液调节关系密切，二者相辅相成。有的体液因素如肾素－血管紧张素系统及血管升压素的释放即受神经的调节，而有的体液因素也可作用于神经细胞或受体。总之，神经系统和体液因素是共同完成对心血管活动调节的。

随着生物科学技术方法的不断发展，发现了许多由体内组织细胞分泌的化学物质，对心脏和血管活动都有不同程度的作用，其名目不胜枚举。其中在高血压发病机制中具有重要意义或有密切关系的体液因素如肾素－血管紧张素系统等将另有专门章节论述，本节仅简要介绍血压调节中的一些主要体液因素。

（一）儿茶酚胺及其受体

体内产生的儿茶酚胺主要包括肾上腺素（epinephrine，E）、去甲肾上腺素（norepinephrine，NE）、多巴胺（dopamine，DA）三种。DA主要存在并作用于神经系统，NE是交感肾上腺素能神经的递质，E则是由肾上腺髓质分泌的激素，肾上腺髓质也分泌少量的NE。因此，肾上腺髓质激素包括NE和E。

交感肾上腺素能神经是通过末梢释放的NE作用于心脏和血管的受体而发挥作用的，肾上腺素受体（adrenoceptor，AR）可分为α_1、α_2、β三类。α_1-AR包含α_{1A}、α_{1B}、α_{1D}三种亚型，α_2-AR包含α_{2A}、α_{2B}、α_{2C}、α_{2D}四种亚型。α_1-AR分布于几乎所有的血管平滑肌，α_1-AR激动后引起血管平滑肌收缩，而α_2-AR在血管的分布和作用均不及α_1-AR。β_1-AR激动后引起心肌兴奋，而β_2-AR则引起血管平滑肌舒张。β_3-AR是继β_1、β_2之后新发现的肾上腺素受体，主要分布在脂肪组织，调节能量代谢，也参与心血管疾病的病理生理过程。许多治疗冠心病和高血压的药物都是通过阻断肾上腺素受体，使心输出量减少或使血管舒张而达到缓解冠脉痉挛和降压的目的，还可抑制肾上腺素受体过度激活导致的心血管重构。交感神经兴奋也可引起肾上腺髓质释放肾上腺素和少量去甲肾上腺素而作用于血管。

（二）血管升压素

血管升压素（vasopressin，VP）也称血管加压素。VP由视上核和室旁核神经元分泌并通过神经垂体释放入血。因其能促进肾小管对水分的重吸收，故又称抗利尿激素（ADH）。VP具有强烈的缩血管作用，它是通过激活血管平滑肌的VP受体而发挥作用的。VP受体有V_1和V_2之分，V_1主要分布在血管系统，但VP对脑血管的作用有明显种属差异。V_2主要分布于肾小管，介导水的重吸收，但现已发现有的血管平滑肌也有V_2分布，可以介导血管舒张。

在正常情况下，VP似乎不参与心血管活动的调节，故对血压的作用不大。但在失血或其他伤害性刺激导致血容量减少或血压降低时都可以刺激VP释放增加。这一反应被认为是通过外周压力感受器或心脏感受器到达中枢，然后作用于下丘脑视上核或室旁核的分泌细胞而实现的。

（三）前列腺素

前列腺素（prostaglandin，PG）是一类不饱和脂肪酸组成的具有多种生理作用的活性物质。二十碳不饱和脂肪酸花生四烯酸，在环氧化酶（cyclooxygenase，COX）的作用下，转变为前列腺素。因此，COX是前列腺素合成过程中的关键酶，有COX-1、COX-2两种同工型，以同源二聚体或异源二聚体形式存在于内质网膜及核膜上，参与体内稳态的前列腺素合成及调节。前列腺素合成酶包括PGI_2合成酶、PGE_2合成酶、$PGF_{2\alpha}$合成酶、PGD_2合成酶、TxA_2合成酶，分别负责PGI_2、PGE_2、$PGF_{2\alpha}$、PGD_2、TxA_2的合成。PG在组织中生成，经肺循环时被酶灭活，因此它们主要在其生成部位发挥局部作用，但PGI_2不易被肺灭活。PG对心血管系统的作用因其种类不同而异，一般在心肌或血管平滑肌组织中生成并直接作用于局部组织，如PGE_2和$PGF_{2\alpha}$对心脏具有正性变时和变力作用，而PGI_2则可使心率减慢。PGI_2具有舒血管作用，但PGF_{2a}和TxA_2均具有收缩血管作用。现在认为外周动脉局部生成的PGI_2是调节血管平滑肌紧张度的重要因素之一。TXA_2主要生成于血小板中，具有缩血管和促血小板聚集作用，PGI_2则有抗血小板聚集作用。

（四）内皮素

内皮素（endothelin，ET）于1987年被分离，是由21个氨基酸组成的活性多肽。ET是血管内皮产生的一种强力血管收缩肽，迄今所知最强的缩血管物质，为内源性的压力依赖性的离子通道调节因子。内皮素家族包括ET1、ET2、ET3及血管活性肠收缩肽（VIC）4种异构肽。ET1为家族主要成员，主要在内皮细胞表达，而ET-2以肾脏表达较多，ET3主要在神经系统中表达，VIC是在小鼠体内发现的一种对肠道平滑肌有收缩作用的活性多肽。因此，ET除分布于内皮细胞外，还广泛分布于机体多种细胞，如神经元细胞、平滑肌细胞、心肌细胞、肾上腺细胞等。ET需要与细胞膜上的特异性受体结合后才发挥生物学效应，已知ET受体有ET_A和ET_B2种亚型。ET_A是ET-1的选择性受体，对ET2也有高度亲和力，主要分布于血管平滑肌，参与调节血管收缩功能。ET_B为非选择性受体，与ET1，ET2，ET3的亲和力均等，主要分布于血管内皮细胞，参与血管舒张功能的调节。随着分子生物学、生物化学、临床遗传学及药理学的进展，人们认识到ET系统的作用涉及多种疾病，除了心血管疾病，如高血压、动脉粥样硬化、缺血性心脏病等；还涉及肺部疾病，如肺动脉高压及特发性肺纤维化等；以及肾脏疾病、肿瘤、免疫性疾病及血管性痴呆等。临床遗传学研究已经揭示内皮素在多种血管性疾病，包括高血压中的致病作用。目前内皮素受体拮抗剂（ERA）已用于多种临床研究，有的已在临床使用多年如肺动脉高压。将来的临床研究将进一步优化治疗，减少副作用，包括ET_A选择性ERA的应用，以及在难治性高血压中的个体化治疗。

（五）缓激肽

体内激肽释放酶－激肽系统是一个重要的体液调节系统，参与了许多方面的功能活动。缓激肽（bradykinin）是其中的一个成员，它是由其前身物质血管舒张素（kallidin）在氨基肽酶的作用下失去赖氨酸而形成的。缓激肽和血管舒张素都是强烈的舒血管物质，在腺体中生成的缓激肽可以使局部血管舒张，血流量增加，因此在腺体分泌活动期间均伴有缓激肽的生成。缓激肽也参与局部血管舒张的调节作用，如皮肤血管舒张的散热反应。动物静脉注射缓激肽可以引起血压降低、心率加快及心输出量增加，心脏的反应是由血压降低导致的反射性活动。

（六）心房钠尿肽（atrial natriuretic peptide，ANP）

心房钠尿肽（atrial natriuretic peptide，ANP）也称心钠素（cardionatrin）、心房肽（atriopeptin），是较早发现的心源性激素。ANP主要在心房组织中生成和储存，但全身许多器官如肺、脑等均含有ANP。ANP具有强大的利钠利尿作用，同时还有舒张血管、降低血压、改善心律失常和调节心功能的作用。ANP通过组织中的ANP受体B和C发生作用。ANP的利钠利尿机制主要是通过增加肾小球的滤过率，增加肾髓质的血流量和抑制肾小管对钠的重吸收而完成的。ANP的降压和改善心功能的作用则是舒张外周血管和冠状动脉，降低外周循环阻力，增加尿钠排出，减少心输出量的综合结果。

（七）降钙素基因相关肽

降钙素基因相关肽（calcitonin gene-related peptide，CGRP）是于1982年发现的一种含37个氨基酸残基的多肽。CGRP以两种形式存在，称为αCGRP和βCGRP。这两种形式有相似地生物学特性，同源性大于90%，在人类中只有三个氨基酸不同。机体内的CGRP主要是αCGRP，主要表达于外周和中枢神经系统。βCGRP在肠神经和垂体等部位表达。CGRP是迄今发现的最强大的内源性血管舒张物质，主要由血管壁肽能神经纤维所释放，为一种生物活性多肽和肽类神经递质。CGRP有强大的扩血管作用，比硝酸甘油、硝普钠的作用强。在大多数血管平滑肌细胞上存在着CGRP受体，这种受体与G_S蛋白偶联，通过激活腺苷酸环化酶并增加cAMP生成途径引起血管舒张作用。CGRP为非内皮依赖性的，其作用缓慢且持久，并不增加血管通透性。因此，有证据表明CGRP是一种降压物质，然而迄今的研究表明它对血压的生理调节并没有作用。但是，高血压患者和实验动物的研究表明CGRP通过激活其受体具有降低血压的作用。

其他心血管活性物质：存在于体内的心血管活性物质还有多种，它们或者广泛存在于神经系统组织、神经元或外周神经纤维中，或者它们的受体和/或它们本身分布于心血管组织或其他器官中，通过神经或局部的作用参与对心血管活动的调节。如血管活性肠肽（VIP）、阿片肽（opioid）和神经降压素（NT）都能引起血管舒张，血流外周阻力降低，结果导致血压降低。而神经肽Y（NPY）则可使血管收缩，血流外周阻力增加，血压升高。尚有其他一些活性物质对心血管活动也有一定影响，不再赘述。

（陈孟勤　高平进）

参考文献

[1] 徐丰彦，张镜如. 人体生理学［M］. 2版，北京：人民卫生出版社，1989：1028-1051，1190-1247.

[2] 陈孟勤. 血管活性的个性化［M］//韩启德，文允镒. 血管生物学. 北京：北京医科大学中国协和医科大学联合出版社，1997：173.

[3] GUYTON AC，HALL JE. Textbook of Medical Physiology［M］. 9th Ed. Philadelphia：Saunders，1996：161-170，209-220，221-238.

[4] MOUNTCASTLE VB. Medical Physiology.（Vol 2）［M］. 14th Ed. St. Louis：The C. V. Mosby Co，1980：986-1006，1017-1084.

[5] LARAGH TH，BRENNAER BM. Hypertension：Pathophysiology，Diagnosis and Management［M］. 2nd Ed. New York：Raven Press，1996：713-740.

[6] TUCKER DC，SAPER CB，RUGGIERO DA，et al. Organization of central adrenergic pathways：1. Relationship of ventrolateral medullary projections to the hypothalamus and spinal cord［J］. J Comp Neurol，1987，259（4）：591-603.

[7] FERRARIO C M，BARNES K L，BOHONEK S. Neurogenic hypertension produced by lesions of the nucleus tractus solitarii alone or with sinoaortic denervation in the dog［J］. Hypertension，1981，3（6 Pt 2）：II-112-8.

[8] NATHAN M A，REIS D J. Chronic labile hypertension produced by lesions of the nucleus tractus solitarii in the cat［J］. Circ Res，1977，40（1）：72-81.

[9] BUñAG R，EFERAKEYA A. Immediate hypotensive after-effects of posterior hypothalamic lesions in awake rats with

spontaneous, renal, or Doca hypertension [J]. Cardiovasc Res, 1976, 10 (6) : 663-671.

[10] BARTON M, YANAGISAWA M. Endothelin: 30 years from discovery to therapy [J]. Hypertension, 2019, 74 (6) : 1232-1265.

[11] KUMAR A, POTTS J D, DIPETTE D J. Protective role of α-calcitonin gene-related peptide in cardiovascular diseases [J]. Front Physiol, 2019, 10: 821.

[12] WANG Z, CHEN Z, ZHANG L, et al. China hypertension survey investigators status of hypertension in china: results from the china hypertension survey, 2012-2015 [J]. circulation, 2018, 137 (22) : 2344-2356.

第二章
高血压发病的中枢神经机制

高血压的发病机制较为复杂，除心脏和血管本身疾患外，交感神经系统活动过强是一个极为重要的原因。交感和副交感神经系统是自主神经系统的两大组成部分。对心血管活动而言，交感神经系统对心脏和血管的活动均有重要调节作用，副交感神经系统则主要调节心脏活动，而对血管的作用较弱。交感和副交感神经系统均接受中枢神经系统的调节。如果中枢神经系统中与心血管活动调节有关的结构及其回路、神经递质和/或调质发生改变，最终使中枢交感传出增强，均可导致血压升高。本章就高血压发病的中枢神经机制作一简要阐述。

第一节
有关的中枢结构和神经回路

正常人的心血管活动，如心率、心输出量、动脉血压和各组织器官的血流量经常保持相对稳定。在内、外环境发生改变时，机体能做出相应的调整，使心血管活动能适应当时新陈代谢的需要。通常认为，一些心血管反射，如动脉压力感受性反射，主要在动脉血压的短期（数秒至数分钟）调节中起作用；而血压的长期（数小时、数天、数月或更长）调节则主要依赖肾和体液因素对细胞外液量的调节。心血管活动的调节主要包括神经调节和体液调节，神经调节离不开心血管中枢的调节，体液调节也在很大程度上接受心血管中枢的调节。

心血管中枢（cardiovascular center）是指在中枢神经系统中与调节心血管活动有关的神经元集结的部位，这些神经元广泛分布于从脊髓到大脑皮质的各级水平。心血管中枢的神经元经常处于一定程度的兴奋状态，并通过传出神经纤维发放一定频率的冲动，调节心血管活动，使心率、血压维持在正常范围内。生理学中将神经元或神经纤维的持续的一定程度的兴奋称为紧张（tonus；tone）。通常认为，心血管中枢神经元紧张来源于它们与中枢其他神经元构成的网络联系。它们受其他中枢传来的神经冲动的影响，也受来自躯体与内脏多种感受器传入冲动的影响，此外还受血液和脑脊液中某些物质（如CO_2）的影响。心交感中枢和心迷走中枢之间存在交互抑制作用。正常成年人在安静状况下，心迷走中枢紧张高于心交感中枢紧张，故心率一般保持在75次/分左右，而不会达到窦房结P细胞在自然状态下约100次/分的自动节律。在肌肉活动、情绪激动等情况下，心交感中枢紧张增高，心迷走中枢紧张相对较低，心率显著增加。心迷走中枢紧张与心交感中枢紧张还随呼吸周期而发生改变。吸气时心迷走中枢紧张降低，心交感中枢紧张增高而心率加快；呼气时心率减慢，这称为呼吸性窦性心律不齐，在儿童表现尤为明显。

血管平滑肌紧张主要来自交感缩血管神经紧张，后者又源于交感缩血管中枢紧张。当机体处于安静状态时，交感缩血管神经纤维维持1～3Hz的持续放电。如果在第六颈段与第一胸段间横断动物脊髓，可使交感缩血管冲动突然停止，外周阻力血管明显扩张，血压降至40～50mmHg，表明支配外周阻力血管的交感缩血管神经紧张主要来自脊髓以上的中枢。

一、脊髓心血管神经元

脊髓心血管神经元，即支配心脏和血管的交感神经节前神经元，其胞体位于脊髓胸、腰段灰质的中间带外侧柱（intermediolateral cell column，IML），其中支配心脏的心交感神经节前神经元胞体位于第1～5胸段脊髓的IML。在脊髓横断面上，IML位于灰质侧角（图2-2-1）。在骶段脊髓的相应部位存在支配少数血管的副交感节前神经元。正常

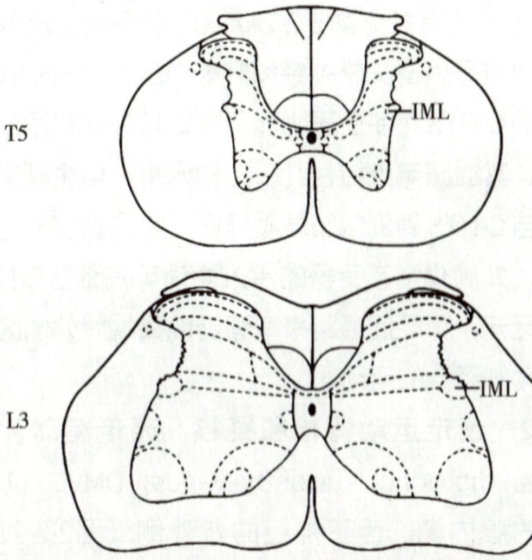

图2-2-1 大鼠脊髓灰质中间外侧柱所在部位示意图

注：中间带外侧柱（IML）贯穿脊髓胸、腰节段，图中显示大鼠胸5（T5）和腰3（L3）处的脊髓横切面观。

情况下，这些神经元的活动完全受控于延髓和延髓以上心血管中枢；在完成各种心血管反射中，脊髓心血管神经元仅起最后传出公路的作用。如果横断脊髓，使之与脑干之间的联系中断，并在脊休克过去后，动脉血压可以恢复到一定水平，但容易出现波动，当由平卧位转为直立位时，患者立即感到头晕，说明脊髓交感神经节前神经元能维持一定的血管张力，也能完成一些较原始的心血管反射，但不能进行精细的调节。

脊髓灰质IML内的神经元直接接受高位中枢的纤维投射，其主要来源有：①延髓头端腹外侧区（包括延髓头端腹内侧区，见后文）；②延髓尾端中缝核；③延髓－颈段脊髓升压区；④脑桥腹外侧A5细胞群；⑤脑桥背侧A6细胞群；⑥下丘脑室旁核。其中，对调节交感缩血管神经紧张最重要的是延髓头端腹外侧区和下丘脑室旁核。

由于脊髓IML心血管神经元在各种心血管反射中起着最后传出公路的作用，因而在异常情况下，多种来自外周和中枢的神经冲动可通过IML心血管神经元使外周交感活动和肾上腺髓质激素分泌持续增强，从而可能成为某些高血压病发病的重要原因。

二、脑干和下丘脑的心血管中枢

脑干和下丘脑是心血管活动调节最重要的区域。一般认为，延髓内存在许多参与心血管活动调节的神经元群或核团，是心血管中枢的基本部位；而延髓以上的脑区则对延髓心血管中枢具有调整作用。这一观点主要来自Dittmar和Owsjanikow在1873年的横切脑和局部毁损的实验结果。他们采用由前向后逐步横切脑的方法，观察到在动物下丘脑前横切脑时，动脉血压无明显变化；而当横切到延髓闩水平时，动脉血压即降至与脊动物同样的低水平（40～50mmHg）。若在完整动物单纯破坏延髓背侧或腹内侧区，对动脉血压也没有影响。这提示延髓腹外侧区可能是中枢调节心血管活动的关键部位。但后来，Ranson（1916）和Alexander（1946）根据他们点阵式电刺激脑干广泛区域所得的结果，提出延髓背外侧网状结构为“升压区”，而延髓腹内侧网状结构则为“降压区”。这一错误观点影响了生理学界约半个世纪之久。直到20世纪60年代，由于实验方法的改进，当人们采用局部化学性刺激后才逐渐认识到，他们提出的所谓“升压区”含盖了孤束核、疑核等常引起降压作用的神经元群或核团；而“降压区”则包括了调节血管运动的前交感神经元集中的脑区，即延髓腹外侧区。追究以上如此曲折过程的原因，是由于应用电刺激的方法既可刺激神经元胞体，也可刺激过路纤维；而采用化学性刺激则仅能兴奋胞体而不兴奋过路纤维。此外有许多研究表明，参与多种心血管反射的中枢还包括延髓以上多个中枢部位。机体在完成各种生理反应时，脑干、下丘脑与脊髓是作为一个整体来调节心血管活动的。例如，颈动脉窦压力感受性反射的基本中枢位于延髓，但刺激猫的下丘脑前区和视前区，可出现与刺激颈动脉窦相同的降压、舒血管与心率减慢等反应。分别破坏下丘脑或延髓的相关脑区，仅使压力感受性反射减弱，而当延髓和下丘脑相关脑区均被毁损后，压力感受性反射才完全消失；用电生理学的方法表明，升高孤立的颈动脉窦内压可记录到窦神经和下丘脑前区及视前区神经元放电的同步改变。这些实验结果提示，压力感受性反射是由延髓和下丘脑的相关脑区共同作用而完成的。

（一）延髓

1．孤束核（nucleus tractus solitarii，NTS） 呈“V”字形，位于延髓背侧第四脑室两旁深面，其两侧长柱向头侧延伸至脑桥下部，但仅有小部分位于脑桥，向尾侧则合二而一，在第四脑室后缘深面形成孤束核连合部（commissural NTS，C-NTS）（图2-2-2）。NTS接受来自多种外周感受器的传入，如颈动脉窦和主动脉弓压力感受器、颈动脉体和主动脉体化学感受器、心肺感受器、骨骼肌感受器和内脏感受器的传入，也接受来自不同脑区，包括端脑、下丘脑、小脑、脑干其他区域和脊髓等处与心血管活动调节有关核团的纤维投射。NTS还发出纤维投射到其他多处心血管核团，如迷走运动背核、疑核、延髓腹外侧区、脑桥臂旁核、下丘脑室旁核等。NTS内含有多种参与心血管活动调节的神经递质和调质，如儿茶酚胺类、氨基酸类、乙酰胆碱和某些肽类，如血管紧张素Ⅱ、血管升压素、P物质和心房利尿钠肽等。

在大鼠，双侧电解毁损NTS可产生暴发性高血压，由于总外周阻力明显增加而使左心室超负荷，最终发展为左侧心力衰竭和肺水肿，动物将在3～4小时内死亡。而在犬和猫，双侧毁损NTS则产生较轻的持续性高血压。在自发性高血压大鼠（spontaneously hypertensive rat，SHR），NTS内谷氨酸、乙酰胆碱和心房利尿钠肽等递质发生紊乱，这可能与SHR的高血压形成密切相关。但是，NTS不同区域的神经元对动脉血压的影响并不完全相同。引起上述反应主要由毁损NTS的中间1/3部分，即孤束核中间部（intermediate NTS，IM-NTS）所致。这可能是因为IM-NTS是压力感受器传入纤维的终止部位（图2-2-2A），而压力感受性反射的传入效应是抑制交感活动和降低血压。C-NTS对血压的影响正相反，这可能与化学感受器传入纤维终止于此有关（图2-2-2A），化学感受性反射的传入效应是兴奋交感神经和升高血压。在SHR，电解毁损C-NTS可使血压明显下降，且在毁损后的几天内，其血压可维持在几乎正常水平。电生理实验表明自C-NTS到延髓头端腹外侧区存在直接的纤维投射，外周化学感受器的传入冲动可先激活C-NTS的神经元，再经此通路来增强延髓头端腹外侧区血管运动神经元的活动。

2．迷走运动背核和疑核 迷走运动背核（dorsal motor nucleus of the vagus，DMV）位于NTS的腹内侧，舌下神经的背外侧（图2-2-2C），其长轴在第四脑室底部深面起自髓纹水平（该水平一般可作为延髓与脑桥背面的分界线），向后延伸至菱形窝尾端水平。迷走神经疑核（nucleus ambiguous，NA）位于网状结构中间偏向腹外侧（图2-2-2B，C，D），其长轴亦起自髓纹水平，向后延伸至丘系交叉水平，长轴大致与DMV相当。DMV和NA是心迷走中枢的主要部位。两者都接受来自NTS和某些高位中枢的纤维投射，且都有纤维投射到心脏。早先曾认为，心迷走节前神经元位于DMV及其周围区域，但后来发现这类神经元大多数位于NA。电刺激大鼠的NA或局部注射谷氨酸（现已证明谷氨酸是压力感受器传入纤维和NTS-NA投射纤维的神经递质）可引起心率减慢，动脉血压升高；毁损大鼠NA后并不出现明显的心率与血压改变，但在毁损NA并去除缓冲神经（包括颈动脉窦和主动脉弓压力感受器传入神经纤维）后，血压和心率均明显增高，而固有心率（在以阿托品和普萘洛尔阻断自主神经的情况下）则显著减慢。这些结果提示NA不仅与心率而且与动脉血压的自主神经调节有关，NA对血压的调节可能是通过它与延髓腹外侧血管运动中枢的纤维联系而实现的，而与压力感受性反射无关。

3．延髓腹侧区（ventral medulla，VM） 位于延髓腹侧的网状结构中，它在心血管活动调节中具有重要作用。根据其兴奋时引起的交感紧张和/或动脉血压的不同改变，可将此区细分

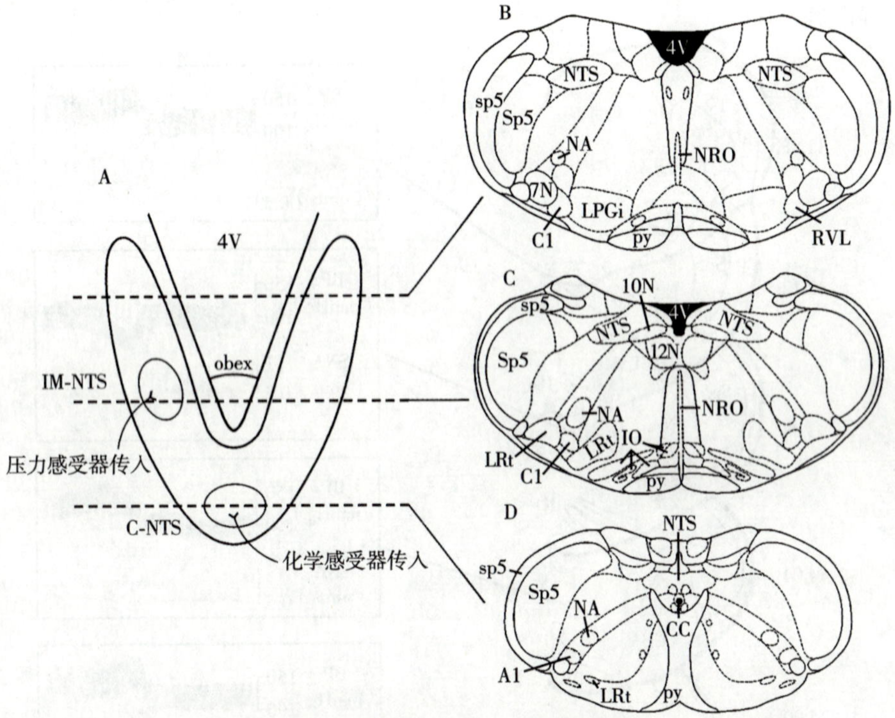

图2-2-2 大鼠延髓孤束核所在部位及不同部位接受不同感受器传入示意图

注：图A示孤束核背面观，呈"V"字形，并显示NTS不同部位接受不同感受器传入，即IM-NTS接受压力感受器传入，而C-NTS接受化学感受器传入；图B、C、D分别为A小图中虚线所在位置（大约）的延髓孤束核冠状切面观，分别位于前囟后12.0、13.56、15.0mm。4V，第四脑室；7N，面神经核；10N，迷走运动背核；12N，舌下神经核；A1，A1细胞群；AP，后缘区；C1，C1细胞群；CC，中央管；C-NTS，孤束核连合部；IM-NTS，孤束核中间部；IO，下橄榄核；LPGi，巨细胞旁外侧核；LRt，外侧网状核；NA，疑核；NRO，中缝隐核；NTS，孤束核；obex，闩；RVL，头端外侧网状核；py，锥体束；Sp5，三叉神经脊束核；sp5，三叉神经脊束。

为：①延髓头端腹外侧区（rostral ventrolateral medulla，RVLM），兴奋时可加强交感紧张和升高血压；②延髓头端腹内侧区（rostral ventromedial medulla，RVMM），它与RVLM毗邻，且其功能与RVLM相同，因而常被并入RVLM（本文也将其归入RVLM而不再另列一区）；③延髓尾端腹外侧区（caudal ventrolateral medulla，CVLM），兴奋时可抑制交感紧张和降低血压；④延髓尾端升压区（caudal pressor area，CPA），兴奋时可加强交感紧张和升高血压；⑤延髓-颈段脊髓升压区（medullo-cervical pressor area，MCPA），兴奋时也可加强交感紧张和升高血压；⑥巨细胞降压区（gigantocellular depressor area，GiDA），兴奋时可降低动脉血压；⑦延髓脑血管舒张区（medullary cerebral vasodilator area，MCVA），兴奋时可引起脑血管舒张；⑧延髓尾端中线区（caudal midline medulla，CMM），兴奋时可产生交感抑制或增强的不同反应，但以交感抑制为主。以下简要介绍RVLM、CVLM、CPA、MCPA和CMM的心血管活动调节作用。图2-2-3显示分别于RVLM、CVLM、CPA和MCPA微量注射谷氨酸引起的动脉血压和交感神经电活动改变的记录。

（1）RVLM：RVLM的心血管调节功能最早由Guertzenstein于1974年在对猫的研究中发现。大鼠RVLM的头端紧挨着面神经核尾侧，但其尾端仍不很明确，一般认为可延伸到第四脑室菱形窝底前的闩水平。从延髓横断面上看，RVLM位于面神经核的腹内侧、疑核的腹侧、下橄榄核的外侧和三叉神经脊髓束的内侧，主要包括头端腹外侧网状核（rostral ventrolateral reticular nucleus，RVL）及其内侧的巨细胞旁外侧核（lateral paragigantocellular nucleus，LPGi），LPGi即

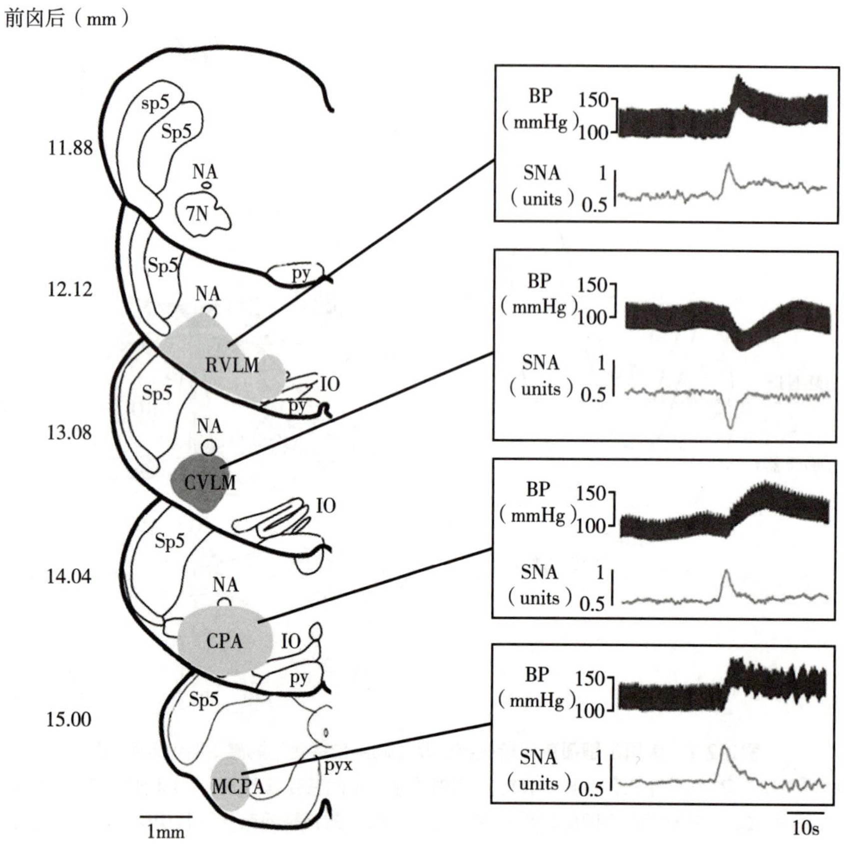

图2-2-3 大鼠延髓腹外侧主要心血管中枢及其兴奋效应示意图

注：分别于延髓头端腹外侧区（RVLM）、延髓尾端腹外侧区（CVLM）、延髓尾端升压区（CPA）和延髓-颈段脊髓升压区（MCPA）微量注射谷氨酸引起的动脉血压和交感神经电活动改变的记录。7N，面神经核；BP，血压；IO，下橄榄核；NA，疑核；SNA，交感神经活动；Sp5，三叉神经脊束核；sp5，三叉神经脊束；py，锥体束；pyx，锥体交叉。

RVMM的主要区域，其头、尾两侧均较RVL更长。电或化学性刺激RVLM能使外周交感活动增强，血压升高，心率加快和血中儿茶酚胺水平升高；而局部毁损或药物阻断该区神经元活动，动脉血压即降至脊休克水平。RVLM接受许多其他脑区发出的纤维投射，这些脑区包括大脑皮质和皮质下结构（如杏仁核）、下丘脑、中脑和低位脑干，脑内几乎所有的与心血管调节有关的核团都与RVLM存在纤维联系；RVLM也通过NTS接受来自外周感受器的传入纤维投射，这些外周感受器包括压力感受器、化学感受器、心肺感受器、躯体和内脏感受器等。RVLM也发出纤维投射到许多与心血管、呼吸和激素调节有关的其他脑区，还发出下行纤维到达脊髓IML交感节前神经元，进而调节后者所支配的靶器官（如心脏、血管、肾上腺髓质等）活动。RVLM的上述纤维联系强烈提示该区神经元在整合中枢和外周神经系统多种相关信息，控制交感紧张和调节心血管活动中具有极其重要的作用。

关于RVLM神经元紧张的来源，目前认为主要有以下几个方面：①高位中枢，如大脑皮质和皮质下结构（如杏仁核）、下丘脑和中脑防御反应区，这些脑区在发动防御反应时的下行冲动能加强RVLM神经元的活动；②从C-NTS到RVLM存在直接的纤维投射，来自外周化学感受器的传入信息通过激活C-NTS的神经元，再通过谷氨酸传入来加强RVLM神经元活动；③来自CPA的纤维投射，这可能是维持RVLM神经元紧张的一个重要来源（详见后文）；④来自CVLM的抑制性纤维投射（详见后文)；⑤来自脑内交感抑制系统（下丘脑弓状核–中脑中央灰质腹外侧–中缝隐核，见后文）的纤维投射。

RVLM含有多种递质和/或调质，如乙酰胆碱、儿茶酚胺、5-羟色胺、谷氨酸、γ-氨基丁酸、阿片肽（主要是脑啡肽）、肾素–血管紧张素系统、血管升压素、缩胆囊素、降钙素基因相关肽、甘丙肽、神经肽Y、P物质和一氧化氮等，而且多种递质和/或调质之间普遍存在相互作用。RVLM内递质（或调质）及其受体的功能紊乱是引起中枢交感传出失衡，导致某些心血管疾病发病的重要机制之一。

RVLM-IML下行纤维是调节交感紧张和调节动脉血压最重要的神经通路。考虑到RVLM神经元与含肾上腺素的C1神经元群在很大程度上重叠分布，Reis等认为RVLM-IML下行纤维的递质为肾上腺素。然而，Sved等发现肾上腺素在IML的水平极低；Malhotra等在IML应用肾上腺素受体拮抗剂不能显著抑制由刺激RVLM引起的血压升高；而Guyenet和Sangdee等在IML给予肾上腺素则引起交感神经轴突放电减少，而不是增加。显然，肾上腺素不可能是RVLM-IML下行通路的兴奋性递质。此外，有较多证据表明这一通路的递质可能是谷氨酸。有人发现在脊髓交感节前神经元上分布有较多谷氨酸投射纤维末梢；于在体实验用离子电渗法给予兴奋性氨基酸拮抗剂能减少脊髓交感节前神经元放电和减弱电刺激RVLM引起的兴奋性效应；在离体的新生动物脑干和脊髓标本上，电刺激RVLM引起脊髓交感节前神经元所产生的兴奋性突触后电位（excitatory postsynaptic potential，EPSP）能被谷氨酸促离子型受体（AMPA/KA受体）选择性拮抗剂所阻断。遗憾的是，以上数据均不能提供确凿证据。20—21世纪之交的一个重要研究进展是人们发现大鼠脑内存在两种可鉴定谷氨酸神经元的囊泡谷氨酸转运体（vesicular glutamate transporter，VGLUT）。由于这两种转运体均能共转运Na^+和无机磷酸，故曾分别被命名为脑特异的钠依赖性无机磷酸共转运体（brain-specific Na^+-dependent inorganic phosphate cotransporter，BNPI）和分化相关的钠依赖性无机磷酸共转运体（differentiation-associated Na^+-dependent inorganic phosphate cotransporter，DNPI）。BNPI后来被改称为VGLUT1，而DNPI被证实为小鼠VGLUT2的同源物，它与VGLUT2的氨基酸序列97%相同。因此，BNPI和DNPI分别被称为BNPI/VGLUT1和DNPI/VGLUT2。两种转运体基因的核苷酸序列82%相同。神经元上表达BNPI/VGLUT1或DNPI/VGLUT2这两种转运体蛋白或相关基因是表明该神经元具有释放谷氨酸能力的充要条件，因而它们被视为鉴定谷氨酸神经元的特异性标志物。Guyenet等在大鼠的研究表明BNPI/VGLUT1 mRNA并不表达于RVLM，而DNPI/VGLUT2 mRNA则表达于大多数RVLM前交感神经元，包括C1和非C1神经元，因而强有力表明谷氨酸是RVLM-IML下行通路调节交感紧张和调节动脉血压的主要神经递质，也表明RVLM大多数C1神经元是能释放谷氨酸的肾上腺素神经元，即在C1神经元有谷氨酸和肾上腺素两种递质共存。Goodchild等的工作表明，RVLM内约70%的前交感神经元是C1神经元，其余为非C1神经元。非C1神经元投射到脊髓IML的轴突是具有少量髓鞘的有髓纤维，具有快速传导冲动的特性，它们对压力感受器刺激敏感。

至于C1神经元中的肾上腺素究竟发挥什么作用？这个问题仍有待进一步研究。Lorang等的研究表明，大多数C1细胞表达肾上腺素合成所必需的所有酶，但它们不表达任何已知的儿茶酚胺质膜转运体。因此，肾上腺素表型可能仅为C1神经元的若干次要表型之一。然而，目前尚不能完全排除C1神经元肾上腺素对心血管活动的调节作用，比如，将中枢降压药可乐定注射至RVLM引起的降压反应依赖于C1神经元。这一作用曾被解释为通过作用于突触前α_2肾上腺素受体（简称α_2受体），减少儿茶酚胺递质释放而产生，但后来发现其分子结构与咪唑啉十分相似，而且它与咪唑啉受体的亲和力明显高于α_2受体，这一研究结果导致了在延髓心血管中枢存在具有降压效应的咪唑啉受体的发现。

C1神经元除表达谷氨酸和肾上腺素外，还表达神经肽Y和前脑啡肽原等神经肽。C1神经元除下行投射到脊髓IML外，也有纤维投射到中脑和间脑，包括下丘脑，以及低位脑干的其他核团，这已被用增强型绿色荧光蛋白的实验所证实。几乎所有投射到下丘脑的C1细胞都表达神经肽Y mRNA，而在投射到脊髓的C1神经元中则几乎未见有此表达。在大鼠的研究表明，投射到脊髓IML的C1神经元中约65%可明显被压力感受性传入所抑制，表明它们是压力感受性敏感神经元。投射到下丘脑的C1神经元中有部分肾上腺素纤维投射到室旁核和视前内侧核，参与循环血量和细胞外液量稳态的调节（图2-2-4）。此外，c-fos表达的研究表明，失血、潜水和低氧等许多刺激可激活大多数C1神经元而引起复杂的生理反应，包括交感和副交感传出的改变，如引起觉醒、叹息、呼吸和迷走传出增强等。总之，兴奋不同的C1神经元亚群可由于其支配不同脑区而产生不同的生理效应。

（2）CVLM：CVLM对心血管活动具有调节作用的报道最早见于1972年，也是由Guertzenstein发现的。大鼠CVLM与RVLM相邻接，紧挨着RVLM的尾端，但其纵向范围也不很确定。在延髓横断面上，CVLM位于疑核的腹侧，下橄榄核的外侧，三叉神经脊髓束的内侧，其主要结构是尾端腹外侧网状核（caudal ventrolateral reticular nucleus，CVL）。与RVLM相反，电或化学性刺激CVLM可抑制交感神经放电和降低动脉血压，而毁损CVLM则导致血压升高。CVLM的神经元并不直接投射到脊髓IML交感节前神经元，而是通过抑制RVLM的神经元活动而实现其对心血管的调节，因为局部双侧完全性地破坏RVLM能取消刺激CVLM引起的低血压反应。形态与功能学研究表明RVLM接受来自同侧CVLM的γ-氨基丁酸投射纤维，而CVLM接受来自同侧IM-NTS（它接受压力感受性反射传入信息）的谷氨酸纤维投射。抑制或破坏CVLM可产生严重的急性高血压，这与阻断压力感受性反射和对RVLM神经元的去抑制（disinhibition）效应相一致，表明CVLM在中介压力感受性反射中具有重要作用。

然而，CVLM对RVLM前交感神经元的抑制并非全部依赖压力感受性反射传入，当抑制CVLM引起动脉血压升高时，压力感受性反射并未受到抑制；而在去压力感受器神经支配的大鼠，抑制CVLM仍能引起动脉血压明显下降。此外发现，

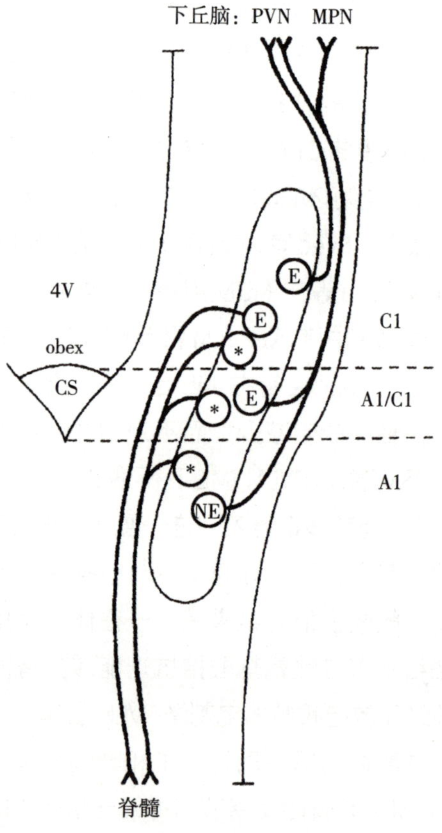

图2-2-4 大鼠延髓腹外侧A1/C1神经元向下丘脑和脊髓投射示意图

注：右半延髓背面观，延髓腹外侧网状结构形似腊肠。A1区去甲肾上腺素（NE）神经元主要位于写翮（CS）最尾端的尾侧，C1区肾上腺素（E）神经元主要位于闩（obex）的头侧，而在闩和写翮最尾端之间的区域（A1/C1区）内，NE神经元和E神经元均有分布。C1区有一组E神经元有下行纤维投射到脊髓，参与这一投射的还有延髓腹外侧的非儿茶酚胺（*）神经元。头侧C1区的另一组E神经元有上行纤维投射到下丘脑室旁核（PVN），而不是脊髓或下丘脑视前内侧核（MPN）。A1区的一组NE神经元和A1/C1区的一组E神经元有上行纤维投射到下丘脑PVN和MPN两个区。4V，第四脑室。

SHR的压力感受性反射中枢过程是正常的，但由CVLM介导的RVLM抑制则是减弱的，提示自发性高血压心血管调节改变的机制是不依赖压力感受性反射的。可见，CVLM可能存在压力感受器依赖与不依赖的不同功能区。

CVLM与含去甲肾上腺素的A1细胞群存在部分重叠，因此组成CVLM的神经元分为A1神经元和非A1神经元两部分。中介压力感受性反射的功能主要由分布于CVLM头侧的非A1神经元完成。A1神经元接受来自压力感受器和心肺感受器的纤维投射，但其发出的纤维绝大多数（约占80%）上行投射到下丘脑，主要包括室旁核和视上核，以及视前内侧核等室周器。A1细胞的上行纤维是兴奋性的，其作用是促进室旁核和视上核大细胞神经元释放血管升压素，也促进室周器（主要是穹隆下器）释放血管紧张素Ⅱ。这一作用在低血压或轻度失血情况下尤为显著，其意义在于调节血容量和细胞外液量的稳态。这与投射到下丘脑室旁核和视前内侧核的肾上腺素C1神经元的作用一致（见前文和图2-2-4）。A1神经元不表达VGLUT1和/或VGLUT2，表明它们不以谷氨酸为递质，有报道认为其递质就是去甲肾上腺素，也有报道认为其递质是ATP。

（3）CPA：CPA由Feldberg和Guertzenstein于1986年在对猫的研究中发现并报道。在大鼠，CPA与CVLM相邻接，紧挨CVLM的尾端，但其纵向范围不很确定。Sun和Panneton的研究表明，刺激大鼠CPA引起最显著效应的位置位于写翮（calamus scriptorius，CS，是指第4脑室底部最低处形似毛笔笔头的结构，见图2-2-4）后1mm处，而在延髓横断面上，CPA位于外侧网状核（lateral reticular nucleus，LRN）尾端和锥体交叉水平的延髓背角（medullary dorsal horn，MDH）之间（LRN的背外侧和MDH的腹内侧）的一个非常狭窄的地带。刺激该区可引起血压升高，抑制该区域则引起血压降低。在麻醉猫的CPA微量注射谷氨酸可使血压升高，而在麻醉大鼠的CPA双侧微量注射γ-氨基丁酸或甘氨酸则可使血压降低。有研究表明，与正常血压的Wistar-Kyoto（WKY）大鼠相比，SHR的CPA活动是增强的。

在大鼠CPA区段，由CVLM区向下延伸而来的A1神经元群沿纵向分布于CPA的内侧与背侧。Sun和Panneton在他们的实验中注意到微量注射至CPA的谷氨酸有可能扩散到邻近的A1神经元而影响其结果，但发现当注射点偏向内侧（离A1区较近）时引起的血压升高很小，而当注射点偏向外侧（离A1区较远）时引起的血压升高则十分明显。因此，基本上可排除CPA邻近的A1神经元群参与CPA升压反应的可能性。

进一步的研究表明，CPA有纤维分别投射到RVLM和CVLM。阻断CVLM中谷氨酸受体可减弱由抑制CPA引起的心血管反应，而阻断CVLM中γ-氨基丁酸受体则可削弱由刺激CPA引起的心血管反应。抑制RVLM能阻断由CPA介导的心血管反应；而抑制CPA却不能阻断由RVLM介导的心血管作用。故认为CPA不直接投射到脊髓IML交感节前神经元，它也通过RVLM间接影响交感传出和心血管活动。RVLM、CVLM和CPA之间的纤维联系如图2-2-5所示。

（4）MCPA：美国的Jansen和Loewy早在1997年就已报道，在延髓腹外侧最尾端并向下延伸至上颈段脊髓的白质中散在分布有向胸段脊髓IML投射的神经元群。澳大利亚的Goodchild等在2006年对该神经元群进行了较为深入的研究，并将该区域命名为延髓-颈段脊髓升压区（medullo-cervical pressor area，MCPA）。他们的研究表明，MCPA的头端约位于延髓下橄榄核尾极水平，沿纵轴向下可延伸到第4颈段脊髓。在延髓横断面上，MCPA神经元位于三叉神经脊束核和内侧纵束之间腹侧部。微量注射谷氨酸至MCPA能引起动脉血压升高和交感神经活动（sympathetic nerve activity，SNA）增强，较大的反应可从延髓最尾端和第1～3颈段脊髓的MCPA引出，而在第4、5颈段脊髓MCPA引出的反应则很小。这个升压和交感兴奋反应在用γ-氨基丁酸A型受体（$GABA_A$）受体激动剂蝇蕈醇阻断RVLM或在CVLM水平横切脑干后依然存在，可见，其反应不依赖于向延髓上部区域（CVLM和/或RVLM）的投射，而是通过直接支配脊髓IML交感节前神经元实现的（图2-2-5）。这显然与CPA的功能特点和机制不同（见前文）。进一步的研究还发现，MCPA神经元可分为外、内侧两群，外侧细胞群紧挨着三叉神经脊束核尾端的腹内侧，而内侧细胞群则位于内侧纵束的腹外侧，内侧细胞群还与A1去甲肾上腺素细胞群（见前文）发生一定程度的重叠。MCPA两个细胞群具有异质性，外侧群细胞常含VGLUT1/VGLUT2 mRNA，

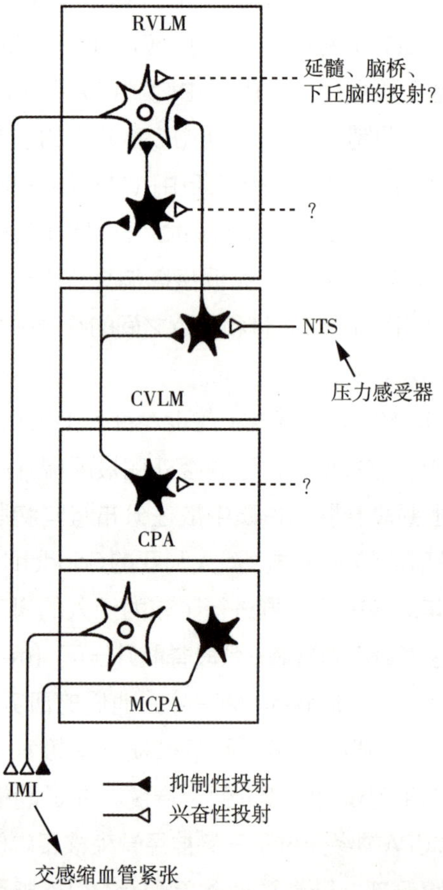

图2-2-5 大鼠RVLM、CVLM、CPA和MCPA之间的纤维联系示意图

注：图中MCPA向IML的兴奋性和抑制性投射并不对等，兴奋性投射远大于抑制性投射，故MCPA兴奋效应主要是升高血压，其原因亦见正文。CPA，尾端升压区；CVLM，延髓尾端腹外侧区；IML，脊髓灰质中间外侧细胞柱；MCPA，延髓-颈段脊髓升压区；NTS，孤束核；RVLM，延髓头端腹外侧区。

偶含前速激肽原-A（preprotachykinin，PPT-A）mRNA，而不含谷氨酸脱羧酶（glutamic acid decarboxylase，GAD）mRNA，表现为兴奋性的；而在内侧细胞群，有些细胞含VGLUT1/VGLUT2 mRNA，偶有细胞含GAD mRNA，但所有细胞都不含PPT-A mRNA，因而它包含兴奋性和抑制性两类神经元。另外，内侧群细胞和与之发生一定重叠的A1细胞群之间无功能上的联系。

（5）CMM：位于此区的主要核团是中缝隐核（nucleus raphe obscures，NRO），它位于延髓腹侧中线两旁的狭长地带（图2-2-2B，C，D），但其纵长范围很大，向上可延伸到脑桥尾端，向下则一直延伸到颈段脊髓之头端。NRO有纤维投射到延髓的儿茶酚胺神经元，以及中脑导水管周围灰质的背侧区与腹外侧区。NRO也接受来自NTS、RVLM、中脑导水管周围灰质腹外侧区等处的纤维投射。NRO含有5-羟色胺、γ-氨基丁酸、阿片肽、促甲状腺激素释放激素、缩胆囊素、P物质和乙酰胆碱等多种递质和/或调质。NRO有直接投射到脊髓IML交感节前神经元的下行纤维，这一通路平时无紧张性活动；NRO也有纤维投射到RVLM，经后者接替后再到达脊髓IML，这一通路平时具有紧张性活动，属于拮抗防御警觉反应的交感抑制系统中的一个重要组成部分。电或化学性刺激NRO可引起血压和SNA增加（可见于大鼠、豚鼠、仓鼠）、减少（可见于猫）和或增或减（可见于家兔）多种表现。除与不同动物有关，还与NRO的不同部位有关，有人认为NRO头侧产生降压作用，而尾侧则产生升压作用。但NRO投射到RVLM参与拮抗防御警觉反应的通路则是抑制性的，5-羟色胺、γ-氨基丁酸和阿片肽是这一通路的递质和/或调质。这一通路在结构和功能上的损害可致交感抑制和交感兴奋系统之间的平衡失调，最终导致血压升高，这很可能与某些应激性高血压的发病有关。

4. 后缘区 后缘区（AP）位于延髓背侧第四脑室底尾端自正中孔至闩的范围内，其腹侧与C-NTS和DMV相邻（图2-2-6）。AP与相邻的NTS

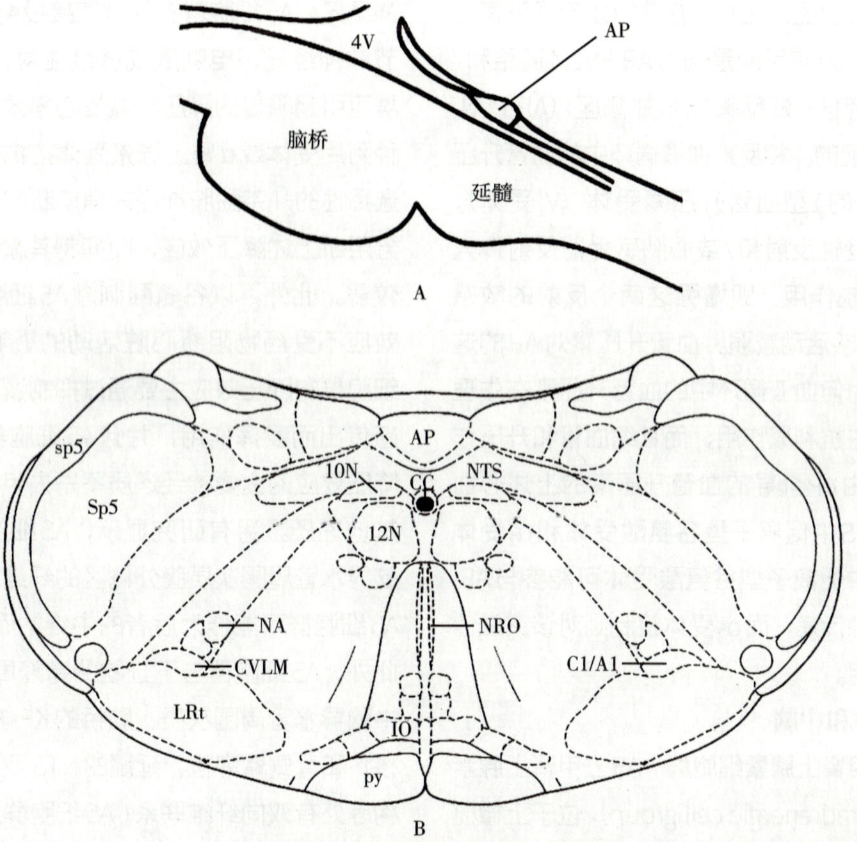

图2-2-6 大鼠后缘区所在部位示意图

注：图A示延髓、脑桥和第四脑室的矢状切面观；图B示大鼠前囟后14.04mm处的冠状切面观。4V，第四脑室；10N，迷走运动背核；12N，舌下神经核；A1，A1细胞群；AP，后缘区；C1，C1细胞群；CC，中央管；CVLM，延髓尾端腹外侧区；IO，下橄榄核；LRt，外侧网状核；NA，疑核；NRO，中缝隐核；NTS，孤束核；py，锥体束；Sp5，三叉神经脊束核；sp5，三叉神经脊束。

和下丘脑的一些核团（如视上核和室旁核）之间存在双向纤维联系。来自颈动脉窦和主动脉弓压力感受器的传入信息经由NTS中继后可通过NTS-AP通路输送给AP神经元，而AP向NTS的纤维投射则主要是抑制性的。AP有向延髓的DMV和RVLM及脑桥的蓝斑和臂旁外侧核发出纤维投射，AP向RVLM的纤维投射是兴奋性的。电或化学性刺激动物（如犬）的AP可引起心率加快、心输出量增多、外周血管阻力增高和动脉血压升高，这些心血管效应可被交感神经节阻断剂阻断；毁损AP则出现相反效应。毁损AP也能降低多种高血压动物模型，如SHR、脱氧皮质酮-盐（DOCA-S）型高血压大鼠和Dahl盐敏感（Dahl-SS）型高血压大鼠等的动脉血压。

AP是唯一位于后脑的脑室周围器（CVO）。与位于前脑的脑室周围器（详见后文下丘脑部分）一样，AP的血-脑屏障（BBB）作用较为薄弱，其通透性在高血压时可变得更高，故能监测血浆渗透压和血液循环中某些激素（如血管紧张素Ⅱ、心房利尿钠肽和弛缓素）的浓度；且AP内含有丰富的血管紧张素Ⅱ受体和血管升压素受体。除接受中枢来源的相应配体作用外，这些受体在很大程度上是血液循环中相应肽类激素的作用靶点。血液循环中的血管紧张素Ⅱ（以持久升高为主）可激活AP内的1型血管紧张素受体（AT_1受体），抑制由压力感受性反射和/或心肺感受器反射传入中枢引起的交感抑制作用（即降低这两个反射的敏感性），使外周交感活动增强，动脉血压升高和心率加快（也有报道心率改变不明显)。由AP介导的血管紧张素II增强交感活动的效应可能是通过AP-RVLM通路和/或后缘区-室旁核-延髓头端腹外侧区(AP-PVN-RVLM)通路实现的。相反,血液循环中的血管升压素可激活AP内的1型血管升压素受体(V_1受体),增强由压力感受性反射和/或心肺感受器反射传入引起的交感抑制作用(即增强这两个反射的敏感性),使外周交感活动减弱。血管升压素对AP的这一作用可解释为何血液循环中的血管升压素在生理浓度下主要产生抗利尿作用,而其缩血管和升压作用却不明显。由AP介导的血管升压素的上述心血管效应是由NTS中促离子型谷氨酸受体和α_2受体介导的。NTS中促离子型谷氨酸受体可能参与AP-NTS通路的突触传递,而α_2受体机制则对该突触传递发挥调制作用。

(二)脑桥和中脑

1. A5去甲肾上腺素细胞群 A5去甲肾上腺素细胞群(A5 noradrenergic cell group)位于上橄榄核和面神经核水平的脑桥腹外侧区(图2-2-7)。在横断面上,A5细胞群位于上橄榄核和面神经核的外侧,三叉神经脊髓束的腹内侧。A5细胞群不表达DNPI/VGLUT2 mRNA,表明它们不属于谷氨酸神经元。A5细胞群有纤维直接投射到脊髓IML交感节前神经元,电刺激或微量注射谷氨酸至A5细胞群可引起明显的降压和减慢心率效应,鞘内注射多种阿片受体或α肾上腺素受体拮抗剂,或在脊髓用选择性的儿茶酚胺神经末梢切断剂6-羟多巴胺可部分阻断上述降压效应,而抑制其减慢心率的作用则较弱。此外,以谷氨酸刺激A5细胞群引起的降压效应不受药物阻断心脏活动的影响,提示兴奋A5细胞群的降压效应主要通过抑制调节血管运动的交感传出而发挥作用,并且A5细胞群下行纤维参与降压效应的主要神经递质不是去甲肾上腺素,而是其他递质。另有研究显示,A5细胞群接受来自中脑导水管周围灰质腹外侧区的纤维投射,因而推测A5细胞群可能作为后者的中继站而发挥降压作用。此外,A5细胞群与下丘脑的穹隆周围区和室旁核、中脑导水管周围灰质、脑桥的KF核(Kölliker-Fuse核)和背侧臂旁核、延髓的NTS及延髓腹侧网状结构等处有双向纤维联系;A5细胞群还发出纤维投射到杏仁中央核、终纹床核、未定带及下丘脑外侧区和背侧区等脑区。

2. 蓝斑 蓝斑(LC)位于脑桥被盖背外侧上部,第四脑室外侧和小脑上脚内侧(图2-2-8)。

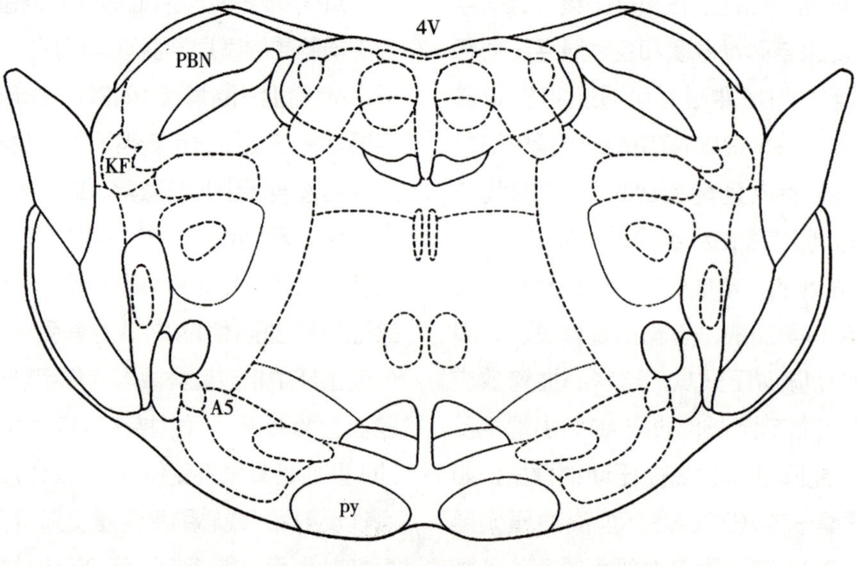

图2-2-7 大鼠脑桥A5细胞群和臂旁核所在部位示意图

注:图示脑桥前囟后9.0mm处的冠状切面观。4V,第四脑室;A5,A5细胞群;KF,Kölliker-Fuse核;PBN,臂旁核;py,锥体束。

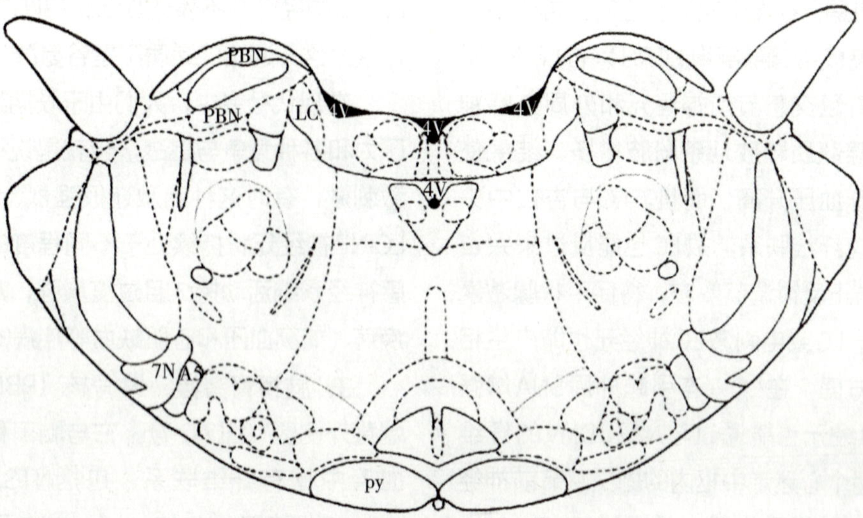

图2-2-8 大鼠脑桥蓝斑所在部位示意图

注：图示脑桥前囟后9.72mm处的冠状切面观。4V，第四脑室；7N，面神经核；A5，A5细胞群；LC，蓝斑；PBN，臂旁核；py，锥体束。

LC是A6去甲肾上腺素细胞群集中分布的脑区，故又称A6细胞群。它虽然很小，却是脑干中最大的A细胞群。所有LC神经元都能合成去甲肾上腺素（NE），即LC由单一的LC-NE神经元所组成，它们是脑内合成NE的主要发源地。但近年来发现LC-NE神经元也能合成甘丙肽、神经肽Y、生长抑素和缩胆囊素等神经肽，与NE共表达。

LC-NE神经元具有相对稀疏的树突分支，但其轴突具有众多分支，这些分支在脑内能延伸很长距离，广泛投射到几乎整个中枢神经系统，包括大脑皮质、海马、杏仁、丘脑、小脑、中脑和脊髓。LC-NE神经元也接受来自许多脑区的投射纤维，这些脑区包括前额叶皮质、杏仁中央核、下丘脑外侧区和室旁核、延髓头端的巨细胞旁核和舌下神经前置核、尾侧中缝核和腹侧被盖区。这些投射纤维的递质包括谷氨酸、γ-氨基丁酸、5-羟色胺、肾上腺素、组胺、促肾上腺皮质激素释放激素、促食欲素和阿片肽类等。此外，视交叉上核也有纤维经下丘脑背内侧接替后到达LC。

LC-NE神经元含有多种递质受体，如α_2和α_1型肾上腺素受体、N型乙酰胆碱受体、γ-氨基丁酸受体、血管紧张素受体、促食欲素受体和阿片受体等。这些受体的表达与上述投射纤维所含的递质是相一致的。研究表明，N型乙酰胆碱受体在LC内表达较高，将乙酰胆碱或尼古丁局部应用于LC能使LC-NE神经元去极化，并能增加其放电频率。LC内血管紧张素受体分布密度也很高，AT_1和AT_2受体都有表达。与血压正常的WKY大鼠相比，SHR LC内血管紧张素Ⅱ及其受体的表达均明显增高。

LC-NE神经元参与脑内多种功能活动的调节，涉及感觉、运动、注意、认知、记忆、情绪、行为、觉醒、应激反应和心血管系统活动等许多方面。LC-NE神经元参与心血管活动的调节与参与应激反应密切相关。

当机体遭遇各种应激刺激（如环境突变、躯体或内脏受到创伤、低血压、休克、免疫系统受到攻击及社会心理应激等）时，可激活LC-NE神经元，引起这些神经元c-fos和NE合成限速酶酪氨酸羟化酶的表达及NE的释放和更新加速。电生理实验表明，急性应激（如低血压应激）或在LC内微量注射促肾上腺皮质激素释放激素（CRH）能改变LC放电频率，放电形式由时相性状态转为高水平的紧张性状态，有利于激发和增强行为觉醒及探究行为，提高注意力，提高对环境突变事件的警觉性。

现在比较确定的是，在发生应激反应时，杏仁中央核通过杏仁中央核-LC通路释放CRH兴奋LC-NE系统，进而增强脊髓交感节前神经元和外周交感神经紧张，肾上腺髓质释放儿茶酚胺增多，结果使心率加快，动脉血压升高；而且，LC与杏仁中央核之间存在双向纤维联系，故LC也能反过来兴奋CNA，从而产生正反馈调节效应。将促甲状腺激素释放激素应用于LC或电刺激LC神经元也能产生相似效应。另一方面，在LC兴奋引起外周SNA增强的同时，LC-神经元也能通过与NA和DMV的纤维联系，抑制这两个心迷走中枢内的副交感节前神经元的活动，使心脏活动增强，并通过NA-RVLM通路解除NA对RVLM的抑制作用，也能使心率加快，动脉血压升高。可见，发生应激反应时LC神经元在兴奋交感神经系统的同时还抑制副交感神经系统，从而对心血管活动产生双重效应。在应激激活后，RVLM则通过巨细胞旁核-LC通路释放脑啡肽，与LC神经元上的μ受体结合，产生对后者的抑制作用，从而促使LC神经元向应激前水平恢复（图2-2-9）。由于巨细胞旁核接受来自脊髓交感节前神经元的传入信息，因而通过这一通路可协调中枢去甲肾上腺素活动和外周交感活动两个方面，从而发挥对心血管活动的调节作用。有证据表明，LC有下行纤维直接支配脊髓IML交感节前神经元，但这一下行通路的神经递质仍不清楚。但已明确的是，LC-NE神经元并不表达DNPI/VGLUT2 mRNA，因而可认为这一通路的递质不是谷氨酸。

在现代社会中，人们由于长期经受工作或生活压力和各种竞争与挑战，也就是说不断接受各种应激刺激，有时这种刺激还很强烈，在这种情况下，LC-NE神经元将持续处于不同程度的激活状态，交感神经系统活动持久且过度增强，从而促进心血管疾病，如高血压和心肌缺血等疾病的发生。

3. 脑桥臂旁核 臂旁核（PBN）位于脑桥头端背外侧区（图2-2-7）。它与脑干和前脑的许多心血管中枢有纤维联系，包括NTS、DMV、RVLM、AP、A5细胞群、KF核、LC、中脑导水管周围灰质、下丘脑室旁核、视上核、第三脑室前腹侧、杏仁中央核等。其中有些脑区与PBN之间的纤维联系是双向的，如NTS、室旁核、视上核、杏仁中央核等。PBN内含儿茶酚胺、5-羟色胺、阿片肽、血管紧张素、血管升压素、降钙素基因相关肽、一氧化氮等多种递质。

电刺激或化学性刺激动物PBN及其近旁区域，可使血压升高和心率加快，其升压幅度和对刺激的敏感性明显高于包括LC和结合臂在内的近旁区，因此有学者认为以往归于LC的心血管反应可能是由于PBN兴奋所致。毁损双侧PBN后，正常血压动物的基线血压和心率均无明显改变，由静脉注射苯肾上腺素或硝普钠引起的升压或降压反应也不明

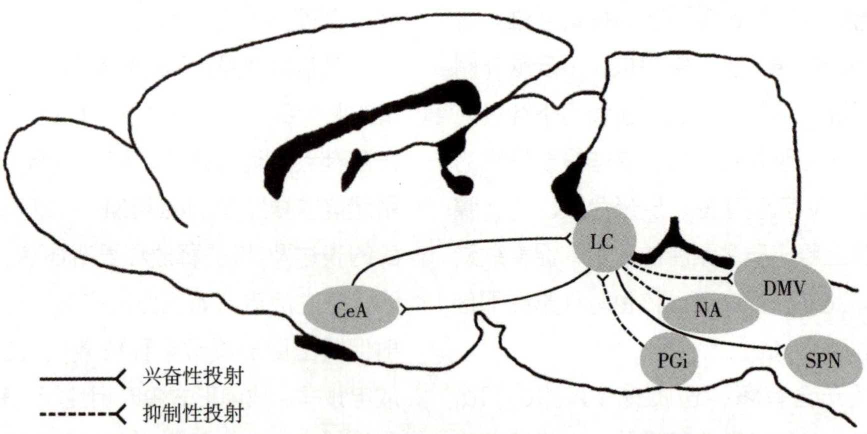

图2-2-9 大鼠蓝斑在应激反应中发挥作用的有关神经投射通路示意图

注：CeA. 杏仁中央核；DMV. 迷走运动背核；LC. 蓝斑；NA. 疑核；PGi. 巨细胞旁核；SPN. 交感节前神经元。

显受影响，但在高血压动物则可显著降低其血压。研究表明，PBN是应激反应（如格斗–逃跑、防御–攻击、躯体和内脏痛、运动和精神刺激）中杏仁中央核、下丘脑（如室旁核）和中脑（如中脑导水管周围灰质背侧部）下行通路的重要中继站，激活这一通路时可引起交感兴奋和压力感受性反射减弱。与LC相似，PBN在应激性高血压的发生和发展中具有重要作用。

此外，有证据表明，PBN还参与渗透压和体液（包括循环血量）平衡调节的中枢整合活动。主要证据有：①在清醒大鼠静脉灌注高张盐水后，可见Fos蛋白在PBN神经元的表达；而在静脉灌注生理盐水或低张盐水后则未能检测到Fos表达。②电生理学实验表明在PBN不同部位的神经元对失血和血液回输具有不同的反应形式，有些神经元在失血时活动增加而在血液回输时活动减少；有些神经元的表现则完全相反；还有些神经元表现为失血和血液回输时均增高。③与正常对照动物相比，电解毁损PBN的大鼠在给予血管紧张素II或异丙肾上腺素后的摄水反应明显增多。

4. 中脑导水管周围灰质 中脑导水管贯穿中脑，上连第三脑室，下接第四脑室，围绕中脑导水管的灰质即为中脑导水管周围灰质（PAG）（图2-2-10）。中脑PAG是调节自主神经的重要脑区，它接受来自前脑（如杏仁核中央核、下丘脑等）和脑干（如NTS、DMV、VLM、NRO等）的纤维投射，并投射到已知几乎所有的心血管调节脑区。

PAG背侧区（dorsal PAG，dPAG）在应激或防御反应中具有重要作用，电刺激dPAG可产生血压升高、心率加快（在应激或防御反应情况下因压力感受性反射受抑制所致）、骨骼肌（如后肢）血管舒张，内脏（如肾和肠系膜）血管收缩等心血管改变，同时伴有瞳孔扩大、出汗等一系列交感兴奋的表现，这些反应与电刺激杏仁中央核、下丘脑防御反应区和脑桥LC及PBN等所产生的反应极为相似，在dPAG微量注射谷氨酸、去甲肾上腺素、血管升压素或内皮素-1也能产生类似效应，而给予一氧化氮则产生对抗内皮素-1的上述效应。

与dPAG相反，PAG腹外侧区（vlPAG）则在安静、警觉或反应降低、严重失血等情况下活动加强，电针、5-羟色胺也可激活该区的神经元，主要产生交感抑制、血压降低、心率减慢（可能与压力感受性反射易化有关）等心血管活动的改变。它接受下丘脑弓状核（ARC）的β-内啡肽（β-EP）纤维投射，并有纤维投射到低位脑干的中缝隐核（NRO），构成对抗应激和防御反应的下丘脑弓状核–中脑导水管周围灰质腹外侧–中缝隐核（ARC-vlPAG-NRO）系统，有人称为交感抑制系统（sympathetic inhibitory system）。NRO通过释放阿片肽、5-羟色胺、γ-氨基丁酸等递质或调质，起抑制RCLM应激和防御反应相关神经元活动的作用。

正常情况下，中枢内交感兴奋系统和交感抑制系统是平衡的，因而能维持动脉血压于稳定状态。过强和反复刺激防御反应区可易化ARC-vlPAG-NRO系统，通过该系统的负反馈抑制作用来限制交感神经系统的过度兴奋，此外，躯体传入冲动或电针也

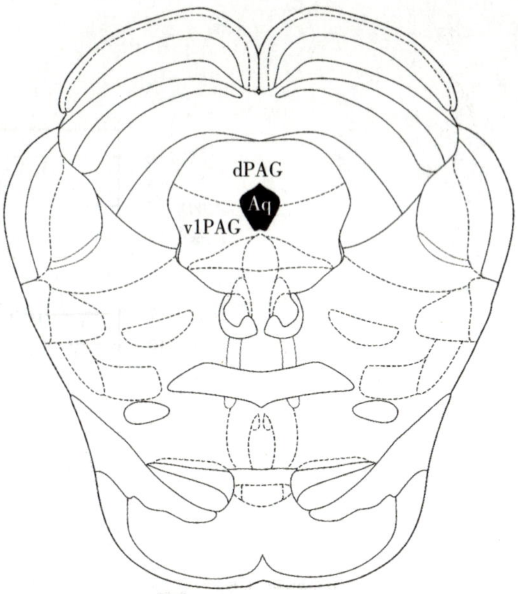

图2-2-10 大鼠中脑导水管周围灰质所在部位示意图

注：图示大鼠中脑前囟后7.2mm处的冠状切面观。Aq，导水管；dPAG，导水管周围灰质背侧部；vlPAG，导水管周围灰质腹外侧部。

能易化NRO的神经冲动发放，增强此负反馈机制。ARC-vlPAG-NRO系统功能的削弱可能是导致某些应激性高血压发病的原因之一。

（三）下丘脑

下丘脑（hypothalamus）位于丘脑的腹侧，以横向的下丘脑沟与丘脑为界，包括丘脑以下、第三脑室侧壁和底部的一些结构，其体积不大，结构却较复杂，内含众多核团、传入和传出纤维。下丘脑大致可分为前区、内侧区、外侧区和后区4个部分。前区包括视前核（从发生上属于前脑，但功能上与下丘脑关系密切，故将其归入下丘脑）、视上核、视交叉上核、室旁核和下丘脑前核；内侧区又称结节区，包括腹内侧核、背内侧核、结节核与灰结节，以及弓状核与结节乳头核；外侧区主要为分散的下丘脑外侧核，内侧前脑束穿插其中；后区主要是下丘脑后核与乳头体核（图2-2-11）。下丘脑的功能十分广泛，在自主神经（包括对心血管活动的调节）、内分泌、行为和情绪等多种功能活动的调节中起重要作用。下丘脑对自主神经活动的调节作用往往整合于一些更为复杂的整体生理功能活动（如体温、水平衡、行为和情绪调节及应激和防御警觉反应等）中而成为这些活动的一个组成部分。以下简要介绍下丘脑相关脑区或核团对心血管活动的调节作用。

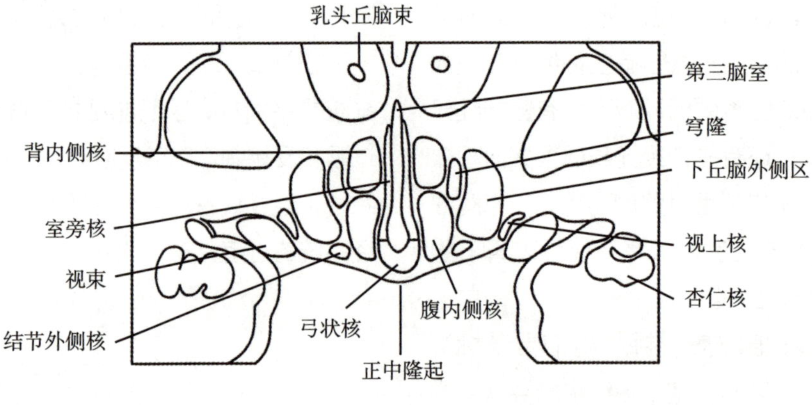

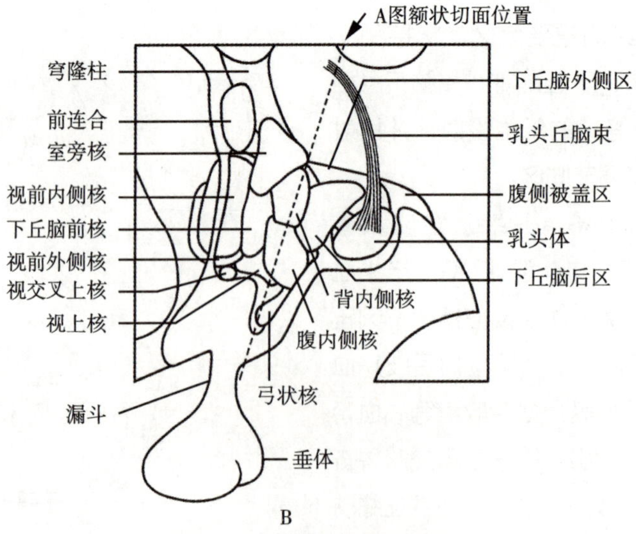

图2-2-11 人下丘脑核团示意图

注：图A示下丘脑冠状切面观，切面位置以虚线显示于图B中；图B示下丘脑矢状切面观。

1. 下丘脑前区 前文曾提到下丘脑前区（AH）和视前区是压力感受性反射通路的重要组成部分，它们接受由延髓NTS中转而来的压力感受器传入信息，并发出纤维兴奋延髓DMV神经元，使心迷走紧张加强；同时也抑制延髓吸气神经元活动，使后者对心迷走中枢的抑制作用被解除，这也使心迷走紧张得以加强。此外，AH还与下丘脑防御反应区之间存在交互抑制关系。因而，AH曾被认为是个降压区。但是，AH并不单纯起降压作用，存在于AH内的室周器（CVO）和室旁核在调节水盐平衡和加强中枢交感活动中具有重要作用。CVO和室旁核均为富含血管紧张素受体（主要是AT_1受体）的脑区，可被血管紧张素Ⅱ激活而产生升压效应，而且AH内血管紧张素Ⅱ敏感神经元的基础活动在SHR明显增高，这也是SHR产生持久高血压的原因之一。此外，由AH和视前区构成的视前区-AH（PO/AH）是体温调节中枢所在部位，PO/AH不仅能感受流经此处的血温变化，也能对外周和中枢其他温度感受器传入信息进行整合，而后发出体温调节指令，调节机体的产热和散热活动，其中包括对支配皮肤血管的交感缩血管神经紧张和皮肤血流量的调节。机体在寒冷环境中，支配皮肤血管的交感缩血管神经紧张的增强是寒冷环境中血压升高的重要原因。

（1）脑室周围器官：在第三脑室周围存在一系列的CVO结构（图2-2-12），其中较重要的有位于第三脑室前顶壁的穹隆下器（SFO）和位于第三脑室前壁的终板血管器（OVLT）和视前内侧核（MPN），OVLT和MPN的腹侧部又合称为第三脑室前腹侧（AV3V）。相对于位于后脑的AP（后脑CVO）而言，第三脑室周围的CVO位于前脑，故称为前脑CVO。CVO是一个高度血管化的结构，而其BBB作用较为薄弱，故能监测血浆渗透压（因而前脑CVO被认为是渗透压感受器最主要的所在部位），并成为血液循环中某些激素（如血管紧张素Ⅱ等）的作用靶点。当然，前脑CVO也接受来自其他脑区，如脑桥PBN和延髓NTS及RVLM和CVLM中C1和A1细胞群的儿茶酚胺神经纤维投射（见前文和图2-2-4），多种输入信息在前脑CVO被整合。前脑CVO有纤维投射到室旁核的小细胞神经元和大细胞神经元及视上核等处，影响血管升压素分泌、摄水、摄盐、肾素分泌、肾排钠和心血管活动等调节。

有许多研究表明，电刺激SFO、OVLT或MPN，或在这些CVO或外周静脉内注入血管紧张素Ⅱ或高张盐水，或刺激VLM的C1和/或A1细胞群，都能引起血液循环中血管升压素水平升高，后者能促进肾集合管对水的重吸收，导致细胞外液量和血液循环量增加；血管紧张素Ⅱ和高张盐水的刺激还能引起渴觉而增加摄水量，并促进肾排钠。相反，电解毁损或用神经毒破坏这些前脑CVO，则以上效应均可被阻断或被减弱。形态学研究已证实SFO有纤维投射到MPN，MPN又有纤维投射到室旁核大细胞神经元，而后者产生的血管升压素沿其投射纤维被运输到神经垂体，需要时由神经垂体释放入血。实际上，CVO对水盐平衡的调节作用与对动脉血压的调节密切相关，通常认为肾－体液控制系统是动脉血压长期调节的重要因素。

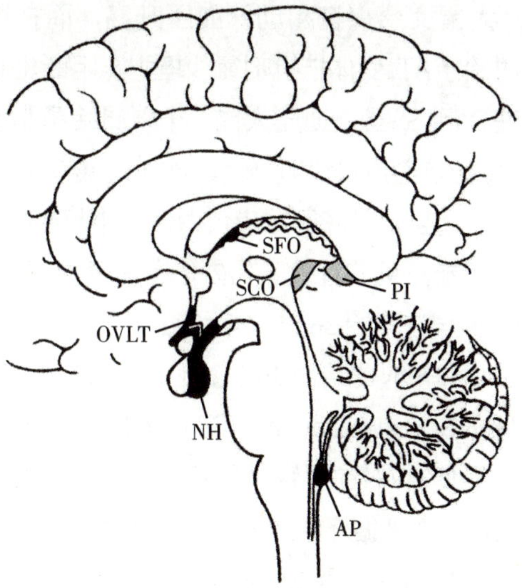

图2-2-12 人室周器官示意图

注：图示人脑矢状切面观。NH，神经垂体；OVLT，终板血管器；SFO，穹隆下器；AP，极后区；SCO，连合下器；PI，松果体（图中未显示AV3V）。

至于前脑CVO为何对细胞外液渗透压增高（如高张盐水）敏感？Chakfe和Bourque曾有报道，在CVO神经元上存在牵张失活的阳离子（SIC）通道；后来Ciura和Bourque证实这种阳离子通道是瞬时受体电位（TRP）阳离子通道中的一种，即香草酸1型TRP（TRPV1）阳离子通道。当细胞外液渗透压增高时，小鼠OVLT神经元细胞膜上的阳离子通道电导增加，使细胞膜发生去极化，动作电位发放频率增加。在*TRPV1*基因被敲除的（$TRPV1^{-/-}$）小鼠，上述由细胞外液渗透压增高引起的OVLT神经元反应消失；而在野生型小鼠的OVLT神经元，该反应可被TRPV通道抑制剂钌红（ruthenium red）阻断。此外，由高张盐水引起的摄水反应，$TRPV1^{-/-}$小鼠显著弱于野生型对照组小鼠。

血管紧张素Ⅱ和高张盐水作用于前脑CVO不仅对水盐平衡起重要调节作用，而且对中枢交感传出和动脉血压也有重要影响。有证据表明将血管紧张素Ⅱ注入SFO能引起升压反应，在以血管紧张素受体拮抗剂（沙拉新，saralasin）进行预处理后，该升压反应将不再出现；静脉内注射血管紧张素Ⅱ引起的升压反应可因毁损SFO而被取消。此外，有学者在脑室内注入高张盐水（0.3M NaCl）能引起Wistar大鼠交感兴奋和动脉血压升高，而在脑室内同时给予AT_1受体拮抗剂氯沙坦则能阻断上述效应。在Dahl-SS型高血压大鼠，于外周给予脂溶性AT_1受体拮抗剂厄贝沙坦（irbesartan）能有效降低其血压，而且，其降压效应仅为使用中枢AT_1受体阻断剂所能达到的程度。另外，有研究显示Dahl-SS型大鼠早在开始高盐饮食后的1周，血管紧张素Ⅱ在SFO和PVN的结合即已增加。在通常认为对盐不敏感的Sprague-Dawley（SD）大鼠，给予高盐饮食也能使其AH前血管紧张素原mRNA增加。目前认为，由血液循环中血管紧张素Ⅱ介导的交感兴奋和血压升高主要通过中枢神经系统而发挥作用，而富含AT_1受体的两个CVO，即后脑的AP和前脑的SFO，尤其是SFO，是最关键的部位，有报道认为，SFO神经元对血液循环中血管紧张素Ⅱ的敏感性要比AP神经元强约10倍。血液循环中血管紧张素Ⅱ能通过作用于SFO内的AT_1受体，使SFO神经元兴奋，电生理实验证明血管紧张素Ⅱ能使大多数SFO神经元去极化，而这些SFO神经元有纤维投射到室旁核的小细胞神经元和大细胞神经元，再由室旁核小细胞神经元发出投射纤维到达RVLM或由室旁核直接投射到脊髓IML交感节前神经元，从而增强交感节前神经元活动而引起血压升高。从以上文献资料中也可看出，血管紧张素Ⅱ和高张盐水在增强中枢交感传出和升高动脉血压中具有协同作用，但其机制仍不十分清楚。

（2）室旁核：位于第三脑室旁，内含大细胞神经元（MgC）和小细胞神经元（PvC）。PVN神经元的轴突主要投射到：①神经垂体。这一投射系统来自MgC。MgC是典型的神经内分泌细胞，能合成缩宫素（OT）和血管升压素（VP）。两种激素在需要时释放入血液而发挥作用。②正中隆起。该投射系统主要由PvC组成，MgC也有侧支加入其中。它们分别含有可促进腺垂体激素合成和分泌的相应激素，如CRH，其主要作用是调节腺垂体内分泌。③脊髓和脑干自主神经元，包括脊髓IML及延髓NTS、RVLM、CPA和DMV等。组成此系统的神经元以PvC为主，也有小部分来自MgC。PVN是有纤维直接投射到脊髓交感节前神经元的6个脑区之一，故可称为前交感神经元。由于PVN也有纤维投射到DMV副交感节前神经元，故也有人将其称为前自主神经元。PVN向脊髓IML投射的下行纤维除形成直接的PVN-IML通路外，有部分纤维投射到RVLM，在此中继后再发出纤维投射到脊髓IML，形成PVN-RVLM-IML通路，此外还有30%左右的PVN-IML通路中有侧支到达RVLM。激活这些PVN神经元可使心脏、肾上腺和内脏SNA加强，同时血压升高，而肾SNA（RSNA）的改变则有不同报道，或增或减。在PVN，能影响前交感神经元的递质或调质有乙酰胆碱、儿茶酚胺类、谷氨酸、GABA、血管紧张素Ⅱ、阿片肽类、促食欲素、瘦素、神经肽Y和一氧化氮等；而这一系统的投射纤维含OT、

VP、CRH、血管紧张素Ⅱ和内阿片肽等。鞘内注射V_1受体拮抗剂可几乎完全阻断由刺激PVN或鞘内注射VP引起的血流动力学反应和肾交感神经放电增加。所以，VP很可能是PVN-IML通路的神经递质，但也有报道认为，谷氨酸或血管紧张素Ⅱ是其可能的递质。

PVN主要接受4类传入信息：①来自内感受器（如压力感受器、心房容量感受器和内脏感受器等）的传入信息；②由体液携带的信息，如血液循环中血浆渗透浓度、类固醇类、葡萄糖、血管紧张素Ⅱ和细胞因子等；③来自前脑边缘系统的信息，主要传递由外源性应激原引起的情绪反应信息；④来自下丘脑内的投射信息（见下文）。以上各类传入信息大多经过一次或多次中继后到达PVN，中继部位包括NTS、A1/C1区、PBN、CVO和弓状核等，因此以上分类并不绝对。例如，上述前两类传入均可通过延髓A1/C1儿茶酚胺神经元中继后到达PVN，通过激活PVN神经元上的α_1受体而发挥作用。血液循环中渗透浓度和血管紧张素Ⅱ可作用于CVO，转而影响PVN神经元活动。血液循环中的瘦素（由白色脂肪组织合成和分泌）可作用于下丘脑弓状核，转而影响PVN前交感神经元活动（见下文）。此外，PVN内有两种主要的中间神经元，分别以GABA和谷氨酸为递质。上述4类传入信息大多经由这两种中间神经元中继而影响PVN神经元活动。

PVN在应激反应的启动中具有重要作用。应激时促肾上腺皮质激素（ACTH）的分泌主要受控于PVN释放的CRH。毁损正中隆起可几乎完全阻断各种应激引起的ACTH分泌增加。此外，参与应激时ACTH分泌调节的还有VP、OT、5-羟色胺、血管紧张素Ⅱ、儿茶酚胺和多种神经肽。应激时除下丘脑-垂体-肾上腺皮质（HPA）轴激素分泌增加外，交感-肾上腺髓质系统的活动也明显加强，血液循环中儿茶酚胺类激素水平显著升高，结果导致心率加快、心输出量增加和血压升高。

在心血管疾病的病理生理中，应激是一个公认的危险因素。PVN参与应激性高血压的病理生理机制已在SHR等模型中得到证实。研究表明，在年轻SHR，应激能引起PVN内*CRH*基因表达增加，使HPA轴活动增强。在原发性高血压患者中，CRH表达增加不仅见于PVN-正中隆起投射系统，也见于PVN前交感神经元。在包括免疫反应在内的多种应激反应中，PVN内PvC的VP基因表达也增加。在渗透性或低血压应激情况下，VP还可经由投射到正中隆起的MgC侧支释放，通过作用于腺垂体促皮质激素细胞上的V_1受体，增强CRH对ACTH分泌的作用。在急性应激时，SHR的SFO神经元对血液循环中血管紧张素Ⅱ的反应性增强，通过SFO-PVN通路或经PVN内谷氨酸中间神经元介导而兴奋PVN内前交感神经元，再通过PVN-IML通路和/或PVN-RVLM-IML通路，增强外周交感神经紧张和肾上腺髓质释放儿茶酚胺类激素。实验性抑制PVN能明显降低SHR的交感缩血管神经紧张。

另有研究表明，在某些类型的急性心理应激（如条件恐惧）时，仅能激活少量PVN-IML和PVN-NTS通路。然而，当应激刺激持续数周时，即在慢性应激时，PVN对SNA的持续增高起重要作用，表现为尿中去甲肾上腺素排出量增高，血液循环中肾上腺糖皮质激素（GC）水平也持续增加，表明PVN神经内分泌活动持续被激活。

此外，长期慢性应激引起的GC分泌增加可造成肥胖、高血糖、胰岛素抵抗和血脂异常等代谢紊乱，导致瘦素合成和分泌增加，瘦素可作用于下丘脑弓状核，进而促进PVN前交感神经元活动（详见下文）而增强交感传出，瘦素也可通过刺激颈动脉体化学感受器而加强中枢SNA或直接作用于IML前交感神经元而增强其活动，从而导致高血压的发生及发展。

VP的合成和释放在机体调节水平衡中具有重要作用。PVN内MgC的活动受血浆渗透浓度和心血管反射的调节。血浆渗透浓度升高可作用于CVO内渗透压感受器，传入信息通过SFO/OVLT-PVN通路和/或经MPN接替后到达PVN，促进VP的合成和释放，增加肾脏重吸收水，有助于维持血浆渗透压的稳态。也有报道，PVN内大细胞VP神经元也可直接感受细胞外液和脑脊液中Na^+浓度，从而影响VP的合成和释放。

PVN是容量感受性反射中枢的一个组成部位。以扩充血量刺激心房容量感受器，传入信息经NTS中继后到达PVN，可反射性引起RSNA减弱，导致肾血管舒张，尿量和尿钠排出增多。实验毁损麻醉大鼠PVN或在清醒家兔或绵羊PVN内注射$GABA_A$受体激动剂蝇蕈醇抑制PVN前交感神经元可取消上述反射效应。相反，急性失血能引起SNA增强，同时血液循环中的VP和血管紧张素Ⅱ水平升高；但值得注意的是，在去除压力感受性反射情况下，仅由容量感受性反射引起的SNA增强作用则很小。

在血量急性减少的反应中，PVN的作用可能相对次要；但在持续脱水的反应中，PVN的作用却极为重要。研究表明，脱水48小时的麻醉大鼠，实验性抑制PVN可明显减弱SNA和降低血压。在清醒大鼠，PVN内能被脱水激活并投射到RVLM的绝大多数神经元是以谷氨酸为递质的，阻断RVLM内谷氨酸受体能使脱水大鼠的血压明显降低。

在正常血压的人和动物，持续增加钠盐摄入也能引起由PVN介导的RSNA减弱，这与肾素-血管紧张素-醛固酮系统的抑制一起，共同促进尿钠排出，从而维持体内Na^+平衡。

PVN接受压力感受器的传入信息，并通过改变VP的释放而影响血压，尤其是低血压引起的PVN内VP神经元激活是依赖于压力感受性反射的。化学感受性器传入能加强中枢交感活动。急性低氧通常不引起PVN前交感神经元活动增强，但慢性间歇性低氧（如发生睡眠呼吸暂停时）则能引起由PVN介导的交感活动持续增强。

此外，PVN在妊娠期SNA维持在较高水平的产生机制中发挥重要作用。实验性抑制PVN可显著降低妊娠期大鼠的SNA，使血压降低和心率减慢；而这种改变未见于非妊娠期大鼠。其原因有：①妊娠期血液循环中血管紧张素Ⅱ水平升高，信息经SFO-PVN通路传入，使GABA对PVN前交感神经元的抑制作用减弱；同时，PVN内一氧化氮合酶（NOS）活性和表达降低，也起同样作用。②PVN前交感神经元接受来自弓状核的兴奋性和抑制性纤维投射，在妊娠期，兴奋性投射的激活作用增强，而抑制性投射的抑制作用减弱，从而导致PVN前交感神经元活动加强（详见后文）。③妊娠期压力感受性反射的敏感性显著降低。因为PVN内存在高密度的胰岛素受体，该受体的激活能使压力感受性反射的敏感性增加，而在妊娠期脑内胰岛素水平降低，因而导致压力感受性反射的敏感性降低。

综上所述，当机体稳态发生急剧改变时，PVN在调节中枢交感传出活动中的作用可能相对次要，但在慢性应激、持续性脱水、慢性间歇性低氧和妊娠等情况下，PVN在调节中枢交感传出活动中则具有十分重要的作用。正因为如此，PVN对体液稳态和动脉血压的长期调节及在促进高血压和充血性心力衰竭的病理生理过程中具有重要作用。对PVN促进心力衰竭的机制，在此不予讨论。

2．下丘脑内侧区 又称结节区，包括腹内侧核、背内侧核、结节核与灰白结节、弓状核与结节乳头核。与情绪活动有关的防御反应区（defense zone）主要位于近中线的腹内侧区，刺激下丘脑近中线的穹隆周围区（perifornical region）可引发典型的防御警觉反应：心肌收缩力增强，心率加快，心输出量增加，皮肤、内脏和肾血管收缩，骨骼肌血管舒张，大量血液从皮肤和内脏迅速转移到肌肉，以利于动物发动攻击或逃跑等激烈肌肉活动之急需。但有实验表明，与防御反应有关的神经元并不在此区，而是在其背外侧。下丘脑防御反应区可能接受边缘系统（如杏仁核等）的纤维投射，并有下行纤维到达RVLM等心血管整合中枢。

弓状核（ARC）没有直接到达RVLM和脊髓IML的投射纤维，但可通过下丘脑或脑干其他核团的接替而间接发挥其对SNA的调节作用。血液循环中的瘦素和胰岛素，这些与食欲、代谢和能量平衡有关的激素，在中枢神经系统中的主要作用靶点是ARC。它们可通过激活ARC内的前阿黑皮素原（POMC）神经元和抑制ARC内的刺鼠相关肽（AgRP）神经元而增强PVN交感传出和升高血压。瘦素和胰岛素可作用于POMC神经元上的各自受体，促进其释放递质α黑素细胞刺激素（α-MSH），也可作用于AgRP神经元上的各自受体，抑制其释放递质神经肽Y（NPY）。ARC内这两种神经元均有纤维投射到PVN，α-MSH经ARC-PVN投射纤维作用于PVN内的黑皮素-4（MC_4）受体，增强PVN前交感神经元的活动，而NPY经ARC-PVN投射纤维作用于PVN内Y1受体，抑制PVN前交感神经元的活动。因此，瘦素和胰岛素作用于ARC并经PVN接替后的结果是导致PVN前交感神经元活动加强，血压升高。这可用以解释肥胖或超重、高瘦素血症和高胰岛素血症患者之所以发生轻度高血压的可能机制。此外，ARC内也存在对SNA具有抑制作用的β-EP神经元及其传出系统。作为一种肽类前体物质，POMC不仅能生成α-MSH，也能生成β-EP和ACTH，但脑内生成的这3种肽类物质可能分别存在于不同的细胞，并分布于不同区域内。β-EP神经元主要位于ARC，并有纤维投射到中脑vlPAG，而后者有纤维投射到延髓NRO，从而形成ARC-vlPAG-NRO交感抑制系统（见前文）。此外，β-EP神经元还有纤维投射到许多其他脑区，但不投射到脊髓。在许多心血管调节中枢，如RVLM、NTS、NA、DMV和PBN等，均分布有密集的阿片受体。各种应激刺激可在引起交感传出增强的同时引起ARC-vlPAG-NRO系统活动增强，这可能是机体在应对应激刺激产生交感过强时的一种保护机制。

3．下丘脑外侧区和下丘脑后区 下丘脑外侧区（LH）和下丘脑后区（PH）通常被认为是交感兴奋区或升压区，但也有报道局部注射谷氨酸至LH的结节区（LHt）和后部（LHp）可引起降压反应。PH和LH有纤维直接投射到脑干大部分心血管中枢及少量纤维投射至脊髓IML，刺激PH可增加交感传出和抑制压力感受性反射引起的心动过缓。乙酰胆碱、去甲肾上腺素（激动β受体）、谷氨酸和血管紧张素Ⅱ在LH和PH均可引起交感兴奋和血压升高，而γ-氨基丁酸、心房利尿钠肽则可引起相反效应。

1998年日本学者Sakurai等发现在大鼠LH和PH及其周围存在促食欲素（orexin）和促食欲素神经元，这些神经元的轴突可投射到中枢神经系统的广泛区域，促食欲素受体的分布与这些神经元的投射区域相一致，提示该系统参与多种功能活动的调节，主要包括对摄食行为和能量平衡、睡眠–觉醒周期、呼吸、血压和神经内分泌活动等的调节。促食欲素神经元在觉醒、骨骼肌运动增强时活动增高，在安静而缺乏运动时活动减少，而在睡眠期则几乎停止活动。它们可被任何形式的应激（包括高碳酸血症或低氧）激活，并对呼吸和血压有明显影响。在SHR、Schlager BPH（blood pressure high）/2J小鼠和肥胖Zucker大鼠，促食欲素系统能促进其高血压的发生发展。于血液循环中给予促食欲素受体拮抗剂阿莫雷克松（almorexant）能降低这些高血压动物的血压和血中儿茶酚胺水平，这一证据基于阿莫雷克松具有对中枢神经系统的选择性及促食欲素不具有相关的外周作用。与正常血压大鼠相比，SHR脑内可检测到较多的促食欲素免疫活性神经元、较高水平的促食欲素-A mRNA表达和较密集的脑干促食欲素投射纤维，并且其RVLM对促食欲素具有高反应性。此外，促食欲素系统对Dahl-SS型大鼠的高血压也有作用，但在此模型中是通过增强PVN内VP合成而实现的。此外，SHR和BPH/2J小鼠的血压可被毁损杏仁核而部分正常化，提示在这些啮齿动物中，前脑边缘系统功能紊乱可能驱动促食欲素系统。

三、大脑

大脑，特别是边缘系统的一些结构，如颞极、额叶的眶面、扣带回前部、杏仁、隔和海马等，都能调节下丘脑与脑干心血管神经元的活动。由于这些脑区参与多种内脏感觉与运动的调节，还参与学习和记忆、情绪反应，尤其是防御警觉反应，并且整合来自高级中枢的许多信息，因而被认为可能是环境应激引起血压升高最重要的中枢部位。但是，边缘系统对心血管活动的调节作用复杂而多变。例如，刺激扣带回前部可出现呼吸抑制或加速、血压下降或上升、心率减慢、瞳孔扩大或缩小；刺激杏仁核可出现心率减慢、瞳孔扩大；刺激隔区可出现血压下降或上升、呼吸暂停或加强。正因为如此，这一领域的研究成果和进展至今仍十分有限。

（李　鹏　朱大年）

第二节 有关的中枢神经递质和调质

有关心血管活动调节的中枢递质和调质种类繁多，主要有乙酰胆碱、儿茶酚胺类、5-羟色胺、氨基酸类、肾素-血管紧张素系统、血管升压素、利尿钠肽类、一氧化氮和内皮素等，这些中枢递质和调质在生理和病理情况下对心血管活动的调节具有重要意义。

一、乙酰胆碱

乙酰胆碱（ACh）及其受体广泛分布于中枢神经系统。乙酰胆碱受体分为毒蕈碱受体（M受体，mAChR）和烟碱受体（N受体，nAChR）两种。M受体属于G蛋白偶联受体，共有M_1～M_5受体5种亚型。在中枢神经系统中，参与心血管活动调节的主要是M_2和M_3受体。在大鼠脑内，M_2受体主要分布于延髓，M_3受体则主要分布于下丘脑。在阻断外周M受体后，静脉注射可通过BBB的胆碱酯酶抑制剂（如毒扁豆碱）或M受体激动剂（如氧化震颤素）可升高血压，而静脉注射能透过BBB的M受体拮抗剂（如阿托品和东莨菪碱）则能使某些高血压动物模型（如SHR）的血压趋于正常水平。进一步的研究表明这种血压效应主要是由M_2受体介导的。于动物侧脑室给予M受体激动剂也能升高血压，介导这一效应的受体亚型在不同动物种属有所不同，在猫是由M_2受体介导的，而在大鼠则由M_3受体介导。在许多心血管中枢，如RVLM、LC、dPAG、PVN、下丘脑腹内侧核和PH等，微量注射胆碱酯酶抑制剂（如毒扁豆碱、新斯的明等）或M受体激动剂（如ACh、毒蕈碱、氨甲酰胆碱、氧化震颤素和甲基乙酰胆碱等），均能增强SNA和升高血压，也能增强夹闭双侧颈总动脉引起的升压反射能力，使实验性低血压动物的血压回升，以及使电刺激下丘脑引起的防御性心血管反应增强。相反，在NTS给予胆碱酯酶抑制剂或M受体激动剂则产生相反效应。N受体属于离子通道型受体，是由16种不同的亚单位（α1～α7和α9～α10、β1～β4、δ、ε和γ）组合而成的5聚体。其中有一种由5个相同亚单位所构成的特殊受体亚型——α7nAChR也参与心血管活动的调节，在SHR，其RVLM和NTS内α7nAChR的表达明显高于正常血压大鼠，提示α7nAChR上调可能参与高血压的发生及发展。

虽然中枢ACh参与心血管活动的调节，但能影响中枢胆碱能系统的一些药物，如给予抑制ACh合成的密胆碱-3（HC-3）不能降低正常血压动物的血压，表明与血压调节有关的中枢胆碱能系统只在特定情况下，如在高血压时，才参与交感神经和心血管活动的调节。中枢胆碱能系统的异常可能与高血压的发病有关。Kubo等观察到，在SHR静脉注射胆碱酯酶抑制剂毒扁豆碱所引起的升压效应显著高于正常血压的WKY大鼠。Torres等也观察到，在非遗传性高血压动物模型中的中枢胆碱能系统活动也是增强的。研究表明，中枢胆碱能系统调节血压的脑区主要是旁中隔、下丘脑和RVLM。RVLM接受胆碱纤维的投射，且含丰富的M受体。Lee等报道，在SHR的RVLM内微量注射M受体激动剂和拮抗剂所引发的升压和降压效应显著强于正常血压的WKY大鼠。Kubo等还观察到SHR的RVLM内内源性ACh含量和能反映胆碱能系统活动的标志物囊泡乙酰胆碱转运体（VAChT）活性显著增强，提示在高血压状态下RVLM突触前胆碱功能活动增强。

二、儿茶酚胺类

儿茶酚胺（CA）类递质包括去甲肾上腺素（NE）、肾上腺素（E）和多巴胺（DA）。在中枢神经系统中，CA神经元包括A和C细胞群。A细胞群有10余个，其中位于低位脑干的A1～A7为NE细胞群，其余位于中脑和中脑以上的是DA群或NE细胞与DA细胞混合群。C细胞群共有C1～C3 3个群，为E细胞群，均位于延髓。与心血管活动调节有关的CA细胞群主要包括A1、A5、A6和C1细胞群（见前文）。

中枢内CA类对心血管活动的调节作用较为复杂。研究表明，由LC上行至PH的NE纤维有增强SNA、升高血压和减慢心率的作用，这一作用可能与β受体激活有关；而由AH和视前区下行至低位脑干及由VLM与NTS等脑区下行至脊髓的NE纤维则引起相反效应，这一作用可能与α受体激活有关，其降压作用可能由α_2受体介导，而减慢心率的作用则可能由α_1受体介导。但是，在脊髓用6-羟多巴胺毁损NE神经元末梢后基础血压无明显改变，表明CA类对SNA和血压不存在紧张性调节作用。此外，延髓腹外侧A1/C1区CA神经元上行至PVN和MPN的投射纤维参与水盐平衡和血压的长期调节（详见前文）。

脑内CA类递质在高血压发生发展中的作用曾有很多争论。有报道，SHR中枢内CA类递质含量远大于血压正常的WKY大鼠；耗竭中枢内NE可减缓SHR的高血压发展进程；Fuxe等观察到，在SHR、肾性或DOCA-S型高血压大鼠、去缓冲神经等多种急性或慢性实验性高血压模型中，以及在失血或药物性低血压或限制动物生活而造成的应激状态下，动物下丘脑及延髓背侧中线区的NE和E的含量及更新率均显著增高。但是，也有相反的报道：SHR脑内CA类含量减少，因为脑内缺乏酪氨酸羟化酶，因而脑内合成CA类受阻。在出生4～6周的SHR，其NTS内E的更新率已明显降低，并伴有外周SNA增强和血压升高等表现。Reis等认为，毁损NTS所造成的实验性高血压可能是由于中枢内起降压作用的NE神经元被破坏，而起升血压作用的神经元活动占优势所造成的。Yamori等认为，SHR可能是由于脑内NE神经元的降压作用减弱，而胆碱能神经元的升压作用增强，二者间协调失衡所致。后来人们认识到：脑内CA类在调节SNA和血压的作用中存在区域差异性，即在总体上讲，CA类在高位脑（如大脑皮质、前脑基底、杏仁核、下丘脑等）具有加强SNA和升高血压的作用，而在低位脑（如延髓）和脊髓则起抑制SNA和降低血压的作用。但是，无论在高位脑还是低位脑内部，不同脑区之间仍然还存在一定的差异，例如，CA类在AH和视前区的作用是抑制SNA和降低血压，而在PH的作用却为加强SNA和升高血压；CA类在延髓的作用是抑制SNA和降低血压，而在脑桥的作用却为加强SNA和升高血压。另有报道，SHR在高血压未形成前（≤8周龄），其脑内NE含量与正常血压的同龄WKY大鼠相比无明显差异；SHR在高血压形成期（8～20周龄），其延髓和AH的NE含量明显低于正常血压的同龄WKY大鼠，而其脑桥和PH及尾核内的NE含量却明显高于正常血压的同龄WKY大鼠；当≥20周龄后，SHR的血压已持续稳定于高水平，此时其延脑、脑桥、AH和PH及尾核内的NE含量和血压正常的WKY大鼠之间又不再有明显差异。以上结果提示脑内NE在心血管活动调节中不仅存在区域差异性，而且主要在高血压形成期发挥作用，而在血压稳定于高水平时则不再起作用。

三、5-羟色胺

脑内含有5-羟色胺（5-HT）的神经元胞体主要集中分布于脑干中缝核群。大鼠脑干内5-HT神经元可分为B_1～B_9 9个细胞群。此外，多数动物的RVLM内也含有丰富的5-HT神经元和5-HT纤维末梢。不同部位的5-HT神经元具有不同的心血管效应。中缝背核与正中核有纤维上行至AH与视前区，电刺激这些核团可引起血压升高。位于延髓腹侧的中缝大核、NRO与苍白核有纤维下行至脊髓IML，电刺激这些核团可抑制交感神经放电，使血压降低和心率减慢。位于RVLM的5-HT神经元也有轴突投射到脊髓IML，然而其作用却是增强SNA。5-HT的生理效应具有多样化和复杂性，这可能与其拥有众多受体亚型及突触前、后均有分布有关。目前已知5-HT受体有$5\text{-}HT_1$～$5\text{-}HT_7$ 7种受体。其中，$5\text{-}HT_1$受体又分出$5\text{-}HT_{1A}$、$5\text{-}HT_{1B}$、$5\text{-}HT_{1D}$、$5\text{-}HT_{1E}$和$5\text{-}HT_{1F}$ 5种亚型，$5\text{-}HT_2$受体又分出$5\text{-}HT_{2A}$、$5\text{-}HT_{2B}$和$5\text{-}HT_{2C}$（曾称$5\text{-}HT_{1C}$）3种亚型，$5\text{-}HT_5$受体中也分出$5\text{-}HT_{5A}$和$5\text{-}HT_{5B}$ 2种亚型。$5\text{-}HT_3$受体是离子通道型受体，其余多为G蛋白偶联受体，部分$5\text{-}HT_{1A}$受体是突触前受体。参与中枢心血管调节的5-HT受体主要是$5\text{-}HT_{1A}$受体和$5\text{-}HT_2$受体，此外，$5\text{-}HT_{1B}$、$5\text{-}HT_{1D}$和$5\text{-}HT_{1F}$以及$5\text{-}HT_3$受体等也可能参与心血管活动的调节。

$5\text{-}HT_{1A}$受体介导SNA减弱和血压降低效应。研究表明，静脉注射、脑室内或脑实质内局部给予$5\text{-}HT_{1A}$受体的高亲和力激动剂8-羟基–丙胺四氢萘（8-OH-DPAT）或氟辛克生（flesinoxan）等可使清醒或麻醉动物的血压降低和心率减慢，这种作用可被$5\text{-}HT_{1A}$受体拮抗剂阻断。进一步的研究表明，$5\text{-}HT_{1A}$受体激动剂可通过激活5-HT突触前受体，使突触前递质释放减少，也可通过突触后作用机制来实现其降压效应。目前较清楚的是，5-HT作用于前交感神经元上$5\text{-}HT_{1A}$受体而发挥其减弱交感活动和降压的作用机制属于突触后机制；而激活中缝大核、苍白核或中缝背核（不包括正中核）内$5\text{-}HT_{1A}$受体的效应则属于突触前自身受体机制。此外，在RVLM局部应用$5\text{-}HT_{1A}$受体激动剂可引起SNA增强或减弱的双重效应；在阻断中枢$5\text{-}HT_{1A}$受体后，激活中枢$5\text{-}HT_{1B}$受体可起升压作用，激活$5\text{-}HT_{1D}$和$5\text{-}HT_{1F}$受体则起降压作用。

中枢$5\text{-}HT_2$受体，主要是$5\text{-}HT_{2A}$受体，介导SNA增强和血压升高效应。静脉注射或于VLM局部应用$5\text{-}HT_2$受体激动剂DOI（2,5-dimethoxy-4-iodo-phenylisopropylamine）能增加交感神经放电和升高血压。$5\text{-}HT_2$受体拮抗剂LY53857可阻断中枢内给予5-HT引起的升压效应，因而认为，$5\text{-}HT_2$受体所介导的交感活动增强效应主要是中枢性的。与激活中脑内$5\text{-}HT_2$受体不同，激活RVLM内$5\text{-}HT_2$受体在引起升高血压的同时，心率无相应改变。应用DOI同样可增强心SNA而不影响心率，这可能是由于DOI可选择性兴奋那些交感传出至心室而非窦房结等处的迷走运动神经元。此外，激活大鼠中枢$5\text{-}HT_{2A}$受体可引起VP释放，这一过程涉及中枢血管紧张素AT_1受体的激活。VP可直接或间接改变肾交感传出，而此过程中有中枢$5\text{-}HT_{2B}$受体的参与。

$5\text{-}HT_3$受体可能参与中枢交感和副交感神经紧张性活动的传入调节。此外，中枢内5-HT还能刺激交感–肾上腺髓质系统引起肾上腺髓质激素的释放，以及刺激HPA轴，引起肾上腺皮质激素的释放，参与应激反应，从而影响心血管活动。

目前对中枢5-HT受体与高血压等心血管疾病关系的研究进展较慢，所知甚少。许多报道都支持中缝核群及其5-HT下行抑制性通路对SNA无紧张性调节作用，当以5,7-双羟色胺消除约56%的胸段脊髓5-HT时，血压和心率均无明显改变。但有证据表明，RVLM投射到脊髓IML的纤维具有紧张性兴奋作用，微电泳5-HT拮抗剂至IML能降低交感节前神经元的自发放电频率，而在横断脊髓的动物则无此效应。当化学刺激RVLM内5-HT神经元时，血压升高并伴有胸段脊髓释放5-HT增加。这种紧张性活动的增强或减弱被认为是产生某些心血管疾病的基础。在DOCA-S型高血压大鼠，脊髓、延髓和脑桥内5-HT的储存量及其代谢产物5-羟吲哚乙酸（5-HIAA）含量增多，中枢性给予$5\text{-}HT_2$受体拮抗剂凯坦色林（ketanserin）可抑制这种高血压大鼠的摄盐欲和高血压的形成，这可能与阻断$5\text{-}HT_{2A}$受体抑制VP的释放有关。在4周龄的SHR中，其脊髓、延髓和脑桥中5-HT的合成已经明显增加；侧脑室内注射5，6-双羟色胺至6周龄的SHR可延缓高血压的发生发展；而脑内给予$5\text{-}HT_{1A}$受体激动剂氟辛克生后，在SHR产生的降压和减慢心率效应要比在正常血压的WKY大鼠所产生的效应更为显著。

四、氨基酸类

中枢神经系统内氨基酸类递质有两类：兴奋性氨基酸（EAA）和抑制性氨基酸（IAA）。最主要的EAA和IAA分别是谷氨酸（Glu）和r-氨基丁酸（GABA）。

（一）谷氨酸

Glu是中枢神经系统内最重要的兴奋性递质。在RVLM、NTS和下丘脑PVN等心血管中枢内均存在Glu、促离子型谷氨酸受体（即离子通道型受体，包括NMDA、AMPA和KA受体亚型）和促代谢型谷氨酸受体（mGluR，即G蛋白偶联受体），其突触传递在维持基础心血管活动和完成多种心血管反射中具有重要作用。研究表明，在RVLM或PVN内微量注射Glu均能明显增强SNA和升高血压，微电泳Glu至RVLM能明显增加此区内血管运动神经元的放电频率，这些兴奋性效应能被局部应用非选择性Glu受体拮抗剂犬尿喹啉酸取消。在NTS内阻断EAA受体后，压力感受性反射、化学感受性反射和心交感传入反射等心血管反射的敏感性明显降低。并且，20—21世纪之交的一个十分重要的研究进展是，Glu是RVLM-IML通路的神经递质已被确认（见前文）。

脑内Glu神经元的紧张性增高与高血压的发病有密切关系。研究表明，在SHR、盐敏感性高血压和血管紧张素II依赖的高血压动物模型中，脑内Glu神经元的紧张性是增高的，阻断脑内促离子型谷氨酸受体能显著降低其交感神经放电和平均动脉压；但阻断这类受体对正常血压大鼠的血压则几乎不起作用。在SHR的脑片记录中，可观察到PVN前交感神经元的微兴奋性突触后电流（miniature excitatory postsynaptic currents，mEPSC）基础频率持续增高，表明谷氨酸突触前量子释放增加，阻断NMDA受体可取消mEPSC频率的增高，却不能改变正常血压大鼠PVN神经元的mEPSC频率。在高血压动物模型PVN前交感神经元上突触后NMDA受体的活性也是增强的。例如，与正常血压的WKY大鼠相比，激活SHR的PVN前交感神经元上NMDA受体所产生的NMDA受体电流显著增大；而阻断NMDA受体则能显著降低脑片上PVN前交感神经元的放电频率，降低SHR的SNA。此外，在由血管紧张素II引起的高血压小鼠，敲除PVN前交感神经元上NMDA受体亚单位GluN1可减弱小鼠全身性给予血管紧张素II引起的血压升高。

有多种蛋白激酶，如Ca^{2+}-钙调蛋白依赖的蛋白激酶II（CaMK II）、酪蛋白激酶II（CK2）、酪蛋白激酶I（CK1）和Src激酶等，参与NMDA活性的调节，它们可直接或间接引起NMDA受体磷酸化和/或通过那些与NMDA受体相互作用的蛋白而发挥作用。CaMK II是一种富含于突触内的丝氨酸/苏氨酸蛋白激酶，在高血压情况下，它能与PVN前交感神经元上的NMDA受体结合并调节其活性。抑制CaMK II能降低SHR的PVN前交感神经元突触前和突触后NMDA受体的活性。由CaMK II介导的PVN前交感神经元上NMDA受体亚单位GluN2B第1303位的丝氨酸残基（在Ser^{1303}）的磷酸化作用在SHR要比在正常血压的WKY大鼠强得多。在SHR，PVN神经元膜上的CK2α蛋白水平明显高于WKY大鼠。抑制CK2活性可显著降低SHR的PVN前交感神经元由NMDA受体介导的mEPSC和EPSC及NMDA受体电流。此外，在脑室内给予CK2抑制剂能降低SHR的SNA和平均动脉压，但不降低WKY大鼠的SNA和平均动脉压。Src激酶也参与对SHR的PVN-RVLM投射神经元突触前和突触后NMDA受体活性的调节。CK2可磷酸化NMDA受体亚单位CluN2B第1480位的丝氨酸残基（Ser^{1480}），而Src激酶则能磷酸化NMDA受体亚单位GluN2A第1325位的酪氨酸残基（Tyr^{1325}）。Src激酶还可通过磷酸化CK2催化亚单位中的酪氨酸残基来增加CK2活性。相反，CK1（尤其是CK1ε）的蛋白水平和活性在SHR的PVN是降低的。抑制WKY大鼠的CK1能增加NMDA受体介导的EPSC、激活NMDA引起的NMDA受体电流和PVN前交感神经元放电频率，但在SHR则不出现以上效应。CK1也是丝氨酸/苏氨酸蛋白激酶，但它并不直接磷酸化NMDA受体，它可通过增加蛋白磷酸酶（PP），如PP1/2A和/或PP2B（calcineurin）的活性而间接抑制NMDA受体活性。抑制PP1/2A或PP2B能模拟CK1抑制剂对NMDA受体活性的影响；但在抑制PP1/2A或PP2B后，CK1抑制剂并不进一步增加PVN前交感神经元NMDA活性。

NMDA受体被激活后，除能引起Na^+、K^+通透性增加外，也能使Ca^{2+}通透性增加而导致Ca^{2+}进入细胞内。曾被认为是组成NMDA受体电压门控钙通道亚单位的$A_2\delta$-1可直接与NMDA受体相互作用，并增加突触前和突触后NMDA受体的活性。研究显示，在SHR和由血管紧张素II引起的交感传出增强效应中，须有PVN前交感神经元NMDA受体与$A_2\delta$-1的结合。结合$A_2\delta$-1的NMDA受体和高血压时调节NMDA受体活性的多种蛋白激酶之间可能存在某种联系，有证据表明，蛋白磷酸化的加强有助于蛋白-蛋白复合体的形成，很可能某种蛋白激酶能加强$A_2\delta$-1和NMDA受体之间的结合。

常见的AMPA受体有两种，一种是单一的钠通道，另一种除能通透Na^+外，也允许Ca^{2+}通透。已知含GluR2亚单位的AMPA受体对Ca^{2+}不通透，而缺乏该亚单位的AMPA受体则对Ca^{2+}通透，并以电压依赖的方式被细胞内多胺所阻断，因而具有内向整流特性。有研究表明，在SHR，PVN前交感神经元上的AMPA受体可转换为Ca^{2+}可通透的AMPA受体，由这种AMPA受体介导的EPSC在保持正电位情况下能显示出内向整流特性。应用Ca^{2+}可通透的AMPA受体的选择性阻断剂1-萘基乙酰精胺（1-naphthyl acetyl spermine）能在SHR显著减小由AMPA介导的EPSC幅度和减弱PVN前交感神经元的活动，而在WKY大鼠则无此效。

在SHR的PVN，mGluR通常由谷氨酸过量释放而激活，并参与高血压时的交感传出增强。第Ⅰ组mGluR（mGluR1和mGluR5）与$G_{q/11}$蛋白偶联，它们在被激活后可触发包括蛋白激酶C（PKC）在内的一些信号通路，以增加神经元兴奋性和突触递质释放。在SHR，微量注射mGluR5受体拮抗剂至PVN，与使用mGluR1受体拮抗剂相比，能对SNA和平均动脉压产生更大的抑制效应，提示mGluR5受体在SHR维持增强的SNA和升压效应中起主要作用。在SHR的PVN，mGluR5的mRNA和蛋白表达水平明显高于WKY大鼠。此外还发现，NMDA受体拮抗剂能在很大程度上减弱由微量注射一种第Ⅰ组mGluR的一般激动剂至PVN所引起的SNA增强。因此，刺激第Ⅰ组mGluR很可能是通过NMDA受体来兴奋PVN前交感神经元的。

在SHR等多种高血压动物模型的RVLM和其他心血管调节中枢，也存在类似于上述在PVN观察到的情况。在SHR的RVLM，Glu基础释放量明显高于正常血压大鼠，且其释放量受血管紧张素II的调节，当血管紧张素II被注入RVLM使血压升高时，Glu释放量明显增加，而当给予AT_1受体拮抗剂使血压降低时，则Glu释放量明显减少。

（二）γ-氨基丁酸

GABA是中枢神经系统内最重要的抑制性递质，广泛分布于人和动物脑内，其中下丘脑、VLM和NTS等心血管调节中枢内也富含GABA。GABA可作为一些投射神经元的递质作用于远处靶点，但在许多心血管调节中枢内存在大量GABA中间神经元，它们在调节局部前交感神经元的活动中具有重要作用。GABA作用于$GABA_A$、$GABA_B$和$GABA_C$ 3种受体亚型（$GABA_C$受体主要分布于视网膜和视觉通路中，本文不予讨论）。在脑室内注射$GABA_A$受体激动剂蝇蕈醇（muscimol）可引起SNA减弱，血压降低和心率减慢；而给予$GABA_A$受体拮抗剂荷包牡丹碱（bicuculline）或印防己毒素（picrotoxin）则出现相反效应。在下丘脑PVN内，注射荷包牡丹碱能明显增强SNA和升高血压。在RVLM内存在GABA紧张性传入调节，在RVLM内微量注射$GABA_A$或$GABA_B$受体激动剂均可减弱SNA和降低血压，而阻断其$GABA_A$或$GABA_B$受体则起相反作用。如前所述，RVLM神经元的GABA传入主要来自CVLM，激动CVLM内神经元能增加RVLM内GABA的释放量。另外，在NTS内也存在$GABA_A$受体，激活NTS内$GABA_A$受体可引起血压升高和心率加快，同样条件下给予$GABA_A$受体拮抗剂，则出现相反效应。

中枢内GABA神经元的紧张性降低与高血压的发病有密切关系。有研究表明，在成年SHR，以荷包牡丹碱或gabazine阻断下丘脑PVN前交感神经元上的$GABA_A$受体对这些神经元活动的影响很小；而在正常血压的WKY大鼠，荷包牡丹碱或gabazine却能增强这些神经元的放电活动。此外还发现在SHR的PVN内，GABA中间神经元数量减少，它们与前交感神经元之间形成的突触释放GABA减少，前交感神经元上的突触后$GABA_A$受体数量减少和/或功能减退，$GABA_A$受体激活后产生的抑制性突触后电流频率降低。可见，SHR的PVN前交感神经元上的突触后$GABA_A$受体对该神经元的抑制作用是不全的。相反，PVN内$GABA_B$受体活性在SHR却是增高的。例如，将$GABA_B$受体激动剂氯苯胺丁酸（baclofen）微量注入SHR和正常血压WKY大鼠的PVN，在SHR所引起的SNA抑制效应强于WKY大鼠；激活$GABA_B$受体可引起PVN前交感神经元细胞膜超极化和外向电流，这一效应也是SHR强于WKY大鼠；而以CGP-55845阻断$GABA_B$受体能增加PVN前交感神经元的放电频率，同样是SHR的效应大于WKY大鼠。$GABA_B$受体不仅表达于突触后膜，也表达于突触前膜，分布于突触前膜上的$GABA_B$受体能调节谷氨酸和GABA的释放。有研究表明，在SHR，调节突触前谷氨酸释放至PVN前交感神经元的$GABA_B$受体上调，而调节突触前GABA释放的$GABA_B$受体下调，从而使前交感神经元活动增强和血压升高。

众所周知，$GABA_A$受体是对Cl^-选择性通透的离子通道型受体。在受体被激活，氯通道开放时，Cl^-究竟是内流还是外流取决于细胞内Cl^-浓度。如果细胞内Cl^-浓度相对较低，则$GABA_A$受体激活时Cl^-内流，可引起细胞膜超极化，细胞因而表现为抑制，这就是GABA作为一种抑制性递质产生抑制效应的基本原理；但当细胞内Cl^-浓度相对较高时，则可发生Cl^-外流而引起细胞膜去极化，使细胞发生兴奋。细胞内的Cl^-稳态和GABA逆转电位（E_{GABA}）的维持涉及细胞膜上的两种Cl^-转运体，即Na^+-K^+-$2Cl^-$共转运体-1（NKCC-1）和K^+-Cl^-共转运体-2（KCC-2）。NKCC-1具有向细胞内转运Cl^-的作用，因而可造成细胞内Cl^-蓄积；而KCC-2的作用正相反，它具有向细胞外转运Cl^-的作用，因而可导致细胞内Cl^-浓度降低。研究发现，SHR的PVN内NKCC-1（而非KCC-2）的mRNA和蛋白表达水平均明显增高，从而使这种高血压模型PVN前交感神经元去极化，E_{GABA}发生去极化改变，结果使GABA的抑制效应转为兴奋效应。在SHR脑室内注射NKCC-1抑制剂丁苯氧酸（bumetanide）可使在其PVN内给予$GABA_A$受体激动剂所引起的抑制效应得以恢复。此外，PVN内VP神经元的E_{GABA}去极化改变也见于DOCA-S型高血压大鼠。这种E_{GABA}去极化改变也由NKCC-1蛋白水平增高所致，于脑室内注射丁苯氧酸能延迟DOCA-S型高血压的发展。

在SHR等多种高血压动物模型的RVLM和其他心血管调节中枢，也存在类似于上述在PVN观察到的情况。在SHR的RVLM，GABA的基础释放量明显低于正常血压大鼠，且其释放量受血管紧张素Ⅱ的调节，当血管紧张素Ⅱ被注入RVLM使血压升高时，GABA的释放量明显减少，而当给予AT_1受体拮抗剂使血压降低时，则GABA的释放量明显增多。

五、肾素-血管紧张素系统

肾素-血管紧张素系统（RAS）由肾素（renin）、血管紧张素原（AGT）及其多种活性分解产物、相关酶系和受体组成。作为心血管活动的一个外周体液调节系统，人们早在20世纪40—50年代就已基本了解其主要组成成员及其作用，且知血管紧张素Ⅱ（AngⅡ）是最重要的活性RAS肽。

（一）中枢RAS的组成

1961年，Bickerton和Buckley首先报道AngⅡ在中枢神经系统内具有升高动脉血压的作用；

1971年，Ganten等首先报道中枢内存在一个独立的RAS，从而激发人们对中枢RAS的作用及其机制的研究兴趣。现已知，不仅外周血液循环中的Ang Ⅱ可通过BBB有缺陷的CVO进入中枢神经系统，产生增强中枢交感传出和升高血压的效应，而且Ang Ⅱ也可在中枢内产生并发挥其心血管调节作用。Ang Ⅱ可在神经元内产生，作为神经递质而发挥作用；RAS成员也可产生于脑内其他类型的细胞，如AGT在星形胶质细胞高表达，肾素也表达于神经元和星形胶质细胞，但肾素在中枢内的表达很低，有意思的是，一种能结合肾素原（prorenin）的肾素原受体（PRR）却在脑内高表达，从而使Ang Ⅱ能绕开肾素而得以生成。PRR富含于神经元，曾有报道PRR也存在于小胶质细胞和星形胶质细胞，但近年来随着光遗传学（optogenetics）和转基因报告小鼠（reporter mice）新技术的应用，已证明胶质细胞上并不存在PRR，不过，神经元通过PRR与这两种胶质细胞进行信号传导是肯定的。位于神经元的PRR被激活后能直接作用于细胞内信号转导系统，引起细胞效应，RAS的这种效应不必经由Ang Ⅱ介导，因而称为Ang Ⅱ不依赖的效应；与此相对应的，由Ang Ⅱ介导的RAS效应则称为Ang Ⅱ依赖的效应。脑内Ang Ⅱ的生成还来源于另一前体物质，即Ang-（1-12），这一生成途径也不依赖于肾素。脑内也存在血管紧张素转换酶（ACE），此酶在脉络丛和毛细血管内皮中特别丰富，在SFO和PVN等脑区的神经元内也有少量分布。可见，脑内Ang Ⅱ的合成需要神经元–胶质细胞相互作用的网络。脑内Ang Ⅱ除作为递质发挥作用外，还能以旁分泌和/或自分泌的方式起作用。脑内介导Ang Ⅱ效应的受体主要有AT_1受体和AT_2受体，但Ang Ⅱ的绝大多数效应，包括增强SNA和升高血压，都是由AT_1受体介导的。此外，脑内活性RAS肽还有Ang Ⅲ、Ang Ⅳ、Ang-（1-7）和Ang-（1-9）等。Ang Ⅲ、Ang Ⅳ由不同的氨基肽酶（分别为氨基肽酶A和N）催化生成，而Ang-（1-7）和Ang-（1-9）则由ACE2催化而成。Ang Ⅲ的作用和Ang Ⅱ相似，所介导的受体相同，也是AT_1受体和AT_2受体；Ang Ⅳ主要结合于AT_4受体，该受体也称为胰岛素调节的氨基肽酶受体（IRAPR），Ang-（1-7）特异性作用于Mas受体，而Ang-（1-9）主要与AT_2受体结合而发挥作用。脑内RAS主要活性成员的生成及介导其效应的受体如图2-2-13所示。

同样，根据光遗传学和转基因小鼠获得的数据表明，血管紧张素受体也仅存在于神经元，而不存在于胶质细胞。AT_1受体在SFO、PVN、AP、NTS和RVLM等心血管中枢的分布密度很高，且这些受体主要位于谷氨酸神经元，提示激活AT_1受体能直接影响心血管中枢神经元来增强SNA和升高血压。AT_2受体也位于调节SNA和血压的脑区，如C-NTS、AP、RVLM和PVN，这些受体主要分布于GABA神经元，此外在这些脑区的邻近部位，如PVN周围的GABA能神经元上也有AT_2受体分布，提示激活AT_2受体主要引起SNA抑制和血压降低。Mas受体也主要位于那些直接和间接参与心血管活动调节的脑区，包括NTS、RVLM、PVN和CVO等。AT_4受体则与以上受体不同，主要存在于与感觉和认知功能有关的脑区。

（二）中枢RAS调节血压的机制

根据对动脉血压的不同效应，中枢内RAS可分为Ang Ⅱ-AT_1受体和Ang Ⅱ-AT_2受体两个轴系。Ang Ⅱ-AT_1受体轴系在中枢神经系统中引起升压的作用机制主要有以下几个方面。

1．增强中枢交感传出 首先，存在功能解剖上的基础。PVN和RVLM（尤其后者）是具有下行纤维直接支配脊髓IML交感节前神经元活动的最主要的脑区。前文曾提及PVN有大量神经元发出纤维投射到RVLM，据统计，在PVN内的PVN-RVLM神经元数量约为PVN-IML神经元的7倍。PVN也接受来自SFO等CVO的纤维投射。SFO、PVN和RVLM均含有高密度的AT_1受体，SFO内AT_1受体不仅接受血液循环中Ang Ⅱ的刺激，也接受其局部生成的脑源性Ang Ⅱ的刺激。在BBB完整时，PVN和RVLM内AT_1受体则仅接受脑源性Ang Ⅱ的刺激，

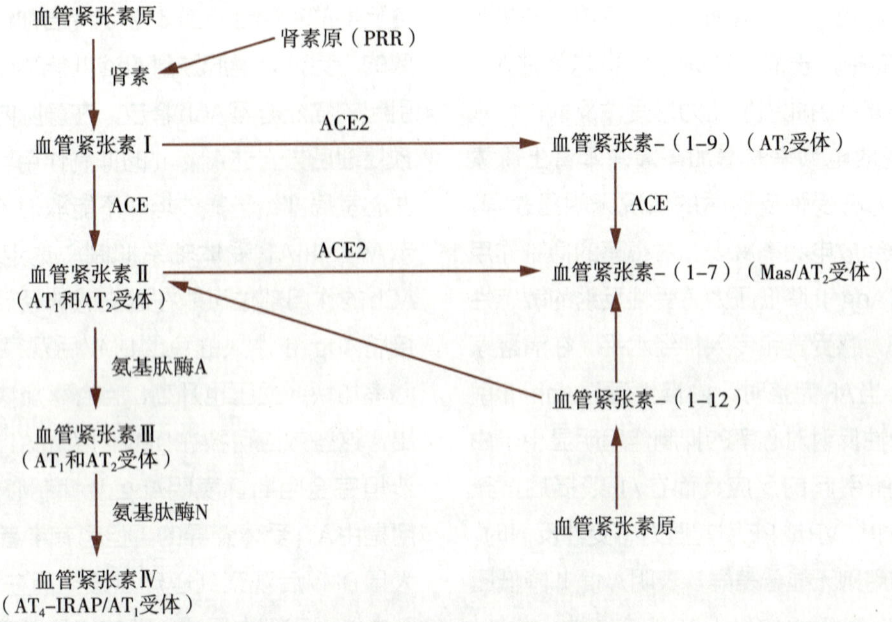

图2-2-13 大鼠脑内肾素-血管紧张素系统组成示意图

注：ACE，血管紧张素转换酶；ACE2，血管紧张素转换酶2；PRR，肾素原受体；AT_4-IRAP/AT_1受体，AT_4-胰岛素调节的氨基肽酶/AT_1受体。

而当BBB受损时，也可接受血液循环中Ang Ⅱ的刺激。SFO-PVN-RVLM-IML通路已被公认为Ang Ⅱ调控中枢交感传出最重要的神经通路。有大量研究表明，在血液循环、侧脑室、SFO、PVN或RVLM内微量注射Ang Ⅱ均可引起交感神经放电增加、血浆中NE浓度和血压升高。虽然在正常血压的WKY大鼠，于RVLM或PVN中给予AT_1受体拮抗剂并不影响SNA和基础血压，但在一些高血压模型大鼠，如SHR、肾素转基因的TGR mRen2大鼠等，阻断其RVLM或PVN内AT_1受体能显著减弱SNA和降低血压；并且，在阻断外周SNA后，上述处理也可使这些高血压动物模型的血压降至正常水平，表明Ang Ⅱ的中枢升压作用是通过增强中枢交感传出而实现的，并提示在这些高血压动物模型中，其心血管中枢内Ang Ⅱ-AT_1受体轴系活动是上调的。

其次，从细胞和分子水平上讲，Ang Ⅱ是一种作用很强的丝裂原，可通过AT_1受体激活中枢内神经元和其他细胞中丝裂原激活的蛋白激酶（MAPK），继而激活下游的转录因子激活蛋白1（AP-1）和核因子κB（NF-κB）等信号通路，生成大量活性氧（ROS）和促炎分子，从而触发中枢内氧化应激和神经炎症，这在增强中枢交感传出和升高动脉血压中具有极为重要的作用。关于这两方面的研究，尤其是后者，是当今世界范围内的研究热点，内容非常丰富且很复杂，详见后文（第三节）。

再次，Ang Ⅱ-AT_1受体轴系能快速改变某些神经递质的释放，如增加NE、EAA的释放和减少IAA的释放。持续刺激AT_1受体可通过磷脂酶C（PLC）依赖的Ras-Raf-MAPK通路引起中枢儿茶酚胺神经元中酪氨酸羟化酶和多巴胺β羟化酶的活性和转录以及NE转运体的增加，从而增加NE的合成和释放。虽然已知RVLM-IML下行通路的兴奋性递质是Glu而非NE，但延髓A1/C1神经元的上行NE通路仍对心血管活动调节具有重要作用（见前文）。Ang Ⅱ-AT_1受体轴系在心血管中枢增加EAA释放和减少IAA释放的分子机制目前仍不很清楚，但比较肯定的是，这些EAA和IAA递质可能来源于心血管中枢内的中间神经元，而不是投射性神经元。

2. 降低压力感受性反射的敏感性 这是中枢内Ang Ⅱ-AT_1受体轴系被激活而引起血压升高的又

一机制（其实这也可归入增强中枢交感传出的机制中）。在麻醉猫中，于静脉或颈动脉窦内灌注Ang Ⅱ，使血压升高并由此引发压力感受性反射，可观察到其窦神经放电频率的增加与灌注苯肾上腺素（PE）引起压力感受性反射时的情况无明显差异，但迷走传出神经放电频率减少，对心率的抑制作用减弱。这表明Ang Ⅱ降低压力感受性反射的敏感性并不发生在压力感受器和传入神经水平。在清醒家兔或小鼠中，当AP完整时，由慢性灌注Ang Ⅱ引起的压力感受性反射对心率的抑制作用明显小于由灌注PE或VP所引起的反应；而在AP毁损后，无论在灌注Ang Ⅱ、VP或PE引起压力感受性反射时，其心率抑制作用则无显著差异，表明Ang Ⅱ降低压力感受性反射的敏感性依赖于AP的完整性。此外，在血压正常的WKY大鼠和SHR，于脑室内注入AT_1受体拮抗剂氯沙坦均能增强压力感受性反射对心率的抑制作用，在NTS内阻断AT_1受体也能产生相同效应。在SHR和TGR mRen2大鼠，延髓内Ang Ⅱ含量和在NTS内Ang Ⅱ-AT_1受体结合密度均高于WKY大鼠。在这些高血压模型中，压力感受性反射对心率的抑制作用均弱于WKY大鼠，并可被阻断NTS内AT_1受体而反转，表明在高血压状态下，NTS内Ang Ⅱ-AT_1受体轴系活动增强，结果导致这些高血压模型的压力感受性反射敏感性降低。另有研究表明，在c57BL/6小鼠脑室内灌注Ang Ⅱ可增高NTS内NADPH氧化酶水平和超氧化物生成，并能降低压力感受性反射的敏感性。还有，在CVLM内的Ang Ⅱ-AT_1受体轴系也能降低压力感受性反射的敏感性，并可能通过心迷走神经发挥作用。

3. 抑制心迷走中枢 有研究显示，于椎动脉内注入Ang Ⅱ后，在引起动脉血压升高的同时，伴随出现心率加快和心输出量增加，而外周血管阻力却几乎没有变化。于静脉内注射一种抑制交感神经末梢释放NE，并耗竭其储存的降压药苄二甲胍（bethanidine）不能阻断上述升压作用，因而认为这种升压作用是通过增强心脏活动引起的。这与前文所述的Ang Ⅱ-AT_1受体轴系能降低压力感受性反射的敏感性，减少迷走传出神经放电频率是一致的。另外，静脉注射Ang Ⅱ能减少刺激迷走神经引起的猫左心室ACh释放，在静脉内给予氯沙坦做预处理后，上述Ang Ⅱ的抑制作用可被取消，而在左心室局部给予氯沙坦却不能取消该抑制作用，提示Ang Ⅱ-AT_1受体轴系抑制心迷走神经末梢释放ACh的作用部位可能在副交感神经节。还有学者直接将Ang Ⅱ注入鲑鱼的DMV后观察到剂量依赖的心率加快，血压也升高，且心率加快的效应更为突出，这些效应可被在DMV内给予AT_1受体拮抗剂氯沙坦完全阻断，表明Ang Ⅱ抑制心迷走中枢的作用是由AT_1受体介导的。但也有学者将Ang Ⅱ注入大鼠DMV后观察到心动过缓，而在注入犬DMV后则未能观察到血压或心率的持续改变。因而，有关Ang Ⅱ-AT_1受体轴系对副交感神经系统的作用仍有待进一步研究。

4. 促进VP和OT的合成和释放 VP和OT主要由下丘脑视上核（SON）和PVN内的MgC合成（见下文）。SON和PVN内MgC接受来自CVO（包括AV3V和SFO）的纤维投射，而CVO是富含AT_1受体的脑区（见前文），血液循环中Ang Ⅱ或脑源性Ang Ⅱ均可作用于CVO内AT_1受体，通过CVO-SON/PVN通路来促进VP的合成和释放。研究表明，于脑室内灌注Ang Ⅱ能刺激VP大量分泌；这一效应能被烧蚀AV3V或在脑室内预先给予AT_1受体拮抗剂所取消。另外，在大鼠或绵羊中枢（如SFO）内给予AT_1受体拮抗剂氯沙坦能减少由于脑室内灌注高张盐水引起的VP分泌。SON和PVN内MgC除接受CVO纤维投射外，也接受来自延髓腹侧A1/C1神经元的纤维投射（见前文），而A1/C1神经元上也高表达AT_1受体，微量注射Ang Ⅱ至A1/C1区，通过此上行通路也能刺激VP的合成和分泌。此外，有实验表明，在星形胶质细胞内表达抗AGT合成序列反义寡核苷酸的转基因大鼠，其脑内（非血浆中）AGT含量极为低下，血液循环中VP水平明显降低，并表现出中等度尿崩症，日尿量翻倍。这提示脑内Ang Ⅱ的正常水平在维持神经垂体

VP基础分泌的神经调控中具有极为重要的作用。

5. 促进ACTH的释放 众所周知，腺垂体合成和分泌ACTH主要受控于PVN内由PvC合成和分泌的CRH。PvC的轴突主要投射到正中隆起，CRH沿这些轴突到达正中隆起，再经垂体门脉系统到达腺垂体，从而发挥其调节腺垂体合成和分泌ACTH的作用。免疫组化研究显示PVN内CRH神经元富含AT_1受体，提示这些CRH神经元可直接接受脑源性Ang Ⅱ的调节而影响HPA轴活动。于脑室内注射Ang Ⅱ可引起正中隆起内CRH含量减少和下丘脑中编码CRH的mRNA表达增加，而多种应激原引起的应激刺激或给予糖皮质激素处理能使PVN内AT_1受体mRNA的表达增加。由脑室内注射Ang Ⅱ引起的CRH合成和分泌增加，可进一步引起血液中ACTH、皮质醇和皮质酮水平升高；但这一效应不能被外周使用AT_1受体拮抗剂阻断，提示该效应是由脑内Ang Ⅱ-AT_1受体轴系所介导，而不是经由血液循环中Ang Ⅱ作用于CVO而刺激ACTH分泌的。

在高血压等心血管疾病中，中枢Ang Ⅱ信号的增强可能是交感神经活性增强和血压升高的重要机制。在正常血压大鼠中，RVLM和PVN中微量注射AT_1受体拮抗剂并不影响RSNA和基础血压，但在高血压和慢性心力衰竭的大鼠模型上，阻断RVLM和PVN内AT_1受体则能明显减弱SNA和降低血压，提示在病理情况下上调的Ang Ⅱ信号通路参与了心血管疾病的发生发展。

Ang Ⅱ除能通过与AT_1受体结合而发挥作用外，也可与AT_2受体结合而产生与上述完全相反的效应。为避免冗赘，本文对Ang-AT_2受体轴系的作用不予展开讨论；但须强调的是，两种受体亚型在心血管活动调节中相互拮抗的作用对于制衡中枢交感传出和维持血压稳态具有重要意义。在病理情况下，两者作用失衡，使AT_1受体介导的作用明显大于AT_2受体的作用，从而使高血压等心血管疾病得以发生发展。此外，RAS中还存在一个较为特殊的成员，即ACE2-Ang-（1-7）-Mas受体系统。通常认为，该系统具有反向调节Ang Ⅱ-AT_1受体轴系功能的作用。例如，在SHR，由于其脑内ACE2过表达，内源性Ang-（1-7）含量增多，因而能明显降低SHR的SNA和血压水平。有研究表明，Ang-（1-7）通过Mas受体或AT_2受体能有效减少下丘脑内NE的释放，并可能与激活缓激肽或NO释放有关，从而产生抗高血压作用。此外，给正常血压大鼠脑室内灌注Mas受体拮抗剂A-779能降低其压力感受性反射的敏感性，但在SHR，由于其压力感受性反射的敏感性已经受到抑制，因而其压力感受性反射的敏感性改变不大。可见，Ang-（1-7）和Ang Ⅱ对压力感受性反射敏感性的影响也是相反的。但是，Ang-（1-7）有时也能产生与Ang Ⅱ相似地作用。例如，给麻醉和清醒大鼠RVLM内微量注射Ang-（1-7）能使血压升高；在清醒TGR mRen2大鼠，于RVLM内微量注射Mas受体拮抗剂A-779则可显著降低血压。此外，Ang-（1-7）也能促进VP分泌。

六、血管升压素

血管升压素（VP）是一种9肽物质。在人和绝大多数哺乳动物（除猪和河马外），其肽链中第8位氨基酸残基为精氨酸，故又称精氨酸血管升压素（arginine VP，AVP）。VP主要由下丘脑SON和PVN内MgC合成，储存于神经垂体，在需要时释放入血。VP通常被认为是一种神经内分泌激素，在生理情况下主要作用于肾脏，产生抗利尿作用，故也称抗利尿激素（antidiuretic hormone，ADH）。此外，在SON、PVN、视交叉上核、下丘脑室周区、LH和PH、杏仁核、终纹床核和Broca斜带床核等脑区内一些PvC也能合成VP，这些VP通常被认为是神经递质。

VP受体有V_{1A}、V_{1B}（或称V_3）和V_2 3种受体亚型，均为G蛋白偶联受体。V_{1A}受体是脑内主要的VP受体，分布于大脑皮质前额叶、海马、杏仁核、隔核、下丘脑（几乎所有核团，如CVO、PVN、SON和视交叉上核等）、中脑腹侧被盖区、黑质、上丘、背侧中缝核、脑桥LC、延髓NTS、NA、DMV、

RVLM、AP和下橄榄核等处，也见于脊髓灰质所有板层，包括IML在内。V_{1A}受体的分布支持中枢V_{1A}受体在自主神经活动和血压调节中的作用。V_{1B}受体主要分布于腺垂体内促肾上腺皮质细胞和下丘脑的SON和PVN，此外，也见于边缘脑、嗅球、隔核、杏仁核、海马和小脑皮层等处。在中枢神经系统中迄今未发现存在V_2受体。

VP在中枢神经系统调节心血管活动的作用主要有：①增强SNA和升高动脉血压；②参与调节压力感受性反射和心肺感受性反射的敏感性；③参与机体内水盐和细胞外液量的平衡调节；④促进腺垂体释放ACTH；⑤抑制肾素的释放。以下将对这些作用进行简要扩展。

虽然应用外源性VP在不同剂量、不同动物种系和不同中枢部位等情况下，以及动物在清醒或麻醉状态下所产生的心血管效应具有很大差异；但有许多证据表明脑内VP具有增强交感传出和升高血压的作用。形态学研究表明（在前文PVN中已述），PVN的PvC有直接投射到脊髓IML和延髓RVLM的两条交感传出通路，以及在PVN-IML通路中约有30%的纤维发出侧支投射到RVLM（即所谓的第三条通路）。值得注意的是大于40%的PVN-RVLM神经元表达VP mRNA。功能学研究表明，激活RVLM内V_{1A}受体能增强交感传出和升高血压，在外周使用自主神经节阻滞剂或α_1肾上腺素受体拮抗剂均可阻断或减弱以上效应。于侧脑室、鞘内注射或LC等脑区内微量注射VP也能使血压升高和心率加快，将VP注入NTS也可通过改变自主神经传出而影响心血管活动。此外有学者发现，PVN内VP神经元的基础放电频率在高血压的Cyp1a1-Ren2大鼠（一种Ang Ⅱ依赖的高血压模型）高于正常血压的Cyp1a1-Ren2大鼠。

在非高血压大鼠，静脉注射α_1受体激动剂PE使血压一过性升高，然后通过压力感受性反射可引起心率减慢和VP神经元放电频率减少；而在高血压大鼠，静脉注射PE虽然也能升高血压和减慢心率，但不能减少VP神经元放电频率。血液循环中Ang Ⅱ水平升高能通过激活SFO内的AT_1受体并将信息传入至PVN，引起VP神经元兴奋；而在SFO内灌注AT_1受体拮抗剂氯沙坦却不能阻断高血压大鼠VP神经元放电频率的增加和由静脉注射PE引起压力感受性反射对血压和心率的抑制作用减弱（即压力感受性反射敏感性降低）。以上结果表明在高血压时VP神经元活动是增强的，这可能是或至少部分是由VP神经元参与的压力感受性反射敏感性降低所致，也表明PVN释放的VP参与SNA增强和血压升高的产生机制。另有研究显示，在脱水的和正常血压大鼠的PVN内给予VP，能显著增强交感传出和升高血压，这些效应能被V_{1A}受体拮抗剂所阻断。进一步的研究表明，SON和PVN内MgC的胞体和树突能释放VP。这种VP释放可由中枢内ACh、失血和灌注高张盐水等刺激引起。这些在核团内释放的VP通过与V_{1A}受体结合而发挥作用，其效应是促进VP神经元群时相性放电，以利于MgC合成的激素被有效释放至血液循环中，也能促进PvC的交感传出，并使MgC和PvC细胞群之间的功能活动得以协调进行。例如，当PVN内V_{1A}受体过表达时，能使基础条件下的压力感受性反射敏感性降低，并促进应激时的血压升高和心率加快。

VP除能产生上述降低压力感受性反射敏感性的作用外，也能通过主要对AP的作用而增强压力感受性反射的敏感性，这一作用可解释为何血液循环中的VP在生理浓度下主要产生抗利尿作用，而其缩血管和升压作用却不明显（见前文AP部分）。早在20世纪80年代就有实验证明，当犬的压力感受器支配神经被去除后，由VP引起的升压反应可远大于由NE引起的升压反应。同样，以热凝或微量注射海人藻酸毁损AP，也能取消由VP引起的增强压力感受性反射敏感性的作用，使血液循环中VP升高血压的作用得以加强。此外，VP还有增强心肺感受性反射（由容量扩张或于冠状动脉内给予藜芦碱引起）敏感性的作用，实验性毁损AP也可取消VP增强心肺感受性反射介导的交感抑制作用。

VP是调节水盐和细胞外液量平衡的重要调节

因子。其调节机制已在前文PVN中有较多叙述。这里再做如下补充：当血浆晶体渗透压升高时，通过刺激脑内渗透压感受器，可促进VP释放。一方面，血浆中VP浓度升高可作用于肾脏，产生抗利尿效应；另一方面，中枢内VP可作用于某些相关神经元，引起渴觉，产生饮水行为，也有助于维持细胞外液量的稳态。还有，上述脱水、失血和灌注高张盐水等因素能刺激SON和PVN内MgC的胞体和树突释放VP，也是支持VP在水盐和细胞外液平衡调节中发挥作用的重要证据。

VP促进腺垂体分泌ACTH的作用及机制已在前文PVN部分叙述，这里不再重复。VP的这一作用与其参与应激反应有关，有助于心血管活动发生相应的改变，以适应于当时整体功能活动改变的需要。

VP能抑制肾素释放。这是机体内稳态调节的重要机制之一。前文已述，Ang Ⅱ能促进神经垂体释放VP，而当VP释放增多时则可反过来抑制肾素释放，减少Ang Ⅱ生成，从而使RAS在生理情况下维持相对平衡状态。

有许多证据表明，VP在多种实验性高血压的形成和发展中发挥重要作用。如在DOCA-S型高血压大鼠，中枢VP参与其高血压形成机制的依据有：①这种高血压大鼠在高血压形成的早期和慢性期，其尿中VP水平升高；②切除正中隆起可阻碍其高血压的形成和发展；相反，给予大剂量VP则可促进其高血压发病；③应用免疫细胞化学染色可显示其下丘脑SON和PVN着色的细胞体发出的轴突数目明显增多；其脑内以［^{3}H］标记的VP结合位点数量也明显增加；④在其脑室内给予VP能产生较正常血压大鼠更大的升压反应；相反，于脑室内注射V_1受体拮抗剂则可产生降压和减慢心率的作用；⑤该高血压模型的压力感受性反射敏感性是降低的；⑥在具有遗传性缺乏VP而患有尿崩症的纯合子Brattleboro大鼠，予以DOCA和NaCl处理并不发生高血压；但在加入VP后即能发展为高血压。这表明中枢VP在DOCA-S型高血压的发展是必需的。

在SHR，其脑内VP水平和VP受体表达均明显高于正常血压大鼠，且其延髓A1/C1儿茶酚胺神经元至PVN的上行通路也活动增强，由此而刺激VP的合成。有报道显示在毁损SHR的PVN后，脑内VP水平降低，其高血压有所缓解。中枢VP可能对SHR高血压早期发展具有促进作用，因为在未成年SHR下丘脑PVN内的VP含量于高血压发展后（6周后）而非发展前（3周前）下降。SHR是以交感神经系统活动增强为特征的，VP可能在高血压早期，通过对那些调节交感传出的心血管中枢（如PVN、RVLM等）的作用来改变血压水平。

此外，在Dahl-SS型高血压大鼠、TGR mRen2高血压大鼠和Sabra高血压大鼠，均可见其脑内VP水平升高和其受体过表达。在Sabra高血压大鼠，其NTS内VP水平较同类正常血压大鼠高达数倍。在二肾一夹型（Goldblatt two-kidney one-clip，G-2K1C）肾血管性高血压大鼠和犬中，其血液循环中VP水平和尿中VP排出量增多，PVN等中枢部位可能参与了这种动物模型高血压的形成过程。VP还通过促进腺垂体分泌ACTH参与应激反应，因而可能参与应激性高血压的形成与维持。

七、利尿钠肽

利尿钠肽（natriuretic peptide，NP）至少含有4个家族成员：心房利尿钠肽（atrial natriuretic peptide，ANP）、脑利尿钠肽（brain natriuretic peptide，BNP）、C型利尿钠肽（type-C natriuretic peptide，CNP）和D型利尿钠肽（dendroaspis natriuretic peptide，DNP）。NP家族成员具有类似的化学结构，即在其肽链中的两个半胱氨酸残基间形成一个二硫键，使NP分子含有一个由17个氨基酸残基组成的环。此环为NP维持其活性所必须。正因为此，它们表现出相似地生物活性。哺乳动物中主要的NP受体有NPR-A、NPR-B和NPR-C 3种膜受体。NPR-A可与ANP或BNP选择性结合；NPR-B可与CNP选择性结合，而NPR-C则可与上述3种NP结合。当NPR-A或NPR-B与这3种NP特异结合后，可通过激活鸟苷酸环化酶而产生生物效应。与NPR-A或NPR-B相比，NPR-C的胞内结构域较短，且缺乏鸟苷酸环化酶活性。NPR-C在许多组织高表达，其功能最初被认为是清除细胞外的NP；但后来发现，NPR-C在与NP结合后，可通过激活PLC、L型钙通道或抑制腺苷酸环化酶而介导多种生物效应。DNP是从曼巴蛇属或称绿树眼镜蛇属（*Dendroaspis angusticeps*）的毒液中发现和分离获得的。有报道认为人血浆具有DNP的免疫反应性，但血液循环中DNP的来源尚不清楚，有学者认为它来源于心房。将外源性重组的DNP应用于犬可调节其血量和肾功能；但至今未能从人血清中纯化获得DNP，也未见报道人类DNP编码基因的克隆。此外，已从鳗鱼鳃中分离出一种D型利尿钠肽受体（NPR-D），但该受体是否存在于哺乳动物尚不清楚。

（一）心房利尿钠肽

ANP最早是于20世纪80年代初从哺乳动物心房中分离获得的，起初人们将它视为来源于心脏的一种内分泌激素；但很快发现它也存在于脑内，并可作为神经调质参与心血管活动和水盐平衡的调节。脑内ANP分布于缰核、AV3V、PVN、乳头体、背侧被盖核、脚间核、PBN和NTS等处，其中以AV3V顶部的密度为最高，提示ANP在维持水盐平衡和参与心血管调节中具有重要作用。根据多数文献报道，从总体上讲，脑内ANP的作用在许多方面与Ang II的作用相对抗。众所周知，脑内Ang II能增强中枢交感传出、升高血压、促进饮水行为和嗜盐欲，以及促进VP和ACTH释放等；而ANP则抑制中枢交感传出、降低血压、抑制饮水行为和嗜盐欲、促进肾脏排尿排钠，以及减少VP和ACTH分泌等。

但在不同脑区，外源性ANP对中枢交感传出和血压的影响存在很大差异，且可在某些脑区发挥增强中枢交感传出和升高血压的作用。有学者将ANP注入侧脑室，能明显升高清醒SHR和WKY大鼠的血压，以SHR的升压作用更为显著；将ANP注入第四脑室则可降低SHR和WKY大鼠的血压；而将ANP注入第三脑室可使SHR的中枢交感传出减弱和高血压有所缓解，但对WKY大鼠则无明显影响。微量注射ANP至NTS、楔状核和三叉神经复合体可降低血压；而微量注射ANP至视交叉上核则可升高血压。归纳起来，给予外源性ANP在后脑部（尤其在NTS）具有降压的作用，而在前脑部（如AH）则具有升压作用。

Oparil等曾报道，在一种NaCl敏感的SHR（NaCl-sensitive SHR，SHR-S），于其高血压形成期给予高盐饮食可加剧血压的升高，其AH内ANP含量明显增高，而NTS内ANP含量则明显降低。将ANP的单克隆抗体微量注射至AH可引起SHR-S的血压降低，心率减慢，同时伴有AH内NE释放增多。相反，将ANP的单克隆抗体应用于SHR-S的NTS能明显减少NTS神经元的放电频率，使血压升高；而将ANP注入NTS则可明显增加NTS神经元的紧张性活动，引起降压反应。这些受ANP影响的NTS神经元也受压力感受性反射传入冲动影响。在正常血压的WKY大鼠，AH和NTS内ANP含量不受高盐饮食的影响，给予外源性ANP或其单克隆抗体也不改变其动脉血压。根据以上实验结果，他们认为：SHR-S高血压的产生可能与其AH和NTS内ANP含量改变有关。已知NE在AH内对SNA起抑制作用，因为高盐饮食可加重SHR-S的高血压，此时AH内的内源性ANP含量增高而内源性NE的储存量和更新率均降低，推测AH内ANP对NE的释放起抑制作用，结果导致NE抑制SNA和降低血压的作用减弱，从而产生高血压。另一方面，作用于NTS的ANP可扰乱压力感受性反射的调节，NTS内ANP含量减少可导致压力感受性反射的敏感性降低，从而使血压升高。这与该反射的敏感性在SHR-S降低的事实也是完全相符的。这一工作提示ANP在中枢心血管调节中的复杂性：从最终效应看，ANP在前脑部（AH）具有升压作用；而在后脑部（NTS）具有降压作用。从局部细胞作用机制看，ANP对前部脑（AH）神经元的作用却是抑制性的，ANP在AH发挥着抑制性调质的作用，它通过抑制NE的释放而解除NE对交感传出的抑制，这是一种去抑制效应；而ANP对后脑部（NTS）神经元的作用却是兴奋性的，它能增强压力感受性反射的敏感性。

此外，在SHR、Dahl-SS型高血压大鼠、G-2K1C型肾血管性高血压大鼠、DOCA-S型高血压大鼠等多种模型中，那些参与心血管活动和容量感受性调节的脑区内ANP含量均有所改变。SHR下丘脑、脑桥和隔区内的ANP含量明显高于同龄WKY大鼠。将ANP应用于下丘脑和脑干的离体脑薄片上，能明显增加鸟苷酸环化酶活性和升高cGMP水平。

（二）脑利尿钠肽

BNP是Sudoh和Minamino等于1988年首先从猪脑中分离出来的一种与ANP结构和生物活性非常相似地利尿钠肽。BNP广泛分布于中枢神经系统中，且其含量显著高于ANP，尤以延髓中的含量为高。后来发现，BNP在人和绝大多数动物心脏中的表达远高于在脑内的表达，正常人BNP主要存在于心房，尤以右心房含量为高，因而认为BNP可能主要是一种心脏激素。在临床上，BNP目前已被用作一种检测指标，在心力衰竭的诊断、鉴别诊断及预后评估、心肌梗死程度的判断等方面具有重要价值。关于BNP在脑内对心血管活动的调节作用，目前已有的资料比较有限，但由于BNP和ANP作用于相同的受体，因而推测BNP在脑内的作用与ANP大致相似。

（三）C型利尿钠肽

CNP在血浆中的浓度极低，它主要存在于中枢神经系统和血管（包括脑血管）的内皮中，其结构和生物活性与ANP和BNP十分相似。在人和大多数动物脑内，CNP的组织浓度远高于ANP和BNP。但在大鼠脑内，ANP浓度较CNP高约3倍。虽然CNP在脑内均匀分布，但在隔区、丘脑、下丘脑、中脑等处，ANP浓度比CNP高4～8倍或以上。CNP的选择性受体NPR-B在脑内高表达。CNP可能主要作为脑神经肽而非循环激素发挥作用。CNP在下丘脑可调节黄体生成素和催乳素的分泌。于脑内给予CNP能诱发多种不同于ANP的作用，包括大鼠的饮水行为和羊的降压反射。关于CNP的降压机制和在脑内的作用位点，有待进一步的研究。此外，内皮源CNP主要通过旁分泌方式，使血管平滑肌发生超极化而引起血管舒张，有人认为CNP就是一种内皮源超极化因子（endothelium-derived hyperpolarizing factor，EDHF）。此外，CNP还能抑制血管平滑肌增生、白细胞招募和血小板聚集，因而CNP可能具有抗动脉粥样硬化的作用。

八、一氧化氮

一氧化氮（nitric oxide，NO）是存在于人和许多动物体内的气体信号分子，具有广泛的生物效应。Furchgott于1978年发现ACh舒张血管平滑肌的作用依赖于内皮细胞产生的一种小分子物质，并将它命名为内皮舒张因子（endothelium-derived relaxing factor，EDRF）。1986年他又确定EDRF的化学本质是NO。由血管内皮细胞生成的NO能扩散到血管平滑肌细胞内并增加平滑肌细胞内的可溶性鸟苷酸环化酶（soluble guanylyl cyclase，sGC）活性，使胞质内cGMP水平升高，从而使血管舒张。NO的生成有非酶生性和酶生性两种方式。非酶生性NO主要由硝酸甘油、硝普纳等供体生成。酶生性NO则由其前体L-精氨酸（L-arginine，L-Arg）在一氧化氮合酶（nitric oxide synthases，NOS）的催化下生成。目前公认的NOS包括3种由不同基因编码的同工酶，即内皮型NOS（endothelial NOS，eNOS，也称NOS III）、神经元型NOS（neuronal NOS，nNOS，也称NOS I）和诱导型NOS（inducible NOS，iNOS，也称NOS II）。eNOS因最初发现并纯化于血管内皮而被命名，nNOS主要分布于中枢和周围神经系统中。eNOS和nNOS可合称为结构型或原生型NOS（constitutive NOS，cNOS），其激活依赖于细胞内钙-钙调蛋白（Ca^{2+}-calmodulin，Ca^{2+}-CaM）水平；iNOS主要分布于免疫细胞，主要受细胞因子或炎症刺激而诱导产生，其激活不依赖于Ca^{2+}-CaM水平。

应用原位杂交、NADPH黄递酶染色组化或免疫组化等方法，人们发现NO和NOS广泛分布于大鼠、猫和人类的中枢神经系统中，几乎遍及所有心血管调节中枢，尤其是下丘脑PVN、脑干PAG、LC、PBN、NTS、CVLM和RVLM等。脑内NO可影响多种参与心血管调节的递质和调质，如ACh、NE、Ang Ⅱ、肾上腺髓质素、阿片肽、兴奋性和抑制性氨基酸类递质等的释放，来调节中枢交感传出和动脉血压。

有大量研究表明，中枢神经系统内的NO参与心血管活动调节。在总体上，中枢神经系统内的NO在心血管活动的调节中主要起抑制作用。例如，在大鼠侧脑室灌注NO供体S-亚硝基-N-乙酰青霉胺（S-nitroso-N-acetylpenicillamine，SNAP）可使RSNA减弱、血压下降和心率减慢；而给予非选择性NOS抑制剂N^{ω}-硝基-L-精氨酸甲酯（N^{ω}-nitro-L-arginine metyl ester，L-NAME）则产生相反效应。通过饮水缓慢给予大鼠L-NAME可明显升高血压；当阻断神经节后血压明显降低，其降压幅度明显大于未予L-NAME处理的对照组，提示NO通过紧张性抑制中枢交感传出而调节血压。将*eNOS*基因转染至大鼠NTS（虽然NTS富含的是nNOS，但两者均为cNOS）使NO生成增加，也能对在体SNA发挥抑制性调节效应。在清醒SHR，NTS内*eNOS*过表达可引起血压明显下降，降压幅度明显大于对照的WKY大鼠。在麻醉家兔中，不论其压力感受器是否完整无损，将非选择性NOS抑制剂N^{G}-单甲基-L-精氨酸（N^{G}-monomethyl-L-arginine，L-NMMA）微量注射至NTS也能引起RSNA增强和血压升高。目前对NO在NTS调节SNA和血压较为公认的机制是：NTS内投射到CVLM的神经元可被NO激活，从而激活CVLM内的抑制性神经元，而这些CVLM神经元投射到RVLM，最终导致SNA减弱和血压降低。在大鼠脑片上的细胞外记录NTS神经元放电显示，NO前体L-Arg或NO供体硝普纳能剂量依赖地增加NTS神经元放电频率，而L-NMMA能阻断此效应。这些结果提示NO在NTS起兴奋神经元的作用。在NTS内NO以超短反馈方式来发挥作用，突触前末梢释放的L-Glu通过作用于突触后NMDA受体，可激活突触后神经元中的nNOS，促进NO生成，生成的NO可扩散到突触前末梢，调制（刺激）其L-Glu的释放以响应神经元激活。由此可见，在NTS内NO参与Glu介导的抑制性交感传出。将L-Arg微量注射至大鼠RVLM可观察到血压明显下降；而将L-NAME微量注射RVLM则能增强电刺激脑内防御反应区引起的升压反应。将*eNOS*基因转染至大鼠RVLM，可引起血压降低、心率减慢和尿中NE排出量减少，且其RVLM内GABA水平升高；而将L-NMMA或$GABA_A$受体拮抗剂荷包牡丹碱微量注射至*eNOS*基因转染大鼠的RVLM则能明显升高其血压，升压幅度大于假转染的对照组大鼠。虽有研究表明NO在RVLM也能增加兴奋性氨基酸释放，但在*eNOS*基因转染大鼠的RVLM内微量注射非选择性谷氨酸受体拮抗剂犬尿喹啉酸后，其血压、心率和尿中NE排出量均无明显改变。这些结果提示，RVLM内*eNOS*过表达引起的降压等效应可能由RVLM内GABA释放增加所介导。NO在下丘脑PVN内对心血管活动也起抑制作用，其机制也与在RVLM相似，也是通过激活局部GABA神经元突触传递来实现的。

随着研究的不断深入，人们逐渐发现由不同NOS催化生成的NO可产生不同的心血管调节效应。有人通过病毒转染技术观察到，在血压正常的WKY大鼠中，RVLM内*eNOS*或*nNOS*过表达可降低血压，而*iNOS*过表达则可增加中枢交感传出和升高血压，且其效应可被*iNOS*抑制剂S-甲基异硫脲硫酸盐（S-methylisothiourea sulfate，SMT）或超氧阴离子去除剂Tempol减弱。研究者认为，RVLM内*iNOS*过表达增强交感传出是通过增强氧化应激而实现的，在对RVLM透析液中亚硝酸盐和硝酸盐（NO_x）含量的测定表明，*iNOS*过表达所引起的NO_x释放量明显高于*eNOS*过表达时的释放量。由于*iNOS*引起的NO生成量高于*cNOS*（*eNOS*或*nNOS*）引起的NO生成量（约高5倍），故当*iNOS*过表达时引起的NO_x释放量也高于*eNOS*过表达时的NO_x生成量（约高2倍）。3种NOS同工酶生成超氧化物取决于底物L-Arg和/或辅因子四氢生物蝶呤（tetrahydrobiopterin，BH4）的可利用率。当NOS慢性过表达时，L-Arg和BH4可被消耗而不足，此时NOS将生成超氧化物而非NO，即NOS的生理活性由生成NO转为生成NOS依赖的超氧阴离子（$\cdot O_2^-$），这个过程称为NOS解偶联（uncoupling）。这是因为生成的NO与$\cdot O_2^-$发生反应而生成活性氮（RNS）过氧亚硝酸根（$ONOO^-$，亦为ROS之一）；而且，一旦ROS生成增加，ROS将增强由NOS生成超氧化物，表明ROS能促进NOS解偶联。3种NOS同工酶中，以iNOS解偶联效应最为显著。此外，有些学者提出在生理状态下激活大鼠RVLM内nNOS和iNOS可分别引起升压和降压两种相反的心血管效应，而使用相应的NOS抑制剂则可分别引起降压和升压效应，其机制可能与NO触发的不同神经递质（如兴奋性或抑制性氨基酸类递质）释放有关。

研究表明，SHR和易卒中型SHR（stroke-prone SHR，SHRSP）的NOS-NO系统受到扰乱。于SHRSP脑室内注射NO供体引起的降压反应明显高于血压正常的WKY大鼠，而脑室内给予L-NAME引起的升压反应则较小。在4周龄（高血压形成前）和14周龄（高血压形成后）时的SHR，应用半定量RT-PCR和原位杂交的研究表明，其*eNOS* mRNA表达水平在高血压形成后明显高于对照的WKY大鼠。SHR的下丘脑、NTS和CVLM内*nNOS*基因表达水平在14周龄时也明显高于WKY大鼠，而SHR和SHRSP在14周龄时的RVLM内，其*nNOS*表达水平与WKY大鼠的水平无显著差异。采用检测组织匀浆中［^3H］L-Arg以Ca^{2+}-CaM和NADPH依赖的方式转换为［^3H］L-瓜氨酸的能力来判断*cNOS*的活性，结果表明SHR大脑皮质和脑干内*cNOS*活性在高血压形成前明显低于WKY大鼠，提示这可能涉及其高血压的发病机制。相反，其下丘脑和脑干内*cNOS*活性在其高血压形成后却高于WKY大鼠，提示这可能是对高血压的一种代偿机制。在SHR和WKY大鼠的下丘脑内，*iNOS* mRNA及其蛋白表达水平处于可检测的限度以下。通过测量亚硝酸盐和硝酸盐含量来判断*NOS*活性，也表明SHR下丘脑内*iNOS*活性是低下的。在SHRSP，其RVLM内*iNOS*表达水平明显高于血压正常的WKY大鼠；其下丘脑和脑干内*nNOS*蛋白表达水平也明显高于WKY大鼠；实验使其RVLM内*eNOS*过表达，能引起比WKY更大的交感神经抑制和降压效应，而且，由*eNOS*过表达引起的NO生成量增加能增强GABA对RVLM神经元的抑制作用。在肾血管性高血压大鼠模型，其下丘脑内*nNOS* mRNA和可溶性GC基因表达水平均降低。总之，这些结果均提示NOS-NO系统在SHR等高血压动物模型中是受损的。此外，有研究表明NTS内内源性eNOS在SHR确定其血压调定点中起重要作用，提示NO系统参与这种高血压模型的血压持续处于高水平的形成机制。

九、内皮素

内皮素（endothelin，ET）最初（1988年）是从血管内皮细胞中分离和纯化获得的，故得其名；但很快发现，ET不仅存在于血管内皮，也广泛分布于全身各组织，包括中枢神经系统。ET是由21个氨基酸残基组成的生物活性肽，其家族包括ET-1、ET-2和ET-3 3个成员。ET受体主要有ET-A和ET-B受体2种亚型，其中ET-A为ET-1的选择性受体，而ET-B受体则对3种ET无选择性。ET具有强烈而持久的缩血管作用，是目前所知的最强烈的缩血管物质之一；此外，它还具有促进血管平滑肌和心肌的增殖及心肌正性肌力作用。应用放射自显影、免疫组化、Northern blot分析和原位杂交等技术表明，在中枢神经系统中存在高密度的ET及其受体及ET转换酶（ET-converting enzyme，ECE）活性，它们不仅存在于血管内皮细胞，而且大部分（约

75%）分布于神经细胞内，在许多与SNA和心血管活动调节有关的脑区都有分布，如NTS、RVLM、AP，LC、PAG、SON、PVN、SFO和杏仁核等处，其中以下丘脑的分布密度为最高，表明ET在心血管活动的中枢调节中可作为神经递质或调质发挥重要作用。

在中枢神经系统中给予外源性ET，无论是在脑室还是在心血管中枢脑实质内，均可引起中枢交感传出和心血管活动的改变，但究竟引起升压还是降压，来自各个实验室的报道并不完全一致，在不同种类动物中获得的结果也不完全一致。

有学者于大鼠侧脑室内注射低剂量（10pmol或更低）的ET-1或ET-3可出现短暂的血压升高，心率加快和RSNA增强；而注射高剂量（40pmol）的ET-1或ET-3则出现血压和RSNA先升后降的双相反应，即在注射ET-1后，经过一定的潜伏期，血压出现短暂的升高，然后持续下降，经过很长时间仍不能恢复到给药前水平。多数学者认为，高剂量ET引起的血压在升高后的持续下降可能与其强烈收缩脑血管，引起脑血流量明显减少有关。

有学者在麻醉的正常血压大鼠中，于侧脑室内分别注射1pmol、5pmol、10pmol的ET-1能产生剂量依赖的血压升高和SNA增强及由压力感受性反射引起的心率减慢，在侧脑室给予ET-1之前，静脉注射α受体拮抗剂酚妥拉明能取消上述反应，提示ET-1的中枢升压作用是通过兴奋外周SNA而实现的。于侧脑室内注射ET-A受体拮抗剂BQ123或ET-B受体拮抗剂RES-701-1对其基础血压、心率和SNA均无明显影响，而于侧脑室内给予BQ123而非RES-701-1则能完全阻断于中枢内给予外源性ET-1引起的血压、心率和SNA改变，提示中枢内源性ET不参与对心血管活动的紧张性调节，且ET-1的中枢心血管调节作用由ET-A而非ET-B受体介导。在麻醉的高血压大鼠，中枢内给予BQ123不改变SHR交感神经和心血管的基础活动；但能使SHRSP的血压降低、心率减慢和SNA减弱，其原因并不十分清楚。

在清醒的正常血压家兔中，于侧脑室内给予低剂量ET-1也能引起类似于在大鼠所观察到的心血管和SNA改变，以及血液循环中肾上腺素、NE和VP水平的升高，应用神经节阻断剂戊双吡铵（pentolinlum）能阻断以上效应。在清醒虹鳟的脑室内注射低剂量的ET-1而非ET-3也能引起剂量依赖的平均背主动脉压升高和伴随出现的心率减慢，动脉血压升高与体循环血管阻力增加明显相关，此外还能引起压力感受性反射的敏感性降低。

有学者在麻醉的SD大鼠小脑延髓池内注射ET-1（10 pmol）能引起血压和心率的先降后升，即一开始血压和心率都降低，随后出现明显的升压和心率减慢，最终70%的动物死于心肺衰竭；而于小脑延髓池内给予ET-3（80 pmol）仅发生轻微的血压降低和心率减慢反应而无心肺损害。将ET-1（0.5pmol、1pmol、2pmol、4pmol或6pmol）微量注射至NTS或AP可引起血压降低和心率减慢。将低浓度的ET-3微量注射至NTS能升高血压和心率；而当微量注射至AP却产生与剂量相关的血压和心率的明显降低。在RVLM应用最低剂量的ET-1后，最先引起轻微的升压和RSNA增强，随后出现血压降低、心率减慢、呼吸频率加快和SNA进一步增强等反应，随后，这些动物中的29%死于心肺活动停止。以上ET的所有心血管反应均能被ET-1受体拮抗剂BQ-123阻断。但也有学者在以乌拉坦麻醉的SD大鼠，将ET-1（1.0pmol、3.3pmol或10pmol）微量注射至NTS能产生以剂量依赖的方式明显升高血压、左心室收缩压及其dp/dt_{max}，并以剂量不依赖的方式轻微降低心率，其升压效应可持续90分钟以上；而在以α-氯醛糖麻醉的SD大鼠，于NTS内微量注射ET-1（3.3 pmol）几乎能完全抑制动脉压力感受性反射的敏感性。此外，还有学者在麻醉的猫和家兔中观察到，将ET-1（30～60ng/kg）微量注射至RVLM可引起平均动脉压明显降低，而心率却无明显改变，这一效应可持续近2小时。总之，有关ET-1在低位脑干引起心血管活动改变的报道并不完全一致。

此外还有报道，将ET-1（0.1～1.0pmol）微量注射至大鼠PAG的背外侧区（dlPAG）也能引起剂量依赖的升压反应。若在同一部位以L-Arg做预处理则能取消上述反应，于外周血液循环中给予α_1受体拮抗剂哌唑嗪也能阻断ET-1的上述升压反应，提示在dlPAG中由ET-1引起的升压作用是通过增强中枢交感传出而实现的，且在dlPAG内ET-1与NOS-NO系统之间存在相拮抗的关系。

至于中枢内源性ET对心血管调节的作用及其机制，除前文中提及它不参与对心血管活动的紧张性调节外，目前知之甚少。有学者应用放射免疫分析法检测SHR若干脑区（包括下丘脑、中脑、低位脑干和海马）内的ET-1含量。结果表明，在高血压形成前的SHR，各个被检测的脑区内的ET-1含量均较低，且与周龄相匹配的正常血压WKY大鼠对应脑区内的ET-1含量相比无显著差异；随着周龄的增长，SHR和WKY大鼠的各个脑区内ET-1含量均逐渐增高；但当SHR在高血压形成后，虽然各个脑区内ET-1含量明显高于其在高血压形成前，却明显低于同周龄的WKY大鼠。早些时候，另一个实验室检测了SHR大脑皮质、丘脑、下丘脑、中脑、脑桥、延髓和小脑中ET-1含量在高血压形成前后的变化，来自两个不同实验室所观察到的变化趋势基本一致。此外，有学者发现脑脊液（cerebrospinal fluid，CSF）中的ET-1水平明显高于其血浆中水平。于静脉内灌注生理盐水不能改变CSF或血浆中ET-1水平，但在静脉注射PE引起血压持续升高时，CSF和血浆中ET-1水平均降低，当去除动脉压力感受器传入神经后，应用PE不再降低CSF中的ET水平。另外，还有研究报道发现在老年高血压患者CSF中ET-1水平明显升高。目前，虽不清楚SHR中枢内源性ET-1水平为何发生如此改变，但提示它可能参与心血管活动的中枢调节并在神经源性高血压的发病机制中发挥重要作用。最近有报道显示，于侧脑室内注射选择性ET-A受体拮抗剂BQ-610或ET-B受体激动剂IRL-1620均能降低DOCA-S型高血压大鼠的血压，其作用机制与其降低嗅球内酪氨酸羟化酶活性导致中枢儿茶酚胺生成减少有关。

十、其　他

除上述中枢递质和调质外，脑啡肽、多巴胺、P物质、缩胆囊素、生长抑素、CRH、ACTH、OT、促食欲素、NPY、AgRP、瘦素和艾帕素（apelin）等，都能在脑内对心血管活动发挥一定程度的调节作用，并参与高血压等心血管疾病发生的病理过程。

（李　鹏　朱大年）

第三节
神经源性高血压的发病机制

交感神经系统在调节心血管活动和维持血压稳态中占据重要地位。交感神经主要通过以下4个方面发挥作用：①对心脏的影响，心交感神经兴奋可使心率加快和心肌收缩力增强，导致心输出量增加。②对血管的影响，交感缩血管神经兴奋可使总外周血管阻力增加，导致动脉血压升高。检测肌肉SNA（muscle SNA，MSNA）可反映中枢交感传出的强弱。③对肾上腺髓质的影响，支配肾上腺髓质的交感神经节前纤维兴奋可使血液循环中E和NE水平升高，导致血压升高。与MSNA同时测量的血浆NE水平都能反映SNA的高低，但两者所反映的情况略有不同。血浆NE水平除受中枢交感传出的影响外，还受外周机制的影响，如NE在神经末梢释放或再摄取改变及在不同血管床的溢出。此外，血浆NE水平可随膳食钠水平而变化，而与神经活动改变无关，即血浆NE水平和MSNA在低钠饮食中显著相关，而在高钠饮食中却无显著相关性。④对肾近球细胞的影响，支配肾近球细胞的交感神经兴奋可激活RAAS，从而增强血管和心脏的正性活动。

SNA受到各种心血管反射和脑内心血管中枢的严密控制。动脉压力感受性反射和心房容量感受性反射可抑制中枢交感传出；动脉化学感受性反射、脑缺血反应和心交感传入反射、腹腔内脏机械和化学感受性反射可加强中枢交感传出；而躯体传入冲动引起的心血管反射可抑制或加强中枢交感传出，这取决于刺激强度和频率及传入神经纤维类型的不同。分布于脑内各级水平的心血管中枢，一方面作为各种心血管反射反射弧的中枢部分参与心血管反射活动；另一方面作为对内脏（包括心血管系统）活动稳态调控的控制部分，对心血管活动的调节发挥重要作用；同时，也在心血管与其他系统活动之间的协调中发挥重要作用。当机体处于不同内外环境或在疾病状态下，各种心血管反射可发生改变或受损，各级心血管中枢也可因脑内理化因素的改变或受损，包括脑内各类神经递质和/或调质、内分泌激素和细胞因子等的改变，均可导致中枢交感传出的改变，从而影响心血管活动调节，导致高血压等心血管疾病的发生。

一、中枢交感传出过强在高血压中的普遍性

由中枢交感传出过强而引起的高血压通常可称为神经源性高血压（neurogenic hypertension）。无论在高血压患者或在实验性高血压动物模型中，也无论是在原发性高血压还是在继发性高血压中，中枢交感传出过强的现象普遍存在，这已成为不争的事实。

（一）人类原发性高血压

来自美国梅奥医学中心的一份报道认为，在原发性高血压，无论是已确定为高血压还是临界性高血压（borderline hypertension）的所有年龄段患者，其MSNA均增高，且随高血压程度的加重而逐渐增高。在女性高血压患者中，MSNA增高的程度不如男性高血压患者那么明显。长期使用β肾上腺素受体拮抗剂进行抗高血压治疗可减少静息MSNA。虽然此效应部分是由于降低静息心率所致，但其净效应是减少每分钟SNA。

也有报道认为，约50%原发性高血压患者存在SNA增强的表现，静息MSNA增强主要见于年轻患者（通常＜40岁），且主要出现于高血压早期或高血压形成阶段。来自世界许多国家和地区（如斯堪的纳维亚、阿根廷、法国、日本和美国等）的研究发现，临界性高血压患者的血液循环通常具有高动力（hyperkinetic）特征，表现为心率加快、心输出量（或心指数）增加、前臂血流量增多，以及血浆NE水平升高。这种高动力循环是神经源性的，是由于心SNA过强和心迷走神经活动过弱所致，通过阻断上述心脏自主神经活动的异常改变便可使之正常化。此外，一部分以血浆肾素和NE水平升高为特征的临界性高血压患者也具有明显的神经源性，因为在使用自主神经阻断剂，以纠正心脏的过强活动和血管的过度收缩后，其血压可趋向于正常。由于许多临界性高血压患者的心输出量较高，而大多数晚期高血压患者的血管阻力增加，因此有学者提出假设：高动力临界性高血压（hyperkinetic borderline hypertension）在其高血压发展过程中由初始的“高输出”状态转变为最终的“高阻力”状态。这种转变的可能机制是由于长期SNA过强，加上心脏和血管在压力作用下的结构改变，最终导致这些器官（心脏和血管）的反应性发生改变。这一假设得到众多文献的强烈支持。这可以解释为何血浆NE在高血压后期可能变得正常。这是因为，心脏顺应性的改变和心脏β肾上腺素受体反应性的降低，最终将限制心输出量的增加，同时，血管阻力反应也将因血管肥厚而加剧。在存在高反应性阻力血管的情况下，将不再需要过强的SNA即可维持已经形成的高血压。

有许多研究表明，盐（Na^+）摄入量和肥胖等因素能明显影响MSNA。如血压正常的健康人，低盐饮食者的MSNA明显高于高盐饮食者；而临界性高血压患者，无论低盐或高盐饮食者，其MSNA均显著高于血压正常的健康人。但是，在临界性高血压患者和正常血压的健康人中，其MSNA从低盐到高盐饮食的减弱程度是相当的。另外，肥胖患者的MSNA也显著增加，而临界性高血压患者多伴有肥

胖。MSNA的增减与肥胖患者腹部内脏的脂肪量、腹部总脂肪量、腰臀比、体脂百分比、腰围和体重指数呈正相关。MSNA增高可导致肥胖患者最终产生高血压和心血管疾病。

此外有学者发现，与轻度高血压患者相比，急进型原发性高血压患者的MSNA增强更为显著。给予ACEI（卡托普利，captopril）能减弱急进型高血压患者的MSNA，却不能改变轻度高血压患者的MSNA。这提示急进型高血压患者MSNA增强与RAS有关，而轻度高血压患者MSNA增加则可能与RAS无关。

（二）人类继发性高血压

SNA过强也存在于大部分继发性高血压中。在肾血管性高血压、慢性肾衰竭、压力感受性反射衰竭和阻塞性睡眠呼吸暂停（obstructive sleep apnea，OSA）引起的高血压和妊娠高血压等患者，其MSNA均增高；但原发性醛固酮增多症患者则相反，其MSNA不增反降。

肾血管性高血压患者除有MSNA增高和血浆NE水平升高外，其特点是血浆肾素活性和Ang Ⅱ水平显著升高，这是因为产生肾素的近球细胞受肾交感神经支配。

在慢性肾衰竭的患者中，可能多达80%的患者并发高血压。尽管这种高血压主要由高血容量引起，但也存在MSNA增强和血浆NE水平升高，以及全身血管阻力增加。当切除慢性肾衰竭患者的两肾后，其MSNA和血管阻力可降至正常水平，提示可能存在神经–体液激活的病理生理机制。有学者推测，可能是衰竭的肾脏通过肾神经传入纤维传入中枢，再反射性地增加MSNA，也可能由肾脏释放某些可通过BBB的体液因子（如Ang Ⅱ），继而引起中枢交感传出增强。

压力感受性反射衰竭可见于曾有颈部和胸部广泛放射线照射治疗史的患者，该病具有阵发性仰卧位高血压的表现，其典型症状是自发性的血压急剧升高而心率却不变。由于颈动脉窦和主动脉弓压力感受器或邻近的血管壁弹性成分受损，导致压力感受性反射功能障碍。在去除动脉压力感受器的神经支配后，记录到的MSNA在灌注升压药或降压药时不再发生改变；或以急性局部麻醉动脉压力感受器的传入神经，记录到的MSNA也将失去与血压改变同步的脉动。

大多数OSA患者的血压升高。正常人在其夜间睡眠中出现血压降低时伴随着MSNA减弱；而OSA患者的这种现象消失，代之出现的是MSNA突然急速增高的和血压升高。其实，OSA患者即使在没有呼吸暂停的清醒状态下，其基础MSNA就已经增高。OSA患者MSNA增高机制与低氧和高碳酸血症引起的化学感受性反射激活，以及压力感受性反射反应性改变有关。此外，OSA患者可并发肺动脉高压，而原发性肺动脉高压也有MSNA增高表现，其部分原因与化学感受性反射敏感性增强有关。还有，OSA患者常伴有肥胖，研究发现肥胖OSA患者的MSNA高于不肥胖OSA患者，因而肥胖也可能是其MSNA增高的部分原因。

妇女在整个妊娠过程中，由于承载母婴双重负担，血液循环系统表现心输出量、血容量和心率增加及外周血管总阻力降低等一系列血流动力学改变。在正常妊娠妇女，其MSNA就已有所增高，而妊娠高血压和先兆子痫患者的MSNA则更高。研究表明妊娠高血压患者MSNA的过度增强可能与妊娠高血压的发生发展有关。与正常血压的非妊娠妇女相比，正常妊娠妇女和妊娠高血压患者的压力感受性反射均有一定程度受损，其敏感性有所降低，尤以妊娠高血压为甚。在妊娠过程中，妊娠妇女体内许多激素也发生一定程度改变。已知妊娠期RAAS被激活，有证据表明Ang Ⅱ能增加MSNA，并且Ang Ⅱ的这一作用是通过中枢神经系统实现的。最近有报道认为，心脏内的一种ANP转换酶Corin，它可增加活性ANP的生成，以对抗RAAS系统的作用。在正常妊娠妇女血液循环中Corin的浓度是增加的，这有助于平衡妊娠期SNA的增高；但在妊娠高血压患者，Corin表达降低。妊娠晚期，妊娠高血压患者的胰岛素空腹水平升高，而高胰岛素血症可使中枢交感传出增强。还有，妊娠期间VP水平降低，而输注这种激素则可降低MSNA。

原发性醛固酮增多症患者MSNA减弱的主要原因是血容量和心脏充盈压的增加，通过对心房容量感受器的刺激，最终导致中枢交感传出减少。

（三）动物高血压模型

与人类高血压相似，动物实验研究也表明，SNA在许多种实验性高血压动物模型中显著增高，如SHR、Ang Ⅱ -高血压大鼠、G-2K1C型肾血管性高血压模型、DOCA-S型高血压大鼠、表达人肾素和人AGT的双转基因小鼠等。SHR是人们用于研究原发性高血压中最广泛、最理想的动物模型，因为它与人类高血压具有许多相似之处。与人类高血压前期的情况相似，SHR也在高血压早期出现SNA增强，而且，这种SNA增强也是由中枢神经系统介导的。

二、中枢交感传出过强的可能机制

迄今，高血压时SNA过强的确切机制仍不十分清楚。尽管如此，通过大量临床和动物实验研究，人们已积累许多资料并找到一些有力证据。以下就这一课题介绍一些目前认为比较重要的研究成果。

（一）氧化应激

已有大量证据表明，氧化应激（oxidative stress）在高血压发病中具有重要作用。氧化应激是由于机体内ROS大量生成，超过机体清除能力而发生的。在生理情况下，体内ROS的生成受多种内源性抗氧化物（见后文）的严密控制，使细胞内的氧化和还原处于平衡状态，因而ROS不至于积聚而引起氧化应激。但在病理情况下，ROS生成过多和/或抗氧化系统功能降低以至于后者不能与前者抗衡，便可引起氧化应激状态，从而导致相关疾病（包括高血压）的发生。

ROS是由O_2的不完全还原而产生的。O_2接受1个电子时可生成超氧阴离子（superoxide anion，$\cdot O_2^-$），$\cdot O_2^-$接受1个电子并还原可生成过氧化氢（hydrogen peroxide，H_2O_2），H_2O_2接受1个电子并还原可生成羟自由基（hydroxy radical，·OH）；O_2只有在接受4个电子时才能完全还原成H_2O。这些未被完全还原的O_2，其化学性质十分活泼，氧化能力远超O_2，故合称ROS。此外，活性氮（reactive nitrogen species，RNS）一氧化氮（·NO）和过氧亚硝基阴离子（peroxynitrite，$ONOO^-$）也被归入ROS。$\cdot O_2^-$与NO结合可生成$ONOO^-$。ROS对入侵的病原微生物和组织细胞具有很强的杀伤力，也能造成细胞或亚细胞器损伤而影响其功能。由于有氧代谢是机体中绝大多数细胞获得能量的主要途径，故机体各组织细胞，包括心血管系统和中枢神经系统的细胞，均能生成ROS。

众所周知，血管氧化应激是高血压发病的重要机制之一。血管ROS生成的主要来源有烟酰胺腺嘌呤二核苷酸磷酸（nicotinamide adenine dinucleotide phosphate，NADPH）氧化酶、黄嘌呤氧化酶（xanthine oxidase）、解偶联的eNOS（uncoupled eNOS）、环加氧酶（cyclooxygenase，COX）和线粒体氧化呼吸链（mitochondrial oxidative respiratory chain）等。本文不讨论血管氧化应激，但其氧化应激时的ROS来源可作为脑内ROS来源的一个参照。目前认为，脑内ROS主要来源于神经元膜NADPH氧化酶和线粒体氧化呼吸链，也有一些其他来源，如黄嘌呤氧化酶和解偶联的iNOS等。

经典的NADPH氧化酶（NADPH oxidase，Nox）最初是在中性粒细胞中检测到的一种多组分酶，由2个膜结合亚单位（$p22^{phox}$和$gp91^{phox}$，后者为催化亚单位）、3个胞质亚单位（$p67^{phox}$、$p47^{phox}$和$p40^{phox}$）和1个称为Ras相关的C3肉毒杆菌毒素底物1（Ras-related C3 botulinum toxin substrate 1，Rac1）的小G蛋白所组成。这些亚单位上标中的“phox”是“phagocyte oxidase”的缩写。现已知，在非吞噬细胞中存在一个由7个家族成员（同工酶）组成的Nox酶系，它们分别被命名为Nox1～5和Duox1～2，其中Nox2即为催化亚单位gp91^{phox}，其余均为催化亚单位gp91^{phox}的同源物。Nox1～3和Nox5均为跨膜蛋白，其作用是跨膜传递电子，催化O_2和还原型NADPH生成·O_2^-。Nox4和Duox1～2并不生成·O_2^-，而是直接生成H_2O_2。所以，Nox酶系的基本功能是生成ROS。在脑内，表达于神经元的Nox主要是Nox2和Nox4，而且在Ang Ⅱ敏感脑区（如室周器SFO、下丘脑PVN和延髓RVLM和NTS等）的表达尤为丰富。人们普遍认为，脑内Ang Ⅱ诱导的Nox源ROS生成是由AT_1受体所介导的。当AT_1受体被激活后，可通过PLC-PKC信号通路使Nox磷酸化，被磷酸化的Nox能增强膜结合亚单位gp91^{phox}胞质侧羧基末端黄素蛋白结构域（flavoprotein domain，FD）的黄递酶活性，并能增强与胞质亚单位p67^{phox}和p47^{phox}及Rac1的相互作用，使胞质亚单位和Rac1结合到膜结合亚单位上，从而激活Nox并导致ROS大量生成（图2-2-14）。有学者于侧脑室内注射或在SFO、PVN、RVLM或NTS内微量注射Nox酶抑制剂氯化二亚苯基碘鎓（diphenyleneiodonium chloride，DPI，其作用靶点是gp91^{phox}的FD）、Nox组装抑制剂apocynin（其作用是阻断胞质亚单位p67^{phox}和p47^{phox}向膜结合亚单位的迁移）或与Nox拟似的Nox肽抑制剂gp91ds-tat时，能使高血压和心力衰竭动物模型脑内或心血管调节脑区内ROS生成减少，缓解其高血压，降低交感神经的过度兴奋和压力感受性反射受损（即使之敏感性有所增强）。应用小干扰RNA腺病毒载体沉默Nox2（adenoviral vectors expressing small-interfering RNA to silence Nox2，AdsiNox2）或Nox4（AdsiNox4）脑内（如RVLM和PVN）表达的技术，显示能明显降低高血压和心力衰竭模型的血压、改善心功能和减少中枢交感传出。此外，Nox的组装还需要Rac1的参与，而Rac1从胞质迁移到质膜（即完成Nox组装）需要脂质修饰。他汀类药物（statins）能抑制法尼基焦磷酸盐（farnesylpyrophosphate）和香叶基香叶基焦磷酸盐（geranylgeranylpyrophosphate）的合成，而这些焦磷酸盐对Rac1结合于Nox膜结合亚单位十分重要，因而他汀类药物具有抑制Nox活性的作用。有学者发现SHRSP脑干内的Nox活性高于WKY大鼠，其RVLM内Rac1活性也高于WYK大鼠，并且抑制RVLM或NTS内的Rac1可使SHRSP的血压下降、心率减慢和尿中NE排出量减少。

除神经元膜Nox外，线粒体氧化呼吸链是脑内ROS生成的另一重要来源，因为脑神经元的功能活动高度依赖于有氧代谢。氧化呼吸链由位于线粒体内膜中的4种蛋白酶复合体（Ⅰ、Ⅱ、Ⅲ、Ⅳ）组成。在有氧代谢过程中，营养物质经代谢产生的携有成对氢原子（2个氢质子H^+和2个电子e⁻）的NADH＋H^+在经过线粒体内膜中4种蛋白酶复合体一系列的酶促催化和连续的氧化还原反应中逐渐失去电子，亦即经过一系列的电子传递，最终在复合体Ⅳ的递电子作用下使O_2完全还原为H_2O，同时释出能量，驱动ADP磷酸化生成ATP。所以，氧化呼吸链又称电子传递链（electron transfer chain，ETC）。但是，在电子传递过程中，可能会有少量O_2未被完全还原，从线粒体ETC漏出的单个电子可将O_2还原为·O_2^-。大多数·O_2^-在ETC复合体Ⅰ和Ⅲ中生成。由复合体Ⅱ的底物衍生的电子也能反向传递到复合体Ⅰ中生成·O_2^-。在生理情况下，线粒体仅生成少量ROS；但在疾病（包括高血压）情况下，可观察到线粒体的异常改变，包括位置改变、质量和密度降低等，线粒体ETC在不稳定的情况下能量生成受损并导致ROS生成加速。研究表明，在SHR，RVLM内线粒体源ROS（尤其是·O_2^-和H_2O_2）生成增加与线粒体ETC复合体Ⅰ和Ⅲ的活性降低伴随发生。在RVLM内给予辅酶Q_{10}，一种在正常情况下存在于线粒体内膜中参与线粒体电子传递的小分子，能缓解SHR的高血压和降低由SNA增强引起的血管紧张。应用线粒体ETC复合体Ⅰ抑制剂鱼藤酮（rotenone）和复合体Ⅲ抑制剂抗霉素A（antimycin A），可引起RVLM内线粒体功能紊乱，导致线粒体ROS生成增加，继而引起心血管活动增强的反应。在血压正常的WKY大鼠或高血压形成前的SHR，于RVLM内给予鱼藤酮或抗霉素A，能显著增加线粒体源H_2O_2的生成、平均动脉压和血管运动的功率谱密度；而给予辅酶Q_{10}，和在高血压形成后的SHR相似，也能显著减弱正常血压动物由线粒体ETC受抑制而引起的心血管活动增强反应。人们发现，脑内线粒体源ROS生成增加也由Ang Ⅱ通过激活AT_1受体启动，且在很大程度上是由神经元膜Nox源ROS触发的。一方面，Nox源ROS能活化膜中L型钙通道，促进细胞外Ca^{2+}内流，使胞质内Ca^{2+}浓度升高，继而Ca^{2+}被线粒体摄取而积聚于线粒体内，从而导致线粒体源ROS生成增加（图2-2-14）。有学者在离体分化的特性类似于交感神经元的PC-12细胞或儿茶酚胺（CATH.a）神经元中，应用线粒体红色荧光指示剂（mito tracker red或red mitochondrial superoxide indicator，MitoSOX）显示，由Ang Ⅱ刺激引起的线粒体源ROS生成增加；以EGTA（ethylene glycol bis-*N*, *N*, *N*′, *N*′-tetraacetate）耗竭细胞外Ca^{2+}，并给予FCCP（*p*-trifluoromethoxycarbonylcyanide phenylhydrazone）进一步阻断线粒体对Ca^{2+}的摄取，能阻断Ang Ⅱ引起的线粒体源ROS的生成。另一方面，神经元膜Nox源ROS过度生成可损伤线粒体DNA，影响线粒体ETC一些组分的合成，进而导致线粒体源ROS生成增多（图2-2-14）。研究表明，Ang Ⅱ能减弱RVLM内线粒体ETC复合体Ⅰ、Ⅱ和Ⅲ的活性，抑制复合体Ⅰ和Ⅲ之间及复合体Ⅱ和Ⅲ

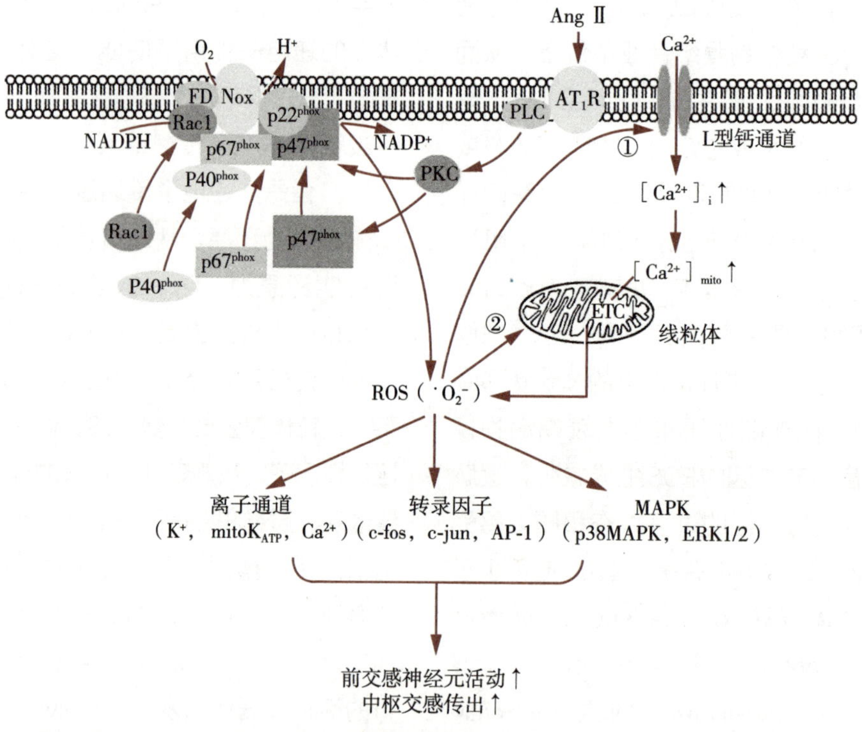

图2-2-14 Ang Ⅱ通过激活AT_1受体引起神经元膜Nox源和线粒体源ROS大量生成示意图

注：Ang Ⅱ激活AT_1受体后，一方面通过PLC-PKC信号通路使神经元膜上Nox磷酸化，以增强其胞质侧羧基末端黄素蛋白结构域（FD）的黄递酶活性，同时也使胞质内亚单位（$p67^{phox}$、$p47^{phox}$和$p40^{phox}$）和Rac1磷酸化，并使它们结合组装到膜结构亚单位上，从而激活Nox，导致神经元膜Nox源ROS（$\cdot O_2^-$）大量生成。另一方面，胞质内大量生成的ROS也可引起线粒体源ROS的大量生成：①胞质内ROS能活化神经元膜L型钙通道，促进Ca^{2+}内流，使胞质内Ca^{2+}浓度［$(Ca^{2+})_i$］升高，胞质内Ca^{2+}被线粒体摄取，继而导致线粒体内Ca^{2+}浓度［$(Ca^{2+})_{mito}$］升高。②过度生成的ROS损伤线粒体DNA，影响线粒体ETC一些组分的合成。ROS的大量生成可通过多种机制引起脑内前交感神经元活动和中枢交感传出增强。Ang Ⅱ，血管紧张素Ⅱ；AP-1，激活蛋白1；AT_1R，AT_1受体；ETC，电子传递链；MAPK，丝裂原激活的蛋白激酶；$mitoK_{ATP}$，线粒体ATP敏感的钾通道；Nox，NADPH氧化酶，图中是指Nox2，即催化亚单位$gp91^{phox}$；PKC，蛋白激酶C；PLC，磷脂酶C。

之间的电子传递能力，导致线粒体H_2O_2水平升高。作为Nox源ROS影响线粒体源ROS生成的依据，有学者观察到，敲除Nox的$p22^{phox}$亚单位基因能减少Ang Ⅱ引起的RVLM内线粒体源·O_2^-和H_2O_2的生成。显性阴性*Rac1*基因转入也可减弱由Ang Ⅱ引起的线粒体红色荧光染色，表明线粒体ROS生成水平降低。在SHR或于脑室内慢性灌注Ang Ⅱ引起升压反应的WKY大鼠，给予辅酶Q_{10}能缓解SHR的高血压和减弱WKY大鼠的升压反应；而在给予AT_1受体拮抗剂氯沙坦长期治疗时，可观察到与其高血压缓解的同时，其脑内线粒体ETC功能得到改善和线粒体内辅酶Q_{10}含量增加。此外，在培养的多巴胺能神经元上观察到，Ang Ⅱ能降低线粒体内膜电位并增加线粒体源ROS的生成。以线粒体ATP敏感的钾通道（$mitoK_{ATP}$）阻断剂进行预处理，则可阻断由Ang Ⅱ诱导的ROS生成效应，提示$mitoK_{ATP}$的激活可能有助于线粒体在受Ang Ⅱ刺激后的ROS生成。另有研究表明，Nox4可表达于神经元线粒体中，Nox4也被认为是神经元线粒体·O_2^-的来源之一，·O_2^-可作为Ang Ⅱ-AT_1受体轴系介导的神经元内信号通路中的一个信号分子，参与中枢心血管活动的调节。

脑内ROS生成除上述神经元膜Nox和线粒体外，解偶联的NOS也是其来源之一。在缺乏L-Arg或辅因子BH4的情况下，NOS可由生成NO转为生成·O_2^-，即发生NOS的解偶联。生成的·O_2^-还可与NO发生反应而生成$ONOO^-$；且ROS生成一旦增加，还可增强NOS生成·O_2^-而形成正反馈（前文NO部分），从而使ROS大量生成而导致氧化应激。在脑内，发生解偶联的NOS主要是iNOS。研究表明，RVLM内iNOS过表达能通过增强氧化应激而导致血压升高和中枢交感传出增强，SHRSP的RVLM内iNOS表达水平明显高于WKY大鼠可能与此有关；微量注射iNOS抑制剂至RVLM则能使SHR而非WKY大鼠的血压降低。

此外，由Ang Ⅱ引起的脑内神经炎症和一些促炎细胞因子（如IL-1β、IL-6和TNF-α等）也能促进ROS的生成，而且在这神经炎症和氧化应激之间存在复杂的相互关系，这将在神经炎症部分中介绍。

众所周知，脑内Ang Ⅱ在激活AT_1受体后，经一定的细胞内信号转导通路，最终使中枢交感传出增强，血压升高。氧化应激时ROS生成增加，ROS可作用于Ang Ⅱ-AT_1受体信号通路中的一个信号分子，参与对SNA和血压的调节。目前认为，由ROS引介导的SNA增强涉及离子通道、蛋白激酶和/或转录因子等的激活（图2-2-14）。

研究表明，在SFO、PVN或RVLM神经元，Ang Ⅱ能通过增加电压门控钙电流和抑制钾电流（尤其是延迟整流钾电流）来增强神经元活动而使中枢交感传出增强。微量注射电压门控钾通道阻断剂4-氨基吡啶（4-aminopyridine）至慢性心力衰竭大鼠的RVLM能引起SNA增强和血压升高。在体和离体神经元［其原代来自大鼠下丘脑和脑干，或为培养的儿茶酚胺（CATH.a）神经元］实验都表明，Ang Ⅱ能通过刺激Nox源ROS生成来激活细胞膜中电压门控钙通道；也能通过线粒体源ROS生成增加来抑制电压门控钾通道和激活蛋白激酶Ca^{2+}/CaMK Ⅱ。应用腺病毒介导的转基因技术使Mn-SOD（主要定位于线粒体，见后文）过表达或以细胞可通透的抗氧化剂tempol预处理可明显减弱由Ang Ⅱ引起的电压门控钾电流抑制；而以SOD3预处理则无效。Mn-SOD过表达也能抑制由Ang Ⅱ引起的Ca^{2+}/CaMK Ⅱ激活，而Ca^{2+}/CaMK Ⅱ是一种已知能调节电压门控钾通道的氧化还原敏感的蛋白，Ca^{2+}/CaMK Ⅱ的激活对电压门控钾通道的抑制具有促进作用。

MAPK信号传递系统在由Ang Ⅱ-AT_1受体介导的SNA增强和高血压发病机制中具有重要作用，这在学界早已取得公认。但近年来的研究表明，该信号系统对氧化还原刺激十分敏感。在RVLM，Ang Ⅱ在激活AT_1受体后，MAPK，尤其是p38 MAPK和ERK的活性可被PKC-Nox-ROS信号传递级联激活。ROS-p38 MAPK信号通路和ROS-ERK信号通路可产生不同的生物效应。前者通过刺激神经元的谷氨酸递质释放，介导Ang Ⅱ的短期升压反应；而后者则通过上调AT_1受体mRNA的表达，介导Ang Ⅱ的长期升压反应。实验证明SHRSP的高血压发病与RVLM内AT_1受体-Ras-ROS-p38 MAPK/ERK通路的激活有关。此外发现，在离体培养的儿茶酚胺（CATH.a）神经元中，由Ang Ⅱ引起的电压门控钾通道表达下调也可由AT_1受体-ROS-p38 MAPK信号通路所介导。在PVN，由Ang Ⅱ触发的AT_1受体-ROS-ERK和AT_1受体-ROS-JUK（而非p38 MAPK）两个信号通路在心力衰竭大鼠能促进AT_1受体的上调和SNA增强。须引起特别关注的是，ROS-MAPK信号传递系统参与了RVLM和PVN内由Ang Ⅱ引起的AT_1受体mRNA表达上调，这是一种正反馈机制，在动脉血压和心力衰竭发病的恶性循环中具有重要意义。

在AT_1受体-ROS-ERK/JUK信号通路激活后的基因转录水平，对氧化还原敏感的转录载体至少包括NF-κB、AP-1和c-Fos。在PVN，由Ang Ⅱ-AT_1受体触发的ROS生成增加能促进NF-κB的激活和SNA增强及血液循环中儿茶酚胺等激素水平升高。在离体培养的儿茶酚胺（CATH.a）神经元，给予Ang Ⅱ可引起NF-κB的激活，并介导AT_1受体的上调。在高血压或慢性心力衰竭动物可观察到，AP-1、*c-jun*或*c-fos*可随RVLM内AP-1的DNA结合活性增加而发生上调。

引起氧化应激的另一方面是内源性抗氧化物（antioxidant）的不足。存在于人和动物体内的内源性抗氧化物包括超氧化物歧化酶（superoxide dismutase，SOD）、过氧化氢酶（catalase，CAT）、谷胱甘肽过氧化物酶（glutathione peroxidase，GPx）和还原型谷胱甘肽（glutathione，GSH）。SOD通过对·O_2^-的歧化作用可产生较为稳定的H_2O_2，然后被CAT和GPx等依次转变为H_2O。SOD有3种同工酶：铜/锌SOD（Cu/Zn-SOD，又称SOD1）、锰SOD（Mn-SOD，又称SOD2）和细胞外SOD（extracellular SOD，又称SOD3或EC-SOD）。SOD1主要存在于胞质中，SOD2主要位于线粒体内，而SOD3则与硫酸乙酰肝素蛋白多糖结合于细胞外间隙。除以上内源性抗氧化物外，能淬灭单电子自由基的化合物，如抗坏血酸、生育酚和类黄酮及那些含Fe^{2+}或Mn^{2+}等过渡金属离子的有机低分子化合物，都能发挥其抗衡细胞内ROS生成过多的作用。应用腺病毒介导的转基因技术在SHR的RVLM内过表达SOD1、SOD2和CAT能显著缓解SHR的高血压；上述3种抗氧化物也都能恢复线粒体ETC复合体Ⅰ和Ⅲ的活性，并减弱线粒体内·O_2^-和H_2O_2的过度生成。考虑到·O_2^-清除剂SOD1主要分布于胞质中，而H_2O_2清除剂CAT主要存在于过氧化物酶体内，故这一结果也支持于胞质内生成的ROS能造成线粒体ETC复合体的损害，并由此而增加线粒体源ROS的生成；但也存在其他可能性，例如，SOD1也可存在于线粒体内，所以SOD1过表达也能在线粒体内发挥其保护ETC复合体的作用。至于CAT过表达时也能产生类似的抗高血压效应，表明H_2O_2也参与SHR的高血压发病机制；但过氧化物酶体内的CAT一般不影响其他亚细胞器（包括线粒体）内的羟自由基，因此，过氧化物酶体内的CAT过表达是如何发挥其降低SHR的RVLM内线粒体源·O_2^-和H_2O_2的作用机制仍不十分清楚。

除上述内源性抗氧化物外，近年来发现，存在于线粒体内膜中的解偶联蛋白2（uncoupling protein，UCP2）也是一种重要的天然抗氧化物。UCP2能通过降低线粒体内膜的跨膜电位水平来减少ROS生成。由Ang Ⅱ触发的AT_1受体-Nox-ROS-p38 AMPK信号传递级联可激活UCP2的转录，从而对Ang Ⅱ引起的ROS过度生成发挥负反馈调节作用，以维持ROS生成的稳态。于RVLM内微量注射或口服罗格列酮（rosiglitazone）能上调UCP2的表达，因而能保护RVLM免受氧化应激的损害和缓解由Ang Ⅱ引起的高血压。罗格列酮的这一作用是通过它能特异性激活一种转录因子——过氧化物酶体增殖因子激活的受体γ（peroxisome proliferator-activated receptor γ，PPARγ）而实现的。此外，UCP2也能通过上调Nox依赖的脑源性神经生长因子（brain-derived neurotrophic factor，BDNF）的转录来对抗由Ang Ⅱ引起的长期升压反应。

通常情况下，如上所述，脑内氧化应激导致SNA增强和血压升高，但也有相反结果的报道，即脑内氧化应激可引起脑内前交感神经元活动和中枢交感传出减弱。目前对这一“悖论”的解释是：产生心血管活动抑制效应的ROS主要是由解偶联的iNOS生成的$ONOO^-$。其作用机制涉及许多方面：$ONOO^-$能氧化蛋白质和非蛋白巯基，从而引起膜脂质的过氧化；它也可通过抑制线粒体ETC复合体或灭活线粒体呼吸链酶系而停止细胞能量的产生；多聚ADP核糖基转移酶的激活可通过促进核蛋白的过度ADP核糖基化而增强$ONOO^-$的毒性，从而导致ATP缺乏，细胞受损甚至凋亡；在RVLM，$ONOO^-$可通过抑制突触前N型钙通道而减弱RVLM神经元活动，导致谷氨酸递质释放减少；由iNOS激活而生成过量的·NO也能下调RVLM内AT_1受体的合成和活性，从而减弱中枢交感传出和降低动脉血压。此外，H_2O_2在NTS可引起血压降低，这一低血压效应可被抗氧化剂L-抗坏血酸盐（L-ascorbate）拮抗。以上事实表明，ROS在脑干内调节SNA和血压存在一定的差异。在极度氧化应激情况下，ROS引起的SNA和心血管活动抑制可能对全身性伤害具有一定的保护意义，但对局部脑区神经元的损害也不容忽视。

（二）神经炎症

炎症（inflammation）是指局部组织因感染、创伤、外源性毒素、内源性有害代谢物或促炎分子及自身免疫等造成组织损伤或破坏而引起的一种保护性反应。机体通过这一反应以稀释和破坏这些炎性物质，将它们连同受损组织局限化（即与正常组织隔离），最终清除这些炎性物质和已被破坏的组织，并修复受损的组织。炎症过程的中心环节是一系列血管反应，包括微循环血管扩张、血流量增加、管壁通透性增高、某些血浆成分渗出、血管内各类白细胞迁移到炎症局部组织中等，其典型表现是炎症局部红、肿、热、痛。炎症是一把双刃剑，虽然通常被认为是个有益反应，可保护机体、组织和细胞免受有害刺激造成的伤害；但当炎症反应过度或变为持久时，由于固有免疫细胞的激活，特别是Toll样受体（Toll-like receptor，TLR）信号传递（详见后文）的激活，免疫稳态可遭受破坏，从而导致某些疾病的发生和发展。

神经炎症（neuroinflammation），顾名思义，是发生于神经组织的炎症，其过程与其他组织炎症的情况大体相似，但也有其自身特点。中枢神经系统通常被认为是一个免疫豁免部位，由于存在BBB，血液循环中的炎性物质和各类白细胞不能进入脑实质，从而能有效保护中枢神经系统免受炎性物质的侵害。另一方面，中枢神经系统内的小胶质细胞是常驻的固有免疫细胞，在各种促炎分子的刺激下，小胶质细胞可被激活，对中枢神经系统也起重要保护作用。但是，当BBB受损时，中枢神经系统的免疫豁免遭受破坏，血液循环中的炎性物质和各类白细胞可跨越不完整的BBB而进入脑实质，当与表达主要组织相容性复合分子（main histocompatibility complex molecule，MHC）的神经元和神经胶质细胞发生作用后可激发其共同参与反应，导致神经炎症的发生和发展。人们普遍认为，帕金森病、阿尔茨海默病和脱髓鞘病等神经退行性病变，以及神经源性高血压等心血管疾病，均可归属于慢性神经炎症的范畴。但是，神经退行性病变一般具有明显的脑组织形态学改变；而神经源性高血压等心血管疾病并不出现与之类似的形态学改变，因而高血压等心血管疾病不被归为神经退行性疾病范畴，而是属于一种非感染性慢性低强度的神经炎症。

自20—21世纪之交以来，人们已在SHR、Dahl-SS型高血压大鼠和Ang Ⅱ引起的高血压等多种动物模型中发现，心血管调节中枢内的神经炎症是导致中枢交感传出增强和高血压的重要原因。人们已经观察到，神经源性高血压等心血管疾病的确存在中枢神经系统炎症反应的特征，包括脑血管通透性增加和BBB受损、外周白细胞浸润和脑内固有免疫细胞激活，以及促炎分子（如某些细胞因子、趋化因子、ROS和其他分子，它们既可从外周通过受损的BBB进入中枢，也可在中枢内生成和释放）通过一定的信号通路影响心血管神经元活动。此外，脑血管炎症也可扰乱局部血供而引起局部低氧，影响心血管神经元功能，从而影响中枢交感传出和血压。神经炎症作为神经源性高血压发病的重要原因是一个新概念，目前虽已取得不少进展，但仍有许多问题尚待研究，也限于篇幅，本文仅介绍高血压神经炎症中的一些重要内容。

1. 高血压神经炎症相关分子 在高血压神经炎症中，有许多因子或分子参与神经炎症的发生发展，并直接或间接影响中枢自主神经活动和血压。这些炎症相关分子包括促炎细胞因子（pro-inflammatory cytokine，PIC）和抗炎细胞因子（anti-inflammatory cytokine，AIC）、ROS、趋化因子（chemokine）和黏附分子（adhesion molecule）等。

动物实验研究表明，在SHR的下丘脑和脑干心血管中枢内，PIC（如NTF-α、IL-1β和IL-6）水平明显高于正常血压的WKY大鼠，而AIC水平（如IL-10）水平则较低。在由慢性灌注Ang Ⅱ引起的高血压动物模型中，其PVN内PIC（如NTF-α、IL-1β和IL-6）mRNA水平升高，而AIC（如IL-10）mRNA水平则降低。于侧脑室内灌注PIC（IL-1β）能明显增强SNA和升高血压；相反，给予AIC（IL-10或TGF-β）或抗炎剂，则可使高血压动物模型的SNA减弱和血压回降。在SFO内给予NTF-α或IL-1β可使RSNA增强和血压升高；而在SFO、PVN或AP内阻断NTF-α（拮抗剂：依那希普，etanercept）或IL-1β（拮抗剂：阿纳金拉，anakinra）的受体则能降低高血压大鼠的血压。在RVLM等脑干心血管中枢的情况也极为相似。可见，心血管中枢内神经炎症是导致SNA增强和高血压的重要因素。

前文（氧化应激部分）曾经提及，神经炎症和氧化应激之间存在复杂的相互关系。一方面，神经炎症和一些PIC能促进ROS的生成。慢性灌注Ang Ⅱ能引起PVN和RVLM内活化的小胶质细胞（M1表型）数量增加和PIC（IL-1β、IL-6和TNF-α）表达上调。这些反应伴随着这些脑区内ROS（$\cdot O_2^-$）水平的增高，应用PIC受体拮抗剂可缓解这些脑区内ROS水平的增高。另一方面，由Ang Ⅱ引起的ROS水平增高也能反过来引起神经炎症。应用$\cdot O_2^-$清除剂tempol能减弱由慢性灌注Ang Ⅱ引起的免疫－内皮相互作用和脑内微血管BBB通透性增高，从而改善这些心血管中枢的神经炎症状态和缓解PIC的高表达。神经炎症和氧化应激之间相互促进是一种恶性循环，是神经源性高血压发生发展的重要机制。

趋化因子是一类能吸引白细胞向炎症灶（病原体感染或损伤区域）迁移而发挥作用的蛋白质分子（它们也可归入细胞因子范畴）。参与高血压神经炎症的趋化因子有多种，如CCL2（CC-chemokine ligand-2）、CCL5、CX3CL1、CXCL12（也称基质细胞衍生因子1，stomal cell-derived factor 1，SDF-1）和高迁移率族蛋白1（high-mobility group box 1，HMGB1）等。其中最重要的是CCL2，其主要作用是促进单核细胞的迁移和浸润，因而也称单核细胞趋化蛋白-1（monocyte chemoattractant protein-1，MCP-1）。它主要来源于星形胶质细胞，神经元也能产生和分泌。将Ang Ⅱ应用于培养的原代下丘脑神经元，能使CCL2 mRNA及其蛋白表达增高；在高血压啮齿动物模型中，CCL2的上调能促进BBB渗漏，招募并促进血液循环中的白细胞浸润（渗入）脑实质。渗入的外周白细胞是PIC产生的另一个来源。与CCL2相似，大多数趋化因子都具有促进高血压神经炎症反应，增强中枢交感传出和升高血压的作用。有学者将CX3CL1微量注射至正常大鼠的NTS能使血压升高，于侧脑室内给予相应受体（CX3CR1，存在于小胶质细胞）的抑制剂AZD8797，则能减弱由果糖引起的高血压和PIC的高表达。此外也有报道，CCL5及其相应受体

（CCR5）在SHR的表达水平低于正常血压的WKY大鼠；将CCL5应用于NTS能降低动脉血压，增加NTS内压力感受性反射敏感的神经元活动。这些结果表明NTS内CCL5及其受体表达的下调可能有助于SHR的高血压发病。

黏附分子是介导细胞与细胞之间或细胞与细胞外基质之间相互结合和作用的分子，参与细胞的附着和移动等炎症反应。有学者发现，在SHR的NTS内，表达于微血管内皮细胞中的一种白细胞/血小板黏附分子——连接黏附分子1（junctional adhesion molecule，JAM-1），其表达水平明显高于在正常血压的WKY大鼠；而由腺病毒介导的WKY大鼠NTS内JAM-1过表达也能引起高血压。JAM-1可引起白细胞黏附于局部微血管，使NTS微血管中的白细胞积聚，而白细胞黏附和积聚可引起细胞因子和趋化因子的释放。事实上，在高表达JAM-1的SHR，其NTS内CCL2的基因表达明显高于血压正常的WKY大鼠。此外，毛细血管中的白细胞积聚可部分阻碍血流而导致局部缺氧，这也可引起受影响的内皮细胞产生细胞因子和ROS。

2. 血-脑屏障受损及其促炎作用 血-脑屏障（BBB）受损是神经炎症反应的重要特征，既是神经炎症的结果，也是神经炎症的原因。众所周知，BBB可将外周循环血液与脑实质隔开，因而在维持中枢神经系统稳态中具有极为重要的作用。BBB由脑内无孔的毛细血管内皮、内皮下基膜和星形胶质细胞突起末端的脚板构成。存在于血管内皮细胞之间的紧密连接在维持BBB的正常功能中起关键作用。紧密连接是由连接蛋白（claudin）、封闭蛋白（occludin）、闭锁小带蛋白（zonula occluden，ZO）和连接黏附分子（junctional adhesion molecule，JAM）等组成的特殊蛋白质复合体。此外，BBB维持其正常功能还涉及神经血管单位（neurovascular unit，NVU）功能的完整性。NUV是指由神经元-胶质细胞-血管构成的功能单位，包括神经元、星形胶质细胞、小胶质细胞、血管内皮细胞、血管周细胞、血管内皮下基膜和细胞外基质等成分。其中，星形胶质细胞突起末端的脚板可包裹血管内皮细胞外表面的85%～99%，这将进一步加强BBB的屏障功能。有许多研究表明，BBB的完整性在高血压状态下遭受破坏。对高血压大鼠的在体实验表明，其紧密连接中的连接蛋白和封闭蛋白表达水平降低，电子显微镜也显示其紧密连接超微结构出现紊乱。血液循环中的白细胞、免疫分子和Ang Ⅱ等均可下调紧密连接蛋白质复合体，降低BBB的屏障作用。此外，损伤、感染、炎症和退行性病变等病理情况下NVU功能失调，也可使BBB受损。高血压神经炎症状态下BBB受损的机制详见下文和图2-2-15。

高血压作为一种慢性低度炎症，适应性免疫系统被激活是肯定的，免疫系统的激活可导致血液循环中白细胞和免疫分子水平的增高。有报道指出，实验性缺乏T细胞和B细胞的小鼠不易发生高血压反应，这支持炎症在高血压中的作用。有学者在高血压患者和高血压动物模型中发现，不仅血液循环中TNF-α、C反应蛋白、IL-1β、IL-6和CCL2（或称MCP-1）等水平升高，脑内的这些促炎分子也升高。另有证据表明，血液循环中的白细胞可浸润中枢神经系统。在由Ang Ⅱ引起的高血压动物中，脑动脉壁中发现有$CD3^+$T细胞的积聚。将血压正常的WKY大鼠的骨髓重组到SHR的骨髓中可降低SHR的血压和炎症。当慢性持续输注Ang Ⅱ时，骨髓标记的细胞可出现于幼稚的SD大鼠PVN中。这些骨髓来源的细胞对小胶质细胞标志物Iba1呈阳性，表明这些单核细胞分化为功能性巨噬细胞或小胶质细胞，最终导致脑内促炎状态的上调。

血液循环中的促炎分子可影响BBB的通透性。离体实验中应用CCL2可降低跨血管内皮电阻。进一步的研究表明，CCL2可引起肌动蛋白细胞骨架重排，包括紧密连接蛋白质复合体重组。此外，TNF-α和IL-6等促炎分子可通过生成ROS来破坏BBB（见下文）。已知高血压在自主神经功能紊乱状态下促炎分子和白细胞生成增多，这些因素很可能通过破坏BBB而影响受BBB保护的心血管中枢

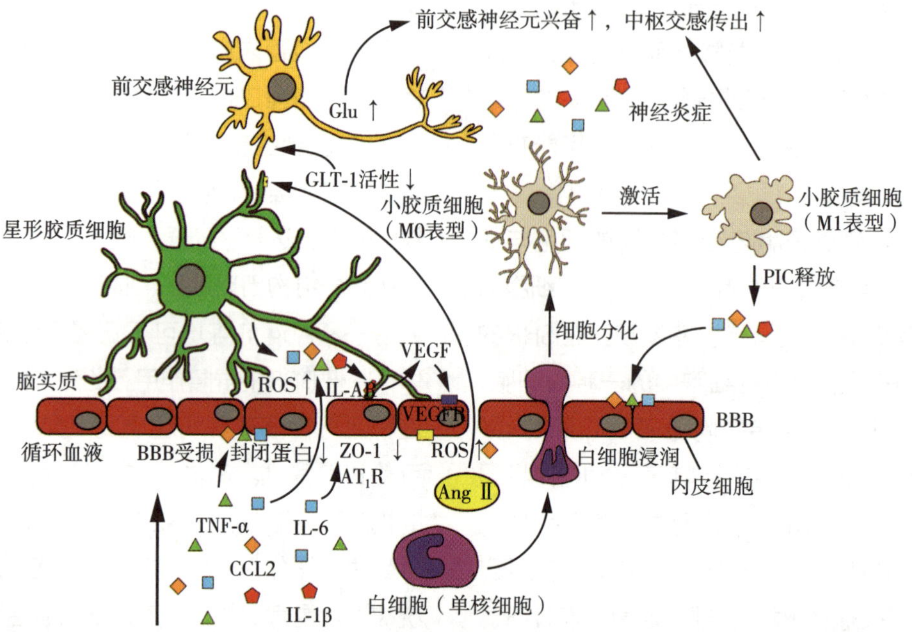

图2-2-15　高血压神经炎症状态下血-脑屏障受损机制示意图

注：高血压神经炎症状态下，来自外周血液循环中促炎细胞因子（PIC，包括TNF-α、IL-6和IL-1β等，也包括趋化因子CCL2）可破坏血-脑屏障（BBB）血管内皮之间紧密连接蛋白质复合体，包括封闭蛋白和闭锁小带蛋白-1（ZO-1）等组分，从而使这些PIC跨越BBB进入脑实质，引起脑实质神经炎症，激活星形胶质细胞和小胶质细胞；星形胶质细胞和小胶质细胞激活后均可释放PIC，使BBB进一步遭受破坏，如TNF-α和IL-6等可通过促进ROS生成来破坏BBB；IL-1β可作用于星形胶质细胞膜上的IL-1受体（IL-1R），使星形胶质细胞释放血管内皮生长因子（VEGF），而VEGF可作用于内皮细胞上的相应受体（VEGFR），使BBB受损。血液循环中的白细胞（单核细胞）可通过受损的BBB浸润脑实质并分化成小胶质细胞。血液循环中的Ang Ⅱ可作用于BBB内皮上的AT_1受体（AT_1R），促进ROS生成，也通过产生CCL2，增加BBB通透性，使Ang Ⅱ自身透过BBB进入脑实质。Ang Ⅱ可使小胶质细胞激活，后者通过释放PIC引起脑实质神经炎症，也进一步破坏BBB。Ang Ⅱ还可直接作用于星形胶质细胞，抑制GLT-1活性以增高脑组织谷氨酸（Glu）水平，使前交感神经元兴奋增强，中枢交感传出增强；神经炎症同样有此作用。Ang Ⅱ，血管紧张素Ⅱ；GLT-1，谷氨酸转运蛋白1；IL，白介素；ROS，活性氧；TNF-α，肿瘤坏死因子α。

（如PVN、RVLM、NTS等）活动。

促炎分子和白细胞除来自外周血液循环外，还来源于中枢神经系统自身，且被认为是其主要来源。NVU中的小胶质细胞和星形胶质细胞与高血压神经炎症密切相关。这两种细胞在正常情况下具有抗炎作用，但在病理情况下均可激活为促炎表型（详见后文），释放大量趋化因子和细胞因子，如CCL2、TNF-α、IL-1β和IL-6等。这些因子在心血管中枢内积聚可参与血液循环中各类白细胞的募集（浸润）。有证据表明，IL-1β可作用于星形胶质细胞上的相应受体（IL-1R），使星形胶质细胞释放血管内皮生长因子（vascular endothelial growth factor，VEGF），该因子可作用于内皮细胞上的相应受体（VEGFR），使BBB遭受破坏，并促进白细胞的招募（浸润）。而这些被招募的白细胞又能产生和释放多种和大量促炎分子，使神经炎症持续存在和/或进一步增强，BBB也遭受更加严重的破坏。有报道认为，在SHR的心血管调节中枢内，胶质原纤维酸性蛋白（glial fibrillary acidic protein，GFAP）免疫反应性（星形胶质细胞被激活的标志物）和小胶质细胞激活增加，而使用氟乙酸钠抑制星形胶质细胞则可使增高的BBB通透性趋于恢复，这支持NVU在高血压神经炎症中对BBB完整性的影响。

除了来自外周血液循环的白细胞和中枢内的神经胶质细胞，参与BBB损伤的白细胞还包括脑血管周围巨噬细胞（perivascular macrophage，PVM）。在高血压状态下，脑血管发生纤维化和硬化，这一过程与脑血管炎症有关。有文献报道，血液循环中Ang Ⅱ可激活PVM，上调其NADPH氧化酶（Nox2）；而血液循环中PIC（如TNF-α、IL-1β和IL-6）则可增高PVM的Cox2活性。Nox2上调和Cox2活性增高均能使ROS（$\cdot O_2^-$）生成增加，从而破坏BBB的完整性。

此外，NVU中血管内皮细胞功能的正常与否也直接影响BBB的完整性。在高血压时内皮细胞功能受损，NO生成减少，这可刺激eNOS代偿性增多，已发现SHR的NTS内eNOS基因表达高于WKY大鼠，而eNOS的异常增多可促进NOS解偶联，使ROS（$ONOO^-$）生成增加，结果导致BBB完整性受损。此外，高血压还能增加内皮细胞表达黏附分子，如血管细胞黏附分子1（vascular cell adhesive molecule 1，VCAM1），这可引起BBB渗漏，使外周白细胞进入脑实质。在老年小鼠中，与在高血压状态下十分相似，其脑血管内皮细胞被激活，一些与细胞黏附、炎症、应激反应和血管重塑相关的基因在转录水平发生上调。老年内皮细胞内增高的VCAM1能使NVU中的小胶质细胞激活，而阻断VCAM1则可使小胶质细胞从激活表型向静息表型（M0）恢复。BBB渗漏可使外周血液循环中促炎分子及白细胞进入脑血管周围和脑实质内，引起小胶质细胞激活，而小胶质细胞的激活又可产生大量促炎分子和ROS等进一步破坏血管内皮和BBB的完整性。

除促炎分子和白细胞外，Ang Ⅱ也参与BBB的破坏。Ang Ⅱ包括外周血液循环和中枢神经系统两个来源。在高血压神经炎症状态下，血液循环中的Ang Ⅱ可通过受损的BBB直接进入中枢（注意：这里所述的外周Ang Ⅱ进入中枢与其在正常情况下通过缺乏BBB的CVO发挥作用是完全不同的概念），从而加剧高血压的发展。有学者在SHR和肾血管性高血压大鼠（以血液循环中Ang Ⅱ水平升高为特征）发现，由外周注入的10kDa荧光葡聚糖可出现于PVN、NTS和RVLM等心血管中枢；外周注入荧光标记标记的Ang Ⅱ也可见于这些心血管中枢并影响其功能活动，例如，激活RVLM内表达酪氨酸羟化酶的神经元。给予AT_1受体拮抗剂氯沙坦可减轻BBB的受损，部分阻断酪氨酸羟化酶神经元的激活，并使升高的血压回降；而给予外周血管舒张剂肼苯达嗪则不能恢复BBB完整性，表明血液循环中Ang Ⅱ可通过AT_1受体而改变BBB的通透性，以促进其自身进入心血管中枢并发挥作用。此外，在高血压状态下，由中枢神经系统自身产生的Ang Ⅱ也增多。Ang Ⅱ破坏BBB完整性的机制可能包括：①Ang Ⅱ可通过作用于内皮细胞上的AT_1受体，促进ROS生成，也可通过产生CCL2，以增加BBB通透性；②前文已述，在在体情况下Ang Ⅱ可下调内皮细胞间紧密连接蛋白质复合体，但在离体实验中却未能观察到Ang Ⅱ降低连接蛋白-5和封闭蛋白水平的结果；③Ang Ⅱ也可通过AT_1受体激活心血管中枢神经元细胞内MAPK-AP-1信号通路和NF-κB信号通路，促进ROS生成，以及通过产生促炎趋化因子（如CCL2）而使BBB通透性增高。

3．小胶质细胞激活及其促炎作用 单核－巨噬细胞系统的激活是慢性炎症的一个重要特征。小胶质细胞是中枢神经系统中的固有免疫细胞。追溯其起源，它们源于早期发育阶段构成中枢神经系统的中胚层，由卵黄囊中的红细胞/髓系祖细胞分化而来，这些祖细胞迁移到脑内并以小胶质细胞的形式存在。小胶质细胞在细胞耗竭时能自我补充，当不能自我补充时，骨髓源单核细胞也能补充中枢神经系统中的小胶质细胞。因此，小胶质细胞属于单核－巨噬细胞系统。小胶质细胞的数量占整个胶质细胞的5%～10%，广泛分布于包括心血管中枢在内的脑组织中。参照对外周巨噬细胞的分类法，小胶质细胞可分为3种表型，即M0、M1和M2表型。M0表型为静息状态下的表型，通常称为静息小胶质细胞表型，但这并不代表其为静默态，相反，这是一种高度活跃的状态，能监测局部环境中的病原体和某些化学物质的细胞外浓度。此外，它们还能通过与血管、神经元、室管膜细胞和星形胶质细胞等的相互作用而感受微环境改变。M1和M2表型均为激活状态的表型，M1表型以生成和分泌PIC（如NTF-α、IL-6、IL-1β）、趋化因子和ROS为特征，可导致急性免疫反应；而M2表型则以生成和分泌AIC（如IL-4和IL-13）为特征，能促进组织修复、碎片清除、伤口愈合和脑内稳态的恢复。作为单核－巨噬细胞家族成员，小胶质细胞也具有巨噬细胞的功能，包括识别和监测死亡细胞、病原微生物和内源性或外源性复合物。通常情况下，小胶质细胞在维持脑内稳态中具有重要作用；但小胶质细胞的慢性募集和激活可促进神经炎症的发生。

在高血压神经炎症状态下，心血管中枢内小胶质细胞被激活为促炎（M1）表型，生成和分泌PIC，使局部PIC浓度升高，有助于中枢交感传出的增强和高血压的维持。由小胶质细胞生成的PIC是脑内PIC的主要来源。在以灌注脂多糖（lipopolysaccharide，LPS，即革兰氏阴性菌的内毒素，常用来激发机体产生炎症反应）导致慢性全身性炎症而引起的高血压动物模型中，可观察到RVLM内小胶质细胞的激活，同时，RVLM内PIC（IL-1β、IL-6和TNF-α）表达增加和ROS（·$O2^-$）生成增加，而这些改变可通过给予小胶质细胞激活的抑制剂米诺环素（minocycline，一种四环素类抗生素）而被减弱。此外，在由Ang Ⅱ或由非选择性NOS抑制剂L-NAME引起的高血压模型中，也观察到下丘脑PVN内小胶质细胞的激活，而实验性耗竭小胶质细胞则可显著降低PVN内神经炎症和PIC水平及血浆中VP浓度、肾NE浓度和血压。在由Ang Ⅱ引起的高血压大鼠，于脑室内给予化学改性四环素-3（chemically modified tetracycline-3，CMT-3）也能抑制PVN内小胶质细胞活化和神经炎症，降低SNA和缓解其高血压。此外发现，中枢神经系统中以组成性表达（即其表达基本不受环境因素变动的影响）的转化生长因子（transforming growth factor-β，TGF-β，具有抗炎作用）在决定小胶质细胞的表型和血压的中枢调节中起重要作用。中枢内缺乏TGF-β或小胶质细胞上缺失TGF-β受体能使小胶质细胞由M0表型快速分化为M1表型，并加重神经炎症和高血压，而经侧脑室灌注补充TGF-β则可阻止由Ang Ⅱ引起的小胶质细胞激活和高血压加重。

小胶质细胞通常在中枢神经系统疾病和受损伤时被激活。在高血压神经炎症状态下，如前所述，BBB受损可使外周血液循环中的细胞因子、趋化因子、黏附分子、纤维蛋白原和低密度脂蛋白及白细胞等进入脑实质，其中许多成分可引起小胶质细胞的激活，进而延续和加重神经炎症。导致小胶质细胞激活的因素有许多，其机制也十分复杂。

近年来的研究表明，小胶质细胞作为一种固有免疫细胞，表达于其细胞中的Toll样受体（TLR）在介导其激活和参与高血压神经炎症中起重要作用。免疫学认为，固有免疫细胞是通过一类模式识别受体（pattern recognition receptor，PRR）来启动其免疫应答反应的。PRR广泛存在于固有免疫细胞的细胞膜、胞内体膜、胞质和血液中。TLR即属于PRR中的一类受体；其中，TLR1、2、4～6和9～12表达于固有免疫细胞的细胞膜上，而TLR3、7～9则表达于这类细胞的胞内体膜上。固有免疫细胞上的PRR以病原体相关模式分子（pathogen-associated molecular pattern，PAMP）和损伤相关模式分子（damage-associated molecular pattern，DAMP）为配体。PAMP是指病原体或其产物所共有的高度保守且对病原体生存和致病性不可或缺的特定分子结构，包括革兰氏阴性菌的LPS和鞭毛蛋白，革兰氏阳性菌的脂磷壁酸和肽聚糖，病原体表面的甘露糖、岩藻糖或酵母多糖，病毒的双链RNA和单链RNA及细菌和病毒的非甲基化CpG DNA基序等。DAMP是指组织损伤后由组织细胞释放的某些内源性分子，包括源于细胞的核酸、脂肪酸、热激蛋白（heat shock protein，HSP）和HMGB1，以及蛋白聚糖、透明质酸和纤连蛋白等细胞外基质（extracellular matrix，ECM）成分等。高血压时的慢性神经炎症为非感染性炎症，主要由

DAMP触发。正常情况下，由DAMP引起的TLR激活具有保护意义，使受损细胞得以及时修复。但是，DAMP介导的对这些固有免疫系统受体，尤其是TLR4的过度和长期刺激将引起慢性炎症状态，使高血压状态得以持续并进一步发展。这与高血压状态下的心脏、血管、肾脏和中枢神经系统组织损伤密切相关。

TLR4被激活后，细胞内信号转导通过髓系分化因子88（myeloid differentiation primary response 88，MyD88）依赖的和MyD88不依赖的（MyD88-independent，TRIF-dependent）两条通路进行。MyD88依赖的信号通路发生较早，经若干中间信号分子的信号转导后，触发其下游NF-κB抑制蛋白激酶（inhibiting κB kinase，IKK）和MAPK通路的激活。在IKK通路中，IKK复合物（包括两个催化亚基IKKα和IKKβ及一个调节亚基IKKγ/NEMO）通过磷酸化和泛素化使NF-κB抑制蛋白（inhibitor of NF-κB，IκB）降解，从而导致转录因子NF-κB的激活；在MAPK通路中，MAPK能激活转录因子激活蛋白1（activator protein 1，AP-1）。NF-κB和AP-1激活的结果为PIC（NTF-α、IL-1β、IL-6等）生成的上调。MyD88不依赖（或TRIF依赖）的迟发通路通过不同于MyD88依赖的信号通路，它主要通过触发其下游的TRAF3-TBK1/IKKi-IRF3通路，也可通过激活NF-B和MAPK而导致PIC的生成。此外，TLR4的激活还可通过NADPH氧化酶活化而增加ROS的生成，从而增加ROS诱导的NF-κB激活和PIC生成（图2-2-16）。

在中枢神经系统中，虽然TLR4表达于多种类型细胞，包括星形胶质细胞和神经元，但主要表达于小胶质细胞。有研究表明，给予TLR4拮抗剂TAK-242（2周）能取消小胶质细胞激活和保护SHR的PVN、RVLM和NTS内BBB的完整性，也可减缓SHR高血压进展和阻遏其自主神经功能紊乱。此外，有学者发现在阻断PVN中的TLR4通路后，观察到PVN内PIC和ROS水平降低，最终导致外周SNA减弱。可见，心血管中枢内TLR4的激活可促进神经炎症和氧化应激，从而在高血压的发生和发展中起重要作用。有研究表明，啮齿动物和人类在TLR4的细胞外和跨膜结构域的氨基酸序列中具有60%～70%的相似性。

有许多研究表明，在小胶质细胞的激活和随后的神经炎症及氧化应激中，Ang Ⅱ-AT_1受体轴系起重要作用，这一作用是通过小胶质细胞TLR4的上调而实现的。因为，在以Ang Ⅱ灌注的大鼠PVN内，小胶质细胞激活程度增高，TLR4的基因和蛋白表达上调，而使用小胶质细胞抑制剂米诺环素或慢性阻断其TLR4，由Ang Ⅱ介导的PIC和ROS生成则明显减少。此外，在缺乏功能性TLR4的小鼠中由Ang Ⅱ介导的小胶质细胞激活受抑制；于SHR双侧PVN内慢性灌注AT_1受体拮抗剂（替米沙坦，telmisartan）可下调TLR4，减少PIC和ROS的生成，减弱炎症反应，降低血压。上述在SHR给予TLR4拮抗剂TAK-242所引起的一系列效应（取消小胶质细胞激活，保护PVN、RVLM和TNS内BBB完整性、减缓高血压进展和阻遏自主神经功能紊乱），若以AT_1受体拮抗剂氯沙坦替代TLR4拮抗剂TAK-242也同样能够实现。早先的研究认为小胶质细胞上共表达AT_1受体和TLR4，但在采用新技术光遗传学和转基因报告小鼠后，小胶质细胞上表达AT_1受体的假设基本被否定，但在AT_1受体和TLR4两条信号通路之间必定存在某种形式的串话，其机制有待进一步研究。

此外有报道认为，在高血压神经炎症状态下，Ang Ⅱ可通过激活神经元上AT_1受体而使之生成并释放PIC（如TNF-α、IL-1β和IL-6等）和趋化因子（如CCL2等）。神经元生成PIC受NF-κB的调节，阻断高血压大鼠的AT_1受体能降低NF-κB的表达，结果使PIC生成减少。Ang Ⅱ-AT_1受体、NF-κB和PIC的这一级联反应已在PVN内得到证实，表明心血管中枢内含AT_1受体的神经元能直接调控PIC的生成。由神经元生成的PIC可激活小胶质细胞，也可反过来促进神经元生成更多的PIC和CCL2；而CCL2可招募外周血液循环中的白细胞渗入脑实质。这样，

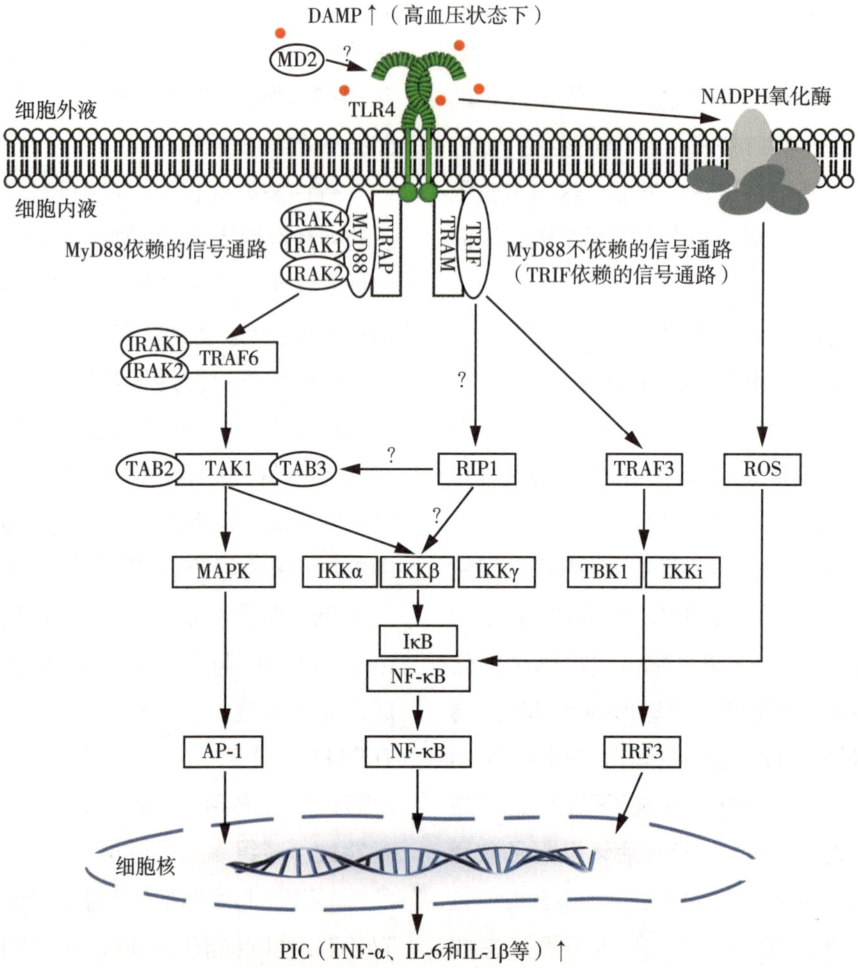

图2-2-16　高血压神经炎症状态下TLR4激活后上调PIC的细胞内信号通路示意图

注：AP-1，激活蛋白1；DAMP，损伤相关模式分子；IκB，NF-κB抑制蛋白；IKKα/β/γ/i，NF-κB抑制蛋白激酶α/β/γ/i；IL-1β/6，白介素-1β/6；IRAK1/2/4，白介素-1受体相关激酶1/2/4（IL-1 receptor-associated kinase 1/2/4）；IRF3，干扰素调节因子3［interferon（IFN）regulatory factor 3］；MAPK，丝裂原激活的蛋白激酶；MD2，髓样分化因子2（myeloid differentiation factor 2）；MyD88，髓样分化因子88；NF-κB，核因子κB；PIC，促炎细胞因子；RIP1，受体相互作用蛋白1（receptor-interacting protein 1）；ROS，活性氧；TAB2/3，TAK1结合蛋白2/3（TAK1-binding protein 2/3）；TAK1，转化生长因子β激活的激酶1［transforming growth factor（TGF）-β-activated kinase 1］；TBK1，TANK结合激酶1［TANK（TRAF family member associated NF-κB activator）-binding kinase 1］；TIRAP，含Toll-白介素-1受体域的衔接子［Toll-IL-1 receptor（TIR）domain-containing adaptor protein］；TLR4，Toll样受体4；TNF-α，肿瘤坏死因子-α；TRAF3/6，肿瘤坏死因子受体相关因子3/6（TNF receptor-associated factor 3/6）；TRAM，TRIF相关衔接子（TRIF-related adaptor molecule）；TRIF，干扰素诱导型含Toll-白介素-1受体域的衔接子（Toll-IL-1 receptor domain-containing adaptor-inducing IFN-β）；？，表示尚未完全确定。

激活的小胶质细胞和渗入的白细胞可进一步增强神经炎症，使神经炎症状态持续存在和/或更加剧烈。神经炎症加上Ang Ⅱ-AT_1受体轴系对交感神经兴奋的直接作用，共同使中枢交感传出增强和血压升高。另一方面，Ang Ⅱ也可激活神经元上AT_2受体（Ang Ⅱ-AT_2轴系）而使这些神经元生成并释放AIC（如IL-10等），对小胶质细胞的激活、白细胞的招募和PIC的生成产生抑制效应，结果使中枢交感传出减弱和血压降低。须指出的是，AT_1和AT_2受体分布于不同的脑区，而且中枢内AT_2受体含量远低于AT_1受体，因而两者之间的平衡显然向Ang Ⅱ-AT_1受体轴系倾斜，尤其在高血压神经炎症状态下。

4. 星形胶质细胞激活及其促炎和促高血压作用 除小胶质细胞外，星形胶质细胞也在高血压神经炎症中发挥重要作用。星形胶质细胞的数量占整个胶质细胞的20%～40%。在中枢神经系统内神经元及其突起之间的空隙几乎全被星形胶质细胞充填。星形胶质细胞与神经元共同起源于神经外胚层，因而它们与小胶质细胞不同，不属于单核–巨噬细胞系统；但由于其在免疫应答中的作用，也有不少文献将其视为中枢内另一种固有免疫细胞。星形胶质细胞具有多种功能，除经典的对神经元起支持和隔离作用外，它们还有许多重要作用，如参与BBB的形成并维持其正常功能，从而对脑实质起保护作用；形成由星形胶质细胞与突触前、后神经元在突触处构成三重组分突触（tripartite synapse）以维持突触稳态；摄取神经元释放的某些递质和/或调质（如Glu和GABA等）并参与其代谢，吸收细胞外液中过多的K^+（由神经元产生神经冲动而引起），以维持神经元周围环境的相对稳定；表达多种神经递质和/或调质受体，在维护与调节神经元活动中具有多种复杂的功效；合成和分泌多种生长因子，如神经生长因子（nerve growth factor，NGF）、表皮生长因子（epidermal growth factor，EGF）、血管内皮生长因子（VEGF）和转化生长因子-β（TGF-β）等，它们对神经元的生长发育和正常功能的维持均有重要作用。此外，星形胶质细胞还产生和表达多种PIC、AIC、趋化因子和黏附分子，表明它们对神经炎症具有促进和对抗作用。中枢神经系统在发生感染、创伤、局部缺血、神经变性或炎症等情况下，星形胶质细胞可发生反应性星形胶质细胞（reactive astrocyte）增生，反应性星形胶质细胞不仅其数量增多、形体增大及代谢加强，而且其功能也发生改变，因而反应性星形胶质细胞也被视为激活表型。如果反应性星形胶质细胞增生具有约束性，则可产生神经保护作用；相反，如若反应性星形胶质细胞增生过度或失调则可产生神经损害作用。

星形胶质细胞参与神经炎症发生、发展和消退的全过程：一方面能生成和释放多种促炎分子，破坏BBB的完整性，招募外周血中各类白细胞进入脑实质，并与神经元和小胶质细胞相互作用以促进炎症的发生和发展；另一方面也能生成和释放多种抗炎分子，促进BBB的修复，限制和封闭各类白细胞向脑内迁移，并与神经元和小胶质细胞相互协调以对抗炎症的发展，促进炎症的消退。星形胶质细胞的这些功能是在不同的背景（炎性环境）下响应不同的信号刺激，也随炎症自发生、发展到消退的不同时间过程，通过特定的信号转导通路有序进行的。

在中枢神经炎症过程中，星形胶质细胞能生成和释放多种PIC和趋化因子，PIC包括IL-1β、IL-6、IL-11、IL-15、IL-17、TNF-α和B细胞激活因子（B cell-activating factor，BAFF）等，趋化因子包括CCL（如CCL2、CCL5、CCL 7、CCL 8和CCL 12）和CXCL（CXCL1、CXCL 9、CXCL 10、CXCL 12和CXCL 16）两类。上述PIC和趋化因子的生成和释放涉及表达于星形胶质细胞上的一些受体和细胞内多种信号转导因子。这些受体包括多种细胞因子受体（如IL-1R、IL-17R、IFN-γR、TNF-αR等）和TLR4。细胞内信号转导因子包括NF-κB、ACT1（NF-κB激活物1）和细胞因子信号转导抑制因子3（suppressor of cytokine signaling 3，SOCS3）等。此外，星形胶质细胞内的小分子物质，如前列腺素E（prostaglandin E，PGE）和一氧化氮（NO），也能促进上述PIC和趋化因子的生成和释放。应用星形胶质细胞转录组谱分析表明，无论是在体或离体星形胶质细胞，当暴露于PAMP（如LPS）和那些具有明显促炎作用和细胞毒性的因子时，可生成并释放大量促炎分子。

在中枢神经炎症期间，尤其是在炎症消退期，星形胶质细胞也能生成多种AIC，如TGF-β、IL-6、IL-10、IL-11、IL-19和IL-27等。这些AIC的生成也涉及表达于星形胶质细胞上的一些受体和细胞内信号转导因子。受体包括一些细胞因子受体（如IL-

6Rβ、IL-10R和TNF-αR等）、雌激素受体-α（estrogen receptor-α，ER-α）和多巴胺D_2受体（dopamine receptor D_2，D_2R）等。细胞内信号转导因子包括：信号转导和转录激活因子3（signal transducer and activator of transcription 3，STAT3）、泛素修饰蛋白A20（ubiquitin-modifying protein A20，A20）、半乳糖凝集素9（galectin 9，GAL9）和α-晶体蛋白B链（α-crystallin B chain，CRYAB），以及由星形胶质细胞生成的音猬因子（sonic hedgehog，SHH，一种生长因子）及其分泌的载脂蛋白E（apolipoprotein E，ApoE）。此外，细胞内微小RNA（microRNA），如miR-181、Dicer 1和miR-17-5p等，对促炎信号转导级联可起抑制作用，且为瘢痕形成的星形胶质细胞增生所需；细胞间小分子物质维A酸（retinoic acid）则具有减轻氧化应激、保护BBB和抑制炎症的作用。

和小胶质细胞一样，星形胶质细胞也能通过其特定的受体监测中枢神经系统中的促炎微环境。目前已知的星形胶质细胞内促炎信号转导通路有：①通过IL-1R感受其所处环境中的IL-1β，诱导星形胶质细胞生成VEGF，后者能作用于血管内皮细胞上的VEGFR，导致BBB渗漏和外周血液循环中各类白细胞渗入脑实质；②分别通过IL-1R和IFN-γR感受微环境中的IL-1β和IFN-γ而激活细胞内SOCS3，后者是神经炎症期间星形胶质细胞内重要的促炎转录调节子，激活后可诱导星形胶质细胞生成和释放大量PIC和趋化因子；③通过TLR4感受环境中的DAMP和PAMP，也能通过激活SOCS3而发挥同样作用；④分别通过IL-17R和TNF-αR感受微环境中的IL-17和TNF-α，IL-17与IL-17R结合后可激活ACT1，转而激活促炎转录调节子NF-κB，而TNF-α与TNF-αR结合后则直接激活NF-κB，其结果与激活SOCS3一样，也导致上述促炎分子大量生成和释放。如前所述，这些促炎分子的大量生成和释放可使BBB的完整性遭受破坏，将外周血液循环中各类白细胞招募到脑实质中；同时也可作用于神经元和小胶质细胞，使之激活，共同促进和加剧中枢神经炎症反应。

目前已知的星形胶质细胞内抗炎信号转导通路有：①通过IL-6Rβ感受微环境中的IL-6可激活星形胶质细胞内的受体-JAK2-STAT3信号转导通路，该通路在星形胶质细胞发挥抗炎作用中起重要作用。②通过TNF-αR感受外环境中的TNF-α，不仅能诱导细胞内NF-κB的生成，也能促进A20的生成，而A20具有抑制NF-κB的作用，因而TNF-αR-A20信号通路具有抗炎效应。③通过IL-10R感受微环境中的IL-10，能诱导星形胶质细胞生成和释放TGFβ，后者具有促进炎症消退的作用。④通过ER-α感受微环境中的雌激素可下调星形胶质细胞CCL2和CCL7的生成。⑤通过D_2R感受微环境中的多巴胺可诱导星形胶质细胞产生CRYAB，后者能减弱炎症相关的MPTP（1-methyl-4-phenyl-1,2,3,6-tetrahydropyridine）毒性，因而可阻止多种促炎信号通路。⑥由多种PIC（如IL-1β、IFN-γ和TNF-α）诱导星形胶质细胞生成的GAL9在其释放后可致炎性T细胞的凋亡和下调。有意思的是，星形胶质细胞中A20、CRYAB和GAL9等分子的生成时间与炎症消退的时间相吻合。⑦星形胶质细胞产生的SHH能通过作用于血管内皮细胞上的SMO（smoothened homologue）受体而维持BBB的完整性，也能诱导瘢痕形成的星形胶质细胞增生，这对限制炎症反应，即使之局限化具有重要意义。⑧星形胶质细胞分泌的ApoE能抑制血管周细胞内具有增加BBB通透性作用的亲环素A（cyclophilin A，CYA）-NF-κB-基质金属蛋白酶9（matrix metalloproteinase 9，MMP9）通路，从而维持BBB的正常屏障作用。

如上所述，星形胶质细胞具有促炎和抗炎作用，因而在高血压等心血管疾病的发病机制中发挥重要作用。星形胶质细胞的促炎作用是通过PIC的生成和释放，星形胶质细胞增殖和增生过度或失调等而实现的。星形胶质细胞也能通过一些其他功能活动，如影响神经传递而影响心血管活动的调节。研究表明，星形胶质细胞的许多功能受RAS的调控，而RAS虽然能直接影响神经元而调节中枢交感传出和血压，但通过对星形胶质细胞功能的调控来实现其对SNA和血压的调节也十分重要。实际上，在高血压等心血管疾病的发病机制中，星形胶质细胞与RAS之间存在相互作用的关系。星形胶质细胞的许多功能受RAS调控，反过来，星形胶质细胞对RAS也具有调控作用。

有许多研究表明，在高血压神经炎症状态下，Ang Ⅱ能影响星形胶质细胞PIC的生成。例如，在原代培养的SHR和WKY大鼠（正常血压）脑干的星形胶质细胞中，给予Ang Ⅱ处理能使这两种大鼠星形胶质细胞内IL-10基因表达明显抑制，而IL-1β基因表达则明显增强；Ang Ⅱ也能引起大鼠脑干星形胶质细胞内IL-6和ROS生成，并且这些作用是通过激活JAK-STAT1/2通路然后经由NF-κB/ROS通路而实现的。研究还发现，Ang Ⅱ -AT_1受体轴系能在基因调控水平下调星形胶质细胞内的microRNA（如miR-181），从而减弱其抗炎作用。作为一种强有力的丝裂原，Ang Ⅱ能通过激活MAPK家族的多个信号通路来促进大鼠星形胶质细胞的增殖和增生。例如，Ang Ⅱ能通过非受体酪氨酸激酶Src和Pyk2来激活ERK1/2 MAPK通路，并通过反式激活膜结合的受体酪氨酸激酶、血小板源生长因子（platelet-derived growth factor，PDGF）和EGF受体来刺激星形胶质细胞生长。Ang Ⅱ还能通过JNK信号转导和上游Src而非PKC信号转导来刺激星形胶质细胞增殖。RAS的其他组分也有类似作用，如Ang Ⅲ能通过JNK和ERK1/2 MAPK来刺激星形胶质细胞增殖，Ang Ⅳ能通过增加ERK1/2 MAPKs而非激活细胞内钙来促进星形胶质细胞生长。在病理情况下，星形胶质细胞增殖和增生过度或失调可导致星形胶质细胞转变为促炎表型，从而促进其生成和释放PIC和ROS，致使神经炎症和氧化应激的持续存在或加重；也可削弱瘢痕形成的星形胶质细胞，不利于炎症反应的局限化。

正常情况下，星形胶质细胞能摄取神经元在突触传递过程中释放的氨基酸类递质，包括Glu和GABA，以清除它们对神经元的持续兴奋或抑制作用。Glu在被摄入后，在星形胶质细胞内谷氨酰胺合成酶的作用下转变为谷氨酰胺，后者再被转运到神经元内可用作重新合成Glu和GABA的前体物质。GABA在被摄入后，在星形胶质细胞内的转氨酶作用下则被分解代谢。Ang Ⅱ能抑制星形胶质细胞上的谷氨酸转运体1，阻碍星形胶质细胞清除Glu的作用，从而使Glu对神经元活动发挥持续的刺激作用。这种情况已在下丘脑PVN中被观察到，其结果是导致PVN内心血管神经元活动和中枢交感传出增强。进一步的研究表明，Ang Ⅱ这一作用的机制与其刺激PVN内ROS生成有关，也可能由Ang Ⅱ刺激星形胶质细胞内钙信号转导通路发生异常所致。

此外，有学者在SHR的星形胶质细胞中观察到，Ang Ⅱ能抑制星形胶质细胞内ACE2 mRNA的转录水平，使ACE/ACE2平衡发生改变，结果导致Ang Ⅱ生成增加，而Ang-（1-7）生成降低。这种反向调节轴的损伤，创造了脑内一种环境，使之易受Ang Ⅱ的有害影响。

另一方面，星形胶质细胞对RAS也有调节作用。已知星形胶质细胞是中枢内AGT的主要来源，在高血压等心血管疾病的发病中能上调AGT和肾素水平，以增加脑内Ang Ⅱ的生成。另一方面，在高血压神经炎症状态下BBB受损，这可导致外周血液循环中的Ang Ⅱ进入脑实质，尤其是进入那些在正常情况下受BBB保护的心血管中枢，如下丘脑的PVN、延髓的RVLM和NTS等，引起中枢交感传出增强及促炎分子生成和分泌上调的级联反应。星形胶质细胞作为BBB的一个组成部分，如上所述，在正常情况下对BBB起保护作用；而在神经炎症状态下，被激活的星形胶质细胞能生成和释放促炎分子而使BBB受损。可见，星形胶质细胞在调控脑内Ang Ⅱ水平中起重要作用。

总之，在神经源性高血压的发病机制中，神经炎症是当今的一个重要议题，所涉及的文献资料十分丰富。限于篇幅，本文着重探讨了促炎作用机制，抗炎作用机制的探讨较少，而炎症消退作用机制则完全未能谈及。在促炎作用机制方面，也还存在许多问题有待进一步研究，其中一个突出的问题是神经炎症与高血压之间常互为原因和结果，可能的解释是两者之间存在正反馈控制，这可能是神经炎症持续存在的重要原因，也可能是高血压不断加重的恶性循环机制之一。

（三）压力感受性反射受损

长期以来，人们一直认为压力感受性反射仅在动脉血压的短期调节中发挥作用，对动脉血压的长期调节则不起作用。但是，近几十年来，随着一些新技术的应用，这种传统观念已逐渐被打破。人们已在多种高血压动物模型中发现，于高血压状态下所观察到的SNA增强可能与压力感受性反射受损（反射的敏感性降低）有关，尽管压力感受性反射在缓冲动脉血压快速波动方面的作用仍然无可争议。

之所以认为压力感受性反射在血压的长期调节中不重要的主要原因有：①压力感受性反射在动脉血压持续升高（如高血压）情况下可发生重调定(resetting)，重调定可使压力感受性反射在较高血压水平仍具有缓冲血压快速波动的能力，虽然对维持血压于较高水平具有一定作用；但它不一定是一种慢性现象；②在去（颈动脉）窦（和主动脉）弓神经支配（sinoaortic denervation，SAD）后，动脉血压仅表现为短暂升高，而并非长期持续升高。

有许多研究表明，压力感受性反射的重调定可发生在持续时间很短（几秒到几分钟，甚至更短）的血压改变后。有学者在大鼠主动脉弓的离体标本上进行的研究表明，当动脉血压保持阶跃上升时，压力感受器单纤维放电频率呈指数下降，时间常数为3～4分钟。在慢性高血压动物中也观察到压力感受性反射的重调定，但由于慢性记录神经活动的局限性，故大多数实验数据来自急性动物实验，或在麻醉的慢性高血压动物中进行的短时程记录，人们通常将这些发现外推到慢性状态，以表明压力感受性反射在动脉血压长期调节中不重要。但是，这些急性实验结果无法揭示与正常日常活动相关的压力感受性反射重调定的精确时间过程和程度。另外发现，压力感受性反射的不同组分对血压持续改变的敏感性并不完全相同，即反射的重调定是不全性的。这种不全性可表现在压力感受性反射反射弧的各个环节，包括感受器、传入神经、中枢、传出神经和效应器，效应器包括心、肾、全身各血管床和效应组织细胞等。压力感受器的传入神经由A类和C类纤维组成。A类纤维的放电频率较高，但其压力阈值较低；C类纤维的放电频率要低得多，但其压力阈值较高。在正常的静息动脉血压下，大多数A纤维具有传入冲动，但许多C纤维仍低于阈值，即无传入冲动。因此，A类纤维可在缓冲血压快速变化方面起重要作用，容易发生重调定；而C类纤维则在阻止高压方面更重要，但不太可能重调定。此外，不同类型的传入纤维可投射到NTS的不同区域，并最终调节不同的反射通路。压力感受性反射对心、肾和肌肉SNA的调节作用较强，而对皮肤和胃肠SNA的调节作用要弱得多。因此，反射的所有传出通路和效应器不可能以类似的方式发生重调定，相反，在不同的传出分支及其效应器，重调定是否发生及重调定的程度可有很大差异。有学者发现，在电刺激压力感受器的急性实验中，当刺激停止时，动脉血压恢复到静息水平的速度要比RSNA的恢复快得多。在由慢性输注（7天）Ang Ⅱ引起的高血压期间，压力感受性反射的平均动脉压－心率（MAP-HR）反应曲线显示出右移的经典重调定特征，但平均动脉压－肾交感神经活动(MAP-RSNA）反应曲线并不发生右移，虽然反射范围明显减小（因在Ang Ⅱ输注期间RSNA持续降低，上平台明显下移而下平台基本不变），但曲线的增益不受影响，表明并未发生对RSNA的重调定(图2-2-17)。

前文在NTS部分已述，压力感受性反射传入对中枢交感传出起抑制作用。根据这一原理，在实验动物施行SAD以消除该反射传入，预期的结果是中枢交感传出持续增强和血压持续升高，从而可推断该反射在血压的长期调节中发挥作用。SAD研

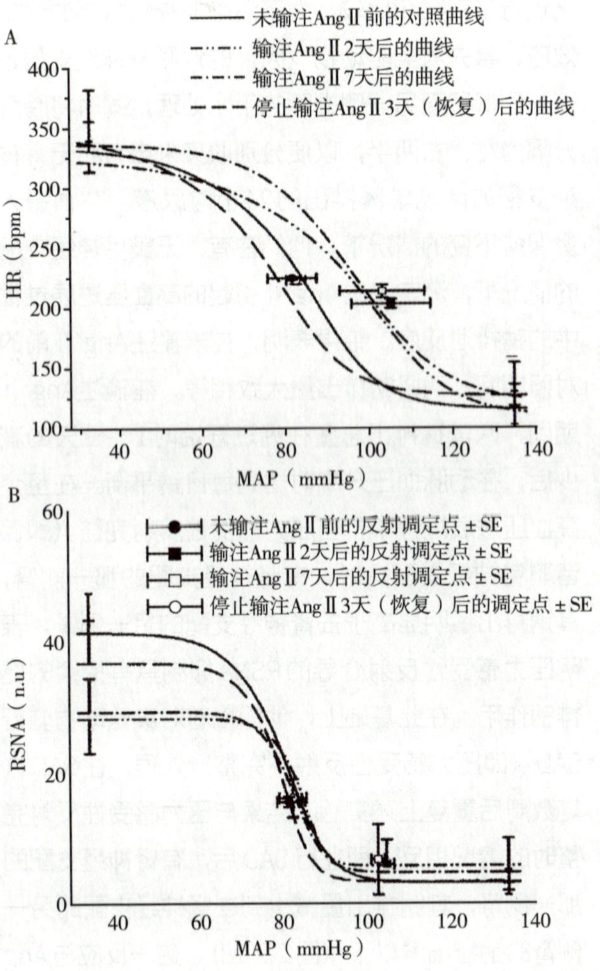

图2-2-17 家兔压力感受性反射MAP-HR关系（A）和MAP-RSNA关系（B）曲线（$n=7$）

注：Ang Ⅱ，血管紧张素Ⅱ；HR，心率；MAP，平均动脉压；RSNA，肾交感神经活动；n.u，归一化单位（normalized units）。引自Barrett CJ，Ramchandra R，Guild SJ，et al. What sets the long-term level of renal sympathetic nerve activity：a role for ANG II and baroreflexes? Circ Res，2003，92：1330-1336.

究的优势是基于慢性观察，而不是从急性状态外推到慢性状态。但是，其结果并非如此，在传入神经被切断后仅出现短暂的而不是持久的升压效应。一种解释是，血压在短暂升高后恢复正常水平可能是交感传出的中枢调节发生了重调定，这种中枢重调定或中枢适应可抵消中枢交感传出因失去压力感受器输入而产生的短暂增强。另一种解释是，在感觉生理机制中，当某种感觉传入缺失的情况下，中枢神经系统可发生可塑性改变，以中枢神经通路的改变来补偿这种感觉传入的缺失。有人认为，在压力感受器和心肺感受器之间，如果其中一种感受器的中枢投射区失去感觉投射，其功能将被另一种感受器的投射所接替。所以压力感受器或心肺感受器各自的传入消除不会改变动脉血压，但当两者同时去神经支配时的确可导致慢性高血压，至少在犬是这样，但有学者发现在SAD大鼠并非如此，因而可能存在物种差异。尽管确切机制尚未完全阐明，但可以肯定的是压力感受性反射并不是孤立工作的，动脉血压的调节是在体内多种神经和体液因素共同参与下完成的，压力感受性反射仅为其中之一，仅有压力感受性反射的去神经支配不足以长期改变动脉血压，当其功能缺失时，其他神经和体液因素完全有可能补偿其功能缺失。

在20—21世纪之交，人们通过应用一些慢性仪器装备和新方法进行研究，才找到压力感受性反射参与血压长期调节的有力证据。在临床试验中，使用慢性电刺激的方法使压力感受性反射激活（baroreflex activation，BA）可对顽固性高血压患者产生抗高血压效应。这是因为一些临床上常用的降压药物，如利尿药、肾上腺素受体拮抗剂和钙通道阻滞剂等，在产生降压效应的同时可慢性增强SNA，从而削弱降压药物的降压作用。这种情况在慢性给予降压药物的动物（犬）实验中也已被观察到。究其原因，可能由压力感受器的慢性卸载所致。因而在这种情况下，同时进行BA正好能抵消上述代偿性SNA增强，从而获得对高血压治疗的较好效果。原型Rheos系统的BA是通过围绕在每个颈动脉窦的血管周围空间植入刺激电极来实现的，导联体连接到脉冲发生器。内部植入式脉冲发生器可通过使用外部编程系统的射频控制完全编程。这允许全天受控的电流输送（强度、频率、脉冲持续时间），包括提供定制的压力感受性反射激活模式的选项。后来又开发出小型化电极的新型BA，尽量减少植入手术的入侵性。在动物实验中也观察到同样的现象，有人在以输注Ang Ⅱ引起高血压的犬给予慢性BA处理，发现其血浆NE水平是升高的，但其肾内NE溢出在高血压急性和慢性阶段均受到抑制。因为Ang Ⅱ通过中枢神经系统发挥增强交感传出的作用使血浆NE水平升高，这是很容易理解的；然而，作为RSNA间接指标的肾内NE溢出减少显然有悖于上述Ang Ⅱ的交感增强反应，因而推测这可能由压力感受性反射对RSNA的抑制所致。此后有人在对家兔压力感受性反射的慢性激活研究中观察到，在输注Ang Ⅱ引起的高血压急性和慢性阶段，连续记录的RSNA持续降低；并且在事先进行SAD的家兔中发现，上述RSNA抑制效应能被消除。可见，在由Ang Ⅱ引起的高血压期间RSNA的持续抑制的确是由动脉压力感受性反射的慢性激活所介导的。

为进一步证实压力感受性反射在高血压状态下的长期激活，有学者在犬科动物中使用Fos样(Fos-Li)蛋白免疫组化技术来确定压力感受性反射中枢通路中的神经元激活位点。与血压正常的对照组相比，在由慢性输注Ang Ⅱ引起高血压的犬中，其NTS和CVLM神经元的Fos-Li染色显著增加，而RVLM神经元的Fos-Li染色并不增加。显然，这与RVLM内前交感神经元的压力感受性反射抑制来自NTS和CVLM神经元的抑制性投射这一事实是相符的。此外，在肥胖引起的高血压6周后和颈动脉窦压力感受性反射的慢性激活期间，在犬科动物中观察到NTS和CVLM中相同的神经元激活模式。但是，肥胖犬的一个显著差异是RVLM神经元的Fos-Li染色也增加，表明投射到RVLM前交感神经元的兴奋性投射超过了压力感受性反射的抑制性输入，结果导致中枢交感传出的净增加。此外，在肥胖引起的高血压进展期间，压力感受性反射对SNA的抑制作用逐渐受损，因此随着肥胖从数周延长至数月甚至数年，压力感受性反射受损对SNA增强和高血压的发生发展所起的作用愈加显得重要。

考虑到肾排钠排尿在动脉血压长期调节中的重要作用，Lohmeier等对有、无肾神经支配的肾在Ang Ⅱ引起的高血压发展过程中钠排出量的时间变化进行了观察和比较。为了消除非神经机制的混杂效应，事先对实验动物（犬）的双侧肾神经支配进行一侧保留而另一侧去除的手术处理，同时将膀胱分隔为左、右两半，以便分别收集来自有和无肾神经支配的两侧单肾排出的24小时尿液。在钠摄入量保持不变的情况下，他们在有、无窦弓神经支配的情况下，测定了由Ang Ⅱ引起的高血压进展过程中的钠排泄反应。结果表明，在未输注Ang Ⅱ前的对照期间，两肾钠排出量大致相等。在输注Ang Ⅱ期间，两肾钠排出总量在经过开始时1～2天的减少后，在动脉血压升高时达到每日钠平衡。在整个高血压进展过程中，当压力感受性反射完整（即保留窦弓神经支配）时，有肾神经支配的那一侧肾，其钠排出量明显高于去肾神经支配的另一侧肾，表明压力感受性反射介导的RSNA抑制具有持续的促排钠作用。在此基础上，他们接着对实验动物施行SAD（即压力感受性反射不完整）处理，在SAD恢复数周后重复上述实验。结果与压力感受性反射完整时的情况相反，即在行SAD后，有肾神经支配的那一侧肾，其钠排出量减少到去肾神经支配的另一侧肾的钠排出量以下（图2-2-18）。这一反应与Ang Ⅱ的中枢作用，即增强SNA的结果是一致的。这一研究表明压力感受性反射在高血压时不会完全重调定，并且确实具有抑制RSNA并由此促进肾排钠排尿的持续作用，这可能是一种慢性代偿反应，实际上起到减弱由Ang Ⅱ引起的抗利钠利尿和抗高血压作用。

以上实验的不足之处是未能提供压力感受性反射减轻高血压（由Ang Ⅱ引起的）严重程度的定量分析数据。后来，Lohmeier等根据其他实验室的研究结果（主要为选择BA或SAD处理的持续时间，一般认为至少超过8天），比较了实验动物（犬）在接受BA或SAD处理3周时间过程中的平均动脉压改变。结果表明，在持续3周的BA过程中，其平均动脉压持续降低，降幅可达20mmHg，同时，全身NE溢出（作为中枢交感传出的间接指标）和心率也持续下降，分别可降45%和15次/分，且无

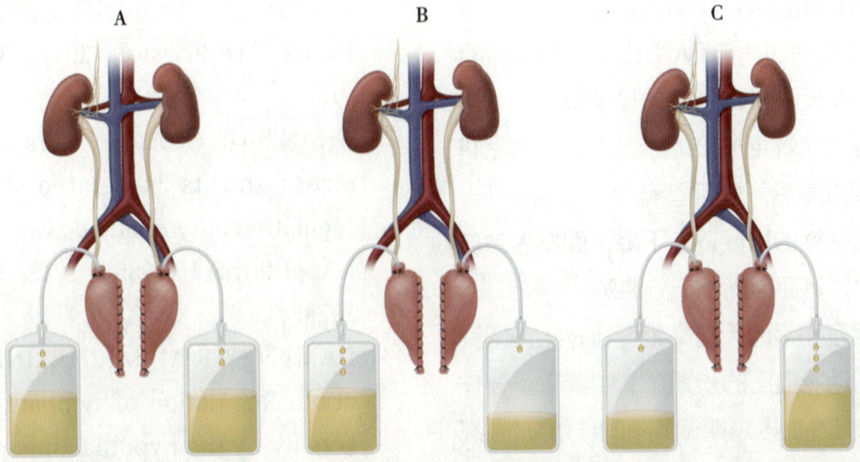

图2-2-18　保留和去除窦弓神经支配对肾在有、无肾神经支配情况下的排钠排尿影响示意图

注：于实验前对犬两侧肾神经支配行一侧保留而另一侧去除的手术处理，同时将膀胱分隔为左、右两半，分别收集来自有、无肾神经支配的两侧单肾排出的24小时尿液。A.未输注血管紧张素Ⅱ（Ang Ⅱ）前的对照期间，两肾排钠量大致平衡；B.输注Ang Ⅱ后引起高血压期间，保留窦弓神经对肾在有、无肾神经支配情况下的排钠排尿影响；C.在输注Ang Ⅱ后引起高血压期间，去除窦弓神经对肾在有、无肾神经支配情况下的排钠排尿影响。引自Lohmeier TE，Iliescu R.The baroreflex as a long-term controller of arterial pressure.Physiology，2015，30：148-158.

任何适应趋势。而在行SAD后的3周内，其平均动脉压仅在SAD后经历一个短暂的升高（不会超过1周），而后逐渐恢复到对照水平。可见，应用BA或SAD所获得的数据存在明显差异，由此而产生的观点也截然相反。应用SAD所提供的观点认为，血压在短暂升高后恢复正常可能是SNA发生中枢重调定或适应；而应用BA所提供的观点则认为，由于无任何适应趋势，所以中枢重调定不是一种重要的补偿机制。

此外，Lohmeier等还证实了BA对肾素分泌具有抑制作用，因而能通过对抗RAS而发挥其对动脉血压长期调节的作用。从理论上讲，当动脉血压降低达15mmHg时，通常可引起肾素分泌的急剧增加；但他们在对犬施行BA 7天后使MAP降低21mmHg的情况下仍未见血浆肾素活性的增加。由于分泌肾素的近球细胞受肾神经的支配，因而RSNA的抑制必然导致肾素分泌的抑制，这也可成为BA期间动脉血压降低的原因之一。但是，在慢性输注Ang Ⅱ引起高血压的犬，仅在BA第一小时内出现动脉血压的急性降低，而在随后的7天时间内血压降低程度逐渐减小。同样，在对犬慢性输注醛固酮引起高血压的实验中发现，BA的长期抗高血压作用也明显减弱。考虑到醛固酮对肾脏具有很强的保钠保水作用，而且它也是RAAS的成员之一，因而认为，虽然BA期间SNA的整体抑制对抵消Ang Ⅱ的外周缩血管作用较强，但对抵消RAAS的抗利钠利尿作用则较弱，从而导致其降压作用的减弱。可见，当RAAS激活且无法对神经抑制做出反应时，BA的利钠利尿作用及伴随的血压降低是有限的。

与应用BA的思路相反，Thrasher开发了一种压力感受器卸载模型，其方法是去除动物的主动脉弓和一侧颈动脉窦的神经支配，而另一侧颈动脉窦保留其神经支配，结扎该侧颈总动脉近端，使该侧颈动脉窦与体循环动脉相隔离。Thrasher在对犬的压力感受器卸载实验中观察到：在卸载前，体循环平均动脉压和颈动脉窦内压基本相同，均在正常范围内。在卸载的7天时间内，颈动脉窦内压则保持不变，而体循环平均动脉压可升高20mmHg以上，同时心率和血浆肾素活性也显著增加。当解除结扎以恢复该侧颈动脉窦区的正常血流后，以上观察指标均可恢复正常。这些结果表明，压力感受性反射参与动脉血压的长期调节，压力感受器的慢性卸载可产生神经源性高血压。与BA相比，这种虽未直接检测SNA，却能反映SNA增强的模型似乎与人类神经源性高血压的状况更加接近。但是，在随后将卸载时间延长到5周后，发现体循环平均动脉压、心率和血浆肾素活性的增量逐渐下降，即发生效应逐渐衰减的现象，其原因尚不十分清楚。

总之，根据已积累的大量文献资料，压力感受性反射在SNA和动脉血压的长期调节中具有重要作用（这并不排斥其在血压短期调节中的作用）。在高血压情况下，压力感受性反射活动是持续进行的。正因为如此，一旦压力感受性反射受损或其敏感性降低，其对中枢交感传出的抑制作用将减弱，从而导致血压升高和高血压的发生发展。有关压力感受性反射受损或其敏感性降低，本文已在前面第一和第二节有关心血管中枢结构和神经回路及神经递质和调质部分的多处有过叙述，特别是那些压力感受性反射反射弧中枢部分的脑区，如NTS、CVLM、RVLM、AP、PAG、AH和PVN等，以及可导致该反射受损或敏感性降低的神经递质和调质，如氨基酸类递质、RAS、VP、ANP、NO和ET等，甚至在第三节有关氧化应激和神经炎症中也提及ROS和PIC等促炎分子对该反射的损伤，这里就不再赘述。

（李　鹏　朱大年）

参考文献

[1] BENARROCH E E. Locus coeruleus [J]. Cell Tissue Res, 2018, 373 (1): 221-232.

[2] BIANCARDI V C, STRANAHAN A M, KRAUSE E G, et al. Cross talk between AT_1 receptors and Toll-like receptor 4 in microglia contributes to angiotensin II-derived ROS production in the hypothalamic paraventricular nucleus [J]. Am J Physiol Heart Circ Physiol, 2016, 310 (3): H404-415.

[3] CHAN S H, CHAN J Y. Brain stem oxidative stress and its associated signaling in the regulation of sympathetic vasomotor tone [J]. J Appl Physiol (1985), 2012, 113 (12): 1921-1928.

[4] DAMPNEY R A, MICHELINI L C, LI D P, et al. Regulation of sympathetic vasomotor activity by the hypothalamic paraventricular nucleus in normotensive and hypertensive states [J]. Am J Physiol Heart Circ Physiol, 2018, 315 (5): H1200-H1214.

[5] ELSAAFIEN K, DE KLOET A D, KRAUSE E G, et al. Brain angiotensin Type-1 and Type-2 receptors in physiological and hypertensive conditions: focus on neuroinflammation [J]. Curr Hypertens Rep, 2020, 22 (7): 48.

[6] GHALI M. The brainstem network controlling blood pressure: an important role for pressor sites in the caudal medulla and cervical spinal cord [J]. J Hypertens, 2017, 35 (10): 1938-1947.

[7] GOODCHILD A K, MOON E A. Maps of cardiovascular and respiratory regions of rat ventral medulla: focus on the caudal medulla [J]. J Chem Neuroanat, 2009, 38 (3): 209-221.

[8] HIROOKA Y. Oxidative stress in the cardiovascular center has a pivotal role in the sympathetic activation in hypertension [J]. Hypertens Res, 2011, 34 (4): 407-412.

[9] NAKAGAWA P, GOMEZ J, GROBE J L, et al. The renin-angiotensin system in the central nervous system and its role in blood pressure regulation [J]. Curr Hypertens Rep, 2020, 22 (1): 7.

[10] NUNES K P, DE OLIVEIRA A A, MOWRY F E, et al. Targeting toll-like receptor 4 signalling

pathways: can therapeutics pay the toll for hypertension? [J]. Br J Pharmacol, 2019, 176 (12) : 1864-1879.

[11] O'CONNOR A T, CLARK M A. Astrocytes and the renin-angiotensin system: relevance in disease pathogenesis [J]. Neurochem Res, 2018, 43 (7) : 1297-1307.

[12] SOFRONIEW M V. Astrocyte barriers to neurotoxic inflammation [J]. Nat Rev Neurosci, 2015, 16 (5) : 249-263.

[13] LOHMEIER T E, ILIESCU R. The baroreflex as a long-term controller of arterial pressure [J]. Physiology (Bethesda), 2015, 30 (2) : 148-158.

[14] WANG M, PAN W, XU Y, et al. Microglia-mediated neuroinflammation: a potential target for the treatment of cardiovascular diseases [J]. J Inflamm Res, 2022, 15: 3083-3094.

[15] XUE B, ZHANG Y, JOHNSON A K. Interactions of the brain renin-angiotensin system (RAS) and inflammation in the sensitization of hypertension [J]. Front Neurosci, 2020, 14: 650.

第三章
心血管系统动脉压力感受器与高血压

正常人的动脉血压维持于稳态水平，有赖于神经和体液机制的精细调控。机体调控动脉血压升高的机制主要包括交感神经系统（sympathetic nervous system）、肾素－血管紧张素－醛固酮系统（renin-angiotensin-aldosterone system，RAAS）和血管升压素系统。不同的生理或病理生理条件下，上述各系统在维持血压方面起着不同的作用，但其中以交感神经系统最为重要。动脉压力感受器反射（arterial baroreceptor reflex）是调控交感神经系统活动，影响肾素释放和调节血管升压素分泌的重要机制。动脉压力感受器反射就是通过调变上述三个系统之间的相互作用，得以维持动脉血压于正常水平。溯自1924年Hering首次描述颈动脉窦压力感受器反射以来，不少学者对此类反射的生理学和病理生理学进行过系统的阐述。机体内除动脉压力感受器外，还存在心肺压力感受器，它们在血压调节中也有重要作用。

第一节 动脉压力感受器及其反射效应

体内主要的动脉压力感受器分布在颈动脉窦（carotid sinus）和主动脉弓（aortic arc）区及其附近的动脉壁上，以颈动脉窦和主动脉弓的压力感受器最为集中，在生理功能上也最重要。

一、颈动脉窦压力感受器反射

（一）解剖和功能

颈动脉窦是颈内动脉起始部的一段膨大部分。在人类，颈动脉窦区包括颈总动脉分为颈内动脉和颈外动脉的分叉处（carotid artery bifurcation）及颈外动脉的近侧段。在大多数哺乳动物均为此，但反刍动物是例外，它们的枕动脉处具有压力感受器功能。

颈动脉窦处的管壁略薄而膨大，但其外膜发达，内含较多的胶原纤维，中膜内的平滑肌稀少，弹性纤维较多。在窦壁外膜深层，有大量密集的机械牵张敏感性的神经末梢，呈树枝状分布或形成特异的环层结构，这就是颈动脉窦压力感受器。少数压力感受器末梢可穿过外膜到达中膜。颈动脉窦压力感受器分为两类，第一类（Type Ⅰ）是直径较大有髓鞘的A类纤维，主要参与动脉血压的动态调节；第二类（Type Ⅱ）包括直径较小的A类纤维和无髓鞘的C类纤维，主要参与动脉血压的紧张性调节。

颈动脉窦区的传入神经为窦神经（或称颈动脉窦神经，Hering神经），它是舌咽神经的一个分支。窦神经是岩状神经节（petrosal ganglion）内假单极神经元的外周突，其中枢突随舌咽神经进入延髓，同孤束核（nucleus tractus solitarius，NTS）及其附近的神经元形成突触联系。以往认为窦神经中走行的传入纤维多数直径为3～5μm，少数为9～12μm。有研究指出，80%大鼠的窦神经是无髓鞘的。图2-3-1为动脉压力感受器及传入纤维解剖学示意图。

长期以来，生理学家们一直致力找寻颈动脉窦压力感受器的分子靶标。传统观点认为在感觉神经末梢上存在对机械牵张敏感的离子通道，当动脉血压快速升高时，可以引起动脉管壁的变形，从而激活机械敏感性的离子通道。近期研究表明，PIEZO1和PIEZO2两种机械敏感性离子通道一起参与动脉压力感受器反射的激活。应用遗传学方法同时敲

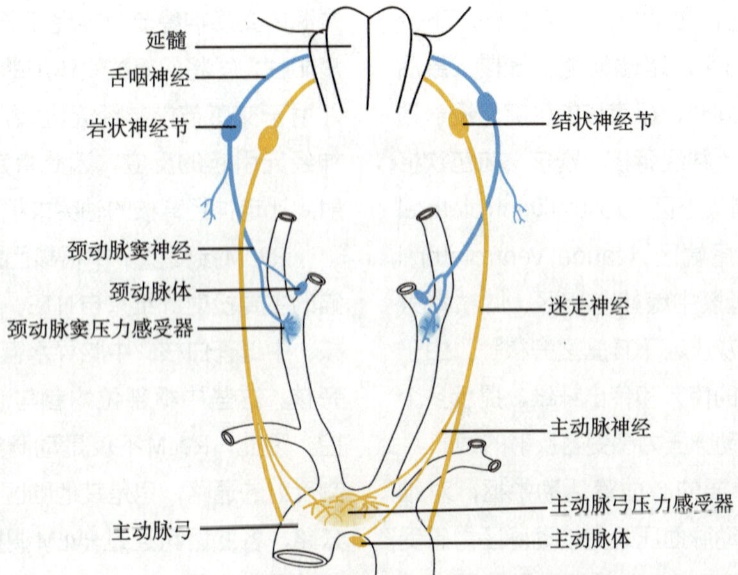

图2-3-1　动脉压力感受器及其传入神经示意图

除结状神经节（nodose ganglion）和岩状神经节上的PIEZO1和PIEZO2通道，能阻断药物诱发的动脉压力感受器反射。PIEZO通道缺乏的小鼠表现为高血压，而且血压波动较大，这与去除窦神经支配的动物和人的表现一致。因此，PIEZO1和PIEZO2通道很可能就是参与快速血压调节的动脉压力传感器。

（二）中枢途径

1．孤束核 是所有内脏感觉传入的第一级接替站。来自不同内脏感觉的传入纤维可投射到孤束核的不同区域。大鼠和家兔主动脉弓神经主要投射到孤束核的背内侧（dorsomedial subnucleus）和外侧亚核（lateral subnucleus），大鼠颈动脉体的传入纤维主要投射到连合亚核（commissural subnucleus）和内侧亚核（medial subnucleus），大鼠和猫的颈动脉窦的传入纤维投射到上述提及的所有亚核（内侧、外侧、背外侧和连合亚核）。窦神经的这种传入纤维大部分投射到同侧NTS，少部分到对侧，与NTS内的动脉压力感受器反射敏感性神经元形成突触联系。

内脏感觉的传入纤维可释放多种神经递质，包括氨基酸、单胺类和神经肽。用谷氨酸受体阻断剂可取消动脉压力感受器反射，而P物质（substance P）阻断剂并不影响此反射，因此，谷氨酸介导的兴奋性突触传递参与了动脉压力感受器反射。孤束核神经元上的谷氨酸受体包括离子型受体（ionotropic glutamate receptor）和代谢型受体（metabolic glutamate receptor）。离子型谷氨酸受体与离子通道偶联，形成受体通道复合物，介导快速生理反应，主要包括N-甲基-D-门冬氨酸（NMDA）受体和α-氨基-3-羟基-5-甲基-4-异噁唑丙酸（AMPA）受体。在孤束核微量注射NMDA受体阻断剂可减弱但不能取消刺激主动脉弓压力感受器诱发的心血管反射，而注射AMPA受体阻断剂可取消上述效应。因此，AMPA受体介导的快速突触传递主要参与了动脉压力感受器和孤束核第二级神经元（second-order neuron）之间的信息传递，而NMDA受体则主要发挥调节作用。此外，孤束核的γ-氨基丁酸（GABA）能中间神经元可通过调节兴奋性突触传递而影响动脉压力感受器反射。研究表明，血管紧张素Ⅱ能激活孤束核的内皮型一氧化氮合酶和增加一氧化氮产量，后者兴奋GABA能神经元，进而抑制动脉压力感受器反射。

除了接受内脏感觉传入，孤束核还接受多个

脑区广泛的纤维投射，包括皮质、杏仁核、下丘脑室旁核、脑桥的A5区，尾端延髓中缝核、最后区、延髓腹外侧区。同时，孤束核的轴突又投射到脊髓中间外侧柱、迷走神经背核、疑核、前包钦格复合体、延髓腹外侧头端区（rostral ventrolateral medulla，RVLM）和尾端区（caudal ventrolateral medulla，CVLM）、延髓中缝核、A5区、脑桥臂旁核、中脑导水管周围灰质、下丘脑室旁核等。由于孤束核存在这些广泛的传入和传出纤维，提示多个脑区通过孤束核参与动脉压力感受器反射的调节。

2. RVLM 是重要的心血管活动中枢，对维持交感神经紧张性和动脉血压及完成动脉压力感受器反射发挥关键作用。RVLM包括两种动脉压力感受器反射敏感性神经元群：一类是肾上腺素能的C1细胞群，此类神经元含有催化合成肾上腺素的苯乙胺-N位甲基转移酶（PNMT），另一类是不含PNMT的非肾上腺素能神经元。C1神经元群占延髓PNMT阳性细胞的72%，几乎所有的C1神经元均表达酪氨酸羟化酶和多巴胺羟化酶。大约1/3的C1神经元支配交感神经节前神经元，这些C1神经元密集地分布在RVLM区，即Sapru等命名的“升压区”（pressor area），注射兴奋性氨基酸可升高动脉血压。实际上，RVLM区的C1和非C1神经元放电活动均可被动脉压力感受器激活所减少或取消，提示这些神经元可能参与此反射。双侧RVLM内微量注射GABA受体拮抗剂荷包牡丹碱，能阻断或减弱由刺激动脉压力感受器所致的降压和交感抑制效应。因此，GABA可能是压力感受器反射通路中RVLM部位的递质。严格来说，RVLM区的动脉压力感受器反射敏感性神经元和C1神经元都不能称为“中枢交感调控神经元”，因为这些神经元除了支配交感节前神经元，还支配延髓、脑桥、中脑和下丘脑的许多区域。

C1和非C1神经元均表达2型谷氨酸转运体(VGLUT2)。有学者提出，C1神经元轴突末梢释放的递质不是肾上腺素而是谷氨酸，其根据是：①大多数C1神经元含有谷氨酸合成酶；② C1神经元与脊髓内交感神经节前神经元形成的突触呈谷氨酸免疫阳性；③将谷氨酸受体阻断剂4-羟基喹啉酸微量注射于交感节前神经元区域，得以阻断由刺激C1神经元引起的反应。因此肯定的是，C1神经元投射到迷走神经背核的轴突末梢释放的是谷氨酸。

RVLM接受多个中枢核团的投射。大鼠、兔和猫的主要投射纤维来自NTS、CVLM、Kölliker-Fuse核、中缝苍白核、中脑导水管周围灰质和下丘脑室旁核。这些中枢部位均参与心血管活动的中枢调控。因此，RVLM不仅是动脉压力感受器－交感抑制反射的通路，也是其他脑区调控交感系统的最后公路。各脑区可通过RVLM调控脊髓内交感神经节前神经元的活动。

3. CVLM 内有交感抑制神经元，它们有自发紧张性活动，主要负责交感神经活动和动脉血压的稳态调节。不少证据表明，CVLM神经元的作用在于抑制RVLM内交感兴奋神经元的活动。CVLM内一些神经元的轴突投射至RVLM，而又接受来自NTS神经元的支配；CVLM神经元受损引起的高血压，在毁损RVLM后不再出现；CVLM内微量注射谷氨酸引起其中的神经元兴奋后，可以抑制RVLM内压力敏感性神经元的活动。据近年来的研究，CVLM内有参与动脉压力感受器反射－交感抑制反射的中间神经元，很可能属GABA能，可直接投射至RVLM内的交感兴奋神经元。以往曾认为，这些交感抑制神经元是CVLM内A1神经元（去甲肾上腺能神经元）群的一部分。但最近不少研究指出，A1神经元群的作用是发出投射纤维，经一定的神经元转换而影响下丘脑内血管升压素神经元的活动。新近有学者报道，除CVLM内的降压区外，在紧靠RVLM尾侧、CVLM降压区头侧有一区域，称为延髓腹外侧中间区（intermediate ventrolateral medulla，IVLM），此区也是动脉压力感受器反射的重要组成部分。CVLM和IVLM神经元受抑制，甚至仅抑制IVLM神经元，均能显著减弱动脉压力感受器－血管运动反射。电生理实验证明，大鼠和家兔的CVLM和IVLM神经元，既能被逆向刺激RVLM所激活，也可由动脉压力感受器传入冲动所兴奋。经免疫组化方法显示，由动脉压力感受器传入冲动激活的神经元，位于CVLM和IVLM区内，且多数在IVLM，其中大多数不是A1神经元。CVLM内有些降压神经元不参与动脉压力感受器反射通路。CVLM神经元活动被抑制后的升压效应，远较单纯阻断动脉压力感受器传入冲动引起的升压效应明显。这些与动脉压力感受器无关的神经元多位于CVLM尾端。

值得提出的是：CVLM内A1神经元的去甲肾上腺素能纤维，经一定途径投射至下丘脑视上核（SON）和室旁核（PVN）内的大细胞型血管升压素分泌神经元，引起血管升压素（VP）释放。A1神经元兴奋可引起SON和PVN中VP分泌神经元放电频率增加；毁损A1区或抑制A1神经元的活动，则可阻遏由失血所致VP分泌增加。电生理学研究证明，动脉压力感受器被激活时，A1神经元放电减少；相反，则引起其放电增多。因此，A1神经元是动脉压力感受器调控VP分泌的重要组成部分。它们有紧张性活动，并不断受到来自GABA能神经元的抑制。

4. 迷走神经背核和疑核 NTS有密集的投射至迷走神经背核（dorsal motor nucleus of the vagus，DMNV）和疑核（nucleus ambiguus，NA）的纤维。这两个神经核是心迷走神经节前神经元所在部位，也就是动脉压力感受器——心迷走反射的重要中枢。在不同种属的动物，心迷走神经节前神经元的分布有差异，大鼠、猫、狗和猴的这类神经元位于NA和DMNV，兔的仅位于DMNV。心迷走节前神经元的轴突和心交感神经一起组成心神经丛，并与心交感神经节后纤维伴行入心脏。NA中的节前神经元可被电刺激NTS兴奋，又可被动脉压力感受器传入冲动激活。因此，动脉压力感受器的传入纤维不仅间接通过NTS中二级神经元再激活心迷走神经元，还可能通过与NA的直接单突触联系而兴奋心迷走神经元。刺激DMNV神经元，常导致心脏的负性变力作用；刺激NA则引起负性变时作用。该区神经元的激活由兴奋性氨基酸介导。

从以上叙述不难看出，至少有下列几个神经核团或区域是动脉压力感受器反射中枢通路最基本的组成部分：① NTS中的谷氨酸能神经元；② RVLM中的交感兴奋神经元（C1神经元）；③ CVLM和IVLM中的交感抑制神经元（GABA能神经元）；④NA和/或DMNV；⑤脊髓中间外侧柱的交感神经节前神经元。动脉压力感受器初级传入末梢与NTS神经元之间，以及NTS与CVLM神经元之间的神经递质，均为兴奋性氨基酸；CVLM与RVLM神经元之间的神经递质则为GABA；RVLM与脊髓IML神经元之间及NTS与疑核和/或迷走神经背核之间的递质，也是兴奋性氨基酸。图2-3-2为动脉压力感受器反射的基本反射弧。

（三）反射效应

颈动脉窦内压增高时，作为传入神经的窦神经放电增加。这些传入冲动上传至NTS，经换元后一方面投射至CVLM和IVLM中的交感抑制神经元，再由这些神经元发出短投射纤维，对RVLM中的交感兴奋神经元起抑制作用，经网状脊髓束下达至脊髓内交感神经节前神经元的兴奋性冲动减少，结果导致由交感性缩血管神经和心交感神经传出的冲动减少，引起外周血管扩张和心脏活动抑制；另一方面通过NTS对DMNV和NA的兴奋性投射，导致心迷走神经兴奋，结果使心率减慢和心肌收缩力减弱。这两方面共同作用的结果是外周血管阻力降低和心输出量减少，动脉血压随之下降。这是动脉压力感受器参与的降压反射（depressor reflex）的全过程，也就是动脉血压快速调节的负反馈机制。

颈动脉窦内血压如有所降低（如失血，由卧位急速转为直立位等），即所谓压力感受器卸荷（unload），引起传入神经减少，最终将出现与上述相反的传出效应，表现为动脉血压回升，以保证脑部等重要器官的血液供应。这实质上是颈动脉窦降压反射减弱的结果。

动物实验中常用夹闭双侧颈总动脉（颈动脉窦压力感受器卸荷）来诱发升压效应。切断两侧窦神经后，这一升压效应即行消失，提示此效应不是脑

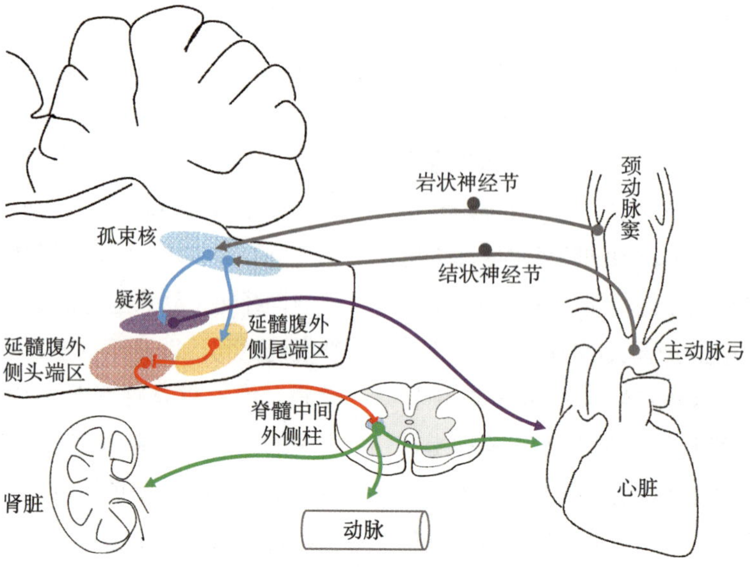

图 2-3-2　动脉压力感受器反射路径示意图

注：●，神经元细胞体。"→"，释放兴奋性递质的神经末梢；"–"，释放抑制性递质的神经末梢。

缺血所致，而是夹闭造成窦内压下降导致颈动脉窦反射减弱的结果。

为了便于理解，现将颈动脉压力感受器反射的传出效应归纳如下：①心率减慢：归因于心迷走神经传出活动明显增加和心交感神经传出活动轻度减少。②心肌及其传导组织内兴奋传导减慢：原因同上。③心肌收缩发生减弱：原因同上。④心输出量减少：主要由于心率减慢，部分由于心室肌收缩力减弱。⑤全身微动脉扩张：缘于交感性缩血管神经紧张性降低。体内各血管床在不同程度上参与此效应，招致总外周阻力降低。但以骨骼肌血管扩张最明显，肾血管扩张最少或几乎无反应，冠状动脉也有所扩张。由于体内各血管床的阻力变化不一，心输出量将被调配至骨骼肌而引起血流增加，肾血流和内脏血流几乎不变。⑥平均动脉压下降：主要因外周血管阻力降低，部分由于心输出量减少。⑦体循环静脉扩张：由于交感性缩血管神经活动减少。⑧肾上腺髓质分泌减少：由于支配肾上腺髓质的交感神经活动减弱。⑨RAAS活动下降：由于肾交感神经传出活动受抑制，继发地引起肾素释放减少，致使血管紧张素 II 和醛固酮的生成下降。

应当指出，副交感性舒血管神经不参与动脉压力感受器反射。长期以来，人们认为交感性胆碱能舒血管神经也不参与此反射活动。但是，新近有学者指出，如果窦内压极度增高，则支配骨骼肌血管的交感性胆碱能扩血管神经也将被激活，足以使肌肉血管床进一步扩张 15% ~ 20%。

二、主动脉弓压力感受器反射

（一）解剖和功能

主动脉弓（aortic arch）压力感受器位于主动脉弓及其附近的锁骨下动脉和头臂动脉根部。这些部位的血管壁较厚，与颈动脉处有所不同。压力感受器神经末梢也是位于主动脉的外膜。传入神经为主动脉神经，在迷走神经鞘中与迷走神经平行走行。家兔的主动脉神经独立成束，又称为降压神经。大鼠主动脉神经纤维进入动脉壁的外膜后，分成好几束，每束通常含有 1 ~ 2 根有髓纤维和 4 ~ 5 根无髓纤维。有髓纤维在接近外膜内层处脱去髓鞘，成为"髓前"轴突。由无髓轴突和"髓前"轴突的末梢形成不规则的曲张体，后者联合成"环"和"网"型非吻合的复杂结构，无髓轴突不规则地包绕在"髓前"轴突上。兔、猫和犬的主动脉压力感受器末梢也见于中膜。主动脉神经为结状神经节内双极细胞的外周突，其中枢突进入延髓后，同孤束核、疑核和迷走神经背核有突触联系。

（二）工作特性

与颈动脉窦压力感受器的工作特性基本相同。与窦区的压力感受器相比，主动脉弓压力感受器的灵敏度略低，这可能与所在部位管壁较厚，不易被压力变形有关。

（三）中枢途径

各种动物的主动脉神经中枢突，在NTS中的投射部位略有差异。大鼠和兔的轴突末梢，投射到NTS的背内侧亚核和外侧亚核，少数到达连合亚核；猫的则密集投射到NTS的背外侧亚核和内侧亚核。至于由NTS中的二级神经元到CVLM的投射，以及进一步的中枢通路和神经递质等，与窦神经的类同，不再赘述。

（四）反射效应

主动脉弓压力感受器反射的传出效应，大体上与颈动脉窦反射的相同。颈动脉窦和主动脉弓的功能差异仍存争议，一些学者认为颈动脉窦压力感受器的敏感性高于主动脉弓压力感受器，有些学者的发现正好相反，还有些学者认为二者没有功能差异。就主动脉弓压力感受器对心率调控而言，其作用较颈动脉窦反射为强。但两者对外周血管阻力的调控作用，则随实验条件的不同有所差异。如以非搏动性压力分别灌流颈动脉窦和主动脉弓压力感受器时，颈动脉窦反射对外周阻力的调控作用较强；以正常的脉动性压力灌流时，则两者的作用并无明显差异。但在人体进行的一些研究表明，主动脉压力感受器的反射作用，较颈动脉窦反射明显。

以上所介绍的绝大部分有关动脉压力感受器反射的资料均得自动物实验。这些资料基本上适用于人体。有学者在一例因颈部肿瘤做根除手术的患者，用常规电生理方法成功地记录到窦神经传入放电活动，并且在静脉滴注去甲肾上腺素引发血压升高时窦神经传入放电增加。Smyth等首先采用血管舒缩剂升降血压，以观察动脉压力感受器反射功能。具体方法是：对清醒的完整人体静脉注射少量药物（去氧肾上腺素或硝酸甘油）以诱发血压升高或降低，观察血压升降时动脉压力感受器反射性心率变化；将血压升降过程中各个血压值与其所对应的心率（或心动周期）绘成曲线，即为动脉压力感受器反射功能反射曲线（baroreflex function curve）。该曲线的斜率可用于反映压力感受器反射的敏感性。这种检测压力感受器功能的方法，不仅可用于人体，且较广泛地用于动物实验中。此法虽简单易行，但有其局限性：①观察的指标仅限于心率变化，无法了解外周血管阻力的变动，因而不能反映压力感受器反射效应的全貌；②所用的缩血管或舒血管药物，对心脏和血管有直接作用，将干扰反射效应。为了克服观察指标方面的不足，有学者以钨丝微电极记录人体下肢腓深神经中支配肌肉血管的交感神经电活动，借以观察静脉滴注血管舒缩剂引发的交感神经放电活动变化，从而能间接反映外周阻力的反射性效应。目前较常用于评定人体动脉压力感受器反射的技术，是颈部气室（neck chamber）法。该气室由一个紧密环绕颈部的项圈构成。当气室内压因施用正压而增高时，将导致颈动脉窦跨壁压下降，抑制压力感受器的活动；气室内压因抽吸而降低时，窦区的跨壁压增高，则可加强压力感受器活动。利用多导生理记录仪，即可观察压力感受器活动改变引发的一系列血流动力学参数的反射性变化。

三、动脉压力感受器反射的生理意义

颈动脉窦和主动脉弓压力感受器反射的生理作用是缓冲动脉血压急剧变动，故又有缓冲反射之称；作为此反射传入神经的窦神经和主动脉神经，可统称为缓冲神经（buffer nerves）。近年来，有些学者倾向于认为，动脉压力感受器反射在日常所担任的重要任务，与其说是防止血压过度升高，不如说是防止其降低。在压力感受器功能减退的病理条件下，如果人体从平卧位急速取直立姿势，则将因静脉血潴留于下肢，招致严重的直立性低血压。

如上文所述，无论在窦神经或主动脉神经中，均存在有髓和无髓传入纤维。这些传入纤维在压力感受器反射对血压的调节中所起的作用不同。在动物实验中，选择性地阻断颈动脉窦压力感受器A类传入神经纤维，引起压力感受器反射的敏感性明显降低，但血压的基础水平不变，表明主要是压力感受器反射对血压的动态调节作用减弱；阻断较细的A类纤维（A_δ）和无髓的C类纤维，则对压力感受器反射的影响不大，但可使基础血压显著升高，表明对血压的紧张性控制丧失。但是，这些是急性实验的结果，至于这些效应在长时间内和较生理的条件下能否维持下去，目前还不清楚。

有一个值得注意的问题，颈动脉窦区有来自颈上交感神经节节后纤维的传出神经支配。电刺激支配颈动脉窦的颈交感神经，或此神经被反射地激活，将易化压力感受器反射效应。据研究，颈交感神经可能以两种方式影响压力感受器活动：①末梢释放去甲肾上腺素作用于窦壁平滑肌，加强其张力，从而提高压力感受器对刺激的敏感性（间接作用），此作用由α肾上腺素能受体介导；②释放的递质直接作用于压力感受器神经末梢，引起其冲动发放增加（直接作用），此作用由β_2肾上腺素能受体介导。至于这种颈动脉窦压力感受器传出神经支配的生理意义，可能在于其敏化压力感受器降压反射，引起交感神经中枢抑制，以防止血压过度升高。

（何瑞荣　王　升　袁　芳）

第二节 心肺压力感受器及其反射效应

腔静脉、心房和心室壁，以及肺动脉主干上，均存在压力感受器（或称机械感受器）。这些感受器受刺激时，将反射地影响心血管功能及其他有关活动。

一、心脏机械感受器及其反射效应

此类心脏感受器按其所在部位，有心房感受器和心室感受器之分；如按其所联系的传入神经，则有交感性和副交感性（迷走性）。

（一）经由交感神经传入的心脏感受器

此类感受器广泛分布于各个心腔壁，以左心室为多。在交感性传入纤维中，以有髓纤维（A_δ）居多，少数为无髓纤维（C类）。有髓传入纤维有自发活动，显示一定的节律性；无髓纤维的放电稀少，且不规则。

感受器所在部位的流出道阻塞、输液或气囊充胀，均能引起传入放电增加；急性失血时放电减少。这些感受器受刺激后，对中枢心血管神经元有兴奋作用，反射地引起血压轻度增高和心率加快。冠脉闭塞诱发的心肌缺血，也可激活心交感传入神经末梢，反射地增强交感神经传出活动。有关这类感受器在心血管活动整合过程中的作用，尚有待阐明。

（二）经由迷走神经传入的心脏感受器

这类感受器的传入纤维有两种：一种为迷走有髓纤维，主要分布于心房壁和大静脉-心房交界部，其末梢位于心内膜中，属于无包囊末梢，为数相对较少；另一种为迷走神经无髓纤维网络，广泛分布于各心腔壁，数量较多。

1. 迷走神经有髓纤维传入的心房感受器 在所有心脏感受器中，对此类感受器研究得较深入。据Paintal的研究，此类感受器按其放电型式可分为三型：A型心房感受器——由心房收缩所激活，其放电频率在心房收缩时加快；B型心房感受器——在心房充盈期内激活，其放电频率决定于心房的绝对容积的变化率；中间型心房感受器——在心房收缩期和充盈期内均有猝发放电。三型心房感受器中，以B型占多数，A型次之，中间型最少。但有学者指出，各型心房感受器并无实质性差别，它们放电形式的不同决定其所承受的应力方式不同，因而很大程度上与感受器在心房壁所处部位有关。B型心房感受器为容量感受器（volume receptor），心房充盈是其自然刺激。凡能引起心房充盈的因素，均能使其放电频率增加。此类感受器的敏感程度，在不同的动物有差异，猴的显著地小于犬的。这一差异可能由其体姿所决定。

2. 迷走神经无髓纤维传入的心房感受器 这类感受器通常是静息的，或仅有稀疏的不规则放电。心房压力搏动和气囊充胀均可激活此类感受器。迄今，有关此类感受器的研究报道较少。

3. 迷走神经有髓纤维传入的心室感受器 感受器位于左、右心室的心内膜下，分布较稀疏。有自发的节律性放电活动，通常在心室收缩时放电增加。此类心室机械感受器的反射效应不甚明显。

4. 迷走神经无髓纤维传入的心室感受器 左、右心室壁上分布着大量迷走神经无髓末梢（C类），但以左心室为多。通常其放电稀少，且不规则。轻叩心外膜和心脏前、后负荷增大，则可引起这类感受器的放电活跃，且显示有节律性；心室收缩增强也往往使其放电频率增高。一些化学物质如藜芦碱和冠脉对比剂Renografin-76，也能激活心室的C类纤维。

以迷走神经为传入的心室感受器，类似动脉压力感受器一样，通过中枢途径对中枢心血管神经元呈现紧张性抑制作用。动物实验中电刺激心室的C类传入纤维时，常出现心动过缓、肾和肌肉血管阻力减少及较明显的血压降低。心动过缓几乎全是心迷走神经传出活动增加的结果，血管扩张则在于交感性缩血管神经活动的抑制。刺激左心室感受器的反射效应较显著，右心室感受器的效应小且不恒定；这差异似与左心室迷走神经C类传入纤维较多有关。与动脉压力感受器反射效应相比，左心室感受器的激活对心迷走神经传出活动和肾血管阻力的影响特别明显。此外，心房和心室感受器通过迷走神经的传入活动，还对肾素释放有紧张性抑制作用。

从上文不难看出，在诸多的机械感受器中，以迷走无髓神经传入的心室感受器对心血管活动的调控作用较明显。

二、肺动脉压力感受器及其反射效应

此类感受器位于肺动脉主干及其主要分支上，迷走神经为其传入神经。它们的功能和反射效应，基本上与动脉压力感受器的相同。肺动脉压增高时，反射地引起体循环动脉血压降低；肺动脉压降低，则出现相反的效应。有资料表明，充盈肺动脉主干及其分支，还可能诱发肺部血管的反射效应。

如欲了解人体心肺压力感受器的功能活动，则可在下部躯体施加负压（lower body negative pressure，LBNP）使此类感受器卸荷，或扩容以增加其负荷时，记录心率和肌肉交感神经活动的反射性变动。

（何瑞荣）

第三节 动脉压力感受器去神经支配与高血压

由颈动脉窦和主动脉弓压力感受器所诱发的压力感受器反射，是调控动脉血压的主要神经机制。此类反射的特点是增益高、时间常数短，可以快速有效地调控血压，减小其波动性。此外，动脉压力感受器对交感神经传出活动和血管升压素释放有紧张性抑制作用，因此可有效地防止动脉血压升高至高血压水平。动脉压力感受器机制究竟在高血压的发生和维持中起多大作用，这是生理科学工作者和临床科学家关注的问题。溯自1929年Koch和Mies的经典工作以来，不少学者报道在压力感受器去除神经支配后，将发生持久的高血压，这就是所谓的神经源性高血压（neurogenic hypertension），并将它归因于来自心血管中枢的交感神经传出活动急剧增多，导致心率加快和全身血管阻力增高。但是，随后的大量研究证明，对多种动物进行颈动脉窦-主动脉弓去除神经支配（sino-aortic denervation，SAD）后，仅引起血压波动性升高，并不产生持久高血压，SAD动物被认为是单纯血压

波动性升高的动物模型。

一、动脉压力感受器去神经支配术

颈动脉窦、主动脉弓和心肺压力感受器的传入神经支配分别为窦神经、主动脉神经和迷走神经。不同学者对压力感受器进行的去神经支配手术的基本形式相近。Cowley等在犬上进行的SAD手术有一定代表性。该手术是在麻醉下分两期进行。首先在无菌操作下开胸，将主动脉根部、左锁骨下动脉分叉远端3cm处、头臂动脉、右锁骨下动脉及两侧颈总动脉根部的外膜连同神经纤维仔细剥除，并切断左侧迷走神经和两侧喉返神经。在剥除外膜的动脉上涂布5%苯酚溶液，以使残留的神经纤维失活。上述手术后2～3周，采用同样的方法将两侧颈动脉窦区和颈总动脉远端3～4cm处去除神经支配，再将左侧颈部迷走-交感干切断。对右侧颈部迷走神经干仅切断其内侧束（即切断交感神经和主动脉神经，保留迷走神经）。主动脉内插入慢性留置导管，供监测血压。上述犬SAD手术方法，也适用于灵长动物猴和狒狒。

对大鼠进行SAD可按Krieger方法进行：先将两侧靠近迷走神经处的喉上神经切断，摘除两侧颈上交感节和一小段在神经节尾端的交感干，再切断两侧主动脉神经；这样可达到主动脉压力感受器去神经支配。颈动脉窦的去神经支配手术是仔细剥除两侧颈总动脉、颈总动脉分叉处、颈内动脉及颈外动脉各分支外膜上的神经末梢和结缔组织，再涂以10%苯酚溶液。经股动脉插入导管至胸主动脉内，以监测血压和心率。通常以静脉内注射去氧肾上腺素（2μg/kg）或硝普钠（5μg/kg）时不再能诱发压力感受器-心率反射，作为SAD手术彻底的评定方法。

二、动脉压力感受器去神经支配与血压变化

SAD动物是否会发生高血压，多年来已成为学者们争议的焦点。Ito等的研究发现，犬SAD后不仅发生动脉血压变异性显著增大，且出现持久高血压。不少学者先后在大鼠、兔和狒狒等SAD实验中观察到类似的结果。而Cowley的研究发现，犬SAD后仅发生短暂（为期1～2周）高血压，随后血压便下降至接近对照水平。这一结果已由Norman等在大鼠、Saito等在兔及Cornish和Gilmore在猴的SAD实验中得到进一步论证。上述两派学者之所以得出不同结论，可能与以下两方面有关：①SAD手术是否彻底，Schreihofer研究表明SAD不完全的大鼠出现血压升高，而SAD完全的大鼠血压没有任何变化，提示SAD手术是否彻底对血压有明显影响；②血压的测量时间，由于在24小时内血压有节律性波动（即血压的变异性），因此不同的观察时间点可能造成结果的不同，而且SAD后动物血压变异性增加，加剧了这一影响。

Alberto等在清醒大鼠研究发现，SAD 3天后大鼠平均动脉压略微升高，大约升高8mmHg，但是SAD 7～10天后大鼠血压又降低至正常，并且持续到SAD后7个月，然而心率并没有发生明显变化。近年来大量研究也都支持这一结论。虽然血压没有显著升高，但是从SAD后第1天起就引起血压波动（变异性）增加，并且至少可以持续到SAD后7个月。新近也有学者利用频谱法分析SAD对血压变异性的影响，然而SAD所致的血压波各个频谱成分中既有增加的，也有减小和不变的，说明SAD后不仅有血压变异性增大，还有血压的各频域成分发生复杂的重新调整。

中国学者缪朝玉等利用高血压和SAD动物模型开展了一系列研究。在正常大鼠SAD术后2周、16周和34周均只观察到血压波动性升高，血压平均水平保持不变。同样在自发性高血压大鼠（spontaneously hypertensive rats，SHR）上进行SAD手术后，仅出现血压波动性升高，血压平均水平依然保持不变。而且，无论在正常大鼠还是SHR，SAD后心率和心率波动性均不受影响。因此，SAD大鼠被认为是单纯血压波动性升高的动物模

型，并且单纯血压波动性升高能够引起心、肾等器官损伤。

关于SAD能否引起高血压的问题，其实质是动脉压力感受器反射是否在动脉血压的长时程调节（long-term regulation）中起重要作用，这一争论持续了很长时间。近些年的研究大多都认为SAD仅能增加血压波动，不能引起血压显著升高。因此研究结果支持动脉压力感受器反射仅在动脉血压的短时程调节（short-term regulation）中起重要作用，维持血压的稳定。

（何瑞荣　田彦明）

第四节
血压升高时动脉压力感受器反射的变化

各种类型高血压时压力感受器反射的变化，历来为学者们所关注。这种变化既可表现在动脉压力感受器反射效应方面（如反射性心率变化），又可表现在动脉压力感受器反射工作性能方面（如阈压、增益等的变动）。

一、高血压时动脉压力感受器反射性心率调节与血压调节不平行

高血压时反射性心率调节作用的减弱出现较早，且较为明显，甚至在临界性高血压或有高血压家族史但血压正常的青年人中即已存在，随着病程延长和血压升高幅度增大，反射性心率调节障碍加重；但动脉压力感受器对交感神经传出活动、外周血管阻力和动脉血压的反射性调节作用则无明显改变。因此，一些学者提出，单纯以动脉压力感受器-心率反射的增益，不足以全面地反映高血压时和某些生理状态下（如运动时）该反射对血压和整个心血管活动的调节功能。高血压时动脉压力感受器反射对心率和血压调节作用之所以分离，其可能的机制有：

其一，心脏与血管的自主神经支配不同，且压力感受器传入信息在中枢整合过程中有两种不同的总和方式。动脉压力感受器传入信息在中枢整合过程中，对心脏副交感神经活动的调节方式呈单纯相加总和（single additive summation），对心血管交感神经活动的传出调节则为明显的相互抑制或称相互闭塞性总和（mutual inhibition or mutual occlusive summation）。心脏受交感神经和副交感神经双重支配；动脉压力感受器的兴奋阈值在高血压时增高，增益减小，感受器传入信息减少，对心脏副交感活动的调节作用减弱，致使心率的反射性调节增益减小。血管主要受交感神经支配，且压力感受器传入信息在中枢以抑制性总和方式进行整合，因而在高血压时仍能有效地调节血管的活动。

其二，高血压时，反射中枢内发生选择性副交感神经活动调节障碍，单纯使心率反射性调节减弱，对心血管交感神经的反射性调节无明显影响。但有学者提出，高血压时压力感受器对心率调控的选择性障碍，是在于压力感受器反射传入环节异常，而中枢调控并无问题。

其三，长期高血压可导致心血管系统β-肾上腺素能受体反应性减弱，α_1-和α_2-肾上腺素能受体活性增高，缩血管效应加强；特别是慢性高血压时微动脉肥厚，其平滑肌成分增多，动脉血管壁厚度与管径的比值增加，这些血管结构的改变将使一定数量交感性缩血管冲动引起的外周效应被放大。

综上所述，高血压状态下压力感受器反射对心率和血压调节作用的不平行，可能是压力感受器敏感性、反射中枢和心血管效应器分别或同时发生改变所致。

二、高血压时动脉压力感受器的重调

各种类型高血压均可导致动脉压力感受器的重调（resetting）。这种重调可定义为感受器或其反射的调定点（set point）和工作范围上移，增益减小或不变。重调的幅度常随反射所调节的效应器、高血压类型和病程而异。

（一）重调的基本形式

高血压时压力感受器的重调有慢性和急性（快

速）重调之分。

1. 慢性重调 这种重调至少在血压增高数天后才发生，表现为压力感受器活动的阈压升高、对阈上压的敏感性降低及压力感受器反射功能曲线的右移。McCubbin等在记录肾性高血压（至少6周）犬和正常犬的主动脉神经和窦神经电活动的实验中，发现正常犬在平均动脉压（MAP）60mmHg时传入神经已发生放电；肾性高血压犬则在MAP高达120mmHg时方能诱发放电；血压升至240mmHg时，正常犬已呈现连续放电，高血压犬的放电形式则仍不变。这说明慢性肾性高血压犬压力感受器的调定点已设置在较高的血压水平上。

自发性高血压大鼠（SHR）是研究压力感受器重调的理想动物模型。该型大鼠在4～5周龄时血压常属正常，随后则渐趋升高，至11～12周龄时已达持久的高血压水平。SHR主动脉弓压力感受器的阈压为160～180mmHg，对照WKY大鼠的阈值则为80～120mmHg。这一观察结果在Dahl盐敏感性高血压大鼠实验中得到证实。Mancia等曾以颈部气室技术（见前文），研究了正常人和高血压患者的颈动脉窦压力感受器反射。正常人由颈动脉窦压力感受器活动减弱诱发的升压效应，大于该感受器活动增强所致的降压效应；在高血压患者则相反，降压效应大于升压效应，并且随着高血压程度加重，升压效应越趋减小，降压效应更趋明显。他们将高血压时反射效应的这种变化，归因于压力感受器功能曲线右移和调定点的移位。

最近MK Koike等在心肌梗死但并未心力衰竭的大鼠模型上观察到，在心肌梗死后7～30天伴随着血压下降，压力感受器功能曲线向低血压方向重调，此重调是完全和稳定的，但是与慢性高血压重调不同的是，此重调并不伴随压力感受器敏感性的下降。这一点可用于解释低血压大鼠正常的心率反射。

学者们一致的结论是：持久高血压时压力感受器发生的慢性重调，主要表现为阈压升高、敏感性（增益）降低和功能曲线向受抑制方面移位。特别应该指出的是，慢性重调时压力感受器阈压升高的幅度，与当时动脉血压增值相一致，也就是阈压的增值与血压的增值相当。

2. 急性重调 早在1958年McCubbin曾提出，血压升高后几小时内虽未观察到重调的发生，但可设想在高血压后不久重调过程即已开始。Krieger（1970）为了解血压刚开始变化时压力感受器的活动，采用膈下主动脉缩窄法在大鼠引发即时性高血压。他在实验中首先证明，大鼠在血压升高6小时后，主动脉压力感受器活动范围已上移，48小时后完成了重调的全过程。继而，一系列研究表明，动脉压力感受器的重调在血压变化数分钟内即可发生，称为急性（快速）重调。在大鼠离体的主动脉弓－主动脉神经制备上，通过改变主动脉内压和记录主动脉神经放电，观察到在主动脉内压升高3～5分钟时主动脉压力感受器就发生重调。Undesser等证实，清醒兔的主动脉压力感受器活动在血压升高15分钟时已出现重调，开始为阈压升高，功能曲线斜率有所增大，但主动脉神经的峰值放电活动不变；血压升高30～60分钟后，阈压不再进一步升高，功能曲线呈平行移位（表示斜率不变），但神经的峰值电活动减少。这一结果反映了压力感受器活动快速重调的一些基本特征：压力感受器的阈压在血压升高的头几分钟内即向血压变化的方向移位，其敏感性虽起初有所变化，但最后不变。因此，高血压时压力感受器的急性重调，主要表现为阈压升高，工作范围上移，功能曲线呈平行移位，而增益不变。Brunner（1992）等的实验也证实了这一点。急性重调是不完全的，只是部分重调，因为功能曲线的移位或阈压的变化通常只有动脉血压增值的15%～50%，因而压力感受器还能将动脉血压绝对水平变化的信息，不断地传递到中枢神经系统。图2-3-3为急性和慢性重调的示意图。

（二）压力感受器重调的可逆转性

压力感受器的重调过程是可逆转的。动脉血压恢复正常水平后，压力感受器活动的范围随之恢复到对照水平，传入冲动发放也趋于正常。对压力感受器重调的这种逆转过程，可看作其活动范围的再调定。重调逆转过程需时短，即使是持久高血压时的重调逆转也是如此。如给一组肾性高血压，6个月的大鼠取去肾动脉夹，血压恢复正常后48小时，主动脉压力感受器的活动范围已完全恢复正常。然而，也有学者报道，SHR压力感受器的重调，有时不能完全逆转。

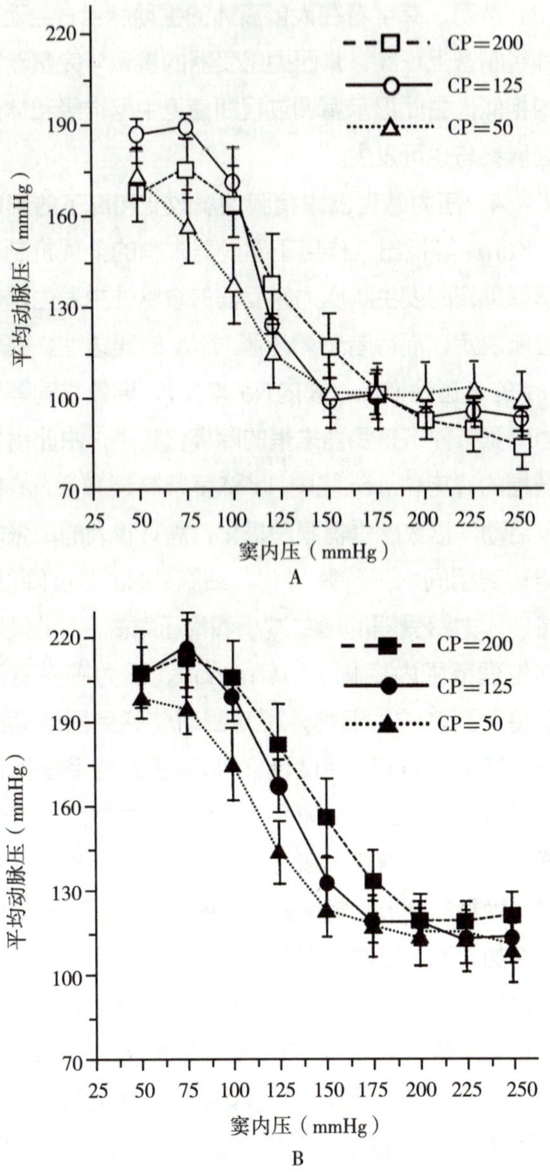

图2-3-3　压力感受性反射在高血压时的急性和慢性重调

注：在正常血压（图A）和高血压（图B）的犬，当窦内压分别设定在不同的三个压力值（CP，50mmHg、125mmHg和200mmHg）后，改变窦内压时引起血压变化的压力感受性反射功能曲线。在高血压组可见曲线明显向右移位（$P<0.01$）。

（三）重调的可能机制及其影响因素

高血压时压力感受器的重调，可能是血压变化引起的被动过程。Kezdi（1962）在慢性肾性高血压犬实验中，结扎一侧颈总动脉和颈内、外动脉，使该侧颈动脉窦免受高血压的直接影响，结果导致受保护侧的窦神经的活动不发生重调。据此他认为，引起动脉压力感受器重调的血压变化必须直接作用于感受器所在区域。不少研究者也提出，压力感受器活动的阈压变化方向，是由MAP的变化方向所决定。但血压变化与压力感受器重调这一因果关系之间的具体机制，迄今尚未充分阐明。现有如下几种假说：

1. 血管机械性能改变　血压升高将引起血管壁的劲度（stiffness）增加。慢性高血压时，由于血管壁肥厚，其可扩张性明显下降，需要更高的压力牵张管壁才能刺激压力感受器，致使其阈压增高和对阈上压的敏感性降低。但是有学者用一种高灵敏、高稳定的电离应变仪，对正常清醒大鼠和慢性肾性高血压大鼠的主动脉周径做了连续20天的监测，发现高血压大鼠主动脉的可扩张性依然正常。Andresen指出，压力感受器对压力的敏感性同血管的可扩性关系密切，而压力感受器的阈压则可能受其他机制调节。然而，Munch等则强调，不能排除高血压后血管壁机械性能发生长久或一过性变化，对压力感受器的敏感性有所影响。血管平滑肌张力的变化、黏弹性的松弛和动脉管壁结缔组织的“潜伸”（creep），有可能在重调特别是快速重调中起一定作用。

2. 血管壁组织学改变和感受器变性　Aars（1968）发现高血压兔的主动脉环形肌条较正常兔为厚，且有学者在光镜下观察到慢性肾性高血压兔的压力感受器神经末梢有损伤。因而提出，动脉壁组织结构改变和压力感受器变性，在压力感受器重调中可能有重要作用。但有学者在肾性高血压犬中未见有压力感受器神经末梢变性。根据持久性高血压动物在血压恢复正常后其重调会迅速逆转，以及急性重调的发生相当快速，很难设想在压力感受器重调与血管壁组织学改变、感受器变性之间有直接联系。

3．神经因素的影响 主动脉弓上有交感神经丛，但目前对其作用还不清楚；大多数动物（除大鼠以外）的颈动脉窦，接受来自颈上交感神经节的传出神经支配。据此，有学者推测重调可能是交感神经传出活动引起压力感受器敏感性改变所致。

McCubbin等（1956）曾推测，高血压时压力感受器重调的一个机制，可能是主动脉神经和窦神经中某些低阈值纤维（有髓的A类纤维）活动中断。在持久高血压时，低阈值纤维可能因疲劳不再发放冲动，仅有高阈值纤维（无髓的C类纤维）在活动。但是，Jones等（1977）的工作似不支持上述推测；他们记录了兔主动脉压力感受器的活动，观察到正常血压时有91%的有髓纤维和28%的无髓纤维在活动，肾性高血压时则两类纤维的活动率分别为100%和78%。Munch等的实验表明，对大鼠离体主动脉弓压力感受器的灌流压维持于120mmHg达30分钟后，主动脉神经中有髓纤维的阈压增高，引起压力感受器功能曲线右移。有学者指出，压力感受器有髓和无髓纤维末梢均可发生重调，其中以无髓纤维的适应过程快，重调较明显。还有学者认为有髓纤维参与快速重调，而无髓纤维可能在慢性高血压重调中起作用（Jones JV, 1997）。

在多种实验性高血压动物模型上证明，中枢机制在重调中也起重要作用。Gonales等（1983）比较了SHR和血压正常的WKY大鼠对电刺激主动脉神经时交感神经活动和血压的变化，发现SHR交感神经活动抑制和血压下降的程度不如WKY大鼠的明显，提示压力感受器反射的中枢机制发生障碍。进而有学者提出，SHR中枢神经系统内的肾素–血管紧张素系统功能亢进，与此型大鼠发生高血压和压力感受器反射障碍有关，因为在用血管紧张素转换酶抑制剂卡托普利（captopril）长期治疗后，即可防止压力感受器反射的障碍和高血压的发展。谭文等在清醒犬研究中枢机制在颈动脉窦压力感受器急性重调中的作用。他们在主动脉弓去除神经支配的清醒犬，将两侧颈动脉窦区暂时与全身循环隔离；当左侧窦内压由100mmHg升至140mmHg并维持20分钟后，该侧压力感受器即发生急性重调，表现为阈压和调定点增高及功能曲线右移；此时右侧窦区内压虽未改变，但该侧压力感受器的效应也发生重调。这项实验提示，在一侧压力感受器急性重调时，可通过中枢机制引起对侧压力感受器重调。然而，有学者在大鼠离体的主动脉弓–主动脉神经制备上证实，其压力感受器的重调与完整动物的相似，由此提示重调过程即使无中枢神经和体液因素参与也可发生。

4．压力感受器末梢膜性质改变和离子的影响 Kunze等指出，作用于感受器末梢的多种机制可解释重调的发生。压力感受器的敏感性由发生器电位所决定，而后者依赖于膜对Na^+的通透性。膜对Na^+的通透性增加（膜内Na^+增多），导致在同等压力牵张条件下感受器末梢的除极化较小，由此引发低幅的峰电位。细胞内Na^+浓度升高还激活Na^+-K^+泵活动，招致感受器膜超极化，需有较大的牵张才能达到相同水平的除极化。细胞外Na^+浓度降低，将使压力感受器的增益减小和阈压增高。Na^+只要在生理范围内变化5%（7mmol），压力感受器活动将受到影响。细胞外K^+增高可使感受器活动的阈压降低，低K^+则引起颈动脉窦压力感受器重调的幅度减小。Ca^{2+}和Mg^{2+}浓度增加可导致压力感受器反射的阈压增高和增益减小。据报道，压力感受器感受野的变形，将主要引起膜对一价阳离子的电导增加。高血压时平滑肌细胞膜对Na^+和K^+的通透性增加，血管平滑肌内Na^+增多。压力感受器的重调，可能是生电性Na^+泵活动增加所致。据Heesch等的研究，颈动脉窦压力感受器的急性重调可被哇巴因阻断，从而提示压力感受器末梢膜的生电性Na^+泵（electrogenic pump）在急性重调中起重要作用。至于压力感受器的活动及其重调，是否涉及牵张敏感性离子通道特性问题，有待于深入研究。

除了以上所说的机制，神经节水平的变化和

传出交感神经活性的特异性增高可能也参与了高血压时压力感受器反射的重调，后者的可能机制是一氧化氮和活性氧浓度增高造成了交感输出的增强。

（四）重调的生理意义

动脉压力感受器的重调，对生理和病理状态下的循环调控有重要意义。数秒至数分钟的血压短暂升高后发生的压力感受器急性重调，乍看起来似乎是不利的。但是，实际上并非如此。因为一旦血压-压力感受器活动的关系曲线呈平行右移，便能严格地限制高血压所引发的压力感受器活动持久增加。急性重调的好处就是将调定点或当时的血压水平保持在感受器功能曲线的最陡部位，使得压力感受器能围绕新的调定点敏捷地对血压急性变化做出反应。

传统观点认为压力感受器反射参与对血压的快速调节，而不影响慢性高血压的形成，但是最近有不同的观点提出来。有些学者在动物和人体实验中发现动脉压力感受器反射还参与对血压的慢性长期调控（Illig KA，2006；Wustmann K，2009）。在欧美，已有机构采用电刺激颈动脉窦应用于难治性高血压的治疗。相关机制可能归因于在电刺激传入通路时，压力感受器水平上发生的血压感知过程被忽略了，从而消除了压力感受器自身通过重置过程可能发生的慢性适应机制。此外，其机制还可能与抑制交感神经活动和促进尿钠排出有关。

机体生长和发展过程中压力感受器会发生重调，足以说明慢性重调的重要性。发育过程中血管的应变性和顺应性虽然增加，但压力感受器活动依然保持稳定。因此，机体成熟后压力感受器对应变的敏感性是降低的。如果感受器的敏感性不发生这种变化，则交感神经活动和动脉血压将在生长发育过程中出现进行性抑制。

三、高血压时心肺压力感受器反射的变化

（一）反射效应的增强

在多种动物中，动脉压力感受器和心肺压力感受器（以迷走神经传入）反射，对交感性缩血管神经传出活动有近乎相等的紧张性抑制作用。全身动脉血压升高将激活动脉压力感受器，而中心静脉压（心房、心室或肺循环大血管中压力）升高则可激活大多数心肺压力感受器。这两类（高压力和低压力）感受器的传入神经，会聚于NTS神经元上，对血管阻力有相互补充的调节作用。一旦其中一种反射机制的敏感性降低或消失，另一种反射机制的增益将增大。在取直立体位的条件下，动脉压力感受器和心肺压力感受器同时被卸荷，它们将协同地影响对外周血管阻力的反射性效应。以不同程度的模拟性体位应激（下部躯体负压）造成中心静脉压降低（心肺压力感受器卸荷）时，临界性高血压患者上肢血管阻力的反射性增高，要比血压正常的同龄人明显得多。临界性高血压患者在仰卧状态下，其心肺压力感受器反射对交感性缩血管神经传出活动的紧张性抑制作用加强。年轻的临界性高血压患者，因中心静脉压降低所致肌肉交感神经传出活动的反射性加强，约为正常年轻人的3倍。这些患者均有原发性高血压家族史，因此，这种反射效应加强可能是遗传所致，并可作为一种较早的生理学指标，提示其日后将发生原发性高血压。

综合以上资料，得以说明临界性高血压可招致心肺压力感受器反射增强。这种增强在幼年SHR特别明显，但此时动脉压力感受器反射仍属正常。

（二）可能的机制

目前对实验性高血压动物和高血压患者心肺压力感受器反射增强的机制，尚有待确定。可能的机制有：①如心脏充盈功能尚属正常，中心静脉（心房、心室）压升高则可导致心脏传入神经末梢的机械性变形明显，引起心脏压力感受器反射增强；②离子或体液因素对心肺压力感受器传入神经有敏化作用；③中枢对传入信息的整合过程发生改变；④神经节传递的易化。

（三）病理生理学意义

临界性高血压患者心肺压力感受器反射的增强，将促进血管扩张，使得夜间卧床（引起中心静

脉压增高）时全身动脉血压降低。但是，如果伴有心室舒张功能失调、左心室肥厚或服用β-肾上腺素能受体阻滞剂，则心脏机械感受器神经末梢出现变形障碍，以致上述增强了的反射效应将随之丧失。施行原位心脏移植不可避免地要切断心脏神经，结果导致在夜间不再发生常见的血压降低。高血压并伴有左心室肥厚的一些患者，夜间血压也不降低。(此外心肺感受器的传入冲动可抑制肾素、血管升压素的释放，这两种体液因素都对高血压有调节作用)。

（何瑞荣　刘宜先）

参考文献

[1] 何瑞荣. 心血管生理学 [M]. 北京：人民卫生出版社，1987.

[2] GUYENET P G, STORNETTA R L, BOCHORISHVILI G, et al. C1 neurons: the body's EMTs [J]. Am J Physiol Regul Integr Comp Physiol, 2013, 305 (3) : R187-204.

[3] PORZIONATO A, MACCHI V, STECCO C, et al. The Carotid sinus nerve-structure, function, and clinical implications [J]. Anat Rec (Hoboken), 2019, 302 (4) : 575-587.

[4] ZENG W Z, MARSHALL K L, MIN S, et al. PIEZOs mediate neuronal sensing of blood pressure and the baroreceptor reflex [J]. Science, 2018, 362 (6413) : 464-467.

[5] GUYENET P G. The sympathetic control of blood pressure [J]. Nat Rev Neurosci, 2006, 7 (5) : 335-346.

[6] DAMPNEY R A. Functional organization of central pathways regulating the cardiovascular system [J]. Physiol Rev, 1994, 74 (2) : 323-364.

[7] PATON J F, WANG S, POLSON J W, et al. Signalling across the blood brain barrier by angiotensin II: novel implications for neurogenic hypertension [J]. J Mol Med (Berl), 2008, 86 (6) : 705-710.

[8] WANG S, TESCHEMACHER A G, PATON J F, et al. Mechanism of nitric oxide action on inhibitory GABAergic signaling within the nucleus tractus solitarii [J]. FASEB J, 2006, 20 (9) : 1537-1539.

[9] KIRCHHEIM H R. Systemic arterial baroreceptor reflexes [J]. Physiol Rev, 1976, 56 (1) : 100-177.

[10] KUMADA M, TERUI N, KUWAKI T. Arterial baroreceptor reflex: its central and peripheral neural mechanisms [J]. Prog Neurobiol, 1990, 35 (5) : 331-361.

[11] MUNCH P A, ANDRESEN M C, BROWN A M. Rapid resetting of aortic baroreceptors in vitro [J]. Am J Physiol, 1983, 244 (5) : H672-680.

[12] RADAELLI A, MANCIA G, DE CARLINI C, et al. Patterns of cardiovascular variability after long-term sino-aortic denervation in unanesthetized adult rats [J]. Sci Rep, 2019, 9 (1) : 1232.

[13] WU F, FENG J Z, QIU Y H, et al. Activation of receptor for advanced glycation end products contributes to aortic remodeling and endothelial dysfunction in sinoaortic denervated rats [J]. Atherosclerosis, 2013, 229 (2) : 287-294.

[14] MIAO C Y, SU D F. The importance of blood pressure variability in rat aortic and left ventricular hypertrophy produced by sinoaortic denervation [J]. J Hypertens, 2002, 20 (9) : 1865-1872.

[15] FLUES K, MORAES-SILVA I C, MOSTARDA C, et al. Cardiac and pulmonary arterial remodeling after sinoaortic denervation in

normotensive rats [J]. Auton Neurosci, 2012, 166 (1-2): 47-53.

[16] GUYENET P G, STORNETTA R L, SOUZA G, et al. Neuronal networks in hypertension: recent advances [J]. Hypertension, 2020, 76 (2): 300-311.

[17] JOHNSON A K, XUE B. Central nervous system neuroplasticity and the sensitization of hypertension [J]. Nat Rev Nephrol, 2018, 14 (12): 750-766.

[18] KAREMAKER J M. An introduction into autonomic nervous function [J]. Physiol Meas, 2017, 38 (5): R89-R118.

[19] WEHRWEIN E A, ORER H S, BARMAN S M. Overview of the anatomy, physiology, and pharmacology of the autonomic nervous system [J]. Compr Physiol, 2016, 6 (3): 1239-1278.

[20] ITURRIAGA R, ALCAYAGA J, CHAPLEAU M W, et al. Carotid body chemoreceptors: physiology, pathology, and implications for health and disease [J]. Physiol Rev, 2021, 101 (3): 1177-1235.

[21] ZERA T, MORAES D, DA SILVA M P, et al. The logic of carotid body connectivity to the brain [J]. Physiology (Bethesda), 2019, 34 (4): 264-282.

[22] ILLIG K A, LEVY M, SANCHEZ L, et al. An implantable carotid sinus stimulator for drug-resistant hypertension: surgical technique and short-term outcome from the multicenter phase II Rheos feasibility trial [J]. J Vasc Surg, 2006, 44 (6): 1213-1218.

[23] WUSTMANN K, KUCERA J P, SCHEFFERS I, et al. Effects of chronic baroreceptor stimulation on the autonomic cardiovascular regulation in patients with drug-resistant arterial hypertension [J]. Hypertension, 2009, 54 (3): 530-536.

[24] BRUNNER M J, KLIGMAN M D. Rapid resetting of baroreflexes in hypertensive dogs [J]. Am J Physiol, 1992, 262 (5 Pt 2): H1508-H1514.

第四章
血管的发育、结构与功能

血管（blood vessel）是机体中血液流过的一系列管道，几乎遍布全身，人体仅角膜、毛发、指（趾）甲、牙质及上皮等处没有血管分布。血管是循环系统的重要组成部分，也是其他组织器官生存的基本前提。其主要功能是将心脏搏出的血液输送到全身的各个组织器官，以提供机体活动所需的各种营养物质，同时将代谢终产物或废物运回心脏，通过肺、肾等器官排出体外。血管还是一个重要的内分泌器官，其分泌的生物活性分子不仅参与调节血管的生理活动，维持血液的流动性及血液细胞的功能，还通过血液流动作用于远隔器官，调节多个器官系统的生理功能。各种理化因素及内外环境的改变都可造成血管功能或结构的损伤与改变，导致血管硬化、血栓、出血等病理改变，这些病理改变即为高血压、冠心病和脑卒中等心脑血管病的病理基础。因此，了解血管的结构特点、类型和功能，对于深入研究其生理功能和病变机制、有效地防治高血压等心血管疾病具有重要的意义。

第一节
血管的发育及解剖结构

血管的生物进化经历了从开管式循环系统到闭管式循环系统的发展过程。在无脊椎动物中，绝大多数节肢动物、多数软体动物等具有开管式循环系统。在开管式循环系统中，由于动脉直接开口于体腔，因此心脏收缩时，血液从动脉的开口直接进入体腔，使组织细胞都浸浴在血液之中，没有毛细血管将血液和细胞外液分隔开。开管式循环系统的血压很低，一般不超过5～10mmHg，血液重新分配的调节和血流速度很慢。从环节动物开始，出现了由中胚层发育而来的真体腔（也称次生体腔），形成了由背血管、腹血管、心脏和遍布全身的毛细血管组成的闭管式血液循环，将血液与细胞外液分隔开来。由于心血管系统形成了完整的管道，而且血管壁弹性大，能支持较高的血压，因此血压较高，血液重新分配的调节和血流速度也较快，能更有效地完成营养物质和代谢产物的运输。绝大多数脊椎动物都是闭管式的血液循环，鸟类和哺乳动物更是拥有相对独立的两套循环体系，即体循环和肺循环。本节将主要介绍血管系统的形成及血管的构造。

一、血管的发育

血管系统的发育是在一系列诱导和分化信号作用下发生的复杂生理过程，包括血管形成（vasculogenesis）和血管生成（angiogenesis）两种形式。血管形成是指血管通道从头形成的过程，在早期胚胎发育阶段启动并在胚胎和器官形成的初始期占主导地位。血管生成则指在已有血管的基础上生成新的血管，这种形式主要在出生后发挥作用。很多遗传学和表观遗传学机制参与到血管系统的早期发育中，而血管本身也会发出信号指导和调控周围非血管细胞的生长和分化，促进其他器官的发育。

（一）原始血管系统的发生

心血管系统是脊椎动物胚胎中最早形成具有功能的器官系统。血管形成的最初迹象出现在胚胎外的卵黄囊中胚层，其中的成血－血管细胞（hemangioblast）密集成团，称为血岛（blood island）。血岛逐渐分化成外围的扁平细胞和内部核心的圆形细胞，前者进一步发育为内皮，后者则成为血液。随后血岛逐渐从胚外区域进入到间充质前端和中胚层后侧部的胚胎中。邻近的血岛彼此融合，并接合成为比较长的通道。这些内皮管道不断以出芽的方式向外延伸，与相邻血岛形成的内皮管道相互融合，最终在胚体内外的间充质中形成一个弥散的内皮管网，造血干细胞进入胚体内，胚胎的早期血液循环即告建立。与此同时，胚胎内的中胚层近侧部的细胞围绕着体轴对称排布形成前心内膜管，这些管结构在前部融合、延长，并分裂成腹大动脉，在头端形成一个环状结构之后，向后部延伸成为两条对称的背主动脉。这两条背主动脉将在以后的发育中合并成一条血管。在背主动脉形成的同时，迁移来的成血管前体细胞分化形成主静脉。背主动脉紧邻脊索的腹侧，而后侧的主静脉则紧挨着内胚层主体的背侧。血流从心脏尾端经背主动脉流出，并经后部的主静脉从头端返回心脏。在鸟类和哺乳类动物胚胎中，循环建立初期，每条轴向的血管是由血管细胞形成相对松散的结构，在发生结构重塑后才逐渐形成了界限分明的单支血管。

（二）原始血管系统的建立

1．动脉的发育 心脏和动脉都由中胚层胚芽发育而来（此处含有平滑肌）。从中胚层开始分化为循环系统各个部分之初，动脉即开始形成，循环也随着心脏的跳动而开始启动。在发育的初始阶段，动脉即开始形成于咽弓，并随着周围环境的变化而不断变化，以维持出芽生长。在9个月的妊娠期内，每条咽弓都演化为一条特异的动脉段。胚胎与母体之间有共享的循环，形成独特的血液流通方式。子宫动脉将血液从母体输送到胎盘，把氧气提供给胎儿。胎儿的心脏也拥有独特的血液流通路径，血液不经肺脏而是通过母体发生氧合。胎儿的主动脉和肺动脉之间有一条连通的管道，称为动脉导管（ductus arteriosus），这条导管使血液越过肺脏直接在两条动脉之间流动，因为胚胎期的肺脏还没有发挥功能。

2．原始动脉系统 由心内膜管发出一对背主动脉（dorsal aorta），以后从咽至尾端合并为一条，沿途发出许多分支。从腹侧发出数对卵黄动脉（vitelline artery）和一对脐动脉（umbilical artery），卵黄动脉分布于卵黄囊，脐动脉经体带分布于绒毛膜。胚胎的头端有6对弓动脉（aortic arch），分别穿行于相应的鳃弓内，连接背主动脉与心管头端膨大的动脉囊。

3．原始静脉系统 包括一对前主静脉（anterior cardinal vein），收集上半身的血液；一对后主静脉（posterior cardinal vein），收集下半身的血液。两侧的前、后主静脉分别汇合形成左右总主静脉（common cardinal vein），分别开口于心管尾端静脉窦的左、右角。卵黄静脉（vitelline vein）和脐静脉（umbilical vein）各一对，分别来自卵黄囊和绒毛膜，均回流入静脉窦。

4．胚胎期血液循环的建立 口咽膜是胚胎早期的结构，它的头侧有围心腔，围心腔脏壁的中胚层内有成血管细胞。人胚胎的第18～19天，这些成血管细胞依次形成生心区、生心索和心管。心管与上述的动、静脉系统和内皮管网彼此连通，分别形成卵黄循环、脐循环和胚体循环三套胎血液循环。卵黄循环的血液从心管依次流经腹主动脉、弓动脉、背主动脉、卵黄动脉，然后经卵黄静脉返回心管；脐循环从心管到腹主动脉、弓动脉、背主动脉、脐动脉，再经脐静脉回到心管；胚体循环的血液从心管流经腹主动脉、弓动脉、背主动脉，再从前主、后主静脉和总主静脉返回心管。卵黄循环仅存在一段时间，脐循环在出生时即终止，而胚体循环将终生存在。

（三）主要动、静脉的演化

弓动脉均从动脉窦发出，先后共发出6对，分别走行于各对鳃弓内，与同侧的背主动脉连通。6对弓动脉并不同时存在，常常是后1对出现时，前1对已退化消失或发生演变。其中左、右第3、4、6弓动脉及其分支分别形成左、右颈总动脉、颈外动脉和颈内动脉、主动脉弓、左、右锁骨下动脉、头臂干以及左、右肺动脉等邻近心脏的大动脉。其余的弓动脉则退化消失。值得注意的是，左第6弓动脉的远侧段保留，连接于左肺动脉与主动脉之间，即动脉导管，胎儿出生后闭锁成为动脉韧带，出生后3个月达到解剖关闭。如果届时未能关闭，即为动脉导管未闭。

肝形成后，右卵黄静脉头端成为下腔静脉的终末部，余下近肝段形成肝静脉。左卵黄静脉头段消失，左右卵黄静脉的尾段分支则吻合，发育形成门静脉。整个右脐静脉及左脐静脉在肝与静脉窦之间的一段退化消失，而脐至肝的一段则一直保留至出生。左、右前主静脉之间有一吻合支形成，它从左至右呈斜向走行，左前主静脉的血液可经此吻合支流入右前主静脉。吻合支发育成为左头臂静脉，右前主静脉的近侧段和右总主静脉发育成为上腔静脉。

（四）血管发育的形式

如前所述，血管发育主要有两种形式：血管形成和血管生成。血管形成是指由中胚层前体细胞（成血管细胞）从头形成血管的过程，血管发育的初期主要以这种形式为主。血管形成分为两种类型：Ⅰ型是指血管由位于原位的成血管细胞发育而来；Ⅱ型则由远隔部位的成血管细胞单个或成团迁移到特定部位形成血管。背主动脉的形成符合Ⅰ型，而心内膜、腹大动脉和后主静脉的发育则属于Ⅱ型。再晚些时候，血管树开始在已有血管的基础上通过出芽、细胞分裂、迁移和内皮细胞排列组装等方式形成新的血管，这种形式称为血管生成。在血管生成过程中，迁移来的细胞附着于原有的细胞簇尖端出芽生长，随着新芽的延长，形成了明确的区域，如迁移区、增殖区、分化区（管腔形成）和稳定区（基底膜形成，周细胞的募集补充）等。中胚层和内胚层来源的器官如心脏、肺、胰腺和肝脏的血管的建立是由血管形成和血管生成两种机制共同完成的；而外胚层来源的器官如脑、肾脏、甲状腺和肢芽的血管主要通过血管生成的机制建立。另外，在肺和骨骼肌等器官组织，还有一种非出芽的血管生长机制，称为套叠式微血管生长(intussusceptive microvascular growth，IMG)，在血管系统的扩展中发挥了重要作用。IMG不依赖于局部的内皮细胞增殖，而是由间质细胞柱插入已有血管的管腔形成的。

（五）血管腔的形成和血管类型的发育

1856年，Billroth描述了一种细胞间管道形成的方式，即在内皮细胞彼此黏附形成实体索结构后，相邻细胞的细胞膜之间产生空隙，逐渐形成管腔。1920年，Sabin发现从细胞内也可以形成管道，这种管道是由于细胞内过度空泡化，然后这些空泡彼此融合，又与对面的细胞膜融合而形成的。后来又有研究者发现在细胞内管道形成过程中，存在一些所谓的“无缝”内皮细胞，它们可被血管腔打孔，这些细胞形成细胞质连续体，围绕着血管腔。

20世纪初，一些研究者认为血管内的血液体积决定了该血管是继续保持毛细血管的特性还是萎缩闭合，或者扩张形成小静脉或小动脉。1971年，Gonzales-Crussi提出血管的细胞分化是由脉动血压的稳步升高决定的，1973年，Girard又提出流体静压可能是血管成熟过程中的重要因素。

（六）血管的分支、“修剪”和重塑

整个血管系统的大体解剖显示血管的分支模式具有高度的再现性，第一个和第二个分支的位置都仿佛是精确设计的，而且每个器官都有特异性的血管分布模式。例如，供应头部、内脏和腿部的动脉都有固定的分支部位、分支角度、曲度和大小级别。第二个分支一般也发生在特定的部位，但由血管生成方式发育而来的微血管则没有一定之规。为什么血管分支会表现出如此高的再现性呢？Kurz等证实鸟类胚外循环的血管分叉指数符合最优值。血管分叉发生在动脉生成时期，被定义为在已有动脉的基础上发育出附加动脉，需要内皮细胞和平滑肌细胞增殖方可实现。事实证明，这一过程并不是血管的被动扩张，而是主动的增殖和重塑。

纵观整个发育过程，血管的形成一直经历着密集的“修剪”、规整和重塑，伴随着血管管道的出现、消失、血管间连接的割断及再连接。低血流和营养缺乏或其他环境因素诱发大量细胞死亡，从而使血管被修剪掉。

血管系统的发育会根据胚胎生长的需要进行动态的调整，这种动态的调整是通过血管的重塑实现

的。重塑包括新血管的生长和其他血管的退化。在血管形成的最初阶段，血管丛是由同等大小的血管组成的，后来更大和更小的血管逐渐出现。血管重塑表现为较小的血管相互融合成更大的血管，比如成对的动脉融合成一条，或者较大的血管分裂为较小的血管，或者血管间建立新的连接，如连接两条动脉的冠状血管。其他的例子还包括随着眼球玻璃体的发育，如脉管系统发生退化、前软骨区毛细血管退化（以便软骨分化）等。

（七）动、静脉的特异性发育和分化

胚胎早期，由于内皮周围的支撑细胞还没有补充到血管中，动脉和静脉在形态上是无法分辨的。较早期的研究认为动脉和静脉的分化是由血流动力学调控的，使它们从最初的血管丛被塑造成为不同类型。Thoma观察到承载较多血液的血管变宽，而血液极少的血管则逐渐退化。Murray认为血管对血流的适应是为了使剪切力达到最优化。这些研究说明血流能够改变动脉的管腔直径。后来的研究者通过追踪单个成血管细胞发现，与预期相反，某一个成血管细胞的所有后代细胞要么形成动脉，要么形成静脉，绝不会两者都形成。也就是说，每一个成血管细胞都已经被明确规定了其日后是形成动脉还是静脉。Le Noble等利用延时视频显微镜系统观察了发育中的鸡胚卵黄囊的动-静脉分化过程。他们发现在血液开始流动之前，表达动脉和静脉标志物的内皮细胞分别位于后-动脉和前-静脉极。如果用金属钳夹住动脉，然后提起动脉，使钳夹部位远端的动脉血流消失，这部分动脉会从形态上转化为静脉，当移去金属钳使动脉血流恢复后，其动脉标志物会重新表达，说明基因决定的内皮细胞归宿是可变的，而且可被血流动力学因素调控。

很多树状分级分支结构如肾、肺、乳腺都是通过不断分支形成的，即通过向外生长使得分支越来越小，最后形成盲端。虽然血管也表现为明显的树状分级，但是动脉树和静脉树并不形成盲端，而是通过毛细血管相连。这种构架很可能暗示着某种独特的发育机制。近年来的研究发现，动脉树往往呈现反向生长，即最初的动脉内皮细胞分化发生在动脉血管之外，这些前动脉细胞沿着迁移通道，从较小的动脉形成较大的动脉，逐渐建立起树状结构，这一过程由血流动力学因素控制。也就是说，动脉可以通过向内生长和彼此接合形成树状结构。

（八）动脉管壁平滑肌细胞和细胞外基质的发育

尽管整个动脉系统的平滑肌细胞所表达的标志物非常相近，但是不同血管甚至不同区域的平滑肌细胞的来源却不尽相同。根据细胞谱系追踪研究的结果，成人主动脉根部、弓部和降部的平滑肌细胞分别来源于第二心脏区、神经嵴和前体节中胚层。除主动脉弓外，脑血管的平滑肌细胞也来源于神经嵴。就大多数器官而言，一般都认为局部间充质是血管平滑肌细胞的主要来源，如肺动脉平滑肌细胞，而浆膜间皮则被证实是肠血管平滑肌细胞的重要来源。当随着血管发育，“前”平滑肌细胞被招募到内皮管中之后，这些细胞必须排列成功能层并进一步分化。在有多层平滑肌的动脉中，细胞按径向方式排列，由内向外逐层进行塑形和表达标志物。这种径向排列的方式受很多机制调控，包括内皮细胞来源的成形素（morphogen，意为多细胞动物形态形成过程中，具有给予细胞位置信号作用的化学物质，如PDGF-B）、Jagged1-Notch介导的横向感应和细胞迁移等。另外，转化生长因子（transforming growth factor，TGF）β在平滑肌细胞分化过程中发挥了关键作用。当平滑肌细胞完成发育后，它们的迁移、增殖和血管外基质合成功能下调，但是这种相对的静止状态是可逆的。在损伤或疾病发生时，成熟的平滑肌细胞能进行表型调整，其形态、基因表达及增殖和迁移率会发生明显的变化。也就是说，平滑肌细胞存在于一种介于分化的可收缩状态和未分化的高迁移和增殖合成状态之间的连续体中。

细胞外基质（extracellular matrix，ECM）是血管壁的重要组成部分，为血管提供了弹性（主要通过弹性片层/弹性板）和抗张强度（主要通过

胶原纤维)。除占大动脉干重约50%的弹性蛋白和胶原外，细胞外基质还包括微纤维、纤维连接蛋白、蛋白多糖和糖蛋白。小鼠主动脉的表达谱分析表明，在胚胎第14天多数细胞外基质成分都有表达，以后它们的mRNA水平继续增高，直至出生后7～14天达到高峰。在接下来的几个月中，血管外基质转录本水平降低，并在成年后维持在较低水平。在内稳态条件下，细胞外基质蛋白通常都十分稳定，特别是弹性纤维，其半衰期据信达50～70年。

（九）周细胞的发育

周细胞是毛细血管的壁细胞，嵌在血管壁表面内皮细胞的基底膜中。细胞谱系追踪研究提示中枢神经系统和甲状腺的血管壁细胞来源于神经外胚层，其他器官的血管壁细胞来源于中胚层。在发育过程中，新生的内皮细胞管通过PDGF-B介导的信号通路招募周细胞，以稳定血管。PDGF-B由内皮细胞管前端的内皮细胞分泌，其信号通过周细胞的PDGF受体（PDGFR）-β诱导周细胞增殖和迁移。*Pdgfrb*缺失的小鼠毛细血管中周细胞显著减少，内皮细胞过度增殖。周细胞补充到血管壁后使内皮细胞管稳定的分子机制尚未完全明确，其中Angiopoietin-1/Tie-2信号通路可能起了一定作用。

（十）血流动力学因素和氧的调节作用

血管腔表面长期接受血流动力的作用，其中最主要的是剪切力，剪切力是血流作用于内皮细胞表面的切应力。剪切力增加可以使毛细血管扩张但不发出新的分支，而来自管腔的刺激可促使血管出芽。剪切力被认为是动脉生成背后的驱动力，因为它能使血管的内径增大，令更多的血流经过，从而能够经受更大的剪切应力。血流对血管分支也至关重要。血流动力学因素的变化能够使血管分支角度调整到最优状态。此外，血流动力在新生血管网的再塑形中也发挥了重要作用，这可能是由于剪切应力变化促使血管生成信号释放引起的。

氧张力是新生血管生长的关键因素，低氧区域血管生成分子如VEGF-A表达增加，而且低氧本身也会刺激血管形成。低氧及后续的低氧诱导因子-1α（hypoxia inducible factor-1α，HIF-1α）的变化能激活VEGF-A和间质细胞来源的因子-1（stromal cell-derived Faceor-1，SDF-1），它们能在血管形成过程中促进内皮细胞前体细胞的迁移。

正常的血管形态、功能和血液运输线路及适当的血压是保证其他器官系统生存的基础，因此血管的发育在时序上要早于其他器官，其重要性也毋庸置疑。血管系统的形成必须遵循严格的时空顺序进行，其调控非常精准严密。NOTCH信号通路、Rho GTP酶家族、血管内皮生长因子（vascular endothelial growth factor，VEGF）、碱性成纤维细胞生长因子（basic fibroblast growth factor，bFGF）、Rac1及一些miRNAs如miR-126、miR-143、miR-145等都在其中发挥了至关重要的作用。

二、血管的解剖结构

除最小的毛细血管外，其他各种类型的血管都由三层被膜（tunica）构成：血管内膜（tunica intima）、血管中膜（tunica media）和血管外膜（tunica externa）。它们围成传输血液的管腔，即血管腔（图2-4-1）。

（一）血管内膜

血管内膜是指最内侧的、与血管内血液直接接触的血管膜，包含单层扁平上皮细胞组成的血管内

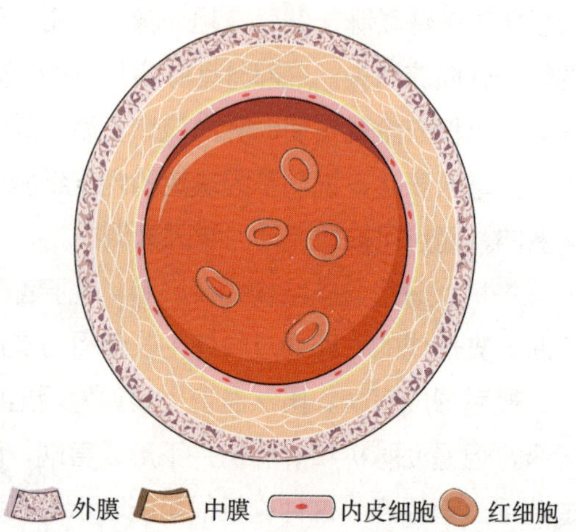

图2-4-1　血管结构示意图

皮。它们包绕着所有血管的管腔并与心内膜相连。一个成年人的内皮大约含有10^{13}个内皮细胞，这些扁平上皮细胞之间连接紧密，构成光滑的表层，从而减小血液流经血管腔时的摩擦阻力。在大多数血管中，内膜由内皮、基底膜和内皮下无细胞层构成。但成年人的大动脉内膜除了内皮细胞外，还包含平滑肌细胞，偶尔也有少量淋巴细胞或单核细胞。在某些实验动物的主动脉内膜中还发现有间质细胞和巨噬细胞存在。

(1) 内皮细胞：在相当长时间，内皮细胞仅仅被当作血液成分的一种半通透性屏障。随着研究的不断深入，人们发现内皮细胞在血管系统中的作用要复杂得多。它们能够合成许多重要的因子，如血管舒张因子，包括一氧化氮、前列环素I2、超极化因子等，血管收缩因子，包括内皮素-1、血栓素A2等；其他血管活性因子，包括白介素、集落刺激因子1、血管紧张素II；组织型纤溶酶原激活剂、纤溶酶原抑制剂、超氧阴离子、血管性假血友病因子等。这些生物活性物质调节血管的收缩、舒张、血栓形成，参与炎症反应和免疫反应，维持血管内稳态。内皮细胞还能合成多种糖蛋白并释放到血管外基质中。在成熟的血管中，内皮细胞一般处于静止状态，除非接收到促血管生成信号才会重新增殖。

(2) 内弹性膜：有的动脉的血管内膜通过一层弹性蛋白与中膜分隔开来，这层弹性蛋白称为内弹性膜，其中包含一些密度不等的小窗。内弹性膜与血管壁的弹性回弹功能有关，有助于维持血压。紧邻内弹性膜的糖蛋白参与调节补体和凝血途径。内弹性膜中的小窗可允许血管中的营养物质扩散到邻近的组织中。此外，细胞也可以通过小窗在内膜和中膜之间迁移，这也是很多病理条件下平滑肌细胞进入内膜的一条路径。

（二）血管中膜

血管中膜由规则环绕的平滑肌细胞和弹性蛋白层构成。根据超微结构和功能状态，血管平滑肌细胞分为两类：收缩型和合成型。收缩型的平滑肌细胞超微结构表现为富含肌纤维，少量的粗面内质网和高尔基体，游离核糖体少见，具有高收缩性，细胞不增殖或迁移；相反，合成型平滑肌细胞则具有完全相反的特点，富含合成型细胞器，细胞可增殖和自由迁移。有研究者认为血管平滑肌是成纤维细胞的亚型，可以产生胶原纤维、弹性纤维和基质。在病理状况下，动脉中膜的平滑肌可迁移入内膜并产生结缔组织，使内膜增厚，导致动脉硬化。平滑肌可与内皮细胞形成肌内皮连接，通过这种连接，接受各种因素的刺激。平滑肌细胞的活动受交感神经纤维及一系列化学物质调控，从而根据机体需要引起血管的收缩（平滑肌收缩，管腔直径减小）或舒张（平滑肌舒张，管腔直径增大）。血管直径的微小改变会对血流和血压产生巨大的影响，因此血管中膜的活动在循环动力学的调控中起着关键作用。一般情况下，中膜是动脉壁中最厚的一层，是维持血压和血液循环的最主要因素。

中膜的弹性纤维可使扩张的血管回缩，胶原纤维可维持张力，具有支持功能。

（三）血管外膜

血管外膜也称为tunica adventitia，即“来自外部”之意。它位于血管壁的最外层，由结缔组织网织而成，其中分散着多种类型的细胞，包括成纤维细胞、脂肪细胞、周细胞和常驻的免疫细胞如巨噬细胞、树突状细胞、肥大细胞、T细胞和B细胞，有的时候在邻近中膜处可见沿长轴或螺旋形排列的平滑肌细胞，另外还有三种非常重要的成分——滋养血管（vasa vasorum，即“血管的血管”）、淋巴管和神经末梢。上述细胞随机地分布在富含胶原纤维束、弹性纤维网、蛋白多糖、纤连蛋白和腱糖蛋白的细胞外基质中。传统观点认为血管外膜的功能仅限于为血管和血管壁分布的交感神经提供结构支持、为血管外膜和中膜的外侧输送氧和营养物质。而近年来的研究发现，血管外膜是一个生物处理中心，负责检索、整合、存储和释放调节血管壁功能的多种因子，并在血管的发育和损伤修复中也发挥了十分重要的作用。

很多证据表明血管外膜中的某些细胞具有潜在

的干细胞/祖细胞特性。例如，在病理情况下，成纤维细胞可发生迁移并分化成新生内膜平滑肌细胞；成肌细胞也具有变成肌成纤维细胞或平滑肌细胞的潜能。自2004年以来，已陆续发现血管中有不少细胞具有干细胞的特性，包括平滑肌细胞、周细胞、内皮（前体）细胞、造血细胞、成脂细胞、成骨细胞、软骨形成细胞、肌瘤形成细胞等，这些细胞多位于外膜或中－外膜交界处，提示血管外膜具有适合干细胞/祖细胞生长的微环境。

血管的抗张强度和顺应性主要由Ⅰ型和Ⅲ型胶原提供，大鼠主动脉外膜中以Ⅰ型胶原为主，而Ⅲ型胶原在中膜和外膜之间更多。有趣的是，冠状动脉的内膜和中膜都不包含这两型胶原。

外膜的滋养血管组成了一个完整的血管树样结构，包括小动脉、毛细血管和静脉。其作用是为动脉血管壁外侧部分提供氧和营养物质，参与炎症反应和免疫监视，以及输送循环中的干细胞/前体细胞。

（宋　晓　张幼怡）

第二节
血管的分类、结构特点及功能

血管是生物运送血液的管道，按照构造、功能的不同，分为动脉（artery）、静脉（vein）和毛细血管（capillary）三种（图2-4-2）。动脉起自心脏，随着前行不断分支，口径渐渐变细，管壁也越来越薄，最后形成大量的毛细血管，分布到全身各组织和细胞间。然后毛细血管再汇合，逐级形成静脉，最后返回心脏。从功能上来说，血液由动脉从心脏运输至全身各处，在毛细血管处与组织进行物质交换，然后再由静脉将经过交换的血液运回心脏。这样，动脉与静脉通过心脏连通，全身血管构成了封闭式的管道，血液就在这个封闭的管道中不断流动。人体内血管常呈对称性分布，大的血管走向多与身体长轴平行，且动、静脉往往相伴而行，并与神经一起被结缔组织膜包裹成血管神经束。下面分别就各类血管特别是阻力血管的结构特点和功能进行阐述。

一、动脉

动脉是运送血液离开心脏的血管，负责将血中的营养物质输送至全身各处。动脉从心室发出后，反复分支，愈分愈细，最后移行于毛细血管。由于动脉总是处于高压之下，为了适应这种压力，动脉管壁往往较厚，在较大的动脉中还有弹性蛋白，可改变血管管径，从而能承受较大的压力。随着不断分支，血管壁中平滑肌逐渐增多，弹性蛋白减少，动脉管径越来越小，血流速度也随之减小。据估计动脉系统大概容纳了整个血容量的10%～15%，高系统性压力和低血容量是动脉系统的典型特征。根据解剖结构和功能的不同，动脉又分为弹性动脉（elastic artery）、肌性动脉（muscular artery）、小动脉（small artery）和微动脉（arteriole）四类（各类动脉的结构特点见表2-4-1）。

（一）动脉类型及结构特点

1．弹性动脉　是邻近心脏的大动脉，血管壁较厚，包括主动脉及其主要分支及肺动脉。其结构有如下特点：①内膜由单层的内皮细胞构成，有较厚的内皮下层，包含有疏松结缔组织和一些成纤维细胞，此外还有一些与平滑肌细胞类似的肌内膜细胞，它们能够蓄积脂质，并随着年龄增长使内膜增厚。内皮下层之外为多层弹性膜组成的内弹性膜，并与中膜的弹性膜相连。②成人大动脉中膜有非常丰厚的弹性纤维，同心排列成40～70层的弹性膜，各层弹性膜由弹性纤维相连，弹性膜之间有环形平滑肌、少量Ⅰ型和Ⅲ型胶原纤维及弹性纤维，中膜基质的主要成分为硫酸软骨素，与外膜之间由外弹性膜分隔开。③外膜较薄，主要由结缔组织构成，含有胶原纤维、少量弹性纤维、成纤维细胞和肥大细胞，还有小血管为血管壁提供血液，没有明显的外弹性膜。弹性动脉具有两大主要功能：传导和缓冲，即将血液转运至周围组织和缓冲来自心室的脉动应力。由于弹性动脉血管壁含有大量弹性蛋

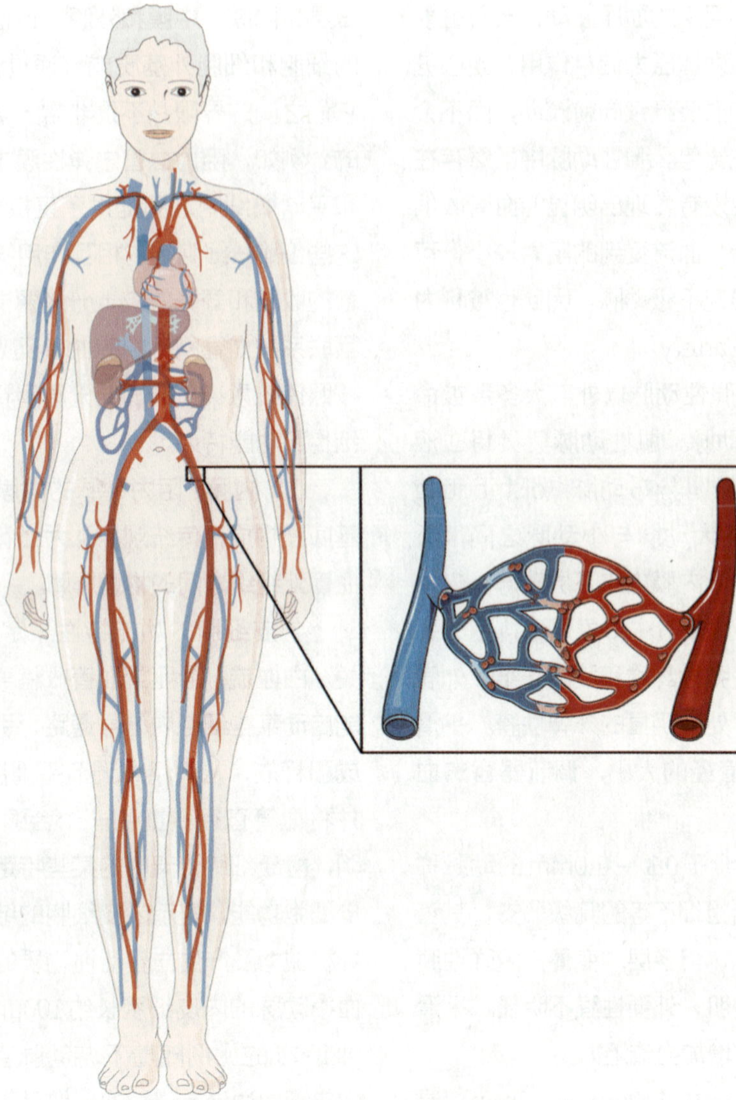

图2-4-2 血管网构成示意图

注：由动脉（artery）、静脉（vein）和毛细血管（capillary）组成血管网，构成血液循环的闭环管道。

表2-4-1 各类动脉的特征

动脉类型	直径	内膜	中膜	外膜
大动脉（弹性动脉）	＞10mm	内皮、结缔组织、平滑肌、内弹性膜	弹性纤维丰富、平滑肌	结缔组织、胶原纤维、弹性纤维，比中膜薄
中动脉（肌性动脉）	1～10mm	内皮、结缔组织、平滑肌、明显内弹性膜	较厚，平滑肌、胶原纤维、少量弹性组织	结缔组织、部分弹性纤维，比中膜薄
小动脉	0.3～1mm	内皮、结缔组织、平滑肌、内弹性膜	平滑肌（8～10层细胞）、胶原纤维	结缔组织、部分弹性纤维，比中膜薄
微动脉	10～300μm	内皮、结缔组织、平滑肌	平滑肌（1～2层细胞）	薄，或有结缔组织覆盖

白，因而能承受并缓冲巨大的血压波动：当心脏射血时，它们随之扩张，发挥压力储存作用；当心脏舒张时，它们回弹迫使血液继续向前流动，而不会随心动周期突然流动或暂停。弹性动脉中虽然存在大量平滑肌，但它们并没有表现出明显的血管收缩效应，同时由于管腔大，血流受到的阻力较小，可将血液很快从心脏传导到下级动脉，因此也被称为传导动脉（conducting artery）。

2．肌性动脉 除弹性动脉以外，大多数被命名的动脉都属于肌性动脉。肌性动脉负责将血液导入特定器官，因此又叫分布动脉（distributing artery），因为管径介于大动脉与小动脉之间，所以也称中动脉。肌性动脉内膜内皮下层较薄，内弹性膜明显；中膜较厚，由10～40层环形排列的平滑肌组成，肌间有一些弹性纤维和胶原纤维；外膜厚度与中膜相等，交界处有明显的外弹性膜。平滑肌纤维的舒缩可控制管径的大小，调节器官的血流量。

3．小动脉 管径介于0.3～1.0mm的动脉称为小动脉。小动脉包括粗细不等的几级分支，其管壁结构与肌性动脉相似，但各层均变薄，内弹性膜明显，中膜含数层平滑肌，外弹性膜不明显。平滑肌舒缩可使管径变小，增加血流阻力。

4．微动脉 微动脉内径10μm～0.3mm，是最小的动脉。管壁由内皮和1～2层平滑肌构成，外膜较薄。较小的微动脉与毛细血管床相连，结构也近似于后者。

（二）阻力动脉

血液在血管系统中流动时所受到的总的阻力，大部分发生在小动脉，特别是微动脉，因此称它们为阻力动脉或阻力血管。又因它们位于毛细血管之前，所以又叫毛细血管前阻力血管。阻力血管管径多在200μm左右或者更小，是调节局部血液灌流和器官阻力的主要血管。阻力血管对血流的调节发生在数秒到数周之间，包括通过调节血管张力和血管结构改变管腔直径以适应血流阻力的变化。

虽然传统上认为阻力血管壁的构成分为明确的三层：内膜、中膜和外膜，但很多证据表明这几层的细胞和细胞外基质成分通过很多方式相互连接，它们之间的界限并不是非常分明，反而是模糊不清的。例如，阻力血管内弹性膜中的小窗为内皮细胞和平滑肌细胞之间提供了直接联系和交流的通道。这些细胞－细胞间的相互作用被认为对整合局部血管的收缩和舒张效应十分必要，同时对协调整个相互联系的血管网络中的血管反应也很重要。下面将按照传统意义上的解剖分层阐释小动脉和微动脉的结构和功能特点。

1．内膜 阻力动脉的内膜主要由内皮细胞和基底膜构成，传统观点认为血管内膜是血液成分和血管外组织之间的物理屏障。

内皮细胞的功能特性一定程度上与其结构相关，由血流、血压或血管收缩导致的内皮细胞变形能启动某些细胞内信号通路，引起血管活性物质合成和释放，从而精细调节平滑肌细胞的收缩状态，并将血管直径调整到一个合适的大小。有研究证明，打断细胞骨架中的某些特定成分会严重影响内皮细胞功能，提示内皮细胞的结构对于其感受和传导机械力及产生血管活性物质的能力至关重要。供血小动脉的内皮细胞长约100μm、宽约10μm，这种10∶1的比例随着下游动脉管径的缩小而减小。内皮细胞边缘有连续的F-肌动蛋白肌丝，另外还有F-肌动蛋白束纵向跨过细胞，称为短应力纤维。在视网膜微循环中，应力纤维束随着动脉分支越来越少，最终消失，说明剪切力促使应力纤维形成和微管稳定，导致细胞极化，使微管组织中心重分布至细胞核的下游一侧。另一个与结构直接相关的内皮细胞功能是血管的通透性。内皮细胞的形态会因毒血症和炎症而改变，进而使细胞间连接和内皮骨架结构发生变化，影响微血管的通透性。此外，肠系膜、肾、视网膜和肺循环等部位内皮细胞结构不同也提示内皮表型和区域性功能的差异性之间存在联系。内皮细胞不仅有表型上的变化，而且有的细胞还具有多能特性。近年来的研究表明内皮祖细胞能转分化为平滑肌细胞，而且具有多能特性的细胞不仅存在于内皮和内膜中，细胞的转分化现象说明内皮和中层之间的界限并没有那么明确。

小动脉的内皮下基底膜厚约0.1μm，主要由Ⅳ型胶原、层粘连蛋白和硫酸乙酰肝素蛋白多糖组成，此外还有Ⅰ型、Ⅲ型和Ⅴ型胶原及纤连蛋白。其主要作用是为内皮提供锚定支持。传统上认为基底膜是由内皮细胞产生的内膜固有部分，但是近来的研究结果显示基底膜的形成和维护需要中膜细胞与内膜之间的密切互动。这种不同细胞之间的作用不但促进细胞外基质蛋白的产生、分泌和重塑，而且还诱导生长因子的产生和扣押，后者将参与调控血管功能。中膜的平滑肌细胞也分泌一些正常情况下内皮细胞不分泌的细胞外成分，融入到基底膜中，成为内皮和平滑肌细胞的锚定基板。因此，内皮细胞与平滑肌或其他细胞之间的相互作用是内膜基底膜形成和发挥正常功能所必需的。

综上所述，阻力血管的血管内膜是能够精细调节血管张力的血液屏障。

2. 中膜 阻力血管的中膜主要由平滑肌细胞和内弹性膜构成。内弹性膜厚约0.3μm，主要由抗降解的弹性蛋白组成。具有一定张力的小动脉的内弹性膜不是平滑地铺展开，而是呈波浪状，有均匀分布的脊状隆起。在正常的生理状态下，内弹性膜对血管壁的黏弹性没有什么贡献。在扫描电镜下，内弹性膜为一层实体膜，上有小孔或小窗。这些小窗在发育过程中逐渐增大和增多，它们关系着分子从血液到中膜和血管外组织的运输，因此它们的重塑受血管通透性的调节。小窗也是内皮和平滑肌细胞发生直接联系的通道。生理性和病理性刺激可以使小窗的大小和数量发生改变，如慢性血流量增加会导致小窗扩大，而高血压时小窗的密度和尺寸都变小。

小动脉中膜含量最多的是平滑肌。血管中膜的平滑肌的主要功能是通过细胞的收缩和舒张过程调控血管内径。为了达到这一目的，血管平滑肌细胞围绕管腔相对于血管长轴呈垂直排列。从血管横断面来看，供血小动脉平滑肌细胞的平均宽度在血管收缩时增大，但是从血管长轴看平滑肌细胞宽约4μm，在收缩或舒张时都没有变化。这与平滑肌细胞骨架的排列方式一致，这种排列方式使血管壁在血管张力变化时增厚或变薄，而同时并不影响血管的长度。供血小动脉含有一到两层平滑肌，每一层的平滑肌细胞在环绕血管排列时其位置似乎是不变的，但是有时细胞会跨越平滑肌层并彼此横向重叠。平滑肌细胞之所以能够精准地调节血管内径，是因为它们能通过机械信号转导过程感知机械力并对其做出相应的反应。每个平滑肌细胞围绕着一层由Ⅳ型胶原、纤连蛋白和一些其他胶原纤维构成的基底膜，另外还包绕着一些小的弹性纤维。细胞外基质和平滑肌细胞之间的紧密联系有利于将机械力转化为细胞内反应，细胞外基质包括层间的弹性纤维被认为是将应力传入平滑肌细胞的重要辅助介质。但到目前为止，对血管壁平滑肌细胞感知和转化机械力的机制还知之甚少。在生理状况下，小动脉平滑肌细胞处于部分收缩状态以产生一定的张力，而弹性纤维则呈突出和波浪状，说明在体内的血管张力水平下，当平滑肌细胞呈现出一定的张力的同时，小动脉的细胞外基质成分，如胶原和弹性纤维在一定程度上处于压缩状态。但是平滑肌细胞传递张力和压缩细胞外基质成分以诱导血管收缩的结构性机制尚未完全明了。总之，小动脉壁中细胞间及细胞-细胞外基质间的相互作用是血管收缩和机械传导所必需的，尽管机械感应过程至今仍然成谜。

平滑肌细胞中有许多电子致密度较高的区域，称为致密小体。致密小体是肌动球蛋白相互作用或肌动蛋白肌丝束与黏着斑成分相互作用形成与细胞外基质连接的部位。从致密小体的分布来看，平滑肌细胞与细胞外基质的黏着处多位于细胞膜的管腔侧。研究表明当血管收缩时，致密小体变短变厚，提示黏附团簇在细胞收缩时发生重塑。此外有证据显示高血压大鼠的血管平滑肌细胞中致密小体发生整体延伸。这些发现与高血压患者血管中整合素表达改变的结果相一致，也与血管收缩诱导的小动脉重塑早期血管平滑肌细胞位置发生改变相一致。总的来说，前面提到的研究结果表明小动脉壁中细胞-细胞外基质间的相互作用具有高动态性，参与了多种急、慢性血管事件如血管收缩和血管重塑等。

当受到血管收缩因子刺激时，血管平滑肌细胞会产生和激活一系列基质金属蛋白酶（MMPs）。在急性期，激活MMPs后会通过转激活表皮生长因子受体和产生活性氧簇（ROS）引起血管收缩。晚些时候，MMPs和ROS参与到由延迟性血管收缩引起的向内重塑过程中。据推测MMPs通过部分降解细胞周围的基底膜和细胞外基质蛋白，在重塑过程中使血管平滑肌细胞的位置发生改变，然后随着整合素合成上调，形成新的细胞外成分和细胞连接。由此可见，小动脉平滑肌细胞在细胞外基质的动态平衡和重塑中发挥了重要作用。

总的来说，阻力血管的中膜就相当于一个血管内径的调节器。

3．外膜 血管外膜由一些嵌入细胞外基质的成纤维细胞构成，细胞外基质则主要由沿着血管长轴排列的厚胶原纤维束组成。与中膜的血管平滑肌细胞相比，外膜的成纤维细胞没有包绕的基底膜，有些被认为是外膜成纤维细胞的细胞很可能是间充质干细胞。小动脉外膜还有髓鞘神经末梢，位于距最外层血管平滑肌大约5μm处。很多血管床的小动脉外膜含有纵向排列的弹性纤维，它们的作用是使骨骼肌和肠系膜等可膨胀组织中的阻力血管沿纵向拉长和回缩，这些组织中的阻力血管有一层附加的外弹性膜，而像脑这种非膨胀性组织则没有。

从组织学角度看，外膜仅仅是血管的支持性结构，以及锚定神经末梢的脚手架。但近年来的研究使人们对血管外膜成纤维细胞的作用有了新的认识。它们产生的ROS能调节中膜的平滑肌细胞并参与启动血管重塑；它们还能产生许多细胞生长因子和血管活性物质，如TGFβ、bFGF和ET-1等，这些物质对血管中膜细胞的增殖和血管张力的调节具有很重要的作用。此外，外膜成纤维细胞在血管修复中发挥了关键性作用。当血管发生损伤时，成纤维细胞转化为肌成纤维细胞，肌成纤维细胞能表达α-肌动蛋白，因而具有收缩能力，同时还能产生胶原等细胞外基质蛋白。这些发现表明外膜的成纤维细胞通过调节血管平滑肌细胞活性、合成细胞外基质并使其重塑、产生炎症信号，甚至可能通过产生一定的张力，使小动脉壁拥有更大的可塑性。此外，如前所述，动脉外膜中的成纤维细胞及其他一些细胞具有干细胞潜能，在血管损伤或病理状态下可分化成内皮细胞或平滑肌细胞等。因此，阻力血管的外膜不仅仅是一个结构性的脚手架。

二、静脉

与动脉相反，静脉是引导、输送血液返回心脏的管道。静脉的管壁较薄，弹性小，管腔大，血流速度较慢。安静时，静脉内容纳60%～70%的循环血量，故又称容量血管。一些静脉管腔中有瓣膜，可以防止血液倒流。根据管腔的大小，可将静脉分为微静脉（venule）、小静脉、中静脉和大静脉（各类静脉的结构特点见表2-4-2）。

1．微静脉 由毛细血管聚合而成，管腔不规则，内皮外的平滑肌或有或无，外膜薄。紧接毛细血管的微静脉称毛细血管后微静脉，其管壁结构与毛细血管相似，但管径略粗、内皮细胞间的间隙较大，故通透性较大，也有物质交换功能。

2．小静脉 小静脉的内皮外渐有一层较完整的平滑肌。较大的小静脉的中膜有一至数层平滑肌，外膜也逐渐变厚。

3．中静脉 除大静脉以外，具有解剖学名称的静脉都属于中静脉。中静脉内膜薄，内弹性膜不明显。中膜比其伴行的中动脉薄得多，环形平滑肌分布稀疏，外膜一般比中膜厚，没有外弹性膜，由结缔组织组成。

4．大静脉 包括上腔静脉、下腔静脉、无名静脉和颈静脉等。管壁内膜较薄，中膜很不发达，为几层排列疏松的环形平滑肌，有时甚至没有平滑肌。外膜则较厚，结缔组织内常有较多的纵行平滑肌束。

静脉的功能是将身体各部的血液输送回心脏。

表2-4-2 各类静脉的特征

静脉类型	直径	内膜	中膜	外膜
毛细血管后微静脉	10～50μm	内皮、周细胞	无	无
微静脉	50～100μm	内皮、周细胞	平滑肌（1～2层细胞）	结缔组织、部分弹性纤维，比中膜厚
小静脉	0.1～1.0mm	内皮、结缔组织、平滑肌（2～3层细胞）	平滑肌（2～3层，与内膜连续）	结缔组织、部分弹性纤维，比中膜厚
中静脉	1～10mm	内皮、结缔组织、平滑肌、部分血管存在内弹性膜	平滑肌、胶原纤维	结缔组织、部分弹性纤维，比中膜厚
大静脉	＞10mm	内皮、结缔组织、平滑肌	平滑肌（2～15层）、心肌（邻近心脏血管）、胶原纤维	结缔组织、部分弹性纤维、纵向平滑肌，明显比中膜厚

静脉血回流的动力并不主要依靠管壁的收缩，而是靠管道内的压力差。影响静脉压力差的因素有很多，如心脏的收缩力、重力和体位、呼吸运动及静脉周围的骨骼肌的收缩挤压作用等。

三、毛细血管

毛细血管管径为6～9μm，连于动、静脉之间，互相连接成网状。其管壁主要由一层内皮细胞构成，在内皮外面有一薄层结缔组织。毛细血管通透性大，红细胞只能单行通过，管内血流速度较慢，这些特点有利于血液与组织之间充分进行物质交换。另外常可见到一种扁而有突起的细胞嵌在基底膜中，称为周细胞。近年来的研究报道，周细胞参与调节血管的发育、重塑、神经血管偶联和微血管的通透性，对维持血脑屏障尤其重要。另外还具有收缩功能、一定的吞噬功能和多向性干细胞的潜能，因此也参与毛细血管血流的调节和组织修复等。根据内皮细胞和基膜等的结构特点，毛细血管又分为连续毛细血管（continuous capillary）、有孔毛细血管（fenestrated capillary）和血窦（sinusoid）。它们根据需要分布在不同的组织器官，行使物质交换功能（表2-4-3）。

本节就血管的类型、结构及其功能，特别是阻力血管的结构特点和功能进行了概述。血管不仅是运输血液的管道，也是一种多功能的器官，血管内稳态的相对平衡是维持机体正常生理功能的重要基础。阻力血管是调节血压和组织灌流的主要血管，其独特的结构造就了其特有的功能，反过来，全身性或局部血流、压力的变化又会导致血管结构发生适应性改变。只有充分了解血管的正常结构、功能，以及发生病理改变的机制与规律，才能更有效地预防和治疗各种心脑血管疾病。

表2-4-3 毛细血管的分类

分类	连续毛细血管	有孔毛细血管	血窦
内皮细胞	连续，有紧密连接，吞饮小泡多	细胞有孔，孔上可有膜覆盖，也可没有	内皮细胞有窗孔，细胞间间隙大
基膜	连续而完整	连续	不连续或缺如
分布	结缔组织、肌组织、肺和中枢神经系统等	胃肠黏膜、某些内分泌腺和肾血管球等	肝、脾、骨髓和一些内分泌腺中
功能	选择性通透	通透性较大	通透性最大

（宋 峣 张幼怡）

第三节
高血压时动脉结构和功能的变化

从临床角度看，高血压就是一个谜，早期几乎没有什么明显的症状，但实际上病情一直在隐匿地发展着。5%～10%的高血压病例的病因是明确的，如嗜铬细胞瘤、肾动脉疾病和原发性醛固酮增多症，这类高血压被称为继发性高血压。其余90%～95%的高血压病因仍不清楚，被称为原发性高血压。但无论启动血压升高的机制是什么，既定高血压的最终后果都是全身血管系统的结构发生改变。本节主要阐述高血压时动脉壁形态结构的变化，并对大动脉和阻力动脉特别是后者的结构和功能变化进行概述。

一、高血压时动脉壁细胞的形态和功能变化

高血压与血管功能障碍相关，高血压动物和患者的血管可见组织学和细胞水平的变化。虽然血管的病理生理学变化究竟是使血压升高的原因还是慢性高血压导致的结果至今还争论不休，但是这些变化无疑是高血压致病机制中不可忽视的环节，也很可能隐藏着潜在的治疗靶点。这里我们将重点描述动脉壁中几种细胞的形态和功能变化。

（一）血管内膜

内皮细胞（endothelial cell，EC） 血管内膜由内皮细胞组成，是血管张力和内稳态的重要调节因素。尽管只有薄薄的一层内皮细胞，但对血流施加的剪切力和化学信号都非常敏感。大致来说，内皮细胞具有三种功能——分泌、物理屏障和代谢，这三种功能在高血压时都有改变。首先，血管内皮细胞最为人熟知的功能是分泌多种血管活性分子，通过调节平滑肌细胞的收缩状态，改变血管管径，以维持合适的血流。高血压时，这些分子的平衡发生了倾斜，总的来说，内皮细胞分泌促收缩因子增加，促舒张因子减少。直到现在，还不断有新的由内皮细胞分泌的血管活性分子被发现，它们或者直接影响血管张力，或者间接调节其他血管活性分子的含量。另外，内皮细胞之间通过细胞连接蛋白彼此相连，形成一层屏障。高血压时其屏障作用被损伤，内皮细胞功能障碍削弱了血管内膜对末端器官的保护作用，使血流中的溶解物和免疫细胞通过率增加，导致水肿和炎症。促高血压因子会引起内皮屏障异常，例如，血管紧张素Ⅱ（angiotensin Ⅱ，Ang Ⅱ）能破坏自发性高血压大鼠的血脑屏障，醛固酮可以通过使细胞骨架重排，降低一氧化氮合酶的活性。此外，由于RhoA被认为是肌动蛋白细胞骨架形成过程中最重要的调节分子，因而通过抑制RhoA/ROCK提高内皮屏障功能有望成为一种新的降压治疗手段。最后，由于内皮细胞具备很多蛋白酶和转运子，能吸收和加工循环中的分子，所以它本身是一个代谢单位，能清除低密度脂蛋白、前列腺素和内皮素-Ⅰ等促高血压分子。但高血压时，内皮细胞发生功能障碍，变成一种促收缩、促炎症和促氧化的环境，导致清除促高血压分子的能力受损，同时将它们转化成无活性代谢物（如5-羟色胺）的能力也降低。总之，当内皮的分泌、屏障和代谢功能不能维持血管内稳态时，就会促进高血压的发生和发展。

（二）血管中膜

1．血管平滑肌细胞（vascular smooth muscle cell，VSMC） 总的周围阻力由Poiseuille定律确定，决定血管内血流阻力的主要因素有三个：管腔直径、血管长度和血液黏度。其中最重要的是管腔直径，因为血管阻力与半径的4次方成反比。也就是说，如果半径减少50%，阻力将增加16倍。对总周围阻力的调节是由血管平滑肌细胞的结构和/或功能改变直接决定的。在生理状况下，平滑肌细胞镶嵌于弹性蛋白丰富的细胞外基质网和基底膜中，它们包绕着每一个平滑肌细胞，并且将含有平滑肌细胞的中膜和内皮分隔开。高血压时血管平滑肌细胞的结构改变总称为血管重塑。当完全舒张的血管的管径变化不能用跨壁压或顺应性解释

时，就只能是本身结构改变造成的。血管重塑分为肥厚型、富营养型或低营养型。重塑也可以是向内型（腔径减小）或向外型（腔径增大）。高血压最常见的类型是向内重塑，导致管腔内径减小；向外重塑多见于降压治疗后和血流增加的情况。在向内的富营养型重塑中，血管壁的横断面积由于血管平滑肌细胞的位置调整而保持不变，这种调整可以使承受升高的血压的阻力血管的圆周应力趋于正常。向内的富营养型重塑较早发生，如果能够有效地使圆周应力趋于正常可以防止进展到肥厚。但如果重排没有发生，则血管平滑肌细胞会被激活并引起横断面积异常。这些结构异常使血管壁与腔径比增大，引起周围阻力增高。血管平滑肌细胞中肌动蛋白聚合会引起血管重塑，而且压力诱导的平滑肌细胞肌动蛋白聚合是成肌行为的内在机制。此外，阻力血管长时间处于收缩状态也与平滑肌细胞肌动蛋白聚合有关。现已证实机械传导和激动剂诱导的肌动蛋白聚合都主要由RhoA-Cdc42通路介导。Ca^{2+}在调控血管平滑肌细胞收缩性方面发挥着中心作用。在高血压患者和实验动物模型中都存在Ca^{2+}处理异常，包括受体操控的和/或贮存操控的Ca^{2+}通道表达上调、L型Ca^{2+}通道上调或下调及Ca^{2+}敏感性增加、线粒体和肌浆网的Ca^{2+}贮存增加。Ca^{2+}处理紊乱很可能是导致高血压时血管平滑肌细胞功能异常的多种机制最终共同的作用通路。

2. 纤维细胞（fibrocyte） 是骨髓来源的间充质干细胞，表达干细胞（CD34）、全造血系细胞（CD45）和单核细胞（CD14）标志物。纤维细胞能合成和释放细胞因子、金属蛋白酶和结缔组织基质的某些成分（Ⅰ型和Ⅲ型胶原、波形纤维蛋白和纤连蛋白），参与组织修复。纤维细胞能分化成成纤维细胞或肌成纤维细胞，二者都能产生胶原和蛋白多糖，也参与到组织修复过程中。生理状况下，动脉壁中的纤维细胞不多，但在高血压时纤维细胞通过趋化配体–受体间的相互作用从血液循环中进入到损伤组织，而且已经观察到高血压时常驻纤维细胞发生肥大和增生。常驻纤维细胞能影响胶原蓄积和细胞外基质重排，从而导致血管硬化和高血压。在AngⅡ诱导的大鼠高血压模型中，纤维细胞通过增加Ⅰ型胶原合成导致血管纤维化。但是循环中或常驻纤维细胞是否在高血压中发挥了主要作用还有争议。

（三）血管外膜

动脉血管的外膜可以说是血管壁最为复杂的部分，由于位于血管的最外层，外膜的细胞往往最先感受到某些病理性刺激而被激活并发生重塑，继而影响血管功能和结构。

1. 成纤维细胞（fibroblast） 是血管外膜中含量最多的细胞，也是血管壁结构和功能的关键调节因素。成纤维细胞一般由形态和功能表型不同的亚细胞群组成，也可能在基因表达上呈现出组织特异性。正常情况下，成纤维细胞处于静止、未分化状态，呈梭形或多边形，具有稳定结构、分泌和交流的功能。但在高血压时，成纤维细胞形态发生变化，并发生所谓的“成纤维细胞活化”，细胞增殖明显，有些细胞甚至迁移到血管中膜内，出于对损伤的反应，成纤维细胞合成大量趋化因子、细胞因子、黏附分子、活性氧簇和基质金属蛋白酶等，并伴随有滋养血管的增生，最终导致不可逆的血管壁功能和结构重塑。在肺动脉高压时，外膜中的成纤维细胞分泌纤连蛋白、腱糖蛋白和骨桥蛋白，使细胞外基质重塑，同时分泌基质金属蛋白酶和基质金属蛋白酶组织抑制物（tissue inhibitor of matrix metalloproteinases，TIMPS）辅助重塑和促进细胞迁移。高血压时，机体的代偿机制通过增加动脉壁的胶原含量来对抗血压升高造成的膨胀力，但其后果是导致动脉僵硬度增加。在小鼠高血压模型中，大动脉的中膜和外膜均有胶原沉积，尤以外膜更为明显，其中中膜含有较多的Ⅲ型胶原，而外膜则以Ⅰ型胶原增加为主。这两种胶原的物理特性有较大的差异。首先，Ⅲ型胶原比Ⅰ型胶原延展性强；其次，中膜和外膜的胶原大小和方向不同。中膜的胶原纤维较小，在血管拉伸时沿圆周方向对齐，而外膜的胶原纤维相对较大，且在血管拉伸时排列方向不一。因此，高血压时动脉僵硬度增加主要是由于外膜胶原蓄积造成的。进一步研究证实，高血压时，在Ang II和TGFβ信号通路作用下，小鼠动脉外膜的成纤维细胞增殖并转化为肌成纤维细胞，同时白细胞也被召集到外膜，这些细胞合成Ⅰ型和Ⅲ型胶原，其中僵硬度更高的Ⅰ型胶原大量蓄积在血管外膜。这是造成高血压血管硬化的主要原因之一。

2．周细胞（pericyte） 是“包裹”着小动脉、毛细血管前动脉、毛细血管、毛细血管后静脉和小静脉的血管周围细胞。周细胞有多种功能，包括脚手架样作用、交流、机械收缩力传输、锚固点等。不同部位的周细胞形态和功能也有差别。小动脉附近的周细胞包绕着血管，含有较多的α-SMA，具有收缩能力；毛细血管周围的周细胞平行于血管，表达较少的α-SMA；小静脉附近的周细胞的形状更接近于卫星细胞，不表达α-SMA，所以不能收缩。高血压时，周细胞的数量有可能增加也有可能减少。在AngII诱导的小鼠高血压中，大脑小动脉的周细胞减少，导致血脑屏障破坏。相反，自发性高血压大鼠的脑微循环中周细胞增多，特别是运动皮层和脑桥中。在肺动脉高压的患者和小鼠，肺动脉中周细胞增加，导致内皮功能障碍。

（四）滋养血管

滋养血管（vasa vasorum，VV）是为主动脉和肺动脉等大血管外膜和中膜外侧供血的毛细血管分支网络，在舒张期充盈。当主动脉压力增高及僵硬度增加时，VV被压缩，导致血流减少。VV血流减少引起局部缺氧和动脉中膜组织细胞坏死，即可导致主动脉夹层。若VV血流持续减少，则会造成血管张力增加和局部氧化应激增强，最终导致血管增生和血管扩张能力降低。Kohnken R等发现猫的VV动脉病变的严重程度与高血压状态、肾动脉硬化程度、大血管病变程度有显著的相关性。其中VV动脉病变严重程度评分对系统性高血压的阳性预测值达84.6%，对肾动脉硬化的预测有100%的灵敏性和64.7%的特异性，对主动脉病变和肺动脉病变的阳性预测值分别为69.2%和91.6%。这些结果提示VV是系统性高血压的重要应答者，其病变与高血压的发生发展密切相关，同时对大血管的完整性具有重要意义。

（五）血管外周脂肪组织

血管外周脂肪组织（perivascular Adipose Tissue，PVAT）是围绕血管外膜的特殊脂肪组织，有研究者提出从解剖学上来说它可以被认为是血管壁的第四层。PVAT由多种不同的细胞和组织构成，包括脂肪细胞、成纤维细胞、免疫细胞和为PVAT中的细胞提供营养的小血管及分布到PVAT中的潜在神经。其中脂肪细胞可能是白色或棕色脂肪。由于PVAT与血管之间没有屏障，所以它们之间可通过VV或旁分泌信号通路进行交流。PVAT能释放具有抗收缩作用的因子，如脂联素、硫化氢、一氧化氮等；PVAT也有促收缩作用，这是因为PVAT能合成释放促收缩性因子，如PVAT脂肪细胞能表达RAAS中的血管紧张素原和血管紧张素转换酶，因此可以合成AngII；RVAT中有交感神经末梢分布，交感兴奋时分泌儿茶酚胺；此外还发现肾血管的PVAT（rPVAT）能分泌去甲肾上腺素；Chemerin-9是一种具有血管收缩活性的脂肪因子，能够降低内皮依赖性的血管舒张作用。生理状况下，PVAT释放的各种因子处于平衡状态，但高血压时这种平衡被打破，抗收缩作用消失。

无论是健康还是病理状态下，PVAT都像是免疫细胞的港湾。近年来发现PVAT中的免疫细胞在高血压的发生和进展中发挥了举足轻重的作用。例如，T细胞在Ang II诱导的高血压和高血压相关的血管功能障碍的进展中是必不可少的。嗜酸性粒细胞对调控正常的PVAT抗收缩功能也很关键。当PVAT功能异常时（如高血压），免疫细胞渗出变得更为显著。渗出的细胞包括巨噬细胞、记忆性T细胞、产生白介素-10的FoxP3阳性T调节细胞、自然杀伤细胞和粒细胞。免疫细胞渗出到PVAT中可导致低度炎症，这类炎症可见于多种心血管疾病中。

血管功能异常无疑与高血压的产生和持续有关。以往认为内皮细胞和平滑肌细胞功能障碍与高血压血管异常关系最为密切，但近年来的研究提示血管外膜的作用被大大低估了，它在高血压等疾病中的重要性不亚于内膜和中膜，甚至可能更为关键。了解血管系统中每种类型细胞的生理功能，鉴定它们在血管功能异常进展中的作用，有助于发现新的治疗靶点。

二、高血压时大动脉的变化

高血压最显著的变化之一是大动脉发生硬化，也就是动脉僵硬度增加。动脉僵硬度在心血管系统的病理生理方面起着关键性作用。在心脏收缩期，左室收缩使大血管的压力增高，由于有较高的弹性，大动脉可以储存一部分左室泵出的血液，待主动脉瓣关闭后，大动脉回缩，在舒张期依然可以将血液输送到周围组织。这一机制使周围组织在左室间断收缩的情况下也能得到持续的氧和营养物质供应。这种现象在健康人和年轻人中更为显著。因为动脉顺应性能减少左室做功，增加舒张期血液灌注，后者对于通过冠状动脉向心肌供血至关重要，因此有利于维持正常的左室功能。由于压力波在弹性动脉中以一定的速度传播，因而可以从脉搏波速度（PWV）测出动脉僵硬度。此外，压力波也可以从周围的血管网（分叉、阻力部位、狭窄处）反射回心脏。当血管硬度比较高时，回流波有可能与射血压叠加。在生理状态下，反射压波在舒张期返回，这解释了为什么心脏附近的收缩压和脉压（中心血压）比周围的低。

从分子水平来看，决定动脉僵硬度的是细胞外基质中的纤维成分，主要是弹性蛋白、胶原和纤维粘连蛋白。弹性纤维一旦生成，几乎可贯穿生物体的一生，但因为受蛋白降解和化学转变的影响，其机械特性会发生变化。弹性纤维使大动脉具有可逆的延展性，胶原则赋予血管力量，防止高压状态下发生故障。在没有承载血液的动脉，由弹性纤维组成的弹性板呈起伏的波浪状，当血液进入血管后，弹性板开始变平直，在承受生理性压力的情况下，弹性板几乎都是平直的。胶原纤维在没有压力的动脉也是波浪状的，但与弹性板不同，只有不足10%的胶原纤维在血管承受生理性压力时变平直。当压力超过生理水平时，更多的胶原纤维承载负荷，它们的僵硬度限制了动脉扩张，呈现出典型的非线性动脉力学变化。

年老和高血压使弹性纤维发生降解和断裂，导致动脉壁僵硬度增加。动脉僵硬度增加是高血压患者心血管疾病死亡率的重要的独立预测因素。动脉越僵硬，就越需要更高的血压使动脉扩张。此时的僵硬是“有功能的”或“有效的”僵硬，而不是物质性僵硬，因为这种僵硬度取决于血管壁的厚度。若构成血管的物质相同而管壁厚度不同，则较厚的血管就需要更高的压力才能扩张到同样的程度。弹性纤维断裂、胶原含量增加和弹性纤维与胶原交联都会增加血管壁的僵硬度。

心脏每射一次血，就会产生一个压力波，并以一定的PWV传播。PWV取决于动脉的有效僵硬度、波反射的时间和程度，以及极少的惯性和黏性损失。压力波在动脉连接处会有一部分被反射回来。当反射波返回主动脉时，会使压力在心动周期的不同时间点增高。年轻人的PWV相对较低，所以反射在心动周期的较晚期到达，导致舒张压增高；而老年人PWV较高，反射在心动周期的早期到达，故使收缩压增高。由于动脉壁的力学特性呈非线性变化，血压增高会使动脉僵硬度和PWV增加更多，这也进一步增大了波反射的作用。对波反射的分析表明PWV增加会使血压增高。临床上发现，甚至早在可检测到明显的血压升高之前，PWV就已经增加了。

原发性高血压时，大动脉重塑的特征性表现是内-中膜厚度（IMT）增加（15%～40%）、近端弹性动脉管腔增大而远端肌性动脉管腔大小没有变化。管壁增厚一定程度上能够代偿血压升高，使圆周应力趋于正常。大动脉管腔增大一般是由于承受负荷的弹性蛋白在稳定和脉冲性的拉伸应力反复作用下因疲劳而断裂，同时也涉及平滑肌细胞的生长和凋亡。作为一种周期性应变，其中的脉冲性负荷既可以施加疲劳效应，也能通过激活某些信号通路促进血管平滑肌细胞的生长。在未经治疗的原发性高血压，颈总动脉的局部脉压是管腔增大和管壁增厚的强独立决定因素，然而分叉处的脉压和平均血压则不是，因此局部脉压比稳定应力（平均动脉压）具有更重要的作用。高血压患者的动脉壁增厚、血压升高和管腔增大共同影响着圆周应力，其近端的弹性动脉如颈总动脉的内－中膜增厚不足以代偿管腔的增大和血压的升高，因而此处动脉壁圆周应力明显高于血压正常者。相比之下，位于远端的肌性动脉如桡动脉的内－中膜厚度能够代偿血压的升高（管腔不增大），所以圆周应力与血压正常者相比没有显著增加。高血压时近端大动脉的适应不良性管壁增厚的形成机制还不清楚。

高血压时大动脉壁厚和收缩压之间呈显著的正相关，同时血管外径也与收缩压显著相关，但是血管内径与收缩压则没有相关性。

三、高血压时阻力动脉的变化

（一）高血压时阻力动脉的重塑及相关机制

早期的横断面研究发现轻度高血压的主要血流动力学特征是高心输出量，此后的很多研究也得出比较一致的结论。事实上，高血压的初期往往表现为心输出量增加和心率加快，而周围阻力则相对较低。一项持续20年的针对原发性高血压血流动力学的纵向研究也证实，血压升高初期心脏指数、心率、耗氧量增加，但外周阻力正常。而到既定高血压期，心输出量和其他体液参数都在正常水平，唯一例外的是总外周阻力增加，由于血压等于心输出量与外周阻力的乘积，因此外周阻力增加是导致血压升高的主要原因。在各类血管中，末梢动脉和小动脉承受的阻力占总外周阻力的45%～50%，毛细血管占23%～30%，小静脉占3%～4%，静脉占3%。因此微循环特别是小动脉和微动脉的结构变化有可能直接而强烈地影响血压值。外周阻力增加意味着阻力血管变窄，如前文所述，根据Poiseuille定律，阻力与半径的4次方成反比，所以即使很微小的动脉管径的变化也会对血管阻力产生显著的影响。动脉壁增厚同时管径减小可能在血管阻力增加中发挥了重要作用，也是对增加的血流动力学负荷的适应性反应。此外，高血压似乎与平行连接的小动脉和毛细血管数量减少（稀释）有关。

高血压时的外周阻力是由于阻力血管的结构而非功能变化引起的，这一观点首次由Folkow的工作给予了定量的支持，他用前臂容积描记法证实原发性高血压患者前臂的血管阻力高于对照组。尽管还可能有别的解释（如血管稀释），但仍提示结构介导的阻力血管变窄可能性更大。由于对激动剂的升压反应增强，Folkow提出这是由于高血压时阻力血管壁变厚因而导致生理上非常重要的管壁－管腔比增大。此后，随着新的实验技术的开发，有更多的直接证据证实原发性高血压时阻力血管中层变厚，管腔和血管外径减小，血管中层－管腔比增大，而中膜的横断面积不变。研究还发现这种形态学上的变化不是由于血管壁的组成物质增加，而是由于某些成分发生重排造成的，该现象称为“富营养型重塑（eutrophic remodeling）”（图2-4-3）。相反，某些类型的继发性高血压（如肾血管性高血压和原发性醛固酮增多症）的血管肥厚性重塑却涉及细胞生长，包括平滑肌细胞肥大（体积增大）和增殖。由于较小的管腔和较厚的血管壁可以降低圆周张力和中层应力，因此富营养型重塑短期内对血管壁是一种保护机制，可对抗血压升高。但若这种情况长时间不能改善，则会产生病理性后果。例如，为了应对增加的血流量，前臂小动脉通过结构重塑在最大程度扩张时增加血管阻力，从而使管壁应力趋于正常。但另一方面，长期的血管阻力增加可使最大扩张能力降低，也就是血管舒张储备降低，导致血管灌注减少和毛细血管稀释。

然而，我们对系统性高血压的重塑过程相关的分子机制还知之甚少，特别是导致富营养型重塑的机制目前还不清楚。近来的研究表明慢性血管收缩有可能是引起富营养型重塑的原因之一。此外，血

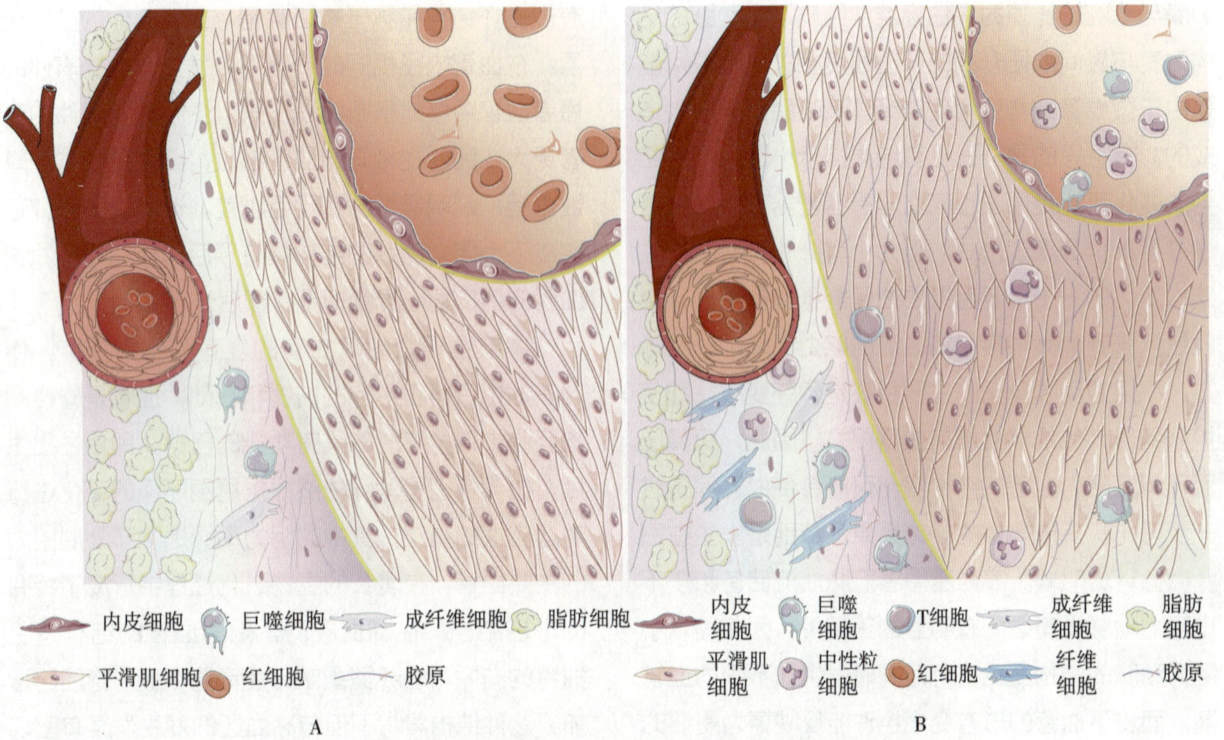

图2-4-3 原发性高血压患者阻力动脉的大体观和放大后的横断面结构示意图

注：图A示血压正常者阻力动脉：血管中膜的平滑肌细胞垂直于血管长轴环绕管腔排列，内膜有完善的内皮细胞，外膜可见胶原纤维、成纤维细胞和少量白细胞；图B示原发性高血压患者阻力动脉：血管发生了特征性的向内富营养型重塑，中膜的平滑肌细胞并不增殖和肥大，但发生重排，层数增多、朝向不一，导致管壁厚度与管腔比值显著增大。内膜屏障功能受损，使血液中细胞向血管壁渗透增多，外膜胶原沉积增加，成纤维细胞增殖，白细胞和免疫细胞增加。

管细胞和细胞外环境之间的相互作用也发挥了一定作用。事实上，血管平滑肌细胞和细胞外基质之间的连接是可变的，从而使血管壁各成分之间能够相对移动，这一过程可能是整合素介导的。另外，发生在血管壁中的凋亡过程也会引起结构变化。因此在外周血管中，从中膜向管腔的生长和凋亡增加都会导致富营养型重塑。相反，在体液因素存在的情况下，在合并糖尿病的高血压患者或肢端肥大症患者，平滑肌细胞生长（数量增多或体积增大）可能较凋亡更占优势，故引起肥厚型重塑。现在越来越多的证据显示活性氧簇产生增多和炎症介质的激活会通过某些分子信号通路如丝裂原活化的蛋白激酶途径诱导细胞生长，引起重塑。前面提到过，不仅单个血管的直径，灌注血管的数量也与血管阻力有关。血管稀释可能是功能上的稀释，即血管暂时没有被灌注或“动员”，也可能是解剖上的稀释，也就是血管真的消失了。很多研究报道微循环稀释发生在高血压动物的某些组织而不是所有组织中，但比较少见于人类。对于人毛细血管的稀释，多应用甲襞微血管毛细血管镜进行观察评估。毛细血管稀释不仅是高血压的后果，而且早在血压升高之前就已经发生了，已经有证据表明在临界高血压患者和高血压患者的后代中存在毛细血管稀释的现象。这就提出了一个问题：高血压时由组织缺血引发的血管生成作用减弱有没有可能是由于发病早期微血管异常造成的？可惜到目前为止，在人类原发性高血压中还没有发现明确的证据。

（二）阻力血管结构变化与靶器官损伤

高血压时，小阻力动脉的结构改变有可能造成血压升高以外的靶器官损伤。特别值得注意的是，阻力血管的结构变化类似于“血管放大器”，能够使任何高血压的刺激效应增大。研究证实若以血管中膜与管腔的比值为评估标准，则皮下小动脉的结构改变与晨间血压升高的严重程度相关，这很可能是由于微血管结构变化使神经体液唤醒反应放大造成的。有意思的是，已经有结果提示小阻力动脉结构的变化可能是原发性高血压患者靶器官损伤最普遍甚至最早的表现形式。阻力小动脉和微动脉发生结构变化的一个重要后果是血管舒张储备受损，也就是扩张到最大限度增加血流的能力下降了。实际上，小阻力动脉重塑的主要特征是管腔变窄，即使扩张到最大也依然会增加血管阻力。因此，只降压而不纠正阻力血管的结构变化可能会使血管储备进一步恶化，造成严重的临床后果，特别是发生在冠脉微循环的时候。高血压患者冠脉血流储备和皮下小阻力动脉重塑之间有明显的正相关，因此提示小阻力动脉的结构变化有可能同时发生在不同的血管区，而皮下血管的形态变化也许能反映更为重要的冠状血管的变化。此外，前臂血流储备与皮下血管的中膜-管腔比也具有相关性。

阻力动脉的结构变化与心脏损伤密切相关。高血压患者皮下小阻力动脉的中膜-管腔比与左室质量指数或相对室壁厚度呈线性相关。这种相关性及左室几何构型的改变也存在于肾素-血管紧张素-醛固酮系统激活的患者中。

现在已证实几种不同的危险因素可以协同作用造成血管系统损伤，使小阻力动脉发生更严重的结构改变。例如，同时患有糖尿病和高血压的患者，与罹患其中一种疾病的患者相比，皮下小动脉的中膜-管腔比更大。因此，微循环的变化与高血压器官损伤的发生发展有关，并可能在其中发挥了重要作用。

（三）微血管结构变化与心血管事件

微循环的结构变化可以被看作高血压与缺血性疾病、心力衰竭、脑缺血发作和肾衰竭之间的重要联系。微循环的结构变化（以皮下小阻力动脉中膜-管腔比增加为指标）可能是高危人群发生心血管事件最有力的预测因素。经多元Cox回归分析发现即使在包含所有传统危险因素的情况下，也只有微循环结构和脉压被证实是心血管事件的预测因素。在血管内径相同的情况下，发生心血管事件的患者血管中膜的横断面积比未发生心血管事件的患者更大。因此在相同的血管部位，细胞生长（肥厚性重塑）越明显意味着预后越差。近年来的研究证实皮下小阻力动脉的结构具有预后作用，相反，该血管的内皮功能异常却没有预后作用。

本节主要介绍了血管的发育和结构特点。作为其他组织器官生存的前提和基础，血管是脊椎动物胚胎中最早形成的具有功能的器官。即使在出生后，血管特别是动脉依然根据周围环境的变化进行着适应性的重塑，其中的阻力动脉是调节外周阻力的主要血管，在漫长的生物进化过程中形成了特有的形态结构。在高血压时，阻力血管的结构发生独特的向内富营养型重塑，使动脉中膜-管腔比增加。这种结构异常不但与高血压的发生发展有密切关系，而且也是心血管事件的强有力的预测因素。因此，高血压的治疗策略不仅包括降压，也需尽量纠正阻力血管的结构异常。

（宋　峣　张幼怡）

参考文献

[1] 唐军民，李继承. 组织学与胚胎学（双语教材）（国外经典医学教材改编/影印系列）[M]. 北京：北京大学医学出版社，2011.

[2] RED-HORSE K，SIEKMANN A F. Veins and arteries build hierarchical branching patterns differently: Bottom-up versus top-down. Bioessays，2019，41（3）: e1800198.

[3] DAVE J M，BAYLESS K J. Vimentin as an integral regulator of cell adhesion and endothelial sprouting [J]. Microcirculation，2014，21（4）: 333-344.

[4] TINAJERO M G, GOTLIEB A I. Recent developments in vascular adventitial pathobiology: the dynamic adventitia as a complex regulator of vascular disease [J]. Am J Pathol, 2020, 190 (3) : 520-534.

[5] HU Y, XU Q. Adventitial biology: differentiation and function [J]. Arterioscler Thromb Vasc Biol, 2011, 31 (7) : 1523-1529.

[6] MARTINEZ-LEMUS L A. The dynamic structure of arterioles [J]. Basic Clin Pharmacol Toxicol, 2012, 110 (1) : 5-11.

[7] CHEN T, KARAMARITI E, HONG X, et al. DKK3 (Dikkopf-3) transdifferentiates fibroblasts Into functional endothelial cells-Brief Report [J]. Arterioscler Thromb Vasc Biol, 2019, 39 (4) : 765-773.

[8] YAMIN R, MORGAN K G. Deciphering actin cytoskeletal function in the contractile vascular smooth muscle cell [J]. J Physiol, 2012, 590 (17) : 4145-4154.

[9] WU J, MONTANIEL K R, SALEH M A, et al. Origin of matrix-producing cells that contribute to aortic fibrosis in hypertension. Hypertension, 2016, 67 (2) : 461-468.

[10] LEHOUX S. Adventures in the Adventitia[J]. Hypertension, 2016, 67 (5) : 836-838.

[11] KOHNKEN R, SCANSEN B A, PREMANANDAN C. Vasa Vasorum arteriopathy: relationship with systemic arterial hypertension and other vascular lesions in cats [J]. Vet Pathol, 2017, 54 (3) : 475-483.

[12] GRIGORAS A, AMALINEI C, BALAN R A, et al. Perivascular adipose tissue in cardiovascular diseases-an update [J]. Anatol J Cardiol, 2019, 22 (5) : 219-231.

[13] MARTINEZ-QUINONES P, MCCARTHY C G, WATTS S W, et al. Hypertension induced morphological and physiological changes in cells of the arterial wall [J]. Am J Hypertens, 2018, 31 (10) : 1067-1078.

[14] LAURENT S, BOUTOUYRIE P. The structural factor of hypertension: large and small artery alterations [J]. Circ Res, 2015, 116 (6) : 1007-1021.

[15] BROWN I, DIEDERICH L, GOOD M E, et al. Vascular smooth muscle remodeling in conductive and resistance arteries in hypertension [J]. Arterioscler Thromb Vasc Biol, 2018, 38 (9) : 1969-1985.

第五章
血管受体

血管平滑肌、内皮细胞、成纤维细胞、管周脂肪细胞及支配血管的神经突触前膜上存在很多种受体。在生理情况下，各种神经递质、激素、细胞因子等通过这些受体调节血管的舒缩活动、生长与增殖。在病理条件下，各种病理刺激因子、内外源保护因子及药物通过这些受体导致血管损伤和修复。血管的特点是分布在机体各种脏器和组织，分布极为广泛，各种脏器和组织中的血管结构不同，特征分明，执行功能各异。因此，机体对血管的调控也十分复杂和非常精细，一旦调控发生异常，就会造成器官，乃至机体的生理功能紊乱，甚至脏器功能衰竭。而在保障机体对血管进行精细准确调控的过程中，血管的细胞通过受体接受生理和病理性的刺激，进而发生一系列细胞内的信号分子级联反应，使细胞对外界环境的变化产生应答。在不同部位的血管，同一部位血管的不同细胞上，受体的种类、密度，甚至介导的效应也各有异同。血管受体的这种异质性，是血管个性化（individualization）的主要原因之一。因此，血管上的受体对血管正确执行功能、应对病理刺激起到了“承外启内”的至关重要作用。

第一节
血管受体概述

受体是一大类生物大分子，结构和功能各异，人们一直没有找到确切、简洁又全面的词句来准确定义这一大类神奇又复杂的生物大分子。在这里我们试图用受体应具有的属性来概括和描述受体，尽管不够完善和简洁，但是我们认为根据这些属性基本可以将这类大分子的特性描绘出来，也可以区别于其他生物分子。

一、受体的定义

受体的概念最早是由英国生理学家John Newport Langley在1878年提出的，当他还在剑桥大学读书时，在他的研究报告中就提到了阿托品（atropin）拮抗匹鲁卡品（pilocarpin）的作用是由于与某种物质形成了复合物。但此后并没有后续的研究。27年后Langley根据马钱子碱可以完全阻断尼古丁引起的骨骼肌的收缩作用，进一步提出了药物是与某种“接受物质”（receptive substance）结合而发挥作用的。随后德国的Paul Ehrlich将受体的概念更加明确，首次提出了“受体”（receptor）一词，认为在细胞内有一些大分子化学基团可以与某些结构互补的物质结合，而后产生生物效应，他将这些基团称之为受体。随着药理学、生物化学和分子生物学的发展，对受体的认识和定义也日趋清晰和完善。受体是一种蛋白质或蛋白质复合体，由一个或数个亚基组成。能与受体特异性结合的物质称为配体，受体可以识别内源性配体并与其特异性结合，引发细胞内信号分子的级联反应，介导细胞生物学反应或事件。如果受体的配体是未知的，这个受体则称之为“孤儿受体”（orphan receptor）。2000年国际药理学联合会受体命名与药物分类委员会（IUPHAR Committee on Receptor Nomenclature and Drug Classification）提出受体应具备以下四条标准：①具有已知的蛋白质序列；②具有明确的信号转导途径；③有内源性受体表达；④有确定的激动剂和拮抗剂，已知其相应的药理学特性和功能效应。这四条标准明确了受体应具备的性质，也就将受体与其他生物大分子区别开来了。

二、受体的分类

按照受体的结构和功能，受体可分为G蛋白偶联受体（G protein-coupled receptors，GPCR）、催化受体（catalytic receptors）、配体门控离子通道受体（ligand-gated ion channels）和核受体（nuclear hormone receptors）。

按照药理学的分类概念，依照与配体结合时受体所在的部位，受体又可以分为膜表面受体和细胞内受体。膜表面受体主要存在于细胞膜表面，与细胞外的神经递质、生长因子、细胞因子、循环中激素、组织局部释放的递质等配体结合。细胞内的受体又可分为分布在细胞器上的受体和核内的受体。

（一）膜表面受体

1. G蛋白偶联受体 亦称为7次跨膜受体。这类受体具有相似地蛋白质基本结构，都具有保守的7次跨膜折叠和胞外N端、胞内C端结构域的细胞膜拓扑结构，连接跨膜片段的亲水性氨基酸片段组成3个细胞外环与3个细胞内环。第3个细胞内环及羧基端富含苏氨酸与丝氨酸，是受体磷酸化的部位。受体通过第3个细胞内环与各种G蛋白偶联，进而启动信号转导。但是有7次跨膜结构的受体却不一定是GPCR，如孕酮及脂联素受体家族（progestin and adipoQ receptors family，PAQR family），虽然该家族受体也具有七次跨膜结构域，但拓扑结构与GPCR相反，即C端在胞外，N端在胞内，且部分成员，如脂联素受体1与脂联素受体2（AdipoR1，AdipoR2）不与G蛋白结合。

近年来，在这个领域取得了一系列令人兴奋的进展，特别是GPCR晶体结构的相继被解析。2002年确定了第一个GPCR——视紫红质的晶体结构，但是视紫红质与其他GPCR家族成员不同，它含量丰富而且结构相对稳定。其他GPCR由于天然丰度低，内在柔性大，结构形态始终处于变化中的特点，很难形成晶体。直到2007年，美国斯坦福大学的Dr.Kobilka与合作者巧妙地运用了两种方法稳定GPCR结构，并利用反向激动剂抑制其基础活性，最终得到了β_2-肾上腺素受体（β_2-adrenergic receptors，β_2-AR）的晶体。其中一种方法就是在受体第三内环结合上一个抗体（Fab5）以稳定受体，在脂质环境中得到受体晶体。另一种方法是将β_2-AR的第三内环区用一个小而稳定的蛋白T4噬菌体溶菌酶（T4 phage lysozyme，T4L）替代，从而稳定受体结构，促进晶体形成。这两种晶体得到了高分辨率的解析，揭示了β_2-AR的晶体结构与视紫红质存在显著不同，其跨膜区不是紧密地聚在一起，而是更为开放的结构，提示其可能与受体的基础活性相关。但是这些得到的受体三维结构都是非活化状态，Kobilka课题组进一步利用骆驼产生的纳米抗体（nanobody）Nb80，使受体与激动剂的亲和性增加了上百倍，模拟了G_s功能。利用这个抗体，得到了与激动剂结合的处于活化状态的β_2-AR/纳米抗体复合物结晶。晶体结构表明，激活的受体第5和6跨膜区的胞内段向外位移，而第3和7跨膜区则向内位移，展示了受体激活状态下晶体结构的瞬间变化。β_2-AR晶体结构的解析实现了GPCR研究领域盼望已久的突破。随后有多个GPCR的三维结构被解析。迄今，105个GPCR的相关结构已经被解析（见GPCRdb数据库），其中有373个受体–配体复合体结构（一个受体可以与多个配体形成多个受体–配体复合体）、51个受体-G蛋白复合体结构和59个激活状态下的受体结构。

根据GPCR家族的保守序列，将GPCR分为六类。其中A类、B类、C类是最主要的三类GPCR。在人类主要是A类、B类、C类和F类，D类和E类在脊椎动物中不存在。

A类受体，又称视紫红质样受体（rhodopsin-like receptor），包含大多数GPCR，有719种受体。结构特点是第二个细胞外环和第三个跨膜区域之间有一个二硫键，在一级结构上有一系列高度保守的氨基酸序列，如在第3、6和第7跨膜区域有E/DRY、CWxP、NPxxY等基序，这些氨基酸决定受体的某些高级结构，也决定了受体后的信号转导途径。Zhou通过对45个A类GPCR的234个结构构象变化的分析，发现了一个由34个氨基酸残基对和35个氨基酸组成的GPCR激活的共同模块，这个模块含有CWxP、DRY、Na^+口袋、NPxxY和PIF等关键基序，它们直接将配体结合口袋底部与G蛋白的偶联区连接起来，从而使受体激动。A类受体主要包括生物胺受体、神经肽Y受体、促性腺激素的释放激素受体、补体因子和趋化因子受体等。A类受体的配体多种多样，从小分子到大分子肽类，小分子配体主要结合在受体跨膜螺旋形成的结合裂隙中，经典的小分子配体有肾上腺素（epinephrine，E）、去甲肾上腺素（norepinephrine，NE）、多巴胺（dopamine，DA）、5-羟色胺（5-hydroxytryptamine，5-HT）、组胺（histamine，His）、乙酰胆碱（acetylcholine，Ach）、前列腺素（prostaglandin，PGs）、白三烯（leukotriene，LTs）和嘌呤（purine）等。大分子肽类配体主要结合在受体的胞外结构域（extracellular domain，ECD）上，主要有P物质、神经激肽A、神经激肽B、血管紧张素、神经肽Y、白介素-8、抗利尿激素等。

B类受体，又称分泌素样受体（secretin receptor family），由15种受体组成。由一个大的球状的ECD和一个含有7次跨膜螺旋的结构域（transmembrane domain，TMD）组成。一般认为B类受体与配体的结合遵循“双结构域”结合模型，即肽激素的C端通过与受体的N端ECD结合来启动识别，而肽激素的N端则穿过由受体的7次跨膜结构形成的“结合口袋”从而激动受体。该家族受体的配体是由27～141个氨基酸残基组成的多肽激素；其中有些配体结构十分类似，如胰高血糖素（glucagon）、胰高血糖素样肽（glucagon-like peptide，GLP）、葡萄糖依赖性促胰岛素多肽（glucose-dependent insulinotropic polypeptide，GIP）、分泌素、血管活性肠肽（vasoactive intestinal peptide，VIP），垂体腺苷酸环化酶激活肽（pituitary adenylate cyclase-activating polypeptide，PACAP）和生长激素释放激素（growth hormone releasing hormone，GHRH）等。

C类受体，又称代谢型谷氨酸受体（metabotropic glutamate receptor），由22种受体组成，通过较大的ECD（300～600氨基酸）识别配体。这个ECD像捕蝇草（venus flytrap）一样，分成两片，中间的腔为配体结合的位置。C类受体也可形成二聚体，如代谢性γ-氨基丁酸（γ-aminobutyric acid，GABA）和谷氨酸受体。C类受体主要包括谷氨酸受体、钙敏感受体、GABA受体、味觉受体等。C类受体的配体多为小分子，包括谷氨酸、GABA、钙离子等。

D类（又称真菌交配信息素受体）和E类（又称环磷酸腺苷（cyclic adenosine monophosphate，cAMP）受体）是真菌表达的两个小类的受体。

F类由10个卷曲受体（FZD1-10）和1个SMO受体（frizzled/smoothened receptor）组成，在胚胎发育、体形塑造、成体干细胞的维持和再生中发挥着重要作用。除了典型的7次跨膜螺旋结构域之外还有富含半胱氨酸的ECD。FZD1-10是19个WNT蛋白的主要受体，介导Wnt/β-catenin和其他非经典信号通路。在经典信号通路中，Wnt激动FZD和共受体低密度脂蛋白相关蛋白（low density lipoprotein related protein，LRPs）后招募细胞内伴侣Dishvelled（Dvl），抑制由APC、Axin及糖原合成激酶3β（GSK3β）组成的“β-cantenin降解复合物”。当“β-cantenin降解复合物”被抑制后，胞浆内β-catenin得以稳定存在，部分β-catenin向细胞核转运，并与T细胞因子/淋巴增强因子（T-cell factor/lymphoid enhancer-binding factor，TCF/LEF）转录因子作用促进特定基因的表达。SMO受体介导Hedgehog（Hh）信号通路，Hedgehog可作用于受体Patched1（PTCH1）抑制SMO受体的活性，SMO受体活化后导致转录因子Gli转位入核激活靶基因。

2. 催化受体 也称酶偶联受体（enzyme linked receptor），是一类细胞膜蛋白质，通常是配体结合结构域和功能结构域在同一条多肽链上，仅有1个跨膜片段。配体结合区域在细胞膜外，跨膜区由20～25个疏水性氨基酸组成，位于细胞膜内的功能结构域具有催化活性，或具有与特定酶结合的功能，因此而得名为催化受体。催化受体超家族的内源性激动剂是一些肽段或蛋白，当这些肽段或蛋白质与催化受体结合时会引起受体二聚化，这种二聚化形态就是受体的激活状态。

根据催化受体酶活性组分的功能特点，可将其分为几种不同类型。最常见的是酪氨酸激酶受体家族（receptor tyrosine kinases，RTK），典型代表是神经营养因子（neurotrophin factors，NTF）受体。这类受体的细胞内结构域本身就是激酶，与配体结合后，受体胞内功能域的酪氨酸残基发生自身磷酸化，具有了激酶活性。这是激活下游信号级联反应最关键的起始步骤。第二类催化受体是外源性蛋白酪氨酸激酶受体。这类催化受体的特点是具有激酶活性的残基和与配体结合的位点不在同一个受体亚基上。当配体与异源二聚体中不具有激酶活性的亚基结合时，可招募另一个缺乏配体结合能力却具有激酶活性的亚基形成异源二聚体，通过后者酪氨酸磷酸化进而启动信号。例如，胶质细胞源性神经营养因子（glial cell line-derived neurotrophic factor，GDNF）受体和表皮生长因子（epidermal growth factor，ErbB）受体家族。第三类是丝氨酸/苏氨酸激酶受体家族（receptor serine/threonine kinase，RSTK），为异源二聚体，具有丝氨酸/苏氨酸蛋白激酶活性，如转化生长因子β（transforming growth factor β，TGFβ）受体和骨形态生成蛋白（bone morphogenetic protein，BMP）受体。第四类为酪氨酸磷酸酶受体（receptor tyrosine phosphatase，RTP），这类受体的特点是胞内结构域具有酪氨酸磷酸酶活性，能使细胞内靶点（如Src酪氨酸激酶）去磷酸化，进而激活信号级联反应。这类催化受体缺乏同源配体，主要与细胞外基质或细胞表面蛋白（如半乳糖凝集素galectin1/3，接触蛋白contactin1/3）的成分结合，提示该类受体在细胞间通讯中起作用。第五类催化受体是整合素，由两个非共价结合的亚基，即α亚基和β亚基组成异源二聚体。整合素的配体主要是含特异性精氨酸-甘氨酸-天冬氨酸（Arg-Gly-Asp，RGD）结构的细胞外基质蛋白。当整合素与细胞外基质蛋白结合或接受机械力刺激而引起构象改变时，会招募多种接头蛋白形成局灶性黏附蛋白复合物，进而激活局部黏着斑激酶（focal adhesion kinase，FAK）和Src家族激酶（Src family kinase，SFK）等蛋白激酶的活性，启动相关的细胞内信号级联反应。除了外向内传导信号，整合素还具有将细胞内信号向细胞外传递的作用，它在细胞间通讯中也起重要作用。最小的一类是鸟苷酸环化酶guanylate cyclase，GC）受体家族，其特点是受体激动后催化鸟苷酸生成第二信使环磷酸鸟苷（cyclic guanosine monophosphate，cGMP），激活下游信号通路。GC包括跨膜GC和一氧化氮（NO）敏感型（又称可溶型）GC（sGC）。跨膜GC是同源二聚体，多数具有保守的配体结合域、催化区域和调控区域。其配体主要是利钠肽。sGC由β亚基和两个α亚基中的一个组成异源二聚体。其配体主要是NO，也存在与一氧化碳结合的潜在可能性，介导血管舒张。

此外，有些催化受体本身不具有激酶活性，但可以与酶结合，启动下游信号通路。如细胞因子受体，它可激活Janus kinases（JAK），后者具有酪氨酸激酶活性，可磷酸化受体，招募信号转导和转录激活因子（signal transducers and activators of transcription，STATs），STATs转位入核，介导下游基因转录。

3. 离子通道受体　是属于离子通道的一个分类，即配体门控的离子通道（Ligand-gated ion channel）。这类受体是一类膜蛋白，由数个亚单位组成，每个亚单位都包含数个跨膜片段；数个亚基的某些区域共同构成含有孔洞的结构，允许特定离子通过空洞穿过细胞膜。离子流是由电化学梯度驱动的被动离子流。当激动剂（如神经递质）与这类受体结合时，受体构型发生变化，导致离子通道开放，进而引起特定离子通过而产生效应。一些内源性或外源性的调节因子可通过结合受体上的变构位点，影响受体的门控作用。离子通道受体即具有离子通道的功能，属于离子通道，但又是与配体结合后才能开启通道，具有受体的特性，所以是组成离子通道的受体，而有别于其他离子通道。这类受体主要有5羟色胺受体3（5-HT3 receptor）、酸敏感（质子门控）离子通道［acid-sensing（proton-gated）ion channel，ASICs］、上皮钠离子通道（epithelial sodium channel，ENaC）、γ-氨基丁酸A型受体（$GABA_A$ receptor）、甘氨酸受体（glycine receptor）、离子型谷氨酸受体（ionotropic glutamate receptor）、三磷酸肌醇受体（IP_3 receptor）、烟碱型乙酰胆碱受体（nicotinic acetylcholine receptor）、P2X嘌呤受体（P2X receptor）和锌激活通道（zinc-activated channel，ZAC）等。

（二）细胞内受体

细胞内受体（intracellular receptor）主要指分布在细胞质和细胞核中的受体。一类是核受体，另一类是分布在亚细胞器上的受体。

核受体家族的第一个成员于1985年被克隆，至今这个家族已经扩大到48个成员。大多数核受体的内源性配体是脂溶性分子（如类固醇、维甲酸和磷脂）。但这个家族也有“孤儿”成员，尚未确定其配体。这类受体激动后都是在核内发挥功能，所以亦称为核转录调控受体。核受体的基本结构相似，由A/B，C，D，E四个基本结构域组成。C和E是两个相对保守的区域，C是核受体的特征性结构域，具有与DNA结合的功能，位于分子中部，富含精氨酸及赖氨酸等碱性氨基酸，有利于与带负电荷的DNA结合，含有的锌指结构是核受体与DNA结合所必需的，C域决定了核受体的DNA结合活性。E域是配体结合域，其功能复杂多样，除了负责与配体结合外，还参与受体的二聚体化、核定位、与热休克蛋白结合及发挥转录因子的调控靶基因转录作用（AF2）。A/B域位于受体氨基端，序列和长度高度可变，具有转录激活功能（AF1），但作用较弱，主要与E域的AF2协同参与转录调控。D域是铰链区，高度可变，连接C与E两区域，与受体构象有关，含有核定位信息。核受体根据其内源性配体的不同分为类固醇和非类固醇激素受体。类固醇激素受体主要包括雌激素受体（estrogen receptors）和3-酮类固醇受体（3-ketosteroid receptors），3-酮类固醇受体包括雄激素受体（androgen receptor）、糖皮质激素受体（glucocorticoid receptor）、盐皮质激素受体（mineralocorticoid receptor）和孕激素（progesterone receptor）等。类固醇激素受体的配体主要为3-羟基类固醇和3-酮类固醇。类固醇激素受体与分子伴侣形成复合物存在于细胞质中，当配体与受体结合时，分子伴侣被解离，类固醇激素受体形成二聚体进入细胞核，并与基因转录的其他调节因子如RNA聚合酶、乙酰转移酶和脱乙酰酶等相互作用，调控目的基因转录。非类固醇激素受体包括：甲状腺激素受体（thyroid hormone receptors，TRs）、视黄酸受体（retinoic acid receptors）、过氧化物酶体增殖物激活受体（peroxisome proliferator-activated receptors）、肝脏X样受体（liver X receptor-like receptors）等。非类固醇激素受体的配体包括甲状腺激素、脂肪酸、维生素D等。非类固醇激素受体中有许多受体尚未确定其内源性配体，被称为孤儿受体，如生殖细胞核因子受体（germ cell nuclear factor receptors）、鸡卵清蛋白上游启动子转录因子受体（COUP-TF-like receptors）等。非类固醇激素受体大多分布在细胞核中，与配体结合后便与其他核受体形成异源二聚体，也可以有转录因子参与，进而调控基因转录。

细胞内的受体还有一类是分布在亚细胞器膜上，如三磷酸肌醇受体（inositol 1,4,5-trisphosphate receptor，IP_3R）、兰尼定受体（ryanodine receptor，RyR）、Sigma非阿片细胞内受体1（sigma non-opioid intracellular receptor 1，Sig-1R）等。IP_3R和RyR是配体门控Ca^{2+}通道受体，均为四聚体结构，其结构和功能与其他离子通道不同。IP_3R分布在内质网上，具有N端的IP_3结合位点和C端跨膜区域，有三种亚型。IP_3R的配体是三磷酸肌醇（IP_3），当配体与受体结合后，IP_3R的通道开放，致钙库释放Ca^{2+}进而调控细胞内Ca^{2+}信号。IP_3R的三种亚型决定了Ca^{2+}信号下游不同信号的走向。RyR位于细胞内质网和肌浆网膜上，是Ca^{2+}离子释放通道，由四个560kD的亚基、四个约12kD FK506结合蛋白和各种辅助蛋白（包括钙调蛋白、蛋白激酶和蛋白磷酸酶）组成的大型蛋白复合物，是目前已知的最大的离子通道。RyR配体是小分子物质（如Ca^{2+}、Mg^{2+}、NO、咖啡因等），在哺乳动物中RyR有3种亚型，RyR1主要在骨骼肌中表达，RyR2主要在心肌中表达，RyR3主要在大脑等组织中表达，但表达量较低。RyR介导的内钙释放可通过激活大电导钙激活钾通道，负反馈调节NE诱导的胞外Ca^{2+}内流和血管张力。Sig-1R位于细胞内与线粒体相连的内质网上，为三聚体结构，是一种不与G蛋白偶联的跨膜蛋白，其单个跨膜结构域穿过内质网膜，同时它也是一种特殊的可以作为分子伴侣的胞内受体。二甲基色胺（DMT）是激活Sig-1R的内源性配体。Sig-1R在内质网和线粒体之间提供Ca^{2+}信号，参与离子通道活动。

三、受体的信号转导

（一）GPCR的信号转导

经典理论认为GPCR是在细胞膜上通过G蛋白偶联来传导信号，而β-arrestin的募集和受体内化是受体脱敏和信号终止传递的重要机制。现已证明β-arrestin还可以通过G蛋白非依赖的途径激活细胞外调节蛋白激酶（extracellular regulated protein kinases，ERK）、P38等信号通路；而内化囊泡上的GPCR也可以激活并转导信号通路。GPCR可以形成同源或异源二聚体，介导与单体受体不同的信号。GPCR还可以通过激活酪氨酸激酶受体如EGFR。而受体在激动后不同时程传导的信号通路可能发生转变。因而GPCR与配体结合后有至少六种方式传递信号转导：经典的G蛋白依赖信号通路、β-arrestin依赖信号通路和胞内体（endosome）途径、受体二聚体信号通路、受体转位激活、双相激活（图2-5-1）。GPCR激活后可以依次激活多条途径，也可只通过一条途径传递信号。

1. G蛋白依赖的信号转导 GPCR的经典信号转导途径是由G蛋白介导。G蛋白是一系列结构相似地蛋白组成的异源三聚体，由α、β和γ亚基构成。基础状态下，二磷酸鸟苷（guanosine diphosphate，GDP）与G蛋白的α亚基结合，使G蛋白处于失活状态。GPCR与激动剂结合后转变为激活构象并与G蛋白结合，导致G蛋白α亚基结合的GDP被三磷酸鸟苷（guanosine diphosphate，GTP）取代，使G蛋白发生构象变化，$G_α$与$G_{βγ}$解离。游离的$G_α$和$G_{βγ}$分别作用于相应效应分子，生成第二信使，传递不同的信号。之后$G_α$结合的GTP水解为GDP，$G_α$和$G_{βγ}$结合，重新形成异源三聚体。

介导GPCR信号转导的G蛋白具有不同亚型，通常依据α亚基进行分类。常见的G蛋白为G_s、G_i和G_q，其α亚基分别为αs、αi和αq。G_s偶联的受体，如$β_1$-AR和$β_2$-AR，激动后引起G_s的激活，$G_{αs}$作用于腺苷酸环化酶（adenylate cyclase，AC），产生cAMP，造成蛋白激酶A（proteinkinase A，PKA）等激酶激活。G_i偶联的受体，如$α_2$-AR激活后产生的$G_{αi}$，可抑制AC，减少细胞内的cAMP含量。G_q偶联的受体，如$α_1$-AR和M胆碱受体（M-R）激活后的$G_{αq}$，可激活磷脂酶C（phospholipase，PLC）等。PLC可以引起磷脂酰肌醇二磷酸［phosphatidylinositol（4，5）bisphosphate，PIP_2］水解，产生第二信使IP_3和二酰甘油（diacylglycerol，DAG），分别激活细胞内的钙信号和蛋白激酶C（protein kinase C，PKC）。$G_{βγ}$也可介导信号传导，如可激活PLCβ、磷酸酰肌醇3-激酶（phosphoinositide 3-kinase，PI3K）等。

同一种GPCR可与不同亚型的G蛋白偶联。如心肌细胞中$β_2$-AR除了与G_s偶联外，还可与G_i偶联，介导G_i依赖$G_{βγ}$-PI3K-Akt（又称蛋白激酶B，protein kinase B，PKB）信号通路，促进细胞的存活，发挥保护作用。G蛋白偶联受体激酶2（G protein-coupled receptor kinases，GRK）和PKA磷

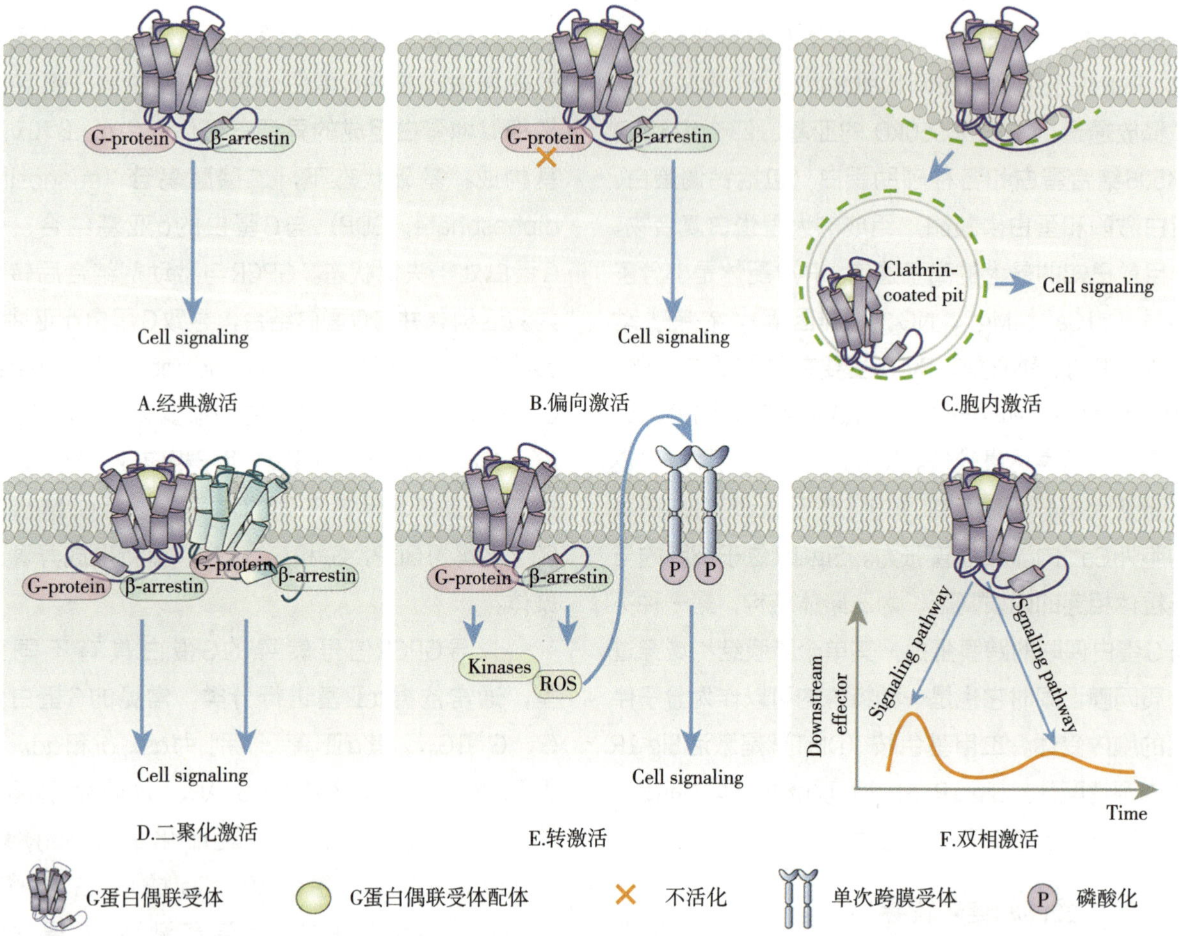

图2-5-1　GPCR的多条信号转导途径

注：GPCR，G蛋白偶联受体；G_{α}，G蛋白α亚基；$G_{\beta\gamma}$，G蛋白βγ亚基；cAMP，环磷酸腺苷；PLC，磷脂酶C；GRK，GPCR激酶；β-arrestin，β-抑制蛋白；MAPK，丝裂原活化蛋白激酶；clathrin，网格蛋白；ERK，细胞外信号调节激酶。

酸化β_2-AR使其与G_i信号偶联增加。而在心力衰竭过程中，GRK2和G_i蛋白高表达，增强β_2-AR介导的G_i信号通路，促进了心肌的重塑和心衰的进程。

2．β-arrestin依赖的信号转导　GPCR激动后被GRK磷酸化，进而募集β-arrestin，受体发生内化，从而引起受体脱敏。β-arrestin是一类衔接蛋白，广泛表达于哺乳动物的各种组织细胞中，具有两个亚型：β-arrestin1和β-arrestin2。研究发现β-arrestin除了介导受体内化以外，还可以募集丝裂原活化蛋白激酶（mitogen-activated protein kinase，MAPK）等激酶，介导G蛋白非依赖的信号，调控细胞的生长和存活。β-arrestin依赖的信号转导成为GPCR重要的信号转导途径之一。此外，β-arrestin还可以介导GPCR转激活其他受体。β-arrestin具有介导受体内化和信号转导两种作用，而GPCR的磷酸化模式决定了β-arrestin发挥何种作用。GRK2和GRK6引起β_2-AR发生磷酸化的位点不同。GRK2或GRK6磷酸化β_2-AR后都可以引起受体的内化和脱敏，而只有GRK6磷酸化β_2-AR才能引起β-arrestin依赖的ERK激活。其他受体研究也表明，GRK2和GRK3与受体内化有关，而GRK5和GRK6与β-arrestin依赖的ERK激活有关。

研究证明GPCR具有多种激活构象。不同配体刺激可以使受体处于不同的构象状态，从而具有不同的药理特性。部分配体可以使受体处于特定激活构象，并选择性传导特定信号，称之为偏向激活，这些配体为偏向性配体。GPCR与偏向性配体结合后构象发生变化，可以偏向性地与某种G蛋白或β-arrestin偶联，引起相应信号的转导。如卡维地洛（carvedilol）是一种偏向激动剂，它可以使β_2-AR激活，但只通过募集β-arrestin传递信号。

3. 胞内体GPCR介导的信号转导 受体内化时，通过网格蛋白（clathrin）依赖或非依赖的途径形成内吞囊泡，并与早期胞内体融合。早期胞内体膜内陷形成多泡体（MVB），转变为晚期胞内体。胞内体膜上的受体可能会发生降解或者重新返回细胞膜。这些胞内体膜上的受体仍然具有活性，可以继续传递配体引起的信号。胞内体GPCR介导的信号是继G蛋白和β-arrestin依赖的信号之后，GPCR产生的第三波信号转导。

胞内体的很多特性使其成为多种受体信号转导的平台。如胞内体囊腔狭小，使配体受体结合的概率增大。但是，配体是结合受体后随受体一起进入胞内体的，还是配体进入胞内体后再与受体结合，尚没有充分的实验证据，推测可能两种情况都有。此外，胞内体相对稳定，激活的受体可在其中维持较长时间；胞内体可沿微管向细胞内部运输，与信号转导方向一致；胞内体中特定局部蛋白可自组装成特定的复合物，促进信号转导。胞内体GPCR的信号和细胞膜GPCR的信号有不同，但又不能完全区分。信号通路在胞内体上转导时常常有胞内体特有蛋白的参与。而胞内体特有的信号通路，又常能在细胞膜上找到类似的反应。胞内体GPCR既可以传递G蛋白依赖的信号，也可以传递G蛋白非依赖的信号。促甲状腺素受体（thyroid stimulating hormone receptor，TSHR）、β_2-AR等受体内化后可传递G蛋白依赖的信号。也有GPCR与β-arrestin一起内化，在胞内体通过β-arrestin募集MAPKs传递信号。

除了胞内体，GPCR还可分布于其他细胞器或细胞核。β_1-AR可以稳定表达于高尔基体，通过募集G_s传递信号通路。代谢型谷氨酸受体5（mGluR5）位于核膜内膜，可以通过G_q传递信号调控细胞核内的Ca^{2+}变化。虽然不清楚这些信号转导途径与细胞膜受体信号途径是否相同，但是目前研究提示细胞内GPCR信号可以发挥局部效应，如参与调控高尔基体转运和功能以及调控染色体功能等。

4. GPCR的寡聚化 在受体激活的经典理论模型中，GPCR是以单体形式存在，并与配体和G蛋白组成三元复合物，向细胞内传导相应的信号。但是，目前已经观察到很多GPCR是以寡聚体的形式存在。

C类GPCR是以二聚体的形式稳定存在并发挥功能。代谢性谷氨酰胺受体（mGlu R）通过二硫键共价结合形成二聚体后才具有完整活性。$GABA_{B1}$和$GABA_{B2}$是组成$GABA_B$受体异源二聚体的两个单体，以单体形式存在时并无功能，当两个单体通过C端平行卷曲螺旋的方式形成二聚体后，$GABA_B$受体才具有功能，$GABA_{B1}$与配体结合，$GABA_{B2}$与G蛋白偶联并传递信号。其他GPCR也存在寡聚体形式，虽然单体形式的β_2-AR足以激活G蛋白，但生化实验、荧光发光共振能量转移/化学发光共振能量转移（FRET/BRET）、单分子受体追踪等技术证明β_2-AR主要以寡聚体的形式存在。这些GPCR通常通过跨膜区域的非共价相互作用形成寡聚体。部分GPCR二聚体的晶体构象得到了解析，证明受体结构具有形成寡聚体的界面。如μOR的结构显示受体可以通过两个界面相互连接，第一个界面由跨膜区1和2以及第8螺旋区（TM1、TM2和Hx8）组成，第二个界面包含TM5和TM6。

在细胞膜上GPCR处于单体和寡聚体的动态平衡状态。利用荧光漂白恢复（fluorescence recovery after photobleaching，FRAP）技术证明，β_1-AR受体二聚体维持时间较短，而β_2-AR可形成稳定的二聚体，甚至多聚体。利用全内反射荧光显微镜（TIRFM）观察乙酰胆碱M1受体，发现膜上的M1受体既存在单体形式，也存在二聚体形式，处于两种形式的动态平衡中。

寡聚化影响GPCR的信号转导。如β_2-AR可以形成高阶的寡聚体，更高阶的寡聚体不易进行信号转导，可能是避免受体过量表达时信号转导过度的保护机制。同时过表达多种GPCR时，GPCR的异源寡聚体可以改变受体的药理学特性和信号转导。如α_{2A}-AR和μOR可形成受体复合物，吗啡（morphine）与μOR结合后，可引起α_{2A}-AR的构象变化。FRET实验发现吗啡引起的α_{2A}-AR构象变化可抑制与G蛋白的偶联和信号转导。此外，受体形成二聚体还可以转变受体信号转导方式。多巴胺受体D1介导G_s信号，D2介导G_i信号，但是D1/D2二聚体则可通过G_q转导信号通路。

5. 双相激活 GPCR激动后随着时间延长信号减弱，有些GPCR在长时间激动后可以出现第二波信号转导。如AT_1R介导的ERK磷酸化，在受体激动2分钟后达到第一个峰值，而在120～150分钟后还可出现第二次激活。这种现象称为双相激活。两次激活的ERK都可以促进c-jun转录活性和细胞增殖，但只有第二相的激活可以促进DNA合成和细胞生长。因此双相激活可能介导不同的功能。

双相激活介导信号传递的途径也可能发生转变。阿片受体（kappa opioid receptor，KOR）在激动5分钟和15分钟时通过G蛋白通路激活ERK1/2，而在激动2小时后则通过β-arrestin2激活ERK1/2。β_2-AR在激动10分钟时通过β-arrestin-1/Rac1/NADPH途径激活p38，而在90分钟时通过G_s/AC/cAMP/PKA途径激活p38。目前只在少数GPCR中发现双相激活的现象，双相激活是否在其他GPCR中普遍存在仍待研究。

（二）催化受体的信号转导

催化受体超家族是细胞膜表面的一次跨膜蛋白，受体的配体结合结构域和功能结构域在同一条多肽链上。受体天然状态下通常是二聚体。内源性配体多为肽或蛋白质，配体与受体结合引起受体的进一步二聚化或多聚化，进而启动下游信号转导（图2-5-2）。

1. 酪氨酸激酶受体（receptor tyrosine kinase，RTK） 是一个细胞表面受体家族，它负责多肽、蛋白激素、细胞因子和生长因子的信号传递，是一些重要细胞功能的关键调节因子，如增殖和分化、细胞存活与代谢、细胞迁移以及细胞周期调控。在人类基因组中，已经鉴定出58种RTK，共20个家族。所有RTK的结构上都有一个胞外的配体结合域，是与配体特异性结合的结构基础；一个单次跨膜螺旋，一个胞内结构域：包含一个膜旁调节区，一个酪氨酸激酶结构域（tyrosine kinase domain，TKD）和羧基（C-）尾端。胞内TKD具有高度保守的酪氨酸蛋白激酶活性，配–受体结合后引起的构象改变激活TKD，可催化受体自身磷酸化。受体自身磷酸化后可招募并激活下游信号蛋白，这些信号蛋白包含蛋白酪氨酸结合（phosphotyrosine binding，PTB）结构域和Src同源区-2（Src homology-2，SH2）结构域，可与受体的磷酸酪氨酸残基结合，进而启动下游信号通路。这类受体单体的酪氨酸激酶活性很弱，当配体与受体结合后，受体形成二聚体或寡聚体时，发生构象改变，就会使胞内结构域的酪氨酸激酶活性增强。这类受体形成二聚体进而激活酪氨酸激酶，主要有四种方式，①配体依赖：受体二聚化是完全配体介导的，两个受体的胞外区域之间没有任何直接接触。如神经营养素受体（neurotrophin receptor）家族。②配体依赖且受体接触：配体同源二聚体与两个受体分子结合，这两个受体之间也相互接触。例如，KIT（干细胞因子受体，stem cell factor receptor）。③辅助因子参与的受体二聚化，除了配体共价结合以及受体间相互接触，还需要辅助因子参与受体的二聚化。如成纤维细胞生长因子（fibroblast growth factor，FGF）受体，需借助辅助分子（肝素或肝素硫酸糖蛋白）形成配

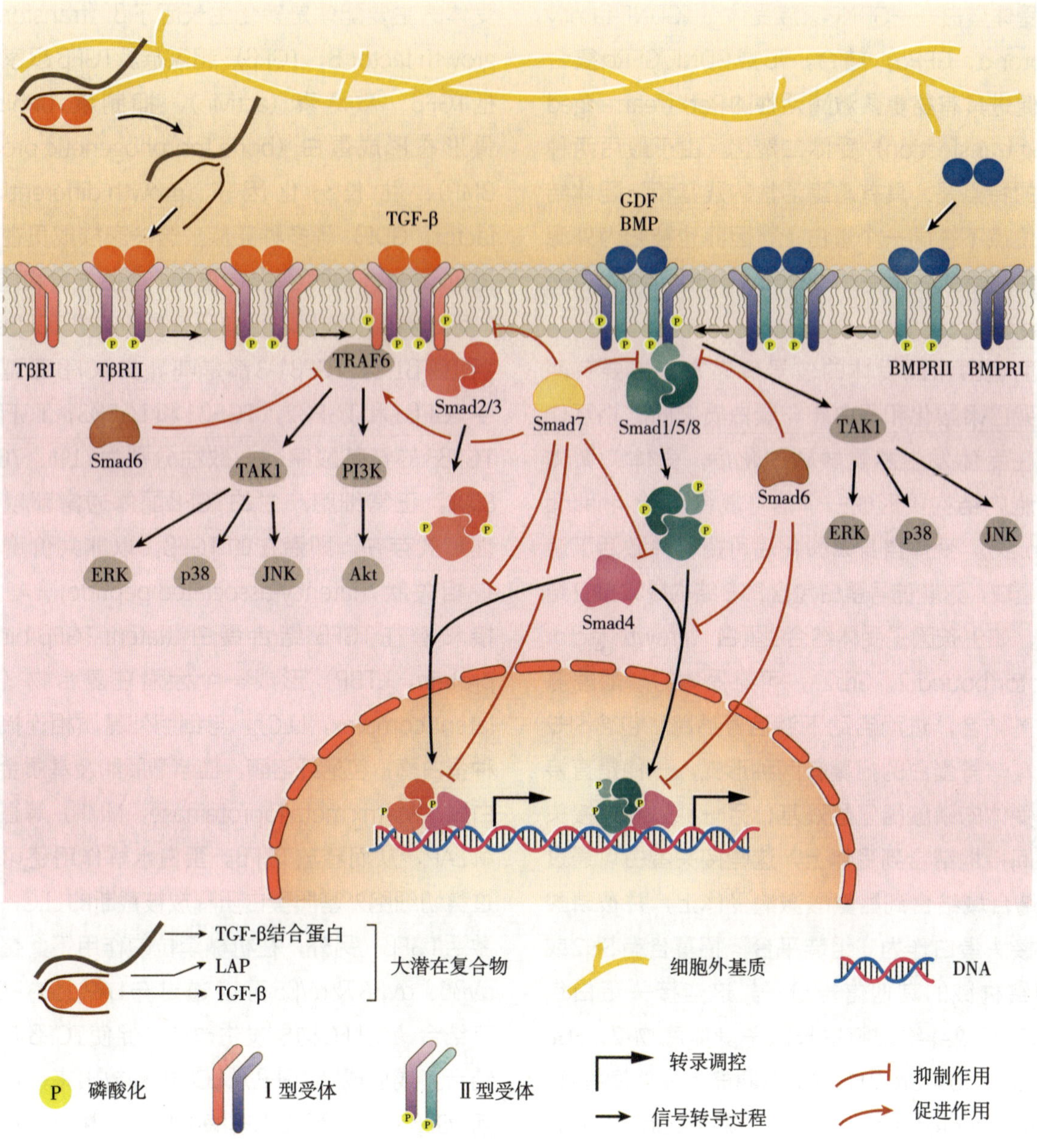

图2-5-2 催化受体的信号转导途径示意图

注：以TGFR为例。TGFβ家族配体激活后与Ⅱ型受体结合，招募并激活Ⅰ型受体，进而激活下游经典和非经典信号通路。

TGFβ，转化生长因子β；BMP，骨形态发生蛋白；GDF，生长分化因子；p38，p38 丝裂原活化蛋白激酶；AKT，又称PKB，即蛋白激酶B；TAK1，转化生长因子β活化激酶1；TRAF6，TNF受体相关因子6；TβRI，TGFβⅠ型受体；TβRII，TGFβⅡ型受体；BMPRI，BMPⅠ型受体；BMPRI，BMPⅡ型受体；ERK，细胞外信号调控激酶；JNK，c-Jun N末端激酶；PI3K，磷脂酰肌醇-3激酶。

体–受体复合物的二聚体。④ 受体依赖：受体二聚化完全是受体介导的，两个配体之间没有任何物理接触，如ErbB。当配体同时结合到一个受体的两个位点（DⅠ和DⅢ），引起的构象改变暴露出了受体二聚化的结合位点（DⅡ），引起受体二聚化。此类受体TKD的变构激活是通过一个TKD“激活者”（activator）的C小叶与另一个TKD“接受者”（receiver）的N小叶直接接触，激活者的TKD破坏了接受者的TKD的静止状态，从而使接受者的TKD被激活。除了以上四种方式，其他RTK还有特殊的受体二聚化方式。例如，GDNF受体家族。这类配体自身不能直接与受体结合，而需要先与一种共受体蛋白——GDNF家族受体α（GDNF-family receptor-α，GFRα）结合，形成GDNF/GFRα复合物，促进具有酪氨酸激酶活性的Ret（rearranged during transfection）受体二聚化。由于最后两种受体的特点是：具有激酶活性的残基和与配体结合的位点不在同一个蛋白上，因此也被归为外源性蛋白酪氨酸激酶受体（extrinsic protein tyrosine kinase receptors）。

酪氨酸激酶受体的信号传递方式主要有两种：蛋白磷酸化和蛋白质与蛋白质之间的相互作用。在受体发生酪氨酸磷酸化后，受体二聚体的细胞内结构域形成一个信号复合物（signaling complex）。受体自身磷酸化后可招募并激活下游信号蛋白，这些信号蛋白包含PTB结构域和SH2结构域，如生长因子受体结合2蛋白（growth factor receptor-bound 2，Grb2），可与受体的磷酸酪氨酸残基结合，进而启动下游信号通路。包含SH2结构域信号蛋白的招募有两种形式，一种是直接结合受体的磷酸酪氨酸残基；另一种是通过接头蛋白间接地结合到受体上，这些接头蛋白可通过PTB结合域结合到酪氨酸激酶受体上，并被磷酸化。接头蛋白作为“组装平台”招募含有SH2或其他结构域的其他信号分子。这些接头蛋白包括FRS2（成纤维细胞生长因子受体底物-2，FGF receptor substrate-2），IRS1（胰岛素受体底物-1，insulin receptor substrate-1），以及Gab1（Grb2-associated binder）。酪氨酸磷酸化及接头蛋白的参与，使得激活的酪氨酸激酶受体可以招募多个下游信号通路，包括RAS/MAPK，PI3K/AKT，以及JAK2/STAT信号通路。

2. 丝/苏氨酸激酶受体 丝/苏氨酸激酶是调控细胞内磷酸化共价修饰的最为主要的一类激酶。丝/苏氨酸激酶受体（又称受体丝/苏氨酸激酶，receptor serine/threonine kinases）也是一次跨膜受体，受体以二聚化形式激活后胞浆段自身具有丝/苏氨酸激酶活性，进而使下游相应蛋白质的丝/苏氨酸位点磷酸化以传递信号。在哺乳动物中，这类受体的主要配体是转化生长因子β（transforming growth factor β，TGFβ）超家族。TGFβ超家族包括TGFβ、激活素（activin）、抑制素（inhibin）、骨形态形成蛋白（bone morphogenetic protein，BMP）、生长分化因子（growth differentiation factor，GDF）等多种亚族。这一家族成员在细胞增殖、分化，细胞外基质重构、胚胎发育和凋亡等方面起着重要作用。目前研究最多的是TGFβs，包括TGFβ1-6。TGFβ1-3都是哺乳类TGFβ亚型，其中TGFβ1和TGFβ2，TGFβ1和TGFβ3，TGFβ2和TGFβ3的氨基酸序列一致性分别为71%、76%和80%。正常细胞产生的TGFβ配体通常都以无活性形式存在，即潜在的TGFβ，以非共价键与潜在相关肽（latency-associated peptide，LAP）联接和潜在TGFβ结合蛋白（latent TGFβ-binding protein，LTBP）形成一个大潜在复合物（large latent complex，LLC），与细胞外基质相连接。多种蛋白酶，包括纤溶酶、血浆激肽酶及基质金属蛋白酶（matrix metalloproteinase，MMP）等直接水解LAP，从而释放TGFβ。蛋白水解作用还可以通过剪切细胞外基质蛋白质释放被截断的LLC，间接激活TGFβ。另外，在机械牵拉的作用下，整合素αVβ6、αVβ8及αVβ5可以通过与LAP上的RGD基序结合，使LLC构象发生改变，促使TGFβ与受体结合。或使成熟TGFβ从LCC中释放出来，进而激活TGFβ受体。蛋白水解酶剪切、与整合素相互作用以及血小板反应素（thrombospondin-1，TSP-1）、活性氧簇、局部环境pH的改变、温度变化都可激活潜在TGFβ，释放激活的TGFβ。

TGFβ家族受体为单次跨膜结构，胞质区含具有丝/苏氨酸激酶催化结构域。该受体超家族根据结构和功能特点分为三类：TGFβ Ⅰ、Ⅱ及Ⅲ型受体。其中，TGFβs主要与Ⅰ、Ⅱ型受体结合发挥效应，共发现有7种Ⅰ型受体（亦被称为激活素受体样激酶，activin receptor-like kinases，ALKs）和5种Ⅱ型受体。而Ⅲ型受体（被称为辅助受体，auxilliary co-receptors）也是跨膜糖蛋白，包括内皮糖蛋白（endoglin）和β-多糖（β-glycan），它们缺乏丝/苏氨酸激酶活性，主要调节TGFβ与其受体的结合。β-多糖可与TGFβ1～3结合，促进配体更有效地与TGFβⅡ型受体结合。然而在有的细胞类型，如猪肾LLC-PK1细胞中，β-多糖可抑制TGFβⅠ型和Ⅱ型受体形成受体复合物，从而抑制TGFβ信号通路。可见β-多糖在受体水平调节TGFβ信号通路具有细胞类型选择性。内皮糖蛋白主要在造血细胞和内皮细胞表达，不与TGFβ2结合，但与TGFβⅠ型和Ⅱ型受体均有相互作用。TGFβⅠ型和Ⅱ型受体由三个不同区域组成：N端胞外配体结合区域，跨膜区域和C端丝/苏氨酸激酶区域。TGFβⅠ型受体包含特异性的SGSGSG序列，即GS结构域，可以被TGFβⅡ型受体磷酸化而被激活。有活性的TGFβ为同源二聚体形式，首先与膜表面的TGFβⅡ型受体结合，促进TGFβⅡ型受体同源二聚体形成，诱导受体发生构象变化，从而与Ⅰ型受体形成异源四聚体。由于Ⅱ型受体的酪氨酸激酶活性属于结构型激活，因此它可以使Ⅰ型受体的苏氨酸残基GS结构域发生磷酸化而激活自身丝氨酸/苏氨酸激酶活性，从而直接而快速地磷酸化下游蛋白分子受体激活型Smad，与Smad4形成异源寡聚体后的Smad进入细胞核，行使转录因子的功能。

Smad蛋白家族，目前发现至少有8种，即Smad1-8。在结构上由3部分组成：分别是保守的氨基端MH1、羧基端MH2以及连接二者富含脯氨酸高度可变的绞链区。其中MH1是DNA的结合区，MH2是结合受体及转录因子的区域，中央绞链区具有多个磷酸化位点，受上游激酶的调控，如ERK激活可以抑制Smad蛋白的核转移。Smad可分为3类：受体激活型Smad（R-Smad），如Smad1、2、3、5、8，伴侣型Smad（Co-Smad）即Smad4，以及抑制型Smad即Smad6和7。抑制型Smad通过与Smad4竞争性结合R-Smad，抑制R-Smad的激活。不同的R-Smad与不同的Ⅰ型受体结合，其特异性是由Ⅰ型受体中位于Ⅳ结构域与Ⅴ结构域之间由9个氨基酸组成L3环所决定，因此，Smad2、Smad3识别TGFβ及activin的Ⅰ型受体，而Smad1、5、8则是BMP受体的下游。Smad被磷酸化后可与Smad4结合形成异三聚体，携带信号转位进入细胞核内调节基因转录。Smad激活通路被称为经典的SMAD依赖通路。而TGFβⅠ型受体的激活，还可以激活其他丝氨酸/苏氨酸激酶，包括MAPKs、ERK、JUN N端激酶（JUN N-terminal kinase，JNK）、p38丝裂原激活蛋白激酶（p38 MAPK）、TGFβ激活激酶1（TGFβ-activated kinase 1、TAK1）、PI3K和Akt等。这条通路称为SMAD非依赖或非经典通路。激活的TGFβ受体TNF还可通过与受体相关因子6（TNF receptor-associated factor 6，TRAF6）相互作用以介导MAPKs以及PI3K-Akt信号通路的激活。

3. 酪氨酸磷酸酶受体（receptor tyrosine phosphatase，RTP） 是一个细胞膜表面受体家族，在骨骼、造血和免疫系统中发挥重要作用。根据其结构特点可将RTP分为20个亚族。这类催化受体缺乏同源配体，主要与细胞外基质或细胞表面蛋白（如半乳糖凝集素galectin1/3，接触蛋白contactin1/3）的成分结合，提示该类受体在细胞间通讯中起作用。RTP结构主要包括三个部分，胞外段、单次跨膜结构域和一个由20～25个疏水性氨基酸组成的胞内结构域。其中胞内结构域有磷酸酶的活性，能对特定的底物去磷酸化，如β-Catenin、STAT3、Src酪氨酸激酶等，从而介导特定的下游信号级联反应发挥生物学功能。例如，蛋白酪氨酸磷酸酶受体U（receptor-type protein tyrosine phosphatase U，PTPRU）属于受体酪氨酸磷酸酶U亚族，目前已知的催化底物为β-Catenin，PTPRU的胞内近膜段功能区能与β-catenin结合，其酪氨酸磷酸酶的活性可导致β-catenin的654位酪氨酸残基去磷酸化，促进细胞膜上的β-catenin与E-cadherin形成复合物，从而提高细胞黏附能力，抑制迁移能力；而β-catenin的去磷酸化还可以阻碍β-catenin进入细胞核，促使其在胞浆内累积，则不能激活转录因子TCF，从而抑制细胞增殖和存活等生物学过程。

4. 酶相关受体 催化受体中还有一类，受体本身不具有酶活性，但在配体与受体结合后，可招募具有激酶活性的蛋白，介导下游信号通路。例如，细胞因子受体。细胞因子受体分为Ⅰ型细胞因子受体（如白介素受体）和Ⅱ型细胞因子受体（如干扰素受体）。Ⅰ型和Ⅱ型细胞因子受体均含有一个保守的ECD，称为细胞因子受体同源结构域（cytokine receptor homology domain，CHD）。Ⅰ型细胞因子受体CHD内含有2对保守的半胱氨酸和WSXWS基序；Ⅱ型细胞因子受体含有保守的半胱氨酸但无WSXWS基序。此外细胞因子受体还包含胞外免疫球蛋白样结构域、Ⅲ型纤连蛋白样结构域，跨膜区域和细胞内同源结构域。与配体结合后，细胞因子受体形成寡聚体，募集细胞内信号分子，通常激活JAK/STAT信号通路。JAK具有酪氨酸激酶活性，可引起受体磷酸化，招募信号分子STATs。激活后的STATs入核，介导下游基因转录。细胞因子受体还存在可溶性受体或诱饵受体，他们可与细胞因子结合，但不介导下游信号传导。

（三）GPCR转激活催化受体

早在1996年，Daub等发现多种GPCR激动剂，如内皮素（endothelin，ET）-1、溶血磷脂酸（lysophosphatidic acid，LPA）、凝血酶（thrombin）能够引起磷酸化并且激活表皮生长因子受体（epidermal growth factor receptor，EGFR）及其下游信号分子ERK。应用EGFR的抑制剂AG1478或者使EGFR负性突变后，GPCR激动剂的这些作用能够被抑制。这一现象被命名为RTKs转激活（transactivation）。随后人们发现GPCR转激活EGFR是一个更为普遍的现象。例如，β-AR同样能够转激活EGFR。而后，受体转激活现象不再局限于RTKs，而是扩展到了另一类一次跨膜受体，即丝/苏氨酸激酶偶联受体。在血管平滑肌细胞（vascular smooth muscle cells，VSMCs）中，研究者发现凝血酶（thrombin）能够激活蛋白酶激活受体1（protease activated receptor 1，PAR1），转激活TGFβ受体（TβR）下游Smad2信号通路，促进蛋白多糖的合成。因此，目前受体转激活的概念已扩展为一种受体在相对较短的时间内，在缺乏“从头合成”蛋白质的情况下，激活另一种受体。GPCR就可以转激活一次跨膜的催化受体，启动后者下游信号转导途径，调节细胞生物学功能。

转激活的分子机制，目前比较公认的是配体依赖和非配体依赖两种途径（图2-5-3）。

配体依赖的转激活，由于信号的传递过程有3次跨膜，故而称为三次跨膜信号传递模式（triple membrane-passing signaling，TMPS）。这种转位激活方式多依赖于有蛋白酶切作用的金属蛋白酶，基质金属蛋白酶（matrix metalloproteinases，MMP）和解整合素-金属蛋白酶（a disintegrin and metalloproteinase，ADAM）。当细胞膜上的GPCRs激动后，通过某种途径激活金属蛋白酶等，进而剪切或释放催化受体的配体，这些配体与催化受体结合，进而引发信号级联反应。例如，GPCR转激活EGFR。GPCR激动后，可通过G蛋白直接介导MMPs或ADAMs激活，也可通过G蛋白激活下游PKA、PKC、Ca^{2+}、活性氧簇（reactive oxygen species，ROS）、非受体酪氨酸激酶Src、富含脯氨酸的酪氨酸激酶2（proline-rich tyrosine kinase2，Pyk2）等进而激活MMPs或ADAMs。MMPs或ADAMs剪切EGF前体，使剪切后的EGF被释放到细胞外。EGF与EGFR结合，使EGFR二聚化，进而激活下游MAPK信号通路、PI3K-Akt通路和STAT通路，引发细胞生物学反应。

非配体依赖的转激活，是指GPCRs激动后，不引起催化受体的配体活化，而是直接引起催化受体的激活。以EGFR为例，一方面，胞质中非受体酪氨酸激酶Src可单独或与Pyk2形成复合物，直接磷酸化EGFR胞内段的功能域酪氨酸激酶。另一方面，酪氨酸磷酸酶可使RTKs去磷酸化，负性调控

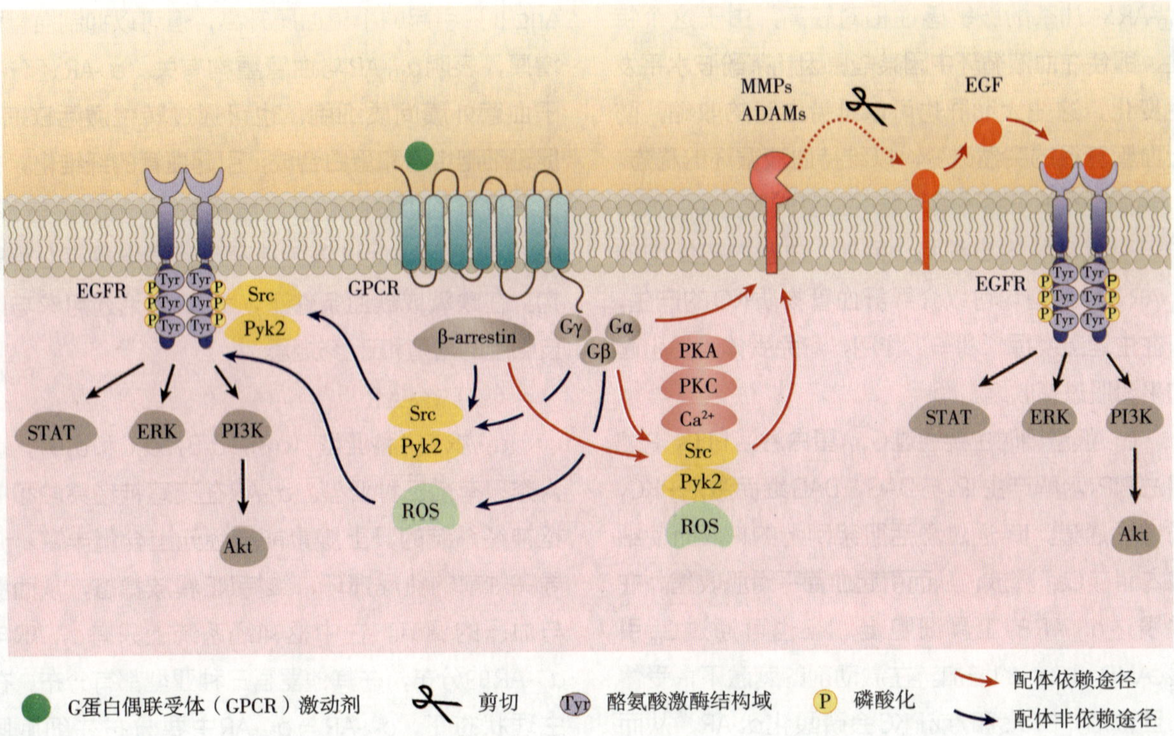

图2-5-3 GPCR转激活催化受体的信号转导途径（以EGFR为例）示意图

注：GPCR，G蛋白偶联受体；G_{α}，G蛋白α亚基；G_{β}，G蛋白β亚基；G_{γ}，G蛋白γ亚基；Src，Src家族激酶；MMPs，基质金属蛋白酶；ADAMs，解整合素-金属蛋白酶；EGF，表皮生长因子；EGFR，表皮生长因子受体；STAT，信号转导和转录激活因子；ERK，细胞外信号调节激酶；Akt，又称PKB，即蛋白激酶B；PI3K，磷脂酰肌醇-3激酶；ROS，活性氧簇；PKC，蛋白激酶C。

RTKs的活性，ROS则可氧化酪氨酸磷酸酶使其失活，从而激活EGFR。

（肖　晗　张幼怡）

第二节 血管上的G蛋白偶联受体

GPCR是受体中最大的家族，分布于血管的受体大多数属于此类受体。由于血管壁上分布的受体很多，本节不可能全部罗列，只能择主要受体简述它们在介导血管功能中的作用，主要信号转导途径与选择性激动剂和拮抗剂。

一、肾上腺素受体

根据对激动剂及拮抗剂的亲和力、信号通路和氨基酸序列，肾上腺素受体（adrenoceptor，AR）可分为α_1、α_2、β三类。α_1-AR包含α_{1A}、α_{1B}、α_{1D}三种亚型，α_2-AR包含α_{2A}、α_{2B}、α_{2C}、α_{2D}四种亚型，但在哺乳动物上只表达前三种，β-AR包含β_1、β_2、β_3三种亚型。AR各亚型非选择性与选择性激动剂及拮抗剂可参考国际药理学联合会受体命名与药物分类委员会官方网站的数据库。

（一）α_1-AR

α_1-AR是参与血管功能调节中最重要的AR，几乎所有血管从外膜、平滑肌到内皮细胞都有α_1-AR表达。在不同血管中，α_1-AR亚型的分布有所不同。α_{1A}-AR是人类血管中分布最多的亚型，几乎在所有血管的平滑肌上都有分布，在阻力动脉和中动脉上以α_{1A}-AR为主，在血压调控中起主要作用。α_{1B}-AR分布于部分血管平滑肌，如乳房动脉和肺静脉；相对于α_1-AR的另外两种亚型，α_{1B}-AR对血管收缩影响较小，主要功能是调节另外两种亚型的活性。α_{1D}-AR主要分布在神经支配较少的传导动脉中，如主动脉、肺动脉等。作为传导动脉中的主要亚型，

α_{1D}-AR对儿茶酚胺敏感性相对较高，由于这个特性，即使在血液循环中因某些原因儿茶酚胺水平发生变化，这些大动脉也可以维持血管的收缩，防止血管管径的突然改变，以维持血液循环的稳态。α_{1D}-AR还分布于肠系膜动脉的血管内膜，α_{1B}-AR分布于冠状动脉内皮细胞。另外，血管内皮细胞的α_1-AR 3种亚型均可以介导舒血管物质NO的产生，可在生理上发挥"刹车"作用，避免受体激活引起的平滑肌过度收缩。

α_1-AR激动时主要通过$G_{q/11}$蛋白激活PLC，PLC促进PIP_2水解产生IP_3与DAG，DAG继而激活PKC，调控钙通道。IP_3通过激活肌浆网上的IP_3R而使细胞内储存Ca^{2+}释放，从而引起血管平滑肌收缩。在过表达α_{1B}-AR的工具细胞上，NE也可通过$G_{\alpha s}$引起cAMP和Ca^{2+}的增加。在激动剂的刺激下，受体一旦激活，GRKs和/或PKC会磷酸化α_1-AR，从而招募β-arrestin，β-arrestin可以作为其他蛋白的脚手架蛋白，通过激活ERK1/2触发G蛋白非依赖的信号通路。α_1-AR亚型激活Ca^{2+}释放的能力依次为α_{1A}-AR＞α_{1B}-AR＞α_{1D}-AR。α_1-AR还可通过Ras超家族，如Gras、Rho、Tab、ARF和Ran传导相关信号，参与Ca^{2+}释放及平滑肌细胞的舒缩调控。在大鼠肠系膜血管中发现，α_{1D}-AR分布于血管内皮细胞，激动后引起内皮依赖的血管舒张效应。α_{1D}-AR也可以与α_{1B}-AR或β_2-AR形成异源二聚体，当α_{1D}-AR与β_2-AR形成异源二聚体，不仅促进α_{1D}-AR从细胞浆转运到细胞膜，而且在功能上，促进了α_{1D}-AR与配体NE的结合进而增加了胞浆内Ca^{2+}的动员。

α_1-AR还参与动脉粥样硬化、高血压、球囊拉伤等条件下的VSMC增殖过程。VSMC上的α_{1A}-AR可通过NADPH氧化酶，介导产生超氧化物和H_2O_2，进而剪切肝素结合性表皮生长因子（hepafin-binding epidermal growth factor-like growth factor，HB-EGF），转位激活EGFR，激活下游Raf1/MEK/Erk1信号，促进平滑肌细胞增殖。在部分血管中，α_{1B}-AR也可介导类似效应。使用α_{1D}-AR拮抗剂不能降低血管紧张素Ⅱ（angiotensin Ⅱ，Ang Ⅱ）引起的小鼠血压升高，但可以抑制血管壁增厚，表明α_{1D}-AR与血管重构有关。α_1-AR还分布于血管外膜间质细胞，也可通过转位激活EGFR，促进细胞增殖和蛋白合成，引起血管的纤维化。在低氧诱导的小鼠肺动脉高压模型中，α_{1A}-AR与α_{1B}-AR的激活可以促进管腔狭窄及管壁增厚等血管重构。在缺氧或缺血条件下，α_1-AR激活还可参与内皮细胞的增殖和迁移过程。

（二）α_2-AR

α_2-AR有4种亚型（α_2A，α_2B，α_2C和α_2D），在人类只有前三种亚型。α_2-AR在交感神经突触和中枢神经系统的肾上腺素能神经元上含量丰富，介导突触前的负反馈环，维持NE释放稳态，从而参与血压的调节。在中枢神经系统上只有α_{2A}-AR与α_{2C}-AR的分布，在其他器官三种亚型都有分布。在生理状态下，α_{2A}-AR与α_{2B}-AR主要分布在细胞膜上，而α_{2C}-AR在细胞膜与胞内均有分布。相对于α_1-AR，α_2-AR在血管平滑肌上的表达量很低。在胚胎或幼年期，血管平滑肌α_2-AR的表达水平相对较高，但在发育过程中，受体数量逐渐减少，在非阻力动脉中减少得更为明显。当受体密度低于一定限度时，则不易发挥功能效应；即使在具有α_2-AR功能效应的血管，α_2-AR也没有受体储备，因此在任何减少α_2-AR表达或影响受体—效应偶联效率的情况下，α_2-AR的效应都会大大减弱或者完全消失。α_2-AR主要在支配血管的交感神经节后纤维的突触前膜和后膜分布。尽管α_{2A}-AR也可以偶联G_s，但$G_{i/o}$仍是介导α_2-AR传导信号的主要G蛋白。在突触前膜，α_2-AR激动可介导抑制NE释放，减弱交感激活引起的平滑肌张力。而突触后膜的α_2-AR激动，主要通过与G_i蛋白偶联使AC活性降低，cAMP生成减少，cAMP依赖性蛋白激酶活性降低，引起平滑肌细胞的收缩，α_2-AR的这一功能效应在阻力血管比较明显。除了上述机制，激活α_2-AR也可以使PLC激活，导致平滑肌的收缩。此外还有两个分布特点：①静脉较动脉明显；②皮下血管较深部血管明显。上述血管部位特征提示α_2-AR在较低温度、缺氧、酸性环境代谢产物蓄积等条件下内在效率提高，较易显示功能效应。α_2-AR还分布于血管内皮细胞，激动后引起血管舒张。α_{2A}-AR和α_{2B}-AR可直接或间接调控血管内皮一氧化氮合成酶（nitric oxide synthase，eNOS）的活性，促进NO的释放，引起血管平滑肌的舒张。血管平滑肌上α_2-AR介导的功能效应在某些血管活性物质，如Ang Ⅱ、ET、α_1-AR受体激动剂存在时可以得到显著增强。这也是α_2-AR的功能效应往往在整体条件下表现明显，而在离体实验中不易发现的原因之一。有趣的是，皮肤血管上的α_{2C}-AR还具有“热敏性”，在37°C时，α_2-AR的血管收缩效应主要是通过α_{2A}-AR介导的；但当环境温度逐渐冷却时，cAMP/Rap1A/RhoA信号通路被激活，使得α_{2C}-AR从高尔基体转运到平滑肌细胞膜表面，与配体NE结合而介导血管收缩。

（三）β-AR

β_1-AR和β_2-AR广泛表达于各部位的血管平滑肌上。β_1-AR亚型在多数血管中表达较高，如股动脉、肺动脉、肠系膜动脉、冠状动脉、脑动脉、股静脉和颈静脉。此外β_2-AR在部分血管内膜和外膜上都有表达。β_3-AR表达于胸主动脉、冠脉微动脉和乳房动脉等血管的内膜上。β_3-AR缺少PKA和GRK2的磷酸化位点，当交感神经持续激活时，不像β_1、β_2-AR那样易发生脱敏。

所有的β-AR亚型均可以与G_s与G_i蛋白偶联，并介导非G蛋白依赖的β-arrestin信号通路。β-AR激动时主要通过偶联G_s蛋白使AC激活，cAMP生成抑制MCLK，同时激活钾通道；此外，cAMP依赖性蛋白激酶激活，导致血管壁L型钙通道的开放，钙离子内流的增加同时激活钙敏感性钾通道，使平滑肌静息电位减低，继而引起血管平滑肌舒张。β-AR偶联下游的G_i蛋白也可以激活G_i/eNOS/cGMP信号通路，激活钾通道，引起钾离子内流增加，引起血管平滑肌舒张。血管内皮细胞上的β_2-AR和β_3-AR激活时，可通过G_s蛋白或G_i蛋白调控NO、环前列腺素（prostacycline，PGI2）和内皮来源超极化因子（endothelium derived hyperpolarizing factor，EDHF）的分泌，引起VSMC的舒张。NO还可以促进平滑肌细胞的增殖。β-AR还可介导内皮细胞的增殖、迁移和生长因子的表达。

绝大多数血管同时含有α_1-AR和β-AR，肾上腺素和NE通过α_1-AR引起血管收缩，通过β-AR引起血管舒张。儿茶酚胺引起血管收缩还是舒张取决于两类受体在VSMC和内皮细胞的分布和表达比例。在大多数血管中α_1-AR占主导地位，因而呈缩血管效应；而在冠状动脉和骨骼肌血管中，β-AR占多数，呈舒血管效应。在冠状动脉中舒张性的受体包括β_1-AR、β_2-AR、β_3-AR和内皮α_2-AR，收缩性的受体包括血管平滑肌的α_1-AR和α_2-AR。

二、血管紧张素受体

血管紧张素Ⅱ（angiotensin Ⅱ，Ang Ⅱ）在血管张力调节中发挥重要的作用，在高血压与血管痉挛发病学中也占有重要的地位。血管紧张素受体（angiotensin receptor，ATR）主要分为两个亚R型：AT_1R和AT_2R，均属于7次跨膜的GPCR。此外，大脑等组织还表达AT_4R，AT_4R为单次跨膜蛋白，可以选择性地结合配体Ang Ⅳ。AT_1R和AT_1R的内源性激动剂包括Ang Ⅰ、Ⅱ、Ⅲ，其中Ang Ⅱ的作用最强。AT_1R与氯沙坦（losartan）等二苯基咪唑类拮抗剂亲和力高，对PD123177等四羟基咪唑类拮抗剂不敏感。AT_2R则相反，是与PD123177亲和力高，但对氯沙坦不敏感。

Ang Ⅱ主要通过AT_1R发挥作用。VSMC的AT_1R激动后，异源三聚体G蛋白（G_q/G_{11}，G_i，G_{12}和G_{13}）可以结合到受体第三胞内环和C末端，将信号传递给同源的效应器（cognate effectors）和下游第二信使分子包括PLC、IP_3、DAG、Ca^{2+}通道、磷脂酶D（phospholipase D，PLD）、磷脂酶A2（phospholipase A2，PLA2）、AC、Rho鸟苷酸交换因子（Rho GEF）和活性氧（ROS）等，引起血管平滑肌收缩。AT_1R也被证明通过with-no-lysine（WNK）和Ste20/SPS1相关的富脯氨酸/丙氨酸激

酶（SPAK）的磷酸化，进而调节Na-K-Cl协同转运蛋白亚型1（NKCC1）来调节血管收缩。此外，Ang II 还能通过AT_1R-PI3K/AKT通路介导钙激活的氯离子通道anoctamin-1（ANO1），调节血管收缩。在心血管系统，AT_1R已经被证明可以激活多种细胞内蛋白激酶，包括增殖蛋白激酶（MAPK）家族（ERK，JNK，p38 MAPK），p70 S6激酶，AKT，多种PKC亚型，受体和非受体型酪氨酸激酶以及丝氨酸/苏氨酸激酶。这些激酶被认为可以激活NADPH氧化酶，促进ROS生成和蛋白质合成，导致VSMC肥大、增生和迁移。AT_1R激活后还可被GRK磷酸化，之后募集β-arrestin，启动内化，并传导β-arrestin依赖的信号通路，如ERK信号。在VSMC中，AT_1R激活后可分别通过G蛋白和β-arrestin，转激活EGFR，进而激活Ras/ERK级联反应和各种胞内信号，如AKT/p70 S6激酶级联反应和内质网应激/未折叠蛋白反应。G蛋白介导的ERK活化后，ERK通常入核发挥作用；而β-arrestin介导的ERK活化后，仍与β-arrestin构成蛋白质复合物，留在细胞质中。另外，相比G蛋白介导的ERK1/2激活，β-arrestin介导的ERK1/2信号更慢，启动10分钟后达到峰值，并维持更长久的活性。因而β-arrestin介导的ERK的底物不同，如可通过激活Mnk1和eIF4E促进VSMC蛋白合成，通过磷酸化BAD发挥抗凋亡作用。

AT_1R可通过NF-κB介导炎症。AT_1R还可通过转位激活EGFR，激活ERK1/2和p38 MAPK；通过激活PKC和中间电导钙激活的钾离子通道（intermediate-conductance Ca^{2+}-activated K^+channels，IKCa）；以及通过NF-κB通路，促进VSMC的增殖和迁移。AT_1R还可直接被机械张力激活，利用血管紧张素缺陷小鼠及Ang II 中和抗体等证明，在微血管中AT_1R的激活不依赖于血管紧张素。牵张诱导的AT_1R激活可被AT_1R的反向激动剂完全抑制。在生理状态下，基础水平的Ang II 能促进牵张诱导的AT_1R激活。机械力激活的AT_1R和配体激活的AT_1R的构象存在差异，前者可增强β-arrestin与其特异性配体TRV120023的亲和力而不依赖G蛋白激活募集β-arrestin。由此可见，AT_1R激动可引起VSMC的收缩、迁移和增殖。在病理条件下，AT_1R过度激活可导致血管重塑、炎症、纤维化、动脉粥样硬化等病理改变。AT_2R的效应与AT_1R恰恰相反，激动后介导舒张血管的效应。一般情况下，AT_2R不与G蛋白结合，而是通过与ATIP-1（AT_2R interacting protein-1）相互作用，产生同源二聚化，进而通过NO/cGMP通路，使血管舒张。但是，也有研究报道称AT_2R的激动与$G_{i/o}$、$G_{\alpha s}$及一些不依赖G蛋白的信号通路有关。在不同的组织中，它还可以刺激酪氨酸酶（tyrosinase，TYR）和Ser/Thr磷酸酶MKP-1，含SH2蛋白酪氨酸磷酸酶1（SH2-containing protein tyrosine phosphatase，SHP/Syp）和蛋白磷酸酶2（PP2A），引起AT_1R和生长因子的下游激酶失活。但是在诱导细胞分化时，AT_2R也可与AT_1R一样激活ERK。在冠状动脉平滑肌细胞中，AT_2R和AT_1R同样介导细胞的增殖和迁移。

内皮细胞上表达的AT_1R可能会短时间促进NO的合成分泌，但长时间激动引起的总体效应是抑制eNOS的活性和NO的合成。AT_1R激动可减少NO的合成，而增加ET-1等血管收缩因子的表达，导致血管内皮功能的紊乱。AT_2R也表达于内皮细胞上，可能会促进NO的产生。血管外膜成纤维细胞上的AT_1R通过激活NADPH氧化酶，产生ROS，产生结缔组织生长因子（connective tissue growth factor，CTGF），促进细胞胶原的合成和血管的纤维化。

三、5-羟色胺受体

根据氨基酸序列的相似性和结构特点，5-羟色胺（5-hydroxytryptamine，5-HT）受体分为7个家族：5-HT_1受体到5-HT_7受体，每个家族内又有不同的亚型。5-HT_3受体为配体门控离子通道受体，其余的亚型均为GPCR。5-HT为5-HT受体的内源性激动剂。选择性激动剂为α-甲基-5-HT与DOI，选择性拮抗剂为酮色林（ketanserin）、MKLI00907、

Cinanerin与pirenperone。5-HT_1受体家族包括5个亚型：5-HT_{1A}、5-HT_{1B}、5-HT_{1D}、5-HT_{1e}、5-HT_{1F}（5-HT_{1e}受体由于其信号转导机制和介导的功能尚不明确，用小写的名称来表示）；5-HT_2受体家族包括3个亚型：5-HT_{2A}，5-HT_{2B}和5-HT_{2C}。5-HT_5包括两个亚型，5-HT_{5A}和5-ht_{5b}。

在血管上分布的5-HT受体亚型主要有5-HT_{1B}、5-HT_{1D}、5-HT_{1F}、5-HT_{2A}、5-HT_{2B}和5-HT_7受体。5-HT_{1B}和5-HT_{2A}受体在血管中表达较多，与5-HT的亲和性较高。5-HT_{2A}主要介导大动脉的收缩，5-HT_{1B}主要介导静脉的收缩。PNU 109291、LY 344864、volinanserin和RS 127445分别为5-HT_{1D}、5-HT_{1F}、5-HT_{2A}和5-HT_{2B}的选择性激动剂，SB236057和SB714786分别为5-HT_{1B}和5-HT_{1D}的选择性拮抗剂。5-HT_7受体的激动剂有LP-12、AS-19（部分激动剂），拮抗剂有SB 269970和SB656104-A。

在VSMC中，5-HT_1受体与G_i/G_o偶联，抑制cAMP的生成，促进平滑肌细胞收缩。5-HT_1受体引起静脉收缩的效应主要是通过5-HT_{1B}受体亚型。5-HT_2受体与G_q/G_{11}偶联，通过DAG和IP_3促进Ca^{2+}增加，促进细胞收缩。5-HT_2受体主要通过5-HT_{2A}亚型引起动脉的收缩。5-HT_7受体与G_s偶联，增加cAMP生成，介导平滑肌舒张。5-HT受体的下游信号还涉及ERK、Galpha12/RhoA/Cdc42、PI3K/Akt、G蛋白门控内向整流钾离子通道（G protein gated inwardly rectifying K channels，GIRK）信号通路。

此外，血管上的神经突触前膜上分布有5-HT_{1B}受体和5-HT_{1D}受体，激活后可抑制NE的释放，抑制交感神经引起的血管收缩。5-HT_1受体和5-HT_{2B}受体还分布于血管内皮细胞上，激动后可引起NO等血管舒张因子分泌，使血管平滑肌舒张。因而5-HT引起的血管舒张和收缩取决于以上机制的平衡，在不同的动物种属、血管类型、生理和病理条件下，最终结果也会不同。

5-HT能诱导肺动脉平滑肌细胞的增殖和肥厚，从而引起血管重塑。5-$HT_{1B/1D}$及其下游的Rho/ROCK信号可能参与此过程中。5-HT_2受体通过激活Akt/mTOR/S6K1和PLD信号通路，促进肺动脉平滑肌细胞的增殖。此外ROS、小G蛋白和MAPK信号也参与到5-HT诱导平滑肌细胞的增殖过程中。

四、组胺受体

组胺受体（histamine receptor）分为四个亚型：H_1、H_2、H_3和H_4。组胺为此类受体的内源性激动剂。H_1受体选择性激动剂为methylhistaprodifen和histaprodifen，选择性拮抗剂为氯马斯汀（clemastine）、地氯雷他定（desloratadine）、氮䓬斯汀（azelastine）、曲普利定（triprolidine）与阿司咪唑（astemizole）。H_2受体的选择性激动剂为amthamine，选择性拮抗剂为西咪替丁（tiotidine）、雷尼替丁（ranifidine）与西咪替丁（cimetidine）。H_3受体的选择性激动剂为immethridine、methimepip和MK-0249（反向激动剂），选择性拮抗剂为A331440、pitolisant、conessine、MK-0249、硫丙咪胺（thioperamide）和ciproxifan，H_4受体的选择性激动剂为ST-1006、clobenpropit、4-methylhistamine、VUF 8430，选择性拮抗剂为ZPL-3893787、INCB-38579、JNJ 7777120、JNJ-39758979和硫丙咪胺。H_1受体还可感受机械刺激而激活。

组胺受体均为GPCR。血管平滑肌上的组胺受体主要为H_1受体和H_2受体。H_1受体主要与G_q/G_{11}偶联，激活PLC和Ca^{2+}信号，促进平滑肌收缩。H_2受体与G_s偶联，增强AC的活性，增加cAMP的合成，促进平滑肌舒张。血管内膜上的H_1受体和H_2受体，均可促进NO的释放，引起内皮依赖的血管舒张。H_3受体与$G_{i/o}$偶联，促进NO的释放，引起内皮依赖的血管舒张。H_3受体主要分布于支配心脏和血管的交感神经节后纤维的突触前膜上。H_3受体可被内源性组胺激活，抑制NE的释放，减轻神经源性血管压力。因而，组胺对血管的作用取决于该血管H_1与H_2亚型受体的相对密度和效应强度，在有的血管引起收缩，有的血管引起舒张，有的血管由于两者强度相当而不显示明显效应。但在整体动物中给予组胺常引起血压下降。

五、多巴胺受体

多巴胺受体（dopamine receptor，D）是GPCR，根据受体的生物化学和药理学性质，D又可分为D_1类和D_2类受体。D_1类受体包括D_1和D_5亚型受体（在大鼠中也称D_{1A}和D_{1B}亚型受体），D_1类受体激动可刺激AC活性增加。D_2类受体包括D_2、D_3和D_4亚型受体，这类受体激动可抑制AC活性。在血管中，主要有D_1和D_2亚型受体。从结构上来看，D_2亚型的第3细胞内环比D_1亚型的长；D_1亚型的C末端的长度又是D_2亚型的约7倍。C末端富含磷酸化和棕榈酰化位点，与激动剂依赖性受体脱敏过程有关；N端含有不同数量的糖基化位点，D_1亚型受体含有2个糖基化位点，D_2亚型受体含有4个糖基化位点，与位于第2和第3细胞外环上的两个半胱氨酸残基形成二硫键稳定受体结构。

D_1亚型受体主要分布于肾、肠系膜、脾、冠状动脉和脑动脉的血管平滑肌上，其第3细胞内环与G_s偶联，激活AC，促进cAMP生成，引起血管舒张。D_1的选择性激动剂为非诺多泮(fenoldopam)、A77636、SKF-81297、SKF-83959，选择性拮抗剂为SCH23390、SKF83566和定依考匹泮（ecopipam)。D_2亚型主要分布于肾、肠系膜、脾、脑的动脉和冠状动脉的血管外膜和外膜内侧边界及内皮上，其第3细胞内环与G_i蛋白偶联，抑制AC活性，减少cAMP的生成，引起血管的收缩。D2的选择性激动剂为舒马尼罗(sumanirole)，选择性拮抗剂为L-741、626、多潘立酮（domperidone)、雷氯必利（raclopride)、ML321。在生理情况下，体内循环中多巴胺浓度很低，不足以激动血管多巴胺受体，并且VSMC并不能合成多巴胺。因此，多巴胺对正常血压的调节作用并不明显。

六、毒蕈碱型乙酰胆碱受体

乙酰胆碱（acetylcholine，ACh）是副交感神经的神经递质，主要由神经元合成、储存和释放，但是其他细胞也可以合成、储存和释放ACh，从而激活ACh受体。ACh受体包括两种，烟碱型受体（N受体）和毒蕈碱型受体（M受体）。N受体属离子通道受体，将在相关章节中介绍。M受体属GPCR，参与呼吸、循环、运动、体温调节和学习记忆等重要生理功能。根据M受体与其拮抗剂的亲和力的不同，可将其分为M_1～M_5五种亚型，其中M_1～M_4的晶体结构已经被解析。广泛分布于各种组织的迷走神经释放ACh，通过M受体发挥多种生物学功能。除神经元、平滑肌细胞等迷走神经直接支配的组织外，M受体也广泛分布在血管内皮细胞及其他胆碱能神经不能支配的组织。M受体的配体结合部位非常保守，因此很难合成各亚型特异性的激动剂和拮抗剂。常用的M受体的激动剂除了内源性的Ach外，有NNC 11-1585、NNC 11607、pentylthio-TZTP、卡巴胆碱（carbachol）和NNC-11-1314；拮抗剂有哌吡氮平（pirenzepine)、AE9C90CB、AF-DX384、Darifenactin、美索曲明（methoctramine）和4-DAMP。M_1受体的选择性激动剂为SPP1，选择性拮抗剂为比哌立登（biperiden)、VU0255035和乙酸异丁酯（guanylpirenzepine）；M_2受体的选择性拮抗剂为tripitramine；M_5受体的选择性拮抗剂为ML381。

不同亚型的M受体激活的信号和发挥的生物学功能不同，其中M_2与M_4亚型受体与$G_{i/o}$家族的G蛋白偶联，通过抑制AC与cAMP生成途径产生效应，它们对百日咳毒素敏感；而M_1、M_3和M_5亚型受体与$G_{q/11}$家族的G蛋白偶联，主要通过刺激肌醇磷脂水解引起效应。有研究结果显示在血管内皮细胞上分布有M_1、M_2和M_3三种亚型受体，而在VSMC上主要分布有M_1、M_3和M_4亚型受体，M_5亚型受体主要分布在神经系统。ACh作用于血管上的M受体既可产生舒张效应又可产生收缩效应，其最终结果与生物种类和血管的器官分布及是否有血管内皮细胞的参与有关。ACh与血管内皮细胞上的M受体结合，通过G_q蛋白激活PLC随后产生IP_3，IP_3与内质网上的IP_3R相互作用诱导内质网内Ca^{2+}释放，胞浆内Ca^{2+}浓度的升高激活了eNOS产生大量的NO，NO弥散到相邻的VSMC，通过激活平滑肌细胞内的可溶性鸟苷酸环化酶（soluble guanylycyclase，sGC）产生大量的cGMP，cGMP又能够激活蛋白激酶G（protein kinase G，PKG）引起血管平滑肌的舒张。然而，当ACh直接作用于VSMC上的M受体，能够引起VSMCs中内质网的Ca^{2+}释放，从而引起VSMCs的收缩。由于内皮细胞M受体介导的血管舒张作用总是强于平滑肌M受体介导的血管收缩作用，因此总的来说，副交感神经末梢释放的ACh作用于有完整内皮细胞的血管，总是引起舒张效应，降低外周阻力，只有当内皮损伤时，VSMC上的M受体介导的收缩血管的效应才显现出来。此外，激活血管上的M受体还可以促进组织型纤溶酶原激活物的生成，降低多种黏附分子的分泌，产生抗动脉粥样硬化和抗血栓形成的功能。激活血管上M受体的不同亚型对血管功能的影响不同：激活动脉系统上的M_1受体可以导致血管舒张，但该效应主要是由于介导内皮细胞舒血管物质NO的产生，从而引起血管平滑肌舒张。激动VSMCs的M_1受体也可以引起VSMCs中内质网的Ca^{2+}释放，从而引起血管收缩。M_1受体引起血管收缩/舒张的平衡靠血管张力调控，在动脉舒张的时候M_1受体介导的效应以收缩为主，在动脉收缩的时候则反之。激活冠状动脉及脑动脉内皮细胞中的M_2受体分布可引起血管舒张。M_3受体类似M_1受体，也可介导血管的收缩与舒张，但M_3受体激活也可降低内皮屏障功能，增加内皮细胞通透性，促进NO从内皮细胞向平滑肌细胞的转移。关于M_4与M_5受体在血管上的功能尚缺乏足够的研究。

七、前列腺素受体

前列腺素受体属于GPCR，前列腺素（prostaglandins，PGs）是体内花生四烯酸的代谢产物。在环氧化酶（cyclooxygenase，COX）等的催化下，花生四烯酸转变为前列腺素H2（prostaglandin H2，PGH2），并进而生成PGD2、PGE2、血栓素A2（thromboxane A2，TXA2）等PGs。按照结构PGs又可分为PGD2、PGE2、PGF2α、PGI2和TXA2等类型。根据PGs受体与内源性配体前列腺素PGD2、PGE2、PGF2α、PGI2和TXA2的亲和性，受体可分为DP（PGD2 receptor）、EP（PGE2 receptor）、FP（PGF2α receptor）、IP（PGI2 receptor）、TP（TXA2 receptor）五型。其中EP受体由EP_1、EP_2、EP_3和EP_4四个亚型受体组成。DP受体可分为DP_1、DP_2两个亚型。PGs受体的外源激动剂和拮抗剂有很多，不在此一一赘述。

PGs受体主要在调节血管的收缩和控制血压中发挥着重要的作用。不同的血管中存在的PGs受体亚型有所不同，并且不同亚型的受体对血管的调节作用也不同：EP_1、FP和TP亚型受体与$G_{q/11}$蛋白偶联，提高细胞内的Ca^{2+}浓度，促进肌醇磷脂水解引起血管的收缩，血压升高；DP_1、EP_2、EP_4和IP受体与G_s蛋白偶联，激活AC从而增加细胞内cAMP的生成引起血管的舒张，血压降低；IP也可以激活G_q蛋白，从而激活PKC；此外，外源性的PGE2可以通过EP_4受体激活血管内皮细胞内eNOS产生NO，从而实现舒张血管的作用；由于在EP_3的C末端有多个剪切位点，因此存在着不同的EP_3剪切体，EP_3及DP_2主要通过与G_i蛋白偶联抑制腺苷环化酶的活性，调节血管的舒缩；IP受体还可以与TP受体形成活跃的同源二聚体或异源二聚体。

PGs受体还参与调节血管新生的作用。PGI2和PGE2主要通过受体IP和EP_4调节血管生成。有体外研究表明，使用PGI2类似物可以激活IP受体，通过cAMP-PKA-CREB途径上调NoX4，NoX4最近被认为是一种促血管生成因子。PGE2激活EP_4受体能够通过抑制PKA的活性抑制PGE2诱导的内皮细胞形成毛细血管。

八、腺苷受体

腺苷广泛分布于神经、心血管、呼吸系统等组织细胞内，是细胞生长、分化、凋亡等活动的内源性调质。细胞外的腺苷主要通过与细胞膜上的腺苷受体（adenosine receptor）结合，发挥多种生物学作用。目前的研究结果已经证实，分布于VSMCs膜上的腺苷受体有A_1、A_{2a}、A_{2b}和A_3四种亚型受体。它们都属于GPCR，其中A_1和A_3受体是$G_{i/o}$偶联受体，抑制cAMP产生；A_{2a}和A_{2b}受体是G_s偶联受体，促进cAMP产生。此外，在血管内皮细胞中也发现各腺苷受体亚型的表达，如在人的毛细血管内皮细胞（human microvascular endothelial cells，HMECs）高表达A_{2b}受体，而在人的脐静脉血管内皮细胞（umbilical veinhuman endothelial cells，HUVECs）表达高水平的A_{2a}受体，豚鼠的冠脉内皮细胞表达A_1受体，小鼠的主动脉内皮细胞表达A_3受体。

腺苷受体的激动剂和拮抗剂的种类很多。腺苷是腺苷受体的非亚型选择性完全激动剂。N6-cyclopentyladenosine（CPA）、2-chloro-N（6）-cyclope-ntyladenosine（CCPA） 和N6-Dicyclobutylmethyl ribose agonist（MRS7469）能特异性激活A_1受体，CI-IB-MECA、MRS5698能够激活A_3受体，ATL-460e、compound 4g和UK-432097是A_{2a}受体激动剂，BAY 60-6583是A_{2b}受体激动剂。A_1受体的拮抗剂有Rolofylline、SLV230、DPCPX和DU172，A_3AR阻断剂为MRS1191、CGS21680，选择性A_{2a}受体拮抗剂有SCH58261、KW6002和KF17837，A_{2b}受体拮抗剂有ATL801和CVT-6883。

腺苷受体在血管生理功能和病理变化的调节中发挥着重要的作用。VSMCs上的A_1受体被腺苷激动后，不仅能与抑制性G蛋白G_i结合，抑制AC/cAMP/PKA的活性，引起细胞膜钙通道磷酸化减少，钙离子通道活性下降，钙内流减少，导致胞内钙离子浓度降低；还能与G_s结合激活AC，或与$G_{q/11}$结合刺激PLC的活性，进而产生第二信使IP_3和DAG增多。A_3受体与A_1受体相似，能够与G_i结合，抑制AC的活性，同时，也能够与$G_{q/11}$结合增强PLC的活性和增加胞内钙离子浓度。另外，A_1和A_3受体均通过激活小G蛋白Rho和PKC抑制肌球蛋白轻链磷酸酶（myosin light chain phosphatase，MLCP）活性，使肌球蛋白轻链（myosin light chain，MLC）去磷酸化的作用减弱而导致磷酸化的程度增强，提高VSMC收缩元件对Ca^{2+}的敏感性，导致VSMCs的收缩。相反，激活A_{2a}受体和A_{2b}受体能够提高AC的活性，导致VSMCs胞浆内的cAMP的浓度升高及PKA激活，激活的PKA可以抑制Rho激酶的活性，诱导MLC去磷酸化，从而引起血管的舒张。此外，A_{2a}受体和A_{2b}受体还可以抑制PKC的活性从而抑制血管平滑肌的钙敏感性和血管张力。除了调节血管舒缩，腺苷受体还与VSCMs的凋亡及血管的重塑和病理变化相关。激活A_2受体能够显著抑制VSCMs的增殖并促进其凋亡，影响受损血管内膜的形成，调节动脉粥样硬化斑块的稳定性。有研究显示，腺苷受体还与血管的新生有关，如激活HMECs上的A_{2b}受体能够通过促进白介素-8（interleukin-8，IL-8），碱性成纤维生长因子（basic fibroblast growth factor，bFGF）和血管内皮生长因子（vascular endothelial growth factor，VEGF）的表达，促进血管的新生。

九、嘌呤受体

嘌呤受体（purinergic receptors）是1978年才正式命名的，可分为P1和P2受体。P1受体因只选择性识别腺嘌呤，现在也归属于腺苷受体（adenosine receptor），包括A_1、A_{2a}，A_{2b} 和A_3四种亚型（腺苷受体在前文中已详细介绍，在此不再赘述）。P2受体在以往的分类中分为P2T、P2Z、P2U、P2X和P2Y五种亚型。现在P2T、P2Z、P2U都已归为P2Y亚型，故P2受体主要包括P2X和P2Y两种亚型。P2X属于配体门控离子通道受体，不属于GPCR，故在下节离子通道受体中介绍。在此主要对P2Y受体做简要介绍。

P2Y受体有八种亚型，其中五种亚型（P2Y1、2、4、6、11）与$G_{q/11}$偶联，另三种亚型（P2Y12、13、14）与$G_{i/o}$偶联。P2Y能够被一大类内源性细胞外核苷酸和聚二核苷酸激活，如ATP、ADP、UTP和UDP。现今已经发现和合成了很多核苷酸样和非核苷酸样的激动剂和拮抗剂。然而，对于已知的P2Y受体亚型来说，尚没有发现仅选择性作用于单一受体亚型的激动剂或拮抗剂。在血管上有P2Y受体的多种亚型分布，P2Y受体也广泛分布在多种血管细胞、内皮细胞、平滑肌细胞、红细胞、炎症细胞和血小板等上。P2Y介导的血管生物学效应取决于血管的类型、部位、受体的表达量及内膜的微环境。在内皮细胞和平滑肌细胞膜表面的P2Y受体共同调控着血管张力及血压。在血管中膜的平滑肌细胞上的P2Y受体介导VSMC收缩，产生缩血管效应。然而，内膜的内皮细胞上P2Y受体激动却介导NO、PGs和EDHF释放，引起平滑肌细胞舒张，最终导致局部血管的舒张效应。嘌呤受体对于血管张力的调节还存在其他机制。

P2Y1、2、4、6与平滑肌细胞中的Rho和Rho激酶信号通路偶联。这些激酶会引起MLC的磷酸化，进而增加血管张力。此外，嘌呤受体介导的血管张力调控还受到肾脏血管系统中P2Y激活的影响。除P2Y12以外的所有嘌呤受体均在肾脏有表达。如P2Y2受体调控肾脏水盐代谢。P2Y2缺失小鼠表现出明显的水盐平衡失调，最终导致血管张力增加。

内皮细胞和平滑肌细胞的迁移和增殖与血管重塑、动脉粥样硬化等病理改变密切相关。细胞外核苷酸通过细胞表面的P2Y受体能够介导其迁移。在体外环境中给予ATP/UTP刺激时，通过Transwell实验可以观察到HUVEC发生迁移。但从P2Y2缺失小鼠分离得到的血管平滑肌在UTP的刺激下却不具有迁移能力。嘌呤受体还可以介导VSMC的增殖。有研究表明，P2Y1和ApoE双基因敲除小鼠的VSMC的增殖能力显著低于ApoE基因敲除小鼠的血管平滑肌。

十、鞘氨醇-1-磷酸受体

鞘氨醇-1-磷酸受体（sphingosine-1-phosphate receptor，S1P受体）属于GPCR，有5种亚型，依次命名为$S1P_1$、$S1P_2$、$S1P_3$、$S1P_4$和$S1P_5$。S1P是存在于血液循环中的一类溶血磷脂类物质，是S1P受体的内源性激动剂。在人血浆中S1P浓度大约是100nmol/L，绝大多数都处于与高密度脂蛋白和白蛋白等血浆蛋白结合状态。在血管内皮细胞和VSMC中主要有$S1P_1$、$S1P_2$、$S1P_3$三种亚型受体分布，但在不同细胞中受体亚型的分布比例不同。在内皮细胞上，受体的表达量依次为$S1P_1 > S1P_3 \gg S1P_2$；在VSMC上，依次是$S1P_2 > S1P_3 \gg S1P_1$。$S1P_1$、$S1P_2$、$S1P_3$在多种组织中也有广泛表达，$S1P_4$和$S1P_5$则主要分别表达于免疫系统和神经系统。

内皮细胞上$S1P_1$和$S1P_3$受体被S1P激动后，激活G_i蛋白，继而使PI3K依赖的Tiam1/Rac1活化，引起肌动蛋白重排，使内皮屏障保持完整性。S1P受体通过调控细胞骨架重排，还促进内皮细胞迁移；S1P受体还能通过激活ERK信号通路促进细胞增殖。

在VSMC上S1P受体介导的生物功能与内皮细胞不同。平滑肌细胞上表达最多的是$S1P_2$受体。在平滑肌细胞上不同S1P受体亚型调节平滑肌细胞迁移的效应截然相反。$S1P_1$和$S1P_3$受体通过激活Rac1通路促进细胞迁移，而在平滑肌细胞中表达最多的$S1P_2$受体通过激活$G_{12/13}$蛋白，进而负性调控Rac1和p21抑制细胞迁移。因此在平滑肌细胞中S1P亚型受体的表达谱决定了S1P对细胞迁移的效应。S1P受体还可调控平滑肌细胞的存活、DNA的合成及细胞增殖过程。当$S1P_1$受体高表达时，$S1P_1$受体通过G_i/PI3K通路介导平滑肌细胞的增殖。$S1P_2$受体在内皮和VSMC中还具有抗炎能力，S1P可通过$S1P_2$受体激活PTEN信号，抑制TNFα/NF-κB通路，发挥抗炎作用。

S1P受体还可以调节血管张力。目前比较

公认的是S1P通过激活内皮细胞的S1P受体，引起eNOS活化从而介导血管舒张效应。相反，在VSMC上S1P能够通过$S1P_1$和$S1P_3$受体增加细胞内钙离子浓度，进而激活Rho激酶，最终介导血管收缩效应。因此，S1P对于调节血管张力的终效应取决于血管局部内皮细胞和平滑肌细胞中S1P受体亚型的相对表达丰度。

十一、G蛋白偶联雌激素受体

G蛋白偶联雌激素受体（G-protein-coupled estrogen receptor，GPER）是在1997年新发现的一种受体，它有别于经典雌激素核受体，而是典型的7次跨膜的GPCR。该受体曾被归为孤儿受体，命名为GPR30。最先是在MCF7细胞中发现的，现已在多种细胞中得到克隆，其中包括血管内皮细胞和平滑肌细胞。目前为止，尚未发现GPER有受体亚型。受体的配体，除了内源性激动剂17β-estradiol外，还有外源性激动剂G-1、氟维司群（fulvestrant）、他莫昔芬（4-hydroxytamoxifen）、雷洛昔芬（raloxifene）、拮抗剂G-36和G-15。

GPER在VSMC和内皮细胞中高表达。在细胞内主要定位于细胞膜、内质网、线粒体和高尔基体。平滑肌细胞的GPER与雌激素结合，通过激活ERK、PI3K/Akt、Ca^{2+}和cAMP等信号转导途径发挥生理作用。大鼠肠系膜动脉平滑肌细胞的GPER与AC在细胞小凹（caveolae）共定位，GPER通过偶联G_s介导AC激活，增加了细胞中的cAMP水平增加。在内皮细胞，目前认为NO释放是GPER发挥功能的主要信号转导形式。GPER可以介导血管舒张效应。GPER激动剂G-1可以在血管内皮细胞中剂量依赖地引起冠状动脉舒张，这种舒张效应可被内皮细胞剥脱或内皮eNOS抑制剂L-NAME所完全抑制。GPER在小鼠主动脉和肠系膜动脉中的舒张血管作用同样是内皮细胞依赖的，这些结果提示GPER的舒张血管作用是内皮细胞NO依赖的。然而也有研究发现在内皮细胞剥脱的血管中，持续输注G-1依然能够抑制Ang Ⅱ介导的大动脉收缩作用，这说明GPER具有内皮细胞非依赖的血管功能调节机制。有研究结果表明，GPER拮抗剂可以降低Ang Ⅱ诱导的小鼠血压升高，使用GPER的特异性拮抗剂GRB，可以抑制平滑肌细胞中NoX1的表达，降低NADPH氧化酶的活性，抑制活性氧产生。除此之外，在动脉粥样硬化中、高血压等疾病状况下血管受到损伤，平滑肌细胞发生去分化，重新进入细胞周期，增殖和迁移能力显著增强。有研究表明G-1能够通过激动GPER抑制人和猪冠状动脉平滑肌细胞的增殖，提示雌激素能够通过其受体抑制这种血管损伤诱导的平滑肌细胞增殖。

十二、趋化因子受体

趋化因子受体（chemokine receptor）属GPCR，其配体是分子量小（8～17kD）且具有趋化活性的一大类细胞因子，即趋化因子（chemokine，也称chemotactic cytokines）。趋化因子通过与细胞表面的趋化因子受体结合，激活相应信号转导，主要介导的生物学功能是引起白细胞定向移动并聚集到特定部位引起炎症反应。但是，多数趋化因子受体在血管内皮细胞和平滑肌细胞上也有表达。

趋化因子具有相似地结构，几乎都是70～80个氨基酸组成，20%～50%的序列相同，四个半胱氨酸残基形成两对双硫键是趋化因子的结构特点。在细胞内，趋化因子以前体形式存在，含有约20个氨基酸残基的信号肽。在细胞分泌趋化因子时，信号肽酶将信号肽剪切后以成熟体形式分泌。根据趋化因子前两个紧密连接和高度保守的半胱氨酸序列的不同分为四种亚型（C为半胱氨酸，X为任意氨基酸），分别命名为CXC、CX3C、CC和C。已知有超过50种趋化因子，大多数属CXC和CC类。目前已知的仅有2种趋化因子是C类，1种是CX3C类。CC类趋化因子根据其半胱氨酸是6个或4个，可分为两亚类。CXC类趋化因子根据其N端第一个半胱氨酸前是否有特征性三肽glu-leu-arg分为ELR[+]和ELR[-]两类。趋化因子受体按功能可分为两大类：介导白细胞转运的G蛋白偶联趋化因子受体和“非典型趋化因子受体（atypical chemokine receptors)”。非典型趋化因子受体，可以分为ACKR1～4和CCRL2，其可能通过非G蛋白偶联机制发出信号，并作为趋化因子清除剂下调炎症或形成趋化因子梯度。G蛋白偶联的趋化因子受体是根据趋化因子结合的类别命名的，根据其配体趋化因子的类别可以分为CXCR、CX3CR、CCR和XCR四类。CXCR有6种亚型（CXCR1～6），CCR有10种亚型（CCR1～10），CX3CR和XCR只有1种受体。已知人趋化因子受体共有18种，其中10种受体(CXCR1、CXCR4、CXCR5、CXCR6、CCR6、CCR8、CCR9、CCR10、XCR1、CX3CR1）中的每种受体只对1种内源性趋化因子具有高选择性，其亲和性在纳摩尔级（Kd～1 nM)，因此也称为单配体受体（monogamous receptors)。还有8种则对内源性趋化因子选择性不高，可以与多种趋化因子结合。CCR5～9、CXCR6和XCR1尚未见报道在血管内皮或平滑肌上有表达。趋化因子受体是GPCR，主要信号转导途径是与G蛋白偶联，激活PLC、AC等，进而激活蛋白激酶，调节胞内Ca^{2+}浓度，激活JAK/STAT途径，引发一系列的信号转导通路。

诸多证据已提示血管内皮细胞表面存在多种CXCR亚型受体，它们能够与相应的CXCL相结合。已有研究证实CXCL8/IL-8、GRO、CXCL10/IP-10、CXCL9/Mig以及CXCL12/SDF-1等CXCL趋化因子参与内皮细胞迁移和血管新生等过程。如基质衍生因子-1（stromal-derived factor-1，SDF-1，又称为CXCL12）和其受体CXCR4是正常心血管发育所必需的，有研究发现SDF-1/CXCR-4参与了VEGF和bFGF介导的内皮细胞分化和血管生成。分布于内皮祖细胞的CXCR7介导其配体Dickkopf-3（Dkk3）诱导的血管内皮祖细胞的迁移。内皮细胞上的CXCR7调节血管内稳态，促进内皮细胞增殖和血管增生，激活CXCR7有助于改善心肌梗死后的心脏重塑。另外IL-8能够直接增加内皮细胞屏障的通透性，进而引起外周血白细胞浸润。对于内皮细胞增殖方面的作用还存在诸多争议。

在人大动脉VSMC中发现有CXCR1和CXCR2的高表达。在人动脉平滑肌细胞中，CXC类趋化因子IL-8和IP-10分别通过作用于细胞表面的CXCR-1和CXCR-3，以剂量依赖的方式介导细胞的DNA合成、细胞增殖和迁移。SDF-1与CXCR4/CXCR7结合，介导VSMC的增殖和移植物血管病。CC类趋化因子中趋化作用最强的单核细胞趋化蛋白1（monocyte chemoattractant protein，MCP-1）通过VSMC的CCR2介导细胞增殖。体外培养的VSMC表面CCR1在其内源性配体巨噬细胞炎性蛋白1α（macrophage inflammatory protein，MIP-1α）的刺激下通过G_i蛋白激活细胞内钙信号，促进细胞增殖和迁移。

十三、其他肽类受体

血管上的肽类受体有很多，这里仅简要介绍几种。

（一）内皮素受体

内皮素受体（endothelin receptor，ET）是A类GPCR家族成员之一，具有典型的7次跨膜结构，而且有较长的N末端序列，这在GPCR家族中少有。ET受体分为ET_A和ET_B两个亚型。两种受体的编码蛋白都包含7段20～27个疏水性氨基酸残基。每个亚型的受体都有两个分开的与配体结合的结构域。受体胞外环，尤其第4与第6跨膜区之间的环，决定了受体与配体结合的选择性。人、小鼠的ET_A受体有427个氨基酸残基，大鼠的有426个氨基酸残基。人、小鼠和大鼠的ET_B受体都是422个氨基酸残基。

内皮素是ET受体的内源性配体，是内皮细胞源的血管活性多肽，主要参与维持血管的张力。通常认为内皮素家族包括ET-1、ET-2和ET-3三个同源异构体，为含21个氨基酸的长肽，是体内强大的缩血管活性物质之一。ET不仅存在于内皮细胞，在其他组织细胞中也有表达。心血管组织中的

Ang Ⅱ、NE、血管加压素、细胞因子（肿瘤坏死因子α、TGFβ、缓激肽）、血管活性因子（凝血酶）及机械应力都可通过刺激内皮细胞合成和释放ET。在这些信号的作用下，首先前体肽prepro-ET在弗林蛋白转换酶（furin-type proprotein convertase）的作用下被剪切成大ET-1，进而大ET-1被内皮素转换酶1（ECE-1）或其他特异性不太强的蛋白酶剪切成成熟的，具有生物活性的ET-1。

人ET_A受体与3种内皮素结合的亲和力依次为：ET-1＝ET-2＞ET-3。人ET_B受体与3种内皮素的结合力大小相当。到目前为止还没有发现一个选择性的ET_A受体的激动剂。角蛙毒素（sarafotoxin S6c）是选择性ET_B受体的激动剂，结构为（$Ala^{1,3,11,15}$）ET-1，是ET-1的线性类似物，角蛙毒素通过用Ala取代Cys来消除二硫键。ET_B受体也可以结合BQ3020［（$Ala^{11,15}$）Ac-ET-1 $_{(6-21)}$］和IRL1620［Suc-（Glu^9，$Ala^{11,15}$）-ET-1 $_{(8-21)}$］。这些多肽与ET-1在羧基端有相同或相似地序列，可引起内皮依赖的血管舒张，这与ET_B受体介导的内皮细胞释放舒张因子一致。ET受体有肽类拮抗剂和非肽类拮抗剂。肽类拮抗剂有ET_A受体选择性拮抗剂环胸腺多肽BQ123［cyclo-（D-Asp-L-Pro-D-Val-L-Leu-D-Trp-）］和FR139317［N-（hexahydro-1-azepinyl）carbonyl］L-Leu（1-Me）D-Trp-3（2-pyridyl）-D-Ala。非肽类ET_A受体选择性拮抗剂有PD155080、PD156707、SB234551等。大多数非肽类拮抗剂有很好的口服吸收特性，一些还可以穿过血脑屏障。选择性ET_B受体拮抗剂有IRL2500、RES7011、BQ788（肽类）和Ro468443（非肽类）。可以同时拮抗ET_A和ET_B受体的拮抗剂包括肽类的TAK044、非肽类的化合物波森坦和SB209670。

一般认为ET_A和ET_B受体可以与G_q、G_{11}、G_s和G_{i2}偶联，但是有细胞特异性，比如在CHO细胞中ET_A受体只与G_q和G_s偶联，而不与G_i偶联，ET_B受体则只与G_q和G_i偶联。ET受体与G蛋白偶联，与受体的部位和状态有关。ET受体与G_s偶联需要受体的第2和第3细胞内环；ET受体与G_i偶联需要第3细胞内环，而且C末端半胱氨酸的棕榈酰化是必须的；而受体与G_q偶联，仅需要C末端棕榈酰化。受体与不同类型的G蛋白偶联后，激活的酶主要有PLC、PLA2、PLD和蛋白激酶。

内皮素受体在组织中广泛表达，与作为内皮来源血管活性肽的内皮素的生理作用一致，参与维持血管张力。内皮素受体也存在于非血管组织，如上皮细胞和中枢神经系统的胶质细胞和神经元细胞。ET_A和ET_B受体主要表达于血管。在人的血管中，ET_A受体主要分布于VSMC，主要通过与$G_{q/11}$蛋白偶联，激活PLC、PLA2和PLD，产生第二信使IP_3和DAG，激活细胞内钙信号，介导血管收缩。ET_B受体则主要分布于血管内壁的内皮细胞，主要介导内皮细胞释放舒血管因子，如NO和PGs。除血管舒张外，ET_B受体还可通过内化配体－受体复合物，将ET-1从血液循环中清除到溶酶体并降解。

内皮素刺激许多不同类型细胞的增殖，包括平滑肌细胞（主要通过ET_A受体）或星形胶质细胞（ET_B受体）。在绝大多数的细胞中，内皮素被认为可促进有丝分裂，通过促使其他生长因子如血小板衍生生长因子（Platelet-derived growth factor，PDGF）的产生来发挥功能。ET_A受体在心肌细胞中也有表达，可介导心肌收缩。

（二）神经肽Y受体

神经肽Y（neuropeptide，NPY）、肽YY（peptide YY，PYY）和胰多肽（pancreatic polypeptide，PP）是结构相似地一类多肽，大多由36个氨基酸组成，羧基端酰胺化和两端有很多酪氨酸是三者共有的特征。这一家族成员作用于同一受体家族，NPY，PYY和PP的受体通称为“NPY受体（neuropeptide Y receptors）”。NPY受体的内源性配体包括NPY、NPY-（3-36）、PYY、PYY-（3-36）与PP。其中NPY由交感神经和肾上腺髓质合成和分泌，功能性NPY由前体pre-pro-NPY剪切产生NPY，后者可进一步被二肽基肽酶4（dipeptidyl peptidase 4，DPP-4）剪切产生NPY-（3-36）。PYY主要由肠内分泌细胞产生，PYY-（3-36）也是由PYY经DPP-4剪切而来。PP由胰腺分泌。NPY受体用大写字母Y表示，与富含酪氨酸的肽类名称相一致。NPY受体家族中的各类受体用数字下标表示。目前，已有5种NPY受体被克隆出来（Y_1、Y_2、Y_4、Y_5和Y_6受体），Y_3受体尚未被克隆出来。

Y_1受体的内源性激动剂NPY和PYY，与内源性配体的亲和力依次为NPY＝PYY≫PP。Y_2受体的内源性激动剂为PYY-（3-36）、NPY、PYY、NPY-（3-36），与内源性配体的亲和力依次为PYY＝PYY（3-36）＝NPY＝NPY（3-36）≫PP。Y4受体的内源性激动剂为PPY，与内源性配体的亲和力依次为PP≫NPY＝PYY。Y_5受体与内源性配体的亲和力依次为NPY＞PYY＞PP。Y_6受体的内源性配体的亲和力依次为NPY＝PYY＞PP。人源Y_6受体是无功能的假基因，但Y_6受体在小鼠、兔和其他哺乳动物中具有功能。NPY的生理效应包括刺激食物摄入、抑制中枢神经系统焦虑、突触前抑制中枢和周围神经系统的神经递质释放、调节昼夜节律、释放垂体激素、调节海马活动、疼痛传递、血管收缩、胰岛素释放抑制和肾功能调节。PYY的生理作用包括减缓肠道转运，抑制胃肠道阴离子和电解质分泌和食欲抑制。PP的生理效应包括食欲刺激。

所有NPY受体都与百日咳毒素敏感的G蛋白G_i或G_o家族偶联，抑制AC。在一些特定的细胞，也有其他信号转导途径的报道。在神经元细胞NPY受体激动可抑制钙离子通道，在心肌细胞和VSMC可分别激活和抑制钾离子通道。在心血管系统稳态调节中，Y_1、Y_2、Y_5受体起主要作用。Y_1受体和Y_5受体在血管平滑肌都有分布，Y_2受体和Y_5受体分布于血管内皮细胞，可引起胞内钙离子浓度增加而发挥生理功能。分布于平滑肌细胞上的Y_1受体激动时，可通过G_q/PLC/IP_3通路，促进肌浆网钙释放，启动血管收缩，而且还能增强其他缩血管物质（如NE）的缩血管效应与抑制多种血管扩张物质的舒血管效应。此外，Y_1受体还能促进蛋白降解，VSMC和内皮细胞的增殖和迁移。分布于血管内皮细胞的Y_2受体主要介导NPY引起的血管生成，促进血管内皮细胞的增殖、迁移。Y_5受体不仅与Y_1受体协同作用，调节血管运动和VSMC的有丝分裂；而且与Y_2受体协同促进血管生成和动脉生成。

（三）降钙素基因相关肽受体

降钙素基因相关肽（calcitonin gene-related peptide，CGRP）属于降钙素肽家族，该家族还有其他成员降钙素（calcitonin，CT）、胰岛淀粉样多肽（amylin，AMY）、肾上腺髓质素（adrenomedullin，ADM）和肾上腺髓质素2（ADM2，又称中介素intermedin）。人源降钙素肽家族成员由32～52个氨基酸组成，结构相似。它们的受体是GPCR，包括CGRP受体、CT受体、AMY受体和AM受体。这里主要介绍与血管相关的CGRP受体。

早先将CGRP受体分为两种亚型，对$CGRP_{8\text{-}37}$的拮抗效应敏感为CGRP1受体，而CGRP2受体亚型对$CGRP_{8\text{-}37}$不敏感。现在已经明确CGRP1受体就是降钙素受体样受体（calcitonin receptor-like receptor，CRLR）/受体活性修饰蛋白（receptor activity-modifying protein，RAMP1）的复合体，现称为CGRP受体。而CGRP2受体实际是AM受体和AMY受体复合物，CGRP2受体一词也已不再使用。

CGRP受体的内源性配体CGRP是一个很强的舒血管物质，由37个氨基酸组成，也是人类利用基因重组技术发现的第一个活性多肽。CGRP有α-CGRP和β-CGRP两种。α-CGRP是降钙素基因剪接体的产物，β-CGRP是另外一个基因的剪接体产物，这个基因的产物并不是降钙素，但是两者的氨基酸序列非常相似，人源α-CGRP和β-CGRP仅有3个氨基酸不同，它们的生物学活性也非常相似。CGRP受体对CGRP的亲和性很高，EC_{50}为0.1～1nM，而对ADM的亲和性要低一个数量级。CGRP受体有特异性很好的非肽类拮抗剂，如BIBN4096BS。

CGRP受体广泛存在于血管内皮和VSMC，介导血管舒张功能。CGRP受体的主要信号通路是与G_s蛋白偶联，通过激活AC促进cAMP生成而引起血管舒张。CGRP受体还可通过与G_i/G_o和G_q/G_{11}蛋白偶联来激活PLC和调控K^+通道。CGRP受体还具有抑制VSMC增殖、抑制内皮细胞凋亡和促进血管新生及细胞分化等生物学功能。

（四）尾加压素受体

尾加压素Ⅱ（urotensin-Ⅱ，U-Ⅱ）是一个环状的十二肽，人U-Ⅱ前体有两个异构体（124多肽和139多肽），是同一个基因的两个剪切体，成熟体为11个氨基酸的多肽。U-Ⅱ是迄今发现的最强的缩血管活性多肽。尾加压素受体（urotensin-Ⅱ receptor，UT受体），又曾称感觉上皮类神经肽受体（sensory epithelial neuropeptide-like receptor，SENR）和GPR14，属于A类GPCR。人UT受体由389个氨基酸组成，在小鼠和大鼠都由386个氨基酸组成。UT受体的内源性配体有U-Ⅱ，尾加压素相关肽（urotensin-related peptide）。激动剂有（Pen^5）-U（4-11）、U-Ⅱ-（4-11）、（Bz-Phe6）U-Ⅱ、AC-7954、Urolinin和FL104。选择性拮抗剂有4-Cl-cinnamoyl-c（DCys-4Pal-DTrp-Orn-Val-Cys）-His-amide、tolyacetyl-c（DCys-Apa-DTrp-Orn-Val-Cys）-His-amide和BIM 23127等。

UT受体主要分布于血管内皮细胞和平滑肌细胞。UT受体通过偶联G_q/G_{11}激活PLC，进而增加Ca^{2+}，介导动脉平滑肌细胞收缩，引起缩血管效应。内皮细胞则通过NO产生一定的舒血管效应。UT受体还可以通过激活ERK介导VSMC的增殖。

（五）速激肽受体

速激肽受体（tachykinin receptors，NK）有三个家族成员，分别是NK1、NK2和NK3。其内源性配体包括P物质（substance P，SP）、神经激肽A（neurokinin A，NKA）和神经激肽B（neurokinin B，NKB）、神经肽K（neuropeptide K）和神经肽γ（neuropeptide γ）。NK1、NK2和NK3都有亲和性较高的内源性配体，分别是SP、NKA和NKB。目前已经发现，在哺乳动物中有超过40个速激肽配体，它们共享同样的C末端序列Phe-X-Gly-Leu-Met（苯丙氨酸·X·甘氨酸·亮氨酸·甲硫氨酸，X为疏水氨基酸或芳香族氨基酸）。常见激动剂还有hemokinin 1、senktide等，常见拮抗剂有osanetant、talnetant和saredutant等。

NK1和NK3广泛分布于中枢神经系统，NK2则分布于胃肠道、呼吸道和泌尿道的平滑肌。NK1受体与G_q/G_{11}偶联，进而激活PLC、PIP_2水解成IP_3和DAG，激活钙信号。是目前所知的速激肽受体中唯一有两个亚型的受体，即全长型和由于选择性剪切形成的截短型。截短亚型受体由于缺少G蛋白结合域，在介导钙信号方面相比于全长亚型功能较弱。SP是NK1的选择性激动剂，其内源性激动剂的亲和性依次为SP＞NKA＞NKB。NK1受体主要分布在血管内皮细胞。NKB通过与血管内皮细胞上的NK1受体结合介导主动脉和肠系膜动脉的舒张。NK2受体与G_s、G_q/G_{11}偶联，激活PLC，抑制cAMP，激活钙信号。NK2受体与内源性激动剂的亲和性依次为NKA＞NKB≫SP。NK2受体主要分布在VSMC，介导血管收缩效应。NK3受体与内源性配体的亲和性亲和性依次为NKB＞NKA＞SP，NK3受体主要分布在中枢神经系统和周围神经系统，静脉也有分布。NK3受体与G_q/G_{11}蛋白偶联，激活PLC，cAMP蓄积增加，激活钙信号。NKB通过激活VSMC上的NK3受体，引起内脏静脉收缩。

（六）缓激肽受体

缓激肽是一种促炎肽类，介导组织损伤引起的大量血管和疼痛反应。缓激肽受体（bradykinin receptor）有B1和B2两个亚型，B1受体可与G_i/G_o和G_q/G_{11}偶联；而B2受体主要与G_s、G_i/G_o和G_q/G_{11}偶联。受体激动后通过偶联G_q/G_{11}激活PLC，催化磷脂酰肌醇（PI）水解，生成磷酸肌醇，使细胞内钙离子增加，引起NO和cGMP信号途径的激活。另一方面，受体激动可以激活PKC，MAPK通路，参与调节细胞增殖。除激活PLC外，B1/2受体的激动剂可以激活PLA2，释放花生四烯酸和磷脂酸等，参与PGs的分泌过程。以上途径释放的NO和PG是主要的内源性血管扩张剂，而且花生四烯酸可被血管内皮细胞中的细胞色素P450环氧化为环氧二十碳三烯酸，作为超极化因子打开钙激活的K^+通道，使血管平滑肌舒张。尽管B1受体和B2受体下游信号途径似乎相同，但其信号传导的方式并不相同。在VSMC中，B2受体激动后导致PI水解的短暂增加，对细胞外Ca^{2+}依赖小；B1受体激动后PI水解持续的时间更长，并且显著依赖于细胞外Ca^{2+}。另外激活的B2受体会快速脱敏和内化，使得eNOS的激活及NO的产生是暂时的。整体给予缓激肽时，上述作用综合起来一般引起血管舒张和血压下降。

B1和B2受体的内源性配体有bradykinin（BK）、（des-Arg^{10}）kallidin、（des-Arg^{9}）bradykinin、Lys-BK（kallidin）、（hyp^{3}）bradykinin、Lys-（Hyp^{3}）-bradykinin、T-kinin（Ile-Ser-BK）。B1受体内源性激动剂亲和性依次为（des-Arg10) kallidin＞（des-Arg9) bradykinin＝kallidin＞bradykinin。B1受体的选择性激动剂包括（Sar，D-Phe8，des-Arg9）bradykinin和NG29等。B1受体拮抗剂有NPC 18565、B-9858、（Leu^{9}，des-Arg^{10}）kallidin、icatibant等。人B2受体对内源性配体的亲和性依次为kallidin＞bradykinin≫（des-Arg^{9}）bradykinin，（des-Arg^{10}）kallidin。B2受体选择性激动剂有labradimil、[Hyp3，Tyr（Me）8] BK、[Phe8，ψ（CH2-NH）Arg9] BK、NG291等。B2受体的选择性拮抗剂有FR173657、icatibant、anatibant等。

生理情况下B2受体广泛表达，而B1受体在生理情况下表达较少，可在组织损伤的诱导下表达。人大动脉的内皮细胞和平滑肌细胞、肌性动脉（如冠状动脉）和肌性小动脉中都有B2受体表达。这些受体主要介导血管舒张、血压降低。缓激肽类的共同特性是促炎作用。在炎症发生或组织损伤后，B1受体介导了微血管和小动脉的舒张和血浆外渗。B2受体拮抗剂可以抑制缓激肽引起的血管性水肿。

（七）松弛素受体

松弛素（relaxin）是一种内分泌激素，1926年Hisaw在妊娠豚鼠黄体内发现了这种与雌性动物产道松弛相关的激素，但直至2002年，才发现松弛素受体是富亮氨酸重复序列GPCR（leucine-rich repeat-containing G protein-coupled receptor，LGR）家族中的LGR7、LGR8。现在已发现松弛素受体家族共有4种受体，分别被命名为RXFP1（LGR7）、RXFP2（LGR8）、RXFP3、RXFP4。RXFP1、RXFP2属于GPCR家族中的LGR受体亚家族，含有富亮氨酸重复序列，其特点是具有不同的剪接体。迄今，至少已经发现了29种RXFP1及RXFP2的剪接体。RXFP3、RXFP4属于A类GPCR，其结构与RXFP1、RXFP2有较大的差异。RXFP1分布最广泛，也是与松弛素亲和力最高的受体。

RXFP1可通过激活PKC、PKA、MAPK，介导血管舒张、促进胶原降解、促进血管增生等作用。RXFP1基因敲除的小鼠血管胶原沉积和纤维化程度增加。2006年Novak等首次发现小鼠动脉中存在RXFP1，并证明RXFP1可以与松弛素结合介导血管舒张效应。2013年Maria Jelinic等提出RXFP1的分布具有“局域特异性”（region-specific），即在主动脉、腔静脉、肠系膜动脉中RXFP1主要分布在血管内皮，而在股动脉和肺小动脉中RXFP1则在血管平滑肌中表达更高。RXFP1介导血管舒张主要是通过促进内皮细胞产生多种舒张血管因子，如NO。RXFP1激动后可通过以下途径促进NO的产生：RXFP1可以与$G_{\alpha s}$偶联增加cAMP合成，激活PKA，PKA使IKB-α磷酸化失活，失去对NF-κB的抑制，NF-κB移位至核内促进诱导型一氧化氮合酶（induced NO synthases，iNOS）的表达及活性；RXFP1还可以与$G_{\alpha i}$偶联，释放$G_{\beta\gamma}$亚单位，激活PI3K通路进而激活eNOS，产生NO。

（肖　晗　张幼怡）

第三节 血管上的催化受体

催化受体也是受体中的一个大家族，血管上有很多此类受体分布。此类受体细胞内的功能域一般具有催化活性，或是与特定的酶结合，由此得名。催化受体超家族的内源性配体为肽或蛋白质，多为生长因子、细胞因子、炎症因子等。配体结合引起受体的二聚化，进而发挥功能。主要参与血管的生成、修复、重塑和功能调节。本节只选择几种简要陈述。其中丝/苏氨酸激酶受体TGFβ家族受体在本章第一节中已有较为详细的论述，在此也不再赘述。

一、细胞因子受体

细胞因子通常参与免疫系统信号通路的调控，也可以调控其他系统（如发育系统），并可由内皮细胞等非分泌细胞产生。在细胞因子受体中，趋化因子受体属于GPCR。除了趋化因子外，其他细胞因子受体均属于催化受体。这些受体主要分为Ⅰ型细胞因子受体（如白介素受体）和Ⅱ型细胞因子受体（如干扰素受体）。

由于细胞因子受体分为Ⅰ型（如白介素受体）和Ⅱ型（如干扰素受体），此处以IL-17受体（白介素受体）及干扰素受体为例，介绍它们在血管中的作用。

（一）IL-17受体

IL-17受体家族包括IL-17受体复合物、IL-25受体复合物和IL-17C受体复合物。IL-17受体复合物是由IL-17受体（interleukin 17 receptor，IL17R）亚基IL17RA和IL17RC组成的异源二聚体，配体为IL-17A和IL-17F。IL-25受体是由IL17RA和IL17RB组成的异源二聚体，配体为IL-25和IL-17B。IL-17C受体是由IL17RA和IL17RE组成的异源二聚体，配体为IL-17C。IL-17以同源或异源二聚体的形式与IL-17受体复合物结合。受体与配体结合后，通过Act1和TRAF6传导信号，引起NF-κB、MAPK和C/EBPδ激活。目前已开发出针对IL17RA的抗体Brodalumab，用于炎症性疾病的治疗研究。

IL-17RA在多种组织细胞中普遍表达。血管内皮细胞表达IL-17RA和IL-17RC，利用IL-17A刺激血管内皮细胞，促进一系列细胞因子和趋化因子的表达，如CXCL1，CCL2，IL-6，GM-CSF。近期研究发现IL-17A和IL17RA与高血压有关。高血压患者血浆IL-17A水平升高。利用抗体抑制IL17RA可以抑制血管紧张素引起的血管炎症和肾脏炎症，抑制高血压。

（二）干扰素受体

干扰素分为三类，每一类干扰素有各自的受体复合物。第一类干扰素（IFN-α、IFN-β等）的受体是由IFN-α/β受体亚基1和亚基2组成的异源二聚体。第二类干扰素（IFN-γ）的受体是由两对IFN-γ受体亚基1和亚基2组成的四聚体。第三类干扰素（IFN-λ）的受体是由IL-10受体β亚基和干扰素λ受体亚基1组成的二聚体，因此实际上是属于白介素受体。干扰素受体都可通过募集激酶JAK，激活STAT信号通路。

IFN-γ主要由Th1辅助细胞产生，是促炎细胞因子。IFN-γ通过激动血管内皮细胞的干扰素受体，可以抑制肿瘤血管新生。敲除IFN-γ受体，但可以减轻Ang Ⅱ引起的心脏肥大、炎症细胞浸润、纤维化和电生理异常。在高血压小鼠模型中，产生IFN-γ的T细胞数量增加。虽然内皮细胞和平滑肌细胞表达IFN-γ的受体，但血管IFN-γ的受体在高血压中的作用仍不明确。

二、整合素

整合素是一种跨膜信号蛋白，它的功能是将信号从细胞外环境传递到细胞内，同时也将信号从细胞质传递到细胞外。整合素由两个非共价结合的亚基，即α亚基和β亚基组成异源二聚体。已被发现的α亚基有18种，β亚基有8种，它们组合形成至少24种独立类型的整合素受体，在脊椎动物细胞表面普遍存在。整合素α-亚基和β-亚基都是Ⅰ型跨膜蛋白，由一个大的ECD、一个单次跨膜螺旋和一个短的胞内结构域组成。与整合素激动相关的细胞内信号级联反应主要依赖于蛋白激酶的活性，如FAK和SFK，因此整合素属于催化受体。

整合素作为跨膜蛋白，在细胞外基质和细胞内肌动蛋白骨架之间起双向联络作用，将细胞外基质同细胞内的骨架网络连成一个整体。由整合素-细胞外基质相互作用介导的细胞功能改变可以通过由外向内或由内向外信号传导实现。由外向内信号传导主要通过生化和机械信号激活。其中整合素的配体主要是细胞外基质蛋白（如胶原蛋白、纤连蛋白、层粘连蛋白、骨桥蛋白等）。整合素通过特异识别细胞外基质蛋白上的氨基酸结构域，即精氨酸-甘氨酸-天冬氨酸（RGD），与这些细胞外基质蛋白结合，诱导整合素细胞内结构域的末端发生构型的变化，改变其与相邻蛋白的相互作用，如FAK，整合素连接激酶（integrin linked kinase，ILK），从而引起下游蛋白磷酸化，产生信号放大级联反应，启动靶基因的表达，继而促进细胞的增殖、黏附、迁移、分化和与环境的沟通。整合素作为一种机械性传感器，可以感知细胞壁应力、张力、剪切力等机械力，并将其转化为胞内生化信号。力学信号可促进整合素聚集，增加整合素与RGD区域的结合，促进整合素经由黏着斑蛋白（vinculin）和踝蛋白（talin）与细胞骨架蛋白结合，进而启动下游信号通路。

除了外向内传导信号，整合素还具有将细胞内信号向细胞外传递的作用。整合素由内而外的信号传递主要通过其胞质结构域的分子相互作用来调控整合素的活性，继而影响细胞黏附、扩散和运动。激活过程为：当细胞内的接头蛋白Talin、Kindlin蛋白与整合素β亚基的胞质侧尾端结合时，整合素α亚基和β亚基的胞质侧结构域发生分离，引起胞外的整体构象发生改变，整合素受体被激动。许多GPCR或生长因子受体激动时所触发的下游信号通路与整合素信号通路有一定程度的重叠，如c-Src，PyK2，FAK和JAK（Janus kinase）等，因此当这些受体激动后，引起细胞骨架重排，导致整合素亚基的胞内结构域和局灶性黏附蛋白组装成大分子复合物，整合素的构象改变，进而增加整合素与细胞外基质蛋白结合的亲和力，增加细胞的黏附强度。

在大约24种已知的整合素中，有16种与血管形态或功能有关。目前发现α1β1、α2β1、α3β1、α5β1、α6β1、α6β4、αvβ3和αvβ5在血管内皮细胞表达；而VSMC能表达α1β1、α2β1、α3β1、α4β1、α5β1、α6β1、α7β1、α8β1、α9β1、αvβ1、α6β4、αvβ3和αvβ5。在这一系列血管表达的整合素中，能特异性识别血管壁细胞外基质蛋白（如胶原蛋白、纤连蛋白和玻连蛋白）RGD结构域的有α3β1、α5β1、αvβ1、αvβ3和αvβ5。在内皮细胞中，整合素可被生长因子如VEGF和机械应力激活。对于内皮细胞而言，生长因子受体是整合素最重要的伙伴。生长因子，特别是VEGFs能够通过由内而外的信号途径激活各种整合素。激活过程如下：整合素β亚基胞内结构域的NxxY基序与两个含FERMT结构域的蛋白质Talin和Kindlin结合，引起胞外的整体构象发生改变，整合素受体被激动。

整合素通过与细胞外基质相互作用介导血管细胞黏附及迁移，在血管新生和血管完整性中起重要作用。细胞外基质-整合素信号通路在血管功能调节中起着关键作用，例如，内皮整合素（αvβ3）可感知血流剪切力产生NO介导血管扩张，血管平滑肌整合素（αvβ3，α5β1）感受压力变化调节钙信号介导血管肌原性收缩，维持血管张力。

当高血压状态下，血压持续升高，血管发生重塑，血管上的整合素和细胞外基质蛋白的表达均增加，细胞外基质-整合素信号通路增强。血管平滑肌钙内流发生改变，影响血管收缩。相同的力学信号刺激下，不同整合素触发不同的下游信号通路，可以差异性地调节血管功能。另外，高血压可增加整合素下游酪氨酸激酶c-Src和FAK磷酸化，促进了血管进一步收缩。高血压时的力学信号改变，还可通过细胞外基质-整合素信号通路转激活AT_1R和EGFR，促进血压升高、血管平滑肌增殖，从而加速血管重构。

三、模式识别受体

模式识别受体（pattern recognition receptor，PRR）在天然免疫系统的激活中发挥重要作用。PRR激活后，通过激活细胞内的酶，进而调控下游基因转录。这些受体含有多个富亮氨酸区域，可以与微生物来源的病原相关分子模式（pathogen-associated molecular pattern，PAMP）或内源的损伤相关分子模式（damage-associated molecular pattern，DAMP）结合。这些配体包括肽类、糖类、肽聚糖、脂蛋白、脂多糖和核酸。有的PRR分布于细胞膜，有的位于细胞内。部分PRR可以参与形成炎症小体，促进IL-1β的剪切激活和分泌，有的PRR可以启动Ⅰ型干扰素通路。在PRR中，Toll样受体（Toll-like receptor，TLR）、Nod样受体（Nod-like receptor，NLR）和RIG-I样受体（RIG-I-like Receptor，RLR）属于催化受体。其中TLR、NLR在血管中表达并参与血管功能的调控。RLR在血管中的作用还缺少文献报道。

（一）Toll样受体

TLR是经典的位于膜上的PRR，共11种亚型（TLR1-TLR11）。TLR可分布于细胞膜或细胞内囊泡的膜上，TLR1、TLR2、TLR4、TLR5、TLR6和TLR11分布于细胞膜上，TLR3、TLR7、TLR8、TLR9分布于细胞内的细胞器上。根据受体的三维结构可以将TLR亚型分为3结构域和单结构域两类。TLR1、TLR2、TLR4、TLR6、TLR10含有3个富亮氨酸重复结构域，可以识别脂多糖和脂蛋白。而单结构域TLR结合亲水性的配体，如核酸。TLR2主要识别革兰氏阳性菌的脂蛋白酸和肽聚糖，TLR4主要识别革兰氏阴性菌的LPS，TLR5识别细菌的鞭毛，TLR3、7和8识别细菌单链或双链RNA，TLR9识别DNA。TLR激活后形成二聚体，下游信号转导方式有两种：一种是髓样分化因子88（MyD88）依赖的：通过MyD88依赖的途径，激活NF-κB信号通路；另一种是MyD88非依赖的：通过TRIF（IFN-β）途径激活干扰素信号通路。TLR2和TLR4在大血管中普遍表达，TLR1、TLR3、TLR5、TLR6、TLR8选择性地在不同的小血管中表达。

近期高血压研究聚焦于TLR4、TLR9和TLR2。在Ang Ⅱ和L-NAME诱导的高血压模型中，TLR4表达升高。抑制TLR4，可以抑制自发性高血压大鼠的血管收缩、炎症和氧化应激，进而降低血压。TLR9可以识别组织损伤后的线粒体DNA。TLR9抑制剂或敲除TLR9可以降低血压。TLR2和NLRP3之间存在相互作用，TLR2激动剂可以引起肾小管上皮细胞出现NLRP3炎症小体依赖的细胞坏死。

（二）NOD样受体

NLR是位于细胞内的PRR。NLR包含N段效应结构域、中间的核酸结合和寡聚化结构域，以及C端的富亮氨酸重复结构域。C段结构域用于识别配体。根据效应结构域的不同，NLR分为NLRC和NLRP两大类，以及NLRA、NLRB和NLRX三小类。NLRC N端结构域含有Caspase富集结构域（CARD），而NLRP含有Pyrin结构域（PYD）。受体激活后，NLRC募集丝/苏氨酸激酶PIPK2，激活NF-κB和MAPK信号通路。NLRP则可形成多蛋白复合物——炎症小体。NLRP3是研究最多的NLR。NLRP3可以与接头蛋白ASC和Caspase-1组成炎症小体。在识别细胞内外的DAMP或PAMP后，NLRP3炎症小体激活，引起Caspase-1的剪切激活，进而促进IL-1β和IL-18的剪切和激活，从而激活免疫和炎症系统。

临床研究发现NLRP3的基因多态性与血压相关。先兆子痫患者的单核细胞在尿酸刺激后，其NLRP3炎症小体组分表达显著高于对照组。先兆子痫动物模型中发现，敲除NLRP3可以改善AngⅡ引起的血压升高。此外，醛固酮可以通过炎症小体引起肾脏纤维化。NLRP3抑制剂可以减轻one

Kidney/DOCA/salt引起的高血压。

四、鸟苷酸环化酶受体

鸟苷酸环化酶受体（guanylyl cyclase，GC）可以被一系列内源性配体激活。受体激活后催化鸟苷酸（guanosine-5′-triphosphate）生成第二信使cGMP。GC包括跨膜GC和可溶的鸟苷酸环化酶（sGC）。跨膜GC是同源二聚体，分为7个亚型（GC-A到GC-G）。GC-A、GC-B和GC-C分别主要分布于心血管系统、骨骼肌系统和小肠上皮。GC-D和GC-G主要分布于啮齿动物嗅觉神经上皮和Grüeneberg神经节。GC-E和GC-F主要表达于视网膜光感受器。多数跨膜GC具有保守的配体结合区域、催化区域和调控区域。sGC是由β亚基和两个α亚基中的一个组成的异源二聚体，sGC可以与NO结合，介导NO引起的效应。

（一）GC-A

GC-A、GC-B和GC-C的配体是钠尿肽。心房钠尿肽（atrial natriuretic peptide，ANP）和脑钠尿肽（brain natriuretic peptide，BNP）可以结合GC-A，产生第二信使cGMP。C型钠尿肽（C-type natriuretic peptide，CNP）可以结合GC-B，产生cGMP。虽然ANP、BNP、CNP均可以结合GC-C，但是不产生cGMP。GC-A是介导ANP和BNP效应的主要受体。GC-A为单次跨膜蛋白，包含细胞外的配体结合结构域、单次跨膜区域、细胞内的蛋白激酶样同源结构域和GC催化结构域。配体与受体的ECD结合后，通过构象变化增加细胞内GC催化结构域的活性，促进cGMP的产生。

GC-A可以促进盐和水的排放，增加肾小球的滤过率和肾血浆流量，进而通过减少血容量，降低血压。除了作用于肾脏外，GC-A信号通路还可以引起血管平滑肌舒张。ANP可以增加主动脉和VSMC的cGMP含量。ANP和cGMP可以抑制细胞内的Ca^{2+}和IP_3信号通路，进而抑制血管平滑肌收缩。敲除ANP或者敲除GC-A都会引起基础血压升高。因此，GC-A介导的信号可以通过促进钠水排放和血管舒张降低血压。

（二）sGC

sGC是NO的主要受体，由α和β两个亚基组成。每个亚基由四个结构域组成：血红素结构域、PAS结构域、Coiled-coil螺旋和环化酶结构域。NO与血管平滑肌sGC的血红素基序结合并形成复合物，引起受体构象变化，进而激活环化酶活性，产生cGMP，舒张血管。

sGCα1敲除小鼠血压升高，内皮依赖的血管舒张减弱。sGC对血压的调控与肾素－血管紧张素－醛固酮系统（renin-angiotensin aldosterone system，RAAS）有关，RAAS抑制剂可以阻断sGCα1敲除小鼠的血压升高。研究表明sGC可作为治疗肺动脉高压的靶点。sGC激动剂可以抑制缺氧引起的肺血管收缩，减小肺循环阻力。亚硝酸钠可以通过激活NO-sGC通路改善肺动脉高压。

五、酪氨酸激酶受体

（一）VEGF受体

血管内皮生长因子受体（vascular endothelial growth factor receptor，VEGFR）主要包括VEGFR1、VEGFR2和VEGFR3三个亚型，属于RTK。主要内源性配体是血管内皮生长因子（vascular endothelial growth factor，VEGF）。VEGFR1、VEGFR2和VEGFR3又分别称为flt1（fms-like tyrosine 1，flt1）、flk1（Kinase insert domain receptor，KDR）和flt4（fms-like tyrosine 4，flt4）。VEGFR1和VEGFR2主要分布于血管内皮细胞，而VEGFR3主要分布在淋巴管内皮细胞。神经纤毛蛋白-1（neuropilin-1，NP-1）和NP-2是VEGF的非酪氨酸激酶型辅助受体（co-receptor），可以调控酪氨酸激酶受体的活性。NP-1主要分布在动脉血管内皮细胞，NP-2主要表达于静脉和淋巴内皮细胞。

配体VEGF包括VEGF-A、VEGF-B、VEGF-C、VEGF-D、VEGF-E和胎盘生长因子（placental growth factor，PGF）。VEGF主要以同源二聚体的形式与VEGFR结合，使VEGFR形成同源二聚体或异源二聚

体，从而启动受体后信号传导级联反应。VEGF激活VEGFR-2后可激活PLCγ/MAPK及PI3K/Akt、Src等细胞内信号通路，促进血管新生、淋巴管新生、血管通透性和血管稳态等。VEGF与VEGFR2结合后还可以促进内皮细胞产生NO、PGI2等血管舒张因子，促进血管舒张。临床研究发现VEGF/VEGFR通路抑制剂可以引起高血压。在发育早期阶段，VEGFR-3在心血管内皮细胞中广泛表达。在器官形成后，VEGFR-3的表达局限于淋巴管内皮细胞。在血管生成过程中VEGF-C激活VEGFR-3参与维持血管内皮细胞的完整性。

（二）IGF受体

胰岛素样生长因子受体（insulin-like growth factor receptor，IGFR）是酪氨酸激酶受体，由两个胞外α亚基和两个胞内β亚基组成的异源四聚体。IGFR的配体主要为胰岛素样生长因子-1（insulin-like growth factor 1，IGF-1）和胰岛素样生长因子-2（insulin-like growth factor 2，IGF-2）

IGF-1R主要分布在VSMC。当配体与IGF-1R受体α亚单位结合后，导致β亚单位构象改变，从而激活受体酪氨酸激酶活性。活化的受体进而磷酸化多种底物，包括IRS和Src同源胶原（Src homology collagen，SHC）的酪氨酸磷酸化。这些底物上的磷酸化酪氨酸可识别含SH2结构域的信号分子，如PI3K、Grb2和SHP2。最终引起PI3K/Akt和Ras-MAPK信号通路的激活，进而刺激VSMC的增殖、迁移和生存。VSMCs迁移至血管的内膜层，大量增殖可导致内膜的增生和增厚，最终引起动脉粥样硬化、高血压、血管狭窄等多种心血管系统疾病。另外，Ang Ⅱ、FGFs和凝血酶等能上调VSMCs上IGF-1R的表达，促进血管平滑肌有丝分裂，促进斑块进展；而氧化低密度脂蛋白（oxLDL）能通过下调IGF-1R表达诱导VSMC凋亡，促进斑块不稳定。IGF-1R在微小血管和大血管的内皮细胞也有表达，且作用不同。IGF-1R的激活在微小血管可以刺激中性氨基酸和葡萄糖的摄取及DNA的合成，而在大血管中则不能。此外，IGF-1可通过激活IGF-1R增加血管内皮细胞的迁移、血管新生，促进内皮炎症因子的释放及血管舒张等作用。

IGF-1是一种局部产生的并存在于循环的蛋白质，它对多种细胞类型都发挥作用。由内皮细胞和VSMCs产生的IGF-1通过血管系统中的IGF-1受体诱导血管扩张。IGF-1在高血压中的作用存在争议，也尚未完全了解。IGF-1基因缺陷小鼠生存率正常，其收缩压明显升高；而在高血压动物模型中，IGF-1介导的血管舒张功能受损。有研究发现高血压患者血浆中IGF-1水平升高，提示IGF-1参与了高血压的病理生理过程。目前认为IGF-1的血管活性特性是通过NO的产生、钾离子通道的激活及随后的细胞内钙离子减少而介导的，进而发挥舒张血管作用。

越来越多的证据表明，IGF-1作为一种有丝分裂因子，在高血压引起的血管重构和心肌肥厚中发挥重要作用。Ang Ⅱ介导的IGF-1受体转激活作用可能与高血压的发生发展密切相关。VSMCs中活性氧（ROS）的生成及PI3K和MAPK的活化可能需要IGF-1受体转激活。事实上，Ang Ⅱ通过c-Src依赖机制介导的IGF-I受体磷酸化对VSMC生长反应至关重要。尽管如此，我们仍需进一步研究IGF-1R在高血压致血管损伤中的作用。

（三）PDGF受体

血小板衍生生长因子受体（platelet-derived growth factor receptor，PDGFR）是酪氨酸激酶受体，有PDGFR-α和PDGFR-β两种亚型。PDGFR的内源性配体是PDGF。PDGFR的结构包括胞外5个免疫球蛋白样结构域、跨膜区和细胞内酪氨酸蛋白激酶区。活化的PDGF为二聚体可以同时结合两个PDGFR，当PDGF与受体结合后，可以促进受体的二聚化，形成αα、αβ、ββ三种形式的二聚体。不同配体二聚体可以选择性与不同受体同源或异源二聚体结合。PDGF-AA、-BB、-CC、-AB可以激活PDGFR-αα，PDGF-BB、-DD可以激活PDGFR-ββ，PDGF-BB、-CC、-DD、-AB可以激活PDGFR-αβ。

PDGF与受体结合后，二聚化的受体自身磷酸化和受体酪氨酸激酶激活，受体细胞内功能域暴露出可与SH2结构域/PTB结构域结合的位点，许多含SH2结构域的分子可与PDGFR α和β亚型结合，包括一些具有激酶活性的分子如PI3K，PLC-γ和Ras家族激酶等，以及接头蛋白如Grb-2、Grb-7、Nck、Crk、Shc等，通过下游信号转导通路促进细胞生长、分化、迁移等。PDGFR主要信号通路有：Ras/MAPK信号通路、PI3K/Akt信号通路、PLC-γ信号通路、ROCK途径和STAT途径。

PDGFR主要分布在VSMC、内皮细胞和血管周细胞等。PDGFR对于心血管系统的发育和稳态维持具有重要作用。研究发现，缺乏PDGFRα和β亚型的小鼠在胚胎期死亡，其中PDGFR-α对于器官发育必不可少，而PDGFR-β对于血管系统的正常发育具有重要作用。体外实验表明分布于血管内皮细胞中的PDGFR-β可以介导血管内皮细胞的增殖和血管生成。另外有研究发现，血管周细胞的PDGFR及其下游信号通路可维持VSMC和周细胞的正常募集，对于血管新生具有重要作用。而分布于VSMC中PDGFR激动则可以通过下游的Ras/MAPK、PI3K/Akt、Rho相关蛋白激酶等信号通路促进VSMC的增殖、迁移及表型转化，在动脉粥样硬化、经皮冠状动脉介入术后（PCI）再狭窄及血管重塑等病理过程中发挥重要作用。

（四）EGF受体

表皮生长因子受体（epithelial growth factor receptor，EGFR）是最早发现的酪氨酸激酶受体，广泛分布于人体各种组织细胞膜上。该家族包括人表皮生长因子受体1（human epidermal growth factor receptor，HER1，也称ErbB1，EGFR）、HER2（ErbB2，NEU）、HER3（ErbB3）及HER4（ErbB4）四类。每个ErbB受体都具有特定的配体结合特性，EGF样配体（EGF，TGFα，HB-EGF，betacellulin，epireglin，epigen）与ErbB1受体结合，neuregulin-1-2（NRG-1-2）与ErbB3受体结合。ErbB4的配体包括NRG-1-4、HB-EGF、epireglin和betacellulin。ErbB2受体被认为是一个孤儿受体，因为没有已知的配体结合到其ECD，但ErbB2是所有其他ErbB受体的首选二聚伙伴。EGFR的抑制剂包括afatinib、tesevatinib、afatinib；HER2的抑制剂包括poziotinib、CP-724714、tesevatinib、BMS-690514；HER4的抑制剂为poziotinib，HER3尚未有抑制剂发现。

EGFR家族在细胞生理过程中发挥重要作用。EGFR胞外段含配体EGF的结合域，为N端的621个氨基酸残基；胞内结构域有542个氨基酸残基，含有多个酪氨酸残基，磷酸化后具有激酶功能，可与下游底物蛋白特异性结合，进而启动EGFR信号通路。激活ErbBs的途径主要有三种：MAPK-Ras-ERK途径，PI3K-Akt途径，JAK-STAT途径，参与调节细胞代谢和生长。在VSMC中，EGFR主要介导炎症反应，如PGs和S1P可转激活EGFR，进而通过PI3K/Akt/Elk-1通路促进炎性分子产生。在高血压大鼠模型中，S1P或肾素-血管紧张素系统，均可转激活EGFR促进炎症反应。另外EGFR也会导致VSMC的增殖、迁移及细胞外基质成分的增加，促进血管重构。在内皮细胞中，EGFR与NO稳态密切相关，EGFR作为内皮细胞活化的信号衰减器，影响炎症、迁移、增殖和血管生成。一方面，研究发现EGFR具有抗动脉粥样硬化的血管保护作用，在内皮细胞中，雌激素和通过雌激素受体转激活EGFR，促进内皮eNOS激活，发挥保护作用。另一方面，在有利于eNOS解偶联的条件下，激活的eNOS可促进活性氧生成，从而导致内皮功能紊乱与动脉粥样硬化。同时有研究报道，EGFR介导了ET引起的血管收缩与血管胶原生成。VSMC-EGFR缺失小鼠表现为收缩压无差异，但外周血管阻力、舒张压和平均血压降低，小血管扩张，有轻微纤维化和炎症征象。以上结果提示EGFR对维持血管张力和血管重塑起到重要作用。

（肖　晗　张幼怡）

第四节
血管上的离子通道受体

离子通道受体，亦称配体门控的离子通道（ligand-gated ion channels，LGICs）。这些离子通道是膜蛋白，有数个亚基组成有孔的复合体。他们的开放与关闭是由配体来调控，神经递质等配体与离子通道正构位点（orthosteric site）结合，引发离子通道复合体的构象变化，使孔道开放或者关闭。当离子通道开放时可选择性允许某种或某几种离子通过。这里简要介绍两种离子通道受体。

一、P2X嘌呤受体

P2X配体门控离子通道受体共有7种亚型（P2X1～P2X7），每个P2X受体包含2个跨膜区域，一个胞外环和一个胞内羧基及氨基端，它主要门控Na^+，K^+和Ca^{2+}离子，极少情况下门控Cl^-。其内源性的激动剂为三磷酸腺苷ATP。P2X受体的晶体结构提示该受体为三聚体，每个受体需要3个激动剂分子结合才能激活受体。激活后，P2X受体形成孔洞，允许离子通过，如Na^+，Ca^{2+}离子内流，K^+离子外流。

目前已知与高血压有关的P2X受体有P2X1、P2X3、P2X4和P2X7。P2X1和P2X4是血管平滑肌上最主要表达的P2X受体，P2X7受体可能存在，P2X2、P2X3、P2X5和P2X6受体在血管平滑肌上几乎不表达。内源性P2X受体激动剂ATP与经典递质NE共存于交感神经末梢中，可作为经典递质的协同递质（cotransmitter）释放出来，作用于血管平滑肌P2X1受体，促进Ca^{2+}内流，导致血管收缩，升高血压。因此，理论上P2X1受体拮抗剂可以用于治疗高血压。血流剪切力促进内皮细胞释放ATP，作用于内皮细胞的P2X4受体，进而释放NO，舒张血管。因此，P2X4受体激动剂可以用于治疗高血压，舒张血管降压。近期文献报道，P2X3受体拮抗剂可用于治疗高血压，其作用机制为：增加颈动脉体化学感受器的反射敏感性，降低交感兴奋，进而降低血压。肾脏中的P2X7受体通过增加炎症参与了高血压的病理生理进程，因此P2X7拮抗剂也可以用于治疗高血压。

二、三磷酸肌醇受体

三磷酸肌醇受体（inositol 1,4,5-trisphosphate receptors，IP_3R）是配体门控Ca^{2+}离子释放通道，通常位于细胞内Ca^{2+}离子储存细胞器（如内质网），在多种激素、生长因子和神经递质的作用下，能将Ca^{2+}离子从内质网释放出来。这些受体负责细胞内Ca^{2+}储存的动态变化，并在Ca^{2+}离子信号通路中发挥着重要作用。IP_3R通道活性的主要调节者是IP_3和Ca^{2+}。该通道也受到磷酸化、ATP和许多相互作用蛋白的调节。IP_3R通常与某些特定蛋白紧密相连：如钙调蛋白calmodulin。IP_3R还可被多种激酶磷酸化，如PKA、PKC、PKG和钙调蛋白依赖的蛋白激酶Ⅱ（Calmodulin-Dependent Protein Kinase Ⅱ，CaMKⅡ）。

IP_3R是四聚体，每个亚基包含一个氨基末端，六个跨膜结构域和一个羧基末端。其中氨基端包含一个IP_3结合区，一个抑制子区可抑制IP_3结合，以及一个调节区。调节区包含Ca^{2+}离子和ATP的结合位点，以及磷酸化位点。跨膜结构域和羧基末端对于IP_3R形成四聚体起着重要作用。

IP_3R一共有三种亚型（IP_3R1、IP_3R2和IP_3R3）。VSMC上表达所有三种亚型，IP_3R1是最主要的一种。这些受体的表达取决于转录和降解之间平衡的精密调控。VSMC中的IP_3Rs主要位于肌浆网，包括中心（核周）与外周（胞膜下）的肌浆网。血管平滑肌的IP_3Rs在基因表达，细胞增殖和迁移，以及细胞收缩中都起着重要作用。生理状态下，血管平滑肌IP_3Rs介导的Ca^{2+}离子调节参与血管平滑肌收缩和维持血管张力。在血压持续升高的情况下，IP_3R的表达随着血压的升高而增加，对IP_3的敏感性增加，与瞬时受体电位通道（transient receptor potential，TRP）的偶联增加，进而导致细胞内

Ca^{2+}离子释放增加，进一步增加血管收缩。IP_3R与活化的T细胞核因子（nuclear factor of activated T cells，NFAT）信号通路相互作用参与高血压引起的血管平滑肌表型转化、血管炎症及血管平滑肌老化。IP_3R介导的Ca^{2+}离子释放增加，导致细胞内钙储存减少，进而通过钙池调控的钙内流（store-operated Ca^{2+}entry）机制，引起钙内流增加，从而促进了平滑肌细胞的增殖与迁移。此外，IP_3R介导的Ca^{2+}离子释放，可能促进线粒体的凋亡信号，促进血管老化。

（肖 晗 张幼怡）

参考文献

[1] VASILIAUSKAITé-BROOKS I，HEALEY R D，GRANIER S. 7TM proteins are not necessarily GPCRs［J］. Mol Cell Endocrinol，2019，491：110397.

[2] RINNE M，TANOLI Z U，KHAN A，et al. Cartography of rhodopsin-like G protein-coupled receptors across vertebrate genomes［J］. Sci Rep，2019，9（1）：7058.

[3] ZHOU Q，YANG D，WU M，et al. Common activation mechanism of class A GPCRs［J］. Elife，2019，8.

[4] CAO C，ZHANG H，YANG Z，et al. Peptide recognition，signaling and modulation of class B G protein-coupled receptors［J］. Curr Opin Struct Biol，2018，51：53-60.

[5] WANG W，QIAO Y，LI Z. New insights into modes of gpcr activation［J］. Trends Pharmacol Sci，2018，39（4）：367-386.

[6] WISLER J W，XIAO K，THOMSEN A R，et al. Recent developments in biased agonism［J］. Curr Opin Cell Biol，2014，27：18-24.

[7] WNOROWSKI A，JOZWIAK K. Homo-and hetero-oligomerization of β2-adrenergic receptor in receptor trafficking，signaling pathways and receptor pharmacology［J］. Cell Signal，2014，26（10）：2259-2265.

[8] GONG K，LI Z，XU M，et al. A novel protein kinase A-independent，beta-arrestin-1-dependent signaling pathway for p38 mitogen-activated protein kinase activation by beta2-adrenergic receptors［J］. J Biol Chem，2008，283（43）：29028-29036.

[9] LEMMON M A，SCHLESSINGER J. Cell signaling by receptor tyrosine kinases［J］. Cell，2010，141（7）：1117-1134.

[10] DU Z，LOVLY C M. Mechanisms of receptor tyrosine kinase activation in cancer［J］. Mol Cancer，2018，17（1）：58.

[11] YAMASHITA M，FATYOL K，JIN C，et al. TRAF6 mediates Smad-independent activation of JNK and p38 by TGF-beta［J］. Mol Cell，2008，31（6）：918-924.

[12] DAUB H，WEISS F U，WALLASCH C，et al. Role of transactivation of the EGF receptor in signalling by G-protein-coupled receptors［J］. Nature，1996，379（6565）：557-560.

[13] KAMATO D，ROSTAM M A，BERNARD R，et al. The expansion of GPCR transactivation-dependent signalling to include serine/threonine kinase receptors represents a new cell signalling frontier［J］. Cell Mol Life Sci，2015，72（4）：799-808.

[14] REICHELT M E，O'BRIEN S，THOMAS W G，et al. Transactivation of the epidermal growth factor receptor in responses to myocardial stress and cardioprotection［J］. Int J Biochem Cell Biol，2017，83：97-110.

[15] ALEXANDER S，CHRISTOPOULOS A，DAVENPORT A P，et al. THE CONCISE GUIDE TO PHARMACOLOGY 2019/20：G protein-coupled receptors［J］. Br J

Pharmacol, 2019, 176 Suppl 1 (Suppl 1): S21-S141.

[16] ALEXANDER S, FABBRO D, KELLY E, et al. THE CONCISE GUIDE TO PHARMACOLOGY 2019/20: Catalytic receptors [J]. Br J Pharmacol, 2019, 176 Suppl 1 (Suppl 1): S247-S296.

[17] ALEXANDER S P, PETERS J A, KELLY E, et al. THE CONCISE GUIDE TO PHARMACOLOGY 2017/18: Ligand-gated ion channels [J]. Br J Pharmacol, 2017, 174 Suppl 1 (Suppl Suppl 1): S130-S159.

[18] EID A H, EL-YAZBI A F, ZOUEIN F, et al. Inositol 1,4,5-Trisphosphate Receptors in Hypertension [J]. Front Physiol, 2018, 9: 1018.

第六章
血管重构与高血压

血管以其独特而复杂的生物学方式，调节与维持机体生理状态下的自稳态。当各种机械或病理因素刺激血管引起广泛而复杂的细胞应答反应，导致血管结构与功能改变的过程称为血管重构(vascular remodeling)。血管由内膜、中膜和外膜组成，管壁内还有滋养血管和神经分布。血管各层细胞及细胞外基质等可以合成和分泌一系列血管活性物质及细胞因子，通过自分泌、旁分泌、胞内分泌等复杂机制影响血管的功能与结构，因此血管重构的本质是慢性、低度的炎性反应过程。传统观点认为血管重构由内向外（inside-out）始动，即血管内皮细胞在炎症因子刺激下表达黏附分子和炎症介质，促进单核细胞黏附到内皮层继而转移到中膜。同时循环中的氧化脂质在内膜表面的巨噬细胞堆积，损伤内膜，促发炎症反应。然而，越来越多的研究表明血管重构也是一个由外向内（outside-in）的血管炎症反应过程。血管重构是高血压等多种心血管疾病发生和发展的始动环节及共同的病理学基础，本章从血管的结构特征出发，阐述高血压血管重构发生发展的病理过程及靶器官损伤的机制。

第一节 血管壁结构成分及生理功能

一、血管内皮细胞

19世纪60年代His首先提出“内皮”概念，即血管内皮细胞是指衬于血管内表面的单层扁平上皮细胞，并形成血管内壁为血液流动提供光滑的表面，将血管内外分开。20世纪70年代，Jaffe等成功进行了内皮细胞的体外培养，并进行形态学和免疫学鉴定，从此人们对血管内皮细胞功能的认识逐步加深。内皮细胞不仅担负保持细胞形态和相互间的连接、物质交换、选择性通透和屏障功能，它还是活跃的、自成体系的代谢及内分泌器官，与全身所有组织器官联系维持正常生命活动。内皮细胞可以通过旁分泌、自分泌和内分泌合成释放多种活性物质参与调控血管生理病理过程，例如，产生收缩因子和舒张因子调节着血管的张力、促生长增殖因子刺激平滑肌细胞生长增殖、内皮细胞还表达多种黏附分子促进炎症细胞与内皮细胞的黏附；并具有吞噬异物、细菌、坏死和衰老组织的作用，参与机体免疫活动等。此外，内皮细胞还起着信号感受器和传感器的作用，协调血液与血管的信息与物质传递，维持血管的动态平衡。

（一）内皮细胞的结构及特征

内皮细胞是位于血管腔内面的单层扁平上皮细胞，中央略呈突起，形成鹅卵石样外形。细胞核居中，核比较突出，淡染，核仁大而明显。胞内含有非常发达的高尔基体、粗面内质网和滑面内质网。线粒体大多数近核分布，偶见一些在边缘胞质内。内皮细胞表面光滑，有利于血液和淋巴液的流动，也有利于内皮细胞内、外的物质转运。血管内皮细胞的骨架结构主要有微丝（microfilament）、微管和中等纤维等。微丝由肌动蛋白、肌球蛋白和肌动结合蛋白组成，其中肌动蛋白是一种收缩蛋白，分单体和聚合体两种形式，单体形式为球状肌动蛋白(globular actin，G-actin)，聚合体形式是纤维状肌动蛋白（即丝状肌动蛋白，fibros actin，F-actin）。微管由微管蛋白（tubulin）二聚体构成，散布在细胞内起着支架和运动作用，调控细胞分裂活动。中等纤维又称中间丝，由波型蛋白（vimentin）组成，在细胞内形成网状结构，并与核膜质膜相连。血管内皮细胞骨架的生理功能主要是维持细胞形态、参与细胞运动和细胞分裂、主持胞内物质的运输等。

（二）内皮源性血管活性物质：血管内皮分泌重要的内皮源性收缩因子及舒张因子调节血管舒缩功能

1．一氧化氮（nitric oxide，NO） 是体内最强的血管内皮源性舒张因子（endotheliun derived relaxing factor，EDRF）。早在1980年，Furchgott等发现乙酰胆碱能使血管内皮细胞释放一种具有强舒张血管作用、抗血小板聚集和抗血管平滑肌增生的物质，称为EDRF。后来认识EDRF的主要化学本质是NO气体或含有NO的化合物。1987年，Moncada等证实EDRF的主要生物活性即通过NO发挥作用。1998年，鉴于Furchgott、Ignarro和Murad三位科学家在内源性NO研究领域的杰出贡献，获得诺贝尔生理学或医学奖。

（1）一氧化氮的合成：一氧化氮合成酶（nitric oxide synthase，NOS）是NO合成中的主要限速酶。NOS有二种类型，即结构型，也称固有型（constitutive nitric oxide synthase，cNOS）和诱导型（inducible nitric oxide synthase，iNOS）。cNOS根据其分布又可分为内皮细胞eNOS和神经细胞nNOS，其作用依赖Ca^{2+}/钙调蛋白。NO的合成是由底物L-精氨酸（L-arginine）与O_2在NOS催化作用下首先生成中间体对羟基L-精氨酸，然后形成NO和L-胍氨酸，即内源性途径（即L-精氨酸-NO通路）。NO也可在体外生成，一些氮类血管扩张剂（如硝普钠等）通过化学还原反应释放NO。此外，有学者提出红细胞也可以释放NO参与血管功能和血液流动。内皮细胞eNOS通过脂质修饰连接于内皮细胞膜内陷形成的小窝内，与小窝蛋白（caveolin-1）和钙调蛋白（calmodulin，CaM）相结合其活性受到抑制。当细胞内钙浓度上升时，活化的CaM置换复合物中的小窝蛋白；同时eNOS释放到细胞质中激活启动NO的生物合成。

（2）一氧化氮的功能：NO形成后通过旁分泌形式与平滑肌细胞胞浆内鸟苷酸环化酶（guanylate cyclase，GC）的血红素基团（heme）结合，形成NO-heme-GC复合物，激活GC产生大量cGMP降低Ca^{2+}水平，发挥舒张血管、调节血压的作用。此外，NO还参与多种生物学效应：如抑制内皮细胞、平滑肌细胞和成纤维细胞增殖、抑制白细胞与内皮细胞黏附及血小板聚集等。因此，内源性NO对于生理状态下血管正常结构的维持具有非常重要的意义。给予NOS抑制剂阻断内源性NO生成已成为经典的高血压动物模型之一。如长期给予大鼠一氧化氮合酶抑制剂硝基左旋精氨酸甲酯（L-NAME），可导致系统性血压持续升高，并伴有明显的微血管重构。由于NO是一种有效的直接血管扩张剂，可通过非血流动力学作用影响血管重构，如抑制血小板和白细胞对内皮细胞的黏附，促进内皮细胞和阻止平滑肌细胞的迁移和增殖，影响细胞外基质的合成和降解，调节基因的表达。

2．内皮素 内皮细胞损伤或过度激活时可分泌血管收缩因子，如内皮素（endothelin，ET）。20世纪80年代中期，O'Brien等发现在无氧培养条件下牛主动脉、肺动脉内皮细胞分泌一种具有收缩作用的活性多肽物质。之后Gillespie和Owasoyo等证实内皮细胞分泌的这种物质收缩冠状血管作用呈量效依赖关系，暂时命名为内皮衍生的血管内皮收缩因子（endothelium derived contracting factor，EDCF）。1988年，Yanagisawa与Masaki从血管内皮细胞中分离并纯化了这一具有强烈收缩作用的多肽，证实内皮素是由21个氨基酸组成的血管活性物质，主要由内皮细胞产生，广泛存在于心、脑、肺、肾、胃肠道、神经结、生殖系统、骨骼、皮肤及肾上腺和甲状腺等器官组织中。

内皮素家族包括三种异构体肽，分别为ET-1、ET-2和ET-3，后来也有学者将另一种具有收缩平滑肌作用的血管活性肠肽（vasoactive intestinal constrictor，VIC）列入内皮素家族。ET-1由内皮细胞产生，ET-2和ET-3分别来自肾脏和中枢神经系统。正常生理状态下，机体仅合成释放少量ET。病理状态如缺氧、心肌缺血、高脂血症、高胰岛素血症时促使ET释放，而高糖、高镁则抑制ET释放。内皮素的缩血管、升压效应是由其受体ET-A

和ET-B介导的，已知血管内皮细胞以ET-B为主，平滑肌细胞以ET-A为主，也有部分ET-B。

内皮素最主要的作用是直接收缩血管，增加血管外周阻力。离体血管条实验证明，内皮素可以引起主动脉、股动脉、肾动脉、肠系膜动脉、脑血管和冠状动脉长久而持续性地收缩，并且为非内皮依赖性。其收缩血管效应为肾上腺素的1000倍，比Ang II至少强10倍。内皮素同时作为一种很强的平滑肌细胞分裂剂，通过ET受体促使平滑肌细胞增殖和肥大。此外，内皮素可加强、协同生长因子促进平滑肌细胞增殖，如上皮生长因子（epidermal growth factor，EGF）、转化生长因子（transforming growth factor，TGF）和血小板衍生生长因子（platelet-derived growth factor，PDGF）等。除此之外，内皮素还可促进血管紧张素（angiotensin II，Ang II）、醛固酮（aldosterone）、去甲肾上腺素（norepinephrine）的分泌，提示内皮素对血管结构的影响还可能通过多种途径。

3．前列环素 内皮细胞释放的另一重要的血管扩张因子为前列环素。1976年，Vane与Moncada发现肺血管内皮细胞产生具有强的舒张血管作用及抗血小板聚集作用物质，命名为前列环素（prostaglandin I 2，PGI 2）。为此，Vane于1982年获诺贝尔生理学或医学奖。前列环素和血栓素（thromboxane A2，TXA_2）都是花生四烯酸的代谢产物，正常情况下二者的产生和释放处于动态平衡。前者对冠状动脉、外周血管平滑肌均有较强的舒张作用，后者主要由血小板、中性粒细胞产生，对动脉血管有很强收缩作用。

炎症介质IL-1、PDGF和EGF等通过促进前列环素合酶的表达，使内皮细胞产生前列环素，发挥有效的血管舒张作用，并抑制血小板活化。其作用机制是与前列环素受体结合，激活G蛋白偶联受体和腺苷酸环化酶（adenylate cyclase，AC），升高胞内环磷酸腺苷（cAMP）水平，刺激细胞内钙池摄取Ca^{2+}，导致胞内Ca^{2+}水平下降，而引起平滑肌舒张，为体内重要的降压物质。此外，前列腺素E2（PGE2）也有降压作用，与PGI2一样使平滑肌细胞对Ang II的敏感性降低，维持动脉血压稳定。

环氧化酶（cyclooxygenase，COX）又称前列腺素内氧化还原酶，是催化花生四烯酸转化为前列腺素的关键酶。目前发现环氧化酶有COX-1和COX-2两种同工酶，COX-1为结构型，COX-2为诱导型。COX1在内皮细胞和血管平滑肌细胞中表达，尤其在血管内皮细胞高表达，是内皮依赖性血管收缩作用的主要亚型。COX1的特异性抑制剂可抑制SHR大鼠主动脉的内皮依赖性收缩，COX1基因敲除鼠的主动脉内皮依赖性收缩反应消失。然而，在老化或者疾病状态下，诱导COX2表达有助于EDCF介导的缩血管反应。利用COX-1＞COX-2小鼠，研究人员发现COX-2依赖性前列环素生成参与血压的调节。此外，COX1和COX2促进花生四烯酸转化为内源性过氧化物，后者通过弥散于血管平滑肌细胞，激活血管平滑肌的血栓素−前列腺素受体，促进内皮依赖性血管收缩。

4．内皮细胞分泌的其他因子 血管内皮细胞还有第三种可以调节血管舒张功能的因子，通过血管平滑肌细胞超极化而引起血管舒张，被命名为内皮源性超极化因子（endotheliun derived hyperpolarizing factor，EDHF）。EDHF是血管内皮细胞经受体激动剂、血液剪切力作用释放，通过钾通道超极化发挥作用。EDHF对小动脉作用最大，因此在调节器官血流、外周血管阻力及血压方面发挥重要作用，尤其是在一氧化氮生成降低的情况下其舒张作用更为重要。由于EDHF介导的反应在NOS抑制后最为显著，并且在eNOS缺乏小鼠的肠系膜小动脉中作用增强。

（1）过氧化氢：1991年有学者提出过氧化氢（H_2O_2）可能作为EDHF候选物的假设，因为有证据表明内皮细胞产生的H_2O_2会使平滑肌细胞发生超极化和舒张。在四氢生物喋呤敲除小鼠中，未偶联的eNOS作为H_2O_2的来源，而H_2O_2对内皮依赖性舒张作用的增加作为一种代偿反应。过氧化氢符合EDHF的标准，因为过氧化氢酶（H_2O_2的特异性抑制剂）可以抑制EDHF介导的小鼠肠系膜动脉的超极化和舒张。

（2）钾离子：内皮K^+和Ca^{2+}通道的激活导致K^+从内皮细胞向细胞外流出。细胞外K^+增加激活了哇巴因敏感的Na^+-K^+-ATP酶和KIR通道，随后出现超极化和平滑肌细胞舒张，但是局部K^+的变化对血压及血流动力学调节的重要性还有待于进一步验证。

（3）C型钠尿肽（C-type natriuretic peptide，CNP）：CNP通过开放K^+和Ca^{2+}通道发挥多种心血管效应，包括血管舒张和动脉超极化。CNP广泛分布于心血管系统，尤其在内皮细胞高表达。内皮源性CNP被认为是通过钠尿肽受体（NPR-c）起EDHF的作用，随后G蛋白门控KIR通道和血管平滑肌细胞中Na^+-K^+-ATP酶和KIR通道依赖性激活，从而导致超极化引起血管舒张。

二、血管平滑肌细胞

（一）平滑肌细胞的结构及特征

血管平滑肌细胞在血管壁的排列呈螺旋形、斜行、梭形，与弹性纤维层交替构成血管中膜。细胞核呈椭圆形位于细胞中央，核周围为滑面内质网与线粒体。细胞质内富含粗、细肌丝蛋白，由肌球蛋白（myosin）组成的粗肌丝排列在由肌动蛋白（actin）和原肌球蛋白（tropomyosin）组成的细肌丝之间聚集成肌丝单位，又称为收缩蛋白。细肌丝间由致密体连接，相邻的致密体由中间丝相连，构成平滑肌网架。细肌丝与细胞膜由致密斑连接，平滑肌细胞外周为网状的纤维结缔组织，平滑肌细胞分泌的细胞外基质，将单个细胞交织成束使它们组成一个功能蛋白。平滑肌膜上的密斑（dense bands）及肌浆中的密体（dense bodies）将大部分肌丝连接起来，密斑与密体之间的中间丝（intermediate filaments）形成平滑肌骨架。平滑肌细胞被其自身形成的基底膜（basement membrane）包裹，基底膜的外侧部分穿入嗜银纤维网将肌细胞包裹，并将胞体形状的变化传递给结缔组织中的胶原纤维（Ⅰ、Ⅲ、Ⅴ、Ⅵ型）和弹性纤维。

（二）平滑肌细胞表型转化

平滑肌细胞分为分泌型和收缩型。分泌型平滑肌细胞含有大量细胞器，呈现很高的增殖速率和迁移活性，并具有较强的细胞外基质合成能力，包括胶原蛋白、弹性蛋白、蛋白多糖、钙黏素和整合素。收缩型平滑肌细胞主要成分为肌丝，增殖或周转率很低，迁移活性及合成细胞外基质的速率也很低。由于不同表型血管平滑肌细胞标记蛋白的表达差异仅仅是量的变化，因而检测其表型至少需要两种标记蛋白，并结合细胞形态、增殖和迁移特征进行分析。平滑肌肌球蛋白重链（smooth muscle myosin heavy chain，SM-MHC）和平滑肌蛋白（smoothelin）是鉴定平滑肌收缩表型的主要标志蛋白。

在高血压和其他血管损伤的病理条件下，平滑肌细胞表型转化并保持在分泌表型，即过度增生、迁移及大量合成细胞外基质，是导致血管功能障碍及重构的重要原因。损伤早期，细胞周期受到保护性调控有限控制平滑肌细胞增殖，这在重构的“适应性”阶段很重要。然而，当细胞周期和增殖不受控制时，去分化的平滑肌细胞在血管壁积聚，引起中膜增厚、内膜增生，导致血管僵硬。采用细胞示踪法体内观察发现动脉损伤或血管重构部位的平滑肌细胞约80%以上表现去分化特征。当然，成熟的血管平滑肌细胞拥有很强的可塑性，受局部微环境调控可以发生显著、可逆的表型转化。如受到损伤的血管平滑肌细胞能够从收缩表型很快转化为分泌表型，但损伤修复及局部微环境恢复正常后，血管又可重新获得收缩表型。调控平滑肌细胞表型转化的分子机制复杂，涉及多种血管活性物质、机械力拉伸和血流动力学因素（剪应力、压力）。

（三）平滑肌细胞的收缩机制

平滑肌张力的产生与肌细胞的缩短取决于粗丝中肌球蛋白与细丝中肌动蛋白的相互化学作用，受胞内钙浓度（Ca^{2+}_i）调控。机械、体液或神经刺激引起的Ca^{2+}_i增加是平滑肌细胞兴奋偶联的关键触发信号，而Ca^{2+}_i受质膜钙渗透通道、交换器、钙结合蛋白、转运体、肌浆网和线粒体的精细调节。

1．平滑肌细胞兴奋收缩偶联 血管平滑肌细胞受到神经递质（如乙酰胆碱、去甲肾上腺素）和血管活性肽（如Ang II、ET-1）等促高血压因子刺激后，激动对应受体并与磷脂酶C（phospholipase C，PLC）偶联，产生第二信使肌醇三磷酸（inositol trisphosphate，IP3）和二酰甘油（diacylglycerol，DAG）。PLC诱导产生的IP3能触发肌质网膜的钙致钙释放（calcium-induced calcium release）通道开放，释出大量细胞内钙（$Ca^{2+}{}_i$），与此同时DAG引起蛋白激酶C（PKC）激活。$Ca^{2+}{}_i$与胞浆内无活性的钙调素（calmodulin，CaM）结合成为具有活性的Ca^{2+}-CaM复合体，激活胞内肌球蛋白轻链激酶（myosin light chain kinase，MLCK）。在ADP和Mg^{2+}参与下，激活的MLCK促使肌球蛋白的调节性轻链磷酸化发生构象改变，将其从非活性状态转换为活性状态，诱导肌球蛋白与肌动蛋白相互作用，从而导致血管的收缩。同时，肌球蛋白磷酸酶（myosin phosphatase）可使肌凝蛋白调节性轻链去磷酸化，调节MLCK的活性也调节肌凝蛋白的去磷酸化。当$Ca^{2+}{}_i$下降使MLCK失活，肌凝蛋白轻链经去磷酸化酶作用去磷酸化，肌球蛋白回到静息状态使平滑肌细胞舒张。

2．钙、钾通道与细胞内钙 血管平滑肌细胞膜的钙、钾通道及细胞器膜的钙释放通道对其兴奋收缩偶联及兴奋性的维持具有十分重要的作用。血管平滑肌膜的钙通道可分为：①电压依赖性钙通道，含L型与T型；②受体活化钙通道；③牵张活化钙通道；④静息钙通道。此外还有细胞器膜的钙释放通道，含肌质网膜的ryanodine受体钙通道与内质网膜的IP_3敏感钙通道。血管平滑肌膜的钾通道则分为：①钙激活钾通道（Kca）；②ATP敏感钾通道（K_{ATP}）；③内向整流钾通道；④延迟整流电压位依赖性钾通道。此外，刺激钙池调控钙离子进入（store-operated calcium entry，SOCE）是肌浆网状钙储存减少刺激钙内流的机制，受基质相互作用分子1（stromal interaction molecule 1，STIM1）和钙释放激活钙通道的孔亚单位（pore subunit of calcium release activated calcium channels，Orai1）的影响。在高血压中，血管STIM1/Orai1的表达增加与动脉收缩增强有关。

细胞膜离子通道活动是血管平滑肌兴奋舒缩过程起始的关键，钙通道与钾通道的平衡至为重要。引起胞内Ca^{2+}升高的途径有多种：①细胞膜去极化使胞膜的电压依赖性钙通道开放，胞外Ca^{2+}内流促使胞内游离Ca^{2+}浓度增高；②胞内钙池（亦称胞内钙储库，如肌质网、内质网等）膜的钙释放通道开放，胞内钙释出使胞内游离Ca^{2+}浓度进一步升高引起平滑肌收缩；③胞膜与钙池膜钙泵功能降低，未能将胞浆内游离Ca^{2+}移至细胞外或肌质网等钙池内；④Na^+-Ca^{2+}交换机制下降使Ca^{2+}滞留在胞浆内。电压依赖性钙通道的开放所致钙内流增加则是胞内Ca^{2+}浓度升高的主要途径。当血管壁压力持续升高时，Ca^{2+}一方面参与平滑肌细胞兴奋－收缩偶联，另一方面可激活关键信号转导因子调控平滑肌细胞的生长和增殖。细胞核内Ca^{2+}浓度增加刺激平滑肌细胞增殖，因此血管张力的持续增加最终导致动脉结构与功能的重构性变化。

3．其他离子通道 Ca^{2+}依赖Cl^-通道（calcium-dependent chloride channel）和容积调节性Cl^-通道（volume-regulated chloride channel）也参与血管平滑肌收缩功能及细胞增殖。盐敏感高血压大鼠模型中，随血压升高平滑肌细胞内Cl^-浓度也不断增加。Ang II激活前肾小管平滑肌细胞的Cl^-通道，调控平滑肌细胞的收缩功能，并有研究证实Cl^-通道的激活会介导血管平滑肌增殖，参与损伤诱导的新生内膜形成。

（四）血管平滑肌的跨膜信号转导及第二信使系统

血管平滑肌、内皮细胞及支配血管的神经的突触前膜上存在很多种受体，各种神经递质与激素通过这些受体调节血管的舒缩活动、生长与增殖。但不同血管分布的受体种类有很大差别；在同一血管的不同节段，受体分布也可能不同；即使同一种受体，由于在不同血管的内环境不尽相同，其介导效应的效率也不一定相同。受体在不同血管分布的不均一性，是血管异质性的主要原因之一，使不同血管在内外环境改变时发生不同的反应，以保证机体对血管进行精确、有效的调节。

1. 血管平滑肌受体类型 ①G蛋白偶联受体：是一类具有相似地蛋白质基本结构，氨基端在细胞外，羧基端在细胞内，由疏水性氨基酸组成7个跨膜片段，连接跨膜片段的亲水性氨基酸片段组成3个细胞外环与3个细胞内环。第3个细胞内环及羧基端富含苏氨酸与丝氨酸，是受体磷酸化的部位，参与各种G蛋白偶联触发信号转导，分布于血管的受体大多数属于此类受体。②酪氨酸激酶偶联受体：具有1个跨膜片段，细胞外结构域与配体结合，而细胞内结构域中包含酪氨酸激酶。当受体激活时引起酪氨酸激酶激活，进而启动信号转导过程。生长因子及多数细胞因子的受体属于这类受体。③离子通道的受体：由数个亚单位组成，每个亚单位都包含数个跨膜片段。所有亚基的某些区域共同构成离子通道，当激动剂与受体结合时，受体构型发生变化，导致离子通道开放进而引起效应。

2. G蛋白的信号转导 G蛋白分布十分广泛，在信号转导过程中扮演“开关”性质的关键性角色。G蛋白具有与GTP和GDP结合的能力，在静息状态下处于与GDP结合的非活性状态，被激活后转化成与GTP结合的活性状态。G蛋白与GTP结合引起的三维结构的变化可激活下游信号通路激活。同时，G蛋白具有内在的GTP酶活性，能水解与之结合的GTP为GDP，从而恢复其非活性GDP结合状态，终止被激活信号。根据蛋白结构G蛋白可分为：①由a，b和g三个亚基构成的高分子量G蛋白；②由单一肽链构成的低分子量G蛋白。当GTP与a亚基结合时，a亚基与bg亚基分离，分别激活不同的效应蛋白。同时，a亚基可水解GTP为GDP，与GDP结合的a亚基重新与bg结合而终止信号传递。低分子量G蛋白包括ras家族，根据结构和功能可将低分子量G蛋白分为ras-like，Rho，rab和ARF（ADP-核苷化因子，ADP-ribosylation factor）。低分子量G蛋白也可作为信号传导通路上的开关，切换于失活的GDP和激活的GTP状态之间。Rho蛋白属于小G蛋白超家族的亚家族成员，其中研究较为详细是RhoA、CDC42和RAC。RhoA引起的收缩是通过抑制肌球蛋白去磷酸化酶而不是通过激活肌凝蛋白激酶。除了在调节细胞骨架结构和平滑肌收缩中起着重要作用，Rho蛋白也参与细胞分化、分裂的调节。

3. 磷脂酶C（phospholipase C，PLC） 细胞膜上磷脂酰肌醇（phosphatidyl-inositol，PI）选择性的PI-PLC可分为b、g、d三种类型。PLC可水解PI，PI(4)P和PI(4,5)P2而产生磷脂酰肌醇（IP），磷脂酰肌醇二磷酸（IP2）和磷脂酰肌醇三磷酸（IP3）。三种类型的PLC都缺乏跨膜的疏水肽链均位于胞浆，被激活时从胞浆转移到细胞膜而水解位于细胞膜的底物PI，PIP和PIP2。PIP2的水解通过两种基本机制激活：一是G蛋白偶联的含有七个跨膜肽链的受体通过激活G蛋白而激活PI-PLCb。二是生长因子激活其受体自身的酪氨酸激酶，催化受体在胞浆内的肽链段的酪氨酸磷酸化，PI-PLCr则与酪氨酸磷酸化的生长因子受体结合而被激活。IP3促进肌浆网或内质网储存的Ca^{2+}释放，Ca^{2+}可作为第二信使启动多种细胞反应。Ca^{2+}与钙调蛋白结合，激活Ca/钙调蛋白依赖性蛋白激酶或磷酸酯酶，产生多种生物学效应。儿茶酚胺、Ang Ⅱ、加压素、内皮素等血管活性物质均可激动GPCR，导致血管平滑肌细胞中IP3水平增加，促使胞内钙池释放和血管平滑肌收缩。

4. 蛋白激酶C（protein kinase C，PKC） PKC是一类由Ca^{2+}、磷脂依赖性的丝氨酸/苏氨酸蛋白激酶组成的蛋白酶家族，迄今已鉴定出至少20种PKC亚型（异构体）。PKC作为脂依赖性的丝氨酸/苏氨酸蛋白激酶，根据其结构和功能可分为三类：①传统型蛋白激酶C（conventional PKCs）包括α-，β-，γ-PKCs，除需要磷脂酰丝氨酸以外，还需要Ca^{2+}和二酰甘油才能达到最大激活。佛波脂

(phorbol ester)可激活此类PKC。②新型蛋白激酶C(novel PKC)包括δ-,ε-,η-和θ-PKCs,此类蛋白激酶C对钙不敏感,二酰甘油和佛波脂能最大限度激活其活性,长时间地被佛波脂激活可导致蛋白激酶C的下调,导致蛋白激酶C的降解,蛋白含量降低及活性下降甚至消失。③非典型蛋白激酶C(atypical PKCs),包括h-,λ-和z-PKCs。钙、二酰甘油和佛波脂都不能激活此类蛋白激酶C。蛋白激酶C被认为与激动剂引起的第二相平台期的平滑肌收缩有关。在高血压及血管疾病中均检测到PKC表达增加,利用PKC抑制剂抑制其活性可以减少高血压诱导的平滑肌细胞激活。

5. 磷脂酶A2和花生四烯酸 磷脂酶A_2(phospholipase A_2,PLA2)是一种能催化磷脂酰甘油分子上二位酰基的水解酶,也是花生四烯酸、前列腺素及血小板活化因子等生物活性物质生成的限速酶,所产生的介质有第二信使的功能,调节通道活动、平滑肌的钙敏感性与神经功能等。平滑肌至少含有三种磷脂酶A_2的活性:①分泌型的小分子磷脂酶A_2;②胞浆内的钙依赖性的高分子磷脂酶A_2;③胞浆内非钙依赖型的磷脂酶A_2。胞浆内钙依赖型的磷脂酶A_2在信号传导中起重要作用,激活不同受体能导致磷脂酶A_2的激活。在高钾去极化或激动剂引起收缩的平滑肌上,花生四烯酸很可能是通过调节钾通道的功能而舒张。花生四烯酸引起平滑肌的钙增敏收缩的机制可能有:①直接分离平滑肌去磷酸化酶的亚基从而抑制去磷酸化酶的活性;②激活某种蛋白激酶如蛋白激酶C或Rho蛋白激酶,引起平滑肌去磷酸化酶的磷酸化而抑制其功能。

6. 环磷酸腺苷和环磷酸鸟苷(cAMP和cGMP) 某些配体和受体结合后能激活G蛋白:Gi/o亚型G蛋白($G_{i/o}$)抑制腺苷酸环化酶,导致第二信使cAMP合成减少,刺激腺苷酸环化酶G蛋白(Gs)激活腺苷酸环化酶导致cAMP生成增多。另一个重要的信号分子NO与可溶性鸟苷酸环化酶有极高的亲和力并激活其活性,作用于GTP而形成cGMP。cAMP和cGMP分别激活细胞内蛋白激酶A和蛋白激酶G,进而参与平滑肌细胞收缩与舒张。

三、血管外膜及其周围组织

血管外膜(vascular adventitia)是指覆盖动脉壁的最外层结缔组织结构,确切的解剖学定义是指血管外弹性板之外的组织结构,包括成纤维细胞、炎症细胞和干/祖细胞等各种细胞成分,以及结缔组织包括细胞外基质、滋养血管及外周神经等。由于血管外膜没有明确的外边界,近年来有学者将血管外周脂肪组织亦列为外膜范畴,因此广义的血管外膜扩展为血管外周组织(perivascular tissue)。多年来,血管外周组织仅作为一支撑组织而长期受到忽视,虽然滋养血管及神经起着运输及营养的作用,但与血管及全身的关系研究甚少。近年来研究发现,外膜在维持血管张力及平衡等血管功能中起着非常重要的作用,比如外膜是产生血管活性物质如NO的重要部位;外膜还含有肾素-血管紧张素系统全部组分,外周免疫炎症细胞及细胞外机制等通过自分泌或旁分泌作用共同调节血管收缩与舒张,参与高血压血管重构的调节。

(一)血管外膜(周)主要成分

组织学以血管壁外弹性板作为中、外膜之间的界线,将外弹性板之外统称为外膜。外膜的结构成分主要包括成纤维细胞、炎症细胞、滋养血管及神经终末分支等。随着对外膜研究的深入,血管周围的脂肪组织等亦被列入外膜结构成分范畴。特别是近年来发现血管外膜存在大量的原位血管干/祖细胞,以及单核/巨噬细胞、淋巴细胞等免疫细胞,表明血管外膜结构成分具有多样性及复杂性。外膜细胞分布在富含胶原纤维束、弹性纤维网、蛋白多糖、纤维连接蛋白和肌腱蛋白C的细胞外基质。因此,外膜各组分及其相互作用构成的特殊微环境在血管稳态中起了重要作用。

(二)外膜成纤维细胞

1. 结构特征与功能 成纤维细胞是血管外膜的主要细胞成分,呈纺锤形或星形的扁平状结构，细胞核呈规则的卵圆形且核仁较大。波形蛋白（vimentin）常作为鉴定成纤维细胞的标志物，但缺乏特异性和敏感性，不能区别间充质来源的其他细胞。此外，成纤维细胞特异性蛋白1（fibroblast-specific protein 1，FSP1）、盘状结构域受体酪氨酸激酶2（discoidin domain receptor tyrosine kinase 2，DDR2）和Thy-1等基因已被用于鉴定成纤维细胞，但在体内外膜成纤维细胞的表达却没有得到证实。成纤维细胞的另一显著特征是不表达α平滑肌肌动蛋白（α-smooth muscle actin，α-SMA），表示细胞处于静止状态。因此，为了鉴定成纤维细胞不得不采用排除法，即非平滑肌细胞系、非淋巴细胞系、非内皮细胞系及非上皮细胞系等，同时结合形态学、生物化学及功能特征。近年来，随着单细胞测序的广泛运用，为鉴定出成纤维细胞的特异性标志物提供了新的手段。但外膜成纤维细胞是异质性（heterogeneity）较强的细胞群体，通过观察不同谱系的细胞发现，成纤维细胞在不同器官和组织中的基因表达谱不同。成纤维细胞可能有一个动态的基因表达范围，这取决于它们是否处于增殖期、炎症期、抗炎期或细胞外基质生成期。成纤维细胞可以表现出不同的形态和功能特性，在组织生理状态与病理状态下可表现完全不同的表型，参与不同的生物学功能，提示成纤维细胞的可塑性与复杂性。

类似于平滑肌细胞的表型转化，成纤维细胞也存在表型转化过程。1996年Shi等首先在球囊扩张造成冠状动脉损伤的实验中，发现外膜成纤维细胞的增殖先于中层平滑肌细胞，且在损伤全过程中成纤维细胞增殖活性均大于平滑肌细胞，并首次提出了外膜重构（adventitial remodeling）的概念。外膜重构发生早期的最重要一个过程就是外膜成纤维细胞的表型转化。体外细胞培养显示，成纤维细胞在分化过程中不仅形态学及细胞器发生了变化，其功能特征亦发生变化。随着α-SMA的表达增加，胞质内逐渐出现纤维肌丝并细胞产生收缩能力。这些形态及功能特征意味着成纤维细胞发生了表型转化，从不具活性的静止状态分化为具有收缩能力的平滑肌样细胞，即肌成纤维细胞。因此，α-SMA是鉴定成纤维细胞分化为成肌纤维细胞的标志。

外膜成纤维细胞的激活是发生表型转化的始动信号，我们以往的研究发现一些激素、细胞因子，如Ang Ⅱ和TGF-β等都可以诱导这一过程。外膜成纤维细胞在生理情况下分泌胶原纤维、弹性纤维、网状纤维及有机基质；在病理情况下，成纤维细胞向成肌纤维细胞转化，继而引起细胞外基质大量产生及过度沉积，增加血管的僵硬度。纤维状胶原蛋白是外膜基质的主要成分，最为丰富的是成纤维细胞产生的Ⅰ型与Ⅲ型胶原。另外，研究还证实纤连蛋白、腱生蛋白（tenascin-C，TNC）、弹性蛋白增加，以及基质金属蛋白酶活性改变等，这些细胞外基质与血管细胞相互作用通过细胞表面的黏附分子，参与外膜组织修复与重构过程。

2. 外膜成纤维细胞与血管舒缩功能 正常情况下，内皮细胞产生的大量NO使血管处于舒张状态，而外膜成纤维细胞则通过NADPH氧化酶产生的活性氧（reactive oxygen species，ROS），特别是超氧阴离子O_{2^-}能够清除内皮衍生的NO并降低其生物学活性。成纤维细胞释放的ROS还可以直接作用于邻近的平滑肌细胞增加其收缩力；超氧阴离子还可以激活ERK1/2导致细胞内钙增加；经超氧化物歧化酶产生的H_2O_2可以弥散入成纤维细胞或平滑肌细胞，引起细胞收缩、生长或迁移。此外，成纤维细胞合成的前胶原蛋白分子经内切酶作用聚合和重排，可形成具有周期横纹的胶原原纤维，胶原原纤维经互相黏合形成胶原纤维，以维系血管外膜疏松结缔组织的结构。在Ang Ⅱ灌注高血压模型中，外膜胶原的过度沉积而导致的结构硬化会影响血管的舒缩功能。总之，外膜成纤维细胞在一系列微环境因素刺激下，既分泌ADRF使血管呈松弛状态，亦释放ROS通过信号系统产生大量介质从而调控血管的张力和结构。

（三）血管外周脂肪组织

1. 类型及分布 近年来人们对血管壁的结构

认识逐步完善，除了传统意义上的内膜、中膜和外膜，血管外周脂肪组织（perivascular adipose tissue，PVAT）正作为一种新的结构成分被认可。由于形态学上PVAT位于血管壁的最外层，且与血管外膜之间缺乏明显界线，有学者提出将PVAT作为第四层血管壁结构。PVAT并非仅作为支撑组织起着简单机械力学维持血管形态结构的作用，而是一个由脂肪细胞、免疫细胞、毛细血管及交感神经等共同组成的高度活跃的内分泌器官，其分泌的各种血管活性物质通过自分泌、旁分泌及内分泌方式参与血管稳态调节。根据形态、线粒体含量与功能，PVAT可以被定义为棕色脂肪组织（brown adipose tissue，BAT）与白色脂肪组织（white adipose tissue，WAT）。前者主要通过氧化脂肪酸产生热量，并含有大量线粒体，表达解偶联蛋白1（uncoupling protein I，UCP1），赋予组织褐色特征；后者主要储存机体摄取的富余能量，含有较少的血管、神经，不易被代谢激活。不同部位血管外周呈现不同形态功能的脂肪细胞，其实并非绝对为BAT或WAT，也可以由BAT和WAT混合组成。棕色脂肪或白色脂肪之间可以发生表型转化，如在寒冷情况下，过氧化物酶体增殖物激活受PPARγ（peroxisome proliferator-activated receptor γ）或β-肾上腺素受体激动剂可能诱导白色脂肪向棕色脂肪转化。此外，运动也可诱导下丘脑脂肪细胞轴激活，导致白色脂肪棕色化。

2. PVAT分泌各种介质 PVAT释放的最重要物质是脂肪因子，如瘦素（leptin）、脂联素（adiponectin）、抵抗素（resistin）及内脏脂肪素（visfatin）等，发挥抗收缩或直接血管扩张作用。2002年，Lohn等报道大鼠PVAT释放一种抗收缩物质称为ADRF（adipocyte-derived relaxing factor），其机制并不涉及一氧化氮合酶（nitric oxide synthase，NOS）而与K^+通道有关。后来证实ADRF释放是Ca^{2+}依赖性的，受酪氨酸激酶及蛋白激酶A调节。正常生理情况下ADRF激活平滑肌钾通道抑制收缩反应。实验表明使用带有完整PVAT的主动脉环的培养上清液可以诱导带有完整内皮的血管舒张；当剥除PVAT或移去受者血管内皮时这一作用丧失，提示ADRF来源于PVAT且其活性依赖于完整内皮。

PVAT释放的另一类重要物质是细胞因子，与内皮细胞、平滑肌细胞和免疫细胞等各种细胞相互作用调节细胞功能。血管外周脂肪组织除了释放多种具有生物活性的脂肪因子及细胞因子，还分泌其他活性因子参与血管功能调节。我们利用血管外周脂肪组织条件培养液刺激血管外膜成纤维细胞并结合质谱分析鉴定发现，血管外周脂肪组织合成并释放大量的补体C3诱导成纤维细胞迁移和表型转化。在高血压合并肥胖模型上，利用转录组测序发现PVAT能分泌PDGF-D促进外膜成纤维细胞增殖、迁移及分泌炎症因子参与动脉瘤的发生。除此之外，PVAT还有近似完整的肾素-血管紧张素系统，如PVAT中血管紧张素Ⅱ2型受体的激活会促进血管的抗收缩能力。

（四）血管外周神经

1. 类型及分布 外膜及其血管外周结缔组织有规则地分布着支配血管的神经末梢。我们利用神经特异性标志物酪氨酸羟化酶（tyrosine hydroxylase）染色也证实外周神经主要分布在血管外膜，特别是分布在血管外膜和中膜之间（外弹性板之外）。血管外周外膜的神经主要为自主神经系统，包括交感神经系统和副交感神经系统，其中又可以分为传入神经和传出神经。研究发现绝大多数的大动脉和毛细血管小动脉都是受神经支配的，然而微血管和小静脉受神经支配的程度较低。交感神经系统支配血管的分布不同提示在发育过程中，血管衍生信号的表达决定着支配类型。支配血管的交感神经系统通过延伸轴突释放各种神经递质参与调控血管外周微环境的组成，并彼此相互作用调控血管功能。

2. 神经递质 神经系统对血管活动的调节是通过多层次多环节完成的。血管中枢的兴奋通过交感节后纤维发放的神经冲动维持血管的基础张力，这一调节因素的任何变化都能影响血管的反应性。因此，血管外膜的交感神经在调节血压以维持各种生理反应的心血管动态平衡中发挥着重要的作用。交感神经末梢释放出的神经递质，如去甲肾上腺素和神经肽Y（neuropeptide Y，NPY）扩散到血管中膜，并作用于平滑肌受体引起血管收缩。然而，另一些神经释放的物质包括P物质、乙酰胆碱和降钙素基因相关肽（calcitonin gene-related peptide，CGRP）引起血管舒张。自主神经通过调节中膜平滑肌收缩与舒张从而控制管腔大小，引起内向和外向的血管重构过程。NO可能由交感神经末梢直接释放，或者通过外膜中的神经末梢释放的神经递质激活内皮细胞释放。此外，研究报道去除肾交感神经，可以改善Ang Ⅱ诱导的血压升高和动脉重构，可能通过传入神经中枢回路影响到外周CGRP的释放从而减少醛固酮的分泌。因此，这些神经纤维参与局部血管调节，通过轴突释放神经递质从而改变血管阻力和血流，而自主神经的调节异常被认为是引起高血压的原因之一。

（五）滋养血管

滋养血管（vasa vasorum）又称血管中血管（vessels of the vessels），主要分布在大动脉（管腔直径＞0.5mm）的外膜，并在整个动脉外周形成一个微血管系统。在较大的哺乳动物中，滋养血管还可以在动脉内膜表面及中膜形成，除此之外还有静脉滋养血管。通常管腔直径＜0.5mm的血管并没有滋养血管。有人通过解剖学将滋养血管分为两种不同的类型：一级滋养血管源自大血管，并纵向垂直于大血管的外膜和中膜；从一级滋养血管分出的小血管围绕着整个血管壁被称为二级滋养血管。早些年，通过解剖血管来定性并分析滋养血管的分布。近年来，新型的3D技术，即micro-CT（microcomputed tomography）可通过视觉化数据详细并清晰地记录下滋养血管，使得定量整个血管中的滋养血管成为可能。

滋养血管在生理状态下主要功能是为动脉和静脉血管壁的外膜及约2/3的外层中膜提供氧气和养分，同时清除血管壁细胞或者内皮扩散传输的废物，并积极调节血管壁的血流。滋养血管管腔也有一层内皮细胞，提示滋养血管也可以调节血管的张力。并且同其他阻力动脉一样，动脉滋养血管也是由交感神经支配的。因此，外膜滋养血管对于维持血管动态平衡发挥着重要的作用。有证据表明滋养血管是动态的，在周围血管收缩和舒张过程中可以瞬时关闭（数量减少）或打开（数量增加）。在正常血管中，滋养血管只存在于外膜，称为外膜滋养血管。当血管发生病变时，外膜滋养血管可以延伸进入中膜甚至内膜。

（六）干/祖细胞

外膜干/祖细胞是指存在于血管外膜及其与中膜交界的血管生成区，具有多向分化潜能并表达干性标志物的细胞群。先前研究将血管壁的干细胞称为间充质干细胞，这些细胞在体外自发性地分化为周细胞，也可以诱导分化为血管细胞和间充质细胞。2004年，Hu等首先报道$ApoE^{-/-}$小鼠血管外膜表达干细胞标志Sca-1、ckit、CD3和Flk1，其中$Sca\text{-}1^{+}$细胞占外膜细胞数量的20%。将外膜组织用干细胞培养液体外培养并分选出Sca-1的细胞，发现这种细胞可分化为血管平滑肌细胞。进一步将表达*LacZ*基因的嵌合型小鼠和野生型小鼠相互进行骨髓移植，证明Sca-1细胞并非来自骨髓，是外膜的原位干细胞。在人体动脉外膜亦发现表达干细胞标志如CD34、KDR和Tie2的细胞，参与血管环离体培养中新生毛细血管的形成，提示这一具有干性的细胞可以分化为内皮细胞。近年，有学者将肺动脉血管外膜的成纤维细胞进行体外培养，发现在不同培养条件下可以诱导其分化为平滑肌细胞、脂肪细胞和骨细胞，提示成纤维细胞在一定条件下可以获得分化干性。此外，Gu等利用单细胞RNA测序发现PVAT来源的异质性间充质干细胞，并证实其中一个亚群能分化为平滑肌细胞参与血管重构过程。

生理和病理状态下的血管壁结构与成分变化见图2-6-1。

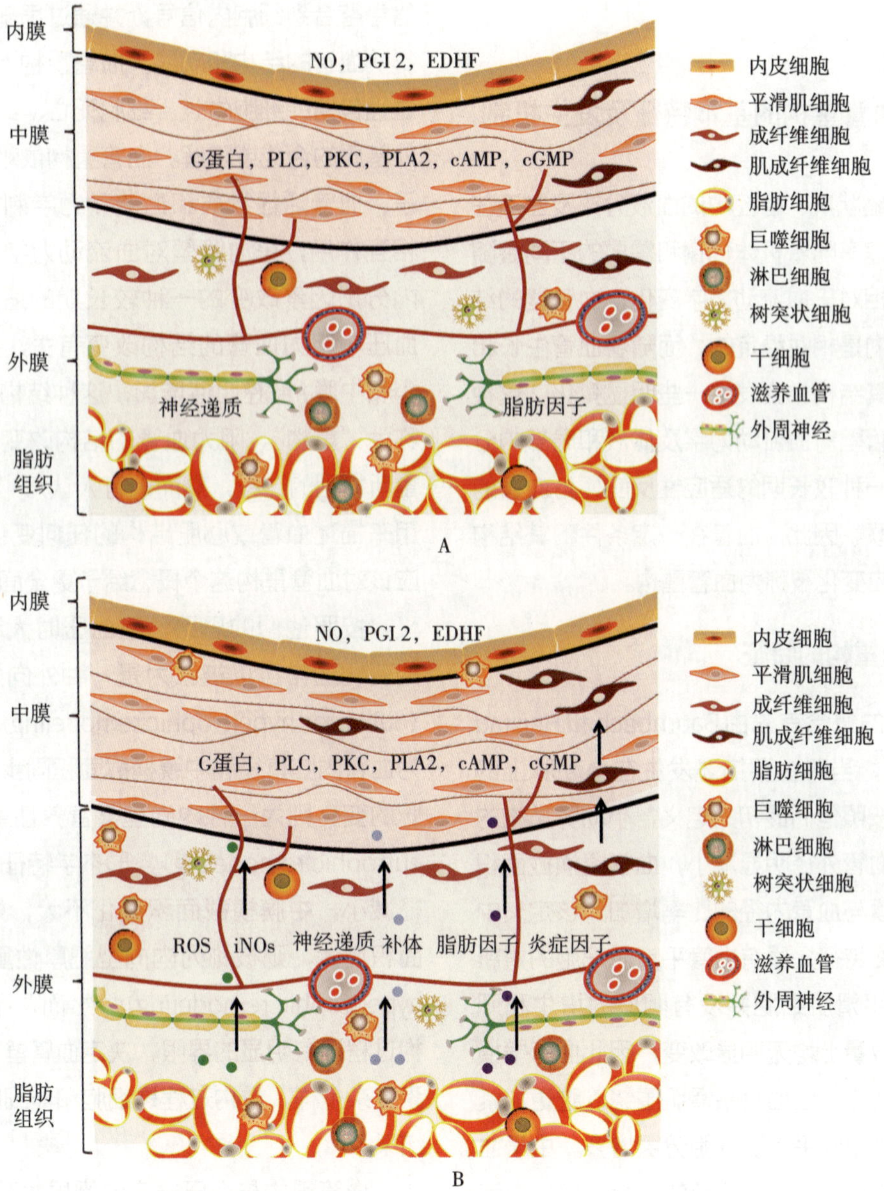

图2-6-1　生理和病理状态下的血管壁结构与成分变化示意图

注：图A示生理状态下血管壁结构与成分。正常血管的结构及成分。内膜由一层内皮细胞组成，内膜和中膜之间为内弹性板。中膜由多层平滑肌细胞组成，成分较为单一。中膜和外膜之间为外弹性板。外膜成分较为复杂，主要细胞成分为成纤维细胞、肌成纤维细胞、巨噬细胞、淋巴细胞、树突状细胞、干细胞及构成外周脂肪的脂肪细胞。除此之外，外膜还分布着外周神经及滋养血管，共同维持并调节血管的结构和功能。图B示血管壁功能紊乱介导血管重塑。损伤血管的结构及其成分。损伤血管内弹性板附近有巨噬细胞的浸润，平滑肌增殖导致中膜增厚。外膜成纤维细胞发生表型转为具有迁移能力的肌成纤维细胞，并向中膜和内膜附近迁移。滋养血管分布增加，伴随着炎症细胞、干细胞增多。脂肪细胞增多变小，分泌脂肪因子、补体、炎症因子等。血管外周组织，包括成纤维细胞、脂肪细胞和免疫细胞，与其合成释放的ECM、血管活性物质等共同构成血管的外周微环境，在血管炎症反应过程中起着至关重要的作用。

（李晓东　高平进）

第二节
高血压血管重构的基本特征及发生机制

血管的舒缩状况、管腔中的血液分布及血液在血管中的流动速率随着机体代谢和需要的不同会随时发生改变。相对于血流动力学变化，血管壁的结构在一定范围内是相对稳定的；而随着血管生长和衰老的发展，其结构也会发生一些明显变化。这种变化往往是血管壁对血流动力学及体液和局部内分泌因素改变的一种较长期的适应性反应，与血管的功能状态相关联。因此，血管在一定条件下其结构和功能的相适应变化被称为血管重构。

一、血管重构的特征

血管重构的概念首先由Baumbach和Heistad于1989年提出，当时主要描述发生在小动脉上的形态学变化。按照他们最初的定义，小动脉重构的形态学特征为血管外径明显减小，血管壁横截面积不变，血管中膜与血管内径的比率增加。该定义中血管重构的主要特征是原有血管平滑肌细胞的重新排列，而血管平滑肌细胞并没有明显的增生和肥大，在体积和数量上均无明显改变，因此血管壁横截面积无明显变化，但血管平滑肌围绕管腔更加紧密地排列，血管中膜平滑肌细胞分层增多。由于血管外径减小的结果导致血管管腔的狭窄，这种血管重构被称作非肥厚性重构或者称其为狭义的血管重构。高血压时小动脉血管管腔的狭窄是由于增厚的血管中膜侵蚀管腔而造成的，血管中膜的横截面积和血管中膜与血管内径的比率是同步增加的，而血管外径变化不明显。血管中膜的特征性改变是血管平滑肌细胞的增生和肥大，导致平滑肌细胞数量和容积的增多，同时伴随着细胞间纤维性和非纤维性基质不同成分的沉积，这种重构也被称为血管的肥厚性重构或广义的血管重构。

（一）高血压血管重构的病理过程

在高血压时，血管壁检测到环境的变化并将信息整合到细胞内信号，并通过局部产生介质从而影响血管的结构和功能。血管重构涉及的细胞变化过程包括：细胞生长、细胞死亡、细胞迁移和细胞外基质的合成或降解。血管重构依赖于局部生长因子、血管活性物质和血流动力学刺激之间的动态相互作用，是血管壁对血流动力学及体液和局部内分泌因素改变的一种较长期的适应性反应。高血压与阻力血管的结构改变有关，如管腔直径减小和中膜/管腔比值增加，这种结构变化模式也被称为“重构”。阻力血管的结构改变被描述为一个重新排列的过程，然而，有人认为“重构”经常被用来描述血管或心肌结构的任何变化。Dunn提出应该对血管重构这个概念给予更全面、更确切的定义。按照他们的思路，高血压时大动脉血管结构的变化通常可以被认为是一种外向型肥厚性重构（outwards hypertrophic remodeling），形态学特征为血管内腔直径和中膜横截面积同步增大；而小动脉的变化则为一种内向型富营养性重构（inwards eutrophic remodeling），形态学特征为血管内腔直径减小，中膜横截面积变化不大；如果中膜横截面积增大，则被称为内向型肥厚性重构（inwards hypertrophic remodeling）。然而，不同类型的重构过程没有明显的界限，决定血管壁重构类型的因素复杂多样，重构过程是细胞和非细胞成分改变的结果。

血管重构与血压升高的因果关系尚未有定论。但无论如何，一些病原体等物质可导致血管结构与功能改变，而这些改变又可促进血管对血管活性物质的升压反应，因此也有学者提出血管重构既是高血压发生的因又是果。由于血压和血管的结构密切相关，血管结构的慢性变化必然参与高血压的病理生理过程。高血压的一个重要病理特征是外周血管阻力增加，是由于小（阻力）血管和大（传导）血管的结构和功能的改变。

（二）阻力血管

外周血管的阻力血管是管腔舒张时直径＜400mm的小动脉，通过控制外周血管阻力和血流来调节血压。原发性高血压与外周血管血流阻力增加有关，这种阻力主要是由小动脉和微动脉的能量耗散所引起。外周阻力增加的根本原因是管腔直径的减小，即小动脉结构重构（包括富营养性重构和肥厚性重构），这既是高血压病理生理学的一个标志，也与心血管事件的风险增加有关。有学者从原发性高血压患者皮下脂肪中分离出阻力动脉，观察到血管平滑肌细胞和细胞外基质重排是血管重构的主要特征，而不是血管平滑肌细胞的肥大和增生。然而，在不同的高血压动物模型或同一模型不同器官的阻力血管，甚至在同一血管的不同部位，这两种重构效应也以不同形式和程度并存。除此之外，管腔直径＜40μm的小动脉在高血压中经历不同的重构过程，组织中的小动脉密度降低（血管稀疏）从而增加血管阻力。这些阻力血管的结构和功能变化是心血管疾病理和疾病病进展的经典测量指标，小动脉的改变与临床疾病进展及严重程度密切相关。小动脉阻力增加，平均血压升高，大动脉弹性增加，同时压力波反射增加，中心收缩压和24小时动态肱动脉血压变异性增加，最终导致靶器官损害。因此，中心动脉压的增加是阻力动脉损伤的一个因素。

高血压中血管平滑肌细胞重构类型的差异归因于血管收缩、细胞迁移、血管平滑肌细胞肥大、凋亡和炎症等重要的信号通路激活的差异。血管收缩性和舒张性由于细胞内信号之间的不平衡，或对这些信号分子的敏感性改变，可能促进高血压的发展和进展。从短期来看，高血压诱导血管平滑肌细胞的结构改变是一种保护作用，从长期效应来看最终将导致血管结构改变。例如，前臂小动脉的初始结构改变会在最大血管舒张时增加血管阻力，以响应血流量的增加从而使血管壁应力正常化。然而，随着时间的推移，血管阻力的长期增加导致最大扩张的减少（如冠状动脉血流储备减少），血管灌注减少，毛细血管稀疏受损从而被动增加血管阻力。这些研究表明不同时期的病理因素导致不同的血管适应性反应，产生不同的病理生理结果。

从力学角度看，血管腔的狭窄必然使血管阻力增高，又必然导致血压的升高。另外血管结构的改变也会造成体液及局部的内分泌失调，造成某些加压物质产生过多而升高血压。血管重构会造成血管平滑肌细胞某些特性的改变，而引起血管反应性的增强。许多研究表明，高血压时血管结构的改变可能导致血管平滑肌细胞的表型发生变化，非正常表型的血管平滑肌细胞对某些缩血管物质的反应性异常增高，甚至对某些在正常情况下不产生明显缩血管效应的活性物质的反应性也异常增高。其进一步的机制可能涉及血管平滑肌细胞膜的离子转运，特别是Ca^{2+}的转运、收缩蛋白和信号传递系统及某些加压物质的受体，这些因素可能随着血管的重构都会发生一定改变。

（三）大血管僵硬度

大动脉表现出两种不同但相当重要的功能：导管功能，用平均血压和血流表示；缓冲功能，用脉搏压和血流表示。缓冲功能使心脏产生的搏动性血流在外周水平转化为连续性血流，这种功能与主动脉及其主要分支的黏弹性特性密切相关。血管系统中的传导动脉（或弹性动脉）在调节心脏循环期间左心室产生的脉搏波压力方面至关重要。传导动脉位于离心脏最近的地方，其管腔大，弹性纤维含量高，顺应性低，可以调节心脏收缩运动产生的脉搏波压力，这一特征被称为Windkessel效应。在高血压中，大弹性动脉重构的特点是动脉顺应性降低，血管平滑肌细胞发生肥大，导致内膜－中膜厚度增加，引起动脉硬化和脉搏压增加。因此，动脉硬化相关的重要病理生理过程，包括细胞外机制的变化、力学和机械传导、炎症和氧化应激增加、中膜钙化和平滑肌细胞衰老、内皮功能障碍和基因组不稳定性等。在原发性高血压患者中，大动脉硬化的细胞外机制是由于升高血压促进了胶原的产生和沉积并参与管壁硬化。此外，肾素－血管紧张素系统的激活也通过促进血管平滑肌细胞增殖、长期低水平炎症、胶原含量增加、晚期糖基化终产物形成等参与动脉硬化。因此，动脉硬化是导致单纯收缩期高血压和靶器官微血管脉压升高所致心血管并发症的主要独立危险因素。动脉僵硬反映亚临床器官损害，被认为是高血压心血管风险的重要预测因素，而颈动脉股动脉压波（cfPWV）目前是测定动脉僵硬度的金标准。

动脉硬化一直被认为是长期高血压的结果。然而，高血压与动脉硬化的因果关系是复杂的，因为有许多混杂因素（如年龄、饮食、并发疾病、生活方式等）。在对颈动脉和主动脉僵硬之间的时间关系及高血压的纵向评估表明，动脉僵硬是未来收缩血流动力学负荷变化的前兆。最近在人类和动物身上的研究表明，动脉僵硬增加可能先于高血压。在对普通人群进行的一项大型纵向研究表明，动脉僵硬先于收缩压升高和新诊断出的高血压。研究发现4～10年后在同一个体中测得的初始血压并不能独立预测随后的主动脉硬化，虽然硬化引起的血流动力学改变与高血压的发生有关。此外，年轻高血压患者颈动脉固有僵硬程度与血压无关，老年高血压患者颈动脉固有硬化程度不明显。喂食高脂肪、高糖（HFHS）饮食的小鼠出现胰岛素抵抗、慢性炎症、氧化应激和微量白蛋白尿，这与肥胖人群的变化一致。在血压不变的情况下，HFHS饮食1～2个月，主动脉PWV升高，6个月后血压升高。利用血管平滑肌特异性过表达ROS的小鼠，发现6个月血管硬化增加而血压没变，9个月后血管硬化和血压均明显增加，这些研究进一步提示血管硬化先于血压的变化。因此，主动脉硬化影响主动脉功能，降低压力感受器反应性增加收缩压，动脉硬化成为血压升高的原因之一。压力介导的机械应激促进了一个恶性循环，早期损伤导致收缩压升高，进而导致主动脉功能进一步退化。这个复杂的过程导致了单纯收缩期高血压和难治性收缩期高血压的进展，其病理生理学原因是动脉僵硬度的增加使给定的平滑肌张力和血压的管腔直径减小，导致反射波在收缩期晚期提前返回，从而增加中心脉压和收缩压，降低舒张压。此外，血管钙化与动脉硬化密切相关。钙化发生在主动脉中膜结构损伤的部位，这可能与刚度改变有关，也可能发生在不承重的斑块上，不太可能对主动脉壁的整体力学性能产生重大影响。在慢性肾脏疾病中，血管钙化使大动脉壁部分变硬，导致血管钙化的分子事件可能开始于血管平滑肌细胞、组成性抑制蛋白的表达缺失，结束于血管平滑肌细胞和巨噬细胞中软骨细胞、成骨细胞和破骨细胞相关蛋白的表达，这些蛋白共同参与了血管钙化过程。因此，血管钙化直接或间接地导致动脉硬化，并最终导致高血压的发生。

二、高血压血管重构的临床依据

传导血管中，高血压患者的血管重构表现为内膜和中层厚度增加，从而导致血管壁厚度增加。高血压时传导血管壁增厚和平滑肌细胞肥大，最终导致血管硬化及顺应性降低。在高血压期间观察到的大动脉的变化与老年患者生理衰老的结果相似，因此可以得出这样一个理论，即血压升高会加速与年龄相关的变化。在一项对心血管疾病危险因素的老年患者进行的横断面研究显示，颈动脉僵硬、平均收缩压高和就诊时收缩压高之间存在关联。早期高血压患者已出现主动脉硬度增加（由脉搏波传导速度测量），且与左心室质量和壁厚、左心房直径的变化呈正相关，与肌酐清除率呈负相关，提示心、肾功能受损。

此外，高血压患者的阻力动脉特别容易发生血管重构，小动脉的改变与临床疾病的进展和严重程度密切相关。早期研究表明在高血压患者的臀肌活检过程中收集到的皮下阻力小动脉的中腔比增加。最近发展起来的非侵入性技术，包括视网膜血管床的显微镜检测和临床分析，证实了高血压患者有小动脉中膜管腔比增加现象。与正常对照组相比，高血压患者的视网膜动脉的直径、厚度及管壁横截面积较对照者增加，提示阻力血管的结构变化参与血压调节（用扫描激光多普勒血流计测量）。同样，有晚期微血管视网膜损伤的高血压患者，左房增大、左心室射血分数降低及充血性心力衰竭的发生率也较高。这些发现为无创检测高血压患者阻力动脉血管的变化提供了实例，并支持高血压患者小动脉重构的临床意义。这些技术也可能有助于临床评估有效治疗高血压能否逆转血管重构。

三、高血压血管重构的机制

（一）血流动力学变化与高血压血管重构

长期以来，高血压发病过程中的一个重要问题就是如果阻力血管的血管壁增厚后，将对血流动力学带来怎样的影响。研究发现，当高血压时的阻力血管完全舒张后，其血管腔直径较正常对照缩小，此时血管平滑肌完全松弛，对血流的残余阻力也称最小阻力，基本上归结于血管结构本身的改变，此最小阻力的增加程度几乎与当时的平均动脉压的增高相平行。高血压患者的外周阻力增高导致血管平滑肌细胞活性改变以适应这种阻力增加，从而维持正常的血管功能。因此，阻力血管结构的这种适应性变化可能是高血压发生后的一种特性。多年来对血管重构机制的研究大多集中在神经内分泌、肾脏及自主神经系统的功能状态对血管平滑肌细胞的影响，而血管本身的生物力学因素却被忽视了。事实上，阻力血管的血流动力学行为不仅局限于血管平滑肌细胞活性这一个因素，还同其他三个因素如血管的几何学结构、血管壁的扩张程度及跨壁压密切相关。进一步说，这四个因素在机体中持续地交互作用，相互配合，使得血管的功能和结构不断地相互适应。

在正常的生理条件下，血管本身通过其功能和生长相适应的作用始终使血管壁处于一种最佳应力状态，使血管的功能处于最佳状态。因此，血管细胞增殖和重排的重构过程，就是对血管壁内的应力变化的反应，涉及血管壁固有成分生长和消蚀两方面的平衡。正常生理状态下的血管为平衡状态，则高血压时的应力增加会引起血管中膜平滑肌细胞和细胞外基质的生长，结果导致管壁的增厚。由于血管内外壁之间所受压力的差异，使得应力在血管壁的分布呈不均匀状态，结果造成血管壁不同部位及不同成分的非均匀生长实现重构过程，应力过度增加还可能引起消蚀。可见在高血压的发病过程中，在不断变化的应力作用下，血管壁中的细胞和细胞间质成分以生长和降解的方式进行重构，以达到一个新的动态平衡，结果导致血管壁组织内部的应力重新分布，以适应当时机体功能的需要。这种重构过程中不同程度地增殖和消蚀交替发生，结果就使重构结果体现出不同的表型，如外向型肥厚性重构、内向型营养性重构等。

血管细胞感知并将血流动力学力转化为细胞内生化信号对预防血管疾病的发生和发展至关重要。动脉壁在体内受到复杂的血流动力学作用：内皮细胞与流动血液之间的摩擦作用引起的壁面剪切应力（shear stress）、血压周期性改变引起的周期应力（circumferential stress）、直接由于血压和血管外周牵拉引起的径向应力（radial stress）。在这三种主要的血流动力学应力中，主动脉的周期应力最大。无论力的大小，血流动力学力的所有组成都影响血管的机械生物学性质，其中内皮细胞对剪应力的变化最敏感，而平滑肌细胞对周向应力后的循环拉伸敏感。在生理状态下，随着血压的脉动，动脉壁有节律地膨胀和舒张，引起壁内细胞的机械牵张。过度和病理性的机械拉伸，如高血压期间发生的20%及以上的高强度拉伸扰乱了血管张力，导致血管壁的不适当细胞反应，从而导致心血管结构和功能异常。

血管平滑肌细胞感知其局部机械环境，并将细胞外机械刺激转换为细胞内生化反应，通过上述受体激活或结构改变，各种细胞内信号通路被触发从而导致血管平滑肌细胞收缩蛋白的表达减少（表型转化），伴随着增殖、迁移和合成能力的增加，参与血管重构。如体外给予一定的机械牵张刺激，培养的血管平滑肌细胞呈现明显的肥大，DNA和蛋白质合成均增加，提示整体条件下血压的升高导致血管壁张力增高可能是诱导血管壁平滑肌细胞的增殖和肥大的原因之一，推测可能与生长和增殖有关的某些基因表达激活和增强有关。的确，在没有体液因素的参与下，压力负荷可直接调节某些基因的表达，这些基因包括一些原癌基因如*c-fos*、*c-myc*、*c-jun*及一些收缩蛋白基因如肌球蛋白重链基因等。血流动力学对内皮细胞生理和病理过程也起着重要作用。内皮细胞暴露在血液流动产生的剪切应力下，能够将机械刺激转化为细胞内生化信号。剪切应力与内皮稳态变化的关系已被广泛研究。剪切应力平行于血管壁流动，影响内皮细胞形态。有证据表明，在体内暴露于血流稳定且流速均匀的内皮细胞在排列方向上与血管长轴方向一致，细胞形状细长。相反，暴露在紊流的内皮细胞形状则为圆形或不均匀的。剪切应力是调节内皮细胞增殖的重要因素，稳定的血流不促进内皮细胞增殖，而紊流则刺激内皮细胞的增殖和凋亡。内皮细胞通过改变血管活性物质的产生来响应血流动力学的变化。剪切应力的增加通常有利于NO和eNOS增加进而介导血管舒张。剪切应力的抗凋亡作用也是通过上调eNOS介导的。剪切应力还影响内皮细胞黏附分子的表达，单向剪切应力激活整合素，从而抑制下游内皮细胞YAP/TAZ活性，缓解动脉粥样硬化斑块形成。紊流增加内皮细胞膜上胆固醇，并参与炎症细胞与内皮细胞的结合，炎症细胞进一步促进TNF α、IFN-γ及VCAM-1的表达。此外，血流动力学也可以影响各种内皮细胞因子和生长因子的产生。PDGF、bFGF、TGF-β、IL-6和IL-1的表达失衡可产生多米诺骨牌效应，刺激血管平滑肌细胞迁移和增殖，形成促炎微环境，促进血管重构的过程。

有研究表明生物力学也参与干/祖细胞的分化过程。剪切应力可促进干/祖细胞上向内皮细胞分化，剪切应力可以以配体非依赖的方式激活Flk-1促进该过程。此外，Flk-1的下游PI3K-Akt通路，是剪切应力诱导多种干/祖细胞内皮分化的重要途径。PI3K-Akt的下游组蛋白脱乙酰酶（HDACs）也可能起重要作用，剪切应力可以上调HDAC的活性，HDAC抑制剂可以抑制血流诱导干/祖细胞向内皮细胞分化。周期应力可以通过不同的机制刺激干细胞向平滑肌细胞分化。周期应力调节干/祖细胞中平滑肌标记基因的表达，导致在不依赖于生长因子的情况下分化为平滑肌细胞。周期应力引起PDGF受体激活，它可能通过激活Ras/ERK1/2级联而启动干/祖细胞向平滑肌细胞分化。总之，高血压时血管的生物力学因素是造成血管重构最重要的原始动因，它和体液及局部的神经内分泌因素综合作用对血管重构过程的影响值得进一步深入探讨。

（二）内皮功能紊乱

健康的内皮细胞通过促进血管舒张、抗炎抗氧化、抑制白细胞黏附迁移及抑制平滑肌细胞增殖和迁移，从而产生血管保护作用。内皮功能障碍是高血压的始动机制，持续的内皮功能障碍最终导致适应性反应即血管重构，通过血管重构改变阻力血管的结构。内皮细胞多种生物学功能参与并维持血管重构，如NO生物利用度降低、内皮细胞对血管收缩剂的敏感性升高、血管收缩物质的产生增加或剪切应力升高。

在高血压患者中，微血管系统压力的持续升高导致内皮细胞的早衰。内皮细胞释放EDRFs的能力受损，导致血管收缩。高血压导致微循环床的结构改变，如重构和稀疏。高血压患者全身血管阻力的慢性升高是由重构引起的，一氧化氮合成减少导致动脉血管收缩和高血压，长期服用一氧化氮合酶抑制剂可导致持续性高血压。NO具有促进钠排泄的作用，因此抑制NOS不利于盐和水的排泄。通过周期性张应力和剪切应力的变化以及血管活性物质的产生，ROS的异常调节导致内皮功能障碍，这与持续的血管损伤有关。在低剪切应力条件下，如由闭塞性血管疾病或狭窄血管引起的扰动，刺激信号级联导致NAPDH氧化酶（Nox）激活和ROS产生。Ang II是一种特别强效的Nox刺激因子，血管内皮细胞受到Ang II的刺激，导致Nox诱导的ROS产生增加，进而激活氧化还原信号通路。NF-κB和AP-1的上调，促进MCP-1和ICAM-1等相关炎症因子的表达。内皮细胞的趋化因子促进白细胞（中性粒细胞、嗜酸性粒细胞、T淋巴细胞、自然杀伤细胞和单核细胞）招募。在体内，Ang II在大鼠模型中的输注增加了阻力血管中白细胞的黏附，通过转录激活NF-κB增加主动脉VCAM-1的表达。内皮细胞通过黏附分子促进炎症细胞向血管内部迁移从而导致血管重构。

（三）细胞外基质改变

血管细胞外基质是一个复杂的异质组织，包括胶原蛋白、弹性蛋白、糖蛋白和蛋白多糖等。这些组分不仅为血管壁提供机械完整性，而且还具备非可溶性受体功能诱导细胞信号传导，以控制增殖、迁移、分化和存活。血管细胞产生一系列复杂的细胞外基质，除了为血管提供结构支持还决定着动脉的力学性质。这种机械功能对维持正常血管功能至关重要，在血管病理学上特别是高血压中也起着重要作用。不仅是新合成的细胞外基质的数量，其质量也决定了高血压患者血管硬度的变化。动脉僵硬对心血管疾病的发病率和死亡率有独立的预测价值。细胞外基质蛋白的量和质变化，通过增加阻力血管僵硬度，至少部分地导致高血压患者外周阻力的增加。细胞外基质的其他功能，如通过表面受体参与细胞信号传导，调节细胞黏附、增殖和表型转换，也可能参与高血压血管重构。

在正常血管中，细胞外基质主要由Ⅰ型和Ⅲ型胶原、弹性蛋白和蛋白多糖组成。这些蛋白质通过提供拉伸强度（胶原）和弹性（弹性蛋白），影响细胞功能并在维持血管结构中发挥重要作用。与胶原蛋白相比，弹性蛋白在整个生命周期中都是不断合成的，其周转率要低得多，这意味着它容易受到机械损伤和断裂的影响。高血压血管重建的最早病理变化之一是细胞外基质重组，动脉扩张使血管张力正常化。在正常血管壁中，细胞外基质蛋白的含量受到合成和降解的严格调控。基质金属蛋白酶（MMPs）与丝氨酸和半胱氨酸蛋白酶是细胞外基质降解的主要参与者。在正常生理血管重构中，MMP活性在不同水平上受到严格控制。然而，促进血管重构的因素上调MMP活性，失去对MMP活性的控制可能导致细胞外基质的降解，使血管平滑肌细胞迁移和增殖，促进细胞向动脉壁渗透。

（四）氧化应激过程

氧化应激与血管内皮功能障碍、凋亡、迁移、纤维化、血管生成和稀疏有关，是高血压血管重构过程中的重要环节。所有血管细胞类型均可产生ROS，包括内皮细胞、平滑肌细胞、成纤维细胞和血管周围脂肪细胞，并可由多种酶促进产生，包括黄嘌呤氧化还原酶、解偶联型一氧化氮合酶、线粒体呼吸酶和烟酰胺腺嘌呤二核苷酸磷酸（NADPH）氧化酶。这些线粒体酶和NADPH氧化酶所产生的活性氧主要有超氧化物（O^{2-}）、过氧化氢（H_2O_2）和羟基阴离子（OH^-）。

1. 线粒体产生的ROS 线粒体是产生ROS的重要细胞器之一，细胞消耗的O_2超过95%被四个电子还原，通过线粒体电子传递链复合物（Ⅰ～Ⅳ）产生两个H_2O分子。在正常条件下，仅有1%～2% O_2电子泄漏形成O^{2-}。这种O^{2-}被抗氧化剂酶线粒体锰超氧化物歧化酶和谷胱甘肽过氧化物酶迅速清除。受损或功能紊乱的线粒体则生成过量的O^{2-}，造成氧化还原反应失衡和随之产生氧化应激反应。Ang Ⅱ和内皮素-1可在体内刺激血管内皮细胞和平滑肌细胞的线粒体产生大量ROS。在醋酸脱氧皮质酮（desoxycortico-sterone acetate，DOCA）盐高血压模型中，通过内皮素-1/内皮素A受体信号转导通路促进线粒体产生过量ROS，在血管损伤中具有重要的病理作用。

2. Nox家族NAD（P）H氧化酶衍生活性氧 NADPH氧化酶是血管在病理情况下通过质膜传递电子产生ROS的主要氧化酶。研究发现在Ang Ⅱ灌注动物模型和DOCA盐高血压动物模型中，非选择性NADPH氧化酶抑制剂（apocynin）能抑制血管结构改变及胶原沉积。Ang Ⅱ是心血管NADPH氧化酶的重要和有效调节因子，通过刺激涉及C-Src、EGFR和PDGFR信号通路激活NADPH氧化酶促进平滑肌细胞迁移。此外，血管紧张素转换酶抑制剂（ACEI）和盐皮质激素受体阻滞剂等对血管重构有明显的抑制作用，能够减少有血管重构的实验动物模型和心脏代谢疾病患者体内ROS的生成。

哺乳动物的NADPH氧化酶由七个成员组成，其主要特征是它们所利用的催化亚基：Nox1、Nox2（以前称为gp91phox）、Nox3、Nox4、Nox5、Duox1和Duox2。所有的Nox都是跨膜蛋白质，具有保守的结构特性，通过生物膜传输电子将O_2还原为O^{2-}。血管Nox被许多原发性高血压因子激活，包括血管活性剂、生长因子、细胞因子、剪切应力和机械力。在物理刺激、生长因子、细胞因子、机械力、代谢因子和G蛋白偶联受体激动剂均能调节Nox的表达。

低浓度的ROS作为调节血管功能和结构的信号分子发挥作用。在病理生理条件下，增加ROS生成酶活性和/或表达，和/或减少血管系统中抗氧化系统的激活导致ROS量的增加和生物利用度增加，进而发生氧化应激反应。ROS诱导血管损伤的分子过程涉及氧化还原敏感信号通路的激活。超氧阴离子和H_2O_2刺激丝裂原活化蛋白激酶、酪氨酸激酶和转录因子（NFKB、激活蛋白-1和低氧诱导因子-1）和失活蛋白酪氨酸磷酸化。ROS也增加$Ca^{2+}{}_i$，上调原癌基因和促炎基因表达和活性。氧化还原敏感信号与高血压相关的内皮功能障碍、动脉重构和血管炎症有关，在心血管并发症和靶器官损伤中起重要作用。ROS诱导的血管平滑肌细胞向增殖表型的改变导致高血压患者的血管细胞肥大和血管重构，其特征是血管腔缩小，中膜厚度增加，僵硬度增加和扩张性降低。

其中，Ang Ⅱ通过AT 1受体产生的ROS尤为重要。血管细胞受到血管紧张素Ⅱ的急性刺激，导致Nox衍生ROS生成增加，从而激活氧化还原信号通路。Nox在血管内皮细胞、平滑肌细胞和全血管壁中的表达增加和活性增高，以及它们的组织分布、细胞定位和细胞器定位在Nox的特异性作用中起主要作用。例如，在人类虽然血管紧张素Ⅱ激活的Nox1在大动脉血管平滑肌细胞中似乎很重要，特别是与动脉粥样硬化相关，但Nox4和Nox5在小阻力动脉中更为重要。此外，不同的Nox亚型可能产生不同的ROS。例如，Nox1、Nox2和Nox5产生O_2，而Nox4主要产生H_2O_2，在某些血管床中可能起到血管舒张作用。ROS通过调节血管舒张（H_2O_2可能具有血管舒张作用）或间接通过减少一氧化氮的生物活性来减少O^{2-}形成$ONOO^-$。

活性氧产物如超氧物和H_2O_2可激活多种信号通路，涉及丝裂原活化蛋白激酶、酪氨酸激酶、磷酸酶、钙通道和氧化还原敏感转录因子，共同导致细胞生长、促炎基因表达（如TGF-β），以及细胞外基质蛋白的产生，如胶原蛋白、弹性蛋白、纤维蛋白、纤维结合蛋白和蛋白多糖。细胞外基质蛋白通常涉及VSMC的表型转换，从收缩型到增殖型/合成型。ROS和高血压之间的因果关系可能发生在血管水平上，至少部分是氧化应激促进内皮功能障碍、血管收缩、反应性增强和结构重构，导致外周阻力增加和血压升高[33]。

（五）肾素-血管紧张素-醛固酮系统（RAAS）激活

肾素-血管紧张素-醛固酮系统（RAAS），是一种调节血压、体液和钠钾平衡及全身血管阻力的激素系统。经典的RAAS系统是在一个多世纪前被发现的，直到1934年，Goldblatt等发现肾素与肾功能和血压的关系。肾素是一种活跃的蛋白水解酶，首先被合成为一种不活跃的前激素(prorenin)，随后在肾小球的传入小动脉中发生蛋白水解变化，然后被释放到循环中。在循环、蛋白分解和非蛋白分解过程中，原肾素分解为活性肾素。活性肾素作用于其底物血管紧张素原，产生血管紧张素Ⅰ（Ang Ⅰ）。Ang Ⅰ被血管紧张素转换酶（ACE）裂解，产生生理活性Ang Ⅱ。Ang Ⅱ是RAAS的主要效应因子，主要通过1型Ang Ⅱ受体(AT1R)介导其作用。随后发现并克隆了一种新的血管紧张素转换酶ACE2。ACE2与ACE1有42%的同源性，是一种单肽酶对Ang Ⅱ C末端的疏水/碱性残基具有酶促偏好，导致Ang（1-7）的形成。实验研究表明，Ang（1-7）是Ang Ⅱ的竞争分子，具有心血管保护作用。此外，有研究提出局部RAAS(local RAAS）的概念，即生成血管紧张素Ⅱ所需的所有成分和醛固酮在体内的多个部位合成，使得它们的生成独立于RAAS成分合成的经典部位［肾脏（肾素）、肝脏（血管紧张素原），肾上腺（醛固酮）］。有些RAAS成分甚至在细胞中被检测到，提出了一个胞内分泌RAAS的概念，涉及细胞内产生的Ang Ⅱ并作用于细胞内（核）受体。

Ang Ⅱ引起血管平滑肌张力性收缩，并维持收缩和松弛的周期。不同部位的血管对Ang Ⅱ的反应性有很大差别，大动脉收缩反应较弱，而外周阻力血管则产生较强的缩血管效应。Ang Ⅱ对血管发挥作用时首先与平滑肌细胞膜上的受体结合，并由受体与膜上的G-蛋白相互作用而激活下游信号。Ang Ⅱ能引起血管平滑肌细胞内的Ca^{2+}浓度升高，促进肌球蛋白轻链的磷酸化从而导致血管的收缩。内皮细胞释放的EDRF能减弱血管平滑肌细胞对Ang Ⅱ的反应，若将内皮细胞去除，平滑肌细胞对Ang Ⅱ的反应加强。另外，将血管平滑肌细胞和内皮细胞一起培养，内皮细胞舒张因子可减弱Ang Ⅱ引起的Ca^{2+}转运和磷酯反应。总之，Ang Ⅱ引起血管平滑肌收缩，而提高外周循环阻力。Ang Ⅱ的这些作用也受内皮细胞释放的内皮素、内皮细胞舒张因子及前列腺素的调节。

Ang Ⅱ除了参与血管收缩和醛固酮分泌调节，还增加内皮细胞、外膜细胞和血管平滑肌细胞内NADPH氧化酶活性，从而刺激血管壁中活性氧的形成。并且促进核酸合成调控某些基因表达，刺激血管增生肥厚等重要生物学反应，因此Ang Ⅱ参与高血压后血管重构过程。研究表明，长期给予大鼠低于升高血压剂量的Ang Ⅱ可以造成高血压，同时伴随有肠系膜阻力血管和肾小动脉的增生肥厚。这种增生肥厚具有血管重构的典型特征，如中膜与血管腔的比值增大，血管中膜横截面积增大或者不变。临床试验和动物实验都证明，采用β肾上腺素受体阻断剂降低血压后，这种结构上的变化并没有得到明显的改善，而用血管紧张素转换酶抑制剂后，伴随着血压的降低，血管结构的异常也有所转变，表明血管结构的改变不仅是Ang Ⅱ致血压升高后血流动力学改变的结果，Ang Ⅱ可能通过其促增殖作用直接参与了血管的重构过程。Ang Ⅱ介导的血管重构是由于血管细胞迁移增加和细胞外基质成分改变所致。血管结构和功能的改变，特别是小阻力血管的改变，促进了高血压并发症的发生发展。小动脉功能的改变与血管舒张因子水平的降低和对Ang Ⅱ及相关信号传导途径的敏感性增加有关。Ang Ⅱ还可以分别在中枢、交感神经节、肾上腺髓质和肾上腺素能神经末梢不同层次影响交感神经功能和体内去甲肾上腺素和肾上腺素的水平。

与Ang Ⅱ一样，醛固酮是RAAS的效应激素，主要参与容量和血压的调节。除了血压，醛固酮已经成为一种心血管危险因素，促进心血管和肾脏炎症反应、纤维化和重构。醛固酮与血管平滑肌细胞醛固酮受体相互作用后的一些信号转导途径可促进血管炎症、纤维化、血管平滑肌细胞肥大和增殖，并可促进大动脉僵硬的发生发展。在内皮细胞中，醛固酮以盐皮质激素受体（mineralocorticoid receptor，MR）依赖的方式增加内皮Na^{+}通道的表达，螺内酯可阻断这种表达。内皮细胞钠通道活性的增加与高钠的血浆相结合，导致钠内流增加进而使一氧化氮合酶介导的一氧化氮释放减少。因此，高醛固酮与高盐摄入均可导致内皮功能障碍，使血压升高，而这种血压升高不受肾脏中醛固酮浓度的影响。

RAAS是调控高血压血管重构的重要介质之一，可以诱导细胞增殖和细胞外基质蛋白的改变，从而改变血管的力学性质。Ang Ⅱ通过内源性产生有丝分裂因子（如TGF-β、PDGF、ET-1）激活促纤维化信号通路。醛固酮通过c-Src激活介导其促纤维化作用。TGF-β被认为是最重要的细胞外基质调节因子。在血管平滑肌细胞、内皮细胞和成纤维细胞中，TGF-β可促进纤维蛋白球蛋白、胶原和纤溶酶原激活物抑制物-1的合成。TGF-β介导的血管纤维化机制较为复杂，包括SMAD蛋白的激活、蛋白激酶的激活、avb3整合素的脱落等信号途径之间的相互作用。此外，结缔组织生长因子（CTGF）也是一种促纤维化因子，CTGF既是TGFβ信号通路的下游产物，也有TGFβ非依赖的纤维化相关途径，二者共同发挥促纤维化效应，包括血管平滑肌细胞和外膜成纤维细胞的迁移、增殖和表型转化等。

（六）血管外膜（周）细胞参与血管重构

血管炎症是血管疾病发生过程中重要的始发因素，而血管炎症连锁反应过程中首先被激活的是血管外膜，这一发现打破了以往的传统观念，提出一个新的由外向内（outside-in）的学说。该学说认为，血管损伤激活血管外膜的微环境，使趋化因子表达增加，黏附分子及细胞外基质参与炎症细胞的招募。外周血招募的炎症细胞浸润到损伤的血管外膜，进一步促进炎症因子分泌，同时与各种血管细胞相互作用导致持续性的血管炎症及结构性重构。当外膜成纤维细胞表型转化为具有迁移性质的肌成纤维细胞后，开始表达炎性因子，参与Ang Ⅱ 诱导外膜成纤维细胞的迁移。在球囊损伤模型上通过经外膜途径干预炎性因子的表达，可以抑制损伤诱导的新生内膜形成。除此，外膜成纤维细胞分泌的炎症因子还参与巨噬细胞的趋化，通过抑制炎症因子的表达，不仅减轻损伤诱导的新生内膜形成，还伴随着浸润到外膜的巨噬细胞数目减少。因此，外膜成纤维细胞激活后表型转化为肌成纤维细胞，迁移能力增强的同时产生大量促炎因子，使免疫细胞激活和募集，进一步加剧血管损伤的病理反应。

成纤维细胞增殖是血管损伤后的早期表现。利用球囊损伤血管的模型我们发现损伤1天，特别是外膜细胞就开始出现增殖，其增殖依赖活性氧物质（ROS），ROS主要来源于NADPH氧化酶的过氧化氢。在动脉损伤的动物模型中，血管损伤后局部缺血缺氧，血管外膜的成纤维细胞能快速适应局部血管的需要，启动激活蛋白激酶C（protein kinase C，PKC）和MAPK家族成员，导致成纤维细胞大量增殖。激活的成纤维细胞释放血管活性物质增多，包括骨桥蛋白（osteopontin，OPN）、生长因子、细胞因子和ROS等，通过旁分泌作用诱导平滑肌细胞表型转化和增殖或诱导炎症细胞招募到损伤血管。在血管损伤模型中，成纤维细胞表型转化为成肌纤维细胞可向管腔方向迁移并增殖形成新生内膜。有研究发现猪冠状动脉损伤模型中，动脉外膜细胞增殖先于中层平滑肌细胞，且在球囊损伤3天后达高峰。在损伤过程中外膜细胞增生活性均大于中层细胞，并获得SMA表达特征，提示外膜细胞由成纤维细胞表型转化为成肌纤维细胞表型。此外，在大鼠颈动脉损伤的模型中，用表达β半乳糖苷酶（β-galactosidase）的腺病毒标记成纤维细胞，证明了成纤维细胞在动脉损伤后由外膜迁移到内膜参与新生内膜的形成。

成纤维细胞向肌成纤维细胞表型转化的过程在包括高血压在内的许多心血管疾病的发生发展中具有重要意义。在自发性高血压大鼠中，与WKY相比，血管外膜胶原沉积增多，Ang Ⅱ，磷酸酯（phosphate ester），bFGF和PDGF-BB能增强SHR的成纤维细胞迁移能力。NLRP3炎症小体激活可促进SHR成纤维细胞表型转化。Ang Ⅱ可以促进成纤维细胞的表型转化、迁移、增殖以及分泌大量炎症因子。在Ang Ⅱ诱导的高血压模型中，Ang Ⅱ促进血管外膜胶原的过度聚积从而导致血管壁硬化。利用主动脉狭窄模型（transverse aortic constriction，TAC）造成局部血流压力增加后，诱导外膜成纤维细胞表型转化并伴随大量巨噬细胞浸润到外膜组织，导致血管外膜重构。机制研究表明转录因子KLF15是调控Ang Ⅱ激活成纤维细胞的关键分子信号，在Ang Ⅱ诱导的高血压模型上过表达KLF15可以抑制血管炎症以及纤维化过程。此外，激活的巨噬细胞分泌IL-1b等炎症因子促进外膜成纤维细胞iNOS的表达，后者介导外膜成纤维细胞表达Ⅰ型和Ⅲ型胶原参与外膜重构。外膜成纤维细胞中另一个信号通路是NADPH氧化酶4（Nox4）的高表达，促进活性氧（ROS）的产生，Nox4表达增加还可以刺激外膜成纤维细胞的迁移和增殖，并进一步促进细胞外基质基因的表达，参与高血压的血管重构。

有研究发现血管疾病早期，外膜滋养血管新生增加并伴有炎症细胞增多，提示滋养血管可能为炎症细胞浸润到血管外膜提供了通道。小血管渗透到大血管的外膜和中膜是血管疾病的早期标志，特别是在动脉粥样硬化、血管再狭窄及高血压等疾病。我们在去内皮血管损伤模型中发现，随着损伤时间推移，外膜滋养血管的数量不断增多，其中成纤维细胞分泌的VEGF在调控滋养血管数量中发挥重要的作用，进一步利用双光子荧光显微镜技术和示踪小鼠，可以看到增殖巨噬细胞通过滋养血管招募到损伤血管外膜参与血管重构的过程。因此，外膜滋养血管对于维持血管的完整性和参与外膜的炎症反应在血管疾病的发生发展过程中发挥着重要的作用。

近年来，PVAT作为血管生物学的一种新的成分，通过分泌大量的生物活性物质对血管细胞发挥以下作用：①调节外膜成纤维细胞表型转化，参与血管重构过程；②调节血管平滑肌收缩，增殖与迁移；③调节内皮细胞功能，参与血管舒张。血管损伤时PVAT功能紊乱其重要的形态学特征是形态和结构的改变。不同病理生理状态可表现出不同的PVAT形态和结构，如肥胖导致血管慢性低度炎症时PVAT质量增加，表现为脂肪细胞膨胀与增生。高血压动物模型中，不论是Ang II诱导高血压大鼠，还是DOCA盐高血压大鼠模型都有PVAT形态和结构的改变，而在自发性高血压大鼠的主动脉PVAT中，棕色脂肪细胞的密度及数目均大于对照大鼠，而且功能发生变化。PVAT的结构与功能改变具体表现如下：①PVAT分泌生物活性分子失衡：促炎因子如IL6，IL8及MCP1增加，而脂联素的分泌相对减少。PVAT还含有基质血管成分（stromal vascular fraction，SVF），包括成纤维细胞，间充质干细胞、淋巴细胞、巨噬细胞及来自滋养血管的内皮细胞。血管损伤时，PVAT的SVF数量增多，如巨噬细胞浸润，从而促进炎症反应。②PVAT抗收缩能力减弱：病理状态下血管外周衍生的舒张因子（PVRF）及一系列脂肪因子产生不平衡，同时巨噬细胞浸润及ROS增多导致PVAT的抗收缩能力减弱，引起血管平滑肌细胞收缩异常。也有研究认为PVAT功能紊乱涉及K^+通道和平滑肌细胞Ca^{2+}平衡失调。我们的研究证实DOCA盐高血压大鼠PVAT分泌的补体C3与外膜重构有关。③PVAT促细胞增殖迁移：如PVAT分泌内脂素（visfatin）合成烟酰胺单核苷酸（nicotinamide mononucleotide），可介导血管平滑肌细胞增殖。在SHR中，PVAT释放Ang II增加，提示PVAT产生的Ang II在高血压中起直接作用。进一步研究发现，PVAT中的转录因子Bmal1调节血管紧张素原（angiotensinogen）的表达和随后Ang II的增加。总之，PVAT质量变化促进炎症细胞浸润，细胞因子及脂肪因子等分泌失衡，导致血管细胞功能异常参与血压的调节及血管重构。

（李晓东　高平进）

第三节 血管重构与高血压靶器官损伤

高血压对脑、心、肾等靶器官的影响，是心血管死亡和发病的主要危险因素。其中血管重构导致动脉硬化和血管病变是高血压靶器官损伤的共同病理学基础。脑、肾等高血流量器官的过度波动可能导致靶器官微血管的损伤，而脂肪、肌肉等阻力血管重构可能导致静息平均动脉压和波反射升高，引起动脉硬化和微血管的恶性循环，最终导致临床高血压和靶器官损伤。

一、高血压与靶器官损伤的微血管病变

血管重构后微循环的典型改变就是微小血管变得稀疏（arteriolar rarefaction），微血管稀疏这个概念涉及血管的功能性关闭和微血管数量减少两个方面。在高血压动物中，由于血管重构的原因使得血管的管腔变得狭窄，这些小动脉的直径变小以致红细胞无法通过，活体显微镜观察时无法看到这些血管。一旦给予一定量的血管扩张剂后，这些小血管仍可扩张，当允许红细胞通过时，这些血管便又会复出。有研究报道，在自发性高血压大鼠和肾性高血压大鼠的肌肉组织中都可以看到这种功能性

稀疏（functional rarefaction）现象。交感神经末梢释放儿茶酚胺增多和血管平滑肌反应性增强时都可发生这种血管功能性临时关闭。由于Ang II 可增强交感神经的活性，因此局部RAS激活也可能参与血管临时性关闭的发生。显然，造成这种终末血管的功能性关闭机制不是单一的，还可能牵涉血管反应性、肌源性及氧依赖的自我调节机制和一些体液与局部内分泌因子的相互作用。另一类微血管稀疏是器质性的，也被称为结构性稀疏（structural rarefaction），这种情况下，即使血管被最大限度地扩张，微血管的数量仍是减少的，表明血管重构达到一定程度后，会造成某些微血管的消蚀。这种现象在SHR大鼠的较早期就会出现，如在SHR大鼠提睾肌其终末微血管与正常血压对照大鼠相比减少了将近一半。在肾性高血压大鼠，形成高血压几周后，微血管的功能性稀疏也被结构性稀疏所取代，9周以后高血压大鼠的终末微血管近侧端分支较正常对照大鼠降低了2倍。尽管许多微血管稀疏的现象主要是通过活体显微镜观察而获得的，但运用特殊微血管标记的组织学检查也支持这一观点。在慢性肾性高血压模型上发现其微血管内皮细胞和平滑肌细胞有一种萎缩和退行性改变现象，与缺血性改变有些类似，提示由于微血管功能性关闭所致的局部缺血性损害及随后发生的修复过程可能是造成这种退行性变的因素。此外，Ang II 诱导高血压动物模型中发现心脏微血管稀疏导致自噬缺陷引起线粒体的功能紊乱。

血压升高导致的组织器官的血液灌流量都发生下降，其中微血管稀疏可能是重要因素之一。研究表明，进入组织的总血流量不是决定组织灌流质量的唯一因素，组织中血流分布的均匀性也是防止组织局部缺血缺氧的一个重要因素。有研究报道，高血压导致的组织微循环的血流分布离散度增大，微血管稀疏可能是造成这种组织血液灌流不均匀的重要原因。微血管稀疏造成的另一个不良后果是毛细血管密度减少，使氧由毛细血管向组织的扩散距离增大，局部代谢旺盛的组织对缺氧的敏感性增强，导致组织器官结构的退行性变，引起功能障碍。因此高血压血管重构后造成的微血管稀疏现象必须引起重视。

二、高血压导致的心脏损伤

高血压性左心室肥厚是心肌对循环阻力增加的适应性反应。由于外周压力超负荷而引起的心肌压力持续升高，从而导致心肌肥大并增加心肌厚度，以补偿心脏的过度劳累。随着时间的推移肥厚心肌的纤维变粗变短因而无法松弛，导致舒张和收缩功能障碍。此外，随着年龄的增长，动脉僵硬度的增加也会导致收缩压的升高和舒张压的降低，因而导致脉压的选择性升高，从而对心脏造成不利后果。收缩压升高可增加左室负荷促进心肌肥厚，舒张压降低可导致冠状动脉灌注压降低，从而导致心肌缺血。

左心室肥厚的冠状动脉微循环改变在靶器官损伤中也起着重要作用。冠状动脉血流储备是指在高血压性左心室肥厚时，为维持恒定的心肌功能和灌注压，冠状动脉血流储备的最大容量。在自发性高血压大鼠和易发生心力衰竭的自发性高血压大鼠中，肥厚心脏的毛细血管密度低于年龄匹配的正常血压对照组，心脏灌注也低于正常血压对照组。与心肌细胞肥大的发展相比，毛细血管的数量并没有相应增加，每个毛细血管的扩散距离也没有增加，这种现象导致高血压大鼠出现类似缺血的情况。此外，在心肌中胶原合成和沉积发生变化导致心肌硬度增加。这个过程导致心脏不能满足正常循环的输出需求。因此，动脉高压是心肌缺血的主要危险因素，其发病机制可能是由于动脉粥样硬化导致冠状动脉狭窄或闭塞，从而限制了血流或导致动脉粥样硬化斑块破裂致心肌梗死。这也可能是由于冠状动脉的结构重构或心脏微血管改变引起的“无症状”缺血。事实上，慢性高血压会导致心肌肥厚，如果没有冠状动脉循环的相应增加，就会导致心肌缺血。最终的结果是冠状动脉血流储备受损。在高血压的小动脉中观察到主要的结构变化，在SHR是血管的中膜厚度增加和/或管腔面积减小的改变，在肾血管性高血压大鼠模型中显示了血管周围和间质纤维化增加。这些变化通过增加冠状动脉阻力进一步损害心肌细胞的供氧。此外，毛细血管网络是心脏供氧的关键决定因素。毛细血管密度和毛细血管间距离是评估缺血的重要参数。在高血压性心脏病中，心肌中毛细血管稀疏与心肌肥厚有关，加重心肌缺血，从而导致心肌功能受损，其机制可能与HIF-1和VEGF相关促血管新生信号被抑制有关。

高血压不仅可以通过体循环血压升高因素造成冠状动脉的重构，还可以通过心肌肥厚因素影响冠脉的重构过程。Ito等运用升主动脉环阻法造成冠状动脉高压和肺动脉环阻法造成右心室肥厚模型，分别观察了血压因素和心肌肥厚因素对冠状微血管重构的影响，发现冠状动脉高压造成了大的冠状微血管（＞30μm）中膜增殖肥厚及血管周围纤维化，但小的微血管（＜30μm）则不然；而心室压力负荷性肥厚则造成小的微血管周围纤维化，但无明显的中膜增殖肥厚。肥厚心肌中的冠状动脉重构不是单纯血压升高造成的结果，而受着血压和肥厚心肌的双重影响。Schwartzkopff等发现高血压时冠脉循环的重构以血管壁增厚和血管周围纤维化为特征，结果造成冠脉舒张储备能力的下降，对心肌的灌注和营养不足，能直接导致心功能的障碍。因此，高血压心肌肥厚、间质纤维化及冠状动脉重构都是发生高血压性心脏病心力衰竭的潜在危险因素。

三、高血压导致的脑损伤

大脑功能的维持依赖于持续的血液供应。高血压引起脑动脉结构和功能的改变可能损害血流，特别是在缺血损伤或动脉压低的时期。高血压动脉重构导致大多数脑动脉管腔直径减小，管腔比增加；这与缺血后血流减少和缺血损伤增加有关。脑血管系统有几个独特的特点，需要将其与其他血管床分开考虑。例如，①大的脑动脉对脑血管阻力有重要作用，有助于调节脑血流；②构成血管的细胞与包括神经元、星形胶质细胞、周细胞和胶质细胞在内的多种细胞类型相互作用；③内皮层血脑屏障的存在赋予大脑循环独特的特性。

高血压模型中，脑动脉和毛细血管也表现出稀疏或缺失，尽管在不同类型高血压模型的血管稀疏不完全一致。小动脉和毛细血管的丢失可能导致脑血流减少，进而导致大脑慢性低灌注，从而引起脑损伤。在各种高血压模型中，软脑膜动脉和脑内毛细血管的数量减少了25%～50%。这种情况下，毛细血管密度的降低很可能是血压依赖性的，因为它不发生在年轻的SHR中，而是在12周龄以上的SHR中发生。小动脉和毛细血管的丢失可能导致脑血流减少，进而导致大脑慢性低灌注。虽然在高血压病患者中还没有直接证据，但是在小鼠脑小血管疾病模型中的研究表明这种现象是存在的。在患有小血管疾病的小鼠中，在观察到脑血流显著减少和白质损伤之前，观察到白质中的毛细血管丢失。毛细血管丢失可能是高血压患者血管认知障碍或血管性痴呆风险增加的机制。此外，脑动脉重构是一种适应性反应，可以减轻动脉壁的压力，保护动脉和下游的毛细血管和小静脉免受血压升高的影响。

高血压是认知功能减退和痴呆发生发展的最重要危险因素。高血压导致脑小血管和大血管病变，导致脑损伤和痴呆。脑血管储备能力下降和血管壁退行性改变是完全性和不完全性脑梗死、出血和白质高强度的基础。脑血管功能障碍在认知和行为障碍中起着关键作用。随着年龄的增长，脑血管的结构和功能发生了明显的变化，大脑皮质毛细血管数量减少，基底膜变厚并纤维化。白质血管显得更加弯曲，导致静息脑血流和脑血管储备减少，脑循环调节功能障碍。这些与年龄相关的病理改变可因高血压而加重。高血压相关认知功能下降是功能性血流重组与脑血管损伤相互作用的结果。此外，脉压是动脉僵硬的间接标志，通过测量脉波速度（PWV）可以更准确地评价动脉僵硬程度。对PWV与认知功能的相关性分析表明，PWV与认知功能呈负相关，特别是颈动脉股静脉压增高与老年人（平均75岁）认知功能较差有关。

由于脑卒中与高血压的密切关系，因此高血压时脑循环的血管重构问题也得到重视。SHRsp大鼠软脑膜动脉呈现明显的血管重构，这种重构以血管中膜平滑肌的重排为主，增殖并不明显。而SHR大鼠的血管重构病理过程和现象则可能与之有所不同，通过对SHR大鼠的脑基底动脉、小脑上动脉、大脑后动脉和中动脉进行研究发现脑基底动脉、小脑上动脉血管的横截面积增大，并且血管平滑肌细胞数量和分层增多，呈现一种明显的增殖性重构，而且这种改变与脑血管周围交感神经末梢的分布有一定关系，去神经处理后可以明显减轻这种变化。脑动脉因血压升高而不能重构，会造成血管源性水肿和血脑屏障破坏。高血压增加了动脉壁上的切向应力，面对腔内压力升高，为了将这种压力维持在生理范围内，动脉壁厚度增加。在脑动脉中，这通常与管腔直径的减小和壁腔比的增加有关。在原发性高血压模型中，如SHR和SHRSP中脑大血管管腔较小，壁较厚。

四、高血压导致的肾损伤

原发性高血压患者发生严重肾损害的相对风险较其他心血管并发症低。然而，鉴于高血压在普通人群中的高发生率，它仍然是终末期肾病的第二大病因。早期高血压性肾损害可分为良性和恶性两种不同的临床表型和组织学类型。良性肾硬化是大多数原发性高血压患者的常见病理改变，非特异性血管病变的动脉硬化发展缓慢并且无明显蛋白尿，尽管局灶性缺血性肾小球增大和肾单位丢失会随着时间推移而发生，但肾功能并没有严重损害。相反，“恶性”肾硬化表现为非常严重的高血压，具有急性破坏性血管和肾小球损伤的特征性肾表型，伴有明显的纤维蛋白样坏死和血栓形成，在缺乏适当治疗的情况下，肾衰竭会迅速发展。近年来证据表明，高血压在包括糖尿病肾病在内的大多数慢性肾脏疾病的进展中起主导作用，是目前终末期肾病的主要病因。在慢性肾损伤患者中，即使是轻度至中度血压升高，也会观察到这些有害影响，表明高血压肾损害的脆弱性增加。

动脉过早老化是终末期肾病患者的一个特征，通常与明显的动脉硬化和末端腹主动脉直径显著增加有关。cf-PWV的变化可在显性心血管疾病发病前检测。主动脉PWV是终末期肾病患者及慢性肾脏病和高血压患者全因和心血管死亡率的独立预测因子，与轻中度高血压患者的PWV对比有显著差异。终末期肾病中血管损伤的一个显著特征是动脉钙化，是血管的修复过程和瘢痕形成，与心血管疾病的发病率和死亡率相关。许多实验研究都强调了骨骼发育和动脉钙化过程之间的相似性，涉及血管平滑肌细胞表型分化为成骨细胞样细胞（随后矿化），由促进因子与抑制钙化因子如胎球蛋白A、基质Gla蛋白和骨保护素之间的平衡诱导和调节。临床资料表明，细胞钙化受多种因素的影响，如炎症、血脂异常、氧化应激、雌激素缺乏、维生素D和K缺乏、高钙血症和高磷酸盐血症，以激活间充质细胞成骨所必需的Cbfa1/Runx2因子为特征。

发生高血压时，肾微循环的功能和结构变化共同促进了血管稀疏。肾微循环包括叶间动脉、弓状动脉和小叶间动脉。除此之外，肾脏的微循环与其他器官不同。传入小动脉形成肾小球毛细血管并进行血浆过滤。在此之前，先前持续升高的肾脏灌注压促进了血管重构。高血压可导致肾微血管内皮功能障碍和重构，导致小血管稀疏和组织缺氧。除了高血压引起肾脏微循环网络的异常外，其他由肾脏产生的因子，如血管紧张素Ⅱ和内皮素-1也参与了微循环损伤。在AngⅡ灌注的高血压模型中，内皮细胞间充质转化参与了高血压诱导的肾纤维化，内皮细胞SIRT3调控过氧化氢酶参与保护高血压鼠的肾功能。因此，在高血压模型中阻断RAAS等相关信号通路可以减少高血压引起的肾血管稀疏，通过抑制活性氧降低一氧化氮的活性，抑制炎症、纤维化和血管重构。高血压病程与靶器官损伤见图2-6-2。

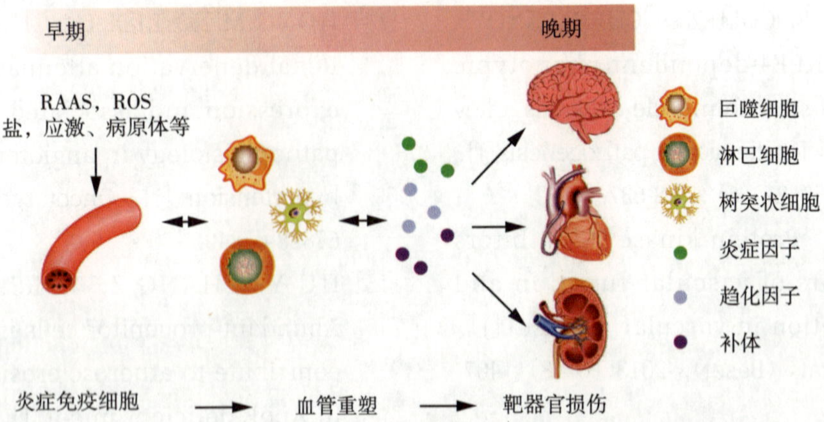

图2-6-2 高血压病程与靶器官损伤示意图

五、总结

高血压血管重构过程是内膜内皮细胞、中膜平滑肌细胞、血管外周组织各种细胞组分及细胞外基质共同参与，相辅相成，相互促进的结果。高血压引起血流动力学的变化是血管重构的首要因素，血管细胞感知血流动力学变化并合成和分泌血管活性物质及生长因子，通过复杂的自分泌、旁分泌和胞内分泌机制参与血管结构的改变。细胞的表型转化，RAAS的激活，活性氧物质的改变，舒缩因子的分泌及炎症反应等可以加剧高血压的发生发展。尽管认识到血管重构是一个由外向内的血管炎症反应过程，然而在高血压重构过程中由内向外和由外向内的过程并不是彼此独立存在的，因此充分认识血管作为一个重要的内分泌器官参与血管重构导致高血压靶器官损伤的病理学基础十分必要。

（李晓东　高平进）

参考文献

[1] JAFFE E A，NACHMAN R L，BECKER C G，et al. Culture of human endothelial cells derived from umbilical veins. Identification by morphologic and immunologic criteria [J]. J Clin Invest，1973，52（11）：2745-2756.

[2] PALMER R M，FERRIGE A G，MONCADA S. Nitric oxide release accounts for the biological activity of endothelium-derived relaxing factor [J]. Nature，1987，327（6122）：524-526.

[3] GILLESPIE M N，OWASOYO J O，MCMURTRY I F，et al. Sustained coronary vasoconstriction provoked by a peptidergic substance released from endothelial cells in culture [J]. J Pharmacol Exp Ther，1986，236（2）：339-343.

[4] YANAGISAWA M，KURIHARA H，KIMURA S，et al. A novel potent vasoconstrictor peptide produced by vascular endothelial cells [J]. Nature，1988，332（6163）：411-415.

[5] YU Y，STUBBE J，IBRAHIM S，et al. Cyclooxygenase-2-dependent prostacyclin formation and blood pressure homeostasis: targeted exchange of cyclooxygenase isoforms in mice [J]. Circ Res，2010，106（2）：337-345.

[6] VILLAR I C，PANAYIOTOU C M，SHERAZ A，et al. Definitive role for natriuretic peptide receptor-C in mediating the vasorelaxant activity of C-type natriuretic peptide and endothelium-derived hyperpolarising factor [J]. Cardiovasc Res，2007，74（3）：515-525.

[7] SHANKMAN L S, GOMEZ D, CHEREPANOVA O A, et al. KLF4-dependent phenotypic modulation of smooth muscle cells has a key role in atherosclerotic plaque pathogenesis [J]. Nat Med, 2015, 21 (6) : 628-637.

[8] KHALIL R A. Protein kinase C inhibitors as modulators of vascular function and their application in vascular disease [J]. Pharmaceuticals (Basel), 2013, 6 (3) : 407-439.

[9] KUWABARA J T, TALLQUIST M D. Tracking adventitial fibroblast contribution to disease: a review of current methods to identify resident fibroblasts [J]. Arterioscler Thromb Vasc Biol, 2017, 37 (9) : 1598-1607.

[10] SHEN W L, GAO P J, CHE Z Q, et al. NAD (P) H oxidase-derived reactive oxygen species regulate angiotensin-II induced adventitial fibroblast phenotypic differentiation [J]. Biochem Biophys Res Commun, 2006, 339(1): 337-343.

[11] GAO P J, LI Y, SUN A J, et al. Differentiation of vascular myofibroblasts induced by transforming growth factor-beta1 requires the involvement of protein kinase Calpha [J]. J Mol Cell Cardiol, 2003, 35 (9): 1105-1112.

[12] RUAN C C, ZHU D L, CHEN Q Z, et al. Perivascular adipose tissue-derived complement 3 is required for adventitial fibroblast functions and adventitial remodeling in deoxycorticosterone acetate-salt hypertensive rats [J]. Arterioscler Thromb Vasc Biol, 2010, 30 (12) : 2568-2574.

[13] ZHANG Z B, RUAN C C, LIN J R, et al. Perivascular adipose tissue-derived PDGF-D contributes to aortic aneurysm formation during obesity [J]. Diabetes, 2018, 67 (8): 1549-1560.

[14] HONG M N, LI X D, CHEN D R, et al. Renal denervation attenuates aldosterone expression and associated cardiovascular pathophysiology in angiotensin II-induced hypertension [J]. Oncotarget, 2016, 7 (42): 67828-67840.

[15] HU Y, ZHANG Z, TORSNEY E, et al. Abundant progenitor cells in the adventitia contribute to atherosclerosis of vein grafts in ApoE-deficient mice [J]. J Clin Invest, 2004, 113 (9) : 1258-1265.

[16] GU W, NOWAK W N, XIE Y, et al. Single-Cell RNA-sequencing and metabolomics analyses reveal the contribution of perivascular adipose tissue stem cells to vascular remodeling [J]. Arterioscler Thromb Vasc Biol, 2019, 39 (10) : 2049-2066.

[17] SAFAR M E, ASMAR R, BENETOS A, et al. Interaction between hypertension and arterial stiffness [J]. Hypertension, 2018, 72 (4) : 796-805.

[18] KAESS B M, RONG J, LARSON M G, et al. Aortic stiffness, blood pressure progression, and incident hypertension [J]. JAMA, 2012, 308 (9) : 875-881.

[19] LAURENT S, BOUTOUYRIE P. Recent advances in arterial stiffness and wave reflection in human hypertension [J]. Hypertension, 2007, 49 (6) : 1202-1206.

[20] WU J, SALEH M A, KIRABO A, et al. Immune activation caused by vascular oxidation promotes fibrosis and hypertension [J]. J Clin Invest, 2016, 126 (1) : 50-67.

[21] SABBATINI A R, FONTANA V, LAURENT S, et al. An update on the role of adipokines in arterial stiffness and hypertension [J]. J Hypertens, 2015, 33 (3) : 435-444.

[22] LACOLLEY P, REGNAULT V, LAURENT S. Mechanisms of arterial stiffening: from

mechanotransduction to epigenetics [J]. Arterioscler Thromb Vasc Biol, 2020, 40 (5): 1055-1062.

[23] BROWN I, DIEDERICH L, GOOD M E, et al. Vascular smooth muscle remodeling in conductive and resistance arteries in hypertension [J]. Arterioscler Thromb Vasc Biol, 2018, 38 (9): 1969-1985.

[24] AALKJAER C, HEAGERTY A M, PETERSEN K K, et al. Evidence for increased media thickness, increased neuronal amine uptake, and depressed excitation—contraction coupling in isolated resistance vessels from essential hypertensives [J]. Circ Res, 1987, 61 (2): 181-186.

[25] WANG L, LUO J Y, LI B, et al. Integrin-YAP/TAZ-JNK cascade mediates atheroprotective effect of unidirectional shear flow [J]. Nature, 2016, 540 (7634): 579-582.

[26] HARRISON D G, GONGORA M C, GUZIK T J, et al. Oxidative stress and hypertension [J]. J Am Soc Hypertens, 2007, 1 (1): 30-44.

[27] GOLDBLATT H, LYNCH J, HANZAL R F, et al. Studies on experimental hypertension: I. The production of persistent elevation of systolic blood pressure by means of renal ischemia [J]. J Exp Med, 1934, 59 (3): 347-379.

[28] PACURARI M, KAFOURY R, TCHOUNWOU P B, et al. The renin-angiotensin-aldosterone system in vascular inflammation and remodeling [J]. Int J Inflam, 2014, 2014: 689360.

[29] LI X D, CHEN J, RUAN C C, et al. Vascular endothelial growth factor-induced osteopontin expression mediates vascular inflammation and neointima formation via Flt-1 in adventitial fibroblasts [J]. Arterioscler Thromb Vasc Biol, 2012, 32 (9): 2250-2258.

[30] SHI Y, O'BRIEN J E, FARD A, et al. Adventitial myofibroblasts contribute to neointimal formation in injured porcine coronary arteries [J]. Circulation, 1996, 94 (7): 1655-1664.

[31] CHEN J, WU J, LI L, et al. Effect of an acute mechanical stimulus on aortic structure in the transverse aortic constriction mouse model [J]. Clin Exp Pharmacol Physiol, 2011, 38 (9): 570-576.

[32] ZHANG G, LI X, SHENG C, et al. Macrophages activate iNOS signaling in adventitial fibroblasts and contribute to adventitia fibrosis [J]. Nitric Oxide, 2016, 61: 20-28.

[33] LI X D, HONG M N, CHEN J, et al. Adventitial fibroblast-derived vascular endothelial growth factor promotes vasa vasorum-associated neointima formation and macrophage recruitment [J]. Cardiovasc Res, 2020, 116 (3): 708-720.

[34] KONG L R, ZHOU Y P, CHEN D R, et al. Decrease of perivascular adipose tissue browning is associated with vascular dysfunction in spontaneous hypertensive rats during aging [J]. Front Physiol, 2018, 9: 400.

[35] WEI T, HUANG G, GAO J, et al. Sirtuin 3 deficiency accelerates hypertensive cardiac remodeling by impairing angiogenesis [J]. J Am Heart Assoc, 2017, 6 (8).

[36] SAFAR M E, LONDON G M, PLANTE G E. Arterial stiffness and kidney function [J]. Hypertension, 2004, 43 (2): 163-168.

[37] COHUET G, STRUIJKER-BOUDIER H. Mechanisms of target organ damage caused by hypertension: therapeutic potential [J]. Pharmacol Ther, 2006, 111 (1): 81-98.

[38] ITO N, NITTA Y, OHTANI H, et al.

Remodelling of microvessels by coronary hypertension or cardiac hypertrophy in rats [J]. J Mol Cell Cardiol, 1994, 26 (1): 49-59.

[39] PIRES P W, DAMS RAMOS C M, MATIN N, et al. The effects of hypertension on the cerebral circulation [J]. Am J Physiol Heart Circ Physiol, 2013, 304 (12): H1598-1614.

[40] GąSECKI D, KWARCIANY M, NYKA W, et al. Hypertension, brain damage and cognitive decline [J]. Curr Hypertens Rep, 2013, 15 (6): 547-558.

[41] LIN J R, ZHENG Y J, ZHANG Z B, et al. Suppression of endothelial-to-mesenchymal transition by SIRT (Sirtuin) 3 alleviated the development of hypertensive renal injury [J]. Hypertension, 2018, 72 (2): 350-360.

第七章
生物活性肽与高血压

内环境的稳态是机体进行正常生命活动的必要条件。人体心血管稳态通过神经-体液-免疫共同调节作用来实现各器官和系统的分工合作、协调统一，以适应外界环境变化，抵御内外致病因素侵袭。体液调节作为神经-体液-免疫调节网络的三大调控系统之一，通过分泌激素、生长因子、细胞因子、神经递质及许多生物活性肽以循环激素、自分泌、旁分泌及胞内分泌的方式传递机体内细胞间信息，调节心血管功能。心血管疾病的发生与其调节紊乱有关。原发性高血压作为临床心血管疾病的主要诱发因素，其是由先天性遗传因素和环境因素共同作用引起，以心血管重塑为主要表现的一组疾病。神经-体液-免疫调节网络异常和平衡失调是原发性高血压的发病基础。肾素-血管紧张素-醛固酮系统（RAAS）、儿茶酚胺及血管活性肽如降钙素基因相关肽、肾上腺髓质素、钠尿肽家族、内皮素及神经肽Y等合成和/或分泌的异常，参与高血压疾病的发生和发展。其中RAAS系统在高血压发病中的作用已在其他章节讨论。本章重点阐述降钙素基因相关肽、肾上腺髓质素、钠尿肽、内皮素和神经肽Y在高血压中的作用。

第一节
降钙素基因相关肽

一、概述

降钙素基因相关肽（calcitonin gene related peptide，CGRP）是一种调节性神经肽，属于降钙素/降钙素基因相关肽家族，包括五个成员：降钙素（calcitonin，CT）、胰淀粉样酶（amylin）、肾上腺髓质素和两种降钙素基因相关肽。1983年，美国学者Michael G.Rosenfeld应用基因重组和分子生物技术发现一种由辣椒素敏感感觉神经末梢释放的生物活性多肽，后命名为降钙素基因相关肽。CGRP分子量约为3800D，包含37个氨基酸残基，由中枢神经系统和周围神经系统中的神经元产生，以两种形式存在，即α-CGRP和β-CGRP。最初它们被描述为神经系统、肠和心脏之间的潜在介质，随后发现CGRP是外周和脑血管系统的有效血管舒张剂。

二、CGRP的生物学特性

（一）CGRP的结构

α-CGRP和β-CGRP，也称为CGRP Ⅰ和CGRP Ⅱ，是由人类11号染色体上不同位点的两个不同基因经转录、翻译合成的。*CALC-Ⅰ*基因经选择性剪接后产生降钙素或α-CGRP，而β-CGRP是由*CALC Ⅱ*基因转录而来。α-CGRP和β-CGRP具有＞90%的同源性，在人类中二者只有三个氨基酸存在差异，具有相似地生物活性。一般认为，α-CGRP是中枢神经系统和周围神经系统中的主要存在形式，而β-CGRP主要存在于肠神经系统。

人类CGRP包含四个结构域。NH2末端的前七个氨基酸残基组成第一个结构域并由二硫键连接形成环状结构。CGRP拮抗剂CGRP8-37是去除第一个结构域而形成的。残基8-18组成结构域2，由α螺旋结构组成，缺失后导致亲和力降低至全长的1%～2%。其中α-螺旋亲水面内的氨基酸残基11和18在维持CGRP的高亲和力结合中发挥重要作用。此外，残基19～27构成CGRP的结构域3，并形成β-或γ-扭曲。第四个结构域包含COOH末端和28～37位的其余残基，形成CGRP结合表位。目前CGRP结构的物种差异已得到广泛研究，确定了在受体结合和激活过程中起关键作用的氨基酸。不同物种之间的CGRP氨基酸序列具有较高的同源性，如人、大鼠和小鼠。图2-7-1示人、大鼠和小鼠CGRP的氨基酸序列。

人α-CGRP：acdtatcvth rlagllsrsg gvvknnfvpt nvgskaf
人β-CGRP：acntatcvth rlagllsrsg gmvksnfvpt nvgskaf

大鼠α-CGRP：scntatcvth rlagllsrsg gvvkdnfvpt nvgseaf
大鼠β-CGRP：scntatcvth rlagllsrsg gvvkdnfvpt nvgskaf

小鼠α-CGRP：scntatcvth rlagllsrsg gvvkdnfvpt nvgseaf
小鼠β-CGRP：scntatcvth rladllsrsg gvlkdnfvpt dvgseaf

图2-7-1　人、大鼠和小鼠的α-CGRP和β-CGRP的氨基酸残基

注：红色字体显示为与人的α-CGRP不同源的氨基酸残基。

（二）CGRP的合成和释放

CGRP主要从三叉神经节和背根神经节释放，二者是神经肽合成的主要部位。CGRP合成的调控机制目前并不明确。目前已知CGRP合成可能与神经生长因子（NGF）有关。NGF对于促进感觉神经元生长和维持成熟神经元功能至关重要。CGRP合成后储存在感觉神经末梢的大而密集的核心囊泡中，在神经元去极化后，CGRP通过经典的钙依赖性胞吐方式从神经元末端释放。脑源性神经营养因子（BDNF）及升压药物，如血管紧张素Ⅱ和去甲肾上腺素等也会影响CGRP释放。

α-CGRP和β-CGRP在某些生理及病理情况下，都可以释放于血管系统中。血管周围神经可能是血浆CGRP的主要来源，其中肠系膜和肾脏的阻力血管存在密集的血管周围神经，这些部位可能是CGRP释放的关键位置，同时也将CGRP神经支配部位与心血管调节作用联系起来了。通常血浆中CGRP水平很低，但在某些生理及病理情况下，如妊娠、血液透析、心血管疾病和偏头痛等，CGRP可以大量释放到血中。

（三）CGRP的分布

CGRP广泛分布于中枢神经系统和周围神经系统。CGRP与感觉神经元存在明确联系，尤其是在无髓鞘的C纤维和髓鞘稀少的Aδ纤维中，免疫组织化学定位显示CGRP与神经肽P物质（substance P，SP）存在共定位。在运动神经元中，CGRP与Ach共表达，可能参与乙酰胆碱受体合成。此外，α-CGRP被认为主要存在于中枢神经和外周神经系统的神经元中，而β-CGRP主要存在于肠道中，其表达量是α-CGRP的7倍。

CGRP包含于血管周围神经中，免疫组织化学定位表明CGRP可沿血管周围神经从外膜延伸至血管内侧肌肉层。CGRP含量在动脉组织中高于静脉组织。最近研究发现在大鼠肠系膜分支动脉中存在α-CGRP。此外，虽然神经系统是主要来源，但越来越多证据表明CGRP也存在于内皮细胞、脂肪细胞、角质形成细胞和免疫细胞。

（四）CGRP的酶解

目前通过蛋白质组学方法鉴定小鼠组织中新型CGRP片段，结合质谱检测发现CGRP肽一级序列中的内源性切割位点有两个主要的裂解位点：Ser17-Arg18和Asn26-Phe27。随后生化分析确定金属蛋白酶在调节CGRP蛋白水解过程中发挥重要作用，其中胰岛素降解酶（IDE）在上述切割位点处行使重要功能。此外，内皮素转化酶-1（ECE-1）也会降解CGRP，保护小鼠肺纤维化。对于CGRP释放后的降解机制中的每一个特异性酶切位点都可能成为用来增强或抑制CGRP生物活性的靶点，以达到治疗目的。

三、CGRP的受体

CGRP通过复杂的异三聚体受体发挥作用，该CGRP受体由三种蛋白质组成：降钙素受体样受体（CLR，也称为CRLR）、受体活性修饰蛋白1（RAMP1）和受体成分蛋白（RCP）分子。

降钙素受体样受体（CLR）是受体与配体结合的部分，属于G蛋白偶联受体（GPCR）B类“分泌样”家族。CLR受体元件具有7个跨膜结构域（TM1-TM7），一个N端胞外段和一个C端胞内段。RAMP1是一个跨膜结构域蛋白，其胞外N端包含100个氨基酸残基，胞内C端约10个氨基酸残基。CLR作为成熟糖蛋白从内质网/高尔基体运输到质膜需要经由CLR和RAMP1的异二聚作用（CLR/RAMP1）。

RAMP1氨基酸残基的91—94、96—100和101—103位缺失完全抑制cAMP的产生，并在RAMP1跨膜区附近的C端取代5个氨基酸，可以阻断CLR和RAMP1的异二聚作用，降低受体功能。RCP是一种分子量约17kD的胞内外周膜蛋白，通过离子间相互作用与细胞膜结合。免疫共沉淀实验表明RCP与CGRP受体CLR存在直接相互作用。RCP将受体CLR与细胞内G蛋白介导的信号通路连接，通过激活腺苷酸环化酶增加细胞内cAMP水平。因此，CLR、RAMP1和RCP共同执行CGRP受体的信号转导功能。

总之，CGRP受体与配体的结合是一个两步过程，被称为"两域模型"。首先CGRP的C末端与CLR胞外域的N末端相互作用；其次，CGRP的N末端与CLR的跨膜结构域和细胞外环区域结合，从而触发受体激活。

四、CGRP对心血管系统的调控

CGRP从神经元末端释放后，发挥有效的心血管系统保护作用。其作用机制有很多，心脏的正性变时变力作用——加快心率，增强心肌收缩力，增加心输出量；改善缺血心肌血液流变学，增加心肌血流量；保护心肌细胞、血管内皮细胞；舒张血管等。

（一）CGRP与高血压的关系

越来越多的证据表明，CGRP活性在抵抗高血压和血管功能障碍的发病过程中发挥重要作用。神经元CGRP分布于血管周围，使其在局部有效介导血管舒张作用，而CGRP作为微血管舒张剂，其作用比前列腺素高10倍，比Ach和神经肽SP等血管舒张剂高10～100倍。因此，CGRP成为目前已知最有效的微血管舒张剂。

在原发性高血压动物模型中，给予CGRP拮抗剂$CGRP_{8-37}$导致血压进一步升高，提示CGRP在维持血压稳定过程中发挥重要作用。CGRP剂量依赖性降低大鼠平均动脉血压并增加心率，显著抑制Ang Ⅱ诱导的升压反应，提示Ang Ⅱ和CGRP协同作用以调节血管张力维持血压。此外，用微量渗透泵给予大鼠Ang Ⅱ输注10天以上，可导致肠系膜血管中CLR和RAMP1 mRNA表达增加，提示CGRP受体成分可能存在潜在的血压依赖性调节。与之类似，高血压患者的CGRP系统的血管舒张活性存在代偿性增加。

在自发性高血压大鼠（SHRs）脊髓中发现CGRP表达水平降低，并且DRG中CGRP mRNA表达下调，提示SHR可能是由于CGRP表达减少导致血管舒张反应相对降低而导致高血压，而DOC-盐高血压动物中则表现为CGRP表达水平代偿性增加。此外，研究发现DOC-盐高血压大鼠的平均动脉压高于正常血压大鼠，静脉内注射CGRP受体拮抗剂（$CGRP_{8-37}$）可进一步升高平均动脉压。应用CGRP KO小鼠进一步证实了CGRP的抗高血压作用，与对照组的野生型小鼠相比，CGRP KO小鼠基础血压和平均动脉压（MAP）明显升高。在DOC-盐诱导高血压模型中，相比WT小鼠，CGRP KO小鼠心脏和肾脏切片均显示出更为明显的细胞损伤，并且促炎症细胞因子和趋化因子水平明显增加（如细胞间黏附分子-1、血管黏附分子-1和单核细胞趋化蛋白-1），同时CGRP KO小鼠的尿微量白蛋白显著增加。结果表明，CGRP缺失使心脏和肾脏更容易发生高血压引起的终末器官损害，上述损伤可能由于氧化应激和炎症的增强所导致。研究进一步证实，感觉神经元中发现的CGRP可以预防高血压引起的心脏和肾脏损害。肾素－血管紧张素－醛固酮系统（RAAS）与高血压的发展密切相关。研究发现，CGRP KO小鼠循环RAAS活性增加。此外，CGRP可以显著降低由Ang Ⅱ或去甲肾上腺素引起的大鼠血压升高，CGRP可以抑制Ang Ⅱ诱导的醛固酮分泌。上述结果提示，CGRP通过与肾素－血管紧张素－醛固酮系统相互作用来维持血压。总之，CGRP及其受体参与血压调节并具有抗高血压的作用。

另一方面，有原发性醛固酮增多症或高盐饮食的高血压患者，检测发现循环CGRP水平升高。

研究已证明，在脱氧皮质酮（DOC）-盐和妊娠期L-NAME诱导的实验性高血压模型中，CGRP作为血管舒张剂可以代偿性增加以减轻血压的升高。此外，CGRP在两肾一夹高血压模型和慢性低氧性肺动脉高压动物模型中也具有相似地作用。在几种高血压模型中，神经元细胞中的CGRP表达水平受到差异性调节。

（二）CGRP与心力衰竭

CGRP合成后储存于冠状血管周围及整个心肌肌原纤维束之间的感觉神经内的密集囊泡中，并支配心脏活动。CGRP的分布位置使其可以感知心脏中血流压力、局部缺血和细胞毒性应激的变化。因此，感觉神经可以通过释放CGRP从而发挥对高血压和心力衰竭导致的心肌重塑和功能障碍的保护作用。

心力衰竭患者血浆中CGRP水平升高，而急性静脉输注CGRP可显著改善充血性心力衰竭患者的心脏功能参数。心力衰竭患者发病的初期和中期，CGRP的循环水平会升高，随着心力衰竭的进展而明显下降。非缺血性慢性心力衰竭（CHF）大鼠模型研究发现，升主动脉压力超负荷引起的心力衰竭会增加心房和心室中RAMP1 mRNA和蛋白质的表达水平。在异丙肾上腺素诱发的心力衰竭模型中，CGRP可以防止心脏肥大。主动脉缩窄（TAC）引起的压力超负荷心力衰竭模型中，相比WT小鼠，CGRP KO小鼠的存活率更低，超声心动图数据显示，CGRP KO小鼠表现出更严重的心脏重塑和功能障碍，心脏射血分数进一步降低，心重/体重比和肺重/体重比升高。此外，与TAC-WT小鼠心脏相比，TAC-CGRP KO小鼠的左心室肥大加重，并且显示出更为严重的心脏纤维化、细胞凋亡和坏死。总之，以上研究表明，*CGRP*基因缺乏会加剧压力超负荷引起的心力衰竭的不良心脏重构，增加功能障碍和死亡率，提示CGRP在心力衰竭中发挥心脏保护作用。

（三）CGRP与缺血/再灌注损伤

急性心肌梗死后，人血浆和神经中免疫反应CGRP水平升高。心肌缺血导致豚鼠和大鼠离体心脏中CGRP释放明显增加。在心脏缺血/再灌注（I/R）损伤期间，无髓鞘的C纤维和缺少髓鞘的Aδ纤维的感觉神经可能通过CGRP的释放发挥心脏保护作用。多项研究表明，CGRP可以显著逆转心肌I/R损伤，其机制是CGRP通过PI3k-Akt和ERK 1/2激酶级联反应抑制GSK3β以减轻I/R损伤引起的心脏线粒体功能障碍。

临床报道冠状动脉内输注CGRP可延缓稳定型心绞痛患者的心肌缺血发作。CGRP受体拮抗剂BIBN4096BS可以完全拮抗CGRP预处理和外源性CGRP诱导的心脏保护作用。应用CGRP KO和野生型小鼠的离体灌注心脏进行I/R，研究CGRP在I/R损伤中的作用。结果发现，I/R损伤后，与WT小鼠相比，CGRP KO小鼠表现出明显的心脏功能下降，心脏中肌酸激酶（细胞死亡的标志）和丙二醛（氧化应激诱导的脂质过氧化的标志）的水平升高。因此，CGRP的缺失可能通过诱导氧化应激和炎症增加，导致心脏更容易发生I/R损伤，提示CGRP在缺血预处理过程中具有重要作用。

五、发展趋势

CGRP通过降低Ang Ⅱ活性和有效的血管舒张活性，增加心脏血流量进而保护心肌细胞免受缺血和代谢应激引起的损害，发挥心脏保护作用。在基于心血管疾病患者的人体研究中已经证实CGRP是具有希望的治疗药物，但是CGRP在人血浆中的半衰期很短（$T_{1/2}$＝5分钟），因此很难应用于任何长期治疗方案中。目前针对延长生物利用度和半衰期研发的CGRP激动剂，可以显著逆转高血压和心力衰竭动物模型中引起的病理损伤。因此，CGRP相关药物在将来有望成为治疗心血管疾病的有效药物。

（冯　娟　杜　幸）

第二节
肾上腺髓质素

一、概述

肾上腺髓质素（adrenomedullin，ADM）是日本学者Kazuo Kitamura等于1993年从嗜铬细胞瘤组织中分离得到的具有生物活性的多肽。后续研究发现，肾上腺髓质素在正常肾上腺髓质组织中同样表达，并对全身组织器官具有调节作用。人肾上腺髓质素基因位于第11号染色体短臂1区5号带，全基因包含4个外显子和3个内含子，编码前肾上腺髓质素原。

人成熟的肾上腺髓质素是由52个氨基酸残基组成的单肽，与α降钙素基因相关肽、β降钙素基因相关肽、降钙素受体刺激多肽、胰淀素、肾上腺髓质素2和肾上腺髓质素5同属于降钙素基因相关肽超家族的成员。与家族其他成员相似，肾上腺髓质素的N端具有一个由二硫键构成的6氨基酸分子内环（16～21位半胱氨酸），C端被氨酰化修饰。分子内环和氨酰化修饰对肾上腺髓质素功能的维持具有重要作用。N端分子内环状结构与C端氨酰化修饰缺失的肾上腺髓质素多肽片段（ADM22-52）能正常结合肾上腺髓质素受体，但不具有受体激活作用，因而在基础研究中常作为肾上腺髓质素受体的拮抗剂被广泛使用。肾上腺髓质素与超家族其他成员（肾上腺髓质素2，降钙素基因相关肽）共享受体，具有相似地功能。

二、肾上腺髓质素的生物学特性

（一）肾上腺髓质素的合成与分布

在肾上腺髓质激素基因启动子上，存在核因子κB、激活蛋白1、CCAAT增强子结合蛋白和低氧因子1等多种转录因子结合位点，其合成能被肿瘤坏死因子、白介素-1、血管紧张素Ⅱ、内皮素及心房钠尿肽等多种细胞因子上调。

肾上腺髓质素广泛表达于多种组织和器官中。肾上腺髓质素高表达于肾上腺髓质组织，并在心脏、血管、肺、肾、脑、脾、胰和胃肠道组织中高表达。尽管肾上腺髓质素在组织和器官中广泛表达，但成熟的肾上腺髓质素却并不在细胞中大量储存，而是合成后直接分泌释放，提示肾上腺髓质素的调节主要发生在转录水平。

（二）肾上腺髓质素的成熟

前肾上腺髓质素原是由185个氨基酸残基组成的多肽。除去肾上腺髓质素外，前肾上腺髓质素原还能经剪切产生具有生物学活性的肾上腺髓质素原前肽和肾上腺紧张素。前肾上腺髓质素原切掉N端信号肽后转变为164个氨基酸残基的肾上腺髓质素原，并进一步被剪切为肾上腺髓质素、肾上腺髓质素原前肽、肾上腺紧张素和肾上腺髓质素原中间区，四种多肽片段在调节机体内环境稳态和疾病诊断中都被发现具有重要的作用。肾上腺髓质素以中间体的形式被分泌，即在成熟体的C末端留有一个甘氨酸残基，如图2-7-2。

血浆中85%的肾上腺髓质素以中间体的形式存在，然而肾上腺髓质素中间体发挥生物学功能依赖于组织中肽甘氨酸-α-单加氧酶催化生成的成熟体。甘氨酸-α-单加氧酶催化氧化肾上腺髓质素中间体末端的甘氨酸生成肾上腺髓质素成熟体和乙醛酸。体外实验的结果表明肾上腺髓质素中间体具有与成熟体相似地生物学活性，但其作用更加平缓并可被肽甘氨酸-α-单加氧酶抑制剂所抑制，提示肾上腺髓质素中间体作为成熟体的储备使肾上腺髓质素的生物学作用更加长期而平缓。

（三）肾上腺髓质素的分泌

人血浆中肾上腺髓质素浓度为2～10 pmol/L，并且肾上腺髓质素血浆浓度在机体不同部位存在小范围波动。鉴于肾上腺髓质素在体内的广泛分布，机体多种组织器官对血浆肾上腺髓质素可能均有贡献。炎症、缺氧、高糖等多种应激刺激均能促进肾上腺髓质素的表达与分泌。血浆中的肾上腺髓质素主要以蛋白结合的形式存在。补体系统的H

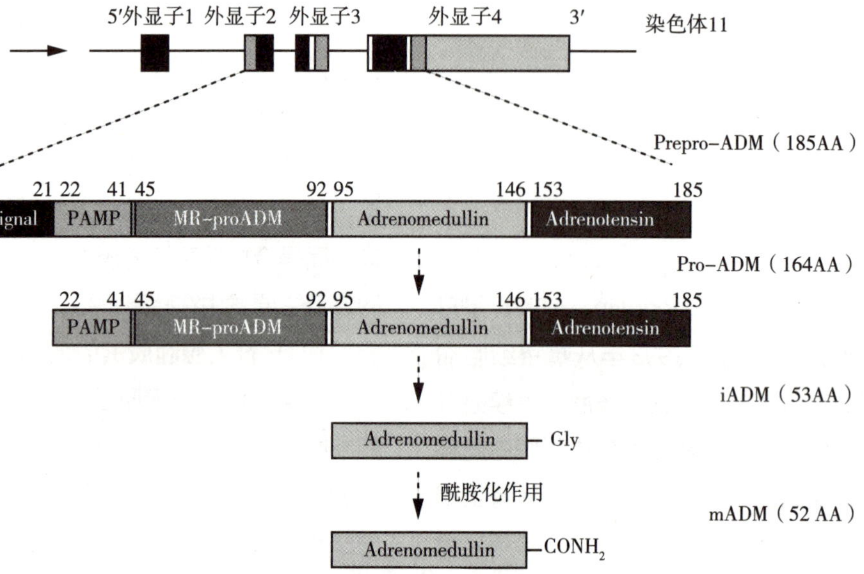

图2-7-2　肾上腺髓质素的生物合成和翻译后加工示意图

注：Adrenomedullin，肾上腺髓质素；Prepro-ADM，肾上腺髓质素前体肽原；signal，氨基端信号肽；PAMP，肾上腺髓质素前体N端20肽；MR-proADM，肾上腺髓质素前体中段；Adrenotensin，肾上腺髓质加压素。

因子被证明为肾上腺髓质素结合蛋白。肾上腺髓质素与H因子的结合能增强肾上腺髓质素的稳定性和受体激动活性，同时促进H因子对补体系统旁路激活途径的抑制作用，表明肾上腺髓质素与H因子的相互作用对于彼此功能的发挥都具有重要作用。目前针对血浆中肾上腺髓质素的检测手段正不断改进。

（四）肾上腺髓质素的降解

肾上腺髓质素与因子H的结合极大地增加了肾上腺髓质素的稳定性，但血浆中肾上腺髓质素的稳定性仅为22分钟，表明肾上腺髓质素是一种迅速发挥作用的短效激素。肺动脉血浆中肾上腺髓质素含量要低于主动脉血浆中含量，提示肺可能是肾上腺髓质降解的重要器官。此外，肾上腺髓质素在尿液中浓度远远高于血浆中浓度，在人尿液中能够检测到肾上腺髓质素的剪切片段，提示肾脏可能也是肾上腺髓质素重要的降解器官。目前研究已经确定基质金属蛋白酶2和中性内肽酶是肾上腺髓质素的重要降解酶，能在多个位点剪切肾上腺髓质素。

三、肾上腺髓质素的受体与受体后信号

（一）肾上腺髓质素受体

肾上腺髓质素的受体是降钙素受体样受体。降钙素受体样受体通过与受体活性修饰蛋白相互作用，发挥生物学功能。受体活性修饰蛋白共有1,2,3三种亚型，降钙素受体样受体结合不同修饰蛋白表现出不同的受体亲和性与功能。降钙素受体样受体与受体活性修饰蛋白1结合形成降钙素基因相关肽受体，与受体活性修饰蛋白2，3结合构成肾上腺髓质素受体1和2。肾上腺髓质素能同时激活三种受体，其激动能力由强到弱依次为肾上腺髓质素受体2、肾上腺髓质素受体1、降钙素基因相关肽受体。降钙素基因相关肽和肾上腺髓质素2同样激活降钙素受体样受体，但与肾上腺髓质素表现出不同的受体亲和力。

（二）肾上腺髓质素受体后信号

作为G蛋白偶联受体，降钙素受体样受体通过募集不同的G蛋白激活不同的下游信号通路。降钙素受体样受体与G蛋白αs偶联激活腺苷酸环化酶，增加细胞内环腺苷酸水平，进而激活蛋白激酶

A、cAMP调节的鸟苷酸交换因子等信号通路；而与G蛋白αq偶联激活磷脂酶C，增加磷脂酰肌醇水平与胞浆钙离子水平，进而激活蛋白激酶C、钙调蛋白激酶等信号通路；如与G蛋白αi偶联则拮抗G蛋白αs的激活并激活β抑制蛋白信号通路。降钙素受体样受体结合不同的受体活性修饰蛋白，表现出不同的激活偏向性。而近期的研究表明，降钙素受体样受体的偏向性激活还依赖于不同配体。

降钙素基因相关肽受体在肾上腺髓质素作用下偏向激活G蛋白αi，而在降钙素基因相关肽和肾上腺髓质素2作用下偏向激活G蛋白αs。肾上腺髓质素受体1在肾上腺髓质素和降钙素基因相关肽作用下偏向激活G蛋白αs，而在肾上腺髓质素2作用下偏向激活G蛋白αq。肾上腺髓质素受体2则在肾上腺髓质素和肾上腺髓质素2作用下激活G蛋白αs，而在降钙素基因相关肽作用下偏向激活G蛋白αq。

四、肾上腺髓质素与心血管及其他系统的关系

（一）肾上腺髓质素与高血压

肾上腺髓质素是一种心血管保护性多肽，在多种心血管疾病中具有保护作用。疾病发生过程中，多种刺激因素可以诱导肾上腺髓质素基因表达，包括炎症、缺氧、氧化应激、机械应激、肾素-血管紧张素和交感神经系统激活。有临床观察报道在高血压病和有靶器官损害时，它的含量和活性随着疾病进展增加，一般认为这是一种代偿反应，因此有学者提出血浆肾上腺髓质素含量也可以反映血压和靶器官损害的严重程度。但这种代偿反应的肾上腺髓质素含量相当低，多为fmol/L或pmol/L水平，不足以激动其受体以达到保护效应。也有临床研究报道疾病严重时血浆或局部组织含量是下降的。

肾上腺髓质素具有强大而持久的扩张血管和降低血压的功能，其机制是肾上腺髓质素作用于内皮细胞，促进一氧化氮的产生与释放，导致血管平滑肌舒张，还能以内皮非依赖的方式直接舒张血管平滑肌细胞。外周给予肾上腺髓质素能扩张血管、增加组织器官血流量、降低外周阻力、降低动脉血压。肾上腺髓质素还能特异性增加心、脑、肺、肾和肾上腺等肾上腺髓质素高表达组织器官的血流量，而不改变其他部位的血流量，表明其对全身血流动力学的调节作用主要是通过局部旁分泌的方式实现的。高血压模型大鼠长期给予肾上腺髓质素能降低大鼠血压、抑制肾素-血管紧张素-醛固酮系统的过度激活，并改善恶性高血压诱导的肾脏损伤。在人肺静脉内或局部肱动脉灌注肾上腺髓质素会导致剂量依赖性血压下降及动脉和静脉的血管舒张。低剂量肾上腺髓质素足以减少心脏后负荷，增加射血分数和心脏指数。以上表明肾上腺髓质素对于原发性高血压及其引起的器官损伤具有潜在的治疗作用。

（二）肾上腺髓质素与心力衰竭

肾上腺髓质素是一种具有正性肌力作用的多肽。全身给予肾上腺髓质素能提高小鼠、人等不同物种的心输出量。肾上腺髓质素能直接作用于心肌细胞，增加心肌细胞内钙离子浓度，从而直接增强心肌收缩功能。肾上腺髓质素还能扩张冠脉血管，从而增加心肌血流灌注量，促进心肌收缩。此外肾上腺髓质素的降压作用还能间接通过班布里奇反射增加心率，间接提高心输出量。

肾上腺髓质素对于高血压诱导的心力衰竭同样具有改善作用。在心力衰竭大鼠模型中，肾上腺髓质素的长期应用能逆转心肌肥大向心力衰竭的进展，降低心力衰竭大鼠死亡率。肾上腺髓质素能增强心功能、扩张血管减小外周血管阻力、降低动脉血压，同时肾上腺髓质素的排钠利尿作用还能减少血容量，最终实现减轻心脏负荷、保护心肌功能的作用。伴呼吸困难和肺充血的急性心力衰竭患者联合使用肾上腺髓质素和心钠素可减轻肺动脉血压和血管阻力，改善心脏功能。

（三）肾上腺髓质素与动脉粥样硬化

肾上腺髓质素在动脉粥样硬化的发生发展中同样发挥保护作用。由于肾上腺髓质素在内皮和血管平滑肌细胞中产生和分泌，血浆肾上腺髓质素水

平与内皮损伤之间可能存在联系。研究证实，血浆肾上腺髓质素水平可以反映动脉粥样硬化患者的内皮损伤程度。在载脂蛋白E敲除的动脉粥样硬化小鼠模型中过表达肾上腺髓质素，可见动脉粥样硬化斑块严重程度与单纯载脂蛋白E敲除小鼠相比明显减轻。这些研究表明肾上腺髓质素对动脉粥样硬化进展具有血管保护作用。主要机制是肾上腺髓质素能抑制小鼠主动脉和人脐静脉内皮细胞的损伤与凋亡，并抑制血管平滑肌细胞的增殖迁移与通透性增加。

（四）肾上腺髓质素其他调节作用

肾上腺髓质素是一种具有排钠利尿功能的多肽，全身或肾脏局部给予肾上腺髓质素能增加尿量和尿钠外排。肾上腺髓质素还能促进肾血管扩张，增加肾脏血流量与肾小球滤过率。肾上腺髓质素在肾小球、远端肾小管和髓质集合管表达，并在局部发挥作用，抑制钠和水的重吸收。中性内肽酶抑制剂能抑制肾上腺髓质素的降解从而增强其排钠利尿的功能。综上结果表明肾上腺髓质素能通过直接抑制肾脏对水钠重吸收与间接增大肾小球滤过率的双重方式发挥排钠利尿作用。

五、心血管疾病的潜在生物标志物

越来越多的证据表明肾上腺髓质素可能是心血管疾病的潜在生物标志物，对肺动脉高压、心肌梗死、心力衰竭、脓毒血症和多器官衰竭等多种疾病的预后具有良好的预测能力。一项将血浆肾上腺髓质素与脂联素和高敏C反应蛋白（hsCRP）对未来心血管事件的预测能力进行比较的研究表明，肾上腺髓质素优于后两者。肾上腺髓质素前体的中部区域（MR-proADM）比肾上腺髓质素稳定，因此更适合作为生物标志物用于临床。最近的一项研究表明，MR-proADM对急性心肌梗死后心力衰竭的患者具有良好的预后价值。

六、展望

肾上腺髓质素被发现已有20余年，广泛的研究揭示了肾上腺髓质素的分子结构、组织细胞的分布和生物学功能和病理意义。肾上腺髓质素的生物学功能主要有血管舒张、利尿、刺激NO产生和抑制细胞凋亡等，在高血压，心肌梗死和心力衰竭等多种心血管疾病的发生发展过程中起着重要的改善作用。因此，基于肾上腺髓质素受体激动剂的治疗策略被认为是治疗这些心血管疾病的一种可行的治疗策略。

（冯 娟 杜 幸）

第三节
钠尿肽家族

一、概述

钠尿肽家族是主要由心血管系统分泌的一组肽类的总称，包括心房钠尿肽（ANP）、B型钠尿肽（BNP）和C型钠尿肽（CNP）。1956年，Bruno Kisch应用电子显微镜最初发现心房而非心室细胞含有高度发达的类似于分泌细胞中观察到的高尔基网络。随后，研究发现心房提取物包含有效的降压成分，刺激肾脏排钠排水，由此发现第一种钠尿肽，后常称为心钠素，又名心房钠尿肽。B型钠尿肽，最初从猪脑组织中纯化并测序，后发现其高度集中于心力衰竭患者的心室组织，成为该家族的第二个成员。1991年，研究人员从猪脑组织提取物中纯化出具有舒张血管平滑肌的成分，后命名为C型钠尿肽，成为钠尿肽家族的第三个成员。这三个成员的蛋白质一级结构相似，包含由17个氨基酸残基构成的二硫键环。

有学者认为尿舒张肽（urodilatin）应列为钠尿肽家族第四个成员。1988年，尿舒张肽从人的尿液中分离出来，随后研究发现其是由ANP前体的95～126位氨基酸组成的肽，通过替代加工系统从ANP前体衍生而来。尿舒张肽由肾单位的远端肾小管合成和分泌，可以与位于髓质集合管细胞和血管平滑肌细胞上的钠尿肽受体结合，局部发挥利尿和舒张血管作用，进而导致尿量增加和血肌酐清除率增加，对处于少尿期的肾衰竭患者的病情控制非常重要。除外上述四种，1992年于曼巴蛇毒液中分离出蛇毒钠尿肽，命名为D型钠尿肽（DNP）。DNP是包含38个氨基酸的多肽，结构上与上述三种钠尿肽相似，是药物研发中独特优质的配体，并且可以通过基因工程技术延长其半衰期及设计具备血管和肾功能差异调节的新DNP分子。

二、生物学特性

（一）心房钠尿肽

钠尿肽以前激素原的形式合成（图2-7-3）。编码ANP的人类基因称为*NPPA*，位于1号染色体1p36.21位置。*NPPA*长度约2 Kb，由3个外显子和2个内含子组成。转录形成的mRNA翻译后产生包含151个氨基酸残基的多肽，称为前激素原。前25个氨基酸残基构成一个信号序列，该信号序列被切割后产生126个氨基酸残基的肽，称为心房钠尿肽前体（proANP），proANP是储存在心房细胞的分泌颗粒（specific atrial granules）中的ANP的主要形式。在心房扩张等刺激条件下，proANP从心房细胞分泌颗粒中释放，被心房心肌细胞外表面高度表达的跨膜丝氨酸蛋白酶（corin）迅速降解为含98个氨基酸残基的N端片断（N-terminal ANP）和28个氨基酸残基的具有生物活性的成熟ANP，并释放进入冠状窦通过血液循环分配到其靶器官。ANP在物种之间非常保守，人和大鼠的ANP成熟形式仅有第12位氨基酸不同，人ANP为甲硫氨酸，而大鼠为异亮氨酸。在缺乏功能性corin的小鼠，心脏中完全加工的成熟ANP水平显著降低，并表现出轻度高血压。肾脏组织中的蛋白酶会对proANP进行替代处理，产生含有32个氨基酸残基的多肽，即尿舒张肽。目前认为其仅在组织局部部位发挥利尿和血管舒张作用。

在人体血浆中，ANP水平相对较低（10 fmol/ml），半衰期约为2分钟，但在充血性心力衰竭患者中，循环ANP水平提高10～30倍。除外心房壁张力增加，引起ANP分泌的另一个刺激因素是心率增加，尤其是心房收缩率增加。

（二）B型钠尿肽

BNP最初是从猪脑组织的提取物中纯化出来的，因此被称为B型钠尿肽。随后，研究发现心脏心室组织中的BNP浓度要高很多。编码人BNP的基因*NPPB*位于1号染色体的1p36.2位。在小鼠基因组中，*Nppb*位于4号染色体。与*NPPA*相同，*NPPB*基因由3个外显子和2个内含子组成。BNP的前激素原形式preproBNP的长度为134个氨基酸，由26个氨基酸的信号序列和108个氨基酸的proBNP序列组成。与preproANP不同，哺乳动物中preproBNP序列仅在氨基末端和羧基末端具有高度同源性，导致不同物种之间具有生物活性的循环BNP长度不同。例如，人和猪的循环BNP长度为32个氨基酸，而在大鼠和小鼠中，循环BNP长度为45个氨基酸。目前认为丝氨酸蛋白酶corin可能

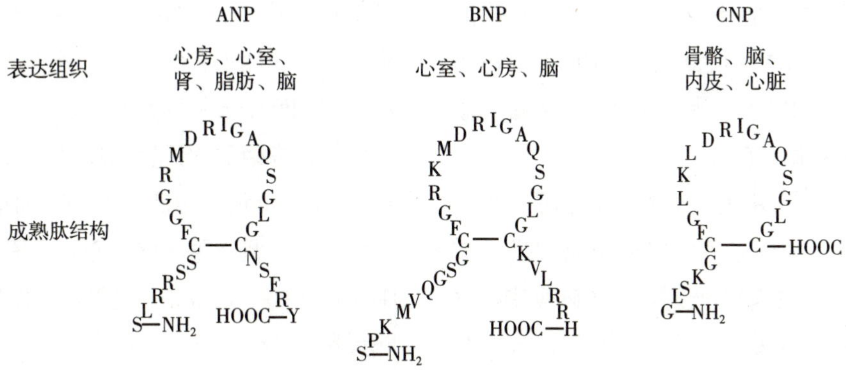

图2-7-3 ANP、BNP和CNP的表达部位及成熟多肽的氨基酸序列和结构示意图

是将proBNP裂解成活性形式的肽酶。在心房仅有较低水平的BNP与ANP储存在心房细胞分泌颗粒中，大部分BNP存在于心室组织中。在心室组织中，BNP并不储存在颗粒中，而是根据需要进行转录，以调节心脏应激状态。

人体血浆中BNP浓度非常低（1 fmol/ml），半衰期约为20分钟，但是在充血性心力衰竭导致的长时间心室容量超负荷的情况下，76个氨基酸的N端片段（N-terminal BNP）和32个氨基酸的BNP在心室肌呈“爆发式”合成，不断从心室肌释放，使其血浆循环浓度急剧升高。

（三）C型钠尿肽

C型钠尿肽最初是从猪脑提取物中纯化的。CNP是脑组织中表达最高的钠尿肽，同时在软骨细胞和内皮细胞中也高度表达。与ANP和BNP不同，编码CNP的人类基因*NPPC*位于2号染色体的2q24-qter位，并且仅包含2个外显子和1个内含子。*NPPC*基因编码包含126个氨基酸的多肽，具有23个氨基酸的信号序列，以及103个氨基酸的proCNP。PreproCNP在不同物种之间具有高度同源性，哺乳动物物种黑猩猩、狗、小鼠和大鼠的preproCNP与人类的preproCNP有99%、96%、91%和94%的同源性，并且22个氨基酸的CNP羧基末端完全相同。

ProCNP通过细胞内丝氨酸内切酶弗林蛋白酶（furin）的作用被切割加工成成熟形式。在体外，弗林蛋白酶将103个氨基酸的proCNP裂解为53个氨基酸的羧基末端生物活性肽（CNP-53），是CNP在组织中的主要形式。但是，在体循环中较短的22个氨基酸的羧基末端生物活性肽（CNP-22）占主导地位，其切割蛋白酶目前尚不清楚。二者都可以结合并激活同源受体NRP-B。

CNP不储存于分泌颗粒中。在生长因子和剪切力的刺激作用下，体外培养的内皮细胞CNP合成和分泌增加，此外，血管损伤时，新生内膜中的平滑肌细胞的CNP表达增加。正常情况下，人血浆CNP浓度非常低，约1 fmol/ml。在充血性心力衰竭患者血浆中CNP浓度升高，但升高程度明显低于ANP和BNP。人血浆中CNP-22清除速率很快，半衰期约为2.6分钟。

三、钠尿肽受体

钠尿肽通过钠尿肽受体（NPR）起作用。目前已经鉴定出三种不同的受体：钠尿肽受体-A（NPR-A）、钠尿肽受体-B（NPR-B）和钠尿肽受体-C（NPR-C）。三者都包含一个约450个氨基酸残基的细胞外配体结合结构域和一个约20个氨基酸残基的跨膜区域。NPR-A和NPR-B的细胞内结构域由激酶同源结构域、二聚化结构域和羧基末端鸟苷酸环化酶结构域组成。鸟苷酸环化酶结构域具有酶催化活性，活化后该结构域可结合细胞内的GTP并催化其转变为cGMP。因此，NPR-A和NPR-B与配体结合后通过催化细胞内信号分子cGMP的合成而参与下游信号级联反应（图2-7-4）。然而，NPR-C仅包含37个氨基酸残基的细胞内结构域，并且缺乏鸟苷酸环化酶活性。其通过受体介导的内化和降解来控制局部钠尿肽的浓度。

（一）钠尿肽受体-A

钠尿肽受体-A是心房钠尿肽和B型钠尿肽的主要受体。NPR-A以其天然状态的同型二聚体或同型四聚体存在，并且寡聚不依赖于配体。NPR-A以2∶1的化学计量比结合钠尿肽，钠尿肽与受体结合的优先等级依次为ANP＝BNP≫CNP，同时也是DNP的受体。人类*NPR-A*基因位于染色体1q21-22位，由包含22个外显子和21个内含子的16000个碱基对组成。小鼠NPR-A编码基因，*Npr1*位于3号染色体上。NPR-A位于激酶同源结构域N端的四个丝氨酸和两个苏氨酸残基磷酸化是NPR-A激动必不可少的，去磷酸化是受体长时间暴露于ANP或蛋白激酶C激活而引起的脱敏机制。NPR-A在肾脏、肺、脂肪组织、肾上腺、脑、心脏、睾丸和血管平滑肌中表达。NPR-A null小鼠表现出慢性高血压、心脏肥大和纤维化。

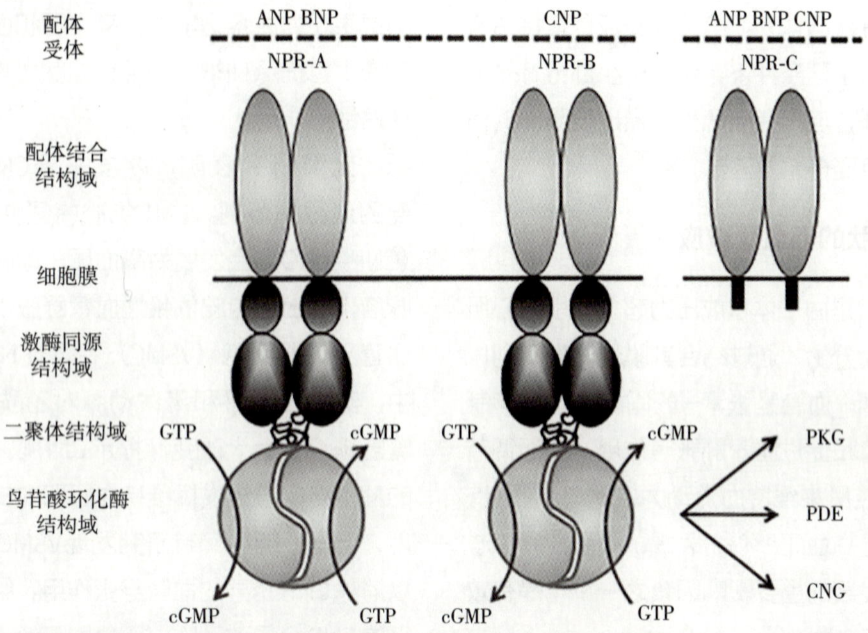

图 2-7-4　钠尿肽受体结构及其信号转导示意图

注：钠尿肽受体的羧基末端具有GC催化活性，可催化GTP生成cGMP，cGMP主要通过激活PKG和CNG发挥其生物学作用。

（二）钠尿肽受体-B

钠尿肽受体-B是C型钠尿肽的主要受体。NPR-B结合钠尿肽的亲和力依次为CNP＞ANP＝BNP。人类*NPR-B*编码基因位于染色体9p12-21位，小鼠*Npr2*基因位于4号染色体上。NPR-B的激酶同源结构域氨基末端的四个丝氨酸和一个苏氨酸是受体激动的磷酸化位点，当受体处于长时间的CNP暴露、蛋白激酶C激活和细胞内钙升高时，这些磷酸化氨基酸残基脱磷酸，受体发生脱敏。NPR-B表达于骨骼、大脑、成纤维细胞、心脏、肾脏、肝脏、肺、子宫和血管平滑肌组织中。有研究报道，*NPR-B*基因敲除小鼠表现出侏儒症和女性不育。*NPR-B*显性基因阴性突变大鼠表现为长骨轻度生长迟缓，与血压无关的进行性心脏肥大和心率加快。以上提示NPR-B在骨生长等过程发挥重要作用，此外，NPR-B是在心力衰竭进展过程中心脏组织内最活跃的钠尿肽受体。

（三）钠尿肽受体-C

钠尿肽受体-C由一个大的细胞外配体结合结构域，一个单个跨膜区域，和仅有37个氨基酸残基的细胞内结构组成。NPR-C没有鸟苷酸环化酶活性，但有研究发现它以G蛋白依赖性方式传导信号。NPR-C与配体钠尿肽结合的亲和力依次为ANP＞CNP＝BNP。人类*NPR-C*基因位于染色体5p13-14位上，包含8个外显子和7个内含子，长度超过65 000个碱基对。NPR-C的主要功能是通过受体内化和降解过程清除循环中的钠尿肽。钠尿肽与受体结合后形成复合物，该复合物经内吞作用进入细胞内被中性内肽酶水解，从而破坏钠尿肽的结构，形成无生物活性的分解产物。NPR-C位于肾上腺、脑、心脏、肾脏、肠系膜和血管平滑肌组织。

四、钠尿肽的清除与降解

血液中钠尿肽的清除途径有3种。第一种途径是钠尿肽分子与NPR-C结合后，通过胞饮作用进入溶酶体，最终由细胞内的溶酶体降解，随后受体返回细胞表面以结合下一个钠尿肽分子。第二种途径是通过细胞膜表面的非特异性的中性内肽酶（NEP）发挥切割作用导致失活，NEP在肺脏和肾脏组织中浓度较高。NEP对CNP具有最大的亲和力，CNP水解速度比ANP快2倍，比BNP快30倍。该过程主要发生在近端肾小管的上皮细胞，分解的多肽片段经由肾脏排出体外。第三种途径是直接由肾脏排泄。在正常生理条件下，仅有一小部分NPs通过肾脏排出体外，但是在前两种途径出现障碍的情况下，尿液排泄变得尤为重要。

五、钠尿肽的心血管效应

钠尿肽通常是由于体积或压力超负荷引起心肌壁机械性扩张而分泌，通过结合其膜受体发挥利尿排钠、抑制肾素－血管紧张素－醛固酮系统、抑制血管平滑肌增殖和促进血管舒张等作用，进而调节水盐平衡和体液量来维持血流动力学稳态。因此，利钠肽被认为是高血压、心力衰竭、心肌梗死等心血管疾病发生发展的重要影响因素之一，也是有效的诊断和预后标志物。

（一）钠尿肽与高血压的关系

ANP与NPR-A的结合是调节血压稳态的重要信号通路。Corin分解proANP得到活性产物ANP和NT-proANP，二者是血压的关键调节物质，通过其NPR-A介导降压作用。临床高血压患者体内输注ANP有助于血压降低。实验室研究发现，过表达ANP或BNP转基因小鼠的血压明显降低。与对照小鼠相比，缺乏ANP或NPR-A的小鼠血压升高20～40mmHg。*NPR-A*基因的缺失导致盐敏感性高血压和小鼠左心室肥大，并且另外一项研究证明NPR-A水平与血压呈现显著性反比关系，这更加说明了NPR-A与小鼠血压之间存在密切关联。由此可见ANP有可能是降低血压的有效药物。随后，多项研究证明钠尿肽在原发性醛固酮增多症、嗜铬细胞瘤和甲状腺功能亢进等不同的病理环境中都发挥抗高血压作用。

钠尿肽通过利钠、利尿、舒张血管、增加内皮通透性和拮抗肾素－血管紧张素－醛固酮系统，实现NPR-A依赖性的降压作用。经典实验已经证明，输注心房提取物会导致肾脏快速排水和排钠。此外，ANP和BNP诱导的小鼠血管舒张也需要由NPR-A介导，但这种反应在慢性高血压发展过程中作用并不重要。血管内皮细胞特异性NPR-A敲低的小鼠表现为血容量增加，高血压和血管内白蛋白清除减少，提示NPR-A介导钠尿肽发挥增加血管内皮通透性的作用。

大量研究表明，内皮来源CNP可以作为重要的血压调节剂。内皮细胞特异性CNP敲除小鼠（CNP-ecKO）会发展为高血压、动脉粥样硬化、动脉瘤，并出现内皮依赖性血管舒张功能受损，但在血管平滑肌细胞（VSMC）特异性NPR-B敲除模型中，其血压水平和离体动脉对乙酰胆碱诱导的血管舒张没有太大改变，提示CNP以不依赖于VSMC的NPR-B的方式发挥维持血压和内皮功能稳态的作用。但是，随后又有研究发现VSMC NPR-B敲除可以消除CNP诱导的血管舒张作用。给予高于生理水平的CNP会导致动物血压急剧降低，但缺乏功能性CNP或NPR-B的小鼠血压却是正常的，表明CNP/NPR-B途径并不是小鼠血压维持稳态的基本调节途径。

在关于人类的流行病学调查报告中发现，*NPR-A*编码基因5′-UTR区域的插入缺失突变导致突变的等位基因缺少8个核苷酸，并且缺失等位基因比野生型等位基因的转录活性低30%，与血压正常人群相比，携带缺失等位基因的受试者在日本高血压患者人群中更为常见。这些发现表明NPR-A编码基因的缺失突变导致受体活性降低，并可能增加原发性高血压的发病率。

（二）钠尿肽与心脏重塑

除外调节血压，钠尿肽还具有抑制心肌肥大和心脏重塑的作用。ANP/NPR-A途径抑制心脏肥大，而ANP/BNP/NPR-A和CNP/NPR-B途径参与抑制心脏重塑。

NPR-A在心肌细胞和心肌成纤维细胞有表达，提示ANP通过自分泌和旁分泌机制在心脏中起作用。利用ANP和NPR-A的基因敲除小鼠对ANP的抑制心脏肥大作用已有很多研究。NPR-A缺陷小鼠的心肌肥厚程度明显高于其他病理因素引起相似高血压水平的小鼠，并且即使在这些小鼠出生时就开始使用降压药物治疗，其心脏也会发生肥厚和扩张。进一步研究发现NPR-A$^{-/-}$小鼠进行NPR-A转基因后，心肌细胞明显减小。此外，ANP还有抑制心肌细胞生长和增殖并促进细胞凋亡的作用。缺乏ANP的小鼠心脏较大，而过表达ANP的转基因小鼠心脏较小。研究证明ANP通过抑制瞬时受体电位亚家族C（TRPC-6）以蛋白激酶G（PKG）激活方式对心肌细胞发挥抑制肥大作用。TRPC-6通过激活钙调神经磷酸酶激活的T细胞（NFAT）信号的核因子来参与致肥大性作用。该研究还发现抑制PKG及对TRPC-6磷酸化位点的修饰会减弱ANP的抑制肥大作用。ANP还可通过增加依赖cGMP的促分裂原活化蛋白激酶磷酸酶1（MKP-1）的信号传导，减弱血管紧张素Ⅱ（Ang-Ⅱ）和内皮素1（ET-1）诱导肥大的作用。

越来越多的证据表明BNP和CNP在心血管系统中的局部作用不及ANP的作用强。研究发现输注BNP可抑制TGF-β诱导的心脏成纤维细胞增殖，并减少与纤维化、成肌纤维细胞转分化和炎症有关的基因表达，该作用是由PKG的激活和有丝分裂原激活的蛋白激酶（MEK）/细胞外信号调节激酶（ERK）途径介导的。此外，BNP的靶向缺失，尽管血压正常的小鼠心脏大小正常，但心室纤维化增加。因此，关于小鼠的研究支持ANP/NPR-A激活抑制局部心肌肥大及BNP/NPR-A激活抑制心肌纤维化这一观点。

CNP由受到促纤维化刺激的心脏成纤维细胞分泌，分泌的CNP会导致cGMP依赖性胶原合成的减少，从而抑制心肌纤维化。在冠状动脉结扎诱导的心肌梗死大鼠模型中，心肌梗死发生后第4天开始服用CNP 2周，会出现独立于血压变化的左心室肥大和心肌细胞横截面积增大减轻，心脏纤维化和心肌肥厚的标志物减少。NPR-B显性负性突变体转基因小鼠表现出轻度的血压非依赖性心肌肥厚和心率增快。此外，CNP输注可以减轻实验模型心肌梗死大鼠的心肌重构。上述研究表明CNP/NPR-B途径参与抑制心脏病理性重构过程。

六、针对钠尿肽的诊断和治疗方法

钠尿肽已于临床实践中用以诊断或排除一些临床状况以及评估疾病进展。心肌收缩和舒张功能出现障碍时血浆BNP/NT-proBNP的浓度会增加，且与心力衰竭的严重程度相关。患者BNP/NT-proBNP的外周血浓度早已在临床上广泛应用，用于心力衰竭诊断和预后的判断。钠尿肽是心脏和血管动态平衡的重要调节剂。目前针对钠尿肽开发药物，如阿那立肽和卡培立肽是ANP的合成形式，奈西立肽是BNP的合成形式。据报道，奈西立肽可以改善充血性心力衰竭患者的血流动力学和临床症状，如呼吸困难和疲劳。但是，就目前来看奈西立肽的安全性和有效性似乎很低。在急性心力衰竭患者中进行的一项大型临床试验表明，奈西立肽不能显著降低这些受试者的死亡率和减轻症状。目前，上述药物在治疗过程中经常导致严重的低血压，这正是限制阿那立肽和奈西立肽作为治疗心力衰竭或肾脏疾病药物的原因。如果可以避免这种低血压情况，那将对临床治疗非常有益。

蛇毒肽（cenderitide）是CNP的重组形式，由来自曼巴蛇钠尿肽的羧基尾端融合入全长CNP组成，又称CDNP。由于CNP对NPR-B具有高亲和力，并且曼巴蛇钠尿肽也能与NPR-A结合，因此这种重组药物可充分放大钠尿肽的治疗效果。临床前及首批人类研究都提示cenderitide能够改善心力衰竭患者的血流动力学和肾功能。

七、发展趋势

众所周知，钠尿肽在心血管稳态过程中发挥着关键作用，它能对抗血容量和压力超载的不利影响，并能激活心脏的抗心肌肥厚通路。此外，B型钠尿肽（BNP）也是一个良好的生物标记，可用来诊断和评估心血管疾病风险。ANP以自分泌和旁分泌方式充当心血管稳态的主要调节剂。总体而言，在高血压和非高血压患者中，提高ANP水平可能是预防和治疗心血管疾病的具有希望的目标。在这方面，抑制NEP可能是增强钠尿肽作用的可行策略。目前心房钠尿肽已进入临床用于降低血压。在高血压患者的临床试验中，选择性抑制NEP加强了内源性ANP的作用，通过选择性抑制NEP活化成为新的治疗策略。此外，CDNP优化了阿那立肽和奈西立肽在治疗心力衰竭中造成低血压的劣势。因此，针对钠尿肽药物研发的改进和创新将为心血管疾病治疗带来新的有效手段。

（冯　娟　杜　幸）

第四节 内皮素

一、概述

内皮素是一类含有21个氨基酸残基的多肽，由内皮素1（ET-1）、内皮素2（ET-2）和内皮素3（ET-3）组成。起初，研究人员在牛主动脉内皮细胞培养基中鉴定出血管收缩肽，随后日本学者Masashi Yanagisawa在1988年成功分离并鉴定了长度为21个氨基酸残基的血管收缩肽的结构，称为内皮素。

二、生物学特性

（一）来源、合成和分布

人内皮素基因编码初始产物为含有212个氨基酸残基的肽，称为前内皮素原（preproendothelin），经过切除信号肽后生成内皮素原（proendothelin），后者进一步在弗林蛋白酶切割作用下，生成一个无生物学活性的含有38个氨基酸残基的大内皮素（big ET）。大内皮素被内皮素转化酶（endothelin converting enzyme，ECE）裂解后形成成熟的内皮素，ECE能分别特异性作用于Trp-Val（big ET-1，2）肽键和Trp-Ile（big ET-3）肽键。内皮素分子内部的二硫键和6肽末端对内皮素分子空间结构稳定和保持生物活性起重要作用。依据ET分子内氨基酸序列的不同，分为ET-1、ET-2和ET-3三个同源异构体。

人ET-1分子主要表达于血管内皮细胞，而ET-2和ET-3主要在神经组织表达。这三个异构肽的生物活性具有一定差异，ET-1作用最强，ET-3最弱。ET-1是人类心血管系统中最丰富的内皮素亚型，因此是基础研究和药物研发的关注重点。其来源主要为血管内皮细胞，不断产生ET-1以维持血管紧张度和血压，除此之外，心脏和肾脏也可以产生内皮素。内皮细胞向邻近的血管平滑肌细胞分泌的ET-1比向管腔内分泌得多，血液浓度在皮摩尔水平，这反映出ET-1是一种局部激素以旁分泌的方式作用于平滑肌细胞，部分溢入循环系统中，并不是循环的内分泌激素。研究人员后来发现来源于人肥大细胞的糜蛋白酶可以选择性切割big-ET的Tyr31-Gly32肽键，产生新型的具有气管收缩和血管收缩作用的包含31个氨基酸的内皮素ET（1-31），不会发生进一步降解。

目前已鉴定出ECE-1和ECE-2两种类型ECE，其中ECE-1对big ET-1相对具有选择性，并且具有两个剪接变体ECE-1a和ECE-1b，二者在功能和组织分布上均不同。ECE-1a在内皮素生成细胞的高尔基网络中裂解big ET-1形成ET-1，ET-1b位于质膜进而在细胞外完成big ET-1的裂解。ECE-1和ECE-2均受到磷酰胺的抑制，但不受选择性中性内肽酶或ACE抑制剂的抑制作用。

（二）内皮素受体

内皮素通过作用于内皮素受体发挥生理和病理作用，目前已经鉴定出两种内皮素受体亚型：ETA和ETB。二者属于G蛋白偶联受体家族，包含七次跨膜结构域，经由配体–受体信号传导途径参与心血管系统的发育和调节过程。人类ETA编码基因*EDNRA* mRNA主要表达部位是脉管系统、心脏、肺、卵巢和子宫，而ETB编码基因*EDNRB* mRNA主要在脑和肺脏中表达。

ETA和ETB受体激活后的主要细胞内途径包括G蛋白依赖性的磷脂酶C激活及随后的磷脂酰肌醇水解和膜结合的二酰基甘油和胞质三磷酸肌醇的产

生。三磷酸肌醇诱导细胞内储存Ca^{2+}的释放和细胞膜Ca^{2+}通道开放。二酰基甘油通过激活蛋白激酶C增加细胞对内Ca^{2+}升高的敏感性。此外，二酰基甘油还可以影响核转录信号传导，并且对细胞生长调节产生影响。

结合基因敲除和过表达的研究方法及健康和疾病人群的药理学研究，发现ET-1在血管平滑肌结合ETA的主要效应是促进血管收缩，引发血压升高、纤维化和炎症反应，内皮ETB受体激动则促进局部一氧化氮（NO）和前列腺素产生导致血管舒张，并参与循环ET-1的清除。此外，肾脏集合管中ETB发挥促进排钠利尿作用，然而血管平滑肌上ETB激活可以促进血管收缩，在系统性高血压和肺动脉高压（PAH）等疾病进展中发挥重要作用。

（三）内皮素的清除

内皮素的消除降解主要发生在肺、肾和血管平滑肌细胞，半衰期在1小时以上。ET-1的清除很大一部分是通过与ETB受体结合后发生受体内化而实现的。研究人员用大量未标记的ET-1进行预处理，发现放射性标记的ET-1的肺部清除受到抑制，并且ETB选择性抑制剂会增加血浆ET-1浓度，证明ET-1的清除是由受体ETB介导的。中性肽内切酶在内皮素的酶促降解过程中也发挥作用。

三、内皮素与心血管及其他疾病

内皮素是非常有效而且作用持久的血管收缩剂，不仅可以通过激活肾素－血管紧张素－醛固酮系统（RAAS）、血管加压素和心房钠尿肽来调节水盐平衡，并且刺激交感神经兴奋发挥中枢升压效应。近年来研究发现，内皮素同时具有诱导血管生成、促细胞有丝分裂、促分化和类细胞因子的性质。因此，内皮素在血管、心脏和肾脏等多种心血管疾病发生发展过程中发挥重要作用。另外，静脉血浆ET浓度已被用作血管内皮合成肽的标记，检测结果阳性即为血浆内皮素大于1.0 pg/ml，在高血压和脑血管意外患者的发病中具有辅助诊断价值。

（一）内皮素与高血压

Yanagisawa及其同事首先确定了ET-1介导的持久血管收缩和升高血压的作用，并且预测ET-1可能是高血压发病的重要影响因素之一，并在控制血压过程中起到重要作用。多项研究表明，内皮素可以通过增加血管紧张度，激活交感神经系统和RAAS系统及促进细胞增殖等作用，介导高血压及其并发症的发生。在多种高血压动物模型中，血管组织中ET-1生成增加，应用内皮素阻断剂可以降低血压水平，内皮素受体拮抗剂在不同的高血压动物模型中具有不同的降压作用。盐敏感性高血压模型（DOCA-盐和Dahl大鼠）和恶性高血压模型（中风易发性自发性高血压大鼠SPSHRs）对内皮素受体拮抗剂的降压作用特别敏感。PABSA是一种有效的长效口服ETA受体拮抗剂，其ETB受体拮抗剂活性较弱，可以降低DOCA-盐高血压大鼠、自发性高血压大鼠（SHRs）和SPSHRs的血压。通过TAK-044联合阻断ETA和ETB受体，导致SPSHRs动脉血压降低，同时肾脏、心脏和大脑的ET-1浓度和mRNA表达水平降低。但是，肾血管性高血压（Goldblatt）大鼠对内皮素受体拮抗剂相对不敏感。波生坦（bosentan）对ETA和ETB受体具有双重受体拮抗作用，肾上腺皮质激素诱发的高血压大鼠应用波生坦治疗后血压变化也不明显，这可能归因于波生坦阻断了ETB受体介导的利尿排钠作用。高血压居于心血管疾病危险因素的首要地位，而内皮素受体拮抗剂的研发将治疗高血压作为重要目标之一。

（二）内皮素与肺动脉高压

肺动脉高压（PAH）主要影响年轻女性，确诊后较难治愈，目前主要的治疗是药物控制病情，缓解症状。在治疗不及时的情况下，大多数患者会在诊断后2～3年死亡。由于肺血管阻力增加，肺动脉压持续升高，导致呼吸困难、疲劳、胸痛和晕厥。在动物模型和PAH患者血浆中检测发现ET-1水平显著升高，并且ET-1增加与肺血管阻力

（PVR）和右心房压力升高及预后不良相关。目前ET-1水平升高的机制尚不清楚，可能是由于ETB介导的清除率降低。ET-1对ETA介导的血管收缩作用可能促进了疾病进展，因此ETA拮抗剂可能对治疗PAH至关重要。ETB在PAH发病过程中的作用还不清楚，关于肺动脉ETB介导血管收缩或者舒张作用都有报道。因此，完全抑制PAH中ET-1诱导的血管收缩可能需要ETA和ETB同时阻断。自内皮素受体拮抗剂研发至今，双重和选择性ERAs已经成为PAH的重要治疗方法。目前已有三种ERAs获准应用于PAH治疗：ETA/ETB双重拮抗剂波生坦和ETA选择性拮抗剂安贝生坦和马西替坦。临床试验研究发现ERAs可以改善PAH患者的运动耐受性、肺脏功能状态和生活质量，但是没有观察到死亡率降低。

（三）内皮素与子痫前期（PE）

子痫前期（PE）是一种妊娠疾病，通常在妊娠20周后以新发高血压和蛋白尿为特征。子痫前期是全球孕产妇和围产儿发病和死亡的主要原因之一，但该病的发病机制目前尚不清楚，并且可选择的治疗用药有限。胎盘缺血事件和胎盘因子释放可能在发病过程中起关键作用，越来越多的证据表明，母体血管内皮中的ET-1是关键因素。研究显示，PE患者血浆中ET-1水平明显高于正常孕妇，并且多种子痫前期实验模型也显示胎盘和肾脏组织中prepro-ET-1 mRNA水平升高，导致血管内皮功能紊乱，血管收缩和高血压。滋养层浸润不足和螺旋动脉重构导致胎盘供血不足，低氧环境刺激氧化应激并诱导胎盘因子释放，如可溶性血管内皮生长因子受体1（sFlt-1）、可溶性内皮糖蛋白、血管紧张素1型受体的激动型自身抗体（AT1-AA）和炎症因子，引发心血管和肾脏功能障碍，大量证据表明上述过程的最终共同途径是激活内皮素系统。

目前用于治疗PE的方法是应用降压药控制血压，如硝苯地平、拉贝洛尔和硫酸镁，进而预防先兆性子痫发作，但是治疗效果有限，可以从根本上治愈PE的方法是改善胎盘血液供应。ETA受体拮抗剂可用于治疗许多心血管疾病，包括高血压、充血性心力衰竭等。然而ETA受体基因敲除会导致小鼠出生缺陷和最终的胚胎致死，使ETA受体拮抗剂的治疗方法受到限制，目前在妊娠期禁忌使用ET受体拮抗剂。但是后期的动物研究证明ETA受体拮抗剂对PE具有保护作用，在妊娠后期是安全有效的。因此，开发出不穿越胎盘屏障的ETA受体拮抗剂可能将解决这一问题，目前尚在研究阶段。

（四）内皮素和其他疾病

ET-1在肾脏生理和病理生理中起着重要作用。在传入小动脉中，ET-1通过ETA/ETB途径介导血管收缩。在传出小动脉，ET-1的血管收缩作用被ETA拮抗剂所阻断，而被ETB拮抗剂所增强，提示ET-1可以通过ETA调节传出小动脉的收缩，并且通过ETB产生血管舒张作用。通过上述作用，ET-1可以调节肾小球的毛细血管压力，从而调节肾小球滤过率。此外，暴露于大量蛋白质下会导致足细胞ET-1产生增多，ET-1通过自分泌和旁分泌的方式介导足细胞的细胞骨架改变，进而导致肾小球滤过屏障的进一步破坏。同时内皮素系统的上调刺激肾小管蛋白质的重吸收，而近端肾小管细胞暴露于蛋白质中导致其产生ET-1，并且积累于肾间质中。在间质中，ET-1与间质成纤维细胞中的ETA结合并促进其增殖和细胞外基质生成，同时还对单核细胞具有趋化作用，诱导单核细胞和巨噬细胞分泌促炎细胞因子和生长因子，从而促进间质重塑。此外，集合管细胞ETB受体介导ET-1发挥排钠利尿作用。

迄今，已经在糖尿病和非糖尿病蛋白尿慢性肾脏病（CKD）患者中使用选择性ETA和双重ETA/ETB拮抗剂进行了多项研究，发现ERAs可以减少蛋白尿，并且改善循环脂质水平和动脉张力。应用ETA和血管紧张素Ⅱ受体双重拮抗剂Sparsentan治疗局灶性节段性肾小球硬化症的研究显示，与单独的血管紧张素受体拮抗剂相比，Sparsentan降低蛋白尿的效果更加明显，并且耐受性良好，目前正在

II期临床试验中取得进展。此外，在接受维持性血液透析的终末期肾病（ESRD）患者中，其血浆和组织ET-1水平增加高达10倍，高于其他任何疾病状态。内皮素系统上调可能会导致多种常见透析并发症，如全身和肺动脉高血压、心力衰竭、缺血性心脏病和血管疾病等。选择性ETA拮抗剂可以减少血管钙化，而血管钙化促进动脉硬化，此为ESRD患者心血管死亡发生的独立危险因素，但是目前尚无ETA拮抗剂可以降低ESRD患者动脉硬化的临床数据。此外，内皮素系统也参与肾脏移植相关并发症的发生过程，如移植后缺血再灌注损伤诱导的急性肾损伤（AKI），以及长期的高血压和心血管疾病。

四、展望

内皮素系统在心血管生理和病理生理中起着重要作用，内皮素受体拮抗剂现已成为治疗PAH的公认疗法。选择性和双重内皮素受体拮抗剂可以降低血压和蛋白尿水平，对于改善原发性高血压，难治性高血压患者的血压发挥重要的作用。如今主要的挑战是如何在这些临床益处的基础上来限制副作用的发生。关于液体潴留问题，一种解决方案是使用较低剂量的内皮素受体拮抗剂，另一种解决方法是结合使用利尿药。目前，仍然没有强有力的临床数据证明使用ERAs对原发性高血压或糖尿病性肾病患者的心血管和肾脏终点有积极影响。因此，提供这方面重要信息的研究非常必要。

（冯　娟　杜　幸）

第五节
神经肽Y

一、概述

1982年，日本学者Kazuhiko Tatemoto等首先从猪脑组织中分离出一种含有36个氨基酸残基的多肽，后命名为神经肽Y（NPY）。神经肽是神经元产生的由氨基酸组成的蛋白质片段，是大脑组织中从事多种生理功能的信号分子中种类最多的一类具有生物活性的大分子。NPY是其中一种神经肽，与肽YY（PYY）的同源性为70%，与胰腺多肽（PP）的同源性为50%，这三个含有36个氨基酸残基的多肽同属于胰多肽家族。

二、生物学特性

NPY是由交感神经和肾上腺髓质合成和释放的。首先合成含有97个氨基酸残基的prepro-NPY，通过切割一段28个氨基酸残基的信号肽序列后形成NPY前体，在激素原转换酶的作用下合成具有生物活性的成熟形式NPY_{1-39}，然后通过羧基肽酶进一步还原为NPY_{1-37}，在肽基甘氨酸酰胺化单加氧酶的作用下从成熟的NPY序列生成胺化的NPY_{1-36}。特定酶对NPY_{1-36}进行降解，如通过氨基肽酶P去除N末端酪氨酸和通过二肽基肽酶IV去除Tyr-Pro二肽，分别产生NPY_{2-36}和NPY_{3-36}，如图2-7-5。

NPY含量丰富，广泛分布于哺乳动物的中枢神经系统和周围神经系统中，作为交感神经递质在多种生理过程中发挥重要作用。在心血管系统中，NPY存在于血管组织、心肌细胞和心内膜的神经元中。

三、NPY受体亚型及其受体后信号转导

NPY是G蛋白偶联受体的天然配体，可以激活Y受体。目前已经鉴定出6种哺乳动物NPY受体亚型，即Y1-Y6受体，除Y3受体外，其余亚型都属于G蛋白偶联受体家族，并且Y1、Y2和Y5受体是主要的心血管稳态调节受体。NPY_{1-39}可以与大多数Y家族受体（Y1R-Y5R）结合，而PYY_{3-36}具有选择性，并且对Y2R和Y5R具有更高的亲和力。NPY通过激活Y家族受体的G蛋白偶联受体（Y1R，Y2R，Y3R，Y4R，Y5R和Y6R）调节其在心血管，中枢和外周系统中的功能。关于Y3和Y4受体与心血管系统之间关系的研究报道较少，下面重点介绍Y1、Y2和Y5受体。

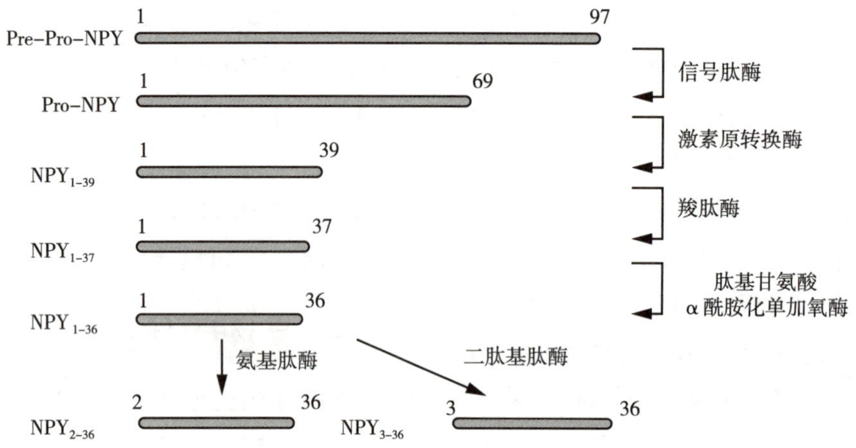

图2-7-5 神经肽Y的剪切成熟过程示意图

（一）Y1受体（Y1R）

Y1R分布于中枢神经系统视网膜后、杏仁核、海马、丘脑、血管、心脏和肾脏。心血管系统中Y1受体激活导致交感神经兴奋，从而加速去甲肾上腺素NE诱导的血管收缩作用。在动物实验中得到进一步证明，应用Y1受体激动剂和拮抗剂分别诱导肾脏血管的收缩加强和抑制。此外，Y1受体激活还促进血管平滑肌细胞（VSMC）和内皮细胞增殖和迁移。在心肌细胞中，Y1受体激活可以通过增加肌浆网Ca^{2+}释放而发挥正性肌力作用。

（二）Y2受体（Y2R）

Y2R表达于大脑的突触前区域，主要位于额叶皮质、外侧中隔、下丘脑外侧、海马、视网膜后、杏仁核、脑干、肠、肝脏、脾脏、脂肪组织和血管。Y2R的激活可以诱导内皮细胞的增殖、黏附和迁移，从而促进血管生成。在肿瘤发生和组织局部缺血等情况下，通过激活Y2R可以显示出NPY强大的血管生成特性，这可能是由于释放了血管内皮生长因子。此外，Y2R还可以在突触前水平调节外周和心肌中NE的分泌。研究发现外源性NPY与副交感神经末梢上存在的Y2R结合，从而抑制乙酰胆碱（ACh）的释放和哺乳动物心脏发生的迷走性心动过缓。

（三）Y5受体（Y5R）

Y5R存在于大脑的几个边缘区域，如下丘脑、皮质、海马、丘脑、杏仁核、纹状体及其他器官（如肠、睾丸、卵巢和前列腺、胰腺、脾脏、肝脏、骨骼肌、儿童肾脏、心脏和胎盘）。Y5的作用并不明确，研究结果显示其不仅与Y1R协同作用以调节血管平滑肌细胞的增殖，并且与Y2R共同作用促进大鼠后肢缺血后血运重建。Y5R与Y1R和Y2R一起参与内皮细胞的增殖、迁移和血管形成过程。

四、NPY与心血管及其他系统

在心血管系统中，NPY参与多种生理过程，包括血管收缩、心脏重塑和血管生成。越来越多的研究发现NPY参与心血管疾病的发病过程，如高血压、动脉粥样硬化、心力衰竭和局部缺血/梗死。此外，NPY在调节情绪、控制食欲、胃肠蠕动和神经痛觉等方面也发挥重要作用。

（一）NPY与高血压

NPY在脉管系统周围的交感神经末梢中高度表达，作为内源性血管收缩剂，在交感神经末梢与NE共存并在交感神经兴奋过程中释放。NPY作用于血管平滑肌诱导血管收缩，增强NE的血管收缩作用。此外，NPY通过加剧平滑肌细胞的增殖和血管壁增厚进而增加外周阻力，并显著增强血管紧张素Ⅱ诱导的血管收缩反应。在健康人体内，NPY循环水平相对较低，但在高血压患者血浆中NPY水平显著升高，提示交感神经活动增强。在动物实验中发现，外周应用Y1受体拮抗剂BRC-672可有效降低高血压大鼠血压，而选择性Y5受体激动剂（D-Trp4）与NPY作用相似，导致实验大鼠出现高血压、血管内皮细胞增殖和心力衰竭。NPY可以促进Ca^{2+}/CaM钙调蛋白介导的肌球蛋白轻链激酶（MLCK）磷酸化，从而引发血管收缩。另外，NPY还可以通过抑制腺苷酸环化酶来抑制P物质、乙酰胆碱和血管活性肠肽等几种血管舒张活性物质的作用。

在中枢神经系统中，NPY广泛分布于心血管中心，向室旁核（PVN）或侧脑室注射NPY可以减少去甲肾上腺素的释放，降低周围交感神经活动、心率和血压。随后研究发现这种现象是因为NPY神经元与表达Y1受体的NO神经元有突触联系，NPY信号与Y1受体结合进而促进下丘脑和大脑皮质产生NO，可减轻由NO缺乏引起的交感神经过度激活。因此，NPY具有升高外周血压的作用，同时对中枢神经系统显示出相反作用。

最近研究发现，在子痫前期患者和动物模型中都观察到NPY水平的升高。子痫前期是妊娠并发症，涉及高血压和脉管系统重塑。循环NPY水平的增加通过激活Y1R和Y5R促进血管平滑肌细胞增殖和迁移。妊娠高血压导致的血管重塑是有多种信号转导途径参与的，包括信号传感器和G蛋白偶联受体介导的转录激活因子3（STAT3）、c-FOS、MAPK和Ca^{2+}信号激活。由于妊娠期高血压发病机制非常复杂，因此需要进一步研究来验证NPY对其血压的调节作用。

（二）NPY与动脉粥样硬化

动脉粥样硬化是主要的心血管疾病之一，全球死亡率很高。内皮功能障碍诱发的分子和细胞反应，是引发动脉粥样硬化的关键因素，包括炎症、增殖和基质修饰。内皮损伤导致内皮通透性增强并促进白细胞黏附、脂质聚集、巨噬细胞诱导的泡沫细胞形成和血小板聚集，以及诱导VSMC增殖和迁移，从而促进动脉粥样硬化斑块的形成。

研究发现动脉粥样硬化的发生与NPY活化增强有关。在哺乳动物（人类和动物）研究中发现，在血管内皮损伤的病理条件下，交感神经胶质细胞和血小板的NPY及其受体表达升高。内皮细胞和VSMCs中Y1R和Y5R的协同激活增加细胞内Ca^{2+}，PKC和MAPK活性，进而增强去甲肾上腺素引起的血管收缩，导致血压升高，局部血管痉挛和狭窄。内皮细胞和VSMC Y1R和Y5R的激活还可以触发细胞增殖和斑块内新生血管形成，从而促进内膜增厚，并且增加斑块破裂和出血的风险。NPY与巨噬细胞上的Y1R结合可通过PKC/ERK依赖途径促进促炎性高迁移率族蛋白B1（HMGB1）的合成和产生，从而损害内皮屏障的完整性。再次，内皮细胞和血管平滑肌细胞上活化的Y2R促进NO和VEGF的分泌，抑制抗血管生成的内皮抑制素和血管抑制素，发挥促进增殖、迁移和血管生成的作用。Y1R拮抗剂可以减轻NPY的促动脉粥样硬化病变的作用，提示Y1R受体参与了动脉粥样硬化的发生发展。

（三）NPY和心脏重塑

难治性高血压是导致严重的心血管疾病发展的重要病理因素。心脏对于外周阻力增加的早期病理反应是心肌细胞肥大。NPY的血管收缩和促血管生成作用可对心脏的血流动力超负荷和心脏组织局部缺血产生一定的代偿效应。有研究证明长期皮下注射NPY会导致收缩压升高和心脏肥大。并且多项研究证明心室心肌细胞中Y1R和Y2R的激动是参与心肌肥大的一个重要病理因素。Y1R和Y2R激动会增强细胞内Ca^{2+}/CaMK和MAPK的信号传导，促进VSMC增殖和迁移，并促进心肌细胞中肥大相关的蛋白质和基因表达。近期研究强调，NPY诱导的Ca^{2+}/CaMK和p38信号级联反应导致体外培养大鼠心肌细胞的细胞活力、能量代谢和线粒体膜电位完整性受损。Y5R也通过与其他受体协同作用增强高血压大鼠心肌细胞MAPK激活和致肥大效应。

五、展望

自1982年发现NPY以来，通过深入研究发现NPY在多种器官系统的生理功能中发挥作用。在心血管系统，NPY可促进血管收缩，升高血压、促进动脉粥样硬化斑块形成和血管生成等。因此，NPY可能成为许多心血管疾病发病过程中的重要因素。然而，其作用范围十分广泛使得很难确定具体的保护或致病作用，因此还需要进一步深入研究。此外，NPY亚型受体基因克隆和体外蛋白纯化为各种生理、发育和临床应用开创了新途径。迄今，用4种NPY克隆受体亚型发现的NPY拮抗剂可用于治疗高血压、肥胖、癫痫等各种疾病。将NPY检测用于疾病诊断与其受体拮抗剂进行治疗二者联合起来可能为治疗高血压、糖尿病和中枢神经系统疾病等开辟一条新途径。

（文允镒　杜　幸）

第六节 其他几种内源性升压及降压调节物质

心血管系统是由心脏和血管构成的血液运输网络，血液在心血管网络中被泵入身体的大血管，并将养分和氧气运送至细胞，同时带走细胞代谢产生的废物（如二氧化碳、无机盐、尿素和尿酸等），使细胞维持正常的代谢和功能。血压是判断心脏功能与外周血管阻力的一项重要指标，受到神经-体液-免疫网络的调节。作为多种心血管疾病的重要危险因素，高血压的发生与心血管调节功能紊乱有关。除外前面提到的四种血管活性肽，本小节将简要介绍另外四种发挥升压和降压作用的调节物质。

一、甲状旁腺高血压因子

甲状旁腺高血压因子（parathyroid hypertensive factor，PHF）是1985年由Zidek等首先发现的。通过将自发性高血压大鼠（spontaneously hypertensive rat，SHR）与正常大鼠的颈动脉和颈静脉相连接进行交叉灌流实验，发现SHR的血浆能使正常大鼠血压升高。1989年加拿大学者Pang等通过将分离的SHR血浆连续灌注到血压正常的SD（Sprague-Dawley，SD）大鼠静脉内，血压出现延迟性升高至达到峰值，提示在SHR血浆中存在一种未知的升压因子。

PHF在自发性高血压大鼠中被认为是由甲状旁腺分泌的。临床研究表明有高血压的甲状旁腺功能亢进患者在甲状旁腺切除术前PHF阳性，在术后PHF会下降，伴随血压也会下降，表明人体内PHF是由甲状旁腺组织分泌的。通过对Pang等建立的纯化方法获取的PHF纯品进行分析，初步确定PHF分子量为3～4kD，是大约由7个氨基酸组成的多肽，在第四位氨基酸上有一个磷脂酰多肽，该基团可能是决定PHF升压作用的关键结构。

PHF耐热、耐酸但不耐碱，这是含酯化合物的特性。PHF不易烷化，其活性也不易降解，提示其结构中含有二硫键；经胰蛋白酶、糜蛋白酶和羧肽酶等蛋白水解酶水解，可使PHF失活，提示其分子中含有对这几种酶敏感的肽键，其羧基端部分可能是其活性必备部分。紫外分析证明PHF具有短肽特性，但在280nm处吸收较弱，提示其分子中可能有少部分芳香族氨基酸。磷脂酶C和D都能降解PHF，但磷脂酶A2无效。说明其分子中可能含有磷脂样组分。血浆中的PHF可被氯仿和甲醇等有机溶剂抽提出来，表明其分子结构中含有脂类成分。

根据检索结果发现，2006年后关于甲状旁腺高血压因子（PHF）鲜有报道，因此下面总结现有的相关研究。PHF的迟发性的升压作用与迟发性促进胞外Ca^{2+}内流被认为是PHF的两个特征，其通过增加细胞内Ca^{2+}水平加强血管平滑肌细胞对其他缩血管物质的敏感性，从而参与高血压的发病机制。细胞内钙的稳态调节对于Ca^{2+}作为第二信使行使细胞内信号传导功能发挥着重要作用。当受到外界信号刺激时，细胞内Ca^{2+}浓度会迅速增加到静息状态下较低水平的100～1000倍以上，刺激消失后Ca^{2+}浓度逐渐恢复至静息水平。血管平滑肌细胞内Ca^{2+}水平是影响收缩功能的关键因素。PHF可以通过多个环节影响VSMC胞内钙离子稳态，如促进细胞膜电压依赖型钙通道开放，抑制细胞膜Ca^{2+}、

Mg^{2+}-ATP酶活性及增加磷酸二酯酶活性从而促进细胞对Ca^{2+}的摄取。PHF本身不是一种直接的缩血管物质，而是与其他缩血管物质导致的细胞内Ca^{2+}水平升高的作用叠加，并将其缩血管作用加强并放大。

甲状旁腺功能亢进患者常伴随血压升高，而高血压患者也常出现初期甲状旁腺功能亢进的症状。研究发现甲状旁腺功能亢进患者中合并有高血压的患者血浆PHF水平高于血压正常的患者。并且PHF阳性的甲状旁腺功能亢进合并高血压患者采取甲状旁腺手术切除后，大部分血压出现下降并且伴随有PHF消失。同样在动物实验中发现PHF阳性的SHR经静脉注射抗PHF的多克隆抗体能显著降低其血压水平。进一步发现PHF主要出现在低肾素高血压群体。以上结果表明PHF在高血压治疗方案选择及治疗效果评估方面具有重要参考价值。但是近些年关于PHF和心血管疾病的研究报道相对较少。

二、甲状旁腺素基因相关肽

除外甲状旁腺素（parathyroid hormone，PTH）和PHF外，甲状旁腺还可以分泌甲状旁腺素基因相关肽（parathyroid hormone gene related peptide，PTHrP）。PTHrP与PTH作用于同一受体，通过旁分泌、自分泌及可能通过内分泌的方式发挥舒张血管和降低血压的调节作用。

PTHrP主要由心血管系统的器官与组织产生和分泌，但在几乎所有的组织和细胞中都能检测到PTHrP的存在。人*PTHrP*基因位于染色体短臂12p12.1-p11.2，由长约15kb的外显子组成。初始mRNA经由可变剪切产生三种同工PTHrP，翻译过程具有组织特异性。合成的激素原以贮存的形式存在，在刺激条件的作用下释放。

关于PTHrP对心血管系统的调节作用的研究，在近十年里未见报道。根据之前的研究总结主要有以下几点：PTHrP对心脏具有负性变时变力作用，其通过直接作用于心脏传导系统和介导冠状动脉舒张发挥上述作用；PTHrP具有舒张平滑肌的作用，能够舒张几乎所有组织和器官的平滑肌，其作用可能与诱导cAMP增加和NO合成双重效应相关；PTHrP抑制血管平滑肌有丝分裂信号通路。机械牵张等刺激因素作用可以诱导PTHrP表达上调，从而拮抗对血管壁的刺激作用，增加血管平滑肌细胞对机械牵张的顺应性，同时抑制细胞增殖，抑制血管重塑。

PTHrP作为心血管调节多肽，研究者们一直致力将其作为治疗心血管疾病的有效药物进行研究。2002年和2004年有报道分别将甲状旁腺激素和甲状旁腺素基因相关肽的新型环状类似物及甲状旁腺素和甲状旁腺素基因相关肽突变多肽组成的新化合物，申请了专利，分别用于治疗钙调节相关的疾病和平滑肌细胞增殖相关疾病，但后续未见有相关报道。2005年研究发现SHR过表达*PTHrP*基因后出现血压降低。2009年报道PTHrP通过抗凋亡发挥内皮保护作用。至今，关于PTHrP及其心血管调节作用的报道相对较少，希望将来可以通过深入的研究和技术革新更加明确PTHrP的病理生理作用及其在临床心血管疾病治疗中的意义。

三、红细胞高血压因子

红细胞高血压因子（hypertensive Factor，HF）是1981年由Wright等从自发性高血压大鼠（SHR）的红细胞膜中提取出来并且可以明显升高正常大鼠的血压的物质。通过检索发现关于HF的最近一篇研究成果发表于1991年，下面将根据已有的报道进行简要综述。

HF分子量为700～800Da，含有六个氨基酸残基，易溶于水。耐热，耐反复冻融，并且其活性依赖于Ca^{2+}，当清除Ca^{2+}后，HF的作用减弱或消失。Wright等发现HF通过刺激细胞膜上L-型电压依赖型钙通道开放和增强血管平滑肌对去甲肾上腺素和高钾的敏感性来发挥血管收缩作用。此外，HF的缩血管作用具有Ca^{2+}依赖性，并且可被维拉帕米的非竞争性抑制和硝苯地平的竞争性抑制而减弱其作用。在1991年Wright的最后一篇报道中发现，与WKY大鼠相比，SHR血管环对HF的反应性增强，但是两肾一夹肾性高血压大鼠及DOCA-盐大鼠的血管反应不明显。Wright等认为SHR增高的反应性可能是由于高血压基因的作用，与升高的血压并不相关，后续并未见相关的科学验证。

四、红细胞抗高血压因子

1985年McCumbee发现在红细胞中存在一种分子量为6000Da并且能够降低高血压动物血压的物质，命名为抗高血压因子（antihypertensive factor，AHF）。但是，此后未见有关AHF的报道。受此启发，中国学者文允镒成功从大鼠和人的红细胞中提取出能够显著降低动物血压的物质，但分子量小于1000Da，随后进行了深入、系统的研究。由于文允镒团队发现的AHF明显有别于McCumbee报道的AHF，因此后来文团队将其命名为红细胞源降压因子（erythrocyte-derived depressing factor，EDDF）。EDDF分子量小于500Da，易溶于水，耐酸、碱，耐热，耐反复冻融。EDDF的表达无种属特异性，但是EDDF相对特异性地存在于红细胞中，在心脏、脑、肾和肝组织中也少量存在。

正常人红细胞中EDDF含量明显高于原发性高血压患者，同样血压正常的WKY和Wistar大鼠红细胞中EDDF含量也明显高于SHR，提示EDDF的减少可能是高血压发病的重要原因之一。动物实验发现，静脉注射EDDF可以快速降低正常或高血压大鼠的血压，并呈现剂量依赖性；腹腔注射EDDF同样可以降低SHR和两肾一夹肾性高血压大鼠的血压，起作用缓慢而持久。EDDF还可以明显抑制由苯肾上腺素、去甲肾上腺素和高钾引起的离体大鼠主动脉、尾动脉、肠系膜动脉及脑基底动脉的收缩。此外，EDDF能显著降低SHR的心率、左心室收缩压和心脏收缩强度，发挥负性调节作用。进一步深入研究发现，EDDF可能通过EDRF/NO-cGMP通路实现舒张血管和降低血压的作用（EDRF，endothelium derived relaxing factor，内皮源性舒张因子）。同时EDDF还可以通过阻断血管平滑肌细胞膜上的电压依赖性钙通道（PDC）和受体调控钙通道（ROC）抑制细胞外Ca^{2+}内流，以及增强肌浆网（sarcoplasmic reticulum，SR）Ca^{2+}、Mg^{2+}-ATP酶活性，促进胞质Ca^{2+}向SR内转运。此外，EDDF还可以抑制血管平滑肌细胞增殖及DNA合成。上述结果表明，EDDF通过多种途径实现其降压效应，其中拮抗细胞内Ca^{2+}浓度升高可能是其主要途径。

2009年之后关于EDDF在心血管领域的研究报道很少。通过简要的介绍，我们了解到科研工作者们通过不懈的努力在心血管领域不断开启新的篇章，并取得较大进展。将来还会不断发现新的血压调节物质，为心血管疾病防治水平的提高提供科学的理论指导。

（冯　娟　杜　幸）

感谢唐朝枢教授对本章的指正。

参考文献

[1] RUSSELL F A，KING R，SMILLIE S J，et al. Calcitonin gene-related peptide: physiology and pathophysiology ［J］. Physiol Rev，2014，94（4）：1099-1142.

[2] CHARLES A，POZO-ROSICH P. Targeting calcitonin gene-related peptide: a new era in migraine therapy［J］. Lancet, 2019, 394(10210): 1765-1774.

[3] LI D，CHEN B M，PENG J，et al. Role of anandamide transporter in regulating calcitonin gene-related peptide production and blood pressure in hypertension ［J］. J Hypertens，2009，27（6）：1224-1232.

[4] MAPP P I，MCWILLIAMS D F，TURLEY M J，et al. A role for the sensory neuropeptide calcitonin gene-related peptide in endothelial cell proliferation in vivo ［J］. Br J Pharmacol,

2012, 166 (4): 1261-1271.

[5] MáRQUEZ-RODAS I, LONGO F, ROTHLIN R P, et al. Pathophysiology and therapeutic possibilities of calcitonin gene-related peptide in hypertension [J]. J Physiol Biochem, 2006, 62 (1): 45-56.

[6] BOWERS M C, KATKI K A, RAO A, et al. Role of calcitonin gene-related peptide in hypertension-induced renal damage [J]. Hypertension, 2005, 46 (1): 51-57.

[7] BRAIN S D, GRANT A D. Vascular actions of calcitonin gene-related peptide and adrenomedullin [J]. Physiol Rev, 2004, 84 (3): 903-934.

[8] 谢启文. 神经肽 [M]. 上海: 复旦大学出版社, 2004.

[9] SCHöNAUER R, ELS-HEINDL S, BECK-SICKINGER A G. Adrenomedullin—new perspectives of a potent peptide hormone [J]. J Pept Sci, 2017, 23 (7-8): 472-485.

[10] ETO T, KATO J, KITAMURA K. Regulation of production and secretion of adrenomedullin in the cardiovascular system [J]. Regul Pept, 2003, 112 (1-3): 61-69.

[11] TSURUDA T, KATO J, KUWASAKO K, et al. Adrenomedullin: Continuing to explore cardioprotection [J]. Peptides, 2019, 111: 47-54.

[12] HAY D L, GARELJA M L, POYNER D R, et al. Update on the pharmacology of calcitonin/CGRP family of peptides: IUPHAR Review 25 [J]. Br J Pharmacol, 2018, 175 (1): 3-17.

[13] VOORS A A, KREMER D, GEVEN C, et al. Adrenomedullin in heart failure: pathophysiology and therapeutic application [J]. Eur J Heart Fail, 2019, 21 (2): 163-171.

[14] GRIECO P, GOMEZ-MONTERREY I. Natural and synthetic peptides in the cardiovascular diseases: An update on diagnostic and therapeutic potentials [J]. Arch Biochem Biophys, 2019, 662: 15-32.

[15] MATSUO A, NAGAI-OKATANI C, NISHIGORI M, et al. Natriuretic peptides in human heart: Novel insight into their molecular forms, functions, and diagnostic use [J]. Peptides, 2019, 111: 3-17.

[16] VOLPE M, RUBATTU S, BURNETT J Jr. Natriuretic peptides in cardiovascular diseases: current use and perspectives [J]. Eur Heart J, 2014, 35 (7): 419-425.

[17] RUBATTU S, FORTE M, MARCHITTI S, et al. Molecular Implications of Natriuretic Peptides in the Protection from Hypertension and Target Organ Damage Development [J]. Int J Mol Sci, 2019, 20 (4): 798.

[18] SERONDE M F, GAYAT E, LOGEART D, et al. Comparison of the diagnostic and prognostic values of B-type and atrial-type natriuretic peptides in acute heart failure [J]. Int J Cardiol, 2013, 168 (4): 3404-3411.

[19] PAGET V, LEGEDZ L, GAUDEBOUT N, et al. N-terminal pro-brain natriuretic peptide: a powerful predictor of mortality in hypertension [J]. Hypertension, 2011, 57 (4): 702-709.

[20] FORTE M, MADONNA M, SCHIAVON S, et al. Cardiovascular Pleiotropic Effects of Natriuretic Peptides [J]. Int J Mol Sci, 2019, 20 (16): 3874.

[21] NAKAGAWA Y, NISHIKIMI T, KUWAHARA K. Atrial and brain natriuretic peptides: Hormones secreted from the heart [J]. Peptides, 2019, 111: 18-25.

[22] 汤健, 唐朝枢. 内皮素 [M]. 北京: 北京医科大学中国协和医科大学联合出版社, 1993.

[23] DAVENPORT A P, HYNDMAN K A, DHAUN N, et al. Endothelin [J]. Pharmacol Rev, 2016, 68 (2): 357-418.

[24] TITUS A, MARAPPA-GANESHAN R. StatPearls [M] //Treasure Island (FL), 2024.
[25] BURNIER M. Update on endothelin receptor antagonists in hypertension [J]. Curr Hypertens Rep, 2018, 20 (6) : 51.
[26] GRANGER J P, SPRADLEY F T, BAKRANIA B A. The Endothelin system: a critical player in the pathophysiology of preeclampsia [J]. Curr Hypertens Rep, 2018, 20 (4) : 32.
[27] GALIè N, LJ R, HOEPER M, et al. Treatment of patients with mildly symptomatic pulmonary arterial hypertension with bosentan (EARLY study): a double-blind, randomised controlled trial [J]. Lancet, 2008, 371 (9630) : 2093-2100.
[28] DAVIE N, HALEEN S J, UPTON P D, et al. ET (A) and ET (B) receptors modulate the proliferation of human pulmonary artery smooth muscle cells [J]. Am J Respir Crit Care Med, 2002, 165 (3) : 398-405.
[29] DHAUN N, MACINTYRE I M, KERR D, et al. Selective endothelin-A receptor antagonism reduces proteinuria, blood pressure, and arterial stiffness in chronic proteinuric kidney disease [J]. Hypertension, 2011, 57 (4) : 772-779.
[30] DHAUN N, FERRO C J, DAVENPORT A P, et al. Haemodynamic and renal effects of endothelin receptor antagonism in patients with chronic kidney disease [J]. Nephrol Dial Transplant, 2007, 22 (11) : 3228-3234.
[31] WEBB D J. DORADO: opportunity postponed: lessons from studies of endothelin receptor antagonists in treatment-resistant hypertension [J]. Hypertension, 2010, 56 (5) : 806-807.
[32] SARAF R, MAHMOOD F, AMIR R, et al. Neuropeptide Y is an angiogenic factor in cardiovascular regeneration [J]. Eur J Pharmacol, 2016, 776: 64-70.
[33] TAN C, GREEN P, TAPOULAL N, et al. The role of neuropeptide Y in cardiovascular health and disease [J]. Front Physiol, 2018, 9: 1281.
[34] SHENDE P, DESAI D. Physiological and therapeutic roles of neuropeptide Y on biological functions [J]. Adv Exp Med Biol, 2020, 1237: 37-47.
[35] 文允镒. 动脉血压及其调节 [J]. 生理科学进展, 2000, 31 (1) : 85-92.
[36] PANG P K, SHAN J J, LEWANCZUK R Z, et al. Parathyroid hypertensive factor and intracellular calcium regulation [J]. J Hypertens, 1996, 14 (9) : 1053-1060.
[37] LEWANCZUK R Z, HAMILTON P G. Parathyroid hypertensive factor predicts efficacy in the treatment of essential hypertension with verapamil [J]. Blood Press, 1996, 5 (2) : 98-104.
[38] PLAWNER L L, PHILBRICK W M, BURTIS W J, et al. Cell type-specific secretion of parathyroid hormone-related protein via the regulated versus the constitutive secretory pathway [J]. J Biol Chem, 1995, 270 (23) : 14078-14084.
[39] ARDURA J A, RAYEGO-MATEOS S, RáMILA D, et al. Parathyroid hormone-related protein promotes epithelial-mesenchymal transition [J]. J Am Soc Nephrol, 2010, 21 (2) : 237-248.
[40] WRIGHT G L, BOOKOUT C. A hypertensive substance in erythrocytes of spontaneously hypertensive rats [J]. Can J Physiol Pharmacol, 1982, 60 (5) : 622-627.
[41] MANGIARUA E I, WRIGHT G L, RANKIN G O, et al. Hypertensive factor in different models of experimental hypertension [J]. Arch Int Physiol Biochim Biophys, 1991, 99 (4) : 309-313.

[42] WEN Y Y, CHEN M Q, JIA H P, et al. Effects of antihypertensive factor from erythrocyte of spontaneously hypertensive rats on the blood pressure and Ca^{2+} influx of arterial smooth muscle in rats [J]. Chin Med J (Engl), 1991, 104 (5): 376-380.

[43] WU G, WEN Y, CHEN M, et al. An antihypertensive factor in the erythrocytes of essential hypertensive subjects—effects on blood pressure and calcium uptake by vascular tissue in rats [J]. Chin Med Sci J, 1991, 6 (3): 136-140.

[44] 吴光玉，张红叶. 红细胞抗高血压因子降压作用的进一步研究 [J]. 生理学报，1993，45 (3): 262-269.

[45] 王学谦，文允镒. 抗高血压因子的分布及其舒血管效应 [J]. 中国高血压杂志，1995，3 (1): 11-14.

[46] 文允镒. 高血压时的血管改变及其机制 [M] // 韩启德，文允镒. 血管生物学. 北京：北京医科大学中国协和医科大学联合出版社，1997，224-226.

[47] WANG Y, WEN Y, FANG Y, et al. Experimental vasoprotection by a novel erythrocyte-derived depressing factor in rats with arterial calcinosis [J]. Vascul Pharmacol, 2009, 50 (1-2): 65-70.

第八章
血压调节相关的脂肪细胞因子

脂肪细胞因子（adipocytokines）是指由脂肪细胞合成及分泌的蛋白因子，这些蛋白因子大多具有激素样的特征（小部分除外）。大量的证据表明，在肥胖病变过程中，脂肪组织库过度增大导致脂肪细胞因子分泌失调，进而引发一系列脂肪细胞因子进入循环系统，从而引发2型糖尿病、心血管疾病、脂肪肝等相关代谢性疾病的发生发展。因此寻找这些调节机体代谢平衡、影响代谢性疾病病理进程的脂肪细胞因子是目前该领域的主要研究方向之一。

研究发现，脂肪细胞因子分泌紊乱在糖尿病、心血管疾病、关节炎等多种疾病病变过程中扮演着重要的角色。瘦素（leptin）是一种由脂肪细胞分泌的脂肪细胞因子，高瘦素血症与多种心血管疾病病变存在密切的关系，其中包括动脉粥样硬化、高血压、心肌梗死和心力衰竭等。脂联素（adiponectin）也是一种常见的脂肪细胞因子，在肥胖、糖尿病、冠心病、高血压及脂肪肝等多种代谢性疾病患者中，脂联素的血清循环水平均出现显著变化；同时在机体糖脂及能量代谢平衡、胰岛素增敏等方面扮演着重要的角色。成纤维细胞生长因子21（FGF21）是一种新发现的肝脏和脂肪细胞因子，与机体糖脂及能量代谢密切相关，参与机体血压调控、血管稳态等病理生理进程。在高血压、冠心病及脂肪肝等代谢性疾病病变过程中，FGF21的循环水平显著上升，而在1型糖尿病患者中则显著下降，表明FGF21在不同代谢性疾病病变过程中扮演着不同的角色。

本章节将深入介绍FGF21、脂联素、瘦素和抵抗素四种常见脂肪细胞因子与高血压病变之间的关系，深入阐述这些脂肪细胞因子的生理学特性及其在高血压病变中的临床表现和分子作用机制。

第一节
成纤维细胞生长因子21

成纤维细胞生长因子21（fibroblast growth factor 21，FGF21）是FGF家族的一个内分泌型成员，作为在糖脂代谢中扮演着重要角色的脂肪细胞因子，FGF21被认为是一个重要的新型抗糖尿病药物候选靶标。由于最初发现在肝细胞中大量表达，FGF21被认为是一种肝细胞因子。后来研究发现，脂肪细胞不但是FGF21的重要表达器官，同时也是FGF21发挥其生物功效的靶细胞。FGF21通过内分泌、自分泌或旁分泌的方式作用于各种相关器官，发挥其生物学效应。FGF21的生物学效应具有组织特异性，这归因于其靶细胞家族跨膜蛋白β-Klotho及FGF受体的组织特异性表达状况。2005年，Kharitonenkov A等发现，在糖尿病动物模型中，FGF21蛋白治疗能显著降低血糖和血脂水平、减少肝脏脂肪含量、降低体重、改善胰岛素抵抗。这项研究首次揭示了FGF21在代谢性疾病治疗中的潜在应用价值和意义。人体研究发现，FGF21与肥胖、葡萄糖耐受、2型糖尿病、血脂异常、脂肪肝、冠心病、动脉粥样硬化、高血压等多种代谢性疾病密切相关。进一步研究发现，FGF21具有促进葡萄糖吸收、降低血糖血脂、增加胰岛素增敏等生物学功效（图2-8-1），从而参与调节机体糖脂代谢、胰岛素敏感性及能量代谢平衡。近年来研究表明，FGF21与高血压病变密切相关，在维护机体血压平稳过程中扮演着重要的角色。在高血压病变过程中，FGF21一部分可能通过对脂代谢的调控而发挥作用，另一部分可能通过调节肾素-血管紧张素（RAAS）系统，进而发挥其调节机体血压稳态的生物学功效。

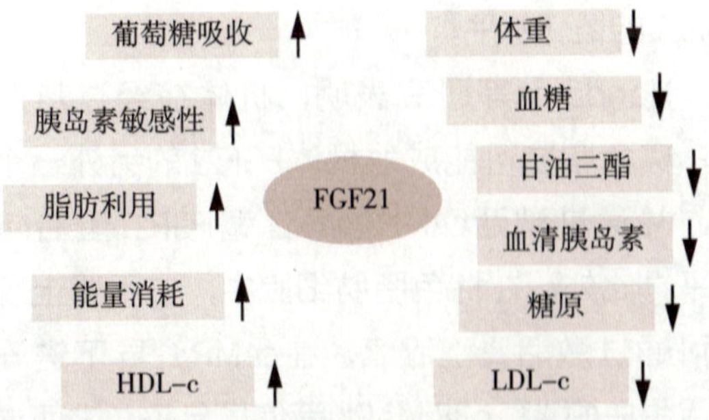

图2-8-1 FGF21的生物学效应示意图

一、FGF21蛋白及其结构特点

FGF家族由FGF1至FGF23的23个成员所组成，分成7个亚家族，以自分泌、旁分泌或内分泌的模式发挥其生物学效应。FGF19亚家族是具有内分泌功能的FGF亚家族成员，包括FGF19/FGF15（FGF19和FGF15分别为人源和鼠源的蛋白）、FGF21和FGF23三个成员，这些细胞因子从靶细胞表达，以内分泌的方式进入循环系统，通过与相对应的受体相结合，作用于不同的靶细胞，发挥其生物学功能。FGF23参与磷酸盐代谢调控，而FGF19和FGF21分别在胆汁酸及糖脂代谢中扮演着重要的角色。2000年Nishimura等利用同源PCR技术，首次从小鼠胚胎组织中得到*FGF21*基因序列。通过GenBank搜索小鼠同源氨基酸序列，Nishimura 等在α1,2-岩藻糖基转移酶基因（α1,2-fucosyltransferase gene）的5′-侧翼区发现了人FGF21 的编码基因，从而确定了FGF21在基因组中的基因位点。

人FGF21蛋白由209个氨基酸残基组成，在N-末端处含有一个由28个氨基酸残基组成的信号肽。人类*FGF21*基因位于19号染色体上，由3个外显子组成。小鼠FGF21 蛋白质由210个氨基酸残基组成，在N-末端含有一个由30 个氨基酸残基组成的信号肽。除了在肝脏、脂肪组织中表达外，FGF21在骨骼肌、胰腺、胸腺、骨骼肌及内皮细胞中也有表达。在生理条件下，FGF21在肝细胞中的表达主要受禁食和饱腹信号的影响，在禁食状态下，通过激活过氧化物酶增殖体激活受体（PPARα）和胰高血糖素刺激蛋白激酶（PKA）的作用来促进FGF21表达；而葡萄糖作为一种饱腹信号，也通过激活碳水化合物反应元件结合蛋白（ChREBP）的作用来诱导肝脏FGF21表达。在脂肪细胞中，PPARγ和ChREBP对*FGF21*基因表达调控有着重要的作用。在病理状况下，*FGF21*基因表达与机体内代谢压力密切相关。在高血压病变中，血管紧张素Ⅱ及高盐饮食均能显著诱导上调肝脏*FGF21*基因表达。在脂肪肝病变中，异常的脂质代谢也通过直接或间接的方式引发*FGF21*表达上调。

传统的FGFs通过与细胞表面的FGF受体（FGFRs）、肝素共结合后激活下游信号通路，进而发挥其生物学功能。与传统的FGF亚家族不同，FGF19亚家族成员均缺少肝素结合位点，通过与跨膜蛋白α-klotho/β-klotho和FGFR相结合形成复合体，进而激活FGF21下游信号；其中，β-klotho在FGF21调节机体葡萄糖及脂质代谢过程中扮演着不可或缺的角色。进一步研究发现，FGF21的N-末端和C-末端与其本身的生物活性密切相关，其C-末端与β-klotho的跨膜蛋白相结合，N-端与FGF受体相结合，在形成稳定FGF21/β-klotho/FGFR三体复合体后，激活下游相关分子信号，从而发挥其生物学效应。由此可见，FGF21蛋白必须保持完整的N-末端和C-末端结构才具有调节糖脂代谢的生物学功效。此外，在FGFR1c、FGFR2、FGFR3c和FGFR4各种亚型中，FGFR1c为FGF21的首选结合受体，而其他FGFR亚型则在不同状况下发挥调控效应。因此，组织中FGFR亚型和β-klotho的表达差异也就决定了FGF21的组织特异性。β-klotho在肝脏、脂肪、骨骼肌、胰岛和中枢神经系统等主要代谢器官中丰富表达，这提示FGF21在这些组织器官代谢中扮演着特殊的角色。在蛋白信号激活过程中，FGFRs外域包含3个免疫球蛋白样的结构域（D1至D3），当β-klotho或FGF21单独作用时，FGFR1c抑制域（D1）能有效地抑制其与FGF受体D2-D3区域的结合。一旦FGF21结合上β-klotho

后，FGF21和β-Klotho一起协同克服D1/连接区域的抑制作用从而结合D2-D3区域，最终导致受体的二聚化和激活。

二、FGF21的表达

FGF21最初被发现表达于肝脏组织细胞，并受肝组织细胞PPARα信号调控。在空腹状况下，肝脏内的FGF21由PPARα受体激活，并在葡萄糖的刺激下表达分泌。后来进一步发现，饱腹状态下PPARγ激活后促进FGF21在脂肪细胞而非肝脏表达。除此之外，包括胰腺、骨骼肌和大脑神经细胞等在内的多个器官组织也是FGF21的表达器官，FGF21通过自分泌或旁分泌的模式调节该器官的物质能量代谢。

（一）脂肪组织细胞

脂肪组织细胞不仅是FGF21的表达细胞，而且也是其发挥作用的靶细胞之一，这些脂肪组织细胞包括白色脂肪和棕色脂肪细胞。FGF21具有促进葡萄糖吸收的生物学功能首先在3T3-L1脂肪细胞中发现。在鼠源及人源性的脂肪细胞中，FGF21处理显著促进葡萄糖摄取。同时给予FGF21与胰岛素处理，也显著增加葡萄糖的清除率，并呈现剂量依赖效应。这提示FGF21与胰岛素对葡萄糖的清除作用具有协同效应。FGF21在脂肪组织中的表达受到PPARγ及其激动剂（如脂肪酸和胰岛素增敏药物罗格列酮、吡格列酮等）的调控。FGF21促进脂肪细胞摄取葡萄糖的功效与GLUT1表达直接相关。与单一胰岛素治疗相比，FGF21与胰岛素共同治疗肥胖小鼠可以显著增加葡萄糖清除率。这些结果提示FGF21与胰岛素在降血糖方面具有协同效应，有助于促进葡萄糖吸收，改善脂肪组织中胰岛素敏感性。此外，FGF21还能促进脂肪甘油三酯的分解作用。脂肪细胞分泌的FGF21以旁分泌或自分泌的方式增强PPARγ激活剂的生物功效，从而形成了一个紧密的闭环。但脂肪细胞产生的FGF21并不能通过内分泌的模式进入血液循环系统，只是以自分泌或旁分泌的方式发挥其生物功能，因此不会影响FGF21的循环水平。

Hondares等研究表明，机体在经过热激活后，棕色脂肪可能成为机体FGF21的另外一个来源，并通过激活cAMP信号上调FGF21蛋白转录水平。此外，在棕色脂肪细胞中，去甲肾上腺素还可通过激活肾上腺素，在cAMP介导下进一步激活蛋白酶A和p38 MAPK等信号分子，进而诱导FGF21的表达与分泌。动物研究表明，大鼠在冷环境下会显著增加棕色脂肪中FGF21的表达，同时降低全身性FGF21的半衰期。这些结果都提示棕色脂肪也是FGF21转录调控、发挥其生物功效的靶器官。

（二）肝脏组织细胞

肝脏组织是最早确定的FGF21表达器官和作用靶器官。肝脏表达的FGF21以内分泌模式进入血液循环系统，因此FGF21循环水平的升高对机体全身靶器官均能产生相应的影响。在禁食状态下，FGF21表达分泌受到游离脂肪酸（FFA）的调控，而在饱食状态下则受到碳水化合物的影响。FGF21基因序列中有一段PPARα反应元件，受到FFA/核受体PPARα/维甲酸X受体（RXR）复合体的调控。此外，在人肝脏组织中，葡萄糖诱导FGF21表达还要通过激活*ChREBP*基因，最终发挥其特有的生物学功能。

在禁食状态下，FGF21在肝脏的表达受到了PPARα调控，而PPARα与机体代谢性疾病紧密相关。在PPARα的作用下，脂肪酸可以作为内源性信号配体，诱导FGF21表达，进而促进脂肪酸氧化和生酮作用。因此，以外源性药物作用的模式，给予PPARα激动剂非诺贝特治疗也能显著促进肝脏FGF21表达。在*PPARα*基因敲除小鼠中，禁食引发的FGF21表达完全被抑制，同时也显著削弱了FGF21对脂肪酸代谢的影响。此外，丁酸钠，作为膳食纤维的产物，在小鼠体内可以通过抑制组蛋白去乙酰酶（HDAC3）的产生从而诱导肝脏内FGF21表达。HDAC3通过去除PPARα编码基因的乙酰化作用来抑制PPARα表达，而抑制HDAC3活性上调

PPARα表达，从而促进FGF21表达。这些结果提示，肝脏组织是FGF21表达器官之一，肝脏FGF21表达受PPARα调控。

近期研究发现，在饥饿状态下，肝脏FGF21表达与活化转录因子4（ATF4）刺激相关。FGF21对代谢的调控作用与胰高血糖素相似，但FGF21却不会导致肝糖分解的增加。在饱腹状态下，FGF21以内分泌的形式在机体内发挥作用。高碳水化合物饮食导致肝脏中FGF21表达和分泌增加，这与白色脂肪中禁食－再喂食的形式一致。这些效应分别由肝脏ChREBP和脂肪PPARγ信号所介导。脂肪摄取对FGF21表达生成的影响恰好相反，脂质摄入后显著抑制FGF21生成，当口服脂肪4小时后，FGF21含量显著减少。与禁食或餐后血浆中FFA值相比，乳糜微粒和极低密度脂蛋白颗粒能够更好地预测餐后FGF21的浓度。这些结果提示餐后或禁食状况下机体FGF21调节FFAs代谢的作用方式不同。由此可见，肝脏FGF21的生成与饮食状况、摄入的物质种类存在密切的关系。

（三）胰腺组织细胞

除了肝脏和脂肪，FGF21在胰腺组织中也有高表达。研究发现，急性胰腺组织受损时，胰腺外分泌腺腺泡细胞的FGF21表达显著上调。此外，在糖尿病小鼠中，胰腺内分泌腺的胰腺B细胞中FGF21表达也显著上调，并与胰岛素的表达位置重叠，这说明胰腺组织细胞也是FGF21的表达细胞之一。

在大鼠胰岛细胞和INS-1E细胞中，FGF21可通过激活Erk1/2和Akt信号通路，增加胰岛素mRNA和蛋白的表达水平；但与葡萄糖诱导的胰岛素的释放不存在协同效应。此外，在胰岛细胞和INS-1E细胞实验中，FGF21能显著缓解高糖引发的糖毒性和细胞毒性，减少细胞凋亡，改善胰岛细胞功能，提高细胞的存活率。进一步研究发现，胰腺来源的FGF21可能通过自分泌或旁分泌的方式，参与调节胰岛细胞功能。此外，胰腺来源的FGF21也可能通过内分泌作用方式，参与调节机体糖脂代谢，增加胰岛素敏感性，进而发挥其物质代谢调节功能。然而，就胰腺组织中FGF21表达的细胞类型而言，还有待进一步研究。

（四）大脑神经组织细胞

研究发现，大脑神经组织细胞也是FGF21的表达细胞之一。FGF21可通过血脑屏障与β-klotho相结合后，通过下丘脑－垂体－中枢神经系统发挥作用。FGF21在中枢神经系统中的作用可能与调节机体食物摄取和能量消耗有关。神经细胞产生的FGF21可上调下丘脑中激素神经肽Y表达水平，也可以抑制食欲激素肽－阿黑皮素原的生成，进而影响机体能量代谢平衡。此外，外源性或远程器官产生的FGF21穿过血脑屏障，直接作用于下丘脑神经元，刺激促肾上腺皮质激素释放激素的表达，从而通过下丘脑－垂体－肾上腺（HPA）轴诱导皮质酮的释放，在长时间禁食期间增加肝脏糖异生和维持葡萄糖稳态。

（五）骨骼肌细胞

研究发现，骨骼肌也是FGF21的主要表达器官之一。在线粒体肌病小鼠中，FGF21在骨骼肌中的表达上调，进而激活mTOR-YY1-PGC1α通路来调节骨骼肌线粒体呼吸链功能缺陷引发的能量代谢失衡。此外，运动也引发骨骼肌FGF21表达显著上调，后者能够直接促进骨骼肌对葡萄糖的吸收，进而促进肌肉组织中的能量代谢。这些结果表明，来源于骨骼肌的FGF21对病理生理状况下肌肉细胞代谢扮演着重要的角色。

三、FGF21调节糖脂代谢的分子机制

2005年，Kharitonenkov A.博士首次发现了FGF21的降糖降脂功能。研究发现，重组FGF21蛋白可显著促进3T3-L1小鼠前脂肪细胞和原代培养人脂肪细胞吸收葡萄糖；降低肥胖型糖尿病小鼠血糖和甘油三酯水平。这些结果提示FGF21可能是一个新的糖脂代谢调控因子。十年来，大量的研究证实，FGF21是一种新型的具有内分泌代谢调控功能的荷尔蒙因子，通过内分泌、自分泌和旁分泌的作用方式，参与机体物质代谢，维持糖脂代谢平衡，

增加胰岛素敏感性。在调控糖脂代谢方面，FGF21可以通过自己特有的信号通路参与糖脂代谢，如PPARα-FGF21内分泌信号直接参与调控代谢及抗饥饿等途径；也可以通过与其他相关信号通路的相互作用来发挥其生物学功效，如激活Erk1/2和Akt信号通道途径，改善胰腺B细胞功能和存活率，进而参与调节机体血糖平衡；还可以通过PPARγ-脂联素信号轴调节糖脂代谢平衡和胰岛素增敏。越来越多的研究表明，在病理和生理条件下，FGF21对维持机体内的糖脂代谢平衡均扮演着重要角色。

（一）PPARγ-脂联素信号轴

FGF19代谢型亚家族（mFGFs）由FGF19、FGF21和FGF23三个成员组成，这些mFGFs代谢调控成员通过与FGFR和Klotho/β-Klotho组成mFGFs-FGFR-KL/KLB信号复合物，进而激活下游信号通路，发挥其生物学功能。研究发现，mFGFs-FGFR-KL/KLB复合物的功能获得和缺失与多种代谢性疾病发病密切相关，其中包括肥胖、糖尿病、脂肪肝疾病、血脂异常及与胆汁酸和矿物质代谢紊乱等各种相关的疾病。

Lin Z等的研究发现，FGF21与FGFR/β-klotho形成复合物后，激活其下游转录因子PPARγ，后者进一步促进脂联素的表达与分泌，从而发挥其降低血糖血脂、增加胰岛素敏感性等生物学效应。重要的是，这些动物实验研究结果在人体临床实验中也得到了验证，即给予重组FGF21治疗后，随着血糖血脂的下降，糖尿病患者体内的脂联素水平显著上升。此外，FGF21缺失（FGF21 KO）引起糖尿病小鼠心肌组织的脂肪酸蓄积和糖脂代谢紊乱，并加快糖尿病心肌病的发生发展；而外源重组FGF21蛋白通过激活MAPK-AMPK信号转导通路预防脂毒性诱导的心肌细胞凋亡和糖尿病心肌病的病变发展。这些结果提示，FGF21不仅具有调节机体糖脂代谢平稳的生物学功能，同时是潜在治疗糖尿病及其相关并发症的重要药物靶标。由此可见，FGF21-脂联素信号轴在调节机体糖脂代谢、维护血糖稳态中扮演着重要的角色。

进一步研究发现，FGF21-PPARγ-脂联素信号轴不仅参与调节机体糖脂代谢，而且在此基础上进一步参与调节血管稳态，发挥其心血管保护效应。在apoE KO动脉粥样硬化病变小鼠中，FGF21一方面通过脂联素调节机体甘油三酯代谢平衡，另外一方面还扮演着抑制炎症反应、调节泡沫细胞形成等生物学效应。同时，还通过Srebp-2信号通路途径调节胆固醇的合成，最终发挥其抗动脉粥样硬化的生物功能。这些结果提示，FGF21可通过脂联素依赖和非依赖效应参与调节机体胆固醇代谢并发挥其抗动脉粥样硬化效应。

（二）下丘脑－垂体－肾上腺信号轴

研究发现，FGF21可直接穿过血脑屏障，作用于下丘脑神经元，刺激促肾上腺皮质激素释放激素的表达，从而通过下丘脑－垂体－肾上腺（HPA）轴诱导皮质酮的释放，在长时间禁食期间增加肝脏糖异生和维持葡萄糖稳态。此外，FGF21通过下丘脑诱导促肾上腺皮质激素释放激素（CRH）释放，激活其下游信号通路作用于棕色和白色脂肪细胞，刺激产热基因表达和葡萄糖摄取。有意思的是，FGF21还可以通过作用于下丘脑视交叉上核（SCN），抑制垂体后叶加压素kisspeptin信号级联反应，从而抑制黄体生成激素在发情前期激增。最近研发发现，FGF21还通过作用于神经系统，刺激口渴和饮水等生理学效应。

（三）FGF21与其他相关信号通路的相互作用

1. FGF21与PI3K/Akt信号转导通路 在离体心肌细胞实验中，外源性FGF21与FGFR1和β-klotho形成复合物，进而激活下游PI3K/Akt信号，上调抗氧化基因表达，从而减少活性氧（ROS）生成和细胞凋亡。在动物方面，FGF21通过激活PI3K/Akt等信号通路减少果糖引起的氧化应激和小鼠肝细胞凋亡。在离体胰腺细胞方面，胰腺来源的FGF21能够通过激活PI3K/Akt从而促进胰岛素生成、改善胰岛功能，减少胰岛细胞凋亡。

2. FGF21与mTORC1信号通路 FGF21作用于脂肪细胞，从而调节脂肪细胞的相关功能及其代谢状况。研究发现，FGF21作用于脂肪细胞后，激活并调节含有542个蛋白质及821个磷酸位点的细胞信号网络，其中包括重要的信号调节点合成代谢酶mTORC1/S6K。与胰岛素的调节模式不同，FGF21通过MAPK信号激活mTORC1/S6K（而不是通过典型的PI3K/AKT途径），并进一步激活下游的分子信号，发挥其多种生物学效应，其中包括UCP1、脂联素分泌表达和葡萄糖摄取等。

3. FGF21与其他通路 FGF21还可以与AMPK/Sirt1通路协作共同抵抗肝脂肪变性。在脂肪细胞中，FGF21通过激活AMPK-Sirt1-PGC1α信号通路，增加脂肪酸氧化、促进三羧酸循环和糖异生、抑制脂肪分解，减少FFA的产生，从而达到维护机体能量代谢平衡的目标。在肝脂肪代谢方面，进入肝脏的FFA通过激活PPARα/RXR活性，上调肝脏FGF21表达，FGF21通过血液循环作用于脂肪细胞并抑制脂肪降解，减少FFA生成及其在血液中的循环水平，最终直接影响肝脏脂肪（LDL，TG等）的合成，实现对机体内脂肪代谢的调控。

综上所述，FGF21是一个新型的代谢调控因子，可以通过多器官协作网络发挥其在糖脂代谢中的作用，并能对多种糖脂代谢相关疾病均具有良好的改善和治疗作用，如2型糖尿病、非酒精性脂肪肝、动脉粥样硬化和高脂血症等。

四、FGF21与心血管及其他系统

2010年，Lin Z 等首次报道了FGF21在冠心病（CHD）患者中的临床特性。研究发现，在冠心病患者中，FGF21与冠心病发病密切相关。与正常对照组人群相比，血清FGF21水平在CHD患者体内显著升高；此外，CHD伴有糖尿病、高血压或者同时伴有两种并发症的患者血清FGF21水平显著高于无并发症的CHD患者；并且，血清FGF21水平与甘油三酯、空腹血糖、载脂蛋白B100、胰岛素和胰岛素抵抗指数（HOMA-IR）呈正相关，与HDL-c和载脂蛋白A1水平呈负相关。这些结果提示，FGF21与冠心病发病存在密切的关系。

在动脉粥样硬化（AS）方面，AS患者FGF21循环水平显著高于对照人群，与异常血脂和血糖水平密切相关。此外，血浆FGF21水平与女性糖尿病伴有动脉粥样硬化病变患者的颈动脉内膜厚度密切相关。动物研究显示，*FGF21*基因缺失加速apoE KO小鼠动脉粥样硬化病变的发生发展，并增加死亡率；而给予FGF21重组蛋白治疗则显著抑制这些负面效应。在心肌损伤方面，*FGF21*基因缺失加速缺血-再灌注引发的心肌损伤，并加速小鼠心肌梗死病变；而给予重组蛋白处理则显著改善这些负面效应。此外，FGF21能抑制药物引发的心肌肥大。由此可见，FGF21与多种心血管疾病发病密切相关。

在高血压方面，在一项社区人群研究中发现，高血压患者的FGF21循环水平显著升高，并与血压变化密切相关；在2型糖尿病患者中，伴有亚临床动脉粥样硬化病变患者的FGF21血清水平与男性患者的舒张压和收缩压均无显著的相关性，而与女性亚临床动脉粥样病变患者的舒张压和收缩压呈显著正相关的关系。在小于10岁的幼儿期人群中，患有代谢综合征患儿的血压要高于正常对照组，其血清中的FGF21水平亦高于对照人群。此外，在慢性肾病血透患者中，FGF21血清水平与收缩压密切相关。这些结果表明，FGF21与血压变化存在密切的关系。

五、FGF21调节血压稳态的分子机制

（一）通过激活ACE2-血管紧张素（1-7）-MAS信号轴

Pan X等发现，FGF21缺失会加速血管紧张素Ⅱ（Ang Ⅱ）诱导的高血压和血管损伤，而补充FGF21则显著逆转这些负面效应。进一步观察发现，FGF21能促进脂肪细胞和肾脏细胞血管紧张素转换酶2（ACE2）表达，而ACE2缺失将阻断

FGF21对Ang Ⅱ诱导的高血压和血管损伤的保护效应。此外，药物抑制保护性的血管紧张素-（1-7）活性可以显著降低FGF21对Ang Ⅱ引发血管功能障碍的保护作用，但对高血压无明显作用。如此可见，在Ang Ⅱ诱导高血压病变过程中，FGF21可能通过作用于脂肪细胞和肾细胞，促进ACE2表达，后者将Ang Ⅱ 转化为血管紧张素-（1-7），一方面降低Ang Ⅱ诱导高血压病变；另一方面激活血管紧张素-（1-7）受体MAS信号，从而抵抗Ang Ⅱ引发的血管和肾脏损伤。因此，FGF21 通过肝脏、脂肪组织、肾脏和血管之间的多器官相互作用，激活 ACE2/血管紧张素-（1-7）-MAS信号轴，从而发挥调节血压稳态和对血管损伤的保护效应（图2-8-2）。

（二）通过下丘脑-垂体-肾上腺皮质激素信号轴

尽管FGF21在调节肝脏和脂肪组织中的脂质代谢方面的研究已经非常明了，但最近的研究表明FGF21可以穿过血脑屏障，通过下丘脑参与调节各种机体的相关生理功能，如女性生殖、葡萄糖代谢、昼夜行为。这些结果表明，FGF21可能通过调节神经系统来参与调节机体血压稳态。近期研究发现，在压力反射传入通路中，孤束核（NTS）和结节神经节（NG）均表达FGFRs（FGFR1-4）和β-Klotho，这在血压调节中扮演着重要的角色。慢性腹腔输注重组FGF21蛋白对高果糖饮酒大鼠的收缩压和压力反射敏感性均有明显的改善作用。压力反射敏感性的上调与急性静脉注射FGF21诱导的NTS和NG中Akt-eNOS-NO信号通路的激活有关，尽管急性FGF21治疗没有导致血压显著变化。这可能意味着FGF21对血压调节的作用可能是累积的，而不是具有瞬时效应的。除了对压力感受器敏感性的作用之外，上述研究还表明FGF21可以直接作用于下丘脑神经元并激活下丘脑-垂体-肾上腺皮质激素（HPA）信号轴释放皮质酮。值得注意的是，皮质酮被广泛报道参与抑制高血压。因此，FGF21也可能通过调节皮质酮来降低血压。

（三）通过PPARγ参与肺动脉高压的病理进程

过氧化物酶体增殖物激活受体γ（PPARγ）是一种配体激活的核转录因子，它能有效抑制肺动脉高压。缺氧可以导致肺动脉高压、右心室肥大、肺动脉重构和肺动脉胶原沉积。在缺氧诱导肺动脉高压病变小鼠中，FGF21和PPARγ水平显著降低，而给予外源FGF21或PPARγ激动剂则显著逆转低氧引发的负面效应；相反，给予PPARγ拮抗剂处

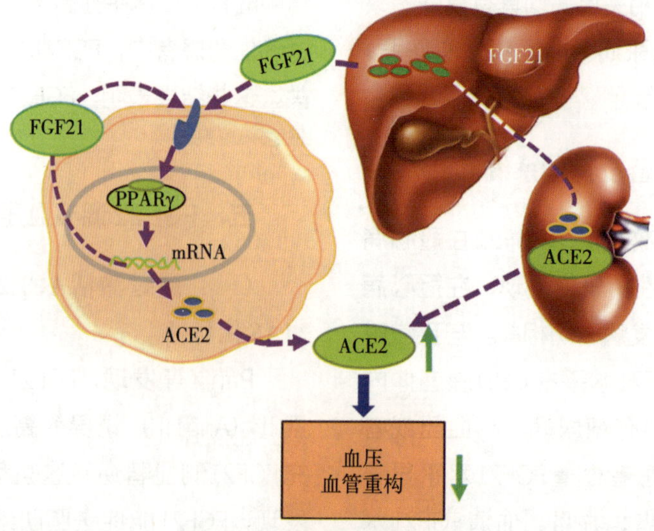

图2-8-2　FGF21调节血管紧张素Ⅱ引发高血压病变的分子机制示意图

理则引发肺动脉高压的病理进程。此外，外源性FGF21处理后，在小鼠肺组织中腺苷酸活化蛋白激酶（AMPK）磷酸化（Thr172）和PPARγ共激活因子-1α（PGC-1α）的表达水平显著上调。进一步研究发现，AMPK缺失或药物抑制AMPK活性明显增加FGF21介导的PPARγ表达。这些研究结果表明，FGF21可能通过PPARγ-AMPK/PGC-1α信号通路发挥其抗肺动脉高压，抑制肺动脉重塑和胶原沉积等生物学功效。FGF21可能是一个新型的治疗肺动脉高压的药物靶标。

（四）通过调节血脂异常参与维护血压稳态

FGF21可以通过胆固醇调节元件结合蛋白（Srebp-1）来降低血清和肝甘油三酯水平，改善饮食诱导肥胖小鼠的脂肪肝。除了调节Srebp-1外，研究还显示FGF21对Srebp-2的抑制作用。Srebp-2是胆固醇生物合成的主要调节因子，通过优先激活肝脏中关键胆固醇基因的转录调节胆固醇的生成。FGF21缺乏导致肝脏胆固醇生物合成增加，并随着载脂蛋白谱从高密度脂蛋白（HDL）向低密度脂蛋白（LDL）的转移，加剧了$apoE^{-/-}$小鼠的高胆固醇血症，提示FGF21是肝脏胆固醇生成的生理抑制因子。在Sprague-Dawley（SD）大鼠中，用高果糖水诱导轻度高血压，4周的重组FGF21治疗导致收缩压正常化，同时改善血脂谱，包括降低高血压大鼠的总胆固醇和甘油三酯水平。这提示FGF21可能通过Srebp-1/Srebp-2信号比值调节机体脂质合成而改善高果糖性高血压。此外，FGF21可以通过刺激内皮型一氧化氮合酶活性并增加一氧化氮的产生，从而达到舒张血管降低血压的效应，最终发挥其降血压效应。

六、展望

FGF21降糖降脂的生物学功能已在的临床试验中得到验证。LY2045319是一种FGF21类似物，与接受安慰剂的患者相比，接受FGF21类似物LY2045319治疗的患者显示出改善的脂质分布，包括降低LDL-C和甘油三酯，增加HDL-C。尽管在用LY2405319治疗的肥胖患者中没有观察到血压的显著变化，但据报道有一名受试者出现低血压并停止研究，这意味着FGF21类似物在人体内可能具有降血压功效。然而，由于上述研究仅包括38例患者，FGF21对人体血压调节的作用值得进一步研究。最近，另一种长效的FGF21分子PF-05231023已经在T2D患者身上进行了测试，并且在减轻体重和改善循环脂质分布方面也显示了功效。然而，在高血压方面，到目前为止，还没有FGF21或其类似物治疗高血压的临床试验报道。

众所周知，FGF21对脂肪和葡萄糖代谢具有多效作用。啮齿动物研究的结果表明，FGF21能够显著抑制Ang Ⅱ诱导的高血压病变，但对盐诱导高血压的效应依然未明。因此，需要进一步明确FGF21对于各种因素诱导高血压的作用及其机制。但可以肯定的是，FGF21是高血压病变过程中的一个重要靶标。此外，FGF21是一个同时具有调节血糖、血脂和血压稳态功能的代谢调控分子，并通过多器官交流对话模式，参与调节机体血压稳态，保护血管及其他受损器官，因此具有重要的研究价值和意义（图2-8-3）。

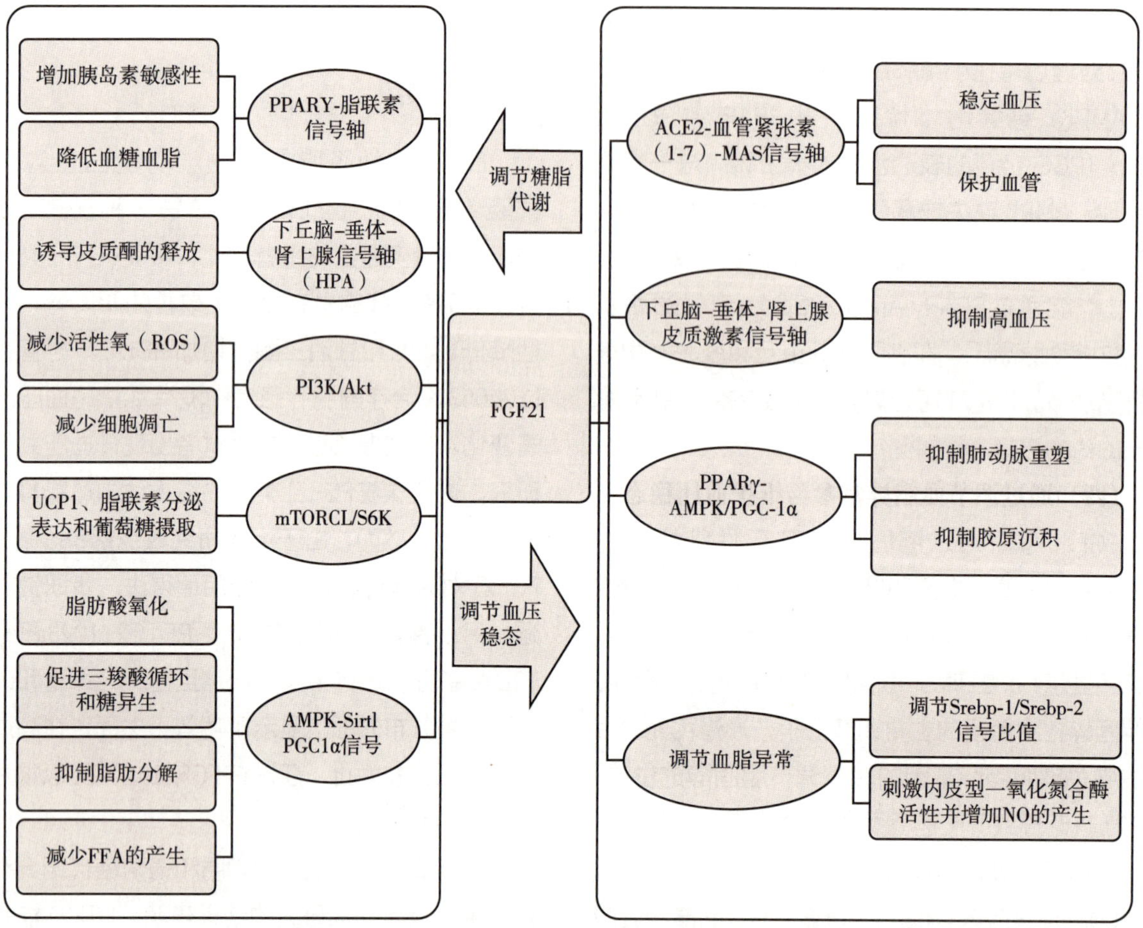

图 2-8-3　FGF21 调节糖脂代谢和血压稳态机制示意图

（林灼锋　潘薛波）

第二节 脂联素

脂联素是脂肪细胞分泌的诸多生物活性蛋白中丰度最高的一种脂肪细胞因子，通过内分泌的方式进入循环系统，并大量存在于血液循环中；除脂肪细胞外，肌肉组织和大脑也有一定量的脂联素分泌表达。自脂联素发现至今已有二十多年了，在肥胖症、2型糖尿病和冠状动脉疾病等炎症病变或胰岛素抵抗等病理状况中，脂联素的生成均显著降低。除调节碳水化合物的代谢外，脂联素还可以通过影响内皮细胞中重要的信号通路和调节内皮炎症反应来调节血管稳态，进而参与调节心血管疾病的病理进程。此外，脂联素可能通过调节肾素-血管紧张素-醛固酮系统（RAAS）活性，进而参与调节机体血压稳态。

一、生物学特性

脂肪组织被越来越多地视为生成诸多活性物质的内分泌器官和先天免疫系统的一部分。在肥胖病变状况下，巨噬细胞渗入脂肪组织，通过极化或去极化的模式，巨噬细胞自身或促进脂肪细胞释放出众多脂肪细胞因子，调节影响脂肪细胞的功能。在此过程中，脂肪细胞和巨噬细胞产生的各类细胞因子将通过多器官交流对话的模式，参与调节多种代谢性疾病的病理进展，如胰岛素抵抗、血脂代谢异常、高血压、冠心病等。

脂联素（Ad）是脂肪组织产生的主要细胞因子之一。1995年Scherer PE等首次通过随机测序cDNA文库的方式发现一种小鼠脂肪细胞分泌的蛋白质，并由于在结构上类似于补体因子C1q，且相对分子质量为30 KDa，故被命名为“脂肪细胞补体相关蛋白”（ACRP30）。此外，还先后通过mRNA差异显示技术、cDNA文库随机测序及明胶亲和层析的方法，从鼠脂肪组织、人脂肪组织和人血浆蛋白中分离出该蛋白，并分别命名为AdipoQ、apM1、GBP28。

脂联素基因位于3号染色体的长臂上，基因座为3q27，全长17kb，由三个外显子和两个内含子组成，其中三个外显子具有共同的的剪接位点，第三个外显子包含一个长的3′-非翻译序列，其中包含三个Alu重复序列。基因的调控序列包含推定的启动子元件，但没有典型的TATA盒，其表达受到脂肪形成中的关键转录因子如RAR相关的孤儿受体（RORα1），CCAAT增强子结合蛋白（C-EBP），过氧化物酶体增殖物激活的受体γ（PPARγ）及脂肪细胞的测定和分化因子1/固醇调节元件结合蛋白1c（ADD1/SREBP1c）的部分调节。

脂联素由244个氨基酸残基组成，全长形式由四个结构域组成：N端信号序列，可变区，胶原型结构域（cAd）和C端球状结构域（gAd），活化的单核细胞和/或中性粒细胞分泌的白细胞弹性蛋白酶可以切割全长形式的Ad，产生Ad球状片段。脂联素通过其7次跨膜受体而发挥作用。在脂肪细胞中，脂联素的生物合成和分泌过程受到内质网中几种分子伴侣的调节，包括ERp44（内质网驻留蛋白44）、Ero1-La（ER氧化还原酶1-La）和DsbA-L（二硫键A氧化还原酶样蛋白）。ERp44通过巯基介导的滞留抑制脂联素寡聚体的分泌，Ero1-Lα释放被ERp44捕获的HMW脂联素，DsbA-L促进HMW脂联素的细胞内组装和分泌。经过翻译后修饰，该蛋白质融合为多聚体形式。目前已经确定不同的可溶性多聚体具有不同的功效。对鼠和人血浆脂联素分析发现，血浆中存在三种不同类型的脂联素，根据其分子量可分为3类：67kDa或低分子量（LMW）；136kDa，或中等分子量（MMW）；大于300kDa或高分子量（HMW）。这些类型的脂联素分别由三聚体、六聚体和多聚体组成。脂联素多聚体的基本结构是通过在球状结构域上缔合三种单体形成的三聚体，通过三螺旋茎中胶原样结构域的非共价相互作用维持结构的稳定性。脂联素的六聚体形式是由游离Cys39介导的两个三聚体之间形成二硫键而引起的。同样，六聚体是HMW脂联素的结构单元，它包含12～18个六聚体。

在健康成年人中，Ad的血浆水平通常为3～30μg/ml，约为瘦素的3倍，占所有血浆蛋白的0.01%，其主要来源于脂肪细胞。但最近也有研究发现，Ad也可以通过其他组织器官产生，其中包括骨骼肌、心肌、肝脏、骨髓等，但其表达量极低。Ad球状片段在血液中的比例很小（占Ad总量的1%）。从妊娠14～36周在人胎儿组织中检测到一定量的Ad，起源于中胚层和外胚层，但是在妊娠过程中其浓度下降。由此可见，Ad可能在胎儿发育过程中扮演着某种角色。脂联素的表达和分泌总体来说也是女性（11.7μg/ml）高于男性（7.9μg/ml）。

脂联素具有三种受体模式，即AdipoR1、AdipoR2和T-钙黏着蛋白。AdipoR1和AdipoR2是完整的膜蛋白，具有七个跨膜结构域，与G蛋白偶联受体（GPCR）家族相似。但是，与GPCR不同，脂联素受体AdipoR1和AdipoR2具有内部N端部分和外部C端结构域。AdipoR1在大多数细胞中表达，但其主要表达在骨骼肌中，对球状片段状的脂联素具有更大的亲和力，同时与AMP激酶途径的激活有关。AdipoR2在肝脏中大量表达，对完整分子有更大的亲和力，与过氧化物酶体增殖物激活受体（PPAR）-α途径的激活有关。此外，AdipoR1和AdipoR2也表达在胰腺细胞、内皮细胞、平滑肌细胞和动脉粥样硬化斑块中。

T-钙黏着蛋白是细胞黏附分子钙黏着蛋白家族成员之一，缺失经典钙黏着蛋白分子的跨膜区，经糖基磷脂酰肌醇分子（GPI）附于细胞膜表面，是六聚体HMW脂联素受体，组织分布非常广泛，在心脏、骨骼肌和血管组织高表达，在肌肉组织低表达。有证据表明，T-钙黏着蛋白作为一种糖基磷脂酰肌醇化胞外蛋白，在心血管保护效应中扮演着不可或缺的角色，作为AdipoR1和AdipoR2的共同受体，促进脂联素信号在特定组织和细胞中传导。此外，T-钙黏着蛋白的活化形式可保护血管内皮细胞免受氧化应激导致的细胞凋亡。

二、生理学功能

（一）葡萄糖代谢的调控作用

2001年，首次证明了脂联素的生理作用，并指出了脂联素作为糖尿病治疗的潜在作用。动物实验表明，将哺乳动物表达系统中纯化的天然脂联素注射野生型C57/BL6小鼠，给药4小时后小鼠血糖水平显著下降，但与血浆胰岛素水平变化无关。此外，长期给予纯化脂联素治疗还能显著降低2型糖尿病小鼠（如ob/ob小鼠）和1型糖尿病小鼠（如NOD小鼠和链脲佐菌素治疗的小鼠模型）的血糖水平。这些结果提示，脂联素具有独立于胰岛素的降血糖效应。

（二）脂质代谢的调控作用

除了调节糖代谢之外，脂联素的生物功能还体现在脂质代谢调控方面。在遗传性肥胖ob/ob或高脂饮食性（HFD）肥胖小鼠模型中，脂联素水平明显低于对照小鼠；而给予脂联素可改善db/db、HFD或KKA y等小鼠的胰岛素敏感性，增加骨骼肌中脂质β-氧化，并抑制脂质在肝脏组织中蓄积。此外，进一步研究发现，在骨骼肌中，球形和全长的脂联素均可以促进5′AMP激活的蛋白激酶（AMPK）活性，而在肝脏中只有全长脂联素才具有该项功效。更重要的是，在众多组织（尽管不是全部）中，AMPK是一个不可缺少的脂联素下游的活性介导因子。总的来说，脂联素通过与脂肪组织及其他代谢相关器官之间交流对话，调节机体糖脂及能量代谢，增加胰岛素敏感性。

（三）心血管稳态的调控作用

大量的研究表明，脂联素参与调节心血管疾病的病理进程，具有良好的心血管保护效应。在apoE KO动脉粥样硬化病变小鼠中，通过转基因或腺病毒介导脂联素过表达的方法，可显著抑制动脉粥样硬化斑块的形成；而在脂联素基因缺失时，PPARγ激动剂抑制动脉粥样硬化形成的作用明显降低。进一步研究发现，脂联素除了可以改善内皮功能和内皮干细胞介导的内皮修复作用，还可以通过抑制血管平滑肌细胞的增殖和迁移来抑制新生内膜形成，并减少巨噬细胞对胆固醇吸收而形成的泡沫细胞，最终发挥其抗动脉粥样硬化效应。

在巨噬细胞中，用球状和全长脂联素进行长期治疗会抑制由多种刺激（包括脂多糖，瘦素和抵抗素）诱导的促炎症细胞因子的产生。在人单核细胞衍生的巨噬细胞中，脂联素处理能显著上调抗炎症细胞因子IL-10的表达。进一步研究发现，脂联素可通过调节巨噬细胞极化发挥其抗炎效应。在脂联素刺激下，与经典激活的致炎性M1表型相反，人类单核细胞转化为具有抗炎效应的M2巨噬细胞；将M1巨噬细胞与脂联素处理过的M2细胞培养上清液一起孵育能显著抑制促炎细胞因子（如TNFα和单核细胞趋化蛋白1）的分泌表达。此外，在动物中，来源于脂联素敲除小鼠的巨噬细胞M2标志物表达水平显著降低。

在心脏方面，脂联素可直接作用于心肌细胞，以减轻各种因素引发的心肌损伤和心功能障碍。与野生型小鼠相比，脂联素缺失会加速压力超负荷引发的小鼠心肌肥大，并增加死亡率。在缺血-再灌注（I/R）损伤期间，缺乏脂联素会增加心肌梗死面积和心肌细胞凋亡并降低心脏功能。此外，与野生型小鼠相比，脂联素缺失会增加Ang Ⅱ引发的心脏纤维化和左心室功能障碍。而补充重组脂联素蛋白则显著逆转这些不良效应。此外，在db/db糖尿病肥胖小鼠中，脂联素可能通过减轻内质网应激来改善心肌收缩功能。与上述在啮齿动物中的发现一致，在猪中也观察到脂联素对心肌I/R损伤发挥保护作用。这些结果提示，脂联素具有良好的心血管保护效应。

（四）中枢系统的调节作用

脂联素除在外周具有强效作用外，对中枢系统也具有良好的保护效应。在人脑脊液中，脂联素主要以三聚体形式存在；而通过静脉注射的脂联素可以穿过血脑屏障，增加脑脊液的脂联素水平。进一步观察发现，通过脑室内注射脂联素可以激活下丘脑-促肾上腺皮质激素系统，最终降低体重并增加能量消耗。

三、脂联素与心血管及其他疾病

流行病学研究表明，低脂联素血症，特别是其HMW寡聚体的低血清水平，是心血管疾病的独立危险因素。经多因素logistic回归分析发现，在研究样本中，循环脂联素总水平增加1个单位，可使心血管疾病风险降低36%。这与已有的流行病学数据相一致，表明循环脂联素与心血管疾病的发展之间存在保护性联系。在高血压方面，病例对照研究发现，高血压患者的血清脂联素水平显著低于正常血压受试者。在logistic回归分析中，最低四分位数的患者的高血压风险比最高四分位数的受试者高3.72倍。这说明低血清脂联素水平与高血压病变密切相关。

相关研究表明，携带与血浆脂联素水平降低相关的遗传变异的受试者罹患高血压的风险更高。为了探索脂联素是否在遗传上或生物学上影响高血压，研究人员共纳入了446例确诊为高血压（HT）的男性病例和312例正常血压（NT）的男性。通过检测血浆脂联素浓度和单核苷酸多态性，调整混杂因素后发现，HT患者脂联素水平显著降低（HT：5.2±0.2μg/ml；NT：6.1±0.2μg/ml；$P<0.001$）。此外，多元回归分析也表明，低脂联素血症是高血压的独立危险因素（$P<0.001$）。在血压正常者中，血压与血清脂联素浓度呈负相关，而与胰岛素抵抗无关。在具有I164T多态性TC基因型的受试者中，脂联素浓度显著降低（TC：2.6±0.9μg/ml；TT：5.5±0.1μg/ml；$P<0.01$），并且大多数患有高血压。相反，G276T多态性与脂联素浓度或高血压无关。这些结果说明，脂联素的基因多态性与高血压病变存在密切的关系。

一项纳入了2839名未服用降压药物的日本男性工人的流行病学研究表明，在心肌肥厚方面，健康受试者HMW脂联素和总体脂联素的循环水平与左心室肥大有关，与年龄和代谢因素无关。按照血清脂联素水平的三分位数对受试者进行分类，并进行了多因素logistic回归分析，将左心室肥大与脂联素三分位数相关联，以调整潜在的混杂因素。研究样本中左心室肥厚（ECG-LVH）的患病率为16.7%。脂联素最低类别为1.0～5.0μg/ml，最高类别为7.4～30.6μg/ml。与脂联素最高类别的受试者相比，最低脂联素类别的受试者的ECG-LVH患病率明显升高，而与年龄、体重指数和收缩压无关（$OR=1.50$；95%CI，1.16～1.94）。与此同时，对高密度脂蛋白胆固醇、甘油三酯和胰岛素抵抗的进一步调整并未改变相关性（$OR=1.68$；95%CI，1.28～2.21；$P<0.001$）。当使用不同的ECG-LVH标准或通过血压或体重指数对受试者进行分层时，可获得相似的结果；而且在肥胖个体中也观察到类似的现象。这些结果提示，脂联素与心脏损伤及心脏功能之间存在密切的关系。

四、脂联素调节血压的作用机制

越来越多的学者认为脂联素除了通过改善机体脂质异常代谢间接调节血压稳态外，还能通过改善血管内皮功能，抑制炎症反应和血管平滑肌增殖，降低游离脂肪酸水平，从而抑制交感神经活性等途径来抑制高血压的发生和发展。

（一）改善异常脂质代谢和胰岛素抵抗

脂联素的三种不同寡聚形式具有独特的生物学活性。其中，HMW低聚物是介导脂肪因子的胰岛素增敏和心血管保护作用的主要活性形式。在肥胖受试者的脂肪组织中，细胞内HMW脂联素的组装和分泌均受损，这反过来可能导致胰岛素抵抗和心血管功能障碍。临床和基础研究提示，脂联素可能介导着肥胖和高血压之间的关系。在肥胖、胰岛素抵抗和糖尿病合并高血压病变小鼠中，脂联素缺失加速高血压病理的进程；而给予重组脂联素蛋白治疗则显著降低异常血糖血脂、增加胰岛素敏感性，抑制高血压的病理进程。这一结果提示，在肥胖相关的高血压病变过程中，脂联素可能通过改善糖脂代谢和胰岛素抵抗，从而抑制高血压的病理进程。

此外，在肥胖病变状况下，游离脂肪酸水平显著升高，进而激活交感神经系统来参与肥胖相关高血压的发生发展。而脂联素则可以通过促进脂肪酸氧化和抑制脂肪酸的合成来降低循环脂肪酸水平。因此，脂联素可能通过影响脂肪酸水平，间接抑制交感神经系统从而调控血压水平。

（二）改善内皮功能

内皮来源的一氧化氮（NO）可通过增强血管舒张作用，抑制血小板聚集、单核细胞黏附和VSMC增殖来保护血管系统，脂联素主要通过调节NO生成从而改善血管内皮功能障碍。

研究发现，全长和球状脂联素均能通过激活内皮型NO合酶（eNOS）而增加了内皮细胞中内皮型一氧化氮的产生。脂联素促进eNOS磷酸化（Ser1177），并增强eNOS和热休克蛋白90（HSP90）之间的相互作用。脂联素促进其两个受体AdipoR1/AdipoR2与APPL1（一种包含蛋白链激酶同源结构域，磷酸酪氨酸结合结构域和亮氨酸拉链基序的衔接蛋白）的相互作用，进而促进蛋白激酶LKB1从细胞核到胞质转录翻译，导致AMPK的活化。在内皮细胞中，采用RNAi抑制APPL1表达可显著减弱脂联素诱导的Ser1177位点上eNOS磷酸化，以及eNOS和HSP90之间的复合物形成，导致NO产生显著减少，最终导致内皮功能紊乱。

氧化应激增加是肥胖和糖尿病患者血管功能障碍的发病机制之一。氧化应激的关键特征是血管活性氧（ROS）的产生增加，导致NO淬灭和促炎性信号传导途径的激活，如PKC和NF-κB等。球状脂联素可能通过抑制NADPH氧化酶来抑制oxLDL诱导ROS在内皮细胞中的释放。此外，脂联素的抗氧化活性由cAMP/PKA途径介导。

内皮细胞激活的特征是黏附分子（如ICAM-1，VCAM-1和E-选择素）表达增加，脂联素通过抑制TNF-α和抵抗素诱导的黏附分子和IL-8的表达，对内皮发挥抗炎作用，进而减少单核细胞附着于内皮细胞。脂联素在内皮细胞中的抗炎作用可能是由PKA依赖性抑制NF-κB激活介导的。另外，脂联素通过减少E-选择蛋白和VCAM-1的表达来抑制白细胞与内皮细胞之间的相互作用。

内皮修复受损是血管功能障碍的标志，而高糖、Ang Ⅱ和oxLDL是引发内皮细胞损伤的主要作用因素。HMW寡聚体形式的脂联素，而非其三聚体或六聚体复合物，通过激活AMPK信号通路来抑制HUVEC凋亡和半胱天冬酶3活性。此外，脂联素的球状结构域可通过恢复eNOS-HSP90相互作用和eNOS活化，剂量依赖性地抑制Ang Ⅱ诱导的HUVEC细胞凋亡。

（三）调节肾素-血管紧张素-醛固酮系统

肾素-血管紧张素-醛固酮系统（RAAS）是机体内血压稳态的重要调节系统。在病理生理条件下，血管紧张素Ⅱ代谢失衡是造成血压稳态改变的主要原因之一。大量的证据显示，通过血管紧张素转换酶抑制剂（angiotensin converting enzyme inhibitor，ACEI）及Ang Ⅱ受体拮抗剂（angiotensin receptor blocker，ARB）拮抗RAAS，可以升高脂联素水平，同时降低高血压患者的血压水平。另外，ARB除对血压控制外，还有增加胰岛素敏感性、心脏保护及抗糖尿病等作用。Ang Ⅱ可通过其1型受体（AT1R）抑制脂联素的生成，ARB可能通过阻断AT1R来发挥作用。此外，ARB可通过激活过氧化物酶增殖物活化受体（PPARγ）而增加脂联素的生成。进一步研究发现，ARB在体外和体内均能部分激活PPARγ信号，进而上调脂联素的表达和分泌，后者也可能通过改善内皮细胞功能和调节交感神经系统（sympathetic nervous system，SNS）活性来促进ARB的降压效果。

（四）调节交感神经系统

SNS是一个在生理应激条件下产生反应的自

主调节系统。SNS过度激活能增加心率及外周血管阻力并最终导致高血压。SNS过度作用会抑制脂联素的表达，在高血压患者中，使用SNS阻滞剂6个月可以改善血压水平并增加30%循环脂联素水平，且该作用独立于胰岛素抵抗。

近期研究表明，脂联素可以通过中枢来影响SNS活性。通过对大鼠静脉内注射脂联素后发现，脂联素可以剂量依赖性地降低血压和SNS活性。脂联素对于大脑SNS活性的作用可能间接由瘦素信号传导所介导。目前，脂联素被证实能逆转下丘脑中瘦素介导的摄食抑制作用。鉴于瘦素能激活SNS活性并影响血压，因此推测脂联素可能通过抑制大脑瘦素的作用来调控SNS的活性。另外，游离脂肪酸水平的升高通过激活SNS来参与肥胖相关高血压的发生发展，而脂联素则可以通过增加脂肪酸的氧化和抑制脂肪酸的合成来降低循环脂肪酸水平，因此，脂联素可能通过影响脂肪酸水平，从而间接抑制SNS来调控血压水平。

在过去十年中获得的临床数据和实验证据均表明，脂联素在肥胖相关的高血压和心血管并发症中具有多种有益作用。由于脂肪与心血管组织之间的紧密接近，脂联素以内分泌和旁分泌的方式起作用，以调节循环功能。脂联素是介导脂肪组织，心脏细胞和脉管系统之间交流对话的关键成分。随着对高血压发病机制认识的增加及临床和基础研究的深入，脂联素与高血压的关系将会更加清晰。

五、展望

脂联素是一种主要来源于脂肪细胞的活性分子，在机体糖脂代谢、胰岛素增敏及包括心血管、糖尿病、脂肪肝等多种代谢性疾病病理进展中均扮演着不可缺少的角色。大量的临床和基础研究表明，脂联素直接参与了多种心血管疾病的病理进程。脂联素不仅通过调节糖脂代谢间接参与调节心血管疾病的病理状况，而且还可以通过影响内皮细胞中重要的信号通路和改善内皮炎症反应来调节心血管稳态。就高血压方面，越来越多的证据表明，脂联素不仅可以通过调节机体糖脂代谢来改善肥胖引发的高血压及其相关病理进程，而且对盐诱导高血压也有很好的抑制作用。在此过程中，脂联素不仅可以直接调节血管内皮功能，而且还可以通过调节大脑中枢神经系统，进而发挥其调节血压稳态的生物学功能。然而，就脂联素作为抗高血压的药物靶标方面，依然有待进一步探索。目前，可以肯定的是，脂联素是高血压病变过程中的一个重要靶标。此外，脂联素是一个同时具有调节血糖、血脂和血压稳态功能的代谢调控分子，并通过多器官交流对话模式，参与调节机体血压稳态，保护血管及其他受损器官，因此具有重要的研究价值和意义（图2-8-4）。

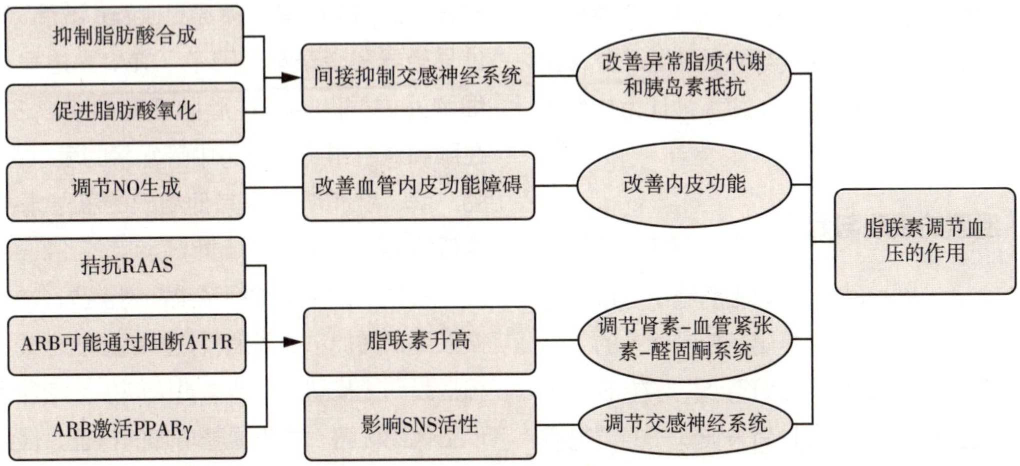

图2-8-4 脂联素调节血压作用机制示意图

（林灼锋 潘薛波）

第三节
瘦素

在20世纪90年发现瘦素之前，白色脂肪组织（white adipose tissue，WAT）一直被认为只是一种能量储存组织。直至瘦素被发现后二十多年中，WAT才被认为是一种非常活跃的、能够分泌多种生物活性分子的组织器官和免疫调节系统的统一体。这些来源于脂肪组织的生物活性肽被称为脂肪细胞因子。除了代谢活性外，这些细胞因子还可以在WAT以外的其他某些组织细胞中表达（如胎盘滋养层细胞、羊膜细胞、软骨或骨），并通过内分泌、自分泌等相关方式，参与相关疾病的病理进程。

1994年Zhang等首次利用定位克隆技术成功克隆了小鼠的*ob*基因和人类的同源序列，由此开创了人类肥胖和能量代谢研究的新领域。Halaas等于1995年应用DNA重组技术，在大肠杆菌中合成*ob*基因的表达产物，并将该蛋白命名为瘦素（leptin）。瘦素，由于它的新陈代谢功能，最初被认为是一种抗肥胖激素。在肥胖病理状况下，虽然肥胖者对这种激素的饱腹感和减肥效果产生了抵抗效应，但瘦素依然可以通过交感神经对非产热组织（如肾脏、心脏和肾上腺）发挥作用。由此可见，瘦素是一种多功能的活性脂肪细胞因子。此外，瘦素还可以影响一氧化氮的产生，伴随着交感神经的慢性激活，作用于肾脏，进而导致钠潴留、交感神经血管收缩和血压升高。因此，瘦素被认为与高血压病变存在密切的联系。

一、瘦素的发现与起源

早在1953年Kenndy就发现脂肪组织可以产生某种调节体重的激素，因此提出了控制体重的“脂肪恒定理论（lepostatic theory）”，认为在下丘脑与机体脂肪组织之间存有一种尚未被认知的“饱感因子”信号反馈机制，通过下丘脑的代谢调控中枢，调节机体的饮食摄入及能量消耗。自Halaas等于1995年应用DNA重组技术，首次从大肠杆菌中表达出重组瘦素蛋白以来，大量研究证明瘦素可以通过下丘脑作用于中枢神经系统参与机体的能量代谢调控。在此生理病理调控过程中，瘦素以内分泌模式进入血液循环系统，到达并作用于中枢和外周神经系统，通过结合和激活长型瘦素受体（LepR）来发挥作用，调节食欲和食物摄入、骨量、基础代谢、生殖功能和胰岛素分泌等过程。此外，瘦素也被认为通过直接或间接的方式参与包括炎症和心血管疾病等病理进程。

瘦素是一种脂肪细胞衍生的非糖基化蛋白，由*Lep*基因（小鼠*Lep*基因的人类同源基因，即*ob*基因）编码。瘦素前体由167个氨基酸残基组成，N-末端有21个氨基酸残基信号肽，该前体的信号肽在血液中被切掉，减少为146个氨基酸残基，分子量为16kDa。脂肪细胞曾被认为是瘦素唯一的表达来源，后来发现包括胃黏膜、胎盘、骨骼肌和大脑在内的组织也能合成瘦素。

瘦素受体（LepR）是一种跨膜受体，属于Ⅰ类细胞因子受体家族成员，其中包括6种LepR亚型，分别为分泌型（LePre）、短型（LepRa、LepRc、LepRd和LepRf）和长型（LepRb）。这些异构体由单个*LepR*基因通过mRNA选择性剪接或翻译后切割产生。几乎在所有组织中都存在的长型异构体，它是目前发现唯一能够转导瘦素信号的异构体。Lep的长型受体通过Janus激酶（JAK）和信号转导和转录激活因子（STAT）信号通路传递细胞外信号。LepR在脂肪细胞处于高表达状况，在肺和肾脏组织中只有中等水平的表达，而在心、脑、脾、肝和肌肉等其他组织的表达水平则相对较低。

瘦素通过中枢神经系统抑制食欲，减少食物的摄入量，增加了能量消耗，抑制脂肪合成。在人类和啮齿动物模型中，瘦素基因缺失会增加食欲，表现出代谢旺盛，体重显著增加的特征，最终发展成肥胖病变。此外，瘦素失活会降低免疫系统的反应，抑制交感神经系统活动，推迟青春期，并可能导致不孕。在这些过程中，瘦素很大程度上独立于其与脂肪的作用，意味着该激素在能量调控之外还有更广泛的作用。

二、瘦素与肥胖

肥胖是一种严重的健康危害。世界卫生组织估计，截至2016年，全球已有超过19亿成年人处于超重状况，其中超过6.5亿人为肥胖患者。肥胖与许多慢性病相关，包括心血管疾病和高血压。来自弗明翰心脏研究的数据表明，在原发性高血压患者中78%的男性及65%的女性与超重有关，血压随着体重的增加而增加，随着体重的减轻而下降。高血压与肥胖是最常见的合并症之一，同时也是卒中、心肌梗死、心力衰竭等疾病的主要危险因素。流行病学研究表明，65%～75%的原发性高血压是由于超重或肥胖引发的。此外，至少72%的终末期肾病（ESRD）患者伴有高血压和/或T2DM病变，而高血压和糖尿病在很大程度上都是由肥胖引起的。临床研究发现，肥胖者的血浆醛固酮水平明显高于正常对照人群，但其随着体重减轻及血压下降而显著下调。由于醛固酮是一种调节血容量和血压的盐皮质激素，因此血清醛固酮水平被认为与肥胖和高血压病变相关。Chantemele B等发现，瘦素是醛固酮分泌的直接激动剂，此外，其他与脂质相关的因子（如VLDL等）也可能是导致肥胖症患者醛固酮水平升高的主要推动因素之一。

在严重的肥胖症患者中，高血压患病率达74.1%，发生顽固性高血压的概率是正常体重患者的5.3倍。瘦素抵抗类似于2型糖尿病患者的胰岛素抵抗。在肥胖患者中，瘦素的代谢作用存在抵抗现象，因此引发高瘦素血症。研究发现，肥胖患者的瘦素中枢代谢效应抵抗是由以下两方面引发，一是血脑屏障对瘦素的通透性降低；二是瘦素受体信号受损。瘦素抵抗与循环瘦素水平升高有关，也与外源性瘦素不能减少食物摄入量和体重有关。

在肥胖患者中，瘦素抵抗似乎是有选择性的，类似于选择性胰岛素抵抗。这一现象源于肥胖小鼠模型的实验结果，即外源性瘦素可以引起肾交感神经激活和血压升高，但不能发挥厌食或减肥作用。与ob/ob小鼠相似，低瘦素水平的肥胖患者的交感神经活性和血压均低于正常水平。这结果说明瘦素在驱动交感神经过度活动和高血压方面的扮演着重要的作用。此外，大量证据表明，选择性瘦素抵抗是肥胖相关高血压和交感神经系统过度活动的基础。

肥胖是糖尿病、心血管疾病和某些类型癌症发展的主要风险因素，它源于长期的能量失衡，这往往是由于无限制地获得食物及在遗传和表观遗传脆弱性的背景下越来越久坐的生活方式所引发。在过去的几十年里，人们对调节能量稳态的体液和神经系统的认识有了显著提高。然而，早期以瘦素为基础所设计的应对肥胖策略远远未能达到预期目标，主要的原因之一是因为对瘦素及其相关激素的代谢调控机制未能完全明了。大量的研究表明，肥胖病变的发生发展受到诸多因素的影响，如遗传易感性、高热量食物过度摄入及久坐不动的生活方式，这些都是引发肥胖发病的主要因素之一。控制体重动态平衡的调节系统也经常促进正能量平衡，这也可能导致肥胖个体的体重增加和脂肪积累。事实上，当体内脂肪储备消减时（如在饥饿时期），就会触发强有力的生物反应来恢复体内平衡，而过度肥胖则与缺乏显著反应有关。因此，当控制能量平衡的调节功能失效时，就无法保护身体免受肥胖中多余的能量储存的影响。这种状况下，机体对瘦素及其他生长激素等关键代谢激素的作用就会产生抵抗效应，也就是出现所谓的“瘦素抵抗”。

三、瘦素与高血压及其他心血管疾病的关系

瘦素循环水平增加（即瘦素抵抗）是肥胖患者中很常见的现象，并且与人的胰岛素抵抗和心血管疾病（CVD）独立相关。瘦素抵抗的机制包括基因突变、瘦素自我调节、组织信号通路异常及细胞或循环分子调节等。研究表明，瘦素抵抗会导致

肥胖，而肥胖诱导的瘦素抵抗反过来伤害包括肝、胰腺、血小板、脉管系统和心肌在内的众多远程器官。

大量临床和动物模型研究表明，瘦素与心血管疾病密切相关，并通过直接或间接的方式参与调节心血管疾病（如心力衰竭、心肌肥大、高血压等）的病理进程。研究发现，瘦素通过调节机体代谢、细胞凋亡、细胞外基质重塑和肥大等病理生理过程，从而参与心力衰竭心脏重塑。在心力衰竭后心肌重建病理进程中，瘦素－醛固酮－脑啡肽酶信号轴对肥胖症患者心力衰竭的发展进程发挥重要作用。在肥胖和高瘦素血症、高血压等病变过程中，瘦素通过激活交感神经张力从而影响动脉粥样硬化、内皮功能障碍和血栓形成病理进程。此外，来自心脏和血管周围脂肪组织的瘦素通过自分泌和旁分泌作用方式与心肌细胞和血管进行交流对话，进而影响心血管疾病的发生发展。

进一步研究发现，肥胖和肾交感神经对增强瘦素和醛固酮引发的有害作用存在协同效应，从而引起中性溶酶体的过度活性。在老年肥胖妇女中，心外膜脂肪组织的数量和生物学功能变化进一步增强了瘦素和其他促炎脂肪因子的释放，从而导致心脏和全身性炎症加剧、终末器官纤维化和多种合并症的病变恶化状况。然而，在人体病理生理学研究方面依然未能取得显著进展。肥胖患者对瘦素的抵抗程度是一个有趣而又必须解决的问题。因此，深入探索并确定瘦素在正常和疾病状态下对心血管系统的不同影响，对于利用与瘦素作用相关的有益功效具有重要的意义。

四、瘦素对血压的调控机制

研究发现，除了调节能量储存外，瘦素还参与机体血压调控。基于其本身对脂肪组织的代谢调控功能，瘦素最初被认为是一种抗肥胖激素。然而，越来越多的研究发现，在肥胖患者中，瘦素引发的饱腹感和减肥效应明显降低，但保留了对其他包括肾脏、心脏等相关组织交感神经的激活作用。大量研究证明，瘦素通过与中枢神经系统中的瘦素受体（LepRs）结合激活交感神经（SNA），从而影响肾脏细胞一氧化氮的生成和尿钠的排泄，调节肾脏钠离子的代谢平稳，最终影响血压稳态调控。因此，瘦素被认为在肥胖性高血压病变过程中扮演着重要角色。瘦素可以通过多种途径参与机体血压调控，其中包括选择性瘦素抵抗、交感神经系统的激活、调节RAS系统代谢产物、肾脏钠处理异常和肾脏的物理压迫。

（一）选择性瘦素抵抗升高机体血压

瘦素被认为是一种调节食物摄入量和体重动态平衡的荷尔蒙。自瘦素被发现后不久，人们就发现了肥胖患者中的瘦素抵抗现象，以及肥胖与高瘦素血症之间的密切关系。瘦素抵抗现象出现在大部分的肥胖患者中，主要表现为肥胖个体的血浆瘦素水平显著高于正常对照人群，而机体对内源性瘦素的反应下降、对外源性瘦素反应弱或无反应，增加的瘦素无法抑制肥胖的病理进展，即瘦素减少食欲和降低体重的作用减弱或完全消失。

最近研究发现，这种与肥胖相关的瘦素抵抗现象具有选择性，即瘦素的某些生物功效减弱或者消失了，而又保留着另外一方面的生物功效。Correia等的研究者表明，在肥胖小鼠模型中，瘦素对于摄食和体重的作用明显弱于对照组，而在肾交感神经传出活性方面则显著增强。这一结果表明，这种肥胖小鼠对瘦素的代谢性作用产生了抵抗，却加强了瘦素引起的血压升高现象，这就是瘦素的选择性抵抗（selective leptin resistance）。进一步深入探索发现，外周注射瘦素增加了肥胖小鼠的肾交感神经活性（RSNA），但未能降低肥胖小鼠的摄食量和体重，而RSNA激活的结果则进一步激活交感神经系统、改善肾血流动力学和血管张力，引发血压升高，最终引发高血压病变。相反，瘦素缺陷（ob/ob）的小鼠则表现出严重的肥胖、血脂异常、胰岛素抵抗和高胰岛素血症，同时出现血压下降和SNA活性降低的现象。此外，ob/ob小鼠输注瘦素除引发显著的体重下降现象外，也会引发血压升高。由此可见，瘦素可能通过激活肥胖啮齿动物的交感神经活性，最终影响机体血压的变化。

（二）瘦素通过激活交感神经升高血压

大量的研究表明，交感神经的激活似乎至少部分介导了肥胖诱导的高血压，而瘦素被认为是肥胖症中激活交感神经的主要因素之一。早期研究发现，持续注射大剂量瘦素，大鼠平均动脉压及心率升高；而小剂量注射瘦素则造成颈动脉血压出现上升趋势。考虑到瘦素主要的靶受体是下丘脑弓状核，而核团所在部位与交感神经中枢的腹正中核、背内侧核相近，因此，研究者认为瘦素可能是通过中枢系统发挥其升高血压的功效。

进一步研究发现，LepR在上述核团中均有表达，向这些核团内注射瘦素则激活交感神经。深入探索后发现，瘦素通过刺激黑素细胞刺激素（MSH）表达，并上调室旁核及孤束核区域的黑皮质素4型受体（MC4R）表达，最终作用于下丘脑。当出现高瘦素血症及瘦素抵抗时，瘦素调节进食功能受损，但其通过刺激室旁核及孤束核MC4R表达，激活中枢交感神经及肾交感神经，导致血压升高。除下丘脑及孤束核外，LepR也在交感神经初级调节中枢延髓头端腹外侧区（RVLM）表达，向RVLM注射瘦素后也显著升高血压。另外，RVLM还能通过多突触方式上调肾LepR，激活肾交感神经。相反，通过基因敲除LepR及交感神经阻断的方式，则能完全抑制瘦素引起的中枢交感神经及肾交感神经激活。所以，中枢局部注射瘦素与外周注射重组瘦素蛋白均可通过血脑屏障产生相似地结果，通过结合到交感神经系统核团LepR，激活交感神经，从而升高血压。

（三）瘦素促进肾功能损伤引发血压升高

在动物和人体方面，急性瘦素处理并不会引发血压升高，但较长时间瘦素处理则会引发高血压病变。进一步分析发现，慢性高水平瘦素作用显著降低尿Na^+和尿NO代谢物（NO_x）的排泄。在人体试验中，肥胖高血压患者瘦素水平与NO_x呈负相关的关系。由此可见，在长期高瘦素状态的肥胖患者中，机体全身和肾内氧化应激水平均明显上升，导致一氧化氮缺乏，而引发血管功能障碍；此外，长期瘦素处理会显著上调Na^+/K^+-ATPase的表达水平，特别是肾髓质中的Na^+/K^+-ATPase，造成钠排泄减少，增加血容量，引发水钠潴留和血压升高。

此外，瘦素主要在肾内降解，并且在肾小管中进行重吸收。当肾功能不全时，瘦素的降解显著减少，出现半衰期延长的现象。瘦素在肾内通过氧化应激持续发挥增加尿Na^+的重吸收作用，进而增加血容量，引发血压上升。进一步观察发现，在活体及离体实验中，瘦素具有刺激肾小球内皮细胞异常增殖、增加Ⅳ型胶原表达、促进肾小球纤维化等生物作用。因此瘦素通过造成肾小球功能受损，从而加剧肾功能恶化，导致肾源性高血压的发生。

（四）瘦素通过上调RAAS系统代谢产物升高血压

肾素－血管紧张素－醛固酮系统（RAAS）在高血压病变过程中扮演着重要的角色，RAAS系统相关代谢产物不仅引起血管收缩、水钠潴留、血压升高，还通过直接或间接的方式参与心血管重构。近年来研究发现，瘦素与RAAS之间存在某些特殊的关系，瘦素通过影响RAAS活性从而参与高血压的病理进程。首先，瘦素可以通过中枢神经及肾交感神经系统，激活RAAS系统，从而升高血压。瘦素不仅可以增加RAAS产物含量，而且还能增加其生物活性，进而促进高血压病变发展。在瘦素敲除小鼠中，注射瘦素后不仅显著上调血管紧张素转换酶、血管紧张素原、血管紧张素Ⅰ及血管紧张素Ⅱ的含量，同时血管紧张素转换酶及肾素的活性也明显升高。这些结果提示，瘦素能激活RAAS系统，并上调其代谢产物活性。此外，瘦素促进肾上腺皮质细胞中醛固酮的生成，从而引发水钠潴留。相似地，临床研究也证明，瘦素及醛固酮含量与血压存在密切关系。另一方面研究发现，脂肪细胞以自分泌方式产生Ang Ⅱ，并与细胞自身的血管紧张素Ⅱ的1型受体（AT1R）及2型受体（AT2R）结合并促进瘦素的表达，后者反过来重新激活RAAS系统，如此形成恶性循环，最终促进高血压的发生发展。此外，在临床方面，高血压患者体内血清瘦素水平与肾素水平之间呈正相关的关系。这些结果表明，瘦素促进高血压病变与RAAS系统之间存在密切相关，且关系复杂，具体调控机制还有待进一步深入明确。

（五）瘦素升高血压的其他作用模式

除了上述相关调控机制，瘦素还可以通过氧化应激使血压升高。Wojcicka G等发现注射瘦素后血液及尿液中8-异前列腺素水平升高，促进肾组织内脂质氧化生成丙二醛和4-羟基壬烯醛，通过NADPH氧化酶和抗氧化酶SOD等作用下转变为过氧化氢，后者进一步结合到多种生长因子受体、酪氨酸激酶，促使细胞外调节蛋白激酶（Erk）磷酸化，从而增加血管张力，并上调Na^+-K^+-ATP酶活性，使Na^+重吸收增多，导致水钠潴留。

在内皮细胞方面，瘦素通过诱导内皮细胞表达C反应蛋白，参与内皮细胞炎症反应，炎症损伤后瘦素抑制内皮细胞凋亡，刺激内皮细胞增殖，使血管壁变窄，血管阻力增大，引发血压升高。瘦素通过c-Jun氨基末端激酶途径，上调内皮素1表达，并增加其与内皮素A型受体结合率，最终增加血管的收缩作用，从而使血压升高。

在平滑肌方面，瘦素不仅可以通过磷脂酰肌醇-3激酶磷酸化，促进血管平滑肌增殖、迁移，而且还通过丝裂原激活的蛋白激酶及STAT-3途径诱导平滑肌肥大，参与血管重塑，导致血管壁变窄。此外，瘦素还可以通过上调COX-2、血栓素A2表达，改变肌浆网Ca^{2+}泵ATP酶活性的方式，使Ca^{2+}不能及时回摄，抑制血管舒张，进而引发血压升高。此外，瘦素可通过调节脂质代谢、血小板活性，使血液处于高凝状态，并抑制纤溶系统，使肥胖个体血流阻力增大，增加心血管疾病的发生。

五、展望

瘦素是一种主要来源于脂肪组织分泌的脂肪细胞因子。大量的临床和基础研究表明，瘦素缺失会增加食欲，代谢旺盛，体重显著增加，最终发展成肥胖病变。究其原因，瘦素是通过中枢神经系统调节食欲，减少食物的摄入量，增加能量消耗，抑制脂肪合成。因此，瘦素从一开始发现就被认为是一个潜在减重药物靶标。然而，后来的大量研究发现，在大部分肥胖人群中，均存在瘦素抵抗的现象，即在肥胖患者体内，瘦素非但不能达到抑制体重增加的目标，而且还引发血压升高等其他效应。这些结果提示该激素除了在能量代谢调控之外还存在其他更广泛的作用。因此，将瘦素作为潜在减重药物来开发的前提是先阐明瘦素抵抗的机制。

瘦素调节血压的机制有待于深入探索。目前已有的研究数据表明，瘦素具有升高血压的效应，但其机制极其复杂，其具体分子机制有待进一步探索。此外，对于瘦素的致病作用到底是由于高瘦素血症引起的还是瘦素抵抗后抑制瘦素的生理作用引起的依然未明。瘦素是一种内分泌激素，其受体在体内广泛表达，并通过复杂的调控通路发挥其生理学效应，这也决定了瘦素作用的广泛性及复杂性。目前，虽然对瘦素的升压机制有一定了解，但其具体调控模式依然有待于深入研究（图2-8-5）。

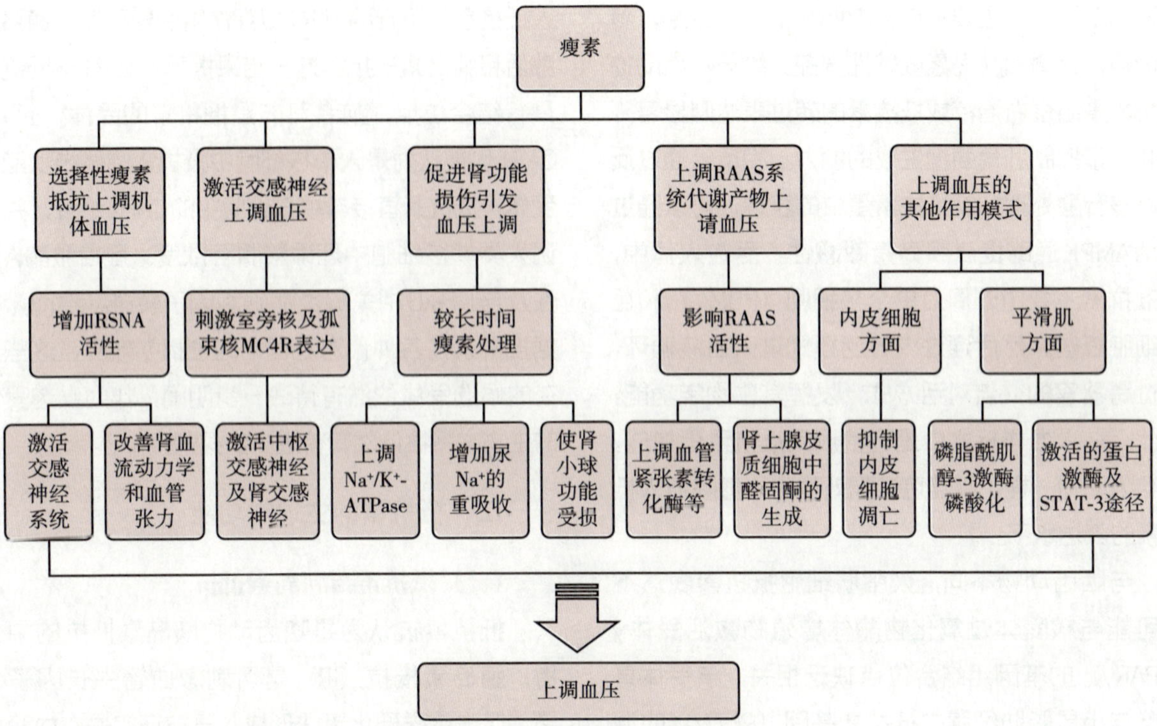

图 2-8-5 瘦素调节血压作用机制示意图

（林灼锋 潘薛波）

第四节 抵抗素

抵抗素（resistin）是一种富含半胱氨酸的多肽，最初在小鼠脂肪细胞表达产物中发现，具有诱导胰岛素抵抗的生物学功能。在啮齿动物中，抵抗素是一种由白色脂肪细胞分泌的脂肪因子，具有调节葡萄糖代谢和胰岛素敏感性等生物学特性。与啮齿动物抵抗素不同，人类抵抗素主要由巨噬细胞产生，抵抗素在人体内以内分泌模式参与跨器官之间的交流对话，不仅参与了机体组织的代谢调控作用，还与心血管疾病（caidiovascular diseases，CVD）病变密切关联。近年来的研究发现，抵抗素在参与胰岛素抵抗的同时，还可通过炎症作用于血管内皮细胞及平滑肌细胞影响细胞功能，在大血管病变及其相关并发症的发生、发展等病理过程中扮演着重要角色。

一、抵抗素的发现与起源

抵抗素是一种脂肪细胞分泌的肽类激素，2001年美国科学家 Steppan 等在研究胰岛素增敏剂噻唑烷二酮衍生物（thiazolidinediones，TZDS）的作用机制时，发现一种富含11个半胱氨酸的分泌性多肽激素，其可通过作用于胰岛素靶器官，干扰胰岛素信号传导路径及相关酶的转录，最终引起胰岛素抵抗（IR），遂命名为抵抗素。

抵抗素最初在小鼠白色脂肪细胞中被发现，其特征是含有10～11个半胱氨酸残基。抵抗素在啮齿动物和人类中的表达模式有很大的不同。Kim 等发现小鼠抵抗素 mRNA 只分布于脂肪组织，而其他组织如脑、肝、心、肺、肾和骨骼肌中均未发现有表达。在未分化的3T3-L1细胞及原代培养的前脂肪细胞中亦未发现抵抗素 mRNA，然而这两类细胞分化为脂肪细胞后，抵抗素的基因高表达水平显著上调。进一步研究证实，在啮齿动物中，抵抗素是一种脂肪因子，主要由白色脂肪细胞表达分泌，参与葡萄糖代谢和胰岛素敏感性调控。给予啮齿动物抵抗素重组蛋白治疗或抵抗素的转过表达则显著降低胰岛素抑制肝葡萄糖生成的能力。相反，通过反义寡核苷酸处理抑制抵抗素蛋白的表达，可以通过激活AMPK通路提高胰岛素敏感性。而在人体中，人抵抗素主要由外周血单个核细胞（PBMC）和巨噬细胞表达，然后通过内分泌模式进入血液循环，通过跨器官的交流对话方式，发挥其生物学功能。因此，在人血样标本中是可检测到抵抗素蛋白的，和啮齿动物一样，噻唑烷二酮处理也显著降低人抵抗素的表达水平。

与啮齿动物不同，人脂肪细胞抵抗素表达不足可能与核受体过氧化物酶体增殖物激活受体γ（PPARγ）的基因组结合位点缺乏相关，该受体直接参与小鼠脂肪细胞中抵抗素基因（*RETN*）的调控表达。基因差异分析显示，人与小鼠抵抗素氨基酸序列的同源性只有59%，而且这些序列差异主要出现在啮齿类动物和人抵抗素基因的启动子区域，因此造成两者在基因调控和功能方面存在显著的差异。在小鼠方面，高糖刺激显著上调小鼠脂肪细胞抵抗素的表达，而肿瘤坏死因子α（TNF-α）处理则显著抑制其表达；在人体方面，人PBMC和巨噬细胞在包括包括脂多糖、TNF-α、IL-6、IL-1β等多种炎症因子的刺激下均显著上调抵抗素的表达。

人抵抗素mRNA在白色脂肪组织的基质细胞中可以检出，而在血液循环的单核细胞中，其mRNA表达水平明显高于脂肪细胞。在人胎盘组织滋养层细胞中也可检测到抵抗素的表达，其表达水平与妊娠期胰岛素敏感性相关。此外，在弓形核和垂体组织中也能监测到抵抗素，而在前脂肪细胞、内皮细胞、血管平滑肌细胞中则均未检测到。

人抵抗素受体尚不清楚，根据抗体结合的特性，目前Toll样受体4（TLR4）和腺苷酸环化酶相关蛋白1（CAP1）被认为可能是其候选受体。研究发现，TLR4是重组人抵抗素在人髓系和上皮细胞促炎反应中相互作用的受体。此外，相关研究发现，人抵抗素与下丘脑TLR4相互作用后导致促炎通路的激活和胰岛素抵抗。这一结果提示，TLR4与抵抗素具有结合位点，前者可能是抵抗素的受体。此外，CAP1也被认为是人单核细胞中抵抗素的体内功能性受体。抵抗素直接与单核细胞中的CAP1结合，并上调人类单核细胞中环磷酸腺苷浓度、蛋白激酶A活性及与NF-κB相关的炎症细胞因子转录。然而，根据抵抗素在各种代谢过程中的生物学效应，这些潜在的候选受体依然有待进一步明确，作为候选受体的生物学特性依然有待进一步探索。

二、抵抗素的生理学功能

（一）抵抗素与胰岛素抵抗

抵抗素被认为是啮齿动物胰岛素抵抗的中介物，胰岛素抵抗（IR）是可刺激血管生长因子分泌、促进粥样硬化斑块形成，已被证实是心血管疾病的独立危险因素。有研究表明，IR可致代谢紊乱，增加CHD的发病危险。抵抗素通过IR作用而导致血糖升高、血脂紊乱。在遗传和饮食诱导的肥胖小鼠模型中，血浆抵抗素水平显著上升。给予重组抵抗素处理引发野生型小鼠血糖上调，并引发胰岛素抵抗，而注射抵抗素抗体则降低小鼠血糖，并改善小鼠胰岛素敏感性。相似地，在小鼠中枢和外周给予重组抵抗素蛋白处理或转基因过表达抵抗素，均可诱导小鼠肝脏胰岛素抵抗。此外，抵抗素在大鼠和小鼠肝脏特异性表达引发肝脏胰岛素抵抗，而给予抗抵抗素抗体中和处理能显著改善饮食诱导的肥胖小鼠胰岛素敏感性。相似地，敲除或敲低抵抗素则明显改善高脂饮食诱导的小鼠肝脏胰岛素抵抗。进一步细胞观察发现，啮齿动物的多种细胞和组织对抵抗素均产生应答效应。采用小鼠抵抗素蛋白处理3T3-L1脂肪细胞、小鼠心肌细胞和骨骼肌细胞，均可减少胰岛素引发的葡萄糖摄取。这提示抵抗素促进胰岛素抵抗可能与其降低胰岛素引发的葡萄糖摄取相关。另一方面，大量相关临床研究表明，在肥胖伴有糖尿病的患者中，抵抗素循环水平与胰岛素抵抗呈现正相关的关系。由此可见，抵抗素与胰岛素抵抗密切关联。

为了进一步探索人抵抗素与胰岛素抵抗之间的关系，Qatanani等制造了一种人源化抵抗素转基因小鼠模型，在该模型中，人抵抗素主要在PBMC和巨噬细胞中表达。当给予高脂饮食时，这些小鼠的肌肉和脂肪组织出现了显著的炎症和胰岛素抵抗，这表明人抵抗素与机体内炎症环境和胰岛素抵抗之间的存在某种联系。然而，在这个转基因小鼠模型中，人抵抗素在巨噬细胞中的表达不受炎症刺激影响。因此，炎症信号诱导的抵抗素表达是否导致胰岛素抵抗，这依然有待进一步探索。为了解决这个问题，Lazar实验室构建了一种细菌人工染色体转基因小鼠，该转基因小鼠缺乏小鼠抵抗素，但表达人抵抗素，被称为Hum-Retn小鼠。Hum-Retn小鼠的血浆抵抗素水平与人体正常范围相似。与早期报道的巨噬细胞抵抗素特异性转基因小鼠相比，Hum-Retn小鼠对LPS引发的炎症应激反应明显增强，与人体炎症反应相似。此外，在慢性内毒素血症的条件下，Hum-Retn小鼠出现肝脏胰岛素抵抗，并伴有肝脏和骨骼肌的炎症，这些结果表明，抵抗素可能参与人体炎症诱导的胰岛素抵抗。

与此观点一致的是，人抵抗素抑制胰岛素引发的小鼠心肌细胞葡萄糖摄取。此外，抵抗素还可以通过抑制C1C12肌管中成肌细胞增殖来减弱胰岛素信号，并通过AMPK依赖和不依赖机制诱导HepG2肝细胞发生胰岛素抵抗。临床方面，前瞻性病例对照研究也发现，在去除其他危险因素后，抵抗素基线水平升高的个体患T2DM风险也明显更高。这些结果表明，抵抗素与胰岛素抵抗存在着密切的关系，抵抗素可能是胰岛素抵抗的内源性诱发因子。

（二）抵抗素与肥胖

近年研究显示，脂肪组织不仅是一个被动储存能量的器官，还是一个主动参与代谢平衡调节的器官，它可分泌多种被称为脂肪细胞因子的生物活性物质来调节自身和其他组织的功能，抵抗素即是其中一种重要的因子。在啮齿类动物中，抵抗素在脂肪细胞表达最为丰富，动物研究显示肥胖与抵抗素水平有关，在不同的肥胖动物模型中，抵抗素水平明显高于对照组。

目前，对于人抵抗素的相关研究结论仍存争议，甚至不同学者的结论相互矛盾。Amirhakiti等发现，在42例未成年肥胖男性患者中，血清抵抗素水平与肥胖无任何关系。Beckers等的基因多态性研究也发现，肥胖女性相关表型与抵抗素基因单核苷酸多态性（SNP）变化无关。然而，在男性肥胖人群中，抵抗素SNP变异则与肥胖指标密切相关，尤其SNP rs3745367与BMI的关系密切，其中变异为A等位基因可增加BMI 0.53～0.66单位。这些结果提示抵抗素基因多态性存在性别差异。进一步动物研究发现，抵抗素基因多态性的性别差异变化可能与性激素相关，雌性激素可调控脂肪细胞抵抗素mRNA的表达。与上述的研究不同，Sadashiv等研究发现，肥胖女性体内抵抗素水平显著高于体型正常女性，血浆抵抗素与BMI存在正相关的关系，并且抵抗素mRNA在皮下脂肪组织的表达高于对照组1.62倍。相似地，Mcternan等采用QPCR检测32例人体不同部位脂肪组织抵抗素mRNA表达水平，发现腹部脂肪组织抵抗素mRNA表达水平是下肢脂肪组织的4.2倍。这些结果提示，人抵抗素的表达与肥胖之间必然存在密切联系，之所以出现相互矛盾的研究结果，这可能与人群个体差异、机体成分差异及其他相关因素相关，其具体调控因素还有待进一步探索。

（三）抵抗素与2型糖尿病

在动物和体外实验中，大部分学者认为抵抗素可能通过抑制胰岛素刺激相关组织细胞摄取葡萄糖，从而引发胰岛素抵抗，进而参与影响T2DM病理病变过程。Steppan等发现，给予小鼠静脉注射重组抵抗素，随着血液内抵抗素逐渐升高，2小时后血糖峰值可增加28%，而胰岛素水平亦随之升高。这结果表明，抵抗素上调小鼠血糖水平并非由胰岛素分泌功能障碍引发，而是抵抗素减弱胰岛素的作用，即产生了胰岛素抵抗而引起。此外，有实验研究证实，抵抗素与甘油三酯和高密度脂蛋白相关，提示抵抗素不仅参与糖代谢，还与血脂代谢密切关联。此外，在2型糖尿病小鼠病变过程中，体内脂肪组织大量合成和分泌的抵抗素引发血糖上调，进而造成胰岛素抵抗，而胰岛素抵抗是以反馈模型促使血糖水平升高，后者促使脂肪组织表达分泌抵抗素，最终推动糖尿病的发生发展。由此可见，抵抗素与2型糖尿病病变之间存在互为促进的关系。

Fujinamit等发现，在90例T2DM 患者和74例健康对照者中，糖尿病患者抵抗素水平明显高于对照组，且抵抗素浓度与所有研究对象的BMI呈正相关的关系。此外，基因多态性分析显示，抵抗素基因rs34861192单核苷酸多态性与T2DM发病相互关联。在T2DM 患者中，rs34861192携带者具有高水平的抵抗素，该位点SNP存在G-A的突变而呈现三种基因型，AA型、AG型和 GG型，其中G等位基因可能通过活化抵抗素的基因转录过程，增加抵抗素表达，引发胰岛素抵抗，降低胰岛素敏感性。此外，GG型基因携带者的胆固醇、LDL-c明显高于AG型基因携带者，这可能与基因变异叠加作用相关，并且纯合子突变的这种效应显著高于较杂合子。由此可见，抵抗素的基因变异与T2DM 发病有着密切的关系。

(四) 抵抗素与炎症

Holcamb博士（抵抗素的发现者之一）将抵抗素称作FIZZ3，并发现FIZZ3与肺部炎症病变中产生的一种FIZZ1蛋白具有同源性。在过敏性肺部炎症病变中，FIZZ1 mRNA在肥大增生的支气管上皮和肺泡H型细胞中表达明显增加。抵抗素具有类似炎症因子的蛋白分子结构，属于家族性蛋白成员，除来源于脂肪细胞外，还表达于单核细胞。在巨噬细胞分化时其表达水平显著增加。此外，在促炎症细胞因子作用下，人单核细胞抵抗素的表达水平也明显增加。Reilly等发现抵抗素水平与可溶性TNF-α受体2、IL-6以及脂蛋白相关性磷脂酶A2等多个炎症标志物呈正相关关系，且独立于CRP之外。因此，抵抗素被认为是一种炎症细胞因子的效应分子。

Koch等发现多种急性感染患者体内的抵抗素水平均显著升高，因此，把抵抗素定义为一种急性时相反应蛋白（acute-phase protein）。临床观察发现，在2型糖尿病、冠状动脉粥样硬化、慢性肾病、类风湿关节炎和/或脓毒症患者中，血浆抵抗素水平与炎症因子（如CRP、TNF-α和IL-6等）密切相关。在脓毒血症患者中，血浆抵抗素水平明显高于对照组人群，且随病情加重而逐渐升高。此外，脓毒性休克患者的抵抗素水平可达对照人群的2倍，死亡患者的抵抗素水平明显高于存活组。由此可见，抵抗素水平与感染性疾病的病情进展及预后转归存在密切的联系。

人抵抗素在炎症反应中扮演着重要的调节作用，巨噬细胞、PBMC和血管细胞都是抵抗素发挥其功能的主要靶细胞分子。体外研究发现，抵抗素通过NF-κB途径上调PBMC、巨噬细胞和肝星状细胞中促炎细胞因子的表达，其中包括TNF-α、IL-6、IL-12和MCP-1等。人外周血单核细胞培养中加入抵抗素可显著上调促炎因子TNF-α、IL-6的表达，并且这种促炎特性受到其下游的NF-κB信号途径调控。有趣的是，在炎症细胞因子IL-1、IL-6、TNF-α处理下，巨噬细胞表达分泌的抵抗素也显著上调。这些结果提示，炎症-抵抗素之间存在相互调控的正负反馈环路，这一调控特性直接推动了包括脓毒血症在内的多种炎症性疾病的病情发展。

三、抵抗素与高血压及其他心血管疾病的关系

(一) 抵抗素与高血压的关系

人体循环抵抗素水平与高血压发病之间存在密切的关系。临床研究发现，在T2DM患者中，血浆抵抗素水平与血压之间呈现正相关关系。家系研究发现，与血压正常的年轻健康后代子女相比，原发性高血压患者后代年轻健康子女的血浆抵抗素水平显著增加。此外，人群队列观察发现，在正常对照女性人群中，血浆抵抗素水平越高，患高血压的风险概率明显增加。这一结果提示，抵抗素与人体血

压变化之间存在某种特殊的关系。

临床观察显示，高血压患者子代血清抵抗素水平明显高于正常对照人群。此外，具有高血压家族史但血压正常的青少年，虽然其体重指数、血总胆固醇、低密度脂蛋白、空腹血糖、收缩压等指标均处于正常范围内，但这些临床指标均显著高于无高血压家族史且血压正常的健康青少年。这一结果提示血清抵抗素水平升高可能与遗传性因素有关，具有高血压家族史的后代患高血压的风险值显著增加。由于血清抵抗素分泌增加，导致机体产生胰岛素抵抗，抵抗素损害血管内皮功能及抵抗素能够促进血管平滑肌细胞迁移和增殖，最终引发血压上升，增加高血压发病的概率。因此，在这些具有高血压病史的年轻后代人群中，出现高血清抵抗素水平就意味着增加患高血压的风险。同时，这些结果也提示，高抵抗素也是原发性高血压病变的主要病理因素之一。

（二）抵抗素与动脉粥样硬化

临床观察发现，抵抗素在动脉粥样硬化（AS）患者体内的表达水平也明显上升。动物研究显示，抵抗素可通过上调A类清道夫受体和CD36清道夫受体，下调胆固醇逆向转运体ATP结合蛋白A1（ABCA1）促进泡沫细胞形成，进而推动AS病变的发生发展。此外，抵抗素也是引发血管内皮功能紊乱的一种介质，在内皮细胞中，人抵抗素可促进多种致炎因子的表达，其中包括单核细胞趋化蛋白-1（MCP-1）、内皮素-1（ET-1）和基质金属蛋白酶（MMPs），以及黏附分子如细胞间黏附分子-1（ICAM-1）、血管细胞黏附分子-1（VCAM-1）和P-选择素等。人抵抗素还能促进人内皮细胞和血管平滑肌细胞（VSMC）的增殖和迁移，增加内皮细胞的通透性，从而促进内皮细胞/单核细胞的黏附和浸润；这些生物功能与Erk和p38丝裂原活化蛋白激酶信号通路密切相关。此外，抵抗素通过氧化应激抑制人内皮细胞中的内皮型一氧化氮合酶，促进人巨噬细胞中泡沫细胞的形成，诱导人内皮细胞中血栓前表型，并通过增加P-选择素的表达诱导血小板活化，最终参与AS的病理进程。

人抵抗素在外周血单核细胞和巨噬细胞中表达最为丰富，在单核细胞分化为巨噬细胞表型时，其mRNA水平较分化前增加了4倍，提示抵抗素可能与单核–巨噬细胞的功能有关，后者则通过分泌多种炎症因子、促进泡沫细胞的形成参与调节AS的病理进程。研究发现，抵抗素可以通过促进AS关键因子VCAM-1和MCP-1的表达，影响CD40/CD40L在炎症细胞之间的信号传递，激活细胞炎症反应，加速斑块的形成与发展。此外，临床观察也发现，AS患者血清抵抗素水平与可溶性TNF-α受体2、IL-6、脂蛋白相关磷脂酶A2、VCAM-1等炎性指标呈现正相关的关系，并与冠状动脉血管钙化密切关联。由此可见，抵抗素作为一种重要的动脉粥样硬化风险因子，在动脉血管斑块形成过程中发挥重要作用。人抵抗素可能在调节内皮细胞、单核/巨噬细胞和血管平滑肌细胞之间的相互作用中发挥重要的调节作用。

除影响炎症反应之外，抵抗素还与机体内脂质代谢相关联。来自印度的一项大型人群研究发现，血清抵抗素水平与空腹血清甘油三酯（TG）浓度之间存在很强的正相关关系。在印度男性中，血清抵抗素水平与VLDL和TG水平呈正相关，而与HDL水平呈负相关。相反，抵抗素与LDL水平呈负相关。相似地，在T2DM患者抵抗素也与LDL呈正相关。细胞研究发现，抵抗素可以刺激人肝细胞分泌VLDL和载脂蛋白B（ApoB），并增加肝细胞脂质含量。相反，通过免疫沉淀去除血清抵抗素则明显减少ApoB的产生。进一步研究发现，抵抗素可促进人肝细胞原蛋白转化酶枯草杆菌素/kexin 9型（PCSK9）表达，进而降解并下调LDL受体。抵抗素和PCSK9在C-末端结构域内富含半胱氨酸的部分有结构上的同源性，因此，抵抗素和PCSK9有可能形成聚集复合物来靶向LDL受体，最终推进动脉粥样硬化病变发展。这些结果提示，抵抗素可能是治疗胰岛素抵抗肥胖者致动脉粥样硬化和血脂异常的潜在靶点。

（三）抵抗素与其他心血管疾病

越来越多的证据表明抵抗素与冠状动脉和外周动脉疾病、缺血性卒中和充血性心力衰竭等多种心脑血管疾病发病相关。临床观察发现，在无症状个体中，抵抗素水平升高可独立于CRP水平预测冠状动脉粥样硬化的发生发展，是冠状动脉支架术后再狭窄和冠心病患者发生不良心血管事件的预测因子。在冠心病患者中，抵抗素水平越高，冠心病或动脉粥样硬化性血栓形成患者预后越差。此外，抵抗素水平升高也被认为是急性心肌梗死患者全因死亡率的独立预测因子，与急性冠脉综合征患者住院后再发冠状动脉不良事件相关，并且与缺血性卒中之间关联。一项前瞻性的纵向研究发现，抵抗素是接受下肢搭桥手术的糖尿病患者减少无截肢生存率的唯一预测因子；此外，来自欧洲血统T2DM人群的两项横断面和前瞻性研究分析显示，抵抗素还能预测重大心血管突发事件和全因死亡率。由此可见，抵抗素在人类心脑血管疾病病变过程中扮演着重要的角色。

除血管病变之外，抵抗素与心力衰竭密切相关。临床研究发现，血清抵抗素水平升高与心力衰竭的发展和严重程度相关。高抵抗素水平与新发心力衰竭事件独立相关，并且高抵抗素水平可预测心力衰竭患者不良心脏事件的结果。然而，人抵抗素是否作为一个致病因子介入心力衰竭的发病进程依然未明。机械牵张后大鼠心肌细胞抵抗素表达显著上调，而过表达的小鼠抵抗素会降低大鼠左心室收缩力并促进心肌肥厚。有趣的是，在小鼠心脏缺血再灌注模型中，小鼠抵抗素预处理可以缓解缺血/再灌注引发的心肌损伤。相反，缺血前用重组人抵抗素预处理会损害再灌注期间的收缩恢复，并刺激离体大鼠心脏TNF-α表达分泌。此外，人抵抗素在心脏毒性发展中的作用也在Hum-Retn小鼠身上得到证实。与缺乏人抵抗素的对照小鼠相比，Hum-Retn小鼠的阿霉素诱导的心脏毒性增强，血清抵抗素水平提高4倍。这些结果提示，抵抗素与心血管损伤之间存在密切的关系，但产生人源性抵抗素与鼠源性抵抗素的生物功能差异的原因及其相关的调控机制，这均有待进一步深入探索。

四、抵抗素调节血压的作用机制

（一）调节炎症反应

炎症在心血管疾病的发生、发展中发挥重要作用。抵抗素具有类似炎症因子的蛋白分子结构，属于FIZZs家族成员，除来源于脂肪细胞外，还主要表达在单核细胞中，并在向巨噬细胞分化时表达增加，促炎症细胞因子可促使人单核细胞的抵抗素表达水平明显增加，故认为抵抗素是一种炎症细胞因子的效应分子。在多种心血管疾病病变过程中，抵抗素与其他多个系统炎症标志物如可溶性TNFR Ⅱ、IL-6、VCAM-1、ICAM-1等呈正相关，提示抵抗素参与血管的炎症反应过程。抵抗素作为炎症细胞因子的效应分子，激活NF-KB信号通路，诱导内皮细胞激活，促进endothelin-1、VCAM-1等的表达，抑制内皮源性的NO生物活性，使血管内皮功能失调。此外，这些因子可以使血管痉挛收缩，趋化更多的单核细胞黏附于血管内皮细胞表面，并进入内膜下层分化为巨噬细胞，进而分泌抵抗素，形成一个恶性循环；而分泌入血的抵抗素又可以导致高抵抗素血症，通过作用于肝细胞、脂肪细胞、骨骼肌细胞引发胰岛素抵抗，使肝脏合成CRP等炎症因子的抑制作用减弱，引起CRP等升高，在胰岛素抵抗、高血压、肥胖等疾病发挥作用。在动脉粥样硬化病变过程中，抵抗素通过调节炎症因子的表达影响血管斑块的形成与发展，而炎性因子又能显著增加抵抗素的表达，最终形成恶性循环，推动动脉粥样硬化病情发展。在高血压病变过程中，抵抗素以旁分泌方式作用于血管平滑肌细胞，可通过激活细胞外信号调节激酶和磷脂酰肌醇-3激酶通路促进血管平滑肌细胞增殖，最终促使动脉血管硬化，参与高血压的病理进程。

（二）调节Ca^{2+}信号转导途径

除炎症外，抵抗素参与高血压病理进程还与细胞内Ca^{2+}信号转导密切相关。Chuang等发现，在SD大鼠中，抵抗素可以促进并延长ET-1诱导的血压升高。这一结果提示，抵抗素参与了内皮素-1（ET-1）诱发高血压病变的病理进程。进一步观察发现，在抵抗素参与调节ET-1引发高血压病变过程中，抵抗素可能是通过胞外信号调控激酶（Erk）激活钙池调控钙离子通道（SOC），进而增强血管平滑肌细胞内ET-1激活的Ca^{2+}反应，最终引发血压升高并延长作用时限。

进一步研究发现，在高血压病变过程中，平滑肌细胞内特异表达的膜蛋白质Orai和基质相互作用分子（STIM）可直接通过调节胞内Ca^{2+}的交换反应，从而影响大鼠动脉平滑肌细胞的增殖和迁移，最终参与调节ET-1引发的高血压病变进程。然而，当STIM失活后，抵抗素增强ET-1上调Ca^{2+}反应及升高血压的效应显著降低，并且这一过程受Erk激酶的调控。这些结果提示，STIM在抵抗素促进ET-1-诱导高血压病变过程中扮演着不可缺少的角色。因此，在ET-1诱导高血压病变过程中，抵抗素可能通过Erk激酶调控STIM，进而激活并放大Ca^{2+}信号转导，最终实现促进并延长ET-1诱导的血压升高。

（三）内皮细胞功能紊乱

血管内皮细胞是覆盖在全身血管内膜的一层连续的细胞群，具有生理屏障、内分泌、调控血管张力、调节血液流动及影响单核巨噬在内皮细胞上的轴附等功能。内皮素（endothelin，ET）和一氧化氮（nitric oxide，NO）均是由内皮细胞释放的主要血管活性物质，其中ET是21个氨基酸残基组成的肽家族，ET-1为其主要亚型，是至今发现的最强的缩血管物质。NO是一种高度活跃的自由基，有脂溶性容易通过细胞膜，并具有舒张血管的功能，它由一氧化氮合酶（nitric oxide synthase，NOS）以左旋精氨酸（L-Arg）为底物催化产生。ET-1和NO作为维持血管舒张功能的重要活性物质，正常时处于动态平衡，共同保持血管的正常状态和功能，ET-1和NO失衡导致血管内皮舒缩功能障碍，与高血压病变直接相关。当ET-1及NO生成调控信号通路出现异常状况，两者平衡关系被打破，引发血管内皮功能紊乱、内皮脱落坏死及内皮下层各种组分暴露等损伤或病变事件的发生，进而推动血管内局部缺氧、代谢物堆积、血小板聚集、单核细胞及巨噬细胞黏附及炎症反应等病理进程，最终导致血压升高、微循环障碍、血栓形成、动脉斑块形成等多种疾病的发生发展。因此，内皮分泌因子的异常改变是内皮功能障碍的直接反应指标，ET-1及NO异常表达，也是血管内皮功能受损的直接体现。

研究发现，抵抗素与血管内皮功能紊乱密切关联。在内皮细胞中，抵抗素可抑制内皮型一氧化氮合酶的活性，造成NO合成及分泌表达减少，进而造成内皮舒张功能异常，最终引发血管内皮功能障碍。氧化应激也是引发血管内皮功能障碍的另一主要因素，在氧化应激状况下，血管内皮NO合成及其活性均显著下调。有意思的是，抵抗素可诱导氧化应激产物超氧阴离子的堆积，后者一方面抑制鸟苷酸环化酶活性和环磷鸟苷依赖性蛋白激酶的活性，进而影响平滑肌细胞一氧化氮-环磷鸟苷信号途径，从而造成内皮细胞NO生成减少；另一方面超氧阴离子能与已生成的一氧化氮结合，进而形成不具生物活性的超氧一氧化氮，造成内皮细胞依赖性血管舒张功能下降，最终引发内皮功能障碍。

除了影响NO生成及其活性之外，抵抗素还参与内皮细胞ET-1的表达调控。研究发现，抵抗素可通过与转录因子区域结合，上调内皮细胞ET-1 mRNA表达水平，并分泌大量ET-1蛋白。ET-1是由内皮细胞分泌的作用最强和效应最持久的内源性血管收缩因子，具有促进血管收缩、平滑肌细胞有丝分裂及刺激内皮细胞增殖等多种生物功能，参与多种疾病的病理生理过程。在生理状况下，NO与ET-1处于动态平衡状态，维持血管的正常张力。然而，ET-1水平上升可导致血管异常收缩，引起内皮功能障碍，被认为是高血压、动脉粥样硬化等多种心血管疾病病变的直接诱发因子。此外，抵抗素还可通过激活NF-κB信号转导途径诱导TNF-α、IL-12等炎性因子的释放，引起内皮细胞炎性反应，导致内皮功能障碍。另一方面，抵抗素促进VCAM-1和

MCP-1上调表达，进而激活炎症细胞，促使其黏附于血管内皮上并通过释放多种细胞毒性物质及水解酶，加重炎症反应及内皮功能的紊乱。这些结果提示，抵抗素可促进内皮细胞活化，上调ET-1 mRNA表达，并增加其释放；与此同时，抵抗素还增加VCAM-1和MCP-1表达，进而间接参与了高血压的病理过程。

（四）促进血管平滑肌增殖及迁移

血管平滑肌细胞（vascular smooth muscle cell，VSMC）增殖和迁移是引发高血压病变的主要病理基础之一。作为血管壁组织结构及维持血管张力的主要细胞成分，VSMC在相关因子刺激作用下引发血管收缩或舒张，进而控制血液流量平稳。在正常生理情况下，VSMC不会发生显著增殖。然而，在损伤或炎性刺激作用下，VSMC开始出现增殖分化，最终导致血管壁的病理变化。研究发现，在炎症环境下，血管内皮损伤加速VSMC的增殖分化。在此过程中，抵抗素可通过激活细胞外调节蛋白激酶和蛋白激酶B信号转导通路，以剂量依赖性的方式促进主动脉平滑肌细胞增殖。此外，抵抗素也会引发VSMC迁移。研究发现，在脂肪组织聚集的同型半胱氨酸能显著诱导和促进抵抗素表达。在脂肪细胞与VSMC共同培养条件下，给予同型半胱氨酸处理显著增加抑制素表达，并促进VSMC迁移；而同时给予抵抗素siRNA处理，这些效应则明显被抑制。进一步研究发现，VSMC的迁移与抵抗素导致的细胞骨架变化和整合素α5β1活化密切相关，并与黏着斑激酶和大鼠肉瘤病毒相关的C3肉毒素底物1信号转导通路关联。这些结果提示，抵抗素引发的VSMC增殖和迁移不仅为解析这种脂肪细胞因子与血管细胞的相互作用提供了实验理论依据；同时也为解析抵抗素调节高血压及其相关疾病的病理进程提供了理论基础。

（五）调节脂质代谢和胰岛素抵抗

人抵抗素是由单核细胞或巨噬细胞分泌并具有跨器官调节作用的细胞因子，直接或间接参与肥胖、高血压及代谢综合征等相关疾病的病理进程，被认为是一种与肥胖、胰岛素抵抗及代谢紊乱相关的激素。大部分学者认为抵抗素可能是胰岛素抵抗的一个中间介质，通过跨器官之间的交流对话，参与调节肌肉和肝脏的胰岛素敏感性。给予高脂喂养，小鼠在4周内出现抵抗素显著升高，并引发血糖上调及胰岛素抵抗；而给予抵抗素抗体处理，这些由高脂饮食诱发的这些负面效应被明显抑制。相似地，给予罗格列酮（胰岛素增敏剂）处理，在改善这些异常效应的同时，也明显降低脂肪组织中抵抗素mRNA表达水平。进一步观察发现，重组抵抗素蛋白可显著降低胰岛素诱导脂肪细胞对葡萄糖的摄取量的37%；而给予抵抗素抗体处理，这些效应则被抑制。因此，抵抗素的表达与胰岛素生成调控存在密切的关系，抵抗素具有促进机体胰岛素抵抗的生物功效。

流行病学分析也显示，胰岛素抵抗是高血压的主要病因之一，人血清抵抗素和胰岛素敏感性呈显著负相关的关系，大约50%的高血压患者存在胰岛素抵抗。这些数据说明，抵抗素可能是导致胰岛素抵抗的主要因素之一。就其机制方面而言，目前认为抵抗素促进胰岛素抵抗的原因主要与其减弱胰岛素刺激脂肪细胞摄糖作用有关。在抵抗素高表达的动物模型中，高抵抗素血症造成肝脏和骨骼肌组织细胞AMPK、IRS-1、IRS-2等胰岛素信号通路活性被明显抑制。此外，肝脏和骨骼肌对葡萄糖的摄取量也显著降低。这些结果提示，在脂肪、肝脏及骨骼肌组织中，抵抗素可能作为一种抑制胰岛素引发的葡萄糖摄取、降低胰岛素敏感性、促进胰岛素抵抗的内源性活性因子，参与机体胰岛素抵抗的病理调控过程，在胰岛素抵抗进程调控网络中扮演着重要的角色。

五、展望

抵抗素是由脂肪细胞或单核细胞分泌的，具有跨器官调节作用的活性细胞因子，直接或间接参与肥胖、高血压及代谢综合征等相关疾病的病理进程，被认为是一种与肥胖、胰岛素抵抗及代谢紊乱相关的激素。长期以来，抵抗素被认为在炎症、糖尿病和肥胖中起到重要的作用。近些年，越来越多的研究表明抵抗素在血管疾病中也同样扮演着重要的角色，抵抗素是高血压、冠心病和卒中等心脑血管疾病的危险因素之一。在这些心血管疾病病变过程中，抵抗素通过跨器官的调控模式，参与调节疾病的病变进程。

然而，在抵抗素与高血压病变方面，依然存在相互矛盾的结果，对抵抗素是否参与调节高血压病变，这依然存在一定的争论。到目前为止，来自流行病学、遗传学和临床研究的越来越多的证据说明，人抵抗素与炎症、胰岛素抵抗、动脉粥样硬化、高血压和动脉粥样硬化血脂异常等病变密切相关。此外，越来越多的临床和基础研究结果表明，抵抗素参与了肥胖、糖尿病及高血压、动脉粥样硬化等多种疾病的病理进程，与疾病病变发展密切相关。但其中依然存在诸多相关问题有待进一步深入探索，如啮齿动物及人抵抗素靶细胞差异表达的主要因素、人抵抗素的特异性受体未明、小鼠和人抵抗素心脏保护差异的原因，抵抗素作为药物靶标成药的瓶颈问题等。此外，就其具体调控网络通路等，这也有待进一步明确。由于抵抗素与胰岛素抵抗密切关联，因此，研究抵抗素无疑将有助于进一步探索胰岛素抵抗的相关病理机制，为治疗胰岛素抵抗引发的相关系列疾病提供重要的理论依据和新策略（图2-8-6）。

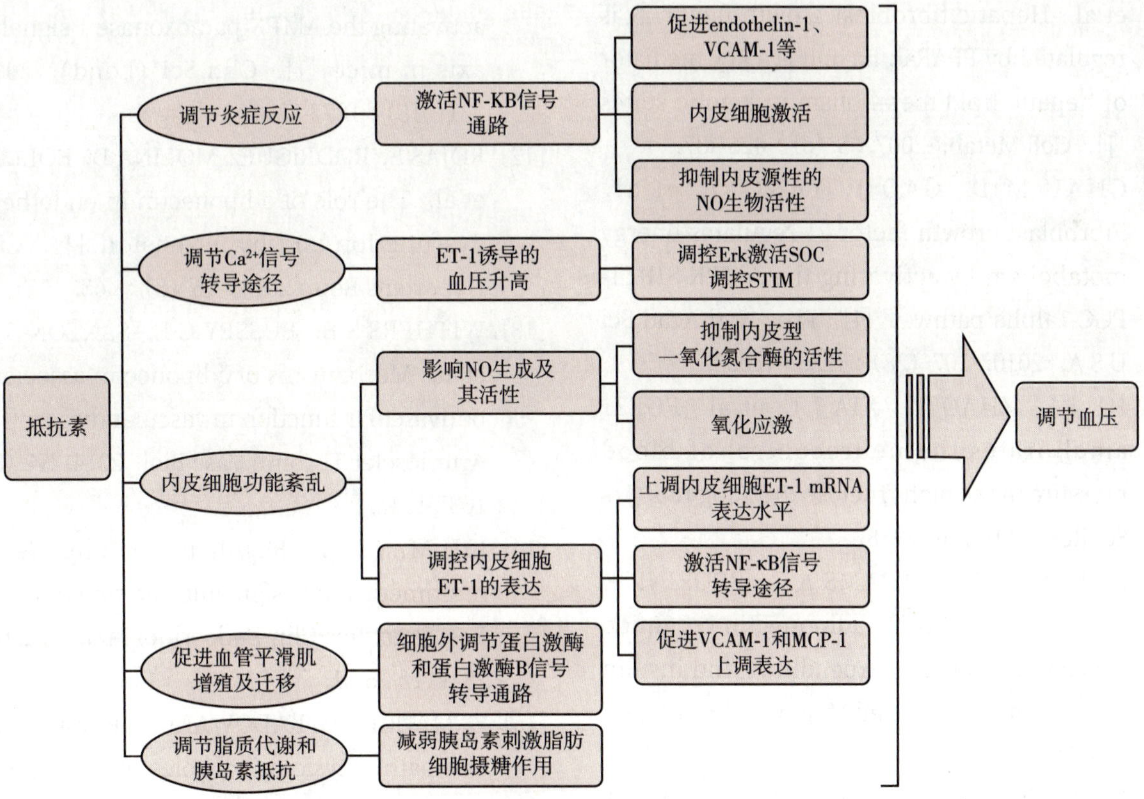

图2-8-6　抵抗素调节血压作用机制示意图

（林灼锋　潘薛波）

感谢王宪教授对本章的指正。

参考文献

[1] IIZUKA K, TAKEDA J, HORIKAWA Y. Glucose induces FGF21 mRNA expression through ChREBP activation in rat hepatocytes [J]. FEBS Lett, 2009, 583 (17): 2882-2886.

[2] ADAMS A C, CHENG C C, COSKUN T, et al. FGF21 requires βklotho to act in vivo [J]. PLoS One, 2012, 7 (11): e49977.

[3] BADMAN M K, PISSIOS P, KENNEDY A R, et al. Hepatic fibroblast growth factor 21 is regulated by PPARalpha and is a key mediator of hepatic lipid metabolism in ketotic states [J]. Cell Metab, 2007, 5 (6): 426-437.

[4] CHAU M D, GAO J, YANG Q, et al. Fibroblast growth factor 21 regulates energy metabolism by activating the AMPK-SIRT1-PGC-1alpha pathway [J]. Proc Natl Acad Sci U S A, 2010, 107 (28): 12553-12558.

[5] HE J L, ZHAO M, XIA J J, et al. FGF21 ameliorates the neurocontrol of blood pressure in the high fructose-drinking rats [J]. Sci Rep, 2016, 6: 29582.

[6] HOLLAND W L, ADAMS A C, BROZINICK J T, et al. An FGF21-adiponectin-ceramide axis controls energy expenditure and insulin action in mice [J]. Cell Metab, 2013, 17 (5): 790-797.

[7] KHARITONENKOV A, SHIYANOVA T L, KOESTER A, et al. FGF-21 as a novel metabolic regulator [J]. J Clin Invest, 2005, 115 (6): 1627-1635.

[8] LIN Z, PAN X, WU F, et al. Fibroblast growth factor 21 prevents atherosclerosis by suppression of hepatic sterol regulatory element-binding protein-2 and induction of adiponectin in mice [J]. Circulation, 2015, 131 (21): 1861-1871.

[9] LIN Z, TIAN H, LAM K S, et al. Adiponectin mediates the metabolic effects of FGF21 on glucose homeostasis and insulin sensitivity in mice [J]. Cell Metab, 2013, 17 (5): 779-789.

[10] SEMBA R D, CRASTO C, STRAIT J, et al. Elevated serum fibroblast growth factor 21 is associated with hypertension in community-dwelling adults [J]. J Hum Hypertens, 2013, 27 (6): 397-399.

[11] WU F, WANG B, ZHANG S, et al. FGF21 ameliorates diabetic cardiomyopathy by activating the AMPK-paraoxonase 1 signaling axis in mice [J]. Clin Sci (Lond), 2017, 131 (15): 1877-1893.

[12] ROJAS E, RODRíGUEZ-MOLINA D, BOLLI P, et al. The role of adiponectin in endothelial dysfunction and hypertension [J]. Curr Hypertens Rep, 2014, 16 (8): 463.

[13] WITHERS S B, BUSSEY C E, SAXTON S N, et al. Mechanisms of adiponectin-associated perivascular function in vascular disease [J]. Arterioscler Thromb Vasc Biol, 2014, 34 (8): 1637-1642.

[14] LIU M, LIU F. Regulation of adiponectin multimerization, signaling and function [J]. Best Pract Res Clin Endocrinol Metab, 2014, 28 (1): 25-31.

[15] YAMAUCHI T, KADOWAKI T. Physiological and pathophysiological roles of adiponectin and adiponectin receptors in the integrated regulation of metabolic and cardiovascular diseases [J]. Int J Obes (Lond), 2008, 32 Suppl 7: S13-18.

[16] SHIBATA R, OUCHI N, ITO M, et al. Adiponectin-mediated modulation of hypertrophic signals in the heart [J]. Nat

Med, 2004, 10 (12): 1384-1389.

[17] XIE D, BOLLAG W B. Obesity, hypertension and aldosterone: is leptin the link? [J]. J Endocrinol, 2016, 230 (1): F7-F11.

[18] ABELLA V, SCOTECE M, CONDE J, et al. Leptin in the interplay of inflammation, metabolism and immune system disorders [J]. Nat Rev Rheumatol, 2017, 13 (2): 100-109.

[19] MARTIN S S, QASIM A, REILLY M P. Leptin resistance: a possible interface of inflammation and metabolism in obesity-related cardiovascular disease [J]. J Am Coll Cardiol, 2008, 52 (15): 1201-1210.

[20] KUSMINSKI C M, SCHERER P E. Leptin beyond the lipostat: key component of blood pressure regulation [J]. Circ Res, 2015, 116 (8): 1293-1295.

[21] RAJALA M W, OBICI S, SCHERER P E, et al. Adipose-derived resistin and gut-derived resistin-like molecule-beta selectively impair insulin action on glucose production [J]. J Clin Invest, 2003, 111 (2): 225-230.

[22] QATANANI M, SZWERGOLD N R, GREAVES D R, et al. Macrophage-derived human resistin exacerbates adipose tissue inflammation and insulin resistance in mice [J]. J Clin Invest, 2009, 119 (3): 531-539.

[23] LUO Z, ZHANG Y, LI F, et al. Resistin induces insulin resistance by both AMPK-dependent and AMPK-independent mechanisms in HepG2 cells [J]. Endocrine, 2009, 36 (1): 60-69.

[24] FUJINAMI A, OBAYASHI H, OHTA K, et al. Enzyme-linked immunosorbent assay for circulating human resistin: resistin concentrations in normal subjects and patients with type 2 diabetes [J]. Clin Chim Acta, 2004, 339 (1-2): 57-63.

[25] TAKATA Y, OSAWA H, KURATA M, et al. Hyperresistinemia is associated with coexistence of hypertension and type 2 diabetes [J]. Hypertension, 2008, 51 (2): 534-539.

[26] THOMOPOULOS C, DASKALAKI M, PAPAZACHOU O, et al. Association of resistin and adiponectin with different clinical blood pressure phenotypes [J]. J Hum Hypertens, 2011, 25 (1): 38-46.

[27] NISHIMURA T, NAKATAKE Y, KONISHI M, et al. Identification of a novel FGF, FGF-21, preferentially expressed in the liver [J]. Biochim Biophys Acta, 2000, 1492 (1): 203-206.

[28] LIN Z, WU Z, YIN X, et al. Serum levels of FGF-21 are increased in coronary heart disease patients and are independently associated with adverse lipid profile [J]. PLoS One, 2010, 5 (12): e15534.

[29] PAN X, SHAO Y, WU F, et al. FGF21 Prevents Angiotensin II-Induced Hypertension and Vascular Dysfunction by Activation of ACE2/Angiotensin- (1-7) Axis in Mice [J]. Cell Metab, 2018, 27 (6): 1323-1337.

[30] SCHERER P E, WILLIAMS S, FOGLIANO M, et al. A novel serum protein similar to C1q, produced exclusively in adipocytes [J]. J Biol Chem, 1995, 270 (45): 26746-26749.

[31] ZHANG Y, PROENCA R, MAFFEI M, et al. Positional cloning of the mouse obese gene and its human homologue [J]. Nature, 1994, 372 (6505): 425-432.

[32] HUBY A C, ANTONOVA G, GROENENDYK J, et al. Adipocyte-derived hormone leptin Is a direct regulator of aldosterone secretion, which promotes endothelial dysfunction and cardiac fibrosis [J]. Circulation, 2015, 132 (22): 2134-2145.

[33] WóJCICKA G, JAMROZ-WIśNIEWSKA A, WIDOMSKA S, et al. Role of extracellular signal-regulated kinases (ERK) in leptin-induced hypertension [J]. Life Sci, 2008, 82 (7-8) : 402-412.
[34] MCTERNAN C L, MCTERNAN P G, HARTE A L, et al. Resistin, central obesity, and type 2 diabetes [J]. Lancet, 2002, 359 (9300): 46-47.
[35] REILLY M P, LEHRKE M, WOLFE M L, et al. Resistin is an inflammatory marker of atherosclerosis in humans [J]. Circulation, 2005, 111 (7) : 932-939.
[36] CHUANG T Y, AU L C, WANG L C, et al. Potential effect of resistin on the ET-1-increased reactions of blood pressure in rats and Ca2+ signaling in vascular smooth muscle cells [J]. J Cell Physiol, 2012, 227 (4): 1610-1618.
[37] WENTE W, EFANOV A M, BRENNER M, et al. Fibroblast growth factor-21 improves pancreatic beta-cell function and survival by activation of extracellular signal-regulated kinase 1/2 and Akt signaling pathways [J]. Diabetes, 2006, 55 (9) : 2470-2478.
[38] JI K, ZHENG J, LV J, et al. Skeletal muscle increases FGF21 expression in mitochondrial disorders to compensate for energy metabolic insufficiency by activating the mTOR-YY1-PGC1α pathway [J]. Free Radic Biol Med, 2015, 84: 161-170.
[39] PAN Y, WANG B, ZHENG J, et al. Pancreatic fibroblast growth factor 21 protects against type 2 diabetes in mice by promoting insulin expression and secretion in a PI3K/Akt signaling-dependent manner [J]. J Cell Mol Med, 2019, 23 (2) : 1059-1071.
[40] MINARD A Y, TAN S X, YANG P, et al. mTORC1 is a major regulatory node in the FGF21 signaling network in adipocytes [J]. Cell Rep, 2016, 17 (1) : 29-36.
[41] LIU J, CAI G, LI M, et al. Fibroblast growth factor 21 attenuates hypoxia-induced pulmonary hypertension by upregulating PPARγ expression and suppressing inflammatory cytokine levels [J]. Biochem Biophys Res Commun, 2018, 504 (2) : 478-484.
[42] TALUKDAR S, ZHOU Y, LI D, et al. A Long-acting FGF21 molecule, PF-05231023, decreases body weight and improves lipid profile in non-human primates and type 2 diabetic subjects [J]. Cell Metab, 2016, 23(3): 427-440.

第九章
炎症、免疫与高血压

炎症免疫细胞与高血压关系的研究已有半个多世纪。参与炎症反应的细胞统称为炎症细胞，包括循环细胞如淋巴细胞、浆细胞、粒细胞（嗜酸性粒细胞、嗜碱性粒细胞、中性粒细胞），和组织驻留细胞如巨噬细胞、肥大细胞和内皮细胞等。炎症细胞的主要功能为吞噬作用、免疫作用和参与组织损伤。因此炎症、免疫细胞为同一类细胞，即炎症细胞具有免疫活性，亦称为免疫炎症细胞。炎症的不同阶段，所涉及的致炎因子及白细胞的种类亦不同。

早年人们对炎症的描述是“红、肿、热、痛，功能障碍”，究其病理学过程乃是血管扩张、渗透性增加及一些介质的释放，包括炎症介质、疼痛介质及细胞介质等。因此，炎症是对入侵机体的各种病原微生物、物理或化学刺激，以及机械损伤的生物学反应或抗击能力，当炎症反应过度或超越机体适应能力时可导致疾病发生。高血压乃是一种慢性低度的炎症反应过程，其病理学特征是免疫细胞从血管壁浸润到组织间隙发生血管结构与功能改变的过程，而该过程受许多复杂因素调节。

虽然该领域的研究早在20世纪50年代已起步，然而在很长时间内则进展缓慢。直至近20年，随着分子生物学技术的飞速进展，大大推进了炎症免疫在高血压发生发展中的研究。本章讨论炎症、免疫细胞在促进血管功能紊乱，导致血压升高及靶器官损伤中的作用及机制。

（李晓东　陈晓卉　高平进）

第一节
流行病学研究

大量流行病学及临床资料显示原发性高血压患者血液循环中的炎症因子增加。早在1953年Heptinstall就报道高血压肾神经切除或肾上腺手术患者的肾脏和肾上腺组织有淋巴细胞浸润。早年也有学者发现高血压患者血清免疫球蛋白水平升高，检测不同病因的高血压患者，其体内血管都有炎症反应。近年来Engström等学者提出炎症敏感的血浆蛋白质（inflammation-sensitive plasma proteins，ISPs）与高血压及年龄相关的血压升高有关，他们检测了2262例35～50岁健康男性的血浆纤维蛋白原（fibrinogen）、α-1抗胰蛋白酶（α-1-antitrypsin）、结合珠蛋白（haptoglobin）、铜蓝蛋白（ceruloplasmin）和类黏蛋白（orosomucoid），在15.7年后重复检测，发现高血压的发生尤其收缩压与脉压的升高与血浆ISPs水平有关，因此认为血浆ISPs水平可能与年龄相关的收缩压升高有关。Wang等对1456例非高血压患者进行了C反应蛋白（C-reactive protein，CRP）、纤维蛋白原、纤溶酶原激活物抑制因子1（plasminogen activator inhibitor-1，PAI-1）、醛固酮、肾素、B型利钠肽（B-type natriuretic peptide）、N-末端心房利钠肽（N-terminal proatrial natriuretic peptide，NT-proANP）、同型半胱氨酸（homocysteine）等9项生物标志物检测，经平均3年随访，发现232例发生高血压，其中炎症标志物CRP、PAI-1与高血压的发生明显相关，提示多重标志物异常可能对新发高血压有预示作用。另有研究发现高血压患者血管内皮的炎症反应可产生大量的肿瘤坏死因子（tumor necrosis factor α，TNF-α）和血小板衍生生长因子（platelet derived growth factor，PDGF），TNF-α和PDGF可诱导成纤维细胞、单核细胞产生白介素-6（interleukin-6，IL-6），而IL-6又可使平滑肌细胞和成纤维细胞增殖，导致产生大量的PDGF，最终造成周围血管阻力增高，引起高血压。

2001年Bautista等第一次明确提出血清高敏CRP浓度是原发性高血压的独立危险因子。随后的横断面研究及前瞻性研究均证实CRP与高血压发生相关。2003年JNC-VII、2003年欧洲高血压指南和2005年中国高血压指南都将CRP列为高血压危险因素。而2007年欧洲高血压指南并未将其作为危险因素，但有关CRP的人群及机制研究始终没有中断。

近期发表的ATTICA大规模人群调查研究结果进一步显示炎症因子与原发性高血压的发生发展有关，该研究发现原发性高血压前期人群中，CRP水平升高者占31%，TNF-a水平升高者占32%，白细胞计数升高者占10%，故认为处于高血压前期状态时炎症过程已经开始。其后，研究者们从ATTICA研究中抽取了明确诊断为原发性高血压前期的1188例病例，排除其他心血管疾病。5年后发现进展为原发性高血压的风险与CRP水平呈正相关。Chae等在一项纳入508例健康男性的研究中探讨了血压与炎性标志物细胞间黏附分子-1（intercellular cell adhesion molecule-1，ICAM-1）和IL-6间的联系，多元线性回归分析结果显示，收缩压、舒张压、脉压、平均动脉压均与IL-6水平呈明显正相关，表明血压升高本身就是一种炎性病理过程。

（李晓东　陈晓卉　高平进）

第二节 固有免疫与适应性免疫

免疫系统（immune system）是机体执行免疫应答及免疫功能的重要系统，具有识别和排除病原异物，协调机体其他系统，维持体内生理平衡及内环境稳定等功能。免疫系统由免疫器官、免疫细胞和免疫分子组成，分为固有免疫（innate immunity，又称非特异性免疫）和适应性免疫（adaptive immunity，又称特异性免疫）。早年就有学者发现自发性高血压大鼠（spontaneously hypertensive rats，SHR）与正常对照鼠（Wistar-Kyoto rats，WKY）比较，有大量单核细胞和淋巴细胞激活；WKY大鼠胸腺移植给SHR大鼠可降低其血压。1967年Okuda和Grollman发现将高血压模型鼠淋巴细胞转移到正常血压鼠可以升高血压。1970年Olsen发现血管紧张素II（Angiotensin II，Ang II）慢性输入大鼠可引起明显的管周淋巴细胞及单核细胞浸润，很快又证实在人类高血压的管周有免疫细胞浸润，可能是淋巴细胞和单核细胞。1976年Svendsen等证实无胸腺裸鼠可以抵抗DOCA盐诱导的高血压，移植胸腺后这一现象就不存在了。之后，Olsen发现将DOCA盐高血压模型的脾细胞转移给受体鼠可以升高血压，抗胸腺细胞血清可以降低自发性高血压大鼠的血压。这些研究证实炎症与免疫是并存的，在高血压发生发展的过程中是不可分割的一体。

一、固有免疫

固有免疫是生物体在长期种系进化过程中形成的免疫体系，又称非特异性免疫、先天免疫或天然免疫。固有免疫是人类抗病原微生物的第一道防线，即病原体侵入机体后的迅速反应，包括组织屏障（皮肤和黏膜系统、血脑屏障、胎盘屏障等），固有免疫细胞（吞噬细胞、杀伤细胞、树突状细胞等），以及固有免疫分子（补体、细胞因子、酶类物质等）。此外，固有免疫包括化学或激素介质，如一氧化氮（nitric oxide，NO）、活性氧（reactive oxygen species，ROS）、补体、趋化因子和细胞因子。固有免疫球蛋白IgM及IgG3主要由B1细胞产生，对病毒和细菌产生天然保护。固有免疫的细胞成分包括吞噬细胞（粒细胞、单核细胞和巨噬细胞）和自然杀伤（nature killer，NK）细胞，以及新鉴定的γδ T细胞和上皮细胞等。

循环白细胞中5%～10%为单核细胞，它们在循环中存活1～2天，并不进一步增生，但内皮细胞受到炎性刺激后，单核细胞进入组织间隙，发生表型分化，单核细胞至少存在3种命运：①最常规的是分化为巨噬细胞，并留在间隙内，吞噬有害小体，释放介质包括ROS、NO、细胞因子及基质金属蛋白酶。此外，组织驻留巨噬细胞并不来源于循环单核细胞参与组织修复过程。②分化为树突状细胞，是最有效的抗原呈递细胞。③管壁中单核细胞未分化，细胞进入组织后获得抗原并转移其到淋巴结激活T细胞。这种未分化的单核细胞特征是其表面表达组织相容性复合体Ⅱ型，激活标志是Ly-6C，增加激活T细胞能力。

二、适应性免疫

适应性免疫又称特异性免疫或获得性免疫。与固有免疫相比，适应性免疫发生较晚，常在感染后5～7天产生，由T和B淋巴细胞完成，即在抗原刺激产生的刺激信号的协同作用下，T和B淋巴细胞被激活、扩增和分化、产生效应分子，进行免疫应答反应。

适应性免疫初始的关键步骤是摄取和处理抗原，因为T细胞不能直接摄取抗原，需要抗原呈递细胞（antigen-presenting cell，APC）的呈递作用，即APC细胞首先对抗原进行处理，在其表面形成抗原多肽复合体。APC主要包括巨噬细胞、B细胞和树突状细胞（dendritic cell，DCs）。T细胞借其表面受体识别抗原物质，其中$CD4^+$T细胞识别APC表面抗原肽-MHC-Ⅱ类分子复合物；$CD8^+$T细胞识别靶细胞表面抗原肽-MHC-Ⅰ类分子复合物。由于被呈递抗原的来源不同，分为：①外源性抗原，即细胞外衍生的肽类如被吞噬的细胞、细菌等，由$CD4^+$T细胞被激活，经Ⅱ型主要组织相容性复合体（MHC-Ⅱ）呈递给$CD4^+$T细胞；②内源性抗原，即细胞内合成的抗原，如病毒感染细胞所合成的病毒蛋白和胞内成分等，由$CD8^+$T细胞被激活，经Ⅰ型MHC呈递给CD8＋T细胞。APC增加协同刺激分子（costmulator）表达并产生细胞因子，直接使T细胞极化。激活的APC迁移到次级淋巴器官，将抗原肽-MHC分子复合物呈递给T细胞。激活的T细胞增殖、分化，产生细胞因子并改变其表面受体，之后离开次级淋巴器官移向炎性外周组织。此外，B细胞也吞噬和呈递抗原，其免疫突触的形成依赖T辅助细胞。

（李晓东　陈晓卉　高平进）

第三节 免疫细胞激活与高血压

传统上，高血压及其引起的靶器官损伤都归因于血流动力学因素，但越来越多的证据表明，固有免疫和适应性免疫均参与高血压病理生理过程，并与靶器官损伤密切相关，导致内皮功能障碍、血管阻力增加、动脉重塑和硬化。与此同时，肾脏不仅是血压的主要决定因素，也是与高血压相关的炎症性末端器官损伤的关键靶器官。炎症细胞及其产物至少在一定程度上通过增加肾钠转运而导致血压升高。最终，过量的炎症反应会导致肾纤维化、氧化应激、肾小球损伤和慢性肾脏疾病。

一、淋巴细胞

淋巴细胞是一类具有免疫识别功能的细胞系，近年研究发现外膜是淋巴细胞的主要聚集部位，按其表面分子与功能不同分为T淋巴细胞与B淋巴细胞。T淋巴细胞亚群主要包括$CD4^+$T细胞和$CD8^+$T细胞。B淋巴细胞主要根据是否表达CD5分子，分为B1细胞和B2细胞两个亚群。为了证实生理条件下，即非炎症性血管是否存在T、B淋巴细胞，通过分离消化的C57BL/6小鼠主动脉，流式细胞仪检测发现CD45（白细胞普通抗原标志）细胞占3%～15%，其中相当部分是CD3或CD5染色的T、B淋巴细胞，其次还有单核/巨噬细胞及树突状细胞。进一步组织定位显示，大多数T、B淋巴细胞存在于外膜。

（一）T淋巴细胞

近年来T细胞在高血压血管损伤中的作用获得一些新进展。高血压小鼠模型伴随着血管外周组织T细胞的浸润，氧化应激的增加，ICAM-1、调节活化正常T细胞表达与分泌的趋化因子（regulated upon activation，normal T cell expressed and presumably secreted，RANTES）、TNF-α的表达，以及内皮依赖性血管舒张功能障碍等现象。

1. $CD4^+$和$CD8^+$T淋巴细胞 关于T细胞在高血压中的作用，最早由Guzik等利用T淋巴细胞和B淋巴细胞缺陷的$Rag1^{-/-}$小鼠首次研究发现T细胞参与AngⅡ和DOCA-盐诱导血压的升高及血管损伤，主要是通过血管舒张和ROS产生的异常，进一步研究发现$CD8^+$而不是$CD4^+$T细胞参与高血压过程。T细胞的活化是通过MHC来呈递抗原肽，从而导致针对特异抗原的T细胞增殖。T细胞受体（TCR）基因的Vβ区具有巨大的多样性，特定Vβ家族的主要转录长度是T细胞增殖的指示。研究表明在AngⅡ诱导的高血压肾脏组织中，$CD8^+$T细胞，而不是$CD4^+$T细胞，出现变异的TCR转录长度在Vβ3、8.1和17家族区域。在AngⅡ诱导下，$CD4^{-/-}$小鼠和野生型小鼠表现出相似地高血压反应及水钠潴留；而$CD8^{-/-}$小鼠没有出现水钠潴留，也没有明显的高血压。当向$Rag1^{-/-}$小鼠过继转移$CD4^+$T细胞并没有改变迟钝的血压反应，而$CD8^+$T细胞的过继转移导致了AngⅡ诱导高血压的完全恢复。随后在DOCA-盐的小鼠及$CD8^+$T细胞注入的小鼠肾脏中，研究发现$CD8^+$T细胞直接与远曲小管（DCT）接触，导致Na-Cl共转运蛋白NCC、p-NCC的表达增加，诱发为盐敏感性高血压。这些结果明确了$CD8^+$T细胞通过调控肾脏功能在AngⅡ诱导高血压和盐敏感性高血压发病机制中的作用。

2. 调节性T细胞（Treg细胞） 是T细胞的一种亚型，可以调控抗炎因子白介素-10（interleukin-10，IL-10）的表达，具有限制免疫应答从而抑制炎症的作用。Treg细胞对机体的自身免疫耐受和免疫的内平衡具有重要作用。研究人员发现将Dahl-盐高血压大鼠中的炎症和高血压相关基因用正常大鼠基因取代后，主动脉中$CD4^+$T细胞浸润减少，与Treg细胞相关的免疫抑制标志物如Foxp3、IL-10及转移生长因子-β（TGF-β）等增加，伴随着血管炎症和高血压的改善。在AngⅡ诱导的高血压小鼠模型上，给予较高剂量的Treg细胞表现出血压持续降低，免疫细胞浸润减少的改善现象，原因可能是由于AngⅡ诱导Treg细胞凋亡导致数量减少。此外，研究人员使用细胞因子免疫复合物IL-2和抗IL-2单克隆抗体JES6-1（mAbCD25）在体内刺激Treg细胞的增殖，该复合物可以抑制AngⅡ诱导的主动脉胶原重构及其硬化，抑制淋巴器官Th17反应，降低了IL-17的基因表达及T细胞和巨噬细胞在主动脉组织中的浸润。利用突变*Foxp3*基因来缺失Treg细胞的Scurfy小鼠，从Scurfy小鼠和野生型小鼠中分别过继转移T、B淋巴细胞到$Rag1^{-/-}$小鼠中，发现只有从Scurfy小鼠中过继转移缺失Treg的T细胞引起对AngⅡ诱导的高血压和微血管损伤的加重现象。

与此同时，AngⅡ促进过继转移的Treg细胞的补体受体C3aR和C5aR的表达，最终导致Treg细胞的功能失调；多次过继转移Treg细胞可能可以维持其正常的免疫抑制作用，从而阻止AngⅡ诱导肾脏及血液中的$Foxp3^+$调节性T细胞的比例减少。在C3aR和C5aR双敲除的AngⅡ模型中，表现出血压降低、超氧化物产物减少、血管和肾脏损伤减弱，而利用CD25中和抗体清除$CD4^+CD25^+$Treg细胞，这些保护作用被抑制，表明该小鼠对AngⅡ诱导的高血压的保护作用是依赖于Treg细胞。随后与前期研究一致，在AngⅡ灌注的野生型小鼠中，过继转移一次野生型的Treg细胞并不影响血压的变化；与其相反的是，过继转移一次C3aR和C5aR双敲除的Treg细胞却可以有效地阻止血压升高，增加肾脏中的$Foxp3^+$Treg细胞的比例，改善高血压相关的肾脏损伤和血管损伤。

3. 辅助T细胞（Th17细胞） 辅助T细胞（Th17细胞）是许多类型适应性免疫中IL-17的主要来源，而IL-23可以增强和稳定Th17细胞。Th17细胞参与适应性和固有免疫反应，并被认为是许多自身免疫性疾病发生的主要致病Th细胞群之一。近年来Th17细胞也被发现参与心血管疾病过程，IL-17在动脉粥样硬化和心肌梗死中被发现上调，而啮齿动物中IL-17的缺失/阻断可保护心脏重建和纤维化。Th17细胞可以促进自身免疫的发生，Treg细胞参与对Th17细胞的调控，因而Th17/Treg平衡被认为对Th17细胞介导的免疫调控具有重要意义。Ang Ⅱ诱导的高血压与IL-17增加有关。Madhur等发现，在Ang Ⅱ诱导下小鼠胸主动脉中与IL-17产生有关的T细胞和IL-17蛋白的增加，IL-$17^{-/-}$小鼠对Ang Ⅱ诱导的血压升高反应减弱，同时表现出血管功能改善，超氧化物产生减少和T细胞浸润减少。

此外，研究表明在DOCA-盐的高血压大鼠的外周组织、心脏及肾脏中Th17细胞的激活和Treg mRNA的下调有关。螺内酯（spironolactone）可以抑制Th17活化，增加Treg细胞数量，抗IL-17A的抗体治疗可改善高血压和心脏、肾脏纤维化损伤。因此，IL-17是盐皮质激素性高血压的重要因素，IL-17/Treg平衡的改变与DOCA诱导高血压的发生有关。最近有两项研究同时表明，高盐饮食能够诱导Th17细胞和IL-17的产生。Kleinewietfeld等研究发现在生理条件下，体内盐浓度的增加显著促进了小鼠和人类Th17细胞的诱导。高盐环境激活了p38/MAPK通路，该通路涉及细胞因子诱导Th17极化过程中的张力响应增强子结合蛋白（TonEBP/NFAT5）和血清/糖皮质激素调节激酶1（serum/glucocorticoid regulated kinase 1，SGK1）。SGK1是IL-23信号下游的重要节点，SGK1通过抑制IL-23R表达的直接抑制因子Foxo1的失活来调控IL-23R的表达并稳定Th17细胞表型。体内外盐浓度的适度升高可诱导SGK1的表达，促进IL-23R的表达，促进Th17细胞的分化，加速自身免疫的发展。这两项研究结果都表明了高盐饮食是如何诱导IL-17的，从而表明了自身免疫和盐引起的高血压之间的直接联系。

4. γδ T细胞 一小部分的T细胞表达γ和δTCR链被称为γδT细胞。γδT细胞大多为CD4和CD8双阴性，是一种非常规T淋巴细胞，具有快速的先天性反应，使其处于免疫反应的起始阶段。γδT细胞被非蛋白磷酸化抗原、异戊二烯焦磷酸盐、烷基胺、非经典MHC Ⅰ类分子、MHC Ⅰ类链相关蛋白A和B激活，以及没有抗原处理和MHC呈递的热休克蛋白衍生肽。研究发现AngⅡ增加小鼠脾脏γδT细胞数量和活化，Tcr$\delta^{-/-}$小鼠改善Ang Ⅱ诱导的血压升高及肠系膜动脉内皮功能紊乱。利用抗TCRγδ抗体诱导的γδT细胞耗竭同样可以减轻AngⅡ诱导的血压升高和内皮功能障碍。

（二）B淋巴细胞

B淋巴细胞也是适应性免疫的重要细胞之一。B细胞通过识别并加工抗原，最终分化为浆细胞和产生抗体。在T细胞活化的情况下，B细胞将外源蛋白加工成小肽并呈递到MHC。MHC-Ⅰ激活分化簇$CD8^{+}$T细胞，而MHC-Ⅱ激活$CD4^{+}$T细胞。肽/MHC复合物由特异性T细胞受体（TCR）识别，由*TCR*基因的随机重组产生，对T细胞活化具有高度的特异性。早期临床研究表明血压的升高与血清中IgG、IgA或IgM抗体水平升高密切相关。Chan等研究发现Ang Ⅱ灌注的高血压小鼠模型中，脾脏组织中B细胞的活化增多和浆细胞的数量增加，血清中IgG的升高和胸主动脉IgG沉积。使用缺失成熟B细胞的B细胞激活因子受体缺陷（BAFF-$R^{-/-}$）小鼠，Ang Ⅱ诱导的血压升高，血管巨噬细胞浸润及纤维化和IgG的沉积，血清IgG升高均被抑制。将B细胞过继转移到BAFFR-/-小鼠体内，则抑制了上述表型改善。此外，利用抗CD20抗体清除小鼠体内B细胞，也降低了Ang Ⅱ引起的血压升高。

原癌基因*c-myb*调控血液细胞和血管平滑肌细胞的增殖和分化。*c-myb*基因纯合的小鼠出现血液和肾组织中$B220^{+}$B细胞减少，收缩压和舒张压降低的表型，且该小鼠对DOCA-盐高血压的敏感性较低。利用代谢笼的实验研究显示，与野生型小鼠相比，*c-myb*纯合小鼠的24小时排尿量和钠排泄量增加。此外，不能产生成熟B细胞的JHT小鼠也表现出收缩压和舒张压的降低，24小时排尿量也增加。将c-myb小鼠或JHT小鼠骨髓分别移植给有血管重构的野生型小鼠可使小鼠血压下降且与两种小鼠肾脏中血管升压素受体2（vasopressin receptor 2，V2R）的减少有关，说明B细胞参与了V2R的调节，并对盐和水的处理及血压的平衡产生影响。

（三）自然杀伤细胞

自然杀伤（NK）细胞是不同于T、B淋巴细胞的一类淋巴样细胞，具有自发或“自然”的、不依赖抗原的细胞毒性活动，在固有免疫系统中起着核心作用。在机体内，NK细胞时刻准备着发挥作用，能产生各种炎症细胞因子和生长因子，如干IFN-γ、TNF-α、粒细胞-巨噬细胞集落刺激因子等。在炎症部位的招募过程中，NK细胞与单核细胞相互激活，NK细胞衍生的IFN-γ在将单核细胞激活及成熟转化为巨噬细胞和树突状细胞的过程中起着重要作用。Taherzadeh等研究发现NK细胞在高血压和血管重构中的作用，NG-硝基-L-精氨酸甲酯（L-NAME）诱导的高血压模型上，C57BL/6和BALB/C小鼠血压升高效果相似，4周后，C57BL/6小鼠血压升高明显，小动脉血管重构及内皮功能损伤。进一步将C57BL/6小鼠的NK基因复合体引入BALB/c背景小鼠中，发现该重组基因小鼠与C57BL/6小鼠对慢性L-NAME诱发的高血压有相似的血压反应和血管重构，表明NK细胞在抑制NOS诱导的高血压敏感性中的作用。Kossmann等研究也表明NK细胞在Ang Ⅱ诱导的血管功能障碍中起重要作用。Ang Ⅱ诱导主动脉壁NK细胞募集，该现象在T-Box21$^{-/-}$或IFN-γ$^{-/-}$小鼠中消失，使用NK1.1抗体清除NK细胞可减少Ang Ⅱ灌注引起的主动脉内皮依赖性和非依赖性的功能障碍，然而T-Box21$^{-/-}$小鼠并无明显血压变化，说明NK细胞似乎对Ang Ⅱ引起高血压并无影响。

二、抗原呈递细胞

抗原呈递细胞（antigen presenting cells，APC），又称为辅佐细胞，主要功能是摄取、处理和传递抗原信息，并将抗原通过Ⅰ型和Ⅱ型MHC呈递并诱发淋巴细胞发生免疫应答作用，主要包括巨噬细胞和树突状细胞等。研究表明，抗原呈递细胞也参与血压的调控及靶器官损伤过程。

（一）巨噬细胞

单核/巨噬细胞是另一种广泛分布的免疫系统细胞，在机体的动态平衡和主动防御中起了重要的作用。巨噬细胞根据LysM标志物可以分为组织驻留巨噬细胞和炎性巨噬细胞。巨噬细胞通常可以分为M1型和M2型，M1型为促炎型巨噬细胞，在IFN-γ和TNF-α的作用下被激活；M2型为抑炎型巨噬细胞，在TGF-β和IL-10的作用下被激活。2005年，Schiffrin等首次在缺乏巨噬细胞集落刺激因子（m-CSF）的小鼠上构建Ang Ⅱ诱导的高血压模型，发现该敲除小鼠抑制血压升高，内皮功能障碍、动脉重构和氧化应激明显减轻。此外，有研究进一步证实在Ang Ⅱ及DOCA-盐诱导的高血压模型中损伤血管巨噬细胞浸润增加，炎症因子表达增多，选择性清除lysozyme M-positive骨髓单核细胞可明显抑制Ang Ⅱ诱导的血管壁巨噬细胞浸润，并改善血压升高及血管功能。此外，巨噬细胞与盐敏感性高血压也密切相关，盐敏感性高血压大鼠皮肤间质中存在过量的Na^+和Cl^-。单核吞噬系统（MPS）细胞被招募到皮肤中，激活TonEBP并启动VEGF-C的表达和分泌，通过皮肤淋巴管提高电解质清除，增加血管中eNOS的表达。阻断这种MPS驱动的调节过程会导致皮肤毛细淋巴管密度降低、皮肤电解质积聚、血管中eNOS表达减少、血压升高。此外，高盐主要通过减少糖酵解和线粒体输出，降低AKT和mTOR信号促进小鼠M1型巨噬细胞的活化，抑制由IL-4和IL-13刺激诱导的M2巨噬细胞的活化。

（二）树突状细胞（DC）

树突状细胞具有高度专一的抗原呈递能力，在抗感染防御和维持器官完整性方面起重要的作用，是与巨噬细胞密切相关的免疫活性细胞。树突状细胞的典型功能是激活T细胞，树突状细胞接受抗原分子，将其加工成肽，迁移到淋巴器官，并在MHC环境下将其呈现给T细胞，使T细胞具有识别特定肽的受体。最近的研究表明，树突状细胞通过其在T细胞活化中的作用参与高血压。Barbaro等研究发现过量钠通过amiloride敏感通道（包括上皮钠通道和钠氢交换器）进入树突状细胞，导致钙通过钠钙交换器流入，引起树突状细胞NADPH氧化酶产生超氧化物，诱导产生免疫原性的蛋白质加合物IsoLG。被过量钠激活的树突状细胞产生过多的IL-1β，促进T细胞产生IL-17A和IFN-γ。将激活的树突状细胞过继转移到正常小鼠体内，在低剂量Ang Ⅱ诱导下即可诱发高血压。此外，有研究表明在细菌感染的情况下，小鼠肾脏组织树突状细胞以抗原依赖的方式介导T细胞迁移到肾脏。

三、补体系统

补体系统也是固有免疫的主要组成之一。补体系统由识别蛋白、酶、结构蛋白和调控蛋白等30余种蛋白组成，补体激活已被证明发生在多种病理状态，包括肾脏、心血管、神经系统、过敏和感染性疾病。补体激活有三条通路：经典途径、凝集素途径和旁路途径激活，三条激活通路的共同末端是形成具有溶细胞作用的膜攻击复合物。不同补体途径激活后，形成C3转换酶，导致主要补体成分C3分解为补体C3a和补体C3b，进一步导致补体成分C5分解为补体C5a和补体C5b，最终经过级联反应形成膜攻击复合物。而激活后产生的C3a和C5a会分别与细胞表面的C3aR和C5aR结合进一步引发免疫反应。研究表明在Ang Ⅱ或者DOCA-盐诱导的高血压模型小鼠中，血清中的补体活化产物C3a和C5a水平增加。我们发现补体介导的巨噬细胞极化参与DOCA-盐高血压模型中的血管损伤过程，且补体参与脂联素下调是诱导血管损伤的重要机制。

（李晓东　陈晓卉　高平进）

第四节
炎症因子激活与高血压

与高血压相关的趋化因子和炎症因子一般由T细胞、B细胞、肥大细胞、巨噬细胞和树突状细胞分泌。在各种实验模型的高血压发生发展过程中，不仅是某一趋化因子或者炎症因子起重要作用，相互之间的平衡也很重要。在研究过程中，使用不同的实验模型，抑制特定趋化因子或炎症因子所起的降压效果也有所不同。

一、趋化因子与受体

趋化因子是一类细胞因子，在正常和病理条件下都参与促炎反应，主要功能是促进白细胞向损伤部位迁移，通过与炎症免疫细胞上表达的趋化因子受体结合实现的。炎症免疫细胞通过趋化因子信号传导，浸润组织，向巨噬细胞分化，并释放更多的趋化因子和细胞因子，使炎症循环持续。

（一）单核细胞趋化蛋白-1（MCP-1）

MCP-1是研究最多的趋化因子之一，在炎症反应的发展中起着关键作用。MCP-1在损伤部位表达增加并与C-C趋化因子受体2（C-C motif chemokine receptor 2，CCR2）结合，促进巨噬细胞趋化。有研究通过利用CCR2抑制剂或者基因敲除小鼠，在Ang Ⅱ诱导或DOCA-盐诱导的高血压小鼠中，可以观察到巨噬细胞在肾脏及主动脉血管浸润减少及血压降低。

（二）CXC受体2（C-X-C motif chemokine receptor 2，CXCR2）

CXCR2对中性粒细胞和单核细胞的募集中发挥重要的作用。研究发现Ang Ⅱ显著上调小鼠主动脉$CD45^{+}CXCR2^{+}$细胞数量。CXCR2敲除小鼠或药物抑制CXCR2可显著降低Ang Ⅱ或DOCA盐引起的血压升高、主动脉厚度和胶原沉积、促炎细胞在血管壁积聚和细胞因子表达。该研究进一步发现CXCR2抑制还可改善Ang Ⅱ诱导的血管功能障碍，减少血管超氧化物的形成、NADPH活性及其亚单位的表达。

二、炎症因子

炎症因子主要是指参与炎症反应的各种细胞因子，按照分类主要有以下几种：干扰素(interferon-γ，IFN-γ)、TNF-α、转化生长因子β(transforming growth factor-β，TGF-β)及白介素(interleukin)等。炎症因子通过激活炎症免疫细胞，损伤内皮细胞及上皮细胞等组织细胞，从而导致高血压及靶器官损伤。

(一) 干扰素

IFN-γ是的Ⅱ型干扰素的唯一成员，主要由T细胞、NK细胞和NKT细胞等细胞分泌。IFN-γ分别通过其两种受体IFNGR1和IFNGR2，激活巨噬细胞或B细胞，促进MHC分子表达和抗原提呈，从而诱导Th1细胞分化并抑制Th2细胞分化。在AngⅡ诱导的高血压模型过程中，IFN-γ的产生引起肾组织中近端小管钠运输压力降低，从而激活远端钠重吸收，而IFN-$\gamma^{-/-}$小鼠抑制了血压升高。此外，AngⅡ模型中，IFN-$\gamma R^{-/-}$小鼠也表现出心脏肥大减轻，心肌巨噬细胞和T细胞浸润减少，心律失常性电重构减轻，但却不影响血压的变化。

(二) 肿瘤坏死因子α (TNF-α)

TNF-α是肿瘤坏死因子家族的一员，主要由巨噬细胞、NK细胞和T细胞等细胞分泌。TNF-α抑制剂处理double-transgenic大鼠(dTGRs)或DOCA盐的高血压小鼠尽管减轻了肾脏的炎症反应，但不影响其血压水平。而在高盐喂养的Dahl SS大鼠中发现肾脏中TNF-α的增加，使用TNFα抑制剂etanercept处理肾脏后，改善了SS大鼠的高血压及肾损伤。此外，TNF-$\alpha^{-/-}$小鼠在AngⅡ诱导后，肾脏中eNOS表达增加，高血压反应减弱，且影响小鼠对盐的摄入。

(三) 转化生长因子-β (TGF-β)

TGF-β是免疫稳态和免疫耐受的重要促进因子，抑制免疫系统多种成分的扩张和功能，主要由Treg细胞和巨噬细胞等细胞分泌，刺激成纤维细胞胶原蛋白的生成，抑制T细胞、B细胞和巨噬细胞的增殖和活化。研究表明在Dahl盐敏感(Dahl S)大鼠中，大鼠发生严重的蛋白尿和肾小球硬化，肾脏中TGF-β的基因水平显著增加。当使用抗TGF-β抗体处理Dahl SS大鼠后，改善了盐敏感的高血压及其引起的蛋白尿、肾脏损伤和心脏纤维化。

(四) 白介素-1 (IL-1)

IL-1是一种促炎症细胞因子，在急性和慢性炎症中都起着重要作用，是固有免疫反应的主要诱导因子。主要由巨噬细胞、树突状细胞、成纤维细胞、内皮细胞和角质细胞等细胞分泌。IL-1有两种亚型IL-1α和IL-1β，都与IL-1受体(IL-1R)结合。在AngⅡ诱导的高血压模型中，两种IL-1亚型在肾脏中表达均升高，且与血压调节程度相关。IL-1R缺失可以改善AngⅡ引起的血压升高。并且IL-1R的激活阻止了肾内髓细胞发育为Ly6C−Ly6G−巨噬细胞，该巨噬细胞会产生抑制NKCC2活性的利钠激素NO，因此IL-1$R^{-/-}$小鼠通过肾单位中的NKCC2共转运蛋白减少钠的重吸收。

(五) 白介素-6 (IL-6)

IL-6属于Ⅰ型细胞因子家族，主要由T细胞、巨噬细胞和内皮细胞等细胞分泌。在AngⅡ灌注的高血压小鼠模型中发现血清中IL-6水平的升高，且IL-6的增加依赖于醛固酮。敲除IL-6抑制AngⅡ诱导的血压升高，却不影响肾脏的损伤，且AngⅡ诱导的肾脏JAK2/STAT3信号通路被完全抑制。此外，AngⅡ诱导的超氧化物生成、血管肥厚和内皮功能障碍均依赖于IL-6的生成。在高血压Dahl SS大鼠中使用IL-6中和抗体，可以减弱血压、肾脏的炎症及损伤。

(六) 白介素-10 (IL-10)

IL-10是Ⅱ型细胞因子家族成员，通过多种机制发挥抗炎作用，主要由单核细胞、Th2淋巴细胞、肥大细胞、B细胞亚群和Treg细胞等细胞分泌。IL-10有两个受体：CD210(IL-10Rα)和IL-10Rβ。在高血压实验动物模型中，外源性给予IL-10可使妊娠期高血压大鼠血压和内皮功能恢复正常，

IL-10$^{-/-}$小鼠可加重Ang Ⅱ诱导的内皮功能障碍和超氧化物的产生。用IL-10治疗高血压小鼠可降低收缩压和NADPH氧化酶活性；与未治疗的高血压动物相比，肠系膜内皮功能也得到改善。灌注IL-10可以阻止Ang Ⅱ引起的血压升高和血管功能失调，这与IL-10调控RhoA/Rho-激酶信号通路有关。

（七）白介素-17（IL-17）

IL-17家族有6个成员：IL-17A、IL-17B、IL-17C、IL-17D、IL-17E和IL-17F，对应的受体IL-17AR到IL-17ER。主要由TH17细胞分泌，也由免疫激活的树突状细胞、巨噬细胞、NK细胞、$CD8^+$T细胞和γδ T细胞等细胞分泌。IL-17通过诱导黏附分子和趋化因子促进组织内炎症细胞的浸润，并参与自身免疫性疾病的发病过程。给予IL-17激活RhoA/Rho激酶增加血压，降低NO依赖性舒张反应，而抑制Rho-激酶可以预防IL-17引起的高血压。敲除IL-17可以改善Ang Ⅱ诱导的血管功能紊乱、超氧阴离子和T细胞浸润。而在DOCA盐和Ang Ⅱ联合作用的高血压模型中发现，缺失IL-17/IL-23并不改善高血压，甚至加剧肾脏和心脏的损伤，该研究提示IL-17可能存在其他作用。此外，IL-17A的缺失抑制Ang Ⅱ诱导的协同转运蛋白（sodium chloride cotransporter，NCC）和远端小管上皮钠通道（epithelial sodium channel，ENaC）的激活，保护肾小球和小管的损伤。在近端小管（HK-2）细胞中，IL-17A通过SGK1相关途径增加肾氢钠交换体3（epithelial sodium/proton exchanger，NHE3）的表达。在远曲小管（mDCT15）细胞中，IL-17A增加了SGK1/Nedd4-2相关途径中的NCC活性。有趣的是，这两种细胞类型都产生内源性IL-17A，为IL-17A调节肾钠转运的机制提供了关联，提示IL-17A抑制可能改善高血压和其他自身免疫性疾病的肾功能。

（李晓东　陈晓卉　高平进）

第五节 炎症免疫反应与高血压

一、高血压的炎症免疫反应

虽然大多数关于免疫系统在高血压中的作用的研究都是在实验动物身上进行的，但已有一些研究观察了免疫系统在人类高血压中的作用。多项研究表明，几种炎症生物标志物的组织表达和血浆浓度与高血压风险增加有关。CRP、血管细胞黏附分子-1（vascular cell adhesion molecule-1，VCAM-1）、ICAM-1、趋化因子等黏附分子的测定是决定高血压患者治疗反应及临床预后的关键。此外，针对血压的几种治疗方法也可能在炎症方面产生有益的效果，从而获得进一步的临床益处。

CRP作为一种重要的急性期炎症因子，与心血管疾病的关系已得到重视，但与原发性高血压的关系尚存在争议。研究发现CRP可以诱导单核细胞释放促炎因子如IL-6、IL-1β和TNF-α；内皮细胞表达ICAM和VCAM1等，进一步促进炎症。2001年Bautista等第一次明确提出血清高敏CRP浓度是原发性高血压的独立危险因子。随后的横断面研究及前瞻性研究均证实CRP与高血压发生相关，同时也证实血浆IL-6、IL-1β和TNF-α在高血压患者较正常对照者升高。近期有学者分析了1359例难治性高血压伴肾功能不全患者的队列研究，发现难治性高血压和TNF-α和IL-6增加，以及TGF-β减少相关；而与超敏C反应蛋白（hs-CRP）、IL-β及白介素-1受体拮抗剂无相关性，申请者采用炎症风险评估模型，发现炎症评分越高，难治性高血压风险越高。评论指出，目前已经清楚免疫细胞聚集在高血压患者的肾脏及血管，这些细胞释放的炎症细胞因子促进血管和肾功能不全而导致组织损伤。

临床观察还发现一些慢性炎症性疾病与高血压风险相关。如英国伦敦大学一项研究系统分析了牙周炎与高血压的关系，发现牙周病患者中高血压风险增加，中重度牙周病高血压风险上升22%，重度牙周病高血压风险上升49%，且牙周病患者的平均动脉压明显高于非牙周病患者。提示牙周病作为一种慢性低度的炎症性疾病与高血压的发生存在一定的相关性。一些免疫细胞受累的人类高血压研究发现，高血压患者T细胞亚群中免疫衰老，促炎组分$CD8^+$T细胞增加；循环C-X-C趋化因子受体3也明显高于正常对照组。高血压肾硬化患者的肾活检显示IFN-γ诱导的T细胞趋化因子表达在肾近曲及远曲小管表达增加。提示T细胞驱动的炎症反应涉及人类高血压的疾病过程。

二、抗炎症免疫治疗与高血压

许多大规模临床研究均已证实五大类降压药物可以降低高血压患者的心血管风险，即降压是硬道理。然而仍有许多患者即便达到了降压治疗的靶目标，仍然处于心血管高风险状况，因此有学者提出慢性低度的炎症导致高血压患者的肾脏、血管损伤加重了高血压的病理过程，乃至心血管风险长期存在。

2017年，CANTOS研究结果首次揭示了IL-6水平下降与心血管事件下降之间的关系。该研究纳入10 061例合并hs-CRP升高（>2mg/L）的心肌梗死患者，随机接受卡那奴单抗（canakinumab，一种靶向IL-1β的人源化单克隆抗体）治疗，结果发现卡那奴单抗可显著降低主要心血管事件发生。这一临床研究为动脉粥样硬化的炎症假说提供了直接证据，也为后续更多炎症靶向药物的开发提供了依据。但遗憾的是并没有研究证实减少炎症可以降低血压，尽管临床观察已经确定了慢性炎症与高血压患者的临床表型存在一定的相关性。就牙周病而言，一些临床荟萃分析已显示牙周病作为一种慢性低度的炎症性疾病可能与高血压风险相关，但是其因果关系及治疗牙周病能否降低血压却不得而知。近期Guzik应用孟德尔随机法分析了其因果关系，分析了牙周炎相关的SNP与血压表型的关系，并针对牙周病治疗（强化治疗及常规治疗）与血压的关系开展了一项临床随机对照研究，结果显示血压下降与牙周病改善相关，强化治疗组收缩压下降明显优于常规治疗组，且伴有内皮功能改善，循环IFN-c、IL-6减少，$CD38^+$及$CD8^+$T细胞激活，提示改善慢性低度炎症及免疫失衡可以降低血压，这一研究结果为将来开展大规模的干预炎症治疗高血压的临床研究提供了证据。

Ang II 诱导的高血压是一种常见的高血压模型，如前所述，2007年Harrison及Guzik发现，免疫细胞包括T细胞及B细胞异常在高血压模型中扮演了重要角色。近期发现若给予小鼠高血压模型饮用含2-hydroxybenzylamine（2-HOBA）的水会因改变异常的免疫细胞而抑制血压升高、改善血管炎症及纤维化。2-HOBA是选择性二羰基电泳清除剂，近期临床试验已经显示口服2-HOBA的安全性及耐受性，这可能为干预免疫系统治疗人类高血压带来了希望。

三、总结与展望

综上所述，大量研究揭示了炎症、免疫与高血压的关系。虽然目前尚无足够依据证明炎症免疫与高血压的因果关系，但慢性低度炎症导致的血管稳态失衡与高血压及其并发症的发生、发展的密切关系已成为不争的事实。一些实验室研究数据显示，Ang II、盐负荷及交感活性增加直接作用于血管和肾脏而升高血压，炎症信号机制等进一步升高血压。持续的炎症反应导致血管和肾脏持久性改变，甚至发生不可逆性的纤维化改变。干预炎症比如剔除某一基因或者药理学抑制炎症介质可以明显减少高血压相关的肾脏及血管损伤，但是有时并不改善血压。这些观察说明高血压靶器官损伤的机制可能受独立于血压水平的局部炎症介导。浸润的免疫细胞释放强炎症物质，包括细胞因子、金属蛋白酶、ROS等，促进补体激活，这些物质弥散到邻近的组织细胞，导致靶器官功能紊乱并损伤。进入炎症消退期（炎症后期）局部组织产生胶原和纤维化沉积，替代了组织器官的实质，乃至该器官的细胞成分改变，最终导致高血压靶器官如血管、心脏和肾脏纤维化、重构及血管稀疏。同样临床研究也有这样的问题，如患者的高血压病程已经存在多年，短期干预可能控制靶器官损伤发展，但并不改善血压水平，将来的研究可能要关注如何终止血压与炎症之间的潜在联系，可以采用循环细胞中的高维度转录组学分析选用生物标志物或结合影像学技术等，评估炎症发展过程。虽然已有临床资料证实IL-6、IL-1β、TNF-α等与血压水平及其靶器官损伤相关，但是并没有研究证实这些标志物可以预测、预警高血压风险及判断预后。因此，开展大规模前瞻性研究预测炎症发展过程与高血压转归的关系，特别是抗炎症免疫治疗是否能够降低血压并减少心血管风险是十分重要的。

（李晓东　陈晓卉　高平进）

参考文献

[1] PICKERING G W，HEPTINSTALL R H. Nephrectomy and other treatment for hypertension in pyelonephritis［J］. Q J Med，1953，22（85）：1-22.

[2] ENGSTRöM G，JANZON L，BERGLUND G，et al. Blood pressure increase and incidence of hypertension in relation to inflammation-sensitive plasma proteins［J］. Arterioscler Thromb Vasc Biol，2002，22（12）：2054-2058.

[3] KYROU I，TSANTARLIOTI O，PANAGIOTAKOS D B，et al. Adiponectin circulating levels and 10-year（2002-2012）cardiovascular disease incidence: the ATTICA Study［J］. Endocrine，2017，58（3）：542-552.

[4] GUZIK T J，HOCH N E，BROWN K A，et al. Role of the T cell in the genesis of angiotensin II induced hypertension and vascular dysfunction［J］. J Exp Med，2007，204（10）：2449-2460.

[5] LIU Y，RAFFERTY T M，RHEE S W，et al. CD8$^+$ T cells stimulate Na-Cl co-transporter NCC in distal convoluted tubules leading to salt-sensitive hypertension［J］. Nat Commun，2017，8：14037.

[6] WEBSTER K E，WALTERS S，KOHLER R E，et al. In vivo expansion of T reg cells with IL-2-mAb complexes: induction of resistance to EAE and long-term acceptance of islet allografts without immunosuppression［J］. J Exp Med，2009，206（4）：751-760.

[7] CHEN X H，RUAN C C，GE Q，et al. Deficiency of complement C3a and C5a receptors prevents Angiotensin II-Induced Hypertension via Regulatory T Cells［J］. Circ Res，2018，122（7）：970-983.

[8] MADHUR M S，LOB H E，MCCANN L A，et al. Interleukin 17 promotes angiotensin II-induced hypertension and vascular dysfunction［J］. Hypertension, 2010, 55（2）：500-507.

[9] KLEINEWIETFELD M，MANZEL A，TITZE J，et al. Sodium chloride drives autoimmune disease by the induction of pathogenic TH17 cells［J］. Nature，2013，496（7446）：518-522.

[10] CAILLON A，MIAN M，FRAULOB-AQUINO J C，et al. γδ T cells mediate angiotensin II-induced hypertension and vascular injury［J］. Circulation，2017，135（22）：2155-2162.

[11] CHAN C T，SOBEY C G，LIEU M，et al. Obligatory role for B cells in the development of angiotensin II-dependent hypertension［J］. Hypertension，2015，66（5）：1023-1033.

[12] DINGWELL L S，SHIKATANI E A，BESLA R，et al. B-Cell deficiency lowers blood pressure

in mice [J]. Hypertension, 2019, 73 (3): 561-570.

[13] KOSSMANN S, SCHWENK M, HAUSDING M, et al. Angiotensin II-induced vascular dysfunction depends on interferon-γ-driven immune cell recruitment and mutual activation of monocytes and NK-cells [J]. Arterioscler Thromb Vasc Biol, 2013, 33 (6): 1313-1319.

[14] WENZEL P, KNORR M, KOSSMANN S, et al. Lysozyme M-positive monocytes mediate angiotensin II-induced arterial hypertension and vascular dysfunction [J]. Circulation, 2011, 124 (12): 1370-1381.

[15] MACHNIK A, NEUHOFER W, JANTSCH J, et al. Macrophages regulate salt-dependent volume and blood pressure by a vascular endothelial growth factor-C-dependent buffering mechanism [J]. Nat Med, 2009, 15 (5): 545-552.

[16] BARBARO N R, FOSS J D, KRYSHTAL D O, et al. Dendritic cell amiloride-sensitive channels mediate sodium-induced inflammation and hypertension [J]. Cell Rep, 2017, 21 (4): 1009-1020.

[17] RUAN C C, GE Q, LI Y, et al. Complement-mediated macrophage polarization in perivascular adipose tissue contributes to vascular injury in deoxycorticosterone acetate-salt mice [J]. Arterioscler Thromb Vasc Biol, 2015, 35 (3): 598-606.

[18] RUAN C C, MA Y, GE Q, et al. Complement-mediated inhibition of adiponectin regulates perivascular inflammation and vascular injury in hypertension [J]. FASEB J, 2017, 31 (3): 1120-1129.

[19] WANG L, ZHAO X C, CUI W, et al. Genetic and pharmacologic inhibition of the chemokine receptor CXCR2 prevents experimental hypertension and vascular dysfunction [J]. Circulation, 2016, 134 (18): 1353-1368.

[20] KAMAT N V, THABET S R, XIAO L, et al. Renal transporter activation during angiotensin-II hypertension is blunted in interferon-γ-/- and interleukin-17A-/- mice [J]. Hypertension, 2015, 65 (3): 569-576.

[21] ZHANG J, PATEL M B, GRIFFITHS R, et al. Tumor necrosis factor-α produced in the kidney contributes to angiotensin II-dependent hypertension [J]. Hypertension, 2014, 64 (6): 1275-1281.

[22] MURPHY S R, DAHLY-VERNON A J, DUNN K M, et al. Renoprotective effects of anti-TGF-β antibody and antihypertensive therapies in Dahl S rats [J]. Am J Physiol Regul Integr Comp Physiol, 2012, 303 (1): R57-69.

[23] ZHANG J, RUDEMILLER N P, PATEL M B, et al. Interleukin-1 receptor activation potentiates salt reabsorption in angiotensin II-induced hypertension via the NKCC2 co-transporter in the nephron [J]. Cell Metab, 2016, 23 (2): 360-368.

[24] BRANDS M W, BANES-BERCELI A K, INSCHO E W, et al. Interleukin 6 knockout prevents angiotensin II hypertension: role of renal vasoconstriction and janus kinase 2/signal transducer and activator of transcription 3 activation [J]. Hypertension, 2010, 56 (5): 879-884.

[25] LIMA V V, ZEMSE S M, CHIAO C W, et al. Interleukin-10 limits increased blood pressure and vascular RhoA/Rho-kinase signaling in angiotensin II-infused mice [J]. Life Sci, 2016, 145: 137-143.

[26] NORLANDER A E, SALEH M A, KAMAT N V, et al. Interleukin-17A regulates renal sodium transporters and renal injury in angiotensin

II-induced hypertension [J]. Hypertension, 2016, 68 (1): 167-174.

[27] CHEN J, BUNDY J D, HAMM L L, et al. Inflammation and apparent treatment-resistant hypertension in patients with chronic kidney disease [J]. Hypertension, 2019, 73 (4): 785-793.

[28] CZESNIKIEWICZ-GUZIK M, OSMENDA G, SIEDLINSKI M, et al. Causal association between periodontitis and hypertension: evidence from Mendelian randomization and a randomized controlled trial of non-surgical periodontal therapy [J]. Eur Heart J, 2019, 40 (42): 3459-3470.

[29] RIDKER P M, MACFADYEN J G, THUREN T, et al. Effect of interleukin-1β inhibition with canakinumab on incident lung cancer in patients with atherosclerosis: exploratory results from a randomised, double-blind, placebo-controlled trial [J]. Lancet, 2017, 390 (10105): 1833-1842.

[30] PITCHFORD L M, RATHMACHER J A, FULLER J C Jr, et al. First-in-human study assessing safety, tolerability, and pharmacokinetics of 2-hydroxybenzylamine acetate, a selective dicarbonyl electrophile scavenger, in healthy volunteers [J]. BMC Pharmacol Toxicol, 2019, 20 (1): 1.

第十章 肾素-血管紧张素-醛固酮系统与高血压

肾素-血管紧张素-醛固酮系统（renin-angiotensin-aldosterone system，RAAS）是机体最重要的血管活性及体液调节系统之一。1898年Tigerstedt发现肾素，百余年来研究人员在RAAS成员、功能及生化轴等方面不断有新的发现，逐渐显现为一个级联调控的平衡系统（图2-10-1）。RAAS与疾病关系的研究，也从高血压延伸到心血管系统、肾脏、代谢系统、精神、神经系统等多方面的疾病，以及衰老癌症等多种病理过程。本章主要介绍：①RAAS的组成及其作用；②高血压发生发展的RAAS病理机制；③以RAAS为靶标的降压药物及相关新药的研究进展。

第一节 肾素-血管紧张素-醛固酮系统的组成及其作用

经典RAAS由肾素（renin）、血管紧张素原（angiotensinogen，AGT）、血管紧张素Ⅰ（angiotensin Ⅰ，Ang Ⅰ）、血管紧张素转换酶（angiotensin-converting enzyme，ACE）、血管紧张素Ⅱ（angiotensin Ⅱ，Ang Ⅱ）、血管紧张素受体（angiotensin receptor，ATR）、醛固酮及盐皮质激素受体（mineralocorticoid receptor，MR）等成员构成。肾素水解AGT生成Ang Ⅰ，后者在ACE的作用下生成Ang Ⅱ，Ang Ⅱ激活ATR发挥生物学效应。同时，Ang Ⅱ通过受体介导刺激醛固酮的合成和释放，后者通过MR发挥作用。传统观念认为，循环RAAS产生的Ang Ⅱ是一种内分泌激素，它是RAAS唯一的效应物质。

近年来，RAAS基础研究的主要进展有：

（1）发现众多组织存在局部RAAS，后者生成的Ang Ⅱ在局部发挥自分泌和旁分泌作用，改变了

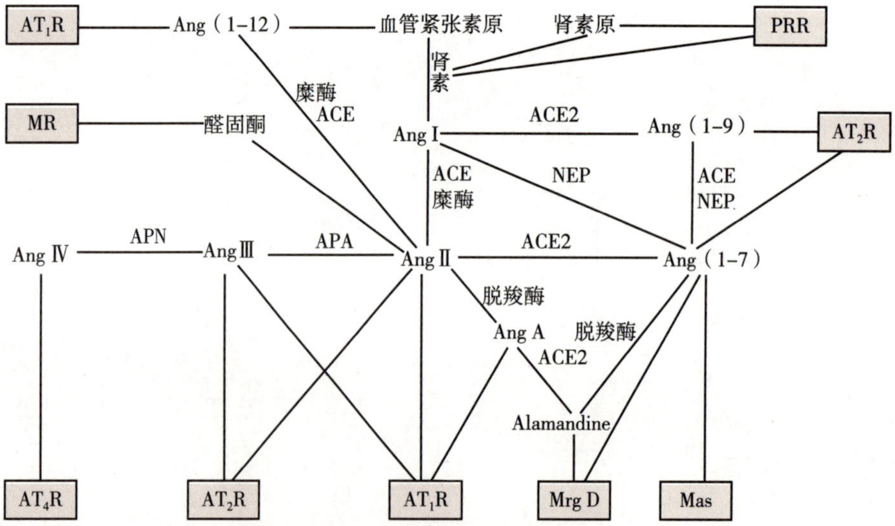

图2-10-1 肾素-血管紧张素-醛固酮系统（RAAS）组成及代谢示意图

注：Ang，血管紧张素；ACE，血管紧张素转换酶；APA，氨肽酶A；APN，氨肽酶N；NEP，中性内肽酶；AT_1R，血管紧张素1型受体；AT_2R，血管紧张素2型受体；AT_4R，血管紧张素4型受体；Mas，Mas受体；MrgD，Mas相关G蛋白偶联受体D；MR，盐皮质激素受体；PRR，肾素（原）受体。

RAAS为内分泌系统的传统观念。

(2) 发现了一批RAAS新成员。①酶：除ACE外，还发现了血管紧张素转换酶2（angiotensin-converting enzyme 2，ACE2）及其他能水解血管紧张素肽的酶，如糜酶（chymase）、中性内肽酶（neutral endopeptidase，NEP）、氨基酶A（aminopeptidase A，APA）、氨肽酶N（aminopeptidase N，APN）等；②血管紧张素肽：除Ang Ⅱ外，还发现Ang Ⅲ、Ang Ⅳ、Ang（1-7）、Ang（1-9）、Ang A、Alamandine等其他具有活性的血管紧张素肽；③受体：除AT_1受体（AT_1R）和AT_2受体（AT_2R）外，还发现肾素（原）受体[(Pro) renin receptor，PRR]、AT_4受体、MrgD及Mas等受体。

(3) 发现Ang Ⅱ存在非ACE依赖生成途径，ACE作用于Ang Ⅰ生成Ang Ⅱ作为RAAS单一转换模式的传统概念得到更新。

(4) 发现多个血管紧张素肽具有生物学活性，打破了Ang Ⅱ为RAAS唯一活性成分的旧概念。

(5) 除经典的ACE/Ang Ⅱ /AT_1R轴外，还发现ACE2/Ang（1-7）/Mas、ACE2/Ang（1-9）/AT_2R等多条新轴，经典轴与新轴间相互拮抗，维持血压及心血管功能的生理平衡。

一、肾素、肾素原及肾素（原）受体

肾素是一种天冬氨酰蛋白酶，又称血管紧张素原酶，它水解AGT生成Ang Ⅰ。在RAAS级联反应系统中，肾素为起始步骤和限速酶。肾素不但对底物具有高度的专一性，而且具有高度的种属特异性，它只能水解来自同一种属的AGT，曾一度对研发人肾素抑制剂带来困难。

肾素主要在肾脏入球小动脉管壁的球旁细胞（juxtaglomerular cells，JGC）合成。前肾素原（preprorenin）是肾素的前体，它在羧基末端被剪除23个氨基酸后转化为肾素原（prorenin），血浆肾素来自肾脏。虽有研究报道，一些肾外组织存在肾素及其基因的表达和转录，但对于肾外组织中肾素的确切来源仍有争议，一般仍认为肾脏是肾素合成的唯一来源。

传统认为肾素只是一种酶，肾素原仅是一种无活性酶原。肾素原之所以缺乏酶活性，是因为肾素原氨基端有一个43个氨基酸的前片段，后者遮盖了肾素原凹陷处的活性位点。肾素原前片段被酶切除后，活性位点暴露，肾素原转化为具有酶活性的肾素。2002年PRR被克隆后，认识到肾素原激活方式除了上述蛋白水解激活外，还存在非蛋白水解激活方式。肾素原是PRR的配体，肾素原与PRR结合后发生构象变化，前片段被打开，活性中心暴露，肾素原被激活。实验研究表明，采用与肾素原前片段手柄区（handle region）氨基酸序列相同的小分子肽可以竞争性阻断肾素原与PRR结合。

PRR是一种由*ATP6AP2*基因编码的单次跨膜蛋白，是肾素及肾素原的共同受体，肾素或肾素原与PRR结合可激活细胞内MAPK、ERK1/2、p38MAPK-HSP、PI3K-p85等信号转导途径，产生重要的生理和病理作用，肾素及肾素原的传统概念得到更新。

近年来发现PRR在心、脑、胎盘、肾及免疫系统等组织中广泛分布，PRR及肾素原在组织RAAS激活中起重要作用。PRR是液泡质子ATP酶（vacuolar H^+-ATPase，V-ATP酶）的组成成分，是一种具有配体依赖和配体非依赖作用的多功能蛋白。通过V-ATP酶、Wnt等多种作用机制，PRR在细胞周期、自噬、酸碱平衡、能量代谢、胚胎发育、T细胞自稳态、水平衡及血压调节等生理过程中发挥重要作用。PRR功能紊乱参与纤维化、高血压、先兆子痫、糖尿病微血管病变、急性肾损伤、心血管疾病、癌症和肥胖等多种疾病的发病机制。

此外，肾素及肾素原还能与胰岛素样生长因子Ⅱ/甘露糖-6-磷酸受体（IGF Ⅱ /M6P receptor）结合，该受体是肾素和肾素原的清除受体。IGFII/M6P受体除了与肾素及肾素原结合外，还能与含M6P的多种蛋白或多肽及IGF Ⅱ等分子结合。

肾素和肾素原储存在JGC分泌颗粒中，基础状态下JGC分泌肾素的速率很低，一些刺激可使肾素分泌速率显著加快。调控肾素分泌的主要机制有①肾内压力感受器机制：感受肾入球小动脉内压力变化；②致密斑机制：感受流经远曲小管中钠、氯离子浓度变化；③肾交感神经张力机制；④容量机制；⑤Ang Ⅱ的负反馈调节机制。肾入球小动脉灌注压降低、致密斑NaCl交换减少、交感神经兴奋或容量削减等机制促使肾素分泌增加。刺激肾素分泌的因素有：血压下降、立位、盐削减、β-肾上腺素能或中枢交感神经刺激，具有扩血管作用的物质[如前列腺素和一氧化氮（NO）等]及某些降压药（如利尿药、ACE抑制剂、血管紧张素Ⅱ受体阻滞剂等）等。抑制肾素分泌的因素有：血压升高、卧位、盐负荷、Ang Ⅱ、血管加压素、内皮素、腺苷、某些降压药（如β受体阻滞剂、甲基多巴、可乐定等）及非甾体抗炎药等。

二、血管紧张素原（AGT）

AGT是肾素的唯一底物，主要在肝脏合成，脑、大动脉、心、肾、肾上腺和脂肪等组织也能合成AGT。人血浆AGT主要来自肝脏，以糖蛋白形式存在。雌激素刺激肝脏合成AGT，妊娠妇女的血浆AGT浓度明显增高。此外，糖皮质激素、甲状腺素、胰岛素、Ang Ⅱ和炎症介质等均能促进AGT的合成和释放。

三、血管紧张素转换酶（ACE）

1956年ACE被发现，人*ACE*基因位于17号染色体。ACE是一种含锌金属蛋白酶，具有二肽酰羧肽酶作用，从多肽类底物的羧基末端剪除2个氨基酸。ACE使无活性的十肽Ang Ⅰ转化为有活性的八肽Ang Ⅱ，同时使有活性的九肽缓激肽（bradykinin，BK）转化为无活性的七肽片段（BK1-7）。ACE还可使Ang（1-9）转化成Ang（1-7）。除血管紧张素肽及BK外，ACE的底物还有P物质、促性腺激素释放激素和促黄体激素释放激素等。

ACE存在2种亚型：体细胞型ACE和睾丸型ACE，它们以组织特异方式转录自同一种基因。体细胞型ACE为1227个氨基酸组成的蛋白，在肺、肾和血管等组织中广泛表达，尤其在内皮及上皮细胞中高表达。循环Ang Ⅰ转化为Ang Ⅱ主要发生在肺血管内皮细胞。睾丸型ACE由701个氨基酸组成，仅在精子细胞中表达。ACE是一种Ⅰ型跨膜蛋白，在蛋白酶作用下，ACE的胞外催化结构域从细胞膜表面脱落进入循环成为可溶性酶，后者存在于血、尿、脑脊液、淋巴液、精液和前列腺液中。

体细胞型ACE的胞外催化结构域由2个具有催化活性的同源结构域组成，即N和C结构域；睾丸型ACE的胞外结构域仅由C结构域组成。Ang Ⅱ的生成仅与C结构域有关，N结构域的功能是清除一种具有抗炎和抗纤维化作用的四肽（Ac-SDKP），C和N结构域对于BK有相同的降解效能。因此，选择性抑制C结构ACE抑制剂在减少Ang Ⅱ生成的同时，不会引起BK的积聚，因为后者可被未受抑制的N结构域降解。

2000年ACE2被发现，*ACE2*基因位于X染色体。ACE2与ACE同属于金属蛋白酶的M2家族，它们的催化作用都需要锌，催化活性结构域都暴露在细胞的外侧面，有利于降解循环中的多肽。ACE2为805个氨基酸组成的Ⅰ型跨膜蛋白，有单个催化结构域，后者分别与体细胞型ACE的N和C结构域有60%和40%的序列同一性。虽然ACE2与ACE的分子结构存在相似性，但两者功能截然不同。

ACE2主要存在于内皮细胞，在心、肾、睾丸、脑、小肠及肺等组织中广泛表达。ACE2为单羧肽酶，从多肽类底物的羧基末端只剪除一个氨基酸。ACE2从Ang Ⅱ羧基末端切除一个苯丙氨酸残基，使Ang Ⅱ直接转化为Ang（1-7）。ACE2还能竞争性地作用于ACE的底物Ang Ⅰ，使之转化为Ang（1-9），后者经ACE或NEP水解间接生成Ang（1-7）。ACE2从Ang Ⅱ直接生成Ang（1-7）的作用，比它从Ang Ⅰ生成Ang（1-9）的作用强400倍。由于Ang（1-7）具有扩血管作用，加上ACE2能降解Ang Ⅰ，因此ACE2起着对抗ACE的作用。ACE2的其他底物还有：des-Arg9-BK、apelin 13、强啡肽A（1-13）等。传统ACE抑制剂（如赖诺普利和卡托普利）对ACE2无阻断作用。

ACE2除了催化功能外，还有以下非催化功能。①是某些冠状病毒的功能受体：引起急性呼吸窘迫综合征及新冠病毒感染的冠状病毒通过ACE2进入Ⅱ型肺泡上皮细胞等宿主细胞。上述病毒的刺突蛋白（spike protein，S蛋白）与ACE2胞外催化结构域结合，促发病毒与宿主细胞融合，以细胞内吞方式一起进入细胞内。与ACE一样，ACE2的胞外催化结构域在酶作用下脱落，该过程可能与病毒进入细胞和复制有关，与脱落有关的酶尚待进一步确定。机体感染冠状病毒后，ACE2水平下降。②参与氨基酸转运：ACE2的跨膜区及胞浆部分与collectrin有一定的同源性。Collectrin是肾脏氨基酸转运体B^0AT1的分子伴侣。小肠并不表达collectrin，ACE2在小肠实际上具有B^0AT1的陪伴蛋白作用。

四、血管紧张素肽

（一）Ang Ⅱ

肾素水解AGT生成的Ang Ⅰ被ACE转化为Ang Ⅱ，这一经典的Ang Ⅱ生成途径主要发生在循环RAAS。近来发现，在局部组织中Ang Ⅱ还存在非ACE依赖生成途径，如糜酶途径。在糜酶或组织蛋白酶催化下，AGT被裂解生成Ang（1-12），后者可被糜酶进一步水解直接生成Ang Ⅱ，ACE抑制剂不能阻断糜酶的上述作用。多种组织和细胞中存在糜酶表达，人心脏Ang Ⅱ生成可能主要通过糜酶途径，糜酶在心血管损伤、炎症及重塑等病理过程中可能发挥重要作用。

Ang Ⅱ被氨肽酶降解为Ang Ⅲ、Ang Ⅳ，被ACE2降解为Ang（1-7），还可在脱羧酶作用下生成Ang A。在循环中Ang Ⅱ部分与血浆蛋白结合，其血浆半衰期很短，通过血管床后，50%以上Ang Ⅱ活性消失。生理性刺激可使血浆Ang Ⅱ水平升高10～25倍。许多组织存在RAAS，可在局部产生Ang Ⅱ，组织Ang Ⅱ浓度远高于循环Ang Ⅱ浓度。

Ang Ⅱ是RAAS最重要的血管活性肽，参与机体血压、心血管及肾功能调节，维持机体水、电解质平衡。Ang Ⅱ的生理作用主要通过AT_1R介导，其主要生理作用如下。

1. 血管收缩作用 Ang Ⅱ通过对血管平滑肌的直接收缩作用，使血管阻力和血压升高。此外，Ang Ⅱ通过对肌肉交感神经、肾上腺素能神经末梢、交感神经节和中枢神经系统的作用，激活交感神经活性。Ang Ⅱ还可促使去甲肾上腺素、内皮素-1和血管加压素的释放，进一步增强缩血管作用。在心脏，Ang Ⅱ通过心肌AT_1R，产生正性肌力作用。

2. 水、钠潴留作用 Ang Ⅱ对肾脏血流动力学具有重要调节作用，Ang Ⅱ通过收缩入球、出球小动脉和叶间动脉，调节肾小球滤过率（GFR）和肾血流量。Ang Ⅱ增加出球小动脉阻力的作用为入球小动脉的2～3倍，使肾小球毛细血管压力增高，维持并调节GFR。Ang Ⅱ对近端小管钠的重吸收有直接作用，这一作用部分通过Na^+-H^+交换体介导。此外，Ang Ⅱ通过刺激肾上腺产生及分泌醛固酮，间接发挥潴钠作用，它还具有中枢致渴作用，增加水摄入。

Ang Ⅱ还有众多心血管及肾脏以外的作用：如促血小板黏附和促凝血作用，促糖原分解作用，抑制泌乳素释放，刺激促红细胞生成素生成，收缩子宫，刺激神经末梢和肾上腺髓质产生儿茶酚胺等作用。

（二）其他有活性的血管紧张素肽

1. Ang Ⅲ 氨肽酶A从Ang Ⅱ的氨基末端去除一个天冬氨酸残基生成Ang（2-8），即Ang Ⅲ。至今未发现特异的Ang Ⅲ受体，Ang Ⅲ与AT_1R及AT_2R结合，产生与Ang Ⅱ相似地收缩血管，升高血压及促醛固酮释放等作用。Ang Ⅲ在血液中的代谢清除率高，因此它在全身循环中的作用弱于

Ang Ⅱ。由于Ang Ⅲ也能与AT_2R结合，它还具有利尿钠作用。在中枢神经系统，Ang Ⅲ发挥重要的血压调节作用，它使血压升高，促使加压素释放，产生渴觉。

2. Ang Ⅳ 氨肽酶N从Ang Ⅱ的氨基末端去除一个精氨酸残基生成Ang（3-8），即Ang Ⅳ。Ang Ⅳ被氨肽酶、羧肽酶或内肽酶迅速降解为无活性片段。Ang Ⅳ与AT_4受体（IRAP受体）结合，发挥血管舒张和降压作用。Ang Ⅳ也能与AT_1R及AT_2R结合，但亲和力较低。Ang Ⅳ通过AT_1R可产生血管收缩和升压作用。在啮齿类动物中，Ang Ⅳ参与学习及记忆调节，能改善遗忘动物模型的记忆功能。

3. Ang（1-7） ACE2是Ang（1-7）生成的主要途径。ACE2或将Ang Ⅱ直接转换为Ang（1-7），或先将Ang Ⅰ转换为Ang（1-9），后者在ACE或NEP等作用下生成Ang（1-7）。此外，Ang（1-7）还能由其他酶作用于Ang Ⅰ生成。心血管、肾、脑等组织均可局部生成Ang（1-7）。

Ang（1-7）主要通过Mas受体中介发挥扩血管、抗增殖和抗炎作用。Ang（1-7）还可作用于AT_2R及MrgD受体。通过上述受体Ang（1-7）发挥拮抗Ang Ⅱ的作用，其机制可能与刺激NO和扩血管性前列腺素的生成及释放有关。Ang（1-7）具有以下作用。①中枢心血管调节作用：Ang（1-7）参与中枢血压调节，改善压力感受性反射的敏感性，参与血压和心率的昼夜节律调控；②肾脏利尿钠作用：Ang（1-7）可在肾局部合成，通过刺激前列环素释放和减少加压素释放，产生利尿排钠作用；③心血管保护作用：具有扩血管、降血压作用，能增强BK的扩血管作用。它还有抑制血管平滑肌细胞（VSMC）增殖，减少新生内膜生成，并能对抗Ang Ⅱ的促血栓形成等有益作用。近来发现，Ang（1-7）的代谢产物Ang（1-5）通过Mas轴刺激心房利钠肽（ANP）释放，发挥心血管保护作用。

4. Ang（1-9） ACE2水解Ang Ⅰ生成Ang（1-9）。早先认为Ang（1-9）只是Ang（1-7）生成途径中的无活性中间产物。后发现Ang（1-9）还可以从其他途径生成，抑制ACE2对心肌生成Ang（1-9）无影响。在多种高血压及心肌梗死动物模型中，Ang（1-9）皮下给药可减轻心血管重塑、心肌肥厚及心脏纤维化。这些有益作用可被AT_2R拮抗剂阻断，而Mas受体拮抗剂不起作用，说明Ang（1-9）的上述作用通过AT_2R介导。

5. Ang A Ang Ⅱ经脱羧作用产生Ang A。健康人血浆中能检出Ang A，终末期肾衰竭患者的血浆Ang A浓度升高。Ang A对AT_1R的亲和力与Ang Ⅱ相同。在正常血压及高血压大鼠，Ang A的升压作用依赖于AT_1R。在大鼠体内，Ang A的升压作用与Ang Ⅱ相同，其促VSMC增殖作用大于Ang Ⅱ。

6. Alamandine Ang（1-7）经脱羧作用生成alamandine，Ang A被ACE2水解也可生成alamandine，后者的结构与Ang（1-7）相似。Alamandine的受体是MrgD，具有与Ang（1-7）相似地舒张血管、降压、抗纤维化等作用。人血液中可检出alamandine，肾病患者血浆alamandine浓度增高。在自发性高血压大鼠（SHR），alamandine具有降压作用，并可减轻心脏纤维化。

此外，Ang（1-5）、Ang（1-12）、Ang（1-25）、Angioprotectin等血管紧张素肽也具有生物学活性。

五、血管紧张素受体（ATR）

血管紧张素肽与细胞膜上的特异受体结合发挥作用。

（一）AT_1受体（AT_1R）

人AT_1R的基因定位在3号染色体上。AT_1R由359个氨基酸组成，为G蛋白偶联受体（GPCR）超家族成员。在大鼠和小鼠中，AT_1R有两种亚型：AT_{1a}和AT_{1b}。在人类中，只存在一种AT_1R。AT_1R广泛存在于成人的心、血管、肾、脑、肾上腺及脂肪等多种器官和组织。除Ang Ⅱ外，Ang Ⅲ、Ang Ⅳ也能激活AT_1R。近年来发现，AT_1R存在Ang Ⅱ非依赖性激活机制。不存在Ang Ⅱ的条件下，AT_1R也能被机械刺激（压力）激活，同样可引起心肌细胞肥大。该发现表明AT_1R的激活机制除了传统的化学信号激活模式外，还存在机械激活模式。

Ang Ⅱ的生理功能及病理作用主要由AT_1R介导。AT_1受体介导Ang Ⅱ的收缩血管、促醛固酮释放、肾脏对Na^+的重吸收、增强心肌收缩力等生理功能。AT_1R也介导Ang Ⅱ的促心血管细胞增殖、促炎症、促氧化应激和促纤维化等病理作用，导致高血压、血管内皮损伤、血管重塑和靶器官损害等病变。

AT_1R激活后的细胞信号转导机制十分复杂，存在多个途径。其信号转导通常分为G蛋白（Gq和Gi）依赖和G蛋白非依赖两种通路。前者的经典第二信使有：肌醇三磷酸（IP_3）、二酰基甘油（DAG）、花生四烯酸和活性氧（ROS）。下游效应物有：磷脂酶C、A和D等。新发现的途径还有：MAPK、受体酪氨酸激酶、非受体酪氨酸激酶、丝氨酸/苏氨酸激酶、NAD（P）H氧化酶等。近年来发现，AT_1R信号转导还存在G蛋白非依赖通路，如β-arrestin，后者可能是治疗心肌肥厚、心力衰竭的潜在靶点。

经由不同途径的信号转导效应各异。如近来发现AT_1R通过激活解整合素-金属蛋白酶（a disintegrin and metalloproteinase，ADAM）触发EGF受体（EGFR）转活化（transactivation），ADAM17/EGFR转活化参与Ang Ⅱ引起的血管重塑和心脏肥厚。在Ang Ⅱ输注高血压动物模型中，使用选择性EGFR抑制剂可抑制血管Ang Ⅱ引起的EGFR转活化，减轻血管中层肥厚及血管外周纤维化，但不能减轻Ang Ⅱ引起的高血压。此外，由于不同组织中被激活的信号分子不同，信号转导效应存在组织特异性。在VSMC，Ang Ⅱ通过激活$G_{q/11}$和Ca^{2+}敏感的肌球蛋白轻链激酶（MLCK）和抑制$G_{12/13}$、Rho/Rho激酶介导的肌球蛋白轻链磷酸酶（MLCP），调节VSMC收缩。开发更为专一的分子工具，阐明组织特异、细胞特异（如心血管细胞、脂肪细胞及免疫细胞）的AT_1R信号转导机制，将有助于进一步揭示心血管疾病的RAAS发病新机制，从而转化为更为精准的治疗手段。

（二）AT_2受体（AT_2R）

*AT_2R*基因定位在X染色体上。AT_2R由363个氨基酸组成，也是GPCR超家族成员，AT_2R与AT_1R间存在34%的氨基酸序列同源性。生理情况下AT_2R的表达水平低，但在胚胎组织中高表达，提示它与胎儿器官的生长发育有关。成年个体的某些部位如心、肾、肾上腺、脑、胰腺、血管内皮及平滑肌细胞可以检测到AT_2R的低表达。*AT_2R*基因的表达受许多因素调节，钠削减、胰岛素、IGF-Ⅰ使AT_2R表达上调，Ang Ⅱ、PDGF、EGF则抑制AT_2R的表达。目前，AT_2R信号转导的确切机制尚未阐明。AT_2R与Mas能形成异源二聚体，AT_2受体拮抗剂可阻断Ang（1-7）的作用。

AT_2R激动后可能通过激活激肽释放酶-激肽系统使BK、NO及cGMP生成增加，发挥心血管及肾脏保护作用。①扩张血管、降低血压：在大鼠肠系膜阻力血管，有证据表明AT_2R参与血管舒张。AT_2R基因剔除小鼠的组织BK、NO和cGMP水平明显降低、血压升高，对Ang Ⅱ的升压敏感性增高。②排钠：在肾脏，AT_2R影响近端肾小管的钠重吸收，激活AT_2R使尿钠排出增加。③抗VSMC增殖及促凋亡作用：将AT_2R基因转入大鼠的颈总动脉，减轻气囊导管损伤造成的新生内膜生成。④心脏保护作用：心肌梗死后，AT_2R表达上调，心室的整体和局部功能得以保持，表明AT_2R在心肌梗死后心肌重塑中发挥有益作用。心肌细胞过表达AT_2R的研究表明，通过BK、NO和cGMP途径能减轻Ang Ⅱ引起的心肌间质纤维化。

AT_1受体阻滞剂的心肾保护作用可能部分与AT_2R有关。AT_1R被阻断后，增高的Ang Ⅱ与AT_2R结合，从而激活AT_2R产生有益作用。有研究提示，只有在AT_1R被阻断的情况下，AT_2R才发挥保护作用。因而，AT_1受体阻滞剂与AT_2受体激动剂可以发挥协同作用。

（三）AT_4受体（AT_4R）

AT_4R对Ang Ⅳ具有高亲和力。与AT_1R和

AT_2R不同，AT_4R不是G蛋白偶联受体成员，是一种胰岛素调节的氨肽酶（insulin-regulated aminopeptidase，IRAP）。AT_4R广泛分布在中枢、心、血管、肾和肾上腺等组织，在脑组织中高表达，介导Ang Ⅳ的血管扩张及脑保护作用。

（四）Mas受体

Mas受体是*Mas*基因编码的G蛋白偶联受体，Mas在脑和睾丸中表达水平最高，在其他器官中低表达。Ang(1-7）是Mas受体的内源性结合物，Ang（1-7）主要通过Mas受体发挥作用。Ang（1-7）/Mas轴通过cGMP发挥抗凋亡、抗炎、扩张血管、抗血栓等作用。Ang（1-7）/Mas轴对高血压和心力衰竭动物模型具有心肾保护作用。除激活cGMP外，Ang（1-7）/Mas轴还能激活其他下游信号途径，包括磷脂酶A2途径产生花生四烯酸，磷脂酰肌醇3激酶/AKT途径激活内皮一氧化氮合酶等。

（五）MrgD受体

MrgD为Mas相关GPCR家族成员，是alamandine的受体，alamandine刺激MrgD可产生NO。研究表明，MrgD具有对抗AT_1R信号转导的作用。MrgD也是Ang（1-7）的受体。

六、醛固酮及其受体

传统观点认为醛固酮由肾上腺皮质球状带细胞合成和分泌，以胆固醇为原料，经过一系列酶反应最终生成醛固酮，在其合成途径中*CYP11B2*基因编码的醛固酮合酶起关键作用。醛固酮是一种盐皮质激素，在肾脏Henle袢粗升支、远侧肾小管和集合管，醛固酮作用于肾上皮细胞产生潴钠、排钾、保水和分泌H^+的作用。现发现肾上腺外组织如脑、心、血管、肾等也能产生和分泌醛固酮，并以旁分泌和自分泌形式在局部发挥生理或病理效应。

醛固酮以基因和非基因方式发挥作用。①基因作用：即经典作用，通过细胞内盐皮质激素受体（MR）介导。醛固酮与MR结合形成复合物，后者进入细胞核，与专一的DNA核苷酸序列-盐皮质激素反应元件结合，调控醛固酮靶基因转录，发挥水和电解质调节作用及促进心血管与肾脏纤维化。基因作用时间长，能被MR受体阻断药抑制。②非基因作用：醛固酮与对其具有高亲和力的特定细胞膜受体结合，通过第二信使级联反应发挥生物学效应，促进纤维化、炎症，导致心血管重塑。该作用时间短，不被MR受体拮抗剂抑制。

醛固酮增多通过水钠潴留等机制导致高血压，并加重心、脑、肾等器官的损害。此外，醛固酮本身具有心血管重塑、胶原沉积、纤维化、炎症、内皮功能紊乱等多种病理作用，可直接导致心血管、肾脏等靶器官损害。

醛固酮分泌受RAAS、血钾浓度及ACTH调节。Ang Ⅱ刺激醛固酮分泌，ACE抑制剂（ACEI）及血管紧张素Ⅱ受体阻滞剂（ARB）阻断RAAS可降低醛固酮水平。然而，长期应用ACEI及ARB可引起血浆肾素活性（PRA）反馈性升高、Ang Ⅱ增多、导致醛固酮分泌增加，发生“醛固酮逃逸”现象。因此，慢性心力衰竭患者长期使用ACEI时，若使用MR阻断剂可克服上述现象。血钾增高使球状带细胞去极化，电压依赖钙通道开放，细胞内钙水平升高，从而使醛固酮分泌增多。ACTH对醛固酮合成有轻度刺激作用。

醛固酮分泌具有昼夜节律，清晨高、夜晚低。测定24小时尿醛固酮优于测定血浆醛固酮，因为它综合反映24小时醛固酮的分泌状况，可排除血浆醛固酮测定时存在的分泌率瞬间变动，还可以同时测定尿钠、尿钾排出量。

七、组织RAAS

组织RAAS与循环RAAS是两个独立的系统，循环RAAS作为一个内分泌系统，参与血压短期调节及维持水、电解质平衡；组织RAAS作为一个自分泌和旁分泌系统，在血压长期调节和心血管重塑中发挥重要作用（表2-10-1）。由于局部生成的Ang Ⅱ浓度高，在高血压病理过程中可能发挥更为重要的作用。

表2-10-1 循环RAAS与组织RAAS的作用比较

	循环RAAS	组织RAAS
血压调控	短期作用	长期作用
肾脏	水钠重吸收	肾小球滤过功能
		肾脏细胞生长
心脏	正性肌力作用	心脏细胞生长
血管	血管收缩	血管细胞生长

（一）肾脏

RAAS所有成分均在肾脏表达或存在。肾近曲小管有AGT mRNA表达，AGT直接分泌到肾小管腔内，被肾素或肾素样酶催化生成Ang Ⅰ，后者被位于近曲肾小管刷状缘的ACE转化为Ang Ⅱ。Ang Ⅱ在肾间质中的浓度比血浆浓度高出1000倍，可见肾内Ang Ⅱ主要在肾组织局部生成。在肾近曲小管表达人*AGT*基因的转基因小鼠，循环Ang Ⅱ水平无变化，但肾内Ang Ⅱ水平明显升高，全身血压显著升高。AT_1R、ACE2等在肾脏广泛分布、高度表达。ACE2/Ang（1-7）/Mas轴在肾生理和病理机制中发挥重要作用。肾局部也能合成醛固酮且有MR表达。PRR在肾脏广泛分布，肾PRR在血压调节、维持机体水平衡、肾Na^+转运、溶酶体酸化等方面发挥生理调节作用，为肾脏正常发育所必需。在Ang Ⅱ引起的高血压中，肾单位PRR表达增高。

肾内Ang Ⅱ对肾血流动力学、肾小球滤过功能及离子和溶质的转运发挥重要的调节作用。此外，Ang Ⅱ刺激产生的激肽释放酶、前列腺素、NO和去甲肾上腺素，也都参与了Ang Ⅱ的肾脏作用。肾局部Ang Ⅱ参与肾脏的生长和发育，妊娠妇女使用RAAS阻断剂有可能引起胎儿肾发育异常。

（二）心血管

心脏组织中可以检测到RAAS的各种经典成分，只是各个成分在不同部位的表达程度存在差异。心脏组织中还可以检测到ACE2、Ang（1-7）、AT_4R、Mas、PRR等表达。心脏也能合成醛固酮，并存在MR受体。成人心脏组织中肾素、AGT浓度仅为血浆浓度的1%～4%，但心肌间质中Ang Ⅰ和Ang Ⅱ浓度比血浆浓度高出100倍。心脏中的Ang Ⅱ主要在局部合成，糜酶是心脏局部Ang Ⅱ合成的主要途径。心血管组织中肾素的确切来源尚有争议，有认为从血浆中摄取，也有认为在局部合成。

（三）脑

血脑屏障阻止了肾素、前肾素及AGT等RAAS组分进入大部分脑区，有证据支持脑存在局部RAAS：①脑中检测到RAAS的所有成分及其基因表达；②脑室内给予干预ACE、ACE2作用的药物，可影响心血管及体液调节；③脑室内注射靶向肾素基因或AGT基因的反义寡核苷酸（ASO）或抑制性RNA可产生明显的心血管效应。有研究报道在脑中存在肾素活性、肾素基因表达及其启动子区被激活。选择性剔除脑肾素基因启动子区的小鼠发生高血压，且其机制与脑肾素活性有关，上述研究均提示脑局部能合成肾素。但有学者用缓冲液冲洗脑组织后，多种小鼠模型的脑匀浆中再也测不到肾素活性。采用液相色谱串联质谱（LC-MS/MS）技术，在大鼠脑中也未能检测到Ang Ⅰ。这些学者认为脑不能合成肾素，并认为脑Ang Ⅱ来自血液，而非局部合成。Ang Ⅱ可能与缺乏血脑屏障脑区的AT_1R结合，或在血脑屏障受损时（如高血压）进入脑部。因此，脑局部能否合成肾素及脑Ang Ⅱ来源等问题尚有待进一步研究确定。

AT_1R和AT_2R在脑中高表达，AT_1R主要分布在室旁核（PVN）、头端延髓腹外侧（RVLM）、孤束核（NTS）等与血压及体液调节有关的心血管中枢。氨肽酶A（APA）在脑内产生Ang Ⅲ，Ang Ⅲ对AT1R具有与Ang Ⅱ相似地亲和力，脑局部生成的Ang Ⅲ通过AT_1R产生升压反应。中枢路径注射APA抑制剂的动物实验表明，内源性Ang Ⅲ是中枢调节血压和释放加压素的主要效应肽。肾素原和PRR是脑RAAS系统的重要成员，在中枢血压调节中发挥重要作用。

（四）肾上腺

肾上腺有肾素及AGT表达，肾上腺皮质球状带有Ang Ⅱ生成。肾切除4～6小时后，几乎测不到血浆肾素，但肾上腺中的肾素水平在24～36小时上升至峰值。肾上腺局部生成的Ang Ⅱ在醛固酮生成中可能起重要作用，但肾上腺RAAS的生理和病理作用尚不清楚。肾上腺髓质嗜铬细胞也具备RAAS的各个成分，Ang Ⅱ储存在嗜铬细胞的分泌颗粒中，它是否刺激肾上腺素的释放有待研究。

（五）其他组织

卵巢细胞存在高浓度的肾素和肾素原，在滤泡液中可见到RAAS所有成分。整个妊娠期间都有肾素原释放，提示肾素原在妊娠期间可能有一定功能意义。睾丸组织中发现有Ang Ⅰ、Ang Ⅱ和Ang Ⅲ，睾丸间质细胞中存在AT_1R。睾丸组织的ACE结构特别，仅有1个胞外结构域。睾丸ACE和Ang Ⅱ可能参与精子形成，在男性不育中起作用。脂肪组织存在RAAS的所有成分，尤其是AGT的丰富来源，脂肪组织局部形成的Ang Ⅱ可能与血管收缩及高血压有关。人皮肤成纤维细胞表达Ang Ⅱ和AGT，损伤使局部Ang Ⅱ浓度升高，参与创伤愈合。

尽管有研究表明组织中的某些RAAS成分可能来自循环，但组织RAAS的重要作用毋庸置疑。ACEI不仅能有效地降低高肾素型高血压患者的血压，对正肾素型甚至低肾素型高血压患者也有降压作用。上述结果表明，ACEI的降压作用可能与组织ACE受抑有关。

八、细胞内RAAS

除循环及组织RAAS外，还存在细胞内RAAS。近年研究表明，许多细胞能在细胞内合成Ang Ⅱ。在细胞核中发现AT_1R，细胞内还发现其他RAAS组分。细胞内Ang Ⅱ与细胞内受体或核受体结合，激活下游的信号转导途径，产生细胞或细胞核反应，不需要细胞膜受体的参与。这种源于细胞内Ang Ⅱ的作用称为胞内分泌作用（intracrine）。某些RAAS阻断药物可能部分通过抑制细胞内RAAS发挥作用。细胞内RAAS有可能成为新药开发的潜在靶标。

九、新的RAAS轴

（一）ACE2/Ang（1-7）/Mas轴

传统RAAS生化途径为单一的ACE/Ang Ⅱ/AT_1R轴，发挥血管收缩和水钠潴留等病理生理作用。随着ACE2等新成员的发现，ACE2、Ang（1-7）与Mas受体共同构成ACE2/Ang（1-7）/Mas轴，该轴具有扩张血管、利尿排钠、降低血压、抑制VSMC增殖、抑制心肌细胞肥大、减轻心肌及肾纤维化及抗炎等作用。Ang（1-7）主要通过Mas受体发挥上述心血管保护作用，Mas受体拮抗剂能阻断上述有益作用。

（二）ACE2/Ang（1-9）/AT_2R轴

ACE2可催化Ang Ⅰ降解生成Ang（1-9），后者既能与AT_2R结合发挥作用，也可被ACE或NEP催化生成Ang（1-7）。ACE2/Ang（1-9）/AT_2R轴对心血管有保护作用，这些作用不受AT_1受体拮抗剂和Mas受体拮抗剂的影响，但被AT_2受体拮抗剂抑制。ACE2/Ang（1-7）/Mas 轴和ACE2/Ang（1-9）/AT_2R轴均可对抗ACE/Ang Ⅱ/AT_1R 轴的作用，它们间互相拮抗，相互制约，达成动态平衡。上述新轴的发现，为高血压病防治提供新思路、新靶点。

此外，还发现存在糜酶/Ang（1-12）轴、肾素原/PRR/MAP激酶ERK1/2轴、Ang Ⅳ/AT_4R轴等其他非经典的RAAS新轴。

十、RAAS与其他血管活性肽系统

（一）激肽系统

激肽系统是对抗RAAS过度激活的关键激素系统。激肽释放酶（kallikrein）作用于激肽原生成激肽（kinin），其中缓激肽（bradykinin，BK）是一种九肽，具有舒张血管、降低血压及增强毛细血管通透性等作用，是强力血管扩张剂和重要的炎症介质。已发现BK有2种受体：B_1R和B_2R，BK的扩血管作用主要通过B_2R介导。B_2R在许多组织中表达，在血管内皮细胞中高表达。B_1R在健康组织中表达很低，但组织损伤可使其表达增高，B_1R在慢性疼痛和炎症中起作用。ACE及其他一些肽酶将BK裂解为无活性片段，ACE是人血浆中最主要的BK代谢酶。ACEI治疗使BK水平明显增高，增强扩血管和降压作用，但BK积聚被认为与ACEI的副作用（如持续性咳嗽、血管神经性水肿）可能有关。

（二）利钠肽系统

利钠肽（natriuretic peptide，NP）家族具有排钠、排尿、舒张血管、调节心血管及肾功能等作用，是RAAS的天然拮抗剂。NP家族有3个成员：心房利钠肽（ANP）、脑利钠肽（BNP）和C型利钠肽（CNP）。ANP主要在心房合成，储存在心房的分泌颗粒中。心房壁牵张或心房负荷增高刺激ANP释放入血，抗利尿激素、儿茶酚胺、内皮素、Ang（1-9）、Ang（1-7）等也能刺激ANP分泌。BNP主要在心室合成，心室壁张力增高刺激BNP基因高表达，BNP大量合成并分泌入血。心力衰竭患者的血浆ANP、BNP水平可增高100倍。心脏的CNP水平低，心力衰竭患者血浆CNP水平一般不变。CNP在软骨细胞中高表达，调节骨生长。

NP有3种受体（NPR）：NPR-A、NPR-B和NPR-C。NPR-A和NPR-B为跨膜鸟苷酸环化酶，介导NP的生理作用。ANP、BNP激活NPR-A、CNP激活NPR-B，NP通过第二信使cGMP发挥生理作用。NPR-C为3种NP的共同清除受体，NP除了能被受体清除外，还都能被中性内肽酶（NEP）迅速清除。由于NP可对抗Ang Ⅱ/AT_1R作用、增强NP系统功能，成为治疗高血压及心血管疾病的新策略。虽然静脉输注重组ANP和BNP对心力衰竭患者有改善作用，但由于低血压副作用及重组ANP和BNP的半寿期短，限制了它们的临床应用。正常情况下，NPR-C和NEP对NP的清除作用相近。然而在病理状态下，由于NP水平增高，清除受体被饱和，NP经NEP清除的途径发挥更为重要作用。研究表明，NEP抑制剂能有效提高NP水平，但只有RAAS同时被抑制，NEP抑制剂才能有效降低血压和改善心血管功能。

（三）内皮素系统

内皮素系统与RAAS共同维持血压和血管张力。前内皮素原-1（preproendothelin-1）是内皮素原-1（proendothelin-1）的前体，它主要由血管内皮细胞产生。内皮素原-1在酶作用下生成由38个氨基酸组成的大内皮素-1（big endothelin-1），后者被内皮素转换酶-1（ECE-1）裂解，生成由21个氨基酸组成的内皮素-1（endothelin-1，ET-1）。ET-1通过内皮素受体A（ET_AR）和受体B（ET_BR）发挥作用。ET_AR/ET_BR受体与AT_1R/AT_2R相似，对血管调节和细胞生长发挥相反作用。ET_AR主要参与病理作用，ET-1与其结合不可逆转，产生强大、持续的血管收缩作用。相反，ET_BR参与NO介导的血管舒张，并起清除受体作用，参与ET-1的清除。内皮素系统与RAAS间存在相互作用，Ang Ⅱ可增强前内皮素原-1 mRNA表达及ECE-1活性，导致ET-1水平增高。内皮素系统与利钠肽系统间也存在反馈机制，ET-1刺激NP释放，后者对内皮素系统发挥抑制作用。ET-1被NEP降解，因此NEP抑制剂使NP水平增高带来的血管扩张作用被ET-1水平增高所对抗。

（朱鼎良）

第二节 肾素-血管紧张素-醛固酮系统与高血压发病机制的相关性

Ang Ⅱ作用于AT_1R，产生收缩血管作用，并刺激醛固酮生成和释放，参与高血压发病机制。此外，Ang Ⅱ尤其是局部组织产生的Ang Ⅱ，在高血压靶器官损害中发挥重要的病理作用。Ang Ⅱ的病理作用大多通过AT_1R介导。

一、Ang Ⅱ的病理作用

RAAS过度激活造成的高血压危害主要归因于Ang Ⅱ，其病理机制除血压增高的血流动力学作用外，还存在促细胞增殖、促纤维化、促炎症等病理作用。

（一）促细胞生长及促纤维化作用

Ang Ⅱ能直接刺激并导致VSMC、心肌细胞、心血管成纤维细胞、肾系膜细胞等增殖及肥大。Ang Ⅱ还能诱导上述细胞产生多种生长因子，间接发挥促细胞生长作用。Ang Ⅱ作用于AT_1R通过ADAM17使EGFR转活化，现认为EGFR下游的ERK信号途径及内质网应激是Ang Ⅱ促血管细胞增殖及肥大的重要机制，其他激酶及Nox/ROS的作用有待进一步研究。

血管壁胶原沉积，弹力纤维变性，胶原分子交联等病理变化导致血管纤维化和僵硬度增高。成纤维细胞、VSMC、免疫细胞、炎症因子等多种细胞及因子参与Ang Ⅱ的促纤维化作用。Ang Ⅱ刺激心脏、血管或肾间质中的成纤维细胞，使其转化为肌成纤维细胞（myofibroblast），后者合成并分泌胶原，造成间质纤维化。Ang Ⅱ刺激细胞产生的TGF-β、PAI-1、CTGF等因子具有增强细胞外基质合成的作用。此外，醛固酮也有促纤维化作用。

（二）促炎症及促动脉粥样硬化作用

Ang Ⅱ刺激血管细胞产生趋化因子、细胞因子和黏附分子。Ang Ⅱ本身也是单核细胞的趋化因子和生长因子，促使单核细胞和中性粒细胞黏附到血管内皮细胞，导致血管内皮功能紊乱和血管炎性损伤。在高血压、糖尿病等疾病，肾脏RAAS过度激活，局部Ang Ⅱ增高，在肾间质可见到免疫活性细胞浸润。

Ang Ⅱ通过促使炎症因子、黏附分子的产生和炎性浸润，加重血管损伤，促进动脉粥样硬化的发生发展。除Ang Ⅱ外，RAAS的其他成分，如肾素、AGT、ACE、ATR等也参与动脉粥样硬化的发生发展。

（三）氧化应激及内皮功能紊乱

Ang Ⅱ通过AT_1R介导激活NADH/NAD（P）H氧化酶等多种酶，促进血管细胞合成并释放ROS，后者使NO失活。此外Ang Ⅱ抑制一氧化氮合酶，NO的合成被抑制。Ang Ⅱ的上述作用可导致内皮功能紊乱，表现为内皮依赖的血管舒张功能及内皮屏障功能障碍。疾病状态时，内皮细胞表达黏附分子，循环中的炎症细胞黏附到血管壁产生更多ROS，后者进一步激活血管局部RAAS产生更多Ang Ⅱ，形成局部RAAS与ROS间的恶性循环。

此外，RAAS还参与胰岛素抵抗的发生机制。Ang Ⅱ通过上述多种病理作用导致心血管等组织重塑，参与高血压、心肌肥厚、充血性心力衰竭、心肌梗死后心室重塑、慢性肾衰竭、糖尿病肾病和动脉粥样硬化等疾病的发生发展机制。

二、RAAS对高血压的影响

（一）RAAS与高血压动物模型

Goldblatt两肾一夹（2K1C）高血压动物模型与人肾血管性高血压的急性期相似，肾动脉被夹后血浆肾素活性（plasma renin activity，PRA）和血压上升，抑制肾素或ACE均可使血压下降。因此，在2K1C高血压动物模型中，肾素活性升高参与高血压的发生和发展。然而，由于长期高血压造成对侧肾脏功能受损、排钠能力下降，高血压由肾素依赖性逐渐转变为容量依赖性。在疾病慢性期，钠潴留使肾素释放受抑，PRA回落正常。由此可见，虽然PRA升高是该型高血压发生的主要始动因素，但其他因素（如钠潴留）参与高血压的维持机制。

转肾素基因大鼠发生严重高血压，伴血浆肾素原、血浆醛固酮及肾上腺组织肾素增高，但PRA降低，表明组织RAAS在高血压的发生和维持中起重要作用。用反义核苷酸技术阻断AGT表达，使SHR大鼠的血压降低。反之，过表达AGT的转基因小鼠发生高血压，且携带*AGT*基因的拷贝数与血AGT水平及血压水平呈平行相关关系，上述结果提示AGT可能是高血压基因治疗的靶标。

（二）RAAS与临床高血压研究

1. 原发性高血压 PRA是判定机体循环RAAS活性最常用的临床检测指标。依据PRA水平，可将原发性高血压患者分成低、正、高肾素型三种类型。临床研究发现，高肾素型高血压患者发生心肌梗死和卒中的危险性显著增高，该型患者为肾素依赖性高血压，对RAAS阻断药物和β受体阻滞剂的反应良好。低肾素型高血压在中国人和黑种人中较为常见。中国高血压患者中盐敏感者较多，盐敏感性高血压患者（尤其调节型盐敏感性患者）多数呈现低PRA，为容量依赖性高血压。这类患者降压治疗首选利尿药或钙通道阻滞剂。从理论上讲，肾素分型对RAAS阻断药物的使用有指导价值，但临床上这类药物对低肾素型高血压患者仍有降压效果，这可能与组织RAAS被抑制有关。

PRA测定受钠平衡状态、体位、药物、年龄、种族、月经周期等多种因素影响，在测定过程及结果分析时务必予以注意。降压药物对PRA的影响尤为明显，利尿药、ACEI、ARB、血管扩张剂、钙通道阻滞剂、α受体阻滞剂等使PRA升高；而β受体阻滞剂、可乐定、甲基多巴等使PRA降低。在测定RRA时，要求停服利尿药至少4周，停服β受体阻滞剂、双氢吡啶类钙通道阻滞剂、ACEI、ARB等至少2周。对于血压较高不能停药者，可换用对PRA影响较小的降压药，如α受体阻滞剂或维拉帕米缓释片。不同类RAAS阻断药物对PRA、PRC（血浆肾素浓度）及血浆中血管活性肽的影响不同（表2-10-2）。

2. 继发性高血压 尽管依据PRA的肾素分型对于原发性降压药物治疗的指导作用不大，但测定PRA对于筛查继发性高血压有重要的应用价值。对于低肾素型高血压患者，应进一步检查排除原发性醛固酮增多症及其他一些罕见疾病，如Liddle综合征、糖皮质激素可抑制性醛固酮增多症、家族性醛固酮增多症、17α-羟化酶缺乏症、11β-羟化酶缺乏症、表象性盐皮质激素过多综合征等。对于高肾素型高血压患者，应进一步检查排除肾血管性高血压和肾素分泌瘤等疾病。

（1）肾血管性高血压：在人肾血管性高血压中，由于肾动脉狭窄造成肾缺血和低灌注，导致肾素过度释放。其预后取决于动脉损伤的严重程度，受累侧和对侧肾的功能状态。PRA可能高、正常甚至正常低值，这取决于缺血肾的刺激及钠潴留的程度，钠潴留很大程度上受肾功能影响。肾血管性高血压患者不伴肾功能严重损害时为肾素依赖性。如伴肾功能受损，高血压会转化为容量依赖性。

（2）原发性醛固酮增多症：因肾上腺皮质病变（增生、腺瘤或腺癌）分泌过多醛固酮，导致排钾、潴钠、血容量增加、RAAS受抑制。血浆醛固酮/肾素比值（ARR）测定可作为原发性醛固酮增多症的重要筛查指标。

（3）肾素瘤：肾素分泌瘤是一种由肾素内分泌肿瘤分泌大量肾素引起的罕见疾病，其肾素分泌不受肾入球小动脉的血流动力学和激素水平的调控，因而是一种原发性肾素增多症。

三、RAAS与高血压靶器官损伤

血压持续升高会造成血管重塑导致高血压靶器官损害。此外，组织RAAS激活在局部产生大量Ang Ⅱ，可能是导致高血压靶器官损害更为重要的机制。

表2-10-2 肾素-血管紧张素系统阻断药物对PRA、PRC及血浆中血管活性肽水平的影响

药物分类	PRA	PRC	Ang Ⅰ	Ang Ⅱ	Ang（1-7）	BK1-9
ACEI	↑↑	↑↑	↑↑	↓	↑↑	↑
ARB	↑↑	↑↑	↑	↑↑	↑	–
DRI	↓↓	↑↑	↓↓	↓↓	↓↓	–
ARNI	↑↑	↑↑	↑	↑↑	-	↑

注：PRA.血浆肾素活性；PRC.血浆肾素浓度；Ang.血管紧张素；BK.缓激肽；ACEI.血管紧张素转换酶抑制剂；ARB.血管紧张素Ⅱ受体阻滞剂；DRI.肾素抑制剂；ARNI.血管紧张素受体及脑啡肽酶双重抑制剂。

（一）肾脏

肾内RAAS激活在高血压发生和维持机制及肾损害中起重要作用。肾局部Ang Ⅱ水平远高于血浆水平。肾内Ang Ⅱ使管-球反馈的敏感性增强，肾血流及肾小球滤过减少，从而在调节肾钠排泄和高血压发生中起重要作用。Ang Ⅱ可引起肾脏炎症和纤维化，TGF-β、炎症介质、肾脏多种细胞及免疫细胞参与上述病理过程。肾内醛固酮也促进炎症及肾纤维化，导致高血压或糖尿病肾损害。多种动物模型研究表明，ACE2/Ang（1-7）/Mas轴对肾损害尤其肾纤维化有保护作用，机制可能与Ang（1-7）生成或Ang Ⅱ减少有关。肾素原/PRR轴激活多重细胞内信号转导机制引起肾纤维化，该作用与Ang Ⅱ无关。Ang Ⅱ促使内皮素-1及TGF-β生成，也是Ang Ⅱ引起肾病变的重要机制。

（二）心血管

高血压及局部产生的Ang Ⅱ在心肌重塑中发挥重要病理作用。

1. 心力衰竭 神经内分泌因素在心力衰竭的发生、发展过程中起重要作用。在心肌结构重塑中，RAAS的作用尤为重要。Ang Ⅱ能促使心肌细胞肥大引起心肌重塑，Ang Ⅱ还能促使其他细胞因子的生成、释放，共同参与心肌重塑。此外，醛固酮可引起心肌纤维化。ACEI不但能抑制循环RAAS，也能抑制组织RAAS，后者在慢性心力衰竭的病理机制中起重要作用。ACEI不但降低Ang Ⅱ水平，还能提高缓激肽水平，后者对心室重塑产生有利作用。

2. 心房颤动 Ang Ⅱ具有促进心肌纤维化和心肌肥厚、调节离子通道活性、促炎症等作用，从而促进心房和心室重塑。近来研究发现，RAAS阻断剂可以改善心房的机械及电重构，对心房颤动患者有益。有证据表明ACEI和ARB能降低左心功能不全患者新发心房颤动的风险，也能预防心房颤动复发。

3. 动脉粥样硬化 大量实验研究表明，RAAS各成分均参与动脉粥样硬化的发生和发展。Ang Ⅱ能诱导多种炎症因子的表达，具有很强的致炎作用。醛固酮可致血管纤维化，参与动脉粥样硬化的发生和发展。

（朱鼎良）

第三节 以肾素-血管紧张素-醛固酮系统为靶标的降压药物

自20世纪八十年代起，以ACEI和ARB为代表的RAAS阻断剂已成为高血压临床治疗的常用药物。近年来，RAAS新组分、新轴的发现，为高血压新药研究提供了新靶点。

一、具有RAAS阻断作用的降压药物

下面介绍的药物对RAAS具有阻断作用，这些药物大多已进入临床应用，主要用于治疗高血压及心力衰竭等心血管疾病。

（一）血管紧张素转换酶抑制剂（ACEI）

1981年第一个口服的非肽类ACEI——卡托普利被批准用于临床。非肽类ACEI的各种活性基团（巯基、羧基或次膦酸基）与ACE活性中心的Zn^{2+}结合，使ACE活性受抑，导致Ang Ⅱ生成减少，发挥降压作用。含羧基和次膦酸基的ACEI与ACE活性中心Zn^{2+}的结合，比含巯基的卡托普利更牢固，因此抑制ACE的作用及降压作用更强、更持久。

ACEI具有ARB没有的药理学作用，它还能抑制BK降解，导致BK积聚，后者作用于缓激肽B_2受体，促使NO、cGMP、前列腺素E2及前列环素等活性物质的产生和释放，发挥舒张血管，降低血压，抗血小板聚集和抗血管重塑等作用。B_2受体阻断剂能减弱ACEI的降压作用，表明BK在ACEI治疗中发挥一定的降压作用。另一方面，BK和P物质的过度积聚，可能是ACEI引起咳嗽的重要机制，ACEI引起的血管神经性水肿也被认为与BK增多有关。此外，ACE是Ang（1-7）的主要降解酶，使用ACEI时血浆Ang（1-7）水平增高，后者也可增强ACEI的降压及心血管保护作用。

（二）血管紧张素Ⅱ受体阻滞剂（ARB）

1995年第一个口服非肽类AT_1受体阻滞剂——氯沙坦被批准用于临床。AT_1R被ARB阻断后，Ang Ⅱ的缩血管和刺激醛固酮释放作用受抑，导致血压下降。此外，ARB拮抗Ang Ⅱ的促炎症和促心血管细胞增殖等作用，可改善心血管重塑。因此，ARB对心力衰竭、心肌梗死、糖尿病肾病和其他肾病有治疗作用。某些ARB如奥美沙坦、坎地沙坦、缬沙坦和EXP-3174（氯沙坦的代谢产物）具有反向激动剂特性。反向激动剂类ARB不仅能抑制AT_1R被Ang Ⅱ激活，还能抑制AT_1R被机械刺激所激活。

Ang Ⅱ存在非ACE依赖生成途径，因此ACEI不能完全阻断Ang Ⅱ的产生。而且，ARB在受体水平上发挥阻断作用，它对Ang Ⅱ的阻断作用比ACEI更完全。此外，AT_1R阻断后，血浆Ang Ⅱ水平升高，后者通过激活AT_2R，间接产生舒张血管和抑制心血管重塑的作用。ARB对ACE无抑制作用，对BK代谢的影响小，一般不会引起咳嗽和血管神经性水肿。

ACEI与ARB作用于RAAS的不同部位，理论上ACE和AT_1R的双重阻断能增强降压和保护靶器官的作用。但ONTARGET研究结果显示，ACEI与ARB联合应用的疗效不优于单药应用的效果。相反，由于血钾和肌酐升高，需要透析的患者增多。因此，临床降压治疗一般不主张联合应用ACEI与ARB。

（三）肾素抑制剂

ACEI减少Ang Ⅱ生成，使后者对肾素分泌的负反馈作用减弱，导致PRA升高，Ang Ⅰ水平增高。因此长期使用ACEI后，循环Ang Ⅱ水平回复到治疗前水平，出现“Ang Ⅱ逃逸”现象。ARB虽能阻断Ang Ⅱ与AT_1R的结合，但这一阻断作用有时不完全。此外，阻断Ang Ⅱ受体会引起循环Ang Ⅱ水平升高。因此，需要开发新的RAAS阻断药物。肾素是RAAS的启动者和限速酶，是阻断RAAS活性的理想靶点。理论上直接抑制肾素对阻断RAAS更为有效，且不会产生“Ang Ⅱ逃逸”现象。此外，与ACEI和ARB升高PRA不同，肾素抑制剂使PRA降低（表2-10-2）。

2007年首个非肽类口服肾素抑制剂——阿利吉伦上市。阿利吉伦从源头上减少Ang Ⅱ生成，在降低血压同时，降低血和尿醛固酮水平，促进尿钠排泄。临床试验结果表明，阿利吉伦无论单独应用或与其他降压药物联合应用，均能有效地降低血压。但一些大规模临床试验结果表明，在糖尿病肾病或心力衰竭患者中，ACEI或ARB加用阿利吉伦无进一步获益，却增加了不良事件发生率。

（四）盐皮质激素受体拮抗剂

目前在临床上应用的甾体类MR拮抗剂有螺内酯和依普利酮，主要用于治疗难治性高血压和心力衰竭。早在1959年，螺内酯就用于高血压治疗，存在男性乳房发育、月经失调、性功能障碍及高钾血症等不良反应。2002年依普利酮上市，该药为选择性甾体类MR拮抗剂，一般无螺内酯的上述不良反应，但降压作用较弱，仍有一定的高血钾风险。

目前正在开发非甾体类MR拮抗剂，如Finerenone（BAY 94-8862），对MR的选择性和亲和力强于甾体类MR拮抗剂。Finerenone已进入Ⅱ期临床试验，其降压作用较弱，主要用于治疗慢性心力衰竭和糖尿病肾病。其他具有组织选择性的新型MR拮抗剂正在研究中。

（五）血管紧张素受体与脑啡肽酶双重抑制剂

脑啡肽酶（NEP）又称中性内肽酶，它除了能降解脑啡肽外，还能降解NP、Ang Ⅱ、ET-1、BK等血管活性肽。抑制NEP使循环NP水平增高，产生舒张血管，利尿钠和心血管保护等有利作用，但NEP抑制剂也会提高Ang Ⅱ和ET-1水平，对抗了它的降压作用，于是开发RAAS/NEP双重抑制剂成为克服上述问题的新策略。奥马曲拉（omapatrilat）是首个进入临床试验的ACE/NEP双重抑制剂。该药虽有较强的降压作用，但由于ACE和NEP均参与BK降解，对它们的双重抑制加剧BK积聚，导致血管神经水肿的发生率增高，奥马曲拉也因此未被批准临床应用。用ARB取代ACEI，便成为开发此类药物的又一思路。

2015年沙库巴曲缬沙坦（LCZ696）上市，它是缬沙坦与脑啡肽酶抑制剂前药沙库巴曲（sacubitril）以1∶1比例组成的单分子、双靶标药物。临床试验结果表明，对于射血分数降低的心力衰竭患者，与伊那普利比较，沙库巴曲缬沙坦在降低心血管死亡、全因死亡和减少心力衰竭住院方面更加有效。该药耐受性良好，不增加严重血管神经性水肿风险。多国指南已推荐沙库巴曲缬沙坦用于治疗射血分数降低的慢性心力衰竭患者。

临床试验结果显示，沙库巴曲缬沙坦降低诊室血压及24小时动态血压的作用均优于缬沙坦。在以中国患者为主的亚洲原发性高血压患者中，与奥美沙坦比较，沙库巴曲缬沙坦能显著改善血压达标率，有良好安全性，无血管神经性水肿和其他严重不良反应。此外，该药还有更明显的利钠利尿作用。

（六）其他

有的降压药虽然不以干预RAAS为主要作用机制，但它们对RAAS的某一环节具有抑制作用，且成为该药的降压机制之一。β受体阻滞剂、可乐定、甲基多巴等抑制肾素释放，后者参与它们的降压作用。

二、以RAAS为靶标的高血压新药研究

RAAS的深入研究，为降压药物研发提供了新靶标。下面介绍的新降压药大多处在动物实验阶段，有的已进入上市前临床试验阶段（表2-10-3）。

（一）C-结构域选择性ACEI

ACE存在N和C两种催化结构域，两者功能不同：C结构域参与Ang Ⅱ生成，N结构域与纤维化有关，但两者均有降解BK的作用。传统ACEI缺乏结构域选择性，在减少Ang Ⅱ生成的同时，增加BK积聚。C-结构域选择性ACEI在发挥降压作用同时，不增加BK积聚，因为后者可被保留功能的N结构域裂解。N结构域还能调节β淀粉样肽等肽类的降解，维持一个有功能的N结构域可防止β淀粉样肽和其他肽的积聚，可能产生其他心血管保护作用。

LisW是一种C-结构域选择性ACEI。高血压动物研究表明，LisW降低血压及Ang Ⅱ水平的作用与赖诺普利相似，且不增加BK水平，有望成为不良反应较少的新一代ACEI。这类新型ACE抑制剂的有效性和安全性尚有待临床试验加以验证。

（二）血管活性肽酶多靶标抑制剂

ACE、NEP、ECE-1等血管活性肽酶的分子结构相似，底物有重叠，因此有可能研发出能同时靶向上述2种甚至3种血管活性肽酶的单一分子抑制剂。除前面介绍的ACE/NEP双重抑制剂外，目前在研的血管活性肽酶多靶标抑制剂还有：

1. NEP/ECE-1双重抑制剂 由于NEP是ET-1的主要降解酶，如同时抑制ECE-1可阻止NEP抑制带来的ET-1积聚。NEP/ECE-1双重抑制剂daglutril虽能提高血浆NP水平，但在临床研究中无降压作用，提示联合干预NEP及ECE-1的降压作用差，需要同时阻断RAAS才能有效降压。

2. ACE/NEP/ECE-1三重抑制剂 ACE/NEP/ECE-1三重抑制剂在提高NP水平的同时可减少Ang Ⅱ和ET-1的生成。CGS-35601是研究最多的血管活性肽酶三重抑制剂，在多种高血压大鼠模型显示良好的降压有效性，临床前研究也未见明显毒性反应，但该类抑制剂还未进入临床试验。由于血管活性肽系统间的相互作用十分复杂，血管活性肽酶广谱抑制剂对血管活性肽水平的确切影响尚需进一步阐明。尽管它们的降压作用可能较传统ACEI更强，但安全性问题需要极大关注。

3. ACE的C-结构域选择性/ECE-1双重抑制剂（FII） 这类抑制剂在抑制Ang Ⅱ和ET-1生成的同时，让ACE的N-结构域降解BK。FII对ACE C-结构域的选择性为对N-结构域的230倍，对ECE-1的选择性为对NEP的480倍。FII对高血压大鼠有降压作用，但它对BK及其他血管活性肽的代谢作用有待研究。

表2-10-3 作用于肾素-血管紧张素-醛固酮系统的新降压药研究

药物名称	作用机制	研究状态
BAY 94-8862（finerenone）	非甾体类盐皮质激素受体阻断剂	Ⅱ期临床（2013，HF，CKD）
		Ⅲ期临床（2019，DKD，进行中）
RB150（firibastat）	中枢氨肽酶抑制剂	Ⅱ期临床（2019，HT）
LCI699	醛固酮合酶抑制剂	Ⅱ期临床（2013，HT）
CYT006-Ang Qb	Ang Ⅱ疫苗	Ⅱ期临床（2008，HT）
SLV306（daglutril）	ECE-1/NEP双重抑制剂	Ⅱ期临床（2004，HF）
		Ⅱ期临床（2013，HT伴DM）
rhACE2	ACE2激动剂	Ⅰ期临床（2013，健康志愿者）
		Ⅱ期临床（2018，PAH）
LisW	C结构域选择性ACEI	动物实验研究
CGS-35601	ACE/NEP/ECE-1三重抑制剂	动物实验研究
FII	ACE的C结构域选择性/ECE-1双重抑制剂	动物实验研究
XNT	ACE2激动剂	动物实验研究
DIZE	ACE2激动剂	动物实验研究
AVE0991	非肽类Mas受体激动剂	动物实验研究
CGEN-856S	肽类Mas受体激动剂	动物实验研究
NPA7	Mas受体/pGC-A双重激动剂	动物实验研究
C21	AT_2R激动剂	动物实验研究
PRO20	PRR拮抗剂	动物实验研究
Ang Ⅱ-KLH	Ang Ⅱ疫苗	动物实验研究
pHAV-4AngIIs	Ang Ⅱ疫苗	动物实验研究
ATRQβ-001	AT_1R疫苗	动物实验研究
ATR12181	AT_1R疫苗	动物实验研究

注：表列药物或处于上市前临床试验阶段或动物实验研究阶段，已批准上市药物未列入。临床试验的括弧中列出试验年份及研究对象。Ang.血管紧张素；ACE.血管紧张素转换酶；ACEI.血管紧张素转换酶抑制剂；ECE-1.内皮素转换酶-1；ATR.血管紧张素受体；NEP.脑啡肽酶；pGC-A.颗粒鸟苷酸环化酶A；PRR.肾素（原）受体；CKD.慢性肾脏疾病；DKD.糖尿病肾病；DM.糖尿病；HF.心力衰竭；HT.高血压；PAD.肺动脉高压。

4. ACE的C-结构域选择性/NEP双重抑制剂

ACE的C-结构域选择性/NEP双重抑制剂在提高NP水平的同时，可阻断Ang Ⅱ生成，还能防止BK积聚，为克服传统ACE/NEP双重抑制剂（如奥马曲拉）的安全性问题提供又一解决方案。

（三）ACE2/Ang（1-7）/Mas轴激动剂

1. ACE2激动剂 ①合成的小分子量ACE2激动剂：如XNT和DIZE（diminazene aceturate）。动物实验表明它们有降低血压，减少血栓形成，逆转心肌纤维化，改善肾纤维化等作用。但也有研究认为XNT和DIZE的降压作用与激活ACE2无关。②重组人ACE2（recombinant human ACE2，rhACE2）：动物实验结果显示rhACE2有降低血压，抗炎和延缓糖尿病肾病进展等作用。健康志愿者Ⅰ期临床试验结果显示，rhACE2静脉给药24小时后，循环ACE2水平显著增高，Ang Ⅱ水平持续降低，Ang（1-7）和Ang（1-5）水平增高，但血压无明显下降。目前rhACE2主要在急性呼吸窘迫综合征和肺动脉高压中进行临床试验。

2. Ang（1-7）类似物 天然Ang（1-7）在体内的半衰期短，口服后在胃肠道内被肽酶迅速分解，因而限制了它的临床应用。可延缓Ang（1-7）分解的药物有环化Ang（1-7）、非肽类的Ang（1-7）类似物等。非肽类的AVE0991对内皮具有与Ang（1-7）同样的保护作用。动物研究显示，它能降低血压，对血管、肾等靶器官有保护作用。

3. Mas/pGC-A双重激动剂 NPA7是用Ang（1-7）取代BNP的N端的一种单分子、双靶标药物。它在激动Mas受体同时激活颗粒鸟苷酸环化酶A（pGC-A）。阻断Mas使NPA7的血流动力学、利尿钠、利尿等作用减弱，说明激活Mas受体是NPA7作用的重要机制。Mas/pGC-A双重受体激活在动物实验中显现出有希望的结果，NPA7比单独使用Mas激动剂或pGC-A激动剂的心肾保护作用更强、更持久。

（四）AT_2受体激动剂

C21是一种非肽类选择性AT_2R激动剂。临床前研究表明，C21具有抗炎、抗纤维化、抗凋亡等作用，但无降压作用。在脑卒中动物模型中，C21显示脑保护作用，C21能否预防高血压引起的靶器官损害值得进一步研究。此外，β-Ile5-Ang Ⅱ β-tyr4-Ang Ⅱ（Ang Ⅱ类似物）及LP2-3［环化Ang（1-7）］等肽类AT_2受体激动剂也在研究中。

（五）肾素（原）受体拮抗剂

HRP（handle region peptide）能抑制肾素原与PRR结合，但对其降压及保护靶器官的作用有争议。PRO20是新近开发的PRR竞争性抑制剂，在DOCA-盐或肾素原引起的高血压动物模型中，脑室内输注PRO20有减少脑内Ang Ⅱ生成，降低血压，抑制或减轻高血压发生等作用，提示PRR是高血压治疗的潜在靶点。

（六）中枢氨肽酶抑制剂

RB150（firibastat）是一种口服的APA抑制剂。RB150能通过血脑屏障，在脑内被酶裂解产生2个EC33活性分子，后者抑制脑APA活性，阻止脑Ang Ⅲ的生成。在SHR和DOCA-盐高血压大鼠，RB150通过降低交感张力，减少精氨酸加压素释放，改善压力感受性反射等作用机制使血压下降。Ⅰ期、Ⅱ期临床试验结果表明，RB150对高血压患者具有降压作用，对正常血压者无影响。如果Ⅲ期临床试验能证实其有效性，RB150有可能成为首个具有中枢作用的新型降压药。

（七）醛固酮合酶抑制剂

MR阻断会引起醛固酮增加，而且它不能阻断醛固酮的非基因作用。因此，需要开发新一类的醛固酮拮抗剂，即醛固酮合酶抑制剂。LCI699是首个口服醛固酮合酶抑制剂，在原发性高血压患者中进行的临床试验结果表明，与依普利酮相比较，两者降低诊室收缩压的作用相仿，都具有良好的耐受性，LCI699可降低血浆醛固酮水平，而依普利酮使之升高。但LCI699为非选择性醛固酮合酶抑制剂，在抑制CYP11B2的同时也抑制CYP11B1，使血浆11-脱氧皮质酮（DOC）水平增高，DOC作用于MR，减弱了LCI699的降压作用。目前正在开发的新型醛固酮合酶抑制剂，对CYP11B2具有更好的选择性，并正在盐皮质激素相关的心血管及肾脏疾病中开展进一步研究。

（八）疫苗

原发性高血压患者需要终生服用降压药，在服药依从性、副作用及经济负担等方面存在诸多问题，而疫苗治疗可克服上述问题。早在60多年前，就有学者尝试用疫苗治疗高血压。目前正在研制的高血压疫苗有针对Ang Ⅱ的CYT006-AngQb、pHAV-4Ang Ⅱ s和Ang Ⅱ -KLH，还有针对AT_1受体的ATR12181和ATRQβ-001。在高血压动物模型中，上述疫苗均有降压作用。CYT006-AngQb已进入Ⅱ期临床试验，其余疫苗均在动物实验阶段。

（九）基因治疗

由于编码RAAS各成分基因的核苷酸序列已经明确，因此可采用基因技术阻止目标基因表达，阻断该组分的蛋白产生，从而达到降压目的。目前在动物实验中针对上述靶基因已有成功降压报道，还有使心血管病变减轻、卒中死亡率下降等报道。与降压药物治疗相比较，基因治疗具有作用时间长、靶点精准、副作用少等优点。目前，高血压基因治疗尚处在动物实验阶段，进入临床应用前需要解决安全性问题（如免疫反应、肝毒性及非特异性作用等）。

在高血压及肾衰竭的啮齿类动物模型中，靶向*AGT*基因的反义寡核苷酸（ASO）或小干扰RNA（siRNA）显现良好的降压结果。在SHR，脑室内注射AGT ASO的研究显示，下丘脑AGT和脑干Ang II水平有所下降，血压显著下降。人血浆AGT水平远高于循环Ang II水平，要想降低血浆Ang II水平，需要耗竭90%以上的血浆AGT。而脑组织AGT水平很低，因此阻断*AGT*基因表达可能首先影响的是脑AGT水平，从而减少脑局部Ang II的生成。

此外，也可用药物手段阻断基因表达。研究发现，Wnt/β-catenin信号转导途径参与几乎所有RAAS基因的表达，阻断该途径有可能全面抑制RAAS。在肾病小鼠模型中，β-catenin抑制剂（ICG-001）同时抑制了肾素、AGT、ACE、AT_1R等多个RAAS成分的基因表达，减轻了蛋白尿和肾损害。ICG-001是否具有良好的降压作用还有待进一步研究。

（朱鼎良）

参考文献

[1] BASSO N，TERRAGNO N A. History about the discovery of the renin-angiotensin system [J]. Hypertension，2001，38（6）: 1246-1249.

[2] PAZ OCARANZA M，RIQUELME J A，GARCíA L，et al. Counter-regulatory renin-angiotensin system in cardiovascular disease [J]. Nat Rev Cardiol，2020，17（2）: 116-129.

[3] SIGMUND C D，DIZ D I，CHAPPELL M C. No Brain Renin-Angiotensin System: Déjà vu All Over Again? [J]. Hypertension，2017，69（6）: 1007-1010.

[4] REN L，LU X，DANSER A. Revisiting the brain renin-angiotensin system-focus on novel therapies [J]. Curr Hypertens Rep，2019，21（4）: 28.

[5] ICHIHARA A，YATABE M S. The（pro）renin receptor in health and disease [J]. Nat Rev Nephrol，2019，15（11）: 693-712.

[6] TIPNIS S R，HOOPER N M，HYDE R，et al. A human homolog of angiotensin-converting enzyme. cloning and functional expression as a captopril-insensitive carboxypeptidase [J]. J Biol Chem，2000，275（43）: 33238-33243.

[7] LAUTNER R Q，VILLELA D C，FRAGA-SILVA R A，et al. Discovery and characterization of alamandine: a novel component of the renin-angiotensin system [J]. Circ Res，2013，112（8）: 1104-1111.

[8] EGUCHI S，KAWAI T，SCALIA R，et al. Understanding angiotensin II type 1 receptor signaling in vascular pathophysiology [J]. Hypertension，2018，71（5）: 804-810.

[9] ZOU Y，AKAZAWA H，QIN Y，et al. Mechanical stress activates angiotensin II type 1 receptor without the involvement of angiotensin II [J]. Nat Cell Biol，2004，6（6）: 499-506.

[10] DE MELLO W C. Local renin angiotensin aldosterone systems and cardiovascular diseases [J]. Med Clin North Am，2017，101（1）: 117-127.

[11] LI X C，ZHANG J，ZHUO J L. The vasoprotective axes of the renin-angiotensin system: physiological relevance and therapeutic implications in cardiovascular, hypertensive and kidney diseases [J]. Pharmacol Res，2017，125（Pt A）: 21-38.

[12] SATOU R，PENROSE H，NAVAR L G.

Inflammation as a regulator of the renin-angiotensin system and blood pressure [J]. Curr Hypertens Rep, 2018, 20 (12) : 100.

[13] OPARIL S, SCHMIEDER R E. New approaches in the treatment of hypertension [J]. Circ Res, 2015, 116 (6) : 1074-1095.

[14] ARENDSE L B, DANSER A, POGLITSCH M, et al. Novel therapeutic approaches targeting the renin-angiotensin system and associated peptides in hypertension and heart failure [J]. Pharmacol Rev, 2019, 71 (4) : 539-570.

[15] TISSOT A C, MAURER P, NUSSBERGER J, et al. Effect of immunisation against angiotensin II with CYT006-AngQb on ambulatory blood pressure: a double-blind, randomised, placebo-controlled phase IIa study [J]. Lancet, 2008, 371 (9615) : 821-827.

第十一章 尿钠排泄与高血压

血压调控与钠的摄入密切关联。天然食物中含钠较少，人类钠的摄入主要来自食盐。机体摄入的钠盐几乎全部由小肠吸收，其排泄则绝大部分经肾脏排出，另有少量经汗液排出体外。肾脏是人体负责钠排泄的重要器官，在血压的长期调节中发挥重要作用。在生理条件下，若钠盐摄入增加，排出亦会增多；若摄入减少，则排出亦会降低，进而使得钠的排泄量和摄入量几乎相等，这被称为机体的“钠平衡”。同时，这也是机体维持内环境稳定、保持血压稳态的重要机制。肾脏尿钠排泄与机体血压调节密切相关，并被多种机制精细调控。高血压患者普遍存在水钠潴留现象。因此，肾脏对尿钠排泄的调节成为近年来高血压发病机制研究的热点之一。

第一节 肾脏尿钠排泄的基本生理

在诸多调节血压的器官或系统中，肾脏被认为发挥了非常关键的作用。Guyton在1990年就提出肾脏排泄钠的强大能力代表了一种代偿系统，在维持正常血压中发挥重要功能，推测肾脏尿钠排泄障碍将导致机体血压升高。该推论在遗传性高血压大鼠模型的肾脏移植实验中得到证实。研究发现自发性高血压大鼠（spontaneously hypertensive rats，SHR）的单个移植肾脏可诱发血压正常地接受大鼠产生高血压；反过来，来自正常血压大鼠的肾脏移植则可降低SHR的血压水平，并伴随其尿钠排泄增强。这提示肾脏通过调节尿钠排泄在机体血压调控中发挥了关键作用。

肾脏尿钠排泄的基本过程主要包括血浆钠经肾小球滤过及肾小管对钠的重吸收。肾小球每天滤过钠约50g，血浆中几乎所有钠均被过滤到超滤液。超滤液中绝大部分钠经Na^+-H^+交换体（Na^+-H^+exchanger，NHE）、上皮钠通道（epithelial sodium channel，ENaC）、Na^+-K^+-$2Cl^-$同向转运体（Na^+-K^+-$2Cl^-$cotransporter，NKCC）、Na^+-Cl^-同向转运体（Na^+-Cl^-cotransporter，NCC）、Na^+-K^+-ATP酶（Na^+-K^+-ATPase，NKA）、钠葡萄糖共同转运体（Sodium-glucose co-transporter）等不同转运方式被肾小管和集合管重吸收回到血浆。其中，近端小管是水钠重吸收的主要部位，占60%～70%；另外，约20%钠在髓袢被重吸收，约12%钠在远端小管和集合管被重吸收（图2-11-1）。没有得到重吸收的钠则被最终排出，在生理情况下，每天从尿中排出钠仅3～5g。

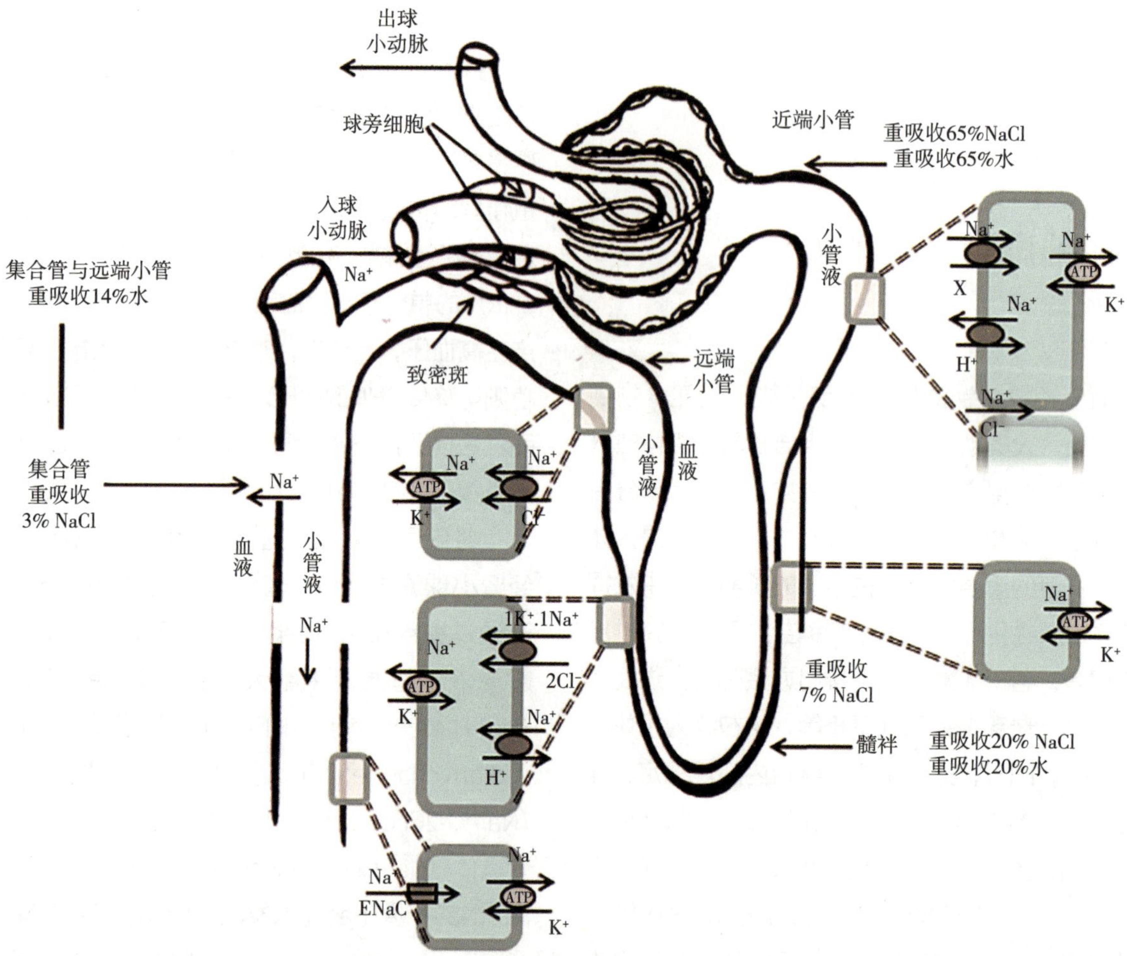

图2-11-1　肾脏尿钠排泄的基本过程示意图

（曾春雨　杨　剑　张　晔）

第二节 影响尿钠排泄的主要因素

正常情况下，肾脏通过自身调节机制保持肾血流量及尿钠排泄相对恒定，并进一步维持机体血压及内环境稳定。包括滤过和重吸收在内的尿钠排泄全过程受到神经和体液的调节。肾脏结构和功能异常或神经体液因子调节异常，一旦超出肾脏调节能力，就将影响尿钠排泄，导致血压变化。无论是作为高血压的始动因素还是维持因素，肾脏调节尿钠排泄功能降低均是其重要环节，由此引起的水钠潴留是高血压发生发展最为重要的病理生理机制之一。

一、球–管平衡与管–球反馈

近端小管对水钠的重吸收随着肾小球滤过率的变化而改变。当肾小球滤过率增大时，近端小管的水钠重吸收增加；而肾小球滤过率减少时，近端小管的水钠重吸收则会减少。实验证明，近端小管中水钠重吸收率总是占肾小球滤过率的65%～70%，该现象被称为球–管平衡（glomerulotubular balance）。其生理意义在于保持尿量和尿钠相对稳定，产生机制主要与肾小管周围毛细血管内血浆胶体渗透压的变化有关。

肾脏中含有肾小球毛细血管和肾小管周围毛细

血管两套毛细血管床，两者以出球小动脉串联。肾小球毛细血管网中血压较高，有利于血浆快速滤过；肾小管周围毛细血管网血压较低，则有利于肾小管重吸收。近端小管周围毛细血管内的血压直接来源于肾小球出球小动脉。如果肾血流量不变而肾小球滤过率增加，则进入近端小管周围毛细血管的血量减少、血压下降，血浆蛋白浓度则相对增高，使血浆胶体渗透压升高、小管旁组织间液加速进入毛细血管；组织间液内静水压因之下降，促使小管细胞间隙内的钠和水加速通过基膜从而进入小管旁组织间隙，后者晶体渗透压明显下降，根据浓度梯度水钠被上皮细胞重吸收至近端小管，从而增加近端小管水钠重吸收，仍可达到肾小球滤过率的65%～70%。反过来，当肾小球滤过率减少时则发生相反的变化，近端小管对水钠重吸收量减少，重吸收百分率仍能保持相对稳定。所以，无论肾小球滤过率增加还是减少，近端小管对水钠重吸收的百分率均可基本保持不变（图2-11-2）。

肾脏本身的功能障碍及神经体液的异常调节将直接导致球管失衡。首先，多种因素可导致肾小球

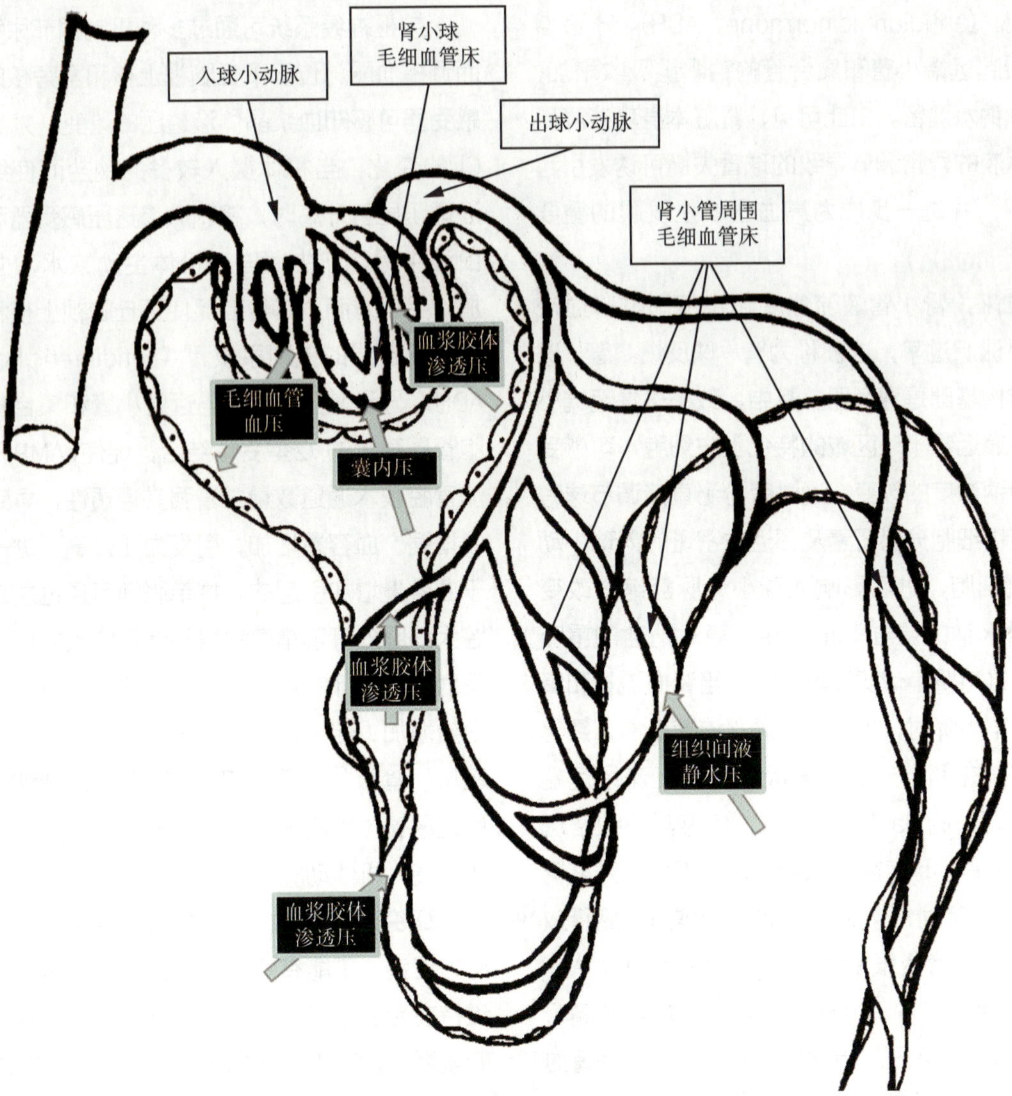

图2-11-2　肾脏球－管平衡示意图

注：粗箭头代表Na^+流动方向。

滤过率降低，比如：肾脏本身病变尤其是广泛的肾小球病变，可直接导致肾小球滤过面积减少、滤过率下降；继发于多种原因的交感神经活性增加、肾素-血管紧张素-醛固酮系统（renin-angiotension-aldesterone system，RAAS）兴奋，造成入球小动脉收缩、肾血流减少、肾小球滤过率下降，而不伴有肾小管重吸收相应减少。上述因素诱发的肾小球滤过率降低直接引起球管失衡，导致机体钠水潴留。其次，机体神经体液的异常调节在其中也发挥了重要作用，如心房利钠肽分泌减少可导致近端小管钠水重吸收增加；RAAS兴奋引起的醛固酮及抗利尿激素（antidiuretic hormone，ADH）分泌增加则可引起远端小管和集合管的钠水重吸收增加，导致机体钠水潴留。由此可见，肾脏本身功能障碍及神经体液的异常调节导致的球管失衡可诱发引起钠水潴留，并进一步成为高血压发生发展的重要机制。

反过来，肾小管液流量变化也将影响肾血流量和肾小球滤过率，这被称为管-球反馈。管-球反馈的结构基础是球旁器。其中，致密斑是远端小管折返至靠近肾小球区域的特化上皮细胞，可感受肾小管中钠浓度的改变，通过旁分泌直接调节球旁器区域颗粒细胞分泌肾素及邻近致密斑的入球小动脉平滑肌细胞，进而影响入球小动脉舒缩，改变肾小球对水钠的滤过率和远端小管对钠盐的重吸收，从而维持肾小球滤过率稳定。当肾血流量和肾小球滤过率下降时，小管液在髓袢流速变慢，氯化钠（NaCl）在髓袢升支的重吸收增加，流经远端小管致密斑处的NaCl浓度降低，传感器将致密斑信息反馈至肾小球，降低入球小动脉阻力、升高肾小球毛细血管静水压。同时，也增加球旁细胞释放肾素，生成血管紧张素Ⅱ（Angiotension Ⅱ，Ang Ⅱ），后者使出球小动脉收缩、阻力增加，升高肾小球毛细血管静水压。上述两方面效应共同使肾血流量和肾小球滤过率增高并恢复正常，反之亦然。

管-球反馈受到多种生理或病理因素的影响，如肾脏局部产生的儿茶酚胺、腺苷、一氧化氮（nitric oxide，NO）和前列腺素等均参与管-球反馈的调节。在高血压的发生发展过程中，上述神经体液因子的分泌异常直接作用于管-球反馈，进而影响血压水平。研究证实，长期高盐摄入、高尿酸血症、高血糖等多种因素均可能通过改变致密斑敏感性、影响球旁细胞肾素分泌等多种机制引起管-球反馈失衡，从而参与高血压的病理发生发展机制。

二、神经系统

（一）中枢神经系统

中枢神经系统可通过多种机制调节尿钠排泄进而调控血压。位于下丘脑视上核和室旁核的渗透压感受器可感知血浆晶体渗透压的改变，尤其是Na^+、Cl^-的变化。当机体摄入较多的钠盐而使细胞外液渗透压显著升高时，将刺激渗透压感受器和侧面的口渴中枢，产生兴奋，机体主动饮水，血容量增加。另一方面，其也会促使下丘脑视上核和室旁核神经元合成的抗利尿激素（antidiuretic hormone，ADH）分泌增多，后者与远端小管和集合管上皮细胞管周膜上的V2型受体结合，促使cAMP升高，增加管腔膜水通道数量并增强其通透性，导致水重吸收增强、血容量增加，引发血压升高。进一步，由于血容量增加引起的机械牵张则可通过左心房和胸腔大静脉处等容量感受器将信号传入中枢引起减压反射，从而抑制肾交感神经活性、肾血管扩张和肾血流增加，促进肾近端小管钠重吸收降低、流经致密斑小管液体离子浓度增加，进而抑制肾素分泌，引起尿钠排出增加，抵消钠水潴留可能造成的动脉压升高，机体动脉压维持相对稳定。

研究发现盐敏感者的中枢神经对血压的调节能力迟钝，不能有效抑制交感兴奋，动脉血压无法维持在合适水平。高盐摄入可降低下丘脑去甲肾上腺素释放，对下丘脑加压区抑制减弱，交感活性增加，尿钠排泄减少，钠水潴留，血压升高。长期高盐摄入还可影响机体渗透压感受器与容量感受器的敏感性，影响神经冲动的发放、损坏压力反射，尿钠排泄调节受损。即使钠盐吸收增加，也并不能有效引起中枢反射、抑制肾交感活性，反而同时诱发钠盐重吸收，导致高血压的发生。

（二）肾交感神经

钠盐对于交感神经活性具有重要影响。高钠盐摄入、尿钠排泄减少导致血钠升高，可增加中枢及外周交感活性，导致心输出量增加、外周血管收缩、血压升高。另一方面，肾交感神经可通过影响钠盐平衡，调节体液容量、肾素释放和外周血管收缩，从而调控血压水平。肾交感神经分布在肾脏支配肾动脉（尤其是入球小动脉和出球小动脉的血管平滑肌），近端和远端肾小管及髓袢升支粗段上皮细胞和球旁细胞。其节后纤维末梢主要释放去甲肾上腺素，另有少量纤维释放多巴胺，后者则可调节肾血流量、肾小球滤过率、肾小管重吸收及肾素释放。

肾交感神经兴奋可通过调节多种机制减少尿钠排泄。首先，肾交感神经兴奋可通过肾血管平滑肌的α-肾上腺素能受体收缩入球小动脉和出球小动脉（前者血管收缩比后者更明显），导致肾小球毛细血管血浆流量减少、肾小球毛细血管血压降低，使得肾小球滤过率下降、尿钠排泄降低。其次，肾交感神经兴奋可激活β-肾上腺素能受体、刺激近球小体中颗粒细胞释放肾素，导致循环中Ang Ⅱ和醛固酮含量增加；Ang Ⅱ可直接促进近端小管对钠的重吸收，而醛固酮则可增加髓袢升支粗段、远端小管和集合管的钠重吸收。再次，肾交感神经兴奋可激活近端小管和髓袢细胞膜上的α_1-肾上腺素能受体，使其上皮细胞顶端NHE活性增强，进而增加钠的重吸收。

实验表明，肾脏长期低剂量灌注去甲肾上腺素，可导致钠水重吸收增强，产生持续血压升高；双侧肾去交感神经则可导致排钠增加，血压降低。在生理条件下，肾交感活性不高；但在中枢神经系统的调节下，血浆渗透压、体液因子如ADH、NO、Ang Ⅱ等的改变，将引起肾脏长期慢性交感神经活性增强，这可能改变压力－利尿曲线。即使在钠摄入增加时，也无法通过抑制交感兴奋等机制增加肾脏水钠排泄，从而导致机体钠水潴留、血压升高。因此，有研究认为肾脏交感神经活性增强可能是高血压始动和/或维持的关键因素。

三、体液因子

（一）多巴胺系统

在过去20—30年中，多巴胺在调节尿钠排泄及血压中的作用已逐渐为人们所认识。研究证实多巴胺除了作为肾上腺素/去甲肾上腺素能神经递质外，还可通过多巴胺受体直接作用或间接通过与其他血压调节系统交互作用，参与肾脏水钠重吸收的调节，进而发挥对血压调控的效应。多巴胺功能障碍在高血压发生发展过程中发挥了重要作用。

多巴胺不仅在神经系统中黑质、下丘脑等部位合成，也可以在肾脏和胃肠道等非神经组织中产生。肾脏产生多巴胺的主要部位是肾近端小管。需要指出的是，多巴胺与其受体的亲和力在纳米（nm）的数量级，血液中的多巴胺浓度位于皮米（pm）的范围，该范围难以兴奋多巴胺受体，但组织中自分泌的多巴胺水平则可达到纳米，肾脏近端小管即为该类组织之一。不过，多巴胺虽然能够在肾近端小管合成，但却不能在该部位得到相应储存，肾近端小管合成的多巴胺被转运至其基底膜或管腔内，以自分泌和旁分泌形式发挥相应的生理效应。

多巴胺受体属于视紫红质类家族，根据其结构和药理学特性可分为两类：D_1类受体（包括D_1和D_5）和D_2类（包括D_2、D_3、D_4）受体。D_1类受体与激活型G蛋白的α亚基Gαs偶联，可刺激环磷酸腺苷（cAMP）产生；D_2类受体与抑制型G蛋白α亚基Gαi偶联，抑制cAMP产生。所有多巴胺受体亚型均在肾脏中具有表达。D_1、D_3和D_5受体在肾动脉中膜内表达明显，D_2、D_3和D_4受体则分布于肾动脉外膜、外膜中层及节前神经内。肾小球内有D_3和D_4受体存在，但并无D_1和D_5受体的表达。肾近端小管中五种多巴胺受体均有表达；亨氏环髓部升支有D_1、D_3和D_5受体存在；D_1、D_3、D_4和D_5受体则存在于肾皮质和髓质部的集合管中；致密斑中有D_1受体表达，而肾球旁细胞中有D_1和D_3受体存在。不同种属间各类多巴胺受体表达可能存在差异，如D_1受体在大鼠肾球旁细胞表达明显，但在人肾旁细胞内却无阳性发现。上述多巴胺受体在调节尿钠排泄中发挥了重要作用。当体内钠负荷超载时，肾脏多巴胺D_1受体将负责超过50%的钠排泄。进一步研究发现在D_1类受体家族中，D_1受体促进cAMP生成的能力明显高于D_5受体，提示多巴胺促尿钠排泄作用主要是由D_1受体完成。其他多巴胺受体亚型对肾脏尿钠排泄亦具有调节作用，如D_2类受体在D_1类受体的协同作用下，也可增加尿钠排泄。

五种多巴胺受体亚型均与尿钠排泄与血压调控密切关联。首先，当体内钠负荷超载时，多巴胺可在肾小管多个位点通过相应受体直接作用不同钠泵（NHE1、NHE3、Na^+-K^+-ATP酶等），从而发挥抑制钠泵活性、减少水钠重吸收的效应。由于多巴胺受体可在肾单位多个节段抑制钠转运，因而即使在每个肾单位节段产生轻微的抑制效应，也将在整个肾脏表现为强大的促尿钠排泄作用，该效应主要经由D_1受体完成。研究发现敲低SD大鼠肾脏D_1受体直接导致尿钠排泄减少，而D_1受体敲除（$D_1^{-/-}$）小鼠血压则表现为明显升高。短时间刺激D_1受体可直接抑制钠泵活性，长时间激活则可抑制多种钠转运体和钠泵蛋白表达水平。刺激D_2受体可促进尿钠排泄、抑制肾脏炎症反应、降低氧化应激等；D_2受体敲除（$D_2^{-/-}$）导致动物血压明显升高。刺激肾脏D_3受体可明显增加水钠排泄，抑制Na^+-K^+-ATP酶活性；相反，利用D_3受体拮抗剂作用高盐喂养的SD大鼠后，则明显增加大鼠血压水平。

其次，多巴胺受体还可与其他体液因子如AngⅡ、胰岛素等及其相应受体产生相互作用，影响其分泌、释放及其介导的生理学功能，进而调节尿钠排泄和血压水平。D_3受体敲除（$D_3^{-/-}$）导致血压升高及尿钠排泄能力降低，伴随肾脏的肾素活性和血管紧张素1型受体（angiotensin type 1 receptor，AT_1R）表达增强；AT_1受体阻断剂可使$D_3^{-/-}$小鼠和对照小鼠的血压下降，但$D_3^{-/-}$小鼠血压下降持续时间更久，提示$D_3^{-/-}$小鼠的高血压产生可能与肾脏AT_1受体表达改变有关。D_3受体还与AT_2受体协同作用，共同促进肾脏尿钠排泄，调控血压水平。激活肾脏D_4受体同样可促进尿钠排泄，其可能与抑制ADH和醛固酮介导的水钠重吸收、削弱Na^+-K^+-ATP酶活性及上皮细胞钠离子通道（epithelial Na^+channel，ENaC）介导的钠转运、降低AT_1受体表达和功能等多种机制有关。D_4受体敲除（$D_4^{-/-}$）小鼠血压明显升高，其肾脏AT_1受体表达则显著增强。D_5受体基因敲除（$D_5^{-/-}$）小鼠血压升高，且高盐可使血压进一步增加，且伴随肾脏多个钠转运体表达与活性的上升。更有意义的是，移植$D_5^{-/-}$小鼠肾脏的野生型小鼠血压发生明显升高，其也伴随肾脏AT_1受体表达增加，提示其血压变化与肾脏AT_1受体表达与功能变化密切关联。细胞研究进一步证实刺激近端小管上皮细胞D_5受体可促进AT_1受体蛋白降解，进而降低AT_1受体蛋白水平。D_5受体还可通过调节肾胺酶（renalase）表达与功能、与D_1受体协同作用等其他方式调节尿钠排泄，从而调控血压水平。反过来，氧化应激、炎症、高糖、高胰岛素血症等其他多种不利因素亦可通过改变肾脏多巴胺受体表达及其磷酸化状态，从而削弱其介导的尿钠排泄功能，最终影响肾脏钠水排泄和血压水平。

（二）肾素-血管紧张素-醛固酮系统（RAAS）

RAAS是控制水盐代谢和机体血压水平的重要调节系统。其中，肾素是一种蛋白水解酶，由球旁器的球旁细胞合成、储存和释放，可催化血浆中血管紧张素原转变为血管紧张素Ⅰ（Angiotension Ⅰ，AngⅠ）。AngⅠ在血管紧张素转换酶作用下生成AngⅡ，后者可刺激肾上腺皮质球状带合成和分泌醛固酮，上述系统称为RAAS。肾脏则是RAAS系统的重要靶器官。

AngⅡ是目前公认的RAAS中最重要的效应因

子。Ang II 可通过肾脏中的AT_1受体发挥多种效应，如增加近端小管上皮细胞的钠重吸收；对近端小管交感神经末梢发挥易化作用，增加去甲肾上腺素释放；收缩入球和出球小动脉等。需要指出的是，Ang II 以收缩出球小动脉为主，从而降低肾血流量，但却使得肾小球毛细血管血压升高。其在生理浓度或较低浓度下可保持肾小球滤过率基本不变或增加；但是在浓度较高时，入球小动脉收缩强烈，则肾小球滤过率降低，钠排泄将显著减少。

醛固酮则是机体最重要、作用最强的盐皮质激素，其通过与盐皮质激素受体结合发挥作用。醛固酮主要的靶器官即为肾脏，盐皮质激素受体在肾脏远端单位浓度很高。醛固酮可直接作用于肾脏远端小管和肾皮质集合管，增加ENaC在细胞顶端膜的开放数量，增加Na^+-K^+-ATP酶活性，使得上述部位钠重吸收显著增强，进而增加肾脏钠的重吸收，增加血容量。

研究证实血容量下降、肾动脉灌注压降低、流经致密斑的小管液Cl^-量减少、肾脏交感神经活性增加、盐负荷等多种因素均可刺激肾素释放和肾上腺醛固酮分泌，增加RAAS活性，促进远端小管和集合管主细胞钠水重吸收，保证血压水平及血容量稳定。其中，肾交感神经活性是调节RAAS及RAAS依赖的水钠重吸收的最重要影响因素。需要指出的是，盐负荷后的RAAS系统呈现两种不同的调节反应："调节型"和"非调节型"。正常调节型者在高盐摄入后，肾小球钠重吸收增加、抑制肾素生成和释放、Ang II 生成减少，从而使肾脏出球小动脉扩张、肾血流量及尿钠排泄增加。而对于非调节型者，盐负荷对RAAS系统的抑制不足、肾血流量相对减少，进而导致水钠潴留和血压水平升高。Weinberger等对比了急性和慢性盐负荷对血压与肾素活性改变之间的关系，发现急性盐负荷下，肾素活性对排钠缩容的反应性可预测慢性盐负荷时血压对限盐的反应。当排钠缩容后，血浆肾素活性增加最小的，在低盐饮食时血压下降幅度则最大。

（三）胃泌素

生理状态下，胃肠道是首先暴露于钠盐的器官，其具有味觉感受器和电解质（如钠、钾、磷酸盐等）传感器，极有可能也是首先对钠盐摄入产生反应的器官。因此，除肾脏外，胃肠道在调节钠平衡及血压水平的重要性也得到越来越多的认识。盐感受（salt sensing）是一种复杂生理反应，其目的是保持钠平衡在正常范围内。在盐耗尽情况下，舌和胃对钠需求的感知将促使人体摄入更多盐；此外，还会使胃肠道分泌一些激素，增加身体不同器官（包括肾脏）对钠的吸收或重吸收。反之，在盐过量状态下，摄入的盐将减少。同时，胃肠道将会触发引起利钠和利尿的相应机制。多数研究显示，口服钠盐饮食产生的利尿排钠作用快于静脉输注等量的钠盐，提示尿钠排泄中存在胃－肾轴促尿钠排泄机制。

胃肠道来源的激素和肽类在调节肾钠转运和血压水平中起着重要作用。在所有胃肠道激素中，胃泌素（gastrin）是经肾小管重吸收比例最大的，尤其受到关注。胃泌素主要在胃窦黏膜G细胞合成，少量产生于空肠黏膜和胃肠道外，如少量中枢和外周神经元、脑垂体等。胃泌素通过与其受体（cholecystokinin type B receptor，CCKBR）结合后发挥生理学功能。CCKBR表达于特定肾脏节段，包括近端小管、远端小管和收集管等。钠盐，即使在没有食物存在时，进入胃肠道后刺激胃及十二指肠G细胞分泌胃泌素，并释放入血液循环，作用于肾脏CCKBR，后者激活可降低肾近端小管上皮细胞NHE、Na^+-K^+-ATP酶活性。上述钠泵活性降低可有效抑制肾近端小管钠转运，进而促进尿钠排泄。胃泌素的利钠效应在动物和人体中均有大量报道。而且，胃泌素对肾脏钠转运的抑制效应可能具有组织特异性，其理由是：胃泌素在胃壁细胞中增强了Na^+-K^+-ATP酶活性；但是，如前所述，其在肾近端小管上皮细胞则是抑制Na^+-K^+-ATP酶活性。

进一步研究发现胃泌素基因或*CCKBR*基因敲除小鼠在低盐饮食条件下血压尚正常，但在正常盐摄入或高盐摄入时即出现血压升高。利用siRNA选择性沉默胃和十二指肠胃泌素基因表达后，口服钠盐引起的利钠作用减弱，并导致血压升高。而且，研究发现胃泌素可与肾脏多巴胺D_1样受体协同作用，增加正常血压WKY大鼠（Wistar Kyoto rats）的水钠排泄。进一步研究发现肾脏近端小管上皮细胞多巴胺D_1受体与CCKBR存在空间共区域化，且两类受体之间存在直接相互作用。分别阻断肾脏多巴胺D_1受体或CCKBR后，另一类受体介导的尿钠排泄功能将受到明显抑制。与之相反的是，分别刺激多巴胺D_1受体或CCKBR后，则可明显提高另一类受体在细胞膜的表达水平。胃泌素还可以抑制肾脏多巴胺D_5受体的表达水平。更有意义的是，钠盐摄入与刺激多巴胺D_1类受体均可促进胃窦黏膜G细胞的胃泌素表达。上述结果提示胃泌素介导的胃-肾轴可在口服钠盐后增加尿钠排泄，其与利尿性激素多巴胺相辅相成，共同调节肾脏尿钠排泄。

（四）抗利尿激素

抗利尿激素（antidiuretic hormone，ADH），即血管加压素（vasopressin，VP），是一种九肽激素，由下丘脑视上核和室旁核的神经元胞体合成，并被包装在分泌颗粒中，经下丘脑-垂体束运输到神经垂体储存并释放入血。ADH主要有V1和V2两类受体，在肾脏发挥调节钠水平衡效应的主要是V2受体，其分布在肾远端小管和集合管上皮细胞基底侧膜，属于G蛋白偶联受体（G protein coupled receptors，GPCRs），激活后升高远曲小管和集合管上皮细胞对水的通透性，增加水的重吸收，进而浓缩尿液。

血浆晶体渗透压是生理情况下调节ADH释放的最重要因素，尤其是Na^+和Cl^-引起的渗透压是引起ADH释放的最有效刺激。当机体摄入盐分较多使细胞外液渗透压升高时，将刺激下丘脑口渴中枢，使机体主动饮水；另一方面，也将促进ADH分泌，后者与肾远端小管和集合管上皮细胞V2受体结合，增加水重吸收，同时抑制醛固酮分泌，减少肾小管钠重吸收，增加钠排泄。另外，血容量减少、血压降低亦可刺激ADH释放增加。

（五）利钠肽

利钠肽（natriuretic peptide，NP）是一类结构相似地肽类物质的总称。NP结构中都有一个由17个氨基酸残基构成的环状结构，结构上的高度同源使其具有相似生物学活性。最早发现的由心房组织分泌的利钠肽被命名为心房利钠肽（atrial natriuretic peptide，ANP），在此之后，脑型利钠肽（brain natriuretic peptide，BNP）及C型利钠肽（C-type natriuretic peptide，CNP）被陆续发现。ANP主要在心房合成、储存和分泌；BNP主要在心室合成，存在于心脏、脑等组织，尤其以右心房最多；CNP主要来源于血管内皮、脑和肾，主要在中枢神经系统表达，且上述三种NP可相互调节各自合成和分泌。NP是调节血压平衡的重要内源性激素，具有强大的利钠、利尿、降压作用，对维持机体水盐平衡、血压稳定具有重要意义。有观点认为机体内利钠肽系统与RAAS互相拮抗与作用，共同担负调节机体钠水平衡的作用。在人体中，研究报道具有明确利钠利尿作用的主要是ANP和BNP，CNP只有很弱的促钠水排出的作用，利尿作用强度的差异如下：ANP＝BNP＞CNP。

1. ANP 心房扩张、血容量增加、血钠增加或血管紧张素增多均可刺激ANP分泌。ANP促进尿钠排泄的机制可能包括：①抑制RAAS系统，如减少肾素分泌、抑制醛固酮分泌、对抗血管紧张素的缩血管效应、拮抗醛固酮介导的滞钠效应等；②扩张肾动脉，增加肾血流量和肾小球滤过率；③抑制肾小管，特别是集合管的钠重吸收作用，ANP可与集合管上皮细胞基侧膜上的ANP受体结合，激活鸟苷酸环化酶，促使细胞内cGMP含量增加，后者使管腔膜上钠通道关闭，从而抑制钠重吸收；④影响肾血流重分布，改变球-管平衡和肾髓质的渗透梯度；⑤抑制ADH介导的效应：*ANP*基因高表达的动物表现为持续低血压；*ANP*基因敲除小鼠的动脉压在低盐摄入时无明显差别，高盐摄入时其血压显著高于对照组；Lin等对高盐饮食的大鼠注射ANP后大鼠血压明显降低，上述均提示ANP在盐敏感高血压发病机制中起重要作用。

2. BNP 具有强大利钠利尿作用，为呋塞米的500～1000倍。BNP促进尿钠排泄的机制则可能包括：抑制交感活性、拮抗RAAS系统，选择性舒张肾动脉、提高肾血流，抑制髓内系统对钠的转运等。

（六）胰岛素

胰岛素（insulin）由胰腺B细胞分泌，通过其相应受体发挥生理功能。胰岛素受体广泛分布于肾脏，并从多方面影响肾脏功能。除了对葡萄糖代谢的作用外，胰岛素对几乎所有的肾脏节段都有作用，并且与抗利钠效应有关。在肾脏中，胰岛素通过直接刺激肾小管节段中的特定钠转运体、交换器和转运通道等，促进钠重吸收。胰岛素抵抗患者体内的代偿性高胰岛素血症也可增强肾脏近端小管钠盐重吸收，导致体内钠过量，从而引起高血压发生。另一方面，高钠饮食又会促进胰岛素抵抗的发生发展。

胰岛素和多巴胺对肾脏的钠转运具有相互拮抗的效应。胰岛素与多巴胺能系统在肾脏的两个不同水平相互作用。首先，胰岛素通过增加肾脏近端小管中高亲和力转运位点的数量，正向调节儿茶酚胺（包括多巴胺）前体L-二羟苯丙氨酸的摄取；其次，胰岛素可降低多巴胺受体在肾脏中的表达和功能。在高胰岛素血症动物的肾脏近端小管上皮细胞及胰岛素处理的肾脏细胞中，均发现多巴胺D_1受体表达减少、D_1受体-G蛋白偶联缺陷、D_1受体介导的抑制Na^+-K^+-ATP酶活性功能受损。此外，胰岛素抵抗导致肥胖Zucker大鼠的肾脏多巴胺D_1受体磷酸化及其与Gs蛋白的解偶联增加；利用胰岛素增敏剂罗格列酮作用后则可有效拮抗上述效应。

除了胰岛素和多巴胺D_1受体相互作用外，胰岛素还与多巴胺D_5受体和D_2受体相互作用。胰岛素可增加肾脏近端小管上皮细胞中多巴胺D_5受体表达及增强其抑制该节段Na^+-K^+-ATP酶活性的功能，这可能是对抗胰岛素诱导肾小管钠重吸收增强的重要平衡机制。然而，在SHR大鼠的近端小管上皮细胞中，上述效应消失。反过来，多巴胺也可调节胰岛素受体的表达和功能。多巴胺D_1样受体激动剂fenoldopam可增加肾脏近端小管上皮细胞胰岛素受体表达。此外，多巴胺D_1受体可以与分选蛋白5（sorting nexin 5，SNX5）协同对胰岛素受体表达及其下游信号进行正调控，增加胰岛素敏感性。此外，激活多巴胺D_2受体也可调节胰岛素分泌。急性给予D_2类受体激动剂可通过D_2类依赖或非依赖方式有效抑制葡萄糖诱发的胰岛素分泌。多巴胺D_2受体敲除小鼠也表现出胰岛素分泌受损和葡萄糖不耐受。

（七）其他激素

其他对水钠排泄具有调节作用的激素还包括前列腺素、雄性激素、缓激肽、糖皮质激素、胰淀素、胰高血糖素、脂联素、胃饥饿素、甲状腺素以及甲状旁腺素等。比如，雄性激素可增加肾脏钠重吸收效应，降低尿钠排泄。机制可能是雄激素通过其受体上调肾脏近端小管上皮细胞钠泵表达，进而促进钠重吸收，影响血容量和血压。前列腺素则可改善肾血流、促进钠水排泄、降低外周阻力。激肽释放酶可将激肽原转化成为缓激肽，后者是重要的扩血管物质，能够降低肾脏近端小管对钠水的重吸收、促进钠水排泄、降低循环血容量。脂联素受体则在肾脏近端小管上皮细胞表达丰富，其可通过脂联素受体抑制肾小管上皮细胞Na^+-K^+-ATP酶活性，促进尿钠排泄。而且，脂联素敲除小鼠在高盐诱导下，也表现为血压明显升高。

（曾春雨　杨　剑　张　晔）

第三节 高血压肾脏尿钠排泄因素的变化

上述尿钠排泄调节因素在高血压状态下发生明显变化，其中，以体液因子及其受体的变化最为引人关注。在高血压状态下，血浆胃肠道激素水平发生改变。例如，高血压患者血浆中胰淀素、胰高血糖素和胰岛素水平较高，而循环中的胃饥饿素水平却明显低于血压正常者。盐敏感和盐抵抗型高血压患者的血糖和胰岛素水平并没有差异。然而，与盐抵抗患者相比，盐敏感者口服葡萄糖可在更大程度上增加血浆胰岛素水平。肾血管性高血压大鼠和SHR大鼠胃中含胃泌素的细胞数量均有增加。空腹状态下，正常血压者和高血压患者的血清胃泌素水平相似；但是，混合食物餐摄入后，高血压患者的血浆胃泌素水平升高幅度高于正常血压组，推测高血压患者体内血浆胃泌素水平更高程度的增加可能是对胃泌素利钠效应受损的代偿性反应。此外，降压药物也会改变循环胃肠道激素的浓度。

目前还不清楚在正常血压状态和高血压状态下产生不同胃肠道激素水平的机制。最近研究表明，正常血压WKY大鼠和SHR大鼠胃肠道结构的内在差异可能导致肠道激素水平的变化。SHR大鼠近端结肠的平均稳态系数（一种胃肠道机械性能的评价指标）几乎是WKY大鼠结肠的3倍，这与SHR大鼠中血管平滑肌细胞层的增加和肠壁胶原沉积有关。此外，SHR大鼠的血压升高也与肠道病理有关，如肠道通透性增加，紧密连接蛋白减少等。这些与肠道激素变化和高血压有关的原因尚不清楚。进一步研究还发现，高血压患者的肠道病理改变与肠道菌群的改变有关，明确肠道菌群在调节肠道或肾脏激素/肽类方面起着重要作用。

高血压和血压正常状态下，肾脏中的胃肠道激素水平及其受体表达和功能也不相同。例如，高血压患者和SHR大鼠中，肾脏胰岛素受体表达增加，而肾脏胰高血糖素样肽-1受体（glucagon-like peptide-1 receptor，GLP-1R）表达减少。WKY和SHR大鼠的胰岛素受体的肾脏表达则没有明显差异，但高盐饮食可降低WKY大鼠肾脏胰岛素受体表达，而对SHR大鼠则没有作用。值得注意的是，胰岛素抵抗大鼠的肾脏胰岛素表达水平也降低。脂联素可通过脂联素受体抑制肾脏近端小管上皮细胞Na^{+}-K^{+}-ATP酶的活性，促进尿钠排泄，但高血压状态下该抑制作用明显受损。另外，WKY和SHR大鼠肾脏近端小管上皮细胞中CCKBR的细胞膜表达水平并无差异。输注胃泌素可促进WKY大鼠尿钠排泄增多、利尿增强，其与抑制肾脏近端小管上皮细胞的Na^{+}-K^{+}-ATP酶活性有关；但是在SHR大鼠中，胃泌素的利尿排钠作用及对Na^{+}-K^{+}-ATP酶活性的抑制作用均丧失，提示胃泌素对钠尿排泄的异常调节可能在高血压的发病机制中发挥作用。

高血压患者或高血压动物模型（SHR、盐敏感性大鼠等）均有多巴胺受体介导的利尿利钠能力的降低，分析其发生原因可能在两大环节上：一个环节为多巴胺合成能力下降，另一环节为多巴胺受体的信号传导途径发生障碍。在第一个环节上，尽管有某些特殊人群（低肾素性高血压、盐敏感性高血压等）的多巴胺合成能力有所降低，但就大部分高血压患者而言，其肾脏合成多巴胺的量并无明显下降，甚至在年轻高血压患者中，其肾脏多巴胺的合成能力还有某种程度的升高；SHR大鼠和盐敏感性大鼠的肾脏多巴胺合成能力也没有下降；甚至刺激多巴胺合成后，并不能改善D1受体受损的生理学功能，提示多巴胺的合成量多少并不是多巴胺受体能力下降的主要原因。

在高血压患者和高血压动物模型中，刺激肾脏近端小管或亨氏环升枝的多巴胺D1受体后，其介导的cAMP产量下降，并且D1受体对NHE3等钠泵的抑制能力也下降，那么是否cAMP、钠泵本身发生异常改变呢？当用Forskolin和甲状旁腺激素刺激肾近端小管上皮细胞时，发现其对cAMP的刺激能力及对钠泵的抑制能力并没有降低；并且在高血压状态下，基础信号（G蛋白、cAMP、PKA、PKC等）的表达量并无下降，提示G蛋白以下的信号途径功能正常。为排除中间信号对实验结果的影响，有学者利用分离的肾刷状缘基底膜作为研究对象进行研究，结果发现高血压状态下G蛋白与多巴胺D1受体的偶联能力明显下降，正是由于这种偶联能力的改变导致对NHE3等钠泵的抑制作用下降，从而导致钠水潴留，引起血压上升。

进一步研究发现在高血压状态下，多巴胺受体功能的削弱与其表达、分布和磷酸化水平异常密切关联。在高血压状态下，多巴胺受体的表达、分布和磷酸化水平均发生显著变化，导致受体介导的生理学功能明显受损。比如：在正常血压状态下，多巴胺D_1受体主要位于WKY大鼠的微绒毛刷缘和顶膜，而在SHR大鼠中较少位于顶膜。在SHR的肾脏近端小管上皮细胞中，大多数D_1受体位于细胞浆，而不是细胞膜。在人类原发性高血压和啮齿类遗传性高血压模型中，多巴胺D_1受体磷酸化水平显著增加、其介导的利钠排尿作用减弱。相对WKY大鼠，基础状态下SHR大鼠肾皮质和RPT细胞中的多巴胺D_3受体和D_5受体表达及其介导的尿钠排泄功能显著降低。多巴胺D_2受体和D_4受体虽然在基础状态的WKY与SHR之间并没有差异，但是在另一种中度高血压动物模型——肥胖Zucker大鼠中也表现为明显降低。进一步研究发现，高血压状态下，多巴胺受体的细胞内转运异常也是肾脏尿钠排泄功能降低的重要原因。比如，高血压患者的肾近端小管上皮细胞中，转运蛋白SNX1表达降低，导致多巴胺D_5受体的胞内转运改变，激动剂诱导的受体内在化明显降低，cAMP产生减少，从而导致肾脏尿钠排泄功能降低。这在SNX1敲除小鼠中也得到证实，后者表现为血压明显升高，伴随尿钠排泄降低，其机制是由于多巴胺D_5受体的功能受损所致。

高血压状态下，体液因子及其受体相互之间的调节作用也会发生异常。比如：胃泌素可与肾脏D_1类受体协同作用异常。在WKY而非SHR大鼠的肾脏近端小管上皮细胞中，刺激D_1类受体或CCKBR可抑制Na^+-K^+-ATP酶活性，上述效应可被D_1类受体或CCKBR拮抗剂所阻断。在WKY大鼠肾脏近端小管上皮细胞中，CCKBR与多巴胺D_1受体或D_5受体可发生共定位和免疫共沉淀，且在D_1类受体激动剂或胃泌素的刺激后相应增加。而且刺激一个受体后，可增加另一个受体的细胞膜表达水平，但该效应在SHR大鼠中并未见到。这表明CCKBR与多巴胺D_1受体或D_5受体之间存在协同作用以增加尿钠排泄。肾脏CCKBR和D_1类受体间的异常作用可能在高血压的发病机制中发挥重要作用。类似现象也见于多巴胺受体之间的协同作用，比如：多巴胺的利钠、利尿作用经由多巴胺D_1受体和D_3受体协同完成，但这种协同作用仅见于WKY大鼠；而在SHR大鼠中，上述协同作用明显受到损伤。肾动脉内灌注多巴胺D_3受体激动剂能增加WKY大鼠的尿钠排泄能力，但在SHR大鼠中，多巴胺D_3受体介导的利钠、利尿作用显著降低。这提示多巴胺D_1受体与D_3受体之间的协同作用异常可能在肾脏尿钠代谢和高血压发生发展中扮演了重要角色。

（曾春雨　杨　剑　张　晔）

第四节 尿钠排泄相关基因异常与高血压

一、*GRK4*基因异常与尿钠排泄异常及高血压发生

（一）GRKs的结构与分布

基因异常，尤其是与尿钠排泄相关的基因异常，在原发性高血压发生中的作用近年来愈发受到关注。最为典型的就是G蛋白偶联受体激酶（G protein coupled receptors kinases，GRKs），故以此为例。

虽然在人类基因组里有已知超过800种GRCPs，但是目前已确认的GRKs却只有7种（GRK1-7）。GRKs由7种丝氨酸/苏氨酸蛋白激酶组成，依据不同的C-末端结构域及细胞膜靶向机制，分为三个亚型：①GRK1样亚型，也称作视蛋白激酶家族，由视蛋白激酶GRK1和视觉色素GRK7组成；②GRK2样亚型，也称为β-AR（β-adrenergic receptor）家族，由GRK2（β-AR激酶1）和GRK3（β-AR激酶2）组成；③GRK4样亚型，由GRK4、GRK5和GRK6组成。所有的GRKs拥有类似的结

构：N末端（≈185氨基酸），催化结构域，以及C末端（≈105～230氨基酸）。羧基末端是GRKs的特征性结构区域，在GRK1亚型中发生化学修饰即异戊二烯化，与$G_{\beta}\gamma$结合，在GRK2样亚型中包含PH结构域，在GRK4亚型中有C端螺旋/棕榈酰化位点。GRKs的C端是决定GRKs亚细胞定位，和激动剂依赖的受体胞内移位最重要的部分。在GRK4样亚型中的所有成员中，存在着一个核定位序列，这个序列可直接与DNA相连接。

GRK亚型的分布位置不同。GRK1、GRK4及GRK7在少量组织中有表达：GRK1和GRK7主要分布在视网膜调节视蛋白；GRK2、GRK3、GRK5和GRK6则几乎全身各组织均有分布；而只有GRK4在肾脏、睾丸、子宫肌层、血管及小肠中有表达，提示其与血压调节具有关联。

（二）*GRK4*基因异常导致动物尿钠排泄减弱和高血压发生

人类*GRK4*基因位点（4p16.3）嵌入在染色体4p16的基因簇区域，该部分基因包含了编码多巴胺D_5受体与内收蛋白（α-adducin），这两个基因的变异体与高血压密切相关。人类*GRK4*基因包含16个外显子，根据是否含有N-末端的外显子2，以及C-末端的外显子15，分为4个亚型：全长型*GRK4*（578个氨基酸，66.5kDa）、只缺失N-末端的外显子2的*GRK4*（546氨基酸，62.9kDa）、只缺失C-末端的外显子15的*GRK4*（532氨基酸，61.2kDa），以及外显子和外显子2和15均缺失的最短的可变剪接体*GRK*（500个氨基酸，57.6kDa）。人类*GRK4*亚型与大鼠和小鼠具有70%同源性，而大鼠和小鼠则有90%同源性。GRK4γ142V、GRK4γ486V及GRK4γ65L 3种GRK4γ单核苷酸多态性（single nucleotide polymorphisms，SNPs）表现为血压升高。在基因背景影响下，虽然过表达GRK4γ野生型小鼠血压正常，但其表现出盐抵抗。GRK4γ142V即使在正常盐摄入的情况下，也发生了高血压。GRK4γ486V和GRK4γ65L则在高盐饮食的情况下发生血压升高。

研究发现上述3种人类GRK4γ SNPs对肾脏多巴胺D_1受体的磷酸化水平与功能具有重要调节作用（图2-11-3），其能够显著抑制多巴胺D_1受体介导的cAMP增加，其原因并不在于D_1受体和GKR4表达的数量增减，而是因为多巴胺D_1受体的磷酸化状态显著增强。与GRK4γ野生型小鼠比较，GRKγ142V转基因小鼠表现出高血压，对多巴胺D_1受体激动剂fenoldopam的利尿钠作用的反应丧失；在体外实验中，fenoldopam对钠泵的抑制作用也明显减弱。进一步研究发现*GRK4*转基因小鼠中血压增高并不是因为染色体拷贝数或肾脏GRK4 mRNA水平改变，而是因为GRKγ142V变异体导致该小鼠肾脏多巴胺D_1受体功能受到明显削弱。细胞实验证实GRK4单变异体（142A＞V，65R＞L，486A＞V）或者双变异体（65L/486V）转染后，多巴胺D_1受体的基础磷酸化水平均显著增加，D_1受体介导的cAMP生成显著受损。同时，多巴胺D_3受体的功能在转染GRK4γ142V的小鼠肾脏近端小管细胞中也明显受损。

除了对多巴胺D_1受体和D_3受体的调节，在肾

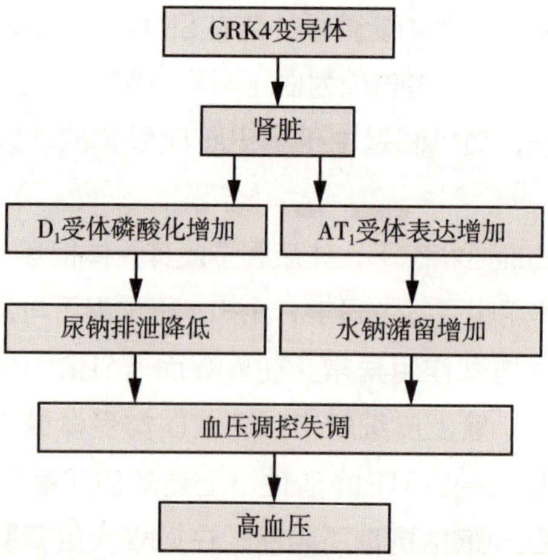

图2-11-3 GRK4变异体对肾脏D_1受体和AT_1受体的调节示意图

注：GRK4变异体（如GRK4γ142V）在肾脏中的激酶活性增强，一方面明显增加肾脏多巴胺D_1受体（D_1受体）的磷酸化状态，导致D_1受体介导的尿钠排泄功能显著降低；另一方面，GRK4的活性增强提高了血管紧张素Ⅱ受体1（AT_1受体）的蛋白表达，导致AT_1受体介导的水钠潴留功能明显增加。上述两个方面的变化则直接引起血压调节失控，进而引发高血压的发生。

脏近端小管中，GRK4对AT_1受体同样存在不可忽视的调控作用。*GRK4*基因变异与高血压密切关联，伴随肾脏近端小管AT_1受体的表达和功能增加。在*GRK4γ142V*转基因小鼠中，肾脏脱乙酰化酶1活性受抑制，肾脏AT_1表达和活性增加，最终导致高血压发生。阻断AT_1受体表达可改善*GRK4γ142V*转基因小鼠的高血压。高盐喂养的*GRK4γ142V*转基因小鼠，相比较于*GRK4γ*野生型小鼠，其肾脏AT_1受体表达明显增加，可能导致该小鼠盐敏感表型发生。*GRK4γ142V*转基因小鼠中NF-κB活性升高，使得结合到AT_1受体启动子的NF-κB增加，血管AT_1受体表达升高，其介导的血管收缩反应明显提高。在同样的小鼠模型中，Ang II诱导的舒张压增加则更为明显；使用AT_1受体拮抗剂坎地沙坦作用后，血压下降幅度也有所增加。

（三）*GRK4*基因多态性与人类高血压及治疗

研究表明*GRK4* SNPs与不同种族的人类高血压密切相关。*GRK4γ142V*与意大利和澳大利亚人群的原发性高血压相关。在一个北方汉族中国人研究中，*GRK4γ65L*、*GRK4γ142V*和*GRK4γ486V*单倍体使舒张压和收缩压升高的风险增加6倍，其中，*GRK4γ486V*与高血压呈现独立相关性。*GRK4γ486V*也与欧美种族盐敏感高血压相关。在日本人群中，*GRK4*的上述3个变异体降低了多巴胺激动剂的利尿作用，同时也可预测约94%盐敏感高血压。

*GRK4*还有望成为降压药物的潜在靶点。研究表明，在日本高血压人群中，采用AT_1受体抑制剂能更有效降低携带*GRK4γ142V*基因人群的收缩压。而携带*GRK4γ486V*的人群对于AT_1受体抑制剂的反应则并不明显，血压达标较少；但值得注意的是，这一人群对利尿药及低盐饮食的反应较好。这一关于降压药物治疗和*GRK4*变异体的研究在欧美人群中得到验证。有研究在非裔美洲人中针对*GRK4γ142V*与性别在高血压发生中的相关性进行了研究，发现男性携带者的高血压引起的肾硬化会出现更早，同时携带*GRK4γ142V*和*GRK4γ65L*的男性，对美托洛尔的药物反应性较低，而在女性携带者中并没有这种情况的发生。另一项针对非洲人和欧美人的降压药物反应性的基因组分析显示，*GRK4γ142V*和*GRK4γ65L*等位基因及拷贝数增加的情况下，对β受体阻滞剂的药效反应性降低。在白种人和西班牙人群研究中发现，上述3个*GRK4*变异体都增加了心血管疾病的主要临床结局（死亡、非致命性心肌梗死、非致命性脑卒中）。针对欧洲高血压人群的研究发现，如果携带*GRK4γ65L*和*GRK4γ142V*纯合子基因，则需要强化降压药物治疗，特别是利尿药的治疗。上述研究表明*GRK4*变异体在选择降压药物的策略中可能发挥重要作用。

二、单基因遗传病与尿钠排泄异常

单基因遗传病在近年来受到越来越多的重视。单基因遗传是指个体性状受一对等位基因控制，按照孟德尔遗传定律进行传递。其遗传模式包括常染色体显性遗传、隐性遗传及性染色体连锁遗传等。研究发现单基因改变可改变机体尿钠代谢，从而导致血压升高。比如：Liddle综合征为常染色体显性遗传病，是单基因遗传性高血压中最常见的一种，其致病基因为*SCNN1B*或*SCNN1G*，致病突变位于这两个基因的第13号外显子。*SCNN1B*和*SCNN1G*分别编码上皮细胞钠通道蛋白的β和γ亚单位。发生致病突变时，上皮钠通道与泛素连接酶结合障碍，导致其过度蓄积、异常活化，增加钠重吸收而导致血压升高。另外，妊娠加重性高血压为常染色体显性遗传病之一，为编码盐皮质激素受体的*NR3C2*基因突变所致。该基因突变导致盐皮质激素受体激活、钠重吸收增加、抑制肾素和醛固酮。突变盐皮质激素受体对非盐皮质类固醇敏感，如孕酮、螺内酯均能激活突变受体，故妊娠时产生大量孕酮，可导致病情加重。

（曾春雨　杨　剑　张　晔）

第五节
肾脏尿钠排泄调控与高血压治疗

如前所述，众多激素或体液因子及其受体在肾脏尿钠排泄与血压调节中发挥了重要作用，其功能异常促进了高血压发生发展的病理生理过程。这为高血压的治疗策略提供了新的启示和思路，可能的策略主要包括以下几个方向。

一、改变激素或体液因子水平

众多激素或体液因子在肾脏中直接发挥调控尿钠排泄的作用，因此，改变其水平将直接影响其介导的促尿钠排泄或诱导水钠潴留效应。以多巴胺为例，多巴胺激动肾脏中的相应多巴胺受体，可促进尿钠排泄。那么，提高多巴胺水平则可能对肾脏多巴胺含量下降的高血压患者有一定作用。首先，可以通过增加多巴胺合成从而提高多巴胺水平，比如：gludopa能通过谷氨酰转肽酶转化为左旋多巴，进而提高肾脏多巴胺合成量；多卡巴胺为另一种多巴胺前体，其可通过转化为左旋多巴，达到利尿降压的作用；甲基多巴也可在肾脏近端小管段转化为多巴胺，进而增加肾脏多巴胺含量。其次，还可以通过降低多巴胺降解进而提高多巴胺水平，如抑制儿茶酚邻位甲基转移酶活性可降低多巴胺降解，从而提高肾脏多巴胺水平，增强其介导的尿钠排泄效应，进而降低血压。

二、使用相应的受体激动剂或拮抗剂

肾脏的多种受体介导了激素或体液因子的调节尿钠代谢的效应。那么，在无法改变激素或体液因子水平的时候，使用相应的受体激动剂或拮抗剂则同样可能起到类似效果。以多巴胺受体激动剂为例，研究表明应用多巴胺受体激动剂可以直接激动多巴胺受体，增强肾脏多巴胺受体介导的尿钠排泄功能，进而达到降压效果。Fenoldopam是多巴胺D1样受体激动剂，可通过增加肾血流、促进尿钠排泄发挥降血压作用；而且，其不能透过血脑屏障，且半衰期短，降压作用易于调控，静脉输注可立即降低血压，是较理想的降血压静脉用药，已被美国食品药品监督管理局批准作为高血压急症的静脉用药之一。但是，由于其口服药物稳定效果较差，一直未有口服fenoldopam的类似物作为降血压药物上市。Bromocriptine和quinpirole则是多巴胺D2样受体激动剂，可刺激D2样受体增加尿钠排泄、扩张阻力血管，并可抑制交感神经末梢释放去甲肾上腺素。但是，多巴胺D2样受体激动剂多能透过血脑屏障，会引起诸多不良反应，如直立性低血压、恶心呕吐及内分泌失调等。这些均限制了多巴胺D2样受体激动剂在原发性高血压治疗中的作用。

三、改善受体功能

无论激素或体液因子均是通过其受体在肾脏发挥尿钠排泄的调控作用。那么，在激素或体液因子没有变化及没有相应的激动剂或拮抗剂时，改善受体功能则是调节其介导的促尿钠排泄或水钠潴留效应的可能途径之一，比如：高血压状态下，多巴胺D1受体的高磷酸化状态与GRK4活性增高密切相关；因此，改善高血压患者肾脏多巴胺D1受体功能的最有效方法即为抑制GRK4的激酶活性。既往研究发现通过肾脏动脉灌注GRK4反义核苷酸或者利用超声微泡介导GRK4 siRNA均可以有效抑制肾脏GRK4的表达，进而改善受损的多巴胺D1受体功能，增强其介导的尿钠排泄效应，最终使SHR大鼠血压降低。因此，GRK4抑制剂有可能成为新型降血压药物，但仍有待进一步开发。

肾脏尿钠排泄的调节在血压调控中发挥了关键作用，该效应失调在高血压的发生发展中扮演了重要角色。众多因素参与到肾脏尿钠代谢的调节中。近年来，机体激素和内分泌因子通过相应受体在肾脏尿钠排泄中的重要作用尤为引人关注。虽然这一过程中仍存在很多未解之谜，但相信随着上述因子及其受体作用研究的进一步深入，这一机制必将得

到进一步完善，这对人类彻底了解高血压的发生发展机制具有重要意义，并将对高血压的防治提供重要依据。

（曾春雨 杨 剑 张 晔）

参考文献

[1] 李南方. 继发性高血压 [M]. 北京：人民卫生出版社. 2014.

[2] 王庭槐. 生理学 [M]. 9版. 北京：人民卫生出版社，2018.

[3] BOVéE D M, CUEVAS C A, ZIETSE R, et al. Salt-sensitive hypertension in chronic kidney disease: distal tubular mechanisms [J]. Am J Physiol Renal Physiol, 2020, 319 (5): F729-F745.

[4] CHEN Y, ASICO L D, ZHENG S, et al. Gastrin and D_1 dopamine receptor interact to induce natriuresis and diuresis [J]. Hypertension, 2013, 62 (5): 927-933.

[5] HERRERA M, COFFMAN T M. The kidney and hypertension: novel insights from transgenic models [J]. Curr Opin Nephrol Hypertens, 2012, 21 (2): 171-178.

[6] GRISK O, KLöTING I, EXNER J, et al. Long-term arterial pressure in spontaneously hypertensive rats is set by the kidney [J]. J Hypertens, 2002, 20 (1): 131-138.

[7] GU D, FANG D, ZHANG M, et al. Gastrin, via activation of PPARα, protects the kidney against hypertensive injury [J]. Clin Sci (Lond), 2021, 135 (2): 409-427.

[8] GUYTON A C. The surprising kidney-fluid mechanism for pressure control—its infinite gain! [J]. Hypertension, 1990, 16 (6): 725-730.

[9] HARRIS R C. Abnormalities in renal dopamine signaling and hypertension: the role of GRK4 [J]. Curr Opin Nephrol Hypertens, 2012, 21 (1): 61-65.

[10] HARRISON D G, COFFMAN T M, WILCOX C S. Pathophysiology of Hypertension: The Mosaic Theory and Beyond [J]. Circ Res, 2021, 128 (7): 847-863.

[11] HSU C N, TAIN Y L. Targeting the Renin-Angiotensin-Aldosterone System to Prevent Hypertension and Kidney Disease of Developmental Origins [J]. Int J Mol Sci, 2021, 22 (5): 2298.

[12] HUANG H, LI X, ZHENG S, et al. Downregulation of renal G protein-coupled receptor kinase type 4 expression via ultrasound-targeted microbubble destruction lowers blood pressure in spontaneously hypertensive rats [J]. J Am Heart Assoc, 2016, 5 (10): e004028.

[13] JOSE P A, FELDER R A, YANG Z, et al. Gastrorenal axis [J]. Hypertension, 2016, 67 (6): 1056-1063.

[14] LARAGH J H. Atrial natriuretic hormone, the renin-aldosterone axis, and blood pressure-electrolyte homeostasis [J]. N Engl J Med, 1985, 313 (21): 1330-1340.

[15] LIN K F, CHAO J, CHAO L. Atrial natriuretic peptide gene delivery attenuates hypertension, cardiac hypertrophy, and renal injury in salt-sensitive rats [J]. Hum Gene Ther, 1998, 9 (10): 1429-1438.

[16] LI X C, ZHU D, CHEN X, et al. Proximal tubule-specific deletion of the NHE3 (Na^+/H^+ Exchanger 3) in the kidney attenuates Ang II (Angiotensin II) -induced hypertension in mice [J]. Hypertension, 2019, 74 (3): 526-535.

[17] LUO H, CHEN C, GUO L, et al. Exposure to maternal diabetes mellitus causes renal

dopamine D_1 receptor dysfunction and hypertension in adult rat offspring [J]. Hypertension, 2018, 72 (4) : 962-970.

[18] QADDUMI W N, JOSE P A. The Role of the renal dopaminergic system and oxidative stress in the pathogenesis of hypertension[J]. Biomedicines, 2021, 9 (2) :139.

[19] UBER A, RETTIG R. Pathogenesis of primary hypertension—lessons from renal transplantation studies [J]. Kidney Int Suppl, 1996, 55: S42-S45.

[20] VANDELL A G, LOBMEYER M T, GAWRONSKI B E, et al. G protein receptor kinase 4 polymorphisms: β-blocker pharmacogenetics and treatment-related outcomes in hypertension [J]. Hypertension, 2012, 60 (4) : 957-964.

[21] VEIGA A C, MILANEZ M I, FERREIRA G R, et al. Selective afferent renal denervation mitigates renal and splanchnic sympathetic nerve overactivity and renal function in chronic kidney disease-induced hypertension [J]. J Hypertens, 2020, 38 (4) : 765-773.

[22] WANG Z, ZENG C, VILLAR V A, et al. Human GRK4γ142V variant promotes angiotensin II type I receptor-mediated hypertension via renal histone deacetylase type 1 inhibition [J]. Hypertension, 2016, 67 (2) : 325-334.

[23] WEINBERGER M H, STEGNER J E, FINEBERG N S. A comparison of two tests for the assessment of blood pressure responses to sodium [J]. Am J Hypertens, 1993, 6 (3 Pt 1) : 179-184.

[24] XU P, GILDEA J J, ZHANG C, et al. Stomach gastrin is regulated by sodium via PPAR-α and dopamine D1 receptor [J]. J Mol Endocrinol, 2020, 64 (2) : 53-65.

[25] YANG J, VILLAR V A, JONES J E, et al. G protein-coupled receptor kinase 4: role in hypertension [J]. Hypertension, 2015, 65 (6): 1148-1155.

[26] YANG J, VILLAR V, JOSE P A, et al. Renal dopamine receptors and oxidative stress: role in hypertension [J]. Antioxid Redox Signal, 2021, 34 (9) : 716-735.

[27] ZENG C, JOSE P A. Dopamine receptors: important antihypertensive counterbalance against hypertensive factors [J]. Hypertension, 2011, 57 (1) : 11-17.

[28] ZHANG Y, WANG S, HUANG H, et al. GRK4-mediated adiponectin receptor-1 phosphorylative desensitization as a novel mechanism of reduced renal sodium excretion in hypertension [J]. Clin Sci (Lond), 2020, 134 (18) : 2453-2467.

第十二章
离子通道与高血压

离子通道在调节血管张力中发挥着重要作用。离子通道功能、通道密度及开放频率的异常改变均导致血管收缩功能或舒张功能改变。血管重塑早期改变的标志是内皮功能障碍，这与一氧化氮（NO）的产生和释放相关。内皮细胞位置独特，被小动脉中的平滑肌细胞包围，可以接收来自平滑肌细胞的信号以调节血管的收缩状态。尽管平滑肌细胞对NO释放的反应较小，但不同类型离子通道介导的离子流入/流出亦可调控血管的收缩及舒张功能。因此，在高血压中，内皮细胞和平滑肌细胞中的离子通道与血压调控直接相关。此外，肾脏离子通道通过调节体液平衡亦对血压调控起重要作用。

第一节 血管离子通道与血压调控

一、内皮细胞离子通道与血压调控

血管内皮细胞具有调节血管张力的作用，其主要是通过产生血管舒张因子（包括内皮依赖性舒张因子和前列环素）引起血管平滑肌松弛。内皮细胞也产生血管收缩因子（如内皮素）引起血管收缩。目前尚未完全阐明这些调节因子的产生和释放机制，但其主要由细胞内的Ca^{2+}等一系列信号转导所调控，而细胞内Ca^{2+}水平又受内皮细胞离子通道活性的影响。血管活性物质（如缓激肽或组胺）以及影响血管张力的机械应力可通过调控离子通道功能而影响血管张力，它们可直接促进内皮细胞膜中Ca^{2+}通道或TRP通道的活性而增加细胞内Ca^{2+}水平。血管活性物质还可间接激活内皮细胞膜中K^+通道而促进K^+外排，进一步导致细胞膜超极化，最终导致细胞Ca^{2+}内流增加。然而，细胞内Ca^{2+}的过度增加可促进血管舒张因子的产生和释放，从而降低血管张力。内皮细胞表达多种离子通道（图2-12-1），离子通道功能正常对维持血管张力十分重要，而这些离子通道功能障碍会通过改变血管张力而影响血压。

二、平滑肌细胞离子通道与血压调控

在内皮细胞和平滑肌细胞中，细胞膜的超极化对细胞内Ca^{2+}的调控作用是相反的。在内皮细胞中，细胞膜超极化导致Ca^{2+}内流增加及细胞内Ca^{2+}水平升高。然而，在血管平滑肌细胞中，细胞膜超极化可抑制Ca^{2+}进入细胞并导致细胞内Ca^{2+}水平下降。细胞膜超极化在两种细胞类型中具有不同的作用，这是因为内皮细胞和平滑肌细胞膜上Ca^{2+}门控方式不同。在内皮细胞中，由于缺乏电压门控性Ca^{2+}通道，Ca^{2+}主要通过受体介导渗透和牵张激活的信号途径进入内皮细胞。然而，在血管平滑肌细胞中，Ca^{2+}进入细胞内主要由L型电压门控性Ca^{2+}

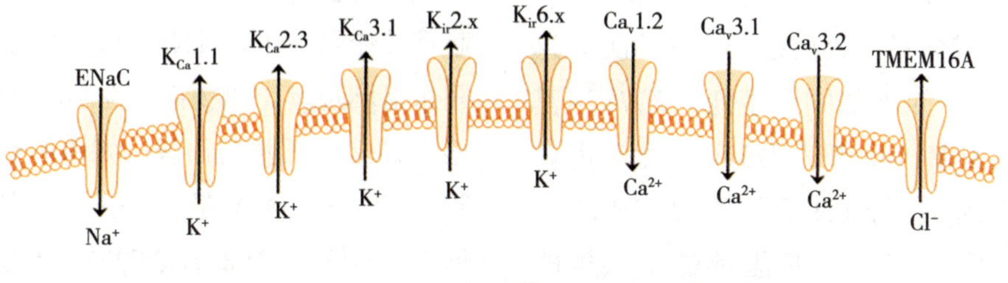

图2-12-1 血管内皮细胞主要表达的离子通道示意图

注：血管内皮细胞表达上皮细胞钠通道（ENaC），三类钙激活钾通道（K_{Ca}），两类内向整流钾通道（K_{ir}），三类电压依赖性钙通道（Cav）及钙激活氯通道（TMEM16A）。

通道所介导。平滑肌细胞膜超极化导致电压门控性Ca^{2+}通道的开放频率降低从而降低细胞内Ca^{2+}水平。血管平滑肌细胞膜电位是细胞内Ca^{2+}水平的重要决定因素，而细胞内Ca^{2+}水平又控制着平滑肌细胞的收缩程度、血管张力和血压。离子通道（特别是K^+通道）的活性控制着膜电位，当K^+通道开放时，K^+顺浓度梯度外流，细胞膜内电位下降。细胞膜的这种超极化触发电压门控性钙通道关闭，细胞内Ca^{2+}水平下降并因此引起血管舒张。K^+通道关闭可减少K^+从细胞中的流出，并导致细胞膜去极化，Ca^{2+}通道开放，细胞内Ca^{2+}水平增加且血管收缩。在阻力血管中，平滑肌细胞离子通道通过调控细胞内Ca^{2+}水平以维持血管收缩。钙激活K^+通道、电压门控性K^+通道、ATP敏感K^+通道可将细胞膜电位维持在接近Ca^{2+}通道激活的状态。Ca^{2+}通道激活触发膜去极化和Ca^{2+}进入细胞内，而Ca^{2+}敏感通道和其他K^+通道的开放可限制这一进程，使细胞膜超极化并再次关闭Ca^{2+}通道。血管平滑肌亦表达多种离子通道（图2-12-2），其对血管张力的维持及血压的调控具有十分重要的意义。

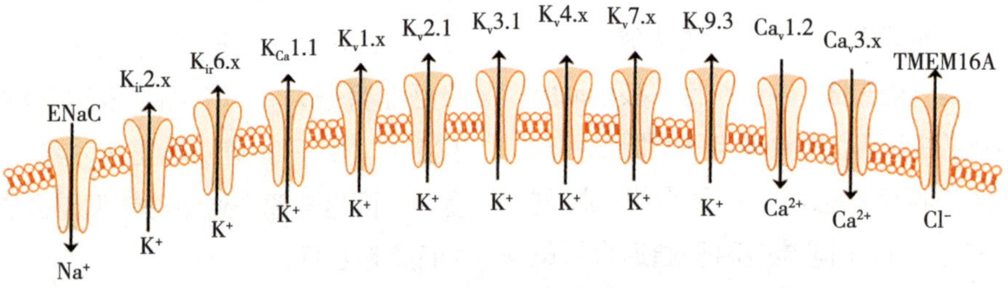

图2-12-2 血管平滑肌细胞主要表达的离子通道示意图

注：血管平滑肌细胞表达上皮细胞钠通道（ENaC），两类内向整流钾通道（K_{ir}），一类大电导钙激活钾通道（K_{Ca}），六类电压依赖性钾通道（Kv），两类电压依赖性钙通道（Cav）及钙激活氯通道（TMEM16A）。

（张志仁　吴明明）

第二节 上皮细胞钠通道与高血压

一、上皮细胞钠通道的结构、表达与功能

上皮细胞钠通道（ENaC）是非电压门控的阿米洛利敏感性阳离子通道，属于ENaC/Deg超家族成员。ENaC通常包含三个结构相关的亚基，分别称为α、β和γ，其分子量大小在85～95kDa。这三个亚基有30%～40%的同源序列。*SCNN1A*基因编码α-ENaC亚基，位于人类12p13号染色体上，*SCNN1B*基因编码β-ENaC亚基，*SCNN1G*基因编码γ-ENaC亚基，这2个基因都位于人类的16p12-p13染色体上。同时，外显子–内含子序列是保守的，每个亚基约有13个外显子。从结构上来看，ENaC的三个亚基α、β和γ逆时针排列并形成三聚体（图2-12-3）。

在没有α-ENaC的情况下，β-ENaC和γ-ENaC亚基不会被转运到膜上，并且不会形成功能性钠通道。所有的ENaC亚基都由短的细胞内亲水性N和C末端结构域构成，*PY*基因序列位于C末端结构域中。两个跨膜结构域（M1和M2）将胞内结构域与大的胞外结构域分开。其中α亚基对离子通道孔的形成至关重要，β和γ亚基也是通道活性所必需的，起调节作用。通道对Na^+具有很高的选择性，可被阿米洛利及其类似物特异性阻断。ENaC主要表达于多种上皮细胞的顶膜，如肾脏远端肾单位、血管、肺气道、远端结肠、膀胱、汗腺和唾液腺管等部位。肾脏中ENaC表达的主要部位是醛固酮敏感的远端肾单位，包含远曲小管、连接小管、皮质集合管的主细胞、外髓集合管和内髓集合管等（图

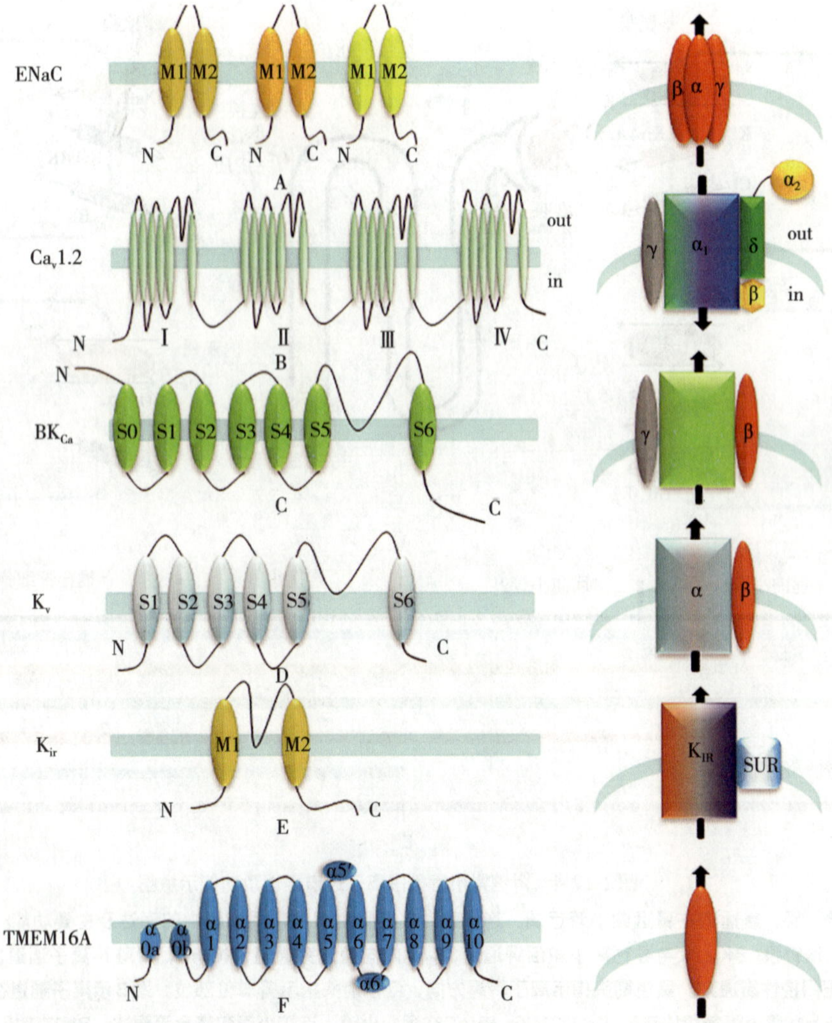

图2-12-3 离子通道结构示意图

注：图A是上皮细胞钠通道ENaC结构示意图；图B是L型钙通道Cav 1.2结构示意图；图C是大电导钙激活钾通道BK_{Ca}结构示意图；图D是电压依赖性钾通道Kv结构示意图；图E是内向整流钾通道K_{ir}结构示意图；图F是钙激活氯通道TMEM16A结构示意图。在结构上，离子通道由成孔亚基和辅助亚基构成。左图为离子通道成孔亚基结构示意图，右图为辅助亚基结构示意图。N，氨基末端；C，羧基末端；SUR，磺酰脲受体。

2-12-4)。

在肾脏中，ENaC负责Na^+的限速重吸收，其对维持Na^+稳态、细胞外体液和血压的调节起重要作用，ENaC活性升高可使Na^+在肾远曲小管及集合管重吸收增加，Na^+的过度重吸收可致水钠潴留，血容量升高，最终导致高血压发生。在远端肾单位中，细胞顶端膜上ENaC通道将Na^+转运到细胞内，位于基底外侧膜的Na^+-K^+-ATP酶将Na^+泵出细胞以维持细胞内较低的Na^+水平。Na^+流入上皮细胞会形成渗透梯度，从而导致水从肾小管流入血液。ENaC活性不仅驱动钠和水的重吸收，而且间接促进K^+和酸的排泄。因此，ENaC在调节人体血容量和血压中起着核心作用。

原代培养的人脐静脉内皮细胞、小鼠主动脉及人动脉内皮细胞等内皮细胞均可检测到α-、β-和γ-ENaC亚基。ENaC是内皮细胞僵硬度的主要调节分子，其表达水平是评判血管功能的关键参数。ENaC参与血管内皮细胞形态和力学性质的改变，内皮细胞皮质的机械硬度依赖于ENaC蛋白表达水平。基因敲除实验表明，缺失α-ENaC亚基导致内

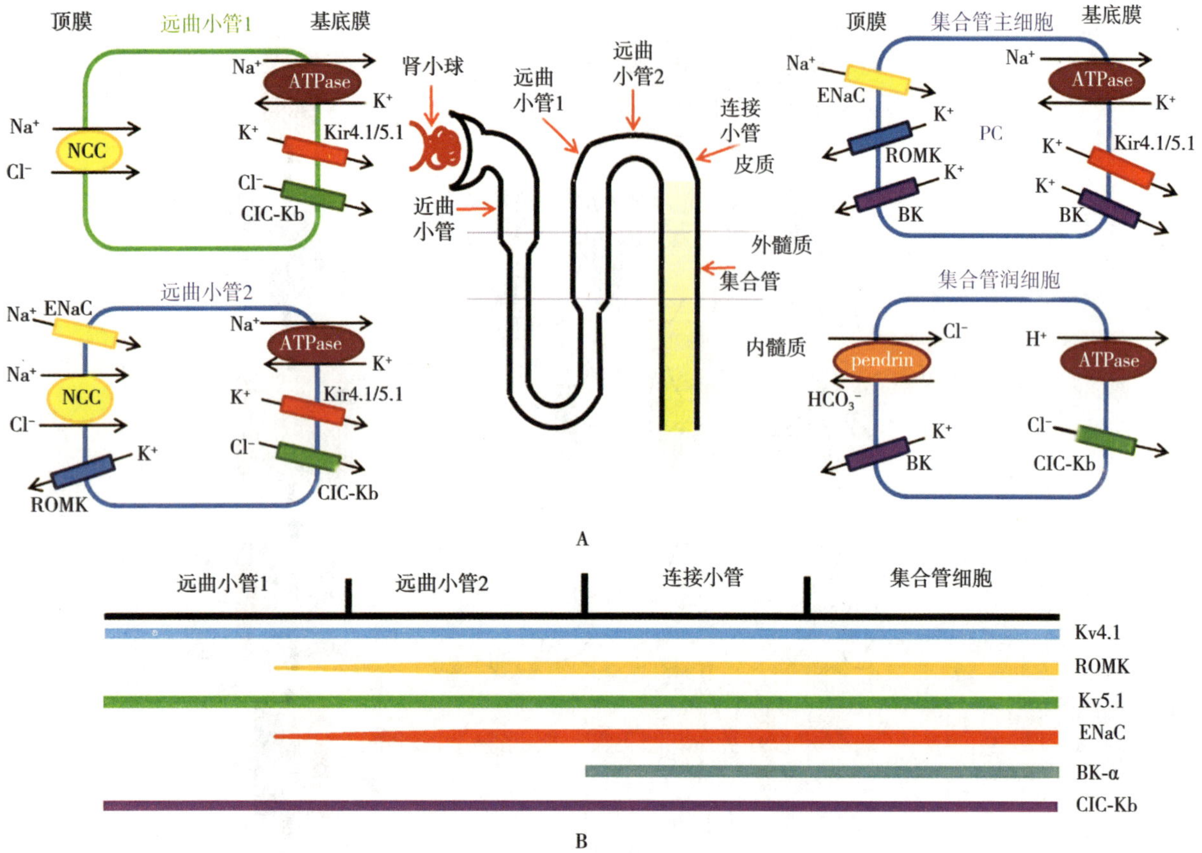

图2-12-4　肾脏肾小管各段离子通道表达及功能示意图

注：图A示钠、钾、氯通道在肾远曲小管远端、连接管、集合管主细胞及润细胞中的表达及主要功能。NCC，钠氯共转运体；Na^+-K^+-ATPase，钠钾泵；BK，大电导钙离子激活钾通道；K_{ir}，内向整流钾通道；ROMK，肾脏钾离子通道；ENaC，上皮细胞钠通道；ClC-Kb，电压门控性氯通道。黑色箭头指示离子转运方向，红色箭头指示肾单位部位。图B示离子通道在肾小管各段表达部位。Kv4.1/5.1、ClC-Kb在肾小管各段均有表达，ROMK、ENaC在远曲小管，连接小管和集合管表达，BK在连接小管和集合管表达。

皮皮质明显软化，提示ENaC可能决定内皮细胞僵硬度，与柔软的内皮细胞相比，僵硬的内皮细胞释放NO显著减少，这是内皮功能障碍的重要标志，而增加内皮细胞顶膜ENaC表达可以使内皮细胞变硬，因此，ENaC可以调控NO的释放及血管功能。此外，ENaC也表达于血管平滑肌细胞中，而阿米洛利能够抑制大鼠脑动脉的肌源性收缩，表明ENaC也参与血管肌源性收缩过程。因此，内皮硬度和肌源性张力均可增加外周血管阻力。动脉血压的升高被认为是ENaC功能异常增强所致。由此可见，ENaC在血压调节和高血压的发病机制中起着举足轻重的作用。

二、上皮细胞钠通道功能异常与高血压

功能获得性上皮细胞钠通道基因突变可引起一种罕见的遗传性高血压——Liddle综合征，又称遗传性假性醛固酮增多症，表现为低肾素性高血压、低血钾、高钠血症，临床症状类似原发性醛固酮增多症，但其血浆醛固酮水平很低，而功能丧失性*ENaC*基因突变可引起一种遗传性低血压——假性低醛固酮血症。

Liddle综合征是一种罕见的常染色体显性遗传性高血压，由ENaC通道突变引起，这种突变使远端肾小管中Na^+重吸收显著增加。Liddle综合征患者通常在青少年时期就会出现高血压症状。这种高血压同时伴随低钾血症性碱中毒，因为肾脏远

端小管中的K^+和H^+排泄与ENaC活性有关，并伴随肾素–醛固酮轴的抑制继发水–钠潴留。对这些患者的基因进行研究后发现，β-或γ-ENaC编码基因*SCNN1B*及*SCNN1G*发生功能获得性突变。其发病机制为β-或γ-ENaC胞质C末端结构域的*PY*基因序列中特定节段缺失而阻止ENaC与Nedd4-2的结合，降低ENaC的内吞及降解速率，导致ENaC在细胞顶膜的丰度和停留时间均增加。体外研究表明，这些突变使细胞内ENaC蛋白表达及在顶膜活性通道数量均显著增加。ENaC过度表达或活性升高引起ENaC异常激活，使肾脏中Na^+重吸收增加，最终导致严重的高血压发生。因此，Liddle综合征可以用低盐饮食和ENaC阻断剂治疗。临床试验也证实，抑制ENaC活性可降低盐敏感性高血压患者的血压。Liddle综合征中肾脏Na^+重吸收异常增加的重要性的证据来自患有Liddle综合征的患者，该患者发展为终末期肾衰竭并需要进行肾移植。在移植了ENaC功能正常的肾脏后，Liddle综合征患者只有轻度的高血压、低钾血症和碱中毒得到解决，肾素–血管紧张素–醛固酮轴正常活动。然而，Liddle综合征的患者中，由于肾小管中的Na^+通道功能无法进行直接的临床测量，因此肾脏Na^+通道活性的增加并没有被直接证实。

ENaC通道基因多态性同样与血压水平相关。与高血压有关的第一个突变基因是非洲裔个体β-ENaC亚基C末端的T594M，大约8%的高血压个体中发现了这种突变，而在血压正常个体中，这种突变大约为2%。另一项研究表明，β-ENaC亚基的7个突变体中（包括G589S，T594M，R597H，R624C，E632G，G442V和V434M）几乎都是在非洲裔个体发现的。然而，外源性表达突变亚基与野生型ENaC通道活性几乎无差异。ENaC的β-和γ-亚基突变几乎仅在非洲裔个体中被发现。因此，β-和γ-亚基多态性的生理学意义可能部分解释了盐敏感性高血压在非洲裔美国人中高发生率的原因。在非洲裔高血压人群中，大约75%对盐敏感，其特征是摄入高盐饮食后血压升高。

Ⅰ型假性低醛固酮增多症（pseudohypoaldosteronism Type Ⅰ，PHA-Ⅰ）是由ENaC亚基（α-,β-或γ-ENaC）的突变导致通道功能丧失引起的。ENaC细胞外结构域的缺失和单核苷酸多态性（SNP），以及由于插入过早的终止密码子或剪接变体而导致的截短亚基的形成，导致无法形成功能性ENaC通道。ENaC功能的丧失导致Na^+和水的重吸收发生障碍，引起低血压。由于Na^+缺乏，血压下降，且血浆肾素活性和醛固酮浓度升高，并且由于K^+和H^+的排泄与远端肾小管中Na^+的重吸收结合而发生高钾血症和酸中毒。因此可以用补充盐分的方法治疗PHA-Ⅰ。

综上，肾脏中ENaC亚基的任何突变均与高血压或低血压的发生有着密切的关系。

（张志仁　吴明明）

第三节 钙通道与高血压

电压门控性钙通道（voltage-gated calcium channel，VGCC）广泛存在于细胞膜上，它们对Ca^{2+}和Na^+均有通透性，在正常生理条件下，其对Ca^{2+}的通透性比Na^+高约1000倍。在静息膜电位状态下，VGCC常处于关闭状态。当细胞膜去极化时激活并开放VGCC。细胞外Ca^{2+}浓度通常比细胞内Ca^{2+}浓度高近万倍。当细胞膜去极化时，VGCC开放并且引起细胞外Ca^{2+}流入细胞内。其中L型$Ca_V1.2$通道是Ca^{2+}内流触发平滑肌收缩的主要途径，因此，$Ca_V1.2$通道在血压调节中起重要作用。

一、电压门控性钙通道分类

电压门控性钙通道是由多个亚基构成的跨膜蛋白复合体，且不同类型的VGCC的α1亚基的编码基因是不同的。目前，人们发现至少10种编码VGCC的α1亚基基因。根据α亚基的不同，可分为3个亚家族（Ca_V1～Ca_V3）；根据VGCC的结构功能特点和对阻断剂的敏感性不同，可将其分为L型、

N型、P/Q型、R型和T型5种类型。其中L型、N型、P/Q型、R型被称为“高压激活钙通道”，其活化所需要最低膜电位在−40～−30mV。T型钙通道为低压激活钙通道，其活化所需要的最低膜电位在−70～−60mV。L型通道包括$Ca_v1.1$-$Ca_v1.4$，P/Q型通道包括$Ca_v2.1$，N型通道包括Ca_v 2.2，R型通道包括Ca_v 2.3，T型通道包括Ca_v 3.1-Ca_v 3.3。

二、电压门控性钙通道结构

Ca_v1通道（L型钙通道）是由成孔亚基α1及辅助亚基β、$α_{2δ}$和γ组成的蛋白复合体。Ca_v通道的α1亚基包含2000个氨基酸残基，折叠为4个同源重复序列Ⅰ～Ⅳ，每个重复序列包含六个跨膜区段S1～S6，形成经典的“电压控制离子通道”（图2-12-3B）。每个重复中的S1～S4形成“外围电压感应域”，中心离子传导孔区域主要由S5和S6与选择性过滤器（SF）组成。位于细胞质中的辅助β亚单位，由β1～β4四个亚基单位构成，β亚单位与α1亚单位相互作用共同调节通道特性，使得通道具有失活缓慢、电压敏感性、Ca^{2+}通透性和被特异性通道阻滞剂阻断的特性。

三、电压门控性钙通道表达、功能

L型钙通道是研究最为广泛的高电压依赖型钙通道，其中$Ca_v1.1$主要表达于骨骼肌中，$Ca_v1.2$和Ca_v 1.3在于脑、心脏、血管、腺体等多种可兴奋组织中表达，在心肌兴奋收缩偶联和多种细胞Ca^{2+}信号转导方面发挥关键作用。$Ca_v1.2$通道通过激活的Ca^{2+}作为第二信使途径，触发细胞内信号转导途径的功能特异性。通过$Ca_v1.2$通道流入细胞内的Ca^{2+}可以直接将膜电位变化与刺激细胞内信号传导联系起来。例如，细胞膜去极化激活$Ca_v1.2$通道，该通道介导Ca^{2+}流入血管平滑肌以启动细胞收缩。Ca^{2+}通过$Ca_v1.2$通道流入细胞内会触发肌浆网兰尼碱受体钙释放通道（RyRs）释放Ca^{2+}（称为Ca^{2+}火花），从而依次激活局部Ca^{2+}依赖性信号通路。邻近的BK钙通道可对肌源性收缩产生负反馈调节作用，因为过量的Ca^{2+}内流对细胞是有害的，所以Ca^{2+}进入细胞内是受到细胞内在和外在机制精确调控的。另有研究表明，P/Q型电压门控Ca^{2+}通道（Ca_v 2.1）及T-型电压门控Ca^{2+}通道（$Ca_v3.1$和$Ca_v3.2$）在对整体血压控制作用似乎很小。小鼠平滑肌特异性敲除$Ca_v1.2$通道可减弱肌源性张力并显著降低血压，而敲除T-型电压门控Ca^{2+}通道（Ca_v 3.1和Ca_v 3.2）对血压几乎没有影响。

四、电压门控性钙通道与高血压

研究表明，VSMC中L型Ca^{2+}（$Ca_v1.2$）通道功能上调是高血压的标志性特征。在体内，血压与VSMC中功能性$Ca_v1.2$通道数量之间存在很强的正相关性。用雷米普利治疗可降低SHR大鼠收缩压并抑制VSMC中$Ca_v1.2$通道电流密度。在各种高血压动物模型中急性分离脑、肠系膜、肾及肺动脉VSMC中$Ca_v1.2$通道电流均显著增强。进一步研究表明，在高血压条件下，$Ca_v1.2$通道的表达和功能均显著增加，从而增加肌源性张力和血管收缩反应，降低血管舒张反应，最终导致外周血管阻力增加。与Wistar Kyoto（WKY）大鼠相比，在自发性高血压大鼠（SHR）的肠系膜动脉中$Ca_v1.2$通道电流密度显著增加，激活电压下降，通道失活速率减慢且复活速率加快，这表明$Ca_v1.2$通道表达及功能均显著增加。另有研究表明，与WKY大鼠相比，SHR大鼠肠系膜动脉的$α_{1C}$转录水平增加，但是$α_{1C}$转录水平和$α_{1C}$蛋白水平之间呈现不成比例的增加。随后的研究表明，即使在转录水平无变化的情况下，肺动脉中$α_{1C}$蛋白表达显著增加。由于$α_{2δ}$和β辅助亚基对于通道的膜插入，蛋白质稳定性，电压依赖性和门控动力学十分重要。研究发现SHR大鼠中$α_{2δ}$和β辅助亚基的表达水平明显高于WKY大鼠，这也解释了SHR和WKY大鼠$Ca_v1.2$的电流密度的显著差异。除$Ca_v1.2$蛋白表达增加及功能增强外，转录后调控，翻译效率提高，膜转运增加及通道蛋白复合物稳定性增加都可能促进高血压期间血管系统中$α_{1C}$蛋白上调。同时，有确切的证据表明，高血压发生时转运到细胞膜上的$Ca_V1.2$通道复合体显著增加。另有研究表明，miR-328通过转录后抑制肺动脉平滑肌细胞中的α_{1C}亚基来调节低氧性肺动脉高压，即miR-328过表达的小鼠右心室收缩压显著降低和肺动脉壁变薄。因此，L型Ca^{2+}（$Ca_V1.2$）通道功能对维持血管功能和血压的调控具有重要意义。

（张志仁 吴明明）

第四节 钾通道与高血压

钾通道是分布最广、亚型最多的选择性允许K^+跨膜转运的一类离子通道。在平滑肌细胞中，钾通道的表达及活性对于维持正常的血管功能、调节血管细胞的分化和成熟至关重要。研究表明，平滑肌细胞表达多种钾通道以用来调节阻力动脉和小动脉的肌源性张力。血管平滑肌细胞的收缩性受内皮依赖性超极化（EDH）调节，钾通道开放是EDH产生的机制。小动脉平滑肌细胞至少表达4种不同类型的钾通道，包括：钙激活钾通道（K_{Ca}通道）、电压门控K^+通道（Kv通道）、ATP敏感性K^+通道（K_{ATP}通道）和内向整流性K^+通道（K_{ir}通道）。钙激活K^+通道包括：大电导钙激活K^+通道（BK_{Ca}）、中电导钙激活K^+通道（IK_{Ca}）和小电导钙激活K^+通道（SK_{Ca}）。血管内皮细胞主要表达的两类K^+通道是IK_{Ca}和SK_{Ca}。K^+通道具有维持细胞静息电位、控制细胞膜电位、调节K^+浓度、细胞体积及细胞内信号通路等功能。在高血压发生时多种K^+通道表达及功能发生改变（表2-12-1）。本节主要对与血压调控密切相关的K_{Ca}通道、Kv通道、K_{ir}通道进行重点阐述。

一、大电导钙激活钾通道

（一）大电导钙激活钾通道结构

大电导钙激活钾通道（BK_{Ca}）也称为Maxi-K、$K_{Ca}1.1$或SLO1，具有大的单通道电导（100～300 pS）。BK_{Ca}通道均由4个α亚基及β和γ辅助亚基构成。α亚基由单基因编码，而β和γ亚基分别由四个基因（β1～β4，γ1～γ4）编码。BK_{Ca}通道β和γ辅助亚基决定BK_{Ca}通道的生物物理和药理学特性，包括表观电压依赖性、Ca^{2+}敏感性、失活、整流特性和对细胞外调节剂因子的敏感性等特性。BK_{Ca}通道α亚基具有七个（S0～S6）跨膜结构域（图2-12-3C）。S5及S6结构域和位于其之间的P环共同构成K^+选择性过滤器，S2及S3结构域中的酸性位点与S4结构域中的碱性位点共同构成电压感受器。细胞内羧基末端结构包括四个细胞内结构域（S7～S10），其存在两个K^+电导调控元件（regulatory element of K^+conductance，RCK）结构域，两个RCK结构域负责调控Ca^{2+}敏感性。Ca^{2+}结合到RCK结构域介导构象变化从而促进通道开放。辅助β1亚基可以通过与α亚基S0域相互作用来调节BK_{Ca}通道特性，包括Ca^{2+}敏感性和电压敏感性。

表2-12-1 高血压中钾通道改变情况

疾病	钾通道类型	种类	血管床	结论
高血压	BK_{Ca}	大鼠	肠系膜动脉	BK_{Ca}表达和活性增强，增加血管舒张
高血压	BK_{Ca}	人	肠系膜动脉SMC	BK_{Ca}活性降低
高血压	BK_{Ca}	大鼠	脑动脉	BK_{Ca}通道表达增加
高血压	BK_{Ca}-β1	大鼠	脑动脉	β1亚基受损和BKCa激活
高血压	BK_{Ca}-β1 $K_V1.2$，$K_V1.5$	大鼠	胸主动脉	Kv1.2/Kv1.5下调和BK_{Ca}-β1亚基上调
高血压	K_{ir}-K_V	大鼠	股和脑动脉	K^+电导降低

续 表

疾病	钾通道类型	种类	血管床	结论
高血压	BK_{Ca}	大鼠	肠系膜动脉	增加通道表达量和电流
高血压	BK_{Ca}	人	肠系膜动脉	BK_{Ca}活性降低
高血压	K_{ir}2.1，K_{ir}4.1 K_{ir}6.x	大鼠	肠系膜动脉	表达和电流的减少
高血压	BK_{Ca} Kv	大鼠	肠系膜动脉SMC	BK_{Ca}电流及表达增强，Kv电流及表达降低
高血压	BK_{Ca} Kv	大鼠	肠系膜动脉	BK_{Ca}电流增加，Kv电流减少
高血压	BK_{Ca}	大鼠	脑动脉VSMC	BK_{Ca}对Ca^{2+}敏感性增加
高血压	Kv1.2，Kv-β1.1	大鼠	胸主动脉，尾动脉，肠系膜动脉	SHR中的Kv电流增加
高血压	BK_{Ca}	人	β1亚基基因（*KCNMB1*）	*KCNMB1*基因多态性可能参与高血压的发生
高血压	BK_{Ca}	大鼠	股动脉	BK_{Ca}通道高度激活
高血压	BK_{Ca}	大鼠	主动脉	BK_{Ca}电流和表达增加
高血压	Kv	自发性高血压大鼠	从胸主动脉分离肌细胞	Kv活性降低，BK_{Ca}活性增加
高血压	BK_{Ca}	大鼠	颈动脉	BK_{Ca}对阻断剂的反应增强
高血压	K_{ATP}	大鼠	基底动脉（体内）	损伤K_{ATP}活性
高血压	Kv7.4	自发性高血压大鼠	肾动脉和肠系膜动脉	Kv7.4蛋白下调
高血压	Kv7.2 Kv7.3	自发性高血压大鼠	股动脉	Kv7.2 Kv7.3表达上调
高血压	Kv2.1 Kv	大鼠	脑动脉	Kv2.蛋白表达降低，Kv电流下降
高血压	K_{ATP}	小鼠	肠系膜动脉	内皮KATP包含的Kir6.1对高血压有保护作用
肺性高血压	K_{2P}（TWIK-2）	小鼠	肺动脉	TWIK-2功能丧失
肺性高血压	Kv1.5，Kv2.1	人	PASMC	Kv1.5和Kv2.1的表达和激活降低
肺性高血压	Kv1.7	大鼠	PASMC	Kv1.7表达减少
肺性高血压	Kv7.4	大鼠	肺动脉	Kv7.4激活预防缺氧性肺动脉高压
肺性高血压	BK_{Ca}	大鼠	PASMC	BK_{Ca}电流降低
肺性高血压	Kv1.2，Kv1.5，Kv2.1，Kv9.3	大鼠	PASMC	Kv1.2、Kv1.5、Kv2.1和Kv9.3表达增强
肺性高血压	Kv	人	肺动脉	Kv通道功能异常
肺性高血压	BK_{Ca}	人	PASMCs	BK_{Ca}电流抑制
肺性高血压	K_{2P}（TASK1）	人	PASMCs	通道的表达及活性降低
肺性高血压	TASK-1	人	PASMCs	内皮素-1抑制通道活性
肺性高血压	Kv	大鼠	肺动脉	低氧性肺动脉高压中Kv活性降低
肺性高血压	Kv1.5	人	SMCs	Kv1.5表达下降
妊娠期高血压	Kv1.3	人	人类脐静脉	Kv1.3表达下降

注：PASMCs.肺动脉平滑肌细胞；SMCs.平滑肌细胞；VSMC.血管平滑肌细胞。

（二）大电导钙激活钾通道与高血压

BK_{Ca}通道作为钾通道家族的重要成员在血管平滑肌细胞中高度表达，细胞膜去极化和细胞内Ca^{2+}增加可激活BK_{Ca}通道。研究表明，细胞内钙库释放Ca^{2+}及L型VDCC流入Ca^{2+}是激活BK_{Ca}通道的主要Ca^{2+}来源。由于RCK结构域的Ca^{2+}亲和力较低（激活BK通道的有效Ca^{2+}浓度约为10μM），以及细胞内缓冲Ca^{2+}能力，BK_{Ca}通道通过与Ca^{2+}通道直接物理性结合作用或通过它们位置紧密接近而间接产生影响。研究表明，BK_{Ca}通道和L型Ca^{2+}通道在大脑的某些区域可直接构成复合体。另有证据表明，BK_{Ca} α亚基钙结构域的C末端与Ca_vβ1相互作用，这对BK_{Ca}的活化是必要的。RyRs释放Ca^{2+}激活BK_{Ca}通道，引起K^+外流使膜电位超极化，从而负反馈调节钙通道并调节血管张力。由于BK_{Ca}通道在调节膜电位和血管张力中的重要作用，BK_{Ca}通道功能异常与高血压发生发展密切相关。

BK_{Ca}通道的表达和功能在不同研究中有所不同。一些研究表明，高血压期间血管平滑肌细胞中功能性BK_{Ca}通道表达增强。进一步研究发现，在高血压期间，SHR的主动脉、脑、肠系膜和冠状动脉床中BK_{Ca}通道成孔α亚基增加引起通道功能增强。目前，尚不清楚α亚基表达增加的潜在机制。高血压期间BK_{Ca}亚基上调与转录后机制有关，其中β1亚基增加多于α亚基。BK_{Ca}通道表达增加和功能增强可能是高血压期间慢性高血压的负反馈调节导致的。另有研究表明，高血压期间阻力血管中BK_{Ca}通道功能降低。BK_{Ca} β1亚基基因敲除小鼠平均动脉压显著升高，敲除BK_{Ca} β1亚基可引起BK_{Ca}的钙离子敏感性下降及钙活化对BK_{Ca}激活作用功能下调（由Ca^{2+}活化诱导BK_{Ca}通道开放），从而导致膜去极化，血管收缩，血压升高。中国汉族高血压患者肠系膜动脉平滑肌细胞中的BK_{Ca}通道活性显著降低，这与BK_{Ca} β1亚基的基因和蛋白表达水平下调有关。在内皮细胞中，敲除SK_{Ca}和IK_{Ca}通道基因抑制NO产生，血管舒张力受损，动脉血管张力增加而导致高血压。

二、电压门控型钾离子通道

（一）电压门控型钾通道分类

电压门控型钾离子通道（K_V）家族成员可分为12个不同的亚家族（K_V1～K_V12），由近90个离子通道基因编码。血管平滑肌细胞在不同的血管床中表达多种K_V通道，包括K_V1.1～K_V1.7、K_V1.10、K_V2.1、Kv3.1、Kv3.3、Kv3.4、Kv4.1、Kv4.2、Kv5.1、Kv6.1～Kv6.3、K_V7.1～KV7.5、KV9.1、Kv9.3，Kv10.1和Kv11.1。K_V通道可以同源或异源四聚体形式存在，具有独特的生物物理和药理特性。例如，在血管平滑肌中，K_V1.2和K_V1.5及K_V7.4和K_V7.5可形成异源四聚体通道。同样，与辅助K_Vβ亚基和K_V亚基的共同组装赋予通道进一步的功能多样性。通常，细胞膜去极化可激活K_V通道，使膜电位超极化并促进小动脉和阻力小动脉的扩张。

（二）电压门控型钾通道结构

电压门控K^+（K_V）通道通过去极化激活，并允许K^+跨质膜流出。每个K_V通道由一个形成离子导电孔的α亚基和一个调节通道活性的辅助β亚基构成。其中α亚基由六个跨膜螺旋（S1～S6）组成，S1～S4跨膜域包含电压感受器（图2-12-3D）。α亚基的四聚体通过S6结构域与S5和S6结构域之间的P环相互作用，形成离子通道孔。S1结构域的细胞内N末端负责快速灭活（N型失活），而S6结构域的细胞内C末端负责慢速灭活（C型失活）。通常，K_Vα亚基形成一个四聚体蛋白复合物，可以同源或异源四聚体形式存在，该复合物组成K_V通道的核心，包括具有激活（和失活）门控结构域和离子选择性过滤器及外围电压感应域。

（三）电压门控型钾通道与高血压

在高血压中微循环发生改变，在这种病理状态下，血管收缩度增强和血管舒张度降低，导致组织灌注减弱和终末器官损伤。K_V通道表达及功能的改变可能参与这一进程，目前K_V通道的表达和功能在高血压期间的改变仍然存在争议，高血压期间血管床之间的差异也可能与K_V通道功能及表达水平相关。另有研究表明，与对照组WKY大鼠相比，SHR大鼠肠系膜动脉Kv1.2、Kv1.5及Kv2.1蛋白表达增加，尾动脉Kv1.2、Kv1.5蛋白表达升高，Kv2.1蛋白表达降低，而胸主动脉Kv1.2、Kv1.5及Kv2.1蛋白表达无显著改变。在自发性高血压大鼠中，K_V7.4表达水平下调导致血管平滑肌收缩力增加。这些结果表明，高血压期间有多个K_V亚基调节K_V电流，这在血管平滑肌收缩和血管反应性中起着关键作用。多项研究表明，不同的电生理研究方法也可能导致不同结果。常规全细胞膜片钳结果显示，与WKY大鼠肠系膜VSMC的K_V电流相比，SHR大鼠VSMC的K_V电流显著增强，然而，相同条件下的穿孔膜片钳结果显示，SHR大鼠肠系膜的K_V电流低于WKY。其潜在机制可能是L型钙通道活性增强，导致Ca^{2+}大量内流而造成K_V通道失活。因此，高血压期间K_V通道蛋白功能和表达可能由于不同的实验条件和不同血管床而有所不同，提示K_V通道功能和表达对高血压响应的复杂性。因此，高血压的研究方法、高血压动物模型和血管床类型对于K_V通道研究十分重要。

三、内向整流型钾通道

（一）内向整流型钾通道分类

内向整流的K^+电流首先在骨骼肌中被鉴定出来，后来发现其广泛表达于多种细胞，包括心肌细胞、神经元、血细胞、破骨细胞、内皮细胞、神经胶质细胞和上皮细胞。根据分子和电生理学特征，内向整流型钾离子通道（K_{ir}）家族分为七个亚家族：K_{ir}1.1；K_{ir}2.1、K_{ir}2.2、K_{ir}2.3、K_{ir}2.4；K_{ir}3.1、K_{ir}3.2、K_{ir}3.3、K_{ir}3.4；K_{ir}4.1、K_{ir}4.2；K_{ir}5.1；K_{ir}6.1、K_{ir}6.2；K_{ir}7.1。另一方面，根据其生物物理特性，K_{ir}通道也可分为4个亚组：经典K_{ir}通道（K_{ir}2.x）；G蛋白门控的K_{ir}通道（K_{ir}3.x）；ATP敏感K^+通道（K_{ir}6.x）；K^+转运通道（K_{ir}1.x，K_{ir}4.x，K_{ir}5.x和K_{ir}7.x）。

（二）内向整流型钾通道结构

内向整流K^+（K_{ir}）通道主要由成孔α亚基四聚体构成。每个α亚基均有两个跨膜结构域（M1和M2），内含羧基和氨基末端（图2-12-3E）。跨膜结构域由一个P环连接，该P环与M2一起形成K_{ir}通道的离子通道孔和离子选择性过滤器。由于缺少电压感受器结构，K_{ir}通道对膜电压不敏感，因此，其在整个膜电位范围内都处于激活状态。K_{ir}通道具有负电导率，即细胞膜超极化增加通道活性，并且也被细胞外K^+增加所激活。平滑肌K_{ir}通道在阻力血管之中差异表达。K_{ir}通道在大脑中动脉和冠状动脉中高表达，但在三级肠系膜动脉中表达却不高。K_{ir}通道通常以K_{ir}2.1和K_{ir}2.2亚基复合体形式存在。K_{ir}2亚家族的激活是K^+诱导血管舒张的重要机制。

（三）内向整流型钾通道与高血压

高血压期间，犬后肢、大鼠后肢和人前臂K^+诱导血管舒张反应受损，这一现象与K_{ir}通道功能降低密切相关。然而，另有研究表明，在高血压动物模型中（大鼠尾动脉，猪尾动脉及大鼠基底动脉），K^+诱导血管舒张反应增加。高血压期间K_{ir}通道功能降低，这一改变可以代偿神经元一氧化氮合酶（nNOS）途径的上调和非选择性阳离子电流的增加以减少器官血流，而脑微血管中K_{ir}通道的上调是在慢性高血压期间保持脑血流的一种适应性机制。这些不同结果的机制尚未明确，但可能与不同的实验模型和机制有关。在血管紧张素Ⅱ诱导的高血压大鼠模型中，血管平滑肌细胞中K_{ir}通道电流密度降低并伴随K^+诱导骨骼肌和脑动脉扩张减弱。而在自发性高血压大鼠中，脑动脉的K_{ir}通道增加。另外，慢性高血压通过不同的机制引起K_{ir}通道的不同变化，如，通过增加脑脊液K^+浓度增加K_{ir}活性。但是也有研究表明，高血压期间肠系膜动脉中K_{ir}功能降低是由于通道蛋白表达降低引起的。

（四）肾脏钾通道在肾脏表达和功能

肾脏钾通道蛋白（renal outer medullary potassium channel，ROMK，即K_{ir}1.1）主要表达在肾脏皮质、髓袢升支粗段（远曲小管、连接管）和集合管上皮细胞顶膜（图2-12-4）。ROMK在容量调节中具有重要的作用，它负责重吸收约30%的Na^+和Cl^-。因此，ROMK通道的作用是将K^+从肾小管上皮细胞转运到管腔。Na^+和Cl^-主要通过Na^+-K^+-$2Cl^-$共转运体在髓袢升支粗段重吸收，这一过程只有在K^+存在的情况下才发生。

（五）肾脏钾通道与高血压

ROMK通道基因突变可导致Bartter综合征，Bartter综合征是一类遗传性的肾小管疾病，临床表现为低血压或正常血压并伴随低血钾性碱中毒等症状。*ROMK*突变会通过影响ROMK通道的磷酸化、蛋白水解或蛋白转运从而减少K^+分泌。ROMK通道引起K^+分泌障碍会降低TAL中Na^+吸收，增加Na^+向远端肾小管的输送，并可导致盐的流失、体积收缩和刺激肾素－血管紧张素－醛固酮轴。远端Na^+转运的增加极大地干扰了其他阳离子的体内平衡。ENaC通道增加Na^+重吸收以补偿Na^+流失，K^+和H^+排泄增加引起低钾血症性碱中毒。远端Ca^{2+}和Mg^{2+}的重吸收也受到损害进而产生高钙尿症并引起肾钙化。ROMK纯合子突变的Bartter综合征患者在新生儿期表现出大量的临床问题，在此期间，盐的消耗会导致严重脱水，但随后的补偿机制可能将血压调节到正常水平。

（张志仁　吴明明）

第五节 氯通道与高血压

氯通道在体内多种组织器官中广泛表达，Cl^-的跨膜转运主要依赖于细胞膜上的离子转运体及氯通道。氯通道的生理作用非常重要，包括细胞体积及兴奋性调节、膜电位稳定性调控及参与上皮细胞内液体分泌、细胞容积调控等。目前根据通道激活方式将氯通道分为5类：①囊性纤维化跨膜电导调节因子氯通道（cystic fibrosis transmembrane conductance regulator，CFTR）；②电压门控氯通道（voltage-gated chloride channel，CLC）；③体积调节性氯通道（volume-regulated chloride channel，VRCC）；④钙激活氯通道（calcium-activity chloride channel，CaCC）；⑤配体门控氯通道（ligand-gated chloride channel，LGCCs）。本节主要对与血压调控密切相关的CLC通道家族的CLC-2氯通道、CLC-K氯通道及CaCC家族中的TMEM16A氯通道进行重点阐述。

一、电压门控氯通道

（一）电压门控氯通道结构及功能

1990年Jentsch等在电鳐中发现了第一个电压门控阴离子通道CLC-0。在哺乳动物中CLC家族包含9种CLC蛋白，即CLC-1至-7及CLC-Ka和-Kb蛋白。CLC-2（编码基因为CLCN-2）是双孔同型二聚体电压门控Cl^-通道。CLC-2在哺乳动物组织中广泛表达，包括肠、胃壁细胞、肝脏、肺、大鼠视网膜、腮腺腺泡细胞、豚鼠心肌、神经元细胞、大鼠和人的气道。CLC-2可以通过超极化、细胞容积增大、细胞外低渗性和细胞外酸化激活。另外，CLC-2可以调节细胞体积，控制对肿胀的反应，并调节对GABA和甘氨酸的突触后反应。CLC-2蛋白由*CLCN-2*基因编码，该基因由898个氨基酸组成，位于3q27.1染色体上，这是与原发性醛固酮增多症及高血压相关的第一个阴离子通道。

（二）电压门控氯通道与高血压

最近研究发现，在*CLCN-2*基因功能获得性突变导致原发性醛固酮增多症中，肾上腺肾小球细胞醛固酮的组成型失调，导致严重的高血压和低钾血症。Scholl等的报道描述了8个家族中的CLCN-2突变，并将其命名为家族性醛固酮增多症Ⅱ型。CLCN-2编码电压门控氯通道CLC-2，电生理学显示，家族性醛固酮增多症的CLCN-2突变导致Cl^-通透性增加。细胞去极化导致CLC-2激活，Ca^{2+}内流和醛固酮合成增加。

二、肾脏电压门控氯通道（CLC-K）

（一）结构及功能

CLC-K通道分为CLC-Ka和CLC-Kb（编码基因为*CLCNKA*，*CLCNKB*）两个亚型，是两个密切相关的CLC通道（大约90%相同）。CLC家族结构中有10～12个跨膜结构域，CLC-K氯通道为双桶状通道，其上有两个独立的离子通道孔，CLC-K2结构中还存在一个β-亚单位Barttin，由*BSND*基因编码而成，其结构含有两个跨膜结构域和一个长的细胞内C端结构域，Barttin是人类CLC-K蛋白发挥功能所必需的辅助蛋白。Barttin的跨膜区域对于其与CLC-K蛋白的结合及向质膜转运十分重要，而C末端结构域的起始部分对于通道电导激活是必不可少的。CLC-K/barttin定位于肾脏髓袢升支粗段基底外侧膜CLC-K2（人的CLC-Kb，兔的rbCLC-Ka）是肾脏特异性氯通道，主要分布于髓袢升支粗段、远端小管和连接管管周膜及皮质和外髓集合管上皮细胞（图2-12-4）。CLC-K2参与离子跨膜转运、细胞膜电位的维持及细胞容积调节等，是肾脏髓袢升支粗段重吸收Cl^-的重要途径。

（二）CLC-Kb氯通道与高血压

编码CLC-Kb的基因*CLCNKB*突变会导致失盐性Bartter综合征III型，其临床特征为NaCl的重吸收受阻伴低血钾症，代谢性碱中毒和继发性醛固酮增多症，血压正常或低血压。CLC-Kb的常见突变位点氨基酸位置481（T481S），则会导致氯通道产生功能获得性变异，即显著提高NaCl的重吸收，使血容量增加，导致高血压的发生。此外，与携带野生型481T等位基因的人群相比，具有*CLC-Kb481S*等位基因的加纳黑种人和德国白种人血浆中Na^+浓度更高且具有高血压的临床症状。CLC-K2结构中还存在一个β-亚单位Barttin。Barttin（编码基因*BSND*）在人类1p31号染色体上，编码Barttin的基因中的突变会导致IV型Bartter综合征，将导致盐的流失与先天性聋。因此可以想象，*CLCNKA*、*CLCNKB*或*BSND*基因中功能获得性突变可能会增加NaCl的重吸收，从而导致盐敏感性高血压。

三、钙激活氯通道

（一）钙激活氯通道结构及功能

钙激活氯通道（TMEM16A）家族包含10个家族成员，TMEM16A～TMEM16J，（Anoctamin-1～Anoctamin-10），TMEM16A广泛表达于上皮细胞、气管及血管平滑肌细胞、血管内皮、心肌细胞、嗅觉神经等神经细胞中。TMEM16A参与多种细胞生理活动，如分泌蛋白及盐的跨上皮转运、平滑肌收缩、动作电位复极、神经信号传导等。通过冷冻电镜技术（cryo-EM）解析出TMEM16A的详细结构，TMEM16A跨膜蛋白是一种同源二聚体，每个亚基都包含胞质N和C端结构域，一个跨膜单元由十个跨膜的α螺旋和一个胞外成分组成（图2-12-3F）。

（二）钙激活氯通道与高血压

TMEM16A表达于小鼠静脉、胸主动脉、颈动脉和肺动脉平滑肌细胞中。由于血管平滑肌细胞膜电位比Cl^-反转电位更负，激活TMEM16A通道可导致Cl^-外流，使膜电位去极化，进而激活L型电压依赖性Ca^{2+}通道，Ca^{2+}进入胞内引起动脉收缩导致血压升高。在原发性高血压大鼠中动脉中TMEM16A表达及功能显著升高，应用TMEM16A抑制剂TMEM16Ainh-A01及敲减TMEM16A以显著降低血压水平。在野百合碱诱导肺动脉压大鼠模型中TMEM16A mRNA和蛋白水平显著升高，而抑制TMEM16A通道可显著降低肺动脉收缩。小鼠血管平滑肌细胞特异性敲除TMEM16A可显著降低小鼠血压水平。另外，激活TMEM16A可以促进血管平滑肌细胞增殖，增加血管壁厚度，促进血管重构。有研究表明，TMEM16A在外周小动脉和毛细血管收缩性细胞中高表达，激活TMEM16A能够增加外周血管阻力。

除在血管平滑肌细胞中表达外，TMEM16A也存在于血管内皮细胞中。在血管紧张素II诱导的高血压小鼠模型中，内皮特异性敲除TMEM16A可降低收缩压并改善内皮功能，而内皮特异性TMEM16A过表达可升高收缩压并加重内皮功能损伤。内皮细胞TMEM16A激活也会引起细胞膜去极化，去极化可以抵消内皮细胞SKCa和IKCa通道激活所引起的内皮依赖性舒张，这提示内皮细胞TMEM16A通过调节内皮细胞功能参与血压调节。

（张志仁　吴明明）

参考文献

[1] BALDIN J P, BARTH D, FRONIUS M. Epithelial Na (+) channel (ENaC) formed by one or two subunits forms functional channels that respond to shear force [J]. Front Physiol, 2020, 11: 141.

[2] LI Q, FUNG E. Multifaceted functions of epithelial Na^{+} channel in modulating blood pressure [J]. Hypertension, 2019, 73 (2): 273-281.

[3] PAVLOV T S, STARUSCHENKO A. Involvement of ENaC in the development of salt-sensitive hypertension [J]. Am J Physiol Renal Physiol, 2017, 313 (2): F135-F140.

[4] NESTEROV V, KRUEGER B, BERTOG M, et al. In liddle syndrome, epithelial sodium channel is hyperactive mainly in the early part of the aldosterone-sensitive distal nephron [J]. Hypertension, 2016, 67 (6): 1256-1262.

[5] RANDRIANARISON N, ESCOUBET B, FERREIRA C, et al. Beta-Liddle mutation of the epithelial sodium channel increases alveolar fluid clearance and reduces the severity of hydrostatic pulmonary oedema in mice [J]. J Physiol, 2007, 582 (Pt 2): 777-788.

[6] SIMMS B A, ZAMPONI G W. Neuronal voltage-gated calcium channels: structure, function, and dysfunction [J]. Neuron, 2014, 82 (1): 24-45.

[7] GUO L, QIU Z, WEI L, et al. The microRNA-328 regulates hypoxic pulmonary hypertension by targeting at insulin growth factor 1 receptor and L-type calcium channel-α1C [J]. Hypertension, 2012, 59 (5): 1006-1013.

[8] DOGAN M F, YILDIZ O, ARSLAN S O, et al. Potassium channels in vascular smooth muscle: a pathophysiological and pharmacological perspective [J]. Fundam Clin Pharmacol, 2019, 33 (5): 504-523.

[9] KIM D M, NIMIGEAN C M. Voltage-gated potassium channels: a structural examination of selectivity and gating [J]. Cold Spring Harb Perspect Biol, 2016, 8 (5): a029231.

[10] CHEN J, ZHAO H B. The role of an inwardly rectifying K (+) channel (Kir4. 1) in the inner ear and hearing loss [J]. Neuroscience, 2014, 265: 137-146.

[11] STöLTING G, FISCHER M, FAHLKE C. CLC channel function and dysfunction in health and disease [J]. Front Physiol, 2014, 5: 378.

[12] SCHOLL U I, STöLTING G, SCHEWE J, et al. CLCN2 chloride channel mutations in familial hyperaldosteronism type II [J]. Nat Genet, 2018, 50 (3): 349-354.

[13] PAULINO C, KALIENKOVA V, LAM A, et al. Activation mechanism of the calcium-activated chloride channel TMEM16A revealed by cryo-EM [J]. Nature, 2017, 552 (7685): 421-425.

[14] MA M M, GAO M, GUO K M, et al. TMEM16A Contributes to endothelial dysfunction by facilitating Nox2 NADPH oxidase-derived reactive oxygen species generation in hypertension [J]. Hypertension, 2017, 69 (5): 892-901.

第十三章
瞬时受体电位通道与高血压

第一节
瞬时受体电位通道的概述

瞬时受体电位（transient receptor potential，TRP）通道最早发现于果蝇的视觉系统。研究发现携带突变基因的果蝇受到长时间的光照射时，果蝇的光感受器上会出现一种瞬时升高的电压，因此，将其命名为瞬时受体电位通道。通过对众多物种基因组测序后发现，除细菌外，所有物种都已鉴定出TRP通道蛋白。TRP通道的开放可导致Ca^{2+}进入细胞内，随后激活相应的蛋白激酶，表现为非电压依赖性和非选择性阳离子通道特征。近年来由于高血压与Ca^{2+}之间的密切联系，TRP通道在高血压中的作用引起关注。

一、TRP通道的结构、类型与生物物理学特性

（一）TRP通道的结构与类型

类似于其他电压依赖型阳离子通道，TRP通道大多具有相似地6个跨膜拓扑（S1～S6）结构，其N-端和C-端均位于细胞膜内侧，该通道可通过形成异源或同源四聚体参与机体生理功能的调节（图2-13-1）。TRP通道的S5和S6之间的疏水片段构成离子通透区（pore），N-末端含有数目不等的锚蛋白样重复序列，C-末端具有高度保守的TRP结构域电压依赖性阳离子通道S4片段具有带正电荷、可感受电压的碱性氨基酸，而TRP通道的S4片段缺乏这些带正电荷的氨基酸残基，因此TRP通道通常不依赖于电压的调控。此外，部分TRP亚型C-端包含高度保守的结构域，由含有“EWKFAR或“VWKYQR”TRP盒的25个氨基酸组成。部分TRP亚型C-端具有激酶或磷酸化酶结构域。TRP通道最早由Minke等在果蝇的研究中发现，在哺乳动物中发现并鉴定了28种TRP通道亚型，几乎在各组织中均有表达。根据氨基酸序列的同源性，TRP通道可分为6个亚家族：经典类（canonical，TRPC1-7）、香草素受体类（vanilloid，TRPV1-6）、黑色素抑制类（melastatin，TRPM1-8）、黏脂质类（mucolipin，TRPML1-3）、多囊蛋白类（polycystin，TRPP2、TRPP3和TRPP5）和跨膜锚蛋白1（ankyrin 1，TRPA1），它们与癌细胞增殖、分化、迁移、侵袭、细胞死亡、血管生成密切相关。TRP通道广泛分布在中枢和外周神经、呼吸、消化、泌尿生殖、皮肤、心血管、免疫和内分泌系统等。其中，TRPC（TRPC1-7）、TRPV1、TRPV2、TRPV4、TRPM（TRPM5除外）和TRPP2在内皮有表达。除TRPV5、TRPV6和TRPM1之外的其他TRP通道在不同节段的血管中均有表达。TRP通道的各亚型在调控血管收缩和血管舒张功能中发挥不同的作用。

（二）TRP通道的激活模式

TRP通道的基本激活模式包括受体操纵型、配

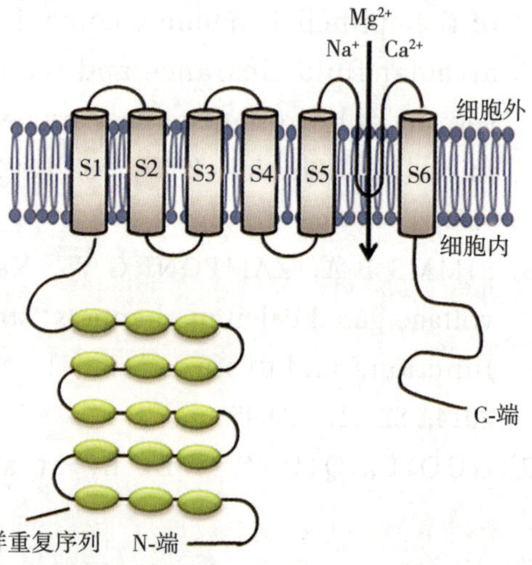

图2-13-1 瞬时受体电位（TRP）通道结构示意图

体操纵型和直接激活型三种模式。

1. 受体操纵型TRP通道 由酪氨酸激酶受体（tyrosine kinase receptor，RTK）或G蛋白偶联受体（G-protein coupled receptor，GPCR）激活。GPCR或RTK分别通过激活磷脂酶C（phospholipase C）β和γ激活TRP通道。PLC水解4,5-二磷酸磷脂酰肌醇（phosphatidylinositol bisphosphate，PIP_2），生成三磷酸肌醇（inositol triphosphate，IP_3）和二酰甘油（diacylglycerol，DAG），IP_3与ER/SR（内质网/肌浆网）上的IP_3受体（IP_3Rs）结合，使其钙通道开放，将Ca^{2+}释放入细胞，钙库的排空进一步激发SOCE（store-operated calcium entry，钙库操纵性钙内流），细胞外Ca^{2+}进入细胞导致细胞内钙释放水平升高，使得细胞内钙库释放和清空，通过内质网钙泵完成钙库的再填充。此外，DAG是TRPC3、TRPC6和TRPC7通道的直接激活剂，TRPC的所有亚型几乎都可以被其激活。同时，TRPM5和TRPA1也可被GPCR激活。

2. 配体操纵型TRP通道 可被无机离子和天然化学物质激活。例如，辣椒素和使君子酸类化合物可激活TRPV1通道。TRPM2通道作为细胞的氧化还原感受元件，可以被H_2O_2激活。此外，第二信使或内源性物质（如脂质、脂质代谢产物）等也可激活TRP通道。例如，Ca^{2+}作为重要的信使分子，可直接激活TRPM4和TRPM5通道。虽然TRPM4和TRPM5通道几乎不通透Ca^{2+}，但是细胞内钙离子浓度［(Ca^{2+}_i)］升高却可使这两种通道开放。

3. 直接激活型TRP通道 受温度、渗透压、光线和压力等因素调节。1997年，在背根神经节传入神经元上发现存在可以被热激活的离子通道，并从啮齿类动物感觉神经cDNA文库鉴别出编码TRPV1蛋白的基因。自此大量与温度有关的离子通道被鉴定出来，这种对温度敏感且在特定温度范围被激活的TRP通道被称为温度敏感TRP（thermosensitive transient receptor potential channels，thermo-TRP）。温度敏感型瞬时受体电位通道有TRPV1、TRPV2、TRPV3、TRPV4、TRPA1、TRPC5、TRPM2、TRPM4、TRPM5和TRPM8等10种亚型，其中TRPM2、TRPM4和TRPM5不在初级感觉神经元表达。温度敏感型TRP通道可被多种物理和化学刺激激活，激活的温度敏感型TRP通道可介导温度感知和调节。TRPV1在神经系统、皮肤角质细胞、黏膜上皮细胞、成纤维细胞、血管内皮细胞和平滑肌细胞等多种非神经组织中广泛表达。温度大于42°C时可以直接激活TRPV1通道，辣椒素（capsaicin）、树胶脂毒素、内源性大麻素样物质和脂氧合酶产物等也可激活TRPV1通道。此外，pH＜5.3、细胞外渗透压变化、细胞内游离钙离子水平变化、胞内氧化还原状态改变等也可以激活TRPV1通道。此外，温度敏感型TRP通道还参与痛痒觉发生及皮肤神经源炎症的发生，这些温度敏感型TRP通道已成为治疗炎症性皮肤病和瘙痒的重要分子靶标。而TRPV4和TRPM3对渗透压敏感，渗透压变化可以激活TRPV4和TRPV3通道的活性。

4. 温度敏感性TRP通道的结构与生物学特性 温度敏感性TRP同其他TRP通道一样由6个跨膜结构域（transmembrane domain，TM）及胞内的N末端和C末端组成，靠近C末端的TM5和TM6形成离子微孔区，TM4和TM5是决定其温度、电压和配体敏感性的关键部位。对温度敏感性TRP通道的激活机制尚无定论，一般认为是温度变化改变了温度敏感性TRP通道的电压门控特性，在固有电压未变的情况下离子通道活性变化，或者温度直接引起电压变化致TRP蛋白膜上结构发生构象变化，导致通道开放或关闭，但也有温度敏感性TRP通道并未表现出电压敏感特性。不同的温度敏感性TRP通道感受温度的范围不同，TRPM8和TRPA1分别在16～28°C及4°C以下激活。

综上所述，TRP通道的活性受许多因素的调控，使TRP通道在维系正常光感受、味觉、痛觉和体液平衡等方面发挥重要作用。

二、TRP通道在血管内皮细胞和平滑肌细胞的表达和分布

TRP通道在全身血管组织均有表达，其中TRPC的各亚型在血管内皮和平滑肌细胞中表达最为丰富，其次为TRPV和TRPM通道。TRP通道在不同种属与不同组织的血管中表达的种类和量也不同。

（一）TRP通道在血管内皮细胞中的表达及分布

TRPC通道的7个亚型，TRPV1、TRPV2和TRPV4，除TRPM5外的全部TRPM亚型及TRPP1和TRPP2在血管内皮均有表达。其中，TRPC3在血管内皮细胞和平滑肌细胞中表达最为丰富。内皮细胞*TRPC4*基因敲除小鼠显著降低Ca^{2+}内流和钙库依赖的电流，提示TRPC4参与调节内皮功能。TRPC6广泛分布于血管系统，异源表达的TRPC6通道蛋白表现为介导细胞Ca^{2+}内流的非选择性阳离子通道。TRP通道在不同种属、不同器官的血管内皮细胞中的表达也不同，如人的肠系膜动脉内皮细胞不表达TRPC4和TRPC6，而牛的主动脉内皮细胞表达TRPC1和TRPC3-TRPC6通道。近年来对TRP通道在内皮细胞中的表达及功能等研究取得了一些进展，但仍缺乏对不同种属和不同器官组织的血管内皮细胞TRP通道各亚型的表达谱，以及TRP通道所发挥的生理和病理作用的研究。

TRPV2广泛表达在多种感觉神经元和张力敏感性细胞，如心肌细胞和血管内皮细胞等，在这些细胞中TRPV2可能介导张力激活性Ca^{2+}内流。在血管内皮细胞中，TRPV4表现为机械和温度敏感性离子通道，应对机械力、温度变化介导Ca^{2+}内流，从而调节心脏的舒缩和血管张力。

（二）TRP通道在血管平滑肌细胞中的表达及分布

研究证实十余种TRP通道超家族成员在不同种属的血管平滑肌细胞中表达，TRP亚型的表达量因物种和血管位置而不同。例如，TRPC1、TRPC5和TRPC7在犬和大鼠动脉的表达有显著差异；在大鼠肺动脉根部表达TRPC3和TRPC5，而TRPC1、TRPC3-TRPC6不在肺动脉表达。血管活性物质，如ATP、P物质、血管紧张素Ⅱ、去甲肾上腺素、内皮素等可刺激相应的平滑肌细胞膜受体，激活TRP通道介导细胞外Ca^{2+}内流增加，导致血管平滑肌细胞收缩，血管张力增强。TRPC通道在血管平滑肌细胞中发挥调节血管收缩、细胞生长和增殖等作用。

TRPC在血管平滑肌细胞中广泛表达，不同的TRPC亚型之间还可形成多种异源多聚体，并介导细胞钙库操纵性Ca^{2+}内流（SOCE）。在血管平滑肌中表达最常见的有TRPC1、TRPC4和TRPC6，而TRPC3、TRPC5和TRPC7也有表达。TRPC亚型在血管平滑肌细胞中的分布表达丰度如下：TRPC1＞TRPC4≥TRPC6＞TRPC5＞TRPC3，而TRPC7表达水平低于检测下限。在新鲜提取的血管组织中检测不到TRPC2。TRPC3在血管平滑肌广泛表达，TRPC3激活同时能够激活NCX及促进细胞膜的去极化，进而开放电压依赖的钙离子通道（VDCC）、钙离子激活的K^{+}通道（KCa）。通过激活细胞膜G蛋白偶联受体介导细胞内钙信号的双极改变，即引起瞬时的增加随后伴持续的平台期。前者是由细胞的内质网/肌浆网钙库释放介导的，后者是由细胞外钙离子内流介导的。这种钙内流模式称为“受体操纵的钙离子内流（receptor-operated calcium entry，ROCE）”，TRPC3能够介导ROCE。目前认为TRPC3、TRPC6和TRPC7介导的钙内流为ROCE，它们均可与磷脂酶C（PLC）偶联将细胞膜上的磷脂PIP2切割为IP3和DAG，其中DAG可激活PKC，同时也可直接激活TRPC3、TRPC6和TRPC7，而IP3可以和肌浆网上的IP3R结合，进而导致细胞内的钙库释放。也有研究表明TRPC3能够通过RhoGTP酶介导磷脂酶D而以PLC非依赖的方式被激活。

TRPM2-4、TRPM7和TRPM8及TRPV1-TRPV4通道在大鼠颈动脉、主动脉和肺动脉中表达，它

们的表达丰度依次为：TRPV4＞TRPV2＞TRPV1＞TRPV3；TRPM8＞TRPM4＞TRPM7＞TRPM3＞TRPM2＞TRPM5。TRPM通道激活可介导非选择性的Na^{+}、Ca^{2+}和Mg^{2+}等阳离子通透，从而导致膜的去极化。细胞膜的去极化可降低Ca^{2+}进入TRPM通道的驱动力，但血管平滑肌的电压门控钙离子通道的活性被代偿性激活，从而导致细胞内Ca^{2+}增加。TRPM参与调节氧化应激诱导的内皮通透性增加和细胞凋亡。TRPM4与肌源性应答相关，TRPM7与细胞内镁离子的平衡有关，并在血管损伤和高血压的病理生理过程中发挥重要作用。TRPM8是温度敏感性受体，参与调节血管功能。

综上所述，在血管平滑肌中表达最常见的有TRPC1、TRPC4和TRPC6，而TRPC3、TRPC5和TRPC7，其中TRPC3在血管内皮细胞和平滑肌细胞中表达最为丰富。TRPC1-7、TRPV1、TRPV2、TRPV4、TRPP1和TRPP2，以及除TRPM5外的全部TRPM亚型在血管内皮均有表达。TRPC通道在血管平滑肌细胞中发挥调节血管收缩、细胞生长和增殖等作用，在血管损伤和高血压的病理生理过程中发挥重要作用。

三、血管TRP通道的功能

（一）血管内皮细胞TRP通道的功能

1．机械感受功能 机械感受是生物体对外界环境的各种感觉，如对声音、触压、牵张、流体剪切力、平衡感及渗透压变化的反应。血液经内皮细胞时会产生剪切力，这种剪切力刺激内皮细胞释放舒血管物质，改变蛋白表达和分泌因子。这种反应在很大程度上依赖于内皮细胞的机械敏感型钙内流。研究显示，TRPV4是流体剪切力敏感的钙离子通道。细胞膜张力及流体剪切力的变化可调节此类通道的活性。在血管内皮细胞中张力敏感型通道包括TRPC1、TRPC5和TRPC6及TRPV1、TRPV2和TRPV4；而流体剪切力敏感的通道包括TRPV4、TRPV5和TRPV6及TRPP1（PKD1）与TRPP2（PKD2）的复合体。

机械敏感性阳离子通道（mechanosensitive cation channel，MscCA）是内皮细胞上感受机械力作用的一系列阳离子通道的总称。机械感受反应通常是由MscCA所介导。研究证实TRPC1的结构和功能特征与MscCA相似，且TRPC1膜蛋白的部分氨基酸序列与MscCA膜蛋白高度保守。有研究表明过表达TRPC1时具有MscCA生物物理学特征的阳离子通道的活性显著提高；而敲减TRPC1可抑制这种MscCA的阳离子通道的活性，提示TRPC1可能为机械敏感性阳离子通道。内皮细胞的TRPC和TRPV2可能被血管壁的张力所激活，但其能否被剪切力所激活尚不清楚。流体剪切力刺激可诱导TRPV4通道开放，启动由一氧化氮（NO）和内皮源性超极化因子（endothelium-derived hyperpolarizing factor，EDHF）介导的血管舒张作用。因此，血管内皮细胞上的TRPV4通道在流体剪切力介导的血管张力的调节过程中发挥重要的作用。

TRPP1不能单独形成离子通道，需与TRPP2结合形成功能性复合体。TRPP1作为感受分子将液体流动的信号传递给TRPP2，由TRPP2介导Ca^{2+}内流。研究表明，内皮细胞的TRPP1和TRPP2功能失调可使NO合酶的调节受损，导致内皮细胞功能障碍。TRPV1在内皮有大量表达，激活TRPV1可促进内皮细胞NO释放并介导血管舒张。

TRPV4可被细胞内源性物质激活，流体剪切力、细胞膜牵张力与膨胀力可促进这些内源性物质生成。TRPV4在血管内皮舒张因子诱导的舒张反应中起重要作用，TRPV4敲除后会导致剪切力诱导的血管舒张反应显著降低。细胞膨胀力可刺激磷脂酶A2产生花生四烯酸，并激活TRPV4通道。机械刺激也可通过增加内源性物质（DAG）激活TRP通道的其他亚型，如TRPC6和TRPM4。尽管压力激活TRPC6、TRPM4的现象仅在血管平滑肌中有报道，但血管内皮细胞中也可能存在这种作用，因为血管内皮细胞也表达大量的TRPC6和TRPM4，也可生产DAG。

综上所述，内皮细胞上存在多种不同的机械感受性TRP通道，包括张力激活型TRPC1和TRPV2、剪切力激活型TRPV4和TRPP1/TRPP2，压力激活型TRPM4和TRPC6通道。

2. Ca^{2+}信号转导 大多数TRP通道都对Ca^{2+}通透，提示TRP通道可能是各种刺激（如受体激活、剪切力或钙库操纵性Ca^{2+}内流等）引起血管内皮细胞钙离子内流的重要环节。

TRPC1在人的肺动脉内皮细胞中可能通过钙库操纵性Ca^{2+}内流发挥作用。内皮细胞TRPC1敲减可减少毒胡萝卜素（thapsigargin）引起的钙库操纵性Ca^{2+}内流。TRPC1也参与由受体激活介导的内皮细胞Ca^{2+}内流，碱性成纤维细胞生长因子（basic fibroblast growth factor，bFGF）可促进牛的动脉内皮细胞的钙离子水平增加，TRPC1多克隆抗体显著抑制bFGF诱导的胞质钙离子水平上调，提示TRPC1介导bFGF所致的Ca^{2+}内流。在人的肠系膜动脉内皮细胞，缓激肽诱导的Ca^{2+}内流可能由TRPC1介导。

TRPC3在人的脐静脉内皮细胞可通过SOCE介导Ca^{2+}内流，但在表达N末端负显性片段的TRPC3的细胞钙库耗竭并不能诱发此类Ca^{2+}内流。在牛的肺动脉上皮细胞过表达TRPC3时，细胞内钙库释放并不能使其激活，但能被相应配体（如ATP、缓激肽等）激活。这些结果表明TRPC3既是SOCE通路的一个环节，也是受体操纵的Ca^{2+}内流通道，在内皮依赖的血管功能调节中发挥重要作用。在血管内皮中Ca^{2+}内流主要促进血管舒张因子的释放，如一氧化氮、环前列腺素等都可以通过介导超极化（endothelium-derived hyperpolarization，EDH）等发挥舒张血管的作用。用TRPC3抑制剂Pyr3或siRNA干扰技术，阐明TRPC3参与调控内皮依赖的血管舒张作用。也有研究证实Pyr3可以在NOS抑制剂L-NAME、鸟苷酸环化酶抑制剂ODQ及COX抑制剂indomethacin存在的情况下抑制乙酰胆碱介导的血管舒张和内皮细胞超极化，其机制可能与TRPC3介导的细胞外Ca^{2+}内流，激活SK（small-conductance Ca^{2+}-activated K^+channels）和IK（intermediate-conductance Ca^{2+}-activated K^+channels）钾通道有关。此外，TRPC3与NCX1的功能性偶联也可介导细胞内的钙信号。在小鼠脑动脉证实，激活TRPC3可促进Ca^{2+}内流激活KCa2.x进而启动EDH，过表达TRPC3的N末端能够抑制氧化应激介导的离子内流和降低细胞膜的去极化。TRPC3在调控内皮细胞的氧化应激中发挥重要作用。也有研究表明cGMP依赖的蛋白激酶Ⅰ（cGKⅠ）是血管平滑肌中NO调节血管张力的主要通路，与TRPC1、TRPC3和TRPC6并无功能上的偶联。

TRPC4基因敲除小鼠的内皮细胞SOCE介导的Ca^{2+}内流缺失，激动剂诱导的Ca^{2+}内流与内皮细胞介导的血管舒张也受到不同程度的抑制，提示TRPC4在内皮细胞SOCE介导或激动剂诱导的Ca^{2+}内流与内皮细胞介导的血管舒张等方面起重要作用。TRPC4基因敲除小鼠也缺乏由凝血酶或肺动脉内皮细胞上的凝血酶受体-1激动剂诱导的Ca^{2+}内流。研究表明，SOCE激活TRPC4是通过改变与肌动蛋白细胞骨架的物理作用调控内皮细胞Ca^{2+}内流。在内皮细胞中可被5,6-环氧二十碳三烯酸（5,6-EET）激活的阳离子通道的生物物理学特征与TRPV4通道的特征极其相似。TRPV4通道被5,6-EET激活可显著促进内皮细胞Ca^{2+}内流，提示内源性花生四烯酸代谢产物的血管舒张效应与TRPV4通道介导的Ca^{2+}内流有关。因此，TRPV4通道在内皮细胞和平滑肌细胞中均参与EET介导的血管舒张作用。

3. 调节NO合成/释放 TRP通道介导的钙内流可促进内皮源性血管舒张因子如NO、EDHF、前列环素（prostacyclin，PGI_2）等的合成/释放，从而调节血管舒张。TRPV4通过激活血管内皮细胞的毒蕈碱受体使舒血管物质NO、PGI_2和EDHF释放；TRPV4活性下调引起的Ca^{2+}内流减少，可影响毒蕈碱受体介导的NO释放。在野生型WT小鼠和TRPV4基因敲除小鼠中，乙酰胆碱（Ach）介导的颈动脉舒张并无变化，但Ach介导的舒张反应可被钌红（非选择性TRPV通道阻断剂）所抑制。在*TRPV4*基因敲除小鼠中Ach刺激并不引起内皮细胞NO释放增加。卡巴胆碱可促进小鼠肠系膜动脉的NO释放，但在*TRPV4*基因敲除小鼠此现象消失。TRPP1和TRPP2的功能在舒血管物质，如NO的合成和释放也起着重要作用，TRPP1和TRPP2的表达或功能失调可抑制一氧化氮合酶（nitric oxide synthase，NOS）而导致NO合成减少。

4. 温度感受功能 TRPV1～4、TRPM8、TRPA1均为温度敏感型、可通透Ca^{2+}的非选择性阳离子通道。内皮细胞表达包括TRPV1/TRPV2、TRPV4和TRPM8在内的亚型。根据热刺激阈值的范围，可将以上通道分为三种：①热和极热刺激感受通道：TRPV1和TRPV2；②温热刺激感受通道：TRPV4；③冷刺激感受通道：TRPM8。在25～27℃时，TRPV4最易被激活，通道在正常体温时就会开放。因此，TRPV4对维持内皮细胞Ca^{2+}的基础水平和NO的平衡状态很重要。在低温时，TRPV4的活性降低使内皮Ca^{2+}内流减少，当温度降至约12℃时血管收缩。

TRPM8在28℃时激活，并形成外向整流Ca^{2+}电流，当温度降低时TRPM8活性增加。TRPM8也可被冷刺激物质所激活，如薄荷醇、冰片等。与其他TRP通道类似，TRPM8对Ca^{2+}具有良好的通过性，而Ca^{2+}是细胞内最重要的第二信使。生理情况下，TRPM8作为一种冷刺激感受通道传导无伤害的冷刺激启动冷感知，从而发挥体温调节的作用。其次，TRPM8还参与调控疼痛感觉。TRPM8介导的冷刺激信号是神经性疼痛的潜在治疗靶点，有镇痛效应。而在炎症、神经损伤等病理情况下，TRPM8则传导有伤害的刺激信号，并启动防御行为。越来越多的研究证实TRPM8参与调控血管舒缩功能、脂肪细胞生成和单核巨噬细胞炎症因子释放等。有报道TRPM8 mRNA在人肺动脉内皮细胞中表达，最近研究发现薄荷醇激活TRPM8可抑制血管收缩反应，其机制与抑制RhoA/ROCK信号通路有关。TRPA1能通过内皮依赖性及非依赖性的机制介导血管舒张反应。

（二）血管平滑肌细胞TRP通道的功能

1. 机械感受功能及血管张力调节 动脉管腔内压力增加，使阻力血管收缩，这种现象被称作血管肌源性反应，是调节血管内压力变化、保证血流量稳定的重要机制。平滑肌细胞膜去极化、电压依赖性钙通道激活可引起血管肌源性收缩，其中机械敏感型离子通道在血压调节的去极化和肌源性收缩过程中起重要作用。大鼠脑阻力血管TRPC6表达下调可使细胞膜张力激活的电流显著下降，细胞膜张力激活的TRPC6依赖性去极化阳离子电流与脑动脉的肌源性收缩有关，提示机械刺激可能激活血管平滑肌的TRPC6。在急性分离的脑动脉平滑肌细胞TRPM4也可促进张力激活性去极化，而TRPM4活性下降则影响血管平滑肌细胞的去极化和肌源性收缩。由此可见，TRPC6和TRPM4在脑部血管肌源性应答过程有关键作用，并参与脑血流的自主调节。低渗肿胀可在动脉平滑肌细胞中诱发Ca^{2+}内流，低渗诱发的Ca^{2+}内流不能被L型电压依赖型钙通道阻断剂和咖啡因所抑制，但可被钌红和TRPV2的反义寡核苷酸所抑制。在转染TRPV2的平滑肌细胞中，机械刺激和低渗均可刺激产生类似的钙电流，提示TRPV2在压力介导的血管反应中发挥作用。

2. Ca^{2+}信号转导 TRPC1是哺乳类动物中克隆出的第一种TRP通道。TRPC1在血管平滑肌细胞的胞膜和内质网中均有表达，参与血管平滑肌的收缩。在内质网TRPC1单独表达时可形成细胞内钙释放的通道。TRPC1在血管平滑肌参与SOCE介导的钙内流，目前认为TRPC1、TRPC4和TRPC5也具有这种通道的特性。在大鼠的肺动脉中过表达人源性TRPC1可增加SOCE介导的钙内流，促进血管收缩反应。使用siRNA敲减TRPC1表达则可显著抑制SOCE介导的钙内流。

TRPC3也具有SOCE的特征，介导细胞的钙离子内流。TRPC3能够与IP_3受体、Caveolin-1和肌浆网钙泵（sarcoendoplasmic reticulum Ca2

+-ATPase，SERCA）等分子相互作用调控细胞内的钙信号转导。近年的研究也发现，基质作用因子（stromal interaction molecule 1，STIM1）和Orai1在SOCE中发挥重要作用，并且同TRPCs相互作用形成钙离子通道信号的复合体，进而促进SOCE的功能，如TRPC3-Orail-STIM1-RACK1-$IP_3R1/R2$。此外，外周血分离的人的单核细胞也有TRPC3表达，且TRPC3具有SOCE的特征，TRPC3抑制剂Pyr3或siRNA干扰能部分抑制毒胡萝卜素介导的SOCE。

此外，有些TRP通道在细胞膜形成多聚体时也可通透Ca^{2+}。在内质网TRPC1同聚体可形成功能性离子通道，调控激动剂偶联的胰岛素受体信号转导级联反应。TRPC1具有多功能通道蛋白，一方面TRPC1同聚体参与离子通道的形成，调控内质网上细胞内钙释放。另一方面，在细胞膜上TRPC1可形成TRPC1/TRPC4或TRPC1/TRPC5异源多聚体通道，增强细胞Ca^{2+}内流。因此，在血管平滑肌细胞膜上TRPC1与TRPC4或TRPC5形成的非选择性阳离子通道可能具有叠加作用。此外，异源表达的TRPC6作为可通透Ca^{2+}的非选择性阳离子通道能被DAG所激活，且该过程依赖于钙调蛋白激酶的磷酸化，而不依赖于蛋白激酶C（protein kinase C，PKC）的激活或钙库耗竭。反义寡核苷酸或siRNA干扰下调TRPC6表达可显著降低Ca^{2+}内流，提示TRPC6也参与血管平滑肌的Ca^{2+}信号转导。也有研究报道血管平滑肌细胞TRPC1/TRPC3可被NO/cGMP/PKG通路抑制，参与NO诱导的血管舒张反应。

3．调控细胞内Na^+ TRPP通道也与平滑肌细胞的Na^+内流有关，尤其TRPC3对Na^+的通透性优于Ca^{2+}，两者的比例在6：1～9：1之间，且TRPC3通道易通透K^+内流。血管平滑肌细胞特异性的TRPP1敲除不仅抑制高血压的发生，还能够抑制相关的血管病理改变，并且血管内压力和交感兴奋能够激活血管平滑肌TRPP1，从而增加细胞Na^+内流。阻力血管的TRPP1受苏木化修饰的调控，在生理情况下未苏木化的TRPP1与苏木化的TRPP1是相等的，血管内压力增加能够激活Ca^{2+}内流，导致苏木化的TRPP1转运到细胞膜表面，而抑制Ca^{2+}内流则促进TRPP1的降解。血管内压力能够通过苏木化修饰控制TRPP1的细胞内定位，调控Na^+的水平，从而调节血管收缩（表2-13-1）。

表2-13-1　TRP通道在血管的生理作用

TRP通道类型	分布	作用	主要参考文献
TRPC1	VSMCs	介导SOCE钙内流，增强血管收缩	Kunichika，et al.（2004）
TRPC3	VSMCs	参与UTP介导的去极化和血管收缩	Reading，et al.（2005）
	VSMCs	介导SOCE钙内流，增强血管舒缩振荡 介导血管紧张素Ⅱ诱导的钙内流	Liu，et al.（2010） Liu，et al.（2009）
	ECs	促进内皮源性超极化介导的阻力动脉舒张	Senadheera，et al.（2012）
TRPC4	ECs	介导SOCE的钙内流，增强血管舒张功能	Freichel，et al.（2001）
TRPC5	VSMCs	激活TRPC5促进1-磷酸鞘氨醇介导的血管平滑肌收缩功能	Xu，et al.（2006）
TRPC6	VSMCs	血管平滑肌源性张力的调节 TRPC6缺乏导致血管收缩反应增强	Welsh，et al.（2002） Dietrich，et al.（2005）
TRPV1	VSMCs ECs	激活TRPV1介导血管内皮依赖性和非依赖性舒张，增加NO释放	Yang，et al.（2010）
TRPV2	ECs	参与机械敏感性的膜去极化和低张力刺激	Katanosaka，et al.（2014）
TRPV3	VSMCs	介导Ca^{2+}内流参与血管内皮依赖性舒张	Pires，et al.（2015）
TRPV4	VSMCs ECs	参与血流诱导的血管舒张，NO释放	Earley，et al.（2009）

续 表

TRP通道类型	分布	作用	主要参考文献
TRPM4	VSMCs	参与压力性血管收缩和大脑动脉的血管源性肌张力调节	Reading & Brayden（2007）
TRPM7	VSMCs	参与调控细胞内Mg^{2+}稳态和血管平滑肌功能	Touyz，et al.（2006）
TRPM8	VSMCs	激活TRPM8介导RhoA/ROCK通路抑制血管收缩	Sun，et al.（2014）
TRPA1	ECs	激活介导内皮依赖性和非依赖性血管舒张	Earley，et al.（2009）Pozsgai et al.（2010）
TRPP2	VSMCs	与肠系膜和大脑动脉的血管平滑肌肌源性反应有关	Narayanan，et al.（2013）

注：TRP.瞬时受体电位；VSMCs.血管平滑肌细胞；ECs.内皮细胞；SOCE.钙库操纵的钙内流；UTP.尿苷三磷酸；RhoA.Ras同源基因家族成员A；ROCK.RhoA相关蛋白激酶。

（刘道燕 祝之明）

第二节
TRP通道功能异常与高血压

高血压是动脉粥样硬化、心肌梗死、脑卒中、心力衰竭和肾脏功能不全的重要危险因素，已成为全球公共卫生的巨大挑战。遗传和环境因素参与高血压的发生发展。血管功能的维持依赖于神经、体液、受体和自身调节，交感神经系统和肾素－血管紧张素－醛固酮系统激活、内皮损伤、肾脏钠潴留和血管功能障碍等均可导致血压升高。内皮细胞和血管平滑肌细胞Ca^{2+}稳态对血管功能和血压调控有重要作用。近年，在高血压患者和动物模型中证实TRPs通道功能异常介导细胞Ca^{2+}稳态失衡，导致血管舒缩功能障碍和高血压发生。某些TRP通道参与调控血管收缩反应，与高血压的发生相关；而某些TRP通道参与调控血管舒张反应，在改善高血压中发挥作用。因此，选择性地调控TRP通道可作为治疗高血压的新靶点。

一、TRPC通道异常介导的血管收缩功能增强与高血压

TRPC通道可介导跨膜电流已在多种细胞被证实，包括主动脉、肠系膜动脉、血管平滑肌及外周血细胞。细胞Ca^{2+}浓度紊乱在原发性高血压的发病机制中起关键作用。在高血压患者和高血压动物模型中证实TRPC3通道的表达及功能异常。与血压正常的个体相比较，原发性高血压患者的外周血单核细胞TRPC3 mRNA表达水平升高近8倍，且TRPC3 mRNA表达水平与血压、炎症因子IL-1β和TNF-α显著相关。在年龄和性别匹配的高血压人群研究也显示，与血压正常人相比，高血压患者的外周血单核细胞TRPC3和TRPC5蛋白表达显著升高，且TRPC3和TRPC5通过钙库操纵的Ca^{2+}内流（SOCE）介导的单核细胞Ca^{2+}内流也显著增加。在高血压动物模型也显示，自发性高血压大鼠（SHR）与血压正常的大鼠（WKY）相比较，SHR大鼠的外周血单核细胞TRPC3的表达显著增加，siRNA干扰敲减*TRPC3*基因Thapsigargin诱导的SOCE也显著减少。与WKY大鼠相比较，SHR大鼠主动脉血管平滑肌细胞及血管组织TRPC3表达也显著增加，与其血管收缩反应增强有关，血管紧张素Ⅱ可上调血管组织TRPC3表达及增强TRPC3介导的SOCE，促进血管平滑肌细胞Ca^{2+}内流增加。此外，SHR大鼠在血压升高前（prehypertensive SHR，SHRpre）其血管平滑肌TRPC3的mRNA表达并未升高，提示血管平滑肌TRPC3参与高血压的发生。

血管舒缩活动（vasomotion）也称血管振荡，是指血管组织张力及内径的周期性、节律性收缩与舒张，这种特殊的血管活动现象与局部器官的血流灌注有关。既往认为vasomotion与电压依赖的钙离子通道及胞内钙离子振荡等密切相关。近年研

究发现SHR肠系膜动脉TRPC1、TRPC3和TRPC5表达显著增加，且SHR阻力血管的vasomotion较WKY大鼠显著增强。去甲肾上腺素诱导肠系膜动脉的vasomotion，且能被维拉帕米（verapamil）和TRPC的抑制剂SKF96365和2-APB所抑制。SHR肠系膜动脉ET-1介导的血管收缩反应增强与TRPC3表达增加有关，进而促进TRPC3同IP_3R的功能性偶联。此外，TRPC3与TRPC6可形成异聚体发挥作用，在$TRPC6^{-/-}$小鼠的血管组织证实TRPC3表达显著增加，与其血管收缩反应增强和血压升高有关。反之亦然，增加TRPC6表达对TRPC3的功能有抑制作用。

线粒体Ca^{2+}摄取是调节线粒体活性氧（ROS）和三磷酸腺苷（ATP）产生的基础。近年研究证实TRPC3在血管平滑肌细胞线粒体上有表达，在维持线粒体Ca^{2+}稳态中发挥作用。与WKY大鼠相比较，SHR大鼠血管组织的线粒体TRPC3表达增加，线粒体Ca^{2+}摄取和ROS生成也显著增加，TRPC3特异性抑制剂Pyr3可减少血管组织线粒体ROS和H_2O_2生成，增加ATP含量，改善血管组织的线粒体呼吸功能。$TRPC3^{-/-}$削弱血管紧张Ⅱ诱导的高血压。也有研究显示，整体水平给予TRPC3抑制剂Pyr3［0.1mg/（kg·d）］干预对血压水平并无显著影响，其机制可能与Pyr3同时抑制阻力动脉内皮超极化介导的血管舒张，进而部分削弱其对血管收缩的抑制作用有关。采用Pyrazole类化合物（Pyr3，Pyr6，Pyr10）也证明TRPC3对SHR血管收缩的作用更大，这可能与SHR血管平滑肌细胞TRPC3表达增加有关。此外，TRPC3也参与其他血压相关疾病的发生发展，如肺动脉高压和支架植入引起的血管平滑肌细胞增殖等。高血压与肾素-血管紧张素-醛固酮系统（RAAS）激活密切相关，醋酸脱氧皮质酮（DOCA）盐敏感性高血压大鼠的肠系膜动脉TRPC6表达显著增强，予以醛固酮处理可上调TRPC6表达，促进受体操控的Ca^{2+}内流增加，表明醛固酮可增强血管平滑肌细胞TRPC6的功能，导致血管反应性增加。在DOCA大鼠主动脉平滑肌细胞也证实激活TRPC6可增加细胞内Na^+转运，促进Na^+-Ca^{2+}交换介导的Ca^{2+}内流。此外，在大鼠肺动脉平滑肌发现过表达TRPC6可促进肺动脉平滑肌增殖。

综上所述，TRPC3、TRPC5和TRPC6功能失衡在高血压中起重要作用，TRPC3和TRPC5通道在SHR肠系膜动脉和主动脉表达增加，与血管反应性增强有关。此外，TRPC3与TRPC6可形成异聚体发挥作用。TRPC通道功能异常可导致血管收缩反应增强，促进高血压的发生发展（图2-13-2）。

二、TRPMs和TRPVs通道异常介导的血管舒张功能减弱与高血压

某些TRPM通道参与调控血管舒张反应，在改善高血压中发挥重要作用。TRPM7对Mg^{2+}具有通透性，细胞内Mg^{2+}稳态异常及血管功能障碍可能与TRPM7功能缺陷有关。TRPM7在人、小鼠和大鼠的血管平滑肌中均有表达，SHR血管平滑肌细胞中TRPM7的表达明显降低，导致血管平滑肌细胞Mg^{2+}浓度降低。TRPM8具有调控血管张力的作用，其功能受损可导致肺动脉血管反应性增强。早期在整体动物研究中发现注射薄荷醇可明显降低兔和猫的动脉血压，但其机制不清楚。新近的研究显示，长期膳食薄荷醇干预可激活野生型（WT）小鼠血管组织TRPM8，抑制肌浆网钙释放和RhoA/ROCK-2激酶活性及pMYPT-1表达，抑制血管收缩反应，发挥降低血压的作用，但薄荷醇对$TRPM8^{-/-}$小鼠无此作用。在血管紧张素Ⅱ和冷应激诱导的高血压小鼠模型中证实，TRPM8在血管平滑肌细胞膜和肌浆网均有表达，长期膳食薄荷醇干预通过激活肌浆网上TRPM8，抑制血管紧张素Ⅱ介导的过度ROS生成，减少细胞外Ca^{2+}内流激活RhoA/ROCK-2激酶，发挥拮抗高血压的作用。进一步的临床研究也证实，长期膳食薄荷醇能有效降低高血压前期志愿者的收缩压和舒张压，薄荷醇的这种作用与改善血管舒张功能有关，提示TRPM8可能是高血压及高血压前期人群干预的新靶点。

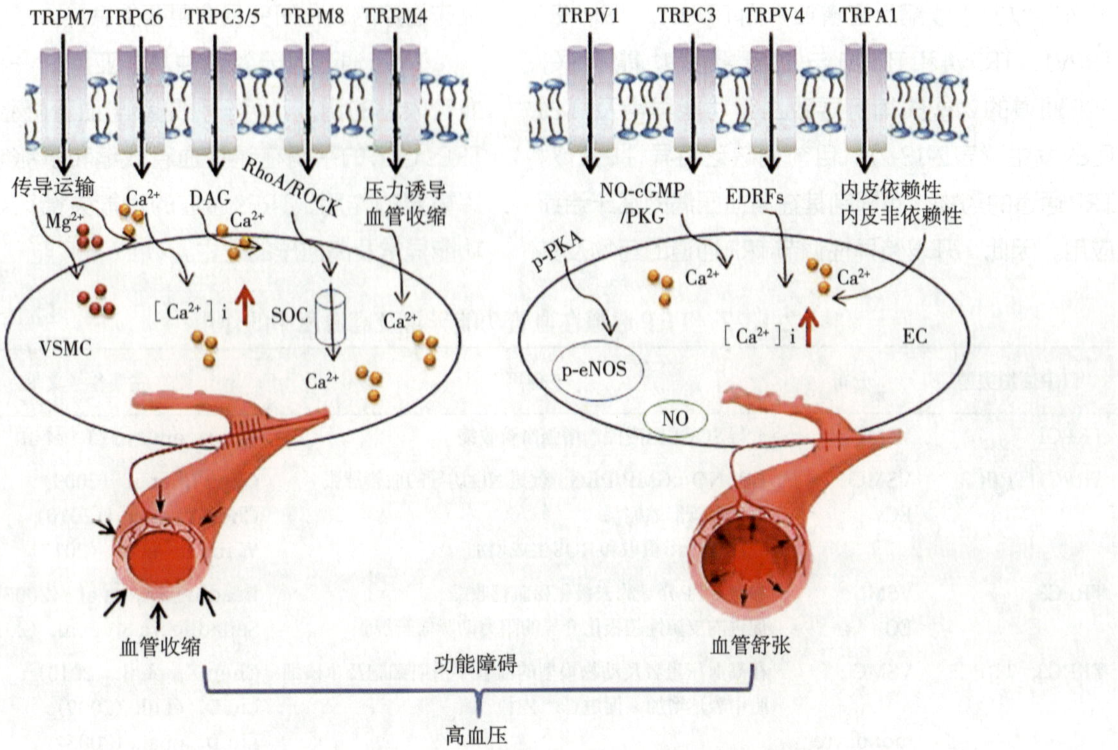

图2-13-2　TRPs通道的功能失衡介导血管功能紊乱和高血压示意图

注：VSMC，血管平滑肌细胞；EC，内皮细胞；NO，一氧化氮；SOC，钙库操纵的钙内流。

TRPV1是所有TRP通道中研究最多的亚型之一，在调控血压及防治高血压中有重要的作用。研究证实激活TRPV1可增加辣椒素敏感的神经释放CGRP和内皮细胞释放NO，降低血压。辣椒素急性干预可快速升高血浆CGRP浓度，并伴有血压降低。SHR大鼠予以长期膳食辣椒素干预可激活血管TRPV1促进内皮细胞NO合成，改善血管舒张功能，发挥降低血压的作用。此外，TRPV1还参与高盐诱导的高血压发生。研究证实高盐喂养的Dahl盐抵抗大鼠的肠系膜动脉、肾皮质和髓质均有TRPV1的表达，CGRP在背根神经节及肠系膜动脉CGRP阳性的感觉神经元的密度显著上调。相反，在Dahl盐敏感大鼠TRPV1的表达和功能缺失可导致高盐负荷后血压显著升高。长期膳食辣椒素干预激活TRPV1可改善高盐摄入导致的内皮功能障碍及夜间血压升高。中枢TRPV1还可通过调控摄盐行为参与血压调节，研究证实长期膳食辣椒素激活TRPV1可增强中枢对高盐摄入的感知，这种作用有助于防止长期高盐摄入及盐敏感性高血压的发生。TRPV4也与盐敏感性高血压有关，Dahl盐抵抗大鼠高盐摄入可上调血管平滑肌TRPV4表达及功能，对抗高盐诱导的血压升高。此外，上调TRPV4还可促进肺动脉和肠系膜动脉的舒张反应，对盐敏感性高血压有治疗作用。

TRPC1和TRPC3被证实在血管平滑肌细胞（VSMC）中有表达，通过抑制cGMP/PKG通路促进NO诱导的血管舒张。TRPC3在人和啮齿动物的血管内皮细胞被证实参与内皮介导的阻力血管的舒张反应。小鼠主动脉内皮细胞TRPC4具有SOCE的特征介导Ca^{2+}内流，TRPC4敲除的内皮细胞Ca^{2+}内流显著减少，导致内皮依赖性舒张功能受损。TRPA1也存在于血管内皮，并通过内皮依赖和非依赖的机制介导血管舒张。

综上所述，TRP通道在调控血管收缩和舒张功能中发挥重要的作用，TRP通道功能失衡是高血压的病理生理基础之一。TRPC3/TRPC5功能增强可导致血管收缩反应增加，而TRPM7、TRPM8、TRPV1、TRPV4和TRPA1与血管舒张功能有关，TRP通道的功能失衡可导致血管功能异常及高血压的发生（表2-13-2）。目前尚缺乏特异性的针对TRP通道的药物，也限制其在高血压病的临床治疗应用。因此，开发特异性调节TRP通道的药物及其临床治疗的转化研究具有重要的意义。

TRPs通道可分为两种功能亚型：一种是参与血管收缩的调节，另一种是参与血管舒张的调节。TRPs通道的平衡在调控血管收缩和舒张功能中发挥重要的作用，TRPs通道的功能失衡可导致血管功能异常及高血压的发生。

表2-13-2　TRP通道在血管功能异常及高血压中的作用

TRP通道类型	分布	作用	主要参考文献
TRPC1	VSMC	介导SOCE钙内流，增强血管收缩	Brueggemann LI，et al.（2006）
TRPC1/TRPC3	VSMC ECs	抑制NO/cGMP/PKG，促进NO诱导的血管舒张 增强血管舒缩振荡 线粒体Ca^{2+}摄取和ROS生成增加	Chen J，et al.（2009） Chen X，et al.（2010） Wang B，et al.（2017）
TRPC3	VSMC EC	参与UTP介导的去极化和血管收缩 促进内皮源性超极化介导的阻力动脉血管舒张	Reading SA，et al.（2005） Senadheera S，et al.（2012）
TRPC3，TRPC5	VSMC monocyte	在高血压患者及动物模型的血管平滑肌细胞及单核细胞中表达增加，促进Ca^{2+}内流	Chen X，et al.（2010） Liu D，et al.（2009） Liu D，et al.（2005）
TRPC4	EC	参与Ca^{2+}调控，非选择性阳离子通道，促进血管舒张	Freichel M，et al.（2001）
TRPC5	VSMC	激活TRPC5促进1-磷酸鞘氨醇介导的血管平滑肌收缩功能	Xu SZ，et al.（2006）
TRPC6	VSMC	肌源性张力的调节 TRPC6缺乏小鼠血压升高，血管收缩增强 与醋酸盐引起的高血压有关	Welsh DG，et al.（2002） Dietrich A，et al.（2005） Bae YM，et al.（2007）
TRPV1	EC	参与内皮依赖性血管舒张 TRPV1的激活可以预防高血压 与盐引起的血压升高有关 调控盐敏感性高血压相关的盐摄入行为	Yang D，et al.（2010） Peng J，et al.（2010） LiQ，et al.（2019）
TRPV2	VSMC	参与机械敏感性的膜去极化和低张刺激	Muraki K，et al.（2003）
TRPV4	VSMC，EC	血管平滑肌细胞及内皮细胞中激活致血管舒张 表达增强降低盐诱导的血压升高	Earley S，et al.（2009） Gao F，et al.（2010）
TRPM4	VSMC	参与压力引起的血管收缩和大脑动脉肌源性张力	Reading SA，et al.（2007）
TRPM7	VSMC	表达和/或活性降低导致SHRs中Mg^{2+}稳态改变和血管平滑肌细胞功能异常	Touyz RM，et al.（2006）
TRPM8	VSMC	RhoA/ROCK减弱血管收缩及降压。改善血管线粒体功能，预防冷应激高血压 TRPM8的减少可能有助于增强pH的血管反应活性	Sun J，et al.（2014） Xiong S，et al.（2017） Liu XR，et al.（2013）
TRPA1	EC	参与调控内皮依赖和非依赖性血管舒张	Pozsgai G，et al.（2010）
TRPP2	VSMC	参与大脑动脉的肌源性反应	Narayanan D，et al.（2013）

注：VSMC，血管平滑肌细胞；ECs，内皮细胞；SOCE，钙池操纵的钙内流；UTP，尿苷三磷酸；RhoA，Ras同源基因家族成员A；ROCK，RhoA相关蛋白激酶。

（刘道燕　祝之明）

第三节 TRP通道功能异常与高血压相关的靶器官损害

一、TRP通道功能异常与心肌肥厚

心肌肥厚是高血压的重要并发症，后期可导致严重的心脏功能衰竭，而早期干预可保护心脏功能，改善患者的预后。细胞内钙离子作为机体重要的第二信使之一，不仅对心脏兴奋-收缩偶联有作用，还可激活心肌细胞钙信号通路导致心力衰竭。同时，细胞钙信号和氧自由基的相互作用可激活细胞Akt、MAPKs等通路，加速心肌肥厚的发生。此外，持续的神经体液激活、压力负荷等也可损伤心肌，从而导致心脏病理性肥厚的发生。近年研究显示TRPs通道通过调控心肌细胞内Ca^{2+}浓度变化，在心肌肥厚、纤维化等方面起重要的作用。

目前TRPC3通道在心肌肥厚中研究较多，心肌肥厚时TRPC3表达增强，而*TRPC3*基因敲减可抑制心肌肥厚的相关基因，如心房钠尿肽（atrial natriuretic peptide，ANP）和脑钠肽（brain natriuretic peptide，BNP）表达。TRPC3转基因过表达小鼠分离的原代心肌细胞钙库操纵的钙内流（SOCE）显著增加，钙调磷酸酶/NFAT通路激活，且压力负荷诱导的心肌肥厚的作用显著增强。TRPC3和TRPC6通道在血管紧张素Ⅱ介导的病理性心肌肥厚中也发挥作用，利用小分子靶向药物抑制TRPC3和TRPC6可抑制病理性心肌肥厚的发生。此外，TRPC3通道本身能够介导细胞Ca^{2+}内流，研究表明TRPC3通道介导细胞Ca^{2+}内流大部分依赖于钠钙交换子（NCX1）的作用。TRPC3通道与NCX1还可形成功能性复合物增强其作用，NCX1介导的Ca^{2+}内流也依赖于TRPC3通道对Na^{+}的通透性。TRPC3和TRPC6通道在心脏中高表达，牵拉可增加心肌细胞内Ca^{2+}水平，激活T细胞活化核因子诱导的心肌肥厚与TRPC3和TRPC6有关。此外，TRPC3通过调控心肌细胞ROS生成参与心脏病理生理的改变。早期研究发现TRPC3通过介导心肌细胞的钙信号，促进Rac-1依赖的ROS生成。TRPC3通道还能与细胞膜上NADPH氧化酶（NOX2）及p22phox相互作用，促进ROS生成增加介导心肌肥厚的发生。此外，ROS生成增加还可激活RyR释放钙火花，进一步促进ROS生成增加。TRPC3通道也参与调控心脏的其他功能，如TRPC3通道促进缺血再灌注时心肌细胞的凋亡。最近研究显示，长期高盐摄入导致的心肌肥厚与高盐激活TRPC3通道有关，TRPC3基因敲除通过改善心肌线粒体功能预防高盐导致的心肌肥厚。

TRPC1、TRPC3和TRPC6通道在心脏纤维化中也发挥作用。激活TRPC3激活介导细胞ROS生成增加通过激活心肌细胞和成纤维细胞RhoA，导致心肌细胞间质纤维化。*TRPC3*基因敲除可抑制压力负荷和血管紧张素Ⅱ灌注诱导的心脏纤维化。而TRPC3抑制剂Pyr3可抑制血管紧张素Ⅱ诱导的成纤维细胞增殖和分化及细胞内Ca^{2+}增加。TRPC6参与心肌成纤维细胞的分化，在人心脏成纤维细胞敲减*TRPC6*基因可抑制肌成纤维细胞转化的标志aSMA的表达。相反，TRPC6过表达可促进心脏成纤维细胞转分化为肌成纤维细胞。此外，TRPC3还参与心房颤动和房室传导阻滞等。

TRPV1、TRPV2和TRPM4通道在心肌肥厚中也发挥作用。早期研究表明与野生型小鼠相比较，*TRPV1*基因敲除小鼠的心脏重量显著减少，且*TRPV1*基因敲除能部分预防压力负荷诱发的心脏肥大。TRPV1在主动脉结扎诱导的心肌肥厚小鼠中表达上调，*TRPV1*基因缺失与炎症、心肌肥厚等有关，提示TRPV1具有心脏保护作用。辣椒素激活TRPV1通过改善线粒体复合酶Ⅰ氧化磷酸化，拮抗高盐饮食诱导的心脏肥大，提示调控TRPV1介导的线粒体功能障碍可能是预防心脏功能损害的新靶点。TRPV2通常位于细胞内，在受体激动剂和机械应力的刺激下，可转移到质膜上。研究表明TRPV2与主动脉横向收缩（transverse aorta constriction，

TAC）有关，与TAC小鼠相比较，野生型小鼠心脏TRPV2表达显著增加，且*TRPV2*基因缺失可显著抑制TAC后的左心室肥厚。TRPV2表达增加与扩张性心肌病患者的心脏增大有关。在血管紧张素Ⅱ诱导的心肌细胞肥大模型中TRPV3表达增加，通过激活降钙素/NFATc3信号通路加重心脏肥大。TRPM4与慢性血管紧张素Ⅱ刺激通过SOCE调控心肌细胞Ca^{2+}，其机制与激活降钙素/NFAT有关。此外，与WKY大鼠相比较，SHR大鼠新鲜分离的心肌细胞TRPM4表达显著上调。与野生型小鼠相比较，选择性*TRPM4*基因敲除小鼠血管紧张素Ⅱ诱导的心肌肥厚显著增加，提示TRPM4对心脏有保护作用。最近一项研究证实TRPM4在训练引起的生理性心脏肥大中有保护作用，*TRPM4*基因敲除小鼠耐力训练时出现病理性心脏肥大加重。

PKD1和PKD2分布于细胞质膜和内质网，受翻译后修饰和其他TRP通道亚型发生相互作用。PKD1和PKD2与常染色体显性遗传性多囊肾病相关，该病患者常伴有心肌肥厚等。TRPP3可通过调控NCX1介导心肌细胞的Ca^{2+}信号传导，*TRPP3*基因敲除可加重高盐诱导的心肌肥厚和纤维化，并伴随心脏功能紊乱和心肌线粒体氧化磷酸化及酶活性减弱。此外，抑制TRPA1可改善结扎主动脉诱导的心肌肥厚。

二、TRP通道功能异常与肾脏损害

肾脏在血压调控中起重要作用，它不仅直接参与血压的调控，也是高血压的主要靶器官。

TRPC通道受体家族成员在肾脏中具有独特的调节功能，可以促进局部血管舒张，调控足细胞和管状细胞Ca^{2+}内流，在肾小球功能中起着关键作用。研究证实TRPC1、TRPC2、TRPC3、TRPC5和TRPC6通道在足细胞均有表达，TRPC6通道在调控足细胞Ca^{2+}内流起着主导作用，TRPC6对Ca^{2+}/Na^{+}的通透比为2∶1。肾脏足细胞TRPC6通道的基础活性较低，TRPC6能被转录后糖基化和磷酸化修饰及机械力所激活，其功能增强。TRPC6通道还可与足细胞特异性蛋白质podoin发生相互作用，形成对机械力敏感的特异性蛋白通道的复合物，包括去甲肾上腺素、Nox2、磷脂酶C（PLC）和F-actin及其他的蛋白质，它们通过TRPC6通道感受细胞外的压力和Ca^{2+}内流。此外，*TRPC6*基因敲除可减少足细胞血管舒张素Ⅱ诱导的Ca^{2+}内流，其信号通路可能与血管紧张素Ⅱ-1型受体（AT1R）通过PLC依赖的DAG途径，激活Nox2促进ROS生成从而直接或间接地激活TRPC6通道有关。血管紧张素Ⅱ可上调TRPC6表达与ERK1/2和NFKB有关。AT1R抑制剂氯沙坦（lusartan）能减少蛋白尿和足细胞的损伤，其机制与抑制足细胞TRPC6通道有关。在培养的足细胞予以高糖干预能特异性的上调TRPC6通道的蛋白和mRNA表达，增加TRPC6依赖的Ca^{2+}内流。在STZ诱导的1型糖尿病模型也证实，TRPC6在足细胞的表达也显著增加，且这种作用是血管紧张素Ⅱ依赖的，AT1R抑制剂可减少局部血管紧张素Ⅱ的产生，与ACEI抑制高糖介导的TRPC6增加有关。此外，高糖还可激活肾脏RAAS系统，促进局部血管紧张素Ⅱ产生及ROS生成增加，增强TRPC6通道的活性。TRPC6通道还参与慢性肾病蛋白尿形成，尤其在局灶节段性肾小球硬化（FSGS）。

TRPV1在肾皮质和肾小管均有表达，激活TRPV1可提高肾小球滤过率，促进肾脏水、钠排泄。TRPV1在调节肾脏滤过功能和水、钠平衡中起重要作用。TRPV1功能障碍可导致肾脏排泄功能受损。长期高盐摄入可损伤肾皮质集合管TRPV1通道的功能，膳食辣椒素干预可激活TRPV1抑制集合管上皮钠通道（ENaCα）的活性，减少尿钠重吸收，促进尿钠排泄，从而改善高盐诱导的血压升高。TRPV1和TRPV4通道在肾脏生理和缺血再灌注损伤中也有重要作用，研究表明激活TRPV1对缺血/再灌注急性肾损伤动物模型的肾脏有保护作用。此外，TRPV1激活可改善缺血性急性肾损伤（AKI）的预后，其机制可能与支配肾脏的背根神经节的神经元TRPV1通道有关。TRPV1在慢性肾衰竭中的作用知之甚少。研究表明TRPV1激活可改善肾纤维化，TRPV1激活对DOCA盐敏感大鼠的慢性肾纤维化有保护作用。相反，*TRPV1*基因敲除可加重DOCA盐敏感高血压患者的肾脏炎症反应和纤维化。

TRPV4和TRPV1通道作为内皮细胞中主要的Ca^{2+}内流通道，TRPV4通道在肾脏中高表达，可介导内皮细胞和管状细胞Ca^{2+}内流。TRPV4通过钙离子门控通道介导Ca^{2+}内流激活的钾通道开放，促进血管舒张。低氧导致细胞肿胀可激活TRPV4通道，提示TRPV4通道有充当渗透压传感器的作用。此外，*TRPV4*基因敲除小鼠对渗透压刺激的反应减弱。虽然TRP通道的一些基本特性已被证实，但TRPV1、TRPV4、TRPC6和TRPM2通道在肥胖、高血压和糖尿病导致的肾血管性损伤中的作用尚不清楚。这些TRP通道可作为慢性代谢性血管病和肾脏疾病干预的新靶点。

三、TRP通道功能异常与脑卒中

脑卒中是高血压的主要并发症，也是长期致残的主要原因，阐明TRP通道在脑卒中的作用有助于开发新的治疗策略，改善脑卒中的预后。TRP通道在神经元、星形胶质细胞、少突胶质细胞、小胶质细胞和室管膜细胞及脑血管内皮和平滑肌中均有表达。研究证实TRPC1、TRPC3、TRPC4、TRPC5、TRPC6、TRPM2、TRPM4、TRPM7、TRPV1、TRPV3和TRPV4参与脑卒中的发生。

TRPC1、TRPC4和TRPC5通道的活性与毛果芸香碱（pilocarpine）诱导的癫痫有关。TRPC5对细胞内ATP敏感，抑制TRPC1/4和TRPC5可能与癫痫和脑卒中有关。TRPC3参与卒中后星形胶质细胞增生，与蛋白酶激活受体1（protease-activated receptor 1，PAR1）和细胞外信号调节蛋白激酶（ERK）有关。TRPC4在缺血性卒中后纹状体和海马神经元高表达，但作用仍不甚清楚。TRPC6通道功能紊乱与脑卒中后神经元的生存有关。在短暂性脑动脉闭塞（tMCAO）模型中，TRPC6 mRNA水平在缺血再灌注后并未改变，而TRPC6蛋白水平却显著下降。因此，保持适当的TRPC6通道的蛋白水平对脑卒中后神经元的保护至关重要。

TRPM2通道在海马和皮质神经元也有表达，参与外源性H_2O_2诱导的Ca^{2+}内流和神经元的死亡。TRPM2特异性肽抑制剂（tat-M2NX）可减少卒中小鼠的损伤或梗死灶，延长治疗窗口期（4h）。TRPM4能被ATP耗竭和细胞内［Ca^{2+}］i增加激活，卒中后血管内皮TRPM4上调，抑制TRPM4可促进血管生成，减少梗死灶。TRPM4也存在于血管平滑肌和免疫细胞。TRPM4通道还能与磺胺素受体1（SUR1）相互作用，形成TRPM4-SUR1复合物参与脑缺血诱导的细胞毒性水肿和细胞死亡。在脑和脊髓血管内皮TRPM4通道参与调节缺血损伤后脑细胞死亡，TRPM4通道对于脑血流的自动调节至关重要。越来越多的证据显示TRPM4通道是脑卒中治疗的新靶点。TRPM7在脑缺血、缺氧后活性显著增强，TRPM7可介导大量金属离子Ca^{2+}、Mg^{2+}和Zn^{2+}等流入对细胞具有剧毒作用。TRPM7还可促进脑缺氧后神经元ROS生成，TRPM7通道特异性抑制剂或siRNA能减少缺氧诱导的神经元死亡。TRPM7对胚胎发育至关重要，在小鼠胚胎形成过程中TRPM7缺失是致命的。TRPM7在胆碱能神经传递中也很重要，抑制TRPM7可能会影响神经突触传递。此外，TRPM7被发现参与缺血再灌注后心脏的调节。

TRPV1通道激活在急性脑损伤时保持体温过低是一种有效的神经保护策略，如卒中。辣椒素激活TRPV1通道开放通过激活大脑和/或周围神经通道促进体温过低。在啮齿类动物tMCAO模型中，激活TRPV1通道在缺血再灌注后可诱导可逆的体温过低，并在梗死发生前对神经有保护作用。此外，长期膳食辣椒素激活TRPV1能增加脑基底动脉磷酸化eNOS，预防自发性高血压卒中型大鼠（SHRsp）脑卒中的发生及增加生存时间。在新生大鼠中，辣椒素干预对缺氧/缺血引起的脑损伤产生神经保护作用。此外，辣椒素对心脏、肾脏和肺缺血损伤也有治疗作用，其机制可能涉及抑制缺氧/缺血引起的炎症和氧化应激。但有研究显示，在缺血性卒中后应用TRPV1激动剂时脑出血的风险可能增加。因此，阻断或激活TRPV1治疗脑卒中的潜在副作用还需要深入研究。TRPV3通道也存在于脑动脉内皮细胞中，激活内皮TRPV3可介导血管舒张。TRPV4在脑平滑肌和内皮中均有表达，在缺氧/缺血大鼠模型中星形细胞TRPV4表达增加，神经元减少。此外，TRPV4激活可促进Ca^{2+}增加ROS生成，加重卒中后神经元损伤。因此，抑制TRPV4对卒中后的神经元有保护作用。

综上所述，TRP通道在大脑不同类型细胞中的表达和功能不同，离子稳态和离子转运蛋白功能障碍是缺血性脑损伤的早期改变。TRP通道参与调控脑卒中后细胞毒性水肿、坏死、凋亡和死亡的过程。调控TRP通道对急性脑卒中的治疗及延长治疗窗口期提供新的靶点。

（刘道燕　祝之明）

第四节 干预TRP通道防治高血压及其相关靶器官损害

一、功能性膳食因子调控TRP通道防治高血压

高盐摄入是高血压和心血管疾病的危险因素，减少摄盐量可以显著降低血压，改善高血压造成的靶器官损害。盐味觉是决定个体摄盐量的重要因素，研究表明，在生理浓度范围内，人的盐味觉敏感性下降能导致摄盐量的增加。超过生理浓度范围的高盐可引起人的厌恶反应，这是机体的生理保护作用，防止过多盐的摄入对机体造成心血管损害。研究证实高盐产生的厌恶反应与TRPM5通道有关。此外，苦瓜和芹菜由于其独特的苦味深受人们的喜爱，芹菜中富含能降压的黄酮，而芹菜素是TRPV4通道的激动剂。长期慢性摄入含硫氨基酸，如牛磺酸对心血管有保护作用，而牛磺酸的作用靶点是血管平滑肌的TRPC3通道。因此，这些功能性的膳食因子调控TRP通道有望成为高血压防治的新靶点。

（一）膳食苦瓜素激活TRPM5通道改善味觉细胞的功能，减少盐的摄入

苦瓜的提取物苦瓜素（BME）在调节血压方面也发挥作用。TRPM5通道在舌上皮味觉受体细胞中高表达，参与酸味、甜味、苦味、咸味和鲜味感知。而辣味不由味觉受体细胞介导，辣味是一种感觉，与辣椒素受体激活有关。最近研究发现小鼠舌上皮有TRPM5通道高表达，且TRPM5与味觉受体（T2R）共定位在舌上皮味觉细胞。长期高盐摄入可抑制TRPM5介导的对高盐的厌恶反应，而不影响舌上皮钠通道依赖的盐味觉的喜好性。*TRPM*基因敲除小鼠显示对高盐刺激引起的厌恶反应减弱，与高盐诱导的高血压有关。临床研究也显示，高血压患者对高盐诱导的厌恶反应也削弱了。此外，与普食组相比较，长期高盐摄入的小鼠可降低舌上皮TRPM5蛋白和mRNA表达，而苦瓜素BME干预可部分恢复高盐抑制舌上皮TRPM5的表达。进一步采用电生理技术，证实了苦瓜素BME可增强小鼠TRPM5通道的开放功能。用不同浓度NaCl溶液（0.25%、1%、4%和8%）的盐味觉实验显示，长期高盐加苦瓜素BME干预的小鼠对1% NaCl溶液的舔食显著增加，而对4% NaCl溶液的舔食减少。高盐加苦瓜素BME干预的小鼠钠盐摄入和尿钠排泄也显著减少。此外，长期膳食苦瓜素BME可减少血管活性物质苯肾上腺素（phenylephrine，PE）和血栓素类似物（U46619）诱导的肠系膜动脉血管收缩，而增加乙酰胆碱Ach诱导的内皮依赖的血管舒张。长期膳食苦瓜素BME通过抑制心肌纤维化相关蛋白改善高盐导致的心脏重构，苦瓜素BME还可通过抑制RhoA/Rho激酶降低高盐诱导的高血压。此外，研究显示从苦瓜中分离的古曲比他林E（CuE）也可增强TRPM5通道的活性，提示BME和CuE均能通过激活TRPM5通道增加对高盐的厌恶反应，减少盐的摄入，改善血压和心血管功能。

（二）膳食芹菜激活TRPV4通道改善高血压导致的肾脏纤维化

高血压引起的肾脏纤维化可发展为慢性肾功能障碍，研究发现用芹菜素（apigenin）干预DOCA-盐敏感性高血压大鼠4周，芹菜素可显著削弱DOCA-盐引起的肾脏结构和功能损害，抑制转化生长因子β1（TGFβ1）/Smad2/3信号通路和减少细胞外基质蛋白和COL1a1和COL3a1胶原的表达，而*TRPV4*基因敲除可削弱芹菜素的这种作用。同时，芹菜素可以激活TRPV4通道增加细胞钙离子内流，通过激活AMPK/SIRT1通路发挥作用。此外，激活TRPV4通道还可促进内皮细胞钙离子摄取并对抗高血糖诱导的ROS生成，改善糖尿病导致的血管内皮功能紊乱。研究显示DDP4抑制剂维格列汀（vildagliptin）可直接与TRPV4结合形成氢键促进内皮细胞钙离子摄取。高血糖可导致肾脏足细胞损害，肾小球滤过屏障破坏导致蛋白尿和糖尿病肾病发生，足细胞的线粒体功能紊乱可导致ROS生成增加，ATP生成障碍，加速糖尿病肾病的进程。此外，内皮功能紊乱是糖尿病导致心血管损害的早期特征，早期应用DDP4抑制剂可减少糖尿病患者心血管事件的发生。研究显示维格列汀干预1型或2型糖尿病小鼠4周可显著改善内皮依赖的血管功能，且这种作用独立于GLP-1，但SIRT1的抑制剂Ex527可抑制这种作用。因此，膳食芹菜有望成为改善高血压导致的肾脏纤维化的生活方式的干预措施。

（三）膳食辣椒素激活热敏感TRPV1通道发挥降压和减盐的作用

环境温度是高血压的重要危险因素，TRPV1是机体的热敏感通道，广泛表达在血管、心脏和脑组织。TRPV1能被特异性激动剂辣椒素激活，因此又称辣椒素受体。研究证实TRPV1通道在血管平滑肌和内皮均有表达，长期膳食辣椒素激活TRPV1通过PKA/eNOS途径促进内皮细胞NO产生，改善线粒体功能促进血管舒张，从而降低血压，且辣椒素的这种作用是TRPV1依赖的。高盐摄入导致心脏肥大和心力衰竭与线粒体功能紊乱密切相关，高血压、肥胖、2型糖尿病和不健康的生活方式可引起心脏肥大。研究证实*TRPV1*基因敲除或高盐饮食可损害线粒体复合酶Ⅰ氧化磷酸化，降低复合体Ⅰ酶的活性。长期膳食辣椒素可激活TRPV1通过改善线粒体复合酶Ⅰ氧化磷酸化，对抗高盐饮食介导的心脏肥大。此外，高盐饮食可增加肠系膜动脉ROS，减少NO生成，损伤内皮依赖的血管舒张功能，导致夜间血压增高。而长期膳食辣椒素激活TRPV1可改善高盐诱导的夜间血压增高。提示激活TRPV1通道介导的血管内皮NO产生可能是防治高血压的新措施。

另一项研究也显示，长期膳食辣椒素激活TRPV1通过抑制肾集合管WNK1/SGK1/上皮钠通道（epithelial sodium channel，ENaC）通路，减少肾脏钠离子重吸收，从而抑制高盐饮食诱导的血压升高。长期膳食辣椒素还可抑制db/db小鼠或STZ诱导的糖尿病小鼠的肾脏结构和功能损害，且辣椒素的这种作用是TRPV1依赖的。此外，辣椒素激活TRPV1通道还可促进线粒体相关膜（MAMs）形成，促进内质网Ca^{2+}转运到线粒体，从而改善高血糖诱导的足细胞线粒体功能障碍。TRPV1通道介导的Ca^{2+}通过AMPK减少转录Fundc1，抑制AMPK或过表达Fundc1可抑制辣椒素的这种作用。提示TRPV1介导肾脏线粒体Ca^{2+}在维持正常肾脏功能中起重要的作用。

临床研究亦显示，膳食辣椒素有改善心血管代谢的作用。南方、北方人群对照研究显示，与不喜欢辣味食品的人群相比较，嗜辣人群的盐摄入量和血压较低。采用脑分子影像PET-CT分析，验证了嗜辣行为与盐味觉及摄盐量和血压有关。PET-CT显示，长期高盐摄入人群的盐味觉相关脑区，如眶额叶与岛叶的代谢强度及神经元电活动显著减弱，嗜辣人群的这些盐味觉相关脑区的代谢强度和神经元电活动却显著增强，且他们的摄盐量较非嗜辣人群显著减少。对肥胖的高血压患者的研究显示，嗜辣行为对摄盐量的降低作用更为显著。提示嗜辣行为可能通过改善盐味觉，发挥减盐的作用，且这种作用对肥胖的高血压人群更加明显。此外，辣椒素激活TRPV1还能改善动脉粥样硬化和预防脑卒中。研究发现，长期辣椒素干预高脂饲养的ApoE$^{-/-}$小鼠通过激活TRPV1增加主动脉ATP结合转运子1（ATP-binding cassette transporter A1，ABCA1）表达，减少低密度脂蛋白相关蛋白1（low-density lipoprotein-related protein 1，LRP1）表达，从而减少脂质沉积和动脉粥样硬化的发生。此外，辣椒素激活TRPV1通过PKA/eNOS通路促进自发性高血压卒中型（SHRsp）大鼠脑动脉NO生成，延长SHRsp大鼠的生存时间，延缓卒中病程的进展。

综上所述，功能性膳食辣椒素是防止高血压和脑卒中及改善心血管代谢的新策略。

（四）膳食薄荷激活冷敏感TRPM8通道预防高血压

薄荷作为广泛应用的调味料，因具有抗炎、抗病毒和抗菌作用，也被添加到饮品中治疗肠道炎症。薄荷的有效成分薄荷醇有扩张平滑肌的作用，临床上也用于治疗肠易激综合征、消化不良和胆石症。此外，饮用薄荷饮料还可舒缓压力，利于降低血压，世界卫生组织建议每日口服薄荷醇（menthol）少于4mg/kg。TRPM8通道作为机体感受环境冷刺激的重要感受器，薄荷醇是TRPM8离子通道的激动剂。研究证实在血管平滑肌有TRPM8高表达，同时薄荷醇激活TRPM8能抑制U46619诱导的血管平滑肌细胞Ca^{2+}内流。动物模型研究显示，长期薄荷醇干预野生型（WT）小鼠28周，24小时平均收缩压和舒张压显著降低，且这种作用是TRPM8依赖的。此外，长期膳食薄荷醇干预SHR 大鼠也可显著降低24小时动态血压和鼠尾血压。研究证实膳食薄荷醇通过抑制RhoA/Rho激酶来抑制血管收缩反应及降低血压。临床研究亦显示，高血压前期受试者（收缩压120～139mmHg和/或舒张压80～89mmHg）规律口服小剂量薄荷醇胶囊（144mg/d）8周后，改善高血压前期人群的收缩压和舒张压及24小时动态血压和血管舒张功能。另一项研究也证实，棕色脂肪组织有丰富的TRPM8表达，薄荷醇激活脂肪组织TRPM8通道可上调棕色脂肪细胞解偶联蛋白1（uncoupling protein 1，UCP1）表达，促进UCP1依赖的产热增加和胰岛素敏感性增加，抑制高脂诱导的葡萄糖耐量异常和肥胖。同时，长期膳食薄荷醇干预能促进UCP1依赖的产热增加，发挥减肥的作用。因此，膳食薄荷醇有望成为高血压和肥胖性高血压干预的新靶点。

综上所述，功能性膳食因子通过调控TRPs通道在防治高血压中起重要作用。长期高盐摄入可损害味觉细胞TRPM5通道，导致对高盐的厌恶反应减弱，促进高血压的发展。苦瓜素可激活舌上皮TRPM5通道的功能，增加对高盐的厌恶反应，从而减少盐的摄入量。芹菜素通过激活TRPV4通道，改善DOCA盐诱导的高血压导致的肾脏纤维化及血管舒张功能。辣椒素通过激活TRPV1通道可促进血管NO生成、改善心肌细胞线粒体功能、预防动脉粥样硬化和脑卒中的发生。此外，辣椒素激活TRPV1还可改善盐味觉，发挥减盐的作用，尤其对肥胖性高血压人群的作用更为明显。因此，这些功能性膳食因子调控TRPs通道有望成为高血压防治的新靶点。

二、药物对TRP通道的作用

内源性牛磺酸生成不足是高血压发生的重要机制之一，上调内源性H_2S生成能拮抗高血压。血管紧张素Ⅱ 1型受体拮抗剂（ARB）及钙通道阻滞剂（CCB）是临床上广泛应用的降压药，不仅能有效降低血压，还可改善血管内皮功能、逆转高血压导致的心血管重构。临床研究表明，ARB和CCB均能显著减少血压波动性和保护靶器官，但ARB在改善血压和保护肾脏损害较CCB更为显著。研究证实这些药物能通过调控血管TRPC3改善血管功能，发挥降血压的作用。

（一）牛磺酸调控TRPC3改善血管功能及降低血压

牛磺酸作为人体的内源性氨基酸之一，几乎无任何毒副作用，临床应用非常广泛，其作为含硫氨基酸的主要终产物之一，在高血压的发生与发展中发挥重要作用。H_2S是一种重要的舒张血管的气体分子，近年来在高血压中的作用备受关注。大量研究证实，生理条件下哺乳动物体内的H_2S主要是以半胱氨酸和同型半胱氨酸为底物，由胱硫醚γ裂解酶（cystathionine-γ-lyase，CSE）、胱硫醚β合成酶（cystathionine-β-synthetase，CBS）和3-巯基丙酮酸硫基转移酶（3-mercaptopyruvate sulfurtransferase，3-MST）通过酶促反应生成。研究发现与正常对照组相比较，原发性高血压患者血、尿的牛磺酸浓度显著降低，膳食补充牛磺酸可显著改善高血压状态。动物实验也发现，牛磺酸受体敲除的小鼠更容易发生高血压。长期牛磺酸干预能增加SHR大鼠主动脉CBS及CSE的表达，而抑制主动脉组织TRPC3的表达。体外干预实验也显示，牛磺酸可剂量依赖性增加人肠系膜动脉组织CBS及CSE的表达，促进内源性H_2S生成，而抑制TRPC3的表达。此外，*TRPC3*基因敲除可上调主动脉CBS和CSE的表达。盐敏感高血压动物模型研究也显示，内源性牛磺酸在高盐诱导高血压发生中的调节作用。牛磺酸对盐敏感性高血压也有作用。研究显示高盐饮食干预Dahl大鼠可引起血压持续升高及血管重构的发生。同时，肾脏牛磺酸含量也显著降低，牛磺酸生成酶CDO及CSAD mRNA水平及蛋白表达也显著降低，补充牛磺酸可降低高盐饮食Dahl大鼠的高血压状态，缓解血管重构及肾脏损伤。

120例小剂量牛磺酸（1.6g/d）的随机、双盲、安慰剂对照的临床研究显示，与血压正常的人群相比较，高血压前期人群的血浆牛磺酸水平显著下降；长期牛磺酸干预12周能显著增加血浆H_2S和牛磺酸水平，改善高血压前期人群的血管舒张功能及降低血压（SBP下降7.2mmHg，DBP下降4.7mmHg），且高血压前期人群的血压下降幅值与其血浆H_2S和牛磺酸（taurine）水平呈显著正相关。临床研究证实长期牛磺酸干预高血压前期人群其血浆牛磺酸水平增加51%，血压显著降低，从而揭示牛磺酸具有重要的抗高血压效应。同时，牛磺酸干预可降低高血压前期肥胖人群的血浆总胆固醇水平，减少腹围。研究揭示牛磺酸通过上调CBS及CSE蛋白表达，促进H_2S生成，抑制血管组织TRPC3通道，减少血管平滑肌细胞Ca^{2+}内流，发挥改善血管功能和降低血压的作用。

（二）替米沙坦拮抗TRPC3改善血管功能及高血压

血管平滑肌细胞Ca^{2+}内流主要由电压依赖的钙通道介导，但近年研究证实TRPC3通道介导血管收缩也发挥重要的作用。与血压正常的WKY相比较，SHR大鼠主动脉和血管平滑肌细胞TRPC3的表达显著增加，而AT1R的表达两者无显著性差异。SHR时血管组织TRPC3表达增加与血管紧张素Ⅱ介导的血管收缩功能增强和血压升高有关，实验证据显示，TRPC3与血管紧张素Ⅱ介导的血管平滑肌细胞Ca^{2+}内流直接相关。TRPC3过表达可增加血管紧张素Ⅱ介导的Ca^{2+}内流，反之亦然，*TRPC3*基因敲减可减少血管紧张素Ⅱ的作用。3月龄SHR大鼠予以安慰剂对照、ARB替米沙坦［5mg/（kg·d）］、CCB氨氯地平［10mg/（kg·d）］和坎地沙坦［4mg/（kg·d）］干预16周，替米沙坦、氨氯地平和坎地沙坦均可显著降低SHR大鼠的血压，但仅替米沙坦能显著抑制主动脉TRPC3的表达。此外，替米沙坦能显著减少血管平滑肌细胞血管紧张素Ⅱ介导的Ca^{2+}内流，且这种作用与血管紧张素受体无关。同时发现氨氯地平和坎地沙坦虽能降低血压，但对SHR大鼠血管组织的TRPC3无作用。提示替米沙坦通过拮抗TRPC3改善血管功能及降低血压，不同的降压药对血管TRPC3的作用存在差异。

阻力血管功能异常是高血压重要的病理生理特征，除表现为小血管收缩反应增加及舒张反应减弱外，还存在一种特殊的血管功能调节方式，即直径

100μm以下的阻力血管在某些因素刺激下可产生周期性、节律性并具有一定频率与振幅的收缩与舒张，这种现象称为血管舒缩振荡（vasomotion）。有关血管舒缩振荡在高血压时血压调节中的作用尚不十分清楚，研究发现冠脉痉挛所致的心肌缺血与冠脉的血管舒缩振荡发生有关。SHR大鼠脑动脉的血管舒缩振荡显著增强，且SHRsp的脑动脉更容易出现血管舒缩振荡。研究证实SHR大鼠肠系膜动脉血管舒缩振荡与血管TRPC3表达增强有关，长期替米沙坦干预能抑制SHR大鼠肠系膜动脉血管舒缩振荡。氨氯地平和坎地沙坦干预SHR大鼠虽能降压，但不能消除血管的血管舒缩振荡。顽固性高血压和血压波动性大是临床十分常见的难题，也是导致靶器官损害的重要原因，除了关注高血压时有效及平稳降压外，改善血管本身的功能状态对保护靶器官和提高降压疗效十分重要。因此，干预高血压时阻力血管的血管舒缩振荡可能有助于保护靶器官及提高降压的效果。

三、小结

TRP通道具有非选择性阳离子通道的特征，广泛分布在哺乳类动物组织和细胞中，TRP通道有受体操纵型、配体操纵型和直接激活型。TRP通道在维持正常味觉、痛觉和体液平衡等方面发挥重要作用。TRP通道能被热、压力和高渗透压及某些膳食因子等激活。大部分TRP通道在心、脑、肾及血管组织有表达，在高血压患者和高血压动物模型中证实，TRP通道功能异常介导细胞Ca^{2+}稳态失衡，导致血管舒缩功能障碍和高血压，以及高血压相关靶器官损害。目前尚无特异性针对TRP通道的药物，某些功能性膳食因子及血管活性药物可通过调节TRP通道防治高血压及相关靶器官损害。

因此，TRP通道功能失衡是高血压的病理生理基础之一，选择性地调控TRP通道可作为防治高血压的新靶点，具有潜在的临床应用前景。

（刘道燕　祝之明）

参考文献

[1] EARLEY S，BRAYDEN J E．Transient receptor potential channels in the vasculature［J］．Physiol Rev，2015，95（2）：645-690.

[2] TYKOCKI N R，BOERMAN E M，JACKSON W F．Smooth muscle ion channels and regulation of vascular tone in resistance arteries and arterioles［J］．Compr Physiol，2017，7（2）：485-581.

[3] FIRTH A L，REMILLARD C V，YUAN J X．TRP channels in hypertension［J］．Biochim Biophys Acta，2007，1772（8）：895-906.

[4] ZHANG E，LIAO P．Brain transient receptor potential channels and stroke［J］．J Neurosci Res，2015，93（8）：1165-1183.

[5] FALCóN D，GALEANO-OTERO I，CALDERóN-SáNCHEZ E，et al．TRP channels：current perspectives in the adverse cardiac remodeling［J］．Front Physiol，2019，10：159.

[6] INOUE R，KURAHARA L H，HIRAISHI K．TRP channels in cardiac and intestinal fibrosis［J］．Semin Cell Dev Biol，2019，94：40-49.

[7] TOMILIN V，MAMENKO M，ZAIKA O，et al．Role of renal TRP channels in physiology and pathology［J］．Semin Immunopathol，2016，38（3）：371-383.

[8] KASSMANN M，HARTENECK C，ZHU Z，et al．Transient receptor potential vanilloid 1（TRPV1），TRPV4，and the kidney［J］．Acta Physiol（Oxf），2013，207（3）：546-564.

[9] CUI Y，WU H，LI Q，et al．Impairment of bitter taste sensor transient receptor potential channel M5-mediated aversion aggravates high-salt intake and hypertension［J］．

Hypertension, 2019, 74 (4) : 1021-1032.

[10] GAO P, LI L, WEI X, et al. Activation of transient receptor potential channel vanilloid 4 by DPP-4 (dipeptidyl peptidase-4) inhibitor vildagliptin protects against diabetic endothelial dysfunction [J]. Hypertension, 2020, 75 (1) : 150-162.

[11] LANG H, LI Q, YU H, et al. Activation of TRPV1 attenuates high salt-induced cardiac hypertrophy through improvement of mitochondrial function [J]. Br J Pharmacol, 2015, 172 (23) : 5548-5558.

[12] LI Q, CUI Y, JIN R, et al. Enjoyment of spicy flavor Enhances Central Salty-Taste Perception and Reduces Salt Intake and Blood Pressure [J]. Hypertension, 2017, 70 (6) : 1291-1299.

[13] XIONG S, WANG P, MA L, et al. Ameliorating endothelial mitochondrial dysfunction restores coronary function via transient receptor potential vanilloid 1-mediated protein kinase a/uncoupling protein 2 pathway [J]. Hypertension, 2016, 67 (2) : 451-460.

[14] SUN Q, WANG B, LI Y, et al. Taurine supplementation lowers blood Pressure and improves vascular function in prehypertension: randomized, double-blind, placebo-controlled study [J]. Hypertension, 2016, 67 (3) : 541-549.

[15] ZHU Z, LIU D, XIONG S. Transient receptor potential channels in hypertension and metabolic snydrome [M] //Arpad SzallasI. TRP channel as therapeutic targets. from basic science to clinical use. Salt Lake City: Academic Press, 2015.

[16] SUN J, YANG T, WANG P, et al. Activation of cold-sensing transient receptor potential melastatin subtype 8 antagonizes vasoconstriction and hypertension through attenuating RhoA/Rho kinase pathway [J]. Hypertension, 2014, 63 (6) : 1354-1363.

[17] LIU D, XIONG S, ZHU Z. Imbalance and dysfunction of transient receptor potential channels contribute to the pathogenesis of hypertension [J]. Sci China Life Sci, 2014, 57 (8) : 818-825.

[18] XU X, WANG P, ZHAO Z, et al. Activation of transient receptor potential vanilloid 1 by dietary capsaicin delays the onset of stroke in stroke-prone spontaneously hypertensive rats [J]. Stroke, 2011, 42 (11) : 3245-3251.

[19] YANG D, LUO Z, MA S, et al. Activation of TRPV1 by dietary capsaicin improves endothelium-dependent vasorelaxation and prevents hypertension [J]. Cell Metab, 2010, 12 (2) : 130-141.

[20] LIU D, YANG D, HE H, et al. Increased transient receptor potential canonical type 3 channels in vasculature from hypertensive rats [J]. Hypertension, 2009, 53 (1) : 70-76.

[21] 董尔丹, 张幼怡. 血管生物学 [M]. 2版. 北京: 北京大学医学出版社, 2014: 46-151.

第十四章
高血压与组学

高血压是一种由遗传因素和环境因素共同作用的多基因遗传病。血压水平受多种因素影响，其中可调节因素包括盐、饮酒、肥胖、体育活动和慢性压力等。更值得关注的是，血压具有高度遗传特征，研究表明30% ～ 50%的高血压个体风险来自遗传因素，有高血压家族史的个体发病风险增高4倍。

血压具有如此强的遗传倾向，确定人类高血压的遗传规律仍然极具挑战性。长期以来遗传学研究都是以单个基因或者少数几个基因作为主要研究对象。然而这样孤立的研究难以揭示生命活动的真实过程，因为正常的生命活动是通过生物体所携带的全部遗传信息的协同表达和综合调节的结果——包括所有的基因和基因间序列的总和，即“基因组（genome）”概念。随着基因组学（genomics）及其他组学（omics）理念的相继诞生，将生物体的结构与功能作为一个有机的整体来进行研究，使我们能够更加有效地接近生命活动的真实状态。随着相关技术的飞速发展，以基因组学为主要代表，表观遗传学（pigenomics）、转录组学（transcriptomics）、蛋白组学（proteomics）、代谢组学（metabolomics）等各具特色遗传学研究方法也日渐成熟，因其不依赖、不局限于已知调控通路、能更清楚地体现基因组下游分子的结构和功能，在复杂表型和疾病的研究中日渐普及、成果颇丰（图2-14-1）。高血压常见而复杂、涉及多种途径和器官，同属此类表型。

遗传学研究从最早的孟德尔遗传研究，到多组学研究，在已知的血压调节通路中，高血压遗传学的研究成果从各自侧重的角度出发，正在渐渐为我们勾勒出影响血压的遗传因素“全景图”。与此同时，丰富的遗传学研究成果也催生了一波将各种类型的数据集成到综合统计模型中的研究，从整合的角度去发展和应用分子遗传学的研究成果。

虽然已经过数代人的努力，从指导临床诊疗的角度来看，高血压的分子遗传学研究尚处于起步阶段，但多组学技术的应用将不断刷新我们对血压调控的理解，进而催生新的诊疗理念和方法，因此遗传学研究也是阐明血压调控的病理生理机制，创新高血压防、诊、治手段等方面的重要研究领域。本章内容将从基因组学、转录组学、表观遗传学、蛋白组学、代谢组学等方面，概述高血压的分子遗传学。

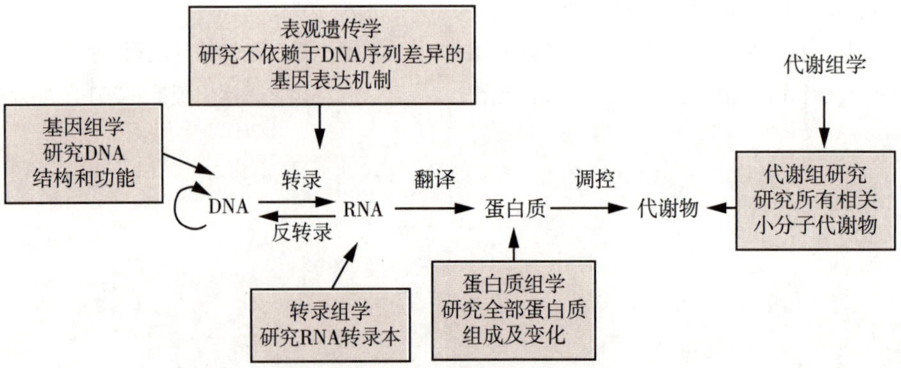

图2-14-1　分子遗传学常见研究方法应用领域示意图

第一节
高血压基因组学

基因组的概念最早于1920年由德国汉堡大学H.Winkles提出，即指生物具有的所有遗传物质的总和，包括所有的基因和基因间区域。人类基因组则包括了所有的染色体和线粒体DNA所携带的遗传物质。而基因组学（genomics）系1986年由美国遗传学家Thomas H.Roderick提出，是在基因组水平上研究基因组结构和功能的科学，包括基因组的结构、功能、表观调控及相互作用等，以及它们对生物体的影响。

一、基因组学研究方法

在19世纪前后，人类对遗传学的研究仅停留于孟德尔遗传和连锁分析，随着分子生物学技术的发展，先是对基因结构进行了初步分析，运用包括DNA测序、聚合酶链式反应（polymerase chain reaction，PCR）、重组DNA、转基因等技术。1986年，人类基因组计划的提出和实施标志着基因组学时代的开始。基因组学的研究方法已经广泛应用于疾病相关的基因和分子机制的研究，并逐渐应用到疾病的管理当中。目前疾病相关的基因组学研究，一般是通过遗传标记定位寻找与疾病相关的基因突变位点，所用策略包括连锁分析、关联分析（候选基因关联分析和全基因组关联分析）等。

连锁分析是基于家系研究的一种方法，利用遗传标记在家系中进行分型（genotyping），再利用数学手段计算遗传标记在家系中是否与疾病产生共分离。这种方法可以识别特定疾病的病理生理机制，发现和诊断单基因疾病，并引导靶向治疗。但很多疾病则是由多个具有微量效应的常见突变所导致，故连锁分析对于多基因疾病的应用有限。二代测序（next generation sequencing，NGS）技术的发展为解释遗传力提供了有力工具。NGS既可以是靶向测序（如全基因组外显子组测序、基因组合测序），又可以是非靶向的全基因组测序，更适合临床应用。

使用全基因组关联研究（genome-wide association studies，GWAS）在人类全基因组范围内找出存在的序列变异，可以识别单核苷酸多态性（single nucleotide polymorphism，SNPs）与疾病的关系，也应用于药物基因组研究，以确定调节药物的药代动力学和药效学的遗传变异。

全基因组外显子测序（genome-wide exon sequencing，WES）是由传统外显子捕获技术和新一代高通量测序联合形成的一种测序方法。由于WES只对外显子进行测序，而外显子包含蛋白质合成所需要的绝大部分信息，因此与全基因组测序相比，WES具有成本低和效率高的优势。但因其缺少对非编码区变异和结构变异的分析，所以可能会遗漏结构变异及非编码区的致病变异。全基因组测序（whole genome sequencing，WGS）则检测了所有的DNA信息。随着WES和WGS测序成本的降低，这类更全面的测序技术正在被加速推广。

基因组学还可以用于预测药物反应。药物基因组学的目标是识别对药物类别更好反应的相关基因变异，试图“给正确的患者正确的药物剂量”，具有潜在的实际应用前景。但目前研究发现不同种族的高血压群体中，易感基因及其药物靶点存在极大差别，可能所观察到的关联并不代表有效，或者它们只适用于特定的亚群体。

二、高血压的基因组学研究进展

高血压很早就已经被证实与遗传相关，30%～50%的个体风险来自遗传因素，有高血压家族史的个体发生高血压的风险增加4倍。通过连锁分析的方法，越来越多的由单个罕见基因突变引起的高血压综合征被发现，包括Liddle综合征、先天性肾上腺皮质增生综合征（congenital adrenal hyperplasia syndrome，CAH）、PASNA综合征等（单基因遗传性高血压的详情请参考第三篇第二章）。

然而，至少90%的高血压患者发病机制不明，故称为原发性高血压。运用单基因病高血压的研究策略无法诠释此类患者因基因组变异而导致的临床后果。实际上，大多数人类基因组的变异来源于单核苷酸多态性（single nucleotide polymorphism，SNPs）。使用GWAS的研究方法，可以识别影响高血压发生风险的单核苷酸多态性。截至目前，通过GWAS的研究，多种SNPs已被发现在原发性高血压的发生发展中发挥重要作用。

近年来，基因组学作为分子遗传学的核心内容，该领域的研究正帮助我们不断发现潜在的作用于血压调控的分子及其作用机制。这些成果在临床实践中的应用也正在稳步向前推进：2007年的第一届国际嗜铬细胞瘤研讨会首次提出基因检测的建议，基因检测作为一项辅助检查技术首次开始了高血压诊治的临床应用；2019年3月，由中华医学会心血管疾病学分会精准心血管疾病学学组等相关组织制定的《单基因遗传性心血管疾病基因诊断指南》在国内发表，其中对单基因遗传性高血压的“基因诊断”进行了详述，提出“基因诊断”作为精准医学理念，是高血压诊治精准化、个体化、规范化的重要里程碑。在以下章节中，将重点阐述基因组学的研究方法及其在高血压中的应用。

（宋　雷）

第二节 高血压转录组学

转录组学（transcriptomics）是指通过识别和量化所有在不同特定条件下产生的RNA转录本，包括信使RNA（messenger RNA，mRNA）、转移RNA（Transfer RNA，tRNA）、核糖体RNA（ribosomal RNA，rRNA）和非编码调节RNA，来进行遗传学研究的一种组学手段。如果说基因组学是对生物体综合转录能力的量化，那么转录组学可以说是一种类似“快照”的手段，揭示了在一个指定的时间点，哪些基因在特定的细胞或者组织中正在活跃表达。

一、转录组学的研究方法

目前正在使用的两种基本转录组学方法是微阵列（microarrays）技术和转录组测序技术（RNA-seq）。旧的微阵列方法利用了全基因组DNA微阵列中使用的技术，通常是通过反向转录后将RNA量化为互补DNA。而转录组测序技术则是利用高通量、下一代测序技术，对互补DNA进行测序。

在实践中，微阵列相比转录组测序技术成本较低。然而微阵列技术需要参考转录本来为微阵列创建探针，因此这种方法只能量化具有已知和注释基因组序列的转录本，而转录组测序技术则没有这样的要求，因此可以量化新的序列并检测剪接变异。

二、转录组学在高血压中的研究进展与应用

在高血压的分子遗传学研究中，转录组学起着承上启下的桥梁作用，可以通过不同的实验设计和分析手段，将基因与蛋白表达、代谢、信号传递等等病理生理过程联系起来，构成“全景图”的重要部分。

转录研究通常用于比较大于2种不同实验条件下的基因表达谱，如不同的外环境，或不同的疾病状态。通过上述方法完成检测后，有多种方法可以分析转录数据：热图（heat maps）是一种简单而重要的方法，可以直观地显示实验条件之间的表达差异；基因共表达网络分析（gene coexpression network analysis）则可以分析调控程序，并将未知功能的基因与代谢过程联系起来；通路分析（pathway analysis）则使用功能基因注释数据库中的信息来识别可能与给定的基因表达模式有关的代谢、信号传递和基因调控途径。

转录组学近年来越来越多地应用于高血压分子遗传学研究中，其中尤以通过定量mRNA，对基因进行差异表达分析为多，亦即通过对一定数量的高血压患者进行某个组织，或多个组织mRNA（转录谱）进行分析，发现不同外环境、病理生理

状态或器官、组织中差异表达的基因，更可分析其是否比随机选择的基因更能预测高血压状态等，以达到相关的研究目的。由于转录组学处于“全景图”中游，通常这些研究也会对发现差异表达基因进行功能富集分析，观察其是否包含与血压有关的先验途径（如脂肪酸代谢、胰岛素信号）；或者与现有研究成果比对，GWAS、动物模型、计算预测等研究已证明的高血压相关基因是否可以得到验证。其他形式的RNA，如微RNA（microRNA，miRNA）、循环RNA、线粒体转移RNA在内的其他种类RNA近年来也都在高血压研究中有报道。由此可见，转录组学在高血压诊疗研究中具有重要前景。

三、高血压表观遗传学

表观遗传学探讨的是影响基因释放的相关机制，这些机制虽然通过遗传，但不依赖于DNA碱基序列的差异性，起关键作用的表观遗传修饰发生在胚胎、胎儿和早期发育阶段，以及生物体的生命后期。更精确地讲，表观遗传机制是指与基因表达调控系统有关的现象，其不涉及DNA序列的变化或拷贝数的变异。由于表观遗传机制与环境的相互作用，其研究可以提供一个动态的、综合的疾病相关病理生理学原理图，并有助于发现新的药物靶点，同时为探索环境暴露的遗传效应提供了一个窗口。有关高血压表观遗传学的理论、认知和研究进展详见相关章节。

（宋　雷）

第三节
高血压蛋白质组学

蛋白质组学（proteomics）研究由生物系统合成或修饰的全部蛋白质的组成及其变化规律，其研究范围在全景图中的位置处于基因组和转录组下游，集中于动态描述基因表达的调节，对基因表达的蛋白质水平进行定量测定，鉴定不同外环境、不同病理生理状态过程的影响，从而解析基因表达调控的机制。

虽然人类基因组含有约20 300个基因，但差异翻译和剪接、氨基酸多态性及翻译后修饰（如乙酰化、磷酸化、糖基化）等过程可使单个基因通过转录翻译产生约100种不同的蛋白质。蛋白质是机体的功能分子，蛋白质之间的差异可与生物系统内的活性和功能不同相关，从而在人类复杂疾病的研究中始终占据着重要的地位。

一、蛋白质组学研究方法

蛋白质组学中，我们可以通过不同的实验室分析方法来识别和量化蛋白质，包括液相色谱-串联质谱（liquid chromatography-tandem mass spectrometry）、同位素编码蛋白标记（isotope-coded protein labeling）和蛋白质微阵列（protein microarrays）等。如同转录组一样，蛋白质组在不同的组织中也呈现着不同的状态。

与基因组学和转录组学一样，蛋白质组学数据可以进行通路和网络分析。蛋白质组生物信息学领域中蛋白质组数据库的成形则是蛋白质组研究水平飞跃的标志和基础。目前在该领域，瑞士拥有目前世界上最大、种类最多的蛋白质组数据库。丹麦、英国、美国等也都建立了各具特色的蛋白质组数据库。生物信息学的发展已给蛋白质组研究提供了更方便、更有效的计算机分析软件、搜索软件和数据管理系统，对肽序列标记的从头测序软件也将可能是非常有效的研究手段。随着技术手段的迅速发展，结合基因组学研究和基因组数据库的突飞猛进，将给蛋白质组学研究提供更多更全面的数据基础。

二、蛋白质组学在高血压发生、发展过程中的研究进展及应用

核酸与蛋白质是构成生物体的主要大分子。随着大量生物体全基因组序列的破译和功能研究的展开，我们越来越关注如何用基因组研究的模式开

展蛋白质组学的研究。早在2001年公布人类基因组草图的同时，*Nature*和*Science*就已发表“And now for the proteome”（《现将轮及蛋白质组》）和“Proteomics in genomeland”（《基因组王国中的蛋白质组学》）的述评，这两个杂志认定了蛋白质组学的地位，预言其将成为人类基因的最大战略资源。

蛋白质组学现已在研究细胞的增殖、分化、异常转化、肿瘤形成等方面进行了有力的探索，尤以在肿瘤的早期诊断、药靶、疗效判断和预后等研究中成果最为丰硕。在原发性高血压的发病机制和治疗手段方面的探索，蛋白质组学尚处于初始阶段，主要通过建立动物模型对其进行探索；如Williams等对自发性高血压大鼠的心肌蛋白特异性表达进行研究，发现了13个与早期高血压相关和7个与晚期高血压相关的差异蛋白。在临床研究方面，人血浆蛋白质组，因为血浆作为“基质”的这一重要特点，在研究中具有先天的优势。特别是在高血压患者中，血浆是最基本的、最容易获得的样本，并且可能包含大多数生理和病理状态的标志物，是高血压蛋白质组学研究十分重要的领域。但血浆蛋白质组十分复杂，可能包括30万种多肽，高丰度蛋白（如白蛋白）与罕见蛋白之间具有巨大的浓度差（可多达10个数量级），这对于实验技术、环境和统计分析都提出了不小的技术挑战。另外，血浆标本所含的抗凝血剂也可能导致不同结果和研究之间缺乏可比性。相比之下，尿液蛋白质组比血浆内容丰富而稳定，且肾功能在血压调节中的重要性不言而喻，因此，尿液蛋白质组学是研究高血压的另一个极具吸引力的方向。

在高血压领域蛋白质组学研究的数量尚显有限，而成果更多集中于特殊类型高血压，原发性高血压的蛋白质组学研究领域更有值得进一步探索的广阔空间。美国心脏协会2015年发表的关于蛋白质组学的科学声明，预测其将对心血管健康和疾病产生变革性影响。虽然声明中的许多讨论都集中在器官疾病上，但同时预测蛋白质组学将很好地推动我们对高血压发病机制和预后的理解，并将有一天被用来监测降压治疗的效果。

（宋　雷）

第四节 高血压代谢组学

代谢组学研究生物系统代谢过程的底物和产物，被统称为代谢物，包括氨基酸和脂肪酸、脂类、糖等内源性和外源性小分子（通常为50～1500Da）。代谢组学具有细胞和组织特异性，受到基因、微生物菌群、个体差异（如年龄体重）、环境因素（如饮食、药物、精神压力）等方面的影响。代谢组学是将化学信息学、生物信息学和统计学分析相结合，研究生物样品（如细胞、组织和体液）整体代谢特征的组学方法。

一、代谢组学研究方法

利用质谱分析技术，可以从极少量的样品中同时快速测定数千种代谢物。质谱、磁共振波谱可以对代谢组成分进行分析，气相色谱法或高效液相色谱法可以在检测前对代谢组相关物质进行分离。获得代谢物相关结果后，代谢物及其生物学作用、生理浓度、疾病关联、化学反应、代谢途径和参考光谱等信息可以在相关代谢组学数据库进行查询。目前常用代谢组学数据库有HMDM（the Human Metabolome Database，人类代谢组数据库）和METLIN（Metabolite and Tandem MS Database，代谢物和串联质谱数据库）。

二、代谢组学在高血压中的研究进展

代谢物作为基因表达调控和蛋白质功能调节的最下游产物，是机体生物化学活动的直接标志，更容易与细胞表型相关联。通过代谢组学研究，可以揭示高血压发病机制、预测高血压发病及靶器官损伤，同时通过对降压药物的相关代谢检测，协助评估药物疗效，指导用药。

高血压机制方面已经有较多代谢组相关研究，但研究成果较为分散，尚未形成完整的、权威性的证据体系。Ameta K等用磁共振波谱对64例原发高血压患者和59例健康对照者的血清样本进行分析，提示精氨酸、丙氨酸、丙酮酸、蛋氨酸、腺嘌呤和尿嘧啶在两组患者中具有显著差异，这对原发高血压的化验检查方法和发病机制提供了新研究方向。许多研究强调了高血压患者氨基酸代谢的紊乱，特别是血和尿中丙氨酸浓度增加、苏氨酸和苯丙氨酸浓度降低是高血压的危险因素。α氨基酸、支链氨基酸和性类固醇代谢产物雄甾酮硫酸盐和硫酸异雄酮等，与高血压风险增加独立相关。

另外，脂质代谢也在高血压患者和正常对照组之间显示了其组间差异，Ke C等研究提示高血压患者的血清中脂肪酸、磷脂酰胆碱（PCs）、二甘油酯（DGs）、溶血磷脂酰胆碱（LPCs）和乙酰肉碱水平都明显高于正常对照组。Menni C等在3980名女性中检测了280种空腹血液代谢物，分析其与血压的关系，对有意义的独立代谢物进行全因死亡生存分析，发现十六烷二酸盐增加收缩压、舒张压及全因死亡率。在大鼠中进行实验验证，发现口服十六烷二酸盐可以显著升高大鼠血压。十六烷二酸是一种长链二羧酸，在脂肪酸ω-氧化过程中生成，在过氧化物酶体中经β-氧化被代谢排除体外。十六烷二酸盐影响血压的机制可能是通过十六烷二酸盐水平升高而激活二级下游通路，引起血管对去甲肾上腺素的反应增强。Wawrzyniak R等利用液相色谱－飞行时间质谱技术对难治性高血压患者和非难治性高血压患者进行非靶向性代谢组分分析，在难治性高血压患者中发现19种上调的代谢物和13种下调的代谢物，这些代谢物涉及内皮功能障碍、血管扩张－收缩、细胞增殖、氧化应激和炎症、动脉粥样硬化等5条代谢通路。

代谢组学研究同样可以应用于高血压靶器官损伤预测。Zhang Z等对711例随机入选者应用超声心动图对左室舒张功能进行检测，同时利用磁共振波谱法测定44种循环代谢物，发现能量底物利用和抗氧化应激相关的循环代谢物（酪氨酸、高密度脂蛋白、载脂蛋白、葡萄糖、谷氨酰胺）可用于区分正常和异常舒张期左心室功能。

关于药物代谢组学方面的研究可以提供关于药物代谢动力学和药效学特性的信息，从而对药物反应中个体变化的机制进行深入了解、指导个体化治疗。Shahin MH等利用气相色谱－飞行时间质谱平台对应用氢氯噻嗪的高血压患者空腹血浆样本进行非靶向代谢组学研究，发现13种代谢物与应用氢氯噻嗪的患者的收缩压（SBP）和舒张压（DBP）反应显著相关。Martin-Lorenzo M等对代谢物预测螺内酯疗效进行研究，纳入29例难治性患者和13例伪难治性高血压患者，在给予螺内酯前后采集尿液样本进行检测，代谢产物经液相色谱－质谱联用测定，发现对醛固酮无反应的患者尿液样本中，柠檬酸、草酰乙酸、α-酮戊二酸和苹果酸升高。这些研究提示我们在临床中可以通过对受试者血尿标本中特定代谢物进行分析，判断药物疗效，指导用药。随着代谢组学相关研究技术和分析方法的发展，高血压代谢组学在临床诊疗中的作用将不断被认识。

总之，高血压是具有高度遗传性特征的复杂性状疾病，其发生可能涉及众多因素。完整描绘高血压的整体遗传学架构，能够帮助研究者发现新的发病机制，探究新的治疗靶点和治疗方法。在上文所提及的基因组学、转录组学、表观遗传学、蛋白组学和代谢组学等方面，国内外研究均有重大进展，在不同层面上发现了许多影响血压调节的作用节点。然而，每种组学研究策略都存在其自身的局限性和缺点，任何一种单一组学研究方法都无法描绘出高血压的完整遗传特征。因此，将多种组学研究策略整合运用到原发性高血压的分子遗传学研究当中，能够更好地探索以往被单一研究手段所局限的病理生理机制；对高血压患病风险、严重程度与预后做出评估；并为抗高血压治疗策略提供个性化指导，推动精准医疗发展。目前，国内外的科研人员已经开始将多种组学策略整合运用到原发性高血压的分子遗传学研究当中，详细概述见本章第三节。另外，如何对多组学的不同研究数据进行有效整合，进行质量控制、筛选和分析，还有赖于新的统计学工具和手段的不断发展。

（宋　雷）

参考文献

[1] 宋方洲. 基因组学 [M]. 北京: 军事医学科学出版社, 2011.

[2] BURRELLO J, MONTICONE S, BUFFOLO F, et al. Is there a role for genomics in the management of hypertension? [J]. Int J Mol Sci, 2017, 18 (6) : 1131.

[3] 中华医学会心血管病学分会精准心血管病学学组, 中国医疗保健国际交流促进会精准心血管病分会. 单基因遗传性心血管疾病基因诊断指南 [J]. 中华心血管病杂志, 2019, 47 (3) : 175-196.

[4] ZOU Y B, HUI R T, SONG L. The era of clinical application of gene diagnosis in cardiovascular diseases is coming [J]. Chronic Dis Transl Med, 2019, 5 (4) : 214-220.

[5] 邹玉宝, 刘婕, 宋雷, 等. 2019年中国《单基因遗传性心血管疾病基因诊断指南》解读 [J]. 中国分子心脏病学杂志, 2019, 19 (2) : 2793-2798.

[6] MANTIONE K J, KREAM R M, KUZELOVA H, et al. Comparing bioinformatic gene expression profiling methods: microarray and RNA-Seq [J]. Med Sci Monit Basic Res, 2014, 20: 138-142.

[7] PONOMARENKO E A, POVERENNAYA E V, ILGISONIS E V, et al. The size of the human proteome: the width and depth [J]. Int J Anal Chem, 2016, 2016: 7436849.

[8] OMENN G S, STATES D J, ADAMSKI M, et al. Overview of the HUPO plasma proteome Project: results from the pilot phase with 35 collaborating laboratories and multiple analytical groups, generating a core dataset of 3020 proteins and a publicly-available database [J]. Proteomics, 2005, 5 (13) : 3226-3245.

[9] AMETA K, GUPTA A, KUMAR S, et al. Essential hypertension: A filtered serum based metabolomics study [J]. Sci Rep, 2017, 7 (1): 2153.

[10] ZHENG Y, YU B, ALEXANDER D, et al. Metabolomics and incident hypertension among blacks: the atherosclerosis risk in communities study [J]. Hypertension, 2013, 62 (2) : 398-403.

[11] KE C, ZHU X, ZHANG Y, et al. Metabolomic characterization of hypertension and dyslipidemia [J]. Metabolomics, 2018, 14 (9) : 117.

[12] MENNI C, GRAHAM D, KASTENMüLLER G, et al. Metabolomic identification of a novel pathway of blood pressure regulation involving hexadecanedioate [J]. Hypertension, 2015, 66 (2) : 422-429.

[13] WAWRZYNIAK R, MPANGA A Y, STRUCK-LEWICKA W, et al. Untargeted metabolomics provides insight into the mechanisms underlying resistant hypertension [J]. Curr Med Chem, 2019, 26 (1) : 232-243.

[14] ZHANG Z Y, MARRACHELLI V G, THIJS L, et al. Diastolic left ventricular function in relation to circulating metabolic biomarkers in a general population [J]. J Am Heart Assoc, 2016, 5 (3) : e002681.

[15] SHAHIN M H, GONG Y, MCDONOUGH C W, et al. A genetic response score for hydrochlorothiazide use: insights from genomics and metabolomics integration [J]. Hypertension, 2016, 68 (3) : 621-629.

[16] MARTIN-LORENZO M, MARTINEZ P J, BALDAN-MARTIN M, et al. Citric acid metabolism in resistant hypertension: underlying mechanisms and metabolic prediction of treatment response [J]. Hypertension, 2017, 70 (5) : 1049-1056.

[17] ARNETT D K, CLAAS S A. Omics of blood pressure and hypertension [J]. Circ Res, 2018, 122 (10) : 1409-1419.

第十五章 高血压分子遗传学

原发性高血压，其确切病因基于目前的医学发展水平和检查手段情况下尚未能明确，目前认为是由遗传和环境因素综合而致的多基因疾病。大量证据表明，尽管通过生活方式的改进（限制饮食，减轻体重，控制盐摄入，加强运动等）可以降低血压，但实际上并不能完全解决问题，因为引起血压异常及其危险因素约有一半源于遗传因素。所以我们除了单纯地改变人们的生活方式，也需要探究高血压的分子遗传学机制。通过研究相关遗传机制，可识别高血压的特定遗传风险因素，寻找更确切的药理（和非药物）靶点，精准运用适合病因的药物，从而将血压更有效地控制在理想范围。迄今，原发性高血压遗传因素的发现主要是运用下面三类研究策略进行的：候选基因、全基因组连锁分析、全基因组关联研究，同时结合转录组学、蛋白组学等研究策略进行发病机制，药物靶点的探索。

第一节 高血压候选基因研究

候选基因（candidate gene）是指一类定位于特定染色体部位的基因，这些基因在疾病中的表达情况及其蛋白产物尚不明确。连锁分析提示其与基因组某一部位有关联，这些基因可能是结构基因，调节基因或是在生化代谢途径中影响性状表达的基因，它们可能参与生物体的表型表达。因此原发性高血压的候选基因，通常是指若某一蛋白质对血压调控具有重要作用，则编码该蛋白质的基因就可被选作高血压的候选基因。

原发性高血压候选基因研究的基本策略和步骤如下。①确定待研究的候选基因：除了单基因遗传性高血压的致病基因，原发性高血压候选基因的选择通常从以下几方面入手：动物实验发现的编码参与血压调节的蛋白基因，如血管舒缩功能基因（*REN*、*AGT*、*ACE*、*AGTR1*、*ECE-1*、*ECE-2*、*NOS3*、*EDN1*、*EDN2*、*eNOS*、*EDNRA*、*EDNRB*、*CYP2C8*等）、交感神经功能基因（*TH*、*COMT*、*DBH*、*DRD1*、*DRD2*、*ADRB1*、*ADRB2*、*ADRB3*、*ADRA1A*）、脂代谢基因（*APOB*、*APOC3*、*APOE*、*LPL*）、水盐代谢基因（*ADD1*，*ADD2*）、离子转运蛋白基因（*SLC12A3*、*SLC12A1*、*KCNJ1*、*SCNN1A*、*SCNN1B*、*SCNN1G*、*CLCNKB*）、G蛋白信号转导系统基因（*GNB3*）、炎症因子基因（*TGF-β*）等；②选择候选基因后，将候选基因座位的DNA遗传标记与高血压进行连锁分析，确定该候选基因座位是否与高血压连锁；③在高血压与对照人群中筛查该候选基因的各种突变体；④基因多态性与高血压间的关联研究：比较突变体基因型在高血压人群与正常血压人群之间的频率分布，若频率分布差别具有统计学意义，那么该基因突变体就可能是原发性高血压的相关基因，即通过比较基因型在病例和对照组中是否存在显著差异而进行研究。

尽管已经进行了很多的高血压发病机制相关的候选基因研究，但是这些候选基因或者相邻近的SNPs与高血压发病机制显著相关的报道却很少。这可能是由于候选基因策略本身的缺陷所致。①许多原发性高血压相关基因及其功能仍未被鉴别出来，因此，这部分基因不可能被选为候选基因。②有的候选基因本身和高血压缺乏连锁或仅仅轻度连锁，但其附近可能存在更相关的高血压基因位点，仅用候选基因法难以找到这些位点。③由于候选基因的选择来自推测，所以具有一定的盲目性。截至目前的原发性高血压候选基因研究当中，只有在一些大样本的研究中才取得了一些弱相关的结果，且这些相关位点对人群血压水平影响很小（＜1mmHg），故所研究的基因对高血压及其心血管疾病的发病预测价值仍不大。④由于高血压发病因素的复杂性，高血压的易感基因多为微效基因，不同地区、不同种族之间存在明显差异，且受环境、基因与基因之间相互作用、样本及样本量等因素的影响，故该策略存在的另一个主要问题就是需要鉴定的基因过多，且存在遗传异质性和外显不全的干扰，容易出现假阳性结果，并且要找到真正具有可比性的病例-对照也并非易事。因此候选基因方法不能很好地解释原发性高血压的遗传基础。

随着人类基因组计划（human genome project，HGP）的顺利实施，原发性高血压的遗传研究则转向全基因定位策略，对原发性高血压家系或人群进行基因型和表现型的连锁分析，从而对相关基因进行定位，即全基因组扫描法。该策略可以发现染色体上尚未识别的热点区域。

（公茂莲）

第二节 高血压的全基因组连锁分析研究

遗传连锁（genetic linkage）是指在同一染色体上两个位置靠得很近的基因在减数分裂期间有同时被遗传的倾向。具体来讲，受精卵发生减数分裂时，父亲染色体和母亲染色体会发生交换，基因之间发生重新组合（基因重组）。若同一染色体上的基因座之间距离很近，在与另一条染色体交换时，一起被交换的可能性就大，这些基因就同在一个染色单体里，这种现象称为连锁；反之，距离越远，就容易在交换中被分开，这些基因进入不同的染色单体。通过基因之间重组的概率，便可以测知同一染色体上各个基因之间的距离。连锁分析的研究策略主要包括：①家系连锁分析（family linkage analysis）；②常用等位基因共享（allele sharing method）。

高血压家系的连锁分析是以两代或两代以上的高血压家系样本为基础，观察标记位点与相关基因位点在家系内是否共分离，计算出遗传距离和连锁程度的一种遗传分析方法，即利用功能基因与分子标记间的连锁与重组，实现对功能基因位置的定位。进行该研究时，首先需要获得家系样本及完整的家系信息，然后在全基因组上选取覆盖整个基因组的标签位点，如微卫星位点（microsatellite）和/或单核苷酸多态性（single nucleotide polymorphism，SNPs）等，在家系成员中进行标记位点的基因型检测，通过计算确定与血压值或高血压紧密连锁的位点，从而在染色体上定位相关基因。根据遗传模式是否已知，研究策略可分为参数连锁分析和非参数连锁分析。连锁分析最常用的分析方法是优势对数计分法（log odds score，LODScore）。＞3.3肯定连锁，＜-2否定连锁，介于-2与1之间则需增加家系材料。对于大的、多重受累的谱系来说，根据家系的特征，选取遗传模式、外显率、拟表型，及其等位基因频率等参数进行运算。该方法可以充分获取家系的遗传信息，对连锁的判断能力强，能很好地确定连锁程度，较多地适用于孟德尔遗传模式和外显率高的单基因高血压的分析。

高血压的等位基因共享（allele sharing method）连锁分析法，即观察受累同胞（affected-sib-pair，ASP）或受累家系成员（affected-pedigree-member APM）间标记位点等位基因的共享情况，即来源于同一祖先的致病基因在受累的亲属共享的概率是否大于随机分布的概率。在ASP中，当标记位点与高血压表型无连锁时，双亲的标记位点等位基因则随机分配给子代；若存在连锁，则受累同胞间共有等位基因概率将高于预期值。APM是ASP的延伸，即通过观察家系内所有患病成员标记位点等位基因的共有情况，来提高每个家系的信息量。原则上，若具备双亲样本材料，可据此判定受累同胞的相同等位基因片段是否同源，即血缘一致性（identical-by-descent，IBD）分析；若无双亲资料，则只能通过同胞间等位基因比较来推测其是否共有，即状态一致性（identical-by-state，IBS）分析。该分析法优点是：①不受遗传模式、外显率、拟表型等遗传参数影响，为非参数分析法；②对系谱材料要求低，只需一代或二代的家系内患病成员资料，而不需非患病成员资料；③可进行数量性状（血压值）研究；④可分析两个不同位置的位点对高血压的联合作用，以解决原发性高血压这一复杂性状疾病易感基因间的相互关系；⑤对高血压的遗传异质性容许度大，尤其是运用状态一致性分析方法。缺点在于：①对连锁的判别效能弱于家系连锁分析，不能确定连锁程度；②检出力低于相关分析；③若家系中双亲均为患者的概率较高时，因易感基因可由双亲传递给子代，会影响分析正确性。

迄今众多的针对原发性高血压的全基因组连锁研究，已经在不同人群中定位了一些高血压基因位点，几乎所有的染色体上都检测到了与高血压相连锁的染色体区域。下表所列的是在不同的人群研究中重复验证过的高血压连锁区域，以及在这些基因组区域里所包含的高血压候选基因（表2-15-1）。这些候选基因在候选基因研究里已经显示其与人类高血压显著相关，如3号染色体上的血管紧张素Ⅱ 1型受体的基因、5号染色体上的β2-肾上腺素受体的基因和8号染色体上的脂蛋白脂肪酶的基因、17号染色体上的连锁区域内的紧张素转化酶基因座等，在不同的人群中均重复显示其对高血压的产生起着重要的调控作用。故此，这些位于高血压的定位区域的候选基因，可以用作特定人群高血压遗传风险的筛选靶点。

更多情形下却是基因多态性在某一人群中与高血压的表型相关，而在另一种族人群中则与高血压的表型无关。因此，不同的基因可能会影响不同人群的高血压表型，即遗传异质性。

前述提到原发性高血压的全基因组连锁分析结果呈现了明显的种族特异性，故本节将单独概述在中国高血压人群中，中国科学家也进行了大量的运用连锁分析策略进行的基因组定位研究及其成果。表2-15-2和表2-15-3仅显示了部分与高血压显著关联的一些研究成果，其中表2-15-2显示以高血压家系，表2-15-3则是以患病同胞作为研究对象进行的全基因组连锁定位研究。从两个表中我们可以看出，即使是在汉族高血压人群中，近一半的研究结果在不同地区的人群中未能被重复验证。进一步证实了高血压的遗传异质性。

表2-15-1 被重复验证的原发性高血压连锁区域及位于这些基因区域里的候选基因

染色体区域	候选基因	人群
Chr.3q24	angiotensin Ⅱ type 1 receptor（*AGTR1*）	高加索
Chr.5q32	β2 adrenergic receptor（*ADRB2*）	高加索
Chr.8p21.3	lipoprotein lipase（*LPL*）	中国
Chr.12p12.2	phosphodiesterase 3A（*PDE3A*）	多民族*
Chr.17q23.3	angiotensin converting enzyme（*ACE*）	中国，高加索

注：*.*PDE3A*突变与高血压合并短指综合征相关联，这些相关家系分布在土耳其、日本、法国、加拿大、美国、新西兰、荷兰、南非、黎巴嫩等国家，此外，这一染色体区域与中国原发性高血压相连锁。

但从中也可以看出，尽管存在着遗传异质性，2号染色体长臂（Chr2q24.1）和5号染色体短臂（Chr5 p13.1-p13.2）两段基因组区域，虽然未能被其他连锁研究重复验证，但两个染色体区域在全基因组关联研究中分别被证实和中国人群高血压相关联。除此以外，至少有7个基因组区域被不同的连锁研究重复定位。提示这些无论是连锁分析与关联研究互相验证的基因组区域，还是连锁分析重复验证的区域，对于原发性高血压的发病起重要作用：

（1）在上海的一个原发性高血压家系及青岛地区的双生子研究中，都显示12号染色体长臂q23（Chr12q23）与高血压显著连锁，遗憾的是未能在该基因组区域里探查到在动物实验中所提示的参与血压调控的基因。

表2-15-2 中国原发性高血压家系连锁分析研究（按发表时间先后排序）

人数，家系数，地区	研究设计	表型	染色体区域	主要连锁分析的结果及连锁区域内的候选基因*	发表时间
392个家系1949人，台湾	全基因组定位（微卫星标志物）与区域内精细定位(SNP)，多位点数量性状连锁分析，递进研究	高血压，胰岛素抵抗	Chr15q12-q13.3	全基因组数量性状定位于15号染色体，31 CM，最大值LODscore 3.04，精细定位显示*RYR3*和SBP，DBP及HDLC高度相关（$P<0.001$）。人腹部脂肪组织RYR3表达和脂联素负相关（$P=0.02$）	2004 2016
631个家系1961人，河北，河南，山东，山西，江苏	全基因组定位（微卫星标志物）结合区域内关联研究(SNP)。多位点数量性状连锁分析	血压对冷压试验的反应	Chr20p13-20p12.3	全基因定位在at 20p13 to 20p12.3，最大LODscore=2.37.随后的区域内关联研究（1351 SNPs）发现20p13区域的rs2326373和平均动脉压在冷压试验的反应中显著相关（$P=8.8\times10^{-6}$）。冷压试验的反应中，*MCM8*和*SLC23A*两位点与收缩压相关（$P=4.6\times10^{-5}$）。冷压试验的反应中，*MCM8*和*STK35*两位点与平均动脉压显著相关（$P=1.5\times10^{-5}$和5.0×10^{-5}）	2014
一个22人的家系，上海	全基因组基因定位和区域内精细定位（微卫星标志物），两位点参数与非参数连锁分析	原发性高血压	Chr12q23.1-12q23.3	两位点参数连锁分析LODscore 2.97，区域内精细定位和单倍体分析在D12S1706上最大LODscore 3.34，非参数连锁分析在标志物D12S1706和D12Sac010202 LODscore均超过10.9	2013
111个家系315人，2895人的散发人群，共3210人，香港	全基因组连锁分析和全基因组的关联研究（SNPs），数量性状的回归连锁分析策略，质量及数量形状关联分析	原发性高血压	Chr5 p13.1-p13.2	与DBP连锁的区域为chr5p13.1-13.2（LODscore: 4.02，34-39 cM），*GDNF*基因附近，与SBP连锁的区域为chr2q22.3，44cM（LODscore: 3.01，130-148 cM）；chr5q31.1上的*FSTL4*基因附近的rs1605685与DBP相关联（$P<7\times10^{-6}$）	2012
两项研究：①一个387人的大家系及32个小家系174人，北京；②1个55人的土耳其大家系和12个分布在世界各地的小家系	全基因扫描及区域内精细定位，参数连锁分析（微卫星标志物）。基因克隆，大小鼠位点突变实验等	原发性高血压 高血压合并短指综合征(HTNB)	Chr12p21.22	在大家系及32个核心家系检测到12号染色体短臂与高血压显著连锁（最大LODscore 3.44），该区域与高血压合并短指综合征连锁区域相重叠。候选基因*PDE3A*坐落在这个连锁区域内。在高血压合并短指综合征的13个家系中，均检测到了*PDE3A*的突变，*PDE3A*已被克隆，引起血压异常的分子机制在细胞实验和动物实验均得到了重复证实，此位点也在众多全基因组关联研究中显示和原发性高血压显著相关	1996 2003 2005
第一阶段，79个家系393人；第二阶段161家系687人；第三阶段106家系474人，上海	第一阶段全基因组扫描（微卫星标志物），第二阶段Chr2上添加标志物，第三阶段添加家系的精细定位，非参数与参数连锁分析，传递不平衡	原发性高血压	Chr2q14-q23	第一阶段发现Chr2 D2S168 at 27.06 cM, D2S151 at 152.04 cM &D2S142在161.26 cM处为建议性连锁，第二阶段证实D2S151 & D2S142附近的连锁。第三阶段，多位点连锁分析提示157.16 cM & 162.46 cM期间LODscore大于2，LODscore为160.52ccM处的2.24。非参数连锁分析最大LODscore在157.55 cM处为3.27（$P=0.00086$）	2001

注：*.全基因组连锁分析判断标注，参数连锁分析，LODscore＞3.3为显著连锁，LODscore＞1.9为建议性连锁；非参数连锁分析，显著和建议性连锁的LODscore值分别为3.6和2.2.粗体标记的染色体区域为不同研究重复的区域或是已经在候选研究中发现和高血压相关联的基因所在区域和对应的基因。

表2-15-3　中国原发性高血压患病同胞对连锁分析研究（按发表时间先后排序）

人数，家系数，地区	研究设计	表型	染色体区域	主要连锁分析的结果及连锁区域内的候选基因*	发表时间
同卵双生389对，异卵双生241对，共1260人，青岛	双生子全基因组连锁分析和全基因组区域内关联分析(SNPs)，非参数连锁分析（方差分量法）	原发性高血压	Chr11p14.2-p13; Chr12 q22-q23.3; Chr18q22.1-q22.3	在染色体11（LODscore: 4.06），12（LODscore: 3.97），18（LODscore: 4.01）分别检测到与高血压显著连锁的基因区域，在下列基因附近探测到了与高血压相关联的位点: *RGS21 PPP3CA*（rs12067906），*BANK1 PPP3CA*（rs17031508），*BANK1*（rs4580657，*PHACTR1*（rs1223397），MYO16（rs7984522）（$P<1\times10^{-7}$）	2012
三项研究，①48个家系，125人，台湾；②66个家系267人，台湾；③148个家系799人，北京，江苏，陕西	数量性状患病同胞对连锁分析微卫星标志物），多位点传递不平衡连锁分析（微卫星标志物，cSNPs）	高胰岛素抵抗早发性高血压	Chr8p21.3	三项研究均显示LPL基因的标志物（GZ-14/GZ-15）与早发性高血压相连锁（三个结果分别是$P<0.001$; NPL score: 3.02，$P<0.0001$; $P=0.0095$）。*LPL*的单倍体和甘油三酯及高血压分别相关联$P<0.001$	1996 2005 2005
95个家系477人，北京	调控水钠代谢和膜离子通道的候选基因二位点非参数连锁分析（微卫星标志物）	原发性高血压	Chr12q13.3	只有Chr12的D12S398的有连锁（$P<0.05$，LODscore; 1.26，$P<0.01$）TDT连锁不平衡测试为也显示显著连锁（locus chi2＝9.00，$P<0.005$）	2002
672高血压患者，652正常对照，北京	病例对照和二位点患病同胞对连锁分析（微卫星标志物）	原发性高血压	Chr1q32.1	病例对照中发现D1S249连锁不平衡（$P=0.002$），患病同胞对二位点连锁分析检测到原发性高血压和D1S249显著连锁（$P<0.05$），区域内候选基因为肾素基因（REN）	2001
59个家系213人（82位患者，59位对照同胞）	非参数患病同胞对连锁分析（微卫星标志物）	早发型高血压（35岁以前发病）	Chr1p36.2, Chr1q42-q43, Chr 8p21, Chr17q23	高血压分别和这些位点连锁: D1S1612（$P=0.0162$），D1S547（$P=0.0263$），D8S1145（$P=0.0284$）和D17S2193（$P=0.0256$）。微卫星位点邻近候选基因分别是SLC2A5，AGT，LPL，ACE	2000

注：cSNP.编码区SNP；NPLscore.非参数连锁分析值 *.全基因组连锁分析判断标注，参数连锁分析，LODscore＞3.3为显著连锁，LODscore＞1.9为建议性连锁；非参数连锁分析，显著和建议性连锁的LODscore值分别为3.6和2.2.粗体标记的染色体区域为不同研究重复的区域或是已经在候选研究中发现和高血压相关联的基因所在区域和对应的基因。

(2) 8号染色体短臂上（Chr8p21.3）的*LPL*基因则无论是在大陆，还是在台湾地区的三项家系研究中都发现其与高血压具有显著的连锁关系；*LPL*的单倍体与甘油三酯及高血压分别显著关联；该基因作为高血压的候选基因也在此前的多项候选基因研究中显示与高血压显著相关，从而提示其在调控血脂与血压中发挥重要作用，若其功能改变，则导致血压异常。

(3) 肾素-血管紧张素-醛固酮系统及离子通道所在的基因区域与原发性高血压的相关性无论是在候选基因策略，还是连锁分析均得到了证实（Chr1q32.1，Chr1p36.2，Chr1q42-q43，chr17q23），相关的药物靶点也已成功的运用到临床上（见本篇第十七章）。

(4) 12号染色体短臂（Chr12p21.22）的基因组区域除了与一类单基因高血压合并短指综合征（HYPERTENSION AND BRACHYDACTYLY SYNDROME；HTNB OMIM：#112410）显著相关外，与汉族的原发性高血压大家系也显著相关。这一汉族大家系是迄今报道的最大的原发性高血压家系（*n*＝387）。高血压患病率在这个北京郊区的家系内达到了47%，患者血压随年龄的增长而增高，无明显靶器官的损害。排除已知候选基因后，对家系内的包含94人的分支家系及北京的邻近地区32个核心家系进行了基因分型（微卫星位点387个。全基因组参数连锁分析提示12号染色体短臂为原发性高血压的新基因位点（参数LODscore：3.44）。

高血压伴短指（趾）综合征（hypertension and brachydactyly syndrome，HTNB）是一类单基因遗传性状的疾病，所有的患者除了患有严重高血压外，都伴有另外一个表型：E类型的短指。和其他类型的孟德尔高血压综合征不同的是，此类高血压为盐不敏感类型高血压，即远端肾单位对钠的重新吸收无增加，血压随着年龄增长而迅速增长，到50岁时患者血压可增高50mmHg。未经治疗的HTNB都会在50岁前出现卒中，但其他靶器官损害却不常见。噻嗪利尿药联合血管紧张素转换酶抑制剂可以很好地控制此类血压。患者的表现类似于普通人群中的原发性高血压，是目前已知的唯一表型类似于原发性高血压的单基因高血压。

分子克隆研究发现，HTNB是由于基因定位区域内的编码磷酸二酯酶-3A的*PED3A*的基因突变所致，*PDE3A*的磷酸二酯酶可以控制存在于每个细胞中的两种第二信使蛋白质的量，cAMP和cGMP，从而调节蛋白质的活性。*PDE3A*基因突变导致酶调节能力过强，使得cAMP过多转化为AMP，减少了细胞中cAMP的含量。该结果加剧了小动脉血管壁的平滑肌细胞的增殖，加厚了血管肌肉层，导致血管狭窄，从而引发高血压。在软骨细胞中，cAMP激发的转录因子与*PTHLH*基因（引发骨骼畸形短趾症的基因）结合，维持*PTHLH*基因的转录并且可以影响软骨的生长。软骨细胞中降低的cAMP含量扰乱了该机制，导致手指和脚趾骨骼的短小。因此一个细胞突变可以引发同一个人的两种不同的病症。虽然在中国的原发性高血压大家系中未能直接检测到*PDE3A*的突变，但不排除调控该基因的调控因子发生突变而导致血压的增高。况且在许多原发性高血压全基因组关联分析研究当中，*PDE3A*和原发性高血压显著相关，所以12号染色体上这个包含18个注释基因的基因组区域尤其是*PDE3A*基因本身在阐明原发性高血压的新机制的研究上将具有重要意义。

（公茂莲）

第三节
高血压的全基因组关联研究

相比较连锁分析是研究单基因遗传模式高血压的强有力工具，关联分析则更适合于原发性高血压的多基因遗传模式的疾病研究。全基因组关联研究（genome-wide association study GWAS）的是基于“常见疾病，常见变异”（common disease，common variant）的假设，即在一定人群中选择病例组及与其相匹配的对照组，比较全基因组范围内所有单核苷酸多态性（single nucleotide polymorphism，SNP）位点的等位基因或者基因型频率在病例组与对照组间的差异。如果某个SNP位点的等位基因或基因型在高血压组中出现的频率明显高于或低于对照组，则认为该位点与高血压存在关联性。其后则根据该位点在基因组中的位置和基因座之间的连锁不平衡关系推测可能的疾病易感基因。连锁不平衡则是关联研究的基础。具体来讲，当位于某一座位的特定等位基因与另一座位的某一等位基因同时出现的概率大于群体中因随机分布的两个等位基因同时出现的概率时，就称这两个基因座位处于连锁不平衡状态。连锁不平衡被认为是对连锁分析的补充，与连锁分析相比，连锁不平衡更易找到微效基因，近年来GWAS已经迅速发展为原发性高血压基因定位的重要研究手段。

全基因组关联研究设计策略类型和步骤通常分为单阶段、两阶段和多阶段三种研究策略：单阶段研究即在一大规模样本中，对所有研究对象中的SNP进行基因分型及其与疾病的关联；两阶段研究中，第一阶段在一小样本人群中对全基因组内的所有SNP进行基因分型，进行统计校对分析后筛选出的特异SNP，第二阶段在更大的样本中对筛选出的SNP再进行验证；而多阶段研究则是在二阶段研究的基础上，继续在范围更广的大样本中重复验证特异SNP。目前绝大多数的全基因组关联研究采用两阶段研究，因为其既可以提高统计水平，又可以减少研究所需要的费用。

根据研究对象的不同通常有以下两种统计策略。①无关个体的关联分析分为用病例对照研究设计研究质量性状，即有无高血压，通过比较位点的等位基因频率在高血压组和对照组中是否有差别；和对血压数量性状进行研究，即运用血压值进行运算，通过比较不同的基因型携带者其血压值是否有差别来进行基因定位。②基于家系的关联研究，直接采用传递不平衡检验（transmission disequilibrium test，TDT）分析遗传标记与疾病数量表型（血压值）和质量表型（是否为高血压）的关联，可以排除人群混杂对于关联分析的影响，但此研究策略在发现阳性关联的检验方面不如相同样本量的病例对照研究高效。最后利用全基因组范围内高密度的SNPs构建单倍型图谱，将检测到的血压（高血压）关联位点定位到相对应的单倍型上。通过图谱可分别观测显著关联SNP位点之间的连锁不平衡以及候选基因内部各SNP位点之间的连锁不平衡关系，标注连锁不平衡区域，从而筛选和定位血压（高血压）功能范围（位点）。

与前面提到的候选基因及连锁分析研究策略相比，GWAS的优势在于：①研究材料来源广泛，无亲缘关系患者样本收集较易，可随机采集，无家系或是受累同胞的限制；②基因定位分辨率高，在多基因病的研究当中，不但可检出主效基因，而且可检出相对风险率小于5%的次效基因（单碱基水平），可捕获更丰富的基因变异，这也是经常发现的对同一位点关联分析结果显著相关而连锁分析显示为非连锁的原因之一；③关联分析为非参数性分析，不需设定遗传方式，外显率，拟表型等各种参数，由于其可收集到的极大样本量，对于复杂性状疾病连锁不平衡的检出力高于家系连锁分析；④同连锁分析类似，在研究设计阶段可以不再受预先设定的候选基因限制，可找到许多以前未曾发现的基因以及染色体区域，且能够一次研究可对多个性状（疾病）进行定位，为复杂疾病特别是心脑血管疾病的发病机制提供了更多的线索。

一、多种族的高血压的全基因组关联研究进展

近几年来，随着对复杂性状疾病研究焦点转向常见变异（common variants），全基因组关联研究（genome-wide association studies，GWAS）在原发性高血压的研究中被广泛采用，很大程度上代替了连锁分析。然而，随着全基因组测序（whole-genome sequencing，WGS）普及，连锁分析又

再次成为鉴定疾病致病基因的重要且强有力的工具。连锁分析常与WGS中的过滤方法联用，在发现GWAS研究中不擅长的罕见变异（rare variants）中将起到重要作用。

2007年威康信托基金会病例控制协会（Wellcome Trust Case Control Consortium，WTCCC）进行了第一次影响意义长远的全基因组关联研究，该研究对14 000例7种复杂疾病（躁狂抑郁症、冠心病、克罗恩病、类风湿关节炎、1型和2型糖尿病及高血压，共2000例高血压患者）和3000例共享对照进行研究。高血压是7种疾病中唯一没有被检测到显著结果的疾病。同期，Framingham心脏研究中进行了第一个血压数量性状表型的GWAS（对血压值进行分析），该研究包括近1400个家庭受试者，随访30年，7个体检周期，但也未能检测到与血压显著关联的基因位点。通过这两项研究，研究人员意识到调节血压的遗传机制之复杂性。在探索与血压/高血压相关的基因时，需要显著增加样本量，才有可能检测到与血压相关的微效和/或中效的相关位点。

世界各国学者为此联合开展了许多大规模的高血压（血压）全基因组关联研究（Global BPgen，BIOS，CARDIoGRAM，CHARGE，ExomeBP，GIANT，ICBP，iGEN-BP，InterAct，LifeLines cohort，GenSalt，UK Biobank等众多国际联盟），样本量多达5万甚至几十万人，至2017年底，共发现和重复验证了超过300个对血压具有中效或微效作用的遗传位点。对血压显著相关的基因位点附近的基因组区域进行扫描，发现许多与血压稳固关联的候选基因与这些位点重叠，而这些候选基因对血压调控的作用已经在动物实验上得到证实，包括血管紧张素转换酶基因（*ACE*），电压依赖性Ca^{2+}通道（Cav）的辅助亚基（*CACNA2D2*）基因，金属内肽酶/中性内肽酶（*MME*/*NEP*）基因，肾上腺素β_2B受体（*ADRB2*）和磷酸二酯酶5a（*PDE5A*）基因等。同时，在路径分析当中，这些候选基因在心血管疾病的路径中富集，包括α-肾上腺素通路、CXCR4趋化因子信号通路、内皮素系统和血管紧张素受体通路等。家系研究表明血压的遗传性为30%至50%。但通过以上GWAS研究检测到的所有的血压基因位点只能解释约3.5%的血压遗传性。为了更全面地了解高血压的遗传位点，需要检测出尽可能多的高血压（血压）位点的GWAS研究。

多国学者对源自欧洲人群的（UK Biobank，ICBP）的100多万人进行血压位点的全基因组关联，也是至2018年为止最大规模的血压遗传学的全基因组关联研究（英国研究者主导）。该研究采用两阶段研究策略，第一阶段通过基因分型筛选出候选易感位点，第二阶段在独立样本群体中进行验证。该研究发现了535个新的血压相关位点（图2-15-1），加上此前报道确认的366个相关位点，共发现了901个血压相关位点。从图2-15-1可以看到，新检测到的535个高血压相关位点分布在全部22条常染色体上。这901个血压相关位点，可以解释高达27%的血压估计遗传性，远远高于此前的所有全基因组关联研究所发现的血压相关位点在血压遗传性上占的比率（3.5%）。遗传风险评估结果显示，901个血压相关位点加权遗传风险在95%（genetic risk score，GRS）以上的人群与遗传风险在5%以下的人群相比，前者相对应的收缩压比后者平均高10.4mmHg（$P<1\times10^{-300}$）；90%GRS的人群比低于GRS10%的人群相对应的平均收缩压高12.9mmHg（$P<1\times10^{-300}$），提示这些位点在血压调控上起重要作用。带有这些基因变异的人患高血压的风险升高3.34倍，患脑卒中、心肌梗死及所有心血管疾病的风险也分别升高1.47、1.50、1.52倍（$P=1.1\times10^{-20}$，$P=8.0\times10^{-7}$，$P=7.7\times10^{-6}$）。

该研究还探索到超过1000个遗传信号可能影响血压值，而这些遗传信号则和血脂代谢、心脏病、肾脏疾病、肥胖、非胰岛素依赖型糖尿病等密切相关。在553个新血压相关位点中就有77个与其他疾病或者生理特征相关，例如，早期研究发现*APOE*基因已知与脂质水平、心血管疾病及阿尔茨

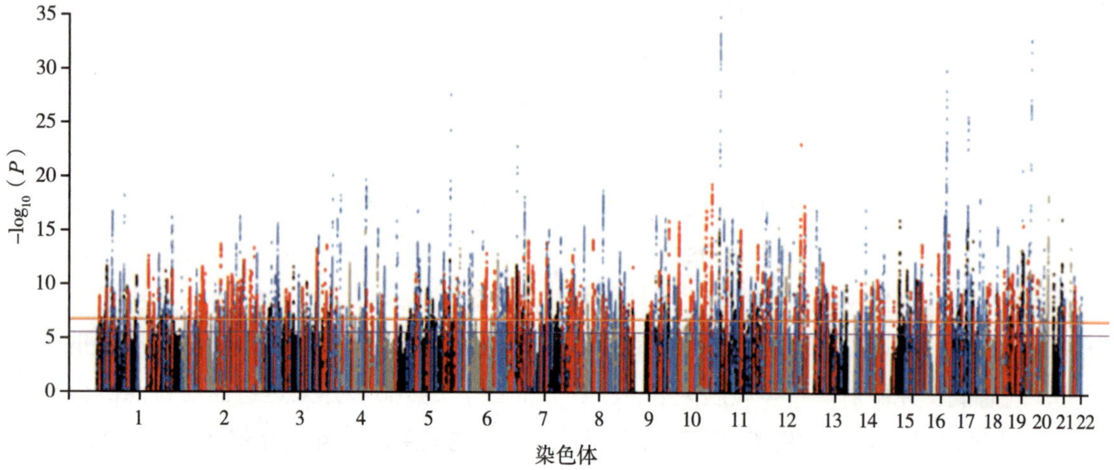

图2-15-1　2018年欧洲百万人群检测到的与血压相关联的新位点

注：y轴显示$-\log_{10}P$值，x轴显示其染色体位置。橘色的和紫色水平线分别代表$P=5\times10^{-8}$（全基因组范围显著性）和$P=1\times10^{-6}$（重复验证的SNP）的阈值。

海默病等相关，在该研究中首次发现*APOE*与血压高度相关，提示心血管与认知水平存在密切关系。

功能研究上，血压相关基因在肾上腺组织的表达存在明显的富集，估计5%～10%的高血压患者是由于肾上腺自发产生过量醛固酮导致，而对于难治性高血压患者，这一比例则可高达20%左右。血压相关联基因与降压药物基因靶点之间的重叠，也验证了一些已知药物的遗传学基础，如新检测到的5个血压相关基因：*PKD2L1*，*SLC12A2*，*CACNA1C*，*CACNB4*和*CA7*，就是五种类降压药物的潜在靶标，分别对应的药物有：保钾利尿药（amiloride，阿米洛利），噻嗪类利尿药（氯噻酮），髓袢利尿药（bumetanide and furosemided布美他尼和呋塞米），二氢吡啶类钙通道阻滞剂，非二氢吡啶类钙通道阻滞剂。除了*CA7*位点，若检测到患者有其他四个基因变异，则上述药物为相应治疗的最佳选择。*CA7*位点抑制剂（醋甲唑胺，乙酰唑胺）作为利尿药多用来治疗青光眼。除了已知药物的靶点，该研究也对开发药物的潜在新靶点进行了研究，发现一些用于治疗其他疾病的药物或许可用于高血压合并症的治疗，如新发现的*SLC5A1*也是2型糖尿病药物卡格列净（canagliflozin）的靶点。用这些已知的药物来控制血压及其合并症，可能是解决当前表现出耐药或不耐药患者的一种快速经济有效的方法

由于该研究主要是以欧洲人群为主进行的，为了解这些血压相关位点是否和南亚人群相关，研究者将901个位点和英国生物样品库的1万多例南亚人群进行比较。发现这些欧洲人群高血压相关联位点与南亚人群的收缩压，舒张压及脉压相关联的一致性达到了74.2%、72.2%和75%，对血压的影响力也达到了7.4mmHg（$P=1.7\times10^{-26}$）。尽管在南亚人群中关联位点检出率下降了20%多，但在不同人群血压相关变异位点对血压的性状影响方向还是高度一致的。

除此以外，将901个突变位点与血压相关生活方式进行关联分析的结果发现，血压与日常水果、咖啡因、茶和水摄入量，以及尿钠、肌酐浓度、腰围、体重指数（BMI）显著相关（$P=1.3\times10^{-46}$～1.0×10^{-7}），提示了遗传因素与环境因素的相互作用。故该研究不仅探索了影响血压的遗传因素，包括这些基因位点如何调控血压的生物学途径，遗传因素和环境因素的相互作用，还探索了新的高血压靶向药物，极大扩充了此前的与血压相关遗传变异位点的集合。

尽管这个研究具有突破意义，但仍有其局

限性：①部分在第一阶段人群中发现的显著相关位点并未在第二阶段独立人群中验证，因此可能需要进一步重复或者采用更大样本量；②所研究的变异位点为常见变异位点（最小等位基因频率MAF＞1%），每个常见基因变异对血压的影响较弱。该研究未能包含对于调控血压作用较强的罕见位点（rare variant）。近年来随着测序技术的迅速发展，在测序基础上的全基因组关联分析发现了许多与高血压相关的罕见变异。这些罕见变异共同作用同样可导致高血压的发病。

与上述研究互补的另一项大规模多种族全基因组关联分析同时对血压相关联的常见位点与罕见位点（人群最小等位基因频率MAF＜1%）进行了探索（美国学者主导）。研究对象在发现阶段包括主要由男性组成的百万退伍军人项目（非西班牙裔白人、非西班牙裔黑人、西班牙裔人、非西班牙裔亚洲人与非西班牙裔美国人，MVP）318 891人和英国生物样品库（UK Biobank）的140 886人；验证试验是在国际血压联盟（ICBP）与范德堡大学生物样品库（BioVU）（两个样品库共316 301人）人群中实施。罕见变异位点的验证分别在两个独立人群中实施：全基因组罕见变异位点是在英国生物样品库人群（445 360人），外显子区域的罕见变异位点是在国际外显子芯片联盟样品库人群（BP-ICE 420 704人）完成。此研究对分布更广泛的族群进行了血压相关位点的二阶段研究。克服了前面所述研究的局限性。

基于不同高加索人群的该项研究中，共检测到了与不同的血压性状显著相关的505个常见变异位点和48个罕见突变位点。505个常见变异位点，与前述研究类似，平均每个等位基因对血压的作用效果小于0.5mmHg（收缩压：0.32mmHg、舒张压：0.27mmHg、脉压：0.27mmHg）。与此相反，所发现的48个罕见变异位点与一个或多个血压性状显著关联，平均每个等位基因对收缩压、舒张压和脉压的作用的平均绝对值分别为9.67、2.33和13.89mmHg。

通过不同的发现人群和验证人群检测出的罕见外显子变异位点显示7个基因的11个错义变异位点与不同的血压性状（收缩压、舒张压和脉压）显著相关（$P<5\times10^{-8}$，表2-15-4）。5个变异位点与收缩压和/或舒张压显著相关，并且对二者的作用方向一致（升压或降压）：[rs141325069（PDE3A：Arg→Gln）、rs139491786（SLC9A3R2：Arg→Trp）、rs61760904（RRAS：Asp→Asn）、rs73181210（PHC3：Lys→Glu）、rs3025380（DBH：Gly→Ala）]。来自*COL21A*的3种罕见变异位点［rs115079907（Gly→Arg）、rs200999181（Gly→Val）和rs2764043（Leu→Pro）］与*NOX4*的一个变异位点［rs139341533：（Leu→Phe）］关联，均显示与脉压显著相关，但与收缩压和/或舒张压无关，且其对收缩压和舒张压的作用方向相反，即若升高收缩压，则降低舒张压，或是反过来。两个变异位点：rs138582164（GEM：Arg→stop）和rs02102042（NPPA：Arg→Gln）显示与脉压显著关联，虽然与收缩压和/或舒张压没有显著关联，但对两个血压性状的作用方向一致。这11个罕见变异位点的每个等位基因对收缩压、舒张压和脉压的作用效应，估计其平均绝对值分别为1.52mmHg、0.63mmHg和1.50mmHg。故通过不同的人群发现的无论是位于编码区还是非编码区的罕见变异位点，对于血压性状的作用远大于常见变异位点对于血压的调节作用。但本研究未能在亚洲人群中检测到与血压显著相关的罕见变异位点。进一步证明了血压调控的遗传异质性和种族特异性。

为了评估遗传性预测基因表达（genetically predicted gene expression，GPGE）水平与血压性状之间的关系，研究人员还进行了转录组范围的关联分析，检测到了超过4000个的与血压相关联的转录调节，并预测了45个组织中840个基因的表达。通过GPGE数据的分析，来确定基因与药物之间的关系。研究发现有41种潜在的针对血压治疗的新基因靶标和289种针对现有药物的基因靶标，

表2-15-4　多种族全基因组关联研究发现的与血压性状显著关联的罕见错义突变及其血压性状效应

多态性位点	染色体位置	基因	氨基酸	效应/参考等位基因	效应等位基因频率	收缩压			舒张压			脉压		
						位点效应（mmHg）	P值	人数（n）*	位点效应（mmHg）	P值	人数（n）*	位点效应（mmHg）	P值	人数（n）*
rs141325069	12: 20769270	*PDE3A*	R→Q	A/G	0.0030	1.42	8.7×10^{-9}	700 771	0.72	2.7×10^{-5}	700 575	0.76	5.2×10^{-5}	700 391
rs139491786	16: 2086421	*SLC9A3R2*	R→W	T/C	0.0068	−1.92	4.6×10^{-21}	651 069	−1.32	1.9×10^{-22}	651 707	−0.64	1.9×10^{-5}	649 540
rs61760904	19: 50139932	*RRAS*	D→N	T/C	0.0073	1.16	1.1×10^{-12}	844 155	0.52	8.8×10^{-7}	843 327	0.67	2.0×10^{-8}	843 773
rs73181210	3: 169831268	*PHC3*	K→E	T/C	0.0107	0.86	3.7×10^{-8}	845 000	0.61	1.8×10^{-9}	844 834	0.23	4.2×10^{-2}	842 255
rs3085380	9: 136501756	*DBH*	G→A	C/G	0.0046	−1.14	1.9×10^{-8}	864 699	−0.83	7.2×10^{-10}	863 755	−0.32	3.0×10^{-2}	864 042
rs139341533	11: 89182666	*NOX4*	L→F	A/C	0.0037	−0.81	2.1×10^{-4}	851 884	0.22	1.2×10^{-1}	850 481	−0.93	8.7×10^{-9}	852 260
rs115079907	6: 55924005	*COL21A1*	C→R	T/C	0.0023	1.26	2.1×10^{-3}	837 965	−0.58	3.2×10^{-2}	831 917	1.70	1.4×10^{-8}	830 745
rs200999181	6: 55935568	*COL21A1*	G→V	A/C	0.0014	1.90	9.2×10^{-6}	724 111	−1.04	4.3×10^{-4}	718 225	2.96	3.3×10^{-21}	724 615
rs2764043	6: 56035643	*COL21A1*	L→P	A/G	0.0016	−1.53	1.9×10^{-5}	812 384	0.35	1.4×10^{-1}	814 667	−1.93	2.4×10^{-13}	810 623
rs138582164	8: 95264265	*GEM*	R→.	A/G	0.0011	3.25	2.1×10^{-7}	633 292	0.13	7.6×10^{-1}	632 884	3.16	6.0×10^{-12}	632 845
rs202102042	1: 11907171	*NPPA*	R→Q	T/C	0.0004	3.86	3.1×10^{-7}	765 853	1.06	3.1×10^{-2}	765 853	3.20	2.4×10^{-8}	765 853

注：红色部分显示为显著关联（GWAS显著关联标准：$P<5\times10^{-8}$）；*.每个位点有效的基因分型人数。

这些药物则可能会被重新选用作为降压药。在胫动脉组织中表达，对血压有正向作用，最有显著意义的降压药物靶点基因是*CLCN6*（收缩压$\beta=-2.76$，*P*-value$=8.14\times10^{-45}$）。对脉压是正向调节作用，在主动脉中表达，药物靶点为非降压药物，最有显著意义的基因是*PRKAR2B*（$\beta=1.38$，*P*-value$=1.39\times10^{-81}$）。在胫动脉表达，对血压是正向调控作用，药物靶点显示此药的药物不良反应是高血压，最具显著意义的基因为*PSMB9*（脉压$\beta=0.42$，*P*-value$=7.57\times10^{-9}$）。三个基因*PDE3A*、*PSMB9*和*SH2B3*分别是非降压药物茶碱（theophylline）、卡非佐米（carfilzomib）与帕唑帕尼（pazopanib）的药物靶点，研究还发现随着基因表达的增强这三个药物分别会出现低血压或高血压的药物不良反应。

汇总所有的遗传证据（罕见的编码位点，基因表达预测，单细胞富集测序，基因－药物分析等），该研究整理出了46个已知基因和7个新发现基因分别与血压调控显著相关，这里面包括三个单基因血压相关基因（*ATP1B1*，*NPPB*，*HLA-B*）和15个降压药物靶点基因（*FDFT1*、*PLAU*、*ACP2*、*BACE1*、*BCAR1*、*CLCN6*、*GUCY1A3*、*GUCY1B3*、*GFAP*、*IGFBP*、*MADD*、*NPPB*、*NPR3*、*SBF2*、*SLC12A2*）。因此，无论是已知药物靶点基因，还是新检测到的血压显著相关基因，都应进一步地深入研究其血压调控分子机制、组织－血压性状特异性、药物－基因相互作用，以探索高效的血压控制药物。

对于血压调控的分子机制的探索，英、美两国主导的这两项大规模研究的功能分析均强调了转化生长因子β（TGFβ）和跨膜受体Notch homolog 1, translocation-associated（Drosophila）（NOTCH）途径可通过心室重塑、肾脏钠代谢及血管增生等调控血压。这些基因位点包括*ACVR1C*（activin A receptor type 1C）、*BMP2*（bone morphogenetic protein 2）、*KLF14*（Kruppel-like family 14）、*GUCY1A3*（guanylate cyclase 1 soluble subunit alpha 3）、*GUCY1B3*（guanylate cyclase 1 soluble subunit beta 3）等。提示尽管种族不同，但重要的生物途径中都存在着相同的血压调控因素。

简而言之，截至目前共检测到了31个引起罕见单基因调节血压的突变基因和通过GWAS策略检测到超过1477个常见血压相关单核苷酸变异位点SNPs。

除此以外，鉴于高血压复杂的致病因素，类似于全基因组关联研究，表型组的关联研究（phenome wide sssociation studies，PheWAS）则是从表型的多维角度即多种表型来探索血压升高的奥秘。与GWAS通常一次只关注一个表型不同，在PheWAS中，同时分析每个变异位点与多个表型是否有关联，即允许鉴定具有多效应的SNPs与不同性状是否都有关联，以确定这些性状所共享的分子路径，所识别出的路径则为后续研究提供进行优先分析的遗传信号。在此过程中，基因型是从人出生后即保持不变的，故基因型独立于环境和生活方式因素，是不能被疾病及其过程所改变，因此本研究策略为一个纯自然实验，即分析以基因型变异为风险因素，其与健康结果之间的因果关系。其基本概念来自孟德尔随机法（Mendelian randomization, MR），即将遗传变异作为工具变量，来分析不同暴露水平的遗传变异对健康结果的影响。

将与高血压高度相关的1477个SNPs进行表型组关联研究分析，发现其中超过1400个SNPs都是多效的变异位点，即每个SNP均和不同表型性状相关联。只有6个SNPs坐落在已知的单基因高血压变异的基因里。这些血压相关的多效SNPs信号和人体测量性状重叠的最多，包括身高（194个）、体重指数（70个）、肥胖（252个）、内脏脂肪（120个）。79个血压相关SNPs也和冠心病相关，这些相关作用的大多数同时也是和血脂性状相关联的。此发现验证了在前面两项百万人群的血压全基因组GWAS研究结果，即血压调控是遗传因素和遗传因素、遗传因素和环境因素等多因素调控的结果。当然，必须通过进一步的研究来阐明这些血压相关性到底是血压调控的原因，还是共生，或是相反的因果效应。通过这种多效分析，同时也探求可以“一药多效“的药物。在普通人群中，多病症的发病率越来越高。日益普遍的多病症需要一种药品可以同时治疗多种疾病。许多本来用来治疗其他疾病的药物也要用来降低血压，如前面提到的降糖药物钠-葡萄糖共转运体2（SGLT2）抑制剂卡格列净片，可以同时作为血压相关位点乙酰胆碱酯酶和SGLT2的双重抑制剂来使用。又如同时患癫痫和高血压的患者，或同时患抑郁症和高血压的患者，可以考虑使用对这两种疾病都有作用的药物，因为许多抗癫痫和/或抑郁症的药物具有低血压的作用，如抗精神病药物奥氮平与多个GWAS血压位点（*ADRB1*、*APOE*、*BCL2*、*CHRM2*、*CTNNB1*，*IL6*和*MTHFR-NPPA*）相互作用；抗癫痫药物托吡酯则与很多钙通道阻滞剂相关位点（*CACNA1C*、*CACNA1D*和*CACNB2*）相互作用。当然，采用一药多治的策略能否提高治疗依从性，从而改善两种疾病的预后，还需要进行随机对照试验来进行评估。因此，血压和高血压相关的基因组变异的不断增加正为我们带来更多的新机会，来加深和修正对高血压病理生理学的理解，以及修订和更新这一疾病的分子分类，从而为高血压精准医疗提供更丰富的科学依据。

二、中国高血压人群的全基因组关联研究进展

中国高血压人群的全基因组关联研究，起步较欧美人群晚，第一次大的荟萃研究是参与了亚洲遗传流行病学联盟的血压关联研究。随后，一系列的全基因关联研究揭示了50多个中国高血压的显著关联位点（表2-15-5）。其中和收缩压显著关联的2号染色体长臂的rs16849225（*FIGN-GRB14*，chr2q24）及5号染色体短臂的rs1173766（*NPR3*，5p13.3），分别在高血压全基因组定位中发现和原发性高血压有显著连锁。提示全基因组关联研究与连锁分析两种研究策略的互相验证。

这些在中国高血压人群中探索到的基因位点与欧美人群的高血压相关联位点类似，根据生物路径可以分为肾素-血管紧张素-醛固酮系统、离子和水通道、转运蛋白和离子交换器、内皮系统、细胞内信使蛋白、交感神经系统、激肽释放酶-激肽系统；活性多肽及其G蛋白偶联受体系统、利钠利尿肽系统、氧化应激系统、一氧化氮系统和线粒体细胞色素等调控血压的分子路径。除此以外，在中国人群中，肥胖相关联的位点*LYPLAL1*（rs2605100）及*ETV5*（rs7647305）也与儿童高血压显著相关，*ALDH2*与酒精成瘾显著相关，并被认为是过量饮酒的遗传因素，它与血压的关联性在东亚人群中也多次被不同的研究验证，这也提示基因-基因与基因-环境因素的相互作用，减重、限酒、低盐等生活方式的干预在血压控制中尤其是中国人群中起重要作用。但相较于欧洲人群，在中国高血压人群中检测到的血压相关位点还较少，且这些常见血压调控位点对血压的调控多是微效或中效的，大多数位点对血压的影响小于1mmHg，故在未来的研究中，需要将研究重点也转移到罕见位点与高血压的关系上。由于罕见位点对血压具有较大的调控作用，故其在药物靶点及药物治疗上具有更重要的临床意义。尤其是水盐调控路径上的基因位点，若能检测到患者携带相关突变位点，则可以采取限盐的方式进行干预或采取相应的靶向药物，会大大提高高血压的预防及治疗效果。

简而言之，以上所述为应用最广泛的研究高血压的三种基本策略，各有其优势和局限性。

（1）候选基因策略虽然发现了一些轻度相关联的高血压基因位点，但由于原发性高血压为复杂性状疾病、遗传因素众多、遗传机制未知、人与动物模型种群的差异等因素，故单纯从动物功能实验的结果选取候选基因的策略很难得到显著性结果。

表2-15-5　多项研究检测到的中国人群血压相关联的基因位点

基因符号	基因的英语全称	染色体	染色体区域	显著关联的 SNPs	发表时间
NPPA	Natriuretic peptide A	1	11845709-11847783	rs5063	2015
ECE1	Endothelin converting enzyme 1	1	21217246-21345541	rs213011; rs169884; rs84853; rs213012; rs213014; rs213018; rs213025	2012
MOV10	Mov10 RISC Complex RNA Helicase	1	112674311-112700746	rs10745332	2015
SELE	Selectin E	1	169722639-169734079	rs5356; rs3917430; rs3917428; rs5368; rs3917436; rs3917423; rs3917406; rs932307; rs1534904	2013
AGT	Angiotensinogen	1	230702522-230714122	rs5050; rs5051; rs699	2012
IRAK1BP1	Interleukin 1 receptor associated kinase 1 binding protein	1	78867550-78903102	rs16890334	2013
SGK1	Serum/glucocorticoid regulated kinase	1	134169245-134318058	rs2758151; rs9402571	2014
OSR1	Odd-Skipped Related Transcription Factor 1	2	19351484-19358623	rs1344653	2015
KCNK3	Potassium Two Pore Domain Channel Subfamily K Member 3	2	26692721-26733419	rs1275988	2015
SLC8A1	Solute carrier family 8 member A1	2	40112145-40512435	rs11893826; rs434082	2017
CTNNA2	Catenin Alpha 2	2	79512933-80648863	rs6736587	2017
NPPC	Natriuretic peptide C	2	231921810-231926396	rs2077386	2016
SLC4A7	Solute Carrier Family 4 Member 7	3	27372720-27484420	rs820430	2015
ETV5	ETS Variant Transcription Factor 5	3	186046314-186110318	rs7647305	2017
ADIPOQ	Adiponectin，C1Q and collagen domain containing	3	186842673-186858463	rs16861205; rs822394;	2016
AGTR1	Angiotensin Ⅱ receptor，type 1	3	148697870-148743003	rs4524238; rs2638360; rs3772616; rs931490	2010
ADD1	Alpha-adducin	4	2843856-2930075	rs17833172; rs4961	2009，2012
SLC4A4	Solute carrier family 4 member 4	4	71187258-71572087	rs4254735; rs10022637	2017
FGF5	Fibroblast Growth Factor 5	4	80266587-80291017	rs1902859	2015
ARHGAP24	Rho GTPase Activating Protein 24	4	85475149-86002670	rs2014912	2015
ENPEP	Glutamyl Aminopeptidase	4	110476154-110565285	rs6825911	2011

续 表

基因符号	基因的英语全称	染色体	染色体区域	显著关联的 SNPs	发表时间
GUCY1A1	Guanylate Cyclase 1 Soluble Subunit Alpha 1	4	155666709-155737062	rs13143871	2017
NPR3	Natriuretic Peptide Receptor 3	5	32690871-32791725	rs1173766	2011
PRDM6	Putative Histone-Lysine N-Methyltransferase PRDM6	5	123089240-123194266	rs13359291	2015
ABLIM3	Actin Binding LIM Protein Family Member 3	5	149141446-149260438	rs9687065	2015
CYP21A2	Cytochrome P450 Family 21 Subfamily A Member 2	6	32038305-32041670	rs2021783	2015
ZNF318	Zinc Finger Protein 318	6	43336069-43369647	rs1563788	2015
RAC1	Rac family small GTPase 1	7	6374494-6403967	rs6967221	2017
HDAC9	Histone Deacetylase 9	7	18086941-19002414	rs2107595	2015
IGFBP3	Insulin Like Growth Factor Binding Protein 3	7	45912244-45921272	rs10260816	2015
PIK3CG	Phosphatidylinositol-4，5-Bisphosphate 3-Kinase Catalytic Subunit Gamma	7	106865277-106908980	rs17477177	2015
ARL3	ADP Ribosylation Factor Like GTPase 3	10	102673730-102714397	rs4919669	2017
CYP17A1	Cytochrome P450 Family 17 Subfamily A Member	10	102830530-102837413	rs440976	2017
WBP1L	WW Domain Binding Protein 1 Like	10	102743947-102816264	rs284844	2017
CNNM2	Cyclin And CBS Domain Divalent Metal Cation Transport Mediator 2	10	102918293-103090222	rs11191548	2011
NT5C2	5′-Nucleotidase，Cytosolic II	10	103088016-103193306	rs11191580	2017
SOX6	SRY-Box Transcription Factor 6	11	15966448-16738477	rs4757391	2015
APLNR	Apelin receptor	11	57233577-57237453	rs2282623；rs721608；rs746886	2014
VWF	Von Willebrand factor	12	5948873-6124675	rs2239153	2013
SCNN1A	Epithelial sodium channel alpha subunit	12	6346842-6377357	rs4764586；rs3741914；rs11614164；	2018
GNB3	Guanine nucleotide-binding protein（G protein）beta-polypeptide 3	12	6840853-6847395	rs1129649	2009
PDE3A	Phosphodiesterase 3A	12	20369244-20684107	rs12579720	2015
ATP2B1	ATPase Plasma Membrane Ca2＋Transporting 1	12	89588048-89709366	rs17249754	2011
HECTD4	HECT Domain E3 Ubiquitin Protein Ligase 4	12	112160194-112382431	rs11066280	2011，2018

续 表

基因符号	基因的英语全称	染色体	染色体区域	显著关联的 SNPs	发表时间
ALDH2	Aldehyde Dehydrogenase 2 Family Member	12	111766887-111817532	rs11066280，rs671	2011，2019
TBX3	T-Box Transcription Factor 3	12	114670253-114684175	rs35444	2015
MED13L	Mediator Complex Subunit 13L	12	115958575-116277186	rs11067763	2015
WNK1	WNK lysine de?cient protein kinase 1	12	752578-911452	rs2301880; rs880054; rs2286007; rs956868; rs12828016; rs2255390	2013
FAM84A	Family with sequence similarity 84 member A	14	14632682-14651916	rs11674786	2012
BDKRB2	Bradykinin receptor B2	14	96204797-96244329	rs11847625	2012
SCNN1G	Epithelial sodium channel gamma subunit	16	23182744-23216883	rs4073291; rs4499238; rs4073930; rs4299163; rs5735; rs7404408	2011
ACE	Angiotensin-converting enzyme	17	63477060-63498380	I/D	2018
L3MBTL4	L3MBTL Histone Methyl-Lysine Binding Protein 4	18	5954705-6415259	rs403814	2016
JAG1	Jagged Canonical Notch Ligand 1	20	10637683-10673999	rs1887320	2015
COL18A1	Collagen type XⅧ alpha 1 chain	21	45405164-45513720	rs2838944	2013
ACE2	Angiotensin I converting enzyme 2	X	15561032-15602069	rs1514283; rs1514282; rs2074192; rs714205; rs4646176; rs228	2006，2012，2015，2018
RENBP	Renin-binding protein	X	153935268-153944643	rs78377269; rs1557501; rs2071128; rs2269372; rs3027869	2010，2017

（2）全基因组连锁分析则避免了候选基因的局限性，可以在全基因组范围内定位疾病位点，可以高效地检测出符合孟德尔遗传规律的疾病的遗传因素，对于单基因病高血压的研究具有突破性进展。但对于复杂性状如原发性高血压，利用连锁分析很难检测出大多数起微效作用的血压相关位点，原因是很难收集到特别大的家系，遗传模式也很难设定，从而大大降低了连锁分析的效率。此外，原发性高血压这一复杂性状疾病，并不依照经典的孟德尔遗传模式，而是由多个微效基因共同作用的多基因模式。由于连锁分析研究策略只对在世的几代人进行，而染色体重组在短短这几代人中发生的机会较少，因此连锁分析所鉴定的含疾病相关基因的染色体区域往往很大，甚至达几百万碱基，含上千个基因。原发性高血压的多基因决定性、遗传异质性、外显不全、拟表型，基因与基因的相互作用，遗传与环境相互作用，遗传模式不明确等都是运用连锁分析研究原发性高血压的缺陷所在。故开展高血压全基因组连锁分析时，遗传标记的数量应足够多，密度应足够大，这样才能避免漏检，但也增加了该类型研究的难度。迄今虽已定位到数十个原发性高血压基因区域，但许多基因位点在不同高血压人群研究中不能被重复验证，甚至是在同种族人群中的研究结果也不能被验证，进一步提示运用连锁分析不能解决原发性高血压遗传机制的问题。

（3）全基因组关联研究是原发性高血压遗传研究很重要的研究策略，可以在全基因组范围内检测出常见及罕见的血压相关位点。近几年来多项百万人参与的超大型研究共检出了千余个血压相关位点，并对这些位点在血压调控上进行了功能验证，也对一些药物靶点进行了探索，为原发性高血压的遗传机制提供了线索。当然关联分析在实际检测中也有其不利的方面，它只能在一定条件下有效，如连锁不平衡的基础是低突变率及遗传标记位点与致病相关基因位点距离足够近才可以避免频繁的重组，同时需要大量样本才能发现严格意义上的显著结果。研究设计必须考虑到如何使患者组与正常对照组相匹配，以及人群、地理和社会背景等。而在这些不同条件下，位点等位片段的频率往往有很大的差异，这一现象被称为群体分层（population stratification）。为克服这一问题，在研究方案的设计上必须注重病例组与对照组相匹配，对家系样本需增加患者父母未传递的等位片段做匹配比较才能减轻混杂因素的影响。

随着关联研究的深入，很多显著关联的位点也被发现位于连锁分析定位的基因组区域里。所以两种研究策略可以很好地结合起来，最大程度地探索高血压的分子机制。近年来，全球的生物医学工作人员尝试将众多的研究加以整合，以更好地促进各个领域的研究。对于全基因组的关联研究，目前已经建立了GWAS catalog网站（https：//www.ebi.ac.uk/gwas/），方便对各种性状相关研究的查询和了解。截至2022年1月血压性状的关联位点达到了6843个，原发性高血压的关联位点已经有近600个，针对297个基因靶点的341个关联药物正在进行Ⅳ期临床试验。全表型关联研究网站（https：//phewascatalog.org/PheWAS）则从多表型性状入手整合同时与血压和其他表型都相关的位点。相信随着时间的发展，将会发现有更多高血压的关联位点和靶点药物。故此可以基于基因型来识别高危人群，及早进行干预与治疗，有可能预防每年成千上万的心脏病和卒中的发作。

对于原发性高血压遗传基因要由全基因组关联研究进入疾病发病机制研究，将经历以下阶段：全基因组关联研究、显著变异点、潜在病因变异、功能变异点、调控通路、疾病机制。目前我们仍处在特异基因搜索阶段。但不可否认，两项欧美百万人群的高血压的研究为中国的高血压研究提供了很好的借鉴范例：无论在加大样品数量，与临床大数据结合，结合表达实验，分子路径分析，加强罕见突变位点的探索，还是结合热点基因与药物治疗靶点基因进行分析等方面，来探索中国人群的高血压的遗传因素和机制，寻求适合的药物靶点。

综上所述，三种原发性高血压的遗传研究策

略，尤其是全基因组连锁分析和关联研究，从不同侧面验证高血压的分子发病机制。不同程度地加强我们对于该疾病的分子遗传机制、病理生理机制的认识，从而可以识别出原发性高血压的特定遗传风险，在得知高风险的情况下，通过改变饮食、生活方式或医疗监控来降低风险，在个体化的基础上实施更好的预防；通过这些研究，可以选择正确的药物，而不是那些不起作用甚至可能带来毒副作用的药物；也可以发现许多药物靶点，找到新的治疗方法，从而做到更加精准地对部分患者进行诊断和治疗，即实现“个体化医疗”。但不可否认的是，由于原发性高血压发病机制的复杂性，目前的遗传研究进展还远远不能适应高血压预防与治疗的需求。随着基因测序技术的发展，基于测序基础上的全基因组连锁分析和关联研究应该会助力我们探索和发现导致原发性高血压的罕见基因位点，从而促进高血压的分子诊断、精准医治、加强预防，大大提高人民的身体健康。

（公茂莲）

参考文献

[1] PRABHAKARAN D, ANAND S, WATKINS D, et al. Cardiovascular, respiratory, and related disorders: key messages from Disease Control Priorities, 3rd edition [J]. Lancet, 2018, 391 (10126) : 1224-1236.

[2] POULTER NR, PRABHAKARAN D, CAULFIELD M. Hypertension [J]. Lancet, 2015, 386 (9995) : 801-812.

[3] 杨进. 复杂疾病的遗传分析 [M]. 北京：科学出版社，2013.

[4] Yang G, Wang Y, Zeng Y, et al. Rapid health transition in china, 1990-2010: Findings from the global burden of disease study 2010. Lancet, 2013, 381 (9882) : 1987-2015.

[5] SINGH M, SINGH A K, PANDEY P, et al. Molecular genetics of essential hypertension [J]. Clin Exp Hypertens, 2016, 38 (3) : 268-277.

[6] WEI L K, AU A, TEH L K, et al. Recent advances in the genetics of hypertension [J]. Adv Exp Med Biol, 2017, 956: 561-581.

[7] RUSSO A, DI GAETANO C, CUGLIARI G, et al. Advances in the genetics of hypertension: the effect of rare variants [J]. Int J Mol Sci, 2018, 19 (3) : 688-709.

[8] AHN S Y, GUPTA C. Genetic programming of hypertension [J]. Front Pediatr, 2017, 5: 285.

[9] BUTLER M G. Genetics of hypertension. current status [J]. J Med Liban, 2010, 58 (3): 175-178.

[10] KATO N. Genetic analysis in human hypertension[J]. Hypertens Res, 2002, 25(3): 319-327.

[11] KURTZ T W, DOMINICZAK A F, DICARLO S E, et al. Molecular-based mechanisms of Mendelian forms of salt-dependent hypertension: questioning the prevailing theory [J]. Hypertension, 2015, 65 (5) : 932-941.

[12] CHEN P, JOU Y S, FANN C S, et al. Lipoprotein lipase gene is linked and associated with hypertension in Taiwan young-onset hypertension genetic study [J]. J Biomed Sci, 2005, 12 (4) : 651-658.

[13] YANG W, HUANG J, YAO C, et al. Linkage and linkage disequilibrium analysis of the lipoprotein lipase gene with lipid profiles in Chinese hypertensive families [J]. Clin Sci (Lond), 2005, 108 (2) : 137-142.

[14] CHANG Y C, CHIU Y F, HE C T, et al. Genome-wide linkage analysis and regional fine mapping identified variants in the RYR3

gene as a novel quantitative trait locus for circulating adiponectin in Chinese population [J]. Medicine (Baltimore), 2016, 95 (44): e5174.

[15] YANG X, GU D, HE J, et al. Genome-wide linkage and regional association study of blood pressure response to the cold pressor test in Han Chinese: the genetic epidemiology network of salt sensitivity study [J]. Circ Cardiovasc Genet, 2014, 7 (4): 521-528.

[16] DONG Y, YANG L, FANG F, et al. Genome-wide scan for hypertension linkage to chromosome 12q23. 1-q23. 3 in a Chinese family [J]. Indian J Med Res, 2013, 137 (5): 935-941.

[17] ZHANG D, PANG Z, LI S, et al. Genome-wide linkage and association scans for pulse pressure in Chinese twins [J]. Hypertens Res, 2012, 35 (11): 1051-1057.

[18] MAASS P G, AYDIN A, LUFT F C, et al. PDE3A mutations cause autosomal dominant hypertension with brachydactyly [J]. Nat Genet, 2015, 47 (6): 647-653.

[19] LUFT F C. What have we learned from the genetics of hypertension? [J]. Med Clin North Am, 2017, 101 (1): 195-206.

[20] GONG M, ZHANG H, SCHULZ H, et al. Genome-wide linkage reveals a locus for human essential (primary) hypertension on chromosome 12p [J]. Hum Mol Genet, 2003, 12 (11): 1273-1277.

[21] WELLCOME TRUST CASE CONTROL CONSORTIUM. Genome-wide association study of 14,000 cases of seven common diseases and 3,000 shared controls [J]. Nature, 2007, 447 (7145): 661-678.

[22] LEVY D, LARSON M G, BENJAMIN E J, et al. Framingham Heart Study 100K Project: genome-wide associations for blood pressure and arterial stiffness [J]. BMC Med Genet, 2007, 8 Suppl 1 (Suppl 1): S3.

[23] KATO N, TAKEUCHI F, TABARA Y, et al. Meta-analysis of genome-wide association studies identifies common variants associated with blood pressure variation in east Asians [J]. Nat Genet, 2011, 43 (6): 531-538.

[24] WANG Y, WANG J G. Genome-wide association studies of hypertension and several other cardiovascular diseases [J]. Pulse (Basel), 2019, 6 (3-4): 169-186.

[25] WARREN H R, EVANGELOU E, CABRERA C P, et al. Genome-wide association analysis identifies novel blood pressure loci and offers biological insights into cardiovascular risk [J]. Nat Genet, 2017, 49 (3): 403-415.

[26] EHRET G B, CAULFIELD M J. Genes for blood pressure: an opportunity to understand hypertension [J]. Eur Heart J, 2013, 34 (13): 951-961.

[27] EVANGELOU E, WARREN H R, MOSEN-ANSORENA D, et al. Genetic analysis of over 1 million people identifies 535 new loci associated with blood pressure traits [J]. Nat Genet, 2018, 50 (10): 1412-1425.

[28] GIRI A, HELLWEGE J N, KEATON J M, et al. Trans-ethnic association study of blood pressure determinants in over 750,000 individuals [J]. Nat Genet, 2019, 51 (1): 51-62.

[29] LV D, ZHOU D, ZHANG Y, et al. Two obesity susceptibility loci in LYPLAL1 and ETV5 independently associated with childhood hypertension in Chinese population [J]. Gene, 2017, 627: 284-289.

[30] ZHAO P P, XU L W, SUN T, et al. Relationship between alcohol use, blood pressure and hypertension: an association study and a Mendelian randomisation study [J]. J Epidemiol Community Health, 2019, 73 (9): 796-801.

[31] NG F L, WARREN H R, CAULFIELD M J. Hypertension genomics and cardiovascular prevention [J]. Ann Transl Med, 2018, 6 (15): 291.

[32] PADMANABHAN S, DOMINICZAK A F. Genomics of hypertension: the road to precision medicine [J]. Nat Rev Cardiol, 2021, 18 (4): 235-250.

第十六章 高血压表观遗传学

“橘生淮南则为橘，生于淮北则为枳”，中国古代先哲很早就注意到了环境对于生物的性状起着非常重要的作用。随着后来遗传学的发展，人们普遍认为达尔文的物种演化机制——自然选择学说更加可信，而拉马克的“获得性遗传”则没有受到重视甚至一度成了“歪理邪说”。但是后来人们发现，如果基因组DNA决定着生物体的全部性状，那为什么有着同一套遗传物质的同卵双生子会发生不同的疾病？又比如，为什么大多数疾病的发生，特别是像高血压这样容易受到生活方式与环境因素影响的慢病，携带有共同的基因突变的患者只有不到1%的占比？如果突变率是稳定的，那为什么高血压的发病率在近几十年内猛增了好几倍？这些现象说明在DNA序列没有发生变化的情况下，生物体的一些性状却发生了改变，这是无法用经典遗传学理论解释的。因此，Conrad Waddington等科学家们在20世纪40年代又提出了表观遗传学的概念，与经典遗传学相对应，这个概念用于描述涉及高等生物发育与分化过程中基因组与外部环境的复杂的相互作用。经过几十年的研究和发展，在2008年美国举行的染色质冷泉港会议上，表观遗传学被正式定义为“不依赖于DNA序列的变化而是由于染色体改变所产生的稳定可遗传的表型”，简而言之，就是在不改变DNA序列的情况下对基因表达的调控方式。现在人们认为，基因组含有两类遗传信息，一类是传统意义上由基因组DNA序列所提供的遗传信息；另一类则是表观遗传学信息，它决定了何时、何地、以何种方式去执行DNA遗传信息的指令。大量研究表明表观遗传学调控的异常变化会导致包括心血管疾病、癌症、阿尔茨海默病、糖尿病和自身免疫病在内的许多疾病的发生。本章就表观遗传学的研究内容与方法做一简要介绍，并探讨表观遗传学与高血压发生的关系及在高血压的治疗中的应用现状。

第一节 表观遗传学的研究内容与方法

一、表观遗传学的研究内容

我们的基因组DNA是被包裹成染色质存在于细胞核内的。染色质的基本功能单位是核小体。每个核小体包含一个组蛋白八聚体（由四种组蛋白H2A、H2B、H3和H4的各两个单体组成）和一段长146个碱基对（bp）的缠绕在八聚体上的DNA。每一个核小体之间，由60个碱基的DNA连着，且有组蛋白H1缠绕在此区间DNA上。组蛋白H1分子量较大，进化上也较不保守，具有多个不同的变体。虽然组蛋白H1不参与核小体的构建，但对核小体的折叠，以及构成更加复杂的高级结构有着协助作用。核小体串联连接成念珠状结构并进一步折叠形成染色质，从而将整个基因组DNA包装在内。核小体上的DNA和组蛋白都可被共价修饰，从而改变核小体的功能和结构，吸引或抑制转录因子与基因启动子的结合，导致基因的转录激活或抑制。简而言之，就是如果染色体缠绕得很紧密，则不利于基因表达；如果染色质结构松散，则利于该部位的基因表达。因此，染色质通常可被分为常染色质和异染色质。常染色质折叠程度低，用碱性染料染色时着色浅，包含大多数转录活跃的基因。相反，异染色质高度折叠，染色较深，主要包含失活基因。

可见，染色质层面上有多种机制可能对基因组DNA上的基因表达产生影响，因此目前表观遗传学研究的主要内容包括以下几个方面：DNA甲基化、组蛋白修饰、组蛋白变体、染色质高级构象和非编码RNA（图2-16-1）。

（一）DNA甲基化

DNA甲基化是DNA序列的一种共价修饰，是最早被发现，也是研究最深入的表观遗传调控机制之一。广义上的DNA甲基化是指DNA序列上特定的碱基在DNA甲基转移酶（DNA methyltransferase，DNMT）的催化作用下，以S-腺苷甲硫氨酸（S-adenosyl methionine，SAM）作为甲基供体，通过共价键结合的方式获得一个甲基基团的化学修饰过程。哺乳动物中的绝大多数DNA甲基化发生在胞嘧啶-鸟嘌呤二核苷酸（CpG）中的胞嘧啶第5位碳原子上，其产物称为5-甲基胞嘧啶（5-methylcytocine，5mC）。大约70%的基因启动子区域，特别是管家基因的启动子，与其他区域相比含有更多的CpG序列，称为CpG岛，长度大约有1000bp，但这些区域通常没有被甲基化。CpG岛在进化过程中高度保守，并且大约50%的CpG岛都包含已知的转录起始位点，很有可能加强转录因子与转录起始位点的结合。而基因组其他部分，主要包括基因主体区（不包括第一外显子的基因区域）和基因间隔区（包含转座子元件和病毒元件），也包含有一定的CpG序列，但这些CpG却是高度甲基化的。可见，CpG岛的非甲基化状态及其他区域的甲基化对维持细胞的正常功能及基因组的稳定性是非常重要的。

哺乳动物细胞有三种DNMT，包括DNMT1、DNMT3a和DNMT3b。DNMT3a和DNMT3b在未修饰的DNA上进行从头甲基化，而DNMT1在DNA复制时从亲代DNA链中复制甲基化模式到子代DNA链中，称为维持性甲基化。DNA甲基化修饰处于甲基化和去甲基化的动态平衡中。DNA去甲基化可以通过两条途径实现：被动去甲基化和主动去甲基化。被动去甲基化是指在DNA复制过程中，如果维持性甲基转移酶DNMT1失活或不表达，DNA甲基化随着细胞的不断分裂而逐渐被稀释；主动去甲基化是指由10-11转位酶（TET）TET1、2和3所介导的将甲基基团从5mC上切除的过程。DNA的甲基化与去甲基化这两个过程相互平衡，维持了DNA甲基化谱式的稳定。

（二）组蛋白修饰

组蛋白的翻译后修饰（post-translational modification，PTM）种类多样，大致可分为小化

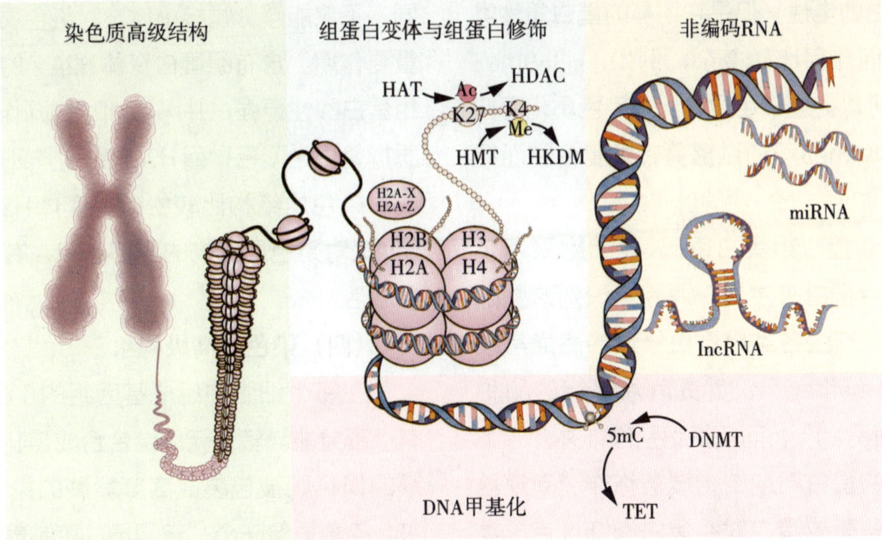

图2-16-1　表观遗传学的主要研究对象示意图

注：5mC，5-甲基胞嘧啶；DNMT，DNA甲基转移酶；TET，10-11转位酶；HAT，组蛋白乙酰转移酶；HDAC，组蛋白去乙酰化酶；HMT，组蛋白甲基转移酶；HKDM，组蛋白赖氨酸去甲基化酶；miRNA，微RNA；lncRNA，长非编码RNA。

学基团修饰和大化学基团修饰两种。其中，小化学基团修饰主要包括甲基化、乙酰化、磷酸化、糖基化、丙酰化、丁酰化、巴豆酰化和丙二酰化等；大化学基团修饰主要包括泛素化、SUMO化、生物素化、ADP核糖基化等。其中各种酰基化修饰主要发生在赖氨酸残基侧链上；磷酸化修饰则主要发生在丝氨酸、苏氨酸和酪氨酸残基；甲基化修饰最为丰富，赖氨酸、精氨酸及谷氨酰胺等氨基酸残基均可发生，并且存在修饰程度的差异，如赖氨酸残基可发生单甲基化、二甲基化和三甲基化修饰，精氨酸残基可以发生单甲基化、对称二甲基化和非对称二甲基化修饰。目前组蛋白修饰多采用统一的Brno命名法表示，规则为组蛋白名称＋氨基酸残基缩写及位点＋修饰类型。例如，H3K4me3表示组蛋白H3第4位的赖氨酸残基的三甲基化修饰。丰富多样的组蛋白修饰构成了一类超越基因序列的“组蛋白密码（histone code)”，在基因调控和细胞命运决定等生命过程中发挥着至关重要的作用。大致来说，组蛋白乙酰化促进基因转录，由于乙酰化修饰可以在组蛋白上引入额外的负电荷，减弱了带正电的组蛋白和带负电的DNA间的相互作用，使得DNA更容易被转录机器接触到。甲基化修饰虽然本身不改变组蛋白的电性，但是它招募的蛋白质种类更加多样，因而作用比较复杂，例如，H3K9me3与H3K27me3可以促进染色质局部异染色质化而抑制转录，而H3K4me3可通过招募转录复合物而促进转录。

为了精确调控“组蛋白密码”，细胞采用了一系列酶或结合蛋白来生成、消除或识别这些翻译后修饰。负责产生各类组蛋白修饰的酶通常被称作“书写器（writer)”；负责消除修饰的酶称为“擦除器（eraser)”；而负责识别修饰并介导下游生物学事件的蛋白质或结构域被称作“阅读器(reader)”。这些酶或蛋白对组蛋白修饰位点、类型及程度的识别往往具有较强的特异性。组蛋白甲基化的书写器为组蛋白甲基转移酶家族（HMTs)，它们催化1～3个甲基从SAM转移到组蛋白；擦除器为赖氨酸去甲基化酶（HKDM)，包括LSD和JmjC两大家族；组蛋白甲基化的阅读器结构域类型已经鉴定出20多种，主要分为“皇室家族”(royal family，如Chromo、Tudor、MBT等）和“PHD锌指”两大类家族的蛋白质。组蛋白乙酰化的书写器为组蛋白乙酰转移酶（HATs）家族，它们以乙酰辅酶A为乙酰基的来源催化组蛋白乙酰化反应；擦除器为组蛋白去乙酰化酶（HDACs）家族，它们催化乙酰基的水解去除，可分为四大类，其中1、2、4类为锌依赖型HDAC，第3类HDAC需要烟酰胺腺嘌呤二核苷酸（NAD^+）作为辅酶，又被称为沉默信息调控因子（sirtuin)；组蛋白乙酰化修饰阅读器主要包括Bromo结构域、双PHD锌指和YEATS结构域。除了单一的组蛋白修饰，阅读器还可以识别一种或多种修饰之间的组合，形成组蛋白多价态修饰的组合识别。

（三）组蛋白变体

组蛋白变体置换是核小体动态调控的一个重要机制。组蛋白特别是H2A和H3有多种不同的变体，其中H2A有H2A.X、H2A.Z、macroH2A和H2A.Bbd四种变体，H3有H3.1、H3.3和CENP-A三种变体。不同的组蛋白变体在染色体上的分布和功能各不相同，不仅能够影响核小体，对染色质高级结构也有重要作用。含有组蛋白变体H2A.Z的核小体比常规组蛋白酸性更强，并可与HP1协同作用，使得染色质折叠更为紧密，而H2A.Bbd则与H2A.Z相反，形成的染色质结构比较松散。变体H3.3则可以拮抗H2A.Z对染色质结构的紧密作用，有利于基因的转录激活。

（四）染色质高级构象

在每个细胞中组成基因组的60亿个碱基中只有小部分能与转录元件结合合成RNA，而剩下不活跃的DNA则被包装成高度凝聚的染色质而隐藏起来。染色质像一个“守门员”控制着转录因子、增强子等元件的活性，并随基因转录的需要动态变化着。参与基因转录调控的开放性染色质区域，常常都富含基因转录调控元件，而这些开放性的染色质区域也对核酸酶高度敏感，能够被MNase和DNase等核酸酶切开。这些区域可能在DNA的一维结构上相距很远，但在染色质水平上却挨在一起。例如，从DNA的线性距离来看，顺式作用元件如增强子可以调控在序列上与其邻近的基因，同时也可以调控在线性距离上很远的基因，因为即使距离很远，增强子也能在转录因子的协同作用下被带到空间距离上很近的目标基因处发挥作用。

（五）非编码RNA

人类基因组中约80%的序列会被转录成RNA，但是其中仅有一小部分是编码蛋白质的mRNA（约2%），而其余的序列则被转录成数以百万计形形色色的非编码RNA（non-coding RNA，ncRNA）。非编码RNA按照分子量的大小笼统地分为非编码小RNA（长度＜200个核苷酸，nt）和长非编码RNA（long non-coding RNA，lncRNA，长度＞200nt）。非编码小RNA种类很多，其中研究较多的是一类长度在16～29个核苷酸之间的内源性小非编码RNA，微RNA（microRNA，miRNA）。一般来说，miRNAs通过与靶基因的3′末端非翻译区（3′-UTR）结合，抑制转录或翻译来负向调控基因表达。但某些miRNAs可能与基因的启动子结合，增强RNA聚合酶Ⅱ（PolⅡ）的募集，从而增加基因转录。虽然miRNAs在不同的物种中保守性较高，并且在调控mRNA稳定性和翻译的转录后起着重要的作用，然而这些作用大多数是暂时的，并不能稳定地遗传下去。因此，在哺乳动物中支持miRNAs能够对染色质结构和基因组功能产生稳定影响的证据还比较缺乏。

lncRNA是一类长度大于200nt且不具备编码功能蛋白质或多肽能力的RNA分子，能够根据有无多聚腺苷酸（poly（A））尾巴大致分为两种类型。含有poly（A）尾的lncRNA与mRNA具有许多相似地特性，有独立的启动子，大部分是由PolⅡ转录，经过5′加帽、剪接和3′加poly（A）尾形成的，但缺乏可翻译的开放阅读框。不含poly（A）尾巴的lncRNA可根据其结构划分为线性和环形两大类。线性的lncRNA可由核糖核酸酶P切割形成特殊的3′尾巴，也可由被剪接的内含子形成，还可由PolⅡ转录增强子区域形成增强子RNA；环形RNA可通过外显子反向剪接环化形成，或从被剪接下来的内含子形成的套索结构衍生而来。lncRNA可以与细胞内的所有成分相互作用，包括蛋白质、DNA和RNA，并且能够在细胞核或细胞质的某一区域表达。核内的lncRNA可以通过与染色质重塑复合物相互作用来调节染色质结构，从而改变同一染色体（顺式）或另一染色体（反式）上基因的表达。细胞质lncRNA既可以通过miRNA应答元件清除和改变miRNA的表达和功能，也可以通过识别靶基因mRNA影响基因的翻译过程。研究发现lncRNA的作用机制大致可分为5类：作为信号分子、诱饵分子、向导分子、支架分子，以及通过RNA-RNA相互作用调控基因表达，从而参与生长发育不同阶段的调节及疾病的产生与发展等生物学过程。

二、表观遗传学的研究方法

表观遗传学研究所用到的实验方法很多，传统的研究方法可以获得局部表观遗传修饰的变化信息，而各种高通量组学技术的发展，如基因芯片技术、二代测序技术、质谱技术等，使得人们能够从全基因组水平对表观遗传修饰情况进行扫描，从而形成了表观基因组学（epigenomics）。意识到表观基因组学的重要性，各国均投入了大量的资金支持其研究，最具代表性的包括美国国立卫生研究院（NIH）发起的表观遗传组路线图项目（Epigenome Roadmap Project）和美国国家人类基因组研究所（NHGRI）资助的DNA元件百科全书（ENDODE）计划。以下分别介绍DNA甲基化、组蛋白修饰、染色质构象、非编码RNA等几个方面的常用研究方法。

（一）DNA甲基化水平的研究方法

1．总体基因甲基化 总体基因甲基化分析用来确定基因组整体的DNA甲基化水平，但无法得知是哪些位点受到了甲基化。其分析方法主要包括以下三种：先利用特异性胞嘧啶甲基化的抗体进行免疫沉淀富集甲基化的DNA，再用实时荧光定量PCR法检测其甲基化水平；高效液相色谱结合紫外检测或串联质谱方法，用于测定甲基化的胞嘧啶；酶联免疫吸附测定法。

2. 局部基因甲基化

(1) 限制性内切酶酶切法：限制性内切酶Hpa Ⅱ和Msp Ⅰ是一对同切点酶，识别位点相同，但对甲基化的敏感性不同。这两个酶的识别位点发生甲基化时，Hpa Ⅱ不能切开，而Msp Ⅰ对甲基化不敏感，可以切开，从而可以先酶切再通过电泳将DNA片段分离。

(2) 亚硫酸氢盐处理法：亚硫酸氢盐处理是最常用的检测CpG位点DNA甲基化的实验方法。亚硫酸氢盐能够使DNA中未发生甲基化的胞嘧啶（C）脱氨基转变成尿嘧啶（U），而甲基化的胞嘧啶（5mC）保持不变。由于尿嘧啶与胸腺嘧啶（T）相似，在PCR过程中可以转变为胸腺嘧啶，而5mC在处理过程中不发生改变，经PCR扩增后仍为胞嘧啶，最后对PCR产物进行分析就可判断CpG位点是否发生甲基化。

3. 全基因组DNA甲基化

(1) 亚硫酸氢盐测序：将样品用亚硫酸氢盐处理后进行全基因组测序可以获得分辨率达CpG水平的全基因组DNA甲基化信息。简化代表性亚硫酸氢盐测序（reduced representation bisulfite sequencing，RRBS）使用甲基化不敏感的Msp Ⅰ处理基因组，从而富集出富含CpG区域的DNA，降低了测序量。

(2) 甲基化DNA免疫沉淀：甲基化DNA免疫沉淀（methylated DNA immunoprecipitation，MeDIP）是最常用的分析全基因组DNA甲基化的方法。通过5mC特异性的抗体进行免疫沉淀富集甲基化的DNA片段，然后将样本进行芯片检测或测序，能够无偏好性地捕获全基因组水平的甲基化位点。而由于5hmC和5mC都对亚硫酸氢盐不敏感，所以亚硫酸氢盐测序法无法区分这两种修饰。而利用5hmC特异性的抗体进行免疫沉淀能够富集基因组中5hmC片段，再进行测序即可区分5mC与5hmC，这种方法称为羟甲基化DNA免疫沉淀（hydroxymethylated DNA immunoprecipitation，hMeDIP）。

（二）组蛋白修饰的研究方法

最常见的组蛋白修饰研究方法是染色质免疫沉淀（chromatin immunoprecipitation，ChIP），它是研究体内DNA与蛋白质（包括组蛋白、转录因子或其他DNA结合蛋白）相互作用最直接的方法。一般来说，ChIP实验的第一步是用甲醛处理细胞，通过可逆的共价交联固定蛋白质-DNA复合物，随后用超声或者酶解的方法将染色质打断成小片段。蛋白质-DNA复合物通过靶蛋白或者组蛋白修饰的特异性抗体进行免疫沉淀而被富集，之后复合物通过解交联释放DNA。这些纯化的DNA片段可以通过荧光定量PCR（ChIP-qPCR）、微阵列芯片分析（ChIP-on-chip）或深度测序（ChIP-seq）等方法进行检测，从而得出局部的或全基因组水平的组蛋白修饰信息。

（三）染色质构象的研究方法

1. 染色质开放性的检测方法 通常情况下，基因表达活跃的区域，染色质的结构相对比较疏松，大多数是没有核小体包裹的DNA区段，因此可以用DNA酶Ⅰ（DNase Ⅰ）进行切割以获得这些“开放”的染色质区域，也就是DNA酶Ⅰ超敏位点（DNase Ⅰ-hypersensitive sites，DHS）。DNA酶测序技术（DNase-Seq）将DNase Ⅰ切割的DNA片段进行测序，测序产生的DNA读段的5′段代表了DNase Ⅰ的切割位点，因此能够分析全基因组水平中DHS的位置。

2. 染色质高级构象的检测方法 染色质高级构象的最经典的检测技术是2002年Dekker等发明的染色体构象捕获（chromosome conformation capture，3C）技术。3C技术的第一步仍然是用甲醛固定染色质，接下来用限制性内切酶切割蛋白质-DNA交联产物。交联的染色质片段的黏性末端在浓度极低的情况下用连接酶连接，以促进交联的DNA片段间的连接。最后将蛋白质-DNA复合物解交联纯化后获得DNA，用特异引物进行PCR检测。近些年，科学家们基于3C技术研发出了更强大的新方法用来研究染色质的交互作用，代表性的方法包括环状染色体构象捕获（circular chromosome conformation capture，4C）、染色体构象捕获碳拷贝（chromosome conformation capture carbon copy，5C）、高通量染色质构象捕获技术（high-throughput chromosome conformation capture，Hi-C）等技术，克服了3C无法应用于全基因组研究的缺陷，能够从全基因组的角度反映细胞核内相互作用染色质的空间构象情况。

（四）非编码RNA的研究方法

非编码RNA的初步发现目前主要依赖于高通量测序技术。获得了一段转录本的序列后，要确定其是否非编码RNA需要一系列的生物信息学分析判断其是否能够编码蛋白质。lncRNA通常通过与蛋白质或DNA结合发挥功能，因此要阐明其作用机制，可以将体外合成的RNA作为诱饵钓取蛋白质后进行质谱分析。科学家基于此原理开发出了杂交法捕获RNA靶标分析（capture hybridization analysis of RNA targets，CHART）和RNA纯化结合染色质分离技术（chromatin isolation by RNA purification，CHIRP）等利用修饰的反义核酸直接将lncRNA结合的复合物钓取出来的方法。反之，要研究与特定蛋白相结合的RNA分子通常用紫外交联和免疫沉淀（ultraviolet crosslinking and immunoprecipitation，CLIP）技术。其基本的实验原理是用紫外线照射将蛋白质与RNA交联，然后用蛋白的抗体纯化蛋白质-RNA复合物，接下来利用SDS-PAGE电泳分离这些交联的复合物并降解蛋白质，就可以用反转录PCR并结合测序得到这些与蛋白相结合的RNA序列了。

（高　鹏　祝之明）

第二节 高血压的表观遗传学调控

越来越多的证据支持表观遗传学机制在高血压发生中的重要作用。众所周知，高血压是典型的由遗传和环境因素共同导致的慢性系统性疾病，其发病机制复杂。最近的全基因组关联研究极大地促进了人们对高血压中遗传因素所起作用的认识水平，然而，仅仅从DNA序列的角度只能部分解释基因组结构和功能在高血压发病中的作用，而表观遗传学则是一座联系环境与遗传的桥梁，能够解释DNA序列改变之外的高血压的发病机制。由于篇幅的限制，本节仅侧重探讨表观遗传机制与系统性高血压发病的关系及其作用，而未涉及肺动脉高压或高血压终末靶器官损害，以及心血管系统、肾脏等器官结构功能重塑等众多涉及高血压发病过程中病理生理改变的表观遗传机制。

一、DNA甲基化与高血压的关系

（一）整体DNA甲基化

如前所述，DNA甲基化主要与基因表达的沉默相关，而高血压的发生往往伴随着一些致病基因的异常表达。这方面的人群研究主要围绕高血压病人的外周血进行。Smolarek等发现外周血5mC水平降低与高血压分级严重程度的增加相关，随着高血压的加重，总DNA甲基化水平降低。一项横断面研究分析了17 010名欧洲、非洲裔美国人和西班牙裔人群的收缩压和舒张压与血液全基因组DNA甲基化的相关性，发现血压的增高与DNA甲基化的降低相关，并鉴定出了13个与血压显著相关的重复性CpG位点。这些CpG位点通常位于基因的调控区域，能够解释个体之间1.4%的收缩压和2.0%的舒张压的差异性。

高盐饮食是造成高血压的重要危险因素。在动物实验中，经常用到盐敏感大鼠（SS）和同背景的低盐敏感大鼠（SS.13^{BN26}）进行盐敏感高血压发生机制的研究。研究人员对这两种大鼠的肾外髓质中的5mC和5hmC进行了检测，生成了第一份单碱基分辨率图谱。他们发现，SS大鼠有11%的位于CpG岛的CpG位点含有明显的5mC，有1%含有5hmC。而在7天的高盐饮食后，这两种大鼠的甲基化位点中有几百个CpG岛的5mC水平和几十个CpG岛的5hmC水平存在明显差异，而其中许多位点是位于基因内部的。有趣的是，通过直接向SS大鼠的肾间质内注射抗DNMT3a和抗TET3的单抗，能够明显减轻盐诱导的高血压，并阻止了76%的高盐诱导的基因表达，说明DNA的甲基化或者去甲基化水平的异常改变是盐敏感高血压发生的重要原因。

在哺乳动物胚胎发育过程中，基因组的甲基化谱式会经历两次大规模的抹去和重建的过程，因此，妊娠期间给予充足的与甲基循环代谢有关的蛋氨酸、维生素B_{12}、叶酸等的供应是保障胎儿正常发育的前提。研究发现，在母羊围产期限制这些物质的供应会导致子代小羊成年后血压升高，在胎肝中检测到1400个CpG岛中有4%的甲基化状态发生了变化。另外，在妊娠期和哺乳期给Dahl盐敏感（SS）大鼠饲喂谷类来源的5L2F饲料，与饲喂以酪蛋白为主的AIN-76A饲料相比，显著降低了后代的盐敏感性高血压。这些子代大鼠肾外髓质中数百个基因位点都表现出了甲基化的差异性。这些现象说明保证DNA的正常甲基化对抑制高血压的发生具有关键的作用。

（二）局部DNA甲基化

除了整体的甲基化，DNA局部甲基化也通过调控血压相关的基因表达参与高血压的进程。这些基因包括肾素–血管紧张素–醛固酮系统（RAAS）、交感神经系统（SNS）和肾钠潴留系统（RSRS）的成员。例如，肾脏钠潴留与11-β-羟基类固醇脱氢酶2（11bHSD2）活性降低有关，在*11bHSD2*基因的启动子区和外显子1中有两个CpG岛，原发性高血压患者*11bHSD2*的启动子甲基化水平较高，提示*11bHSD2*的启动子甲基化是高血压患者潜在的生物标志物。并且，*11bHSD2*基因甲基化位点的突变能够导致明显的盐皮质激素过量，携带该突变的杂合子人群易发高血压。

其他可能由DNA甲基化调控的血压相关基因包括血管紧张素原（AGT）、αENaC（上皮钠通道，α亚单位）、糖皮质激素受体及血管紧张素1型受体（AT1R）等。AGT是血管紧张素生成的主要底物，其基因启动子区甲基化的降低使得该启动子由非活性状态转变为活性状态。高盐摄入能导致大鼠循环醛固酮浓度升高，造成其启动子区转录起始位点周围的DNA甲基化降低，促进转录因子CEBP的结合，从而激活AGT的表达。*AT1R*基因也受到甲基化的调控，与正常血压的WKY大鼠相比，自发性高血压大鼠SHR主动脉和肠系膜动脉的AT1R启动子随着年龄的增长呈现进行性低甲基化的趋势。其他一些受到甲基化调控的高血压相关基因见表2-16-1。

近年来全基因组甲基化研究技术的发展促进了新的高血压表观遗传调控基因的发现。一项对320 251个东亚、欧洲和南亚血统人群的全基因组甲基化和血压的相关性研究鉴定出了12个新的受到甲基化修饰的高血压相关基因。其中包括不少与血管平滑肌（*IGFBP3*、*KCNK3*、*PDE3A*、*PRDM6*）和肾功能（*ARHGAP24*、*OSR1*、*SLC22A7*、*TBX2*）相关的基因。

除了这些与血压相关的基因，DNA甲基化修饰酶与去甲基化酶也被证明与高血压发生相关。例如，长期暴露于污染的空气中是高血压发生的危险因素，而这种影响在出生之前就已经存在了。研究发现出生之前暴露于空气污染物后，新生儿血斑中DNA甲基化水平的改变与11年后的收缩压升高相关，并且，这种相关性的强弱受到包括位于DNA甲基化酶*DNMT1*、*DNMT3B*以及去甲基化酶*TET2*基因的11个SNP的影响，说明是这些调控甲基化的酶的表达水平或者活性的改变造成了机体对空气污染的记忆。动物实验表明，TET2是平滑肌细胞可塑性的主要调控因子，其基因敲除导致

表2-16-1 高血压相关的DNA甲基化

基因	修饰	状态	种属	模型	组织/细胞	功能	参考文献
总体	5mC	低	人		外周血		Med Sci Monit, 2010, 16 (3): CR149-155
IGFBP3, *KCNK3*, *PDE3A*, *PRDM6*, *ARHGAP24*, *OSR1*, *SLC22A7*, *TBX2*	5mC	与血压SNP相关	人		外周血	VSMC功能、肾功能	Nat Genet, 2015, 47 (11): 1282-1293
Atg1a	5mC	低	大鼠	SHR	主动脉和肠系膜动脉	RAAS	Mol Cell Biochem, 2015, 402(1-2): 1-8
Atg1β	5mC	低	大鼠	母体低蛋白饮食		RAAS	Circ Res, 2007, 100 (4): 520-526
Ace-1	5mC	低	小鼠	母体低蛋白饮食		RAAS	Reprod Sci, 2010, 17 (3): 227-238
ACE-1	5mC	高	人		人PBMC及细胞系	RAAS	Epigenetics, 2011, 6 (4): 478-489
PRCP	5mC	低	人		人PBMC	RAAS	PLoS One, 2013, 8 (1): e53938
HSD11B2	5mC	高	人	糖皮质激素	人PBMC	肾钠平衡	Atherosclerosis, 2008, 199 (2): 323-327
Slc12a2 (*NKCC1*)	5mC	低	大鼠	SHR	主动脉和心脏	离子平衡	Biochem Biophys Res Commun, 2010, 396 (2): 252-257
ESR1 (*ERα*)	5mC	高	绵羊		子宫动脉	血管舒张	Hypertension, 2012, 60 (3): 697-704
SRF, *MYOCD*, *MYH11*	5mC	高	人		人冠脉平滑肌细胞	收缩表型	Circulation, 2013, 128 (18): 2047-2057
ADD1	5mC	低	人		人PBMC	离子平衡	PLoS One, 2013, 8 (5): e63455
SCNN1B	5mC	CpG1高，CpG2低	人		人PBMC	离子平衡	Mol Med Rep, 2016, 14 (6): 5422-5428
TLR2	5mC	低	人		人PBMC	慢性炎症	Mol Med Rep, 2017, 16 (1): 964-970
EHMT2	5mC	低	人		人PBMC	慢性炎症	BMC Med Genomics, 2016, 9: 20

注：5mC，5-甲基胞嘧啶；RAAS，肾素-血管紧张素-醛固酮系统；PBMC，外周血单个核细胞；SHR，自发性高血压大鼠；VSMC，血管平滑肌细胞；HUVEC，人脐静脉内皮细胞；HMVEC，人真皮微血管内皮细胞。

myocardin、血清反应因子（SRF）和肌球蛋白重链11（MYH11）等平滑肌收缩性标志物的表达减少，以及kruppel样因子4（KLF4）和肌球蛋白重链10（MYH10）等增殖性标志物的表达增加。相反，TET2的过表达则能够恢复收缩标志物的表达并抑制合成基因，研究表明TET2能够与myocardin、SRF和MYH11的启动子结合，提示其介导的DNA去甲基化在调控平滑肌细胞形态功能中发挥着重要作用。

二、组蛋白修饰与高血压的发生

（一）组蛋白修饰调控血压相关基因的表达

有关组蛋白修饰在高血压中的作用目前研究较少，证据比较零散。其中比较典型的是肾小管上皮钠通道αENaC的调控。启动子Dot1a（端粒沉默替代剪接变异体a）是一种赖氨酸甲基转移酶，它使组蛋白H3K79位点甲基化。一种转录因子Af9能够与Dot1a相互作用形成核阻遏复合物，通过直接或间接结合到肾小管上皮钠通道αENaC启动子的特定位点，调节这些位点的组蛋白H3K79甲基化并抑制αENaC的基础转录。醛固酮能够通过抑制Dot1a和AF9的表达，并增加Af9的磷酸化减弱两者之间的相互作用，导致αENaC的转录激活，从而促进尿钠重吸收，导致血压增高。而转录因子AF17与AF9之间存在竞争的关系，能够对抗Dot1a-AF9复合体对α-ENaC转录的表观遗传抑制作用，从而促进ENaC的表达。Af17的缺失导致组蛋白H3K79的二甲基化增加，降低ENaC表达，尿钠排泄增加，血压降低。

其他受到组蛋白修饰调控的血压相关基因包括Ace1和Nkcc1等。SHR大鼠组织中的Ace1启动子区域显示出较高的H3ac和H3K4me3水平，可能与Ace1表达上调有关。SD大鼠Ang Ⅱ干预后，主动脉中Nkcc1 mRNA和蛋白质水平显著升高，伴随着H3ac与H3me3的降低。这些证据表明，组蛋白修饰对高血压相关基因的上调参与了高血压的发生。

一些改变血压的治疗方式或者遗传学干预可以改变组蛋白修饰。用季戊四醇四硝酸酯治疗处于妊娠期和哺乳期的SHR大鼠能够使得后代的血压下降，伴随着主动脉中抗高血压基因的上调，可能与这些基因区域的H3K27ac和H3K4me3增多有关。2型糖尿病伴肥胖的db/db小鼠肾小球中有更多的RAGE（晚期糖基化终产物受体）和PAI-1（纤溶酶原激活物抑制剂-1）表达，导致其血压的升高。检测发现这些基因的抑制性组蛋白修饰减少增加了Pol Ⅱ在启动子上的结合。

（二）组蛋白修饰酶在高血压发生中的作用

研究表明，组蛋白修饰酶的表达或活性的改变可促进高血压的发生，而用相应酶的激活剂/抑制剂进行干预对高血压的发生具有抑制作用。其中研究较多的是血管内皮细胞一氧化氮合酶（eNOS）。内皮细胞的eNOS核心启动子富含H3K9和H4K12的乙酰化，以及H3K4的二甲基化和三甲基化。一种自发性高血压小鼠DJ-1/park7$^{-/-}$小鼠显示出较低的eNOS表达，与eNOS启动子区HDAC1的富集增加以及H3乙酰化的下降有关。用HDAC抑制剂丙戊酸治疗可增加eNOS的表达，减轻这些小鼠收缩压的增高，说明eNOS的正常表达依赖于组蛋白的乙酰化[16]。同样地，用HDAC抑制剂丙戊酸治疗可减轻SHR大鼠和去氧皮质酮醋酸酯（DOCA）-高血压大鼠模型的高血压。

赖氨酸特异性去甲基化酶-1（LSD1）能够诱导H3K4或H3K9的去甲基化，该基因的杂合子敲除小鼠在饲喂4%高盐饲料后，血压高于野生型小鼠，说明组蛋白特定位点的甲基化对血压的维持是必要的。相似地，在人群研究中，携带1或2个LSD1单核苷酸的SNP突变的黑人和西班牙裔人群在从低盐饮食到高盐饮食的转换中，收缩压的变化更大。

SIRT1是一类NAD依赖的三类HDAC。研究发现VSMC特异性SIRT1转基因能够抑制Ang Ⅱ诱导的高血压的发生，而内皮细胞SIRT1的过表达能够通过去乙酰化H4K16抑制内皮细胞PAI-1表达增加，改善内皮舒张功能。

三、染色质构象对高血压相关基因的调控

肾素（*Ren*）基因是RAAS系统的重要成员。研究人员应用4C-Seq的方法绘制了大鼠心脏内皮细胞中与肾素基因近端启动子在空间位置上接近的染色质结构图谱。他们发现许多接触区域位于*Ren*基因所在的大鼠13号染色体上，包括之前鉴定出的距离*Ren*启动子6kb的一个增强子。其他接触区域广泛分布在除了X染色体之外的所有染色体上。这些接触区明显富集在与*Ren*的表达相关的其他基因上，或者与血压及肾脏表型相关的一些数量性状位点上，提示高血压相关基因之间的调控网络很有可能分布于基因组的多个位点上，从而形成一个染色体水平上的复杂的相互作用网络。

一项遗传精细图谱分析显示，内含子SNP位

点rs9349379可能与高血压和其他4种血管疾病相关。研究显示rs9349379能够调节位于其上游600kb的内皮素1（*EDN1*）基因的表达。但是利用4C-Seq进行染色质构象定位，没有发现rs9349379和EDN1启动子之间的实质性联系。然而，实验发现EDN1的启动子在3'和5'方向上都与许多间隔差不多500kb的位点接触，这些位点又与rs9349379的接触区域有重叠，提示rs9349379可能通过这些接触区域间接地调控*EDN1*基因的表达，这些重叠区域在空间上可能形成一个超级增强子发挥作用。

四、非编码RNA在高血压发生中的作用

（一）miRNA

关于miRNA与高血压之间的关系研究较多，miRNA主要是通过与目的基因的mRNA结合促进其降解从而降低了该基因的表达。目前miRNA能够调控的高血压相关基因见表2-16-2。但值得注意的是，这种调控作用多是暂时性的，还没有直接证据能证实miRNA能够稳定遗传。并且通常的相关研究大都利用miRNA的靶基因以解释其作用机制，其本身的表达为何改变较少有人关注。因此miRNA与高血压发病的因果关系还有待进一步阐释。

人群研究发现高血压患者miR-21的表达水平显著上调，且与收缩压、舒张压、炎症标志物（C反应蛋白）和亚临床动脉粥样硬化呈正相关，与内皮血管舒张完整性（NO和eNOS）标记呈负相关。肾上腺皮质细胞中，Ang II能够上调miR-21的表达，从而导致醛固酮分泌和细胞增殖增加。动物实验发现用抗miR-21的寡核苷酸转染内皮细胞可显著抑制一种参与细胞间信号传导的基因*JAG1*的mRNA的丰度，并降低了4%高盐饮食小鼠的血压。这些证据显示miR-21表达的增加可能是导致原发性醛固酮增多症和高血压的原因。

原发性醛固酮增多症的发生与miRNA的表达异常密切相关。肾癌患者的肾组织癌旁样本显示，高血压患者的miR-181a明显表达不足，伴随着肾素mRNA过度表达。在另一种由交感神经系统过度激活引起高血压的遗传性高血压小鼠模型（BPH/2J）中也发现了同样的现象。在负责醛固酮合成的两种11β-羟化酶*CYP11B1*和*CYP11B2*基因的mRNA的UTR中存在miR-24的结合位点。动物实验显示miR-24不仅能够调节*CYP11B1*和*CYP11B2*的表达，而且还能调节皮质醇和醛固酮的产生。另外，原发性醛固酮增多症的发生与肾上腺皮质细胞中TWIK相关的酸敏感钾通道蛋白2（TASK-2）的表达降低有关，*TASK-2*的突变可使醛固酮生成量增加153%。miR-23和miR-34能够与*TASK-2*基因的30个UTR结合，降低*TASK-2*的表达。

从miRNA与高血压靶器官功能之间的关系来看，内皮来源的miR-92a-3p、miR-92b-3p、miR-99-5p和miR-100-5p能够降低内皮细胞中NOX4 mRNA的丰度并减少过氧化氢的释放。miR-132和miR-212在高血压大鼠左心室、主动脉和肾脏及在Ang II诱导的高血压大鼠血浆中的表达明显增加。在新近确诊的原发性高血压患者外周血细胞中，miR-208b和miR-133a的表达水平与尿白蛋白排泄水平密切相关。

miRNAs不仅参与调节本身的细胞行为，还通过外泌体、微泡等转移载体调节其他细胞行为。研究发现，与WKY相比，SHR大鼠的血浆外泌体中有27个miRNA表达差异显著。因此，现在认为miRNA在细胞通讯中发挥重要作用，具有很高的诊断和治疗价值。

（二）lncRNA

近年来，中国学者对lncRNA在高血压发生中的作用进行了大量的研究，利用高通量测序发现了很多在高血压中差异表达的lncRNA。例如，在饲喂高盐饮食后的盐敏感SS和盐不敏感的对照$SS.13^{BN26}$大鼠肾外髓质中，有几十个lncRNA的表达存在差异。与之类似，在盐敏感SS大鼠和Dahl盐不敏感大鼠之间，或者是自发性高血压SHR大鼠和对照WKY大鼠的主动脉中，也有几百个表达差异显著的lncRNA。

表2-16-2　与高血压相关的主要miRNA

名称	靶基因	研究样本	功能	参考文献
miR-21	*AGT*	H295R细胞	RAAS	Endocrinology，2008，149（5）：2477-2483
miR-155	*AGTR1*	人PBMC	RAAS	Am J Hypertens，2011，24（2）：241-246
miR-483p	*ACE-1*	人、大鼠ASMC	RAAS	J Mol Cell Cardiol，2014，75: 25-39
miR-132/212	*AT1R*（*Agtr1*）	大鼠	RAAS	Int J Mol Sci，2013，14（6）：11190-11207
miR-21	*JAG1*	HMVEC	细胞间信号	Hypertension，2015，66（4）：793-799
	Pten/Bcl-2	大鼠	颈动脉、VSMC	Circ Res，2007，100（11）：1579-1588
miR-92a-3p、miR-92b-3p、miR-99-5p、miR-100-5p	*NOX4*	HMVEC	血管阻力	Hypertension，2015，66（4）：793-799
miR-30	*Dll4*	斑马鱼	血管阻力	Hypertension，2013，62（3）：592-598
miR-122	*SLC7A1*	人	内皮细胞	Hum Mutat，2009，30（3）：328-333
miR-145	*Slc7a1*	大鼠	主动脉	Exp Ther Med，2018，15（1）：548-552
miR-217	*SIRT1*	人	内皮细胞	Circulation，2009，120（15）：1524-1532
miR-320/26b	*Irf1r*、*Pten*	Dahl SS大鼠	增加纤维化	J Mol Cell Cardiol，2013，65: 127-136
miR-34b	*Cdk6*	SHR VSMC	调控增殖	Mol Med Rep，2017，15（3）：1031-1036
miR-130a	*Gax*	SHR	调控增殖	Am J Hypertens，2011，24（10）：1087-1093
miR-487b	*Irs1*	AngⅡ干预大鼠	调控重塑	Ann Surg，2013，258（5）：743-51；discussion 752-753
miR-124/135	*MR*（*Nr3c2*）	大鼠	肾脏钠平衡	Biochem Biophys Res Commun，2010，391（1）：727-732
miR-24/34a	*Ucp2*	SHR	肾脏损伤	Hypertension，2013，61（2）：534-541
Let-7d	*Drd3*	大鼠肾近端小管	多巴胺信号	Gene，2016，580（2）：89-95
miR-217	*Drd2*	大鼠肾近端小管	多巴胺信号	Hypertension，2015，65（5）：1118-1125
miR-181	*Ren*	BPH/2J小鼠细胞	交感激活	Hypertension，2013，62（4）：775-781
miR-24	*CYP11B2*	人肾上腺	醛固酮合成	Hypertension，2013，62（3）：572-578
miR-23/34	*TASK-2*	人肾上腺	钾离子稳态	J Clin Endocrinol Metab，2014，99（4）：E674-82
miR-29a39	*Mmp-2*	Dahl SS大鼠	肾脏纤维化	Clin Exp Pharmacol Physiol，2016，43（3）：335-342
miR-29b、miR-302d、miR-365、miR-211、miR-15b	胶原基因、*Mmp-2*、*Itgb1*	Dahl SS大鼠	肾脏纤维化	Hypertension，2010，55（4）：974-982

注：RAAS，肾素-血管紧张素-醛固酮系统；PBMC，外周血单个核细胞；SHR，自发性高血压大鼠；VSMC，血管平滑肌细胞；ASMC，主动脉平滑肌细胞；HMVEC，人真皮微血管内皮细胞。

其中一些lncRNA通过调控血管平滑肌细胞的行为参与了高血压的发生。例如，lncRNA TUG1在SHR大鼠主动脉中高表达，机制研究发现其通过与miR-145-5p结合能够上调FGF10的表达，激活Wnt/β-catenin途径促进平滑肌细胞的增殖和迁移，从而引起血压的增高。又比如，lncRNA-MRAK048635-P1在SHR大鼠平滑肌细胞中表达降低，并且，用siRNA下调其表达能够促进健康大鼠VSMC的增殖和迁移，诱导平滑肌细胞表型从收缩型转变为分泌型，说明它的存在是平滑肌细胞维持收缩表型所必须的。

还有一些lncRNA能够直接影响血压。大鼠Rffl-lnc1位点与人类QT间期位点同源，靶向性破坏该位点能够导致QT间期异常和缩短，伴随着血压升高。而用CRISPR/Cas9进行靶向敲入则可挽救这些大鼠的异常QT间期和高血压的表型。lncRNA AK094457是SHR大鼠中表达上调最多的lncRNA，在大鼠中进行AK098656的转基因能导致自发性高血压的发生，而用特异性的siRNA下调AK094567可显著降低大鼠动脉压，增加内皮PPARγ活化，降低血清AngII和NO含量。lncRNA Gas5主要表达于内皮细胞和血管平滑肌细胞，其表达在高血压患者血浆中下降。机制研究发现Gas5通过直接与β-catenin结合，影响其核转运和下游靶点的表达，从而参与血管重塑过程，用siRNA下调Gas5可使SHR大鼠的血压升高。可见，lncRNA在高血压的诊断与治疗中的价值还有待进一步揭示。

（高　鹏　祝之明）

第三节 高血压表观遗传学药物的临床前研究

目前表观遗传学药物治疗研究最快的是癌症治疗。美国食品与药品监督管理局已经批准了5个抗癌的表观遗传学药物。其中2个是DNMT抑制剂阿扎胞苷（azacitidine）和地西他滨（decitabine），用于治疗已经发展成急性白血病的脊髓发育不良综合征患者。另外三个是HDAC抑制剂伏立诺他（vorinostat）、罗米地辛（romidepsin）和贝利司他（belinostat），用于治疗皮肤T细胞淋巴癌和恶性血液病。中国自主研发的西达本胺（chidamide）是国际上第一个具有亚型选择性的组蛋白去乙酰化酶口服抑制剂。其他的一些药物，比如一型、二型、三型HDAC抑制剂，组蛋白甲基转移酶抑制剂、组蛋白乙酰基转移酶抑制剂、组蛋白去乙酰化酶抑制剂等都处于临床试验阶段。

由于表观遗传学修饰往往是广谱的，从染色质层面上作用于整个基因组。因此，表观遗传学药物研发遇到的最大瓶颈就是其非特异性。现有的表观遗传学药物并不能特异性地纠正表观遗传学异常变化，相反，它们可能还会引起广泛的表观遗传学变化，从而带来不可预知的不良反应。在临床上，已经批准的两类抗癌的表观遗传学药物只能用在那些没有其他药物可以选择的患者。而在心血管领域，还没有药物能够进入临床试验阶段，现有的关于高血压的表观遗传学药物的作用证据大多从动物实验得来。

一、DNMT抑制剂阿扎胞苷

阿扎胞苷是目前在高血压领域研究的最多的表观遗传学药物，动物实验的证据显示其能够阻止高血压的发生并减轻相应的靶器官损害。

甲烯四氢叶酸还原酶（MTHFR）、胱硫醚-β-合酶（cystathionine beta-synthase，CBS）、甲硫氨酸合成酶（MS）缺乏或活性降低造成的甲硫氨酸代谢障碍是高同型半胱氨酸血症的重要遗传因素。高同型半胱氨酸血症在高血压患者中普遍存在，血液中过多的同型半胱氨酸促进了主动脉中胶原的积聚，导致血管硬化和高血压的发展。*CBS*突变杂合子小鼠CBS活性下降而导致高同型半胱氨酸血症和高血压，这些小鼠的整体基因组呈现过度甲基化，DNMT1和DNMT3A表达上调。用阿扎胞苷进行治疗能够使这些小鼠的血压回归正常。

妊娠24周后，出现水肿、高血压、蛋白尿等症状称为先兆子痫，人群和动物研究显示其发病与甲基化的改变有关。先兆子痫患者胎盘中的丝氨酸蛋白酶抑制子*A3*基因启动子区的CpG岛及大网膜动脉血栓素合成酶基因*TBXAS1*启动子呈现低甲基化，与这些基因的过度表达有关。并且，母体的甲基化失常也影响了其后代的血管功能，研究表明后代小鼠主动脉内皮型一氧化氮合酶（eNOS）基因启动子甲基化增加，造成eNOS表达和血浆NO代谢产物的减少，促进了子代高血压的发生。而使用阿扎胞苷和组蛋白去乙酰化酶的抑制剂丁酸可以逆转这些变化，提示DNA甲基化与组蛋白乙酰化之间存在相互作用。

二、HDAC抑制剂

盐敏感性高血压的发生与肾脏β_2肾上腺素能受体的激活有关，研究发现应用HDAC抑制剂能够在一定程度上缓解盐敏感性高血压的靶器官损害。机制研究发现刺激体外培养的小鼠远曲小管细胞中的β_2肾上腺素能受体能够以cAMP依赖的方式抑制HDAC8的活性，增加组蛋白乙酰化水平，并促进糖皮质激素受体结合于负责尿钠重吸收的调节因子WNK4的启动子区的糖皮质激素负反应元件上，降低其表达水平。而用HDAC抑制剂曲古他汀a（TSA）干预能够上调WNK4的表达水平。

三、结语

本章首先简介了表观遗传学的发展过程，接着对表观遗传学研究的内容和常用方法进行了介绍。在高血压的表观遗传学机制方面，展现了目前已知的表观遗传调控的各个类型与高血压的相关性研究和它们在高血压发生中的作用的实验证据。最后对与高血压的表观遗传学药物相关的数量有限的研究成果进行了总结。

许多心血管危险因素和特征都与表观遗传改变有关。然而，关于表观遗传学，特别是基于人群的表观遗传学，很多可用的数据都来自DNA甲基化的研究，这些研究通常使用血液作为DNA的来源。可见，虽然表观遗传学的研究内容和技术已经成为一个庞大的体系，但目前在高血压相关研究中的应用还非常局限。未来的研究需要关注更多与高血压相关的细胞类型和其他表观遗传修饰。

表观基因组学正在成为一门大数据科学，对我们理解心血管疾病有着潜在的巨大影响。尽管因果关系尚待确定，且存在相互矛盾的证据，但可为疾病的诊断和治疗提供新的机会。从诊断上来说，大量的整体与局部的表观遗传修饰的差异性、全基因组关联研究所鉴定出的新的高血压相关基因或SNP位点，以及众多的非编码RNA，都可作为判断高血压进展、病理类型及治疗效果的生物标志物。从治疗上来说，表观遗传修饰酶的激活剂/抑制剂，以及众多的miRNA和lncRNA都可以开发成治疗高血压的药物。然而，如前所述，表观遗传学应用于临床的瓶颈问题主要在于其特异性。如果一个患者的高血压发展涉及大量的分子变化，那么有必要识别和理解所有这些分子变化，以真正了解高血压在该患者身上的发展方式和治疗高血压的最佳方法。因此，从临床上来说，将系统分子医学的概念应用于高血压的表观遗传学研究，从人体组织中获得对血压调节和高血压有重要生理意义的表观遗传图谱是非常有价值的。从基础研究的角度出发，除了使用寡核苷酸或条件敲除以针对特定组织或疾病的特定阶段中的表观遗传学靶点之外，发展或进一步改进实验技术，以诱导特定基因组位点的表观遗传修饰，形成或打破特定的染色质高级结构，对阐明特定表观遗传学特征在疾病发展中的功能作用具有重要的意义。因此，靶向操纵表观遗传机制对于高血压的防治是很有希望的，但这些治疗高血压的方法仍有很长的路要走。

20世纪下半叶的重大发现是人们对于DNA在进化、生物学、医学中的作用的认知，从而将DNA视为“生命之书”。但“DNA不是你的宿命”，因为相同的DNA对应着不同的遗传表型，这就是表观遗传学的力量。相对于遗传、转录和翻译水平上的研究，表观遗传学研究正处于飞速发展期，新的组蛋白修饰种类不断被发现，RNA修饰的研究也进行得如火如荼。虽然目前表观遗传学在高血压中的研究和应用还比较有限，全面展开的以机制探讨和临床转化为终极目标的庞大而复杂的系统研究势必有效地推动高血压发病机制的阐明和“精准治疗”的实现。

（高　鹏　祝之明）

参考文献

[1] CAVALLI G, HEARD E. Advances in epigenetics link genetics to the environment and disease [J]. Nature, 2019, 571 (7766): 489-499.

[2] SMOLAREK I, WYSZKO E, BARCISZEWSKA A M, et al. Global DNA methylation changes in blood of patients with essential hypertension [J]. Med Sci Monit, 2010, 16 (3): CR149-155.

[3] RICHARD M A, HUAN T, LIGTHART S, et al. DNA methylation analysis identifies loci for blood pressure regulation [J]. Am J Hum Genet, 2017, 101 (6): 888-902.

[4] LIU P, LIU Y, LIU H, et al. Role of DNA de novo (De) methylation in the kidney in salt-induced hypertension [J]. Hypertension, 2018, 72 (5): 1160-1171.

[5] SINCLAIR K D, ALLEGRUCCI C, SINGH R, et al. DNA methylation, insulin resistance, and blood pressure in offspring determined by maternal periconceptional B vitamin and methionine status [J]. Proc Natl Acad Sci U S A, 2007, 104 (49): 19351-19356.

[6] GEURTS A M, MATTSON D L, LIU P, et al. Maternal diet during gestation and lactation modifies the severity of salt-induced hypertension and renal injury in Dahl salt-sensitive rats [J]. Hypertension, 2015, 65 (2): 447-455.

[7] PIZZOLO F, FRISO S, MORANDINI F, et al. Apparent mineralocorticoid excess by a novel mutation and epigenetic modulation by HSD11B2 promoter methylation [J]. J Clin Endocrinol Metab, 2015, 100 (9): E1234-1241.

[8] PEI F, WANG X, YUE R, et al. Differential expression and DNA methylation of angiotensin type 1A receptors in vascular tissues during genetic hypertension development [J]. Mol Cell Biochem, 2015, 402 (1-2): 1-8.

[9] KATO N, LOH M, TAKEUCHI F, et al. Trans-ancestry genome-wide association study identifies 12 genetic loci influencing blood pressure and implicates a role for DNA methylation [J]. Nat Genet, 2015, 47 (11): 1282-1293.

[10] LIU R, JIN Y, TANG W H, et al. Ten-eleven translocation-2 (TET2) is a master regulator of smooth muscle cell plasticity [J]. Circulation, 2013, 128 (18): 2047-2057.

[11] ZHANG W, XIA X, REISENAUER M R, et al. Dot1a-AF9 complex mediates histone H3 Lys-79 hypermethylation and repression of ENaCalpha in an aldosterone-sensitive manner [J]. J Biol Chem, 2006, 281 (26): 18059-18068.

[12] CHEN L, WU H, POCHYNYUK O M, et al. Af17 deficiency increases sodium excretion and decreases blood pressure [J]. J Am Soc Nephrol, 2011, 22 (6): 1076-1086.

[13] CHO H M, LEE D Y, KIM H Y, et al. Upregulation of the Na (+) -K (+) -2Cl (–) cotransporter 1 via histone modification

in the aortas of angiotensin II-induced hypertensive rats [J]. Hypertens Res, 2012, 35 (8) : 819-824.

[14] WU Z, SIUDA D, XIA N, et al. Maternal treatment of spontaneously hypertensive rats with pentaerythritol tetranitrate reduces blood pressure in female offspring [J]. Hypertension, 2015, 65 (1) : 232-237.

[15] REDDY M A, SUMANTH P, LANTING L, et al. Losartan reverses permissive epigenetic changes in renal glomeruli of diabetic db/db mice [J]. Kidney Int, 2014, 85 (2) : 362-373.

[16] WON K J, JUNG S H, JUNG S H, et al. DJ-1/park7 modulates vasorelaxation and blood pressure via epigenetic modification of endothelial nitric oxide synthase [J]. Cardiovasc Res, 2014, 101 (3) : 473-481.

[17] LEE H A, LEE D Y, CHO H M, et al. Histone deacetylase inhibition attenuates transcriptional activity of mineralocorticoid receptor through its acetylation and prevents development of hypertension [J]. Circ Res, 2013, 112 (7) : 1004-1012.

[18] POJOGA L H, WILLIAMS J S, YAO T M, et al. Histone demethylase LSD1 deficiency during high-salt diet is associated with enhanced vascular contraction, altered NO-cGMP relaxation pathway, and hypertension [J]. Am J Physiol Heart Circ Physiol, 2011, 301 (5) : H1862-1871.

[19] WILLIAMS J S, CHAMARTHI B, GOODARZI M O, et al. Lysine-specific demethylase 1: an epigenetic regulator of salt-sensitive hypertension [J]. Am J Hypertens, 2012, 25 (7) : 812-817.

[20] WAN Y Z, GAO P, ZHOU S, et al. SIRT1-mediated epigenetic downregulation of plasminogen activator inhibitor-1 prevents vascular endothelial replicative senescence [J]. Aging Cell, 2014, 13 (5) : 890-899.

[21] STODOLA T J, LIU P, LIU Y, et al. Genome-wide map of proximity linkage to renin proximal promoter in rat [J]. Physiol Genomics, 2018, 50 (5) : 323-331.

[22] GUPTA R M, HADAYA J, TREHAN A, et al. A genetic variant associated with five vascular diseases Is a distal regulator of endothelin-1 gene expression [J]. Cell, 2017, 170 (3) : 522-533. e15.

[23] ROMERO D G, PLONCZYNSKI M W, CARVAJAL C A, et al. Microribonucleic acid-21 increases aldosterone secretion and proliferation in H295R human adrenocortical cells [J]. Endocrinology, 2008, 149 (5) : 2477-2483.

[24] LENZINI L, CAROCCIA B, CAMPOS A G, et al. Lower expression of the TWIK-related acid-sensitive K+ channel 2 (TASK-2) gene is a hallmark of aldosterone-producing adenoma causing human primary aldosteronism [J]. J Clin Endocrinol Metab, 2014, 99 (4) : E674-E682.

[25] ESKILDSEN T V, JEPPESEN P L, SCHNEIDER M, et al. Angiotensin II regulates microRNA-132/-212 in hypertensive rats and humans[J]. Int J Mol Sci, 2013, 14(6): 11190-11207.

[26] PARTHENAKIS F I, MARKETOU M E, KONTARAKI J E, et al. Comparative microRNA profiling in relation to urinary albumin excretion in newly diagnosed hypertensive patients [J]. J Hum Hypertens, 2016, 30 (11) : 685-689.

[27] LIU X, YUAN W, YANG L, et al. miRNA profiling of exosomes from spontaneous hypertensive rats using next-generation sequencing [J]. J Cardiovasc Transl Res, 2019, 12 (1) : 75-83.

[28] YAO Q P, XIE Z W, WANG K X, et

al. Profiles of long noncoding RNAs in hypertensive rats: long noncoding RNA XR007793 regulates cyclic strain-induced proliferation and migration of vascular smooth muscle cells [J]. J Hypertens, 2017, 35 (6) : 1195-1203.

[29] SHI L, TIAN C, SUN L, et al. The lncRNA TUG1/miR-145-5p/FGF10 regulates proliferation and migration in VSMCs of hypertension [J]. Biochem Biophys Res Commun, 2018, 501 (3) : 688-695.

[30] FANG G, QI J, HUANG L, et al. LncRNA MRAK048635_P1 is critical for vascular smooth muscle cell function and phenotypic switching in essential hypertension [J]. Biosci Rep, 2019, 39 (3) :BSR20182229.

[31] ZHUO X, WU Y, YANG Y, et al. LncRNA AK094457 promotes AngII-mediated hypertension and endothelial dysfunction through suppressing of activation of PPARγ [J]. Life Sci, 2019, 233: 116745.

[32] WANG Y N, SHAN K, YAO M D, et al. Long noncoding RNA-GAS5: a novel regulator of hypertension-induced vascular remodeling [J]. Hypertension, 2016, 68 (3): 736-748.

[33] PUSHPAKUMAR S, KUNDU S, NARAYANAN N, et al. DNA hypermethylation in hyperhomocysteinemia contributes to abnormal extracellular matrix metabolism in the kidney [J]. FASEB J, 2015, 29 (11) : 4713-4725.

[34] REXHAJ E, PAOLONI-GIACOBINO A, RIMOLDI S F, et al. Mice generated by in vitro fertilization exhibit vascular dysfunction and shortened life span [J]. J Clin Invest, 2013, 123 (12) : 5052-5060.

[35] MU S, SHIMOSAWA T, OGURA S, et al. Epigenetic modulation of the renal β-adrenergic-WNK4 pathway in salt-sensitive hypertension [J]. Nat Med, 2011, 17 (5) : 573-580.

第十七章 降压药物基因组学

第一节 定义和概述

降压药物基因组学是一门新兴学科，其定义为以单基因、多基因乃至全基因组的遗传数据对高血压患者个体差异进行判断，选择最适合的药物和剂量，以达到最好的药效同时兼顾最小的副作用，提高血压控制率并减少心脑血管事件。药物基因组学可从根本上改善高血压患者的管理。本章将着重阐述药物基因组学的原理、实际应用情况及最新的研究方法和进展。

高血压是影响全球约10亿人的疾病，是冠心病和脑卒中等心脑血管事件的主要致病因素。2018年的调查结果表明，中国18岁及以上居民高血压患病粗率为27.9%（标准化率23.2%），患病人数从1958年的不足3000万人增长到了目前的近2.5亿人，而且还有持续上升的趋势。因此，优化的血压控制对于预防心脑血管事件和降低过早死亡非常关键。尽管目前有多个种类的降压药物可供选择，但只有不到一半的患者能有效控制血压。血压未能达标的原因有多种，除有患者本身依从性的因素外，降压药物疗效的个体差异和药物的不良反应是最主要原因。药物个体差异具体体现在药物进入人体后，经过吸收、转运、代谢、靶点效应、清除等一系列过程，上述过程的关键蛋白及其编码的基因的微小差异都有可能影响到药物的代谢，药效和不良反应的发生。由此可见，基因型的不同所引起的药物反应在患者间存在较大的个体差异。为了解并最终利用遗传差异对降压药效果的影响，研究者应用了候选基因、全基因组关联研究、全外显子测序和全基因组测序等方法来探索基因的突变是如何反映在个体对降压药物疗效上。最近，纳入了全基因组关联数据的基因–基因相互作用的方法也被应用于降压药物基因组学。未来的大数据、人工智能的降维方法有可能在海量数据中挖掘到影响降压药物疗效和副作用的基因组合，并从本质上改善目前以经验为主的高血压治疗方式。在本章中，就降压药物的基因组学的发现、发展进行了阐述并对未来予以展望。本章主要涉及如利尿药、β-受体阻滞剂、血管紧张素转换酶抑制剂、血管紧张素Ⅱ受体阻滞剂和钙通道阻滞剂的主要研究成果及在临床实际应用上的指导意义。本章还讨论了在降压药物基因组学研究方法的局限性和研究成果不一致性，以及在实践中实施这一有价值的方法所面临的挑战。

（王兴宇）

第二节 血压的遗传因素

血压是由遗传和环境因素共同决定的，在欧洲多个国家的双生子队列研究表明血压的变异大约有一半由遗传因素决定。在寻找高血压致病基因的研究中，发现了多个与高血压相关的遗传多态性，包括单核苷酸多态性（single nucleotide polymorphisms，SNPs）、可变数量的串联重复（variable number of tandem repeats，VNTR）、微卫星（microsatellites）和插入/缺失（I/D）变异。由于早期研究使用的遗传方法的局限，如微卫星、VNTR等都没有明确给出遗传变异是如何影响血压的生物学机制，这些研究的结果也只能解释群体中血压遗传变异的很小部分，因此目前大部分影响血压的遗传变异还有待发现。此外，既往的研究还表明，遗传因素不仅与血压升高有关，也与个体用药的药效差异有关，从而拉开了药物基因组学研究和个性化药物治疗的序幕。现今基于遗传的靶向降压治疗的成功案例多出自单基因引起的高血压。比如，糖皮质激素可治愈醛固酮增多症也称为家族性醛固酮增多症Ⅰ型，原因是在醛固酮合成酶（aldosterone synthase，CYP11B2）和11β羟化酶（11-beta hydroxylase，CYP11B1）之间产生了异常的遗传重组，形成了一个由*CYP11B1*的启动子调控的编码*CYP11B2*嵌合基因。由于CYP11B1的表达受促肾上腺皮质激素（ACTH）的调控，嵌合基因表达的酶同时具有醛固酮合成的活性且为肾上腺皮质调控。因此，在这类患者中，醛固酮能被糖皮质激素抑制，所以此病被称作糖皮质激素可抑制性醛固酮增多症（glucocorticoid remediable aldosteronism，GRA），对这类患者的治疗顾名思义应该采用小剂量糖皮质激素为主。另一个例子是在盐皮质激素受体（mineralocorticoid receptor，MR）的810位氨基酸上leucine/serine的替换位置恰巧在激素结合位点上，使盐皮质激素受体长期处于激活状态，携带有此突变的女性在妊娠期易发展成为妊娠高血压或子痫，因此MR的拮抗剂就成为治疗此类高血压最有效的药物。Liddle综合征（Liddle syndrome）又称假性醛固酮增多症，其上皮钠离子通道（ENaC：也称为SLC12A3）的亚基在关键结构区的突变会导致其不能和泛素连接酶3（Nedd3）结合降解，致使钠通道长时间开放，增加钠水潴留，血压升高。对此类患者的降压药物通常选择钠通道抑制剂如阿米洛利或氨苯蝶啶等。

（王兴宇）

第三节 原发性高血压遗传因素和药物基因组学

与单基因突变造成的高血压有明确治疗方案相比，原发性高血压的个体化治疗通常面临较大的困难，原因在于原发性高血压病因复杂，影响因素包括年龄、性别、饮食、并发症、遗传背景及环境等，其中遗传因素的影响尤为突出。人们很早就认识到β受体阻滞剂和利尿药在不同种族中降压效果有差异。为了识别可以预测降压疗效的基因位点，研究人员通常采用两种研究方法：一种假说驱动（hypothesis-driven）的候选基因方法，即基因编码的蛋白质参与的信号通路影响降压药物的药代动力学和药效，另一个是无假设驱动的（hypothesis-free）全基因组关联研究（GWAS）方法。尤其是最近，GWAS研究方法克服了候选基因的局限，挖掘出一些未知的候选基因。除了这些侧重于单基因分析的研究，考虑多基因协同作用的基因－基因相互作用的方法最近也被应用于药物基因组学研究。该研究策略考虑药物反应的生物学复杂性，并评估潜在的基因－基因相互作用，从而预测患者对某种特定治疗的反应。目前高血压防治指南中常用的降压药物主要有利尿药、血管紧张素转换酶抑制剂、血管紧张素Ⅱ受体拮抗剂、β受体阻滞剂、钙通道阻滞剂等。其他应用较少类别的药物其药物基因组学研究较少，故不包含在此章叙述范围内。

一、利尿药

利尿药类是大多数高血压患者的常用药物之一。它们的作用机制包括钠排泄量的增加（尿钠）和细胞外体积的减少，从而导致心输出量的减少。虽然这些药物起始的降压作用源自利尿，但药物的长期作用还包括减少血管阻力，抑制交感神经和/或肾素－血管紧张素系统。考虑到利尿药作用的不同机制，与上述作用通路相关的基因可能被用于预测个体对利尿药类药物的反应。

最常用的利尿药是噻嗪类利尿药氢氯噻嗪，它通过抑制肾脏远曲小管中表达的钠氯共转运蛋白起到降压作用。目前已经积累了大量个体对氢氯噻嗪的降压反应差异的数据，众多研究使用候选基因的多态性或用GWAS的方法评估不同基因型与血压变异之间的关系，其中内收蛋白*ADD1*基因是研究噻嗪类利尿药降压反应较多的候选基因。*ADD1*基因编码内收蛋白（α-adducin），是胞浆骨架相关蛋白，用以调节离子转运。研究发现，*ADD1*基因中Gly460Trp（rs4961）多态性中，与Gly/Gly纯合子相比，Trp等位基因携带者使用氢氯噻嗪治疗后血浆肾素活性降低，且降压效果更好。随后的研究还发现Gly460Trp多态性可能通过改变细胞膜上的离子运输来调节钠排泄和吸收。虽然Gly460Trp多态性与噻嗪类利尿药降压效果之间的联系已被后来的一些研究证实，但这种关联也有一些反对的声音。有些研究发现Gly460Trp多态性与对噻嗪类利尿药的降压反应没有关系，可能是由于试验患者人群的选择、样本量大小、试验设计方法等带来的结果差异。在中国汉族人群中研究*ADD1*基因和氢氯噻嗪降压反应的结果表明在460位置上Trp/Trp纯合子患者对氢氯噻嗪的疗效最好。

*GNB3*基因（G蛋白β3亚单位编码基因）是评价氢氯噻嗪药物疗效的另一个重要基因之一，其编码的蛋白是G蛋白β3亚单位。这个家族的蛋白从膜受体介导信号到细胞内，与一系列重要的生理与药理反应都密切相关。G蛋白受体作为信号传导的汇集点控制着受体信号向下游传递。因此它的基因多态性作为了解药效和不良反应的一个重要工具。有报道指出，*GNB3*基因的T等位基因C825T（rs5443）在转录过程中会产生RNA剪接变异，丢失9号外显子上498～620的核苷酸序列，导致翻译出了结构完全不同的G蛋白β3-亚基而影响信号转导。携带825T等位基因对氢氯噻嗪有较好的降压效果，而且具有等位基因剂量效应关系，进一步说明了该基因与药效反应的真实性。这种相关性得到了后续的多个独立研究进一步证实。在汉族人群中，*GNB3*的825T等位基因纯合子与替米沙坦的舒张压降低呈负相关，与氨氯地平的降压效果无论是收缩压还是舒张压都无显著关联性。是否与利尿药相关还有待进一步研究，还有一些相对较小样本的药效学研究，都难以给出确切的结论。因此，*GNB3*基因多态性与氢氯噻嗪和其他药物反应之间的关系尚不十分明确，有待设计更加完善、样本量更大的研究来给出结论。

利尿药有抑制肾素血管紧张素的作用，所以血管紧张素转换酶（angiotensin converting enzyme，ACE）的基因变异可能对利尿药的作用产生影响。在早期的研究中，意大利的学者们发现ACE基因第16个内含子的插入/缺失（I/D）突变中，I基因型携带者对氢氯噻嗪的反应要优于D基因型携带者。但是在汉族人群中，D基因型携带者使用利尿药有更好的降压作用，还有研究指出，DD基因型携带者在男性中降压效果更好，在女性中II基因型携带者降压效果更好，各研究结果之间缺乏统一性。值得指出的是，以上这些研究的样本量都较小，少的几十人，多的几百人。预期得到降压反应的差异所需要的样本量可能会较大，加之影响血压的因素众多，需要有较大规模的研究。2013年发表的一项荟萃分析中，认为II基因型对氢氯噻嗪的反应略好于DD基因型。

细胞膜上钠离子通道（ENaC）的表达水平受NEDD4L调控，NEDD4L是泛素连接酶，对ENaC的降解起直接作用，通过调节ENaC的表达水平起到调节Na^+的吸收。在汉族人群中，NEDD4Lrs4149601 G/A中的A等位基因携带者不仅患高血压的风险高于GG，而且对氢氯噻嗪的反应也优于GG携带者。在北欧进行的地尔硫䓬（Nordic Diltiazem Study，NORDIL）研究中，高加索人群的研究结果与汉族人群结果相反，rs4149601 G基因型比AA基因型对氢氯噻嗪的反应更好，而对钙通道阻滞剂地尔硫䓬的反应与rs4149601的基因型无关，反映出NEDD4L对钠离子通道作用的特异性。上述结论得到了另一项欧洲人群研究的支持，研究者同时还发现有一个NEDD4L G-C单倍体对利尿药的药效更好，而这个单倍体包含了rs4149601和rs292449两个SNPs，在此项研究中，G-C单倍体在非洲人群中没有发现对利尿药有影响。上述结果表明了汉族人群、欧洲人群、非洲人群对同为利尿药药物的不同反应与早期临床观察到的结果一致，同时也说明了药物基因组学的复杂性和充分了解药物基因组学的机制对高血压及不同人群对药物不同反应的重要性。

随着全基因组关联研究（GWAS）方法的广泛使用，其价格也从早期的一个样本1000美元下降到近期的每个样本几十美元，GWAS被越来越多的研究者采用，此方法也被应用到了利尿药的药物基因组学研究上。降压药效的遗传流行病研究（genetic epidemiology of responses to antihypertensives，GERA）是在白种人和黑种人高血压人群中观察氢氯噻嗪降压作用的药物基因组学研究，该研究采用了极端病例，即氢氯噻嗪效果最好的与效果最差的对比，发现在12号染色体上溶酶体基因（*LYZ*）附近的一个包含rs317689、rs315135和rs7297610的单倍体对氢氯噻嗪的反应最好，其中rs7297610的基因型效应最强。该研究被后续的多个研究验证，包括在降压药效的药物基因组学研究（pharmacogenomics evaluation of antihypertensive responses，PEAR）研究中具有较大样本量的746例高血压患者。需要注意的是，GWAS研究得到的结果都是标签SNPs，真正的基因功能如何发挥生物学作用和不同基因型如何影响药效还需要更深入探索，GWAS发现的关联SNP仅仅是这个过程的第一步。随着GWAS研究的深入，研究者们累积了越来越多的研究数据，比如NORDIL研究和原发性高血压药效遗传研究（genetics of drug responsiveness in essential hypertension study，GENRES）都使用了氢氯噻嗪作为研究药物，但是每一个研究的效力相对有限。研究者们将不同的研究数据汇集在一起进行荟萃分析，发现蛋白激酶C（PRKCA）上的rs16960228和降压效果显著相关，A等位基因携带者不仅在表型上显示出对氢氯噻嗪较好的反应，更是从功能上提示基因型和PRKCA的表达水平增加直接相关。蛋白激酶C是一种细胞质酶，在未激活的细胞中，PKC主要分布在细胞质中。一旦被激活，PKC将成为膜结合的酶，可以激活细胞质中的通路下游的酶参与生化反应的调控，同时也能直接作用于细胞核中的转录因子，参与基因表达的调控，因此PRKCA是一种多功能的酶，该蛋白如何参与调控利尿药的药效的通路还有待进一步研究。在2017年，研究者发现难治高血压患者中乙醛脱氢酶1A2（ALDH1A2）对利尿药合并β受体阻滞剂的疗效相关，此结果在其他欧裔人群研究中得到了验证。该研究结果是否可以外延到其他种族人群中还有待验证。药物基因组学研究中虽然发现了与利尿药药效相关的多个基因位点，但是需要进一步验证它们的功能，并将此验证结果应用到临床上，才能真正实现转化医学的目的。

二、β受体阻滞剂

在2019年出版的《中国高血压防治指南》中，β受体阻滞剂（β-blockers，简称β阻滞剂）不再推荐为一线降压药物，但是其降低心肌收缩力、心率和心功能，以及阻断肾小球旁细胞β受体，减少肾素分泌，减少血管紧张素II等功能使其依然是广泛使用的降压药物之一。

β阻滞剂的主要作用靶点是*ADRB1*基因编码的β_1肾上腺素能受体蛋白，其中有两个SNPs是功能研究比较清楚的基因多态。一个是在第49个氨基酸Ser49Gly，另一个是位于第389位置上的Arg389Gly。功能研究显示，这两个基因多态都影响β_1受体介导的细胞内信号传递。Ser49和Arg389对于β_1阻滞剂的反应更加强烈。研究者在不同人群中针对β阻滞剂的两个位点展开了一系列的研究。在非裔和西班牙裔人群的研究中，美托洛尔对Arg389携带者的降压作用最明显。在汉族人群中，卡维地洛对Arg389携带者的收缩压降幅是Gly389/Gly389纯合子的4倍。同时，Gly49Arg389和Ser49Arg389单倍体组合对收缩压的降幅是Ser49Gly389纯合子的5.7倍。另一项汉族人群的研究则使用了美托洛尔，发现Gly389纯合子的降压效果优于Arg389携带者。在芬兰进行的双盲交叉对照的临床试验中，没有发现*ADRB1*基因型与比索洛尔的降压作用相关联。另外一项在意大利进行的只有女性受试者参加的研究中，没有发现阿替洛尔的降压作用与*ADRB1*基因型或单倍体有关联。显然不同的研究所得的结果有矛盾，由于每个独立的研究使用了不同的药物、不同的人群，样本数量不同，研究设计不同，甚至随机错误都可能是造成研究结果产生偏倚的原因之一。

除了作为β阻滞剂靶点的β_1肾上腺素能受体可能影响药效，其他与β阻滞剂药物动力学相关的基因也可以对其药效产生影响。其中一个比较明确的基因是*CYP2D6*（P450 2D6：细胞色素酶2D6），其编码细胞色素酶，是β阻滞剂代谢通路上的重要蛋白。目前已有相当多的证据表明*CYP2D6*多态性影响其药物动力学。在荷兰的鹿特丹研究中，研究者发现研究表明β阻滞剂慢代谢基因型（2D6*4/*4）比快代谢基因型（2D6*1/*1）患者的心率慢8.5次/分，舒张压低4.5mmHg，慢代谢基因型患者伴有心率过缓的风险增加了3.86倍。在德国进行的一项双盲研究中，慢代谢型患者美托洛尔的血药浓度是快代谢患者的4.9倍，慢代谢型患者的心率、收缩压、平均动脉压明显低于快代谢者，由此可见，不同个体对美托洛尔反应性的不同主要是其基因型决定的。在汉族人群中，研究者发现相同的美托洛尔剂量在不同的*CYP2D6*基因型人群中降压效果不同，同时，不同的美托洛尔剂量在不同的基因型患者中可以达到相同的降压效果。而另一项汉族人群的研究却有不同的观点，认为美托洛尔的疗效与其服药史的长短有关，与基因型无关。但是由于该研究只有93例患者，此结果的说服力还有待进一步研究的确定。

在GWAS研究中也发现了新的基因位点和β阻滞剂相关。在PEAR研究中，研究者对非裔美国人使用美托洛尔和阿替洛尔，发现线粒体腺嘌呤核苷酸转位酶（mitochondrial adenine nucleotide translocase 4，*SCL25A31*）基因上的内含子的缺失（rs201279313）对β阻滞剂的反应比纯合野生型的效果更好，而且该位点与美托洛尔和阿替洛尔的降压疗效均相关，每一个等位基因的血压下降幅度达4.4mmHg，另一个基因富含亮氨酸重复蛋白15（leucine rich repeat containing 15，*LRRC15*）内含子缺失也与美托洛尔和阿替洛尔的降压效果相关，每个等位基因使血压下降幅度达3.65mmHg，这两个内含子等位基因缺失都具有较大的临床应用价值，但是在其他人群中的验证研究和它们的作用机制还有待进一步研究。

关于β阻滞剂在不同人群中的反应不同早在药物基因组学兴起之前就有报道。在1989年，周宏灏院士报道了华裔与白种人之间对β阻滞剂普奈洛尔反应的不同，华人比白种人对普奈洛尔的敏感性要至少高1倍，主要体现在心率减慢和血压降低上。在白种人中，氨基酰化酶III（aminoacylases III，*ACY3*）基因多态影响比索洛尔的药效，后续在欧洲白人研究中分别发现了*FGD5*（RhoGEF and PHdomain-containing protein 5，RhoGEF和含PH域蛋白5）基因，溶质运载蛋白家族4成员1（solute carrier family 4 member 1，*SLC4A1*）基因和骨髓基质细胞抗原1（bone marrow stromal cell antigen 1，*BST1*）基因与β阻滞剂的疗效相关，而且以上提及的这些新发现的基因都在独立人群中被验证。

在亚裔GWAS研究中，一项由76名菲律宾患者参与的研究，*Klotho*基因rs36217263的A等位基因与β阻滞剂疗效呈负相关。由于研究的样本量较小，得出明确结论还需要进一步的验证。近期的研究虽然发现了一些新的基因位点和β阻滞剂的疗效相关，但只有*CYP2D6*对β阻滞剂的作用比较明确，并且在临床得到了广泛的接受。

三、血管紧张素转换酶抑制剂和血管紧张素II受体1型拮抗剂

肾素血管紧张素系统（renin angiotensin aldosterone system，RAAS）所涉及的器官包括肾脏、心血管系统、中枢神经系统等，对血压和钠的调控起重要作用。作用通路中包含了从血管紧张素原（angiotensinogen，AGT）经肾素（renin）转化为血管紧张素 I （angiotensinogen

Ⅰ，Ang Ⅰ)，再经血管紧张素转换酶（angiotensin converting enzyme，ACE）作用下转化为血管紧张素Ⅱ（angiotensinogen Ⅱ，Ang Ⅱ），血管紧张素Ⅱ结合并激活位于肾脏，血管系统和中枢神经系统中的血管紧张素Ⅱ受体1（angiotensinogen Ⅱ type 1 receptor，AT1R）使血管收缩，增加钠吸收和增加交感神经的兴奋性。

有两大类常用的药物作用与RAAS系统关系密切，一类是血管紧张素转换酶抑制剂ACEI，其作用是抑制Ang Ⅱ的生成；另一类是血管紧张素Ⅱ受体1（AT1R）的拮抗剂（AT1R blocker，ARB）抑制Ang Ⅱ结合AT1R。所有编码RAS系统的各个组分的基因都有可能对ACEI和ARB的药效有影响。其中研究较多的一个重要的基因型是ACE第16号内含子的一段插入（I）和缺失突变（D）。在亚裔和白种人中，携带D等位基因个体的ACE水平较高，这种基因型与蛋白水平的关联却没有在非裔人群中被观察到。另有报道指出，ACE的*I/D*等位基因与顽固性高血压、原发性高血压、左室肥大、心肌梗死、肾血管硬化、靶器官损伤等疾病相关。

在*I/D*等位基因对ACEI和ARB的药效学研究也很多，在欧洲人群中，使用福辛普利的患者中，DD基因型的收缩压和舒张压的下降幅度最大，降压效果优于*ID*和*II*基因型的患者。在马来人群中，DD基因型的高血压患者使用依那普利和赖诺普利的降压效果比*ID*和*II*基因型的患者好。也有一些不一致的研究结果，在日本进行的一项研究中，使用咪达普利的57名患者中，*I/D*基因型与收缩压不相关，*II*基因型与舒张压的降低相关。在517名原发性高血压患者的汉族人群进行的一项研究中，经咪达普利或依那普利治疗6周，比较治疗前后发现*I/D*基因型与药效无关。还有一项研究纳入了954个高血压患者，经贝那普利治疗后，血压下降与*I/D*基因型无关，但*I/D*基因型与alpha-内收蛋白的Gly460/Trp的交互作用可能影响基线的血压水平。从上述的研究中可以看到，ACE *I/D*基因型与ACEI和ARB的降压效果分歧较大，在2011年发表的一篇综述中对不同基因的结果进行了总结，认为ACE *I/D*基因型与药物疗效基本无关。虽然还不能就此下确切的结论，但是可以看到ACE *I/D*基因型与药效关系之间的复杂性或者由于不同的混杂因素造成了研究结果的不一致。

在RAAS代谢通路上的*AGT*和*CYP11B2*基因是两个重要的影响ACEI和ARB药效的基因。*AGT*基因有一个变异，使其编码的血管紧张素酶原在235位置上的蛋氨酸置换成为苏氨酸（Met235/Thr）。蛋氨酸作为非极性氨基酸，通常埋藏在蛋白的结构中，而苏氨酸是极性氨基酸，其侧链通常暴露在外。因此可以推测Met235/Thr会对AGT的蛋白结构产生影响，这种影响是否能对其转化为下游的Ang Ⅰ和Ang Ⅱ的效率还不清楚。在不同基因型对ACEI和ARB的反应性上，结果也不统一。在英国进行的早期研究中，研究者发现*AGT* M235T基因型与血压的基线水平无关，但是与ACEI的药效有关。也有研究者报道*AGTM235T*与赖诺普利的药效无关，但是这个研究中使用赖诺普利的患者不足50人。早期的研究既不能肯定也无法否定*AGT*基因多态性对药物反应的影响。在一项由251例汉族高血压患者参与的研究中，在60岁以上的患者中，贝那普利对收缩压的下降与*M235T*基因型显著相关，*MM*基因型的收缩压下降幅度最大。多数关于*AGT*基因型和降压效果的研究都存在样本量小、入选患者异质性较大等问题，*AGT*基因型单独作为原发性高血压用药选择依据略显不足。

RAAS系统中的另一个重要的基因是*CYP11B2*基因，它编码醛固酮合酶，是肾小球旁细胞合成醛固酮最后步骤的关键酶。该基因的一个多态SNP（rs179998）−344C/T被发现在高血压患者中与血醛固酮水平相关。该位点的变异影响了类固醇生长因子-1与醛固酮合酶基因的结合，因此影响醛固酮合酶在基因水平上的转录，该基因多态和原发高血压易感性相关。同时，多项独立的研究揭示了−344C/T多态性与ARB的疗效相关。在瑞典进行的一项小型的随机双盲的研究中发现，厄贝沙坦对收缩压的下降在*TT*基因型中最显著，*TC*次之，对舒张压的下降与基因型无关。也有研究得出相反的结论，在德国进行的一项前瞻性研究中，坎地沙坦对*CC*基因型患者舒张压的降压效果最好，*CT*次之，*TT*效果最差。在汉族人群中，C等位基因是原发性高血压的危险因素，同时对缬沙坦的降压无论是收缩压、舒张压、平均动脉压、24小时动态血压等都有较好的反应。在汉族人群中进行的另一项研究也显示出*CC*等位基因对替米沙坦的降压效果最好，*CT*次之，*TT*最差。由此可见，尽管在欧裔人群中结果不一致，在汉族人群中，*CYP11B2*的*C*等位基因与沙坦类药物疗效的关系较为明确。

ACEI和ARB的应用除了对RAAS系统有直接抑制作用，还有激活血管内皮细胞一氧化氮合酶（NOS3），促进一氧化氮（NO）的合成达到舒张血管的作用。NOS3是NO合成的关键酶，对血管的舒张起决定性作用。同时，*NOS3*的基因多态与原发高血压相关，同时与ACEI的降压效果相关。在一项原发性高血压的降压研究中，*NOS3*基因型T（-786）C的*C*等位基因对依那普利的降压效果较好。除了NOS3的多种基因型影响NO的活性，缓激肽受体B2、蛋白激酶C、血管内皮生长因子都对NOS3的激活有作用。因此这些分子的不同基因型对依那普利通过*NOS3*激活产生的降压作用有影响。*NOS3*在汉族人群中的研究多集中在高血压的遗传易感性上，通过荟萃分析95项研究中的65 293名个体发现，*NOS3*基因G894T的*T*等位基因和T-786C中的*C*等位基因是高血压的遗传易感基因，不同基因型携带者是否对不同的降压药有不同的反应还有待进一步研究。

使用GWAS研究方法，研究者发现了钙调蛋白激酶（CAMK1D）、钠离子通道蛋白1Γ（SCNN1G）、G蛋白偶联受体83（GPR83）、岩藻糖转移酶4（FUT4）等基因对氯沙坦和坎地沙坦的疗效有作用，这些研究大多在欧美人群中完成，也有极少数在非裔人群中完成，目前还没有在汉族人群中使用GWAS方法研究ACEI和ARB药效的报道。

四、钙通道阻滞剂

钙通道阻滞剂（calcium channel blocker，CCB）是阻断钙离子经过细胞膜上的钙离子通道进入细胞的药物，由于钙离子通道种类多样，且分布具有组织特异性，因此不同的钙离子通道阻滞剂具有不同的组织特异性，比如二氢吡啶类的硝苯地平和氨氯地平具有血管特异性。维拉帕米具有心脏特异性，地尔硫䓬既可以作用于血管也可以作用于心脏。由于钙离子通道的多样性，高血压患者基因型的不同可能导致对不同的钙通道阻滞剂的反应也是多样的。比如在日本进行的一项研究中发现*CACNA1C*和*CACNA1D*的基因型影响所有二氢吡啶类钙通道阻滞剂的降压效果。其中*CACNA1D* rs312481G＞A中的*G*基因型、rs3774426C＞T中的*T*基因型、以及*CACNA1C* 527974G＞A中的*A*基因型对钙离子通道阻滞剂效果最好。在汉族人群中，*CACNA1C*的基因多态rs2239128中的*C*和rs2239050的*G*等位基因与尼莫地平的药效相关。该研究还同时发现*CYP3A5*的3/3基因型对尼莫地平的代谢缓慢，其原因是CCB类药物大多是通过肝脏的细胞色素P450 3A5（CYP3A5）代谢的，CYP3A5的*1为野生型，*3型是其基因序列内含子3的6986位置由A到G产生的突变，导致其mRNA不能正常剪切，产生没有功能的*3型的CYP3A5.3A5上还有一个突变发生外显子7的14690位置由G转换为A，被定义为CYP3A5*6，翻译为不完整3A5蛋白，同样属于缺失功能的突变。在汉族人群中，肾脏移植患者使用了氨氯地平可以很好地降低血压，尤其是在*CYP3A5*3*携带者的患者中。一项在主要由汉族人群组成的荟萃分析中证实了*CYP3A5**3/*3型患者使用氨氯地平的降压效果明显优于*1/*1型患者。也有其他报道对上述结果产生异议，由于研究人群、遗传背景、基因频率在不同人群中有着明显差异，因此这些研究没有直接的可比性。对CCB类药效有影响的还包括细胞色素P450 3A4酶（*CYP3A4*）和多重耐药蛋白1

(multidrug resistance protein 1)，这些研究都没有在学术上形成共识，研究结果也很难相互认证，还需要以后更严谨的研究设计和研究方法来解决这些问题。GWAS方法用于CCB药物基因组学研究的也有见报道，在日本进行的有93人使用氨氯地平的研究中，研究者发现了一些非常罕见的蛋白，比如磷脂酰肌醇结合网格蛋白装配蛋白（PICALM）、含三肽四肽重复锚蛋白重复和卷曲螺旋2型蛋白（TANC2）、核有丝分裂体蛋白1（NUMA1）和结肠腺瘤样息肉下调蛋白1（APCDD1）等基因标签可能与药效相关，这种研究结果需要后续大量的多人群验证工作，同时需要明确相关基因突变是如何影响CCB的作用的，这些研究结果距离临床上的对治疗药物进行评价还有很长的路要走，但是这种方法无疑给药物基因组学的研究带来了新的活力。

（王兴宇）

第四节 降压药物基因组学的转化

基因组之外的遗传因素，比如microRNA、长链非编码RNA、表观遗传学、宏基因组学等与高血压药效和副作用相关。目前，大多数的研究还只是小样本的，对于如降压药物基因组学这样一个多因素复杂表型，仅用SNP，或者SNP的交互作用不能解释所有观察到的遗传因素带来的变异。另一个研究中不可忽视的不确定性就是血压本身及药效表型的精确测量。影响血压测量值有诸多原因，如测量的时间、测量的方法，个体对不同外界因素的反应不同，家庭自测血压和诊室血压的一致性，还有是否有治疗史，既往治疗药物，还有其他药物的共同使用等都会影响到表型的确定。因此研究中入选新确诊的高血压患者且没有治疗史会在一定程度上纠正表型不准确的问题。

研究方法上的缺陷也不容忽视，候选基因的方法虽然研究目的明确，但在对未知的遗传因素的研究上不适用。GWAS的方法可以研究未知的遗传信息，但是需要的样本量较大，对样本的同质化要求高，需要表型清晰明确，才有可能挖掘出准确的遗传信息，以及基因与基因、基因与环境的相互作用。同时还要考虑GWAS使用遗传标签作为研究方法，对基因组的变异的标记和追踪的效力因人群不同而不同，因此真正能够确定遗传信息的除了需要有候选基因、GWAS和测序等手段外，还需要对遗传变异进行机制研究和临床研究，明确其生物学机制，最终在临床应用上确定其实用价值。

目前药物基因组学上较为成功的例子是华法林的药物基因组学。华法林在体内通过肝脏的CYP2C9代谢，而2C9的不同基因型对华法林在体内清除速率不同，影响药物在体内的作用时间和残留浓度。华法林的作用靶点为维生素K环氧酶复合体1（VKORC1)，华法林通过抑制肝脏VKORC1，使无活性的氧化型维生素K无法还原为有活性的还原型维生素K，干扰凝血因子VitK羧化，发挥其抗凝作用。目前已知亚裔的*VKORC1*突变体较欧裔人群更为普遍地存在，亚裔人群普遍对华法林的耐受剂量较小，但还是有一小部分亚裔需要常规剂量的华法林。出于对华法林药效和副作用的考虑，对华法林的药物基因检测成为重要的手段之一。由于有了候选基因研究和GWAS的研究，而且在不同人群中得到了相互认证，华法林药物代谢和作用机制的研究非常清楚，大规模临床试验研究明确了华法林的药物反应特性和基因型的关系，使其成功地成为应用在常规临床上使用药物基因组学指导用药的典范。

既往大多降压药物基因组学研究使用的手段主要集中在有假设为前提的候选基因方法和无假设前提的全基因组关联分析方法。这些方法大多是对于单个基因，或者单个位点对药物代谢或药效的影响进行逐一评价。但是药物代谢显然不仅是单个基因或单个位点决定的，而且单个位点的研究通常会遗漏掉有意义的遗传信息，在近期发表的一项脑卒中多基因研究中，研究者共分析了59个位点，考虑到多基因分析需要进行多重验证的*P*值调整，单一位点的影响通常较小，很难达到统计学上的显著意义。但是应用遗传危险评分（genetic risk score，GRS）的方法可以将对脑卒中有影响的SNPs整合在一组予以考虑，以便更真实地体现出遗传的影响，最终获得了13个对卒中有意义的SNPs。另一项研究中对8个与高血压相关的基因是否与降压药效有关，结果提示在2个SNP同时作用下对地尔硫䓬的药效有影响。药物代谢通路的协同作用也对药物疗效起到重要的作用，在用ACEI治疗高血压的患者中，NO水平改变对ACEI的疗效起到了一定的作用，而NO的产生与内皮一氧化氮合酶（NOS3）和缓激肽受体（BDKRB2）的基因多态有关。一项由106名高血压患者参与的依那普利降压研究中，对*NOS3*和*BDKRB2*的基因型对血压变化是否独立或联合产生影响，结果发现*BDKRB2*的（-C58T）*CC*基因型单独存在和血压反应不相关，只有在*NOS3*的T（-786）C位点是杂合基因型的交互作用下才影响依那普利的疗效，结果显示单独分析一个位点往往会低估或者忽略真实的关联，后续的研究中又发现了不仅存在*BDKRB2*的CC和*NOS3*的TC交互作用，还有*PRKCA*的GG（rs16960228）基因型的参与ACEI的药物反应。这种关联性也从基因层面上揭示了ACEI的作用有*PRKCA*的参与，以及*NOS3*不同的基因型影响血清中亚硝酸酯的水平，为既往的基础研究中发现的ACEI对*PRKCA*的基因表达上调提供了生物学上的证据。因此基因和基因之间的相互作用或者叠加效应在降压药物基因组学的研究上是一个值得重视的方向。尤其是在同一代谢通路上，综合考虑不同基因型的协同作用，应该更符合降压药物反应的多个基因和环境因素共同作用的特点。而且目前为止，还没有发现单个遗传位点在原发性高血压及治疗上起主导性作用，多基因共同作用可能是其实际情况的反映。如何能利用有限的研究资源寻找到众多微效基因的叠加作用目前还是难题，遗传危险评分（GRS）作为一个新的方法，可以用来评估多个基因的共同作用，其效力远超单基因单位点的研究。在欧洲进行的百万人群的高血压研究中，使用了来自近50万份英国生物银行的标本（UK Biobank）、29万份国际高血压共同体研究（欧洲人群）和22万份美国百万退伍军人研究项目的GWAS数据和验证数据，共发现了535个以往没有被发现的SNP与血压相关，结合文献上已知的366个和血压相关的基因，共901个基因位点共同作用可以解释10.4mmHg的血压遗传变异。相对于以往的研究通常小于1.0mmHg的遗传变异，多基因的共同作用更具有实际临床价值。它也为将来高血压的药物基因组学研究提供了新的工具。

降压药物基因组的研究不仅可以应用在降压药物的选择上，对降压药物的研发也起到了非常大的作用。内收蛋白（α-adducin）的基因突变与血压异常关系密切，如何抑制异常的内收蛋白活性是控制血压异常的关键步骤，洋地黄衍生物rostafuroxin选择性地抑制突变的内收蛋白，在对比rostafuroxin对内收蛋白野生型和突变型对血压的影响，发现携带突变的患者的降压效果要明显优于没有突变的患者。目前该药还在临床研究阶段，对内收蛋白的基因诊断也成为药物使用前的必备条件，是真正意义上的高血压的精准治疗。其研发思路和研发过程中都离不开降压药物基因组学的基本原理指导。

本章节就降压药物基因组学的研究进行了概述，说明了基因型如何影响高血压疗效的五大类药物，即利尿药、β受体阻滞剂、ACEI、ARB和CCB。药物代谢相关基因在不同人群之间的基因型频率，研究样本的效力，以及基因组之外的遗传因素，比如microRNA、长链非编码RNA、表观遗传学、宏基因组学等都可能对药效与副作用的发生有关。随着遗传研究手段的不断创新完善，候选基因策略，GWAS和测序方法，还有其他影响降压药物疗效和作用的基因变异；将更清晰地揭示遗传对高血压药效和副作用的影响。降压药物基因组学将迎来最重要的发展机遇研究。未来我们将能使用更加精准的个体化血压控制策略，同时会加强对于高血压引发的并发症的控制，并降低医疗成本。降压药物基因组学将会走向更广阔的发展空间。

（王兴宇）

参考文献

[1] WANG Z, CHEN Z, ZHANG L, et al. Status of hypertension in China: results from the China hypertension survey, 2012-2015 [J]. Circulation, 2018, 137: 2344-2356.

[2] GELLER D S, FARHI A, PINKERTON N, et al. Activating mineralocorticoid receptor mutation in hypertension exacerbated by pregnancy [J]. Science, 2000, 289 (5476): 119-123.

[3] CUSI D, BARLASSINA C, AZZANI T, et al. Polymorphisms of alpha-adducin and salt sensitivity in patients with essential hypertension [J]. Lancet, 1997, 349 (9062): 1353-1357.

[4] 吴寿岭，李冬青，李宏芬，等. α-内收蛋白基因多态性与氢氯噻嗪降压疗效的相关性研究 [J]. 中华心血管病杂志，2005，33（10）：880-884.

[5] TURNER S T, SCHWARTZ G L, CHAPMAN A B, et al. C825T polymorphism of the G protein beta (3) -subunit and antihypertensive response to a thiazide diuretic [J]. Hypertension, 2001, 37 (2 Pt 2): 739-743.

[6] CHOI H D, SUH J H, LEE J Y, et al. Effects of ACE and ADD1 gene polymorphisms on blood pressure response to hydrochlorothiazide: a meta-analysis [J]. Int J Clin Pharmacol Ther, 2013, 51 (9): 718-724.

[7] LUO F, WANG Y, WANG X, et al. A functional variant of NEDD4L is associated with hypertension, antihypertensive response, and orthostatic hypotension [J]. Hypertension, 2009, 54 (4): 796-801.

[8] SVENSSON-FäRBOM P, WAHLSTRAND B, ALMGREN P, et al. A functional variant of the NEDD4L gene is associated with beneficial treatment response with β-blockers and diuretics in hypertensive patients [J]. J Hypertens, 2011, 29 (2): 388-395.

[9] TURNER S T, BAILEY K R, FRIDLEY B L, et al. Genomic association analysis suggests chromosome 12 locus influencing antihypertensive response to thiazide diuretic [J]. Hypertension, 2008, 52 (2): 359-365.

[10] TURNER S T, BOERWINKLE E, O'CONNELL J R, et al. Genomic association analysis of common variants influencing antihypertensive response to hydrochlorothiazide [J]. Hypertension, 2013, 62 (2): 391-397.

[11] MAGVANJAV O, GONG Y, MCDONOUGH C W, et al. Genetic variants associated With uncontrolled blood pressure on thiazide diuretic/β-blocker combination therapy in the PEAR (pharmacogenomic evaluation of antihypertensive responses) and INVEST (international verapamil-SR trandolapril study) Trials [J]. J Am Heart Assoc, 2017, 6 (11): e006522.

[12] SI D, WANG J, XU Y, et al. Association of common polymorphisms in β1-adrenergic receptor with antihypertensive response to carvedilol [J]. J Cardiovasc Pharmacol, 2014, 64 (4): 306-309.

[13] BIJL M J, VISSER L E, VAN SCHAIK R H, et al. Genetic variation in the CYP2D6 gene is associated with a lower heart rate and blood pressure in beta-blocker users [J]. Clin Pharmacol Ther, 2009, 85 (1): 45-50.

[14] YUAN H, HUANG Z, YANG G, et al. Effects of polymorphism of the beta (1) adrenoreceptor and CYP2D6 on the therapeutic effects of metoprolol [J]. J Int Med Res, 2008, 36 (6): 1354-1362.

[15] GONG Y, WANG Z, BEITELSHEES A L, et al. Pharmacogenomic genome-wide meta-analysis of blood pressure response to β-blockers in hypertensive african americans [J]. Hypertension, 2016, 67 (3): 556-563.

[16] ZHOU H H, KOSHAKJI R P, SILBERSTEIN D J, et al. Racial differences in drug response. Altered sensitivity to and clearance of propranolol in men of Chinese descent as compared with American whites [J]. N Engl J Med, 1989, 320 (9): 565-570.

[17] YU Y, NIU T, VENNERS S A, et al. Associations of baseline blood pressure levels and efficacy of Benazepril treatment with interaction of alpha-adducin and ACE gene polymorphisms in hypertensives [J]. Clin Exp Hypertens, 2005, 27 (1): 83-94.

[18] KONOSHITA T, GENOMIC DISEASE OUTCOME CONSORTIUM (G-DOC) STUDY INVESTIGATORS. Do genetic variants of the Renin-Angiotensin system predict blood pressure response to Renin-Angiotensin system-blocking drugs?: a systematic review of pharmacogenomics in the Renin-Angiotensin system [J]. Curr Hypertens Rep, 2011, 13 (5): 356-361.

[19] HINGORANI A D, JIA H, STEVENS P A, et al. Renin-angiotensin system gene polymorphisms influence blood pressure and the response to angiotensin converting enzyme inhibition [J]. J Hypertens, 1995, 13 (12 Pt 2): 1602-1609.

[20] 于汇民，林曙光，张宇清，等. AGT基因型对贝那普利降压疗效的影响 [J]. 中华心血管病杂志，2005，33 (9): 819-823.

[21] HAUTANENA A, LANKINEN L, KUPARI M, et al. Associations between aldosterone synthase gene polymorphism and the adrenocortical function in males [J]. J Intern Med, 1998, 244 (1): 11-18.

[22] LIM P O, MACDONALD T M, HOLLOWAY C, et al. Variation at the aldosterone synthase (CYP11B2) locus contributes to hypertension in subjects with a raised aldosterone-to-renin ratio [J]. J Clin Endocrinol Metab, 2002, 87 (9): 4398-4402.

[23] JI X, QI H, LI D B, et al. Associations between human aldosterone synthase CYP11B2 (-344T/C) gene polymorphism and antihypertensive response to valsartan in Chinese patients with essential hypertension [J]. Int J Clin Exp Med, 2015, 8 (1): 1173-1177.

[24] SILVA P S, FONTANA V, LUIZON M R, et al. eNOS and BDKRB2 genotypes affect the antihypertensive responses to enalapril [J]. Eur J Clin Pharmacol, 2013, 69 (2): 167-177.

[25] XIE X, SHI X, XUN X, et al. Endothelial nitric oxide synthase gene single nucleotide polymorphisms and the risk of hypertension: A meta-analysis involving 63,258 subjects [J]. Clin Exp Hypertens, 2017, 39 (2): 175-182.

[26] KAMIDE K, YANG J, MATAYOSHI T, et al. Genetic polymorphisms of L-type calcium channel alpha1C and alpha1D subunit genes are associated with sensitivity to the antihypertensive effects of L-type dihydropyridine calcium-channel blockers [J]. Circ J, 2009, 73 (4): 732-740.

[27] HUANG Y, WEN G, LU Y, et al. CYP3A4*1G and CYP3A5*3 genetic polymorphisms alter the antihypertensive efficacy of amlodipine in patients with hypertension following renal transplantation [J]. Int J Clin Pharmacol

Ther, 2017, 55 (2) : 109-118.

[28] ZHANG Y P, ZUO X C, HUANG Z J, et al. CYP3A5 polymorphism, amlodipine and hypertension [J]. J Hum Hypertens, 2014, 28 (3) : 145-149.

[29] CHEN W, WU L, LIU X, et al. Warfarin dose requirements with different genotypes of CYP2C9 and VKORC1 for patients with atrial fibrillation and valve replacement [J]. Int J Clin Pharmacol Ther, 2017, 55 (2) : 126-132.

[30] LIU R, LI X, ZHANG W, et al. Comparison of nine statistical model based warfarin pharmacogenetic dosing algorithms using the racially diverse international warfarin pharmacogenetic consortium cohort database [J]. PLoS One, 2015, 10 (8) : e0135784.

[31] XU K, LIU X, OTT J, et al. The combined effects of cardiovascular disease related SNPs on ischemic stroke [J]. J Neurol Sci, 2018, 388: 141-145.

[32] HAMREFORS V, SJöGREN M, ALMGREN P, et al. Pharmacogenetic implications for eight common blood pressure-associated single-nucleotide polymorphisms [J]. J Hypertens, 2012, 30 (6) : 1151-1160.

[33] OLIVEIRA-PAULA G H, LUIZON M R, LACCHINI R, et al. Gene-gene interactions among PRKCA, NOS3 and BDKRB2 polymorphisms affect the antihypertensive effects of enalapril [J]. Basic Clin Pharmacol Toxicol, 2017, 120 (3) : 284-291.

[34] FERRANDI M, MOLINARI I, TORIELLI L, et al. Adducin-and ouabain-related gene variants predict the antihypertensive activity of rostafuroxin, part 1: experimental studies [J]. Sci Transl Med, 2010, 2 (59) : 59ra86.

[35] LANZANI C, CITTERIO L, GLORIOSO N, et al. Adducin-and ouabain-related gene variants predict the antihypertensive activity of rostafuroxin, part 2: clinical studies [J]. Sci Transl Med, 2010, 2 (59) : 59ra87.

第十八章 高血压动物模型

1934年，Goldblatt等使犬的一侧肾动脉狭窄，成功制造了第一个高血压模型，即2肾1夹型高血压犬，从而开创了高血压实验研究新阶段。至今，高血压模型已有很多，使用过的动物有大鼠、小鼠、兔、鸡、羊、猫、犬、猴等。这些高血压模型不同程度地模拟人类高血压，有些是研究高血压发病机制和防治的重要工具，已越来越受到人们的重视。根据制备方法的不同，高血压动物模型可分为两大类：实验性高血压动物模型和遗传性高血压动物模型，前者采用手术、药物手段来制备，后者采用遗传学方法来制备。本章列出高血压动物模型的主要种类，并介绍常用高血压动物模型的基本原理、制备方法、模型特点和评价。

第一节 实验性高血压动物模型

一、肾血管性高血压模型

肾血管性高血压模型（renovascular hypertensive model）也称肾动脉狭窄性高血压模型，可分为2肾1夹型（两侧肾完整，一侧肾动脉狭窄）、1肾1夹型（一侧肾切除，另一侧肾动脉狭窄）和2肾2夹型（两侧肾完整，两侧肾动脉狭窄）。常用动物是犬和大鼠。

1. 基本原理 狭窄肾动脉可造成肾脏缺血，导致肾脏内肾素合成和分泌增多，进而增高血中血管紧张素含量，使血压升高。属高肾素型高血压模型。关于肾脏缺血缺氧如何引起肾素升高，有证据认为与缺血缺氧引起三羧酸循环中间产物琥珀酸增多，继而激活G蛋白偶联受体GPR91及信号通路有关。

2. 操作步骤 肾血管性高血压犬的制备：将犬麻醉后俯卧位固定。腹部下方垫一枕头使腹背部顶起。从脊柱旁1.5～2.0cm处开始，右侧顺肋骨缘（或左侧在离肋骨缘约两指宽的地方）做4cm长的皮肤切口。切开皮下组织和腹背筋膜，并在内、外斜肌筋膜连接处旁边切开内斜肌筋膜，推开背长肌，暴露盖在肾周围空隙上的腹横肌肌腱。顺肌纤维切开肌肉，并将肌肉分离开。用手指通过手术区摸到肾脏，并在肾切迹与主动脉之间找到强有力搏动着的肾动脉。按所需要的长度，小心地钝性分离出一段肾动脉。选用大小合适的银夹或银环（6～8kg犬所用的环直径为0.8～1.2mm，以动脉狭窄后血流量下降50%～70%为宜）套在肾动脉上。最后分层缝合手术切口。术后犬血压逐步升高，6周后收缩压＞160mmHg（21.3kPa）犬作为肾血管性高血压犬，此为2肾1夹型高血压犬。如果单侧肾动脉狭窄后血压升高不理想，可进行第二次手术将另一侧肾切除或肾动脉狭窄，以制备1肾1夹型高血压犬或2肾2夹型高血压犬。也有人主张以腹中线做切口，一次手术将两侧肾动脉狭窄或一侧肾切除一侧肾动脉狭窄。

肾血管性高血压大鼠的制备：150～200g大鼠，用地西泮5mg/kg和氯胺酮50mg/kg，腹腔注射麻醉，仰卧位固定，剪去腹部手术野毛，皮肤消毒后于剑突下1.5cm沿腹中线切开皮肤及肌层，右示指伸入腹腔摸着肾脏，左手指从腹部外侧配合将肾脏轻轻挤出，用浸有生理盐水的棉花或纱布包住，然后用左手示指与拇指将其固定。右手用无钩直头眼科镊小心分离肾蒂部筋膜，沿肾静脉下方分离肾动脉，在近主动脉端用U形银夹（内径为0.20～0.25mm，可根据动物大小选用不同规格的银夹）套上，最后分层缝合手术切口。该结果表明，术后大鼠血压逐渐升高，4～5周后70%以上大鼠形成持续性高血压，收缩压＞160mmHg

(21.3kPa) 者作为肾血管性高血压大鼠，此为2肾1夹型高血压大鼠。如果制备1肾1夹型高血压大鼠或2肾2夹型高血压大鼠，则需在手术切口缝合前将对侧肾切除或肾动脉狭窄。

3. 注意事项 制备模型时需要注意：①肾动脉狭窄程度。在一定范围内，动物血压升高速度和程度与动脉狭窄程度成正比。但如果肾动脉狭窄不够，则动物不能形成高血压；如果肾动脉狭窄过度，则引起肾坏死，一方面可能因严重肾功能不全而导致动物死亡，另一方面也有可能因单侧肾功能丧失对侧肾功能完全代偿而使动物不能形成高血压。②在分离肾动脉时应注意有无分支，需要在分支前的肾动脉主干进行狭窄处理才能造成高血压，而仅狭窄肾动脉分支则不能造成高血压。③一般采用成年动物，因为幼年动物生长迅速，肾对血液需要量增加过快，容易引起肾动脉狭窄后肾坏死。

4. 模型特点及评价 肾血管性高血压模型是常用的高血压模型。具有以下特点：①病理生理与人类高血压有许多相似；②手术操作较简便；③高血压稳定，且对降压药物的反应与高血压患者比较相符，适用于降压药物筛选和疗效评价；④2肾2夹型高血压大鼠可作为易卒中型高血压模型，术后40周时脑卒中发生率为62%（表2-18-1）；⑤采用基因工程大鼠、小鼠，结合肾血管性高血压模型制备，有利于揭示高血压及其并发症的分子机制。

表2-18-1 不同类型肾动脉狭窄性大鼠的高血压、脑卒中发生率

类型	高血压发生率（%）	脑卒中（肾动脉狭窄40周）发生率（%）
2肾2夹型	100（55/55）	62（34/55）
1肾1夹型	77（23/30）	23（7/30）
2肾1夹型	70（21/30）	17（5/30）

二、肾性高血压模型

直接对肾施行手术造成的高血压模型称为肾性高血压模型（renal hypertensive model）。由于采用的手术方式为肾外包扎压迫术，故该模型也称肾外包扎性高血压模型、肾外压迫性高血压模型。可分为2肾1扎型（两侧肾完整，一侧肾包扎）、1肾1扎型（一侧肾切除，另一侧肾包扎）和2肾2扎型（两侧肾完整，两侧肾包扎）。常用动物是大鼠。

1. 基本原理 肾外异物包扎，可致肾周围炎，在肾外形成一层纤维素性鞘膜，压迫肾实质，造成肾组织缺血，使肾素产生增加，进而使血液中血管紧张素含量增加，血压上升。属高肾素型高血压模型。

2. 操作步骤 选择120～150g大鼠，麻醉后俯卧位固定，腹部下方垫一高2～3cm的沙袋，剪去手术野的毛，消毒皮肤，从第10胸椎到第3腰椎处沿脊椎中线切开皮肤，在左侧季肋下1.5～2.0cm和距脊椎1cm处用小血管钳分开肌肉，用两指从腹下部将肾脏自创口中挤出，小心地将肾脏与周围组织剥离，将自制的双层乳胶薄膜剪成“X”形，绕肾门将肾脏交叉包扎，然后在相对侧切开，取出右肾，分离后切除，最后分层缝合手术切口。皮下注射1万～2万U青霉素。手术所用器械毋需高压消毒，只要在75%乙醇中浸30分钟，临用时用煮沸过的生理盐水冲洗一下，用毕后仍浸入乙醇中。手术后可加饮1%氯化钠溶液作为促进因素，约经20天，有70%以上的大鼠出现持续性高血压。收缩压一般可升高50%以上。

也可采用消毒玻璃纸包扎肾脏（玻璃纸在乙醇中消毒2～3昼夜）。在玻璃纸中央预先剪一小孔以便肾动、静脉及输尿管能通过。玻璃纸的一侧从中央到边缘剪开，经过此缘将玻璃纸套住肾脏。纸的边缘做垫式缝合。

3. 注意事项 制备模型时需要注意：①肾外包扎材料除自制双层乳胶薄膜和玻璃纸外，还可用绸布、乳胶、火棉胶等材料。肾外包扎应足够紧，但不能勒破组织。②上述操作是1肾1扎型操作。如果要制造2肾1扎型，则一侧肾包扎后无须切除另一侧肾，术后3～6个月10%～20%动物形成高血压。如果制造2肾2扎型，则一侧肾包扎后同法包扎另一侧肾，术后3～4周70%以上动物形成高血压。

三、醋酸去氧皮质酮盐性高血压模型

醋酸去氧皮质酮盐性高血压模型常用动物为大鼠。

1. 基本原理 醋酸去氧皮质酮（desoxycorticosterone acetate，DOCA）为肾上腺盐皮质激素，具有明显的水、钠潴留作用，使细胞外液增加，血压升高。大鼠一侧肾脏切除后给予DOCA和附加饮用1%氯化钠溶液可形成持续性高血压。与肾血管性、肾性高血压模型不同，醋酸去氧皮质酮盐性高血压模型（DOCA-salt hypertensive model）属低肾素型高血压模型。

2. 操作步骤 大鼠100～150g，在地西泮5mg/kg和氯胺酮50mg/kg，腹腔注射麻醉下，腹部正中切口进行左肾切除。术后大鼠用DOCA 50mg/kg，皮下注射，每天1次，每周给药5天，共5周，同时饮1% NaCl溶液，停止给药后改饮普通水。该结果表明，给药1周后约50%大鼠血压升高，给药5周停药后70%大鼠形成持久性高血压，收缩压＞160mmHg（21.3kPa）者用作实验。

也可采用DOCA缓释片剂或微渗泵一次性皮下埋置持续释放药物来替代反复皮下注射给药来制造模型，节省每次皮下注射操作时间，但价格相对较贵。

3. 注意事项 制备模型时需要注意：①皮下注射部位在背部，应经常更换注射部位，注射针宜用75%乙醇擦拭消毒以免注射局部感染；②采用皮下埋置DOCA缓释片或微渗泵来制造模型，片剂或微渗泵放置部位应远离手术切口，以免皮质激素造成局部切口不愈。

4. 模型特点及评价 DOCA盐性高血压模型是常用高血压模型，其制备简便，高血压较稳定，且对降压药物的反应与高血压患者比较相符，适用于降压药物筛选和疗效评价。大鼠单用DOCA不易引起稳定的高血压，应事先切除一侧肾脏和附加饮用1%氯化钠才能引起持续性高血压。在制备有些高血压模型时，常用盐（氯化钠）作为高血压形成的促进因素，事实上单独长期高盐饮食就可形成慢性高血压，称为盐性高血压。此外，采用肾上腺切除手术和术后饮用1%氯化钠溶液也可制备肾上腺再生性高血压模型。

四、药物诱导的高血压模型

单纯外源性给予药物，如一氧化氮（NO）合酶抑制剂、儿茶酚胺类药物（去氧肾上腺素、去甲肾上腺素等）、血管紧张素Ⅱ、脑垂体激素、甲状腺激素等也可造成动物高血压。

（一）抑制降压系统制备药物诱导的高血压模型

如抑制NO系统的NO合酶抑制剂可制备高血压动物模型。大鼠、小鼠均可造模。

1. 基本原理 NO是由血管内皮及神经组织合成并释放的一种内源性亲脂气体分子，是内皮源性舒张因子（endothelium derived relaxing factor，EDRF）的化学实质，也是血管舒张反应的主要调节因子。NO可以分别通过细胞内的环磷酸鸟苷（cGMP）依赖和cGMP非依赖的信号通路来发挥作用，调节外周血管平滑肌舒张、中枢抑制交感神经兴奋性，降低血压。内源性NO主要由分布于血管内皮细胞和神经细胞内的各种亚型的NO合酶以L-精氨酸为底物原料而合成。

在不同类型高血压的发生发展中，均存在NO生成缺陷和内皮细胞依赖性的血管舒张反应下降。机体长期的NO合成不足，可导致血管内皮受损及功能障碍，使血管丧失舒张功能，此外，中枢交感神经活性失去了NO的抑制作用，也导致血压上升；高血压状态又能进一步降低NO的合成，两者形成恶性循环。所以，通过在动物上模拟NO缺乏状态，可以构建NO缺陷型高血压动物模型。

亚硝基左旋精氨酸甲酯（L-NAME）是一种L-精氨酸类似物，可以非选择地竞争性抑制底物

L-精氨酸与一氧化氮合酶的结合，阻断NO的生物合成途径，取消NO对机体血压的调节作用，造成机体血压升高。L-NAME是最常用的实验用NOS抑制剂，长期给药用于制备NO缺陷型高血压动物模型。

2. 操作步骤 以大鼠为例介绍L-NAME诱导的高血压模型的制备方法。大鼠150～300g，按照1g/L的浓度将L-NAME加入动物饮水中，每日更换饮水；或根据大鼠体重每日固定时间灌胃给予动物50mg/（kg·d）的L-NAME，连续给予4周，造成高血压模型。造模阶段在每周固定时间，用尾套法无创血压测量仪测定两组动物清醒状态下血压及心率，测压时应保持周围安静环境，待大鼠稳定安静状态下进行测量，测定3次，取平均值。本模型中以收缩压＞160mmHg（21.3kPa）为高血压模型制备成功的判定标准。实验结果表明，L-NAME饮水给药使血压逐步升高，4周时造模成功率100%（图2-18-1）。

3. 注意事项 制备模型时需要注意：①L-NAME的剂量和造模时程可根据实验需要和模型评价结果适当调整，饮水给药剂量范围：50～1000mg/（kg·d）；灌胃剂量范围：10～100mg/(kg·d)；造模时程：4～12周。②该模型也可以采用犬制备，但同样的造模剂量下，血压升高的幅度不如大鼠显著，且需要配合给予高盐饮食。③NO合酶抑制剂也有其他选择，如L-NA、L-NMME等，但以L-NAME最常用。

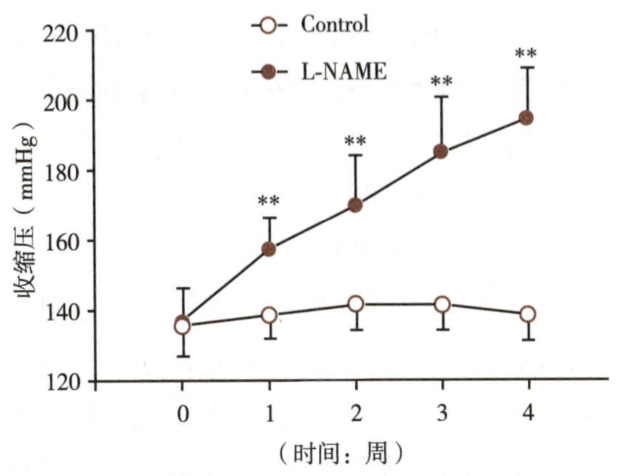

图2-18-1 L-NAME 1g/L饮水给药引起大鼠血压升高的时间过程

注：$n=8$，$^{**}P<0.01$。

4. 模型特点及评价 主要特点有：①采用上述L-NAME饮水给药方法制备的高血压大鼠模型，其血清NO浓度明显下降。②NO缺陷型高血压模型模拟了高血压中的内皮功能障碍的特征，该模型的血压升高趋势呈现为剂量和造模时程依赖性，病理变化更接近于原发性高血压。长期给予NO合酶抑制剂阻断NO合成后，模型发生的高血压相关表型包括以肾小球硬化、缺血和肾间质浸润为特征的肾损伤；左心室变小、室壁变厚的心脏重构，心脏肥大并不多见或较轻；在造模后期还可能出现局灶性的血栓等。③清醒自由活动大鼠连续血压检测显示，多种实验性和遗传性高血压动物模型，其血压和血压波动性均升高，血压波动性升高的程度在不同高血压模型有所差别，L-NAME诱导的高血压模型其收缩压波动性升高（102%）远远高于自发性高血压大鼠（28%），提示NO系统对收缩压波动性的重要调控作用。这种血压波动性升高也是该模型相关器官损伤的重要原因。④该模型造模成功率高达100%，可用于抗高血压药效、高血压并发症、高血压基因等方面的研究。

（二）激活升压系统制备药物诱导的高血压模型

如模拟交感神经系统激活的去氧肾上腺素（α_1受体激动剂），以及模拟血管紧张素系统激活的血管紧张素Ⅱ（AT_1受体激动剂），多用于制备单次注射给药的急性血压升高模型，或微渗泵连续输注给药1～2周的亚急性高血压模型。这些模型可用于降压药物的药效评价和机制研究，目前还较多用于这两大系统激活对心血管损害的信号转导等分子机制的研究。例如，国内有学者采用儿茶酚胺类药物模拟交感应激，用于制备心脏炎症、肥厚或纤维化的动物模型，开展心脏损伤分子机制的一系列研究。血管紧张素Ⅱ不但可以制备心脏损伤模型，而且也是制备主动脉瘤的常用方法，研究者曾用血管紧张素Ⅱ制备主动脉瘤模型，可在活体采用影像学检测（图2-18-2），或者动物麻醉处死后血管形态学直接检测。

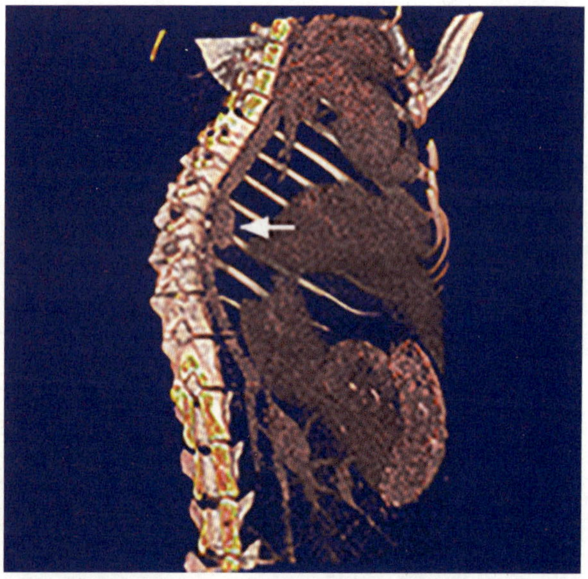

图2-18-2　Micro CT三维重构检测血管紧张素Ⅱ诱导的主动脉瘤情况

注：主动脉瘤如箭头所指。micro-CT监测方法：异氟烷气体麻醉动物，尾静脉给予ExiTron nano 12000（CT对比剂），尽快放入小动物CT进行扫描，对所得数据进行三维重构。观察活体动物，主动脉的血管瘤或血管夹层情况。除了CT，超声也常作为非侵入性检测手段。

（缪朝玉　苏定冯）

第二节 遗传性高血压动物模型

一、选择性近亲交配高血压模型

1. 选择性近亲交配高血压大鼠品种　通过选择性近亲交配已培育出高血压兔、大鼠和小鼠。目前常用的是选择性近亲交配高血压大鼠，有下列品种。

（1）自发性高血压大鼠及其亚型：自发性高血压大鼠（spontaneously hypertensive rats，SHR）：1959年，Okamoto和Aoki从几百只Wistar京都种大鼠中筛选出一只收缩压持续在150～175mmHg（20.0～23.3kPa）的雄性大鼠，将它与收缩压为130～140mmHg（17.3～18.6kPa）的雌性大鼠交配，结果得到收缩压都大于150mmHg（20.0kPa）的子代，再选用血压较高的大鼠进行近亲交配，依次进行这种选择性近亲交配20代而获得稳定的高血压遗传性，从而建立了SHR品种。到1986年SHR已繁殖了80代。SHR出生后血压随鼠龄不断增长，3～4个月时为高血压确立期，6个月时血压升到最高水平，幼年SHR交感活性增高，4周龄时虽然血压正常但已出现心脏重量增加，以后随血压升高进一步出现心血管并发症。SHR的正常血压对照组为WKY（Wistar-Kyoto rats），但目前不少研究者认为WKY作为对照组不够理想，原因是WKY的自发性高血压发生率较高，WKY培育比SHR晚10年，WKY繁殖代数不够，在没有建立稳定的遗传性之前就商品化投放各实验室，导致各实验室的WKY遗传差异较大。

易脑卒中型自发性高血压大鼠（stroke-prone spontaneously hypertensive rats，SHRSP）：是从死于脑卒中的SHR子代中经近亲选择交配而得。该模型不仅自发地发生高血压，而且无须外加诱因（如盐负荷）即可产生高血压并发症。在鼠龄10～15周时发生严重高血压，超过200mmHg（26.6kPa），雌、雄SHRSP分别在13个月和9个月死于脑出血或脑梗死，脑卒中发生率高达90%以上，相反抗脑卒中自发性高血压大鼠（stroke-resistant spontaneously hypertensive rats，SHRSR）血压亦可达195mmHg左右，但死于脑卒中的不到5%。SHRSP的脑缺血、脑出血部位、病理改变和脑血管症状与人类脑卒中相似。

关于SHR、SHRSP的肾素水平，研究表明，SHR的血浆肾素水平正常，与血压水平无明显相关；SHRSP在血压低于210mmHg时血浆肾素水平维持正常，在血压高于210mmHg时血浆肾素水平显著升高，而且，血压水平与血浆肾素水平呈明显正相关。这些提示，极度的血压升高可导致血浆肾素增加，后者进一步加重高血压。

此外，还培育出了肥胖型自发性高血压大鼠、自发性血栓形成大鼠、易动脉脂肪沉积大鼠、心肌缺血性大鼠等SHR亚型。

(2) Dahl盐敏感大鼠（Dahl salt-sensitive strain，DS）：将Sprague-Dawley大鼠用高盐饮食(8%及11.6%)及三碘甲状腺原氨酸处理形成高血压，再将血压最高和最低大鼠分别进行繁殖，分别得到Dahl盐敏感大鼠（DS）和Dahl盐不敏感大鼠(Dahl salt-resistant strain，DR)。DS的血压高度由开始高盐饮食时年龄、性别和摄入高盐饮食的持续时间及钠的含量所决定。DS对其他升压措施如DOCA盐、可的松、肾动脉狭窄、肾上腺再生等也比DR敏感。在DS高血压发病机制中肾上腺、肾脏和神经系统起着重要作用。

(3) 米兰种高血压大鼠（Milan hypertensive strain，MHS）：MHS是从Wistar大鼠经选择性近亲交配而得。高血压逐代缓慢升高，平均每代升高0.26kPa，高血压程度较轻，出生2个月后血压不再随鼠龄增长而升高。断奶MHS与米兰种正常血压大鼠（Milan normotensive strain，MNS）血压相同，但肾脏较小。将成年MHS肾脏移植给MNS，使后者血压升高，这说明MHS肾脏功能异常参与其高血压的形成。

(4) 遗传性高血压大鼠（genetically hypertensive strain，GH）：又称新西兰种高血压大鼠，是从Wistar大鼠经选择性近亲交配而得。高血压发生早，出生后2天血压即比对照鼠高，6周龄时有心肌肥厚，GH高血压发病机制可能与平滑肌细胞膜Ca^{2+}处理或肾血流调节异常（可能与肾脏前列腺素脱氢酶活性低下）有关。

(5) 以色列种高血压大鼠（Sabra hypertensive strain，SBH）：用以色列大鼠根据它们对DOCA盐引起高血压反应敏感或不敏感进行选择性交配而得。SBH用DOCA盐或单侧肾动脉狭窄可使血压明显升高，与DS相当近似，而以色列种正常血压大鼠（Sabra normotensive strain，SBN）用同样处理后血压仍然正常。SBH的高血压与水、钠潴留有关。

(6) 里昂种高血压大鼠（Lyon hypertensive strain，LH）：从Sprague-Dawley大鼠通过选择性交配而得，LH体重比相应里昂种正常血压大鼠（Lyon normotensive strain，LN）或里昂种低血压大鼠（Lyon low blood pressure strain，LL）为重，LH的中枢神经功能存在遗传性缺陷。属低肾素、盐敏感性高血压模型，肾功能异常在高血压发病中起重要作用。

2. 模型特点及评价 上述各种遗传性高血压大鼠模型以SHR应用最多，SHR和SHRSP已在世界范围被广泛应用。SHR的血压升高是由多基因遗传决定的，与人类高血压病十分相似，是研究高血压病发病机制和筛选降压药物较为理想的动物模型。两者相似之处表现为：①遗传因素占重要地位；②在高血压早期无明显器质性改变；③病情相似，血压随鼠龄增长而升高，到6个月时已上升到最高水平；④血流动力学改变的特征一致，血管总外周阻力明显升高；⑤随着疾病发展可出现心、脑、肾等并发症，用降压药物等治疗措施可预防或减轻疾病的进展和并发症的发生；⑥应激和摄取过量盐等因素能加速高血压的发展及加重并发症。但SHR与人类高血压病也有一些差异，表现为：①它主要通过遗传学上选择性繁殖所得，与高血压病的发生有一定差别；②甲状腺和免疫功能存在异常。

二、基因工程高血压模型

20世纪80年代基因工程技术的发展为病理模型的制备开辟了崭新的途径。在高血压方面，自从1990年Mullins等采用转基因技术的显微注射法将小鼠肾素-2基因随机整合到大鼠基因组中制造了第一个转基因高血压大鼠以来，至今已有多种基因工程高血压小鼠和大鼠。

1. 基因工程高血压动物品种 在小鼠，基因工程高血压动物有两大类：一类是将特定的外源基因随机整合到小鼠基因组中并高表达造成高血压，称为转基因高血压小鼠，品种举例见表2-18-

2；另一类是将小鼠基因组中的某个基因敲除（gene knockout）造成高血压，称为基因敲除高血压小鼠，品种举例见表2-18-3。在大鼠，基因工程高血压动物只有一大类，即转基因高血压大鼠，主要有2种：①携带小鼠肾素-2（*mREN2*）基因的转基因大鼠（transgenic rat，TGR），即TGR（mREN2）27；②携带人血管紧张素原和人肾素（*hAOGEN-hREN*）基因的TGR，即TGR（hAOGEN-hREN）。它们都是通过外源基因随机整合到大鼠基因组中并高表达造成高血压，见表2-18-4。

2．转基因高血压大鼠TGR（mREN2）27

携带小鼠肾素2基因的转基因高血压大鼠TGR（mREN2）27的研究和应用已有很多报道，故对此模型作较详细的介绍。

（1）基本原理：肾素基因是高血压候选基因，小鼠肾素能使大鼠血管紧张素原转变为血管紧张素Ⅰ。将小鼠肾素-2基因随机整合到大鼠基因组中，并在肾外局部组织高表达，通过激活局部肾素-血

表2-18-2　转基因过表达高血压小鼠

转基因	启动子*	小鼠品种#	主要结果
*rAOGEN*和*rREN*	小鼠金属硫蛋白Ⅰ	C57BL/6×Balb/C	*rAOGEN*和*rREN*两者都表达时血压升高
rAOGEN	*rAOGEN*	NMRI	循环AngⅡ升高，血压升高
*hAOGEN*和*hREN*	*hAOGEN*或*hREN*	未特别指出	血压升高
兔Na^+-H^+交换体	人延长因子1α	(C3H×C57BL/6) F_1×C3H	尿Na^+分泌受损，血压升高（盐敏感）

注：r，大鼠；h，人；REN，肾素；AOGEN，血管紧张素原；AngⅡ，血管紧张素Ⅱ。*特指用于表达转基因的调节区；# 特指受精卵供体鼠种和繁殖用鼠种。

表2-18-3　基因敲除高血压小鼠

敲除基因	小鼠品种*	纯合子（-/-）	主要结果
内皮素-1	129/SVJ×C57BL/6J或ICR	致死	纯合子颅面缺损（-/-），杂合子血压升高（-/+）
ANF	129×C57BL/6J	非致死	血压升高（盐敏感）
内皮NOS	未特别指出	非致死	血压升高
AT_2	129/OLa×C57BL/6	非致死	行为改变，血压升高，对AngⅡ升压反应增强
GC-A受体	129/SVJ×C57BL/6J	非致死	血压升高（盐不敏感）
*TASK1*和*TASK3*	C57BL/6J	非致死	血浆醛固酮升高，血浆肾素降低，血压升高

注：NOS，一氧化氮合酶；AT_2，AngⅡ2型受体；GC，鸟苷酸环化酶；ANF，心房利钠因子；TASK1和TASK3，双孔钾通道1和3亚型。*特指胚胎干细胞鼠种和繁殖用鼠种。

表2-18-4　转基因过表达高血压大鼠

转基因	启动子*	大鼠品种#	主要结果
mREN2	*mREN2*	(SD×WKY) F_1×SD	血压爆发性升高，循环RAS受抑（但循环肾素原水平明显升高），局部RAS激活
*hAOGEN*和*hREN*	*hAOGEN*或*hREN*	SD	血压升高，循环RAS激活

注：m，小鼠；h，人；REN，肾素；AOGEN，血管紧张素原；RAS，肾素血管紧张素系统。*特指用于表达转基因的调节区；# 特指受精卵供体鼠种和繁殖用鼠种。

管紧张素系统（RAS）引起血压升高。

（2）操作步骤：Mullins等制造TGR（mREN2）27的操作步骤如图2-18-3所示。

1）准备大鼠受精卵和假孕大鼠：Sprague-Dawley大鼠（SD）雌性与Wistar-Kyoto大鼠（WKY）雄性交配，子代未成年大鼠雌性在9～10周龄时进行激素处理以促进排卵。首先在乙醚轻度麻醉下将含有200μg妊娠马血清促性腺激素（PMSG）的微渗泵植入大鼠皮下，2天后大鼠腹腔注射30～40U人绒毛膜促性腺激素（HCG），并与可育SD雄性交配。与此同时将另一只成年SD雌性与绝育SD雄性（输精管切除）交配。次日检查大鼠交配是否完成，将交配完成的受精卵供鼠（激素处理的未成年鼠）颈椎脱位处死，并在显微镜下切开输卵管收集受精卵，将与绝育SD雄性交配完成的成年SD雌性作为假孕大鼠。

2）外源DNA注入受精卵的雄原核：采用显微注射仪将DBA/2J小鼠肾素-2基因（包括5′上游的5.3kb和3′下游的9.5kb）缓冲液注入较大的雄原核中，注射容积≤1pl，基因浓度为1ng/μl。

3）受精卵植入假孕大鼠输卵管：在氯胺酮复合麻醉下，假孕大鼠做下背部中线切口，暴露卵巢和输卵管，将玻璃毛细管一端插入漏斗部，用小镊子固定，另一端与受精卵溶液相连，这样可将含有

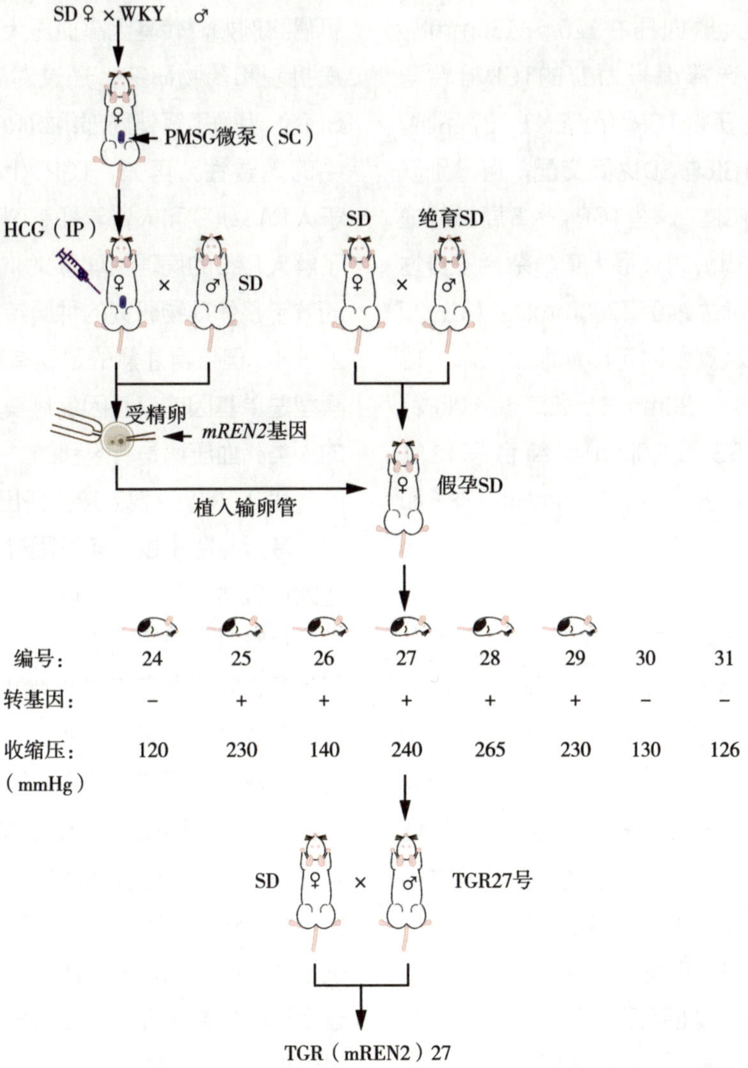

图2-18-3　转基因过表达高血压大鼠TGR（mREN2）27的制备流程示意图

*mREN2*基因的受精卵转移入输卵管。一共植入37个受精卵，最后获得8个子代。

4）筛选转基因阳性大鼠：用子代尾部活检组织提取子代大鼠的基因组DNA，采用BamH Ⅰ片段放射标记的肾素-2 cDNA探针作Southern杂交分析，筛选出基因组中存在8.5kb和0.8kb肾素-2特异性片段的大鼠5只，即转基因阳性大鼠5只，其余3只为转基因阴性大鼠。

5）血压测定和繁殖：在子代大鼠10周龄时，在乙醚轻度麻醉下，采用尾动脉脉搏测压法测定血压，发现除1只嵌合体（仅部分体细胞整合了*mREN2*基因）外，其余4只转基因阳性大鼠血压在230～265mmHg（30.6～35.2kPa），而3只转基因阴性大鼠血压在120～130mmHg（16.0～17.3kPa）。选择编号为27的TGR雄性与SD雌性交配，由此获得TGR（mREN2）27品种，再进行TGR之间或TGR与SD之间交配，可分别获得纯合子和杂合子TGR。这些TGR4～5周龄时血压开始升高，8～9周龄时达最大值。杂合子雄性和雌性的血压分别可达240和200mmHg（31.9和26.7kPa），在20～24周龄时可出现血压下降，雄性和雌性分别降20～30mmHg（2.7～4.0kPa）和40～60mmHg（5.3～8.0kPa）。纯合子雄性和雌性的血压分别可达290和250mmHg（38.6和33.3kPa）。

（3）模型特点

1）血压、体重和生存率：血压呈爆发性升高，纯合子血压高于杂合子，雄性血压高于雌性。例如，尾动脉尾套法测压显示，雄性纯合子TGR（mREN2）27大鼠5周龄时血压为185mmHg左右，10周龄时血压为270mmHg左右。杂合子的体重增加与SD相似，纯合子体重增加很慢。杂合子生存率高于纯合子，雌性生存率高于雄性。

2）循环RAS受抑：表现为肾脏肾素基因表达受抑，肾素合成降低，血浆肾素活性降低，血浆Ang Ⅰ、Ang Ⅱ降低（雄性有可能正常）。

3）小鼠肾素-2基因在肾外组织高度表达，依次为肾上腺、胸腺、胃肠道、生殖道、肾、脑和肺，可激活肾外局部RAS，并使肾上腺皮质激素分泌增多，从而导致高血压形成和心血管损害。

4）血浆肾素原明显升高，可参与高血压器官损伤，可能对高血压形成也发挥作用。

5）ACEI和Ang Ⅱ受体拮抗药对此模型有明显的防治作用。

3．基因工程高血压动物模型评价 基因工程动物模型为生命科学研究做出了巨大贡献，这些模型保证我们从整体研究基因功能、理解病理机制和测试防治手段。有三位科学家因在基因敲除小鼠方面的突出工作荣获2007年诺贝尔生理学或医学奖。基因工程高血压动物模型为高血压研究提供了新的机遇。例如，转基因高血压大鼠已应用于高血压发病机制和药物研究，通过对TGR（mREN2）27的研究，明确了肾外局部组织RAS激活在高血压发病中的重要性。再如，TGR（hAOGEN-hREN）适用于人RAS研究和人肾素抑制剂研究，将有助于深入了解人RAS的病理生理意义，并克服了肾素抑制剂药效学整体动物研究的种属特异性瓶颈问题，见图2-18-4。但值得注意的是现有基因工程高血压动物模型是单基因或双基因疾病模型，这与多基因遗传的人类高血压病是有区别的。

表2-18-2～表2-18-4列出的转基因过表达小鼠、基因敲除小鼠、转基因过表达大鼠均为全身性基因过表达或敲除动物模型，可用于研究血压调控基因及制备高血压动物模型。理论上，新型基因工程手段，包括基因条件敲除小鼠、基因敲除大鼠、RNA干扰基因敲减、CRISPR-Cas9基因编辑等，也可以检测血压调控基因及发展高血压动物模型，而且各具特点。例如，基因条件敲除小鼠包括细胞特异性基因敲除小鼠和成年时药物诱导基因敲除小鼠，可以避免基因敲除胚胎致死性问题，并更加精确了解基因功能；基因敲除大鼠比基因敲除小鼠更适合于心血管研究；基因编辑动物模型制备时间相对较短。

值得指出的是，无论是实验性还是遗传性高血

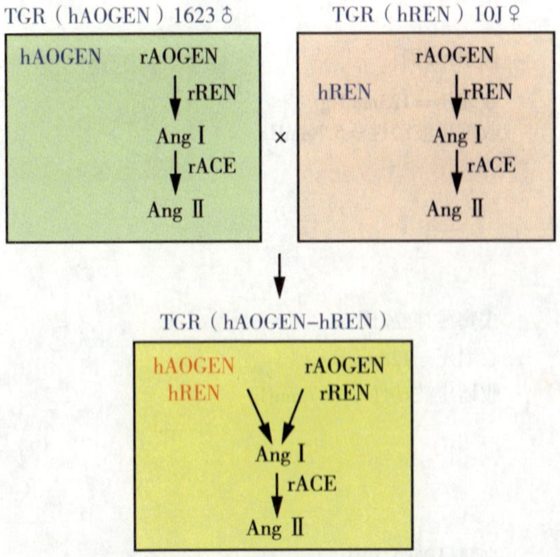

图2-18-4　人肾素血管紧张素系统双转基因过表达高血压大鼠模型示意图

注：TGR，转基因大鼠；h，人；r，大鼠；AOGEN，血管紧张素原；REN，肾素；Ang Ⅰ，血管紧张素Ⅰ；Ang Ⅱ，血管紧张素Ⅱ；ACE，血管紧张素转换酶。由于肾素的种属特异性，两种单转基因大鼠TGR（hAOGEN）、TGR（hREN）均不引起Ang Ⅰ升高，也就没有Ang Ⅱ升高，所以不出现高血压。而这两种单转基因大鼠交配繁殖后产生的双转基因大鼠TGR（hAOGEN-hREN），既有hAOGEN过表达又有hREN过表达，引起Ang Ⅰ升高，进而Ang Ⅱ升高，出现明显的高血压表型。

压动物模型均可成为研究高血压及其靶器官损伤的发病机制和防治手段的重要工具，需要根据研究目的选用合适的动物模型。

（缪朝玉　苏定冯）

第三节
血压波动性升高动物模型

随着清醒动物连续测压技术的发展，血压变异性（blood pressure variability，BPV）概念及其临床意义已得到认可。鉴于此，简单介绍血压波动性升高动物模型。

一、高血压动物模型伴随血压波动性升高

在多种实验性和遗传性高血压动物模型中，采用清醒自由活动大鼠计算机化血压连续监测技术或遥控测压技术，均可观察到高血压动物模型不但血压升高且血压波动性也升高，而且，血压、血压波动性与心、脑、肾、血管等靶器官损伤密切相关。多项研究也显示，高血压动物模型同时存在血压和血压波动性升高。因此，所有前述高血压动物模型可以认为是伴随血压波动性升高的混合性动物模型。

二、去窦弓神经引起单纯血压波动性升高

颈动脉窦–主动脉弓去除神经支配即去窦弓神经（sinoaortic denervation，SAD），可以制备单纯血压波动性升高动物模型。我们利用SAD大鼠，采用清醒自由活动大鼠计算机化血压连续监测、形态学分析等技术，开展了一系列研究。观察到正常大鼠在SAD后2周、16周、34周等不同时间，仅血压波动性升高，而血压平均水平保持不变（图2-18-5）。在SHR高血压大鼠上进行SAD手术后，可进一步使血压波动性升高，但血压平均水平依然保持不变。SAD对心率和心率波动性没有明显影响。因此，不同于其他高血压动物模型，SAD大鼠是一种单纯血压波动性升高的动物模型，不存在持续高血压，不是早期认为的神经源性高血压模型（neurogenic hypertensive model）。进一步，利用SAD手段，阐明了单独血压波动性升高即能导致器官损伤，血压波动性是不亚于血压甚至比血压更重要的器官损伤因素，并深入研究了相关病理机制。这些为高血压治疗提供了新的策略，降低血压波动性保护靶器官已应用于高血压临床实践。

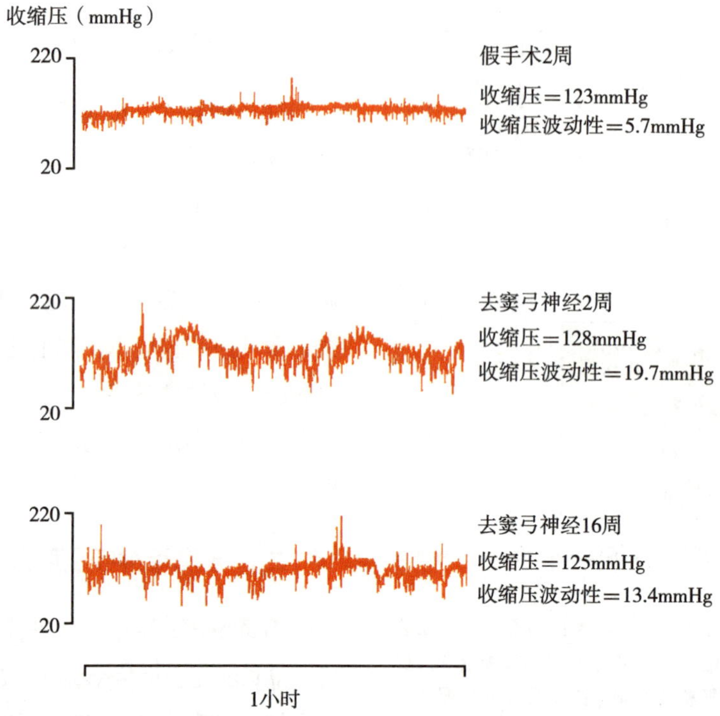

图2-18-5　采用清醒自由活动大鼠计算机化血压连续监测技术获得的去窦弓神经大鼠收缩压代表性曲线

注：收缩压，为测压期间每搏收缩压的平均值；收缩压波动性，为测压期间每搏收缩压的标准差。

（缪朝玉　苏定冯）

参考文献

[1] GOLDBLATT H，LYNCH J，HANZAL R F，et al. Studies on experimental hypertension: I. The production of persistent elevation of systolic blood pressure by means of renal ischemia [J]. J Exp Med，1934，59（3）: 347-379.

[2] 缪朝玉. 心脑血管药理学［M］. 3版. 北京：科学出版社，2019: 741-772.

[3] 缪朝玉，朱铨英，杨友才，等. 阿替洛尔和尼群地平单用或合用对三种高血压模型大鼠的降压作用［J］. 中国药理学报，1992，13（5）: 448-451.

[4] LING Q S，ZHANG S L，TIAN J S，et al. Allisartan isoproxil reduces mortality of stroke-prone rats and protects against cerebrovascular，cardiac，and aortic damage [J]. Acta Pharmacol Sin，2021，42（6）: 871-884.

[5] XIN J Z，WU J M，HU G M，et al. α（1）-AR overactivation induces cardiac inflammation through NLRP3 inflammasome activation [J]. Acta Pharmacol Sin，2020，41（3）: 311-318.

[6] WANG W，SHEN M，FISCHER C，et al. Apelin protects against abdominal aortic aneurysm and the therapeutic role of neutral endopeptidase resistant apelin analogs [J]. Proc Natl Acad Sci U S A，2019，116（26）: 13006-13015.

[7] MIAO C Y，SHEN F M，SU D F. Blood pressure variability is increased in genetic

hypertension and L-NAME-induced hypertension [J]. Acta Pharmacol Sin, 2001, 22 (2): 137-140.

[8] OKAMOTO K, AOKI K. Development of a strain of spontaneously hypertensive rats [J]. Jpn Circ J, 1963, 27: 282-293.

[9] MIAO C Y, LIU K L, BENZONI D, et al. Acute pressure-natriuresis function shows early impairment in Lyon hypertensive rats [J]. J Hypertens, 2005, 23 (6): 1225-1231.

[10] MULLINS J J, PETERS J, GANTEN D. Fulminant hypertension in transgenic rats harbouring the mouse Ren-2 gene [J]. Nature, 1990, 344 (6266): 541-544.

[11] DAVIES L A, HU C, GUAGLIARDO N A, et al. TASK channel deletion in mice causes primary hyperaldosteronism [J]. Proc Natl Acad Sci U S A, 2008, 105 (6): 2203-2208.

[12] LI Z Y, XU T Y, ZHANG S L, et al. Telemetric ambulatory arterial stiffness index, a predictor of cardio-cerebro-vascular mortality, is associated with aortic stiffness-determining factors [J]. CNS Neurosci Ther, 2013, 19 (9): 667-674.

[13] MIAO C Y, SU D F. The importance of blood pressure variability in rat aortic and left ventricular hypertrophy produced by sinoaortic denervation [J]. J Hypertens, 2002, 20 (9): 1865-1872.

[14] MIAO C Y, XIE H H, ZHAN L S, et al. Blood pressure variability is more important than blood pressure level in determination of end-organ damage in rats [J]. J Hypertens, 2006, 24 (6): 1125-1135.

[15] SU D F, MIAO C Y. Reduction of blood pressure variability: a new strategy for the treatment of hypertension [J]. Trends Pharmacol Sci, 2005, 26 (8): 388-390.

03

第三篇

高血压的诊断和治疗

CHAPTER 3

第一章
高血压的诊断标准分类及其他

第一节
高血压的定义与分类

血压是重要的生理指标。血压数值的异常改变、血压的降低和升高，都是机体病理生理状态的表现。1733年英国牧师斯蒂芬（Stephen Hales，1677—1761）第一次测量了马的血压，1896年意大利的学者Riva-Rocci发明了第一台汞柱式血压计，1905年俄国的军医柯罗特柯夫（Korotkoff）发现柯罗特柯夫音，由此人类开始了深入认识、研究和治疗高血压的现代历程。而对高血压的深入认识并加以积极管理是从20世纪50年代开始的。

一、定义

高血压的本质是一种以动脉血压升高为特征，可伴有心脏、血管、脑和肾等器官功能性或器质性改变的全身性疾病。对于如何定义高血压，主要存在两种方法，包括高血压的科学性定义和实用性定义。

（一）高血压的科学性定义

2009年美国高血压学会提出了新的高血压定义，指出高血压实际上是一种“进行性心血管综合征”，不仅表现为血压升高，还会有复杂且相互关联的综合病症出现。心血管综合征的早期标志是器官损害，通常在血压持续升高之前就已存在，因此不能仅通过离散的阈值对血压进行分类。

高血压的发展与功能性和结构性的心血管异常密切相关。这些异常会损害心脏、肾、脑、血管系统和其他器官，从而导致并发症和死亡过早发生。当出现靶器官损伤、靶器官损伤的功能性标志存在且仍可逆时，通过降低血压可降低心血管事件的风险。应将血压升高（疾病的一种表现）与高血压（疾病）分开。

高血压的科学定义可解释为：血压水平与心血管风险呈连续、独立、直接的正相关关系。“正常血压”与“升高的有危害的异常血压”之间并没有明确界限。世界卫生组织和各地区（包括中国在内）的学术界，依据现有的流行病学资料和大规模临床试验结果，认为血压水平超过一定高度（血压上升）且维持较长时间后，心、脑、肾等靶器官损害（包括可逆阶段）及心脑血管疾病明显升高。人为划定了一个界值，高于这个界值的收缩压和/或舒张压定义为高血压。

学术界提出的这种高血压的科学性定义的优点是准确地呈现了高血压的疾病特质，对深入探究疾病的致病原因和危险因素，加强病因的检出并针对可逆的危险因素进行早期干预，将疾病的干预潜在靶点进一步拓展，对进行综合管理具有积极意义。但其缺点也不可忽视，由于量化指标的缺失或不明确，实际可操作性较差，故在大范围的临床实践中不宜采用这种定义方法。同时，由于不突出显示血压升高本身的危害性，容易造成高血压防治失去重点和切入点。

（二）高血压的实用性定义

以数字切点值定义高血压主要出于实用性考量。流行病学研究证明，血压的分布是连续的。从诊室SBP＞115mmHg和DBP＞75mmHg开始，心血管、肾脏病或致死事件与血压水平呈连续性正相关关系。正常血压和高血压的血压水平之间无明确的界限。因此，以任一水平来划分正常血压与高血压都是人为的选择，具有一定的主观性。确定切点值的重要原则是采用大规模随机对照临床试验，评估预后终点，通常以心血管事件和死亡作为主要终点，干预可以带来临床获益，同时需要做卫生经济学评价。

按照上述原则，2018年中国高血压防治指南和2023年欧洲高血压学会高血压指南，诊室血压的高血压切点值是收缩压≥140mmHg和/或舒张压≥90mmHg。收缩压≥140mmHg和舒张压＜90mmHg为单纯收缩期高血压。患者既往有高血压史，目前正在使用降压药物，血压虽然低于140/90mmHg，仍应诊断为高血压。这种实用性定义是人为的，其主要实用目的在于简化高血压管理的诊断和决策。

目前，根据2018年中国高血压防治指南，中国高血压的血压水平分类和高血压分级见表3-1-1。

表3-1-1　血压水平分类和高血压分级

分类	SBP（mmHg）	DBP（mmHg）
正常血压	＜120和	＜80
正常高值	120～139和/或	80～89
高血压	≥140和/或	≥90
1级高血压	140～159和/或	90～99
2级高血压	160～179和/或	100～109
3级高血压	≥180和/或	≥110
单纯收缩期高血压	≥140和	＜90

注：当SBP和DBP分属于不同级别时，以较高的分级为准。

目前诊室血压仍然是高血压的诊断和评估疗效的常用方法。近年来，诊室外血压监测日趋普及，包括动态血压监测和家庭血压监测，而且动态血压和家庭血压与心肾并发症、心血管死亡和总死亡的相关性强于诊室血压。但目前缺乏以诊室外血压指导治疗的预后终点临床试验，因此，目前只有2022年中国台湾地区高血压指南建议采用家庭血压诊断高血压。由于诊室血压测量的次数较少，血压又具有明显波动性，需要数周内多次测量来判断血压升高情况，尤其对于1级、2级高血压。因此，如有条件应进行24小时动态血压监测或家庭血压监测。

二、高血压诊断标准的变迁

高血压的诊断标准从20世纪70年代开始，主要采用WHO的诊断标准，此后国际高血压学会、欧洲高血压学会、美国心肺血液研究所及美国心脏病学院（ACC）/美国心脏学会（AHA）陆续颁布了多个高血压指南，中国早期主要参考WHO标准，此后在1999年中国高血压联盟组织制定了中国高血压防治指南，并于2005年、2010年和2018年分别做了修订。最近二十余年，全球众多国家和地区都颁布了各自国家和地区的高血压指南，虽然在高血压的诊断标准和分类方面存在一些差异，但总体原则比较一致，即高血压的诊断标准逐渐降低，多数指南仍将高血压的诊断切点定在140/90mmHg，只有2017年ACC/AHA高血压指南、2022年中国台湾地区高血压指南和沙特阿拉伯高血压指南将诊断切点定在130/80mmHg。

在血压分级方面，目前中国和欧洲的高血压指南仍然将高血压分为1级、2级和3级高血压，主要考量有：①3级高血压并非罕见；②分级的重要性在于有效评估心血管风险。有些国家和地区，由于严重的高血压越来越少，高血压分级简化，2020年韩国的高血压指南则将2级、3级高血压合并。由此可见，高血压的分级也因患病分布和防治状况而存在差异。

三、高血压心血管风险分层

虽然高血压是影响心血管事件发生和预后的独立危险因素，但并非唯一决定因素，大部分高血压患者还有除血压升高以外的其他心血管危险因素。因此，高血压患者的诊断和治疗不能只根据血压水平，必须对患者进行心血管综合风险的评估并分层。高血压患者的心血管综合风险分层，有利于确定启动降压治疗的时机，优化降压治疗方案，确立更合适的血压控制目标和进行患者的综合管理。

将高血压患者按心血管风险水平分为低危、中危、高危和很高危4个层次（表3-1-2）。心血管危险因素、靶器官损害和并存的临床情况见表3-1-3。

表3-1-2　血压升高患者心血管风险水平分层

其他心血管危险因素和/或疾病史	血压（mmHg）			
	SBP 130～139和/或DBP 85～89	SBP 140～159和/或DBP 90～99	SBP 160～179和/或DBP 100～109	SBP≥180和/或DBP≥110
无		低危	中危	高危
1～2个其他危险因素	低危	中危	中/高危	很高危
≥3个其他危险因素，靶器官损害，或CKD3期，无并发症的糖尿病	中/高危	高危	高危	很高危
临床并发症，或CKD≥4期，有并发症的糖尿病	高/很高危	很高危	很高危	很高危

注：CKD，慢性肾脏疾病。

表3-1-3　影响高血压患者心血管预后的重要因素

心血管危险因素	靶器官损害	伴发临床疾病
高血压（1～3级） 男性>55岁；女性>65岁 吸烟或被动吸烟 糖耐量受损（2小时血糖7.8～11.0 mmol/L）和（或）空腹血糖异常（6.1～6.9 mmol/L） 血脂异常 TC≥6.2 mmol/L（240 mg/dl）或LDL-C≥4.1 mmol/L（160 mg/dl）或HDL-C<1.0 mmol/L（40 mg/dl） 早发心血管病家族史（一级亲属发病年龄<50岁） 腹型肥胖 （腰围：男性≥90 cm，女性≥85 cm） 或肥胖（BMI≥28 kg/m²） 高同型半胱氨酸血症（≥15 μmol/L）	左心室肥厚 心电图：Sokolow-Lyon电压>3.8 mV或Cornell乘积>244 mV·ms 超声心动图LVMI： 男≥115 g/m²，女≥95 g/m² 颈动脉超声IMT≥0.9 mm 或动脉粥样斑块 颈-股动脉脉搏波速度≥12 m/s（*选择使用） 踝/臂血压指数<0.9（*选择使用） 估算的肾小球滤过率降低［eGFR 30～59 ml/(min·1.73 m²)］或 血清肌酐轻度升高： 男性115～133 μmol/L（1.3～1.5 mg/dl）， 女性107～124 μmol/L（1.2～1.4 mg/dl） 微量白蛋白尿：30～300 mg/24 h或白蛋白/肌酐比： ≥30 mg/g（3.5 mg/mmol）	脑血管病 脑出血 缺血性脑卒中 短暂性脑缺血发作 心脏疾病 心肌梗死史 心绞痛 冠状动脉血运重建 慢性心力衰竭 心房颤动 肾脏疾病 糖尿病肾病 肾功能受损 包括： eGFR<30 ml/(min·1.73 m²) 血肌酐升高： 男性≥133 μmol/L（1.5 mg/dl） 女性≥124 μmol/L（1.4 mg/dl） 蛋白尿（≥300 mg/24 h） 外周血管疾病 视网膜病变 出血或渗出， 视乳头水肿 糖尿病新诊断 空腹血糖：≥7.0 mmol/L（126 mg/dl） 餐后血糖：≥11.1 mmol/L（200 mg/dl） 已治疗但未控制： 糖化血红蛋白：(HbA1c)≥6.5%

注：TC，总胆固醇；LDL-C，低密度脂蛋白胆固醇；HDL-C，高密度脂蛋白胆固醇；LVMI，左心室重量指数；IMT，颈动脉内膜中层厚度；BMI，体重指数

（张宇清）

第二节 正常高值血压

一、正常高值血压与高血压前期

1997年11月，美国心肺血研究所发表了国家联合委员会的第6次报告（JNC Ⅵ），将SBP 130～139mmHg或DBP85～89mmHg的血压定义为正常高值血压，见表3-1-4。此后，在1999年国际高血压学会（ISH）和世界卫生组织（WHO）发表的指南也将这区间的血压确定为正常高值血压，见表3-1-5。同年发表的1999年中国高血压防治指南也沿用了1999年ISH/WHO指南的标准。

表3-1-4 JNC Ⅵ高血压分期标准

分类	SBP（mmHg）		DBP（mmHg）
最佳	＜120	和	＜80
正常	＜130	和	＜85
正常高值	130～139	或	85～89
高血压			
1期	140～159	或	90～99
2期	160～179	或	100～109
3期	≥180	或	＞110

表3-1-5 1999年WHO/ISH血压水平定义和分类

分类	SBP（mmHg）	DBP（mmHg）
理想血压	＜120	＜80
正常血压	＜130	＜85
正常高值	130～139	85～89
高血压1级（轻度）	140～159	90～99
亚组：临界高血压	140～149	90～94
高血压2级（中度）	160～179	100～109
高血压3级（重度）	≥180	≥110
单纯收缩期高血压	≥140	＜90
亚组：临界收缩期高血压	140～149	＜90

2003年欧洲高血压学会（ESH）联合欧洲心脏病学会（ESC）发表了第一部欧洲高血压指南，血压分类主要参考了1999年ISH/WHO高血压指南的标准，但去除了临界高血压分类，见表3-1-6。同年发表的美国JNC7则对血压的标准做了重要修改，将SBP120～139mmHg或DBP80～89mmHg定义为高血压前期（prehypertension），见表3-1-7。2005年修订的中国高血压防治指南虽然未采用高血压前期的分类，但将SBP120～139mmHg或DBP80～89mmHg的血压定为正常高值血压，而将120/80mmHg以下的理想血压分类改为正常血压。此后，2010年、2018年中国高血压防治指南均沿用该标准。

表3-1-6 2003年ESH/ESC高血压指南血压水平定义和分类

分类	SBP（mmHg）	DBP（mmHg）
理想血压	＜120	＜80
正常血压	＜130	＜85
正常高值	130～139	85～89
高血压1级（轻度）	140～159	90～99
高血压2级（中度）	160～179	100～109
高血压3级（重度）	≥180	≥110
单纯收缩期高血压	≥140	＜90

表3-1-7 2003年JNC 7高血压指南血压分类

分类	SBP（mmHg）	DBP（mmHg）
正常血压	＜120	＜80
高血压前期	120～139	80～89
高血压1级	140～159	90～99
高血压2级	≥160	≥100

从目前可追溯到的文献看，高血压前期概念最早在1939年由Robinson等提出，主要根据当时美国多家保险公司的血压统计数据分析发现，血压在140/90mmHg以上属于“不正常”，血压水平在120～139/80～90mmHg的个体在数年内血压

迅速升高的比例显著高于血压在120/80mmHg以下的个体，因此血压在此范围者不应看作完全“正常”个体。以“高血压前期的个体（prehypertensive person）”描述这类人群。

在2003年的JNC7中，高血压前期被写入临床指导文件，从而在学术界引起热议。支持使用“高血压前期”的观点认为有利于早期防治，体现了预防为主的方针。做好高血压的科普宣传与教育，提出“高血压前期”有利于警示社会，重视预防。但反对者则普遍认为没有必要给这些个体“贴标签”，且在此范围的许多人未必发展为高血压。除美国以外，国际高血压学术界普遍不接受这种分类，大部分指南中仍然继续使用“正常血压”或“正常高值血压”来界定这个范围的血压。2017年美国再次修订高血压指南时弃用了高血压前期一词。因此，“高血压前期”目前仅作为学术名词而存在。

二、正常高值血压与心血管风险

学术界对是否使用“高血压前期”命名正常高值血压方面存在分歧，但对我们近20年来深入认识正常高值血压与心血管风险的关系，推动研究工作还是起到了积极作用。因此，尽管临床诊断已不再使用“高血压前期”，但作为学术名词，仍出现在各种研究类文章中。

根据2015年中国国家心血管病中心组织进行的高血压抽样调查显示，中国18岁以上成人中，正常高值血压现患率为41.3%，人数达到4.35亿。北京市1992—2002年对35～64岁的2740人血压观察发现，1992年血压在（120～129）/（80～84）mmHg与（130～139）/（85～89）mmHg者到2002年成为高血压的比例分别为44.7%和64.3%。

在正常高值血压人群中，合并隐蔽性高血压的比例约20%。因此，有必要对这类人群加强诊室外血压监测，包括家庭血压和动态血压，尤其是在那些合并有心、脑、肾等器官或血管损害的个体。

正常高值血压和高血压具有共同的心血管危险因素，如肥胖、糖尿病和血脂异常。近期在广东进行的一项横断面研究显示，在平均年龄53.8岁的33 223例正常高值血压人群中，糖尿病患病比例明显高于血压正常组，体重指数与正常高值血压呈显著正相关。在欧美和亚洲人群的研究中也发现，C反应蛋白（CRP）水平与正常高值血压显著相关。在正常高值血压人群的队列随访研究中发现，该人群的亚临床靶器官损害发病率显著高于正常血压人群，包括微量白蛋白尿、左心室肥大和颈动脉内膜中膜厚度增加。

最近对47项研究，包括491 666名研究受试者的汇总分析显示。正常高值血压与总心血管疾病（*RR*＝1.40，95% *CI*，1.34～1.46）、冠心病（*RR*＝1.40，95% *CI*，1.28～1.52）、心肌梗死（*RR*＝1.86，95% *CI*，1.50～2.32）和脑卒中（*RR*＝1.66，95% *CI*，1.56～1.76）相关。总心血管疾病、冠心病、心肌梗死和脑卒中与正常高值血压相关的人群归因风险分别为12.09%、13.26%、24.60%和19.15%。而通过对NHANES人群随访结果发现，与血压正常人群比较，单纯血压正常高值与血压正常高值合并糖尿病的患者心血管死亡风险分别增加40%和2.87倍，也进一步提示无合并症的血压正常高值人群心血管风险较低。

针对心血管高危人群的血压正常高值的主要获益证据目前主要来自合并冠心病的人群，但心血管低中危的人群中使用药物治疗并未能降低心血管事件发生的总体风险。因此，低中危人群主要改善生活方式。

2006年，Julius等在预防高血压试验TROPHY（trial of preventing hypertension）中入选了772名SBP 130～139mmHg或DBP 85～89mmHg患者，随机分为两组，分别给予坎地沙坦和安慰剂治疗2年，然后再观察2年。终点为出现高血压。坎地沙坦组4年后发展为高血压的相对危险性较安慰剂组降低15.6%，研究未观察心血管事件等硬终点。国内从2008年起开展了随机双盲的中国正常血压高值干预研究（CHINOM），入选患者超过1万例，观察降压药物治疗对心血管疾病预后终点的影响。目前尚未正式发表研究结果。

综上所述，血压正常高值人群的总体心血管风险高于血压正常人群，对于心血管风险低中危的人群，应通过改善生活方式预防其发展为高血压。而心血管风险高危及以上的患者，应在改善生活方式的基础上，启动降压药物治疗，将血压控制到130/80mmHg以下，从而降低心血管并发症的发生和死亡的总风险。

（张宇清）

第三节 儿童与青少年高血压

随着经济、社会的发展，人们膳食模式及生活习惯的改变，高血压起病年龄呈现年轻化的趋势，儿童和青少年高血压患病率显著升高。高血压发病年龄越早，远期心、脑、肾等靶器官损害越重，心血管风险也就越大，同时延长了治疗周期、增加了治疗费用。最近国际上有关儿童和青少年高血压的检测、严重程度的评估和治疗方面取得了重大进展，美国建立了少年儿童期正常血压的全国大型数据库，对血压异常儿童的识别能力得到了显著提高；全球多个国家和组织推荐3岁以上少年儿童每年测量血压。早期关注儿童青少年高血压的筛查、诊断和治疗有助于预防和延缓高血压心血管并发症的发生。少年儿童高血压与成人高血压的主要不同之处在于它的判定标准，以及相当一部分高血压为继发性原因引起。

一、流行病学

儿童与青少年高血压指年龄＜18岁时发生的高血压。在中国，儿童期一般指6岁至11岁，青少年期指11岁至17岁。国际上少年儿童高血压发病率报道不尽相同，造成上述现象的原因除了与种族、不同地区环境、生活习惯等有关外，还与研究者采用的测量方法、诊断标准不同等有关。国外一项汇集全球各个地区55项流行病调查的荟萃分析显示，1988—2009年，青少年（10～18岁）总的高血压患病率为11.2%，非洲、亚洲及北美洲青少年高血压患病率分别为25.5%、12.4%和7.3%。来自2017年美国全国健康和营养检查的研究数据显示，儿童青少年高血压（1～18岁）标准化患病率约3.5%。欧洲各国报道儿童高血压发病情况也存在较大差异，中欧国家为2.2%～4.9%，南欧国家为9%～13%，西欧国家则高达22%。

国内从20世纪80年代开始陆续开展儿童青少年高血压的调查研究。近10年文献报道中国各区域儿童青少年高血压患病率差别较大，从4.15%～20.2%不等。2015年中国心血管疾病报告，来自19万余名7～17岁汉族学龄儿童调查数据显示，2010年中国儿童青少年高血压患病率为14.5%。有学者报道，中国7～17岁儿童青少年血压水平首次检出率已由1991年的8.9%增加至2015年的20.5%。近期中国医学科学院阜外医院发表的一项大规模的多中心人群研究调查显示，根据2018年中国高血压指南，基于三次非同日血压测量中国12～17岁青少年高血压的标准化高血压患病率为8.8%。

儿童、青少年血压水平在不同地区、不同人群中表现出一定程度的差异，但血压随年龄增长而增高的总体趋势是相对一致的，且有以下几个特点：①不同国家和地区中男、女孩的血压水平均随年龄的增长而增长，且增长幅度表现为收缩压大于舒张压，男孩大于女孩。②男、女儿童血压的平均水平在不同年龄段上表现出一定程度的差异。无论男女在婴幼儿期（3岁以前）血压上升很快，然后趋于平稳直到5岁左右，此期间男女儿童血压差异不大。③6岁以后血压持续上升，直到青春期。青春期男、女孩的血压变化具有一定的差别。在美国国家健康检查调查中发现6～11岁女孩收缩压上升的坡度比12～17岁间坡度为陡；而男性则相反，此期间男孩的血压水平略低于同年龄组的女孩，青春期以后男孩的血压增长速度一直高于女孩，而且男女孩的血压曲线交叉的年龄段与其身体形态发育的年龄大致相仿。

总体上，儿童及青少年血压增长的趋势呈现出波浪式变化的特点，一般在8～14岁年龄段收缩压出现较迅速的增长。

二、临床特征

（一）症状多而不典型

高血压患者一般症状表现多样，但是不典型。儿童患者可能在检查的时候没有什么明显的症状，也有的表现为头痛，但是特异性不强，可能被误诊为其他疾病。儿童青少年高血压中的有些症状表现如生长发育迟缓，出现恶心、呕吐、视力障碍、肾功能损害，甚至出现面神经麻痹、脑卒中、心功能不全等，应引起临床医生和家长的注意，及时到医院做进一步诊治。

（二）常有高血压家族史

儿童与青少年原发性高血压一般都有高血压家族病史。而近年来儿童与青少年超重、肥胖相关的高血压显著增加，据调查肥胖或超重的青少年高血压发病率高达27%～47%，这些发病因素在儿童及青年高血压的早期预防和检测中应引起重视。

（三）血压较高者多为继发性高血压

少年高血压患者中血压较高者多数为继发性高血压，继发性高血压患儿有的还会发生高血压危象，表现为头痛、头晕、心悸、气急、视物模糊、惊厥、失语和偏瘫等，一旦确诊就需要立即治疗。

（四）并发症相对较少

儿童青少年高血压的并发症一般比起成年人较少，对于儿童青少年高血压在治疗方面，一般没有什么明显症状情况下，不适宜进行迅速降压治疗，通常应经数周到数月方可降至正常。

三、易患因素

（一）遗传因素

遗传研究发现，少年儿童原发性高血压有显著的家族遗传性倾向，一些家庭聚集现象甚至从儿童时期即显现出来，提示原发性高血压的家族倾向在生命早期即已建立，而且这种影响在其他易患危险因素存在的情况下可以被增强。

（二）基础血压水平

初始血压水平对血压演变规律的跟踪观察发现，少年儿童血压发展呈“轨迹”现象，那些在幼年阶段血压即偏高的儿童，其血压随年龄增长而升高的趋势更明显。低年龄时血压在相同年龄的人群中处较高百分位者，至年龄稍长后，血压会一直稳定地保持在同年龄组中较高水平，至成年时期发展为高血压的危险性明显险增大。我们对陕西“汉中少年儿童高血压队列”年龄6～15岁少儿血压的8年随访证明，基线收缩压百分位与8年后的收缩压百分位相关系数男性为0.33，女性为0.28，舒张压均为0.20；而18年后随访至成年时，基线收缩压在第75百分位以上者，发生高血压的概率是基线收缩压在第50百分位以下者的6.5倍。因此，少年儿童初时血压百分位越高，其后发生高血压的相对危险就越大，是成年人高血压易感人群。

（三）超重肥胖

多项研究表明，肥胖是少年儿童高血压独立危险因素，已经成为当今全球范围内儿童和青少年越来越被重视的社会和医学问题。一项国际荟萃分析汇集了来自各个地区（美洲、东地中海地区、东南亚地区和西太平洋地区）共47项临床研究显示，1994—2018年超重及肥胖儿童的高血压发病率分别为15.27%和4.99%，远远高于正常体重儿童（1.90%）；2014年针对中国7～18岁儿童青少年共215 968例大样本流行病学调查发现：儿童青少年血压偏高和血压偏高前期的检出率分别为14.9%和9.2%，超重及肥胖可显著增加血压偏高的风险；本研究室对少年儿童队列8年随访研究发现，初时体重指数在其百分位90（P_{90}，即同年龄、同性别健康儿童的体重第90百分位）或以上者，8年后随访血压≥140/90mmHg的概率是体重指数＜P_{90}百分位的1.85倍。由于青少年时期身体发育变化较大，因此基线体重对未来血压的预测意义可能相对偏小，而体重的增长幅度对成年高血压有较大的预测价值。我们对本组队列随访至青年时发现，基线时体重指数第90百分位（P_{90}）或以上者，远期高血压发生率与体重指数在第50百分位（P_{50}，即同年龄同性别健康儿童的体重第50百分位）以下者无统计学差异，而随访期间的体重指数增加幅度（ΔBMI）在其第75百分位（P_{75}，即同年龄、同性别健康儿童的体重第75百分位）或以上者，高血压发生率是体重指数增加幅度在P_{50}以下者的4.45倍。因此不仅在儿童期，而是从儿童至成年始终保持在一个理想的体重范围对于预防血压升高、防治心血管疾病都非常重要。

（四）盐敏感性

盐是高血压重要的环境因素之一，盐敏感性是连接盐与高血压的遗传基础，是原发性高血压的中间遗传表现型。我们在少年儿童人群中调查，盐敏感者的检出率达21%，其中高血压家族史阳性者检出率为40%，家族史阴性者为14%。儿童时期盐摄入水平的高低可能对其成年后的血压发展起决定作用。有学者在对一组青年血压等相关因素的10年随访研究中发现，盐敏感者的血压在10年后的增加幅度明显高于盐不敏感者。我们对盐敏感与盐不敏感少年儿童随访18年血压变化趋势显示，盐敏感组青年不仅血压增幅大而且高血压患病率显著大于盐不敏感者，前者是后者的2.65倍，提示盐敏感性是中国青少年原发性高血压重要的遗传性易患因子。

（五）宫内环境因素

胎儿宫内生长受限和出生时相对较低的体重都被认为是成年后原发性高血压的危险因素。大量流行病学研究证实，血压值与出生体重之间呈负相关关系。有研究对极低出生体重的婴儿（体重≤1500g）和正常出生体重婴儿（体重＞2499g）于18岁龄后分别测量血压，发现极低出生体重的青少年有较高的收缩压和舒张压，而这种负相关可持续到成年以后，成为原发性高血压的一个原因。

（六）行为心理因素

儿童的行为心理因素在一定程度上可能影响着儿童血压。不良的生活方式，如缺乏运动、不健康饮食、睡眠不足、压力过大等是儿童青少年高血压的重要易感因素。

四、发病机制

高血压通常分原发性高血压和继发性高血压。原发性高血压在成年人中占绝大多数，与此相反，70%～85%高血压患儿的病因为继发性。

（一）原发性高血压

儿童青少年原发性高血压发病机制复杂，与老年患者相比涉及神经-内分泌系统、肾脏、血管内皮功能紊乱等较多因素。如部分少年儿童生长发育期其高血压可表现为单纯收缩期高血压，常见的病理生理机制是交感神经活动亢进，主要通过高动力状态、增加儿茶酚胺和激活肾素-血管紧张素系统等发挥作用。这与老年单纯性收缩期高血压发病机制不同，后者大动脉僵硬度增加、血管顺应性降低是其主要决定因素。

（二）继发性高血压

儿童继发性高血压多表现为血压显著升高，但也可表现为轻、中度升高。继发性高血压的病因比较明确，如肾脏疾病、肾动脉狭窄、主动脉缩窄、内分泌疾病或药物等，其中肾脏疾病是继发性高血压的首位病因，占继发性高血压的80%左右。婴幼儿继发性高血压常见原因有：肾动脉栓塞、主动脉缩窄、肾结构性疾病、肾实质性疾患、肾动脉缩窄、支气管-肺发育不良、体外膜性氧合作用；青少年高血压常见原因有：肾脏实质病、肾动脉狭窄、主动脉缩窄、盐皮质激素过多、原发性醛固酮增多症（包括11-β羟化酶缺乏、17-α羟化酶缺乏）、地塞米松可抑制性醛固酮增多症、甲状腺功能亢进、嗜铬细胞瘤、高钙血症、多发性神经纤维瘤、拟似盐皮质激素过多、神经瘤和制动诱发（immobilization induced）等。

五、诊断评估

（一）血压测量

1. 一般要求 儿童的血压不容易测量准确，原因一方面与Korotkoff音在儿童难以听清楚，另一方面由于儿童上臂粗细程度不一，所用血压袖带大小往往不合适。此外少年儿童好动，又容易受环境的干扰。为此，测量血压应在一个安静的房间，至少坐位休息5分钟。由于进食、吸烟及膀胱的过度充盈等均可能影响血压，故在血压测量的前半个小时应停止进食，并在测前排空膀胱。房间温度高低也影响血压的测量，室内温度过高会使收缩压降低，而舒张压升高，室内温度22～24℃一般不影响儿童的血压水平。收缩压在上午比下午低2mmHg左右，而舒张压上、下午变化不大。收缩压在春天比冬天高，舒张压冬天比春天高。

2. 袖带的选择 3岁以上儿童血压的测量用标准的水银式血压计，袖带的选择如表3-1-8。最佳袖带气囊袋的长度以被测儿童上臂周径为准，应能包绕上臂周径的80%～100%，其最佳宽度应为上臂周径的40%。袖带气囊过短或过窄容易使血压测得过高，而过长和过宽的袖带又会使血压测的过低。

表3-1-8 血压袖带大小选择的标准

年龄段（岁）	袖带型号	上臂围（cm）
3～5	SS	12～18
6～11	S	18～22
≥12	M	22～32
	L	32～42
	XL	42～50

3. 儿童与青少年的血压测量 少年儿童中继发性高血压较为常见，因此对初次测量血压的儿童，应测量四肢血压及不同体位（坐、卧、立）血压以除外继发性高血压等。一般测右上臂血压，应使肘窝与心脏处于同一水平，勿悬空。听诊器置于肘窝近心端内侧、袖带下缘下方肱动脉搏动处（肘窝以上2～3cm处）。测量下肢血压时，患者应处于俯卧位，选择合适大小的袖带，将听诊器放置在腘动脉上，腿部的收缩压比肱动脉压高10%～20%。

目前国际上仍以水银血压计Korotkoff法为诊断儿童高血压的金标准。测量上肢血压时儿童取平卧位，为了保持一致性，应在右上臂测量血压，以便与标准表进行比较，患者及观察者在测量过程中应保持安静。袖带应充气至径向脉冲消失点以上20～30mmHg，袖带应以每秒2～3mmHg的速度放气，第一时相（Ⅰ Korotkoff）和第五时相（Ⅴ Korotkoff）听见的声音应分别被视为收缩压和舒张压，如果听到Korotkoff声音为0mmHg，则第四时相（Ⅳ Korotkoff）应视为舒张压，或在肱动脉上施加较小压力的情况下重复测量，应将读数精确到2mmHg。

4. 婴、幼儿的血压测量 3岁以下儿童的血压用听诊法难以听清楚，主张用自动血压仪测量。在新生儿、婴幼儿及进行监护需要反复测量血压者用示波测量法。在测量过程中应反复进行校正。

（二）儿童与青少年高血压的诊断标准

儿童高血压的诊断较成人复杂，且诊断标准仍在不断修订中。由于儿童和青少年处于生长发育阶段，诊断儿童与青少年高血压需结合年龄、性别和身高等因素综合考虑。中国高血压指南诊断标准界值适用于3～17岁儿童和青少年，美国指南中以13岁为分界点采用不同的诊断参数，而欧洲指南以16岁为分界点采用不同标准。2018年中国高血压防治指南中推荐，青少年高血压定义为收缩压和/或舒张压≥血压参考值曲线的年龄、性别、身高的第95个百分位。2017年美国儿科协会（AAP）临床实践指南用于在儿童和青少年中高血压的筛查和管理的高血压诊断标准与中国标准一致。2016年分别发布的欧洲儿童高血压管理指南、2017年加拿大儿童高血压管理指南均同样推荐使用该标准。目前上述最新指南均采用年龄、性别、身高对应的血压百分位值（P_{50}、P_{90}、P_{95}、P_{99}）判断血压水平。按照血压水平分为正常血压、正常高值血压、1级高血压、2级高血压。儿童高血压的个体诊断需要根据连续三个时点的血压水平进行，两个时点至少间隔2周，只有3个时点的SBP和/或DBP均≥P_{95}方可诊断为高血压。然后进行高血压程度分级，①1级高血压：（P_{95}～P_{99}）（即患儿年龄、性别、身高对应的血压第95百分位到第99百分位之间）+5mmHg（表3-1-9）；②2级高血压：≥P_{99}（即患儿年龄、性别、身高对应的血压第99百分位）+5mmHg。参见《中国高血压防治指南2018年修改版》的附表1——中国3-17岁儿童每岁、身高对应的血压标准。性别、年龄别和身高别的血压标准是精确评估儿童血压水平的金标准，可用于高血压儿童的临床诊断；性别、年龄别和身高别的P_{90}血压值作为血压偏高（包括高血压前期）诊断临界点，P_{95}血压值作为高血压诊断临界点。

表3-1-9　美国儿科学会儿童高血压的定义

	1～13岁儿童	≥13岁儿童
正常血压	<P_{90}	<120/80mmHg
血压升高	P_{90}～P_{95}或120/80mmHg～P_{95}（取较低者）	(120～129)/<80mmHg
高血压1级	P_{90}～P_{95}+12mmHg或(130～139)/(80～89)mmHg（取较低者）	(130～139)/(80～89)mmHg
高血压2级	≥P_{95}+12mmHg或≥140/90mmHg（取较低者）	≥140/90mmHg

为方便临床医生对个体高血压患儿的快速诊断，临床上建议首先采用简化后的“公式标准”（表3-1-10）进行初步判断，其判定的结果与“表格标准”诊断儿童高血压的一致率接近95%。对公式标准筛查出的可疑高血压患儿，再进一步采用“表格标准”确定诊断。

对儿童高血压的诊断性评估包括4个方面：①评估血压水平的真实性，进行高血压程度分级；②排除继发性高血压或明确病因；③检测与评估靶器官损害及程度，包括心脏（左心室质量指数、左心室功能）、血管（颈动脉内膜中层厚度、血流介导的血管舒张功能等）、肾脏（尿微量蛋白、尿白蛋白/肌酐等）、眼底视网膜等；④评估糖尿病、高脂血症、肥胖、代谢综合征、高尿酸血症等其他合并症和危险因素。根据评估结果，制订相应的治疗计划。如考虑存在“白大衣”现象，动态血压监测也是必要的。

表3-1-10　中国3～17岁儿童青少年高血压筛查的简化公式

性别	SBP（mmHg）	DBP（mmHg）
男	100+2×年龄	65+年龄
女	100+1.5×年龄	65+年龄

注：本表基于“表格标准”中的P_{95}制定，用于快速筛查可疑的高血压儿童。

（三）动态血压在儿童与青少年高血压诊断中的意义

2022年5月，美国心脏协会（AHA）发布2022更新版青少年儿童动态血压监测（ABPM）科学声明，声明强调在启用降压药物前要通过动态血压监测来确诊高血压。根据诊室血压和动态血压分析，将动态血压水平分为4类：正常血压、白大衣高血压、隐匿性高血压、动态高血压；超过13岁后，24小时平均动态血压≥125/75mmHg，且诊室血压≥130/80mmHg，即可考虑高血压（表3-1-11）。

动态血压监测的适应证包括：①对基于诊室血压初步诊断为高血压的患者进行确诊，区分动态血压监测明确诊断的高血压和白大衣高血压。②对于诊室血压持续升高，但尚未达到高血压范围的患者，更好地评估血压。③当临床怀疑为高血压，但诊室血压读数正常或处于血压升高范畴时，评估是否有隐匿性高血压。④评估高危患者的血压类型：注意血压的异常昼夜变化，如糖尿病、慢性肾脏病、实体器官移植、重度肥胖或伴睡眠呼吸障碍的患者中异常勺形血压或单纯夜间高血压；评估高血

表3-1-11 2022美国心脏病协会青少年儿童动态血压分类

分类	诊室收缩压或舒张压（mmHg）		平均动态收缩压或舒张压（mmHg）	
	<13岁	≥13岁	<13岁	≥13岁
正常血压	<第95百分位	<130/80	<第95百分位或者青少年阈值	24小时血压<125/75 且清醒时血压<130/80 且睡眠时血压<110/65
白大衣高血压	≥第95百分位	≥130/80		
隐匿性高血压	<第95百分位	<130/80	≥第95百分位或者青少年阈值	24小时血压≥125/75 或清醒时血压≥130/80 或睡眠时血压≥110/65
动态高血压	≥第95百分位	≥130/80		

压靶器官损害高危患者血压升高的严重程度和持续性。⑤优化高血压的药物治疗：对于接受治疗的患者，确定血压控制情况；评估假性顽固性高血压；对于提示有低血压的症状，确定是否存在真性低血压。

对于诊室高血压、继发性高血压、慢性肾脏病、主动脉缩窄、1型和2型糖尿病、肥胖、阻塞性睡眠呼吸暂停综合征、遗传综合征（神经纤维瘤1型、Turner 综合征、Williams综合征），以及应用降压药物等情况，强烈建议进行动态血压监测。

六、治疗

（一）治疗目标

儿童青少年高血压治疗的总体目标是控制血压水平，这不仅可以降低儿童青少年期靶器官损害的风险，而且可降低成年后高血压及其相关心血管疾病的风险。针对原发性高血压儿童，应将其血压降至P_{95}以下；当合并肾脏疾病、糖尿病或出现靶器官损害时，应将血压降至P_{90}以下，以减少对靶器官的损害，降低远期心血管疾病发病风险。此外，欧洲高血压指南提出合并慢性肾脏病的高血压儿童应将血压控制在P_{75}以内，若慢性肾病与蛋白尿同时存在，则应使血压低于P_{50}。

（二）生活方式和非药物干预

WHO提出发展中国家防治高血压的关键出路在于青少年高血压的一级预防。针对少年儿童高血压的易患因素，如超重、肥胖或血压处于正常高值者，严格控制体重和膳食调整应列为首要治疗措施，建议采用生活方式干预来降低血压。积极有效的干预措施如限盐、减肥、运动等，有助于防治高血压的发生发展。

钠盐是原发性高血压重要的易患因素。调查显示中国人群不仅成年人钠盐摄入高，儿童青少年盐的摄入量也远远超标。生命早期是盐-血压关系的关键时期，盐摄入情况对决定将来的血压发展轨迹起着至关重要的作用，因此防治高血压限盐应从儿童做起，减少盐的摄入量，同时增加钾、钙、镁的摄入对于降低血压有一定的效果。

超重少年儿童高血压治疗饮食具体内容还包括多吃水果、蔬菜、低脂奶制品、全谷物、鱼、家禽、坚果和瘦肉，限制糖和甜品的摄入量。增加体育活动可以降低血压，尤其超重肥胖者。建议每周至少3～5天进行中至高强度的体育活动（30～60分钟/次），保持充足睡眠、吃早饭、不吸烟及不饮酒等健康的生活方式，对于儿童青少年高血压的基础治疗同样意义重大。

与此同时，注意监测血压变化。对血压持续偏高的儿童可采用动态血压监测，识别白大衣高血压同时了解血压的昼夜规律。

（三）药物治疗

少年儿童高血压合并下述任一及多种情况，或达到2级高血压时，启动药物治疗：①出现高血压的临床症状；②糖尿病；③继发性高血压；④靶器官的损害。此外，生活方式干预6个月后血压仍未达标，在继续生活方式干预的同时可启动药物治疗；在生活方式干预期间，如血压上升至 2 级高血压或出现临床症状，也要进行药物治疗。

儿童高血压的药物治疗原则是从小剂量、单一用药开始，同时兼顾个体化，视疗效和血压水平变化调整治疗方案。每2～4 周增加1次剂量直到血压达到理想目标值，或达到最大可使用剂量，或出现不良反应，必要时可联合用药。一般认为儿童可选用的降压药包括血管紧张素转换酶抑制剂（ACEI）、血管紧张素受体拮抗剂（ARB）、利尿药、钙通道阻滞剂和β受体阻滞剂。然而中国指南目前尚未批准ARB在儿童中应用，但美国及欧洲指南均将ARB列为儿童可使用的降压药。2017年美国指南及2020加拿大指南推荐ACEI、ARB、长效钙通道阻滞剂、噻嗪类利尿药作为儿童首选降压药，而β受体阻滞剂则不被推荐为儿童首选药物。

（曹　禺　牟建军）

第四节 青年高血压

不同组织和国家对青年群体有不同的年龄界定范围，联合国将15～24周岁人群定义为青年，世界卫生组织则将青年群体的年龄范围定义在18～44岁，各国对“青年”的定义也不尽相同，无统一的标准。推荐采用世界卫生组织对青年的年龄范围定义。目前，并没有针对青年群体制定的“青年高血压标准”，仍沿用2018年的中国高血压防治指南，诊所血压收缩压≥140mmHg和/或舒张压≥90mmHg作为诊断成人高血压的标准，即在未服用降压药物的情况下，非同日3次诊室测得血压高于正常值诊断为高血压，120～139mmHg和/或80～89mmHg定义为正常高值；参照家庭自测血压，平均收缩压/舒张压≥135/85mmHg，可诊断高血压或未控制的高血压；如诊室平均收缩压/舒张压≥140/90mmHg，但家庭平均血压＜135/85mmHg，则诊断“白大衣高血压”；如诊室平均收缩压/舒张压＜140/90mmHg，家庭≥135/85mmHg则诊断为“隐蔽性高血压”。

一、流行病学

据估计，中国约有2.45亿成人患有高血压，患病率高达23.2%，患病人群日趋年轻化是高血压的重要流行病学特征。既往高血压的流行病学研究主要集中在总体人群上，对特定年龄段高血压流行趋势的研究较少，尤其是缺乏多中心、大样本青年群体的高血压流行病学调查。

近年来，青年群体的高血压新增患病率上升幅度增大，然而，与中年和老年相比，对青年高血压的重视程度较低，认知率、治疗率、控制率更差。中国青年高血压患病率 10 年间增长了 5.1%，而且发病率还在不断上升，增高趋势比老年高血压更为明显。其加重医疗负担的同时严重影响生活质量并导致过早死亡率增加。

全球2000年统计20～29岁成年人的高血压患病率在男性和女性中分别为12.7%和7.4%，30～39岁分别上升至18.4%和12.6%。表3-1-12和表3-1-13分别呈现了中国按照南部和中部地域、性别和年龄分组的高血压患病率。1991—2007年间，山东省的85 371名年轻受试者中，18～29岁年龄范围内高血压的患病率从4.4%增加到14.1%，30～39岁年龄范围内从7.9%增加到28.5%。美国18～39岁人群高血压患病率为7.9%，而其中亚裔美国人为10.1%，印度15～49岁人群高血压患病率为10.5%。因存在地域、时域和种族等诸多因素的影响及界定标准的不同，青年人群高血压的患病率尚无统一认识，但无论任何国家、区域，青年人群的高血压患病率均高出预估。

高血压导致全球每年900万人死亡，致残率和平均寿命减少高于其他任何一种疾病，心血管事件的终生风险也与收缩压增加有关。基于对这些风险的认识，促使一些专家建议将第一阶段的诊断从收缩期140mmHg或舒张期90mmHg的阈值

表3-1-12 中国南部按性别和年龄分层的高血压前期和高血压患病率

年龄(岁)	总数				女性（n=9017）				男性（n=6279）				P值*
	n	NMT	PHT	HT	n	NMT	PHT	HT	n	NMT	PHT	HT	
[a]合计	155296	38.7	32.3	29.0	9017	44.2	27.6	28.2	6279	30.7	39.2	30.1	＜0.001
15～24	1337	66.5	32.6	1.9	766	79.1	20.0	0.9	571	47.3	49.6	3.1	＜0.001
25～34	1334	61.9	32.8	5.3	758	77.3	19.1	3.6	576	41.5	50.9	7.6	＜0.001
35～44	2087	56.7	33.7	9.6	1254	67.7	25.1	7.2	833	40.2	46.7	13.1	＜0.001
45～54	2934	41.7	37.6	20.7	1861	46.2	34.3	19.5	1073	34.0	43.3	22.7	＜0.001
55～64	3068	29.7	32.5	37.8	1858	31.3	31.2	37.5	1210	27.4	34.4	38.2	0.012
65～74	2685	22.0	29.3	48.7	1480	23.2	26.8	50.0	1205	20.5	32.3	47.2	0.005
75～97	1851	16.4	26.0	57.6	1040	15.2	24.8	60.0	811	17.9	27.5	54.6	0.683
P值			＜0.001	＜0.001			＜0.001	＜0.001			＜0.009	＜0.001	

注：数值为百分比；HT，高血压；NMT，正常血压；PHT，高血压前期；a，年龄标准化率。

表3-1-13 中国中部按性别和年龄分层的高血压前期和高血压患病率

年龄	总数				女性				男性				*P值	#P值	&P值
	n	NMT	PHT	HT	n	NMT	PHT	HT	n	NMT	PHT	HT			
合计	8565	35.8	36.9	27.4	4560	54.7	29.5	15.9	4005	34.2	43.9	21.9	＜0.001	＜0.001	0.284
18～27	819	61.5	33.1	5.4	413	76.0	22.8	1.2	406	46.8	43.6	9.6	＜0.001	＜0.001	0.002
28～37	1237	55.8	36.9	7.3	676	69.2	27.7	3.1	561	39.6	48.1	12.3	＜0.001	＜0.001	0.002
38～47	2009	41.8	41.3	29.2	1017	33.8	39.7	26.5	926	24.7	43.0	32.3	＜0.001	＜0.001	0.813
48～57	1943	29.5	41.3	29.2	1017	33.8	39.7	26.5	926	24.7	43.0	32.3	＜0.001	＜0.001	0.271
58～67	1418	20.5	33.4	46.1	759	21.3	33.9	44.8	659	19.6	32.9	47.5	0.696	0.306	0.475
≥68	1139	14.6	28.4	57.1	610	14.6	27.9	57.5	529	14.6	28.9	56.5	0.837	0.929	0.687
			P@ ＜0.001	P® ＜0.001			P@ ＜0.001	P® ＜0.001			P@ ＜0.001	P® ＜0.001			

注：数值为百分比；HT，高血压；NMT，正常血压；PHT，高血压前期；*.不同性别高血压前期与正常血压的比较；#.不同性别高血压与正常血压的比较；&.不同性别高血压与高血压前期的比较；@.不同年龄高血压前期与正常血压的比较；®.不同年龄段高血压和正常血压的比较。

降低到收缩期130mmHg或舒张期80mmHg，这种诊断变化对18～39岁的成年人影响最大，估计30%～40%的人将达到高血压的诊断标准，导致患病率增加3倍。

由于研究人群范围不同，现有的较为年轻群体的高血压的流行病学资料不能完全代表青年高血压的流行情况，因此限制了对该年龄段高血压发病趋势的精确分析。因此，充分了解青年高血压的危险因素与临床特点，有利于青年高血压的早期预防、规范诊治和减少靶器官损伤及严重并发症，具有深远的社会和经济效益。

二、临床特征

青年高血压早期无特异性表现，常于体检中发现血压轻度升高，多以舒张压升高为主，或表现为单纯舒张期高血压。首次就诊可能以靶器官损伤的临床表现为首要症状，如蛋白尿、心律失常、主动脉夹层或出血性卒中等。其他非典型症状包括：头痛、头晕、疲倦、心悸和耳鸣等。就诊者常伴随不健康的生活方式及常伴随肥胖、高脂血症、高尿酸血症及代谢综合征等。

临床上以舒张压升高为主的青年高血压的危害性可能更大。Sundstrom等通过分析1969—1995年应征的120万瑞典士兵入伍时的血压与后期随访的全因病死率之间的相关性，发现收缩压＞140mmHg或＜140mmHg与总死亡率的危险比为1.02（95%*CI*，0.99～1.05），而舒张压＞90mmHg或＜90mmHg与总死亡率危险比为1.35（95%*CI*，1.26～1.45），提示青年群体中与收缩压升高相比，舒张压升高导致全因死亡的风险更大，因此，在青年群体中，舒张期高血压更应该受到关注。

此外，单纯收缩期高血压（isolated systolic hypertention，ISH）在青年群体中也有增加趋势。1988—1994年，在美国18～39岁的人群中，未经治疗的ISH的总患病率为0.7%；1999—2004年期间为1.6%，增加了2倍；2005—2010年进一步增加到1.9%。这一不利趋势背后的机制仍然不确定，但青年群体超重和肥胖的流行、生活方式和营养的变化（如增加盐和超加工食品的摄入量）及青年人对ISH的认识不足，都有可能导致青年ISH发病率的增加。

三、病因学和危险因素

（一）病因学

原发性高血压是青年高血压的主要病因，占71.3%。但与老年人群相比，继发性高血压在青年中更常见。北美和欧洲的指南建议对早期发病的青年（30～40岁）高血压患者首先进行继发性原因的筛查，特别是没有其他危险因素，如肥胖、代谢综合征和家族史的患者。

不同研究和不同种族中青年继发性高血压常见的原因所占比例不同，阻塞性睡眠呼吸暂停综合征、肾血管性疾病、肾功能不全、原发性醛固酮增多症、库欣综合征、嗜铬细胞瘤及甲状腺功能异常和多囊卵巢综合征是较常见原因。其中肾血管性疾病在18～29岁主要由纤维肌肉发育不良导致，在30～39岁则多由动脉粥样硬化引起，大动脉炎多见于女性患者，纤维肌发育不良多见于男性患者。研究发现，与原发性高血压相比，继发性高血压往往入院时血压更高，更容易出现心脏结构改变、肾功能异常、外周动脉狭窄/闭塞、心力衰竭及主动脉夹层等并发症。

（二）危险因素

目前已知的高血压危险因素均增加青年群体的高血压患病风险，包括但不限于遗传、吸烟、高钠低钾饮食、超重和肥胖、过量饮酒、长期精神紧张、体力活动不足及空气污染。年青一代不健康的生活方式增加了可能导致或促进高血压发展的新因素，如久坐不动、睡眠时间减少、高脂高盐饮食，经常服用超加工食品或高能量饮料、合成代谢药物、非法药物、刺激或血管收缩药物，使用手机、平板电脑花费过多的时间等。这也意味着生活方式干预可能是预防青年高血压的潜在并且重要的解决方案。

1. 超重和肥胖 世界范围内整体人群的超重和肥胖流行率不断上升。美国全国健康和营养调查显示，约16.9%的青年诊断为肥胖。在中国20岁以上男性和女性超重和肥胖的年龄标准化综合检出率分别为28.3%和27.4%。内脏脂肪分布过多，常伴随着激素水平、炎症反应和血管内皮细胞发生改变，会刺激其他机制的启动，导致高血压状态。针对中国18～22岁在校大学生的研究发现，肥胖相关指数［体重指数（BMI）、腰围及腰围/体重比］与男性青年血压水平呈正相关，高血压检出率为1.96%（98/5000），其中过轻、正常、超重、肥胖与非常肥胖对应的高血压检出率分别为0.26%（3/1148）、1.62%（47/2886）、4.42%（25/565）和5.74%(23/401)；随着BMI增加，大学生收缩压、舒张压水平均呈上升趋势，且高血压检出率的提高具有统计学意义（$P<0.05$）。

鉴于青年群体超重和肥胖流行情况逐年递增，在青年高血压研究中，将肥胖和肥胖相关高血压的机制，特别是交感神经系统的作用、肾功能的改变、胰岛素抵抗和微血管功能及血流动力学的改变等作为重点研究之一，对防治青年肥胖相关高血压及其主要靶器官损害，具有重要预防和临床意义。控制体重、治疗肥胖是预防和控制青年高血压有效且重要的措施之一。

2．生活方式和饮食

（1）睡眠时间与睡眠障碍：在青年群体中，快节奏的生活和轮班工作及夜间现代电子产品的使用，包括互联网、手机和有线电视，越来越多地占用睡眠时间，人为因素导致的睡眠时间不足与睡眠障碍十分常见。睡眠质量差、睡眠时间减少、睡眠紊乱和睡眠障碍，特别是睡眠剥夺和阻塞性睡眠呼吸暂停综合征均与血压升高、高血压患病风险及难治性高血压相关。睡眠剥夺导致的交感神经激活，是睡眠与高血压之间重要的病理生理机制。

据调查约三分之一的青年人每日睡眠时间<7小时。大量证据证实了短睡眠时间与高血压风险之间的关系。另一方面，过度的睡眠时间可能也同样有害，流行病学调查显示睡眠时间与血压升高之间呈U形关系。中国青年人群关于睡眠时间与健康状态的横断面研究显示，短睡眠（<7小时）和长睡眠（>10小时）都与自我评价的健康状况不佳有关。调查发现，在青年人群中，约三分之一存在睡眠时间不足或过长（图3-1-1）。除睡眠对血压的直接影响外，短睡眠时间和睡眠质量也与代谢紊乱、炎症水平增加、心理障碍相关，上述因素均是高血压患病的危险因素。

在当今社会环境中，青年群体是睡眠紊乱、睡眠剥夺的重点人群，调整睡眠模式，保证睡眠时间和质量，对于预防青年高血压和降低血压水平均有益（图3-1-2）。

（2）缺少体力活动：是公认的高血压危险因素。在发展中国家和发达国家中，体力活动被视为一种健康行为，是公共卫生政策体系的重要组成部分。然而，世界范围内约五分之一的人完全不活动，“久坐行为”的人数随着社会财富和城市发展水平的提高而增长，多达三分之一的成年人和五分之四的青少年没有达到推荐的体力活动水平。世界卫生组织建议150分钟/周中等强度或75分钟/周高强度有氧活动，以维持和改善健康状态。

血管结构变化、内皮功能障碍和交感神经过度刺激是影响血压的病理生理学主要因素。运动已被证明是血压控制的非药物干预中不可分割的组成部分。不同的运动模式（有氧、阻力或同时训练）对血压的降低和控制有不同的贡献。运动产生多种生理效应，其中血管和自主神经适应为血压控制发挥

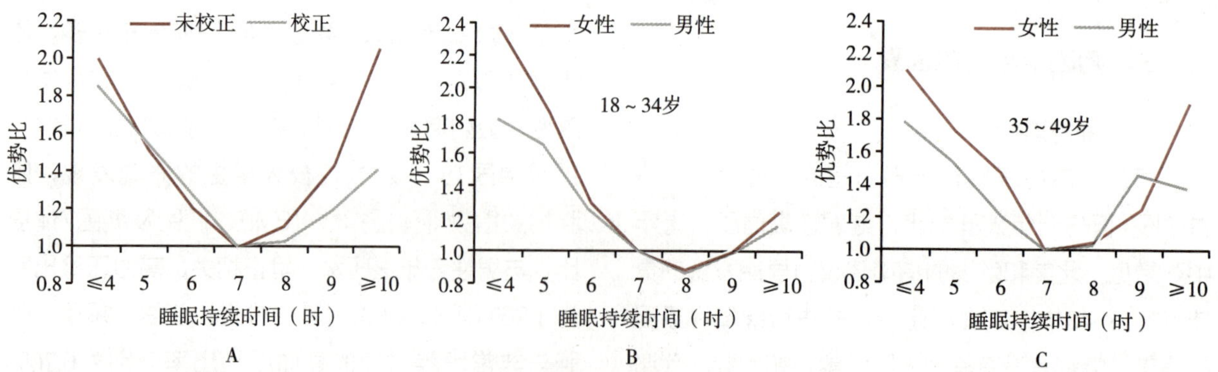

图3-1-1　睡眠时间与高血压的关系

注：图A示睡眠时间与高血压的关系，红色线为未校正前，蓝色线为校正年龄、性别、种族、就业、吸烟、饮酒和体重指数等协变量后；图B示18～34岁人群睡眠时间与高血压的关系，红色线为女性，蓝色线为男性；图C示35～49岁人群睡眠时间与高血压的关系，红色线为女性，蓝色线为男性。

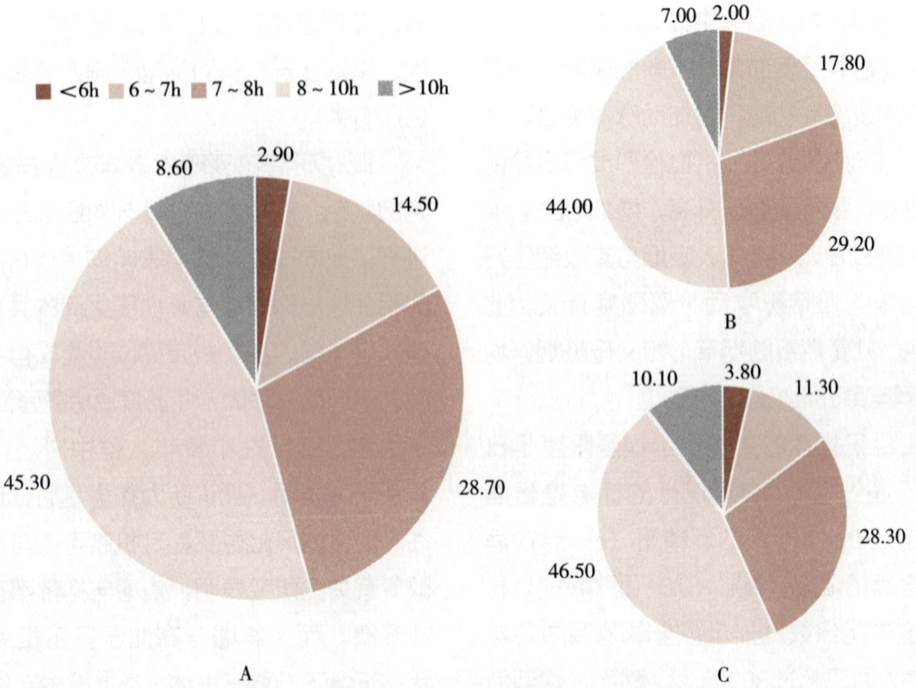

图3-1-2　青年人群睡眠时间

注：图A总体；图B男性；图C女性；图中数字均为百分数；$n=689$，平均年龄20±1.35岁，男性占比50.2%。

了主要作用。尽管人们普遍接受并认识到运动对降低血压的作用和重要性，但只有15%的成年人符合运动方面的要求，青年群体更少于这个比例。除对血压的不利影响外，缺乏运动也是精神压力增加、焦虑和抑郁的危险因素，这些因素同时也会对血压产生不良影响。

（3）高盐与超加工食品摄入：盐敏感性高血压的各种机制已经被提出，包括改变肾功能引起钠平衡紊乱、肾素－血管紧张素－醛固酮系统和相关受体的反应受损、中枢刺激交感神经系统的活动及可能的炎症过程。虽然并不是每个人都会对饮食中盐摄入量的变化做出反应，但仍有50%～60%的高血压是盐敏感性高血压。外卖食品、快餐食品正在成为青年人日常饮食的主要构成，这些食品具有高盐、高糖、高脂和高热量的特点，可以推测，盐敏感性高血压在青年高血压中应占有较高比例。

超加工食品，即含着色剂、调味剂、甜味剂和乳化剂在内的添加剂配方食品，具体包括但不限于含糖饮料、糖果、冰激凌、巧克力、汉堡、加工肉类和冷冻菜肴等。日常食用此类食品，高血压患病风险增加1.21倍（$HR=1.21$，95%CI，1.06～1.37）。超加工食品的最大消费人群是青年人群，这在青年高血压中的作用不容忽视。

目前估计世界上大多数国家每人每日的食盐摄入量为9～12g，青年人摄入更多。世界卫生组织建议每人每日摄入钠盐应少于5g。每日食盐摄入量减少到5～6g，从水果和蔬菜摄入较高的钾，可以预防高血压或降低高血压患者的血压水平。

3．吸烟和过度饮酒　吸烟和过度饮酒是全球范围内严重威胁公众健康的不良生活习惯。吸烟和过度饮酒均会导致多种疾病，尤其是心血管系统疾病，也是导致死亡和残疾的主要原因。

世界卫生组织数据显示，吸烟所致死亡人数占全球各种原因死亡人数的10%以上。中国是吸烟率最高，也是吸烟人口最多的国家之一，中国的吸烟人口占全球的40%以上，青年人中约三分之一有吸烟习惯，以男性青年为主。此外，中国还有许多未经统计的暴露在环境烟草烟雾中的二手烟受害者。研究已充分证明，烟草中的有害成分如尼古丁等通过刺激交感神经使血浆儿茶酚胺长期显著增加，损害血管内皮细胞功能，增加动脉僵硬度，诱发炎症反应，引起脂质修饰及抗血栓形成和血栓前凝血因子的改变，最终使血压升高，增加心血管疾病发病率。有研究发现，青年人吸烟与其收缩压升高有关，这可能与吸烟影响动脉僵硬度有关。此外，在胎儿期、儿童期接触烟草，如父母吸烟，均会增加其在青年期患高血压的风险。

世界卫生组织推荐的男性安全饮酒限度是日酒精摄入量不超过20g，中国现行的标准是日酒精摄入量不超过15g［摄入的酒精量（g）＝饮酒量（ml）×含酒精浓度（%）×0.8（酒精密度）］。2018年世界卫生组织数据显示，全球范围内每年饮酒相关死亡人数已超过300万人。然而，饮酒仍在全球范围内流行，在美国大于或等于18岁的人群中，按年龄调整男性和女性的饮酒流行率分别为62.1%和47.2%。饮酒对升高血压和增加高血压患病风险的影响已经被研究充分证实，且随着酒精摄入量的增加，成人高血压患病率也在增加。酒精对血压的影响是多方面的，包括对自主神经系统、肾素－血管紧张素轴、压力感受器敏感性、血管收缩剂20-羟－二十烷四烯酸（20-hydroxyeicosatetraenoic acid，20-HETE）和氧化应激的影响，促进钙进入血管平滑肌细胞使血管反应性增加。青年人频繁酗酒与收缩压升高有相关性，并增加中老年高血压的患病率。此外，青少年期酗酒也会增加成年早期高血压的患病风险。

吸烟与饮酒的人数逐年递增并且趋于年轻化，对吸烟和过度饮酒进行早期干预，有望逆转青年人群血压升高的趋势，降低不良心血管预后的风险，是预防和控制青年高血压的有效措施。

4．心理和社会压力 心理和社会压力导致的抑郁症状和焦虑症状在中青年人群中极为普遍。抑郁症全球患病率为3.7%，疾病负担在中高收入国家跃居榜首，影响约1.2亿人，是多种疾病死亡风险增加和预后不良的独立危险因素。中国高血压患者的抑郁患病率为13.7%，与年龄、生活环境、种族、婚姻状况、体力活动、睡眠质量和未控制的高血压有关。

既往研究已表明中青年高血压和抑郁症有一定的联系。一项前瞻性队列对高血压和新发抑郁症进行了双向研究，结果表明抑郁症与高血压有显著的相关性。抑郁症与高血压之间的共病机制尚未明确，可能与内皮功能障碍、炎症、自主神经功能紊乱、下丘脑－垂体－肾上腺轴功能异常有关。

焦虑症状在中青年人群中广泛存在。既往观察性研究表明，被诊断为焦虑症后，青年人患突发性高血压的风险更高，其机制可能与自主神经功能改变有关。研究表明，焦虑与抑郁都存在血压变异性升高，而且焦虑与高血压呈正相关关系。焦虑状态下，下丘脑－垂体－肾上腺轴功能亢进，循环儿茶酚胺水平升高，同时伴随自主神经功能的改变、内皮功能障碍和炎症。心理障碍与青年高血压的关系还需要通过大量流行病学统计资料进一步验证。

除以上因素外，还存在一些可能与青年高血压相关的因素。非酒精性脂肪肝可诱导多种系统的副作用，包括炎症、肾素－血管紧张素系统－交感神经系统激活和胰岛素抵抗，而这些均是导致高血压发生及发展的关键病理生理机制，因此非酒精性脂肪肝既可能是高血压的独立预测因素也可能是导致高血压的危险因素。一些药物的副作用也会增加血压水平，如抗抑郁药物和抗血管生成靶向药物等。

四、诊断与评估

对青年高血压患者的临床筛查与评估应同时考虑家族疾病史、个人病史及其他危险因素，包括饮食习惯、睡眠状态、运动水平等。体格检查更侧重于潜在继发性原因的筛查，靶器官损伤标志物的检查也应该同步进行。

（一）血压测量与诊断

正确、定时测量血压是筛查青年高血压重要

且有效的手段。诊室血压常作为高血压诊断的金标准，但对于初诊者，家庭自测血压、动态血压监测有利于提高诊断率及更准确地了解血压动态情况。如前所述，青年高血压采用成年人通用诊断标准，即非同日3次诊室血压收缩压≥140mmHg和/或舒张压≥90mmHg；动态24小时平均血压≥130/80mmHg或白天平均血压≥135/85mmHg，均可诊断为青年高血压。

（二）筛查技术

除常规血压测量和动态血压监测外，心电图可作为辅助初筛工具。左心室肥大是高血压常见的心电图表现，在青年高血压中，标准12导联心电图其他参数变化在临床中逐渐被重视，包括心室率增加、P波面积增加、心室激动时间延长和左心室肥大指数等。

因心电图评估对识别左心室肥大的敏感性有限，欧洲指南建议同时进行超声心动图检查。心脏磁共振成像在识别左心室肥大方面比超声心动图更敏感和更有特异性。对于亚临床肾损害的评估，实验室可做血清肌酐和微量白蛋白尿检测。对肾脏和肾血管疾病的筛查，推荐使用肾超声和计算机断层血管造影。其他常规的实验室检查包括尿素氮、电解质、血尿常规、激素水平等，必要时行遗传学基因筛查。

（三）风险评估

与中老年高血压患者相比，青年高血压多为单纯舒张压升高或轻度高血压，具有病程短、程度低、靶器官损伤轻等特点，心脑血管短期风险多为低、中危水平。但是患者常伴有肥胖、脂质代谢紊乱、胰岛素抵抗等危险因素，结合发病早、可持续时间长的特点，现存的风险评估方案可能低估了青年高血压患者的远期危害。因此需重视青年高血压长期及可能的终生风险评估。

五、治疗

随着青年人群高血压的发病率越来越高，尽管在不断努力改善高血压的预防和管理，但与中老年人相比，青年人对高血压的认知、治疗和控制意识往往更差。意识差和控制率低是重要问题，它们直接导致晚年心血管疾病风险增加。中国高血压的控制情况不容乐观，超过50%的高血压患者没有得到良好控制，青年群体的控制率明显低于中老年群体。

2017年美国心脏病学院/美国心脏协会（ACC/AHA）血压临床实践指南工作队将高血压定义的阈值降低到130/80mmHg，这可能有助于控制青年人卒中和心血管事件发病率增加的全球趋势。然而，同时也给无靶器官损害的青年高血压的治疗造成了困惑，如何制定青年人的目标血压存在争议。在中等风险的中年人群中的一些试验已经确定了与降压治疗相关的益处，而在正常高值降压治疗中却存在药理学潜在危害，因此在青年高血压中基于风险评估的治疗方案可能不完全适用。

目前，尚无针对青年降压药物治疗的指南或者专家共识性文件，降压获得的益处也缺乏循证医学证据。尽管有研究证明，无论其他危险因素如何，青年阶段罹患高血压都大大增加心血管事件的终生风险；降压药物与青年心血管事件的相关性研究结果也显示，药物依从性较低与未来发生心血管疾病事件的风险较高有关，包括心肌梗死、卒中、心力衰竭和心血管死亡。观察性研究数据显示18～45岁人群心血管不良结局随血压严重程度分级而增加。但到目前为止，尚缺乏针对青年高血压的长期心血管效应的可靠数据，治疗阈值尚待评估。

青年高血压患者可改变的危险因素造成的相关风险最大。应该对青年高血压患者进行有针对性的生活方式干预，特别是促进体育活动和改良生活习惯，包括但不限于饮食和睡眠。生活方式干预不仅可以优化治疗，还可以预防或推迟高血压的发生发展及并发症的发生，是作为药物治疗控制高血压的首要措施和治疗手段。

随着青年高血压患者发病率逐年升高，患者本身、家庭及社会的负担也日趋严重。提高青年群体对高血压疾病的认知度，定期测量血压，早期诊断，结合青年高血压临床特点积极制定个性化的治疗方案，尤其在药物治疗的同时或先于药物治疗前改善饮食习惯、增加有效睡眠时间、积极运动和控制体重，有利于血压的控制及减少短期和长期靶器官损伤，改善预后。

（朱金秀　谭学瑞）

第五节 老年高血压

一、流行病学

老年高血压定义为年龄≥65岁，在未使用降压药物的情况下，非同日3次测量血压，收缩压≥140mmHg和/或舒张压≥90mmHg。曾明确诊断高血压且正在接受降压药物治疗的老年人，虽然血压＜140/90mmHg，也定义为老年高血压。若收缩压≥140mmHg，但舒张压＜90mmHg，则定义为老年单纯收缩期高血压。

人口老龄化是全球发展中不可忽视的问题，根据世界卫生组织的预测，65岁及以上的老年人口数量预计将从2010年的5.24亿增长到2050年的15亿，其中增长最快的是发展中国家。而高血压是老年人群中常见的慢性疾病，在老年人中，高血压的患病率随着年龄的增长而逐渐增加。全球范围内，60～69岁的人口中有一半以上患有高血压，而70岁以上的人口中则有60%患有高血压，对社会造成了巨大的疾病负担。

最近的流行病学调查资料显示，中国≥60岁老年人高血压患病率为53.2%，然而目前老年高血压的管理却仍处于较低水平，最新数据显示，其知晓率、治疗率和控制率分别为57.1%、51.4%和18.2%。对不同人口学特征进行比较，知晓率、治疗率和控制率均为女性高于男性，高血压治疗率城市显著高于农村；与北方地区相比，南方地区高血压患者的知晓率、治疗率和控制率较高；对不同民族进行比较，少数民族居民的高血压治疗率和控制率低于汉族。在中国年龄大于80岁的高龄老年人群中，知晓率仅为52.2%，控制率仅为11.5%，知晓者的控制率仅为22.2%，较年龄≥60岁的整体老年人群更低。

二、生理病理特点与临床特点

衰老是生命进程中不可避免的一部分，它主要造成的影响是生理衰退和疾病状态。老年高血压的发生发展除了因为存在与成年人相似地生理病理机制，亦有自身的特点，导致高血压的患病率随着年龄的增长而逐渐增加。

（一）生理病理特点

1. 动脉硬化所致弹性下降 随着年龄增长，动脉弹性下降。据统计60岁以上无动脉硬化改变者仅占17%。胆固醇积聚在动脉壁上，使动脉壁变厚，促使动脉硬化。动脉僵硬、弹性下降。因此心脏收缩时，硬化的动脉血管表现出有限的扩张，无法有效地缓冲心脏收缩所产生的压力，导致收缩压增加。另一方面，由于大动脉储存的血量减少，舒张期主动脉回缩力减小，舒张压进而降低。故老年高血压患者常表现为单纯收缩期高血压、脉压增大。

2. 神经－体液和自主神经调节异常 诸如肾素－血管紧张素－醛固酮系统等神经－体液调节能力，会随着年龄的增长而下降。60岁时血浆肾素活性是年轻个体水平的40%～60%，这归因于与年龄有关的肾小球硬化对近肾小管器的影响。交感神经系统活动则随着年龄的增长而增加，老年人外周血浆去甲肾上腺素的浓度是年轻受试者的2倍，而β受体数目及反应性减弱。与年龄相关的血浆去甲肾上腺素升高被认为是β-肾上腺素反应性降低的补偿机制。此外，随着年龄的增长，压力感受器敏感性降低，对体循环的血压调节能力下降，使老年人更易出现直立性低血压。

3. 肾脏功能退化 肾脏功能退化的特点是肾小球硬化和间质纤维化的逐渐进展，这与肾小球滤过率的下降和其他体内平衡机制调节异常相关。此外，随着年龄的增长，肾小管的钠－钾泵和钙泵的活性下降，导致细胞内钙和钠的过量，进而增加了血管收缩和血管阻力。同时也导致老年人肾脏排泄钠能力有限，容量负荷增加，对盐的敏感性增加，表现为钠超载时血压升高，因此老年人盐敏感性高血压的发病率亦有增加的趋势。

（二）临床特点

基于老年人特殊的生理特点，高血压患者常有以下临床特点。

1．收缩压升高为主，脉压增大常见 随着年龄增长，大动脉弹性下降，动脉僵硬度增加，故而老年高血压患者常见收缩压升高和脉压增大。中国人群统计，老年单纯收缩期高血压患病率为21.5%，占老年高血压总人数的53.21%。不少临床研究证明，与舒张压相比，收缩压是更为重要的心血管危险因素。

另外，老年高血压患者脉压增大，除了因为大动脉弹性下降外，还需考虑该主动脉瓣膜疾病。随年龄增长，钙化性瓣膜病发生率增高，超声心动图可明确诊断。若脉压过大，收缩压明显升高且舒张压水平＜50mmHg，应注意合并主动脉瓣关闭不全的可能性。

2．异常血压波动 由于血压调节能力下降，而动脉壁僵硬度增加，顺应性降低，老年人的血压水平易受各种因素，如体位、进餐、情绪、季节或温度等影响，出现血压波动幅度和频率的非生理性变化，即异常血压波动。临床研究发现，异常血压波动与靶器官结构和功能损害、心脑血管事件及死亡率密切相关，其对预后的影响独立于血压的绝对水平。最常见为血压昼夜节律异常、直立性低血压、晨峰血压、餐后低血压等。据统计，老年高血压患者血压昼夜节律异常的发生率增高，非杓型血压的发生率可高达69%，是中青年人的3倍以上，在年龄≥80岁的人群中，该发生率更是达到了83.3%。同时，直立性低血压亦不少见。直立性低血压是指由卧位变为直立体位的3分钟内，收缩压下降≥20mmHg或舒张压下降≥10mmHg，但也有一些老年人直立时间超过≥3分钟才出现明显的血压下降。直立性低血压在年龄≥65岁人群中的发生率可达20%～50%；中国年龄≥80岁高龄人群中的发生率为27.2%，合并高血压者比例更高。

3．常合并多种疾病和并发症 老年高血压常伴发多种疾病，心脑血管疾病的发生率和复发率明显增加，尤其是高龄老年高血压患者（≥80岁）。据统计，高龄老年高血压患者合并糖尿病、高脂血症、冠心病、肾功能不全和脑血管病的检出率分别为39.8%、51.6%、52.7%、19.9%和48.4%。

4．常存在衰弱状态和认知障碍 衰弱是衰老的表现之一，是指老年人生理储备下降导致机体易损性增加、抗应激能力减退的非特异性状态或综合征。国内报道其患病率为4.9%～83.4%，且随年龄增长显著升高。衰弱可使发生共病、跌倒、失能等不良健康事件风险增加，也是影响高龄老年人降压治疗获益的重要因素之一。临床可应用FRAIL量表（表3-1-14）或步速测定进行筛查，如有条件可进一步采用经典的Fried衰弱综合征标准（表3-1-15）进行评估。若为衰弱老年人，降压过程中更应注意血压目标值的适当调整，避免不良事件发生。

此外，认知障碍在老年高血压人群中也常见，主要表现为执行能力、记忆力、运动速度等多个认知领域的损害，而且高血压病程越长，其患病率和严重程度也越高。认知障碍增加了老年高血压患者血压管理的难度，可能导致降压药物的漏服、服错和停药，导致血压控制不佳，波动异常；同时，老年人血压过高或过低又能增加认知障碍发生风险。

5．假性高血压发生率增加 老年高血压患者伴有严重动脉硬化时，可出现袖带加压时难以压缩肱动脉，所测血压值高于动脉内测压值的现象，称为假性高血压。通过无创中心动脉压检测可获得相对较为准确的血压值。假性高血压发生率随年龄增长而增高。当收缩压测量值异常升高但未合并相关靶器官损害或药物降压治疗后即出现低血压症状

表3-1-14　FRAIL量表

序号	条目	询问方式
1	疲乏	过去4周内大部分时间或者所有时间感到疲乏
2	阻力增加/耐力减退	在不用任何辅助工具以及不用他人帮助的情况下，中途不休息爬1层楼梯有困难
3	自由活动下降	在不用任何辅助工具以及不用他人帮助的情况下，走完1个街区（100m）较困难
4	疾病情况	医生曾经告诉你存在5种以上如下疾病：高血压、糖尿病、急性心脏疾病发作、卒中、恶性肿瘤（微小皮肤癌除外）、充血性心力衰竭、哮喘、关节炎、慢性肺病、肾脏疾病、心绞痛等
5	体重下降	1年或更短时间内出现体重下降≥5%

注：具备以上5条种3条及以上被诊断为衰弱，不足3条为衰弱前期，0条为无衰弱。

表3-1-15　Fried衰弱评估

序号	检测项目	男性	女性
1	体重下降	过去1年中，意外出现体重下降＞10磅（4.5kg）或＞5%体重	
2	行走时间（4.57m）	身高≤173cm：≥7s 身高＞173cm：≥6s	身高≤159cm：≥7s 身高＞159cm：≥6s
3	握力（kg）	BMI≤24.0：≤29	BMI≤23.0：≤17
		BMI 24.1～26.0：≤30	BMI 23.1～26.0：≤17.3
		BMI 26.1～28.0：≤30	BMI 26.1～29.0：≤18
		BMI＞28.0：≤32	BMI＞29.0：≤21
4	体力活动（MLTA）	＜383kcal/周（约散步2.5小时）	＜270kcal/周（约散步2小时）
5	疲乏	CES-D的任一问题得分2～3分 您过去的1周以下现象发生了几天? （1）我感觉我做每件事都需要经过努力; （2）我不能向前行走。	

注：BMI，体重指数；MLTA，明达休闲时间活动问卷；CES-D，流行病学调查用抑郁自评量表；具备表中5条中3条及以上被诊断衰弱综合征；不足3条为衰弱前期；0条为无衰弱健康老人。

时，则应考虑假性高血压可能。假性高血压可导致过度降压治疗，收缩压过低在高龄患者可能引起跌倒和衰弱等不良预后的增加。

6．难治性高血压的发生率增加　老年高血压患者在改善生活方式的基础上，合理并足量应用3种不同机制的降压药物（包括一种利尿药）治疗＞1个月血压仍未达标（＜140/90mmHg）或至少需要4种不同机制的降压药物才能使血压达标，称为老年难治性高血压，其发病率为5%～30%。高龄患者比中、青年患者发病率高，心脑血管事件风险相应增加。老年难治性高血压的原因常为不良生活方式（如肥胖、过量饮酒和高盐饮食等）、应用拮抗降压的药物（如非甾体抗炎药、类固醇激素、促红细胞生成素、麻黄素、甘草和抗抑郁药等）、失眠、前列腺肥大（夜尿次数多影响睡眠）和慢性疼痛等。

三、血压测量与诊断和鉴别诊断

（一）血压测量

虽然老年高血压的诊断与分类依据是诊室坐位血压水平，但是由于老年人可能存在异常血压波动和假性高血压等特点，在注重诊室血压的测量和评估的同时，也应鼓励老年高血压患者开展诊室外血压的测量，包括家庭自测血压和动态血压监测，定期（如每年）进行双上肢及四肢血压和不同体位（立、卧位）血压的测量，特别注意临睡前、清晨时间段和服药前的血压监测。因为诊室外血压监测更适合老年高血压患者，其能更真实地反映个体生活状态下的血压状况，预测心血管风险的能力优于诊室血压。

（二）诊断和鉴别诊断

老年高血压的分级方法与一般成年人相同。老年高血压的诊断性评估包括以下内容：①确定血压水平；②了解心血管危险因素；③明确引起血压升高的可逆和/或可治疗的因素，如有无继发性高血压；④评估靶器官损害和相关临床情况，判断可能影响预后的合并疾病。

对老年高血压患者进行整体危险度评估，有助于确定降压治疗时机、优化治疗方案及心血管风险综合管理。因老年本身即是一种危险因素，故老年高血压患者至少属于心血管疾病的中危人群（表3-1-16）。

表3-1-16 老年高血压患者的危险分层

其他危险因素和病史	血压水平		
	1级	2级	3级
1～2个危险因素	中危	中危	很高危
≥3个危险因素或靶器官损害或糖尿病	高危	高危	很高危
并存临床情况	很高危	很高危	很高危

老年高血压需根据病因鉴别原发性高血压和继发性高血压，老年人继发性高血压的发病率较年轻人低，但亦不少见，常见病因包括肾实质性病变、肾动脉狭窄、原发性醛固酮增多症、嗜铬细胞瘤/副神经节瘤等。此外，老年人常因合并疾病而服用多种药物治疗，应注意药物（如非甾体抗炎药、甘草等）相关性高血压。

四、治疗

（一）降压治疗的获益与风险

由于老年高血压患者一般病史较长，常合并明显的心脑肾等靶器官损害及其他慢性病，因此降压目标值与成人高血压有所区别，如果过度降压，反而可能会加重脏器的缺血缺氧，增加心血管事件风险。近年来，发布了不少针对老年人群，甚至高龄老年人的相关临床研究，为老年高血压的降压治疗提供了循证医学证据。

瑞典老年高血压试验（STOP-Hypertension研究）显示，70～84岁的老年患者接受降压治疗后终点事件（心肌梗死、脑卒中、其他心血管死亡）、致命性和非致命性脑卒中事件显著低于安慰剂组，肯定了降压治疗对于该年龄段老年患者的益处，但其中80岁以上的老年人所占的比例很小，还不能为高龄老年患者的降压治疗提供充分的证据。

美国老年收缩期高血压研究（SHEP研究）纳入4736例60岁以上单纯收缩期高血压患者，服用降压治疗收缩压/舒张压下降26/9mmHg，可使心血管事件和冠心病发生率分别下降32%和27%，致死性和非致死性脑卒中发病率下降36%。后来欧洲收缩期高血压试验（Syst-Eur研究）和中国老年收缩期高血压试验（Syst-China研究），亦支持老年单纯收缩期高血压患者降压后可减少各种心血管终点事件和脑血管事件。

阿姆斯特丹增龄纵向研究（LASA研究）共纳入1466例老年患者，分为衰弱组与健康组，随访11年后结果显示：健康组舒张压＞90mmHg的患者，死亡风险增高50%；舒张压＜70mmHg者，死亡风险无明显增加。而衰弱组的结果恰恰相反，舒张压较低患者，死亡风险增高50%；而舒张压＞90mmHg患者，死亡风险却无明显增加。这一研究证实，老年高血压患者的降压目标值应综合考虑年龄与健康状况，对于衰弱老人应避免过度降压。

机构养老的高龄人群中血压和动脉僵硬度的预

测价值研究（PARTAGE研究）也提示对于高龄衰弱的患者应适度降压，对于80岁以上、体质较弱者联合应用多种降压药物且收缩压＜130mmHg，发生全因死亡的风险较其他患者增高81%。

收缩期血压干预试验（SPRINT研究）对年龄≥75岁老年患者亚组分析，强化降压（收缩压＜120mmHg）可降低主要终点事件发生率及全因死亡率，且与是否伴有衰弱对研究结果无明显影响。

国际维拉帕米缓释片/群多普利研究（(INVEST研究）提出，高血压合并冠心病患者的血压水平与主要终点事件存在J形曲线关系，60岁以下、60～70岁、70岁以上患者收缩压的“J”形曲线最低点分别为110mmHg、135mmHg和140mmHg；80岁以下及80岁以上患者舒张压的“J”形曲线最低点分别为75mmHg和70mmHg。收缩压和舒张压过低不能为老年患者带去获益，反而增加其风险。

高龄老年高血压患者研究（HYVET研究）是首个针对80岁及以上高龄老年人的国际前瞻性、随机、双盲、安慰剂临床对照研究，入选纳入了3845例收缩压160～199mmHg和舒张压＜110mmHg的高龄患者。随访2年后，结果显示：高龄老人血压降至150/80mmHg后，全因死亡率降低21%，脑卒中发生率减少，致命性脑卒中发生减少39%，心力衰竭发生率降低64%，心血管事件发生率降低34%，心血管死亡降低23%。提示高龄人群同样可因积极的降压治疗显著获益。需要注意该研究所纳入的患者收缩压均≥160mmHg，且除外了一般健康状况较差的高龄患者，因此其研究结论可能并不适用于所有老年人，特别是对于收缩压140～159mmHg或衰弱的高龄老人，避免因过度降压造成重要脏器缺血。

（二）降压原则

老年高血压患者药物治疗应遵循以下几项原则：

1. 小剂量 初始治疗时通常采用较小的有效治疗剂量，并根据需要，逐步增加剂量。

2. 长效 尽可能使用一天一次、具有24小时持续降压作用的长效药物，有效控制夜间和清晨血压。

3. 联合 若单药治疗疗效不满意，可采用两种或多种低剂量降压药物联合治疗以增加降压效果，单片复方制剂有助于提高患者的依从性。

4. 适度 大多数老年患者需要联合降压治疗，包括初始阶段，但不推荐衰弱老年人和≥80岁高龄老年人初始联合治疗。

5. 个体化 根据患者具体情况、耐受性、个人意愿和经济承受能力，选择适合患者的降压药物。

（三）降压目标值

证据表明，即使在高龄人群中，血压控制与心血管事件和致残风险降低有关。因此对于老年人群，特别是合并多个心血管危险因素的个体，将血压降至目标值，可有效控制心血管不良事件及死亡的发生率。近年发布的国内外指南均明确指出，老年高血压患者的起始药物治疗和降压目标的血压值（表3-1-17）。特别是美国指南，更是将降压目标值统一为收缩压小于130mmHg。中国相关指南也指出，年龄≥65岁，血压≥140/90mmHg，在生活方式干预的同时启动降压药物治疗，将血压降至＜140/90mmHg；年龄≥80岁，血压≥150/90mmHg，即启动降压药物治疗，首先应将血压降至＜150/90mmHg，若耐受性良好，则进一步将血压降至＜140/90mmHg；经评估确定为衰弱的高龄高血压患者，血压≥160/90mmHg，应考虑启动降压药物治疗，收缩压控制目标为＜150mmHg，但尽量不低于130mmHg。

（四）非药物治疗

非药物治疗是降压治疗的基本措施，无论是否选择药物治疗，都要保持良好的生活方式。主要包括：健康饮食、规律运动、戒烟限酒、保持理想体重、改善睡眠和注意保暖等。

表3-1-17 国内外指南关于老年高血压的推荐

指南	起始药物治疗的血压值	降压目标值
2017 AHA/ACC	对已发生CVD事件或10年ASCVD风险≥10%，血压≥130/80mmHg 未发生CVD事件且10年ASCVD风险<10%，血压≥140/90mmHg	<130mmHg
2018 ESH/ESC	健康的老年高血压患者（即使年龄为>80岁）：SBP≥160mmHg 当SBP140～159mmHg，且治疗耐受良好，建议健康的老年人（>65岁，但≤80岁）进行降压药物治疗	≤80岁：SBP：130～139mmHg >80岁：如果可以耐受，SBP：130～139mmHg
2018中国高血压防治指南	65～79岁的普通老年人：血压≥150/90mmHg应开始药物治疗，血压≥140/90mmHg时可考虑药物治疗 ≥80岁的老年人：SBP≥160mmHg	65～79岁的老年人，首先应降至<150/90mmHg；如能耐受，可进一步降至<140/90mmHg ≥80岁的老年人：<150/90mmHg
2019高血压基层诊疗指南	65～79岁的普通老年人：SBP≥150mmHg和/或DBP≥90mmHg时推荐开始药物治疗，SBP≥140mmHg和/或DBP≥90mmHg时可考虑药物治疗 ≥80岁的老年人：SBP≥160mmHg	65～79岁的老年人，首先应降至<150/90mmHg；如能耐受，可进一步降至<140/90mmHg ≥80岁的老年人：<150/90mmHg
2019 NICE	<80岁：2级高血压或1级高血压合并靶器官损害、心血管疾病、肾病、糖尿病、10年心血管疾病风险≥10% ≥80岁：诊室血压>150/90mmHg。对体弱或多重病症的任何年龄的患者要根据临床判断	<80岁：≤140/90mmHg ≥80岁：≤150/90mmHg
2019中国老年高血压管理指南	≥65岁：血压≥140/90mmHg ≥80岁：血压≥150/90mmHg	≥65岁：<140/90mmHg ≥80岁：<150/90mmHg

注：CVD，心血管疾病。

（五）药物治疗

老年高血压常用降压药物主要包括：钙通道阻滞剂（calcium channel blocker，CCB）、血管紧张素转换酶抑制剂（angiotensin converting enzyme inhibitor，ACEI）、血管紧张素受体阻滞剂（angiotensin receptor blocker，ARB）、利尿药、β受体阻滞剂。其他种类降压药，如血管紧张素脑啡肽抑制剂（ARNI）和钠葡萄糖协同转运蛋白-2抑制剂(SGLT-2 i)、α_1受体阻滞剂和直接血管扩张药等，有时亦可应用于某些特定人群。

单药治疗血压未达标的老年高血压患者，可选择联合应用两种降压药物。初始联合治疗可采用低剂量联用方案，若血压控制不佳，可逐渐调整至标准剂量。联合用药时，药物的降压作用机制应具有互补性，并可互相抵消或减轻药物不良反应，如ACEI或ARB联合小剂量噻嗪类利尿药。应避免联合应用作用机制相似的降压药物，如ACEI联合ARB；但噻嗪类利尿药或袢利尿药和保钾利尿药在特定情况下（如高血压合并心力衰竭）可以联合应用，二氢吡啶类CCB和非二氢吡啶类CCB亦可。若需三药联合时，二氢吡啶类CCB＋ACEI（或ARB）＋噻嗪类利尿药组成的联合方案最为常用。对于难治性高血压患者，可在上述三药联合基础上加用第四种药物，如醛固酮受体拮抗剂、β受体阻滞剂或α受体阻滞剂。

单片复方制剂通常由不同作用机制的降压药组成。与自由联合降压治疗相比，其优点是使用方便，可增加老年患者的治疗依从性。目前常见的固定配比复方制剂主要包括：ACEI＋噻嗪类利尿药、ARB＋噻嗪类利尿药、二氢吡啶类CCB＋ARB、二氢吡啶类CCB＋β受体阻滞剂和噻嗪类利尿药＋保钾利尿药等。

（六）老年高血压多病共存的处理

老年高血压患者常合并多种心血管危险因素和临床疾病，因此需要综合评估，个体化治疗伴随疾病的疾病，如冠心病、心房颤动、心力衰竭、慢性肾病等。CCB、ACEI、ARB、利尿药及单片固定复方制剂，均可作为老年高血压降压治疗的初始用药或长期维持用药，可以根据患者的心血管危险因素及合并临床疾病情况，优先选择某类降压药物（表3-1-18）。

表3-1-18　特定情况下首选的药物

情况	药物
无症状靶器官损害	
左心室肥大	ACEI、CCB、ARB
无症状动脉粥样硬化	ACEI、CCB、ARB
微量白蛋白尿	ACEI、ARB
轻度肾功能不全	ACEI、ARB
临床心血管事件	
既往心肌梗死	β受体阻滞剂、ACEI、ARB
心绞痛	β受体阻滞剂、CCB
心力衰竭	利尿药、β受体阻滞剂、ACEI、ARB、醛固酮受体拮抗剂
主动脉瘤	β受体阻滞剂
心房颤动，预防	ACEI、ARB、β受体阻滞剂、醛固酮拮抗剂
心房颤动，心室率控制	β受体阻滞剂、非二氢吡啶类CCB
外周动脉疾病	ACEI、CCB、ARB
其他	
单纯收缩期高血压（老年人）	利尿药、CCB
代谢综合征	ACEI、ARB、CCB
糖尿病	ACEI、ARB

注：ACEI，血管紧张素转换酶抑制剂；CCB，钙通道阻滞剂；ARB，血管紧张素受体阻滞剂。

（七）降压治疗需注意的问题

1．平稳降压　老年高血压患者本身易受各种因素影响，出现异常血压波动，急剧的血压升高和下降易引起重要脏器的功能异常，因此在规范患者非药物治疗的同时，应注意患者血压波动的特点，个体化应用短效、中效或长效降压药物，使患者血压维持平稳。

2．定期随访　适当的随访和监测可以评估治疗依从性和治疗反应，有助于血压达标，并发现不良反应和靶器官损害。启动新药或调药治疗后，需要每月随访评价依从性和治疗反应，直到降压达标。随访内容包括血压值达标情况、是否发生过直立性低血压、是否有药物不良反应、治疗的依从性、生活方式改变情况、是否需要调整降压药物剂量，实验室检查包括电解质、肾功能情况和其他靶器官损害情况。

3．注意药物不良反应　根据患者情况避免及优选某类药物。老年人常伴有多种疾病，存在多重用药，而且药物吸收代谢减缓，因此该人群对药物种类和剂量更敏感，更容易出现电解质紊乱、肝肾功能损害、精神状态异常等不良反应，因此根据患者整体情况，合理制定降压方案，定期评估电解质水平和肝肾功能等。联合用药时可考虑降压作用机制互补性的几类药物，以互相减轻药物不良反应。

4．提高患者依从性　老年高血压的控制率低一部分原因是老年患者的依从性较差，主要原因包括记忆力下降、降压方案复杂和经济水平等。简化治疗方案可以有效地提高依从性，长效制剂和固定复方制剂是简化治疗方案的有效手段。同时也要重视健康教育在慢性病管理中的作用，给予患者心理支持。

（华　琦　诸国华）

第六节
百岁老人高血压

世界万物均有老化阶段，太阳、地球也存在老化现象。人类也不例外，自出生之日起，一生都要经过几个阶段：婴幼儿、儿童、少年、青壮年、老年。60岁之后进入老年，80岁之后为高龄老年，有的人经过了90多岁之后，逐渐走入百岁。随着人口老龄化现象快速到来，社会环境不断改进，生命过百岁已是常见的现象，百岁老人数量将越来越多。目前，国内外对百岁老人血压的研究数据相对缺乏，对百岁老人的血压分布是否存在自身规律研究甚少，特别是有关百岁老人高血压管理方面也无明确答案。

一、百岁老人社会人口统计学

百岁老年人的定义是年龄≥100岁。20世纪初开始，在世界范围内出现了老年人死亡率下降的情况，同时也看到更多的百岁老人生活在地球上。不同地域百岁老人数量差异很大，此现象引起相关国际机构的注意。1990年之后，联合国在世界范围内，对百岁老人的数量进行观测，并在2015年公布了全世界百岁老人的数量，发现已猛增至50万人，并预言到2100年，百岁老人数量可达2500万人；到2050年时，中国百岁老人数量可达47.2万人，比2001年增长了25.4倍。

近些年来，有关百岁老人流行病学调查文章相继发表。美国在2007年纳入了佐治亚州北部地区287例社区注册的百岁老人，分析了其种族、性别、教育背景、居住环境、婚姻状态与长寿等相关因素。2016年葡萄牙Perelra等报道了包括高加索在内的不同地区百岁老人253人，评估了被调查者的血压水平、身体健康情况及所患疾病处理。2017年来自日本的统计学资料显示，目前东京百岁老人数增加量非常可观，1963年仅为150人，40年后快速增至20 561人，并且百岁老人数量仍在上升。2019年Gimeno等报道了西班牙亚拉冈（Aragon Spain）地区百岁老人1680人，分析了社会人口统计学情况、疾病负担、药物使用及医护措施等。

中国百岁老人大样本调查资料相对比较少，其内容多限于流行病学调查资料。2003年在中国《老年医学与保健杂志》报道了国内不同时间相关省市研究单位的调查资料，例数比较多的单位有：福建医科大学（213例）、上海华东医院（160例）、新疆医科大学（160例）、广东老年医学研究所（156例）、江苏南通（73例）等。多项调查结果显示当地百岁老人身体状况、疾病种类及程度、有关化验检查结果以及患者转归等。2016年海南省老龄办公室介绍该省当时百岁老人数已达2083人，其中最长寿者年龄为116岁。海南省每10万人中有百岁老人22.86人，比例远远超过世界长寿地区7.5/10万的评定标准，长寿指数居全国之首。

二、百岁老人高血压特点

（一）高血压是百岁老人慢性病发病率的首位

高血压占据百岁老人慢性病发病率的首位，百岁老人患一种或多种慢性病的现象比较常见。2001年来自丹麦的百岁老人调查结果提示，慢性病发病率人数排序：高血压（52.0%）、痴呆（51.0%）、缺血性心脏病（27.0%）、脑卒中（22.0%），高血压为前列。

2011—2015年间Gimeno等在西班牙所调查的1680例百岁老人中，患慢性病人数比例达80%，总计慢性病高达47种。按每种疾病患病人数排序前10的为：高血压（56.0%）、慢性皮肤溃疡病（28.1%）、脑血管疾病（21.5%）、充血性心力衰竭（20.3%）、痴呆（19.9%）、变性关节病（17.1%）、下肢静脉曲张（14.9%）、白内障（13.9%）、心律失常（12.6%）和糖尿病（11.9%）。按心血管疾病患病率排序：高血压（56.0%）、脑血管疾病（21.5%）、充血性心力衰竭（20.3%）、心律失常（12.6%）、缺血性心脏病或急性心肌梗死（10.4%）、心脏瓣膜病（1.5%）。显而易见，高血压位于各种慢性病发病率之首位。瑞典和日本等相关信息与西班牙调查结果基本相似，高血压在诸多种慢性病发病率中人数最多。中国2003年调查资料显示，百岁老人慢性病发病率较高的疾病类型排序：高血压、慢性支气管炎、肺部感染、老年痴呆、骨关节病等，高血压发病率人数也是位列第一。

上述国内外流行病学调查百岁老人慢性病发病率的信息，均表明高血压在多种慢性病中发病率最高。

（二）百岁老人高血压的患病率差别

由于各国百岁老人地理人口分布不同，百岁老人所处的地域环境、季节、气候、温度、生活习惯及身体状况也不相同，调查时间和人数也有差别，所采用的统计学方法也可能不一样，因此高血压患病率存在着较大的差别。

目前来自欧洲的资料显示，百岁老人高血压平均患病率为62.8%。2016年葡萄牙Pereira等调查了253例百岁老人，平均年龄100.36岁，高血压患病率为41.9%，显然低于欧洲平均数。2019年西班牙Gimeno团队按欧洲高血压诊断标准，采用美国制造的电子血压计检测了1680例百岁老人，高血压患者960例，高血压患病率为57.1%，与欧洲百岁老人平均高血压患病率接近。

中国2003年关于百岁老人资料表明，当时的中国百岁老人高血压患病率为15.8%～42.5%，存在明显的地区差异；百岁以下的老年人高血压患病率通常为30%～50%，可见老年人高血压患病率高于百岁老人。2017年来自海南地区调查资料显示：在351例百岁老人中，高血压患病率为70.8%，其中男性患病率为65.8%，女性患病率为73.5%。目前多数专家根据国内、外百岁老人流行病学调查结果显示：高血压患病率颇不一致，倾向于百岁老人的患病率在50%～70%。

（三）百岁老人均值血压在1级高血压范围

（1）不同地区百岁老人均值血压多为1级高血压，中国高血压指南规定1级高血压范围为140～159/90～95mmHg。国内外百岁老人流行病学调查资料显示，仅有少数几个调查报告结果显示均值血压低于或高于1级高血压范围，绝大多数调查报道百岁老人均值血压为1级高血压（表3-1-19）

表3-1-19　不同地区与国家百岁老人均值血压调查

年	地区	例数	SBP/DBP/（mmHg）
1982	湖北省	69	158.5±25.7/78.1±9.8
1990	浙江慈溪	214	159.4±19.4/88.4±12.5
1997	瑞典	164	151.0±31.0/82.0±11.0
1998	江苏南通	73	154.7±29.2/82.8±16.0
2002	新疆和田	33	134.0±23.1/80.0±14.2
2004	波兰	392	146.7±22.9/80.3±11.3
2005	美国	33	145.0±10.1/75.0±6.9
2009	山东济南	102	151.8±32.5/79.1±14.5
2005	四川	687	154.5±17.3/77.0±12.2
2009	海南	351	151.2±26.5/73.8±13.2

（2）2009年《中华高血压杂志》报道了总数102例百岁老人，同时对不同正常血压类型（偏低、正常、正常高值）和3个级别（1、2、3级）高血压的百岁老人数量进行对比，结果还是1级高血压人数（25例）占优（24.55%）。2016年Pereira等报道在百岁老人253例中，1、2、3级高血压患者总数106例，65.15%（69例）属1级高血压。

（3）百岁老人1级高血压可能与固有的适应性血压调节机制有关。随着日月更新，时光前行，人类在走进百岁的过程中，人体的组织、器官以渐进的形式发生变性、衰退。1级高血压可能与固有的适应性血压调节机制有关。

海南百岁老人调研结果显示，海南百岁老人体型普遍瘦小，身高普遍低矮（平均147.0cm），体重明显较轻（平均37.9kg），体重指数（平均17.5）显著低于正常值。有些百岁老人虽然出现了1级高血压而无症状，尚可从事一般劳作，说明了这组百岁老人高血压患者在漫长的岁月中，身体的组织和器官不断地进行代谢和功能调节，已经适应了身体内、外环境变化，达到新的平衡。因为百岁老人的动脉会因年龄不断增长而硬化程度不断加重，以维持一定程度的血压升高，可以理解为是增加脏器的血液供应，对维持正常生理功能更为有益。因此1级高血压水平可能属于百岁老人正常血压范围，属于机体固有的适应性血压调节机制，涉及这一特殊群体的高血压的诊断标准可能需要进一步探讨。

（四）百岁老人高血压性别比例差别大，女性多于男性

通常百岁老人情况调查结果显示性别比例差别大，女性多于男性的现象比较突出。如2005年Masashi等报道了在日本Okinawa地区调查了百岁老人1644例，男性266例（16.18%），女性1378例（83.82%），女性明显多于男性（$P<0.001$）。

国内外还有多项例数略少的报道。2016年Pereira等报道了253例百岁老人调查结果，其中患高血压106例，男性23例（22.2%），女性83例（77.8%）；2017年中国海南地区资料显示：在249例百岁老人高血压中，男性114例（45.78%），女性135例（54.21%），女性病例数是男性的1.18倍。年龄越大，女性越多，在105～109岁组中，男/女比例为8/22例；≥110岁组中，男/女为0/16例，这组中只有女性而无男性（表3-1-20）。另外，2019年Gimeno等发表的西班牙百岁老人健康一文中，报道了1680例调查结果，960例患高血压，其中男性206例（21.46%），女性754例（78.54%）。以上三个调查报告数据充分说明了百岁老人高血压患者性别比例差别大，女性多于男性。此结果是否由于女性寿命更长，在百岁老人占比较高，因而存在数据选择性偏倚，需要进一步研究。

（五）百岁老人高血压临床症状可能与合并症或新发病有关

单纯百岁老人高血压患者，通常临床症状不明显，有时在体检时才发现已患高血压，甚至轻微的头痛、头晕症状也比较少见。但是如果百岁老人高血压患者有合并症或新发病，如常见的心血管疾病，包括心力衰竭、冠心病和心律失常等，会有相关疾病的临床症状，如心悸、气短、胸闷、憋气和胸痛等。临床上多见的关节痛往往与骨质疏松及骨关节病有关，亦多有乏力、衰弱的症状，可能是机体年老体衰的结果；还有些临床表现如咳嗽、喘、走路不稳等可能与呼吸系统疾病相关。因此百岁老人高血压临床症状，可能直接与合并症或新发病有关。

三、海南部分地区百岁老人高血压综合管理方式

随着人口老龄化时代的到来，百岁老人高血压管理逐渐成为日益关注的社会问题。现已引起有关医疗行政单位及专家们的广泛关注。中国海南地区属于百岁老人人口比率较高的地区，并且有一定程度的聚集特征，为我们调查长寿人口血压情况和管理提供了得天独厚的研究资料。本部分重点介绍海南部分地区百岁老人高血压综合管理方式。

一般来说，人类寿命长达百岁以上可能有几个原因，首先是家族遗传长寿基因，其次是有良好的心理、生理状态，必备的生存空间和生活条件，以及适合的社会环境等诸多因素。海南岛是亚热带海岛，气温适宜，阳光充足；森林覆盖率高，有大面积的热带雨林，氧气负离子多，是天然氧吧；水源丰沛，水源清洁，水质呈弱碱性，矿物质多；土壤含硒量高，具有抵抗衰老、预防癌症等疾病的作用。海南老人的饮食比较清淡，又具有勤劳、善良的人格品质，大多数老人过着与世无争的平淡生活。因此海南省具备良好的自然生态环境和生活环境，是百岁老人人口较多的省份，从高血压患病的角度讲，也成为百岁老人高血压患病率较高区域的原因。因此对百岁老人高血压实行更好的管理，提高百岁老人的健康水平已提到日程上来。根据海南部分地区百岁老人高血压调查资料，介绍百岁老人高血压综合管理的初步建议，包括健康生活方式管理以及降压药物管理方式。

（一）海南部分地区百岁老人一般情况调查

1. 调查方法与对象 2014年6月至2016年7月，海南长寿系列调查组采用横断面随机整群抽样的方法，由经过统一培训的工作人员，对百岁老人采取集中和入户相结合的形式进行调查，包括问卷调查和体格检查两部分。问卷内容：社会人口学特征、行为习惯、生活能力、家族和健康情况。体格

检查内容：身高、体重、体重指数、呼吸频率、血压和心率等。所调查的百岁老人分布于海南15个市县，农村人口占95.58%，城市人口占4.42%。根据户籍资料共调研了百岁老人351例，其中男性150例，女性201例，平均103.3岁。海南属多民族省份，被调查的百岁老人中，汉族290例，黎族53例，苗族5例，壮族3例。

2．调查基线资料分析 将被调查的351例，按年龄分为3组：100～104岁组，105～109岁组，≥110岁组（表3-1-20）。三组间体重、体重指数、呼吸频率、腰围均无显著差异。≥110岁组的身高、心率都较其他两组偏低。105～109岁组和≥110岁组的非吸烟、非饮酒和农村居民的例数均少于100～104岁组。

（二）海南351例百岁老人高血压调查结果

1．海南百岁老人高血压特点 本调查百岁老人351例，其中249例高血压患者，平均血压值为：151.15±26.52/73.80±13.19mmHg，收缩压平均水平没有超过160mmHg，舒张压平均水平没有低于60mmHg。如表3-1-20所示：三组间平均收缩压数据显示无明显统计学差异（P＝0.76），三组间舒张压数据亦无明显统计学差异（P＝0.93），这是在海南地区调查百岁老人高血压特有的现象，显示出与低于百岁人群高血压的不同，后者是随着年龄的增长，血压值越高。而本次调查结果是多数百岁老人高血压维持在1级高血压水平，这无疑对百岁老人高血压管理提出了新的挑战。

2．百岁老人单纯收缩期高血压及脉压 老年阶段单纯收缩期高血压是比较常见的。本调查结果显示百岁老人高血压患者中，绝大多数属单纯收缩期高血压220例，占所调查高血压人群中的88.76%，平均动脉压78.02±15.28mmHg，在≥110岁组人群中，脉压更大，为82.49±17.24mmHg。

3．心率 百岁老人高血压平均心率为74.53±12.90次/分。心率在正常范围，未见明显缓慢现象。

表3-1-20 海南351例百岁老人血压调查基本资料

项目	100～104岁	105～109岁	≥110岁	F/χ^2	P
收缩压（mmHg）	153.0±24.3	146.2±30.2	154.2±24.5	0.91	0.76
舒张压（mmHg）	75.2±13.3	73.1±14.0	73.0±12.2	0.31	0.93
男/女	138/147	12/38△△	0/16△△**	48.12	＜0.01
身高（cm）	151.5±9.1	147.3±10.0	142.2±6.1*	20.36	0.04
体重（kg）	41.3±9.0	36.3±11.9	36.0±9.0	1.23	0.71
体重指数（kg/m²）	18.0±3.2	16.8±4.6	17.8±4.3	1.15	0.66
呼吸频率（次/分）	19.1±3.2	19.6±2.7	19.0±1.2	0.51	0.85
脉搏（次/分）	74.2±11.4	78.8±13.8	75.4±12.9	0.46	0.88
腰围（cm）	75.1±9.4	73.7±9.6	74.4±9.7	0.43	0.90
心率（次/分）	75.2±12.5	76.6±13.8	71.8±12.4*	27.22	0.03
孤独感有/无（例）	21/257	14/43△	1/15**	30.22	＜0.01
烟/非抽烟（例）	41/228	10/56	0/16△△**	48.98	＜0.01
饮酒/非饮酒（例）	85/196	13/41	0/16△△**	40.36	＜0.01
城市/农村（例）	11/259	11/54	0/16△△**	56.27	＜0.01

注：△.本组与100～104岁组比较P＜0.05；△△.本组与100～104岁组比较P＜0.01。
*.本组与105～109岁组比较P＜0.05；**.本组与105～109岁组比较P＜0.01。

（三）海南百岁老人高血压患者健康生活方式管理的启示

由于海南百岁老人高血压患者大多数生活在农村山区，生活节奏较慢，饮食比较简单清淡，吸烟和饮酒的比例也明显少于普通老年、高龄老年高血压患者，这种自然的饮食习惯和生活方式有益于延年百岁。在此基础上，根据海南百岁老人高血压患者的生活方式的特殊性，尊重百岁老人高血压患者生活习惯，进行科学的、有益的个体化生活方式管理，进一步进行有针对性的健康生活方式管理，有助于提高百岁老人的生活健康水平。

1. 适当运动 居住在城市的百岁老人高血压患者，在日常活动的基础上，酌情有序地进行有氧活动，以散步为宜，早、晚计15～20分钟。居住在农村的百岁老人高血压患者，以适宜活动为主，不推荐增加运动项目或增加活动强度。

2. 调节饮食 通常百岁老人高血压患者都有自己的饮食习惯，因为百岁老人消化吸收功能减弱，要警惕老年营养不良。另一方面，不建议过多限制饮食，鼓励摄入多种新鲜蔬菜、水果，适当补充鱼、肉、蛋等蛋白质食品，食用豆制品、粗粮、脱脂奶，富含钾、钙、膳食纤维及多种不饱和脂肪酸食品。

3. 盐糖用量 根据百岁老人的饮食习惯，酌情调节盐糖用量，不建议过多限制。

4. 戒烟少酒 戒烟少酒的原则适合于任何年龄段的人群。对于百岁老年高血压患者有时会遇到阻力，有的患者吸烟数十年而不愿意戒烟，但减少吸烟支数可能会接受。调查中没有发现百岁老人高血压患者有大量饮酒现象，如表3-1-20所示，吸烟、饮酒的百岁老人数量不是很多，每次吸烟支数及饮酒量都非常少，随着百岁老人高血压患者年龄的增长，吸烟、饮酒的人数逐渐减少，以至于在≥110岁组的百岁老人中，已见不到吸烟、饮酒的患者。

5. 睡眠质量 百岁老人高血压患者睡眠质量问题很受关注。因为睡眠质量与血压波动及心血管事件发生风险有关。采取有效措施，充分保障睡眠及提高睡眠质量对稳定血压，减少心脑血管疾病发生率有益。

6. 心理调节 本次对海南百岁老人高血压调查结果显示：在调查351例百岁老人中，36例患有孤独感症状。对患有孤独感的老人，应加强心理疏导及人文关怀，使之感到亲情的温暖、愉快和幸福，对消除孤独感，增强自信非常有益。如果适当增加能使老人感到快乐的活动，会对改善孤独状态有帮助。

（四）百岁老人降压药物管理方式建议

1. 个体化原则 百岁老人降压药物管理是新的课题。进入百岁的老年高血压患者，个体间体质情况差异较大，与百岁前的老年人不同。百岁老人高血压患者是人类特殊的长寿群体，存在着尚不完全了解的病理生理特征，特别是高血压变化的规律有待探讨。百岁老人高血压情况复杂多变，不只是单纯血压升高的问题，而且存在诸多种合并症、并发症的现象。因此，对年龄已达百岁的高血压患者，进行详细的查体，结合相应的临床化验结果及相关仪器检查数据，对各级高血压患者病情进行综合性评估，做出正确的诊断，制定出合理有效的个体化降压药物管理方案，更好地为百岁高血压患者服务。

2. 1级高血压的管理 调查结果显示三组百岁老人血压均值都在1级高血压水平（表3-1-20），在249例高血压患者中，1级高血压为123例(49.3%)，是1、2、3级高血压中例数最多的组别。对有合并症或新发病的1级高血压患者，在健康生活方式管理的基础上，积极治疗其合并症或新发病。对于无症状的、无合并症或新发病的能从事一般劳作的1级高血压患者，不建议立即使用药物干预，而进行临床观察。举例：获悉当地1例男性103岁高血压患者，自行使用电子血压计测量血压，血压：156/72mmHg，心率：72次/分，为血压达标，自服硝苯地平片10mg，10分钟后，血压降至132/64mmHg，心率：88次/分，自觉头晕、心悸症状。询问当地医生，嘱平卧位休息，5小时后症状缓解，血压回升至152/76mmHg，心率78次/分。该患者平时无不适感，一般生活均能自理，也无服降压药史。说明患者已经适应了1级高血压水平。本次服用硝苯地平后，血压达标，但患者出现了临床症状，说明药物可能干扰了身体内环境的稳定性，而不适应血压降低的情况。因此，对稳定的1级高血压百岁老人，不建议立即使用降压药物干预，应密切关注血压变化，实施健康生活方式管理，可能对患者健康更为有利。

3. 2、3级高血压管理 本次调查结果显示2级高血压64例（25.7%），3级高血压62例（25.0%）。对有合并症、新发病的2、3级高血压的百岁老人患者，一方面加强非药物健康管理，另一方面进行有针对性的、有效的药物治疗。根据血压水平酌情采用小剂量、单药、长效制剂。药物种类：钙通道阻滞剂（CCB）、血管紧张素转换酶抑制剂（ACEI）、血管紧张素受体阻滞剂（ARB）、利尿药、β受体阻滞剂、单片复方制剂等。根据病情选择合适的降压药进行个体化药物干预，逐渐地将2级或3级高血压降至1级高血压水平，避免多种、过度的药物治疗，密切观察药物疗效和不良反应，有病情变化及时调整治疗方案。

对没有症状的2、3级百岁老人高血压患者，为预防心脑血管疾病，也建议使用降压药，将血压降至1级高血压水平，维持治疗；如病情没有特殊改变，则继续观察血压变化。

（五）建立定期随访制度

建立定期随访制度，非常有益于百岁老人高血压患者管理。因为患者年龄已超过百岁，身体情况多变，血压也会因为机体内外环境变化而波动，特别是合并其他严重疾病，更是对百岁老人身体健康严重的挑战。定期随访制度，及时发现和掌握病情变化，进行有针对性治疗，对患者的管理是非常有益的。专业人员定期随访能使老人感到没有被社会、家庭抛弃，增强归属感。每3个月随访1次。如果有条件建立与患者相关联系的网络机制，更有利于百岁老人高血压管理。

综上所述，百岁老人高血压患者主要特点：

（1）身材普遍矮小。

（2）高血压是百岁老人慢性病发病率之首。

（3）百岁老人1级高血压数量最多，1级高血压可能与固有的适应性血压调节机制有关。

（4）不同地区百岁老人高血压患病率差别较大。

（5）百岁老人高血压性别比例女性多于男性。

本文对中国海南部分地区百岁老人高血压管理提出了初步建议。

（1）根据百岁老人高血压患者生活方式的特殊性，进行有针对性、个体化的健康生活方式管理。保留、尊重百岁老人高血压患者的生活习惯是十分必要的。不推荐过度地改变其既往的生活方式，也不建议将一般的高血压管理标准强用于百岁老人高血压患者，良好的、适当的生活方式管理可能是最佳选择。

（2）百岁老人高血压患者药物干预与一般高血压患者不同。

1）对于收缩压≥160mmHg的2、3级百岁老人高血压患者，建议使用小剂量、单药、长效制剂降压治疗，逐渐将血压降至1级高血压水平，维持治疗。

2）对于无症状的，已适应了1级高血压状况，能从事一般劳作的1级高血压百岁老人，通常不建议应用降压药物干预。保持良好的生活方式，密切观察血压变化，可能是最好的管理方式。

本文所提出的百岁老人高血压管理初步建议，只供临床实践中参考。百岁老人高血压管理领域中，尚存在诸多课题有待探索，更加深入的研究还在继续。

（刘国树　李　可）

第七节
假性高血压

假性高血压（pseudo hypertension，PT）是指用普通袖带测压法测得的血压值高于正常，而经动脉穿刺直接测得的血压值在正常范围，是一种高血压假象。1974年Taguchi等发现1例82岁男性患者血压过高，使用汞柱式血压计无法测得，经动脉内直接测压为收缩压（systolic blood pressure，SBP）130mmHg，舒张压（diastolic blood pressure，DBP）75mmHg，后来通过X线照相发现患者双侧肱动脉存在严重动脉钙化，推测其动脉钙化可能影响袖带压力的正常压迫，使测得的血压值升高，第一次提出了假性高血压的概念。

一、流行病学

目前有限的资料显示，假性高血压多见于老年人，患病率1.7%～50%不等，且随着年龄的增长而增加。1978年Spence等报道了40例无靶器官损害的舒张期高血压患者中，假性高血压检出率为40%（袖带舒张压高于动脉内舒张压10mmHg），其中小于60岁者25%，大于60岁者50%。1985年Finnegan等报道了非选择性的55例59～80岁健康志愿者中假性高血压的患病率为35%（袖带收缩压或舒张压高于动脉内10mmHg）。1990年Kuwajima等对59例65岁以上老年人进行桡动脉内测压，同时进行袖带测压，却只发现一名袖带舒张压比经动脉测的舒张压高10mmHg，假性高血压患病率为1.7%，认为假性高血压在非选择的老年人群中发生率较低。研究者认为患病率相差明显的原因是研究对象存在不同程度的动脉粥样硬化，其次与动脉内测量部位等因素也有关。

国内对于假性高血压报道不多，1994年何秉贤等通过观察50例60岁以上老年高血压患者，经肱动脉内测压发现，假性高血压检出率为42%，其中60～64岁检出率16.7%，65～74岁检出率70.6%，75岁以上检出率33.3%，3组间具有统计学差异。但是由于病例较少，患病率仍需更大样本进一步研究。

近来在儿童、青年及其他系统疾病中也有类似个案报道，年龄有很大差别。Rosner等报道1例65岁弥漫性硬皮病的男性假性高血压患者，袖带测压为240/135mmHg，动脉内血压为107/52mmHg。Narasiman发现1例患Williams综合征的5岁假性高血压儿童，病理显示动脉壁显著增厚；而Saklayen于1987年报道1例30岁白人女性假性高血压患者，袖带测压200/125mmHg，同时桡动脉内测压为130/70mmHg，其他各项检查均正常。

二、病理生理机制

假性高血压不是真正的高血压，是动脉内血压正常而袖带法测压高于正常值的一种假象，主要病理生理机制是动脉中层钙化性硬化及袖带充气后神经介导的血压反应，还可由生理和技术等多种原因引起。

早在1970年Gordon等研究发现，动脉壁硬度增加会减少因为机械刺激引起的动脉壁振动，当袖带放气时，在较高的压力下动脉壁振动即会终止，从而造成听诊舒张压高于动脉内舒张压。1974年Taguchi等第一次正式提出假性高血压概念，通过X线照相发现患者双侧肱动脉存在严重的门克伯格动脉硬化（Monckeberg's arteriosclerosis）。1980年Laskin等报道1例69岁男性假性高血压患者，X线照相提示肱动脉、桡动脉严重钙化，考虑动脉中层有大量的钙沉积。

动脉中层钙化性硬化和门克伯格动脉硬化是一种血管性病变，多侵犯中、小动脉，主要特征是动脉中层环状钙化，由于钙沉积在动脉中层内部，通常没有典型的临床体征，但是随着钙沉积的不断加重，在动脉中层逐渐融合成连续的钙化层，导致动脉僵硬，当袖带充气测压时血管因不易被压缩而致测量值过高。但并非所有严重动脉中层硬化、钙化者都伴有严重的假性高血压，假性高血压还与硬化的动脉部位、病变性质和程度有关。

三、血压测量和鉴别假性高血压的方法

（一）有创血压测量法

有创血压测量法也称直接法，将导管插入动脉内并通过导管顶端很小的压力探头直接测量动脉腔内压力，是诊断假性高血压的金标准，由于其要求难度高且有一定的创伤，不适合高血压患者普查与长期血压监测。

人体不同部位的动脉，其舒张压是相似地，差别在1～2mmHg，而收缩压差别会比较大，随着动脉从中心到外周变硬变细，在相同血容量变化的情况下，收缩压自主动脉、肱动脉至桡动脉会逐渐升高，这种现象称为“血压放大”，在主动脉弹性好的个体中比较明显。由于主动脉收缩压低于肱动脉收缩压，因此导管法血压测量部位距心脏越近，测得的收缩压越低，诊断假性高血压的可能性越大，既往采用主动脉内测压可能高估了假性高血压的患病率，建议根据上肢动脉内血压测量值来确诊假性高血压。但在主动脉僵硬度比较高的个体，如老年人，中心动脉和外周动脉的收缩压差别较小时，这种不同测量部位对假性高血压诊断的影响可能比较小。

（二）无创血压测量法

1. 柯氏音听诊法（auscultatory method） 1905年由Korotkoff发明，是临床应用最广泛的无创测压法，多用于袖带充气式水银血压计。将袖带包绕上臂或下肢，听诊器置于肱动脉或下肢动脉处，袖带充气加压，使上臂肱动脉或下肢动脉血流完全堵断，然后缓慢放气，随着袖带内压力的降低，可听到血流重新冲开血管后发出与脉搏同步的摩擦、冲击音，这种摩擦、冲击音被命名为柯氏音。柯氏音听诊法与动脉内直接测压相比存在一定的差异，1980年Kirkendall等发现收缩压较动脉内低5mmHg，舒张压高5～10mmHg，因而认为袖带法间接测压高估了老年舒张性高血压。

2. 次声法（infrosound method） 通过分析人耳听不到的低频柯氏音振动（低于50 Hz）的能量来探测血压，与听诊法类似。1988年Hla等对36名老年高血压患者通过次声法测压，并和柯氏音间接法及动脉内直接法对比，发现次声法测得的舒张压与直接法相差4mmHg，诊断假性高血压敏感性93%、特异性64%、阳性预测值62%、阴性预测值93%。认为由于次声法准确反映动脉内真实血压，因而可以作为无创法替代直接法测压，并可以用于临床疑似老年假性高血压的筛查与监测。

3. 示波法（oscillometric method） 又称压力震荡法，1896年Von Reck linghausen首次将示波法用于临床血压检测。原理是由于在慢速放气过程中袖带阻断动脉血流，使得血管壁搏动产生震荡波，通过检测该波的轨迹并利用轨迹与血压间固有的关系测量血压，目前多用于电子血压计和监护仪。示波法重复性好，测量误差5～10mmHg以下，由于不受测压者听力的限制，可以用于柯氏音不能使用的领域，如幼儿、严重低血压及动物血压测量等。

4. 脉搏波速率法（pulse wave velocity measurements） 随着心脏间歇性收缩和舒张，血流压力、血流速度和血流量的波动及血管壁的变形和振动在血管系统中的传播统称为脉搏波，是一种低频成分为主的生理信号，可通过体表动脉检测。1995年Belmin等研究发现：上肢动脉脉搏波速率测压与假性高血压的血压差值高度相关，认为这种间接法可以反映并筛查疑似老年假性高血压者，但相关性和可能性仍有待于进一步研究。

5. 超声法（ultrasound method） 原理是利用超声多普勒效应来检测收缩压和舒张压处动脉管壁的运动变化，特别用于婴儿和休克患者及其他方法难以测量低血压状态的血压值。在上臂袖带下安放一个超声传感器，当超声遇到运动的血管壁时，回波发生频移，频移第一次被检测出的袖带压定为收缩压，频移显著减小处的袖带压定为舒张压。目前国内外应用超声法测量血压对假性高血压进行研究报道不多。

（三）Osler 手法

Osler 手法（Osler's maneuver）不能直接测得血压值，但与假性高血压诊断相关，指袖带法测压时，当袖带加压超过患者收缩压时，如能清楚扪到患者桡动脉或肱动脉搏动，则为 Osler征阳性，反之为阴性。

虽然早在1892年Osler就描述了这一现象，但直到1985年Messerli才第一次将Osler手法用于临床检测假性高血压。在Messerli报道的一组老年假性高血压患者中，65% Osler征阳性的患者袖带舒张压比经动脉内测压高10mmHg，因此提出Osler手法对于检测假性高血压有重要作用。

但是近来研究指出，Osler征在老年人中相当常见且随年龄增加，并非有效的检测假性高血压的方法。1991年 Hla等研究65名高血压患者发现，肱动脉阳性21.5%、桡动脉阳性41.8%，考虑差异为桡动脉较肱动脉易触及所致，假性高血压的检出与Osler征无明显关系。1995年Belmin等研究205名老年高血压患者发现，11%Osler征阳性中袖带法测得舒张压较阴性者无差别。国内何秉贤等研究Osler征发生率随年龄增加，且与假性高血压发生关系不大，Osler手法还有待进一步研究。

（四）袖带充气性高血压

1984年Osterziel等研究发现，压迫人或犬的下肢可引起血压升高，这种由神经介导的现象与等长运动引起的血压反应不同。1990年Mejia等研究假性高血压时发现当袖带充气时，患者动脉内血压随之升高，第一次正式提出了袖带充气性高血压概念，认为是假性高血压中的一种类型，与高血压有相似地生理基础，但是这种现象只在少数患者中出现，具体机制仍有待于研究。袖带臂围匹配对血压值有一定的影响，小袖带测量时血压值会被高估，大袖带测量时血压值会被低估。对于臂围大者，普通袖带可能高估了实际的血压值而出现假性高血压。

（五）影像学检查

动脉钙化性硬化的影像学检查方法包括X线平片照相、X线透视、血管超声、超高速螺旋CT以及磁共振，但平片检查血管钙化简便、经济、准确，对于临床高度疑似假性高血压者，首选双上肢平片检查。

X线平片发现动脉处有弥散而均匀的薄层钙化或边缘呈齿状钙化影，提示动脉中层钙化。当血管钙化程度较低、X线不能清晰显示时，可考虑选择其他影像学方法。

四、假性高血压临床诊断

（一）诊断思路

假性高血压多见于老年、尿毒症、糖尿病、严重动脉硬化的患者，当高血压患者出现联合降压药物治疗无效、治疗抵抗及长期或严重高血压而缺乏靶器官损害时，要高度怀疑假性高血压的存在，最终诊断需要经动脉内测压，同时进行袖带测压。

（二）诊断标准

1. 假性高血压 经动脉穿刺直接测得的血压值在正常范围，用普通的袖带测压法测得的血压高于正常值。诊断标准目前仍沿用1993年由Zweifler提出的标准：①收缩性假性高血压，袖带测量的收缩压比直接动脉内测量值高10mmHg以上；②舒张性假性高血压，袖带测量的舒张压比直接动脉内测量值高15mmHg以上；③袖带充气性高血压，动脉内舒张压比袖带充气柯氏第5音舒张压高10mmHg。

2. 假性高血压现象 动脉内直接测压高于正常值，但袖带测压更高。袖带测量的收缩压比直接动脉内测量值高10mmHg以上，和/或袖带测量的舒张压比直接动脉内测量值高15mmHg以上。

五、治疗原则

假性高血压患者一旦明确诊断，动脉内血压正常并且临床情况良好，无须降压治疗，降压只会带来危害。首先降压会导致血压过低从而损伤压力感受器反射；其次低血压低灌注还损伤重要器官如脑、心脏、肾脏；再次，还会干扰高血压临床和流行病学研究，Framingham 研究显示老年人群血压每增加16mmHg，卒中危险增加4倍、充血性心力衰竭危险增加3倍、心肌梗死危险增加2倍，而假性高血压的存在不能准确估计心血管疾病危险因素的强度。

假性高血压现象的患者其动脉内血压及袖带测量的血压均高于正常，但动脉内真实血压明显低于袖带测压，因此治疗过程中，不同人群降压目标应参照其动脉内血压值，避免按袖带测压值而造成心、脑、肾等重要器官低灌注的严重后果。

综上所述，假性高血压是袖带测量血压值高于动脉内血压的一种高血压假象，

盲目降压会造成重要脏器低灌注的严重后果，因此需要给予正确认识及重视。对于袖带测量血压较高而与临床症状、体征、辅助检查明显不符的患者，要注意假性高血压的诊断，特别是老年人、尿毒症、糖尿病、脉压较大的患者。支持假性高血压的证据包括Osler征阳性，X线平片示上臂动脉钙化，最终诊断需要经动脉内测压的同时进行袖带测压。由于动脉内有创测压尚不能广泛应用于血压普查及长期监测，关于假性高血压及相关的临床问题仍有待进一步研究。

（刘　丽　王　文）

第八节 白大衣性高血压

对尚未服用降压药物的患者，表现为诊室血压升高（≥140/90mmHg），而24小时动态血压（＜130/80mmHg）、白天血压（＜135/85mmHg）和夜间血压（＜120/70mmHg）均正常，或家庭血压正常（＜135/85mmHg），可诊断为“白大衣性高血压”（white-coat hypertension）。

一、流行病学与发病机制

不同研究报道的白大衣性高血压的患病率有所差异。一般人群中患病率约为10%，而诊室高血压患者中，30%～40%是白大衣性高血压。白大衣性高血压在老年人、女性、无吸烟习惯的患者中较为常见，在已发生高血压靶器官损害，或多次测量诊室血压，或不是医生测量诊室血压的人群中患病率比较低。1～3级诊室高血压均可出现白大衣性高血压，包括难治性高血压，但1级诊室高血压中的患病率最高。

在医疗环境内由医务人员测压对患者有“加压素效应”，患者应激与警觉反应增加。白大衣性高血压患者可能存在着交感神经系统、肾素－血管紧张素系统的激活和紊乱。有研究发现，白大衣性高血压患者较正常血压者血浆肾素、醛固酮、去甲肾上腺素水平增高。白大衣性高血压患者的心率与平均动脉压呈显著正相关，与精神因素也有关。白大衣性高血压患者趋于压制其情感，收缩压和舒张压对心算法的检测反应大于持续性高血压患者。患者就诊时精神紧张，与诊室血压增高有关，这种现象在女性较为明显。此外，诊室血压受谈话及其他情绪影响，似乎也解释了部分白大衣效应。医务人员的语言能影响所测得的血压值，因此，有人认为，最好在开始问诊前的沉默时间内测量诊室血压，以避免交谈的影响。而护士测压可减少由医生测压引起的警觉反应和升压条件反射，从而减少白大衣性高血压的发生。白大衣性高血压也与大动脉壁顺应性减退有关，老年人动脉僵硬度增加，压力感受器调节功能减弱，血压变异性增大，常常出现白大衣效应。白大衣性高血压可能是持续性高血压发生前的一种状态，意大利的自然人群研究显示在平均随访10年后，患者发展为持续性高血压的比例是正常血压者的2.5倍。芬兰家庭血压随访研究结果也显示52%的患者在平均随访11年后发展为持续性高血压，是正常血压者的2.8倍。因此，白大衣性高血压并不是一种完全正常无风险的血压表型。

二、靶器官损伤和心血管疾病风险

白大衣性高血压和正常血压者相比，可表现为心脑肾血管损伤，如左心室质量指数增加及左房内径增大、心脏舒张功能减退、颈动脉内中膜厚度增加、尿白蛋白排泄率增加及无症状脑梗死患病增加等，但其靶器官损伤程度及患病风险都介于正常血压和持续性高血压之间，明显低于持续性高血压。意大利自然人群随访研究发现，白大衣性高血压患者新发左室肥大及新发糖尿病风险比正常血压者都增加了1.0～1.5倍。

有关白大衣性高血压患者的预后，目前有多个前瞻性研究及荟萃分析发表，但结论不太一致。原因可能和研究所采用的白大衣性高血压的定义及血压测量方法不同有关。另外，因为大多数研究中白大衣性高血压患者发生的致死性或非致死性心血管事件数比较少，统计学效能不足，也难以做出非常肯定的推断。荟萃分析虽然弥补了这一缺陷，但荟萃的研究人群和研究方法往往存在异质性，也使推断存在一定困难。国际自然人群动态血压合作研究（International Database of Ambulatory Blood Pressure Monitoring in Relation to Cardiovascular Outcome，IDACO）结果显示，基于白天血压＜135/85mmHg诊断的白大衣性高血压和正常血压者相比，平均随访9.5年后，发生联合心血管事件的风险比为1.22（0.96～1.53），而在随访12年的患者中，风险比为1.30（1.01～1.68）。IDACO另一篇分析则显示，基于不同诊断标准的白大衣性高血压，其心血管风险不同。如基于单纯白天段血压＜135/85mmHg的白大衣性高血压患者发生联合心血管事件的风险比为1.38（1.03～1.87）；单纯基于夜间血压正常（＜120/70mmHg）的患者风险比为1.43（1.10～1.86）；基于24小时平均血压＜130/80mmHg的患者风险比为1.21（0.91～1.61）；基于24小时、白天和夜间血压均正常的患者风险比为1.16（0.82～1.64）。这个研究支持了指南中对白大衣性高血压应采取较为严格的24小时血压正常的定义。IDACO进一步分析还发现，心血管风险高危（定义为有3个及3个以上的危险因素或伴有糖尿病或既往心血管疾病史）的白大衣性高血压患者较高危的正常血压者，发生心血管疾病的风险显著增加，风险比为2.25（1.24～4.10），这种现象在≥60岁以上的老年人中更明显。意大利的PAMELA自然人群1589例居民平均随访16年则阐明，无论用动态血压监测的白天血压正常还是用家庭血压正常来诊断白大衣性高血压，其全因死亡风险均较正常血压者明显增加，风险比值分别为1.50（1.03～2.18）及1.47（1.02～2.14）；而动态血压和家庭血压均正常的白大衣性高血压的风险比为1.35（0.81～2.23）。美国达拉斯心脏研究及国际家庭血压合作研究均表明，基于家庭血压正常同时诊室血压升高诊断的白大衣性高血压，其心血管事件发生风险均明显升高。2017年中国学者发表的综合分析也显示，基于白天动态血压＜135/85mmHg诊断的未降压治疗的白大衣性高血压患者与正常血压比较，其心血管事件发生风险比值为1.36（1.08～1.72），而基于24小时动态血压＜130/80mmHg诊断的患者风险比值为1.19（0.92～1.52），无统计学意义。

总的来说，尚未降压治疗的“真正的”白大衣性高血压患者，即24小时、白天和夜间血压均正常，或家庭和动态血压均正常，通常不伴有靶器官损伤，其心血管风险也明显低于持续性高血压，与正常血压者的风险差别无统计学意义。但“部分”白大衣性高血压，即单纯白天血压正常，或单纯家庭血压正常，其靶器官损伤患病风险及心血管疾病发生风险较正常血压者都显著升高，但仍明显低于持续性高血压患者。

三、诊断标准

根据《中国高血压防治指南2018年修订版》《动态血压监测临床应用中国专家共识》及《2019中国家庭血压监测指南》，当患者的诊室血压升高（≥140/90mmHg），而24小时动态血压

（＜130/80mmHg）、白天血压（＜135/85mmHg）和夜间血压（＜120/70mmHg）均正常，或家庭血压正常（＜135/85mmHg），且尚未服用降压药物，可诊断为“白大衣性高血压”。

对已经降压治疗的患者，表现为上述血压特征的，则称为“白大衣性未控制高血压”（white-coat uncontrolled hypertension）。结合诊室血压测量，动态血压监测和家庭血压监测都可以用来诊断白大衣性高血压。研究显示，动态血压和家庭血压均正常的白大衣性高血压的心血管风险较单一诊室外血压正常的更低，因此指南中建议家庭血压正常的白大衣性高血压，最好进行动态血压监测进行确诊。

四、治疗

由于未降压治疗的白大衣性高血压发展为持续性高血压的风险增加，欧洲及美国指南均建议未降压治疗的患者进行积极的生活方式干预，如减盐、减重、增加运动等，预防持续性高血压的发生。同时，指南还建议要对患者加强随访观察，有条件的情况下每年复查诊室外血压，尤其是24小时动态血压，尽早发现转变为持续性高血压的患者，以便及早降压治疗。

对于已经降压治疗的“白大衣性未控制性高血压”，指南中建议不需要进一步强化降压治疗。当然，这些建议仅仅是基于观察性研究结果和专家的智慧，目前尚无直接的临床试验证据。欧洲老年收缩期高血压试验（Syst-Eur）的亚组分析显示，167例白大衣性高血压降压治疗后，安慰剂组发生脑卒中2例，而阳性药物组无脑卒中发生，但因为样本量较小，差别无统计学意义（$P=0.16$）。而老年高血压临床试验（HYVET）的动态血压亚组研究显示，284例80岁以上高血压患者中，基于诊室血压高而动态血压监测白天血压正常的白大衣性高血压占50%。研究者推论认为，HYVET研究观察到的降压治疗获益可能提示老年白大衣性高血压患者进行降压治疗也可能会带来获益。未来仍有必要开展随机对照临床试验，探讨心血管高危的老年白大衣性高血压患者或合并靶器官损伤的患者是否需要降压治疗。

（李　燕）

第九节
隐蔽性高血压

隐蔽性高血压是一种特殊类型的高血压，表现为诊室血压正常（＜140/90mmHg），而24小时动态血压和/或家庭血压（≥135/85mmHg）升高。

一、流行病学与发病机制

隐蔽性高血压在自然人群中的患病率为10%～15%。在中国浙江景宁自然人群研究的694位居民中，以诊室血压＜140/90mmHg，而白天动态血压≥135/85mmHg为标准诊断的患病率为10.8%。在全国血压登记研究的1774例门诊患者中，以诊室血压＜140/90mmHg，而24小时动态血压≥130/80mmHg为标准诊断的患病率为18%。在男性、吸烟、饮酒、肥胖、高血压前期、糖尿病、慢性肾脏病和阻塞性睡眠呼吸暂停综合征等患者中的患病率较高，为20%～40%。在服用降压药物的高血压患者中，隐蔽性未控制性高血压的患病率可高达30%左右。临床上应重视在这些高危人群中进行筛查。采用家庭血压监测和24小时动态血压监测都可以诊断隐蔽性高血压。研究发现，家庭血压监测与动态血压监测相比，对隐蔽性高血压的诊断率较低，即敏感性较低，但特异性较好。这可能是因为目前的家庭血压监测仅包含清醒静息状态下的血压信息，会漏诊一些隐蔽性高血压，如单纯夜间高血压。

隐蔽性高血压的发病机制仍不完全清楚，可能和引起诊室外血压升高的因素有关，如吸烟、工作压力等引起白天血压升高；而盐摄入量多、肾脏水盐代谢障碍、肥胖、糖脂代谢紊乱、睡眠呼吸暂停等引起夜间血压升高。这些因素造成诊室外时段交感神经、肾素血管紧张素系统等过度激活，炎症免疫因子调节异常，内皮功能紊乱，血压调节功能异常。有研究表明，隐蔽性高血压较正常血压个体的肌肉交感神经活性增高，与持续性高血压相似。隐蔽性高血压和正常血压相比，进展为持续性高血压的风险显著增加1倍左右。隐蔽性未控制高血压还可能和降压治疗方案的有效性及降压药物半衰期长短有关。使用中短效降压药物，可能诊室血压控制良好，而夜间和清晨血压得不到有效控制，表现为隐蔽性未控制高血压。

二、靶器官损害和心血管疾病风险

大量研究表明，隐蔽性高血压和心、脑、肾、血管损伤等密切相关。患者的左心室质量指数及左室肥大患病率明显高于血压正常者，与持续性高血压患者水平基本相似。患者内皮依赖的血管舒张功能较血压正常者显著降低，脉搏波传导速度明显快于血压正常者。无论是慢性肾脏病患者，还是在一般人群中，隐蔽性高血压均与肾脏损伤密切相关，尿微量蛋白/肌酐比值明显高于正常血压者。

隐蔽性高血压和心血管风险增加密切相关。前瞻性大规模人群研究表明患者发生心脑血管事件的风险是正常血压者的2倍左右，与持续性高血压患者相似。作者最新荟萃了21项研究发现，患者的全因死亡风险较正常血压人群升高67%，致死性和非致死性心血管事件发生风险增加71%，卒中、心脏事件、肾脏事件等发生风险也显著增加。无论使用动态血压还是家庭血压监测诊断隐蔽性高血压，其事件发生风险均显著增加，组间差异没有统计学意义。

三、诊断标准

动态血压诊断的隐蔽性高血压可表现为单纯白天高血压（白天血压≥135/85mmHg和夜间血压＜120/70mmHg），单纯夜间高血压（白天血压＜135/85mmHg和夜间血压≥120/70mmHg），或白天和夜间血压都升高的日夜高血压（白天血压≥135/85mmHg和夜间血压≥120/70mmHg）。对尚未服用降压药物的患者，表现为上述血压特征，称为“隐蔽性高血压”（masked hypertension）；对已服用降压药物的患者，则称为隐蔽性未控制高血压（masked uncontrolled hypertension，MUCH）。

四、治疗

最新欧美及中国高血压防治指南均建议，隐蔽性高血压患者应积极改善生活方式、接受降压药物治疗。隐蔽性未控制高血压应强化降压治疗，降低心脑血管事件发生风险。但是降压治疗能否给患者带来获益，目前尚没有直接的随机对照临床试验证据。回顾性分析结果表明，针对患者的家庭清晨血压强化治疗可以显著改善尿微量白蛋白/肌酐比值、脉搏波传导速度和左心室质量指数等靶器官损伤指标。杰克逊心脏健康研究表明，生活方式的改变可能对患者有益，因为在生活方式较好的人群中，隐蔽性高血压患病率较低。另外，在高血压前期患者中进行的降压治疗试验或许可以给出一些提示。预防高血压试验（the Trial of Preventing Hypertension，TROPHY）结果显示，高血压前期患者使用坎地沙坦治疗与使用安慰剂治疗者相比，可有效延缓发展为一级高血压（相对风险减少15.6%）。糖尿病合理血压控制试验（the Appropriate Blood Pressure Control in Diabetes，ABCD）结果表明，对伴有糖尿病的480例高血压前期患者进行强化降压治疗，可明显延缓蛋白尿、糖尿病肾病进展及脑卒中的发生。上述研究均提示，降压治疗可能给隐蔽性高血压患者带来获益。期待正在进行的临床试验，如在中国多中心开展的“隐蔽性高血压降压治疗保护靶器官临床试验”（antihypertensive treatment in masked hypertension for target organ protection，ANTI-MASK）提供进一步证据。

（张冬燕　李　燕）

第十节
难治性高血压

一、定义

长期血压控制不良会导致心、脑、肾等靶器官损害，从而促进临床血管事件的发生。难治性高血压（resistant hypertension，RH）是指高血压治疗中应用了综合常规降压措施的血压仍不能达标，是一个棘手问题。在《2018 AHA难治性高血压的诊治管理科学声明》中定义难治性高血压为：在改善生活方式基础上，联合使用三种不同类型降压药物，通常包括一种长效钙通道阻滞剂（CCB）、一种肾素血管紧张素系统抑制剂（ACEI）或血管紧张素受体拮抗剂（ARB）和一种利尿药，且每种药物均达到最大剂量或最大耐受量的情况下，血压仍在目标值以上或者需要≥4种降压药联合使用才能使血压降至目标值。2018 AHA声明较《2008年AHA难治性高血压科学声明》有以下更新要点：①采用新的高血压诊断、治疗阈值以及治疗目标，即2017年ACC/AHA高血压指南推荐的130/80mmHg；②患者需服用降压药超过了三种，通常包括CCB、ACEI或ARB和利尿药，且达最大剂量或最大耐受剂量；③白大衣性高血压不列入在内；④排除降压药物依从性差。

这个定义存在以下问题：①“在生活方式改善的基础上”的表达方式模糊不清，并未提出改善到什么程度的具体标准；②定义中未明确药物联用多少时间不达标才能被认定是难治性高血压；③定义并没有给出明确的表述血压达标为130/80mmHg以下，是以24小时动态血压、家庭血压、诊室血压，还是以无人监察的血压为标准；④由于各国高血压指南规定血压达标的标准不同，难治性高血压在高血压人群中的比例也不同。由此可见，这个更新的难治性高血压定义可操作性和科学性仍存在争议。

临床上为了研究可操作性需要，往往用药物抵抗性高血压的概念替代难治性高血压。已经发表的研究难治性高血压文献所采用的定义几乎均难以达到2018 AHA声明所规定的标准，同质性差异不可避免。实际上大多数文献上所谓的难治性高血压多属于药物抵抗性高血压。难治性高血压的患病率如果以血压达标140/90mmHg以下为准，估计在高血压人群中为10%～15%，如果以血压达标130/80mmHg以下为准，估计可达15%～30%。由此可见，《2018 AHA难治性高血压的诊治管理科学声明》中关于难治性高血压的定义仍不够完善，其实用性和科学性有待改进。

二、诊断与评估

（一）原因或诱因

难治性高血压临床上大致包括三个方面的患者：①部分患者找不到明确的高血压原因或诱因，病理生理上有多重升高血压的因素共同作用，对各种降压治疗反应差，属于典型的难治性高血压。②部分患者可以找到高血压的原因或诱因，经针对性治疗仍达到了难治性高血压的标准。例如，部分肾衰竭患者即使进行充分血液透析或肾移植仍表现为难治性高血压。③部分患者可能与其就诊的主诊医师医学知识或医院检测技术不够先进有关，也可能是主诊医师误诊、漏诊。因此，难治性高血压是高血压管理中一种特殊状态，往往具有动态性和演变性特征，并不是特殊疾病范畴。

如果符合难治性高血压的诊断标准，应分析导致难治性高血压的具体原因，包括生活方式、药物因素、睡眠因素、心理因素及继发性高血压等方面。

1．生活方式 生活方式不良主要有肥胖、盐摄入过量、饮酒过度、缺乏运动等，可能导致难治性高血压。这些因素可诱发和加重高血压，通过持续改良生活方式，按指南推荐达到健康标准后，对降压均有帮助。这些措施主要包括：减轻体重，建议体重指数控制在28以下；限酒，建议男性饮酒精量＜20g/d，女性减半；限盐，建议食盐摄入量<6g/d；合理膳食，控制总热量摄入，使体重指数达标；增加体育锻炼，每次30分钟左右，至少每周3～5次，使消耗的热卡保证体重指数达标。但是，改善不良生活方式的措施往往很难坚持，且收效慢，多数情况下对难治性高血压的降压作用有限。

2. 药物因素 在临床上可能会遇到药物诱发的血压增高。首先，需要了解患者是否服用增高血压的药物。其次，如果某种药物可能引起高血压，但为了治疗某一种特殊疾病，需要持续使用，即使引起高血压也不能停药。如果服用这些药物后血压持续升高，而停用一段时间后血压下降，表明系药物诱发的血压增高。这类药物最好不用，如需长期使用，是棘手的升压因素，有必要服用针对性的降压药物对抗。

3. 睡眠因素 睡眠质量和时间对难治性高血压患者血压控制至关重要，除阻塞性睡眠呼吸暂停（OSA）外，睡眠剥夺和不宁腿综合征等均会导致血压升高，其机制可能与交感神经兴奋和肾素-血管紧张素-醛固酮系统激活有关。另外，假性嗜铬细胞瘤也会影响睡眠，导致血压阵发性升高。应关注高血压患者的睡眠时间、睡眠模式和睡眠质量。此类患者睡前使用ARB或β受体阻滞剂等或许可以控制血压，而利尿药可能导致夜间排尿频繁，影响睡眠。另外，针对合并阻塞性睡眠呼吸暂停的难治性高血压患者持续气道正压通气（CPAP）可显著改善血压水平。

可引发相关性难治性高血压的药物有以下几种。非甾体抗炎药（NSAIDs）；口服避孕药；具有拟交感神经作用的药物；免疫抑制剂，如环孢素、他克莫司等；重组人促红细胞生成素；血管内皮生长因子抑制剂；抗抑郁药；可卡因；糖皮质激素、盐皮质激素；甘草等有升压作用的中草药。

4. 心理因素 心理抗压能力差、社会经济压力大（如职业竞争压力、社会保障差、入不敷出）及负面情绪（如焦虑、愤怒、抑郁、人际矛盾等）均可能刺激交感神经兴奋，发生失眠，导致血压升高。治疗心理异常往往涉及多方面问题，如性格、工作生活环境、社会人际关系及不幸遭遇等，比改良生活方式更为困难，可能需要心理干预。

5. 继发性高血压 近年随着对难治性高血压病因认识的深入和临床诊断技术的提高，继发性高血压的检出率明显提高。继发性高血压病因诊断对于患者治疗策略的选择和预后具有关键性作用。通过病因治疗，如药物、血管内介入或外科手术，多数病因可得到针对性治疗或根治，从而大大提高降压的有效性。

对所有高血压患者，尤其是难以控制的高血压都应该警惕继发性高血压的可能性，需要从病史、症状、体征及常规实验室检查中进行排查。引起继发性高血压的常见疾病包括原发性醛固酮增多症、肾实质疾病、肾动脉狭窄、睡眠呼吸暂停综合征；少见疾病/病症包括：嗜铬细胞瘤/副神经节瘤、库欣综合征、主动脉缩窄、甲状腺功能减退、甲状腺功能亢进、甲状旁腺功能亢进；罕见疾病包括：单基因突变高血压、肢端肥大症、肾素瘤、真性红细胞增多症等，诊断和治疗详情请参考相关章节。

临床上怀疑继发性高血压的患者，需要进一步做相应的专科检查，避免漏诊或误诊，同时也要避免过度检查。检查方法的选择应该基于高血压患者的病史、症状、体征及常规实验室检查，在此基础上选择不同的排除继发性高血压的特殊检查方法。主要专科检查内容包括：①肾/肾动脉/肾上腺超声或CTA；②血尿儿茶酚胺测定；③血浆醛固酮、肾素测定；④分侧肾小球滤过率（GFR），尿蛋白定量、定性和尿红细胞定量、形态；⑤四肢血压测量；⑥睡眠呼吸监测；⑦血和尿皮质醇测量；⑧甲状腺、甲状旁腺功能；⑨单基因突变相关高血压的基因测序等。

（二）假性难治性高血压

诊断难治性高血压需排除药物治疗依从性差及白大衣性高血压效应，还需要确保血压测量的准确性并且克服临床治疗惯性。依从性差可通过调查问卷、尿液药物浓度分析等排查。提高药物治疗依从性方案包括：尽量选择每日 1 次用药或复方制剂及选择便宜且较为普遍的药物等。白大衣性高血压可通过24小时动态血压及家庭血压监测得以排除。如果排除了上述所谓假难治性高血压，是否就可诊断难治性高血压？这恰是难治性高血压定义最纠结之处。例如，先天性主动脉缩窄所致的难治性高血压，手术纠正缩窄后就无须服药血压即可达标；原发性醛固酮增多症只用足量螺内酯血压就能达标。这些继发性高血压如果没有被识别，按原发性高血压处理，常规降压治疗效果很差，可以误认为难治性高血压。这些情况在临床实践中常有发生，因此识别假难治性高血压的重要环节是确定是否存在继发性高血压。

（三）靶器官损伤评估

眼、心、脑、肾和外周血管等靶器官损伤评估，包括视网膜出血、视乳头水肿，心肌肥厚、冠脉疾病，脑出血、短暂性脑缺血发作和主动脉夹层，还有蛋白尿、肌酐升高和血管硬化等情况。详细评估靶器官损伤程度，可为进一步的治疗决策提供依据。

三、治疗方法

难治性高血压管理主要包括生活方式干预、药物治疗和器械治疗三个方面（图3-1-3）。

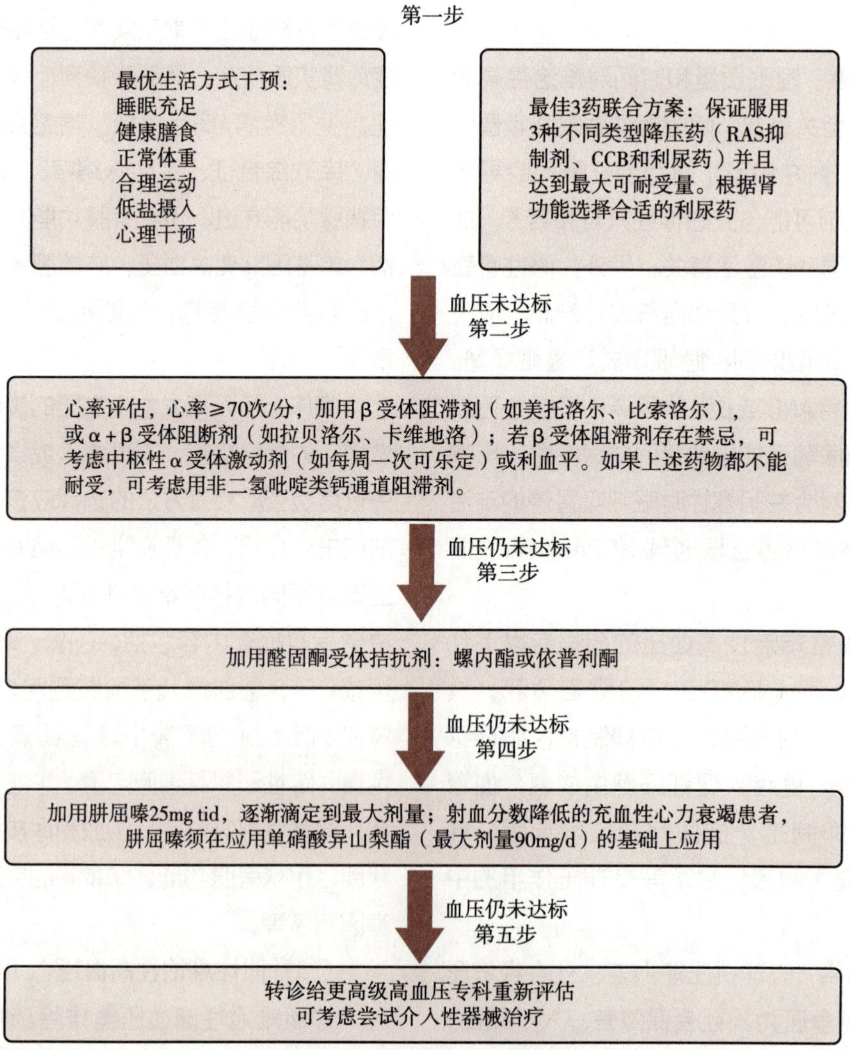

图3-1-3 难治性高血压治疗流程图

（一）综合评估

综合评估就是要调查难治性高血压的各种可能原因和严重性，判别难治性高血压是真难治还是假难治（图3-1-4）。如前所述，假难治的典型例子是药物依从性差，这种情况有主观因素，患者不重视高血压，经常漏服药物；也可能有客观因素，主要是患者对药物不能耐受，规律服药一段时间后，出现不良反应，影响正常用药。这种情况实际上不属于难治性高血压定义的范畴。心理紧张诱发的高血压也可能属假难治性高血压，消除心理因素后血压能够降低，如白大衣性高血压。生活方式不良导致血压控制困难一直是基本问题，但是，只有一些特殊的情况，如过度肥胖、摄入食盐过多和严重焦虑等，才可能导致血压明显升高。难治性高血压的原因评估中，继发性高血压的鉴别诊断是最重要的问题。不同的医疗中心，可能对继发性高血压的诊断存在能力上的差异，发生漏诊或误诊，就有可能误导高血压的治疗。另外，即使明确病因，也有可能有不同的治疗结果，如果目前存在有效的治疗手段控制血压，高血压就不难治；反之，缺乏治疗手段，那就属于真难治。经过充分的高血压原因或诱因评估以后，针对原因和诱因，在生活方式改良和

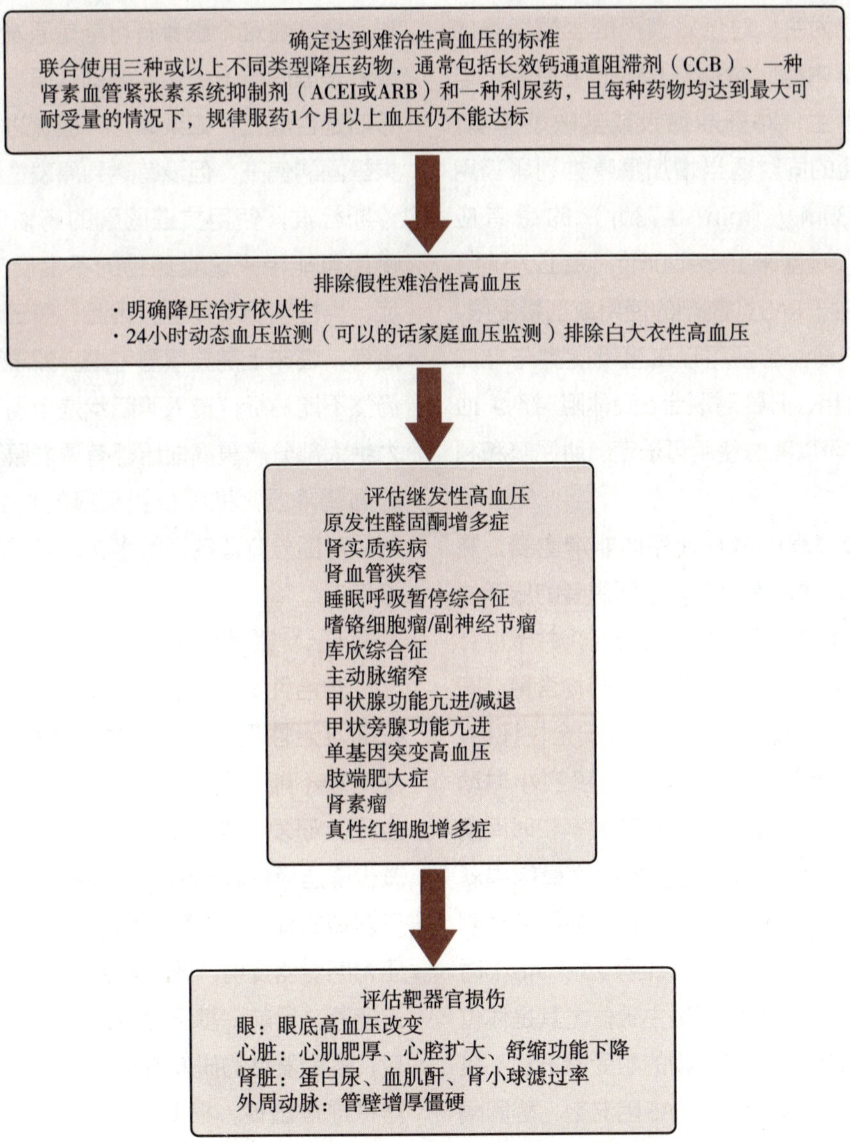

图3-1-4 难治性高血压的诊断和评估流程图

心理干预基础上进行合适的三联或四联降压药物治疗，多数患者的血压能明显下降。如果降压药物联合应用合理，剂量充分，服药规律，时间够长，那么真正的难治性高血压在临床上并不多见。

（二）药物治疗

合理足量联合3种或以上降压药，包括1个利尿药，以达到最大降压效果，同时可以减少不良反应，并尽量应用长效制剂，以有效控制夜间血压与晨峰血压，提供24小时持续效果。另外，必须遵循个体化原则，根据患者具体情况和耐受性，选择适合患者的降压药物。对高肾素和高交感活性的患者以RAS阻断剂（ARB或ACEI）和β受体阻滞剂治疗为主；对低肾素而醛固酮增多的患者，应加用螺内酯；对循环RAS低下患者，以CCB和利尿药为主；对摄盐量大或盐敏感患者，在强调严格限盐的同时适当增加噻嗪类利尿药用量；对eGFR≤30mg/（min · 1.73m^2）的患者应采用袢利尿药（呋塞米10～20mg，每12小时1次），非透析时由于RAS抑制剂的使用或剂量受限，应增加CCB的剂量，甚至可以二氢吡啶类与非二氢吡啶类CCB合用，必要时联合α受体阻滞剂。血压仍不能达标时可以考虑使用可乐定、肼屈嗪和利血平。

降压药治疗过程中依从性评估非常重要，需要医师与患者及家属反复交流，了解患者的服药依从性，耐心听取患者对用药方案的反应，并予以针对性的调整，必要时检查患者尿液中药物含量。同时，在治疗过程中需重视药物疗效及安全性评估，除诊室血压外，需结合家庭自测血压和24小时动态血压评估降压疗效。根据患者服药频率和时间确定自测血压的次数和时间，每次携带测量结果就诊。对诊室血压与家庭自测血压不符、血压波动明显、需要了解全天血压情况时，推荐24～48小时动态血压监测。了解患者的不适主诉，尤其是体位性头晕或黑矇；询问对治疗药物的耐受情况和不良反应。对肾功能受损和大剂量RAS阻滞剂、醛固酮拮抗剂、袢利尿药治疗的患者，定期测定血钾和血肌酐，并计算eGFR。

难治性高血压的药物治疗具体流程见图3-1-4。如果难治性高血压的药物治疗在标准三联治疗以后血压不达标，下一步推荐用抗交感药物。因为高血压与交感神经系统过度兴奋有密切关系，尤其是标准三联治疗后血管扩张，有效容量下降，往往刺激交感神经系统兴奋，心率加快，并且抗交感药如β受体阻滞剂有一定的抑制醛固酮分泌作用，使用应该先于抗醛固酮药物。如果血压仍然不达标，第三步推荐加用醛固酮拮抗剂螺内酯或依普利酮。虽然第三步推荐有几个随机临床试验作为基础，但是从临床实践角度考虑，如果增加抗醛固酮治疗效果明显，意味着这个患者有可能是原发性醛固酮增多症或者是醛固酮增多，需要确认原发性醛固酮增多症诊断是否成立，如果确诊，应该进行病因治疗；如果醛固酮偏高，但没有达到原发性醛固酮增多症的诊断标准，使用抗醛固酮的药物仍然合理，反之使用可能带来这类药物的不良反应，包括高钾血症、男性乳腺发育等。因此，第三步推荐抗醛固酮治疗，临床上需要慎重考虑。如果到了第三步血压仍然不能达标，进入第四步是个别专家的建议，因为绝大部分严重高血压都有诱发原因，而不能一味的强调降压，推荐找更高级的高血压专科重新评估，对部分有适应证的患者，可尝试行介入性器械治疗。

（三）器械治疗

难治性高血压的血压达标是巨大挑战，对真正的难治性高血压，多种降压药物联合不能达标或药物不能耐受情况下，要考虑使用器戒治疗高血压。研发一次能够长期降压的微创或无创器械，减少降压药依赖十分迫切必要。近十年来，各种基于器械的降压疗法陆续出现，包括去肾神经、刺激压力感受器反射、改良周围化学感受器和髂动静脉造瘘等。目前，基于器械的高血压治疗正在快速演变，各种器械的研发方兴未艾，但仍无公认有效的器械疗法出现。根据2018 ESC/ESH和中国高血压指南的建议，高血压的器械治疗目前仍在临床试验阶段，尚未推荐用于高血压的常规治疗。

（蒋雄京）

第十一节 盐敏感性高血压

原发性高血压是遗传与环境因素长期相互作用所致的疾病，盐是高血压重要的易患因素之一，而人类电解质保留机制对自然选择的相对有效性不匀称，造成人们对盐负荷的血压反应呈离散性分布，有着显著的群体性差异；同样，在一个群体内个体间的血压对限盐亦呈现不同的反应。这种群体或个体间对盐负荷或限盐呈现的不同血压反应，称为盐敏感性（salt sensitivity，SS），呈盐敏感特征的高血压称为盐敏感性高血压（salt sensitive hypertension）。

一、盐敏感性的特征

盐敏感性高血压的存在首先在动物实验中得到了肯定。20世纪50年代，Meneely等首先观察到给予Sprague-Dawley大鼠高盐负荷后，血压变化存在个体间差异；之后于1962年，Dahl等在此基础上通过给以8%高盐干预，并进行3代选择性培育，将Sprague-Dawley大鼠分为Dahl盐敏感性大鼠和Dahl盐抵抗大鼠，提出两种大鼠间存在基因遗传学差异。1975年Rapp等将近交系理论引入Dahl盐敏感性大鼠模型的建立过程中，经至少连续20代的全同胞兄妹交配培育获得100%纯种，且能稳定遗传的Dahl盐敏感性大鼠和Dahl盐抵抗大鼠模型。此后，鉴于既往研究发现，人群血压对高盐摄入的反应性存在的个体差异，20世纪70年代末Luft和Kawasaki分别采用急性和慢性盐负荷试验对正常受试者进行干预后，提出人类血压盐敏感性的概念，它是指相对高盐摄入所呈现的一种血压升高反应，是原发性高血压的一种中间遗传表型。盐负荷后血压升高明显者称为盐敏感者，血压升高不明显甚或下降者称为盐不敏感者或盐抵抗者，与盐敏感者相关联的高血压称为盐敏感性高血压。有学者分别对盐敏感者长达18年、27年随访调查结果表明，盐敏感的原发性高血压患者较盐不敏感的高血压患者心血管事件发生率及死亡率显著升高。提示盐敏感性是心血管事件的一个独立危险因子。

盐敏感性高血压受多个基因和环境因素的共同调控（基因-环境作用），目前尚缺乏与人盐敏感性高血压直接相关的致病基因证据，故人群流行病学研究的报道尚不充分。

盐敏感性的特征表现为盐依赖性血压调控，即盐敏感者与盐不敏感者相比，血压反应在钠盐增加或减少时更明显。目前一般将盐敏感性高血压分为调节型及非调节型。调节型盐敏感性高血压（modulating essential hypertension）：增加盐的摄入或盐负荷可使血压升高，而限盐及缩容可使血压降低。血浆肾素活性低且对盐的负荷反应迟钝，血清游离钙水平多偏低，利尿药和钙通道阻滞剂（calcium channel blockers，CCB）是这型高血压的首选药物。非调节型盐敏感性高血压（nonmodulating essential hypertension）：是与低肾素型高血压相反的一种高血压类型，之所以称为非调节者（nonmodulator），是因为缺乏钠介导的靶组织对血管紧张素 II（Angiotensin II，Ang II）的反应。这类高血压血浆肾素活性水平增高或正常，有遗传性肾排钠缺陷。服用血管紧张素转换酶抑制剂（angiotensin converting enzyme inhibitor，ACEI）可以纠正这类高血压患者的异常改变。

一般可将盐敏感者分为遗传性（genetic salt-sensitivity）及获得性（acquired salt-sensitivity）。前者有确定的遗传缺陷和基因型，后者是由于机体血压调节机制紊乱时不能有效排出钠离子的一种病理生理现象，可在诱发因素去除或病理生理机制被纠正后消失或减弱。获得性盐敏感性可能由年龄增长、胰岛素抵抗及糖皮质激素过量等所致，部分人群如肥胖、糖尿病、高龄、嗜铬细胞瘤及肾血管性高血压可能为获得性盐敏感者。

二、发病机制

（一）肾脏钠代谢障碍和肾脏损伤学说

1. 肾脏钠代谢障碍 肾脏钠代谢障碍在盐敏感性高血压形成中处于中心地位。肾脏对钠盐的处理能力失调，在盐负荷时不能减少钠的转运和增加钠的排泄。动物和人群研究发现盐敏感者的压力-尿钠排出曲线右移，表现为斜率降低、曲线变得平坦，提示肾脏排钠功能缺陷。与肾脏“压力-尿钠”排出曲线偏移缺陷相关联的高血压病理机制有：涉及钠离子排泄的一些血管活性介质或转运分子表达或调控基因的变异；肾髓质血流减少致局部组织缺血；诸多肾内血管活性介质，如肾素-血管紧张素-醛固酮系统（renin-angiotensin-aldosterone system，RAAS）、一氧化氮（nitric oxide，NO）和髓质素Ⅱ表达改变，由于氧化失活造成肾内NO缺失，刺激管球反馈系统，增加钠的重吸收等。

2. 先天性肾脏发育异常 近年有学者提出一种胚胎程序（fetal programming）假说，即通过一过性刺激在细胞、器官和整体水平上永久改变胚胎结构和功能的胚胎程序。认为盐敏感性本身在胚胎期是被程序化了的，其来源可能与胚胎时的营养不良有关，出生后存在先天性肾单位数目减少，限制钠的滤过，使压力-尿钠排出曲线右移，肾脏排钠功能延迟等。

3. 肾脏获得性损伤 肾脏获得性微小损伤和间质纤维化，以及肾血流动力学自我调控异常和遗传性肾排钠缺陷，从而使肾单位数量减少，并使压力-尿钠曲线右移。近年的研究发现，半数以上的盐敏感性高血压患者氧自由基产生增加，而抗氧化物的含量减少，且呈现肾脏的进行性损害。有证据表明，肾脏的免疫细胞聚集和氧化应激与高血压的发生有关，特别是氧化应激和小管间质炎症与钠的潴留有关。此外，一些肥胖患者腹部脂肪堆积能特异性地增加近段肾小管对钠的重吸收。

（二）中枢神经机制学说

高盐摄入引起交感神经活性增加，在盐敏感性高血压的发病中起重要作用。膳食钠盐对循环系统的中枢神经调控的影响依赖于延髓头端腹外侧区（rostral ventrolateral medulla，RVLM）脊髓交感神经元。研究发现，高盐摄入时选择性增强RVLM交感神经调节环路的兴奋性，而在增加膳食盐摄入同时于RVLM局部注射γ-氨基丁酸（γ-aminobutyric acid，GABA），可增强交感神经抑制反应及降压反应，对Dahl盐敏感大鼠表现更为明显。故中枢RVLM调整作用使交感神经活性增强可能是盐敏感性高血压的发病机制之一。此外，盐敏感动物较盐不敏感动物下丘脑活性氧（reactive oxygen species，ROS）合成过度，可能通过中枢交感神经过度激活导致血压升高。长期的高盐摄入会造成交感中枢的抑制紊乱和相继的外周交感神经张力增加，还可通过影响肾脏的血流动力学、肾小管对钠和水的处理，产生血压的盐敏感性。

（三）血管内皮功能紊乱机制学说

大量动物实验和人群研究显示，盐敏感性动物和患者均存在血管内皮功能的失调，主要表现在盐负荷后内源性一氧化氮合酶（nitric oxide synthase，NOS）未上调，所致NO适应性代偿生成不足和内皮型一氧化氮合酶（endouthelial nitric oxide synthase，eNOS）抑制剂——非对称性二甲基精氨酸（asymmetric dimethylarginine，ADMA）合成过量，NO合成受抑致使内皮依赖性血管舒张功能障碍，进而参与盐敏感性高血压的形成。此外，盐敏感性高血压患者尿内皮素1（endothelin-1，ET-1）排泄量减低，与实验性高血压动物中发现的肾髓质ET-1含量减少基本一致，且高血压患者尿ET-1水平与平均动脉压（mean arterial blood pressure，MABP）呈负相关。由此可以看出，肾脏ET-1产生减少在高血压，特别是盐敏感性高血压发病中起重要作用。

有研究显示，盐敏感性参与了盐对大血管功能和结构的影响过程。应用非介入性血管超声技术对年龄匹配的盐敏感受试者和盐不敏感者受试者大动脉顺应性进行比较，发现盐敏感者的颈动脉、肱动脉及股动脉的顺应性明显低于盐不敏感者。研究显示，盐敏感者高盐摄入使血管内皮生成NO减少，进而导致了转化生长因子β1（transforming growth factor β1，TGFβ-1）生成的增加，影响大动脉功能。

（四）皮肤下“第三间隙”缓冲功能调控缺陷学说

在皮肤间质中存在一个新的钠盐存储区域，形成“第三间隙”，该区域间质中含有大量的蛋白聚糖，蛋白聚糖中的糖胺聚糖是多阴离子化合物，具有结合Na^+的作用，结合后的Na^+不再对渗透压起作用；此外，高盐喂食可造成大鼠皮肤的间质高张Na^+积聚，造成正常个体淋巴毛细管网络的密度增加和增生，以上特点构成第三间隙的缓冲作用。研究表明，高盐摄入可诱导皮肤间质的单核吞噬细胞系统（mononuclear phagocyte system，MPS）的张力应答增强子结合蛋白（tonicity responsive enhancer binding protein，TonEBP），引起血管内皮生长因子C（vascular endothelial growth factor-C，VEGF-C）信号转导，通过激活eNOS生成NO，进而使淋巴毛细管扩张增生，最终缓减高盐引起的容量扩张，使血压保持正常。而此信号转导出现异常时，高盐膳食则可使血压明显升高。该理论和研究结果提示“第三间隙”缓冲功能调控缺陷可能是盐敏感性形成的另外一种肾外机制。

三、病理生理

盐敏感性高血压除具有原发性高血压的一般病理生理表现外，还具有以下特点。

（一）盐负荷后肾脏排钠反应延迟

与盐不敏感者相比，盐敏感者肾脏近曲小管重吸收钠增加，肾脏排钠功能减低，出现肾脏排钠延迟，体内钠潴留。研究证实，盐敏感性高血压患者存在多种细胞膜钠离子转运异常。主要表现为细胞膜钠-锂反转运速率增加、钠泵活性降低。对血压偏高及血压正常的青少年随访研究发现，红细胞膜钠锂反转运速率明显增快者其血压随年龄的增幅更加明显。使用急性和慢性盐负荷方法鉴别盐敏感者的研究中发现，在正常盐摄入下无论血压是否正常，盐敏感者体内红细胞中钠含量均显著高于盐不敏感者，在盐负荷后这一反应更加明显。

（二）胰岛素抵抗

临床研究发现，盐敏感者于高盐负荷期的血浆胰岛素水平及糖负荷后的峰值血糖浓度均显著升高，表现为胰岛素抵抗现象。动物实验进一步证明，盐敏感性大鼠的脂肪组织存在由胰岛素刺激的糖摄取缺陷，并伴有胰岛素抵抗现象，存在明显的高胰岛素血症、高甘油三酯血症。而胰岛素抵抗、高胰岛素血症造成肾脏近端钠的重吸收增加是导致盐敏感性血压升高的重要机制之一。此外，高脂和高碳水化合物摄入，机体脂肪囤积则会促进胰岛素抵抗和钠水潴留。近年的研究还发现，高尿酸血症动物常常呈现血压的盐敏感性和高血压，且多伴有内皮功能失调、NO产生受损和肾脏的损害。认为这种动物盐敏感性的发生与肾小球前血管的病变有关。

（三）交感神经系统活性增强

盐敏感者在盐负荷时血浆去甲肾上腺素的水平明显增高，冷加压试验、心理应激试验时其前臂血管阻力较盐不敏感者明显增高，血压的应激反应性增强。实验和临床研究提供的证据表明，交感神经系统（sympathetic nervous system，SNS）的激活是造成肾脏压力-尿钠曲线右移，促进血压升高的一个重要因素。长期盐摄入过多造成交感中枢的抑制紊乱和外周交感神经张力相继增加，通过影响肾脏的血流动力学、肾小管对钠和水的处理，产生血压的盐敏感性。

（四）血管内皮功能受损

盐敏感性高血压患者的内皮依赖性肱动脉扩张和血流变化率均显著低于盐不敏感者，提示较早地存在血管内皮功能障碍。本文作者研究发现，血压正常的盐敏感者血浆中一种NO合酶抑制物ADMA

于盐负荷后明显升高，且与血压升高相平行。提示高盐负荷可能通过增加血浆ADMA水平，在盐敏感者中产生升压作用。

一般认为，盐敏感性高血压，包括黑人高血压、低肾素型高血压、肥胖和胰岛素抵抗型高血压皆属于ET-1-依赖性高血压。这类高血压常表现有儿茶酚胺刺激的ET-1水平升高，特别是肾脏ET-1异常。动物实验发现，盐敏感性大鼠与自发性高血压大鼠相比，尽管血压水平相同，但前者的主动脉壁和左心室的厚度均显著增加，尿蛋白排泄量5倍于后者，肾小球的损伤程度9倍于后者。临床观察证明，盐敏感性高血压患者24小时尿ET-1排泄量明显低于盐不敏感者，尿ET-1排泄与血压，特别是夜间血压呈负相关关系。

此外，盐敏感者的脉搏波传导速度（pulse wave velocity，PWV）增快，大动脉弹性功能下降。

（五）氧化应激水平增强和炎症激活

研究发现，半数以上的盐敏感性高血压患者氧自由基产生增加，而抗氧化物的含量减少，且呈现肾脏的进行性损害。有证据表明，肾脏的免疫细胞聚集和氧化应激与高血压的发生有关，特别是氧化应激和肾小管间质炎症与钠的潴留有关。

四、临床特点

（一）血压对钠盐干预反应的敏感性

在盐负荷后血压上升幅度较盐不敏感者明显增加，而给予低盐饮食、限制盐的摄入量或利尿缩容则可使血压显著降低。

（二）血压变异性大

24小时动态血压监测显示，盐敏感性高血压患者的血压节律倾向于非勺形变化特征，血压的昼夜差值缩小、夜间谷值变浅。心率变异性夜间高频成分降低、低/高频成分比值增大；短时血压变异性分析显示，无论收缩压还是舒张压，盐敏感者血压变异性均大于盐不敏感者。研究发现，限盐干预或使用利尿药则可以减弱高盐所致的血压变异，这可能与盐敏感者尿排钠反应延迟及交感神经活性增强等有关。

（三）血压的应激反应

对盐敏感者进行精神激发试验和冷加压试验研究发现，血压的应激反应增强，其血压的升高值明显高于盐不敏感者，持续时间也较长。

（四）靶器官损害

大量临床研究和流行病学调查显示盐敏感者无论高血压或是血压正常者，靶器官损害出现更早，尿微白蛋白排泄量、左心室重量均明显高于盐不敏感者。

（五）心血管风险

对盐敏感者长期随访结果表明，盐敏感的原发性高血压患者较盐不敏感患者心血管事件发生率及死亡率显著升高。提示盐敏感性是心血管事件的一个独立危险因子。

五、与盐敏感性高血压相关的单基因疾病

由于现有盐敏感性检测方法过于繁杂，不适于人群筛选及临床应用，因此，识别盐敏感性的生物标志物用以诊断盐敏感性高血压具有重要意义。盐敏感性是连接盐与高血压的遗传基础，是原发性高血压的一种中间遗传表型。探索盐敏感易感基因、识别盐敏感标志是原发性高血压研究的热点之一。迄今在啮齿动物模型中已发现至少有85个基因与盐敏感有关。临床上已发现一些参与盐敏感性高血压的单基因疾病。

1. 糖皮质激素可矫正的醛固酮增多症（glucocorticoid-remidiable aldosteronism，GRA） GRA是一种常染色体显性遗传病，临床上与原发性醛固酮增多症相似。病因为第8号染色体上相邻的两个基因11-羟化酶基因（*CYP11B1*）的5'端调节序列和醛固酮合成酶基因（*CYP11B2*）的编码序列融合形成杂合基因。该杂合基因产物具有醛固酮合成酶活性，但基因表达受ACTH而不受Ang II调控。主要表现为高醛固酮、低肾素和盐敏感性高血压。

2. Liddle综合征 也是一种常染色体显性遗传

病，十分罕见。病因为肾脏上皮钠通道（epithelial sodium channel，ENaC，Chr16p13-p12）β或γ亚单位基因突变，其结果ENaC不能失活而导致ENaC数量增多，肾远曲小管对水、钠重吸收增强。单链构象多态性（single strand conformation polymorphism，SSCP）分析显示Liddel综合征的*ENaC*基因β亚单位存在突变，C碱基插入到密码子593和595之间（T594M），导致编码框错位，使编码蛋白缺失34个氨基酸，导致其活性升高。临床上表现为高血压、低血钾、低血浆肾素活性（PRA）和低醛固酮分泌率，属盐敏感高血压。氨苯蝶啶治疗和低钠饮食能有效降低血压。

3．表征性盐皮质激素增多症（apparent mineralocorticoid excess，AME） AME是由于11β-HSD Ⅱ（11β-hydroxysteroid dehydrogenase Ⅱ，Chr16q22.1）基因突变，使11β-HSD Ⅱ活性及其mRNA水平明显减低，体内积聚大量的皮质醇，激活盐皮质激素受体，引起低肾素、低醛固酮和盐敏感性高血压。

4．类固醇11β-羟化酶缺乏症 也是一种常染色体显性遗传病。正常情况下11β-羟化酶能将皮质醇转变为皮质酮，而皮质酮不能与盐皮质激素受体结合，因此，该酶可阻止血中过高浓度的皮质醇激活非选择性的盐皮质激素受体。基因突变导致11β-羟化酶缺乏，继而激活盐皮质激素受体。

由于盐敏感性高血压受多个基因和环境因素的共同调控（基因－环境作用），近年来采用候选基因策略，通过GWAS研究还发现多个基因遗传变异与血压的盐敏感性存在关联。这些基因主要集中在以下几个方面：①肾脏钠、钾代谢相关的离子通道和载体，如ENaC、CLC-K氯离子通道、钠/钙交换体、WNK缺乏赖氨酸蛋白激酶1、血清和糖皮质激素诱导蛋白激酶1；②RAAS系统相关基因，如AngⅠ/Ⅱ、Ang受体、细胞色素P450家族成员11B1和11B2等；③内皮系统相关基因，如ET-1和eNOS3等；④SNS相关基因，如β2肾上腺素受体和G蛋白偶联受体激酶4等；⑤其他基因如APELIN-APJ系统（Apelin受体）、激肽释放酶－激肽系统（激肽释放酶1）、多巴胺能系统（多巴胺受体、G蛋白偶联受体激酶4）等。由于研究人群不同造成的种族差异及遗传异质性，实验和统计方法差异和样本量偏小等，对上述遗传变异位点与盐敏感性的关联结果的报道并不一致。目前尚缺乏与人盐敏感性高血压直接相关的致病基因证据。后期应扩大样本量对已有结果进行重复验证，并对人群流行病学研究中报道的阳性位点进行功能学研究，进而识别与盐敏感性相关的因果变异。此外，还可通过大规模测序研究以识别功能性遗传变异，并确定与盐敏感性相关的因果遗传变异。

六、诊断

盐敏感性的诊断对于临床、人群防治和科学研究都有重要意义。迄今，有关盐敏感性的判定方法和标准有很大的差异。下面介绍应用最多的急性盐负荷试验（Weinberger法）和慢性盐负荷试验(Weir法)。

（一）急性盐负荷试验

急性盐负荷法于1977年由Luft等首先报道，之后Weinberger等在此基础上进行了改进，故称为Weinberger法，具体方法如下。

第一天盐水负荷期：随意饮食下，晨起8：00测量血压3次，随后开始静脉滴注生理盐水2000ml（滴速500ml/h）；12：00盐水滴完时，再次测量血压3次，并收集8：00～12：00全部尿液，作为盐水负荷期排钠量及尿量计算之用，血压取MABP。

第二天消减钠量期：全天低钠饮食（钠量10mmol），于10：00、14：00、18：00分别口服呋塞米40mg，收集期间尿液，测量10：00及18：00血压各3次，计算MABP。

近年来，我们将Weinberger急性盐负荷试验方法进行了改良，时间缩减为1天。即晨起8：00测量血压3次，随后开始静脉滴注生理盐水2000ml（滴速500ml/h）；12：00盐水滴完时，测量血压3次，并收集8：00～12：00全部尿液，作为盐水负荷期排钠量及尿量计算之用，血压取MABP。然后口服40mg呋塞米片，观察2小时，收集期间尿液，作为速尿缩容期排钠量及尿量计算之用，测量2小时末血压3次，计算MABP。

急性试验时盐敏感者的判定标准：盐负荷末MABP较试验前升高≥5mmHg，或消减钠量期末MABP下降≥10mmHg为盐敏感者；若盐负荷及/或消减钠量期末MABP升高和/或降低＜5mmHg，为盐不敏感者；若消减钠量期末MABP下降＜10mmHg，但＞5mmHg，则称为不确定型盐敏感者（indeterminate salt sensitivity）或中间型。

（二）慢性盐负荷试验

慢性盐负荷干预方法差异较大，目前最为广大学者接受的是Weir法，该试验分四期，即导入期（placebo run-in）：4周，受试者停用降压药物，随意饮食。高盐期（high salt diet）：2周，受试者每日饮食中含Na^+200mmol。洗脱期（wash out）：1周，随意饮食。低盐期（low salt diet）：2周，受试者每日饮食中含Na^+40mmol。

慢性盐负荷试验的判断标准：受试者MABP从高盐→低盐，或低盐→高盐时增加或下降≥3mmHg即判定为盐敏感者；MABP改变不足此标准则判定为盐不敏感者。

近期实施的国际多中心Gensalt研究显示，慢性盐负荷试验分三个阶段：基线期（3天，自主随意饮食），低盐期（7天，每天共3g盐，相当于51.3mmol钠），高盐期（7天，每天18g盐，相当于307.7mmol钠）。盐敏感性判定标准，以（高盐期MABP-低盐期MABP/低盐期MABP≥5%为盐敏感者，＜5%为盐不敏感者。

有关人群盐敏感性确定方法的报道较多，尚无统一、规范的检测方法和判断标准。尽管如此，各家盐敏感者的检出率却差异不大，不同方法之间在确定盐敏感性方面存在较好的一致性，且重复性良好。慢性盐负荷干预时间较长，受试者依从性较差，且需停用治疗药物，故本实验室对一组健康志愿者及原发性高血压患者进行了急、慢性盐负荷试验的对比观察，结果显示两者检出率接近，即较为方便的急性试验可替代慢性试验，为临床研究盐敏感性高血压提供了诊断标准。

（三）盐敏感检测的应用

盐敏感性受人群、种族和社会环境因素等影响，故在不同人群中检出率不同。在黑种人人群、高龄人群及高血压患者中检出率较高。总体上，盐敏感者在血压正常人群中的检出率从15%到42%不等，在高血压人群为28%到74%。白种人青少年中盐敏感者占18.4%，而非洲裔美国人为37.3%。大型国际多中心流行病学调查项目GenSalt研究对中国6省份的近2000名农村受试者进行慢性盐负荷试验，发现人群中有高达39%为盐敏感者，且女性（特别是45岁以上）盐敏感者多于男性。在陕西“少年儿童高血压研究队列”中，应用急性盐负荷法对其中的310名儿童进行盐敏感性测定，发现检出率为19%～24%，而高血压家族史阳性青少年中约40%为盐敏感者。对该队列进行18年随访，结果显示，盐敏感组18年后收缩压、舒张压水平及高血压患病率均显著大于盐不敏感组，提示盐敏感性是中国人群高血压发病的易患因素之一。

七、治疗

（一）限盐

中国人群食盐摄入量普遍偏高，长期、甚至终生限盐是防治盐敏感高血压最重要和最有效的措施。一般而言，家庭食品烹饪、食品加工环节是限盐的关键环节。首先应尽力减少烹饪时的用盐量及上述含钠高的佐料，尽可能多食用新鲜蔬菜，减少咸肉、咸鱼、咸菜等传统的腌制品，少食市场上含盐量高的加工食品，推动低钠盐使用等。中国及世界主要高血压指南有关盐摄入量的建议见表3-1-21。

表3-1-21 中国及世界主要高血压指南有关盐摄入量的建议

指南（年）	目标人群	推荐目标（盐，g/d）
中国高血压防治指南（2018）	高血压患者	低于6
WHO（2013）	成人	低于5
美国膳食指南（2020—2025）	成人	低于6
	盐敏感人群（非洲裔美国人、高血压、糖尿病、慢性肾脏病、＞51岁）	低于3.8
ESH-ESC（2018）	高血压患者	低于5

此外，增加钾的摄入有助于促进体内钠的排泄，阻止盐介导的血压升高，对盐敏感高血压有重要意义。尤其中国人群钾的摄入量偏低，积极增加钾的摄入，提高饮食钾/钠比例是限盐之外高血压防治的另一重要策略。

（二）药物治疗选择

基于中国人群普遍存在盐摄入量过多，高血压患者中近60%为盐敏感者，且这类高血压多数血浆肾素偏低，为容量依赖型。因此，中国高血压人群的降压治疗，尤其在无明显并发症的患者中应以利尿药或钙通道阻滞剂为最佳选择。

1. 钙通道阻滞剂 研究证明，盐敏感性高血压患者存在细胞内钠、钙及镁的代谢异常，应用CCB有助于对抗钙盐介导的细胞内离子改变和升压反应；另外，CCB增加肾血流量和肾小球滤过率，降低肾血管阻力，产生排钠、利尿作用。因此，CCB对盐敏感性高血压具有良好降压效果。国际高血压指南多将盐敏感性高血压作为CCB的首选适应证。我们的研究发现，盐敏感性高血压患者容易较早地发生肾损害，尿微量白蛋白排泄量增加；而给予CCB氨氯地平干预治疗，在降低血压的同时，能有效减少尿微量白蛋白，具有保护肾脏的作用。

2. 利尿药 利尿药的利钠缩容机制特别适用于盐敏感性高血压的控制，效果明显。国际黑人高血压学会2010年发表的黑种人高血压诊疗意见中推荐利尿药和CCB作为首选药物，尤其针对高盐摄入和盐敏感高血压患者。小剂量利尿药作为在高盐摄入-盐敏感性高血压人群中证据最多、效果最确切的药物，应得到广泛使用。尽管利尿药在高血压治疗中的地位总是受到争议，但因其降压效果好，作用稳定，价格低廉，一直是世界各国高血压指南推荐的一线用药。

3. RAAS阻断剂 高盐、盐敏感性高血压患者多数血浆肾素偏低，单一使用RAAS阻断剂在这类高血压患者中疗效有限。但高盐摄入可增加组织中RAAS的激活，血管紧张素Ⅱ水平升高。后者介导血管壁炎症和氧化应激，促进内皮功能障碍，加重血压升高并导致靶器官损害。在心脏可引起心肌肥厚、纤维化，心肌组织重构；在血管可使血管壁增生、增厚；在肾脏可使肾组织增生、肾小球内压力增高。此外，组织血管紧张素Ⅱ还参与中枢血压调控及脂肪组织的一些异常代谢。因此，充分阻断组织中RAAS活性在降低盐敏感性高血压及其靶器官保护治疗中具有重要意义。

综上所述，对高盐、盐敏感性高血压最合理有效的治疗是利尿药或CCB与RAAS阻断剂的联合使用。这一联合不仅增强降压疗效，有效保护靶器官，且可抵消或减轻各自的不良反应。目前，世界上大多数高血压指南都将利尿药或CCB与RAAS阻断剂的联合列为优选联合方案。摄盐量较多或盐敏感性高血压患者、高血压伴容量负荷增加患者、老年或单纯收缩期高血压患者、高血压合并糖尿病患者、高血压合并肥胖患者、难治性高血压患者均为这一联合用药的受益人群。

（牟建军）

第十二节 心率与高血压

心率（heart rate）是用于描述心动周期频率或每分钟心跳次数的术语。心率的正常范围目前定义为60～100次/分。一般情况下心率和脉率

（pulse rate）相等同，在心房颤动或心房扑动患者出现心率大于脉率，称为脉搏短绌现象或缺脉。每一心动周期由位于窦房结的心电活动开始、动作电位通过心脏的传导系统偶联于心脏的肌肉组织使其产生收缩和舒张的机械运动，从而使血液不断地循环于机体的器官和组织。心率不仅反映心血管系统的生理与病理状态，而且还可以作为判断自主神经（交感神经和副交感神经/迷走神经）系统活动、某些激素分泌状态和代谢速率的指标。短期的心率变化可以在某种程度上调节心输出量和血流动力学，而长期的心率快慢则与机体的健康和疾病密切相关。多种因素会影响心率，包括但不限于身体生理与病理状态，其中有激素与内分泌的平衡、心理与情绪、饮食、药物、遗传和环境等，还有它们之间的相互作用。事实上，通过脉搏判定心脏是否跳动，很可能是人类早期学会用来区分生存与死亡的生命迹象之一。即使在现代医学中，体温、心率、呼吸和血压（blood pressure，BP）仍然代表着最为重要的生命体征。除此之外，人们对心率的重要性在近数十年又有了越来越多的认识，因为最近的研究发现心率具有独特的预后价值，主要表现是哺乳动物（包括人）的静息心率（resting heart rate，RHR）或基础心率的快慢与寿命呈现负相关或反相关的关系。

本节将探讨心率与心血管疾病的危险因子之一——高血压（high blood pressure 或 hypertension）的关系，以及心率与寿命和死亡风险之间关系的潜在机制。

一、心率和心血管疾病

平均心率与寿命之间的负相关在人类中有相当多的研究报道。流行病学研究表明，较高的心率与心血管疾病的死亡率或心源性猝死密切相关，学者就此已有一定的科学共识。在最近关于运动和猝死的研究中发现，静息时的心率与全因的死亡率，以及心肌梗死的猝死呈正相关。在分层研究中，即使静息心率相差15次/分，也几乎使全因的死亡风险增加1倍，而因心脏病发作而导致猝死的风险则增加3倍以上。尽管心率只是影响心血管健康和预期寿命的诸多独立危险因素之一，部分学者已经认为“心率对死亡率的预测能力高于胆固醇或血压”，并建议将较高的心率作为独立的危险因素进行识别和管理。

具体情况是，更快的心率与高血压、动脉粥样硬化、冠心病（包括心绞痛、心肌梗死）的发展和心力衰竭及猝死有关，所有这些都会导致更高的心血管疾病发病率和死亡率。在普通人群中，心率处于90～100次/分的，其总死亡率比心率小于60次/分的高3倍，而这一差别明显归因于心血管死亡率的增加。在冠状动脉外科手术注册研究（Coronary Artery surgical Study，CASS）中，对总共24 913名疑似或确诊的冠心病患者进行了15年的随访，基线时静息心率≥83次/分的患者发生全因死亡的风险和心血管死亡的风险明显高于静息心率＜62次/分的患者。在其他状况类似和可比的情况下，入院时心率过快的急性心肌梗死患者，其在ICU的死亡率和住院期间的死亡率都高于入院时心率较低的患者。下面还要继续讨论在有高血压和其他心血管危险因素的患者中，较高的心率会导致心血管系统的病理进程进一步加剧和恶化。

在中国进行的一项代谢综合征（metabolic syndrome）与静息心率关系的队列随访研究中纳入了89 860例参与者。诊断代谢综合征的标准为当参与者出现以下至少三种情况：高血压，腹部肥胖，高密度脂蛋白胆固醇低、甘油三酯高或空腹血糖超过正常。静息心率源自心电图记录，并且根据静息心率对受试者进行分层。之后，对一些基线时没有代谢综合征的参与者进行了为期4年的随访。在基线时有23 150例参与者（25.76%）患有代谢综合征。代谢综合征的发病率与静息心率和代谢综合征之间存在正相关。在校正了年龄、性别、教育程度、吸烟、饮酒、体育锻炼、身高、体重指数、高血压、糖尿病、高脂血症、炎症生物标志物和肾功能等相关变量后，心率为95～104次/分的受试者同心率为55～64次/分的受试者相比，患有代谢综合征风险的比值比（odd ratio，OR）为1.49（95%*CI*为1.32～1.69）。尤为重要的是，该研究对无代谢综合征的43 725l例受试者进行了长期随访，发现较高的静息心率可以预测未来患代谢综合征发生的风险。经过对上述所有同样的变量进行校正后，心率为95～104次/分的受试者同心率为55～64次/分的受试者相比，在4年后发展为代谢综合征的风险的比值比为1.41。就此而言，较快的心率是血压升高的前兆，也是未来患代谢综合征的前兆。用心率作为一个指标来判定心血管系统和代谢系统的健康状况，以及预测未来心血管和代谢疾病的发生发展有着重要的流行病学意义和临床实用价值。因此，在制定心血管疾病的人群预防与管理战略时，应针对包括心率在内的所有可改变的（modifiable）心血管风险因素。

二、心率与血压及高血压预后的有关问题

（一）静息心率较快者其血压水平较高，并且患高血压的风险增加

对89 860例普通人群按静息心率以10次/分进行分组后发现，收缩压和舒张压水平均随着静息心率的加快而增加。高血压的患病率也随着静息心率的加快而增加：在静息心率最低的45～54次/分的人群高血压的患病率是32.3%，而在静息心率最高的95～104次/分人群高血压的患病率则高达57.9%（表3-1-22）。来自法国的研究则表明未经治疗的高血压患者同血压正常的人相比，心率大约快6次/分。

在HARVEST研究结果中，有超过15%的年轻高血压病人基线静息心率≥85次/分，有超过27%的年轻高血压病人基线静息心率≥80次/分。在意大利进行的Tensiopulse研究纳入了38 145例患者，30%的高血压患者的静息心率≥80次/分。法国的研究中，在未经治疗的高血压男性患者中，有21.3%的人的心率≥85次/分，而在血压正常的男性中只有4.0%；在未经治疗的高血压女性患者中，这些百分比分别为23.6%和7.6%。这些资料提示血压水平随静息心率水平的增加而增加，静息心率较快的群体更易发高血压。

（二）静息心率与高血压人群预后的关系

1. 高血压前期人群与心率的关系 在社区动脉粥样硬化风险（atherosclerosis risk in communities，ARIC）的研究中，对3275例45～64岁高血压前期（或正常上限血压）人群进行了10年随访。该研究将该人群按心率<60次/分、60～69次/分、70～79次/分 和 ≥80次/分分成4组。结果发现，当对年龄、种族、性别、糖尿病、锻炼及血脂等因素校正后，心率位于70～79次/分的高血压前期人群的全因死亡（all cause mortality）危险性是心率在60～69次/分的1.08倍，而心率≥80次/分的高血压前期人群的全因死亡危险性则是心率在60～69次/分的1.47倍（图3-1-5）。

表3-1-22 普通人群静息心率加快伴血压水平升高与高血压发病率的关系

项目	静息心率范围（次/分）					
	45～54	55～64	65～74	75～84	85～94	95～104
受试者人数（例）	1269	13073	37381	28043	7457	2637
平均静息心率（次/分）	51	60	69	78	88	98
收缩压（mmHg）	126	127	129	132	135	138
舒张压（mmHg）	78	80	83	85	86	87
高血压发病率［%（例）］	32.3（410）	34.6（4520）	40.8（15 250）	45.6（12 800）	50.9（3792）	57.9（1528）

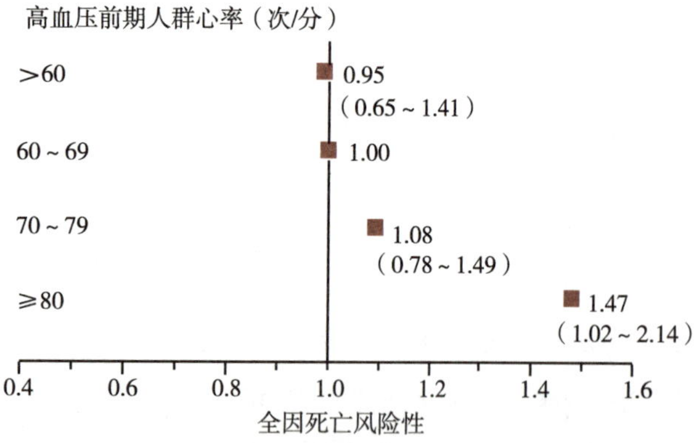

图3-1-5 高血压前期人群的全因死亡风险随心率增加而增加

2．普通高血压人群与心率的关系 来自Framingham Study的研究阐述了心率与高血压患者的预后关系。这一研究对4530例35～74岁高血压患者进行了长达36年的随访。这些高血压患者按心率分为5组：心率小于65次/分、65～74次/分、75～84次/分和大于84次/分。在36年的随访中最重要的发现之一，是与心率小于65次/分的患者相比，心率大于84次/分患者的冠心病（coronary heart disease，CHD）死亡率、心血管疾病（cardiovascular disease，CVD）死亡率和全因死亡率几乎成倍增加。表3-1-23显示了高血压患者心率与死亡率的关系。如果心率每分钟增加40次，对心率在60次/分与100次/分进行比较，在校正年龄和收缩压之后的全因死亡率风险大幅增加，同时心血管疾病死亡率、冠心病死亡率及猝死的风险均相应增加。在此基础上，若继续校正血清胆固醇、吸烟、葡萄糖耐量异常和左心室肥大诸相关因素后这一趋势保持不变。相对于同样水平的心率增加，这些风险在男性略大于女性。对于除心血管系统或肿瘤以外的其他死亡原因，心率也有不可低估的影响。总之，心率过快不只提示已有早期心血管等系统或器官的病理生理学改变或疾病的存在，而且是未来高血压患者心血管死亡增加的独立危险因素。

3．老年高血压人群心率与死亡风险的关系 欧洲收缩期高血压试验（the Systolic Hypertension in Europe，Syst-Eur）对患有单纯收缩期高血压的老年受试者观察了心率与总死亡风险、心血管死亡风险和非心血管死亡风险之间的关系。在2293例服用安慰剂作为对照组的男性和女性中，基线心率的升高与总死亡率、心血管疾病和非心血管疾病的死亡风险呈正相关。在第4年时，心率高于79次/分的受试者的全因死亡率是心率低于或等于79次/分的受试者的1.89倍，心血管疾病死亡风险则高达1.60倍。

表3-1-23 高血压患者的心率与预后的关系

男性	比值比（OR）*	比值比（OR）**
全因死亡率	2.18	1.98
心血管疾病	1.68	1.48
冠心病	1.8	1.53
猝死	1.93	1.6
癌症	1.83	1.88
其他	3.91	3.39
女性		
全因死亡率	2.14	1.87
心血管疾病	1.7	1.37
冠心病	1.59	1.19
猝死	1.37	1.04
癌症	2.05	1.98
其他	3.23	2.87

注：*.在校正年龄和收缩压后；**.在校正年龄和收缩压之后，又校正血清胆固醇、吸烟、葡萄糖耐量异常和左心室肥大。

（三）静息心率与高血压治疗的临床结果间的关系

上述报道主要反映未经治疗的高血压患者静息心率与预后有可以明确和不容忽略的关系。静息心率与高血压治疗的临床结果（clinical outcome）间的关系也同样重要。

在国际维拉帕米缓释/群多普利研究（International Verapamil-SR/trandolapril Study，INVEST）中，接受维拉帕米或阿替洛尔治疗的伴有高血压的冠心病患者的静息心率每升高5次/分可使不良预后的风险（包括全因死亡、非致命性心肌梗死或非致命性卒中）增加6%。必须提及的是在这一特定人群中，当静息心率小于59次/分的情况下，上述线性相关关系不再存在。在LIFE研究中高血压伴有左心室肥大的9190例患者接受了以氯沙坦（losartan）或阿替洛尔（atenolol）为基础的降压治疗，在平均随访的4.8年中，心率每升高10次/分可导致心血管死亡风险增加25%，全因死亡率增加27%。在随访期间持续存在或出现≥84次/分的心率可使心血管死亡风险增加89%，全因死亡率的增加则高达97%。

在抗高血压治疗中还应关注的是，治疗开始时的心率与治疗期间的心率存在相互作用。在格拉斯哥血压诊所研究中（Glasgow Blood Pressure Clinic），根据患者的基线心率和治疗期间随访时的心率按80次/分的阈值分组，分为持续较高（高-高）组和持续较低（低-低）组，或随时间推移由低到高（低-高）组和由高到低（高-低）组，共4组，并根据年龄、性别、体重指数、吸烟、心率控制药物（rate-limiting therapy）、收缩压和血清胆固醇等因素进行校正。对应每1次/分的心率增加或减少，死亡风险都会增加或减少1%。全因事件的最高风险见于在随访结束时心率增加5次/分或更高的患者（OR为1.51，95%*CI*为1.03～2.20，*P*=0.035）。与心率持续较低（低-低）组相比，心率持续升高组（高-高）的高血压患者的全因和心血管死亡的风险增加高达78%。治疗终点时心率在81～90次/分的患者有更高的全因死亡率，而心率位于61～70次/分的患者则全因死亡风险相对最低。

一些用于高血压治疗的药物可以因其降低血压作用而导致反射性交感神经系统（sympathetic nervous system）的兴奋，并伴有心率增快。主要由主动脉弓和颈动脉窦的压力感受器因血压下降所介导。交感神经系统的兴奋在高血压的发生与发展过程中起着非常重要的作用，但也常常被忽视。反射性的交感神经兴奋是临床医生在治疗高血压和对其他心血管疾病进行降压治疗方面应着重关注的问题之一。

目前在一般的高血压治疗中，和许多心血管领域的研究一样还尚未把心率作为一个风险因素进行有目的性的控制。特别是使用传统的有控制心率作用的降压药物的临床试验，如盎格鲁-斯堪的纳维亚心脏结局试验-降压分支（Anglo-Scandinavian Cardiac Outcomes Trial-Blood Pressure Lowering Arm，ASCOT-BPLA）研究也未能提供这类药物能够更多地降低单纯高血压（或无其他心血管并发症）患者临床终点事件的证据。理论上，早期的传统的有控制心率作用的降压药物可能由于一些副作用，例如，产生胰岛素抗性和升高血糖，而抵消了其降低心率作用带来的潜在益处。因此，新一代控制心率药物，并且和其他高血压治疗药物的配伍使用很有可能为未来新的临床试验提供了一定的参考方向。

三、心率与高血压和心血管疾病关系的分子机制

在动物实验中，发现通过心电起搏的心率增加可以使大动脉的顺应性逐渐减少和可舒张性明显下降，从而导致动脉血管发生硬化。在分子水平上，心率升高10%～20%，在与血压或交感神经活动无关的情况下，可显著提高心脏烟酰胺腺嘌呤二核苷酸磷酸（nicotinamide adenine dinucleotide phosphate，NADPH）氧化酶活性和超氧化物（superoxide或reactive oxygen species，ROS）的生成水平，并激活促分裂原活化蛋白激酶（mitogen-activated protein kinases，MAPK）等一系列生化改变，所有这些活性物质都对心脏的生理功能造成进一步损伤，并导致心脏肥大和纤维化。在用心脏起搏器控制犬的心率研究中发现，除有机械因素参与之外，ROS的大量增加被认为是心率快速增加后心脏收缩功能迅速下降或早期急性心力衰竭的最重要原因之一。先前的研究表明，ROS在细胞线粒体中的生成速率在衰老过程和寿命中起着重要作用。线粒体ROS的过量生成及随后对线粒体DNA

和端粒酶等蛋白质（telomeras）的氧化损伤会通过细胞凋亡（poptosis）等机制而缩短寿命。

除了增加ROS或活性氧的生成之外，较高心率还被发现与亚临床炎症因子如白介素-6（IL-6）、肿瘤坏死因子α（TNF-α）和高灵敏度C反应蛋白（hsCRP）的升高有关。这些炎性因子参与心血管的病理生理过程，同时，这些炎症细胞因子也可以有一定的增加心率的作用。

从血流动力学的角度来看，与比较快的心率相比，相对较慢的心率可降低心肌耗氧量，同时改善和提高心室的机械工作效率。在许多心血管疾病（包括心力衰竭）的进程中，由于交感神经系统和中枢肾素血管紧张素系统（renin-angiotensin system）的激活和中枢一氧化氮（nitric oxide，NO）的抑制，心率实际上会较快，而高血压也容常易伴有左心室肥大和收缩期功能不全。因此，降低心率也是改善心功能不全的治疗措施之一，而左心室肥大和心脏收缩期功能不全是高血压的常见的器官损伤。

四、生活方式对心率的影响

综上所述，快速静息心率是一个预测高血压患者心血管及全因死亡率比较清晰和肯定的因素。静息心率测定相对简单可靠，对心血管疾病和高血压的预后有较高诊断价值。应指出的是，以降低高血压患者的心率为目标的临床试验目前尚未有系统的组织和进行。对于心率偏高的患者是否应得到相应强化的治疗亦无比较权威的意见或指南。一般来讲，生活方式调整，如避免过度的精神压力、增加体力锻炼、控制热量摄入、控制体重、增加某些鱼类和藻类产品的食用（含有omega-3多不饱和脂肪酸DHA和EPA）等可能是心率控制比较实用的非药物干预方法，而且还可以带来其他的健康益处。这种生活方式的改变也非常适用于一般普通人群。在临床实践中，则推荐对于伴随心率过快的高血压患者使用可降低心率的降压药物，包括非二氢吡啶类钙通道阻滞剂、新一代的β受体阻滞剂和起搏电流抑制剂（又称funny current inhibitor或 I_f inhibitor）等药物。在所有的心血管疾病患者中，心率都应当在初诊和随访中被详细地监测和记录。医护人员和患者本人还应注意在服用降压药物后出现的反射性心动过速。

心率是一个独立的心血管死亡率及全因死亡率的危险因子，并受交感和迷走神经、激素与代谢、环境与情绪、营养与药物、体力活动与遗传等诸多因素影响，同时受制于这些因素之间的交互作用。未来在这个领域中可以期待会有更深入、更系统的研究，包括对伴有快速静息心率的高血压患者预防和治疗等方面的探索。探讨并且重新设定心率的正常范围是另一个重要的学术前沿，尤其是否应该定义正常上限。最后，以促进人类健康和延长人类寿命为目的，在普通人群中改变生活行为方式，并且在此基础上对某些特定的群体利用特定药物或医疗仪器进行干预，从而达到降低和控制静息心率应该有着非常重要的医学和社会意义。

（张卫国）

第十三节 低血压与低血压晕厥

一、低血压

低血压（hypotension）是指血压低于正常水平，目前尚无确切的数值规定，一般来说，当成人上肢动脉血压低于90/60mmHg时可称为低血压或低血压状态。

（一）病因及分类

一般将低血压状态分为生理性和病理性两类。生理性低血压指一部分健康人群，其血压测值已达到低血压标准，但无任何自觉症状，经长期随访，除血压偏低外，人体各系统无明显缺血和缺氧等异常，亦不影响寿命。病理性低血压又称低血压病，除有低血压外，常伴有不同程度的临床症状，以及某些疾病。一般可按病因分为以下4类。

1．心源性

（1）心肌病变：心肌炎、心肌梗死、心肌病（包括缺血性心肌病、扩张型心肌病、肥厚型心肌病、心肌淀粉样变性等）。

（2）心包病变：缩窄性心包炎、慢性心包积液。

（3）瓣膜病变：主动脉瓣狭窄。

（4）心律失常：快速性心律失常、心动过缓，房室传导阻滞等。

（5）其他：心脏占位（心房黏液瘤）、肺动脉高压等。

2．血管扩张性

（1）药物：硝酸盐类、降压药、酒精、麻醉剂。

（2）热环境。

（3）高缓激肽血症。

（4）严重感染（败血症）、严重过敏反应、中毒。

（5）广泛的静脉曲张。

3．低血容量性

（1）有效循环不足：出血、严重烧伤、血液透析。

（2）内分泌性疾病：肾上腺皮质功能不全（艾迪生病）、糖尿病、甲状腺功能减退症。

（3）脱水：过度限盐、呕吐、严重腹泻、过度使用利尿药、剧烈活动后。

（4）营养缺乏：缺乏维生素B_{12}和叶酸。

4．直立性低血压 直立性低血压（orthostatic hypotension，OH）是一种常见的心血管功能紊乱，合并或不合并潜在的神经系统退行性变，传统定义为由卧位转为站立位3分钟内收缩压至少下降20mmHg和/或舒张压至少下降10mmHg。除了经典型OH（站立30秒至3分钟）以外，OH还包括两类：早发型（站立15秒内）和延迟型（站立3分钟后）。

引起OH的原因很多，分述如下。

（1）原发性自主神经障碍：单纯性自主神经障碍（Bradbury-Eggleston综合征）、多系统萎缩（Shy-Drager综合征）、帕金森病伴自主神经障碍。

（2）继发性神经性因素：①衰老；②癌转移性自主神经病；③脑中枢损害：多发性硬化、Wernicke脑病、血管损害或肿瘤侵犯下丘脑和中脑；④脊髓损害：脊髓炎、脊髓空洞症；⑤多巴胺β-羟化酶（DBH）缺陷；⑥家族性高缓激肽症；⑦内科疾病：自身免疫性疾病、糖尿病、肾衰竭、淀粉样变、酒精中毒、长期高血压、病窦综合征、房室传导阻滞、肺动脉高压等；⑧神经系统感染：人类免疫缺陷病毒（HIV）感染、梅毒；⑨代谢性疾病：维生素B_{12}缺乏、卟啉病、Fabry病。

（3）药物因素：①利尿药；②血管扩张剂：α受体阻滞剂、钙通道阻滞剂、肼屈嗪、血管紧张素转换酶抑制剂、血管紧张素受体阻滞剂；③肾上腺素能神经元阻滞剂：胍乙啶；④神经节阻滞剂：六甲双胺、美卡拉明；⑤精神药物：抗抑郁药、镇静剂、抗精神病药；⑥抗帕金森病药；⑦中枢作用降压药：甲基多巴、可乐定。

5．餐后低血压（postprandial hypotension，PPH） 是与进餐相关的血压下降，且症状不典型，其定义如下（满足任意一条即可诊断为PPH）：①相比于进餐前血压，进餐后的120分钟内收缩压下降幅度超过20mmHg或者更多；②进餐后收缩压下降至90mmHg或以下，而进餐前在100mmHg及以上；③进餐后血压下降虽未达到上述标准，但超过大脑调节能力而出现心脑缺血症状，如晕厥、跌倒、头晕、心绞痛、卒中、视力障碍等。

引起PPH的原因很多，分述如下。

（1）人口学因素：①高龄；②低体重。

（2）药物因素：①心血管药物：利尿药、钙通道阻滞剂、硝酸盐、ACEI/ARB、地高辛；②抗帕金森病药物：左旋多巴、苄丝肼等精神药物；③同时服用多种药物。

（3）饮食因素：①膳食组分，高碳水饮食；②食物温度，热饮；③餐量，大量进食高热量食物。

（4）合并症因素：①高血压；②糖尿病；③帕金森病；④慢性肾脏病行血液透析；⑤多系统萎缩；⑤阿尔茨海默病。

（二）发病机制

动脉血压主要依靠心输出量（CO）和总外周血管阻力（TPR）的调节，以简单的公式表示为

平均动脉压（MAP）＝心输出量×总外周血管阻力

凡是能直接或间接导致心输出量和/或外周阻力降低者均可引起血压降低。

1．心输出量降低 心输出量取决于每搏输出量和心率，因此，当有心肌损害致心肌收缩降低、心肌结构异常致心室充盈和射血障碍、心律失常使心室充盈下降、心率过缓及静脉回心血量减少时，均可导致心输出量降低，引起低血压。

2．血管扩张 可使外周血管阻力下降，从而降低血压。药物中的血管扩张剂（硝普钠）、降压药中的α受体阻滞剂、钙通道阻滞剂、血管紧张素转换酶抑制剂等，通过直接或间接扩血管作用，使血压下降；当此类药物过量或机体对上述药物敏感性较高时，易出现低血压现象；缓激肽会刺激内皮细胞释放一氧化氮和前列腺素类物质，导致血管扩张；严重感染、中毒、过敏等情况下，由细菌毒素破坏细胞或过敏反应所产生的生物活性物质，如组胺、5-羟色胺、激肽、前列腺素等使小血管平滑肌麻痹或血管扩张。小血管扩张后，血管床容积扩大，血液淤滞，有效循环血量相对不足，心室充盈下降，进一步使心输出量下降。

3．低血容量 大量出血、失水、烧伤或外伤时血容量减少。血液透析时若组织间隙的液体无法及时代偿性充盈血管，有效循环血容量减少可导致有效血容量不足。一些内分泌疾病如艾迪生病致醛固酮分泌不足，使机体出现钠缺乏、脱水；甲状腺功能减退时甲状腺激素缺乏，出现黏液性水肿；糖尿病致血管弹性下降等均可导致低血压。此外过度使用利尿药、过度限盐、呕吐、腹泻、剧烈活动等均可导致水和电解质紊乱、脱水、低钠血症，使血容量更少。

4．直立性低血压 正常人从仰卧位转为站立位时，重力作用血液从胸部转移300～800ml至腹部和四肢，而导致中央静脉血容量迅速降低和随后的心室前负荷、每搏量及平均动脉压力的降低，机体为维持灌注压保障重要器官血供，交感神经系统将迅速激活，颈动脉窦和主动脉弓的压力感受器受到刺激，发送到血管运动中枢的抑制性冲动的频率和速度减少，反射性地使肾上腺能交感神经兴奋性升高，从而维持血压稳定。此外，人体还通过激素如肾素–血管紧张素–醛固酮等，使全身血管收缩，以及局部血管内皮素的收缩作用，维持血压稳定。

由于上述机制，正常人直立位除了最初的血压一过性下降，并不会导致血压大幅变化，不同年龄的正常人由卧位或坐位起立后的正常反应，包括收缩压短暂下降（10～15mmHg），舒张压略有上升（5～10mmHg）和代偿性心动过速（最高达10～15次/分）。而OH患者血液存于内脏和下肢循环过多，人体由卧位或坐位起立时，身体下部受重心力作用，压力负荷增大，静脉回心血量下降，导致心输出量减少，血压下降，尤其是收缩压异常降低，无法满足脑血管血流供应，因此出现晕厥或近似晕厥的症状。当自主神经功能衰竭（ANF）时，交感神经反射通路受损，传出通路受阻，导致血管收缩障碍，由卧位或坐位起立时，血压降低后不能引发上述反射，外周血管不收缩，心率不上升，则血压进一步降低。

人们发现有OH的患者，立位时的血浆去甲肾上腺素分泌无增加或增加较少，类似多巴胺β羟化酶缺陷者，则几乎不能测得儿茶酚胺。OH患者，在体位变化时，心脏的反应并没有受损，心输出量下降也同正常人相似，主要的不同是缺乏神经介导的血管收缩，尤其是大血管床，如供应骨骼肌和内脏的血管的收缩，因此回心血量减少。

影响OH的因素很多，包括体位变化的速度，长期卧床，热的环境，如热水澡、中央热空调、饮

酒、剧烈运动、增加胸腹腔压力的活动（如排便、咳嗽等）。OH在清晨起床后加重，而向前弯腰，两腿交叉，下蹲等动作则减轻症状。

OH的患病率因不同年龄及并发症而有所不同，有报道为9%～34%，其中老年人居多，可能与老年人中高血压患者较多和自动调节的功能减退有关。对OH患病率有影响的并发症多为神经退行性病变，如帕金森病、糖尿病。对高血压亦有较大影响。长期高血压会减少动脉血管壁的顺应性，加上动脉粥样硬化，使压力感受器的反应性降低，因而易发生OH。

5．餐后低血压 消化道是人体最大的储血器官，正常人群在进餐后，迷走神经兴奋会出现门静脉和肠系膜上动脉血流量增加，并且食物中的葡萄糖可刺激胰岛素释放及一系列胃肠激素的分泌，如血管活性肠肽、P物质等，使内脏血流量增加。这些生理改变会引起外周血管阻力下降和血流量减少，从而导致其他器官的供血量降低。此时，人体交感神经活性反射会增加，这是由于胃扩张和小肠内营养物质吸收所引起的，促使心率代偿性升高和去甲肾上腺素分泌增加，从而增加心输出量，引起收缩压上升。同时，外周血管的压力感受器反射增加，收缩血管，维持外周血压稳定，从而维持重要器官的血流供应。

然而，PPH患者由于其自主神经功能障碍，心率未发生明显变化，血浆去甲肾上腺素甚至可能与血压同步降低，导致外周血流量没有得到及时代偿恢复。同时，压力感受器敏感性的降低，使机体对餐后血压下降不能做出迅速反应，向内脏转移的血流量得不到外周血液的补充，致使脑、心脏等重要脏器的血流供应未能得到有效代偿，从而出现晕厥和跌倒损伤。此外，胃排空速度也与餐后血压降低幅度密切相关。进食使胃扩张受压时可刺激交感神经活性，这种“胃血管反射”在PPH的患者中是迟钝的。因此，胃排空速度加快时胃扩张速度减轻，减弱交感神经代偿性兴奋。自主神经功能减退的老年患者受胃排空速度的影响更为明显。

PPH的影响因素较多，包括吸烟、饮食、高血压、糖尿病、帕金森病和服用某些药物（如利尿药和硝酸酯类降压药，抗帕金森病药物如左旋多巴，或多种药物联合使用）。

此外，PPH在老年人中的发生率较年轻人更高，考虑与衰老导致全身各系统、各器官老化及功能减退有关，尤其是心血管系统疾病和胃肠道系统疾病。

（三）临床表现

轻度的低血压表现为虚弱、乏力、头晕、视物模糊、恶心、疲劳、注意力不集中等症状。严重的低血压则可有晕厥，甚至休克等表现。由于低血压多继发于特定的疾病，因此临床上除上述表现外，还有原发病的表现，如心绞痛、呼吸急促、心律不齐、头痛等。

OH可以无症状，也可有症状，其临床表现包括头晕、眩晕、视觉障碍（包括视物模糊、管样视野、黑矇、盲点、视觉丧失等）、心悸、疲劳、“衣架”样疼痛（局限于枕骨下、颈后和肩部的头颈痛）等。部分原发性自主神经功能衰竭者，有出汗减少、皮肤干燥、阳痿等性欲减退表现。

PPH可出现以心脑缺血症状为主的临床表现，包括跌倒、头晕、心绞痛、卒中、视力障碍等，多数患者发生隐匿，常无明显临床症状。

（四）诊断

1．明确是否存在低血压 主要依靠测量上肢动脉血压，当血压低于90/60mmHg时可初步诊断为低血压。动态血压监测的价值远大于孤立的一次检查，血压监测中应注重病史采集，关注低血压与体位、行为、情绪、药物及伴随症状等相关因素的关系。

2．区分生理性及病理性 生理性低血压一般无特殊临床表现，经全面检查未发现脏器有缺血和缺氧表现，常见于从事较大运动量的人群如运动员、重体力劳动者，体质比较瘦弱的青中年女性、老人也较多见。

病理性低血压通常伴头晕、乏力、胸痛，甚

至晕厥、休克等表现，因多继发于特定的疾病，故还常有原发病的表现。因此，病理性低血压的诊断主要依赖于动脉血压的测定及原发病的诊断，包括详细询问发病经过，伴随用药（如血管扩张剂等），既往疾病（心肌梗死、糖尿病、肾病等），家族史及详细的体格检查和辅助检查，包括血常规、肾功能、电解质、血糖、心电图、超声心动图，以及动态血压、心率监测等。在诊断为病理性低血压的基础上，进一步行相关检查明确由何种疾病引起。

3．直立性低血压诊断 站立时、运动后或饭后即时或暴露在炎热的环境中出现头晕或意识丧失等典型症状者，高度提示OH。目前，推荐的确诊OH的方法有三种：床边直立试验、直立倾斜试验和动态血压监测。其中床边直立试验是诊断OH的首选方法，可采用三种方式进行：从卧位站起、从坐位站起和从卧位坐起。通常从仰卧位主动站立是初始评估OH的金标准，但根据患者具体情况，譬如站立困难或不能站立及有症状的OH，可采取其他方法。

直立倾斜试验也是检测OH的一种方法，尤其对于主诉强烈提示但床边直立试验结果为阴性的患者，可继续行直立倾斜试验。动态血压监测对OH也具有辅助诊断及病情评估的作用，OH基于收缩压和舒张压的昼夜变化，夜间血压下降率降低≤10%和反杓型血压（夜间的平均血压水平高于白天）是与OH密切相关的血压模式。此外，也可考虑通过家庭血压监测来检测OH。

根据发生时间OH可分为经典型、早发型和延迟型三类。经典型OH的诊断标准为：由仰卧状态站立或头部向上倾斜达60°后，3分钟内出现持续的收缩压下降≥20mmHg或舒张压下降≥10mmHg；早发型则是指直立15秒内出现血压下降（收缩压下降超过40mmHg和/或舒张压下降超过20mmHg）；延迟型是指改变体位后3分钟以后直到45分钟内血压缓慢进行性下降（血压下降超过20/10mmHg，或高血压患者血压下降超过30/15mmHg）。因此，怀疑本病时应至少站立5分钟。值得注意的是，正常人站立时也可发生血压下降，但幅度不大，1～2分钟后可恢复正常。

4．餐后低血压诊断 测定餐前血压和餐后2小时内血压（每15～30分钟测定一次，以最低血压值作为餐后血压），满足以下任意一条即可诊断为PPH：①相比于进餐前血压，进餐后的120分钟内收缩压下降幅度超过20mmHg或者更多；②进餐后收缩压下降至90mmHg或以下，而进餐前在100mmHg及以上；③进餐后血压下降虽未达到上述标准，但超过大脑调节能力而出现心脑缺血症状，如晕厥、跌倒、头晕、心绞痛、卒中、视力障碍等。

（五）治疗

生理性低血压，没有症状不需治疗，定期到门诊复查，密切监测血压。病理性低血压主要为针对原发病的治疗，如改善心功能，补充血容量，抗感染，停用扩血管药物，消除易患因素等。

对OH患者，治疗应个体化。治疗目标不是达到某一特定血压数值，而是改善机体功能和提高生活质量，减少不良的临床事件，如跌倒和晕厥。治疗OH的第一步是确定和纠正可逆性原因，脱水、药物效应、贫血和肾上腺功能不全等均为可以纠正的原因，任何可能导致上述问题的药物均应停止使用。确定无明显可逆性原因后，可继续进行OH的治疗，应包括非药物治疗和药物治疗，对患者及家属的宣教同样非常重要。

1．非药物治疗 主要包括：晚起床，减少上午活动，集中于下午进行活动；避免食物过热和一次进食过多，减少摄入碳水化合物的量，避免饮酒；坚持适量运动，避免剧烈运动；避免接触过热环境；避免久坐久站及突然改变体位，逐级、缓慢改变体位；晚间睡觉可取头高位，以降低卧位血压，减少夜间多尿，从而避免血容量下降；如无禁忌可适当增加钠盐和水的摄入；避免增加胸腹腔压力的动作；高血压患者应谨慎降压，个体化调整降压方案；穿弹力袜、用腹带及穿着紧身衣可有效减少下肢和内脏循环的血液。PPH患者可以餐前饮水，通过餐前增加胃扩张刺激胃血管反射，兴奋交感神经。餐后进行适当运动，餐后间歇性步行可减少PPH老年患者的血压下降幅度。

2．药物治疗

（1）直立性低血压常用的药物。

1）米多君（midodrine）：是一种α肾上腺素受体激动剂，半衰期短，仅有2～4小时，可作为直立时一种短暂的血管升压剂使用，对卧位血压影响有限，通过刺激外周血管收缩、增加外周阻力来升高血压，降低心率。可在起床前服用，服用剂量为2.5～10mg，每日3～4次，避免睡前4小时内服用，防止出现卧位高血压。用药应注意个体化，监测血压。主要副作用为卧位高血压、头痛、尿频等。

2）屈西多巴（droxidopa）：是一种去甲肾上腺素前体药物，可升压、改善神经源性OH的症状，对于帕金森病、自主神经衰竭、多系统萎缩及多巴胺β-羟化酶缺乏症等引起的OH有效，但使用卡比多巴（carbidopa）治疗帕金森病可降低屈西多巴的效果。服用剂量为100～600mg，每日2～3次，避免睡前5小时内服用，防止出现卧位高血压。

3）氟氢可的松（fludrocortisone）：可改善循环血容量，增加血管对升压剂的敏感性，以改善OH的症状，对神经性晕厥患者可能有益。通常使用剂量为0.1mg，每日1或2次，不超过0.4mg，以防出现肾上腺功能抑制。它的特点是有较强的盐皮质激素作用，水钠潴留作用明显，卧位高血压及合并心力衰竭患者应先使用其他药物，需注意糖皮质激素的不良反应。

4）吡啶斯的明（pyridostigmine）：是一种胆碱能受体抑制剂，一般可用于治疗神经源性直立位低血压，研究表明，它在控制OH而不加重仰卧位高血压方面有显著效果。吡啶斯的明既不会引起显著的血管收缩，也不会导致液体潴留，因此较好地适用于充血性心力衰竭患者。通常起始剂量为30mg，每日2次，可缓慢加至90mg，每日3次。

5）其他：去氨加压素是抗利尿激素的类似物，可增加水的重吸收从而减少夜尿；莫达非尼不仅可以促进血管收缩，还可以缓解疲劳；麻黄碱/伪麻黄碱，直接和间接$α_1$肾上腺素受体激动剂，疗效有争议。此外，还有奥曲肽、红细胞生成素、育亨宾（Yohimbine）、阿莫西汀等药物均可用于治疗OH，但这些药物的临床应用数据尚有不足，疗效亦有争议。

（2）餐后低血压常用药物。

1）GLP-1受体激动剂：可以通过延缓胃排空来控制餐后血糖升高及血压降低。在口服或十二指肠内输注葡萄糖溶液时，外源GLP-1可增快心率并改善血压降低程度；仅生活方式控制的糖尿病患者静脉输注艾塞那肽7.5mg可升高餐后血压；然而有研究显示，GLP-1受体激动剂似乎仅对餐后血压有短暂影响，因此，GLP-1受体激动剂是否对血压等指标有着长期的影响有待进一步研究明确。

2）α-糖苷酶抑制剂：主要有阿卡波糖和伏格列波糖。国外研究显示，阿卡波糖50mg 3次/天或100mg 1次/天口服可减少老年人、2型糖尿病、帕金森病、单纯性自主神经功能衰竭、多系统萎缩伴发PPH的患者餐后血压下降幅度。值得注意的是，目前阿卡波糖被证实仅能缓解餐后血压降低的幅度，而不能完全预防血压降低，这可能与药物作用强度有关，加大药物剂量是否能预防餐后血压的降低需进一步研究，同时需综合考虑药物的降糖作用与不良反应程度，结合多方面因素做出选择。

3）奥曲肽：为生长抑素类似物，可抑制肠道血管活性激素的释放，减少内脏血流，从而抑制PPH的发生。奥曲肽可改善正常血压和高血压老年人餐后SBP降低7～15mmHg，自主神经衰竭患者SBP降低15±2mmHg者。

4）瓜尔胶：是一种天然食品增稠剂，是由半乳糖和甘露糖组成的多糖，研究发现瓜尔胶可延缓胃肠道排空，并且可缓解餐后血压下降。比较适合于需饮食控制的2型糖尿病和口服糖耐量受损所致PPH患者。

5）吲哚美辛：该药能抑制前列腺素合成和增

加钠重吸收，具有升压效应。先用于治疗直立性低血压，后来用于自主神经功能损害所致PPH患者，也有一定疗效。但副作用多，老年人、肾损害患者、精神病患者慎用。

二、低血压晕厥

晕厥（syncope）是指大脑短暂低灌注引起的短暂意识丧失，其特征为突发、一过性、自限性并能完全恢复。低血压导致全脑灌注降低是晕厥发生的重要病理生理机制之一，动脉收缩压在心脏水平下降至50～60mmHg或直立状态下在大脑水平下降至30～45mmHg，即发生意识丧失。

（一）分类

低血压晕厥按照病理生理机制可分为三大类。

1．神经介导性晕厥 也称反射性晕厥。是临床最常见的晕厥类型，好发于青少年和老年，女性多于男性。神经介导性晕厥是由多种因素触发的不同类型神经反射，引起低血压、周围血管扩张与心动过缓所致的自限性晕厥发作。以直立位血管收缩反应降低导致的低血压为主要机制时，称为血管抑制型；以心动过缓或心脏收缩能力减弱为主要机制时，称为心脏抑制型；这两种机制均存在时称为混合型。年轻人神经介导性晕厥多为典型、单纯性的血管抑制型晕厥；老年人常伴有心血管或神经系统疾病，出现的神经介导性晕厥多是病理性的。神经介导性晕厥根据病因可进一步分为三种类型：①血管迷走性晕厥（vasovagal syncope，VVS）：多见于瘦弱体格的青少年，常无器质性心脏病。诱因包括长时间站立、情绪激动、恐慌、恐血、疼痛和机械操作等。VVS尤其易发生在闷热的浴室、车厢等场所。晕厥发作前常伴随典型的自主神经激活的表现，如大汗、苍白、恶心等，发作后一般能马上恢复意识，有倒地即醒的特点，尽管有30%～40%患者反复发作，但预后较好。②颈动脉窦性晕厥：多见于40岁以上的男性。是指对颈动脉窦刺激的过度神经反射导致的血压下降和/或心动过缓从而诱发的晕厥。发作常与颈动脉窦的机械压迫有关，诱因常为衣领过紧、突然转动颈部、按压颈动脉窦区域（如剃须）等，当颈动脉窦压力感受器异常反射或延髓功能障碍时也可诱发颈动脉窦性晕厥。其他诱发因素还包括颈部病变，如淋巴结肿大、瘢痕组织、颈动脉体肿瘤、腮腺、甲状腺和头颈部其他肿瘤，也可以有自发性发作。③情景性晕厥：晕厥的发生与一些特殊动作相关，如咳嗽、喷嚏、吞咽、胃肠道刺激、排尿、运动后、餐后、大笑等。

2．直立性低血压及直立不耐受综合征 体位改变（直立）时，在重力作用下血液下沉到躯体膈肌以下，500～700ml血液储存在下肢末梢和内脏血管，造成回心血量不足和心输出量下降，当自主神经功能不全或衰竭（伴或不伴有效血容量不足）时无法做出适应性反射，血管张力、心率和心脏收缩力失调，导致血压下降，尤其是收缩压降低。当血压过低超过大脑的自动调节范围时会诱发晕厥。

3．心源性晕厥 诸多心脏器质性疾病包括心脏瓣膜病、心肌梗死/缺血、心肌病、心脏占位、心脏压塞、急性主动脉夹层、肺血管疾病均可造成低血压进而诱导晕厥的发生。

（二）诊断

1．初步评估 晕厥后应进行初步评估，包括：详细病史、体格检查、十二导联心电图，有必要时需要再次评估。询问的病史包括：发作经过、过去史、家族史（尤其注意询问有无遗传性疾病或早发心脏性猝死家族史）、发作前用药情况及既往的治疗经过。详细采集病史非常重要，部分典型病例可依此做出诊断。VVS发作前常有头晕、恶心、出汗、乏力等预兆，发作时面色苍白、大汗，一般倒地即醒，发作后无定向障碍；左心室流出道梗阻性晕厥常由活动或情绪刺激诱发；主动脉瓣狭窄导致的晕厥出现于运动时；而肥厚性心肌病引起的晕厥多发生在运动后不久；心房黏液瘤所致晕厥常与体位有关。

体格检查主要用来明确诊断和排除其他疾病，有助于鉴别诊断OH及心源性晕厥。体格检查除一般的体格检查外还应包括卧位和坐位、站立位、直立3分钟后血压和心率的变化。卧位应至少持续5分钟，测量仰卧位血压、心率。高度怀疑OH，而早期无血压下降，应测量血压至少10分钟。体格检查还要特别注意心率和节律、心脏杂音、奔马律、心包摩擦音等提示结构性心脏病的体征。此外，还应进行基本的神经系统检查，寻找有无局灶性缺损或其他需要进一步神经系统评估或参考的异常体征。

三种不同原因的低血压晕厥各有其发作特点。①神经介导性晕厥：无基础心脏病史，长期反复晕厥史，突发性、猝不及防的不愉快的视物、声音、气味或疼痛之后发生，长时间站立或处于拥挤、闷热的环境，进餐时或餐后出现，伴随转头或颈动脉窦受压（如局部肿瘤、剃须、衣领过紧），用力时出现；晕厥相关的恶心、呕吐。② OH及直立不耐受综合征：发生在直立动作后，应用或改变影响血管功能药物剂量后，自主神经疾病或帕金森病、多系统萎缩等疾病史，用力后直立。③心源性晕厥：明确的器质性心脏病史，劳力或运动试验时发生，晕厥后摔伤常较重。

2. 进一步检查和确诊 在初步评估的基础上，有部分患者可以据此明确诊断，但仍有一部分患者病因不明，称为不明原因的晕厥。需要进一步的相关检查以确认病因及诊断。晕厥的进一步评估流程见图3-1-6。

常用的检查方法如下。

（1）颈动脉窦按摩：对于＞40岁，晕厥病因不明，但临床特征符合神经介导性晕厥者宜行此实验。颈动脉窦按摩应该在仰卧和直立位置时依次对右侧和左侧颈动脉窦进行长达5秒的按摩，连续进行心跳的监测和血压的测量。如果诱发心脏抑制异常（如心脏停搏＞3秒）和/或血管减压（如收缩压下降＞50mmHg）即为阳性，诊断为颈动脉窦高敏。若伴有晕厥，且临床特征符合神经介导性晕厥，则诊断为颈动脉窦性晕厥。颈动脉窦按摩的并发症有长时间的心脏停搏、心室颤动、短暂或持久的神经损害及突然死亡，但是并发症发生率很低。颈动脉窦按摩的禁忌证为3个月内有暂时性脑缺血发作史或者脑卒中史、颈动脉听诊有杂音。故检查前应行颈动脉多普勒超声除外显著颈动脉狭窄。

（2）体位激发试验：对于疑似反射性或直立性晕厥患者应行体位激发试验。患者从平卧变为直立时，回心血量减少，心输出量下降，脑血流减少，若机体反射机制不完善可诱发晕厥。方法主要包括如下内容。

1）主动站立（active standing）激发试验：

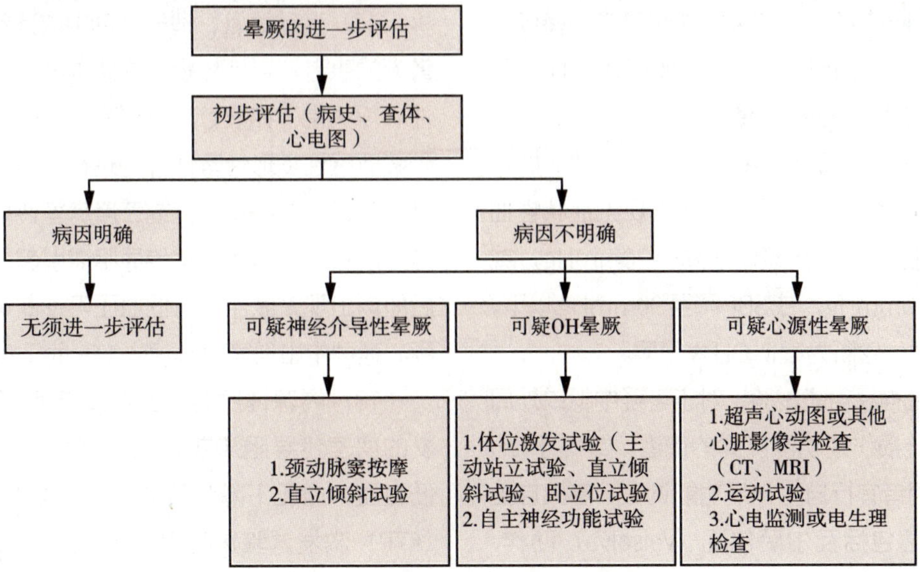

图3-1-6 晕厥的进一步评估流程图

其阳性标准是从卧位主动起立，站立3分钟内收缩压（SBP）下降≥20mmHg或者舒张压（DBP）下降≥10mmHg，或SBP下降至90mmHg以下，伴或不伴晕厥。

2）直立倾斜试验（head-upright tilt，HUT）：分为基础试验和药物激发试验。基础试验是让受试者空腹2～4小时后，静卧准备至少5分钟（有静脉置管时应超过20分钟）后，以60°～70°倾斜站立20～40分钟，时间最长不应超过45分钟，同时观察患者血压及心率变化。药物激发试验是进一步采用首选舌下含服硝酸甘油或次选静脉注射异丙肾上腺素的方法，以提高阳性检出率并缩短观察时间。倾斜站立时间持续15～20分钟即可，最长不超过20分钟。硝酸甘油舌下含服剂量为300～400μg；异丙肾上腺素需逐渐增加输注速度，从1μg/min提高至3μg/min，使平均心率较基线水平增加20%～25%。直到意识完全丧失或完成试验流程，倾斜试验才算完成。对倾斜床应注意倾斜下来的时间短于15秒。HUT的终点是出现低血压、心动过缓或迟发型直立性低血压，伴有晕厥或先兆晕厥。

3）卧立位试验：用于诊断OH及直立不耐受综合征。对可疑直立性低血压者，在平卧位时和站立3分钟后用常规血压计分别测上臂血压，测量频率不应超过每分钟4次；如果需要也可应用持续性无创血压监测。诊断标准：①出现症状性血压下降，与基线值相比SBP下降≥20mmHg，或DBP下降≥10mmHg，或SBP降至90mmHg以下提示阳性，可明确诊断OH性晕厥；②出现无症状性血压下降，与基线值相比SBP下降≥20mmHg，或DBP下降≥10mmHg，或SBP降至90mmHg以下，提示可疑阳性，诊断为疑似OH性晕厥。

(3) 自主神经功能试验：对于可疑中枢或外周自主神经系统损伤或功能障碍的患者，或对于OH晕厥原因不明者宜行自主神经功能试验。基础自主神经功能评估包括瓦尔萨尔瓦（Valsalva）动作、深呼吸试验，其他自主神经功能试验包括冷加压试验、持续握持试验及心算等。自主神经功能试验应由经过培训的专业人员实施，且需要心搏血压、心电图监测、电动倾斜床、24小时动态血压监测装置等设备。在实施瓦尔萨尔瓦动作时，要求患者用力呼气15秒，试验中采用无创的心搏血压和心电图来监测血流动力学变化。深呼吸试验中，在连续的心率和血压监测下，要求患者每分钟深呼吸6次，试验1分钟。健康者吸气时心率加快，呼气时心率减慢。

(4) 视频记录：分为家庭和院内视频，对晕厥和心因性假性晕厥的诊断价值大，与倾斜试验联合用来评价临床症状与血压和心率的相关性。视频脑电图对心因性非癫痫发作的诊断价值最高。

(5) 超声心动图及其他心脏影像检查：超声心动图、心脏计算机断层扫描（CT）、磁共振成像（MRI）用于了解心脏结构和功能。超声心动图可根据左心室射血分数进行危险分层，同时也可确定有无瓣膜狭窄、心房黏液瘤、左心室流出道梗阻、心脏压塞等。CT和MRI可用于判断有无主动脉夹层和血肿、肺栓塞、心脏肿瘤、心包和心肌疾病和先天性冠状动脉异常。

(6) 冠状动脉造影：适用于评估是否存在严重冠状动脉病变，判断晕厥是否由冠状动脉狭窄引起的心肌缺血所致。

(7) 运动试验：适于运动中或运动后立即发生晕厥的患者，包括怀疑与交感神经兴奋相关的遗传性心律失常，如长QT综合征（LQTS）Ⅰ型和儿茶酚胺敏感性多形性室性心动过速，需在严密监护下进行。运动中出现二度或三度房室传导阻滞，不论有无症状，可诊断房室传导阻滞引起的晕厥。运动后即刻出现晕厥伴严重低血压可诊断神经介导性晕厥。运动中出现室性心律失常有助于病因诊断。

(8) 内源性腺苷：血浆腺苷水平降低见于阵发的房室传导阻滞或颈动脉窦综合征，增高见于低血压、血压下降趋势或VVS。腺苷/三磷酸腺苷（ATP）激发试验是利用腺苷敏感性和一过性心脏抑制的程度来筛选需要植入起搏器的患者，适用于无前驱症状和器质性心脏病的晕厥患者。在心电监测下，将10～20mg ATP或0.15mg/kg腺苷在2秒内一次性快速注入患者体内，阳性表现为房室传导阻滞伴心室停搏持续＞6秒，或房室传导阻滞持续＞10秒。试验阳性可验证长程心电监测中出现的可疑心脏停搏是导致晕厥的原因。此试验预测价值较低，不建议此试验作为常规检查手段。内源性腺苷水平增高，如合并心脏停搏可引起晕厥，称为腺苷敏感性晕厥。目前将腺苷敏感性晕厥归类为不典型神经介导性晕厥。

3. 鉴别诊断

（1）心律失常性晕厥：心电图具有下列征象之一可诊断心律失常性晕厥。①在清醒的状态下持续窦性心动过缓（＜40次/分）、反复窦房传导阻滞或者窦性停搏＞3秒，并且非体育运动训练所致；②二度Ⅱ型和三度房室传导阻滞；③交替性左、右束支传导阻滞；④室性心动过速或快速的阵发性室上性心动过速；⑤非持续性多形性室性心动过速合并长或短QT间期；⑥起搏器或ICD故障伴有心脏停搏。

（2）非大脑低灌注引起的意识丧失

1）癫痫：与晕厥不同，其意识丧失具有突然性、暂时性和反复性三大特点。借助脑电图检查可加以鉴别，若脑电图正常，则诊断较困难。目击者的描述非常重要，应向患者及目击发作过程者了解发作情况，并进行细致的体格检查确定诊断。癫痫与晕厥的鉴别诊断应注意以下几点：①癫痫发作前没有明显诱因，而晕厥发作前往往有前驱症状。②癫痫发作的抽搐发生于意识丧失同时或之前，时间长。癫痫意识丧失后可伴有单侧阵挛、自动症（如咀嚼、咂舌、口吐白沫）、咬舌、面色青紫等；而晕厥的强直阵挛时间较短，一般不超过15秒，且在意识丧失后出现。③癫痫根据严重程度，发作后常出现少则几分钟，多则几小时的意识模糊状态，同时可伴有肌肉疼痛；而晕厥后意识恢复较快，一般不会发生精神紊乱，可有自主神经症状，如恶心、呕吐、面色苍白等。

2）昏迷：是意识障碍的严重阶段，特征是患者对外界刺激失去正常反应，随意运动丧失并出现病理性反射活动。昏迷是由于各种疾病引起的持续性的意识丧失，多由肝功能衰竭、严重低血糖、低血氧、中毒等引起的脑代谢性病变，以及颅内占位性病变、出血或感染等所致。昏迷与晕厥的持续时间不同，时间较长，单纯脑供血不足很少导致昏迷，而晕厥只是短暂的意识障碍。

3）短暂性脑缺血发作（TIA）：可伴有晕厥表现，同时也伴有其他神经系统症状，如眩晕、共济失调和感觉异常。TIA是由椎基动脉短暂缺血不足所致的短暂性意识丧失。锁骨下动脉盗血综合征也可表现为晕厥，发病机制为锁骨下动脉狭窄，同侧椎动脉血流倒转所致椎动脉缺血，进一步诱发TIA。颈动脉双侧严重病变导致晕厥较少见。

（3）意识清楚的疑似晕厥：①假性晕厥和假性癫痫：假性晕厥发作时无肢体运动，患者貌似晕厥而实际上意识清楚，血压、心率无降低。假性癫痫发作时虽有癫痫样发作的动作，但发作时脑电图无异常。两者的相同点在于都有呼之不应的表现，但躯体肌张力正常。②猝倒症：表现为突发短暂的肌无力导致的摔倒，过程中意识清楚，常伴有发作性睡眠症。③摔倒：前庭功能障碍、小脑疾病、锥体外系功能异常等均可导致步态紊乱，从而诱发摔倒。

（三）治疗

低血压晕厥的治疗原则是延长生命，防止躯体损伤，预防复发。采取基础预防性治疗还是加强治疗取决于下列临床情况：①晕厥的病因；②晕厥的发病机制；③晕厥复发的可能性；④晕厥的死亡风险，主要根据心脏病和血管病的性质和严重程度；⑤复发次数或晕厥导致躯体或精神伤害的危险性大小；⑥发生晕厥可能对个人职业或业余爱好造成的影响，如个人经济和生活方式问题；⑦对公共健康的危险性，如汽车驾驶员、飞行员等；⑧对治疗有效性、安全性和不良反应的评估，特别要考虑患者的伴随疾病。

低血压晕厥的病因对选择治疗至关重要，针对不同病因，治疗的主要目标不同。晕厥病因和机制的评估一般应同时进行，从而决定最合适的治疗方案。对于明确晕厥诊断的患者在风险评估后，高危者均需立即住院，积极寻找病因，早期评估和治疗。2018欧洲心脏病学会（ESC）“晕厥诊断与管理指南”根据危险分层和特定的发病机制制定了相关治疗方案（图3-1-7）。

1．神经介导性晕厥的治疗

（1）预防策略：进行患者教育，具体包括认识疾病的良性过程，避免恐慌；避免诱因，如闷热而拥挤的环境、血容量不足、血压降低的药物；早期识别前驱症状，晕厥前采取保护措施（如仰卧位）。虽然引起该类晕厥的机制很多，但预防策略均适用。对于发作频繁影响生活质量，先兆症状不明显发作突然，从事特殊职业如驾驶、飞行、职业运动的患者需要进一步治疗。具体方法包括如下。

（2）物理治疗：非药物性物理治疗已成为神经介导性晕厥的一线治疗方法。主要包括肢体加压动作和倾斜训练。肢体加压动作指双腿（双腿交叉）或双上肢（双手紧握和上肢紧绷）做肌肉等长收缩。此方法可在神经介导性晕厥发作时增加心输出量，从而显著升高血压，多数情况下可使患者避免或延迟意识丧失。倾斜训练对于反复发作体位性晕厥的年轻患者，采用逐渐延长直立位锻炼时间可增强患者耐受性，减少体位性晕厥的发生。

（3）药物治疗：包括β受体阻滞剂、丙吡胺、东莨菪碱、茶碱、麻黄碱、依替福林、米多君、可乐定和5羟色胺重吸收抑制剂等，但是仅有少数药物在与安慰剂对照研究中显示有效。α受体激动剂（依替福林和米多君）推荐在长时间站立或从事诱发晕厥的活动前1小时服用单剂量的药物（随身备1片药），除生活方式和物理治疗外，这项治疗在有些患者可能有效，但是不建议长期使用，对于偶发患者也不建议使用。因可引起排尿困难，老年人不适用，可以试用于儿童。氟氢可的松广泛用于成年神经介导性晕厥患者，但无临床试验证据支持。β受体阻滞剂可减弱神经介导性晕厥的心室收缩，减轻心室机械受体激活，但是也有研究表明在长期随访中β受体阻滞剂治疗无效，而且可能进一步减慢颈动脉窦反射时的心率，从而加重晕厥。帕罗西丁是精神类药物，可减少患者对突发事件产生的焦虑，对于无严重精神疾病的患者应慎用。

（4）不同类型神经介导性晕厥的治疗的不同特点：VVS的治疗重点是对患者进行相关教育，使患者认识疾病的良性过程和先兆症状，加强物理训练，2017ACC/AHA/HRS“晕厥诊断与处理指南”提出对于神经介导性晕厥的处理建议（表3-1-24）。

对于情景性晕厥，尽量避免出现晕厥的场景，若无法避免则应采用保护性姿势，避免跌倒引起的并发症。

对于颈动脉窦过敏者，避免诱因，如衣领过紧、头颈极度转动。植入心脏双腔起搏器可有效减少和预防晕厥的发生。

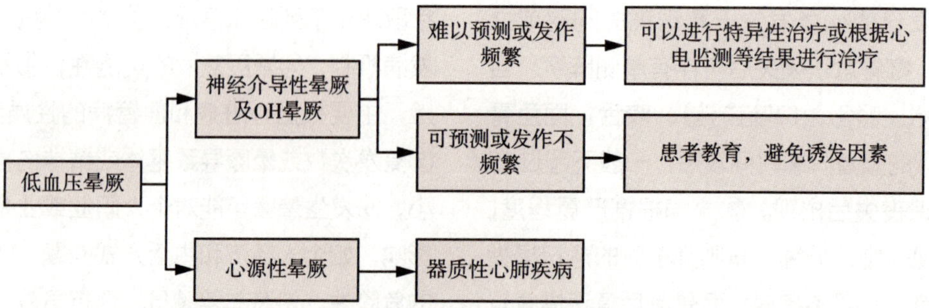

图3-1-7　2018 ESC基于危险分层和发病机制的晕厥治疗策略示意图

表3-1-24 2017ACC/AHA/HRS针对血管迷走性晕厥（VVS）的建议

推荐级别	证据水平	建议
Ⅰ	C-EO	应对所有确诊为VVS的患者行相关教育
Ⅱa	B-R	肢体加压动作对有足够晕厥前兆时间的VVS患者可能有帮助
Ⅱa	B-R	盐酸米多君在既往没有高血压、心力衰竭或尿潴留的反复发作VVS患者中可以使用
Ⅱb	B-R	直立训练的有效性在频繁发生VVS患者中不确定
Ⅱb	B-R	如果没有禁忌证，反复发作的晕厥和对盐和液体摄入治疗效果不佳的患者可以考虑应用氟氢可的松
Ⅱb	B-NR	β受体阻滞剂对年龄大于42岁的患者可能有效
Ⅱb	C-LD	如无禁忌证，可以鼓励VVS患者适当增加水和盐的摄入
Ⅱb	C-LD	在VVS患者中，可考虑减少引起低血压的药物
Ⅱb	C-LD	在反复发作晕厥的患者，可考虑应用选择性5-羟色胺再摄取抑制剂

注：VVS.血管迷走性晕厥。

2．直立性低血压及直立不耐受综合征治疗

（1）健康宣教：健康教育和生活方式的改变可显著改善OH的症状，血压小幅度升高（10～15mmHg）即可显著改善功能。指导患者缓慢和逐渐改变体位，尤其是对于高龄OH患者，清晨起床时先缓慢坐起，再坐到床边，最后再下床。避免久坐久站及增加胸内压力的动作。另外还需避免长时间在高温、闷热、空气不流通、干燥的环境中活动，防止脱水和低血压。对于自主神经功能异常的患者，在进食、运动等正常活动之后，可能会发生低血压，注意体位调整。尤其应注意摄入碳水化合物及饮酒会导致内脏血管舒张，患者需减少摄入碳水化合物的量，避免饮酒，少食多餐。

扩容能够有效地提高直立耐受性，升高动脉压，增加脑血流灌注。如不伴随高血压和心力衰竭等疾病，应鼓励OH及POTS患者增加水盐摄入（每日摄入6～8g盐）。不推荐使用食盐胶囊治疗OH，因为可能造成胃肠道高渗状态，从而引起液体从血管渗透入消化道，进一步降低血容量，加重症状。在维持电解质平衡的前提下，需要多饮水（每日摄入2～2.5L水），或者饮用电解质饮料。老年人可能出现渴觉减退或不敏感，应鼓励多饮水。对于神经性OH的患者，急性补水（≥240ml）可以暂时升高血压，恢复体位改变的耐受性。但急性水摄入只能用于急救治疗，不推荐常规或长期使用。

对于有高血压的OH患者，应谨慎降压，根据个体差异调整降压方案，避免低血压。同时对于高血压、心力衰竭、冠心病等患者，使用利尿药、β受体阻滞剂等治疗时，应注意避免医源性OH。

（2）非药物治疗：夜间睡眠时垫高枕头可以有效提高直立耐受。高枕卧位可以减少肾小球滤过率，增加血管紧张素Ⅱ的生成，降低晨起低血压的风险。睡眠时放低下肢还有助于下肢血液进入周围组织，增加组织内压，防止晨起时的液体流失。建议夜间将头部垫高20～25cm，但对于老年人仍需注意滑落和落枕的问题。

穿弹力袜、用腹带及穿着紧身衣可有效减少下肢和内脏循环的血液，从而降低晕厥风险。但紧身衣应至少至大腿高，最好包括腹部，较短的紧身衣无获益。

肢体用力动作，如交叉腿、下肢肌肉紧绷、用力握拳、下蹲等能够增加心输出量，升高血压。适用于先兆晕厥及有能力和空间进行动作的患者。

直立训练对某些患者有效，可在倾斜床上重复试验直至出现阴性结果，然后鼓励患者每天靠墙站立30～60分钟，或患者每天长时间站立。但直立训练在VVS患者中无明确获益。

（3）药物治疗：α受体激动剂米多君是部分慢性自主神经衰竭的有效治疗方法，可升高卧位和直立位血压，从而减缓直立性低血压的症状。该药可刺激外周血管收缩，增加外周阻力，升高血压，降低心率，具有剂量依赖性。米多君治疗推荐用量为5～20mg/次，每天3次。有研究表明曲西多巴对神经源性OH患者有益。氟氢可的松（0.1～0.3mg/d）是一种盐皮质激素，促进钠潴留和扩充液体容量，可升高患者血压，减轻症状。在其他药物无效时，溴吡斯的明对神经源性OH晕厥的患者可能有益。奥曲肽可能对晕厥和顽固的反复餐后或神经源性OH的患者有益。

2017 ACC/AHA/HRS“晕厥诊断与处理指南”建议OH治疗流程（图3-1-8）。

3. 心源性晕厥治疗

心源性低血压晕厥病因主要为器质性心肺疾病。治疗目标不仅是防止晕厥再发，而且要治疗基础疾病和减少心源性猝死的风险。对于肺栓塞、心肌梗死需要积极有针对性地解决问题，主动脉狭窄、心房黏液瘤等需要手术解决相关问题，二尖瓣、肺动脉狭窄者解除狭窄即可，对于特发性肺动脉高压晕厥的处理尚无有效措施。

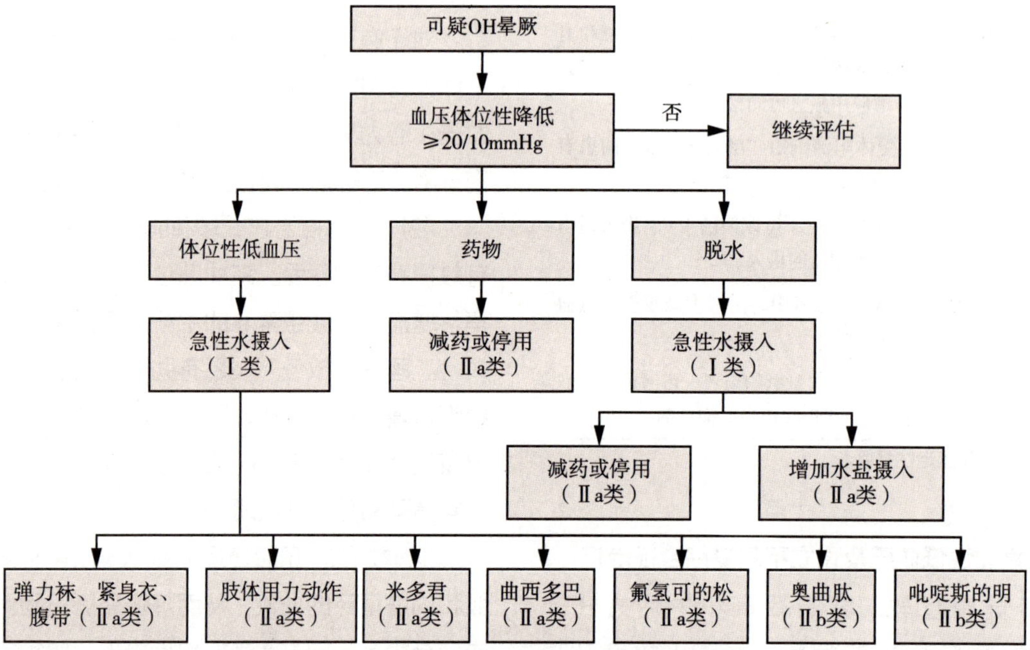

图3-1-8　2017ACC/AHA/HRS直立性低血压治疗流程图

（薛　浩）

参考文献

[1] 中国高血压防治指南修订委员会，高血压联盟，中国医疗保健国际交流促进会高血压病学分会，等. 中国高血压防治指南（2024年修订版）. 中华高血压杂志（中英文）. 2024; 32（7）: 603-700.

[2] 中国高血压防治指南修订委员会. 中国高血压防治指南2018年修订版［J］. 心脑血管病防治. 2019; 19（1）: 1-44.

[3] 刘国仗，张宇清. 评《中国高血压防治指南》（试行本）［J］. 中华内科杂志. 2000（2）: 77-78.

[4] CHOBANIAN AV, BAKRIS GL, BLACK HR, et al. The seventh report of the joint national committee on prevention, detection, evaluation, and treatment of high blood pressure: the JNC 7 report ［J］. Jama. 2003; 289（19）: 2560-2572.

[5] EUROPEAN SOCIETY OF HYPERTENSION-EUROPEAN SOCIETY OF CARDIOLOGY GUIDELINES COMMITTEE. 2003 European Society of Hypertension-European Society of Cardiology guidelines for the management of arterial hypertension [J]. J Hypertens. 2003; 21 (6) : 1011-1053.

[6] MANCIA G, KREUTZ R, BRUNSTRÖM M, et al. 2023 ESH guidelines for the management of arterial hypertension the task force for the management of arterial hypertension of the european society of hypertension: endorsed by the international society of hypertension (ish) and the european renal association (ERA) [J]. J Hypertens. 2023; 41 (12) : 1874-2071.

[7] ROBINSON SC, BRUCER M. Range of normal blood pressure: a statistical and clinical study of 11,383 persons [J]. Archives of Internal Medicine. 1939; 64 (3) : 409-444.

[8] GILES TD, MATERSON BJ, COHN JN. Definition and classification of hypertension: an update [J]. J Clin Hypertens (Greenwich). 2009; 11 (11) : 611-614.

[9] WHELTON PK, CAREY RM, ARONOW WS, et al. 2017 ACC/AHA/AAPA/ABC/ACPM/AGS/APhA/ASH/ASPC/NMA/PCNA guideline for the prevention, detection, evaluation, and management of high blood pressure in adults: a report of the american college of cardiology/american heart association task force on clinical practice guidelines [J]. Hypertension. 2018; 71 (6) : e13-e115.

[10] NATIONAL HIGH BLOOD PRESSURE EDUCATION PROGRAM COORDINATING COMMITTEE. The sixth report of the Joint National Committee on prevention, detection, evaluation, and treatment of high blood pressure [J]. Arch Intern Med. 1997; 157 (21) : 2413-2446.

[11] BOLLI P, HEMMELGARN B, MYERS M G. High normal blood pressure and prehypertension: the debate continues [J]. Can J Cardiol. 2007; 23 (7) : 581-583.

[12] SABANAYAGAM C, SHANKAR A, LEE J, et al. Serum C-reactive protein level and prehypertension in two Asian populations [J]. J Hum Hypertens. 2013; 27 (4) : 231-236.

[13] WANG YC, SHIMBO D, MUNTNER P. Prevalence of masked hypertension among us adults with nonelevated clinic blood pressure [J]. Am J Epidemiol. 2017; 185 (3): 194-202.

[14] WANG Z, CHEN Z, ZHANG L, et al. Status of hypertension in china: results from the china hypertension survey, 2012-2015 [J]. Circulation. 2018; 137 (22) : 2344-2356.

[15] HAN M, LI Q, LIU L, et al. Prehypertension and risk of cardiovascular diseases: a meta-analysis of 47 cohort studies [J]. J Hypertens. 2019; 37 (12) : 2325-2332.

[16] HUANG YQ, LIU L, HUANG JY, et al. Prehypertension and risk for all-cause and cardiovascular mortality by diabetes status: results from the national health and nutrition examination surveys [J]. Ann Transl Med. 2020; 8 (6) : 323.

[17] LITWIN M. Why should we screen for arterial hypertension in children and adolescents? [J]. Pediatr Nephrol, 2018, 33 (1) : 83-92.

[18] POOL L R, AGUAYO L, BRZEZINSKI M, et al. Childhood risk factors and adulthood cardiovascular disease: a systematic review [J]. J Pediatr, 2021, 232: 118-126. e23.

[19] FLYNN J T, KAELBER D C, BAKER-SMITH C M, et al. Clinical practice guideline for screening and management of high blood pressure in children and adolescents [J]. Pediatrics, 2017, 140 (3) : e20171904.

[20] LURBE E, REDON J. Isolated systolic hypertension in young people is not spurious and should be treated: con side of the argument [J]. Hypertension, 2016, 68 (2): 276-280.

[21] 母昌垒，张艳，刘晓强，等. 我国儿童青少年高血压流行病学及影响因素研究进展 [J]. 中华高血压杂志，2018，26 (1)：20-24.

[22] LIU K, LI C, GONG H, et al. Prevalence and risk factors for hypertension in adolescents aged 12 to 17 years: a school-based study in China [J]. Hypertension, 2021, 78 (5): 1577-1585.

[23] ZHAI Y, LI W R, SHEN C, et al. Prevalence and correlates of elevated blood pressure in Chinese children aged 6-13 years: a nationwide school-based survey [J]. Biomed Environ Sci, 2015, 28 (6): 401-409.

[24] 马淑婧，羊柳，赵敏，等. 1991-2015年中国儿童青少年血压水平及高血压检出率的变化趋势 [J]. 中华流行病学杂志，2020，41 (2)：178-183.

[25] ZHENG W, MU J, CHU C, et al. Association of blood pressure trajectories in early life with subclinical renal damage in middle age [J]. J Am Soc Nephrol, 2018, 29 (12): 2835-2846.

[26] YAN Y, HOU D, LIU J, et al. Childhood body mass index and blood pressure in prediction of subclinical vascular damage in adulthood: Beijing blood pressure cohort [J]. J Hypertens, 2017, 35 (1): 47-54.

[27] 马佳，陈肯，张宇清. 儿童及青少年单纯收缩期高血压发病机制研究进展 [J]. 心血管病学进展，2020，41 (4)：392-394，433.

[28] 范晖，闫银坤，米杰，等. 中国3~17岁儿童性别、年龄别和身高别血压参考标准 [J]. 中华高血压杂志，2017，25 (5)：428-435.

[29] MACUMBER I. Ambulatory blood pressure monitoring in children and adolescents: a review of recent literature and new guidelines [J]. Curr Hypertens Rep, 2017, 19 (12): 96.

[30] YANG Y, DONG B, WANG S, et al. Prevalence of high blood pressure subtypes and its associations with BMI in Chinese children: a national cross-sectional survey [J]. BMC Public Health, 2017, 17 (1): 598.

[31] RABI D M, MCBRIEN K A, SAPIR-PICHHADZE R, et al. Hypertension canada's 2020 comprehensive guidelines for the prevention, diagnosis, risk assessment, and treatment of hypertension in adults and children [J]. Can J Cardiol, 2020, 36 (5): 596-624.

[32] 董彦会，宋逸，董彬，等. 2014年中国7～18岁学生血压状况与营养状况的关联分析——基于中国儿童青少年血压评价标准 [J]. 北京大学学报（医学版），2018，50 (3)：422-428.

[33] SONG P, ZHANG Y, YU J, et al. Global Prevalence of hypertension in children: a systematic review and meta-analysis [J]. JAMA Pediatr, 2019, 173 (12): 1154-1163.

[34] FLYNN J T, URBINA E M, BRADY T M, et al. Ambulatory blood pressure monitoring in children and adolescents: 2022 update: a scientific statement from the american heart association [J]. Hypertension, 2022, 79 (7): e114-e124.

[35] LIM S S, VOS T, FLAXMAN A D, et al. A comparative risk assessment of burden of disease and injury attributable to 67 risk factors and risk factor clusters in 21 regions, 1990-2010: a systematic analysis for the Global Burden of Disease Study 2010 [J]. Lancet, 2012, 380 (9859): 2224-2260.

[36] WANG J G, BU P L, CHEN L Y, et al. 2019 Chinese hypertension league guidelines on home blood pressure monitoring [J]. J Clin

Hypertens (Greenwich), 2020, 22 (3): 378-383.

[37] WANG Z, CHEN Z, ZHANG L, et al. Status of Hypertension in China: Results from the china hypertension survey, 2012-2015 [J]. Circulation 2018, 137 (22): 2344-2356.

[38] ZHANG Y, MORAN AE. Trends in the prevalence, awareness, treatment, and control of hypertension among young adults in the united states, 1999 to 2014 [J]. Hypertension, 2017, 70 (4): 736-742.

[39] JUNG M Y, LEE S, THOMAS S B, et al. Hypertension prevalence, treatment, and related behaviors among asian americans: an examination by method of measurement and disaggregated subgroups [J]. J Racial Ethn Health Disparities, 2019, 6 (3): 584-593.

[40] GHOSH S, KUMAR M. Prevalence and associated risk factors of hypertension among persons aged 15-49 in India: a cross-sectional study [J]. BMJ Open, 2019, 9 (12): e029714.

[41] HU L, HUANG X, YOU C, et al. Prevalence and risk factors of prehypertension and hypertension in southern China [J]. PLoS One, 2017, 12 (1): e0170238.

[42] CHEN C, YUAN Z. Prevalence and risk factors for prehypertension and hypertension among adults in Central China from 2000-2011 [J]. Clin Exp Hypertens, 2018, 40 (8): 734-743.

[43] FOROUZANFAR MH, LIU P, ROTH GA, et al. Global burden of hypertension and systolic blood pressure of at least 110 to 115 mm Hg, 1990-2015 [J]. JAMA, 2017, 317 (2): 165-182.

[44] ZHANG Y X, WANG S R. Large body mass index and waist circumference are associated with high blood pressure and impaired fasting glucose in young Chinese men [J]. Blood Press Monit, 2019, 24 (6): 289-293.

[45] THOMAS S J, CALHOUN D. Sleep, insomnia, and hypertension: current findings and future directions [J]. J Am Soc Hypertens, 2017, 11 (2): 122-129.

[46] MANSUKHANI M P, COVASSIN N, SOMERS V K. Apneic sleep, insufficient sleep, and hypertension [J]. Hypertension, 2019, 73 (4): 744-756.

[47] GRANDNER M, MULLINGTON J M, HASHMI S D, et al. Sleep duration and hypertension: analysis of > 700,000 adults by age and sex [J]. J Clin Sleep Med, 2018, 14(6): 1031-1039.

[48] ŠTEFAN L, JURANKO D, PROSOLI R, et al. Self-reported sleep duration and self-rated health in young adults [J]. J Clin Sleep Med, 2017, 13 (7): 899-904.

[49] CHEN X, ZHANG Z, YANG H, et al. Consumption of ultra-processed foods and health outcomes: a systematic review of epidemiological studies [J]. Nutr J, 2020, 19 (1): 86.

[50] Global, regional, and national incidence, prevalence, and years lived with disability for 328 diseases and injuries for 195 countries, 1990-2016: a systematic analysis for the Global Burden of Disease Study 2016 [J]. Lancet, 2017, 390 (10100): 1211-1259.

[51] ZHAO Y C, ZHAO G J, CHEN Z, et al. Nonalcoholic fatty liver disease: an emerging driver of hypertension [J]. Hypertension, 2020, 75 (2): 275-284.

[52] LEE H, YANO Y, CHO S, et al. Adherence to antihypertensive medication and incident cardiovascular events in young adults with hypertension [J]. Hypertension, 2021, 77 (4): 1341-1349.

[53] LONN E M, BOSCH J, LóPEZ-JARAMILLO P, et al. Blood-pressure lowering

in intermediate-risk persons without cardiovascular disease [J]. N Engl J Med, 2016, 374 (21): 2009-2020.

[54] DOULOUGOU B, GOMEZ F, ALVARADO B, et al. Factors associated with hypertension prevalence, awareness, treatment and control among participants in the International Mobility in Aging Study(IMIAS) [J]. J Hum Hypertens, 2016, 30 (2): 112-119.

[55] 王继光. 老年高血压现状与问题 [J]. 中国循环杂志, 2017, 32 (11): 1049-1051.

[56] 李苏宁, 陈祚, 王增武, 等. 我国老年高血压现状分析 [J]. 中华高血压杂志, 2019, 27 (2): 140-148.

[57] 刘淼, 王建华, 王盛书, 等. 中国高龄老年人血压水平和高血压患病及其控制情况 [J]. 中华流行病学杂志, 2019, 40 (3): 290-295.

[58] DORANS K S, MILLS K T, LIU Y, et al. Trends in prevalence and control of hypertension according to the 2017 american college of cardiology/american heart association (ACC/AHA) guideline [J]. J Am Heart Assoc, 2018, 7 (11): e008888.

[59] 吴锡桂, 段秀芳, 黄广勇, 等. 我国老年人群单纯性收缩期高血压患病率及影响因素 [J]. 中华心血管病杂志, 2003, 31 (6): 456-459.

[60] Prevention of stroke by antihypertensive drug treatment in older persons with isolated systolic hypertension. Final results of the Systolic Hypertension in the Elderly Program (SHEP). SHEP Cooperative Research Group [J]. JAMA, 1991, 265 (24): 3255-3264.

[61] BENETOS A, LABAT C, ROSSIGNOL P, et al. Treatment with multiple blood pressure medications, achieved blood pressure, and mortality in older nursing home residents: The PARTAGE Study [J]. JAMA Intern Med, 2015+, 175 (6): 989-995.

[62] WILLIAMSON J D, SUPIANO M A, APPLEGATE W B, et al. Intensive vs standard blood pressure control and cardiovascular disease outcomes in adults aged ≥75 years: a randomized clinical trial [J]. JAMA, 2016, 315 (24): 2673-2682.

[63] HUA Q, FAN L, LI J. 2019 Chinese guideline for the management of hypertension in the elderly [J]. J Geriatr Cardiol, 2019, 16 (2): 67-99.

[64] WILLIAMS B, MANCIA G, SPIERING W, et al. 2018 ESC/ESH Guidelines for the management of arterial hypertension [J]. Eur Heart J, 2018, 39 (33): 3021-3104.

[65] 中华医学会, 中华医学杂志社, 中华医学会全科医学分会. 高血压基层诊疗指南 (2019年) [J]. 中华全科医师杂志, 2019, 18 (4): 301-313.

[66] JONES N R, MCCORMACK T, CONSTANTI M, et al. Diagnosis and management of hypertension in adults: NICE guideline update 2019[J]. Br J Gen Pract, 2020, 70(691): 90-91.

[67] 闫志晖, 赵子彦, 付越榕, 等. 102名百岁老人血压与生活质量的关系 [J]. 中华高血压杂志, 2009, 17 (4): 306-309.

[68] GIMENO-MIGUEL A, CLERENCIA-SIERRA M, IOAKEIM I, et al. Health of Spanish centenarians: a cross-sectional study based on electronic health records [J]. BMC Geriatr, 2019, 19 (1): 226.

[69] LI KE, LIU GUOSHU, TIAN JINWEN, et al. Prevalence of hypertension and its associated factors among249 centenarians in Hainan province GW28-e1080[J]. JACC, 2017, 70(16): c142.

[70] PEREIRA DA SILVAL A, MATOSL A, RIBEIROL R et al. Will be centenarians hypertensive individuals ? how is the blood pressure control of centenarians in Portugal [J] ? J Hypertension, 2016, 34 (S2): e30.

[71] UNITED NATIONS DEPARTMENT OF

ECONOMIC AND SOCIAL AFFAIRS. World population prospects: the 2015 revision. [EB/OL]. (2015-07-29) [2023-09-30]. https: // www. un. org/en/development/desa/publications/world-population-prospects-2015-revision. html
[72] ROCHON P A, GRUNEIR A, WU W, et al. Demographic characteristics and healthcare use of centenarians: a population-based cohort study[J]. J Am Geriatr Soc, 2014, 62(1): 86-93.
[73] TAKAYAMA M, HIROSE N, ARAI Y, et al. Morbidity of Tokyo-area centenarians and its relationship to functional status [J]. J Gerontol A Biol Sci Med Sci, 2007, 62 (7): 774-782.
[74] RASMUSSEN S H, ANDERSEN-RANBERG K, DAHL J S, et al. Diagnosing heart failure in centenarians [J]. J Geriatr Cardiol, 2019, 16 (1): 1-11.
[75] PRADOS-TORRES A, POBLADOR-PLOU B, GIMENO-MIGUEL A, et al. Cohort profile: the epidemiology of chronic diseases and multimorbidity. The EpiChron cohort study [J]. Int J Epidemiol, 2018, 47 (2): 382-384.
[76] TETZLAFF J, MUSCHIK D, EPPING J, et al. Expansion or compression of multimorbidity? 10-year development of life years spent in multimorbidity based on health insurance claims data of Lower Saxony, Germany [J]. Int J Public Health, 2017, 62 (6): 679-686.
[77] HAZRA N C, DREGAN A, JACKSON S, et al. Drug utilization and inappropriate prescribing in centenarians [J]. J Am Geriatr Soc, 2016, 64 (5): 1079-1084.
[78] PALLADINO R, TAYU LEE J, ASHWORTH M, et al. Associations between multimorbidity, healthcare utilisation and health status: evidence from 16 European countries [J]. Age Ageing, 2016, 45 (3): 431-435.
[79] SPENCE J D, SIBBALD W J, CAPE R D. Pseudohypertension in the elderly [J]. Clin Sci Mol Med Suppl, 1978, 4: 399s-402s.
[80] KORZETS A, KORZETS Z, ZINGERMAN B. Pseudohypertension in the very elderly: important or not? [J]. Isr Med Assoc J, 2023, 25 (1): 68-69.
[81] UR A, GORDON M. Origin of Korotkoff sounds [J]. Am J Physiol, 1970, 218 (2): 524-529.
[82] TAGUCHI J T, SUWANGOOL P. "Pipe-stem" brachial arteries. A cause of pseudohypertension[J]. JAMA, 1974, 228(6): 733.
[83] SAPIńSKI A. Standard algorithm of blood-pressure measurement by the oscillometric method [J]. Med Biol Eng Comput, 1992, 30 (6): 671.
[84] 乔爱科. 动脉中的脉搏波理论 [J]. 生物医学工程杂志, 2000, 17 (1): 95-100, 106.
[85] BELMIN J, VISINTIN J M, SALVATORE R, et al. Osler's maneuver: absence of usefulness for the detection of pseudohypertension in an elderly population [J]. Am J Med, 1995, 98 (1): 42-49.
[86] 刘丽, 王文. 假性高血压研究进展 [J]. 中华高血压杂志, 2006, 14 (9): 695-698.
[87] 中国高血压联盟, 中国医师协会高血压专业委员会血压测量与监测工作委员, 《中华高血压杂志》编委会. 动态血压监测临床应用中国专家共识 [J]. 中华高血压杂志, 2015, 23 (8): 727-730.
[88] 中国高血压联盟《家庭血压监测指南》委员会. 2019中国家庭血压监测指南 [J]. 中华高血压杂志, 2019, 27 (8): 708-711.
[89] ASAYAMA K, LI Y, FRANKLIN S S, et al. Cardiovascular risk associated with white-coat hypertension: Con side of the argument [J]. Hypertension, 2017, 70 (4): 676-682.

[90] HUANG Y, HUANG W, MAI W, et al. White-coat hypertension is a risk factor for cardiovascular diseases and total mortality [J]. J Hypertens, 2017, 35 (4) : 677-688.

[91] FAGARD R H, STAESSEN J A, THIJS L, et al. Response to antihypertensive therapy in older patients with sustained and nonsustained systolic hypertension. systolic hypertension in Europe (Syst-Eur) trial investigators [J]. Circulation, 2000, 102 (10): 1139-1144.

[92] BULPITT C J, BECKETT N, PETERS R, et al. Does white coat hypertension require treatment over age 80?: Results of the hypertension in the very elderly trial ambulatory blood pressure side project [J]. Hypertension, 2013, 61 (1) : 89-94.

[93] KANG Y Y, LI Y, HUANG Q F, et al. Accuracy of home versus ambulatory blood pressure monitoring in the diagnosis of white-coat and masked hypertension [J]. J Hypertens, 2015, 33 (8) : 1580-1587.

[94] ZHANG L, LI Y, WEI F F, et al. Strategies for classifying patients based on office, home, and ambulatory blood pressure measurement[J]. Hypertension, 2015, 65(6): 1258-1265.

[95] ZHANG D Y, GUO Q H, AN D W, et al. A comparative meta-analysis of prospective observational studies on masked hypertension and masked uncontrolled hypertension defined by ambulatory and home blood pressure [J]. J Hypertens, 2019, 37 (9) : 1775-1785.

[96] CAREY R M, CALHOUN D A, BAKRIS G L, et al. Resistant hypertension: detection, evaluation, and management: a scientific statement from the american heart association [J]. Hypertension, 2018, 72 (5): e53-e90.

[97] WHELTON P K, CAREY R M, ARONOW W S, et al. et al. 2017 Guidelinefor the Prevention, Detection, Evaluation, andManagementof High Blood Pressure in Adults. Hypertension, 2018, 71 (6) : e13-e115.

[98] KUNZ M, LAUDER L, EWEN S, et al. The current status of devices for the treatment of resistant hypertension [J]. Am J Hypertens, 2020, 33 (1) : 10-18.

[99] WILLIAMS B, MANCIA G, SPIERING W, et al. 2018 ESC/ESH Guidelines for the management of arterial hypertension [J]. Eur Heart J, 2018, 39 (33) : 3021-3104.

[100] 刘治全. 血压的盐敏感性与盐敏感性高血压 [J]. 高血压杂志, 2005, 13 (3) : 131-132.

[101] WEINBERGER M H, FINEBERG N S, FINEBERG S E, et al. Salt sensitivity, pulse pressure, and death in normal and hypertensive humans [J]. Hypertension, 2001, 37 (2 Pt 2) : 429-432.

[102] 牟建军, 刘治全. 关注盐和盐敏感性提高我国高血压防治水平 [J]. 中华高血压杂志 [J]. 2010, 18 (3) : 201-202.

[103] 牟建军, 褚超. 盐敏感性高血压研究进展与展望—AHA盐敏感性高血压科学声明解读 [J]. 中国循环杂志 2018, 33 (z1) : 45-48.

[104] ELIJOVICH F, WEINBERGER M H, ANDERSON C A, et al. Salt sensitivity of blood pressure: a scientific statement from the american heart association [J]. Hypertension, 2016, 68 (3) : e7-e46.

[105] 刘治全, 牟建军. 高血压病诊断治疗学 [M]. 北京: 中国协和医科大学出版社, 2006.

[106] CAMPESE VM. Salt sensitivity in hypertension. renal and cardiovascular implications[J]. Hypertension, 2000, 23(4): 531-550.

[107] ADROGUé H J, MADIAS N E. Sodium and potassium in the pathogenesis of

hypertension [J]. N Engl J Med, 2007, 356 (19): 1966-1978.

[108] TITZE J, LUFT F C, BAUER K, et al. Extrarenal Na+ balance, volume, and blood pressure homeostasis in intact and ovariectomized deoxycorticosterone-acetate salt rats [J]. Hypertension, 2006, 47 (6): 1101-1107.

[109] 宋雷. 与钠盐代谢相关的单基因疾病 [M] //孙宁玲. 高血压进展 (2016). 北京: 中华医学电子音像出版, 2016.

[110] LANG F, PEARCE D. Regulation of the epithelial Na+ channel by the mTORC2/SGK1 pathway [J]. Nephrol Dial Transplant, 2016, 31 (2): 200-205.

[111] ZHANG G Q, ZHANG W. Heart rate, lifespan, and mortality risk [J]. Ageing Res Rev, 2009, 8 (1): 52-60.

[112] JIANG X, LIU X, WU S, et al. Metabolic syndrome is associated with and predicted by resting heart rate: a cross-sectional and longitudinal study [J]. Heart, 2015, 101 (1): 44-49.

[113] PALATINI P, THIJS L, STAESSEN J A, et al. Predictive value of clinic and ambulatory heart rate for mortality in elderly subjects with systolic hypertension [J]. Arch Intern Med, 2002, 162 (20): 2313-2321.

[114] KOLLOCH R, LEGLER U F, CHAMPION A, et al. Impact of resting heart rate on outcomes in hypertensive patients with coronary artery disease: findings from the international verapamil-SR/trandolapril study (INVEST) [J]. Eur Heart J, 2008, 29 (10): 1327-1334.

[115] OKIN P M, KJELDSEN S E, JULIUS S, et al. All-cause and cardiovascular mortality in relation to changing heart rate during treatment of hypertensive patients with electrocardiographic left ventricular hypertrophy [J]. Eur Heart J, 2010, 31 (18): 2271-2279.

[116] PAUL L, HASTIE C E, LI W S, et al. Resting heart rate pattern during follow-up and mortality in hypertensive patients [J]. Hypertension, 2010, 55 (2): 567-574.

[117] ZHANG W, WANG Z. Resetting baroreceptors to a lower arterial pressure level by enalapril avoids baroreflex mediated activation of sympathetic nervous system by nifedipine [J]. Life Sci, 2001, 68 (25): 2769-2779.

[118] POULTER N R, DOBSON J E, SEVER P S, et al. Baseline heart rate, antihypertensive treatment, and prevention of cardiovascular outcomes in ASCOT (Anglo-Scandinavian Cardiac Outcomes Trial) [J]. J Am Coll Cardiol, 2009, 54 (13): 1154-1161.

[119] ZHANG W, HUANG B S, LEENEN F H. Brain renin-angiotensin system and sympathetic hyperactivity in rats after myocardial infarction [J]. Am J Physiol, 1999, 276 (5): H1608-1615.

[120] AUGUSTYNIAK R A, THOMAS G D, VICTOR R G, et al. Nitric oxide pathway as new drug targets for refractory hypertension [J]. Curr Pharm Des, 2005, 11 (25): 3307-3315.

[121] ZHANG W. Chronotropic effects and mechanisms of long-chain omega-3 polyunsaturated fatty acids on heartbeat: the latest insights[J]. Nutr Rev, 2021, 80(1): 128-135.

[122] CHISHOLM P, ANPALAHAN M. Orthostatic hypotension: pathophysiology, assessment, treatment and the paradox of supine hypertension [J]. Intern Med J, 2017, 47 (4): 370-379.

[123] IZCOVICH A, GONZáLEZ MALLA C, MANZOTTI M, et al. Midodrine for

orthostatic hypotension and recurrent reflex syncope: A systematic review [J]. Neurology, 2014, 83 (13) : 1170-1177.

[124] FLYTHE J E, KIMMEL S E, BRUNELLI S M. Rapid fluid removal during dialysis is associated with cardiovascular morbidity and mortality [J]. Kidney Int, 2011, 79 (2): 250-257.

[125] MAR P L, RAJ S R. Orthostatic hypotension for the cardiologist [J]. Curr Opin Cardiol, 2018, 33 (1) : 66-72.

[126] RICCI F, DE CATERINA R, FEDOROWSKI A. Orthostatic Hypotension: Epidemiology, Prognosis, and Treatment [J]. J Am Coll Cardiol, 2015, 66 (7) : 848-860.

[127] KITAE A, USHIGOME E, HASHIMOTO Y, et al. Asymptomatic postprandial hypotension in patients with diabetes: The KAMOGAWA-HBP study [J]. J Diabetes Investig, 2021, 12 (5) : 837-844.

[128] MADDEN K M, FELDMAN B, MENEILLY G S. Baroreflex function and postprandial hypotension in older adults [J]. Clin Auton Res, 2021, 31 (2) : 273-280.

[129] ALSHEKHLEE A, SHEN W K, MACKALL J, et al. Incidence and mortality rates of syncope in the United States [J]. Am J Med, 2009, 122 (2) : 181-188.

[130] ROMME J J, VAN DIJK N, BOER K R, et al. Diagnosing vasovagal syncope based on quantitative history-taking: validation of the Calgary Syncope Symptom Score [J]. Eur Heart J, 2009, 30 (23) : 2888-2896.

[131] 中华心血管病杂志编辑委员会，中国生物医学工程学会心律分会，中国老年学和老年医学学会心血管病专业委员会，等. 晕厥诊断与治疗中国专家共识（2018）[J]. 中华心血管病杂志，2019，47（2）：96-107.

[132] GOLDBERGER Z D, PETEK B J, BRIGNOLE M, et al. ACC/AHA/HRS Versus ESC Guidelines for the Diagnosis and Management of Syncope: JACC Guideline Comparison [J]. J Am Coll Cardiol, 2019, 74 (19) : 2410-2423.

[133] M B, A M, FJ dL, et al. 2018 ESC Guidelines for the diagnosis and management of syncope [J]. European heart journal, 2018, 39 (21) : 1883-1948.

[134] SHELDON R S, GRUBB B P 2nd, OLSHANSKY B, et al. 2015 heart rhythm society expert consensus statement on the diagnosis and treatment of postural tachycardia syndrome, inappropriate sinus tachycardia, and vasovagal syncope [J]. Heart Rhythm, 2015, 12 (6) : e41-63.

[135] BRIGNOLE M, HAMDAN M H. New concepts in the assessment of syncope [J]. J Am Coll Cardiol, 2012, 59 (18) : 1583-1591.

[136] WAYTZ J, CIFU A S, STERN S. Evaluation and Management of Patients With Syncope [J]. JAMA, 2018, 319 (21) : 2227-2228.

第二章 继发性高血压

第一节 继发性高血压分类与鉴别诊断原则

高血压按病因可分为原因不明、发生机制不清的原发性高血压和有因可循、病因明确的继发性高血压，后者涉及多个系统，涵盖了睡眠呼吸、肾及肾血管、内分泌系统、精神心理及机械血流障碍等上百种疾病或病理生理状态。继发性高血压除了因高血压自身造成的心血管危害，与之伴随的低血钾、肾素水平异常、高醛固酮、高皮质醇、高儿茶酚胺、低血氧等继发性因素还可导致独立于高血压之外的心血管损害，其危害程度较原发性高血压更大。

一、分类及流行病学

继发性高血压的原因很多，目前认识到的、比较常见的有阻塞性睡眠呼吸暂停综合征相关性高血压；包括原发性醛固酮增多症、库欣综合征、嗜铬细胞瘤、甲状腺功能异常等在内的内分泌性高血压；肾性高血压和肾动静脉疾病引起肾血管性高血压；系统性红斑狼疮、系统性血管炎等结缔组织病导致自身免疫性疾病引起的高血压；糖皮质激素、免疫调节剂、红细胞生成素、抗肿瘤等靶向治疗药物等所导致药物相关性高血压，以及一些单基因遗传性高血压。在临床医疗中因精神心理问题而引发的高血压也较常见。

目前尚缺乏继发性高血压在大规模普通高血压人群中的流行病学资料，既往认为继发性高血压在高血压人群中的患病率为4.7%～10.5%。近年来研究显示成年人继发性高血压在住院患者中的检出率达到40%（表3-2-1、表3-2-2），而在顽固性高血压中继发性高血压所占的比例更可高达65.6%～85%，提示继发性高血压的诊断和鉴别对临床医生已经是一个不可忽视的问题。继发性高血压病因隐匿，涉及多个学科，常常可引起更为严重的靶器官损害，早期诊断、早期治疗具有非常重要的临床意义。

二、临床特征

一些临床特征为继发性高血压排查提供了重要的线索。例如，①年轻患者的发病年龄＜30岁，但血压水平呈中、重度升高；②老年患者原来血压正常或者规律服用降压药物治疗血压控制平稳，但突然出现高血压或者原有药物疗效下降；③血压的波动性大，药物治疗反应差；④急进性和恶性高血压，靶器官损害严重程度与高血压病程不平行；⑤伴随有肌无力、周期性四肢麻痹；明显怕热、多汗、消瘦；阵发性高血压伴头痛、心悸、睡眠时反复出现呼吸暂停或憋气现象；⑥体检时或临床检查中发现不明原因的肾功能异常，血象异常，电解质紊乱，双肾大小结构、形态、位置异常，肾上腺偶发瘤的高血压患者。

三、鉴别诊断

继发性高血压的排查需要紧密结合患者的病史、症状、体征及个人（月经）婚育史、手术史、外伤史、家族史等，并加以细心地分析和判断。对所有高血压患者，尤其是难以控制的高血压应该考虑到继发性高血压的可能性，在病史询问过程中，应关注高血压发病的时间、血压的水平、高血压的类型（持续/阵发），有无夜间睡眠障碍，有无夜尿增多/周期性麻痹史，有无多汗、心悸、面色苍白史，有无尿急、尿痛及血尿、贫血及水肿史，对降压药物治疗的反应；追问有无甘草制剂、类固醇激素及避孕药服用史；月经/性功能发育史。体格

表3-2-1　中国某三级甲等医院高血压中心报道的住院高血压患者病因构成

病因	2003（$n=550$）	2004（$n=709$）	2005（$n=948$）	2006（$n=937$）	2007（$n=1249$）	2008（$n=1692$）
原发性高血压（n，%）	452（82.2）	579（81.7）	746（78.7）	727（77.6）	825（66.1）	1027（60.7）
继发性高血压（n，%）	98（17.8）	130（18.3）	202（21.3）	210（22.4）	424（33.9）	665（39.3）

表3-2-2　对1年收住3453例住院高血压患者中继发性高血压原因检出分析

疾病	病例数（n）	构成比（%）
继发因素及合并疾病状况	1186	33.5
阻塞性睡眠呼吸暂停综合征	742	20.9
原发性醛固酮增多症	175	4.9
原发性醛固酮增多症+阻塞性睡眠呼吸暂停综合征	146	4.1
肾实质性高血压	541	15.3
甲状腺功能减退症	310	8.7
肾血管性高血压	250	7.1
嗜铬细胞瘤	30	0.8
库欣综合征	40	1.1
甲状腺功能亢进症	30	0.8
大动脉缩窄、多囊卵巢综合征、甲状旁腺功能亢进等少见原因	3	0.1

检查应注意：立卧位血压；四肢脉搏、血压、腱反射；体形、面色及末梢温度；面部、眼睑或下肢有无水肿；皮肤、毛发、毛细血管；腹部及腰背部血管杂音；心率及心脏杂音；由于醛固酮可以加快动脉硬化的进程，可以表现为大动脉钙化和脉压增宽，甚至会增加罹患主动脉夹层和动脉瘤风险；另外，关注第二性征发育情况、眼底情况及血压的节律性。血常规、红细胞沉降率、尿常规、血电解质、血糖、血脂、肾功能、心电图、心脏超声、颈动脉超声、双肾B超和眼底检查均为最基本的实验室检查项目，可以提供绝大多数继发性高血压的线索、反映高血压患者所合并的最为常见的代谢异常，也可以部分反映靶器官受损的状况；另外，肾上腺CT、肾动脉超声影像学检查、24小时动态血压监测等在继发性高血压筛查中也具有十分重要意义。

通过病史、症状的分析，阳性体征的发现及一般实验室检查结果，初步排查继发性高血压的可能性；对有继发性高血压线索的患者在此基础上有的放矢地进一步专科检查。继发性高血压排查思路见图3-2-1。

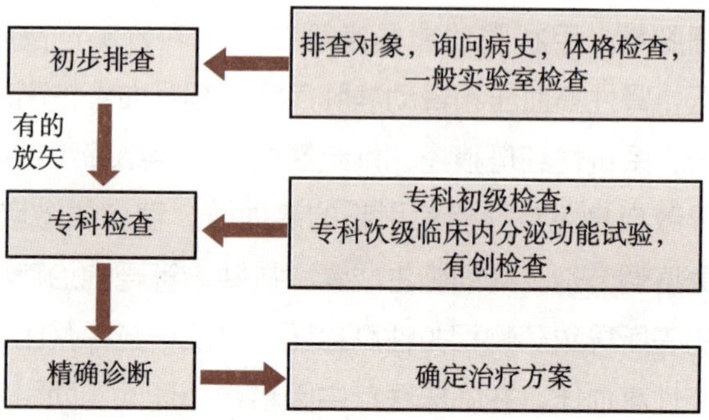

图3-2-1　继发性高血压排查思路

四、排查方法

（一）初步筛查

1. 询问病史、体格检查 通过病史询问、初步的体格检查和包括血、尿常规，血脂、血糖、电解质、肝肾功能，双肾B超、动态血压监测（有条件者）等常规检查，寻找继发性高血压的可疑线索。有如下情况，需警惕继发性高血压的可能性：①打鼾者，特别是睡眠时反复出现呼吸暂停、多梦、清晨头痛；②腰痛、泡沫尿、肉眼或镜下血尿；③肌无力、夜尿增多、周期性麻痹；④阵发性高血压伴头痛、心悸、大汗；⑤失眠、烦躁、易怒、忧郁等精神心理行为异常；⑥明显的怕热、多汗、消瘦；⑦体重增加，月经失调，性功能减退，第二性征发育异常等。在体征方面有：①体重异常增加或减少；②皮肤苍白、潮湿或多汗、皮疹、网状青斑；③多血质面容、口唇甲床发绀、舌体大伴有齿痕、咽腔狭小；④颈部或腹部闻及粗糙的血管杂音；⑤腱反射减弱；⑥第二性征发育异常；⑦双侧上肢血压相差＞20mmHg，下肢血压明显低于上肢；⑧肢体脉搏不对称，动脉搏动减弱或消失等。

2. 一般实验室检查 如血常规、尿常规、血脂、血糖、电解质、肝肾功能、红细胞沉降率、C反应蛋白、血氧饱和度监测、心电图、心脏彩超、双肾B超、眼底照相、动态血压监测等，在二级以上的医院均可开展，简单、易行，能给临床医生提供许多继发性高血压的重要线索。

3. 24小时动态血压监测 不但已成为高血压诊断、评价降压疗效的重要手段之一；同时，24小时动态血压监测可作为诊断假性难治性高血压、白大衣性高血压、隐匿性高血压、体位相关性高血压等的重要工具。对继发性高血压的诊断有着特殊的意义，详见图3-2-2。

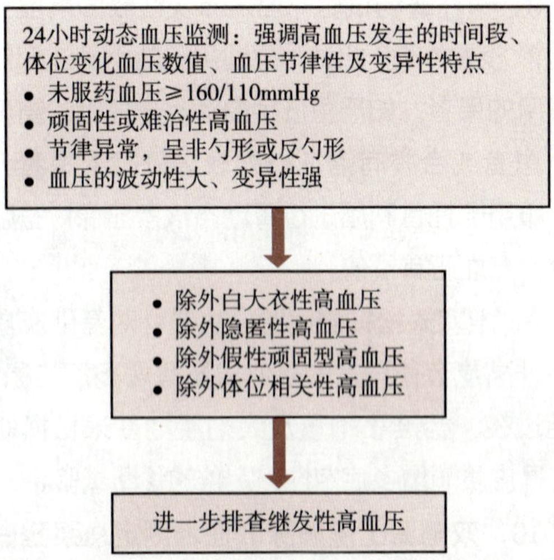

图3-2-2 应用24小时动态血压监测筛查继发性高血压的流程图

（二）临床检查

1. 血浆肾素及醛固酮测定 被认为是继发性高血压的分水岭性的检查，检测时对时间、体位、年龄有要求，此项检查可把患者分为高肾素型、正常肾素型及低肾素型继发性高血压，也可根据血浆醛固酮/肾素比值筛检原发或继发性醛固酮增多症。

2. 24小时尿皮质醇、血皮质醇节律及促肾上腺皮质激素测定 主要用于鉴别皮质醇增多症，并对促肾上腺皮质激素（ACTH）依赖性及非依赖性进行初步分型。

3. 血清儿茶酚胺及尿液儿茶酚胺代谢产物的测定 主要诊断和鉴别高交感活性的继发性高血压，对副交感神经节瘤的鉴别及诊断亦有价值。

4. 甲状腺功能 甲状腺功能亢进或减退均可导致继发性高血压。

5. 多导睡眠监测 主要通过计算睡眠呼吸指数对睡眠呼吸暂停综合征及夜间低氧血症做出诊断、分型及分度，从而判断是否高血压的主要影响因素或病因。

6. 肾上腺CT 双肾上腺位于肾脏的上方，CT扫描能清楚显示正常及异常肾上腺的形态，它优于肾上腺磁共振和肾上腺B超，目前CT已经成为诊断肾上腺病变影像学首选。

7. 盐水负荷试验 是确诊原发性醛固酮增多症的常用的确诊方法之一，一般在初筛检查醛固酮/肾素比值超过切值后进行。对于有潜在心功能不全、肾功能不全、严重低血钾、未控制的重度高血压的患者不宜进行该试验。

8. 卡托普利试验 也是原发性醛固酮增多症的确诊方法之一。此试验更适用于盐水滴注抑制试验禁用的患者，如严重低钾血症、未控制的重度高血压患者或合并有潜在心力衰竭危险的患者。此外，服用卡托普利后进行肾动态核素显像对鉴别肾血管性高血压有价值。

9. 地塞米松抑制试验 主要针对基础皮质醇水平升高或节律异常的疑似皮质醇增多症的患者，包括过夜、标准小剂量及大剂量地塞米松抑制试验，是皮质醇增多症定性、定位的诊断试验。

10. 双侧肾上腺静脉取血术测定血浆醛固酮水平 此项操作针对已临床确诊的原发性醛固酮增多症的患者，是原发性醛固酮增多症分型、定侧诊断的金标准，是制定原发性醛固酮增多症治疗计划的重要依据。

总之，由于继发性高血压病因隐匿，并涉及心血管疾病、内分泌疾病、肾脏病、精神心理疾病等多系统疾病及睡眠医学等多个学科，在各个学科中又处于边缘状态，如果没有系统的认识和规范的筛查流程，容易发生漏诊和误诊；而盲目地进行继发性高血压的排查，不仅不会降低继发性高血压的误诊率和漏诊率，反而会造成医疗资源的巨大浪费，给患者带来不必要的经济负担，因此十分有必要规范继发性高血压的筛查流程，有针对性地进行病因筛查、确诊及相应的治疗，不仅有利于患者的血压控制和靶器官保护，还可以极大地减少医疗资源的浪费。

（张德莲　李南方）

第二节 肾血管性高血压

肾血管性高血压（renovascular hypertension，RVH）为常见的继发性高血压原因之一，其病理生理学基础为肾动脉狭窄导致肾缺血。但并非所有的肾血管病变均引起高血压，当一侧或双侧肾动脉主干和/或一级分支管腔狭窄≥50%，狭窄两端收缩压差＞20mmHg或平均压差＞10mmHg时导致肾缺血，激活肾素血管紧张素系统及交感神经，由此造成血压升高。临床表现有两个方面：一方面是肾缺血引起的缺血性肾病，是进展为肾功能不全及终末期肾病的重要原因之一；另一方面是长期严重的高血压导致心脑血管事件的发生。

一、流行病学

目前尚缺乏肾动脉狭窄患病率的确切的流行病学资料。据估计，肾动脉狭窄占高血压人群的3%～5%，随着年龄的增长及合并心血管危险因素的增多，患病率也会逐渐升高。有研究发现，在65岁以上老年人中，肾动脉狭窄的患病率为6.8%；一项纳入40个研究，总人数15 879名患者的荟萃分析显示，肾动脉狭窄在高血压合并糖尿病患者，行冠脉造影的高血压患者、外周血管病患者、主动脉瘤患者及心力衰竭的患者中的患病率分别为20%、17.8%、25.3%、33.1%和54.1%，显示在动脉粥样硬化的高危人群中，肾动脉狭窄的患病率明显升高。

二、病理生理机制

肾血管性高血压经典的病理生理学基础为肾动脉狭窄导致肾脏缺血，进而导致球旁细胞分泌过多肾素，激活肾素-血管紧张素-醛固酮及交感神经系统，由此产生高血压。研究发现单侧肾动脉狭窄与双肾动脉狭窄或独肾的肾动脉狭窄，其病理机制还是有些不同。单侧肾动脉狭窄动物模型（两肾一夹）实验显示血压升高是肾素依赖型的；而双肾动脉狭窄动脉模型（一肾一夹）的肾素是下降的，更多表现为盐敏感型（容量依赖型）。

三、病因

肾动脉狭窄常见的病因有动脉粥样硬化、纤维肌发育不良（fibromuscular dysplasia，FMD）、大动脉炎，其他少见的病因有动脉急性血栓形成、腹主动脉夹层累及肾动脉、肿瘤压迫等。有研究显示，动脉粥样硬化性肾动脉狭窄（atherosclerosis renal artery stenosis，ARAS）在中国占所有肾动脉狭窄的80%以上，其次为大动脉炎（约15%）及FMD（约5%）。在西方国家，ARAS占90%左右，主要见于年老（≥65岁）患者。

1. 动脉粥样硬化 是一种全身性的疾病，除肾动脉外，可同时累及脑动脉、主动脉、冠状动脉及四肢动脉等。ARAS通常发生于肾动脉近端及开口处，而远端或分支很少受累。2/3患者形成偏心性斑块，其余则为环状斑块，造成管腔狭窄和内膜破坏。

2. 纤维肌发育不良 是一种非炎症性、非动脉粥样硬化性血管疾病。在欧美，约占RAS的10%，在中国尚缺少确切的流行病学资料。FMD常见于青年女性。病理以血管壁细胞（包括平滑肌细胞及成纤维细胞）发生肌成纤维细胞样转化为主要特征，可出现纤维增生、胶原沉积、内弹性板分裂、动脉中层弹性纤维减少。这些病理变化可导致动脉狭窄和闭塞，亦可产生动脉瘤或血管夹层。病理上主要分为3种类型：中膜型（占80%～90%）、内膜型（＜10%）及外膜型（＜1%）。目前更多用血管造影分型：多灶型，典型的表现为“串珠样改变”和局灶型。

3. 大动脉炎 指主动脉及其主要分支的慢性进行性非特异性炎症，导致节段性动脉管腔狭窄以致闭塞。最早由日本眼科医生Takayasu首先报道一例大动脉炎眼底表现，故称Takayasu病。中国20世纪80年代以前，大动脉炎是肾动脉狭窄的重要原因之一，占40.5%～66.6%。本病好发于育龄期妇女，也可见于男性及其他年龄段人群。大动脉炎是一种病因不明的慢性非特异性炎症性疾病，大部分学者认为是一种自身免疫性疾病，主要累及主动脉及其主要分支，肺动脉也可受累，26%～75%的患者可出现肾动脉狭窄。病理学研究提示此种病变的炎性改变累及动脉壁全层，常呈节段性分布，伴大量淋巴细胞、巨细胞浸润，以外膜最重，中层次之。晚期动脉壁病变以纤维化为主，动脉壁呈弥漫性不规则增厚及纤维化改变。血管造影以多发性狭窄为主（纤维组织收缩及内膜广泛增厚所致），亦可呈节段性扩张或动脉瘤形成，或伴有继发性血栓形成。

四、临床表现及诊断

1. 血压 ①30岁以下或55岁以上发生的高血压，特别是年轻且严重的高血压；②高血压发作突然，病程较短或发展迅速；③难治性高血压；④严重高血压伴低血钾。

2. 肾功能障碍 ①不明原因的肾衰竭；②高血压患者经ACEI/ARB治疗后肾功能恶化；③一侧肾脏萎缩或两侧肾脏长径相差1.5cm以上。

3. 心脏紊乱综合征 ①不明原因的心力衰竭或一过性肺水肿；②顽固心绞痛发作。

五、影像学检查

（一）多普勒超声

多普勒超声是一种无创性、无放射线、廉价的检查手段，也是一种理想的RAS筛查手段。尤其在血管支架介入术后，由于MRA有禁忌，CTA显示又不清晰的情况下，多普勒超声具有明显的优势。肾动脉收缩期流速峰值（peak systolic velocity，PSV）被认为是诊断RAS最有价值的单一指标。PSV＞180～200cm/s作为诊断肾动脉主干狭窄≥60%的界值，其特异性84%～98%，敏感性62%～99%。肾动脉的流速与主动脉流速的比值称为肾主动脉比率（renal aortic ratio，RAR），RAR＞3.5提示严重狭窄（＞60%）。另一个常用的指标为肾动脉阻力指数（renal artery resistive index，RRI），RRI增高提示肾内小血管结构异常，有研究发现RRI＞0.8的患者其肾血管重建术后效果不佳。这项技术最大的缺点是操作者技术的差异性很大，导致多普勒超声用于诊断肾动脉狭窄结果差异很大。

（二）放射性核素肾脏动态显像（SPECT）

1. 普通核素肾脏动态显像 清晨空腹“弹丸”

式注射示踪剂 ^{99m}Tc-DTPA 10mCi，注射的同时采用SPECT机器进行扫描，开始肾动态显像的数据采集，经处理分别得到肾图、肾血流灌注图、肾小球滤过率（GFR）等，以评估分侧肾功能。在排除其他疾病，比如泌尿系结石、肿瘤等导致的肾功能下降后，分侧肾功能较健侧下降20%，对于诊断单侧肾动脉狭窄有一定的临床价值。

2. 卡托普利核素肾脏动态显像 患者服用卡托普利（肾图检查前1小时，口服50mg）后，示踪剂锝-99m的吸收、积聚和排泄在患肾内均有显著延缓，而健侧肾脏GFR变化不大，这使得两侧肾图的吸收、排泄曲线的不对称性及差异显著加大。正常人或原发性高血压患者给予卡托普利后肾小球滤过率（GFR）无变化。肾动脉狭窄时，其最大高峰时间延迟≥11分钟；患侧GFR明显降低或用药后2～3分钟两侧GFR差异绝对值>9.9%；患侧延迟排泄>5分钟。与肾动脉造影相比，肾图显像诊断RAS的敏感性和特异性仅分别为74%和59%，所以不建议此项技术用于常规RAS的筛查，但对于肾动脉造影结果为临界病变的患者，卡托普利肾图还是有一定的参考价值。

（三）磁共振血管成像

MRA具有无创、无放射、不用含碘对比剂等优点，但价格较贵。与肾动脉造影相比，其诊断RAS的敏感性与特异性分别为90%～100%和76%～94%，优于多普勒超声检查。但MRA的图像质量不如血管造影，仅能正确评价近端肾动脉部分，故对于怀疑FMD的患者，不推荐用MRA，因为FMD的病因主要在主干中远端及分支处。

（四）计算机断层扫描血管成像

螺旋CT三维重建技术可以清楚显示肾动脉及其分支。CTA与MRA有类似的敏感性与特异性，分别达92%和99%。CTA图像像素高于MRA。但CTA需含碘对比剂，对肾功能障碍患者有一定的局限性，而且有X线辐射。

（五）肾动脉造影

肾动脉造影仍是RAS诊断的金标准。由于它是一项有创操作、患者要接受X线辐射，需含碘对比剂，术者需掌握血管介入技术，费用较高，故目前已不作为筛查诊断手段。肾动脉造影的指征：①临床线索（见上）提示有RAS可能，但非创伤性检查不能明确诊断；②该患者需要行冠脉造影或其他外周血管造影，同时临床线索提示有RAS可能。

六、治疗

肾血管性高血压治疗宗旨为降低血压，保护肾功能，最终降低心脑血管事件。肾血管性高血压的治疗主要包括药物治疗及血管重建治疗。RAS患者能否从血管重建治疗中获益，主要是ARAS患者能否在肾动脉支架术中获益目前仍极具争议。

（一）药物治疗

所有的肾动脉狭窄患者都需要给予理想的药物治疗，对于ARAS患者主要包括降压治疗、抗血小板治疗及他汀类药物的应用；而对于非ARAS患者（主要为FMD及大动脉炎）是否需要长期抗血小板及他汀类药物治疗尚缺少循证医学证据。

抑制激活的肾素血管紧张素系统是RVH治疗的基石。多项研究表明，血管紧张素转换酶抑制剂（ACEI）和血管紧张素受体拮抗剂（ARB）能够有效地控制RAS继发的高血压，同时降低RAS患者卒中及心肌梗死等心脑血管事件。需要注意的是对于双侧肾动脉狭窄或孤立肾的动脉狭窄，仍是AECI和ARB使用的禁忌证。由于ACEI/ARB降低肾小球囊内压，可造成暂时的肾小球滤过率的下降，故使用此类药物时需监测肾功能，若GFR明显下降或血清肌酐显著上升≥30%，需停药，同时也提示该类患者需要进行肾血管重建。

大多数RVH患者通常需联合服用多种降压药，包括β受体阻滞剂、CCB、利尿药和α受体阻滞剂。ACEI/ARB对合并有糖尿病性肾病、左心室肥大和心力衰竭的RAS患者尤为有效。

至于阿司匹林及他汀类药物在ARAS患者中的应用，目前仍无直接的循证医学证据。但对于动脉粥样硬化最基础的治疗，专家建议所有ARAS患者使用阿司匹林及他汀类药物，以减少心脑血管事件。对于非ARAS患者，是否应用阿司匹林及他汀类药物，目前无统一标准，建议介入治疗术后短期内应用。

（二）肾血管重建治疗

肾血管重建治疗，包括导管介入治疗（经皮肾动脉球囊扩张术/支架植入术）和外科手术治疗。

1. 经皮肾动脉球囊扩张术（PTRA） 该术式又称经皮肾动脉血管成形术。1978年Grüntzig首先报道PTRA扩张肾动脉狭窄获得成功，为RVH治疗开辟了新的途径。PTRA是治疗FMD所致RVH的首选方法。PTRA术的效果在很大程度上取决于术者的操作技巧与经验，这可能是造成上述差异的主要原因。有荟萃分析发现PTRA治疗FMD的RVH治愈率为36%。PTRA术也是治疗大动脉炎RAS的适宜的方法，但大动脉炎活动期是PTRA治疗的禁忌证。Tyagi S等研究发现，54名大动脉炎RAS患者，PTRA术后93%的患者血压得到改善，再狭窄率为13.5%。但多发性大动脉炎所致的RAS为纤维增生，管壁增厚明显且弹性极差，PTRA治疗的效果时有不佳，常需要外科手术治疗，最近一项研究表明，大动脉炎的介入治疗成功率仅为52%，远低于手术治疗成功率的76%。单纯PTRA治疗ARAS的成功率较低，且有较高的再狭窄率，故目前不推荐单纯PTRA在ARAS中的应用。

2. 经皮肾动脉支架植入术 随着血管腔内治疗技术的进步，肾动脉支架植入在RAS中的应用逐渐成熟。目前，学术界一致认为，肾动脉支架植入可以作为RAS患者（FMD及大动脉炎患者）PTRA术中出现动脉撕裂等并发症时的补救措施。但是在ARAS患者中，植入支架是否获益是近年来争论的焦点。虽然一些回顾性研究及注册分析显示，肾血管重建能改善RAS患者的血压及肾功能，但近年来包括CORAL研究在内的多项随机对照研究结果显示，对ARAS患者而言，肾动脉支架植入与单纯药物治疗相比，并未给患者带来更多获益（表3-2-3）。

根据中国肾动脉狭窄临床管理路径，肾血管重建的推荐指征临床标准如下。①高血压：急进型高血压、难治性高血压、恶性高血压、高血压伴一侧

表3-2-3 肾动脉狭窄药物治疗与肾血管重建治疗随机对照临床研究

研究	例数	治疗方式	随访时间（月）	首要终点	*P*值	研究局限性
EMMA	49	PTRA *vs.* 药物	6	24 ABPM	NS	年龄偏大，样本过小
Webster J	55	PTRA *vs.* 药物	3～54	诊室SBP	0.018	样本过小
				血清肌酐	NS	
DRASTIC	106	PTRA *vs.* 药物	12	诊室SBP和DBP	NS	样本过小，从药物组交叉至介入组例数过多
STAR	140	支架 *vs.* 药物	24	eGFR下降＞20%	NS	入选过多狭窄程度不高的患者
ASTRAL	806	支架 *vs.* 药物	60	肾功能改变	0.06	剔除了狭窄程度严重的患者，无统一的中心导管室
CORAL	947	支架 *vs.* 药物	43	心血管及肾病死亡，心肌梗死，卒中，心力衰竭入院率，进行性肾功能不全，永久性肾脏替代治疗	0.58	有过多的临床合并症（心肌梗死，心力衰竭，CKD3期）

注：PTRA.经皮肾动脉血管成形术；CKD3.慢性肾脏病3期。EMMA研究.动脉粥样硬化性肾动脉狭窄的血管成形术降压研究；Webster J研究.高血压合并动脉粥样硬化性肾动脉狭窄患者血管成形术与药物治疗的随机对照研究；DRASTIC研究.动脉粥样硬化性肾动脉狭窄患者的血管球囊扩张术降压研究；STAR研究.肾功能不全动脉粥样硬化性肾动脉狭窄患者的支架植入研究；ASTRAL研究.肾动脉狭窄患者的血管重建与药物治疗随机对照研究；CORAL研究.动脉粥样硬化性肾动脉狭窄患者的支架植入和药物治疗的随机对照研究。

肾萎缩、不能耐受降压药物。②肾功能：肾功能障碍无法用其他原因解释；使用降压药，尤其是使用ACEI/ARB后肾功能恶化。③伴随的心脏问题：不稳定型心绞痛、反复发作的急性肺水肿。血管解剖标准：目前尚无统一意见狭窄肾动脉狭窄到何种程度必须进行血运重建；推荐肾动脉狭窄最小域值的直径狭窄为50%。临床上一般对大动脉炎或FMD导致的狭窄标准从宽（≥50%），而对于ARAS 导致的狭窄标准从严（≥70%）。对于肾动脉直径狭窄50%～70%的患者，要有明确的血流动力学显著狭窄的依据，一般以跨病变收缩压差＞20mmHg或平均压差＞10mmHg为准。至少符合一条临床标准及血管解剖标准，才具有血管重建指征。

肾血管重建的相对禁忌证：以下情况如果具备1项或以上，提示肾脏功能严重受损，往往不可逆，肾动脉血管重建难以改善患肾功能，应视为相对禁忌证。①患肾长径≤7cm；②大量蛋白尿（≥++）；③血肌酐≥265mmol/L；④患肾GFR≤10ml/min；⑤肾内动脉阻力指数≥0.8；⑥超声、CTA或 MRA显示肾实质有大片无灌注区。

3．外科手术治疗 随着血管介入技术的日益成熟，外科手术正逐渐被取代，但部分患者仍需要外科手术。外科手术主要包括：动脉血栓内膜剥除术，搭桥手术，脾、肾动脉吻合术，肾动脉狭窄段切除术，病变切除及移植物置换术，肾动脉再植术，自体肾移植术等。

肾血管性高血压是常见的继发性高血压之一，建议在年轻、危重及难治性高血压、高血压合并肾功能损害等患者中进行肾动脉狭窄的筛查；肾动脉超声是筛查肾动脉狭窄的重要方法，肾动脉CTA/MRA是确诊肾动脉狭窄的主要手段，肾动脉造影仍是金标准。对于ARAS药物治疗是基石，对于合适的患者可行肾血管重建治疗；而非动脉粥样硬化性肾动脉狭窄，尤其是年轻的FMD或者大动脉炎患者，建议积极的血运重建治疗。

（许建忠）

第三节 睡眠呼吸暂停综合征

睡眠呼吸障碍是一组以睡眠呼吸节律和/或通气异常为主要特征的疾病，分为阻塞性睡眠呼吸暂停（obstructive sleep apnea，OSA）综合征、中枢性睡眠呼吸暂停综合征、睡眠相关肺泡低通气障碍和睡眠相关低氧血症。OSA在临床上最为多见，以睡眠过程中上气道反复出现的完全或部分阻塞伴呼吸困难为特征，可导致慢性间歇性低氧、二氧化碳潴留、反复觉醒、睡眠结构异常、自主神经功能紊乱，引起晨起头痛、白天嗜睡、睡眠质量差或失眠、记忆力下降、夜尿增多等症状。睡眠期间咽部肌肉塌陷是引起OSA的主要原因，其发病机制尚不完全清楚，目前认为遗传因素、上气道解剖结构的异常、睡眠时呼吸肌和上呼吸道扩张肌的活性改变、自主神经活性增强、慢性炎症、肥胖、体液-内分泌等因素均与睡眠时上气道狭窄有关。近年来有研究证明OSA患者下气道的阻力同样是明显增加的，而且调整下气道张力的主要产物——肺泡表面活性物质是明显降低的，提示OSA的病理生理机制不仅局限在上气道，下气道的阻力增加、呼气时肺弹性回缩压异常增加可能是促进OSA发生的重要机制之一。

一、定义

1．睡眠呼吸暂停 是指睡眠过程中口鼻呼吸气流消失或明显减弱（呼吸气流信号曲线峰值较基线水平下降≥90%），持续时间≥10秒。

2．低通气 是指睡眠时虽然没有发生呼吸暂停，但睡眠过程中记录的呼吸气流信号峰值较基线水平下降≥30%并伴有血氧饱和度下降≥3%或伴随有觉醒反应，持续时间≥10秒。

3．呼吸暂停低通气指数 是指整夜睡眠期平均每小时呼吸暂停和低通气的频数，是呼吸暂停严重程度的测量指标。

AHI＝（总呼吸暂停次数＋总低通气次数）/总睡眠时间（单位：次/小时）

4. 阻塞性睡眠呼吸暂停 是指出现呼吸暂停的同时，胸腹式呼吸运动仍然存在，是睡眠时由于气道完全或部分阻塞所致的呼吸暂停。

5. 中枢性睡眠呼吸暂停 是指出现呼吸暂停的同时，胸腹式呼吸运动同时消失，是睡眠时由于呼吸中枢对呼吸肌的驱动力完全或部分消失所致的呼吸暂停。

6. 混合性睡眠呼吸暂停 是指一次呼吸暂停过程中，开始口鼻呼吸气流与胸腹式呼吸运动同时消失，数秒或数十秒后出现胸腹式呼吸运动，但仍无口鼻呼吸气流。即在一次呼吸暂停过程中，先出现中枢性呼吸暂停，后出现阻塞性呼吸暂停。

7. 呼吸相关觉醒反应 睡眠过程中由于呼吸障碍导致的觉醒，可以是较长的觉醒而使睡眠总时间缩短，也可以是频繁而短暂的微觉醒。虽然目前尚未将微觉醒计入总的觉醒时间，但频繁微觉醒可导致白天嗜睡加重。

8. 微觉醒 是指睡眠过程中突然出现持续3秒以上的脑电图频率改变，包括θ波、α波和/或频率大于16Hz的脑电波（但不包括纺锤波），并且之前有10秒以上的稳定睡眠。

9. 呼吸困难相关觉醒 未达到呼吸暂停或低通气标准，但有时间≥10秒的异常呼吸努力并伴有相关觉醒反应。

二、流行病学

在成年人群中，OSA是一种患病率较高的疾病，可发生于各年龄层，其患病率很大程度上取决于所采取的呼吸事件的判读规则、呼吸暂停低通气指数（apnea hypopnea index，AHI）的切割值、疾病的诊断标准及不同级别的检测设备。大样本患病率研究显示，仅用AHI大于5次/时为标准，男性患病率高达24%，女性为9%，但加上白天嗜睡，男性患病率降至4%，女性2%。OSA的临床危险因素包括年龄、性别、肥胖、颅面形态或上气道软组织异常、吸烟酗酒、绝经和家族史等。OSA在男性中更常见，是女性的2～3倍，但在绝经期女性中，这种差距缩小。OSA的遗传倾向已被大量研究证实，OSA一级亲属患病风险较一般人群高2.9～4倍。肌肉松弛药、苯巴比妥和苯二氮䓬类镇静催眠药物可降低气道扩张肌反应性，增加气道塌陷的可能。在一些人群中OSA发病率明显增加，如肢端肥大症、甲状腺功能减退症、肾上腺皮质增生、2型糖尿病、多囊卵巢综合征等内分泌系统疾病患者，高血压、心力衰竭、冠心病、心房颤动、脑卒中等心血管系统疾病患者，以及妊娠、终末期肾病、慢性肺病、神经肌肉疾病等患者。OSA在一般高血压人群的检出率高达30%～50%，在难治性高血压患者中的检出率更高，在64%～83%，在重度OSA的人群中高血压检出率约为70%。OSA通过多种机制引起多系统受损，甚至猝死，患者常伴有日间认知功能下降，严重影响患者生活质量。

三、诊断

（一）诊断标准

主要根据病史、体征和多导睡眠监测（PSG）结果。满足（A＋B）或C。

A. 出现以下至少一项：

（1）患者主诉困倦、非恢复性睡眠、乏力或失眠。

（2）因憋气、喘息或气哽从睡眠中醒来。

（3）同寝者或其他目击者报告在睡眠中存在习惯性打鼾、呼吸中断或二者同时存在。

（4）已确诊高血压、心境障碍、认知功能障碍、冠脉疾病、卒中、充血性心力衰竭、心房纤颤或2型糖尿病。

B.PSG或睡眠中心外监测（OCST）证实：PSG监测每小时睡眠期间或OCST每小时监测期间，发生阻塞为主的呼吸事件（包括阻塞性呼吸暂停、混合性呼吸暂停、低通气和呼吸努力相关觉醒）≥5次。

C.PSG或OCST证实：PSG监测每小时睡眠期

间或OCST每小时监测期间，发生阻塞为主的呼吸事件（包括阻塞性呼吸暂停、混合性呼吸暂停、低通气和呼吸努力相关觉醒）≥15次。

（二）病情严重程度

根据AHI和夜间血氧饱和度将OSA分为轻、中、重度，其中以AHI作为主要判断标准，夜间最低血氧饱和度作为参考（表3-2-4）。

表3-2-4　成人阻塞性睡眠呼吸暂停的病情分度

指标	轻度	中度	重度
呼吸暂停低通气指数（次/小时）	≥5～15	15～30	>30
夜间最低血氧饱和度（%）	85～89	80～85	<80

（三）诊断方法

1．一般性评估　了解打鼾相关病史，如打鼾年限、程度，有无呼吸暂停，有无晨起咽干、头晕、乏力、白天嗜睡及记忆力减退等情况的存在。了解有无鼻炎病史、鼻腔通气状况和上气道手术病史等。测量身高、体重，计算体重指数，判断肥胖程度。测量颈围、腹围，了解体脂分布特点。体格检查观察有无下颌后缩、下颌畸形，观察口咽腔有无软腭肥厚低垂、悬雍垂过低过大、扁桃体肿大及程度及有无舌体肥大等。

2．高危患者的早期发现　临床上如果遇到以下情况应高度警惕患者是否同时患有OSA，或者其心血管疾病是否与OSA有关：①难治性高血压，或血压昼夜节律为非勺型或反勺型；②夜间反复发生心绞痛，难以缓解的严重心肌缺血；③夜间严重、复杂、难以纠正的顽固性心律失常，以缓慢心律失常或快慢交替性心律失常为主者；④顽固性充血性心力衰竭；⑤难以解释的白天低氧血症或红细胞增多症、血液黏滞度增加；⑥胰岛素抵抗、难以控制的糖尿病等。

3．初筛诊断仪检查　采用便携式，如单纯血氧饱和度监测、口鼻气流+血氧饱和度监测、口鼻气流+鼾声+胸腹运动+血氧饱和度监测等，主要适用于基层缺少PSG监测条件或由于睡眠环境改变或导联过多而不能在睡眠监测室进行检查的一些患者，用来初步筛查OSA患者，也可应用于治疗前后对比及患者的随访。

4．多导睡眠监测　PSG用于诊断睡眠障碍性疾病，是诊断OSA的金标准。通过记录脑电图、眼电图、下颌肌电图、心电图、口鼻呼吸气流、胸腹呼吸运动、血氧饱和度、体位、鼾声及胫前肌肌电图等多个生理指标，了解睡眠时相、呼吸和血氧情况、有无频发肢体活动等，综合评定OSA有无及性质和程度。

（1）夜间睡眠多导睡眠监测：是目前诊断睡眠呼吸紊乱的标准方法，正规监测需要整夜≥7小时的睡眠。临床应用指征：①临床上怀疑为OSA者，如睡眠打鼾、肥胖、白天嗜睡和鼻咽口腔解剖异常；②临床上其他症状体征支持患有OSA，如难以解释的白天嗜睡或疲劳；③难以解释的白天低氧血症或红细胞增多症；④疑有肥胖低通气综合征；⑤高血压尤其是难治性高血压；⑥原因不明的心律失常、夜间心绞痛、肺动脉高压；⑦慢性心功能不全；⑧顽固性难治性糖尿病及胰岛素抵抗；⑨脑卒中、癫痫、老年痴呆及认知功能障碍；⑩性功能障碍；⑪晨起口干或顽固性慢性干咳；⑫监测患者夜间睡眠时低氧程度，为氧疗提供客观依据；⑬评价各种治疗手段对OSA的治疗效果；⑭诊断其他睡眠障碍性疾患。

（2）夜间分段多导睡眠监测：在同一晚上的前2～4小时进行PSG监测，之后进行持续气道正压通气（CPAP）压力滴定，其优点在于可减少检查和治疗费用。现仅推荐在以下情况采用：患者AHI>20次/小时，反复出现持续时间较长的睡眠呼吸暂停或低通气，伴有严重低氧血症，CPAP压力滴定时间应>3小时，当患者处于平卧位时，CPAP压力可完全消除快动眼及非快动眼睡眠期的所有呼吸暂停、低通气及鼾声。如果不能满足以上条件，应进行整夜PSG监测并另选整夜时间进行CPAP压力滴定。

（3）午睡的多导睡眠监测：对于白天嗜睡明显的患者可以试用，通常需要保证有2～4小时的睡眠时间（包括快动眼和非快动眼睡眠相）才能满足诊断OSA的需要，因此存在一定的失败率和假阴性结果。

（4）嗜睡的评价：包括主观评价和客观评价两部分。嗜睡的主观评价现多采用Epworth嗜睡量表（ESS），具体内容见表3-2-5。

表3-2-5 Epworth嗜睡量表（分）

在以下情况有无打盹、嗜睡的可能性	从不（0）	很少（1）	有时（2）	经常（3）
坐着阅读时				
看电视时				
在公共场所坐着不动时（如在剧场或开会）				
长时间坐车时中间不休息（超过1小时）				
坐着与人谈话时				
饭后休息时（未饮酒）				
开车等红绿灯时				
下午静卧休息时				

嗜睡的客观评价主要通过多次睡眠潜伏期试验进行客观评估，即在前一夜PSG检查结束后，保留脑电、眼电、下颌肌电、心电图，让患者白天每2小时为间隔，进行4～5次小睡检查，计算患者平均睡眠潜伏时间。睡眠潜伏时间是指从关灯到脑电图出现第一帧睡眠期的时间，平均睡眠潜伏时间是4或5次小睡的睡眠潜伏时间的平均值。正常成人平均睡眠潜伏时间为10～20分钟，平均睡眠潜伏时间＜5分钟者为嗜睡，5～10分钟为可疑嗜睡。

5. 其他实验室检查 包括红细胞计数、血细胞比容、平均红细胞体积、平均红细胞血红蛋白浓度、动脉血气分析、肺功能检测、X线胸片、X线头影测量（确定上气道阻塞平面）、鼻咽腔CT、鼻咽喉腔内窥镜检查等。其他还包括病因或高危因素的常规检查及可能发生的合并症的相应检查。

四、睡眠呼吸暂停与高血压

20世纪80年代，有学者发现OSA与高血压可能存在联系，此后在正常人群中发现血压与OSA的严重程度存在正相关的“量效”关系，这种关系在不同的性别、年龄和体重指数的人群中均被报道。睡眠心脏健康研究（SHHS）和威斯康星睡眠队列研究（WSCS）发现中重度OSA患者与正常人相比，其高血压的发生风险分别增加1.5和3.2倍。目前认为OSA是最常见的导致高血压的继发性因素之一。

（一）导致高血压的发病机制

在一次阻塞性睡眠呼吸暂停过程中，OSA患者的血压变化表现为在呼吸暂停开始时先下降，随着呼吸暂停的延长逐渐上升，并于呼吸恢复时达到最高峰，之后再逐渐下降的双向过程，这一血压的急性变化过程是与其当时的交感神经兴奋和胸腔负压增加所致的血流动力学改变等机制有关，随着病程的持续，反复间歇性的低氧、高碳酸血症、睡眠片段化、氧化应激、神经内分泌激活以及容量负荷增加等多种因素，最终导致高血压的形成。

动物实验发现间歇性低氧可以对血压产生明显的影响，而且在解除缺氧状态后血压并没有得到恢复。间歇性低氧和/或高碳酸血症作用于外周化学感受器和中枢神经系统，引起交感神经持续活化可能是血压增高的重要原因之一。交感神经过度兴奋会通过促进心肌收缩，心排血量增加，血管阻力增加，血管紧张素II和醛固酮分泌增加而影响血压的变化。随着OSA病情加重，患者夜间间歇性低氧频繁发作，造成持续性外周化学感受器及脑干交感神经调定点上调，最终使日间交感神经兴奋性升高，导致外周小动脉收缩，肾脏-容量关系受损，左心室及血管平滑肌肥厚甚至重构，最终导致持续性高血压。动物模型的结果发现，短时的间歇性低氧就会造成慢-快型心律失常影响血压波动，而后即便在氧供正常情况下血压亦会升高。肥胖和高血压患者常与OSA并存，均存在交感神经兴奋表现，这些因素干扰了OSA对交感神经作用的评估，但控制或校正这些混杂因素后，二者间的联系仍然被肯定。另外，CPAP治疗可以降低OSA合并高血压患者的心率变异性和血压，提示交感神经的过度兴奋是OSA相关性高血压的发病机制之一。

肾素-血管紧张素-醛固酮系统过度激活是OSA导致血压增高的重要机制，但有研究发现，OSA患者血管紧张素Ⅱ及醛固酮水平虽显著高于对照者，但肾素水平差异无统计学意义，其中血浆醛固酮水平与难治性高血压患者的OSA严重程度显著相关。在醛固酮水平增高的高血压患者中OSA的检出率可以达到77.3%。Calhoun等使用柏林问卷评分评价OSA患病风险，发现高风险组的原发性醛固酮增多症的检出率是低风险组的近2倍（36% *vs*.19%，$P<0.05$）。Barceló A等发现OSA患者合并或不合并代谢综合征组的醛固酮水平均高于非OSA组，使用CPAP治疗12个月后发现血醛固酮水平较基线水平明显降低。高醛固酮水平可导致钠水潴留及心脏和肾脏血管纤维化等多种效应影响血压。患者夜间平卧后，过多的体液重新分布后可加重咽腔的狭窄，且有研究显示高醛固酮水平可导致咽肌的纤维化，增加肌肉僵硬度而加重OSA的严重程度，进而进一步引起血压增高。与上述研究不同，Svatikova A等观察了40例患有OSA但无心血管疾病的患者和健康志愿者在CPAP治疗前后的醛固酮水平，却没有发现类似的结果，提示在OSA早期，OSA对肾素-血管紧张素-醛固酮系统的影响是有限的，OSA与醛固酮水平联系的建立可能受到疾病严重程度和病程等共同的影响。

在正常生理过程中，血管内皮可通过参与调节局部血管舒缩，抑制血小板聚集和单核细胞黏附，抑制血管平滑肌增生及产生一氧化氮等一系列生理过程调节血管功能并影响血压，内皮功能障碍通常被认为是动脉硬化发展过程中可最早检测且可逆的病理过程。在不合并高血压的儿童中，已经观察到OSA严重程度与血管内皮功能指标存在相关关系，表现出早期动脉粥样硬化。Tagetti等发现在肥胖儿童中AHI与动脉血管僵硬度存在负相关性，推测OSA可能是导致血压升高的因素之一。近年的研究结果显示OSA与内皮功能障碍独立相关，OSA通过缺氧/再氧合模式导致凝血功能异常、一氧化氮生物利用度降低、炎症因子释放、氧化应激产物水平的升高等一系列病理生理过程，进而导致内皮功能障碍，外周血管阻力上升导致血压升高。除此之外，呼吸事件产生的缺氧诱导因子还通过干扰颈动脉窦的功能参与调节血压的稳定。CPAP可以改善OSA的系统性炎症水平，CPAP的中断会加重血管内皮功能的损害并显著增加收缩压，舒张压和心率水平，这些结果进一步支持血管性因素在OSA相关高血压发病机制中具有重要作用。

（二）睡眠呼吸暂停高血压的特点

1. 夜间及晨起血压升高，日间高血压或日间血压正常 清晨睡醒时血压较睡前血压明显升高，白天及晚间睡前血压较低。有部分患者表现为隐匿性高血压。

2. 血压节律紊乱 24小时动态血压监测显示血压曲线为非勺型，甚至呈现反勺型，夜间血压变异性增加。

3. 单纯药物治疗降压效果较差 虽经多种药物联合、多次调整降压方案，仍很难将血压维持在正常范围内，OSA得到有效治疗后可一定程度上减少降压药的使用量，少数患者甚至可以停服降压药物。

4. 伴随着呼吸暂停的血压周期性升高 结合动态血压监测和多导睡眠监测，可见夜间随呼吸暂停的反复发生，血压表现为反复发作的一过性升高。血压高峰值一般出现在呼吸暂停事件的末期、刚恢复通气时。

（三）睡眠呼吸暂停高血压的识别

在高血压人群中对OSA患者的识别和初步筛检是高血压病因鉴别的重要环节，对患者进行夜间睡眠打鼾相关病史的问诊和鼻咽腔的查体十分重要。对于肥胖、男性患者及合并有糖尿病、脑卒中、心房颤动、顽固性心力衰竭、肺动脉高压、夜间心绞痛等高危患者应注意进行OSA筛查。在原发性醛固酮增多症、甲状腺功能减退症、皮质醇增多症等继发性高血压患者中合并OSA者增多，也需注意排查。临床可结合睡眠量表（包括STOP-BANG，STOP，ESS，柏林问卷等）进行综合判断，但实际上相当多的OSA，甚至中重度的OSA患者缺乏明显的临床表现，临床上仍然存在较高的漏诊率。

利用OSA相关性高血压的血压变化特点，对患者进行24小时动态血压监测，通过分析血压变化参数也可以提供OSA的诊断线索。对于非勺型，特别是反勺型血压节律改变及夜间血压变异性增加需注意排查OSA相关性高血压。简单的全血细胞检查，如果发现临床不能解释的血红蛋白升高、红细胞增多时需注意排查OSA可能。对于无明显原因导致的夜间二氧化碳潴留，高碳酸血症也是有价值的指标。尽管一些研究发现，一些血清标志物与OSA的严重程度可以建立联系，如炎症细胞因子、特殊的蛋白和生物酶等，但敏感性和特异性较差、缺乏可重复性研究及应用人群的限制等，是这些生物学标志物的重要缺点。目前虽然PSG已经被广泛应用于临床，但由于操作和分析的复杂性制约了其广泛适用性，便携式睡眠筛查设备由于其可移动性和费用较低，便于家庭监测，患者接受度较高，对于高度怀疑OSA且不能及时进行标准多导睡眠监测的患者进行便携式睡眠筛查是减少漏诊的可行策略。

五、睡眠呼吸暂停高血压的治疗

（一）OSA的治疗

OSA治疗的选择要根据患者的不同情况，制定个体化治疗方案。

1. 病因治疗 纠正引起OSA或使之加重的基础疾病，如应用甲状腺素治疗甲状腺功能减低等。

2. 改变生活方式 是阻塞性睡眠呼吸暂停相关性高血压治疗的基础，一般包括减肥、戒烟、戒酒、白天避免过于劳累、慎用镇静催眠药及其他可引起或加重OSA的药物等。

3. 体位治疗 对于体位相关性OSA患者采用侧卧睡眠可明显减轻OSA严重程度或纠正OSA。

4. 口咽肌训练 是针对唇、舌、软腭及口面部肌肉及其功能进行综合训练的治疗方法。目前研究结果显示口咽肌训练可有效降低成人OSA患者的鼾声、ESS评分、AHI，提高OSA患者的最低动脉血氧饱和度，但需要较长时间的锻炼（3～6个月）。

5. 无创正压通气治疗 CPAP治疗可消除睡眠期低氧，纠正睡眠结构紊乱，提高睡眠质量和生活质量，被认为是目前成人OSA疗效最为肯定的治疗方法。①适应证：中、重度OSA患者；轻度OSA患者，但症状明显（如白天嗜睡、认知障碍、抑郁等），合并或并发心脑血管疾病和糖尿病等；手术前后的辅助治疗和手术失败者的非手术治疗；口腔矫治器治疗后仍存在OSA者。②以下情况应慎用：脑脊液鼻漏、肺大疱、气胸、昏迷、血压明显降低（低于90/60mmHg）或休克、急性心肌梗死患者血流动力学指标不稳定、急性中耳炎、急性鼻炎和鼻窦炎、青光眼等。③呼吸机治疗模式选择：CPAP首选，包括合并心功能不全者。自动气道正压通气（APAP）适用于CPAP不耐受者及由于体位、不同睡眠期变异、饮酒和药物等导致呼吸暂停状态不稳定的OSA患者，其优势在于可根据上述不同的生理状况，自动调整治疗压力。对于心功能不全患者应慎用APAP。两种通气模式在患者的依从性、主客观嗜睡状况、生活质量的改善及风险获益方面无显著差异。无合并症的OSA患者通气模式的选择主要根据患者的耐受性和症状反应采取个体化的策略。如治疗压力超过15cmH_2O（1cm H_2O = 0.098kPa），或不能接受或不适应CPAP治疗，以及合并慢性阻塞性肺疾病或肥胖低通气综合征的患者可选用双水平气道正压通气（BiPAP）治疗模式。④治疗效果评价：治疗疗效体现在睡眠期鼾声和憋气消退，无间歇性缺氧，如应用PSG监测时，最佳效果要求AHI＜5次/时，最低血氧饱和度＞90%；白天嗜睡明显改善或消失，其他伴随症状显著好转或消失；

相关并发症，如高血压、冠心病、心律失常、糖尿病等得到改善。

6．口腔矫治器 适用于单纯鼾症及轻中度的OSA患者，特别是有下颌后缩者。对于不能耐受CPAP、不能手术或手术效果不佳者可以试用，也可作为CPAP治疗的补充治疗。重度颞下颌关节炎或功能障碍、严重牙周病、严重牙列缺失者不宜使用。优点是无创伤、价格低，缺点是由于矫治器性能不同及不同患者的耐受情况不同，效果也不同，对重度患者疗效欠佳。其确切疗效目前尚无大规模临床研究报道。

7．外科治疗 仅适合于手术确实可以解除上气道阻塞的患者，需要严格掌握手术适应证。可选用的手术方式包括悬雍垂腭咽成形术（UPPP）、扁桃体切除术、下颌骨前移术及双颌前移术、舌根射频消融术及舌骨肌切断悬吊术等。一般认为这类外科治疗仅适合于上气道阻塞并且AHI＜20次/小时者，而对肥胖者及AHI＞20次/小时的患者不适用。对于某些非肥胖而口咽部阻塞明显的重度OSA患者，可以考虑术前应用CPAP治疗，其夜间呼吸暂停及低氧已基本纠正情况下再行UPPP手术治疗。术前和术中严密监测，术后必须定期随访，如手术失败，应使用CPAP治疗。

（二）高血压降压治疗

对于OSA相关性高血压患者，降压治疗是有益的，但目前药物治疗的研究相对较少，且样本量偏小，降压药物疗效目前还存在争议，降压药物种类的选择和具体目标水平尚缺乏相关证据。理想的降压药物是在有效降低血压的同时，还能减轻睡眠期间呼吸暂停程度的药物。血管紧张素转换酶抑制剂（ACEI）或血管紧张素受体阻滞剂（ARB）抑制肾素－血管紧张素－醛固酮系统，降低醛固酮水平，减轻水钠潴留，故首先推荐使用，如使用ACEI类药物出现干咳等不良反应，可调整为ARB类药物。在动态血压和PSG指导下，可适当调整用药剂量和用药时间，对夜间血压增高的患者建议在睡前服用药物。此外，降压药物治疗需注意：①OSA相关性高血压患者由于交感神经系统活性增强，使用β受体阻滞剂可有效降低交感神经兴奋性，更好地控制心率，降低心血管疾病的风险，但OSA患者睡眠时经常发生心动过缓甚至心搏骤停，故选择可导致心率减慢和心脏传导阻滞作用的降压药物时须注意到这一点；②盐酸可乐定这一类中枢性降压药可能加重睡眠呼吸紊乱，但也有报道盐酸可乐定可以抑制快动眼睡眠期，从而降低了来自快动眼睡眠期的呼吸暂停事件进而减轻夜间低氧血症，因目前研究证据较少，不宜选用；③OSA人群普遍存在高血红蛋白和高黏血症，使用利尿药时应考虑到这一点，建议小剂量，并联合阿司匹林使用；④有研究显示醛固酮拮抗剂在难治性高血压患者中不仅可以降低血压，还能降低OSA的严重程度，对于水钠潴留较重的OSA相关性高血压患者更适合；⑤在选择降压药物时应注意选择不具有镇静作用的药物，以免加重OSA。

持续气道正压通气（CPAP）是目前OSA患者最有效的治疗方法，但对CPAP的降压效果仍有争议。近年的荟萃分析显示CPAP本身不足以控制血压，或者降压效果十分有限，主要集中在夜间血压水平的降低，联合降压药物治疗可不同程度降低平均血压水平，尤其是夜间血压。每晚使用CPAP＞4小时的患者，血压改善更明显。大多数研究都纳入了中重度OSA患者，结果显示OSA程度越重，降压效果越明显。OSA人群中以夜间血压增高为主的患者，使用CPAP治疗后会获得更好的降压收益。针对难治性高血压合并OSA患者，CPAP治疗比一般高血压患者会获得更好的降压效果。

对于老年人及有脑血管病变的OSA患者在降压治疗时应严密监测血压变化，随时调整降压方案和药物剂量，尤其应对心、脑血管等重要脏器的血流灌注予以更多的关注。Ohasama研究认为24小时内不同时间的高血压对脑血管病危险性不同，对于已有慢性脑缺血病变的高血压患者，在降压治疗后夜间血压恢复为勺型者，再发脑卒中风险增加。随后几年也相继报道治疗后夜间血压呈现为极度勺型（夜间血压下降≥20%）的患者，其脑部无症状性腔隙性梗死，脑白质损害较勺型患者明显，夜间血压下降与脑部病变之间，呈“J”形曲线关系。其原因主要在于：尽管高血压可以加速脑部小动脉硬化改变，但是此类患者的血管反应性降低，脑血管自动调节曲线右移，对低血压特别敏感。当血压降至过低时，供应白质、基底节、半卵圆中心等区域的穿支动脉发生缺血，轻度缺血引起神经元与胶质损伤，髓鞘、轴索变性，星状细胞增生，严重缺血则引起脑梗死加重或复发。

（汪迎春　姚晓光　李南方）

第四节 妊娠高血压

一、定义

妊娠高血压是指妊娠与高血压并存的一组疾病。包括妊娠前诊断为高血压或妊娠20周前新发现的高血压及妊娠20周后发生的高血压。

二、流行病学

妊娠高血压（hypertensive disorders of pregnancy，HDP）是妊娠期最常见的心血管疾病，是导致孕产妇和胎儿死亡的重要原因。其患病率国内外报道略有差别，欧美国家为5%～10%，中国为5.22%～5.57%，其中70%是妊娠期出现的高血压，30%在妊娠前即存在高血压。中国第七次人口普查数据分析显示，2006—2020年中国妇女平均初育年龄由24.3岁上升到28.48岁。2013年后随着中国“二孩政策”逐步开放，中国孕产妇的平均分娩年龄增至28.18岁，≥35岁孕产妇的比例由2011年的10.1%上升至2016年的19.9%。孕妇年龄的增长是妊娠期高血压疾病发病率进一步升高的重要原因。美国2000—2009年，妊娠期慢性高血压增加67%，分析其原因主要是孕产妇年龄的增长和肥胖。妊娠高血压增加胎盘早剥、脑出血、弥散性血管内凝血（disseminated intravascular coagulation，DIC）、急性肝功能衰竭、急性肾衰竭及胎儿宫内发育迟缓等并发症的风险，是孕产妇和胎儿死亡的重要原因之一。

多项流行病学研究显示，妊娠期高血压疾病能明显增加孕产妇、胎儿及新生儿的死亡等不良事件。对孕妇，妊娠期高血压疾病可以增加胎盘早剥、卒中、多器官衰竭及弥散性血管内凝血的风险。对胎儿可增加宫内生长受限（子痫前期患者的25%）、早产（子痫前期的27%）及宫内死亡（子痫前期的4%）的风险。妊娠高血压可明显增加子痫前期风险达25%，其风险较妊娠期血压正常者至少增高5倍。但临床上目前尚无可靠临床症状和客观检查能预测子痫前期的发生。中国最新的一项注册研究显示，在近700万例分娩中，胎儿死亡66 494例，合并妊娠高血压疾病是正常血压孕妇胎儿死亡风险3.1倍，其中慢性高血压合并子痫前期风险增加6.66倍，子痫及子痫前期4.15倍，慢性高血压2.32倍，妊娠高血压1.21倍。国人另一项回顾性队列研究显示，即使妊娠早期（<20周）血压在SBP 130～139mmHg，DBP 80～89mmHg（根据血压值分成两组）进展成妊娠高血压（2.34，3.05倍）、轻度与重度子痫前期（2.19，2.68；2.67，3.80倍）均明显增加，同时对胎儿的影响早产及低体重胎儿风险也明显增加。近年的临床研究发现，妊娠期白大衣性高血压及妊娠期一过性高血压也增加子痫前期的风险。

三、危险因素

妊娠高血压的常见的危险因素包括：①年龄≥35岁；②肥胖：BMI>30；③情绪因素：妊娠期精神紧张、负面情绪；④妊娠高血压疾病病史；慢性高血压；⑤妊娠糖尿病或既往糖尿病病史；⑥遗传：有妊娠期高血压疾病的家族史（尤其是母亲及姐妹）；⑦肾脏疾病；⑧合并抗心磷脂综合征、系统性红斑狼疮；⑨易栓症；⑩睡眠呼吸暂停低通气综合征等；⑪子宫张力过高：羊水过多、双胎、多胎或巨大儿及葡萄胎等；⑫应用辅助生殖技术妊娠。如果合并下列任何一种情况为子痫前期中危人群：首次妊娠；40岁以上；妊娠间隔超过10年；首次就诊BMI≥35；有先兆子痫家族史；多胎妊娠；睡眠呼吸暂停低通气综合征。若合并下列一种以上情况为合并子痫前期高危人群：前次妊娠时合并高血压，慢性肾脏病，自身免疫性疾病，如系统性红斑狼疮、抗磷脂综合征，1或2型糖尿病，慢性高血压。

四、分类

妊娠高血压的分类，国际上并没有统一的分类标准。

（一）中国目前分类

中华医学杂志妇产科分会妊娠期高血压疾病学组颁布的《妊娠期高血压疾病诊治指南2020》将妊娠期高血压疾病分为如下种类。

1．妊娠高血压 为妊娠20周后发生的高血压，不伴明显蛋白尿，分娩后12周内血压恢复正常。

2．妊娠合并慢性高血压 是指妊娠前即存在或妊娠前20周出现的高血压或妊娠20周后出现高血压而分娩12周后仍持续血压升高。

3．子痫前期-子痫 为妊娠20周后的血压升高伴临床蛋白尿（尿蛋白≥300mg/d或尿微量白蛋白/肌酐比≥30mg/mmol或0.3mg/mg）；或无蛋白尿但伴有以下任一器官和系统受累，如心、肺、肝、肾，血液系统、消化系统及神经系统等。子痫前期孕妇出现下述任一表现为重度子痫前期：①血压持续升高血压≥160/110mmHg；②持续头痛、视物模糊、脑功能异常；③持续上腹部疼痛及肝包膜下血肿或肝破裂；④肝酶升高；⑤肾功能受损；⑥心功能不全、肺水肿；⑦低蛋白血症伴胸腔积液、腹水或心包积液；⑧血液系统异常血小板计数＜100×10^9/L；⑨胎盘功能异常。

4．慢性高血压并发子痫前期 为慢性高血压孕妇妊娠20周前无蛋白尿，妊娠20周后出现蛋白尿（尿蛋白≥300mg/d或尿微量白蛋白/肌酐比≥30mg/mmol或0.3mg/mg）；或妊娠20周前有蛋白尿，妊娠20周后出现蛋白尿明显增加。或出现血压进一步升高等上述重度子痫前期的任何一种临床表现。慢性高血压并发重度子痫前期靶器官损害或临床表现时，临床上应按照重度子痫前期处理。

（二）国际目前分类

国际妊娠期高血压研究学会（International Society for the Study of Hypertension in Pregnancy，ISSHP）2018年指南中，将妊娠期高血压疾病分为两大类并各有三个亚型。

第一类，妊娠前诊断为高血压或妊娠20周前新发现的高血压（相当于妊娠合并慢性高血压），包括以下三种亚型。

（1）慢性高血压：包括原发性和继发性。慢性高血压是指在妊娠前或妊娠20周内出现的高血压，多为原发性高血压，少数为继发性高血压。美国产科与妇科学会数据显示，继发性高血压占11%～14%。

（2）白大衣性高血压：诊室血压升高≥140/90mmHg，而家庭血压正常＜135/85mmHg或24小时动态血压正常即为白大衣性高血压。白大衣性高血压患病率为16%。对怀疑白大衣性高血压的孕妇应行24小时动态血压监测（ABPM）或家庭自测血压监测以排除。另外，还应警惕白大衣性高血压孕妇也可进展为妊娠期高血压及子痫前期。

（3）隐匿性高血压：诊室血压正常＜140/90mmHg，而24小时动态血压监测或家庭自测血压升高（≥135/85mmHg）即为隐匿性高血压。妊娠早期如合并左心室肥大、慢性肾病及视网膜病变等靶器官损伤，但诊室血压无明显升高者，应高度警惕隐匿性高血压的可能，建议行24小时动态血压监测或家庭自测血压明确诊断。

第二类，妊娠20周后（≥20周）发生的高血压，包括以下三个临床亚型。

（1）一过性妊娠高血压：指妊娠后半程出现一过性血压升高，在随后几小时重复测量血压均正常，可以不予特殊治疗。研究显示，20%的一过性妊娠高血压可进展为妊娠高血压，20%可能进展为子痫前期。

(2) 妊娠高血压：妊娠20周后血压升高，SBP≥140mmHg和/或DBP≥90mmHg，但不伴有蛋白尿、脏器损伤和胎儿生长受限。

(3) 子痫前期：包括新发或由慢性高血压发展为子痫前期。在诊断妊娠期高血压的基础上，合并有以下一条及以上，诊断为子痫前期：①蛋白尿；②合并其他终末靶器官功能障碍，急性肾损伤（肌酐≥90μmol/L）、肝脏受累（转氨酶升高，ALT或AST＞40 U/L）伴或不伴有右上腹痛、神经系统异常（如脑功能障碍、视觉障碍）、血液学异常（如DIC，血小板计数＜100 ×10^9/L）；③子宫胎盘功能障碍（如胎儿发育迟缓，死胎）。

临床实践中又将妊娠合并高血压根据病情危重程度，分为：①轻度高血压，SBP140～159mmHg和/或DBP90～109mmHg，伴有轻度蛋白尿：24小时尿蛋白定量300～1999mg，或尿蛋白定性试验（+）（无法进行蛋白定量时）；②重度高血压，SBP≥160mmHg和/或DBP≥110mmHg，伴有大量蛋白尿：24小时尿蛋白定量≥2000mg，或尿蛋白定性试验（++）或以上；③高血压急症，SBP≥170mmHg和/或DBP≥110mmHg或短期血压急剧升高，伴急性靶器官损伤，需急诊入院。

五、发病机制

妊娠期高血压疾病的发病机制主要指妊娠高血压的机制，部分与子痫前期机制相重叠，且尚未能完全明确。目前认为可能与下述机制有关：①滋养细胞或胎盘缺血；②免疫学：母体的免疫耐受异常致胎盘功能障碍，内皮功能受损；③遗传学：妊娠期高血压疾病存在家族遗传倾向，主要为母系遗传；④氧化应激：母体抗氧化作用变弱，氧化作用增强，破坏内皮细胞功能；⑤滋养层细胞凋亡、坏死，极低密度脂蛋白毒性等也与妊娠高血压及子痫前期发病相关。

六、诊断

（一）妊娠高血压的诊断

妊娠高血压诊断：至少两次血压测量（间隔至少4小时）诊室收缩压（SBP）≥140mmHg和/或舒张压（DBP）≥90mmHg。对于血压明显升高，即SBP≥160mmHg和/或DBP≥90mmHg，间隔数分钟重复测定后即可以诊断。若SBP≥160mmHg和/或DBP≥110mmHg持续15分钟以上为诊断为重度高血压，也称为高血压急症；但如果较基础SBP升高≥30mmHg和/或DBP升高≥15mmHg时，虽不作为诊断依据却需要密切随访。

妊娠期高血压疾病按照血压升高的程度还可分为：轻度：140～159/90～109mmHg；重度：≥160/110mmHg。对于白大衣性高血压、隐匿性高血压及短暂性或一过性高血压均需进行动态血压监测（建议行24小时动态血压监测和家庭自测血压监测）、评估及管理。

规范血压测量方法：妊娠期血压的测定可以采取两种姿势，患者取坐位或在左侧卧位时测定。袖带的选择：要根据患者的臂围选择合适的袖带，肥胖或上臂围33cm以上时，应选用大号袖带。血压计的选择：应选用已被验证的电子血压计。

妊娠高血压患者每次产检均应行尿常规、尿蛋白检测。尿常规蛋白尿检测呈阳性或可疑子痫前期孕妇应进行尿蛋白定量，随机尿微量白蛋白/肌酐比值≥30mg/mmol或24小时尿蛋白定量≥300mg/24h诊断蛋白尿。应注意监测尿蛋白变化，除外孕妇肾脏疾病和自身免疫性疾病等。

妊娠高血压患者应进行以下实验室检查：尿液分析、血常规、肝功能、肾功能、凝血功能等。蛋白尿不再是诊断先兆子痫的必要条件。子痫前期为妊娠高血压疾病的严重阶段，在妊娠高血压基础上合并，合并有以下一条及以上情况的，诊断为子痫前期：蛋白尿、急性肾功能损伤、肝功能异常（谷丙转氨酶或谷草转氨酶正常值上限2倍以上）、神经症状（如子痫、视觉障碍、严重头痛）、溶血或血小板减少（血小板计数＜100×10^9/L）和/或胎儿宫内生长受限。

（二）妊娠合并继发性高血压的诊断

妊娠合并继发性高血压一般见于妊娠合并慢性高血压，发生率占妊娠女性0.24%。妊娠期女性一般年龄20～40岁，合并继发性高血压可能超过普通高血压中继发高血压（5%～10%）比率。妊娠合并继发性高血压较原发性高血压发生胎儿和母亲的不良事件风险更大包括子痫、胎盘早剥、增加母婴死亡率。妊娠合并继发性高血压应早期诊断与治疗。最常见的继发性高血压为肾实质性高血压、原发性醛固酮增多症、肾动脉狭窄、库欣综合征、嗜铬细胞瘤、先天性主动脉缩窄等。

七、治疗

妊娠高血压降压治疗的主要目的是保障母婴安全和妊娠分娩的顺利进行，减少并发症，降低病死率。当血压≥140/90mmHg建议启动降压药物治疗；当血压≥160/110mmHg属于妊娠高血压急症，建议紧急降压药物治疗，必要时可启动静脉降压治疗。降压过程注意个体化情况，平稳降压，血压波动不宜过大。降压目标值建议孕妇血压控制在140/90mmHg以下；伴器官功能损害的孕妇，血压控制在135/85mmHg以下；为保证子宫-胎盘灌注，孕妇目标血压不应低于130/80mmHg。

（一）非药物治疗与药物治疗

1．非药物治疗　包括适当运动、情绪放松、适当控制体重、保证充足睡眠等。妊娠前及妊娠期许多女性伴有明显的的焦虑、紧张情绪，对血压影响较大，应注意调整。推荐控制盐摄入量，但不应过度限盐，以免导致低血容量，影响胎盘循环。

2．药物治疗　各国指南推荐最常用的口服药物有拉贝洛尔、甲基多巴和硝苯地平缓释片；妊娠期一般不使用利尿药降压，以防血液浓缩、有效循环血容量减少，影响胎盘循环血量和高凝倾向；不推荐使用药物包括阿替洛尔、哌唑嗪；禁用药物包括血管紧张素转换酶抑制剂（ACEI）和血管紧张素Ⅱ受体拮抗剂（ARB）和直接肾素抑制剂；有妊娠计划的慢性高血压患者，也应停用上述药物。近年来有关上述推荐药物对妊娠高血压降压的有效性及安全性有数个样本量不大的头对头研究，结果显示无论在安全性及有效性方面均无显著差异。重度高血压静脉降压药物可选择拉贝洛尔、硝酸甘油、尼卡地平、酚妥拉明。有小规模研究结果显示，口服硝苯地平缓释片降压速度甚至快于静脉拉贝洛尔。

（二）慢性高血压在妊娠前的处理

慢性高血压患者建议进行孕前评估，明确其血压水平、有无靶器官损害、合并临床疾病及是否存在继发性高血压。孕前未服用降压药物的慢性高血压患者，降压药物可选择拉贝洛尔、硝苯地平片及硝苯地平缓释片，同时积极进行生活方式干预，建议血压降到140/90mmHg以下时备孕。对已用降压药物的慢性高血压患者孕前停用孕期禁用的降压药物，换为孕期推荐的降压药物，血压达标后4～8周再考虑备孕。

（三）不同类型妊娠相关高血压的处理

1．轻中度妊娠高血压的处理　药物治疗在这类患者可以预防重度高血压的发生，但是既往没有证据显示药物治疗有益于胎儿，也不能预防早产和子痫前期。一项事后分析证实轻中度高血压如将舒张压控制到85mmHg可减少其发展成重度高血压的比例，进而减少母亲的妊娠相关严重事件。新近公布的在慢性轻中度高血压合并妊娠的研究证实，血压在140/90mmHg以上给予药物治疗，可以降低母婴双方的终点事件。因此，对轻度高血压患者首先强调非药物治疗，积极监测血压、定期复查尿常规等相关检查，如血压持续140/90mmHg以上，可进行药物治疗。

在妊娠的最初20周，由于全身血管张力降低，部分慢性高血压患者血压可以恢复正常。因此，此阶段在强调非药物治疗的同时，可以考虑停用降压药物，密切观察血压变化。对存在靶器官损害或同时使用多种降压药物的慢性高血压患者，应根据妊娠期间血压水平进行药物治疗，原则上采用尽可能少的用药种类和剂量。

对血压轻度升高伴子痫前期，由于其子痫的发生率仅0.5%，不建议常规应用硫酸镁。但需要密切观察血压和尿蛋白变化，以及胎儿状况。

2. 重度妊娠高血压的处理 妊娠合并重度高血压治疗的主要目的是最大限度降低母亲的患病率和病死率。在严密观察母婴状态的前提下，应明确治疗的持续时间、降压目标、药物选择和终止妊娠的指征。对重度子痫前期，建议静脉应用硫酸镁，并确定终止妊娠的时机。当SBP≥160mmHg或DBP≥110mmHg时，应按照高血压急症处理，入院产科监护及治疗。

八、随访及长期预后

妊娠期血压升高的女性，分娩后血压多逐渐恢复正常，少部分患者可持续血压升高而变为慢性高血压。即使血压恢复正常的患者，远期高血压的发病风险是妊娠期血压正常者的1.75倍。同时妊娠期高血压疾病与女性长期心血管事件增加相关。一项包含2800万人，随访7.5年的系统分析研究显示，有妊娠高血压及子痫前期病史的患者未来心脑血管事件增加1.7倍和2.7倍。更长时间的随访结果证实妊娠高血压缺血性心脏病的风险增加2.16倍，卒中的风险增加1.81倍，静脉血栓栓塞性疾病的风险增加1.79倍。而且妊娠期有子痫前期病史，且在孕35周前分娩的患者，长期心血管事件的风险增加8～9倍。子痫前期的发病时期及严重程度对预后影响显著。与轻度子痫前期相比，血压＞160/110mmHg伴蛋白尿者未来罹患缺血性心脏病的相对风险为3.65，子痫前期患者，特别是并发HELLP综合征者再次妊娠时发生高血压相关不良事件的危险性显著增加。此外，子痫前期患者，甚至会影响子代认知功能，研究显示有妊娠高血压合并蛋白尿的女性子代70岁时认知功能明显下降。因此，应将具有妊娠高血压特别是有子痫前期病史的患者视为心血管疾病预防的重点监控人群，坚持长期随访，以积极地干预高血压等心血管危险因素，最大限度减少心血管事件发生。

（姜一农　严晓伟）

第五节
口服避孕药与高血压

口服避孕药分为甾体激素避孕药和非甾体激素避孕药。甾体激素避孕药是激素类药物，长期服用会明显增加患高血压的风险，而且高血压多在育龄期出现。

甾体激素类避孕药物主要来自三大类甾体激素：①睾酮类衍生物，如炔诺酮、双醋炔诺醇等；②黄体酮类衍生物，如甲地孕酮、甲孕酮、氯地孕酮等；③雌激素类衍生物，如炔雌醇、炔雌醇环戊醚等。口服避孕药引起的高血压属于药物性高血压。研究表明，口服避孕药可使约5%的使用者发生不同程度的血压升高。非甾体激素避孕药物应用相对较少，本节重点讨论甾体激素类避孕药物。

一、流行病学

口服避孕药（oral contraception，OC）是一种避孕效果好且使用方便的避孕方式，在全球范围内广泛使用。第一个甾体激素避孕药Enovid（成分为美雌醇和炔诺酮）于1957年由美国食品药品监督管理局（FDA）获批应用于调节月经，并于1960年获批应用于避孕。口服避孕药物至今历经数十年的发展，成为人们最为常用的避孕方式之一。随着口服避孕药广泛使用，其潜在风险特别是心血管疾病相关的风险逐渐为人们所认知并重视。

联合国经济和社会理事会2019年报道，全球约1.51亿育龄期女性使用口服避孕药，占全部育龄期女性16%，在中国约2.4%育龄期女性使用口服避孕药，其比例小于世界平均水平。但中国人口绝对数值大，特别是近年来国家生育政策变化后，中国育龄期妇女，尤其是未生育的女性，口服避孕药使用有所增加，引发的高血压对中国女性健康有较大影响。

二、口服避孕药药理学作用及其分类

一般所说的口服避孕药通常就是指甾体激素避孕药，主要的药理机制如下：①雌激素及孕激素负反馈抑制下丘脑释放促性腺激素释放激素，从而抑制垂体分泌卵泡刺激素和黄体生成素，直接影响垂体对促性腺激素释放激素的反应，导致不出现排卵前黄体生成素峰，抑制排卵，该机制为避孕的主要机制，详见图3-2-3；②孕激素可改变宫颈黏液性状，不利于精子穿透；③改变子宫内膜形态功能，使子宫内膜与胚胎发育不同步；④改变输卵管功能，影响输卵管上皮纤毛，肌肉节段运动和输卵管液体分泌功能，干扰受精卵着床。

在口服避孕药物中孕激素是避孕的主导因素，而雌激素在基于孕激素的避孕药中主要的临床作用为减少子宫不规则出血，不单独作为避孕药物。因此，根据药物成分可将口服避孕药分为以下两类。

（一）复方口服避孕药

复方口服避孕药主要成分为雌－孕激素复方制剂，其主要通过抑制排卵以达到避孕效果，可根据其作用时间将其分为复方短效口服避孕药和复方长效口服避孕药。复方短效口服避孕药中雌激素主要为炔雌醇，孕激素在不同药物配方中不尽相同。若使用规范，其避孕效果接近100%。复方长效口服避孕药由长效雌激素和人工合成孕激素配伍而成，其长效雌激素为炔雌醚，但因其激素含量大，所致不良反应较前者多，故临床中应用较少。

口服避孕药自20世纪60年代问世后经历了数十年发展，从第一代口服避孕药含有150μg的乙炔雌二醇，之后的第二代口服避孕药含有50μg的乙炔雌二醇，而现有的口服避孕药中雌激素含量最低可降至20μg，与第一代口服避孕药对比雌激素含量明显降低，而孕激素则不断更新换代，从第一代口服孕激素（诺孕酮和二乙酸乙二醇）到第二代孕激素（左炔诺孕酮和去甲孕酮）。现第四代复方制剂中使用炔雌醇30μg/屈螺酮3mg，已有研究表明，屈螺酮接近天然孕酮，对雄激素和代谢的副作用较少，其分子结构接近盐皮质激素受体拮抗剂，对血压没有不利影响，其他副作用也逐渐降低。

（二）单纯孕激素避孕药

纯孕激素避孕药种类较少，是不能或不愿意使用含雌激素避孕方法女性的一种避孕选择，目前可使用的纯孕激素避孕药只有炔诺酮和去氧孕烯，其

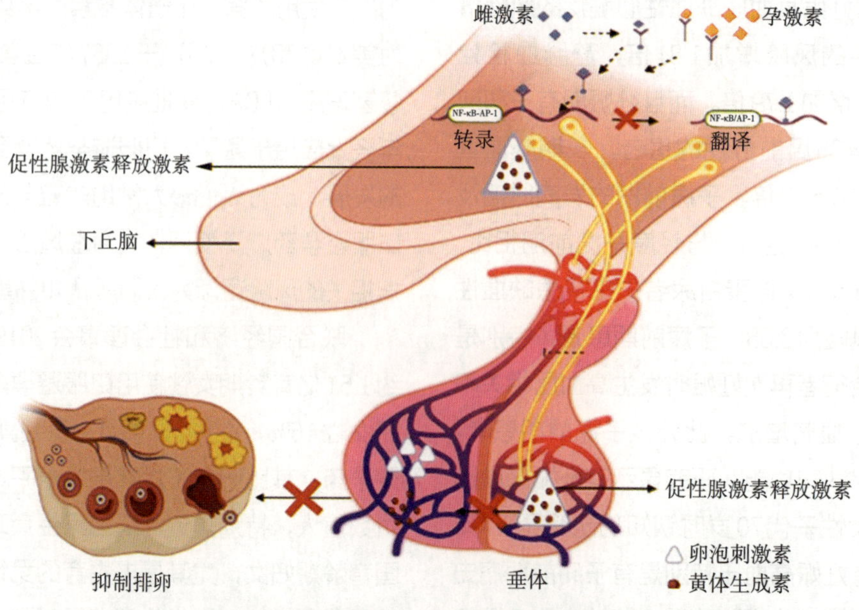

图3-2-3　口服避孕药物雌激素及孕激素对性激素轴抑制的机制示意图

中孕激素的含量远低于复方口服避孕药中孕激素的含量。该类药物国内多为针剂，国外有口服制剂。

三、口服避孕药影响血压的机制

口服避孕药在心血管方面的不良反应主要为增加患高血压的风险、高凝状态增加动静脉血栓的风险和增加冠心病如心肌梗死的风险。目前认为雌激素对口服避孕药引起高血压的贡献更大，孕激素及其他一些因素对血压也有一定的影响。口服避孕药影响血压的主要机制包括如下。

1. 增加血容量 促进水钠潴留是雌激素的生理作用之一，高浓度的雌激素可下调渗透压感受器的释放阈，降低血钠水平及渗透压，增加血容量，从而导致血压升高。

2. 对肾素－血管紧张素－醛固酮系统的影响 雌激素是肾素－血管紧张素－醛固酮系统（renin-angiotensin-aldosterone system，RAS）的重要调节因子之一。口服避孕药中雌激素多为人工合成的雌炔醇，与内源性雌激素不同，其17-α乙炔基可减缓其降解速度，因此其半衰期长。不断重复给药致使雌激素在体内缓慢积累。雌炔醇较内源性雌激素上调肝细胞分泌肝血管紧张素原作用更强，同时还通过与球旁细胞雌激素受体α结合，进一步促进血浆肾素的产生。由于肾素增加，使血管紧张素Ⅱ增加，血管紧张素Ⅱ不仅具有收缩血管、促进交感神经系统兴奋的功能，另外还可刺激肾上腺分泌醛固酮，醛固酮作用于肾脏使水钠潴留，导致血容量增加，血压升高。口服避孕药也可能导致血管紧张素Ⅱ反馈抑制机制障碍。

3. 对交感神经的影响 外源性的雌激素可能会增加多巴胺羟化酶活性及血浆肾素活性，激活肾上腺素能系统，导致交感神经异常激活，从而升高血压。

4. 对肾血流量的影响 口服避孕药也可能直接作用于肾脏及其血管，引起肾小球硬化，肾小动脉内层、中层发生增生性改变，使肾血流减少。雌激素可使肾血管直径减小，这些改变是可逆的，在停止使用雌激素后得以恢复。然而究竟是服避孕药所致肾脏改变继发引起高血压，还是长期高血压所致肾脏改变，目前尚未定论。

5. 糖脂代谢异常 主要表现为高胰岛素血症和糖耐量受损、高甘油三酯血症、高密度脂蛋白浓度降低，这种高胰岛素血症或胰岛素抵抗可能与高血压相关。

6. 与雌激素相关的基因易感性 为什么有些人服用口服避孕药物会引起高血压，而有些人不会呢？研究表明，这和基因易感性有关。雌激素β受体基因（estrogen receptor beta，*ESR2*）的*G1082A*基因座的杂合型可能是中国女性服用口服避孕药物引起高血压的危险基因型，该类人群中口服避孕药的使用易促进高血压的发生。

7. 孕激素对血压的影响 孕激素具有盐皮质激素的作用，同时可通过钠潴留影响球旁装置的致密斑部分，从而间接作用于RAAS。但是目前多数研究人员认为孕激素对血压并无太多的影响，且对于孕激素与血压关系的相关研究也并不多。

四、口服避孕药物引起高血压的易患因素临床特点

口服避孕药所导致的血压升高是其增加心血管疾病风险的主要原因之一。有学者提出了“口服避孕药诱导的高血压”这一概念，并将其定义为：在接受雌激素治疗后血压水平升高，在停药1年内血压恢复至正常水平。

（一）易患因素

并非服用避孕药的妇女都出现高血压，下列因素容易引发血压升高甚至发生高血压。

1. 年龄 为最主要的易患因素，35岁以上的服药者高血压发病率显著增高。

2. 高血压家族史 据统计，在因口服避孕药而发生高血压的妇女中，约半数有高血压家族史，提示遗传因素是易患因素之一。

3. 妊娠高血压病史 多数人认为有一定关系，其高血压发病率比无妊娠高血压病史者要明显

升高。

4．肾脏病史 以往患有肾脏疾病的妇女，口服避孕药之后更易发生高血压。

5．其他 肥胖、合并糖尿病及高脂血症均属高危易患人群。

（二）临床特点

口服避孕药引起的高血压绝大多数属1级或2级高血压，也有极少数人血压会达到3级，甚至个别病例有并发症，如脑血管病或急性肾衰竭。如同原发性高血压一样，血压升高者常无特异性症状、体征及实验室检查异常表现，仅表现为经常性头痛头晕，个别患者可发生程度不同的水肿。

五、口服避孕药物引起高血压的治疗

口服避孕药引起的高血压属于继发性高血压，根据有口服避孕药病史，停用避孕药后血压恢复正常，以及是否合并肥胖、糖尿病、高脂血症，是否有高血压家族史、妊娠高血压史及肾脏疾患史，即可做出诊断。但在临床实践中还需与原发性高血压、其他继发性高血压诸如肾性高血压等相鉴别。

（一）处理原则

(1) 患者评估与监测。首先，在使用口服避孕药前，要对使用者进行全面的评估，包括妇产科方面的评估和心血管方面的全面评估。应根据年龄、血压的水平、妊娠的潜在危险及整体心血管疾病的风险来决定是否应用口服避孕药。尽管在血压高的患者中最好避免口服避孕药，但当妊娠的风险大于轻度高血压的风险时，可考虑口服避孕药避孕。服用口服避孕药的血压正常的妇女应该每3～6个月监测一次血压。

(2) 停服避孕药。确定是口服避孕药引起的轻度高血压时，首先应停服避孕药，停药后大多数人血压逐渐恢复正常。如3个月血压仍未降至正常范围，则应考虑降压治疗，同时还应排除存在其他引起高血压的原因。许多研究已经证实停用口服避孕药可使血压下降。

(3) 若患者对其他避孕方法都不能接受仍须使用口服避孕药，则应选择含低剂量雌激素的新一代口服避孕药或试用单纯小剂量孕激素的避孕药。如血压仍高，可考虑同时服用降压药。

(4) 所有的高血压患者都应注意生活方式的改善，包括限盐、戒烟酒及控制体重和适量活动等。

(5) 在无法停用口服避孕药的条件下应该更多地从口服避孕药引起高血压的发病机制中考虑其治疗原则。

（二）口服避孕药引起的高血压降压药物治疗特点

口服避孕药会对血压造成影响，有增加高血压发生的风险的作用，随着高血压发病年龄的年轻化，越来越多的年轻女性可能存在同时使用口服避孕药和降压药物的情况。由于口服避孕药引起的高血压的机制不同于原发性高血压，因此关注口服避孕药引起的高血压的治疗，并关注避孕药物和降压药物的相互作用显得尤为重要。

1．RAAS抑制剂 RAAS抑制剂是指血管紧张素转换酶抑制剂（angiotensin-converting enzyme inhibitors，ACEI），血管紧张素受体阻滞剂（angiotensin receptor blockers，ARB）和直接肾素抑制剂和血管紧张素受体脑啡肽酶抑制剂的总称。

RAAS参与了口服避孕药诱发高血压的机制，因此，从药理学的角度看，合理地使用ACEI/ARB可能会有效阻断口服避孕药通过激活RAAS诱发高血压的这一病理过程。另外，对口服避孕药导致的高血压合并蛋白尿和糖尿病的患者也应该优选。但目前并未有大型随机对照试验支持该观点。同时育龄期备孕的妇女在使用ACEI/ARB类药物时应当慎重，因为该类药物存在致畸风险。总之，ACEI/ARB类药物在口服避孕药高血压使用者中的证据有限，需要进一步大样本的临床研究证实。

另外的一些RAS相关的降压药物如肾素抑制剂阿利吉仑，特别是血管紧张素受体脑啡肽酶抑制剂的使用，虽然理论上应该与ACEI/ARB基本一致，但是目前没有查到相关证据。

2. 利尿药 口服雌激素作用于肝脏，刺激血管紧张素原的合成，从而增加醛固酮水平并促进钠和液体的滞留。这些影响可能导致血容量增加、体重增加和血压升高。而利尿药利尿排水，减少血容量，降低血压。目前避孕药和利尿药使用的局限性主要是电解质紊乱，因此在使用利尿药和口服避孕药的同时需要密切监测电解质水平。

3. β受体阻滞剂 在部分年轻妇女，口服避孕药会增加24小时和白天的心率，这是因为雌二醇可以刺激心脏的交感神经活动，使心率增加，同时会抵消螺内酯衍生物诱导的细胞外液减少或一氧化氮介导的外周血管舒张。心率增加与全因死亡率和心血管事件的风险增加有关。较高的心率可能直接影响动脉壁，减少心肌氧合，引起心律紊乱，长期还可能引起动脉粥样硬化的内皮切应力，并增加心血管疾病风险。而β受体阻滞剂的使用可有效降低心率，减少心血管疾病风险。另外，β受体阻滞剂和口服避孕药存在代谢的相互作用，有研究发现服用避孕药的妇女中美托洛尔的血浆浓度较高，说明口服避孕药可能抑制代谢美托洛尔的肝酶活性，降低清除率并延长半衰期。

4. 钙通道阻滞剂（calcium channel blockers，CCB） 是一类能选择性地阻滞Ca^{2+}经电压依赖性钙通道流入细胞内，降低细胞内Ca^{2+}浓度的药物。目前口服避孕药和CCB的相关研究较少，但是CCB作为一线的降压药物本身就没有绝对的禁忌证，而且从两种药物的作用机制来看，CCB对使用口服避孕药的人群相对安全。

5. 螺内酯衍生物 屈螺酮是第一个合成的盐皮质激素受体拮抗剂螺内酯衍生物。药代动力学特性与天然孕酮相似，表现出的抗醛固酮特性可促进钠排泄和轻微的利尿从而防止体液潴留，具有潜在的降血压的益处。其生化和药理学特征与内源性孕酮相似，是口服避孕药中常用的孕激素成分，具有抗盐皮质激素的特性和温和的抗雄激素活性。它最初与17-b雌二醇联合开发用于治疗绝经后高血压妇女的激素替代，它不仅具有中和雌激素引起的RAAS激活的能力，还具有阻断睾丸激素受体，降低雄激素影响的作用。

临床上发现屈螺酮可引起心电图上QTc延长，并可出现T波切迹。屈螺酮和胺碘酮及索他洛尔合用时要警惕QTc延长和TdP的风险。

6. 降压药物联合应用 口服避孕药引起的高血压多为轻度高血压，但当一种降压药物没有控制血压达标，即＜140/90mmHg的时候，建议根据高血压指南的推荐，结合口服避孕药导致高血压的机制选择联合应用降压药物并随访观察。关于口服避孕药引起高血压的联合用药目前相关研究较少。

7. 其他危险因素的综合管理 有研究指出，血脂异常，长时间使用口服避孕药这两者可能会产生交互作用，促进导致高血压及动脉硬化的病理生理进展。故在使用口服避孕药前应当明确其禁忌证，肺栓塞、深静脉血栓、卒中、缺血性心脏病和严重高血压的妇女禁用。因此，理论上应该应用调脂药物，但临床研究证据不多。

吸烟会加重口服避孕药的副作用，对吸烟的女性应劝导其戒烟，或不选择口服避孕药作为避孕措施。

对于有其他心血管疾病的患者，口服避孕药的使用更要慎重。对于已经明确诊断冠心病的患者，已有相关指南不建议使用口服避孕药。

其他避孕方式应根据妊娠的影响、该避孕方式的风险和益处等来选择避孕方法。关于合并各种类型心血管疾病的育龄期女性避孕的措施选择研究很少，缺乏相关证据。这些女性是一个特殊群体，这意味着危险分层和避孕建议必须是个性化的，因为研究证据的缺乏，所以临床决策的制定往往需要遵循相关专家的意见，对于复杂的病例，更是需要妇产科专家和心血管疾病专家共同制定避孕方式。

六、口服避孕药引起高血压的研究趋势

从目前口服避孕药与高血压相关研究来说，研

究时间多分布于1970—2000年，在近些年的研究类型多为研究数据二次分析与文献回顾等，原始研究较少。但口服避孕药在数十年内其成分及剂量发生了很多变化。许多原始研究因为时间间隔过久，其价值有限。尤其是新型的口服避孕药所致高血压的流行病学研究方面缺乏高质量研究。因此，我们需要更多的大型多中心前瞻性研究来明确新型的低剂量口服避孕药与高血压的相关性。

从目前研究的结果来说，关于口服避孕药特别是新型的口服避孕药引发高血压的机制还需要更加深入和完善，现有的许多研究结果互相矛盾。基因易感性是在相对较新的角度来考虑这个问题，而且目前已明确在口服避孕药相关的高血压女性中存在风险较高的基因型，这或许是未来研究口服避孕药相关高血压机制的重要方向。

关于雌激素与高血压的关系，在动物实验中，雌激素缺乏会导致动物心血管相关风险增加，雌激素对动物心血管方面多起到保护作用，主要有以下几种机制：通过激活内皮细胞和心肌细胞雌激素受体发挥抗氧化作用及修复内皮细胞损伤；雌激素受体通过一氧化氮调节快速血管舒张反应，并通过增加内皮细胞生长和抑制平滑肌细胞增殖的途径产生作用；同时还可降低低密度脂蛋白胆固醇的氧化和结合、降低血小板聚集，并增加环氧合酶-2的活性。而在人体中发现女性在育龄期使用外源性雌激素干预则是心血管疾病的危险因素。现有研究在绝经后的女性中使用激素替代治疗也存在争议。因此，雌孕激素对不同阶段女性的生理作用及剂量依赖效应与血压的关系还有待进一步探讨。

根据近年的研究，口服避孕药引发高血压的风险相对较低，发病人数相对较少，且口服避孕药可替代的方式较多，因此关于开展口服避孕药相关高血压研究的需求性和迫切性不高，这可能是口服避孕药相关高血压近期研究减少的原因。但是，随着中国生育政策的变化，育龄妇女使用口服避孕药又有增多的趋势，中国是一个人口大国，使用口服避孕药的妇女绝对数量也不少，对此问题仍需关注。在近年的研究中，也不断地有口服避孕药引发高血压的报道。

总之，口服避孕药使用方便、效果可靠，是育龄期女性最常用的避孕方式之一。口服避孕药引起的高血压的机制及相关药物治疗目前还需更多高质量的研究。

（余　静）

第六节 主动脉缩窄

主动脉缩窄是指由于先天性或获得性因素导致的主动脉管腔局部缩窄，是继发性高血压的重要病因之一。

一、流行病学

先天性主动脉缩窄是常见的心血管畸形，占所有先天性心脏病的5%～8%，发病部位常位于主动脉动脉导管开口处附近、左锁骨下动脉起始处远心端，个别可发生于主动脉的其他位置，常合并其他心血管畸形。获得性主动脉缩窄主要包括大动脉炎、主动脉夹层等所致的主动脉狭窄。主动脉缩窄的基本病理生理改变为狭窄所致血流再分布导致狭窄近心端血压增高，同时由于狭窄远端肾组织缺血刺激肾小球旁细胞分泌肾素，进而激活肾素－血管紧张素－醛固酮系统，导致血压进一步持续增高，如不及时治疗可引起左心室肥大、心力衰竭、脑出血等并发症。即便在婴幼儿时期经过成功的手术治疗，术后远期高血压的发生率仍然较普通人群明显增高，早年的研究提示术后中位随访时间20年的患者，25%出现远期高血压。

二、临床表现

主动脉缩窄的临床表现与主动脉缩窄的部位、严重程度及是否合并其他心血管畸形有关。缩窄严重或合并其他严重畸形的，在新生儿期或婴幼儿期就可以出现心力衰竭等症状。当血压明显升高时可出现相关症状，头颈部血压增高时可引起头痛、头部血管搏动等症状，下肢供血不足时可引起下肢无力、麻木等症状。

主要体征包括以下几个方面。

（1）血压升高。主动脉缩窄发生于左锁骨下动脉起始处远心端时（图3-2-4A），心脏搏出血流在缩窄处受到梗阻因素影响，使其近端的血压升高，而远端以下血流减少，故双侧上肢血压高于下肢。当主动脉缩窄发生于左锁下动脉起始处近心端时(图3-2-4B)，使得位于缩窄部位近心端的头臂动脉压力升高，而位于缩窄部位远心端的左锁骨下动脉及下肢血流减少，故右上肢血压高于左上肢及双下肢血压。由于侧支循环的建立或狭窄较轻，部分患者静息时血压正常，但在活动时血压明显升高。

（2）常于胸骨左缘、肩胛区听到缩窄所致收缩中晚期吹风样杂音，杂音可传导至心前区、胸骨上窝、左腋下。

（3）胸骨旁、腋部、肩胛区、中上腹可见侧支循环动脉，可触及震颤，可闻及侧支循环收缩期或连续性血管杂音。

三、实验室及器械特殊检查

1. 胸部X线检查 尽管X线检查诊断主动脉缩窄敏感性较低，但仍可能找到提示主动脉缩窄的特点。①继发于高血压的左心室扩大表现；②儿童与青少年患者胸片可见缩窄前主动脉扩张，缩窄后降主动脉扩张并向左凸出与扩张的左锁骨下动脉形成“3”字形；③由于侧支循环建立，迂曲扩张的肋间动脉可侵蚀肋骨后段下缘形成切迹。

2. 超声心动图检查 超声心动图是筛查主动脉缩窄的首选检查，可发现合并的其他心内畸形，可见高血压引起的左心室肥大。通过胸骨上窝探查常可显示缩窄的部位与程度，可显示缩窄近端的扩张，连续多普勒超声可测量缩窄段前后的压力阶差。对疑诊主动脉缩窄的患者，超声应同时探查胸降主动脉和腹主动脉。

3. 踝臂指数（ankle-brachial index，ABI） ABI 为踝部收缩压与上臂肱动脉收缩压的比值，可通过四肢血压同步测量的方法获得，ABI 的正常值范围为 1.00～1.39，双侧 ABI＜0.9提示主动脉缩窄的可能。目前临床常用无创动脉硬化检测仪测量

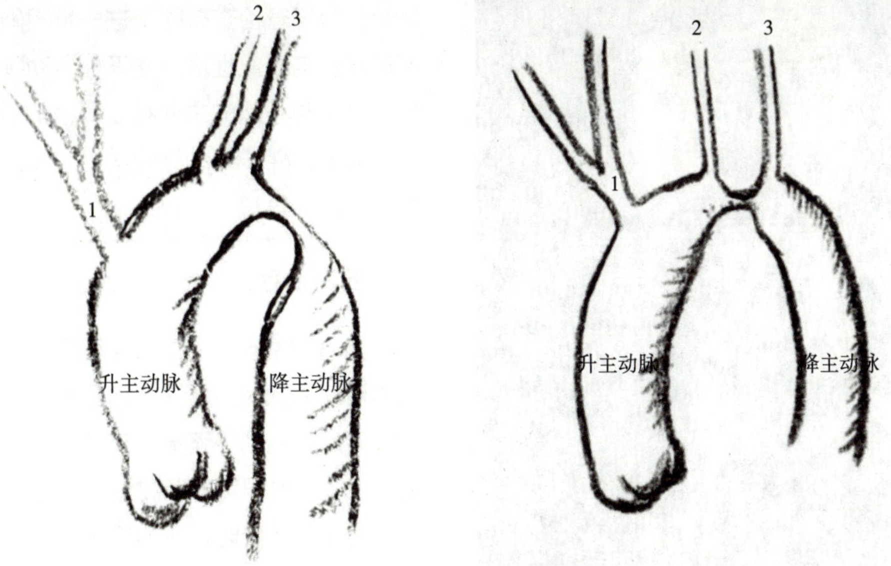

A.主动脉缩窄发生于左锁骨下动脉起始处远心端　　B.主动脉缩窄发生于左锁下动脉起始处近心端

1.头臂干　2.左锁总动脉　3.左锁骨下动脉

图3-2-4　主动脉缩窄部位解剖示意图

ABI，测量方便，检测费用相对较低，可作为筛查主动脉缩窄的常规方法。

4．计算机断层血管成像（computed tomography angiography，CTA） 特别是三维重建后可多方位多角度显示图像，能清晰显示主动缩窄的部位、测量缩窄管腔的内径与长度、观察到侧支循环及缩窄远端血管的扩张、显示合并的其他畸形（图3-2-5）。

5．磁共振血管成像（magnetic resonance angiography，MRA） MRA同CTA一样可清晰显示主动缩窄的解剖结构及合并的其他畸形，相比CTA的优势是没有电离辐射。MRI可以评估主动脉顺应性，最近研究发现主动脉缩窄患者主动脉顺应性降低，与何时接受过手术治疗、是否有再狭窄、压力阶差无关，提示主动脉病变不仅局限于狭窄局部，而是广泛存在于主动脉。

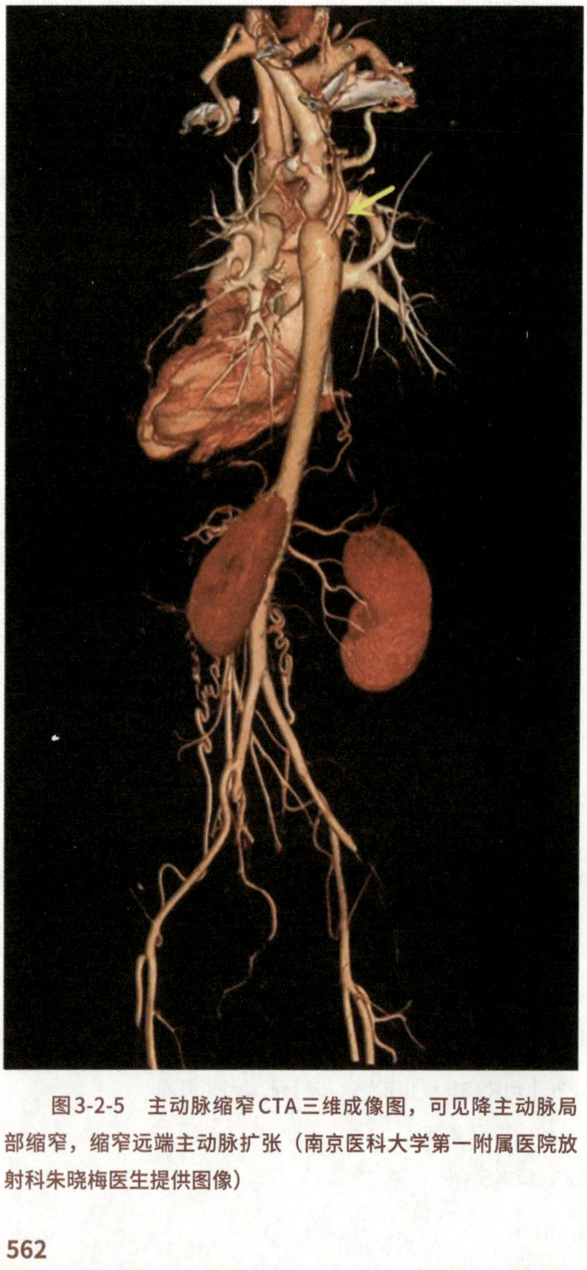

图3-2-5 主动脉缩窄CTA三维成像图，可见降主动脉局部缩窄，缩窄远端主动脉扩张（南京医科大学第一附属医院放射科朱晓梅医生提供图像）

6．心脏及主动脉导管检查 有创导管检查是测量主动脉缩窄前后压差的金标准。缩窄近端压力增高，脉压增大。主动脉造影可准确、清晰显示主动脉缩窄的部位、长度及合并畸形，但由于无创影像学检查多数情况下都可以正确诊断主动脉缩窄，故导管检查一般仅用于拟行主动脉缩窄球囊扩张术或支架植入术患者的术中检查。

7．实验室检查 多发性大动脉炎急性期可有白细胞升高和红细胞沉降率增快。慢性期可有α、γ球蛋白及免疫球蛋白升高。部分患者血清抗主动脉抗体、血清抗内皮细胞抗体、类风湿因子、抗核抗体阳性。

四、诊断

根据上肢血压高于下肢血压、背部肩胛间区连续性血管杂音、桡动脉搏动强于股动脉搏动等临床特点，可初步考虑本病诊断。超声心动图、CTA、MRA、心导管检查有助于进一步明确诊断及评估狭窄的部位与严重程度。先天性主动脉缩窄需与多发性大动脉炎引起的主动脉缩窄相鉴别，后者狭窄段往往较长，伴多处动脉受累，血清炎性指标及自身抗体可出现异常。

五、治疗

1．药物治疗 主动脉缩窄的药物包括降压药物的治疗及针对多发性大动脉炎病因的治疗。降压药物治疗对主动脉缩窄引起的高血压作用有限。多发性大动脉炎早期以药物治疗为主，首选糖皮质激素，如疗效不佳时，可加用环磷酰胺、甲氨蝶呤等免疫抑制剂。此外，英夫利昔单抗、白介素-6受体单抗等生物制剂在激素与免疫抑制剂疗效不理想时可以考虑使用。

2．外科手术或介入治疗 由于降压药物治疗对主动脉缩窄引起的高血压效果不理想，故主动脉缩窄主要通过外科手术或介入手术治疗，主动脉缩窄的手术适应证包括：①仰卧位上下肢无创血压差＞20mmHg；②缩窄前后峰值压差≥20mmHg，或虽然峰值压差＜20mmHg，但影像学检查证实有明显的侧支循环；③运动后血压不恰当增高；④高血压伴缩窄的主动脉管径小于隔平面主动脉管径的50%。手术方式的选择根据患者年龄、主动脉缩窄的病变特点及是否合并其他需要手术的心脏畸形决定。

（1）外科手术治疗：适用于婴幼儿患者，儿童及成人患者。主要手术方式包括人工血管置换术、主动脉旁路移植术、补片成形术、主动脉弓滑动成形术、缩窄段切除“扩大端端吻合术”或“端侧吻合术”等。

（2）介入手术：包括经皮球囊成形术和支架植入术。经皮主动脉缩窄球囊成形术适用于成人或青少年局限或隔膜型主动脉缩窄及术后再狭窄；对婴幼儿患者，可作为姑息性过渡治疗方案。支架植入术较单纯球囊成形术相比，能更有效扩张狭窄的血管，防止血管弹性回缩，有效地降低动脉夹层、动脉瘤及动脉破裂的风险。由于随儿童的生长发育主动脉管腔直径增长会造成支架的相对狭窄，需要再次扩张，故支架植入术主要用于较大儿童（体重＞25kg）及成人，但近年来亦有小于3个月婴儿行支架植入术的报道。

即使经过成功的手术治疗，仍有35%～68%患者可出现高血压。即使血压正常，仍有部分患者出现运动后高血压。因此术后血压的随访观察非常重要，每年患者需检查四肢血压，定期心脏及主动脉的超声检查或其他影像学检查。对于术后仍存在高血压的患者或发展成高血压的患者，需要给予适当的药物治疗控制血压。

（张海锋）

第七节 原发性醛固酮增多症与高血压

原发性醛固酮增多症（primary aldosteronism，PA），是指肾上腺皮质分泌过量的醛固酮，导致体内潴钠排钾，血容量增多，肾素-血管紧张素系统活性受抑，临床主要表现为高血压和/或低血钾。继发性醛固酮增多症（secondary aldosteronism），系肾上腺皮质以外疾病引起有效血容量减少或肾脏缺血、低钠、高钾等因素刺激肾素-血管紧张素产生过多，兴奋肾上腺皮质球状带分泌醛固酮增多所致，包括肾病综合征、心力衰竭和肝硬化腹水等。本文所述为PA。

一、流行病学

PA最早在1955年被全面描述，系继发性高血压的最常见原因之一，高血压、肾上腺醛固酮分泌增加、肾素活性受抑制是其三大标志，故又称低肾素性醛固酮增多症。尽管对PA的流行病统计各不相同，但国外报道在高血压患者中PA的患病率约为5%；而在难治性高血压患者中其患病率更高，约为20%，国内2010年报道患病率为7.1%。与同样血压水平的原发性高血压患者相比，PA患者心脏、肾脏等靶器官损害更为严重，但PA高血压也是最有可能得到治愈的。

根据病因PA可分为6型（表3-2-6）。醛固酮瘤（aldosterone producing adenoma，APA）和双侧特发性醛固酮增多症（idiopathic hyperaldosteronism，IHA）是PA最常见的两种亚型。其次是单侧肾上腺增生或原发性肾上腺增生（primary adrenal hyperplasia，PAH），为单侧肾上腺球状带小结节或大结节样增生。家族性醛固酮增多症（familial hyperaldosteronism，FH）少见，上面这些类型主要为4种不同类型基因突变所致。

表3-2-6 原发性醛固酮增多症分型

原发性醛固酮增多症	所占百分比（%）
醛固酮瘤（APA）	30
双侧特发性醛固酮增多症（IHA）	60
原发性（单侧）肾上腺皮质增生（PAH）	2
分泌醛固酮的肾上腺皮质癌	＜1
家族性醛固酮增多症（FH）	
糖皮质激素可抑制性醛固酮增多症（FH Ⅰ型）	＜1
FH Ⅱ型（APA或IHA）	＜6
FH Ⅲ型（*KCNJ5*基因突变）	＜1
FH Ⅳ型（*CACNA1H*基因突变）	＜0.1
异位醛固酮分泌瘤或癌	＜0.1

二、诊断

PA早筛查、早诊断、早治疗非常重要，可以及早治愈和避免PA相关疾病，因此确保分型诊断准确，对临床治疗意义重大。PA的诊断分为筛查、确诊和分型三个步骤。

（一）筛查试验

1. 筛查人群 由于72%的PA患者血钾水平正常，所以低钾血症已不能作为筛查PA的良好指标，但对所有高血压人群进行PA筛查势必增加成本，因此中国2016年PA专家共识推荐对以下高危患者进行筛查：①持续性血压＞160/100mmHg、难治性高血压（联合使用3种降压药物，其中包括利尿药，血压仍≥140/90mmHg；或联合使用4种及以上降压药物血压才能＜140/90mmHg）；②高血压合并自发性或利尿药所致的低钾血症；③高血压合并肾上腺瘤；④有早发性高血压家族史或早发（＜40岁）脑血管意外家族史的高血压患者；⑤PA患者中存在高血压的一级亲属；⑥高血压合并阻塞性睡眠呼吸暂停者。

2. 筛查方法 国内外指南均推荐血浆醛固酮与肾素活性比值（aldosterone renin activity ratio，ARR）作为首选筛查指标。ARR诊断PA的灵敏度较高，方法简单，特别适合在门诊开展随机检测，故能在很大程度上提高PA的检出率。

（1）筛查前准备：由于ARR测定受许多因素影响，需在检测前平衡钠钾水平，排除药物对醛固酮和肾素测定的影响及体位等因素。对于筛查前受检者是否需要停用所有降压药物一直是临床上争议的问题。中国PA专家共识明确指出必须停用利尿药4周以上，包括醛固酮受体拮抗剂（螺内酯、依普利酮）、保钾利尿药（阿米洛利、氨苯蝶啶）、排钾利尿药（氢氯噻嗪、呋塞米）及甘草提炼物。由于血管紧张素转换酶抑制剂、血管紧张素受体拮抗剂、钙通道阻滞剂等药物可升高肾素活性、降低醛固酮水平，可导致ARR筛查结果呈假阴性，因此ARR阴性不能排除PA，需停用上述药物至少2周再次进行检测；但如果受检者服药时肾素活性＜1ng/(ml·h)或低于正常检测下限同时合并ARR升高，则考虑PA可能大，可维持原有药物治疗。由于β受体阻滞剂、中枢α_2受体阻滞剂（可乐定或甲基多巴）、非甾体抗炎药等可降低肾素活性，导致ARR假阳性，建议停用至少2周，如患者因冠心病或心律失常等原因长期服用β受体阻滞剂，则需根据患者临床情况决定是否停药（因停药可能诱发心绞痛或严重快速性心律失常）。若考虑停药后血压控制不佳或有高血压相关风险，建议使用α受体阻断药及非二氢吡啶类钙通道阻滞剂进行替代治疗。口服避孕药及人工激素替代治疗可能会降低直接肾素浓度（direct rennin concentration，DRC），一般无须停服避孕药物，除非有更好更安全的避孕措施。其他准备包括维持正常的钠盐摄入，尽量将血钾纠正至正常范围，因低血钾可导致ARR假阴性，高血钾可导致假阳性。

（2）采血条件：测定AAR一般采取清晨起床后保持非卧位状态（可以坐位、站立或者行走）至少2小时，静坐5～15分钟后采血；采血需小心，尽量避免溶血；送血过程需保持室温（不要将采血管置于冰上，这样会使无活性肾素转换为活性肾素），离心后即刻将血浆冷冻保存。

（3）影响ARR的因素。①年龄：年龄＞65岁，肾素较醛固酮降低明显，以致ARR升高；②性别：女性月经前期及排卵期ARR较同年龄男性高，特别对于黄体期的女性患者，如用DRC检测可能导致ARR假阳性；③采血时间、最近饮食情况、体位等；④药物因素；⑤采血方法；⑥血钾水平；⑦肌酐水平。

常用免疫测定技术来检测血浆肾素活性（plasma renin activity，PRA）或DRC，前者是通过测定血管紧张素Ⅰ产生的速率来反映血浆肾素活性，而后者则通过免疫法直接测定血浆肾素浓度。目前DRC的检测方法正在不断改进中，不同方法或试剂所得的测定结果相去甚远，因此DRC能否取代PRA作为一线的检测指标还需大规模的人群研究验证。

（4）结果判断：由于不同中心ARR所定切点差异较大，与醛固酮的单位和肾素测定方法不同有关，因此当醛固酮单位为ng/dl，肾素活性单位为ng/（ml·h）时，最常用切点是30；当醛固酮单位为pmol/L，肾素活性单位为ng/（ml·h）时，最常用切点是750，即有筛查价值，不同方法和单位的常用切割点见表3-2-7。也有中心强调ARR阳性同时需满足血醛固酮水平升高（醛固酮＞15ng/dl），以提高筛查试验的敏感性和特异性。

（二）确诊试验

ARR作为PA筛查试验有一定假阳性，必须选择一种或几种确诊试验来避免PA被过度诊断。目前主要有4种确诊试验，包括口服钠负荷试验、氟氢可的松抑制试验、生理盐水输注试验及卡托普利试验。这4项试验各有其优缺点，临床医师可根据患者实际情况进行选择。若患者出现自发性低血钾、血浆肾素低于检测水平且血浆醛固酮浓度＞20ng/dl（550pmol/L），可无须进一步的确诊试验。

口服钠负荷试验及氟氢可的松试验由于操作烦琐、准备时间较长、国内无药等原因，目前临床很少开展。四种确诊试验的具体操作步骤如下。

1．口服钠负荷试验　每日摄钠至少200mmol（约氯化钠6g），共3天，口服氯化钾保持血钾在正常水平，留第3天早晨至第4天早晨24小时尿，测定尿醛固酮＜10μg/24h排除PA，＞12μg/24h则PA诊断明确。

2．氟氢可的松抑制试验　氟氢可的松0.1mg每6小时1次，共4天，同时补钾治疗（血钾达到4mmol/L）、高钠饮食（每日三餐分别补充30mmol，每天尿钠排出至少3mmol/kg），第4天上午10点采血测血浆醛固酮、肾素活性，上午7点及10点采血测皮质醇。第4天上午10点血浆醛固酮＞6ng/dl可诊断PA。

3．生理盐水输注试验　患者卧位输注2升生理盐水，共4小时，上午8点到10点开始，于输注前即刻及输注后4小时测血醛固酮、皮质醇和血浆钾，输注过程中观察心率和血压。生理盐水试验是目前国内比较常用的PA确诊试验。生理盐水试验的敏感度和特异度分别达到95.4%及93.9%。由于

表3-2-7　根据PRA、DRC、醛固酮的不同单位计算ARR的常用切点值

组别	PRA［ng/（ml·h）］	PRA［pmol/（L·min）］	DRC（mU/L）	DRC（ng/L）
醛固酮*（ng/dl）	20	1.6	2.4	3.8
	30	2.5	3.7	5.7
	40	3.1	4.9	7.7
醛固酮（pmol/L）	750	60	91	144
	1000	80	122	192

注：*.部分中心将血浆醛固酮浓度（PAC）绝对值作为筛查试验阳性的附加条件，有研究显示PAC低于15ng/dl时PA漏诊率为16%；低于10ng/dl时，漏诊率仅为4%。PRA.血浆肾素活性；DRC.直接肾素浓度；ARR.血浆醛固酮与肾素活性比值。

血容量急剧增加，会诱发高血压危象及心功能衰竭，对于那些血压难以控制、心功能不全及严重低钾血症的患者不应进行此项检查。目前比较公认的标准为生理盐水试验后血醛固酮＞10ng/dl时PA诊断明确；如介于5～10ng/dl，必须根据患者临床表现、实验室检查及影像学表现综合评价。

4. 卡托普利试验 一项操作简单、安全性较高的确诊试验，坐位或站位1小时后口服50mg卡托普利，服药前及服用后1小时、2小时测定血浆肾素活性、醛固酮、皮质醇，试验期间患者需始终保持坐位。正常人卡托普利抑制试验后血醛固酮浓度下降＞30%，而PA患者血醛固酮不受抑制。但此试验存在一定的假阴性，部分PA患者血醛固酮水平可被抑制。

（三）分型诊断

PA的分型诊断一直是临床上的难点，在很大程度上影响了治疗方案的选择，临床医师不能仅依靠影像学表现来判定病变的类型，而要结合生化指标及双侧肾上腺静脉采血（adrenal venous sampling，AVS）结果进行综合分析。

1. 肾上腺CT扫描 推荐所有确诊PA患者必须行肾上腺CT进行初步的分型及排除肾上腺巨大肿瘤。肾上腺CT在诊断上存在一定局限性，少部分CT表现为双侧结节的APA可被误诊为IHA；而CT表现为肾上腺微腺瘤的IHA也可被误认为APA而行单侧肾上腺切除。此外，尤其在40岁以上患者中，单侧肾上腺无功能腺瘤并不少见。若影像学检查未能发现明显占位，或病灶较小不能区分肾上腺腺瘤或增生，可选择双侧AVS进行PA的分型诊断，进一步明确病变的侧别、数目和性质。磁共振成像（MRI）在PA分型诊断上并不优于肾上腺CT，空间分辨率低于肾上腺CT。

2. 双侧肾上腺静脉采血 中国指南推荐如患者愿意手术治疗且手术可行，肾上腺CT提示有单侧或双侧肾上腺形态异常（包括增生或腺瘤），需进一步行双侧肾上腺静脉采血（adrenal venous sampling，AVS）以明确有无优势分泌。

（1）AVS的重要性：首先，区分PA有无优势分泌对治疗方案的选择至关重要，几乎所有APA或PAH行单侧肾上腺切除后血钾水平均能恢复正常，血压下降或完全恢复正常比率也可达到30%～60%。而对IHA及糖皮质激素可抑制性醛固酮增多症患者而言，单侧或双侧肾上腺全切并不能降低患者血压，药物治疗才是首选方法。其次，影像学检查往往不能发现微小腺瘤，或者不能区分无功能瘤和醛固酮瘤，而AVS则是区分单侧或双侧分泌最可靠、最准确的方法。目前AVS的敏感性和特异性均可达到90%以上，要明显优于肾上腺CT（78%和75%），因此AVS被公认为PA分型诊断的金标准。由于AVS属有创检查而且价格昂贵，应在确诊PA且有手术意愿的患者中进行。建议以下人群可不行AVS检查：①年龄小于40岁，肾上腺CT显示单侧腺瘤且对侧肾上腺正常的患者；②肾上腺手术高风险患者；③怀疑肾上腺皮质癌的患者；④已经证实患者为家族性醛固酮增多症Ⅰ型或家族性醛固酮增多症Ⅲ型。

（2）插管技术：整个过程在数字剪影（DSA）引导下进行，患者保持卧位1小时，将导管自股静脉插入，推注非离子型对比剂以确定导管位置，左侧导管应置于左膈下静脉与左肾上腺静脉交汇处；而右侧肾上腺静脉较短，呈锐角汇入下腔静脉，以致插管较困难。将导管插入左右肾上腺静脉后，推注少量对比剂证实，先弃导管内残余液体，然后采样送检，检测血皮质醇及醛固酮。为避免交叉感染，外周采血常取肘静脉或髂静脉。肾上腺静脉皮质醇与外周静脉皮质醇比值是评价插管成功的标志。

（3）采血方法及评价标准：目前采血主要有非同步或同步双侧AVS、负荷剂量促肾上腺皮质激素（adrenocorticotropin hormone，$ACTH_{1-24}$）注入后非同步或同步双侧AVS和$ACTH_{1-24}$持续静脉输注下非同步双侧AVS 3种方法。目前由于同步双侧AVS操作较困难，许多中心都选用非同步双侧AVS。由于左侧肾上腺静脉有左膈下静脉汇入，往往造成醛固酮、皮质醇浓度被稀释；而右侧肾上腺静脉较短，直接汇入下腔静脉，所以常用两侧各自醛固酮与皮质醇比值来校正误差。

据梅奥诊所报道，在采样前30分钟开始，并在整个AVS过程中持续输注ACTH，注速为50μg/h，ACTH刺激的AVS的基本原理包括：①在肾上腺静脉的连续采样过程中，尽量减少压力引起的醛固酮分泌波动；②最大化肾上腺至下腔静脉的皮质醇梯度，从而确认成功采集的部位是肾上腺静脉；③最大限度地从APA分泌醛固酮。采用经皮股静脉方法从肾上腺静脉和下腔静脉中获取血液，并对其进行醛固酮和皮质醇的浓度分析。左肾上腺静脉血样通常从紧邻左肾上腺静脉入口的主干获得，而来自右肾上腺静脉的血样仅在静脉口处获得。可以使用一根导丝将导管稳定在正确的位置，并避免将导管尖端进入肾上腺静脉内太深。使用肾上腺静脉和下腔静脉获得的皮质醇浓度来确认导管是否插入成功。在梅奥诊所，肾上腺静脉与下腔静脉皮质醇的平均梯度比值，右侧为33.9∶1，左侧为23.8∶1。

AVS的结果判定取决于采血方式，中国指南推荐无ACTH刺激下，肾上腺静脉与下腔静脉皮质醇比值＞2代表插管成功，有ACTH刺激情况下比值＞3代表插管成功。优势侧肾上腺静脉血醛固酮/皮质醇比值（即皮质醇校正的醛固酮，aldosterone/cortisol，ALD/C）与非优势侧ALD/C在无ACTH刺激下＞2代表有优势分泌，ACTH刺激下比值之比＞4代表优势分泌（表3-2-8）。

目前认为AVS是PA分型及确定手术的重要依据，肾上腺静脉血ALD/C是肾上腺球状带的功能指标，众多研究均以优势侧与非优势侧ALD/C的比值作为AVS结果的评价标准。另外指标是对侧抑制指数（contralateral suppression index，CSI），为肾上腺功能较低一侧的ALD/C与外周静脉血ALD/C的比值，通过反映健侧肾上腺功能受抑制程度来进一步佐证病变侧的高功能状态。CSI＜1支持其对侧肾上腺醛固酮高分泌；若单侧插管失败时，可根据置管成功侧的CSI＜1，并结合影像学及其他临床表现，做出对侧醛固酮瘤或原发性单侧肾上腺增生的诊断，可最大限度减少AVS失败时给患者造成的损失，提高PA分型诊断的成功率。

（4）插管失败或无条件行插管检查的评估策略：①对于插管失败患者，可重复行双侧AVS；②选用醛固酮受体拮抗剂治疗；③根据肾上腺CT等检查进行手术治疗；④进行其他相关检查［体位试验、碘化胆固醇扫描、18羟皮质醇（18OHF）测定、地塞米松联合ACTH兴奋试验、^{11C}Metomidate-PET CT、Kupers预测评分等］进一步明确诊断。

上海瑞金医院内分泌科团队采用1mg地塞米松抑制后ACTH兴奋试验来区分单侧及双侧PA，其原理是APA对ACTH的反应要明显高于IHA。根据ACTH兴奋后不同时间点的醛固酮上升水平值绘制相关ROC曲线，ACTH兴奋试验后120分钟醛固酮的受试者曲线下面积最大，当切点为77.9 ng/dl时，

表3-2-8　双侧肾上腺静脉采血方法及评价标准

方法1	方法2	评价标准
非同步双侧AVS	无ACTH	①SI≥2∶1插管成功；②LI≥2∶1有优势分泌；③CI＜1∶1对侧被抑制
$ACTH_{1-24}$持续静脉输注下，非同步双侧AVS	插管开始前30分钟注入$ACTH_{1-24}$，注速为50μg/h，持续整个操作过程	①SI≥3∶1插管成功；②LI≥4∶1有优势分泌
负荷剂量$ACTH_{1-24}$注入后，非同步双侧AVS	插管开始前，静脉注射250μg $ACTH_{1-24}$后进行双侧AVS	①SI≥3∶1插管成功；②LI≥4∶1有优势分泌

注：SI.肾上腺静脉与下腔静脉皮质醇比值；LI.优势侧醛固酮皮质醇比值与非优势侧醛固酮皮质醇比值之比；CI.非优势侧醛固酮皮质醇比值与下腔静脉醛固酮皮质醇比值之比。

其诊断单侧PA的灵敏度及特异度分别为76.8%及87.2%，阳性预测值为89.6%，阴性预测值为72.3%。因此认为ACTH兴奋试验作为一项无创且简单可行的方法，具有较高的诊断灵敏度及特异度，可部分替代AVS检查，在PA分型中有非常重要的临床价值。

国外有研究中心在探索AVS的无创替代方案。例如，美托咪酯是肾上腺类固醇合成酶的抑制剂，^{11}C-美托咪酯可用作正电子发射断层扫描（PET）放射性示踪剂。在对25例PA患者进行的^{11}C-美托咪酯PET-CT受试者-操作者特征分析中，最大标准摄取值［SUV（max）］比率为1.25∶1，特异性为87%，敏感性为76%。在SUV（max）大于17的肿瘤中，特异性上升到100%。但是，由于CYP11B2（编码合成醛固酮的醛固酮合酶）相较于CYP11B1（编码合成皮质醇的11-β羟化酶）对^{11}C-美托咪酯选择性低，需要使用地塞米松进行预处理。此外，由于^{11}C的半衰期短，因此必须靠近回旋加速器，故很少有报道使用^{11}C-美托咪酯的PET-CT。最近有报道称肾上腺和醛固酮瘤中CXC趋化因子4型受体（CXCR4）的高表达与CYP11B2的表达有关，特异的CXCR4配体^{68}Ga-pentixafor被用于9位醛固酮瘤患者的PET成像，在这几例患者中，^{68}Ga-pentixafor可定位于醛固酮瘤中。进一步的研究将明确^{68}Ga-pentixafor在临床检测醛固酮瘤方面是否具有较好的敏感性和特异性。最后，体外和动物研究表明^{18}F-PET成像分子（CDP2230）对CYP11B2的选择性比CYP11B1高，有更好的生物分布，因此需进行进一步的研究来确定^{18}F-PET成像分子的临床用途。

3. 基因分型 四种家族性醛固酮增多症（FH）有如下的遗传基础及发病机制。

（1）糖皮质激素可抑制性醛固酮增多症（glucocorticoid-remediable aldosteronism，GRA；FH Ⅰ型）：GRA可以通过补充生理剂量的糖皮质激素逆转醛固酮的过度分泌，以抑制ACTH的分泌，故又称ACTH依赖性醛固酮增多症。1966年由Sutherland首次报道，肾上腺皮质呈大、小结节性增生，但亦可为皮质腺瘤，多为常染色体显性遗传性疾病，发病机制为*CYP11B1*基因（编码11-β羟化酶）和*CYP11B2*基因（编码醛固酮合酶）在染色体区域8q24.3上发生非同源融合，产生了*CYP11B1/CYP11B2*融合基因，因此编码的蛋白质具有醛固酮合成酶的活性。正常醛固酮合成酶在肾上腺皮质球状带表达，而11-β羟化酶在束状带异位表达，并受ACTH调控而不是正常情况下的血管紧张素Ⅱ调节。在没有使用皮质类固醇治疗的情况下，*CYP11B1/CYP11B2*融合基因会导致醛固酮和18-羟基皮质醇的过度分泌，若给予小剂量（0.5～1.5mg/d）地塞米松，血醛固酮水平可降低，所以患者醛固酮分泌可被糖皮质激素抑制。一项对300例PA患者进行的研究显示，*CYP11B1/CYP11B2*融合基因很罕见，仅检测到两名患者，患病率为0.67%。此型低钾发生率不高，但FH Ⅰ型通常与早发高血压和高卒中风险相关，因此内分泌学会指南建议对早发PA患者（＜20岁）和家族性PA或卒中的患者（＜40岁）进行FH Ⅰ相关基因筛查。

（2）FH Ⅱ型（APA或IHA）：由Gordon等于1991年首次报道，为常染色体显性遗传病，其醛固酮分泌受血管紧张素Ⅱ和直立位影响，但不受ACTH影响，其醛固酮不能被地塞米松抑制，病理类型可为APA或IHA，抑或同时存在。Ⅱ型比Ⅰ型更常见，约占所有PA患者的6%。其发病与*CLCCN2*基因突变相关，目前检测到的突变类型有p.Arg172Gln、p.Met22Lys、p.Tyr26Asn、p.Lys362del、Ser865Arg、p.Gly24Asp、p.Arg66Gln和p.Pro48Arg。FH Ⅱ型发病机制目前尚不明确。*CLCCN2*基因位于3号染色体（3q27）上，编码氯离子通道ClC2。在哺乳动物细胞中，ClC2广泛表达于大脑、肠道、肾脏、心脏和肝脏，在肾上腺中也有表达。与PA相关的*CLCCN2*基因突变使Cl^-通道功能增强，细胞膜去极化，进一步使电压门控Ca^{2+}通道打开，胞质内Ca^{2+}聚集，*CYP11B2*转录激活。凡同一家系中出现两个以上确诊的PA患者，且醛固酮不能被地塞米松抑制试验所抑制，应筛查上述基因以明确诊断。

(3) FH Ⅲ型（*KCNJ5*基因突变）：1959年首次报道了1例5岁的男孩患者，2008年发现了该病的家族性病例，患者的两个女儿分别在4岁和7岁时被确诊患有严重的PA。由于难治性高血压，父亲和两个女儿均接受了双侧肾上腺切除术，肾上腺显示大量增生。在2011年，该家族中的致病种系突变被发现：*KCNJ5*基因编码的内向整流钾通道Kir3.4（*GIRK4*）发生点突变（Thr158Ala）。该基因突变导致离子选择性丧失，钠内流增加导致细胞去极化，触发Ca^{2+}进入肾小球细胞，*CYP11B2*表达增加，醛固酮持续高合成及肾上腺增生。到目前为止，已经鉴定出携带6种不同*KCNJ5*突变的12个家族：p.Thr158Ala、p.Gly151Glu、p.Gly151Arg、p.Ile157Ser、p.Tyr152Cys、p.Glu145Gln。大多数具有*KCNJ5*突变的患者在儿童期均表现为多尿、多饮和难治性高血压，检查可发现明显的低钾血症和PA。由于醛固酮过度分泌的程度很高，多数需要行双侧肾上腺切除。醛固酮拮抗剂可控制某些患者的高血压和低钾血症。

(4) FH Ⅳ型（*CACNA1H*基因突变）：Ⅳ型FH以常染色体显性方式遗传，发病机制是由*CACNA1H*基因（位于染色体区域16p13上）的突变引起的，该基因编码L型电压门控钙通道（Cav3.2）的α亚单位。在40例童年时高血压和PA的患者中有5例发现新的*CACNA1H*突变（p.Met1549Val），有报道还有其他四种*CACNA1H*突变，包括p.Met1549Ile、p.Ser196Leu、p.Pro2083Leu、p.Val1951Glu。对PA患儿和一个以上PA成员的家庭应考虑行*CACNA1H*突变的基因检测。治疗应与IHA性PA患者相同，但对某些伴有双侧肾上腺大量增生的难治性病例，可能需要考虑双侧肾上腺切除术。

对20岁以下的PA患者，或有PA或早发脑卒中家族史的患者，应进行*CYP11B1/CYP11B2*融合基因检测以确诊或排除糖皮质激素可抑制性PA（FH Ⅰ型）；而对于发病年龄很小的PA患者，则建议行*KCNJ5*基因检测以排除家族性醛固酮增多症Ⅲ型。对于糖皮质激素可抑制性PA患者，由于测定尿18羟皮质醇（18 OHF）和18氧皮质醇（18 OXOF）及地塞米松抑制试验均可能出现误诊，因此基因检测是一种灵敏且特异的检查方法。家族性醛固酮增多症Ⅱ型是一种非糖皮质激素可抑制家族性PA，其诊断依赖于在1个家系中出现至少3位的PA患者。家族性醛固酮增多症Ⅲ型患者表现为儿童时期即出现严重的高血压，伴有醛固酮显著升高、低钾血症和显著靶器官损害，对安体舒通、阿米洛利等药物治疗反应欠佳，需行双侧肾上腺切除。国外研究报道，其致病基因为*KCNJ5*突变（T158A），因此，对于发病年龄很轻的PA患者，建议行*KCNJ5*基因检测以排除家族性醛固酮增多症Ⅲ型。

三、治疗

PA患者的治疗目标包括解决低钾血症，预防与高血压相关的慢性肾脏疾病及进一步产生的心血管损害。查找PA的病因以便决定治疗方案。最近的研究发现，手术治疗的效果要大于盐皮质激素受体阻滞剂的治疗效果。因此，手术治疗是单侧肾上腺疾病患者的最佳治疗方法。相比之下，双侧肾上腺疾病引起的PA患者，由于双侧肾上腺切除术会导致原发性肾上腺功能不全，以至需要终身服用糖皮质激素和盐皮质激素，因此这类手术治疗并非首选。

PA的治疗有手术和药物两种方法，治疗方案取决于PA的病因、患者治疗意愿、是否能耐受手术和患者对药物的反应。如确诊为单侧醛固酮瘤或单侧优势分泌醛固酮，则应行腹腔镜单侧肾上腺手术切除术。分泌醛固酮的肾上腺皮质癌应尽可能切除原发病灶和局部病灶。如患者不能手术或为双侧肾上腺增生，则用盐皮质激素受体拮抗剂治疗，螺内酯作为一线用药，而依普利酮作为选择用药。对糖皮质激素可抑制性醛固酮增多症患者，推荐用小剂量肾上腺糖皮质激素治疗以纠正高血压和低血钾。其他药物如钙通道阻滞剂、血管紧张素转换酶抑制剂、血管紧张素受体拮抗剂仅有在少数PA患者中使用的报告，一般认为它们可降血压，但无明显拮抗高醛固酮的作用，醛固酮合成酶抑制剂在将来可能会被使用。

（一）手术治疗

醛固酮腺瘤或单侧肾上腺增生的大部分患者可行外科手术或腹腔镜切除根治，有效率达80%，但有一定的创伤和并发症。术后持续高血压因素包括：一级亲属有高血压病史、术前使用两种以上降压药物和肾功能不全致肌酐水平升高，与高血压病程和可能合并原发性高血压有关。双侧肾上腺增生外科手术效果差，有效率仅35%，多数需要长期药物治疗。

（二）介入治疗

鉴于外科手术的创伤性和药物治疗的副作用，临床医师一直在探索新的治疗方法，近年来，国外已有一些小样本的研究报道了经皮超选择性肾上腺动脉栓塞（super-selective adrenal arterial embolization，SAAE）治疗PA的可行性，其通过直接选择性毁坏病变的肾上腺阻断醛固酮的产生，提供了一种新的有效的治疗方法。中国多家医院也逐渐开展此类微创手术。中国医学科学院阜外医院自2010年3月开始进行SAAE治疗PA的队列研究；南昌大学第二附属医院已报道上百例该类手术。成功率高、安全性好，与传统的外科切除及经腹腔镜切除相比，具有微创、不需要全身麻醉和硬膜外麻醉，对血流动力学影响小，操作时间和术后住院时间短等优点，有望成为一种有效的PA治疗手段。

1. SAAE手术操作 经肱动脉或股动脉路径，局部麻醉穿刺置管后动脉内给予普通肝素25mg，随后送入5F灌注导管，置其头端于12胸椎水平，注入碘对比剂行数字减影血管造影，了解病变肾上腺的主要供血动脉的分布和走向。交换导管，送入6F JR5或JR4导引导管行选择性肾上腺动脉和肾动脉造影，明确进入病变肾上腺组织（增生或腺瘤）的供血动脉。将0.014英寸导丝联合微导管一并推送至导引导管远端，先推送导丝至病变供血动脉，然后沿导丝把微导管头端送入病变供血动脉，撤出导丝，留置微导管。经微导管造影确保微导管头端选择性置于病变部位的肾上腺动脉内，并已阻塞进入靶部位的动脉血流，防止无水乙醇反流或进入侧支血管。经微导管分次缓慢注入无水乙醇，注射速度约1ml/min，根据对比剂在病变的充盈情况调整注射总量，一般1.0～2.5ml，不超过4.0ml。注射前如病变部位的肾上腺动脉较粗大，微导管不能阻断血流，可用直径1.5～2.0mm的整体交换型球囊低压阻塞侧支血管和肾上腺动脉的近端，经整体交换型球囊的输送导管直接推注无水乙醇，确保无水乙醇完全进入病变部位。栓塞后5分钟左右复查肾上腺动脉造影，如供血动脉腔内仍有前向对比剂通过，应继续注入无水乙醇；如供血动脉腔内对比剂滞留，无前向对比剂通过，表明该供血动脉栓塞成功。以同样方法行其他病变供血动脉的栓塞。

2. 疗效 Inoue等在1997年首次报道了SAAE治疗醛固酮腺瘤的可行性，随后扩大样本量至33例。手术成功定义为术后肾素和醛固酮水平维持在正常范围内超过6个月。研究显示，SAAE技术成功率为82%（27/33），术后随访6～94（平均45）个月，除1例患者术后15个月复发再次行SAAE外，其他26例患者均成功。9例患者术后血压完全恢复正常，10例患者在基础降压药不变或减量的情况下，收缩压或舒张压下降＞20mmHg。

3. 优势及缺点 SAAE直接选择性毁坏肾上腺病变区域的供血动脉网，导致供血区域的肾上腺病变组织坏死，和经腹腔镜切除相比，有如下优势。①微创：SAAE局部麻醉，皮肤入口一般只需1个，宽度＜3mm；②操作时间短：SAAE手术操作时间25～56分钟（平均36分钟），短于后者的45～210分钟（平均93分钟）；③术中出血少：SAAE术中出血量5～20ml（平均10ml）；④术后恢复快：SAAE术后平均住院时间2.2天，低于后者的4.5天；⑤并发症少：SAAE常无严重并发症，虽然术后患者可出现腹痛、发热等不适症状，多可自行缓解，而外科手术可出现血管、腹腔脏器和腹膜损伤及术后感染等严重并发症；⑥适用于外科高危和双侧肾上腺增生的患者：SAAE对于腹腔镜操作相对困难，如肥胖、既往有腹腔手术史致腹腔粘连严重的患者、伴有手术高危风险如心脑血管疾病和肺气肿的患者尤为适用，也适用于双侧肾上腺增生的患者。SAAE也有不足之处：①少部分肾上腺动脉的解剖不适合SAAE治疗；②少部分腺瘤或增生可能不止1条动脉供血，如果遗漏可导致治疗不彻底或复发；③少部分供血动脉术中造影已无血流通过，但未彻底闭塞，有再通导致复发的可能。

初步研究表明，由于SAAE微创，不需要全身麻醉和硬膜外麻醉，对血流动力学影响小，手术操作时间和术后住院时间较短，尤其对于腹腔镜操作相对困难、伴有手术高危风险和双侧肾上腺增生的患者，不失为一种安全有效的替代方法。但需重视以下方面的问题：①围手术期血压的严格管理是保证手术成功的关键措施之一，应针对性降压治疗，维持围手术期血压的平稳；②肾上腺供血动脉管径细，开口位置变异较大，手术操作难度大，需要术者有熟练的操作技巧；③肾上腺增生病例栓塞几支供血动脉合适尚需探索，如栓塞过度可能导致肾上腺功能低下，而栓塞不足可能导致疗效欠佳，故建议先栓塞1支，视随访情况决定是否增加栓塞支数；④对于双侧肾上腺增生的患者，目前做法是仅行单侧肾上腺动脉栓塞，栓塞侧的选择主要依据分侧肾上腺静脉取血的结果，多栓塞醛固酮分泌更旺盛的一侧的一或二条优势供血动脉；⑤栓塞动脉的选择主要参照术中肾上腺动脉造影的结果。腺瘤在患侧肾上腺动脉造影时大多可见对比剂充盈形成的瘤影，则该条动脉选为拟栓塞动脉；如三条肾上腺供血动脉均未见瘤影，则根据CT定位的瘤体位置，选择解剖上相对应的供血动脉进行栓塞。

SAAE作为一种微创的手术方式，可作为治疗PA的重要补充手段。虽然该方法国内外已陆续开展，但由于样本量小，也未和经腹腔镜切除及药物治疗随机比较，因此该方法的优势有待进一步研究证实。

（崔兆强　姚志峰　唐敏娜）

第八节 单基因遗传性高血压

单基因遗传性高血压是一些特殊类型的继发性高血压疾病，是指由单个基因突变引起的高血压，符合孟德尔遗传规律，发病年龄早（通常早于35岁），往往表现为恶性或难治性高血压，心脏、脑、肾脏等重要脏器的靶器官损害常常严重。传统诊断方法无法确诊，必须依靠基因测序技术才能完成诊断。

随着医学研究和诊断检测技术的进展，我们对单基因遗传性高血压的认识有了很大的进步，目前已明确的单基因遗传性高血压有17种，其中包含40余种亚型，也包含了以高血压为主要临床表现的内分泌瘤。根据受影响基因的功能，可将单基因高血压分为三类：第一类是基因突变直接影响远端肾小管的远曲小管和/或集合管细胞的钠转运系统，增加水钠吸收，包括Liddle综合征、Gordon综合征、表观盐皮质激素增多症；第二类是基因突变导致肾上腺类固醇合成异常，进而造成远端肾单位的盐皮质激素受体异常激活，远端肾小管钠转运失调，包括家族性醛固酮增多症、先天性肾上腺皮质增生症和家族性糖皮质激素抵抗综合征等；第三类是以嗜铬细胞瘤等为代表的各种神经内分泌肿瘤，在肿瘤综合征基础上合并了高血压表现。包括遗传性嗜铬细胞瘤、副神经节瘤等。以下分别叙述几种相对常见的单基因遗传性高血压。

一、Liddle综合征（Liddle syndrome）

Liddle综合征为常染色体显性遗传疾病，该病由Liddle等于1963年首次详细描述并命名。Liddle综合征的典型临床表现为：早发的中重度高血压、低血钾、代谢性碱中毒、低血浆肾素，临床表型酷似原发性醛固酮增多症，但血浆醛固酮不高反而偏低，故又称假性醛固酮增多症（pseudoaldosteronism）。其临床表型受基因外显率和环境的影响差异较大，部分患者存在高血压而血钾正常，另有患者血压正常而血钾偏低，亦有部分隐匿起病的患者血压及血钾水平均可正常。Liddle综合征较普通原发高血压患者而言，常更易、更早出现脑卒中、心肌梗死、心力衰竭、肾衰竭等并发症。Liddle综合征多为家族性，也存在家族史阴性的散发病例。2001年，中国报道了第一例经基因诊断的Liddle综合征家系，该家系12名成员中5名成员存在β ENaC 第13号外显子616密码子CCC-CTC错义突变，使该密码子编码的氨基酸由脯氨酸变为亮氨酸（P616L）。之后，中国又陆续报道了多例经基因诊断的Liddle综合征，突变大多发生在β 亚单位，但发生改变的氨基酸报道不一。北京Hui等报道一例γ ENaC亚单位583密码子“AGCTC”缺失的散发病例，该缺失造成框架移位从而在585处形成新的终止密码和PY基序缺失。随着国内对本病的研究不断积累，其流行病学特征也逐渐清晰，目前报道在40岁以下发病的中国年轻高血压患者中Liddle综合征的检出率约为0.9%，发病年龄低于30岁以下者检出率可达1.7%，是各种单基因遗传性高血压中最常见的。

Liddle综合征的发病机制为肾小管上皮钠通道（epithelial Na^{+}channel，ENaC）的β、γ亚单位基因发生突变。ENaC为位于肾脏远曲小管、集合管上皮细胞膜上的阿米洛利敏感性钠通道，负责将肾小管管腔液中的钠离子顺电化学梯度吸收到上皮细胞，再由基底侧的Na^{+}/K^{+}ATP酶泵入细胞间隙，进而重吸收入血液中，并由此调控Na^{+}的重吸收。ENaC由α、β和γ三个亚基组成，分别由*SCNN1A*、*SCNN1B*和*SCNN1G*基因编码。其中α亚基为基本结构单位，发挥通道的基本作用；β与γ亚基为活性调节单位，负责上调或下调通道的活性。β与γ亚基胞浆内的C-末端有一富含脯氨酸（P）的高度保守序列PPPXY，该序列可以和ENaC的负性调节蛋白泛素连酶Nedd4-1及Nedd4-2结合，导致ENaC经网格蛋白被覆小窝被胞饮分解代谢，从而失去钠重吸收功能。当编码β、γ亚基的*SCNN1B*、*SCNN1G*基因发生错义、无义或移码突变时，可导致PPPXY序列缺失或提前终止，由此ENaC不能与Nedd4 结合，不能被胞饮降解，反而持续在上皮细胞管腔面表达（图3-2-6），导致钠盐重吸收增加，血容量扩张，血压升高，肾素和醛固酮的分泌受到反馈抑制，钾重吸收减少，血钾降低，出现Liddle综合征的一系列临床症状。

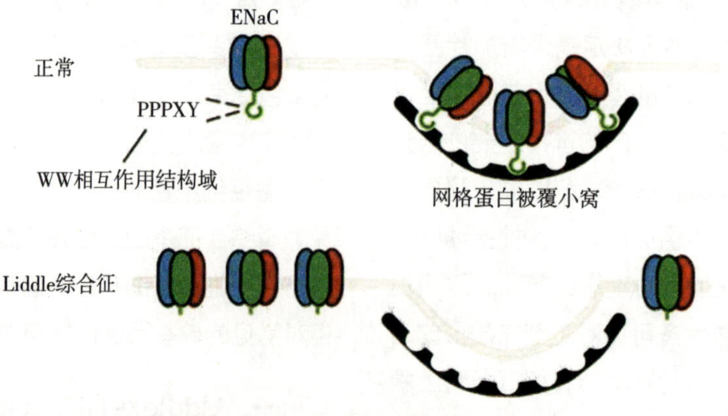

图3-2-6　Liddle综合征发病机制示意图

注：正常人（normal）中，远端肾小管上皮钠通道（ENaC）的PPPXY序列正常，ENaC可经网格蛋白被覆小窝（clathrin-coated pit）被正常吞噬、清除。而在Liddle综合征患者中，PPPXY序列丢失，正常吞噬、清除作用不能发生，导致ENaC过度表达，在肾小管上皮细胞表现出过度的钠重吸收能力，引起高血压、低血钾。domain interaction，相互作用区域。引自Peter M.Gayed. Yale J Biol Med 2007；80：159-163.

Liddle综合征的初步诊断需结合临床症状、实验室检查，低血钾、代谢性碱中毒、血浆肾素和醛固酮水平低、螺内酯治疗无效、家族史阳性等特征提示Liddle综合征可能。明确诊断Liddle综合征依赖*SCNN1B*和*SCNN1G*基因筛查。Liddle综合征与原发性醛固酮增多症的鉴别点在于：①醛固酮测定，多数Liddle综合征患者血浆醛固酮水平偏低，而原发性醛固酮增多症患者血浆醛固酮水平及24小时尿醛固酮均明显升高；②影像学检查，部分原发性醛固酮增多症患者腹部CT或MRI检查可提示肾上腺腺瘤或增生；③螺内酯疗效，螺内酯治疗在原发性醛固酮增多症患者中多可显示效果，而对Liddle综合征患者无效；④家族史，大多数Liddle综合征患者家族史阳性，而原发性醛固酮增多症患者则多为散发。在临床实践中，Liddle综合征与原发性醛固酮增多症仅靠临床表现难以鉴别，明确诊断主要依赖基因检测。

本病需要严格限盐。在药物治疗上，ENaC阻断剂如氨苯蝶啶、阿米洛利可有效控制血压和纠正低血钾，此类药物可通过直接抑制ENaC而下调钠离子重吸收。氨苯蝶啶使用剂量为100～300mg/d，阿米洛利使用剂量为5～20mg/d。不同个体对氨苯蝶啶、阿米洛利两种药物敏感性不同，故两种药物均可尝试，而配合药物治疗的限盐措施亦相当必要。治疗过程中，需要定期监测血压及血钾水平，根据血压及血钾情况来调整治疗方案和药物剂量。

二、Gordon综合征（Gordon syndrome）

Gordon综合征又称假性醛固酮减少症Ⅱ型（pseudohypoaldosteronism Ⅱ，PHA Ⅱ）或家族性高钾性高血压。主要为常染色体显性遗传，极少数为隐性遗传，其特征性临床表现为：高血压、高血钾、高血氯、酸中毒、低肾素。1970年，Gordon等报道1例10岁女性患儿，身材发育矮小、切牙缺失、下肢乏力、智力障碍，其血压明显偏高，伴有高血钾、高血氯，血浆肾素活性极低，肾动脉造影、肾活检及尿浓缩功能均正常。Gordon综合征可出现脑卒中、心力衰竭、肾衰竭等高血压并发症。患者血钾水平多波动于5.6～8.0mmol/L，当出现严重高血钾时，可表现为心律失常、肌无力或麻痹，伴有相应心电图变化。1993年，中国报道的第一例Gordon综合征也是基于临床表型的。

Wilson等于2001年发现Gordon综合征是由丝氨酸苏氨酸激酶家族（WNK家族）中的*WNK1*和*WNK4*基因突变所致。WNK家族蛋白位于远曲肾小管和集合管上皮细胞，调控细胞钾通道。WNK4抑制位于远曲肾小管上皮细胞膜的噻嗪敏感性钠-氯共转运体（thiazide-sensitive Na^+-Cl^- cotransporter，TSC），WNK1可阻滞WNK4对TSC的抑制作用，从而调控钾-氢交换及钠-氯吸收。在病理情况下，当*WNK1*基因发生突变使WNK1蛋白酶表达和功能增强，WNK4功能下调，导致TSC及ENaC活性增强，钠氯吸收增加，不能建立排泄钾和氢离子的电位差。因此，临床表现为高血钾（>5.2～5.3mmol/L）、代谢性酸中毒、低肾素活性（分泌受抑制），而血浆醛固酮升高或正常。诱发高血钾的机制包括两方面：①在集合管，ENaC重吸收钠为排钾的K^+通道提供动力，当远曲小管钠协同转运通道活性增强时，钠氯重吸收增加，集合管的ENaC只能重吸收很少量的钠离子，K^+通道排钾动力下降；②*WNK4*和*WNK1*基因突变可增强抑制内流钾离子通道蛋白（ROM-K）的功能，导致排钾减少，并造成高血钾。

本病一般儿童发病，可见智力发育障碍，身材矮小，多伴严重高钾血症、代谢性酸中毒，可见牙齿发育异常（侧切牙缺失、发育不良、前磨牙缺如）。临床检查肾功能的指标如血肌酐、内生肌酐清除率正常。高血压患者合并高血钾是提示本病的重要线索，有必要多次化验血钾。患者血浆肾素活性明显降低，血浆醛固酮水平多为正常水平。注意实验室检查必须在治疗前进行，用药的患者停药3～4周。Gordon综合征需注意与其他慢性高血钾疾病相鉴别，如慢性肾功能不全、Addison病、假性醛固酮减少症等。在鉴别诊断时，尤其需要注意结合肾小球滤过率、血浆肾素及醛固酮水平等相关特征。Gordon综合征的确诊亦需依赖*WNK1*、*WNK4*、*KLHL3*、*CUL3*等基因致病突变的检出。

在治疗上，噻嗪类利尿药对Gordon综合征通常效果良好，优于呋塞米，可使患者血压、血钾、肾素、醛固酮水平恢复正常，亦可使高血氯、酸中毒等得到纠正。不同的基因突变有不同的治疗反应性，*WNK4*基因突变者对小剂量噻嗪类利尿药的敏感有效性超过原发性高血压的6倍；*WNK1*基因突变者则对噻嗪类利尿药并不特别敏感。在治疗中，注意从小剂量开始使用，密切监测血压和血钾水平并依其调整治疗剂量，注意防止低血钾。限钠饮食有疗效，一般预后好。停药后容易反复，再用药后仍有效果。

三、表观盐皮质激素增多症（apparent mineralocorticoid excess，AME）

本病为常染色体隐性遗传疾病，是由于16号染色体编码11β-羟化类固醇脱氢酶Ⅱ型（11β-HSDⅡ）的基因*HSD11B2*突变所致。11β-HSDⅡ广泛分布于盐皮质类固醇激素靶组织，如肾皮质特别是远曲小管和集合管、直肠和乙状结肠、唾液腺和汗腺，在胎盘、肾上腺亦有存在。生理条件下，人体内糖皮质激素（皮质醇）和醛固酮对盐皮质激素受体具有同样的亲和性，循环中皮质醇比醛固酮高1000倍，但由于肾脏内存在11β-羟类固醇脱氢酶Ⅱ型（11β-HSDⅡ）可对皮质醇起灭活作用，将皮质醇转化生成不能激活盐皮质激素受体的皮质酮，因此盐皮质激素受体不被皮质醇激活，体内盐皮质激素受体几乎全部由醛固酮占据。而病理条件下，当编码该酶的基因*HSD11B2*发生突变时，可导致酶活性缺乏，皮质醇未能及时灭活，大量蓄积的皮质醇占据远端肾小管的盐皮质激素受体，激活转录因子及血清糖皮质类固醇激酶，使泛素连接酶Nedd4-2磷酸化，磷酸化的Nedd4-2不能与ENaC结合进而灭活ENaC，导致ENaC活性升高，钠重吸收增加，血容量增加，并出现高血压、低血钾等类似醛固酮增高的临床表现。国内阜外医院近期报道了1例17岁男性患者，临床表现为高血压、低血钾，血浆肾素水平正常，醛固酮偏低，基因测序证实为*HSD11B2*基因c.343_348del与c.1099_1101del的双杂合突变。

该病1977年由Ulic等首次报道，以低肾素型高血压、低醛固酮、代谢型碱中毒、高钠血症、低钾血症为临床特征。迄今发现30多种*HSD11B2*基因突变，其对11β-HSDⅡ酶活性的影响程度与临床表现轻重程度密切相关。多数*HSD11B2*基因纯合突变导致先天性11β-HSDⅡ酶无活性，儿童时期即表现重度盐敏感高血压、烦渴、多尿、低血钾性碱中毒和肌无力，此类称为AMEⅠ型（儿童型），出生时可表现为体重低、发育迟缓，严重患者在幼年或青春期即死亡。当*HSD11B2*基因突变导致11β-HSDⅡ酶活性降低时，多在青年晚期或成年期发病，表现为轻度或中度高血压，血钾多正常，此类称为AMEⅡ型（成人型）。低钾性肾病可导致肾钙质沉积、多囊肾、肾源性糖尿病，该类患者的肾功能不全并不少见。严重的高血压可导致心室肥大、视网膜病变。由于发生卒中、脑出血等而死亡的患者比例大于10%。AME患者无类库欣综合征表现。诊断主要依据血浆及尿中氢化可的松的代谢，确诊主要依据*HSD11B2*的基因诊断。

AME的治疗主要是控制血压和纠正电解质紊乱。盐皮质激素受体阻断剂可有效阻断皮质醇或醛固酮与盐皮质激素受体结合。此外，注意对症补钾和限盐饮食以改善病情。

四、家族性醛固酮增多症

家族性醛固酮增多症（familial hyperaldosteronism，FH）约占原发性醛固酮增多症的5%，为罕见的家族型单基因遗传性高血压。根据致病基因不同FH可以分为4种类型（FH-Ⅰ，Ⅱ，Ⅲ和Ⅳ），均表现为醛固酮合成增加。醛固酮升高导致醛固酮受体过度激活，从而使钠氯协同转运蛋白（Na^+-Cl^- cotransporter，NCC）和上皮钠通道蛋白（ENaC）

活性升高。

1. 家族性醛固酮增多症Ⅰ型（FH-Ⅰ） 为常染色体显性遗传病，亦称糖皮质激素可治疗性醛固酮增多症（glucocorticoid-remediable aldosteronism，GRA）。正常情况下，在肾上腺皮质球状带，醛固酮合成酶受血管紧张素Ⅱ调控作用合成醛固酮，在束状带，11β-羟化酶受促肾上腺皮质激素（ACTH）调控合成糖皮质激素。而GRA是由于在减数分裂期间，两条8号染色单体联会时配对不精确和不等交叉，造成8号染色体在醛固酮合成酶基因（*CYP11B2*）和11β-羟化酶基因（*CYP11B1*）之间相互嵌合，形成一个新的“融合基因”，该融合基因不受血管紧张素Ⅱ和血钾调控而受ACTH调控，在束状带合成具有醛固酮作用的蛋白质而致病（图3-2-7）。该病临床特征为早发（确诊年龄多小于20岁）、家族性、盐敏感性中重度高血压，血浆醛固酮水平可明显升高或正常，而血浆肾素活性受抑制，临床上常被疑诊为原发性醛固酮增多症。当有临床征象而CT等影像检查并未发现肾上腺皮质增生或肿瘤时应怀疑本病。本病的另一特征是早发脑血管意外，多为颅内血管瘤破裂的出血性脑卒中，死亡率较高。依据地塞米松抑制试验阳性及24小时尿18-羟皮质醇＞正常上限的2倍或＞10nmol/L可考虑本病。Southern印迹法或长距离PCR法检测*CYP11B1/CYP11B2*的嵌合基因可明确诊断。

在治疗上，可应用小剂量糖皮质激素，联合醛固酮受体阻滞剂（螺内酯、依普利酮）控制血压。

2. 家族性醛固酮增多症Ⅱ型 1992年，Stowasser等描述了一种新的常染色体显性遗传家族性醛固酮增多症，其特征为家族性、早发的醛固酮增多症，肾上腺皮质增生或肾上腺瘤，但醛固酮增多等生化及临床表型不能被地塞米松抑制，基因检测亦没有融合基因发现，故命名为FH-Ⅱ。直到2018年才由Scholl等最终确定其致病基因为*CLCN2*，该基因编码一种电压门控氯通道，该通道表达于肾上腺球状带，并调控细胞膜的超极化。*CLCN2*发生功能获得性突变引起编码氯通道开放率增加，导致肾上腺皮质细胞去极化，诱导醛固酮合成酶增加。肾上腺切除可治愈或显著缓解高血压。

3. 家族性醛固酮增多症Ⅲ型 该病是2008年新发现的家族性醛固酮增多症类型，是由编码内向整流钾离子通道Kir3.4的基因（*KCNJ5*）突变导致。

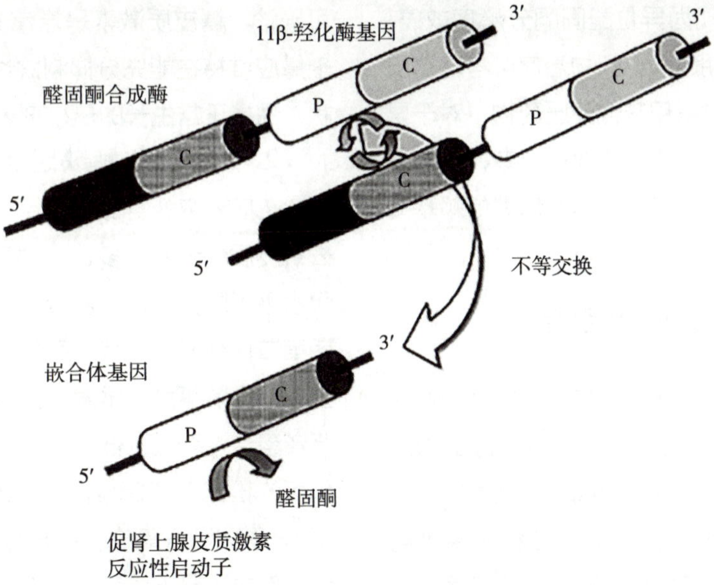

图3-2-7 融合基因示意图

注：P，基因启动子序列；C，编码序列；减数分裂错误后，11β-羟化酶基因的启动子区域嵌合至醛固酮合成酶基因上游，调控醛固酮合成。引自McMahon GT，Dluhy RG.Arquivos Brasileiros de Endocrinologia & Metabologia 2004；48：682-686.

该基因突变导致Kir3.4的选择性丧失，钠电导增加，肾上腺皮质球状带细胞去极化，电压激活Ca^{2+}通道激活，Ca^{2+}内流增加，胞内钙离子信号通路过度激活，导致醛固酮持续高合成及肾上腺增生。该基因突变的患者临床表现与FH-Ⅱ相似，遗传模式为常染色体显性遗传。患者常常表现为顽固性高血压，临床表型复杂且症状较重，对阿米洛利和螺内酯治疗反应性差，地塞米松试验后血压及醛固酮反常性升高，此类患者大部分在7岁之前即诊断原发性醛固酮增多症。然而，近些年报道的FH-Ⅲ家系也存在症状较轻的病例，这与家族携带突变的位点有关。

4．家族性醛固酮增多症Ⅳ型 2015年，Scholl等对40名临床诊断为原发性醛固酮增多症的儿童队列进行全外显子测序，在其中5名非亲缘关系的患者中发现了*CACNA1H*基因的杂合突变。进一步的家系分析证实了其致病性，并揭示了其不完全显性特征。*CACNA1H*基因编码电压门控T型钙离子通道。其致病机制为：*CACNA1H*基因发生功能获得性突变，导致钙内流增多，进而上调*CYP11B2*转录，醛固酮合成酶表达增多，醛固酮合成增加。本病为常染色体显性遗传病，典型临床表现为原发性醛固酮增多、重度高血压，通常不合并肾上腺形态的改变，但可能表现为异位醛固酮分泌瘤或癌，多为儿童及青少年时期起病。药物治疗可考虑盐皮质受体拮抗剂，或同时联用其他降压药物。对于早发的原发性醛固酮增多、重度高血压患者，需注意询问其家族史，并警惕本病，确诊本病需依赖基因测序结果。

五、先天性肾上腺皮质增生症

先天性肾上腺皮质增生症（congenital adrenal hyperplasia，CAH）是一组由于肾上腺皮质激素合成过程中限速酶缺陷造成的常染色体隐性遗传病。编码肾上腺皮质激素合成过程中某种酶的基因突变导致糖/盐皮质激素减少，旁路途径活跃，导致相应的综合征。酶缺陷导致前体物质去氧皮质酮增加，去氧皮质酮通过激活盐皮质激素受体，导致高血压。糖皮质激素减少，促肾上腺皮质激素释放激素增加，ACTH升高，导致肾上腺皮质增生。常见的酶缺陷包括21羟化酶、11β-羟化酶、17α-羟化酶等多种，而以高血压就诊的患者中11β-羟化酶、17α-羟化酶缺乏多见。

1．11β-羟化酶缺乏症（11β-OHD） 是由*CYP11B1*基因突变所导致的，以高血压、低肾素、低血钾、高雄激素血症所致的男性性早熟和女性假两性畸形等为临床特征，它占CAH的5%～8%。11β羟化酶缺乏导致去氧皮质酮堆积，雄激素分泌增多。11β-OHD根据临床表型分为经典型和非经典型，其中经典型发病率较非经典型高，且患者病情更重。经典型11β-OHD的女性患者表现为假两性畸形，外生殖器不易辨认，因而女婴出生时常常被误认为男婴，但内生殖器正常。男性和女性患者均表现为第二性征发育过早，儿童期身高增长快速但成年期身高偏矮，约2/3的患者存在高血压。与经典型不同，非经典型11β-OHD的女性通常外生殖器正常，但随着年龄的增长，可能会出现多毛和月经失调。非经典型11β-OHD的男性除了身高偏矮外通常无典型特征或症状。该病可通过对*CYP11B1*进行基因检测发现纯合致病突变或复合杂合突变可确诊。糖皮质激素是治疗11β-OHD的主要药物，剂量应维持在能充分抑制雄性激素、控制男性化症状、保持正常生长的最小剂量。

2．17α-羟化酶缺乏症（17α-OHD） 由*CYP17A1*基因突变导致，17α-羟化酶缺乏后醛固酮、去氧皮质酮分泌增多，性激素分泌不足，血浆皮质醇水平下降，促性腺激素分泌增加，临床可见青春期第二性征发育不良、原发性闭经、无阴毛和腋毛生长、骨龄落后、早发高血压等。生化检查提示血浆肾素活性降低、低血钾。外源性糖皮质激素（氢化可的松10～20mg，一天2次）通过抑制过多的ACTH形成和去氧皮质酮形成可有效治疗皮质醇缺乏，使血压易于控制。限盐、小剂量螺内酯可纠正低钾，钙通道阻滞剂降压有效，血管紧张素转换酶抑制剂无效。

六、家族性糖皮质激素抵抗

糖皮质激素由肾上腺皮质束状带细胞合成和分泌，正常人体肾上腺每天可分泌15～25mg皮质醇。不同个体对激素反应并不一致，有少数患者表现为对糖皮质激素反应性明显降低甚至全无反应，即为糖皮质激素抵抗。该疾病根据突变类型表现为常染色体显性或隐性遗传，由编码糖皮质激素受体的基因（*NR3C1*）突变所导致，缺陷的糖皮质激素受体对皮质醇的敏感性降低，通过下游反馈通路使得ACTH增多，增加皮质醇的合成，因而远端肾小管细胞的皮质醇增多，无法被11β-HSD Ⅱ完全降解，残留的胞内皮质醇参与激活盐皮质激素受体，同时ACTH增多导致具有盐皮质激素作用的前体物质（脱氧皮质酮、皮质酮）增多，激活盐皮质激素受体，导致高血压。

FGR的明显临床特征是血浆皮质醇显著升高，但没有库欣综合征的表现。本病患者雄激素增多，表现为女性男性化，男性假性早熟。并且常伴随有盐皮质激素过多所致的高血压、低钾血症、代谢性碱中毒等。小剂量地塞米松（0.75～1mg qd）治疗可通过抑制ACTH缓解症状。

七、遗传性副神经节瘤/嗜铬细胞瘤综合征

遗传性副神经节瘤/嗜铬细胞瘤综合征（hereditary paraganglioma-pheochromocytoma syndrome，PGL/PCC）以起源于神经内分泌组织的副神经节瘤和起源于肾上腺髓质的嗜铬细胞瘤为特征。其中，嗜铬细胞瘤及起源于肾上腺外嗜铬细胞的交感神经性副神经节瘤能够分泌一种或多种儿茶酚胺，包括肾上腺素、去甲肾上腺素和多巴胺；副交感神经性副神经节瘤通常为非分泌性，常位于颅底、颈部。与散发病例相比，遗传性PGL/PCC通常为多灶性疾病，且起病较早。嗜铬细胞瘤也可见于其他综合征，如多发性内分泌腺瘤病2型、VHL综合征、1型神经纤维瘤病等。本病呈常染色体显性遗传，随年龄的增长其外显率也升高，并且肿瘤发生的部位、恶性风险与突变基因相关，如*SDHB*基因突变所致的副神经节瘤，其恶性风险可达34%～97%。

95%的颅底和颈部副神经节瘤为非分泌性，其表现主要为占位效应。颈动脉体副神经节瘤通常为无症状性的颈部肿块，部分患者可出现脑神经和交感神经压迫症状；迷走神经副神经节瘤可表现为颈部肿块、声音嘶哑、吞咽障碍、发音障碍、疼痛、咳嗽等；颈静脉鼓室副神经节瘤可出现搏动性耳鸣、听力丧失、低位脑神经异常等，耳镜检查可见鼓膜后蓝色搏动性肿块。肾上腺外交感神经副神经节瘤和嗜铬细胞瘤由于具有儿茶酚胺高分泌性，可表现为持续性或阵发性血压升高、头痛、心悸、苍白、大汗淋漓、焦虑等，也可出现恶心呕吐、劳累、体重减轻等。

对于起病年龄早的多发性及复发性副神经节瘤、嗜铬细胞瘤患者，除结合病史、家族史外，可通过以下实验室检查进一步明确诊断。传统检查：生化检查主要包括肾上腺素、去甲肾上腺素、多巴胺和它们代谢产物的检测；CT、MRI、超声、DSA等影像学检查可用于发现肿瘤，其中，CT和MRI的敏感性分别为90%～100%和70%～80%；DSA对于小的副神经节瘤敏感性较高；^{123}I-间碘苄胍显像对肿瘤组织部位检测的特异性高于CT和MRI，可用于检测肿瘤转移，但敏感性不及后者。

目前共报道12种胚系基因突变，包括：*SDHB*、*SDHC*、*SDHD*、*SDHA*、*SDHAF2*、*VHL*、*RET*、*NF1*、*MAX*、*TMEM127*、*EPAS1*、*FH*等。其中*SDHB*基因突变最为常见，突变率约为10%，且是恶性副神经节瘤/嗜铬细胞瘤的高危因素。*RET*基因突变导致多发性内分泌腺瘤病2型，*VHL*基因突变导致VHL综合征，*NF1*基因突变导致神经纤维瘤1型。患者一旦确诊副神经节瘤/嗜铬细胞瘤，均应建议到有条件的正规实验室进行基因检测，对于转移性副神经节瘤/嗜铬细胞瘤患者，尤其应检测*SDHB*基因。

在治疗方面，明确了副神经节瘤/嗜铬细胞瘤的定性、定位诊断后，建议尽早手术切除。近年来经腹腔镜行肾上腺肿瘤微创切除术已得到广泛使用，取得了很好的效果，并可减少手术创伤。术前应做好充分的药物治疗准备（以α受体阻滞剂为主），以避免围手术期出现血压大幅度波动。

对于无法手术切除的转移性副神经节瘤/嗜铬细胞瘤患者，目前尚有替代治疗方案。若评估^{131}I-MIBG核素显像阳性，可考虑^{131}I-MIBG治疗，目前国内指南推荐的常用剂量为：每次200mCi，2～3次/年，累计治疗剂量800～1000mCi。对于能高度表达生长抑素受体的转移性副神经节瘤/嗜铬细胞瘤患者，肽类受体介导的放射性核素治疗是一种用于治疗转移性神经内分泌肿瘤患者的新方法，其中^{177}Lu-Dotatate具有较好的前景。

总之，当高血压患者出现以下临床特征时需警惕单基因致病型高血压：①发病年龄较小，一般20～40岁时发病；②临床表现为难治性高血压，使用两三种甚至更多降压药仍效果欠佳；③高血压靶器官损害通常较严重；④家族聚集性发病，但部分患者可为散发性基因突变。常见各项临床生化检验指标只能作为辅助手段，基因检测是最终确诊的金标准。表3-2-9和图3-2-8简要总结了常见单基因致病型高血压的遗传基础、基因检测方法及鉴别诊断流程。

表3-2-9 各种常见单基因致病高血压的遗传基础及基因检测方法

疾病类型	遗传模式	染色体定位	致病基因	检测方法
Liddle综合征	AD	16p12	*SCNN1B*	测序
	AD	16p12	*SCNN1G*	测序
Gordon综合征	AD	17q21	*WNK4*	测序
	AD	12p12	*WNK1*	测序
	AD	2q36	*CUL3*	测序
	AD，极少AR	5q31	*KLHL3*	测序
AME	AR	16q22	*HSD11B2*	测序
FH-Ⅰ（GRA）	AD	8q21-q22	*CYP11B2*与*CYP11B1*嵌合	Southern杂交；长距离PCR
FH-Ⅱ	AD	3q27	*CLCN2*	测序
FH-Ⅲ	AD	11q24	*KCNJ5*	测序
FH-Ⅳ	AD	16p13	*CACNA1H*	测序
CAH	AR	8q24	*CYP11B1*	测序
	AR	10q24	*CYP17A1*	测序
FGR	AD	5q31	*NR3C1*	测序
PGL/PCC	AD	1p36	*SDHB*	测序
	AD	1q23	*SDHC*	测序
	AD	11q23	*SDHD*	测序
	AD	5p15	*SDHA*	测序
	AD	11q12	*SDHAF2*	测序
	AD	3p25	*VHL*	测序
	AD	10q11	*RET*	测序

续 表

疾病类型	遗传模式	染色体定位	致病基因	检测方法
	AD	17q11	*NF1*	测序
	AD	14q23	*MAX*	测序
	AD	2q11	*TMEM127*	测序
	不详	2p21	*EPAS1*	测序
	AD	1q43	*FH*	测序

注：AD，常染色体显性遗传；AR，常染色体隐性遗传；AME，表观盐皮质激素增多症；GRA，糖皮质激素可治疗性醛固酮增多症；FH，家族性醛固酮增多症；CAH，先天性肾上腺皮质增生症；FGR，家族性糖皮质激素抵抗；PGL/PCC，遗传性副神经节瘤/嗜铬细胞瘤综合征。

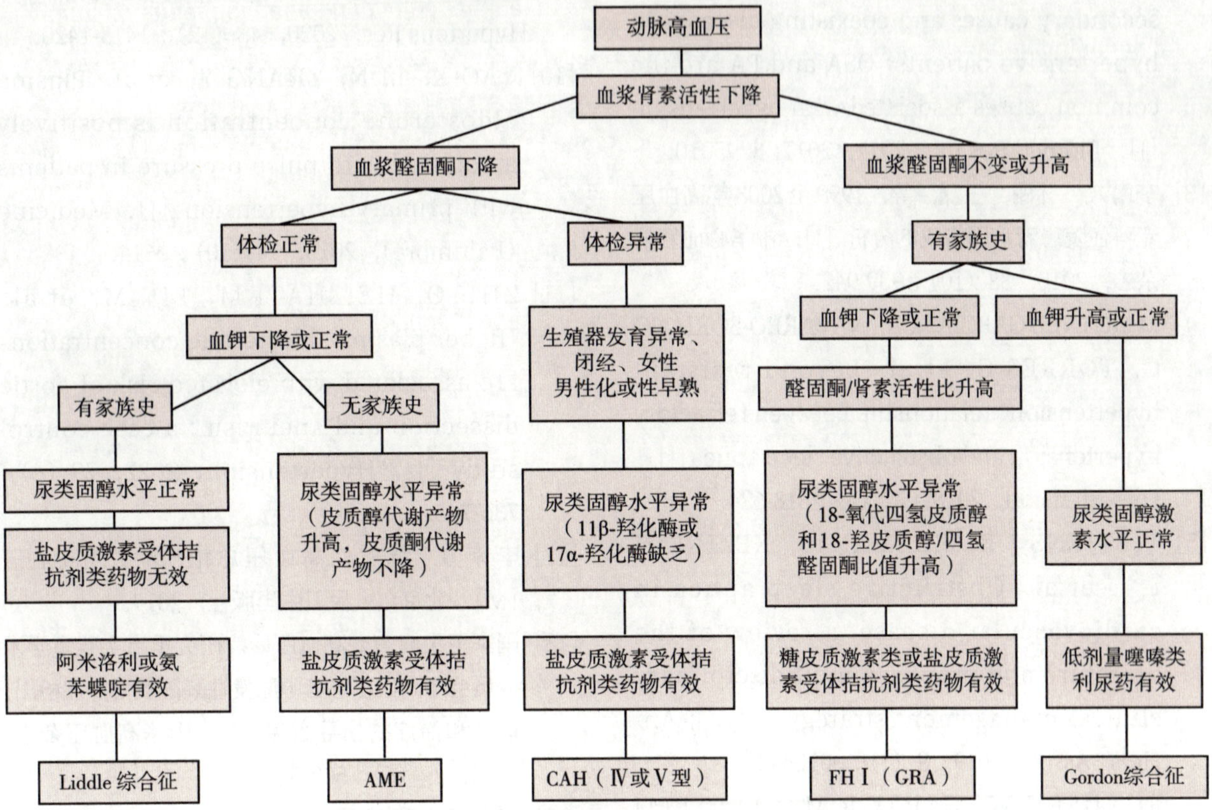

图3-2-8 几种常见单基因高血压的鉴别诊断流程图

注：AME，表观盐皮质激素增多症；CAH，先天性肾上腺皮质增生症；FH，家族性醛固酮增多症；GRA，糖皮质激素可治性醛固酮增多症。引自 Simonetti GD，Mohaupt MG，Bianchetti MG.Monogenic forms of hypertension.Eur J Pediatr.2012；171（10）：1433-1439.

（宋 雷）

参考文献

[1] 李南方，王磊，周克明，等. 新疆维吾尔自治区人民医院住院高血压患者病因构成特点. 中华心血管病杂志，2007，35（9）：865-868.

[2] WANG L，LI N，YAO X，et al. Detection of secondary causes and coexisting diseases in hypertensive patients: OSA and PA are the common causes associated with hypertension [J]. Biomed Res Int，2017，2017: 8295010.

[3] 李南方，林丽，王磊，等. 1999至2008年高血压专科住院患者病因构成的分析 [J]. 中华心血管病杂志，2010，38（10）：939-942.

[4] MARTINEZ-GARCIA M A，NAVARRO-SORIANO C，TORRES G，et al. Beyond resistant hypertension: relationship between refractory hypertension and obstructive sleep apnea [J]. Hypertension，2018，72（3）：618-624.

[5] TIETJENS J R，CLAMAN D，KEZIRIAN E J，et al. Obstructive sleep apnea in cardiovascular disease: a review of the literature and proposed multidisciplinary clinical management strategy. [J]. J Am Heart Assoc，2019，8（1）：e010440.

[6] FUNDER J W，CAREY R M，MANTERO F，et al. The management of primary aldosteronism: case detection, diagnosis, and treatment: an endocrine society clinical practice guideline [J]. J Clin Endocrinol Metab，2016，101（5）：1889-1916.

[7] LIAO J，WANG X，LIU C，et al. [Prevalence and related risk factors of hypertensive patients with co-morbid anxiety and/or depression in community: a cross-sectional study] [J]. Zhonghua Yi Xue Za Zhi，2014，94（1）：62-66.

[8] ROSSI G P，BISOGNI V，ROSSITTO G，et al. Practice recommendations for diagnosis and treatment of the most common forms of secondary hypertension [J]. High Blood Press Cardiovasc Prev，2020，27（6）：547-560.

[9] TUERSUN T，LUO Q，ZHANG Z，et al. Abdominal aortic calcification is more severe in unilateral primary aldosteronism patients and is associated with elevated aldosterone and parathyroid hormone levels [J]. Hypertens Res，2020，43（12）：1413-1420.

[10] YAO X，LI N，ZHANG Y，et al. Plasma aldosterone concentration is positively associated with pulse pressure in patients with primary hypertension [J]. Medicine (Baltimore)，2015，94（10）：e614.

[11] ZHU Q，HEIZHATI M，LIN M，et al. Higher plasma aldosterone concentrations are associated with elevated risk of aortic dissection and aneurysm: a case-control study [J]. Hypertension，2022，79（4）：736-746.

[12] 李南方. 继发性高血压总论//继发性高血压 [M]. 北京：人民卫生出版社，2014.

[13] 国家卫生健康委高血压诊疗研究重点实验室学术委员会. 高血压患者中原发性醛固酮增多症检出、诊断和治疗的指导意见 [J]. 中华高血压杂志，2021，29（6）：508-518.

[14] LUO Q，LI N F，YAO X G，et al. Potential effects of age on screening for primary aldosteronism [J]. J Hum Hypertens，2016，30（1）：53-56.

[15] FLESERIU M，AUCHUS R，BANCOS I，et al. Consensus on diagnosis and management of Cushing's disease: a guideline update [J]. Lancet Diabetes Endocrinol，2021，9（12）：847-875.

[16] ROSSI G P. Update in adrenal venous sampling for primary aldosteronism [J].

Curr Opin Endocrinol Diabetes Obes, 2018, 25 (3) : 160-171.

[17] FUNDER J W, CAREY R M. Primary aldosteronism: where are we now? where to from here? [J]. Hypertension, 2022, 79 (4): 726-735.

[18] HERRMANN S M, TEXTOR S C. Current concepts in the treatment of renovascular hypertension [J]. Am J Hypertens, 2018, 31 (2) : 139-149.

[19] COLYER W R, COOPER C J. Management of renal artery stenosis: 2010 [J]. Current Treatment Options in Cardiovascular Medicine, 2011, 13 (2) : 103-113.

[20] TRINQUART L, MOUNIER-VEHIER C, SAPOVAL M, et al. Efficacy of revascularization for renal artery stenosis caused by fibromuscular dysplasia: a systematic review and meta-analysis [J]. Hypertension, 2010, 56 (3) : 525-532.

[21] VAIDEESWAR P, DESHPANDE J R. Pathology of Takayasu arteritis: a brief review [J]. Ann Pediatr Cardiol, 2013, 6 (1): 52-58.

[22] PERERA A H, YOUNGSTEIN T, GIBBS R G, et al. Optimizing the outcome of vascular intervention for Takayasu arteritis [J]. Br J Surg, 2014, 101 (2) : 43-50.

[23] PLOUIN P F, CHATELLIER G, DARNé B, et al. Blood pressure outcome of angioplasty in atherosclerotic renal artery stenosis: a randomized trial. Essai Multicentrique Medicaments vs Angioplastie (EMMA) Study Group [J]. Hypertension, 1998, 31 (3): 823-829.

[24] GRAY B H. Intervention for renal artery stenosis: endovascular and surgical roles [J]. J Hypertens Suppl, 2005, 23 (3) : S23-29.

[25] ABDEYRIM A, ZHANG Y, LI N, et al. Impact of obstructive sleep apnea on lung volumes and mechanical properties of the respiratory system in overweight and obese individuals [J]. BMC Pulm Med, 2015, 15: 76.

[26] SHAO L, LI N, YAO X, et al. Relationship between surfactant proteins B and C and obstructive sleep apnea: is serum SP-B concentration a potential biomarker of obstructive sleep apnea? [J]. Sleep Breath, 2016, 20 (1) : 25-31.

[27] PEPPARD P E, YOUNG T, PALTA M, et al. Prospective study of the association between sleep-disordered breathing and hypertension [J]. N Engl J Med, 2000, 342 (19) : 1378-1384.

[28] DURGAN D J, GANESH B P, COPE J L, et al. Role of the gut microbiome in obstructive sleep apnea-induced hypertension [J]. Hypertension, 2016, 67 (2) : 469-474.

[29] O'CONNOR G T, CAFFO B, NEWMAN A B, et al. Prospective study of sleep-disordered breathing and hypertension: the Sleep Heart Health Study [J]. Am J Respir Crit Care Med, 2009, 179 (12) : 1159-1164.

[30] CHOUCHOU F, PICHOT V, PEPIN J L, et al. Sympathetic overactivity due to sleep fragmentation is associated with elevated diurnal systolic blood pressure in healthy elderly subjects: the PROOF-SYNAPSE study [J]. Eur Heart J, 2013, 34 (28) : 2122-2131, 2131a.

[31] WALIA H K, GRIFFITH S D, FOLDVARY-SCHAEFER N, et al. Longitudinal effect of CPAP on BP in resistant and nonresistant hypertension in a large clinic-based cohort [J]. Chest, 2016, 149 (3) : 747-755.

[32] SCHEIN A S, KERKHOFF A C, CORONEL C C, et al. Continuous positive airway pressure reduces blood pressure in patients with obstructive sleep apnea; a systematic review

and meta-analysis with 1000 patients [J]. J Hypertens, 2014, 32 (9) : 1762-1773.

[33] MARTíNEZ-GARCíA M A, CAPOTE F, CAMPOS-RODRíGUEZ F, et al. Effect of CPAP on blood pressure in patients with obstructive sleep apnea and resistant hypertension: the HIPARCO randomized clinical trial [J]. JAMA, 2013, 310 (22) : 2407-2415.

[34] PIMENTA E, STOWASSER M, GORDON R D, et al. Increased dietary sodium is related to severity of obstructive sleep apnea in patients with resistant hypertension and hyperaldosteronism [J]. Chest, 2013, 143 (4): 978-983.

[35] BROWN M A, MAGEE L A, KENNY L C, et al. The hypertensive disorders of pregnancy: ISSHP classification, diagnosis & management recommendations for international practice [J]. Pregnancy Hypertens, 2018, 13: 291-310.

[36] AMERICAN COLLEGE OF OBSTETRICIANS AND GYNECOLOGISTS' COMMITTEE ON PRACTICE BULLETINS—OBSTETRICS. ACOG Practice Bulletin No. 203: Chronic Hypertension in Pregnancy [J]. Obstet Gynecol, 2019, 133 (1) : e26-e50.

[37] XIONG T, MU Y, LIANG J, et al. Hypertensive disorders in pregnancy and stillbirth rates: a facility-based study in China [J]. Bull World Health Organ, 2018, 96 (8) : 531-539.

[38] WU D D, GAO L, HUANG O, et al. Increased adverse pregnancy outcomes associated with stage 1 hypertension in a low-risk cohort evidence from 47874 Cases [J]. Hypertension, 2020, 75 (3) : 772-780.

[39] RINGROSE J S, POLLEY G, MCLEAN D, et al. An assessment of the accuracy of home blood pressure monitors when used in device owners [J]. Am J Hypertens, 2017, 30 (7): 683-689.

[40] REGITZ-ZAGROSEK V, ROOS-HESSELINK J W, BAUERSACHS J, et al. 2018 ESC Guidelines for the management of cardiovascular diseases during pregnancy [J]. Eur Heart J, 2018, 39 (34) : 3165-3241.

[41] PEEK M, SHENNAN A, HALLIGAN A, et al. Hypertension in pregnancy: which method of blood pressure measurement is most predictive of outcome? [J]. Obstet Gynecol, 1996, 88 (6) : 1030-1033.

[42] MAGEE LA., DADELSZEN P, SINGER J, et al. The CHIPS randomized controlled trial (control of hypertension in pregnancy study) : Is severe hypertension just an elevated blood pressure? [J]. Hypertens, 2016, 68: 1153-1159.

[43] TITA A T, SZYCHOWSKI J M, BOGGESS K, et al. Treatment for mild chronic hypertension during pregnancy [J]. N Engl J Med, 2022, 386 (19) : 1781-1792.

[44] WEBSTER L M, MYERS J E, NELSON-PIERCY C, et al. Labetalol versus nifedipine as antihypertensive treatment for chronic hypertension in pregnancy-A randomized controlled trial [J]. Hypertension, 2017, 70 (5): 915-922.

[45] ZULFEEN M, TATAPUDI R, SOWJANYA R. IV labetalol and oral nifedipine in acute control of severe hypertension in pregnancy-A randomized controlled trial [J]. Eur J of Obstet Gynecol Reprod Biol, 2019, 236: 46-52.

[46] Hypertension in Pregnancy-Report of the American College of Obstetricians and Gynecologists'Task Force on Hypertension in Pregnancy [J]. Obstet Gynecol, 2013, 122 (3): 1122-1131.

[47] UMESAWA M, KOBASHI G. Epidemiology of hypertensive disorders in pregnancy:

prevalence, risk factors, predictors and prognosis [J]. Hypertens Res, 2017, 40 (3): 213-220.

[48] CAIRNS A E, TUCKER K L, LEESON P, et al. Self-management of postnatal hypertension: the SNAP-HT trial [J]. Hypertension, 2018, 72 (2): 425-432.

[49] GRANDI S M, FILION K B, YOON S, et al. Cardiovascular disease-related morbidity and mortality in women with a history of pregnancy complications, systematic review and meta-analysis [J]. Circulation, 2019, 139 (8): 1069-1079.

[50] TUOVINEN S, ERIKSSON J G, KAJANTIE E, et al. Maternal hypertensive disorders in pregnancy and self-reported cognitive impairment of the offspring 70 years later: the Helsinki Birth Cohort Study [J]. Am J Obstet Gynecol, 2013, 208 (3): 200. e1-9.

[51] CHRISTIN-MAITRE S. History of oral contraceptive drugs and their use worldwide [J]. Best Pract Res Clin Endocrinol Metab, 2013, 27 (1): 3-12.

[52] WILLIAMS B, MANCIA G, SPIERING W, et al. 2018 ESC/ESH Guidelines for the management of arterial hypertension [J]. Eur Heart J, 2018, 39 (33): 3021-3104.

[53] LIU H, YAO J, WANG W, et al. Association between duration of oral contraceptive use and risk of hypertension: A meta-analysis[J]. J Clin Hypertens (Greenwich), 2017, 19 (10): 1032-1041.

[54] 孙志明，张敏，杨月华. 新生育政策背景下育龄妇女避孕需求调查 [J]. 中国计划生育学杂志，2022，30 (2): 256-260.

[55] CHEN C, LI Y, CHEN F, et al. Estrogen receptor beta genetic variants and combined oral contraceptive use as relates to the risk of hypertension in Chinese women [J]. Arch Med Res, 2010, 41 (8): 599-605.

[56] WEI W, LI Y, CHEN F, et al. Dyslipidaemia, combined oral contraceptives use and their interaction on the risk of hypertension in Chinese women [J]. J Hum Hypertens, 2011, 25 (6): 364-371.

[57] ROOS-HESSELINK J W, CORNETTE J, SLIWA K, et al. Contraception and cardiovascular disease [J]. Eur Heart J, 2015, 36 (27): 1728-1734, 1734a-1734b.

[58] LAURING J R, LEHMAN E B, DEIMLING T A, et al. Combined hormonal contraception use in reproductive-age women with contraindications to estrogen use [J]. Am J Obstet Gynecol, 2016, 215 (3): 330-331.

[59] PARK H, KIM K. Associations between oral contraceptive use and risks of hypertension and prehypertension in a cross-sectional study of Korean women [J]. BMC Womens Health, 2013, 13: 39.

[60] DIJKEMA E J, LEINER T, GROTENHUIS H B. Diagnosis, imaging and clinical management of aortic coarctation[J]. Heart, 2017, 103(15): 1148-1155.

[61] JOHN O'SULLIVAN. Late hypertension in patients with repaired aortic coarctation [J]. Curr Hypertens Rep, 2014, 16 (3): 421.

[62] EGBE A C, ALLISON T G, AMMASH N M. Mild coarctation of aorta is an independent risk factor for exercise-induced hypertension [J]. Hypertension, 2019, 74 (6): 1484-1489.

[63] 中华医学会心血管病学分会高血压学组，中华心血管病杂志编辑委员会. 成人四肢血压测量的中国专家共识 [J]. 中华心血管病杂志，2021，49 (10): 963-971.

[64] EICHHORN J G, LEY S, KROPP F, et al. Aortic coarctation a systemic vessel disease-insights from magnetic resonance imaging [J]. Thorac Cardiovasc Surg, 2019, 67 (S 04): e1-e10.

[65] ABJIGITOVA D, MOKHLES M M, WITSENBURG M, et al. Surgical repair of aortic coarctation in adults: half a century of a single centre clinical experience [J]. Eur J Cardiothorac Surg, 2019, 56 (6) : 1178-1185.
[66] MEIJS T A, WARMERDAM E G, SLIEKER M G, et al. Medium-term systemic blood pressure after stenting of aortic coarctation: a systematic review and meta-analysis [J]. Heart, 2019, 105 (19) : 1464-1470.
[67] KRASEMANN T, VAN BEYNUM I, DALINGHAUS M, et al. Indications for stenting of coarctation of the aorta in children under 3 months of age [J]. Neth Heart J, 2020, 28 (10) : 546-550.
[68] FUNDER J W, CAREY R M, MANTERO F, et al. Case detection, diagnosis, and treatment of patients with primary aldosteronism: An endocrine society clinical practice guideline [J]. J Clin Endocrinol Metab, 2016, 101 (5) : 1889-1916.
[69] YOUNG W F Jr, KLEE G G. Primary aldosteronism. Diagnostic evaluation [J]. Endocrinol Metab Clin North Am, 1988, 17 (2) : 367-395.
[70] AHMED A H, COWLEY D, WOLLEY M, et al. Seated saline suppression testing for the diagnosis of primary aldosteronism: a preliminary study [J]. J Clin Endocrinol Metab, 2014, 99 (8) : 2745-2753.
[71] WILLIAMS T A, LENDERS J, MULATERO P, et al. Outcomes after adrenalectomy for unilateral primary aldosteronism: an international consensus on outcome measures and analysis of remission rates in an international cohort [J]. Lancet Diabetes Endocrinol, 2017, 5 (9) : 689-699.
[72] HEINZE B, FUSS C T, MULATERO P, et al. Targeting CXCR4 (CXC chemokine receptor type 4) for molecular imaging of aldosterone-producing adenoma [J]. Hypertension, 2018, 71 (2) : 317-325.
[73] SUKOR N, KOGOVSEK C, GORDON R D, et al. Improved quality of life, blood pressure, and biochemical status following laparoscopic adrenalectomy for unilateral primary aldosteronism [J]. J Clin Endocrinol Metab, 2010, 95 (3) : 1360-1364.
[74] Wolley M J, Ahmed A H, Gordon RD, et al. Does ACTH improve the diagnostic performance of adrenal vein sampling for subtyping primary aldosteronism? Clin Endocrinol, 2016, 85: 703-709.
[75] GELLER D S, ZHANG J, WISGERHOF M V, et al. A novel form of human mendelian hypertension featuring nonglucocorticoid-remediable aldosteronism [J]. J Clin Endocrinol Metab, 2008, 93 (8) : 3117-3123.
[76] SCHOLL U I, NELSON-WILLIAMS C, YUE P, et al. Hypertension with or without adrenal hyperplasia due to different inherited mutations in the potassium channel KCNJ5 [J]. Proc Natl Acad Sci U S A, 2012, 109 (7): 2533-2538.
[77] ADACHI M, MUROYA K, ASAKURA Y, et al. Discordant genotype-phenotype correlation in familial hyperaldosteronism type III with KCNJ5 gene mutation: a patient report and review of the literature [J]. Horm Res Paediatr, 2014, 82 (2) : 138-142.
[78] CHOI M, SCHOLL U I, YUE P, et al. K+ channel mutations in adrenal aldosterone-producing adenomas and hereditary hypertension [J]. Science, 2011, 331 (6018): 768-772.
[79] MONTICONE S, TETTI M, BURRELLO J, et al. Familial hyperaldosteronism type Ⅲ. J Hum Hypertens, 2017, 31: 776-781.

[80] DANIIL G, FERNANDES-ROSA F L, CHEMIN J, et al. CACNA1H mutations are associated with different forms of primary aldosteronism [J]. EBioMedicine, 2016, 13: 225-236.

[81] VELEMA M, DEKKERS T, HERMUS A, et al. Quality of life in primary aldosteronism: a comparative effectiveness study of adrenalectomy and medical treatment [J]. J Clin Endocrinol Metab, 2018, 103 (1): 16-24.

[82] ZORZI F, OLIVIERI O, BRAZZAROLA P, et al. A late diagnosis of primary aldosteronism [J]. High Blood Press Cardiovasc Prev, 2017, 24 (3): 347-349.

[83] HAASE M, RIESTER A, KROPIL P, et al. Outcome of adrenal vein sampling performed during concurrent mineralocorticoid receptor antagonist therapy. J Clin Endocrinol Metab, 2014, 99: 4397-4402.

[84] GLINICKI P, JESKE W, GIETKA-CZERNEL M, et al. The effect of blood collection procedure on plasma renin activity (PRA) and concentrations of direct renin (DRC) and aldosterone [J]. J Renin Angiotensin Aldosterone Syst, 2015, 16 (2): 339-343.

[85] BURRELLO J, MONTICONE S, BUFFOLO F, et al. Is there a role for genomics in the management of hypertension? [J]. Int J Mol Sci, 2017, 18 (6): 1131.

[86] LIDDLE G W, BLEDSOE T, COPPAGE W S A familial renal disorder simulating primary aldosteronism but with negligible aldosterone secretion [J]. Trans Assoc Am Physicians, 1963, 76: 199-213.

[87] SAHAY M, SAHAY R K. Low renin hypertension [J]. Indian J Endocrinol Metab, 2012, 16 (5): 728-739.

[88] FUNDER J W. Apparent mineralocorticoid excess [J]. J Steroid Biochem Mol Biol, 2017, 165 (Pt A): 151-153.

[89] SCHOLL U I, STOLTING G, SCHEWE J, et al. CLCN2 chloride channel mutations in familial hyperaldosteronism type II [J]. Nat Genet, 2018, 50 (3): 349-354.

[90] CHOI M, SCHOLL U I, YUE P, et al. K+ channel mutations in adrenal aldosterone-producing adenomas and hereditary hypertension [J]. Science, 2011, 331 (6018): 768-772.

[91] SCHOLL U I, STOLTING G, NELSON-WILLIAMS C, et al. Recurrent gain of function mutation in calcium channel CACNA1H causes early-onset hypertension with primary aldosteronism [J]. Elife, 2015, 4: e06315.

[92] SEIDEL E, SCHEWE J, SCHOLL U I. Genetic causes of primary aldosteronism [J]. Exp Mol Med, 2019, 51 (11): 1-12.

[93] MARUMUDI E, KHADGAWAT R, SURANA V, et al. Diagnosis and management of classical congenital adrenal hyperplasia [J]. Steroids, 2013, 78 (8): 741-746.

[94] SIMONETTI G D, MOHAUPT M G, BIANCHETTI M G. Monogenic forms of hypertension [J]. Eur J Pediatr, 2012, 171 (10): 1433-1439.

[95] KINO T, VOTTERO A, CHARMANDARI E, et al. Familial/sporadic glucocorticoid resistance syndrome and hypertension [J]. Ann N Y Acad Sci, 2002, 970: 101-111.

[96] FAN P, LU Y T, YANG K Q, et al. Apparent mineralocorticoid excess caused by novel compound heterozygous mutations in HSD11B2 and characterized by early-onset hypertension and hypokalemia [J]. Endocrine, 2020, 70 (3): 607-615.

[97] 中华医学会内分泌学分会. 嗜铬细胞瘤和副神经节瘤诊断治疗专家共识（2020版）[J]. 中华内分泌代谢杂志, 2020, 36 (9): 737-750.

第三章
高血压的检查、诊断与评价方法

第一节
血压测量方法

血压是重要的生命指标，准确测量血压对心血管健康至关重要。自从1896年意大利科学家Riva Rocci发明创造我们至今仍在使用的、无创的袖带法血压测量技术以来，血压测量技术不断进步，从手动到自动，从医院到家庭，从静态到动态。血压测量作为一种研究手段，也使我们对血压调节机制、高血压的危害与管理的认识不断深入。本节简要概述血压测量的历史沿革和发展趋势。

一、袖带法血压测量

虽然自从英国学者Stephen Hales在1727年测量马的颈动脉血压开始即对血压有了认识，但是直到1896年意大利学者Riva Rocci发明我们至今还在使用的袖带法，才最终实现了对血压的无创测量。通过对袖带充气，阻断上臂肱动脉的血流，然后在放气过程中触摸桡动脉搏动，从汞柱上读取收缩压的测量值。但这样的袖带法还不能测量舒张压。1905年，日俄战争期间，俄国战地外科医生Korotkoff借助于听诊器最终实现了对舒张压的测量。即在放气过程中，当阻断的肱动脉开始开放，直至完全开放，可以在肘窝的听诊部位听到几次音变，称为第1至第5柯氏音。第1音为收缩压，第5音为舒张压，儿童或某些特殊情况下，也可以采用第4音作为舒张压。至此，听诊血压测量方法完全建立。一个完整的听诊法血压测量系统包括一个充放气动力系统和一个汞柱血压测量结果读取系统，外加一个听诊器。这一系统已经使用了超过百年，为人类健康事业做出了不可替代的重大贡献。尽管近年来因为污染问题重金属汞已被禁止使用，但是听诊法本身仍然广泛应用，采用气压表或电子模拟汞柱读取血压值。

二、示波法血压测量

示波法是血压测量历史上的重大进步，它为自动血压测量奠定了理论基础。示波法测量原理是，在充气加压或放气减压过程中，采集脉搏波，其振幅从小到大，再从大到小，同步测量袖带内的压力变化，最大振幅时袖带内的压力水平即是所谓的平均动脉压。根据这一测得的平均动脉压，采用算法计算出收缩压和舒张压。因此，示波法和听诊法虽然都能够测量血压，但是和听诊法测量一个心动周期内的最高压力即收缩压和最低压力即舒张压不同。前者根据平均动脉压计算出收缩压和舒张压，而后者根据收缩压和舒张压可以进一步计算出脉搏压和平均动脉压。

示波法不仅使血压测量实现了自动化，即我们现在普遍应用的电子血压计，也为测量其他部位的动脉血管的血压创造了条件，包括上肢的腕部和手指、下肢的腘动脉和踝部等。腕式血压计尽管因为手腕和心脏需要处于一个平面避免静水压的影响，因此使用比较复杂，但是腕部暴露更方便，测量的优势也很明显。手指血压虽然和肱动脉血压之间的差别较大，但可以实现测量每个心动周期的血压，因此，可用于评估血压变异，进一步结合心率变异还可以评估压力感受器的功能。在下肢测量血压则可以评估降主动脉、腹主动脉、下肢动脉的开放情况。这些特殊部位的血压测量实现了血压测量的多功能性，除了用于高血压的诊治管理，还可以评估循环系统的神经调节和大动脉的结构与功能。

示波法自动的电子血压计也为诊室外的动态和

家庭血压监测的普遍开展创造了技术条件。动态血压监测虽然早期曾经尝试过听诊法，但是示波法测量技术更加稳定，因此最终得到普遍应用。家庭血压监测，同样也是因为有了示波法，电子血压计才得以广泛开展。

示波法测量血压的基本原理虽然并不复杂，但是因为机电一体化及传感器技术和算法的原因，开发一款准确的血压计并非理所当然，而是需要对包括袖带在内的整个测量系统进行准确性验证。1987年，美国医疗仪器促进会（the Association for the Advancement of Medical Instrumentation，AAMI）制定并发布了第一个电子血压计的验证方案，但其通过验证的标准相对宽松，因此有些不够准确的血压计也可能通过验证。爱尔兰高血压专家O'Brien因此在1990年领导制定了英国高血压学会（British Hypertension Society，BHS）血压计验证方案，2002年、2010年又先后领导制定了两个版本的欧洲高血压学会（European Society of Hypertension，ESH）方案。2007年，国际标准组织（International Standard Organization，ISO）联合美国国家标准机构（the American National Standard Institute，ANSI）和上述的美国医疗仪器促进会制定了血压计验证方案，2018年，又进一步和英国高血压学会、欧洲高血压学会共同讨论制定了修订版本的验证方案。因为主要相关组织都参加了这一进程，因此，把这一方案称为唯一的共同方案。

不管是听诊法还是示波法，都是袖带血压测量方法，因此都需要选择大小合适的袖带。通常，袖带应该覆盖至少80%的上臂或腕部等的周径，宽度合适。如果袖带过小，会高估血压；如果袖带过大，则会低估血压。有些企业还设计了各种特殊形状、材质等的袖带，包括用于锥形上臂等特殊形态的袖带，适用于较大范围臂围的袖带等。

三、血压测量的次数、体位和环境

血压是在不断变化的，因此一次血压测量往往不足以代表一个人日常生活状态下的血压。因此，为了准确评估血压，每次测量需要重复测量2～3次，取平均值，还需要在不同时间点测血压，进一步提高血压测量结果的代表性。

血压也可能随着体位的变化而发生变化，有时变化还可能比较大，因此，需要评估卧、坐、立三个体位的血压，以发现和诊断直立位低血压、卧位高血压和直立位高血压等特殊的临床血压情况。

测量血压的环境也很重要。在诊室等医疗场所测量血压会有白大衣效应。在嘈杂的环境中测量血压，也会显著高估血压，因此在各种类型的义诊或相似场合测量血压时，即便血压高于诊断标准，也还不能立即诊断高血压，而是应建议到医院就诊，进行准确的血压评估。测量血压时的室温也很重要，室温较高时，血压可能会低一些；室温较低时，血压则可能升高。

四、中心动脉血压测量

采集桡动脉脉搏波，采用通用的转换方程，根据肱动脉血压进行校准，即可评估中心主动脉血压，评估收缩压和脉搏压从中心到外周的放大效应。将中心主动脉血压和外周肱动脉血压进行对比，可以将人群分成四种情况：中心和外周都正常，中心和外周都是高血压，中心动脉压正常而外周肱动脉血压升高的单纯外周肱动脉高血压和中心主动脉血压升高而外周肱动脉血压正常的单纯中心动脉高血压。研究发现，与中心和外周血压都正常相比，单纯中心动脉高血压心血管风险明显升高，而单纯外周肱动脉高血压心血管风险则无明显升高。因此，中心动脉血压的检查具有重要的临床意义。

五、可穿戴血压测量

随着血压测量技术的进步，通过对腕式血压计气泵和袖带的小型化和算法的优化实现了腕式血压计的可穿戴。实际上，将上臂血压计的机械动力部分和袖带整合在一起也可以形成所谓的一体机，上臂血压计也可以实现可穿戴，当然其舒适性明显不如手表式血压计。可穿戴血压测量显著增加了血压测量的场景，如运动前后、旅行途中和会议期间等，因此很可能可以进一步提高血压测量对心血管风险的预测和预警能力。

六、无袖带血压测量

袖带法血压测量在很大程度上解决了血压测量问题，尤其是高血压的诊治和管理问题。但因为仍需要充放气，其舒适性较差，而且除了在手指，也难以进行不间断的每一个心动周期的连续血压测量，因此，工业界始终致力无袖带血压测量技术的研究和开发。目前已经有几款采用光电容积描记法（photoplethysmography）的无袖带血压计获得了监管机构批准生产和销售，但这样的血压计无论基于何种技术也同样需要进行准确性验证。欧洲高血压学会最近发布了第一个无袖带血压计验证方案，致力无袖带血压计在高血压管理中应用的准确性验证。无袖带血压测量的另外一个应用场景是危重症患者的血压测量，替代有创的动脉血管内直接血压测量。在这种情况下，主要目的是监测低血压的发生情况，需要和有创血压对比进行准确性验证，和在高血压管理中的应用完全不同。

七、发展趋势

显然，血压测量已经成为一个庞大的技术体系。借助于先进的通讯技术和数字平台，还可以进一步实现血压测量的自动传输、存储、分析和报告，从而显著提高血压测量的应用水平。随着血压测量技术的进步，将显著提高血压测量的效率和准确性，甚至最终实现实时测量。这样将可以实现对高血压的及时、有效管理，显著降低高血压所导致的严重危害，显著提高心血管健康水平，延长预期寿命，提高生存质量。

（王继光）

第二节 诊室血压

诊室血压，医护人员按统一规范进行测量获得的血压值，是目前临床上诊断高血压并进行分级及观察降压疗效的常用指标和依据。

一、测量

临床上通常采用间接方法在上臂部位测得血压值，如果在其他部位测量血压，需要加以注明。诊室血压值通常用收缩压（systolic blood pressure，SBP）/舒张压（diastolic blood pressure，DBP）表示，从SBP与DBP可以获得脉压（PP）和平均动脉压（MAP），PP＝SBP－DBP，MAP＝DBP＋PP/3。

诊室血压测量的具体步骤和要求见图3-3-1。①选择经过BHS、AAMI或ESH方案验证的电子血压计，不建议使用即将淘汰的水银柱血压计，特殊情况时例外。②使用大小合适的气囊袖带，气囊至少应包裹80%上臂。大多数成年人的臂围为25～35 cm，可使用气囊长22～26 cm、宽12 cm的标准规格袖带。肥胖者或臂围大者应使用大规格气囊袖带；儿童应使用小规格气囊袖带。③测血压前，受试者应至少坐位安静休息5分钟，30分钟内禁止吸烟或饮咖啡，排空膀胱。④受试者取坐位，最好坐靠背椅，裸露上臂，上臂与心脏处在同一水平。如果怀疑外周血管病，首次就诊时应测量左、右上臂血压，以后通常测量较高读数一侧的上臂血压。特殊情况下可以取卧位或站立位。老年人、糖尿病患者及出现直立性低血压情况者，应加测站立位血压。站立位血压应在卧位改为站立位后1分钟和5分钟时测量。⑤将袖带紧贴缚在被测者的上臂。使用水银柱血压计测压时，袖带的下缘应在肘弯上2.5cm。将听诊器探头置于肱动脉搏动处。⑥电子血压计测压时自动快速充气，然后缓慢放气；水银柱血压计测压时，应使气囊内压力达到桡

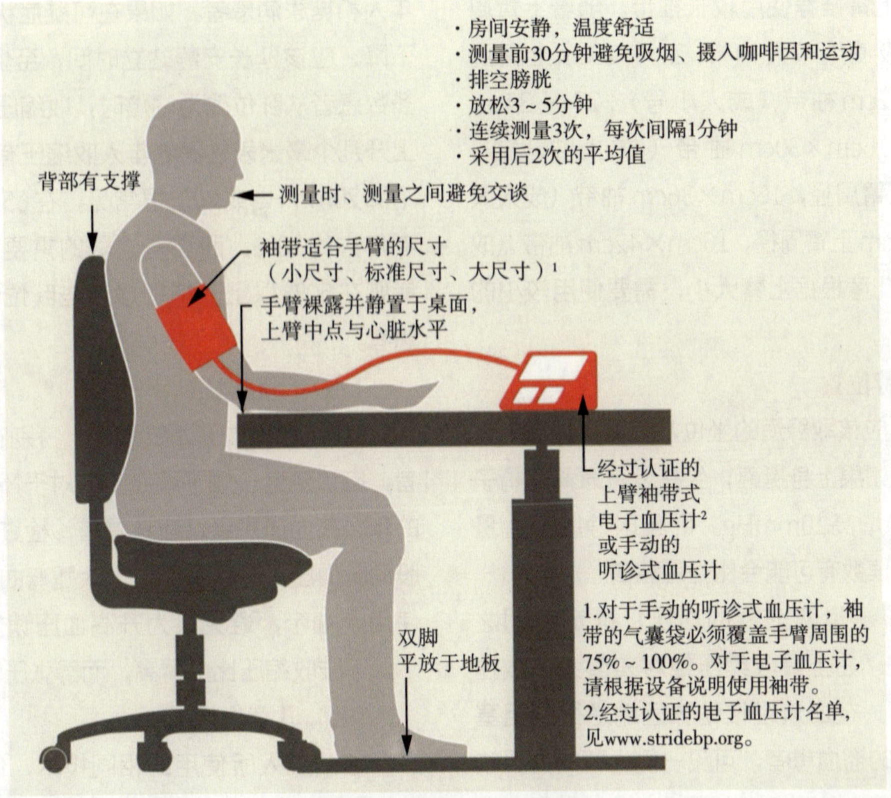

图3-3-1　诊室测量血压示意图

动脉搏动消失后，再升高30mmHg，然后以恒定的速率（2～6mmHg/s）缓慢放气。心率缓慢者，放气速率应更慢些。获得舒张压读数后，快速放气至零。⑦电子血压计测压时，自动获取血压读数；水银柱血压计测压时，应在放气过程中仔细听取柯氏音，观察柯氏音第Ⅰ时相（第一音）和第Ⅴ时相（消失音）水银柱凸面的垂直高度。收缩压读数取柯氏音第Ⅰ时相，舒张压读数取柯氏音第Ⅴ时相。⑧血压单位在临床使用时采用毫米汞柱（mmHg），1mmHg＝0.133kPa。⑨应相隔1～2分钟重复测量，取2次读数的平均值记录。如果收缩压或舒张压的2次读数相差5mmHg以上，应再次测量，取3次读数的平均值记录。⑩使用水银柱血压计读取血压数值时，应注意避免末位数偏好。

二、方法与数据判读

（一）血压计

因为水银外溢的潜在毒性，临床上将放弃水银柱血压计使用，仅用于特殊情况下或校验电子设备时。自动电子血压计正在取代水银柱血压计，成为诊室或医院血压测量的标准方法。自动电子血压计的准确性和可靠性正在得到改善，而且大多数已经通过了美国医疗设备委员会（AAMI）和英国高血压协会（BHS）的验证方案。（自动电子血压计准确性和性能的评估登录http：//www.dableducational.org网站，可以提供所有已上市设备所需的信息。）应尽可能选择准确性和性能良好的供医院使用的自动电子血压计，改善读数准确性。为了保证合理使用和准确性，应该定期校验电子设备。

（二）袖带位置和气囊大小

袖带应放置在肱动脉上。气囊宽度应该等于腋窝到肘窝约2/3距离；16cm宽的气囊适合大多数成年人。气囊长度应该足以环绕至少80%上臂，气囊太短可能出现读数偏高，气囊太宽可能出现读数偏低。大多数血压计，袖带的气囊宽12cm，长

22cm。肥胖上臂推荐使用较长袖带，随着上臂周径增大，逐级使用较大袖带：22～26cm上臂周径，12cm×22cm袖带（成人小号）；27～34cm上臂周径，16cm×30cm袖带（成人中号）；35～44cm上臂周径，16cm×36cm袖带（成人大号）；45～52cm上臂周径，16cm×42cm袖带（成人大腿号）。儿童根据上臂大小，需要使用较小的袖带。

（三）上臂位置

被测量者应该取舒适的坐位，上臂有支撑并置于心脏水平。如果上身挺直，坐在没有靠背的椅子上，读数可能增高10mmHg。卧位时静脉回心量增加，收缩压读数有可能会比坐位略高。

初次应该测量两上臂的血压，确定它们之间的差异。左、右上臂收缩压绝对差值大多数在10mmHg以下。在血流经椎动脉远端逆行到阻塞的锁骨下动脉的盗血患者，可见一侧上臂的血压较低，据报道在500例无症状性颈部血管杂音患者中约占9%。脑卒中患者，瘫痪上臂的血压可以较高或较低。如果一侧上臂血压数值较高，以后测量就取数值高的那一侧。

（四）测量技术

气囊内压力要升高到高于桡动脉搏动消失约20mmHg以上，袖带放气速度应该控制在2～4mmHg/s。放气速度过快或过慢，可能使读数假性偏高。如果采用听诊法，消失音（第5音）比变音（第4音）更敏感和可重复。然而，一些高动力循环患者，如＜12岁以下儿童、妊娠妇女、严重贫血、甲状腺功能亢进症、主动脉瓣关闭不全，柯氏音可能不消失，变音在低于预期的舒张压水平以下仍可听到，有时接近0，这时可以采用柯氏音第Ⅳ时相（变音）为舒张压。如果存在心律不齐，可能需要用听诊或示波法获取更多读数，来估计平均的收缩压和舒张压水平。

（五）站立位血压

应该在站立即刻和站立后至少2分钟测量血压读数，检查自发性或药物所致体位改变，特别是老年人和糖尿病患者。如果在可疑症状患者未见血压下降，应该延长安静站立时间，至少到5分钟。大多数患者从卧位改为站位时，收缩压降低和舒张压上升几个毫米汞柱。老年人收缩压有显著的体位性下降20mmHg或以上很常见，在65岁以上非卧床老年人约10%，而那些虚弱的需要家庭护理的患者则在50%以上，特别是那些卧位收缩压升高的患者。

（六）下肢血压

如果上臂血压读数升高，特别在30岁以下患者，应该测量一侧下肢血压。对于怀疑主动脉缩窄的年轻高血压患者，应该是首诊检查的内容。测量股动脉血压，患者取卧位，大腿弯曲或悬吊，应该使用大袖带，避免人为升高血压读数。通常情况下，下肢收缩压比上臂高，而舒张压略低些。

（七）儿童血压

遵循成人所使用的相同技术，但必须使用较小的窄袖带。如果儿童躁动不安，可以只测量收缩压。在婴儿，常常使用超声方法。

（八）记录

无论使用何种方法测量血压，应记录血压值、患者体位、上臂和袖带大小，如140/90，坐位，右上臂，成人大袖带。

三、意义

诊室血压仍然是目前高血压诊断和治疗的主要依据与指标。血压与心血管风险关系的流行病学研究，以及降压治疗前瞻性临床试验，绝大部分采用诊室血压测量。

已经充分证明，诊室血压水平与脑卒中、冠心病事件发生率密切相关，脑卒中、冠心病事件的相对风险呈连续的、对数线性的正相关关系。即使在所划定的正常血压范围内，这种相关性依然存在。诊室血压水平与肾衰竭也有密切关系，诊室血压水平是肾衰竭强有力的危险因素。

诊室血压水平与心脑血管病的关系，近年来更重视收缩压和脉压。在前瞻性随访中发现，脉压≥63mmHg患者的心肌梗死、脑卒中发生率和死亡率相对危险性分别是脉压≤46mmHg的2.6倍与4.3倍。单纯收缩期高血压临床试验（SHEP）结果表明，脉压对脑卒中和总死亡率产生独立的影响。美国弗明翰心脏研究认为，中老年人收缩压≥120mmHg时，脉压增大是冠心病风险的重要因素，在预测冠心病风险上脉压优于收缩压或舒张压。

在分级运动期间或运动后的即刻血压升高反应，可以预测正常血压者发展成高血压及以后心血管疾病的发生率或死亡率。曾有研究发现，心脏踏车运动试验100W（瓦）负荷下收缩压升高反应高于200mmHg者，5～10年发生高血压的可能性是血压升高反应低于200mmHg者的2～4倍。

四、应用与局限

尽管执行标准规范化步骤，诊室血压测量可能是临床工作中准确性相对较差的操作。诊室血压测量和读数有不少局限性，主要是测量次数少、观察误差和白大衣效应。每人每天的心搏数与血压值达10万次以上，血压又随着季节、昼夜、体力与精神应激状况不断地波动，将某一时间获得的诊室血压值代表总体血压水平往往有相当大的偏差。多次经常测量可以部分弥补此缺点，血压读数趋向平均值。典型的例子见于澳大利亚轻型高血压治疗试验，在约2000例诊断轻型高血压（舒张压95～110mmHg）服安慰剂的对照组患者中，经随访3年反复测量血压，47.5%患者血压在正常范围内。不同测量者获得的诊室血压读数有时也有较大误差，要求测量者必须熟练掌握正确的测压方法与步骤。白大衣效应是诊室血压常见的现象，导致诊室血压值高于实际通常情况下的血压值。白大衣效应在临床上常导致过多地给一些正常血压者诊断为轻型高血压，也使部分患者在评价降压疗效时产生假象。在大多数高血压患者，诊室血压还存在一定程度的安慰剂效应，可能是由于血压波动、测量误差、多次测量、习惯测量过程等因素所致，而不是安慰剂本身具有降低血压的能力。另外，诊室血压不能可靠地反映血压波动和活动状态下情况。

因此，在临床上对具体患者进行血压水平与心脑血管病风险评估时，由于血压具有明显的波动性，需要非同日多次反复测量才能判断血压是否升高。除了其他心血管危险因素、靶器官损害与并发症情况，必须要充分考虑诊室血压的优缺点，结合动态血压监测和家庭自测血压合理地评价患者的血压水平。在采用诊室血压进行降压疗效研究时，设立安慰剂对照组常常是必不可少的。

（张维忠）

第三节 动态血压监测

理想的血压控制应该包括整个24小时内的血压，通过仪器对收缩压、舒张压、平均动脉压和心率进行24小时的监测，反映的血压在全天内的变化规律，是诊断高血压的主要依据之一。

一、定义

动态血压是使用动态血压记录仪测定一个人昼夜24小时内，每间隔一定时间内的血压值称为动态血压。动态血压包括收缩压、舒张压、平均动脉压、心率及它们的最高值和最低值。

动态血压监测（ambulatory blood pressure monitoring，ABPM）是高血压诊断发展史上的重大创新。由于传统的诊室血压测量存在测量次数少、观察者误差和白大衣效应等局限性，不能全面、准确地反映日常活动及睡眠状态下的血压水平及血压波动情况。1961年美国Sokolow首先提出设想，认为应尽可能测量诊室外的血压。1962年美国Remler公司生产出第一台无创半自动动态血压监测装置，但是限于当时对血压的认识水平及仪器不能自动监测夜间血压，此项技术未得到推广。1969年英国牛津大学的Stott Bevan创立动脉内有创ABPM技术，在人肱动脉内插入导管，使用携带式微量注入泵输入肝素生理盐水，监测每次心搏的血压，发现血压变化具有丰富的信息。1970年美国太空实验室创造了无创ABPM技术，并于1983年应用于宇宙飞船内。1989年，美国Sunteck公司制造了一种Accutracker II型动态血压仪，利用与心前区心电导联同步原理，充分利用R波的阈值及复杂的后信号处理，消除噪声，使ABPM测量较精确，之后ABPM技术开始逐渐应用于临床。

无创ABPM技术现已在全世界范围内引起了广泛关注，成为诊断高血压、指导高血压治疗、评价降压疗效的重要手段之一。ABPM实时记录个体昼夜24小时内间隔特定时间的血压值，既可测量工作状态、轻、中度体力活动状态下的血压，也可测量休息、睡眠过程中的血压，因而可更准确、更全面地反映一个人一昼夜的血压整体情况。因此，动态血压监测已成为高血压管理不可或缺的检测手段。

二、仪器选择和监测方法

ABPM通常采用上臂袖带间断自动充气，根据压力波震荡法或柯氏音听诊法原理拾取信号并记录储存，估算肱动脉收缩压和舒张压。也有在肱动脉、桡动脉、手指动脉等部位，采用容积描记法或根据脉搏波传导速度等估算血压值。动态血压监测仪一般以数字方式储存信号或数据，通过连接微机系统，提供每次测量的血压读数和一些初步的参数统计分析。

要获得真实可靠的动态血压监测结果需要从正确选择血压计开始。动态血压监测仪准确性的临床考核是比较该监测仪与水银柱血压计测量所得读数的差异，其方法是在同一上臂、同一血压袖带经“T”形或“Y”形连通管同时连接动态血压监测仪和水银柱血压计。目前多根据欧洲高血压协会（European Society of Hypertension，ESH）或英国高血压学会（British Hypertension Society，BHS）或美国医疗器械联合会（AAMI）的标准方案进行血压计准确性评价。动态血压监测仪在临床应用过程中，还要定期进行校准，以确保每台血压计在每个时间段的准确性。目前，高血压临床研究证据大多来自使用“示波法上臂式袖带动态血压计”的研究。因此，在得到相应的临床研究证据之前，其他类型的动态血压计暂不推荐使用。通过国际高血压学会（International Society of Hypertension，ISH）、世界高血压联盟（World Hypertension League，WHL）、ESH等专业学会支持的网站https：//www.stridebp.org可以获得最新的经过验证的动态血压监测仪列表。

动态血压监测应选择大小合适的袖带。和诊室血压测量一样，大部分成年人通常选择标准袖带；如果肥胖，上臂臂围较大（≥32cm），应选择大袖带；相反，如果臂围较小（≤22cm），应选择小袖带。监测前，应先测量双上臂诊室血压。如果两侧上臂血压相差≥10mmHg，应选择血压较高一侧上臂进行动态血压监测；如果两侧差别＜10mmHg，则选择非优势臂进行监测。在患者佩戴好血压计后，应手动测量血压2次，以测试血压计是否正常工作。指导患者填写动态血压监测日记卡，记录服药、进餐、起床和睡眠时间，以及可能影响血压的症状和事件。监测结束后，在卸下血压计之前，最好再手动测量血压2次，确认血压计正常工作。

一般而言，一个合适的ABPM监测方案，应尽可能确保监测时间＞24小时，而且每小时都有1个以上血压读数。通常白天每20～30分钟测量1次，晚上睡眠期间每30分钟测量1次。如果24小时有效读数在设定读数的70%以上，白天清醒时段至少有20个有效读数，夜间睡眠时段有7个以上有效读数，可以看作有效合格的ABPM监测。如不满足上述条件，则应重复进行监测。如果患者心律明显不规则，如心房颤动或者频发期前收缩等，动态血压测量准确性下降，也难以达到合格标准。

三、动态血压参数的判读

常用动态血压参数主要分为反映血压水平和血压变异性两类。近年来有研究者提出一些新的参数，如反映动脉硬化的动态动脉硬化指数，反映盐敏感风险的参数等，仍在临床研究中。

（一）血压水平

动态血压比诊室血压与靶器官损伤及心血管风险关系更密切。目前指南推荐，如果利用24小时动态血压参数来诊断高血压，主要是利用24小时、白天、夜间所有血压读数的收缩压与舒张压的平均值来诊断高血压。ABPM诊断高血压的标准为24小时平均收缩压/舒张压≥130/80mmHg、白天≥135/85mmHg或夜间≥120/70mmHg。这个诊断标准是基于人群中诊室血压140/90mmHg的事件发生风险计算得出的。

白天与夜间时段的定义最好以动态血压监测当天的起床与睡眠时间为准。起床睡眠时间可以由活动记录仪记录，也可以人工记录在血压监测日记卡上。如果未记录起床睡眠的时间信息，也可根据人群的普遍生活作息习惯，以短时钟固定时间段来定义白天和夜间时段，如将8：00—20：00定义为白天，23：00—5：00定义为夜间。这种短时钟固定时间段定义方法去除了清晨5：00—8：00与20：00—23：00两个血压大幅度迅速变化的时间段。研究表明，短时钟固定时间段定义的白天和夜间血压平均值与根据作息时间定义的白天和夜间血压平均值的差别仅1～2mmHg。在新疆、西藏等西部省区，白天和夜间时段的时间标准可按照北京时间顺延1～2小时，即白天为10：00—22：00，夜间为1：00—7：00。近年来，清晨起床后2小时内或6：00—10：00血压的平均值所定义的清晨血压的重要性受到特别关注。清晨时段血压≥135/85mmHg诊断为清晨高血压。

除了血压绝对水平外，许多动态血压计软件还报告“血压负荷”，通常用超过正常值的血压读数占所有有效读数的百分比表示。研究显示，在已经考虑收缩压与舒张压的平均值后，血压负荷对靶器官损害或并发症的风险预测并无额外的价值。和24小时平均血压130/80mmHg相似地人群发生风险，收缩压/舒张压负荷的诊断阈值约为40%。

（二）血压变异性

血压变异性（blood pressure variability，BPV）表示一定时间内血压波动的程度，反映血压随环境、行为及心理等各种刺激因素而变化的程度。一般分为三种类型：瞬时变异（每次心搏之间）、短时变异（分钟之间，几小时）和长时变异（几天、几个月，甚至几年）。ABPM可以获得24小时内短时血压变异及血压昼夜节律变化信息。传统的反映动态血压短时变异的指标有：标准差、变异系数及最大最小值的差值。新型的一些指标有：反映相邻两个读数间的平均实际血压变异（average real variability，ARV）、独立于平均血压的变异（variability independent of mean，VIM）等。传统短时血压变异参数及ARV都和血压水平有关，血压水平高，血压的标准差、变异系数、最大最小值的差值及ARV则较大。仅VIM独立于血压水平，与血压水平无关。截至目前，这些血压变异性参数的正常参考值仍缺乏公认的阈值和标准，临床上也无针对血压变异的特殊治疗方法。

血压昼夜节律是临床上常用的一种反映动态血压变异的参数。24小时血压变化呈明显的昼夜节律（图3-3-2），一般在夜间睡眠2：00—3：00时血压处于最低谷，清晨血压急骤上升，6：00—8：00和16：00—18：00血压出现高峰，18：00后血压呈缓慢下降趋势，这种现象称为“双峰-谷”。采用夜间血压下降百分率，即

（白昼均值－夜间均值）/白昼均值×100%

用于判断动态血压的昼夜节律情况，大致可分为四种类型。①勺型：夜间血压下降率在10%～20%；②非勺型：夜间血压下降率在0%～10%；③反勺型：夜间血压下降率≤0%，夜间血压高于白天血压；④超勺型：夜间血压下降率＞20%。正常人的血压昼夜节律为勺型，非勺

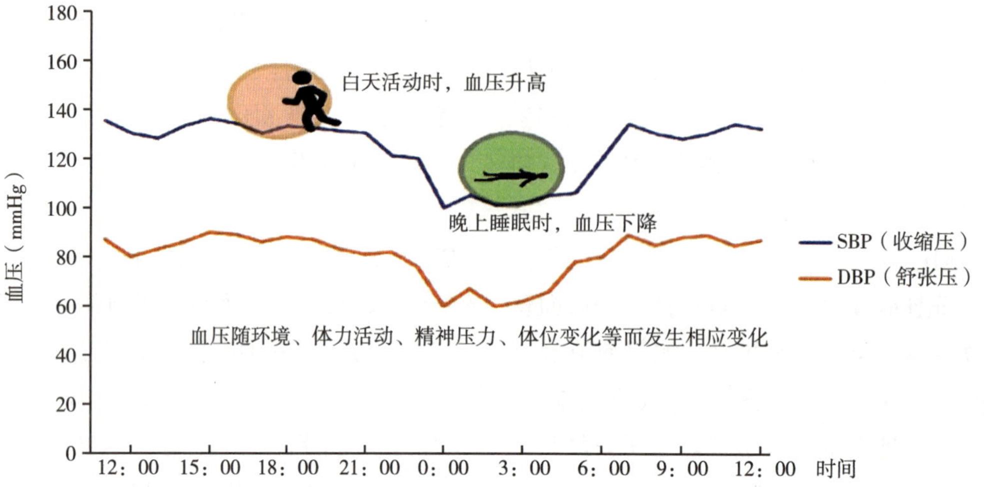

图3-3-2 24小时动态血压模式图

型、反勺型、超勺型均为异常血压昼夜节律。

24小时的血压昼夜节律除了表现为夜间血压明显下降以外，还表现为清晨觉醒起床后血压快速上升。但清晨血压上升过快或幅度过大，与心脑血管事件发生风险增加有关。血压晨峰有至少三种定义方法，常用的如“睡眠–谷”血压晨峰(sleep-trough morning surge)、“觉醒”血压晨峰(pre-awakening morning surge)、清晨血压上升速率等。“睡眠–谷”血压晨峰的计算方法为清晨起床后2小时内血压的平均值减去包括夜间最低血压在内的1小时血压的平均值（即最低血压及其前后两个血压测得值的平均值)。“觉醒”血压晨峰为清晨觉醒后2小时内血压的平均值减去觉醒前2小时内血压的平均值。国际多中心前瞻性人群研究显示，“睡眠–谷”血压晨峰≥37mmHg，患者全因死亡、致死和非致死性联合心血管事件风险显著增加。中国高血压防治指南建议，“睡眠–谷”血压晨峰≥35mmHg为异常血压晨峰。但血压晨峰的可重复性比较差，亚太专家更推荐评估清晨时段血压绝对水平，管理清晨高血压，降低清晨血压升高带来的风险。

（三）其他新参数

收缩压减去舒张压称为脉压。老年人脉压增大是动脉硬化的一种表现。收缩压和舒张压之间的动态变化也可以反映动脉的弹性功能。利用24小时动态血压，分析计算舒张压和收缩压之间的回归关系，在回归方程中（舒张压＝a＋b×收缩压)，舒张压是应变量，收缩压是自变量。动态动脉硬化指数（ambulatory arterial stiffness index，AASI）的计算方法为1减去回归斜率b。动脉弹性好，则AASI趋向于0，动脉越硬化，AASI则趋向于1。根据正常人中AASI分布的第95百分位数，AASI的正常值为＜0.55。在中国上海及浙江景宁人群中，AASI与动脉硬化参数如颈–股脉搏波传导速度等密切相关，在日本、丹麦、美国等多个前瞻性人群中发现AASI能预测死亡及脑卒中等心脑血管疾病发生风险。但AASI并不是动脉硬化程度的直接测量，受到24小时内收缩压和舒张压关联系数的影响，以色列学者提出利用对称回归计算sAASI（symmetrical ambulatory arterial stiffness index）可以去除AASI受收缩压与舒张压关联系数的影响。sAASI也被证实与靶器官损伤有关，可以预测死亡及心脑血管疾病风险。

2011年意大利Parati等提出利用24小时心率水平及夜间血压下降情况可以粗略评估盐敏感风险。24小时心率＞70次/分及非勺型血压为盐敏感高风险，24小时心率＜70次/分及勺型血压为盐敏感低风险。其余情况为盐敏感中等风险。这种分类不失为一种简便可行的评估盐敏感风险的方法，但仍需要进一步研究验证其临床价值。

四、主要适用人群

（1）偶测血压发现血压升高，怀疑“白大衣性高血压”者，诊室血压在1、2级高血压范围内，即140～179/90～109mmHg。

（2）确诊高血压并已接受降压治疗者，特别是服用3种以上降压药物足量联合治疗后血压仍未达标，多次测量诊室血压≥140/90mmHg。

（3）确诊高血压并已接受降压治疗，多次诊室血压＜140/90mmHg，但仍发生了心脑血管并发症，如脑卒中、心力衰竭、肾功能不全等，或出现了新的靶器官损伤，如蛋白尿、左心室肥大等，或靶器官损伤进行性加重。

（4）未服用降压药，诊室血压＜140/90mmHg，但诊室血压（平均值为120～139/80～89mmHg）或家庭血压（120～134/75～84mmHg）正常偏高，或已出现了靶器官损伤，如蛋白尿、左心室肥大、动脉硬化等，而并无糖尿病、血脂异常、吸烟等其他心血管危险因素者。

此外，动态血压监测还有助于发现一些特殊的血压情况或相关疾病，比如餐后低血压、直立性低血压或高血压、帕金森病、阻塞性睡眠呼吸暂停综合征等。另外，动态血压监测在儿童青少年、孕妇等特殊人群中有重要诊断价值，但仍需要开展更多研究工作。

五、临床意义

1．准确评估血压，提高高血压诊断的准确性 24小时ABPM包含了一昼夜多个时点，不同状态下的血压信息，可全面准确地评估血压。基于诊室血压和动态血压，可将患者的血压情况分为以下四种类型：①真正的正常血压，即诊室和ABPM的24小时均值及各时段血压均正常；②持续性高血压，即诊室和24小时动态血压均升高；③诊室血压升高，但白天段、夜间段和24小时动态血压均正常，尚未降压治疗者称为“白大衣性高血压”，已经降压治疗者称为“白大衣性未控制性高血压”；④诊室血压正常，但白天段、夜间段或24小时平均动态血压升高，尚未降压治疗者称为“隐蔽性高血压”，已经降压治疗者称为“隐蔽性未控制性高血压”。隐蔽性高血压可以表现为单纯夜间高血压、单纯白天高血压、单纯清晨高血压等。

2．帮助评估心血管疾病发生风险，提高心血管风险评估水平 动态血压的多种参数，如血压水平、昼夜节律、血压短时变异、AASI等均能帮助评估患者的心脑血管疾病发生风险，提高风险评估水平。大量前瞻性研究表明，24小时动态血压与靶器官损伤和心血管不良事件的相关程度较诊室血压更为密切。2019年发表在美国医学会杂志上的国际动态血压人群合作研究表明，在各种血压参数中，24小时及夜间血压水平的预测价值优于白天血压、传统的诊室水银柱血压及使用电子血压计自动测量的诊室血压。24小时或夜间收缩压每增加20mmHg，全因死亡、致死与非致死性联合心血管终点事件风险分别增加20%与40%左右。

血压昼夜节律以日夜血压比值或夜间血压下降率表示，也与心血管不良结局相关，这种关联即使在调整24小时血压平均值以后依然有统计学意义。非勺型血压的患者预后差于勺型血压。反勺型血压，即当夜间血压高于白天血压时，患者的心血管预后更差。ABPM量化的清晨血压急剧升高或异常的血压晨峰也与不良预后相关。在日本老年高血压患者中，“睡眠－谷”血压晨峰每增加10mmHg，发生缺血性脑卒中事件风险增加25%。国际动态血压人群合作研究显示，过高血压晨峰（≥90百分位数，约为≥37.0mmHg）组和人群平均风险相比，发生全因死亡、致死和非致死性联合心血管事件风险增加约30%。

24小时的短期血压变异参数，如SD、ARV等，与心血管风险也有统计学意义的相关。国际动态血压人群合作研究显示，24小时血压的SD或ARV每增加一个标准差，所有心血管事件的风险增加约15%。但在考虑了24小时血压的平均值以后，这些血压变异参数仅能增加解释不到1%的心血管风险的变异。

3．准确评估降压疗效 在临床实践中，ABPM并不常用来评估降压疗效，主要原因是成本高、操作复杂。然而与诊室血压相比，ABPM可以更准确地评估降压疗效，识别“白大衣性未控制高血压”及“隐蔽性未控制高血压”，明确药物与症状之间的关联，24小时血压控制的持续时间，漏服剂量对血压的影响及证实药物剂量在一定时间内是否有效降压等。

计算降压效应的谷/峰比值（trough/peak ratio，TPR）及平滑指数（smoothness index，SI），可以反映24小时血压控制的平稳程度。TPR是指降压药物前一剂量作用终末，下一剂量使用前的血压降低值（谷效应）与药物峰效应时测得的血压降低值（峰效应）的比值。TPR提供了关于药物作用与时间关系的信息。对于每日服用一次的长效降压药，谷效应要至少占峰效应的1/2，即TPR应大于0.5。SI的定义为应用降压药物后每小时降压幅度的平均值与每小时降压幅度的标准差的比值。SI的计算包含了整个24小时的血压变化信息，能较可靠地反映降压药物是否能平稳降低血压。

4．指导个体化用药，提升降压治疗质量 高质量的降压治疗内涵包括：24小时日夜血压控制达标，恢复保持正常的血压昼夜节律，减少清晨及晚间的血压波动。在降压治疗过程中，进行24小时动态血压监测，既可以避免过度治疗“白大衣性未控制高血压”，也可以尽早发现并加强治疗“隐蔽性未控制高血压”，以减少过度降压治疗或隐蔽性血压升高带来的心血管风险。要达到24小时血压完美控制，长半衰期长效降压药物比中短效降压药物宜优先考虑。但是降压治疗不应千篇一律，应根据患者各时段血压水平及血压昼夜节律的实际情况选用。比如，对于夜间血压正常或夜间血压偏低的超勺型患者，或单纯夜间高血压患者，中短效降压药物也有用武之地。通过对治疗过程中个体的24小时各时段血压水平、血压变异、昼夜节律情况进行评估，结合对高血压治疗药物的药理特性如降压幅度、降压持续作用时间、谷/峰比值等的了解，个体化调整降压治疗方案，才能达到精准降压治疗、24小时平稳降压，充分发挥降压治疗预防心脑血管并发症的作用。

六、临床应用的问题与对策

动态血压监测的临床应用，目前可能存在以下几个方面的问题。

第一，和诊室血压测量相比，动态血压监测所需的时间、人力、设备、经济成本比较高。但是，通过动态血压监测，可以减少患者的门诊随访、白大衣性高血压降压治疗的费用及隐蔽性高血压发生不良事件造成的社会经济负担。有关的成本效益分析研究显示，ABPM是最经济效益的血压测量方式。如果能够实现ABPM自动化报告、自助化测量，则可以进一步节约人力成本。通过家庭血压监测对“白大衣性高血压”或“隐蔽性高血压”进行初步筛查，然后再进行动态血压监测，则可以提高效率。

第二，动态血压监测时因多次袖带加压充气，患者会有不适感，影响睡眠，影响患者的接受度。医生除了应向患者说明动态血压监测的意义与重要性之外，也有必要明确，血压测量过程中袖带的充放气虽然会造成肢体的不适感，也可能影响睡眠，但对血压评估的准确性影响很小。

第三，动态血压监测由机器自动完成，而不是由临床医生测量，也非在临床医生监督下完成。如果对动态血压的意义了解不够充分，会影响医生的接受度。需要进行更多有关动态血压应用的专业培训，让医生了解动态血压监测的重要意义。

第四，动态血压监测结果的评估与判断是一个专业问题，需要专业技术支持。建立在互联网、无线通信及云计算基础上的技术平台，可以有效解决这一问题。欧美国家较早建立了以互联网为基础的动态血压监测技术支持系统。近年来，中国也成功开发了动态血压网络技术支持系统。上海市高血压研究所与上海烁云信息科技公司合作开发的烁云血压分析系统（www.shuoyun.com.cn）在全国多个医院实现了动态血压远程报告。动态血压监测技术人员可用该系统规范设置监测方案，并在监测完成后将数据上传，由软件进行自动分析，并由专业技术人员对监测结果进行评估、分析与判断。

动态血压监测可以反映昼夜血压水平，对评估与心、脑、肾等靶器官的损害程度有较好的相关性。随着研究的深入和社会经济的发展，ABPM在高血压管理中的重要性越来越成为共识，在高血压管理中的应用也将越来越普及。未来，随着血压测量技术的发展，新型血压测量方法和设备的出现，目前ABPM技术存在的一些局限性，可能会得到完善。比如，目前ABPM并非24小时无间断测量，只能获得40～90次的非连续性血压值；ABPM通常只能进行24小时，而不能多日反复测量等。当新的非袖带血压测量方法的准确性得到突破，便捷的穿戴式血压测量方式成为可能，将使ABPM和家庭血压监测技术进一步融合，ABPM将变得更经济、便利和可接受。另一方面，ABPM的临床价值和临床应用的具体关键问题仍需要开展更多研究，尤其是干预性临床试验研究来证明或解决。比如，基于ABPM指导的降压治疗是否比基于诊室血压的降压治疗给患者带来更多心血管保护作用？基于ABPM的降压目标是多少？单纯白天、单纯夜间或清晨高血压应如何治疗？高心血管风险的白大衣性高血压是否需要降压治疗？这些可能都是我们需要回答的问题。

（张冬燕　李　燕）

第四节
家庭血压监测

一、定义与意义

家庭血压监测（HBPM），顾名思义，即是通过在家庭环境中测量血压，了解血压，评估血压，管理血压。家庭血压可以自己完成测量，也可以在家庭成员的帮助下完成测量。因为在家中进行，因此与前往医院测量血压相比，更加便捷，可以经常测量，甚至每天测量。同样因为在家中进行，测量环境更熟悉，也可能更舒适，因此，可以避免医院测量环境的影响。家庭血压监测因此具有不可替代的独特的价值与意义。

在汞柱血压计时代，少数高血压患者即已在家中测量血压，管理高血压。但普遍开展家庭血压监测，或者说积极推动全民家庭血压监测，则是在全自动的电子血压计进入家庭之后才真的有了可行性。作为一种疾病管理手段，仅仅有技术能力还很不够，还需要临床研究证据与临床管理规范。在过去30年间，尤其是在家庭血压监测比较发达的日本等国家，累积了较多家庭血压监测提高高血压控制率和心血管预防成效的证据；包括中国在内的国家和地区也相继制定了规范。家庭血压监测不仅已成为指南推荐使用的血压测量方法，也已经在临床工作中普遍应用。随着5G等先进通讯技术的应用，家庭血压监测必将在高血压管理中发挥重要作用。

二、仪器设备

家庭血压监测的仪器设备包括血压计和袖带。

（一）血压计

包括2019年中国家庭血压监测指南在内的大部分文件，都推荐使用上臂式全自动示波法电子血压计，进行家庭血压监测。与上臂式血压计相对应的主要是腕式血压计，因为前臂的位置可以高于也可以低于心脏水平，因此可能受到静水压的影响，导致血压测量结果不准确。如果选择使用腕式血压计，需严格按照血压计的使用说明进行血压测量。市场上也可以看到许多手指式电子血压计，由于手指的动脉血管内径较小，加上可能的外周血压放大效应，手指血压可能与上臂血压之间差别较大，因此不能用于评估血压水平。

与全自动血压计对应的还有半自动血压计，这样的血压计的设计理念是手动测量加电子显示，因为技术不够稳定，大部分都没有或难以通过准确性验证，因此不推荐使用。各种类型的手动血压测量，不管是传统的汞柱血压计，还是模拟汞柱或气压表血压计，因为都需要复杂的技术培训，也都不推荐在家庭血压监测中使用。

示波法是目前最可靠的电子血压测量技术。在电子血压计的发展历史上，也曾经有过一些柯氏音法或柯氏音+示波法电子血压计，但因为技术不稳定、成本高、代价大，因此也不推荐在家庭血压监测中使用。近年来工程技术领域已经推出或正在研究开发的各种类型的无袖带血压测量方法，通过进行每一个心动周期的血压测量，实现血压的实时持续监测，提高血压测量的舒适性。截至目前，这样的血压测量技术仍在研究阶段，尚无任何无袖带血压计通过根据国际标准方案进行的准确性验证，因此，不建议使用。

近年来，示波法腕式电子血压计技术快速发展，电池更加小型化，机身显著变小，接近手表大小，可以较长时间佩戴；噪声也显著降低，因此可以在夜间睡眠期间测量血压；除了自身显示之外，还实现了信息的自动传输与外部连接显示，实现了信息化。尽管仍有腕式血压计的一些局限性，但因上述优势，在不久的将来，这种类型的血压计可能将会普遍应用。

不管选择哪一种电子血压计，都必须根据国际标准验证方案进行独立的准确性验证。

（二）袖带

选择上臂式电子血压计时，需要选择与使用者上臂周径匹配的大小合适的袖带。如使用的袖带过小，会高估血压；相反，如使用的袖带过大，则会低估血压。

上臂袖带根据大小通常分为标准、大、小和婴幼儿四种。如上臂臂围＜32cm，推荐使用标准袖带；如上臂臂围≥32cm，推荐使用大袖带。如果给儿童、青少年或其他上臂过细者（＜24cm）测量血压，应选择小袖带。

近年来，有些电子血压计企业研制了适用于较大臂围范围的袖带，适用于大部分成年人。也有一些企业为上臂肌肉较发达者专门设计了锥形袖带，以提高血压测量的稳定性。

三、监测方法

在进行家庭血压监测前，除了学习血压计的使用方法之外，还需要学习血压测量方法、血压监测流程及测量结果的记录方法等。必要时，应参加相关的培训学习。

（一）测量方法

血压测量通常可以取卧位或坐位。中国医疗机构的门诊血压测量通常取坐位，因此，为了保持血压测量的可比性与一致性，应尽可能测量坐位血压。通常可以选择有靠背的椅子，也可以选择更为舒适的沙发等。但不管采用哪种落座方式，都需要注意保持两腿放松、落地、不交叉。

选定落座条件后，应先把袖带固定好，袖带松紧合适，容1指，袖带下缘应在肘弯上方2～3cm。然后，坐位休息至少5分钟，开始测量。测量时，将捆绑袖带一侧的前臂放在桌子上，捆绑袖带上臂的中点与心脏同一水平；如果没有桌子，也可以将前臂放在大腿上面。

（二）测量流程

如果用于临床判断，家庭血压监测需要严格按照《2019中国家庭血压监测指南》建议进行。主要有三个方面的要求。

首先，应每日早上、晚上测量血压。通常，早上血压测量应在起床后1小时内进行，在服用降压药物之前、早餐前、剧烈活动前完成。根据中国居民晚餐时间较早的习惯，晚间血压测量通常在晚饭后、上床睡觉前进行。不论早上，还是晚上，测血压前均应注意排空膀胱，膀胱充盈会显著升高血压。为了了解影响家庭血压监测的主要因素，血压监测期间，应记录起床、上床睡觉时间，三餐时间，以及服药时间等。

其次，每次测量应在坐位休息5分钟后，测2～3次，间隔30～60秒。测量结果应妥善记录、保存。

最后，根据需求，正确选择测量的时程。初诊患者、治疗早期或虽经治疗但血压尚未达标的患者，应在每次到医院就诊前连续测量5～7天，计算均值，用于临床判断。如果血压正常，或高血压患者血压控制良好，则可每周测量至少1天。

（三）数据记录

测量完成后，应记录血压测量的结果。如果所使用的电子血压计具有自动传输功能，可以自动传输到相应的管理网站、手机应用或程序，存储、分析；如果血压计没有自动传输功能，也可手动输入到相应的管理网站、手机应用或程序，存储、分析；如无法自动传输，也不能手动输入血压测量结果，则应将测量结果完整地记录在笔记本上，以备需要时使用。

目前我们正在推动“智慧化高血压诊疗中心”建设，希望能够更加充分发挥家庭血压监测的作用，提升高血压的管理和控制水平。在个体水平上，通过对长期家庭血压监测的数据进行智能化分析，实现对血压变化趋势的预测、预警，从而实现高血压的智慧化管理，充分发挥降压治疗预防心脑血管并发症的作用，将心血管事件的风险降到最低，努力建设“无心血管事件社会”。

四、结果的判读与应用

家庭血压监测平均值的取值方法在不同指南之间有些差异，部分指南建议去掉第一天的血压测量值后，取后面几天的血压读数的平均值，但第一天的读数对5～7天均值影响较小，因此通常可以取5～7天家庭血压的平均值。

包括《2019中国家庭血压监测指南》在内的大部分指南都推荐135/85mmHg作为家庭血压的诊断界值。家庭血压的平均值≥135/85mmHg时，确诊高血压，或血压尚未控制。当诊室血压≥140/90mmHg，而家庭血压＜135/85mmHg时，诊断为“白大衣性高血压”或“白大衣性未控制高血压”；而当诊室血压＜140/90mmHg，而家庭血压≥135/85mmHg时，诊断为“隐蔽性高血压”或“隐蔽性未控制高血压”。

通过家庭血压监测，也可以分别评估清晨血压与晚间血压，根据清晨与晚间血压的平均值是否≥135/85mmHg，诊断清晨高血压与晚间高血压；在接受降压治疗的患者中，判断清晨与晚间血压是否已经得到有效控制。

《2019年日本高血压学会指南》还进一步根据家庭血压进行血压分级，和诊室血压的6级划分方法相对应，分成正常、正常高、升高及1、2、3级高血压共6级。家庭血压监测的正常血压为＜115/75mmHg，这和高血压的诊断标准相似，比诊室血压监测的正常血压＜120/80mmHg低5mmHg。

五、局限性及未来展望

家庭血压监测虽然具有显而易见的优势，可以显著提升高血压的知晓率与控制率，但其局限性也很明显。首先，家庭自行购置血压计，对血压计的准确性难以判断，所选择的血压计可能并未通过准确性验证；血压测量的技术门槛虽然不高，但仍然可能有操作错误，导致测量不准确；血压测量结果没有记录，记录不完整，或记录错误，导致其不能用于临床判断。

这些问题都需要依靠完善法律、法规及专业技术支持去有效解决。血压计直接关系到疾病的诊治与管理，因此应显著提升其监管水平。应采用植入式诊治装置或药物相似地监管方式，并强制进行国际标准方案准确性验证。应加强血压测量培训，同时建立专业化的血压测量结果自动传输、存储、分析和报告系统。既对家庭血压监测进行质量控制，又可根据家庭血压监测的结果提升高血压的管理质量。

（郭芊卉　王继光）

第五节 中心动脉压

中心动脉压是指升主动脉根部血管所承受的侧压力。在人体动脉系统中，从中心大动脉到外周小动脉，血流速度逐渐减慢，而血管壁所承受的压力逐渐增大，中心主动脉压往往低于相应的外周肱动脉压。相较于肱动脉，中心主动脉更靠近心、脑、肾等重要脏器。有研究表明，中心动脉压与心血管事件的关系更为密切，并且中心与外周血压对某些药物的反应也不同。随着血压测量技术的发展，越来越多的中心动脉压无创检测技术出现，使中心动脉压可以像外周肱动脉压一样轻松地进行无创性检测。中心动脉压不仅具有与外周肱动脉压相似地心血管事件预测价值，而且可与外周动脉压相互补充，更全面地评估心血管风险。

一、定义

中心动脉压是指升主动脉根部承受的侧压力，从测量数值来说即在中心主动脉或颈总动脉测得的血压。颈总动脉的压力波形与中心主动脉的压力波形相似，这是因为两者靠近，并且脑循环中阻力很低。因此，从颈总动脉测得的血压也可认为是中心动脉压。

动脉血管的压力呈周期性不断变化，但目前的临床实践中，我们只常规报告收缩压和舒张压。使用袖带法测量肱动脉血压，可得到肱动脉收缩压和舒张压，长期以来，收缩压/舒张压这一评测血压的指标未曾改变。然而，实际的动脉压在整个心动周期中不断变化，对某处动脉内的压力用适当方法进行描记，可形成压力波形，压力波形在整个动脉系统的不同位置也不断改变。左心室射血进入中心主动脉的血流需要克服外周阻力负荷与搏动负荷以维持循环供血。阻力负荷是指外周小动脉的总体阻力，搏动负荷主要取决于主动脉根部直径、大动脉僵硬度、来自动脉分叉处的波反射及动脉系统阻抗失衡。因此，中心主动脉压力波形受左心室、大动脉功能、小动脉功能及主动脉根部、动脉分叉和动脉狭窄等血管结构因素的影响。动脉压力波形的顶部和底部压力值分别为收缩压和舒张压。通过动脉压力波形的曲线下面积可得出平均动脉压，而脉压为收缩压和舒张压之差。收缩压、舒张压、平均动脉压和脉压都是血压的组成成分。当压力波从富有弹性的中心动脉传递到较为僵硬的外周动脉时，压力波形的上部变得狭窄，收缩峰变得更突出，收缩压增加。在整个动脉系统中，从中心大动脉到外周小动脉，舒张压和平均动脉压相对稳定，在整个动脉系统中变化很小，称为血压的稳定成分；而收缩压和脉压却存在差异，从中心到外周，收缩压和脉压存在放大现象，称为血压的波动成分。图3-3-3

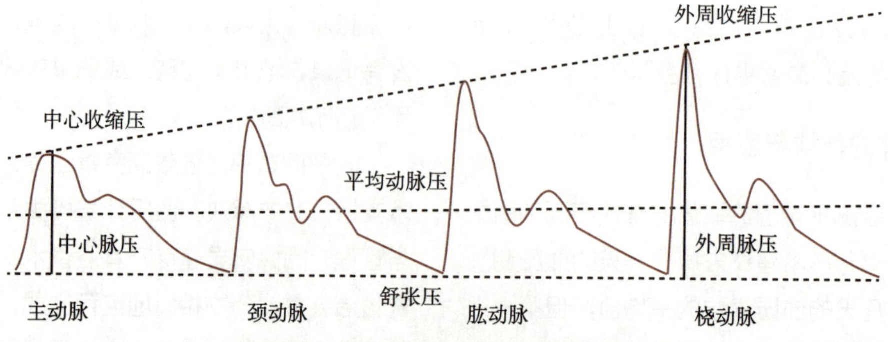

图3-3-3　中心至外周动脉压力波形变化情况

为中心至外周动脉压力波形变化情况。

二、测量仪器和方法

随着血压测量技术的发展，许多方法可用来评估中心动脉压，总体来讲，中心动脉压的测量方法可以分为有创法和无创法。有创法的优点在于可以直接测量动脉内血压、结果准确，缺点是需要导管介入、具有创伤性。无创法的优点在于可通过无创检测设备间接估测中心动脉压、没有创伤性，缺点是估测的血压值准确性需要以有创法测得的血压值作为金标准进行验证，有些无创检测设备也需要经过专门培训的技术人员进行操作。

（一）有创法测量

初期的中心动脉压测量只能通过有创方法实现。早在1733年，一名叫斯蒂芬的英国牧师向马的颈动脉插入插管，观察到泵出的血液在玻璃管中有一定高度，这便是最早的中心动脉压测量。19世纪，法国生理学家泊肃叶采用更方便的U形水银柱管测量实验动物动脉血压，从而发明了水银柱测压法，后来这种方法也用于人的有创血压测量。近些年来有创法中心动脉压测量很少单独测量，绝大多数情况下，中心动脉压有创测量会在心脏介入手术时“顺便”进行，以监测患者生命体征和提高手术成功率。测量时采用感受压力的测压导管，放置于升主动脉处以测量升主动脉血压。使用测压导管测量时，先需在介入术前校准至大气零点，导管通过右桡动脉插入，将其尖端稳定地置于主动脉根部，从而测量升主动脉血压。有创测量方法对技术要求较高、具有创伤性，因此，近些年发展了许多无创检测方法。

（二）无创法测量

无创法测量是通过记录浅表动脉处的压力波形，如记录颈动脉、肱动脉或桡动脉等浅表动脉的压力波形，获得的压力波形还需通过特定方法转换成中心动脉压力波形，技术不同转换所用的函数有所差别，中心动脉压力波形还需使用袖带法测量的外周血压来进行校准，从而计算出中心动脉压。无创法测量中心动脉压主要有基于张力法的无创测量技术、基于袖带的技术及基于影像学图像的技术等。

1．中心动脉压的张力法测量 张力法测量又称扁平张力法测量，是指将压力传感器置于浅表动脉搏动最明显的体表部位，通过施加压力使动脉呈扁平状，当血管内外压相等时，压力传感器感知的压力即为动脉血压，与此同时记录动脉压力波形，用外周肱动脉血压来进行校准，便可获得该处血压值。因颈总动脉的压力波形与中心主动脉的压力波形相似，且颈动脉较表浅，可在体表触及搏动，因此，通过张力法测量的颈动脉压，即为中心动脉压。颈动脉压力波形由张力法记录后，可使用外周肱动脉测得的平均压和舒张压校准，对波形进行计算，这是因为与收缩压不同，舒张压和平均压在整个动脉系统中保持不变，故在肱动脉测得的舒张压和平均压这两种稳定的血压成分适合用来校准动脉其他部位的压力波形。然而，高质量的颈动脉压力波形并不能从所有人中获得，尤其是肥胖者。这种方法测量中心动脉压对操作者技术要求较高，因此在没有专业人员的情况下常规进行中心动脉压筛查并不可靠。而且，从主动脉到颈动脉，也存在较小的血压放大，可能会高估主动脉压力。

除了在颈动脉处直接用张力法获得中心动脉压力波形外，还可以在外周动脉处用张力法获得波形，并对脉搏波进行分析，从外周动脉记录压力波形（肱动脉或桡动脉），相应的中心主动脉压力波形通过转换获得，转换方法包括公式、识别外周压力波形的收缩晚期峰或使用专有算法等。基于以上这些技术，目前已有许多测量设备，但不同设备，有时算法不尽相同。

2．中心动脉压的袖带法测量 袖带法测量是采用袖带测量肱动脉血压同时进行脉搏波形描记，测得的肱动脉波形先通过转换计算出中心动脉压力波形，对获得的中心动脉压力波形再用袖带法测得的肱动脉血压进行校准。由于袖带法测得的肱动脉压低于实际血压，这种方法测得的中心动脉压也会相应地低于真正的主动脉压力。基于袖带法测量的新设备较张力法设备对操作者的依赖较小，适合常规临床工作大规模使用。

3．中心动脉压的影像学图像测量 应用影像学技术，如超声或磁共振对颈动脉或主动脉管径舒缩波形进行成像，进而获得压力波形。

上述这些中心动脉压的无创检测技术有一个主要问题在于采集的压力波形首先需对波形进行转换，获得中心动脉压力波形，再通过肱动脉血压来校准，从而获得中心动脉压力数值。常规袖带法测量的外周肱动脉收缩压会低估真正的或者说有创检测的肱动脉收缩压，如果以此血压进行校准，也将低估中心动脉压。而袖带法检测肱动脉压常规应用于高血压的诊断和治疗，与动脉内实际压力相比，袖带法测量的肱动脉压在预测心血管事件方面有更多证据。有研究曾比较两种无创检测设备测量中心动脉压的准确性，在33名患者中，使用SphygmoCor和Omron两种无创检测设备测量中心动脉压，同时通过有创插入导管，直接测量主动脉血压，结果显示，无创法与有创法测得的中心动脉压相关性较高，相关系数分别为0.91和0.90，但两种无创检测设备都低估了真正的中心收缩压，SphygmoCor设备测得的中心动脉收缩压较有创法测得的中心动脉收缩压低15mmHg（95% *CI*，13～17mmHg，$P<0.001$），Omron设备测得的中心动脉收缩压较有创法测得的中心动脉收缩压低2mmHg（95% *CI*，0～4mmHg，$P<0.05$）。由此可见，两种无创检测设备均低估了真正的中心动脉压。另外，桡动脉波形用袖带法测得的肱动脉血压校准也存在一定的偏差，为减少偏差，用肱动脉的平均血压和舒张压校准比较合适，因为平均压和舒张压为血压的稳定成分，在整个动脉系统中变化很小。

通过外周估算中心动脉压时，大部分设备使用专有公式来进行压力波形转换，也有不使用公式，而通过外周压力波形直接估算，因为之前的有创检查数据显示，外周压力波形的收缩晚期峰与主动脉收缩压相当。然而这种估算中心动脉压的方法还需要进一步验证，因为在年轻人（没有放大的收缩压峰）或低血压者中，这种方法可能不准确。

另外，对于中心动脉压无创检测，尽管目前有许多简单易用、可靠的技术，但在很多方面仍需进一步规范。首先，仍需要确定一个验证新技术的标准，以目前市场上的主流产品为参照标准，或是以有创导管法测得的主动脉压为参照标准。其次，中心动脉压无创检测技术应当估算“真正”的中心动脉压，还是估算用袖带法测得肱动脉压校准的中心动脉压，还需进一步明确。估算“真正”的中心动脉压有时可以产生比袖带法测量的外周肱动脉血压更高的中心动脉压估计值，这看起来不符合生理学，但这是由于采用袖带法测量血压对肱动脉收缩压的低估造成的，而估算肱动脉压校准的中心动脉压往往低估了“真实”的主动脉压，但可能更直观。最后，从外周压力波形转换成中心压力波形也需要采用标准转换方法，并考虑肱动脉－桡动脉和主动脉－颈动脉放大的影响。

三、测量结果的判读与应用

构成中心动脉压的血流动力学参数主要包括：动脉脉搏波传导速度、反射波增强指数和血压放大。

在动脉血压产生的同时，从心脏到外周动脉存在周期性由中心向外周传导的脉搏波，脉搏波向外周传导时，在血管系统多处（主要为阻力血管、血管分叉及钙化处）产生反射，反射波与前向波在主动脉处叠加，便产生中心动脉压力波形；在外周动脉（如肱动脉）叠加，则产生外周动脉压力波形。生理状态下，中心动脉处反射波重叠于前向波舒张期，故中心动脉收缩压往往等于前向波收缩压或略高。在中心动脉压力波形中（图3-3-4），波形底部为舒张压（DP），最高的收缩压（SP）与第一峰压力（P1）之间的差值为增强压（ΔP），脉压（PP）为收缩压与舒张压的差值，通过这些压力指标可计算反射波增强指数（augmentation index，AI）。

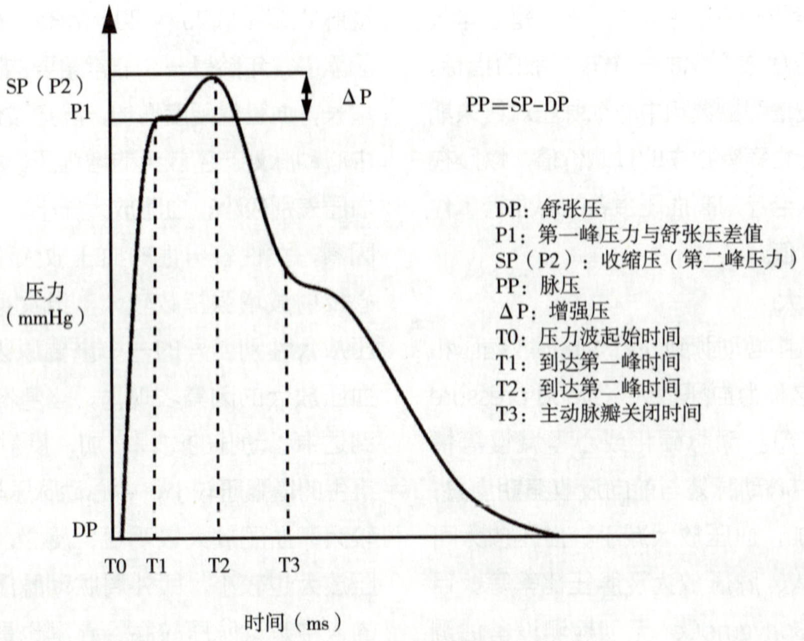

图 3-3-4 中心动脉压力波形

在外周动脉，反射波重叠于前向波收缩期，导致外周动脉收缩压增高，脉压增大，从中心到外周呈现血压放大现象，这称为血压放大（blood pressure amplification，BPA）。然而，当主动脉硬化时，血管弹性下降，脉搏波传导速度加快，此时，即便在中心动脉处，反射波可与前向波收缩期叠加，导致中心动脉压增高，血压放大减小。动脉脉搏波传导速度（pulse wave velocity，PWV）、反射波增强指数（augmentation index，AI）及血压放大可反映动脉硬化情况。

（一）动脉脉搏波传导速度

目前公认的无创动脉硬化检测方法主要为动脉脉搏波传导速度（pulse wave velocity，PWV），被认为是反映大动脉僵硬度的经典指标，是动脉硬化性心血管事件的独立危险因素。脉搏波传导速度包括颈－股脉搏波传导速度（carotid-femoral pulse wave velocity，cfPWV）和肱－踝脉搏波传导速度（brachical-ankle pulse wave velocity，baPWV）等。健康成人一般颈－股脉搏波传导速度＜9m/s，肱－踝脉搏波传导速度＜14m/s。颈－股脉搏波传导速度被认为是无创检测大动脉硬化的金标准，其速度增大提示主动脉硬度增高，肱－踝脉搏波传导速度除了主要反映主动脉僵硬度，还受一部分外周中等肌性动脉硬度的影响。脉搏波传导速度对心血管死亡、心血管事件及卒中的独立预测价值已在高血压患者、肾病患者、糖尿病患者、老年人及自然人群中得到证实。

（二）反射波增强指数

反射波增强指数（augmentation index，AI）可以用反射波引起的第二峰值压（P2）与前向波引起的收缩压第一峰值（P1）的差值占脉压（PP）的比例表示，即（P2-P1）/PP×100%，也可以用反射波引起的第二峰值压（P2）占前向波引起的收缩压第一峰值（P1）的比例来表示，即 P2/P1×100%。反射波增强指数可较敏感地定量反映压力波反射状况（wave reflections）。反射波增强指数除了与年龄、身高、血压等因素有关外，还受到脉搏波传导速度、反射点的位置、心室射血的持续时间等因素的影响。解释反射波增强指数检查结果时，应注意考虑这些因素。有研究发现反射波增强指数与年龄呈曲线关系，在年龄大于 60 岁以前，反射波增强指数随年龄的增长而升高，但在60岁以后，无论在男性还是在女性，反射波增强指数不再随年龄增长而继续升高，甚至出现降低。所以反射波增强指数可能是反映年轻人中，而不是老年人中，血管硬化及反射波变化的一个较灵敏的指标。研究显示，反射波增强指数和中心动脉压对终末期肾病患者的全因死亡率有独立的预测价值，以及在经皮冠状动脉介入治疗的高血压患者的心血管事件有着独立的预测价值。

（三）血压放大

前已述及，从中心动脉到外周动脉，收缩压和脉压逐渐增大，这称为血压放大（blood pressure amplification，BPA）。动脉硬化或心率减慢等情况下，反射波在中心动脉处与前向波收缩期重叠，使中心动脉压增加，血压放大减小。血压放大可表示为收缩压放大、脉压放大及脉压比率等。目前使用最广泛的SphygmoCor无创检测设备估测的血压放大指标数值范围分别为：外周与中心肱动脉的收缩压差10～18mmHg，外周与中心肱动脉的脉压10～20mmHg，外周与中心肱动脉的脉压比率1.22～1.54。血压放大程度在不同情况下并不相同，取决于许多因素，包括年龄、性别、身高、心率及影响血管结构的系统性疾病。血压放大在年轻人中较大，尤其是男性，有创法直接测得或无创检测设备测得的主动脉收缩压，可比外周肱动脉收缩压低20～30mmHg。在影响血压放大的因素中，年龄是一个非常重要的因素，随着年龄的增长，血管僵硬度增加，脉搏波传导速度较快，在中心动脉处产生较大的增强压，中心动脉压与外周血压差别较小，血压放大减小。性别是另一个重要因素，女性较男性的血压放大小，因为女性的中心反射波增强指数较大，男女身高差别是造成血压放大性别差异的一个重要原因。身高作为影响血压放大的因素表现为，当身高较高时，反射波到达中心动脉的时间增加，反射波与前向波叠加，产生的增强压较小，中心动脉压与外周动脉压差别较大，血压放大较明显；反之，身高较矮的人血压放大也较小，即外周肱动脉压一定时，身高矮的人中心动脉压较高。心率也是影响血压放大的因素，如图3-3-5所示，图上半部分和下半部分的前向射血波开始时间（T0）与反向反射波到达时间（Tr）相同，由于心率减慢（下半部分），造成射血期结束时间（EED）延长，从而产生增强压较大，中心动脉压与外周动脉压别较小，血压放大减小。

由于从中心大动脉到外周小动脉存在血压放大，可结合血压放大与外周易测得的肱动脉血压来

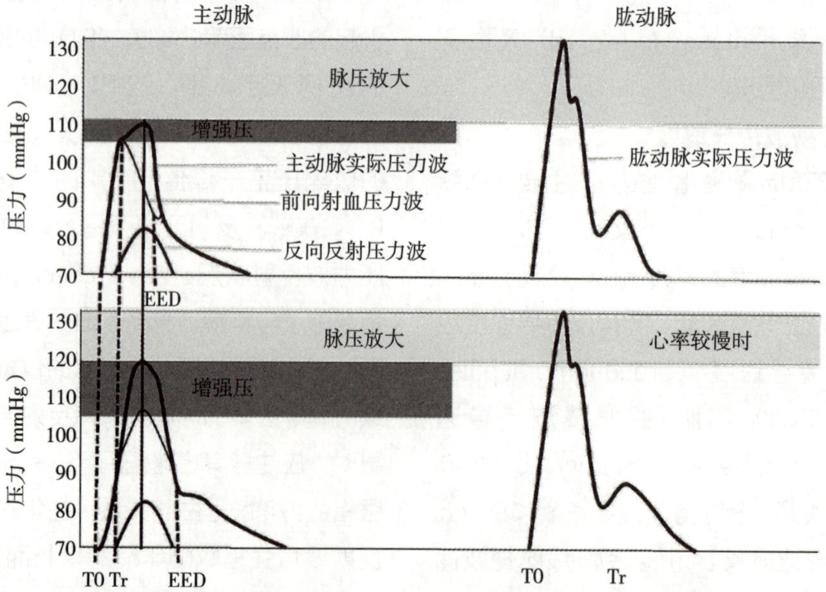

图3-3-5　心率对血压放大的影响

注：T0，前向射血波开始时间；Tr，反向反射波到达时间；EED，射血期结束时间。

估算中心动脉压，然而，在通过血压放大来估算中心动脉压时，只有约70%的脉压放大变异能用多因素回归分析解释。因此，中心动脉压估算不能通过简单统计模型，而需要用恰当的方法通过压力波形转换来估算。

（四）中心动脉压的诊断阈值

外周肱动脉压来诊断高血压的阈值已经很好地建立起来，但是使用中心动脉压来定义高血压，目前尚未很好建立。有研究根据欧洲高血压学会对高血压的诊断标准，即外周肱动脉血压140/90mmHg，推算中心高血压的诊断标准为130/90mmHg。也有数据表明，该值为125/90mmHg。中国台湾地区研究者结合两项队列研究对中心动脉压的诊断阈值进行了确定。首先在一项包含1272例受试者，中位数随访15年的队列研究中，结合欧洲高血压学会指南，根据心血管事件预测，确定理想血压的中心血压阈值为110/80mmHg，诊断高血压的中心血压阈值为130/90mmHg。接着在另一个包含2501例受试者、中位数随访10年的队列研究中验证了这一阈值（表3-3-1）。在验证队列研究中，根据这个阈值，与理想血压相比，高血压患者的心血管死亡风险明显增加（风险比3.08，95% *CI*，1.05～9.05）（表3-3-2）。

表3-3-1　中国台湾地区队列研究得出的中心动脉压诊断阈值

	中心收缩压（mmHg）		中心舒张压（mmHg）
理想血压	＜110	和	＜80
高血压前期	110～129	和/或	80～89
高血压	≥130	和/或	≥90

亦有研究者提出根据年龄和性别来给出中心动脉压参考范围，但这将与基于肱动脉血压的诊断阈值不一致。另外，这些数值也很可能产生一些误导作用，会由此认为，随着年龄的增长，血压的升高是生理性的，而不是病理性的，不会增加患心血管疾病的风险。由于血压放大现象，并不能简单地用基于肱动脉血压的诊断和治疗阈值应用于中心动脉压，如有可能，需要确定血压放大值，然后将当前140/90mmHg的肱动脉血压阈值“转换”为相应的主动脉血压值。中心动脉压和外周动脉压有时并不一致，根据中心和外周动脉压数值，结合中心和外周高血压诊断阈值，可以将高血压分为不同亚型，如单纯中心高血压、单纯外周高血压、中心合并外周高血压。此外，有研究观察到，在没有明显心血管疾病的受试者中，中心脉压≥50mmHg预示着不良的心血管结局。因此，中心脉压也有望成为临床有用的诊断和干预目标。

中心动脉压与外周血压的评估作用，需结合血压放大差别对两者一致性的影响。有队列研究评估10 000例志愿者的主动脉和肱动脉压，即便在健康人中，所有年龄段均存在主动脉与肱动脉压的显著差异。当将受试者按照肱动脉血压分层，其中心主动脉收缩压存在相当部分的重叠，比如根据目前高血压指南定义，70%通过肱动脉血压评估的血压正常高值患者，与通过肱动脉血压评估为1级高血压的患者具有相似地中心主动脉血压。且有超过30%的男性和10%的女性，虽然肱动脉血压在正常范围，但与肱动脉血压诊断的1级高血压患者具有相似地中心主动脉血压。这便意味着，我们目前依据外周血压来对患者进行血压管理和治疗，可能会造成对一些中心动脉压相对较低的患者进行治

表3-3-2　中国台湾地区队列研究中根据中心动脉压计算的临床终点风险比（*n*＝2501）

	总死亡	心血管死亡	脑卒中死亡
临床终点［*n*（%）］	185（7.4）	34（1.36）	18（0.72）
高血压前期比理想血压［95%*CI*］	1.31（0.87～3.35）	1.59（0.57～4.43）	1.93（0.45～8.31）
高血压比理想血压［95%*CI*］	2.14（1.36～3.35）	3.08（1.05～9.05）	6.12（1.43～26.21）

疗，而对一些中心动脉压较高的患者没有治疗。因此，进一步明确中心动脉压与外周血压相比的优势及中心动脉压的意义，将有助提升血压的管理水平。

四、中心动脉压的意义

随着中心动脉压检测的推广，尤其是无创中心动脉压测量技术的发展，人们关注到中心动脉压与心血管事件相关。新近的观点都推测，相比于外周动脉压，中心动脉压与心血管事件更相关。以往有些关于中心动脉压与风险预测因子关系研究支持了这个推测。

横断面研究显示，与肱动脉血压相比，中心动脉压与心血管风险中间表型如颈动脉内中膜厚度（carotid intimamedia thickness，CIMT）及左心室质量指数（left ventricular mass，LVM）等更相关。纵向观察性研究也支持中心动脉压潜在的价值。ASCOT子课题研究对入选的259例患者进行了颈动脉压测量，颈动脉血压与左心室质量指数显著相关（相关系数为0.2，P＝0.011），这种相关性比肱动脉血压与左心室质量指数的相关性（相关系数为0.1，P＝0.05）强。许多患者队列研究也探讨了中心动脉压的预测价值。在已报道的研究中，少数是基于有创中心动脉压检测，多数研究则是通过无创张力法检测。部分研究报道了中心动脉压与心血管事件独立相关，显示中心动脉压有超过外周血压的优势。

然而，也有较大样本的队列研究得出阴性结果。比如，在Framingham心脏队列研究中，对2232例受试者数据进行分析，探讨主要心血管事件（包括心肌梗死、不稳定型心绞痛、心力衰竭或脑卒中）与动脉硬化指标脉搏波传导速度、反射波增强指数、颈–肱动脉血压放大及中心动脉压的关系，结果发现，脉搏波传导速度每增加1个标准差，心血管事件风险增加48%，（95% CI，1.16～1.91，P＝0.002）。然而，在多因素模型中，中心脉压与心血管事件并不相关。这提示，在测量肱动脉血压的基础上进一步测量中心动脉压没有进一步的优势。

一项荟萃分析包含11项队列研究结果，其中5项研究同时报道了中心及外周血压在预测事件风险中的作用，综合这些研究后发现，不管是中心还是外周动脉压都与事件发生显著相关，中心动脉压预测事件相对风险的作用略高于外周动脉压（中心动脉压相对风险1.318，95% CI，1.221～1.423；外周动脉压相对风险1.188，95% CI，1.104～1.280，P＝0.057）。但中心及外周收缩压的风险预测作用相似（中心收缩压相对风险1.236，95% CI，1.12～81.354；外周收缩压相对风险1.204，95% CI，1.104～1.313，P＝0.62）。然后，这项荟萃分析并没有包含所有大型研究，研究结果基于统计结果，并不是单个患者的数据。最近，基于单个患者的多中心综合荟萃分析显示，中心动脉压与外周肱动脉压均预测心血管事件，即便在外周肱动脉压正常情况下，单纯中心高血压者发生心血管事件的风险增加。鉴于中心动脉压的运用价值，中心动脉压检测有必要进一步推广并作深入研究。由于检测技术的不同，还需要在基于不同技术的新型设备中进一步证实中心动脉压的意义。

与诊室血压相比，新的证据支持24小时动态血压监测和家庭血压监测的预后优势。结合中心动脉压方面，有研究表明，袖带法测24小时动态血压与诊室测得的中心动脉压相当。而家庭血压监测与中心动脉压的比较尚缺乏证据。随着检测技术的发展，24小时动态中心动脉压可通过无创检测设备获得，有必要进行相关研究来评估24小时动态中心动脉压的预测价值，特别是夜间血压等特定时段中心动脉压的特点及价值，以及与外周动态血压相比在风险预测方面的优势。

五、降中心动脉压药物

在降压治疗过程中，血压下降与降压药物的选择有关。各种降血压药物在降低中心动脉压及外周动脉压方面也存在差异（表3-3-3）。LIFE及ASCOT

等大型研究都显示，β受体阻滞剂阿替洛尔在预防心血管事件方面不如其他种类的降压药物。有趣的是，β受体阻滞剂对肱动脉及中心动脉压有不同的作用，在降低中心动脉压方面的作用没有其降低外周血压的作用强。阿替洛尔在预防心血管事件和降低中心动脉压方面的劣势说明能够降低中心动脉压的降压药物更有助于减少心血管事件。

表3-3-3 降压药物及硝酸盐类药物对中心动脉收缩压作用比较

降血压药物	降低中心动脉收缩压作用
血管紧张素转换酶抑制剂	强
血管紧张素受体拮抗剂	较强
β受体阻滞剂	差
钙通道阻滞剂	较强
利尿药	一般
硝酸盐类	很强

许多研究比较不同降压药物对肱动脉及中心动脉压的作用。然而大部分研究样本量小、治疗时间不同且评估中心动脉压的方法不同。也有少数研究直接比较了几类主要降压药物对肱动脉压和中心动脉压的作用。单药治疗研究表明，β受体阻滞剂降低中心动脉压的作用小于降低外周肱动脉压的作用。REASON研究比较阿替洛尔与固定复方制剂血管紧张素转换酶抑制剂及吲达帕胺利尿药组合，研究显示，联合使用降压药物治疗组降低肱动脉压及中心动脉压的作用相似，而阿替洛尔降中心动脉压只有其降肱动脉压作用的一半。ASCOT研究的CAFE子课题研究，在5个ASCOT研究中心入选了2199例患者，评估阿替洛尔及氨氯地平两种不同降压药物对中心动脉压的作用。随访期间使用无创张力法检测设备测量患者中心动脉压，两个治疗组在降低外周肱动脉收缩压方面相似（差值0.7mmHg，95% *CI*，−0.4～1.7；$P=0.2$），但氨氯地平组降低中心动脉压作用更明显（收缩压差值4.3mmHg，95% *CI*，3.3～5.4；$P<0.0001$；脉压3.0mmHg，95% *CI*，2.1～3.9；$P<0.0001$），同时分析结果也显示，中心脉压与心血管复合终点事件及肾损伤显著相关。两治疗组在降低中心动脉压方面的差别解释了该研究两个治疗组在心血管事件方面的差别。

ASCOT-CAFE研究中两个治疗组在降低中心动脉压方面的差别，仍然不能回答的一个重要问题是，阿替洛尔是否劣于其他所有降压药物，或是氨氯地平治疗比包括β受体阻滞剂在内的其他药物都有效。EXPLOR研究进一步比较了阿替洛尔与血管紧张素受体拮抗剂缬沙坦在降低中心动脉压方面的作用，393例高血压患者随机分组进入缬沙坦/氨氯地平组及阿替洛尔/氨氯地平组，经过24周治疗，中心收缩压在缬沙坦/氨氯地平组血压下降更显著（中心收缩压差值4.0mmHg，95% *CI*，0.9～7.1；$P=0.013$），而两组降低外周血压作用相似。值得注意的是并不是所有的β受体阻滞剂都完全一样。以往大部分研究使用阿替洛尔，也有使用比索洛尔的研究，结果与阿替洛尔相似。然而，新型、选择性血管舒张剂如奈比洛尔及塞利洛尔可能有更强的中心动脉压下降作用。

以上研究提示，中心动脉压下降不明显可能与不良结局相关。但仍然需要大规模随机对照临床试验来证实，在外周肱动脉血压下降相当的情况下，降中心动脉压效果更好的药物可能更有益处。非血管扩张β受体阻滞剂降中心动脉压的作用较弱，增加一氧化氮药物，如硝酸甘油，通过显著减少波反射，与非血管扩张β受体阻滞剂具有相反的作用。尽管不是一种“经典”或公认的降压药，但在急性紧急情况下，高剂量硝酸盐确实能在给药期间持续降低肱动脉压力。有限的数据也表明硝酸盐在降血压方面降低中心动脉压的作用比降肱动脉血压的作用更明显；低剂量使用时可能降低中心动脉压，但对肱动脉压的降低几乎没有影响，但该类药物也可能存在耐受性和内皮功能紊乱的问题。硝酸盐类药物降中心动脉压的价值有待进一步研究。

随着测量技术的发展，中心动脉压测量的价值有了越来越多的临床研究证据，尽管目前的前瞻性队列研究结果并不完全一致，但是探讨中心动脉压在不同人群，比如不同年龄阶段，对不同心血管事件的预测优势，不仅有助于血压的个体化管理，也将提高高血压管理水平。

（黄绮芳）

第六节 四肢血压

临床上可以对各支动脉血压差进行比较，作为一些疾病的辅助诊断，如动脉夹层、动脉硬化、大动脉炎或四肢大动脉狭窄等。因此四肢血压测量成为诊断的手段之一。

一、定义

四肢动脉血压是指双上肢及双下肢的动脉血压。双上肢动脉血压测量部位是在肘上，双下肢动脉血压包括腘动脉血压及踝动脉血压。

肢体间的血压差异是一种常见的临床现象，微小的肢体间血压差异可属于正常生理表现。但当差异超过一定程度时，提示肢体动脉可能发生斑块、狭窄或解剖结构变异导致的血流动力学变化。四肢血压检测可通过计算四肢不同部位血压之间的比值如踝臂指数，或差值如双侧上肢间血压差值或双侧下肢血压差值。四肢间血压的差异在诊断上下肢动脉（外周血管）疾病及预测动脉粥样硬化、心血管疾病风险等方面具有潜在的重要价值。踝臂血压指数在20世纪被提出之后，肢体血压不断受到研究者的关注。随着研究的深入和技术的发展，踝臂指数已被作为诊断外周动脉疾病（PAD）的首选工具，它是广义动脉粥样硬化的标志物，也是心血管疾病和所有致死性疾病的预测因子。双臂间血压差异因其简便性也成为上肢血管结构和功能的评估指标。随着研究的进展，四肢血压的指标体系逐渐发展起来，临床价值也逐渐明确，在临床上的应用越来越广泛。

四肢血压的适应人群包括：高血压或临界高血压首诊者，有早发心脑血管疾病家族史、慢性高血压、长期吸烟、高脂血症、糖尿病患者，已明确诊断为心脑血管病患者，发现双上臂间血压相差较大，体检发现四肢脉搏搏动明显不对称者，50岁以上的健康查体者。

二、监测方法

临床上四肢血压测量主要采用非侵入性技术检测。相较于临床上常用于血压监测和高血压诊断的单臂血压测量，四肢血压测量技术显然有更多要求，如四肢血压的测量是采用序贯测量还是同步测量，此外就是踝部血压测量的技术要求。根据对踝部动脉脉搏的感知方法不同，踝部血压的测量方法主要有3种：多普勒辅助听诊法、示波法和听诊器听诊法。由于人听力的局限，使用听诊器听诊法费时，测得的踝部血压偏低，且约有10%正常人的踝部血压不能测量。所以，目前临床上不推荐使用单纯的听诊器听诊法测量踝部血压。

（一）序贯测量法与同步测量法

序贯法是四肢血压测量同步技术应用之前常用的四肢血压测量方法。测量前2小时内，患者避免吸烟、剧烈运动和饮酒。保持室内温度适宜，平躺休息5～10分钟，保持头、身体、脚尖在同一水平线上。选择大小合适的袖带进行血压测量。先测量上肢血压，袖带应环绕在上臂中央；再测量下肢，袖带应环绕脚踝，并使袖带高于内踝2cm。使用听诊器、多普勒超声探头或其他设备，对血流情况进行描记，序贯测量上肢和下肢的血压（肱动脉、足背动脉或胫后动脉）。完成后，对测量首次的上肢血压进行重复测量，若两次测量收缩压差异大于10mmHg，则只保留第二次的测量值；若否，则计算两次血压记录的平均值。

同步测量法即应用多个血压测量仪依靠听诊、多普勒超声、示波技术或其他设备，对四肢血压同时进行测量，具体步骤与序贯测量法相似。与序贯法相比，同步测量法可以排除时间、体温、测量顺序等因素对测量结果的影响，使得测量的血压值具有更高的可比性。

（二）多普勒超声与示波测量法

使用多普勒探头检测动脉血流，结合血压袖带，根据血流成像情况记录相应时相的血压值。多普勒法是目前公认的经典方法，该方法测量结果比较准确，测量者本身的变异约为10%。有经验的测量人员使用多普勒法，不同时间测量的ABI的标准差为0.05～0.08，变异系数为7.3%。采用多普勒超声测量踝部血压的测量方法为：测量前让受检者在合适的室温下仰卧休息10分钟。选择大小合适的袖带（袖带宽度为所测肢体横断面直径的1.5倍），将袖带绑在受检者邻近脚踝上部的小腿上。先触摸到胫后动脉的动脉搏动，然后将便携式5或10 MHz手持多普勒仪的探头涂上导声胶，放在动脉搏动处，调整探头方向，寻找到最强的血流信号点。袖带充气，待血流声音消失后再向上打气约20mmHg。缓慢放气，速度约2mmHg/s。听到第一声血流声音时的血压即为胫后动脉收缩压，立即放气至0，记录下血压值，重复第2次测量。两次测量间隔为30～60秒，足背动脉血压的测量方法与之相同。

用示波法自动测量踝部血压，操作方便、检测速度快，测量者之间的差异较小，较适合大规模临床应用。示波技术是基于这样的假设，即收缩袖带时出现的最大振荡与平均动脉压相对应，而收缩压和舒张压可通过数学算法计算得出。这些算法基于来自健康受试者的经验数据。相关研究证实了示波技术和多普勒超声所测得的血压值具有良好的相关性。然而，也有研究提出，当多普勒方法测定的血压处于较低范围时，示波法会导致实际压力值被高估。另外，许多示波血压计无法测量较低的血压，如50mmHg以下的血压。

脉搏容积描记是采用示波技术根据脉搏的幅度和波形判定动脉血流的情况。可以分段描记大腿、小腿、足部的脉搏容积和多普勒速度波形，有助于确定血管闭塞的部位、程度。

（三）无创四肢血压同步测量装置

随着技术的发展，动脉硬化检测仪逐步发展成熟。动脉硬化无创检测应用示波法线性膨胀技术，使用高精度双层袖带在检测心电图和心音图的同时，测量四肢血压和脉搏波波形，并测得踝臂指数和脉搏波传导速度等40多项参数。该装置能在数分钟内同步检测血管的硬化程度和狭窄程度；采用先进的无创检查方法，自动完成设置的操作和测定；数据采集功能强大，具有较高的灵敏性和可重复性；数据上传后，可对采集的数据进行自动分析和自动报告。患者平躺休息后，固定上下肢袖带，袖带的压力传感器应接触到相应动脉，并始终保持袖带干燥清洁。同时，将心电图夹子夹到手腕处，心音传感器放到左胸，动脉硬化检测仪启动后可自动报告多项参数。用此仪器测量踝部血压的变异系数为3%，与Doppler法测量的ABI差异较小，尤其当ABI＜1.0时，几乎没有差异，具有良好的替代性。尽管如此，美国心血管学会/美国心脏协会（AHC/ACC）在2016年的外周血管疾病指南中仍推荐使用多普勒超声法测量四肢血压。对比研究显示，用此仪器测量踝部血压的变异系数为3%，与Doppler法测量的ABI差异较小，尤其当ABI＜1.0时，几乎没有差异。

三、参数判读

四肢血压测量可以得到单侧肢体血压，也可以通过四肢血压检测计算四肢不同部位血压之间的比值，如踝臂指数，或差值，如双侧上肢间血压差值，或双侧下肢间血压差值。

（一）基础指标

上肢血压通常指肱动脉血压，现有高血压指南认为肱动脉血压在90～119/60～79mmHg为正常血压范围，而120～139/80～89mmHg为正常高值血压，而140/90mmHg及以上为高血压。

下肢血压包括腘动脉血压和踝部血压。传统的下肢血压测量是测量腘动脉血压。测量时患者宜采取俯卧位，选用较宽的袖带，袖带缚于腘窝上方

3～4 cm处，听诊器胸件置于腘动脉上。一般认为腘动脉收缩压较上肢收缩压高20～40mmHg。

腘动脉血压需要使用长袖带，测量也不方便。下肢动脉通常采用足踝部测量的足背动脉或胫后动脉血压，目前正常范围仍有争议，一项社区流行病学调查认为，踝部收缩压的正常范围为137±16.9mmHg，较上肢血压偏高，且随着年龄的增长踝部血压逐渐升高。

（二）踝臂指数

踝臂指数（ankle-brachial index，ABI）的定义为踝部和肱部收缩压的比值，最早由Winsor于1950年提出，用于下肢外周动脉疾病（PAD）的非侵入性诊断。ABI是指踝部收缩压和臂部收缩压之比，它实际上也是反映踝部和臂部之间的收缩压差异。其计算方法分别使用踝部和上臂的收缩压最高值。

正常情况下，下肢血压高于上肢血压。当血液经心脏泵出进入外周循环，血压波形在外周循环系统中被逐渐放大，导致收缩压的逐渐增加和舒张压的降低。SBP扩增最为广泛接受的理论解释依赖于逆波反射，这种反射来自抗逆行波的远端小动脉，外周动脉反射增强，与顺行波叠加，产生外周血压放大效应。然而一些研究证据表明，出现在血管床不同位置的反射波存在不同程度的衰减。因此反射波不能作为SBP扩增的唯一解释。另一方面，在腿部，血管结构发生重塑会引起血管腔内压力增加，其特征是血管壁增厚和内径不变。随着婴幼儿在出生后第二年进行直立行走，下肢血管壁重塑发生了，使得下肢的静水压增加。这也就解释了，为什么新生儿的ABI＜1.00，而从2～3岁开始至成年逐渐增加。因此，反射波和血管壁厚度以及相应顺应性的变化都有助于SBP在外周的放大。外周动脉疾病多发生于下肢远端，病理情况下下肢血管发生血管硬化、阻塞、狭窄等病理改变，下肢血压降低，使得ABI降低。

应用多普勒超声法所得数据计算ABI（DP-ABI），是早期的一种经典测量方式。AHA/ACC 2016年指南和英国国家健康和临床卓越研究（NHS）的2012下肢血管疾病指南均将其正常范围确定为1.00～1.40，0.91～0.99为临界范围，≤0.90为异常的ABI，可提示外周血管疾病；ABI＞1.40提示血管无法正常收缩，与血管钙化有关，更可能发生在糖尿病和慢性肾脏疾病患者中。与此同时，相应阈值仍需大样本的流行病学研究予以支持和完善。然而ABI的计算方法各异。尽管AHA/ACC 2016年指南推荐ABI的计算方式为：足背动脉和胫后动脉中的较高SBP除以肱动脉的较高的SBP，因为它具有适中的敏感性（68%～84%）和较高的特异性（84%～99%）。但仍有一部分研究使用和推荐较低的下肢SBP来计算ABI。近年来，随着示波技术的发展，示波法被广泛应用在血压测量中。由于示波法相较多普勒超声法会高估实际血压值，因此示波法的ABI（OS-ABI）计算通常使用足背动脉和胫后动脉的SBP低值。根据现有的研究可知，OS-ABI与DP-ABI的相关系数在0.78～0.85，OS-ABI较DP-ABI拥有较好的敏感性（78.2%）和较高的特异性（96.0%）。另有荟萃分析表明OS-ABI是一个可接受的诊断指标。不同于DP-ABI，OS-ABI的诊断阈值尚未达成广泛一致，根据当前的研究情况，50%血管狭窄的诊断阈值在0.95～1.02，高于DP-ABI的阈值。

ABI可作为全身动脉粥样硬化的测量指标，因而与动脉粥样硬化危险因素和心血管危险因素相关。异常低值ABI与许多心血管危险因素相关，包括高血压、糖尿病、血脂代谢异常、吸烟史及一些心血管危险指标（如C反应蛋白、白介素-6、同型半胱氨酸等）有关。多数研究采用多普勒超声测量法，异常低值ABI阈值定义为ABI＜0.9，因此尚不明确测量方法及阈值的变化是否会影响ABI与CVD危险因素的关联强度。一些研究表明，心血管疾病危险因素与ABI阈值呈等级负相关。存在有力且一致的研究证据证实在不同的人群中异常低值ABI与冠心病和脑血管疾病有关。异常低值ABI与冠心病的相关程度在不同人群中有所不同，主要取决于人群潜在的冠心病风险，绝大多数研究的优势比（*OR*）在1.4～3.0。而与此同时，在9项异常低值ABI与脑血管疾病的相关性研究中，*OR*值在1.3～4.2。关于异常低值ABI与CVD的相关性是否因性别而异，目前没有大样本的研究数据予以支持。在ARIC的研究中，无论男性还是女性，异常低值ABI和冠状动脉疾病的相关性都很强，但是女性的异常低值ABI和卒中之间没有相关性，尽管男性的相关性很强。在西班牙的一项研究中，异常低值ABI与男女性冠状动脉疾病 的相关性不同［相对危险度（*RR*），男2.1，女3.3］。

较少研究关注异常高值ABI（ABI＞1.40）与CVD及心血管危险因素之间的关系。异常高值ABI与男性性别、糖尿病和高血压呈正相关，而与吸烟和高脂血症呈反相关。有研究指出异常高值ABI与充血性心力衰竭相关，而与心肌梗死、心绞痛无关；2019年的一项meta分析表明，在不同研究人群中，异常高值ABI与全因死亡率（*RR*＝1.73，95%*CI*，1.55～2.18）和CVD死亡率（*RR*＝1.45，95%*CI*，1.16～1.82）有关。异常高值ABI的影响因素及临床意义仍需进一步探究。

（三）双臂间血压差值

双臂间血压差值（inter-arm BP differences，IAD）最早在1915年由Osler提出，近年来对IAD的研究逐步深入。IAD的病理机制可能是存在狭窄一侧的手臂动脉血压降低，两臂间的血压差值异常升高（鉴于对于IAD主要是指收缩压间的差异或者是针对收缩压的研究，以下除非特殊说明，均看作是收缩压）。

目前ESC/ESH 2018高血压指南推荐对首诊高血压的患者测量双侧上肢的血压，并识别IAD，相较于序贯测量，指南更推荐同步测量。指南指出，手臂间持续且显著的收缩压差异（＞15mmHg）与心血管风险增加相关，最可能是存在动脉粥样硬化性血管疾病。AHA/ACC 2017 PAD指南认为IAD在15～20mmHg是异常的，该异常值常提示锁骨下动脉狭窄；同时，识别上肢的不均匀血压也可以在高血压治疗中更准确地测量血压。

一些研究在不同人群中调查了IAD的分布情况。一项荟萃分析显示，IAD≥10mmHg在高血压、糖尿病患者中的患病率分别为11.2%和7.4%，而在没有高血压和糖尿病者中为3.6%；IAD≥15mmHg在高血压、糖尿病患者中的患病率分别为4%和2.3%，而在没有高血压和糖尿病者中为0.7%。部分研究将IAD≥10mmHg作为异常值，该阈值对锁骨下动脉狭窄的敏感性和特异性分别为65%～75%、75%～85%；当IAD阈值为15mmHg时，IAD对锁骨下动脉狭窄的诊断敏感性为50%，特异性为90%。在另一项研究中，研究人员发现收缩压IAD≥15mmHg的患者都有锁骨下动脉狭窄，而在收缩压IAD＜15mmHg的患者中无锁骨下动脉狭窄。基于这些结果，我们认为IAD≥10mmHg，特别是IAD≥15mmHg是锁骨下狭窄＞50%的有力预测因子。另一方面，IAD在不同种族的人群分布存在异质性。亚洲人群的IAD较西方白种人的IAD偏低，包括在高血压、糖尿病人群中。而两臂血压测量的时序也会影响IAD。研究表明，相较于同步测量，序贯测量中IAD＞10mmHg的比例更高，说明序贯测量可能存在IAD高估的情况。

过去有较多的研究关注了IAD与心血管事件的关系，但研究结论不一致，而近来的一些研究结论提示二者无相关关系。在中国老年人群中的研究表明，排除ABI＜0.9的受试者后，IAD＞10/15mmHg对死亡率的预测作用仍然显著。一项荟萃分析综合研究了IAD与CVD风险的相关性，在IAD阈值为10或15mmHg时，CVD死亡率*OR*值分别为1.58和1.88。这与2012年Clark的荟萃分析结论一致：IAD＞10/15mmHg均会增加CVD发生率和死亡率、全因死亡率，且IAD每增加1mmHg，负性事件的发生风险将升高5%～6%。但该荟萃分析中的研究对象大多数是高血压、冠心病患者，结论外推存在一定的局限。另外，IAD与冠脉疾病（CAD）的相关性尚未明确，IAD阈值为10或15mmHg时，IAD与

CAD的相关性不显著（*RR*＝1.29；*RR*＝1.19）。另有研究认为两者无相关性。与此同时，部分研究者认为，通过同步测量双上肢血压得到的IAD较序贯测量，在评估心血管风险方面更为准确。此外，部分研究者还关注了IAD与左心室肥大、脑血管疾病、神经功能病变等疾病的相关性，但相关研究证据不够充分。

（四）双踝间血压差值

随着ABI临床价值的确认和临床应用的增加，双踝间血压差值也逐渐受到研究者的关注。但目前对双踝间血压差值（inter-ankle BP differences）的研究数量相对较少。

踝间血压定义为双下肢踝部血压之差。一项针对健康人群的流行病学调查得出，双踝间收缩压差异正常范围为年轻人13mmHg、中老年人20mmHg。另有一项调查认为，双踝间收缩压差异在全人群中的最高上限是17.6mmHg。由于对双踝间血压差值的研究较少，其正常范围和阈值尚未明确。

尽管双踝间血压差值的正常范围未得到明确，现已有较多的研究关注了双踝间血压差值与疾病的相关性。有研究显示，≥15mmHg的双踝间收缩压差异与PAD之间有很强的相关性（*RR*＝11.87；95%*CI*，7.64～18.44；2个队列；1269名受试者）；并且研究认为双踝间血压差值与PAD的相关性强于IAD。另外一项研究认为双踝间血压差值SBP≥15mmHg或DBP＞10mmHg与ABI＜0.9共同提示PAD。PAD被定义为下肢动脉分支的狭窄、闭塞或动脉瘤性扩张。有理由认为双踝间血压差值可能比IAD与PAD有更强的相关性，这是因为PAD直接减少患者的下肢血流。一项在血液透析患者中的研究认为双踝间收缩压差＞15mmHg或舒张压差＞10mmHg与血液透析患者的全因和心血管死亡率独立相关。另外，在一项对118名血液透析患者对队列研究中，研究者认为在调整了年龄、性别、营养状况和糖尿病的影响后，双踝间血压差值超过中位数能独立预测死亡和心血管事件（*RR*＝3.8；*RR*＝3.9）。

与此同时，有一些研究认为双踝间血压差值是与左心室肥大、心血管事件、急慢性肾衰竭相关。一项对中国人群的研究认为，在现有影响因素中加入双踝间收缩压差异≥7mmHg明显提高未来卒中风险的预测准确度，并有助于卒中风险的分级。

四、临床意义

（一）诊断外周血管疾病

上述指标体系中，ABI的研究最为深入和成熟。在AHA/ACC的2016外周血管疾病指南（AHA指南）及NHS的2012下肢动脉疾病指南中，推荐ABI为PAD的诊断检查。ABI的阈值为：异常低值（ABI≤0.90）、临界（ABI＝0.91～0.99）、正常（1.00～1.40），异常高值（ABI＞1.40）。对于有PAD病史或者体格检查提示PAD的患者，推荐测量ABI以明确诊断，当ABI≤0.90，可诊断为PAD。ABI的异常高值提示下肢动脉硬化，血管缺乏弹性，踝部血压无法测得真实的下肢血压。对于ABI＞1.40的疑似患者，2016指南推荐通过测量TBI来代替ABI检查。足趾动脉很少会出现不可压迫的情况，因而TBI可在下肢血管硬化（特别是糖尿病、晚期慢性肾脏疾病）的患者中诊断PAD。TBI≤0.70，且有PAD病史或体检结果提示PAD的非压迫性动脉患者，可诊断为PAD。对于存在与肌肉关节无关的下肢症状，且ABI在临界或正常范围内的患者，运动ABI更为敏感，有助于诊断PAD。而在异常低值ABI的患者中，运动ABI能够客观地评估血管功能状态。

首诊PAD的患者，AHA指南强调双上肢血压的测量。PAD患者锁骨下动脉狭窄的风险增高，双上肢血压可计算IAD，IAD＞15～20mmHg为异常，提示锁骨下动脉狭窄。尽管IAD升高提示锁骨下动脉狭窄，但在没有症状（如臂部酸痛或椎动脉盗血症状）的情况下，不需要进一步的成像或干预。

（二）评估心血管疾病风险

研究表明，ABI、IAD、双踝间血压差值均与心血管疾病风险相关。ABI可作为全身动脉粥样硬化的评估指标，与粥样硬化和CVD风险密切相关。TBI被认为是动脉硬化的早期标志，而ABI降低则是动脉硬化的晚期表现。另外，与ABI相比，TBI与微血管疾病的关联性可能更为紧密。IAD与CVD风险和死亡率的相关性在不同研究中结论不一致，但近来的荟萃分析认为，IAD的升高会增加CVD的发生率和死亡率。

双踝间血压差值适用于无法准确测量上肢血压的血液透析人群中。在血透人群中，校正年龄、性别等混杂因素后，双踝间血压差值的增加能独立预测CVD的发生。

五、展望

随着示波技术应用于四肢血压的同步测量，其与传统的多普勒超声测量所得的血压测量值是否存在差异引起了关注。现有的研究认为示波技术可以替代传统的测量方法，但尚不确定不同的测量方法对阈值的影响（现有的阈值是基于传统方法确定的）。

虽然ABI与IAD的研究较为深入全面，并已在多个指南中分别作为诊断和评估指标应用于PAD的诊疗过程中，但仍缺乏大样本、代表性强的流行病学研究给予有力的支持，同时二者与心血管事件和死亡率、全因死亡率的相关性及影响因素还不明确。相关研究应选择代表性好的样本进行相关研究，在明确指标的影响因素及正常值、阈值的基础上，进一步深入探究各指标的预测价值。与此同时，异常指标的病理生理变化仍然未知，亟须相关研究的开展。

另外，现有的研究大多针对四肢血压体系中的一项指标，研究其独立作用，而很少有研究关注指标的组合意义。一项对2621位上海老人的研究认为，与单独使用ABI、IAD与双踝间血压差值相比，有两个以上指标异常的受试者拥有更高的心血管危险因素最高水平和患病率，同时指标的组合在预测动脉粥样硬化相关风险方面具有更重要价值。研究者在深入探究单个指标的独立作用时，也应关注四肢血压指标的组合意义。

在中国，随着人口的老龄化，糖尿病、高血压、高脂血症等疾病的患病率增加，以及长期存在的大量吸烟人口，动脉粥样硬化性外周动脉疾病的发病率增高。四肢血压测量，尤其是同步四肢血压测量技术装置的广泛使用，将有助于做到早期诊断、早期干预、从而改善预后。

（盛长生）

第七节
大动脉弹性功能

心脏射血入主动脉，产生向外周动脉传导的前向压力脉搏波。随着血管变细，血管分叉及血管弹性不一致的地方，压力脉搏波前向传导过程中会产生回传的反射波，前向波和反射波叠加在一起，形成完整的动脉压力脉搏波。在大动脉弹性功能正常时，反射波通常在心脏舒张期与前向波叠加，维持血管内一定的舒张压水平；而当大动脉弹性减退时，血管僵硬度增加，前向和反射压力脉搏波的传导速度均加快，脉搏反射波提前到收缩晚期，同时与前向波叠加，形成收缩期增强压，导致收缩压增高，舒张压下降，脉压增大。

一、定义

动脉弹性，又称顺应性，是指在单位压力作用下血管直径、面积或体积的变化，它依赖于血管的几何和机械特性。动脉弹性主要反映动脉舒张功能的状态，一定程度上反映了血管内皮细胞的功能。动脉的弹性改变与高血压的发生发展关系密切，对其进行早期客观评价，将有利于预防及治疗。动脉弹性功能减退已经成为心血管危险的重要标记之一。

大动脉通常包括主动脉干及其大分支，作为血液的弹性贮器，大动脉在心脏收缩期扩张，缓冲射血产生的动脉血压急剧升高，在心脏舒张期回缩，释放弹性势能，维持血流的平稳。大动脉的弹性主要由动脉中膜及外膜的弹性蛋白和胶原蛋白维持。年龄增长、吸烟、肥胖、糖尿病、高胆固醇血症在内的多种心血管危险因素可导致大动脉弹性减退。大动脉弹性减退，可导致心脑肾等靶器官损伤。一方面，主动脉收缩压增加，左心室负荷加重，心脏易发生肥厚、扩张性改变，从而引起心功能损伤。另一方面，弹性减退造成的脉压增大，在血流量较大、血管阻力较小的器官如肾、脑等的血管床容易直接受到脉搏压增大的血流冲击，造成组织损伤。进行大动脉弹性功能检测，评估高血压相关的亚临床血管损伤，可为高血压患者的心血管危险分层提供依据。一些大动脉弹性指标对降压治疗敏感，也可用作降压保护血管疗效评估的指标。随着检测技术的进步及临床研究的深入，现阶段已有多种评估大动脉弹性功能的无创测量手段，其中部分指标已被证实具有独立于传统心血管疾病危险因素以外的预测价值，并已被写入高血压指南。本文主要论述评估动脉弹性的参数和方法。

二、脉搏波传导速度

心脏射血的能量在动脉壁以脉搏波的形式向外周传播，脉搏波传导速度（pulse wave velocity，PWV）即脉搏波传导距离与传导时间之比，反映了脉搏波走行相应动脉段的僵硬度。为排除与心电活动不完全同步的心脏射血前期的影响，无创测定PWV通常选取体表两个脉搏搏动点，如颈动脉、股动脉、肱动脉和踝部动脉等。心脏与两点脉搏波传导距离之差可通过测量距离或公式转换间接获得，脉搏波传导时间差则可直接获取或以心电图为参照获得。PWV也可由具有时间序列的高分辨率磁共振成像（magnetic resonance imaging，MRI）及计算机断层扫描（computed tomography，CT）分析获得。由于通常依据脉搏波起始部的波形评估确定脉搏波到达时间，即波脚到波脚的方法（foot-to-foot），因此PWV测量不受反射波的影响。

（一）颈–股脉搏波传导速度

颈–股脉搏波传导速度（carotid-femoral pulse wave velocity，cf-PWV），顾名思义，是脉搏波从颈动脉到股动脉搏动点的传导速度，由颈动脉到股动脉的走行距离除以脉搏波到达颈动脉与股动脉的时间差，单位常用m/s。Cf-PWV被认为是反映主动脉僵硬度的无创金标准方法，是指南推荐的评估高血压亚临床血管损伤的指标之一。大规模荟萃分析表明，cf-PWV具有独立于年龄、血压等传统心血管危险因素之外的预测价值，cf-PWV每增快一个标准差，心血管疾病风险增加约30%。欧洲研究者提出了基于大样本队列健康人群的cf-PWV参考值，各国最新的高血压指南中使用了10m/s或12m/s的诊断界值。从20世纪80年代起，有包括Sphygmocor、Complior、PulsePen等多种设备可用于cf-PWV检测。

进行cf-PWV检测时，首先需要确定脉搏波传导距离，通常该距离是通过测量两动脉搏动点与体表解剖标记间距离，通过公式计算获得。不同的距离测量计算方法，所得cf-PWV也存在差异。研究显示，颈、股动脉搏动点之间的直线距离×0.8与MRI测得的实际距离最为接近。然后，以心电图R波为参照分别采集颈、股动脉脉搏波，也可使用双探头同步采集。平面张力法是采集脉搏波的传统方法，操作者需将压力感受器置于测量部位搏动最明显处。操作时需要注意以下几点：①传感器放置在动脉上的位置至关重要，因为操作者的手的活动和受检者的活动均可能会产生伪像；②向下按的力量要刚好能将动脉压平；③探头要尽量与血管轴线垂直。因此，使用平面张力法检测cf-PWV，需要适当的培训和一定的操作技巧和经验。

Cf-PWV检测时需要对检查条件进行标准化以减少误差。检查应在安静、温度舒适的环境中进行，重复测量时最好选择相同时段。从检查前一晚开始，受检者应避免饮酒和进行剧烈运动。测量前2～4小时内避免吸烟及摄入含咖啡因的食物饮料。受检者应平卧休息至少5～10分钟，以确保血流动力学稳定，最小化白大衣效应。检查时受检者需保持清醒，但避免交谈。欧洲动脉研究协会cf-PWV专家共识还建议连续进行两次cf-PWV检测，读数差值需＜0.5m/s。心律失常、颈动脉严重狭窄、颈动脉窦综合征患者不宜进行cf-PWV检查。

Cf-PWV检查需要暴露腹股沟，为其在高血压诊疗中的推广带来了困难。较新的cf-PWV设备或采用腿部袖带自动探及动脉脉搏波（如Sphygmocor XCEL），或采用可透过衣物的高灵敏度探头（如PulsePen），以避免暴露和方便检查。此外，cf-PWV测量的动脉并不包含弹性最强、随年龄改变最早的升主动脉和部分主动脉弓，未来或可使用经由心电图同步的超声探头直接测量主动脉PWV。

（二）臂-踝脉搏波传导速度

大动脉PWV检测也可和四肢血压测量同步进行。日本欧姆龙公司最早使用示波技术，在同步测量四肢血压时，采集肱动脉和踝部动脉脉搏波形，计算脉搏波到达的时间差；通过身高转换公式估算脉搏波传导距离，计算获得臂-踝脉搏波传导速度（brachial-ankle pulse wave velocity，ba-PWV）。这种方法操作简便，无须裸露腹股沟和调整压力探头，重复性好，且与传统的平面张力法测定的cf-PWV相关性良好，相关系数可达0.7左右。ba-PWV的测得值略高于cf-PWV，主要因为周围肌性动脉的PWV显著高于主动脉，且依据身高获得的脉搏波传播路径长度比MRI测量值高约11%。ba-PWV检查时也同步测量了四肢血压，可获得双侧肢体血压差异及踝臂血压比值，因此可在评估动脉弹性同时进行外周阻塞性动脉粥样硬化病变的筛查评估。

目前有关ba-PWV的研究报道多来自日本、中国、韩国等亚洲人群。日本指南将ba-PWV≥18m/s定义为动脉硬化。ba-PWV的个体水平荟萃分析于2017年发表，共纳入了14 673名日本人，平均随访6.4年。ba-PWV每增加1个标准差，心血管疾病风险增加19%（95% *CI*，10%～29%，P＜0.001），全因死亡风险增加13%（3%～25%，P＝0.01）。中国脑卒中一级预防研究（CSPPT）亚组分析纳入了3310名高血压患者，随访4.5年后表明，ba-PWV处于最高四分位的患者和最低四分位组相比，卒中风险增加66%。ba-PWV的预测价值在老年人群中较低，在上海青浦社区老年人群中，仅ba-PWV处于最高十分位的老年人，全因死亡风险增加。ba-PWV相较cf-PWV在国内应用更广泛，有研究报道了中国人群ba-PWV的参考值。开滦研究9109名健康职工中ba-PWV的2.5%～97.5%百分位数范围在男性中为9～19.9m/s，在女性中为8.2～17.5m/s。国内多中心研究合并分析了4922名健康人群与13 297名心血管危险因素携带者及2875名心血管疾病患者，发现以ba-PWV 14.5m/s为截断值时可最大限度区分健康人与心血管疾病患者或动脉粥样硬化危险因素携带者，以15.5m/s为截断值可区分健康人与心血管疾病患者。

ba-PWV缺点之一是其检测范围包含了部分肌性动脉，其数值受到多种血流动力学因素影响。另外，ba-PWV检测的脉搏波传导距离是基于身高利用公式进行计算获得，可能在不同种族人群或不同体型人群中存在误差。

（三）单点脉搏波传导速度

2010年，国外学者提出利用示波法的单袖带血压测量设备，如Arteriograph，BPLab，Mobil-O-Graph等，可在测量肱动脉血压的同时，根据脉搏波形态分析估算出主动脉PWV，简化了PWV测量流程。尽管单点PWV估测公式是设备厂家的商业机密，最近研究显示单点PWV的估测可能主要基于患者的年龄和血压水平，因此其提供额外预测价值的可能性较小。Salvi等在102名进行诊断性冠脉造影术的中老年病人中，比较了不同无创测量方法与有创导管测量的主动脉PWV，结果发现只有传统方法检测的cf-PWV与有创主动脉PWV存在较强关联；单点式袖带设备（BPLab和Mobil-O-Graph）获得的PWV与年龄、血压和心率相关，这三种因素可解释超过95%的PWV变异。Schwartz等发表的研究也发现Mobil-O-Graph设备估测的主动脉

PWV中99%的变异可由年龄和血压水平解释。尽管这类设备提供的其他血流动力学指标可能具有临床价值，2015年AHA发表的标准化动脉僵硬度研究的专家建议提出，因为缺乏前瞻性研究证据，暂不推荐使用单点测量的PWV。

三、心踝血管指数

PWV受到测量时血压的影响，血压高时，PWV增快，血压降低时，PWV变慢，因此，在评估高血压人群大动脉弹性时PWV容易受到多次测量间血压变异的影响。研究人员发现动脉直径与血压变化的关系呈非线性，而血压变化比例的自然对数与动脉直径变化率呈线性相关，其斜率为β。根据Bramwell-Hill方程，由PWV、收缩压和舒张压数值计算推导可得β。基于这一理论，Shirai等在2006年提出了一种不依赖于血压水平的动脉僵硬度新指标：心踝血管指数（cardio-ankle vascular index，CAVI）。采用上下肢袖带和心音图记录肱动脉血压、上下肢脉搏波及心音，CAVI由心脏到脚踝PWV及肱动脉血压计算获得。CAVI评估的动脉范围包括主动脉、股动脉、胫动脉及分支，其正常值为＜8，临界值8～9，异常值≥9。

前瞻性研究表明CAVI具有心血管疾病预测价值，最近发表的一项荟萃分析显示CAVI每增加一个标准差，心血管事件风险增加20%。CAVI的临床价值评估仍需更多研究。

四、反射波增强指数

脉搏波传导过程中遇到动脉分支、粥样硬化斑块或狭窄及到达小动脉时会产生反射波。当大动脉弹性减退时，反射波传导的速度增加，提前到收缩晚期与前向波叠加，形成收缩期增强压，导致收缩期血压增高。反射波增强指数（augmentation index，AI）指收缩期增强压占整个脉搏压的比例，也有以收缩晚期与早期血压峰值之比计算。

目前测量AI的仪器有采用直接颈动脉脉搏波形分析（如Complior，PulsePen，Sphygmocor等）、利用外周桡动脉脉搏波（Sphygmocor等）或肱动脉示波（SphygmoCor XCEL，Mobil-O-Graph，BPLab等）等方法，通过转换方程进行主动脉脉搏波形分析。一些仪器还同时具有测定PWV或24小时动态血压的功能等（Mobil-O-Graph等）。AI受心率的影响，心率每增加10次/分，AI降低约3.9%，所以通常采用心率为75次/分对AI进行标准化。

AI升高，增加心血管事件发生风险。一项纳入11项研究的荟萃分析提示AI每升高10%，总体心血管事件风险增加32%。最近发表的纳入2017年底前24项前瞻性研究的荟萃分析中该数值为19%。尽管AI的预测价值得到证实，但一些影响因素阻碍了AI的临床应用。除心率外，还包括全身血管阻力、主动脉长度（与身高和年龄相关）、性别差异（同身高女性AI高于男性）等。有研究根据性别、年龄甚至人种提出了AI正常参考值。2008年中国浙江景宁人群研究也计算报告了男性和女性不同年龄外周及中心动脉AI的正常参考值。AI对药物作用敏感，因其能较敏感地显示因大小动脉弹性改变引起的压力波反射状况，适合观察对比药物特别是降压药物的疗效。采用标准化AI和其他脉搏波分析指标测量的研究将为其在临床的应用提供依据。

五、超声测量的大动脉弹性

超声可记录浅表动脉如颈动脉、股动脉和肱动脉从舒张期到收缩期的内径和面积的变化。基于动脉横截面积或直径变化，结合血压水平，可分析获得相应动脉的弹性指标，包括杨氏模量、僵硬指数等，其中最常用的两项指标为可扩张性系数（distensibility coefficient，DC）和PWV。颈动脉超声在临床常用，因其可同时评估颈动脉弹性和粥样硬化斑块。

血管回声跟踪技术（echotracking）可根据在压力变化时血管容积的变化计算出动脉局部的僵硬度。根据超声图像可获得舒张末期与收缩期动脉内径变化即扩张幅度，进一步计算出血管横截面积的变化，除以动脉的脉搏压，可计算出顺应性系数，再除以舒张末期横截面积计算出DC。目前有多种超声系统可使用高频超声探头采集血管图像信号，使用射频信号分析技术自动检测识别动脉内中膜，测量颈动脉等浅表动脉的扩张幅度，计算出DC。

DC可以预测心脑血管事件的发生和死亡，也可反映降压治疗效果。美国社区动脉粥样硬化风险（atherosclerosis risk in communities，ARIC）研究表明，超声测量的颈总动脉DC，每降低一个标准差，新发高血压风险增加15%。荷兰Hoorn研究则表明颈动脉和股动脉的可扩张性和顺应性动脉硬化指标与心血管事件和全因死亡相关。美国多种族动脉粥样硬化研究（multi-ethnic study of atherosclerosis，MESA）显示，所有降压治疗均可改善颈动脉的杨氏弹性模量和以DC为指标的动脉硬化进展。有研究提出在正常成年人、儿童和青少年中年龄和性别特异性的颈动脉和股动脉DC的参考值。

基于Bramwell-Hill方程，PWV也可近似为血压改变与动脉截面积改变之比且由DC转换而来。超声探头由于采集动脉长度较短，需要较高频率以获得高时间分辨率的图像以减少PWV估计误差。已有商用设备可提供每秒10 000帧图像（Aixplorer，Supersonic Imagine），更有研究使用Matlab软件获得了每秒20 000帧的超声图像，可较精确地测量颈动脉局部PWV。

超声测量大动脉弹性对测量者的技术水平依赖性较强，大样本研究仍较少，其临床意义仍需进一步研究。此外，尽管弹性指标能够比较准确地反映所测量动脉的弹性，但因测量的只是一段动脉的弹性，不一定能够准确反映其他部位动脉的情况，因此其临床应用受到限制。随着超声系统的更新换代，未来研究应进一步评估超声获得的局部大动脉弹性指标的临床价值。

六、其他方法

（一）大动脉和小动脉弹性指数

通过分析桡动脉脉搏波中的舒张压部分，可以使用Windkessel公式计算出“大动脉弹性指数（C1）”和“小动脉弹性指数（C2）”。C1是舒张期血流容积减少与压力下降之间的比值，又称容量顺应性。C2是舒张期血流容积振荡变化与振荡压力变化之间的比值，又称振荡顺应性。尽管一些研究获得了阳性结论，但其对血压依赖较强，可重复性不佳，临床应用价值仍不肯定。

（二）脉压

收缩压与舒张压的差值即脉搏压也可反映血管硬化的程度。脉压增大与心血管危险之间关系密切。老年人脉压增大表明大动脉弹性降低，僵硬度增加，间接反映大动脉功能，但脉压增大往往是动脉弹性功能减退的较晚期标记，脉压作为评估动脉弹性功能的指标不够敏感，准确性也欠佳。

（三）动态动脉硬化指数

动态动脉硬化指数（ambulatory arterial stiffness index，AASI）是采用动态血压监测数据间接评估整体动脉硬化程度，其定义为1减去舒张压与收缩压变化的回归斜率。AASI与PWV相关性良好，可以独立预测靶器官损害及心脑血管疾病尤其是脑卒中的发生。同时，AASI也受身高、心率、夜间血压下降率及动态收缩压与舒张压关联系数的影响。以色列学者提出改良AASI的计算方法，使用对称回归计算AASI，称为“对称AASI”（symmetrical AASI，sAASI），以去除动态收缩压与舒张压关联系数对AASI的影响。鉴于动态血压监测正在全国逐渐普及，未来可在更大样本人群中评估AASI及sAASI的应用价值。

七、大动脉功能检测临床应用

近年来，中国大动脉弹性功能检测发展迅速。已有许多二级、三级医院购置了专门的仪器设备，检测PWV或AI，2010—2019年发表了大量相关研究（图3-3-6）。目前中国大部分医疗机构使用的是测量ba-PWV的仪器，主要因为该仪器操作相对容易，重复性较好，操作者不需要专门培训，而且在测量PWV的同时，还可测量四肢血压，计算踝臂血压指数及双臂、双踝间血压差值，诊断外周动脉闭塞性病变。少数医院也使用超声技术检测动脉功能。

尽管许多医疗机构建立了大动脉功能检测条件，部分检测项目也建立了正常值或正常参考值，并写入了一些疾病的诊治指南和专家共识，如2008年《动脉功能无创检测临床意义评价中国专家共识》、《2018年中国高血压指南》、2018年《血管衰老临床评估与干预中国专家共识》等，但其临床应用水平仍有待进一步提升。目前更多用于各种类型的健康体检，或用于已经有严重心脑血管或代谢疾病的患者，而较少用于早期血管病变检测，较少用于指导制定心血管疾病治疗方案，也很少用于观察治疗效果。

八、大动脉功能检测仍需解决的问题及前景

在年龄和其他多重心血管危险因素的共同作用下，动脉血管的老化似乎不可避免，然而有过早发生的血管老化（early vascular aging，EVA）及正常或称为健康的血管老化（healthy vascular aging，HVA）的区别。EVA的概念由Nillson等欧洲学者在2008年提出，以过早发生的、与生理年龄不匹配的大动脉弹性功能减退，动脉僵硬度增加为特点。EVA与心脑肾靶器官损伤及不良预后有关。Niiranen等在2017年发表的纳入3196名50岁以上人群的Framingham队列研究中，首次定义HVA为血压正常及cf-PWV不高于30岁以下成年人的97百分位数（均值加2个标准差，即＜7.6m/s）。该人群HVA比例为17.7%，70岁以上仍有1%属于HVA；HVA表现为心血管事件发生风险较低，低约55%。健康生活方式是实现HVA，防止EVA的基石，包括有氧运动、控制饮食和降低体重、低钠饮食、食用富含黄酮类化合物的食物等。

鉴于目前已有充分证据表明大动脉PWV具有额外的预测价值，以PWV作为降压治疗目标之一，可能有助于更好地降低患者的心脑血管风险。大动脉弹性功能检测方兴未艾，需要在以下几方面继续努力。首先，应推广简单有效的大动脉弹性功能检测方法，尤其是指南推荐的指标检测。在负责高血压等慢性疾病管理的各类基层医疗机构，应有能力早期发现动脉病变。推广检测一方面需要操作简

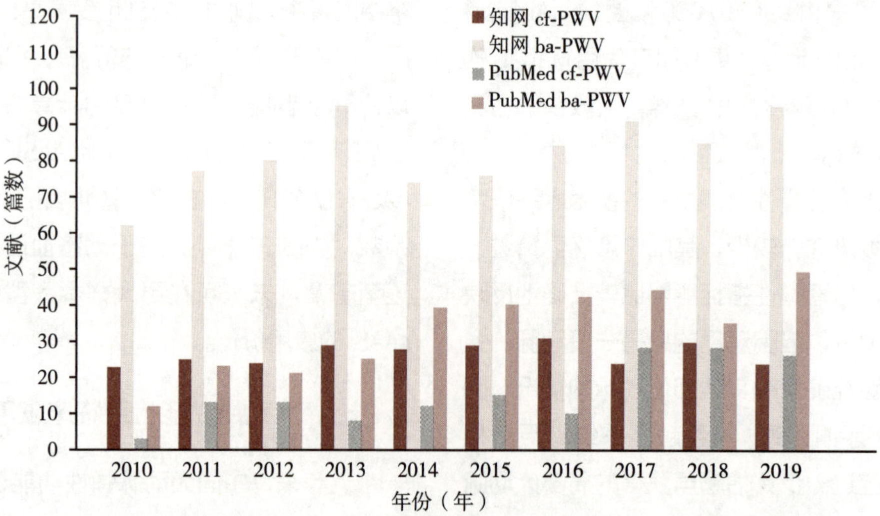

图3-3-6　2010—2019年知网和PubMed数据库中中国PWV相关研究数目统计

注：cf-PWV. 颈-股脉搏波传导速度；ba-PWV. 臂-踝脉搏波传导速度。

单、价格低廉的仪器设备；另一方面也需要加强相关的知识培训。其次，应进行更多科学研究工作。探讨大动脉功能检测不同指标的临床应用价值，探索影响大动脉功能的治疗策略与方法。随着全世界人口老龄化的日益加剧，大动脉功能检测将在保护心血管健康、实现健康衰老等方面发挥越来越重要的作用。

（安德伟　李　燕）

第八节 实验室检查

高血压诊断主要依赖于血压监测及相应的诊疗指南，就诊时往往需要做一些检查项目以明确血压升高的原因，鉴别原发性和继发性高血压，还能够判断高血压严重程度及是否存在相关心血管危险因素，如血脂异常、糖尿病、痛风及靶器官损害。信息来源包括影像学、临床表现及实验室检测，常规实验室检测包括基础常规指标如血尿常规、血尿钠钾水平、血糖、血脂、尿蛋白/微量白蛋白、尿酸、肌酐、肾小球滤过率、同型半胱氨酸等。对于高度怀疑继发性高血压的病例，还需进行相关筛查，依赖于实验室检测的继发性高血压指标包括醛固酮、肾素浓度或肾素活性、皮质醇、促肾上腺皮质激素、儿茶酚胺及其中间代谢产物、甲状腺激素等。

实验室常规检测手段包括离子选择电极法、免疫比浊法、比色法、试纸法、酶法等。而内分泌性继发性高血压的诊断依赖于体内低浓度小分子激素的准确检测，液相色谱串联质谱技术以其高灵敏、高特异的优越性能被公认为激素检测的金标准，而化学发光法因操作简便，适于大规模人群筛查且方法较成熟等因素，依然在内分泌性激素检测领域占主流地位。

一、一般指标

（一）血常规

血常规又称全血细胞分析，通过检测全血中血细胞的数量变化及形态分布来综合判断体内变化，主要指标包括红细胞、白细胞、血小板、血红蛋白，血常规是临床最常用的检测指标，可以反映多种疾病状态，如感染、贫血、血细胞异常、高凝状态等，一般与高血压直接关系不大，但部分项目与高血压有间接关系，如红细胞增多症、缺氧均可以引起血压升高，高原地区或发生高原反应的患者也会引起类似问题，真性红细胞增多症患者可表现为血红蛋白及红细胞计数明显增加，血细胞比容增高，白细胞和血小板高于正常参考范围。长期高血压可造成肾功能受损，从而造成肾性贫血，血红蛋白可低于正常值。

（二）尿常规

同血常规一样，尿常规被称为检验三大常规之一，也是反映机体多种疾病状态的一种检测手段，主要反映肾脏功能，尿常规检测可分为干化学试纸法和尿沉渣镜检，对于全身其他脏器影响尿液成分改变的疾病如糖尿病、血液病、肝胆异常等也有重要诊断价值。除疾病诊断外，还有助于风险评估、预后评估等。与高血压相关的尿常规指标主要包括尿蛋白、尿糖等，前者评估肾功能损伤情况，后者判断高血压相关风险因素——糖尿病进展。

（三）尿蛋白定量

尿蛋白分析除了可采用干化学试纸法定性外，还可进行24小时尿蛋白定量或随机晨尿检测微量白蛋白与肌酐比值。24小时尿蛋白定量需要准确留取24小时尿，晨起7时排空膀胱开始计时，至次日7时所有尿液收集至干净容器，并用量杯准确量取总尿量后取10ml进行检测。检测尿蛋白的方法有多种，24小时尿蛋白含量一般较低，在毫克级别，目前多采用邻苯三酚红钼法。高血压对肾脏损害主要由于肾脏毛细血管内压力增加导致蛋白渗出增加，微量白蛋白检测有助于反映早期肾脏损害，灵敏度高于常规蛋白定性及尿蛋白定量，一般采用随机晨尿，同时检测尿肌酐水平以校正尿量变化对结果的影响，多采用免疫比浊法对白蛋白进行定量，采用苦味酸法对肌酐进行定量，最终报告微量白蛋白与肌酐比值（albumin/creatinine ratio，ACR）。与正常的ACR相比，一次尿干化学试纸试验显示尿蛋白阴性并不能排除蛋白尿。

24小时尿蛋白定量：0.03～0.14g/24h；

尿微量白蛋白：＜30mg/L；

尿微量白蛋白/肌酐：0～30mg/g。

（四）肌酐及肾小球滤过率

指南建议，所有高血压患者均应记录血清肌酐、估算肾小球滤过率（estimated glomerular filtration rate，eGFR）和ACR，如果诊断为慢性肾脏病（chronic kidney disease，CKD），至少每年检测一次。评价肾小球滤过率的金标准是菊粉清除率，因为菊粉进入人体后不参与体内代谢，百分之百经过肾脏排泄而不被肾小管重吸收，从而精准反映肾小球功能，但由于操作不便，无法广泛应用于临床，目前多用内生肌酐清除率代替估算肾小球滤过率，即eGFR。肌酐分为内生肌酐和外源性肌酐，前者主要由肌肉合成，不受食物影响，后者来自外源性摄入，占比很少。肌酐是肌酸的代谢产物，人体以恒定速度产生和释放肌酐到血液中，由于肌酐分子量较小，且不与血浆蛋白结合，可自由通过肾小球，几乎不被肾小管重吸收，正常情况下也不通过肾小管排泄，因此目前最常用内生肌酐清除率判断肾小球滤过功能。建议临床实验室停止使用Jaffe反应的血清肌酐测定而改用酶法测定，可限制血清肌酐的变异性，从而提高eGFR的准确性。

近二十年来，eGFR计算模式经历了1999年的肾脏病膳食改良研究公式（diet in renal disease，MDRD），MDRD公式在2006年应用标准化肌酐结果对公式进行了改良，而后是2009年慢性肾脏病流行病学合作研究公式（the chronic kidney disease epidemiology collaboration equation，CKD-EPI）。2012年，CKD-EPI结合胱抑素C更新了eGFR计算公式，可以单独通过胱抑素C计算（$eGFR_{cys}$）也可结合肌酐水平进行计算（$eGFR_{cr\text{-}cys}$），然而由于胱抑素C在各实验室应用不太广泛，该公式并没有普及。目前应用最普及的依然是2009年的CKD-EPI，使用血清肌酐值（Scr）、年龄、性别等估测GFR。

男性：Scr≤0.9mg/dl：$eGFR=141\times(Scr/0.9)^{-0.411}\times0.993^{年龄}$；

Scr＞0.9mg/dl：$eGFR=141\times(Scr/0.9)^{-1.209}\times0.993^{年龄}$。

女性：Scr≤0.7mg/dl：$eGFR=144\times(Scr/0.7)^{-0.329}\times0.993^{年龄}$；

Scr＞0.7mg/dl：$eGFR=141\times(Scr/0.7)^{-1.209}\times0.993^{年龄}$。

eGFR单位：ml/（min · $1.73m^2$）；年龄单位：岁；Scr单位mg/dl。

根据eGFR可将肾功能分为5个阶段：CKD 1期≥90ml/（min · $1.73m^2$）；CKD 2期介于60～89ml/（min · $1.73m^2$）之间；CKD 3期介于30～59ml/（min · $1.73m^2$）之间；CKD 4期介于15～29ml/（min · $1.73m^2$）之间；CKD 5期＜15ml/（min · $1.73m^2$）。

2021年，美国国家肾脏基金会（NKF）和美国肾脏病学会（ASN）重新评估了eGFR的使用情况，以及对肾脏疾病或肾脏疾病高风险人群的诊断和管理的意义，考虑了26种eGFR估算公式或方法及临床使用情况后提出了以下临床建议。

（1）对于肾功能正常率＞85%的成人，建议使用CKD-EPI肌酐修正方程（$CKD\text{-}EPI_{cr}$）进行估算，不考虑种族因素。

（2）建议在实际工作中有序推进胱抑素C的检查，特别是对于CKD风险人群或已确诊CKD的患者，肌酐检查是不能完全满足临床需求的。结合胱抑素C和肌酐水平的eGFR计算公式，对更切实的临床决策有非常好的支撑作用。因此，可以不考虑种族因素的$CKD\text{-}EPI_{cys}$和$CKD\text{-}EPI_{cr\text{-}cys}$更适合CKD患者或风险人群。

2022年，美国国家肾脏基金会实验室工作组基于2021年最新CKD-EPI方程发表了临床实验室实用指导建议，表3-3-4为基于Scr的$eGFR_{Scr}$公式，表3-3-5为基于Scr和血清胱抑素C（S_{cys}）的

表3-3-4 基于血清肌酐的$eGFR_{Scr}$公式

年龄	性别	Scr（mg/dl）	eGFR公式
≥18岁	男性	≤0.9	142×（Scr/0.9）$^{-0.302}$ ×0.9938^{年龄}
		>0.9	142×（Scr/0.9）$^{-1.200}$ ×0.9938^{年龄}
	女性	≤0.7	142×（Scr/0.7）$^{-0.241}$ ×0.9938^{年龄}
		>0.7	142×（Scr/0.9）$^{-1.200}$ ×0.9938^{年龄}

表3-3-5 基于血清肌酐和胱抑素C的$eGFR_{cr\text{-}cys}$公式

年龄	性别	Scr（mg/dl）	S_{cys}（mg/L）	eGFR公式
≥18岁	男性	≤0.9	≤0.8	135×（Scr/0.9）$^{-0.144}$ ×（S_{cys}/0.8）$^{-0.323}$×0.9961^{年龄}
			>0.8	135×（Scr/0.9）$^{-0.144}$ ×（S_{cys}/0.8）$^{0.770}$×0.9961^{年龄}
		>0.9	≤0.8	135×（Scr/0.9）$^{-0.544}$ ×（S_{cys}/0.8）$^{-0.323}$×0.9961^{年龄}
			>0.8	135×（Scr/0.9）$^{-0.544}$ ×（S_{cys}/0.8）$^{-0.778}$×0.9961^{年龄}
	女性	≤0.7	≤0.8	135×（Scr/0.7）$^{-0.219}$ ×（S_{cys}/0.8）$^{-0.323}$×0.9961^{年龄}×0.963
			>0.8	135×（Scr/0.7）$^{-0.219}$ ×（S_{cys}/0.8）$^{-0.778}$×0.9961^{年龄}×0.963
		>0.7	≤0.8	135×（Scr/0.7）$^{-0.544}$ ×（S_{cys}/0.8）$^{-0.323}$×0.9961^{年龄}×0.963
			>0.8	135×（Scr/0.7）$^{-0.544}$ ×（S_{cys}/0.8）$^{-0.778}$×0.9961^{年龄}×0.963

$eGFR_{cr\text{-}cys}$公式。

（五）电解质

高血压患者应常规检测血钾、血钠，必要时检测24小时尿钾、尿钠。一方面监测患者体内是否处于高钠状态，另一方面可监测防控利尿药所致低钾及排查继发性高血压所致低钾。

肾脏对电解质平衡起着关键作用，一旦发生损伤，可能会导致肾小球滤过率降低或肾小管排钾功能异常而导致血钾高而尿钾低，肾小管疾病还可能造成醛固酮相对缺乏，从而使保钠排钾、重吸收水分的功能下降，进而导致血钾高尿钾低、血钠低尿钠高。盐皮质激素增高可导致保钠排钾，体现为高血钠低血钾、低尿钠高尿钾。因此无论是原发性高血压导致的肾损伤还是某些继发性高血压都可能导致体内电解质异常。低血钾状态下，如尿钾排泄低于30mmol/24h，推测肾脏排钾正常，低血钾可能是由于肾外因素所致，如摄入减少或肾外含钾体液丢失过多；尿钾排泄高于30mmol/24h的低血钾状态可能提示肾性失钾是主要因素。低血钠状态下，如尿钠排泄高于20mmol/24h，可能是由于利尿药使用、肾脏或肾上腺功能异常，尿钠排泄低于10mmol/24h可能源于肾外因素。

血清钾：3.5～5.3mmol/L；血清钠：137～147mmol/L；

24小时尿钾：25～125mmol/L；24小时尿钠：130～260mmol/L。

（六）高血压相关心血管危险因素指标

高血压患者有半数以上同时存在心血管疾病其他危险因素，最常见的包括糖尿病（15%～20%）、脂代谢异常（30%）、超重或肥胖（40%）、高尿酸血症（25%）及代谢综合征（40%），对这些心血管危险因素的评估应该成为高血压实验诊断的一部分。

1．血糖或糖化血红蛋白 高血压和高血糖常伴发，会加速靶器官损害，增加心血管疾病死亡率。胰岛素抵抗患者易有高胰岛素血症，而胰岛素对肾小管重吸收钠有一定促进作用，从而引起钠潴留，间接与血压升高有关。检测血糖或糖化血红蛋白是为了评估患者是否存在高糖状态，以便于进行风险分层而制定合适的治疗方案。

血糖检测采用酶法，通常包括空腹血糖、餐后血糖，辅助糖耐量受损、糖耐量异常及糖尿病诊断。空腹采样建议空腹至少8小时后晨起采集，避免过度空腹。采样后尽快离心分离血清/血浆，避免因红细胞糖酵解所致的假性降低。

糖化血红蛋白代表红细胞中血红蛋白与葡萄糖的缓慢、持续的非酶促不可逆性结合产物，可代表2～3个月的血糖水平，检测前需加入溶血素使血红蛋白释放，然后采用高效液相色谱法分析，糖化血红蛋白主要由HbA1a、HbA1b、HbA1c组成，其中HbA1c含量最多且结构更为稳定，临床多以HbA1c评估血糖控制情况。2020版《中国2型糖尿病防治指南》已将HbA1c≥6.5%列为糖尿病诊断参考标准之一。

空腹血糖：3.61～6.11mmol/L；餐后2小时血糖：＜11.1mmol/L；

HbA1c：4.5%～6.2%。

对红细胞有影响的因素均可能影响糖化血红蛋白水平，如红细胞绝对或相对减少时HbA1c增加，反之亦然，如溶血性贫血、再生障碍性贫血、红细胞寿命延长等均可使HbA1c测定不准确；某些药物可影响HbA1c糖基化或缩短红细胞寿命，可使HbA1c结果降低；高甘油三酯血症可使HbA1c结果测值偏高；妊娠妇女血容量增加，可导致血红蛋白生理性降低进而影响HbA1c测值。以上情况下HbA1c可能无法准确评估患者血糖控制水平，可结合空腹血糖、餐后2小时血糖等。

2．血脂 高血压患者，尤其是伴2型糖尿病或代谢综合征患者，通常伴有血脂异常，其特征是甘油三酯（triglyceride，TG）高、低密度脂蛋白胆固醇（low-density lipoprotein cholesterol，LDL-C）高及高密度脂蛋白胆固醇（high-density lipoprotein cholesterol，HDL-C）低。高血压伴发血脂异常可大大增加心血管疾病风险，建议常规监测TG、HDL-C、LDL-C及总胆固醇（total cholesterol，TC）。目前多以LDL-C作为降脂靶标，小而密低密度脂蛋白胆固醇（Small and dense low-density lipoprotein cholesterol，sdLDL-C）、载脂蛋白B（apoprotein B，apoB）、脂蛋白（a）[lipoprotein（a），Lp（a）] 等指标在心血管疾病剩余风险中的评估价值日益受到重视。

临床实验室检测常用方法及正常参考区间如下。

TG：甘油磷酸氧化酶-过氧化物酶法，0.38～1.76mmol/L；

TC：胆固醇氧化酶法，3.64～5.98mmol/L；

HDL-C：化学修饰酶法，匀相法，0.7～1.59mmol/L；

LDL-C：选择性可溶化法，一般人群应＜3.4mmol/L，高危人群应＜2.6mmol/L，极高危人群应＜1.8mmol/L；

sdLDL-C：过氧化物酶法，0.23～1.39mmol/L；

apoB：免疫透射比浊法，0.5～1.2g/L；

Lp（a）：免疫透射比浊法，10～300mg/L。超速梯度离心法、质谱法、磁共振法等技术可以更精确地对血脂亚组分进行分析，未来有较大的应用潜力。

3．尿酸 研究证实，血清尿酸水平与心血管疾病发病率和死亡率风险增加有关，而高尿酸血症在高血压患者中常见，在血管损伤早期阶段尿酸即发挥一定作用，是导致高血压发生的原因之一。

血清尿酸基线值增加与新发高血压风险增加显著相关，也可作为预测心血管疾病和全因死亡的独立预测因子，尿酸水平每增加59.5μmol/L，心血管疾病发生风险增加22%，全因死亡风险增加12%。因此，对于高血压患者建议常规监测血清尿酸水平，评估心血管危险因素的同时调整降压策略，必要时给予降尿酸治疗有助更好地控制血压及预防靶器官损害。

临床实验室一般采用尿酸酶法检测血清尿酸，参考区间为148.8～416.5μmol/L。

采样前饮酒及高嘌呤食物可能对检测结果有一定影响。

4. 同型半胱氨酸 高同型半胱氨酸（homocysteine，Hcy）可通过产生大量氧化自由基引起血管内皮细胞损伤，促进血管平滑肌增生，促血栓生成，使破损血管壁产生斑块，干扰体内谷胱甘肽合成，影响体内转甲基化反应进而影响细胞发育与分化等，最终导致相应器官病变。近年来，Hcy被认为可作为心脑血管风险评估指标，且独立于高血压、高脂血症、高血糖、吸烟等风险因素。

大样本流行病学研究显示，高Hcy与高血压对促进心脑血管事件发生有协同作用，在高血压患者中，血浆同型半胱氨酸水平每增加1μmol/L，全因死亡和心血管风险分别增加8%和7%，Hcy每增加5μmol/L，缺血性心脏病和脑卒中风险可分别增加33%和59%。

血浆Hcy正常水平为0～15μmol/L，16～30μmol/L为轻度升高，31～100μmol/L为中度升高，＞100μmol/L为重度升高，正常范围依据年龄、性别略有不同。建议对高Hcy的高血压人群进行适当干预。

血浆Hcy检测方法有免疫法、色谱法、循环酶法、LC-MS/MS。其中，生化循环酶法是目前临床最常用的检测手段。质谱技术常作为检测参考方法。

二、继发性高血压筛查

早期识别继发性高血压病因，采取针对性治疗措施有助有效控制血压并预防靶器官损害，对于早发高血压（年龄＜30岁）尤其是没有高血压危险因素（肥胖、代谢综合征、高血压家族史等）、难治性高血压、血压急剧恶化、高血压危象及存在继发性高血压典型表现的人群需进行继发性高血压排查。2020年国际高血压学会发布全球高血压实践指南，对常见继发性高血压种类、临床病史、体格检查、实验室及影像学检查手段进行了详细描述，其中内分泌疾病引起的继发性高血压如原发性醛固酮增多症、嗜铬细胞瘤、副神经节瘤、库欣综合征等的诊断高度依赖于实验室对体内低浓度激素的准确检测，以下将分别详细介绍相关实验室指标的检测流程及注意事项。

（一）醛固酮、肾素

1. 合成 醛固酮是一种盐皮质类固醇激素，其合成有经肾上腺合成途径和肾上腺外局部合成途径，*CYP11B2*是醛固酮合成的关键酶基因，局部合成的醛固酮主要以旁分泌或自分泌方式在局部发挥作用，肾上腺途径合成的醛固酮可运输到全身。肾素是由肾小球旁器的球旁颗粒细胞释放的一种蛋白水解酶，可作用于由肝脏分泌的血管紧张素原而产生无活性的血管紧张素Ⅰ，后者在血管紧张素转换酶的作用下水解为有活性的血管紧张素Ⅱ，血管紧张素可促进肾上腺皮质合成和分泌醛固酮，以上即为肾素-血管紧张素-醛固酮系统（renin angiotensin aldosterone system，RAAS）。

2. 生理作用 醛固酮的主要生理作用是保钠、排钾、重吸收水分。正常情况下，RAAS轴具有反馈调节功能，当动脉血压下降、循环血量减少，致密斑感受器兴奋，入球小动脉的血压和血流量均减少，对入球小动脉的牵张刺激减弱，激活管壁牵张感受器，促进球旁细胞释放肾素，而当血压上升、循环血量增加时肾素释放减低。当醛固酮升高、低钾高钠、血容量增加时会产生负反馈效果进而减少醛固酮分泌，反之亦然。病理状态下，醛固酮过度升高可使其保钠、排钾、重吸收水分功能放大最终可导致患者低血钾、高血钠、高尿钾、低尿钠、血容量增大、血压升高。

3. 临床意义 醛固酮、肾素检测多用于评估醛固酮增多症原因，继发性醛固酮增多症是指非肾上腺皮质病变导致RAAS轴激活最终引起醛固酮分泌增多，一类是源于循环血容量减少所致，如肾动脉狭窄、充血性心力衰竭、失盐性肾病、滥用利尿药等，另一类是源于原发性肾素增多，如肾素瘤、Batter综合征等，继发性醛固酮增多症多表现为肾素、醛固酮水平均升高。而原发性醛固酮增多症是因肾上腺皮质球状带自主分泌过量醛固酮，引起低血钾（并非所有患者都出现）、肾素活性受抑、分泌减少、高血压及相关临床表现的一类疾病。

低醛固酮、低肾素相对少见，有助于其他类型盐皮质激素增多性疾病的鉴别。如先天性肾上腺皮质增生，由于11β-羟化酶或17α-羟化酶缺陷引起皮质醇合成障碍，脱氧皮质酮过度分泌而导致高血压、低血钾，肾素、醛固酮分泌降低是与原发性醛固酮增多症的不同之处；原发性皮质醇抵抗由于糖皮质激素受体和皮质醇受体复合物缺陷所致，也可表现为高血压、低血钾，雄激素升高、皮质醇升高、醛固酮和肾素水平降低；表象性盐皮质激素过多综合征（apparent mineralocorticoid excess，AME）是由于2型11β-羟基类固醇脱氢酶（11β-HSD2）功能受损导致肾脏内活性氢化可的松无法转变为可的松，导致高血压、低血钾、代谢性碱中毒、低肾素、低醛固酮而皮质醇水平正常；Liddle综合征是一种假性醛固酮增多症，临床表现与原发性醛固酮增多症类似，但血浆醛固酮水平很低，且盐皮质激素受体拮抗剂无效。

4. 样本采集 由于多数降压药物作用于RAAS轴不同靶点，且钠、钾异常对RAAS轴也有一定影响，故建议在测定ARR前纠正血钾、血钠在正常水平，并停用对醛固酮、肾素影响较大的药物至少4周（醛固酮受体拮抗剂如螺内酯、依普利酮，保钾利尿药如阿米洛利、氨苯蝶啶，排钾利尿药如氢氯噻嗪、呋塞米），血管紧张素转换酶抑制剂、血管紧张素受体拮抗剂、钙通道阻滞剂及甘草提取物等类药物可导致肾素升高、醛固酮降低从而导致ARR假性降低，应停用至少2周，换用对ARR影响较小的药物，如非二氢吡啶类钙通道阻滞剂（维拉帕米缓释片）、肼屈嗪、α受体阻滞剂（哌唑嗪、多沙唑嗪、特拉唑嗪）。但目前有研究认为，如已应用导致ARR假阳性的药物而结果为阴性或已用导致ARR假阴性而结果为阳性的情况可以无须停药。指南推荐的ARR筛查界值是基于立位至少2小时，患者需晨起非卧位状态保持至少2小时后静态采集静脉血至EDTA抗凝管后温和混匀，血醛固酮及肾素测定应采用同时采集的血标本。为避免饮水量对测值的影响，检测尿醛固酮需留取24小时尿并准确记录尿量，报告24小时尿醛固酮总量（μg/24h）。

5. 实验室检测 在原发性醛固酮增多症筛查、确诊、分型各个环节都涉及激素的实验室检测，实验室全流程质量控制对临床准确诊疗有重要价值。

醛固酮一般检测血液、尿液中质量浓度，肾素分为血浆肾素活性检测（plasma renin activity，PRA）和直接肾素浓度检测（direct renin concentration，DRC）。血浆肾素活性是检测血管紧张素原酶的活性，而直接肾素浓度检测的是肾素的分泌量，前者需要采血后冰浴送检，检测孵育前后血管紧张素Ⅰ含量推算肾素活性，单位一般为ng/（ml · h）或pmol/（L · min）。而检测直接肾素浓度需常温送检，因肾素前体存在冷激活效应，肾素前体是由406个氨基酸残基组成，其结构N端包含一个氨基酸多肽，该多肽掩盖了肾素和血管紧张素原Ⅰ作用的脊部，一般几乎为无活性状态，但当低pH、0°C左右低温状态下可使该部位暴露，使得肾素前体完全活化或部分活化，而肾素前体在血浆中浓度为肾素的5～10倍，不当的储存方式可使肾素假性升高，ARR假性降低，因此检测直接肾素浓度的样本不能冰浴送检，如不能及时检测，建议离心后冻存，待检测前37°C或50°C快速复融并离心后再测。对于肾素浓度和肾素活性检测，根据醛固酮计量单位的不同，ARR界值有相应的建议（表3-3-6）。

目前，醛固酮、肾素检测方法主要有放射免疫法、化学发光免疫法和液相色谱串联质谱法（liquid chromatography-tandem mass spectrometry，LC-MS/MS），放射免疫法由于可能的放射性污染及操作相对烦琐，应用单位逐渐减少，目前临床应用最多的是化学发光免疫法，LC-MS/MS以其高灵敏度高特异性优势逐步占有更多市场，但实验室需了解各种方法的优劣性以更好地选择最适方法。

化学发光免疫法作为主流检测方法，适用于大规模检测，且对操作人员要求不高，有成品试剂盒，重复性较差。LC-MS/MS是国际上公认的激素检测金标准。对于PA患者的AVS样本，醛固酮水

表3-3-6 醛固酮不同计量单位测量的ARR界值

方法	肾素活性 [ng/（ml·h）]	肾素活性 [pmol/（L·min）]	直接肾素浓度 (mU/L)	直接肾素浓度 (ng/L)
醛固酮（ng/dl）	20	1.6	2.4	3.8
	30	2.5	3.7	5.7
	40	3.1	4.9	7.7
醛固酮（pmol/L）	750	60	91	144
	1000	80	122	192

平多会高于化学发光检测上限，需要实验室对所用试剂、仪器的最大可稀释度进行评估，最终计算可报告范围（线性上限×最大可稀释度），如结果高于该方法可报告范围上限，则结果报告“>上限值”，如测值仍不能评估疾病优势侧，建议采用LC-MS/MS检测。采用不同检测方法的诊断界值会有不同，需要大数据支撑设定合理的参考范围。

除原发性醛固酮增多症外，睡眠呼吸暂停（obstructive sleep apnea，OSA）、不明原因心房颤动均建议进行醛固酮水平的检测。当存在OSA时，患者上气道阻塞，交感神经兴奋，RAAS轴激活，醛固酮升高；反之，醛固酮升高可加重水钠潴留、咽旁水肿，导致上气道阻力加重而表现为OSA表现加重。

（二）儿茶酚胺类物质

1. 合成 儿茶酚胺是一类结构中含有儿茶酚和胺基的物质，主要在肾上腺髓质或肾上腺外交感神经链中通过L-酪氨酸合成，L-酪氨酸在酪氨酸羟化酶作用下转化为3，4-二羟基苯丙氨酸（3，4-dihydroxyphenylalanine，L-DOPA），L-DOPA生成多巴胺（dopamine，DA）后从细胞质进入儿茶酚胺储存囊泡中，在囊泡中，多巴胺β羟化酶作用于DA而生成去甲肾上腺素（norepinephrine，NE），在肾上腺髓质嗜铬细胞中，NE通过苯乙醇胺-N-甲基转移酶（phenylethanolamine-N-methyltransferase，PNMT）进一步转化为肾上腺素（epinephrine，E），由于PNMT主要存在于肾上腺髓质，因此肾上腺素几乎只在此处产生。E、NE、DA常统称为儿茶酚胺（catecholamine，CA）。

CA不稳定，易降解或氧化，一部分NE在单胺氧化酶及儿茶酚-O-甲基转移酶（catechol-O-methyltransferase，COMT）作用下最终生成香草扁桃酸（vanilla mandelic acid，VMA），另一部分直接经COMT作用而产生甲氧基去甲肾上腺素（normetanephrine，NMN），E和DA也经COMT生成相应的甲氧基肾上腺素（metanephrine，MN）和3-甲氧酪胺（3-methoxytyramine，3-MT），MN、NMN、3-MT常统称为儿茶酚胺中间代谢产物，中间代谢产物在硫转移酶（SULT1A3）作用下部分以结合形式稳定存在于循环中。了解儿茶酚胺的合成代谢途径有助了解实验分析过程。

2. 生理作用 儿茶酚胺对于维持机体正常的生理活动有重要意义：可兴奋α受体、收缩血管；兴奋β_1受体使心率加快、心收缩力增强、传导加快；兴奋中枢神经，增加氧耗、促进储能物质分解；激活RAAS轴，调节水、电解质平衡。病理状态下，过量分泌的儿茶酚胺生理作用也相应放大，可导致交感神经过度兴奋、心收缩增强、心率异常，最终可发生血压升高，伴头痛、心悸、大汗“三联征”，严重者可有儿茶酚胺性心肌病、心肌梗死及心律失常，甚至可危及生命。

3. 临床意义 嗜铬细胞瘤与副神经节瘤（pheochromocytoma and paraganglioma，PPGL）是分别起源于肾上腺髓质和肾上腺外交感神经链的肿瘤，肿瘤细胞主要合成和分泌大量儿茶酚胺（catecholamine，CA），因过量儿茶酚胺及其甲氧基代谢产物是强有力的升压物质，可导致继发性血压升高，并伴休克甚至危及生命，准确诊疗至关重要。然而，儿茶酚胺类物质升高所致疾病的临床症状并不特异，诊断主要依赖过量儿茶酚胺和相应代谢产物的检出。

相关疾病最早由Frankel于1886年首次描述，1893年Manasse报道第二例，并于1896年发现肿瘤细胞对重铬酸盐具有亲和力，1912年Pick正式命名“嗜铬细胞瘤”。1957年，有学者证实患者尿液中存在大量VMA，自此很长一段时间VMA在嗜铬细胞瘤的诊断方面发挥了重要意义，随着研究者对儿茶酚胺合成代谢途径的了解及检测技术手段的提升，检测指标逐步过渡到了儿茶酚胺前体及其中间代谢产物，检测手段也经历了比色法、放射免疫法、高效液相色谱法、免疫法及最新的液相色谱串联质谱法，检测灵敏性及特异性不断提升。

国内外关于PPGL的指南均建议，血浆游离MN和NMN（统称为MNs）、24小时尿分馏MNs为实验室定性诊断的首选推荐指标，儿茶酚胺前体为次选推荐指标，LC-MS/MS技术以其独特优势成为生物体内儿茶酚胺类物质的首选检测手段。近年来研究发现3-MT也应纳入必备检测，因部分产多巴胺的肿瘤如果只检测MNs可能导致漏诊，且3-MT升高多提示转移或恶性肿瘤。

4. 样本采集　由于激素易受体位、运动和情绪影响，如以坐位采血可能会导致结果较推荐的卧位采血升高2～6倍，故建议患者仰卧位或坐位休息至少30分钟后静脉采血，若条件允许，可使用静脉内留置针采血避免针扎应激，不同体位采血要以相应体位参考范围评估结果阴阳性。情绪激动时交感神经兴奋也可能导致结果假性升高，若条件允许，可使用静脉内留置针采血避免针扎应激。膳食对血浆游离MNs几乎无影响，但可能导致3-MT水平升高，采样前48小时内最好不食用含有咖啡因的食物、咖啡、烟草、茶等，避免剧烈运动。对乙酰氨基酚、α-甲基多巴、三环类抗抑郁药、丁螺环酮、单胺氧化酶抑制剂、拟交感神经药、可卡因、柳氮磺胺吡啶、左旋多巴、酚苄明、选择性α_1受体阻滞剂、β受体阻滞剂、拉贝洛尔等药物可能导致血或尿儿茶酚胺代谢产物不同程度升高，需加以注意。但也有研究发现，仅仅是饮食影响不足以导致结果高于参考上限的3倍以上，非严格饮食后结果仍为正常的阴性预测价值更高，如高于参考上限的4倍，预测PPGL可能性大。为便于多数患者，非严格饮食后留样检测结果如高于上限值2倍者再严格限制饮食后留样即可。对于尿液，指南推荐需采集24小时尿，CA稳定性差，需预先在采集容器中加入盐酸、硼酸或枸橼酸。MNs及3-MT检测无须加入防腐剂，在4°C或室温放置均可稳定至少96小时。

全血样本应低温离心分离血浆并尽快检测，如不能及时检测应冻存于-80°C，复融时室温放置时间不宜过长，融化后应再次低温离心取上清待检。若尿液浑浊或者呈现血尿时，以400×g的转速，4°C离心10分钟，取上清待检。

5. 实验室检测　临床质谱在激素领域已处在金标准地位，但在国内还未实现标准化，无论是试剂厂家还是实验室自建都需要按照相关标准进行严格的性能评估方可应用于临床。此外，还需注重全流程质量控制保障临床诊疗的准确性，如样本规范采集、合适的储存条件、了解检测过程影响因素、注重室内质控及室间质评管理。

自2019年国家卫生健康委员会临床检验中心启动儿茶酚胺类物质调查项目至今，检测逐步规范化，但仍存在一些问题，如有效保存方式、3-MT极限灵敏度需求、中国人群参考范围确立等需要进一步探索。

关于稳定性：DA稳定性极差，低温优于室温，但1小时降解仍＞15%，E、NE应避免室温保存，4°C全血和血浆中可稳定至少2小时。MN、NMN、3-MT离心后保存于4°C或室温均至少稳定6小时，全血稳定性较血浆差，4°C至少稳定4小时，室温下可稳定约2小时。−80°C存储稳定性优于−20°C，冻融对E、NE、DA有一定影响，因此建议此三项指标应尽可能检测新鲜样本，或添加适宜的稳定剂。临床可依据相应的稳定性数据沟通确立送检时间及方式。

溶血对CA影响较大，应尽量避免，乳糜血对代谢产物检测几乎无影响，但中度乳糜血可能影响前体检测的准确性。

由于CA稳定性差，临床不可控因素较多，不建议单独检测或单次检测，可增加检测频次，尤其是发作采样对于提高阳性率有很大帮助。而MNs、3-MT较稳定，嗜铬细胞瘤患者可稳定检出，对于PPGL诊断有很高的敏感性和特异性，这也是指南将其作为首选推荐的原因之一。

值得注意的是，MN、NMN、3-MT存在形式以结合型为主，指南推荐检测24小时尿总MNs，需要将结合形式解离为游离型，确保解离高效、完全才能得到准确的测值。研究证实，pH≈1的酸性环境下水浴煮沸30分钟为最佳解离条件，否则可能导致结果偏低。此外24小时尿留样不便捷，且检测总的代谢产物容易受到体内消化系统本身所产生的硫酸盐结合型NMN的影响，解离条件不当也会导致结果差异，随机尿游离形式的儿茶酚胺代谢物成为未来检测趋势。

血浆儿茶酚胺代谢产物水平大于参考范围上限3倍或24小时尿分馏MNs水平高于参考范围上限2倍时高度提示PPGL。轻度升高病例需复检随访，同时要评估是否存在导致交感神经活性增强的情况，如心力衰竭、肾衰竭、低血糖、围手术期等。关于参考范围，目前多采用梅奥实验室参考数据，但不同人群可能会有一定差异，不同抗凝剂采血管的测值也会有不同，需要进行验证，如不适用，建议实验室自建。尤其是3-MT，文献报道的上限差异较大，如0.018ng/ml、0.028ng/ml、0.006ng/ml等，检测方法及仪器灵敏度如不能满足极低浓度的3-MT灵敏度需求可能造成参考上限假性偏高，采用过宽的参考区间可能导致漏诊。需要探索更为精准的检测方法以满足灵敏度需求。

（三）皮质醇

1. 合成 皮质醇是一种主要由肾上腺皮质束状带分泌的类固醇激素，是一种压力调节激素，也可在性腺、大脑、胎盘和脂肪组织中合成。其合成和分泌主要受下丘脑－垂体－肾上腺轴（HPA）的调控。正常情况下，脑垂体分泌促肾上腺皮质激素（adrenocorticotropic hormone，ACTH），ACTH进入循环到达肾上腺皮质后刺激皮质醇和其他皮质类固醇激素的分泌。

皮质醇的合成过程主要有细胞色素P450酶（cytochrome P450 enzymes，CYPs）和羟基类固醇脱氢酶（hydroxysteroid dehydrogenases，HSDs）两类酶参与。最初，细胞内胆固醇被转运至线粒体，限速酶CYP11A1（胆固醇侧链裂解酶）将胆固醇转化为孕烯醇酮后，在CYPs和HSDs的参与下进一步完成合成代谢（图3-3-7）。

皮质醇在血液中有两种存在形式：结合型和游离型，前者居多，主要与皮质醇结合球蛋白（CBG）相结合，少量与白蛋白结合，结合型皮质醇无生物活性，主要起储备库作用，不被肝细胞破坏，也不能从肾小球滤过。游离形式仅占10%左右，具有生物活性，可从肾脏滤过，尿液中检测的仅是游离皮质醇。

2. 生理作用 皮质醇可促进肌肉蛋白质分解，同时抑制蛋白质合成，肌肉蛋白质分解后通过糖异生作用升糖，同时释放一定量的氨基酸、脂肪酸入血以维持正常生理功能，此外，还有抗炎、抗休克、保钠、排钾、保水、维持人体正常血容量的作用，皮质醇缺乏可导致肌肉过度分解、低钠血症、低血压、低血糖等。反之，过量分泌会导致生理作用病态性放大而产生一系列病理变化。

3. 临床意义 库欣综合征（Cushing syndrome，CS）的定性诊断依赖于皮质醇水平的测定。皮质醇分泌主要受ACTH调节，正常情况下其分泌有明显的昼夜节律，血皮质醇上午8点达峰后逐步下降，午夜零点最低（夜班工作者这一昼夜节律被破坏）。当肾上腺皮质出现增生、腺瘤或癌变等影响皮质束状带时，皮质醇过量分泌导致患者血浆、尿液及唾液中皮质醇浓度增高、昼夜节律消失。皮质醇过量可导致其生理作用放大产生病态表现，典型表现包括脂肪组织分布异常、向心性肥胖、满月脸、水牛背、痤疮、皮肤紫纹、高血压、

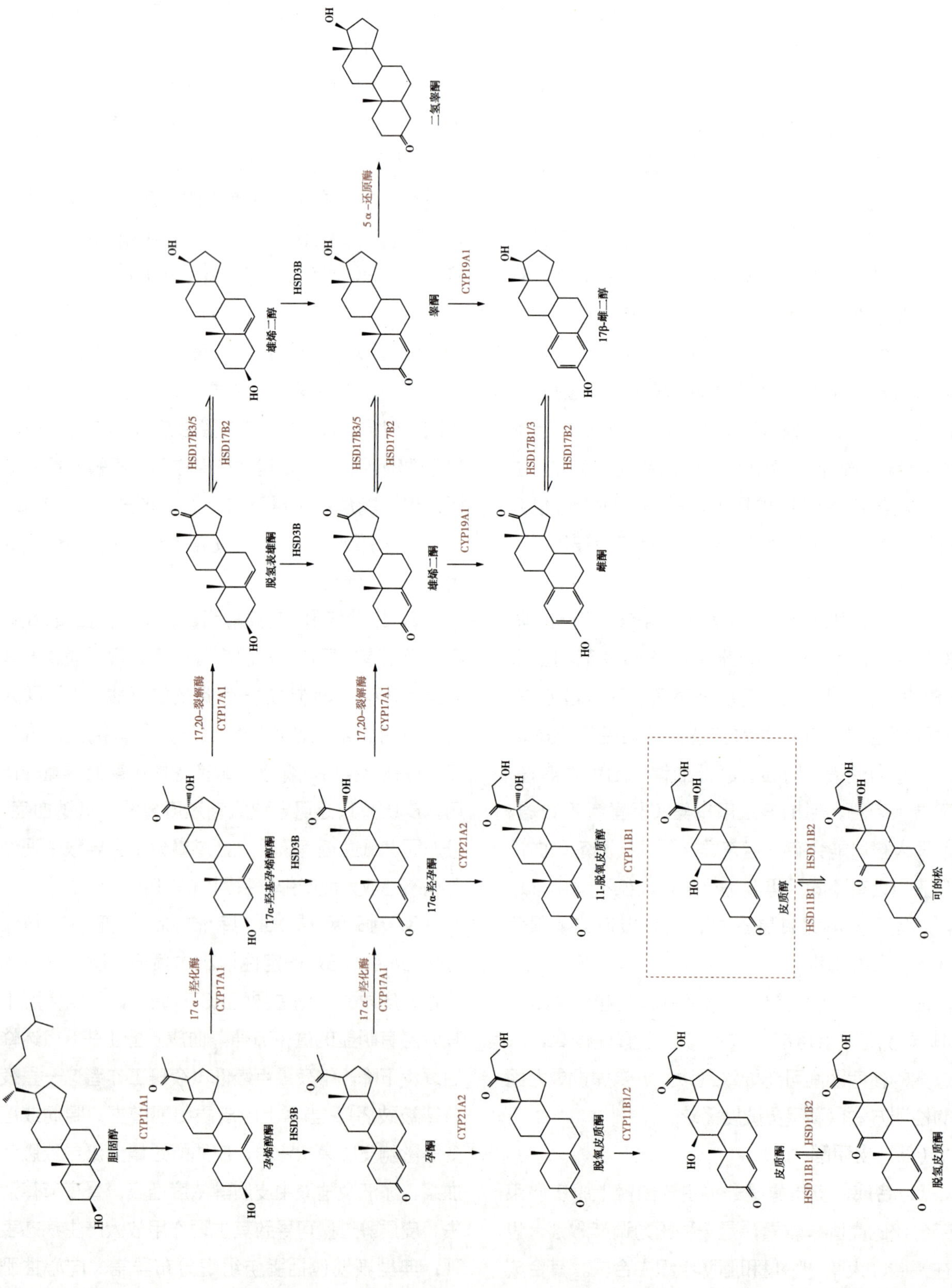

图 3-3-7　胆固醇在线粒体内的下游代谢途径

高血糖、骨质疏松等。

皮质醇增多可分为医源性长期应用糖皮质激素治疗引起、ACTH依赖性的垂体性或垂体外双侧肾上腺皮质增生、非ACTH依赖性的肾上腺皮质肿瘤。当临床症状符合CS表现时，在排除药源性因素后即需要开展实验室筛查，包括血、尿、唾液皮质醇及1mg地塞米松抑制试验，结果异常时需排查是否为非肿瘤性高皮质醇血症所致，如重复结果显示仍为阳性，可诊断为CS，检测血清ACTH以便于分辨是否为ACTH依赖型，ACTH依赖型患者需进行进一步影像学及功能学检查区分异位库欣综合征或库欣病。

皮质醇水平减低可见于垂体功能减退、先天性肾上腺皮质增生、肾上腺皮质功能减退、甲状腺功能减退，也可见于药源性减低。

继2003年、2008年、2015年CS诊断的临床指南发布以来，国际垂体学会于2021年对指南进行了更新，对CS的诊断及复发监测给出了临床建议（表3-3-7）。

4. 样本采集 激素检测影响因素较多，样本采集是决定结果准确与否的关键性因素。2021年国际垂体学会的指南更新建议怀疑CS的患者从24小时尿游离皮质醇（24h-UFC）、午夜唾液皮质醇、地塞米松抑制试验开始筛查，多次午夜唾液皮质醇检测属于强烈推荐级别。但鉴于医疗机构对样本的可获得性及检测便捷性，采用任意一种诊断实验均可。

正常情况下皮质醇分泌具有明显的昼夜节律性，采集唾液和血液样本需固定时间点以更好地评估节律变化。午夜静脉采血应避免多次穿刺刺激，或通过静脉留置管在睡眠状态采集，0：00睡眠状态下血清皮质醇＞50nmol/L或清醒状态下≥207nmol/L时视为筛查阳性。唾液采集建议采样前15分钟勿进食、饮水、吸烟、刷牙等，取样后于2～8°C保存至送检。由于唾液和尿液中不含CBG，故更能反映有生物活性的游离皮质醇水平，对CS的诊断敏感性和特异性更高，但个体差异大，需要注意临界值设置的合理性。留取24小时尿建议加入防腐剂（梅奥诊所推荐硼酸最优，乙酸也可）并记录准确尿量，即晨起排空膀胱后开始计时，后续至次日同一时间点所有尿液留至洁净容器中，混匀后记录尿量，取5～10ml送检。尿肌酐测定有助于判别尿量收集的完整性。如需检测血清ACTH，因其半衰期短，采样后最好冰浴送检并低温离心。

5. 实验室检测 目前皮质醇实验室检测手段仍以化学发光法为主（表3-3-8），可能存在非特异性干扰，LC-MS/MS技术特异性更强，但目前多是实验室自建方法，商品化试剂盒不完善，需要对方法进行全面评估，2021年国际垂体学会关于CS的

表3-3-7 对CS诊断及复发监测的临床建议

CS诊断			CS复发监测
怀疑CS	证实CS	怀疑肾上腺肿瘤所致	
从UFC、LNSC开始或两者兼有，如LNSC不可行，可选DST	可使用任意一种检测	首选DST	考虑初诊时的异常项目
多次LNSC便于患者采样	UFC需检测2～3次	LNSC特异性低	LNSC最敏感，建议每年一次
	LNSC需检测2次或更多		继LNSC后，DST和UFC会出现异常，UFC最晚
	DST对夜班工作者更有意义，服用含雌激素口服避孕药的人群价值不大		
	摄入1mg地塞米松后测定地塞米松和皮质醇可提高结果可解释性		

注：CS.库欣综合征；UFC.尿游离皮质醇；LNSC.午夜唾液皮质醇；DST.地塞米松抑制试验。

表3-3-8 库欣综合征诊断和复发监测的实验室检测手段

		诊断界值	敏感性（%）	特异性（%）	优点	缺点
诊断	1mg DST	1.8μg/dl或50nmol/L	98	81	阴性预测值高	假阳性高，口服雌激素可能增加皮质类固醇结合球蛋白；肾功不全时可致假阴性
	24h UFC	特定参考范围	91	81.5	不受昼夜节律影响	留样烦琐，个体变异大，需多次收集
	LNSC	特定参考范围	97	97.5	易操作	个体差异大，参考范围差异大，局部可的松易污染
监测复发	LNSC	0.27μg/dl或7.5nmol/L	75～90	93～95	复发最敏感指标	个体差异大
	24h UFC	1.6倍于正常范围上限	68	100	直接反映生物活性皮质醇	个体变异大
	去氨加压素实验	皮质醇绝对值高于基线7～7.4μg/dl	68	95	可评估是否存在ACTH腺瘤，复发前即可呈现阳性	采样复杂，需动态实验
	1mg DST	1.8μg/dl或50nmol/L	–	–	较UFC早而晚于LNSC	评估复发证据有限

注：UFC.尿游离皮质醇；LNSC.午夜唾液皮质醇；DST.地塞米松抑制试验。

更新认为，目前阶段，质谱法尚无规范化的参考区间，而且可能将部分轻症高皮质醇增多症患者遗漏，其应用优势尚不明显。但其高灵敏性及高特异性的绝对优势使其在唾液皮质醇检测中应用前景较广。

此外，无论采用何种手段，分析前影响因素也要明确考虑，如性别、BMI、年龄、异常尿量和钠摄入量都可能影响尿皮质醇浓度，结果解释时需要考虑。

（四）其他类固醇激素

由肾上腺皮质球状带分泌的盐皮质激素、束状带分泌的糖皮质激素、网状带分泌的性激素均是胆固醇的衍生物，是胆固醇经细胞色素P450酶催化形成的一类具有环戊烷多氢菲结构的化合物，主要包含孕激素、雌激素、雄激素、皮质激素四大类，统称为类固醇激素，类固醇激素是一个大家族，了解其合成代谢途径有助于分析关键酶的功能，结合基因检测对某些疾病诊断有重要价值。前述的皮质醇是直观反映CS的一种标志物，醛固酮是直观反映原醛的一种标志物，均与继发性高血压关系密切，不同类固醇激素组合在其他内分泌性高血压鉴别诊断中也有重要意义（表3-3-9）。

1984年，气相色谱－质谱技术被作为类固醇激素检测的确认方法，随着检测灵敏度的提升，LC-MS/MS逐步成为医学实验室检测激素的金标准。对于理化性质相似地待测物质，一次前处理后质谱进样即可分析多种化合物，对于类固醇激素谱的检测更为友好，更便于分析代谢通路中化合物浓度从而判定疾病靶点。

此外，近年研究发现特定的类固醇激素组合还有助于原发性醛固酮增多症分型，AVS作为原发性醛固酮增多症分型的金标准，部分医院无法实施且对患者有创，晨起卧位血浆18-羟皮质酮在单侧醛固酮瘤患者中高于100ng/dl，而特发性增生患者水平较低。多项研究发现单侧醛固酮瘤患者18-羟皮质酮、18-羟皮质醇和18-氧皮质醇高于特发性增生患者或原发性高血压，未来可能指导临床医生选择性进行AVS，但不应用于指导手术。类固醇激素谱也有助于识别原发性双侧大结节样肾上腺增生症（primary bilateral macronodular adrenal hyperplasia，PBMAH），并预测是否伴有*ARMC5*基因突变。

在保证方法学严格评估的前提下，基于LC-

表3-3-9 类固醇激素组合对非原醛的盐皮质激素增多症筛查

病种	24小时尿游离皮质醇	尿皮质醇/可的松	脱氧皮质酮	11-脱氧皮质醇	雄烯二酮	脱氢表雄酮	醛固酮	肾素
11β-羟化酶缺陷	↓	—	↑↑↑	↑↑↑	↑↑↑	↑↑↑	↓↓↓	↓↓↓
17α-羟化酶缺陷	↓	—	↑	↑	↓	↓	↓↓↓	↓↓↓
产脱氧皮质酮肿瘤	—	—	↑↑↑	—	—	—	↓↓↓	↓↓↓
原发性皮质醇抵抗	↑↑	—	↑	↑	↑	↑	↓↓↓	↓↓↓
表象性盐皮质激素过多综合征	—或↑↑↑↑（如源于异位CS）	↑↑↑↑	↑	—	—	—	↓↓↓	↓↓↓

注："↑".升高；"↓".降低；"—" 无变化。

MS/MS类固醇激素谱检测对于临床多种内分泌疾病诊疗应用有很大潜力。

（五）甲状腺激素

除原发性醛固酮增多症、嗜铬细胞瘤和副神经节瘤、库欣综合征等与肾上腺相关的内分泌疾病外，甲状腺功能亢进、甲状腺功能减退也是可以引起血压升高的内分泌性疾病。

甲状腺功能亢进时，当过量的甲状腺激素与外周组织中的甲状腺激素受体相互作用，导致机体对儿茶酚胺敏感性增加、代谢增强、心率增快、心搏出量增加，外周血管阻力改变而血压升高，多表现为收缩压升高。甲状腺功能减退时血压升高主要是全身血管阻力增加而细胞外容积扩张导致舒张压升高，补充甲状腺激素治疗甲减可有1/3患者恢复正常血压。结合血清游离甲状腺激素和促甲状腺素水平可帮助识别甲状腺功能亢进或甲状腺功能减退。

常用的甲状腺激素检测方法包括化学发光免疫法和LC-MS/MS，同其他化学发光法检测项目一样，也可能涉及非特异抗体或甲状腺结合球蛋白的干扰，质谱法是国际公认的溯源参考方法，但由于前处理复杂，对人员要求高，目前尚未在临床常规开展，建议在化学发光检测结果与临床不符或线性范围不满足检测需求时基于LC-MS/MS给出正确解读。

（六）基因检测

阳性家族史是高血压患者的常见特征，在大多数研究中，遗传可能性高达35%～50%。然而，高血压是一种高度异质性的疾病，具有多因素病因。

家族性醛固酮增多症（familial hyperaldosteronism，FH）均与基因突变相关。FH-Ⅰ型又称糖皮质激素可抑制型醛固酮增多症（glucocorticoid remediable aldosteronism，GRA），该病是CYP11B1（11β-羟化酶）和CYP11B2（醛固酮合成酶）之间不等的遗传重组，形成*CYP11B*嵌合基因，嵌合基因表达的酶同时具有醛固酮合成活性且为肾上腺皮质ACTH依赖表达，故可被糖皮质激素抑制。建议20岁以下原发性醛固酮增多症患者或早发脑卒中家族史患者，及早进行相应基因检测。FH-Ⅱ型与*CLCN2*突变相关。钾通道基因*KCNJ5*突变主要与FH-Ⅲ型有关，也有研究发现在FH-Ⅱ型患者及散发醛固酮瘤患者中也存在*KCNJ5*突变。FH-Ⅳ型是由*CACNA1H*突变所致。此外，*ATP1A1*及*ATP2B3*基因突变、电压门控钙离子通道（*CACNA1D*）基因突变、*CTNNB1*基因突变也与部分醛固酮瘤相关。

除FH外，Liddle综合征也是一种罕见的单基因致病型高血压，遗传学基础是编码上皮细胞钠通道（epithelial sodium channel，ENaC）β或γ亚单位的基因（*SCNN1B*、*SCNN1G*）发生突变，表现为低血钾、高血压、低肾素，而低醛固酮水平可与原发性醛固酮增多症鉴别。

对于PPGL，目前已发现20多个相关致病基因，一半左右的患者有基因突变，因此指南推荐所有PPGL患者均应根据肿瘤定位、性质和儿茶酚胺类物质生化表型而选择不同类型的基因组合检测（图3-3-8），所有转移性PPGL患者建议检测*SDHB*

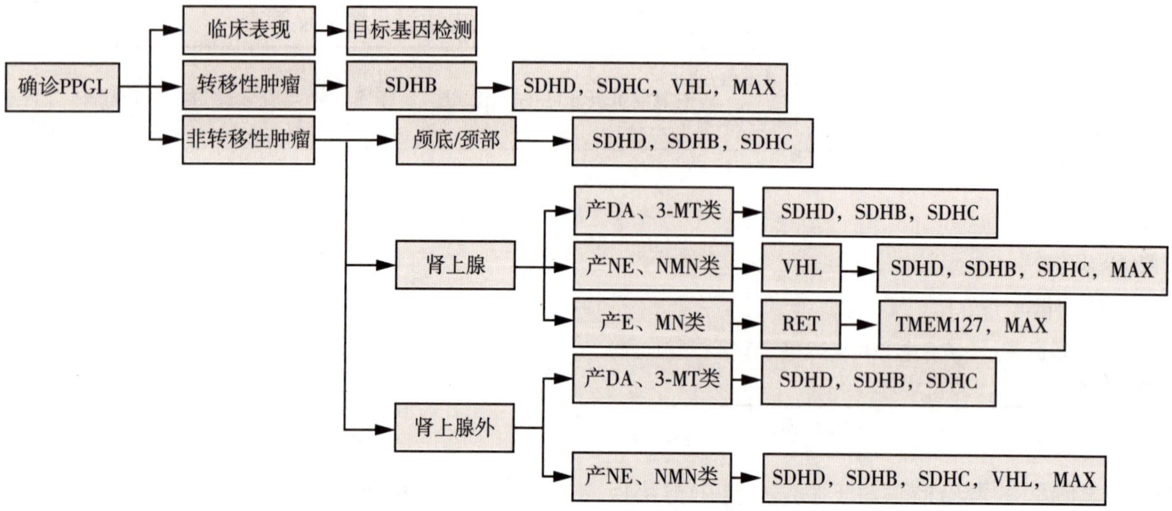

图3-3-8　PPGL患者基因筛查流程建议示意图

注：PPGL，嗜铬细胞瘤和副神经节瘤；SDHB，琥珀酸脱氢酶B；SDHD，琥珀酸脱氢酶D；SDHC，琥珀酸脱氢酶C；NMN，甲氧基去甲肾上腺素；MN，甲氧基肾上腺素；MT，3-甲氧基酪胺；TMEM127，跨膜蛋白127；MAX、VHL和RET，均为激酶信号通路蛋白。

基因，对阳性家族史患者可直接检测相应的致病基因。

*USP8*突变存在于部分促皮质激素腺瘤患者中，少数患者会有糖皮质激素受体*NR3C1*突变、*BRAF*突变、*USP48*和*TP53*突变。

先天性肾上腺皮质增生症除依赖于类固醇激素谱外，可辅以基因检测，多数是由于21-羟化酶（*CYP21*）缺陷，11β-羟化酶（*CYP11B1*，*P450c11*）或17α-羟化酶（*CYP17A*，*P450c17*）基因突变可导致脱氧皮质酮增加而引起高血压、低血钾。

一些全基因组关联研究和荟萃分析已经确定了120个与血压调控相关的位点，但也仅能解释约3.5%的变异，未来或许会有更多高血压相关基因，随着测序技术的一代代进展，基因组测序逐步趋于低价、全面，但除明确的单基因致病型高血压外，不建议高血压患者常规检测基因。

综上，2020年国际高血压学会全球高血压实践指南建议，对于高血压人群，除了必要的靶器官损害程度及风险因素临床评估，实验室常规检测指标建议囊括血常规、尿常规、血钾、血钠、尿钾、尿钠、尿蛋白（白蛋白或微量白蛋白/肌酐比）、肌酐、eGFR、血脂、血糖、尿酸、同型半胱氨酸。对于怀疑继发性高血压人群，可根据怀疑病种选择相关检测，如醛固酮、肾素、儿茶酚胺、皮质醇、其他类固醇激素、甲状腺激素等，对于怀疑家族遗传的患者，辅以基因检测。

（周　洲　王恺隽）

第九节
自主神经功能检查

自主神经系统（autonomic nervous system）是脊椎动物的末梢神经系统，又称植物神经系统（vegeativenervous system），主要由传出神经组成，具有一定独立性，即不受意志支配而产生自主活动，能调节内脏和血管平滑肌、心肌和腺体的活动。1898年，学者Langley和Dickinson首先提出该术语，由此确立了内脏及心血管活动神经支配的独立地位。自主神经系统包括交感神经系统和副交感神经系统，既拮抗又协调的双重调节机体各个器官的生理活动。在大脑皮质的协调下，自主神经系统参与机体内外环境的平衡，与神经系统的其他部分组成一个完整体系。

自主神经调节功能紊乱与高血压的发生发展关系密切，如不少高血压患者表现为交感活性增加及血流动力学改变。研究证实高血压的遗传模型，如自发性高血压（SHR）大鼠、Dahl盐敏感大鼠，存在自主神经调节异常；另外在一些血管收缩性激素分泌过多所致的高血压动物模型，如Doca-盐和肾血管性高血压大鼠中也被证实交感神经系统参与了高血压的发生和维持。这些发现都是通过一些复杂的神经生理病理学研究证实，包括改变垂体、脑干通路，在大脑或脑干局部注入同位素处理的拮抗剂或激动剂等。这些技术虽然不能用以检测人类高血压中自主神经系统功能，但是应用这些原理，临床通过许多非直接和非创伤的评价方法也能推断出自主神经系统在人类高血压中的作用。

以下分别叙述并评价用于临床的自主神经功能检测及评价。

一、神经递质及其相关代谢酶检测

（一）儿茶酚胺类物质测定

交感神经兴奋可以释放多种神经递质到周围循环中，主要包括去甲肾上腺素、肾上腺素和多巴胺等。去甲肾上腺素的合成首先由酪氨酸在酪氨酸合成酶的催化下合成多巴，再经多巴脱羧酶生成多巴胺，后者由多巴胺β羟化酶催化生成去甲肾上腺素，后者进一步经苯乙胺-N-甲基转移酶甲基化形成肾上腺素。可以采用高压液相色谱法检测血浆去甲肾上腺素及相关合成酶评价全身交感神经兴奋情况。但局部产生的去甲肾上腺素仅部分进入循环，且在血液中迅速被清除，因此血浆水平测定儿茶酚按类物质并不能很好地反映全身交感活性。此外，去甲肾上腺素部分由游离形式存在，可与葡萄糖醛酸及硫酸盐结合成酯类由尿液排出，因此测定尿液中去甲肾上腺素结合成分或其代谢产物也可以间接评价交感神经活性。

临床应用：血浆或尿液儿茶酚胺类物质测定并不能直接用以评价原发性高血压患者的交感活性激活程度，尽管临床研究包括队列研究显示血浆去甲肾上腺素水平与心血管疾病呈明显相关性，甚至可以预测心血管风险，但对个体并没有诊断价值。临床检测儿茶酚胺类物质主要用于诊断继发性高血压如嗜铬细胞瘤，特别是间甲肾上腺素（metanephrine，MN）和去甲变肾上腺素（normetanephrine，NMN）分别作为肾上腺素和去甲肾上腺素甲氧基代谢产物，对诊断嗜铬细胞瘤具有更高的敏感性和特异性，详情见相应章节。

（二）去甲肾上腺素溢出率检测

利用放射性核素示踪技术评价血浆去甲肾上腺素溢出率（spillover）。

1．检测方法 将^{3}H标记的去甲肾上腺素注射液注入体内，20分钟后测定血清中^{3}H标记的去甲肾上腺素浓度，根据公式计算出血浆去甲肾上腺素溢出率，以此间接反映全身交感神经活性。器官如心、肺、肝、肾等特异性的去甲肾上腺素溢出率，还可以在一定程度上反映局部交感神经的兴奋情况。

2．临床应用 由于去甲肾上腺素溢出率检测技术较高，且具有放射性，并未在临床普遍开展。

（三）血浆肾素活性测定

交感神经兴奋时致密斑感受器兴奋，促进肾旁细胞分泌肾素，人体血浆中肾素含量以肾素活性方式表达，因此很多学者认为测定血浆肾素活性（plasma renin activity，PRA）可以评价肾交感神经活性。肾素通过剪切肝脏合成的血管紧张素原产生血管紧张素Ⅰ（AngⅠ），再进一步经肺循环被血管紧张素转换酶剪切成血管紧张素Ⅱ（AngⅡ），后者具有强烈的缩血管作用，同时还作用于肾上腺皮质球状带刺激醛固酮的合成，由此构成肾素-血管紧张素系统。这些由肾素源头衍生出的肾素-血管紧张素系统的系列血管活性物质如AngⅡ虽然也可以测定，但由于检测方法各异及血中浓度相对不稳，评价交感神经活性有一定的局限性。

1．检测方法 PRA检测方法很多，传统采用放射免疫法检测，测定血浆血管紧张素Ⅰ的产生速率，简易方便，准确性高，但有放射性。之后建立了液相色谱-串联质谱（liquid chromatography-tandem mass spectrometry，LC-MS/MS）的检测方法，准确性较高，但成本高，不适宜大规模检测。近几年发展了一些PRA检测试剂盒，还可以用化学发光法直接检测肾素浓度，简易方便，快速灵敏，但与传统放免法相比存在一定偏差。由于检测PRA方法各异，因此确定PRA正常值并没有统一标准。此外，影响机体肾素活性的因素较多，如年龄、性别、饮食、体位、药物等，检测时需充分考虑这些因素。

2. 临床应用 外周血浆肾素活性增加表示体内肾素-血管紧张素系统激活，一定程度上反映交感活性增高，但由于检测方法各异，影响因素诸多，各单位的正常值不尽相似，很难形成统一标准的血浆肾素活性正常值。一般而言，血浆肾素水平增加对判断继发性高血压如肾血管性高血压、肾实质性高血压、肾素瘤等有一定价值。在充分排除以上因素外，肾素水平增高提示高血压患者处于交感激活状态，多见于青少年高血压或早期波动性高血压。血浆肾素水平过低，除了原发性低肾素型高血压外，可能涉及内分泌性高血压如原发性醛固酮增多症，详见相关章节。

血浆肾素活性随年龄的增长而减弱，检测时需考虑年龄因素，另外还有许多因素影响血浆肾素活性水平，详见相关章节。

二、交感神经活动检测

（一）肌肉交感神经活动测定

通过检测肌肉交感神经电活动（muscle sympathetic nerve activity，MSNA）评估整体交感神经兴奋性。即将一微小电极插入皮肤或骨骼肌上的神经纤维中，测定腓神经或桡神经等的动作电位，亦称微神经电图（microneurography）。目前普遍认为当肌肉交感神经电活动在较稳定的情况下可以反映整体交感神经活动，故具有一定的推广潜力。但需要精湛的技术，操作有一定难度。

临床应用：虽然MSNA尚未在临床普遍展开，但有研究发现与正常血压者相比，白大衣性高血压及隐匿性高血压的MSNA明显增高；且随着高血压病程进展MSNA亦呈增高趋势，提示MSNA可能作为高血压前期及高血压进展的交感神经活动增强的指标。研究还发现MSNA增高与心血管并发症及预后相关，并指出MSNA可能作为评价心血管预后的独立预测因子。

（二）肾交感神经活动测定

肾交感神经传出纤维来自脊髓的交感神经纤维，独立支配肾小球旁器、近远曲小管和入球小动脉。通过连续描述肾交感神经束信号，记录不同频率的神经冲动，根据不同交感神经传出纤维的电位变化评价肾交感神经的功能状态。近年来国际上开展的肾交感神经射频消融术就是基于这一理论用于难治性高血压的治疗，理论上交感神经活动的检测能直接反映交感神经的活性，具有一定的特异性，但该技术属于有创操作，且测得电位较小，记录有一定难度，目前仅限于动物试验，尚未在临床开展。

三、心血管反射试验

机体存在许多心血管反射感受器，心房、心室及肺的大血管壁都分布有感受器，总称为心肺感受器。当心房、心室及肺血管壁因压力增大受到牵张刺激兴奋心肺感受器，经反射弧效应，是交感神经兴奋性降低，迷走神经兴奋性增加，导致血压下降。Valsalva动作就是通过增加胸腔内压力，减少回心血量而兴奋迷走神经，常用于治疗阵发性心动过速及杂音鉴别。主动脉体、颈动脉体存在化学感受器，一般生理状况下化学感受性反射对心血管调节作用不大，但当缺氧、窒息、血压过低及酸中毒等病理情况下兴奋化学感受器，反射性升高血压，缓解重要器官的血液供应。但这些感受器引起的心血管反射活动临床难以评估，目前普遍认可的是压力感受器促发的压力反射敏感性试验。

（一）压力反射敏感性

压力反射敏感性（baroreflex sensitivity，BRS）是指动脉内血压变化引起反射性心动周期变化的敏感程度。心动周期（R-R间期）与收缩压（SBP）构成回归曲线，斜率大提示迷走神经反射增强，斜率小提示交感神经反射增强。因此BRS可以反映自主神经对心血管的调节作用，是评估心脏自主神经功能状态的有效方法之一。压力感受器(baroreceptor)主要位于颈动脉窦、主动脉弓及其他大动脉管壁内。其发出的神经冲动经舌咽神经和迷走神经，传入延髓背侧的孤束核和疑核。孤束核发出的纤维延伸到疑核、迷走神经运动背核、侧网状结构及下丘脑等不同部位。疑核腹外侧神经元发出的传出纤维，支配窦房结、房室结、心房和心室，由此而构成压力发射弧。

1．BRS检测方法 BRS的检测方法很多，一般都是通过各种方法升高或降低血压观察反射性心率变化以间接评价迷走神经对心脏的作用。经典的方法是沿用20世纪60年代国际上提出的静脉注射去氧肾上腺素判断急性心肌梗死后迷走神经的功能状态。即利用去氧肾上腺素使血压迅速升高的特点，计算血压变化值对R-R间期变化值的回归直线斜率得到BRS。其次还有机械性改变颈动脉窦跨壁压，Valsalva动作等，各有特色及局限性。

比较简单的方法可以利用血压测量设备和心电测量设备采集计算BRS所需数据。最近，国内学者采用一种无创血压监测仪（FMS，Finapres医疗系统，荷兰），完成连续15分钟非创伤性手指血压、心率测量（包括卧位、立位及体位变化过程中的数值)。然后将原始数据应用Matlab7.0和Beatscope分析软件计算心率变异和血压变异的频域指标，包括卧位与立位的低频（low frequency，LF)、高频(high frequency，HF）变异组分及BRS，并计算心率与血压变异的低频/高频比值（LF/HF ratio)。

2．临床应用 20世纪80年代国际上首先报道了BRS对死后危险性评估的价值。目前认为BRS可以定量分析高血压患者的自主神经功能，其斜率下降可以解释为迷走反射能力减弱，也可能与交感神经能力增高有关。BRS随着年龄的增长而显著降低，在评价自主神经功能时应充分考虑年龄等因素。

（二）颈动脉窦刺激试验

颈动脉窦刺激试验又称Czermak-Hering试验，是一种压迫颈动脉窦试验。

1．检测方法 检查者用拇指施以中等压力在受检者甲状软骨平面稍上方，胸锁乳突肌内缘处按压颈动脉窦。每次按摩时间不超过5秒，左右两侧按摩时间间隔应大于15秒，且避免同时做双侧按摩。按压同时密切观察心电、血压、脑电及受检者状态，一旦心率变慢，出现慢波立即停止按压。正常人按压颈动脉窦时心率减慢6～10次。若减慢10次/分以上，即可认为颈动脉刺激试验阳性。

2．临床应用 颈动脉窦刺激试验常用于诊断颈动脉窦综合征，判断颈动脉窦超敏状态。当颈动脉窦刺激诱发心动过缓或心率减慢10次/分以上；同时血压下降或出现晕厥者即可诊断颈动脉窦刺激试验阳性。伴有颈动脉粥样硬化、颈动脉炎、颈动脉周围淋巴结肿大的老年人需慎重使用，以防止发生脑血管意外。临床利用颈动脉窦压力感受器原理可以治疗高血压，其原理就是通过刺激颈动脉窦压力感受器产生脉冲信号，沿神经传导通路传递到大脑，通过调节交感神经活动及相关心血管器官降低血压，减慢心率。目前一系列临床研究已证实刺激颈动脉窦压力感受器可以降低血压，特别对难治性高血压是一有效治疗措施，详情可见相关章节。由于该治疗需在体内植入电脉冲发射器，如Rheos装置，属有创手术；且在设备装置等方面还有待优化及考证，目前国内尚未开展这一技术。

（三）直立倾斜试验

直立倾斜试验是用于血管迷走性晕厥(vasovagalsyncope，VVS）诊断的一项特殊检查。

1．检测方法 按照《直立倾斜试验标准操作流程中国专家推荐意见》推荐方法，简述如下：受检者空腹4小时，建立静脉通道，安静平卧10分钟，连续或密切监测心率与血压。倾斜角度70°，基础直立倾斜持续时间随阳性反应随时停止，如未出现阳性反应，应持续到最长时间45分钟。必要时药物激发试验包括舌下含服硝酸甘油或给予异丙肾上腺素。

2．临床应用 直立倾斜试验用于评估不明原因的反复发作的晕厥。阳性诊断标准为：无结构性心脏病患者出现反射性低血压/心动过缓，伴有晕厥或进行性直立性低血压（伴或不伴有症状）分别诊断为反射性晕厥和直立性低血压；若未诱发出晕厥者为可疑反射性晕厥；出现意识丧失或疑似意识丧失时不伴有低血压和/或心动过缓可考虑心理性假性晕厥。直立倾斜试验是一项相对安全的检查，但患有严重冠状动脉狭窄、重度主动脉瓣狭窄、严重左心室流出道梗阻、重度二尖瓣狭窄、严重的脑血管狭窄等患者禁做。

（四）其他动脉反射敏感性试验

1. 心率变异性（heart rate variability，HRV） HRV是两个窦性心搏R-R间期之间的差异，主要反映心脏自主神经调节的动态平衡状态。心率变异性的降低常见于交感神经高反应性，与心脏死亡增加有关，是心血管事件的一个预测因子。

（1）HRV测定：HRV可通过常规心电测定获得。常用的分析方法主要有时域分析法和频域分析法。时域分析一般采用24小时长程记录，常用分析指标包括：正常窦性RR间期总体准差（SDNN）、RR间期平均值标准差（SDANN）、正常相邻窦性RR间期差值RMSSD）、正常RR间期的标准差（SDNNI）、相邻NN间期差的标准差（SDSD）、相差＞50ms相邻RR间期的总数（NN50）、正常相邻RR间期差值＞50ms、百分比（PNN50）等。频域分析是将心搏间期转变成频谱，计算功率谱密度，常用分析指标：总功率（TP）、超低频（ULF）、极低频（VLF）、低频（LF）和高频（HF）等。频域分析分为短程（5分钟）分析与长程（24小时）分析。在心血管预后方面，长程分析比短程分析更具有预测价值。

（2）临床研究：HRV与高血压、冠心病、心力衰竭及心源性猝死等心脑血管疾病和事件有关。在高血压患者中，交感神经功能亢进是一个重要的发病机制，自主神经平衡状态打破可以影响血压和心率。研究显示，HBV可以反映高血压患者的动脉硬化的严重程度。上海市高血压研究所团队采用Finometer测量的HRV与高血压的亚型有关，HRV部分指标与白大衣性高血压显著相关。在冠心病患者中，由于冠状动脉灌注不足，导致心肌的生物电活动损伤，使迷走神经张力降低和交感神经张力增加，导致HRV下降。研究显示，HRV与冠心病患者冠脉狭窄程度、部位及再灌注时间密切相关，也与冠心病患者全因死亡及心血管事件风险明显相关，是冠心病预后的独立预测因素。在心力衰竭患者中，受心肌结构改变、神经体液调节等影响，心脏自主神经功能明显受损，HRV显著降低。HRV降低程度与心力衰竭患者中心室重塑程度、心源性猝死及恶性心律失常发生的可能性显著相关，可预测心力衰竭患者未来发生心脏事件、心脏移植和死亡的风险。心肌梗死后患者心肌梗死区交感神经去支配，梗死周围区交感神经活跃再生，这种自主神经分布的不均一重构，增加了心脏电生理的不稳定性。因此，HRV可以独立于左心室射血分数预测心血管死亡率（包括心源性猝死），HRV的改变对预测心律失常及心源性猝死有重要价值。此外，HRV还可以用于心力衰竭、心肌梗死及高血压等疾病治疗疗效的评价指标，对这些患者的临床预后有一定的临床价值。

（3）临床应用：HRV作为一种用于反映心率波动的无创性监测量化指标，能够实现对人体的实时、连续和长期监测。HRV反映心脏自主神经系统的活动性、稳定性及病理生理状态，与高血压、冠心病、心力衰竭、心源性猝死等疾病的发生发展及预后密切相关，可用于判断心血管等疾病的病情，是临床预测心源性猝死和心律失常事件的重要指标。

2. 血压变异性（blood pressure variability，BPV） BPV是指一定时间内血压波动的程度，由体内神经-内分泌动态调节综合平衡的结果，也反映了自主神经功能的状态。临床研究主要根据血压监测时长对BPV进行分类，可分为以下四种类型。超短期BPV（指每次心搏之间的血压变异）、短期BPV（24h内的血压变异）、中期BPV（连续数日或数周的血压变异）和长期BPV（数月、季节及临床试验中长期随访过程中的血压变异）。标准差（SD）是BPV量化的传统经典指标，近年来，引用了一些新的BPV指标，如变异系数（CV）、独立于均值的变异（VIM）、平均真实变异性（ARV）、24小时加权标准差（WSD）、相对标准差（RSD）和血压变化时率（TR）等，这些指标消除了平均血压对BPV的影响，其预测能力或许比SD更强。

（1）BPV检测：超短期BPV此前由于需用有创的介入技术而限制了其临床应用，近年来有一种新的可短时间内测量BPV的方法，即手指脉搏血压持续监测（finapres nonincasive blood pressure monitor，FNBPM），使得超短期BPV在临床上的应用会越来越广泛。短期BPV可以采用24小时动态血压或者家庭血压获得，通常日间每20～30分钟测量一次，夜间每30～60分钟测量一次。中期或长期血压变异一般从长时间的诊室血压或者家庭血压测量中获得，反映了患者长期的血压状态。

（2）临床研究：临床研究显示，BPV增高与高血压患者靶器官损害和心脑血管事件风险有关。国内外多项研究显示，短时和长时BPV与蛋白尿增加和/或肾小球滤过率下降有关，且这种作用独立于血压平均水平，显示BPV与肾脏损害独立相关。Madden等荟萃了12项研究显示，短时BPV（24小时血压）与左心室肥大有关。Wittke等小样本研究发现，BPV增高者动脉硬化发生风险增加2～3倍。欧洲拉西地平动脉粥样硬化研究（ELSA）及其他研究显示，短时BPV与颈动脉粥样硬化相关，并且这种作用独立于血压绝对水平。众多研究发现BPV可以独立于血压水平与脑血管事件、急性心肌梗死、终末期肾病及全因死亡等显著相关，特别是大规模人群研究显示访视BPV与全因死亡和心脑血管事件显著相关，较高的收缩压BPV显著增加全因死亡、冠心病、脑卒中和终末期肾病的风险。上海市高血压研究所团队在中国未进行降压治疗的人群中探讨了每搏间BPV、24小时BPV及7天家庭血压访视间BPV与靶器官损害三个指标（左心室质量指数、主动脉脉搏波传导速度、尿蛋白肌酐比）之间的关系，研究显示每搏间BPV与靶器官三个指标均独立相关，24小时BPV与主动脉脉搏波传导速度独立相关。

（3）临床应用：BPV增高与高血压患者靶器官损害和心脑血管事件风险有关，这种变化独立于血压水平值。BPV作为临床重要指标和治疗靶点具有潜在的重要作用，可用于血压精细调节和高血压患者的预后评估，有利于减少心血管残余风险。同时，BPV测量受到血压监测频率或随访次数的影响较大，导致研究结果在各项研究中有很大差异。BPV测量方法及指标等的标准化对于BPV的临床价值和高血压治疗具有更好的指导意义。

总之，自主神经系统在血压调节中起了重要作用，参与高血压发生发展的全过程。但限于目前的设备及技术手段，实验室尚不能对机体自主神经功能状态做出直接评价。虽然近年来开展了一些新的技术，但大多尚处于研究阶段。因此，目前临床应用最多的还是间接反映动脉反射敏感性的试验，如心率变异及血压变异。但随着对自主神经功能研究的深入，人们已认识到高血压病理机制的一些新理论，如炎症免疫学说、肠道菌群紊乱学说、代谢紊乱学说等都涉及自主神经系统的调节，可见自主神经功能就像一个总指挥从机体各方面功能来调节血压，期待这些研究尽快转化为临床应用。

（高平进　盛长生）

第十节
超声心动图心脏结构与功能

高血压长期控制不佳，可引起心脏结构和功能的改变，称为高血压心脏病，包括早期左心室舒张功能减退，左心室肥大，逐渐发展为左心室收缩功能减退，最终发生心力衰竭。有研究显示70%的心力衰竭是由高血压所导致，同时可能出现与之相关的冠心病、心房颤动等心脏合并症。早在2003年，Braunwald就指出心力衰竭是心脏病最后的大战场。一旦发生到心力衰竭的阶段，不仅患者的5年生存率降低，而且生活质量大幅下降。超声心动图是早期评价高血压患者心脏结构和功能改变的可靠工具，能为评价患者的预后提供具有重要临床意义的心脏解剖和心功能变化的信息。美国超声心动图学会将超声心动图检查列为评价高血压患者心脏结构和功能改变的A8类指征（A表示适用，9分为适用性最高）。高血压患者进行超声心动图常规检测可以获取以下信息：①左心房正常或增大；②左心室室壁厚度正常或增厚，左心室构型；③左心室舒张功能正常或降低，及其分级：松弛延迟、假性正常化、限制性舒张功能不全；④左心室收缩功能正常或减低；⑤有无其他合并的心血管疾病。

一、超声诊断技术基本知识

超声心动图技术应用于心血管疾病的临床诊断和治疗有60余年的历史，已逐步发展成为临床心脏病学的主要检测技术之一，为心血管疾病的临床诊断、治疗提供了大量丰富的心脏与大血管解剖和功能可视化信息。本技术无创、无电离辐射、价格相对低廉，便于随访，是临床较为常用的检查方法。

（一）检查途径

1．经胸超声心动图（TTE） 将超声探头放在胸骨旁、胸前区心尖部、肋下区、胸骨上窝等无肺组织遮盖的部位，使声束可避开肺组织、胸骨、肋骨等通过皮肤及皮下组织进行心脏探查。

2．经食管超声心动图（TEE） 将食管探头送入食管内，声束经食管前壁和侧壁通过心脏，避开了胸骨和肺组织的干扰，使图像更清晰。相对于经胸超声心动图而言，经食管超声心动图能为部分患者、某些特殊心血管疾病病变的诊断及部分心脏外科、介入术中的引导监护提供更多和更准确的信息。高血压患者常规超声心动图检查很少采用经食管超声心动图，故本文不予详细介绍。

（二）受检者状态

1．常规静态检查 受检者无须任何准备，取45°左侧卧位。放松，平静呼吸，必要时配合呼吸、咳嗽等。

2．负荷超声心动图 常分为运动负荷超声心动图和药物负荷超声心动图，其常用方法包括运动负荷试验、药物负荷试验和静态负荷试验。①运动负荷试验：运动平板试验、卧位或立位踏车试验等；②药物负荷试验：包括使用正性肌力药（多巴酚丁胺）和血管扩张药（双嘧达莫、腺苷）；③静态负荷试验：包括冷加压试验、握力试验、心房调搏等。

（三）显示技术及分类

1．基本常规技术

（1）M型超声心动图：用单声束通过心脏各层结构的反射点组成的不同层次的运动曲线图。其优点是可分析心脏各层结构的运动速度、幅度、斜率，形象地显示并记录瓣膜等高速运动的轨迹，与心电图配合分析心脏时相间期。其缺点是结构信息量小，不能表现结构全貌及其相互关系。解剖M型技术是在传统M型超声基础上的发展，取样线可在二维图像上做360°旋转移动，以显示传统M型超声心动图无法观测的节段，获得局部心肌随时间的运动曲线。

（2）二维超声心动图：通过多条声束的回声，形成与心脏解剖对应的二维切面观图像，能够即时动态观察心脏形态和活动状态，是其他类型超声心动图的图像基础。标准的各种心脏二维超声切面观是评价高血压患者心脏解剖和功能的主要方法。

（3）多普勒超声心动图：指应用多普勒效应的音频改变现象测定心脏大血管内的血流方向与速度。与二维超声心动图结合可检测和确定心内分流与反流、狭窄性病变，并可做定量评价；通过公式计算可得到跨瓣压力阶差、瓣口面积、反流与分流分数及多种心功能数据。一般包括频谱多普勒及彩色多普勒血流显像。

1）多普勒效应。波的发射源与接受波的物体在均匀介质中发生相对运动时，物体接受到的波频率与发射频率不同，这种现象称多普勒效应，这种频率的变化称多普勒频移。其计算公式为：$f_d=f_0V\cos\theta/C$，其中f_d为频移值，f_0为发射频率，V为物体运动速度，C为超声波在相应介质中传播速度，θ为波束与物体运动方向间的夹角。将此公式转换即可用于计算物体运动速度。$V=Cf_d/2f_0V\cos\theta$。

2）有关流体力学公式。血流虽不是稳定的、无黏滞性的理想流体，但仍可用流体力学公式计算数据。常用公式如下。①伯努利方程。Bernoulli于1738年提出的流体力学公式之一。简化公式为：PG（ΔP）mmHg＝$4V_2^2-4V_1^2$，本公式是超声多普勒检查血流动力学中最重要、最常用的基本公式之一。式中PG（ΔP）为所测血流经过处的压力阶差，V_2为所测之最高速的血流速度，V_1为狭窄前之流速。一般要求测压差的情况下，V_1极低可以忽略，则公式进一步简化为PG（ΔP）mmHg＝$4V_2^2$。②流体连续方程。经过同一管道的流体，在每一横截面处的流量均相等。用多普勒技术检测血流时，主要散射源为血液中有形成分，其中最主要的是数量巨大的红细胞。红细胞直径7μm左右，明显小于超声波波长，构成集中的散射源。血液属黏滞性液体，在循环过程中呈现不同的流动性质。多普勒可分辨层流、湍流、涡流等。

3）多普勒技术分类。①脉冲多普勒（PW），频谱显示内容包括频谱幅度、频谱持续时间、频谱时相、频谱宽度与充填、频谱灰度和频谱方向。可准确显示取样容积的深度、位置，但受Nyquist取样极限限制，最大测量速度较低，为1.5～2.0m/s。②连续多普勒（CW），主要特点是连续发射、连续接收，能准确显示声束全程不同深度上的血流方向、速度，最大测速可高达6～8m/s，可准确测量狭窄处的压力阶差。主要缺点是缺乏距离分辨能力，不能分辨取样线上高速血流的具体位置无法进行定位诊断。③彩色多普勒（CDFI），是对取样区内的血流多普勒频移信号进行彩色编码以显示血流方向与速度。目前CDFI采用血流平均速度、速度方差和血流方向三个参数来反映血流的性质。血流方向一般用红色与蓝色表示，红色信号代表血流朝向探头流动，蓝色信号代表血流背离探头流动。彩色亮度即色彩饱和度，表示平均速度；绿色表示方差。

2．其他显示技术

（1）组织多普勒成像（TDI）：将心肌运动产生的低频多普勒频移信号，以彩色编码或频谱形式实时显示，用以反映心肌运动的方向与速度。主要包括三种成像模式。

1）脉冲多普勒组织速度成像。横轴代表时间，纵轴代表多普勒频移。从频谱图上可测量每一取样区内心肌组织运动的瞬时最高速度、最低速度和平均速度。

2）彩色多普勒组织速度成像。组织运动速度根据其速度快慢被编码为不同的颜色，将组织运动的二维彩色多普勒信号重叠到二维灰阶图像上，形成二维彩色多普勒组织速度成像图。朝向探头的运动速度高低，通常自暗红色至明黄色进行编码，代表低速到高速分布；背离探头的运动速度则以深蓝色至明青色编码，代表低速到高速。

3）定量组织速度成像。每帧二维彩色多普勒组织速度图像中，均含有心肌运动的速度信息。对每帧图像中不同心肌节段的速度信息进行采样提取，以时间-速度曲线方式显示，即为定量组织速度成像曲线。曲线的纵轴代表速度，横轴代表时间。

（2）斑点追踪技术（STE）：是以高帧频二维灰阶图像为基础，把心肌组织看成无数个像素，即均匀分布于心肌内稳定的“回声斑点”。在心动周期中逐帧扫描追踪斑点的位置，并计算其运动轨迹，从而定量检测心肌运动速度、应变、应变率及心脏扭转变形情况，对心肌病变、心功能测定及心脏同步性研究具有重要作用。与传统组织多普勒技术相比，不仅实用性强、可重复性好，而且克服了TDI的角度依赖性，并不受周围节段心肌及心脏整体运动的影响。它有两个最基本的参数应变和应变率。应变是心肌长度的变化值占心肌原长度的百分数，应变率是发生形变的速度。

(3) 实时三维超声：通过提供心脏在心动周期中的立体影像，直观、清晰地显示出心脏结构的三维图像，可以从不同方位和水平观察心脏运动的动态变化，使定位诊断更加精确。

二、正常心脏和大血管图像

(一) M型超声心动图

1. 心底波群 在左心室长轴切面上，经主动脉根部放置M型超声取样线可获心底波群。在心底波群图像上，解剖结构自前至后分别为胸壁、右心室流出道、主动脉根部及左心房。主动脉根部内径与右心室流出道与左心房前后径接近各占1/3。左心房增大时，所占比例增大。

2. 二尖瓣波群 在胸骨旁左心室长轴切面上，经二尖瓣前后叶瓣尖放置M型取样线。正常二尖瓣回声曲线呈双峰型，第一峰为E峰由心室舒张形成，第二峰为A峰由心房收缩形成。

3. 心室波群 在胸骨旁左心室长轴切面上，经二尖瓣腱索水平放置M型取样线。心室波群中可见两条主要活动曲线，即室间隔曲线和左心室后壁曲线，两者呈逆向运动。用此波群可以测量心室腔大小及室壁厚度，还可测定左心室收缩功能，判断右心容量负荷等。

(二) 二维超声心动图 (2DE)

经胸超声心动图：可从不同部位分析检查出数十种切面观，但基本切面观如下：

1. 胸骨旁左心室长轴切面观 是最基本切面观。该切面观可显示右心室前壁、部分右心室流出道、室间隔、左心室腔、左心室后壁、左心房腔与房壁、主动脉窦部、主动脉瓣、升主动脉及二尖瓣复合装置等结构。

2. 短轴系列切面观 声束扫查方向从检查长轴方向顺时针转90°找到与心脏长轴呈垂直方向的图像。从主动脉根部到心尖，可找到一系列不同水平的短轴切面观，但最有实用价值的基本切面观有以下四个：①主动脉根部水平切面观；②二尖瓣水平短轴切面观；③乳头肌水平短轴切面观；④心尖水平短轴切面观。正常时，左心室壁呈均匀对称的向心性收缩运动，运动方向协调，幅度一致。

3. 心尖系列切面观 探头置于心尖搏动处，声束方向朝向右侧胸锁关节。主要基本切面观有①心尖四腔切面观：此切面可观察左心房、左心室、右心房、右心室、房间隔、室间隔、二尖瓣装置、三尖瓣装置、肺静脉等结构；②心尖五腔切面观：在心尖四腔切面观基础上获得，扫描平面经过主动脉根部，在四腔切面观十字交叉处显示左心室流出道与半环形主动脉瓣口，该切面观是评价左心室流出道、主动脉瓣等解剖结构的理想切面。

(三) 脉冲多普勒血流频谱

1. 二尖瓣血流频谱 呈舒张期正向双峰窄带波形。第一峰（E峰）较高，是左心室舒张早期快速充盈所致；第二峰（A峰）较低，是左心房收缩、左心室充盈所致，可受到年龄、心率、呼吸等因素影响。出现显著心动过速时，E峰和A峰相互融合成单峰。可测量E峰、A峰峰值速度，获取E/A比值；测量E峰减速时间（DT）；A峰持续时间(Adur)，见图3-3-9。

2. 主动脉瓣与肺动脉瓣血流频谱 正常为单峰形、窄频带频谱。主动脉瓣频谱轮廓类似三角形，肺动脉瓣频谱轮廓呈圆顶形。由于常用测定两大动脉流速之切面观上，所测动脉之血流方向均为背离探头，故频谱在基线以下。动脉瓣的血流频谱发生在心室射血期。

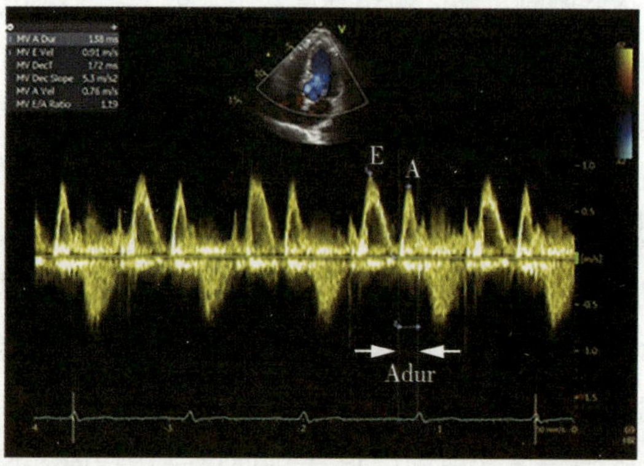

图3-3-9 正常二尖瓣口舒张期脉冲多普勒血流频谱

注：E，舒张早期充盈峰；A，舒张晚期充盈峰；Adur，A峰持续时间。

3．左心室流出道血流频谱 取样容积置于主动脉瓣下左心室流出道侧，收缩期左心室流出道血流频谱为负向单峰窄带波形，呈不对称三角形。取样线稍向二尖瓣侧移动，置于主动脉瓣与二尖瓣之间，可同时显示二尖瓣口舒张期频谱，此处可测量左心室等容舒张时间（IVRT）。

4．肺静脉血流频谱 取样容积置于右上肺静脉入口处。在距肺静脉开口1cm之内，血流频谱信号强度高，波形最稳定。肺静脉血流频率呈三相波，第一峰发生于左心室收缩期，左心房显著充盈（S波），峰值速度较高。第二峰发生于左心室舒张期（D波），峰值速度较低。因左心房收缩出现短暂肺静脉逆流，于心电图P波后出现一较低振幅的负向波（Ar波）。

（四）连续多普勒血流频谱（CW）

正常人各部血流速度均在2m/s以下，适合用脉冲多普勒法。

（五）彩色多普勒血流显像（CDFI）

正常人血流流速均匀，CDFI显示一致的蓝色或红色，充满四个瓣口和大部分心腔。

三、高血压的心脏超声心动图异常

超声心动图对于高血压心脏改变的评估一般包括两个方面，即功能和结构的检查和评估。

（一）心脏结构改变

1．左心室肥厚 左心室肥厚是一种心室壁增厚、心肌重量增加和心肌重构的心肌变化现象。在生理状态下一些从事高运动负荷的运动员可以出现代偿性左心室肥大，但高血压作为引起心肌病理性改变的重要疾病之一，可导致血流动力学、神经体液等方面的诸多异常变化，使心肌产生病理性左心室肥大。临床上有超过30%的高血压患者可能发生左心室肥厚，且发生率与高血压严重程度呈正相关。近年来越来越多的研究表明左心室肥厚是心血管疾病发病和死亡的一种强预测因子。1990年，Framingham的学者发表了一篇非常有名的研究，3220例无已知心血管疾病的成年人，通过心脏超声的方法对是否存在左心室肥厚进行了检测，随访4年。研究发现：无论是男性还是女性，左心室肥厚组患者心血管事件的发生率和死亡率均明显高于无左心室肥厚组。高血压是已知的心脑血管疾病的独立危险因素，高血压合并左心室肥厚的叠加危险无疑将会加剧并促进这种风险的发生和发展。

（1）左心室质量指数：超声诊断左心室肥厚比心电图有更高的敏感性，通过左心室质量指数（left ventricular mass index，LVMI）可用于检出左心室肥厚，最常用的LVMI测量方法是采用左心室质量（left ventricular mass，LVM）除以体表面积，其次是通过身高校正。目前公认用于左心室质量的计算方法是M型超声的立方体法。根据亚洲高血压合并左心室肥厚诊治专家共识推荐诊断左心室肥厚的标准为：LVMI≥115g/m^2（男性），LVMI≥95g/m^2（女性），计算方式［左心室舒张末期内径（left ventricular end-diastolic diameter，LVEDD）；室间隔厚度（interventricular septal thickness，IVST）；左心室后壁厚度（left ventricular posterior wall thickness，IVPWT）；

LVM（g）＝0.8×1.04×［(LVEDD＋IVST＋LVPWT）^{3}-LVEDD^3］＋0.6；

LVMI（g/m^2）＝LVM（g）/体表面积（m^2）；

体表面积（m^2）＝0.005 7×身高（cm）＋0.0121×体重（kg）＋0.0882（男性）

体表面积（m^2）＝0.007 3×身高（cm）＋0.0127×体重（kg）−0.2106（女性）

2015欧洲心血管影像协会/美国超声心动图学会（European Assciation of Cardiovascular Imaging, EACVI/American Society of Echocardiography，ASE）成人高血压超声心动图检查建议提出：IVST或LVPWT≥11（男性）和IVST或LVPWT≥10（女性）为异常。该指标对向心性肥厚/重构的诊断敏感性较高，而向心性肥厚的心血管风险预测价值很强。因此，诊断左心室肥大时可以将IVST与LVPWT测量值作为LVMI的补充指标。

（2）左心室构型：高血压患者早期绝大多数左心室几何构型正常，长期或未经治疗的高血压会导致左心室形态改变，最终收缩功能受损。2013ESH/ESC高血压管理指南根据相对室壁厚度（relative wall thickness，RWT）[RWT＝（2×LVPWT）/LVEDD]及LVMI对左心室肥厚/左心室重构的几何构型进行了分类（表3-3-10）。正常RWT上限是0.42。

表3-3-10　左心室肥厚/左心室重构的几何构型分类

RWT	LVMI	
	正常	增加
＞0.42	向心性重构	向心性肥厚
≤0.42	正常	离心性肥厚

注：LVH.左心室肥大；RWT.相对室壁厚度；LVMI.左心室质量指数。

1）向心性左心室肥厚：常见于高血压，是机体对高血压或主动脉瓣狭窄等疾病引起的循环压力升高的一种适应性反应，常伴有外周阻力增高。其特征是左心室腔大小正常，左心室壁均匀性增厚，左心室质量增大。向心性左心室肥厚常伴有舒张功能，纵向及径向功能和心房大小的改变。

2）离心性左心室肥厚：与向心性左心室肥厚不同，离心性左心室肥厚与容量而非压力负荷过重有关。常见原因为显著瓣膜反流或高心排血指数，如精英运动员心脏（虽然力量训练也会造成向心性肥厚）。离心性左心室肥厚患者的体循环压力正常，外周阻力不增高。超声心动图示左心室腔扩大，室壁厚度正常，左心室质量增加。与向心性肥厚一样，离心性肥厚具有舒张功能、纵向和径向功能的改变。然而不同的是因为慢性容量负荷过重，离心性左心室肥厚患者通常收缩功能处于正常低限或轻度受损。

3）向心性重构：是左心室适应性反应的晚期表现，多由慢性压力和容量负荷过重或心梗引起。常见于冠状动脉疾病、长期高血压特别是未经治疗的高血压。与离心性左心室肥大相似，其也可伴有左心室收缩功能障碍。超声心动图特征示左心室腔大小正常或减小，左心室壁增厚，左心室质量正常。向心性重构还伴随左心室形态改变，如左心室球形改变，失去正常左心室子弹头形。后果为更显著的舒张功能障碍与纵向及径向功能受损。

（3）组织特征：高血压所致的左心室肥厚心肌回声多正常，室间隔肥厚可导致左心室流出道梗阻，左心室流出道血流频谱表现为峰值流速加快，峰值后移。需要指出的是，并非所有高血压心脏病患者的左心室质量增加都是由高血压造成的。识别造成室壁增厚的其他原因，如运动员心脏肥厚、左心室淀粉样变、Fabry病、肥厚型心肌病等，对治疗决策非常重要。心脏磁共振显像在评价心肌组织特征方面优于超声心动图。

2．左心房增大　在高血压中，由于外周阻力的增加引起了左心室负荷长期的增加，导致了心肌纤维的弹性降低，引起左心室舒张功能的减低；左心室松弛性下降及充盈压升高，引起左心房压力升高。与心室纤维相比，心房纤维较薄，对压力的变化更加敏感。左心房扩大是慢性舒张功能障碍的“形态－生理表达”，被认为可反映左心房压升高的持续时间和严重程度。左心房结构的变化往往在左心室结构变化之前。多项研究表明左心房增大与心房颤动、脑卒中、心力衰竭等心血管事件的发生和发展有明确关联。

测量方法主要包括以下两种。

（1）径线测量：在二维胸骨旁左室长轴切面上，用M型超声测量左心房的前后（anterior-posterior，AP）径（图3-3-10A）。取样线通过显示主动脉瓣处的主动脉根部及左心房，于心室收缩末期测量左心房前后径，此时左心房内径在心动周期各时相中最大。在二维胸骨旁左心室长轴切面上，也可直接测量主动脉后壁处的左心房前壁心内膜面至左心房后壁中部心内膜面的距离（图3-3-10B）。此种测量方式在临床诊疗中最为常用。

（2）容积测量：左心房形态不对称，且左心房扩大的形式也不是均匀对称的，故在评估左心房大小和重构程度时，推荐使用左心房容积（left atrial volume，LAV），因为左心房容积顾及了左心房各个径值的大小变化。左心房容积可以通过面积–长度法或简化的Simpson法（圆盘叠加法）描记计算获得，描记时应避开左心耳及肺静脉汇入处（图3-3-11）。根据心动周期可以获取收缩末期左心房最大容积（LAVmax），舒张末期左心房最小容积（LAVmin）及左心房收缩前即心电图上p波前容积（LAVpreA）。一般情况下，若未特别指明，左心房容积指的是心电图收缩末期左心房的最大容积。由于左心房大小受到个人生理因素如体重、年龄等方面的影响，而导致个体差异，临床诊疗及科研工作中多用体表面积标化的左心房容积指数（left atrial volume index，LAVI），作为衡量左心房容积的定量指标，以ml/m^2表示；正常上限为$34ml/m^2$。

三维超声显像（3DE）在测量左心房容积时，可得到真实、立体的左心房形态，不受几何形态的影响，与CT和CMR的测值相关性较高且较二维超声显像更为准确，在预测心血管不良事件发生方面也具有更高的价值。但由于3DE的测量方法未规范化，其正常值范围的数据有限，目前尚无临床使用3DE测量左心房容积的正常值推荐。

3. 主动脉增宽 正常主动脉具有良好的弹性和张力，对维持腔内压力，推动血液循环具有重要作用。高血压导致长期外周血管阻力增加，使得主

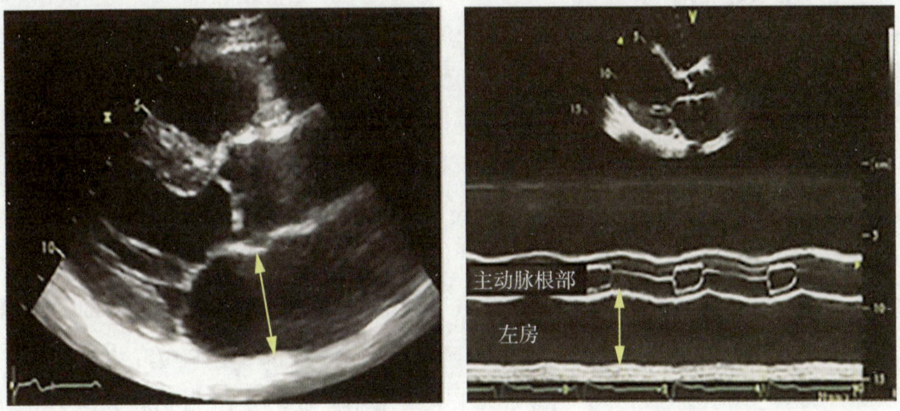

A　　B

图3-3-10　高血压患者M型超声的心底波群（图A）和二维直接测量（图B）

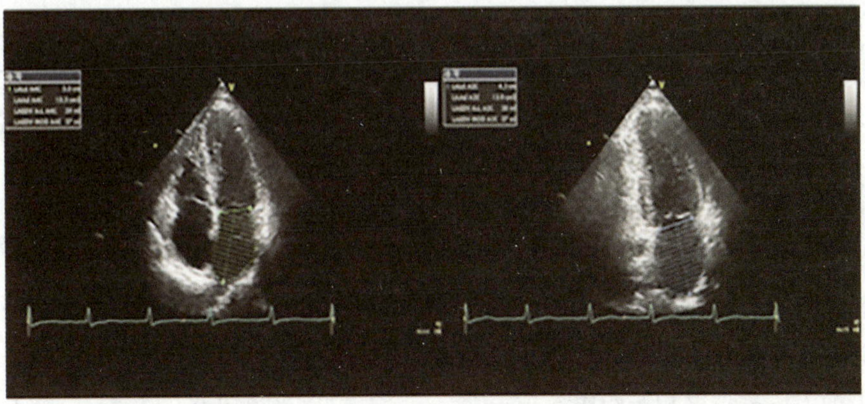

A4C　　A2C

图3-3-11　左心房容积测量（圆盘叠加双平面法）

注：左为心尖四腔切面观（A4C），右为心尖二腔切面观（A2C）。

动脉负荷加重，主动脉顺应性减退，舒张期左心室泵出的血液不能顺利流向外周，加上主动脉壁中层弹性纤维断裂、胶原纤维过度增生等，最终导致主动脉增宽。主动脉的测量主要包括主动脉瓣环径、主动脉窦部内径、近端升主动脉内径、主动脉弓内径、降主动脉内径。根据《中国成年人超声心动图检查测量指南》成人主动脉正常径线参考值范围见表3-3-11。由于主动脉根部内径的增宽，患者可合并主动脉瓣关闭不全，彩色多普勒示主动脉瓣口反流。超声心动图对高血压患者的检查，其临床意义不仅在于发现主动脉增宽，更为重要的是，当发现升主动脉增宽时，应注意有无严重并发症——主动脉夹层的发生。

表3-3-11　中国成年人超声心动图主动脉参数测量（95%参考值范围）

参数	男性		女性	
	下限	上限	下限	上限
主动脉瓣环径（mm）	16.4	26.2	15.1	24.1
主动脉窦部内径（mm）	23.8	36.4	21.3	33.5
近端升主动脉内径（mm）	20.4	35.0	19.0	32.8
主动脉弓内径（mm）	17.1	31.7	16.4	29.8
降主动脉内径（mm）	12.8	27.0	12.4	25.0

（二）心脏功能改变

1．左心室舒张功能　高血压患者中大约有25%患者无左心室肥厚可发现舒张功能异常，90%左心室肥厚患者可发现舒张功能异常。高血压可导致心肌细胞肥大、心肌纤维化，是造成心力衰竭，特别是射血分数保留的心力衰竭的主要原因。左心室舒张功能分级能提示心脏不良事件与死亡率，是独立预后预测指标，增加预后信息。早期发现高血压患者左室舒张功能的异常就显得尤为重要。

以往常规通过二尖瓣血流频谱、肺静脉血流频谱、彩色M型血流传播速度和左心房容积等判断左心室舒张功能。2016年美国超声心动图学会和欧洲心血管影像学会对超声心动图评估左心室舒张功能的流程进行了更新，旨在简化评估流程，以增强其在日常临床工作中的实用性。该指南推荐用于识别舒张功能不全的四个指标及其临界值分别是：①组织多普勒模式下二尖瓣瓣环的e′速度（室间隔e′＜7cm/s或侧壁＜10cm/s）；②二尖瓣E峰流速/二尖瓣e′速度比值（室间隔E/e′＞15，侧壁E/e′＞13，平均E/e′＞14）；③左心房容积指数＞34ml/m²；④三尖瓣反流峰值流速＞2.8m/s。对于左心室射血分数正常的患者，上述评估舒张功能的四个指标中，两者以上均未达到临界值，提示左心室舒张功能正常；而两者以上均超过临界值，提示左心室舒张功能异常；如果恰好两者未达到临界值，则结论不可确定（图3-3-12）。

综合考虑临床和二维图像数据之后，在左心室射血分数减低或左心室射血分数正常的心肌疾病患者中，左心室舒张功能异常可以分成三个等级：左心室舒张功能不全Ⅰ级，左心房压正常；左心室舒张功能不全Ⅱ级，左心房压升高；左心室舒张功能不全Ⅲ级或限制性充盈，左心房压显著升高。根据美国超声心动图学会和欧洲心血管影像学会指南，我们可以根据如下的流程来判断左心室舒张功能的分级（图3-3-13）。当二尖瓣血流频谱E峰流速比较低的时候，低于50cm/s，E/A≤0.8，代表左心房压正常，左心室舒张功能分级为Ⅰ级；当E/A＞2时，则提示左心房压显著升高，左心室舒张功能不全Ⅲ级，其二尖瓣充盈模式为限制性充盈。在这两

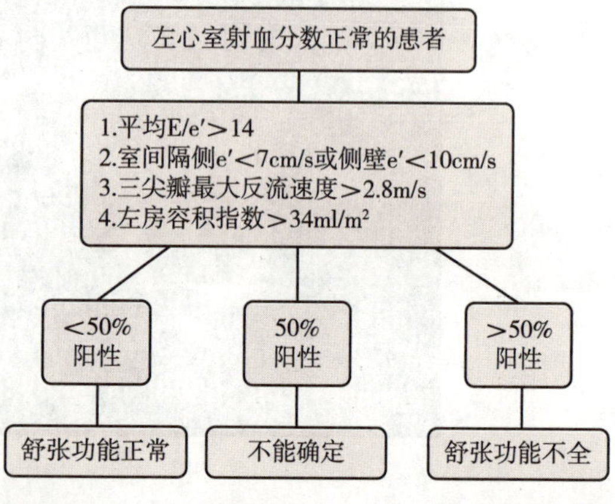

图3-3-12　左心室射血分数正常者，左心室舒张功能的判断示意图

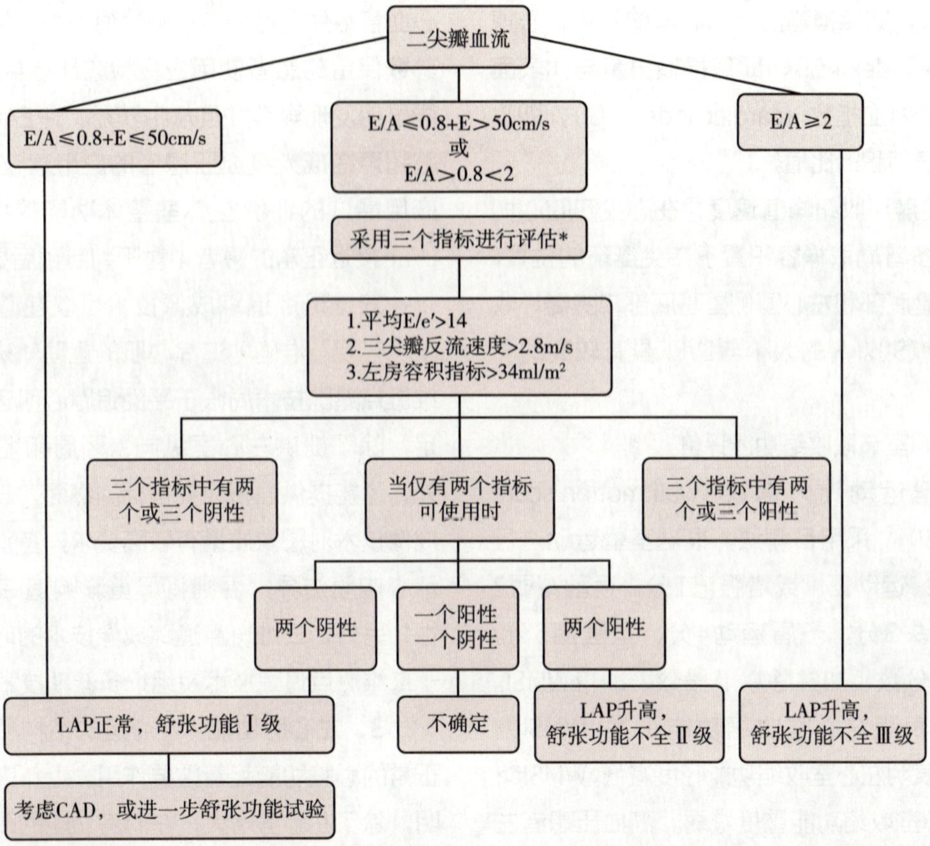

图3-3-13　综合考虑临床和二维图像数据之后，在左心室射血分数减低和左心室射血分数正常的心肌疾病患者中，评估左心室充盈压以及左心室舒张功能分级的流程图

注：LAP，左心房压；CAD，冠状动脉疾病。*，只有一个参数可用作分析时，则不能进行左心房压评估或左心室舒张功能不全分级。

种情况之间，需要结合其他参数进行评估，这些参数包括平均E/e'值，三尖瓣反流速度，左心房容积指数，如果这些参数中有2项或3项达到阳性，左心室舒张功能分级为Ⅱ级。相反，如果三个参数中的两个或两个以上均未达到临界值，则提示左心房压正常、左心室舒张功能不全Ⅰ级。如果三个参数中只有两项参数可获取而这两个参数提供的信息相矛盾，或者只有一个参数可用作分析时，则不能进行左心房压评估或左心室舒张功能不全分级。

2．左心室收缩功能　高血压病初期，左心室整体收缩功能一般正常，甚至还可出现左心室高动力状态，心输出量增加，心肌收缩力增强。随着病程的进展，充盈压持续升高，心室为适应慢性压力升高而发生肥厚，最终可发生左心室重构与左心室收缩功能受损。

（1）左心室整体收缩功能评价

1）左心室射血分数（left ventricular ejection fraction，LVEF）：为左心室每搏输出量（LVSV）与左心室舒张末期容积（LVEDV）的比值，LVEF＝LVSV/LVEDV×100%。LVEF是反映左心室整体收缩功能的可靠指标，准确性较高、重复性较好、应用最为广泛。在无节段室壁运动异常的患者，可采用M型超声测量LVEF，存在节段室壁运动异常的患者，可采用二维超声显像或三维超声显像。

2）左心室缩短分数（LVFS）：系短轴方向上测值的缩短率，LVFS＝（LVDd-LVDs）/LVDd×100%。

3）左心室每搏输出量（LVSV）：是评价左心室泵血功能的重要指标，是左心室前负荷、后负荷和心肌收缩力的综合作用结果。LVSV＝LVEDV-LVESV，还可衍生出以下指标：心输出量（cardiac output，CO），即每搏输出量和心率的乘积；心搏指数（stroke index，SI），即每搏输出量与体表面积的比值；心排血指数（cardiac index，CI），即心输出量与体表面积的比值。

4）二尖瓣环收缩峰值速度：在心尖四腔心切面，将组织多普勒取样容积置于二尖瓣环的位置，测量室间隔基底部和左心室侧壁基底部二尖瓣环收缩峰值速度（S′）。S′的大小与LVEF具有较高的一致性。

（2）左心室节段收缩功能评价

1）室壁运动计分指数（wall motion score index，WMSI）：采用目测法，根据室壁运动进行半定量分析：运动正常或增强记1分，运动减弱2分，运动消失3分，矛盾运动4分，室壁瘤5分。将各节段的分数相加并除以节段数，即得WMSI。WMSI为1，表明左心室收缩功能正常；WMSI为1.0～1.5，表明左心室收缩功能轻度减低，WMSI＞2，表明左心室收缩功能重度减弱。高血压患者左心室收缩功能减弱一般以整体减弱为主，此法可用于高血压合并心肌缺血，存在左心室节段室壁运动异常的患者。

2）组织多普勒超声成像技术：能有效反映心肌运动速度和方向，可用于评价心肌局部缺血的范围、心肌节段收缩功能及心肌运动的同步性。

3）斑点追踪超声成像技术：左心室收缩是一个复杂的空间形变过程，包括纵向、径向、环周与扭转运动。前期研究显示，虽然高血压患者早期与正常人相比，左心室射血分数仍在正常范围内，但是其纵向应变已经降低，环周应变增加，扭转度增加。这可能也是高血压患者早期仍然能保持正常或者较高的射血分数的原因。2014年的一篇荟萃分析，比较了不同心脏病患者使用LVEF和左心室整体纵向应变（global longitudinal strain，GLS）对心血管事件的预测价值。包括了15个前瞻性和1个回顾性研究，主要结局是全因死亡，次要结局包括心源性死亡，住院治疗的心力衰竭和恶性心律失常。结果显示，LVEF和GLS均能预测全因死亡和心血管事件，且GLS预测价值更强，特别对于射血分数保留的患者使用应变检查比单纯使用LVEF更能早期发现异常并且从中获益。在EACVI与ASE心脏超声在成人高血压患者的应用建议中LVEF仍为应用最广的评价左心室整体功能的指标。GLS在LVEF接近正常的患者中对于判断预后更为有益。

三维斑点追踪成像技术可以在心肌的三维容积内客观、准确地追踪心肌的运动轨迹，弥补了二维斑点追踪技术局限于平面追踪心肌运动斑点的不足，除了提供左心室纵向、环周和径向应变指标外，还能提供面积应变指标。然而，三维斑点追踪成像技术对图像质量有较高要求，特别需要清晰显示心内膜边界，否则将严重影响追踪结果的准确性；另外，三维斑点追踪成像技术的时间分辨率低于二维斑点追踪技术及组织多普勒技术。

3．左心房功能 左心房的结构和功能对维持正常的心脏功能起着重要作用。近年来多项研究表明，除了左心房增大，左心房功能的改变也会导致心房颤动及舒张性心力衰竭发生危险增加。左心房的生理功能主要有储备功能，管道功能和收缩功能。在心室收缩期，左心房存储来自肺静脉的血液；在舒张早期、中期引流来自肺静脉的血液进入左心室；在舒张晚期时，左心房主动收缩，增加了左心室血液流入量。超声心动图对左心房功能的评价方法主要有以下几种。

1）二尖瓣血流速度：E峰是在左心室舒张早中期形成，A峰是由左心房的舒张末期主动收缩形成的。A峰可以反映左心房的自主收缩功能。A峰的速度经常受到心率、心脏负荷的影响，并随年龄增长而加快。在心房颤动患者中，A峰消失。左心房充盈压增加可使A波持续时间（Adur）延长。

2）肺静脉血流频谱：在一个心动周期中，肺静脉血流频谱由S波、D波及Ar波构成。在收缩期时，左心房压力下降，肺静脉血流流入左心房产生的第一个正向波S波；D波是由于舒张期时左心房血液进入左心室，肺静脉血流补充左心房而产生的第二个正向波。Ar波是心房收缩时逆向而产生的。

S波受到左心房压力及心房肌顺应性的影响，可以在一定程度上反映出左心房的舒张功能。同二尖瓣血流频谱一样肺静脉血流频谱也受年龄、心率、收缩功能等影响。

3）左心房排空分数：左心房排空分数（LAEF）可以作为全面衡量心房收缩功能的重要指标之一。超声心动图通过描记左心房容积计算心房总体、主动和被动排空分数。总体左心房排空分数（LATEF）=（左心房最大容积－左心房最小容积）/左心房最大容积×100%；主动左心房排空分数（LAAEF）=（左心房收缩前容积－左心房最小容积）/左心房最大容积×100%；被动左心房排空分数（LAPEF）=（左心房最大容积－左心房收缩前容积）/左心房最大容积×100%（图3-3-14）。在一项对574位既往体健，无心房颤动病史的年龄≥65岁的成年人的前瞻性研究中，随访了1.9±1.2年，有30人（5.2%）发生了心电图证实的心房颤动和心房扑动，这些新发心房颤动和心房扑动患者的总体左心房排空分数降低并伴有左心房最大+容积增大，在校正了LVEF，舒张功能，左心房大小及其他与心房颤动、心房扑动相关的危险因素后，左心房排空分数与心房颤动密切相关，且较左心房最大容积对初发心房颤动的预测价值更高。

4）斑点追踪技术：由于左心房在各个节段之间存在一定的角度，并且左心房的顶部角度较大，所以组织多普勒成像受到一定限制，而斑点追踪技术不涉及多普勒原理，没有角度依赖性，可以更好地评价左心房的局部功能，包括左心房应变和应变率。图3-3-15是左心房应变曲线的示意图，有两种测量方式，以左心室舒张末期为测量基线（推荐）（图3-3-15A）或以左心房开始收缩为测量基线（图3-3-15B），仅在窦性心律患者中测量。储备期应变（LASr）为二尖瓣开放时的应变值（最大值）和左心室舒张末期应变值（最小值）之差。管道期应变（LAScd）为心房开始收缩和二尖瓣开放时的应变值之差（LAScd＝LASct-LASr）。收缩期应变（LASct）为心室舒张末期和心房开始收缩的应变值之差。

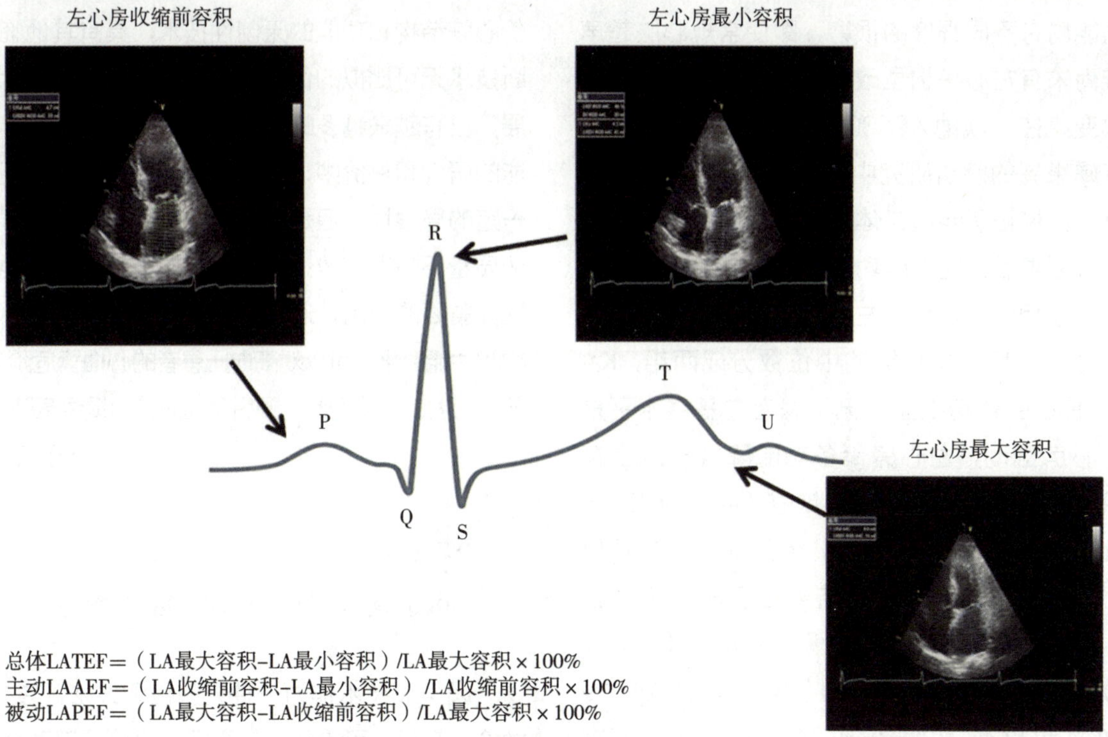

图3-3-14　左心房排空分数的测量示意图

注：LA. 左心房；LAEF. 左心房排空分数。

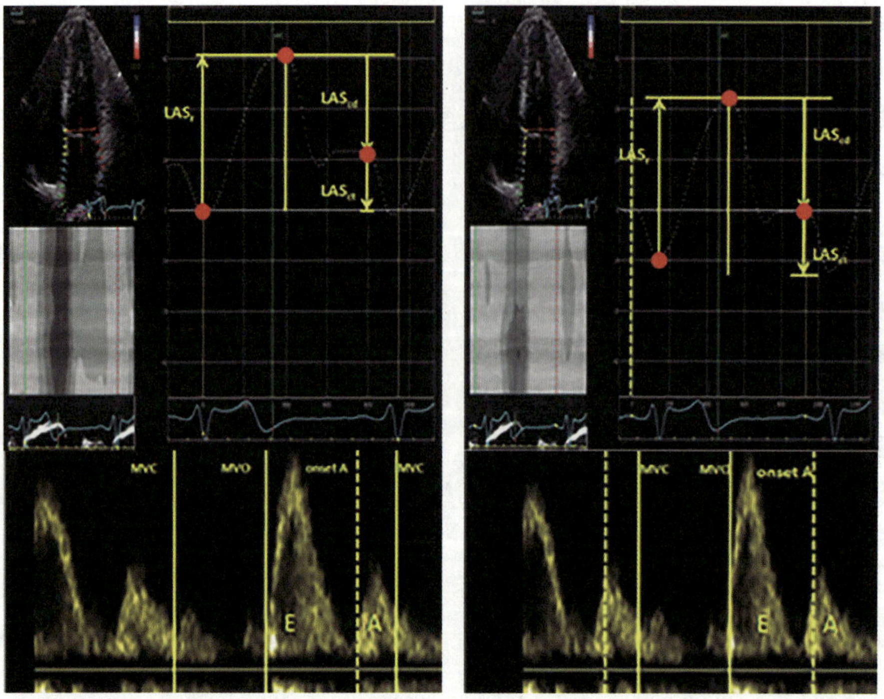

A　　　　B

图3-3-15　左心房应变曲线示意图

注：LAS.左心房应变；r.储备期；cd.管道期；ct.收缩期；MVC.二尖瓣关闭；MVO.二尖瓣开放。

多项横断面研究显示运用斑点追踪技术定量评价高血压患者左心房功能，高血压患者的左心房功能均有不同程度的损害，即使常规心脏超声检查尚未有左心房构型改变时，左心房功能已发生改变。在一项纳入了308例射血分数保留的心力衰竭患者的随访研究中，平均随访时间为13.8个月。在校正了年龄、体重指数、血糖、肾功能等危险因素后，左心房功能仍然与心血管住院和死亡独立相关，特别是左心房的储备功能。进一步根据左心房储备功能的中位数分成两组，Kaplan-Meier曲线结果显示无论患者在基线水平是否有心房颤动，左心房储备功能降低组的生存率降低，预后不佳。2017年在J Am Soc Echocardiogr上发表的一篇荟萃分析共纳入了40项研究，2542名正常人，研究结果显示左心房储备期，管道期和收缩期应变分别为39.4%（95%*CI*，38.0%～40.8%），23.0%（95%*CI*，20.7%～25.2%）和17.4%（95%*CI*，16.0%～19.0%），正常值的出现能为临床患者左心房功能的判断提供更好的依据。

综上所述，超声心动图作为一种非侵入性评价心脏结构和功能的无创性技术，具有其他临床诊断技术无可比拟的优势。近年来随着超声技术的发展，已有越来越多的超声新技术应用于早期心脏功能的研究和评价中，虽然新技术的广泛应用还受到一定的局限性，但是随着超声仪器的不断发展，图像质量不断得到改进，一定能在更广阔的天地里发挥其重要的作用。通过超声心动图早期识别心脏结构和功能变化，可以对高血压患者的心血管危险分层、分级管理、病情判断、预后及临床诊治提供帮助。

（徐婷嬿）

第十一节
颈动脉超声及表浅动脉超声检查

超声波技术作为一种无创检测方法，它方便、廉价、实时、可重复，广泛用于评价颈部动脉及浅表动脉硬化程度及其引起的解剖结构、血流动力学变化。颈动脉是评价全身动脉硬化的窗口。

颈部动脉超声检测范围包括颈总动脉（CCA）、颈内动脉（ICA）、颈外动脉（ECA）、椎动脉颅外段（VA）。颈内动脉和椎动脉是脑部动脉血流的主要来源。

四肢动脉常规检查主要包括上肢动脉和下肢动脉。前者主要包括锁骨下动脉（SA）、腋动脉（AXA）、肱动脉（BA）、尺动脉（UA）、桡动脉（RA），后者主要包括股总动脉（CFA）、股浅动脉（SFA）、腘动脉（PA）、胫前动脉（ATA）、胫后动脉（PTA）、腓动脉（PEA）。需要指出，颈部动脉及肢体动脉均可出现走行及分支变异。

心血管系统是高血压的主要靶器官。高血压初期，血管无明显病理改变，随着病程延长，高血压可引起全身小动脉的病变，导致重要靶器官缺血。长期高血压及伴随的危险因素可促进动脉粥样硬化的形成及发展。目前认为血管内皮功能障碍是高血压时最早期和最重要的血管损害。

一、颈动脉超声检测参数

颈动脉超声检测参数包括内中膜厚度（intimal medial thickness，IMT）、管腔内径、血流动力学等参数。血流动力学参数主要包括收缩期峰值流速（peak systolic velocity，PSV）、舒张末期流速（end diastolic velocity，EDV）、阻力指数（resistance index，RI）、血管搏动指数（pulsatility index，PI）。

二、正常颈部动脉

正常颈动脉管壁规整，内中膜连续、光滑，IMT＜1.0mm，管腔内彩色血流充盈良好（图3-3-16）。椎动脉与颈总动脉血流方向一致。颈总动脉收缩期血流频谱可为双峰或三峰，整个舒张期均有血流。颈内动脉呈低阻型血流频谱，颈外动脉呈高阻型血流频谱。椎动脉血流频谱为单向、低阻血流。

三、动脉硬化性内膜病变

（一）局限性血管内膜病变

动脉硬化早期病变局限于内膜层，超声可见内膜层不光滑，伴有局限性增厚、回声不均匀。IMT≥1.0mm，IMT增加提示动脉硬化早期病变。

（二）弥漫性血管内中膜病变

在内膜不均匀增厚的基础上，病变累及中膜平滑肌层，声像图表现为内膜回声不均匀，IMT进一步增加，并向管腔内突出，但1.0mm＜IMT＜1.5mm，未达到斑块形成的厚度。

四、动脉粥样硬化斑块

当IMT≥1.5mm，凸出于血管腔内，或局限性内中膜增厚＞50%，定义为动脉粥样硬化斑块形成。由于斑块形成的时间、病理组织结构不同，其特征、稳定性亦不相同。

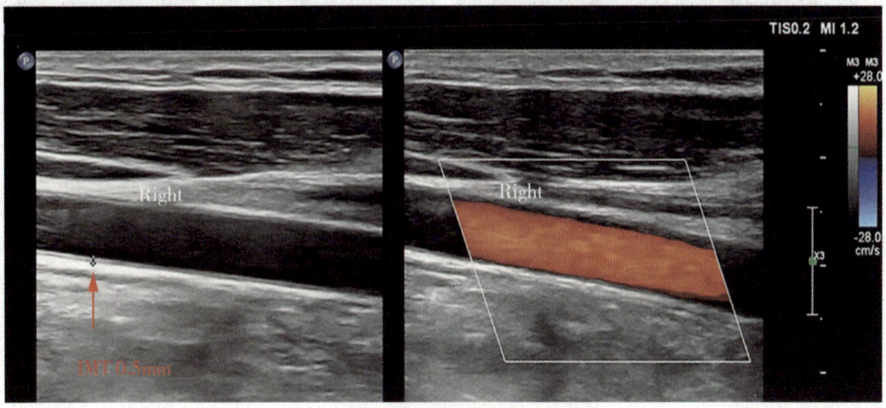

图3-3-16　正常颈动脉超声图像

注：IMT. 内中膜厚度。

（一）斑块的形态学鉴别

1. 规则型斑块 以扁平形多见，表面相对光滑，纤维帽结构完整，属相对稳定斑块。

2. 不规则型斑块 形态不规则，表面不光滑，纤维帽不完整。

3. 溃疡型斑块 纤维帽破裂、不完整，斑块表面形成“火山口”征，“火山口”长度≥1.0mm，彩色多普勒显示血流向斑块内灌注。

（二）斑块的回声特征鉴别

1. 均质性回声斑块 二维超声图像表现为斑块内部的回声均匀一致，又可分为低回声斑块、中等回声斑块、强回声斑块。

2. 不均质性回声斑块 斑块内部回声有20%以上不一致即为不均质回声斑块，二维超声图像表现斑块为低回声、中等回声、强回声的混合（图3-3-17）。该类斑块属于不稳定斑块，斑块表面破裂可形成栓子，导致颅内栓塞。

（三）斑块的易损性

斑块易损性是通过对斑块的形态学、内部回声、表面纤维帽的完整性进行综合分析判断，另外与患者脑血管病变危险因素的治疗有效性密切相关。单纯以“软斑块”或“硬斑块”提示为易损或非易损是不客观的。易损性不是一成不变的，应告知患者针对危险因素的治疗控制。

五、动脉狭窄或闭塞

动脉硬化严重威胁人类健康。颈动脉是最易发生动脉硬化狭窄的血管之一，颈动脉狭窄主要引起脑供血不足和脑梗死。肢体动脉的狭窄主要引起肢体缺血表现，如麻木、疼痛、间歇性跛行、趾或足跟坏疽。

（一）颈内动脉狭窄

根据2003年北美放射学会超声会议16个专业及相关专业委员会发布的标准，颈内动脉狭窄闭塞性病变程度分级见表3-3-12。

（二）椎动脉狭窄

椎动脉局部受压、动脉硬化等原因致椎动脉内径变窄或闭塞，导致椎动脉供血减少甚至中断，

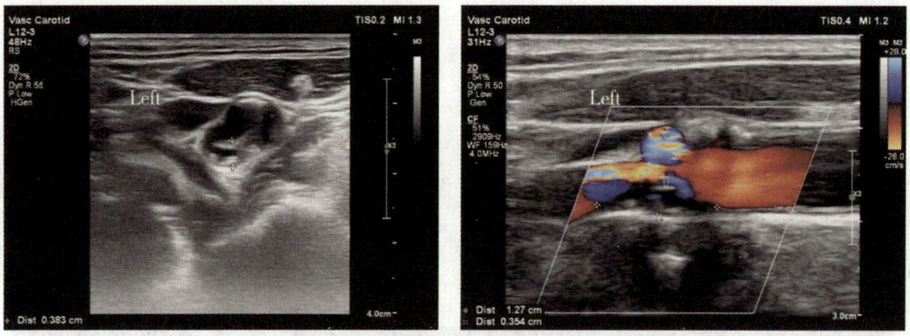

A　　　　　　B

图3-3-17　颈动脉粥样硬化斑块图像（不均质斑块）

注：图A示长轴方向左颈动脉窦部混合回声斑块，图B示短轴方向该斑块呈偏心分布。

表3-3-12　北美放射学会超声共识委员会制定的ICA狭窄诊断标准

狭窄/流速	PSV（cm/s）	EDV（cm/s）	PSVICA/PSVCCA
正常～50%	＜125	＜40	＜2.0
50%～69%	≥125，＜230	≥40，＜100	≥125，＜230
70%～99%	≥230	≥100	≥4.0
闭塞	无血流信号	无血流信号	无血流信号

注：PSV.收缩期峰值流速；EDV.颈动脉舒张期末流速；PSVICA/PSVCCA.颈内动脉与颈总动脉收缩期峰值流速比。

可出现椎基底动脉供血不足的临床表现（图3-3-18）。颅外段椎动脉分为颈段（起始段、V1段）、椎间隙段（V2段）、枕段（V3段），椎动脉通过枕骨大孔入颅内后称颅内段（V4段）。少数情况下有椎动脉走行异常或缺如。椎动脉狭窄诊断标准见表3-3-13。

（三）锁骨下动脉狭窄

锁骨下动脉狭窄＞50%或闭塞可引起后循环缺血、短暂性脑缺血发作（TIA）或脑梗死等临床表现，出现双上肢动脉血压差＞20mmHg，病变侧肢体远段动脉血管搏动减弱。参照2011年首都医科大学宣武医院发表的超声评价锁骨下动脉狭窄的诊断标准（表3-3-14），其中诊断锁骨下动脉重度狭窄的标准是：狭窄段PSV≥343cm/s，EDV≥60cm/s，狭窄段峰值流速/狭窄远端峰值流速（PSVOR/PSVDIS）≥4.0。

锁骨下动脉盗血综合征（subclavian artery steal blood syndrome）是指由于锁骨下动脉或无

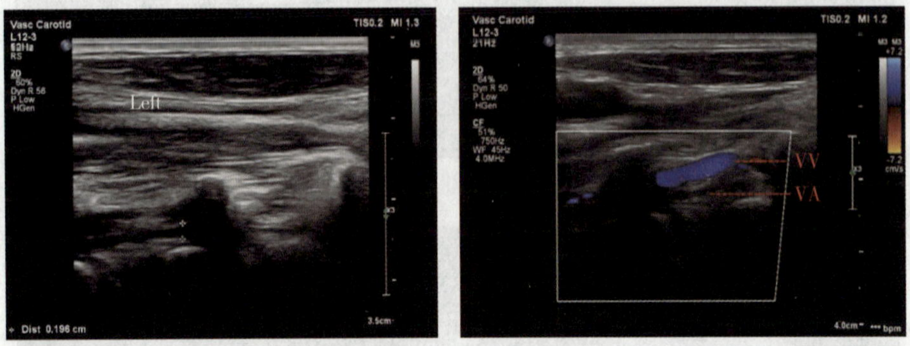

A B

图3-3-18 椎动脉闭塞图像

注：图A示椎间隙段椎动脉内径较细，图B示椎间隙段椎静脉（VV）彩色血流充盈良好，其后方椎动脉（VA）未探及明显彩色血流信号。

表3-3-13 椎动脉狭窄诊断标准

狭窄程度	PSV（cm/s）	EDV（cm/s）	PSVOR/PSVIV
轻度（＜50%）	85～140	27～35	1.3～2.1
中度（50%～69%）	140～220	35～50	2.1～4.0
重度（70%～99%）	≥220	≥50	≥4.0
闭塞	无血流信号	无血流信号	无血流信号

注：PSVOR.起始段、V1段；PSVIV.椎间隙段、V2段（参考2009年首都医科大学宣武医院发表于AJR的诊断标准）；EDV.颈动脉舒张期末流速。

表3-3-14 锁骨下动脉狭窄标准

狭窄程度	内径减小	狭窄处流速（cm/s）	血流频谱	椎动脉
轻度＜50%	＜50%	正常/稍高于健侧	正常（三相/四相波）	
中度50%～69%	≥50%	升高	异常（二相波）	患侧VA流速正常，隐匿/部分盗血；健侧VA流速代偿性增快
重度70%～99%		狭窄段PSV≥343，EDV≥60 PSVOR/PSVDIS≥4.0	异常（收缩期舒张期同向）	患侧VA部分/完全窃血

注：PSVOR.起始段、V1段；PSVDIS.狭窄远段峰值流速；VA.椎动脉；EDV.颈动脉舒张期末流速。

名动脉近段狭窄或闭塞，出现同侧椎动脉压力下降，血液反流，灌注患侧上肢，引起脑及上肢缺血的一组临床综合征。根据椎动脉血流频谱形态及方向分为隐匿型、部分型或完全型（图3-3-19）。常见病因有动脉粥样硬化、多发性大动脉炎、血管受压等，少见病因有主动脉缩窄、主动脉弓离断、上肢较大动静脉瘘等。

（四）四肢动脉狭窄

动脉粥样硬化斑块、动脉中层变性及继发血栓形成可导致管腔狭窄近闭塞（图3-3-20），引起肢体缺血症状。肢体动脉狭窄和闭塞的超声诊断标准见表3-3-15。

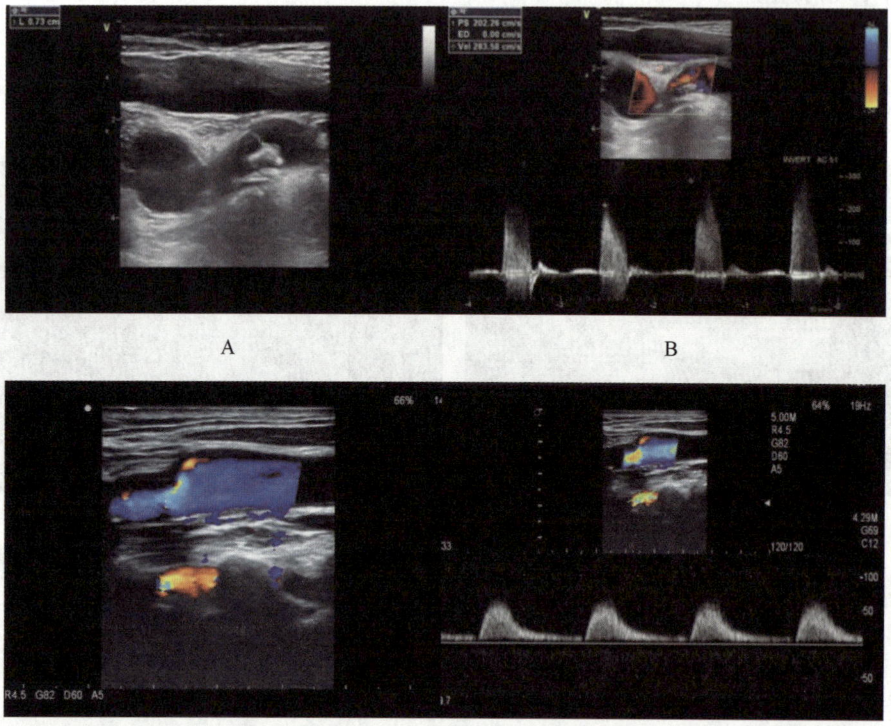

A　　B

C　　D

图3-3-19　锁骨下动脉盗血（完全型）

注：图A示锁骨下动脉起始端混合回声斑块致管腔狭窄，图B示狭窄处流速增快（283cm/s），图C示患侧椎动脉血流方向与该侧颈总动脉相反，图D示椎动脉频谱完全反向。

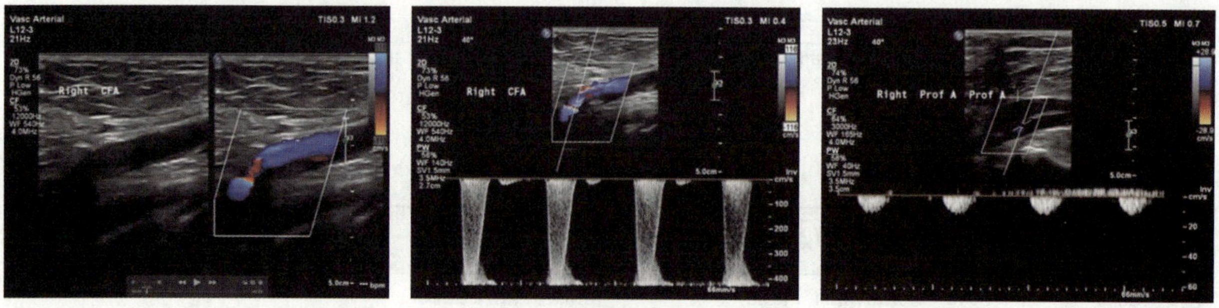

A　　B　　C

图3-3-20　右侧股浅动脉起始处狭窄

注：图A示股浅动脉起始处低回声斑块致管腔狭窄，图B示狭窄处流速增快，大于400cm/s，图C示狭窄远心段动脉流速减低，腘动脉PSV 15cm/s，频谱呈狭窄下游异常改变。PSV，收缩期峰值流速。

表3-3-15　肢体动脉狭窄和闭塞的超声诊断标准

动脉狭窄程度	病变处峰值流（cm/s）	收缩期峰值流速比
正常	＜150	＜1.5∶1
30%～49%	150～220	1.5∶1～2∶1
50%～75%	200～400	2∶1～4∶1
＞75%	＞400	＞4∶1
闭塞	无血流信号	

注：病变处与相邻近侧正常动脉段相比。

六、继发性高血压超声评估

继发性高血压是指某些确定的疾病或病因引起的血压升高，约占所有高血压的5%，其比例不高，但绝对人数相当多，而且其中不少可以通过手术得到根治或明显改善，如原发性醛固酮增多症、嗜铬细胞瘤、肾血管性高血压、肾素分泌瘤等。因此明确诊断能提高治愈率或阻止病情进展。

继发性高血压的主要疾病和病因包括：①肾脏疾病，分为肾实质性高血压和肾血管性高血压；②内分泌疾病，主要包括库欣综合征、嗜铬细胞瘤、原发性醛固酮增多症、甲状腺功能亢进症等；③心血管疾病，主动脉瓣关闭不全、主动脉缩窄等；④颅脑病变；⑤其他：妊娠期高血压疾病、红细胞增多症、药物作用等。

（一）肾实质性高血压

肾小球肾炎、糖尿病肾病、慢性肾盂肾炎、多囊肾和移植肾后等多种肾脏疾病引起的高血压，是最常见的继发性高血压。超声检查需要关注双侧肾脏的大小、体积，皮质的回声、厚度，肾实质的血流分布情况等。

（二）肾血管性高血压

肾血管性高血压是单侧或双侧肾动脉主干或分支狭窄引起的高血压，在中国常见病因有动脉粥样硬化（约占81.5%）、多发性大动脉炎（约占12.7%）、纤维肌发育不良（约占4.2%）及其他病因（约1.6%）等，前者多见于老年人，后两者主要见于青年人。

肾动脉狭窄（renal artery stenosis，RAS）的超声诊断指标包括：肾动脉收缩期峰值流速、RAR（肾动脉PSV与腹主动脉PSV比值，RAR）、RIR（肾动脉PSV与肾叶间动脉PSV比值）、AT（收缩期加速时间）等。根据2021年“肾动脉狭窄的超声诊断专家共识”，RAS推荐诊断标准：①中度RAS（狭窄率≥60%）的诊断标准，肾动脉湍流处峰值流速≥180 cm/s或RAR≥3。应注意，腹主动脉峰值流速＜50cm/s 时，不宜使用RAR；严重RAS肾动脉峰值流速可在正常范围内；对于狭窄率≥50%的RAS，推荐以下标准，肾动脉湍流处PSV≥150 cm/s 或 RIR≥5.5。②重度RAS（狭窄率≥70%）的诊断标准，在结合直接指标的基础上，肾内叶间动脉出现小慢波（表现为收缩早期波消失、频谱低平、收缩早期频谱倾斜）或 AT≥0.07 s。③肾动脉闭塞的诊断标准，肾动脉主干管腔内既无彩色多普勒血流信号也不能探测到多普勒频谱；肾内动脉频谱表现为小慢波；患侧肾长径＜8 cm可提示肾动脉慢性闭塞。图3-3-21示肾动脉狭窄的超声表现。

1．动脉粥样硬化　动脉粥样硬化引起继发肾血管性高血压常表现为顽固性高血压，药物治疗效果差。图3-3-22示右肾动脉起始处斑块导致右肾动脉狭窄。

2．多发性大动脉炎　是主动脉及其主要分支的慢性进行性非特异性炎症病变，可引起不同部位血管狭窄或闭塞，出现相应部位缺血表现，少数可引起动脉扩张或动脉瘤，多见于年轻女性。其改变为动脉管壁不规则增厚，常累及多支血管（图3-3-

23)。较长的连续的动脉硬化斑块需要与之鉴别。根据受累动脉的不同，临床表现不同，累及肾动脉者引起继发性高血压、头痛、头晕等。图3-3-23示大动脉炎累及颈动脉超声表现。

3. 纤维肌发育不良 纤维肌发育不良是非炎症性、非动脉粥样硬化性疾病，可导致动脉狭窄、闭塞、动脉瘤、动脉夹层和动脉迂曲。可累及所有动脉。最常受累的动脉是肾动脉和颈内动脉，其次是椎动脉、内脏动脉和髂外动脉。青年女性多见。疾病表现的个体差异很大，具体取决于受累动脉节

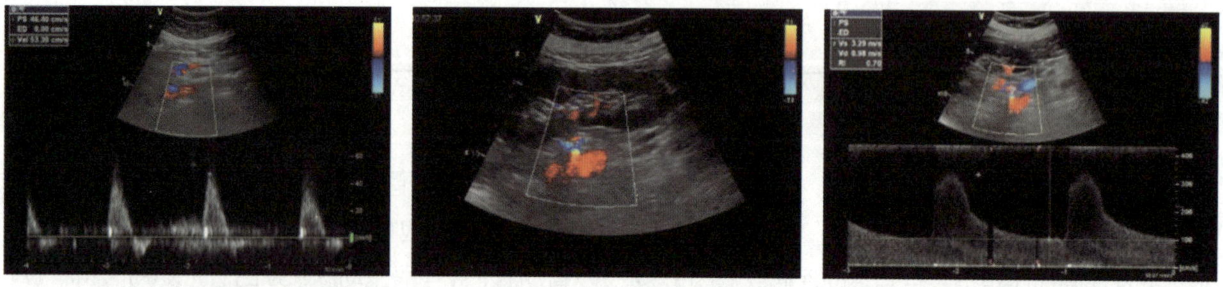

A B C

图3-3-21 肾动脉狭窄

注：图A示肾动脉水平的腹主动脉血流PSV约53cm/s，图B示彩色多普勒肾动脉起始端探及花色血流信号，图C示肾动脉起始端流速增快PSV约329cm/s，RAR约6.2。PSV，收缩期峰值流速；RAR，肾动脉PSV与腹主动脉PSV比值。

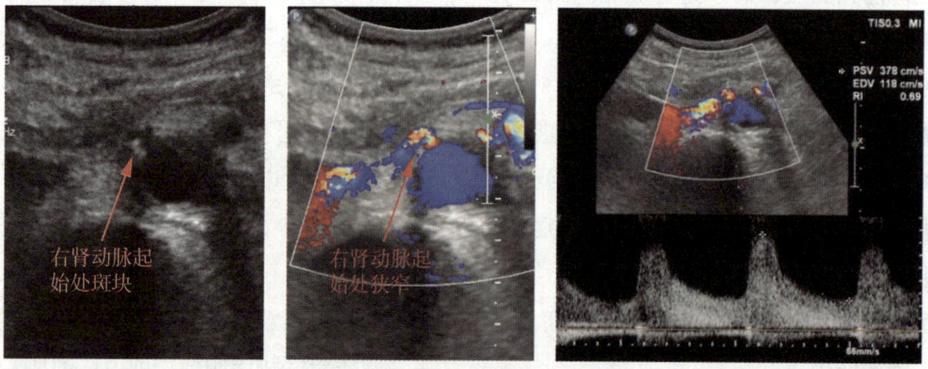

A B C

图3-3-22 动脉粥样硬化引起肾动脉狭窄

注：图A示右肾动脉起始处短条形中高回声斑块，图B示右肾动脉起始处彩色多普勒呈花色血流，图C示右肾动脉起始处血流速度378cm/s。

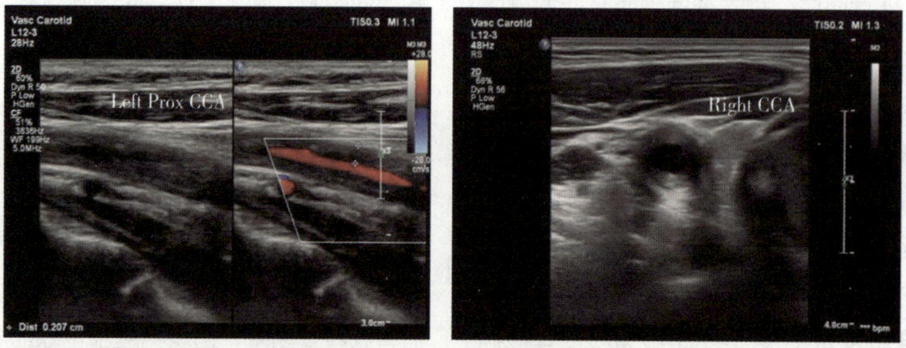

A B

图3-3-23 大动脉炎累及颈动脉

注：图A示长轴动脉管壁弥漫性增厚，图B示动脉短轴呈"通心粉"征。

段和病情严重程度。

根据血管造影表现分类可分为两种亚型：①多灶性（较常见）血管造影表现为“串珠样”改变，病理学上对应中膜纤维组织增生和中膜外纤维组织增生；②局灶性（较少见的血管造影表现为“环形或管状狭窄”，在病理学上对应内膜纤维组织增生。

（三）其他主要继发性高血压

1. 主动脉缩窄 主动脉缩窄是指主动脉管腔不同程度狭窄，可发生于主动脉弓至髂动脉分叉处之间的任何部位，大部分狭窄发生于动脉导管或动脉韧带区域，即主动脉峡部。根据缩窄节段与动脉导管或动脉韧带的位置关系，可分为导管前型、导管后型（图3-3-24）、正对动脉导管型。

2. 主动脉瓣关闭不全 慢性主动脉瓣关闭不全者多收缩压升高，舒张压降低，脉压增大。患者多有与心输出量增多有关的心悸、心前区不适、头部强烈波动感等症状。超声心动图可观察到左心室增大、升主动脉扩张、主动脉瓣反流等征象。

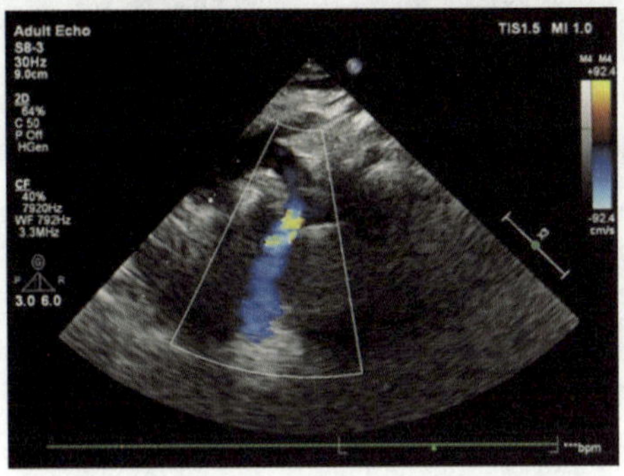

A

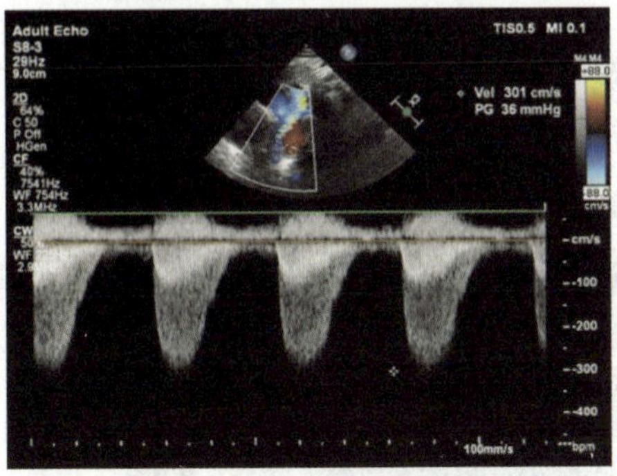

B

图3-3-24 主动脉缩窄（导管后型）

注：图A示降主动脉探及花彩血流信号，图B示该处PSV约300cm/s。PSV，收缩期峰值流速。

七、高血压合并血管病变的超声评估

（一）动脉瘤

动脉瘤包括真性动脉瘤、假性动脉瘤、夹层动脉瘤。动脉瘤的主要病因为外伤、动脉粥样硬化、感染性、医源性等，其中夹层动脉瘤与高血压密切相关。

1. 真性动脉瘤 动脉内径扩张大于近段或远段正常内径1.5倍以上，可以诊断本病。当并发附壁血栓时，常呈同心圆或偏心性层状分布于扩张管壁，是远心端动脉栓塞栓子的重要来源。

2. 假性动脉瘤 动脉壁中断、不连续，管腔外软组织包裹形成局限性血肿，血肿与动脉通过破口相通（图3-3-25），常见原因为外伤、医源性等。

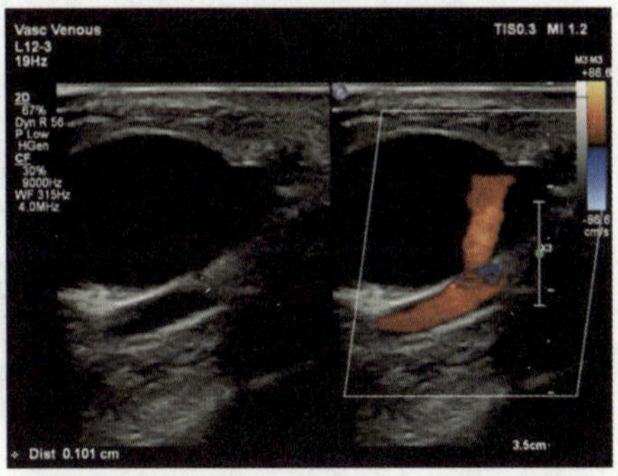

A

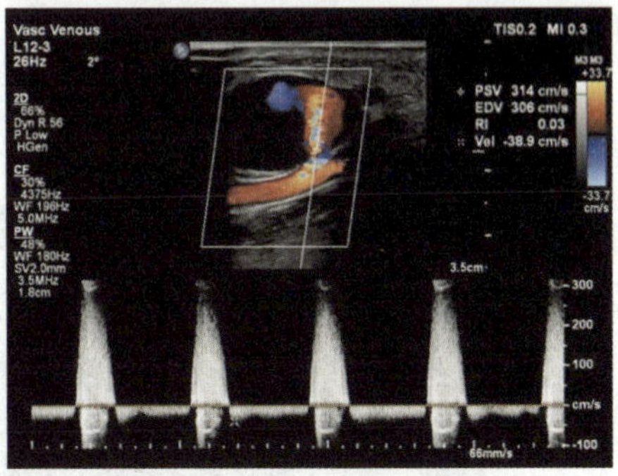

B

图3-3-25 右侧桡动脉假性动脉瘤

注：经右侧桡动脉穿刺PCI术后，图A示桡动脉管壁中断，破口宽约0.1cm，破口处可见彩色血流信号。图B示破口处探及往返血流信号，血流频谱呈双期双向，收缩期血流进入血肿，PSV 314cm/s，舒张期血液从血肿返回桡动脉，PSV约39cm/s。PSV，收缩期峰值流速。

3．**夹层动脉瘤** 动脉壁中膜疏松，内膜破裂，动脉血流通过破裂处进入中膜；动脉内膜或中层撕裂后被血流冲击，使中层逐渐分离，形成真假两腔（图3-3-26）。常见病因为高血压、马方综合征等。

（二）动脉血栓栓塞

动脉血栓栓塞起病急，患肢突然出现肢体疼痛、苍白、厥冷、麻木、运动障碍及动脉搏动消失。多见于心脏病（尤其是心房颤动）患者，常合并高血压，亦可见于穿刺术后（图3-3-27）。

（三）支架植入术后评估

支架介入治疗是针对颈动脉、四肢动脉狭窄或闭塞性病变的微创治疗方法。超声检查可以评价支架是否通畅、有无再狭窄等，是最常用的复查、随访方法。支架植入术后再狭窄的超声表现见图3-3-28。

八、总结

（1）长期高血压及伴随的危险因素可促进动脉粥样硬化的形成及发展。

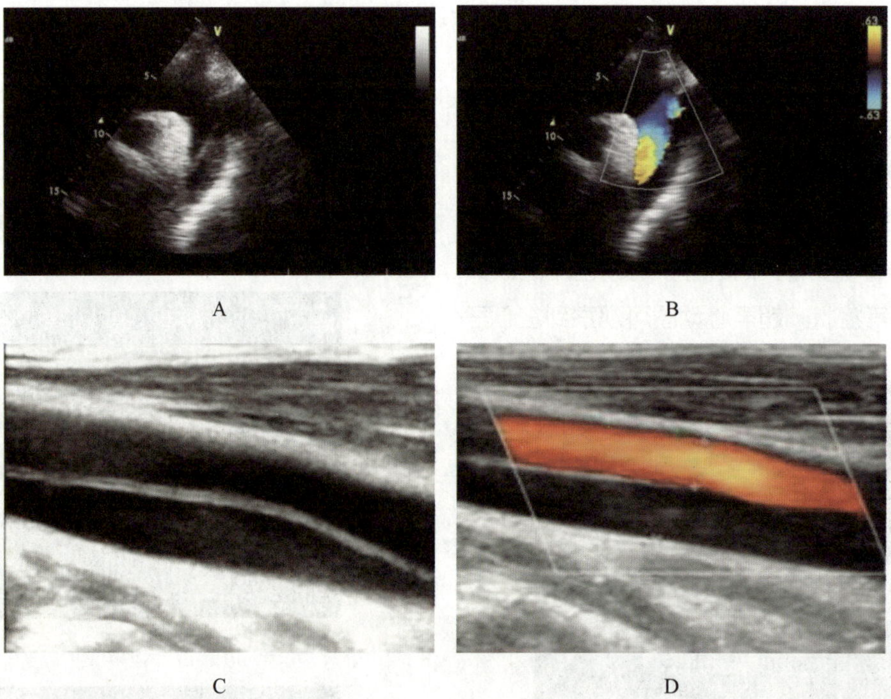

图3-3-26 夹层动脉瘤

注：图A、图B示主动脉夹层，图C、图D示颈总动脉夹层，管腔内见漂浮内膜片将管腔分为真假两腔。

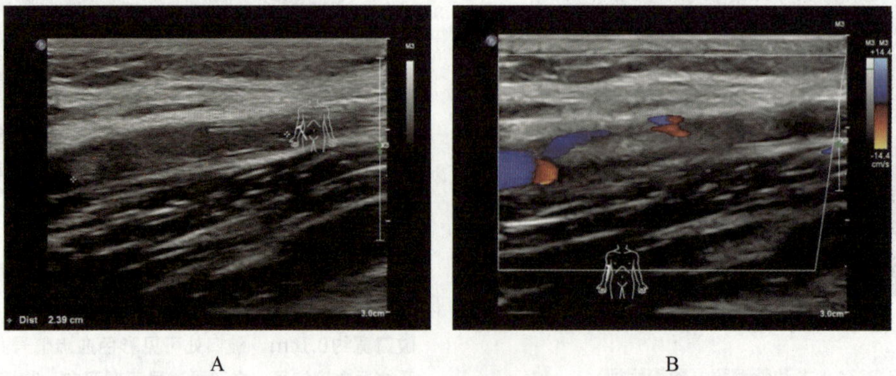

图3-3-27 肱动脉栓塞

注：图A示肱动脉管腔内可见中低回声，长度约2.4cm，图B示该处血流充盈缺损。

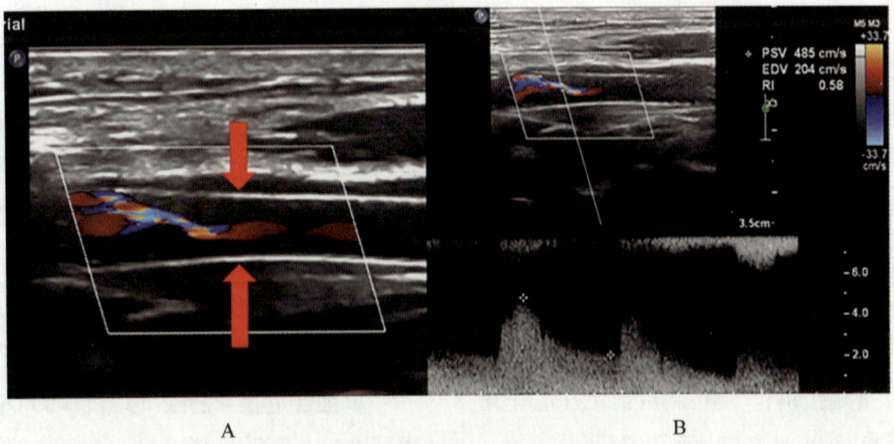

图3-3-28 颈内动脉支架植入术后再狭窄

注：图A示支架内可见低回声附着致管腔明显变细，支架内彩色血流充盈缺损（红色箭头示支架回声），图B示支架内流速增快，PSV约485cm/s。PSV，收缩期峰值流速。

(2) 高血压引起的动脉病变按照程度递进分为动脉硬化性内膜病变（1.0mm≤IMT＜1.5mm）、动脉粥样硬化斑块（IMT≥1.5mm）、动脉狭窄（不同部位的动脉狭窄评判标准不同，详见上文）或闭塞。

(3) 心血管超声对继发性高血压的病因诊断有重要价值，如肾动脉粥样硬化、多发性大动脉炎导致的肾动脉狭窄、主动脉缩窄、主动脉瓣关闭不全等。

(4) 高血压合并的常见血管病变包括动脉瘤（尤其是夹层动脉瘤）、动脉血栓栓塞（尤其是高血压心房颤动患者）、动脉支架内再狭窄。

（王　浩　陶　瑾　卫　青）

第十二节 X线检查和CT检查

影像学检查在高血压诊疗过程中有以下两个重要作用：一是高血压引起靶器官病理损害，以及并发症的诊断和病情程度的评估，二是排查继发性高血压的病因。

影像学检查可以评价：①左心室肥大和/或左心室扩大及其程度；②评价有无脑卒中（脑出血和/或脑梗死），并评价其病变严重程度；③评价动脉情况：明确冠心病、肾动脉粥样硬化、主动脉粥样硬化及主动脉夹层等并发症及其严重程度。

影像学检查在排查继发性高血压的病因方面有重要价值。例如，①先天性主动脉缩窄，或后天性大动脉炎等病因所致的主动脉狭窄和阻塞性病变；②明确有无肾实质性病变，多种肾脏疾病导致肾功能受损，均可继发高血压，如肾小球肾炎、肾盂肾炎、放射性肾炎、肾积水、肾囊肿（含多囊肾）、肾结核和肾肿瘤等；③诊断肾血管性高血压，并对肾动脉狭窄程度及其病因作出诊断；④肾上腺皮质和髓质疾患，如肾上腺腺瘤、肾素瘤或嗜铬细胞瘤，后者还需要除外有无异位嗜铬细胞瘤。

一、X线检查

（一）胸部X线和排泄性尿路造影

常规胸部X线检查，包括后前位胸片及侧位胸片，可以观察：①心脏形态和功能情况，了解左心室增大的程度及肺循环的变化等；②升主动脉是否有增宽，主动脉弓是否有缩窄的典型征象等。

腹部平片可以大体观察双肾的轮廓和大小；排泄性尿路造影，可以显示：①两肾大小，肾影缩小是指肾脏长径较对侧小1.5cm以上；②显示一侧肾缺如、肾异位，以及肾缺血和肾萎缩的情况；③肾结石、肾盂肾盏系统显影延迟或扩张；④肾实质、肾盂内占位病变。

（二）原发性高血压X线胸片表现

1. 心脏形态和大小 原发性高血压病变早期X线胸片表现正常，因为并没有导致心脏大小形态的改变。长期高血压可以导致左心室心肌向心性普遍肥厚，心腔可无扩张，因此胸片也可以没有异常改变。只有心肌显著肥厚，或心脏功能失代偿期，左心室心腔扩张后，正位胸片表现为左心室段延长，心尖下移，心腰凹陷，侧位胸片显示左心室增大向后（脊柱侧）突出。心胸比率＞0.5。

2. 胸主动脉 主动脉升弓部和弓降部在长期高血压的影响下轻度扩张，表现为主动脉弓膨凸，见图3-3-29。

3. 双肺情况 当左心室功能不全时，会出现继发左心房增大，以及肺淤血表现，严重时会出现肺水肿、胸腔积液和心包积液的X线胸片征象。

当出现左心室增大和左心功能不全的X线表现时，需结合临床，以及进一步检查，除外冠心病、瓣膜病等其他疾病。因此，X线胸片不能直接诊断高血压心脏病。

（三）常见继发性高血压X线表现

1. 先天性主动脉缩窄 具有诊断意义的X线征象为：在正位胸片上主动脉弓降部显示一局限性凹陷切迹，同时降主动脉不同程度的膨凸，形成“3”字征，肋骨下缘存在压迹（多见于4～8后肋下缘），后者主要反映主动脉缩窄以远肋间动脉代偿扩张的表现，见图3-3-30所示。但对复杂型（或婴儿型）主动脉缩窄，即合并动脉导管未闭和/或室间隔缺损者，X线胸片的诊断限度较大，尤其小婴儿，常不能显示上述较为典型的征象。

2. 大动脉炎 见第三篇第六章。

（四）高血压心力衰竭的X线表现

高血压心脏病所致心力衰竭为左心衰竭，X线表现为左心室明显增大，合并肺淤血、间质性肺水肿，肺泡性肺水肿等X线表现，如图3-3-31所示。胸片难以鉴别心力衰竭的原因，需要进一步检查进行病因学的诊断。

二、CT检查

（一）CT检查方法

CT检查分为增强扫描（注射对比剂）和非增强扫描（无对比剂），观察心腔、心肌、瓣膜和冠状动脉等结构，必须行增强扫描，而且需要心电图门控下采集图像，保证在心跳的情况下，获得具有较高清晰度的图像，以及获得收缩期和舒张期图像，方能评价心肌厚度及其运动功能。如果只需要观察双肺、胸腔积液、心包积液、肾上腺、头颅情况，可以用CT平扫（非增强扫描）做出初步的

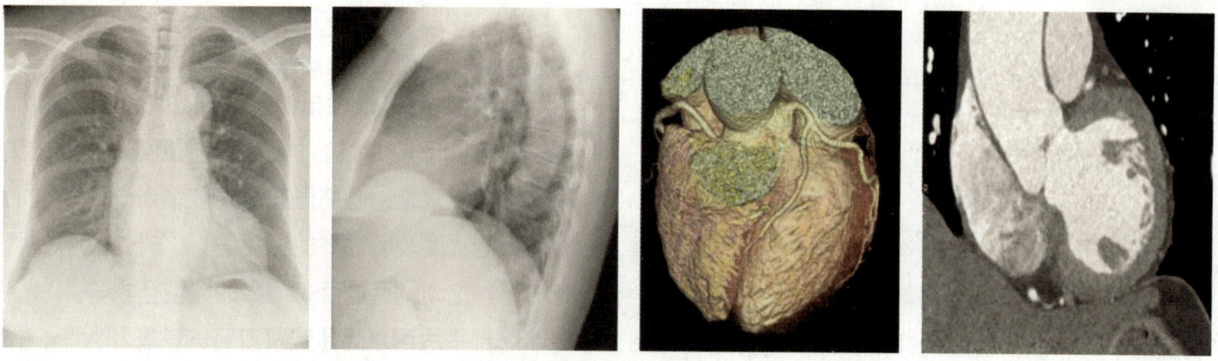

A　B　C　D

图3-3-29　长期高血压影像学改变

注：女性，52岁，发现血压升高3年，最高184/100mmHg。临床诊断：高血压病3级（高危）。正位胸片（图A）和侧位胸片（图B）示升主动脉及主动脉弓降部增宽，边缘钙化；左心室圆隆，心胸比率0.52。心脏和冠状动脉CT的容积再现图像（图C）示左右冠状动脉未见狭窄，冠状位重组图像（图D）升主动脉扩张，中段径约44.5mm，左心室增大，横径53mm。

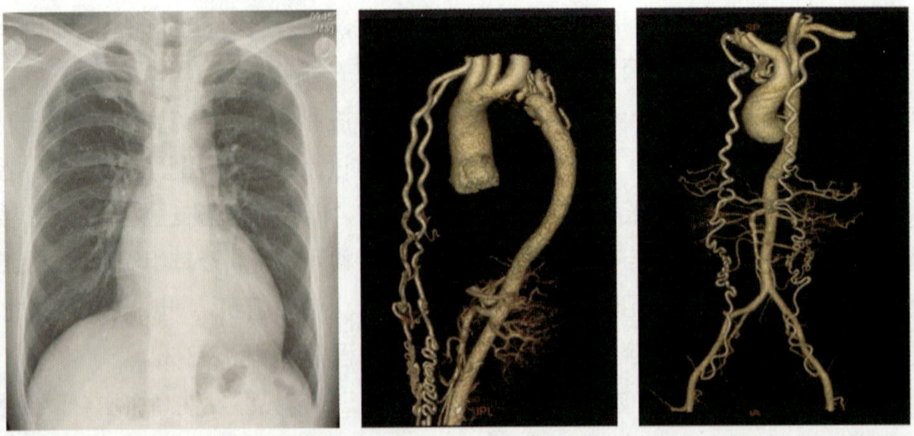
A B C

图3-3-30 先天性主动脉缩窄影像学改变

注：男性，50岁，高血压30余年，最高200/110mmHg。正位胸片（图A）示左心室增大，心胸比率0.56，主动脉结小，弓降部可见“3”字征，双侧第4～7后肋肋骨下缘可见切迹。主动脉CT容积再现图像（左侧位，图B）示主动脉弓发育不良，弓降部重度缩窄近闭锁。主动脉CT容积再现图像（正位，图C）示双侧乳内动脉及双侧腹壁浅动脉代偿扩张，与双侧股动脉形成侧支循环。

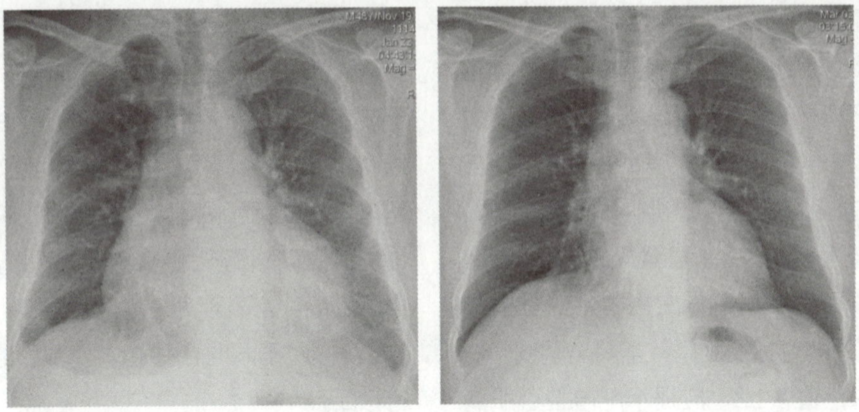
A B

图3-3-31 左心功能不全X线表现

注：男性，48岁，高血压病史10年，血压最高180/100mmHg，近2个月上楼及卧位休息感呼吸困难。临床诊断心力衰竭待查。B型利钠肽（BNP）5457pg/ml。超声心动图：左心增大，左心室横径61mm，左心室各壁普遍增厚，室间隔12～15mm，左心室侧壁10～12mm，左心室收缩功能明显减低，LVEF.38%。心脏MRI示：左心室肥大并收缩运动减弱，考虑高血压所致可能性大。正位胸片（图A）示：双肺淤血，主动脉结宽，左心房室均明显增大，心胸比率0.62，双侧少量胸腔积液，诊断：左心增大伴左心功能不全改变。正位胸片复查（图B）：抗心力衰竭治疗2个月后复查胸片，心脏大小基本恢复正常。

诊断。

CT图像为横断面图像，空间分辨力在横断面（身体的X-Y轴）图像上可以达到0.3～0.4mm，在身体的纵轴（Z轴）方向上，空间分辨力即为图像层厚，可以达到0.5～0.75mm（主要用于观察冠状动脉）。由于心脏是个不停跳动的器官，需要CT设备具有较高的时间分辨力，才能获得较少运动伪影的心脏图像，因此，目前至少需要64排以上的CT设备才能进行心脏和冠状动脉的扫描。

在临床工作中对高血压患者进行心血管的检查，首先选择超声心动图，评估心脏结构与功能；如果需要排查是否合并冠心病，应进行冠状动脉CT血管成像（CCTA）检查；评估主动脉疾病，如主动脉夹层、主动脉溃疡、主动脉壁内血肿、先天性主动脉缩窄、先天性主动脉瘤、大动脉炎累及主动脉及其分支等，应行主动脉增强CT（CTA）检查；

对于脑卒中或脑出血的评价，头颅CT平扫是首选，可以立即排除脑出血；对于肾上腺及肾动脉及肾实质的评价，应行腹、盆增强CT扫描。

（二）原发性高血压CT表现

心脏增强CT检查，可在心脏舒张期测量心腔大小、室间隔及心室壁的心肌厚度，与收缩期图像对比，即可获得心肌增厚率。如果采用图像后处理软件进一步分析，可以获得左心室的容积、每搏输出量、射血分数（EF）等功能指标。左心室心腔横径测量值，正常女性≤50mm，男性≤55mm，室间隔及心室壁的厚度应在舒张末期测量，正常应≤12mm，当心腔大小及左心室壁厚度超过正常高限值，结合患者高血压病史，特别是左心室壁呈对称性增厚者，应考虑为高血压的心脏表现。值得注意的是，肥厚型心肌病也主要表现为心室壁增厚，根据不同分类，肥厚型心肌病的心肌肥厚部位最常见的是位于室间隔近左心室流出道处，其次为左心室游离壁、左心室中部、左心室心尖部等，与高血压心脏病的心肌"普遍均匀肥厚"有所不同，两者在影像上鉴别点包括：室壁厚度＞15mm，或在有明确肥厚型心肌病家族史患者中，室壁厚度＞12mm，且为非对称性肥厚，室间隔厚度与左心室侧壁厚度的比值＞1.3，应提示肥厚型心肌病的可能，而普遍均匀性向心性心肌肥厚提示高血压心脏病的可能性。

心脏和冠状动脉CT检查的另一大优势，是能够同时诊断或者排除冠心病。CCTA图像经过后处理软件，能够获得各支冠状动脉的重组图像，清晰显示冠状动脉斑块及其组织特性（如钙化、非钙化的纤维、脂质组织），也能够较为准确地评价管腔狭窄的程度，见图3-3-32。

（三）常见继发性高血压CT表现

1．先天性主动脉缩窄 典型的主动脉缩窄位于主动脉峡部，即左锁骨下动脉和动脉导管之间，可表现为局限性狭窄或长段的管状狭窄，后者常发生于动脉导管近心端的主动脉弓部，亦称主动脉弓部发育不良。CT可直接显示主动脉峡部管腔不同程度狭窄。CT后处理软件获得的容积再现（VR）图像，或多平面重组图像（MPR），可直观显示缩窄的部位、形态及程度，同时显示主动脉弓和缩窄以远的主动脉情况。另外，CT后处理的VR图像，可以直观显示乳内动脉、肋间动脉等侧支血管形成情况。主动脉缩窄患者的左心室由于后负荷增加及血压增高，常表现为左心室心肌向心性肥厚，见图3-3-30。对于同时合并心内外畸形的情况可同时进行诊断。

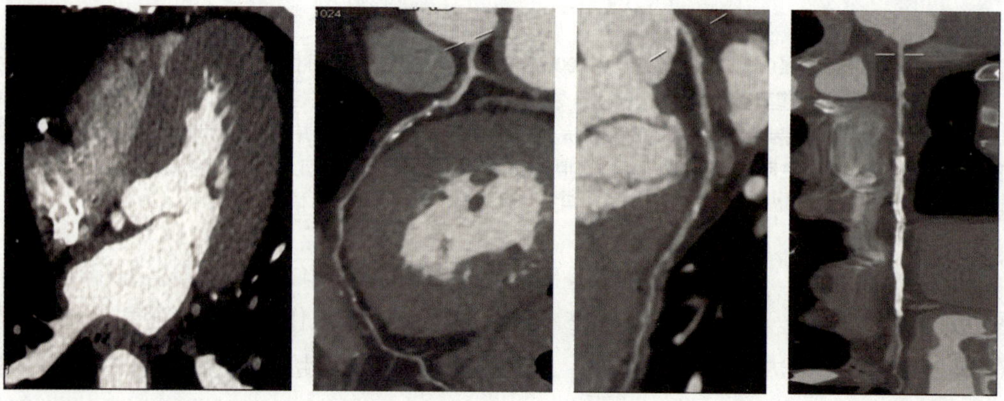

A B C D

图3-3-32　高血压合并冠心病的CCTA图像

注：男性，55岁，高血压病史10年，冠心病行PCI支架治疗术后5年。心脏和冠状动脉CT血管成像横断面图像（图A），可见左心室室壁普遍对称性肥厚（厚度12～13mm），符合高血压心肌增厚改变；冠状动脉CT重组图像，分别显示前降支近端较多钙化和非钙化斑块（图B），回旋支近端非钙化斑块、中段钙化点（图C），右冠状动脉中远段高密度影（图D），为支架植入术后改变，支架两端未见有意义狭窄。超声心动图：各房室腔内径正常范围，室间隔及左心室壁普遍增厚，室壁运动协调，LVEF63%。

需要提示的是，先天性主动脉缩窄是出生后即存在的病变，临床高血压表现可能在青少年即可发生，其特点是上肢血压升高，下肢血压降低（脉搏弱）；另外，如果缩窄的位置是在左锁骨下动脉的近心端，则表现为右上肢高血压，左上肢低血压（脉搏弱）。由于超声心动图检查可能仅仅提示患者有左心室增大，或者左心室心肌肥厚，而没有及时提示主动脉缩窄的诊断，可能误诊为心肌病。

2. 肾实质性高血压 由各种肾实质性疾病，如急慢性肾炎、糖尿病肾病、多囊肾等引起的高血压统称为肾实质性高血压。虽然不同肾实质疾病导致高血压表现的发生率不同，但仍有相同的规律，即肾功能损害越重，高血压发生率越高（晚期肾衰竭患者高血压发生率高达80%～90%）；从另外一个角度来看，高血压越重、病程越长，肾功能损害也就越严重。在继发性高血压中，肾实质性高血压占第1位。肾实质病变的CT检查方法，需要包括CT平扫、动脉期增强、实质期增强和延迟期增强等完整的CT图像系列，可以同时全面分析肾血管、肾皮质、肾髓质、肾盂肾盏集合系统，以及输尿管和膀胱等不同的病变特征。

3. 肾血管性高血压 肾动脉狭窄是一侧或双侧肾动脉主干或分支狭窄、阻塞，引起肾血流量减少或缺血，激发肾素-血管紧张素-醛固酮系统，导致肾血管性高血压，占继发性高血压的第2位。肾动脉狭窄的病因主要为动脉粥样硬化（90%）、纤维肌发育不良和多发性大动脉炎等。肾动脉狭窄的病因诊断，一般分为动脉粥样硬化性和非动脉粥样硬化性（以大动脉炎和纤维肌发育不良为最常见）两类。肾动脉狭窄的病理生理诊断是决定是否进行血管重建的主要依据之一，重点是评估肾动脉狭窄是否引起高血压和/或缺血性肾病。

（1）肾动脉粥样硬化所致狭窄：在年龄大于65岁老年人群中的发病率高达6.8%。病变常位于肾动脉开口及近1/3段，管壁增厚伴钙化常见，亦可为非钙化斑块，通常为腹主动脉粥样硬化斑块向肾动脉的直接延伸，较少累及肾动脉远段及分支，见图3-3-33。

（2）肾动脉纤维肌结构不良：是一种特发性、节段性、非炎症性、非动脉粥样硬化性血管病，占肾动脉狭窄疾病的10%，多见于年轻女性，所有肌性动脉均可受累，主要为中小动脉。CT表现为病变主要位于肾动脉主干的中远段，可累及分支，单侧时右侧较多见。纤维肌发育不良最常侵犯血管壁中层，但也可侵犯内膜层、外膜层。典型中层纤维肌发育不良，肾动脉管壁为“串珠状”狭窄，狭窄环之间的动脉呈瘤样扩张，致使肾动脉呈“串珠状”改变。该型一般不引起血管腔完全阻塞，所以

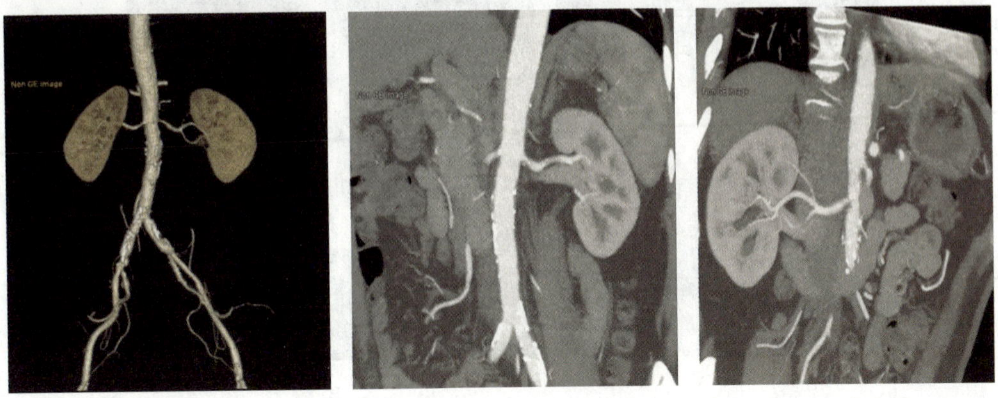

A　　B　　C

图3-3-33　肾动脉狭窄CT图像

注：男性，49岁，10年前体检测量血压波动于160/100～105mmHg，近期血压最高达180/120mmHg，为进一步诊治入院，完善肾动脉、肾脏及肾上腺CT检查，容积再现图像（图A）和重组图像（图B和图C），提示腹主动脉和双侧髂动脉粥样硬化病变明显，双肾实质未见异常，双肾动脉开口部均存在＞70%重度狭窄，并经介入造影确诊，诊断肾血管性高血压。

该疾病极少进展至肾缺血或终末期肾病。除狭窄外，该病还可以表现为夹层、动脉瘤、闭塞及扭曲等形式。

（3）大动脉炎：是指主动脉及其分支的一种慢性进行性非特异性炎症，可能与感染引起的免疫损伤等因素有关，受累的血管可为全层动脉炎。该病主要累及主动脉弓及其分支，亦可累及降主动脉、腹主动脉、肾动脉、冠状动脉及肺动脉等，当炎症侵及肾动脉时可导致肾动脉狭窄，表现为单侧或双侧肾动脉开口及近段狭窄，受累肾动脉开口附近的主动脉，亦有管壁环形增厚的典型表现，见图3-3-34。

4．内分泌性高血压 目前普遍认为CT是肾上腺肿瘤检查和定位的最有效方法。

（1）肾上腺腺瘤：典型的肾上腺腺瘤以单侧多见，由于肿瘤周围被纤维组织包裹而边界清晰，有功能者一般能够早期发现，直径多小于3cm。大多数腺瘤CT平扫呈软组织密度影，平扫密度较均匀，CT值为-15～23HU，密度相对偏低，少数腺瘤可能由于囊变、出血或血管的变异而导致其密度不均匀，钙化很少见，增强扫描后腺瘤呈轻－中度强化。

（2）双侧肾上腺增生：双侧腺体呈弥漫性增厚，因增生程度不同而表现为结节状或局部突起，一般结节相对较小、无包膜；增生结节平扫多呈等密度，增强扫描明显强化，CT值一般小于80HU。

（3）副神经节瘤（嗜铬细胞瘤）：嗜铬细胞瘤90%来源于肾上腺髓质，肾上腺外嗜铬细胞瘤，也称副神经节瘤，占10%，是一类来源于副神经节系统的神经内分泌肿瘤，主要分为交感神经和副交感神经两类，以交感神经副神经节瘤较为常见，常发生于腹主动脉旁、后纵隔、颈总动脉旁或膀胱壁，最常见于腹主动脉肠系膜下动脉分支的前方，多沿交感神经链长轴生长。嗜铬细胞瘤也称为10%肿瘤，即10%肿瘤位于肾上腺外，10%为双侧、多发肿瘤，10%为恶性肿瘤和10%为家族性。嗜铬细胞瘤典型CT表现为肿瘤大小一般为5～10cm，呈圆形或类圆形，富血供，动脉期可见肿瘤内粗大的供血动脉，增强扫描呈明显强化，并有渐进性强化的特征，实性成分在静脉期进一步强化，肿瘤内囊变、坏死、出血和钙化常见。病灶大小、密度及CT值对区别嗜铬细胞瘤有无功能性，均有限度。

发生于肾上腺髓质外的交感神经副神经节瘤，

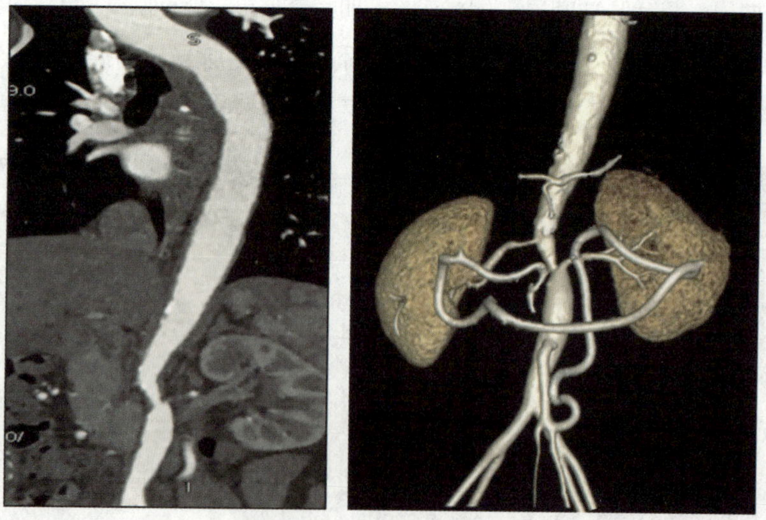

A　　B

图3-3-34　大动脉炎CT表现

注：女性，38岁，发现血压升高14年，14年前妊娠期间测量血压180/80mmHg，口服药物治疗血压控制不满意。行主动脉CT增强检查，CT重组图像（图A）示降主动脉下段管壁增厚，腹主动脉中上段节段性管腔重度狭窄，最窄处位于左肾动脉开口水平（狭窄处管腔直径约3.2mm），管壁散在钙化。图B为容积再现图像，示腹腔干及肠系膜上动脉闭塞，右肾动脉近段重度狭窄，左肾动脉未见明显狭窄，肠系膜下动脉－肠系膜上动脉侧支循环形成；诊断为大动脉炎，累及主动脉及腹主动脉主要分支血管。

称为异位嗜铬细胞瘤。椎前交感神经旁、膀胱壁等常残留少部分嗜铬组织，这也是异位嗜铬细胞瘤好发这些部位的主要原因，CT对于异位嗜铬细胞瘤的发现优于超声检查，且诊断有独特优势。膀胱异位嗜铬细胞瘤占嗜铬细胞瘤的1.5%，较少见，临床症状包括排尿时或排尿后血压升高，病变与膀胱壁呈窄基底相连，突入腔内，形态呈类圆形，边界清楚，增强与其他部位嗜铬细胞瘤相似，见图3-3-35。

X线和CT检查在高血压的诊疗中具有重要价值。原发性高血压的X线和CT影像表现虽无特异性，但影像检查能够评估高血压所致的继发改变，如心腔增大、室壁增厚、主动脉增宽等。对于继发性高血压，X线和CT检查的主要目的是排查病因，评估病情程度，为下一步精准治疗提供准确依据。除此之外，高血压患者常合并冠心病，冠状动脉CT作为冠心病筛查的一线检查方法，在诊断和排除冠心病方面有很高的准确性，可指导临床诊疗路径。

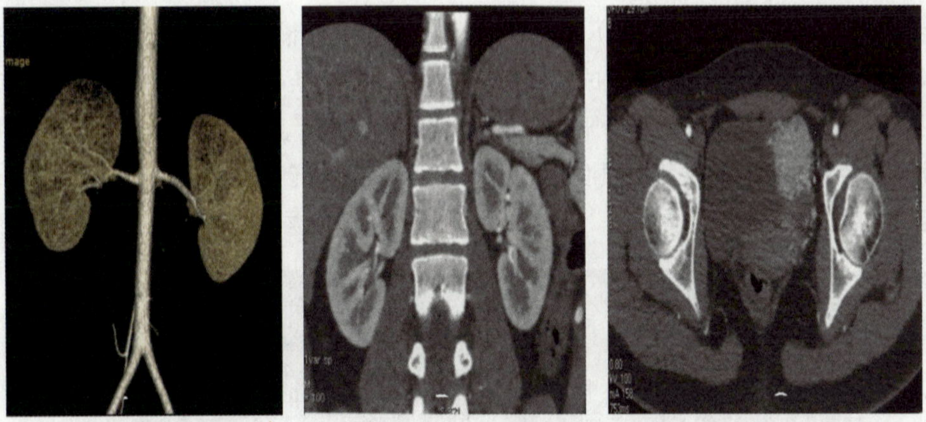

A　　　　B　　　　C

图3-3-35　异位嗜铬细胞瘤CT表现

注：女性，16岁，反复乏力伴心悸10余天，既往小便时偶有心悸，伴口唇发白，曾测量收缩压最高180mmHg，考虑继发性高血压不能除外。肾、肾上腺及肾动脉CT检查后，后处理成容积再现CT图像（图A）和重组图像（图B），示双侧肾脏、肾上腺未见异常占位性病变，双侧肾动脉未见狭窄。横断面图像（图C）发现左侧盆腔不规则软组织肿块，与膀胱壁关系密切，最大截面44mm×39mm，动脉期明显不均匀强化，CT值约190HU，肿瘤可见多支滋养血管，发自左侧子宫动脉及双侧髂内动脉，诊断：膀胱内或膀胱壁关系密切占位性病变，血运丰富，考虑为异位嗜铬细胞瘤。

（吕　滨　马亚南）

第十三节
心脏磁共振检查

高血压是常见病，是最重要的心血管死亡病因，它通常引起高血压心脏病（hypertensive heart disease，HHD）、缺血性心脏病、外周血管疾病、卒中及肾衰竭。HHD常表现为左心室肥厚（LVH）和心力衰竭。HHD以心肌重构为特征，包括LVH及心肌纤维化。LVH是高血压患者的常见表现。LVH是心肌对后负荷增加的代偿反应，是心肌细胞对导致其肥大和间质纤维化各种刺激的后果。LVH会引发严重的并发症，包括心肌舒张和收缩功能障碍。LVH是高血压患者致残致死的预测指标。鉴于HHD的高发率和死亡率及有效治疗后可以改善结局，早期无创成像对识别HHD至关重要。本节将讨论心脏磁共振（cardiac magnetic resonance，CMR）检查在HHD评估和诊断中的应用及相关进展。

一、CMR在评估高血压性心脏病中的临床应用

CMR在心血管疾病中的应用广泛，包括缺血

性心肌病、扩张型心肌病、肥厚型心肌病、限制型心肌病、先天性心脏病、心脏肿瘤、心包疾病、瓣膜性心脏病和血管疾病。在识别室性心律失常和心脏性猝死的病因上也很有价值，CMR在指导室性心动过速消融介入治疗也具有潜力。CMR具有高的时间和空间分辨率及出色的组织对比性。CMR电影成像可行心血管结构和功能分析，通过压脂序列可以显示脂肪浸润，T_2加权成像可评价心肌水肿，T_2*mapping技术显示心肌铁超负荷，CMR通过钆延迟成像（LGE）可识别局灶纤维化/瘢痕，最近还利用T_1 mapping和细胞外容积（ECV）识别心肌弥漫纤维化或浸润性疾病[3]。CMR可望成为心脏成像的“一站式”检查手段。由于篇幅所限，有关CMR门控技术、常用序列、安全性和局限性的详细论述请参看相关文献。

（一）与其他成像技术对比

诊断HHD的主要影像学方法依然是超声心动图，因低成本和应用广泛。相比之下CMR有如下的优势：CMR能提供出色的组织对比准确判断心内膜和心外膜的轮廓，具有高的时间和空间分辨率。CMR有良好的重复性，不受时间限制。CMR对HHD可进行全面评估，包括对双心室的容积和功能、室壁运动、室壁厚度和左心室质量（LVM）可进行准确和高重复性的量化。CMR是上述应用的金标准。CMR电影通过描记清晰的心肌轮廓，不依靠几何学假设，准确地测量左右心室容积，EF和LVM，是判断心室功能和室壁运动的首选序列，如图3-3-36所示。

许多无创技术也用来检查LVH。但心电图的灵敏性和特异性不够高。超声心动图已成为评估

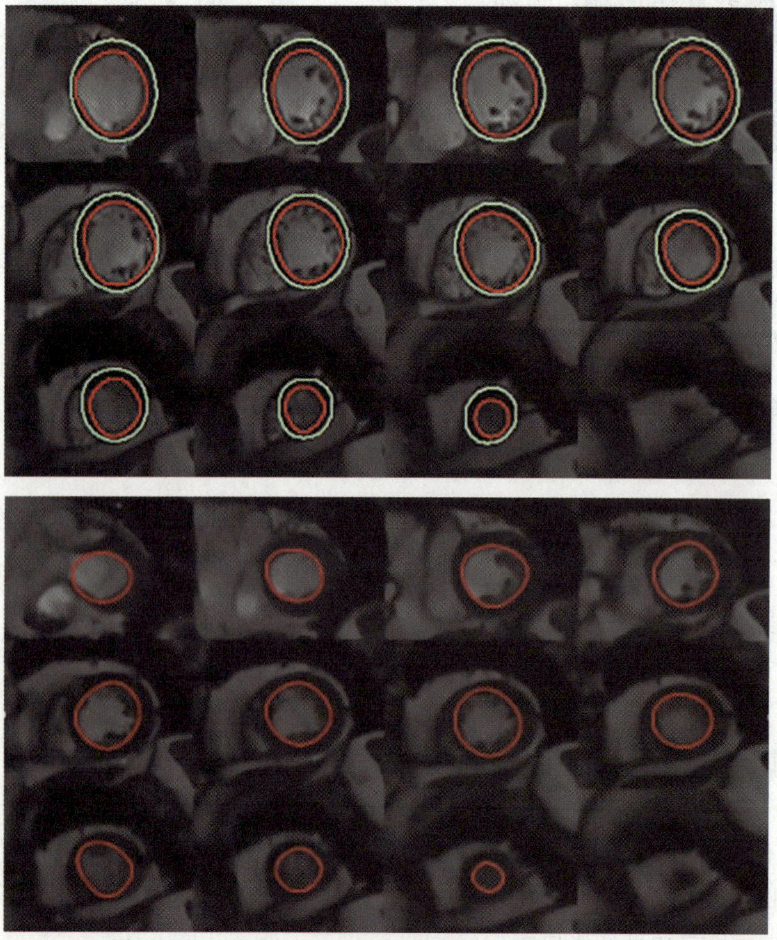

图3-3-36　CMR电影可以高时间和空间分辨率展示动态过程，此图显示的是心脏舒张末期（上）和收缩末期（下）

LVH的重要方法，但可能会误诊轻度LVH或向心性重构。由于变异性大，需要大样本量才能通过超声心动图记录到LVH逆转。尽管存在上述局限性，鉴于其低成本和应用广泛，超声仍是评估HHD的主要手段。然而，如果存在以下情况，则建议进行CMR检查：①超声不能确定诊断或图像质量差；②临床评估，ECG和超声结果不一致；③严重或进展迅速的LVH；④需要排除浸润型或限制型CM。CMR与其他成像技术优缺点的比较见表3-3-16。

（二）CMR LGE鉴别各种类型和病因的LVH

LVH的病因学鉴别颇具挑战性。各种心肌异常，包括HHD、肥厚型心肌病（HCM）、浸润性心脏病、溶酶体贮积病、主动脉狭窄和运动员心脏，都可以表现为心室增大。因为这些疾病的临床表现常不具有特异性，心脏影像学评估必不可少。

对HCM的诊断CMR优于超声心动图，CMR能识别超声无法可靠观察到的节段性肥厚或超声低估的室壁厚度，尤其是前外侧壁和心尖心肌。CMR能够识别具有高心脏性猝死风险的HCM亚型，包括LGE瘢痕的识别，超声漏诊的心尖室壁瘤和LV极端肥厚。此外，CMR还可识别右室壁增厚以及乳头肌和二尖瓣的形态多形性。这些发现对采用介入方法进行室间隔削减治疗的HCM患者有意义。以下特点有助于鉴别HHD和HCM。在高血压HHD患者中，CMR可显示EF偏低，LV容积增加和左室壁应力增高。HHD的LV室壁厚度很少超过18mm，LVOT梗阻在HHD中不常见。HHD常不存在LGE。如LGE存在，常位于下壁和下外侧壁

表3-3-16 CMR与其他成像技术比较

项目	超声心动图	SPECT	PET	CT	CMR
电离辐射	无	有	有	有	无
费用	+++	−	−	+/−	+/−
通用性	+++	++	−	++	−
技术要求	++	+++	++	++	−
时间分辨率	+++	−	−	+	+++
空间分辨率（mm）	1～2	>10	>4	0.6	1～2
视野	+	++	++	+++	+++
整体/局部室壁运动	++	+	+	++	+++
组织特征	+	−	−	++	+++
冠状动脉解剖	−	−	−	+++	++
心肌灌注	++	++	+++	+	+++
心肌梗死并发症	+++	−	−	++	+++
心肌存活/心肌梗死/瘢痕	++	++	+++	+	+++
瓣膜心脏病/血流动力学	+++	−	−	++	+++
心包疾病	+++	−	−	++	+++
心脏质量	++	−	+	++	+++
先天性心脏病	+++	−	−	++	+++
心力衰竭/心肌病	++	+	+	+	+++
大血管疾病	++	−	−	+++	+++

注：SPECT.单光子发射计算机断层成像；PET.正电子发射断层成像；CT.计算机断层扫描；CMR.心脏磁共振。+.加号越多越有价值。

中层（图3-3-37）。但是这种瘢痕并不是HHD的特异表现。类似的瘢痕可见于Fabry病、心肌炎或结节病。

在HCM患者，CMR表现为高正常LVEF，左心室壁应力减少和局灶性纤维化，尤其在右心室插入部位的室间隔或增厚最明显的室壁部如图3-3-38示。动力性LVOT梗阻在HCM中常见。HCM患者中高瘢痕负荷预示其发生室性心律失常和心脏性猝死的高风险。表3-3-17总结了HHD-LVH与HCM和其他伴有心室增厚心肌病的影像学特点。

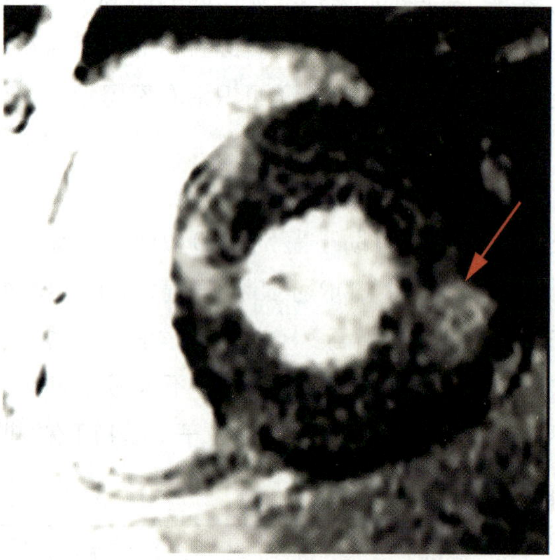

图3-3-37　HHD LGE成像Rudolph A

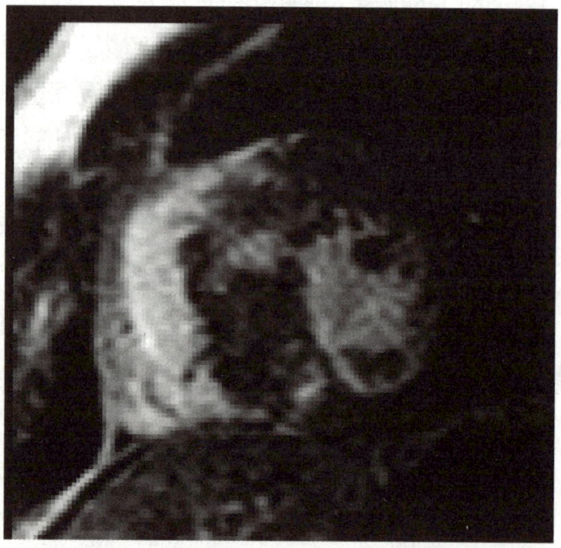

图3-3-38　HCM LGE成像

表3-3-17　不同种类心室壁增厚的心电图及关键影像学特征

疾病	心电图	超声心动图	CMR	诊断方法
高血压/主动脉瓣狭窄	LVH，ST-T改变	向心性/离心性LVH＜18mm，无左心室流出道梗阻	无瘢痕	联合临床影像诊断
运动员心脏	LVH	向心性/离心性LVH＜15mm无LVOT，E/A及E/e′正常	无瘢痕，轻度LVED＞54mm	临床影像，停止训练
肥厚型心肌病	LVH，ST-T改变	非对称性LVH，＋＋LVOT梗阻，弥漫对称性LVH少见（＜5%）	左室腔小，＞50%有LGE	家族史，无高血压史CMR，基因检测
淀粉样变性	低电压，Q波	弥漫性LV/RV增厚，舒张功能障碍，e′低，LVOT梗阻罕见	LGE（＋＋＋），T_1mapping	PYP核素平扫，组织活检，激光显微切割质谱
Fabry病	短PR，LVH，RBBB，明显T波倒置	弥漫性LV/RV增厚，LVOT梗阻罕见，组织Doppler异常	50%有下壁/侧壁肌壁间LGE，T_1mapping	半乳糖苷酶测定，CMR-LGE，基因检测
Danon病	WPW，LVH，明显T波倒置	严重LVH，＋LVOT梗阻	心尖部肌壁间LGE	*LAMP2*基因测序
PRKAG2心脏综合征	WPW，AVB，LVH	LVH，＋LVOT梗阻	NA	基因检测
Friedriech综合征	ST-T改变，LVH，异常Q波，电轴右偏	扩张型心肌病表现或向心性肥厚，间隔部LVH，＋LVOT梗阻，SAM，二尖瓣脱垂	LGE（＋）	基因检测
Loffler综合征	无特异	心尖部血栓，无LVOT梗阻	纤维化＋血栓	联合临床，血常规，超声，CMR

CMR是诊断心肌淀粉样变和鉴别限制型CM与HHD的优选方法。典型的表现是心室和心房壁的均质性增厚，包括房间隔和房游离壁。心肌淀粉样变有特征性的LGE表现：心内膜下环形或弥漫性透壁性增强（图3-3-39）。Maceira等首先报道29例心肌淀粉样变患者LGE发现心内膜下环形延迟增强并伴有异常的心肌和心血池的钆动力学特征。在4分钟时心内膜和血池的T_1差值191ms作为界值，诊断心肌淀粉样变的敏感性为90%，特异性为87%。笔者及梅奥学者进一步研究了CMR的表现形式及其与临床、形态学、功能学和生物化学特征。在120例淀粉样变患者，100例为原发性AL，11例为突变型ATTR，9例为野生型ATTR。35例患者有尸检/组织学检查结果。34例（97%）组织学证实的心肌淀粉样变患者出现LGE异常。弥漫透壁性或心内膜下LGE最常见（83%），同时观察到次佳心肌信号抑制（8%）和斑片状局灶LGE（6%，图3-3-39）。弥漫LGE与组织学定量的间质淀粉样蛋白高负荷相关。LGE分布与尸检发现的间质淀粉样蛋白沉积的分布相吻合。47%的超声未显示心肌淀粉样变证据的患者存在LGE。LGE与NYHA分级、ECG电压、LVM、壁厚度、肌钙蛋白-T和BNP水平相关。尽管CMR在诊断心肌淀粉样变中有高度的敏感性和特异性，类似的改变也偶见于系统性硬化症和心脏移植术后排异的患者。

Fabry病是一种由于缺乏α-半乳糖苷酶导致组织中神经酰胺三己糖苷聚集的溶酶体贮积病。该病诊断困难，常被误诊并延误治疗。CMR通常表现为弥漫向心性LVH，但LGE的表现形式不同，Fabry病的LGE常局限于基底下外侧壁心肌间层，如图3-3-40所示。

基于上述及其他研究，显然CMR是诊断和鉴别LVH及其他可能病因的最准确的影像学手段，包括HCM、心肌淀粉样变、Fabry病和HHD。T_1 mapping有助于进一步区分不同类型的LVH，尤其是心肌淀粉样变和Fabry病。表3-3-17列出了鉴别不同类型LVH关键特征。某些疾病进行CMR检查后，确诊还需要其他检查，如HCM、ATTR淀粉样

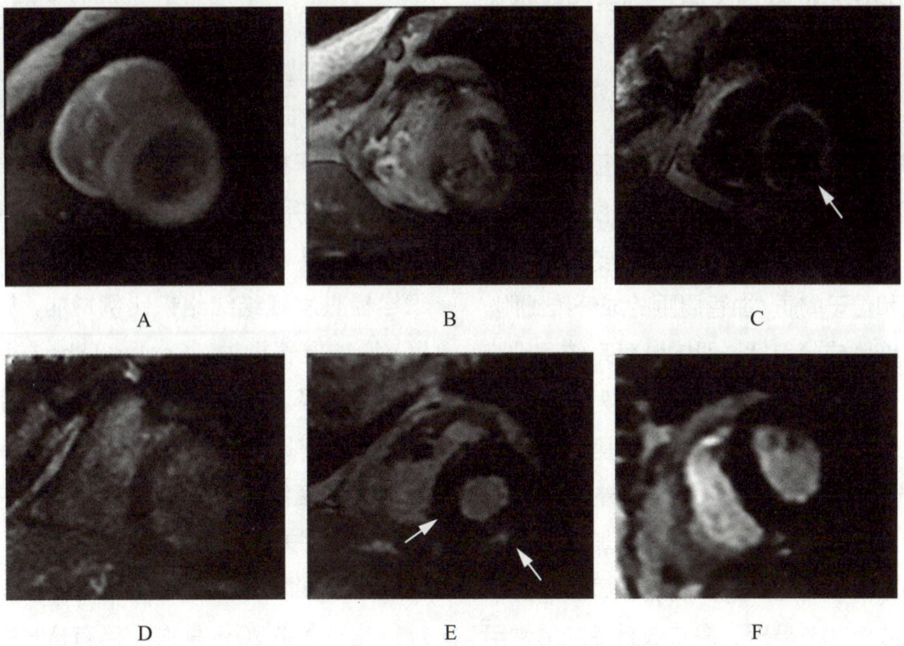

A B C D E F

图3-3-39 5例心脏淀粉样变和1例正常对照LGE成像

注：图A示广泛弥漫透壁LGE，均匀地累及左、右心室，血池呈暗区；图B示广泛弥漫透壁性LGE，不均匀地累及左、右心室；图C示广泛心内膜下LGE（箭头所示），血池呈暗区；图D示次佳心肌信号抑制（suboptimal myocardial nulling）；图E示基底下外侧段局灶性斑片状LGE（箭头所示）；图F示正常心脏的心肌组织通常为低信号暗区，心血池成高信号区。

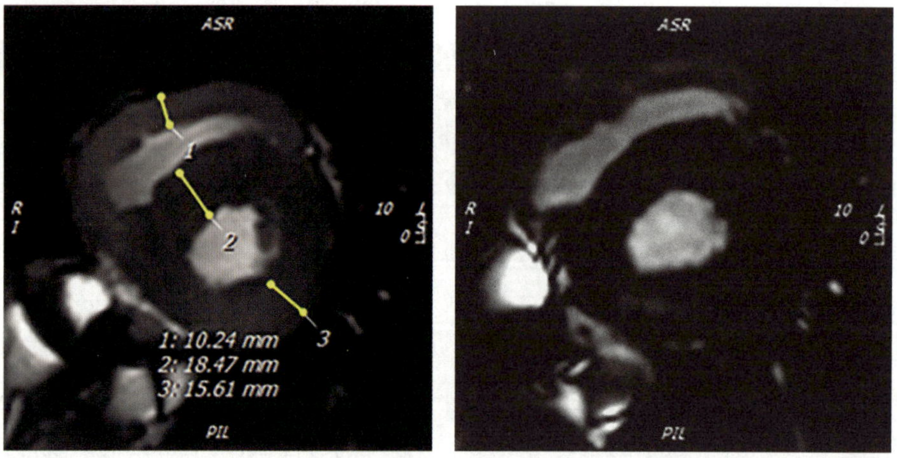

A　　　B

图3-3-40　一位Fabry病患者的CMR

注：图A为舒张末期CMR电影成像，示向心LVH，LV间隔部和游离壁厚度分别为18mm和16mm，右室壁厚度10mm。图B LGE可见基底下外侧壁肌壁间斑片状瘢痕，心内膜和心肌不受累。

变和Fabry病等，需要进行基因检测以发现致病突变，Fabry病患者需要进行血液α-半乳糖苷酶水平检测，AL型心肌淀粉样变患者进行血浆游离轻链分析，ATTR型淀粉样变患者行PYP^{99}Tc扫描，某些病例还需要心肌组织活检。

二、T_1 mapping及ECV用于弥漫性纤维化的评估

心肌纤维化是HHD多种病理过程的共同终点，在心功能障碍的发展中起重要作用。在正常心肌组织中心肌细胞约占所有细胞的1/3（占心脏体积的70%～85%），其余2/3的细胞包括内皮细胞，血管平滑肌细胞和位于间质/血管周围的成纤维细胞。心肌组织的非细胞成分包括心肌内脉管系统和细胞外基质，后者是蛋白和多糖组成的网络为细胞提供支撑。高血压会影响心肌的细胞和非细胞成分。除了心肌细胞肥大，HHD的特征是细胞外基质中纤维组织沉积。最初的结果是组织硬度增加导致心肌舒张速率减慢和舒张功能障碍，随着胶原蛋白持续积累，使心肌收缩功能障碍。最有效且临床最常用的量化替代性心肌纤维化的方法是CMR LGE。斑片状LGE见于一些高血压LVH患者。但是LGE无法检测弥漫性心肌纤维化，因为LGE依赖于纤维组织和正常心肌组织之间的信号强度对比。T_1 mapping技术克服了LGE的缺点，能够无创评估弥漫性心肌纤维化。

有研究表明，利用增强后T_1 mapping检测的心肌对比剂蓄积在心力衰竭患者和对照组间有显著差异，组织学检查结果支持该差异反映了弥漫性纤维化。利用CMR计算得出的细胞外容积（ECV）与组织胶原血管比值有良好的相关性。最初在小鼠中进行的动物研究显示，利用T_1 mapping测得的ECV增加可用于检测高血压引起的心肌纤维化。Coelho-Filho等用一氧化氮合酶抑制剂（L-NAME）诱导高血压小鼠模型，给以L-NAME7周后，小鼠组织学检查发现结缔组织比例增加，这与CMR测得ECV增加显著相关。Coelho-Filho在另一项研究中比较了未经治疗和采用螺内酯治疗后的L-NAME高血压小鼠的ECV值，发现螺内酯治疗组小鼠在组织学检查中结缔组织比例显著下降，并与CMR测定的ECV值相关。

Kuruvilla等首次在HHD患者中采用ECV检测纤维化，入选20例高血压伴有LVH患者和22例志愿者，用T_1 mapping计算ECV值，与高血压不伴LVH组和正常对照组比较，高血压合并LVH患者的ECV值显著增高。Treibel等所做的另一项研究

也显示高血压伴有LVH的患者ECV值升高。该研究队列包括50例健康志愿者和40例高血压患者，其中14例伴有LVH。与Kuruvilla等的结果类似，其研究结果显示，对照组和高血压合并LVH组的ECV存在统计学显著性差异（0.28±0.03比0.26±0.02，$P<0.001$），但对照组和无LVH的高血压组的ECV值无差异。

ECV与HHD中不同LVH表型的关系也有所研究。Rodrigues等在88例患者中研究了ECV差异，将他们分为四组：①正常的LVM和LVM/容积比（M/V）组；②向心性重构组：定义为LVM正常但M/V增加；③向心性LVH组：定义为LVM增加且舒张末容积（EDV）正常；④离心性LVH组：定义为LVM和EDV均增加。与Kuruvilla和Treibel等的发现相似，有高血压而无LVH组（包括具有向心性重构的患者）其ECV不增加，而合并LVH的患者ECV值具有显著差异。但是，进一步按照表型细分高血压患者，发现离心性LVH患者有最高的ECV值，同时收缩功能最差。过去，心内膜心肌活检已用于评估治疗前和使用降压药物治疗后心肌纤维化的程度。在未来的研究中，无须使用系列性有创的心内膜组织活检，T_1 mapping可能成为HHD患者评估抗纤维化治疗效果的终点。

尽管研究显示CMR计算的ECV可评估弥漫性心肌纤维化，但认识该技术的局限性很重要。首先高血压LVH患者与正常组之间ECV的差值小仅有2%。正常人和高血压伴LVH患者间ECV值的细微差别可能在研究中有意义，但是对于HHD个体不适用T_1 mapping诊断弥漫性心肌纤维化。其次，除纤维化之外，其他疾病如心肌炎症也会引起ECV升高。

三、T_1 mapping其他临床应用

近几年来T_1 mapping被用于鉴别LVH的病因。Karamitsos等探索了非强化心肌T_1 mapping在检测原发性轻链淀粉样变（AL）患者中心肌受累的可能应用。共53例AL淀粉样变患者（其中14例无心肌受累，11例可能存在心肌受累，另28例根据标准的生物标志物和超声心动图标准确定有心肌受累）进行了CMR非强化T_1 mapping和LGE显像。将这些患者与36例健康受试者，17例LVH程度与心肌淀粉样变相当的主动脉瓣狭窄患者进行比较，结果发现AL淀粉样变患者中心肌T_1 mapping较健康对照组和主动脉瓣狭窄组显著增加。以1020ms作为无强化的心肌T_1界值识别可能或确定有心脏受累的淀粉样变患者准确性达92%。非强化T_1 mapping在心脏AL淀粉样变中具有很高的诊断准确性，比LGE显像对疾病早期的识别更敏感。

Hinojar等研究了是否能够利用T_1 mapping鉴别HHD和HCM，研究共包含95例HCM，69例高血压和23例有*HCM*基因突变但无临床证据的患者。与高血压患者相比，HCM患者的T_1和ECV都显著升高。研究发现室间隔处非强化T_1值是HCM和高血压最重要的鉴别指标，并能够从对照组中将基因型阳性/表型阴性的HCM患者鉴别出来。

Anderson-Fabry病（AFD）的细胞内脂质贮积会引起LVH。脂质会缩短CMR T_1参数。非强化T_1 mapping可能为发现该病的早期心脏受累并与其他病因的LVH鉴别提供一种新的有效方法。Sado等首先利用T_1 mapping评估了227例入选者，包括44例AFD患者，67例健康志愿者，41例高血压患者，34例HCM患者，21例严重主动脉瓣狭窄和20例AL型心肌淀粉样变患者。与健康志愿者相比，间隔部在注射对比剂前T_1值在AFD患者更低，而在其他疾病中高（图3-3-41）。

AFD患者的T_1值均在940ms线以下，而非AFD患者的T_1值均在940ms以上。在所有LVH患者中（$n=105$），AFD的T_1值与其他疾病完全没有重叠。此外，淀粉样变患者和由其他非Fabry病引起的LVH患者（如HHD的LVH和主动脉瓣狭窄伴LVH）间的T_1值重叠也很少。Thompson等进行的另一项研究也证实了Sado的结论，再次报道AFD患者非强化T_1值明显低于健康受试者和HHD所致类似LVH患者。CMR无钆对比剂的T_1 mapping用

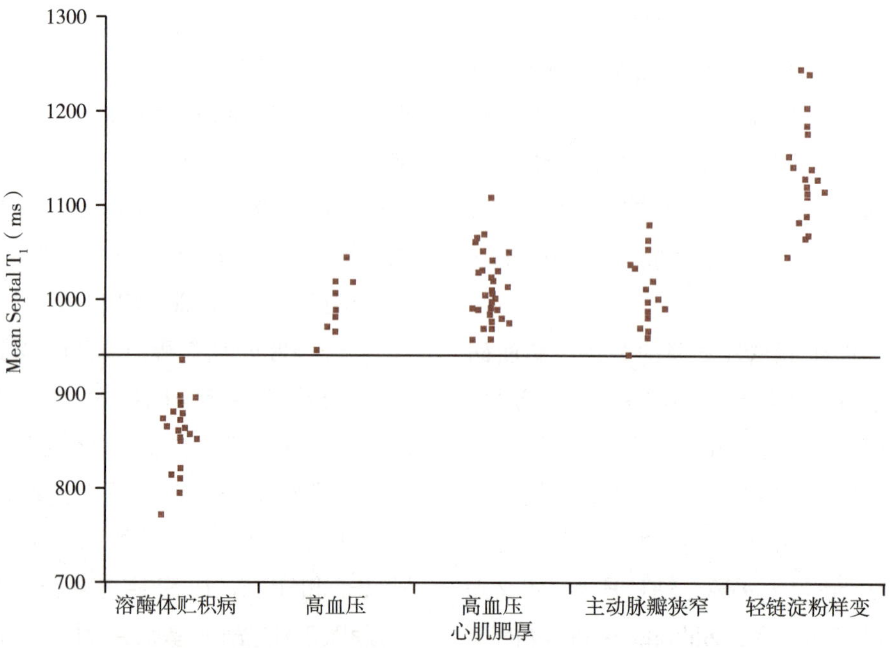

图 3-3-41 不同类型心肌病的 T_1 mapping

注：Y 轴表示间隔部 T_1 值，X 轴表示不同的 CM 受试者。

于AFD的诊断很有意义，因为AFD患者常合并严重的肾脏疾病而无法应用对比剂。无对比剂的CMR T_1 mapping有望成为一种诊断技术用于从无法解释的LVH患者中筛查出AFD患者。由于AFD患者早期开始酶替代治疗能防止长期不良心脏重构，因此T_1 mapping可以作为一项有效的无创监测技术评价治疗效果和预后。

四、心脏磁共振成像评估舒张功能

HHD最早表现为舒张功能障碍，其与LVH程度相关，并随着LVH的逆转舒张功能会显著改善。目前评价左室舒张功能最普遍使用的方法是应用多普勒超声心动图评价跨二尖瓣血流，并用组织多普勒成像（TDI）测量舒张早期二尖瓣环运动速率。另外2D斑点追踪成像可不依赖角度和几何形状而直接测量环形、径向和纵向应变。在评价舒张期二尖瓣血流方面CMR和经胸超声心动图一致。CMR在心脏主动和被动舒张阶段均可评估舒张功能，并提供心肌运动速度的指标。尽管如此，到目前为止，超声仍是评价舒张功能的首选方法，因为它的多变量测量、出色的时间分辨率和操作的简便性。

CMR组织标记能够通过监测心肌组织内特定标记点的运动无创性评价心肌的位移和应变。一项多种族动脉粥样硬化流行病学研究，应用该技术对1184例无症状参加者研究了高血压与CMR评估节段性LV功能的关系。节段性LV功能是采用CMR标记评价收缩期环形应变峰值来量化的。研究显示，在无症状参加者中舒张压增高与节段性左心室功能降低相关；心房大小是与心血管发病率、死亡率和心房颤动风险相关的独立危险因素；超声心动图评价心房容积不够准确是由于超声要假设左心房的几何形状；而CMR能够准确可重复地测量心房容积。

五、MRI与评估继发性高血压的原因

大多数高血压患者因没有明确病因而被归类为原发性高血压。然而，高血压患者中有 5% ～ 10% 存在可逆的原因被归类为继发性高血压。最常见的原因是儿童有肾实质疾病和主动脉缩窄，在 65 岁及以上的成年人中，动脉粥样硬化肾动脉狭窄和肾衰竭是常见原因。继发性高血压的其他原因包括醛固酮增多症、阻塞性睡眠呼吸暂停、嗜铬细胞瘤、库欣综合征、甲状腺疾病、主动脉缩窄、多发性大

动脉炎和使用某些药物。患有这些疾病的患者需要进行影像学检查。在许多情况下，CMR为首选的影像检查方法。

1．肾动脉疾病 对比增强磁共振血管成像（MRA）可以提供出色的血管成像。MRA是一种高度敏感的检测近端肾动脉狭窄的技术。然而MRA在纤维肌肉发育不良中的可靠性较低。无创成像出现假阴性结果更可能发生在涉及肾动脉肾内部分狭窄病变的患者中。这些远端动脉段的疾病在纤维肌发育不良患者中常见。在这种情况下，MRA和CT血管造影的敏感性仅为22%～28%。

2．主动脉缩窄 心血管磁共振可以清楚地可视化主动脉缩窄及侧支血管的位置和严重程度。CMR还可以使用相位对比法准确识别在整个缩窄处是否有压力梯度。在患有主动脉缩窄的儿童中，超声心动图通常为外科医生或介入心脏病专家提供足够的解剖学和血流动力学信息，而常无须进一步的影像学研究。然而，MRI通常用作青少年和成人患者的补充诊断工具，并在干预之前提供重要的解剖学证据。对于患有主动脉缩窄的成人，建议使用CMR用于主动脉的初始和后续随访成像。CMR还可以检测相关的心脏异常，并可用于手术修复或球囊血管成形术后的系列随访。CMR通常优于CTA，减少终身辐射负担。在成人中，颅脑MRA血管造影也适用于寻找颅内动脉瘤。

3．CMR多发性大动脉炎 请参看相关章节。

4．嗜铬细胞瘤 MRI可以将嗜铬细胞瘤与其他肾上腺肿块区分开来；在T_2加权图像上，与肝脏相比，嗜铬细胞瘤呈高信号，而其他肾上腺肿瘤等信号。

原发性醛固酮分泌过多是继发性高血压的病因。虽然CT是大多数情况下推荐的主要肾上腺成像程序，但MRI在某些临床情况下具有优势，MRI的重复追查避免了CT的辐射暴露。常规的自旋回波MRI是最常用的技术。使用低或中场强磁体，T_1和T_2加权成像可以区分良性腺瘤与恶性肿瘤和嗜铬细胞瘤。钆增强MRI，腺瘤表现为轻度强化和快速冲洗，而恶性病灶表现为快速且明显的强化和较慢的冲洗。MRI化学位移成像根据其胞浆内脂肪含量升高准确区分肾上腺腺瘤和非腺瘤，在对1280个病灶（859个腺瘤）的荟萃分析中，化学位移成像的敏感性为94%，特异性为95%。

六、总结

心脏磁共振（CMR）检查早已成为当代心脏病临床实践中不可缺少的影像技术。与其他影像学检查手段相比，CMR有清晰的图像质量，不产生辐射，视野不受限。CMR时间和空间分辨率高，并有出色的组织对比度，采用CMR电影能进行心脏结构和功能分析。CMR对LVH和心肌重构能进行早期评估和重复性评估，较其他无创技术更为准确。CMR能够可靠地识别心肌局部瘢痕形成，对于各种伴有心室增厚的疾病在诊断、鉴别诊断和预后估计方面颇具价值。结合T_1 mapping和ECV的CMR技术能够识别组织特征，有助于诊断弥漫性纤维化。最后，无论是否有对比剂CMR负荷心肌显像都有助于诊断高血压患者中常见的微血管和大血管性缺血。最近的2017欧洲心血管影像学会（EACVI），欧洲心脏病学会高血压分会和欧洲高血压学会（ESH）共识文件中建议所有高血压患者都应进行超声心动图检测。如果超声心动图技术不佳，推荐使用CMR。

（冯大力　莫　然）

第十四节 核素显像检查

核素显像是以放射性核素在脏器内分布异常为基础揭示疾病的功能和形态变化，故称为功能性显像。核素显像在心血管疾病的诊断、治疗与科研中有广泛应用，例如，冠心病心肌缺血的诊断，预后的评估与危险分层，心肌存活的测定。肺血管病的检查，包括急、慢性肺动脉栓塞，肺动脉高压，以及慢性肺源性心脏病的诊断。在原发性、继发性高血压的应用，如高血压所致的心脏舒张功能减低评估，分侧肾功能测定，肾小球滤过率测定，肾血管性高血压的诊断、介入治疗的评估，肾上腺腺瘤的诊断，嗜铬细胞瘤的诊断，大动脉炎的诊断和疗效评估等。

一、平衡法放射性核素心室显像在高血压的临床应用

（一）原理

核素显像剂标记血液中的某一种成分，静脉注射后在血管内混合均匀，短期内不逸出血管壁外，在体外可以用γ照相机探测心腔内放射性计数随心动周期（收缩到舒张）而改变。将数百个心动周期的放射性计数叠加在一起，在两个心动周期的R-R之间，选择16～32帧图像，可以得到放射性计数在左心室腔内由舒张末期－收缩末期－舒张末期的全过程。采用自动或手动方式勾画局部感兴趣区，得到左心室时间－放射性曲线，即左心室容积曲线，并可计算心室的各项功能参数。

（二）显像方法及图像分析

显像剂以体内标记的^{99m}Tc-红细胞应用最多，标记方法有体内、体外和半体内标记法。体内标记法简单易行，临床较为常用。经计算机处理获得左、右心室收缩及舒张功能的多个参数，如左心室射血分数（LVEF），右心室射血分数（RVEF），1/3射血分数（1/3EF），左心室局部射血分数，高峰充盈率（PFR），1/3充盈率（1/3PFR），高峰充盈时间（TPFR）（图3-3-42）。射血分数（EF%）＝（舒张末期计数率－收缩末期计数率）/（舒张末期计数率－本底）。计数率是指单位时间内探测器记录到的核辐射计数。PFR是常用的舒张功能参数，反映左心室舒张早期充盈速率的变化，即左心室容积变化的最大速率，单位为EDV/S。位相分析包括振幅图、位相图（图3-3-43）和相角程。振幅图反映各室壁的收缩幅度的变化，通过颜色反映收缩幅度的大小，颜色愈深振幅愈明显，提示收缩幅度愈大。位相图反映左、右心室心肌收缩的同步性和协调性，采用颜色色阶和直方图表示，正常左、右心室的位相基本一致，而与心房和大血管的位相相反，直方图显示左、右心室位相呈一尖峰，峰愈窄，反映心室的收缩同步性愈好，心房和心室的位相相差约180°。

（三）在高血压左心室舒张功能减低的应用

高血压会导致左心室肥大，舒张功能减低。高峰充盈率（PFR）是最常用的舒张功能参数，反映左心室舒张早期充盈速率的变化，即左心室容积变化的最大速率。1/3充盈率（1/3PFR），高峰充盈时间（TPFR）也是评价左心室舒张功能的重要参数。静息PFR≥2.1 EDV/s。Muntinga等研究了PFR、TPFR反映舒张功能的参数，发现有非常好的重复性，可以用于心肌舒张功能的评价。

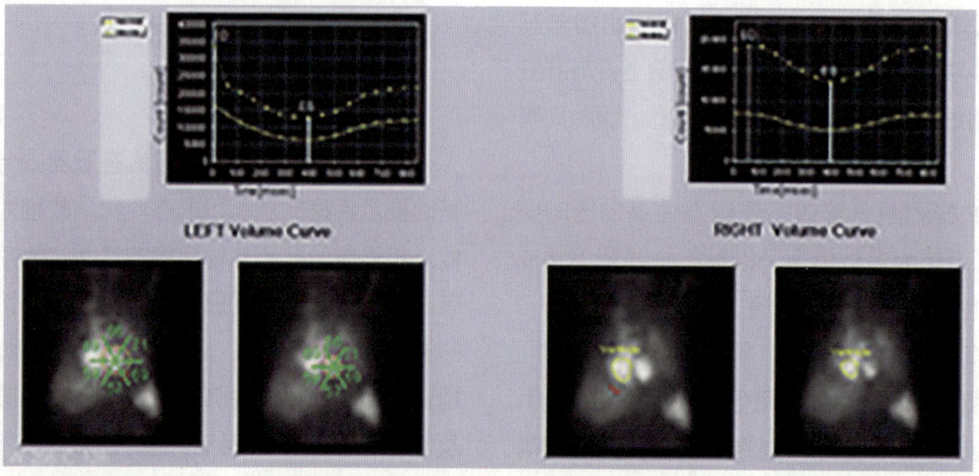

图3-3-42　平衡法核素心室显像心功能曲线

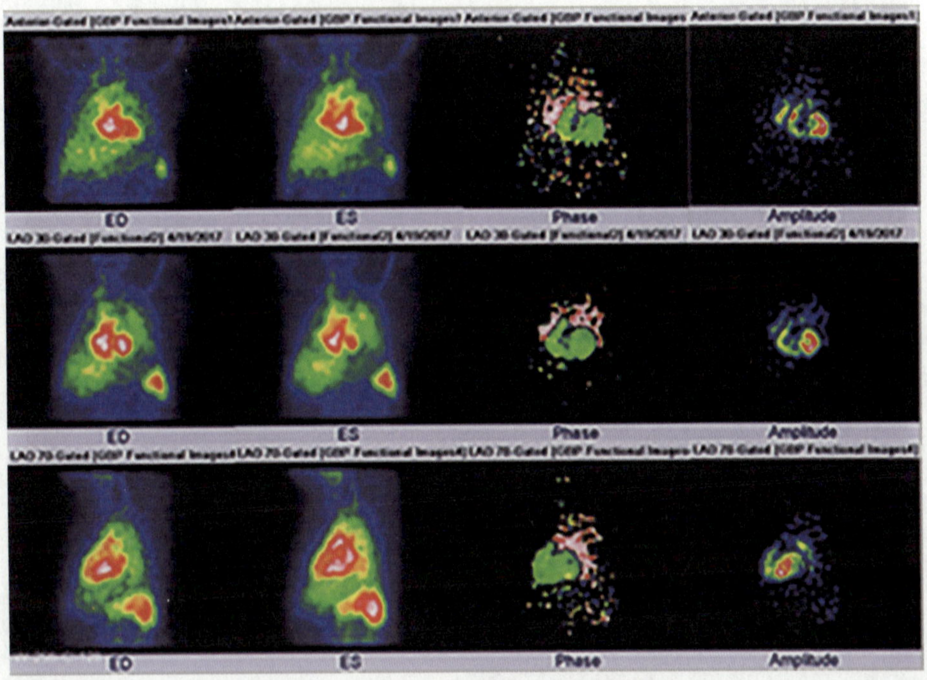

图3-3-43　平衡法核素心室显像位相及振幅图

二、肾动态显像在高血压中的应用

（一）原理

静脉注入快速通过型肾显像剂，当其流经肾脏时可迅速被肾小管分泌或肾小球滤过，经肾盏、肾盂随尿排入膀胱。连续采集影像可获取显像剂从肾实质浓集至肾盏、肾盂、输尿管排入膀胱的动态过程。经勾画感兴趣区（ROI）技术可获得显像剂通过肾脏的时间－放射性曲线（即肾图）和有关功能参数。

（二）显像方法及图像分析

肾功能显像剂分为肾小管分泌型显像剂，如 ^{99m}Tc-EC、^{99m}Tc-MAG$_3$、^{131}I-OIH；肾小球滤过型显像剂，^{99m}Tc-DTPA。患者检查前20～30分钟饮水（5～10ml/kg）并排尿，仰卧位，探头视野需包括双肾和膀胱，采集后位影像。静脉“弹丸”注射显像剂＜1ml；常用显像剂为 ^{99m}Tc-DTPA 5～10mCi，^{99m}Tc-EC 8～10mCi。“弹丸”注射显像剂后即刻行双肾后位动态显像；应用ROI技术分别勾画两肾、肾脏下外方的本底、腹主动脉ROI，获取血流灌注、功能曲线及各功能参数，双肾时间－放射性曲线即肾图。静脉注入显像剂后1分钟双肾显影，2～4分钟双肾放射性活度达高峰，肾影清晰，大小对称，形态完整。此后肾盏、肾盂放射性浓集，肾影开始淡化。15～20分钟时，肾影基本消失，而膀胱影逐渐浓集。典型肾功能曲线图如图3-3-44所示。该曲线可反映肾脏的功能状态和尿路排泄的通畅情况。

（三）肾小球滤过率

GFR是指单位时间内从肾小球滤过的血浆容量（ml/min），是肾功能的重要指标。利用只从肾小球滤过，无肾小管分泌的显像剂，如 ^{99m}Tc-DTPA，也可以利用肾动态显像由计算机得出总的GFR值和分肾GFR值。正常成人（＜65岁）GFR参考值：男性96～145ml/min，女性75～115ml/min。

（四）血管紧张素转换酶抑制剂介入肾动态显像

1．显像原理　肾血管性高血压伴有肾动脉主干或大分支狭窄，导致其远端肾脏血流动力学和体内激素水平的明显变化。若狭窄严重（狭窄≥50%），其远端的肾动脉压和血流量下降，刺激患侧肾脏肾小球旁细胞分泌肾素。肾素作用于肝

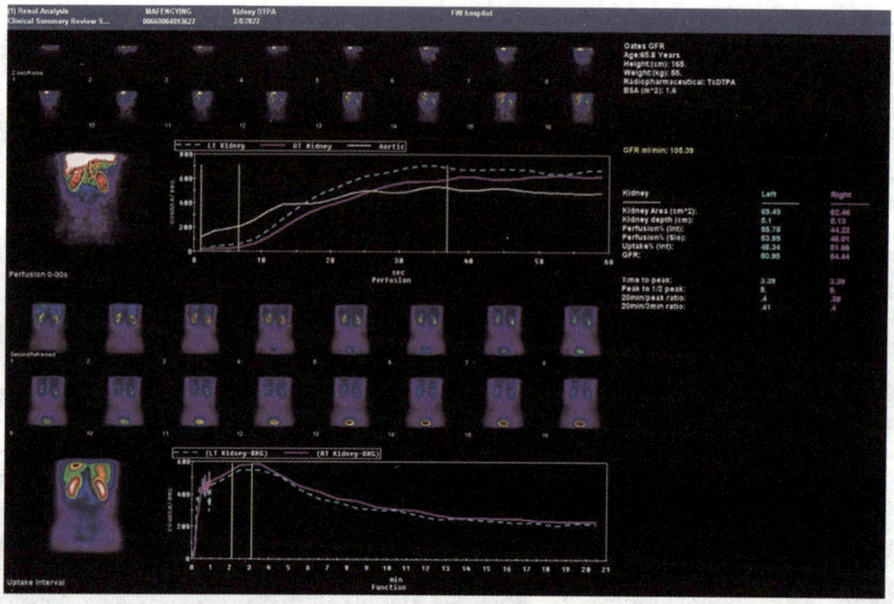

图3-3-44 正常肾动态显像及肾图曲线

脏合成的血管紧张素原，使其转换为血管紧张素Ⅰ（AⅠ），AⅠ在血管紧张素转换酶（ACE）的作用下又转换为血管紧张素Ⅱ（AⅡ）。患侧肾血流灌注压下降，刺激AⅡ生成，作用于患侧肾脏出球小动脉，使其产生收缩效应，使肾小球血流灌注压和滤过压增高，维持正常的GFR值。卡托普利为ACEI，通过抑制肾素-血管紧张素-醛固酮系统活性，可使ACE活性降低，阻断AⅠ转换为AⅡ，AⅡ浓度减少，是肾小球血流灌注压和滤过压降低，因而GFR降低，放射性显像剂滞留，表现为肾图异常。对比肾动态基础显像，可提高检测单侧肾血管病变所致的肾血管性高血压的灵敏性和特异性。临床最常用的介入药物为开博通。

2．适应证

（1）协助诊断肾血管性高血压。

（2）评价肾血管性高血压的治疗效果及预后。

3．显像准备 停用血管紧张素转换酶抑制剂1周，β受体阻滞剂3天以上，钙通道阻滞剂24小时。口服卡托普利25～50mg，每隔15分钟检测一次血压，共1小时；口服卡托普利30分钟后饮水300～500ml。口服卡托普利后1小时，行肾动态显像。

4．血管紧张素转换酶抑制剂介入肾动态显像诊断标准 最有用的定性诊断标准是卡托普利介入诱导的异常肾图改变。定量分析标准为卡托普利介入后相对肾功能减少10%以上或绝对单肾功能改变，肾皮质通过时间明显延长，高峰摄取时间明显延长。

依据以上标准，卡托普利介入试验诊断肾血管性高血压有高、中、低三种可能性。

（1）基础肾显像结果正常或异常（1级或2级肾图），药物介入后，肾图有所好转，考虑为低度可能性大（＜10%）。

（2）基础肾显像结果异常，药物介入后，肾图无改变或双侧肾图曲线对称性改变，在排除低血压、水负荷不足、膀胱过度充盈等影响因素后，考虑为中度可能（10%～90%）。

（3）与基础肾显像结果比较，药物介入后，肾图曲线有明显的恶化，考虑为高度可能性（＞90%）（图3-3-45）。

（五）肾动态显像及血管紧张素转换酶抑制剂介入肾显像在肾血管性高血压中的价值

肾血管性高血压病在常规肾动态显像中的影像学特点为患侧肾血流减低，影像延迟，肾实质影

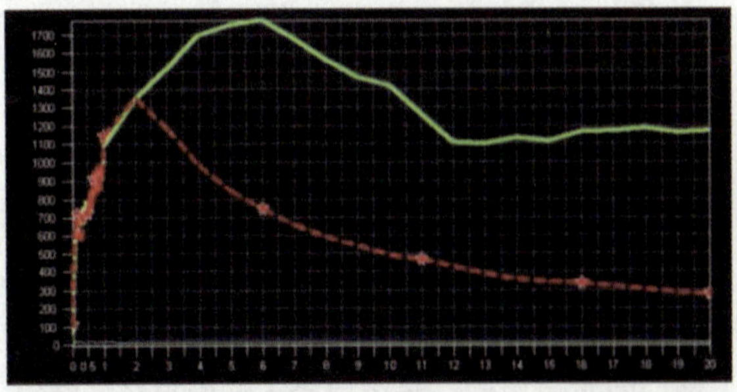

A

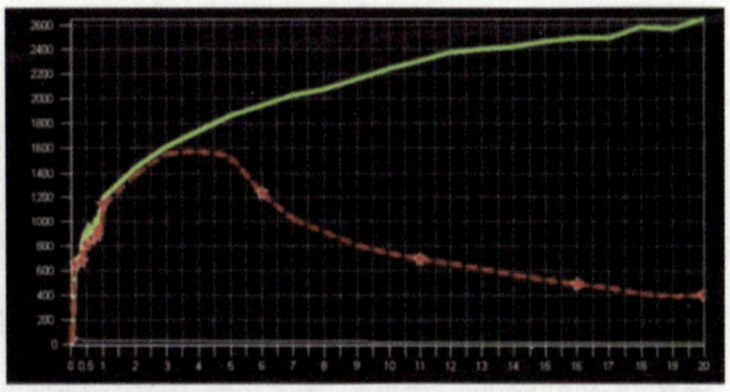

B

图3-3-45 卡托普利介入诊断肾动态显像

注：女性，26岁，大动脉炎，右肾动脉中段95%狭窄。肾基础＋卡托普利介入显像：图A示基础肾动态显像肾图；图B示卡托普利介入肾动态显像肾图；右肾（绿色实线）卡托普利试验阳性，左肾（红色虚线）卡托普利试验阴性。

像小，多伴肾功能受损，肾图曲线呈小肾图型，而GFR降低。在行血管紧张素转换酶抑制剂介入后，GFR值明显减少，能提高单侧肾血管性高血压的诊断率。血管紧张素转换酶抑制剂介入肾动态显像对于肾功能正常的单侧肾血管性高血压的敏感性和特异性均在90%以上。Joseph统计一组985例可疑肾血管性高血压者，结果显示肾图诊断的敏感性90%～93%，特异性93%～98%。然而国内外亦有多组实验显示卡托普利介入肾动态显像对肾血管性高血压诊断敏感性不足70%，造成假阴性原因通常有肾功能严重受损、双肾动脉狭窄、卡托普利未完全起效、狭窄肾动脉有明显的侧支循环形成等。然而，即使伴有肾功能损伤，卡托普利介入肾动态显像对肾血管性高血压仍有较高的诊断特异性，文献报道多在90%以上。

除了对肾血管性高血压的诊断价值，卡托普利介入肾动态显像还可判断肾动脉狭窄是否已引起肾功能代偿性改变，从而预测肾动脉狭窄介入治疗的疗效。研究显示卡托普利肾图阳性常预示血管重建术后血压下降或临床治愈，预示疗效的准确性达80%～90%。通过随访研究发现卡托普利肾显像对肾动脉狭窄再血管化治疗的疗效预测的准确性、阳性预测值都高于其他各项随访因素（包括患者的年龄、术前舒张压的水平、缺血性肾脏的功能如何、周围血肾素的水平等）。因此卡托普利介入肾动态显像对肾血管性高血压患者介入治疗疗效具有较高的预测价值。

另外，卡托普利介入肾动态显像可以评估高血压患者ACEI类药物应用安全性。对于肾血管疾病时，肾血流减少，A Ⅱ的增加维持了GFR，ACEI可消除A Ⅱ的效应使GFR下降，引起患者肾衰竭，特别是有双侧肾动脉狭窄、单个肾的肾动脉狭窄及肾移植接受者更易在ACEI治疗后出现肾衰竭。研究显示卡托普利肾显像阳性的患者ACEI治疗对肾功能有害，应选择其他降压药治疗。

肾血管超声、CT及MR血管成形术亦常规用于肾血管性高血压的筛查，但两者仅能提供肾血管形态学评价，对治疗预后评价意义有限。肾动脉血管造影目前仍为确诊肾动脉狭窄的金标准，需用较多对比剂进行有创操作，临床需慎重应用。Blaufox等通过临床资料的荟萃分析认为卡托普利肾图与多普勒超声、卡托普利试验及肾动脉造影比较有最佳的成本效益。目前除了卡托普利介入肾动态显像，血管紧张素Ⅱ受体拮抗剂介入肾动态显像、阿司匹林介入肾动态显像亦用于肾血管性高血压的检查。血管紧张素Ⅱ受体拮抗剂亦作用于肾素血管紧张素系统，可以更完善地阻断A Ⅱ生成，减少卡托普利介入试验假阴性。阿司匹林可抑制前列腺素的合成，而前列腺素在增加肾血流及肾小球滤过率方面起到很重要的作用，具有中等程度的肾动脉狭窄的患者可使用阿司匹林介入肾显像。初期研究显示两者对肾血管性高血压亦有较高的诊断效能，但作为一种独立的方法临床应用还没有普及，仍需大量研究的证实。

三、^{18}F-FDG PET/CT全身大血管显像在大动脉炎中的临床应用

^{18}F-FDG是目前国内外应用最广泛的肿瘤显像剂，亦用于炎症显像，在大动脉炎诊断及活动性评价方面有重要价值。

（一）显像原理

^{18}F-FDG是一种葡萄糖类似物，实验证明此标志物能够像天然葡萄糖一样被细胞膜上的葡萄糖转运蛋白和细胞内的己糖激酶识别而进入细胞并经行磷酸化转变为6磷酸氟代脱氧葡萄糖，但至此就不能再被其他酶识别乃至停止进一步代谢而滞留于细胞内。细胞摄取^{18}F-FDG的程度与细胞的葡萄糖利用率和所表达的葡萄糖转运蛋白量相关。炎症发生时，炎症细胞被激活后能增加其葡萄糖转运蛋白表达并提高其对脱氧葡萄糖的亲和能力，使^{18}F-FDG的摄取增加。又由于激活的炎症细胞上调了蛋白激酶的活性，加速了^{18}F-FDG磷酸化，形成的磷酸脱氧葡萄糖不能进一步进入糖酵解过程，而使炎症病灶^{18}F-FDG的浓集明显增高。

大动脉炎，是一种累及主动脉及其主要分支的慢性肉芽肿性血管炎性病变。大动脉炎早期以动脉周围炎及动脉外膜炎为主，伴随大量淋巴细胞、浆细胞浸润；中期炎症浸润中层及内膜，中膜肌层破坏、内膜增生水肿、肉芽肿形成、血管腔狭窄；后期表现为全层血管壁均被破坏、管腔内可有血栓形成至闭塞。大动脉炎整个病理过程伴随大量炎症细胞参与，^{18}F-FDG PET/CT显像既可用于动脉炎病灶的定位，亦可用于病灶炎性程度的评价。

（二）适应证

1．大动脉炎的早期诊断；

2．大动脉炎活动度评价；

3．大动脉炎治疗后评估。

（三）显像方法

停用糖皮质激素至少3天。空腹至少6小时，血糖＜7mmol/L。静脉注射^{18}F-FDG 0.05～0.1mci/kg，注射后1.5～2小时进行全身显像。

（四）正常显像图像

脑显像最为明显，心肌在空腹情况下多不显影或轻度显影。由于^{18}F-FDG经泌尿系统排泄，故肾盏、肾盂和膀胱内放射性物质很多。肝脏轻度显影，胃有时显影，肠道显影不定但有肠形特征。骨骼略显影。肌肉大多情况仅轻度显影，活动过度的肌群将明显显影。双肺近似空白区，纵隔略显影，少数在纵隔和肺门有点状放射性轻度增高影，可能为慢性炎性反应所致。正常大血管管壁均匀，摄取并不明显，呈现与血液本底相似的摄取程度。

（五）异常诊断标准

大动脉管壁增厚，以环形增厚为主，部分可呈现钙化，管腔不均匀狭窄或扩张。大动脉管壁摄取明显增高，以节段性环形摄取增高改变意义最为显著。常用大动脉炎诊断标准分为半定量及定量标准两种。

1．半定量诊断标准 将病变部位^{18}F-FDG的摄取与肝脏组织摄取相比，分为0～Ⅲ级（图3-3-46）：0级：无摄取；Ⅰ级：低摄取（小于肝脏摄取）；Ⅱ级：中量摄取（与肝脏摄取相近），大动

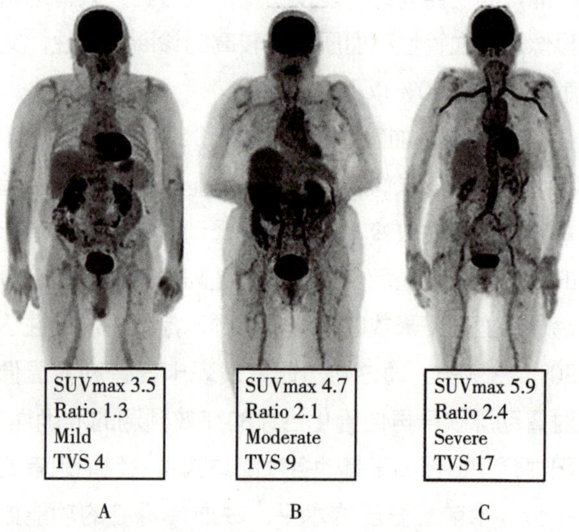

图3-3-46 ^{18}F-FDG PET/CT大血管显像

注：图A示大动脉摄取与肝脏相近，大动脉炎可能；图B及图C示动脉摄取明显高于肝脏，大动脉炎阳性。

脉炎可疑；Ⅲ级：高摄取（大于肝脏摄取），大动脉炎阳性。

2. 定量诊断标准 测量血管壁炎症病变最大标准摄取值（standardized uptake value，SUV_{max}），研究发现大动脉炎患者血管壁SUV_{max}明显高于对照组，不同中心研究界值在2.1～4.21不等。

（六）^{18}F-FDG PET/CT大血管显像在大动脉炎中的价值

^{18}F-FDG PET/CT可在血管狭窄前检测出血管壁炎症，十分适合大动脉炎早期诊断。2010年EULAR系统性血管炎分类标准指出，^{18}F-FDG PET可用于大动脉炎的早期诊断，其灵敏度为60%～92%，^{18}F-FDG PET 联合CT可增加检测的敏感性。近年来应用大动脉与肝脏摄取比值的半定量分析方法对大动脉炎进行诊断，诊断的敏感性在82.7%～94.3%。而应用定量诊断方法目前尚没有统一的标准，不同研究将大动脉炎管壁SUV_{max}界定于2.1～4.21不等，诊断敏感性在89.2%～98.3%。两种诊断方法的特异性均较高，大多数研究特异性均在90%以上。由于目前定量分析方法没有统一的标准，临床较少应用，临床工作中多采用半定量评价标准对大动脉炎进行定性诊断及活动性评价，即将大动脉摄取值大于等于肝脏摄取值作为大动脉炎活动性标准（图3-3-47）。为提高半定量标准敏感性，建议诊断同时结合动脉壁SUV_{max}定量摄取值及临床指标作为辅助诊断。

除了大动脉炎早期诊断，^{18}F-FDG PET/CT大血管显像的另一重要应用是提供大动脉炎活动性评价。因为^{18}F-FDG直接反映炎症细胞的活性，所以可以反映大动脉炎活动性，这对于患者对治疗方式的选择至关重要。疾病活动期动脉壁伴随大量炎症细胞浸润，临床主要以激素等免疫抑制药物控制病变进展；而非活动期动脉情况相对稳定，可以进行外科手术或介入治疗改善缺血器官供血。目前临床常用炎性标志物，如C反应蛋白（CRP）、红细胞沉降率（ESR）作为大动脉炎活动度指标之一，但该标准缺乏特异性。大量研究表明PET/CT在评估大动脉炎活动性方面可能优于ESR、CRP。大多数研究发现半定量方法评价血管壁炎症时，^{18}F-FDG摄取程度与ESR、CRP呈正相关；亦有研究发现大动脉炎组的SUV_{max}值与CRP呈正相关，与ESR无相关性；另有研究发现一些有临床症状患者存在^{18}F-FDG摄取增高，提示疾病活动，但ESR、CRP值却较低。应用MRI观察血管壁水肿亦用动脉炎活动性评价，研究发现94%临床诊断为活动性大动脉

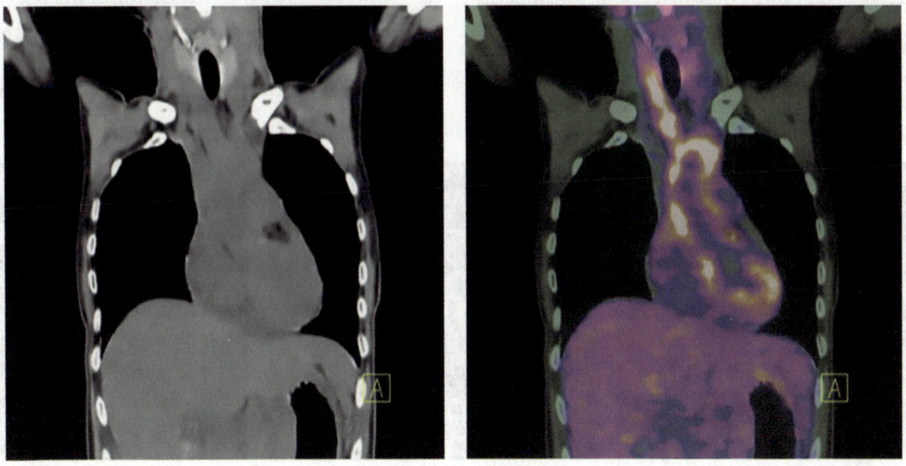

A　　B

图3-3-47　^{18}F-FDG PET/CT大血管显像诊断大动脉炎

注：女性，22岁，发热、头晕入院。图A示冠状位CT图像。图B示^{18}F-FDG PET/CT大血管显像：升主动脉、右侧颈总动脉摄取明显增高，大动脉SUV_{max}3.8，肝脏SUV_{max}2.1；考虑为大动脉炎。

炎的患者有管壁水肿，56%的疾病缓解期患者仍存在管壁水肿，因此应用MRI可能会高估活动期患者的比例。^{18}F-FDG PET/CT大血管显像亦可用于免疫治疗中患者活动性的检测（图3-3-48），Santhosh等研究发现，大动脉炎患者经免疫抑制剂治疗后其PET/CT阳性率由100%下降至32.5%。目前有关PET/CT应用于大动脉炎患者疗效评估的随机对照研究有限，尚需进一步证实。

除了^{18}F-FDG，目前亦有多种分子显像剂用于大动脉炎的诊断及活动性评价。这些显像剂大多结合于炎性反应中的某一类炎症细胞或炎症因子，从而显示大动脉炎病变部位。其中^{11}C-PK11195、^{68}Ga-DOTATATE、^{18}F-cholin主要靶向巨噬细胞，^{18}F-cross-linked iron oxide nanoparticle、^{18}F-fluciclatide、18F-FPPRGD42、^{64}Cu-NOTA-TRC105-Fab主要靶向于动脉瘤形成过程中的新生血管，^{18}F-NaF靶向炎性活动中微钙化的形成，这些显像剂大多仍处于临床前动物实验阶段，后续有待进一步研究。

四、间位碘代苄胍（MIBG）在嗜铬细胞瘤的临床应用

（一）显像原理

间位碘代苄胍（metaiodobenzylguanidine，MIBG）是肾上腺素能神经元阻滞剂溴苄铵和胍乙啶的类似物，也是去甲肾上腺素（norepinephrine，NE）的功能类似物。经体外实验研究证明，MIBG与去甲肾上腺素具有相同的特异、主动、耗能和钠依赖的摄取机制。经静脉注射的肾上腺髓质显像剂^{131}I-MIBG可进入肾上腺髓质细胞的嗜铬储存囊泡内且浓聚于肾上腺髓质；在肾上腺能神经末梢，^{131}I-MIBG可通过再摄取进入儿茶酚胺储存囊泡且浓聚于富含交感神经的组织或病变中。应用SPECT可进行肾上腺髓质显像，使富含交感神经组织或病变显像，为嗜铬细胞瘤、肾上腺髓质增生等病变的定性诊断和功能判断，特别是肾上腺髓质以外的嗜铬细胞瘤的定位诊断、恶性嗜铬细胞瘤转移范围的确定和疗效观察等提供了简便、有效的手段，尤其是全身显像更是核医学检查的独特优点。

（二）适应证

1. 嗜铬细胞瘤的定位诊断。
2. 恶性嗜铬细胞瘤转移范围的确定和疗效观察。
3. 成神经节细胞瘤及其他神经内分泌肿瘤，如甲状腺髓样癌、Sipple综合征（患者同时发生甲状腺髓样癌、肾上腺嗜铬细胞瘤、甲状旁腺肿瘤）的诊断。
4. 肾上腺病变的定性诊断和功能判断。

（三）显像方法

封闭甲状腺。注射显像剂前3天口服复方碘溶液，每次10滴，每日3次，或口服饱和KI溶液每次10滴，每日3次，并持续到检查结束。^{131}I-MIBG

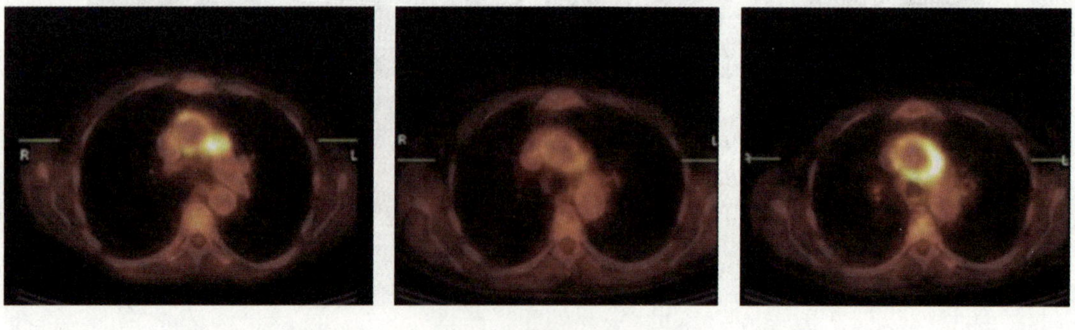

A　　B　　C

图3-3-48　^{18}F-FDG PET/CT大血管显像用于大动脉炎免疫治疗活动性的检测

注：图A示大动脉炎治疗前SUV_{max}12，ESR 52，CRP 53；图B示免疫抑制治疗3个月，SUV_{max}4，ESR 11，CRP＜2；图C示低剂量维持6个月，SUV_{max}13，ESR 24，CRP 14。

注射后24、48、72小时显像，必要时可延迟至96小时直至显影清晰。每次显像先进行全身显像，根据临床要求及全身显像图上的可疑点，取该部位做断层显像。

（四）图像分析

1．正常^{131}I-MIBG显像图像　由于交感神经丰富的脏器MIBG均可聚集，因此正常人显像图中可见腮腺、下颌下腺、鼻咽部显影。心肌可摄取MIBG，所以心脏显影，但心肌摄取与血儿茶酚胺是呈负相关的，嗜铬细胞瘤患者的显像图中心脏不显影，而无嗜铬细胞瘤患者的显像图中可见心脏显影。肝脏也可显影，其摄取高峰为24小时，以后摄取下降，72小时肝脏基本不显影，因此^{131}I-MIBG在注药后24、48、72小时进行，越往后肝脏的干扰越低。脾也可显影，但也可随时间的延长，显影减弱。由于10%～20%的MIBG可由肠道排泄，所以清洁肠道不力，可见肠内放射性。正常肾上腺^{131}I-MIBG通常不显影或隐约显影，注药后24小时显影仅10%，48～72小时显影仅16%。显影腺体应大小正常，放射性分布均匀。^{131}I-MIBG和治疗量的^{131}I-MIBG更常见于正常肾上腺髓质显影。图3-3-49所示为^{131}I-MIBG显像正常图像。

2．肾上腺嗜铬细胞瘤显像图像　当嗜铬细胞瘤在肾上腺髓质时，患侧瘤高度聚集放射性MIBG，健侧腺体由于摄取显像剂低而不显影（图3-3-50）。

3．异位嗜铬细胞瘤显像图像　异位嗜铬细胞瘤显像图像鉴别的原则是，凡腮腺、心脏、肝脏、脾脏、肾上腺、膀胱可正常显影外，全身其他部位发现有聚集放射性的部位均可认为是异位肾上腺嗜铬细胞瘤，如图3-3-51所示。异位嗜铬细胞瘤是指发生在肾上腺以外的嗜铬细胞瘤，目前多称为肾上腺外副神经节瘤。副神经节瘤是发生在副神经节的肿瘤，一般分布与副神经节的分布相当。肾上腺髓质是一种特殊的副神经节，故一般将肾上腺髓质发生的肿瘤称为嗜铬细胞瘤，而发生在肾上腺外的副神经节瘤称为肾上腺外副神经节瘤。

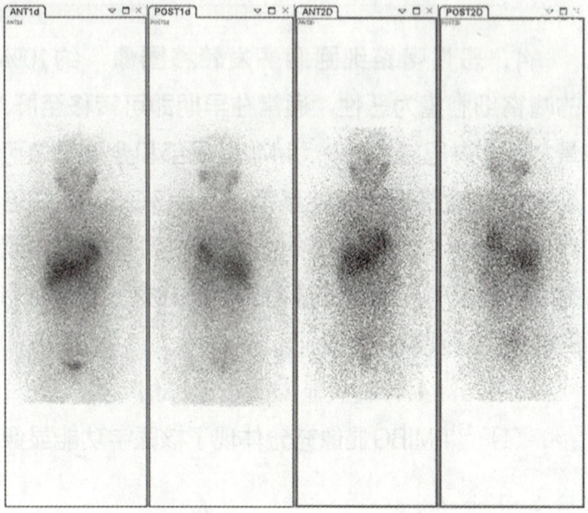

图3-3-49　^{131}I-MIBG显像正常肾上腺

注：女性，38岁，肾上腺肿物，^{131}I-MIBG显像未见明显异常。

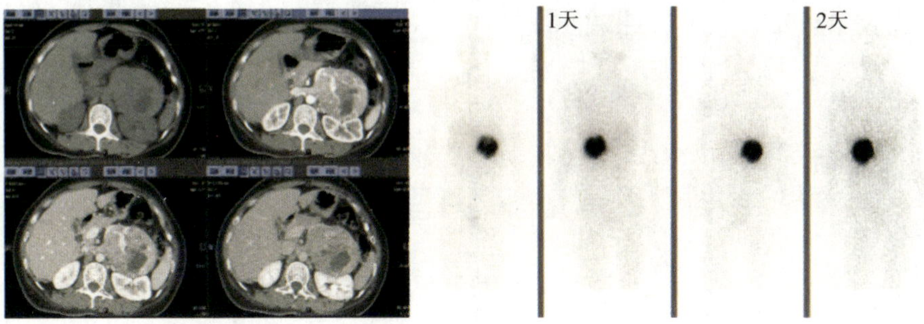

A　　　　B

图3-3-50　肾上腺嗜铬细胞瘤显像

注：女性，42岁。图A示增强CT示左侧肾上腺区不规则软组织占位，最大截面积约7.7cm×9.2cm，内见多发小片低密度坏死灶，实性成分明显强化，坏死灶未见强化，动脉期病变内部可见多发迂曲血管影，病灶由左肾上腺动脉供血。图B示^{131}I-MIBG全身显像示左肾上腺区异常所见，考虑为嗜铬细胞瘤伴中心机化坏死可能性大。

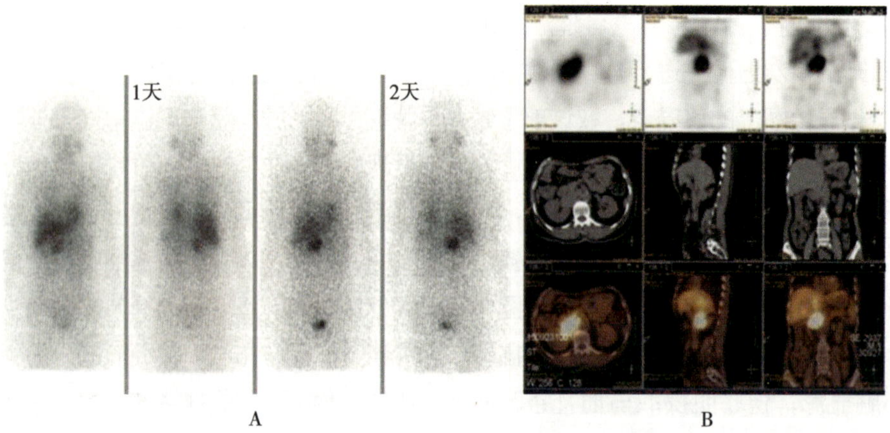

图3-3-51 ^{131}I-MIBG异位嗜铬细胞瘤显像

注：图A示^{131}I-MIBG全身显像，可见主动脉右旁见不规则软组织团块影；图B示SPECT-CT局部断层融合显像示相当于T_{12}水平、下腔静脉后方、主动脉右旁见不规则软组织团块影，大小约6cm，放射性摄取异常增高。右腹主动脉旁异常高摄取占位，考虑为异位嗜铬细胞瘤。

4．恶性嗜铬细胞瘤多发转移图像 约10%的嗜铬细胞瘤为恶性，通常在早期即可转移至肝、骨、肺、淋巴结等处。^{131}I-MIBG局部和全身显像可确定恶性嗜铬细胞瘤转移范围（图3-3-52）。在治疗中，利用^{131}I发射的β射线可以达到有效的内照射治疗的目的。通过显像可判断病灶摄取^{131}I-MIBG的能力，并观察其疗效。

（五）肾上腺髓质显像的临床评估

（1）^{131}I-MIBG显像充分体现了核医学功能显像的优点，可以定性诊断嗜铬细胞瘤、神经母细胞瘤和其他神经内分泌肿瘤。

（2）由于SPECT/CT的广泛应用，使^{131}I-MIBG显像又可作为异位嗜铬细胞瘤和恶性嗜铬细胞瘤转移灶的定位诊断。

（3）^{131}I-MIBG显像方法简便，无创伤性，无副作用，特异性和灵敏度均高于CT和B型超声扫描，是目前诊断嗜铬细胞瘤最有效的诊断方法。

（4）^{131}I-MIBG不仅可做显像，大剂量的

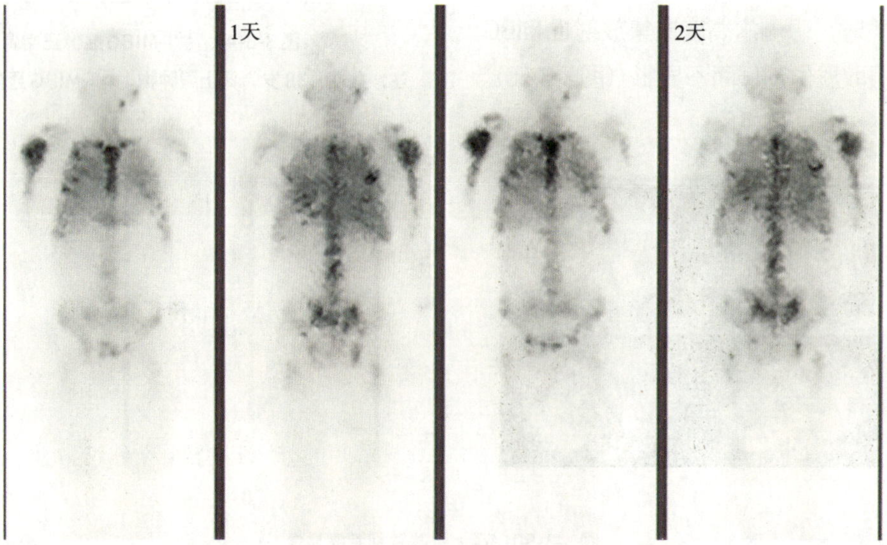

图3-3-52 ^{131}I-MIBG检查诊断恶性嗜铬细胞瘤显像

注：男性，64岁，嗜铬细胞瘤术后，^{131}I-MIBG，全身骨骼多发放射性浓聚区，考虑为多发骨转移；双肺异常所见，肺转移不除外。

^{131}I-MIBG还可以用于对不能手术的嗜铬细胞瘤、恶性嗜铬细胞瘤和神经母细胞瘤的治疗，效果理想。

（六）SPECT/CT在^{131}I-MIBG显像中的价值

近年来SPECT/CT在^{131}I-MIBG显像中得到广泛应用，使功能诊断和解剖诊断得到完美结合。解决了以前^{131}I-MIBG显像不能得到病灶的正确解剖位置之苦，尤其对于异位嗜铬细胞瘤的定位及恶性嗜铬细胞瘤转移灶的定位诊断起了重大作用。大大提高了^{131}I-MIBG显像诊断的灵敏度（86%～88%）和特异性（96%～99%）。

SPECT/CT显像还对神经内分泌肿瘤的治疗方案具有一定的决策作用。首先对病灶是否有手术指征的决定和手术方案的确立具有重要的价值，包括神经内分泌肿瘤是否有手术指征及是否有转移，原发灶大小及周围组织关系特别是与周围血管的关系，转移灶要根据转移病灶的数量和部位决定可否手术。其次，通过SPECT/CT可以对神经内分泌肿瘤患者进行分期及预后评估、制定治疗方案。^{131}I-MIBG SPECT/CT显像亦用于评价恶性嗜铬细胞瘤患者能否进行^{131}I-MIBG治疗。对于不适合手术或伴有远处转移恶性嗜铬细胞瘤患者，^{131}I-MIBG显像阳性者才推荐^{131}I-MIBG治疗，治疗后亦需定期进行^{131}I-MIBG显像，若肿瘤对^{131}I-MIBG减少或不摄取，则证明^{131}I-MIBG治疗效果良好。因此^{131}I-MIBG SPECT/CT显像不仅是目前临床上重要诊断手段，而且对于神经内分泌肿瘤患者治疗及疗效评估有重要作用。

国内近年来应用^{99m}Tc-奥曲肽进行嗜铬细胞瘤的临床诊断，北京协和医院在这方面做了大量工作，景红丽等对327例肾上腺肿块患者的研究发现，^{99m}Tc-奥曲肽显像对嗜铬细胞瘤诊断的敏感性为64.0%、特异性为93.1%。陈黎波等将^{131}I-MIBG显像与^{99m}Tc-奥曲肽显像进行对比研究发现，^{99m}Tc-奥曲肽显像对异位于心脏的嗜铬细胞瘤和恶性多发病灶的显示明显优于^{131}I-MIBG显像，但对肾上腺来源的嗜铬细胞瘤，^{131}I-MIBG摄取明显高于^{99m}Tc-奥曲肽。这些研究说明对于嗜铬细胞瘤的诊断，^{99m}Tc-奥曲肽显像与^{131}I-MIBG显像互为补充，虽然^{131}I-MIBG显像是诊断嗜铬细胞瘤的首选方法，但其阴性时并不能完全除外肾上腺外的嗜铬细胞瘤，高度可疑患者应进一步行^{99m}Tc-奥曲肽显像，以提高检出率。如国内能有^{99m}Tc-奥曲肽的商品供应，^{99m}Tc的标记化合物将有广阔的应用前景。图3-3-53为^{99m}Tc-奥曲肽SPECT-CT显像，提示异位嗜铬细胞瘤。

相比于SPECT显像，PET显像的组织分辨率更高，时间、空间分辨率更高，因此国内外都积极研发正电子型显像剂用于更好地显示嗜铬细胞瘤。其中研究最多的是^{68}Ga-DATA-TOC、^{68}Ga-DOTA-NOC等DOTA peptide类显像剂，这类显像剂特异结合于肿瘤表面生长抑素受体，从而进行嗜铬细胞瘤阳

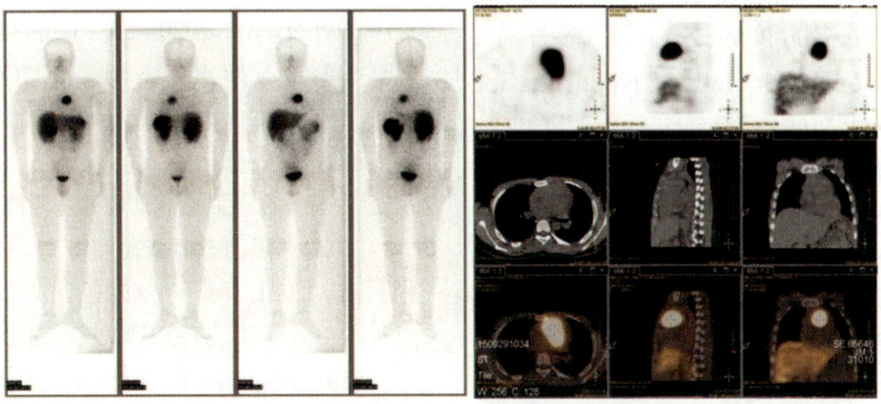

图3-3-53 ^{99m}Tc-奥曲肽SPECT-CT全身及局部显像

注：心包内升主动脉旁生长抑素受体高表达占位，考虑为异位嗜铬细胞瘤。

性显像。另外，^{11}C-metomidate（MTO）亦有部分研究，MTO主要结合于肾上腺髓质中的11β-羟化酶，因此髓质来源的嗜铬细胞瘤对其有明显高摄取。正电子标记显像剂进行嗜铬细胞瘤显像将有极大的应用前景。

（孙晓昕　何作祥）

参考文献

[1] SHENG C S，LI F K，CHENG Y B，et al. Blood pressure and heart rate variability and baroreflex sensitivity in white-coat，masked，and sustained hypertension［J］. Hypertens Res，2020，43（8）: 772-780.

[2] SHENG C S，LIU M，ZENG W F，et al. Four-limb blood pressure as predictors of mortality in elderly Chinese［J］. Hypertension，2013，61（6）: 1155-1160.

[3] O'BRIEN E，PETRIE J，LITTLER W，et al. The British Hypertension Society protocol for the evaluation of automated and semi-automated blood pressure measuring devices with special reference to ambulatory systems［J］. J Hypertens，1990，8（7）: 607-619.

[4] O'BRIEN E，PICKERING T，ASMAR R，et al. Working Group on Blood Pressure Monitoring of the European Society of Hypertension International Protocol for validation of blood pressure measuring devices in adults［J］. Blood Press Monit，2002，7（1）: 3-17.

[5] O'BRIEN E，ATKINS N，STERGIOU G，et al. European Society of Hypertension International Protocol revision 2010 for the validation of blood pressure measuring devices in adults［J］. Blood Press Monit，2010，15（1）: 23-38.

[6] STERGIOU G S，ALPERT B，MIEKE S，et al. A universal standard for the validation of blood pressure measuring devices: Association for the advancement of medical instrumentation/european society of hypertension/international organization for standardization（AAMI/ESH/ISO）collaboration statement［J］. Hypertension，2018，71（3）: 368-374.

[7] CHENG Y B，THIJS L，APARICIO L S，et al. Risk stratification by cross-classification of central and brachial systolic blood pressure［J］. Hypertension，2022，79（5）: 1101-1111.

[8] ZHANG W，ZHOU Y N，ZHOU Y，et al. Validation of the watch-type HUAWEI WATCH D oscillometric wrist blood pressure monitor in adult Chinese［J］. Blood Press Monit，2022，27（5）: 353-356.

[9] STERGIOU G S，AVOLIO A P，PALATINI P，et al. European Society of Hypertension recommendations for the validation of cuffless blood pressure measuring devices: European Society of Hypertension Working Group on blood pressure monitoring and cardiovascular variability［J］. J Hypertens，2023，41（12）: 2074-2087.

[10] Unger T，Borghi C，Charchar F，et al. 2020 International Society of Hypertension global hypertension practice guidelines［J］. J Hypertens，2020，38（6）: 982-1004.

[11] KAPLAN NORMAN M，VICTOR RONALD G. 卡普兰临床高血压［M］. 10版. 张维忠，译. 北京：人民卫生出版社，2012.

[12] 中国高血压联盟《动态血压监测指南》委员会. 2020中国动态血压监测指南［J］. 中国循环杂志，2021，36（4）: 313-328.

[13] PARATI G，STERGIOU G，O'BRIEN E，et al. European Society of Hypertension practice guidelines for ambulatory blood pressure monitoring［J］. J Hypertens，2014，32（7）:

1359-1366.

[14] CHENG Y B, THIJS L, ZHANG Z Y, et al. Outcome-driven thresholds for ambulatory blood pressure based on the new American College of Cardiology/American Heart Association classification of hypertension[J]. Hypertension, 2019, 74 (4): 776-783.

[15] YANG W Y, MELGAREJO J D, THIJS L, et al. International Database on Ambulatory Blood Pressure in Relation to Cardiovascular Outcomes (IDACO) Investigators. Association of office and ambulatory blood pressure with mortality and cardiovascular outcomes [J]. JAMA, 2019, 322 (5): 409-420.

[16] 中国高血压联盟《家庭血压监测指南》委员会. 2019中国家庭血压监测指南 [J]. 中国循环杂志, 2019, 34 (7): 635-639.

[17] Stergiou GS, Palatini P, Wang J, et al. European Society of Hypertension Working Group on Blood Pressure Monitoring. recommendations and practical guidance for performing and reporting validation studies according to the Universal Standard for the validation of blood pressure measuring devices by the Association for the Advancement of Medical Instrumentation/European Society of Hypertension/International Organization for Standardization (AAMI/ESH/ISO) [J]. J Hypertens, 2019, 37 (3): 459-466.

[18] WANG J G. Unique approaches to hypertension control in China [J]. Ann Transl Med, 2018, 6 (15): 296.

[19] HOSHIDE S, KARIO K, TOMITANI N, et al. Highlights of the 2019 Japanese Society of hypertension guidelines and perspectives on the management of Asian hypertensive patients [J]. J Clin Hypertens (Greenwich), 2020, 22 (3): 369-377.

[20] ROMAN M J, DEVEREUX R B, KIZER J R, et al. Central pressure more strongly relates to vascular disease and outcome than does brachial pressure: the Strong Heart Study[J]. Hypertension, 2007, 50 (1): 197-203.

[21] WILLIAMS B, LACY P S, THOM S M, et al. Differential impact of blood pressure-lowering drugs on central aortic pressure and clinical outcomes: principal results of the Conduit Artery Function Evaluation (CAFE) study [J]. Circulation, 2006, 113 (9): 1213-1225.

[22] DING F H, FAN W X, ZHANG R Y, et al. Validation of the noninvasive assessment of central blood pressure by the SphygmoCor and Omron devices against the invasive catheter measurement [J]. Am J Hypertens, 2011, 24 (12): 1306-1311.

[23] CHENG H M, CHUANG S Y, SUNG S H, et al. Derivation and validation of diagnostic thresholds for central blood pressure measurements based on long-term cardiovascular risks [J]. J Am Coll Cardiol, 2013, 62 (19): 1780-1787.

[24] MCENIERY C M, YASMIN, MCDONNELL B, et al. Central pressure: variability and impact of cardiovascular risk factors: the Anglo-Cardiff Collaborative Trial II [J]. Hypertension, 2008, 51 (6): 1476-1482.

[25] MANISTY C H, ZAMBANINI A, PARKER K H, et al. Differences in the magnitude of wave reflection account for differential effects of amlodipine-versus atenolol-based regimens on central blood pressure: an Anglo-Scandinavian Cardiac Outcome Trial substudy [J]. Hypertension, 2009, 54 (4): 724-730.

[26] MITCHELL G F, HWANG S J, VASAN R S, et al. Arterial stiffness and cardiovascular events: the Framingham Heart Study [J].

Circulation, 2010, 121 (4): 505-511.

[27] HUANG Q F, APARICIO L S, THIJS L, et al. Cardiovascular End Points and Mortality Are Not Closer Associated With Central Than Peripheral Pulsatile Blood Pressure Components [J]. Hypertension, 2020, 76 (2): 350-358.

[28] CHENG Y B, THIJS L, APARICIO L S, et al. Risk Stratification by Cross-Classification of Central and Brachial Systolic Blood Pressure [J]. Hypertension, 2022, 79 (5): 1101-1111.

[29] MCENIERY C M, COCKCROFT J R, ROMAN M J, et al. Central blood pressure: current evidence and clinical importance [J]. Eur Heart J, 2014, 35 (26): 1719-1725.

[30] BOUTOUYRIE P, ACHOUBA A, TRUNET P, et al. Amlodipine-valsartan combination decreases central systolic blood pressure more effectively than the amlodipine-atenolol combination: the EXPLOR study [J]. Hypertension, 2010, 55 (6): 1314-1322.

[31] ABOYANS V, CRIQUI M H, ABRAHAM P, et al. Measurement and interpretation of the ankle-brachial index: a scientific statement from the American Heart Association [J]. Circulation, 2012, 126 (24): 2890-2909.

[32] CLARK C E, TAYLOR R S, SHORE A C, et al. Prevalence of systolic inter-arm differences in blood pressure for different primary care populations: systematic review and meta-analysis [J]. Br J Gen Pract, 2016, 66 (652): e838-e847.

[33] CLARK C E, TAYLOR R S, SHORE A C, et al. Association of a difference in systolic blood pressure between arms with vascular disease and mortality: a systematic review and meta-analysis [J]. Lancet, 2012, 379 (9819): 905-914.

[34] CRAWFORD F, WELCH K, ANDRAS A, et al. Ankle brachial index for the diagnosis of lower limb peripheral arterial disease [J]. Cochrane Database Syst Rev, 2016, 9 (9): CD010680.

[35] GERHARD-HERMAN M D, GORNIK H L, BARRETT C, et al. 2016 AHA/ACC Guideline on the management of patients with lower extremity peripheral artery disease: executive summary: a report of the american college of cardiology/american heart association task force on clinical practice guidelines [J]. Circulation, 2017, 135 (12): e686-e725.

[36] GUIRGUIS-BLAKE J M, EVANS C V, REDMOND N, et al. Screening for peripheral artery disease Using the Ankle-Brachial Index: Updated Evidence Report and Systematic Review for the US Preventive Services Task Force [J]. JAMA, 2018, 320 (2): 184-196.

[37] LIU S, LI P, SU H. Four-limb blood pressure measurement with an oscillometric device: a tool for diagnosing peripheral vascular disease [J]. Curr Hypertens Rep, 2019, 21 (2): 15.

[38] SHENG C S, LIU M, ZENG W F, et al. Four-limb blood pressure as predictors of mortality in elderly Chinese [J]. Hypertension, 2013, 61 (6): 1155-1160.

[39] SU H M, LIN T H, HSU P C, et al. Association of interankle systolic blood pressure difference with peripheral vascular disease and left ventricular mass index [J]. Am J Hypertens, 2014, 27 (1): 32-37.

[40] TEHAN P E, SANTOS D, CHUTER V H. A systematic review of the sensitivity and specificity of the toe-brachial index for detecting peripheral artery disease [J]. Vasc Med, 2016, 21 (4): 382-389.

[41] TREVETHAN R. Toe systolic pressures and

toe-brachial indices: uses, abuses, and shades of gray [J]. Blood Press Monit, 2019, 24 (2): 45-51.

[42] YU S, JI H, LU Y, et al. Significance of the combination of inter-limb blood pressure differences in the elderly: The Northern Shanghai Study [J]. J Clin Hypertens (Greenwich), 2019, 21 (7): 884-892.

[43] LAURENT S, COCKCROFT J, VAN BORTEL L, et al. Expert consensus document on arterial stiffness: methodological issues and clinical applications [J]. Eur Heart J, 2006, 27 (21): 2588-2605.

[44] CHIRINOS J A, SEGERS P, HUGHES T, et al. Large artery stiffness in health and disease: JACC State-of-the-Art review [J]. J Am Coll Cardiol, 2019, 74 (9): 1237-1263.

[45] Munakata M. Brachial-ankle pulse wave velocity: background, method, and clinical evidence [J]. Pulse (Basel), 2016, 3 (3-4): 195-204.

[46] MITCHELL G F, NAJJAR S S, NICHOLS W W, et al. Recommendations for improving and standardizing vascular research on arterial stiffness: a scientific statement from the American Heart Association. Hypertension, 2015, 66 (3): 698-722.

[47] MATSUSHITA K, DING N, KIM E D, et al. Cardio-ankle vascular index and cardiovascular disease: systematic review and meta-analysis of prospective and cross-sectional studies [J]. J Clin Hypertens (Greenwich), 2019, 21 (1): 16-24.

[48] GAVISH B, IZZO JL J r. Arterial stiffness: going a step beyond [J]. Am J Hypertens, 2016, 29 (11): 1223-1233.

[49] DELGADO C, BAWEJA M, CREWS D C, et al. A unifying approach for GFR estimation: recommendations of the NKF-ASN task force on reassessing the inclusion of race in diagnosing kidney disease [J]. Am J Kidney Dis, 2022, 79 (2): 268-288. e1.

[50] MILLER W G, KAUFMAN H W, LEVEY A S, et al. National Kidney Foundation Laboratory Engagement Working Group recommendations for implementing the CKD-EPI 2021 race-free equations for estimated glomerular filtration rate: practical guidance for clinical laboratories [J]. Clin Chem, 2022, 68 (4): 511-520.

[51] 中华医学会糖尿病学分会. 中国2型糖尿病防治指南（2020年版）[J]. 中华内分泌代谢杂志, 2021, 37 (4): 311-398.

[52] UNGER T, BORGHI C, CHARCHAR F, et al. 2020 International Society of Hypertension Global Hypertension Practice Guidelines [J]. Hypertension, 2020, 75 (6): 1334-1357.

[53] PREJBISZ A, KOłODZIEJCZYK-KRUK S, LENDERS J, et al. Primary Aldosteronism and Obstructive Sleep Apnea: Is This A Bidirectional Relationship? [J]. Horm Metab Res, 2017, 49 (12): 969-976.

[54] WOLLEY M J, PIMENTA E, CALHOUN D, et al. Treatment of primary aldosteronism is associated with a reduction in the severity of obstructive sleep apnoea [J]. J Hum Hypertens, 2017, 31 (9): 561-567.

[55] MULATERO P, MONTICONE S, DEINUM J, et al. Genetics, prevalence, screening and confirmation of primary aldosteronism: a position statement and consensus of the Working Group on Endocrine Hypertension of The European Society of Hypertension [J]. J Hypertens, 2020, 38 (10): 1919-1928.

[56] SINGER F R, BONE H G 3rd, HOSKING D J, et al. Paget's disease of bone: an endocrine society clinical practice guideline [J]. J Clin Endocrinol Metab, 2014, 99 (12): 4408-4422.

[57] 中华医学会内分泌学分会. 嗜铬细胞瘤和副神经

节瘤诊断治疗专家共识（2020版）[J]．中华内分泌代谢杂志，2020，36（9）：737-750.
[58] VIOLIN A，STOERKLER A，RENAUD C，et al. Diet Is a small contributor to interindividual variation of urinary free catecholamines and related metabolites determined by LC-MS/MS for the screening of catecholamine-secreting tumors [J]. Clin Chem，2022，68（5）：724-726.
[59] WANG K，GAO X，CONG H，et al. Stability and reference intervals of spot urinary fractionated metanephrines and methoxytyramine by tandem mass spectrometry as a screening method for pheochromocytoma and paraganglioma [J]. Endocrine，2020，69（1）：188-195.
[60] WANG K，GAO X，ZHANG W，et al. Study of stability and interference for catecholamines and metanephrines, 3-methoxytyramine: key point of an accurate diagnosis for pheochromocytoma and paraganglioma [J]. Scand J Clin Lab Invest，2021，81（7）：564-572.
[61] FLESERIU M，AUCHUS R，BANCOS I，et al. Consensus on diagnosis and management of Cushing's disease: a guideline update [J]. Lancet Diabetes Endocrinol，2021，9（12）：847-875.
[62] WILLIAMS B，MANCIA G，SPIERING W，et al. 2018 ESC/ESH Guidelines for the management of arterial hypertension: the task force for the management of arterial hypertension of the european society of cardiology and the european society of hypertension: the task force for the management of arterial hypertension of the european society of cardiology and the european society of hypertension [J]. J Hypertens，2018，36（10）：1953-2041.
[63] GUYENET P G，STORNETTA R L，SOUZA G，et al. Neuronal networks in hypertension: recent advances [J]. Hypertension，2020，76（2）：300-311.
[64] DELL'ORO R，QUARTI-TREVANO F，SERAVALLE G，et al. Sympathetic nerve traffic and arterial baroreflex function in apparent drug-resistant hypertension [J]. Hypertension，2019，74（4）：903-909.
[65] VALENSI P. Autonomic nervous system activity changes in patients with hypertension and overweight: role and therapeutic implications [J]. Cardiovasc Diabetol，2021，20（1）：170.
[66] MANCIA G，GRASSI G. The autonomic nervous system and hypertension [J]. Circ Res，2014，114（11）：1804-1814.
[67] KOMNENOV D，LEVANOVICH P E，ROSSI N F. Hypertension associated with fructose and high salt: renal and sympathetic mechanisms [J]. Nutrients，2019，11（3）
[68] 中国心脏联盟晕厥学会直立倾斜试验专家组．直立倾斜试验标准操作流程中国专家推荐意见 [J]．中国循环杂志，2016，31（8）：807-808.
[69] HEART RATE VARIABILITY: STANDARDS OF MEASUREMENT，PHYSIOLOGICAL INTERPRETATION AND CLINICAL USE. Task Force of the European Society of Cardiology and the North American Society of Pacing and Electrophysiology [J]. Circulation，1996，93（5）：1043-1065.
[70] SHENG C S，LI F K，CHENG Y B，et al. Blood pressure and heart rate variability and baroreflex sensitivity in white-coat，masked，and sustained hypertension [J]. Hypertens Res，2020，43（8）：772-780.
[71] FANG S C，WU Y L，TSAI P S. Heart rate variability and risk of all-cause death and cardiovascular events in patients with cardiovascular disease: a meta-analysis of cohort studies [J]. Biol Res Nurs，2020，22（1）：

45-56.

[72] CHEN Y, YU Y, ZOU W, et al. Association between cardiac autonomic nervous dysfunction and the severity of coronary lesions in patients with stable coronary artery disease [J]. J Int Med Res, 2018, 46 (9): 3729-3740.

[73] PARATI G, OCHOA J E, LOMBARDI C, et al. Blood pressure variability: assessment, predictive value, and potential as a therapeutic target [J]. Curr Hypertens Rep, 2015, 17 (4): 537.

[74] WANG J, SHI X, MA C, et al. Visit-to-visit blood pressure variability is a risk factor for all-cause mortality and cardiovascular disease: a systematic review and meta-analysis [J]. J Hypertens, 2017, 35 (1): 10-17.

[75] SARAFIDIS P A, RUILOPE L M, LOUTRADIS C, et al. Blood pressure variability increases with advancing chronic kidney disease stage: a cross-sectional analysis of 16546 hypertensive patients [J]. J Hypertens, 2018, 36 (5): 1076-1085.

[76] WEI FF, LI Y, ZHANG L, et al, Beat-to-beat, reading-to-reading, and day-to-day blood pressure variability in relation to organ damage in untreated Chinese [J]. Hypertension, 2014, 63 (4): 790-796.

[77] MARWICK T H, GILLEBERT T C, AURIGEMMA G, et al. Recommendations on the use of echocardiography in adult hypertension: a report from the european association of cardiovascular imaging (EACVI) and the american society of echocardiography (ASE) [J]. J Am Soc Echocardiogr, 2015, 28 (7): 727-754.

[78] LANG R M, BADANO L P, MOR-AVI V, et al. Recommendations for cardiac chamber quantification by echocardiography in adults: an update from the American Society of Echocardiography and the European Association of Cardiovascular Imaging [J]. J Am Soc Echocardiogr, 2015, 28 (1): 1-39. e14.

[79] 中国医师协会超声医师分会. 超声心动图检查指南 [M]. 北京: 人民军医出版社, 2016.

[80] 孙宁玲, JAW-WEN CHEN, 王继光, 等. 亚洲高血压合并左心室肥厚诊治专家共识 [J]. 中华高血压杂志. 2016, 24 (7): 619-627.

[81] 中华医学会超声医学分会超声心动图学组. 中国成年人超声心动图检查检测指南 [J]. 中华超声影像学杂志, 2016, 25 (8): 645-665.

[82] KALAM K, OTAHAL P, MARWICK T H. Prognostic implications of global LV dysfunction: a systematic review and meta-analysis of global longitudinal strain and ejection fraction [J]. Heart, 2014, 100 (21): 1673-1680.

[83] NAGUCH S F, SMISETH O A, APPLETON C P, et al. Recommendations for the evaluation of left ventricular diastolic function by echocardiography: An update from the American Society of Echocardiography and the European Association of Cardiovascular Imaging [J]. J Am Soc Echocardiogr, 2016, 29 (4): 277-314.

[84] BADANO L P, KOLIAS T J, MURARU D, et al. Standardization of left atrial, right ventricular, and right atrial deformation imaging using two-dimensional speckle tracking echocardiography: a consensus document of the EACVI/ASE/Industry Task Force to standardize deformation imaging [J]. Eur Heart J Cardiovasc Imaging, 2018, 19 (6): 591-600.

[85] XU T Y, SUN J P, LEE A P, et al. Left atrial function as assessed by speckle-tracking echocardiography in hypertension [J]. Medicine (Baltimore), 2015, 94 (6): e526.

[86] SUN J P, XU T, YANG Y, et al. Layer-specific quantification of myocardial deformation may disclose the subclinical systolic dysfunction and the mechanism of preserved ejection fraction in patients with hypertension [J]. Int J Cardiol, 2016, 219: 172-176.

[87] PATHAN F, D'ELIA N, NOLAN M T, et al. Normal ranges of left atrial strain by speckle-tracking echocardiography: a systematic review and Meta-analysis [J]. J Am Soc Echocardiogr, 2015, 28 (1): 1-39.

[88] 田家玮，姜玉新．临床超声诊断学 [M]．2版．北京：人民卫生出版社，2016.

[89] 姜玉新，李建初．周围血管和浅表器官超声鉴别诊图谱 [M]．南昌：江西科学技术出版社，2007.

[90] Pellerito Polak．血管超声经典教程 [M]．6版．温朝阳，童一砂，译．北京：人民军医出版社，2015.

[91] 华扬，惠品晶，邢瑛琦．中国脑卒中血管超声检查指导规范第6版 [J]．北京：中华医学超声杂志．2015，12 (8)：599-610.

[92] GRANT E G, BENSON C B, MONETA G L, et al. Carotid artery stenosis: gray-scale and Doppler US diagnosis—Society of Radiologists in Ultrasound Consensus Conference [J]. Radiology, 2003, 229 (2): 340-346.

[93] HUA Y, MENG X F, JIA L Y, et al. Color Doppler imaging evaluation of proximal vertebral artery stenosis [J]. AJR Am J Roentgenol, 2009, 193 (5): 1434-1438.

[94] HUA Y, JIA L, LI L, et al. Evaluation of severe subclavian artery stenosis by color Doppler flow imaging [J]. Ultrasound Med Biol, 2011, 37 (3): 358-363.

[95] 中华医学会超声医学分会血管与浅表学组．肾动脉狭窄的超声诊断专家共识 [J]．中华医学超声杂志（电子版），2021，18 (6)：543-553.

[96] ZHANG Y, ZHANG W, LIU L. Comments on 2018 ESC/ESH Hypertension Guidelines: Chinese Perspective [J]. Circ Res, 2019, 124 (7): 978-980.

[97] 吕滨，范占明，夏黎明，等．心血管放射诊断学 [M]．北京：人民卫生出版社，2018.

[98] RAPSOMANIKI E, TIMMIS A, GEORGE J, et al. Blood pressure and incidence of twelve cardiovascular diseases: lifetime risks, healthy life-years lost, and age-specific associations in 1·25 million people [J]. Lancet, 2014, 383 (9932): 1899-1911.

[99] LEI X, LIU H, HAN Y, et al. Reference values of cardiac ventricular structure and function by steady-state free-procession MRI at 3. 0T in healthy adult chinese volunteers [J]. J Magn Reson Imaging, 2017, 45 (6): 1684-1692.

[100] SAFIAN R D, TEXTOR S C. Renal-artery stenosis [J]. N Engl J Med, 2001, 344 (6): 431-442.

[101] KADIAN-DODOV D, GORNIK H L, GU X, et al. Dissection and aneurysm in patients with fibromuscular dysplasia: findings from the U. S. Registry for FMD [J]. J Am Coll Cardiol, 2016, 68 (2): 176-185.

[102] 吴麟，龚洪翰，周福庆，等．异位嗜铬细胞瘤CT、MRI表现与病理对照 [J]．临床放射学杂志，2014，33 (8)：1223-1227.

[103] QIAO H S, FENG X L, YONG L, et al. The MRI of extra adrenal pheochromocytoma in the abdominal cavity [J]. Eur J Radiol, 2007, 62 (3): 335-341.

[104] RADENKOVIC D, WEINGäRTNER S, RICKETTS L, et al. T_1 mapping in cardiac MRI [J]. Heart Fail Rev, 2017, 22 (4): 415-430.

[105] PERRONE-FILARDI P, COCA A, GALDERISI M, et al. Non-invasive cardiovascular imaging for evaluating subclinical target organ damage in

hypertensive patients: A consensus paper from the European Association of Cardiovascular Imaging (EACVI), the European Society of Cardiology Council on Hypertension, and the European Society of Hypertension (ESH) [J]. Eur Heart J Cardiovasc Imaging, 2017, 18 (9): 945-960.

[106] CHAN R H, MARON B J, OLIVOTTO I, et al. Prognostic value of quantitative contrast-enhanced cardiovascular magnetic resonance for the evaluation of sudden death risk in patients with hypertrophic cardiomyopathy [J]. Circulation, 2014, 130 (6): 484-495.

[107] SYED I S, GLOCKNER J F, FENG D L, et al. Role of cardiac magnetic resonance imaging in the28 detection of cardiac amyloidosis [J]. JACC Cardiovasc Imaging, 2010, 3 (2): 155-164.

[108] HOEY E T, PAKALA V, TEOH J K, et al. The role of imaging in hypertensive heart disease [J]. Int J Angiol, 2014, 23 (2): 85-92.

[109] COELHO-FILHO O R, SHAH R V, MITCHELL R, et al. Quantification of cardiomyocyte hypertrophy by cardiac magnetic resonance: implications for early cardiac remodeling [J]. Circulation, 2013, 128 (11): 1225-1233.

[110] KURUVILLA S, JANARDHANAN R, ANTKOWIAK P, et al. Increased extracellular volume and altered mechanics are associated with LVH in hypertensive heart disease, not hypertension alone [J]. JACC Cardiovasc Imaging, 2015, 8 (2): 172-180.

[111] TREIBEL T A, ZEMRAK F, SADO D M, et al. Extracellular volume quantification in isolated hypertension-changes at the detectable limits? [J]. J Cardiovasc Magn Reson, 2015, 17: 74.

[112] RODRIGUES J C, AMADU A M, DASTIDAR A G, et al. Comprehensive characterisation of hypertensive heart disease left ventricular phenotypes [J]. Heart, 2016, 102 (20): 1671-1679.

[113] KARAMITSOS T D, PIECHNIK S K, BANYPERSAD S M, et al. Noncontrast T1 mapping for the diagnosis of cardiac amyloidosis [J]. JACC Cardiovasc Imaging, 2013, 6 (4): 488-497.

[114] RUBERG F L. T_1 mapping in cardiac amyloidosis: can we get there from here? [J]. JACC Cardiovasc Imaging, 2013, 6 (4): 498-500.

[115] HINOJAR R, VARMA N, CHILD N, et al. T_1 Mapping in discrimination of hypertrophic phenotypes: hypertensive heart disease and hypertrophic cardiomyopathy: findings from the international T_1 multicenter cardiovascular magnetic resonance study [J]. Circ Cardiovasc Imaging, 2015, 8 (12): e003285.

[116] SADO D M, WHITE S K, PIECHNIK S K, et al. Identification and assessment of Anderson-Fabry disease by cardiovascular magnetic resonance noncontrast myocardial T1 mapping [J]. Circ Cardiovasc Imaging, 2013, 6 (3): 392-398.

[117] CHARLES L, TRISCOTT J, DOBBS B. Secondary hypertension: discovering the underlying cause [J]. Am Fam Physician, 2017, 96 (7): 453-461.

[118] MAVROGENI S, KATSI V, VARTELA V, et al. The emerging role of cardiovascular magnetic resonance in the evaluation of hypertensive heart disease [J]. BMC Cardiovasc Disord, 2017, 17 (1): 132.

[119] 马寄晓，刘秀杰，何祚祥. 实用临床核医学[M]. 3版. 北京：中国原子能出版社，2012.
[120] 陈香美，王晓雄. 肾动脉狭窄的诊断及治疗[J]. 中华内科杂志，2000，39（6）：419-420.
[121] BLAUFOX M D，MIDDLETON M L，BONGIOVANNI J，et al. Cost efficacy of the diagnosis and therapy of renovascular hypertension [J]. J Nucl Med, 1996, 37（1）：171-177.
[122] 宋丽萍，刘秀杰，史蓉芳，等. 开博通介入肾显像对肾动脉再血管化治疗疗效的预测价值[J]. 中国循环杂志，2003，18（1）：46-48.
[123] SAMADIAN F，DALILI N，JAMALIAN A. New insights into pathophysiology, diagnosis，and treatment of renovascular hypertension. Iran J Kidney Dis, 2017, 11(2)：79-89.
[124] TEZUKA D，HARAGUCHI G，ISHIHARA T，et al. Role of FDG PET-CT in Takayasu arteritis: sensitive detection of recurrences [J]. JACC Cardiovasc Imaging, 2012, 5（4）：422-429.
[125] SLART R H J A，WRITING GROUP，REVIEWER GROUP，et al. FDG-PET/CT (A) imaging in large vessel vasculitis and polymyalgia rheumatica: joint procedural recommendation of the EANM，SNMMI，and the PET Interest Group（PIG），and endorsed by the ASNC [J]. Eur J Nucl Med Mol Imaging，2018，45（7）：1250-1269.
[126] AREND W P，MICHEL B A，BLOCH D A，et al. The American College of Rheumatology 1990 criteria for the classification of Takayasu arteritis [J]. Arthritis Rheum，1990，33（8）：1129-1134.
[127] WALTER M A, MELZER R A, SCHINDLER C, et al. The value of（18F）FDG-PET in the diagnosis of large-vessel vasculitis and the assessment of activity and extent of disease [J]. Eur J Nucl Med Mol Imaging，2005，32（6）：674-681.
[128] FISHBEIN L. Pheochromocytoma and Paraganglioma: Genetics，Diagnosis，and Treatment [J]. Hematol Oncol Clin North Am，2016，30（1）：135-150.
[129] BARSKI D. Management and follow up of extra-adrenal phaeochromocytoma [J]. Cent European J Urol，2014，67（2）：156-161.
[130] NAJI M，AL-NAHHAS A. Ga-labelled peptides in the management of neuroectodermal tumours [J]. Eur J Nucl Med Mol Imaging，2012，39（Suppl 1）：S61-67.

第四章
高血压的并发症

第一节
一般概念

并发症是一个复杂的临床医学概念，通常是指一种疾病在发展过程中引起另一种疾病或症状的发生，后者即为前者的并发症。在高血压的发生和发展过程中，由于血流动力学和神经内分泌机制出现的异常变化，导致重要脏器和血管病变，发生高血压的并发症。常见被损伤的脏器和血管有心脏、脑、肾脏、眼底和大中小动脉。

卒中仍然是高血压最主要的并发症。1990—2019年，中国的卒中发病率增加了86.0%，达到每10万人276.7例，但年龄标准化发病率下降了9.3%。1990—2019年，卒中患病率增加了106.0%，年龄标准化患病率增加了13.2%。1990—2019年，卒中死亡率增加了32.3%，卒中年龄标准化死亡率下降了39.8%。在卒中患病人群中，大部分为缺血性卒中，占84.1%。在卒中的归因风险中，高收缩压是第一位的危险因素。

1990—2019年，中国冠心病的年龄标化发病率从每10万人99例上升至每10万人116.4例，发病率上升了17.6%。其中最主要的归因风险因素仍然是高收缩压，其次是血脂异常和吸烟。

高血压是导致心房颤动的重要病因，70%的心房颤动患者合并高血压。2014—2015年通过对726 451例40岁以上成年人群的调查发现，人群中心房颤动的患病率为2.6%，其中高血压是最重要的危险因素，调整后的*OR*值2.71（95%*CI*，2.62～2.79）。高血压占心房颤动发生的归因风险的32%。

近年来，高血压患者中心力衰竭的发生明显增加。在亚洲人群中，高血压成为继冠心病之后，心力衰竭的最主要的致病原因，其中以射血分数保留心力衰竭（HFpEF）为主。高血压患者中发生HFpEF的比例明显高于射血分数降低心力衰竭（HFrEF）的发生。前者的心脏改变主要以向心性肥厚为主，后者则多表现为离心性肥厚。

高血压影响绝大多数慢性肾脏病（CKD）患者。高血压和CKD有内在的相关性，因为高血压是肾脏和心血管结局恶化的重要决定因素，肾功能下降会加重高血压。一般而言，高血压需持续存在10～15年才会出现肾损害临床表现。除此之外，下列因素也能影响良性小动脉性肾硬化症的发生：①性别（男性较易发病）；②年龄（老年人较易发病）；③高血压合并症（并发糖尿病、高脂血症或高尿酸血症者较易发病）。有效降压治疗既能降低CKD风险，又能降低心血管疾病风险，具有双重益处。

高血压病变常首先累及血管。由于长期循环阻力升高，高血压增加的血流动力使主动脉负担加重，最后导致主动脉扩张，甚至形成主动脉瘤。血压越高，主动脉扩张越明显。持续性高血压状态，主动脉受压力负荷的作用，动脉中层营养血管长期处于痉挛收缩状态，造成血管中层缺血变性、坏死和出血，并可形成主动脉夹层血肿。

高血压的眼底病变程度与其病情有关。高血压早期视网膜动脉正常或轻度狭窄，中期视网膜动脉发生硬化；晚期视网膜动脉硬化更为明显，并可出现渗出、出血和视神经乳头水肿。高血压眼底视网膜的异常改变可反映高血压患者其他脏器受损情况，其动脉硬化程度还能提示高血压的进程。当视网膜已有明显病变，尤其已发生视神经乳头水肿，常表明心脏、肾脏和脑等靶器官可能遭受到不同程度的损害。临床观察结果表明：眼底正常的高血压患者，心脏几乎无受损的表现，肾功能也正常。眼底有高血压性视网膜病变时，左心室肥大的机会较大，高血压患者眼底病变越重，肾功能受损发生率越高。

（张宇清）

第二节 脑卒中

高血压是脑卒中的重要危险因素，但是高血压也是脑卒中可干预的危险因素，控制高血压是脑卒中一级及二级预防的重要措施。

一、流行病学

在脑卒中患者中84.2%的患者有高血压，一项前瞻性观察研究表明，血压≥115/75mmHg时，所有年龄组的脑卒中死亡风险均随着血压水平的升高而显著升高。脑卒中是全世界面临的一项重大公共卫生挑战，2016年，在全球1370万名新发脑卒中患者中，中国所占比例高达40%。全球疾病负担数据显示，2016年中国缺血性脑卒中发病率为276.75/10万，出血性脑卒中发病率为126.34/10万。更重要的是脑卒中除发病率高外，还具有致残率高、死亡率高和复发率高的特点。脑卒中目前已经成为中国首位致死原因。《2018中国卫生健康统计提要》数据显示，2017年脑血管病占中国居民疾病死亡比例在农村人群为23.18%、城市人群为20.52%，这意味着每5位死亡者中就至少有1人死于脑卒中。而且脑卒中导致的残疾也会给个人、家庭和社会造成沉重负担。中国每年用于脑卒中的医疗费用高达400亿元人民币。更令人担忧的是，脑卒中发病年龄的年轻化趋势明显，发病人群中年龄70岁以下的患者比例持续增加。

22个国家缺血和出血性脑卒中的危险因素分析（INTERSTROKE 研究）结果显示，全球90.7%脑卒中与高血压、糖尿病、血脂异常、心脏疾病、吸烟、酒精摄入、不健康饮食、腹型肥胖、体力活动不足和心理因素10项可纠正的危险因素相关；对于中国人群，该10 项危险因素可解释高达94.3%的脑卒中，分别为95.2%的缺血性脑卒中和90.7%的出血性脑卒中。

二、脑卒中的生理和病理学机制

（一）脑血液循环的生理特点

脑血供来自两个动脉系统，包括颈内动脉系统和椎－基底动脉系统，分别形成前循环和后循环供应脑组织。在正常情况下，即使血压波动导致大脑的灌注压力发生了变化，大脑血管的自动调节机制使脑血流量保持在一定的血压值范围内，为大脑提供恒定的能量和氧气供应。自动调节作用是通过调节周围血管阻力，使血流增加或减少，以应对灌注压力下降或升高，即血压的突然下降会引起代偿性血管舒张，而血压的突然升高则会立即引起血管收缩。自动调整的上、下限分别为50～60mmHg和150～160mmHg。脑血管的自动调节机制保证了脑的代谢调节正常化，当灌注压力下降或上升超过这些限值时，脑血流压力则呈线性变化，大脑会经历脑缺血或者高血压脑病状态。脑血管应对血压变化产生的反应性舒张和收缩的生理机制尚不完全清楚，大脑的内源性神经可能参与其中，另外也可能通过释放一氧化氮、腺苷和其他血管活性物质进行调节。

长期高血压可导致脑血管自身调节曲线向右移，即向高压力值方向移动，高血压患者需要更高的循环血压来维持足够的脑血流，以防止脑灌注不足，而不适当的降压治疗则会导致脑灌注不足。此外，高血压导致的血管损伤（血管张力增高、重构、肥厚等）通过减少血管腔和增加脑血管阻力也会造成自身调节能力的下降。

（二）高血压导致脑血管病变

高血压在脑卒中发病机制中的作用是复杂的、多方面的。慢性高血压通过脑内血管病变的启动和加速而参与脑卒中的发病机制。高血压还通过促进小动脉末端的微动脉粥样硬化或脂质玻璃样变及中大动脉的动脉粥样硬化，促进了全面卒中的发展。微动脉粥样硬化的典型特征是充满脂质的巨噬细胞浸润，以及300～700μm直径的大脑小动脉内膜下胆固醇沉积。血管阻塞的程度进一步加剧了内皮细胞增生和平滑肌细胞肥大。脂质玻璃样变是直径为200μm的脑动脉的主要病理改变，并与持续的动脉高压和微动脉瘤扩张有关。动脉粥样硬化形成于脑血管系统的各个区域，其特征是内皮下脂质沉积、平滑肌层增厚、白细胞浸润和胶原蛋白在血管壁的积累，引起血管管腔变窄，管壁厚度增加，导致血管硬化。由动脉粥样硬化造成的高度动脉狭窄，因血栓性阻塞或心源性栓塞而加重，容易引起或引发缺血性症状。

另外，高血压时血脑屏障的改变可能是脑卒中发病的另一机制。众所周知，血脑屏障极易受到高血压的损害。血压急剧升高会导致血管管腔内的压力升高，增强血脑屏障的通透性；而慢性高血压可导致内皮结构和功能异常，促进释放血管活性物质，如内皮素、一氧化氮、细胞因子和氧自由基，破坏血脑屏障正常功能，导致血管性水肿的形成。此外，高血压也可能通过介导水通道蛋白的表达，影响血脑屏障的形成和功能。

高血压性脑出血最常见于硬膜和丘脑，既往研究提示，在死于脑出血的患者大脑中发现了颅内动脉的微小动脉瘤，在正常血压者发生率仅为7%，而在高血压患者中可达46%。其原因主要是小动脉的管壁结构破坏和局灶性出血、缺血和坏死，削弱了血管壁的张力，出现局限性的扩张。

三、脑卒中诊断与分型

脑卒中属于急性脑血管病，是急性发生的局灶性血管源性神经功能缺损综合征，症状持续24小时以上或死亡，并排除其他非血管病因。脑卒中的诊断主要依赖于患者的临床症状和影像学检查。脑卒中主要有两种类型：出血性和缺血性。其中，缺血性脑卒中是最常见的脑卒中，占中国所有脑卒中的69.6%～70.8%。缺血性脑卒中根据病因和发病机制，可分为大动脉粥样硬化型、心源性栓塞型、小动脉闭塞型、其他明确病因型和不明原因型。还可以根据临床表现和血管病变部位，分为完全前循环梗死、部分前循环梗死、后循环梗死及腔隙性脑梗死。出血性脑卒中则为各种情况包括未控制的高血压、动脉瘤破裂等，引起的脑出血。临床上可根据出血部位进行分型，包括基底节区出血、丘脑出血、脑叶出血等。还可以根据病因分为6型（SMASH-U分型）。

四、脑卒中的血压管理

（一）急性脑卒中的血压管理

1. 急性脑卒中时的血压变化 急性脑卒中患者常伴有血压的升高，一般认为，急性脑卒中后血压升高以维持脑灌注压是机体对颅内压升高的一种反射性的自我调节。可能原因有：①脑出血或脑梗死的部位靠近与血压调控有关的某些神经核团，导致血压调节功能紊乱；②高血压患者脑血管自动调节的曲线右移，对脑灌注压调节的敏感性增高及脑血管阻力动脉平滑肌对局部压力或缺氧的敏感性增强，导致过度反应；③应激反应引起的神经系统（交感神经系统、肾素-血管紧张素系统等）激活和血管活性物质（儿茶酚胺）释放导致血压升高；④发病后紧张、疼痛、尿潴留等因素。少数患者在急性期可表现为血压降低，可能因为累及病灶较大，导致脑疝发生；或者因为合并患者严重血容量不足甚至休克等。

2. 急性缺血性脑卒中的血压管理 急性缺血性脑卒中的降压治疗需谨慎，因此不适当地降压可能会加重脑缺血。若血压持续升高，收缩压≥200mmHg或舒张压≥110mmHg，或伴有严重的合并症，如共存的急性冠状动脉事件、急性心力衰竭或主动脉夹层等，有早期降压治疗指征，可选用拉贝洛尔、尼卡地平等静脉药物，使用微量输液泵平缓降压，避免使用引起血压急剧下降的药物。

急性缺血性脑卒中溶栓前血压高或波动大的患者脑出血的风险也会增加，在这些情况下理想的治疗应该个体化。对于准备溶栓及桥接血管内取栓的患者，应控制收缩压＜180mmHg，舒张压＜100mmHg。

而对于未接受静脉溶栓或血管内取栓治疗，并且没有合并症需要紧急降压治疗的患者，如果收缩压≥200mmHg或舒张压≥110mmHg，可在发病后24小时内通过启动或重新启动降压治疗，将血压降低15%，但是并不能预防死亡或改善神经系统功能预后。

对于脑卒中后低血压的患者，临床上应该纠正低血压及低血容量，保障维持脏器功能的正常灌注。必要时可采用扩容升压措施，可静脉输注0.9%氯化钠溶液纠正低血容量，处理可能引起心输出量减少的心脏疾病。

3．急性出血性脑卒中的血压管理 在急性脑出血患者中血压升高极其常见，收缩压增高与脑出血后的血肿进一步增大、神经功能缺损恶化、死亡和生活依赖相关。应综合管理脑出血患者的血压，分析血压升高的原因，再根据血压情况决定是否进行降压治疗。对于收缩压150～220mmHg的住院患者，在没有急性降压禁忌证的情况下，发病后数小时内收缩压目标值130～140mmHg是安全的，进行早期强化降压治疗不会造成血肿周围区域脑血流量的显著降低，或可以改善患者预后，降低患者病死率。对于收缩压＞220mmHg的脑出血患者，在密切监测血压的情况下，可持续静脉输注药物控制血压，将收缩压降至＜160mmHg。在降压治疗期间应严密观察血压水平的变化，避免血压波动，每隔5～15分钟进行1次血压监测。

（二）脑卒中二级预防的血压管理

高血压的治疗可能是脑卒中二级预防的最重要的干预措施。降压治疗可以使脑卒中的复发率降低22%，且收缩压降低越多，降低脑卒中复发风险的效果越显著。既往未接受降压治疗的脑卒中患者，发病数天后血压仍≥140/90mmHg时，且无禁忌证，应开始启动降压治疗。对于血压＜140/90mmHg的患者，其降压获益并不明确。既往有高血压病史且长期接受降压药物治疗的脑卒中患者，为预防脑卒中复发和其他血管事件，发病后数日应恢复降压治疗，一般认为应将血压控制在＜140/90mmHg。由于双侧严重颅内大动脉狭窄导致低血流动力学引起的脑卒中，应权衡降压速度与幅度对患者耐受性及血流动力学影响。一些生活方式改变可降低血压，也是全方位降压治疗的合理组成部分。这些改变包括限盐、减重、摄取富含水果、蔬菜和低脂肪产品的饮食、规律的有氧运动及限制酒精摄入。

五、降压治疗对预防脑卒中的影响

脑卒中是可以预防的，而控制血压对于预防脑卒中具有重要意义，既往已有多项研究肯定了降压治疗对降低脑卒中风险的价值。

2003年，亚太地区心血管危险因素流行病调查队列研究（APCSC研究）表明，收缩压每降低10mmHg，60岁以下的高血压患者发生脑卒中的风险即可降低54%，60～69岁患者降低36%，70岁以上患者降低25%，且以亚洲人群获益最为显著。作为脑卒中患者众多的国家，中国亦开展了多项大型临床研究。FEVER研究是一项高血压临床试验，入选了近1万例高危中国高血压患者，在初始阶段所有患者先接受低剂量利尿药治疗，血压未达标后随机分为联合治疗组和单药治疗组，结果发现联合治疗组与单药治疗组相比，收缩期和舒张期血压分别降低了4/2mmHg，致死及非致死脑卒中在联合治疗组降低28%，说明即使是微小的血压差异，也可以带来显著的临床效益。中国老年人收缩期高血压试验（Syst-China研究）的目标人群为60岁以上的单纯收缩期高血压患者，接受降压治疗2年后，脑卒中发生风险可下降38%。上海老年高血压硝苯地平试验（STONE研究）亦提示降低血压可以显著减少脑卒中发生率。

基于循证医学证据，中国指南推荐，一般高血压患者目标血压值为＜140/90mmHg；能耐受和部分高危以上患者可强化降压至＜130/80mmHg。五类常用降压药物，包括利尿药、钙通道阻滞剂

(calcium channel blockers，CCB)、血管紧张素转换酶抑制剂（angiotensin-converting enzyme inhibitors，ACEI)、血管紧张素受体阻滞剂(angiotensin receptor blockers，ARB）和β受体阻滞剂，均可有效控制血压，进而有降低脑卒中风险的作用。其中CCB和ARB有明确的临床数据证明其对预防脑卒中具有保护作用。既往研究显示，与安慰剂相比，使用CCB可使脑卒中风险降低39%；同样，与安慰剂相比，以坎地沙坦为基础的ARB类降压治疗使非致死性卒中减少27.8%，所有卒中减少23.6%。除了降低血压，还有其他机制，有助于CCB和ARB进一步降低脑卒中风险。可能机制包括：减少颈动脉内膜－中膜厚度、改善脑血流自我调节能力、增加一氧化氮的产生、减少氧化应激和抑制大脑微血管的炎症等。因此，单次给药或多药联合使用可能会优化降压治疗，获得预防脑卒中的益处。

（马青峰　李　静　华　琦）

第三节 心肌梗死

心肌梗死是冠心病的严重类型，是患者致死致残的主要原因。高血压是流行病学研究确认的冠心病主要危险因素之一。高血压患者长期体循环压力过高导致心脏后负荷加重，左心室肥大乃至进一步加重原有的心肌缺血。而且高血压可以促进冠状动脉粥样硬化的发生和发展，持续性的血压升高促进冠状动脉斑块破裂，导致急性心肌梗死。高血压与动脉粥样硬化互为因果、相互促进，最终导致靶器官功能障碍。随着社会经济发展，人口老龄化加剧，中国高血压合并动脉粥样硬化所致心肌梗死、心力衰竭、脑卒中的发病率逐年上升，给人民群众的身体健康构成严重威胁。

一、心肌梗死的定义和分型

根据第四版“全球心肌梗死定义”标准，心肌梗死是指急性心肌损伤，血清心脏肌钙蛋白增高和/或回落，且至少1次高于正常值上限，同时有急性心肌缺血的临床证据，包括：①急性心肌缺血症状；②新的缺血性心电图改变；③新发病理性Q波；④新的存活心肌丢失或室壁节段运动异常的影像学证据；⑤冠状动脉造影或腔内影像学检查或尸检证实冠状动脉血栓。

通常将心肌梗死分为5型。①1型：由冠状动脉粥样硬化斑块急性破裂或侵蚀，血小板激活，继发冠状动脉血栓性阻塞，引起心肌缺血、损伤或坏死。须具备心肌损伤和至少一项心肌缺血的临床证据。②2型：与冠状动脉粥样斑块急性破裂或侵蚀、血栓形成无关，为心肌供氧和需氧之间失平衡所致。③3型：指心脏性死亡伴心肌缺血症状和新发生缺血性心电图改变或心室颤动，但死亡发生于获得生物标志物的血样本或在明确心脏生物标志物增高之前，尸检证实为心肌梗死。④4型：包括经皮冠状动脉介入治疗相关心肌梗死（4a型）、冠状动脉内支架或支撑物血栓形成相关心肌梗死（4b型）及再狭窄相关心肌梗死（4c型）。⑤5型：为冠状动脉旁路移植术相关的心肌梗死。首次心肌梗死28天内再次发生的心肌梗死称为再梗死，28天后则称为复发性心肌梗死。临床上根据心电图ST段的动态演变划分为ST段抬高型心肌梗死和非ST段抬高型心肌梗死。

二、流行病学

年轻人高血压以舒张压升高多见，老年人以收缩压升高多见（单纯收缩期高血压）。随着年龄增长而改变的收缩压和舒张压是重要的冠心病风险预测指标。50岁以前，舒张压升高是冠心病的重要危险因素；60岁以后，收缩压升高更加危险。值得注意的是大于60岁的人群，舒张压降低和脉压增大反倒成了冠心病最显著和最强的风险预测指标。在一个纳入了61项研究，包括近100万名成年人的荟萃分析中，从115/75mmHg到185/115mmHg范围血压的所有年龄患者都与致死性冠脉事件风险相关，收缩压每增加20mmHg或舒张压每增加10mmHg均导致致死性冠脉事件风险增高1倍。这些不良预后的绝对风险也随年龄增长而增高，就任何特定的收缩压水平而言，年龄在80～89岁的人与40～49岁人相比，致死性冠脉事件风险升高16倍。流行病学数据显示，较低的血压水平可带来较低的心血管疾病风险，这就意味着预防将来的冠心病风险可以通过降低血压来实现。

发达国家经过数十年规范化的心血管疾病预防，心肌梗死的发生率已明显下降。但是随着生活水平的提高、饮食结构的改变和人口老龄化，使中国心肌梗死的发病率呈现快速增长态势。2001—2011年，中国心肌梗死住院率增加近4倍。从2013年开始，农村地区急性心肌梗死病死率大幅超过城市。高血压是冠心病的主要危险因素之一，流行病学资料显示高血压患者患冠心病的危险是正常血压者的3倍左右。研究发现，ST段抬高型心肌梗死患者的高血压患病率为65.2%，非ST段抬高型心肌梗死患者的高血压患病率为79.2%。中国一项调查研究连续纳入52家三级医院3513例冠心病住院患者，结果显示伴高血压者达70.5%。据统计50%的心肌梗死发生与高血压相关。

三、高血压合并心肌梗死的发病机制

高血压与冠状动脉粥样硬化存在许多共同的危险因素和发病机制，且二者相互促进、互为因果，形成恶性循环，最终导致急性心肌梗死的发生。

（一）压力负荷升高

物理力量（压力和容量）是心脏结构和功能改变的主要决定因素，也是影响冠状动脉的血管重塑和动脉粥样硬化发生发展的重要因素。当收缩压升高时，左心室输出阻抗和心室内壁张力均升高，心脏做功量增加，导致心肌需氧量增多。压力负荷增加使收缩期室壁及肌节应激性升高，导致心肌向心性肥厚，也会使心肌需氧量增多；而且压力负荷增加所致的心肌肥厚可以产生相对性的冠状动脉血流减少，心脏舒张功能减退。研究发现，高血压相关的左心室肥大导致冠脉血流储备下降，是冠心病及急性心肌梗死的独立危险因素。

（二）血管僵硬度增加

血管僵硬度增加是高血压患者的主要病理特征之一。它引起收缩压升高、舒张压降低、脉压增大，而冠脉供血主要依赖于舒张期，舒张压下降导致冠状动脉供血减少，引发冠心病。脉压增大与收缩压密切相关，并与心血管事件，包括急性心肌梗死和卒中相关联。高血压、2型糖尿病和终末期肾病患者的主动脉僵硬度是全因死亡、心血管死亡、致命性和非致命性冠脉事件和致命性卒中的一项独立预测因子。

相应的结果是动脉血管发生动脉粥样硬化后，由于内径减小，管壁僵硬度增加和顺应性降低，使动脉脉搏波传导速度增快，反射波时相提前，导致血压升高、脉压增大及血压变异性增加。

（三）血管内皮功能受损

高血压与血管内皮功能受损密切相关。一方面，血管内皮功能受损在高血压进展过程中起重要作用；另一方面，高血压本身又能加重血管内皮功能受损，形成恶性循环。长期高血压可使血管壁不断地受到物理牵拉作用，损伤血管内皮细胞，释放出多种炎症相关细胞因子。在血压升高的状态下，血液对血管壁的压力增加，导致血管弹性蛋白变薄和断裂，胶原蛋白沉积增多，动脉血管内皮细胞回缩、连续性中断，从而引起血管内皮机械性损伤，内皮功能异常。

高血压患者经常合并血脂代谢异常，血浆总胆固醇及甘油三酯水平升高，小而致密的低密度脂蛋白颗粒在内皮损伤部位沉积，形成粥样斑块，最终导致冠状动脉粥样硬化。高脂血症患者中，血管壁中的单核细胞吞噬氧化的低密度脂蛋白颗粒成为泡沫细胞，泡沫细胞坏死崩解，形成粥样坏死物及粥样硬化斑块，即动脉粥样硬化斑块的核心。活化的巨噬细胞分泌金属蛋白酶和组织蛋白酶，能降解斑块的胶原纤维帽，形成不稳定的易损斑块。破裂的斑块碎片和大量促凝血物质释放入血管腔，导致血栓形成，冠状动脉闭塞，急性心肌梗死。

（四）氧化应激

氧化应激是高血压和动脉粥样硬化形成的一个重要特征。氧化应激和高血压之间存在显著相关性，通过对自发性高血压大鼠的研究发现，随着活性氧的生成增加，大鼠血压也逐渐增高，这表明活性氧参与了高血压的发生和维持；同时，氧化应激在不稳定斑块的形成和破裂中也起到重要作用，因此与急性心肌梗死的发生和预后密切相关，氧化应激是高血压与心肌梗死共同的病理基础。

在血管组织中，氧化损伤的主要效应器是还原型烟酰胺腺嘌呤二核苷酸磷酸（nicotinamide adenine dinucleotide phosphate，NADPH）氧化酶。NADPH表达上调，使超氧阴离子生成增多，后者与一氧化氮反应生成过氧亚硝酸盐，降低一氧化氮活性，引起血压升高。NADPH酶可由于机械力（如高血压）、激素（特别是血管紧张素Ⅱ）、氧化的胆固醇和细胞因子而激活。在动脉粥样硬化和动脉损伤的情况下，几种在内皮细胞和血管平滑肌细胞中表达的NADPH氧化酶上调。持续性的血管壁压力升高，损伤冠状动脉血管内皮，增加黏附因子表达，促进单核细胞与血管壁黏附，诱发血管炎症反应；与此同时，血管舒张因子和血管收缩因子分泌失衡，引起血管舒缩功能障碍，也会促进冠状动脉粥样硬化发生发展。

（五）神经体液因素

启动和维持高血压的许多机制也损害包括冠状动脉和心肌在内的靶器官。这些机制包括肾素血管紧张素系统过度激活、交感神经系统活性增强、胰岛素抵抗等。肾素血管紧张素系统过度激活可引起氧化应激损伤、内质网应激、胶原纤维沉积、血管平滑肌细胞增殖和纤溶系统失衡等病理改变，从而促进冠状动脉粥样硬化发展。若动脉粥样硬化斑块破裂，激活的血小板在破损内皮部位发生黏附聚集，形成血栓，可引发急性冠脉事件，导致心肌梗死。

因此，对于高血压合并冠心病的患者，ACEI和ARB可以通过抑制肾素血管紧张素系统活性，发挥一系列生物学效应，保护冠状动脉，减少冠脉事件，降低心肌梗死的发生率与病死率，这是独立于降压效应之外的获益。

四、高血压合并心肌梗死的危险因素和风险评估

通常我们提及的心血管疾病危险因素包括可控和不可控的因素，不可控的部分包括年龄、性别、种族、遗传易感性和家族史；可控的部分包括高血压、血脂异常、糖尿病、吸烟、肥胖、外周动脉疾病和肾功能不全等危险因素。高血压合并动脉粥样硬化患者常同时存在以上多种危险因素，应采取综合管理策略，在控制血压的同时全面管理各种危险因素，以期最大限度降低心血管事件和死亡风险。一项中国成年人队列研究评估3种生理生化指标（血压、总胆固醇和空腹血糖），以及4种行为因素（吸烟、体重、体力活动和膳食）对国人冠心病发生风险的影响。结果显示这7个心血管健康指标全部达到理想水平，可以降低冠心病发生风险38.7%。

根据2020年高血压合并动脉粥样硬化防治中国专家共识，对于年龄大于20岁无心血管疾病的人群建议进行心血管疾病风险评估，推荐采用世界卫生组织/国际高血压协会风险预测图和中国动脉粥样硬化性心血管疾病风险预测模型评估心血管疾病风险。

对于高血压合并动脉粥样硬化的高危人群（老年、吸烟、肥胖、高脂血症、糖尿病和家族史等），推荐：①已确诊为高血压的患者可选择性行动脉粥样硬化相关的有创和无创检查，实现早期诊断。无创检查主要包括四肢血压监测、心电图、超声心动图、运动试验、脉搏波传导速度和踝臂血压指数。有创检查主要包括冠状动脉造影、血管内超声和光学相干断层成像。②已存在动脉粥样硬化的患者建议定期进行血压测量，包括诊室血压、动态血压和家庭血压，如发现合并高血压需进一步确定高血压

分类和分层，明确有无继发性高血压，调查相关危险因素并评估靶器官损害情况。

五、高血压合并心肌梗死的一级预防

规范生活方式、控制危险因素、合理药物治疗能够延缓或阻止冠状动脉粥样硬化及心肌梗死的发生和发展，是预防高血压合并心肌梗死的关键手段。高血压和动脉粥样硬化是长期发生发展的慢性疾病，这就决定了心血管疾病的防控措施应当是长期坚持不懈。完整的预防策略应当包括以下方面内容。

（一）规范生活方式

规范生活方式是高血压合并冠心病的慢病管理工作的基础，也是一切慢病管理的前提条件。做好生活方式治疗是性价比高、疗效显著、最符合患者个体利益和国家医保集体利益的长期工作。规范生活方式主要包括合理饮食、戒烟限酒、控制体重、规律运动及心理健康。

戒烟可降低心血管风险已达成共识。与非吸烟人群相比，吸烟人群的预期寿命，女性降低13.5年，男性降低14.5年。吸烟是冠心病患者发生心搏骤停的独立预测因子，即使暴露于二手烟中，冠心病风险也增加25%～30%，并且这种风险可以与其他风险因素相互叠加。同样是胆固醇升高，吸烟者比不吸烟者倾向于不利的胆固醇谱。高血压患者中，吸烟者患严重高血压的风险比不吸烟者高出5倍，其中患严重高血压的人群，吸烟者死亡率高于非吸烟者。若患者戒烟，死亡率可显著下降。

控制体重和血压降低存在正相关。肥胖的成年人相比非肥胖者，高血压的患病率高出3倍，更进一步，肥胖也是引起高血压难以控制的一个主要危险因素，并且肥胖人群往往合并血脂异常，冠心病及心肌梗死发生风险显著升高。尽管肥胖相关的心血管疾病发病机制众多：交感神经系统激活、钠潴留、RAAS系统激活、胰岛素抵抗和血管功能改变，但是肥胖的高血压患者控制体重能获得降压疗效及改善冠心病预后，得到一致性获益。

（二）血脂管理

高血压合并高脂血症会显著增加心肌梗死的发生风险。根据中国2018成人血脂防治指南建议，年龄＜40岁的正常健康人群每2～5年检测血脂，年龄≥40岁每年检测血脂。2017年美国ASCVD指南摒弃了低密度脂蛋白胆固醇（LDL-C）目标值，提倡使用10年心血管风险预测来决定使用他汀的强度，以减少最可能获益人群的心血管风险。但是中国血脂指南结合中国循证证据和实际国情仍然坚持LDL作为治疗的首要目标，提出单纯高血压患者一级预防的血脂目标是：中低危人群，LDL-C＜3.4mmol/L或降幅≥30%；高危人群，LDL-C＜2.6mmol/L或降幅≥50%。

（三）血糖管理

糖尿病是冠心病的等危症。如高血压患者合并糖尿病、冠心病及心肌梗死的发生风险将大幅增加。高血压合并糖尿病的患者应在积极控制饮食和改善生活方式的同时给予降糖药物治疗。一项国人队列研究表明保持空腹血糖＜5.6mmol/L可使心血管疾病发生风险降低8%。若患者一般状况较好，糖尿病病史较短，年龄较轻，可将糖化血红蛋白控制在7%以下，可以显著降低糖尿病微血管病变进展，且降低远期心肌梗死和死亡风险。过于严格的血糖控制可能增加低血糖发生率并影响患者预后。相对宽松的糖化血红蛋白目标值（如＜8.0%）适合有严重低血糖史、预期寿命较短、有显著微血管或大血管并发症的患者，更适合有严重合并症、糖尿病病程长、口服降糖药或胰岛素治疗后血糖难以控制的患者。推荐对高危人群每年进行糖尿病筛查。

六、高血压合并心肌梗死的治疗

（一）高血压合并心肌梗死的降压目标

高血压合并心肌梗死患者是高血压的极高危人群，其降压的根本目标是持续稳定地控制血压，保证靶器官供血，改善心肌缺血，减少心血管不良事件发生。对于高血压合并心肌梗死患者的降压治疗最关键的问题是收缩压/舒张压的最佳降压目标值。研究表明，收缩压每降低10mmHg，舒张压每降低5mmHg，冠心病发生风险降低14%。绝大多数研究也表明降低收缩压或舒张压能减少心血管疾病风险。SPRINT研究结果证实强化降压目标，即＜120/80mmHg在特定患者人群中能得到进一步心血管获益。但是ACCORD研究的失败也提示血压的控制目标并非越低越好。心肌灌注几乎只发生在舒张期，因此舒张压就是冠状动脉灌注压。像大多数血管床一样，冠脉循环能够自动调节，故灌注压的降低伴有冠状动脉的扩张，从而维持一种相对恒定的冠脉血流。问题是心脏阻力血管对灌注压降低产生的扩张能力是有限的，而在最大的扩张点上，灌注压的进一步降低将引起冠状动脉血流的减少，从而导致急性冠脉事件的增加。

尽管还缺乏足够的循证医学证据来告诉我们冠心病合并高血压的患者最佳降压目标值是多少，但是综合最新的欧美及中国高血压指南，目前比较一致的推荐是：①对于年龄＜80岁合并冠心病的高血压患者，降压治疗的目标值为＜140/90mmHg；如果耐受性良好或存在心肌梗死病史者可进一步降低至＜130/80mmHg，但不宜＜120/70mmHg；②对于年龄≥80岁的合并冠心病的高血压患者，降压治疗的目标值为＜150/90mmHg；如耐受性良好可进一步降低至＜140/90mmHg；③对于脉压较大者强调收缩压达标，舒张压一般不宜＜60mmHg，降低收缩压时需防止舒张压过低导致的心肌缺血，如果舒张压＜60mmHg时，需要谨慎降低收缩压，在密切监测下使收缩压逐步达到目标值。

（二）高血压合并心肌梗死的降压药物选择

在急性冠脉综合征的患者中，老龄化多见，合并高血压非常普遍。大多数患者对控制高血压的标准药物治疗有效。但是控制血压水平只是关键手段，药物治疗的根本目的在于减少心肌梗死、心力衰竭等心血管疾病不良事件发生，减少心血管疾病的病死率，改善患者预后。因此为了控制血压，应当选择那些有降低心肌梗死风险循证证据的特定药物。这些药物包括β受体阻滞剂、ACEI或ARB，以及对特定的患者使用的醛固酮拮抗剂或者CCB。

2018年中国高血压防治指南对于高血压合并冠心病的患者降压药物选择建议如下：①稳定性心绞痛的降压药物选择。β受体阻滞剂、CCB可以降低心肌氧耗量，减少心绞痛发作，应作为首选。血压控制不理想，可以联合使用ACEI/ARB及利尿药。②非ST段抬高型心肌梗死的降压药物选择。恶化劳力型心绞痛患者仍以β受体阻滞剂、CCB作为首选，血压控制不理想，可联合使用RAS抑制剂及利尿药。另外，当考虑血管痉挛因素存在时，因有可能诱发冠状动脉痉挛，应该注意避免使用大剂量的β受体阻滞剂。③急性ST段抬高型心肌梗死的降压药物选择。β受体阻滞剂和RAS抑制剂在心肌梗死后长期服用，作为二级预防可以明显改善患者的远期预后，没有禁忌证者应早期使用。血压控制不理想时可以联合使用CCB及利尿药。④为了24小时平稳降压及控制晨峰血压，尽可能选择长效，药物半衰期长，一天一次服用的降压药物。

（三）高血压合并心肌梗死的药物治疗

高血压合并心肌梗死的药物治疗的根本目的在于缓解症状，改善冠状动脉供血，减少心血管事件及病死率。

1．抗栓治疗 抗血小板药物在预防缺血性事件中起着重要作用。所有心肌梗死患者均应接受抗栓治疗，并根据再灌注策略选用抗血小板治疗方案。急性冠脉综合征（ACS）患者接受介入（PCI）治疗后，建议给予双联抗血小板药物治疗（DAPT，即阿司匹林基础上合用P2Y12受体拮抗剂）一般为12个月，根据临床危险因素或风险评分评价缺血和出血风险，如存在较高缺血和/或出血风险，可考虑延长或缩短DAPT疗程。P2Y12受体拮抗剂首选替格瑞洛，不能得到或不能耐受时选择氯吡格雷。

2．β受体阻滞剂 β受体阻滞剂通过抑制心脏β肾上腺素能受体，减慢心率、减弱心肌收缩力、降低血压以减少心肌耗氧量，还可通过延长舒张期以增加缺血心肌灌注，因而可以减少心绞痛发作和提高运动耐量。β受体阻滞剂还有利于缩小心肌梗死面积，减少复发性心肌缺血、再梗死、心室颤动及其他恶性心律失常，对降低急性期病死率有肯定的疗效。尽管欧美指南已经把β受体阻滞剂从单纯高血压治疗的一线药物中剔除，但是由于它在心肌梗死及心力衰竭中的诸多证据，仍然是高血压合并心肌梗死的一线用药。目前倾向于选择性β_1受体阻滞剂，如琥珀酸美托洛尔缓释剂、比索洛尔和卡维地洛。应用β受体阻滞剂治疗期间心率通常宜控制在55～60次/分。

无禁忌证的急性ST段抬高型心肌梗死（STEMI）患者应在发病后24小时内开始口服β受体阻滞剂。建议口服美托洛尔平片，从低剂量开始，逐渐加量。若患者耐受良好，2～3天后换用相应剂量的长效缓释制剂。

以下情况需暂缓或减量使用β受体阻滞剂：①急性心力衰竭、慢性心力衰竭急性失代偿或低心排血量；②心源性休克高危患者（年龄＞70岁、收缩压＜120mmHg、窦性心率＞110次/分）；③其他相对或绝对禁忌证，如PR间期＞0.24秒、二度或三度房室阻滞、活动性哮喘或反应性气道疾病。

急性心肌梗死发病早期有β受体阻滞剂使用禁忌证的患者，应在24小时后重新评价，并且禁忌证消失后尽早使用；急性心肌梗死合并持续性心房颤动、心房扑动并出现心绞痛，但血流动力学稳定时，可使用β受体阻滞剂；合并顽固性多形性室性心动过速，同时伴交感电风暴者可选择静脉使用β受体阻滞剂治疗。

3．ACEI/ARB ACEI/ARB通过影响心肌重塑、减轻心室过度扩张而减少心力衰竭的发生，降低死亡率。根据HOPE、EUROPA等研究结果，ACEI类药物能使无心力衰竭的稳定性心绞痛患者或高危冠心病患者的主要终点事件（心血管死亡、心肌梗死、卒中等）风险降低。在急性心肌梗死最初24小时内，对有心力衰竭证据、左心室收缩功能不全、糖尿病、前壁心肌梗死，但无低血压（收缩压＜90mmHg）或明确禁忌证者，应尽早口服；对非前壁心肌梗死、低危（LVEF正常、心血管危险因素控制良好、已接受血运重建治疗）、无低血压的患者应用ACEI也可能获益。发病24小时后，如无禁忌证，所有心肌梗死患者均应给予ACEI长期治疗。如患者不能耐受ACEI，可考虑给予ARB。

ACEI/ARB禁忌证包括血流动力学不稳定、严重肾功能不全、双侧肾动脉狭窄、移植肾或孤立肾伴肾功能不全、对ACEI/ARB过敏、血管神经性水肿或导致严重咳嗽者及妊娠期/哺乳期女性等。

沙库巴曲缬沙坦是全球首个血管紧张素受体脑啡肽酶抑制剂（ARNI），具有独特双通道作用机制，抑制肾素血管紧张素系统同时增强利钠肽系统，作用机制更加全面，降压作用更强。2021年6月在中国获批原发性高血压适应证，这也是该药在全球范围内第一个提交高血压适应证申请并首批获批的国家。

4．降脂药物 LDL-C水平升高是冠心病发生发展的核心机制，贯穿于从粥样斑块进展到冠脉狭窄，最后斑块破裂导致心肌梗死的全过程中。百年的胆固醇理论已经被无数的临床研究及流行病学资料证实，LDL-C水平与冠心病发生风险呈正相关关系，降低LDL-C水平可以显著降低心肌梗死的发生率与病死率。

根据最新欧美及中国指南，急性心肌梗死患者入院后均应尽早开始他汀类药物治疗，且无须考虑胆固醇水平。对于心肌梗死患者，ASCVD指南摒弃了具体的降脂目标，而是强调降脂强度。但是在实际的临床工作中，心肌梗死患者的降脂目标从早期的LDL-C＜1.8mmol/L或降幅≥50%，到后来的LDL-C＜1.4mmol/L且降幅≥50%，日趋严格。前蛋白转化酶枯草溶菌素9（pro-protein convertase subtilisin/kexin 9，PCSK9）抑制剂相关研究不断把LDL-C水平降到更低的基线并带来心血管获益，降脂的最终目标在何方还有待进一步探讨。

为了达到更强的降脂力度，在降脂药物的选择上应当遵循以下原则：①根据中国国情，中等剂量他汀是首选，这是降脂治疗方案的基础，也是性价比最高的选择；②他汀不能耐受或中等剂量他汀仍不能达标时，可联用依折麦布；③他汀或联用依折麦布仍不能达标时，可联用PCSK9抑制剂；④他汀应用后仍有高甘油三酯血症时，可联用非诺贝特。

初始给药后4～6周应复查血脂谱、肝功能和肌酸激酶。肝酶超过正常上限3倍或肌酸激酶超过正常上限5倍应暂停降脂药物；治疗后出现肌肉症状（肌无力、肌痛）者也需暂时停药。待生化指标恢复正常、肌肉症状消失后，可酌情尝试低剂量他汀或更换他汀种类。

5. CCB CCB通过改善冠状动脉血流和减少心肌耗氧发挥缓解心绞痛的作用。CCB分为二氢吡啶类和非二氢吡啶类，共同的药理特性为选择性地阻断心肌和血管平滑肌细胞膜上的钙离子通道，抑制钙内流。不同点在于与钙通道孔隙结合位点不同，二氢吡啶类药物对血管的选择性更佳（包括氨氯地平、硝苯地平控释片、非洛地平等），降压作用显著，是中国应用最广泛的降压药物，适合联合β受体阻滞剂用于伴有高血压心绞痛的患者。非二氢吡啶类药物可降低心率（包括维拉帕米、地尔硫䓬）。对无左心室收缩功能不全或房室阻滞的患者，为缓解心肌缺血、控制心房颤动或扑动的快速心室率，如果β受体阻滞剂无效或禁忌使用，则可应用非二氢吡啶类CCB。血管痉挛性心绞痛应避免使用β受体阻滞剂，可选择CCB及硝酸酯类药物。

心力衰竭患者应避免使用CCB，因其可使心功能恶化，增加死亡风险，尤其是短效的二氢吡啶类及具有负性肌力作用的非二氢吡啶类。当心力衰竭患者伴有严重的心绞痛，其他药物不能控制而需应用CCB时，可选择安全性较好，对心力衰竭影响属于中性的氨氯地平或非洛地平。

6. 硝酸酯类药物 硝酸酯类药物为内皮依赖性血管扩张剂，能减少心肌需氧和改善心肌灌注，从而改善心绞痛症状。尚无临床随机对照试验显示在心肌梗死患者中应用硝酸酯类药物能改善患者长期预后，因此在冠心病心肌梗死的药物治疗中仅用于缓解症状。舌下含服硝酸甘油仅作为心绞痛急性发作时缓解症状用药。心绞痛发作时，可舌下含服硝酸甘油0.3～0.6mg，每5分钟含服1次直至症状缓解，15分钟内含服最大剂量不超过1.2mg。发生急性心肌梗死持续剧烈胸痛、高血压和心力衰竭的患者，如无低血压、右心室梗死，可考虑静脉使用硝酸酯类药物。长效硝酸酯类用于降低心绞痛发作的频率和程度，并可能增加运动耐量。长效硝酸酯类不适用于心绞痛急性发作，用于慢性长期治疗。每天用药时应注意给予足够的无药间期（8～10小时），以减少耐药性。代谢如患者收缩压＜90mmHg或较基础血压降低＞30%、疑诊右心室梗死的ACS患者不应使用硝酸酯类药物。

7. 其他药物

（1）醛固酮受体拮抗剂：心肌梗死后已接受ACEI和/或β受体阻滞剂治疗，但仍存在左心室收缩功能不全（LVEF≤40%）、心力衰竭或糖尿病，且无明显肾功能不全的患者，应给予醛固酮受体拮抗剂治疗。

（2）曲美他嗪：曲美他嗪通过调节心肌能量底物，提高葡萄糖有氧代谢比例，能改善心肌对缺血的耐受性及左心功能，缓解心绞痛。可与β受体阻滞剂等抗心肌缺血药物联用。

（3）尼可地尔：尼可地尔为烟酰胺的硝酸盐衍生物，可扩张冠状动脉血管，刺激血管平滑肌上ATP敏感性钾离子通道。可用于心绞痛的预防和长期治疗。尼可地尔可用于治疗微血管性心绞痛。当使用β受体阻滞剂有禁忌、效果不佳或出现不良反应时，可使用尼可地尔缓解症状。

（4）伊伐布雷定：伊伐布雷定通过选择性抑制窦房结起搏电流达到减慢心率的作用，从而延长心脏舒张期，改善冠状动脉灌注、降低心肌氧耗，对心肌收缩力和血压无影响。在心肌梗死合并心力衰竭患者中，如不能耐受β受体阻滞剂或β受体阻滞剂效果不佳时，窦性心律且心率＞70次/分的患者可选用此药物。

（徐 标 李 虎）

第四节 高血压合并射血分数保留的心力衰竭

在高血压患者心血管风险水平分层中，与高血压心脏病变直接相关的靶器官损害和临床疾病包括左心室肥大，表现为心电图Sokolow-Lyon电压＞3.8mV或Cornell乘积＞244mV · ms等标准；超声心动图测量左心室质量指数（left ventricular mass index，LVMI）男≥115g/m^2，女≥95g/m^2等。进一步发展产生心力衰竭，并且可以合并心房颤动。作为重要并发症，心力衰竭等并不少见。

一、基本概念及分类

长期压力负荷增高，儿茶酚胺与血管紧张素Ⅱ（angiotensin Ⅱ，AT Ⅱ）等生长因子都可以刺激心肌细胞肥大和间质纤维化，引起左心室肥大和扩张，严重时出现心功能不全甚或心力衰竭。除了解剖学分类和急性、慢性心力衰竭分类外，各国文献按射血分数（ejection fraction，EF）对心力衰竭分类有不同表述，包括射血分数保留的心力衰竭（heart failure with preserved ejection fraction，HFpEF），射血分数中间值的心力衰竭（heart failure with middle range ejection fraction，HFmrEF）[现在又改称射血分数轻度减低的心力衰竭（heart failure with mildly reduced ejection fraction，HFmrEF）]和射血分数降低的心力衰竭（heart failure with reduced ejection fraction，HFrEF）。既往也有文献分为舒张性心力衰竭（diastolic heart failure，DHF）和收缩性心力衰竭（systolic heart failure，SHF）等。对于EF介于35%～50%的人群，不同研究和文献分类比较混乱。需要指出，HFpEF以舒张功能障碍为主，并不完全等于DHF；HFrEF以收缩功能障碍为主，也非单纯的SHF，同样可以存在不同程度舒张功能变化。

2016年5月，欧洲心力衰竭年会明确将心力衰竭分成三种类型。2016年9月，欧洲心脏病学会（European Society of Cardiology，ESC）新公布的欧洲心力衰竭指南和2018年中国心力衰竭诊断和治疗指南确认心力衰竭分型为：①HFrEF，LVEF＜40%；②HFmrEF，LVEF40%～49%；③HFpEF，LVEF≥50%。HFmrEF为独立组，有利于相关研究，仍然属于舒张功能不全为主的范畴。需要注意，另外一种既往为HFrEF，现在＞40%不属于DHF，曾称为射血分数恢复的心力衰竭（heart failure with recovered ejection fraction，HFrecEF），现ESC和美国心脏协会（American Heart Association，AHA）/美国心脏病学会（American College of Cardiology，ACC）/美国心力衰竭协会（Heart Failure Society of America，HFSA）改称射血分数改善的心力衰竭（heart failure with improved ejection fraction，HFimpEF），其定义为基线分类为HFrEF，重复测量时LVEF＞40%，同时较基线增加≥10%，需要注意区别。HFrecEF或HFimpEF预后较好，死亡率低，住院次数少。

2021年3月，《欧洲心力衰竭杂志》发布了HFSA联合ESC心力衰竭协会（Heart Failure Association，HFA）及日本心力衰竭协会（Japanese Heart Failure Society，JHFS）等制定的第一版《心力衰竭通用定义和分类》共识声明。共识声明将心力衰竭定义为不同病因引起的一组临床综合征，其病理生理机制存在差异，而不是一种特定疾病，包括3个要点：①心脏结构和/或功能异常；②心力衰竭的症状和/或体征；③利钠肽水平升高和/或肺部或全身淤血的客观证据。新的特点是将两要素模式（①+②）增加为三要点模式（①+②+③）。既往的心力衰竭定义中未纳入利钠肽，但中国指南一直强烈最高级别推荐利钠肽，用于证实或排除心力衰竭诊断的重要生物标志物（表3-4-1）。

2021年ESC更新急慢性心力衰竭诊疗指南，LVEF在41%～49%被定义为HFmrEF。HFmrEF中的mr的含义不再是“中间值（mid-range）”，而是“轻度降低（mildly reduced）”。最近研究对HFmrEF的LVEF上限提出了挑战，显示HFpEF的LVEF“截点”从57%起始，扩大了HFmrEF人群。新的证据显示，与HFpEF患者相比，HFmrEF患者可从神经内分泌阻滞治疗中获益，改善临床结果。新的心力衰竭分类增加了HFimpEF，以前称为HFrecEF，不够确切。研究显示，HFimpEF患者的临床结局更好，但是应继续使用指南指导的药物治疗（guideline directed medical therapy，GDMT）。HFimpEF是HFrEF患者随访过程中的诊断，而不适合于新发心力衰竭的诊断，作为HFrEF的亚类更符合临床实践。尚不清楚HFimpEF的生物学基础是什么？自然病程如何？新近的研究显示，HFmrHF患者随访过程中有52%的患者LVEF改善（＞50%），临床结局更好，该群体应归为何种类型还值得进一步研究。大多数数据表明，HFmrEF相对于HFpEF更接近HFrEF表型。在观察性和大型登记研究中，HFmrEF或HFpEF患者的心血管事件发生风险低于HFrEF患者，但非心血管不良事件发生风险与HFrEF患者相似或更高。HFrEF的全因死亡率高于HFmrEF和HFpEF，HFmrEF为三者最低。HFmrEF或HFpEF患者因心力衰竭死亡或住院的风险低于HFrEF患者。目前尚无专门针对HFmrEF的干预试验。在临床实践中，HFmrEF患者可能经常像HFrEF患者一样接受治疗，或这些患者中的大部分已从HFrEF改善，支持当前将HFmrEF重新定义为“射血分数轻度降低的心力衰竭”，而非“射血分数中间值的心力衰竭”。HFmrEF可与其他心力衰竭类型相互转换。

2022年ACC/AHA/HFSA联合发布心力衰竭指南，弥合在心力衰竭分类上欧美之间存在的争议，从内容看也是如此，和上面的意见基本一致，得到包括中国在内的其他国家（加拿大、印度、澳大利亚、新西兰等）心力衰竭专业学会的认可（表3-4-1）。

二、高血压合并HFpEF的流行病学研究现状

Framingham研究发现，在长达20年的随访中，大约91%的患者病情发展为心力衰竭之前有高血压，男性高血压患者新发心力衰竭风险是正常血压组的2倍，而女性为3倍。中国高血压患者呈年轻化趋势，心力衰竭发病率随之增加。与HFrEF相比，HFpEF高血压患病率更高（55% *vs.* 49%）。

HFpEF占心力衰竭人群已经达到50%以上，尤其老年人，在80岁及以上人群男性患病率为4%～6%，女性为8%～10%，而一般人群为1.1%～5.5%。世界不同流行病学研究表明HFpEF有增长趋势，占心力衰竭患者的50%～55%。有种族差别，非裔人高于白种人，更多是女性、有高血压病史和合并多种疾病。

老年高血压相关心力衰竭的类型主要是左心

表3-4-1　中国、欧洲及美国指南心力衰竭分类比较

心力衰竭分类	2018年中国	2021年ESC	2022年AHA/ACC/HFSA
HFrEF	LVEF＜40%	LVEF≤40%	LVEF≤40%
HFmrEF	LVEF 40%～49%；利钠肽升高，并符合以下至少1条：①左心室肥大和/或左心房扩大；②心脏舒张功能异常	LVEF 41%～49%	LVEF 41%～49%
HFpEF	LVEF≥50%；利钠肽升高，并符合以下至少1条：①左心室肥大和/或左心房扩大；②心脏舒张功能异常	LVEF≥50%	LVEF≥50%
HFimpEF	–	–	基线LVEF≤40%，随后重复测量时LVEF＞40%

注：ACC.美国心脏病学会；AHA.美国心脏协会；ESC.欧洲心脏病学会；HFSA.美国心力衰竭协会；HFrEF.射血分数降低的心力衰竭；HFmrEF.射血分数中间值的心力衰竭或射血分数轻度降低的心力衰竭；HFpEF.射血分数保留的心力衰竭；HFimpEF.射血分数改善的心力衰竭；LVEF.左心室射血分数。

室HFpEF，研究中基本上用HFpEF，以舒张功能不全为主。根据NCDR PINNACLE注册登记研究结果，在HFrEF、HFmrEF和HFpEF中高血压发生率分别为69.3%、79.1%和79.1%。在例数2000以上的心力衰竭患者随机临床试验PARADIGM-HF（该研究针对的是HFrEF患者，不是HFpEF患者）和PARAGON-HF中，高血压分别为70.9%和95.7%。然而，HFrEF这类患者多合并较大范围心肌梗死或扩张型心肌病。HFpEF和HFmrEF患者的收缩功能仍然可以存在异常。新近一项经超声心动图测量整体纵向应变的研究结果也证明患者可以同时有收缩和舒张功能异常。

大约30%的HFpEF患者会有肺动脉高压（pulmonary hypertension，PH）。目前尚缺乏准确的流行病学数据。

三、高血压合并HFpEF的病理生理概要

HFpEF典型的危险因素包括老年、女性、高血压和肥胖等，常常是先天和后天复杂因素并存。传统认为，HFpEF发生的病理机制包括左心室收缩储备受限、体肺循环血管功能下降，一氧化氮（nitric oxide，NO）生物利用率、变时功能储备、右心室功能、左心房功能和自主神经张力下降或损害。左心室舒张功能不全的发生机制包括细胞内钙调控异常、β肾上腺素能受体脱敏、肌联蛋白的功能和结构异常，由于上调转化生长因子β（transforming growth factor-β，TGF-β）相关通路和基质金属蛋白酶活性紊乱引起心肌间质纤维化加剧等。PH合并HFpEF患者血浆C端前内皮素-1（C terminal-pro endotheline，CT-proET）和中段前肾上腺髓质素（mid-regional-pro adrenomedullin，MR-proADM）水平升高，展现了内皮素和肾上腺髓质素激活的神经激素通路。神经激素系统的激活在DHF发病机制中发挥部分作用。近年来，慢性系统性炎症或代谢紊乱引起心外膜脂肪组织（epicardial adipose tissue，EAT）的炎症机制受到关注，EAT具有不同于其他内脏脂肪储存的特性。此外，高血压能够引起结构重构，包括心肌细胞肥大、成纤维细胞增生并转化为肌成纤维细胞，伴随血管平滑肌细胞肥大。非细胞改变包括血管旁和间质胶原构成的细胞外基质的增生。另外，心肌内毛细血管密度和动脉厚度的变化，引起心肌缺血、细胞内离子通道发生改变等导致心肌纤维化、微血管病变和内皮功能障碍。这些变化都能够造成左心室舒张末压（left ventricular end-diastolic pressure，LVEDP）增高和左心房压（left atrial pressure，LAP）升高。总之，系统性炎症、EAT炎症与堆积、脂肪炎性因子分泌、冠状动脉微循环血管功能障碍、心肌纤维化、心室–动脉僵硬度增加等导致左心室舒张充盈功能受损、LVEDP升高，进一步导致左心房功能障碍、左心房充盈压升高和电活动紊乱。HFpEF临床上表现为静息及负荷下LVEDP升高及肺毛细管楔压（pulmonary capillary wedge pressure，PCWP）或LAP升高，最终出现肺水肿和毛细血管后性PH。

目前对HFpEF患者心房重构的研究进一步深入。心房独特的结构特性使心房与心室心肌有很大的不同，不仅发挥储备、泵血的功能，还决定了心脏的频率及节律，此外心房还具有机械传感及内分泌功能。当发生心力衰竭时，心房重构不仅常与心室重构同时出现，还增加了疾病的复杂性，包括心房收缩功能异常，左心房排空分数减低和左心房压升高。HFrEF患者中心房颤动发生率＜10%～50%，而HFpEF患者中心房颤动发生率达到21%～65%。心房纤维化在HFpEF患者的心房重构中尤为常见，RELAX研究显示合并心房颤动的HFpEF患者（37%）病情较重，运动耐量较低。心房纤维化重构也可导致B型利钠肽（B type natriuretic peptide，BNP）分泌减少。HFpEF患者出现急性容量负荷增加时通过应用重组人BNP可以改善血流动力学，证实了HFpEF中BNP水平的相对缺乏。同样，应用血管紧张素受体脑啡肽酶抑制剂（angiotensin receptor neprilysin inhibitor，ARNI）增加BNP水平被证实能带来获益，有关作

用还有待进一步研究。

四、高血压合并HFpEF的诊断

（一）高血压合并HFpEF诊断研究

由于HFpEF缺乏统一的诊断标准，表型非常复杂，病因和病理生理机制具有明确的异质性，葛均波等提出了一种新的HFpEF的表型分类方法，将具备类似病理生理改变的患者归为一类，可以鉴别病因，并且根据病因制定相应的治疗策略。分型在指导临床试验设计中将会起到积极指导作用（表3-4-2）。高血压合并HFpEF适合亚组分型HFpEF-1，即血管相关性HFpEF。

1. 流行病学特点 有长期高血压病史；特别是60岁以上老年人、女性、肥胖者，同时存在多种疾病或合并症，包括肾功能不全、贫血、糖尿病、心房颤动等。

2. 临床表现 有心力衰竭的临床表现，包括肺淤血所致呼吸困难（气短）常常是首发表现，也可以有心悸、咳嗽等表现。HFpEF和HFrEF症状无明显区别。病情发展肺动脉压升高，右心功能衰竭引起颈静脉充盈、肝大、下肢水肿。

3. 心电图检查 左心室肥大，左心房扩大，心房颤动。

4. 诊断标准 中华医学会心血管疾病分会2018年心力衰竭诊断和治疗指南提出的HFmrEF和HFpEF诊断标准包括症状和/或体征、EF、BNP水平、心室肥大和/或心房扩大及超声心动图心脏舒张功能异常指标。患者均表现利钠肽升高，即BNP＞35 ng/L和/或N末端B型利钠肽原（N terminal-pro B type natriuretic peptide，NT-proBNP）＞125 ng/L；同时符合以下至少1条：①左心室肥大和/或左心房扩大；②心脏舒张功能异常。单列HFmrEF有利于对其开展相关研究，此类患者临床特征、病理生理、治疗和预后尚不清楚，需要排除患者的症状是由非心血管疾病引起的。

（二）HFpEF的诊断研究近况

超声心动图是目前临床上唯一可广泛应用判断舒张功能不全的成像技术，但单一参数不足以准确评估，超声心动图指标还包括二维、多普勒、组织多普勒和斑点追踪技术，可对HFpEF患者的心脏结构、功能和力学进行详细的表型分析，建议多参数综合评估。HFpEF主要的心脏结构异常包括左心房容积指数＞34ml/m^2、左心室质量指数≥115g/m^2（男性）或95g/m^2（女性）；主要的心脏舒张功能异常指标包括E/e'≥13、e'平均值（室间隔和游离壁）＜9 cm/s。也有的文献指出E/e'＞15，提示左心室充盈压＞15mmHg；当E/e'＜8，提示充盈压正常；E/e'在8～15提示应考虑其他原因影响LVEDP。其他间接指标包括纵向应变或三尖瓣反流速度。超声应同时估测肺动脉压。心脏磁共振（cardiac magnetic resonance，CMR）检查有很大价值和准确性，但是全面开展还有一定限制。

表3-4-2 射血分数保留的心力衰竭（HFpEF）的新表型分类

亚组分型	名称	相关的疾病
HFpEF-1	血管相关性HFpEF	高血压、冠状动脉疾病和冠状动脉微血管功能障碍相关性HFpEF
HFpEF-2	心肌病相关性HFpEF	这些患者可能患有肥厚型心肌病，以及可以诱导HFpEF的浸润性心肌病，如心脏淀粉样变性和Fabry心肌病
HFpEF-3	右心-肺相关性HFpEF	此亚型患者经常患有肺动脉高压，伴或不伴有右心室功能障碍
HFpEF-4	瓣膜及节律相关性HFpEF	此类型主要指由心脏瓣膜疾病和心房颤动导致的HFpEF
HFpEF-5	心外疾病相关性HFpEF	心外疾病包括：①代谢性疾病，如糖尿病、肥胖或者代谢综合征；②导致高排血量状态的疾病，如贫血、肝脏疾病、甲状腺功能亢进和动静脉瘘；③其他疾病，如慢性肾脏疾病、癌症放射治疗等

注：HFpEF.射血分数保留的心力衰竭。

欧洲心脏学会-心力衰竭协会（HFA-ESC）系统提出诊断HFpEF 演算4步骤与方法（HFA-PEFF）：①P＝测试前评估。包括心力衰竭的症状和体征，典型临床人口统计学特征及共同的危险因素（肥胖、高血压、糖尿病、高龄和心房颤动）和诊断性实验室检查，包括心电图、超声心动图、6分钟步行试验和心肺运动试验。还有BNP水平（正常不能排除）。②E＝超声心动图指标和BNP评分（表3-4-3）。③F1＝进行功能测试，应用超声心动图或侵入性血流动力学运动试验检查。④F2＝最终的病因分析，确诊HFpEF潜在特定或可能解释的病因，做相应检查。CMR、计算机断层成像（computed tomography，CT）、正电子发射断层扫描（position emission tomography，PET）、心肌活检、基因等需要进一步研究以更好地对HFpEF进行分类。

Reddy 等提出根据复合评分方法，即H2FPEF计分，范围是0～9分，作为HFpEF诊断（表3-4-4）。

对以DHF为主的HFpEF的诊断路径可见中国心肌炎心肌病协作组撰写的舒张性心力衰竭诊断和治疗专家共识（图3-4-1）。

（三）HFpEF合并PH的诊断问题

2008年Dana Point第四届世界肺动脉高压研讨会（World Symposium on Pulmonary Hypertension，WSPH）将HFpEF合并PH归为PH分类中第2类的亚类，属于毛细血管后PH，其右心导管检查诊断标准为：平均肺动脉压（mean pulmonary

表3-4-3　超声心动图和利钠肽HFpEF工作评分系统（诊断检查）

评分	功能	形态	生物标志物（窦性心律）	生物标志物（心房颤动）
主要标准 2分	间隔e′＜7cm/s或 侧壁e′＜10cm/s或 平均E/e′≥15或 三尖瓣流速＞2.8m/s（估测肺动脉收缩压＞35mmHg）	左心房容积指数＞34ml/m^2或左心室重量指数≥149（男）/122（女）g/m^2且相对壁厚度＞0.42	NT-proBNP＞220pg/ml或BNP＞80pg/ml	NT-proBNP＞660pg/ml或BNP＞240pg/ml
次要标准 1分	平均E/e′9～14 GLS＜16%	左心房容积指数29～34ml/m^2或左心室重量指数＞115（男）/95（女）g/m^2或 相对壁厚度＞0.42或 左心室壁厚度≥12mm	NT-proBNP 125～220pg/ml或BNP 35～80pg/ml	NT-proBNP 365～660pg/ml或BNP 105-240pg/ml
0～1分：低度可能；2～4分：中度可能，进一步行舒张压力试验或有创血流动力学测量；≥5分：高度可能，诊断HFpEF				

注：BNP.B型利钠肽；GLS.整体纵向应变；NT-proBNP.N末端B型利钠肽原。

表3-4-4　HFpEF复合评分（H2FPEF）

变量	参数	描述	评分
H	肥胖	体重指数≥30	2
H	高血压	≥2种降压药	1
F	心房颤动	持续性或阵发性	3
P	肺动脉高压	多普勒超声心动图估测肺动脉收缩压＞35mmHg	1
E	老年	年龄＞60岁	1
F	充盈压	多普勒超声心动图测量E/e′＞9	1

注：H2FPEF用来诊断非心源性哮喘患者心力衰竭，得分范围0～9分，评分越高，诊断HFpEF的可能性越大：0～1分为低度可能；2～5分为中度可能；6～9分为高度可能。

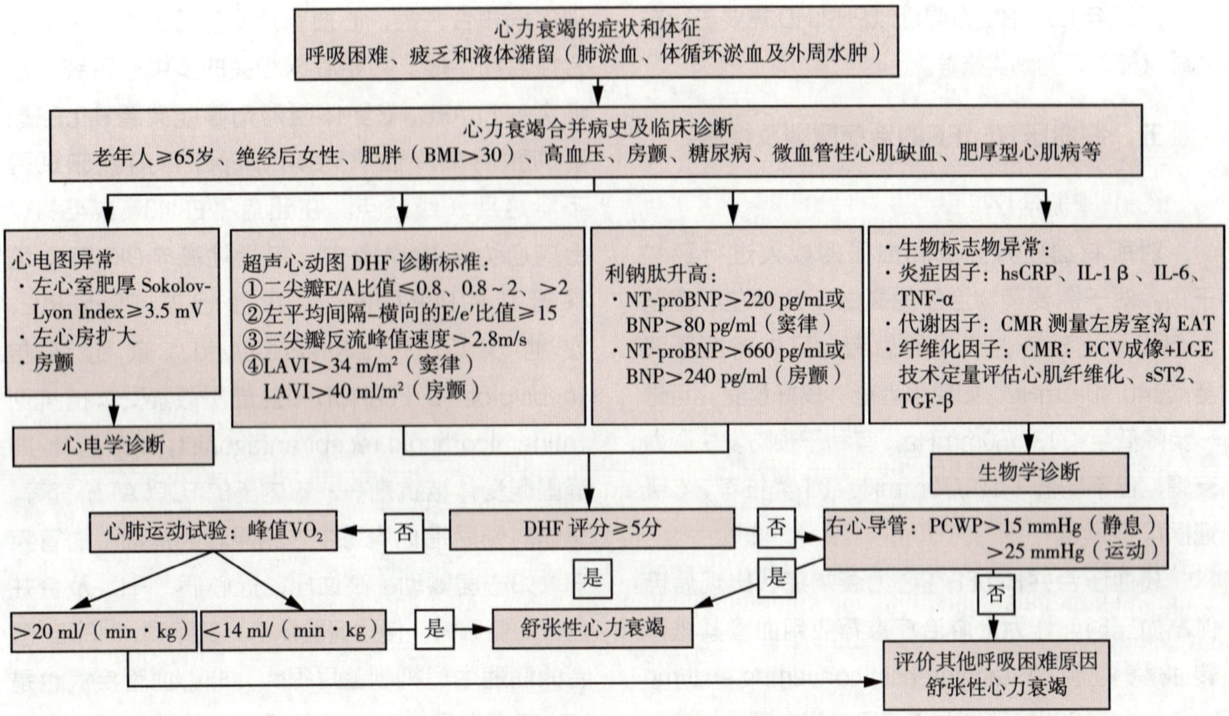

图3-4-1 HFpEF（DHF为主）的诊断路径

artery pressure，mPAP）≥25mmHg，同时肺小动脉楔压（pulmonary arterial wedge pressure，PAWP）＞15mmHg。目前中国指南2021版仍然应用此标准，预计新版将会有调整。

2013年第五届WSPH会议将左心疾病所致肺动脉高压（pulmonary hypertension-left heart disease，PH-LHD）分为两个不同的血流动力学类型：孤立性或单纯性毛细血管后肺动脉高压（isolated post-capillary pulmonary hypertension，Ipc-PH）和混合性毛细血管后和毛细血管前肺动脉高压（combined post-and pre-capillary pulmonary hypertension，Cpc-PH），分类依据为舒张期压差（diastolic pressure gradient，DPG），即肺动脉舒张压（pulmonary artery diastolic pressure，PADP）-PAWP。由于DPG能否预测左心相关PH-LHD的预后尚存在争议，而肺血管阻力（pulmonary vascular resistance，PVR）能更好地反映右心室功能受累程度，所以分类依据又加入了PVR，即Ipc-PH：DPG＜7mmHg 和/或PVR≤3 Wood 单位（WU）；Cpc-PH：DPG≥7mmHg和/或PVR＞3 WU。2018年2月在法国尼斯召开的第六届WSPH对PH诊断标准前移到mPAP＞20mmHg，属于第2类的内容同样是mPAP＞20mmHg。近期公布的2022年ESC肺动脉高压指南关于PH的定义修订为：毛细血管前PH为mPAP＞20mmHg，PAWP≤15mmHg，PVR＞2WU，标准下调。同时，增加"运动性PH"名词，诊断标准是在休息和运动之间mPAP/CO斜率＞3mmHg/（L·min）。对第2类PH标准，除mPAP＞20mmHg外，则在上述PAWP＞15mmHg基础上，改为Ipc-PH：PVR≤2 WU，Cpc-PH：PVR＞2 WU，取消了DPG指标。Gerges等用金标准——右心导管检查结果显示，Cpc-PH发生率12%左右、肺血管增厚和重构，临床病情严重，预后差。

超声心动图是作为诊断PH的拟诊标准。在这类中，Lam等研究以超声心动图设置切点值为肺动脉收缩压（pulmonary artery systolic pressure，PASP）＞35mmHg，PASP≥48mmHg的患者3年生存率较＜48mmHg者明显下降。PASP≥50mmHg与右心导管金标准比较诊断PH可靠性强。

2022年ESC指南强调疑似PH-LHD需要进行右心导管检查，为Ⅰ类推荐。

五、高血压HFpEF的治疗原则及措施

（一）上游治疗

对所有血压升高或高血压的成人进行药物干预，对于需要药物治疗的高血压合并左心室肥大但尚未出现心力衰竭的患者，可先将血压降至＜140/90mmHg，如果患者能够良好耐受，可进一步降低至＜130/80mmHg，有利于预防发生心力衰竭，但不能低于120/70mmHg（Ⅰ类推荐，C级证据）。

高血压合并HFpEF在心力衰竭症状出现后仍伴高血压时，作为上游治疗推荐应用血管紧张素转换酶抑制剂（angiotensin converting enzyme inhibitor，ACEI），不能耐受者可使用血管紧张素受体拮抗剂（angiotensin receptor blocker，ARB）；还推荐应用β受体阻滞剂和醛固酮受体拮抗剂。上述药物并不能降低此类患者的死亡率和改善预后，但用于降压治疗值得推荐，也是安全的。如仍未能控制高血压，推荐应用氨氯地平、非洛地平。不推荐应用α受体阻滞剂、中枢降压药（如莫索尼定）。有负性肌力效应的钙通道阻滞剂（CCB），如地尔硫䓬和维拉帕米不能用于HFrEF，但对于HFpEF患者，仍可能是安全的。

还需要注意患者心理因素，如发生焦虑或抑郁等躯体症状障碍要进行疏导，与器质性疾病同治。高血压并发PH的治疗也应遵循这一原则，除了积极控制高血压，要干预这类患者有关的混杂因素和合并症，包括肾功能不全、贫血、睡眠呼吸暂停综合征（sleep apnea syndrome，SAS）和慢性阻塞性肺疾病（chronic obstructive pulmonary disease，COPD）等。注意调整生活方式，强调戒烟、饮食、心理运动和药物五大处方。特别是个体化规范地制定运动康复训练计划应该引起重视。

（二）传统的随机研究情况

HFpEF患者的治疗主要针对症状、心血管基础疾病和合并症、心血管疾病危险因素，采取综合性治疗手段。初始临床相关的多中心研究未能证实ACEI/ARB、β受体阻滞剂等能改善HFpEF患者的预后和降低病死率，HFpEF目前临床试验不能达到一级终点。在涵盖了EF 40%或45%以上的心力衰竭患者中，包括地高辛DIG-PE、培哚普利的PEP-CHF、厄贝沙坦的I-PRESERVE、坎地沙坦的CHARM-Preserved、奈比洛尔（nebivolol）的ELANDD和盐皮质激素受体拮抗剂（mineralcorticoid recept antagonist，MRA），即醛固酮受体拮抗剂——螺内酯的TOPCAT研究等，总体对预后指标均为中性结果。因基础心血管疾病（如心房颤动、高血压、冠心病、PH）及合并症（如糖尿病、慢性肾脏病等）的不同，HFpEF患者的病理生理机制差异很大。非心血管疾病也是HFpEF患者死亡和住院的原因。故建议对HFpEF和HFmrEF患者进行心血管疾病和非心血管疾病合并症的筛查及评估，并给予相应的治疗，以改善症状及预后（Ⅰ类推荐，C级证据）。

有液体潴留的HFpEF和HFmrEF患者应使用利尿药（Ⅰ类推荐，B级证据），需要小剂量谨慎给药，避免容量失衡。TOPCAT研究亚组分析提示，螺内酯可以降低HFpEF患者因心力衰竭住院的风险。对LVEF≥45%，BNP升高或1年内因心力衰竭住院的HFpEF患者，可以考虑使用（Ⅱb类推荐，B级证据）。另外，螺内酯可以降低收缩压（降低10mmHg），降低NT-proBNP水平，改善舒张功能障碍的超声心动图指标，对1型胶原蛋白更新可能产生有利影响。

关于HFmrEF初步研究显示，HFmrEF（并非指HFimpEF）在病因学、临床特点、影像学表现、合并症、治疗及预后等方面介于HFrEF与HFpEF之间。HFmrEF中缺血性心脏病的患者比例与HFrEF相似，明显高于HFpEF患者。部分HFmrEF可转变为HFpEF或HFrEF，从HFmrEF进展到HFrEF的患者预后比那些保持在HFmrEF或转变为HFpEF的患者更差。对一些随机对照试验的回顾性分析及

荟萃分析表明，ACEI/ARB、β受体阻滞剂、醛固酮受体拮抗剂可能改善HFmrEF患者的预后，其中CHARM研究中坎地沙坦有明确证据。

（三）关于β受体阻滞剂应用评价

需要再提出β受体阻滞剂的问题，特别是在改善HFpEF预后方面还存在争议，结果各有不同。近来日本学者在TOPCAT试验人群研究基础上，总计入选3417例HFpEF患者，LVEF≥45%，应用β受体阻滞剂总体有增加不良心血管事件的风险，特别是有心肌梗死史患者全因死亡、主要心血管事件和心力衰竭住院风险升高。另一项荟萃研究证明，β受体阻滞剂对HFrEF改善预后是明确的，同时对HFmrEF也有充分证据；但是对于HFpEF不能减少全因死亡和心血管疾病死亡。随机双盲研究样本仍然不够，因此，还得不出有利于β受体阻滞剂疗效或安全性方面的结论。Henning汇总了卡维地洛（carvedilol）、奈比洛尔、比索洛尔（bisoprolol）、美托洛尔（metoprolol）、拉贝洛尔（labetalol）和阿替洛尔（atenolol）几乎所有临床使用的β受体阻滞剂的HFpEF临床试验，包括心血管死亡和心力衰竭住院等不同终点，得到的阳性和阴性结果各异。另外的资料荟萃了12个β受体阻滞剂试验结果，证实EF≥40%患者β受体阻滞剂治疗减少全因死亡，但是对住院率没有影响，认为β受体阻滞剂对这类患者是合适的治疗选择。

（四）抗炎作用药物的应用

作为抗炎症应用，有关他汀类药物在DHF中的作用尚有争议。多数研究肯定了他汀类药物在DHF中的有效作用。但今后仍需大规模、前瞻性、随机对照的临床试验来进一步明确他汀治疗对于HFpEF的益处。CANTOS试验随机10 061例原有心肌梗死和C反应蛋白（C reactive protein，CRP）升高的患者，采用卡纳基努单抗（canakinumab）或安慰剂治疗，随访中位数3.7年，385例由于心力衰竭住院，卡纳基努单抗剂量应用有利于减少心力衰竭住院和复合终点的发生。

（五）包括有临床试验证据的新药情况

欧洲高血压学会（European Society of Hypertension，ESH）发布了高血压合并HFpEF的立场文件，对各类药物临床研究进行了梳理，并提出了临床管理策略。涉及的主要药物包括ACEI、ARB、ARNI、CCB、MRA、钠-葡萄糖协同转运蛋白2（sodium glucose cotransporter 2，SGLT2）抑制剂等。

2022年AHA/ACC/HFSA心力衰竭管理指南进一步明确这类患者用药的指导意见。SGLT-2抑制剂首先推荐（Ⅱa推荐），因已证实，恩格列净可显著降低心力衰竭患者的住院率和心血管疾病死亡率。在LVEF较低的患者中可以考虑用MRA、ARNI、ARB（均为Ⅱb类推荐）等。伴高血压或高血压为心力衰竭病因的患者，应降压达标（Ⅰ类推荐）。积极控制常见合并症和共病，如心房颤动、糖尿病等。对HFmrEF患者的处理，首先使用SGLT-2抑制剂（Ⅱa类推荐）和利尿药，也可以考虑应用肾素血管紧张素系统（renin angiotensin system，RAS）抑制剂——ARNI/ACEI/ARB、MRA和β受体阻滞剂（均为Ⅱb类推荐）。

1. 血管紧张素受体脑啡肽酶抑制剂应用评价

值得关注的是沙库巴曲/缬沙坦（ARNI）为共价体（缩写SAC/Val，商品名诺欣妥）近十年来的研究证明强效降压，降低血压可达21mmHg；24小时平稳控压，1周达最大疗效80%；逆转心脏重构，显著降低冠状动脉复合终点。兼顾强效降压和心脑肾的全面保护作用。沙库巴曲/缬沙坦作为兼具降压作用的肾素-血管紧张素-醛固酮系统（renin angiotensin aldosterone system，RAAS）抑制剂，降压治疗可以逆转高血压所致左心室肥大和心力衰竭。一项多中心、随机、双盲、双模拟、阳性对照和平行组研究，纳入114例年龄≥18岁轻中度原发性高血压且肱动脉压升高患者，与奥美沙坦相比，研究左心室质量指数变化。结果显示相比奥美沙坦，沙库巴曲/缬沙坦可以显著改善高血压患者左心室肥大。

2021年6月，中国国家药品监督管理局批准增加沙库巴曲/缬沙坦用于治疗原发性高血压的适应证。

在HFrEF临床试验PARADIGM-HF和ESC大会发表的TRANSITION研究取得阳性结果基础上。2019年ACC年会公布PIONEER-HF扩展研究结果显示，沙库巴曲/缬沙坦有益于急性心力衰竭患者。延展到HFpEF研究的PARAMOUNT二期临床试验，完成12周一级终点——沙库巴曲/缬沙坦与缬沙坦比较NT-proBNP基线值明显下降。包括中国在内沙库巴曲/缬沙坦与缬沙坦比较的PARAGON-HF长期疗效和安全性的随机、双盲大规模三期临床研究纳入4822例LVEF≥45%、年龄≥50岁、纽约心脏协会（New York Heart Association，NYHA）为Ⅱ～Ⅳ级、BNP升高和伴有心脏结构或功能异常的心力衰竭患者，1∶1随机分组，分别接受沙库巴曲/缬沙坦（目标剂量，每次97mg沙库巴曲与103mg缬沙坦，每日两次）或缬沙坦（目标剂量，每次160mg，每天两次）治疗。主要终点是心力衰竭住院和心血管死亡的复合终点，次要终点包括NYHA分级变化、肾功能恶化和堪萨斯城心肌病调查问卷（Kansas City Cardiomyopathy questionnaire，KCCQ）临床总分变化情况。在ESC 2019年年会公布了研究结果，并同步发表于《新英格兰医学杂志》上。该研究表明，ARNI未能使HFpEF患者心力衰竭住院和心血管死亡风险显著降低。中位随访34个月，沙库巴曲/缬沙坦组和缬沙坦组分别发生894例、1009例主要终点事件（*RR*，0.87，95%*CI*，0.75～1.01，$P=0.06$），即有13%的降低，虽然未达到统计学意义，但是次要终点有所改善，包括明显减少心力衰竭住院15%，生活质量KCCQ评分和肾功能改善。安全性方面沙库巴曲/缬沙坦组低血压和血管性水肿发生率较高，高钾血症的发生率较低。尽管主要是阴性结果，未对ARNI能否改善患者预后给出确切的答案，但是目前HFmrEF和HFpEF患者除针对原发病治疗外，当时还没有经循证医学证实的明确有效药物治疗方法。PARAGON-HF试验显示，沙库巴曲/缬沙坦组主要终点事件减少13%，却是一个不能忽视的疗效差别，若进一步增加样本量，有可能使统计分析的结果出现变化。另外，亚组分析表明，HFpEF人群在治疗反应方面存在异质性。沙库巴曲/缬沙坦对女性患者可能更多获益，一级终点事件减少27%；而在不同LVEF患者中，相比LVEF＞57%的患者，沙库巴曲/缬沙坦对LVEF≤57%的患者也更多获益，主要终点事件减少22%，具有统计学意义。另外，与缬沙坦相比，沙库巴曲/缬沙坦可以降低总心力衰竭住院率，说明HFpEF患者可能有不同的病因和病理生理机制。可以证明LVEF在40%～50%的HFmrEF患者和LVEF≥45%的女性HFpEF患者，沙库巴曲/缬沙坦治疗可能是获益的。因此成果仍然可喜。2020年发表的加拿大心力衰竭指南也确认ARNI这类药物对HFpEF患者治疗的希望。

一项更大的HFpEF随机对照试验（PARALLAX-HF）探讨了沙库巴曲/缬沙坦对生活质量和运动能力的影响，PARALLAX研究是一项前瞻性随机双盲对照试验，研究结果于2020年ESC年会上公布，该研究共纳入了2572名年龄≥45岁LVEF＞40%的心力衰竭患者，根据初始RAS抑制剂治疗情况将患者分为沙库巴曲/缬沙坦治疗组和对照治疗组，随访24周。该研究首次发现沙库巴曲/缬沙坦治疗组相较对照治疗组显著降低首次心力衰竭住院风险51%和心力衰竭住院或死亡复合事件风险36%。LVEF＞40%的心力衰竭患者目前是心血管疾病管理中的难点，PARALLAX研究是首次在大型的HFpEF研究中，观察到心力衰竭住院及死亡预后显著改善阳性结果的心力衰竭治疗药物，再一次证实了沙库巴曲/缬沙坦能显著降低心力衰竭患者的NT-proBNP水平，并且能进一步降低心力衰竭患者的住院风险。为沙库巴曲/缬沙坦对HFpEF患者的获益提供更多的证据。

2021年2月美国食品药品监督管理局首次批准沙库巴曲/缬沙坦作为唯一有HFpEF适应证的

药物，以降低心血管疾病死亡和心力衰竭再入院风险。

研究还表明，沙库巴曲/缬沙坦对难治性高血压合并HFpEF达到双重作用。在生活方式调节基础上，包含应用利尿药在内的≥3种药物，血压仍然不能达标，属于难治性高血压，占HFpEF患者的10%～20%。PARAGON-HF研究的事后分析表明，HFpEF中难治性高血压的患病率达到15.2%。HFpEF合并难治性高血压预后不良。因心力衰竭住院和心血管原因死亡的总人数与血压可控制的患者比较，明显难治性高血压患者较高，调整后的比率（*RR*）为1.29，95%*CI*，1.05～1.58。预示难治性高血压的患者有更大的心力衰竭住院、心肌梗死、卒中和脑血管意外死亡复合风险。HFpEF合并难治性高血压患者，沙库巴曲/缬沙坦比缬沙坦单独治疗更有效，收缩压分别降低4.8mmHg(−7.0～−2.5mmHg）和3.9mmHg(−6.6～−1.3mmHg)。在明显MRA抵抗的患者中，获得了一致的结果，难治性高血压患者沙库巴曲/缬沙坦和缬沙坦组血压下降分别为8.8mmHg（−14.0～−3.5mmHg）和6.3mmHg（−12.5～−0.1mmHg)。治疗16周时沙库巴曲/缬沙坦比单用缬沙坦血压控制效果明显。

沙库巴曲/缬沙坦为HFpEF伴高血压的治疗带来新的曙光，期待更多的国内外研究进一步证实其降压疗效及靶器官保护作用。

2. 钠–葡萄糖协同转运蛋白2抑制剂在心力衰竭患者应用研究 值得注意的另外一个热点问题是，治疗糖尿病的药物对改善心血管疾病和肾病预后有很大进展，特别是一些新药。突出的是SGLT-2抑制剂包括恩格列净(empagliflozin)、卡格列净（capagliflozin）和达格列净（dapagliflozin）等，经典试验为EMPA-REG OUTCOME研究，CANVAS研究和DECLARE-TIMI58研究，结果显示，降低糖尿病患者心力衰竭住院率，降低合并心血管疾病或极高危心血管风险患者的心血管事件发生率。SGLT-2抑制剂能否用于治疗已确诊的心力衰竭，尤其是不伴2型糖尿病（type 2 diabetes mellitus，T2DM）的心力衰竭患者，需后续临床研究进一步得出结论。2019年ESC公布的DAPA-HF试验结果显示，达格列净在接受标准治疗的HFrEF患者中的有效性和安全性方面均达到了预期结果。美国心脏协会年度科学会议（AHA 2019）上，公布了DAPA-HF试验的最新研究结果，虽然是研究HFrEF患者，但是表明无论是否合并糖尿病，在标准治疗基础上加用达格列净仍然进一步降低心血管死亡或心力衰竭恶化风险，改善心力衰竭患者的再住院率和生活质量。DAPA-HF研究是心力衰竭治疗领域又一个里程碑式的结果，证实非糖尿病人群同样从SGLT2抑制剂治疗中获益，心力衰竭“金三角”可以考虑改写，在HFrEF患者四种药物联合治疗变成“金四角或四重奏”。包括高血压合并HFmrEF和HFpEF的SGLT2抑制剂研究同样带来希望。应用恩格列净的EMPEROR-Preserved研究人群包括HFpEF在内的心力衰竭人群，纳入LVEF＞40%的心力衰竭患者，49%合并糖尿病，按1∶1随机分为两组，在常规治疗基础上加用恩格列净（*n*＝2997）(10mg/d）或安慰剂(*n*＝2991)。恩格列净降低21%的心血管死亡或因心力衰竭住院风险的复合终点，主要与因心力衰竭住院的风险降低29%有关。这是应用SGLT-2抑制剂治疗HFpEF患者的第一个随机对照试验，目的是评价SGLT2抑制剂治疗HFpEF的有效性和安全性。在伴或不伴糖尿病组及不同LVEF亚组中结果是一致的。结果证实了恩格列净（10mg/d）的良好效果。这是HFpEF首次成功的研究，恩格列净成为可以改善HFpEF患者预后的药物。

评估达格列净用于HFpEF和HFmrEF的三期临床试验——DELIVER研究，是一项国际多中心随机双盲研究，研究对象是LVEF＞40%的慢性心力衰竭患者，包括有糖尿病或没有糖尿病的症状和体征，服用达格列净10mg/d或安慰剂对照，同时加标准治疗。主要终点是初次因心血管疾病死亡或心力衰竭恶化（心力衰竭住院或急诊处理）的时间。研究共纳入了20个国家353个地区的6263例症状性心衰患者。患者的年龄≥40岁（平均71.7岁）、LVEF＞40%（平均54.2%），女性占44%。2022年ESC会议公布了DELIVER试验的结果，中位随访2.3年显示，达格列净组和安慰剂组分别有512例（16.4%）和610例（19.5%）患者发生了主要终点事件，即心力衰竭恶化和心血管死亡（*HR*＝0.82，95%*CI*，0.73～0.92，*P*＜0.001）。达格列净组和安慰剂组分别有368例（11.8%）和455例（14.5%）患者发生了心力衰竭恶化（*HR*＝0.79，95%*CI*，0.69～0.91）；分别有231例（7.4%）和261例患者（8.3%）发生了心血管死亡（*HR*＝0.88，95%*CI*，0.74～1.05）。与安慰剂组相比，达格列净治疗组的次要终点事件也有所减少，包括因心力衰竭住院和心血管死亡（*RR*＝0.77，95%*CI*，0.67～0.89）、生活质量评分KCCQ总症状负担（平均KCCQ总症状评分差异为2.5，95%*CI*，1.6～3.2）。达格列净组的主要终点事件（心力衰竭恶化和心血管死亡）、心力衰竭恶化及心血管死亡风险较安慰剂组分别降低了18%、21%及12%。达格列净组的总事件数量和症状负荷均明显低于安慰剂组。亚组分析LVEF≥60%（1891例）和LVEF＜60%（4372例）患者主要终点也得出一致的结果。达格列净组患者总的不良事件数显著低于安慰剂组。

DELIVER研究和EMPEROR-Preserved研究夯实了SGLT-2抑制剂在HFmrEF与HFpEF中的地位。《2022年AHA/ACC/HFSA心力衰竭管理指南》在HFmrEF与HFpEF的药物治疗推荐中，将SGLT-2抑制剂的推荐级别定为Ⅱa，ARNI、ACEI、ARB、MRA与β受体阻滞剂的推荐级别均为Ⅱb，这意味着SGLT-2抑制剂是循证证据更充分、治疗效果更理想的药物推荐。SGLT-2抑制剂在包括舒张功能衰竭在内的各种类型心力衰竭领域应用有良好前景。《射血分数保留的心力衰竭诊断与治疗中国专家共识2023》强推荐SGLT2抑制剂治疗射血分数保留心力衰竭，以降低心力衰竭住院或心血管死亡风险，若无禁忌证，所有的HFpEF患者均应使用SGLT2抑制剂，以改善患者生活质量。

SGLT2抑制剂是唯一被共识以“强推荐，A级证据”的级别推荐用于降低心力衰竭住院风险的治疗药物，也是唯一被推荐可降低心血管死亡风险的药物。适用于全射血分数心力衰竭。

在SGLT2抑制剂的作用机制方面，研究表明，通过抑制肾小管对葡萄糖的重吸收，发挥降糖、利钠、减轻体重，具有明确的肾脏保护作用。减少钠重吸收和选择性改善间质水肿，对血容量影响较小，相对于袢利尿药减少间质水分比血容量更多，进一步避免心力衰竭时交感神经系统反射性激活。

3．具有“靶向作用”可溶性鸟苷酸环化酶激动剂研究情况 可溶性鸟苷酸环化酶（soluble guanylyl cyclase，sGC）信号转导途径与鸟苷酸环化酶激动剂作用机制有关，包括NO、sGC和环磷酸鸟苷（cyclic guanosine monophosphate，cGMP）的参与过程，信号通路在人体的许多生理过程中都扮演着重要的角色。内源性NO由L-精氨酸在血管系统中合成内皮一氧化氮合酶，内皮型一氧化氮合酶可通过配体激活，sGC是一种催化鸟苷转化的酶。三磷酸转化为cGMP，cGMP介导这一途径的下游效应，包括血管扩张和继之的血压下降，抑制血小板聚集、纤维化和平滑肌增生。在心脏利钠肽则导致NO-sGC-cGMP途径的激活，随后cGMP的产生导致磷酸化靶向蛋白的蛋白激酶激活，结果在心脏起保护作用，包括排钠、改善心脏舒张松弛性、增加冠状动脉血流、减少肥大、炎症和纤维化。sGC激动剂（stimulator）不依赖于NO，还通过稳定NO来增强其本身的作用。

关于SGC激动剂利奥西胍（riociguat）对舒张功能衰竭相关肺高血压（DHF-PH）患者急性血流动力学作用有DILATE-1研究，研究结果HFpEF-PH患者耐受性良好，但是对mPAP没有明显作用，改善了研究中血流动力学和超声心动图参数。

维立西呱（vericiguat）心力衰竭初步研究SOCRATE分两个部分：SOCRATES-REDUCED研究和SOCRATES-PRESERVED研究。针对HFrEF患者的SOCRATES-REDUCED试验纳入LVEF≤45%的患者456例，给予安慰剂（$n=92$）、维立西呱1.25mg（$n=91$）、2.5mg（$n=91$）、5mg（$n=91$）和10mg（$n=91$），治疗12周，结果表明，与安慰剂组比较，汇总不同剂量组维立西呱的log NT-proBNP的变化值差异无统计学意义（$P=0.15$），但维立西呱耐受性良好。探索性次要分析结果显示，维立西呱剂量越大，NT-proBNP水平下降更多（$P<0.02$）。SOCRATES-PRESERVED 2 b期临床试验纳入EF≥45%的患者477例，安慰剂组93例，维立西呱组384例。维立西呱组给予维立西呱1.25mg或2.5mg固定剂量，每日1次；或从2.5mg开始，滴定到5mg或10mg，每日1次，治疗12周。两个主要一级终点是12周时logNT-proBNP和左心房容积（left atrial volume，LAV）变化，结果显示，汇总3个高剂量组与安慰剂比较，两个主要一级终点的差异均无统计学意义；维立西呱耐受性良好。预先设定的探索性终点根据生活质量KCCQ临床汇总评分（clinical summary score，CSS）结果显示，10mg维立西呱组评分较基线明显提高（19.3±16.3）分，较安慰剂组平均提高9.2分，提示维立西呱可以明显改善生活质量。因此，还需要进一步临床试验。

ACC 2020年度科学会议（ACC.20）/世界心脏病大会（World Congress of Cardiology，WCC）上最新公布的VICTORIA研究结果，为3期随机双盲安慰剂对照试验，入选5050例慢性心力衰竭患者（NYHA心功能分级Ⅱ～Ⅳ级），EF＜45%，在指南规定药物治疗基础上接受维立西呱靶剂量10mg/d或安慰剂，一级复合终点是心血管原因的死亡或心力衰竭住院。该研究中位随访期为10.8个月，数据显示随机接受维立西呱治疗的患者的心血管死亡或心力衰竭住院率（主要终点事件）比服用安慰剂的患者低10%，其中，维立西呱组2526例患者中有897例（35.5%）出现主要终点事件，安慰剂组2524例患者中有972例（38.5%）出现主要终点事件（$HR=0.90$，95%CI，0.82～0.98，$P=0.02$）。维立西呱组共有691名患者（27.4%）和安慰剂组747名患者（29.6%）因心力衰竭住院（$HR=0.90$，95%CI，0.81～1.00）。维立西呱组414例（16.4%）和安慰剂组441例（17.5%）因心血管性死亡（$HR=0.93$，95%CI，0.81～1.06）。全因死亡或因心力衰竭住院治疗的复合终点事件发生例数（率）分别为957名患者（37.9%）和1032名患者（40.9%）（$HR=0.90$，95%CI，0.83～0.98，$P=0.02$）。可以看到入选对象中EF＜40%维立西呱组2158例（85.8%），安慰剂组2158例（85.6%），仍然有14.2%～14.4%患者EF≥40%，虽然没有看到独立分组，然而可以提示对HFmrEF和HFpEF维立西呱有必要进一步研究。

4．具有抗心肌纤维化作用药物的研究 吡非尼酮（pirfenidone）具有抗纤维化作用，而心肌纤维化、瘢痕形成是HFpEF的重要病理生理机制，吡非尼酮目前被批准用于治疗因特发性肺纤维化或肺部瘢痕导致呼吸困难的成人，因此研究人员推测，吡非尼酮可用于治疗HFpEF。PIROUETTE是一项预测性、随机、双盲、安慰剂对照二期试验，旨在评估吡非尼酮对慢性HFpEF伴心肌纤维化患者的疗效和安全性，该研究纳入的研究对象为EF≥45%且利钠肽升高的慢性心力衰竭患者，所有患者均接受了CMR检查，均有心肌纤维化迹象，定义为用CMR测量的心肌细胞外体积（extracellular volvume，ECV）≥27%。纳入的研究对象被随机分为吡非尼酮组和安慰剂组，主要终点是心肌ECV的改变。结果组间差异−1.21%，95%CI，−2.12～−0.31（$P=0.009$），达到预定的初步结果。PIROUETTE试验的结果与安慰剂相比，吡非尼酮组在52周内显著降低心肌ECV，表明吡非尼酮可显著降低HFpEF合并心肌纤维化患者的心肌纤维化程度，有望成为HFpEF新的治疗靶点，需要在未来研究进一步证实。

5. 其他药物 另外一些药物包括磷酸二酯酶-5（phosphodiesterase-5，PDE-5）抑制剂［西地那非（sidenafil）、他达拉非（tadalafil）］、雷诺嗪（ranolazine）、伊伐布雷定（ivabradine）、钙增敏剂［左昔孟旦（levosimendan）］、白介素-1受体拮抗剂（anakinra、alagebrium chloride）、硝酸盐（提供NO）、重组松弛素（serelaxin）和基因治疗等，有关的试验结果还不能证明上述药物对改善预后的影响。

其中伊伐布雷定作为窦房结I_f电流抑制剂降低心率，对HFrEF患者的治疗作用已经得到证实（SHIFT研究）。但是，最近Kosmala等对HFpEF患者的小规模研究，主要是针对降低运动心率后运动耐量、VO_2峰值等影响，结果一级终点恶化，次要终点没有统计学意义，与2013年Kosmala等研究改善运动能力和VO_2峰值结果不一致，还需要大规模临床试验进一步研究。RALI-DHE Proof-of-Concept Study 晚钠电流抑制剂雷诺嗪改善了一些血流动力学结果（LVEDP、PAWP），但是没有改变心肌松弛性参数。

除了第一代螺内脂和第二代依普利酮外，最近研究新型高选择性和特异性非甾体类MRA拮抗剂非奈利酮（Finerenone），全球FINEATS-HF研究对HFpEF和HFmrEF主要终点事件降低16%。将是又一有前途新药。

（六）在非药物器械治疗方面的研究

包括心脏再同步化治疗（cardiac resynchronization therapy，CRT）等有关起搏器类的研究未得到阳性结果，均无推荐。

植入式心脏收缩力调节器（cardiac contractility modulation，CCM）是一个类似于心脏起搏器的设备，通过两根起搏电极连接到右心室间隔部，通过心肌绝对不应期的电刺激增强心脏收缩力，泵出更多的血液，改善心脏功能。虽然对于HFrEF已经有了既定的治疗方法，但对于HFmrEF和HFpEF患者，CCM治疗的科学证据较少。《欧洲心力衰竭杂志》发表了一项前瞻性、多中心、小规模初探试验性研究（pilot study），评估了CCM对HFpEF患者的潜在益处。研究纳入42例NYHA心功能分级Ⅱ级或Ⅲ级的HFpEF患者，70.2%为女性，年龄为（74.3±4.4）岁，LVEF为（59±4.4）%，63.8%有高血压，46.8%有心房颤动，40.4%有糖尿病，31.9%在过去一年至少有一次因心力衰竭住院，KCCQ总分为（48.9±21.7）分。植入CCM装置后，对患者进行了24周的随访。主要疗效终点为KCCQ总分的变化，结果显示，KCCQ总分提高了（18.0±16.6）分（$P<0.001$）。主要安全性终点，即设备和手术相关并发症，由独立的医生评审委员会裁定，无事件率为93.6%。本研究表明，CCM可能对HFpEF患者群体有益处，但需要更大规模的研究。

应用房间隔分流器（interatrial shunt device，IASD）目的是降低HFpEF的左心房超负荷，从而改善患者临床症状、运动耐量及预后。如前所述，HFpEF患者临床症状主要是由PCWP及LAP升高（即左心房超负荷）导致的肺血管床淤血引起，且PCWP升高与VO_2降低呈现明显的正相关，后者是反映运动耐量的定量指标，降低患者左心系统压力成为有效治疗HFpEF的靶点。与左心系统相比，右心系统对容量负荷耐受性更好，可以作为潜在容器承担左心容量超负荷。当左心舒张功能障碍产生左心房超负荷时，通过房间隔造孔，放入分流器，制造一定程度稳定可控的左向右心内分流，可以有效降低LAP，将失代偿的容量超负荷转为代偿性，而且不明显降低左心室排血量，成为治疗HFpEF的一个重要潜在的有效方法。目前各种新的IASD应运而生（应用方法和型号从略）。有关研究表明，静息时和/或运动时PCWP降低（或LAP降低，或PCWP-中心静脉压压力梯度降低），从而使肺淤血改善，患者活动耐量增加，临床心功能评价改善（包括NYHA心功能分级、6分钟步行距离、明尼苏达生活质量评分、KCCQ等）。一项早期的随机对照研究通过假手术对照及受试者、护理人员、结果评估人员进行三方盲法控制，结果显示1年后IASD组各项指标优于对照组，包括心力衰竭导致的年住院率（0.22% *vs.* 0.63%，*P*＝0.06），心力衰竭住院事件的累积发生率（19% *vs.* 41%，*P*＝0.08），NYHA心功能分级改善（中位数，1级 *vs.* 0级，*P*＝0.08），而主要心脑肾不良事件（2/21 *vs.* 5/22，*P*＝0.41）和全因死亡率（1/21 *vs.* 3/22，*P*＝0.61）未显示有统计学意义的差异，该研究总体上手术效果和安全性良好。综合几项研究结果，患者在房间隔分流术后左心排血量升高。对于各种不同类型、不同严重程度、不同危险因素和合并症的HFpEF和HFmrEF患者的长期疗效，仍需要更多的研究。

Shear等汇总列出了目前应用治疗于HEpEF的药物和将来有希望的药物与非药物的研究方向，见图3-4-2。

六、高血压所致HFpEF合并PH的问题和处理

属于第2类肺高血压的左心疾病所致PH（PH-LHD），应以治疗基础疾病为主，处理HFmrEF和HFpEF是PH的上游治疗。由于缺乏循证医学证据，包括欧洲和中国指南目前都暂不推荐在PH-LHD患者中使用第1类肺动脉高压或称肺动脉高压（pulmonary arterial hypertension，PAH）靶向药物，建议到肺血管病中心，明确诊断和个体化治疗。

慢性心力衰竭一旦合并PH，往往提示症状和运动耐量受损更严重，预后更差。明确地说，前面提到的Cpc-PH病理上存在肺血管重构，属于左心疾病合并PH的严重类型。HFmrEF合并PH单独关注更少，放入HFpEF，许多文献HFpEF合并PH涵盖了EF从40%到50%和以上的范畴。

超声心动图是筛查PH-LHD的重要手段，但确诊仍需要行右心导管检查。长期应用利尿药的患者PAWP可能正常，HFpEF患者静息状态下PAWP也可能＜15mmHg。液体负荷或运动负荷试验可能有助于发现潜在的PH-LHD。PH-LHD严重者需手术（左心室辅助装置、房间隔打孔、瓣膜手术、CRT或心脏移植）治疗，可能因左心室充盈压下降而使肺动脉压力迅速下降。第1类PAH靶向药物，包括磷酸二酯酶-5（PDE-5）抑制剂——西地那非（sidenafil），sGC激动剂——利奥西呱（riociguat），内皮素受体拮抗剂——马昔腾坦（macitentan），Rho激酶抑制剂——法舒地尔（fasudil）和前列环素制剂——曲前列地尔（treprostinil）等有一些临床试验，结果多数不理想，个别中间终点有改善。

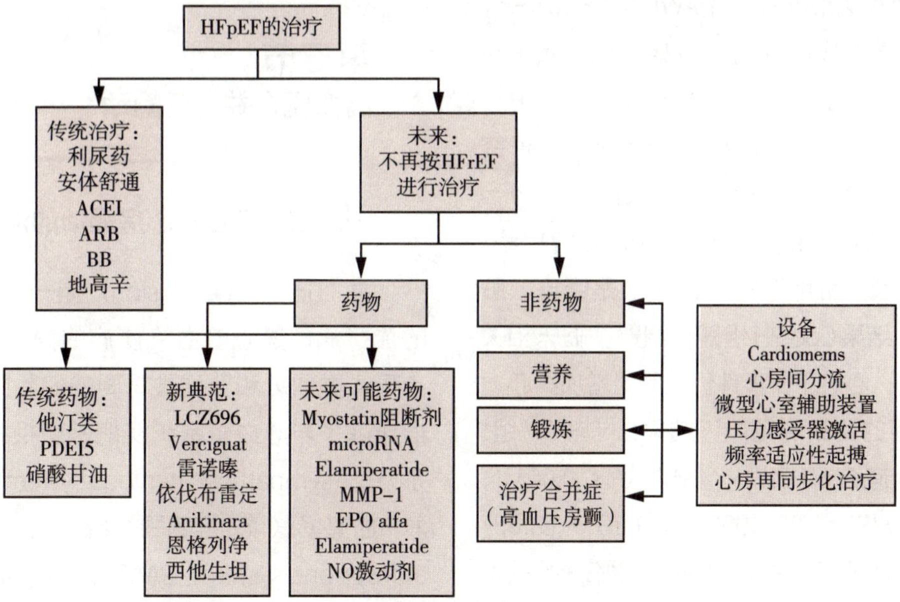

图3-4-2 HFpEF患者现有和建议将来可能有效的治疗方法示意图

已经完成的中小规模临床研究，多数简单、单中心，缺少精心设计的长期临床结果，基本是血流动力学中间终点，专门评价Cpc-PH研究较少。除了Guazzi等完成的西地那非试验，主要在病情比较重的Cpc-PH患者取得阳性结果，表现为mPAP和PAWP下降，心脏指数升高，右心室功能改善。其他包括应用西地那非的RELAX研究、sGC激动剂利奥西呱的DILATE-1试验和内皮素受体拮抗剂马昔腾坦的MELODY-1研究等都没有得到一级终点。

国内上海仁济医院沈节艳团队一项关于Rho激酶抑制剂法舒地尔在PH-HFpEF患者中的前瞻性研究，比较HFpEF合并被动性肺动脉高压（passive pulmonary hypertension，PPH）即Ipc-PH与HFpEF合并反应性肺动脉高压（reactive pulmonary hypertension，RPH）即Cpc-PH，观察了法舒地尔治疗前后血氧饱和度（SpO_2）、NT-pro-BNP、6分钟步行距离和NYHA心功能分级的变化，初步结论证实，法舒地尔对RPH-HFpEF比PPH-HFpEF有更有效的精准治疗。

近期一项研究也关注了Cpc-PH和Ipc-PH的比较，将701例PH-LHD接受右心导管术的症状性心力衰竭患者分为四组。①Ipc-PH组：mPAP＞20mmHg，PAWP＞15mmHg，PVR＜3WU；②Cpc-PH组：mPAP＞20mmHg，PAWP＞15mmHg，PVR＞3WU；③临界性PH组（从定义看，属于毛细血管前性PH）：mPAP＞20mmHg和PAWP≤15mmHg；④非PH组：mPAP＜20mmHg。研究对象被分配到Ipc-PH（n＝268）、Cpc-PH（n＝54）、临界PH（n＝112）或非PH（n＝267）组。多变量Cox风险分析用于研究Cpc-PH是否与心脏病预后相关。结果Cpc-PH组即使调整了临床相关的混杂因素后，心脏不良事件仍然明显增加。心力衰竭预后之间的比较可见如下结果：与非PH组：HR＝2.98（95%CI，1.81～4.90）（P＜0.001）；与Ipc-PH组：HR＝1.92（95%CI，1.19～3.08）（P＝0.007），提示四组患者之间的长期临床预后差异很大，Cpc-PH具有最差的临床结局。这方面药物临床试验应该主要关注Cpc-PH的左心疾病。

2022年ESC指南提出，对有重度毛细血管前性和/或右心室功能障碍标志物的LHD患者，要转诊到PH中心进行完整的诊断检查。如果PVR＞5WU和Cpc-PH，需要个体化治疗，以上均为Ⅰ类推荐。PAWP 13～15mmHg情况下的HFpEF考虑运动或容量负荷试验，确定是否存在毛细血管后PH，为Ⅱb推荐。

虽然PDE-5抑制剂西地那非等对于PH-LHD亚组可能有益，但是不能用治疗肺动脉高压（PAH）的靶向药物对PH-LHD患者开放应用，最近指南特别提出的Cpc-PH个体化治疗，意味着对PAH有效的靶向药物应用仍然可以探索。目前药物临床试验预后研究还在世界各肺血管病中心进行中。

高血压病情进展产生心力衰竭合并症，HFpEF也包括HFmrEF常见。分析了相关分类、流行病学、病理生理和诊断方面的研究近况。传统治疗难以改善这类患者的预后，本文着重论述了新型药物包括降压和改善舒张功能临床试验结果对预后的影响及新进展，为治疗提供的相应手段。与高血压相关的HFpEF，包括合并Cpc-PH患者的进一步临床试验将会带来更好的前景。

（张承宗）

第五节 高血压合并心房颤动

一、高血压合并心房颤动的流行病学

高血压（hypertension）是一个全球范围内的流行病，是心脑血管疾病的第一大危险因素，也是人类致死和致残最重要的危险因素之一。高血压除了与心血管系统疾病密切相关，交感神经系统（sympathetic nervous system，SNS）、肾素－血管紧张素－醛固酮系统（renin-angiotensin-aldosterone system，RAAS）、内分泌系统、代谢系统、泌尿系统等病变都与其有关，同时也受生活

环境、生活方式、情绪和心理应激等神经精神等因素的影响。

中国高血压的流行病学现状十分严峻，达到控制高血压而降低心脑血管事件和死亡的目标任重而道远。高血压合并心房颤动（atrial fibrillation，AFi）十分常见，AFi是临床上最常见的心律失常之一，也是高血压导致心脑血管并发症的常见原因之一。AFi的发病机制十分复杂，但无疑高血压是AFi的重要原因或危险因素。高血压、糖尿病（DM）、心力衰竭（HF）、心脏瓣膜病和心肌病（CM）都可以导致和/或成为AFi的临床病因。AFi也是一种与年龄有关的增龄性疾病，20岁以上成年人群总体患病率为3%，≤60岁人群AFi患病率在1%以下，而≥80岁的老年人AFi患病率可达到甚至超过10%。我们对生活在天津市社区养老机构的老人做了调查，结果显示接受调查的老年人平均年龄为80.56±7.90岁（60～112岁），受调查老年人AFi的总患病率为9.51%，各种疾病合并脑卒中的患病率高达32.45%。

高血压和AFi是两个重要的公共卫生问题。高血压和AFi的患病率在世界范围内升高，而且很多患者同时患有高血压和AFi，高血压和AFi与心血管疾病及死亡的风险过高有明确的关联性。高血压增加了发生AFi的风险，由于高血压在人群中的高患病率，与其他AFi风险因素相比高血压所占比例更高，有60%～80%的已确诊AFi患者同时患有高血压。尽管高血压与AFi之间有着众所周知的联系，高血压患者AFi发生率较高的一些机制并不完全清楚，但可以肯定的是，高血压是AFi最重要的临床危险因素或病因之一。我们的研究显示，老年人合并的慢性病中高血压病居于榜首，而高血压合并AFi在受调查的老年人群中占63.78%。

二、高血压合并心房颤动的发病机制与病理生理

（一）高血压合并心房颤动的发病机制

AFi本身的发病机制尚未完全清楚，高血压合并AFi的发病机制十分复杂，确切机制也并不十分明确。经典的观点认为，AFi的发病机制与心房的大小和心房压力有关，特别是人们在二尖瓣狭窄合并AFi的临床事实中得出了结论。在二尖瓣狭窄的患者，其发生AFi的风险超过80%，对于风湿性心脏瓣膜病二尖瓣狭窄年龄较大的（生存期较长）患者，发生阵发或永久性AFi的概率接近100%。对于风湿性二尖瓣狭窄来说，最重要的解剖和病理生理学变化就是二尖瓣的开放受限所致的二尖瓣口狭小，使左心房向左心室内的血流受阻，进而造成左心房内的压力升高和左心房的扩张。因此一直认为，左心房的扩大和压力升高是AFi发生的重要原因，左心房的扩大被认为是心房结构重构的一部分，而且是最直观的和最重要的重构之一。同样，右心房来源的AFi与右心房的扩张和压力升高有关，但是AFi的主要来源仍然是左心房。

近年来，相继提出了关于AFi的结构重构、电重构和神经重构的概念，有了对AFi更为全面的认识。心房结构重构不只是与我们观察到的左心房扩大有关，也与心房纤维化、心房肌细胞线粒体结构的改变、炎症细胞浸润等相关，而有些结构重构可以不伴有心房大体解剖结构的变化。电重构通常表现为心房的电激动异常和电离散度的增加，但是心房肌细胞膜的离子通道的电重构，即电学特征的变化也是重要的电重构改变。神经重构和电重构间的关系十分密切，心脏和交感神经节、迷走神经节和颈部交感神经元的电重构都影响AFi的发生和维持，成为AFi神经重构的一部分。结构重构、电重构和神经重构相互作用，共同影响AFi的发生，并成为AFi的重要机制。

此外，分子生物学研究显示，在AFi的结构重构、电重构和神经重构中，细胞和分子重构也是AFi的重要机制。在快速心房起搏犬AFi模型和间歇缺氧大鼠AFi模型都显示，心房电重构、结构重构和神经重构的同时发生了基因和蛋白表达的重构改变，因此重构的本质是心房肌细胞膜离子通道和调控纤维化的基因和蛋白表达的变化，同时炎症和

纤维化上游和下游调控通路的基因和蛋白发生了改变，包括调控细胞凋亡的信号通路的变化，均参与了AFi的重构过程。研究显示，干预心房纤维化和炎症信号通路的基因和蛋白的表达就可能阻止心房的重构。同时，编码钠钾钙离子通道的基因对离子通道蛋白的调控参与了电重构，由于离子通道的本质是蛋白质，所以编码钠钾钙离子通道的基因对离子通道蛋白的调控本质是电重构。我们通常临床上关注的电重构是心房有效不应期（ERP）和动作电位时程（APD）离散度的改变，表现在心电图上为心房P波的离散度变化，而心电图和ERP/APD变化的本质是心房肌细胞膜离子通道的重构。

高血压导致的左心室肥大和心房扩大是临床上心房颤动的直接原因，也是最重要的原因。但是，高血压患者常存在中枢神经系统（SNS）和肾素-血管紧张素-醛固酮系统（RAAS）的激活或活动增强，而左心室肥大既与血压增高造成的左心室后负荷增加有关，也与RAAS激活后生成过多的血管紧张素Ⅱ（AngⅡ）对心室肌细胞的刺激作用有关。AngⅡ是促使高血压左心室心肌纤维化的重要因素，也是促成心房肌纤维化的重要原因，抑制AngⅡ的措施可以抑制其导致的心室和心房肌纤维化，或可减少或阻止高血压患者AFi的发生，RAAS激活和AngⅡ的增多可能是高血压患者合并AFi高发危险的重要内在机制。AFi的发病机制十分复杂，心肌细胞的线粒体功能、氧化应激反应和尿酸代谢等也都与AFi的发生相关。

（二）高血压合并心房颤动的病理生理学和临床危害

高血压合并AFi的病理生理学认识对临床处理非常重要。心脏功能不仅是依赖于心室的收缩，心室舒张期充盈同样参与正常心脏排血功能的维持。在心动周期的全心舒张期之后是心房收缩期，在心房收缩期后是心室的等容收缩期。窦性心律时心房心室的顺序收缩，心房收缩期的工作可以保持20%左右的心排血量，即发生AFi则心排血量会降低20%～30%，可见心房的正常收缩在心功能的保持中发挥重要作用。因此，AFi患者的心衰发生率远高于窦性心律者，心力衰竭的风险是窦性心律者的2倍以上，这是丧失窦性心律后的病理生理变化。

此外，AFi发作时的不规则和/或快速心室率都会影响心室的舒张期充盈和收缩期的排血功能，进一步造成心脏功能的受损。当AFi不规律的快速心室率反复发生和持续AFi发作时，可因心动过速导致心动过速性CM。导致心动过速性CM最常见的心律失常是快速心室率AFi。心动过速性CM的发生与AFi负荷、发作时的心室率及总的病程有关，由于心房颤动难以转复和控制，因此AFi患者发生心动过速性CM的时间跨度很大，长的则在AFi发生后的数年甚至十数年、数十年后发生心动过速性CM，短的则可以数月内发生（3个月）心动过速性CM。总的来说，AFi的负荷越大、发作时心室率越快和病史越长，发生心动过速性CM的可能性就越大。因此，AFi患者恢复窦性心律的维持状况及心室率的控制状态均与心动过速性CM的发生有关。

高血压患者的左心室肥大是高血压左心室舒张功能受损或舒张顺应性降低的重要原因。伴随高血压左心室肥大的神经体液变化之一是RAAS的激活，RAAS中的AngⅡ既是收缩血管造成血压升高的机制，同时是刺激心室肌细胞肥大的因子，而且AngⅡ也是促使心室和心房纤维化的重要物质。当AngⅡ作用于心室肌细胞时，除升高动脉血压外，其刺激心肌细胞肥大和促进心肌纤维化的作用均使左心室的舒张功能受损，造成舒张顺应性下降。高血压舒张功能受损和心室肌纤维化，影响了左心室的舒张期充盈，同时也使左心房的收缩负荷增加和左心房压力升高导致左心房扩张，促使高血压患者发生AFi。

影响左心室舒张期充盈的一个重要因素是心室率。心率加快时，心动周期缩短，此时的心动周期的缩短主要是在舒张期。当心室舒张期缩短时，心室舒张期充盈时间缩短，就会造成心室的舒张期血量充盈降低进而导致每搏量和心输出量的下降。当

AFi出现不规则快速心室率时，心室舒张期充盈受损的状况更为明显。由于高血压本身的病理生理变化就会造成心室舒张功能的损害，因此高血压左心室肥大患者发作快速心室率的AFi时舒张功能的降低会更加明显。

卒中的最重要危险因素之一即是高血压，而心房颤动除了增加至少2倍的HF和死亡风险以外，较窦性心律者增加脑卒中风险5倍以上。中国脑卒中的年发病率为250/10万，冠心病事件的年发病率为50/10万，脑卒中发病率是冠心病事件发病率的5倍。在中国高血压和AFi是脑卒中最常见的原因，而高龄和高血压合并AFi者的脑卒中风险更高，平均年龄70岁的AFi患者缺血性脑卒中发生率为5.3%，80～89岁为23.5%，80岁以上高达32.9%，住院AFi患者合并脑卒中发生率24.8%。我们的资料显示，天津市社区养老机构接受调查的老年人（平均年龄为80.56±7.90岁）脑卒中的患病率高达32.45%。诊室血压与脑卒中、冠心病事件和心血管疾病死亡的风险呈连续、独立、直接的正相关关系，收缩压（SBP）每升高20mmHg或舒张压（DBP）每升高10mmHg，心脑血管疾病发生的风险倍增，国人发生卒中的风险较白种人更高。虽然有多少脑卒中直接归因于高血压难于确切统计，但是神经科的脑卒中患者近20%为心源性卒中，而心源性卒中的最主要原因是AFi。

三、高血压合并心房颤动的临床治疗

高血压合并AFi的治疗包括两个方面，其一是高血压合并AFi或AFi发作时高血压的治疗；其二是高血压合并AFi或AFi发作时AFi的处理。在了解了高血压和AFi的发病机制和基本病理生理后，更便于理解高血压合并AFi的血压控制和兼顾AFi的管理。

（一）高血压合并心房颤动的血压控制策略

对于阵发性AFi，高血压的治疗策略与非AFi的高血压患者无大异，但是要关注高血压患者发作阵发性AFi的临床特点和规律。偶发的阵发性AFi，一般不必要针对AFi做特殊处理，控制高血压这一AFi的重要危险因素即可减少AFi的发作和进展。当然，评估AFi的抗凝治疗策略是十分必要的。但阵发性AFi存在所谓的“AFi连缀AFi”或称为“AFi导致AFi”（AFi begets AFi）的现象，早期干预可能会延缓或阻止阵发性AFi的进展。因此，对于阵发性AFi的高血压患者，可以选择血管紧张素转换酶抑制剂（angiotensin converting enzyme inhibitor，ACEI）或血管紧张素Ⅱ受体阻滞剂（angiotensin Ⅱ receptor blocker，ARB）作为首选降压药物。研究者的实验和临床研究均显示，肾素轴抑制对于减少阵发性AFi发作和阻止心房电重构、结构重构和神经重构有益。研究表明，应用ARB（如缬沙坦）治疗高血压合并阵发性AFi的患者，其AFi的发作明显少于应用钙离子通道阻滞剂（calcium channel blocker，CCB）者，而ARB联合他汀（如氟伐他汀）治疗的高血压患者发作阵发性AFi最少。所以对于高血压患者合并阵发性AFi者，可以ARB/ACEI为首选降压药物，而对同时有LDL-C不达标的脂代谢异常患者，早期同时应用ARB/ACEI联合他汀或许能使这类患者更多获益。

尽管β受体阻滞剂是否作为“一线”降压药物选择存在不同的意见和争议，但是在降压治疗中，特别是合并AFi的患者中β受体阻滞剂具有独特的作用。β受体阻滞剂常用来治疗房性期前收缩，可以通过抑制房性期前收缩而减少因房性期前收缩触发的阵发性AFi发作，对于高血压合并阵发性AFi患者可选择β受体阻滞剂治疗，既有控制血压的作用，又有利于阵发性AFi的控制。但是，对于存在窦性心动过缓或窦性停搏的合并阵发性AFi的高血压患者，或可能存在病态窦房结综合征（sick sinus syndrome，SSS），尤其是以窦性心动过缓/窦性停搏——阵发性AFi为特征的所谓慢-快综合征的高血压患者，不适宜应用β受体阻滞剂作为降压药物，而建议永久起搏器植入治疗。对于平时为窦性心律的无明显窦性心动过缓或窦性停搏的高血压患者，如阵发性AFi发作中止时有窦性停搏而不足以诊断为SSS（即快-慢综合征）的高血压患者，可以谨慎使用β受体阻滞剂。对这类患者β受体阻滞剂如果抑制或减少了阵发性AFi的发作，患者常不会发生窦性停搏或严重的窦性心动过缓。当然，对诊断为快－慢综合征的高血压患者，应该告知他在发作阵发性AFi时应该防止发作中止时的跌倒（窦性停搏所致的晕厥），还应该在患者的血压控制基本达标后，建议患者接受AFi的消融术治疗。

高血压合并永久性心房颤动的患者，应该根据患者的心室率选择不同作用特点的降压药物。对于快速心室率AFi的高血压患者，可以选择β受体阻滞剂、非二氢吡啶类的CCB，既可以降低血压，又可以控制快速心室率。对于心功能有受损的射血分数降低的HF（HFrEF）合并AFi的高血压患者，不宜使用CCB作为降压药物和用其控制AFi的心室率，而β受体阻滞剂可以根据患者的具体情况选择应用。严重的HF患者通常血压不高甚至偏低，往往不需要降压药物治疗，但是应用洋地黄类药物需十分慎重。合并永久性AFi伴快速心室率的高血压患者，如果单用β受体阻滞剂、非二氢吡啶类的CCB不能降压达标，可以联合应用ACEI/ARB类降压药物，也可以在ACEI/ARB类降压药物联合β受体阻滞剂或非二氢吡啶类的CCB血压控制不达标的患者，应用利尿药或采用ACEI/ARB类药物联合β受体阻滞剂和二氢吡啶类CCB方案。一般不建议β受体阻滞剂与非二氢吡啶类的CCB联合。

处理比较棘手的是永久性AFi伴缓慢心室率的高血压患者，这类患者不需要控制AFi本身的治疗，不宜用β受体阻滞剂和非二氢吡啶类CCB作为降压药物。ACEI/ARB类降压药物和利尿药可以作为首选，降压不能达标时可以谨慎选择长效或相对长效的α受体阻滞剂，如特拉唑嗪，也可选择兼有中枢作用的α受体阻滞剂，如乌拉地尔等。部分患者可以慎重使用高选择性的二氢吡啶类CCB，如非洛地平等。拟交感活性的加快房室结传导的药物在这类患者并不可取。对于永久性AFi伴缓慢心室率的高血压患者，如果心室率过低（持续≤45次/分）或伴有清醒状态下明显长间歇（多个R-R间期≥3.5秒）的应该考虑永久性心脏起搏器植入术。永久性AFi伴缓慢心室率高血压患者的起搏方式，根据心室同步化起搏治疗的适应证，首选可以达到或基本达到心室同步化的起搏方式，如希氏束（旁）起搏或双心室同步化起搏（CRT-P）。

合并阵发性AFi的高血压患者，甚至永久性AFi的高血压患者应用ACEI/ARB类降压药可能对患者的心房和心室结构性重构有益，因为ACEI/ARB抑制心肌纤维化作用对心脏的保护或许使患者获益，同时也对可能合并的冠心病和/或糖尿病的高血压患者有益。

（二）心房颤动治疗在高血压控制中的作用

高血压合并AFi患者的治疗，还包括AFi的控制和抗凝治疗的评估问题。高血压合并AFi的管理主要根据AFi的不同临床特点决定管理策略，分为高血压合并阵发性或持续性AFi和高血压合并永久性AFi的管理两个部分。对于阵发和持续性AFi的患者，在高血压控制基本达标以后，应该考虑两个问题：一是恢复窦性心律和抗凝治疗，二是药物维持窦性心律；对于永久性心房颤动的高血压患者主要考虑抗凝治疗策略的问题。

阵发和持续性AFi患者首先应该评估卒中风险，根据卒中风险CHA2DS2-VASc评分和出血风险HAS-BLED评分，制定适宜的抗凝治疗策略。同时，要考虑患者的AFi复律和维持窦性心律的方案，即选择药物或电复律＋药物维持，还是AFi的消融术复律＋药物管理。按照新近的AFi指南，对于没有禁忌证的阵发性和持续性AFi的高血压患者，在血压控制基本达标以后首选消融治疗复律＋药物管理策略。对于不适合或不能接受消融复律的高血压患者，可以选择药物复律，首选的复律药物是胺碘酮。除非患者因急症状况需要，一般对高血压合并阵发性和持续性AFi的患者不采用同步直流电复律。如果患者药物复律失败，但又不能进行消融复律的患者，综合临床情况评估和分析，在充分应用维持窦性心律药物和抗凝治疗措施的基础上，可以采取同步直流电复律治疗，以给予患者复律的机会，以降低患者因高血压合并AFi而发生脑卒中的风险。

维持窦性心律的首选药物是胺碘酮和索他洛尔，对于非HFrEF的高血压患者，也可以考虑应用决奈达龙。除索他洛尔以外的β受体阻滞剂也可以作为维持窦性心律的药物选择，但效果往往不如胺碘酮或索他洛尔。多菲利特、依布利特、尼非卡兰等通常较少用于高血压合并AFi的转复或维持用药。中成药，如稳心颗粒具有一定的维持窦性心律、减少AFi复发的效果，可以作为辅助药物选择。普罗帕酮、氟卡尼等在心功能正常的高血压合并的阵发性和持续性AFi可以作为复律和维持窦性心律的药物，但应谨慎使用。

合并高血压的永久性AFi治疗如前述主要是控制心室率和抗凝治疗，降低血栓栓塞事件和脑卒中的发生。抗凝治疗是AFi管理重要的组成部分，是降低血栓栓塞事件，特别是脑卒中最重要的措施之一。ACEI/ARB类降压药物具有抑制心肌纤维化的作用，不论是对高血压合并阵发/持续性AFi，还是永久性AFi的患者，选择ACEI/ARB类降压药物有可能改善心房/心室基质（substrate）和阻止心房/心室重构，此类降压药物或可对患者有益。

前面讲过，对高血压合并AFi的患者应根据卒中风险CHA2DS2-VASc评分和出血风险HAS-BLED评分，制定适宜的抗凝治疗策略。尽管这两个评分不是十分理想的评分体系且存在争议，但仍然是目前应用最多的和指南所推荐的评分方法。AFi患者的卒中风险评分依据心力衰竭（C）1分、高血压（H）1分、年龄≥75岁（A）2分、糖尿病史（D）1分、卒中病史（S）2分、血管疾病（V）1分、年龄65～74岁（A）1分和性别为女性（S）1分等进行评估。如果CHA2DS2-VASc卒中风险评分≥2分，即应该予以抗凝治疗。更为严格的抗凝策略认为，如果CHA2DS2-VASc卒中风险评分≥1分启动抗凝治疗也是合理的，严格的抗凝治疗策略有利于更进一步降低脑卒中风险而使患者获益。但如果按照CHA2DS2-VASc卒中风险评分≥1分启动抗凝治疗的话，高血压合并AFi的患者首先评分得1分，即应该启动抗凝治疗。而临床实际情况是大多数的高血压合并AFi的患者，仅仅接受了阿司匹林或氯吡格雷的抗血小板治疗。因此，尽管近年来AFi抗凝治疗理念不断提升，但是对于高血压合并AFi患者的抗凝治疗仍然是远远不够的。

在应用CHA2DS2-VASc卒中风险评分的同时，应该对患者做HAS-BLED出血风险评分以评估出血风险。HAS-BLED出血风险评分中，高血压（H）1分、各种肾脏功能异常（A）1分或2分、卒中病史（S）1分、出血史（B）1分、INR值不稳定（L）1分、年龄＞65岁（E）1或2分、药物/饮酒（D）1分。这里值得注意的是高血压在卒中评分里得了1分，在出血评分里也得了1分，如何办？首先说明的是，HAS-BLED出血风险评分≥3分为高危出血风险，因此高血压合并AFi的患者抗凝治疗的出血风险是可控的；其次，HAS-BLED出血风险评分是提示了抗凝治疗的出血风险，要求根据评分结果知晓患者的出血风险而调整抗凝治疗的强度和方案，但这并不是抗凝治疗的反指征；再次，要明确的是高血压1分的抗凝，应是在血压得到基本控制的情况下启动抗凝治疗。

这里有五点必须强调：第一，是高血压合并AFi的抗凝治疗必须以血压得到基本的控制为前提，如果血压持续在160/90mmHg以上，或血压控制不稳定而仍有较大的波动时应该暂缓启动抗凝治疗，或调整原有的抗凝治疗方案；第二，对于绝大多数患者应该首先选择新型口服抗凝药（NOAC）或称非维生素K抑制剂类的直接口服抗凝药（DOAC），如利伐沙班、达比加群等，而不是维生素K抑制剂华法林（warfarin，属香豆素类）；第三，对于HAS-BLED评估高危出血风险需要抗凝的高血压合并AFi的患者，尽可能使用NOAC/DOAC以降低可能的出血风险，同时保证良好的抗凝治疗效果；第四，由于高血压合并AFi的患者常同时患有冠心病和/或糖尿病等疾病，对于这类情况应该根据不同的指南和建议调整抗凝治疗的药物和剂量，特别是与抗血小板药物联合应用时调整剂量和疗程；第五，由于患者应用的药物种类可能比较复杂，应该充分考虑抗凝和抗血小板药物与其他治疗药物的相互作用，尤其注意的是合并AFi的高血压患者所应用治疗AFi的药物，如胺碘酮等与阿司匹林、氯吡格雷、华法林和利伐沙班/达比加群等抗凝、抗栓药物之间的相互作用（具体抗凝治疗方法不赘述）。

总之，高血压合并AFi是很常见又相对比较复杂的临床问题，高血压和AFi的诊治和管理应该遵循相关的指南和临床循证医学研究结果。但是，临床问题越复杂，需要综合考虑和评估的问题也就越多，故针对具体患者制定个体化的治疗方案也是十分必要的。我们面临的患者大多是合并多种疾病的一个复杂个体，不同指南之间治疗建议的一致性和差异性也是临床医生在确定治疗方案时应该考虑和评估的，比如高血压患者抗凝治疗中出血风险的控制和AFi转复前后的抗凝治疗方案等问题，需要根据临床患者的实际情况综合考虑。高血压与AFi的诊断、评估和治疗本身就是一个需要临床医生综合考虑的问题，采用合理的治疗方案以降低高血压合并AFi患者的靶器官损害、血栓栓塞事件和致残/致死率是临床治疗的目标。

（李广平）

第六节 高血压与痴呆

痴呆是一种由多种病因导致的临床综合征，由于其不可逆性，针对痴呆的一级预防工作至关重要。高血压作为一种常见、可干预的危险因素，在痴呆的发生、发展中扮演着重要角色。

一、高血压所致痴呆的流行病学研究

早在20世纪90年代，就有学者发现尽管矫正了卒中、冠心病和动脉硬化的影响，在中年人群中收缩压每升高10mmHg，认知下降的风险就会增加5%。近些年的纵向、观察性研究也得出了相似的结论：Ninoyama等发现中年高血压患者出现血管性痴呆的概率要比正常人高5倍；基于6000多名65～79岁女性的研究结果表明，高血压是痴呆的独立危险因素，包括中年高血压在内的多种心脑血管疾病危险因素都和晚年痴呆具有明显的相关性。既往多项研究提示痴呆的风险与多种血管或其他生活方式相关的风险因素有密切联系，基于此，研究人员在芬兰首次开展了一项大型、双盲、随机对照试验（FINGER研究），发现包括降压在内的多途径干预措施能够有效地促进或维持痴呆高风险老年人的认知功能。PreDIVA研究发现，尽管多途径干预方法未能减少未经挑选的老年人群的全因痴呆发生率，但亚组分析提示基线期未治疗的高血压患者能够从积极干预中获益。此外，单独的积极降压治疗也可以有效降低未来出现认知下降的概率，在一项随访3.26年的收缩压干预—降压后记忆及认知功能（SPRINT-MIND）研究表明：强化降压可以降低约19%的轻度认知功能障碍风险，并且降低大约15%轻度认知功能障碍或各类可能导致痴呆复合事件的发病率。

二、高血压导致痴呆的发病机制

关于高血压导致痴呆的机制一直在研究和扩展。来自Brain杂志的一项前瞻性研究表明，包括大范围脑梗死、腔隙性脑梗死、微小脑梗死、脱髓鞘、小动脉硬化、软脑膜淀粉样脑血管病和血管周围间隙扩张在内的七种病理类型，可预测未来的认知下降，而高血压和上述改变均存在明显的相关性。此外，高血压导致的颅内出血也是血管性认知功能下降的重要原因。这些梗死性和出血性的改变可以导致包括海马组织在内的神经元死亡、胶质细胞增生、脑白质变性、脑萎缩、缺血再灌注损伤、神经炎症和血脑屏障破坏等多重相互作用、相互纠缠的病理生理学改变，从而导致血管性认知功能障碍的发生和发展。

根据2018年美国国立老化研究院-阿尔茨海默病协会（National Institute on Ageing-Alzheimer’s Association，NIA-AA）制定的阿尔茨海默病

(Alzheimer's disease，AD）诊断标准，β-淀粉样蛋白（β-amyloid，Aβ）在脑内的沉积是诊断AD的必要条件。但不可否认，许多确诊的AD患者也同时具有多种血管性损害的病理表现，提示血管性危险因素可能在AD的发生、发展中具有一定的作用。比如：研究人员使用匹兹堡复合物B-PET检测患者脑内Aβ的沉积情况，结果发现包括高血压在内的心血管风险因素与脑内Aβ负荷增加相关，并且可能进一步加强Aβ对脑的损害；中年期舒张压升高会降低血浆Aβ水平，增加脑内Aβ沉积，甚至在AD患者确诊前15年内便可观察到血浆Aβ水平的降低。中年期处于高血压前期状态（收缩压为120～139mmHg，舒张压为80～89mmHg）也与AD的发病风险相关。此外，Jennifer等发表了“哈佛老年脑研究”的阶段性结果，发现血管危险因素和Aβ相互作用，共同导致了病理性tau蛋白的升高。总之，目前的研究观察到了高血压和Aβ沉积等AD病理改变的相关性，但具体的内在机制有待进一步明确。

三、临床特征

高血压所引起的认知功能改变可以参考血管性认知功能障碍（vascular cognitive impairment）和AD的临床特征。前者的诊断必须具备以下两种条件：一是认知障碍的存在，包括从轻度认知功能障碍到痴呆的整个连续过程；二是确定血管疾病的病理学改变是导致认知缺陷的主要因素。其引起的认知下降可以是缓慢进展，如脑小血管病引起的认知障碍；也可以是阶梯样进展，如多发部位梗死、关键部位梗死或颅内出血引起的认知障碍。认知阈的改变以执行功能、注意力、加工速度等领域为主，而记忆功能可以在早期保持相对完整。常伴有其他非认知损害的症状，且临床特征和受损部位密切相关，发病年龄可以是中青年，多合并有高血压病之外的其他血管病危险因素。相比之下，典型的AD源性认知功能障碍的患者通常是发生在65岁以上的中老年人群，以记忆损害为主，近记忆力受损严重，可同时累及语言、执行、视空间功能，起病隐匿、进展缓慢，在进展为痴呆前通常有主观认知下降和轻度认知功能障碍这两个阶段。晚期AD患者的临床表现则比较复杂，通常合并有典型的精神症状和人格改变，如伴有焦虑、抑郁、视听幻觉、妄想、丧失羞耻感等。需要注意的是，一些不典型的AD患者也可以在青中年发病，临床进展也可以比较快，甚至不以记忆损害为主。此外，合并有慢性高血压病等多种慢性病的AD患者也可以出现血管性认知功能障碍的临床特征，呈现出混合性痴呆的表现，容易造成诊断上的混淆。

临床诊断为痴呆的患者一定已经合并了日常生活能力的下降及多个认知域的改变，而在进展为痴呆前，患者通常没有日常生活能力的下降，且认知能力的下降也比较轻微，不易察觉。合适的神经心理学评估可以协助临床医生及时发现高血压病引起的认知下降，明确不同认知阈的损害，帮助鉴别病因，做好早期诊断和干预。综合性量表可以选择简易精神状态检查量表（MMSE，附表1）、蒙特利尔认知评估量表基础班（MoCA-B，附表2）、阿尔茨海默病认知评估量表（ADAS-cog，附表3）、记忆与执行筛查量表（MES，附表4）等；同时推荐使用不同认知域的量表进行检查，如听觉词语学习测验（附表5）、韦氏记忆量表、逻辑记忆测验等检查记忆阈，连线测验、数字符号测验、数字广度测验、色词干扰测验等检查注意/执行认知阈，Rey复杂图形测验、画钟实验、积木实验等检查注意力、视空间和执行功能，波士顿命名测验、动物词语流畅性测验等检查语言认知阈。与此同时，可以完善焦虑（汉密尔顿焦虑量表等）、抑郁（汉密尔顿抑郁量表、老年抑郁量表等）、日常生活能力（社会功能活动问卷、日常生活能力评定量表、日常认知量表等）的测试。如果患者合并有精神症状和睡眠障碍，也需要完善神经精神量表（NPI）、Epworth嗜睡量表和匹茨堡睡眠质量指数量表等。Hachinski缺血量表评分有助于鉴别血管源性和AD源性引起的认知下降（一般≤4分考虑AD源性，

≥7分考虑为血管源性）。需要注意的是，不同年龄和受教育年限的患者所对应量表的界值是不一样的，应该选择具有适合中国人通常模式的量表进行评估。

合适的辅助检查可以帮助临床医生排除其他源性的认知下降，进而做出精确的诊断。所有患者都需要进行一定程度的鉴别诊断，如梅毒和HIV感染等、甲状腺功能异常、中毒、维生素B_1或B_{12}缺乏、结缔组织病和肝肾功能异常等情况，这些均可以引起认知下降甚至痴呆。所有患者都建议完善头颅结构影像学检查，推荐使用头颅MRI，有条件可以同时完善MRA检查，以了解颅内动脉及有无占位、海马萎缩、缺血性改变等，必要时可以完善磁敏感加权成像（SWI），以明确颅内有无微出血。对于严重怀疑AD源性或混合性痴呆的患者，可以完善尿中的神经丝蛋白AD7c-NTP检测，基因学检查（如*APOE*基因型和早发性AD相关的突变位点等），脑脊液Aβ和tau蛋白的检测，以及功能性（^{18}F-FDG、Aβ、tau）PET的检查。

四、治疗

上文提到的FINGER和PreDIVA研究都属于多途径、综合干预的临床研究，在积极治疗高血压的同时也关注其他因素，但原文中对高血压的治疗并没有过多的阐述，只知道血压控制在了正常范围，具体血压值及降压药物并不明确；SPRINT-MIND研究主要是对比强化降压（收缩压降低至120mmHg以下）和标准降压（低于140mmHg）对认知功能的影响，结果提示对于50岁以上的无糖尿病和卒中病史的高血压患者，强化降压可能进一步减少认知下降的风险。迄今，心血管危险因素、衰老和痴呆（cardiovascular risk factors，aging and dementia；CAIDE）风险评分是唯一用于筛选高危人群进行生活干预的量表（表3-4-5），该量表已经在不同人群中进行了验证，并基于容易获得的危险因素，以期在20年内预测出现痴呆的风险（图3-4-3），而该量表推荐的标准收缩压仍然是经典的低于140mmHg。在既往的一项大型系统性综述中，研究人员发现钙通道阻滞剂（CCB）和肾素-血管紧张素转换酶抑制剂（ACEI）不仅通过降低血压，而且通过特异性的神经保护作用，在预防认知功能下降和痴呆方面可能是有益的。基于既往对于高血压

表3-4-5　CAIDE痴呆风险评分

危险因素	参数	评分
年龄	＜47岁	0
	47～53岁	3
	＞53岁	4
受教育年限	≥10年	0
	7～9年	2
	＜7年	3
性别	女性	0
	男性	1
收缩压	≤140mmHg	0
	＞140mmHg	2
体重指数	≤30	0
	＞30	2
总胆固醇	≤6.5mmol/L	0
	＞6.5mmol/L	2
体育锻炼	是	0
	否	1

注：CAIDE.心血管危险因素、衰老和痴呆。

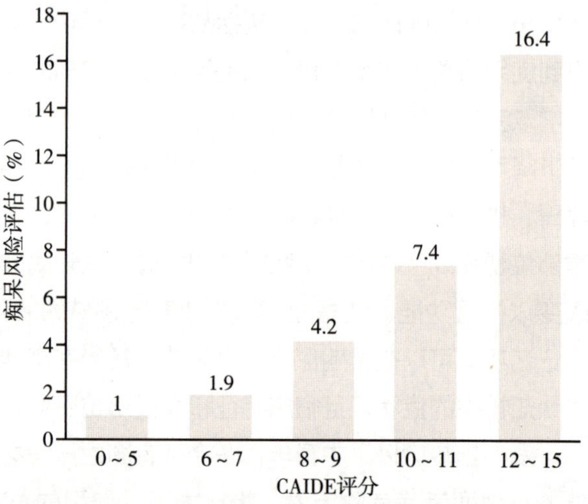

图3-4-3　心血管危险因素、衰老和痴呆（CAIDE）风险评分

注：CAIDE评分可根据中年（40～65岁）的危险因素分布来预测老年痴呆的风险。

的认识及上述观点，我们仍然推荐积极地控制高血压，但血压控制的标准应该基于个体情况来综合考虑，对于50岁以上的无糖尿病和卒中病史的高血压患者，强化降压可能是有益的。目前对于降压药无特殊推荐，不应该因为单纯考虑药物对认知的影响而忽略了个体的其他合并症（如糖尿病、高脂血症等），或药物的不良反应（如β受体阻滞剂引起的气道阻力增加、利尿药引起的电解质紊乱、CCB类药物引起的下肢水肿和ACEI类药物引起的干咳等）。

痴呆的治疗可以参考既往的治疗方案。针对AD美国食品药品监督管理局（FDA）至今仅批准了5个用于改善症状的药物，包括4个乙酰胆碱酯酶抑制剂（他克林、多奈哌齐、卡巴拉汀、加兰他敏）和1个天门冬氨酸受体拮抗剂（美金刚），其中他克林因为严重的不良反应已基本退市。日前，中国食品药品监督管理局有条件批准了甘露特钠（GV-971）的上市，在业内引起了广泛的争议，其远期效果仍有待考究。尽管目前还有一系列阴性的临床结果，但针对β淀粉样前体蛋白和Aβ的特异性抗体很可能仍然是未来的希望。一系列的研究提示更应该关注AD的临床前期，即患者已经出现了AD的病理表现，进入了AD连续病程，但尚未出现认知功能的下降时期。只有将治疗前移，才能够使正确的药物在合适的时期发挥应有的作用。针对血管性认知功能障碍，病因治疗仍然是最主要的治疗方式，应该采取针对脑血管病的积极的一级、二级预防，如对生活方式、饮食、高血压病、糖尿病、阻塞性睡眠呼吸暂停低通气综合征、偏头痛和心房纤颤的干预，对已发生脑梗死或脑出血的患者，应该根据最新的脑卒中二级预防指南进行长期的干预。已经出现认知下降的患者，治疗药物主要还是胆碱酯酶抑制剂和美金刚，使用方法同AD患者。此外，一些低水平的研究提示丁苯酞、养血清脑颗粒、奥拉西坦、胞磷胆碱及银杏叶制剂等可能对改善血管性认知功能障碍患者的认知功能和总体临床状况有一定的帮助，但仍需进一步临床试验证实。

五、高血压与痴呆的研究展望

目前关于高血压与痴呆的研究主要集中在血管性认知功能障碍和AD，其他亚型痴呆的研究还比较少，零星的证据表明高血压可能和额颞叶痴呆、路易体痴呆并无明显相关性，但考虑到高血压在一定程度上可以影响Aβ在脑内的聚集，其是否影响tau蛋白、α突触核蛋白等其他异常蛋白质的生成和代谢仍有待考究。此外，目前除了血管性认知功能障碍之外，高血压和其他源性认知功能障碍的关系大都是观察性研究，只能模糊地推测二者是有相关性，但具体的机制并不明确，是未来研究的重点和难点。

高血压作为一种慢性疾病，其对心、脑、肾、视网膜、外周血管等的影响，目前研究得已经相对比较透彻，而对于痴呆的影响可能更多的是一种间接的关系，如高血压造成心、脑血管病变，引起脑卒中、慢性脑缺血等明确的器质性损害，进而影响认知功能。因此，针对高血压的治疗应该更多和优先地考虑患者的原发疾病和基础状态，不能顾此失彼、因小失大。

此外，关于高血压和痴呆的关系也存在一定的争议。比如，Ninoyama等发现中年高血压对未来AD的发生并无影响；积极的降压治疗可能并不能降低认知下降的风险，甚至晚年的高血压可能是认知功能的保护性因素。这一系列问题都亟待解决。

基于上述研究，针对中年人群的高血压总体考虑，目前仍然推荐积极的降压治疗，但同时要避免血压过低；而80岁以上的高龄人群，积极的降压可能对认知功能并没有明显的保护作用。应该综合考虑和个体化定制降压方案，对于已经出现认知下降的患者，应该参考既往痴呆的治疗方案，现有的证据仍然支持应用胆碱酯酶抑制剂和美金刚。考虑到痴呆的危害性和不可逆性，最为关键的还是积极的一级预防，对包括高血压及其他的心脑血管疾病危险因素，如糖尿病、吸烟、饮酒、肥胖等进行积极的干预，同时做到合理膳食、运动，有条件的人群可以进行必要的认知训练。

附表1 简易精神状态检查量表（mini-mental state examination，MMSE）评分

评价项目		正确	错误	得分
现在是				
1.1	哪一年?	1	0	□
1.2	什么季节?	1	0	□
1.3	几月份?	1	0	□
1.4	几号?	1	0	□
1.5	星期几?	1	0	□
1.6	什么城市?	1	0	□
1.7	城区?	1	0	□
1.8	街道?（单位附近的街道均算正确）	1	0	□
1.9	第几层楼?	1	0	□
1.10	什么地方?	1	0	□
现在我说三样东西，我说完后请您重复一遍并记住，过一会儿我还要问您。“皮球”“国旗”“树木”。请您重复（仔细说清楚，每样东西用一秒钟，如果受试者不能完全说出，可以重复，最多6遍，但以第一遍为得分依据）。				
1.11	皮球	1	0	□
1.12	国旗	1	0	□
1.13	树木	1	0	□
现在请您算一算，100减去7，所得的数再减7，一直算下去，将每次的得数都告诉我，直到我说“停”为止（每一个正确答案1分，如果上一个错了，如100-7＝90，下一个对，如90-7＝83，第二个仍给分）。				
1.14	100-7＝93	1	0	□
1.15	93-7＝86	1	0	□
1.16	86-7＝79	1	0	□
1.17	79-7＝72	1	0	□
1.18	72-7＝65	1	0	□
刚才我让您记了三种东西，现在请您回忆一下是哪三种东西?				
1.19	皮球	1	0	□
1.20	国旗	1	0	□
1.21	树木	1	0	□
1.22	（检查者出示手表）这叫什么?	1	0	□
1.23	（检查者出示铅笔）这叫什么?	1	0	□
1.24	我说一句话，我说完以后您重复一遍，好吗?“大家齐心协力拉紧绳”	1	0	□
1.25	请您念一念这句话，并按这句话的意思去做（念对并有闭眼睛的动作才给分）。“请闭上您的眼睛”	1	0	□
我给您一张纸，请您按我说的去做:“用右手拿着这张纸，双手把它对折起来，放在您的左腿上”。现在开始。				
1.26	右手拿纸	1	0	□
1.27	双手对折	1	0	□
1.28	放到左腿上	1	0	□
（指着下面空白处）请您写一个完整的句子，要有主、谓语，表达一定意义（由受试者自己写，正确语法和标点并非必需）。				
1.29		1	0	□
（指着下图）请您照着这个样子把它画下来（必须画出10个角，2个五边形交叉，交叉图形呈四边形方能得分，线条不平滑可以忽略）				
1.30	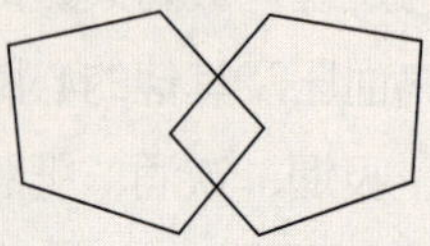	1	0	□

节点分数：

17分（文盲），20分（1～6年），24分（>6年）

附表2 蒙特利尔认知评估量表基础班（MoCA-B）

执行功能

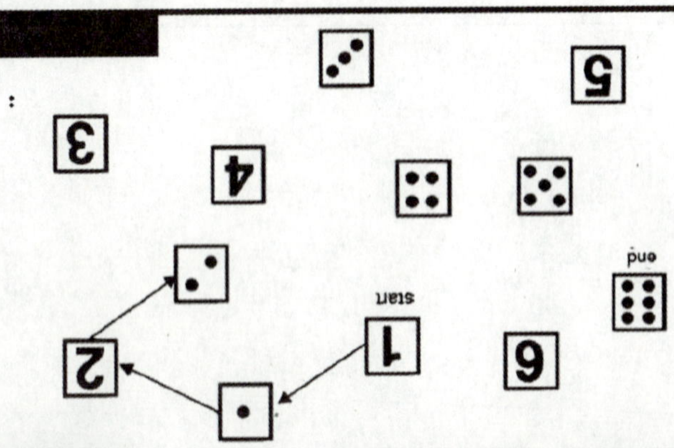

得分
开始时间 ______
(/1)

即刻回忆

即时第一次测试所有词语均能回忆，也需完成第二次测试

	桃花	萝卜	沙发	蓝色	筷子	不计分
第一次						
第二次						

流畅性 在1分钟内尽可能多地说出水果的名字

1~15秒：	16~30秒：	31~45秒：	46~60秒：	*N*=个 *N*≥13计2分 *N*=8~12计1分 *N*≤7计0分	(/2)

定向 [ ]时间(±2小时) [ ]星期几 [ ]月份 [ ]年份 [ ]地点 [ ]城市 (/6)

计算 用1元、5元、10元钱购买“13元”的物品，说出3种付款方式。 (/3)

（说出3种正确付款方式计3分，2种计2分，1种计1分，未说出计0分）

正确方式：①②③④错误方式：

抽象 下面的事物属于什么类别？（例如：香蕉-橘子=水果） (/3)

[ ]火车 - 轮船 [ ] 锣鼓 - 笛子 [ ] 北方 - 南方

延迟回忆

未经提示下自由回忆正确的词计分（每词1分）

回忆时	桃花	萝卜	沙发	蓝色	筷子	(/5)
不提示	[ ]	[ ]	[ ]	[ ]	[ ]	
分类提示	[ ]	[ ]	[ ]	[ ]	[ ]	
多选提示	[ ]	[ ]	[ ]	[ ]	[ ]	

视知觉

图片识别，时间60秒。

剪刀	T恤	香蕉	台灯	蜡烛
手表	杯子	叶子	钥匙	勺子

N=9~10计3分
N=6~8计2分
N=4~5计1分
N=0~3计0分 (*N*=) (/3)

命名 动物命名，图片见附录。[ ]斑马 [ ]孔雀 [ ]老虎 [ ]蝴蝶 (/4)

注意 朗读圆形中的数字：15839203940216874675 错误数__*N* (/1)

朗读圆形和正方形中的数字：38513029204978615764 错误数__*N* (/2)

15839203940216874675

错误数≤2计2分
错误数=3计1分
错误数≥4计0分

结束时间 ______

Adaptedby:Qihao GuoMDChinese versionAugust 01,2015

总分 (/30)

总时间 分 秒

注：MoCA-B的分析指标为总分，不能将单个项目分视为相应认知域的表现。

节点（异常值是指小于等于节点）：文盲、小学，19分，中学，22分，大学，24分。

附表3　阿尔茨海默病认知评估量表（Alzheimer's disease assessment scale，ADAS-cog）评分

测评项目	得分
1.单词回忆	
2.命名	
3.指令	
4.结构性练习	
5.意向性练习	
6.定向	
7.单词辨认	
8.回忆测验指令	
9.口语能力	
10.找词困难	
11.语言理解能力	
12.注意力	
总分	
1.单词回忆测验 现在我给您出示一些单词（速度1个/秒。如患者为文盲，请读给患者听），请您尽可能记住，念完后请您回忆这些单词，并告诉我您能记住的那些单词。	评分标准： 每次测试计数未能回忆出来的单词数，得分为三次测试中未能回忆单词数的平均数。

测试1			测试2			测试3		
单词	是否能回忆		单词	是否能回忆		单词	是否能回忆	
	是	否		是	否		是	否
家庭	□	□	皮肤	□	□	铁路	□	□
硬币	□	□	儿童	□	□	儿童	□	□
铁路	□	□	家庭	□	□	硬币	□	□
儿童	□	□	军队	□	□	旗子	□	□
军队	□	□	硬币	□	□	皮肤	□	□
旗子	□	□	铁路	□	□	图书馆	□	□
皮肤	□	□	麦子	□	□	海洋	□	□
图书馆	□	□	旗子	□	□	麦子	□	□
麦子	□	□	图书馆	□	□	家庭	□	□
海洋	□	□	海洋	□	□	军队	□	□
未能回忆单词数			未能回忆单词数			未能回忆单词数		

2.命名物体或手指 我给您看些物品及利用您的手指，请您说出它的名称。	评分标准： 评分记回答不正确名称数 0分＝0～2件物品命名不正确； 1分＝3～5件物品命名不正确； 2分＝6～8件物品不正确； 3分＝9～11件物品不正确； 4分＝12～14件物品不正确； 5分＝15～17件物品不正确。

续 表

物品	物品相关线索（提示语）	是否正确	物品名称	物品相关线索（提示语）	是否正确
花	生长在花园里的	□对 □错	剪刀	裁纸用的	□对 □错
沙发	用来坐的	□对 □错	梳子	用来整理头发的	□对 □错
哨子	吹气时能发出声音的	□对 □错	钱包	放钞票用的	□对 □错
铅笔	用来写字的	□对 □错	口琴	一种乐器	□对 □错
毽子	婴儿玩的	□对 □错	听诊器	医生用来检查你的心脏的	□对 □错
假面具	隐藏你的脸的东西	□对 □错	钳子	夹东西用的	□对 □错

拇指 □对 □错　示指 □对 □错　中指 □对 □错　环指 □对 □错　小指 □对 □错

3.指令

下面请您做几个动作，请您按我的指令去做。

评分标准：

评分记录不正确操作步骤数

0分＝全部正确；

1分＝1项指令错误，4项指令正确；

2分＝2项指令错误，3项指令正确；

3分＝3项指令错误，2项指令正确；

4分＝4项指令错误，1项指令正确；

5分＝5项指令均错误。

握拳；	□对 □错
指指屋顶，然后指指地板；	□对 □错
将铅笔放在卡片上面，然后再拿回来；	□对 □错
将手表放在铅笔的另一边并且将卡片翻过来；	□对 □错
用一只手的两个手指拍每个肩膀两次，并一直闭着眼睛。	□对 □错

4.结构性练习

这张纸上有个几个图（见下面4幅图），请您试着在这页纸的其他地方再画一幅，尽可能画得一样。

评分标准：

0分＝4幅图全部正确；

1分＝1幅错误；

2分＝2幅错误；

3分＝3幅错误；

4分＝4幅均错误；

5分＝未作图，或在图上描，或只有以部分图形，或用文字代替图形。

续 表

5.意向性练习 现在请您假装给朋友寄一封信。请您先把这张纸折叠起来，将信纸装进信封，并在信封上写上地址，然后告诉我邮票贴在哪儿。 1）叠信纸 □对 □错 2）将信纸装进信封 □对 □错 3）封好信封 □对 □错 4）写好信封的地址 □对 □错 5）说出贴邮票的地方 □对 □错	评分标准：记录不正确步骤数；0 分＝全部正确；1 分＝1 步错误；2 分＝2 步错误；3 分＝3 步错误；4 分＝4 步错误；5 分＝5 步均错误。 得分□
6.定向力： 问患者以下的问题 你叫什么名字？ 现在是几月？ 今天是几号？ 现在是哪年？ 今天是星期几？ 现在是什么季节？ 这个地方叫什么名字？ 现在几点了？（要求行量表评估的房间无钟表，患者不允许看钟表）	评分标准： 评分记录错误项目的总数 □对 □错 □对 □错 □对 □错 □对 □错 □对 □错 □对 □错 □对 □错 □对 □错
7.单词辨认测试 1）现在我给您出示一些单词（即目标单词），请您念一遍这些单词并尽可能记住它们。 2）现在我给您看另一套单词（第一试至第三试），其中一些是刚才给您看过的，一些是您没看过的，请您告诉我哪些是我刚才让您看过的，哪些不是。	评分标准： 得分为三次测试回答错误的目标单词数的平均数。 表中加粗且有阴影背景的单词为“目标单词”。患者回答正确，则在相应单词的“是”方框画×；回答错误，则在“否”方框画×。记录回答错误的目标单词数，即计数目标单词中选择“否”的个数。

目标单词：寂静 女儿 前额 老虎 黎明 乞丐 回声 村庄 角落 勇气 容器 物体

第一试			第二试			第三试		
词组	是否正确		词组	是否正确		词组	是否正确	
	是	否		是	否		是	否
寂静	□	□	气泡	□	□	猴子	□	□
肘	□	□	角落	□	□	寂静	□	□
女儿	□	□	珠宝	□	□	岛屿	□	□
粉末	□	□	淋浴器	□	□	季节	□	□
运河	□	□	村庄	□	□	黎明	□	□
前额	□	□	前额	□	□	针	□	□
老虎	□	□	寂静	□	□	回声	□	□
黎明	□	□	老虎	□	□	牛	□	□
龙	□	□	会议	□	□	角落	□	□
卧室	□	□	容器	□	□	王国	□	□

续 表

第一试			第二试			第三试		
词组	是否正确		词组	是否正确		词组	是否正确	
	是	否		是	否		是	否
姐姐	□	□	汽车	□	□	老虎	□	□
乞丐	□	□	洋葱	□	□	物体	□	□
回声	□	□	乞丐	□	□	乞丐	□	□
侄子	□	□	警报	□	□	喷泉	□	□
义务	□	□	回声	□	□	村庄	□	□
村庄	□	□	勇气	□	□	人民	□	□
角落	□	□	女儿	□	□	猎人	□	□
橄榄树	□	□	物体	□	□	前额	□	□
音乐	□	□	器官	□	□	投手	□	□
勇气	□	□	饮料	□	□	容器	□	□
容器	□	□	水盆	□	□	女儿	□	□
丝带	□	□	夹克	□	□	勇气	□	□
物体	□	□	黎明	□	□	贝壳	□	□
项链	□	□	市长	□	□	百合	□	□
回答错误的目标单词数			回答错误的目标单词数			回答错误的目标单词数		

8. 回忆测验指令 评定受试者能记住辨认任务中的要求的能力。根据“第7项-单词辨认测试”中受试者忘记指令的次数进行测评。	评分标准: 0分=无; 1分=很轻; 2分=轻度; 3分=中度；被试在25%～50%的时间内存在言语可理解性困难; 4分=中重度，被试在50%以上的时间内存在言语可理解性困难; 5分=重度，说一两个词即中断；或说话虽流利，但内容空洞；或缄默。
9. 口头语言表达能力 针对测试过程受试者语言表现，总体评价语言理解能力，即：言语清晰性及言语是否存在可理解性困难和表达受限。	评分标准: 0分=无; 1分=很轻，出现一两次，不具临床意义; 2分=轻度，明显的赘述或用同义词替代; 3分=中度，偶尔缺词，且无替代词; 4分=中重度，频繁缺词，且无替代词; 5分=重度，几乎完全缺乏有内容的单词；或言语听起来空洞；或说1～2个单词即中断。
10. 找词困难 针对测试过程受试者语言表现，评定受试者是否有找词困难。不包括手指和物体命名的评定。	评分标准: 0分=无，理解正常; 1分=很轻，有1次理解错误的情况; 2分=轻度，有3～5次理解错误的情况; 3分=中度，需要多次重复和改述; 4分=中重度，仅偶尔正确回答，只回答是或否; 5分=重度，患者极少对问题做出恰当反应，而且并非由语言贫乏所致。

续 表

11.语言理解能力 针对测试过程受试者语言表现，评定受试者评定言语理解能力。	评分标准： 0 分=无，理解正常； 1 分=很轻，有1～2次理解错误的情况； 2 分=轻度，有3～5次理解错误的情况； 3 分=中度，需要多次重复和改述； 4 分=中重度，仅偶尔正确回答，只回答是或否； 5 分=重度，患者极少对问题做出恰当反应，而且并非由语言贫乏所致。
12.注意力 针对测试过程受试者表现，评定有无注意力分散，如“被无关刺激分散注意力；由于思绪不畅或受试者沉湎于自己的思维中而需要再次告知正在进行的任务的情况等”。	评分标准： 0 分=无，理解正常； 1 分=很轻，有1次注意力不集中； 2 分=轻度，有2～3次注意力不集中； 3 分=中度，有4～5次注意力不集中； 4 分=中重度，访谈过程中很多时候注意力不集中和/或经常注意力涣散； 5 分=重度，极其难以集中注意力和注意力极其容易转移；无法完成任务。

附表4　记忆与执行筛查量表（Memory and Executive Screening，MES）评分

	项目	评分
1	N1［李］［小明］有［2只］［灰色］的［小狗］，住在［永安］［县］［河西］［镇］［58号］ N2［李］［小明］有［2只］［灰色］的［小狗］，住在［永安］［县］［河西］［镇］［58号］ N3［李］［小明］有［2只］［灰色］的［小狗］，住在［永安］［县］［河西］［镇］［58号］	10 10 10
2	流畅性［列举“厨房里有的东西”，30秒，全部记录］：	10
3	扣指：(1) 矛盾刺激“我敲二次，你敲一次。我敲一次，你敲二次。” 1-1-2-1-2-2-2-1-1-2-1-2-2-1-1	10
4	短延迟回忆：第4次回忆（不再复述）： ［李］［小明］有［2只］［灰色］的［小狗］，住在［永安］［县］［河西］［镇］［58号］	10
5	手指结构： ②拇指连续接触另4指的指尖［右　左　］ ②拇指夹在示指和中指间——剪刀状［右　左　］ ③手卷起来放在眼睛前——同侧耳朵上——嘴前［右　左　］ ④画十字［右　左　］ ⑤攥拳—掌缘—手平放［右　左　］	20
6	扣指：(2) 敲-不敲“我敲一次，你也敲一次。我敲二次，你不敲。” 1-2-1-2-1-1-2-2-1-1-2-1-2-1-2	10
7	长延迟回忆：第5次回忆 ［李］［小明］有［2只］［灰色］的［小狗］，住在［永安］［县］［河西］［镇］［58号］	10
总分		

注：节点，所有教育程度的界值都是75分。

附表5 听觉词语学习测验－华山版（Auditory Verbal Learning Test-HusShan Version，AVLT-HusShan Version）评分

No	项目	N1	N2	N3	N4	N5	N6	再认			
1	大衣							花朵类	蜡梅	R士兵	R长裤
2	司机								海棠	纽扣	R手套
3	海棠								玉兰	R百合	军人
4	木工								百合	西装	R海棠
5	长裤							职业类	律师	耳环	杜鹃
6	百合								司机	R玉兰	R木工
7	头巾								士兵	主任	牡丹
8	蜡梅								木工	荷花	R大衣
9	士兵							服饰类	长裤	R头巾	衬衫
10	玉兰								手套	R司机	R律师
11	律师								头巾	皮鞋	校长
12	手套								大衣	玉米	R蜡梅
正确											
插入错误											

评分：每对一个记1分。再认的话，总分＝24分－错误数。异常值是指小于等于节点。

延迟回忆（N5）节点

-1.0SD

50～59岁：5　60～69岁：4　70～79岁：3

再认（N7）节点

-1.0SD

50～59岁：20　60～69岁：19　70～79岁：18

（孙宁玲　韩璎　李陶然）

第七节 主动脉夹层外科治疗

主动脉夹层（aortic dissection，AD）是指主动脉内膜自有病变的中层处破裂，在动脉血流进一步冲击下，内膜自破裂处继续沿此层面扩大分离范围，致使分离的内膜将主动脉腔分隔成真腔和假腔，是一种严重威胁生命健康的危重症心血管疾病。

一、流行病学

主动脉夹层的发病率为5/10万～10/10万，病死率1.5/10万，男女发病率之比为2.5∶1。近年来，随着医务人员对主动脉疾病认识的提高，以及影像诊断、心血管内外科、麻醉及体外循环技术的进步，主动脉夹层的诊出率不断提高，手术死亡率及并发症发生率明显下降。但由于目前国际上仍缺乏关于主动脉夹层治疗的大规模前瞻性随机对照研究，业内对于该疾病的诊断和治疗仍存在诸多争议。近20年，为提高中国主动脉夹层的诊疗效果，国内学者进行了诸多卓有成效的探索，使中国主动脉外科事业迅速发展。例如，孙氏手术作为复杂A型主动脉夹层的首选手术方法在全国推广；主动脉夹层孙氏细化分型的提出对选择手术时机、确定手术方案及初步判断预后具有重要的指导意义；腔

内修复手术广泛应用于B型主动脉夹层的治疗；其他如分支支架血管置入术、杂交手术等在主动脉夹层的治疗中也取得了良好的效果。这些诊疗技术的发展极大丰富了中国主动脉夹层的治疗手段，但中国目前主动脉夹层患者的特点和西方国家仍存在差异。中国主动脉夹层患者的特点：①病因以高血压为主，青壮年多，高血压的知晓率和控制率比发达国家低；②患者的平均年龄较发达国家低10～20岁，预期寿命长；③首次手术应重视长期效果，应减少或避免二次再干预；④医疗水平发展不平衡，部分患者不能得到及时有效的诊治。

二、主动脉夹层的病理及病理生理改变

形成主动脉夹层的病理基础是主动脉中层薄弱，表现为中层囊性变性、弹性纤维和平滑肌断裂，形成纤维化和玻璃样变性。最常见于老年人和中青年马方综合征患者。由于动脉中层病变和管腔扩大，内膜与中层的附着力下降，在内外力的作用下，导致内膜撕裂，血液浸入内膜与中层之间，使之剥离，向周径及长径方向发展，形成主动脉夹层。夹层向近心端剥离，可影响主动脉瓣功能和冠状动脉血流；夹层剥离累及主动脉瓣环（多为无冠瓣或右、无冠瓣交界）或假腔内血栓压迫瓣环，导致瓣叶脱垂引起关闭不全；向近端剥离可将冠脉从根部撕脱或剥离内膜下翻阻挡冠状动脉血流，出现急性心肌梗死或猝死。向远端剥离可引起头臂动脉、肋间动脉、腹腔动脉、肠系膜上动脉、肾动脉供血障碍，出现相应脏器的功能失常，如偏瘫、昏迷、截瘫、肝肾衰竭、胃肠道缺血坏死，甚至危及生命。个别病例剥离的内膜堵塞髂动脉或股动脉，导致下肢供血障碍，出现下肢缺血坏死。

由于内膜剥离形成夹层，其内张力甚高，一方面压迫真腔；另一方面沿纵径或横径扩展，如某处内膜薄弱，血液将于该处向真腔内穿入，形成继发破口，使假腔内压下降，剥离暂时停止。各种原因使假腔内压升高，则剥离继续，有时远端发现多个破口。如远端内膜破口较小，假腔压力过高，则可能向外穿破中层和外膜的薄弱部位，造成出血，出现心脏压塞，胸、腹腔内出血或纵隔、腹膜后血肿导致死亡。

三、主动脉夹层的分型和分期

（一）历史沿革

主动脉夹层分型的目的是指导临床治疗和评估预后。1965年DeBakey首次根据AD原发破口的位置及夹层累及范围提出DeBakey分型，将主动脉夹层分为Ⅰ型、Ⅱ型、Ⅲ型。Ⅰ型：原发破口位于升主动脉或主动脉弓，夹层累及大部或全部胸升主动脉、主动脉弓、胸降主动脉、腹主动脉；Ⅱ型：原发破口位于升主动脉，夹层累及升主动脉，少数可累及主动脉弓；Ⅲ型：原发破口位于左锁骨下动脉以远，夹层范围局限于胸降主动脉为Ⅲa型，向下同时累及腹主动脉为Ⅲb型。

1970年Daily根据夹层的累及的范围提出了Stanford分型，将主动脉分为A、B两型。凡是夹层累及升主动脉者为Stanford A型，相当于DeBakey Ⅰ型和Ⅱ型；夹层仅累及胸降主动脉及其远端为Stanford B型，相当于DeBakey Ⅲ。对于破口位于主动脉弓部即无名动脉至左锁骨下动脉间的这部分主动脉夹层，由于其解剖的特殊性及介入治疗手段的兴起，现常将它单独出来归类为非A非B型主动脉夹层。

其他分型有如Lansman改良分型、Penn分型等。目前，国际上DeBakey分型和Stanford分型应用最为广泛（图3-4-4）。

DeBakey分型和Stanford分型主要反映夹层累及的范围和内膜破口的位置，不能准确反映AD病变程度和预后，不能准确指导个性化治疗方案和最佳手术时机及手术方式的选择，因此，孙立忠及其团队根据中国AD的发病特征，在Stanford分型的基础上提出AD细化分型（亦称孙氏分型）。

（二）Stanford分型的细化

1．Stanford A型主动脉夹层的孙氏细化分型

（1）A型的3个亚型：A1型，窦管交界及其近

端正常，无主动脉瓣关闭不全；A2型，主动脉窦直径小于3.5cm，夹层累及右冠状动脉，致其开口处内膜部分剥离或完全撕脱，轻至中度主动脉瓣关闭不全；A3型，根部重度受累型，窦部直径大于5.0cm或者直径为3.5～5cm，但窦管交界结构破坏，有严重主动脉瓣关闭不全（图3-4-5）。

（2）C型和S型：根据病因及弓部病变情况分为C型（复杂型）和S型（简单型）。符合以下任何一项者为C型：①原发内膜破口在主动脉弓或其远端，夹层逆行剥离至升主动脉或近端主动脉弓；②弓部或其远端有动脉瘤形成（直径大于5.0 cm）；③头臂动脉有夹层或动脉瘤形成；④TEVAR术后逆撕A型夹层；⑤套筒样内膜剥脱和广泛壁内血肿；⑥主动脉根部或升主动脉术后残余夹层或新发夹层；⑦病因为遗传性结缔组织病，如马方综合征。S型：原发内膜破口位于升主动脉且不合并上述任何一种C型病变。临床诊断时根据实际情况组合分型，如A1C型。

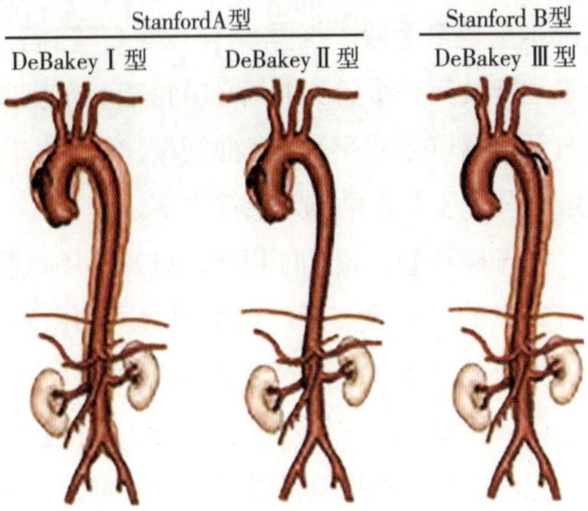

图3-4-4 主动脉夹层的分型

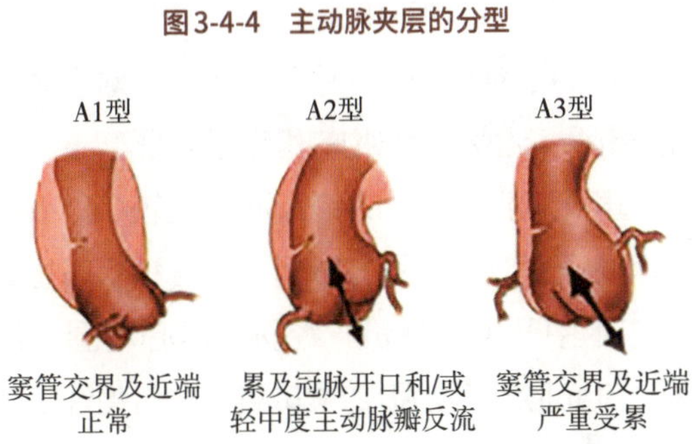

图3-4-5 Stanford A型夹层的孙氏细化分型

2. Stanford B型主动脉夹层的孙氏细化分型

（1）B型的3个亚型：根据降主动脉的扩张部位分为3个亚型（图3-4-6）：B1型，降主动脉无扩张或仅近端扩张，中、远端直径接近正常；B2型，全胸降主动脉扩张，腹主动脉直径接近正常；B3型，全胸降主动脉、腹主动脉均扩张。

（2）C型和S型。根据病因及弓部有无夹层累及亦分为C型和S型。符合以下任意一项者为C型：①夹层累及左锁骨下动脉开口或远端主动脉弓；②合并心脏疾病，如瓣膜病、冠心病等；③合并近端主动脉病变，如主动脉根部瘤、升主动脉或主动脉弓部瘤等；④病因为遗传性结缔组织疾病，如马方综合征。S型为不合并上述任何一种情况者。临床诊断时根据实际情况组合分型，如B1C型（图3-4-6）。

（三）主动脉夹层的分期

AD通常根据发病时间进行分期。传统分期方法将AD分为急性期和慢性期。发病时间≤14天为急性期，发病时间＞14天为慢性期。AD进入慢性期后病情趋于稳定，其并发症发生率特别是主动脉破裂概率低于急性期。但研究表明，发病14天以上的AD并发症发生率仍较高，传统分期对AD的病情评估不足。因此，业界提出了诸多新的分期方法。2010 AHA指南推荐的AD分期方法为：发病时间≤2周为急性期，发病时间2～6周为亚急性期，发病时间＞6周为慢性期。2014 ESC指南推荐的AD分期方法为：发病时间≤14天为急性期，发病时间15～90天为亚急性期，发病时间＞90天为慢

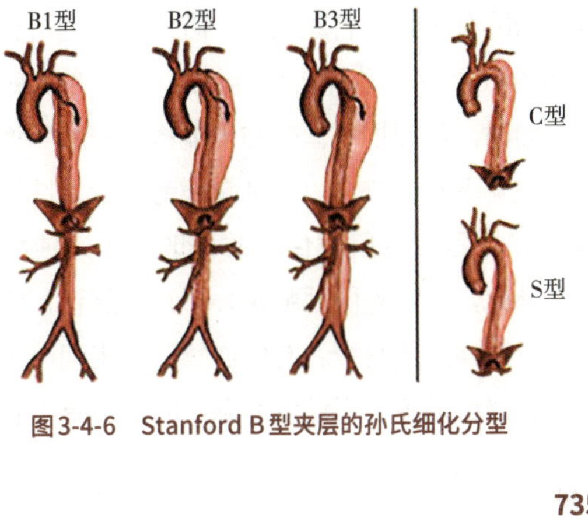

图3-4-6 Stanford B型夹层的孙氏细化分型

性期。目前，公认的急性期AD为发病时间在2周以内者。

四、临床表现和诊断

约90%的患者有突发的前胸、后背和/（或）腹部剧烈疼痛，为刺痛、撕裂样或刀割样，难以忍受，疼痛可沿动脉走行方向放射。患者烦躁不安，大汗淋漓。AD累及主动脉的其他重要分支血管可导致脏器缺血或灌注不良的临床表现：累及冠状动脉者可出现心绞痛和心肌梗死；累及头臂动脉者出现脑供血不足，出现意识淡漠，甚至昏迷；累及肋间动脉者出现截瘫；累及一侧或双侧肾动脉可有血尿、无尿、严重高血压甚至肾衰竭；累及腹腔干、肠系膜上及肠系膜下动脉时可引起胃肠道缺血表现，如急腹症和肠坏死，部分患者表现为黑便或血便，有时腹腔动脉受累引起肝脏或脾脏梗死；累及下肢动脉时可出现急性下肢缺血症状，如疼痛、无脉甚至下肢缺血坏死等。当夹层累及主动脉根部时，可导致急性主动脉瓣关闭不全，出现急性左心衰竭相应症状。主动脉破裂可出现心包积液、心脏压塞表现，破入胸腹腔者可有失血性休克表现。

体格检查：患者呈痛苦病容，重症者有休克表现，神情淡漠、四肢潮凉、苍白，少尿或无尿等。AD常可引起远端肢体血流减少，导致四肢血压差别较大。若测量的肢体是夹层受累一侧，将会误认为低血压，从而导致误诊和错误治疗，因此对于AD患者，应常规测量四肢血压。但也有部分患者就诊时表现为低血压，此时应考虑心脏压塞可能。50.1%～75.9%的AD患者合并高血压。主动脉瓣区舒张期杂音且患者既往无心脏病史，则可能提示夹层所致急性主动脉瓣反流。AD大量渗出或者破裂出血时，可出现气管向右侧偏移，左胸叩诊呈浊音，左侧呼吸音减弱。双肺湿啰音提示急性左心衰竭。AD导致腹腔脏器供血障碍时，可造成肠麻痹甚至坏死，表现为腹部膨隆，叩诊呈鼓音，广泛压痛、反跳痛及肌紧张。脑供血障碍时出现淡漠、嗜睡、昏迷或偏瘫；脊髓供血障碍时，可有下肢肌力减弱甚至截瘫。

实验室检查：胸痛且高度怀疑急性AD的患者，应完善常规检查，如血常规及血型、尿常规、肝肾功能、血气分析、血糖、心肌蛋白全套、凝血5项（包括D-二聚体）和血脂检查。这些检查有助于鉴别诊断及评估脏器功能及手术风险，减少术前准备的时间。患者D-二聚体快速升高时，拟诊为AD的可能性增大。研究表明，发病24小时内，当D-二聚体达到临界值500μg/L时，其诊断急性AD的敏感性为100%，特异性为67%，故可作为急性AD诊断的排除指标。但D-二聚体阴性也不能除外主动脉溃疡或壁间血肿可能性。其他有助于AD诊断及评估的生物标志物有：反映内皮或平滑肌细胞受损的特异性标记蛋白，如平滑肌肌球蛋白重链和弹性蛋白降解产物；反映血管间质受损的钙调蛋白和基质金属蛋白酶-9；反映炎症活动的C反应蛋白等。

影像学检查：CT由于其普及性、快速采集、多种后处理方法、100%的敏感性及98%～99%的特异性而广泛应用于临床，可作为可疑AD患者的首选术前检查手段。推荐64排以上CT扫描，进行全主动脉及其一级分支血管CTA检查（从胸廓入口上方至耻骨联合水平），CT血管重建能很好地评估夹层累及范围及帮助制定治疗方案。

对于碘过敏、肾功能损害、妊娠及甲状腺功能亢进或其他CTA检查相对或绝对禁忌的患者，MRI可作为首选的替代检查手段。MRI对AD的诊断效率与CTA相似。除了形态学的显示，MRI还能对瓣膜功能、内膜片的摆动及通过破口的血流、真假腔内血流进行评价。但MRI扫描时间较长，对于循环不稳定的患者难以配合、耐受。另外，对于体内置入生命辅助装置和金属物的患者是禁忌。

超声心动图对AD的诊断准确性较CT、MRI略低，但由于其便携性强，故可用于各种状态患者的术前、术中及术后评价。经胸超声心动图（TTE）诊断，Stanford B型AD的灵敏度较低，但经食管超声心动图（TEE）可明显提高诊断的准确性。TTE

诊断Stanford A型AD的灵敏度可达88%～98%，特异度可达90%～95%。对于Stanford A型AD，TTE可便捷、快速评价患者心功能、主动脉瓣膜功能及主动脉窦受累情况，为制定手术方案提供帮助。

血管造影曾被认为是AD诊断的金标准，但是对于内膜片、内膜破口及主动脉双腔的显示并不优于CTA。作为一种侵入性有创操作，依靠血管造影明确Stanford A型AD的诊断存在巨大的风险。因此，血管造影不作为AD的常规诊断检查手段，仅作为Stanford B型AD行覆膜支架植入手术中的辅助检查。

本病急性发病时极易误诊为冠心病心肌梗死，确诊有赖于接诊医生对本病的高度警惕和超声多普勒、CT、MRI等辅助检查。接诊后应设法以最快的速度和最简洁的方法确诊。

五、治疗

急性夹层采取以手术为主的综合治疗，即在积极药物治疗的同时尽快施行外科手术。

（一）内科治疗

1. 控制血压、心率 主动脉壁剪应力受心室内压力变化率和血压的影响。静脉应用β受体阻滞剂（如美托洛尔、艾司洛尔等）是最基础的药物治疗方法，但应保证能维持最低的有效终末器官灌注。对于降压效果不佳者，可在β受体阻滞剂的基础上联用一种或多种降压药物，钙通道阻滞剂为降压首选如佩尔地平。药物治疗的目标为控制收缩压至100～120mmHg、心率60～80次/分。需注意的是，若患者心率未得到良好控制，不要首选硝普钠降压。因硝普钠可引起反射性儿茶酚胺释放，使左心室收缩力和主动脉壁应力增加，加重夹层病情。

2. 对症治疗 镇静镇痛、镇咳、控制心力衰竭等。

3. 一般支持治疗 卧床、保持大便通畅、调整好营养和水电解质平衡。

（二）外科手术治疗

1. Stanford A型主动脉夹层

（1）治疗原则：Stanford A型夹层一旦确诊应当尽早手术治疗。目前认为年龄>70岁，术前休克、卒中、冠状动脉及周围脏器灌注不良是Stanford A型夹层术后预后不良的独立危险因素，但并不是外科手术的绝对禁忌。而国内指南目前认为，术前持续昏迷、严重的肠道缺血的患者不适合行外科手术治疗。大部分的Stanford A型夹层仅需要行升主动脉（和半弓置换）即可。但当患者的主动脉弓部直径大于4.5cm或弓部有内膜撕裂时需行全弓置换。当远端真腔较小引起脏器低灌注时建议行硬象鼻技术（Frozen Elephant Trunk，FET），但长度应当小于15cm以避免脊髓缺血。

Stanford A型夹层手术中常需要停循环手术。深低温或中低温联合顺行性脑灌注或逆行性脑灌注均是手术过程中脑保护的可选策略。

（2）手术方法

1）动脉灌注和体外循环基本方法：术中均要放置食管超声、红外脑氧监测装置。循环稳定时，动脉灌注首选8mm人工血管，与无名动脉或者右腋动脉、右锁骨下动脉端侧吻合后经人工血管灌注。循环不稳或者紧急情况下股动脉插管灌注，经右上肺静脉放置左心减压，右房放置逆灌管。降温与体外循环同时开始。降温过程中避免阻断主动脉以避免夹层进展或引起医源性损伤，仅出现主动脉瓣大量反流、心室颤动时可以阻断。一般采取中低温（鼻咽温24°C）联合选择性单侧脑灌注进行脑保护，如果预计停循环时间需要20分钟以上，可行双侧脑灌注。温度达标后，停循环，开始单侧脑灌注［10～15ml/（kg · min）］，维持右手桡动脉压力在50～70mmHg。

2）具体手术方法：正中劈开胸骨，按上述方法监测并建立体外循环。①分清真假腔，祛除假腔血栓，球囊灌注导管置入左颈总动脉后排气、收紧套带开始双侧脑灌注。心肌保护通过顺行+逆行灌注停搏液。大多数患者行半弓置换即可。确认真假腔及内膜片后，沿缝合边缘用5-0prolene加固血管全层连续缝合一圈。使用3-0或者4-0prolene将涤纶人工血管与主动脉弓行连续端端吻合，并间断褥式带毛毡加固一圈。②当主动脉弓部扩张或夹层复杂撕裂，行全弓替换，远端放置硬象鼻。硬象鼻近端人工血管大弯侧裁剪至“V”形，保留弓上自身血管呈岛状，完成远端吻合后排气，阻断人工血管近端，开放无名动脉约束带，恢复循环，升温。③近端处理：于窦管交界上方5mm处离断，对于主动脉瓣反流大多数行单纯交界悬吊或者成形即可，与处理远端方法相同处理近端；如果合并结缔组织病或根部扩张或瓣膜器质疾病，直接Bentall或AVR术。如单纯无冠窦受累，取涤纶补片或心包补片衬于夹层当中后，将内膜、补片、外膜连续缝合在一起修补瓣窦；如果无冠窦有病变、明显扩张，可能进行瓣窦置换。一般急诊患者不建议行保留主动脉瓣的根部替换，仅慢性夹层、病情平稳、仅限于升主动脉夹层的患者可以考虑DAVID术。

完成近端吻合后排气、开放阻断钳、心脏复跳，鼻咽温达到36.5°C后，逐步脱离体外循环，鱼精蛋白中和，止血。在止血过程中，尽量少移动人工血管以避免吻合口撕裂出血，在停机前检查各吻合口无活动性出血即可。

2. Stanford B型主动脉夹层 目前认为当急性Stanford B型夹层合并重要脏器灌注不足，疼痛反复发作，高血压难以控制，存在主动脉瘤变的症状时，应当积极采取手术治疗。传统手术为深低温停循环下的胸降主动脉切除人工血管移植术。随着介入治疗胸主动脉腔内修复术（thoracic endovascular aortic repair，TEVAR）的发展，由于其创伤小、住院时间短、风险低和成功率高的特点，在临床上被广泛使用。而对于合并遗传性结缔组织病，合并其他主动脉根部病变、升主动脉病变或需要外科干预的心脏疾病（如先天性心脏病、心脏瓣膜病、冠心病等）的Stanford B型夹层，也可以采用直视下置入象鼻支架的治疗方式。对于出现TEVAR近端锚定区不足或者封堵左锁骨下动脉时，可以采取杂交、开窗、烟囱技术、分支支架等手术方式。对于慢性Stanford B型夹层，由于真腔萎缩、内膜片增厚，TEVAR术的治疗效果尚不明确。

简要的介入手术方法：右侧腹股沟切口暴露股动脉，预置荷包后，全身肝素化，置入动脉鞘管，沿普通泥鳅导丝将黄金标记导管置入升主动脉，造影确定主动脉解剖、病变位置和直径等，确认导丝导管位于主动脉真腔中，选取合适的胸主动脉覆膜支架（一般选取锚定区直径的110%作为覆膜支架直径）。交换置入超硬导丝，沿导丝置入覆膜支架输送系统，一般保证近端锚定区存在1.5～2cm的正常主动脉壁，同时支架系统与主动脉间不成角，透视下将覆膜支架释放于主动脉合适位置，再次置入造影导管于升主动脉，确认支架位置是否覆盖主动脉病变范围，是否存在支架内漏，旁路血管是否通畅，是否存在吻合口漏。若单枚覆膜支架长度不足以覆盖，可使用第二枚覆膜支架锚定于第一枚支架尾端。确认无误后，将造影导管退至降主动脉，再次造影确认主动脉病变是否覆盖完全，确认支架尾端位置，并确认腹腔血管血供良好后，依序撤出导丝导管，鱼精蛋白中和肝素，扎闭荷包，严密止血，逐层关闭股动脉切口。

（赵 强 孙延军）

第八节 主动脉夹层介入诊疗

主动脉夹层（aortic dissection，AD）是指血液经内膜上的破口进入血管中层，导致管壁撕裂成真假两腔的一种病理改变。AD发病时血压通常很高，可伴有神经系统症状。当夹层累及内脏动脉及外周血管时，可伴有相应靶器官的缺血表现。AD作为高血压最严重的并发症之一，发病凶险，一旦发生病死率极高。最新的流行病学数据表明AD的年发病率在（3～6）/100 000人。这其中男性多发，占到总发病人数的4/5；女性发病率低，但愈后较差。与国外相比，国人AD的发病年龄更早，平均为52岁，而国外为63岁。其典型的临床表现为突发的剧烈胸背部撕裂样疼痛，疼痛可从胸部向下背部转移。高血压是AD最重要的危险因素，通过规范治疗高血压，可减少AD发生。AD的基础治疗为迅速有效的降压及镇痛，在初始治疗的基础上，下一步将根据破口位置、系列实验室、影像学检查结果及有无并发症选择手术方式。

一、实验室检查

对于怀疑急性AD的患者，应尽快完善血常规、尿常规、心肌酶谱、肝肾功能电解质、血糖、血脂及凝血功能（包括D-二聚体）等化验。这些检查可辅助诊断并评估患者脏器功能、有无靶器官缺血表现，有助于判断手术时机及相关风险。

D-二聚体是目前唯一对可疑AD的诊断具有临床辅助作用的生物标志物。AD在血管壁撕裂过程中，动脉内膜下的组织因子暴露在血液中，可导致血液发生凝固。凝血及纤溶过程中D-二聚体可升高，从而提供辅助诊断价值。D-二聚体血清浓度≥0.5μg/ml 提示有肺栓塞或AD可能，诊断敏感性97%，特异性47%，而阴性结果则基本可排除AD。在急诊遇到不明原因的胸痛患者时，D-二聚体有助于判断是否需进一步影像学检查，明确是否为AD。此外，纤维蛋白降解产物也可提供类似的诊断价值，动态观察若浓度持续升高，则提示夹层假腔部分血栓化，因为当假腔完全血栓化或假腔通畅时无此变化。近期国内学者研究发现白介素-1受体超家族成员之一的可溶性生长刺激表达基因2（soluble growth Stimulation exressed gene 2，sST2）有成为诊断AD生物标志物的潜力。sST2在血清浓度超过34.6 ng/ml时，诊断AD的敏感性高达99.1%，特异性为84.9%，其诊断性能优于D-二聚体。

考虑到AD为累及主动脉中膜层的疾病，故其发生时相应的组织从分子到细胞水平均会遭受到不同程度的损害。平滑肌肌球蛋白是平滑肌的主要组成成分，它在AD发病初期浓度即达到峰值，并在24小时内迅速降低，而急性冠脉综合征患者则无此变化。血管间质中的调宁蛋白（也称为钙调蛋白calponin）。在AD发生后浓度升高，在前24小时内的阴性预测值较好（0.84），但阳性预测值很低（0.41），或可作为系列生物标志物中的一个有益组成部分。弹性层撕裂是急性夹层的主要病理特征，故在AD发生后，弹性蛋白降解产物即刻释放至循环血液中，其浓度较正常值升高3倍提示AD可能，该指标的阳性预测值为94%，阴性预测值达98%。基质金属蛋白酶（MMPs）为一组细胞外基质酶，在主动脉壁的合成/降解稳态中起重要作用，这其中具有诊断价值的为MMP-9。在AD发生后1小时内，MMP-9浓度即开始升高。同时研究表明，TBAD发生2个月后，MMP-9的浓度仍高于正常值，提示其可能参与血管重构。所以它不仅适用于AD的快速诊断，还可用于远期随访。除上述分子外，转化生长因子等也被证实具有诊断价值且可预测AD的破裂风险。

二、影像学检查及诊断

影像学检查的目的在于对AD做出快速准确的诊断，并对主动脉进行综合评估。确定夹层的破口位置、累及范围、血管形态、主动脉瓣膜及分支受累情况，以及有无心脏压塞、纵隔或胸腔出血、内脏及外周脏器缺血等，综合判断AD分类及病情紧迫性，在此基础上制定治疗方案。

（一）CTA

CT血管造影（CTA）因其简便、快速且无创的优点，已成为临床上对于疑患AD患者的首选检查，也是术后随访的金标准，它可准确评估心脏、血管和胸腔的解剖情况。CTA通过扫描弓上三分支血管、全主动脉至双侧股动脉，可评估分支血管的夹层累及情况，并测量锚定区及股动脉直径，为支架尺寸选择及确定入路提供准确依据。同时CTA还可进行三维血管重建，可明确血管走行及形态改变。数据表明在中国首选CTA检查的患者比例为92.2%，明显高于国外。近年来可配合ECG门控技术进行CTA检查，从而消除主动脉摆动造成的伪影，防止误诊TAAD，亦可使近端锚定区直径的测量更加准确。轴向CT数据现在还可使用多种技术进行后处理。如多平面重构可生成任意角度的横截面，从而更好地观察病变的解剖形态及相关细节。而半自动或全自动中心线分析则可提高长度测量精度并确定垂直于中心线的血管直径。

（二）MRI

对于AD患者还可采用磁共振显像（MRI）检查。有数据显示MRI的敏感性和特异性均可达98%，在所有检查中均为最佳。MRI的独特优势在于可同时提供解剖学和功能学信息，对AD做出更全面的评估。但是MRI较长的采集时间限制了它在急诊环境下的应用。不同的磁共振造影具有不同的优势：对比增强磁共振造影可在短时间内完成扫描，且成像的组织分辨率高，故广泛用于评估术前术后的主动脉。但有报道称使用的含钆对比剂具有潜在的肾毒性，可能导致肾源性系统性纤维化，故肾功能不全的患者需慎用；时间分辨磁共振造影可评估AD的血流动力学；而快速采集磁共振造影则可通过与ECG同步，从而消除伪影，实现真假腔的连续可视化。目前新兴的磁共振技术4D-MRI，可从三维空间各个维度采集数据，并具有时间分辨能力，能够评估任一平面或点的血流信息。它可测量各项血流动力学参数，包括每搏输出量、流速、假腔内的螺旋流等，从而全面评估真腔情况并动态观察假腔内的血流变化，从而鉴别出主动脉有扩张风险的患者，对预测患者预后具有独特的价值。

（三）超声

绝大部分的AD患者均以剧烈胸痛就诊，在急诊室还可对这类患者进行便携、快速的床旁经胸超声检查，特别适用于血流动力学不稳定的患者。但该检查易受操作者经验及肺内气体影响，同时视窗较窄，对升主动脉及主动脉弓的检查效果不佳。而受限于急诊的紧急状况和条件，聚焦心脏超声是一个方便快捷的选择，它可评估主动脉根部大小、瓣膜功能及是否存在夹层。有条件的患者可进一步行经食管超声检查，得到更完整、质量更好、分辨率更高的主动脉影像，从而更好地评估原发破口和继发破口位置及真腔受压情况，并动态监测彩色血流信号和内膜片摆动，这些发现有助于判断患者的预后。超声造影使用微泡作为对比剂，可用于腔内修复术后内漏的检测。血管腔内超声则可对夹层真假腔进行动态观察，且判断假腔内血栓化的敏感性和特异性均较普通超声更佳。但由于腔内超声属于有创检查，故一般仅在术中使用。

三、介入治疗

AD如未接受正规治疗，预后极差。大部分患者将在发病后的3个月内死亡，而由于继发的主动脉瘤样扩张及假腔外膜破裂，很少有患者能够存活超过5年。AD的基础治疗均为迅速有效的降压及镇痛治疗，从而限制夹层进展，并在降低脉压的同时保证终末器官的灌注。降压药物首选静脉注射β受体阻滞剂，如兼具α和β受体阻滞作用的拉贝洛尔，可同时降低血压和血压波动（dP/dt）。此外有研究表明钙通道阻滞剂可改善主动脉重构，减少主动脉扩张和远期死亡率。合并使用阿片类药物镇痛，可抑制交感神经系统释放儿茶酚胺。多药联用的目的是将收缩压控制在100～120mmHg，心率60～80次/分。在初始治疗的基础上，下一步将根据破口位置，系列影像学检查结果及有无并发症选择手术方式。

（一）A型主动脉夹层的治疗

TAAD如未接受正规治疗死亡率很高。急性AD国际注册处数据表明在发病前24小时内的死亡率为20%左右，48小时为30%，发病后1周内的死亡率高达50%。TAAD的主要手术治疗方式为主动脉置换术，其术后30天死亡率为10%～30%，术后1年和3年生存率分别为96.1%±2.4% 和 90.5%±3.9%，而非手术患者生存率仅为88.6%±12.2% 和 68.7%±19.8%。以上数据均表明，对于TAAD患者应尽早行开放手术，其效果确切且疗效持久。近几年包括中国学者在内，陆续有报道对TAAD采用介入治疗，并取得了较为满意的效果。介入方法治疗TAAD受到许多解剖因素的限制。目前要求：近远端锚定区长度≥20mm；真腔直径≤38mm，主动脉总直径≤46mm；无3～4级主动脉瓣关闭不全；股动脉直径>7mm，成角<90°；升主动脉上无冠脉旁路移植物等。理论上来说，32%～50%的开放手术患者适合行腔内治疗。同时有10%～30%的TAAD无法开放手术治疗，这部分患者中约79%解剖上来说适合腔内治疗。未来伴随适合升主动脉解剖结构的新型支架的开发和应用，腔内治疗TAAD的适应证可能得到进一步拓展。但就现阶段来说，介入治疗TAAD还不应视为常规手段。

（二）B型主动脉夹层的介入治疗

1. 急性B型主动脉夹层

（1）急性复杂性TBAD：临床上常将急性TBAD分为复杂性和非复杂性两种。复杂性TBAD是指至少存在以下情况之一：主动脉破裂或濒临破裂，发病早期主动脉即发生扩张，循环不稳定，持续性疼痛不缓解，顽固性高血压（三种以上降压药物仍无法控制血压平稳降低），神经系统症状，急性肾衰竭，内脏或下肢等终末器官灌注不良等。复杂性TBAD病情进展迅速、自然病程下病死率高，因此需在药物治疗的基础上早期手术干预。手术方式包括传统开放手术和微创介入治疗两种。自1999年首次腔内修复TBAD以来，经过十几年的发展，目前TEVAR已经成为急性TBAD的首选手术方法（ⅠA级推荐）。与开放手术相比，介入治疗大大降低了死亡率。传统开放手术需要开胸、单肺通气、体外循环、深低温等复杂操作，技术难度大。有研究表明，复杂性TBAD行开放手术，住院期间死亡率高达17%。对于存在灌注不良的TBAD患者，开放手术引发的脊髓损伤和死亡风险亦徘徊在14%～67%。而统计表明介入治疗急性复杂性TBAD（夹层破裂或有终末器官缺血）患者术后30天死亡率仅为10.8%。近期有荟萃分析发现介入治疗TBAD术后30天死亡率仅为7.3%，明显优于开放手术组的19%。Nienaber等统计证实，介入治疗TBAD的院内死亡率为9.0%，且主要并发症发生率低：卒中3.1%，截瘫1.9%，进展为TAAD 2.0%，肠梗死0.9%，大截肢0.2%；随访20个月，主动脉的破裂率仅为0.8%。以上数据均证实，对于急性复杂性TBAD患者，应该在药物治疗的基础上早期行TEVAR术。

（2）急性非复杂性B型主动脉夹层：对于这类患者过去以药物治疗为主。循证医学证据表明，采用药物治疗后，急性夹层的死亡率从40%降低到了10%，极大地改善了夹层的愈后。但是药物治疗的一大问题是远期夹层假腔会发生瘤样扩张，这主要是由于假腔的长期开通导致的。有研究表明，夹层5年后的远期死亡原因中60%为假腔破裂。而早期植入支架，理论上可覆盖夹层破口使假腔血栓化，有利于重塑真腔血管、缩小假腔直径、降低假腔内压力，从而改善远期愈后。近年来的大型临床研究亦证实了这种效果。INSTEAD研究纳入了140名夹层患者，随机分为药物治疗组68例和药物治疗＋介入手术组72例。研究的2年随访数据发现两组的死亡率虽无明显差别，但是药物治疗＋介入手术组患者的假腔重构率（真腔管腔恢复，假腔血栓化）高达91.3%，而单纯药物治疗组仅为19.4%（$P<0.001$）。5年随访数据表明，药物治疗＋介入手术组的全因死亡率、主动脉相关死亡率及病变进展率分别为11.1%、6.9%、27%，显著低于单纯药物治疗组的19.3%、19.3%、46.1%。与此相仿，长期随访数据亦表明TEVAR具有明显优势。Fattori分析了1995—2005年间急性AD国际注册处收录的1129名患者，其中276名患者接受了TEVAR手术，而剩余的853名患者仅采用单纯药物治疗。5年随访数据表明介入手术组的死亡率显著低于单纯药物治疗组（15.5% *vs*.29.0%，$P=0.018$）。以上研究均表明早期TEVAR术可预防晚期并发症，降低心血管源性死亡率。同时，Nienaber等荟萃分析了许多大注册中心的数据，发现TBAD患者行TEVAR治疗的院内死亡率亦更低，仅为7%；开放手术治疗的

院内死亡率为32%，药物治疗为10%（$P<0.000\,1$）。因此，对预期寿命较长、血管解剖合适的急性TBAD患者，不论临床症状如何，均应早期行TEVAR术。

但目前TEVAR治疗急性非复杂性TBAD的循证医学证据尚不够充分，故有学者另辟蹊径建议依据患者病情、解剖学特征、影像学资料和实验室检查，甄别出需要尽早TEVAR干预的患者。这其中影像学评估至关重要。有多个报道指出夹层急性期主动脉直径≥40mm与主动脉相关事件的发生有很大关联，因此可以作为早期干预最为简单而实用的预测因子。另一个重要的预测因子则是假腔直径，有研究表明首次CTA检查假腔直径≥22mm的急性AD更易形成夹层动脉瘤。同样地，假腔状态也与临床预后密切相关。有研究表明：假腔完全血栓化的患者预后最佳，而假腔通畅或仅部分血栓化的患者，主动脉扩张和死亡的风险均增高。真假腔的形态学特征亦可用于预测不良预后，有研究表明真腔严重受压变细或呈椭圆形，假腔呈梭形囊状均与不良预后相关。此外，夹层破口同样与病情进展有关，经食管超声测量发现破口直径≥10mm可作为主动脉相关不良事件的预测因子，而单发破口则是主动脉扩张的危险因素。相反地，多发假腔则提示夹层病变严重，可作为主动脉相关死亡的独立预测因子。除影像学资料外，包括患者年龄、族群、生命体征、降压药物选择等临床特征也都发现与患者预后有关；而实验室检查中，患者的FDP、CRP等与凝血功能、炎症反应有关指标的异常升高也常预示着不良预后，该类患者也需早期行TEVAR治疗。

(3) 手术时机选择：现认为亚急性期是TEVAR治疗的最佳时机。理论上来说，在这一阶段主动脉仍保留了足够的可塑性，而夹层急性发病造成的动脉壁及内膜片水肿、炎症反应等已渐消退，可以承受支架植入后的径向支撑力而不被撕破。因此在亚急性期手术可在降低手术风险的同时兼顾到主动脉的远期重塑效果。相关的临床数据给上述理论提供了很好的支持。VIRTUE试验对比研究了急性期（<15天）、亚急性期（15～92天）和慢性期（>92天）行TEVAR治疗的效果差异。其中期结果发现：虽然三组间生存率无显著差异，但是亚急性期行TEVAR治疗的主动脉重塑率显著优于慢性期，其效果与急性期相似；另一方面，TEVAR相关的严重并发症，如逆撕性夹层等的发生则在度过急性期后显著下降。其他国内外学者的研究同样证实：亚急性期行TEVAR治疗发生逆撕性TAAD、急性肾衰竭、卒中、截瘫等严重并发症的概率要显著低于急性期；同时全因死亡率、再干预率和主要并发症发生率亦显著低于急性期和慢性期。

2. 慢性B型主动脉夹层　慢性期AD的主要风险在于假腔的持续瘤样扩张并导致最终破裂，而终末器官的灌注不良少见，但在夹层真假腔形态发生改变时也可能出现。有研究表明慢性AD发生上述不良事件的概率介于20%～50%。目前达成共识的慢性夹层手术指征为：①夹层破裂或出血；②终末器官灌注不良；③夹层导致的顽固性疼痛；④夹层动脉瘤直径大于55mm；⑤夹层动脉瘤直径每年扩张大于10mm。手术方式也主要分为开放和介入两种。开放手术治疗慢性夹层的优点在于手术一旦成功，其远期效果较佳。但是开放手术难度大、风险高，有研究报道围手术期死亡率为22%，并发症发生率高达45%。克利夫兰诊所的单中心数据表明，慢性夹层开放手术的围手术期死亡率为8%，术后1年、2年、3年的生存率分别为82%、78%和75%，术后5年有将近一半的患者死亡或需要再次干预。而腔内修复慢性复杂性夹层的围手术期死亡率为5%，术后1年、2年、3年的生存率分别为86%、82%和80%，术后5年的无事件率（死亡或再次血管手术）为55%，与开放手术组相近。故对于手术风险小的患者，在大中心由经验丰富的医生行开放手术可能是最佳选择。同时，对于存在结缔组织疾病的患者，其血管重塑差，故首选也是开放手术。TEVAR治疗慢性夹层遇到了许多特有的问题。由于慢性期夹层血管壁增厚，内膜片也变得僵硬，支架植入后远期血管重塑效果并不理想。同时，TEVAR术后近端锚定区发生Ⅰ型内漏及逆撕的概率也较高。相比上述情况，最大挑战则在于TEVAR术后假腔的长期开通。这是由于慢性夹层通常存在多发破口，在支架封堵了近端破口后，血流仍可通过远端未被覆盖的破口反流至假腔内，并继续导致假腔的增大乃至破裂。因此慢性夹层介入治疗除了封闭近端破口外，还需尽量封堵远端破口，但是这些远端破口通常位于内脏动脉开口附近，给支架的植入带来了很大的难题。针对这一问题，目前可行的办法包括：①通过杂交手术将内脏动脉重建至髂动脉，然后从远端延伸支架覆盖内脏动脉附近的破口；②应用开窗技术、带分支支架及烟囱技术，在保留内脏动脉血流的情况下，于内脏动脉开口区覆盖夹层破口；③通过手术或介入技术对内膜片开窗，将具有真假腔的夹层动脉瘤变为单一管腔的血管，因此支架可以紧贴血管壁释放，使得血液不再通过假腔流向远端，从而防止持续的内漏和远端假腔的长期开通；④还可尝试使用弹簧圈或封堵器直接封闭远端夹层破口。

（三）非A非B型主动脉夹层的介入治疗

也即病变累及主动脉弓部的这部分特殊TABD，此前以开放手术为主要治疗手段。随着近几年微创技术的迅猛发展，这部分患者也越来越多地可以选择介入手段或杂交手术方式进行治疗。其中介入手术为全腔内的微创手术，主要包括预制支架（扇形、孔型或分支支架）、平行支架（烟囱、潜望镜、三明治）和开窗技术（体外开窗、原位开窗）。杂交手术通过颈-颈转流、颈-锁转流或去分支技术，拓展近端锚定区，在此基础上通过植入支架覆盖夹层破口，同时又保留了头向血流，以达到治疗目的。汇总分析表明：杂交手术术后早期死亡率为12%，卒中发生率为15%，截瘫率为6%，逆撕性夹层发生率为6.5%，近端内漏发生率为6%。其总体死亡率与并发症发生率与开放手术相当，但主动脉破裂及再干预率相对较高。这可能与选择杂交手术的患者本身病情较重、手术风险高有关。

现也可使用带分支的预置支架治疗非A非B型AD。临床上需要介入修复非A非B型AD时，平行支架技术是一个较为安全、简便而有效的选择。平行支架是在TEVAR术中，通过在分支血管中植入烟囱支架或潜望镜支架来达到保留分支血供的效果，特别适用于急诊手术等紧急状况。有数据表明其死亡率、卒中率和支架通畅率与杂交手术相当，但术后内漏发生率高达22%，这主要由于平行支架与主体人工血管不匹配所致。平行支架数目越多内漏发生率越高，因此目前单根左锁骨下动脉平行支架效果最佳。

当下最为热门的则是开窗技术，包括体外开窗与体内原位开窗两种方式。体外开窗是在体外将支架释放出足够长度，然后根据选定的锚定区及分支血管的相对位置在支架上预留出相应的孔洞。然后再将支架重新装填回输送系统并导入体内，DSA引导下将孔洞对准分支血管位置后释放。近期有中国学者发表了体外预开窗治疗累及弓部夹层的相关研究结果，共纳入了20名患者，19名患者开通左锁骨下动脉（LSA），1名患者同时开通LSA和左颈总动脉（LCCA），技术成功率达90%，显示出了良好的治疗效果。原位开窗则是在TEVAR术中支架植入覆盖弓部病变及分支血管后，通过物理学方法打通分支血管上的覆膜，并后续通过球囊扩张和植入支架来重建分支血供。这其中穿刺针最为常用，而使用激光或射频等方法的也越来越多。作为一项新兴的临床技术，目前报道病例较少，短期效果良好。需要指出的是，开窗技术尚属于超适应证应用，存在一定的安全隐患，特别是开窗后支架完整性受到破坏，有可能会影响到支架的持久耐用性，远期疗效尚待进一步观察。

（四）TEVAR手术要点

TEVAR手术的原理在于通过植入带覆膜支架覆盖AD破口，并隔绝真假腔，从而达到使假腔血栓化、真腔良性重塑的效果。目前市面上已有多款覆膜大支架可供选择。

TEVAR手术的核心在于术前准确的解剖学评估

和精细的手术方案制定。关键点在于对入路血管和锚定区的评估，这方面CTA能够提供所有必要的解剖信息。绝大部分的TEVAR手术选择股动脉入路。通过预置两把proglide血管缝合器，所有操作可以在穿刺下完成。由于支架输送系统尺寸限制，一般要求入路血管直径≥7mm。有些患者入路血管最狭窄部位位于髂外动脉，此时可能需要开腹将近端髂动脉作为入路血管来完成TEVAR手术。髂股动脉的扭曲和严重钙化也会造成支架的输送困难。近端锚定区的评估至关重要，包括主动脉弓部形态、主动脉直径及锚定区长度。支架尺寸的选择以锚定区血管直径的测量作为参考，通常在此基础上放大0～10%即可，支架放大率过高可能会导致径向支撑力太强，逆撕风险增加。主动脉直径最好在正交重建中测量，如无法重建则主动脉短轴直径更为接近真实管径。为保证治疗效果，通常要求病变近端至左锁骨下动脉至少有1.5～2cm的相对健康血管区域作为支架锚定区。充足的锚定可以有效减少术后内漏和支架移位的发生。有时夹层破口距离左锁骨下动脉过短，早期为保证支架覆盖效果常常选择直接覆盖左锁骨下动脉，但后期发现盲目覆盖左锁骨下动脉会导致脊髓缺血及卒中风险增加，因此目前推荐尽量重建左锁骨下动脉。

四、介入治疗主要并发症

（一）内漏

TEVAR术后较为常见的并发症，国内有报道发生率在10%左右。最常见的为Ⅰ型内漏，主要与近端锚定区不足、覆膜支架头端与主动脉血管壁贴附不良有关。术中即刻的少量内漏可以暂不处理，绝大部分患者在后续随访中可以消失，但需谨记密切随访。术中造影如提示大量内漏则需当场处理，可通过适当的球囊扩张或再植入一枚短Cuff覆膜支架来修复。

（二）逆撕性TAAD

TEVAR术后最为严重的并发症，发生率在1%左右，一旦发生后果严重。可能与主动脉管壁病变（炎症水肿、合并结缔组织疾病）、覆膜支架径向支撑力过强、支架头端“鸟嘴状”回弹力作用及术中操作不当等因素有关。可在支架植入后即刻发生，也可能在术后随访中发生。有大约四分之一的患者仅在复查CTA影像时发现，而患者本身并无症状。逆撕性TAAD发生后，一般需通过外科开放手术修复，也有少部分患者可通过介入技术进行修复。

（三）卒中

卒中是TEVAR术后最为常见的神经系统并发症，有报道TEVAR术后发生卒中的风险在3%～7%。卒中的发生主要与手术时在弓部的操作不当有关，包括导丝导管通过主动脉弓部、支架的进出和调位、球囊扩张等过程的不当操作。因此在术中应特别关注导丝导管通过主动脉弓部的过程，支架到位和释放应轻柔，尽量避免不必要的球囊扩张。同时应注意导丝导管在体外的清洁和支架的冲洗。术中遮挡左锁骨下动脉会导致卒中风险明显升高，故应尽量保留其血供。特别是在左椎动脉优势时，一定要设法重建左锁骨下动脉血供。有证据表明当操作区域邻近左颈总动脉时，卒中风险会明显升高。而在处理非A非B型AD时，核心操作正是位于上述高风险区域。故术前应设定完备的预案，术中亦需时刻做好充分的脑保护，避免术中因低灌或栓子脱落造成卒中。

（四）截瘫

TEVAR术后另一较为常见的神经系统并发症为截瘫，但与开放手术相比其风险明显降低。截瘫的发生与以下几个因素有关：先期或同期修复肾下主动脉，长段覆盖胸主动脉，支架覆盖根大动脉，肾功能不全，术中低血压（收缩压＜80mmHg），术中覆盖髂内动脉或左锁骨下动脉。目前可采取一些办法来规避上述风险，如可采取分期手术的方式来建立充足的侧支循环供应脊髓；术中重建髂内动脉或锁骨下动脉的血供也可减少术后脊髓缺血的发生；同时围手术期还可通过减少新陈代谢和氧气需求的策略，采取一些神经保护措施预防截瘫的发生。包括预防性的脑脊液引流，目标导向的血压控制（平均动脉压90～100mmHg），术中低温(34° C)，使用纳洛酮、甘露醇和类固醇类药物，并避免使用血管扩张剂。以上措施目前也是截瘫发生后的主要治疗手段。

综上所述，AD作为高血压的严重并发症之一，一旦发生后果严重，目前临床救治仍存在诸多难点。高血压患者平稳控制血压，则可极大地降低AD发生率。对高血压进行长期、系统的有效管理，成为防治AD的核心环节。

（林长泼　符伟国）

第九节 高血压视网膜病变

高血压的病理生理特点是累及全身小动脉和微动脉，表现为小动脉和微动脉玻璃样变，中层平滑肌细胞增殖，管壁增厚，管腔狭窄，血管壁重构，从而使得总外周阻力增加，血压升高。视网膜血管系统是全身唯一能够在无创条件下直接观察到小动脉的“窗口”。高血压病患者的眼底情况可用于评价微循环的受累程度，并间接反映心、脑、肾循环的损伤，对高血压的诊断及预测未来心血管事件有着重要意义。

高血压视网膜病变（hypertensive retinopathy，HR）是指全身动脉血压持续性升高，造成血管−视网膜屏障破坏、血浆渗漏、血管内有形成分渗出，引起眼底病变，产生视网膜水肿、出血、缺血或渗出斑等病变，严重者可出现视网膜脱离。长期的血压升高，使视网膜动脉血管产生慢性动脉硬化，导致血管痉挛影响灌注自动调节；急性全身性动脉高血压患者，可因血管闭塞或微动脉瘤，导致视力丧失。高血压与视网膜的病变关系密切，高血压视网膜病变属于高血压众多并发症的一种，而视网膜又是视力的决定性因素。

一、流行病学与危险因素

高血压视网膜病变包括急性高血压视网膜病变和慢性高血压视网膜病变两种类型。总体而言，根据中国最新指南，在≥18岁人群中占比23.2%（≈2.445亿）患有高血压，另外41.3%（≈4.353亿）处于高血压（HTN）前期。高血压视网膜病变的发病率占总高血压患者的83.6%，慢性肾脏疾病是预测严重高血压视网膜病变的最重要因素。根据DelBrutto等的研究，37%的高血压患者患有1级高血压视网膜病变，17%的高血压患者患有2级高血压视网膜病变。高血压视网膜病变的发病率与高血压的严重程度以及持续时间呈正相关。此外，高血压的发病率随着年龄增长而增加，45岁以下人群中男性比女性发病率高，65岁以上人群中，女性发病率更高。

原发性高血压的危险因素包括高盐饮食、肥胖、睡眠呼吸暂停综合征、吸烟、酒精、家族史、压力和种族。恶性高血压危象是指有高血压和多种并发症的患者，包括脑病、脑出血、急性心肌梗死、急性心力衰竭、肺水肿、不稳定性心绞痛、主动脉夹层动脉瘤、急性肾损伤和视力下降。遗传因素是高血压视网膜病变的风险因素。吸烟与严重或恶性高血压视网膜病变密切相关。肾功能障碍(持续微量蛋白尿和低肌酐清除率)是高血压视网膜病变和终末器官损伤的危险因素。高血压视网膜病变患者的血浆瘦素水平较高，这可能与血管内皮损伤有关。

二、病理生理学

血压升高会直接冲击血管，引起小动脉变形，长期慢性作用使得血管内膜受损、瘢痕样增生、血管壁增厚、管腔狭窄、血栓形成、堵塞血管。血压轻至中度升高时，最初的反应是动脉及小动脉收缩。这一自动调节过程既能将组织灌注维持在相对稳定的水平，又能防止压力的增加被传递至更小、更远端的血管。但是，随着血压升高，自动调节不足以维持平衡，会出现失代偿。随后出现的小动脉和毛细血管压力上升会导致血管壁急性损伤。血管内皮的破坏使得血浆成分进入血管壁，从而使血管管腔狭窄或闭塞。

高血压视网膜病变有以下几个阶段：①血管收缩期。在这一阶段，局部的自动调节机制开始发挥作用，出现血管痉挛和视网膜小动脉狭窄，小动脉与小静脉的比率明显降低（正常＝2：3）。因为老年动脉硬化患者受影响的血管节段不能再发生狭窄，老年患者会发生局灶性小动脉狭窄。②动脉硬化期。血压的持续升高会导致血管壁的多种病理改变：包括血管内膜层增厚、中膜层增生、小动脉壁透明程度降低。视网膜血管有大量的分支，彼此交叉，这种交叉多为动脉和静脉的交叉（即动脉在静脉上方走行），偶尔是静脉和动脉的交叉（即静脉在动脉上方走行）。正常状态下，在动静脉（AV）交叉处由于动脉透明，应该能够透过动脉看到其下面的静脉。动脉硬化期时视网膜血管严重狭窄，动静脉交叉处发生变化，硬化的动脉压在静脉上，使静脉出现中断现象或被压两端呈梭形，或被压静脉远端扩张呈瘤状等；动脉反光的宽带增加且亮度增强，硬化的血管壁透明度减低，血柱由正常的红色变为黄红色，被称为“铜丝动脉”；当动脉反光进一步增宽，管壁更不透明，几乎看不到红色血柱，血管像银丝的反光，称为“银丝”动脉。③渗出期。见于严重高血压患者，其特征是血－视网膜屏障被破坏，血液和血浆渗漏到血管壁，破坏了视网膜血管的自动调节机制。在此阶段，出现视网膜出血（火焰状和点状）、硬渗出物形成、平滑肌细胞坏死和视网膜缺血（棉絮状渗出点）。

短时间内血压突然升高，会使得视网膜及脉络丛血管代偿失调，视网膜血管显著缩窄，视网膜普遍水肿，引起毛细血管大量液体渗漏，产生浆液性视网膜脱落。严重颅内高压导致视神经缺血性水肿（视乳头水肿）。此外，脉络膜小动脉的纤维蛋白样坏死也会导致绒毛膜的节段性梗死，表现为视网膜色素上皮（retinal pigment epithelium，RPE）呈黄色、脉络膜梗死后的RPE增生、RPE分离为特征的脉络膜病。

三、临床表现与诊断

（一）临床表现

除了血压升高之外，高血压视网膜病变通常无明显症状。中至重度的高血压视网膜病变患者中，部分患者会有缓慢或者突然发生的视力下降、视物模糊，同时全身可有高血压引起的心脑肾等其他相应症状。

（二）临床诊断

1．动脉硬化程度阶段 高血压视网膜病变的诊断依据是眼科检查发现视网膜动脉硬化、出血、渗出或视乳头水肿。通过眼底镜观察将动脉硬化程度分为五个阶段：阶段0：正常；阶段1：动脉变细，反光增强；阶段2：第一阶段＋AV交叉变化；阶段3：小动脉铜线状；阶段4：小动脉的银线状。

2．壁腔比 大小动脉的壁腔比（wall-to-lumen ratio，WLR），即血管壁厚度与血管腔的比值。以该比值增加为特征的血管重塑是血压升高的早期过程之一，并反映了早期高血压终末器官损伤。观察血管变化时尤要注重壁腔比。有脑血管事件病史的高血压患者与接受治疗的高血压患者及非血压正常者相比，视网膜小动脉的WLR均增加。此外，血压控制较差的高血压患者的WLR高于血压控制较好的高血压患者。从未治疗过的高血压患者的WLR高于血压正常者。这个比值对终末靶器官损伤具有预测价值。欧洲高血压学会（ESH）和欧洲心脏病学会（ESC）共识提到，视网膜WLR可作为微血管系统无创评估的参数，并指出未来的研究将尤为重视无创评估高血压患者微血管床的预后贡献。

3．病变分级 高血压视网膜病变分级标准，主要是根据Keith-Wagner-Barker分级，基于间接检眼镜眼底检查将高血压视网膜病变分级分为四级。Ⅰ级病变：视网膜小动脉极轻微变细（图3-4-7 A）。主要表现为血管收缩、变窄，视网膜动脉普遍轻度变窄，特别是小分支，动脉反光带增宽，有静脉隐蔽现象，即在动静脉交叉处透过动脉看不到其下的静脉血柱。Ⅱ级病变：亦称Ⅰ级＋视网膜小动脉局灶性狭窄＋动静脉交叉（图3-4-7 B）。主要表现为动脉硬化，视网膜动脉普遍或局限性缩窄、反光增强、呈铜丝或银丝状，动静脉交叉处表现为隐匿合并偏移（Salus 征），远端膨胀（静脉斜坡）或被压呈梭形（Gunn 征），并可呈直角偏离。Ⅲ级病变：亦称Ⅱ级＋火焰状出血＋棉絮斑＋硬渗出物（图3-4-7 C）。主要为渗出，可见棉絮斑、硬性渗出、出血及广泛微血管改变。Ⅳ级病变：亦称Ⅲ级＋视盘水肿（图3-4-7D），即在Ⅲ级改变基础上，伴有视盘水肿和动脉硬化的各种并发症。

（三）鉴别诊断

以下疾病发生时也会出现视网膜病变，因此对高血压视网膜病变诊断时要考虑以下疾病的有无。

1. 糖尿病视网膜病变 糖尿病视网膜病变是糖尿病导致的视网膜微血管损害所引起的一系列典型病变，病变早期一般无眼部自觉症状，随着病变发展，在不同时期可引起不同程度的视力障碍、视物变形、视野缺损等各种症状，最终可致失明。

2. 视网膜静脉闭塞 是视网膜分支静脉或中央静脉的血管阻塞即发生回流障碍，常合并黄斑区水肿，视网膜缺血，玻璃体出血。患者常出现急性视力丧失，是致盲的眼底病之一。发病原因比较复杂，常与高血压、动脉硬化、高脂血症、血液高黏度等有密切关系。

3. 视网膜神经炎 神经性视网膜炎是感染性或特发性病因的视神经和视乳头周围视网膜或黄斑的局灶性炎症，会出现视盘肿胀、视盘边缘出血和一系列临床症状。视网膜神经炎往往不是独立的疾

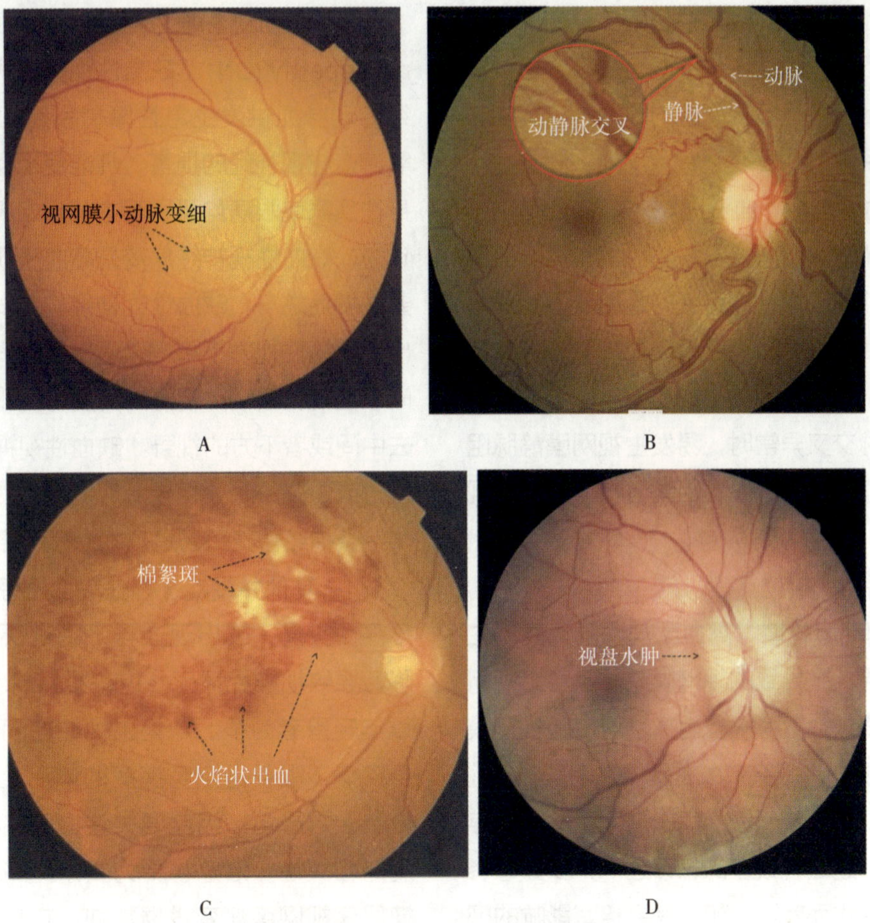

图3-4-7 高血压视网膜病变的分级

注：图A示Ⅰ级病变，视网膜小动脉极轻微变细；图B示Ⅱ级病变，Ⅰ级＋视网膜小动脉局灶性狭窄＋动静脉交叉；图C示Ⅲ级病变，Ⅱ级＋火焰状出血＋棉絮斑＋硬渗出物；图D示Ⅳ级病变：Ⅲ级＋视盘水肿。

病，而是某些眼病的一种症状表现。其发生一般与全身感染性疾病、中枢神经系统炎症、代谢障碍及中毒等有关。此外，眼球内的某些炎症也可影响视神经而导致视神经炎症。患者可能表现出中心视力无痛性下降、视力锐减、色觉下降等。

4．眼缺血综合征 是由慢性严重的颈动脉阻塞或狭窄所致脑和眼的供血不足而产生一系列脑和眼的临床综合征。症状表现为视力逐渐丧失，短暂性视力丧失，眶区疼痛。通常发生在老年人中，男性比女性更容易受到影响，因为这些患者中动脉粥样硬化和颈动脉疾病的发病率较高。

5．放射性视网膜病变 主要见于由于肿瘤接受放射治疗的患者，特别是头颈部放射治疗的患者。尽管放射治疗的时候会对眼睛采取保护措施，但是依然不可避免会有射线照射到眼部。放射线会对眼底视网膜的毛细血管内皮细胞有损害，可以造成毛细血管的闭塞，导致视网膜的缺血，以及由缺血所继发的一系列的并发症。

6．高血黏综合征 血液高黏滞综合征是由于一种或几种血液黏滞因子升高，使血液过度黏稠、血流缓慢所造成，高血黏综合征的人血液不能充分营养视神经，使视神经和视网膜缺血缺氧，导致阵发性视物模糊。需要特别提出的是，当发生动脉粥样硬化和动静脉交叉异常时，易发生视网膜静脉阻塞；而当视网膜内的动脉发生阻塞时，可能导致视力丧失。

（四）主要并发症

1．视网膜动脉栓塞 高血压视网膜病变的主要并发症是血栓栓塞导致的视网膜动脉阻塞。视网膜中央血管为终末血管，一旦阻塞，可引起视网膜组织缺血，表现为患眼突然发生无痛性完全失明，患眼瞳孔散大，直接光反射消失，间接光反射存在，视力下降，是眼科致盲的急诊之一，多数患者以视野的急剧变化而就诊。如果受到栓塞影响的区域包括黄斑的视网膜中央区域，患者会出现视野发生严重而突然的，无痛性的视力丧失。闭塞血管的口径越大，对患者的视力影响越大。一旦确诊，应争分夺秒地恢复视网膜的血供，抢救视力。

2．视网膜静脉阻塞 视网膜静脉阻塞比动脉阻塞较为常见。高血压使视网膜动脉硬化，那么当动脉压到静脉的时候，就会把静脉管壁压扁，静脉管腔变窄，甚至完全闭死，这是产生视网膜静脉阻塞的主要原因。视网膜静脉阻塞可以是急性发生，其症状与视网膜动脉阻塞相似。但有时发病不如动脉阻塞那样急剧和严重，一般尚可保留部分视力。眼底特征是：视网膜血液淤滞、静脉迂曲扩张、视网膜不同程度和形态的出血，伴有水肿。主要症状为中心视力下降，或某一部分视野缺损或仅有少许黑影，以至于可能不被患者察觉。治疗上须在确认病变分级和病变范围的前提下，采用不同的治疗方式或联合治疗。

3．缺血性视神经病变（ischemic optic neuropathy ION） 缺血性视神经病变为供应视神经的动脉血供发生急性障碍引起视神经缺血、缺氧，造成视神经的损害。凡能使视盘供血不足的全身性疾病或眼病均可引起本病，如高血压。亦可以认为，缺血性视神经病变是高血压视网膜病变的主要并发症之一。缺血性视神经病变发作时，会突然出现无痛性视力下降，以清晨醒时多见，可以伴有间歇性视物模糊，视野的高度有变化，患者通常失去中间或者下方的视野。缺血性视神经病变会导致暂时或永久失明。积极治疗病因、使用糖皮质激素和给予神经营养药物是基本治疗策略。

4．其他并发症 恶性高血压患者会出现眼睛疼痛、头痛，或出现血压下降过快相关的视力下降，导致视神经坏死，这种紧急情况属少数病例，以年轻患者为多。一旦出现往往同时伴有其他全身疾病，眼部是全身疾病的体现，眼部病变会更复杂、更严重，因此要关注血压、眼部和其他疾病的相关性，治疗也更为复杂。高血压还会导致糖尿病视网膜病变进展加快，它也可能是青光眼的危险因素，高血压视网膜病变也会增加卒中的风险。

四、影像学技术在高血压视网膜病变诊治中的作用

（一）扫描激光多普勒流量测定仪

扫描激光多普勒流量测定仪（scanning laser doppler flowmetry，SLDF）可以同时评估视网膜循环的功能（即灌注）和结构（即血管平滑肌细胞的重构）参数。该方法允许在体内测量反射图像中的小动脉外直径（OD）和灌注图像中的内腔直径（ID），再通过使用公式（OD-ID）/ID计算壁腔比（WLR）来评估视网膜小动脉的早期血管重构。研究表明，高血压患者视网膜小动脉与外周小动脉和大脑小动脉的变化相似，说明视网膜异常反映了高血压终末器官的结构和功能微血管的变化。值得注意的是，SLDF具有可以对视网膜循环结构和功能直接进行无创、安全和可靠性的动态评估，且不需要重复使用散瞳药剂的优势。

（二）光学相干断层成像术

光学相干断层成像术（optical coherence tomography angiography，OCTA）是一种最近开发的无创诊断成像技术，该技术利用从高速OCT图像中提取的运动造影，在不注射染料的情况下产生深度分辨的视网膜和高分辨率图像。OCT是一种无创、可重复性好、高分辨率，可对活体组织显微成像的影像诊断技术，可用于视网膜及视神经纤维层厚度的观察和随访比较。OCT血管造影也提供了对放射状乳头状周围毛细血管网和中深毛细血管丛成像的可能性，为疾病的描述和量化、疾病发病机制的研究及新治疗方法的开发和评估提供了丰富的可能性。

（三）荧光素血管造影

荧光素血管造影（fluorescein angiography，FA）是一种成像方法，已在临床应用50多年。遗憾的是，FA不能成像眼睛中的几层重要的血管，基本上只能看到浅表的血管丛。此方法需要静脉注射染料，因此在临床的应用受到了限制。

五、治疗

首先要明确病因，尽快去除。高血压视网膜病变的治疗主要为降低血压，而治疗方式取决于疾病的严重程度：轻度高血压视网膜病变，治疗方法包括控制血压并定期监测；中度高血压视网膜病变，必须排除其他相关因素，如糖尿病、肾病，并检查任何心血管异常，常规护理包括血压控制和监测。对严重高血压视网膜病变，需要紧急治疗和转诊，因为它与死亡率的相关性最强。密切关注其他系统器官的变化，如肾脏、心血管和大脑，监测靶器官损伤（TOD）的迹象，以防止对视神经和大脑等重要器官的缺血性损伤。值得注意的是，要控制降压的速度，血压应该以一种可控的方式降低，即降压速度不宜过快。对于中度至重度高血压视网膜病变患者，控制降压速度在第一小时内将平均动脉压降低10%～15%，在治疗第一天结束时，与基线相比血压降低不超过25%，以防止靶器官的进一步缺血损伤。

六、管理

高血压是临床常见疾病，部分高血压患者认为只需服药控制血压水平即可，对高血压会影响眼部健康了解比较少。因此，要加强对高血压患者相关知识的宣讲，患者要与初级保健医生合作，确保及时评估和管理，以减少眼部和全身损伤。眼科医生和全科医生应合作，以确保高血压患者得到有效的筛查，并及时进行管理，以降低眼部和全身性发病和死亡率的风险。高血压视网膜病变治疗主要取决于适合的降压治疗。重度高血压的最初治疗通常建议肠外给予降压药（多为静脉给药），然后可以改成口服降压药，最终2～3个月达到目标收缩压为130mmHg，舒张压为80mmHg。需要对高血压患者定期进行相关指标的检测和眼底检查，对视网膜病变早发现、早干预，以免影响患者眼部健康。

七、预后

慢性高血压视网膜病变很少会引起明显的视力丧失，但对视神经和黄斑的损害可导致视力的长期下降。严重高血压视网膜病变和动脉硬化患者发生冠状动脉疾病、周围血管疾病和卒中的风险增加。高血压视网膜病变并不总是与靶器官损伤，如左心室肥大、颈动脉粥样硬化、肾脏损伤等相关，当高血压得到控制时，视网膜的改变可以停止。然而，由于小动脉狭窄和动静脉交叉（AV）改变将持续存在，视网膜中的动脉硬化性变化不会消失，这些患者发生视网膜动脉阻塞、视网膜静脉阻塞和视网膜微动脉瘤的风险仍然增加。一旦血压得到控制，大多数继发于恶性高血压的视网膜病变会改善，但动静脉交叉改变和动脉狭窄仍会继续存在。

高血压管理受多系统影响，心血管医生、高血压医生和眼科医生及和护士之间的协作在早期发现和控制高血压、改善患者的预后中十分重要。大多数患者只要高血压得到理想控制，可以预防和降低高血压视网膜病变的发生。而这当中对大众预防高血压知识的普及，让患者加入自我管理中，对高血压视网膜病变的发生起着积极的预防作用。

（美丽克木·买赛地　孟宪敏）

参考文献

[1] MA Q，LI R，WANG L，et al. Temporal trend and attributable risk factors of stroke burden in China，1990-2019: an analysis for the Global Burden of Disease Study 2019 [J]. Lancet Public Health. 2021; 6（12）: e897-e906.

[2] SAFIRI S，KARAMZAD N，SINGH K，et al. Burden of ischemic heart disease and its attributable risk factors in 204 countries and territories，1990-2019 [J]. Eur J Prev Cardiol. 2022; 29（2）: 420-431.

[3] GAWALKO M，LINZ D. Atrial fibrillation detection and management in hypertension [J]. Hypertension. 2023; 80（3）: 523-533.

[4] NIE Z，XU H，CHEN C，et al. Population attributable risks of potential modifiable factors for atrial fibrillation in china: a national survey [J]. Risk Manag Healthc Policy. 2022; 15: 1215-1224.

[5] HO JE，GONA P，PENCINA MJ，et al. Discriminating clinical features of heart failure with preserved vs. reduced ejection fraction in the community [J]. Eur Heart J. 2012; 33（14）: 1734-1741.

[6] MIAO H，ZOU C，YANG S，et al. Targets and management of hypertension in heart failure: focusing on the stages of heart failure [J]. J Clin Hypertens (Greenwich). 2022; 24（9）: 1218-1225.

[7] BURNIER M，DAMIANAKI A. Hypertension as cardiovascular risk factor in chronic kidney disease [J]. Circ Res. 2023; 132（8）: 1050-1063.

[8] 刘鸣，刘峻峰，吴波. 脑血管病分类分型进展与解读 [J]. 中华神经科杂志，2017，50（3）: 163-167.

[9] 中华医学会神经病学分会，中华医学会神经病学分会脑血管病学组. 中国急性缺血性脑卒中诊治指南（2018）[J]. 中华神经科杂志，2018，51（9）: 666-682.

[10] 中华医学会神经病学分会，中华医学会神经病学分会脑血管病学组. 中国脑出血诊治指南（2019）[J]. 中华神经科杂志，2019，52（12）: 994-1005.

[11] SIERRA C，COCA A，SCHIFFRIN E L. Vascular mechanisms in the pathogenesis of stroke [J]. Curr Hypertens Rep, 2011, 13（3）: 200-207.

[12] YU J G, ZHOU R R, CAI G J. From hypertension to stroke: mechanisms and potential prevention strategies [J]. CNS Neurosci Ther, 2011, 17 (5) : 577-584.

[13] LITHELL H, HANSSON L, SKOOG I, et al. The Study on Cognition and Prognosis in the Elderly (SCOPE) : principal results of a randomized double-blind intervention trial [J]. J Hypertens, 2003, 21 (5) : 875-886.

[14] 中华医学会神经病学分会，中华医学会神经病学分会脑血管病学组. 中国缺血性脑卒中和短暂性脑缺血发作二级预防指南2014 [J]. 中华神经科杂志，2015，48（4）: 258-273.

[15] WANG Z, CHEN Z, ZHANG L, et al. Status of hypertension in china: results from the china hypertension survey, 2012-2015 [J]. Circulation, 2018, 137 (22) : 2344-2356.

[16] 中华医学会心血管病学分会，中华心血管病杂志编辑委员会. 急性ST段抬高型心肌梗死诊断与治疗指南（2019）[J]. 中华心血管病杂志，2019，47（10）: 766-783.

[17] IBANEZ B, JAMES S, AGEWALL S, et al. 2017 ESC Guidelines for the management of acute myocardial infarction in patients presenting with ST-segment elevation: The Task Force for the management of acute myocardial infarction in patients presenting with ST-segment elevation of the European Society of Cardiology(ESC) [J]. Eur Heart J, 2018, 39 (2) : 119-177.

[18] WU Y, HUXLEY R, LI L, et al. Prevalence, awareness, treatment and control of hypertension in China: data from the China National Nutrition and Health Survey. 2002 [J]. Circulation, 2008, 118 (25): 2679-2686.

[19] GLOBAL BMI MORTALITY COLLABORATION, DI ANGELANTONIO E, BHUPATHIRAJU SHN, et al. Body-mass index and all-cause mortality: individual-participant-data meta-analysis of 239 prospective studies in four continents [J]. Lancet, 2016, 388 (10046) : 776-786.

[20] COLLABORATION G B M, DI ANGELANTONIO E, SHN B, et al. Body-mass index and all-cause mortality: individual-participant-data meta-analysis of 239 prospective studies in four continents [J]. Lancet, 2016, 388 (10046) : 776-786.

[21] LONN E M, BOSCH J, LóPEZ-JARAMILLO P, et al. Blood_Pressure lowering in intermediate risk persons without cardiovascular disease [J]. N Engl J Med, 2016, 374 (21) : 2009-2020.

[22] BERWANGER O, NICOLAU J C, CARVALHO A C, et al. Ticagrelor vs clopidogrel after fibrinolytic therapy in patients with ST-elevation myocardial infarction: a randomized clinical trial [J]. JAMA Cardiol, 2018, 3 (5) : 391-399.

[23] HELD C, ASENBLAD N, BASSAND J P, et al. Ticagrelor versus clopidogrel in patients with acute coronary syndromes undergoing coronary artery bypass surgery: results from the PLATO (Platelet Inhibition and Patient Outcomes) trial [J]. J Am Coll Cardiol, 2011, 57 (6) : 672-684.

[24] LEWINGTON S, LACEY B, CLARKE R, et al. The burden of hypertension and associated risk for cardiovascular mortality in China [J]. JAMA Intern Med, 2016, 176 (4): 524-532.

[25] WRIGHT J T JR, WILLIAMSON J D, WHELTON P K, et al. A randomized trial of intensive versus standard blood-pressure control [J]. N Engl J Med, 2015, 373 (22) : 2103-2116.

[26] VLACHOPOULOS C, AZNAOURIDIS K, STEFANADIS C. Prediction of cardiovascular events and all-cause mortality with arterial

stiffness: a systematic review and meta-analysis [J]. J Am Coll Cardiol, 2010, 55 (13): 1318-1327.

[27] LAURENT S, COCKCROFT J, VAN BORTEL L, et al. Expert consensus document on arterial stiffness: methodological issues and clinical applications [J]. Eur Heart J, 2006, 27 (21): 2588-2605.

[28] 中华医学会心血管病学分会介入心脏病学组，中华医学会心血管病学分会动脉粥样硬化与冠心病学组，中国医师协会心血管内科医师分会血栓防治专业委员会，等. 稳定性冠心病诊断与治疗指南 [J]. 中华心血管病杂志，2018，46 (9)：680-694.

[29] 中国高血压防治指南修订委员会，高血压联盟（中国，中华医学会心血管病学分会中国医师协会高血压专业委员会，等. 中国高血压防治指南（2018年修订版）[J]. 中国心血管杂志，2019，24 (1)：24-56.

[30] PONIKOWSKI P, VOORS A A, ANKER S D, et al. 2016 ESC Guidelines for the diagnosis and treatment of acute and chronic heart failure: the task force for the diagnosis and treatment of acute and chronic heart failure of the European Society of Cardiology (ESC) developed with the special contribution of the Heart Failure Association (HFA) of the ESC [J]. Eur Heart J, 2016, 37 (27): 2129-2200.

[31] 中华医学会心血管病学分会，中华心血管病杂志编辑委员会. 中国心力衰竭诊断和治疗指南（2014）[J]. 中华心血管病杂志，2014，42 (2)：98-122.

[32] MCDONAGH T A, METRA M, ADAMO M, et al. 2021 ESC Guidelines for the diagnosis and treatment of acute and chronic heart failure [J]. Eur Heart J, 2021, 42 (36): 3599-3726.

[33] 射血分数保留的心力衰竭伴高血压患者管理中国专家共识编写委员会. 射血分数保留的心力衰竭伴高血压患者管理中国专家共识 [J]. 中华高血压杂志，2021，29 (7)：612-617.

[34] SAVARESE G, STOLFO D, SINAGRA G, et al. Heart failure with mid-range or mildly reduced ejection fraction [J]. Nat Rev Cardiol, 2022, 19 (2): 100-116.

[35] DUQUE E R, BRIASOULIS A, ALVAREZ P A. Heart failure with preserved ejection fraction in the elderly: pathophysiology, diagnostic and therapeutic approach [J]. J Geriatr Cardiol, 2019, 16 (5): 421-428.

[36] OBOKATA M, KANE G C, REDDY Y, et al. The neurohormonal basis of pulmonary hypertension in heart failure with preserved ejection fraction [J]. Eur Heart J, 2019, 40(45): 3707-3717.

[37] Packer M. Epicardial adipose tissue may mediate deleterious effects of obesity and inflammation on the myocardium [J]. J Am Coll Cardiol, 2018, 71 (20): 2360-2372.

[38] HOHENDANNER F, MESSROGHLI D, BODE D, et al. Atrial remodelling in heart failure: recent developments and relevance for heart failure with preserved ejection fraction [J]. ESC Heart Fail, 2018, 5 (2): 211-221.

[39] GE J. Coding proposal on phenotyping heart failure with preserved ejection fraction: A practical tool for facilitating etiology-oriented therapy [J]. Cardiol J, 2020, 27 (1): 97-98.

[40] LANG R M, BADANO L P, MOR-AVI V, et al. Recommendations for cardiac chamber quantification by echocardiography in adults: an update from the American Society of Echocardiography and the European Association of Cardiovascular Imaging [J]. Eur Heart J Cardiovasc Imaging, 2015, 16 (3): 233-270.

[41] PIESKE B, TSCHöPE C, DE BOER R A, et al.

How to diagnose heart failure with preserved ejection fraction: the HFA-PEFF diagnostic algorithm: a consensus recommendation from the Heart Failure Association（HFA）of the European Society of Cardiology（ESC）[J]. Eur Heart J, 2019, 40（40）: 3297-3317.

[42] REDDY Y, CARTER R E, OBOKATA M, et al. A simple, evidence-based approach to help guide diagnosis of heart failure with preserved ejection fraction [J]. Circulation, 2018, 138（9）: 861-870.

[43] 廖玉华，杨杰孚，张健，等. 舒张性心力衰竭诊断和治疗专家共识 [J]. 临床心血管病杂志，2020，36（1）：1-10.

[44] 中华医学会呼吸病学分会肺栓塞与肺血管病学组，中国医师协会呼吸医师分会肺栓塞与肺血管病工作委员会，全国肺栓塞与肺血管病防治协作组，等. 中国肺动脉高压诊断与治疗指南（2021版）[J]. 中华医学杂志，2021，101（1）：11-51.

[45] FARBER H W, GIBBS S. Under pressure: pulmonary hypertension associated with left heart disease [J]. Eur Respir Rev, 2015, 24（138）: 665-673.

[46] PEREZ V A, HADDAD F, ZAMANIAN R T. Diagnosis and management of pulmonary hypertension associated with left ventricular diastolic dysfunction [J]. Pulm Circ, 2012, 2（2）: 163-169.

[47] PFEFFER M A, CLAGGETT B, ASSMANN S F, et al. Regional variation in patients and outcomes in the treatment of preserved cardiac function heart failure with an aldosterone antagonist（TOPCAT）trial [J]. Circulation, 2015, 131（1）: 34-42.

[48] CHIONCEL O, LAINSCAK M, SEFEROVIC P M, et al. Epidemiology and one-year outcomes in patients with chronic heart failure and preserved, mid-range and reduced ejection fraction: an analysis of the ESC Heart Failure Long-Term Registry [J]. Eur J Heart Fail, 2017, 19（12）: 1574-1585.

[49] CLELAND J, BUNTING K V, FLATHER M D, et al. Beta-blockers for heart failure with reduced, mid-range, and preserved ejection fraction: an individual patient-level analysis of double-blind randomized trials [J]. Eur Heart J, 2018, 39（1）: 26-35.

[50] TSUJIMOTO T, KAJIO H. Beta-blocker use and cardiovascular event risk in patients with heart failure with preserved ejection fraction [J]. Sci Rep, 2018, 8（1）: 9556.

[51] HENNING R J. Diagnosis and treatment of heart failure with preserved left ventricular ejection fraction [J]. World J Cardiol, 2020, 12（1）: 7-25.

[52] EVERETT B M, CORNEL J H, LAINSCAK M, et al. Anti-inflammatory therapy with canakinumab for the prevention of hospitalization for heart failure [J]. Circulation, 2019, 139（10）: 1289-1299.

[53] KASIAKOGIAS A, ROSEI E A, CAMAFORT M, et al. Hypertension and heart failure with preserved ejection fraction: position paper by the European Society of Hypertension [J]. J Hypertens, 2021, 39（8）: 1522-1545.

[54] SOLOMON S D, MCMURRAY J, ANAND I S, et al. Angiotensin-Neprilysin Inhibition in Heart Failure with Preserved Ejection Fraction [J]. N Engl J Med, 2019, 381（17）: 1609-1620.

[55] WACHTER R, SHAH S J, COWIE M R, et al. Angiotensin receptor neprilysin inhibition versus individualized RAAS blockade: design and rationale of the PARALLAX trial [J]. ESC Heart Fail, 2020, 7（3）: 856-864.

[56] VOLPE M, GALLO G. Sacubitril/valsartan for heart failure with preserved ejection fraction and resistant hypertension: one shot for a double strike? [J]. Eur Heart J, 2021, 42（36）: 3753-3755.

[57] O'MEARA E, MCDONALD M, CHAN M, et al. CCS/CHFS Heart Failure Guidelines: clinical trial update on functional mitral regurgitation, SGLT2 inhibitors, ARNI in HFpEF, and tafamidis in amyloidosis [J]. Can J Cardiol, 2020, 36 (2): 159-169.

[58] WAGDY K, NAGY S. EMPEROR-Preserved: SGLT2 inhibitors breakthrough in the management of heart failure with preserved ejection fraction [J]. Glob Cardiol Sci Pract, 2021, 2021 (3): e202117.

[59] KANSAKAR S, GURAGAIN A, VERMA D, et al. Soluble guanylate cyclase stimulators in heart failure [J]. Cureus, 2021, 13 (9): e17781.

[60] LEWIS G A, SCHELBERT E B, NAISH J H, et al. Pirfenidone in heart failure with preserved ejection fraction-rationale and design of the PIROUETTE Trial [J]. Cardiovasc Drugs Ther, 2019, 33 (4): 461-470.

[61] LEWIS G A, DODD S, CLAYTON D, et al. Pirfenidone in heart failure with preserved ejection fraction: a randomized phase 2 trial [J]. Nat Med, 2021, 27 (8): 1477-1482.

[62] PIESKE B, MAGGIONI A P, LAM C, et al. Vericiguat in patients with worsening chronic heart failure and preserved ejection fraction: results of the SOluble guanylate Cyclase stimulatoR in heArT failurE patientS with PRESERVED EF (SOCRATES-PRESERVED) study [J]. Eur Heart J, 2017, 38 (15): 1119-1127.

[63] ARMSTRONG P W, PIESKE B, ANSTROM K J, et al. VICTORIA Study Group. Vericiguat in patients with heart failure and reduced ejection fraction [J]. N Engl J Med, 2020, 382 (20): 1883-1893.

[64] SHEAR F E. Novel paradigms in the therapeutic management of heart failure with preserved ejection fraction: clinical perspectives [J]. Am J Cardiovasc Dis, 2019, 9 (5): 91-108.

[65] VAZ-SALVADOR P, ADÃO R, VASCONCELOS I, et al. Heart failure with preserved ejection fraction: a pharmacotherapeutic update [J]. Cardiovasc Drugs Ther, 2022, 1: 1-18.

[66] ZHANG X, ZHANG X, WANG S, et al. Effects of fasudil on patients with pulmonary hypertension associated with left ventricular heart failure with preserved ejection fraction: a prospective intervention study [J]. Can Respir J, 2018, 2018: 3148259.

[67] IBE T, WADA H, SAKAKURA K, et al. Combined pre-and post-capillary pulmonary hypertension: The clinical implications for patients with heart failure [J]. PLoS One, 2021, 16 (3): e0247987.

[68] HEIDENREICH P A, BOZKURT B, AGUILAR D, et al. 2022 AHA/ACC/HFSA Guideline for the management of heart failure: executive summary: a report of the American College of Cardiology/American Heart Association Joint Committee on Clinical Practice Guidelines [J]. J Am Coll Cardiol, 2022, 79 (17): 1757-1780.

[69] SOLOMON S D, MCMURRAY J, CLAGGETT B, et al. Dapagliflozin in heart failure with mildly reduced or preserved ejection fraction [J]. N Engl J Med, 2022, 387 (12): 1089-1098.

[70] Humbert M, Kovacs G, Hoeper MM, et al. 2022 ESC/ERS Guidelines for the diagnosis and treatment of pulmonary hypertension [J]. Eur Heart J, 2022, 43 (38): 3618-3731.

[71] 中国医师协会心血管内科医师分会结构性心脏病专业委员会，中国医师协会心血管内科医师分会心力衰竭专业委员会，中国医师协会心血管外科医师分会结构性心脏病专业委员会，等. 房间隔分流器治疗射血分数保留心力衰竭：中国专家认

识和建议［J］. 中国介入心脏病学杂志，2020，28（12）：661-666.

[72] LINDE C，GRABOWSKI M，PONIKOWSKI P，et al. Cardiac contractility modulation therapy improves health status in patients with heart failure with preserved ejection fraction: a pilot study（CCM-HFpEF）［J］. Eur J Heart Fail，2022，24（12）：2275-2284.

[73] 射血分数保留的心力衰竭诊断与治疗中国专家共识制定工作组. 射血分数保留的心力衰竭诊断与治疗中国专家共识2023［J］. 中国循环杂志，2023，38（4）：375-393.

[74] KIRCHHOF P，BENUSSI S，KOTECHA D，et al. 2016 ESC Guidelines for the management of atrial fibrillation developed in collaboration with EACTS［J］. Europace，2016，18（11）：1609-1678.

[75] JANUARY C T，WANN L S，CALKINS H，et al. 2019 AHA/ACC/HRS Focused update of the 2014 AHA/ACC/HRS guideline for the management of patients with atrial fibrillation: a report of the American College of Cardiology/American Heart Association Task Force on Clinical Practice Guidelines and the Heart Rhythm Society in Collaboration With the Society of Thoracic Surgeons［J］. Circulation，2019，140（2）：e125-e151.

[76] 刘莲莲，张邦滢，李广平，等. 老年社区人群心房颤动的患病率及相关危险因素的调查［J］. 中国心血管杂志，2019，24（4）：358-362.

[77] ZHAO Z，NIU X，DONG Z，et al. Upstream therapeutic strategies of valsartan and fluvastatin on hypertensive patients with non-permanent atrial fibrillation（VF-HT-AF）［J］. Cardiovasc Ther，2018，36（6）：e12478.

[78] KIRCHHOF P，BENUSSI S，KOTECHA D，et al. 2016 ESC Guidelines for the management of atrial fibrillation developed in collaboration with EACTS［J］. Europace，2016，18（11）：1609-1678.

[79] LI G，LIU E，LIU T，et al. Atrial electrical remodeling in a canine model of sinus node dysfunction［J］. Int J Cardiol，2011，146（1）：32-36.

[80] LIU E，XU Z，LI J，et al. Enalapril，irbesartan，and angiotensin-（1-7）prevent atrial tachycardia-induced ionic remodeling［J］. Int J Cardiol，2011，146（3）：364-370.

[81] CHENG L，WANG X，LIU T，et al. Modulation of ion channels in the superior cervical ganglion neurons by myocardial ischemia and fluvastatin treatment. Frontiers in Physiol，2018，9: 1157-1167.

[82] CHENG L J，LI G P，LI J，et al. Effects of fluvastatin on characteristics of stellate ganglion neurons in a rabbit model of myocardial ischemia［J］. Chin Med J (Engl)，2016，129（5）：549-556.

[83] ZHAO Z，CHEN Y，LI W，et al. Aliskiren protecting atrial structural remodeling from rapid atrial pacing in a canine model［J］. Naunyn Schmiedebergs Arch Pharmacol，2016，389（8）：863-871.

[84] ZHANG K，ZHAO L，MA Z，et al. Doxycycline attenuates atrial remodeling by interfering with MicroRNA-21 and downstream phosphatase and tensin homolog（PTEN）/phosphoinositide 3-Kinase（PI3K）signaling pathway［J］. Med Sci Monit，2018，24: 5580-5587.

[85] ZHANG K，MA Z，WANG W，et al. Beneficial effects of tolvaptan on atrial remodeling induced by chronic intermittent hypoxia in rats［J］. Cardiovasc Ther，2018，36（6）：e12466.

[86] LIU T，FU Z，KORANTZOPOULOS P，et al. Effect of obesity on p-wave parameters in a Chinese population［J］. Ann Noninvasive Electrocardiol，2010，15（3）：259-263.

[87] YANG Y, ZHAO J, QIU J, et al. Xanthine oxidase Inhibitor allopurinol prevents oxidative stress-mediated atrial remodeling in alloxan-induced diabetes mellitus rabbits. J Am Heart Assoc, 2018, 7: e008807.

[88] Jones NR, McCormack T, Constani M, et al. Diagnosis and management of hypertension in adults: NICE guidelines update 2019[J]. Bri J Gen Pract, 2020, 70(691): 90-91.

[89] HARING B, WU C, COKER L H, et al. Hypertension, Dietary Sodium, and Cognitive Decline: Results From the Women's Health Initiative Memory Study[J]. Am J Hypertens, 2016, 29 (2) : 202-216.

[90] SOLOMON A, MANGIALASCHE F, RICHARD E, et al. Advances in the prevention of Alzheimer's disease and dementia [J]. J Intern Med, 2014, 275 (3): 229-250.

[91] DECKERS K, VAN BOXTEL M P, SCHIEPERS O J, et al. Target risk factors for dementia prevention: a systematic review and Delphi consensus study on the evidence from observational studies [J]. Int J Geriatr Psychiatry, 2015, 30 (3) : 234-246.

[92] MOLL VAN CHARANTE E P, RICHARD E, EURELINGS L S, et al. Effectiveness of a 6-year multidomain vascular care intervention to prevent dementia (preDIVA) : a cluster-randomised controlled trial [J]. Lancet, 2016, 388 (10046) : 797-805.

[93] KIVIPELTO M, MANGIALASCHE F, NGANDU T. Lifestyle interventions to prevent cognitive impairment, dementia and Alzheimer disease [J]. Nat Rev Neurol, 2018, 14 (11) : 653-666.

[94] ROUCH L, CESTAC P, HANON O, et al. Antihypertensive drugs, prevention of cognitive decline and dementia: a systematic review of observational studies, randomized controlled trials and meta-analyses, with discussion of potential mechanisms [J]. CNS Drugs, 2015, 29 (2) : 113-130.

[95] KJELDSEN S E, NARKIEWICZ K, BURNIER M, et al. Intensive blood pressure lowering prevents mild cognitive impairment and possible dementia and slows development of white matter lesions in brain: the SPRINT Memory and Cognition IN Decreased Hypertension (SPRINT MIND) study [J]. Blood Press, 2018, 27 (5) : 247-248.

[96] SKROBOT O A, ATTEMS J, ESIRI M, et al. Vascular cognitive impairment neuropathology guidelines (VCING) : the contribution of cerebrovascular pathology to cognitive impairment [J]. Brain, 2016, 139 (11) : 2957-2969.

[97] JACK C R Jr, BENNETT D A, BLENNOW K, et al. NIA-AA Research Framework: Toward a biological definition of Alzheimer's disease [J]. Alzheimers Dement, 2018, 14 (4) : 535-562.

[98] REED B R, MARCHANT N L, JAGUST W J, et al. Coronary risk correlates with cerebral amyloid deposition [J]. Neurobiol Aging, 2012, 33 (9) : 1979-1987.

[99] VILLENEUVE S, REED B R, MADISON C M, et al. Vascular risk and Aβ interact to reduce cortical thickness in AD vulnerable brain regions [J]. Neurology, 2014, 83 (1): 40-47.

[100] SHAH N S, VIDAL J S, MASAKI K, et al. Midlife blood pressure, plasma β-amyloid, and the risk for Alzheimer disease: the Honolulu Asia Aging Study [J]. Hypertension, 2012, 59 (4) : 780-786.

[101] GOTTESMAN R F, ALBERT M S, ALONSO A, et al. Associations between midlife vascular risk factors and 25-year incident dementia

in the atherosclerosis risk in communities (ARIC) cohort [J]. JAMA Neurol, 2017, 74 (10) : 1246-1254.

[102] RABIN J S, YANG H S, SCHULTZ A P, et al. Vascular risk and β-amyloid are synergistically associated with cortical Tau [J]. Ann Neurol, 2019, 85 (2) : 272-279.

[103] 韩璎. 中国阿尔茨海默病临床前期主观认知下降的诊治策略 [J]. 中国临床医学影像杂志, 2018, 29 (8) : 534-538.

[104] IRIMATA K E, DUGGER B N, WILSON J R. Impact of the presence of select cardiovascular risk factors on cognitive changes among dementia subtypes [J]. Curr Alzheimer Res, 2018, 15 (11) : 1032-1044.

[105] CHANG-QUAN H, HUI W, CHAO-MIN W, et al. The association of antihypertensive medication use with risk of cognitive decline and dementia: a meta-analysis of longitudinal studies [J]. Int J Clin Pract, 2011, 65 (12) : 1295-1305.

[106] CORRADA MM, HAYDEN KM, PAGANINI-HILL A, et al. Age of onset of hypertension and risk of dementia in the oldest-old: The 90+ Study [J]. Alzheimers Dement, 2017, 13 (2) : 103-110.

[107] LANDENHED M, ENGSTRöM G, GOTTSäTER A, et al. Risk profiles for aortic dissection and ruptured or surgically treated aneurysms: a prospective cohort study [J]. J Am Heart Assoc, 2015, 4 (1): e001513.

[108] WANG Y, TAN X, GAO H, et al. Magnitude of soluble ST2 as a novel biomarker for acute aortic dissection [J]. Circulation, 2018, 137 (3) : 259-269.

[109] WANG W, DUAN W, XUE Y, et al. Clinical features of acute aortic dissection from the registry of aortic dissection in China [J]. J Thorac Cardiovasc Surg, 2014, 148 (6) : 2995-3000.

[110] SHIGA T, WAJIMA Z, APFEL C C, et al. Diagnostic accuracy of transesophageal echocardiography, helical computed tomography, and magnetic resonance imaging for suspected thoracic aortic dissection: systematic review and meta-analysis[J]. Arch Intern Med, 2006, 166(13): 1350-1356.

[111] TSAI T T, EVANGELISTA A, NIENABER C A, et al. Long-term survival in patients presenting with type a acute aortic dissection: insights from the International Registry of Acute Aortic Dissection (IRAD) [J]. Circulation, 2006, 114 (1 Suppl) : I350-356.

[112] SOBOCINSKI J, O'BRIEN N, MAUREL B, et al. Endovascular approaches to acute aortic type a dissection: a CT-based feasibility study [J]. Eur J Vasc Endovasc Surg, 2011, 42 (4) : 442-447.

[113] WHITE R A, MILLER D C, CRIADO F J, et al. Report on the results of thoracic endovascular aortic repair for acute, complicated, type B aortic dissection at 30 days and 1 year from a multidisciplinary subcommittee of the Society for Vascular Surgery Outcomes Committee [J]. J Vasc Surg, 2011, 53 (4) : 1082-1090.

[114] MOULAKAKIS K G, MYLONAS S N, DALAINAS I, et al. Management of complicated and uncomplicated acute type B dissection. A systematic review and meta-analysis [J]. Ann Cardiothorac Surg, 2014, 3 (3) : 234-246.

[115] PARISI R, SECCO G G, FATTORI R. New paradigms in the management of acute type B aortic dissection [J]. Curr Opin Cardiol, 2015, 30 (6) : 559-565.

[116] NIENABER C A, CLOUGH R E. Management of acute aortic dissection [J]. Lancet, 2015, 385 (9970) : 800-811.

[117] RUDARAKANCHANA N, JENKINS M P. Hybrid and total endovascular repair of the aortic arch [J]. Br J Surg, 2018, 105 (4) : 315-327.

[118] ZHU J, ZHAO L, DAI X, et al. Fenestrated Thoracic Endovascular Aortic Repair Using Physician Modified Stent Grafts for Acute Type B Aortic Dissection with Unfavourable Landing Zone [J]. Eur J Vasc Endovasc Surg, 2018, 55 (2) : 170-176.

[119] GLORION M, COSCAS R, MCWILLIAMS R G, et al. A Comprehensive Review of In Situ Fenestration of Aortic Endografts [J]. Eur J Vasc Endovasc Surg, 2016, 52 (6) : 787-800.

[120] ERBEL R, ABOYANS V, BOILEAU C, et al. 2014 ESC Guidelines on the diagnosis and treatment of aortic diseases: Document covering acute and chronic aortic diseases of the thoracic and abdominal aorta of the adult. The Task Force for the Diagnosis and Treatment of Aortic Diseases of the European Society of Cardiology (ESC) [J]. Eur Heart J, 2014, 35 (41) : 2873-2926.

[121] HUSSAIN S T, SVENSSON L G. Surgical techniques in type A dissection [J]. Ann Cardiothorac Surg, 2016, 5 (3) : 233-235.

[122] PREVENTZA O, COSELLI J S. Differential aspects of ascending thoracic aortic dissection and its treatment: the North American experience [J]. Ann Cardiothorac Surg, 2016, 5 (4) : 352-359.

[123] 中国医师协会心血管外科分会大血管外科专业委员会. 主动脉夹层诊断与治疗规范中国专家共识 [J]. 中华胸心血管外科杂志, 2017, 33 (11) : 641-654.

[124] 孙立忠. 急性A型主动脉夹层的外科治疗 [J]. 心血管外科杂志（电子版）, 2014, (3) : 105-108.

[125] 景在平. 血管腔内治疗学 [M]. 北京: 人民卫生出版社, 2002.

[126] 毛华娟, 戴伟辉, 景在平. 血管腔内器具学 [M]. 上海: 科学技术出版社, 2016.

[127] LEHMANN M V, SCHMIEDER R E. Remodeling of retinal small arteries in hypertension [J]. Am J Hypertens, 2011, 24 (12) : 1267-1273.

[128] DOWNIE L E, HODGSON L A, DSYLVA C, et al. Hypertensive retinopathy: comparing the Keith-Wagener-Barker to a simplified classification [J]. J Hypertens, 2013, 31 (5): 960-965.

[129] WANG Z, CHEN Z, ZHANG L, et al. Status of Hypertension in China: Results From the China Hypertension Survey, 2012-2015 [J]. Circulation, 2018, 137 (22) : 2344-2356.

[130] DEL BRUTTO O H, MERA R M, VITERI E M, et al. Hypertensive retinopathy and cerebral small vessel disease in Amerindians living in rural Ecuador: The Atahualpa Project [J]. Int J Cardiol, 2016, 218: 65-68.

[131] Uckaya G, Ozata M, Sonmez A, et al. Is leptin associated with hypertensive retinopathy? [J]. J Clin Endocrinol Metab, 2000, 85 (2) : 683-687.

[132] Pranav Modi, Tasneem Arsiwalla. Hypertensive Retinopathy [M]. Treasure Island (FL) : StatPearls Publishing, 2022.

[133] SALVETTI M, AGABITI ROSEI C, PAINI A, et al. Relationship of wall-to-lumen ratio of retinal arterioles with clinic and 24-hour blood pressure [J]. Hypertension, 2014, 63 (5) : 1110-1115.

[134] 黄叔仁. 高血压病眼底图谱 [M]. 合肥: 安徽人民出版社, 1976: 65-88.

[135] 宋琛. 缺血性眼病治疗新概念［M］. 北京：人民军医出版社，2009: 88-94.

[136] PERRONE-FILARDI P，COCA A，GALDERISI M，et al. Non-invasive cardiovascular imaging for evaluating subclinical target organ damage in hypertensive patients: A consensus paper from the European Association of Cardiovascular Imaging（EACVI），the European Society of Cardiology Council on Hypertension，and the European Society of Hypertension（ESH）［J］. Eur Heart J Cardiovasc Imaging，2017，18（9）: 945-960.

第五章
高血压的治疗

第一节
目标和策略

高血压的本质是心血管综合征，由包括遗传和环境因素在内的多种病因所致。高血压的危害取决于血压升高的本身，以及患者所合并的其他心血管疾病危险因素、靶器官损害和/或心、脑、肾和血管性疾病。高血压治疗的根本目标是最大限度地降低发生心、脑、肾及血管并发症和死亡的总危险。因此，高血压的总体治疗策略应涵盖以下三方面的内容。

一、降压治疗目标

（一）血压控制目标

血压控制目标的依据主要来自以心血管并发症为评估终点的大规模随机对照临床试验。从第一项高血压临床干预试验“美国退伍军人协会研究”开始至今的50多年间，国内外开展了数十项观察预后终点的高血压大规模临床试验。这些研究结果充分证明了在高血压患者中降压治疗的益处。总体的血压控制目标也趋于严格，在2017年以后国内外的高血压指南普遍推荐更为严格的血压控制目标。2018年《中国高血压防治指南》建议无合并症的65岁以下的高血压患者的血压控制目标降低至＜140/90mmHg，如果可以耐受，可考虑更严格的血压控制目标，即＜130/80mmHg。2023年欧洲高血压学会指南则建议对于18～65岁的高血压患者，如果可耐受，应将血压控制到130/80mmHg以下。中国及欧洲的高血压指南对于65岁以上的高血压患者，初步的血压控制目标为140/90mmHg以下，如果可耐受的话，则进一步降低至＜130/80mmHg。

十多年以来，国内外开展了多项观察不同降压治疗目标的临床试验，旨在探索将收缩压降至130mmHg以下对高血压患者心血管预后终点的影响。这些临床试验（ACCORD，SPRINT，SPS-3，STEP）均根据不同收缩压控制目标开放随机分组，结果显示，在高血压合并糖尿病、心血管疾病、卒中后、慢性肾脏疾病和老年患者中，与常规干预组（收缩压130～140mmHg）比较，强化干预组（收缩压130mmHg以下）的心血管预后终点发生率较低。然而，这些研究是否真正支持强化降压仍然存在不确定性。在SPRINT研究中，通过调阅患者在医疗机构日常就诊的血压记录可以看出，与基线时比较，常规治疗组患者的血压甚至有增高的情况，即在常规治疗组存在放松降压治疗的问题。在STEP研究中，虽然血压差异与诊室血压一致，但是根据家庭血压记录的结果，治疗前后强化治疗组收缩压无显著降低，而常规治疗组收缩压却显著上升，因此心血管终点事件的差异并非完全用强化降压获益来解释，而常规治疗组存在放松治疗而导致并发症发生增加。根据EUROPA和HOPE等研究显示，收缩压在130～139mmHg的血压正常高值人群中，只有合并冠心病的患者可从降压治疗中获益，而心血管风险中低危的人群并无获益。

目前在多种合并症人群、衰弱老年人群（居住养老院、生活不能自理）和高龄老年人群的强化降压干预研究尚缺乏证据。因此在这些患者中的降压治疗目标更需考量患者的耐受性，将收缩压控制到130～150mmHg的安全范围为宜。

（二）降压治疗的获益

在过去几十年的临床实践中，通过开展队列研究、大规模随机临床试验及以此为基础的荟萃分析，证明了降压治疗在高血压患者中获益。这些治疗手段包括治疗性生活方式干预、降压药物治疗和器械治疗。这些降压益处的获得，则主要来自血压降低的本身。

降压药物治疗的获益主要在心血管疾病风险为中危及以上的高血压人群中得到了充分证明，然而，在血压正常高值人群（130～129/85～89mmHg）中进行的降压药物临床试验，则显示出不同的结果。在对血压处于130～129/85～89mmHg且心血管疾病高危人群的荟萃分析中看到，降压治疗可显著降低心血管事件。HOPE-3研究显示，在中等心血管风险的正常高值人群中，降压治疗未能降低心血管事件的风险。2021年发表的BPLTTC的荟萃分析显示，在基线收缩压低于120mmHg的心血管高危患者中，进一步降低收缩压5mmHg使心血管事件显著降低。需要注意的是，在所纳入分析的患者中，基线人群多已使用降压药物，而且在这些使用的药物中，多数患者使用了血管紧张素转换酶抑制剂（ACEI）或血管紧张素受体拮抗剂（ARB），因此，在这些患者中具体的血压分级并不明确，且降压药物本身直接的心血管保护作用亦不可忽视。

（三）降压治疗的风险

在高血压患者中，选择合理的降压治疗方案总体是安全的，包括治疗性生活方式干预、药物治疗和器械治疗高血压。在药物治疗过程中，根据不同危险因素和合并疾病（动脉粥样硬化性心血管疾病、糖尿病、肾脏疾病等）选择药物，并注意药物的绝对和相对禁忌证，可以最大限度降低药物所致的不良反应发生风险。合理的药物联合使用，可协同降压，并抵消药物的不良反应。

在观察性研究中，降压治疗与心血管事件存在“J”形或“U”形曲线的关联，但这些关联性结果的因果关系并不十分明确。为解决这些问题，近年来开展的针对血压不同目标的研究中，强化降压治疗组中不良反应增加，但严重不良反应组间差异不明显。荟萃分析也显示，收缩压进一步降至120mmHg以下的患者，停用降压药物的风险增加。因此，对于多种合并症、衰弱和老年患者在降压治疗中需要权衡获益和潜在的风险，应基于耐受性的原则，将血压控制到安全范围，如收缩压130～150mmHg。

二、综合治疗策略

针对合并的危险因素、靶器官损害和临床并发症的综合治疗是高血压治疗的首要策略。包括生活方式干预、药物治疗和器械治疗高血压。治疗性生活方式干预在任何高血压患者中都应作为基础治疗，包括限盐、戒烟、控制体重、保持良好睡眠、心理平衡和合理运动。在此基础上，高血压及有关危险因素、合并症药物的治疗相当重要。其中运动处方的开具应基于心血管风险评估的水平，避免过度运动导致严重不良反应发生。从卫生经济学角度分析的结果显示，与高血压患者单纯降压策略比较，对高血压患者进行风险评估、综合干预，对改善患者长期预后效果更佳，费效比也占优势。

综合治疗的策略是以血压干预为切入点的全面心血管危险因素管理的治疗措施。虽然治疗高血压主要获益来自血压降低本身，但多数高血压患者合并心血管危险因素、靶器官损害和/或心、脑、肾及血管的合并症，影响长期预后。对于这些高危的高血压患者，虽然降压治疗绝对获益显著，但即使血压达标，患者的残留风险仍高，因此有必要对患者进行综合管理。近年来，特别是高血压合并血脂异常、糖尿病和肥胖等代谢相关心血管危险因素明显增加。还有其他的危险因素，如心率增快、高尿酸血症等疾病的针对性治疗。因此，除了有效控制血压，高血压的治疗还应积极干预这些检出的可逆危险因素，针对性干预靶器官损害和并存的临床疾病。

近年来，中医药在高血压的研究方面取得了一定进展。中医在漫长的医疗实践中形成了对高血压发病机制的认识，认为高血压是阴阳平衡失调所致。在传统的中医思维模式指导下，形成了对机体、病症进行整体调节、辨证论治、治未病的特点和优势，充分认识、发挥中医中药在高血压综合治疗中的作用，进一步探索适合中医药治疗的高血压患者人群。

高血压患者常伴有焦虑、抑郁等心理问题，心理调节对于控制血压也很重要。可以通过放松训练、冥想、音乐疗法等方式来缓解压力和焦虑，必要时应用镇静和抗焦虑药物。

三、高血压病因的纠正和治疗

近年来，遗传学研究取得一定的进步，对深入了解高血压的发生机制和探索高血压的干预新靶点起到了非常重要的作用。基因变异可能导致血管收缩功能异常、肾脏调节血压的能力下降，或者影响体内盐水平衡等，进而导致血压升高。同时，环境和生活方式也起着重要的作用，与遗传因素产生协同效应，导致高血压的发生。通过合理的生活方式、积极的健康管理及药物治疗，对即使有高血压遗传背景的患者也可以达到有效控制和改善预后的作用。目前还在积极探索高血压肾血管去交感神经术等介入和其他器械治疗方法。继发性高血压是指由其他疾病或因素引起的高血压，常见的种类有：①肾脏疾病引起的高血压：肾动脉狭窄、肾小球肾炎、多囊肾等肾脏疾病；②内分泌疾病引起的高血压：如甲状腺功能亢进、库欣综合征、原发性醛固酮增多症、肾上腺嗜铬细胞增生或肿瘤等内分泌疾病；③妊娠高血压：妊娠期出现的高血压，包括妊娠期高血压和子痫前期，是一种特殊类型的继发性高血压；④药物引起的高血压：某些药物，如口服避孕药、非甾体抗炎药、激素类药物、抗肿瘤药物等，可能导致高血压；⑤其他疾病引起的高血压：如主动脉缩窄、睡眠呼吸暂停综合征等。对这些疾病需要在筛查原因的基础上，进行针对性用药和手术或介入治疗。

虽然目前仍将高血压按照原发性高血压和继发性高血压分类，但随着科技进步和适宜技术的逐渐普及和医疗支付能力的提升，包括遗传学技术在内的越来越多的有效检测手段在临床实践中得以更广泛的使用，可以有效提升传统继发性高血压的检出率。另外，即使对于传统原发性高血压的危险因素也有更多的治疗和干预手段。

近20年来疾病谱和危险因素谱的改变，使高血压的致病因素也逐渐发生变化，如代谢相关性高血压、心理因素相关性高血压的发生日渐增多，针对这些可能的高血压致病因素的干预手段也不断被开发出来。盐摄入量也有新的评估方法，可以针对性对高血压发病危险因素进行有效评估和干预。血压监测技术的进步，使血压节律的检测日渐普及，从而新的血压表型不断被提出，发现更多的白大衣性高血压、隐匿性高血压、清晨高血压等高血压表型，潜在的病因机制也被深入研究。因此对于高血压的不同表型和潜在的病因也逐渐成为可干预的方向。

总之，降压治疗应遵循的总体原则是，采取治疗性生活方式干预、药物和器械治疗措施，使诊室和诊室外血压控制达标，降低血压的短期和长期变异性。积极寻找高血压的病因和潜在危险因素，并进行针对性干预，实现高血压的个体化治疗。综合管理合并的其他可逆的心血管危险因素、靶器官损害和临床合并症，不断提升高血压的管理质量，最终降低心、脑、肾和血管并发症与死亡的总风险。

（张宇清）

第二节 生活方式干预

高血压的非药物治疗作为药物治疗的辅助疗法可以提高药物疗效，改善生活质量，包括提倡健康生活方式，消除不利于身体和心理健康的行为和习惯。通过生活方式干预对降低血压、预防和延迟高血压的发生、降低心血管疾病风险具有积极的作用。改善生活方式既是治疗手段，又是预防方法，在任何时候对患者（包括正常高值者和需要药物治疗的高血压患者）都合理且有效。

主要措施包括：①减少钠盐摄入，增加钾盐摄入。②合理膳食，平衡膳食。③控制体重，使BMI＜

24；腰围：男性＜90cm；女性＜85cm。④不吸烟，彻底戒烟，避免被动吸烟。⑤不饮或限制饮酒。⑥增加运动，中等强度；每周4～7次；每次持续30～60分钟。⑦减轻精神压力，保持心理平衡。

一、减少钠盐摄入，增加钾盐摄入

钠盐可显著升高血压及高血压的发病风险，适度减少钠盐摄入可有效降低血压。钠盐摄入过多和/或钾盐摄入不足，以及钾钠摄入比值较低是中国高血压发病的重要危险因素。2013年中国因高盐饮食死亡约143万人，占全部死亡的15.6%。研究认为，高盐饮食除可以使血压增高外，还会直接损伤全身各处的血管，引起血管硬化，导致心肌梗死或肾脏功能衰退。膳食钠平均减少77mmol/d可使收缩压下降1.9mmHg、舒张压下降1.1mmHg；如果长期限制食盐摄入，可使高血压患者脑卒中死亡下降14%、冠心病死亡下降9%；使血压正常的患者分别下降6%、4%。增加膳食中钾摄入量可降低血压，国内研究提示，与膳食高盐（260mmol钠或5g NaCl/d）相比，使用低钠、高钾代用盐（65% NaCl，25% KCl，10%$MgSO_4$）12个月可使收缩压下降5.4mmHg（95%*CI*，2.3～8.5）。

中国人群食盐摄入量高，经调查中国居民平均每人每日食盐摄入量为12～15.9g，北方人群食盐摄入量每人每日为12～18g，南方为7～8g，而世界卫生组织建议每人每日为5g。中国居民的膳食中75.8%的钠来自家庭烹饪用盐，其次为高盐调味品。随着饮食模式的改变，加工食品中的钠盐也将成为重要的钠盐摄入途径。山东省通过与多部门建立合作机制，通过家庭减盐、学校减盐、餐饮行业减盐、食品行业减盐等干预措施实施“减盐防控高血压项目（2011—2016）”。通过5年的干预实施，形成了学校1211干预模式、餐饮单位1234减盐工作模式、超市1211减盐模式。普通居民每人每天6g盐的知晓率由22.2%上升到48.5%，中小学生由30.0%上升到75.0%；普通居民使用控盐工具的比例由6.9%提高到29.1%；对食品食盐含量的关注率由11.0%上升到24.9%；普通居民的高血压控制率由12.4%上升到22.8%。

为了预防高血压和降低高血压患者的血压，《中国高血压防治指南2018年修订版》指出钠的摄入量应减少至2400mg/d（6g氯化钠）。并且所有高血压患者均应采取各种措施，限制钠盐摄入量并增加膳食钾。主要措施包括：①减少烹调用盐及含钠高的调味品（包括味精、酱油）；②避免或减少含钠盐量较高的加工食品，如咸菜、火腿、各类炒货和腌制品；③建议在烹调时尽可能使用定量盐勺，以起到警示的作用；④增加富钾食物（新鲜蔬菜、水果和豆类）的摄入量；⑤肾功能良好者可选择低钠富钾替代盐。

二、合理膳食，平衡膳食

近30年来，中国居民的膳食结构发生了很大变化，1982—2012年的四次全国营养调查结果表明，在三大供能的营养素中，蛋白质摄入量变化不大，而脂肪摄入量增加明显，碳水化合物摄入量明显减少。其中动物性食物和食用油摄入量明显增加，新鲜蔬菜摄入量呈减少趋势。2012年全国营养调查资料表明，99%以上的人每天食用蔬菜，但达到膳食指南摄入量推荐标准（300g/d）的比例在城市人群中仅占25%左右，农村人群不足20%；经常食用水果的城市女性约占50%，城市男性仅40%左右，农村则更低，达到膳食指南推荐摄入量最低标准（200g/d）的比例在城市人群仅为2%～5%，农村为1%～2%。1992—2012年中国居民膳食脂肪供能比呈明显上升趋势，2012年全国平均水平为32.9%，已超过膳食指南推荐的上线水平（膳食指南推荐范围：20%～30%）；而碳水化合物的供能比呈明显下降趋势，2012年全国均水平为55%，已降至膳食指南推荐的低限（膳食指南推荐范围：55%～65%）。

合理膳食模式可降低人群高血压、心血管疾病的发病风险。1997年由美国提出的DASH（Dietary

Approaches to Stop Hypertension）饮食强调增加较大量蔬菜、水果、低脂（或脱脂）奶制品的摄入，采用全谷类的食物，减少红肉、油脂、精制糖及含糖饮料的摄入，进食适量的坚果、豆类，从而提供丰富的钾、镁、钙等矿物质及膳食纤维，增加优质蛋白质，减少了脂肪尤其是饱和脂肪酸及胆固醇的摄入，增加不饱和脂肪酸等的摄入。研究表明，依从DASH饮食能够有效降低冠心病和脑卒中风险。在高血压患者中，DASH饮食可分别降低SBP 11.4mmHg，DBP 5.5mmHg，一般人群可降低SBP 6.74mmHg，DBP 3.54mmHg，高血压患者中控制热量摄入，血压降幅更大。2016《新英格兰医学杂志》发表了来自中国的膳食模式研究，该研究从中国10个不同地区，在2004—2008年，招募参与者50多万名，年龄30～79岁。研究结果显示，18%的参与者承认每天食用新鲜水果，与那些根本不食用或者很少食用水果的参与者相比，每天食用新鲜水果的参与者，他们的收缩压更低（低4.0mmHg）。一项研究将总共超过240 000名参与者的六项研究结果汇总发现，一天喝一杯或以上（不同研究中，一杯饮料的规格为7～12盎司不等）含糖饮料的人与不喝的人相比高血压风险高12%。中国健康与营养调查（CHNS）项目于2011年对参加2006年调查的研究对象进行了随访和复查，对5659名年龄在18～64岁的研究对象（基线无高血压、心血管疾病和癌症）的资料分析结果表明，基线蔬菜和水果的摄入量与高血压的发病风险呈负相关（表3-5-1），与蔬菜水果摄入量最低的5分位组相比，摄入量最高5分位组的研究对象高血压发病风险减少27%（*HR*＝0.73，95%*CI*，0.53～0.99）。

大量循证营养医学的研究表明，通过科学的医学膳食及功效营养素临床应用，不仅可以控制血压的数值，而且还修复引起高血压的细胞水平的病理生理病因，达到标本兼治的作用，同时也可以让药物治疗锦上添花。按照中国营养学会推荐的标准，平时膳食要限制总热量；减少脂肪摄入，特别是饱和脂肪酸的摄入；减少胆固醇的摄入，每日＜300mg；减少食盐的摄入，每日6～8g；增加蔬菜水果的摄入，每日所食新鲜蔬菜量不少于400～500g，水果100～200g。

三、控制体重

超重和肥胖是高血压发病的危险因素，同时也是冠心病和脑卒中发病的独立危险因素。中国居民营养与慢性病状况调查结果表明，2012年中国18岁及以上居民的超重率为30.1%，肥胖率为11.9%，与2002年相比分别上升了7.3%和4.8%。

据统计，肥胖者高血压的患病率是体重正常者的2～6倍，高血压患者合并肥胖者，发生心血管疾病的危险性更高。无论是高血压还是正常血压的肥胖者，减肥均可使血压下降，心率减慢，胆固醇和血糖水平下降。超重10%以上的高血压患者体重下降，血压也随之下降。控制和减轻体重，是预防和治疗高血压的重要措施，适用于所有的高血

表3-5-1　基线蔬菜水果摄入量与高血压发病的关系

	蔬菜水果摄入量5分位分组*					趋势检验*P*值
	第1分位（*n*＝1312）	第2分位（*n*＝1304）	第3分位（*n*＝1286）	第4分位（*n*＝1323）	第5分位（*n*＝1301）	
发病率（%）	16.5	15.6	14.5	15.2	14.7	
HR	1.00	0.74	0.65	0.68	0.73	0.055
95%*CI*	-	0.55～0.99	0.48～0.88	0.50～0.92	0.53～0.99	

注：*.蔬菜水果摄入量5分位的切点分别为：243.33g/d、326.67g/d、405.00g/d和520.83g/d。Cox回归分析时调整年龄、性别、城乡、基线总热量、吸烟、饮酒、休闲身体活动及谷物、红肉和含糖饮料及酒精摄入量。

压患者尤其是肥胖者，是非药物治疗中效果最明显的方法之一。有研究表明，BMI每增加5kg/m²，相当于收缩压升高8.3mmHg，如在人群中平均体重下降5～10kg，SBP可下降5～20mmHg。2008年对13 739名成人进行8.1年的随访，以体重正常组为参照，在调整其他危险因素后，低体重组、超重组和肥胖组的高血压发病风险RR值在男性中分别是0.78（95%*CI*，0.64～0.95）、1.22（95%*CI*，1.13～1.30）和1.28（95%*CI*，1.16～1.42）；女性分别是0.89（95%*CI*,0.77～1.03）、1.16（95%*CI*，1.09～1.23）和1.28（95%*CI*，1.18～1.38）。肥胖与高血压的关系不仅取决于总体重，还与脂肪的分布有很大关系，腹型肥胖已被证实是高血压发病的危险因素之一。2010年对9714名成人随访6年，在调整其他危险因素后，无论男女性腹型肥胖均增加了高血压的发病风险，在18～39岁年龄组女性是2.89（95%*CI*，2.10～3.98）倍，男性是2.61（95%*CI*，1.78～3.84）倍，60岁及以上女性是0.97（95%*CI*，0.72～1.31）倍，男性是1.12（95%*CI*，0.75～1.69）倍。

控制体重包括控制能量摄入、增加体力活动和行为干预。在膳食平衡的基础上减少每日总热量摄入，控制高热量食物（高脂肪食物、含糖饮料和酒类等）的摄入，适当控制碳水化合物的摄入；提倡进行规律的中等强度有氧运动、减少久坐时间。此外，制订用餐计划、记录摄入食物的种类和重量、计算热量等对减轻体重有一定的帮助。对特殊人群，如哺乳期妇女和老年人应该视具体情况采用个性化减重措施，而且减重计划应该长期坚持，不可急于求成，建议将目标定为1年内减少初始体重的5%～10%。中国肥胖问题工作组研究结果表明，将BMI控制到24以下，可防止人群中45%～50%的危险因素聚集，将BMI在28及以上者用药控制到此切点以下，可能防止15%～17%的危险因素聚集，从而降低心血管和糖尿病的发病风险；男性腰围控制在85cm以下，女性腰围控制在80cm以下，可防止47%～58%的危险因素聚集。

四、戒烟

烟草中含有2000多种有害物质，可以直接引起血压升高。例如，尼古丁可以引起交感激活，过氧化物可以引起炎症。尼古丁、交感激活和炎症都会刺激血管，引起血管痉挛和血管收缩或者动脉粥样硬化增加，而动脉粥样硬化会导致血压升高。此外还会增加冠心病、脑卒中和外周血管疾病风险。根据全球成人烟草调查（GATS）数据估计，2010年共有7.38亿不吸烟的中国人遭受二手烟的危害。2015年覆盖全省31个省（自治区、直辖市）、15 095人参与中国成人烟草调查结果显示：经使用全国第六次全国人口普查数据标化后，中国15岁及以上人群的现在吸烟率为27.7%，其中男性为52.1%，女性为2.7%。

2005—2010年对12 497名成人随访5年发现，在调整其他危险因素后，女性吸烟者发生高血压的风险是不吸烟者的1.745（95%*CI*，1.222～2.518）倍。研究表明被动吸烟会显著增加心血管疾病风险。尽管戒烟不能降低血压，但戒烟可以降低心血管疾病风险。弗雷明翰心脏病研究超过25年的随访数据表明与目前吸烟者相比，在5年内戒烟可降低39%的心血管疾病发病风险，在重度吸烟者中，与当前吸烟者相比，戒烟与降低心血管疾病风险相关。因此，医师应强烈建议并督促高血压患者戒烟。问询每位患者每日吸烟数量及吸烟习惯等，并应用清晰、强烈、个性化方式建议其戒烟：评估吸烟者的戒烟意愿后，帮助吸烟者在1～2周的准备期后采用“突然停止法”开始戒烟，必要时可使用戒烟药物对抗戒断症状，对戒烟成功者进行随访和监督，避免复吸。

五、不饮或限制饮酒

高血压患者中5%～10%是由饮酒引起的，目前认为饮酒所致的高血压是可逆的，只需戒酒或减少饮酒量就可使血压降低或恢复正常。中度以上饮酒量与血压水平呈显著正相关。重度饮酒者的脑卒中死亡率比不经常饮酒者高3倍。重度饮酒者（指每日5杯酒，约65g酒精），或长期饮酒者的高血压患病率及平均血压值均较高，尤其是收缩压。在饮酒量每日2～90g的范围内，血压一直随着饮酒量的增加而升高。研究表明，如果每天饮酒6杯及以上者减少酒精摄入量的50%，收缩压和舒张压分别降低5.50mmHg和3.97mmHg。2005—2010年 对12 497名成人随访5年发现，在调整其他危险因素后，男性饮酒者发生高血压的风险是不饮酒者的1.236（95%*CI*,1.128～1.354）倍，女性是1.409（95%*CI*,1.005～1.976）倍。

《中国高血压防治指南2018年修订版》建议高血压患者不饮酒。如饮酒则应少量并选择低度酒，避免应用高度烈性酒。每日酒精摄入量男性不超过25g，女性不超过15g；每周酒精摄入量男性不超过140g，女性不超过80g。白酒、葡萄酒、啤酒摄入量分别少于50ml、100ml、300ml。

六、增加运动

近年来，人群前瞻性研究表明，缺乏体力活动的高血压发生的独立危险因子。2014年国民体质监测结果表明，中国20～59岁人群休闲时间身体活动达标率（每周中等强度锻炼150分钟或高强度锻炼75分钟）为22.8%。久坐的人与活动较多的同龄人相比，发生高血压的危险增加20%～50%。体力活动除对高血压患者有降压作用外，还可以减重，并减少心血管疾病的其他危险因素。经常坚持体力活动可预防和控制高血压，体力活动可使中度和临界性高血压患者动脉收缩压和舒张压分别降低6～7mmHg。中国代谢综合征社区干预和家庭健康研究（CIMIC）于2007—2008年在中国4省的农村地区进行基线调查，并于2012—2015年进行复查。4.1万余名18岁以上基线无心血管疾病和高血压的研究对象按基线总身体活动量4分位分组。分析结果表明，基线总身体活动水平与高血压发病风险呈显著负关联（趋势检验$P<0.001$），与基线身体活动量最小者（第1分位组）相比，身体活动量在第2分位组、第3分位组和第4分位组高血压发病风险分别下降8%、28%和30%（表3-5-2）。队列研究发现高血压患者定期锻炼可降低心血管死亡和全因死亡风险。研究表明，有氧运动平均降低SBP 3.84mmHg，DBP 2.58mmHg。中国慢性病前瞻性研究（CKB）对中国15万余名基线有高血压的人群进行了平均7.1年的随访，结果表明在中国高血压患者中增加身体活动可减少全因和心血管疾病的死亡率，不同强度、不同类型的身体活动均有益于高血压患者。

据观察，高血压患者在平地上较长时间步行，可使舒张压下降。步行2～3km，能调整大脑的兴奋与抑制过程，有减轻血管紧张素活性失调的作用。散步，即慢走，运动量小，几乎对所有高血压患者均适用。因此，建议非高血压人群（可降低高血压发生风险）或高血压患者除日常生活活动外，每周4～7天，每天累计30～60分钟的中等强度

表3-5-2　农村地区人群总身体活动水平与高血压的关系

	身体活动水平			
	第1分位组	第2分位组	第3分位组	第4分位组
发病例数（*n*）	1813	1748	1591	1628
随访时间（人年）	58 102	59 116	62 601	61 962
年发病率（%）	3.12	2.96	2.54	2.63
HR（95%*CI*）	1.00	0.92（0.86～0.99）	0.72（0.67～0.77）	0.70（0.65～0.75）

注：Cox回归分析时调整基线年龄、性别、体重指数、南北方、受教育水平、饮酒、吸烟、空腹血糖、总胆固醇和基线收缩压，以身体活动第1分位组为参照组。

活动（如步行、慢跑、骑自行车、游泳等）。运动形式可采取有氧、阻抗和伸展等，以有氧运动为主，无氧运动为辅。运动强度因人而异，常用运动时最大心率评估运动强度，中等强度运动为能达到最大心率［最大心率（次/分）＝220－年龄］的60%～70%。高危患者运动前需进行评估，具体运动形式消耗热量可参照表3-5-3。

表3-5-3 不同身体活动形式消耗热量参考表

运动项目	30分钟的能量消耗（kcal）
静坐、看电视、看书、聊天、写字、玩牌	30～40
轻家务活动：编织、缝纫、清洗餐桌、打扫房间、跟孩子玩（坐位）	40～70
散步（1600m/h）、跳舞（慢速）、体操、骑车（8.5km/h）、跟孩子玩（站立位）	100
步行上学或上班、乒乓球、游泳（20m/min）、骑车（10km/h）	120
快步走1000～2000m/10min	175
羽毛球、排球（中等）、太极拳、跟孩子玩（走、跑）	150
擦地板、快速跳舞、网球（中等强度）、骑车（15km/h）	180
网球、爬山（5%坡度）、一般慢跑、羽毛球比赛、滑冰（中等）	200
一般跑步、跳绳（中速）、仰卧起坐、游泳、骑车（19～22km/h）、山地骑车	200～250
上楼、游泳（50m/min）、骑车（22～26km/h）、跑步（160m/min）	300

七、减轻精神压力，保持心理平衡

精神、心理因素与高血压发病有密切关系。长期情绪紧张，心理负担重如恐惧、恼怒、狂躁、失意、怨恨、焦虑等均可激活交感神经，从而使血压升高。一项包括13个横断面研究（$n=151\ 389$）和8个前瞻性研究（$n=80\ 146$）的荟萃分析，定义精神紧张包括焦虑、担忧、心理压力紧张、愤怒、恐慌或恐惧等，结果显示有精神紧张者发生高血压的风险是正常人群的1.18倍（95%*CI*，1.02～0.37）和1.55倍（95%*CI*，1.24～1.94）。精神压力增加的主要原因包括过度的工作和生活压力及病态心理，包括抑郁症、焦虑症、A型性格、社会孤立和缺乏社会支持等。因此，保持良好的健康心态，情绪稳定，缓解焦虑，控制易怒情绪是预防高血压的重要因素。医生应该对高血压患者进行压力管理，指导患者进行个体化认知行为干预，必要时采取心理疗法联合药物缓解焦虑和精神压力。

（王增武）

第三节 降压药物治疗

降压药物治疗的发展贯穿整个高血压学科的历史。降压药物从无到有，从少到多，从一效到多效，降压药物治疗已经发展成为庞大的一个子学科，一直以来引领心血管学科的进步与发展。尽管近年来降压药物治疗的发展到达了一个高水平的平台期，但新的降压药物与药物作用靶点仍然不断涌现，不仅有效控制血压，提高高血压的控制率，还不断推动整个心血管与代谢学科实现跨越式发展。

广义的降压药物治疗按照治疗目的可以分为以长期控制血压为目标的药物治疗和高血压急症或危象或不能使用口服降压药物的情况下静脉注射或舌下含服降压药物治疗。我们通常讨论的降压药物治疗是前者，采用各种类型的口服降压药物，进行单药或联合降压治疗，可以看作狭义的降压药物治疗，是本节讨论的重点。后者尽管仍然是高血压学科的重要组成部分，但通常发生在急诊、重症或手术科室，将主要在本章“高血压急症和亚急症”一节专门讨论。

降压药物治疗的手段是降压药物，但各种类型的降压药物的特征将在专门章节中讨论，因此本节也不进行各种类型降压药物的系统论述。本节将主要讨论降压药物治疗发展的历史、现状与未来，帮助读者了解降压药物治疗的重要性的同时，希望能够用好降压药物治疗手段，提高高血压控制率，充分发挥降压治疗保护靶器官、预防心脑血管并发症的强大作用，显著降低脑卒中、心力衰竭、心肌梗死、肾功能不全等各种致死、致残性疾病的发生率和死亡率。

一、降压药物治疗的发展历史

尽管除了药物治疗之外，生活方式干预和针对各种继发性高血压的外科手术或导管介入治疗也具有重要作用，但高血压的治疗史主要是药物治疗的历史。自从在19世纪末、20世纪初无创的袖带法血压测量技术进入临床应用之后，高血压诊治与研究工作取得了突飞猛进的发展。但直到20世纪60年代，尤其是著名的美国退伍军人降压治疗临床试验发表之后，降压治疗才成为普遍的临床实践内容。在此之前，主要治疗所谓的恶性（malignant）高血压，对于没有明显并发症或无症状性的高血压并不给予降压药物治疗。美国退伍军人降压治疗临床试验Ⅰ和Ⅱ样本量都不大，仅分别入组143名、380名男性，分别以舒张压115～129mmHg与90～114mmHg入选高血压患者，以氢氯噻嗪、利血平、肼屈嗪为降压治疗药物，前者仅进行了1.5年，后者也仅进行了平均3.8年和最长5.5年的观察随访，即观察到了非常显著的治疗效果，降压治疗可以非常有效降低脑卒中等高血压并发症的发生率，完全避免了这些高血压患者进展为急进性高血压。降压治疗因此成为重要的临床工作，许多高血压患者得到治疗，美国脑卒中的发生率显著下降，严重高血压显著减少。

直到20世纪90年代初，对于那些仅收缩压升高而舒张压正常者还不进行降压治疗。尽管当时已经开始按照160mmHg收缩压诊断高血压，而且包括美国Framingham心脏研究在内的许多前瞻性观察研究也都显示，收缩压可能和舒张压一样重要，甚至比舒张压更重要。20世纪80—90年代，在北美、欧洲和中国分别独立开展了三个针对老年收缩期高血压的降压治疗临床试验。尽管这些试验患者入选血压略有差异，北美的试验为血压≥160/＜90mmHg，而欧洲和中国则是血压≥160/＜95mmHg；降压药物也不一样，收缩压下降的幅度为7～12mmHg不等，但三个试验的结果一致显示，降压药物治疗可以显著降低老年收缩期高血压患者脑卒中、心肌梗死等心脑血管并发症的风险。高血压的患病率随年龄增长而显著升高，老年收缩期高血压是常见类型，需要治疗的高血压患者人群显著增大。因此显著促进了降压药物的研究与开发，从20世纪90年代初开始，进入了降压药物的黄金20年。先后有大量新的长效钙通道阻滞剂（CCB）、血管紧张素转换酶抑制剂（ACEI）、血管紧张素受体拮抗剂（ARB）等多种作用机制的数十种降压药物进入临床应用，为降压治疗创造了良好条件。

新作用机制的降压药物不仅降压疗效更强，还可能具有更多器官保护作用，因此大大激发了学术界开展新旧药物对比试验的热情。在20世纪的最后10年和21世纪的第一个10年间，全球范围内开展了10余个较大样本的对比新旧降压药物的临床试验。这些试验通常把钙通道阻滞剂、血管紧张素转换酶抑制剂及血管紧张素受体拮抗剂作为新药，把噻嗪类利尿药、β受体阻断剂作为老药。比较有代表性的试验有美国的降压降脂治疗预防心肌梗死临床试验（antihypertensive and lipid-lowering treatment to prevent heart attack trial，ALLHAT）、英国与斯堪的纳维亚国家一起做的北欧心脏结局试验（anglo scandinavian cardiac outcome Trial，ASCOT）。ALLHAT把α受体阻断剂、CCB、ACEI这三类新降压药物与利尿药进行比较，四个组的二线降压药物均为β受体阻断剂等药物。ASCOT则把CCB联合ACEI与β受体阻断剂联合噻嗪类利尿药进行两组间比较。两个试验的目标很相似，但最终的结果完全不同。前者主要结论是噻嗪类利尿药不比三种新降压药物更差，相反，无论降压，还是预防脑卒中与心力衰竭都明显优于α受体阻断剂。而后者则显示两种新药联合明显优于两类传统药物联合，两组均有许多患者在试验过程中加用了α受体阻断剂，也未看到任何不利影响。最终，ALLHAT研究结果对指南产生了显著影响，α受体阻滞剂不再推荐为常用降压药物，仍可用于良性前列腺增生的高血压患者。ASCOT同样对指南产生了深远影响，不再推荐较大剂量的噻嗪类利尿药与β受体阻滞剂联合应用，同时建议进行ACEI或ARB与CCB之间的联合，包括新近发表的国际高血压学会2020指南。

尽管不同种类药物相互对比的试验结果并不完全一致，但学术界通过对这些试验的分析充分认识到，药物之间的差别可能较小，降压药物的获益主要来自降低血压本身，因此，试图通过更加强化的降压治疗实现更大心血管获益。全球范围内开展了为数不多的几个较大规模的强化降压治疗随机对照临床试验，其中比较有代表性的有美国国立心肺血研究所支持的控制糖尿病心血管危险行动（the action to control cardiovascular risk in diabetes，ACCORD）和收缩期血压干预研究（systolic blood pressure intervention trial，SPRINT），前者在合并糖尿病的高血压患者中进行，后者则在无脑卒中病史且不合并糖尿病的高血压患者中进行。两者均对比120mmHg收缩压为目标的强化降压治疗和140mmHg为目标的常规降压治疗。两个试验的结果相似，但结论却相反。前者把心肌梗死、脑卒中与心血管死亡等组成复合心血管事件作为主要终点，总体获益11%，其中心血管死亡有所增加（+6%），非致死性心肌梗死（−13%）与脑卒中（−37%）显著下降或有明显下降趋势。后者，主要终点增加了心力衰竭，因此观察到了25%的显著获益，并因此需要提前终止试验，但获益主要来自心力衰竭，因此，除了心力衰竭之外的获益与ACCORD相似。很可能就是120～135mmHg收缩压范围内强化降压的获益。在ACCORD试验中脑卒中的风险显著下降了37%，这极大地鼓舞了亚洲学者，因为脑卒中在亚洲地区是高血压的主要并发症。但脑卒中的风险下降很可能来自竞争风险（competing risks），即因为试验早期强化降压治疗组高风险患者死于冠心病事件，强化降压治疗组发生脑卒中的风险因此相应下降，非致死性心肌梗死的风险也有所下降。因此，在亚洲人群中开展类似试验，如果像ACCORD试验一样把收缩压降至120mmHg，可能并无获益。当然，如果只是降至130mmHg，然后和140mmHg对比，这些糖尿病患者很可能会有获益，相关试验证据很充分。将血压降至120mmHg，可能并无必要，因此，即便美国高血压指南也并未这样推荐。

从20世纪60年代到21世纪的最初10年，历时半个世纪，我们对高血压的认识逐步深入，治疗高血压的药物日渐丰富，让我们能够从容面对随着人口严重老龄化和生活方式变化所导致的高血压患病人数暴增。但降压药物治疗的探索不能停止，也不能放慢脚步，因为高血压现在和未来很长一个时期都是危害人类健康的主要疾病。

二、降压药物治疗的指南推荐

高血压是最早撰写指南的疾病之一。早在1977年，美国即发布了第一个JNC指南。目前全球范围内比较有影响的高血压指南包括北美国、欧洲、日本、加拿大等国家和区域指南。中国从1999年起先后发布了4个指南，最新的2018中国高血压防治指南第一次发表了英文版。这些指南有关降压药物治疗的推荐总体而言大同小异。目前，包括中国高血压防治指南在内的大部分指南都推荐使用五大类降压药物，即噻嗪类利尿药、β受体阻滞剂、二氢吡啶类CCB、ACEI及ARB。这五类药物单类药或联合使用，将血压降低到目标水平。

针对这一指南推荐，需要澄清两个常见问题：第一，尽管指南推荐五大类药物，但并非可以随机或随便从这五类降压药物中选择使用，仍需根据患者的临床情况，包括合并症、并发症、靶器官损害等，选择最为合适的降压药物，即仍需坚持适应证与禁忌证原则。第二，在适应证明确的情况下，五大类降压药物之外的其他种类降压药物仍可选择使用，有时必须使用，才能有效控制血压。当然需严格掌握适应证。例如，良性前列腺增生患者需要使用α受体阻滞剂，妊娠或准备妊娠的女性需要使用α/β受体阻断剂，肾小球滤过率＜30ml/min的肾功能不全患者需要使用髓袢利尿药等。如果需要把目前临床上使用的其他种类降压药物进行归类，大致可以称为五小类降压药物，包括α受体阻滞剂、α/β受体阻滞剂、非二氢吡啶类CCB、中枢与外周交感神经抑制药物、噻嗪类利尿药之外利尿药（如醛固酮受体拮抗剂、保钾利尿药、髓袢利尿药等）五类。

三、降压药物治疗的一般原则

降压治疗不仅需要血压达标，还需要将全天24小时的血压都降低到目标水平，因此，不论使用哪一类降压药物，在选择药物时都应该遵循以下原则。

（1）应选择长效制剂。如果可能，最好选择分子长效的降压药物；如果没有分子长效的降压药物，可选择制剂长效的降压药物。

（2）应选择强效降压药物。在每一类降压药物中，尽管作用机制相似，但疗效仍可能有很大差异，因此应尽可能选择强效药物。因疗效与剂量密切相关，在选择药物时需要选择合适的治疗剂量，通常都应该选择足剂量，而非低剂量、半量或更低剂量。

（3）应选择安全的降压药物。降压药物需要长期使用，因此应选择最安全的药物。通常应选择那些在多个较大规模的临床试验中进行过反复验证的药物。

（4）应及时进行联合治疗。单药治疗不达标时，应进行降压药物联合治疗。如果是2级以上高血压，即收缩压≥160mmHg或舒张压≥100mmHg，应考虑起始即进行两种或两种以上药物的联合治疗。联合治疗时也要考虑使用足剂量，而非总是使用起始剂量、半量或更小剂量。

（5）需要考虑患者的病理生理学特征。尽管我们对大部分原发性高血压患者还不能进行有效的病因治疗，但是我们仍需充分考虑患者的病理生理学特征，即需要考虑降压治疗的靶器官保护作用。例如，伴左心室肥大或白蛋白尿的高血压患者，应优先选择ACEI或ARB，如果已经使用了其他种类的降压药物，应考虑联合应用ACEI或ARB。

为了更加合理地选择降压药物，需要在启动降压治疗时进行靶器官结构与功能评估，包括心、脑、肾、眼底及动脉血管。目前临床上普遍具备技术条件的检查主要包括，心电图、超声心动图、白蛋白尿、大动脉弹性功能等。如有左心室肥大或白蛋白尿，则应考虑使用ACEI或ARB；如果没有进行检查，或检查之后没有这些靶器官损害的证据，则可以优先选择使用没有绝对禁忌证的二氢吡啶类CCB，不仅可以更有效控制血压，也更安全。

除了在启动降压治疗之前进行靶器官损害的评估之外，在治疗过程中也要进行降压疗效与靶器官损害情况的进一步评估。尤其应注意进行家庭血压监测，密切观察血压是否达标。如果血压看起来已经达标，但靶器官损害仍在进展或没有明显改善，则需要进行更加密切的血压监测，进行24小时动态血压监测，观察血压是否在一天24小时中都得到了有效控制，特别是夜间血压、清晨血压等。并根据监测结果检讨降压治疗方案是否合适？是否选择了长效药物并选择了足剂量？是否进行了合理的联合治疗？

四、降压药物治疗的若干特殊问题

在选择降压药物时，和选择任何其他种类的治疗药物一样，需坚持适应证与禁忌证原则，有适应证时选择使用或优先选择使用；有禁忌证时不使用，有慎用提示时不使用或谨慎使用。

（一）噻嗪类利尿药

在美国JNC系列指南中长期被推荐为一线降压药物，或唯一的一线降压药物。其降压作用较强，普遍使用有助于提高高血压患者降压治疗的达标率。主要副作用是对电解质、血糖、血脂、尿酸、肌酐等代谢的影响，可导致低钾血症，有时也会导致低钠血症；升高血糖；升高甘油三酯与胆固醇；升高尿酸、肌酐等。因此，其主要禁忌证是痛风，在高尿酸血症、肌酐升高、低血钾时慎用。在使用噻嗪类利尿药之前，应检测电解质、血糖、血脂、尿酸、肌酐；在使用之后复查这些血液检测指标。

（二）β受体阻滞剂

β受体阻滞剂是争议最大的一类降压药物。早期曾在美国JNC指南中与噻嗪类利尿药并列为一线降压药物，但后来其治疗地位明显降低。目前其在指南中的治疗推荐可以分为三种情况：以美国高血压指南为代表，不推荐；以英国NICE指南为代表，作为噻嗪类利尿药、CCB、ACEI或ARB之后的第四线降压药物的选项之一；以ESH欧洲高血压指南为代表，仍与上述四大类降压药物一起推荐为可供选择的降压药物。

这些指南推荐之间的差异看起来是试验证据与临床经验之争，但实质差别并不大。美国指南与NICE指南更多针对单纯高血压患者，或者说单纯从降压治疗的角度考虑问题；而包括中国指南在内的大部分高血压指南则强调β受体阻滞剂降压治疗之外的临床应用价值，如冠心病、心力衰竭、快速性心律失常等。也就是说，β受体阻滞剂的指南推荐虽然充满争议，但在高血压管理中可能是刚性需求。哮喘患者禁用，有哮喘病史或慢性阻塞性肺疾病患者也应尽可能不用。

（三）二氢吡啶类钙通道阻滞剂（CCB）

CCB是在中国最常用的降压药物。有两个突出特点，一是没有绝对禁忌证；二是降压疗效较强，降压疗效的剂量依赖性与基线血压依赖性均较强，在包括中国在内的东亚国家尤其明显。在使用前后不需要进行专门检查，特别适合各种类型的基层医疗机构。

尽管安全性优势明显，但二氢吡啶类CCB仍会发生多种不良反应，如开始使用时会出现头痛、面部潮红，长期使用还可能出现脚踝部水肿、牙龈增生等。和疗效一样，这些不良反应也有比较明显的剂量依赖性。这些不良反应会有不适感，有时比较明显，但通常不会有严重后果，减量或停药后可缓解或消失。

（四）血管紧张素转换酶抑制剂（ACEI）

自从30多年前第一个ACEI类药物卡托普利在中国进入临床应用，已成为降压治疗不可或缺的一类降压药物。ACEI除了具有降压作用，还是重要的心血管与肾脏疾病治疗药物，因此是高心血管风险高血压患者优先选择的降压药物。大部分ACEI并非长效降压药物，单药治疗时必须每日2次服药，卡托普利最好每日3次服药。

ACEI在临床上使用严重不足，主要原因是其不良反应，包括最常见的刺激性干咳，很少见但很严重的血管神经性水肿，以及通过生化检测可有效避免但经常被忽视的高钾血症、肾功能损害等。在使用前、后应检测血电解质与肌酐、尿酸等肾功能指标。高钾血症患者禁用。明确诊断的肾功能不全、双侧肾动脉狭窄患者不用或慎用。刺激性干咳与血管神经性水肿尚无有效预测方法，但应提醒患者注意。

（五）血管紧张素受体拮抗剂（ARB）

ARB是肾素－血管紧张素系统的另外一种常用降压药物。尽管其与ACEI的作用靶点不同，疗效也不一样，咳嗽与血管神经性水肿的发生率较低，但适应证与禁忌证仍均非常相似。可以根据患者的心血管风险水平与降压疗效选择ACEI还是ARB，如果是有心力衰竭等严重心血管疾病的高心血管风险患者，可以优先选择ACEI；如果是单纯高血压患者，可以考虑优先选择耐受性较好而且比较长效的ARB类降压药物。

（六）其他降压药物

1．α受体阻滞剂 主要用于良性前列腺增生患者，也会用于嗜铬细胞瘤患者。直立性低血压是常见不良反应，因此，通常晚上睡觉前服药。

2．α/β受体阻滞剂 拉贝洛尔主要用于妊娠或准备妊娠的女性。使用这类药物时仍需注意呼吸系统不良反应。

3. 非二氢吡啶类CCB 需要使用β受体阻滞剂而不能使用时，可以考虑替代使用非二氢吡啶类CCB。二度以上房室传导阻滞禁用。

4. 交感神经抑制药物 可乐定是目前仍在使用的中枢交感神经抑制药物，不良反应较多，如口干等，但通常不严重。交感神经末梢去甲肾上腺素耗竭药物利血平是多种传统复方降压药物的主要成分，不良反应也较多。

5. 非噻嗪类利尿药 主要包括醛固酮受体拮抗剂、保钾利尿药与髓袢利尿药。三类药物各有其独特的临床应用价值。醛固酮受体拮抗剂主要用于醛固酮增多症，特别是接受药物治疗的原发性醛固酮增多症患者。常见不良反应是男性乳腺增生，严重不良反应是高钾血症，因此应注意监测血钾。保钾利尿药主要包括氨苯蝶啶与阿米洛利，两者均作用于远端肾小管，对Liddle综合征有特殊的治疗作用。因其保钾、利钠、利尿作用均不依赖醛固酮受体，因此没有阻断醛固酮受体所特有的不良反应，如男性乳腺增生，但仍要监测血钾，避免高钾血症。髓袢利尿药主要用于需要使用利尿药但肾小球滤过率较低的高血压患者。

五、降压药物治疗的未来展望

如果能够及时诊断高血压，用好五大类加五小类降压药物，大部分高血压患者的血压均可降低到目标水平。但是，许多高血压患者无法及时诊断，往往在发现时已经出现了靶器官损害，甚至发生了心脑血管并发症，因此血压经常难以控制，表现为难治性高血压。因此，高血压发病机制的研究不能停止，新的降压药物的研究与开发也不能停止。

非常可喜的是，多种新的降压药物的研发还在持续进行中。有些药物很可能最终成为常用降压药物，并为未来的指南推荐。血管紧张素受体/脑啡肽酶双重抑制剂沙库巴曲缬沙坦是一个非常有效的降压药物，虽然先期注册了心力衰竭的适应证，但近期已在包括中国在内的部分国家获得批准用于降压治疗，很可能将在新版指南中推荐为第六大类一线降压药物。肾素抑制剂阿利吉仑是一个长效降压药物，因为在治疗急性左心衰竭等疾病的试验中结果不佳而中止了研发，但如果能够开展降压治疗临床试验证明其长期应用的有效性和安全性，仍有可能成为指南推荐的新一类降压药物。内皮素受体抑制剂在开发早期同样是一个降压药物，但后来用于肺动脉高压的治疗，发挥了重要的治疗作用，但其降压作用强，近期进行的难治性高血压治疗试验初步证明了其降压疗效和安全性。钠-葡萄糖协同转运蛋白2抑制剂虽然是降糖药物，但在糖尿病患者中具有较强降压作用，并在心衰治疗中显示出了改善预后的作用，因此，也很可能在降压药物治疗中发挥重要作用。除了这些已经进入临床应用或正在进行临床试验的药物，还有多种作用机制的新药也很可能用于降压治疗。降压药物治疗仍然需要新药物与新机制的不断创新。

（王　点　王继光）

第四节 高血压急症与亚急症

一、高血压急症与亚急症的诊断

高血压急症（hypertensive emergencies）与高血压亚急症（hypertensive urgencies）曾统称为高血压危象。高血压急症与亚急症（两者）是血压明显升高，伴有或不伴有靶器官功能进行性损害的一组临床综合征。

高血压急症是指原发性或继发性高血压患者，在某些诱因作用下，血压突然和显著升高（一般达到或超过180/120mmHg），同时伴有进行性心、脑、肾等重要靶器官功能不全的表现。高血压急症包括高血压脑病、颅内出血（脑实质出血和蛛网膜下腔出血）、脑梗死、急性心力衰竭、肺水肿、急性冠脉综合征（不稳定型心绞痛、急性非ST段抬高和ST段抬高心肌梗死）、主动脉夹层、嗜铬细胞瘤危象、使用毒品类药物（苯丙胺、可卡因、麦角酸二乙酰胺等)、围手术期高血压、子痫等。应注意血压水平的高低与急性靶器官损害的程度并非成正比。一部分高血压急症并不伴有特别高的血压值，如并发于妊娠期或某些急性肾小球肾炎的患者，血压不及时控制在合理范围内会对脏器功能产生严重影响，甚至危及生命，处理过程中需要高度重视。并发急性肺水肿、主动脉夹层、心肌梗死者，即使血压仅为中度升高，也应视为高血压急症。

高血压亚急症是指血压显著升高但不伴靶器官损害。患者可以有血压明显升高造成的症状，如头痛、胸闷、鼻出血、烦躁不安等。相当多数的患者有服药依从性不好或治疗不足。

血压升高的程度不是区别高血压急症与高血压亚急症的标准，区别高血压急症与亚急症的唯一标准是有无新近发生的急性进行性的靶器官损害。这两者的治疗、预后存在不同。

可疑高血压急症时，应进行详尽的病史收集、体检和实验室检查，评价靶器官功能受累情况，以尽快明确是否为高血压急症。具体步骤见表3-5-4。但初始治疗不要因为对患者整体评价过程而延迟。

表3-5-4 可疑高血压急症患者评价表

评价项目	评价内容
病史	高血压的病史及治疗，使用类交感神经药物和其他药物的情况
症状	头痛，视野损害，神经系统症状，恶心/呕吐，胸/背痛，心脏/呼吸系统症状，少尿，体重变化等
体格检查	血压：重复测定血压，必要时测量四肢血压、立位血压等 评价生命体征：脉搏，呼吸，体温 评价体液容量：脱水，水肿 中枢神经系统：意识障碍、躁动、偏瘫等 眼底：线状或火焰状出血，渗出，视网膜水肿，视乳头水肿等 颈部：颈静脉怒张，杂音等 胸部：心脏增大，心动过速，心脏杂音，心力衰竭的体征等 腹部：肝大、搏动、包块等 肢体：水肿、动脉搏动等

续 表

评价项目	评价内容
急诊检查	尿常规：红细胞计数（包括涂片） 生化检查：尿素氮，肌酐，电解质，血糖，心肌标志物，肌酸磷酸激酶等 心电图 血气分析（需要时） X线胸片、心脏、腹部超声、头颅CT或MRI、胸腹CT（需要时） 血浆肾素活性，醛固酮，儿茶酚胺，脑钠肽浓度测定（需要时）

二、高血压急症的治疗

（一）治疗原则

高血压急症的患者应持续监测血压及生命体征；去除或纠正引起血压升高的诱因及病因；酌情使用有效的镇静药以消除患者恐惧心理；尽快应用适合的静脉降压药控制血压，以阻止靶器官进一步损害，对受损的靶器官给予相应的处理；降低并发症并改善结局。

（二）药物选择

根据受累的靶器官功能及肝肾功能状态进行药物选择。需要考虑药物对心排血量、靶器官灌注等血流动力学的影响，以及对肝肾功能的影响和不良反应等。理想的药物应能预期降压的强度和速度，保护靶器官功能，并且方便进行调节。常用药物详见表3-5-5。

经过初始静脉用药血压趋于平稳，受累的靶器官功能得到改善，可以开始口服药物，静脉用药逐渐减量至停用。

（三）降压的幅度及速度

降压时需充分考虑患者的年龄、病程、血压升高的程度及速度、靶器官损害和合并的临床状况，因人而异地制定具体的方案。在不影响组织脏器灌注的基础上控制性降压，渐进地将血压调控至适宜水平。血压升高速度越快，降压速度需相对迅速；血压升高的病程越长，降压的速度需相对缓慢。最大限度地防止或减轻对心、脑、肾等靶器官

表3-5-5　高血压急症常用注射降压药

降压药	剂量	起效	持续	不良反应
硝普钠	0.25～10μg/（kg·min）IV	立即	1～2分钟	恶心、呕吐、肌颤、出汗
硝酸甘油	5～100μg/min IV	2～5分钟	5～10分钟	头痛、呕吐
酚妥拉明	2.5～5.0mg IV 0.5～1.0mg/min IV	1～2分钟	10～30分钟	心动过速、头痛、潮红
尼卡地平	0.5～10.0μg/（kg·min）IV	5～10分钟	1～4小时	心动过速、头痛、潮红
艾司洛尔	250～500μg/kg IV 此后50～300μg/（kg·min）IV	1～2分钟	10～20分钟	低血压，恶心
乌拉地尔	10～50mg IV 6～24mg/h	5分钟	2～8小时	头晕，恶心，疲倦
地尔硫䓬	10mg IV，5～15μg/（kg·min）IV	5分钟	30分钟	低血压，心动过缓
二氮嗪	200～400mg IV	1分钟	1～2小时	血糖过高，水钠潴留
拉贝洛尔	20～80mg IV后0.5～2.0mg/min IV泵入	5～10分钟	3～6小时	恶心、呕吐、头麻、支气管痉挛、传导阻滞、直立性低血压
肼屈嗪	10～20mg IV 或 10～40mg IM	10～20分钟 20～30分钟	1～4小时 4～6小时	心动过速、潮红、头痛、呕吐、心绞痛加重

注：IV，静脉注射；IM，肌内注射。

的损害。

一般情况下，初始阶段（数分钟到1小时内）血压控制的目标为平均动脉压（平均动脉压＝舒张压＋1/3脉压）的降低幅度不超过治疗前水平的25%。在随后的2～6小时内将血压降至较安全水平，一般为160/100mmHg左右。如果可耐受这样的血压水平，临床情况稳定，在以后24～48小时逐步降低血压达到正常水平。不同靶器官受损的高血压急症降压的幅度及速度不同，降压的目标还要考虑靶器官特殊治疗的要求。

高血压合并急性冠脉综合征、急性左心衰竭：需要尽快将血压降至可以改善心脏供血、降低心肌氧耗量、降低阻力负荷，改善心功能的水平。

高血压合并主动脉夹层：应该迅速降压至维持组织脏器基本灌注的最低血压水平，初始1小时血压控制目标收缩压（SBP）＜120mmHg。一般需要联合使用降压药，并要重视足量β受体阻滞剂的使用。β受体阻滞剂不适用时，如气道阻力增加，可考虑加用非二氢吡啶类钙通道阻滞剂控制血压，兼顾控制心率及抑制心肌收缩力。

高血压合并急性缺血性脑卒中：准备溶栓者血压应控制在＜180/110mmHg。缺血性卒中后在24小时内血压升高的患者应谨慎处理，先处理紧张焦虑、疼痛、恶心、呕吐及颅内压升高等情况。血压持续升高，SBP≥200mmHg或舒张压（DBP）≥110mmHg，或伴有严重心功能不全的患者可予降压治疗。选用拉贝洛尔、尼卡地平等静脉药物，避免使用引起血压急剧下降的药物。

高血压合并急性脑出血：应先综合评估患者的血压，分析血压升高的原因，再根据血压情况决定是否进行降压治疗。患者SBP＞220mmHg，应积极使用静脉降压药物降低血压；SBP＞180mmHg，可使用静脉降压药物控制血压，160/90mmHg可作为参考的降压目标值。早期积极降压是安全的，但改善预后的有效性还有待进一步验证。在降压治疗期间应严密观察血压的变化，每隔5～15分钟进行1次血压监测。

重度子痫前期或子痫、儿茶酚胺危象初始1小时血压控制目标SBP＜140mmHg。

（四）注意事项

高血压急症的血压控制是在保证重要脏器灌注基础上的迅速降压。降压过程中要严密观察靶器官功能状况，如神经系统症状和体征的变化和胸痛是否加重等。对于已经存在靶器官的损害，过快或过度降压容易导致组织灌注压降低，诱发缺血事件。

三、高血压亚急症的治疗

对高血压亚急症患者，可在24～48小时将血压缓慢降至160/100mmHg。没有证据说明此种情况下紧急降压治疗可以改善预后。许多高血压亚急症患者可通过口服降压药控制，如钙通道阻滞剂、血管紧张素转换酶抑制剂、血管紧张素受体阻滞剂、α受体阻滞剂、β受体阻滞剂等，还可根据情况应用袢利尿药。初始治疗可以在门诊或急诊室，用药后观察5～6小时。2～3天后门诊调整剂量，此后可应用长效制剂控制至最终的靶目标血压。到急诊就诊的高血压亚急症患者在血压初步控制后，应提出调整口服药物治疗的建议，并建议患者定期去门诊治疗。许多患者因为不明确需要调整药物，在急诊就诊后仍维持原来未达标的治疗方案，造成高血压亚急症的反复发生，最终导致严重的后果。具有高危因素的高血压亚急症患者，如伴有心血管疾病的患者也可以住院治疗。

（杨艳敏　朱　俊）

第五节 器械治疗

药物在高血压治疗中居于主导地位，但仍有5%～15%的高血压患者经过生活方式调整及优化药物治疗达标困难，成为顽固性高血压患者。部分患者对降压药不耐受或依从性不佳会影响高血压治疗率和控制率，使高血压的防控形势更加严峻。寻求降压药物以外的治疗新方法迫在眉睫，近年来各类器械降压疗法的探索蓬勃兴起，部分技术表现出了良好的临床应用前景，有希望发展出一类新的高血压防治方法。

一、高血压器械治疗的主要机制

目前器械治疗高血压的主要机制可大致分为自主神经调节、血流动力学调节和中枢调节几个方面。当机体处于“应激”状态时，交感神经激活调动机体潜能，使人们赢得胜利或生存。但现代社会竞争环境使机体长期精神压力过大及不良生活方式导致持续的交感激活，成为高血压发生发展的重要病因。同时，血压增高又可加重血管壁损伤、微循环障碍、靶器官受损及交感神经兴奋，使之形成互相促进的恶性循环。因此，通过多种器械方法矫正交感–迷走失衡，调节自主神经状态成为高血压治疗探索的主要方向。通过器械调节心脏射血量和循环阻力进行血流动力学调节成为高血压治疗探索的另一方向，展现出对单纯收缩期高血压较好的疗效。中枢神经在多个层级对血压产生调节作用，随着脑电极刺激技术和无创超声深脑刺激技术探索，通过兴奋或抑制特定的功能基团发挥降压作用，初步展现出广阔的高血压治疗前景。

二、自主神经调节治疗

（一）去肾交感神经术

去肾交感神经术（renal denervation，RDN）是指通过手术切除，经导管射频、超声、微波或化学消融，体外聚焦超声和放射治疗等方法，毁损分布于肾动脉外膜及周围的肾脏传入和传出神经纤维，降低肾脏及全身的交感神经活性，达到降低血压和治疗其他高交感活性相关疾病的目的。目前微创RDN进入临床已逾10年，通过持续的技术完善和治疗策略优化，其有效性和安全性证据不断积累，成为高血压器械治疗的主要探索方向。

1．RDN治疗高血压的病理生理基础　目前在自发性高血压、肾性及肾血管性高血压等的动物模型或人群中，均发现肾交感神经过度激活的直接或间接证据。肾交感神经传出纤维末梢主要分布于肾血管、肾小球旁致密斑和肾小管，其过度激活通过以下机制参与高血压的形成：①作用于肾血管的α_1肾上腺素能受体，导致肾血管收缩及阻力增加，肾血流量减少，减少原尿和终尿产生；②作用于肾小球旁致密斑β_1肾上腺素能受体，引起肾素分泌增加，激活肾素-血管紧张素-醛固酮系统，导致水钠潴留和外周血管阻力增加；③作用于肾小管β_1肾上腺素能受体，促进肾小管对Na^+重吸收，减少Na^+排泄，进一步加重水钠潴留。肾交感神经传入纤维的机械敏感性受体多分布于肾盂，主要感受肾盂的张力变化；而传入纤维的化学敏感性受体位于肾实质，主要感受离子浓度、渗透压及其他代谢产物的变化。在肾性和肾血管性高血压及原发性高血压的靶器官损害阶段，肾组织出现缺血缺氧、炎症反应或纤维化，导致异常代谢产物累积及内环境改变，激活肾交感神经传入纤维，兴奋下丘脑室旁核和延髓头端腹外侧区，从而提高交感中枢活性和全身交感张力。肾交感神经在高血压中发生的一系列病理生理改变，为RDN治疗高血压发展为临床技术奠定了重要理论基础。

2．RDN的概念证据试验 从20世纪30年代开始，国外学者相继发现外科切除双侧肾交感神经或胸腰段内脏神经能够有效降低部分高血压患者的血压，提高生存率，但因创伤大、并发症多而逐渐被淘汰。2009年Krum等首次报道经导管微创射频RDN对顽固性高血压患者的显著降压疗效。由于介入RDN相对于外科手术具有巨大的便捷性和安全性优势，在全球范围迅速掀起了高血压器械研发和技术探索热潮。

经导管射频消融是发展最早、探索最多的介入RDN手术方式。射频电磁波产生的阻抗热透过肾血管壁，毁损位于血管外膜的肾交感神经，达成RDN治疗。早期的单电极射频导管Symplicity Flex需要在肾动脉周围完成螺旋状多点消融才能达到较明显的RDN效应，如果电极与血管壁贴合不良或消融点分布范围有限，则无法达成足够的神经破坏，影响RDN疗效。超声则是另一种探索较多的RDN消融能源，由于超声在实体组织良好的穿透性，根据产生超声波的不同形式，分别发展出发射环周超声和发射平面超声的RDN导管系统和体外发射超声经皮体内聚焦的无创超声消融系统等。

在临床试验方面，Symplicity HTN-1为小样本单臂试验，发现RDN可有效降低患者中期诊室收缩压（SBP）和舒张压（DBP）。Symplicity HTN-2为小样本双臂未设盲试验，同样发现RDN治疗6个月后，接受RDN治疗患者诊室SBP和DBP较对照组显著降低。安全性方面，上述两项研究中除发生3例假性动脉瘤和1例肾动脉夹层外，未发现其他严重不良反应。

3．Symplicity HTN-3带来的思考和改进 Symplicity HTN-3是第一个关于RDN治疗高血压的安慰剂随机对照试验（randomized controlled trial，RCT）研究，结果显示，RDN治疗后第6个月，治疗组和对照组的平均诊室SBP和动态血压均显著下降，但治疗组较之对照组SBP下降幅度不到2mmHg，无统计学显著性差异，也未发现明显的安全性问题。HTN-3的阴性结果让RDN治疗高血压的有效性备受争议。但进一步分析发现，该研究在技术策略和器械性能、病例选择和术后用药等方面存在诸多缺陷。主要的技术问题在于早期的Symplicity Flex导管不易实现环周的稳定贴靠和有效的能量释放，且分中心术者经验不足，以致3/4的患者未达成肾动脉环周消融。且因射频能量消融深度有限，仅在肾动脉主干消融难以达成足够的肾神经毁损。进一步研究发现，在靠近肾门的肾动脉分叉附近，肾神经距血管内膜较近。为此业界推出了新一代具有螺旋形形状记忆的多电极射频消融Symplicity Spyral导管系统，四个电极自动贴合血管壁，并分布于不同象限，达成更为有效的肾动脉环周消融。导管具有更小的外径和更好的柔顺性，支持肾动脉主干和分支的有效消融，大大减少了操作难度并提高临床疗效，为射频消融治疗高血压的真实疗效呈现提供了基础。

4．规范化的临床研究证实RDN的疗效 近期报道的新一批临床试验，对RDN的患者入选、药物使用、器械选择、消融策略、评价指标等多个方面进行了不同程度的优化和探索。使用Symplicity Spyral新型导管的临床试验HTN-OFF MED纳入了未用或洗脱降压药的高血压患者，而HTN-ON MED则入选药物治疗控制不佳的高血压患者，两项研究使用主干加分支消融策略，整个试验过程进行了严格的药物依从性监测。HTN-OFF MED首次证实在无降压药治疗情况下，RDN能够有效降低高血压患者24小时平均动态血压（－5.5/4.8mmHg）和平均诊室血压（－10/5.3mmHg）。较安慰剂对照组，治疗组降低了动态SBP 4.1mmHg。而HTN-ON MED 3个月的随访结果也发现，RDN组的24小时平均动态血压较对照组显著下降。Radiance HTN系列研究是使用发射环周超声的Paradise导管系统进行的临床试验，由于超声具有较深的作用深度，治疗只在肾动脉主干进行2～3个节段短时间的消融，表现出消融程序的便捷性。在Radiance HTN-Solo研究中，患者未用或洗脱降压药物，超声RDN治疗2个月后，RDN组24小时平均动态血压和日间平均血压分别较对照组下降了4.1/1.8mmHg和6.3/2.6mmHg。该研究首次证实了采用超声消融导管进行RDN独立和真实的降压作用。在用药控制不佳的患者中进行Radiance HTN-Trio研究取得类似的试验结果。上述几项研究分别从概念到证据证实射频或超声RDN对用药或非用药高血压患者均具有降压疗效，基本明确了RDN治疗高血压的有效性问题，为RDN的临床推广带来新的曙光。

5．进一步探索提高RDN的安全性和有效性 虽然已在业界产生巨大影响，但微无创RDN技术毕竟问世时间短，许多科学和技术问题尚未得到解决，目前探索的主要方向如下。

（1）达成RDN的基本途径：目前实现RDN的主要技术路径包括热消融和非热消融途径，热消融包括射频、超声及微波等，而非热消融途径包括酒精注射、冷冻、射线及内镜切除等方式。经前期临床试验和RCT研究验证的RDN方式包括导管射频、导管超声、体外超声、导管冷冻和酒精注射消融等，表现出较好的安全性和不同程度的有效性。一项使用Symplicity Spyral导管的射频消融和使用Paradise超声导管的头对头研究发现，射频肾动脉主干加分支消融与超声主干消融表现出相似的降压疗效，但超声程序更便捷。目前，关于不同路径RDN技术的头对头研究仍较缺乏，不同技术的降压疗效和安全性需要进一步明确。

（2）筛选RDN治疗的适宜人群：在RDN的多项临床研究中，均出现约1/3的患者对RDN反应不佳甚至血压增高现象。因此，发现什么样的高血压患者更能从RDN中获益是亟待解决的问题。根据RDN的治疗机制，以高交感活性为主要表型的高血压患者更可能受益，但目前临床上缺乏直接、便捷、高效的交感活性评价手段。学界通过机制认识和临床试验发现，认为患者种族、年龄、性别、静息心率、心率变异性、动态血压表型、血管僵硬度、压力反射敏感性、对β受体阻滞剂的反应、合并肥胖及睡眠呼吸暂停综合征等推测其疗效，但其可靠性均未得到证实。

临床实践中如能找到一些表征RDN治疗有效性的标志物可能显著改善RDN的疗效。最近Mahfoud等将HTN-OFF MED研究中的患者，以基线血浆肾素活性0.65作为切点，将其分为高肾素组和低肾素组。在低肾素组，RDN消融3个月后，24小时平均动态SBP较对照组下降仅0.3mmHg，无显著差异；而在高肾素组，24小时平均动态SBP较对照组下降了6.1mmHg，差异具有统计学意义。研究结果提示，肾素活性可能是简便有效的RDN适宜人群筛选方法。寻找更多的有效标志物或多个标志物联合提高对RDN反应患者的发现能力有助于该技术的发展。

（3）RDN的治疗靶标和疗效终点问题：微创RDN技术提供了治疗的便捷性和安全性，但因无法直视靶肾神经，现有主流RDN治疗都是根据解剖标志进行消融，缺乏靶向性和即刻疗效评价技术，被称为“黑箱”程序。尽管肾脏去甲肾上腺素溢出率是评价RDN疗效较为可靠的指标，但因其检测过程复杂，无法在术中即刻完成检测并进行评价。肌肉交感神经电位通过测定腓神经交感神经节后纤维的电活动来评价交感神经的兴奋性，基本上能够反映整体交感神经活性的变化，但由于技术要求较高且影响因素多，目前在临床难以开展。国内外学者在肾动脉内使用高频电刺激对肾神经进行标测，通过监测血压反应来筛选消融位点和评估治疗效果，可能在一定程度上改善RDN疗效。

(4) RDN治疗高血压的长期疗效问题：被消融的肾交感神经再生可能会影响RDN的长期降压效应，实验研究表明，肾交感神经纤维消融后存在不同程度的再生。RDN动物实验发现小型动物（大鼠）的肾交感神经再生可能于术后9～12周完成，而大型动物（犬、羊）则需要6～12个月。在肾移植患者中，大约在移植后5个月开始出现再生，2年左右基本完成。但在射频消融全球注册研究中，近3000例RDN治疗患者随访超过3年，表现出持续的降压疗效，且血压具有进一步降低的趋势。最近公布Sympalicity Spyral HTN-ON MED研究3年随访结果，反映出RDN治疗高血压良好的持续性。其结果与肾交感神经的再生状态相矛盾，推测可能与RDN打破了交感神经过度兴奋与高血压之间的恶性循环，重新构建了自主神经系统平衡有关。此外，神经元被破坏后则不具备再生能力，因此神经节消融也是未来的探索方向之一。

（二）颈动脉体干预

颈动脉体（carotid body，CB）是人体主要的外周化学感受器，在低氧、高碳酸血症、代谢性酸中毒等因素刺激下，CB活性增加，并经颈动脉窦传入神经兴奋呼吸中枢和交感中枢，通过改善通气和增加全身交感张力，纠正上述异常病理生理变化。近年研究发现，CB是一个多模态感受器，对血液中多种代谢产物和激素，如乳酸、瘦素、血管紧张素、炎性因子等产生反应，并对全身多个系统产生广泛影响。正常状态CB电活动水平很低，在多种刺激因素影响下，其兴奋性和张力增加，成为机体交感神经高活性的重要因素。动物实验表明，与RDN治疗相比，CB干预能够更大幅度降低血压。通过自发性高血压大鼠研究发现，CB活性在高血压状态显著增加，且CB消融能够通过改善压力反射敏感性降低血压。Narkiewicz等对15名顽固性高血压患者进行单侧CB切除，随访6个月后，8名有反应者24小时平均SBP下降了26mmHg。安全性方面，有1例阻塞性睡眠呼吸暂停综合征患者发生了呼吸困难加重。随访至12个月时其降压效应明显下降，这可能与对侧CB代偿性反应增强有关。此外，该研究中有部分患者对CB消融治疗无反应，因此如何筛选CB消融的适宜患者也需要进一步探讨。未来以调低CB活性，而非切除或毁损整个CB为目标，纠正CB高活性治疗高血压应进一步探索。

（三）压力反射增强治疗

人体动脉压力感受器主要位于颈动脉窦和主动脉弓，通过感受动脉壁的张力变化，对血压、心率、呼吸等重要生命体征发挥调节作用。在高血压患者中，长期血压升高可引起颈动脉压力感受器的状态重调，导致压力感受器反射活性降低，对血压的负反馈调节作用减弱，引起血压升高。基于上述病理生理机制，有学者试图通过颈动脉压力感受器刺激疗法（baroreflex activation therapy，BAT）和血管内压力反射放大疗法（endovascular baroreflex amplification，EBA）对颈动脉窦进行电刺激或机械刺激，增强压力反射传入信号，改善高血压患者的压力感受器反射活性，抑制交感神经和兴奋迷走神经，从而达到降压的目的。

BAT治疗系统主要由刺激电极和脉冲发生器两部分构成，经手术分离颈动脉将刺激电极置入双侧或单侧颈动脉窦壁周围，并通过脉冲发生器发出一定大小和频率的电刺激，增加颈动脉窦压力感受器的放电频率，从而增强压力感受器反射活性。2005年研发了第一代置入于双侧颈动脉窦的Rheos系统，在临床试验中发现，该系统能够有效地降低顽固性高血压患者的诊室血压和高血压相关心血管事件发生率；但因其局部麻木、吞咽困难、构音障碍等手术相关并发症发生率较高，系统需进一步完善升级。2010年推出的第二代Barostim neo系统缩小了脉冲发生器体积，使用只需单侧置入的简化电极装置，进一步降低BAT治疗的并发症。前期研究发现，第二代系统的降压效果与第一代系统相当，且手术相关并发症明显降低，但其有效性和安全性需大样本研究进一步证实。

EBA主要由MobiusHD装置完成，为一种自膨胀式的镍钛合金形状记忆血管内植入支架，凭借支架张力及血管的舒缩产生静态和动态刺激，增加颈动脉窦压力感受器传入神经纤维的放电活动，从而提升颈动脉窦压力感受器活性。CALM-FIM-EUR研究发现，该装置能够将高血压患者的平均诊室血压和24小时平均动态血压分别降低了约24/12mmHg和21/12mmHg，其大型随机对照试验（CAML-2研究）也正在积极推进过程中。EBA具有器械简单、植入程序简便、无须电池置换等优势，期待CALM-2研究结果为临床带来简便有效的高血压治疗方法。

（四）迷走和外周神经刺激

迷走神经刺激术（vagal nerve stimulation，VNS）主要通过刺激迷走神经传入纤维，兴奋迷走中枢，通过再平衡高血压患者的交感和迷走张力而发挥降压作用。在盐敏感性高血压大鼠模型中，长期低强度VNS治疗可改善其自主神经平衡紊乱，显著降低血压水平，改善心室重构。正中神经刺激术（median nerve stimulation，MNS）则通过将刺激装置于单侧或双侧前臂腹侧，腕横纹上方约2cm处的皮肤表面或皮下，给予正中神经适当频率和强度的电刺激，通过兴奋其C型传入神经纤维促进β内啡肽等的分泌，并通过阿片途径降低交感中枢活性，发挥降压作用。此外，MNS的降压作用还可能与调节血管内皮功能和肾素–血管紧张素–醛固酮系统有关。目前VNS和MNS治疗的临床研究证据较为匮乏，长期降压疗效需进一步证实。有学者认为，目前对迷走神经不同纤维的功能认识不够，调制模式难以精准，要取得满意的疗效尚需在理论和技术上进一步完善。

三、血流动力学调节

（一）动静脉分流器

中央动静脉瘘–瘘吻合术（central arteriovenous anastomosis，CAA）主要利用ROX动静脉耦合器，在髂外动脉及静脉等大血管处进行动静脉造瘘，产生一个约4mm的分流孔，在动脉血管床吻合一段具有低循环阻力和高顺应性的静脉血管，以降低高血压患者的外周血管阻力和动脉压。与器械调节自主神经降压的机制不同，CAA提供了一种改善血管顺应性的治疗技术，为以动脉硬化为主要特点的老龄高血压患者提供了一种器械降压的新思路。在前期临床试验Rox Control HTN研究中CCA表现出了良好的降压作用，一年期诊室和24小时动态SBP分别下降了27mmHg和14mmHg，但其静脉狭窄的发生率约30%。另一方面，由于一部分血流为无效循环，在多中心安慰剂对照的临床试验Control HTN-2研究早期，因担心心力衰竭的发生而终止。

（二）AV间期程控调节

临床发现植入双腔起搏器的患者中70%合并有高血压，通过调整房室传导间期（AV间期）可降低左心室充盈，减少心脏射血量。为降压专门开发的Modurato系统，通过顺序的短–长重复序列AV间期起搏模式降低血压。此种基于程控起搏的疗法对于具有起搏器适应证的高血压患者具有独特的优势，几项临床试验正在进行中。近期公布的MODERATO-Ⅱ临床研究中，其24小时动态SBP下降达到11mmHg，而程序未激活组血压下降仅3mmHg。由于程控间期的随时可调性，和对单纯收缩期高血压的降压具有独特的优势成为业界关注的高血压治疗探索技术之一。但学界有担心心房重塑和导致心力衰竭的风险，中期安全性和有效性临床试验尚在进行中。

四、中枢神经调节

从脊髓到大脑皮质存在多层面与心血管反射有关的中枢神经元集中部位，被称为心血管中枢，广泛而强有力地调节心血管活动，因而可能成为高血压治疗的新靶点。深部脑刺激术（deep brain stimulation，DBS）是通过电、机械或化学等方法刺激相应神经核团，改变其活动状态而产生治疗效应。2007年，有学者报道用电极刺激进行DBS治疗显著降低了患者的收缩压和舒张压。但电刺激作为DBS的重要手段需要植入电极，难以做到无创，美国FDA也没有批准DBS用于高血压治疗的适应证。由于脑起搏器治疗帕金森病和癫痫等进入临床并带来相关技术进步，DBS治疗高血压的探索开始显得紧迫。低强度聚焦超声可在焦点形成一定的机械应力并具有卓越的空间分辨率，在开颅或经颅情况下无须插入电极即可对脑皮质及深脑神经元形成刺激和调控，成为目前中枢神经无创刺激和调制的研究热点。中国学者Zhang等应用聚焦超声经颅无创刺激在高血压鼠实现了显著的降压效应。由于很多重要的内脏功能调节都可在颅内找到干预靶点，相信未来精准定位的DBS将为中枢神经调节治疗高血压带来新的希望。

五、展望

尽管器械治疗高血压的仪器研发和技术探索备受瞩目，但由于高血压是病因复杂、表型多样的临床综合征，器械治疗难以一蹴而就。虽然如RDN技术已进行了大量的实验和临床研究，甚至一些器械已通过CE认证在欧洲上市，但目前尚没有主流高血压治疗器械在美国和中国上市。目前有射频消融Sympalicity Spyral导管系统和超声消融Paradise导管系统正在进行通过美国FDA认证的关键临床试验，一旦通过将显著推动高血压的治疗。一些业内专家认为，器械治疗正在成为生活方式调整和药物治疗的补充，并逐渐发展成为第三类高血压治疗技术。

但即使是目前最成熟的射频消融RDN技术，要被医生和患者广为接受仍需进行大量的努力以实现器械和临床技术的改善。十分可喜的是，中国学者正在积极努力站在治疗技术创新和仪器开发前沿，一批具有原创概念、原创设计和自主知识产权的高血压治疗器械正在开发和临床试验之中，以期为高血压治疗技术进步做出实质性贡献。

（黄　晶　熊　波）

参考文献

[1] ETTEHAD D，EMDIN C A，KIRAN A，et al. Blood pressure lowering for prevention of cardiovascular disease and death：a systematic review and meta-analysis［J］. Lancet，2016，387（10022）：957-967.

[2] BRUNSTRöM M，CARLBERG B. Association of blood pressure lowering with mortality and cardiovascular disease across blood pressure levels：a systematic review and meta-analysis［J］. JAMA Intern Med，2018，178（1）：28-36.

[3] THOMOPOULOS C，PARATI G，ZANCHETTI A. Effects of blood-pressure-lowering treatment on outcome incidence. 12. effects in individuals with high-normal and normal blood pressure：overview and meta-analyses of randomized trials［J］. J Hypertens，2017，35（11）：2150-2160.

[4] LONN E M，BOSCH J，LóPEZ-JARAMILLO P，et al. Blood-pressure lowering in intermediate-risk persons without cardiovascular disease［J］. N Engl J Med，2016，374（21）：2009-2020.

[5] BLOOD PRESSURE LOWERING

TREATMENT TRIALISTS' COLLABORATION. Pharmacological blood pressure lowering for primary and secondary prevention of cardiovascular disease across different levels of blood pressure: an individual participant-level data meta-analysis [J]. Lancet, 2021, 397 (10285): 1625-1636.
[6] THOMOPOULOS C, PARATI G, ZANCHETTI A. Effects of blood pressure lowering treatment in hypertension: 8. Outcome reductions vs. discontinuations because of adverse drug events-meta-analyses of randomized trials [J]. J Hypertens, 2016, 34 (8): 1451-1463.
[7] MUNTNER P, WHELTON P K. Using predicted cardiovascular disease risk in conjunction with blood pressure to guide antihypertensive medication treatment [J]. J Am Coll Cardiol, 2017, 69 (19): 2446-2456.
[8] 刘世炜，蔡玥，曾新颖，等. 2013年中国居民高盐饮食对死亡回望期望寿命的影响 [J]. 中华流行病学杂志，2017，38 (8)：1022-1027.
[9] 何宇纳，赵丽云，于冬梅，等. 2010-2012年中国成年居民蔬菜和水果摄入状况 [J]. 中华预防医学杂志，2016，50 (3)：221-224.
[10] SANEEI P, SALEHI-ABARGOUEI A, ESMAILLZADEH A, et al. Influence of Dietary Approaches to Stop Hypertension (DASH) diet on blood pressure: a systematic review and meta-analysis on randomized controlled trials [J]. Nutr Metab Cardiovasc Dis, 2014, 24 (12): 1253-1261.
[11] 冯宝玉，陈纪春，李莹，等. 中国成年人超重和肥胖与高血压发病关系的随访研究 [J]. 中华流行病学杂志，2016，37 (5)：606-611.
[12] ZHANG M, ZHAO Y, WANG G, et al. Body mass index and waist circumference combined predicts obesity-related hypertension better than either alone in a rural Chinese population[J]. Sci Rep, 2016, 6: 31935.
[13] CHEN Y, WANG C, LIU Y, et al. Incident hypertension and its prediction model in a prospective northern urban Han Chinese cohort study [J]. J Hum Hypertens, 2016, 30 (12): 794-800.
[14] DUNCAN M S, FREIBERG M S, GREEVY R A Jr, et al. Association of smoking cessation with subsequent risk of cardiovascular disease [J]. JAMA, 2019, 322 (7): 642-650.
[15] ROERECKE M, KACZOROWSKI J, TOBE S W, et al. The effect of a reduction in alcohol consumption on blood pressure: a systematic review and meta-analysis [J]. Lancet Public Health, 2017, 2 (2): e108-e120.
[16] TIAN Y, JIANG C, WANG M, et al. BMI, leisure-time physical activity, and physcial fitness in adults in China: results from a series of national surveys, 2000-14 [J]. Lancet Diabetes Endocinol, 2016, 4 (6): 487-497.
[17] 巩欣媛，陈纪春，李建新，等. 中国农村地区成年人体力活动与高血压发病的关系 [J]. 中华预防医学杂志，2018，52 (6)：615-621.
[18] LEUNG AA, NERENBERG K, DASKALOPOULOU SS, et al. Hypertension Canada's 2016 Canadian Hypertension Education Program Guidelines for Blood Pressure Measurement, Diagnosis, Assessment of Risk, Prevention, and Treatment of Hypertension [J]. Canadian J Cardio, 2016, 32 (5): 569-588.
[19] VA COOPERATIVE STUDY GROUP. Effects of treatment on morbidity in hypertension. Results in patients with diastolic blood pressures averaging 115 through 129 mm Hg [J]. JAMA, 1967, 202 (11): 1028-1034.
[20] Effects of treatment on morbidity in hypertension. II. Results in patients with diastolic blood pressure averaging 90 through

114 mm Hg [J]. JAMA, 1970, 213 (7): 1143-1152.

[21] Prevention of stroke by antihypertensive drug treatment in older persons with isolated systolic hypertension. Final results of the Systolic Hypertension in the Elderly Program (SHEP) [J]. JAMA, 1991, 265 (24): 3255-3264.

[22] STAESSEN J A, FAGARD R, THIJS L, et al. Randomised double-blind comparison of placebo and active treatment for older patients with isolated systolic hypertension. The Systolic Hypertension in Europe (Syst-Eur) Trial Investigators [J]. Lancet, 1997, 350 (9080): 757-764.

[23] LIU L, WANG J G, GONG L, et al. Comparison of active treatment and placebo in older Chinese patients with isolated systolic hypertension. Systolic Hypertension in China (Syst-China) Collaborative Group [J]. J Hypertens, 1998, 16 (12 Pt 1): 1823-1829.

[24] STAESSEN J A, WANG J G, THIJS L. Cardiovascular protection and blood pressure reduction: a meta-analysis [J]. Lancet, 2001, 358 (9290): 1305-1315.

[25] ALLHAT OFFICERS AND COORDINATORS FOR THE ALLHAT COLLABORATIVE RESEARCH GROUP. Major outcomes in high-risk hypertensive patients randomized to angiotensin-converting enzyme inhibitor or calcium channel blocker vs diuretic: The Antihypertensive and Lipid-Lowering Treatment to Prevent Heart Attack Trial (ALLHAT) [J]. JAMA, 2002, 288 (23): 2981-2997.

[26] UNGER T, BORGHI C, CHARCHAR F, et al. 2020 International Society of Hypertension Global Hypertension Practice Guidelines [J]. Hypertension, 2020, 75 (6): 1334-1357.

[27] DAHLöF B, SEVER P S, POULTER N R, et al. Prevention of cardiovascular events with an antihypertensive regimen of amlodipine adding perindopril as required versus atenolol adding bendroflumethiazide as required, in the Anglo-Scandinavian Cardiac Outcomes Trial-Blood Pressure Lowering Arm (ASCOT-BPLA): a multicentre randomised controlled trial [J]. Lancet, 2005, 366 (9489): 895-906.

[28] ACCORD STUDY GROUP. Effects of intensive blood-pressure control in type 2 diabetes mellitus [J]. N Engl J Med, 2010, 362 (17): 1575-1585.

[29] WRIGHT J T Jr, WILLIAMSON J D, WHELTON P K, et al. A randomized trial of intensive versus standard blood-pressure control [J]. N Engl J Med, 2015, 373 (22): 2103-2116.

[30] SCHLAICH M P, BELLET M, WEBER M A, et al. Dual endothelin antagonist aprocitentan for resistant hypertension (PRECISION): a multicentre, blinded, randomised, parallel-group, phase 3 trial [J]. Lancet, 2022, 400 (10367): 1927-1937.

[31] WILLIAMS B, MANCIA G, SPIERING W, et al. 2018 ESC/ESH Guidelines for the management of arterial hypertension [J]. Eur Heart J, 2018, 39 (33): 3021-3104.

[32] XIONG B, LI J, YAO Y, et al. Anatomy and neural remodeling of the renal sympathetic nerve in a canine model and patients with hypertension [J]. J Hypertens, 2018, 36 (10): 2059-2067.

[33] BHATT D L, KANDZARI D E, O'NEILL W W, et al. A controlled trial of renal denervation for resistant hypertension [J]. N Engl J Med, 2014, 370 (15): 1393-1401.

[34] TOWNSEND R R, MAHFOUD F, KANDZARI D E, et al. Catheter-based renal denervation in patients with uncontrolled hypertension in

the absence of antihypertensive medications (SPYRAL HTN-OFF MED): a randomised, sham-controlled, proof-of-concept trial [J]. Lancet, 2017, 390 (10108): 2160-2170.

[35] KANDZARI D E, BöHM M, MAHFOUD F, et al. Effect of renal denervation on blood pressure in the presence of antihypertensive drugs: 6-month efficacy and safety results from the SPYRAL HTN-ON MED proof-of-concept randomised trial [J]. Lancet, 2018, 391 (10137): 2346-2355.

[36] FENGLER K, ROMMEL K P, BLAZEK S, et al. A Three-Arm Randomized Trial of Different Renal Denervation Devices and Techniques in Patients With Resistant Hypertension (RADIOSOUND-HTN) [J]. Circulation, 2019, 139 (5): 590-600.

[37] WANG Q, GUO R, RONG S, et al. Noninvasive renal sympathetic denervation by extracorporeal high-intensity focused ultrasound in a pre-clinical canine model [J]. J Am Coll Cardiol, 2013, 61 (21): 2185-2192.

[38] RONG S, ZHU H, LIU D, et al. Noninvasive renal denervation for resistant hypertension using high-intensity focused ultrasound [J]. Hypertension, 2015, 66 (4): e22-25.

[39] NARKIEWICZ K, RATCLIFFE L E, HART E C, et al. Unilateral carotid body resection in resistant hypertension: a safety and feasibility trial [J]. JACC Basic Transl Sci, 2016, 1 (5): 313-324.

[40] GIERTHMUEHLEN M, PLACHTA D, ZENTNER J. Implant-mediated therapy of arterial hypertension [J]. Curr Hypertens Rep, 2020, 22 (2): 16.

[41] SPIERING W, WILLIAMS B, VAN DER HEYDEN J, et al. Endovascular baroreflex amplification for resistant hypertension: a safety and proof-of-principle clinical study [J]. Lancet, 2017, 390 (10113): 2655-2661.

[42] MAHFOUD F, TOWNSEND R R, KANDZARI D E, et al. Changes in plasma renin activity after renal artery sympathetic denervation[J]. J Am Coll Cardiol, 2021, 77 (23): 2909-2919.

[43] CHOBANIAN A V, BAKRIS G L, BLACK H R, et al. The seventh report of the joint national committee on prevention, detection, evaluation, and treatment of high blood pressure: the JNC 7 report [J]. JAMA, 2003, 289 (19): 2560-2572.

[44] WILLIAMS B, MANCIA G, SPIERING W, et al. 2018 ESC/ESH Guidelines for the management of arterial hypertension [J]. Eur Heart J, 2018, 39 (33): 3021-3104.

第六章 大动脉炎

第一节 “大动脉炎”概念的形成和发展

大动脉炎在中国、日本以及东南亚是一种常见病。自1962年以来仅阜外医院已累计了700例以上。大动脉炎这个概念在国际上首先是由当时在阜外医院工作的本节作者与刘力生医生提出的。

1958年阜外医院建院后，专门成立了一个病室列为高血压病的诊断、治疗和研究科室，由刘力生分管。1958年以来，本节作者和刘力生逐渐注意到，高血压患者中有一组较为特殊。其高血压与一般的高血压明显不同，特点是：①年龄较轻（多在20岁左右）；②女性较男性为多；③多数表现为重度、急进型或恶性高血压，一般药物治疗很难奏效；④不少患者合并不同程度的炎症表现（如低热、红细胞沉降率快等）。

对于这组患者，医生们逐渐认识到必须考虑其特殊的病因，与所谓的高血压截然不同。年轻患者患难治的高血压，首先应排除肾小球肾炎或内分泌疾病，但经检查尿、血等很易排除了肾炎，从血液分析中也很易排除嗜铬细胞瘤等内分泌疾病。若设想为一组早年发生的“高血压病”，又难以解释何以在治疗上如此的不满意，难以解释为何青年女性中发病较多，更难解释部分患者的炎症表现。

由于以往对高血压与肾缺血有了解，医生们先考虑是否是肾缺血引起。但这组患者年龄既轻，女性多于男性，不可能是肾动脉硬化所造成从而迫使作者想到，是否有可能是一种特殊原因造成的肾动脉狭窄？局部动脉狭窄应有特定的血管杂音。有了这方面的考虑，医生们对这类住院患者的腹部左右肾动脉区进行仔细听诊，果然在大部分患者中可听到血管杂音，由于当时我们已掌握了动静脉导管技术，也备有选择性心血管造影的设备，于是便在适当病例中从股动脉将导管逆行送至肾动脉区，进行选择性造影（由X线科派人员参加）。造影结果确证有单侧或双侧肾动脉狭窄，但常为一侧较重。诊断的最终目的是治疗，当时便将肾动脉狭窄的造影X线片与血管外科会诊，考虑是否可以切除狭窄处，将未狭窄处与主动脉相缝合，以解除肾动脉狭窄所致的肾性高血压。手术进行并不容易，有时确可将狭窄部切除，有时却因主动脉也有病变而极难缝合。不能缝合时则只能切除该侧肾脏连同狭窄的动脉，因肾脏有极大的储备力，仅具一侧肾脏并不妨碍肾对体内代谢物的清除。手术后（无论是仅切除肾狭窄段或该侧肾脏者），患者血压立即降低，既解除了难以药物治愈的这组患者的高血压，又完全证实了医生们的设想。

但这点尚未使我们完全满足，为什么还有如此多的肾动脉因主动脉病变而不能仅通过切除肾动脉狭窄处并缝合于主动脉？这促使我们更仔细地观察造影时的主动脉，果然发现主动脉本身也确实多有狭窄、屈曲等表现，因而联想到它与以往在文献中看到的“无脉症”、日本所报道的“Takayasu”病及不少文献中报道的“主动脉弓综合征”应该同属一种疾病，均系动脉及其主要分支狭窄所致。这种命名不一，实质上性质相同的疾病，应统称为“大动脉炎及其主要分支的炎性狭窄”。有了这个概念，本节作者与刘力生查近代文献，发现国际上直到1962年以前尚无作者提出类似的设想，因而意识到在解决肾动脉狭窄性高血压的问题时，经过进一步的综合分析，我们已经形成了一个当时国际上尚未考虑的新的临床概念。1962年本节作者与刘力生在《中华医学杂志》（英文版）发表论文“*Constrictive arteritis of aorta and its main branches*”并以中文在1963年《中华内科杂志》发表了《缩窄性大动脉炎》。该篇论文是国际上首创的概念，这个概念完全是根据临床的仔细观察，详细分析，再经综合思考所获得的一个临床概念。血管造影、外科手术治疗及标本的病理检查都是验证该概念的一个环节。

饶有兴趣的是，日本心血管疾病学者上田英雄博士于20世纪80年代访华时在阜外医院作报告，认为20世纪60年代末至70年代初所“发现”的“大动脉炎”是他们首创。但当刘力生大夫将1962年我们在《中华医学杂志》上发表的论文请其阅读时，上田英雄博士才恍然大悟，立即说“是你们首创的”，并在以后发表的论文中首先澄清了这一事实。在心内科高血压研究室和X线科同道的共同努力下，不断收集同类病例，详尽研究大动脉炎狭窄部位病变波及的范围，收集病例已达700例以上，年复一年地丰富和加深了对这一重要疾病的认识和理解。目前中国各大医院不论其是否读过原著，“大动脉炎”已成为普遍认识和诊断的疾病，从而解除了更多患者的痛苦。

（黄　宛）

第二节 大动脉炎的病理形态

一、血管炎的分类与发生率

血管炎是血管壁的炎症，各类血管炎至少在病程的某个时间点具有共同的和典型的血管壁炎症特征。血管炎的病因复杂、种类繁多，有关血管炎的分类与命名多依据教堂山国际血管炎命名会议共识（2012 International Chapel Hill consensus conference on the nomenclature of vasculitides，CHCC 2012)。CHCC 2012分类主要针对非感染性血管炎，而不包含感染性血管炎。后者通常指病原体直接侵犯血管壁，并在局部增殖导致的炎症，如立克次体血管炎、梅毒性主动脉炎和曲霉菌性血管炎。但是CHCC 2012分类包含了部分病原体并不明确的血管炎或病原体通过免疫系统间接损害血管壁的血管炎。基于病因学的疾病分类通常是最佳的方式，可是对大多数血管炎而言，病因尚不清楚而不可行。CHCC 2012分类不得不根据多种特征将各种不同的血管炎分为七种类型（表3-6-1）。

表3-6-1 血管炎的分类与命名

大血管炎
大动脉炎
巨细胞性动脉炎
中等血管炎
结节性多动脉炎
川崎病（Kawasaki disease）
小血管炎
抗中性粒细胞胞浆抗体（ANCA）相关血管炎
显微镜下多血管炎（microscopic polyangiitis）
肉芽肿性多血管炎（原Wegener肉芽肿）
嗜酸性肉芽肿性多血管炎（原Churg-Strauss综合征）
免疫复合物性小血管炎
抗肾小球基底膜疾病
冷球蛋白血症血管炎
IgA血管炎
低补体血症荨麻疹性血管炎（抗C1q血管炎）
多变性血管炎
白塞综合征（Behcet syndrome）
科根综合征（Cogan syndrome）
单器官血管炎
皮肤白细胞破碎性血管炎
皮肤动脉炎
原发性中枢神经系统血管炎
孤立性主动脉炎
其他
系统性疾病相关血管炎
狼疮性血管炎
类风湿性血管炎
结节病血管炎
其他
可能病因相关血管炎
丙型肝炎病毒相关冷球蛋白血症血管炎
乙型肝炎病毒相关血管炎
梅毒相关主动脉炎
药物相关免疫复合物性血管炎
药物相关性ANCA相关血管炎
癌症相关血管炎
其他

CHCC 2012分类首先是依据血管炎主要累及的血管外径进行分类，分为大血管炎、中等血管炎、小血管炎等。“大血管”指主动脉及其主要分支和伴行静脉，“中等血管”指主要的脏器动静脉及其一级分支，“小血管”则包含器官实质内的小动脉、微细动脉、毛细血管、微静脉和小静脉。实际上，血管炎的动脉累及范围有大量重叠，所有三个主要类别的血管炎都会影响任何大小的动脉。大血管炎累及大动脉比中、小血管炎更常见，中等血管炎主要影响中等动脉，小血管炎主要影响小型血管，但是我们必须清楚地认识到中等血管炎甚至大血管炎也可能累及小动脉，而多变性血管炎（variable vessel vasculitis）可累及从主动脉到静脉的任何类型的血管。

CHCC 2012分类中的大血管炎类别包含大动脉炎和巨细胞性动脉炎两种，其中大动脉炎定义为一种肉芽肿性动脉炎，主要累及主动脉及其主要分支血管。大动脉炎通常在50岁前发病，不同于巨细胞性动脉炎，它是一种早发的肉芽肿性主动脉炎或动脉炎。实际上，可累及主动脉的血管炎不仅限于上述两种，多变性血管炎类别中的白塞综合征、单器官炎症类别中的孤立性主动脉炎、系统性疾病相关血管炎类别中的多种疾病（包含表中未列出的强直性脊柱炎和IgG4相关性疾病等）均可损害主动脉，形成类似大动脉炎的病变和临床表现。

与血管炎相关的疾病众多、复杂，其病理改变并不如人们期待的那么典型。临床医生应该了解，不同种血管炎，不论是否为系统性疾病，不论累及的血管大小，都可能有相同的或重叠的病理变化，这也是部分血管炎病例的临床与病理不一致的原因。组织学只有成为诊断的金标准时，临床评估才完整，如巨细胞性动脉炎的颞动脉活检、IgG4相关性血管炎的免疫组织化学定量分析可用于诊断和疗效评估。另外，临床医生既要明白反映血管炎自然病程和炎症活动性的血管壁组织学是随时间变化的，还要注意治疗对病变的影响和由于血管炎节段分布导致的活检取材偏倚或假阴性的可能。

不同血管炎的发病率不同，而且具有一定的地域或种族差异。来自北美的迄今为止最大一组3018例经组织病理学证实的血管炎病例系列中（表3-6-2），巨细胞性动脉炎占首位（40.4%），其次是继发于各类系统性疾病的血管炎（14.3%），大动脉炎并不多见（4.9%）。而东南亚人群的大动脉炎相对常见，而巨细胞性动脉炎（旧称颞动脉炎）少见报道。

表3-6-2　经组织病理学证实的不同类型血管炎的构成

种类	病例数	百分比（%）
结节性多动脉炎	208	6.9
嗜酸性肉芽肿性多血管炎	123	4.1
肉芽肿性多血管炎	224	7.4
过敏性血管炎	234	7.8
IgA血管炎	85	2.8
巨细胞性血管炎	1221	40.4
大动脉炎	147	4.9
继发于系统性疾病的血管炎	432	14.3
川崎病	74	2.4
中枢神经系统血管炎	46	1.5
血栓闭塞性脉管炎	192	6.4
肠系膜炎症性静脉梗阻性疾病	23	0.8
原发性肉芽肿性静脉炎	9	0.3
合计	3018	100

二、大动脉炎的病理机制

（一）免疫病理机制

大动脉炎起自血管外膜，早期炎症启动事件可能是驻留的血管树突状细胞受自身抗原或病原体刺激而活化，树突状细胞再发生转化、增殖，随后血管壁内多种炎症细胞浸润，包含T细胞、NK细胞、单核巨噬细胞和多核巨细胞。这些细胞释放的效应分子和细胞因子，尤其是IL-6和IL-17及IL-12和IFN-γ在血管炎症的发生发展中发挥了重要作用。

首先，大动脉炎是一种T细胞介导的自身免疫反应。炎症局部T细胞数量增加，$CD4^{+}$T细胞与

CD8$^+$T细胞亚群之比增高，而CD20$^+$B细胞缺乏或仅在外膜少量分布。T细胞的增殖分化需要血管树突状细胞的主要组织相容性复合体抗原（MHC）或人类白细胞抗原（HLA）和血管平滑肌细胞等的B7-1、B7-2、CD40、CD27L、CD30L和OX40L抗原的共同刺激。而另一T细胞亚群γδ$^+$T细胞也增多，它具有不同的T细胞受体成分，不依赖MHC抗原，具有多样的抗原识别模式而启动更广泛的免疫反应。

其次，IL-6、IL-17和Th17细胞促进了血管壁的炎症。外周血和血管壁IL-6水平增加，可诱导T细胞分化为17型的辅助T细胞（Th17细胞），而Th17细胞可通过释放多种细胞因子，包括IL-17、IL-21、IL-22、CCL20、GM-CSF、IL-8（又名CXCL8）和IL-26，分别参与或促进血管壁多个层面的免疫损伤。

再次，IL12-IFN-γ分子簇和Th1细胞与持续的血管炎有关。血管树突状细胞在脂多糖等的刺激下可释放IL-12，后者可诱导T细胞向分泌IFN-γ的1型辅助T细胞（Th1细胞）分化。而IFN-γ可诱导巨噬细胞活化并促进肉芽肿的形成，IFN-γ还可刺激平滑肌细胞增生和纤维化，在血管壁重构和管腔狭窄中起着重要作用。

最后，大动脉炎血管壁细胞凋亡增多，研究发现4-1BB/4-1BBL、Fas/FasL和MICA/NKG2D等多种促凋亡通路参与了大动脉炎的有关损伤。而浸润的NK细胞、CD8$^+$T细胞和γδ$^+$T细胞可释放穿孔素损伤动脉壁细胞。目前，传统的结核相关直接或间接损伤作用已基本否定，新的自身抗原如HSP-65（65-kD热休克蛋白）和14-3-3蛋白（与300种丝氨酸或苏氨酸磷酸化蛋白适配分子家族）诱发的免疫反应已引起注意。而抗内皮细胞抗体依然是补体介导的血管炎症的主要因子。

（二）遗传易感性

大动脉炎的遗传基础早在20世纪60年代发现家族聚集性病例时提出，后来广为人知的经典的遗传易感位点HLA-B*52陆续在多个种族人群中证实。尽管目前对大动脉炎的病因学尚不完全了解，但是肯定涉及复杂的遗传机制，并包含编码HLA Ⅰ类和HLA Ⅱ类抗原、免疫应答调节因子、促炎细胞因子和补体结合受体等相关基因。

HLA Ⅰ类等位基因（HLA-B52*01，HLA-B39）和HLA Ⅱ类等位基因（HLA-DRB1*07，DRB1*1501，DRB5*0102，DQA1*0103，DQB1*0601，DPA1*02，DPB1*0401）是报道最多的与大动脉炎相关的经典遗传位点或遗传易感性。HLA-B*52:01以外的其他与大动脉炎相关的基因多数是HLA-B*52:01的单倍体变异，而HLA-B*67:01却是在日本人群中新发现的易感位点。这些易感基因中，HLA-B52和HLA-DR4可能参与了血管树突状细胞对CD4$^+$T细胞的抗原刺激和炎症启动过程。HLA-DRB1*07与国人早发的大动脉炎有关。此外，*HLA*基因非经典区的变异，如CCHCR1（卷曲alpha螺旋棒状蛋白1）和MICA（主要组织相容性1类A链）的异常可见于大动脉炎病例的血管组织，推测它们通过激活NKG2D受体，启动了穿孔素介导的血管损伤。有趣的是，HLA遗传易感位点主要在Ⅰ类抗原区时多表现为大动脉炎，而在Ⅱ类抗原区时却发展成了巨细胞性动脉炎。

非HLA位点也与大动脉炎有关。首先，调节免疫应答的基因表达发生改变，如*LILRB3*、*LILRA3*、*IL38*、*RPS9/LILRB3*、*PSMG1*基因等。其中白细胞免疫球蛋白样受体B3（LILRB3）可与HLA Ⅰ类分子结合，抑制免疫细胞刺激和炎症。IL38通过抑制促炎介质IL-6、IL-8、IL-17、IL-22、CCL2和APRIL的产生而具有抗炎作用。上述*LILRB3*和*IL38*两种抗炎相关的基因表达下调与大动脉炎免疫失调有关。而白细胞免疫球蛋白样受体A3（*LILRA3*）基因表达上调，它编码LILR分子刺激促炎细胞因子产生，诱导细胞毒CD8$^+$T细胞和NK细胞增殖，从而加重血管壁炎症损伤。其次，血管壁促炎细胞因子*IL12B*和*IL6*基因表达增强。最后，补体结合基因参与炎症。多数白细胞可表达免疫球蛋白Fc段受体Ⅱa/Ⅲa（FCGR2A/FCGR3A），研究发现该受体基因位点的标签序列eQTL与大动脉炎易感性有关，FCGR2A/FCGR3A是体液免疫的重要受体，可结合免疫复合物，启动抗体介导的细胞毒作用，并释放促炎介质。

三、大动脉炎的病理改变

（一）大体特点

大动脉炎可累及主动脉全段，但主动脉弓部和肾动脉受累常见，而肾动脉以远的主动脉、肠系膜下动脉和髂动脉不常受累（图3-6-1）。主动脉病变可局限于主动脉某个节段，也可多个节段或区域受累并间以正常区域，形成所谓“跳跃病变（skip lesion）”，还可弥漫分布伴或不伴小片正常区域。主动脉病变可累及各分支动脉开口，引起狭窄或闭塞改变（图3-6-2），各分支主干的改变与主动脉相似，但是血栓性和闭塞性病变更常见，如左锁骨下动脉闭塞（图3-6-3）。

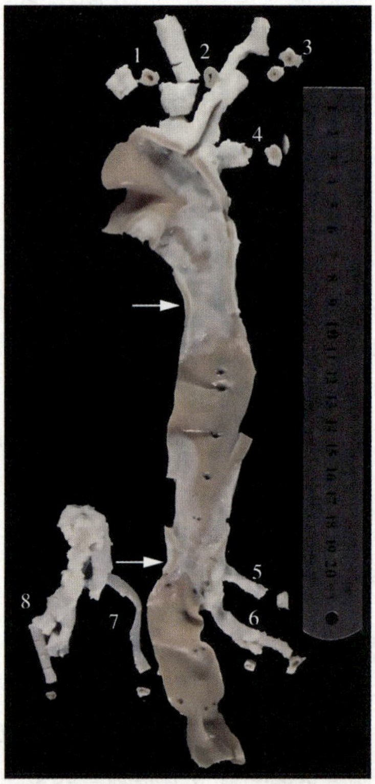

图3-6-1　大动脉炎主动脉及其主要分支受累大体观

注：女性，20岁，尸检可见主动脉弓部、胸主动脉和腹主动脉上段内膜及外膜灰白色显著增厚，两处明显缩窄（箭头所示）。无名动脉开口及右锁骨下动脉（1）、右颈总动脉（2）狭窄，左颈总动脉（3）及左锁骨下动脉（4）闭塞。腹腔干（5）及肠系膜上动脉（6）狭窄，肾动脉开口受累（下方箭头水平）。左、右髂动脉轻度狭窄改变（7、8）。

主动脉壁因内膜和外膜的纤维化而明显增厚，管壁僵硬、缺乏弹性。管腔面或内膜面粗糙不平，呈鹅卵石样，可见卵圆形、界限可清楚或不清楚、大小不同的斑块或内膜隆起。斑块呈灰白色、也可呈胶冻样、表面光滑。动脉壁结构的破坏与纤维化皱缩可在主动脉腔面产生纵向的波浪状改变，即树

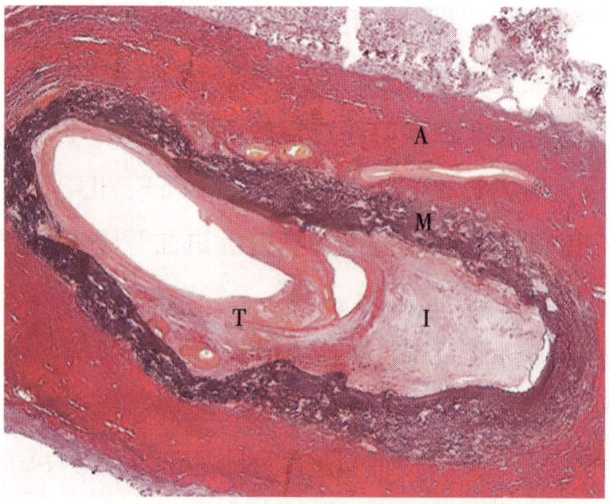

图3-6-2　无名动脉狭窄组织学表现

注：内膜局灶纤维性增厚（I），伴非梗阻性机化血栓（T）。中膜轻度破坏，厚薄不一（M）。外膜高度纤维性增生，厚度达中膜厚度的3～4倍（A）。Elastica-van Gieson染色，放大倍数20×。

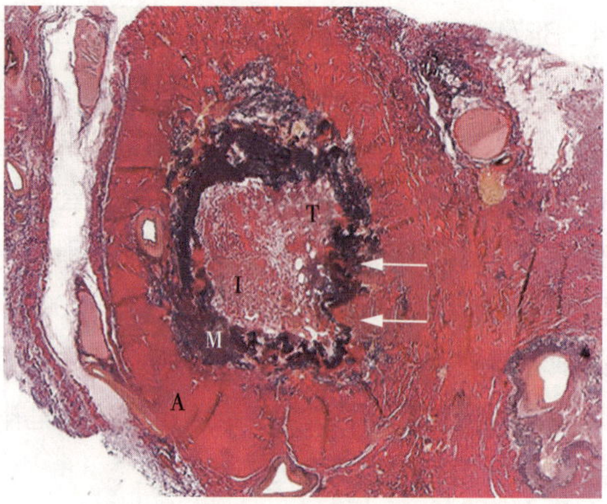

图3-6-3　左锁骨下动脉闭塞组织学表现

注：内膜纤维性增厚（I）与慢性梗阻性机化血栓（T）混合、分界不清。中膜厚薄不一（M），局灶破坏、坍陷、缩窄。外膜高度纤维性增生增厚（A）。Elastica-van Gieson染色，放大倍数20×。

皮样外观。叠加的钙化和动脉粥样硬化病变可加重血管壁的僵硬度，附壁血栓则可导致管腔的闭塞。血管周围的高度纤维化可使主动脉壁与邻近结构粘连。

大动脉炎的血管病变以缩窄为主，主动脉的缩窄多见于左锁骨下动脉以远的部位。主动脉扩张和主动脉瘤样改变相对少见，外观呈囊状或梭形，多位于升主动脉，也可见于降主动脉，或与缩窄性病变交替。不伴缩窄改变的孤立性主动脉瘤罕见。动脉瘤形成的主要机制是炎症反应导致动脉壁平滑肌细胞丢失，中层破坏，而纤维化修复延迟，动脉壁进而变薄、管腔扩张。另外，缩窄继发的高血压也可促成动脉瘤的形成。主动脉夹层罕见，其病变常较局限而肉眼不易察觉，多累及腹主动脉，一般不出现剧烈胸痛等急性主动脉综合征的表现。

（二）解剖分型及其种族差异

大动脉炎的病变分布存在明显差异，其解剖分型或血管造影分型与临床表现、器官功能损害、外科治疗和预后密切相关，是非常重要的临床特征。传统分为四个类型，即1型“头臂动脉型（主动脉弓综合征）”、2型“胸腹主动脉型”、3型“广泛型”和4型“肺动脉型”。1994年东京大动脉炎国际会议提出了新的血管造影分类，即Numano分型，为六型分类：Ⅰ型累及主动脉弓及其分支，Ⅱa型累及升主动脉、主动脉弓及其分支，Ⅱb型累及升主动脉、主动脉弓及其分支、降胸主动脉，Ⅲ型累及降胸及腹主动脉，Ⅳ型仅累及腹主动脉，Ⅴ型为Ⅱb型与Ⅳ型的混合型。合并冠状动脉受累时在型别后标以“C（+）”，合并肺动脉受累时在型别后标以“P（+）”。Numano分型较细，能较准确地反映出大动脉炎不同的损害特征，是目前国际上应用较多的分型方法。

不同地域或种族的病变分布类型也有明显的不同或好发趋势。临床研究显示虽然各地均以全主动脉广泛受累的第Ⅴ型常见，占比均超过一半，但是中国和日本以累及弓部和升主动脉的Ⅰ型和Ⅱ型多见，而印度、泰国和非洲以累及腹主动脉、肾动脉的Ⅳ型多见，临床常表现为“中段主动脉综合征”（middle aortic syndrome）。北美两国的大动脉炎累及弓部血管与腹主动脉的比例相似。这种差异与临床观察到的日本患者无脉症、视网膜缺血病变和主动脉瓣反流相对多见，而中国和印度患者继发性高血压多见相关。

（三）基本病变与临床病理分期

慢性肉芽肿性炎症是大动脉炎的基本病变，但组织学上可呈活动性、慢性或愈合的炎症等不同时期的改变。大动脉炎虽然是一种全动脉炎，但是炎症启动的部位却在中外膜交界区的滋养血管。活动期或急性期的动脉中膜和外膜组织充血水肿，弥漫炎细胞浸润，含有巨噬细胞和多少不等的T淋巴细胞、B淋巴细胞、浆细胞和嗜酸性粒细胞构成的肉芽肿性炎（图3-6-4）。常见的组织学特征是多核巨细胞，但巨细胞数量多少不等，并可见朗格汉斯巨细胞（Langhans giant cells）和异物巨细胞（foreign body giant cells）两种形态，也可见无巨细胞的肉芽肿性炎，出现上皮样细胞为主的肉芽肿性结节。中膜常出现小片状凝固性坏死，可见坏死中膜的弹性板碎片被逐渐吞噬或被栅栏状排列的上皮样细胞包绕而形成“地图样病变”（geographic patch）（图3-6-5）。发展较快的或较严重的炎症可导致平滑肌细胞脱失、中膜变薄、血管扩张和动脉

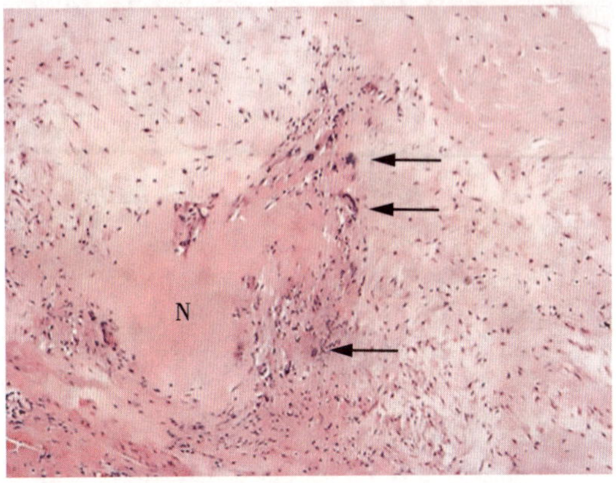

图3-6-4 大动脉炎肉芽肿性炎症的组织学特征

注：动脉中膜小灶凝固性坏死（N），坏死灶不规则，周围可见较多的多核巨细胞包绕（箭头所示），另见少量巨噬细胞或上皮样细胞，偶见淋巴细胞。HE染色，放大倍数200×。

瘤形成。与中外膜病变对应的内膜可见明显的肌成纤维细胞增生，黏液基质分泌和反应性纤维化，管腔狭窄或梗阻，酷似介入术后血管再狭窄改变或纤维肌性结构不良改变。慢性期或愈合期，肉芽肿性炎症消失，中膜炎症细胞减少，淋巴细胞偶见，且多在外膜滋养血管旁（图3-6-6）。外膜滋养血管管壁增厚，管腔狭窄。内膜深层和中膜小血管增生，可出现富含新生血管的条带或层次（图3-6-7）。中膜炎症破坏处修复，可见小瘢痕，而内膜和外膜的纤维化更加广泛和显著，其厚度可超过中膜厚度的数倍。大量胶原纤维玻璃样变性（图3-6-8），内膜面还可叠加血栓或纤维粥样斑块，可出现钙化灶。

大动脉炎的临床病理进程可分为三个时期，1期为系统炎症期，表现为低热、盗汗、关节疼痛和体重减轻等非特异症状；2期为血管炎期，出现局部血管受累的表现，如肢体无力或疼痛；3期为纤维化期或燃尽期（burnt-out），出现明显的动脉狭窄或梗阻的改变。仅有少部分病例可见上述发展过程，多数临床上难以确诊的活动性或急性的炎症可在3个月内自发缓解或消退，但是，也可悄然发展数月至数年，活动性肉芽肿性炎症改变与纤维化

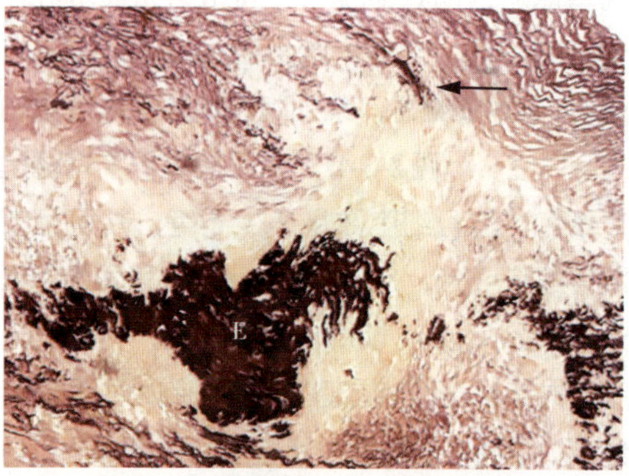

图3-6-5　地图样坏死的中膜弹性纤维

注：主动脉中膜凝固性坏死灶内可见一弹性纤维碎片，外形不规则（E），周围有炎细胞包绕和吞噬（参见同一部位的图3-6-4）。内弹性板大部破坏，残留少许纤维（箭头所示）。Elastica-van Gieson染色，放大倍数200×。

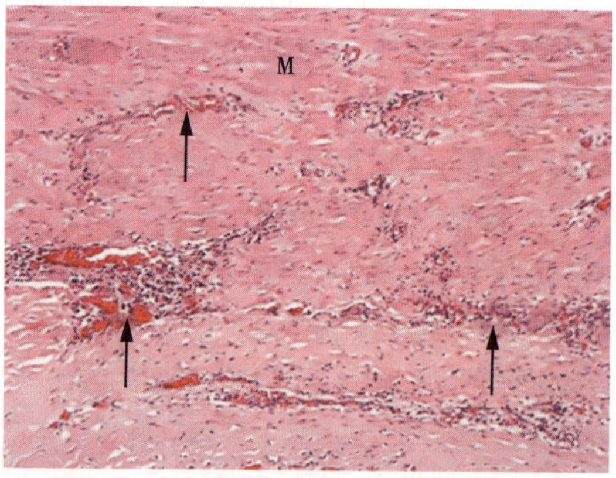

图3-6-7　大动脉炎纤维化期的中膜新生血管层

注：主动脉中膜可见网状的新生血管从外膜向内膜侧生长（箭头所示），小血管或毛细血管旁散在淋巴细胞和浆细胞浸润。中膜外层破坏，残留腔侧部分中膜层（M）。HE染色，放大倍数200×。

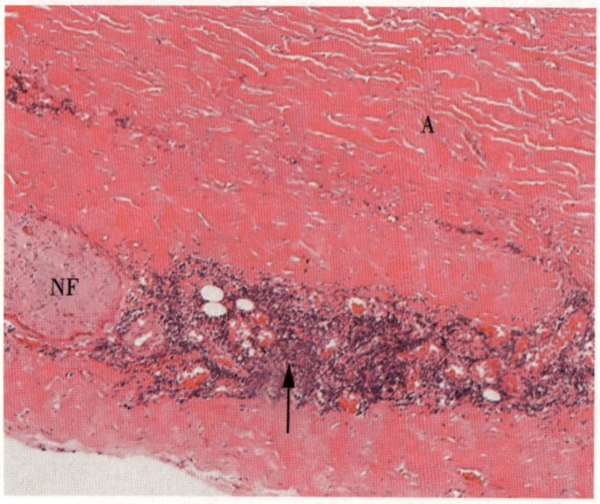

图3-6-6　大动脉炎纤维化期残留的外膜慢性炎

注：动脉外膜高度纤维化并玻璃样变性（A），外膜神经纤维（NF）和小的滋养血管旁灶性淋巴细胞浆细胞浸润。HE染色，放大倍数200×。

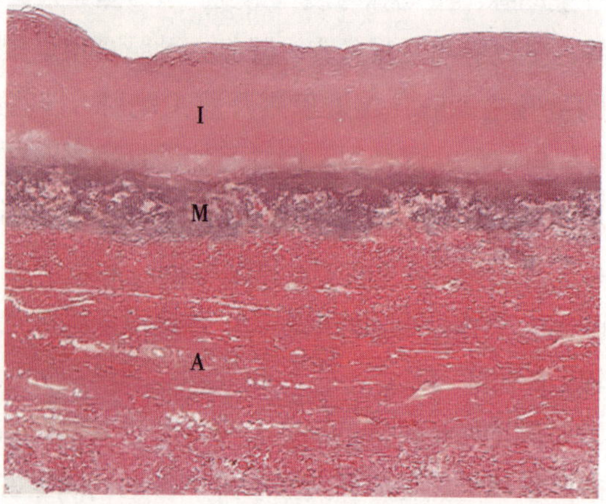

图3-6-8　大动脉炎纤维化期的血管壁重构组织学表现

注：主动脉内膜增厚，反应性纤维化（I），中膜变薄，小灶破坏和纤维化（M），外膜高度纤维化（A），外膜厚度明显超过内中膜厚度。Elastica-van Gieson染色，放大倍数200×。

改变常常并存。有研究发现，73%病例在临床诊断时已无活动性炎症的组织学改变，而且该病的系统炎症和血管壁的炎症并不一致，有时候尽管系统炎症已遏制或消退，但是血管壁的炎症仍可持续存在。另有观察发现，44%的临床静息的大动脉炎在组织学上仍有血管炎活动的表现，疾病恶化时，即使曾进行过皮质类固醇治疗，活动性病变仍可以重现。目前尚没有一项血清学试验可替代血管病理检查来确定疾病的活动性，但是，观察某项炎症标志物的动态变化或代谢显像有助识别活动的血管炎症。

（四）肺动脉、冠状动脉及肾动脉改变

肺动脉受累比较常见，临床报道的检出率从41%～100%不等，但是尸检数据低于临床数据，其中肺动脉干受累约40%，肺内肺动脉受累不到30%。肺动脉病变通常较轻微，但累及范围可较广，从肺动脉干延伸到肺段或亚肺段分支。肺部改变多样，可出现肺动脉血栓栓塞、多发肺梗死和肺动脉高压，偶见肺动脉瘤。大多数的肺动脉病变与主动脉病变并存，病理改变也相似，孤立性的肺动脉型少见。肺动脉病变可分为三型：A型病变，一般见于位于肺门的较大的弹性动脉和中等大小的肌性动脉，病理以肉芽肿性血管炎为主，管壁增厚、缩窄，可伴有梗阻性血栓形成。B型病变，见于较小的肺段以外的动脉，病理以机化血栓和不同程度的新生血管再通为特点，血管壁中可残留肉芽肿性炎症病灶。C型病变为致丛性肺动脉病，小血管可见丛状病变，多见于重度肺动脉高压病例。大动脉炎肺动脉受累的患者可同时见到上述多种类型的病变。

冠状动脉受累或冠状动脉炎的发生率为5%～20%，其中多数病例（>70%）为冠状动脉开口和近端狭窄或梗阻，而冠状动脉弥漫或远端局限性狭窄和冠状动脉瘤罕见。血管炎症是冠状动脉损害的主要机制，冠状动脉开口梗阻常常是邻近主动脉壁炎症延伸、内膜增生和纤维化皱缩的结果。但是，继发于高血压和慢性炎症状态的早发性动脉粥样硬化也可促进冠状动脉狭窄。有研究提出三种冠状动脉病变类型，可供临床参考：1型，冠脉开口及其近端冠脉狭窄或梗阻；2型，弥漫或局灶冠状动脉炎；3型，冠状动脉瘤。

肾动脉受累的比例为11.5%～62%，其中东南亚患者较多见。尸检报道为24%～40%。大动脉炎是国人肾动脉狭窄的第二位病因，占11.9%，远低于动脉粥样硬化的82.4%。病理可见急性动脉炎和淋巴细胞浸润，内膜增厚、弹性板破坏和纤维化，常导致肾动脉狭窄和梗阻，而肾动脉扩张或动脉瘤少见。肾动脉常见单侧受累，双侧受累少见，后期出现肾衰竭和难治性肾血管性高血压。

（五）主要脏器改变

大动脉炎的病理特点是血管壁内的炎症，不会波及血管外，不像小血管炎那样诱发血管周围组织的炎症而直接伤及脏器实质，所以，大动脉炎主要引起脏器缺血性改变，且常见于疾病后期和尸检病例。中枢神经系统表现为脑梗死，检出率8.9%，也可出现脑出血和水肿。心脏受累常见，尸检病例几乎100%可见心肌肥厚。但心肌梗死检出率仅3.4%，冠状动脉开口受累是主要原因。15%～50%的大动脉炎出现主动脉瓣关闭不全，相对常见，它主要由升主动脉炎症或动脉瘤继发瓣环扩张和瓣叶分离所致，而瓣叶炎症及纤维化退缩引起的反流少见。肺脏水肿、充血、出血常见，但是肺动脉高压并不多见。肾脏的改变与肾动脉病变有关，可见固缩肾、肾梗死、充血和肾小管坏死。大动脉炎脏器缺血的机制并不限于局部血管炎症导致的血管狭窄梗阻，全身性或系统性炎症反应也可能诱发微栓塞或加速动脉粥样硬化的发生发展。脑梗死的常见区域为楔形的大脑皮质交界区，说明栓塞机制的可能性大于血流动力学障碍。

四、大动脉炎的病理诊断

（一）病理标准问题

大动脉炎的临床诊断多沿用1990年美国

风湿病学会标准（ACR标准）和1995年改良的Ishikawa标准。简言之，ACR标准包含发病年龄≤40岁、肢体间歇性运动障碍、肱动脉搏动减弱、血压差＞10mmHg、锁骨下动脉或主动脉杂音、血管造影异常（除外动脉硬化、纤维肌发育不良或类似原因引起），符合上述6项中的3项者可诊断本病。改良的Ishikawa标准包含3个主要标准（左锁骨下动脉中段狭窄、右锁骨下动脉中段狭窄、1个月以上的典型症状和体征）和10个次要标准（红细胞沉降率升高、颈动脉压痛、高血压、主动脉瓣反流或主动脉瓣瓣环扩张、肺动脉病变、左颈总动脉中段狭窄、无名动脉远端狭窄、降胸主动脉病变、腹主动脉病变、冠状动脉病变），诊断大动脉炎需满足2个主要标准，或满足1个主要标准加2个次要标准。

上述临床标准中虽然均无相关组织病理学标准，但是血管炎的确定性诊断一般需要病理依据，因为极少数的血管炎具有足以明确诊断的特异的临床表现和实验室检查结果（包括上述临床标准的组合）。但是，考虑到大动脉炎主要累及较大的弹性动脉、血管壁活检风险较大或对供血器官的影响较大，除接受再血管化手术时可以获得血管检材外，组织学诊断并不现实，这种情况下影像学检查便成为疾病临床诊断最重要的手段。主动脉活检或手术切除血管标本的病理诊断富有挑战性，虽然已明确大动脉炎的病理性质或特征为肉芽肿性炎症（巨细胞常见，偶尔形成肉芽肿结节），但是各种血管炎的活动期病变非特异性或重叠改变较多，而后期又都纤维化和形成瘢痕性病变，更难单纯从组织病理学的改变上诊断或鉴别诊断。大动脉炎的病理诊断必须综合临床病史、体征、病变分布等多种因素分析判断。病理学的任务除利用有限的尸检和活检材料加深对大动脉炎病理特点的认识外，还应对照临床表现、对照影像学特征，为大动脉炎临床诊断标准的进一步完善打下病理基础。

（二）主要鉴别诊断

1．感染性主动脉炎（梅毒、结核） 梅毒和结核曾被认为是大动脉炎的主要病因，但是尽管这类疾病已明显减少，而大动脉炎的发病依旧。所以，目前一旦发现梅毒和结核的证据，就应将这些病例排除在大动脉炎范围之外。梅毒性主动脉炎的不同点：①动脉瘤或扩张性病变居多，缩窄少见或罕见；②滋养血管闭塞性动脉内膜炎伴大量淋巴细胞和浆细胞浸润；③可见巨噬细胞、上皮样细胞包绕坏死组织形成的“微小树胶肿”；④病史或血清学检查阳性。而结核性主动脉炎的不同点：①以动脉瘤为主的损害；②典型的干酪样坏死和结核肉芽肿；③肺结核或淋巴结等肺外结核表现；④抗酸染色查见结核分枝杆菌或基因组PCR检测阳性。

2．巨细胞性动脉炎 巨细胞性动脉炎（giant cell arteritis），旧称颞动脉炎（temporal arteritis），是西方最常见的血管炎或大血管炎。当累及主动脉及其分支时与大动脉炎在临床、影像和病理方面都极为相似，有时又称为“大血管亚型”，颞动脉活检可以阴性。巨细胞性动脉炎与大动脉炎的不同点较明确，主要有如下几点：①炎症发生在中膜，通常不会累及中外膜交界区，不形成肉芽肿病灶；②活动性炎症较大动脉炎常见，而外膜高度纤维化少见；主动脉瘤多见，而狭窄病变少见；③受累血管较广泛，常同时累及颞动脉、视神经和视网膜动脉等小动脉；④老年北欧人及其后裔常见，而大动脉炎却常见于年轻亚裔女性；⑤大血管相关的亚临床病例较多，出现狭窄症状少见；⑥遗传易感位点方面，HLA-DR4多见，而HLA-Bw52少见，后者多见于大动脉炎；⑦PET代谢显像检查可见与动脉壁损伤程度不一致的FDG摄取。

3．炎症性腹主动脉瘤 炎症性腹主动脉瘤（inflammatory aortic aneurysms）是动脉壁高度纤维性增厚，并与周围结构广泛粘连的疾病或主动脉周围炎。该病的病因不清，目前认为是一种局限性的对动脉粥样硬化动脉瘤的反应。而大动脉炎也常见于腹主动脉，也可出现动脉瘤样改变。下述几点有助炎症性腹主动脉瘤与大动脉炎的鉴别：①老年病例较多；②常伴有重度的动脉粥样硬化，可累及中膜而形成穿透性溃疡；③常发生在腹主动脉下段，且由于外膜纤维化较大动脉炎显著，影像上可形成特殊的梭形病变；④慢性炎症局限于主动脉周围组织，一般不累及中膜。

4. 主动脉缩窄 主动脉缩窄（coarctation of aorta）是主动脉的一种先天发育异常，而大动脉炎也可累及相同部位，出现相似症状，曾称"不典型主动脉缩窄"（atypical aortic coarctation）。主要鉴别点如下：①儿童多见；②常见于主动脉峡部，可伴有动脉导管未闭等相关畸形；③狭窄病变的范围局限，且不累及相邻的左锁骨下动脉中段等大血管；④组织学可见主动脉内中膜纤维肌性增生，不累及外膜，外膜无炎症和纤维化改变。

5. 纤维肌发育不良 纤维肌发育不良（fibromuscular dysplasia）是一种特发性、节段性、非粥样硬化、非炎症性疾病。常累及肾动脉和颈动脉，可导致肾动脉狭窄，需要与大动脉炎累及肾动脉鉴别。主要鉴别点：①累及血管局限，以中小动脉为主，罕见主动脉和锁骨下动脉受累；②动脉壁狭窄改变为主，多见狭窄与扩张交替；③血管壁平滑肌细胞和弹性纤维增生为特点，不伴炎症改变；④叠加血栓或动脉粥样硬化罕见。

6. 其他风湿免疫性疾病 多种风湿免疫性疾病可累及大血管，形成与大动脉炎相似地狭窄或扩张性改变，如类风湿关节炎、强直性脊柱炎、系统性红斑狼疮、结节病、IgG4相关性疾病、Cogan综合征和白塞综合征等。这类疾病在文献中多描述为"合并"大动脉炎，而实际上它们与大动脉炎有相似地自身免疫机制，可能是同一疾病，而大血管的改变可能是其系统炎症的一部分或后期并发症。所以，所谓的鉴别诊断实际上是提醒临床医师或病理医师认识到大动脉炎或主动脉炎症的复杂性，临床检查与治疗不要局限于局部血管病变，而要全面了解患者的病情，除外或找到特定的系统性或全身性疾病。

（王红月）

第三节 大动脉炎的X线检查和CT检查

一、大动脉炎X线检查及诊断

（一）胸部X线检查

常规胸部X线检查，包括后前位胸片及侧位胸片，可以观察以下几个方面。

1. 心脏大小与形态 如果大动脉炎没有引起主动脉的狭窄、肾动脉狭窄、主动脉瓣无受累，左心室可以没有明显增大的表现，反之，可能会引起左心室增大；如果大动脉炎累及肺动脉导致肺动脉的广泛狭窄，则可能会导致肺动脉高压和右心室增大的X线表现。

2. 主动脉异常表现 升主动脉是否有增宽，主动脉弓是否有狭窄、扩张、管壁钙化，降主动脉是否有迂曲、扩张或管壁不规则的"内收"征象。

3. 左心功能 当左心室功能不全时，会出现继发左心房增大，以及肺淤血表现，严重时会出现肺水肿、胸腔积液和心包积液的X线胸片征象。

但是，X线胸片观察到的征象，都是间接征象，不能直接显示主动脉管壁的炎症改变，因此，X线胸片不能直接诊断大动脉炎。

（二）心血管造影

1. 心血管造影技术 心血管造影是有创的影像检查技术，在超声、CT、MRI等无创影像学技术获得临床广泛应用之前，心血管造影被认为是大动脉炎诊断的金标准，因为该技术可以最清晰地显示受累血管的部位和血管的狭窄程度，并测量跨狭窄病变的压力阶差，以及清晰显示闭塞病变的侧支血管形成情况。但是，心血管造影图像的缺陷是不能显示血管壁，包括大动脉炎受累血管壁特征性的"环形增厚"、斑块、钙化等，而且该方法是有创的技术，操作复杂、花费大、危险性高。随着无创影像学技术逐步获得广泛应用，目前临床上已经很少采用心血管造影诊断大动脉炎，只是在介入治疗时作为指导介入手术用到。

心血管造影需要穿刺患者的股动脉或桡动脉，将造影导管送到患者的左心室，可以行左心室造影；导管在升主动脉，可以行升主动脉、头臂动脉、主动脉弓降部造影；导管放置在胸主动脉，可以行胸主动脉造影；导管放置在腹主动脉，可以行腹主动脉造影，可以观察到腹腔干、肠系膜上动脉和肾动脉等分支。

2．大动脉炎心血管造影诊断 一般可以见到大动脉炎造影图像上的四种表现形式：①动脉管腔不同程度狭窄，狭窄以远可以有扩张；②血管完全闭塞；③梭状或囊状动脉瘤；④管壁轮廓不规则。早期最为常见的表现是在主动脉重要分支起始处附近，观察到管腔局限性狭窄或不规则，可进展为完全闭塞或动脉瘤，但动脉瘤较为少见，发生率从10%～33%不等。

大动脉炎另一特点是“跳跃性病变”，即两处病变之间可以间隔以“正常”血管，造影的表现为狭窄病变或动脉瘤，与未累及的正常血管节段交替出现，例如，头臂血管和主动脉弓降部可见狭窄病变，间隔以正常的胸主动脉，而腹主动脉和肾动脉等又见狭窄病变。心血管造影可以很好地显示侧支血管形成，以及锁骨下动脉的盗血现象（锁骨下动脉开口部闭塞，远段通过对侧血管供血而显影）。但是，心血管造影可能无法显示仅有管壁增厚、而无管腔狭窄的病变，仅有管壁增厚的病变往往是早期的急性炎症期的病变，心血管造影容易漏诊早期大动脉炎。

国际上根据造影显示大动脉炎累及血管的位置提出了六种分型：Ⅰ型.主动脉弓的分支血管受累；Ⅱa型.升主动脉、主动脉弓及其分支血管受累；Ⅱb型.升主动脉、主动脉弓及其分支血管和胸主动脉受累；Ⅲ型.胸主动脉、腹主动脉和/或肾动脉受累；Ⅳ型.腹主动脉和/或肾动脉受累；Ⅴ型.为Ⅱb型和Ⅳ型联合受累；此外还包括冠状动脉（C）受累和肺动脉受累（P）受累。影响主动脉及其膈肌上下分支血管的弥漫性病变是大动脉炎最常见的形式。

二、大动脉炎CT检查及诊断

1．大动脉炎CT检查技术 目前16排以上的多层螺旋CT均可以进行全主动脉、肺动脉、头臂动脉的扫描，因此胜任大动脉炎的CT检查。大动脉炎的CT扫描，包括非增强扫描（CT平扫）和对比剂增强扫描两部分。CT平扫可以观察到受累主动脉壁的不同密度改变，即主动脉壁炎性病变处的CT密度值高于正常主动脉管壁，以此判断主动脉的受累范围；另外，可以观察到主动脉壁的钙化病变。主动脉增强扫描，也称为血管成像（CTA），在患者的肘部静脉注射碘对比剂，注射流速4～5ml/s，根据设备成像能力，即采集图像的整体时间不同，需要个体化调整碘对比剂的注射流量，如16排CT可能需要100ml，而256排CT可能仅需要30～50ml。如果需要同时观察冠状动脉和主动脉根部病变，则需要心电图门控采集图像模式，以有效减少和控制主动脉根部和心脏的运动对图像产生的伪影。大动脉炎的扫描范围较大，需要从头臂血管（胸廓入口上3cm）到盆腔的股骨头层面，沿头-足方向进行螺旋式扫描。

一般将开始采集图像的时间定为降主动脉开始显影时，从肘静脉注射对比剂，到降主动脉显影约需要20秒。采集图像时需要患者屏气。这样采集的图像是主动脉及其分支血管刚刚显影时的图像，也称为“动脉期”采集图像。但是，为了进一步观察大动脉炎受累主动脉管壁的“炎症活动性”，可以在注射对比剂50秒后进行“静脉期”或称“延迟期”图像采集。

当完成CT横断面的图像采集之后，原始图像传输到影像后处理工作站，利用软件可以重建或者重组横断面图像，称为“图像后处理”，如多平面重建（multiple planar reconstruction，MPR）、曲面重组（curved planar reformation，CPR）、最大密度投影（maximum intensity projection，MIP）和容积再现（volume rendering，VR）等重建/重组图像的方式，有助于对病变进行多角度、更直观的观察。

2. 大动脉炎CT诊断 与大动脉炎的临床诊断标准作对照研究，CTA诊断大动脉炎的敏感性和特异性分别高达95%和100%。CTA的优势是，它不仅能够显示所有受累血管的管腔狭窄或闭塞，还可以显示心血管造影所不能显示的管壁增厚等病理改变。CTA在心血管造影显示管腔异常之前，就能检测到早期血管壁的异常改变，同时还可以鉴别大动脉炎和动脉粥样硬化病变，同时评估冠状动脉及肺动脉受累的情况。虽然CTA能清晰地分辨血管腔、血管壁及血管周围结构，但它的空间分辨力较心血管造影低，仍然限制了它对较细小血管的显示。

大动脉炎患者做CT检查一般进行平扫、动脉期和静脉期三期扫描。管壁平扫呈高密度，可见透壁性钙化，钙化一般在疾病晚期出现，应注意与主动脉粥样硬化病变相鉴别；动脉期管壁环形增厚并且不均匀强化，这是由于中膜和外膜纤维结缔组织增生，以及钙盐含量增加所引起的，延迟增强图像，可见沿管壁内缘的低密度环，内缘低密度环和强化的外环可形成“双环征”。但低密度环的征象不是大动脉炎特有的，在某些动脉瘤病变中也可以见到。

大动脉炎管腔多为狭窄甚至闭塞改变，也可见管腔扩张或动脉瘤形成，阻塞性病变后呈轻度扩张和局部的小囊状膨凸，有时呈串珠样表现。侧支循环一般在闭塞病变中形成，观察侧支循环的形成情况，对于治疗方案的选择非常重要。CTA显示受累节段可呈跳跃性改变，即有异常改变的管腔和正常管腔交替出现。大动脉炎根据受累部位主要分为以下几类。

（1）头臂动脉型：头臂血管的管壁增厚在大动脉炎中最为常见，而管腔狭窄和闭塞最常见于左颈总动脉（CCA）和左锁骨下动脉（SCA），并且左锁骨下动脉比头臂干更容易受累。见图3-6-9。

（2）胸主动脉－腹主动脉型：在早期使用心血管造影对大动脉炎的研究中，主动脉受累的发生率在50%～76%，但CTA广泛应用后，CTA报道胸－腹主动脉受累的发生率均大于90%，可能的原因是心血管造影不能发现无主动脉管腔狭窄的大动脉炎，因为它的技术限度是不能显示主动脉壁的受累，因此CTA在诊断大动脉炎方面具有优势。

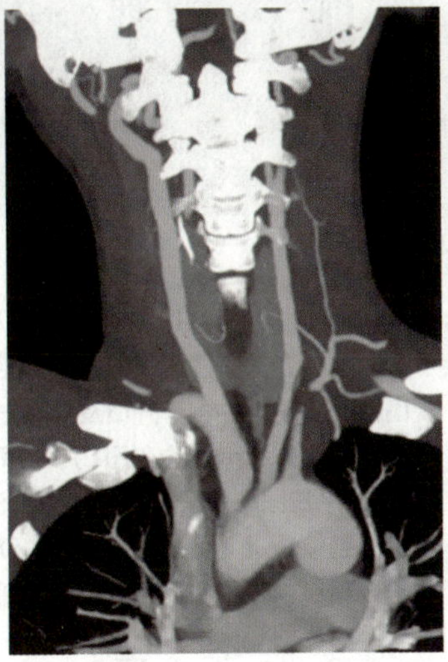

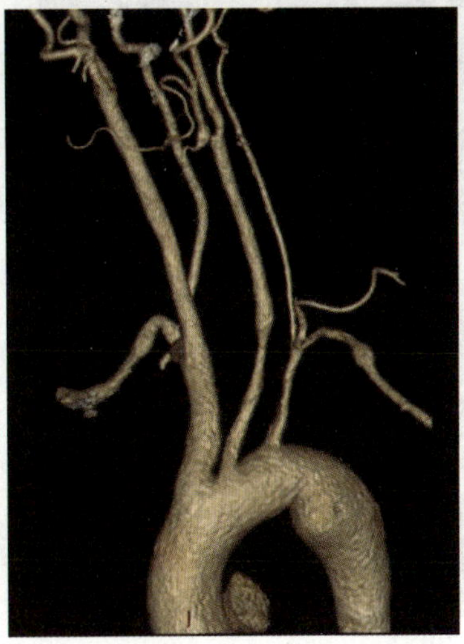

A　　B

图3-6-9　大动脉炎头臂动脉型CT

注：患者，女性，27岁。CTA后处理图像，包括最大密度投影（图A）和容积再现（图B），显示左锁骨下动脉中段管壁增厚并存在50%～70%狭窄，远段管腔局限性扩张，左颈总动脉近段管壁增厚并50%狭窄，其后管腔局部扩张，主动脉弓降部管腔扩张，考虑大动脉炎可能性。

(3) 主动脉－肾动脉型：炎症主要累及主动脉、肾动脉。高血压为重要的临床表现，尤以舒张压升高明显，见图3-6-10。

(4) 肺动脉－冠状动脉型：大动脉炎累及冠状动脉，是非常少见的类型。受累的冠状动脉可以表现为冠状动脉瘤、冠状动脉窃血现象和冠状动脉开口狭窄，见图3-6-11。有文献报道，大动脉炎累及肺动脉占全部类型的10%左右，见图3-6-12。

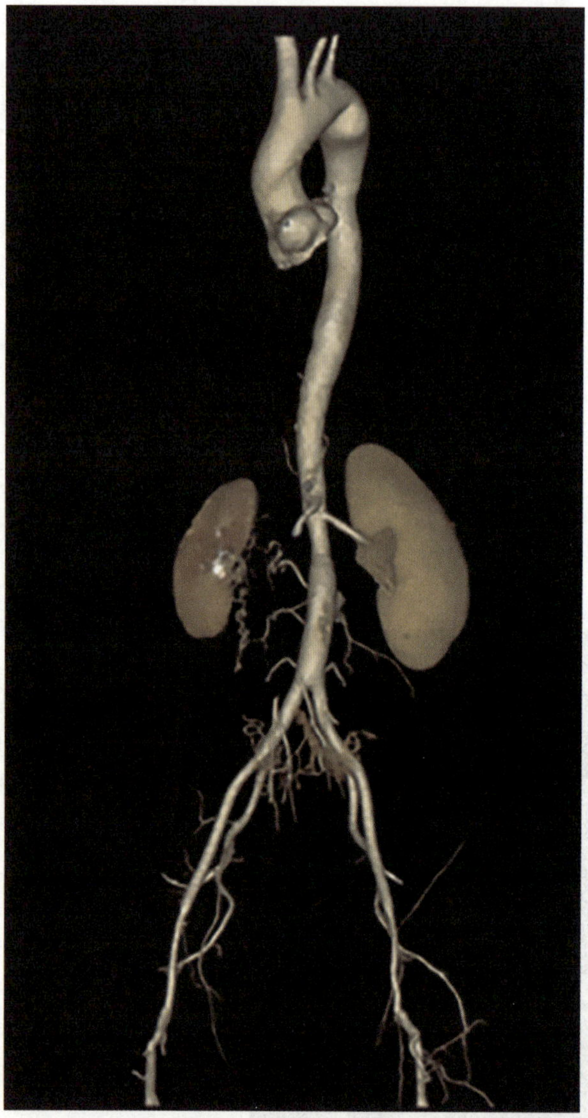

图3-6-10　大动脉炎肾动脉型CT

注：与图3-6-9为同一例患者。CTA后处理后的容积再现图像，显示腹主动脉中段轻度狭窄，右肾动脉闭塞，右肾动脉走行区散在迂曲侧支小血管影，右肾整体萎缩。

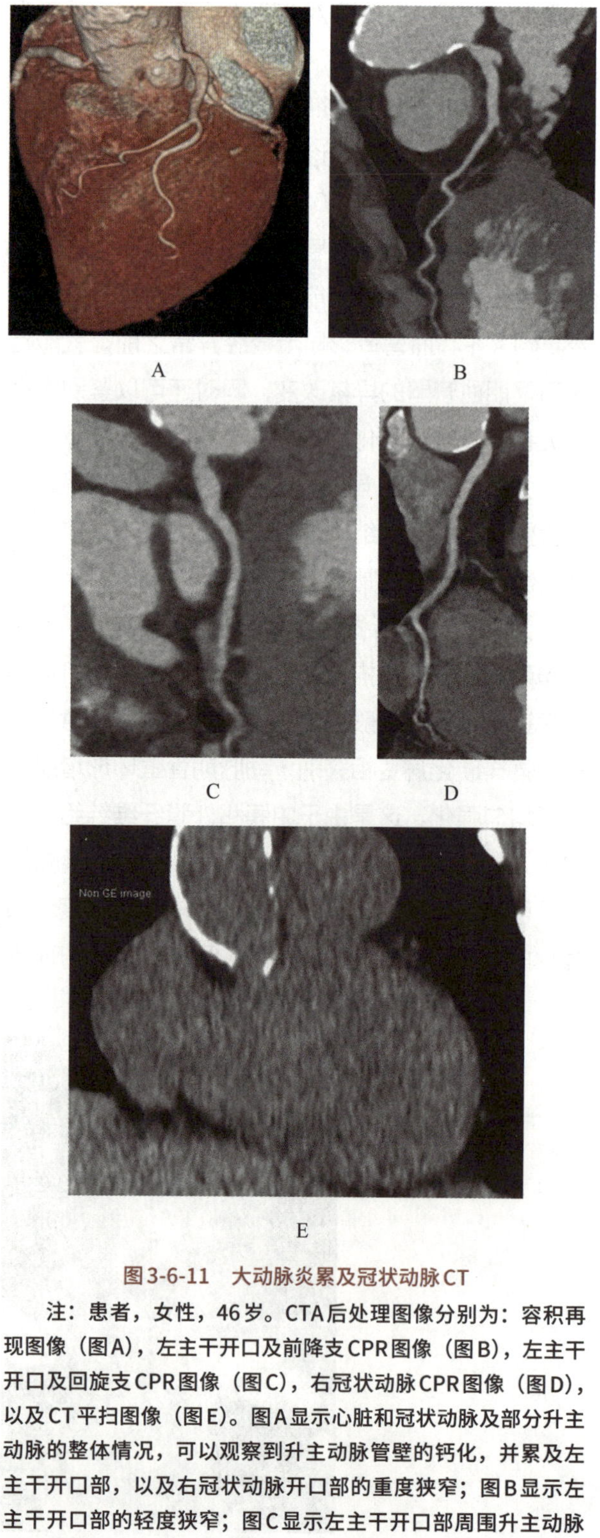

图3-6-11　大动脉炎累及冠状动脉CT

注：患者，女性，46岁。CTA后处理图像分别为：容积再现图像（图A），左主干开口及前降支CPR图像（图B），左主干开口及回旋支CPR图像（图C），右冠状动脉CPR图像（图D），以及CT平扫图像（图E）。图A显示心脏和冠状动脉及部分升主动脉的整体情况，可以观察到升主动脉管壁的钙化，并累及左主干开口部，以及右冠状动脉开口部的重度狭窄；图B显示左主干开口部的轻度狭窄；图C显示左主干开口部周围升主动脉管壁的增厚、钙化，以及左主干的轻度瘤样扩张；图D显示右冠状动脉开口部周围主动脉管壁的钙化，右冠状动脉开口部受累和重度狭窄；图E显示升主动脉管壁的普遍钙化。本例结合病史考虑大动脉炎的诊断。

(5) 广泛型：具有上述两种以上类型的特征，属多发性病变，多数患者病情较重。

3. CTA评估大动脉炎活动性的价值 临床诊断大动脉炎的活动性标准，主要是依据临床症状和化验检查，如患者发热、血管痛、炎性指标升高等，如果能够加上影像学证据，就更加准确了。PET-CT检查能够显示大动脉炎受累主动脉壁的高摄取区，提示血管炎的活性，但是该技术临床应用不够普及，价格昂贵等，限制了它的临床应用。

近年来基于CTA的研究显示出它的应用价值。CTA提示大动脉炎活动期的指征有：①CT平扫主动脉受累处的管壁密度增高；②CTA图像上血管壁的增厚（无钙化）超过3mm，并伴有强化；③在延迟期图像上形成所谓的“双环征”（血管内膜和外膜密度高，血管增厚的中膜密度低）。血管壁增厚伴强化，对提示大动脉炎活动性的敏感性和特异性分别为88%和75%，出现“双环征”对提示大动脉炎活动性的特异性为100%，但敏感性为34%～57%，见图3-6-13。此外，病变处血管管腔的面积增加导致的“阳性重构”也与疾病活动性有关。

4. CTA评估大动脉炎预后的价值 在大动脉炎发病早期，血管壁的活动性炎症是主动脉管壁增

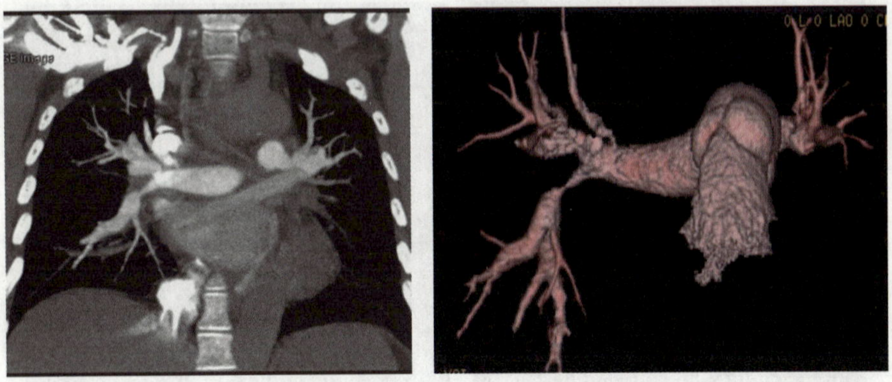

A　　B

图3-6-12　大动脉炎累及肺动脉CT

注：患者，女性，48岁。CTA后处理图像为最大密度投影（MIP，图A）和容积再现（VR，图B）。均显示左下肺动脉未见显影，提示血管闭塞；右下肺动脉主干重度狭窄，右上肺动脉开口可见重度狭窄，右肺中叶肺动脉闭塞。以上肺动脉多发狭窄及闭塞改变，考虑大动脉炎累及肺动脉可能性大。

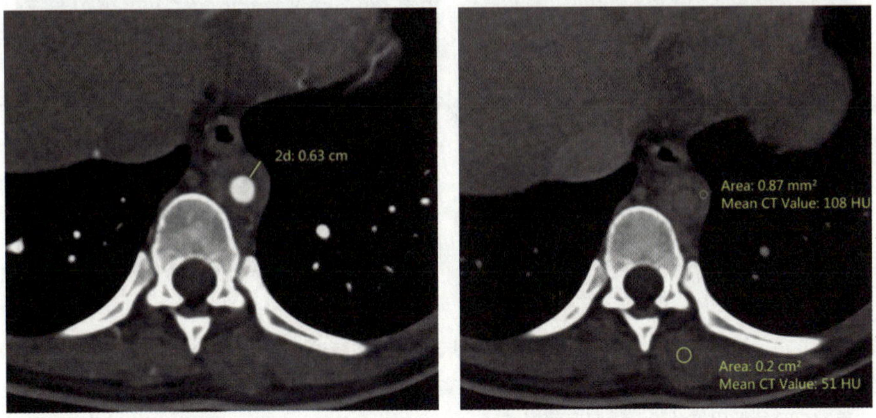

图3-6-13　大动脉炎CT

注：患者，女性，18岁，下肢跛行伴持续高血压3个月，CRP和ESR正常，分别为2.29mg/dl和12mm/h，CTA轴位图像显示腹主动脉最大管壁厚度为6.3mm。延迟期管壁与椎体旁肌肉CT值的对比增强比为2.1。

厚的主要原因，而CT扫描时的动脉期和静脉期管壁显示的强化特征，可能与血管中膜和外膜产生炎性或新生血管形成有关。有研究显示，随着免疫抑制剂等一系列治疗干预的进行，大动脉炎患者管壁厚度和强化程度都会随之减小或减轻，CT可以对照治疗前的图像，评价这些积极的变化，如出现血管内膜低密度环的消失，以及管壁非钙化增厚组织的消退，而取而代之的是管壁的“回缩”和钙化等慢性修复组织的形成。因此在随访CT检查中，主动脉管壁炎症的改善，表现为管壁厚度和强化程度减小及内膜低密度环消失（图3-6-14），CT的这些价值是目前最大的临床应用进展。

三、大动脉炎的超声检查与诊断

超声技术，因其便捷、无创、实时等优势，可作为大动脉炎筛查与随访的主要检查手段。二维超声、彩色多普勒超声、超声造影等技术在大动脉炎血管病变的研究中发挥了重要作用。

大动脉炎分型中，主动脉弓及分支最易受累。超声对颈动脉及锁骨下动脉等表浅血管的检查具有显著优势，可清晰显示血管壁厚度、管腔狭窄程度。大动脉炎二维超声的特征性表现，是受累动脉管壁呈弥漫性、节段性增厚，管壁正常的三层结构模糊不清或结构消失，动脉壁僵硬、搏动减弱或消

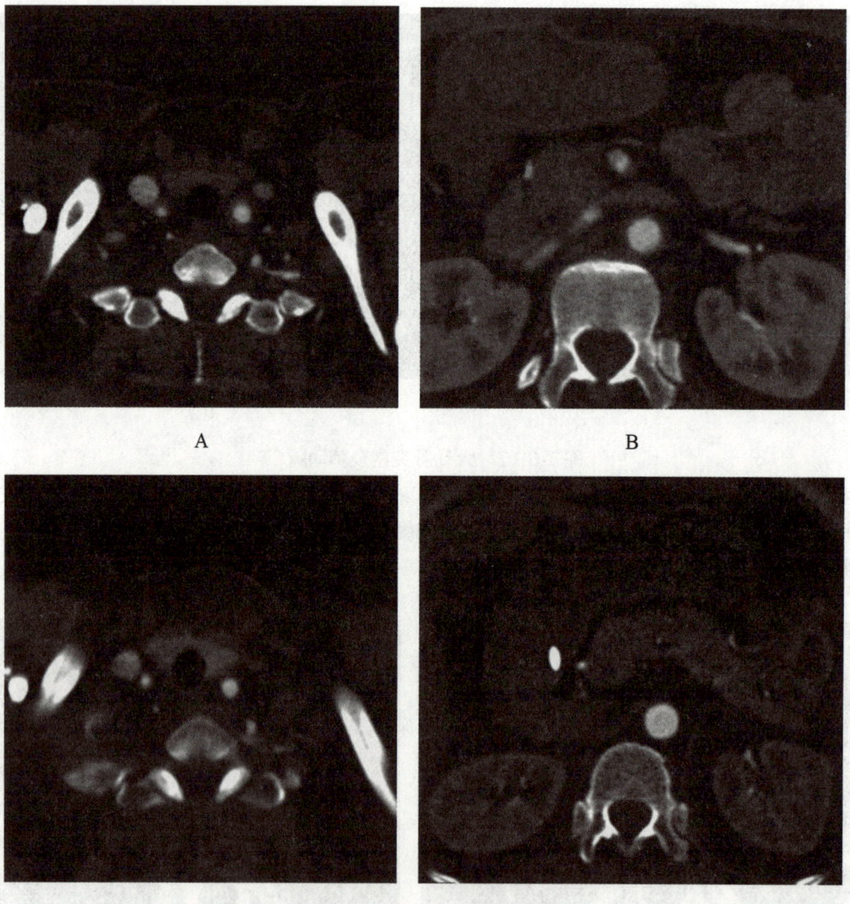

A　B　C　D

图3-6-14　大动脉炎CT随访

注：患者，女性，38岁，大动脉炎。图A、B为首次CTA检查发现颈总动脉及腹主动脉管壁明显增厚，图C、D为经过6个月治疗复查主动脉CTA，首次CTA所示受累动脉管壁厚度明显减轻。

失。管腔可有不同程度的狭窄、闭塞或扩张。Park等认为，颈总动脉壁增厚至2.5～5.0mm、血管直径≥10mm是疾病处于活动期的标志；而管壁厚度为1.1～2.0mm、血管直径＜7mm则是疾病非活动期的标志。

彩色多普勒超声检查，可同时观察到血管的解剖结构及管腔内血流情况，清晰显示大动脉炎患者血管狭窄情况及血流动力学变化。受累动脉管腔不同程度狭窄时，病变处的彩色血流束可不同程度变细、闭塞，病变远端血流暗淡，甚至无血流显示。病程较长的患者，病变周围可见侧支循环建立。但二维及彩色多普勒超声对大动脉炎受累血管管壁内新生血管的评估受限。

超声造影，是将含有微泡的对比剂经外周静脉注入体内，通过肺循环进入体循环，使特定组织器官显影，为超声诊断提供了新的方向。超声造影不仅能清晰显示大动脉血管壁的厚度、管腔狭窄程度、小的侧支循环等，最重要的是可以显示大动脉炎患者受累血管管壁内新生血管情况，而增厚的管壁内新生血管的存在是动脉炎处于活动期的特征性表现。Vicenzini等研究认为，颈动脉斑块内对比剂微气泡的显示是新生血管形成的标志。Giordana等研究将超声造影应用于大动脉炎的诊断，发现动脉管壁明显增厚处出现弥漫性造影增强，增厚的管壁可见斑点状、线状对比剂填充，考虑与动脉壁全层炎性反应有关；非活动期大动脉炎病变处，仅见稀疏的点状对比剂或者没有对比剂进入，考虑炎性反应得到控制或转为慢性炎症后，病理改变以纤维增生、修复为主。国内李枝江等的研究通过超声造影对比，分析大动脉炎颈动脉受累的活动性与非活动性增强情况，证实大动脉炎活动期形成的新生血管较非活动期明显增多，同时证明超声造影能有效检出活动性病变处的新生血管。

超微血管成像技术（superb micro-vascular imaging，SMI），是以彩色多普勒技术为基础的一种高灵敏度、高分辨率的改进型多普勒超声技术，主要优势是能够捕捉低速血流信号，无须对比剂即可显示动脉管壁的新生血管情况。研究表明SMI与超声造影的一致性较高，可用于评估颈动脉粥样硬化斑块的稳定性与斑块内新生血管情况。在活动期颈总动脉增厚的患者中，使用超声造影及超微血管成像技术，可显示增厚的管壁内出现较多对比剂微气泡灌注或血流信号，非活动期可见少量或无对比剂微气泡灌注或血流信号。

此外，超声心动图可同时检测肺动脉压、心腔大小、瓣膜损害程度及心功能状况等。

四、大动脉炎的核医学诊断

正电子发射断层摄影术（positron emission computed tomography，PET），是一项全身扫描的影像学手段，可在病变早期诊断大动脉炎，尤其适用于疾病初期且症状非特异的患者。^{18}F-FDG是炎症显像剂，正常血管不会摄取^{18}F-FDG，当受累血管存在炎症反应时，^{18}F-FDG的摄取量增高（图3-6-15）。研究表明在大动脉炎受累的血管中，如有局部炎症，PET可显示管壁^{18}F-FDG异常摄取增高，尤其对活动期患者敏感性和特异性更高。有病例报道指出，临床疑诊大动脉炎的患者MRI及CT未见明显狭窄和扩张，但通过^{18}F-FDG显像的PET/CT检查，可以发现主动脉弓存在炎症而确诊。PET还可用于大动脉炎患者的疗效检测。Sait等报道一例64岁女性患者，该患者经免疫抑制剂治疗2个月后FDG的摄取量明显降低。PET不仅可以准确显示大动脉炎病变范围，反映疾病活动性，尤其适用于缺乏阳性表现的患者，对疗效评估也有一定的价值。但其缺点在于费用高、接触辐射，且空间分辨率低，无法评估直径＜5mm的血管。同样，大动脉炎患者血管重构和纤维变性也可因代谢增高而摄取^{18}F-FDG，干扰疾病的诊断。

大动脉炎的诊断与评估需要临床、检验及多种影像学方法相结合。影像学检查可以提示受累的血管，受累血管表现多样，当冠状动脉、肺动脉及瓣膜受累时，需要引起重视。大动脉炎的活性判断是临床难点，多种影像学方法，如CT、超声、核

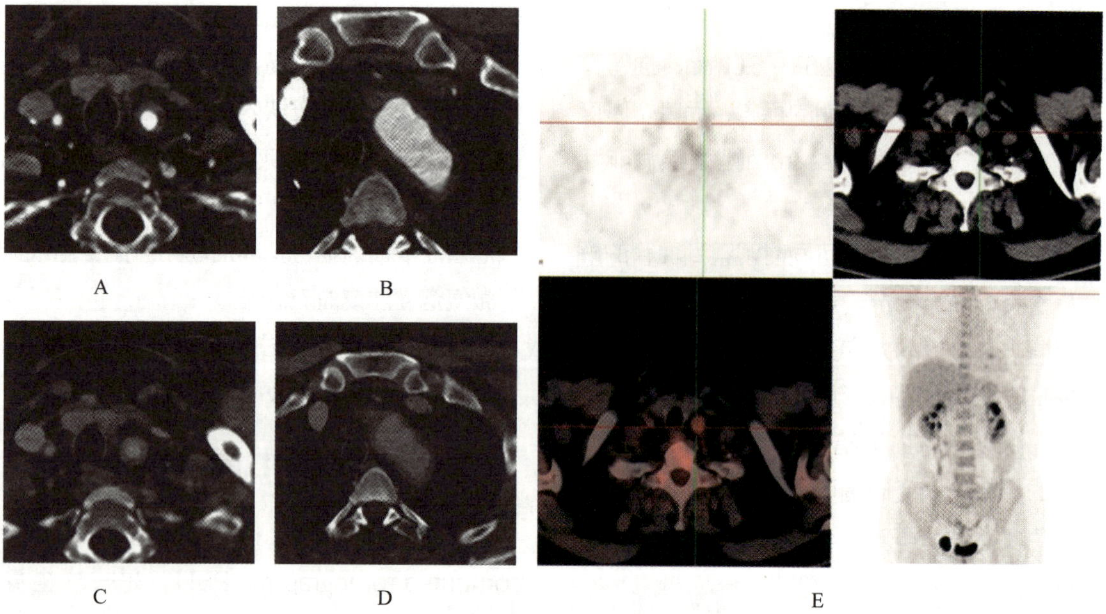

图3-6-15　大动脉炎的CT及PET/CT表现

注：患者，女性，47岁，胸闷、胸痛、双下肢疼痛1年余，红细胞沉降率为70mm/h。A～D为CT图，图A、B增强扫描显示左侧颈总动脉及主动脉弓管壁"环形"增厚；图C、D延迟扫描，增厚的管壁轻度延迟强化。图E为PET/CT显像，表现为左侧颈总动脉摄取增高，SUVmax为2.4。

医学等均有相关研究，但运用至临床仍需进一步证实。

（吕　滨　马亚南）

第四节 大动脉炎磁共振成像

大动脉炎（Takayasu arteritis）是一种病因不明的罕见病，其特征为慢性肉芽肿大血管炎累及主动脉及其主要分支和肺动脉，导致动脉壁增厚、轮廓不规则、管腔狭窄、动脉瘤、假性动脉瘤和夹层。该病还没有诊断金标准。其临床、影像学或实验室检查对大动脉炎的诊断没有足够的敏感性或特异性。此外，尚没有大动脉炎特异的血液学检查。因此，该病的诊断标准综合了体检、实验室检查和和影像学发现，常用的有Ishikawa和美国风湿学会诊断标准。更具挑战的是在临床和实验室检查均提示疾病缓解的患者中，其动脉标本可显示出活跃的炎症。

影像学检查可确定病变的性质和位置。它的另一个重要价值在于可能识别疾病的活动程度。影像技术包括超声、CT、正电子发射计算机断层显像（PET）和磁共振成像（MRI）已在大动脉炎的诊断中被广泛应用。本节我们将介绍MRI和PET/MRI杂交成像在诊断大动脉炎中的临床应用及其评估疾病活动的价值和进展。

一、大动脉炎检查常用的磁共振成像序列

（1）MR血管成像（MRA）和自旋回波（SSFP）用于评估主动脉、肺动脉及其主要分支的狭窄、扩张，动脉瘤或假性动脉瘤，管壁增厚，轮廓不规则和夹层（图3-6-16～图3-6-18）。

（2）T_1或T_2加权旋转回波成像评估主动脉壁增厚（图3-6-19）。壁厚≥2mm视为异常。MRI还可提供出色的肺动脉壁影像（图3-6-17）。

（3）T_2加权图像用于评估主动脉和肺动脉壁水肿（图3-6-20）。

（4）MRI对比剂延迟增强显像（LGE）检查主动脉壁及其分支的管壁炎症（图3-6-21～图3-6-23）。也有报道将弥散加权磁共振成像用于评估动脉炎的活跃程度。

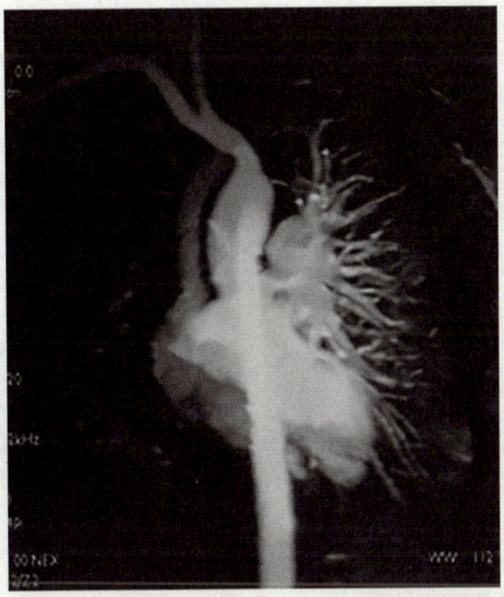

图3-6-16 一例30岁女性急性期大动脉炎患者3D MR血管造影

注：对比增强的3D MR血管造影显示右肺、左颈总动脉和锁骨下动脉完全闭塞。

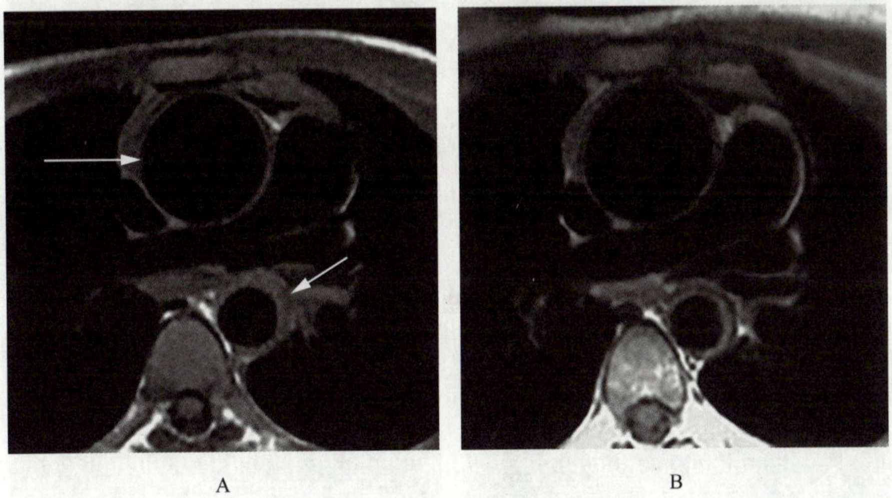

图3-6-17 一例年轻大动脉炎患者的MRI

注：图A是T_1加权的轴向图像，显示治疗前扩张的升主动脉（细长箭头）和降主动脉明显的管壁增厚（短的箭头）。图B为在治疗12个月后显示壁厚有所改善。

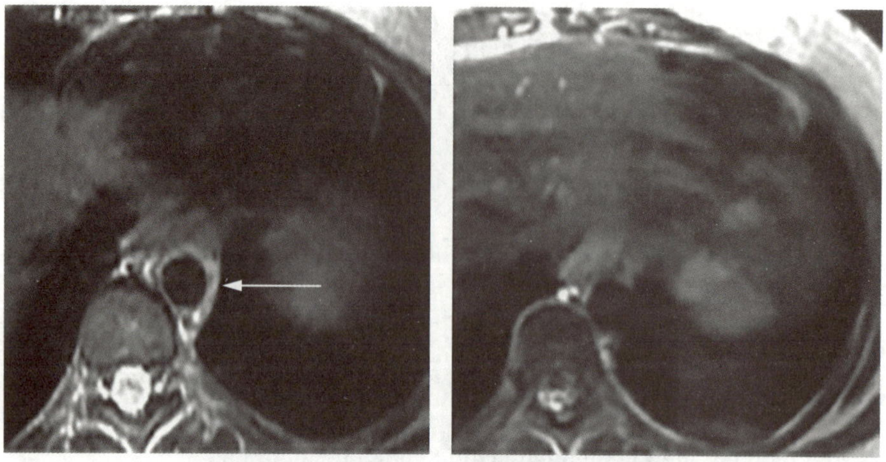

A　　B

图3-6-18　降主动脉壁治疗前后的MRI影像

注：图A为在T_2加权轴向图像上显示降主动脉壁（箭头）的信号强度增加，表明主动脉壁水肿。图B显示了治疗后炎症水肿的消退。

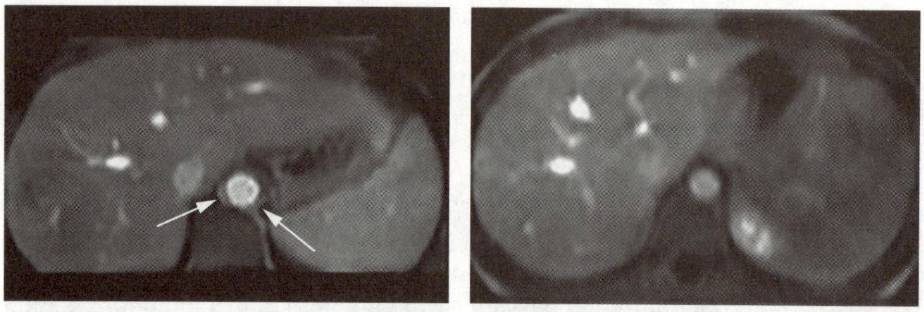

A　　B

图3-6-19　腹主动脉壁治疗前后的MRI影像

注：图A为对比剂增强显示治疗前腹主动脉壁（箭头）的高信号。图B为治疗后重复MRI显示腹主动脉壁增强的高信号消失。

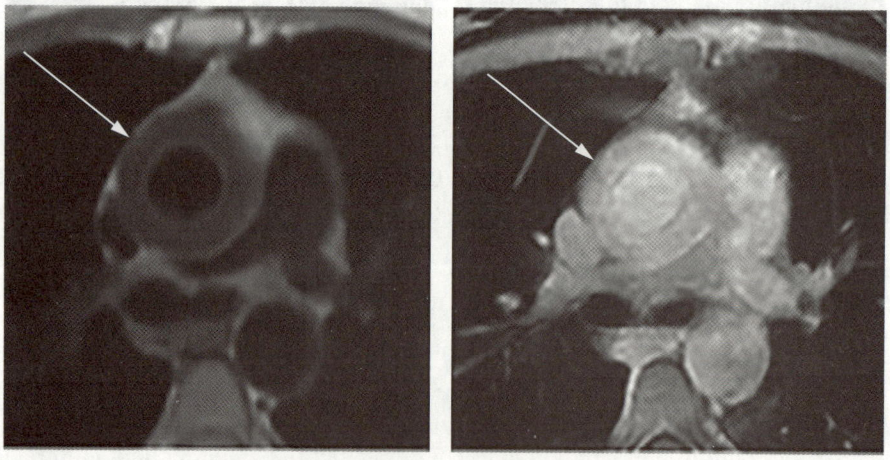

A　　B

图3-6-20　一例27岁女性大动脉炎患者的MRI

注：图A未增强的轴向T_1加权MRI图像和图B增强的LGE图像显示了升主动脉壁的明显增厚（箭头），而在LGE增强的图像上信号明显增强。

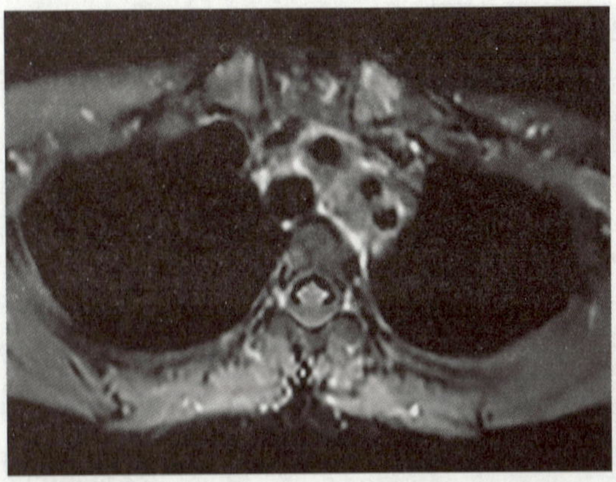

图3-6-21 一例24岁女性急性大动脉炎患者的MRI

注：脂肪抑制（LGE）对比增强的T_1加权图像显示主动脉头臂大动脉分支处管壁明显增厚和增强。Sueyoshi等认为对比剂增强T_1加权图像可以很好地描述动脉壁的增强显像，并且推测这可能是由于活动性炎症所致。然而笔者认为该图中MRI-LGE的参数存在问题。据笔者的经验和推测，该研究很可能使用了错误的反转-恢复时间（inversion-recovery time），这是一个非常关键的问题，因为错误地选择血池为零，会人为地改变动脉壁中的钆对比延迟增强（LGE）的信号强度。如果反转-恢复时间选择正确的话，LGE图像中血池信号强度应该为增强的亮信号而不应该为黑色。相比之下，图3-6-20选择了正确的反转-恢复时间，图3-6-20中LGE图像的血池信号强度展示为亮信号，因为血液中有大量的钆对比剂。

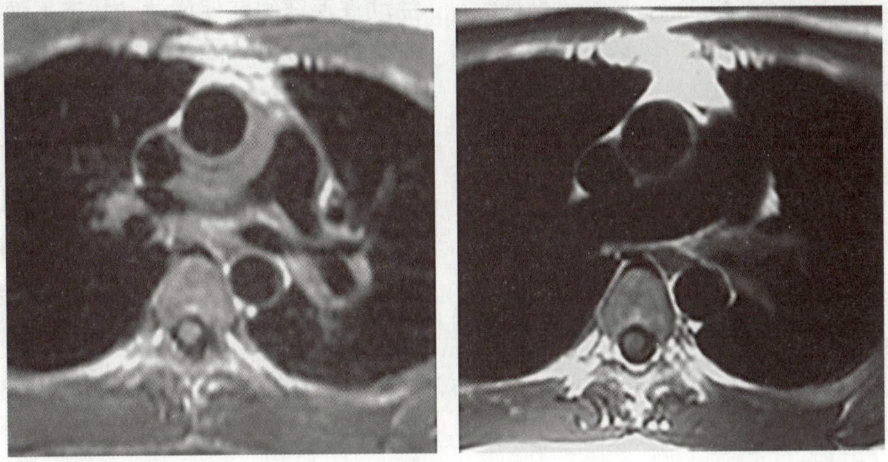

A B

图3-6-22 一例23岁男性大动脉炎患者的MRI

注：图A是轴向T_1加权图像显示升主动脉和肺动脉壁增厚。图B为同一患者的T_1加权图像显示类固醇治疗后升主动脉和肺动脉壁增厚的明显改善。

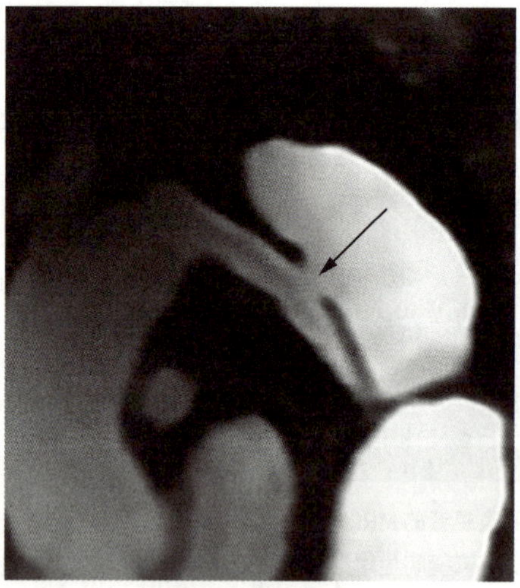

图3-6-23 一例50岁女性大动脉炎晚期患者的MRA

注：从对比增强3D MR血管造影的原始图像获得的多平面重建图像显示主动脉夹层和假性动脉瘤的入口部位（箭头）。

（5）心脏磁共振电影成像和流速编码能显示主动脉根部和主动脉瓣的解剖和血流，能准确地评估主动脉瓣关闭不全。

二、磁共振成像诊断大动脉炎和检测动脉壁水肿及炎症

最初的病例报告和小样本系列研究提示，MRI可能有助于诊断和识别炎症及指导治疗。早在1998年，Flamm等首次将MRI用于6例大动脉炎患者，使用MRI快速自旋回波检测血管壁水肿，希望能改善形态和组织定性识别主动脉炎症性变化。随后，有学者报道了应用MRI帮助确立大动脉炎的初步诊断且帮助监测对治疗的反应。该研究入选了3例疑似大动脉炎的儿童，应用了更全面的MRI序列，其中包括T_1加权、T_2加权、对比剂增强的MRI LGE及胸部和腹部的MRA（图3-6-19、图3-6-21）。MRI研究证实了活动性大动脉炎的诊断，并通过复查MRI来评估对治疗的反应。还有学者研究MRI延迟增强。他们发现其中5例患者在对比增强图像上出现延迟增强，而且延迟增强仅存在于主动脉壁增厚的区域。这5例患者的高敏C反应蛋白（CRP）和红细胞沉降率均升高，而2例没有对比剂延迟增强的患者其CRP正常。另一项回顾性研究了14例主动脉炎和14例对照的MRI检查。结果显示，主动脉的T_1加权VIBE MRI可检测到相当数量的主动脉炎患者的大动脉血管壁炎症性病变。在基于患者和病变分布的分析中，其敏感性和特异性分别为85.7%和59.8%；100%和87.5%。MRI检测到的炎症活动与^{18}F-FDG血管壁摄取呈显著相关。Liu等还报道了24例大动脉炎病例的系列研究，其中12例活动和12例稳定，并与27例对照组进行比较。结果显示，病变活动组的所有患者中均可以观察到MRI LGE成像的动脉壁延迟增强，而稳定组或对照组中均未观察到延迟增强。

然而，以上报道并未被两个较大的研究所重复。一研究24例大动脉炎的T_2加权MRI评估其主动脉血管壁解剖结构和血管壁水肿。根据患者的临床和实验室检查将其分为明确的活动性疾病组，非活动性疾病组或疾病活动状态不确定组。结果表明，MRI显示的血管壁水肿在明确的活动性疾病组、疾病活动状态不确定组和非活动性疾病组分别为94%、81%和56%。ESR和CRP与临床评估的疾病活动性或MRI显示的血管水肿均不相关。在另一项49例大动脉炎患者研究MRI LGE所确定的血管壁炎症的分布和活性，及其与临床疾病活动的相关性。他们将患者分为疾病活动组和非疾病活动组。MRI定义的炎症在活动组的患者中为79%，而非活动组患者中为63%。笔者还进行了定量分析评估MRI血管造影和MRI LGE的血管壁炎症的分布，发现活动组和非活动组的MRI参数在统计学上没有差异。

三、磁共振成像与正电子发射计算机断层显像混合成像

已有初步研究评估^{18}F-FDG PET在大动脉炎患者中识别大动脉炎症及定位和跟踪疾病活动程度的可能。研究使用^{18}F-FDG PET与CT叠加成像的方法探索其评价血管病变部位炎症活动的价值。对大动脉炎患者进行PET/MRI联合检查似乎合乎逻辑。在大动脉炎成像中，将MRI的高清晰、多序列、高对比度的解剖形态学参数（如动脉壁增厚、狭窄、扩

张或动脉瘤）与PET的FDG葡萄糖代谢结合起来可能有助于表明疾病的状态。PET与MRI相结合能提供了一个全面的"多合一"的血管扫描。Einspieler等最初在12例大血管炎患者中进行了PET/MRI和PET/CT扫描及相关性研究。他们发现，PET/MRI和PET/CT所获得的最大标准摄取值（SUVmax）及PET/MRI和PET/CT所得的视觉得分之间均具有良好的相关性。还有学者报道了1例大动脉炎病例，除了使用T_1和T_2加权成像，还使用MRI扩散加权序列获取到锁骨下动脉增厚和狭窄的活动性炎症。其中，T_2加权成像和扩散加权序列与PET识别的炎症相关。

最近还有学者研究了联合PET和MRI在大血管血管炎中的价值。这项研究包括13例患者，共进行了18次PET/MRI扫描，研究MRI对比剂对评价血管壁的增厚和延迟增强的作用，并将PET/MRI分成三种类型：①炎症型，PET阳性（>肝脏摄取）和MRI异常狭窄和/或管壁增厚；②纤维型，PET阴性（≤肝脏摄取）但伴有MRI异常；③正常型，两者均为阴性。在18次扫描中，8次显示炎症型，3次显示纤维型，7次扫描为正常。炎症型组的最大标准摄取值（SUV）max高于纤维型或正常组。疾病活动组患者的8/11次扫描（73%）发现了PET炎症型，而缓解组则没有发现任何PET炎症型类似的摄取。他们建议PET/MRI可作为一种新的联合成像方式，对血管壁炎症和血管腔进行全面和多模式的分析。但是，如果仔细查看数据便会发现CRP水平与SUVmax值没有显著相关性。虽然炎症型组的CRP水平明显高于纤维型组，但正常型组CRP水平与炎症型组相当。此外，尽管根据临床表现和CRP水平，所有炎症型组的患者均诊断为患有活动性疾病，但正常组中（即MRI和PET扫描均正常）有3例（43%）患者也表现为临床活动性疾病。

四、MRI和MRI/PET联合成像的优势与局限性及未来发展方向

毫无疑问，与其他成像方式相比，MRI在帮助诊断大动脉炎方面具有明显的优势。第一，MRI提供高的影像质量且没有视野限制。第二，MRI没有辐射，适合监测大血管的形态随时间和治疗的变化。第三，MRI可以通过血管造影检测血管狭窄、扩张、动脉瘤或假性动脉瘤，以及主动脉及其主要分支的轮廓不规则。第四，MRI可以使用T_1或T_2加权加转回波成像（使用对比剂或不用对比剂），有助于评估主动脉壁和肺动脉壁及其主要分支的增厚。第五，心脏SSFP磁共振电影成像和流速编码可以准确描绘主动脉根部和主动脉瓣病变并且量化主动脉瓣关闭不全。因为这些明显的优势，2018年最新的EULAR专家指南建议，在对大动脉炎的年轻患者随访时应使用MRI作为首选的影像学检查。

但是，我们必须意识到，MRI和MRI/PET在指导这些复杂患者的治疗，尤其是在检测动脉壁的炎症活动性仍有待进一步研究。迄今为止报道的MRI和MRI/PEP研究存在主要的方法学问题。第一，目前主要的障碍在于缺乏被广泛接受的特异性的大动脉炎疾病活动性评分系统，并缺乏跟踪疾病活动性的敏感且特异的生物标志物。不同研究对于定义疾病活动性存在巨大差异，定义经常是人为的，这是一大难题所在。第二，大多数大动脉炎患者不能安全地进行组织活检，而且缺乏可靠的影像学金标准用于在动脉狭窄之前提供对活动性疾病的早期识别，以及区分活动性炎症性病变与非活动性非炎性瘢痕狭窄。第三，研究方案尚未标准化，每个研究中MRI序列的参数存在显著差异。笔者认为最重要的问题之一是至少两项研究使用了错误的MRI反转-恢复时间（inversion-recovery time）。这两项研究中血池信号为零时选择了反转恢复时间，而且没有报告反转时间。这是一个非常关键的问题，因为错误的选择血池信号为零会人为地改变动脉壁中的钆对比延迟增强（LGE）的信号强度。如果反转-恢复时间选择正确的话，LGE图像中血池信号强度应该为增强的亮信号而不应该为黑色（图3-6-23）。相比之下Nastri研究（图3-6-22）选择了

正确的反转－恢复时间，图3-6-22中LGE图像的血池信号强度显示为亮信号，因为血液中有大量的钆对比剂。第四，小样本量和多个亚组分析更可能出现偶然的假阳性结果，这将导致严重的发表偏倚（publication bias）。第五，已经报道了在大血管性动脉炎患者中仅限于动脉移植部位的^{18}F-FDG大量摄取不能反映临床相关的疾病活动或进展。目前尚不清楚对天然血管和移植物在区分活动性和非活动性疾病状态中PET摄取的临界值是什么水平。我们还应该意识到，尽管Kobayashi的研究认为活动性大动脉炎患者的PET图像与增强CT图像叠加成像显示了动脉中炎症的活动和分布，且^{18}F-FDG积累的强度随着对治疗的反应而降低，但该研究中很大比例（9/11）的活动期患者仅具有较弱的^{18}F-FDG聚积。最后，由于样本量小，一些研究同时入选了大动脉炎与巨细胞性动脉炎患者。这两种疾病存在相当大差异。两者发病年龄不同，累及的血管部位不同，其临床表现和临床过程及预后也各异。

五、结论

与其他成像方式相比，MRI在帮助诊断大动脉炎方面具有优势，这包括其超高的成像质量，不受视野限制，没有电离辐射。MRI可准确地检测出动脉的狭窄、扩张、动脉瘤或假性动脉瘤；还可以观察到主动脉、肺动脉及其主要分支的轮廓不规则和脉管壁增厚；并可以安全地适用于监测大血管的形态变化或病变进展。然而，MRI和MRI/PET在评估和随访大动脉炎有关炎症活动性和指导治疗方面其真实性及准确性仍处于研究阶段，迄今为止，在文献中报道的结果互相矛盾。我们仍在等待更严格、大样本、更全面的前瞻性研究，然后才能做出有把握的结论性建议。最后，炎症标志物分子成像对大动脉炎的诊断需要深入研究。

（冯大力）

第五节
大动脉炎的内科治疗

大动脉炎（aortoarteritis）是一种累及主动脉及其主要分支的慢性非特异性炎症，也可累及肺动脉及分支，引起相应部位血管的狭窄或闭塞病变，少数患者受累动脉可呈扩张性或瘤样改变。首先描述这种疾病的是日本眼科医师Takayasu，他于1908年报道了一个21岁的女性患者具有大动脉炎典型视网膜动脉缺血病变。随后临床上对该病有不同的命名，如“无脉症”“主动脉弓综合征型”等。1962年中国学者黄宛和刘力生基于对该病的仔细临床观察，并结合血管造影和尸检病理，认识到该病的病理特征是主动脉及其主要分支的狭窄或闭塞病变，首先在国际上提出“缩窄性大动脉炎”这一概念，后发现受累部位动脉除了狭窄外，少数也可呈扩张性或动脉瘤样改变，故统称为大动脉炎。

一、大动脉炎的病理机制

由于历史的原因，该病在国际学术界也称Takayasu动脉炎（Takayasu arteritis，TA）或非特异性动脉炎（nonspecific arteritis）。大动脉炎的病因和发病机制目前仍未明确，可能涉及特定遗传背景下的自身免疫异常，根据对该病的家族史和发病人群的遗传学相关性研究推测，TA的发病原因是由遗传和环境因素相互作用的结果。大动脉炎的病理机制主要是细胞介导的大血管炎，对大动脉炎组织学、病理学及临床研究认为，大动脉炎的发病可以分为两个阶段：第一阶段是非特异的炎症反应期；第二阶段是慢性炎症期。早期表现为动脉壁全层的非特异性炎症，可见淋巴细胞、浆细胞浸润，偶见中性粒细胞和多核巨细胞。随着病程的进展，炎症细胞和平滑肌细胞会迁移进入大动脉内膜，形成肉芽组织并局部增生，可伴有血栓形成，动脉壁中层发生弹性纤维降解和纤维化瘢痕，结果导致管腔的狭窄或闭塞，少数患者可能因炎症破坏动脉壁中层的弹性纤维及平滑肌较快、较重，管壁的修复不足以抵挡血压的牵拉，导致动脉扩张、动脉瘤或夹层。大动脉炎是罕见病，如不能及时诊治可能导致预后不良，有必要就该病的治疗现状和进展作全面阐述，以期对临床工作有所裨益。

二、抗炎与免疫抑制治疗

由于大动脉炎的病因不清，目前治疗基于其病理机制，主要针对血管壁非特异性炎症。大动脉炎的炎症活动性在不同个体表现差异很大，部分患者（20%～30%）的炎症具有自限性，并不需要长期抗炎治疗，但另部分患者的的炎症可能持续几年甚至终生，需要长期正规的抗炎治疗，不适当的减药或停药可引起病情复发或加重。对该病活动性的评估，是临床上决定是否用免疫抑制剂的主要依据。临床上尚无判断TA活动性的公认指标，多采用美国国立卫生研究院提出的标准：①部分患者发病时可有全身症状，如发热、肌痛；②红细胞沉降率升高；③受累血管有缺血与炎症表现，如患肢间歇性活动疲劳，动脉搏动减弱或消失，血管杂音，血管痛，上肢或下肢血压不对称；④造影可见典型的血管损害。具备2项或以上初发或加重即可判断为病变有活动性。传统的大动脉炎活动期生物学指标是红细胞沉降率和C反应蛋白，但难以准确反映血管炎症的情况，与病理所见并非完全一致，肿瘤坏死因子（TNF）、白细胞介素-6（IL-6）、RANTES等生物学指标可能更敏感。有研究表明^{18}F-FDG正电子发射断层成像检查可发现受累血管壁是否有炎症活动，能用于TA的早期诊断及判断疾病活动性。本病在就诊时炎症可处于活动期或非活动期。如果临床上处于非活动期，是否需要予以抗炎治疗有较大争议，因为基于美国国立卫生研究院对大动脉炎非活动期的定义，研究发现部分非活动期患者的病变部位仍有炎症活动，这部分患者抗炎治疗可能有益，但如何确定这部分患者临床上尚无有效办法。一般认为，本病发现时如无症状，也无炎症活动的证据，对这类患者可随访观察；如果临床上处于活动期，尤其是在急性期，一般主张积极抗炎治疗。

多数指南和共识推荐初始治疗使用糖皮质激素，及时用药可有效改善症状，缓解病情。长期醋酸泼尼松治疗可能稳定甚至逆转血管炎症，阻止炎症对血管的进一步损伤，有助于改善功能，减轻症状。泼尼松的剂量及疗程与文献推荐并不一致，强烈需要有说服力的循证医学证据。基于阜外医院五十年的观察研究，总结以下经验供大家参考：炎症明显的危重患者可大剂量甲泼尼龙静脉冲击治疗1～3天，250～400mg/d，但要注意激素引起的不良反应。一般推荐醋酸泼尼松初始治疗剂量为0.5mg/（kg·d），或30mg/d，早晨顿服。若1周内C反应蛋白和红细胞沉降率降至正常，炎症症状缓解，则继续维持；如果不达标，剂量可增至1mg/（kg·d）。维持治疗2个月以上，随后每月查C反应蛋白和红细胞沉降率，通常以红细胞沉降率和C反应蛋白下降至正常范围1个月以上为减量的指标，可以每月减量5mg，减量后1周再查红细胞沉降率和C反应蛋白，如能维持在正常范围，表明减量合适，如又明显上升，则需恢复至减量前水平。泼尼松减量至10～15mg/d时，维持观察3～6个月。如果C反应蛋白和红细胞沉降率仍在正常范围，可以考虑每月减量2.5mg至5～10mg/d低剂量长期维持，小部分患者如果5mg/d的维持剂量6个月以上仍无血管炎症活动表现，可以尝试停药，但仍有复发可能，建议每月一次监测红细胞沉降率和C反应蛋白至少连续6个月，看能否维持在正常范围。

糖皮质激素长期较大剂量使用时，可引起肥胖、多毛、钠水潴留、低血钾、血糖升高、消化道溃疡等不良反应，故对需要服用较大剂量糖皮质激素长期维持治疗的患者，应根据患者是否有生育要求及糖皮质激素不良副作用情况，权衡利弊，考虑联合免疫抑制剂以适当减少糖皮质激素剂量。许多研究表明，部分大动脉炎患者需要联合应用免疫抑制剂和糖皮质激素来诱导和维持炎症缓解，常用的免疫抑制剂有甲氨蝶呤、硫唑嘌呤、环磷酰胺等。长期服用免疫抑制剂时需要注意：①可诱发严重感染，并有致癌、致畸作用，环磷酰胺可导致不孕；②不应替代糖皮质激素作为首选药物，宜与糖皮质激素合用以增强抗炎疗效，减轻不良反应；③低剂量维持。另外也可以考虑给予新一代免疫抑制剂麦考酚酯等以缓解病情和协助减少糖皮质激素维持剂量。近年来，一些新开发的生物制剂也被尝试应用于大动脉炎的抗炎治疗，如肿瘤坏死因子拮抗药英夫利昔单抗、白细胞介素-6受体拮抗剂托珠单抗等，其疗效有待证实。

三、高血压的药物治疗

大动脉炎患者发生高血压的比例达60%～70%，通常血压高达Ⅱ～Ⅲ级，甚至导致高血压急诊。高血压的主要原因是肾动脉狭窄，其次是中主动脉综合征（降主动脉中远端和腹主动脉近端狭窄），随后是主动脉瓣中重度关闭不全和主动脉纤维化僵硬，少数是40岁以上患者可能合并原发性高血压。不同原因所致高血压的药物治疗方法有所差异，重点是肾血管性高血压的药物降压治疗。首先应遵循《2018中国高血压防治指南》的基本原则。可选用的药物有ACEI/ARB、钙通道阻滞剂、β受体阻滞剂等。已往的研究表明，钙通道阻滞剂是治疗肾血管性高血压的安全有效药物。ACEI/ARB是最有针对性的降压药物，对大部分患者推荐使用，但这类药物有可能使单功能肾或双侧RAS患者的肾功能恶化，因此ACEI/ARB可用于单侧RAS，而单功能肾或双侧RAS慎用，开始使用时需要密切监测尿量和肾功能，如服药后尿量锐减或血清肌酐快速上升超过0.5mg/dl，表明已发生急性肾功能不全，应立刻减量或停药，一般肾功能均能恢复；β受体阻滞剂能抑制肾素释放，有一定的降压作用，可以选用；利尿药激活肾素释放，一般不主张用于肾血管性高血压，但患者如合并原发性高血压、肺水肿或心力衰竭，仍可选用。

四、血管重建治疗

大动脉炎如在活动期，即使血管病变在解剖上非常适合经皮介入或外科手术治疗，也应列为手术相对禁忌。介入治疗损伤血管内膜，可能导致更严重的炎症反应，介入部位的再狭窄率或亚急性血栓发生率很极高，尤其是支架置入是异物，炎症反应更严重；如行血管搭桥，血管吻合口出血或假性动脉瘤发生率也很高，人造血管系异物，血栓闭塞可能性大。故必须在炎症指标控制正常后方可考虑血管重建治疗，一般建议炎症指标控制2个月以上后进行手术。

慢性期如血管阻塞危及脏器血供则需要选择血管重建治疗。经皮腔内血管成形术为大动脉炎的血管重建治疗开辟了一条新的途径，主要包括经皮球囊扩张成形术和血管内支架置入术。研究表明直径粗大、弹性纤维为主的主动脉和肺动脉主干行球囊扩张成形术加自膨胀支架植入术，疗效好再狭窄率低，其分支动脉如：肾动脉、锁骨下动脉、下肢动脉等，直径减小，以平滑肌为主，一般建议先行皮球囊扩张成形术，如失败才考虑行血管内支架置入术。阜外医院的研究比较了选择性支架置入术与单纯球囊扩张术治疗肾动脉狭窄的中远期临床结果，显示单纯球囊扩张与选择性支架置入术相比，在血压控制、肾功能改善方面差异无统计学意义，但选择性支架置入术组2年初次通畅率更低，闭塞率及再次介入率更高。该研究也显示支架置入、残存狭窄率≥50%、女性及炎症活动期与介入后再狭窄显著相关。因此，大动脉炎所致肾动脉狭窄选择性支架置入应谨慎实施，严格把握手术指征。对经皮腔内血管成形术无法实施的病变或治疗失败的病变，可考虑行外科手术治疗。

大动脉炎如累及冠状动脉导致左主干或前降支严重狭窄及闭塞，保守治疗预后较差，多数患者死于心脏事件，应在炎症控制后尽早行血运重建治疗。冠状动脉旁路移植术是治疗大动脉炎累及冠状动脉的有效方法，对于冠状动脉开口病变及多支病变的患者应首选冠状动脉旁路移植术。大动脉炎常同时侵及头臂动脉，从而累及乳内动脉；即使现阶段未累及，将来亦有可能累及，故大动脉炎的冠脉旁路移植术中，不适宜使用乳内动脉或其他有可能受累的动脉，而尽可能应用全静脉化。近年来对于单支或局限病变，有开展PTCA或支架置入术治疗大动脉炎累及冠状动脉的报道，近中期疗效满意，但远期疗效不如冠脉旁路移植术。大动脉炎累及主动脉瓣患者经心脏瓣膜替换术后瓣周漏的发生率较高，其发生原因可能是扩大的瓣环置入后人工瓣所受的张力较大，机械瓣叶在启闭时对自然瓣环也产生一定的张力，加上炎性瓣环的脆弱，人工瓣与自然瓣环不易愈合，易造成瓣周漏甚至瓣撕脱，故对于无症状的中度反流，瓣膜替换术要慎重；对于重度反流或有症状的中度反流，用带瓣人工血管组件或同种带瓣主动脉行主动脉根部置换术发生瓣周漏的概率减小，可考虑首选。

五、随访和预后

大动脉炎为慢性进行性血管病变，对所有大动脉炎患者均需要进行大血管影像学检查及长期随访，动态观察动脉受累和炎症活动情况。受累后的动脉一般侧支循环形成丰富，故发生脏器缺血坏死少见。预后主要取决于高血压的程度及重要脏器的缺血情况，糖皮质激素或联合免疫抑制剂积极治疗可改善预后，血管重建可改善血液供应，缓解症状，但远期有再狭窄的可能。大动脉炎确诊后5年存活率＞80%，其生存率与疾病有无并发症及伴发的并发症的多少密切相关。其并发症有脑卒中、心力衰竭、肺动脉高压、心肌梗死、肾衰竭、失明等。死因主要为心力衰竭、脑卒中和肺动脉高压，肾衰竭少见。临床上，判断大动脉炎预后需考虑三个要素，即严重并发症、病变进展程度和年龄。中青年、不伴有主要并发症和病变进展缓慢者，15年存活率大于90%，反之，15年存活率不到60%。

（蒋雄京）

第六节 大动脉炎的开放手术和血管腔内治疗

大动脉炎的治疗方式包括药物治疗、开放手术重建血管、血管腔内治疗等方法，通常依据该病的分期和分型制定个体化治疗方案。

一、开放手术治疗

对于大动脉炎处于缓解期且血管病变需要干预的患者，可使用手术重建受累血管。血管病变干预指征包括：严重影响血流动力学的主动脉反流或缩窄、有严重症状的颈动脉、锁骨下动脉或冠状动脉狭窄病变、肾动脉狭窄所致难以纠正的高血压、重度肢体缺血及具有破裂风险的动脉瘤样病变。需要指出的是，除非发生血管病变危及生命的情况，原则上不应在大动脉炎活动期行手术干预。手术方法包括：针对颅脑缺血的动脉重建术、主动脉旁路手术、肾血管重建术、动脉瘤切除重建术等。

（一）针对颅脑缺血的动脉重建术

由于本病中受累动脉壁广泛炎症改变，动脉壁各层粘连无明确界限，动脉内膜剥脱术难以实施，比较常用的是动脉旁路手术。具体手术适应证为：颈部血管阻塞并出现明显的脑缺血症状，如头晕、晕厥、黑矇等影响生活工作者；因颈部血管阻塞既往发生过脑梗死；因锁骨下动脉盗血而出现肢体活动后脑部出现明显缺血症状者。手术前需要做影像学检查如彩色多普勒超声、血管造影、CT及磁共振等，以全面了解血管阻塞的部位、范围、程度及流入道和流出道情况。手术方式包括：锁骨下动脉－颈动脉旁路术、颈总动脉－颈内动脉旁路术、颈动脉－锁骨下动脉旁路术、腋动脉－腋动脉旁路术等。

（二）主动脉旁路手术

本病引起的主动脉狭窄，可引起狭窄近段的高血压及远段供血不足，肾脏供血不足更加重高血压。长期高血压可导致主动脉瓣关闭不全甚至心力衰竭。而主动脉旁路术一般可取得良好疗效。手术方式包括：降主动脉旁路术、降主动脉－腹主动脉旁路术、升主动脉－腹主动脉旁路术等。

（三）肾血管重建术

肾血管重建术适应证为：有明确的肾动脉狭窄或肾动脉水平腹主动脉的狭窄；肾功能尚存；测定两侧肾静脉肾素、血管紧张素水平，患肾较健肾高1.4～1.5倍以上者，手术指征强，术后效果佳。肾动脉旁路术适合于肾动脉狭窄伴远段扩张的病例，可选择近段大隐静脉或直径0.6cm的人工血管。先行移植血管－肾动脉端侧吻合，再将移植血管的另一端与肾下腹主动脉或主动脉旁路的人工血管吻合。其他手术方式包括脾肾动静脉吻合、自体肾移植等。

（四）动脉瘤切除重建术

大动脉炎合并动脉瘤病变并不少见，好发部位有锁骨下动脉、降主动脉、腹主动脉等，常与狭窄合并存在，也可单独存在。动脉瘤最有效的治疗手段为手术治疗，多需要行人工血管移植。累及重要内脏动脉者还需要同时行内脏动脉重建。大部分动脉瘤发生于本病的非活动期，手术治疗具有良好疗效。

二、血管腔内治疗

血管腔内治疗包括经皮腔内球囊扩张成形术和支架置入术。据相关报道，对病变稳定期的患者，采用血管腔内球囊扩张术治疗已发生动脉局限性狭窄病变，一期成功率可达80%～100%，必要时可重复腔内扩张，近期疗效显著。然而，腔内手术的长期疗效结果并不乐观。研究报道，大动脉炎腔内治疗后的5年和10年的无并发症生存率为49%和29%，远期疗效不佳可能与动脉管腔很快再次狭窄有关。疾病的自我缓解、糖皮质激素和免疫抑制剂的应用均有助于维持动脉的长期通畅性。由于腔内治疗具有创伤小、并发症低的特点，随着血管介入术的日新月异和不断发展，其运用于治疗稳定期多发性大动脉炎的治疗仍具有探索价值。

三、预后

研究报道，大动脉炎合并血管病变经手术血运重建后1年和5年的生存率分别为97%和96%，显示出良好的生存预后。但是，术后5年的总体动脉并发症发生率可高达44%，首次并发症的中位时间为术后6个月，且患者在血运重建时的炎症水平与术后动脉并发症发生率显著相关。血管重建手术需要在控制炎症的基础上开展才能减少不良预后。

总体上，判断大动脉炎预后需结合三个危险因素，即有无严重并发症、有无进展性病变和年龄。参照Ishikawa标准，伴有和不伴有主要并发症者15年存活率分别为66.3%和96.4%。伴有和不伴有病程的进展性发作者15年存活率分别为67.9%和92.9%。无以上危险因素的患者的15年生存率达90%以上，显著高于具有一个或多个危险因素的患者。

（符伟国　潘天岳）

参考文献

[1] WAN H，LI-SHENG L. Constrictive arteritis of the aorta and its main branches [J]. Chin Med J，1962，81: 526-38.

[2] 刘丽笙，黄宛．缩窄性大动脉炎 [J]．中华内科杂志，1963，11（4）: 293-300.

[3] 郑德裕，吴遐，刘庆红，等．大动脉炎200例的临床分析 [J]．心脏血管疾病，1973，1（3）: 43-51.

[4] 郑德裕，王静，谢晋湘，等．大动脉炎合并主动脉瓣关闭不全（附十例分析）[J]．中华心血管病杂志，1989，17（1）: 21-22.

[5] LIU L S，ZHENG D Y. Aortoarteritis: a report of 480 cases [J]．J Hum Hypertens, 1990, 4 (2):

135-137.

[6] ZHENG D Y, LIU L S, FAN D J. Clinical studies in 500 patients with aortoarteritis [J]. Chin Med J (Engl), 1990, 103 (7) : 536-540.

[7] JENNETTE J C, FALK R J, BACON P A, et al. 2012 revised international chapel hill consensus conference nomenclature of vasculitides [J]. Arthritis Rheum, 2013, 65 (1): 1-11.

[8] LIE J T. Pathology of isolated nonclassical and catastrophic manifestations of Takayasu arteritis [J]. Int J Cardiol, 1998, 66 (Suppl 1): S11-S21.

[9] NASU T. Pathology of pulseless disease. A systematic study and critical review of twenty-one autopsy cases reported in Japan [J]. Angiology, 1963, 14: 225-242.

[10] HOTCHI M. Pathological studies on Takayasu arteritis [J]. Heart Vessels Suppl, 1992, 7: 11-17.

[11] ZHENG D, FAN D, LIU L. Takayasu arteritis in China: a report of 530 cases [J]. Heart Vessels Suppl, 1992, 7: 32-36.

[12] NUMANO F. Takayasu arteritis, Buerger disease and inflammatory abdominal aortic aneurysms, Is there a common pathway in their pathogenesis? [J]. Intl J Cardiol, 1998, 66 (Suppl 1) : S5-S10.

[13] MIRAULT T, GUILLET H, MESSAS E. Immune response in Takayasu arteritis [J]. Presse Med, 2017, 46 (7-8 Pt 2) : e189-e196.

[14] RENAUER P, SAWALHA A H. The genetics of Takayasu arteritis [J]. Presse Med, 2017, 46 (7-8 Pt 2) : e179-e187.

[15] VAIDEESWAR P, DESHPANDE J R. Pathology of Takayasu arteritis: A brief review [J]. Ann Pediatr Cardiol, 2013, 6 (1): 52-58.

[16] SHARMA B K, JAIN S, RADOTRA B D. An autopsy study of Takayasu arteritis in India [J]. Int J Cardiol, 1998, 66 (Suppl 1) : S85-S90.

[17] KERMANI T A. Takayasu arteritis and giant cell arteritis: are they a spectrum of the same disease? [J]. Intl J Rheum Dis, 2019, 22 (Suppl1) : 41-48.

[18] AREND W P, MICHEL B A, BLOCH D A, et al. The American College of Rheumatology 1990 criteria for the classification of Takayasu arteritis [J]. Arthritis Rheum, 1990, 33 (8): 1129-1134.

[19] VICENZINI E, GIANNONI M F, PUCCINELLI F, et al. Detection of carotid adventitial vasa vasorum and plaque vascularization with ultrasound cadence contrast pulse sequencing technique and echo-contrast agent [J]. Stroke, 2007, 38 (10) : 2841-2843.

[20] GIORDANA P, BAQUé-JUSTON M C, JEANDEL P Y, et al. Contrast-enhanced ultrasound of carotid artery wall in Takayasu disease: first evidence of application in diagnosis and monitoring of response to treatment [J]. Circulation, 2011, 124 (2) : 245-247.

[21] 李枝江，邓瑶瑶，刘旭，等. 超声造影在大动脉炎颈动脉受累患者疾病活动性判断 [J]. 血管与腔内血管外科杂志，2020，6 (1) : 26-28.

[22] 喻晓娜，任卫东. 大动脉炎多模态血管超声的研究进展 [J]. 医学综述，2020，26 (3) : 540-543-548.

[23] SATO W, SATO T, IINO T, et al. Visualization of arterial wall vascularization using superb microvascular imaging in active-stage Takayasu arteritis [J]. Eur Heart J Cardiovasc Imaging, 2019, 20 (6) : 719.

[24] PARK S H, CHUNG J W, LEE J W, et al. Carotid artery involvement in Takayasu's arteritis: evaluation of the activity by

ultrasonography [J]. J Ultrasound Med, 2001, 20 (4): 371-378.

[25] 王立娟，张蕾，包晶晶，等. 微细血管成像技术对多发性大动脉炎分期诊断的价值 [J]. 中国超声医学杂志，2017，33 (11): 1034-1036.

[26] RUSSO R, KATSICAS M M. Takayasu Arteritis [J]. Front Pediatr, 2018, 6: 265.

[27] SAĞER S, YILMAZ S, OZHAN M, et al. F-18 Fdg PET/CT findings of a patient with Takayasu arteritis before and after therapy [J]. Mol Imaging Radionucl Ther, 2012, 21 (1): 32-34.

[28] KIM E, BECKMAN J. Takayasu arteritis: challenges in diagnosis and management [J]. Heart, 2018, 104 (7): 558-565.

[29] SUEYOSHI E, SAKAMOTO I, UETANI M. MRI of Takayasu's arteritis: typical appearances and complications [J]. AJR Am J Roentgenol, 2006, 187 (6): W569-W575.

[30] LIU M, LIU W, LI H, et al. Evaluation of takayasu arteritis with delayed contrast-enhanced MR imaging by a free-breathing 3D IR turbo FLASH [J]. Medicine (Baltimore), 2017, 96 (51): e9284.

[31] KUROIWA Y, TAI H, YAMASHITA A, et al. High Signal intensity in arterial walls on diffusion-weighted magnetic resonance imaging in the active phase of Takayasu arteritis [J]. Circ J, 2017, 81 (11): 1747-1748.

[32] EINSPIELER I, HENNINGER M, MERGEN V, et al. Three-dimensional fat-saturated T1-weighted Cartesian volumetric interpolated breath-hold examination (VIBE) for the diagnosis of aortitis in patients with suspected large vessel vasculitis: a comparative study with (18) F-FDG PET applying fully integrated PET/MRI [J]. Clin Radiol, 2019, 74 (9): 731. e11-731. e19.

[33] KOBAYASHI Y, ISHII K, ODA K, et al. Aortic wall inflammation due to Takayasu arteritis imaged with 18F-FDG PET coregistered with enhanced CT [J]. J Nucl Med, 2005, 46 (6): 917-922.

[34] EINSPIELER I, THüRMEL K, PYKA T, et al. Imaging large vessel vasculitis with fully integrated PET/MRI: a pilot study [J]. Eur J Nucl Med Mol Imaging, 2015, 42 (7): 1012-1024.

[35] LAURENT C, RICARD L, FAIN O, et al. PET/MRI in large-vessel vasculitis: clinical value for diagnosis and assessment of disease activity [J]. Sci Rep, 2019, 9 (1): 12388.

[36] YOUNGSTEIN T, TOMBETTI E, MUKHERJEE J, et al. FDG uptake by prosthetic arterial grafts in large vessel vasculitis is not specific for active disease [J]. JACC Cardiovasc Imaging, 2017, 10 (9): 1042-1052.

[37] FURUTA S, COUSINS C, CHAUDHRY A, et al. Clinical features and radiological findings in large vessel vasculitis: are Takayasu arteritis and giant cell arteritis 2 different diseases or a single entity? [J]. J Rheumatol, 2015, 42 (2): 300-308.

[38] TAKAYASU M. A case with peculiar changes of the retinal central vessels [J]. Acta of the Opthalmic Society of Japan, 1908, 12: 554-555.

[39] 黄宛，刘力生. 大动脉炎 [M] //刘力生. 高血压. 北京：人民卫生出版社，2001.

[40] JOHNSTON S L, LOCK R J, GOMPELS M M. Takayasu arteritis: a review [J]. J Clin Pathol, 2002, 55 (7): 481-486.

[41] ZHENG D, FAN D, LIU L. Takayasu arteritis in China: a report of 530 cases [J]. Heart Vessels Suppl, 1992, 7: 32-36.

[42] HOFFMAN G S, AHMED A E. Surrogate markers of disease activity in patients with Takayasu arteritis. A preliminary report

from The International Network for the Study of the Systemic Vasculitides (INSSYS) [J]. Int J Cardiol, 1998, 66 Suppl 1: S191-194; discussion S195.

[43] PARK M C, LEE S W, PARK Y B, et al. Serum cytokine profiles and their correlations with disease activity in Takayasu's arteritis [J]. Rheumatology (Oxford), 2006, 45 (5): 545-548.

[44] ANDREWS J, MASON J C. Takayasu's arteritis—recent advances in imaging offer promise [J]. Rheumatology (Oxford), 2007, 46 (1): 6-15.

[45] YANG L, ZHANG H, JIANG X, et al. Clinical manifestations and longterm outcome for patients with Takayasu arteritis in China [J]. J Rheumatol, 2014, 41 (12): 2439-2446.

[46] ALIBAZ-ONER F, AYDIN S Z, AKAR S, et al. Assessment of patients with Takayasu arteritis in routine practice with Indian Takayasu clinical activity score [J]. J Rheumatol, 2015, 42 (8): 1443-1447.

[47] 中华医学会风湿病学分会. 大动脉炎诊断及治疗指南 [J]. 中华风湿病学杂志, 2011, 15 (2): 119-120.

[48] 中国医疗保健国际交流促进会血管疾病高血压分会专家共识起草组. 肾动脉狭窄的诊断和处理中国专家共识 [J]. 中国循环杂志, 2017, 32 (9): 835-844.

[49] QI Y, YANG L, ZHANG H, et al. The presentation and management of hypertension in a large cohort of Takayasu arteritis [J]. Clin Rheumatol, 2018, 37 (10): 2781-2788.

[50] EVANS K L, TUTTLE K R, FOLT D A, et al. Use of renin-angiotensin inhibitors in people with renal artery stenosis [J]. Clin J Am Soc Nephrol, 2014, 9 (7): 1199-1206.

[51] CHE W, XIONG H, JIANG X, et al. Stenting for middle aortic syndrome caused by Takayasu arteritis-immediate and long-term outcomes [J]. Catheter Cardiovasc Interv, 2018, 91 (S1): 623-631.

[52] DONG H, JIANG X, PENG M, et al. Percutaneous transluminal angioplasty for symptomatic pulmonary stenosis in Takayasu arteritis [J]. J Rheumatol, 2014, 41 (9): 1856-1862.

[53] PENG M, JI W, JIANG X, et al. Selective stent placement versus balloon angioplasty for renovascular hypertension caused by Takayasu arteritis: Two-year results [J]. Int J Cardiol, 2016, 205: 117-123.

[54] DONG H, CHE W, JIANG X, et al. An unrecognised presentation of Takayasu arteritis: superficial femoral artery involvement [J]. Clin Exp Rheumatol, 2017, 35 Suppl 103 (1): 83-87.

[55] 刘永民, 孙立忠, 胡盛寿, 等. 大动脉炎外科治疗的经验和新进展(附236例报告)[J]. 中国医刊, 2004, 39 (8): 27-29.

[56] SUN T, ZHANG H, MA W, et al. Coronary artery involvement in Takayasu arteritis in 45 Chinese patients [J]. J Rheumatol, 2013, 40 (4): 493-497.

[57] SAADOUN D, LAMBERT M, MIRAULT T, et al. Retrospective analysis of surgery versus endovascular intervention in Takayasu arteritis: a multicenter experience [J]. Circulation, 2012, 125 (6): 813-819.

[58] HELLMICH B, AGUEDA A, MONTI S, et al. 2018 Update of the EULAR recommendations for the management of large vessel vasculitis [J]. Ann Rheum Dis, 2020, 79 (1): 19-30.

[59] ISHIKAWA K, MAETANI S. Long-term outcome for 120 Japanese patients with Takayasu's disease. Clinical and statistical analyses of related prognostic factors [J]. Circulation, 1994, 90 (4): 1855-1860.

第七章
中医中药与高血压

第一节
中医药学对高血压的认识

一、概述

高血压是现代医学的病名，中医学虽无此病名的记载，但根据其临床表现，可归属于中医“眩晕”“头痛”等病证的范畴。国家标准《中医临床诊疗术语》将其称为风眩，指因肝肾阳亢阴虚，风阳上扰，气血逆乱所致，以眩晕、头痛、血压增高、脉弦等为主要表现的眩晕类疾病。

从病名概念和症状表现上讲，眩即眼花，晕是头晕，两者常同时并见，故统称为“眩晕”。其轻者闭目可止，重者如坐车船，旋转不定，不能站立，或伴恶心、呕吐、汗出等症状，严重者可突然昏扑，金元名医朱丹溪所言“眩晕乃中风之渐”，即此之谓。中医对高血压转归的认识，散见于“中风”“偏枯”等病候中。本病多见于中老年人，亦可发于青年人。

高血压所致的眩晕病证，历代医籍记载颇多。早在《黄帝内经》时期，对其脏腑、病性归属方面均有记述，如《素问·至真要大论》认为：“诸风掉眩，皆属于肝”，指出眩晕与肝脏关系密切，为后世从肝论治高血压奠定了基础。《灵枢·卫气篇》指出“上虚则眩”，《灵枢·口问篇》之“上气不足”，《灵枢·海论篇》之“髓海不足”，而致眩晕者，均属于因虚致眩，为后世从阴虚论治高血压提供了传统依据。汉代张仲景认为痰饮是眩晕发病的重要原因之一，如《金匮要略·痰饮咳嗽病脉证并治第十二》云：“心下有支饮，其人苦冒眩，泽泻汤主之”，书中所附名方泽泻汤、小半夏加茯苓汤等，至今仍为临床防治高血压所常用。宋代严用和于《重订严氏济生方·眩晕门》中指出：“所谓眩晕者，眼花屋转，起则眩倒是也，由此观之，六淫外感，七情内伤，皆能导致”，第一次提出六淫、七情致眩说。元代朱丹溪提出痰火致眩学说，认为：“无痰不作眩，痰因火动”“头眩，痰夹气虚并火，治痰为先，挟补气药及降火药。”明代张景岳在《内经》“上虚致眩”的理论基础上，依据阴阳互根原理提出下虚致眩，如《景岳全书·眩晕》中：“头眩虽属上虚，然不能无涉于下”，并以为“虚者居其八九，而兼火兼痰者，不过十中一二耳。”徐春甫《古今医统大全·眩晕宜审三虚》认为：“肥人眩运，气虚有痰；瘦人眩运，血虚有火；伤寒吐下后，必是阳虚。”龚廷贤《寿世保元》中记载眩晕有半夏白术汤证（痰涎致眩）、补中益气汤证（虚火致眩）、清离滋饮汤证（虚火致眩）、十全大补汤证（气血两虚致眩），至今仍值得临床辨证治疗借鉴。清代李中梓、王清任、唐容川都曾论及血瘀可致眩晕，名方通窍活血汤等临床确有疗效。

当代中医学对高血压的认识是辨病和辨证相结合的中西合参认识法。近年来，中医药在传统中医思维模式的指导下，发挥其整体调节、辨证论治、治未病特点，在治疗高血压前期、肥胖型高血压、难治性高血压、防治高血压靶器官损害等方面积累了大量经验。在治疗1～2级高血压及部分3级高血压方面优势显著，不仅能改善症状，提高生活质量，还能稳定血压，平稳降压，缓和降压，改善危险因素，保护靶器官，使部分患者达到减药甚至停药的目的。目前，中国高血压患者人数众多，且仍有不断增多趋势，应当充分认识高血压临床防治中存在的问题，发挥中医药的优势，采用中西医相结合互参的方式，优势互补，进而建立高血压综合防治体系。

二、高血压的中医病因病机

中医认为，高血压与情志失调、饮食不节、久病过劳、年迈体虚及体质偏盛偏衰等因素有关。本病病位与肝、脾、肾三脏关系密切。其病机主要与肝阳上亢、痰饮内停、肾阴亏虚等火证、饮证、虚证相关，三者常常合并存在，交互为病。具体如下。

（一）肝阳上亢

素体阳盛，肝阳上亢，发为眩晕；或因长期忧郁恼怒，气郁化火，使肝阴暗耗，风阳升动，上扰清空，发为眩晕；或肾阴素亏，肝失所养，以致肝阴不足，肝阳上亢，发为眩晕。

（二）痰饮内停

嗜酒肥甘，饥饱劳倦，伤于脾胃，健运失司，以致水谷不化精微，聚湿生痰，痰湿中阻，清阳不升，浊阴不降，引起眩晕。

（三）肾阴亏虚

肾为先天之本，藏精生髓，若先天不足，肾阴不充，水不涵木，或年老肾亏，或久病伤肾，或房劳过度，导致肾精亏耗，不能生髓，而脑为髓之海，髓海不足，上下俱虚，发为眩晕。

对于高血压病机的认识，历代医家及现代学者大多强调“诸风掉眩，皆属于肝”，倡导从肝风、肝阳论治。然而，由于高血压具有病机复杂、缠绵难愈、终身服药等特点，特别是由于现今临床对高血压的早期诊断及降压西药的早期干预，改变了疾病病程、病机和证型。因此，对本病病机特征的认识切莫先入为主而囿于阴虚阳亢，要根据患者的具体情况具体分析辨证治疗。

三、高血压的中医辨证论治

（一）治疗思路及原则

1．治疗思路 高血压治疗的目标是有效地使血压降至血压控制目标值，以及防止靶器官损害，最大限度地减少或延迟心脑血管及肾脏并发症，降低病死率和病残率。目前，高血压的治疗药物相当多，只要正确选择、正规治疗，就有可能有效控制血压。对于轻度高血压患者，可以考虑用中医药治疗，对于中度和重度高血压患者应侧重以西药治疗为主，可以考虑配以中药治疗，尤其是单纯西药治疗血压控制不理想的患者，需要加用中药配合治疗。在使用西药的同时使用中药，一方面可以更好地控制血压，另一方面还能有效地预防靶器官损害，改善临床症状，提高生活质量。

2．治疗原则 眩晕是高血压常见的症状，治疗原则当补虚泻实，调节阴阳。虚者当滋养肝肾，补益气血，填精生髓。实证当平肝潜阳，清肝泻火，熄风化痰，通阳化饮，活血化瘀。辨证属于本虚标实，虚实夹杂者，当标本同治，邪正两顾。

（二）中医辨证论治

1．辨证要点

（1）辨脏腑定位：眩晕发病与肝脾肾功能失调相关。肝阳上亢者，其眩晕常兼见头胀痛、面潮红等症。脾胃气虚，或气血不足者，眩晕常兼有纳呆、乏力、面色无华或萎黄等症。脾失健运，痰湿中阻者，眩晕兼见纳呆、呕恶、头重、耳鸣等。肾精不足者，常兼见腰酸腿软、耳鸣如蝉等。

（2）辨标本虚实：眩晕以肝肾阴虚、气血不足为本，风、火、痰、瘀为标。一般新病多实，久病多虚；体壮者多实，体弱者多虚；呕恶、面赤、头胀痛者多实，体倦乏力、耳鸣如蝉者多虚；面白而肥为气虚多痰，面黑而瘦为血虚有火；病久常虚中夹实，虚实夹杂。

（3）辨体质：厥阴肝旺体质，多性急易怒，控制情绪能力差。少阳气郁体质，性喜抑郁，爱生闷气。太阴脾虚体质，食欲差，体力差，有腹泻倾向。少阴肾虚体质，有阴虚、阳虚之别。少阴阴虚体质，形体瘦长，烦热，有失眠倾向；少阴阳虚，或阴阳两虚，多腰膝酸冷，神疲多睡。

2．分证论治

（1）肝阳上亢证

临床表现：眩晕耳鸣，头痛，头胀，劳累及情绪激动后加重，颜面潮红，甚则面红如醉，脑中烘热，肢麻震颤，目赤，口苦，失眠多梦，急躁易怒，舌红，苔薄黄，脉弦数或弦长。

治法：平肝潜阳，补益肝肾。

方药：天麻钩藤饮（《杂病证治新义》）。

药物组成：天麻9g、钩藤（后下）12g、生石决明（先煎）18g、山栀9g、黄芩9g、川牛膝12g、杜仲9g、益母草9g、桑寄生9g、夜交藤9g、茯神9g。

因天麻钩藤饮中夜交藤有肝毒性，建议小剂量运用。其他平肝潜阳、清肝泻火方剂还包括镇肝息风汤、建瓴汤、龙胆泻肝汤。

若少阳郁热，表现为头晕目眩，咽干口苦，心烦失眠，恶心欲吐，胸胁苦满，舌边多浊沫，脉细弦者，可用小柴胡汤加味。若肝胃郁热，证见口气重，大腹便便，腹胀，腹痛，便秘，大便气味重，舌红边多浊沫，苔黄厚，脉弦实有力，可用大柴胡汤或柴胡加龙骨牡蛎汤加减。若证见头晕，头胀，口干，项强，心悸，失眠，大便稀，或大便黏，舌红，苔薄干，脉数，方选葛根芩连汤加减。若证见口干，口渴欲冷饮，消谷善饥，宜加生石膏。值得注意的是，内生火热，多易耗伤阴液，因此需要根据具体情况在方中加用养阴生津之药。

（2）痰饮内停证

临床表现：眩晕，头重，头昏沉，头不清爽，如有物裹，头痛，视物旋转，容易胸闷心悸，胃脘痞闷，恶心呕吐，食少，多寐，全身酸软无力，下肢轻度水肿，按之凹陷，小便不利，大便或溏或秘，舌淡，苔白腻，脉濡滑。

治法：化痰息风，健脾祛湿。

方药：半夏白术天麻汤（《医学心悟》）。

药物组成：黄柏6g、干姜9g、天麻15g、苍术15g、白茯苓15g、黄芪15g、泽泻15g、人参1.5g、白术12g、炒神曲12g、半夏15g、大麦15g、橘皮15g。

岳美中先生认为，本方不仅治太阴痰气上逆，更能双向调节人体功能，尤其对调整血压忽高忽低者有良效。不仅对肠胃虚弱头痛头倦之高血压有效，对发作性头痛及食后嗜睡之低血压也有效。

若水饮上冲清窍，轻者起则头眩，脉沉紧，方用茯苓桂枝白术甘草汤加减；重者头晕、冒眩，方用泽泻汤加减。若饮邪寒化上冲，证见干呕，吐涎沫，头痛，手足逆冷，烦躁欲死，当温肝散寒化饮，可选吴茱萸汤加减。若痰火上扰，表现为头晕头沉，心胸烦闷，失眠多梦，咽干口腻，舌红苔黄腻，脉滑数者，可用黄连温胆汤加减。若痰饮内停化热，兼有湿热下注，症见下肢酸软无力，口干口渴，白带黄稠，脚气，舌苔根部黄腻，方选四妙丸加减。

（3）肾阴亏虚证

临床表现：眩晕，视力减退，两目干涩，健忘，口干，耳鸣，神疲乏力，五心烦热，盗汗，失眠，腰膝酸软无力，遗精，舌质红，少苔，脉细数。

治法：滋补肝肾，养阴填精。

方药：六味地黄丸（《小儿药证直诀》）。

药物组成：熟地黄8g、酒萸肉4g、山药4g、牡丹皮3g、茯苓3g、泽泻3g。

肾虚是高血压现代病机的关键之一，补肾降压已成为临床降压新策略。在本方基础上加天麻15g、钩藤30g（后下），即天麻钩藤地黄汤；若患者腰酸腰痛明显，还可在本方基础上加杜仲15g、桑寄生30g以补肾益精，即杜仲寄生地黄汤，临床起效迅速。高血压肾病阶段及高血压病心脏并发症阶段，常会出现阴阳两虚，或阳虚水泛证，当温肾助阳，化气利水，方选金匮肾气丸加减。

（4）瘀血阻窍证

临床表现：头痛，痛如针刺，痛处固定，口干，唇色紫暗，舌质紫暗，有瘀点，舌下脉络曲张，脉涩。

治法：去瘀生新，活血通窍。

方药：血府逐瘀汤（《医林改错》）。

药物组成：桃仁12g、红花9g、当归9g、生地黄9g、牛膝9g，川芎4.5g、桔梗4.5g、柴胡3g、赤芍6g、枳壳6g、甘草6g。

若为气虚血瘀，症见神疲乏力，少气自汗者，可加用黄芪、党参、三七粉（冲服）等，以益气行血。若为阳虚血瘀，症见畏寒肢冷，感寒加重，可加附子、桂枝温经活血。若为阴虚血瘀，兼见咽干口渴，肌肤甲错者，则可加生地、知母、黄柏、天花粉等养阴增液。

（付长庚　龙霖梓　黄　明）

第二节 具有降压作用的单味中药

一、葛根

本品为豆科植物野葛［Pueraria lobato (Willd) Ohwi］的干燥根，习称野葛。秋、冬两季采挖，趁鲜切成厚片或小块，干燥。

1．传统认识

【性状】本品呈纵切的长方形厚片或小方块，长5～35cm，厚0.5～1.0cm。外皮淡棕色至棕色，有纵皱纹，粗糙。切面黄白色至淡黄棕色，有的纹理明显。质韧，纤维性强。气微，味微甜。

【性味与归经】甘、辛，凉；归脾、胃经。

【功能与主治】解肌退热，生津，升阳。用于外感发热头痛、项背强痛，口渴，消渴，高血压颈项强痛。

《神农本草经》载："味甘平。主消渴，身大热，呕吐，诸痹，起阴气，解诸毒。"

《新修本草》载："疗伤寒中风头痛，解肌发表出汗，开腠理，疗金疮，镇痛，胁风痛。"

2．主要成分　葛根含异黄酮成分葛根素、葛根素木糖苷、大豆黄酮、大豆黄酮苷及β-谷甾醇、花生酸等，又含大量淀粉（新鲜葛根中含量为19%～20%）。

3．药理研究进展

（1）降压疗效：葛根浸膏片（如愈风宁心片等）具有解痉镇痛，增强脑及冠状动脉血流量的功效，可用于高血压头晕、头痛、颈项疼痛，冠心病，心绞痛，神经性头痛，早期突发性聋。葛根总黄酮对高血压引起的头痛、头晕、项强和耳鸣等症状有明显的疗效，尤以缓解头痛项强为显著。葛根素能扩张血管、降低血压、改善微循环，不仅改善人体的正常脑微循环，而且对微循环障碍也有明显的改善作用，主要表现为局部微血管血流增加。

（2）作用机制：临床研究证实葛根素有降压及减慢心率的作用，能抑制肾素-血管紧张素系统活化，降低血浆儿茶酚胺含量，降低血管内皮素、血栓素水平，并能使前列腺素的含量明显增高。

葛根素对正常和高血压动物都有一定的降压作用。其降压效应与抑制肾素-血管紧张素系统和降低儿茶酚胺含量有关；还含有升高血压的物质，对高血压似有双向调节作用。

葛根素降压机制主要与eNOS激活和增加NO产生有关，并能调控eNOS/cGMP信号通路。eNOS/NO/cGMP通路在高血压等多种心血管疾病的发生发展中发挥重要作用，葛根素诱导NO产生的机制可能与降低血管紧张素Ⅱ和血管紧张素ⅡAT1水平和提高eNOS活性有关。葛根素可能通过降低Cav1的水平，促进eNOS与Cav1的解偶联，提高eNOS的活性，从而促进NO的形成，达到降压的目的。

使用葛根素治疗高血压患者，结果显示降压疗效及改善症状都优于西药对照组。葛根素能够使明显增高的内皮素水平较快恢复正常，明显提高6酮前列腺素1α水平，降低血栓素B2的水平。临床观察发现葛根素高、中剂量均能明显降低胰岛素抵抗高血压模型大鼠的血压和血浆血管紧张素Ⅱ的水平，认为葛根素对胰岛素抵抗高血压模型大鼠具有降低血压的作用，其降压机制可能与其影响肾素-血管紧张素-醛固酮系统有关。

葛根素对肾上腺素激活腺苷酸环化酶的作用能产生抑制效果，使肾上腺素引起的血压上升作用得到抵消或减弱。在高血压治疗中，葛根素的降压原理与β受体阻滞剂类似，可通过降低血浆内皮素水平，达到降压效果。此外，葛根素还具有扩张冠状动脉的作用，使冠状动脉血流量增加，减少心肌耗氧量；对β受体产生的降压作用进行阻断；加速一氧化氮及环磷酸腺苷产生的内皮依赖性或非内皮依赖性血管舒张作用；抑制纤溶系统活性，促进抗凝物质释放，对血管内皮功具有保护作用，并能够调节血管活性物质的释放。

二、车前子

本品为车前科植物车前（Plantago asiatica L），或平车前（Plantago depressa Willd）的干燥成熟种子。夏、秋两季种子成熟时采收果穗，晒干，搓出种子，除去杂质。

1. 传统认识

【性状】本品呈椭圆形、不规则长圆形或三角状长圆形略扁，长约2mm，宽约1mm。表面黄棕色至黑褐色，有细皱纹，一面有灰白色凹点状种脐。质硬。气微，味淡。归肝、肾、肺、小肠经。具清热利尿，渗湿通淋，明目，祛痰作用。用于水肿胀满，热淋涩痛，暑湿泄泻，目赤肿痛，痰热咳嗽。

【性味与归经】甘，微寒；归肝、肾、肺、小肠经。

【功能与主治】清热利尿，渗湿通淋，明目，祛痰。用于水肿胀满，热淋涩痛，暑湿泄泻，目赤肿痛，痰热咳嗽。

《神农本草经》载："主气癃、镇痛，利水道小便，除湿痹。"

《新修本草》载："男子伤中，女子淋沥，不欲食，养肺，强阴，益精，令人有子，明目疗赤痛。久服轻身耐老。叶及根，味甘、寒。主金疮，止血，衄鼻，瘀血，血瘕，下血，小便赤，止烦下气，除小虫。"

2. 主要成分 车前子种子含多量黏液、车前子酸、车前子苷、车前烯醇酸、琥珀酸、腺嘌呤、胆碱、梓醇、蛋白质及各种脂肪酸（棕榈酸、硬脂酸、花生酸、油酸、亚油酸、亚麻酸等，黏液中含酸性黏多糖车前聚糖，尚含维生素A、维生素B_1。

3. 药理研究进展

（1）降压疗效：车前子总苷给药6周能够有效降低SHR的收缩压和舒张压，同时降低SHR左心室指数及左心室壁厚度，改善SHR胸主动脉纤维化及左心室间质和血管周围纤维化程度。高血压者兼有目昏、目赤、尿黄、尿少者，在其他药物治疗效果不显著时，可选用车前子，其效果会更好，主要是通过利尿，排泄钠、钾而起到降压功效；同时，车前子含有的车前素能兴奋副交感神经，阻抑交感神经，由此使末梢血管扩张，导致血压下降。

（2）作用机制：研究发现车前子总苷具有明显降压效果，对SHR靶器官血管和心脏肥厚及纤维化有明显抑制和逆转的作用。车前子总苷主要通过抑制血管紧张素转换酶活性，减少Ang Ⅱ的合成，升高Ang1-7的含量，进而发挥降血压作用，同时减少Ang Ⅱ在胸主动脉、心脏和肾脏中的表达，表明其抑制血管紧张素酶的作用。

车前子对SHR血压有良好的降低作用，其对SHR肾素–血管紧张素–醛固酮系统（RAAS）、ET-1，eNOS的紊乱的改善、对血管舒张和收缩功能障碍的修复作用可能是降低血压的重要途径。车前子能够明显抑制肾上腺素诱导的胸主动脉收缩明，促进乙酰胆碱诱导的胸主动脉舒张。同时，车前子对于高血压大鼠的血管舒缩功能具有改善作用，可能是车前子降血压作用的重要途径之一。经车前子治疗后，高血压模型大鼠中ET-1和eNOS的水平显著降低，表明调节内皮细胞功能亦是车前子降血压的重要途径之一。

车前子降压的主要化合物可能是高车前苷、海波拉亭、槲皮素等。目前研究揭示，高车前苷可以通过抗氧化应激实现对血管内皮细胞的保护作用，达到保护血管的效果。槲皮素作为黄酮类化合物的代表，能够抑制L型钙通道，增强血管平滑肌舒张，减轻动物和人类高血压的严重程度。

三、川牛膝

本品为苋科植物牛膝（Achyranthes bidentata

Blume）的干燥根。冬季茎叶枯萎时采挖，除去须根及泥沙，捆成小把，晒至干皱后，将顶端切齐，晒干。

1. 传统认识

【性状】本品呈近圆柱形，微扭曲，向下略细或有少数分枝，长30～60cm，直径0.5～3cm。表面黄棕色或灰褐色，具纵皱纹、支根痕和多数横长的皮孔样突起。质韧，不易折断，断面浅黄色或棕黄色，维管束点状，排列成数轮同心环。气微，味甜。

【性味与归经】苦、酸，平；归肝、肾经。

【功能与主治】补肝肾，强筋骨，逐瘀通经，引血下行。用于腰膝酸痛，筋骨无力，经闭癥瘕，肝阳眩晕。

《神农本草经》："主寒湿痿痹，四肢拘挛，膝痛不可屈伸，逐血气，伤热火烂，堕胎。久服轻身耐老。"

《新修本草》："疗伤中少气，男子阴消，老人失溺，补中续绝，填骨髓，除脑中痛及腰脊痛，妇人月水不通，血结，益精，利阴气，止发白。"

2. 主要成分 含有多种皂普类成分、甾酮类化合物、黄酮类和糖类。

3. 药理研究进展

（1）降压疗效：用川牛膝（50g）配牡丹皮（30g）治疗顽固性高血压持续不降者，疗效满意，对一般高血压患者（收缩压150mmHg左右）降压作用并不明显，而对血压急骤增高者收效尤捷，川牛膝可用至60g。重用川牛膝治疗肝气上逆型高血压病，降压取得满意疗效。重用川牛膝活血化瘀、引血下行为君药，佐以平肝潜阳、活血化瘀之品，对肝阳上亢证的轻中度高血压患者具有良好疗效。

（2）作用机制：临床实验证实，中药川牛膝有一定降压作用，对高血压靶器官有一定保护作用。而动物实验表明，牛膝提取物有明确的降压和靶器官保护作用。

牛膝煎剂对麻醉猫和犬等均有短暂的降压作用，血压下降时伴有呼吸兴奋，降压作用亦无快速耐受现象，推测其作用机制可能与组胺的释放，心脏抑制及扩张外周血管有关。川牛膝水煎液在降低自发性高血压大鼠（SHR）血压的同时，可以不同程度地减轻左心室肥大，改善心肌重构。

研究发现，川牛膝提取物能明显降低SHR血压，与空白对照组比较有显著性差异，能降低SHR心肌血管紧张素转换酶（ACE）活性，影响心肌细胞直径，认为其降压机制可能是抑制血管紧张素转换酶，阻断血管紧张素Ⅱ生成，从而导致血管的扩张，引起血压下降。

有研究表明川牛膝提取物在高、中、低等不同剂量时，同相关的空白组，进行对照研究，发现其都具有较好的降压效果。随着川牛膝提取物剂量的升高可明显降低肾脏转移生长因子（TGF-β1）蛋白表达，且川牛膝高剂量组的作用与依那普利组比较无显著性差异，推测川牛膝提取物通过减少肾组织纤维化，可降低TGF-β1对肾小球细胞的刺激，减少肾素释放，减少血管紧张素Ⅱ生成，从而使血管舒张，血压下降。

四、牡丹皮

本品为毛莨科植物牡丹（Paeonia suffruticosa Andr）的干燥根皮。秋季采挖根部，除去细根和泥沙，剥取根皮，晒干；或刮去粗皮，除去木心，晒干。前者习称"连丹皮"，后者习称"刮丹皮"。

1. 传统认识

【性状】牡丹皮呈筒状或半筒状，有纵剖开的裂缝，略向内卷曲或张开，长5～20cm，直径0.5～1.2cm，厚0.1～0.4cm。外表面灰褐色或黄褐色，有多数横长皮孔样突起和细根痕，栓皮脱落处粉红色；内表面淡灰黄色或浅棕色，有明显的细纵纹，常见发亮的结晶。质硬而脆，易折断，断面较平坦，淡粉红色，粉性。气芳香，味微苦而涩。

刮丹皮外表面有刮刀削痕，外表面红棕色或淡灰黄色，有时可见灰褐色斑点状残存外皮。

【性味与归经】苦、辛，微寒。归心、肝、肾经。

【功能与主治】清热凉血，活血化瘀。用于热入营血，温毒发斑，吐血衄血，夜热早凉，无汗骨蒸，经闭痛经，跌扑伤痛，痈肿疮毒。

2. 化学成分 根含牡丹酚、牡丹酚苷、牡丹酚原苷、芍药苷。尚含挥发油0.15%～0.40%及植物甾醇等。

3. 药理研究进展

（1）降压疗效：丹皮煎剂，去牡丹酚后的煎剂或牡丹酚静脉注射，对麻醉犬和大鼠均有降压作用。原发和肾型高血压犬，用牡丹皮煎剂灌胃，血压明显下降。肾型高血压犬，用去牡丹酚后的煎剂灌胃，血压下降。用牡丹酚给肾型高血压犬和大鼠静脉注射也出现一定的降压效果。

（2）作用机制：丹皮酚内皮依赖性地诱导SHR大鼠离体胸主动脉环舒张，具有舒血管作用，提示丹皮酚通过诱导血管舒张，起到降低动脉血压的作用。丹皮酚的这种降压机制相对安全，降压作用较显著，且局部产生的NO还可能产生多种对心血管有益的作用。

口服丹皮酚可以有效降低自发性高血压大鼠的平均动脉血压，并维持在相对正常水平，此降压作用可能与丹皮酚通过cAMP/PKA途径激活血管内皮细胞内皮型一氧化氮合酶表达，提高血管局部一氧化氮水平，舒张血管，降低外周阻力有关。

丹皮酚诱导的血管舒张是内皮依赖性的，这一作用与其激活局部组织eNOS蛋白的表达水平，促进NO释放有关。这一结果提示丹皮酚可能通过提高局部NO水平，完善受损的内皮功能。

目前认为丹皮酚可通过舒张血管，降低外周阻力起到降低动脉血压的作用。丹皮酚非选择性的抑制PGF2α、血管加压素、多巴胺、5-羟色胺、血管紧张素Ⅱ、去氧肾上腺素诱导的大鼠胸主动脉环收缩，由此可以推测丹皮酚是通过第二信号途径抑制血管收缩的。

五、地黄

本品为玄参科植物地黄（Rehmannia glu-tinosa Libosch）的新鲜或干燥块根。秋季采挖，除去芦头、须根及泥沙，鲜用；或将地黄缓缓烘焙至约八成干。前者习称“鲜地黄”，后者习称“生地黄”。

1. 传统认识

【性状】鲜地黄呈纺锤形或条状，长8～24cm，直径2～9cm。外皮薄，表面浅红黄色，具有弯曲的纵皱纹、芽痕、横长皮孔样突起及不规则瘢痕。肉质，易断，断面皮部淡黄白色，可见橘红色油点，木部黄白色，导管呈放射状排列。气微，味微甜、微苦。生地黄多呈不规则的团块状或长圆形，中间膨大，两端稍细，有的细小，长条状，稍扁而扭曲，长6～12cm，直径2～6cm。表面棕黑色或棕灰色，极皱缩，具不规则的横曲纹。体重，质较软而韧，不易折断，断面棕黄色至黑色或乌黑色，有光泽，具黏性。气微，味微甜。

【性味与归经】鲜地黄：甘、苦，寒。生地黄：甘，寒。归心、肝、肾经。

【功能与主治】鲜地黄：清热生津，凉血，止血。用于热病伤阴，舌绛烦渴，发斑发疹，吐血，衄血，咽喉肿痛。生地黄：清热凉血，养阴，生津。用于热病舌绛烦渴，阴虚内热，骨蒸劳热，内热消渴，吐血，衄血，发斑发疹。

2. 化学成分 主要包括环烯醚萜类、紫罗兰酮类、苯乙醇苷类、三萜类、黄酮类及糖类等。

3. 药理研究进展

（1）降压疗效：熟地黄可以使收缩压和舒张压降低，同时能改善左心室高压、心肌劳损、心肌供血不足，缓解因血压升高引起的头晕、头痛、失眠、手足麻木等临床症状。高血压伴有血虚萎黄、肝肾阴虚、腰膝酸软、眩晕耳鸣、盗汗遗精等气血虚者可以选用。

对高血压在常规西药控制的基础上，加以天麻钩藤饮合杞菊地黄丸，临床效果更加显著，对于控制血压更加明显，且中药副作用小，安全可靠。

（2）作用机制：地黄苦苷元具有明显的舒张血管的作用，且其诱导的舒血管的作用呈现内皮依赖性。地黄苦苷元通过PI3K/Akt信号通路，激活局部组织eNOS的表达，从而促进NO的释放而产生舒血管作用。地黄苦苷元的降压作用可能是通过PI3K/Akt/eNOS/NO信号通路提高局部组织中NO的水平，从而产生多种心血管保护作用。

熟地黄不仅可以降低患者血压，还可以改善高血压引起的相关症状，其降压机制与利尿、减慢心率、减少心输出量有关。

地黄饮子能显著改善SHR肠系膜上动脉内皮功能，表现为较好的抗高血压作用，该作用可能与抑制IL-1、IL-6、TNF-α和iNOS表达，改善血管微环境的炎症反应状态有关。

六、杜仲

本品为杜仲科植物杜仲（Eucommia ulmoides Oliv.）的干燥树皮。4～6月剥取，刮去粗皮，堆置“发汗”至内皮呈紫褐色，晒干。

1. 传统认识

【性味与归经】甘，温。归肝、肾经。

【功能与主治】补肝肾，强筋骨，安胎。用于肾虚腰痛，筋骨无力，妊娠漏血，胎动不安，高血压。

《神农本草经》载：主腰脊痛，补中，益精气，坚筋骨，强志，除阴下痒湿，小便余沥。久服轻身耐老。

2. 化学成分 主要有杜仲胶、杜仲苷、松脂醇二葡萄糖苷、桃叶珊瑚苷、鞣质、黄酮类等化合物。树皮含杜仲胶6%～10%，根皮含10%～12%，为易溶于乙醇，难溶于水的硬性树胶。此外，还含糖苷0.142%、生物碱0.066%、果胶6.5%、脂肪2.9%、树脂1.76%、有机酸0.25%、酮糖（水解前2.15%、水解后3.5%）、维生素C 20.7%、醛糖、绿原酸。

种子所含脂肪油的脂肪酸组成为亚麻酸67.38%、亚油酸9.97%、油酸15.81%、硬脂酸2.15%.棕榈酸4.68%。果实含胶量可达27%，易溶于乙醇、丙酮等有机溶剂。

3. 药理研究进展

（1）降压疗效：杜仲降压片联合氯沙坦钾氢氯噻嗪治疗高血压效果显著、安全性好，具有一定的临床推广应用价值。复方杜仲降压片具有较好的降压作用，且能明显改善临床症状，兼有降低TG、TC、ET、TXA和升高NO的作用，且无不良反应。

（2）作用机制：刺蒺藜–杜仲药对不仅能降低SHR的血压，而且对SHR左心室重构有明显逆转作用，并且刺蒺藜–杜仲药对能够显著降低心肌组织PI3K/PKC蛋白表达，这可能是SHR大鼠血压和全身状况改善的机制之一。

杜仲可以通过保护血管内皮细胞、拮抗钙离子通道、抑制肾素–血管紧张素–醛固酮系统等机制以降低血压。研究认为杜仲的降压成分主要为京尼平苷酸，可能是通过影响细胞内cAMP水平，降低心率及心肌收缩力而降低血压的。同时，有研究表明苯丙素类，黄酮类也具一定的降血压作用，前者可以诱导一氧化氮合酶，促使NO合成增加，同时抑制内皮素生成来降低血压，后者对动脉平滑肌细胞血管紧张素转换酶活性及血管紧张素生成有持久的抑制作用，杜仲主要是通过诱导血管内皮产生舒血管物质来达到降压的目的。

杜仲皮提取物有松弛血管内皮细胞的作用，降低毛细血管的外周阻力，可以预防和治疗高血压，还有研究表明杜仲皮提取物能够降低自发性高血压大鼠心脏收缩压，具有降压效果。

另外研究表明，一天两次长期口服杜仲木质素提取物150～300mg/kg可以明显降低大鼠血浆肾素活性和血管紧张素Ⅱ水平，这说明杜仲木质素有效部位具有降血压作用，这种降压机制可能与调节NO和肾素血管紧张素系统相关。杜仲提取物的木质素类可以缩小自发性高血压大鼠的平均动脉压和改善大鼠的血管重构，也具有降压作用。

七、钩藤

本品为茜草科植物钩藤［Uncaria rhynchophylla（Miq.）Miq.ex Havil］、大叶钩藤（Uncaria macrophylla Wall）、毛钩藤（Uncaria hirsuta Havil）、华钩藤［Uncaria sinensis（Oliv.）Havil］或无柄果钩藤（Uncaria sessilifructus Roxb）的干燥带钩茎枝。秋、冬两季采收，去叶，切段，晒干。

1. 传统认识

【性状】本品茎枝呈圆柱形或类方柱形，长2～3cm，直径0.2～0.5cm。表面红棕色至紫红色者，具有细纵纹，光滑无毛；黄绿色至灰褐色者有的可见白色点状皮孔，被黄褐色柔毛。多数枝节上对生两个向下弯曲的钩（不育花序梗），或仅一侧有钩，另一侧为突起的瘢痕；钩略扁或稍圆，先端细尖，基部较阔；钩基部的枝上可见叶柄脱落后的窝点状痕迹和环状的托叶痕。质坚韧，断面黄棕色，皮部纤维性，髓部黄白色或中空。气微，味淡。

【性味与归经】甘，凉。归肝、心包经。

【功能与主治】息风定惊，清热平肝。用于肝风内动，惊痫抽搐，高热惊厥，感冒夹惊，小儿惊啼，妊娠子痫，头痛眩晕。

2. 主要成分 带钩茎枝叶含钩藤碱、异钩藤碱、柯诺辛因碱、异柯诺辛因碱、柯楠因碱、二氢柯楠因碱、硬毛帽柱木碱、硬毛帽柱木因碱。

3. 药理研究进展

（1）降压疗效：天麻钩藤颗粒联合卡托普利片剂能够增强降压疗效，降低卡托普利的用药剂量，降低卡托普利的不良反应发生率，使血压更为稳定。天麻钩藤颗粒降压效果明显，特别是舒张压下降更优于收缩压。

（2）作用机制：钩藤提取物能够改善SHR大鼠动脉形态学损伤，这一作用可能与钩藤提取物降低血管壁Ang Ⅱ含量，抑制肾素-血管紧张素系统活性有关。研究表明，钩藤碱和异钩藤碱可抑制细胞钙内流、抑制神经传导、扩张小动脉、减慢心率、减少心输出量、抑制血管平滑肌增生等，且具有明显的剂量-效应关系。而钩藤总生物碱可以改善血管内皮形态、抑制内皮衰老、保护血管内皮。

钩藤碱能阻止钙离子通道，降低血管平滑肌细胞的钙离子浓度，能抑制Ang Ⅱ诱导的血管平滑肌细胞的增殖，还能降低血浆Ang Ⅱ、非对称二甲基精氨酸（ADMA）水平，升高血清一氧化氮（NO）和一氧化氮合酶（NOS）水平，具有保护血管内皮功能的作用。此外，钩藤碱和异钩藤碱对Ang Ⅱ诱导的血管平滑肌细胞钙超载有显著抑制作用。

异钩藤碱对高血压病肝阳上亢证大鼠产生干预效应的机制可能是通过调节血管内皮舒缩因子包括Ang Ⅱ、ET-1和NO的水平，抑制RAAS系统和交感神经系统活性，以及促进ACE-Ang1-7-mas-AKT信号通路中相关信号分子的表达，增强KK基因的表达，调节血管内皮舒缩因子的释放等途径实现的。异钩藤碱能够有效改善高血压肝阳上亢证大鼠心、脑、肾组织病理形态学变化，改善大鼠肾动脉和肠系膜动脉内膜形态结构，抑制TGFβ-1蛋白的表达，从而改善大鼠血管的重构。

八、防己

本品为防己科植物粉防己（Stephania tetrandra S.Moore）的干燥根。又名粉防己、汉防己。秋季采挖，洗净，除去粗皮，晒至半干，切段，个大者再纵切，干燥。以粉性足、纤维少者为佳。生用。

1. 传统认识

【性状】本品呈不规则圆柱形、半圆柱形或块状，多弯曲，长5～10cm，直径1～5cm。表面淡灰黄色，在弯曲处常有深陷横沟而成结节状的瘤块样。体重，质坚实，断面平坦，灰白色，富粉性，有排列较稀疏的放射状纹理。主产于浙江、江西、安徽、湖北。

【性味与归经】苦，寒。归膀胱、肺经。

【功能与主治】祛风镇痛，利水消肿。用于风湿痹痛，水肿脚气，小便不利，湿疹疮毒。此外，本品有降血压作用，可用于高血压。

2. 化学成分 主要含粉防己碱、防己诺林碱、轮环藤酚碱、氧防己碱、防己斯仁碱等。《中国药典》规定本品按干燥品计算，含粉防己碱

(C38H42N2O6) 和防己诺林碱 (C37H40N2O6) 的总量不得少于1.6%，饮片不得少于1.4%。除生物碱外，本品中还含有黄酮苷、酚类、有机酸、挥发油、糖类等。

3. 药理研究进展

(1) 降压疗效：防己作为常用中药，具有祛风湿、镇痛、利水消肿之功效，临床上常将其与其他中药配伍组方应用，代表方剂有防己茯苓汤、防己黄芪汤、己椒苈黄丸、宣痹汤、复方汉防己颗粒等。有临床试验证明防己黄芪汤加减治疗稳定型心绞痛，能减轻或消除临床症状，提高患者生存质量，改善心肌供血，降低心肌耗氧量，降低血脂，改善血液流变学，治疗后总有效率为83.3%，改善中医证候总有效率为83.4%，各项疗效观察指标均优于对照组。

用汉防己甲素治疗270例高血压住院患者总有效率为84.07%，且全部病例未见明显副作用。通过动物实验发现，粉防己碱能显著降低肾血管性高血压大鼠尾动脉收缩压，同时对大鼠血清具有较强的抗氧化能力，主要作用机制可能与增加NO释放和降低ET-1蛋白在血管中表达相关。另有研究证明，防己茯苓汤加味辅助治疗妊娠高血压患者，能够有效提高治疗效果，降低患者的血压和尿蛋白水平，减少妊娠不良结局和并发症的发生。

有研究者抽取中医辨证属高血压痰湿壅盛证患者94例，其中，46例口服苯磺酸氨氯地平作为对照组，48例口服防己黄芪胶囊加苯磺酸氨氯地平作为治疗组，疗程为2个月，治疗前期、中期、后期分别检测两组患者血清相关指标水平，结果显示，治疗后治疗组与对照组相关指标水平均高于治疗前，并推测防己黄芪胶囊通过上调高血压患者血清相关指标水平，从而对患者血压产生调节作用。又通过对辨证为高血压痰湿壅盛证患者的研究发现，防己黄芪胶囊可通过降低血浆内皮素水平参与降血压机制，并具有保护心脏的作用。另有研究者通过对59例高血压痰湿壅盛证患者的研究发现，防己黄芪胶囊可显著降低患者的收缩压、平均血压值及血尿酸水平，并改善患者的症状。

(2) 作用机制：防己的多种生物碱对多种动物均具有降低血压的作用。目前粉防己碱舒张血管的具体机制主要是对于电压依赖性钙离子通道中L型钙离子通道的阻断，还有部分是由于其对血管平滑肌细胞膜上α肾上腺素受体的拮抗作用。在缺少L型钙离子通道的细胞，粉防己碱可通过其他方式抑制钙离子进入。在心肌细胞，粉防己碱抑制了L型和T型钙离子通道。

麻醉犬急性实验表明，静脉注射粉防己碱引起降压的同时，伴有LVP和左心室压正负向变化最大速率（±dp/dt max）的降低。但LVP和±dp/dt max的恢复先于血压的恢复。表明对左心室收缩功能的抑制仅与初期降压效应部分相关。粉防己碱降低血压和外周阻力及减慢心率作用较持久，其对舒张压的降低作用大于对收缩压的影响，结果表明粉防己碱的降压效应主要通过扩张阻力血管所致。

另有实验采用离体兔主动脉环对吡那地尔及粉防己碱进行研究，结果表明粉防己碱对低浓度和高浓度氯化钾所致的血管收缩均有抑制作用，粉防己碱100μmol/L使甲氧胺的量效曲线非平行右移，其主要抑制细胞膜上电压依赖性钙通道而扩张血管，亦有极弱的α1受体阻断作用。

采用两肾一夹（2K1C）法建立大鼠肾血管性高血压病模型，术后2周，选择50只尾动脉血压升高超过130mmHg的大鼠按照随机数字表法分为3组，每组10只，分别为空白对照组、高血压模型组、粉防己碱高剂量治疗组、粉防己碱低剂量治疗组及氯沙坦组。对大鼠应用药物治疗后的第4、5、6周后进行评估，发现粉防己碱能够显著降低肾血管性高血压大鼠尾动脉收缩压，同时对大鼠的血清具有很强的抗氧化能力，主要的作用机制可能与其增加一氧化氮的释放及降低ET-1在血管中的表达相关。

汉防己甲素的降压原理是它对血管的直接扩张和拟M样作用，同时抑制了血管运动中枢及交感神经中枢所致，它能有效地降低动脉血管的血浆浓度，选择性地扩张动脉阻力血管，致使后负荷减低，心输出量增加，汉防己甲素降压时不伴明显的反射性心率加快，此与扩血管药肼屈嗪等不同；汉防己乙素亦有降压作用，性质与甲素同，但作用较甲素弱，易产生快速耐受性。在离体的小牛肺动脉内皮细胞实验模型中，荧光比例成像技术显示，汉防己甲素能够通过阻断由Ca^{2+}释放而激活的Ca^{2+}通道，从而有效地抑制细胞内Ca^{2+}浓度的升高，进而起到降血压的作用。临床及动物实验也证明汉防己甲素的血管舒张作用，高、低剂量时均能降低KCl或者去氧肾上腺素激发血管平滑肌收缩后引起的高血压，组织解剖学表明肥大的心脏细胞形态有所改善，血管增生的情况也被有效地抑制。

九、鬼针草

本品为菊科植物鬼针草的全草，又名鬼钗草、盲肠草等。始载于《本草拾遗》:“味苦，平，无毒。”“主蛇及蜘蛛咬，杵碎敷之，亦杵绞汁服。”《本草纲目》又记载有“涂蝎虿伤。夏、秋间采收地上部分，晒干”。

1. 传统认识

【性状】干燥全草，茎略呈方形，幼茎有短柔毛。叶质而脆，多皱缩、破碎，常脱落。茎顶常有扁平盘状花托，着生10余个呈针束状、有四棱的果实，有时带有头状花序。气微，味淡。全国大部分地区有分布。

【性味与归经】苦，平。归肝、肺、大肠经。

【功能与主治】清热解毒，活血散瘀。用于感冒发热、咽喉肿痛、肠痈及毒蛇咬伤等，也可用于跌扑损伤、腰痛及脑震荡等症。此外，本品还可用治脱力劳伤、体虚无力。

2. 化学成分 全草含生物碱、鞣质、皂苷、黄酮苷。茎叶含挥发油、鞣质、苦味质、胆碱等。果实含油27.3%。

3. 药理研究进展

(1) 降压疗效：在对高血压痰瘀互阻型的临床随机对照试验中，加用鬼针草实验组的治疗有效率为95%，显著高于对照组的69.2%，说明鬼针草在高血压痰瘀互阻型的治疗中具有很好的效果。韩旭从调和气血阴阳入手应用“二鬼汤”治疗老年性高血压，发挥了鬼针草活血化瘀之功效。利用鬼针草单味配方颗粒治疗56例高血压Ⅰ级、Ⅱ级患者中发现，单味配方鬼针草颗粒的有效率达到76.8%，具有很好的临床疗效。同时，鬼针草还能降低血浆胆固醇，提高血浆高密度脂蛋白。用鬼针草制成的悦年片治疗99例高血压患者的观察中，总有效人数89例，有效率高达89.5%。

(2) 作用机制：有研究采用L-NAME诱导的高血压大鼠模型，观察了鬼针草水提物的降压效果并探讨其可能的降压机制，结果显示：鬼针草水提物可降低正常大鼠和L-NAME诱导的高血压大鼠的血压，能降低NF-κB、TNF-α、胶原Ⅰ和胶原Ⅲ在大鼠心肌组织内表达水平，且能显著改善高血压大鼠的左心室心肌肥厚与心肌细胞间质纤维化效应，其降压机制可能与增加NO的生成和释放，减少内源性缩血管活性物质NE、AngⅡ和血管ET-1的释放有关。

通过对鬼针草化学成分的提取发现，鬼针草的主要化学成分有十余种，对高血压有降压作用的主要成分为黄酮类及脑苷脂类，具有软化血管、调节心血管系统的功能。研究中发现，L-NAME诱导的高血压大鼠的收缩压及舒张压均降低，治疗组和模型组相比较，鬼针草组的血清一氧化氮（NO）含量、总超氧化物歧化酶（T-SOD）含量、总抗氧化能力（T-AOC）含量均明显升高，血管内皮素1（ET-1）、肾素血管紧张素Ⅱ（AngⅡ）均降低，这说明鬼针草在治疗高血压方面具有类似β受体阻滞、ACEI类降压药作用的特点，可以减轻肾素血管紧张素Ⅱ的释放，达到舒张血管、增加血管的抗氧化能力的效果。

另有研究发现，Ca元素在鬼针草中占有重要比重，而Ca^{2+}在抑制平滑肌收缩、膜通透性及神经兴奋方面具有重要意义，这可能与鬼针草治疗高血压的机制密切相关，具体机制有待进一步探索。在研究中将鬼针草提取物分别作用于正常血压大鼠组、自发性高血压大鼠组及盐负荷血压大鼠组，发现均有不同程度的降压作用，降压幅度不一。鬼针草可以引起钠离子及钾离子排泄的减少，但主要作用机制还是通过舒张血管引起降压。还有研究发现，鬼针草可通过提高胰岛素敏感性发挥抗高血压作用。鬼针草在治疗高血压方面可以通过提高血管的抗氧化能力、降低胆固醇的含量、提高高血压患者的NO/NOS的含量、降低内皮素-1（EF-1）生成，减少肾素-血管紧张素II的生成等方面发挥作用，而且在防治肾脏靶器官损害方面也具有重要意义。

十、黄连

本品为毛茛科植物黄连、三角叶黄或云连的干燥根茎。以上三种分别习称“味连”“雅连”“云连”。始载于《神农本草经》：“黄连味苦无毒。”秋季采挖，除去须根和泥沙，干燥，去掉残留须根。本品气微，味极苦。以切面鲜黄，味极苦者为佳。生用或清炒、姜汁炙、酒炙、吴茱萸水炙用。

1. 传统认识

【性状】味连，多集聚成簇，常弯曲，形如鸡爪，单枝根茎长3～6cm，直径0.3～0.8cm。表面灰黄色或黄褐色，粗糙，有不规则结节状隆起、须根及须根残基，有的节间表面平滑如茎秆，习称“过桥”。上部多残留褐色鳞叶，顶端常留有残余的茎或叶柄。质硬，断面不整齐，皮部橙红色或暗棕色，木部鲜黄色或橙黄色，呈放射状排列，髓部有的中空。气微，味极苦。雅连，多为单枝，略呈圆柱形，微弯曲，长4～8cm，直径0.5～1.0cm。“过桥”较长。顶端有少许残茎。云连，弯曲呈钩状，多为单枝，较细小。味连、雅连主产于四川、湖北。云连主产于云南。

【性味与归经】苦，寒。归心、脾、胃、肝、胆、大肠经。

【功能与主治】清热燥湿，泻火解毒。用于湿热痞满，呕吐吞酸，泻痢，黄疸，高热神昏，心火亢盛，心烦不寐，心悸不宁，血热吐衄，目赤，牙痛，消渴，痈肿疔疮；外治湿疹，湿疮，耳道流脓。酒黄连善清上焦火热。用于目赤，口疮。姜黄连清热和胃止呕，用于寒热互结，湿热中阻，痞满呕吐。萸黄连舒肝和胃止呕，用于肝胃不和，呕吐吞酸。

2. 化学成分 主要含小檗碱、黄连碱、药根碱、巴马汀（掌叶防己碱）、棕榈碱、非洲防己碱、木兰碱、表小檗碱等异喹啉类生物碱。还含有黄柏酮、黄柏内酯、阿魏酸、绿原酸等。《中国药典》规定本品以盐酸小檗碱计，味连含小檗碱（$C_{20}H_{17}NO_4$）不得少于5.5%，含表小檗碱（$C_{20}H_{17}NO_4$）不得少于0.80%，黄连碱（$C_{19}H_{13}NO_4$）不得少于1.60%，巴马汀（$C_{21}H_{21}NO_4$）不得少于1.5%；雅连含盐酸小檗碱（$C_{20}H_{18}ClNO_4$）不得少于4.5%；云连含盐酸小檗碱（$C_{20}H_{18}ClNO_4$）不得少于7.0%；味连饮片含小檗碱（$C_{20}H_{17}NO_4$）不得少于5.0%，含表小檗碱（$C_{20}H_{17}NO_4$）、黄连碱（$C_{19}H_{13}NO_4$）和巴马汀（$C_{21}H_{21}NO_4$）的总量不得少于3.3%。

3. 药理研究进展

（1）降压疗效：大量临床观察证实，黄连有效成分能够提高血压控制水平，避免或减少继发疾病的发生。有研究者发现，H型高血压组患者血浆MMP-9水平高于对照组，MMP-1可以加速H型高血压患者心肌纤维化程度。黄连温胆汤通过肠道菌群变化抑制MMP发生作用，从而减少了高血压病患者的心肌损害。在随机对照试验中，将H型高血压患者分为黄连温胆汤治疗组与依那普利对照组进行治疗，结果提示黄连温胆汤不仅具有降压作用，而且具有降同型半胱氨酸及调脂作用。

通过对黄连解毒汤联合瑞舒伐他汀应用EH合并高脂血症患者进行观测，结果显示黄连解毒汤联合瑞舒伐他汀可以有效控制血压，调节血脂，改善外周动脉硬化。通过对自拟方黄连解毒降压汤应用于肝火亢盛证高血压患者进行观察发现，黄连解毒降压汤不仅可以有效降压，还可以调节糖代谢。

（2）作用机制：现代药理学研究表明，黄连有效成分黄连素能够通过抗胆碱酯酶提高乙酰胆碱的作用，并进一步促进周围血管扩张，具有良好稳定的降压效果。实验研究证实，黄连素能剂量依赖性的抑制离体大鼠胸动脉ACE酶活性而起到降血压作用，对离体大鼠胸主动脉环有直接舒张作用。黄连素降血压的作用机制可能与其在低剂量时可直接兴奋血管内皮上的M受体，阻断血管内皮上的α_1受体，抑制胆碱酯酶活性，提高突触间隙内的乙酰胆碱浓度，促进血管内皮合成和释放NO，产生内皮依赖性血管扩张有关；其在高剂量时，可活化某些K^+通道，导致平滑肌细胞膜电位超极化，产生血管扩张而降压。黄连素能使L-NAME诱导高血压大鼠血管平滑肌对细胞内钙释放引起的收缩反应显著增强，并使外钙内流引起的血管收缩能力得到降低。以黄连为君药的黄连温胆汤被证实可以抑制海马体中炎性因子的释放、修复胰岛素信号通路。同时，黄连温胆汤也通过改善血管内皮功能、抑制氧化应激及血管炎性状态调节血压。ALP分布于肠黏膜中，在碱性环境中水解磷酸酯产生磷酸参与代谢，通过肠黏膜屏障功能，使宿主维持稳态。研究表明，肠上皮细胞被破坏时，肠局部、下丘脑释放的白细胞介素6（IL-6）产生全身炎症效应，IL-6含量越高，则高血压脑出血昏迷程度越重。黄连温胆汤还通过抑制基质金属蛋白酶（MMP）调节血压。

十一、黄芩

本品为唇形科植物黄芩的干燥根。始载于《神农本草经》："黄芩味苦平。主治诸热黄疸，肠澼泄利，逐水，下血闭，恶疮疽蚀，火疡。"春、秋两季采挖，除去须根和泥沙，晒后撞去粗皮，晒干。本品气微，味苦。以外表皮棕黄色、切面色黄者为佳。生用或酒炒用。

1. 传统认识

【性状】本品呈圆锥形，扭曲，长8～25cm，直径1～3cm。表面棕黄色或深黄色，有稀疏的疣状细根痕，上部较粗糙，有扭曲的纵皱纹或不规则的网纹，下部有顺纹和细皱纹。质硬而脆，易折断，断面黄色，中心红棕色；老根中心呈枯朽状或中空，暗棕色或棕黑色。气微，味苦。主产于河北、山西、内蒙古、陕西。

栽培品较细长，多有分枝。表面浅黄棕色，外皮紧贴，纵皱纹较细腻。断面黄色或浅黄色，略呈角质样。味微苦。

【性味与归经】苦，寒。归肺、胆、脾、大肠、小肠经。

【功能与主治】清热燥湿，泻火解毒，止血，安胎。用于治疗湿温暑湿、胸闷呕恶，湿热痞满、泻痢、黄疸、肺热咳嗽、高热烦渴、痈肿疮毒、血热出血、胎热胎动不安。

2. 化学成分 主要含黄芩苷、黄芩素（黄芩苷元）、汉黄芩素、汉黄芩苷、黄芩新素等黄酮类成分。此外，还含有苯乙酮、棕榈酸、油酸等挥发油成分、β-谷甾醇、黄芩酶等。《中国药典》规定本品含黄芩苷（C21H18O11）不得少于9.0%，饮片含黄芩苷（C21H18O11）不得少于8.0%。

3. 药理研究进展

（1）降压疗效：仝小林将高血压病分为"三期六态"，指出热壅态中的肝热证具有"四红二干"的临床表现，"四红"指面（目）红、唇红、舌红、掌红，"二干"指便干、口干。常用夏枯草、黄芩、钩藤清肝降压，一般用量为夏枯草30～60g，黄芩15～30g，钩藤15～30g，根据兼证配合使用清热、降火、散火、行气、利湿之品。该方治疗肝热型高血压病时，降压效果显著，并可以明显减轻头晕、头痛、目赤等症状，临床疗效良好，但需注意不可长期大剂量使用。

中药对高血压及高血压肾损伤有补充治疗作用，在改善临床症状方面具有一定优势。王健平等研究表明，补阳还五汤加味可显著增加高血压肾损伤患者血清中的NO水平，并降低ET-1水平，同时显著改善肾脏的微循环，纠正肾脏缺血状态，保护肾功能。陈景彦等研究发现，泽泻汤加味方可降低高血压大鼠的血压水平并影响肾脏的肾素－血管紧张素系统，从而达到预防肾损伤的目的。

（2）作用机制：黄芩主要含有黄芩素等。近年来，黄芩逐渐被证实有降压、心肌保护、降脂、抗动脉粥样硬化等作用。它通过阻断平滑肌细胞膜上的电压依赖型Ca^{2+}通道和受体操纵型Ca^{2+}通道降压；通过减少外周血容量及心输出量，使血管阻力降低、血压下降。另外，它还可以降低高血压大鼠和肾动脉狭窄高血压模型大鼠的血压，而对正常大鼠血压无影响，其作用机制不十分明确。

研究表明，黄芩苷可以通过阻滞钙离子通道实现扩张血管和降压的作用，并呈现剂量依赖性。其作用机制与西药维拉帕米相似，但黄芩苷作为中药单体更具安全性，更适合作为预防脑出血的长期用药。除此之外，黄芩苷还可通过改善肾性高血压大鼠的左心室重构以达到降压效果。还有研究提示，黄芩苷可通过促进高血压状态下尿酸排泄及抑制肾脏对尿酸重吸收等机制来发挥抗高血压的药理作用。

内皮细胞损伤是高血压、AS及血栓性疾病等共同发病的重要因素之一。黄芩主要成分黄芩苷对多种原因导致的内皮细胞损伤具有一定的保护作用，其机制如下：Ang Ⅱ能导致内皮细胞功能障碍和细胞氧化应激，而黄芩苷通过促进内皮依赖性的血管舒张，激活ACE2/Ang-（1-7）/MAS轴和调节PI3K/Akt/eNOS信号通路抑制Ang Ⅱ诱导的氧化应激。黄芩苷还可剂量依赖性地抑制内皮细胞的迁移和分化，抑制血管内皮细胞中高迁移率族蛋白1（HMGB1）的释放，下调依赖HMGB1的炎症反应。由于对HMGB1信号通路的抑制作用，黄芩苷可以作为候选药物用于各种严重的血管炎症疾病；VEGF是血管内皮细胞特异性的肝素结合生长因子，可在体内诱导血管新生。黄芩苷可以通过激活ERR/PGC-1a血管生成通路途径激活VEGF。

黄芩苷静脉注射具有降压作用，多数学者认为其机制可能与阻滞钙通道有关，认为黄芩苷可通过阻滞平滑肌细胞膜上的电压依赖型钙通道和受体操纵型钙通道抑制细胞内Ca^{2+}浓度的增高，从而扩张血管、降低血压，其舒血管作用与维拉帕米类似。黄芩苷可使去甲肾上腺素，KCl及$CaCl_2$所致的大鼠离体主动脉条收缩张力下降，量效反应曲线右移，最大效应降低，并且能够显著抑制去甲肾上腺素依赖的内Ca^{2+}性收缩与外Ca^{2+}性收缩。另有研究显示，黄芩苷具有明显的排钠利尿作用，从而可减少外周血容量及心输出量，导致血管阻力降低、血压下降。

黄芩素具有收缩、舒张血管平滑肌的双重作用，在0.3～10μmol/L时通过抑制内皮细胞NO的合成和释放，对离体大鼠肠系膜动脉起收缩作用，并抑制内皮依赖性的舒张；30～300μmol/L时通过抑制蛋白激酶C介导的收缩机制起舒张作用。同时，黄芩素不会影响血压正常大鼠的血压，但能降低高血压大鼠的血压。

亦有研究报道称，黄芩茎叶总黄酮对心肌缺血再灌注有保护作用。通过研究黄芩茎叶总黄酮对正常及肾动脉狭窄模型大鼠血压的影响，发现黄芩茎叶总黄酮对肾动脉狭窄高血压模型大鼠有显著的降压作用，而对正常大鼠血压无明显影响。

动物实验结果表明黄芩－槐花能降低SHR的血压，减少Cr、BUN和mALB的含量，改善肾脏功能、抑制肾纤维化。

十二、决明子

本品为豆科植物钝叶决明或决明的干燥成熟种子。始载于《神农本草经》："决明子味咸平。主治青芒，目淫肤赤白膜，眼赤痛泪出。久服益精光轻身。生川泽。"秋季采收成熟果实，晒干，打下种子，除去杂质。

1．传统认识

【性状】决明，略呈菱方形或短圆柱形，两端平行倾斜，长3～7mm，宽2～4mm。表面绿棕色或暗棕色，平滑有光泽。一端较平坦，另端斜尖，背腹面各有1条突起的棱线，棱线两侧各有1条斜向对称而色较浅的线形凹纹。质坚硬，不易破碎。种皮薄，子叶2，黄色，呈"S"形折曲并重叠。气微，味微苦。小决明，呈短圆柱形，较小，长3～5mm，宽2～3mm。表面棱线两侧各有1片宽广的浅黄棕色带。主产于安徽、广西、四川。

【性味与归经】甘、苦、咸，微寒。归肝、大肠经。

【功能与主治】清热明目，润肠通便。用于目赤涩痛，羞明多泪，头痛眩晕，目暗不明，大便秘结。

2. 化学成分 主要含大黄酚、大黄素、大黄素甲醚、大黄酸、橙黄决明素、美决明子素等蒽醌类化合物。并含决明苷、甾醇类及硬脂酸、棕榈酸、油酸、亚油酸等。《中国药典》规定本品含大黄酚（C15H10O4）不得少于0.2%，饮片不得少于0.12%；含橙黄决明素（C17H14O7）不得少于0.080%。

3. 药理研究进展

（1）降压疗效：仝小林从“态靶因果”方略出发，根据高血压病的自然发展过程，将高血压病划分为“病气血、病脉络、病脏腑”三期及“壅、水、郁、寒、老”五态。“壅态”高血压病常见于中青年患者，常合并超重或肥胖、糖脂或尿酸代谢异常、睡眠呼吸暂停低通气综合征等。其核心治法为通腑降气、决渎壅塞。调节“壅态”的常用方为厚朴三物汤、大柴胡汤，而决明子、莱菔子、大黄针对“壅态”高血压病具有较好的降压效果，其中决明子常用剂量为15～60g，莱菔子常用剂量为15～60g，大黄的常用剂量为6～15g。

（2）作用机制：在研究对决明子中所含有的蒽醌苷、蛋白质和低聚糖等成分是否具有降压作用时发现，通过对受试大鼠腹腔注射丙酸睾丸酮，来制备高血压病理模型，注射给予利血平作为阳性对照，分别给予蒽醌苷、蛋白质和低聚糖等不同组别的大鼠剂量。结果显示，与模型组相比，决明子中这些成分对受试大鼠的降压作用明显；同时，在灌胃给药10天后，比较这些成分降压作用差距，发现决明子所含有的这些成分组降压作用存在一定的差距，其降压作用强弱一般顺序是：蒽醌苷组＞低聚糖组＞蛋白质组。另外，研究人员通过对试验小鼠随机分成三组：正常对照组、冷激对照组和冷激决明子组。灌胃给予相应药物后，分别测量受试小鼠的血压，结果发现，冷激对照组中甘油三酯含量明显增高，与正常对照组相比，受试小鼠血压均明显高于正常对照组，组间差距具有统计学意义；冷激决明子组中甘油三酯含量降低，与正常对照组相比，各组小鼠血压差距无明显影响，说明决明子具有降压作用。但其作用机制还有待深入研究。

决明子蒽醌苷能显著降低肾源性高血压大鼠尾动脉收缩压，降低大鼠尿中白蛋白及β_2微球蛋白含量，改善高血压诱发的肾损伤。同时决明子蒽醌苷还可以显著抑制肾源性高血压所致心肌肥厚，改善心室舒张功能，并且可能与抑制血管紧张素Ⅱ、醛固酮及内皮素分泌有关。李续娥等研究发现，决明子中的蛋白质低聚糖及蒽醌苷均能降低实验大鼠的血压，并且推测其降血压机制分别为影响代谢产物吸收入血、促进肠道双歧杆菌增殖、促进利尿作用以降血压。除此之外，研究还发现决明子乙醇提取物可通过抑制血管平滑肌上受体操纵钙通道开放，调节血管内皮细胞释放iNOS和NO产生扩血管降压作用。

十三、野菊花

本品为菊科植物野菊的干燥头状花序。始载于《本草正》：“一名苦薏。根叶茎花皆可同用。味苦辛。大能散火散气，消痈毒疔肿瘰，眼目热痛，亦破妇人瘀血。孙氏治痈毒方，用野菊连根叶捣烂酒煎，热服取汗，以渣敷之；或同苍耳捣汁，以热酒冲服。冬月用干者煎服，或为末酒服亦可。”秋、冬两季花初开放时采摘，晒干，或蒸后晒干。本品气味芳香，味苦。以完整、色黄、香气浓者为佳。生用。

1. 传统认识

【性状】本品呈类球形，直径0.3～1cm，棕黄色。总苞由4～5层苞片组成，外层苞片卵形或条形，外表面中部灰绿色或淡棕色，通常被有白毛，边缘膜质；内层苞片长椭圆形，膜质，外表面无毛。总苞基部有的残留总花梗。舌状花1轮，黄色，皱缩卷曲；管状花多数，深黄色。体轻。气芳香，味苦。主产于广西、湖南、江苏。

【性味与归经】苦、辛，微寒。归肝经、心经。

【功能与主治】清热解毒，泻火平肝，用于疔疮痈肿，目赤肿痛，头痛眩晕。

2. 化学成分 主要含黄酮类成分：蒙花苷，矢车菊苷等；挥发油：菊花内酯，野菊花三醇，野菊花酮，樟脑，龙脑等。《中国药典》规定本品含蒙花苷（C28H32O14）不得少于0.80%。

3. 药理研究进展

（1）降压疗效：将121例原发性高血压患者随机分为治疗组和对照组，对照组给予一般治疗，治疗组在一般治疗基础上加用自拟降压方（罗布麻、夏枯草、野菊花、车前子、大黄、天麻、钩藤、杜仲、生牡蛎、石决明、牛膝、桑寄生、益母草、山栀子、黄芩、夜交藤、丹参）进行治疗，以上处方水煎服，日服用2次，治疗原发性高血压病61例。结果显示治疗组显效14例，有效33例，无效7例，总有效率77.1%；对照组显效3例，有效10例，无效47例，总有效率21.6%，两组比较差异明显，自拟方降压效果良好。

（2）作用机制：黄酮类化合物能够抑制异常的毛细血管通透性增加，使阻力下降，也能使冠状动脉扩张，增加冠状动脉流量，降低血压，改善体内酶的活性，保护缺血性脑损伤等。野菊花95%乙醇浸提物主要含有野菊花内酯、黄酮苷等水难溶物质，对麻醉猫、正常犬均有一定的降压效果，而且降压作用缓慢、持久，是较理想的降血压药物。野菊花液生药16g/kg腹腔注射麻醉猫，使其动脉压下降，心率和呼吸减慢，持续3小时以上，十二指肠给药也具有降压作用，对切断脊髓猫仍有降压作用，且能抑制阻断颈总动脉血流的加压反应。对神经节及M胆碱反应系统无明显影响，但有抗肾上腺素作用。乙醇浸膏精制品给麻醉猫、正常犬和慢性肾型高血压的犬灌服或肠内注射，亦有降压作用，其降压作用机制主要是通过抗肾上腺素和扩张周围血管及抑制血管运动中枢所致。野菊花醇浸膏水溶液（含野菊花内酯、黄酮苷、苦味素）对麻醉猫小肠给药50～100mg/kg，以及不麻醉的正常血压犬灌胃50～100mg/kg，均获得降压效果，但作用缓慢，可维持2小时以上。对慢性肾型高血压犬前两周每日灌100mg/kg，第三周每日灌胃200mg/kg，亦获得降压效果。降压时，心输出量并不减少，主要是由于总外周阻力下降，其作用原理可能是由于其抗肾上腺素及扩张外周血管所致，也可能还有中枢血管运动中枢抑制参与。

研究证实益母草、野菊花的单方水煎液与复方水煎液对高血压大鼠均有一定的降压作用，其中复方水煎液降血压的趋势更为明显。吕圭源等发现野菊花有效组分能使高血压大鼠的红细胞电泳时间、血浆黏度、全血黏度、全血还原黏度均有不同程度的下降，能较好地改善血液黏度，提示野菊花有效组分在改善高血压大鼠血液流变学方面有明显的作用。其从野菊花中分离纯化蒙花苷，证实其能长期稳定地降低自发性高血压大鼠（SHR）血压，作用机制与抑制肾脏中肾素-血管紧张素系统（RAS）有关。且蒙花苷与木犀草素联用对SHR的高血压治疗有明显的增效作用，能显著降低SHR大鼠的收缩压与舒张压，增加血清中一氧化氮（NO）的水平和降低SHR大鼠血清中内皮素（ET）的释放。近一步研究发现两者联用能通过激活PI3K/Akt/NO信号通路，增强一氧化氮合成酶（eNOS）活性，从而增加NO的合成与释放，达到舒张血管的作用。

采用高脂高糖饲料喂养复合梯度饮酒制备肝旺痰阻型高血压大鼠模型，模型复制成功后灌胃给予复方野菊花提取物连续6周。末次给药后，观察大鼠性情变化，测定面温、抓力、眩晕时间、血压；检测血清中C反应蛋白（CRP）、内皮素-1（ET-1）、一氧化氮（NO）、丙氨酸氨基转移酶（ALT）和天冬氨酸氨基转移酶（AST）水平；HE染色观察大鼠胸主动脉组织形态学，Masson染色观察胸主动脉和肝脏纤维化情况；免疫组化法检测胸主动脉中细胞间黏附分子-1（ICAM-1）表达。结果显示，复方野菊花提取物能改善高血压大鼠性情，降低面温、眩晕时间、收缩压（SBP）、舒张压（DBP）和平均动脉压（MBP）；降低血清中CRP、ET-1、ALT和AST水平，升高NO含量；抑制胸主动脉中膜增厚及内皮细胞脱落，并改善胸主动脉和肝脏中胶原纤维沉积；抑制胸主动脉中ICAM-1的表达。故复方野菊花提取物的降压机制可能为降低体CRP和ICAM1水平，抑制血管内皮细胞炎症损伤，从而调节血管舒缩因子ET-1/NO的平衡，最终起到舒张血管并降低血压的作用。

十四、莲子心

本品为睡莲科植物莲的成熟种子中的干燥幼叶及胚根。

1. 传统认识

【产地】主产于湖南、湖北、福建、江苏、浙江等地，在秋季采收莲子时，从莲子中剥取晒干而得。

【性味与归经】性味苦，寒；归心、肾经。

【功能与主治】清心安神，交通心肾，涩精止血。适用于热入心包，神昏谵语，心肾不交，失眠遗精，血热吐血。

《神农本草经》:“主补中，养神，益气力”。

《本草纲目》:“交心肾，厚肠胃，固精气，强筋骨，补虚损……。止脾泻泄久痢，赤白浊，女人带下崩中诸血病”。

《本草备要》曰莲子能“清心除烦”。

2. 化学成分 莲子心中含多种化学成分，包括生物碱、黄酮、有机酸、甾醇、挥发油、单糖、水溶性多糖及微量元素等。其中生物碱成分主要有莲心碱（liensinine）、异莲心碱（isoliensinine）、甲基莲心碱（neferine）、荷叶碱（nuciferine）、去甲乌药碱（higenamine）、莲心季铵碱（lotusine）、甲基紫堇杷灵（methylcorypalline）、S-N-甲基乌药碱（S-N-methyl isococlaurine）、dl-杏黄罂粟碱（dl-armepavine）、4′-甲氧基-N-甲基衡州乌药碱（4′-methoxy-N-methyl coclaurine）、莲明碱（lysicamine）、N-甲氧基头花千金藤二酮B（N-methoxycepharadione B）和N-甲基紫堇定（N-methylcorydaldine）、亚美罂粟碱（amepavine），具有抗癌、降压、抗心律失常、抗氧化、抗自由基、抗纤维化、抗糖尿病、神经保护、抗炎等多种药用价值和保健功能。

3. 药理研究进展

（1）降压疗效：清心胶囊（主要由杜仲、钩藤、玄参、牡丹皮、莲子心等药物组成）是针对高血压病阴虚阳亢、本虚标实证而设的一个中药复方，临床证明有较好的降压效果。莲心碱冻干粉针以中药莲子心中双苄基异喹啉生物莲心碱为主药，采用现代制药工艺制备而成，动物实验表明该药具有较强的降压及抗血小板聚集等心血管活性。清达颗粒（主要由天麻、钩藤、黄芩、莲子心组成）已被证实在降低自发性高血压大鼠和治疗肝火亢盛型1级高血压患者中都能发挥良好的作用。

（2）作用机制：从莲子心中提取出的甲基莲心碱能有效降低各种动物的血压，并且随剂量增加而降压作用加强，作用时间也有所延长，甲基莲心碱的降压作用与其对血管平滑肌的直接扩张作用有关，以及阻断α受体引起的内钙和外钙收缩反应，而产生降压效应。甲基莲心碱对自发性高血压大鼠有明显降压作用，且对正常血压大鼠的降压作用维持时间较短。甲基莲心碱对肾上腺素受体有阻断作用且具有钙拮抗作用。在大鼠胸主动脉环实验中，在无钙K-H液中甲基莲心碱还可以明显抑制苯肾上腺素引起的Ⅰ、Ⅱ相收缩。进一步研究发现，甲基莲心碱可使去氧肾上腺素引起的Ca^{2+}内流明显下降，但对KCl引起的Ca^{2+}内流却无明显影响，且不影响去氧肾上腺素激活血管平滑肌α_1受体后触发的胞内Ca^{2+}释放，也表明甲基莲心碱对电压门控的钙通道（VOC）无明显影响，而对受体门控的钙通道（ROC）有特异的阻断作用。此外，莲心碱有短时的降压作用，经转变成季铵盐后，降压作用明显增强，作用时间延长。相比于莲心碱的短时降压作用，莲心季铵碱具有强烈而持久的降压作用。利用二肾一夹构建肾性高血压大鼠模型，而后通过口服给予其莲心碱和莲心季铵碱治疗10周，观察发现莲心碱和莲心季铵碱均能对肾性高血压大鼠有效地进行降压，而且莲心碱和莲心季铵碱对肾性高血压大鼠左心室肥大具有一定的逆转作用。研究证明异莲心碱能够显著抑制血管紧张素Ⅱ（AngⅡ）诱导的猪冠状动脉平滑肌细胞（CASMC）增殖。此外，异莲心碱逆转了生长因子PDGF-b、bFGF和原癌基因*c-fos*、*c-myc*和*hsp70*的过表达，其抗增殖作用甚至比阳性药依贝沙坦更强。

十五、罗布麻叶

本品为夹竹桃科植物罗布麻的干燥叶。主产于内蒙古、甘肃、新疆。夏季采收，除去杂质，干燥。本品气微，味淡。以色绿、叶片完整、无灰屑者为佳。切段用。

1. 传统认识

【性状】本品多皱缩卷曲，有的破碎，完整叶片展平后呈椭圆状披针形或卵圆状披针形，长2～5cm，宽0.5～2cm，淡绿色或灰绿色，先端钝，有小芒尖，基部钝圆或楔形，边缘具细齿，常反卷，两面无毛，叶脉于下表面突起；叶柄细，长约4mm。质脆。气微，味淡。

【性味与归经】甘、苦，凉。归肝经。

【功能与主治】平肝安神，清热利水。用于治疗肝阳眩晕，心悸失眠及水肿、尿少而有热象者。

《中华人民共和国药典》记载罗布麻有清热利水、平肝安神等功效。

《中药大词典》记载罗布麻有清热强心、降压降脂的功效。

2. 化学成分 主要含黄酮类成分：金丝桃苷、芦丁、山柰素、槲皮素等；有机酸类成分：延胡索酸、琥珀酸、绿原酸等。另含鞣质、蒽醌、氨基酸等。《中国药典》规定本品含金丝桃苷不得少于0.30%。

3. 药理研究进展

（1）降压疗效：罗布麻叶具有扩张血管、降血压、抗动脉粥样硬化、减慢心律、镇静、抗惊厥、抗抑郁作用。并有利尿、降血脂、调节免疫、抗衰老及抑制流感病毒等作用。复方罗布麻叶具有良好的降压效果，有研究表明临床高血压患者服用复方罗布麻叶总有效率92%，高于对照组服用硝苯地平的80%，且服用复方罗布麻叶的不良反应（心悸4%、恶心12%、呕吐10%）低于对照组（心悸18%、恶心28%、呕吐20%）。相似的中成药还有复方罗布麻叶降压胶囊等。艾络康罗布麻穴贴（主要成分为吴茱萸、龙胆草、罗布麻、朱砂、明矾、牛膝、川芎、夏枯草、艾叶、丹参），贴于原发性高血压患者涌泉穴，12～24小时更换，具有较好的降压效果，可以作为原发性高血压的辅助治疗。

（2）作用机制：有研究证明罗布麻叶提取物具有明显的降压作用。罗布麻的降压作用可能通过利尿作用实现，且血压调节的时-效曲线呈现先升高后降低的“双向调节”特点。罗布麻降压时相及降压作用起效慢，前两周并不明显，到第三周以后呈现明显的先升高后下降的时-效规律，降压作用发生在灌胃后5小时之后，在8小时左右降压幅度达到最大。6周的慢性降压实验表明，罗布麻可缓慢降压，在第三周后降压作用明显，降压幅度稳定，大约在15mmHg。同时，连续6周罗布麻处理，对SHR的心率、血脂等无显著影响；对SHR具有明显的利尿作用，并且促进尿中Na^+、K^+、Cl^-离子的分泌。因此，罗布麻的降压时相的出现及慢性降压作用的生理机制可能通过其利尿作用实现。以罗布麻叶为材料，以Wistar大鼠为实验动物，研究罗布麻水提物的急性利尿作用。结果表明，罗布麻水提物可促进大鼠尿液的分泌，在给药后6小时、8小时尿量显著增加。同时，罗布麻可促进大鼠6小时尿中K^+、Na^+、Cl^-的分泌，且均随剂量的增加而增加。这与罗布麻血压调节中稳定的降压时相出现的时点相吻合，进一步说明罗布麻降压时相的出现可能是通过其利尿作用实现的。

另外有研究提出，罗布麻可能通过激活血管内皮细胞内PI3K/Akt信号转导途径，从而促进eNOS磷酸化，提高eNOS活性、增加NO产量来降压。

通过构建犬的高血压模型，分为模型组、低剂量组、高剂量组、马来酸依那普利组，分别给予生理盐水、马来酸依那普利和不同剂量的罗布麻叶提取物（ELA），进行血压测定、NO浓度和NOS合酶活性测定及Western blot检测蛋白表达。无论是ELA组还是依那普利组，动物血压均随时间的推移而逐渐下降。但是，其时间-效应曲线有所不同，高剂量ELA组血压值下降速度更快，而低剂量组动物血压值下降较平稳。人脐静脉内皮细胞EAhy926与不同浓度的ELA孵育24小时后，细胞内、外的NO含量均有明显的提高。其中，中、高剂量ELA可显著增加细胞外NO含量（$P<0.05$，$P<0.01$），而高剂量ELA还可刺激内皮细胞大量合成NO，与溶剂对照相比，有极显著差异（$P<0.01$）。该结果进一步印证了ELA的降压作用与NO释放密切相关。且有结果表明，经ELA孵育24h后，EAhy926细胞内的eNOS活性明显提高，各孵育浓度均有显著性差异（$P<0.05$）。提示低浓度ELA的血管扩张效应可能与其下调内皮细胞的eNOS活性有关。

已知PI3K/Akt信号转导通路是eNOS活性的重要调控途径，为进一步探讨ELA促进eNOS活化的机制，本研究采用Western blot法检测到ELA可明显促进该信号转导途径的活化，磷酸化PI3K和Akt表达量显著增加（$P<0.01$）。研究提示，ELA可以通过促进血管内皮细胞PI3K/Akt信号转导通路的活化，从而活化eNOS，促进NO释放，产生降压效果。

因此激活血管内皮细胞内PI3K/Akt信号转导途径，从而促进e NOS磷酸化，提高eNOS活性、增加NO产量可能是ELA降压作用的机制之一。

十六、天麻

本品为兰科植物天麻的干燥块茎。立冬后至次年清明前采挖，冬季茎枯时采挖者名“冬麻”，质量优良；春季发芽时采挖者名“春麻”，质量较差。采挖后，立即洗净，蒸透，敞开低温干燥。本品气微，味甘，久嚼有黏性。以色黄白、角质样、切面半透明者为佳。切薄片生用。

1. 传统认识

【性状】本品呈椭圆形或长条形，略扁，皱缩而稍弯曲，长3～15cm，宽1.5～6.0cm，厚0.5～2.0cm，表面黄白色至黄棕色，有纵皱纹及由潜伏芽排列而成的横环纹多轮，有时可见棕褐色菌索。顶端有红棕色至深棕色鹦嘴状的芽或残留茎基；另端有圆脐形瘢痕。质坚硬，不易折断，断面较平坦，黄白色至淡棕色，角质样。气微，味甘。主产于湖北、四川、云南、贵州、陕西。

【性味归经】甘，平。归肝经。

【功能主治】息风止痉，平抑肝阳，祛风通络。可用于治疗小儿惊风，癫痫抽搐，破伤风；肝阳上亢，头痛眩晕；手足不遂，肢体麻木，风湿痹痛。

《神农本草经》：味辛，温。主杀鬼精物，蛊毒，恶气。久服益气力，长阴肥健。

《本草拾遗》：主热毒痈肿，捣茎叶傅之。亦取子作饮，去热气。

2. 主要成分 天麻素是天麻的主要成分，具有降血压、抗惊厥、镇静、催眠、抗癫痫的作用。

3. 药理研究进展

（1）降压疗效：天麻钩藤饮是治疗阴虚阳亢型高血压的著名方剂，经现代工艺制成复方天麻降压颗粒，症见头痛、眩晕、失眠、震颤或口苦面红，舌红苔黄，脉弦或数，临床患者治疗效果显著。动物实验中有研究检测天麻和钩藤单药降压效果和药对的降压效果，分别给予SHR大鼠天麻、钩藤水提液及其混合液并监测血压变化，结果发现天麻、钩藤水提液及其混合液对肾型高血压大鼠均有一定的降压作用。但停药后，血压回升较快，其中混合液降血压的效果最好。半夏白术天麻汤、加味半夏白术天麻汤、半夏白术天麻汤加温胆汤、苓术天麻汤都治疗痰湿壅盛型高血压的效果，且苓术天麻汤能降低患者超敏C反应蛋白和白介素-6的水平。

（2）作用机制：现代药理研究证实，天麻素既能够对抗儿茶酚胺类递质的缩血管效应，非竞争性拮抗电压依赖钙通道（PDC）和受体调控钙通道

(ROC)，阻止Ca^{2+}的内流和释放起到降压作用，又能够通过清除体内过多的氧自由基发挥抗氧化功效。有研究将自发性高血压大鼠（SHR）腹腔注射天麻素［100mg/（kg·d）］4周，结果显示在接受天麻素治疗后自发性高血压大鼠的收缩压降低，Ang Ⅱ和血清醛固酮（ALD）水平明显下降，血管紧张素1型受体（AT1R）表达明显下调，提示天麻素可能通过干预RAAS系统发挥降压作用。天麻素可减少因氧化应激导致的细胞凋亡。有实验表明，天麻素能减少心肌细胞中ROS的生成，并通过抑制线粒体通透性转换孔（mPTP）的开放，防止氧化应激引起的线粒体膜电位降低，减少细胞凋亡。天麻素抗氧化、降压的功效在临床中也得到验证。有研究将128例老年原发性高血压患者随机分为两组，对照组给予RAAS抑制剂治疗，治疗组在对照组基础上加用天麻素注射液治疗，结果显示天麻素注射液能够明显提高患者的抗氧化能力，改善动脉弹性及血管超负荷指数，提高血压控制率。

十七、夏枯草

本品为唇形科植物夏枯草的干燥果穗。夏季果穗呈棕红色时采收，除去杂质。晒干。本品气微，味淡。以穗大、色棕红者为佳。生用。

1. 传统认识

【性状】本品呈圆柱形，略扁，长1.5～8cm，直径0.8～1.5cm；淡棕色至棕红色。全穗由数轮至10数轮宿萼与苞片组成，每轮有对生苞片2片，呈扇形，先端尖尾状，脉纹明显，外表面有白毛。每一苞片内有花3朵，花冠多已脱落，宿萼二唇形，内有小坚果4枚，卵圆形，棕色，尖端有白色突起。体轻。气微，味淡。主产于江苏、浙江、安徽、河南、湖北。

【性味与归经】辛、苦，寒。归肝、胆经。

【功能与主治】清肝泻火，明目，散结消肿。用于目赤肿痛，目珠夜痛，头痛眩晕；瘿瘤，瘰疬；乳痈，乳癖，乳房胀痛。

《神农本草经》:“夏枯草味苦、辛，寒。主寒热，瘰疬，鼠瘘，头创，破癥，散瘿结气，脚肿湿痹，轻身。一名夕句，一名乃东，生川谷。”

2. 主要成分

主要含迷迭香酸等有机酸，齐墩果酸、熊果酸等三萜类成分，芦丁、木犀草素等黄酮类。还含甾类、香豆素类、挥发油等。《中国药典》规定本品含迷迭香酸（C18H16O）不得少于0.2%。

3. 药理研究进展

（1）降压疗效：临床发现夏枯草汤（夏枯草、黄芪、元参、龙齿各15g、珍珠母20g、决明子、菊花、白芍、竹叶、地龙、徐长卿各10g、生地12g）有良好的降压作用，联合卡托普利、二甲双胍治疗2型糖尿病合并高血压患者效果显著。复方夏枯草方（夏枯草、山楂、曼陀罗、钩藤、罗布麻叶、决明子）是临床用于治疗高血压的协定处方，应用多年具有很好的临床疗效。经现代工艺制成的复方夏枯草纳米胶囊、复方夏枯草剂干膏都有良好的降压效果。

（2）作用机制：现代药理研究表明夏枯草具有显著的降压活性，可有效降低自发性高血压大鼠的收缩压、舒张压，且作用持久。有研究表明通过测定给药前后SHR大鼠尾动脉压，发现给药2周后，夏枯草水提物高、低剂量组、卡托普利组大鼠的收缩压、舒张压均明显低于空白对照组，说明夏枯草水提物对SHR大鼠具有显著的降压作用。

实验证明夏枯草的治疗后SHR大鼠血清NO水平显著升高，血清中ET和Ang Ⅱ水平降低；经过8周灌胃复方夏枯草提取物后SHR血清NO与ANP含量明显升高，血清ET-1与Ang Ⅱ含量明显降低；实验研究证明复方夏枯草活性成分对血管的舒张作用具有浓度依赖性，且其舒张作用具有非内皮依赖性，其对血管张力的调节机制，可能直接作用于血管平滑肌，与抑制血管平滑肌依赖内Ca^{2+}性收缩（IP3受体通道介导内质网储存钙释放）和依赖外Ca^{2+}内流性收缩有关。这些夏枯草的研究表明夏枯草的降压机制与降低血管紧张素Ⅱ含量、升高一氧化氮（NO）含量，降低内皮素-1（ET-1）含量、升高心房钠尿肽（ANP）含量、抑制细胞内钙离子释放和细胞外钙离子的内流等有关。

十八、栀子

本品为茜草科植物栀子的干燥成熟果实。9～11月果实成熟呈红黄色时采收，除去果梗及杂质，蒸至上气或置沸水中略烫，取出，干燥。本品气微，味微酸而苦。以皮薄、饱满、色黄、完整者为佳。生用或炒焦用。

1. 传统认识

【性状】本品呈长卵圆形或椭圆形，长1.5～3.5cm，直径1～1.5cm。表面红黄色或棕红色，具6条翅状纵棱，棱间常有1条明显的纵脉纹，并有分枝。顶端残存萼片，基部稍尖，有残留果梗。果皮薄而脆，略有光泽；内表面色较浅，有光泽，具2～3条隆起的假隔膜。种子多数，扁卵圆形，集结成团，深红色或红黄色，表面密具细小疣状突起。气微，味微酸而苦。主产于江西、湖南、湖北、浙江。

【性味与归经】苦，寒。归心、肺、三焦经。

【功能与主治】泻火除烦，清热利湿，凉血解毒；外用消肿镇痛。

《神农本草经》:“主五内邪气，胃中热气，面赤酒疱皶鼻，白癞赤癞疮疡。”

《本草正》:“栀子，若用佐使，治有不同：加茵陈除湿热黄疸，加豆豉除心火烦躁，加厚朴、枳实可除烦满，加生姜、陈皮可除呕秽，同元胡破热滞瘀血腹痛。”

2. 主要成分 主要含栀子苷、羟异栀子苷、栀子素、西红花素、西红花酸、栀子花甲酸、栀子花乙酸、绿原酸。还含挥发油、多糖、胆碱及多种微量元素。《中国药典》规定本品含栀子不得少于1.8%，饮片不得少于1.5%，焦栀子不得少于1.0%。

3. 药理研究进展

(1) 降压疗效：三草降压汤（夏枯草、龙胆草、栀子）清热平肝降血压，主治肝火上炎型高血压，在治疗高血压患者和降低SHR大鼠方面都有显著作用。复方天麻降压颗粒、栀子双仁散（栀子、桃仁、杏仁）涌泉穴外敷也有一定疗效。

(2) 作用机制：应用小动脉舒张收缩测定技术研究栀子提取物对Wistar大鼠脑、肾、心脏、肠系膜组织离体小动脉松弛作用的实验中，发现其可抑制肠系膜小动脉、脑组织小动脉、冠状小动脉和肾脏小动脉去甲肾上腺素的收缩反应，对高钾引起的小动脉收缩也有松弛作用，且呈剂量依赖关系并有一定的选择性。提示栀子提取物通过阻断去甲肾上腺素激动阻力动脉α受体引起的收缩反应和阻滞阻力动脉电压依赖的钙通道而降低外周阻力，引起血管扩张可能是其降血压作用的机制。有研究认为栀子的降压作用部位在中枢，主要是加强延脑副交感中枢兴奋性所致。张朝晖认为降压作用的部位在中枢，主要是通过加强延髓脑副交感中枢兴奋所致。

有实验采用L-硝基精氨酸（L-NNA）诱导的高血压动物模型测定栀子的降压作用。L-NG-硝基精氨酸（L-NNA）是一氧化氮合酶（NOS）的抑制剂，通过抑制NO的生成而使血压升高。L-NNA常用于实验性高血压模型，因为它能抑制血管内皮依赖性舒张。研究表明栀子对L-NNA诱导的高血压小鼠的NO、CGRP、HO-1、nNOS、eNOS、bax、caspase-3、caspase-8、caspase-9水平升高，对mda、ET-1、血管内皮生长因子、E-选择素、多柔比星、RAMP2、IL-1β、肿瘤坏死因子-α、诱导型一氧化氮合酶、bcl-2、单核细胞趋化蛋白-1、核因子-κB、基质金属蛋白酶-2、基质金属蛋白酶-9水平降低。以前的研究表明，这些基因表达的变化与血压的变化有关，这一点得到了本研究结果的证实，但栀子降压的确切机制还需要进一步的研究。

十九、泽泻

本品为泽泻科植物泽泻的干燥块茎。冬季茎叶开始枯萎时采挖，洗净，干燥，除去须根和粗皮，切厚片，晒干。本品气微，味微苦。以切面色黄白、粉性足者为佳。生用或盐水炙用。

1. 传统认识

【性状】本品呈类球形、椭圆形或卵圆形，长2～7cm，直径2～6cm。表面淡黄色至淡黄棕色，有不规则的横向环状浅沟纹和多数细小突起的须根痕，底部有的有瘤状芽痕。质坚实，断面黄白色，粉性，有多数细孔。气微，味微苦。主产于福建、四川。

【性味与归经】甘、淡，寒。归肾、膀胱经。

【功能与主治】利水渗湿，泄热，化浊降脂。用于治疗水湿停蓄之小便不利，水肿；下焦湿热和高脂血症。

《神农本草经》:“主风寒湿痹，乳难消水，养五脏，益气力，肥健。久服耳目聪明，不饥，延年轻身，面生光，能行水上。一名水泻，一名芒芋，一名鹄泻。生池泽。”

2. 主要成分 主要含四环三萜酮醇类成分：泽泻醇A、B、C，泽泻醇A乙酸酯，泽泻醇B单乙酸酯，泽泻醇C乙酸酯，23-乙酰泽泻醇B，表泽泻醇A，泽泻薁醇等。《中国药典》规定本品含23-乙酰泽泻B（C32H50C5）不得少于0.050%，盐泽泻不得少于0.040%。

3. 药理研究进展

(1) 降压疗效：中医实践早已证明以利水剂治疗临床患者的高血压疾病具有显著疗效。泽泻一药前人多谓利水而不伤阴；现代药理学研究表明该药除有利尿降压作用外，尚有降血脂、减轻动脉硬化和改善心脑供血等作用，且无毒，不但可用于治疗初期高血压病，更适用于晚期患者，此为西药氢氯噻嗪类所不及。由此泽泻可视为治疗高血压病的首选药。中药治疗高血压病，改善症状作用尤为明显，且无某些西药如利血平、复方降压片等所致口干、栓塞、乏力等副作用。

中医现代研究已证明，在原发性高血压中广泛存在着痰湿阻滞、瘀血阻络、水浊内结的病理，且痰湿、瘀血、水浊交互缠绵，共同影响其进程，致使EH经久不愈、兼症丛生。临床上主用或兼用中医祛痰湿、活血化瘀、利水泄浊的方法可以有效地通过多种机制，起到降压作用。另外有研究表明，泽泻汤对正常血压小鼠有降压作用，并有一定的药物量效关系，同时具有一定的减缓心率作用。

在以泽泻汤为主方，加用活血、祛痰的泽兰、石菖蒲，组成泽泻汤加味方，进行降压效果、机制的实验研究中发现，泽泻加味汤可以通过利钠作用，改善肾功能，使EO分泌减少，恢复细胞膜Na^+-K^+-ATP酶活性，改善肾水钠代谢及外周阻力，为高盐摄入所致原发性高血压的治疗提供新思路。

(2) 作用机制：研究表明，给犬或家兔静脉注射泽泻浸膏有轻度的降压作用，并持续30分钟左右。泽泻经甲醇、苯和丙酮提取的组合药，可使猫和兔的血压下降。泽泻丙酮提取物能抑制高浓度kcl引起的血管收缩。泽泻经研究表明具有Ca^{2+}拮抗作用，还有抑制交感神经元释放去甲肾上腺素的作用，在降血压的同时还能减慢心率。通过对泽泻在自发性高血压大鼠体内尿液代谢组学的研究发现，SHR大鼠给予泽泻后可使异常的代谢趋向正常，并且其血压下降的机制可能与芳香族氨基酸代谢、脂质调节有关。

（褚剑锋　彭　军　沈阿灵）

第三节
常用降压复方中成药

一、处方来源及研发历程

（一）松龄血脉康胶囊

将高血压浊脂阻络、血运不畅、脉道受阻的病因病机，创新为“血脉同治”理论：即化浊调脂降压以“治血”，改善血管老化以“治脉”，更好防治传变至脏腑发生靶器官损害，进而系统干预高血压血管病变全程。针对临证常见的高血压肝阳上亢证，以正常高值血压和一级高血压为目标患者人群，结合历代医籍的考证和民间验方的传承，形成了以鲜松叶为君药、葛根为臣药、珍珠层粉为佐使药的组方：其中君药鲜松叶，味苦，性温，归心、肝、脾经，具有活血复脉、化浊降脂之效；臣药葛根，味甘、辛，性凉，归脾、胃、肺经，具有升举清阳、化浊调脂、活血通脉、解肌镇痛之效；佐使药珍珠层粉，味甘、咸，性寒，入心、肝经，具有平肝潜阳、息风止痉、镇心安神之效；三药力专效宏，充分体现了松龄血脉康胶囊“血脉同治”和“标本兼顾”的组方特色，共奏平肝潜阳、降压调脂、镇心安神之效。松龄血脉康胶囊的制备工艺开发遵循民间验方的应用传统，以“品、质、性、效、用”作为优质成品开发的基本指导思想：以君药鲜松叶为例，在药材的前处理工艺研究中，以松叶在中医药传统应用中具有轻身益气的特点，结合现代药理学研究，认为松叶具有降压、降血脂、抗心律失常、增加冠状动脉流量、提高耐缺氧能力、抗血栓、抗衰老、提高免疫等，其对“血”“脉”的治疗作用与所含成分应密切相关；研究团队运用现代质量分析技术，对比鲜松叶、干松叶有效成分原花青素、儿茶素、木犀草素、阿魏酸、槲皮素等的差异，确认采用鲜松叶入药会尽可能多地保留药效成分；在生产工艺的开发中，遵循传统应用，以水为溶媒进行药效成分的提取；剂型的开发过程中，率先将国外食品工业中应用的喷雾干燥设备和工艺引入中药复方制剂大规模生产，并加以改进，在国内率先摸索建立了中药复方胶囊剂的喷雾干燥制粒生产工艺，提高了生产效率且提升了品质；最终，在技术创新下，原药提取液浓缩后的流浸膏喷干成为浸膏粉，直接填充胶囊，辅料用量极少，且不含糖，成功制备出满足患者需求的松龄血脉康胶囊（1996年上市Ⅲ类新药，国药准字Z10960023，成都康弘制药），先后成为国家中药保护品种、国家医保品种甲类、国家基本药物品种、《中国药典》收录品种。

（二）牛黄降压系列产品

牛黄降压系列产品是天津中新药业集团股份有限公司达仁堂制药厂于20世纪70年代独家研制首家生产的自研方，该方借鉴“牛黄清心丸”和“安宫牛黄丸”的组方精华，由老中医陈方舟多次修改组方并经临床反复试验筛选而成，具有显著改善心肝火旺、痰热壅盛所致的头晕目眩、头痛失眠、烦躁不安等症状及平稳降压的作用特点。1978年上市时为大蜜丸剂型，后期为了服用方便、减少服用量，陆续开发了水蜜丸（1987年上市）、胶囊（1994年上市）和片剂（2005年上市）等剂型，先后研发了四项鉴别和三项含量测定等质量标准，开展了系列药效学、药理学研究，包括：牛黄降压丸与超微粉镇静作用的比较研究（中国中医研究院西苑医院，2006年5月）、牛黄降压方对自发性高血压大鼠影响的研究（天津中医药大学中医药研究院，2007年4月）、牛黄降压量效关系实验（天津市中医医学工程研究所，2007年4月）、牛黄降压降血脂作用主要药效学实验研究（天津市医药科学研究所，2008年4月）、牛黄降压丸及新组方牛黄降压丸（工程牛黄替代人工牛黄）对自发性高血压大鼠血压影响的比较研究（天津市医药科学研究所，2008年4月）、牛黄降压方对自发性高血压大鼠脏器损伤的影响（天津中医药大学中医药研究院，2009年4月）、牛黄降压胶囊替代方与原方的药效学对比研究（天津中医药大学，2016年11月）等；完成了系列临床研究，包括：牛黄降压小蜜丸治疗轻中度高血压临床疗效总结报告（天津中医药大学第二附属医院，2008年3月）、牛黄降压丸联合非洛地平治疗高血压随机双盲对照研究（临床负责单位：天津中医药大学第二附属医院，2008年7月）、牛黄降压胶囊治疗高血压病（肝火亢盛证）Ⅳ期临床试验研究（临床负责单位：天津市第三医院、天津市中医医院、天津市河西区中医医院，2001年）等。目前，牛黄降压丸和胶囊为全国医保甲类产品，收入于2020版《中国药典》；2004年牛黄降压丸被评定为国家科技部、国家保密局秘密级国家保密技术，2007年牛黄降压丸获得国家发明专利，2009年牛黄降压丸系列产品获得天津市自主创新产品证书。

（三）心脉通胶囊

心脉通胶囊源自经典中医名方——天麻钩藤饮：1968年，贵阳中医学院邱德文在天麻钩藤饮的基础上，加减化裁，得出心脉通胶囊，主治高血压、高脂血症，以及头痛、眩晕、失眠多梦等，并完成了生药学、药理学、毒理学及制剂工艺的研究。陈可冀院士对心脉通胶囊进行了多番论证后，明确了心脉通胶囊10种成分在方中的地位：君药当归是血中之气药，既能活血化瘀、通脉养心，又具降压、降脂功效；臣药丹参调经顺脉，钩藤为去风之药，通心包于肝木，清心火、息肝风，增强降压降脂之效；佐药三七行血、活血，毛冬青清热解毒、活血通脉，两药合用，增强全方清热活血之力；槐米凉血止血、清肝降火，决明子清肝明目、利水通便，夏枯草祛肝风、行经络，三药合用，佐助臣药，清肝息风之力更强；使药牛膝，助十二经脉，引诸药下行，葛根升发脾胃清阳之气，二药相伍，一升一降，通行全身，引诸药直达病所，具有“活血化瘀；通脉养心”的功效。此后，心脉通胶囊在原发性高血压、高脂血症、高血压合并冠心病、高血压合并糖尿病、急性缺血性脑卒中、脑卒中恢复期、脑供血不足等疾病领域开展了系列临床研究。

（四）柏艾胶囊

处方来源于宋代陈自明《妇人大全良方》（人民卫生出版社，1985年11月第一版，余瀛鳌等依据勤有书堂刻本整理）卷七之“四生丸”，由地黄、侧柏叶、荷叶、艾叶四味药组成，服用方法为各等分、烂研、圆如鸡子大，每服一圆，水三盏，煎至一盏，去渣温服、无时候，主治阳乘于阴，血热妄行之吐血、衄血之证。历代应用该方治疗吐、衄之征均取得良效，深受历代医家重视，如《妇人大全良方》：“疗吐血。凡吐血、衄血，阳乘于阴，血热妄行，宜服此药”。《医方考》：“阳乘于阴，血热妄行，或吐或衄。此方亦良。统而论之，生之则寒，则四生皆能去火，析而论之则荷艾轻香，去火于气。苄柏质实泻火于阴，火去则血归经而吐衄愈矣”。《名医方论》：“生地多膏，清心肾而通血脉之源；柏叶西指，清肺气而调营卫之气；艾叶芳香，入脾胃而生血之司；荷叶法震，入肝家而和藏血之室。五脏安堵，则水火不相射，阴平阳秘而血归经矣”。“四生丸”在现代临床应用中发现对高血压伴有吐血衄血的患者，不仅吐血、衄血痊愈，血压亦得到良好控制，为此于1990年根据“异病、同证、同治”治则，作为北京航空中心医院院内制剂，应用于高血压肝火亢盛、阴虚阳亢证患者200余例，取得显著降压疗效；2000年正式启动临床前研发工作，研究表明，柏艾胶囊对自发性高血压大鼠、卒中型自发性高血压大鼠、肾动脉狭窄性高血压大鼠具有显著降压作用；2003年，由中国中医科学院西苑医院牵头启动Ⅱ、Ⅲ期临床研究证实，对1、2级高血压患者，单用柏艾胶囊的降压效果与贝那普利相当，于2008年取得新药证书，于2013年投产上市。

二、中成药降压的循证医学证据

采用非自动化测量的诊室血压（CBP）和动态血压监测方法评价降压疗效，对中医药绝对/相对降压强度的判读标准采用“2015年TSOC/THS高血压管理指南”药物降压作用预测方法：五大类降压药物的标准剂量平均降低血压10/5mmHg；联合使用两种机制不同的降压药物可使血压下降接近20/10mmHg。由此建议，单用中医药疗法稳定降低CBP达到10/5mmHg，或中医药疗法联合一种标准剂量降压药物稳定降低CBP达到20/10mmHg，则可认定单用或联用的中医药疗法具有降压效应。

采用基于证据体的传统医学临床研究证据分级参考建议的证据推荐类别（表3-7-1）和证据分级工作组（GRADE）的证据推荐等级（表3-7-2）。

表3-7-1 传统医学临床证据推荐类别

证据类别	分级依据
Ⅰa	由随机对照试验▲、队列研究、病例对照研究、病例系列等4种研究中至少2种不同类型的研究构成的证据体，且不同研究结果的效应一致
Ⅰb	具有足够把握度的单个随机对照试验
Ⅱa	半随机对照试验或队列研究
Ⅱb	病例对照研究
Ⅲa	历史性对照的病例系列
Ⅲb	自身前后对照的病例系列
Ⅳ	长期在临床广泛运用的病例报告和史料记载的疗法
Ⅴ	未经系统研究验证的专家观点和临床经验，以及未长期在临床广泛运用的病例报告和史料记载的疗法

注：▲包含各种随机研究的方法：随机双盲安慰剂对照试验、实用型随机对照试验、等待名单随机对照试验、单个病例随机对照试验、集团随机对照试验、技能型随机对照试验等。

表3-7-2 证据推荐等级

证据等级	推荐依据
A	证据基于多项随机临床对照试验或由随机对照临床试验组成的荟萃分析
B	证据基于单项随机临床试验或多项大型非随机对照研究
C	证据基于专家共识和/或基于小规模研究、回顾性研究或登记注册研究的结果

（一）肝阳上亢证

松龄血脉康胶囊：每次2～3粒、每日3次。一项纳入628例1级高血压患者，以氯沙坦（50mg每日1次）为对照的随机、双盲双模拟、多中心临床试验结果表明，治疗8周后松龄血脉康胶囊组的CBP降幅为10.5/7.9mmHg，其降压效果非劣于氯沙坦。一项纳入17项随机对照试验共计1788例1级和2级高血压患者的英文系统评价表明，单用松龄血脉康胶囊与单用钙通道阻滞剂（CCB）/ACEI的降压疗效差异无显著性（$P>0.05$），而松龄血脉康胶囊组联合CCB/ACEI的降压疗效明显优于单用CCB/ACEI（$P<0.000\,01$）。一项纳入5000例1级和2级高血压患者的上市后临床再评价研究结果显示，单用松龄血脉康胶囊组治疗8周后CBP平均降幅超过10/5mmHg，表明松龄血脉康胶囊组在真实世界辨病论治与单一药物的降压疗效基本相当，可单用于1级高血压。70例初诊EH等分为常规治疗组（左旋氨氯地平2.5mg＋替米沙坦40mg，均为每日一次）和加载治疗组（常规治疗＋松龄血脉康胶囊组3粒、每日3次），2周后监测ABP的结果显示，加用松龄血脉康胶囊组可提高收缩压谷峰比值并改善血压晨峰现象，提示其可能具有“分次给药、间断长效”的降压作用特点。一项随机对照试验（$n=166$）显示，与单用卡托普利比较，EH治疗1个月后，松龄血脉康胶囊组联合卡托普利可显著提高血压达标率（60.2% *vs*. 81.2%，$P<0.01$），并改善健康愉快感、躯体症状、工作表现、生活满意度等生活质量评分（$P<0.05$或<0.01）。单用松龄血脉康胶囊组还可显著改善高血压患者伴发的失眠、眩晕、头痛、耳鸣等症状。此外，一项双盲双模拟、阳性药平行对照临床试验显示，与绞股蓝总苷胶囊相比，松龄血脉康胶囊组降低总胆固醇、甘油三酯（TG）、低密度脂蛋白胆固醇和升高高密度脂蛋白胆固醇的疗效相当，而降低TG的作用更为显著。

牛黄降压片（丸）：片剂4片、每日1次或2片、每日2次；丸剂1～2丸、每日1次。一项分层分段随机、双盲双模拟、阳性药平行对照的多中心临床等效性试验显示，EH患者治疗4周后，与牛黄降压丸（1丸，每日2次）相比，牛黄降压片（2片，每日2次）的血压下降幅度（7.5/2.5mmHg *vs*. 7.5/2.2mmHg）、降压有效率（50.8 % *vs*. 54.9%）和证候有效率（45.6% *vs*. 42.3%）均相当，且均对伴眩晕症状患者的降压效果更好。一项纳入3项随机对照试验（$n=530$）的牛黄降压方制剂治疗EH系统评价显示，其平均降压幅度约为7/5mmHg，鉴于现有临床研究的质量均较低，其降压有效性尚需进一步的研究证据。

柏艾胶囊：每次3粒、每日两次。源自宋代陈自明《妇人大全良方 · 卷七》“四生丸”，传统功效为滋阴清热、凉血止血，主治阳乘于阴、血热妄行之吐血、衄血，作为降压中成药的功效为滋阴凉血、平肝泻火，是目前唯一可适用于肝火亢盛和阴虚阳亢等两个基本证候的上市中成药。纳入300例1级和2级EH阴虚阳亢证患者，以贝那普利（10mg每日1次）为对照的Ⅲ期临床试验的研究结果显示，柏艾胶囊降压作用非劣效于贝那普利（4周后ABP平均变化值10.7/7.5mmHg *vs.* 11.6/8.7mmHg），且证候改善更为显著。

（二）瘀血阻窍证

心脉通胶囊：每次2粒，每日3次。一项纳入98例1级和2级EH患者、以尼莫地平（40mg每日两次）为对照的单中心临床试验结果表明，单用心脉通片（原剂型）优于尼莫地平（6周后CBP平均变化值14.3/13.2mmHg *vs.* 8.9/8.8mmHg）。其他单中心临床试验结果均显示，心脉通胶囊可显著增加福辛普利、依那普利和卡托普利的降压疗效（P均＜0.05），提示其与血管紧张素转换酶抑制剂（ACEI）联合应用的疗效较好。

（三）肾阴亏虚证

六味地黄丸：每次1丸，每日2～3次。单中心随机临床试验结果显示，六味地黄丸与CCB或ACEI联用后可提高降压疗效，且具有延缓高血压肾损害、保护内皮功能、逆转心肌肥厚等靶器官保护作用。一项单臂试验（n＝377）结果提示，应用六味地黄汤加味（熟地黄、泽泻、茯苓、山药、钩藤、夏枯草、丹皮、山茱萸、菊花、石决明）治疗原发性高血压的总有效率为95.0%，其对无明显合并症的患者疗效较好，对肝肾阴虚证的疗效较好，而越早应用则疗效越好。

杞菊地黄丸：每次6g，每日3次。小规模单中心随机临床试验结果显示，与硝苯地平相比，杞菊地黄丸对高血压阴虚阳亢证的降压疗效不理想，但与小剂量美托洛尔平片联用后可进一步降低SBP。

金匮肾气丸：每次6g，每日3次。一项小规模单中心随机对照试验研究结果表明，治疗24周后，与单用依那普利（10mg，每日1次）相比，金匮肾气丸与依那普利联用不能提高降压效果，但可明显降低高血压微量蛋白尿患者的24h尿微量白蛋白水平（P＜0.05），保护肾功能。

推荐采用以下降压中成药（Chinese patent medicine，CPM）辨证论治方案（表3-7-3）。

表3-7-3 降压中成药辨证论治推荐方案

证候	功效主治	推荐中成药	证据分级	推荐强度
肝阳上亢证	平肝潜阳、镇心安神，用于高血压肝阳上亢证	松龄血脉康胶囊	Ⅰa	A
	清心化痰、平肝安神，用于高血压心肝火旺、痰热壅盛证	牛黄降压丸	Ⅱa	B
	滋阴活血、泻火平肝，用于高血压阴虚阳亢证	柏艾胶囊	Ⅱa	B
瘀血阻窍证	活血化瘀、通脉养心、降压降脂，用于高血压瘀血阻络证	心脉通胶囊	Ⅱa	B
肾阴亏虚证	滋阴补肾，用于高血压肾阴虚证	六味地黄丸	Ⅱa	B
	滋补肝肾，用于高血压肝肾阴虚证	杞菊地黄丸	Ⅱb	C
	燮理阴阳、平补肾气，用于高血压肾气肾阴亏虚证	金匮肾气丸	Ⅱb	C

特别提示：鉴于复方罗布麻片、珍菊降压片等国产传统固定复方制剂的降压效果主要源于其化学药物成分，无须辨证。

三、中成药治疗高血压的临床应用

1．高血压血管病变 松龄血脉康：与单用缬沙坦相比，加载松龄血脉康治疗8周即可显著降低高血压患者的baPWV；与单用厄贝沙坦/氢氯噻嗪相比，加载松龄血脉康治疗12周则可进一步降低高血压患者的颈股脉搏波传导速度，显示出一致性的动脉弹性功能保护作用。

2．高血压合并冠心病 心脉通胶囊：一项单中心随机临床试验提示，与常规治疗（口服硝酸酯、阿司匹林等）相比，冠心病患者加用心脉通片可显著降低心肌耗氧（心率×收缩压）。PCI术后1年患者的冠状动脉造影复查结果显示，与单用标准治疗相比，加用心脉通胶囊后再狭窄人数（8 *vs.* 15）和再狭窄率（22.22% *vs.* 48.39%）均显著降低（$P<0.05$），初步表明心脉通胶囊可能预防PCI术后再狭窄。因此，心脉通胶囊对高血压合并冠心病的疗效较好，可提高血压控制达标率，降低心脑血管事件发生率。

四、中成药与化学药物联用的有效性和安全性

23篇系统评价（systematic review，SR）报告了17个CPM品种和36个荟萃分析的主要结局指标，19篇SR报告了不良事件/不良反应并给出结论。

1. 血压值 17个CPM品种的72个荟萃分析报告了收缩压和舒张压数值，多数荟萃分析因异质性较高而采用随机效应模型（67/72），结果显示：与单用化学药物相比，牛黄降压丸、杞菊地黄丸、强力天麻杜仲胶囊在降低收缩压方面无差别，牛黄降压片、心可舒、清脑降压制剂在降低舒张压方面无差别；其他16个品种36个收缩压数值的荟萃分析结果显示可使收缩压降低6.17～15.21mmHg，34个舒张压值的荟萃分析结果显示可使舒张压降低2.28～14.16mmHg。

2. 症状及生活质量 有4个研究报道了中医症状积分，荟萃分析结果显示杞菊地黄丸、养血清脑颗粒、天麻钩藤颗粒在改善中医症状方面优于化药组；一项松龄血脉康胶囊的荟萃分析比较了生活质量评分，结果显示联合用药组优于化药组。

3. 不良事件/不良反应 全部SR均未报告严重不良事件。由于多数原始研究为联合用药，试验组不良反应多表现为对照组化药的不良反应：有15个包含12个CPM品种的SR比较了两组间不良反应，其中一个SR纳入10个CPM品种的不良反应合并荟萃分析显示，CPM组的不良反应低于化药组。对于相同品种结果一致的SR不再重复描述，结果见表3-7-4。

表3-7-4 降压中成药＋化学药品与单独使用化学药品的主要结局指标荟萃分析及不良反应结果汇总

CPM名称	异质性检验 I^2（%）	效应模型（SBP，DBP）	主要结局指标的荟萃分析结果MD（95%*CI*）		不良反应
			期末收缩压mmHg	期末舒张压mmHg	
松龄血脉康	48，96	随机，随机	−10.57（−12.23，−8.91）	−10.79（−14.21，−7.37）	未定性分析
养血清脑颗粒	98，99	随机，随机	−10.56（−13.63，−7.50）	−8.21（−10.84，−5.59）	两组无差别
牛黄降压片	96，96	随机，随机	−6.85（−10.64，−3.05）	−6.61（−13.47，0.25）*	两组无差别
牛黄降压片	71，2	随机，固定	0.68（−6.25，7.62）*	1.59（−0.51，3.69）*	试验组不良反应发生率低于对照组
银杏叶片	97，83	随机，随机	−11.27（−15.32，−7.21）	−8.41（−8.94，−7.88）	试验组轻微不良反应
珍菊降压片	89，84	随机，随机	−8.77（−12.52，−5.01）	−5.44（−7.63，−3.25）	未提及
珍菊降压片	89，52	随机，随机	−9.62（−15.90，−3.34）	−5.75（−7.68，−3.82）	两组无差别
六味地黄丸	92，89	随机，随机	−4.33（−5.76，−2.90）	−7.47（−9.44，−5.49）	未提及
六味地黄丸	—	随机，随机	−7.76（−10.01，−5.50）	−6.61（−7.60，−5.62）	两组无差别
复方罗布麻片	93，93	随机，随机	−8.97（−14.51，−3.43）	−7.90（−11.18，−4.62）	未提及
天麻钩藤颗粒	89，86	随机，随机	−10.24（−13.54，−6.95）	−5.33（−7.21，−3.45）	试验组组不良反应发生率低于对照组

续 表

CPM名称	异质性检验 I^2（%）	效应模型（SBP，DBP）	主要结局指标的荟萃分析结果MD（95%*CI*）		不良反应
			期末收缩压mmHg	期末舒张压mmHg	
杞菊地黄丸	89，94	随机，随机	-6.74（-18.70，5.22）*	-7.21（-14.16，-0.26）	与化药相比，CPM组无副作用
安宫降压丸	0，46	固定，固定	-15.21（-18.07，-12.35）	-6.09（-7.40，-4.77）	未提及
清肝降压胶囊	72，78	随机，随机	-11.23（-12.75，-9.72）	-6.91（-8.66，-5.15）	未提及
心可舒片制剂	96，92	随机，随机	-5.76（-10.58，-0.94）	-4.72（-7.96，-1.49）	未提及
心可舒片制剂	—	随机，随机	-8.68（-15.35，-2.02）	-1.96（-5.12，1.21）*	试验组不良反应发生率低于对照组
清脑降压制剂	99，94	随机，随机	-9.85（-18.29，-1.41）	-7.84（-11.50，-4.18）	两组无差别
清脑降压制剂	—	随机，随机	-7.19（-8.86，-5.52）	-9.41（-21.07，2.25）*	试验组不良反应发生率高于对照组
心脉通片	92，91	随机，随机	-12.59（-19.12，-6.06）	-8.83（-12.37，-5.28）	未提及
全天麻胶囊	—	随机，随机	-3.94（-5.21，-2.68）	-3.89（-4.90，-2.87）	两组无差别
强力天麻杜仲片	—	随机，随机	-2.34（-4.91，0.23）*	-2.28（-3.96，-0.60）	两组无差别

注：*两组无统计学差异。CPM为降压中成药；SR为系统评价。

（陆　峰）

第四节 中医传统降压疗法

数千年的中医药为我们提供了众多的传统中医降压疗法，这些方法仍然在我们的临床治疗中广泛应用。传统中医降压疗法体现着中医药“简、便、验、廉”的治疗效果和特色。

伴随着高血压发病率的升高及人民群众健康素养的提高，近年来，传统中医降压疗法越来越受到广大医生和人民群众的关注和欢迎。围绕传统中医降压疗法逐步开展了越来越多的循证医学研究和降压机制研究，取得了更多的循证证据，初步阐释了传统中医降压疗法的降压机制。

一、针刺与电针

早在1954年朱琏所著的《新针灸学》中，对针刺治疗高血压就有初步的介绍。由于古代无高血压的概念，对高血压的治疗多以其导致的症状为主，故对高血压治疗多归于“头痛”“眩晕”等病证进行辨证论治。

1．方法 针刺得气后依据虚实辨证采取相应的补泻手法，虚则补之，实则泻之。若需施以电针，频率选择2 Hz左右的低频（疏波）降压效果较好。留针20～30分钟，每周针刺2～3次。针刺治疗高血压常用穴位包括百会（GV 20）、曲池（LI 11）、太冲（LR 3）、风池（GB 20）、足三里（ST 36）、合谷（LI 4）、三阴交（SP 6）。此外，根据患者证型症状的不同，临床上有多种加减配穴。

2．循证证据 针刺降压的研究自2006年发表在《高血压》杂志的SHARP研究得到阴性结果以来就受到不少质疑。SHARP研究显示，经过6周针刺干预，随访12个月的期间，辨证取穴组、标准取穴组和假针刺（非经典经络或穴位）组之间的血压没有明显差异。虽然2007年发表在《循环》期刊的随机双盲假针刺平行对照研究，经过6周针刺干预，随访6个月的期间内，见到针刺在短期内具有降低收缩压6.6mmHg（95% *CI* 1.3～1.9）、舒张压3.7mmHg（95% *CI* 0.5～7.0）的效果。但2018年纳入随机对照试验（RCT）的Cochrane系统综述显示，相对于假针刺治疗，针刺仅能降低收缩压3.4mmHg（95% *CI* 0.9～6.0），舒张压1.9mmHg（95% *CI* 0.3～3.6），未达到临床降压标准，且由于证据质量非常低，作者不能肯定结果的正确性。而对于电针降压，2019年发表的一项纳入428名1级高血压的多中心随机平行对照试验仍未提供良好的降压效果。

3．降压机制

（1）调节自主神经：针刺可以调节自主神经，激活副交感神经，并抑制交感神经。心血管中枢位于延髓，其中延髓头端腹外侧区（RVLM）主要维持静息状态下的交感神经张力，是维持和调节血压的关键脑区。RVLM中活性氧（ROS）的过度产生，会导致交感神经张力增加并使血压升高。动物试验证明，针刺太冲穴可下调自发性高血压大鼠RVLM中NADPH氧化酶的活性，抑制ROS的产生，降低交感神经张力以达到降压的效果。此外，研究显示针刺太冲穴可以降低自发性高血压大鼠血压，并调节心率变异性，其治疗效果可能是通过降低肾上腺素和去甲肾上腺素水平来体现，与肾交感神经系统有关。

（2）抑制肾素-血管紧张素-醛固酮系统（RAAS）：交感神经系统通过β1肾上腺素能受体（β1-AR）介导的肾素释放，迅速激活RAAS。针刺太冲穴可以抑制β1-AR水平进而降低肾素浓度，降低血清血管紧张素浓度，抑制RAAS进而降低血压。

（3）改善内皮功能：一氧化氮（NO）是一种有效的血管扩张剂，可以有效降低血压，但是高血压的疾病状态会导致内皮细胞基础NO合成减少。动物试验显示，电针（针刺足三里和/或百会）可以增加内皮一氧化氮合酶（eNOS）表达，增加血浆中亚硝酸盐/硝酸盐浓度，增加小动脉周围NO浓度，改善主动脉和颈动脉的内皮依赖性舒张功能，从而降低血压。

二、推拿与按摩

推拿是在中医理论的指导下，用手指、手掌、手臂、手背等在人体上按经络、穴位用推、拿、提、捏、揉等手法进行治疗。中医认为推拿能够通经活络，调和阴阳与气血，恢复脏腑功能，从而达到降压的目的。

1．方法 可根据推拿部位采用推法、一指禅法、揉法、扫散法、抹法、拿法、按法、搓法等手法。常用穴位包括桥弓、印堂、睛明、攒竹、神庭、百会、太阳、中脘、天突、膻中、关元、神阙、肾俞、命门、涌泉穴等。

2．循证证据 根据Eisenber等的研究结果表明，推拿疗法在欧美地区是高血压患者选择最多的辅助治疗方法，得到了广泛的认可。Arslan等随机对照研究调查了足部和背部按摩对原发性高血压女性血压和睡眠质量的影响，可以有效地改善原发性高血压女性的血压水平和睡眠质量。Xiong等荟萃分析评估了推拿是否可以被推荐为治疗原发性高血压的有效方法，最终得出结论认为推拿加降压药的综合治疗比单独使用降压药的效果更好。近期发表的一项纳入18项RCT、涉及1685名高血压患者的系统综述显示，与单纯使用降压药物相比，联合使用穴位按摩可显著改善收缩压［MD＝−15.05，95% *CI*（−18.49，−11.61），*P*＜0.000 01］和舒张压［MD＝−8.41，95% *CI*（−11.33，−5.48），*P*＜0.000 01］，同时改善患者的睡眠质量。另一项系统综述也得到相同的结果：穴位按摩可降低收缩压9.30mmHg、舒张压5.61mmHg，提高临床总有效率［*RR*＝1.18，95%*CI*（1.06，1.30）］。穴位按摩多和推拿采用组合方式，如降压按摩操是一套对多个穴位及经络进行点按搓揉的穴位按摩处方，艾静等将160例高血压患者随机分为试验组和对照组，所有患者均维持原有降压药物治疗，试验组加做降压按摩操，干预60天后，试验组患者血压下降5.93mmHg，对照组则无明显变化。

3. 降压机制

（1）神经机制：现代医学认为高血压是一种神经与体液共同参与的病理状态，常伴随着交感神经过度激活。而推桥弓治疗可激活患者大脑中的特定部位，推桥弓和推颈中线还可引起脑内信息响应，使丘脑与大脑某些特定部位（如屏状核、脑岛、额上回）的功能连接度增高，使收缩压下降。临床上经常使用的推桥弓、推颈中线等手法能够及时降压，即是经过直接或间接按压颈动脉窦，刺激其中的压力感受器，通过窦神经将神经冲动传递给脑中相应的心血管中枢，引起一系列心血管反射（如抑制交感神经活动，兴奋迷走神经），从而使心率降低，血管扩张，进而达到降压的功效。

（2）血管调节机制

1）调控血管内皮细胞功能：推拿可通过改善血管内皮细胞功能来调控血压，这是因为血管内皮细胞能够感受不同形式的机械作用力来改善生长状态、速度和分泌等来响应力学信号刺激。而血管内皮细胞功能紊乱是高血压病早期表现的重要特征。推拿降压的机制可能是由于血管内皮细胞受到力学信号刺激后使其产生细胞因子而活化内皮细胞，调整患者血管内皮细胞功能，使之恢复正常，从而将血压维持在正常水平。

2）改善血流动力学和血液流变学指数：血压主要取决于心输出量和体循环外周血管阻力。血液黏稠度是体循环外周血管阻力的主要来源，推拿治疗可降低患者的全血比低切黏度、全血比高切黏度等血液流变学指标（$P<0.05$），从而减小体循环外周血管阻力，维持血压处于正常水平。按摩可降低外周阻力减轻心脏负荷，提高心输出量，改善心脏功能和患者的低流量–高阻力的血流紊乱状态；同时可以降低血液黏稠度，包括全血黏度、血浆黏度、血细胞比容、红细胞电泳时间，从而改善微循环，提高细胞的携氧能力，有效地控制血压。

三、穴位贴敷

穴位贴敷疗法最早载于《五十二病方》，又称“天灸”“自灸”等，是以中医理论为依据，并以辨证论治和整体观念为重要原则，结合经络理论，选取有效的中药贴敷作用于相应的腧穴，通过药物的刺激，经过药物、穴位、经络三者的综合作用对机体进行调节，从而达到防治疾病的目的，其具有安全有效、副作用小的优势，是临床中常用的中医外治法之一。

1. 方法 75%酒精局部皮肤常规消毒，将贴敷药物制作成直径约1cm、厚度约2mm的药饼。贴敷于穴位上，并用无菌自黏伤口贴固定；贴敷后背穴位时嘱患者双手抱胸以保持背部平坦，确保药物贴敷牢固，贴敷时间一般为2～6小时。

2. 循证证据 FENG等开展了一项涉及60例1级和2级高血压患者的随机对照试验，随机分为穴位贴敷组和对照组，2周后，与单纯使用常规降压药物的对照组相比，穴位贴敷组（内关、涌泉、三阴交穴）的血压降幅更大［穴位贴敷组：（28.64±4.22）mmHg（收缩压）、（11.14±1.29）mmHg（舒张压）*vs.* 对照组：（19.27±11.62）mmHg（收缩压）、（9.23±1.96）mmHg（舒张压）］。江钰等应用中药穴位贴敷治疗老年人高血压，疗程为2周，观察100例老年高血压患者治疗前后降压疗效对比，治疗组降压总有效率为96%，能将收缩压降低（41.86±6.35）mmHg，舒张压降低（9.27±6.23）mmHg；对照组总有效率为84%，仅能将收缩压降低（36.3±6.32）mmHg，舒张压降低（5.74±7.13）mmHg。一项纳入8项RCT，总参与者622例高血压患者的系统评价显示，中药穴位贴敷法联合常规降压药物治疗高血压在降压收缩压［$MD=-12.46$，95%CI（−19.06，−5.87），$Z=3.70$，$P=0.000\,2$］和舒张压［$MD=-13.28$，95%CI（−22.02，−4.53），$Z=2.98$，$P=0.003$］均优于对照组。

3．降压机制

（1）改善血流动力学：刘兴颖等将60例原发性高血压患者随机用中药贴敷内关、太冲、大推、肝俞、三阴交、神阙等穴治疗，以麦麸调制后穴位贴敷为对照，监测两组患者的血流动力学，3个疗程（18次贴敷治疗）后，较对照组相比，中药贴敷组患者的每搏心输出量、每分心输出量和动脉顺应性呈增加趋势，而外周血管阻力降低；说明中药穴位敷贴的降压作用主要是通过降低细小动脉的外周阻力实现的，由于外周阻力降低，减轻了心脏后负荷，使每搏心输出量和每分心输出量增加，从而改善了全身的血液循环。这个观点也被另一项RCT证实。

（2）改善血液流变学：唐云华等开展了一项关于60例患者中药汤膏并用对高血压患者颈动脉内中膜厚度、血脂及血液流变学影响的RCT，给予治疗组患者中药汤剂、中药穴位贴敷及辛伐他汀，对照组仅予辛伐他汀，疗程为84天，研究结果表明，穴位贴敷联合中药汤剂使高血压患者的血浆比黏度、全血黏度及红细胞电泳时间均明显下降，说明该疗法可能通过改善患者的血液流变学指标起到降压目的。

四、气功

气功是一类中国传统的保健、养生、祛病的方法。以呼吸的调整、身体活动的调整和意识的调整（调息，调身，调心）为手段，以强身健体、防病治病、健寿延年、开发潜能为目的的一种身心锻炼方法。

1．方法　气功疗法是通过气功锻炼来达到防治疾病的目的，包括“五禽戏”“六字诀”“八段锦”“易筋经”四套健身功法。

五禽戏：①虎举；②虎扑；③鹿抵；④鹿奔；⑤熊运；⑥熊晃；⑦猿提；⑧猿摘；⑨鸟伸；⑩鸟飞。

六字诀：①嘘字功平肝气；②呵字功补心气；③呼字功培脾气；④呬字功补肺气；⑤吹字功补肾气；⑥嘻字功理三焦。

八段锦：①双手托天理三焦；②左右开弓似射雕；③调理脾胃须单举；④五劳七伤向后瞧；⑤摇头摆尾去心火；⑥两手攀足固肾腰；⑦攒拳怒目增气力；⑧背后七颠百病消。

易筋经：①韦驮献杵第一势；②横担降魔杵；③掌托天门；④摘星换斗势；⑤倒拽九牛尾势；⑥出爪亮翅势；⑦九鬼拔马刀势；⑧三盘落地势；⑨青龙探爪势；⑩卧虎扑食势；⑪打躬势；⑫掉尾势。

2．循证依据　2007年、2015年分别有荟萃分析表明，气功作为降压药的辅助治疗方式，可以有效降低血压。2014年韩国一项关于气功治疗高血压前期和轻度原发性高血压临床随机对照试验证实：气功在降低高血压前期和轻度原发性高血压的血压方面与未治疗相比具有统计学显著效果。2015年发表在*Maturitas*的一项系统综述与荟萃分析显示八段锦的练习有助于降低高血压患者的SPB达7.49mmHg，DPB达3.59mmHg。2020年的一篇八段锦对原发性高血压的系统综述指出八段锦有效帮助降低原发性高血压，且相对安全，时间＞12周时效果较显著。

3．降压机制　研究表明，练习气功10个月后，练功者的迷走神经张力保持着较高水平，自主神经功能的调节作用得到明显加强，有助于降低血压。研究表明，八段锦运动不仅可以上调高血压患者NOS蛋白表达水平、调高其活性水平，还提高患者NO水平，降低血浆ET-1浓度这对于稳定高血压患者血管稳态，维持血压平稳，延缓血管内皮功能受损有重要意义。

五、艾灸降压

艾灸是中医的一种传统医学干预方法，它直接或间接地在穴位或身体的其他特定部位，应用点燃的艾草来治疗或预防疾病。中医认为艾灸能温阳行气、通达经络之功用可促进周身气血运行，最终达到扶阳上行，驱浊阴而止眩。

1．方法　施灸前让患者休息30分钟。艾灸时，艾条火点与皮肤的距离应根据患者皮肤对热敏感度进行调整，以患者局部有温热感而无灼痛为宜，一般距皮肤5cm左右；每日施灸1次，每次每个穴位10分钟，以皮肤红热无痛为度。常用灸法包括艾炷灸、艾条灸、温针灸等。常用穴位：肝阳上亢组取穴为曲池穴、太冲穴和涌泉穴；气血亏虚组取穴为百会穴、中脘穴和足三里穴；肾精不足组取穴为百会穴、关元穴和肾俞穴；痰湿壅盛证取穴双侧丰隆、足三里。

2. 循证依据 Kyung-Min Shin设计的随机对照试验以艾灸治疗高血压患者4周来评估疗效，研究结果表明，艾灸（3次/周，共4周）可降低高血压前期或Ⅰ期高血压患者的血压，治疗频率可能影响艾灸的血压调节效果。

3. 降压机制 彭丽辉等发现，经艾灸治疗后，高血压患者血中一氧化氮水平明显回升，血管紧张素水平明显下降，同时，机体超氧化物歧化酶活性明显提高，丙二醛水平明显下降，差异均有非常显著性意义（$P<0.01$），故提出艾灸百会穴降压是通过调节血管内皮细胞的内分泌功能和增强机体清除OFR能力来实现。

六、放血疗法降压

放血疗法，又称“针刺放血法”，是用针、刀刺破或者划破特定的穴位和治疗部位，放出少量血液，以治疗有关疾病的一种外治方法。

1. 方法 临床常用的放血法有刺络法和划割法两种。刺络法：分点刺、挑刺、丛刺法，分别采用针或集束针在相应部位刺破皮肤放血；割法多采用小眉刀等在口腔内黏膜、耳背静脉等处放血。

2. 循证依据 Xiong等于1989年至2017年共进行了7项随机对照试验，共纳入637名高血压患者，与降压药相比，放血疗法能显著降低血压，改善患者生活质量。金炜使用放血疗法治疗肝阳上亢型高血压32例，用一次性采血针于上星、百会、双耳尖、大椎常规放血。经治疗后，总有效率为96.88%，血压下降，血流变学指标明显优于治疗前。久先、普曾扎西等采用藏医放血疗法治疗高血压患者，取如通、额脉、塞日东常规放血，均以西药降压为对照，结果发现藏医放血疗法能有效降低血压，疗效确切。才让措、李召措毛等用内服藏药二十五味余甘子丸联合放血疗法治疗高血压患者，在前额发际线往上4横指部位常规放血，以口服西药降压为对照，结果放血组降压效果更佳。

3. 降压机制 研究表明，耳尖放血可以使大鼠血中NO浓度升高，而NO是主要的血管舒张物质，血管内皮细胞通过合成和释放NO来维持和调节血管的舒张，保持血压的相对稳定。从血管方面分析，内皮素是一种强效缩血管多肽，其作用受体广泛存在于心血管系统和中枢神经系统，缩血管和升压作用强烈，可引起动、静脉及微血管强烈而持久的收缩，其效应为去甲肾上腺素的100倍以上。有学者研究发现针刺耳尖可减少内皮素分泌，降低体内内皮素含量，通过减少血管收缩程度达到治疗高血压的目的。

七、太极拳

太极拳是以中医导引术、吐纳为基础，追求意识和精、气、神的协调统一。不同于外家拳的刚猛劲势、大开大合，作为内家拳的太极拳，强调阴阳平衡，秉持内外兼修、柔和缓慢、刚柔并济。以躯干带动肢体，以呼吸辅助节奏，其动作以浑圆为本而连绵不断。近代太极拳演变与发展史的研究认为，太极拳的技术来源于长拳，发展为炮捶，而后于陈家沟成形为太极拳。

1. 方法 1956年国家体育运动委员会为了让太极拳更容易学习，易于普及与推广，以杨氏太极拳为基础，取各家精髓，去除繁杂套路与技击色彩，创立二十四式太极拳，也称简化太极拳。分别由以下24式组成：起势—野马分鬃—白鹤亮翅—搂膝拗步—手挥琵琶—倒卷肱—左揽雀尾—右揽雀尾—单鞭—云手—单鞭—高探马—右蹬脚—双峰贯耳—转身左蹬脚—左下势独立—右下势独立—左右穿梭—海底针—闪通臂—转身搬拦捶—如封似闭—

十字手—收势。

2．循证证据 早在1959年运动医学研究所就在北京医学院学报发表了《练习太极拳老人的医学观察》，这是国内第一篇针对长期练习太极拳人群血压变化的观察性研究。当时开展了对北京16万人进行血压普查，并组织高血压患者在医院练习太极拳，结果显示太极拳活动对患者的血压有益。An等香港研究者纳入了264名含有2～3个心血管危险因素的高血压成人，随机分成太极拳组、快走组和对照组，6个月后发现太极拳组相较于快走组，血压降低幅度更大、心理更健康、感知压力更少。而2021年一篇纳入31个研究，总参与者3323人的系统综述提示，太极拳在平均每周（4±1.4）次，每次（54±10.6）分钟的练习下，能让收缩压（SPB）降低10mmHg，舒张压（DBP）降低4mmHg。

八、药枕

药枕疗法通过气味芳香走窜的中药经呼吸道吸收、皮肤渗透及持续作用于经络和穴位三个途径发挥激发经气，疏通经络，调和气血的作用，从而平衡阴阳，防治疾病。

1．方法 常选用菊花、川芎、夏枯草、磁石、牡丹皮、钩藤等具有疏风清热、清肝明目、活血镇痛、镇静安神的中药，装入枕芯，套上枕套，制成药枕。使用中保持药枕干燥及整洁，可连续使用3个月。

2．循证依据 朱玉红等通过临床观察发现，在生活方式干预上加用自制中药降压药枕治疗高血压病能有效降压。李文华通过对100例社区高血压患者进行治疗观察，发现药枕观察组相对西药对照组能更好的降低血压、改善患者症状，中药药枕联合西药治疗效果优于单纯西药治疗。Kwon等通过药枕与单纯药物治疗相比，发现在干预后5分钟至1小时内对降低收缩压有显著效果。

九、中药足浴

中药足浴是根据中药辨证论治原则、藏象学说、经络传导学说及现代足部反射区理论为指导，选配适当的中草药煎煮成中药药液，利用药液的作用使足部反射区得到良性刺激。中药足浴使全身血液循环得到改善后，机体大小循环畅通，小静脉回流功能加强，可有效地降低血压。

1．方法 根据患者症状及证型选择对应中药，煎煮后温水调至适宜水温，以较深足浴器皿，水量浸泡到三阴交上部，足浴一天一次或两天一次皆可，足浴时间，可因人因需而异，一般微汗为度。

2．循证证据 根据钱银芬等的研究结果表明，中药足浴辅助西药降压可明显改善肝阳上亢型高血压患者头痛、眩晕、烦躁易怒、面红耳赤等临床症状，降低血压。颜嘉欣根据邓铁涛的浴足方，予沸水500ml冲泡，搅拌后静置5分钟，加入凉水适量至水温为40～45°C，对患者进行30分钟的足浴，研究发现中药浴足在温水浴足的基础上可更显著地降低收缩压、舒张压及平均动脉压，有效改善患者的头晕、肢体麻木及面赤等症状。王广艳将120例高血压患者分为对照组和高血压中药足浴组，对照组给予常规降压药物治疗，中药足浴组采用降压药物联合自制中药足浴液治疗，结果显示中药足浴组总有效率为98.33%，疗效优于单纯内服基础降压药的对照组。

（林　谦）

参考文献

[1] 刘建平．传统医学证据体的构成及证据分级的建议［J］．中国中西医结合杂志，2007，27（12）：1061-1065.

[2] ATKINS D，BEST D，BRISS P A，et al. Grading quality of evidence and strength of recommendations［J］．BMJ，2004，328（7454）：1490.

[3] LAI X，DONG Z，WU S，et al．Efficacy and safety of Chinese herbal medicine compared with losartan for mild essential hypertension：a randomized，multicenter，double-blind，noninferiority trial［J］．Circ Cardiovasc Qual Outcomes，2022，15（3）：e007923.

[4] YANG X C，XIONG X J，YANG G Y，et al．Songling xuemaikang capsule for primary hypertension：a systematic review of randomized controlled trials［J］．Chin J Integr Med，2015，21（4）：312-320.

[5] 董珍宇，高颖，吴圣贤．基于真实世界的松龄血脉康胶囊治疗原发性高血压研究［J］．中西医结合心脑血管病杂志，2013，11（3）：274-275.

[6] 王辉，商洪才，张俊华，等．牛黄降压方制剂治疗原发性高血压随机对照试验的系统评价［J］．辽宁中医杂志，2008，35（5）：649-652.

[7] 罗显云，姚震，张云波，等．心脉通胶囊联合福辛普利治疗原发性高血压随机平行对照研究［J］．实用中医内科杂志，2013，27（4）：11-13.

[8] 朱为勇，马燕．心脉通胶囊联合依那普利治疗原发性高血压的临床疗效研究［J］．实用心脑肺血管病杂志，2015，23（10）：137-138.

[9] 高莉莉，王邦才，凌庆枝．六味地黄丸合生脉胶囊对高血压患者心脏保护作用［J］．中华中医药杂志，2008，23（7）：643-646.

[10] 陈国庆，赖文妍，陈康，等．六味地黄丸协同卡托普利治疗老年原发性高血压的临床研究［J］．海南医学院学报，2008，14（4）：357-358，360.

[11] 朱成英，王身菊，薛礼美．杞菊地黄丸合川芎嗪注射液治疗高血压病50例［J］．山东中医杂志，2002，21（11）：657-658.

[12] 刘远林．金匮肾气丸与依那普利联用对高血压患者尿微量白蛋白影响的研究［J］．新中医，2008，40（8）：37-38.

[13] 余琴，李新，杨悠．松龄血脉康对高血压患者脉搏波传导速度及血管内皮功能的影响［J］．华西药学杂志，2011，26（3）：298-299.

[14] 翁锦龙，郑直．松龄血脉康胶囊改善高血压患者血管顺应性和血管内皮功能的临床研究［J］．湖南中医药大学学报，2011，31（8）：62-64.

[15] 乔印涛，朱为勇．心脉通胶囊预防冠心病患者支架术后再狭窄的临床观察［J］．中国医药导刊，2015（12）：1272-1273，1276.

[16] WANG J，XIONG X，YANG G，et al．Chinese herbal medicine qi ju di huang wan for the treatment of essential hypertension：a systematic review of randomized controlled trials［J］．Evid Based Complement Alternat Med，2013，2013：262685.

[17] 樊根豪，邢作英，刘梦琳，等．养血清脑颗粒治疗原发性高血压病及伴随症状有效性及安全性的系统评价和试验序贯分析［J］．中国中药杂志，2021，46（6）：1523-1536.

[18] 刘梦琳，樊根豪，张怀亮．天麻钩藤颗粒联合降压药治疗原发性高血压病的系统评价及试验序贯分析［J］．中国中药杂志，2021，46（6）：1511-1522.

[19] 吕双宏，王恒和．松龄血脉康胶囊治疗原发性高血压病的Meta分析［J］．湖南中医杂志，2021，37（3）：131-136.

[20] 于泓．基于meta分析和数据挖掘的CPM治疗原发性高血压的临床评价研究［D］．北京：中国中医科学院，2019.

[21] ZHENG H，LI J，LI Y，et al．Acupuncture for patients with mild hypertension：a randomized controlled trial［J］．J Clin Hypertens（Greenwich），2019，21（3）：412-420.

[22] ARSLAN G，CEYHAN Ö，MOLLAOğLU M．The influence of foot and back massage on blood pressure and sleep quality in females with essential hypertension：a randomized controlled study［J］．J Hum Hypertens，2021，35（7）：627-637.

[23] 艾静，陈建华，卢莎莎，等．降压按摩操干预高血压的临床疗效研究［J］．世界临床药物，2018，39（6）：378-383.

[24] FENG L，SU J，CHI R，et al．Effect of

amlodipine besylate combined with acupoint application of traditional Chinese medicine nursing on the treatment of renal failure and hypertension by the PI3K/AKT pathway [J]. Int J Mol Med, 2019, 43 (4): 1900-1910.

[25] 江钰，王洪霞．中药穴位贴敷治疗老年高血压病100例临床疗效分析［J］．新疆中医药，2019，37（5）：20-22.

[26] 詹云华．中药汤膏并用对高血压患者颈动脉内中膜厚度、血脂及血液流变学的影响［J］．中医学报，2011，26（9）：1110-1112.

[27] GUAN Y, HAO Y, GUAN Y, et al. Effects of Baduanjin exercise on essential hypertension [J]. Medicine, 2020, 99 (32): e21577.

[28] SHIN K M, PARK J E, YOOK T H, et al. Moxibustion for prehypertension and stage I hypertension: a pilot randomized controlled trial [J]. 2019, 8 (1): 1-7.

[29] XIONG XJ, WANG PQ, LI SJ. Blood-letting therapy for hypertension: a systematic review and meta-analysis of randomized controlled trials [J]. Chin J Integr Med, 2019, 25 (2): 139-146.

[30] 才让措．藏药配合放血疗法治疗原发性高血压的临床效果［J］．世界最新医学信息文摘（连续型电子期刊），2019，19（62）：247-248.

[31] CHAN A, CHAIR S Y, LEE D, et al. Tai Chi exercise is more effective than brisk walking in reducing cardiovascular disease risk factors among adults with hypertension: A randomised controlled trial [J]. Int J Nurs Stud, 2018, 88: 44-52.

[32] WU Y, JOHNSON B T, CHEN S, et al. Tai Ji Quan as antihypertensive lifestyle therapy: a systematic review and meta-analysis [J]. J Sport Health Sci, 2021, 10 (2): 211-221.

[33] KWON C Y, LEE B, LEE J A. Efficacy and safety of bloodletting on ear apex for primary hypertension: a systematic review and meta-analysis [J]. European Journal of Integrative Medicine, 2018, 23: 90-100.

[34] 钱银芬，邬美翠．中药足浴辅助治疗老年高血压病的效果观察［J］．中国中医药科技，2020，27（5）：818-819.

第四篇

心理因素与高血压

CHAPTER 4

情绪紧张时常引起心率加快，这是人们熟知的常识。但情绪紧张能引起血压升高，那却是人们建立了血压测量技术之后才获得的一种知识。生理学家对血压进行了研究，明确了血压的形成是心输出量和外周血管阻力两个因素相互作用的结果。由于环境条件突然改变所形成的强烈刺激，除引起情绪紧张的心理活动改变外，还会伴有一系列的生理功能改变，其中包括血压的改变（通常是升高）。此时导致血压升高的因素主要是由于心率加快，心收缩力加强而使心输出量增加所致。而不同器官的血管阻力有增有减，消长抵消，互相协调，其效果是使血流再分配，以保证重要器官的血流灌注，应付环境条件的突然变化。由于总的血管外周阻力没有多大改变，所以此时对血压的影响不大。当环境变化引起的刺激消除，紧张情绪逐渐平稳下来，“心平气和”，升高的血压也会自动下降，恢复正常。这种血压的自动调节机制，主要是靠颈动脉窦、主动脉弓压力感受性反射来进行的。其反射的基本中枢在延脑，参与反射活动的传入神经和传出神经都是自主神经。因此，这一血压恢复的调节过程通常是不受意识控制的。但是，在由环境刺激所引起的血压升高过程中（虽然这一变化的过程可能很短暂），人们却能明显地感受到环境、心理和生理功能三者之间的密切关系及其变化的顺序。还有一种血压升高是由于全身外周血管阻力增加引起的，即原发性高血压。其病理基础是外周血管的结构发生了改变，而导致外周阻力的增加。原发性高血压患者的心脏结构和功能也会发生改变，但那是继发的，属于该病的合并症。原发性高血压的血压改变是一种慢性过程，常在不知不觉中进行。那么，情绪变化对这种血压的改变有无影响，其影响程度如何，产生影响的机制是什么等，历来就是人们所关注的问题。把高血压（hypertension）作为这一疾病的名称，除了可理解为血管张力（即血管的阻力）的增加外，是否也意味着情绪紧张？

实际上，人们在与高血压做斗争的过程中逐渐认识到，在高血压的发病中心理因素和生理功能相互影响并与环境因素密不可分，因而，在对高血压的治疗和预防中也必须兼顾心理、生理和环境这三方面的因素。这些认识不但丰富了心身医学的内容，也有力地推动了医学模式的转变，而新医学模式的建立反过来又促进和完善了人们对高血压的认识。

第一章
现代医学模式对高血压的认识

所谓医学模式是指人们在认识健康和疾病及其相互转变规律时所持的基本观点。医学模式具有很明显的时代特点，我们现在处于由“生物医学模式”向新的“生物–心理–社会医学模式”转化的时代。生物–心理–社会医学模式的提出是基于对健康概念的转变和对人性的认识的发展，现分述如下。

第一节
建立新的健康观

人的生命活动主要靠摄入有益物质（氧气、水、食物）与排出有害物质（二氧化碳、汗、尿、粪便）这一新陈代谢方式的持续运行来维持。主宰生命活动的是人的大脑，它一方面接受外界环境的信息，包括自然（生态）和社会（人际）两大方面。目前生态环境越来越受到人类社会活动的制约，通过社会活动可减轻或加重生态环境对人的健康和疾病的不利影响。因此可用社会或人际活动信息作为外界环境信息的代表。它另一方面又接受内部环境即人体内部各器官各系统活动所产生的信息，故可用生理活动信息作为内环境信息的代表。这两大类信息传入大脑，并为大脑的高级功能——心理所意识到，才能对这些信息做出有意识的反映，同时产生一定的情绪体验。所以个体所察觉的信息都是心理社会信息和/或心理生理信息，他所意识到或感受到的躯体症状从来都是心身症状或身心症状，没有纯粹的躯体症状。心理社会信息引起的情绪反应，无论是高兴、不快还是焦虑、抑郁都会同时影响体内的生理功能，所以多数心身症状还包括了社会信息的成分。在生物医学模式教育体系下培养出来的医务人员在其医疗实践中，尤其是在早期阶段往往忽视了这一事实。在许多躯体疾病的发生、发展和转归中能够注意到心理因素会起到一定的作用，已经是难能可贵了，而能进一步发现其中还有社会因素的影响者则屈指可数。

早在1948年世界卫生组织（WHO）成立时，在它的宪章中就提到了健康的概念，认为“健康乃是一种在身体上、心理上和社会上的完满状态（complete well-being）而不仅仅是没有疾病和虚弱状态”，指出过去把健康仅视为是没有躯体疾病和虚弱状态是生物医学模式的观点，而现在应当把健康当作身体、心理和社会三方面的完满状态，这就是生物心理社会医学模式的观点。由于长期受生物医学模式医学教育的影响，无论在理论上还是临床实践上，在不少的疾病领域的防治上至今还没有实现向生物心理社会医学模式的转变。这两种模式的主要区别在于前者虽然已经认识到心理因素的存在但把心身当作二元的，忽视人的心理和躯体的统一性，忽视个体和环境之间的相互作用，在对疾病发生原因的解释及对疾病的治疗和预防诸方面，片面强调生物学方面的因素。后者则认为一个人只有在躯体、心理和社会三个方面的功能都处于完满状态时才算是健康，每一个方面的不足或障碍都能影响其他两个方面而导致疾病的发生。因此，在疾病的预防和治疗中必须兼顾心理、社会和躯体三个方面。这种观点与中医的看法是一致的。中医认为“因郁而致病”和“因病而致郁”是对心身相关的辨证阐述，而把发病原因归结为“外感六淫”和“内伤七情”则就是强调了环境因素和心理因素对健康和疾病的影响。

西方医学对心身相关的系统研究最早见于1936年Dunbar发表的“情绪和身体的变化”以及稍后所创刊的“心身医学”（1939）。在这些研究中，高血压始终是其中一项重要内容。人们很早就注意到情绪可以引起血压数值的改变，被称为“white coat high blood pressure”（也称为“诊室性高血压”）和隐匿性高血压的情况说明了环境对血压的影响。因此，在测量血压时一定要避免环境刺激和情绪的影响。人们还进一步认识到，即使把高血压作为一个累及心、肾、脑等重要脏器的全身性疾病，也仍然没有摆脱生物医学模式的范畴，而必须考虑心理和社会因素在高血压发病全过程中的作用及其相互影响，才能有效地控制这一当前严重威胁人类健康的常见病。

半个世纪以来，人们一直在努力寻找治疗高血压的“灵丹妙药”，希望达到一劳永逸的效果。但直到目前为止，人们所使用的各种治疗高血压的药物，只能针对高血压病理过程中的某一环节，有时虽能取得暂时的降压效果，但常顾此失彼，所引起的副作用却常常是长时间的和严重的。有的引起阳痿，导致家庭破裂；有的引起抑郁，导致自杀；有的影响心脏功能（如严重影响窦房结的功能）等等。这些情况即使在使用多种药物组合、配合时仍不能完全避免。屡屡失败，使人们认识到单纯使用药物只能对抗高血压，而不能治疗高血压。于是，随着医学模式的转变，高血压的非药物治疗方法就应运而生了。非药物疗法与药物疗法同样重要，两者不能互相替代。对某些患者或高血压的早期阶段，非药物疗法可能更为合理和有效。

（李心天）

第二节
高血压的心身相关问题

由于心身是统一的，是相互作用和影响的，所以在每一种疾病的发生发展中都是心身相关的。但是从实用的角度出发，按其因果关系而应有身心问题和心身问题的区别。如肝硬化患者表现的一些精神症状是属于身心问题；帕金森病的许多心理、行为异常都是由于脑的器质性病变所致，也是属于身心问题，其治疗重点是针对脑的器质性病变。而那些由于心理社会因素为主并影响疾病进程的躯体性疾病则属于心身问题，在治疗中和预防中都必须十分重视心理社会因素。医学界的多数学者都同意把高血压列入心身问题的范畴，其他常见的心身问题有溃疡病、支气管哮喘、冠心病等。

在讨论高血压的心身相关问题时，还要注意到高血压对患者的心理行为和社会功能等方面的影响。由于血压是一个重要的生命体征，又由于高血压常有心、肾、脑等重要脏器的合并症，对生命活动有较严重的影响和威胁，所以在开始得知患高血压时，常会引起恐慌不安的情绪，过分关注自己的血压数值的改变，四处寻医问药，希望能找到一种快捷简便的方法对该病加以根除。由于该病进展缓慢，血压常反复波动，有些患者对治疗失去信心，常会出现烦躁、易怒、沮丧、睡眠障碍、记忆力减退等心理症状。也常诉说头痛、头晕、耳鸣、眼花、心悸、倦怠等躯体不适。少数患者甚至可有意识障碍、情绪不稳定、忧郁、被害妄想、幻觉等较为严重的心理障碍，其障碍的程度常与血压升降成平行关系。有些高血压治疗药物也会引起或加重这些症状。

（李心天）

第三节 高血压与环境因素密切相关

资料分析表明，虽然高血压发病在全世界范围内均呈上升趋势，但以工业化发达国家更为显著。其中城市高于农村，可能与城市生活高度紧张有关。

第二次世界大战后，日本广岛和长崎两市居民的血压明显高于日本其他地方的居民。美国黑人高血压的发病率高达20%～30%，既高于美国的白人，也高于非洲的黑人。其原因可能是由于美国黑人的人口密度大，居住拥挤，生活不安定及种族歧视有关。蓝领工人的收缩压比医生高。高度紧张的工作与血压的相关性独立于年龄、种族、体重指数、饮酒、吸烟和摄钠量。独身妇女在工作时血压较高。对一组原来血压正常的雇员进行追踪研究，发现其在受雇期间有较大的血压波动，3年受雇期满后血压增高。许多资料还显示移民的血压较高。

上述例子说明环境因素中主要是社会环境因素对高血压的发生有一定的影响，例如由于经济收入、文化教育水平、职业性质、居住条件等所造成的差别都会影响到当事人的心理活动使他感受和认识到他的处境变化，如果产生了紧张的情绪就可能导致血压升高。

（李心天）

第四节 高血压与生活方式相关

医学的进步使急性传染性疾病得到有效的控制后，慢性非传染性疾病的防治问题就提上了日程。1990年世界卫生组织对这些慢性非传染性疾病所提出的综合卫生规划中，指出人类的不健康行为和生活方式是它们的共同病因，应当一起综合处理。

把不健康的行为习惯或不健康的生活方式当作这些疾病的共同病因是在理论上认识到人与环境的不可分割性。人类创造了社会把自然生态环境逐渐变成了人造的社会环境、社会文化和社会生活，把自己从生物人改造成了受一定规章制度与规范制约的社会人。以饮食为例，吃什么？怎样吃？已不像动物那样单纯服从生存的需要，还有了自己的饮食文化。在高规格的宴会上，丰富的美味佳肴虽然引起人们极大的食欲，但人们必须十分有礼貌地按宴会要求慢慢地品尝，并不断地向同桌客人寒暄，似乎交谈比吃喝更为重要，在丰盛的饮食面前不能随心所欲而必须讲究节制，服从礼仪习俗。同样，保持一个人生命健康运行的必需条件如：活动与睡眠、饮食与排泄、工作与休息以及性的冲动与发泄等，都在自身不断地认识、分析并以积极的情绪去协调，使之和谐地实现。这些条件如何通过人的心理活动去实现便构成了人的生活方式。当急性传染性疾病得到有效的控制后，占死亡原因前列的都被生活方式疾病替代，高血压、冠心病、脑卒中、癌症及糖尿病、骨质疏松、哮喘等都是不健康生活方式造成的疾病。

因此，世界卫生组织（WHO）非传染性疾病与卫生技术司在1993年4月7日通过卫星电视向全世界公布了以下几种不健康的生活方式：一是食用动物脂肪、盐和精制糖含量高而新鲜蔬菜、水果含量低的食物。这类饮食可促发高血压和心脏病、脑卒中的发作，还可促成结肠癌、胃癌和乳腺癌。缺乏蔬菜和水果中的维生素A和维生素C，有引发慢性肺病的危险，特别是肺气肿和慢性支气管炎。饮食中缺乏钙，尤其是青春期少女和绝经后妇女具有造成骨质疏松使骨质变脆的危险。不适当的饮食还会引起胃溃疡以及营养不良和肥胖症，从而增加患心血管疾病、癌症、糖尿病和关节炎的危险。二是过多饮酒。它可以造成肝硬化的危险，同时也具有造成心血管疾病、口腔癌、骨质疏松、糖尿病和关节炎的危险。三是吸烟。烟草可使吸烟者及被动吸烟者冒着心脏病发作、卒中、高血压、肺部和口腔癌症、慢性肺病和胃溃疡的危险。四是缺少体力活动。这类人常常会增加罹患心血管疾病、糖尿病和骨质疏松的危险。五是吸入受到污染的空气。空气污染可使慢性肺病和肺癌的患病率增加。

以上这些不健康的生活方式（行为）与高血压、冠心病、睡眠障碍等有关。美国心血管、肺和血液研究所（NHLBI）的所长C.Lenfant（1998）在专题报告中总结性提到，NHLBI久已认识到行为研究的重要意义，认为一个人的行为与身体健康、自我感觉和寿命的关系至关重要，目前许多有关不健康的生活方式与疾病、行为干预对疾病预防和治疗、患者遵医行为、疾病与治疗对患者生活质量的影响等方面的研究都取得了重要进展，今后应多鼓励这方面的研究。最新的基因研究还表明，不良的生活方式以及人们对应激发生的反应及人格特征都与基因有一定的联系。将来心理行为研究和基因研究相结合可能会让人们估计环境影响对不同的人的行为和疾病造成的差别，即在同样的环境（如共同的家庭环境）下有类似行为的人，谁最有可能发生高血压等生活方式疾病。

人与动物的主要区别在于人有意识和自我意识，具备自觉与主观能动性的能力。生物医学模式却忽视了这一基本特点，而生物-心理-社会医学模式恰恰特别强调了这一点。强调人的人性是对只见病不见人、使患者处于被动和被治、遵医行为很差的医疗现状的冲击。人们只有认识到不健康的生活方式的危害性才会主动地、自觉地向自身已经习惯了的不良习惯进行斗争，才会使前面所提及的与生活方式相关的一些慢性非传染性疾病的发病率下降。全社会性的健康教育、健康宣传有利于全民性的生活方式改变，在预防与治疗中都有极大的价值，因而应大力提倡在报纸、电视、广播、布告栏（医院、居委会）、教科书等所有的宣传与教育方式中应用，特别要重视“从娃娃抓起”，以促进全民族的心身健康水平。

在中国，自从控制论、系统论、信息论的科学思维引入医疗卫生部门后，医务工作者们也越来越注意和认识到不良的生活方式是多种疾病的促发因素，特别是体重过高、缺少运动、摄钠过多、吸烟、酗酒、高脂肪饮食、过度紧张等不良习惯具有普遍性，亟须纠正。有关这方面的研究很多，如：早在国家“八五”科研课题“药物与非药物治疗高血压长期临床疗效观察”中的非药物治疗就把高血压当作生活方式疾病来设计的，并重视患者自身的投入作为疗效的“强化因素”来研究。又如：杨立能（1985）报道茶中的咖啡因也能引起血压的持续增高，特别是咖啡因与紧张性思考活动结合一起会引起相当大的血压变化。如果其父母有高血压，这种变化就会更加明显。

所以，20世纪90年代提出生活方式疾病这一概念，就是把医学模式从生物心理社会医学模式提高到整体或全息医学模式的水平。整体或全息的思维方式是强调社会因素在健康与疾病防治中的突出地位，强调了人与社会的人际关系密不可分；强调了人与他的家庭成员的健康密不可分；强调了人有能力自己医治自己的疾病、自己提高自己的生活质量、自己提高自己的健康水平；强调人只要能将防病、治病知识与自己本身固有的特点，如个性、习惯、身体素质及主要是后天形成的心身特点相结合，并有意识地去改进就必然能在机体健壮、心理平衡、社会和谐的动态平衡中不断地促进和巩固自己的健康而使生活质量不断提高。

（李心天）

第二章
高血压的心理行为治疗

心理行为治疗是指医务人员运用心理学的理论和技术，通过其语言、表情、举止等行为并结合其他特殊的手段，来改变患者不正确的认知活动、情绪障碍和异常行为的一种治疗方法。

心理是脑的功能，而脑又通过神经系统支配躯体各系统、器官。因此，大脑的各种心理活动如感知、记忆、思维、情绪、情感、信念、态度等，都能影响躯体的生理功能，既可以致病也可以治病。

心理又是客观现实的反映，这种反映是通过语言来实现的，是有意识的。由于意识到自己和客观环境之间的关系，所以正常情况下人们就能对客观环境进行主动性的适应，与客观环境保持协调，维持稳态，与环境协调统一。如果发生障碍就会扰乱心理活动，引起疾病。

所以心理行为治疗除了要调节患者的各种心理功能，促使疾病痊愈，还应特别注意调节患者与外界环境的关系，使之协调和谐，这些观点在对高血压患者进行心理行为治疗时都应有所体现。

受生物医学模式的影响，过去人们主要依靠药物对高血压患者进行治疗。由于各种药物治疗的目标都是着眼于血压数值的下降，而不可能消除引起血压升高的原因，所以不仅不能有效地阻止高血压的病理进程，而且单就血压数值的控制而言，也往往并不理想。何况大部分降压药物都有不同程度的副作用，如口干、鼻塞、乏力、睡眠障碍、直立性低血压及阳痿等，以至于许多患者不能坚持服药。近年来，随着医学模式的转变，人们对高血压心理行为治疗的重要性开始有较深刻地认识并创立了一些行之有效的方法。

第一节
高血压治疗应兼顾心理、社会和躯体三方面

高血压的治疗要以新的医学模式作指导，必须兼顾心理、社会和躯体三个方面。

一、高血压发病与社会因素明显相关

高血压的发病率相当高，因此，高血压的防治工作具有很强的社会性，必须引起全社会的注意，从整个社会系统来考虑本病的防治措施。相信随着物质文明和精神文明建设水平的不断提高，尽量减少来自环境的心理应激源，创造一种宁静、祥和的社会气氛，发展心理卫生教育，开展健康咨询活动，为个体提供强有力的社会支持系统，提升个体的抗应激能力，就一定会减少包括高血压在内的各种心身障碍的发生。

二、新医学模式的治疗观点

新观点认为对每一个患者的治疗都必须是个别化的。要符合每个人的心理和社会因素特点，就必须贯彻因人而异的原则。这一原则既要体现在整个的综合治疗方案中，确定心理、社会及生物学因素的主次，也要体现在药物治疗中。目前用于降压的五大类药物已有百余个品种，其应用不但要根据年龄、病情等的躯体因素，而且还要根据患者的个性特征，尤其是心血管反应特点以及经济情况来选择适宜的药物和药物组合。

三、心理治疗的目标

目标体现在改变认识、调节情绪、增强抗病意志、提高生活质量等诸方面。

（一）首先要改变对高血压治疗的一些不正确的认识

要学习一些心理学的基本知识，重视心理社

会因素在高血压发病中所起的重要作用。要让患者认识到自己要对自己的健康负责。要自觉地改变那些不健康的生活和行为方式，尽量避免高血压的发生。而一旦确诊为高血压，大多数要长期进行治疗。治疗是整体性的、全息性的和全方位的。有些患者往往根据自己有无血压异常来决定是否进行治疗。血压一升高就紧张，血压一下降就忽视，就停药。不正规的治疗往往贻误治疗的时机，造成靶器官的损害而无法补救。还要让患者认识到，药物只有“抗”血压升高的作用而没有治愈疾病的作用。因此，要在选择合适的降压药物的同时，选择一种适合自己的心理行为治疗，以使自己终身受益才是明智之举。

（二）调节情绪，减少心理应激

减少心理应激，对于包括高血压在内的各种心身障碍的防治都有重要意义。消除应激源当然是治本的关键措施，但在现实生活中很难做到，只是一种理想而已，多数情况下只具有理论意义。更为切实可行和有效的途径是改变人们对现实的态度，尽量避免或减少不良情绪的发生。许多心理治疗方法就是基于这一观点而设计并被证明是有效的。改变态度是通过改变对客观事物的认知评价及应对方式而进行的。多发现生活中的积极因素，以一种乐观的态度来对待人生，淡化对物质方面的需求，追求精神愉快，在遇有挫折时（这是人生所不可避免的），建立积极的应对方式（如幽默、升华、补偿等）都能够降低或缓解心理应激反应过程中的消极因素，避免其对心血管系统高反应性的触发作用。天有阴晴，月有圆缺，人非草木，生活中的喜怒哀乐也是人之常情。不如意的事常八九，人间无极乐世界。我们所提倡的是，尽量减少不良情绪的强度和持续的时间，这是完全可能做到的。

（三）树立顽强意志，坚持进行治疗

由于高血压是一种慢性病，大多数无症状，以至血压升高到一定程度时，又往往比较顽固，短时间治疗常难以奏效，或一时奏效，转而又复发。这些都容易引起患者的挫折感，对治疗失去信心。综合治疗中又常常要求患者改变多年习惯的生活方式，又要忍耐药物治疗带来的一些副作用，很多心理治疗也要求患者进行不间断的学习和训练，特别是加强心理调控能力，这些都要求患者要有决心和毅力坚持始终，以顽强的意志来贯彻执行综合治疗。

（四）提高生活质量

生活质量（quality of life，QOL）是判断治疗效果和评定健康水平的一种新方法。它是以生活的满意度为核心，包括生理、心理、社会各方面的评定。G.H.William（1987），N.K.Wenger（1988）报道高血压这一慢性症状不明显的疾病在未诊断前的QOL与健康人一般无区别。在被确诊为高血压之后使其突然陷入标签效应和患者角色行为，表现为工作缺勤、对婚姻家庭的满意度下降等，导致QOL的下降，而经济情况的变化（医药费、缺勤）又促进QOL的进一步下降。中国非药物治疗高血压协作组（1995）发现患者的QOL全面低于健康人，特别在睡眠与记忆方面明显降低。治疗方法不同的患者QOL的改善也有不同，综合治疗组在健康与情绪状况的改善明显超过药物组。为此，该病对患者及其对家庭成员（尤其是家庭照料者）QOL的影响都不容忽视。

四、心理治疗应遵循的基本原则

如同其他疾病的心理治疗一样，在对高血压患者进行治疗时，也要遵循以下几个方面的原则。

第一，建立良好的医患关系。进行心理治疗的医师要时刻提醒自己，患者首先要接受你这个“人”，然后才能接受你的治疗。患者对治疗者的不满意常常是他们中断治疗的原因之一，所以只有在取得患者的信任后，治疗才能进行。医师要着重了解患高血压的这个“人”，而不只是他所患的这个“病”，这样治疗才会有针对性，才能取得好的疗效。

第二，要让患者掌握疾病发生的原理，在此基础上认识到心理治疗对高血压（尤其是他本人所

患的这个病）治疗的合理性、必要性、重要性和有效性，从而能以一种积极的态度参与到心理治疗中来。

第三，要把心理治疗中所建立起来的新的合理的认知评价系统和健康的行为方式贯穿到现实和未来的日常生活和社会活动的各方面，这对于巩固疗效是非常重要的。

（李心天）

第二节 高血压心理治疗的常用方法

由于现代心理治疗的历史较短，有些资料还比较粗糙。但不论从理论上还是实践上，心理治疗对高血压的治疗作用都是不容置疑的，国内外研究高血压的专家们对此已达成共识。

各种高血压的心理治疗都是通过改变认知、调节情绪、改变行为而起作用的。治疗的关键是对心理应激进行干预，降低心血管活动的高反应性。

对高血压的心理治疗，可以对住院患者施行，也可以在门诊进行；可以集体进行，也可以个别进行。有经验的心理治疗医生可根据患者的具体情况选择适当的心理治疗方式。虽然我们对各种治疗方法是分别介绍的，但完全可以结合应用，而不必拘泥于某一种治疗方式。

一、改变生活方式

前面已经提到高血压的发生和生活方式密切相关，所以有许多学者将其称之为“生活方式疾病”，那么行为干预对高血压的防治就是非常重要的了。但是尽管不健康的生活方式产生的危害为人所共知，改变生活方式也看似容易，但许多干预活动的结果往往是失败，或者开始改变过来，后来又恢复到原来的生活方式，这是为什么呢？正如C.Lenfant（1998）所综述的那样，目前已深刻意识到医学所关注的已远超过疾病的终点，还有更多的内涵其中包括患者的体验和行为。

二、放松训练

所谓放松训练（relaxation training，包括各种松弛反应训练及自我调整疗法）指的是在一个安静的环境中，按一定的要求完成特定的动作程序，通过反复的练习，使人们能够学会有意识的控制自体的心理生理活动，以达到降低机体唤醒水平，调整那些因紧张性刺激而紊乱了的功能。它是一种自我身心锻炼方法，以降低交感神经活动兴奋性为特征，坚持反复练习不但可以快速消除疲劳、紧张，还对精神紧张的产生起着延缓或阻抑的作用，有利于神经－内分泌－免疫系统的稳态，从而具有预防和治疗疾病的作用，在医学中归类于心理（行为）疗法。它已被广泛地应用于高血压的治疗中，包括静默法、松弛反应、自律训练和渐进性放松等。

三、生物反馈疗法

生物反馈（biofeedback）是20世纪60年代末在国外兴起的一种心理生理自我调节技术。生物反馈的奠基人之一的加拿大医生J.V.Basmajian定义：生物反馈是利用电子学仪器将人体通常觉察不到的与心理生理活动有关的身体的信息（如肌电、皮肤温度、心率、血压、脑电等）加以处理、放大，并以视觉或听觉的方式加以显示（即信息的反馈），人们通过对这些信息的认识，了解自身的状况，学会有意识地、随意控制（操纵）自身的心理生理活动的一种技术。这里包括音乐疗法。

由于通过生物反馈学习可以建立操作性条件反射，有目的地建立一种正确的习惯行为，以代替机体已形成的“错误的习得性行为”从而促进心身健康和消除不适症状，能达到调整机体功能、恢复或维持机体稳态和防病治病的目的。音乐疗法是通过乐曲所表达的内容及其节奏、旋律、音调等对情绪和心身功能起调节作用，具有镇静、降压、镇痛的治疗效果。另外有认为和谐悦耳的音乐能刺激神经系统分泌有益于健康的激素和神经递质，调节神经功能、促进新陈代谢。

因此，生物反馈从兴起时即被广泛应用于与应激有关的疾病的治疗、预防及神经肌肉的康复治疗中。生物反馈在医学中的应用被称为生物反馈疗法，归属于心理治疗的认知行为疗法，目前已被广泛应用于预防医学、临床医学、康复医学的临床与科研工作中。

四、悟践疗法

悟践疗法为中国学者李心天等（1959）在治疗神经衰弱患者的基础上所创立的一种心理治疗方法。该疗法的指导思想是认为患者对待自身疾病和生活事件不能正确认知评价，导致精神过度紧张，产生有害于身心健康的负性情绪，扰乱了体内生理状态的平衡而致病。通过让患者掌握有关的医学知识，以增强其防治疾病的自信心，消除不良的负性情绪和性格弱点，积极参与各种集体性和治疗性的活动，从社会活动中认识自己的力量，发挥自己的主观能动性作用，改变自身的心身状态，使药物在患者的乐观心态中发挥其应有的疗效从而达到治疗疾病的目的。这一疗法的理论和具体方法可参见1998年《医学心理学》一书。

（李心天）

第三章
心理因素相关高血压的临床治疗

心理因素相关高血压是指由焦虑、抑郁、睡眠障碍等心理因素导致的高血压。

随着社会的快速发展、竞争日益激烈、生活和工作节奏加快，人们所承受的生理和心理负荷也逐渐增加，由焦虑、抑郁、睡眠障碍等社会心理因素引起的高血压，在临床工作中越来越常见。心理因素不仅是高血压的独立危险因素，而且影响高血压患者的预后和存活时间。同时，高血压也会加重上述表现，两者之间相互促进、相互影响，甚至形成恶性循环。虽然高血压患者常常伴随这些心理因素，但自身往往无法感知这种心理因素的影响，且临床医生对心理因素与高血压的关系认识有限，对其治疗也缺乏有效的指导。高血压合并抑郁、焦虑和/或睡眠障碍的发生率高、血压常常难以控制，大部分患者表现为血压波动增大，目前对于这种疾病的机制尚不明确，因此提出有效的治疗和干预方法，显得尤为重要。为此，本文提出由焦虑、抑郁、睡眠障碍等心理因素导致的高血压称为心理因素相关高血压，并将从其流行病学特征、发病机制、临床诊断和治疗等几个方面对国内外的研究进展进行分析，结合实践中的体会与经验，期望对临床医师在实际的工作中对于心理因素相关高血压的识别与治疗有所帮助。

心理因素相关高血压是否归类于继发性高血压？学术界仍有很大的争论，我们的观点是应该归类于继发性高血压。早在2010版《中国高血压防治指南》中对于继发性高血压的界定是这样表述的："继发性高血压是病因明确的高血压，当查出病因并有效去除或控制病因后，作为继发症状的高血压可被治愈或明显缓解；继发性高血压在高血压人群中占5%～10%；常见病因为肾实质性、内分泌性、肾血管性高血压和睡眠呼吸暂停综合征，由于精神心理问题而引发的高血压也时常可以见到。以前因为认识不足，故诊断的病例数较少"。从指南中继发性高血压的概念可以看出心理因素相关高血压患者睡眠改善、焦虑、抑郁缓解后作为继发症状的高血压可被治愈或明显缓解，指南中还明确指出"由于精神心理问题而引发的高血压也时常可以见到，以前因为认识不足，故诊断的病例数较少"，基于指南的观点和我们的临床实践，笔者认为心理因素相关高血压应归于继发性高血压，临床医生也越来越重视心理因素与高血压的关系。

第一节
心理因素相关高血压的流行病学特征

焦虑、抑郁、睡眠障碍与高血压发病密切相关。国外研究发现焦虑、抑郁引起高血压的风险分别是正常人群的2.08倍、3.44倍。对抑郁患者经过10年随访，调整协变量包括年龄、性别、种族、教育水平、饮酒、吸烟、体力活动、脉搏、糖尿病、睡眠时间和失眠等因素后，抑郁亦可使高血压的发病风险增加1.31倍，且抑郁患者经过随访后高血压的发病率为19%。另一项纵向研究表明睡眠时间短（≤5h/d）可显著增加高血压的发病风险。Palagini L等研究发现伴有失眠症状的高血压患者表现出更大的心理压力、对应激事件的反应能力更差，精神因素如焦虑、抑郁状态在失眠和高血压的相互影响中起到重要的作用。

国内流行病学调查显示，焦虑、抑郁患者共病高血压的患病率分别为11.6%～47.2%和4.9%～15.8%。另外一项国际荟萃分析显示高血压人群中焦虑障碍患病率为8.9%～55.3%。Kretchy等进行了一项以医院为基础的横断面研究，该研究纳入400名高血压患者，通过观察发现56%的高血压患者同时伴有焦虑，4%的高血压患者同时伴有抑郁，且同时常有负面情绪的高血压患者的服药依从性差。Cheng等发现967名失眠患者中有336例患有高血压，患病率达到34.7%，该学者随后对631名血压正常的失眠患者进行为期1年的随访，发现有26名诊断为高血压，发病率为5.4%。该研究还发现睡眠维持困难比入睡困难更增加高血压的发病风险。Zhan等在中国上海地区进行了一项大型规模的横断面研究，纳入研究对象10 054人，发现偶发失眠和经常失眠人群中高血压患病率分别为43%和48%。尽管国内外对这些心理因素相关高血压的患病率报道不太一致，但总体上讲，心理因素使高血压的发病风险增加，高血压患者中往往伴随焦虑、抑郁、睡眠障碍等，且这些心理因素在高血压发生、发展中起着促进作用。

（王　浩）

第二节
心理因素引起高血压的机制

目前，焦虑、抑郁、睡眠障碍等引起高血压的机制尚不明确，可能机制有：短期内焦虑可升高血压（如焦虑引起的白大衣效应）；长期焦虑可降低血管顺应性，持续增加的血管阻力可导致血压升高，隐匿性高血压与焦虑也密切相关。

焦虑、抑郁可通过激活肾素-血管紧张素-醛固酮系统（RAAS）升高血压。Hafner等研究发现同时患有抑郁和高血压的患者血浆醛固酮水平显著升高，肾素水平轻度升高，但在单独的抑郁患者或高血压患者中未发现血浆醛固酮水平升高。也有研究进一步证实了血浆醛固酮增多可能是抑郁的一个敏感标志物，可引起钠水潴留，升高血压。

焦虑、抑郁还可激活交感神经系统。交感神经系统的兴奋使血浆中去甲肾上腺素水平升高，降低肾血管流量，损伤内皮细胞，引起内皮功能紊乱，从而升高血压，同时增加了动脉粥样硬化的风险。心率变异性降低也反映了交感神经活性激活和副交感神经活性降低。

焦虑、抑郁引起皮质醇升高，导致人体内主要的应激反应系统——下丘脑-垂体-肾上腺轴功能紊乱，增加类固醇激素分泌，引起钠水潴留、血压升高。有研究发现抑郁评分高的人群皮质醇分泌显著高于对照组。皮质醇可直接影响中枢神经系统中与血压调节有关脑区（包括下丘脑、边缘系统等），引起全身交感神经系统兴奋，肾上腺髓质分泌增加，心输出量增加，血压升高。

焦虑、抑郁增加高血压风险的另一个直接原因是焦虑患者多有不良的生活习惯，如多食、饮酒、吸烟和缺乏运动。

睡眠剥夺后交感神经系统活性显著升高，引起周围动脉血管收缩，外周阻力增加。睡眠剥夺还可降低胰岛素的敏感性并通过降低瘦素、增加胃饥饿素来增进食欲，最终导致2型糖尿病和肥胖的发生，两者又均是高血压的危险因素。睡眠障碍引起高血压的其他机制可能包括RAAS的激活、促炎反应、肾损伤、内皮功能紊乱等。

（王　浩）

第三节
心理因素相关高血压的临床表现

心理因素相关高血压患者常表现为血压波动较大且难以控制，血压升高的程度从1、2级至3级不等，可表现为发作性或持续性升高。有时血压可骤然升高，血压水平多在3级以上，血压突然的升高有时会有明显的规律，但大部分患者表现的无规律，不可预测何时升高、持续多久、何时再次发作性升高，波动的血压像“过山车”一样忽高忽低。有时会伴随一系列躯体化症状，如头痛、头晕、恶心、出汗、胸痛、心悸、多尿等，也有许多患者仅仅是血压出现大幅度的波动而无其他症状，临床表现酷似嗜铬细胞瘤。这种发作性血压升高并非由焦虑、抑郁或紧张情绪所触发。发作持续时间一般从几分钟到几天、发作频率从一天数次到数月一次，发作间歇期血压正常或轻度增高，可无其他明显症状。几乎所有严重的发作性高血压病例都表现为自我心理防御性强、非常稳重的人格特征，和/或有严重的心理创伤史。

心理因素相关高血压除血压升高外常伴有不同程度的情绪症状：抑郁患者多表现为情绪低落、思维迟缓、兴趣减退、消极观念及行为、疲劳或乏力、工作能力下降、睡眠障碍、食欲和体重改变、性欲和性功能改变、多部位的疼痛或不适，等等。以上症状可以数个并存或者仅突出表现单独一个症状。焦虑患者多表现为过度的、泛化的、难以控制的担心，烦躁不安、易激惹、注意力不集中、肌肉紧张、对噪声敏感、入睡困难、头痛、口干、心悸、过度通气引起的头晕和气促、上腹部不适、尿频、肩背部疼痛等。睡眠障碍可表现为入睡困难、睡眠浅、易醒、早醒、多梦或睡眠过多等。有些患者可能同时伴有抑郁、焦虑和睡眠障碍。

该类患者往往表现出血压不稳、发作性血压升高等症状，心理因素如抑郁、焦虑、失眠等心理因素往往被忽略。之前的一项研究显示21例心理因素相关高血压患者坚称自己高血压的发作与压力或情绪无关，但心理评估量表显示高血压的发作与情绪有关。因此，对该病的诊断除了患者自身的叙述或问答、医生的观察外，可结合心理量表评估结果进行综合分析，必要时请精神科和/或心理科医生会诊。

（王　浩）

第四节 心理因素相关高血压的诊断

相比其他继发性高血压，心理因素相关高血压的诊断较为困难，很多指标难以或者不易量化。焦虑、抑郁症状筛查及严重程度的判断可参考、使用评估量表，但必须注意任何量表评估所得的评分都不能作为诊断疾病的依据，只能用于反映患者当前是否存在症状、严重程度及持续时间。诊断主要依据医生与患者面诊时有专业技巧的交谈和敏锐的观察来综合判断，医生的心理学知识和感悟能力起到了重要作用。

一、诊断要点

在很多权威指南并未给出明确的界定情况下，我们建议以下几种情况可以考虑为心理因素相关高血压：①血压波动较大，降压药物疗效不好；②睡眠障碍；③根据临床表现和心理评估量表，患者有焦虑和/或抑郁；④排除嗜铬细胞瘤；⑤抗焦虑等心理治疗后血压较易控制且降压药量减少或停用。

必要时请心理科和/或精神科医生会诊。给予抗焦虑、抗抑郁药，改善睡眠治疗后血压得到良好控制，甚至停用降压药物。

二、诊断方法

（一）焦虑/抑郁自评量表

目前常用的焦虑/抑郁自评量表有：医院焦虑抑郁量表（hospital anxiety and depression scale，HAD）、汉密尔顿抑郁量表（Hamilton depression scale，HAMD）和汉密尔顿焦虑量表（Hamilton anxiety scale，HAMA）、Beck抑郁量表（Beck depression inventory，BDI）和Beck焦虑量表（Beck anxiety inventory，BAI）、自评抑郁量表（self rating depression scale，SDS）和自评焦虑量表（self rating anxiety scale，SAS）、状态－特质焦虑问卷（STAI）等。

HAD为14个条目的自评量表，包含两个独立的分量表评估焦虑和抑郁，中文版通常以9分作为分界值，用于初步筛查可能存在焦虑或抑郁症状的患者，对阳性结果的患者应进一步深入检查以明确诊断，故该量表不宜作为流行病学调查或临床学术研究中的诊断工具。

HAMD和HAMA是最经典的医用焦虑和抑郁量表，其中HAMD版本有17、21、24项3种，目前最常用的是24项版本；HAMA有14个项目，此量表适用于成人焦虑、抑郁状态的评定，主要用于评定神经症及其他患者的焦虑、抑郁症状的严重程度。

评定方法应由经过训练的两名评定员进行联合检查，采用交谈与观察的方式，检查结束后，两评定员各自独立评分。汉密尔顿量表方法简单、标准明确、便于掌握，是公认的经典量表。然而HAMA和HAMD对于焦虑合并抑郁患者不能很好地鉴别，因为两者总分都有类似的增高。

BAI和BDI是临床心理工作中焦虑、抑郁症状常用的检测工具，具有项目内容简明、容易理解、操作分析方便的特点。其总分能充分反映焦虑抑郁状态的严重程度，能帮助了解患者近期心境体验及治疗期间焦虑抑郁症状的动态变化。量表均由评定对象自行填写，评定时间范围是现在或最近一周内的自我体验，适用于成年之各年龄段，但用于老年人时会有些困难，因为BDI和BAI涉及许多躯体症状，而这些症状在老年人可以是与焦虑、抑郁无关的其他病态或是衰老的表现。

SAS和SDS评定时间范围为过去1周，操作方便，容易掌握，能有效地反映抑郁状态的有关症状及其严重程度和变化。其评分不受年龄、性别、经济状况等因素的影响，但受试者的文化程度和智力水平会影响评分的准确性，有学者曾对神经衰弱、焦虑症和抑郁性神经症者进行了检查，发现SAS无法区别3种神经症的严重性和特殊性，必须同时应用其他自评量表，如HAMA或HAMD量表。

STAI分别评定焦虑状态和焦虑特质，区别患者当前情绪的焦虑状态和人格的焦虑倾向特征，分数越高焦虑越强。

无论自评或他评量表都存在信度的问题，许多患者心理问题不愿意暴露或者不知如何暴露，另外很多心理层面的问题不好量化，需要医生通过观察、感悟来判断，所以精神、心理专科医生也不完全依据量表，会结合量表和多次面诊患者综合分析和判断。

（二）睡眠问题

睡眠时间容易量化，睡眠问题对于心理因素相关高血压的诊断很有价值，是一项重要指标。在病史询问中应注意以下几点。

1．睡眠问题的询问 要直接找患者本人而不是家属，因家属无法判断患者是否入睡、睡眠维持等情况，往往会根据自己的观察告诉医生患者睡眠尚好，然而当从三个维度询问患者本人时就发现患者睡眠并不好，如果依据家属的描述就会漏掉这个重要的线索。

2．睡眠的问诊 要从三个维度询问。①询问入睡时间，从闭上眼准备睡觉到睡着大概需多久，一般不应超过30分钟；②睡眠维持的情况，夜间醒来几次，再次入睡需要多长时间（正常情况下常常10分钟内入睡），一般夜间不醒或醒一次，二次或以上属于易醒，睡眠维持不好；③早晨醒来的时间，可以询问是闹铃叫醒还是自己醒来，因为闹铃定的时间是计划醒的时间。我们在临床工作中发现大部分心理因素相关高血压患者常常早醒，如闹铃定在早晨6：40，但每天都在早晨5：00或者4：30自动醒来却不能再次入睡，直至闹铃响了再起床，这种情况患者常常会向医生说自己6：40醒，而实际上是4：30醒，故实际睡眠时长应该少计算2小时。

3．询问睡眠的满意度 临床上诊治的心理因素相关高血压患者中，90%以上认为自己睡眠好或者睡眠尚可。但从三个维度问诊后常常发现入睡困难、易醒、早醒单独或合并存在的患者很多，几乎都认为自己睡眠尚可或者很好。笔者的一位男性患者，65岁，血压高20余年，用了很多降压药血压控制不好且波动很大，自己和家属反复强调睡眠很好，我们接诊后从入睡、睡眠维持和觉醒三个维度再次询问睡眠情况，发现患者近20年22：00上床准备睡觉但要辗转至24点才能入睡，夜间醒3～5次，再次入睡均需10～30分钟，早晨5：00左右醒后不能再次入睡，夜间实际累计睡眠时间3～4小时。给予改善睡眠药物后半小时内入睡（22：30），夜间排尿后10分钟能再次入睡，累计睡眠时间为7～8小时。睡眠改善之后血压控制很好，降压药物减少到仅仅是过去一半的量。大多数人认为年龄大了不需要像年轻人一样的睡眠时间，患者常常回答“睡眠好”，甚至会强化“我睡眠很好”，而从3个维度询问则发现睡眠很不好。据美国睡眠基金会的研究推荐18岁以上睡眠时间均为7～9小时/天。

（王　浩）

第五节 心理因素相关高血压的治疗

心理因素相关高血压的治疗包括药物治疗和非药物治疗，在常规降压药物基础上，联合抗焦虑抑郁药物、生活方式干预和心理治疗，可显著提高患者治疗的依从性，提高降压疗效，改善患者的生活质量。

一、降压药物治疗

关于心理因素相关高血压的降压治疗目前各种指南尚无明确的药物选择建议或指导。

焦虑患者多合并交感神经的亢奋，常伴心率增快，β受体阻滞剂可作为此类患者的首选，尽可能选用高选择性β受体阻滞剂，且不通过血－脑屏障的药物可能较合适。此外，焦虑可激活RAAS，而ACEI及ARB类药物除对抗RAAS激活外，还能减轻交感神经亢进，因此这类药物对焦虑导致的高血压具有良好的治疗价值。动物实验和临床试验也证实了ACEI和ARB类药物在焦虑抑郁伴高血压患者治疗上的有效性。利尿药和双氢吡啶类钙通道阻滞剂能激活交感神经系统，故这两类药物对合并焦虑的高血压治疗并没有优势，但可以作为难治性高血压的联合治疗。

当前应用广泛的五大类降压药物，均可根据患者的具体情况应用于心理因素相关高血压。

二、抗焦虑抑郁药物治疗

（一）选择性5-羟色胺再摄取抑制剂（SSRI）

SSRI是目前临床上最常用的抗焦虑抑郁药物，因其对5-羟色胺再摄取的抑制有高度的选择性，对肾上腺素受体、多巴胺受体、组胺受体、γ-氨基丁酸受体亲和力低，发生心血管事件的危险性小，在高血压患者治疗中安全有效：临床常用的有氟西汀、帕罗西汀、舍曲林、氟伏沙明、西酞普兰、艾司西酞普兰。这类药物无三环类抗抑郁药物的心血管和抗胆碱不良反应，但有性功能障碍的报道。

（二）苯二氮䓬类药物（BZD）

该类药物主要作用于抑制神经递质γ-氨基丁酸（GABA）系，因其抗焦虑作用强、起效快、疗效好、不良反应轻、安全可靠等特点而被临床广泛应用。根据半衰期可分为半衰期长和短两类。常用的长半衰期药物有：地西泮、艾司唑仑、氯硝西泮等；常用的短半衰期药物有：劳拉西泮、阿普唑仑、咪达唑仑、奥沙西泮等。这类药物的最大缺点是容易产生耐受性，多种药物之间具有交叉耐受现象，所以临床一般作为抗焦虑初期的辅助用药，较少单独使用控制慢性焦虑。长期应用往往会产生依赖性，包括精神依赖和躯体依赖，连续用药超过6个月，有5%～50%的患者产生依赖。一般短半衰期的药物较容易发生依赖性，因而不宜单一长期使用。突然停药可引起戒断反应，建议连续应用不超过4周，逐渐减量停药。常见的不良反应有嗜睡、头痛、激越、抑郁、食欲减退、记忆障碍等，老年体弱者易于出现共济失调、感知障碍、呼吸抑制等。

（三）选择性5-羟色胺和去甲肾上腺素再摄取抑制剂（SNRI）

SNRI具有5-羟色胺和去甲肾上腺素双重再摄取抑制作用，主要代表药物有文拉法辛和度洛西汀。但有研究显示部分血压正常人群或高血压人群服用文拉法辛后出现血压升高。有报道应用文拉法辛后出现血游离3甲氧基肾上腺素（NMN）升高，NMN是嗜铬细胞瘤的定性诊断敏感性和特异性都很高的生化指标，在化验NMN之前应停用文拉法辛改用SSRI以免NMN出现假阳性而误诊为嗜铬细胞瘤。因此，此类药物使用时需慎重，一般而言对于心理因素相关高血压首选SSRI类而不推荐使用SNRI。

（四）去甲肾上腺素及特异性5-羟色胺能抗抑郁药（NaSSA）

主要代表药物为米氮平，其可增强NE、5-HT能的传递及特异阻滞5-HT_2、5-HT_3受体，拮抗中枢去甲肾上腺素能神经元突触a_2自身受体及异质受体。临床特点是镇静作用明显，可改善食欲，抗胆碱能作用轻。

（五）5-HT受体拮抗剂再摄取抑制剂（SARIs）

主要代表药物为曲唑酮，其药理作用复杂，具有拮抗5-HT_2受体，兴奋其他受体特别是5-HT_{1A}受体而发挥作用。其易引起血压降低，与降压药物联用应谨慎。

（六）三环类抗抑郁药（TCAs）

TCAs作用在于抑制5-HT和去甲肾上腺素的再摄取，而对5-HT的再摄取抑制更强，且镇静和抗胆碱能作用亦较强，对心脏的毒副作用也强，突触间隙去甲肾上腺素浓度增加导致血压升高，故不推荐用于高血压患者。代表药物有阿米替林、多塞平、丙咪嗪。

以上药物应在精神科医生的指导下应用，及时请精神科、心理科会诊。

三、生活方式干预与心理治疗

（一）生活方式干预

心理因素相关高血压患者除药物治疗外，还应倡导健康的生活方式：①维持合理膳食结构，如限制食盐摄入，适当增加钾盐摄入；②戒烟限酒；③适量运动，提倡步行、体操、慢跑、游泳等有氧锻炼；④积极调整心态，正确对待疾病及生活中的各种矛盾，减轻精神压力，保持乐观心态与健康心理。通过自我调节仍不能改善抑郁焦虑状态者可通过专业的心理医生进行心理疏导及干预。

（二）心理治疗

对心理因素相关高血压，首先是要进行诊断和鉴别诊断，在药物治疗的同时还应该给予心理干预。有研究显示，一些心理性高血压患者可仅通过心理干预治疗而治愈。由于大多数高血压患者发作时会恐惧自己会死亡或者卒中，这种恐惧会加重血压的升高。在病情发作时，内科医生非常自信地告诉患者这种病是可以治疗的，死亡和卒中的概率是很低的，可以极大地减少患者的恐惧，并且一定程度地降低发作的程度。有研究显示对于那些经历过心理创伤的患者，进行精神、心理干预，对减少或者消除疾病的发作有很好的效果。但是目前对这种疾病的精神、心理治疗的研究较少。心理治疗包括放松训练疗法、行为疗法、认知疗法、人际关系疗法、心理支持疗法、音乐疗法等都很重要，均可提高高血压患者的疗效，减少服药量。

四、心理因素相关高血压的药物综合治疗及临床实例

（一）药物综合治疗

心理因素相关高血压患者血压发作性升高时，有文献推荐以下治疗：急性发作血压显著升高者建议静脉注射拉贝洛尔或硝普钠，和/或口服苯二氮䓬类；急性发作血压轻度升高者建议口服可乐定和/或口服抗焦虑药物（如阿普唑仑），如果90分钟后症状无明显改善可再服用一次。患者在内科医生的监督管理下，如果血压没有再次极大升高，或者对可乐宁和/或者抗焦虑药物有很好的反应，可以回到家中继续控制血压，避免受到刺激。预防发作、发作频繁或发作已经影响到日常生活者可加用抗焦虑抑郁药物（如SSRI），可以联合苯二氮䓬类。我们近十几年在临床实践中常用的方法是在血压急剧升高时立即给予阿普唑仑0.4mg口服，血压会在很短的时间下降，患者多种的躯体化症状很快有不同程度的缓解，再次发作性升高时可重复应用，如果合并重度睡眠呼吸暂停不能在睡眠时应用。预防发作较有效的药物是SSRI，在精神、心理科医生的指导下我们应用较多而且疗效较好的有氟伏沙明、艾司西酞普兰，氟伏沙明，开始25mg每晚一次，

根据个体情况第五天增至50mg每晚，如果选用艾司西酞普兰从5mg/d开始，第五天增至10mg/d。由于患者常常伴有各种躯体化症状，会对照药品说明书将自身的躯体症状误认为是药物的副作用，一定要注意鉴别。在长期的临床观察中发现，无论氟伏沙明还是艾司西酞普兰最佳的疗效常常在3～4周之后，个别患者会在数日或1～2周缓解，3～4周后血压发作性升高的频次、上升的幅度、持续的时间均会明显减少，但是从开始SSRI治疗到疗效显现的一段时间是患者最容易停药的时段，医生的沟通技巧十分重要。十几年的临床应用观察到但凡能坚持服用氟伏沙明或艾司西酞普兰的患者血压都得到很好的控制，各种躯体化症状也逐渐消失，原来用的降压药剂量和种类也减少了甚至有些患者停用降压药。SSRI应用的疗程至少大于1年或更久，需要严格的个体化。

（二）临床实例

本书作者所在的河南省人民医院高血压科近年来收治了大量与心理因素相关的高血压患者，经过抗焦虑等治疗后血压控制良好，降压药大幅减少甚至停用，完全符合指南中继发性高血压的定义“作为继发症状的高血压可被治愈或明显缓解”。举一个典型病例加深对心理因素相关高血压的认识。

患者男，现年60岁。1988年体检时发现血压高，测血压150/100mmHg。2002年因出现头晕、头痛，左侧肢体麻木伴轻微活动障碍，在当地医院就诊，测血压152/100mmHg，急查头颅MRI示：右基底节腔隙性脑梗死，经治疗症状好转，以后连续口服氯沙坦，血压可控制在120～130/70～80mmHg。2003年起，频繁出现心悸，血压升高，有时高达220/110mmHg，每次持续10分钟左右，且伴出汗、全身疲乏无力、头晕、胸闷、后背疼痛，含服速效救心丸缓解。当地医院就诊做肾上腺CT：左肾上腺增大，疑异位嗜铬细胞瘤。患者曾两次去国内其他医院内分泌科住院诊治，多次测定血浆儿茶酚胺、尿儿茶酚胺，行肾上腺CT、^{131}I-MIBG显像等辅助检查均未发现异常，最终不能确定嗜铬细胞瘤的诊断而继续观察。2005—2008年患者发作时症状逐渐加重，每次均血压升高时服用三联降压药效果欠佳，严重时舌僵硬、濒死感、面色苍白，每次发作患者均经历一次痛苦的体验，缓解后需休息数天体力方能恢复。发作间歇期血压可控制于正常，但持续性胸闷、后背疼痛，有时放射至左侧上肢。2007年被诊断为冠心病引起的以上症状，在两处分别给予支架植入。服用2～3联降压药血压仍然不能达标且波动很大，形容似“过山车”一样，致使患者丧失正常生活能力。患者、家属及经治的医生均认为是异位嗜铬细胞瘤，但不知长在什么位置。患者多处就医未果，为明确诊断，查找异位嗜铬细胞于2008年1月几经辗转到笔者所在的医院就诊，再次完善各项继发性高血压的排查仍未发现嗜铬细胞瘤和其他继发性高血压的证据。请精神科和心理科专家会诊发现患者幼年时有过心理创伤，诊断为焦虑障碍，依据是无明显原因突然发生的强烈惊恐，伴濒死感或失控感的痛苦体验，发作时有严重的自主神经症状，发作不可预测，发作时意识清楚，事后能回忆，建议给予氟伏沙明治疗。应用氟伏沙明2周后症状明显减轻，出院后继续服用，血压平稳，降压药由三联逐步减到一种，非洛地平5mg，每日一次，抗焦虑药盐酸氟伏沙明100mg，每日一次。电话随访和面诊随访10余年，至今（2021年）血压稳定在130/65～70mmHg（既往220/110mmHg），再未出现过去的症状，日常无不适感觉，已经可以自驾旅游，行程可以达一万多千米，旅途中一直感觉很好。

该病例表现为发病时间很长，治疗过程复杂，且诊断不够明确，心理问题一直未能被发现。一旦被明确诊断后，患者可以得到有效治疗。本病例提示，心理创伤对高血压的影响可能会长期存在，甚至伴随终生，在不同时期表现程度不同。高血压临床治疗中的心理因素问题值得长期关注和重视。

高血压的发生与多种因素有关，心理因素是其独立危险因素。

心理因素相关高血压在临床中很常见，但容易被忽略。为了加强对心理因素相关高血压的诊断和治疗，临床医生应依据生物-心理-社会这个医学模式的要求，对每一例患者的诊治除了关注生物学因素外，还要考虑其社会和心理学因素，避免出现“管状视野”。加强对心理因素相关高血压的认识和研究，与精神、心理专业医生进行学科组合，提高对心理因素相关高血压的识别和规范化的治疗。

（王　浩）

参考文献

[1] 李心天. 医学心理 [M]. 北京：中国科学技术出版社，1988.

[2] LENFANT C. Task Force on Behavioral Research in Cardiovascular, Lung, and Blood Health and Disease [J]. Circulation, 1998, 98（4）: 281-286.

[3] 杨立能，莉莎·格林斯塔，大伟·谢皮罗. 咖啡因与心理紧张对血压的影响：交叉文化的比较研究 [J]. 心理科学，1985（3）: 41-46.

[4] 张明园，樊彬，蔡国钧，等. 生活事件量表：常模结果 [J]. 中国神经精神疾病杂志，1987，13（2）: 70-73.

[5] 张瑶，宋维真，冯而娟，等. 生活事件、性格对某些心身疾病的影响的调查分析 [J]. 心理学报，1992，24（1）: 35-42.

[6] 汤慈美，林文娟. 群体隔离对大白鼠行为的影响及其与脑内单胺类神经介质含量变化的关系 [J]. 心理学报，1980，12（3）: 328-334.

[7] 杨俊，林葆城，王成海，等. 心理性应激对人体血压、心率、呼吸及血浆、脑脊液中精氨酸加压素免疫活性物质含量的影响 [J]. 心理学报，1989，21（2）: 191-194.

[8] 范少光，丁桂凤，丁玄宙，等. 应激对大白鼠巨噬细胞释放HO的抑制作用及其机制的初步分析 [J]. 科学通报，1986，31（19）: 1520.

[9] 丁玄宙，范少光，丁桂凤，等. 心因性应激反应患者的细胞免疫指标变化 [J]. 中华神经精神科杂志，1989，22（4）: 195-197.

[10] 唐登华，陈昌惠，范少光，等. 严重应激障碍病人临床心理特点及某些免疫指标测定 [J]. 中国心理卫生杂志，1991，5（2）: 49-52.

[11] DIMSDALE J E, MILLS P, PATTERSON T, et al. Effects of chronic stress on beta-adrenergic receptors in the homeless [J]. Psychosom Med, 1994, 56（4）: 290-295.

[12] 赵峰，王文，刘力生. 拥挤、抢食对自发性高血压大鼠发病的影响及作用机制的探讨 [J]. 心理学报，1989，21（4）: 102-106.

[13] 周丽红，朱志明，左诗桓，等. 老年原发性高血压的危险因素探讨 [J]. 中国社会医学，1989（6）: 41-43.

[14] WILLIAMS G H. Quality of life and its impact on hypertensive patients [J]. Am J Med, 1987, 82（1）: 98-105.

[15] WENGER N K. Quality of life issues in hypertension: consequences of diagnosis and considerations in management [J]. Am Heart J, 1988, 116（2）: 628-632.

[16] 非药物治疗高血压协作组. 高血压病人生活质量的初步调查 [J]. 中国心理卫生杂志，1995，9（1）: 6-7.

[17] MATARAZZO, J D. Behavioral health: a handbook of health enhancement and disease prevente [J]. Weley Inc. 1984.

[18] 张苏范，毕希名，周燮生，等. 生物反馈 [M]. 北京：北京科技出版社，1987.

[19] 刘力生，龚兰生，孔华宇. 临床高血压病学 [M]. 天津：天津科学技术出版社，1990，247.

[20] NAKAO M, NOMURA S, SHIMOSAWA T, et al. Clinical effects of blood pressure biofeedback treatment on hypertension by auto-shaping [J]. Psychosom Med, 1997,

59（3）: 331-338.

[21] FAHRION S，NORRIS P，GREEN A，et al. Biobehavioral treatment of essential hypertension: a group outcome study [J]. Biofeedback Self Regul，1986，11（4）: 257-277.

[22] MCGRADY A. Effects of group relaxation training and thermal biofeedback on blood pressure and related physiological and psychological variables in essential hypertension [J]. Biofeedback Self Regul，1994，19（1）: 51-66.

[23] 孙秀兰，屈承端，杨战松，等. 原发性高血压病人的血流动力学信息生物反馈技术及应用 [J]. 中国行为医学科学，1996，5（1）: 18-19.

[24] 叶国鸿，杜志恒. 音乐松弛法对原发高血压的康复作用 [J]. 中国康复，1993，8（3）: 133-134.

[25] 李心天. 医学心理学 [M]. 北京：北京医科大学协和医科大学联合出版社，1998.

[26] 杨波，吴增颖，张钲. 高血压病合并焦虑、抑郁的临床特点及其与心率变异性的关系探讨 [J]. 中西医结合心脑血管病杂志，2015（2）: 171-174.

[27] OGANOV R G，POGOSOVA G V，KOLTUNOV I E，et al. Depressive symptoms worsen cardiovascular prognosis and shorten length of life in patients with arterial hypertension and ischemic heart disease [J]. Kardiologiia，2011，51（2）: 59-66.

[28] MANN S J. Labile and paroxysmal hypertension: common clinical dilemmas in need of treatment studies [J]. Curr Cardiol Rep，2015，17（11）: 99-106.

[29] GINTY A T，CARROLL D，ROSEBOOM T J，et al. Depression and anxiety are associated with a diagnosis of hypertension 5 years later in a cohort of late middle-aged men and women [J]. J Hum Hypertens, 2013, 27（3）: 187-190.

[30] PALAGINI L，BRUNO R M，CHENG P，et al. Relationship between insomnia symptoms, perceived stress and coping strategies in subjects with arterial hypertension: psychological factors may play a modulating role [J]. Sleep Med，2016，19: 108-115.

[31] 刘粹，于雅琴，康岚，等. 北京市和吉林省高血压共病抑郁及焦虑障碍患病率和心理社会因素分析 [J]. 中华精神科杂志，2015，48（2）: 86-91.

[32] 中国康复学会心血管病专业委员会，中国老年学学会心脑血管病专业委员会. 在心血管科就诊患者的心理处方中国专家共识 [J]. 中华心血管病杂志，2014，42（1）: 6-13.

[33] KRETCHY I A，OWUSU-DAAKU F T，DANQUAH S A. Mental health in hypertension: assessing symptoms of anxiety，depression and stress on anti-hypertensive medication adherence [J]. Int J Ment Health Syst，2014，8: 25.

[34] CHENG P，PILLAI V，MENGEL H，et al. Sleep maintenance difficulties in insomnia are associated with increased incidence of hypertension [J]. Sleep Health, 2015, 1（1）: 50-54.

[35] ZHAN Y，CHEN R，ZHANG F，et al. Insomnia and its association with hypertension in a community-based population in China: a cross-sectional study [J]. Heart Asia，2014，6（1）: 88-93.

[36] HäFNER S，BAUMERT J，EMENY R T，et al. Hypertension and depressed symptomatology: a cluster related to the activation of the renin-angiotensin-aldosterone system（RAAS）. Findings from population based KORA F4 study [J]. Psychoneuroendocrinology，2013，38（10）: 2065-2074.

[37] BAJKó Z，SZEKERES C C，KOVáCS K R，et al. Anxiety，depression and autonomic nervous system dysfunction in hypertension

[J]. J Neurol Sci, 2012, 317 (1-2) : 112-116.
[38] HAMER M, STEPTOE A. Cortisol responses to mental stress and incident hypertension in healthy men and women [J]. J Clin Endocrinol Metab, 2012, 97 (1) : E29-E34.
[39] MENG L, ZHENG Y, HUI R. The relationship of sleep duration and insomnia to risk of hypertension incidence: a meta-analysis of prospective cohort studies [J]. Hypertens Res, 2013, 36 (11) : 985-995.
[40] 吴文源，魏镜，陶明. 综合医院焦虑抑郁诊断和治疗的专家共识 [J]. 中华医学杂志，2012，92 (31) : 2174-2181.
[41] HIRSHKOWITZ M, WHITON K, ALBERT S M, et al. National Sleep Foundation's sleep time duration recommendations: methodology and results summary [J]. Sleep Health, 2015, 1 (1) : 40-43.
[42] NASR S J, CRAYTON J W, AGARWAL B, et al. Lower frequency of antidepressant use in patients on renin-angiotensin-aldosterone system modifying medications [J]. Cell Mol Neurobiol, 2011, 31 (4) : 615-618.
[44] KUBZANSKY L D, ADLER G K. Aldosterone: a forgotten mediator of the relationship between psychological stress and heart disease [J]. Neurosci Biobehav Rev, 2010, 34 (1) : 80-86.

05

第五篇

高血压治疗药物

CHAPTER 5

第一章
利尿降压药

1944年药理学家发现碳酸酐酶抑制剂乙酰唑胺能够利尿，之后在寻找更强效的碳酸酐酶抑制剂时分离出利尿作用更强的氯噻嗪。20世纪50年代后期，临床医生在使用氢氯噻嗪（hydrochlorothiazide，HCTZ）治疗心力衰竭时发现其有降压作用。1957年美国最早使用HCTZ治疗高血压，这是当时的第一类有效的口服降压药物，至今已有60多年的历史。随后不久又开发出了其他许多包括氯噻酮、苄氟噻嗪等在内的氨苯磺胺类衍生物。由于HCTZ作为高血压治疗的第一项对照试验（即退伍军人事务部协作研究）的试验药，使该药很快成为最常用的降压药。自20世纪60年代以来，它与β受体阻滞剂一起被建议作为治疗高血压的初始药物。虽然噻嗪类利尿药的代谢性—剂量依赖性副作用在20世纪80年代一度令人担忧而被冷落，然而多项大规模临床试验（VACS、HPDFP、MRFIT、SHEP和INSIGHT等）的结果均表明，利尿药可以显著降低高血压患者的死亡率、脑卒中和心血管事件的发生率并具有良好的安全性。特别是2002年“抗高血压和降脂预防心肌梗死试验（ALLHAT）”公布后，引起强烈反响和广泛的重视。这些循证医学的证据加上价廉的优势，使利尿药又重新恢复了应有的地位。

肾脏是各种利尿药的主要靶器官。各种利尿药的结构不同并且在肾脏中的作用位点也不同。作用位点决定了它们的相对效力，表现为滤出的氯化钠的最大百分比不同。醛固酮受体拮抗剂因为其不但保钾而且还有另外的效应，所以单独列为一类。

第一节
噻嗪类及其类似物

噻嗪类利尿药（thiazide diuretic）为中效能利尿药。虽然同样作用于远曲小管，但根据分子结构可将噻嗪类进一步分为噻嗪型（thiazide-type）和噻嗪样（thiazide-like）利尿药及美托拉宗（该药还作用于近曲小管）。噻嗪类利尿药均具有磺酰胺基结构；能不同程度地抑制碳酸酐酶活性而具有利尿降压作用。

一、降压作用机制

本类药物主要抑制肾脏远曲小管前段和近曲小管（作用较轻）的Na^+-Cl^-共同转运载体，减少氯化钠的重吸收，从而起到排钠利尿的作用。由于增加了远端小管和集合管的Na^+-K^+交换，故K^+分泌增多。

噻嗪类利尿药的最初降压反应是由血浆容量和心输出量的轻度下降介导的。血容量和肾灌注的减少，可导致肾素素和醛固酮分泌增多，一方面使得体液和肾小管液能够通过调节机制快速恢复稳定，但另一方面部分抵消了噻嗪类药的降压作用。故服用噻嗪类药6小时后就几乎没有促尿钠排泄的作用了。但该类药的长期降压作用仍存在，表现为外周血管阻力持续下降；以至6～8周后，血容量、细胞外液量和心输出量逐步恢复正常。外周血管阻力降低的机制可能是由于小动脉平滑肌细胞内的低钠，通过Na^+、Ca^{2+}交换机制使细胞内钙含量减少，因而小动脉平滑肌张力降低。因此，认为该类药物主要通过利尿机制降压显然是认识上的偏差，也是部分医生对使用利尿药降压治疗顾忌重重的主要原因之一。

噻嗪类药在肾功能中度损害时（血肌酐＞180μmol/L或肌酐清除率＜30ml/min）疗效明显降低。因为这些药物难以分泌到肾小管中发挥作用；其次，内源性的有机酸会与利尿药在近曲小管发生不完全的竞争性转运，肾脏的利尿反应会随着肾脏损害的加重而逐渐降低。此外可因$t_{1/2}$延长致药物蓄积。

噻嗪类利尿药尚有争议的降压机制包括抑制碳酸酐酶活性，可使细胞内pH升高而激活钾通道，使细胞膜电位超极化；同时部分关闭了电压依赖性钙通道，使血管平滑肌松弛。另有少数观点认为噻嗪类利尿药可下调AT_1受体，使血管平滑肌细胞钾通道部分开放。

二、噻嗪型和噻嗪样利尿药的药理学差异

（一）噻嗪类利尿药的分子结构与药理作用的关系

虽然同样作用于远曲小管，但根据分子结构可将噻嗪类利尿药进一步分为噻嗪型和噻嗪样两类。前者以氢氯噻嗪（hydrochlorothiazide，HCTZ）和苄氟噻嗪（bendroflumethiazide）为代表，后者主要有吲哒帕胺（indapaminde）、氯噻酮（chlortalidone）。前者结构中包含苯噻二嗪核和磺酰胺基，后者结构中包含磺酰胺基。

这两类药物均具有磺酰胺基结构，可抑制碳酸酐酶（carbonic anhydrase，CA）活性而具有利尿降压作用。已知氯噻酮抑制CA活性的能力强于噻嗪型利尿药，有可能引起细胞内pH、细胞容量调节及具有功能意义的其他生物学过程的变化。目前正在逐步开展有关CA同工酶活性抑制剂的研究，有可能进一步说明噻嗪样利尿药独特的细胞、生化和分子效应以及重要的心血管意义。

吲达帕胺分子结构中的2-甲基-二氢吲哚环使该药具有重要的亲脂特性，更易与血管壁内皮细胞结合，对血管的作用更为明显。该药具有钙拮抗和降低血管对升压物质的反应性的特点，其抗高血压作用较强但排钠利尿作用轻微，常规剂量下其利尿作用仅为噻嗪类的一半。

（二）噻嗪类利尿药的药代动力学

噻嗪型和噻嗪样利尿药的药代动力学特征详见表5-1-1。

由于药物分子结构的不同，噻嗪样利尿药的清除半衰期和持续时间普遍长于噻嗪型利尿药。表中的美托拉宗（metolazone）为一种长效的、作用更强的喹唑噻嗪衍生物，无抑制碳酸酐酶作用，但作用部位和利尿作用与氢氯噻嗪相似，还作用于近曲小管。

三、噻嗪类利尿药的临床应用

1. 氢氯噻嗪（hydrochlorothiazide） 作用机制如前所述。HCTZ起效慢，降压作用往往要几周后才能体现，持续时间长，作用相对温和。噻嗪类的剂量-降压效应曲线坡度较为平坦，但其剂量-不良反应曲线坡度较陡。

本药口服后2小时内产生利尿作用，约4小时达到高峰并可持续6～12小时。血浆半衰期在

表5-1-1 噻嗪型与噻嗪样利尿药的药代动力学特征

利尿药	对碳酸酐酶的相对抑制作用	口服生物利用度（%）	分布容积（L/kg）	清除途径	持续时间（小时）	清除半衰期（小时）
噻嗪型						
氢氯噻嗪	+	60～70	2.5	95%肾脏	12～18	9～10
苄氟噻嗪	+	90～99	1.0～1.5	主要肾脏	12～18	9
噻嗪样						
氯噻酮	+++	65	3～13	65%肾脏	48～72	35～50
吲哒帕胺	++	93	25	主要肾脏	24	17
美托拉宗	—	64		主要肾脏	12～24	8

5.6～14.8小时范围内变动。口服剂量的61%以上在24小时内以原药排泄。HCTZ可透过胎盘屏障排至乳汁，但不能透过血—脑屏障。

单独使用12.5mg的HCTZ降压疗效不如其他降压药；使用25mg虽可以达到降压效果，但伴随的副作用也明显增加；若每日剂量大于50mg时降压作用并不增强。故临床上多与其他降压药合用（包括单片复方制剂），既可协同降压，又可避免其不良反应。

实践证明利尿药几乎可以增强所有降压药物的降压效果。许多单片复方制剂（SPC）中都含有噻嗪类利尿药，其中HCTZ（12.5～25.0mg）联合ACEI或ARB为最常见的复方制剂。

目前欧美高血压指南均推荐初始联合用药首选肾素-血管紧张素-醛固酮系统（RAAS）抑制剂（ACEI/ARB）与CCB或利尿药的联合。在一项平均随访3年余，入选患者多达5000例的老年高血压随机对照研究中，ARB联合低剂量利尿药组与ARB联合CCB组比较，两组发生的心血管事件无显著差异，但ARB联合CCB组发生的严重不良事件更少（$P=0.046$）。

2. 吲哒帕胺（indapaminde） 为噻嗪样利尿药。该药的分子结构和药代动力学特点前面已述。吲达帕胺缓释片1.5mg/d的血药浓度波动小，易达稳态；其降压疗效与吲达帕胺普通片剂2.5mg/d、氨氯地平5mg/d及常规剂量的坎地沙坦的降压疗效相似。强于可比剂量的HCTZ。吲哒帕胺有直接松弛血管平滑肌的作用，其机制与抑制细胞外钙离子内流，或使血管内皮细胞产生内皮舒张因子（EDRF）等作用有关。

针对14项随机对照试验，9765例患者的系统性分析比较了不同噻嗪类的降压效果。在随机效应荟萃分析中，与HCTZ相比，吲达帕胺和氯噻酮分别使收缩压进一步下降5.1mmHg和3.6mmHg。每天1.5mg的剂量逆转左心室肥大的效果较好，并与每天20mg依那普利减少微量白蛋白尿的效果相同。该药对脂质和糖代谢无不良影响，对血尿酸和血钾的影响较小。

3. 氯噻酮（chlortalidone） 为噻嗪样利尿药，其药理作用、不良反应与HCTZ相似。单用治疗高血压，每日25～50mg，1次服用，与其他药物合用时常用剂量为12.5mg。同等剂量下氯噻酮的作用效果和药物持续时间要优于HCTZ。它们分别在不同的试验中应用，结果发现对心血管事件的影响相似。然而这两种药物之间没有进行过直接的对照研究，也不大可能这样去做。因为HCTZ是绝大多数联合治疗中应用的利尿药，没有理由不使用，即使循证医学专家也可能会选择氯噻酮。

4. 美托拉宗（metolazone） 该药为一种长效的、作用更强的喹唑噻嗪衍生物。小剂量使用该药的新型制剂Mykrox每天0.5～1.0mg与普通的长效噻嗪类效果相同。本品不同于HCTZ，不会使肾血流量和肾小球滤过率降低，如果肾脏功能明显受损（血肌酐超过1.5mg/dl），美托拉宗可能更为适合。因此，该药尤其适用于高血压合并肾功能不全和难治性高血压的患者。

四、噻嗪类降压治疗的适应人群

噻嗪类利尿药在高血压人群中的降压效果不一，与多种因素有关，如患者年龄、种族、肾功能等。适合利尿药降压治疗的中国高血压患者众多，包括下面阐述的人群。

1. 老年高血压 中国大约有1亿老年高血压患者。相对年轻人而言，由于钠排出不足、肾小管钠重吸收增加，老年患者的血压升高与容量因素密切相关。老年人一般对盐更敏感；RAS不如年轻人反应强烈。利尿药可以排除水分和盐，对低肾素型高血压效果好。此外，老年患者中单纯收缩期高血压多见，而利尿药降低收缩压的效果较为突出。噻嗪类作为一线用药对老年高血压患者心血管不良事件具有预防作用，可以减少卒中发生风险30%，降低所有心血管不良事件风险15%～40%。故此，2003年《欧洲高血压指南》推荐利尿药作为治疗老年高血压及收缩期高血压的优先选择。

就种族而言，黑人对利尿药的反应较非黑人好，可能因为他们的低肾素反应性。那些对噻嗪类反应不好的患者，平均血压下降不足10%，其原因可能是血浆容量的减少更为显著和RAAS的激活更为明显，这导致外周阻力的持续升高。通过阻断RAAS的药物如ACEIs或ARB，可加强利尿药的降压作用。

2. 难治性高血压 难治性高血压常伴有容量潴留而导致血压难以控制。另外，由于肾脏存在压力性利钠机制，任何降压药在降低血压和肾脏灌注压的同时，由于球-管平衡的原因，使肾脏的钠潴留增加，从而减弱降压疗效。因此，足量的利尿药常常是处理难治性高血压的药物联合中的必备，与其他降压药形成优势互补。对于慢性肾病的患者，需要选择袢利尿药，因其能有效地控制容量和血压。

3. 卒中二级预防 中国的利尿药卒中后降压治疗研究（PATS）结果表明，利尿药可使卒中再发的相对风险降低29%，总死亡相对风险降低9%，确立了利尿药在卒中二级预防中的地位。培哚普利预防复发性卒中研究（PROGRESS）发现，培哚普利联合吲哒帕胺可使卒中再发风险降低43%，但ACEI单药治疗组患者卒中再发风险与安慰剂组比较差异无显著性。

4. 高血压合并心力衰竭 高血压是心力衰竭的常见病因。对于急性心力衰竭或慢性心力衰竭失代偿期的高血压患者，应用袢利尿药或噻嗪类既可以消除体内过多滞留的液体，使患者处于“干重”状态；又能够降低血压。噻嗪类、RAAS抑制剂和β受体阻滞剂组成的三药联合方案，已成为轻中度心力衰竭的标准治疗。

5. 其他适应人群 一项收集了9项研究共9000例妊娠妇女的荟萃分析结果表明，是否使用利尿药对孕妇的不良预后事件的发生并无明显差异。根据有限的报道，氢氯噻嗪没有致胎儿畸形的作用。尽管利尿药确实影响正常妊娠的血浆容量，但不会对胎儿的生长产生负面影响。目前噻嗪类被列为妊娠期非重度高血压的二线降压药；主张妊娠前已经使用了HCTZ的妇女，妊娠期间可继续使用。哺乳期服用HCTZ对婴儿的有害证据很少，但是此类研究的数量有限。

五、噻嗪类利尿药的不良反应

1. 新发糖尿病 INSIGHT、STOP-2、NORDIL、LIFE、CAPPP等临床研究的结果都表明，与CCB或ACEI类降压药相比，长期使用噻嗪类可能多出1.0%～3.5%的新发糖尿病，但对长期心血管事件未产生影响。在ALLHAT研究中，FBG＞5mmol/L、BMI及应用阿替洛尔、利尿药是新发糖尿病的预测因素。

噻嗪类引起血糖升高的机制尚不清楚。在一项使用噻嗪类的59个临床试验、共计58 520例患者的系统分析中，发现血钾与血糖改变之间存在密切的负相关性；同时还发现如果基础血钾水平＞3.8mmol/L，不会明显影响糖代谢。

由于临床事件和血压水平之间的联系如此密切，是否只要积极控制血压就有可能在一段时间内将心血管风险降低至与无糖尿病患者相同的水平呢？多危险因素干预研究（MRFIT）对试验期间新发糖尿病的高血压患者进行的16年随访的结果表明，新发或既往已知患糖尿病患者的心血管事件发生率是非糖尿病患者的3倍。由此可见，新发生糖尿病带来的风险，需要经过10～15年才显现出来，而一般的高血压试验不足以评估此种危险。在临床治疗中对于易患糖尿病的危险人群，应用利尿药时需权衡利弊，考虑效益与风险之间的关系，不应因噎废食。不过对于伴有代谢综合征的高血压患者，应尽可能避免β受体阻滞剂与利尿药联合。

2. 低钾血症 血钾降低程度与患者血钾基线水平和利尿药使用剂量呈正相关。服用12.5mg/d的HCTZ时血钾仅降低了0.3mmol/L；低血钾（＜3.5mmol/L）的发生率仅为5%。一项荟萃分析的结果显示，与吲哒帕胺2.5mg普通片剂比较，在降压疗效相似地情况下，该药缓释片1.5mg/d

显著降低了低血钾的发生率62.5%。2004年英国高血压学会建议应避免每日使用HCTZ或氯噻酮超过25mg，因为会引起代谢副作用而抵消其降压疗效。目前市面上推出ACEI或ARB类与噻嗪类固定剂量组合的复方制剂，其HCTZ的剂量都在12.5～25.0mg，以12.5mg为主。

低钠饮食（每天72mmol）可以减少半数以上的由利尿药引起的低钾血症。保钾利尿药、ACEI可以减轻缺钾的程度但不会减少低钾血症的发生率。醛固酮受体拮抗剂对预防低血钾可能更有效。2008年由国际上五家学术团体制定、发表的有关原发性醛固酮增多症患者诊断治疗指南，建议对利尿药引起的低血钾患者进行原发性醛固酮增多症的筛查。

3. 其他不良反应

（1）脂肪代谢紊乱：噻嗪类影响脂肪酶的活性，影响甘油三酯分解代谢使甘油三酯升高；也可引起轻度胆固醇增加。但必须指出，噻嗪类对脂代谢的影响与剂量呈正相关。长期大剂量应用噻嗪类才会导致血清总胆固醇水平升高，而低剂量噻嗪类很少引起显著的血脂改变。

中国参加的大型国际临床试验PROGRESS及中国的PATS试验，已经证实吲哒帕胺对糖、脂代谢的不良反应较少，安全性似乎优于传统的噻嗪类利尿药，但尚无两者之间直接比较的循证医学证据。

（2）高尿酸血症：噻嗪类能竞争性抑制尿酸排出，使血尿酸水平升高。由于利尿药所致的高尿酸血症呈剂量依赖性，小剂量治疗高血压时通常不会导致尿酸蓄积，也很少引起痛风。已患痛风者为噻嗪类应用的禁忌证。

（3）高钙血症：噻嗪类可促使远曲小管对钙重吸收增加，在肾功能不全者可能诱发高钙血症。

（4）过敏反应：由于具有磺胺类相似结构，噻嗪类和噻嗪样利尿药如氢氯噻嗪、吲达帕胺，以及袢利尿药如呋塞米、布美他尼，都可能与其他磺胺类药物发生交叉过敏反应。

（陈鲁原）

第二节 髓袢利尿药

一、作用机制

1. 肾小管作用 呋塞米和布美他尼与碳酸酐酶抑制剂一样属于磺胺的衍生物，托塞米是它们的活性代谢产物。髓袢利尿药通过抑制髓袢升支粗段的钠－钾－氯同向转运体，减少35%～45%的钠及氯离子的重吸收。这些转运体在一定程度上是前列腺素敏感的，因此干扰前列腺素合成的药如非甾体抗炎药可以降低髓袢利尿药对肾小管的作用。该类药几乎无动脉扩张作用。

2. 排钠作用 虽然髓袢利尿药比噻嗪类利尿药更显强效，起效更快，然而如果给予相等的剂量却并无突出的降压效果。这可能是因为髓袢利尿的作用时间短（口服制剂维持不超过6小时），一次给药不足以使体内钠的负平衡保持24小时；而初始产生的排钠作用常跟随钠潴留，抵消了急性排钠效果。

二、临床应用

通常应用髓袢利尿药治疗难治性高血压，特别是伴肾小球滤过率降低（≤40～50ml/min）的患者，因为此时的利钠和利尿作用是一致的。该类药物增加尿钙排出，不适合用于有骨质疏松的女性患者。

1. 呋塞米（furosemide，速尿） 该药口服吸收迅速，生物利用度约为60%，约30分钟起效，1～2小时达高峰，持续6～8小时。静脉注射5～10分钟起效，30分钟达高峰，$t_{1/2}$约1小时，维持4～6小时，血浆蛋白结合率约98%。大部分以原形经近曲小管有机酸分泌系统分泌，随尿排出，反复给药不易蓄积。

许多研究报告即使每天两次使用呋塞米也不比HCTZ每天两次或氯噻酮每天一次的效果更好。对利尿药治疗高血压而言，轻度的体液容量减少非常关键，但这不适合于呋塞米，因其口服制剂维持时间短，在剩余的时间里钠继续被保留，因此24小时后体液平衡几乎没有改变。

在治疗难治性高血压的三药联合方案中，呋塞米的推荐剂量为20～160mg/d。该药每天需要使用2～3次，如果一天两次，第一次应考虑在早上给药，第二次是在中午。在摄入钠的同时发挥利尿作用，以及避免出现夜尿症。

呋塞米对于妊娠高血压患者的用药危险等级为D级，即对胎儿的危害性有明确证据，除非孕妇受到死亡的威胁或患有严重的疾病才可使用。

2. 托拉塞米（torasemicle） 该药的作用时间长达24小时，口服每天一次低剂量2.5mg，可治疗轻度至中度高血压，其疗效与氢氯噻嗪（25mg/d）相似，剂量也可增至5mg/d或可与其他降压药合用。高血压伴慢性水肿或肾功能不全时需应用大剂量的托拉塞米（10～200mg）。

本品口服吸收迅速，生物利用度80%～90%，血浆蛋白结合率97%～99%，80%经肝脏代谢，20%以原形经尿排泄。本品在健康志愿者中的半衰期约为3.5小时，肝功能不全时半衰期延长。

该药的不良反应较少，对糖及脂质代谢、尿酸排泄无明显影响。

3. 布美他尼（bumetanide，丁尿酸） 该药通过利尿和扩张血管作用降低血压，还能够增加肾血流量，降低肺和全身的动脉阻力，降低右心房压力和左心室舒张末期压，改善肺循环。本药可加强其他降压药的作用，故治疗高血压患者水肿时，宜减少这些药的用量。

该药口服吸收快而完全，0.5～1小时显效，1～2小时达高峰，$t_{1/2}$ 为1～1.5小时，作用维持4小时。本品77%～85%经尿排泄，15%～23%由胆汁和粪便排泄；不被透析清除。

口服本药，起始剂量每日0.5mg，每日1次；最大剂量每日4mg，每日2次。低钾血症的发生率较噻嗪类利尿药、呋塞米为低。

（陈鲁原）

第三节 醛固酮受体拮抗剂

一、作用机制

本药对肾小管其他各段无作用，故利尿作用较弱。尽管认为血管紧张素Ⅱ是引起心血管损伤的主要介质，不断增加的证据表明醛固酮可能介导和加速血管紧张素Ⅱ的损伤作用。另外，ACEI 和ARB可以抑制肾上腺素分泌醛固酮，但经过一段时间治疗后，醛固酮的释放量有所恢复，其血浆浓度甚至可能超过基线水平；仍可发生醛固酮所致的损害，因此，有必要采用醛固酮受体拮抗剂治疗高血压。

醛固酮除了有传统的促进肾脏保钠作用，还可以促进血管炎症和纤维化的发生。因此，醛固酮拮抗剂的另一作用机制是：通过抗炎和抗纤维化，能够预防或减轻心脏、肾脏、血管多个靶器官的损害。

一种选择性更强的醛固酮受体拮抗剂依普利酮（eplerenone）已于2004年开始上市销售，其阻断雄激素和孕激素受体的作用大大降低，与性激素相关的副作用比螺内酯（spironolactone，安体舒通）要少。

二、临床应用

1. 螺内酯（antisterone，安体舒通） 本药结构与醛固酮相似，两者在远曲小管和集合管皮质段起竞争作用，可抑制醛固酮作用于盐皮质激素受体，促进Na^+、Cl^-的排泄而利尿，因Na^+-K^+交换机制受抑制，钾的排泄减少。

本药口服吸收较好，生物利用度>90%，血浆蛋白结合率在90%以上，进入体内后80%由肝脏迅速代谢为有活性的坎利酮（canrenone）。螺内酯和其代谢产物的半衰期为10～12小时。口服后1日左右起效，2～3日达高峰，停药后作用仍可维持2～3日。无活性的代谢产物主要经肾及部分经胆汁排泄，约有10%以原形从肾脏排泄。

本药单独用于治疗高血压已有多年，但目前主要与噻嗪类利尿药联合用于保钾，其效果相当于32mmol氯化钾。容量负荷过重是难治性高血压常见原因之一，与利尿药治疗不充分、高盐摄入及进行性肾功能不全有关，宜作相应改进与处理。

大量证据表明，与安慰剂相比，在多药方案中添加螺内酯可显著降低血压。特别是2015年发表的PATHWAY 2试验（难治性高血压的最佳治疗研究）显示了螺内酯优于α和β受体阻滞剂。在该研究中，3/4的患者为已经联合使用了3种药物的最大耐受剂量的难治性高血压患者，加用螺内酯后血压控制得到较大的改善，60%的患者达到血压控制标准。2018年欧洲高血压指南更新了难治性高血压的诊断及治疗策略，提出在原治疗基础上，优选螺内酯（Ⅰ，B），如不耐受可换用依普利酮。

螺内酯治疗原发性醛固酮增多症，手术前患者每日用量100～400mg，分2～4次服用。不宜手术的患者，则选用较小剂量维持。螺内酯和氨苯蝶啶的妊娠期用药危险等级均为D级，不宜应用。

螺内酯导致大约10%的患者乳房发育。螺内酯可导致高钾血症，但在无肾功能不全、不同时使用β受体阻滞剂、ACEIs或ARB及未给予补钾的患者中不常见。目前心力衰竭和难治性高血压患者往往在ACEI或ARB基础上加用螺内酯，需要特别警惕高钾血症的发生。

2．依普利酮（eplerenone） 本药是在螺内酯的基础上研发的一种新型选择性盐皮质激素受体拮抗剂，于2002年首次在美国上市，2006年在国内申请专利保护。本药对醛固酮受体具有高度的选择性，对雄激素和黄体酮受体的亲和力极低。

本药口服吸收好，食物不影响其吸收，蛋白结合率为50%，半衰期4～6小时，在体内主要由肝脏药物代谢酶3A4代谢为无活性的代谢物加以清除。口服67%从尿液排泄，其余从粪便排泄。在肾功能不全患者中，药峰浓度和血药浓度-时间曲线下面积（AUC）降低，血透析中不被清除。

2003年美国FDA批准依普利酮可单独应用或与其他药联合治疗高血压。单独使用本药降压的推荐初始剂量为每次50mg，每日1次，在4周内如果降压效果不明显，可以提高到每次50mg，每日2次。不推荐更高的用药剂量，否则有增加高血钾等不良反应发生的危险。

依普利酮单独使用其降压效果与ACEIs和CCBs相当，在黑人和老年人中的效果较好。该药对单纯收缩期高血压也有一定的降压作用。例如，对于年龄≥50岁的高血压患者，依普利酮（50～200mg/d）与氨氯地平（2.5～10.0mg/d）降低收缩压的效果相似。对联用多种降压药未能控制的重度高血压，加用依普利酮可使血压明显降低，尤其收缩压下降更为显著。还有资料表明，有微量蛋白尿的高血压患者选用依普利酮更有益处。对于有高血压史的急性心肌梗死后、心力衰竭及LVEF≤40%的患者，加用依普利酮可显著降低全因死亡率、一级联合终点事件及心源性猝死。

依普利酮导致不到1%的男性患者乳房发育，其他的副作用也较螺内酯少，是螺内酯的良好替代药物。

（陈鲁原）

第四节 其他保钾利尿药

保钾利尿药氨苯蝶啶和阿米洛利抑制远曲小管和集合管皮质段的钠-氢共同转运体，抑制Na^+再吸收和减少K^+分泌，其作用不依赖醛固酮，利尿作用弱。

一、阿米洛利

1．阿米洛利片（amiloride） 本药促进尿钠排泄和抗高血压活性较弱，但与噻嗪类或髓袢类利尿药合用时则作用增强，并可明显减少钾的排泄。

此外，还具有扩血管效应。该药主要用于对醛固酮受体拮抗剂不能耐受的醛固酮增多症患者和钠通道基因突变导致的Liddle综合征（临床上可见于少数的难治性高血压）。本药亦可用于治疗水肿性疾病和难治性低钾血症的辅助治疗。

本药口服吸收较差，仅15%～20%，空腹可使吸收加快，但吸收率并不明显增加。血浆蛋白结合率很低，在体内不被代谢，半衰期6～9小时，单次口服起效时间为2小时，6～10小时达高峰，持续24小时。本药不由肝脏代谢，服用20mg后在72小时内，约有50%排至尿中，40%排至粪便中，无蓄积现象，可用于肝脏功能严重损害者。本药用于妊娠高血压患者的用药危险等级由B级变为D级。

成人用量：2.5mg/片，口服。每次1片，每日1次，必要时每日2次，早、晚各1片，与食物同服。

不良反应包括胃肠道反应，还可见头痛、性功能减退等。过敏反应主要表现为：皮疹甚至呼吸困难。严重肾功能减退、高钾血症时禁用本药。

2．复方阿米洛利片（compound amiloride hydrochloride tablets） 该复方制剂由2.5mg阿米洛利和HCTZ 25mg组成。本药具有阿米洛利保钾能力强、作用起始快，服用剂量小、持续时间长等特点，又有HCTZ利尿能力强的性能。本药的利尿作用在1～2小时内起效，并可持续24小时左右。在大规模多中心随机对照的“中国高血压综合防治研究（CHIEF）”中，氨氯地平联合复方阿米洛利的降压疗效和氨氯地平联合替米沙坦相似。此外，本药还可用于心力衰竭、肝硬化等疾病引起的水肿和腹水。

成人用量：口服。每次1片，每日1次，必要时每日2次，早、晚各1片。高钾血症、严重肾功能减退患者禁用本品。盐酸阿米洛利是否会排至人乳汁中还不了解。但噻嗪类药物则会出现在乳汁中。应根据药物对母体的重要性，决定是停药还是停止哺乳。

二、氨苯蝶啶

氨苯蝶啶（triamterene）的利尿和保钾作用均弱于螺内酯和阿米洛利，单用几乎不影响血压，常与排钾利尿药合用。在临床实践中，由于低剂量噻嗪类（12.5～25.0mg）使钾丢失较少，所以氨苯蝶啶-噻嗪类的联合治疗已经很少使用。胃肠道副作用也限制了它的使用。此外，氨苯蝶啶可增加血尿酸浓度。

本药口服吸收迅速，但不完全，生物利用度30%～70%。口服后2小时起效，作用持续12～16小时。本药在肝脏代谢，原形和代谢物主要由肾脏排泄，少部分经胆道排出。常用量口服每次50～100mg，每日1～3次。

（陈鲁原）

第五节 利尿药与其他药物的相互作用

心血管疾病患者的合并症与并存病较普遍，因此，同时使用几种药物发生相互作用是心血管疾病药物治疗中值得重视的问题。药物相互作用一般分为药代动力学相互作用和药效动力学相互作用两类。前者影响药物的吸收、分布、代谢与排泄，其中代谢性相互作用发生率最高。药效动力学相互作用包括药理作用与毒性的变化。

利尿药可与一些降压药及其他类的药物发生相互作用。这些相互作用有的是有益的，可加以利用；有的则是有害的，宜避免合用或遵循注意事项。

一、噻嗪类利尿药

1．与降压药的相互作用 实践证明，噻嗪类几乎可以增强所有降压药物的降压效果。这一增强作用主要是利用了药物的多种降压机制，也与防止其他降压药长期使用时伴随产生的钠水潴留有很大关系。因为无论血压是否降低，长期使用非利尿性降压药（特别是血管扩张药）时，肾脏存在的压力-利钠机制会使储钠反应增强，液体潴留经常伴随而来，这就减弱了非利尿性降压药的降压效应。

噻嗪类联合ACEI或ARB为最常见的两药联合的单片复方制剂。这两类药物的联合具有协同降压机制：利尿药减轻容量负荷并能扩张血管，而RAS抑制剂扩张血管并能抑制醛固酮释放促进排Na^+，起到双重排钠和双重扩张血管作用。噻嗪类反射性引起RAS激活可增强RAS抑制剂的敏感性，而RAS抑制剂具有对抗利尿药激活RAS的升压负向调节作用。这两类药的合用还可降低利尿药的使用剂量，减少其副作用，而费用增加极少。

临床上常用ACEI和利尿药联合治疗心力衰竭。当患者出现低钠血症、血容量不足或为老年人、重度心力衰竭时，有发生ACEI的首剂低血压反应的危险。为此，有关治疗指南建议在给予心力衰竭患者首剂ACEI前，宜停用或减少利尿药的剂量。

在高血压的初期治疗中，常规联合使用噻嗪类和β受体阻滞剂受到质疑，特别是在那些有更高风险发展为新发糖尿病的患者。在这些患者中，糖尿病发病风险的增加是否超过降压获得的益处，仍有争议。

2. 与其他药的相互作用　在某些情况下，利尿药的降压作用会被削弱。例如，非甾体抗炎药如阿司匹林、吲哚美辛、布洛芬可减弱利尿药的尿钠排泄效果，尤其是选择性环氧化酶-2抑制剂。利尿药与这类药物合用可增加它们的肾毒性，应尽量避免合用。

噻嗪类利尿药与皮质激素均可使血糖升高，合用时更易诱发或加重糖尿病。呋塞米、依他尼酸可阻碍头孢菌素在肾脏的排泄，引起肾损害，故利尿药与上述抗生素合用时应慎重。

二、髓袢利尿药

1. 与卡托普利的相互作用　呋塞米与卡托普利的相互作用研究相对多且较为复杂。当给予25mg标准剂量的卡托普利时，呋塞米的利尿效果微弱。这是因为一方面卡托普利可减少呋塞米的肾脏分泌，另一方面使肾小球出球小动脉扩张致肾小球内压降低影响了肾小球滤过率。相反，给予1mg的极小剂量的卡托普利，反而能增强呋塞米的利尿药效果。应该指出，卡托普利对呋塞米肾脏分泌的影响，在其他的ACEI中并未见到。

对于伴有低钠血症这一间接提示高肾素状态的患者，因反应性醛固酮水平升高可引起血管加压素的释放，而后者又加重低钠血症。在此状态下单用呋塞米效果不佳，若加用卡托普利则可使病情改善。

2. 与其他药的相互作用　许多抗心律失常药物都在血钾降低和机体缺钾时容易发生毒性反应。长期服用奎尼丁者可因加服排钾利尿药而诱发奎尼丁晕厥。胺碘酮诱发的尖端扭转型室速也与应用排钾利尿药有关。因此，排钾利尿药与抗心律失常药物合用时必须注意补钾。

呋塞米与抗凝药合用可增加后者的活性。呋塞米与普萘洛尔合用，可增加后者的血药浓度。托拉塞米、呋塞米均为有机酸，若分别与阿司匹林合用可互相竞争肾小管分泌，使阿司匹林排出减少，并使血中尿酸升高，可致急性痛风。利尿药可与华法林竞争与血浆白蛋白的结合，宜避免两药合用，可改用呋塞米代替依他尼酸。

三、醛固酮受体拮抗剂、保钾利尿药的药物相互作用

1. 螺内酯（安体舒通）　多巴胺加强本药的利尿作用。肾上腺皮质激素、促肾上腺皮质激素能减弱本药的利尿作用，而拮抗本药的潴钾作用。雌激素能引起水钠潴留，从而减弱本药的利尿作用。

与下列药物合用时，发生高钾血症的机会增加，如含钾药物、库存血（如库存10日以上含钾可高达65mmol/L）、ACEI、ARB和环孢素A等。与肾毒性药物合用，肾毒性增加。本品能使华法林的抗凝作用降低约25%，抵消甘珀酸的抗溃疡作用。

2. 依普利酮　本品不可与补钾剂、含钾的盐

合用。禁止与强效CYP3 A4酶抑制药（如克拉霉素、伊曲康唑、酮康唑、奈法唑酮、奈非那韦、利托那韦等）合用。非甾体抗炎药、锂剂可影响本品血药浓度而影响疗效。

3．阿米洛利 与噻嗪类组成的单片复方制剂，降压疗效确切，不良反应较少。药物的相互不良作用与螺内酯大致相同。本药可使地高辛半衰期延长。

4．氨苯蝶啶 与噻嗪类合用时可进一步升高血尿酸，故应与治疗痛风的药物合用。与氯磺丙脲合用，可导致严重低钠血症。与吲哚美辛合用，可发生可逆性急性肾衰竭，应避免同时应用。不宜与其他潴钾利尿药合用以免血钾升高。

（陈鲁原）

参考文献

[1] MONROY A，PLATA C，HEBERT S C，et al. Characterization of the thiazide-sensitive Na（+）-Cl（-）cotransporter: a new model for ions and diuretics interaction［J］. Am J Physiol Renal Physiol，2000，279（1）: F161-F169.

[2] 王昕，李学军. 利尿药［M］//苏定冯，陈丰原. 心血管药理学. 4版. 北京：人民卫生出版社，2011年，317-334.

[3] 中华医学会心血管病学分会高血压学组. 利尿剂治疗高血压的中国专家共识［J］. 中华高血压杂志，2011，19（3）：214-222.

[4] 苏定冯，李玲. 抗高血压药［M］//苏定冯，陈丰原. 心血管药理学. 4版. 北京：人民卫生出版社，2011：335-377.

[5] 陈鲁原. 降压药物种类及临床应用［M］//赵连友. 高血压学. 北京：科学出版社，2019：991-1018.

[6] 刘福成，武杰，陈鲁原，译. 高血压治疗：药物治疗［M］//张维忠，译. 卡普兰临床高血压. 10版. 北京：人民卫生出版社，2012.

[7] ROUSH G C，ERNST M E，KOSTIS J B，et al. Head-to-head comparisons of hydrochlorothiazide with indapamide and chlorthalidone: antihypertensive and metabolic effects［J］. Hypertension，2015，65（5）：1041-1046.

[8] OGIHARA T，SARUTA，T，RAKUGI，et al. Combinations of olmesartan and a calcium channel blocker or a diuretic in elderly hypertensive patients: a randomized, controlled trial［J］. J Hypertens 2014, 32（10）: 2054-2063.

[9] MESSERLI F H，MAKANI H，BENJO A，et al. Antihypertensive efficacy of hydrochlorothiazide as evaluated by ambulatory blood pressure monitoring: a meta-analysis of randomized trials［J］. J Am Coll Cardiol，2011，57（5）：590-600.

[10] 陈鲁原. 临床应用噻嗪样与噻嗪型利尿剂的思考［J］. 中华高血压杂志，2015，23（7）：608-611.

[11] 孙宁玲，陈鲁原，程文立，等. 高血压患者高容量负荷的评估和管理专家建议［J］. 中华高血压杂志，2019，27（5）：410-415.

[12] MANCIA G，FAGARD R，NARKIEWICZ K，et al. 2013 ESH/ESC Guidelines for the management of arterial hypertension: The task force for the management of arterial hypertension of the European Society of Hypertension（ESH）and of the European Society of Cardiology（ESC）［J］. J Hypertens. 2013，31（7）：1281-1357.

[13] BUTALIA S，AUDIBERT F，CôTé A M，et al. Hypertension Canada's 2018 guidelines for the management of hypertension in Pregnancy［J］. Can J Cardiol，2018，34（5）: 526-531.

[14] GUPTA A K，DAHLOF B，DOBSON J，et al. Determinants of new-onset diabetes among

19,257 hypertensive patients randomized in the anglo-scandinavian cardiac outcomes trial—blood pressure lowering arm and the relative influence of antihypertensive medication [J]. Diabetes Care, 2008, 31 (5), 982-988.

[15] VERDECCHIA P, REBOLDI G, ANGELI F, et al. Adverse prognostic significance of new diabetes in treated hypertensive subjects [J]. Hyperten, 2004, 43 (5) : 963-969.

[16] 鲁云兰. 主要作用于泌尿和生殖系统的药物 [M] // 陈新谦，金有豫，汤光. 新编药物学. 17版. 北京：人民卫生出版社，2011.

[17] WHELTON P K, CAREY R M, ARONOW W S, et al. 2017 ACC/AHA/AAPA/ABC/ACPM/AGS/APhA/ASH/ASPC/NMA/PCNA Guideline for the prevention, detection, evaluation, and management of high blood pressure in adults: a report of the American College of Cardiology/American Heart Association Task Force on Clinical Practice Guidelines [J]. J Am Coll Cardiol, 2018, 71 (19) : e127-e248.

[18] WILLIAMS B, MACDONALD T M, MORANT S, et al. Spironolactone versus placebo, bisoprolol, and doxazosin to determine the optimal treatment for drug-resistant hypertension (PATHWAY-2) : a randomised, double-blind, crossover trial [J]. Lancet, 2015, 386 (10008) : 2059-2068.

[19] WILLIAMS B, MANCIA G, SPIERING W, et al. 2018 ESC/ESH Guidelines for the management of arterial hypertension [J]. Eur Heart J, 2018, 39 (33) : 3021-3104.

[20] 陈鲁原. 心血管药物的相互作用 [M] //苏定冯，陈丰原. 心血管药理学. 4版. 北京：人民卫生出版社，2011.

第二章
β受体阻滞剂

β肾上腺素能受体阻滞剂（后简称β受体阻滞剂）是一类重要的心血管疾病治疗用药，但回顾医学上拮抗交感神经的历程，β受体阻滞剂的发展历史并不是一帆风顺。早期中枢交感神经节阻滞剂可阻滞交感神经降低血压，因其较多的副作用而无法广泛使用。20世纪60年代曾用外围交感神经结切除术来治疗高血压，因严重便秘等副作用而中止。直至由英国药理学家James Black（詹姆斯·布莱克）发现了β受体阻滞剂，才找到了一种较佳的交感神经阻滞药物，并因其对心血管治疗的巨大贡献于1988年获得诺贝尔生理学或医学奖。当然β受体阻滞剂本身也经历了一个漫长的不断完善的过程：从非选择性β受体阻滞剂（如普奈洛尔）→$β_1$选择性（如阿替洛尔）→高$β_1$选择性（如美托洛尔、比索洛尔）→兼有$α_1$受体阻滞作用的β受体阻滞剂（如卡维地洛、阿罗洛尔）→兼具血管扩张的$β_1$受体阻滞剂（如奈比洛尔）；至今，我们仍在积极开展肾动脉交感神经射频消融术治疗顽固性高血压。因此，我们不能因早期短效，低$β_1$选择性阻滞剂的一些不良作用就否定了β受体阻滞剂的治疗作用，其不是“因噎废食”，科学的做法应该是不断改变药物剂型、分子结构来克服其不足，发挥其更大疗效。正如我们不能因短效二氢吡啶类CCB的副作用而否定了长效、高血管选择性CCB的治疗作用，正所谓“良药源于知识，质量源于设计”。综上所述，β受体阻滞剂在高血压、冠心病、心力衰竭、心律失常等的防治地位不可替代。但由于β受体阻滞剂具有明显的异质性，不同临床研究结果不一，在高血压领域一直是热议的话题。本章节将从β受体阻滞剂的药理学特点、不良反应、与其他药物的合并应用、α/β受体阻滞剂4个方面进行阐述，使临床医师在防治心血管疾病时个体化、优化选择β受体阻滞剂。

第一节
各种β受体阻滞剂的药理学特点

一、β受体阻滞剂的分类

肾上腺素能受体是介导儿茶酚胺作用的一类组织受体，分为肾上腺素能α受体和β受体。α受体主要分布在皮肤、肾、胃肠的血管平滑肌，激动可引起血管收缩。β受体分为3种类型，即$β_1$受体、$β_2$受体和$β_3$受体。$β_1$受体主要分布于心肌，可激动引起心率增加和心肌收缩力增加；$β_2$受体分布于支气管和血管平滑肌和心肌，激动此受体引起支气管扩张、血管舒张、内脏平滑肌松弛等；$β_3$受体分布于脂肪细胞上，可激动引起脂肪分解。这些效应均可被β受体阻滞剂阻滞和拮抗。β受体阻滞剂的种类繁多，不同药物在化学结构、药理特性及血流动力学效应等方面存在显著异质性。主要分类有以下三种方式。

（一）根据对$β_1$和$β_2$受体选择性高低分类

分为非选择性β受体阻滞剂（普萘洛尔、纳多洛尔、噻吗洛尔等）、选择性$β_1$受体阻滞剂（阿替洛尔、美托洛尔、比索洛尔等）和兼有$α_1$受体阻滞作用的β受体阻滞剂（阿罗洛尔、卡维地洛、拉贝洛尔等）。另外还有舒张血管作用的β受体阻滞剂如奈必洛尔，$β_1$阻滞、$β_2$激动和扩血管的β受体阻滞剂如塞利洛尔。

（二）根据脂溶性大小分类

分为水溶性β受体阻滞剂（如阿替洛尔等）、脂溶性β受体阻滞剂（如普萘洛尔、美托洛尔、卡维地洛等）和水脂双溶性β受体阻滞剂（如比索洛尔、阿罗洛尔等）。

（三）根据内在拟交感活性分类

分为有内源性拟交感活性的β受体阻滞剂（如

吲哚洛尔、塞利洛尔等）和无内在拟交感活性的β受体阻滞剂（如普萘洛尔、阿替洛尔、美托洛尔、比索洛尔、阿罗洛尔、卡维地洛和奈必洛尔等）。

不同的β受体阻滞剂具有不同的药理学特点。一般认为，具有血管扩张作用、β_1受体选择性较高、具有脂溶性和无内源性拟交感活性的β受体阻滞剂更适合高血压治疗。

二、β受体阻滞剂的药理学特点和药代动力学

（一）药效学特性

β受体阻滞剂有以下基本结构：一端为带异丙基的仲胺，另一端的芳香环可以是一个或两个苯环，也可以是一个杂环。前者可能与β受体阻滞剂的亲和力有关，后者可能决定其结合后发挥激动作用或阻滞作用。不同构效关系也存在立体特异性，左旋体的作用为右旋体的50～100倍。它们的药理学特点见表5-2-1。

（二）药代动力学

β受体阻滞剂根据消除或以脂/水分配系数大小分为亲脂性和亲水性两大类，二者在药代动力学上明显不同，表现在吸收、分布、排泄、消除等方面具有明显异质性。β受体阻滞剂的药代动力学部分特点见表5-2-2。

（三）β受体阻滞剂药效学和药代动力学特点对临床应用的意义

1. β_1受体阻滞剂选择性 高选择性β_1受体阻滞剂主要选择性阻滞心脏β_1受体，而对支气管、外周小动脉等其他组织上的β_2受体阻滞作用相对较弱。因此，相对于非选择性β受体阻滞剂，高选择性β受体阻滞剂可用于慢性阻塞性肺疾病、外周血管性疾病、糖代谢异常或糖尿病患者，有效且相对安全，但这种选择性是相对的，当药物剂量增大，血药浓度达到一定水平后，即可阻滞β_2受体，诱发支气管哮喘、外周血管收缩，甚至出现间歇性跛行、血糖血脂代谢异常等。

2. 内在拟交感活性 指某些β受体阻滞剂在抑制内源性儿茶酚胺与受体结合的同时，却能轻度激活β受体本身，兴奋心脏，轻度削弱β受体阻滞剂的作用。虽然证明有内在拟交感活性的β受体阻

表5-2-1 β受体阻滞剂的药理学特点

类别	药名	心脏选择性	内在拟交感活性	膜稳定作用	β阻滞强度
非选择性β受体阻滞剂	普萘洛尔（propranolol）	−	−	++	1
	纳多洛尔（nadolol）	−	−	−	2～9
	噻吗洛尔（timolol）	−	±	−	6
	吲哚洛尔（pindolol）	−	+++	±	20～40
	索他洛尔（sotalol）	−	−	−	0.3
选择性β_1受体阻滞剂	美托洛尔（metoprolol）	+	−	±	1
	阿替洛尔（atenolol）	+	−	−	1
	比索洛尔（bisoprolol）	++	−	±	10
	醋丁洛尔（acebutolol）	+	+	+	0.3
兼有α_1受体阻滞作用的β受体阻滞剂	拉贝洛尔（labetalol）	−	−	+	0.5
	卡维地洛（carvedilol）	−	−	+	4
	阿罗洛尔（arotinolol）	−	−	−	10
β_1阻滞、β_2激动和扩血管的β受体阻滞剂	塞利洛尔（celiprolol）	+	++	−	1
舒张血管的β受体阻滞剂	奈必洛尔（nebivolol）	++	−	±	1

表5-2-2 β受体阻滞剂的药代动力学特点

药名	脂溶性	口服吸收（%）	生物利用度（%）	血浆蛋白结合率（%）	血浆半衰期	β受体阻滞剂血浆浓度（μg/ml）	主要清除途径	肾脏排泄（%）	活性代谢物	肾脏受损时是否体内蓄积
普萘洛尔	高	>90	30	93	3～4小时	0.05～0.1	肝	>90	有	无
纳多洛尔	低	30	30	30	14～24小时	0.05～0.1	肾	>70	无	无
噻吗洛尔	低-中度	>90	75	10	4～5小时	0.05～0.1	肝、肾	20	有	无
吲哚洛尔	中度	>90	90	40～60	3～4小时	0.05～0.1	肝、肾	40	无	无
索他洛尔	低	>70	95	54	15～20小时	0.5～4.0	肾	>90	无	有
美托洛尔	中度	>90	50	12	3～4小时	0.05～0.1	肝	>5	无	无
美托洛尔缓释片	中度	>90	65～70	12	3～4小时	0.035～0.3	肝	>5	无	无
阿替洛尔	低	50	50	6～16	6～9小时	0.2～5.0	肾	>95	无	有
比索洛尔	低	>90	80	30	10～12小时	0.016～0.07	肝、肾	50	无	有
醋丁洛尔	低	>90	40	30～40	3～4小时	0.2～2.0	肝	40	有	有
拉贝洛尔	中度	>90	20～40	50	6～8小时	0.7～3.0	肝	<90	无	无
卡维地洛	中度	>90	25～35	98	7～10小时	0.01～0.1	肝	16	有	无
阿罗洛尔	中度	—	—	91	10小时	—	肝、肾	<5	有	无
艾司洛尔	低	—	100	55	9分钟	0.15～2.0	红细胞	—	无	无
奈必洛尔	高	>90	12～96	98	8～27小时	0.015	肝	—	无	有

滞剂在治疗心律失常、心绞痛和高血压时与无内在拟交感活性的β受体阻滞剂相似，但对心绞痛反复发作及心肌梗死存活心肌的保护作用较少，只有无内在拟交感活性的β受体阻滞剂可降低心肌梗死后患者的死亡率。

3．兼有α受体阻滞剂的β受体阻滞剂 能同时阻滞α和β受体，如卡维地洛和阿罗洛尔，可扩张外周血管，降低外周血管阻力，对糖脂代谢无不良影响（具体见本章第四节）。

4．NO释放特性 选择性β_1受体阻滞剂奈必洛尔兼有NO活性加强有关的扩血管效应，能更好降低外周血管阻力，改善血管内皮功能，疲乏、阳痿等副作用较轻。但这种特性能否转化为更好的心血管保护，有待更多研究证实。

5．脂溶性和水溶性 脂溶性β受体阻滞剂（如美托洛尔、普萘洛尔）口服后经小肠吸收，主要在肝脏代谢，存在明显肝脏首过效应，血浆半衰期较短，在肝功受损人群如老年人、慢性心力衰竭、肝硬化时，需减量并严密观察。脂溶性β受体阻滞剂易透过血脑屏障，抑制下丘脑的交感输出，预防心脏性猝死可能更好，但易出现倦怠、幻觉、抑郁、快反应神经活性受损等，飞行员、潜水员等慎用。

水溶性β受体阻滞剂（如阿替洛尔）以原型或活性代谢产物从肾脏排出，半衰期较长，不透过血脑屏障，肾功能不全时易蓄积。

无论是美托洛尔还是阿替洛尔，其半衰期均不适于每日1次以控制24小时血压，尤其是夜间或清晨血压升高者，因此，要平稳控制24小时血压，可选美托洛尔缓释片、比索洛尔，每日1次，阿替洛尔，每日2次。超短效β受体阻滞剂（如艾司洛尔，半衰期约9分钟）可用于需要短期治疗的患者（如心力衰竭）及围手术期高血压和室上性心动过速的治疗。

6．基因多态性对药物治疗反应的影响 影响β受体阻滞剂药物代谢酶主要是CYP2D6，*CYP2D6*基因多态性导致酶活性在个体间变异较大（从没有活性到底物的超快速代谢，导致β受体阻滞剂血浆浓度过高或过低），在标准剂量时药物副作用增加或药物无效。如美托洛尔、奈必洛尔和卡维地洛主要通过CYP2D6代谢，若CYP2D6表现降低酶功能的等位基因（*CYP2D6**10），则为弱代谢型，易导致美托洛尔血浆浓度太高，不良反应率高。若为超快代谢型（*CYP2D6**2），会使美托洛尔血浆浓度偏低，疗效欠佳。且发现不同种族酶活性变异性相当大，如*CYP2D6**10可见于33%～43%亚洲人，包括日本人、中国人和朝鲜人，仅2%～5%见于高加索人。这也是β受体阻滞剂疗效和安全性在不同种族间存在差异的主要原因。

同样基因多态性对β受体阻滞剂治疗反应也有影响，β_1受体基因*Arg389*等位基因多态性在多个研究中证实影响阿替洛尔和美托洛尔的降压反应，*Arg389*基因型心力衰竭患者应用β受体阻滞剂治疗反应良好，携带*Gly49*的扩张型心肌病患者需要β受体阻滞剂的剂量明显小于携带*Ser49*者。

（张海琳　林金秀）

第二节 β受体阻滞剂的不良反应

β受体阻滞剂在治疗高血压、心律失常、冠心病、心力衰竭等疾病中广泛应用。在临床实践中，许多医师因过分担忧β受体阻滞剂的不良反应，导致了β受体阻滞剂在中国高血压患者中的整体使用率低。因此，了解β受体阻滞剂的常见不良反应及预防对策对临床合理安全使用β受体阻滞剂至关重要。

一、心动过缓和传导阻滞

β受体阻滞剂通过抑制肾上腺素能β_1受体，产生对心脏的负性频率和负性传导作用。使用β受体阻滞剂后心率下降的程度，在很大程度上反映了药物对交感神经系统阻断的程度。因此，静息心率是评估心脏β受体有效阻滞的指标之一，应根据心室率的下降来指导β受体阻滞剂的用药剂量。对慢性收缩性心力衰竭或冠心病患者，静息心率应维持在55～60次/分。在患者心率较慢时，必要时可以进行动态心电图检查，如果不存在RR长间歇，且心搏总数在7万次/24小时以上，可以考虑维持用药；如果用药后出现明显的窦房阻滞或窦性停搏、心搏总数＜7万次/24小时，或出现二度Ⅱ型及以上的房室传导阻滞，应考虑减少或停用β受体阻滞剂的剂量。当慢性收缩性心力衰竭或严重冠心病心绞痛患者合并严重心动过缓/传导阻滞时，应该考虑先行永久起搏器植入术，再加用β受体阻滞剂。严重心功能不全初期，应从小剂量开始，逐渐增加β受体阻滞剂的剂量至目标剂量或最大耐受剂量，保证用药的安全性和患者治疗的益处。

二、支气管痉挛

β_2受体主要分布在支气管平滑肌上，当β_2受体兴奋时，支气管平滑肌松弛。服用非选择性β_2受体阻滞剂可导致β_2受体被阻断，支气管收缩，呼吸道阻力增加，诱发或加重支气管哮喘的急性发作，因此禁用于患支气管哮喘和支气管痉挛性慢性阻塞性肺疾病的患者。而对于一些肺部疾病较轻，而同时具有β受体阻滞剂治疗强烈适应证（如慢性左心室功能不全、急性心肌梗死）时，可以考虑小剂量试用高β_1受体选择性的药物，用药后应密切观察患者症状，如无不适，可以进行长期用药。必须注意的是，这种对β_1受体的相对高选择性是相对的，在使用剂量较大时，仍然可以表现出对β_2受体的阻断作用。发生严重β受体阻滞剂不良反应可以应用β受体激动剂沙丁胺醇来解救。

三、脂质代谢异常

使用较大剂量β受体阻滞剂时，将使β受体明显抑制，而α受体的活性相对增强，继而抑制了脂蛋白酯肪酶和卵磷脂–胆固醇脂肪酰基转移酶剂的活性，导致低密度脂蛋白胆固醇和甘油三酯升高，高密度脂蛋白胆固醇降低。其中阻断β_2受体是引起脂质谱异常的主要原因，非选择性β受体阻滞剂如普萘洛尔更容易引起脂质紊乱；而高选择性β_1受体阻滞剂可以减轻或减少药物治疗带来的脂质代谢紊乱。因此，在需要大剂量长期用药时，建议选择高选择性β_1受体阻滞剂或兼有α、β受体阻滞剂作用的药物，可减少长期用药的不良反应，此外，也尽量避免大剂量的β受体阻滞剂与噻嗪类利尿药合用。

四、对糖代谢的影响

对正在使用胰岛素治疗的糖尿病患者，使用β受体阻滞剂可能延缓胰岛素引起低血糖反应后的血糖恢复速度，产生低血糖反应。同时由于药物对β_1受体的阻断作用使心率下降，掩盖早期的低血糖症状（如心悸、震颤）。非β受体阻滞剂减少肌肉组织对葡萄糖的利用，诱发或加重胰岛素抵抗，出现糖代谢异常。高选择性β_1受体阻滞剂如美托洛尔、比索洛尔对血糖的影响较轻。

五、加重外周循环性疾病

有闭塞性外周血管病的患者，使用β受体阻滞剂后，尤其是非选择性β受体阻滞剂，可舒张血管的β_2受体被阻断，使α受体的血管收缩作用缺少抗衡，导致外周血管收缩，可以使肢端苍白、冰冷、疼痛、间歇性跛行症状加重。因此，有外周血管疾病（PAD）的患者，特别是合并外周动脉严重狭窄或闭塞的糖尿病患者应慎用β受体阻滞剂，尤其是非选择性β受体阻滞剂。《中国高血压防治指南2018年（修订版）》指出，选择性β_1受体阻滞剂治疗外周动脉疾病合并高血压有效，一般并不增加病变血管的阻力，对冠心病事件有一定预防作用，因此并非禁忌。2017年《ESC外周动脉疾病诊疗指南》也指出，β受体阻滞剂不会损害轻、中度PAD患者的步行能力，但在慢性肢体重度缺血的患者，β受体阻滞剂的使用需慎重。

六、中枢神经系统症状

脂溶性高的β受体阻滞剂易通过血脑屏障，阻断神经突触内β受体，影响神经递质的释放或灭活，0.1%～5.0%患者可出现乏力、倦怠感、头痛、头重、嗜睡等中枢神经系统不良反应，低于0.1%患者可出现忧郁、失眠等现象。对于既往有精神、神经疾病、抑郁症的患者，应慎用β受体阻滞剂，也可以考虑换用水溶性β受体阻滞剂如阿替洛尔。

七、对男性性功能的影响

具有β_2受体阻断作用的β受体阻滞剂可能抑制性刺激下阴茎的充血，导致男性勃起功能障碍（ED）。但由于β受体阻滞剂所治疗的疾病（高血压、冠心病、心力衰竭等）本身也可以引起ED，所以β受体阻滞剂在多数情况下，可能只是促进了ED的发生。应用β受体阻滞剂时应注意选用高选择性的β受体阻滞剂，其β_1选择程度越高，对性功能的影响越小。

八、消化系统不良反应

0.1%～5.0%的患者会在服药后出现稀便、腹泻、腹部不适感、腹痛、恶心、呕吐等消化系统症状。因此，已存在消化系统不良反应者慎用。

九、撤药综合征

长期使用β受体阻滞剂的患者不能突然停药，否则会引起血压和心率的反跳，诱发高血压急症或急性冠状动脉综合征，其机制与受体上调有关。因此长期用药者如需停用β受体阻滞剂，应逐渐减量直至停药，整个撤药过程需要2周，每2～3天剂量减半，停药前最后的剂量至少维持4天，若手术前停用β受体阻滞剂，至少在48小时前，除非有嗜铬细胞瘤或严重甲状腺功能亢进。一旦发生撤药综合征，要立即给予原先使用过的β受体阻滞剂，并根据临床表现给予相应处理。

（李爱娜　林金秀）

第三节
β受体阻滞剂与其他药物的合并应用

临床上存在许多β受体阻滞剂与其他药物合并应用的情况，由于药物间存在互相作用，我们应根据β受体阻滞剂和这些药物相互作用的特点，调整药物剂量，甚至避免合并使用某些药物，以确保药物疗效和用药安全。β受体阻滞剂与其他药物间的相互作用可分为药代动力学及药效学两个方面，见表5-2-3和表5-2-4。

表5-2-3　β受体阻滞剂与其他药物之间药代动力学的相互作用

药物名称	药代动力学之间的相互作用	预防措施
考来烯胺等胆酸螯合剂	降低β受体阻滞剂的吸收	适当增加β受体阻滞剂的剂量
戊巴比妥	增加β受体阻滞剂在肝内代谢	适当增加β受体阻滞剂的剂量
利福平	加快β受体阻滞剂在肝内代谢	适当增加β受体阻滞剂的剂量
氨苄西林	降低β受体阻滞剂的生物利用度	适当增加β受体阻滞剂的剂量
肼屈嗪	降低肝脏对脂溶性β受体阻滞剂的清除	减少β受体阻滞剂的剂量
普罗帕酮	降低肝脏对脂溶性β受体阻滞剂的清除	谨慎联合使用
H_2受体拮抗剂（如雷尼替丁）	降低肝脏对脂溶性β受体阻滞剂的清除	减少β受体阻滞剂的剂量
选择性5-羟色胺重摄取抑制剂（如帕罗西汀）	降低肝脏对脂溶性β受体阻滞剂的清除	减少β受体阻滞剂的剂量
利多卡因	脂溶性β受体阻滞剂减少肝脏对利多卡因的清除	联合应谨慎；减少利多卡因剂量
华法林	普萘洛尔抑制华法林在肝脏的代谢	选用美托洛尔或阿替洛尔
地西泮	降低地西泮的代谢	减少地西泮的剂量；监测反应

表5-2-4　β受体阻滞剂与其他药物之间药效学的相互作用

药物名称	药效学之间的相互作用	预防措施
α受体阻滞剂	增加首剂低血压反应	合用时需谨慎
二氢吡啶类钙通道阻滞剂	协同降压并减少不良反应	优化联合降压方案
非二氢吡啶类钙通道阻滞剂	增加房室传导阻滞、负性肌力和低血压的风险	尽量避免合用
利尿药	增加糖脂代谢异常风险	谨慎大剂量联合
可乐定	加剧可乐定的撤药反应	选用高选择性β受体阻滞剂或拉贝洛尔；逐渐中断可乐定前几天停用β受体阻滞剂
Ⅰ类抗心律失常药（如奎尼丁）	增加负性变力和负性变时作用	谨慎合用
胺碘酮	增加负性变时作用	监测反应
胰岛素、口服降糖药	掩盖低血糖反应	监测反应
非甾体抗炎药	降低β受体阻滞剂降压疗效	监测反应
雌二醇	降低β受体阻滞剂降压疗效	监测反应
肾上腺素	显著升高血压	监测反应
麻黄碱	显著升高血压	监测反应
洋地黄类	加剧心动过缓和房室传导阻滞	监测反应
利血平	增加抑郁风险	监测使用
单胺氧化酶抑制剂	增加低血压反应	禁止联合应用

（卢卓强　林金秀）

第四节
α/β受体阻滞剂

α/β受体阻滞剂，兼顾α受体与β受体阻滞作用。由于β受体阻滞剂不同程度阻滞$β_2$受体，在使用过程中存在房室传导阻滞、支气管痉挛、糖脂代谢异常、外周动脉疾病恶化等不良反应，以拉贝洛尔、卡维地洛、阿罗洛尔为代表的α/β受体阻滞剂应运而生。本节从药理学特点、在高血压及其合并症中应用价值、临床应用方法三个方面详细介绍α/β受体阻滞剂。

一、药理学特点及作用机制

（一）药理学特点

拉贝洛尔、卡维地洛、阿罗洛尔主要药理学特征见表5-2-5。

表5-2-5 α/β受体阻滞剂种类及其药理学特征

指标	拉贝洛尔	卡维地洛	阿罗洛尔
脂溶性	+	+	水脂双溶性
半衰期（h）	6～7	6～8	10～12
α_1阻滞	+	+	+
β_1阻滞	–	–	–
α_1/β_1阻滞比	1:3	1:10～1:100	1:8
内在拟交感活性	+	–	–
主要清除器官	肝、肾	肝	肝、肾
对糖代谢影响	–	+	+
对脂代谢影响	–	+	+
对GFR影响	–	+	+

注：GFR为肾小球滤过率。

（二）作用机制

1. 降压作用机制

（1）抑制中枢神经系统：α/β受体阻滞剂能直接作用于中枢神经系统β受体，通过降低交感神经张力及抑制兴奋性神经元发放神经冲动而降低血压。

（2）抑制肾素－血管紧张素－醛固酮系统：阻断肾小球旁器球旁细胞上的β受体，使肾素分泌减少，直接从上游抑制肾素－血管紧张素－醛固酮系统的活性而降低血压。

（3）降低外周循环阻力：α/β受体阻滞剂能阻断外周血管平滑肌上的α受体和β受体，使血管扩张，外周循环阻力下降，从而降低血压。

（4）阻断心肌β受体：心脏β受体阻断后可产生负性“多变”作用，即心肌收缩力减弱、心率减慢、心输出量减少、心脏耗氧量减低、房室传导延长，从而降低血压。

2. 心血管保护机制 通过阻断全身多部位的α受体和β受体，起到减缓心脏纤维化、抑制活性氧的生成、抑制恶性心律失常、提高心室颤动阈值、缩小心肌梗死范围等作用，可减少慢性心力衰竭、慢性肾脏病患者的住院率并显著改善预后，亦可缓解冠心病心绞痛的发作程度与频次。

3. 不良反应的抵消作用 α受体阻滞剂带来的反射性心动过速、可由β受体阻滞剂部分抵消；β受体阻滞剂引起的糖脂代谢异常、外周动脉疾病恶化可由α受体阻滞剂的扩血管作用部分抵消。

二、在高血压及其合并症中的应用

（一）α/β受体阻滞剂与其他降压药的比较

α/β受体阻滞剂的降压效果已得到了诸多临床研究的充分肯定。多项临床研究证实，与传统的利尿药、钙离子拮抗剂、血管紧张素转换酶抑制剂、血管紧张素受体拮抗剂相比，α/β受体阻滞剂疗效相当。国内外临床研究显示，阿罗洛尔使用8周后收缩压和舒张压分别降低31mmHg和16mmHg，心率下降10次/分。

（二）α/β受体阻滞剂在高血压合并症中的作用

1. 高血压合并心力衰竭 β受体阻滞剂与血管紧张素转换酶抑制剂、螺内酯一起，能够显著改善心力衰竭患者预后，统称为心力衰竭治疗的“黄金三角”。目前三大研究如MERIT-HF、CIBIS-Ⅱ、COPERNICUS等均证明卡维地洛、比索洛尔和美托洛尔可以改善心力衰竭患者症状和预后，但无研究证明哪一个β受体阻滞剂更优越。一项114 745样本量回顾性分析证实，与β受体阻滞剂组相比，卡维地洛组可降低射血分数保留心力衰竭患者的全因死亡率。大规模临床研究COMET研究纳入3029例心力衰竭患者，随访5年发现，与美托洛尔组相比，卡维地洛组亦可降低患者全因死亡率。

2. 高血压合并冠心病 β受体阻滞剂能够缓

解心绞痛症状，并改善冠心病患者预后，是冠心病治疗的重要药物。但β受体阻滞剂同时能减少冠脉血流储备，使冠脉微循环灌注减少，加重变异型心绞痛患者症状。α/β受体阻滞剂可扩张冠脉大血管与微循环，显著减少心绞痛发作频次与缓解发作程度。早期临床研究即证实，与β受体阻滞剂相比，卡维地洛能显著改善高血压合并冠心病患者的运动能力、左心室质量指数。

3. 高血压合并慢性肾脏病 50%以上的慢性肾脏病患者合并有高血压，其中30%以上是难治性高血压。慢性肾脏病引起高血压的机制非常复杂，其中交感神经过度兴奋是主要机制之一。抑制交感活性可有效控制血压、减轻靶器官损害、减少并发症发生率，从而改善预后。α/β受体阻滞剂从药理机制上能够降低血浆肾素、醛固酮活性，清除和抑制ROS的生成，减轻肾脏纤维化。α/β受体阻滞剂从药代动力学上具有下列特点：①脂溶性高，蛋白结合率高达80%～90%，血液透析不能清除；②主要经过肝脏代谢，2%肾脏排泄，在血液透析患者中应用不需调整剂量；③对于无残余肾功能的血液透析患者，不会诱发或加重高钾血症。

4. 高血压合并脑卒中 70%以上的脑卒中与高血压相关，脑卒中后控制性降压影响了脑卒中患者的预后。CHHIPS研究纳入179例高血压合并脑卒中患者，对比了拉贝洛尔与赖诺普利对脑卒中患者的降压作用与安全性。研究显示，拉贝洛尔组降压效果与赖诺普利组相当，但拉贝洛尔组死亡人数低于赖诺普利组。也有临床研究比较了拉贝洛尔与其他几种降压药对脑卒中患者的疗效，发现降压效果、安全性并不优于传统降压药。因此，对于高血压合并脑卒中患者的降压治疗，并未有任何一种降压药体现出独特的优势，α/β受体阻滞剂是可以考虑的选择之一。

5. 高血压合并特发性震颤 特发性震颤是一种常染色体显性遗传病，表现为四肢、头面部、声音的不自主震颤，在中青年时期是一种良性的运动障碍性疾病，但年龄＞65岁的患者患帕金森病的概率会提高4倍。普萘洛尔是传统的一线治疗药物，但其可通过血脑屏障，导致头晕、抑郁等中枢不良反应。有临床研究比较了阿罗洛尔与普萘洛尔对于特发性震颤的疗效，发现在疗效上阿罗洛尔非劣效于普萘洛尔，但临床震颤评分显著优于普萘洛尔。

（二）α/β受体阻滞剂在特殊类型高血压中的作用

1. 难治性高血压 难治性高血压的不良心脑血管事件发生风险率是血压控制达标人群的2～3倍，交感神经过度激活是其重要机制之一。α/β受体阻滞剂一方面可以通过β受体阻滞作用拮抗交感神经过度激活，另一方面可通过α受体阻滞作用扩张血管，达到多效联合降压，同时与其他降压药物联合，可以起到迅速降低血压，保护靶器官功能。

2. 中青年舒张期高血压 中青年舒张期高血压患者常常具有肥胖、脂代谢异常、胰岛素抵抗、心率增快、交感神经活性增加的特点。α/β受体阻滞剂的多项药理机制均提示适合此类型患者。多项临床研究均证实，在中青年高血压中，α/β受体阻滞剂较单用β受体阻滞剂降压幅度大、对糖脂代谢影响小，甚至有减轻体重的作用。

3. 妊娠高血压 妊娠高血压是产科常见病，在孕产妇死亡原因中位列第二。拉贝洛尔降压同时不影响胎盘血流，促进胎肺的成熟，减轻孕产妇肾损伤，用于妊娠高血压治疗可显著改善妊娠结局。

因此其与硝苯地平、甲基多巴一起，是被列入妊娠高血压管理指南的首选推荐药物（Ⅰ，A）。2019年美国妇产科医师学会发布的《妊娠期高血压和子痫前期指南》及2015年中华医学会妇产科学分会发布的《妊娠期高血压疾病诊治指南》均推荐口服或静脉应用拉贝洛尔应用于妊娠高血压患者。

三、α/β受体阻滞剂的用法及注意事项

1. 拉贝洛尔 口服剂型有100mg、200mg、300mg三种规格，静脉剂型为5mg/ml。口服

初始剂量1次100mg，每日2～3次。如疗效不佳，可增至1次200mg，每日3～4次。用于轻、中、重度高血压的每日剂量分别为300～800mg、600～1200mg、1200～2400mg。静脉剂型用于高血压每次50～100mg，稀释后于10分钟内缓慢静脉推注，若10分钟后血压未下降可再次推注，24小时总量不超过300mg。用于妊娠高血压，口服剂型50～150mg，每日3～4次，静脉剂型初始剂量20mg，若10分钟后血压未控制，剂量可加倍，单次最大剂量80mg，24小时总量不超过220mg。

2. 阿罗洛尔 口服剂型为10mg规格，用于高血压口服初始剂量为每次5～10mg，每日2次。根据患者年龄、症状适当增减剂量，疗效不充分时，可增至每日30mg。用于特发性震颤从每日10mg开始，每日1次。疗效不充分时，可按每次10mg，每日2次口服，但24小时总量不得超过30mg。

3. 卡维地洛 口服剂型为10mg规格，用于高血压口服初始剂量为每次5.00～6.25mg，每日2次。疗效不充分时，可增至每次10.0～12.5mg，每日2次，24小时总量不得超过50mg。用于心力衰竭初始剂量每次3.125mg，每日2次。2周后若可耐受，可增至6.25mg，每日2次。此后可每隔2周剂量加倍至最大可耐受量。推荐24小时最大剂量：＜85kg者，每次25mg，每日2次。≥85kg者，每次50mg，每日2次。

（蔡　瀚　林金秀）

参考文献

[1] 施仲伟，冯颖青，王增武，等. β受体阻滞剂在高血压应用中的专家共识［J］. 中华高血压杂志，2019，27（6）：516-524.

[2] 杨宝峰，陈建国. 药理学［M］. 9版. 北京：人民卫生出版社，2018.

[3] 苏定冯，陈丰原. 心血管药理学［M］. 4版. 北京：人民卫生出版社，2011.

[4] BENGTSSON K，MELANDER O，ORHO-MELANDER M，et al. Polymorphism in the beta（1）-adrenergic receptor gene and hypertension［J］. Circulation，2001，104（2）：187-190.

[5] JOHNSON J A，ZINEH I，PUCKETT B J，et al. Beta 1-adrenergic receptor polymorphisms and antihypertensive response to metoprolol［J］. Clin Pharmacol Ther，2003，74（1）：44-52.

[6] LIU J，LIU Z Q，YU B N，et al. beta1-Adrenergic receptor polymorphisms influence the response to metoprolol monotherapy in patients with essential hypertension［J］. Clin Pharmacol Ther，2006，80（1）：23-32.

[7] ABOYANS V，RICCO J B，BARTELINK M E L，et al. 2017 ESC guidelines on the diagnosis and treatment of peripheral arterial diseases，in collaboration with the European Society for Vascular Surgery（ESVS）［J］. Eur Heart J，39（9）：763-816.

[8] VERMA U，BANO G，MOHAN LAL B，et al. Antihypertensive efficacy of carvedilol and amlodipine in patients of mild to moderate hypertension：a comparative study［J］. TPMJ，2004，6（4）：207-212.

[9] KIM E J，SONG W H，LEE J U，et al. Efficacy of losartan and carvedilol on central hemodynamics in hypertensives：a prospective，randomized，open，blinded end point，multicenter study［J］. Hypertens Res，2014，37（1）：50-56.

[10] BAKRIS G L，IYENGAR M，LUKAS M A，et al. Effect of combining extended-release carvedilol and lisinopril in hypertension：results of the COSMOS study［J］. J Clin

Hypertens (Greenwich), 2010, 12 (9): 678-686.

[11] AJAM T, AJAM S, DEVARAJ S, et al. Effect of carvedilol vs metoprolol succinate on mortality in heart failure with reduced ejection fraction [J]. Am Heart J, 2018, 199: 1-6.

[12] POOLE-WILSON P A, SWEDBERG K, CLELAND J G, et al. Comparison of carvedilol and metoprolol on clinical outcomes in patients with chronic heart failure in the Carvedilol Or Metoprolol European Trial (COMET): randomised controlled trial [J]. Lancet, 2003, 362 (9377): 7-13.

[13] WENDT T. Acute hemodynamic effects of carvedilol in comparison with propranolol in patients with coronary heart disease [J]. Clin Investig, 1992, 70 Suppl 1: S93-S97.

[14] 第八届中华肾脏病学会慢性肾脏病高血压治疗专家协作组. α/β受体阻滞剂在慢性肾脏病高血压治疗中的实践指南 [J]. 中华医学杂志, 2013, 93 (48): 3812-3816.

[15] POTTER J F, ROBINSON T G, FORD G A, et al. Controlling hypertension and hypotension immediately post-stroke (CHHIPS): a randomised, placebo-controlled, double-blind pilot trial [J]. Lancet Neurol, 2009, 8 (1): 48-56.

[16] MCKAY C, HALL A B, CORTES J. Time to blood pressure control before thrombolytic therapy in patients with acute ischemic stroke: comparison of labetalol, nicardipine, and hydralazine [J]. J Neurosci Nurs, 2015, 47 (6): 327-332.

[17] HECHT J P, RICHARDS P G. Continuous-infusion labetalol vs nicardipine for hypertension management in stroke patients [J]. J Stroke Cerebrovasc Dis, 2018, 27 (2): 460-465.

[18] LEE K S, KIM J S, KIM J W, et al. A multicenter randomized crossover multiple-dose comparison study of arotinolol and propranolol in essential tremor [J]. Parkinsonism Relat Disord, 2003, 9 (6): 341-347.

[19] ZHAO J, GOLOZOUBOVA V, CANNON B, et al. Arotinolol is a weak partial agonist on beta 3-adrenergic receptors in brown adipocytes [J]. Can J Physiol Pharmacol, 2001, 79 (7): 585-593.

第三章 血管紧张素转换酶抑制剂

第一节 肾素-血管紧张素系统

肾素-血管紧张素系统（renin-angiotensin system，RAS）最早被学者们所关注源于1836年，Bright等在临床工作中发现，肾功能的改变可能引起心脏肥大，而不伴有心脏瓣膜的病变。而后，在1898年，Tigerstedt和Bergman等发现，兔的肾脏提取物具有升高血压的作用，并将其命名为“肾素”。后来的学者们逐渐研究发现，肾脏的粗提取物升高血压的效果竟然优于纯化的肾素，从而得出结论，肾素与其说是一种活性物质，倒不如说是一种催化剂，通过催化某种活性物质的活性，进而引起血压升高。于是，在1939年，Braun-Menendez和Irvine分别发现了这种活性物质，并将其命名为血管紧张素（angiotensin，Ang）。20世纪50年代，Skeggs等发现，Ang存在两种形式，并分别命名为血管紧张素Ⅰ（angiotensin Ⅰ，Ang Ⅰ）、血管紧张素Ⅱ（angiotensin Ⅱ，Ang Ⅱ）；他还首次发现了血管紧张素转换酶（angiotensin-converting enzyme，ACE）。1958年，Gross将肾素与血管紧张素联系起来，提出了肾素-血管紧张素系统。RAS的研究极大地提高了人类对许多疾病的认识，同时促进了许多新型药物的合成和应用，我们将在本章第二节讨论。

一、RAS的组成

RAS是机体重要的体液调节系统，主要由肾素、Ang Ⅰ、ACE、Ang Ⅱ、ACE2及血管紧张素1-7（angiotensin 1-7）组成，在血压的调节、水电解质稳态及心脏重构等方面发挥重要作用。RAS不仅存在于体液中，也存在于血管壁、心脏、中枢神经系统、肾脏和肾上腺等组织中，如血管平滑肌细胞（vascular smooth muscle cell，VSMC）、内皮细胞、心肌细胞、脑、肾上腺皮质等，称为组织RAS。组织RAS共同参与对靶器官的调节。

血管紧张素原由肝脏产生，是肾素作用的底物，是一种球状糖蛋白，由两条肽链组成，其中一条肽链氨基酸末端为门冬氨酸的14个氨基酸。ACE是一种锌金属蛋白酶，广泛分布于人体的各种组织，以附睾、睾丸和肺组织的含量最为丰富，其中肺毛细血管内皮细胞中ACE的活性最高，除催化Ang Ⅰ转化为Ang Ⅱ外，其还可以使缓激肽受体失活。

肾素是由肾脏球旁细胞产生和分泌的一种蛋白水解酶，在心脏、脑、血管等组织中也有存在。活化的前列腺素E_2受体EP4R及β_1肾上腺素能受体可以通过增加腺苷酸环化酶的活性使环磷酸腺苷表达增加并激活蛋白激酶A，从而进一步激活环磷腺苷效应元件结合蛋白，使其磷酸化，磷酸化的环磷腺苷效应元件结合蛋白可与肾素基因上的环磷腺苷效应元件结合，从而诱导肾素基因的转录，进而调控肾素的合成。血液循环中的肾素主要来自肾脏，是循环中RAS活性的重要限速调节因子，它可把主要来源于肝脏的血管紧张素原转化为无活性的Ang Ⅰ，然后在肺部经ACE水解，去除羧基端两个氨基酸残基后转化为有8个氨基酸组成的线性小肽Ang Ⅱ，再通过组织中Ang Ⅱ受体而发挥作用。此外，Ang Ⅱ也可以不经肾素不依赖ACE的途径产生。组织纤溶蛋白激活因子、组织蛋白酶G与血管紧张素酶等可将血管紧张素原直接转化为Ang Ⅱ，而胰蛋白酶、糜酶、组织蛋白酶G则能促使Ang Ⅰ转化为Ang Ⅱ。然而，循环中Ang Ⅱ水平的升高又可以通过活化AT1R激活蛋白激酶C，使细胞内Ca^{2+}浓度升高，进而抑制环磷酸腺苷的合成并促进其降解，从而抑制肾脏球旁细胞*Ren1c*基因表达，反馈性抑制肾素的合成。

二、Ang II的作用

Ang II是RAS中最主要的生物效应分子，是一种强烈的血管收缩剂，也是细胞生长激活剂，它能通过刺激包括血小板源性生长因子、表皮生长因子、胰岛素样生长因子-1、基础（碱性）纤维母细胞生长因子、血管内皮生长因子及血小板活化因子在内的多种细胞因子的生成从而参与刺激内皮细胞和VSMC的生长。此外，Ang II还可通过激活第二信使系统，快速生成三磷酸肌醇和二脂酰甘油，并使蛋白激酶C活化，从而促进细胞的增殖。

Ang II主要通过与其受体结合发挥作用。Ang II受体有四种亚型，分别为AT1R、AT2R、AT3R、AT4R，其中起主要作用的是AT1R和AT2R，但二者同源性仅24%～34%，且不同物种同源性不同。此外，这两者的组织分布也有所不同。AT1R在血管壁、脑、肺、肝脏、肾脏等组织中广泛分布，而AT2R则主要分布于胚胎发育时期的组织，且出生后表达较少，只有在肾上腺髓质、子宫、卵巢、血管内皮及大脑的特定区域高表达。此外，在心力衰竭、心肌梗死恢复期及皮肤和神经系统受损等情况下，AT2R的表达也会有所上调。AT1R和AT2R之间存在拮抗作用，在多种组织及器官中，Ang II可通过与AT1R结合从而促进细胞的增殖，而与AT2R结合则会诱导如内皮细胞、成纤维细胞和平滑肌细胞等多种细胞的凋亡。此外，还有研究表明，AT2R可以拮抗AT1R介导的血管收缩效应。

Ang II主要功能是调节人体血压、水分、电解质和保持人体内环境的稳定。在高血压发生时，Ang II主要通过作用于AT1R，介导发挥以下作用：①作用于自身或邻近的平滑肌细胞引起血管收缩，通过改变外周血管阻力，影响血流动力学；②刺激肾上腺皮质球状带分泌醛固酮，保钠保水，通过体液因素，引起血容量增加，影响血压；③作用于交感神经系统，通过促进（易化）中枢交感神经活性，增加末梢儿茶酚胺的释放，导致血管收缩，从而升高血压。

Ang II亦可直接刺激VSMC的增生、肥大，或作为自分泌生长因子诱导原癌基因的表达，增加平滑肌细胞蛋白质合成、细胞外间质增生，使血管壁增厚，小动脉壁和小动脉腔比值增加，血管阻力和血管僵硬度增加，从而引起血压升高。同时，Ang II和高血压靶器官损害有关，可诱发血管内皮功能失调、促进左心室肥厚、心肌纤维化、肾单元损害产生蛋白尿，刺激促红细胞生成素分泌。这些作用大多通过AT1R介导。Ang II还可以作为炎症介质，促进氧化应激、诱导促进动脉粥样斑块形成。

三、作用机制

近年来，对RAS的研究也有一些认识。其一，发现了RAS的新成员：Ang1-7，它具有拮抗Ang II的作用。在ACE2的作用下，Ang II也可产生Ang 1-7，它作用于对应的特异性受体-Mas受体。Ang1-7和特异性受体Mas受体后，通过依赖蛋白激酶B途径的内皮型NOS活化而引起血管扩张，这种扩血管作用与抑制Ang II介导的平滑肌细胞内钙离子的浓度增加有关。此外，Ang1-7可能对血管内皮具有调节作用，Ang1-7的扩血管作用能够被NOS抑制剂阻断。其二，发现RAS中的ACE同时作用于激肽释放酶-激肽系统（kallikrein-kinin system，KKS），使缓激肽生成无活性肽，失去其生物学效应。缓激肽是体内最强的扩血管物质之一，能够调节血管及非血管平滑肌功能，并参与水盐平衡调节，具有利尿利钠作用，有明确的降压及血管保护功能。RAS及KKS主要是通过缓激肽和Ang1-7协同拮抗Ang II的不良作用维持生理平衡。其三，Ang II的敏感性受到性激素的影响。雌激素可以增加血管紧张素原、ACE2及AT2R的水平，并促进内皮型一氧化氮合酶的合成，同时降低肾素、ACE及AT1R的水平，并抑制NADPH氧化酶Nox1、Nox2亚基的合成。这些激素水平的改变可进一步导致Ang 1-7的合成增加，对AT2R的刺激增强，NO合成增多，活性氧生成减少，最终促进血管舒张。相反地，睾酮可通过上调肾素、ACE及AT1R的表达水平，同时下调AT2R的表达从而起到促进血管收缩的作用。其四，性染色体对基因也有调控作用。Y染色体上的性别决定基因可以通过上调血管紧张素原、肾素、ACE的表达，同时降低ACE2的表达对血压的调节起到一定作用；对应地，X染色体上的基因则影响ACE2、Nox1、Nox2及AT2R的表达。其五，集合管源性肾素在高血压的发生中也起到重要作用，其机制可能是：循环中Ang Ⅱ水平升高会通过活化AT1R使蛋白激酶C激活，从而引起cAMP-PKA-CREB信号通路激活，进而促进集合管中肾素的合成，最终使远端肾单位对钠的重吸收作用增强，引起血压的升高。其六，肾素和肾素原也有一定活性，可以通过各自的受体结合起作用，但其生理作用还有待进一步研究。

四、影响因素

RAS主要受两个因素的影响：①血液内钠含量的多少，也就是血容量；②血压高低。当血容量下降时，RAS活性升高以维持血压，保证循环系统的稳定性。不同原因高血压，RAS活性状态不一。有的高血压RAS活性增加，有的高血压RAS活性减弱。如肾上腺腺瘤所致的醛固酮增多症、库欣综合征发生时，肾上腺皮质激素增高，体液容量增加，RAS活性减弱，血压上升；相反地，当发生肾动脉狭窄和肾实质疾病，以及分泌肾素的细胞发生肿瘤，均能使球旁细胞释放大量肾素，引起血管紧张素Ⅱ活性增高，全身小动脉管壁收缩而产生高血压。

Michael等提出，原发性高血压患者肾素可以分为低、正常、高3型，而降压药物的选择应该根据肾素的水平有所区别，例如，低肾素型高血压及正常肾素型高血压应优先选用钙离子通道阻滞剂和利尿药，而高肾素型高血压者应优先选用血管紧张素转换酶抑制剂（angiotensin-converting enzyme inhibitor，ACEI）和β受体阻滞剂。①低肾素型高血压（容量依赖型）：约30%的患者均表现为低肾素型高血压，常见于高盐饮食、老年患者及非洲裔人种。研究表明，该种类型的高血压与年龄、种族、盐皮质激素受体的活性、基因突变等有关，并受到环境和营养因素的影响，如肥胖、糖尿病及高盐饮食等均是低肾素型高血压发生的重要危险因素。其主要发病机制与盐皮质激素受体的过度激活有关。此外，一些继发性高血压，如原发性醛固酮增多症、皮质醇增多症、表观盐皮质激素综合征、先天性肾上腺皮质增生症、Liddle综合征、糖皮质激素抵抗综合征、Gordon综合征等等也表现为低肾素。②高肾素型高血压（血管收缩依赖型）：我们平时所说的高血压多为此类型。肾素水平升高，激活RAS，引起血压升高（该机制已在前文中详细阐述，此处不再赘述）。③正常肾素型高血压（混合型）：高血压时，入球动脉压力升高，对致密斑细胞刺激，应当使肾素减少。假如此时肾素正常，就是假性“正常”，原因可能是肾小球单位多态性。这时一部分肾小球单位的入球动脉狭窄，这一部分肾小球单位缺血，另外一部分肾小球单位是正常的，呈现一种混合现象。缺血肾单位分泌较多肾素，到体循环后被稀释，造成肾素正常。如缺血肾单位很多，肾素分泌很多，即使稀释以后，血压肾素还是很高。但是高血压按肾素分型存在很大的局限性，在临床工作中，高血压患者存在肾素分型互变不定的情况，很难固定用药；同时，患者血浆肾素水平受高血压治疗药物影响很大，特别是已经接受ACEI/ARB药物治疗的高血压患者，无法再进行肾素分型；此外，传统的肾素测定方法为放射免疫法，测定肾素活性，该法易受温度、pH等检验条件影响，变异性大、重复性差。因此，在临床上并未得到推广。目前，临床上已经可以通过质谱法和化学发光法直接测定血浆肾素浓度，未来可能成为新的热点。

五、RAS与新型冠状病毒（COVID-19）

COVID-19是一种来源于蝙蝠的单链RNA病毒，

属β冠状病毒属，中间宿主或感染者是其传染源。目前已经证实COVID-19主要通过飞沫途径进行传播，其传染性较强。目前研究发现，COVID-19主要通过ACE2作为门户进入宿主细胞，尤其是Ⅱ型肺泡上皮细胞。病毒的Spike蛋白与ACE2接触后，ACE2的完整分子结构或跨膜区与病毒一起，通过胞吞作用进入细胞（内化）。在胰蛋白酶或弗林蛋白酶的作用下，病毒上的Spike蛋白进一步被激活，发生膜融合，病毒RNA释放入细胞质，完成病毒对细胞的感染。尽管ACE2胞外脱落的生理功能尚未阐明，但研究提示ACE2与病毒进入细胞和病毒复制有关。细胞ACE2的表达量与COVID-19 S蛋白的易感性呈正相关，宿主细胞转染ACE2后，病毒的复制能力增强。冠状病毒进入人体后，ACE2水平下降，使得AngⅡ水平升高，RAS激活，从而过度激活肺部细胞AT1R引发和加重肺损伤。此外，COVID-19感染导致的心肌收缩力的下降以及肾脏损伤可能也与ACE2有关。研究比较COVID-19所致肺炎患者和健康对照者的血浆AngⅡ水平，发现患者的血浆AngⅡ水平显著高于健康对照者，并且AngⅡ水平与病毒滴度和肺损伤程度呈线性相关，提示COVID-19感染可能导致患者RAS失衡。

（龚　瑾　蔡晓琪　谢良地）

第二节 血管紧张素转换酶抑制剂的作用机制

一、概述

血管紧张素转换酶抑制剂（ACEI）的发现来源于巴西一种洞蛇的蛇毒，该蛇毒中的一种多肽成分能抑制ACE而产生降压作用。1977年首次人工合成ACEI口服制剂，迄今投入临床的有20多个品种，已被公认为一线降压药物。国内外在高血压、冠心病、心力衰竭及肾功能不全等方面均进行了许多大规模临床研究，显示这类药物具有良好的靶器官保护和心血管终点事件预防作用，已成为最重要的心血管治疗药物之一。

二、主要作用机制

（一）ACEI发挥降压作用的途径

1．降低AngⅡ水平　AngⅡ是已知内源性升压物质中作用最强的激素之一，其作用非常广泛，包括收缩血管（包括冠状血管、肾血管特别是肾脏出球小动脉），增加交感神经活性，促进去甲肾上腺素、肾上腺素释放，刺激醛固酮、加压素、内皮素-1和促肾上腺皮质激素等的合成和释放，增加细胞外基质蛋白及金属蛋白酶的合成，增加P选择素、趋化蛋白、细胞因子（如IL-6）和纤溶酶原激活剂抑制物-1等的表达，增加多种生长因子的生成、促进心肌细胞肥厚，刺激血管平滑肌细胞迁移、增生和肥厚，加速动脉粥样硬化，抑制内皮细胞的一氧化氮合酶，增加血小板黏附和聚集等。而ACEI可以通过竞争性抑制ACE，阻断AngⅠ转化为AngⅡ，从而降低循环和局部的AngⅡ水平起到降压作用。抑制循环的RAS是改变血流动力学的主要因素，而抑制局部组织中RAS有助于保护靶器官，也与药物的长期降压疗效有关。

2．阻断Ang（1-7）的降解　Ang（1-7）由血管紧张素酶2（ACE2）裂解AngⅠ和AngⅡ生成，具有舒张血管、利钠利尿、降血压、抑制细胞增殖、抗炎、抗凝，改善心脏功能、保护血管内皮、促细胞凋亡和促进伤口愈合作用等。ACEI可阻断ACE对Ang（1-7）的降解，使其水平增加。有报道使用ACEI治疗后，Ang（1-7）水平升高25倍。

3．抑制激肽酶Ⅱ，减少缓激肽降解　缓激肽能刺激血管内皮缓激肽B受体，升高一氧化氮、前列环素、内皮衍生超极化因子（EDHF）和组织型纤溶酶原激活剂（tPA），起到血管扩张、抗增殖、抗氧化应激等有利作用。ACEI能抑制激肽酶Ⅱ对缓激肽的降解，使体内缓激肽水平升高。

4．中枢的降压机制　脑内存在肾素、血管紧张素原（AGT）、ACE与AngⅡ及其受体，具有独立完整局部肾素-血管紧张素系统（renin-angiotensin-system，RAS）。ACEI可抑制中枢RAS，降低中枢交感神经活性，使外周交感神经活性降低，降低外周血管阻力。谢良地等将卡托普利和可乐定分别喂养自发性高血压大鼠（spontaneous hypertensive rat，SHR），发现相比于可乐定，卡托普利更加显著地降低SHR的血压及心肌的去甲肾上腺素，并具有逆转左心室肥大的作用。而卡托普利联合可乐定喂养SHR，并没有进一步加强以上作用，提示ACEI具有兼顾中枢和外周的抗交感作用，可乐定不能加强其中枢抗交感作用。

5. 增加前列腺素合成 使环氧化酶-2（COX-2）表达和活性增加，前列腺素合成增加，这个途径增加了内源性降压物质，是ACEI的主要降压机制之一，也是其他降压药物无法取代的。

6. 改善血管内皮功能 血管内皮功能不全是高血压和其他心血管疾病的危险因素，促进动脉粥样硬化斑块、心血管疾病、致死性和非致死性心血管事件的发生和发展。ACEI可抑制内皮细胞合成内皮素，在降压、改善血管内皮功能的同时，还可改善预后。

7. 通过表观遗传机制影响心血管结构和功能

陈达光等给宫内期和出生后前16周亲代和子代SHR大鼠给予卡托普利序贯治疗，子代干预治疗16周后停药，发现接受干预治疗的子代SHR大鼠，在40周时血压仍比未干预组低，且阻力血管结构和功能的持续正常化，血管壁ACE活性的持续降低，左室肥大减轻，心脏收缩和舒张功能也有所改善。表观遗传指不改变DNA序列的情况下，基因表达发生可遗传的变化，它在肯定基因因素的基础上，更强调环境因素对基因表达和个体表型的长期影响。DNA甲基化是基因组CpG二核苷酸胞嘧啶的第5′碳原子共价键结合一个甲基基团，它是最重要的表观遗传修饰形式。福建省高血压研究所的谢良地团队发现在生命早期（宫内期和/或出生早期）使用卡托普利或氯沙坦短暂干预都能改善子代阻力血管重塑，使血管紧张素Ⅱ1型受体（AT1R）表达下调，从而延缓子代成年SHR血压升高，并且这种干预同时能够逆转左室重构。研究显示这种干预的长期获益效应与心肌中DNA甲基化转移酶（DNMT）1和DNMT3a与ATR相关蛋白（ATRAP）基因的相互作用减弱、ATRAP基因启动子区的甲基化降低相关。提示表观遗传机制介导了RAS抑制剂的早防治、长期获益效应。然而，临床上，RAS抑制剂可能引起死胎而禁用于孕期妇女。因此，在真实世界中无法验证母体在孕期给予RAS可能对子代血压的影响。

8. 其他作用 肾脏调控细胞外液容量在血压长时调节中发挥重要作用，集合管中aquaporin2在血管加压素-V2作用下，插入主细胞，促进肾小管的游离水重吸收。有研究发现SHR血浆中aquaporin2水平高于正常血压的Wistar-Kyoto大鼠，而ACEI（如苯那普利）能降低其表达。此外，血压升高可能还与激肽、P物质、阿片样多肽、加压素、心钠素等作用有关，这些物质均可增加ACE活性，亦可被ACEI抑制。

（二）ACEI逆转血管重塑

Ang Ⅱ可通过下列机制引起血管重构：①使血管平滑肌细胞（vascular smooth muscle cell，VSMC）肥大、增殖，血管平滑肌从中层向内膜下层迁移，并发生细胞亚型变化，转化为成纤维细胞；②促进细胞外基质成分改变，胶原含量增加，弹力减弱，血管壁增厚并硬化，血管腔壁比变小；③促进炎症细胞浸润，使血管壁更加硬化；④损伤内皮结构和功能，使血小板易在破损内皮上黏附、聚集，形成附壁血栓；⑤加强组织纤溶酶原激活物（plasminogen activator，PA）抑制物抑制纤溶作用，使血管壁上微血栓不易溶解。这些血管重构的发生，加上脂质浸润、压力作用，终导致动脉壁粥样硬化斑块形成。ACEI通过减少Ang Ⅱ生成起到抗血管重塑的作用。

（三）ACEI的抗动脉粥样硬化作用

除了通过降低血压来抗动脉粥样硬化，ACEI可减少血管平滑肌细胞增生、肥厚、迁移，增加细胞凋亡，保护内弹力板，减少炎症细胞的浸润，稳定脂质斑块和纤溶系统，减少血管内皮细胞内氧自由基生成，同时缓激肽降解减少促进NO生成增加，使血管内皮依赖性舒张功能改善。

（四）ACEI对纤维蛋白溶解平衡的作用

一方面，Ang Ⅱ 作用于血管内皮细胞的AT_4受体，促进细胞分泌纤溶酶原激活物抑制物（plasminogen activator inhibitor，PAI）增加；另一方面，缓激肽是PA的强大刺激物，而ACE降解缓激肽，使尿激酶和组织型PA减少，因此纤溶系统平衡失调。ACEI主要通过减少Ang Ⅱ、增加缓激肽水平来调节血管纤维蛋白溶解平衡，抑制血栓形成。

（五）ACEI的抗心肌缺血作用

ACEI通过降低血管中的Ang Ⅱ，进而降低动脉张力，改善其顺应性，心室张力下降，前后负荷减少，从而使心肌的氧供需平衡。此外，ACEI的抗心肌缺血作用部分是继发于内皮细胞产生的NO的效应。给予心肌缺血动物卡托普利、依那普利拉、雷米普利拉可改善冠状动脉微小动脉区的NO代谢物的生成，同时心肌的氧耗减少。

（六）ACEI逆转左心室肥大、改善心力衰竭

研究表明长期小剂量卡托普利治疗，即使在血压没有明显下降的情况下，仍能防止左心室肥厚发展，甚至还有轻度逆转SHR左心室肥大和减少心脏胶原的作用。循环和组织RAS的激活参与了左心室肥大（LVH）的病理过程，Ang作用于AT1R后，可促进心肌细胞肥大和成纤维细胞增多，间质细胞外基质组分改变，引起心脏重构。ACEI作用于肥厚的心肌，一方面Ang Ⅱ生成减少，其对心肌细胞和间质细胞的直接刺激作用减弱；另一方面缓激肽抑制胶原的生成，对减少间质增生也有明显的作用。因此，ACEI可以减轻或逆转心肌肥厚和纤维化。大量证据证实ACEI能降低心力衰竭患者病死率，是治疗收缩性心力衰竭的基石。

（龚　瑾　蔡晓琪　谢良地）

第三节 血管紧张素转换酶抑制剂的应用

一、各类ACEI在高血压治疗中的应用

各种ACEI制剂的作用机制相同，在总体上可能具有类效应。但是，各种制剂与组织中ACE结合的亲和力不同、药代动力学特性也有重大差别，因而，可能出现组织浓度的明显差异和不同的临床效果（表5-3-1）。

表5-3-1　不同ACEI类药物的特性

药物	在美国的商品名	与Zn^{2+}结合	前体药物	清除途径	作用持续时间（小时）	剂量范围（mg）
卡托普利（captopril）	Capoten	巯基	否	肾	6～12	25～150
赖若普利（lisinopril）	Prinivil，Zestril	羧基	否	肾	12～18	5～40
依那普利（enalapril）	Vasotec	羧基	是	肾	18～24	5～40
贝那普利（benazepril）	Lotensin	羧基	是	肾	24	5～40
莫昔普利（poexipril）	Univasc	羧基	是	肾	24	7.5～30
培哚普利（perindopril）	Aceon	羧基	是	肾	24	4～16
喹那普利（quinapril）	Accupril	羧基	是	肾	24	5～80
雷米普利（ramipril）	Altase	羧基	是	肾	24	1.25～20
群多普利（trandolapril）	Mavik	羧基	是	肾	24＋	1～8
福辛普利（fosinopril）	Monopril	磷酰基	是	肾—肝	24	10～40
咪达普利（Imidapril）	Tanapril	羧基	是	肾—肝	24＋	5～10

（一）巯基类ACEI

该类药物含有与Zn^{2+}结合的巯基（SH），主要包括卡托普利、阿拉普利和莫维普利等。目前在国内上市的是卡托普利，以卡托普利（catoptric）为代表药物详述。在ACEI中，卡托普利是最早、应用范围最广泛，研究资料最多的一个ACEI。卡托普利防止心肌与血管的病理性重塑，改善心肌的顺应性与泵功能；能清除氧自由基，对防止心肌梗死后再灌注损伤和再灌注心律失常有一定作用；不减少心脑肾等重要器官的血流量；无中枢副作用，不影响性功能，且能改善睡眠与情绪；能延缓患者对硝酸甘油的耐受性；不干扰交感神经的反射功能，无直立性低血压副作用。因此，卡托普利被批准用于治疗高血压、充血性心力衰竭与心肌梗死后的心功能不全，以及糖尿病性肾病。但是卡托普利降压迅速、半衰期短，常规剂量一次服用后只能维持6～12小时，一天需服用多次，不利于24小时平稳降压，适用于临时性的降压。

（二）羧基类ACEI

该类药物含有与Zn^{2+}结合的羧基（COO-），目前在临床上主要有依那普利、贝那普利、赖诺普利、雷米普利、培哚普利、西拉普利、咪达普利、地拉普利和喹那普利等。羧基类ACEI降压具有以下特点：①长效、强效、缓效；②治疗高血压与心力衰竭；③对多种慢性肾衰竭（包括肾小球肾病、间质性肾炎、肾血管硬化、糖尿病性肾病等）有治疗作用，可减轻微量白蛋白尿，但对多发性肾囊肿的肾功能损伤无效；④与利尿药合用增加疗效，与其他心血管药合用无不良的相互作用，包括β受体阻滞剂，钙通道阻滞剂、非固醇类抗炎药、抗凝药、洋地黄类等；⑤保护血管内皮细胞，具有抗动脉粥样硬化作用；⑥具有抗心肌肥大作用，可阻止主动脉狭窄引起的高血压性心肌肥大；⑦在降血压时不减少近期缺血性脑卒中患者的脑血流，培哚普利预防复发性脑卒中研究（the perindopril protection against recurrent stroke study，PROGRESS）证明培哚普利用于脑卒中的二级预防效果显著。

（三）次膦酸基类ACEI

该类药物含有与Zn^{2+}结合的膦酸基（POO-），目前在临床上应用的主要是福辛普利。福辛普利是前体药，亲脂性强。它最大的药物代谢动力学特点是经由肝肾双通道排泄。当肝肾功能正常时，其活性形式福辛普利在肝、肾清除各占50%，当出现肾功能损害时，随肾功能损害程度的加重，经肾清除比例逐渐减少而经肝清除比例增加；肝功能受损时，则肾清除增加，药物在体内不会蓄积。所以，当肝或肾功能受损时福辛普利的初始剂量无须减少。福辛普利引起咳嗽的不良反应似乎较少，可能与其化学结构特点有关。

二、ACEI的适应证、禁忌证、不良反应及醛固酮逃逸现象

（一）适应证与禁忌证

适应证：ACEI适用于高血压病、糖尿病（无论是否合并蛋白尿、肾病、心血管疾病或心血管危险因素）、慢性心力衰竭、冠心病、近期心肌梗死、左室肥大、左心室功能不全、急性卒中或短暂脑缺血发作后、非糖尿病肾病、蛋白尿/微量白蛋白尿、代谢综合征、心房颤动预防、颈动脉粥样硬化患者。详见指南推荐部分。

禁忌证：双侧肾动脉狭窄、高钾血症及妊娠妇女。《2018年欧洲高血压管理指南》将既往服用ACEI出现血管神经性水肿纳入禁忌证，没有做可靠避孕措施的生育期女性列入相对禁忌。

（二）不良反应

1. ACEI与Ang Ⅱ、醛固酮生成受阻有关的不良反应

（1）低血压：低血压常在循环血量不足、低钠血症、服用血管扩张药、进行透析治疗或长期应用排钠利尿药的基础上发生，注意避免和纠正低钠血症和血容量不足可预防低血压的发生。血浆肾素水平高的患者在首次应用ACEI时较易出现低血压，但常为一过性并且很难预测，出现低血压时可尝试将ACEI减量一半继续观察，如合并使用利尿药可

将利尿药减量或暂停服用利尿药。治疗心力衰竭时培哚普利的首剂低血压反应发生率较低。

（2）暂时性肾功能损害或原有的肾功能损害加重：原因是ACEI扩张肾小球出球小动脉的程度大于扩张入球小动脉，使肾小球内压降低，肾小球滤过率下降，用药早期虽出现血清肌酐水平的增高，但以后血清肌酐水平回降，这种改变多是暂时性的。对于有肾功能不全的患者，ACEI减轻肾小球的高滤过，有助于保护肾功能，长期维持肾小球滤过率。与不用ACEI治疗的患者比较，ACEI可延缓患者进入终末期肾病的时间。

应用初期如果血肌酐的升高幅度为30%～50%，1～2周后将回复至原来肌酐水平，不需停药；若血肌酐升高幅度＞50%或骤然升高≥132μmol/L时应停药，停药后血肌酐可恢复至原水平。双侧肾动脉狭窄或独肾并肾动脉狭窄的患者禁用；严重心功能不全患者应用时需从小剂量开始，并密切注意血肌酐水平的变化；避免合用大剂量非甾体抗炎药。

（3）血钾升高：ACEI使醛固酮生成减少，肾脏排钾减少，可能导致血钾升高。大约有5%的患者出现高钾血症，常见于肾功能不全、糖尿病以及合用钾盐、保钾利尿药、β受体阻滞剂、非甾体抗炎药时。为避免发生高钾血症，需注意以下几点：①定期检测血钾水平；②基础血钾＞5mmol/L时避免使用ACEI；③同时应用保钾利尿药时需谨慎，RALES试验中在严重心力衰竭患者中合用ACEI和螺内酯，有2%的患者出现严重的高钾血症，但与对照组比较无显著差异；④尽量避免与含钾药物合用；⑤避免同时合用大剂量的非甾体抗炎药。

2．ACEI与缓激肽、前列腺素活化有关的不良反应

（1）咳嗽与支气管痉挛：刺激性干咳是ACEI常见的不良反应，发生率为3%～22%。女性较男性常见，东南亚人群更易发生，咳嗽可发生在刚开始使用ACEI药物时，或用药数月甚至1年后，与药物剂量无关，吸入色甘酸钠可以缓解，停药后通常在1周内缓解。其次是支气管痉挛性呼吸困难，可不伴有咳嗽。咳嗽与支气管痉挛的原因可能是缓激肽积蓄的结果，也可能与P物质或神经肽A的蓄积有关。

（2）急性血管神经性水肿：可发生于唇、舌、口腔、鼻与面部其他部位，偶尔可发生于喉头，在中国人群中发病率低，小于1%，黑色人种中更常见。急性血管神经水肿罕见，但可危及生命，常在首剂之后48小时之内发生。血管神经性水肿发生的机制与缓激肽或其代谢产物有关。一旦发生应立即停药。

3．其他

（1）卡托普利有味觉障碍，皮疹与白细胞缺乏等不良反应：含巯基的药物具有相似的反应。味觉障碍可能是ACEI与锌结合的结果。皮疹多为瘙痒性丘疹，常发生于用药几周内，继续服药常可自行消退。服用卡托普利的皮疹发生率比其他ACE抑制剂要高，且不交叉发生。白细胞缺乏症仅见于肾功能障碍患者，特别是有免疫障碍或用免疫抑制药的患者。以上反应不是过敏反应。不含巯基团的无此类反应。

（2）胎儿畸形：ACE抑制剂用于妊娠时，可引起胎儿畸形、胎儿发育不良甚至胎儿死亡，一旦证实妊娠，应立即停药。

（三）ACEI在临床应用中的醛固酮逃逸现象

ACEI作用于RAS系统，减少醛固酮的生成，但是，在长期服用ACEI后，部分患者醛固酮水平恢复至基线水平甚至更高，这种现象称为醛固酮逃逸。醛固酮逃逸的发生率在10%～50%。血管紧张素受体拮抗药（angiotensin receptor antagonist，ARB）可在受体水平阻断Ang Ⅱ的作用，但即使合用ARB，仍可能出现醛固酮逃逸。

1．机制

（1）Ang Ⅱ通过其他途径生成增加，如丝氨酸蛋白酶途径和非肾素途径。

（2）内皮素、血管升压素、儿茶酚胺、高钾、促肾上腺皮质激素、糖皮质激素、抗利尿激素、高脂血症和血浆高密度脂蛋白等非Ang Ⅱ依赖的醛固酮刺激因子，促进醛固酮的分泌。

(3) 心脏、大血管、脑部等器官组织存在独立于经典RAS之外的外周醛固酮生成。

2. 处理 醛固酮逃逸削弱ACEI的降血压、逆转左室肥大和抗心力衰竭作用。醛固酮受体拮抗剂螺内酯能对抗醛固酮的不良作用。ACEI和螺内酯合用对有醛固酮逃逸的患者可能是一个较好的选择。AIRE试验证明，在严重心力衰竭患者中合用ACEI和螺内酯能改善心力衰竭患者的症状和预后，合用组的心血管死亡率下降了30%，优于单用ACEI组。

三、关于ACEI的指南推荐

近5年来多个国家和地区指南相继推陈出新，中国、美国、加拿大、日本和欧洲等均更新了高血压指南。新指南的推荐意见总体而言是相近的，肯定了ACEI在降压治疗的一线地位，但是在细节补充方面略有不同，分述如下。

《中国高血压防治指南2018年修订版》指出ACEI降压作用明确，对糖脂代谢无不良影响。适用于高血压病、慢性心力衰竭、冠心病、心肌梗死后心功能不全、左室肥大、左心室功能不全、心房颤动预防、颈动脉粥样硬化、非糖尿病肾病、糖尿病肾病、蛋白尿/微量白蛋白尿、代谢综合征患者。ACEI是老年高血压、下肢动脉疾病、库欣综合征的推荐治疗药物之一，也是最常使用的儿童降压药之一，被批准的儿童用药仅有卡托普利。高血压合并糖尿病首先考虑ACEI、ARB。围手术期术前不建议继续使用ACEI及ARB。中国临床主要推荐应用的优化联合治疗方案是：二氢吡啶类钙离子阻滞剂(calcium channel blocker，CCB)＋ACEI；ACEI＋噻嗪类利尿药。不常规推荐但必要时可慎用的联合治疗方案是：ACEI＋β受体阻滞剂；ACEI＋ARB。

《2015中国台湾地区高血压管理指南》指出利尿药、β受体阻滞剂和CCB的相关副作用通常是剂量依赖性的，而ACEI和ARB的副作用很少或没有剂量依赖性增加。有学者认为夜间高血压是比白天高血压更重要的心血管风险预测指标，因此，睡前服用降压药物可能是减少未来心血管事件的正确方法。ACEI/ARB、CCB已被证明是安全有效，适合睡前给药的降压药。但是，这一推荐目前受到明显的质疑，不适应所有高血压患者，可能只适应少数夜间血压不降的患者。

《2017美国成人高血压预防、检测、评估和管理指南》指出同时使用ACEI和ARB或肾素抑制剂可能有害，不建议用于治疗高血压。推荐合并慢性肾脏病（3期或更高及1期或2期伴蛋白尿≥300mg/d，或早晨空腹时第一次尿白蛋白与肌酐比值≥300mg/g）的成人高血压患者使用ACEI，可以延缓肾脏疾病的进展，若无法耐受ACEI，可选择ARB替代。而对于肾移植后的患者则优选CCB以提高肾小球滤过率。急性卒中或短暂脑缺血发作后推荐ACEI/ARB或噻嗪类利尿药或者ACEI联合噻嗪类利尿药降压。不推荐既往服用ACEI后出现血管神经性水肿的患者再次服用。急性心肌梗死不推荐使用静脉路ACEI（如依那普利）。准备进行大手术的患者建议术前停用ACEI和ARB。

《日本高血压学会高血压管理指南（JSH 2019）》指出没有并发症和合并症的高血压患者，降压药应该从ACEI/ARB、CCB、利尿药中选择。β受体阻滞剂的血管保护作用不如ACEI/ARB。该指南同样推荐左心室肥大、射血分数减低的心力衰竭、心肌梗死后、蛋白尿或慢性肾脏病合并微量蛋白尿首选ACEI/ARB。联合用药方面，ACEI/ARB与非甾体抗炎药联用可能会导致急性肾功能不全或血压过度下降，尤其是老年患者；ACEI/ARB与利尿药联用或ACEI/ARB与CCB联用都比β受体阻滞剂与利尿药联用好。药物副作用方面，与DDP-4抑制剂联用，可能增加血管神经性水肿的发生概率。由于可能出现休克或类似过敏症状，ACEI不适用于使用葡聚糖－硫酸酯固定纤维素、色氨酸固定聚乙烯醇或聚乙烯－间苯二甲酸酯吸附器进行单采术的患者以及使用丙烯腈－甲烯丙基磺酸钠膜进行血液透析的患者。此外，西拉普利可能会过度降低肝硬化患者的血压，应避免使用。由于许多ACEI是由肾脏排出的，因此在肾损害患者中应以低剂量开始给药。

《2020 ISH国际高血压实践指南》提出对于高血压人群，血管紧张素受体和脑啡肽酶抑制剂（angiotensin receptor enkephalinase inhibitor，ARNI）——沙库巴曲/缬沙坦可替代ACEI或ARB用于高血压人群中射血分数降低心力衰竭（heart failure with reduced ejection fraction，HFrEF）的治疗，同样的治疗策略也适用于合并射血分数保留心力衰竭（heart failure with preserved ejection fraction，HFpEF）的患者，即使最佳治疗策略目前尚不清楚。

《2020 加拿大成人和儿童高血压预防、诊断、风险评估和治疗综合指南》同样推荐没有并发症和合并症的高血压患者的降压药首选ACEI/ARB、CCB或利尿药。以下情况推荐使用ACEI：无论是否伴有收缩期高血压的舒张期高血压、糖尿病（无论是否合并蛋白尿、肾病、心血管疾病或心血管危险因素）、冠状动脉疾病、近期心肌梗死、心力衰竭、左室肥大、急性卒中或短暂脑缺血发作后和伴有蛋白尿的非糖尿病肾病。指南特别指出慢性蛋白尿性肾病（24小时内尿蛋白水平＞150mg或尿白蛋白与肌酐之比＞30mg/mmol）的高血压患者，初始治疗应使用ACEI（A级证据）或ARB（B级证据；修订建议）。该指南同样推荐急性卒中后ACEI联合噻嗪类利尿药降压（A级证据），而对于心血管疾病患者更推荐ACEI联合二氢吡啶类CCB，而不是ACEI联合噻嗪类利尿药降压（A级证据）。在近期经历急性心肌梗死及心力衰竭的患者，ACEI和β受体阻滞剂作为首选，当不能耐受ACEI时才选择ARB（A级证据）。而该指南中ARNI代替ACEI或ARB是作为高血压和有症状HFrEF患者的二线用药。

不推荐没有并发症、合并症的黑色人种高血压患者使用ACEI（A级证据），舒张期高血压、冠状动脉疾病、急性卒中或短暂脑缺血发作后和伴有蛋白尿的非糖尿病肾病都不推荐ACEI与ARB联用（A级证据）。对于心力衰竭患者，当血压无法降低目标水平时，可以考虑ACEI联合ARB（A级证据），但必须严密监测，谨防低血压、高钾血症及肾功能恶化。由于ARNI可优先用于心力衰竭治疗，ACEI联合ARB的意义已下降。

指南新建议有生育计划的女性停用ACEI/ARB（D级证据），但鉴于治疗伴有显著蛋白尿的肾病的益处必须与妊娠早期暴露的潜在胎儿并发症的风险相权衡，最佳停药时间未确定。

四、ACEI的循证证据

根据高血压、心力衰竭、心肌梗死等领域的临床研究结果，高血压患者可以根据各自的临床特点来选择降压药物。美国《2014成人高血压管理指南》（JNC8）提出了考虑优先使用某些类别降压药物的六种强适应证，包括心力衰竭、心肌梗死后、高危冠心病、糖尿病、慢性肾病和预防脑卒中再发，ACEI是适用于全部六种强适应证的唯一的降压药物。在一项评估ACEI药物降压疗效的荟萃分析中纳入92个试验共12 954例高血压患者，结果显示评估的14种不同的ACEI药物降压疗效无明显的差异，在使用建议最大剂量的1/2剂量或更高剂量时，这类药物降低收缩压8mmHg、舒张压5mmHg，服用ACEI药物1～12小时血压降低约11/6mmHg。ACEI单药治疗大多1小时内出现降压效应，但可能需要几周才能达到最大降压效应。ACEI降低血压的效应相当于利尿药和β受体阻滞剂，但不如CCB。如预期的那样，高肾素水平的高血压患者对ACEI的反应性特别好。黑色人种高血压患者的肾素水平较低，对于ACEI的反应不如白色人种患者好。年轻患者对ACEI的反应性比老年患者好。ACEI能防止由利尿药产生的低钾血症和继发性高醛固酮血症。限盐或加用利尿药可增加ACEI的疗效，可能是因为ACEI抵消了利尿药导致的Ang Ⅱ反应性增高的副作用。ACEI也可与CCB联合使用增加降压效应。ACEI也是静脉扩张药物，这可能解释在与CCB联合使用时可以减少CCB引起的踝部水肿。另外，ACEI也可部分阻断CCB所致反射性交感神经张力增加和心率加快的不良反应。

（一）ACEI对高血压患者靶器官的影响

85%以上的ACE分布于组织，如血管壁、心脏、脑和肾脏，以及肾上腺皮质粒细胞、肺泡巨噬细胞、外周单核细胞等。局部斑块组织的单核-巨噬细胞中，ACE也存在高度活性。有观点认为，优化剂量RAS抑制剂可使患者从最佳RAS阻断中更多获益，保护靶器官。RAOD研究上调氯沙坦剂量（50～200mg/d）和贝那普利剂量（10～40mg/d）治疗3.7年。结果显示，与常规剂量相比，氯沙坦和贝那普利上调至最佳剂量后分别降低主要终点达53%（$P=0.022$）和51%（$P=0.028$）；在血压保持不变的情况下尿蛋白排泄率（urinary albumin excretion rate，UAE）得到显著下降，延缓了肾功能减退进程。

1．高血压合并左室肥大、心力衰竭、冠心病

大量研究证实ACEI可逆转左室肥大，各国指南也一致推荐左室肥大患者选择ACEI。1987年发表的CONSENSUS试验和其后的SAVE、AIRE、TRACE等试验表明ACEI能显著降低各级充血性心力衰竭的患病率和病死率。多项随机临床试验均提示，无论是ST段抬高型心肌梗死STEMI还是非STEMI（NSTEMI）早期使用ACEI是有益的。在稳定性冠心病者的治疗中，ACEI是指南推荐的基本药物，尤其是在合并高血压、糖尿病、左心室功能不全或慢性肾脏病的患者中；ARB则被推荐为ACEI不能耐受的替代治疗。

2．高血压合并肾病　ACEI扩张肾小球的出球小动脉作用大于扩张入球小动脉作用（可能部分与缓激肽作用相关），故能有效降低肾小球内毛细血管压，从而降低肾脏高灌注，减少尿白蛋白排泄。大量研究表明，ACEI在高血压合并肾病患者的治疗中能有效控制血压，延缓肾损害进展，改善长期预后。AIPRI和ESBARI研究一致证实贝那普利能显著延缓肾病进展。荟萃分析证明ACEI/ARB是有效减少终末期肾病风险的主要降压药物种类之一。BENEDICT是一项多中心、随机、双盲、平行对照研究，入选40岁以上、尿白蛋白排泄率正常（<20μg/min）的高血压合并2型糖尿病患者1204例，随访3.6年。研究显示，与安慰剂组相比，群多普利单药治疗能显著降低微量白蛋白尿的发生危险；而服用维拉帕米治疗者和未服用维拉帕米治疗者出现微量白蛋白尿的危险无显著差异。该研究提示ACEI单独应用能够有效防治高血压合并2型糖尿病患者出现微量白蛋白尿，且该作用并不完全依赖于控制血压。

3．高血压合并糖尿病　RAS抑制剂具有改善胰岛素抵抗、预防新发糖尿病、预防糖尿病肾病发生及进展的作用。RAS阻滞剂治疗高血压合并糖尿病肾病有良好的疗效。在抑制动脉硬化、治疗高血压糖尿病肾病和非糖尿病肾病中有良好的控制蛋白尿的作用，且独立于降压效果之外。一组纳入10项随机对照试验，共计2871例高血压合并糖尿病患者的荟萃分析显示，ACEI或ARB可使高血压合并糖尿病患者的心血管事件降低10%，总的死亡风险降低17%，ACEI与ARB之间无明显差异。HOPE研究中的MICRO-HOPE亚组研究显示，糖尿病患者在原有治疗的基础上加用雷米普利与安慰剂治疗相比，可以显著降低蛋白尿的发生率。在纳入22项随机对照试验包括143 153例非糖尿病患者的荟萃分析中，ACEI和ARB类药物均能降低新发糖尿病的风险，且两者之间无明显差异。

4．高血压合并脑卒中　降压治疗是预防脑卒中最有效的手段。PROGRES试验显示培哚普利+吲达帕胺与安慰剂相比，脑卒中发生风险降低28%（95%*CI*，17%～38%，$P<0.000\ 1$），总的心血管事件风险下降26%（95%*CI*，16%～34%）。大量的临床试验均显示ACEI与ARB不仅能有效预防高血压患者脑卒中的首次发病，而且能减少脑卒中再次发作，可用于脑卒中的一级预防和二级预防。

5．高血压合并心房颤动的预防　目前认为心房颤动的发生和维持主要与心房的电特性、功能和结构变化（即“心房重构”，包括电重构和解剖重构）有关。电重构表现为心房有效不应期的缩短及对不应期的频率适应性缺失；解剖重构则表现为心房纤维化和心房扩大，两者共同促使心房颤动的发生及维持。Ang II 则是两者的共同介导者。一项荟萃分析，纳入21个临床试验，对91 381例高血压合并心房颤动患者进行分析，研究显示在心房颤动的一级和二级预防中（有效性的证据主要来自一级预防的临床试验），ACEI和ARB治疗可分别降低心房颤动的发生风险27%和24%，证实了ACEI与ARB对于高血压合并心房颤动的预防作用。

（二）ACEI与恶性肿瘤风险

2018年加拿大学者发表了有关ACEI与肺癌风险的回顾性队列研究报告，该研究资料取自英国临床实践研究数据连线（Clinical Practice Research Datalink，CRPD）数据库，纳入了共计992 061位确诊为高血压的患者，经过平均6.4年的随访研究，发现7952例肺癌病例。其中，ACEI使用者的患肺癌的概率比其他药物高14%，这种差别见于服用ACEI 5年后，服用10年后风险增加更明显。研究者认为这与ACEI促使缓激肽和P物质在体内积累，而缓激肽直接刺激肺癌细胞生长，P物质在肺癌组织中促进肿瘤增殖和血管生成有关。但是，由于此研究为回顾性观察性研究，且该研究未纳入研究对象的经济背景、饮食和肺癌家族史等影响因素，虽然研究样本量大，随访时间也较长，但无法由此推导出因果结论。还有诸多其他学者的研究结果不一致。

2020年中国香港学者发表了有关ACEI与结直肠癌发生风险的人群队列研究的报告，该研究纳入187 897例年龄40岁、基线结肠镜检查阴性的患者，评估服用ACEI/ARB对初次结肠镜检查后6～36个月内结直肠癌发生风险的影响。16.4%的患者服用ACEI/ARB，0.45%的患者在初次结肠检查后6～36个月内确诊结直肠癌。倾向评分分析显示，在初次结肠镜检查阴性的患者中，服用ACEI/ARB者3年内结直肠癌发生风险降低22%，但仅局限于年龄≥55岁的患者和有结肠息肉的患者（风险分别降低21%和9%）。服用ACEI 2年的患者3年内结直肠癌风险降低25%，但服用ARB的患者中结直肠癌风险并未显著降低。研究者还发现，服用ACEI/ARB与其他实体肿瘤无关，包括肺癌、乳腺癌、前列腺癌等。

单凭这两项研究，既不能确定ACEI与肺癌的发生有相关性，也不能说明ACEI可预防结直肠癌。而且相对于其他致癌因素，ACEI与癌症风险的关系尚不能确定。福建省高血压研究所谢良地团队曾对552例高血压患者和637例血压正常者进行长达17年的随访，发现高血压患者发生肿瘤的危险性是正常血压者的2.15倍。高血压和肿瘤在细胞增殖和分子水平上有一些共同特征，有可能存在某种因素在促进高血压发生的同时，也促进肿瘤的发生。这种因素也可能是ACEI与恶性肿瘤相关背后被掩盖的真相，有待进一步探究。

（三）ACEI与新型冠状病毒是敌是友?

2020年COVID-19（corona virus disease 2019）在全球大流行时，如何控制，一时成为研究热点，有研究证实血管紧张素转换酶2（angiotensin converting enzyme 2，ACE2）是新型冠状病毒感染（novel coronavirus pneumonia，NCP）发生发展的关键分子靶点，一方面ACE2介导了病毒颗粒与人体细胞的融合，触发了NCP的发生，起到了“导火线”的作用；但另一方面ACE2也具有一定的抗炎效应，在NCP的发展及恶化阶段发挥了“灭火器”的作用。由于ACEI/ARB类药物可能增加组织中ACE2的表达，因此也引发了NCP患者是否应当继续使用ACEI/ARB进行治疗，以及ACEI/ARB是否会影响病情发展、增加高血压或其他心血管疾病人群易感性的讨论。

新型冠状病毒表面存在的棘突样受体结合糖蛋白（spike glycoprotein），也就是所谓的S蛋白质，与ACE2胞外段催化结构域的接触可触发其与宿主细胞的融合。目前普遍认为新型冠状病毒是通过肺泡上皮细胞表面表达的ACE2侵入人体的。利用与新型冠状病毒具有较高同源性的非典型肺炎病毒进行研究，发现病毒感染后肺泡上皮细胞ACE2水平明显降低，而ACE水平不受影响，这可能与病毒本身生命活动对ACE2的依赖有关，换而言之，病毒“挟持”了ACE2。肺泡上皮细胞ACE2的减少，使得ACE活性相对增强，Ang II合成增加、AT1a受体过度激活，可通过细胞内NADPH氧化酶（NADPH oxidase，NOX）的作用激活细胞内核转录因子κB（nuclear factor-κB，NFκB）进一步导致炎症反应、同时产生大量氧自由基导致氧化应激损伤，NFκB能够直接抑制ACE mRNA的转录、进一步减少了ACE2的表达，促进病情的恶化。已有研究表明ACE2在一定程度上可以减轻RAS过度激活引起的肺纤维化和肺损伤，这可能与ACE2的抗炎风暴作用有关。因此，对于NCP患者而言抑制ACE活性、增加ACE2表达可能是一种有效的辅助治疗措施。

对于COVID-19严重程度的差异，ACEI/ARB使用的对患者有不同的影响。法国东北部的一项转诊中心队列研究纳入了149名严重COVID-19患者，结果表明，在严重COVID-19患者中，长期使用ACEI/ARB治疗对其发展为急性肾损伤和急性呼吸衰竭的风险有不利影响。Yang等发现，ACEI/ARB治疗可使COVID-19和高血压患者的死亡率略低，危重病例也较少，这支持在COVID-19高血压患者中使用ACEI/ARB。此外，Di等发现，ACEI/ARB的使用与COVID-19患者的严重程度或住院死亡率之间没有关联。Zhang等揭示了与Di相同的结果，表明ACEI/ARB治疗与严重感染的高风险无关，但高血压患者死亡率较低。ESC 2020于2020年9月1日发布的最新临床试验BRACE CORONA Study显示，停止使用ACEI/ARB药物和继续使用ACEI/ARB治疗的COVID-19患者的存活率和出院率分别为91.8%和95%，其平均生存天数和平均死亡率均高于对照组，两组患者的出院天数均为25天，这表明使用ACEI/ARB药物对COVID-19感染的存活率没有影响。

中国COVID-19的流行病学特征提示80岁以上人群感染死亡率最高，其次是心血管疾病。对于高血压或其他心血管疾病患者，如果能通过服用ACEI/ARB药物有效控制血压或降低并发症的发生率，应继续进行ACEI/ARB治疗，而突然中断或换药将不可避免地增加其他风险。加强家庭血压自我监测，在医师指导下继续ACEI/ARB治疗是COVID-19威胁下的最佳选择。

ACEI是指南推荐的一线降压药之一，除了降压，还有逆转血管重塑、抗动脉粥样硬化、抗血栓、抗心肌缺血等作用，其对高血压合并左室肥大、冠心病、心力衰竭、糖尿病、肾病、脑卒中等疾病有很好的疗效。40多年来大量临床研究证实ACEI安全性好，心血管获益远大于不良反应。该类药物与恶性肿瘤、COVID-19的关系仍有争议，目前研究倾向应用ACEI利大于弊。临床应用中应结合不同类型ACEI的特点，个体化因地制宜用药，且注意监测血钾、肌酐。

（蔡晓琪　龚　瑾　谢良地）

参考文献

[1] 谢良地，林志鸿. 高血压与脑［M］. 北京：科学出版社，2013.

[2] CHIANG C E，WANG T D，UENG K C，et al. 2015 guidelines of the Taiwan society of cardiology and the Taiwan hypertension society for the management of hypertension［J］. J Chin Med Assoc，2015，78（1）：1-47.

[3] WHELTON P K，CAREY R M，ARONOW W S，et al. 2017 ACC/AHA/AAPA/ABC/ACPM/AGS/APhA/ASH/ASPC/NMA/PCNA Guideline for the prevention，detection，evaluation，and management of high blood pressure in adults：a report of the American College of

Cardiology/American Heart Association Task Force on Clinical Practice Guidelines [J]. Hypertension, 2018, 71 (6) : e13-e115.

[4] UMEMURA S, ARIMA H, ARIMA S, et al. The Japanese society of hypertension guidelines for the management of hypertension (JSH 2019) [J]. Hypertens Res, 2019, 42 (9) : 1235-1481.

[5] UNGER T, BORGHI C, CHARCHAR F, et al. 2020 International society of hypertension global hypertension practice guidelines [J]. Hypertension, 2020, 75 (6) : 1334-1357.

[6] RABI D M, MCBRIEN K A, SAPIR-PICHHADZE R, et al. Hypertension canada's 2020 comprehensive guidelines for the prevention, diagnosis, risk assessment, and treatment of hypertension in adults and children [J]. Can J Cardiol, 2020, 36 (5) : 596-624.

[7] WILLIAMS B, MANCIA G, SPIERING W, et al. 2018 ESC/ESH guidelines for the management of arterial hypertension [J]. Eur Heart J, 2018, 39 (33) : 3021-3104.

[8] 谢良地，陈达光，张声，等. 不同剂量卡托普利对自发性高血压大鼠左心室肥厚逆转作用比较 [J]. 中国药理学与毒理学杂志，1995，(1) : 12-16.

[9] XIE L D, CHEN D G, ZHANG S, et al. Sympatholytic effect of captopril in regression of cardiovascular remodeling in spontaneously hypertensive rats [J]. Zhongguo Yao Li Xue Bao, 1994, 15 (2) : 123-128.

[10] BAUDRAND R, VAIDYA A. The low-renin hypertension phenotype: genetics and the role of the mineralocorticoid receptor [J]. Int J Mol Sci, 2018, 19 (2) : 29-34.

[11] WANG T J, LIAN G L, LIN X, et al. Hypomethylation of agtrap is associated with long-term inhibition of left ventricular hypertrophy in prehypertensive losartan-treated spontaneously hypertensive rats [J]. Mol Med Rep, 2017, 15 (2) : 839-846.

[12] 张宇清，刘国仗. 血管紧张素转换酶抑制剂对心血管组织肾素-血管紧张素系统的作用及其临床意义 [J]. 中华心血管病杂志，1999，27 (4) : 318-320.

[13] HICKS B M, FILION K B, YIN H, et al. Angiotensin converting enzyme inhibitors and risk of lung cancer: population based cohort study [J]. BMJ, 2018, 363: k4209.

[14] CHEUNG K S, CHAN E W, SETO W K, et al. ACE (Angiotensin-Converting Enzyme) inhibitors/angiotensin receptor blockers are associated with lower colorectal cancer risk: a territory-wide study with propensity score analysis [J]. Hypertension, 2020, 76 (3) : 968-975.

[15] Xie L, Wu K, Xu N, et al. Hypertension is associated with a high risk of cancer [J]. J Hum Hypertens, 1999, 13 (5) : 295-301.

[16] 周喆，丘雨旻，刘苑雅，等. 新型冠状病毒肺炎与血管紧张素转换酶抑制剂/血管紧张素受体拮抗剂类药物治疗的现状和展望 [J]. 中华高血压杂志，2020，28 (3) : 204-209.

[17] GONG J, SUN Y, XIE L. ACEI/ARB drug therapy in COVID-19 patients: yes or no? [J]. J Transl Int Med, 2021, 9 (1) : 8-11.

[18] 王庭俊，练桂丽，林旭，等. 早期氯沙坦干预对成年自发性高血压大鼠心肌DNA甲基化转移酶的影响 [J]. 中华高血压杂志，2018，26 (1) : 29-35.

[19] 王庭俊，陈婉茹，林旭，等. 高血压前期氯沙坦干预对成年自发性高血压大鼠阻力血管重塑及血管紧张素Ⅱ1型受体表达的影响 [J]. 中华高血压杂志，2019，27 (11) : 1047-1053.

第四章
血管紧张素受体拮抗剂

第一节
概述

一、发展简史

从1898年发现肾素到对血管紧张素系统进行的多年研究，证实了血管紧张素Ⅱ（AngⅡ）是肾素-血管紧张素-醛固酮系统中最重要的生物活性物质，与心血管疾病如高血压、冠心病、心力衰竭等均有密切关联，这一关键节点成为降压药物开发过程中最受关注的治疗靶标。AngⅡ受体拮抗剂的研究始于19世纪70年代，早期的研究发现了AngⅡ类似物具有拮抗AngⅡ的作用。并发现了第一个获批有限地用于心血管疾病的肽类AngⅡ拮抗剂，即沙拉新（saralasin），该药具有明显的降血压作用，但最终未能开发成治疗药物，因其属于特异性肽类拮抗剂，具有肽的本性，口服无效，作用时间短且具有部分的受体激动作用。到了19世纪80年代，有研究人员报道了苯并咪唑类似物具有阻滞AngⅡ的作用。经过研究合成了一系列非肽类AngⅡ受体拮抗剂（咪唑衍生物），如Exp6155和Exp6803，它们能特异和竞争性的拮抗AngⅡ的作用。尽管作用较弱且口服在胃肠道难以吸收，不能使血压明显下降，但是他们为后续研究AngⅡ亚型特异性药物奠定了基础。通过各基础及临床试验，1991年首次克隆了非肽类AngⅡ 1型受体（AT1R），AngⅡ对AT1R具有高度选择性，AT1R介导AngⅡ产生收缩血管、促进细胞增殖和细胞外基质（ECM）生成等作用。后于1994年问世了第一个血管紧张素受体拮抗剂（angiotensin Ⅱ receptor blocker，ARB）类药物——氯沙坦。此后ARB类药物发展迅速，至今为止，获临床审批的药物还包括缬沙坦、厄贝沙坦、坎地沙坦、替米沙坦、奥美沙坦等。目前已知的AngⅡ受体亚型有AngⅡ 1型受体（AT1R）、AngⅡ 2型受体（AT2R）、AngⅡ 3型受体（AT3R）和AngⅡ 4型受体（AT4R）。其中，AT1R存在于人类几乎全部组织和器官中，主要分布在心脏、肾脏、肾上腺、血管、平滑肌细胞、脑、血小板、脂肪细胞及胎盘等；AT2R主要在胎儿组织中表达，在成人组织中，仅以低水平表达；对AT3R和AT4R至今了解甚少，仍在研究中。

二、血管紧张素受体拮抗剂的作用机制

肾素-血管紧张素系统（RAS）是心血管系统的重要调节系统，在生理情况下，对血压的调控以及水盐的代谢起着至关重要的作用。而在病理情况下，RAS参与了血压升高、心肌肥厚、血管硬化、细胞凋亡等过程。在RAS中，发挥重要作用且研究最为广泛的当属AngⅡ。

ARB类药物高选择性拮抗AT1受体，是继ACEI之后的一类心血管常用药物。ARB能同时阻断经血管紧张素转换酶（ACE）途径，以及非ACE途径产生的AngⅡ的作用，通过占据AT1受体跨膜区内氨基酸的螺旋状空间从而阻滞AngⅡ与AT1受体结合，发挥其拮抗效应，进而抑制AT1受体介导的一系列反应，包括抑制肾上腺、心脏、血管的醛固酮合成和基因表达，具有降压、促平滑肌细胞舒张等效应。同时，血浆中的肾素和AngⅡ水平增高，AT2受体更多地被激活，产生与AT1受体相反的作用，引起血管舒张、抑制心肌重构。此外，ARB不阻断血管紧张素转换酶的作用，基本不会引起因缓激肽及P物质的聚积而导致的干咳和神经性水肿。

三、ARB在降压治疗中的地位

ARB自问世以来，作为继ACEI后的一类降压

药物，迅速成为控制高血压的一线治疗药物，在临床上被广泛使用。从药理机制来讲，ARB不仅具有良好的降血压的作用，也具有心血管系统的保护作用，该药的毒副作用少，耐受性及依从性较高，从上市到现在二十多年，已经逐渐超过钙离子拮抗剂的优势地位，占据了降压药物的主力位置。从国内外的降压药物市场研究均可以发现ARB已位居榜首，已经成为最重要的降压药物类型之一。分析其原因：①明确的降压疗效，不弱于任何一类其他的降压药物；②不良反应发生率低，长期治疗的安全性好、依从性高；③大量临床试验证实其具有不依赖于降压作用的对心、脑、肾、血管等靶器官损伤的预防和治疗作用。

（曾梦颖　严晓伟）

第二节 血管紧张素受体拮抗剂药理学特点

一、分类

血管紧张素受体拮抗剂（ARB）的共同特点是化学结构均有苯并咪唑环，但化学结构又有差异，其差异性决定了理化特性的不同，如受体亲和力、药代动力学、脂溶性、组织穿透力、生物利用度等均有所不同。总体来说，ARB分为三类：二苯四咪唑类（氯沙坦、替米沙坦、厄贝沙坦、奥美沙坦等）、非二苯四咪唑类（依普沙坦）、非杂环类（缬沙坦）。此外，非马沙坦（fimasartan）作为氯沙坦的衍生物，是当前一种新的选择性AT1受体阻滞剂。

二、药理作用

Ang Ⅱ是强力缩血管物质，参与高血压的发病和维持机制。Ang Ⅱ对AT1具有高度选择性，目前已知的大多数Ang Ⅱ的作用都源于对AT1的刺激。因此，现作为降压药物使用的ARB都是AT1受体选择性拮抗剂。其可以在受体水平阻断RAS，不但可以完全阻断所有经典途径和非经典途径Ang Ⅱ的产生过程，还可以阻断Ang Ⅱ在AT1受体水平的最终共同通道，从而发挥拮抗Ang Ⅱ的作用。ARB可抑制Ang Ⅱ介导的血管收缩，AT1受体得到一定阻滞后，显著抑制了肾上腺释放醛固酮进行刺激的作用，并且能有效抑制RASS对压力感受器的反射调控，对交感神经的兴奋也具有抑制作用，从而达到显著降低血压的目的。

AT1受体被阻断后，循环中Agn Ⅱ水平的增加导致AT2受体更多地被激活，会产生与AT1受体相反的作用。激动的AT2受体具有引起血管舒张、血压下降及抑制心肌重构的作用。此外，拮抗AT2受体还能够有效的保护肾脏细胞及心肌细胞。

三、药代动力学

（一）二苯四咪唑类

1. 氯沙坦　氯沙坦是第一个应用于临床的ARB类降压药物，口服后吸收迅速，0.5～1小时达到血浆峰值浓度，生物利用度为33%～37%，很难通过血脑屏障，消除半衰期为1.5～2小时。在肝脏经细胞色素P450酶代谢后迅速生成羧酸化合物（EXP3147），活性比母体强15～30倍，半衰期为6～9小时。50～100mg氯沙坦可产生持续24小时的平稳降压效果，且降压作用与人体血压自然的昼夜节律一致。氯沙坦及其代谢产物大部分经胆汁和尿液排泄。

2. 替米沙坦　替米沙坦具有特异的异芳香修饰基团，使得该药脂溶性强，具有很好的组织穿透性。口服替米沙坦后迅速吸收，绝对生物利用度平均值约50%。替米沙坦通过母体化合物与葡糖苷酸结合代谢，结合产物无药理学活性，半衰期＞20小时。以推荐剂量服用时，可有效控制血压24小时。替米沙坦几乎完全随粪便排泄，累积尿液排泄量小于剂量的2%。

3. 厄贝沙坦　厄贝沙坦口服吸收良好，1～1.5小时可达血浆峰值浓度。其生物利用度为60%～80%，消除半衰期为11～15小时。厄贝沙坦通过葡萄糖醛酸化或氧化代谢，体外研究表明主要由细胞色素酶P450及酶CYP2C9氧化代谢。主要的循环代谢产物为葡萄糖醛酸结核型厄贝沙坦，代谢物经胆道和肾脏排泄。

4. 奥美沙坦 奥美沙坦口服后1周开始起效，血药浓度达峰时间为1.4～2.8小时。生物利用度为26%，消除半衰期为12～18小时。口服奥美沙坦后最大降压效应的时间为2～4周。单次或多次用药，持续时间均约24小时。药物主要通过肠壁代谢，其代谢产物为有活性的奥美沙坦。主要经肾脏及胆汁排泄。

5. 阿利沙坦 阿利沙坦以氯沙坦为结构基础，由中国自主研发。口服吸收较好，经酯水解代谢成活性代谢产物E3174，血药浓度达峰时间为1.5～2.8小时，半衰期为10小时，食物会影响药物吸收。在大鼠尿样中仅检测到活性代谢产物EXP3174，在粪样中主要为原形和EXP3174。在人血浆及尿液中未检测到原型药物。

（二）非二苯四咪唑类

依普沙坦：依普沙坦是新一代降压药物，口服吸收快，但进食会延缓其吸收。生物利用度为13%～15%，空腹服药1～2小时达血药浓度高峰，清除半衰期为5～7小时。药物主要经肾脏排泄。

（三）非杂环类

缬沙坦：缬沙坦口服吸收快，但是进食会影响其吸收，生物利用度为25%。缬沙坦作为非前体药物，不需要经过肝脏的生物转化而直接发挥作用。空腹服药约2小时血药浓度达峰值，清除半衰期为5～9小时。药物主要经胆道及肾脏以原形排出。

四、药物相互作用

在临床药动学的研究中，ARB类药物与多种药物合用具有许多共同点。①与非甾体抗炎药合用（布诺芬、依托考昔等）：会降低ARB的降压作用，同时非甾体抗炎药能抑制前列腺素合成，导致肾血管收缩、肾血流量减少及肾小球滤过率降低，从而增加ARB引起肾脏损害的风险；②与噻嗪类利尿药合用：利尿药可刺激肾素分泌，增强降压作用，对于使用利尿药的患者初次使用ARB时，应从小剂量开始，以免引起低血压；③与保钾利尿药合用：ARB可抑制醛固酮分泌，可引起血钾升高，当与螺内酯、氨苯喋啶等保钾类利尿、补钾剂或含钾的盐代用品合用时，可引起血钾升高，故应密切监测血钾水平，尤其在老人及肾功能不全的高血压患者；④与锂剂合用：ARB可升高锂剂的血药浓度，可能会引起锂中毒，尽量避免合用。

此外，各种ARB之间与其他药物合用也具有不同点。例如，替米沙坦可升高地高辛的谷浓度（约20%），因此，在与地高辛合用时必须监测地高辛血药浓度，但是在口服非马沙坦的健康志愿者中联用地高辛时，地高辛的药动学不受影响；利福平和氟康唑可降低氯沙坦活性代谢产物水平，但临床意义不明确。

（曾梦颖 严晓伟）

第三节
ARB的临床应用和评价

一、控制血压

随着中国高血压患病率的逐年增加，高血压已成为中国心血管疾病的首要危险因素，越来越受到人们的重视，其防治也成为了医疗领域最为重要的一部分。但是与患病率相比，高血压的控制率还十分低下，于是出现了越来越多针对降压药物的研究。从第一个降压药物诞生到现在，新的降血压药物不断问世，现在中国常用的高血压药有五大类，分别是：钙离子通道阻滞剂（CCB）、β受体阻滞剂、利尿药、血管紧张素转换酶抑制剂（ACEI）和血管紧张素受体拮抗剂（ARB），其中ARB发挥着至关重要的作用。关于ARB是否优于其他几类降血压药物，以及如何发挥ARB类药物的最大优势，国内外对其进行了大量的临床试验。一项关于应用氯沙坦干预减少高血压终点事件的研究（losartan intervention for endpoint reduction in hypertension study，LIFE）纳入了来自7个国家和/或地区的9193例高血压伴左室肥大的患者，分为氯沙坦组和阿替洛尔组，经过平均4.8年的随访，发现氯沙坦与阿替洛尔的降压作用相似，但氯沙坦能进一步降低主要终点及复合终点事件，大幅降低了脑卒中、新发糖尿病的发生，并且对逆转左心室肥大也具有显著的效果。该研究显示了氯沙坦在降压之外的心脏保护作用，尤其是对左室肥大的逆转作用，对此后的高血压指南制定有着显著影响。随后，涉及31个国家（其中中国10个医学中心入选333人）15 245例至少合并存在一种危险因素或心血管疾病的高血压患者的临床试验，缬沙坦长期治疗高血压评估试验（valsartan antihypertensive long-term use valuation，VALUE），比较了以缬沙坦为基础和以氨氯地平为基础的降压方案对患者临床转归的疗效。经过平均4.2年的随访，该研究结果显示两组血压均明显下降，虽然氨氯地平组的降压效果优于缬沙坦组，两组患者在主要终点事件如心脏性致死和致残率、次要终点如心力衰竭和脑卒中事件方面无统计学差异，缬沙坦组治疗早期血压下降程度明显弱于氨氯地平组，研究期间心肌梗死发生率明显高于氨氯地平组，但新发糖尿病的发病率较氨氯地平组显著下降。VALUE试验是第一个以二氢吡啶类钙通道阻滞剂作为对照组的降压药物的随机双盲对照研究，该研究更多的强调了心血管高危高血压患者及时有效控制血压的重要性。此外，也进一步表明了缬沙坦可以减少心血管终点事件，并再次显示缬沙坦能够降低新发糖尿病的风险。研究者对该研究的深入分析，一致认为ARB与钙通道阻滞剂的联合应用，有希望带来协同的降血压和对靶器官的保护作用，VALUE试验为两类药物的联合降压奠定了重要的理论基础。

在进一步探索ARB作用的进程中，SCOPE（the Study on Cognition and Prognosis in the Elderly）研究纳入了4964例平均年龄76岁的老年单纯收缩期高血压患者，目的是探讨抗高血压治疗对老年人认知功能和心血管预后的影响。该研究结果表明坎地沙坦与其他降压药物相比，降压方面无明显差异，但坎地沙坦够明显降低高血压患者的卒中发生率。该研究说明了ARB在降压以外的又一关键作用，使得ARB的应用更加广泛。2008年日本的一项关于坎地沙坦抗高血压生存评估（the Candesartan Antihypertensive Survival Evaluation in Japan，CASE-J）临床试验比较了坎地沙坦与氨氯地平的疗效（$n=4728$），平均随访时间3.2年，结果显示这两种药物均能有效的降低血压，且在主要心血管终点方面没有统计学差异，但是坎地沙坦能够明显地有效预防新发糖尿病的发生。并且，在随后进行了3年的观察性研究（the Candesartan Antihypertensive Survival Evaluation in Japan Extension Study，CASE-J Ex），进一步证实了CASE-J的研究结果。这些大型的临床试验已经充分说明ARB针对高血压患者所具有的优势，而ARB单独治疗与联合其他药物治疗有什么区别呢？

（一）ARB单药治疗高血压

许多临床试验已经表明与ACEI或其他类降压药相比，单用ARB对轻-中度高血压也有相似的降压效果，且在降压时不影响心率，与性别、年龄无关，不良反应的发生率较低，临床使用也较安全。有研究表明单用ARB能够达到预期降压效果的范围为48%～55%，由于药物本身的药代动力学特点不同，剂量的选择不同，每种ARB对RAS阻断程度不同，降压程度也存在差异。随机对照研究提示对于轻-中度高血压患者，厄贝沙坦、替米沙坦、缬沙坦在研究中的表现要好于氯沙坦。但一项评估ARB药物降压疗效的荟萃分析显示，不同的ARB药物降压疗效并无明显差异。当然有些高血压患者可能需要两种或两种以上的降压药才能有效地控制血压，而ARB不仅单独使用能够有效地降低血压，在与其他药物联合的时候更能发挥协同效应，具有良好的降压效果。

对于大多数高血压患者，目前推荐初始治疗即可联用两种降压药物，以提高降压达标率，一般采用单片复方制剂来改善患者依从性，从而提高高血压控制率。但在轻度高血压或虚弱的老年高血压患者，起始单用一种ARB也是常用的治疗选择。

（二）ARB联合的降压治疗

1. ARB联用利尿药治疗高血压 噻嗪类利尿药可以通过减少血浆容量、降低外周血管阻力来降低血压，但会反射性激活RAS系统，从而削弱利尿药本身的降压作用。而ARB可阻断这种反射性负调节作用，联用噻嗪类利尿药来达到协同降压作用。另外，虽然噻嗪类利尿药会增加糖尿病的发生风险，但是有研究指出接受小剂量的噻嗪类利尿药的高血压患者糖尿病的发生风险并没有增加，而ARB具有的降低新发糖尿病发生风险的作用，更能进一步抵消噻嗪类利尿药的对糖代谢的不良影响。此外，ARB通过减少醛固酮分泌而减少肾脏排钾，从而抵抗噻嗪类利尿药的利钾作用，避免低血钾的发生。因此ARB联合氢氯噻嗪成为最重要的联合降压方案之一。目前，国内上市的ARB/氢氯噻嗪单片复方制剂有缬沙坦/氢氯噻嗪（80.0/12.5mg）、氯沙坦/氢氯噻嗪（50.0/12.5mg）、厄贝沙坦/氢氯噻嗪（75～150/12.5mg）、替米沙坦/氢氯噻嗪（80/12.5mg）等。有研究表明，当ARB联用氢氯噻嗪，从初始剂量调整到最大剂量时的降压效果可提高63%～70%，能够有效地降低收缩压和舒张压。例如，对于单药治疗血压控制不良的高血压患者，替米沙坦80mg/氢氯噻嗪12.5mg治疗8周，SBP和DBP分别平均降低23.9mmHg和14.9mmHg，而单独替米沙坦80mg患者的SBP和DBP分别平均降低8.5mmHg和3.4mmHg，单独使用氢氯噻嗪12.5mg患者的SBP和DBP分别平均降低17.0mmHg和7.6mmHg。所以ARB/氢氯噻嗪单片复方制剂是一种良好的联合降压方案，在机制上有较好的协同作用，临床降压效果也得到明显提升，并且能明显改善患者长期治疗的依从性。

2. ARB联用CCB治疗高血压 CCB作为最常用的降压药之一，通过抑制延缓传导、减慢心率、抑制心肌收缩力、降低心肌耗氧量（非二氢吡啶类）、松弛血管平滑肌（二氢吡啶类）达到降压的目的。并且，CCB还有舒张血管、改善血管内皮功能等作用。CCB与ARB联用时在平稳控制血压的同时可以显著减少心脑血管事件发生风险，从机制上来讲，在改善血流动力学方面互补，并能有效地改善患者血脂代谢异常情况。CASE-J试验已证实了坎地沙坦与氨氯地平联合能有效降低血压，而后续的临床试验表明了ARB与钙离子拮抗剂联用能够更好地控制血压。例如，一项针对年龄≥65岁的2级高血压患者的研究，将纳入患者分为缬沙坦（320mg）/氨氯地平（5mg）组、缬沙坦（320mg）组及氨氯地平（5mg）组，结果显示缬沙坦/氨氯地平组SBP和DBP分别平均降低28.5mmHg和16.6mmHg，缬沙坦组SBP和DBP分别平均降低19.8mmHg和13.6mmHg，氨氯地平组SBP和DBP分别平均降低17.7mmHg和11.6mmHg。另一项针对中–重度高血压患者的研究，将纳入患者分为替米沙坦（80mg）/氨氯地平（10mg）组、替米沙坦（80mg）组及氨氯地平（10mg）组，结果显示联合用药组血压控制在SBP/DBP＜140/90mmHg范围的有效率是77%，而替米沙坦组和氨氯地平组单药治疗率分别是36%和52%。于2012年进行的OSCAR研究，纳入了1164例高血压合并2型糖尿病或者心血管疾病的患者，随机分为大剂量奥美沙坦组（40mg）和奥美沙坦（20mg）联合钙通道阻滞剂组，随访时间为3年，结果显示，奥美沙坦联合CCB组在降压疗效及降低主要终点发生率方面较高剂量奥美沙坦组更加显著。因此，在单独使用ARB或者CCB药物不能有效控制血压时，应考虑联用ARB和CCB。

3. ARB联用β受体阻滞剂治疗高血压 β受体阻滞剂能抑制交感神经，具有负性变时、负性变力、负性传导的作用，能抑制心肌收缩力，降低心输出量，减慢心率，同时抑制RAAS系统，从而发挥降压的作用。ARB与β受体阻滞剂联用同时抑制交感神经系统及RAAS系统，可能对高交感张力高血压患者治疗效果更佳。高血压指南不常规推荐ARB联用β受体阻滞剂，因为两类药物的作用机制有重叠（β受体阻滞剂抑制肾素的释放对RAS也有抑制作用）。但也有临床试验表明，在治疗伴2型糖尿病的高血压患者时，ARB联用β受体阻滞剂可增强降压效果，这项研究纳入1235例伴2型糖尿病的高血压患者中，单独使用ACEI或ARB的患者仅有4%血压控制在SBP/DBP＜135/85mmHg，而联用β受体阻滞剂（美托洛尔或卡维地洛），经7周的治疗，有65%的患者血压控制在SBP/DBP＜135/85mmHg，其中36%的患者能达到2型糖尿病的血压控制目标（SBP/DBP＜130/80mmHg）。但目前仍缺乏大规模的临床试验说明ARB联用β受体阻滞剂在控制血压方面获得长期益处的证据，故在选用时需谨慎考虑。

4．不推荐ARB与其他RAS阻断剂联合应用

目前的RAS抑制剂主要包括AECI、ARB以及肾素抑制剂（DRI）。现已有许多ARB联合其他RAS阻断剂治疗高血压的临床研究。例如，一些探索AECI联合ARB以双重阻断RAS的的研究显示出积极的效果。例如，CALM研究显示针对微量白蛋白患者，赖诺普利联合坎地沙坦组较赖诺普利或者坎地沙坦单独用药组，白蛋白-肌酐比下降率更高。此外，后续的CALM Ⅱ研究显示在高血压伴糖尿病患者中，与赖诺普利单药大剂量治疗相比，赖诺普利联合坎地沙坦更能有效地降低血压。不过，上述研究均是小样本研究，一项头对头比较替米沙坦及雷米普利的大型临床研究（ONTARGET）结果显示尽管两药联用可产生额外的降压效果，但心血管事件率并没有减少，并且高钾血症、肾功能恶化和低血压的发生率较单药明显更高。那么AECI或者ARB联合DRI治疗高血压效果如何呢？早前有研究表明，肾素抑制剂阿利吉仑联合AECI或ARB较单独用药具有更显著的降压效果。但是，后续的临床研究，如ALITIRUDE研究显示在糖尿病合并肾病患者中使用AECI或ARB联用阿利吉仑不能获得额外的心血管益处反而明显增加了副作用，从而提前中止了该研究。在高危心肌梗死患者中进行的ASPRIRE研究也显示了阿利吉仑与ACEI或者ARB联用与更多的不良不反应相关。因此，国内外指南均明确提出不推荐两种RAS阻断剂联合使用。

二、治疗各种心血管疾病及高危人群

（一）冠状动脉粥样硬化性心脏病（CHD）

CHD是最常见的心血管疾病之一，在中国的患病率及死亡率也呈不断上升的趋势，因此，CHD的防治成为心血管领域最重要的任务之一。尽管现在冠脉介入及外科手术治疗已广泛开展并趋于成熟，但是药物治疗仍然是CHD不可或缺的基石。除抗血小板药物、他汀类药物和β受体阻滞剂治疗外，阻断RASS系统活性也是药物治疗的关键环节之一。

Ang Ⅱ通过分子、细胞水平上促进一系列复杂效应以此来启动动脉粥样硬化过程并参与其进展，从而形成粥样硬化斑块，促进斑块内平滑肌含量增加、基质积聚、纤维蛋白原和纤维蛋白堆积，从而使得动脉粥样斑块纤维组织增加。所以应用ARB能有效阻断Ang Ⅱ的活性，从而产生抗粥样硬化的作用。

ACEI早已被证实用于治疗CHD，尤其是心肌梗死方面的有效性。到目前为止，也有大量临床试验表明ARB治疗CHD在降低心肌梗死方面的疗效与ACEI相似，并且耐受性好。在一项纳入45697例急性心肌梗死后患者的研究中，ACEI或者ARB都能显著改善患者的长期存活率。此外，一项纳入14 191例心肌梗死后患者的回顾性队列研究以及纳入65 193例急性冠状动脉综合征（ACS）患者的回归性队列研究结果均显示ARB减少全因死亡、心血管死亡、心肌梗死、心力衰竭、脑卒中及住院的疗效与ACEI相当。2017年ESC《急性ST段抬高型心肌梗死管理指南》及中国2019《急性ST段抬高型心肌梗死诊断和治疗指南》，均推荐急性ST段抬高型心肌梗死合并左室收缩功能不全或肺淤血、糖尿病、高血压、慢性肾病的患者在发病24小时内

开始ACEI治疗，不能耐受者改用ARB。因此针对CHD患者，在有条件的情况下应尽早使用ACEI或ARB。

（二）脑血管病

脑卒中作为全球第二大死因，其发病率、死亡率及复发率均高，也是中国人群致残和死亡的首要原因。高血压是脑卒中复发的重要独立危险因素，因此有效的血压控制是预防脑卒中最有效的手段。有研究指出RAS参与脑卒中发生发展的全过程，因此RAS的阻断已成为脑血管疾病防治的新靶点。

LIFE、SCOPE研究显示ARB能够降低高血压患者脑卒中风险，ACCESS研究也同样表明ARB能够降低脑卒中患者脑血管事件的再发率。MOSES研究纳入1405例脑卒中的高血压患者，随访2.5年的结果显示在降压疗效相同的情况下，依普沙坦与尼群地平比较，可以进一步降低脑卒中再发率及研究的主要终点。综上所述，ARB不仅有效预防高血压患者脑卒中的首次发病，而且减少脑卒中的再次发作，可用于脑卒中的一级预防和二级预防。

（三）心力衰竭

心力衰竭是各种心脏疾病的严重表现或晚期阶段，中国心力衰竭患病率呈持续升高趋势。心肌重构是引发心力衰竭发生和发展的重要因素，而其中RAS过度激活是心肌重构发生发展的重要病理生理学基础，以往研究证实，RAS的各个组分在心力衰竭心肌的表达均有增加，在心力衰竭的心室重构中起重要作用。因此抑制RAS系统能够减缓心力衰竭患者的心肌重构，从而改善预后。氯沙坦心力衰竭生存研究（Losartan heart failure survival study Ⅱ，LHFSS Ⅱ）是最先观察ARB对慢性心力衰竭患者死亡率和病残率的临床试验，虽然其结果显示氯沙坦50mg治疗组的心血管获益并不优于ACEI治疗组，但该研究提示ARB治疗心力衰竭的有效性。此后HEAAL、VAL-HeFT、CHARM研究采用较大剂量的ARB与安慰剂或小剂量ARB比较，均表明了ARB治疗心力衰竭的有效性，确立了ARB在收缩性心力衰竭的治疗地位。所以，在心力衰竭患者中长期应用ARB能改善血流动力学、降低心力衰竭的死亡率及再入院率。

（四）慢性肾脏疾病

慢性肾脏疾病（CKD）的发病率呈不断上升的趋势，也是心血管疾病的独立危险因素之一，因此采取积极、有效的治疗方式对延缓CKD进展具有极其重要的临床意义。前文已提到Ang Ⅱ在介导肾脏的病理生理方面起着至关重要的作用，现在的许多研究也表明Ang Ⅱ在高血压肾脏损害，尤其是糖尿病肾病的恶化中起着非常重要的作用。大量临床试验证实了ACEI可以有效延缓CKD的进展，而关于ARB对于肾保护的证据大多来自合并糖尿病肾病的患者。一系列针对2型糖尿病引起的肾病进展方面的研究（RENAAL、MARVEL、IRMA-2）表明较大剂量的ARB在减少蛋白尿的同时能显著减缓肾功能进展，具有降压作用之外的肾脏保护作用，且安全性及耐受性良好。

（五）糖尿病

糖尿病及其并发症给人类健康和社会发展带来了沉重的负担，糖尿病的慢性血管并发症如糖尿病肾病、眼病和心血管疾病，对患者的生命和生活质量威胁极大，因此对糖尿病慢性血管并发症的防治成为糖尿病治疗的重要内容。

ARB能够增强外周组织对葡萄糖的转运、摄取和利用，改善胰岛素抵抗，增加肾血流量，减少尿蛋白排泄率，具有预防新发糖尿病、糖尿病肾病发生和进展的作用。目前ARB已经成为高血压合并糖尿病特别是糖尿病肾病患者的主要治疗手段之一。前文提到的LIFE、VALUE研究表明缬沙坦能够显著降低高血压患者新发糖尿病的风险。此外，纳入9306例糖耐量受损合并心血管疾病或心血管危险因素的患者，历时8年的NAVIGATOR研究显示缬沙坦使新发糖尿病风险降低14%（$P<0.001$）。ARB在预防糖尿病肾病发生和进展方面，RENAAL、MARVEL、IRMA-2等研究证实了ARB可延缓微量蛋白尿向临床蛋白尿的进展、逆转2型糖尿病伴高血

压患者微量白蛋白尿、降低合并糖尿病肾病的高血压患者的死亡率，并具有延缓肌酐倍增以及终末期肾病的发生。因此，ARB在预防新发糖尿病以及在高血压合并糖尿病、糖尿病肾病的治疗中具有重要价值。

（六）心血管高危人群

继HOPE研究后，替米沙坦单用及联合雷米普利的全球终点研究（ONTARGET）比较了替米沙坦与雷米普利在心血管高危人群中预防心血管事件的疗效。该研究纳入了23 400例最为广泛的高危心血管疾病患者，结果表明ACEI与ARB在改善心血管疾病高危患者的临床预后方面具有等效性，肯定了ARB在高危心血管疾病患者中的保护作用。后续的TRANSCENG研究显示，在ACEI不耐受的患者中，ARB具有明确的心血管保护作用，再一次证实了ARB能改善心血管疾病高危患者的临床预后。另一项比较ACEI与ARB对心血管保护作用的观察性研究纳入了40 625例高危心血管事件风险患者，随访时间4年，结果显示ARB对心血管事件高危患者具有更强的心血管保护作用。因此RAS阻断剂应成为心血管高危患者治疗的一部分，ARB相对ACEI来说具有更好的耐受性。

综上所述，ARB通过抑制Ang Ⅱ活性，发挥降压以及保护靶器官等作用，在高血压、冠心病、防治脑卒中、心力衰竭、糖尿病肾病及糖尿病、心血管高危人群中具有明确的治疗地位。

（曾梦颖　严晓伟）

第四节
ACEI与ARB疗效与安全性的比较

RAS在生理情况下参与了血压及水盐的代谢调节，而在病理情况下，参与高血压、CHD、心肌重构、慢性肾脏病和心力衰竭发病过程的重要环节，因此，抑制RAS成为改善上述疾病预后的关键。ACEI通过抑制Ang Ⅰ转变为Ang Ⅱ发挥抑制RAS的作用，而ARB通过特异性拮抗AT1受体达到抑制RAS的目的。AECI作为历史更久远的药物类型，拥有更多的大型临床研究，一些荟萃分析结果显示ACEI在降低病死率和心血管终点方面相对于ARB可能更具有优势，但是这些结果在很大程度上是建立在不对等的背景治疗基础上的。因此，只有头对头的临床试验才能客观、准确地评估这两类药物在心血管保护方面的差异性。

一、ACEI与ARB治疗高血压的差异性

目前已应用于临床的各种AECI和ARB都已被证明是有效的降压药物，但给药剂量不同、降压幅度、降压特点及降压外的疗效也所有不同。从各国最新指南推荐可以看出，在针对心血管合并症的治疗中，AECI是适应证最为广泛的RAS抑制剂，而ARB在某些临床情况下更多的是被推荐用于AECI不耐受的患者。但在国内外高血压指南的推荐中，作为降压治疗的有效药物，ACEI和ARB同属五大类降压药物之一，具有同等的降压治疗地位。ARB作为选择性阻断Ang Ⅱ的AT1的降压药，具有长效、平稳、强效的特点。在一项评价了9种ARB药物的最低降压效果及其量效关系的荟萃分析中，纳入了46项随机对照试验、13 451例高血压患者，其分析结果表明各种ARB的降压效果相似，在给予日最大剂量的1/8或1/4时即可达到最大降压效果的60%～70%，给予最大剂量的1/2时降压效果可达最大降压效果的80%。国内外探索AECI与ARB降压疗效的多数研究均显示两者在降压疗效上差异不明显。而在高血压合并其他心血管疾病的临床荟萃分析中，两者存在一些差别，但因纳入的临床试验患者治疗背景存在明显差异，且缺乏更多的头对头的临床试验，所以不足以说明两者之间具有明显的差异性。

一项纳入11 007例高血压患者的荟萃分析表明，在原发性高血压患者中应用ACEI或ARB，两者之间的总死亡率、总的心血管事件、心血管死亡率均无明显的差异。由此可见，ACEI与ARB对高血压的治疗差异并不明显，如指南推荐，在患者接

受ACEI治疗导致顽固性咳嗽或血管神经性水肿而不能耐受等问题时，可考虑换用ARB。而两者在降压外的其他疗效上，AECI与ARB是否存在显著的差异呢?

1. 高血压合并冠心病（心肌梗死） OPTIMAAL研究结果显示，氯沙坦组的全因死亡率与心血管死亡率较卡托普利组明显升高，而氯沙坦的耐受性高于卡托普利，不过该研究中卡托普利和氯沙坦的给药剂量分别为150mg和50mg，不对等的给药剂量可能是导致该研究结果的主要原因。而ONTARGET研究及VALIANT研究结果表明在心血管高危人群或急性心肌梗死患者人群中，ARB与ACEI对主要心血管终点发生率的影响无显著差异。此外，在VALVACE研究中，可以看到常规剂量缬沙坦可降低支架内再狭窄率，而ARB治疗组支架再狭窄率低于ACEI药物组（7% *vs.* 22%）。另一项荟萃分析研究结果显示在CHD、糖尿病、心力衰竭患者中，ARB与ACEI在降低全因死亡、心血管死亡及心肌梗死方面具有相同疗效，而且对16 136例心肌梗死患者的进一步分析也同样显示ARB与ACEI疗效相似。

2. 高血压合并心力衰竭 ELITE Ⅱ研究是第一个在心力衰竭患者中比较ACEI和ARB疗效的临床试验，由于氯沙坦仅采用了50mg的日给药剂量，故并没有显示氯沙坦的治疗优于卡托普利。此后VALIANT研究在心肌梗死后的心力衰竭患者，显示了ARB缬沙坦在降低患者总死亡及心血管死亡、减少心血管事件、改善预后方面并不劣于卡托普利。此外，一项在高血压合并心肌梗死或心力衰竭患者中比较ACEI和ARB疗效的荟萃分析显示，两类药物在改善心力衰竭住院率、心血管死亡率、总体死亡率方面的疗效没有显著差异。临床应用中ARB耐受性较ACEI好，治疗相关的不良反应如咳嗽、血管性水肿等较ACEI发生率低。

3. 高血压合并肾脏疾病 到目前为止，虽然有多个临床研究为ACEI或ARB在高血压合并肾脏疾病治疗中提供了循证医学证据，但是缺乏ACEI与ARB“头对头”比较的大规模临床试验。一些荟萃分析比较这两类药物治疗肾脏疾病的有效性。在一项纳入9项糖尿病肾病临床试验的荟萃分析显示ACEI可显著降低糖尿病肾病患者的病死率（−21%，$P=0.04$），且与ARB相比并无显著差异（−1%，$P=0.95$）。另一项在2006年针对糖尿病伴肾功能不全患者的荟萃分析纳入了49项研究、共12 067例患者，显示ACEI与ARB两者对糖尿病肾脏预后的疗效、全因死亡率并无统计学意义的差别。一项对比了ACEI与ARB对尿白蛋白排泄率影响的荟萃分析，纳入了17项研究、17 951例高血压患者，显示ACEI与ARB两者均可降低高血压肾病患者尿蛋白的排泄。因此，在目前的KDOQI、KDIGO和各种指南中，ACEI与ARB被等同地推荐用于治疗合并糖尿病或非糖尿病的肾病患者。

4. 心血管高危人群 如前所述，ONTARGET研究表明ACEI与ARB在改善心血管疾病高危患者的临床预后方面具有等效性，肯定了ARB在高危患者中的心血管保护作用。此外，一项纳入26项临床试验、108 212例无心力衰竭的高危心血管风险患者的荟萃分析，评估了RAS抑制剂对患者预后的影响。结果显示ACEI能显著降低复合终点事件风险17%（$P=0.001$）、心肌梗死风险18.9%（$P<0.001$）、卒中风险20.4%（$P<0.004$），能降低9.2%的全因死亡率（$P=0.008$）、21.1%新发心力衰竭（$P=0.001$）及14.9%糖尿病（$P<0.01$）的发病率。同样，ARB也能明显降低终点事件风险8%（$P=0.005$）、卒中风险10%（$P=0.011$）及新发糖尿病风险14.5%（$P<0.001$）。但ACEI与ARB相比，可以更大幅度地降低全因死亡率、新发心力衰竭的风险。产生上述结果的原因很可能是由于ACEI较ARB上市时间的差异，导致两类药物在研究过程中背景治疗存在较大的差异。

5. 高血压合并心房颤动预防 高血压是心房颤动的独立危险因素，自从2010年《欧洲心血管协会心房颤动指南》首次提出心房颤动的上游治疗后，ACEI、ARB等非抗心律失常药物已广泛用于预防心房颤动的发生、复发及降低转为持续性房颤的概率。LIFE和VALUE研究分别表明了氯沙坦、缬沙坦能够降低新发心房颤动的风险。一项有关抗高血压治疗与心房颤动风险的研究显示，ACEI或ARB与β受体阻滞剂或利尿药相比，更能降低心房颤动的风险，而心房颤动的累积发病率在ARB组略低于ACEI组。另一项纳入11项研究、56 308例高血压合并心房颤动患者的荟萃分析显示，ACEI和ARB可使心房颤动发病的风险降低28%，两类药物疗效相似（ACEI：28%，$P=0.01$；ARB：29%，$P=0.007$），这说明无论是ACEI还是ARB在高血压合并心房颤动的患者均能有效预防心房颤动的发生。但在无心血管基础疾病的人群，并无证据支持ACEI或者ARB可以预防心房颤动的发生。

二、ACEI和ARB治疗高血压差异性的原因

ONTARGET研究的结果已经表明替米沙坦在减少心血管疾病死亡、脑卒中、心肌梗死及心力衰竭住院方面不劣于雷米普利，但是美国FDA认为该研究设定的非劣效检验界值不够严谨。ONTARGET研究的界值是通过HOPE研究中雷米普利获益的40分位值为基准，设定的是1.13，而FDA通过统计学方法算出来的界值是1.08，如果以1.08作为界值，那么ONTARGET研究结果则为阴性，并且FDA认为仅选取一个研究结果来设定界值，这样的结果存在不稳定性。此外，同时期的TRANSCEND研究纳入的是ONTARGET研究筛选出的5926例不能耐受ACEI的患者，其研究结果表明替米沙坦可降低心血管死亡、心肌梗死、卒中的二级复合终点13%，但经过调整与主要终点的重复对比和重叠之后，差异无统计学意义（$P=0.068$）。而在HOPE研究中，雷米普利可降低同样终点事件发生的风险达22%（$P<0.001$）。但是，TRANSCEND研究与10年前HOPE研究时的治疗背景有很大变化。例如，在TRANSCEND研究中，他汀类药物、口服抗凝药的使用较HOPE研究时增加了50%，抗血小板药物增加了10%，这些药物的使用均可影响替米沙坦的心血管保护效应在临床试验中的显现，应该需要更大规模的研究人群和更长的随访时间，才能检测出更显著的药物治疗效果。

除此之外，受试人群心血管危险因素的控制情况可能也是造成差异的原因之一。2018年发表的中国高血压调查结果显示1959—2015年间高血压的知晓率、治疗率及控制率呈上升趋势。《中国心血管疾病报告2018》中显示，1996—2002年年龄标化现在吸烟率平均每年下降0.087%，2002—2010年年均下降幅度为0.08%。2012年血脂异常国际研究——中国（DYSIS-China）指出门诊患者的他汀治疗率为88.9%，相比10年前治疗率提高了很多。而在心力衰竭、冠心病等心血管疾病中，治疗用药的使用率明显上升。此外，从1980年以来，尤其是2000年至今，心脑血管疾病住院总费用快速增加，医疗投入也快速增长，说明中国及世界各国对于心血管疾病的防治力度都在不断的增加。因此，在使用ARB进行临床试验时，受试人群的危险因素较在使用AECI进行临床试验时得到更多的控制，因此，采用不同阶段临床试验进行两类药物之间的直接对比时难免存在偏差。

在许多研究中ACEI与ARB存在不均衡的剂量对比，这也是造成两者疗效差异的原因之一。鉴于ACEI在心血管疾病治疗有效性方面的证据明显多于ARB，特别是在降低心肌梗死、全因死亡等风险方面，目前各国指南关于降压治疗药物的推荐，ACEI与ARB具有同等地位，均为一线的降压药物；但对高血压合并冠心病和心力衰竭的患者，仍首先推荐ACEI，在AECI不能耐受的情况下推荐使用ARB。

三、ACEI与ARB的不良反应

随着ARB在临床上的广泛应用，越来越多的药物相关不良反应被发现，ARB的不良反应与AECI大多相似，但发生率上存在差异。绝大多数患者对ARB耐受良好，相对常见的不良反应如下。①咳嗽：由于ARB不影响AEC的活性，故ARB引起的咳

嗽的发生率较AECI明显降低，大多数患者因AECI引起咳嗽后改为ARB后症状消失，不过也有极少数的病例报道应用氯沙坦、缬沙坦后可出现咳嗽；②首剂低血压：以口服吸收快、生物利用度高的药物常见，更多见于使用大剂量利尿药后、低钠状态、伴心脏病、低血容量或多种降压药物联合使用的患者；③高钾血症：ARB能抑制醛固酮分泌，可使血钾浓度升高，常见于肾功能不全或肾动脉狭窄、慢性心力衰竭、老年、糖尿病合并代谢性酸中毒、补充钾盐或合用保钾利尿药、β受体阻滞剂、肝素或非甾体抗炎药物的患者；④急性肾衰竭：在严重脱水、应用大剂量利尿药或合用非甾体类消炎药情况下，以及在伴有严重心力衰竭、肾动脉狭窄的患者较易发生，与ARB扩张肾小球出球小动脉为主，使肾小球囊内压进一步下降、肾小球滤过率进一步减少所致；⑤血管性水肿：罕见，较AECI明显降低；⑥胎儿畸形：有少量的病例报道在妊娠各期应用ARB可引起胎儿畸形，各大指南均将RAS抑制剂用于妊娠合并高血压列为禁忌。

（曾梦颖　严晓伟）

参考文献

[1] DE GASPARO M, HUSAIN A, ALEXANDER W, et al. Proposed update of angiotensin receptor nomenclature [J]. Hypertension, 1995, 25 (5): 924-927.

[2] STOLL M, UNGER T. Angiotensin and its AT2 receptor: new insights into an old system [J]. Regul Pept, 2001, 99 (2-3): 175-182.

[3] MCCARTHY C A, WIDDOP R E, DENTON K M, et al. Update on the angiotensin AT (2) receptor[J]. Curr Hypertens Rep, 2013, 15(1): 25-30.

[4] STOLL M, UNGER T. Angiotensin and its AT2 receptor: new insights into an old system [J]. Regul Pept, 2001, 99 (2-3): 175-182.

[5] WEBER M A, BYYNY R L, PRATT J H, et al. Blood pressure effects of the angiotensin II receptor blocker, losartan [J]. Arch Intern Med, 1995, 155 (4): 405-411.

[6] WU M Y, MA X J, YANG C, et al. Effects of allisartan, a new AT (1) receptor blocker, on blood pressure and end-organ damage in hypertensive animals [J]. Acta Pharmacol Sin, 2009, 30 (3): 307-313.

[7] NASH D T. Rationale for combination therapy in hypertension management: focus on angiotensin receptor blockers and thiazide diuretics [J]. South Med J, 2007, 100 (4): 386-392.

[8] MATAVELLI L C, HUANG J, SIRAGY H M. Angiotensin AT_2 receptor stimulation inhibits early renal inflammation in renovascular hypertension [J]. Hypertension, 2011, 57 (2): 308-313.

[9] LEE H Y, OH B H. Fimasartan: a new angiotensin receptor blocker [J]. Drugs, 2016, 76 (10): 1015-1022.

[10] YI S, KIM J W, KIM T E, et al. Effect of multiple doses of fimasartan, an angiotensin II receptor antagonist, on the steady-state pharmacokinetics of digoxin in healthy volunteers [J]. Int J Clin Pharmacol Ther, 2011, 49 (5): 321-327.

[11] OGIHARA T, UESHIMA K, NAKAO K, et al. Long-term effects of candesartan and amlodipine on cardiovascular morbidity and mortality in Japanese high-risk hypertensive patients: the Candesartan Antihypertensive Survival Evaluation in Japan Extension Study (CASE-J Ex) [J]. Hypertens Res, 2011, 34 (12): 1295-1301.

[12] CONLIN P R, SPENCE J D, WILLIAMS

B, et al. Angiotensin II antagonists for hypertension: are there differences in efficacy? [J]. Am J Hypertens, 2000, 13 (4 Pt 1): 418-426.

[13] HERAN B S, WONG M M, HERAN I K, et al. Blood pressure lowering efficacy of angiotensin receptor blockers for primary hypertension [J]. Cochrane Database Syst Rev, 2008 (4): CD003822.

[14] SMITH T R, PHILIPP T, VAISSE B, et al. Amlodipine and valsartan combined and as monotherapy in stage 2, elderly, and black hypertensive patients: subgroup analyses of 2 randomized, placebo-controlled studies [J]. J Clin Hypertens (Greenwich), 2007, 9 (5): 355-364.

[15] OGAWA H, KIM-MITSUYAMA S, MATSUI K, et al. Angiotensin II receptor blocker-based therapy in Japanese elderly, high-risk, hypertensive patients [J]. Am J Med, 2012, 125 (10): 981-990.

[16] BONANNI L, DALLA VESTRA M. Oral renin inhibitors in clinical practice: a perspective review [J]. Ther Adv Chronic Dis, 2012, 3 (4): 173-181.

[17] SOLOMON S D, SHIN S H, SHAH A, et al. Effect of the direct renin inhibitor aliskiren on left ventricular remodelling following myocardial infarction with systolic dysfunction [J]. Eur Heart J, 2011, 32 (10): 1227-1234.

[18] WINKELMAYER W C, FISCHER M A, SCHNEEWEISS S, et al. Angiotensin inhibition after myocardial infarction: does drug class matter? [J]. J Gen Intern Med, 2006, 21 (12): 1242-1247.

[19] MCMURRAY J J, HOLMAN R R, HAFFNER S M, et al. Effect of valsartan on the incidence of diabetes and cardiovascular events [J]. N Engl J Med, 2010, 362 (16): 1477-1490.

[20] YUSUF S, TEO K, ANDERSON C, et al. Effects of the angiotensin-receptor blocker telmisartan on cardiovascular events in high-risk patients intolerant to angiotensin-converting enzyme inhibitors: a randomised controlled trial [J]. Lancet, 2008, 372 (9644): 1174-1183.

[21] LI E C, HERAN B S, WRIGHT J M. Angiotensin converting enzyme (ACE) inhibitors versus angiotensin receptor blockers for primary hypertension [J]. Cochrane Database Syst Rev, 2014, 2014 (8): CD009096.

[22] MCMURRAY J, SOLOMON S, PIEPER K, et al. The effect of valsartan, captopril, or both on atherosclerotic events after acute myocardial infarction: an analysis of the Valsartan in Acute Myocardial Infarction Trial (VALIANT) [J]. J Am Coll Cardiol, 2006, 47 (4): 726-733.

[23] REBOLDI G, ANGELI F, CAVALLINI C, et al. Comparison between angiotensin-converting enzyme inhibitors and angiotensin receptor blockers on the risk of myocardial infarction, stroke and death: a meta-analysis [J]. J Hypertens, 2008, 26 (7): 1282-1289.

[24] OHTSUBO T, SHIBATA R, KAI H, et al. Angiotensin-converting enzyme inhibitors versus angiotensin receptor blockers in hypertensive patients with myocardial infarction or heart failure: a systematic review and meta-analysis [J]. Hypertens Res, 2019, 42 (5): 641-649.

[25] STRIPPOLI G F, CRAIG M, DEEKS J J, et al. Effects of angiotensin converting enzyme inhibitors and angiotensin II receptor antagonists on mortality and renal outcomes in diabetic nephropathy: systematic review

[J]. BMJ, 2004, 329 (7470) : 828.

[26] XU R, SUN S, HUO Y, et al. Effects of ACEIs versus arbs on proteinuria or albuminuria in primary hypertension: a Meta-Analysis of Randomized Trials [J]. Medicine (Baltimore), 2015, 94 (39) : e1560.

[27] SAVARESE G, COSTANZO P, CLELAND J G, et al. A meta-analysis reporting effects of angiotensin-converting enzyme inhibitors and angiotensin receptor blockers in patients without heart failure [J]. J Am Coll Cardiol, 2013, 61 (2) : 131-142.

[28] MAROTT S C, NIELSEN S F, BENN M, et al. Antihypertensive treatment and risk of atrial fibrillation: a nationwide study [J]. Eur Heart J, 2014, 35 (18) : 1205-1214.

第五章 钙通道阻滞剂

第一节 概述

钙通道阻滞剂（calcium channel blocker，CCB），又称钙离子拮抗剂（calcium antagonist），是一类选择性地阻滞钙离子（Ca^{2+}）经细胞膜上的Ca^{2+}通道进入细胞内，从而减少细胞内Ca^{2+}浓度并发挥相应治疗作用的药物。

Ca^{2+}是重要的细胞内第二信使，参与机体多种生理功能的调节，如心肌活动、平滑肌张力、神经递质释放、腺体分泌等。虽然细胞外液的Ca^{2+}浓度显著高于细胞内，但由于细胞膜对离子通透的选择性，静息时只有少量Ca^{2+}被动扩散进入细胞内。当细胞兴奋时，钙离子顺浓度梯度通过钙离子通道流入细胞内。细胞内的Ca^{2+}通常以结合状态贮存于肌浆网、线粒体或细胞内侧，内流的Ca^{2+}促使细胞内贮存的Ca^{2+}从结合部位释放，即Ca^{2+}引起的Ca^{2+}释放。内流和内释的Ca^{2+}一起使胞浆内的Ca^{2+}迅速上升到细胞活动所需的高浓度。活动完成后，通过细胞膜上的Ca^{2+}泵和Na^{+}-Ca^{2+}交换器将Ca^{2+}排出细胞和被细胞器摄取、贮存，细胞内Ca^{2+}浓度又恢复至静息时的低水平。

钙离子通道是跨膜糖蛋白，广泛存在于机体各种类型的组织细胞，选择性地允许钙离子通过，从而调节细胞内外钙离子的浓度。钙离子通道分为电压依赖性和受体控制性两种。电压依赖性钙通道是跨细胞膜异源多聚体蛋白质，其开放与电压有关。按照药理学特性可分为L、N、P、Q、R及T型。受体控制的钙通道与细胞膜受体（ryanodine和三磷酸肌醇受体等）偶联，特异性受体激动剂与受体结合后使其开放。受体控制的钙通道广泛存在于不同组织，参与血小板聚集、血管收缩、一氧化氮释放、痛觉传导及腺体分泌等生理功能。钙通道通常都由多个亚单位组成，例如，L型电压依赖性钙通道含有α_1、α_2、β、γ、δ 5个亚单位，离子孔道在α_1亚单位。α1亚单位是决定通道电压和药物敏感性的重要亚单位，由4个同源的重复结构（Ⅰ～Ⅳ）连接而成，每个重复结构含有6个α螺旋跨膜区段（S_1～S_6）及其连接肽链。连接S_5～S_6的肽链部分贯穿细胞膜内外，形成S_5～S_6袢，孔道区位于S_5～S_6袢，称为孔道袢；S_4含有许多带正电荷的氨基酸残基，膜电位变化时可在膜内移动，是通道的电压感受器。

自20世纪60年代起，随着科学界对钙离子通道的认识不断深入，阻断电压－依赖性钙离子通道的药物的研究和开发非常迅速。1962年，第一个钙通道阻滞剂维拉帕米在欧洲用于抗心律失常和扩张冠状动脉治疗。1972年，第一个二氢吡啶类钙通道阻滞剂硝苯地平在欧洲进入临床应用，主要用于扩张冠状动脉治疗。1974年，地尔硫䓬在日本诞生，同样主要用于扩张冠状动脉治疗。在此后的10年间，对血管平滑肌钙通道的高选择性的二氢吡啶类钙通道阻滞剂得到了快速发展，产生了一系列药物，广泛应用于高血压等多种心血管疾病的治疗，如目前普遍应用的氨氯地平等。

（亢园园　王继光）

第二节 钙通道阻滞剂的药理作用

一、扩血管作用

CCB通过阻滞细胞膜上的钙通道减少Ca^{2+}内流，促使血管平滑肌舒张，降低外周血管阻力，降低血压。如果扩张血管的作用既明显又快速，则会反射性地激活交感神经，从而导致心率加快和心输出量增加等效应。

CCB除了通过扩张血管发挥降压作用，在不同器官还可以通过扩张血管发挥其他治疗作用。例如，通过扩张冠状动脉，可以降低冠状动脉的外周血管阻力，改善心脏循环，缓解冠心病患者心肌缺血，治疗心绞痛。在脑循环系统，除了相似的扩张血管、改善缺血作用，有些药物还可以预防和治疗局部脑血管痉挛收缩，因此是治疗蛛网膜下腔出血的有效药物，如尼莫地平。CCB在肾脏的作用较复杂。二氢吡啶类药物通常仅扩张入球小动脉，因此，升高肾小球囊内压，增加肾小球滤过率，从而产生某种程度的利尿作用；非二氢吡啶类药物以及部分二羟吡啶类药物，不仅扩张入球小动脉，也有一定程度的扩张出球小动脉作用，因此可以降低肾小球滤过压，不改变或降低肾小球滤过率。

CCB类药物除了通过扩张动脉血管降低血压外，部分药物还可能因为其亲脂化学特性作用于血管平滑肌细胞乃至内皮细胞，发挥更多作用。部分CCB可抑制多种生长因子所导致的细胞内Ca^{2+}浓度升高，从而抑制血管平滑肌的增生和向内膜迁移。部分CCB作用于动脉内皮细胞，抑制内皮素的合成和收缩血管作用；加强内皮依赖性舒张，保护血管内皮细胞的结构完整性。此外，CCB还可能抑制中性粒细胞和巨噬细胞的趋化活动，抑制或预防脂质氧化所致之损伤，抑制基质的合成，或阻滞钙在斑块的沉积等。这些作用都可能最终转化为对动脉粥样硬化斑块的预防和治疗作用，因此，CCB类药物除了其扩张血管降低血压的作用，还可能具有更多心血管治疗与保护作用，这也很可能是其在大样本临床试验研究中能够有效预防心脑血管并发症的重要机制之一。

二、心脏作用

心脏的兴奋性、自律性与传导性均受到细胞内Ca^{2+}浓度的调节。因此，CCB类药物除了其对动脉系统尤其是小动脉的扩张作用外，还具有重要的心脏作用，尤其是对血管平滑肌选择性较低的非二氢吡啶类药物。

通过阻断心肌细胞Ca^{2+}内流，降低胞浆内游离Ca^{2+}浓度，可减弱心肌收缩力，呈负性肌力作用。心肌收缩力减弱时，心脏作功降低，心肌耗氧相应减少。通过阻断窦房结及房室结细胞Ca^{2+}内流，可降低窦房结的自律性，减慢心率。通过减慢房室结的传导速度，延长有效不应期，从而消除折返激动，故临床上常使用维拉帕米或地尔硫䓬用于治疗折返引起的室上性心动过速；因为相似的对自律性的作用，维拉帕米也曾用于治疗各种类型的前期收缩。二氢吡啶类药物的负性频率和负性传导作用通常不明显。

CCB类药物还可能通过优化心肌细胞能量代谢和抑制心肌细胞肥大等机制发挥心脏作用。通过减少Ca^{2+}内流，阻止钙超载，减少ATP的分解，有利于线粒体将堆积的Ca^{2+}排出，从而降低异常代谢物质在细胞内的堆积，保护心肌。通过减少某些内源性生长因子的释放和/或拮抗其促生长作用，抑制或逆转心肌细胞肥大。

三、非心血管作用

部分对心血管系统钙通道选择性较低的CCB还可能作用于心血管系统之外的平滑肌细胞，比如食管、胆道、生殖泌尿系统、呼吸系统平滑肌等。维拉帕米类对消化道平滑肌的作用明显，长期应用时可引起便秘。硝苯地平对子宫平滑肌有舒张作用，因此在部分指南或共识中推荐用于妊娠期血压管理。

CCB阻滞Ca^{2+}内流，降低血小板内的Ca^{2+}浓度，可使血小板的释放功能障碍，血小板聚集受阻。大剂量CCB可抑制垂体分泌催产素和加压素，阻止垂体分泌促肾上腺皮质激素、促性腺激素、促甲状腺素及胰岛素、醛固酮，抑制去甲肾上腺素释放等。有研究显示，CCB能抑制肿瘤耐药基因过度表达，恢复其对抗肿瘤药物的敏感性。也有研究提示，CCB可阻止结核分枝杆菌的感染，从而发挥预防结核感染的作用。

根据药物对钙通道的选择性，可分L型、其他电压依赖性和非选择性CCB。

目前临床上常用的CCB都是阻断L型钙离子通道的药物，结合部位均在钙通道的α_1亚单位。根据其在α_1亚单位上的结合位点，又可进一步分为三个亚类：第一类是二氢吡啶类，包括硝苯地平、氨氯地平、尼莫地平、尼卡地平、尼群地平、尼索地平、非洛地平、伊拉地平、尼伐地平、拉西地平、马尼地平、贝尼地平、巴尼地平等很多种药物。二氢吡啶类钙通道阻滞剂因为对血管平滑肌的选择性较高，因而其扩张血管的作用较强，副作用也比较少，普遍用于降压治疗；第二类是地尔硫䓬类，目前临床应用的主要是地尔硫䓬；第三类是苯烷胺类，主要是维拉帕米。临床上通常将后两种即地尔硫䓬与维拉帕米统称为非二氢吡啶类CCB。非二氢吡啶类钙通道阻滞剂因为除了扩张血管外，还减慢心率，其治疗作用较多，但因为血管选择性较低，因此副作用也较多见。

选择性地作用于其他电压依赖性Ca^{2+}选择性通道的药物主要包括：作用于T通道的脉搏地尔及粉防己碱；作用于N通道的ω-conotoxin-GVIA/MVIID和作用于P通道的ω-agatoxins等。非选择性钙通道调节物主要包括：芬地林、普尼拉明、苄普地尔、卡罗维林、桂利嗪、氟桂利嗪等。这些药物在钙通道阻滞剂的研究和发展过程中发挥了重要作用，但是目前在临床上已经很少使用。

（亢园园　王继光）

第三节 钙通道阻滞剂的临床应用

一、二氢吡啶类CCB的临床应用

二氢吡啶类CCB最初主要用于治疗冠心病心绞痛，因此硝苯地平曾被称为“心痛定”。随着长效制剂的出现，二氢吡啶类CCB才越来越多了用于降压治疗，经过近半个世纪的发展已成为包含多个药物的最大一类降压药物。

二氢吡啶类CCB扩血管作用强，降压作用也较强。因为其较强的扩血管作用，也会产生相应的不良反应，包括反射性交感神经激活，导致心跳加快、面部潮红、头痛等；长期使用，少数患者会出现脚踝部水肿、牙龈增生等。二氢吡啶类CCB没有绝对禁忌证，但心动过速与急性左心功能衰竭患者应慎用。严重动脉粥样硬化患者，硝苯地平等短效药物可能因为血压快速下降导致脏器灌注不足，另外还可能导致所谓的健康血管从病变血管“窃血”现象，因此急性冠脉综合征、急性缺血性脑卒中患者一般不推荐使用。

由于短效二氢吡啶类CCB作用的持续时间较短，而且会导致低血压，因此，二氢吡啶类CCB治疗高血压的历史实际上是不断寻求长效制剂的艰难探索过程。短效硝苯地平、非洛地平等药物都研制成功了缓释制剂，前者还开发了控释制剂。缓/控释制剂显著延长了这些药物的作用时间，可以每日2次乃至1次使用，疗效显著提高；峰值血药浓度显著降低，副作用也显著减少或减轻，耐受性显著改善，因此广泛用于高血压的治疗。与此同时，又陆续成功开发了多个分子长效的药物，包括氨氯地平、拉西地平、乐卡地平等十余种化合物。这些药物或者因为半衰期长，或者因为特殊的细胞膜内控制释放机制，均可每日1次服药控制24小时血压，不仅降压疗效更平稳，不良反应也较少。

这些长效药物的出现，特别是分子长效药物的出现，从根本上改变了高血压的治疗与管理。每日1次服药，不仅显著提升治疗作用、减少副作用，而且因为服药次数更少，显著提高了高血压治疗的依从性。氨氯地平作为这类药物的代表进行了多个大样本的临床试验，与所有其他几大类降压药物都进行了头对头对比的随机对照的临床试验，包括噻嗪类利尿药、β受体阻断剂、α受体阻断剂、血管紧张素转换酶抑制剂、血管紧张素受体拮抗剂等。在这些试验中，氨氯地平预防脑卒中、心肌梗死、心血管死亡等高血压主要并发症的作用显著优于其他几类药物，但对于心力衰竭与肾脏事件等则无明显优势。正是因为这些强有力的临床试验证据，氨氯地平已成为全球范围内最常用的降压药物。为了能够更加合理地应用这一药物，我们因此专门撰写了其临床应用的中国专家建议。

二氢吡啶类CCB也是中国高血压患者人群中直接临床试验证据最充分的一类降压药物。在20世纪80—90年代进行的中国老年收缩期高血压降压治疗临床试验中，一线降压药物为尼群地平。尽管该药仅为中效CCB，仍然观察到了显著的降压作用，和脑卒中等高血压并发症的预防作用，各种心脑血管并发症的风险下降幅度和使用噻嗪类利尿药氯噻酮的美国老年收缩期高血压降压治疗临床试验相似。在此基础上，中国又使用非洛地平进行了强化降压治疗临床试验，尽管在已经使用12.5mg小剂量氨氯地平的情况下血压进一步下降的幅度并不大，收缩压与舒张压仅下降4/2mmHg，但也看到了脑卒中与所有心血管事件风险的显著下降。从这些试验也可以看出，二氢吡啶类CCB可能对中国乃至亚洲地区高血压患者控制血压具有特殊意义。我们因此联合亚洲地区专家共同撰写了《CCB临床应用的亚洲专家共识》，建议在亚洲人群中更优先使用二氢吡啶类CCB，以提高降压治疗的达标率，充分发挥降压治疗预防心脑血管并发症的作用。

二氢吡啶类CCB主要用于降压治疗，但有研究显示这类药物可能具有一定程度的预防和逆转动脉粥样硬化的作用，这对冠心病等动脉粥样硬化性疾病的患者，很可能具有重要意义。拉西地平进行了以颈动脉内中膜厚度和斑块为研究终点的随机对照的临床试验，在长达4年的随访中，拉西地平与阿替洛尔相比，显著降低内中膜增厚的速度，有效预防颈动脉斑块，减缓其进展。把所有随机对照的临床试验进行汇总分析，也可以看到二氢吡啶类CCB对于颈动脉内中膜增厚的预防作用显著优于其他种类的降压药物。基于此，我们撰写了《CCB预防动脉粥样硬化的中国专家共识》，希望能够充分发挥这类药物的作用，更有效预防各种动脉粥样硬化性心脑血管并发症发生。

二、非二氢吡啶类CCB在降压治疗中的应用

缓释制剂技术不仅提升了二氢吡啶类CCB在降压治疗中的临床应用价值，也成就了两个非二氢吡啶类CCB降压药物，即缓释维拉帕米和缓释地尔硫䓬。前者长期用于抗心律失常治疗，曾用名是“异博定”，现在还把缓释维拉帕米称为“缓释异博定”；而后者曾主要用于治疗冠心病心绞痛。经过缓释改造后，这两种药物均可每日一次服药，治疗高血压。

非二氢吡啶类CCB并非指南推荐的优先选择使用的降压药物，主要作为β受体阻断剂禁忌时的替代降压药物。主要原因是这两类药物影响心脏的兴奋性、自律性和传导性，因此，尽管并非绝对禁忌，通常不与β受体阻断剂联合使用，在严重房室传导阻滞（二度Ⅱ型和三度）和射血分数降低的心力衰竭患者禁忌使用。另外，缓释维拉帕米还有便秘等较常见的不良反应。但这两类药物都有独特的临床应用价值。因为对肾素-血管紧张素系统没有明显影响，因此可以在筛查原发性醛固酮增多症时用于降压治疗，以确保血浆肾素和醛固酮检测的准确性。另外，对于蛋白尿和肾功能不全的患者，这些药物不仅降压作用强，也可以有效改善肾功能或延缓肾功能不全的进展。

两个药物都进行过一些较大规模的随机对照临床试验研究。缓释维拉帕米在合并冠心病的高血压患者中进行了INVEST研究，在高血压患者中进行了CONVINCE研究。在INVEST研究中与阿替洛尔进行对比，主要终点事件（脑卒中、心肌梗死、心血管死亡）没有观察到明显差异。在CONVINCE研究中，与阿替洛尔或氢氯噻嗪对比，主要终点事

件（脑卒中、心肌梗死、心血管死亡）同样没有观察到显著差异。地尔硫䓬主要在高血压患者中进行了NORDIL试验，试验之初用的是地尔硫䓬片，试验开始之后不久换成了缓释片。与利尿药或β受体阻断剂为基础的降压治疗进行对比，尽管随访期间地尔硫䓬组收缩压比对照组高3mmHg，主要终点（脑卒中、心肌梗死、心血管死亡）没有任何差异（$P=0.97$），地尔硫䓬治疗组与对照组相比脑卒中风险低20%（$P=0.04$）。这些试验都未显示缓释维拉帕米或缓释地尔硫䓬对主要终点事件有明显优势，但也没有明显劣势，为这些药物作为β受体阻断剂替代药物提供了重要的临床试验证据。

（亢园园　王继光）

参考文献

[1] ZAMPONI G W，STRIESSNIG J，KOSCHAK A，et al. The physiology，pathology，and pharmacology of voltage-gated calcium channels and their future therapeutic potential [J]. Pharmacol Rev，2015，67（4）: 821-870.

[2] WANG J G，LI Y，FRANKLIN S S，et al. Prevention of stroke and myocardial infarction by amlodipine and Angiotensin receptor blockers: a quantitative overview [J]. Hypertension，2007，50（1）: 181-188.

[3] 苯磺酸氨氯地平临床应用中国专家建议 [J]. 中华内科杂志，2009，48（11）: 974-979.

[4] LIU L，WANG J G，GONG L，et al. Comparison of active treatment and placebo in older Chinese patients with isolated systolic hypertension. Systolic Hypertension in China（Syst-China）Collaborative Group [J]. J Hypertens，1998，16（12 Pt 1）: 1823-1829.

[5] LIU L，ZHANG Y，LIU G，et al. The Felodipine Event Reduction（FEVER）study: a randomized long-term placebo-controlled trial in Chinese hypertensive patients [J]. J Hypertens，2005，23（12）: 2157-2172.

[6] WANG J G，KARIO K，LAU T，et al. Use of dihydropyridine calcium channel blockers in the management of hypertension in Eastern Asians: a scientific statement from the Asian Pacific Heart Association [J]. Hypertens Res，2011，34（4）: 423-430.

[7] ZANCHETTI A，BOND M G，HENNIG M，et al. Calcium antagonist lacidipine slows down progression of asymptomatic carotid atherosclerosis: principal results of the European Lacidipine Study on Atherosclerosis（ELSA），a randomized，double-blind，long-term trial [J]. Circulation，2002，106（19）: 2422-2427.

[8] WANG J G，STAESSEN J A，LI Y，et al. Carotid intima-media thickness and antihypertensive treatment: a meta-analysis of randomized controlled trials [J]. Stroke，2006，37（7）: 1933-1940.

[9] 钙离子通道阻断剂抗动脉粥样硬化中国专家共识（2011）写作组. 钙离子通道阻断剂抗动脉粥样硬化中国专家共识（2011）[J]. 中华老年医学杂志，2011，30（10）: 793-799.

[10] PEPINE C J，HANDBERG E M，COOPER-DEHOFF R M，et al. A calcium antagonist vs a non-calcium antagonist hypertension treatment strategy for patients with coronary artery disease. The International Verapamil-Trandolapril Study（INVEST）: a randomized controlled trial [J]. JAMA，2003，290（21）: 2805-2816.

[11] BLACK H R，ELLIOTT W J，GRANDITS G，et al. Principal results of the controlled onset verapamil investigation of cardiovascular end points（CONVINCE）trial [J]. JAMA，2003，289（16）: 2073-2082.

[12] HANSSON L, HEDNER T, LUND-JOHANSEN P, et al. Randomised trial of effects of calcium antagonists compared with diuretics and beta-blockers on cardiovascular morbidity and mortality in hypertension: the Nordic Diltiazem (NORDIL) study [J]. Lancet, 2000, 356 (9227): 359-365.

第六章 α受体阻滞剂

α受体阻滞剂（alpha blockers）能选择性的与α肾上腺素能受体结合，其本身不激动或者较少激动肾上腺素受体，它能妨碍去甲肾上腺素能神经递质及肾上腺素受体激动药与α受体结合，从而产生抗肾上腺素作用。

α受体阻滞剂能将肾上腺的升压作用翻转为降压，这个现象称之为“肾上腺作用的翻转”（adrenaline reversal），这可以解释为α受体阻滞药物选择性地阻断了与血管收缩有关的α受体，仅留下于血管舒张有关的β受体，以至于肾上腺素的血管收缩作用被取消，而血管舒张作用得以充分的体现出来。

第一节 α受体分型及生理功能

国际药理联合会受体命名与药物分会根据肾上腺素受体（adrenergic receptor，AR）与其配体结合特性及功能等差异，将AR分为α亚型（包括α_1和α_2）β亚型（包括β_1、β_2、β_3）两大类。α_1-ARs在许多生理过程中发挥重要作用，包括平滑肌收缩、心肌变时变力、肝糖原代谢等。大量药理学研究表明，结构同源但具不同特性的α_1-ARs亚型，调控上述生理过程。不同组织细胞上的。α_1-ARs的药理学特性并不均一，存在多种亚型，按照国际药理联合会受体命名与药物分类委员会规定，将其分为α_{1A}、α_{1B}和α_{1D} 3种亚型。根据该受体与激动剂和拮抗剂亲和力的不同，以及对烷化剂氯乙烷、可乐定敏感度的差异，首先进行鉴定。α_{1A}-AR和α_{1B}-AR。此后，应用cDNA分子克隆技术，克隆出人类3种α_1-ARs（A、B、D）亚型。

近年来，应用分子生物学技术、放射配体结合技术、拮抗 剂功能分析等手段，对α_1-ARs亚型的蛋结构、分类、分布等各方面的研究均取得很大进展。

一、α_1-AR的结构及分布

（一）α_1-AR的结构

α_1-ARs属于G蛋白偶联受体（G protein-coupled receptors，GPCRs），为单一的多肽链，包含7个跨膜螺旋。α_1-ARs的3种亚型的氨基末端均位于细胞外，但长度不尽相同，氨基端均位于细胞内，氨基酸序列的同源性较小，但该区域大约在第7个跨膜螺旋后的第16个氨基酸中有1个保守的半胱氨酸残基，可能与翻译后的硫酯化过程有α_1-ARs跨膜区域由3个细胞内和3个细胞外回环结构组成。3种受体亚型中，构成这些回环的氨基酸尽管有所不同，但长度基本相似。第1个和第2个细胞外回环结构均含有1个半胱氨酸残基。半胱氨酸残基在所有GPCRs中均是高度保守的，由于它涉及二硫键的形成，因此对于蛋白质的折叠和磷酸化及在质膜中的表达均发挥关键作用。

（二）α_1-AR的分布

采用Western blot方法研究脑、心脏、肾脏、肝脏、输精管、前列腺、肾上腺等组织中，α_1-ARs各亚型蛋白的表达情况，发现α_1-AR亚型绝大部分分布在脑、心脏、血管、肝、输精管、肾上腺，少部分分布在肾脏、前列腺；α_{1B}-AR受体亚型在脑、心脏分布较高；而α_{1D}受体亚型在脑分布较高。大脑皮质中的3种亚型受体随着年龄的增长而增加，其中α_{1B}亚型在心脏中的分布随年龄的增长而增加，在肝脏的分布随年龄的增长而减少。在肝脏、肾脏、心脏的α_{1D}和α_{1A}亚型不受年龄的影响。研究表明，α_1-AR在不同亚细胞结构上的表达存在差异。现已知α_1-AR主要表达在细胞内，但在成纤维细胞和血管平滑肌细胞表面也有一定程度的表达；α_{1B}-AR

主要表达在细胞膜表面；而α_{1B}-AR主要表达在细胞内和细胞核周围。

二、α_1-AR结构改变导致其生理功能的变化

（一）羧基端结构改变

在结构上，GPCRs是1条单一的多肽链，包含一段胞外氨基末端（N端）、7个由22～28个疏水性氨基酸组成的α螺旋形成的跨膜结构域，以及1个胞内的羧基末端（C端）。连接疏水性氨基酸跨膜片段的亲水性氨基酸片段组成3个细胞外环与3个细胞内环。在GPCRs结构中，胞外N端或跨膜区形成配体结合域，位于胞内侧的C末端包含丝氨酸和苏氨酸的磷酸化位点，而连接跨膜区段的胞内环和C末端形成G蛋白结合域。配基与受体结合后，将信号传递给受体偶联的G蛋白，导致下游信号的产生，受体与配基结合后发生的构象变化决定了下游信号的特异性，而C-端在G蛋白活化幅度方面起键作用，同时C-端的近端也参与受体与G蛋白的偶联。C-端截短的α_{1B}-AR突变体则表现出激动剂依赖的磷酸化和受体内陷作用的消失。

（二）二聚化

α_1-ARs的3种亚型均可形成同源二聚体，但是异源二聚体只发生在α_{1B}-AR与α_{1A}之间，α_{1A}-AR与α_{1D}-AR的二聚体并未发现，表明异二聚体的形成仅发生在亚型的特定组合之间。

（三）点突变

α_1-ARs结构上关键位点的氨基酸对其生理功能至关重要，关键位点的氨基酸突变体在受体磷酸化、脱敏、受体异构化及受体与激动剂结合的亲和力等生理功能方面均会发生改变。G蛋白偶联受体激酶2（G protein-coupled receptor kinase 2，GRK2）介导的Ser404、Ser408和Ser410的磷酸化可能引发α_1-AR的脱敏。缺乏这3种丝氨酸的受体，α_1-AR通过GRK2介导受体脱敏的能力受损，导致受体组成型激活。

α_1-ARs结构改变导致其生理功能的变化，以及该受体在生理和病理过程中的调节作用。研究α_1-ARs激活参与的生物学过程，有助于了解人类疾病，尤其是心脑血管疾病的发生与发展过程。了解心脑血管疾病的分子基础，对后续心脑血管疾病的早期检测、诊断、预防及新的治疗策略提供可能。

（孙宁玲）

第二节 α受体阻滞剂的分类

α受体为传出神经系统的受体，根据其作用特性与分布不同分为两个亚型：α_1和α_2。α_1受体主要分布在血管平滑肌（如皮肤、黏膜血管，以及部分内脏血管），激动时引起血管收缩；α_1受体也分布于瞳孔开大肌，激动时瞳孔开大肌收缩，瞳孔扩大。α_2受体主要分布在去甲肾上腺素能神经的突触前膜上，受体激动时可使去甲肾上腺素释放减少，对其产生负反馈调节作用。α受体阻滞剂能选择性地与α受体结合，竞争性阻断神经递质或α受体激动药与α受体结合，从而拮抗α受体激动所产生的一系列效应。α受体阻断药能选择性地与α受体结合，拮抗去甲肾上腺素能神经递质或激动剂对α受体的激动作用，对β受体基本无作用。α受体阻断药能阻断儿茶酚胺对血管平滑肌的收缩作用，使收缩状态的小动脉舒张，产生降压效应。

一、分类

根据药物作用持续时间的不同，可将α受体阻滞剂分为两类。

一类是能与儿茶酚胺互相竞争受体而发挥α受体阻滞作用的药物，因为与α受体结合不甚牢固，起效快而维持作用时间短，称为短效α受体阻断药，又称竞争性α受体阻断。常用的有酚妥拉明和妥拉唑啉（苄唑啉）。

另一类则与α受体以共价键结合，结合牢固，具有受体阻断作用强、作用时间长等特点，称为长效类α受体阻滞剂，又称非竞争型α受体阻滞剂，

如酚苄明（苯苄胺）和哌唑嗪。

根据α受体阻滞剂对α受体亚型的选择性不同，可将其分为三类：①非选择性α受体阻滞剂；②$α_1$受体阻滞剂；③$α_2$受体阻滞剂。$α_1$受体阻滞剂对$α_2$受体阻断作用较弱，可避免负反馈减弱促神经递质释放作用，因而降低血压时不易引起反射性心率加快与血浆肾素活性增高。临床常用的此类药物有哌唑嗪、特拉唑嗪、多沙唑嗪、萘哌地尔等。

由于$α_1$受体阻滞剂应用时的首剂反应（体位性血压）、反射性心动过速及降压作用易产生耐受性等缺陷亦限制了这类药物的临床应用。

而萘哌地尔（naftopidil）是一种新型的α受体阻滞剂，除选择性作用于$α_1$受体外，同时具有阻滞钙通道及兴奋5-HT_{1A}受体的作用。除可以使血压降低，不使心率增快外，还具有改善良性前列腺肥大（BPH）所致的尿道梗阻症状的特点。萘哌地尔是一种苯基哌嗪衍生物，在体内保持稳定。

二、药理作用

（一）短效类α受体阻滞剂

本类药物与α受体结合力弱，易于解离，作用温和，维持时间短（1～1.5小时）。由于此类药与激动药之间有竞争性，又称竞争性α受体阻断药。

对血管的作用：通过阻断血管平滑肌$α_1$受体和直接舒张血管平滑肌作用，使血管扩张，外周阻力降低，血压下降。

对心脏的作用：由于直接扩张血管及阻断$α_1$受体，血压下降反射性引起心脏兴奋，使心肌收缩力加强、心率加快、心排出量增加。也可通过阻断去甲肾上腺素能神经末梢突触膜$α_2$受体，促使神经末梢释放去甲肾上腺素引起兴奋。

其他作用：有拟胆碱和拟组胺样作用，可使胃肠平滑肌兴奋，出现恶心、呕吐、腹痛、腹泻、胃酸过多等症状。

（二）长效α受体阻滞剂

本类药物与α受体以共价键结合，结合牢固具有受体阻断作用强、作用时间长等特点，又称非竞争性α受体阻滞剂。药理作用与短效类相似。该药起效缓慢、作用强而持久。其扩张血管及降压作用与血管功能状态有关。当交感神经张力高、血容量低或直立体位时，其扩张血管及降压作用明显。几种α受体阻滞剂药代动力学见表5-6-1。

表5-6-1　不同α受体阻滞剂的药代动力学参数

	剂型和剂量	代谢途径	排泄途径	蛋白结合率（%）	生物利用度（%）	消除半衰期（小时）
哌唑嗪	1mg，2mg	肝	胆汁与粪便	97	50～85	2～3
多沙唑嗪	控释片4mg	肝	胆汁与粪便	98	54	22
	常释片2mg	肝	63%粪便排泄	98	65	22
特拉唑嗪	1mg，2mg	肝	尿排出40%，粪便排出60%	90～94	90	9～12
奈哌地尔*	25mg	肝	尿与粪便	90	75	7～10

注：*引自戚玮琳，范维琥，戚文航.萘哌地尔的药理学研究和临床应用.中国新药杂志，2001，10（8）：580-582.

（孙宁玲）

第三节 α受体阻滞剂临床应用

α受体阻断被证实可以用于高血压的治疗，哌唑嗪最早用于高血压治疗的短效药物，由于首次剂量反应易发生直立性低血压和长期多服药会产生体内水钠潴留并引起耐药现象，而未被广泛应用。近来随着新的制剂的不断问世，该药物降压的效果明显，不良反应减少，还可以治疗男性良性前列腺肥大，减轻尿频、尿急等症状。

一、短效α受体阻滞剂的其他临床应用

（一）血管痉挛性疾病

可用于闭塞性脉管炎、雷诺病（肢体动脉痉挛）及冻伤后遗症等。

（二）顽固性充血性心力衰竭（多用于静脉药物）

通过扩张小动脉，使外周阻力下降，减轻心脏后负荷；通过扩张小静脉使回心血量减少，减轻心脏前负荷。同时使肺毛细血管压降低，减轻肺水肿，有利于改善冠脉供血，纠正心力衰竭。

（三）肾上腺嗜铬细胞瘤

用于该病骤发高血压危象及术前治疗。也可用于该病的鉴别诊断，有猝死的报道，应慎重使用。

二、长效α_1受体阻滞剂临床应用

（一）α_1受体阻滞剂在高血压治疗中的变迁

α_1受体阻滞剂的应用，经历30多年的历程。

1．哌唑嗪 是一种短效α_1受体阻滞剂，由于其半衰期很短，需要一天多次服用，它阻断血管壁上的α受体，血管扩张明显，直立性低血压的发生率偏高，易产生耐药性，需不断增加剂量来实现疗效，降压的同时增加了不良反应，在高血压治疗中尤其是老年高血压患者易带来摔倒的风险。

2．多沙唑嗪 是继哌唑嗪之后上市的α_1受体阻滞剂，具有降低血压、改善尿道阻塞症状的作用。美国曾做的大型药物临床试验ALLHAT研究——抗高血压和降脂治疗预防心肌梗死试验（anti-hypertensive and lipid-lowering treatment on prevent heart attack trial，ALLHAT）其采用随机双盲设计，将钙通道阻滞剂（氨氯地平5～10mg），ACEI（赖诺普利20～40mg）和α_1受体阻滞剂（多沙唑嗪2～8mg）与老的亦是公认的降压药物——噻嗪样利尿药氯噻酮2.5～5.0mg进行直接的比较，主要终点是致死性冠心病或非致死性心肌梗死，以及次要终点包括全因死亡、心力衰竭等。当试验进入2.5年时在多沙唑嗪与氯噻酮对比中发现：多沙唑嗪增加了25%心力衰竭的发生，而退出试验。研究者分析多沙唑嗪增加心力衰竭的原因，认为可能与多沙唑嗪具有剂量依赖性的扩血管及水肿的现象有关，氯噻酮本身的利尿效应有利于改善心力衰竭而多沙唑嗪则相反，对此口服的多沙唑嗪不建议在心力衰竭中应用。由于此药仍会引起直立位血压降低且增加心率，于是又开发出多沙唑嗪控释片，其剂型的改变使得发挥了零级药代动力学的药时曲线，从而减少了直立性低血压和心率增快的不良反应。

3．特拉唑嗪 是一种长效的选择性α_1-肾上腺素受体拮抗剂，通过减少总外周血管阻力从而使血压降低。特拉唑嗪的血管舒张、血压降低作用主要是由α_1-肾上腺素能受体阻断所引起的。在给药后15分钟内，特拉唑嗪使血压逐渐降低。在首次或前几次给药后可使血压急速下降，因此起始剂量为1mg，然后调整到某一固定剂量2mg或调整到某一特定血压终点（通常仰卧位的舒张压为90mmHg）。治疗一定时间后24小时动态血压测量显示，降压作用持续整个间期，心率未改变。目前临床广泛应用于前列腺肥大以及血压控制不良的高血压患者。

长效的α_1受体阻滞剂，主要用于高血压的治疗，同时也可用于前列腺肥大的患者。此类药物与利尿药、β受体阻滞剂、ACEI、CCB的降压效果相当，在疗效上与年龄、性别无关，在肾功能不全的患者使用这类药物降压反应可能强。多沙唑嗪、特拉唑

嗪对α_1受体的亲和力是哌唑嗪的1/2，但作用时间较长，能够维持24小时。

（二）作用机制

在高血压治疗中我们通常采用长效α_1受体阻滞剂，当α_1受体阻断后舒张小动脉和静脉，对立位和卧位血压均有降低作用，作用时间持久。临床试验表明α_1受体阻滞剂治疗高血压安全有效。此类药物降压时不影响心率与肾素分泌，除与不阻断α_2受体相关外，可能与其负性频率作用有关。α_1受体阻滞剂对肾血流量及肾小球滤过率均无明显影响。长期治疗还可降低血浆甘油三酯、总胆固醇、低密度脂蛋白-胆固醇的浓度，升高高密度脂蛋白-胆固醇浓度。

目前临床常用的主要是作用于外周的α受体阻滞剂包括特拉唑嗪、哌唑嗪、多沙唑嗪、乌拉地尔（静脉）等。

（三）适应证

1．有某些合并症的高血压 可用于糖尿病、周围血管病、哮喘及高脂血症的高血压患者。

2．联合降压治疗 已经使用足剂量的利尿药、β受体阻滞剂、CCB、ACEI、ARB等而血压尚未达标者，可考虑联合应用选择性α_1受体阻滞剂。

目前兼有α和β受体阻滞作用的药物正在被临床逐渐应用，一方面通过α_1受体阻滞作用使外周血管扩张、血管阻力下降，降低血压，同时防止交感神经张力反射性增加，在降低血压和肾脏血管阻力的同时不减少肾血流量和GFR；另一方面通过非选择性阻断β受体，可减慢心率、抑制心肌收缩力、减少心排血量等。此类药物的降压作用在低剂量时主要为β受体阻滞，高剂量时则主要为α_1受体阻滞。因此，α/β受体阻滞剂在高血压治疗中具有良好的应用前景。

（四）禁忌证

1．α受体阻滞剂静脉注射过快可引起心动过速、心律失常，诱发或加剧心绞痛，冠心病患者慎用。

2．α受体阻滞剂常见不良反应为直立性低血压、心动过速、鼻塞等，也可引起恶心、呕吐、腹痛、诱发或加剧消化道溃疡，少数患者出现嗜睡、乏力等中枢抑制症状，故直立性低血压患者禁用，胃炎、溃疡病、肾功能不全及心力衰竭患者慎用。

（五）临床用药注意事项

1．由于α受体阻滞剂常见恶心、呕吐、腹痛等胃肠道症状，所以高血压合并胃炎、溃疡病患者慎用。

2．α受体阻滞剂在应用过程中可能出现直立性低血压，建议患者初始用药时于睡前服用。服药过程中需监测立位血压，预防直立性低血压的发生。

3．如患者血压不能很好地控制，α受体阻滞剂可以联合β受体阻滞剂、ACEI、ARB、CCB、Diurtics利尿药，联合治疗时一般多在A＋C＋D的基础上再加α受体阻滞剂。

4．与β受体阻滞剂联合用于嗜铬细胞瘤患者降压治疗时，应注意用药顺序：先使用α受体阻滞剂，后使用β受体阻滞剂；停药顺序为：先停用β受体阻滞剂，后停用α受体阻滞剂。

5．怀疑为原发性醛固酮增多症的患者行肾素检查前需停用利尿药4周，停用β受体阻滞剂、ACEI、ARB、CCB 2周，停药期间的替代降压药物可选择特拉唑嗪、维拉帕米缓释片。

（孙宁玲）

参考文献

[1] 马力，杨泽平，母茜，等．α1-肾上腺素受体结构改变影响其生物学活性及生理功能的研究进展［J］．中国药理学通报，2019，35（6）：748-752.

[2] GUREVICH V V，GUREVICH E V．Molecular mechanisms of GPCR signaling：a structural perspective［J］．Int J Mol Sci，2017，18（12）：

2519.
[3] ROSENBAUM D M, CHEREZOV V, HANSON M A, et al. GPCR engineering yields high-resolution structural insights into beta2-adrenergic receptor function [J]. Science, 2007, 318 (5854) : 1266-1273.
[4] RASMUSSEN S G, CHOI H J, ROSENBAUM D M, et al. Crystalstructure of the human beta2 adrenergic G-protein-coupled receptor [J]. Nature, 2007, 450 (7168) : 383-387.
[5] PUPO A S, MINNEMAN K P. Interaction of neuronal nitric oxide synthase with alpha1-adrenergic receptor subtypes in transfected HEK-293 cells [J]. BMC Pharmacol, 2002, 2 (17) : 1-7.
[6] CHEN Z, HAGUE C, HALL R A, et al. Syntrophins regulate alphal D-adrenergic receptors through a PDZ domain-mediated interaction [J]. J Biol Chem, 2006, 281 (18): 12414-12420.
[7] 高血压合理用药指南（2019版）北京：人民卫生出版社，2017.

第七章 中枢性降压药

交感神经系统活性增高是高血压发病机制之一。正常状态下，当周围压力感受器发放的冲动投射至脑干的延髓部位的心血管调节中枢，在延髓腹外侧头端、孤束核、蓝斑核、腹外侧头端等部位的神经元上的多种受体起作用，调节交感神经传出冲动而发挥调节血压的作用。

第一节 概述

目前在延髓心血管中枢中主要有2种与血压调节有关的受体，分别是存在于孤束核与蓝斑核的α_2受体及存在于腹外侧头端的非肾上腺素能的I_1咪唑啉受体。激动这两种受体都可以使中枢交感传出冲动减少，周围交感神经张力降低，血压下降。中枢α_2受体激动剂的主要代表降压药物为可乐定和甲基多巴，此外还有胍法辛、胍那苄等。其中可乐定是非选择性的中枢α_2受体激动剂兼有较轻的咪唑啉I_1受体激动作用。甲基多巴、胍法辛等则属于选择性的中枢α_2受体激动剂。非肾上腺素能的咪唑啉I_1受体激动剂的代表药物是莫索尼定、利美尼定（图5-7-1）。

此外，广义上，作用于中枢交感神经的降压药还有利血平、乌拉地尔等，虽然目前人们对利血平属于中枢还是周围的降压药说法尚不统一，但利血平具有中枢作用是不容置疑的。我们在此将它归为中枢兼有周围作用的解交感作用药物，广义的仍归入“中枢性降压药”。

上述药物研发除咪唑啉I_1受体激动剂研制于20世纪90年代外，其他的药物多是在20世纪50—60年代就问世的“老药”，循证医学证据方面远远较“新生代”的降压药少，加上“老药”具有一些不良反应如头晕、口干等，因此目前临床应用相对较“新生代”少。但是，它们对糖脂代谢无不良影响，更重要的是可乐定和利血平这些有中枢作用的降压老药，降压疗效相对较强，对不同人种和年龄患者均有效。不但用于重度、难治性高血压的联合用药，而且因价格低廉，与其他降压药小剂量配伍制成的

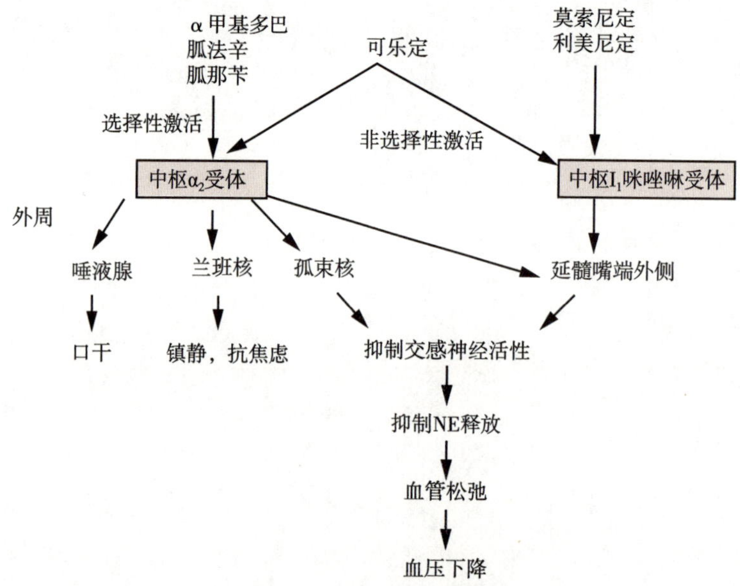

图5-7-1　中枢α_2受体激动剂

口服复方降压制剂，适用于轻中度高血压患者，在中国多年来基层的高血压防治中起了积极的作用。此外，虽然近20年，各国高血压临床诊治指南已不将中枢性降压药推荐为“一线”降压药物，只作为可以选择的联合配伍用药。但是，最近的欧洲“指南”正积极提倡初始服用复方降压制剂，为了更快降压达标，提高患者的依从性，最终达到减少心脑血管事件的目的。因此中枢性降压药虽然是“老”，但是长期临床实践证明老药具有强大的生命力，在防治高血压中仍将发挥着不可缺少的作用。

本章节将分别介绍其中的代表药物。

（朱理敏　郭冀珍）

第二节 第一代中枢降压药：α_2受体激动剂

一、非选择性的中枢α_2受体激动剂：可乐定

（一）药理作用

可乐定（clonidine）属于二氯苯胺咪唑化合物。兼有较强的中枢α_2受体激动作用及较弱的中枢咪唑啉I_1受体激动作用。

最初发现其有收缩黏膜血管作用，五官科治疗鼻炎和结膜炎，后发现有明显的降压作用。研究发现可乐定主要作用于延髓突触前α_{2A}和α_{2C}受体，抑制去甲肾上腺素释放，从而减少突触后间隙α_1受体的冲动，引起周围血管扩张，并可降低肾素－血管紧张素系统（RAS）活性。此外，20世纪90年代德国首先发现中枢部位的咪唑啉I_1受体。又发现可乐定除中枢α_2受体激动作用外，还可激活中枢部位的咪唑啉I_1受体，但选择性相对不高。最终抑制外周交感神经的活性，发挥降压作用。可乐定可中等程度的降低外周血管阻力，并有降低心率造成静息心输出量降低15%～20%。通过抑制肾脏交感神经活性，可乐定也可降低肾素活性和减少尿醛固酮排泄，降低肾血管阻力，对肾血流量和肾小球滤过率无明显影响，对伴有肾衰竭的中重度高血压患者在服用后血压下降时，肾功能未见恶化。

（二）药物代谢动力学

口服吸收快而完全，生物利用度75%～95%，单次口服后30～60分钟起效，口服1～3小时后血药浓度达峰，48～72小时达到稳态血药浓度，降压疗效维持6～8小时。稳态浓度与剂量呈正相关。血浆蛋白结合率约20%，在体内很快分布到各组织中去，也很快分布到脑组织。消除半衰期$t_{1/2}$的个体差异大（6～24小时，平均12小时）。分布容积为2.1L/kg。口服吸收后40%～60%原型药从尿中排出，50%从肝脏代谢。肾衰竭晚期$t_{1/2}$可延长到40小时，应根据肾小球清除率调整用药剂量。可乐定可进入乳汁和通过胎盘进入胎儿体内。

（三）临床应用

可乐定是强效降压药，适用于轻、中、重度高血压的联合用药，一般不单用，剂量增加后降压反应不增加但不良反应增多。一般小剂量与其他降压药合用。因可乐定口服降压作用较快，可用于高血压亚急症。过去，上海瑞金医院曾静脉注射可乐定用来紧急降压见效快，有效率高。此外，“可乐定抑制试验”可用作诊断嗜铬细胞瘤。机制是通过激活中枢α_2受体而抑制儿茶酚胺（CA）释放，不抑制嗜铬细胞瘤体的CA释放。

可乐定有口服制剂和透皮贴片两种剂型。口服制剂开始使用时应从低剂量起始，轻、中度高血压患者：每次0.075mg，每日2～3次，间隔2～4天后可按需每天递增0.075～0.200mg，维持量为每次0.075～0.200mg，每日2～4次。严重高血压需紧急治疗时：起始剂量为0.2mg，以后0.1mg/h，直至舒张压控制或用药总量达0.7mg时可用维持量。可乐定皮肤贴剂一次可以使用7天。与口服可乐定相比，透皮贴片的血浆可乐定水平逐渐增加，在施用后3天内达到稳态浓度。去除贴片后，血浆可乐定浓度在8～12小时内保持不变，提示皮肤有类似水池的蓄积作用。

此外，可乐定在长期临床应用中发现许多新

用途。①高血压病患者进行酒精及烟草戒断时还有降压以外的比较有效的减轻戒断症状：常在戒酒后24～48小时出现震颤、多汗、焦虑、心动过速等，可乐定剂量：每次0.1mg，可增量每日1～2次，10天为1个疗程；②治疗更年期潮热、偏头痛有一定效果，可乐定剂量：每次0.025～0.075mg，每日3次；③糖尿病肾病自主神经功能障碍所致的腹泻每次0.1～0.6mg，12小时1次，症状缓解后，3天内减量再停药；④治疗顽固性变异性心绞痛：服可乐定每次0.15mg，每日3次，与硝苯地平每次10mg合用；⑤其他：还适用于青光眼患者；治疗不宁腿综合征及儿童注意力缺陷/多动症等多种适应证。

（四）不良反应

可乐定常见不良反应为中枢α_2受体被激动后的表现：嗜睡、口干、便秘，不良反应在开始用药几周内较明显，约7%患者因不良反应停药，其他不良反应有因水钠潴留引起的水肿，加重窦房结功能不全患者的心率过缓，引起男性性功能障碍和男子乳房女性化。在低剂量时不良反应少，肾功能不全者应减小剂量，大剂量可加重肾功能损害。对需要高度集中注意力，如有驾驶、高空作业的患者应禁用。在下列患者中慎用：脑血管病患者，冠状动脉供血不足患者，近期心肌梗死患者，窦房结或房室结功能低下患者，雷诺病患者，血栓闭塞性脉管炎患者，有精神抑郁史者。少数人会引起震颤，属锥体外系反应，是外源性的，停药可恢复。但对帕金森综合征或有单纯性震颤者禁用。

长期服较大剂量应逐步减少剂量到停服。如突然停药有停药综合征即血压出现“反跳”现象：心悸、出汗、激动、震颤、血压突然升高等，这主要是由于去甲肾上腺素（NE）从抑制到释放过多引起，此时应马上恢复服用可乐定，或应用α受体阻滞剂如特拉唑嗪等以对抗其停药反应。对有抑郁倾向者慎用。

可乐定贴剂有明显皮肤的副作用，发生在20%～25%使用的患者中。使用氢化可的松乳膏进行预处理可以减少皮炎的发生，且不会影响可乐的疗效。

（五）药物交互作用

三环类化合物如丙咪嗪、去甲丙咪嗪及吩噻嗪类药物可在中枢部位通过竞争性拮抗作用而对消可乐定降压作用。利尿药减轻水钠潴留，从而加强可乐定的降压作用。β受体阻滞剂与可乐定合用会过分减慢心率，应按服药前的心率酌情使用；两药合用期间若突然停服可乐定会引起血压明显“反跳”的不良反应需慎用。可乐定能加重洋地黄引起的房室（A-V）传导阻滞的不良反应。

二、选择性的中枢α_2受体激动剂

（一）胍法辛（氯苯乙胍，guanafacine）和胍那苄（氯苄氨胍，guanabenz）

1．药理作用 两药是胍类的衍生物，由于只作用于中枢α_2受体，对受体选择性高，如胍法辛对中枢α_2-肾上腺能受体的选择性比可乐定高12～25倍。口服吸收后，能透过血脑屏障进入中枢神经系统（CNS），激活中枢α_2受体，使交感神经传出冲动减少，降低外周交感活性，引起血压下降。胍法辛主要通过降低总血管阻力而不是减少心输出量来降低血压。可以降低静息心率，对运动中的心率影响最小。对肾血流无影响。水排泄增加与它作用于α_2受体而抑制抗利尿激素的释放有关。可能是由于直接作用于介导钠排泄的肾小管受体所致。此类中枢α_1-肾上腺能受体，如胍法辛主要通过降低外周阻力来降低血压，降低静息心率，对运动时心率影响小，降低右心房压力。该药降低血清儿茶酚胺和PRA。胍法辛因吸收较慢，作用缓和但维持时间较长，每日1次（每次0.5～1mg）服用。而胍那苄开始口服剂量为每次4mg，每日2次，（每次4mg），其他基本与胍法辛相似。

与可乐定只降低NE不同，此类药除降NE外，还降低肾上腺素（E）。也能抑制血浆肾素活性（PRA），使高血浆肾素患者的血浆肾素水平降低。甚至血清胆固醇、低密度脂蛋白和甘油三酯有轻度

下降。对血糖和胰岛素水平无影响。

2．药物代谢动力学 此类药口服吸收较完全如胍法辛：吸收率达90%，血浆蛋白结合率达64%。分布容积大最高达456 L/kg，进入中枢比可乐定慢。单次口服后1～4小时血浆峰值浓度出现。大多数患者在4天内达到稳态血液水平。正常肾功能患者的$t_{1/2}$为16～20小时。一部分经肝代谢，一部分以原形从尿中排出。

3．临床应用 肾功能不全者无须调整剂量，而肝功能不全者需要调节剂量。由于对糖脂代谢无不良反应，可用于伴有糖尿病的高血压患者。用于治疗慢性高血压。盐酸胍法辛片每天口服1次，每次0.5～1.0mg，睡前服用。该药近来被用作儿童和青少年注意力缺乏或多动症的治疗。FDA于2009年9月2日批准美国shire公司的盐酸胍法辛及盐酸胍法辛缓释片上市，适应证是用于治疗6～17岁儿童和青少年注意力缺乏和多动症。

4．副作用 胍法辛及胍那苄都有与可乐定相似地口干、头晕等不良反应，但反应程度较可乐定轻。停药后血压“反跳”也较轻而少见。目前在日本已用于降压，多低剂量应用，不良反应少，剂量增加后降压反应无相应的增加而不良反应增多。

（二）甲基多巴（methyldopa）

1．药理作用 甲基多巴激活中枢α_2受体不是通过它本身的直接作用，而是进入脑内经脱羧酶和羟化酶作用生成有活性的代谢产物α-甲基去甲肾上腺素后才和中枢延髓孤束核的α_2-肾上腺素能受体结合，抑制交感冲动释放。甲基多巴主要通过降低外周阻力来降低血压，而对心率或心输出量的影响小。该药有抑制肾素作用，血压下降时GFR和肾血流无改变。长期应用可逆转左心室肥厚。

2．药物代谢动力学 口服吸收有较大的个体差异（26%～74%），生物利用度平均为25%，口服2～3小时达血浆峰值浓度，分布容积为0.4 L/kg，$t_{1/2}$约2小时。口服后6～8小时降压作用高峰，作用可维持24小时。可能与通过进入脑内的速率及在脑内的代谢，生成活性产物转运较慢有关。其代谢物和部分原型药经肾排出。肾功能不良者排泄延缓。能通过胎盘进入胎儿体内。

3．临床应用 用于中度高血压，尤其适用于伴肾功能不良的患者。一般开始用口服每次0.25g，每日2次，可以逐步加量，或合用噻嗪类等其他药。国外较普遍用于妊娠妇女降压，剂量范围为500～1200mg/d。

4．不良反应 比可乐定少。常见不良反应为镇静、口干、疲乏、下肢水肿等。其他不良反应有鼻塞、恶心、呕吐、性功能障碍，精神改变如抑郁、焦虑、梦呓、失眠等，男性乳房发育、高泌乳素血症、药物热、胰腺炎，帕金森样症状加重等。长期应用有10%～20%患者出现Coombs试验阳性反应，这是一种自身免疫性反应，少数患者出现溶血性贫血，需立即停药恢复。长期服用可出现肝细胞损害，常发生于用药初期（2个月内），症状和病毒性肝炎相似，停药后可恢复，因此，已有肝病患者禁用。

5．药物相互作用 三环类抗抑郁药能拮抗甲基多巴的降压作用，甲基多巴能增强氟哌啶醇的抗精神失常作用和拮抗左旋多巴的作用。与地高辛合用时不影响地高辛的血药浓度。

（朱理敏　郭冀珍）

第三节
第二代中枢性降压药：中枢咪唑啉受体激动剂

一、莫索尼定

（一）药理作用

莫索尼定（moxonidine）是中枢性I_1咪唑啉受体特异性激动剂，受体主要分布于延髓头端腹外侧核（RVLM）内。莫索尼定与I_1受体有很的选择性激动作用，比中枢α_2肾上腺素能受体的亲和力高30倍。它激活I_1受体后，中枢交感传出冲动减少，外周交感神经张力降低，引起血管阻力降低，血压下降，心率、心排出量和每搏量无明显改变。动物实验证明给自发性高血压大鼠双侧RVLM注射微量莫索尼定可使血压下降。同样部位注射可乐定血压下降比莫索尼定大2倍，莫索尼定对α_2肾上腺素能受体亲和力很弱。因此，莫索尼定降压同时不减慢心率，无明显的镇静作用。肾小管内有I_1受体分布，莫索尼定通过激活中枢和肾脏I_1受体而产生利钠作用。莫索尼定能抑制氨甲酰胆碱引起的唾液分泌增加。

（二）药物代谢动力学

莫索尼定口服吸收快而完全，生物利用度为80%～90%，饮食不影响其吸收和生物利用度。血浆蛋白结合率为7.2%，在体内清除快。$t_{1/2}$为2～3小时，最大降压疗效在服药后3～4小时，降压作用维持12小时以上。58%～69%原型药经肾排泄，肾功能不良患者，肾清除减慢，$t_{1/2}$延长。

（三）临床应用

用于治疗轻、中度高血压病。一般起始剂量为0.2mg早晨一次，可在2～3周后调整剂量。常用一次口服0.4mg，最大剂量0.6mg/d，2～4小时达最低值。由于和I_1咪唑啉受体结合较牢固，半衰期较长，常持续24小时用药仍有良效。每日只需服1～2次。降压有效率高。可用于慢性心功能不全，降低后负荷，改善心功能。研究显示莫索尼定可以逆转左心室肥大，改善内皮功能，如减少微量白蛋白尿，且有利于改善2型糖尿病或者糖耐量异常患者胰岛素敏感性，不影响血脂。

长期口服莫索尼定0.2～0.8mg/d的降压疗效与依那普利5～20mg/d、硝苯地平缓释片20～40mg/d等相似。与氨氯地平、氢氯噻嗪和依那普利等药物联合应用，降压作用加强。对于有中度肾功能受损的患者，最大剂量为0.4mg/d，分2次服用，eGFR小于30ml/L时停用。对于心功能Ⅱ～Ⅳ级心力衰竭患者，可能会早期增加死亡率。避免使用。

（四）不良反应

由于莫索尼定对中枢α_2作用很弱，故嗜睡、口干等不良反应明显比可乐定弱而少见（11%～20%）。其他少见的有腹泻、头痛、支气管炎、恶心、头晕和背部疼痛等。其耐受性与硝苯地平缓释剂和卡托普利相似。无停药时“反跳”，水钠潴留和直立性低血压不明显。

二、利美尼定

（一）药理作用

利美尼定（rilmenidine）是第一个中枢性I_1咪唑啉受体特异性激动剂。其药理作用同莫索尼定，有增加交感神经张力作用，对心率影响小。

（二）药物代谢动力学

利美尼定口服吸收快而完全，生物利用度为100%。$t_{1/2}$为8.5小时。52%～93%原型药经肾排泄，肾功能不良患者，肾清除减慢。

（三）临床应用

用于治疗轻、中度慢性高血压。初始剂量为1mg/d，早晨服用，可于1个月后调整剂量为2mg/d，每日2次。长期有效维持剂量为1mg。治疗期间不得饮酒，肾功能eGFR小于15ml/h需停用。近期有心肌梗死或脑卒中者需密切监测血压变化。不建议突然停药。

该药的不良反应同莫索尼定。

（朱理敏　郭冀珍）

第四节
具有中枢作用的外周解交感作用的药物

一、利血平

利血平（reserpine）是最早和最常用的降压药。早在20世纪40年代就发现夹竹桃科萝芙木根中的一种生物碱利血平，有降压作用和此后证实具有中枢和外周双重阻断肾上腺素能神经末梢的作用。

（一）药理作用

利血平的降压作用是通过影响中枢神经和外周

交感神经末梢神经递质去甲肾上腺素（NE）的储存和释放。将交感神经末梢囊泡内的交感神经介质（去甲肾上腺素）耗竭，使交感神经冲动的传导受阻而出现降压作用。利血平作用于肾上腺素神经元囊泡膜的胺泵（依赖Mg^{2+}-ATP的一种主动转运系统）结合紧密而持久，抑制了NE的再摄取，未摄取的NE经单胺氧化酶催化而降解。利血平同时抑制多巴胺的摄取而减少NE的合成，最终造成肾上腺素能神经递质耗竭，引起突触传递功能障碍。停药后，待缓慢和持久的新囊泡形成才能恢复神经功能。总之，利血平通过耗竭交感中枢的神经和外周交感神经末梢囊泡的神经介质（去甲肾上腺素）使交感神经冲动的传导受阻，最后抑制交感兴奋，降低外周血管阻力，抑制心肌，降低心输出量而起到降压作用。

（二）药物代谢动力学

目前临床已不使用该药静脉滴注来急诊降压。口服易吸收，2～3小时达血浆峰值浓度。迅速分布于脑、肾上腺、心脏等含有脂肪的组织，可通过胎盘进入胎儿体内，$t_{1/2}$为45～128小时。在体内大部分药物被血浆酯酶和肝脏代谢，其代谢物经胆汁和尿液排出。

（三）临床应用

利血平作用时间长久，可一日一次用药。口服治疗量约1周始出现降压作用，2～3周达峰效应，停药后尚能持续3～4周。因其单独使用降压疗效有限，并有与剂量相关的一些不良反应。现已很少单独应用，常联合使用利尿药，降压幅度明显增加。通常与利尿药等组成复方制剂。目前国内常用的复方制剂有复方利血平（“复方降压片”：含利血平0.03mg、双肼屈嗪和氢氯噻嗪等）和复方利血平氨苯蝶啶片（“降压0号”：含有利血平0.1mg、氨苯蝶啶、氢氯噻嗪和硫酸双肼屈嗪）。均为小剂量联合，前者每日3次，一次1片，后者每日1次，一次1片。降压疗效肯定，副作用较小。由于用法固定易操作，在基层有利于医生和患者使用，价格较低廉，有利于提高对降压药物治疗的依从性。

（四）不良反应

利血平易透过血脑屏障，具有中枢作用，促进血管运动中枢（延脑和丘脑）NE的释放，降低交感张力，故常见的不良反应有镇静、鼻塞、乏力、倦怠、心率减慢、胃肠分泌和蠕动增加，引起大便次数增多或稀便，加重胃和十二指肠溃疡患者病情。长期应用较大剂量利血平可能引起抑郁症等不良反应。因此，有抑郁症、消化性溃疡和精神病史者禁用。长期服利血平还可引起水钠潴留，增加体重。由于阻断交感末端囊泡的NE释放，过多的NE经单胺氧化酶催化而降解，因此，慎与单胺氧化酶抑制剂联用。

二、乌拉地尔

（一）药理作用

乌拉地尔（urapidil）是苯唑嗪取代的尿嘧啶类，具有外周和中枢双重降压作用，中枢主要作用通过激动5羟色胺-1A受体，降低延髓心血管中枢的交感反馈而抑制交感张力从而降压。其中中枢性降压效应不同于可乐定的中枢作用，不受中枢α_2肾上腺素能受体介导。因为α_2受体阻滞剂并不能阻断乌拉地尔的中枢降压效应。其外周作用主要阻断突触后受体，使血管扩张，外周阻力降低。同时，不同于哌唑嗪类，它有较弱的突触前α_2受体阻滞作用，阻断儿茶酚胺的缩血管作用。从而有利于降压。

（二）药物代谢动力学

乌拉地尔口服后很快被吸收，0.5～1小时后达血浆峰值浓度。由于首关效应，绝对生物利用度为78%。乌拉地尔能透过血脑屏障静脉注射后消除半衰期$t_{1/2}$为2.7小时，血浆蛋白结合率为75%～80%。口服缓释胶囊消除$t_{1/2}$到3～4.8小时。20%原型药已从尿粪排出，其余在肝被代谢。肾功能不全不影响其药动学，地高辛也不影响其药动学。

（三）临床应用

临床已被证实是一种有效而安全的好药。无直立性低血压，无反射性心动过速。副作用少而短暂，长期使用无耐受性。目前，临床上多采用静脉注射或静脉滴注，主要用于血压急剧升高，重度和极重度升高，难治性高血压及围手术期或妊娠高血压。比较安全而有效。对高血压患者有显著的降压作用，对血压正常值无降压作用，一般不会引起反射性心动过速，不影响糖脂代谢，不损害肾功能。该药的不良反应主要有嗜睡（4%）、恶心（2.5%）、头痛（2%）、乏力（1%）和心悸（1%），一般出现在治疗早期，轻而短暂。

三、β受体阻滞剂对中枢神经的作用

目前，对β受体阻滞剂的作用机制的研究发现：通过周围及中枢抑制过度激活的交感神经活性的双重作用，多方面发挥降压作用。

脂溶性的β受体阻滞剂如美托洛尔，可以透过血脑屏障，直接作用于中枢神经系统的β受体使其兴奋神经元活动减弱，减少交感神经冲动的传出，从而起降压作用。但是，一些脂溶性低难以透过血脑屏障的β受体阻滞剂如阿替洛尔，口服后也有良好的降压效果说明可能属于“具有中枢作用的外周解交感作用的药物”，总之，β受体阻滞剂的中枢作用在降压作用中的地位尚需深入研究和探讨。

随着对降压药物的深入开发和基础研究，将发现更多的作用于中枢不同的受体和不同作用部位的中枢性降压药。

（朱理敏　郭冀珍）

参考文献

[1] WILLIAMS B, MANCIA G, SPIERING W, et al. 2018 ESC/ESH guidelines for the management of arterial hypertension: the task force for the management of arterial hypertension of the European society of cardiology and the European society of hypertension: the task force for the management of arterial hypertension of the European society of cardiology and the European society of hypertension [J]. J Hypertens, 2018, 36 (10): 1953-2041.

[2] CAREY R M, CALHOUN D A, BAKRIS G L, et al. Resistant hypertension: detection, evaluation, and management: a scientific statement from the american heart association [J]. Hypertension, 2018, 72 (5): e53-e90.

[3] GIOVANNITTI J A Jr, THOMS S M, CRAWFORD J J. Alpha-2 adrenergic receptor agonists: a review of current clinical applications [J]. Anesth Prog, 2015, 62 (1): 31-39.

[4] VONGPATANASIN W, KARIO K, ATLAS S A, et al. Central sympatholytic drugs [J]. J Clin Hypertens (Greenwich), 2011, 13 (9): 658-661.

[5] COBOS-PUC L, AGUAYO-MORALES H. Cardiovascular effects mediated by imidazoline drugs: an update [J]. Cardiovasc Hematol Disord Drug Targets, 2019, 19 (2): 95-108.

[6] FENTON C, KEATING G M, LYSENG-WILLIAMSON K A. Moxonidine: a review of its use in essential hypertension [J]. Drugs, 2006, 66 (4): 477-496.

[7] REID J L. Rilmenidine: a clinical overview [J]. Am J Hypertens, 2000, 13 (6 Pt 2): 106S-111S.

[8] SHAMON S D, PEREZ M I. Blood pressure-lowering efficacy of reserpine for primary hypertension [J]. Cochrane Database Syst Rev, 2016, 12 (12): CD007655.

[9] 陈修，陈维洲，曾贵云. 心血管药理学 [M]. 2版. 北京：人民卫生出版社，1997.

第八章
血管扩张剂

血管扩张剂广义上指任何直接或间接扩张动静脉的药物，狭义上指直接扩张血管平滑肌的药物。理论上讲，血管扩张剂可降低外周血管阻力，从而起到降压的作用。按是否直接作用于血管平滑肌，分为直接和间接血管扩张剂。直接血管扩张剂包括硝普钠、硝酸酯类、肼屈嗪等；间接血管扩张剂包括钾通道开放剂、α受体阻滞剂、钙通道阻滞剂、神经节阻滞剂、血管紧张素转换酶抑制剂、血管紧张素受体拮抗剂等。根据作用于血管的类型，又可分为三类：扩张动脉为主，如酚妥拉明、肼屈嗪等；扩张静脉为主，硝酸酯类药物；动静脉均扩张，硝普钠。

直接血管扩张剂在20世纪60—70年代曾经是一类重要的降压药物，由于其不良反应较多，一般不单独用于治疗高血压，多与利尿药、β受体阻滞剂三类药合并应用或制成复方制剂，曾广泛用于临床，收到较好降压疗效。但近年来由于钙通道阻滞剂和血管紧张素转换酶抑制剂及血管紧张素受体拮抗剂等的出现及应用，上述三类药合用的情况已明显减少。目前的各大指南均不再推荐直接血管扩张剂作为一线降压治疗药物。

第一节
直接舒张血管药

一、肼屈嗪

肼屈嗪（hydralazine）又称肼苯哒嗪。

（一）药理作用

肼屈嗪是一种直接作用于动脉和小动脉平滑肌的降压药。它通过舒张血管平滑肌，使外周阻力降低，从而达到降低血压的目的。并选择性降低脑动脉、冠状动脉、肾动脉的血管阻力，使肾血流与肾小球滤过率略微增加，而对骨骼肌与皮肤血管的作用较小。对容量血管作用甚微，对非血管平滑肌和心肌无明显的直接作用。长期应用可致肾素分泌增加，醛固酮增加，水钠潴留而降低效果。

肼屈嗪的作用机制尚未完全阐明。可能的作用机制包括：干扰第二信使三磷酸肌醇作用，限制平滑肌细胞肌浆网的钙离子释放；作为一氧化氮供体；激活缺氧诱导激活因子。

（二）药物代谢动力学

盐酸肼屈嗪口服吸收良好，达90%，1～2小时达血浆峰值浓度，但生物利用度较低，为30%～50%。血浆蛋白的结合率为87%。在肝内经乙酰化产生有活性的代谢产物。半衰期为3～7小时，肾衰竭时延长，但不必调整剂量。由于盐酸肼屈嗪持久存在于血管壁内，故其降压作用半衰期比血药浓度半衰期为长。口服后45分钟起作用，持续3～8小时。2%～4%原型药经肾排出。

（三）临床应用

本药不宜单独应用。临床应用时，通常与β受体阻滞剂、利尿药合用治疗中度原发性高血压。老年患者应用此药时须特别注意。合并冠心病患者因可加重心肌缺血，应慎用。

（四）不良反应

该药不良反应主要是反射性兴奋交感神经，并引起肾素分泌增加。常见：头痛、恶心、呕吐、腹泻、心悸、心动过速等。少见：便秘、低血压、脸潮红、流泪、鼻塞。罕见：免疫变态反应所致，长期大量应用（400mg/d以上），可引起皮疹、瘙痒、胸痛、淋巴结肿大、周围神经炎、水肿、系统性红斑狼疮。

二、硝普钠

硝普钠（sodium nitroprusside）其化学名称为硝基铁酸氰化钠。

（一）药理作用

硝普钠为强有力的血管扩张剂，属硝基扩张血管药，能直接松弛动脉与静脉血管平滑肌。硝普钠是一种水溶性的钠盐，由Fe^{2+}与一氧化氮（NO）和5个氰化物阴离子组合而成。在生物体内，它发挥着药物前体的作用，在血管平滑肌内与生理性巯基反应释放NO，NO具有强大的舒张血管平滑肌的作用。硝普钠属于非选择性血管扩张药，作用迅速，维持时间短，不降低冠脉血流、肾血流及肾小球滤过率。

（二）药物代谢动力学

硝普钠的性质不稳定，需新鲜配置静脉给药。硝普钠的半衰期极短，其作用维持时间仅5～15分钟，故应静脉滴注维持疗效。硝普钠的亚铁离子可与血管壁和红细胞膜上的巯基团迅速反应形成不稳定的硝普基团，此基团分解为氰化物与一氧化氮，氰化物继续被肝脏代谢为硫氰酸盐，全部由尿排出。肾功能正常者的半衰期是4～7天，肾功能不良患者则排泄减慢，如氰化物不能正常转换为硫氰酸盐，则造成氰化物血浓度升高，此时硫氰酸盐血浓度虽正常也可发生中毒。

（三）临床应用

硝普钠在1849年为Playfair所合成。作为临床应用的第一次报道是在1928年Johnson医生用来治疗高血压危象有效。1951—1955年确立了硝普钠对严重高血压降压治疗的安全性和有效性。在1970年作为术中降压药成功应用。自此，硝普钠被广泛应用于高血压急症（如高血压危象、高血压脑病、主动脉夹层）、恶性高血压、嗜铬细胞瘤、手术前后阵发性高血压等的紧急降压。

因能减低前负荷与后负荷，使心肌耗氧量下降，从而使心肌缺血减轻和缓解心绞痛，对高血压伴有心力衰竭者亦甚适宜，手术时用作控制性降压药。成人常用量静脉滴注，开始每分钟按体重0.5μg/kg，根据治疗反应以每分钟0.5μg/kg递增，逐渐调整剂量，常用剂量为每分钟按体重3μg/kg。

（四）不良反应及禁忌证

常见不良反应有恶心、呕吐、精神不安、心悸、头痛等，多数是因滴注速度过速引起血压下降过低所致，停止给药或减量后可消退。长时间、大剂量应用本药，可出现硫氰酸盐中毒，表现为运动失调、视物模糊、谵妄、眩晕、头痛、意识丧失、耳鸣、气短等，严重者可出现反射消失、昏迷、心音遥远、低血压、脉搏消失、皮肤呈粉红色、呼吸浅、瞳孔散大等，另外还可见甲状腺功能减退、血肌酐增高。

在以下几种情况，硝普钠禁忌使用：代偿性血压升高，如动静脉分流或者主动脉缩窄；禁忌与磷酸二酯酶抑制剂（如西地那非、他达拉非或伐地那非等）同时使用；维生素B_{12}缺乏症；急性左侧心力衰竭伴外周阻力明显降低（如菌血症）。

三、硝酸甘油

硝酸甘油（nitroglycerin）其化学名称为三硝酸甘油酯。

（一）药理作用

硝酸甘油作为外源性硝酸酯，在体内经过有巯基参加的生物转化，产生NO，NO作用于鸟苷酸环化酶，使细胞内环磷酸鸟苷（cGMP）浓度增加。cGMP作用于平滑肌细胞，有扩张血管的作用。硝酸甘油能舒张全身静脉和动脉，但舒张毛细血管后静脉（容量血管）远较舒张小动脉的作用为强。对较大的冠状动脉也有明显舒张作用。治疗剂量可降低收缩压、舒张压和平均动脉压，常能有效维持冠状动脉灌注压，但血压过度降低或心率增快使舒张期充盈时间缩短时，有效冠状动脉灌注压则降低。使增高的中心静脉压与肺毛细血管楔嵌压、肺血管阻力与体循环血管阻力降低。硝酸甘油使周围血管舒张，外周阻力减小，回心血量减少，心输出量降低，心脏负荷减轻，心肌氧耗量减少，因而心绞痛得到缓解。心率通常稍快，估计是血压下降的反射性作用。

（二）药物代谢动力学

硝酸甘油可被皮肤、胃肠道、黏膜迅速吸收。口服硝酸甘油则肝脏首过效应较强，生物利用度8%，故不建议口服给药。舌下含服立即吸收，生物利用度80%，舌下给药2～3分钟可起效，可以持续10～30分钟。静脉滴注即刻起作用。主要在肝脏代谢，迅速而近乎完全，中间产物为二硝酸盐和单硝酸盐，终产物为丙三醇。两种主要活性代谢产物1,2-二硝酸甘油和1,3-二硝酸甘油与母体药物相比，作用较弱，半衰期更长。代谢后经肾脏排出。

（三）临床应用

本药用于高血压急症及高血压合并急性心肌梗死或冠状动脉功能不全者。用5%葡萄糖注射液或氯化钠注射液稀释后静脉滴注，开始剂量为5μg/min，最好用输液泵恒速输入。用于降低血压或治疗心力衰竭，可每3～5分钟增加5μg/min，如在20μg/min时无效时可以10μg/min递增，以后可20μg/min。患者对本药的个体差异很大，本品静脉滴注最大可用至200～300μg/min，应根据个体的血压、心率和其他血流动力学参数来调整用量。

（四）不良反应

常见不良反应有头痛，可于用药后立即发生，可为剧痛和呈持续性。偶可发生眩晕、虚弱、心悸等表现，尤其在直立、制动的患者。治疗剂量可发生明显的低血压反应，表现为恶心、呕吐、虚弱、出汗、苍白和虚脱。禁用于心肌梗死早期（有严重低血压及心动过速时）、严重贫血、青光眼、颅内压增高和已知对硝酸甘油过敏的患者。还禁用于使用枸橼酸西地那非的患者，后者增强硝酸甘油的降压作用，有发生心血管意外事件的风险。

（许建忠）

第二节 钾通道开放剂

钾通道开放剂是一类选择性提高细胞膜对钾离子的通透性，导致钾离子外流增加的药物。该类药物在体内代谢后激活ATP敏感的钾通道，使其开放，促进细胞内钾离子外流，抑制钙离子内流，从而使血管舒张，血压下降。20世纪80年代中期，首先发现了苯并吡喃类衍生物克罗卡林能激活血管平滑肌细胞上K^+通道，从而扩张血管，产生降压作用；后来又发现了二氮嗪、米诺地尔、吡那地尔等。到现在为止，虽然真正用于临床的钾通道开放剂不多，但各国医药、化工业已合成的具有钾通道开放作用的钾通道开放剂已超过1000个，主要分8类，见表5-8-1。目前用于治疗高血压的钾通道开放剂主要有米诺地尔、二氮嗪和吡那地尔。

表5-8-1 钾通道开放剂的分类

类别	药物
苯并吡喃类	克罗卡林（cromakalim）、左克罗卡林（levcromakalim）、吡马卡林（bimakalim）
吡啶类	尼可地尔（nicorandil）、ZM244085、niguldipine
嘧啶类	米诺地尔（长压定，minoxidil）
苯并噻二嗪类	二氮嗪（diazoxide）、LN-5330
硫化甲酰胺类	阿普卡林（aprikalim）、RP49356、RP52891
氰胍类	吡那地尔（pinacidil）、L Y222675、P1075
酰基苯胺醇类	ZD6169
萘基酰胺类	A2151892

一、米诺地尔

米诺地尔（minoxidil）又称长压定。

（一）药理作用

米诺地尔直接扩张小动脉，因而降压，周围

血管阻力减低后引起反射性心率加快、心排血量增加。血浆肾素活性增加，水钠潴留主要是由于肾脏灌注压降低和反射性兴奋交感神经激活肾脏受体，使肾小管对Na^+和水的再吸收增加所致。用药后皮肤、骨骼肌、消化道、心脏等部位的血流量都增加。对静脉无舒张作用，不引起直立性低血压。

关于其降压具体机制未明。可能是由于米诺地尔在体内代谢为米诺地尔NO硫酸盐，后者能增加血管平滑肌细胞膜对K^+的通透性，促进胞内K^+外流、引起血管平滑肌细胞膜超极化，从而使血管平滑肌松弛和血压下降。

（二）药代动力学

口服易吸收，生物利用度约为90%，给药后0.5～1小时血浆药物浓度达峰值，血浆$t_{1/2}$为2～4小时，但降压作用与血中米诺地尔浓度并无相应关系。最大降压作用在给药后2～3小时出现，降压作用持续时间超过24小时，这可以与其较久地储存于动脉血管平滑肌有关。90%在肝内被代谢，原型药及其代谢物葡萄糖醛酸结合物随尿排出。不与血浆蛋白结合，透析时可被除去。

（三）临床应用

重度或顽固性高血压及肾性高血压，其降压作用比肼苯达嗪强。不引起直立性低血压，长期用药未见药效降低。与受体阻滞剂合用有协同作用，且可互相抵消二者的不良反应。治疗高血压开始口服每次2.5mg，每日1～2次，逐渐增至每次5～10mg，每日1～2次，一般不超过每日40mg。肾功能不全者服药后肾功能改善。

（四）不良反应

米诺地尔的不良反应较少，有水钠潴留，心率加速等，每日用量10mg以上，连用数月80%患者出现多毛症（开始于面部，可扩展至外耳道、背部、四肢等部位），其机制未明，可能与它引起皮肤血流增多有关。还可能引起心包积液。由于心输出量增加超过肺动脉扩张，以至肺动脉压升高。

二、二氮嗪

二氮嗪（diazoxide）又称低压唑、降压嗪。

（一）药理作用

主要舒张小动脉，对静脉系统作用甚微，通过激活血管平滑肌ATP敏感K^+通道，促进胞内K^+外流，使血管平滑肌细胞膜超极化，从而使血管平滑肌松弛，外周血管阻力降低和血压下降。降压时反射性兴奋交感神经，使心率加快、心输出量增加，冠状动脉和内脏血流增加，脑血流无改变，对心肌无直接作用，能引起肾素分泌增多、水钠潴留。降压明显时，使肾血流量和肾小球滤过率暂时降低，但持续时间不长。二氮嗪抑制胰腺β细胞分泌胰岛素；抑制磷酸二酯酶，增加细胞内cAMP或促进儿茶酚胺释放，使血糖升高，故可作升糖药。

（二）药物代谢动力学

口服二氮嗪吸收良好，50%经肝代谢消除，50%以原型由尿中排出。口服后3～5小时血药液度达峰水平，血浆半衰期为20～30小时，2周后才达稳态浓度。进入血液后90%很快与血浆蛋白结合，仅小部分分布在血管平滑肌上发挥舒张血管作用，故需快速注射降压效力才显著。不经代谢的原型药从肾小球滤出。

（三）临床应用

主要用于高血压急症需要血压快速下降时，静脉注射300mg后1～2分钟血压下降至最低水平，可维持6～18小时，为避免血压骤降，也可以50～150mg静脉注射1次或重复注射或以每分钟15～30mg速度静脉滴注。既往临床将其作为高血压急症的首选药物，近年来发现其疗效和安全性均不如硝普钠，故已逐渐被后者取代。

（四）不良反应

常见不良反应为血糖和尿酸升高，受体阻滞剂可对抗此反应，与呋塞米合用可防止水钠潴留。因血压下降过剧可出现脑缺血。脑功能不全和冠心病患者为相对禁忌证。肾功能不全患者用量应减少，子痫患者用药后可通过胎盘影响胎儿，还减弱子宫收缩，影响产程。可出现过敏反应，包括皮疹、发热、白细胞和血小板减少。还可导致头痛。这些不良反应主要发生在口服给药后。本药优点是血压下降快且较平稳，但由于作用维持时间长，注射给药时较难调整剂量。

三、吡那地尔

（一）药理作用

吡那地尔（pinacidil）是一种钾通道开放剂能选择性作用于平滑肌，使细胞上的钾离子通道开放钾离子的电导增加，通透性增强，通过超极化而改变钾离子的平衡电位，降低参与膜去极化的其他离子通道的开放活性。吡那地尔既能降低细胞膜对钙离子的通透性，又能抑制细胞内钙离子的贮存和释放，使细胞内游离钙离子浓度降低，引起血管平滑肌舒张，而产生较强的血管扩张作用，使外周血压下降，是第一个作为钾通道开放剂用于临床的降压药。

吡那地尔对正常血压动物、肾性高血压和自发性高血压动物及原发性高血压患者都有降低动脉压的作用。其降压效果与基础血压水平成正比，血压愈高，降压效果愈佳，同时伴有心率加快。降压效果比肼屈嗪强。对离体血管舒张作用明显强于肼屈嗪和米诺地尔。静脉注射吡那地尔和双肼屈嗪总外周阻力下降程度相似时，吡那地尔引起心率加快，心输出量和心收缩力加强等反应比肼屈嗪弱，舒张冠脉血管（微小阻力血管和大的传导血管）增加冠脉血流则明显强于肼屈嗪。

高血压患者口服吡那地尔后，外周血管阻力降低，收缩压和舒张压均下降，心率反射性加快。服用其片剂后1～3小时血压下降到最低值，作用维持时间较短（6小时内），如服用其控释胶囊制剂，降压作用可延长至8～12小时，因此可每日给药2次。吡那地尔尚可改善脂质代谢，降低血液中总胆固醇、甘油三酯、LDL胆固醇，增加HDL胆固醇，并能逆转高血压左室心肌肥大。

（二）药物代谢动力学

口服后可迅速吸收，服药后1小时内可达血药峰值，片剂或缓释胶囊的血药浓度峰值出现时间推迟，食物对吡那地尔的吸收几乎无影响。在12.5～75.0mg剂量范围内，血药浓度峰值和剂量呈线性关系。长期服用吡那地尔没有发现积蓄现象。静脉注射或口服给药的血浆半衰期1～3小时，血浆清除率为27～40L/h，进入体内的药物部分与血浆蛋白结合，其结合率为60%～65%。主要通过细胞色素P450酶系统代谢，经肾排出80%～90%，粪便排出4%。肝硬化患者的清除率约下降50%。代谢产物的生成量减少，吡那地尔的主要代谢产物为N-氧化物，吡那地尔的扩张血管作用25%是由其N-氧化物产生的。N-氧化物的$t_{1/2}$为2.5h。N-氧化物的血浆峰值浓度和服药量成正比。年轻人和老年人的血浆清除率相似，肾功能不全者血中浓度较高。

（三）临床应用

可用于轻度至中度原发性高血压。但更适用于有严重心血管疾病者，并常与利尿药、受体阻滞剂合用，这能提高其降压疗效和减轻其水肿和心率加快等不良反应。开始口服每次12.5mg，每日2次，一般维持量为每次12.5～25.0mg，每日2次。老年、肝肾功能不良或合用受体阻滞剂、利尿药的高血压患者，吡那地尔的剂量应适当减少。

（四）不良反应

常见不良反应有头痛、心悸、嗜睡等，有25%～50%患者出现水肿；其他不良反应包括体重增加、多毛症、心电图呈无症状的T波改变、脸部潮红、鼻黏膜充血等。可使血中胰岛素浓度下降，糖尿病患者慎用。

（许建忠）

参考文献

[1] COHN J N, MCINNES G T, SHEPHERD A M. Direct-acting vasodilators [J]. J Clin Hypertens (Greenwich), 2011, 13 (9) : 690-692.

[2] PICKERING T G. Why don't we use nitrates to treat older hypertensive patients? [J]. J Clin Hypertens (Greenwich), 2005, 7 (11) : 685-687, 690.

[3] JOHNSON B F, ERRICHETTI A, URBACH D, et al. The effect of once-daily minoxidil on blood pressure and plasma lipids [J]. J Clin Pharmacol, 1986, 26 (7) : 534-538.

[4] RUMBOLDT Z, BAGATIN J, VIDOVIC A. Diazoxide vs labetalol: a cross-over comparison of short-term effects in hypertension [J]. Int J Clin Pharmacol Res, 1983, 3 (1) : 47-54.

[5] FLETCHER A E, BATTERSBY C, ADNITT P, et al. Quality of life on antihypertensive therapy: a double-blind trial comparing quality of life on pinacidil and nifedipine in combination with a thiazide diuretic. European Pinacidil Study Group [J]. J Cardiovasc Pharmacol, 1992, 20 (1) : 108-114.

[6] ROCKHOLD F W, GOLDBERG M R, THOMPSON W L. Beneficial effects of pinacidil on blood lipids: comparisons with prazosin and placebo in patients with hypertension. [J]. J Lab Clin Med, 1989, 114 (6) : 646-654.

[7] WACKER J R, WAGNER B K, BRIESE V, et al. Antihypertensive therapy in patients with pre-eclampsia: a prospective randomised multicentre study comparing dihydralazine with urapidil [J]. Eur J Obstet Gynecol Reprod Biol, 2006, 127 (2) : 160-165.

第九章
新型降压药物

第一节
肾素抑制剂

一、肾素概述

肾素（renin），1898年由瑞典斯德哥尔幕卡罗琳学院生理学Robert Tigerstedt发现、描述并命名。肾素是肾素-血管紧张素-醛固酮系统（RAAS）起始和限速的蛋白酶，其作用是切断血管紧张素原第10位亮氨酸与第11位缬氨酸之间的肽键，裂解成10肽的血管紧张素Ⅰ（AngⅠ），AngⅠ然后在血管紧张素转换酶（ACE）作用下，转化生成8肽的血管紧张素Ⅱ（AngⅡ）。

肾素是由340个氨基酸组成的糖蛋白，属于天冬氨酸蛋白酶家族，具有物种特异性。人的肾素由两个同型叶组成，其活性位点（S1、S1′、S2′、S3和$S3^{sp}$）位于两叶中间的裂隙深部，形成可容纳血管紧张素原7个氨基酸的独特口袋状结构。肾素的作用具有高度的专一性，血管紧张素原是肾素唯一的作用底物。

血浆和组织中的肾素主要来自肾脏球旁细胞。肾脏球旁细胞首先合成无生物活性的前肾素（prorenin），然后再转化为肾素，RAAS慢性激活状态促使前肾素加速转化为肾素。血浆肾素浓度（PRC）表示肾素分子数目或含量，血浆肾素活性（PRA）表示肾素的生物学作用，即生成AngⅠ的能力。通常情况下，血浆肾素浓度（PRC）很低，在微微克范围，但是在组织中的肾素浓度则较高。肾素释放受以下因素影响：低血压、低钠血症或体内容量减少，可刺激肾脏球旁细胞释放肾素；肾脏交感神经兴奋（经肾脏β_1受体介导）增强肾素释放；AngⅡ通过AT_1受体可以负反馈抑制肾素释放。在临床治疗时，利尿药、钙通道阻滞剂、血管紧张素转换酶抑制剂（ACEI）或血管紧张素Ⅱ受体阻滞剂（ARB）增加肾素释放；交感抑制剂或β受体阻滞剂减少交感兴奋所致肾素释放。

肾素除了以游离形式发挥酶的活性作用，还可能通过受体途径。2002年发现在肾小球系膜和心脏、肾脏的动脉内膜下存在肾素受体，当肾素与肾素受体结合后，催化血管紧张素原转化为血管紧张素Ⅰ的能力增加4～5倍。而且，近年来还发现无生物活性的前肾素也能与肾素受体结合，将肾素受体改名为（前）肾素受体。前肾素与（前）肾素受体结合后，前肾素发生构型改变，显露出活性位点，也具有与肾素同样的酶活性。

二、直接肾素抑制剂的发展

在整个RAAS中，肾素是RAAS级联反应的起始和限速部位，对作用的底物（血管紧张素原）具有高度的专一性和物种特异性。虽然血管紧张素Ⅱ是RAAS最重要的效应物质，但是整个RAAS活性的调节主要受肾素活性制约，肾素活性是调节整个RAAS状态的关键环节。PRA升高是心血管的危险因素和重要的风险标志，降低PRA比减少PRC更为重要。理论上，抑制肾素可以阻滞并降低整个RAAS活性，并且极少干扰其他生理途径，直接抑制肾素活性始终被认为是阻滞RAAS的理想途径，20世纪50年代后期就认识到应该开发直接肾素抑制剂（DRI）。

然而，DRI开发的技术难度很大，研发过程相当漫长，进展缓慢，经历了肾素抗体、血管紧张素原N末端8肽类似物、拟肽类肾素抑制剂和非肽类肾素抑制剂几个阶段。早期开发的DRI，或合成途径复杂，或作用很弱疗效差，或代谢不稳定，生物利用度很低。例如早期研发的拟肽类肾素抑制剂remikiren，虽然作用较强并能口服，但是分子量大，口服后吸收差，迅速被肝脏代谢，生物利用度很差，药物半衰期很短，不能用于临床。直到20世纪70年代后期血管紧张素转换酶抑制剂（ACEI）和20世纪90年代中期血管紧张素Ⅱ受体阻滞剂（ARB）问世后多年，在21世纪初才研制成功能口服的低分子量非肽类DRI，即阿利吉仑（aliskiren）。

阿利吉仑是第一个非肽类可以口服的强效直接肾素抑制剂。阿利吉仑的开发是药物化学发展历史上的一个重大突破，它采用分子模型进行设计，去除了肽类骨架。阿利吉仑的化学名：N-5-氨基-4-羟基-2,7-二异丙基-半延胡索酸辛醇酯，分子量609.8，高度水溶性。由于阿利吉仑的化学结构很复杂，所以最初在合成时很困难，且成本昂贵，在革新合成途径后才获得有实际意义的开发应用。

三、阿利吉仑

（一）阿利吉仑的药理学

1．作用机制 阿利吉仑与肾素活性部位的不同区域相结合，尤其是烷基醚芳香基侧链与肾素活性位点$S3^{sp}$结合，增强了与肾素结合的选择性和亲和力。阿利吉仑与肾素相结合，阻止了肾素裂解血管紧张素原的作用，PRA降低，PRC代偿性升高。这种直接抑制肾素的作用，不同于β受体阻滞剂通过阻断交感兴奋减少肾素释放，β受体阻滞剂对于利尿药、ACEI或ARB治疗后的PRA升高，没有作用。阿利吉仑还能抑制肾素或前肾素与（前）肾素受体结合后的催化活性。

2．药效学 阿利吉仑抑制肾素活性的能力很强，IC_{50}（抑制50%活性）是0.6nmol/L。在40～640mg/d剂量范围内，血浆肾素活性（PRA）、AngⅠ与AngⅡ降低及血浆肾素浓度（PRC）升高呈现剂量依赖性，上述改变发生在30～60分钟内。给以单剂阿利吉仑160mg后，作用持续24小时，短期治疗可降低PRA达70%～73%。阿利吉仑与其他PRA代偿性升高的降压药物联合时，仍然能有效地降低PRA。当停止使用阿利吉仑，PRA还能持续降低1个月。

3．药代动力学 阿利吉仑口服后被迅速吸收，到达血浆峰值浓度（C_{max}）的时间是2.5～3.0小时，在1周内达到稳态血浆药物浓度；生物利用度虽然较低（约2.5%），但是较恒定，个体差异小；血浆清除半衰期长（44小时）；体内稳态分布容积约135 L，在体内有广泛分布；血浆蛋白结合率中等程度（49.5%）；吸收的阿利吉仑经肝胆途径和氧化代谢清除，主要的代谢酶是细胞色素P450（CYP）3A4。药代动力学参数的种族差异很小，血浆药物浓度不受肝肾功能不全的影响，在老年人C_{max}轻度增高（28%）。阿利吉仑不影响CYP同工酶的活性，极少与其他药物有相互干扰。

（二）阿利吉仑的临床降压疗效

已有超过14 000例患者参与了阿利吉仑的临床降压疗效研究，结果显示无论是单独使用还是与其他降压药物联合使用均有效地降低血压，且耐受性和安全性良好。

在与安慰剂比较的研究中，阿利吉仑150mg或300mg/d治疗轻中型高血压8周，显示降压作用呈剂量依赖性，舒张压平均下降幅度分别为7.8～10.3mmHg与10.3～12.3mmHg，收缩压平均下降幅度分别为8.7～13.0mmHg与14.1～15.8mmHg，降压有效率分别为48%～59%与63%～68%。长达1年的开放性研究证实，阿利吉仑具有良好的长期疗效，45%患者需要加用噻嗪类利尿药，降压有效率约85%。阿利吉仑对于伴有肥胖、代谢综合征、糖尿病或肾功能不全的高血压患者，也显示有明显的降压疗效。

阿利吉仑的降压作用在2周内起效，4周时达到最大。每天给药1次，降压作用持续24小时，舒张压下降的谷/峰比值是0.64（150mg）与0.98（300mg），白昼与夜间的降压程度相近，平滑指数为0.64（150mg）与0.60（300mg）。漏服药物试验显示，停服阿利吉仑48小时后，仍维持服药时

91%的降压疗效，未见停药后血压反跳现象。

在与其他降压药物比较的研究中，阿利吉仑的降压疗效优于利尿药氢氯噻嗪，与ACEI雷米普利或ARB氯沙坦、厄贝沙坦、缬沙坦相当。阿利吉仑联合其他降压药物，包括利尿药、钙通道阻滞剂、ACEI或ARB，显示降压作用和疗效相叠加。在一项随机、双盲、安慰剂和活性药物对照的临床研究中，1797例轻、中型高血压患者分别接受阿利吉仑300mg、缬沙坦320mg、阿利吉仑300mg与缬沙坦320mg联合治疗8周，阿利吉仑与缬沙坦联合治疗组血压降低17.2/12.2mmHg，显著优于单药治疗组。

（三）阿利吉仑的不良反应和安全性

阿利吉仑的安全性和耐受性很好，不良反应发生率和不良反应所致治疗终止率（1.6%～2.6%）与安慰剂无显著差别。可能与治疗有关的不良反应主要包括头痛、咽炎和腹泻。咳嗽发生率1.1%，血管性水肿发生率0.06%。老年和肝肾功能不全患者，通常不需要调整剂量。妊娠时禁用。

（四）阿利吉仑的保护靶器官和硬终点事件临床研究

1. AVOID（aliskiren in the evaluation of proteinuria in diabetes） 评价阿利吉仑对高血压伴2型糖尿病肾病患者的肾脏保护作用，结果显示阿利吉仑在最大剂量氯沙坦和降压治疗基础上治疗24周，进一步降低了尿白蛋白/肌酐比值（UACR）20%（$P<0.01$）。

2. ALOFT（aliskiren observation of heart failure treatment） 观察稳定性心力衰竭患者，在常规治疗基础上加用阿利吉仑治疗12周，结果显示能显著降低心力衰竭的主要生物学标志物，包括BNP、NT-proBNP和尿醛固酮，阿利吉仑降低BNP幅度是安慰剂组的5倍，并且安全性和耐受性良好。

3. ALLAY（aliskiren in left ventricular hypertrophy） 在超重的高血压左心室肥大患者中，比较阿利吉仑、氯沙坦、阿利吉仑与氯沙坦联合使用改善左心室肥大的疗效，治疗36周，采用磁共振影像学方法评价左心室重量指数。结果显示，阿利吉仑与氯沙坦同样逆转左心室肥大，阿利吉仑联合氯沙坦进一步降低20%左心室重量指数。

4. AGELESS（aliskiren for geriatric lowering of systolic hypertension） 采用阿利吉仑为基础治疗老年收缩期高血压患者6个月，观察动脉弹性及降低收缩压的疗效，结果显示以阿利吉仑为基础的联合治疗明显优于以雷米普利为基础的联合治疗。

5. ASPIRE HIGHER ASPIRE HIGHER是阿利吉仑大规模前瞻性硬终点事件临床试验项目总称，纳入约35 000例患者，包括AVANT-GARDE（急性冠脉综合征）、AQUARIUS（冠心病）、ASPIRE（心肌梗死后左心室功能不全）、ASTRONAUT（急性心力衰竭）、ATMOSPHERE（慢性心力衰竭）、ALTITUDE（心血管高危的2型糖尿病）和APOLLO（心血管高危的老年患者）、AVOID2（慢性肾病）等14个随机对照临床试验，采用ACEI或ARB联合阿利吉仑治疗心力衰竭和糖尿病肾病等心血管高危或极高危患者，结果未发现硬终点事件有进一步获益，相反地，在部分临床试验中急性肾脏损害（AKI）和高血钾等不良事件及死亡增加。

（五）阿利吉仑的临床治疗地位

阿利吉仑是首个获得临床应用的非肽类DRI，2007年美国食品药品监督管理局（FDA）首先批准用于治疗高血压。至今，阿利吉仑治疗高血压共有12项短期的以血压控制为目标的临床观察研究，其中包括老年收缩期高血压随机对照临床试验及中心动脉压子研究，并做了系统分析和汇总。目前，对阿利吉仑在降压治疗中的评价和定位：在缺乏硬终点预后数据的情况下，阿利吉仑应该作为一种有效的治疗选择，即其他药物无效或不太耐受时，作为一种有效而且易耐受的叠加治疗达到血压控制目标。

从前瞻性角度看，前肾素和（前）肾素受体是RAAS研究活跃的领域，由于DRI能阻止肾素或前肾素与受体的结合，并抑制其催化活性，现在已知在许多疾病状态下，例如，糖尿病性视网膜病、妊娠子痫及多囊卵巢综合征等，前肾素明显升高，并占总肾素（肾素＋前肾素）量的95%以上。这些新发现可能给DRI增添崭新的临床应用前景，可能对这些疾病有特殊治疗地位。

（张维忠）

第二节 内皮素受体拮抗剂

一、内皮素系统

内皮素系统（endothelins，ETs）是一类具有血管活性作用的多肽，大部分是从血管内皮细胞的内皮素原转化为38个氨基酸组成的大内皮素，然后被内皮素转换酶-1（ECE-1）裂解，生成由21个氨基酸组成的内皮素-1（ET-1）。ET-1分布于多种组织中，由内皮细胞产生的ET-1，通过自分泌或旁分泌方式作用于邻近的平滑肌细胞或内皮细胞。

ET-1的相应受体有两种，即ET_A和ET_B。平滑肌细胞含有ET_A和ET_B两种受体，ET-1与ET_A结合后产生强力持久的血管收缩反应，以及平滑肌细胞增生或肥大；ET-1与ET_B结合后，产生由一氧化氮介导的血管舒张反应以及从循环中清除ET-1的功能。内皮细胞表面仅有ET_B受体，激活后可导致一氧化氮和前列腺素释放，继而血管舒张。在心肌组织中，心肌细胞以ET_A受体占优势；纤维母细胞表面分布则有ET_A和ET_B两种受体。

二、内皮素病理生理作用

ET-1参与机体血压和血管张力的调节，动物实验发现，当血管内皮损伤时，内皮素表达增加，刺激血管平滑肌细胞增生；ET-1过度表达会引起冠脉血管收缩和心肌缺血；ET-1对心肌组织的蛋白合成有刺激作用，能够促进心肌细胞生长和心肌肥厚；内皮素对肾血管具有收缩作用，并促进肾小管钠离子重吸收，这可能是内皮素引起血压升高的病理生理机制；在盐敏感性高血压大鼠，内皮素系统过度激活，血管内皮细胞ET-1表达升高。

临床研究发现，父母患高血压的血压正常者在应激状态下血浆ET-1水平明显升高，内皮功能障碍发生在高血压形成之前，并受遗传因素影响。高血压患者的血浆ET-1水平通常在正常范围内，但在某些情况下可见明显升高。例如，慢性肾功能不全、嗜铬细胞瘤、妊娠及使用红细胞生成素或环孢素而引起高血压时。ET-1表达可能与高血压的类型及其严重程度有关，在中重度高血压患者臀部皮肤活检，发现小动脉内皮细胞ET-1表达水平高于血压正常者和轻度高血压患者。美国非洲裔高血压患者大多为盐敏感性高血压，内皮素系统往往是激活的，血压水平常重度升高。

内皮素与RAAS和利钠多肽系统之间存在复杂的反馈机制。Ang Ⅱ增加内皮素原的基因表达和ECE-1酶活性，导致ET-1增加；当心室壁牵张或心肌缺血时，在血管紧张素Ⅱ（Ang Ⅱ）作用下，ET-1分泌增多；在先兆子痫时，ET-1激活常伴随肾素和醛固酮水平降低及血压升高。ET-1刺激利钠多肽释放，可能反过来抑制ET-1作用。由于中性内肽酶（NEP）可降解ET-1，因此NEP抑制剂引起NP升高的血管扩张作用有可能因ET-1升高而抵消。

三、内皮素受体拮抗剂

根据选择性不同，内皮素受体拮抗剂分为两类：选择性ET_A受体拮抗剂和非选择性ET_A/ET_B受体拮抗剂，已经开发的主要药物有波生坦（bosentan）、卢生坦（darusentan）和阿特拉生坦（atrasentan）。

波生坦是非选择性ET_A/ET_B受体拮抗剂，每次500mg，每日2次，用于治疗肺动脉高压，免疫抑制剂环孢素引起的高血压，也可以用于慢性肾脏病并发重度急进型高血压。据报道，内皮素受体拮抗剂临床使用时有较多不良反应，包括面部水肿（高达50%)、贫血、心力衰竭发生风险和肝功能异常等。

内皮素系统是高血压、肺动脉高压和慢性肾脏病重要的治疗干预目标。然而，就目前的研究结果来看，临床使用内皮素受体拮抗剂必须注意选择合适的治疗对象，必须权衡治疗获益与不良反应的关系。在中国尚无较多临床使用内皮素拮抗剂治疗高血压的经验，针对难治性高血压降压疗效的临床试验正在进行之中。

（张维忠）

第三节 血管紧张素受体脑啡肽酶抑制剂

人体存在几个相互作用调节血压和血流量的系统，包括肾素－血管紧张素－醛固酮系统（RAAS）、缓激肽－激肽系统（BK）和利钠多肽系统（NPS），它们调节血管活性，组织钠含量和血管平滑肌细胞生长。从上述相互作用的三个神经体液系统可以发现治疗高血压和心力衰竭的合理方法，血管紧张素受体脑啡肽酶抑制剂（ANRI）是这种新治疗策略的代表。

一、利钠多肽和中性内肽酶

利钠多肽（NPs）是一组结构上有关联的信号分子，具有排钠和松弛血管平滑肌的作用以及调节心血管与肾脏功能。人有三种形式的NPs：心房利钠肽（ANP）、利钠肽（BNP）和C-型利钠肽(CNP)。NPs都是从含有C-终末端二硫化物环结构的相同前体转化而来。ANP主要在心房颗粒中表达和储存，ANP释放主要通过心房壁牵张刺激，也能通过心脏穿壁压力及各种激素（如内皮素、Ang1-9、Ang1-7）的刺激。BNP最早从脑组织分离获得，通常称为脑钠肽，但是主要在心脏的心室表达，受心室壁的牵张调节而转录。在心力衰竭患者，血浆ANP和BNP水平可升高达100倍。CNP在软骨细胞以高浓度表达，调节骨骼生长。

ANP、BNP和CNP通过与细胞膜表面的特殊受体结合而发挥生物学作用。人有三种类型利钠多肽受体（NPRs）：NPR-A、NPR-B、NPR-C。ANP和BNP激活NPR-A；CNP激活NPR-B；NPR-C作为所有三种利钠多肽的清除受体，使利钠多肽进入细胞内被溶酶体分解。三种利钠多肽除了经NPR-C受体清除，在细胞外还能被中性内肽酶（NEP）迅速地清除。

中性内肽酶（NEP），也称为脑啡肽酶(enkephalinase)，广泛分布在细胞表面，裂解各种生理活性的多肽类物质，包括NPs、Ang1、Ang2、缓激肽、内皮素-1、脑啡肽、髓质素和倍他淀粉样多肽等。因为利钠多肽（NPs）兼有独特的排钠和舒张血管性质，所以通过选择性抑制NEP从而活化NPs成为高血压与心血管疾病新的治疗策略。

二、ACEI与NEP抑制剂奥马曲拉的开发历史

抑制中性内肽酶（NEP）增加循环利钠多肽水平，对于控制血压和改善心血管功能可能有益，但是单独使用NEP抑制剂并不比其他降压药物疗效更好，而且单独抑制NEP会引起RAAS代偿性激活和反射性血压升高，因此20年前曾开发过ACEI与NEP的联合抑制剂奥马曲拉（omapatrilat)。临床试验显示奥马曲拉具有较强的降压疗效，但遗憾的是，ACEI与NEP联合导致缓激肽的分解明显减少，高水平缓激肽积聚可能引起严重血管性水肿，因此2002年奥马曲拉的药物审批被否决了。

三、血管紧张素受体脑啡肽酶抑制剂(ARNI)

ARNI是由血管紧张素受体拮抗剂（ARB）与脑啡肽酶（neprilysin，NEP）抑制剂组成的复合制剂，首个同时作用于血管紧张素受体（AT1）和脑啡肽酶的抑制剂是沙库巴曲缬沙坦（sacubitril/valsartan)。

（一）沙库巴曲缬沙坦的药理学

沙库巴曲缬沙坦是由脑啡肽酶抑制剂（NEP）沙库巴曲与血管紧张素受体拮抗剂（ARB）缬沙坦按摩尔比1∶1组成的新型单晶体，最小晶体结构由6个分子沙库巴曲、6个分子缬沙坦、18个分子钠盐和15个分子水组成。共晶体结构与复方制剂相比较，在药物成分构成比恒定、储存稳定性、药物溶解度和口服生物利用度等方面具有明显优势，使得沙库巴曲与缬沙坦的吸收和清除速率相近，两种药物的疗效保持同步一致。

沙库巴曲是一种前体药物，进入体内后经过脂酶代谢为活性产物LBQ657。通过抑制脑啡肽酶增强内源性利钠肽作用。利钠肽具有排钠利尿、扩张血管、抑制RASS和抑制交感神经系统活性的作用。利钠肽的排钠利尿作用，主要通过扩张肾小球入球小动脉和收缩出球小动脉，从而提高肾小球滤过率。利钠作用升高了肾脏远曲小管钠离子浓度，通过管球反馈机制抑制肾脏组织RAAS。利钠肽对醛固酮和血管加压素的抑制作用也增强了肾脏的排钠利尿作用。ARB缬沙坦可抑制利钠肽对RASS代偿性激活。因此，沙库巴曲与缬沙坦联合能发挥协同降压作用。

（二）沙库巴曲缬沙坦的临床降压疗效

至今，已经有14项在高血压患者进行沙库巴曲缬沙坦临床降压治疗试验。在2010年首项发表的研究中，显示沙库巴曲缬沙坦降压疗效优于对照组缬沙坦，在2019年发表的以中国高血压人群为主的亚洲高血压患者（1438例）疗效和安全性研究中，显示沙库巴曲缬沙坦降压疗效优于对照组奥美坦。在亚洲高血压患者双盲8周的剂量探索性研究中，发现能有效降低诊室和24小时动态血压，并且呈现剂量依赖性降压作用。在2017年发表的PARAMETER研究中，显示沙库巴曲缬沙坦在老年人收缩期高血压患者能有效降低脉压、中心动脉压和夜间收缩压水平。

（三）沙库巴曲缬沙坦的不良反应和安全性

在341例亚洲轻中度高血压患者进行的52周开放性扩展研究中，评估单药和联合氨氯地平与氢氯噻嗪长期治疗的安全性、耐受性和疗效，显示沙库巴曲缬沙坦能长期持续降低血压水平，长期降压有效性达到90%，并且安全性良好，仅2例停药，1例轻度血管性水肿。

（四）沙库巴曲缬沙坦的保护靶器官和硬终点事件临床研究

1．EVALUATE-HF和PROVE-HF 沙库巴曲-缬沙坦与依那普利对射血分数减退心力衰竭患者的疗效比较研究（effect of sacubitril-valsartan versus enalapril in patients with heart failure and reduced ejection fraction，EVALUATE-HF）。在EVALUATE-HF研究中，沙库巴曲缬沙坦治疗12周降低左心室舒张末期和收缩末期容积指数；在PROVE-HF中，治疗12个月持续获益，显示沙库巴曲缬沙坦能延缓、逆转心脏重构的良好疗效。

2．PARADIGM-HF 血管紧张素受体脑啡肽酶抑制剂与依那普利治疗心力衰竭的比较研究（angiotensin-neprilysin inhibition versus enalapril in heart failure，PARADIGM-HF）。该临床试验在射血分数降低（LVEF＜40%）的症状性心力衰竭（HFrEF）患者中，观察比较ARNI（沙库巴曲缬沙坦）与ACEI依那普利的疗效。2014年PARADIGM-HF研究发表的结果显示，沙库巴曲缬沙坦显著减少射血分数降低心力衰竭（HFrEF）患者的心血管死亡和心力衰竭加重住院风险（20%）；而且在PARADIGM-HF研究中，发现ANRI减轻糖尿病患者肾功能恶化，延缓肾功能减退，改善肾小球硬化和纤维化。荟萃分析显示沙库巴曲缬沙坦与ACEI/ARB相比较，能显著改善心力衰竭患者肾功能恶化，具有较好的保护肾脏功能作用。

3．PARAGON-HF 血管紧张素受体脑啡肽酶抑制剂治疗射血分数保留的心力衰竭（angiotension-neprilysin inhibition in heart failure with preserved ejection fraction，PARAGON-HF）。2017年，PARAGON-HF临床试验显示，沙库巴曲缬沙坦显著减少射血分数保留心力衰竭（HFpEF）患者（96%是高血压患者）的心血管死亡和总心力衰竭住院风险（13%），在射血分数保留（LVEF ＞40%）的心力衰竭（HFpEF）患者，经16周治疗后NT-proBNP显著下降。

（五）沙库巴曲缬沙坦的临床治疗地位

沙库巴曲缬沙坦是首个ARNI类药物。PARADIGM-HF和PARAGON-HF临床试验结果首先证实，沙库巴曲缬沙坦能更显著有效地减少心血管死亡率和心力衰竭住院风险。因此，现今多个心力衰竭治疗指南推荐沙库巴曲缬沙坦是目前覆盖心力衰竭全程治疗的药物，改变了慢性心力衰竭的治疗格局。

2021年，中国食品药品监督管理局批准沙库巴曲缬沙坦用于原发性高血压治疗。根据目前临床研究资料，沙库巴曲缬沙坦更适用于老年人收缩期高血压、高血压合并左心室肥大和/或心力衰竭、高血压合并慢性肾脏病（CKD）1～3期、高血压合并肥胖患者及难治性高血压。降压治疗常规剂量为200mg，每日1次；如果患者耐受，可以每2～4周将剂量加倍达到最适宜的剂量。沙库巴曲缬沙坦可以与其他种类降压药物联合使用，例如钙通道阻滞剂等，但是不能与ACEI或缬沙坦以外的ARB联合使用。特别强调禁止沙库巴曲缬沙坦与ACEI联合使用，因为联合使用会增加发生严重血管性水肿的风险，甚至死亡。使用沙库巴曲缬沙坦前36小时必须停止使用ACE；反之亦然，停止使用沙库巴曲缬沙坦36小时后才可使用ACEI。沙库巴曲缬沙坦禁用于妊娠或ACEI/ARB曾引起血管性水肿的患者；沙库巴曲缬沙坦慎用于重度肾衰竭和肾动脉狭窄患者。沙库巴曲缬沙坦治疗前和治疗期间，需要定期监测血钾、肾功能和肝功能。

目前，ARNI在理论和实践上还有些重要的挑战。如何将沙库巴曲缬沙坦整合到目前指南推荐的药物治疗总体方案中？脑啡肽酶，即中性内肽酶（NEPs），与不少多肽类物质的代谢有关，因此脑啡肽酶长期受抑制的影响也有待观察。例如，NEP抑制明显超过血管紧张素受体阻滞时，可能会持续增加ET-1，上调肾小管钠-氢交换，限制血管壁ET_B作用，从而减弱其降压作用；由于NEPs在倍他淀粉样多肽分解中的作用，长期NEP抑制是否会影响阿尔茨海默病的病情进展，尚有待进一步长期观察研究。

（张维忠）

参考文献

[1] BROWN M J. Aliskiren [J]. Circulation, 2008, 118 (7): 773-784.

[2] LAMBERS HEERSPINK H J, PERKOVIC V, DE ZEEUW D. Renal and cardio-protective effects of direct renin inhibition: a systematic literature review[J]. J Hypertens, 2009, 27(12): 2321-2331.

[3] ANGELI F, GIANPAOLO R, VERDECCHIA P. Finding a place for aliskiren in the wide spectrum of blood pressure lowering agents [J]. Hypertension Research, 2012, 35 (1): 17-19.

[4] ARENDSE L B, DANSER A, POGLITSCH M, et al. Novel therapeutic approaches targeting the renin-angiotensin system and associated peptides in hypertension and heart failure [J]. Pharmacol Rev, 2019, 71 (4): 539-570.

[5] UNGER T, BORGHI C, CHARCHAR F, et al, 2020 International society of hypertension global hypertension practice guiderlines [J]. J Hypertens, 2020, 38 (6): 982-1004.

[6] WILLIAMS B, COCKCROFT J R, KARIO K, et al. Effects of sacubitril/valsartan versus olmesartan on central hemodynamics in the elderly with systolic hypertension: the PARAMETER study [J]. Hypertension, 2017, 69 (3): 411-420.

[7] MCMURRAY J J, PACKER M, DESAI A S, et al. Angiotensin-neprilysin inhibition versus enalapril in heart failure [J]. N Engl J Med, 2014, 371 (11): 993-1004.
[8] SOLOMON S D, MCMURRAY J J, ANAND I S, et al. Angiotensin-neprilysin inhibition in heart failure with preserved ejection fraction [J]. N Engl J Med, 2019, 381 (17): 1609-1620.

第十章
降压药物的联合应用

根据《2018年中国高血压防治指南》，目前中国18岁以上人群高血压的知晓率、治疗率和控制率分别为51.6%、45.8%和16.8%。我们可以看到中国高血压的控制率仍处于相对较低的水平。而原发性高血压是由多种病理生理机制共同导致的疾病，任何一种降压药物都只能阻断或减弱导致血压升高的部分机制，降压幅度有限。荟萃分析显示，75%以上的患者需要联合用药治疗才能使血压控制达标。因此，合用作用机制不同的药物往往可增强降压效果，同时每个药物剂量都可减少，从而增加耐受性，是提高血压控制率的重要手段。

目前国际上常用降压药物主要包括钙通道阻滞剂（CCB）、血管紧张素转换酶抑制剂（ACEI）、血管紧张素受体拮抗剂（ARB）、利尿药和β受体阻滞剂五大类。此外，α受体阻滞剂或其他种类降压药有时亦可应用于某些高血压人群。《2018年中国高血压防治指南》建议联合用药的适应证为血压≥160/100mmHg或高于目标血压20/10mmHg的高危人群，初始治疗即需要应用2种降压药物。如血压超过140/90mmHg，也可考虑初始小剂量联合降压药物治疗。2018年欧洲高血压指南则指出：在更低的血压目标值的背景下，为进一步提高患者依从性，大多数患者需要起始即启动两药的联合治疗（低危的1级高血压、虚弱老年患者、高龄老年除外），进一步将联合用药提高至新的高度。

目前临床应用的降压药物联合方案十余种，不同联合用药方案的降压效果、靶器官保护作用和耐受性可能存在明显差异。基于上述背景，2010年美国高血压学会（ASH）发表了“联合应用降压药物意见书”，将各种联合治疗方案重新评估后归纳为3类，即优先选择联合、一般选择联合和不推荐常规应用的联合方案，同时提出联合用药的基本原则应该是：药物的作用机制互补、降压作用相加、不良反应相互抵消或减轻。尽管如此，各国指南对个别联合方案的推荐级别仍略有不同，如在中国将CCB联合β受体阻滞剂作为优化联合治疗方案，而欧洲高血压指南则将其认定为一般选择的联合降压方案。在基于循证医学证据的前提下，仍然要结合患者的实际情况选择最优的联合降压方案。

第一节
优先选择的联合降压方案

这类联合方案主要包括肾素-血管紧张素系统抑制剂（RASI）与利尿药的联合，以及RASI与CCB的联合、二氢吡啶类CCB联合β受体阻滞剂及二氢吡啶类联合利尿药。这些联合方案均是循证医学证据充分，安全性及有效性得到大规模临床试验验证，以及被国内外各大指南优先推荐的联合用药方案。

一、RASI与小剂量利尿药联合

RASI包括血管紧张素转换酶抑制剂（ACEI）、血管紧张素受体拮抗剂（ARB）以及直接肾素抑制剂，其与利尿药联合，可针对血压调节的神经内分泌和容量负荷两种机制。该联合方案协同降压的机制包括噻嗪类利尿药可降低血管平滑肌内Na^+浓度，并通过Na^+-Ca^{2+}交换机制使细胞内Ca^{2+}减少，从而降低血管平滑肌对缩血管物质的反应，增强RASI的扩血管作用。噻嗪类利尿药作用于远曲小管近端，抑制Na^+和Cl^-的重吸收而起到排水排钠的作用，使细胞外液和血容量减少而降压。由于流入远曲小管和集合管的Na^+增多，钠-钾交换增多，从而使K^+排出增多，长期使用不仅会由于容量减少激活RAS系统，还会在一定程度上增加低钾血症的风险。而ACEI和ARB均为肾素-血管紧张素系统抑制剂，可以有效地降低或抵消利尿药所致容量减少所致的RAS激活，且可轻度升高血钾水平，对糖脂代谢无不良影响。与ACEI或ARB不同，直接肾素抑制剂阿利吉仑与氢氯噻嗪（HCTZ）联用，还能有效地抑制HCTZ反射性引起的血浆肾素活性升高。二者联用可实现机制互补和协同降压，并减轻不良反应，是目前理想的联合降压方案。

低剂量噻嗪类利尿药与RASI联合，尤其适用于重度高血压、老年单纯收缩期高血压、盐敏感性高血压及合并肥胖或者糖尿病的高血压患者；并且利尿药价格便宜，经济负担增加极少。该联合方案的靶器官保护作用近年来也已被多项随机对照临床试验证实：在改善临床终点事件方面的证据包括脑卒中的二级预防研究（PROGRESS）、降低老年高血压者患者的心血管死亡和全因死亡风险研究（HYVET）、减少糖尿病与疾病行动（ADVANCE）。有关糖尿病诊疗指南指出高血压合并糖尿病患者在ACEI或ARB基础上联合小剂量利尿药是合理有效的。但仍应该指出，对于合并糖尿病肾病的患者，该联合方案在肾脏保护及减少蛋白尿方面，可能不如RASI联合CCB（表5-10-1）。

当然，此联合方案也具有一定的局限性，主要还是来自单药本身的特点，包括双侧肾动脉狭窄、妊娠和痛风患者为禁忌证。由于氢氯噻嗪的肾脏清除包括主动分泌和被动滤过，其清除几乎全部通过肾脏进行，故在合并慢性肾功能不全时不宜使用。此外，慢性心力衰竭时，往往需要更大剂量以及更强的利尿作用，袢利尿药（呋塞米或者托拉塞米）对心力衰竭更有益，所以也不宜将这类药物的复方制剂作为合并心力衰竭患者治疗的选择药物。

二、RASI联合二氢吡啶类长效CCB

RASI和CCB的联合使用，提供了两条不同但却互补的降压途径。CCB和RASI均能导致血管舒张，但是CCB主要引起动脉的舒张，而RASI则对动脉和静脉均有扩张作用。CCB和RASI分别对低肾素、高肾素患者更有效。此外，CCB还具有一定的排钠和利尿的作用，而这种作用可进一步加强RASI的降压作用。CCB将代偿性的激活交感神经系统，进而导致RAS的活化，这些作用将削弱CCB的降压效果。联合使用RASI则能通过阻断RAS系统而抵消这种作用，进而降低交感神经系统的活性。另外，CCB主要扩张肾小球入球小动脉，RASI主要扩张出球小动脉，二者联用能更好的改善小球内的高滤过高灌注状态，保护肾脏功能。ACEI常引起患者干咳，而CCB可以通过抑制咳嗽中枢及降低咳嗽受体的敏感性而减弱其不良反应；另外，需注意的是，由于CCB类药物对微循环小动脉与小静

表5-10-1　RASI与利尿药联合相关临床试验

临床试验	对照	患者类型	SBP（mmHg）	主要终点	*P*值
ACEI与利尿药联合					
PROGRESS	安慰剂	既往卒中或TIA	-9	卒中风险-28%	*P*＜0.001
ADVANCE	安慰剂	糖尿病	-5.6	血管事件-9%	*P*＝0.04
HYVET	安慰剂	≥80岁，高血压	-15	心血管事件-34%	*P*＜0.001
CAPPP	BB＋利尿药	高血压	＋3	CV事件＋5%	NS
ACCOMPLISH	ACEI＋CCB	高血压并危险因素	＋1	CV事件＋21	*P*＜0.001
ARB与利尿药联合					
SCOPE	利尿药＋安慰剂	高血压；≥70岁	-3.2	卒中-28%	*P*＝0.04
LIFE	BB＋利尿药	高血压并LVH	-1	卒中-26%	*P*＜0.001

注：PROGRESS为脑卒中的二级预防研究；ADVANCE为减少糖尿病患者心血管死亡和肾脏并发症风险研究；HYVET为降低老年高血压者患者的心血管死亡和全因死亡风险研究；CAPPP为卡托普利预防项目;ACCOMPLISH为联合治疗预防收缩期高血压患者心血管事件的研究;SCOPE为老年人认知和预后研究；LIFE为氯沙坦干预减少高血压终点事件的研究。

脉的扩张不平衡，常导致微循环静水压升高，使液体进入组织间隙造成踝部水肿。目前有研究提示导致水肿的原因还包括肾素－血管紧张素系统的激活及水钠潴留等其他多种机制。而ACEI/ARB可降低毛细血管后阻力，降低毛细血管静水压、减轻外周水肿。

在通过联合治疗收缩期高血压患者避免心血管事件研究（ACCOMPLISH）中，在预防主要心血管终点事件方面，ACEI 联合CCB优于相同的 ACEI 与噻嗪类利尿药联合，尽管两组间血压没有明显的差异。而这一发现，在日本老年高血压患者进行的奥美沙坦与 CCB 或利尿药联合（COLM）试验和联合治疗高血压预防心血管事件试验中并没有得到证实，其结果均显示RASI-CCB 联合与 RASI-噻嗪类利尿药联合相比，在心血管事件方面无显著差异，但这两项研究的统计能力相对不足。ASCOT研究证实，ACEI＋CCB的降压作用不仅优于β受体阻滞剂＋利尿药，而且其总死亡率（11%）、心血管死亡率（24%）、主要心血管事件（16%）和新发糖尿病（30%）发生率也显著降低。该结果充分说明，ACEI＋CCB在降压和靶器官保护方面显著优于传统药物的联合治疗方案，两类药物联合提供更全面的靶器官保护作用（表5-10-2）。

三、二氢吡啶类CCB联合β受体阻滞剂

两药联合对交感活性与容量机制进行双重阻断，使降压作用明显增强。β受体阻滞剂可抑制CCB扩血管所致反射性交感神经兴奋，而CCB可抑制由于长期使用β受体阻断药所致的外周动脉阻力增强，两药联合可使不良反应减轻。对于高血压合并快速心律失常、左室肥大、动脉硬化及冠心病者推荐β受体阻滞剂与CCB联用，也是中国高血压指南推荐的优选联合治疗方案之一。

硝苯地平控释片（拜新同）抗高血压干预研究（INSIGHT）显示较利尿药联合β受体阻滞剂具有更强的降压效果，虽在心血管事件上无显著差异，但在减少新发糖尿病及周围血管病方面，CCB联合β受体阻滞剂明显优于利尿药联合β受体阻滞剂，且两药低剂量联合的降压效果要优于高剂量的单一用药。COPE研究表明，β受体阻滞剂联合贝尼地平治疗40～85岁老年原发性高血压的患者，降压达标率与ARB联合利尿药组没有显著差异，且在降低心脑血管事件发生率上没有明显的获益（表5-10-3）。

表5-10-2　RASI与CCB联合相关临床试验

临床试验	对照	患者类型	SBP（mmHg）	主要终点	*P*值
ACEI与CCB联合					
Syst-Eur	安慰剂	老年 ISH	−10	心血管事件−31%	$P<0.001$
Syst-China	安慰剂	老年 ISH	−9	心血管事件−37%	$P<0.004$
NORDIL	BB＋利尿药	高血压	＋3	CV 事件	NS
INVEST	BB＋利尿药	高血压并CAD	0	CV 事件	NS
ASCOT	BB＋利尿药	高血压并危险因素	−3	CV 事件−16%	$P<0.001$
ACCOMPLISH	ACEI＋利尿药	高血压并危险因素	−1	CV 事件−21%	$P<0.001$
ARB与CCB联合					
COPE	CCB＋利尿药	高血压	−0.7	CV 事件或卒中	NS
COPE	CCB＋BB	高血压	−0.8	CV 事件或卒中	NS
COLM	ARB 与利尿药	老年高血压	0	CV 事件	NS

注：Syst-Eur为欧洲收缩期高血压临床试验；Syst-China为中国老年收缩期高血压临床试验；NORDIL为北欧地尔硫䓬研究；INVEST为国际维拉帕米－群多普利研究；ASCOT为北欧心脏结局试验；ACCOMPLISH为联合治疗收缩期高血压患者避免心血管事件研究；COPE为 联合治疗高血压，预防心血管事件研究；COLM为奥美沙坦与 CCB 或利尿剂联合试验;CV为心血管死亡。

表5-10-3　β受体阻滞剂与CCB联合相关临床试验

临床试验	对照	患者类型	SBP（mmHg）	主要终点	P值
COPE	ARB与利尿药	高血压	＋0.8	CV事件或卒中	NS
INSIGHT	利尿药＋BB	55～80岁，高血压	＋0.5	CV事件或卒中	NS

注：COPE为联合治疗高血压，预防心血管事件研究；INSIGHT为硝苯地平控释片（拜新同）抗高血压干预研究。

四、二氢吡啶类CCB联合利尿药

有观点认为利尿药和CCB的降压作用，均与扩张血管及轻度利尿有关，理论上无叠加降压作用。但是由于CCB阻滞Ca^{2+}的细胞内流，以及降压不受饮食盐含量影响，有理由认为二者联合仍能够增加部分降压效果，可能更适于低肾素高血压如多数老年高血压患者。研究证实HCTZ联合氨氯地平与HCTZ联合厄贝沙坦或HCTZ联合阿利吉仑降压幅度相当。

中国的FEVER研究证实，二氢吡啶类CCB与噻嗪类利尿药联合，可降低高血压患者脑卒中发生风险；而VALUE研究也证实HCTZ联合氨氯地平治疗的有效性及安全性。而之后中国高血压干预效果研究（CHIEF）研究报告表明，初始用小剂量氨氯地平与复方阿米洛利联合治疗，可明显降低高血压患者的血压水平，血压控制率可达80%左右，其对临床预后的改善和氨氯地平联合替米沙坦方案组类似（表5-10-4）。

表5-10-4　CCB与利尿药联合相关临床试验

临床试验	对照	患者类型	SBP（mmHg）	主要终点	P值
FEVER	利尿药＋安慰剂	高血压	-4	心血管事件-27%	P＜0.001
ELSA	BB＋利尿药	高血压	0	CV事件	NS
CONVINCE	BB＋利尿药	高血压并危险因素	0	CV事件-3%	NS
VALUE	ARB＋利尿药	高风险高血压	-2.2	CV事件或卒中	NS
COPE	CCB＋BB	高血压	＋0.7	CV事件	NS
CHIEF	ARB＋CCB	50～79岁，高血压	＋0.5	心脑血管事件	NS

注：FEVER为非洛地平减少高血压并发症研究；ELSA为欧洲拉西地平治疗动脉粥样硬化研究；CONVINCE为维拉帕米对心血管终点事件的预防研究；VALUE为缬沙坦长期治疗高血压评估试验；COPE为联合治疗高血压，预防心血管事件研究；CHIEF为中国高血压干预效果研究。

（陈　歆　刘常远）

第二节
一般选择的联合降压方案

此类方案一般为可接受的，主要包括β受体阻滞剂与利尿药及α受体阻滞剂和β受体阻滞剂的联合。它们在降压幅度、靶器官保护及耐受性方面存在某些不足，还需要更多的临床研究证实。当然有些联合方案在特定患者中可能具有更好的作用，对于特定情况下如发作性心绞痛、控制心率、心肌梗死后、HFrEF及在计划妊娠或有生育要求的年轻女性高血压患者中，作为ACEI或ARB的一种替代，已经证明β受体阻滞剂降压治疗的有效性。

一、β受体阻滞剂联合利尿药

β受体阻滞剂通过抑制交感活性、降低心输出量和减少肾素分泌发挥降压作用，能够抑制噻嗪类利尿药所致的交感神经系统和RAS系统激活；而利尿药降低血管平滑肌对缩血管物质的反应和促进水钠排泄，可以抵消长期使用β受体阻滞剂所致的缩血管及水钠潴留效应。

该方案虽具有较好的协同降压效应，但不能减少单药治疗的不良反应发生率，还可能增加糖代谢异常或者增加罹患糖尿病风险及性功能减退的风险，故不推荐用于伴有代谢综合征、糖耐量异常或糖尿病的高血压患者（表5-10-5）。

表5-10-5 β受体阻滞剂与利尿药联合相关临床试验

临床试验	对照	患者类型	SBP（mmHg）	主要终点	*P*值
Coope 和 Warrender	安慰剂	老年高血压	−18	卒中风险−42%	$P<0.03$
SHEP	安慰剂	老年 ISH	−13	卒中风险−36%	$P<0.001$
STOP-H	安慰剂	老年高血压	−23	心血管事件−40%	$P=0.003$
STOP-H2	ACEI、常规降	高血压	0	心血管事件	NS
CAPPP	ACEI＋利尿药	高血压	−3	CV 事件−5%	NS
LIFE	ARB＋利尿药	高血压并 LVH	＋1	卒中＋26%	$P<0.001$
ALLHAT	ACEI＋BB	高血压并危险因素	−2	CV 事件	NS
ALLHAT	CCB＋BB	高血压并危险因素	−1	CV 事件	NS
CONVINCE	CCB＋利尿药	高血压并危险因素	0	CV 事件	NS
NORDIL	ACEI＋CCB	高血压	−3	CV 事件	NS
INVEST	ACEI＋CCB	高血压并CAD	0	CV 事件	NS
ASCOT	ACEI＋CCB	高血压并危险因素	＋3	CV＋16%	$P<0.001$

注：Coope和Warrender为作者名，（参考文献：COOPE J，WARRENDER TS. Randomised trial of treatment of hypertension in elderly patients in primary care. Br Med J (Clin Res Ed) 1986; 293:1145-1151.）；SHEP为美国老年收缩期高血压研究；STOP-H为瑞典老年高血压试验；CAPPP为卡托普利预防项目；LIFE为氯沙坦干预减少高血压终点事件的研究；ALLHAT为降压降脂治疗预防心肌梗死临床试验；CONVINCE为维拉帕米对心血管终点事件的预防研究；INVEST为国际维拉帕米-群多普利研究；ASCOT为北欧心脏结局试验。

二、α受体阻滞剂＋β受体阻滞剂

在降压药物中，α受体阻滞剂已经用于临床多年。目前临床常用的主要是作用于外周的α受体阻滞剂包括特拉唑嗪、哌唑嗪、多沙唑嗪等，其中选择性α_1受体阻滞剂以哌唑嗪和特拉唑嗪为代表。这类药物对α_1受体有高选择性阻断作用，不阻断突触前膜的α_2受体，故减少了心动过速的发生。与β受体阻滞剂或其他血管扩张剂合用，可以提高降压疗效。其最大优点是没有明显的代谢作用，而且对于血脂有积极影响，能够降低总胆固醇与低密度脂蛋白、甘油三酯，增加高密度脂蛋白，因此，适用于合并糖尿病、周围血管病、哮喘及高脂血症的高血压患者。

目前兼有α受体阻滞和β受体阻滞作用的药物正在被临床逐渐应用，一方面通过α_1受体阻滞作用使外周血管扩张、血管阻力下降，降低血压，同时防止交感神经张力反射性增加，在降低血压和肾脏血管阻力的同时不减少肾脏的血流量；另一方面通过非选择性阻断β受体，可减慢心率、抑制心肌收缩力、减少心排血量等。此类药物的降压作用在低剂量时主要为β受体阻滞，高剂量时则主要为α_1受体阻滞。因此，α/β受体阻滞剂在高血压治疗中具有良好的应用前景。

（陈　歆　刘常远）

第三节 不推荐的联合降压方案

这些联合方案的共同特点是作用机制相似或不能很好互补，或副作用可能叠加，所产生的附加降压效果较小，反而不良反应风险明显增加，一般不建议联合使用。

一、ACEI联合ARB

从理论上讲，ACEI与ARB的联合可以更大程度的阻滞RAS系统的活性，更大程度地减少血管紧张素II对心脏及血管的不良作用，同时又可保留缓激肽的有益作用；但从另一角度看，只有采用两种不同类型药物组成的联合方案，才能使血压降得更低。同样地，这种联合也未得到有利证据的支持。ONTARGET研究显示，ACEI与ARB联用不能减少心血管终点事件发生，却显著增加了不良反应风险，即低血压、肾功能和心绞痛恶化、因心绞痛住院和需要做血管重建术的事件有所增加。故各国高血压指南基本禁止了此联合方案（表5-10-6）。

表5-10-6　两种RASI联合相关临床试验

临床试验	对照	患者类型	主要终点
ONTARGET	ACEI 或 ARB	高危患者	更多肾脏事件
ALTITUDE	ACEI 或 ARB	高危糖尿病	更多肾脏事件

注：ONTARGET为长期单独应用替米沙坦及与雷米普利联合应用的全球终点试验；ALLHAT为降压降脂治疗预防心肌梗死临床试验。

二、RASI联合β受体阻滞剂

由于β受体阻滞剂对RAS系统有抑制作用，故不提倡β受体阻滞剂与血管紧张素转换酶抑制剂（ACEI）联合治疗高血压，协同降压效果并不明显，获益不大。但其对高肾素型高血压患者可能有益。交感神经系统和RAS的活性增高是中青年高血压患者的重要发病机制，必要时可以考虑此种联合方案的应用。

但从靶器官保护的角度来讲，β受体阻滞剂与ACEI或ARB的联合是目前推荐用于高血压合并冠心病或心力衰竭的标准治疗，ACEI或ARB对糖代谢的有利作用可能抵消β受体阻滞剂潜在的对糖代谢的不利影响。

三、β受体阻滞剂联合非二氢吡啶类CCB

两类药物均具有负性肌力及负性传导作用，联用时可抑制心率和房室传导，导致严重心动过缓或心脏传导阻滞。对老年人、患有病态窦房结综合征、II度及以上传导阻滞者慎用或忌用。

四、β受体阻滞剂联合中枢降压药

早期两类药物联合主要用于治疗严重或难治性高血压，但由于心力衰竭发生率增加及停药后导致的血压反应性增高等问题，目前指南已不推荐使用此类联合方案。

研究表明两药联合治疗可控制约2/3患者的血压。对于使用两种药物联合治疗血压仍不达标的患者，可增加到三种药物联合治疗：通常选用一种RAS、一种CCB加一种利尿药（通常选择小剂量噻嗪类利尿药）。研究表明三药联合应能控制80%以上患者的血压。在接受治疗的高血压患者中，这一血压控制率要比中国当前的血压控制率高得多。但是，我们不推荐3种药物联合作为初始治疗方案。

（陈　歆　刘常远）

第四节 单片固定复方制剂在高血压治疗中的应用

基于现有证据表明治疗依从性也是影响血压控制率非常重要的因素。研究表明，治疗依从性受到为患者降压治疗处方药物片数的强烈影响。单片药的不依从性通常＜10%，2片药提高到20%，3片药提高到40%，在接受5片或更多药片的患者中，不依从性更高甚或完全不依从。多项研究已证实，单片固定复方制剂（SPC）在降压疗效、耐受性、依从性、治疗简化及费用支出方面均优于两种药物的自由联合，是一种优化、强化和简化的治疗策略。SPC可以实现早达标、早受益，同时更好的保护靶器官，降低心血管事件。国内外指南都积极推荐在联合降压方案中首选SPC。

目前中国上市的SPC主要为传统的固定复方制剂和新型固定复方制剂。传统固定复方降压药主要成分为氢氯噻嗪、利血平和双肼屈嗪，其次是可乐定，目前这些成分（除氢氯噻嗪外）已不是当前（降压）治疗的主要药物，故目前更多使用的是新型SPC，具体见表5-10-7。

一、RASI/噻嗪类利尿药的单片固定复方制剂

RASI/噻嗪类利尿药的单片固定复方制剂是国内外众多高血压指南推荐的优选方案之一，可以作

表5-10-7 新型固定单片复方制剂

通用名	主要成分	成分比例（mg）	相关研究	主要不良反应
氯沙坦钾氢氯噻嗪片	氯沙坦钾/氢氯噻嗪	50/12.5 100/12.5 100/25	LIFE	偶见血管神经性水肿，血钾异常
缬沙坦氢氯噻嗪	缬沙坦/氢氯噻嗪	80/12.5 160/12.5	VALUE	偶见血管神经性水肿，血钾异常
厄贝沙坦氢氯噻嗪片	厄贝沙坦/氢氯噻嗪	150/12.5 300/12.5		偶见血管神经性水肿，血钾异常
替米沙坦氢氯噻嗪	替米沙坦/氢氯噻嗪	40/12.5 80/12.5		偶见血管神经性水肿，血钾异常
奥美沙坦氢氯噻嗪	奥美沙坦/氢氯噻嗪	20/12.5	Chrysant	偶见血管神经性水肿，血钾异常
贝那普利氢氯噻嗪	贝那普利/氢氯噻嗪	10/12.5	ACCOMPLISH	偶见血管神经性水肿，血钾异常，咳嗽
培哚普利吲达帕胺片	培哚普利/吲达帕胺	4/1.25	PROGRESS ADVANCE HYVET	偶见血管神经性水肿，血钾异常，咳嗽
缬沙坦氨氯地平	缬沙坦/氨氯地平	5/80		头痛，踝部水肿，偶见血管神经性水肿
氨氯地平贝那普利	氨氯地平/贝那普利	5/10	ACCOMPLISH	头痛，踝部水肿，偶见血管神经性水肿
赖诺普利氢氯噻嗪片	赖诺普利/氢氯噻嗪	10/12.5		咳嗽，血钾异常
依那普利氢氯噻嗪片	依那普利/氢氯噻嗪	5/12.5		咳嗽，偶见血管神经性水肿，血钾异常
尼群地平阿替洛尔	尼群地平/阿替洛尔	10/20 5/10		头痛，踝部水肿，支气管痉挛，心动过缓
氨氯地平阿托伐他汀片	氨氯地平/阿托伐他汀	5/10	ASCOT	同原药
依那普利叶酸片	依那普利/叶酸	10/0.8 10/0.4	CSPPT	同原药

注：LIFE为氯沙坦干预减少高血压终点事件的研究；VALUE为缬沙坦长期治疗高血压评估试验；Chrysant为作者名，［来自文献：CHRYSANT SG，WEBER MA，WANG AC，et al. Evaluation of antihypertensive therapy with the combination of olmesartan medoxomil and hydrochlorothiazide［J］. Am J Hypertens，2004，17（3）：252-259.］；ACCOMPLISH为联合治疗预防收缩期高血压患者心血管事件的研究；PROGRESS为脑卒中的二级预防研究；ADVANCE为减少糖尿病患者心血管死亡和肾脏并发症风险研究；HYVET为降低老年高血压者患者的心血管死亡和全因死亡风险研究；ASCOT为北欧心脏结局试验；CSPPT为中国脑卒中一级预防研究。

为高血压患者的初始和维持治疗。近年来完成的一系列较大规模的临床试验均验证了该类药物在降压疗效方面较单药更具优势，且对糖脂代谢及血钾无明显不良影响。

二、CCB/RASI的单片固定复方制剂

CCB/RASI的单片固定复方制剂是临床上应用广泛的优化联合降压方案之一。中国人群的CHINA STATUS Ⅱ研究数据显示，缬沙坦氨氯地平SPC显著提高了血压达标率，增加了患者依从性，有效地降低了心血管事件发生率。同时ACCOMPLISH研究结果显示了氨氯地平/贝那普利的SPC达到了极高的血压控制率（80%），与贝那普利/氢氯噻嗪的SPC相比，有效降低心血管事件20%，有效降低慢性肾脏病及心血管死亡重点37%。

三、氨氯地平/阿托伐他汀的单片固定复方制剂

氨氯地平/阿托伐他汀的单片固定复方制剂是临床上常用的降压降脂固定复方制剂，不仅能有效控制血压和血脂这两个重要的危险因素，而且在抗氧化应激、改善NO释放和小动脉顺应性方面具有协同作用，从而更好地保护内皮功能，适用于高血压合并血脂异常、心血管疾病高风险的高血压患者的治疗。2013年公布的ASCOT LLA研究证明了在降压基础上联合他汀治疗突破了单纯降压的冠心病获益瓶颈，使心血管风险进一步降低。

四、马来酸依那普利/叶酸片的单片固定复方制剂

马来酸依那普利/叶酸片的单片固定复方制剂是全球第一个批准用于治疗高血压伴高同型半胱氨酸（Hcy）升高的有效药物。中国一项大样本临床研究结果显示，较单用依那普利相比，依那普利叶酸组Hcy、血压均有显著降低，并可逆转左室肥大，降低其心脑血管事件发生率及改善预后。

（陈　歆　刘常远）

参考文献

[1] 中国高血压防治指南修订委员会，高血压联盟（中国，中华医学会心血管病学分会中国医师协会高血压专业委员会，等．中国高血压防治指南（2018年修订版）[J]．中国心血管杂志，2019，24（1）：24-56.

[2] WILLIAMS B，MANCIA G，SPIERING W，et al．2018 ESC/ESH guidelines for the management of arterial hypertension [J]．Eur Heart J，2018，39（33）：3021-3104.

[3] AALBERS J．Combination therapy in hypertension: new recommendations [J]．Cardiovasc J Afr，2010，21（2）：120.

[4] PATEL A，MACMAHON S，CHALMERS J，et al．Effects of a fixed combination of perindopril and indapamide on macrovascular and microvascular outcomes in patients with type 2 diabetes mellitus（the ADVANCE trial）：a randomised controlled trial [J]．Lancet，2007，370（9590）：829-840.

[5] HANSSON L，LINDHOLM L H，NISKANEN L，et al．Effect of angiotensin-converting-enzyme inhibition compared with conventional therapy on cardiovascular morbidity and mortality in hypertension: the Captopril Prevention Project（CAPPP）randomised trial [J]．Lancet，1999，353（9153）：611-616.

[6] GAYET J L，SCOPE study GQOUP．The Study on Cognition and Prognosis in the Elderly（SCOPE）：principal results of a randomized double-blind intervention trial [J]．J Hypertens，2003，21（9）：1771; author reply 1771-1772.

[7] DAHLöF B，DEVEREUX R B，KJELDSEN S E，

et al. Cardiovascular morbidity and mortality in the Losartan Intervention For Endpoint reduction in hypertension study (LIFE): a randomised trial against atenolol [J]. Lancet, 2002, 359 (9311): 995-1003.

[8] DAHLöF B, SEVER P S, POULTER N R, et al. Prevention of cardiovascular events with an antihypertensive regimen of amlodipine adding perindopril as required versus atenolol adding bendroflumethiazide as required, in the Anglo-Scandinavian Cardiac Outcomes Trial-Blood Pressure Lowering Arm (ASCOT-BPLA): a multicentre randomised controlled trial [J]. Lancet, 2005, 366 (9489): 895-906.

[9] STAESSEN J A, FAGARD R, THIJS L, et al. Randomised double-blind comparison of placebo and active treatment for older patients with isolated systolic hypertension. The Systolic Hypertension in Europe (Syst-Eur) Trial Investigators[J]. Lancet, 1997, 350(9080): 757-764.

[10] WANG J G, STAESSEN J A, GONG L, et al. Chinese trial on isolated systolic hypertension in the elderly. Systolic Hypertension in China (Syst-China) Collaborative Group [J]. Arch Intern Med, 2000, 160 (2): 211-220.

[11] HANSSON L, HEDNER T, LUND-JOHANSEN P, et al. Randomised trial of effects of calcium antagonists compared with diuretics and beta-blockers on cardiovascular morbidity and mortality in hypertension: the Nordic Diltiazem (NORDIL) study [J]. Lancet, 2000, 356 (9227): 359-365.

[12] PEPINE C J, HANDBERG E M, COOPER-DEHOFF R M, et al. A calcium antagonist vs a non-calcium antagonist hypertension treatment strategy for patients with coronary artery disease. The International Verapamil-Trandolapril Study (INVEST): a randomized controlled trial [J]. JAMA, 2003, 290 (21): 2805-2816.

[13] MANCIA G, OMBONI S, PARATI G. Investigators of the IAs: Twenty-four hour ambulatory blood pressure in the International Nifedipine GITS Study Intervention as a Goal in Hypertension Treatment (INSIGHT) [J]. J Hypertens, 2002, 20 (3): 545-553.

[14] LIU L, ZHANG Y, LIU G, et al. The Felodipine Event Reduction (FEVER) Study: a randomized long-term placebo-controlled trial in Chinese hypertensive patients [J]. J Hypertens, 2005, 23 (12): 2157-2172.

[15] JULIUS S, KJELDSEN S E, WEBER M, et al. Outcomes in hypertensive patients at high cardiovascular risk treated with regimens based on valsartan or amlodipine: the VALUE randomised trial [J]. Lancet, 2004, 363 (9426): 2022-2031.

[16] ZANCHETTI A, HENNIG M, BAURECHT H, et al. Prevalence and incidence of the metabolic syndrome in the European Lacidipine Study on Atherosclerosis (ELSA) and its relation with carotid intima-media thickness [J]. J Hypertens, 2007, 25 (12): 2463-2470.

[17] BLACK H R, ELLIOTT W J, GRANDITS G, et al. Principal results of the Controlled Onset Verapamil Investigation of Cardiovascular End Points (CONVINCE) trial [J]. JAMA, 2003, 289 (16): 2073-2082.

[18] OFFICERS A. Coordinators for the ACRGTA, Lipid-Lowering Treatment to Prevent Heart Attack T: Major outcomes in high-risk hypertensive patients randomized to angiotensin-converting enzyme inhibitor or calcium channel blocker vs diuretic: The Antihypertensive and Lipid-Lowering Treatment to Prevent Heart Attack Trial

(ALLHAT)[J]. JAMA, 2002, 288(23): 2981-2997.

[19] BROWN M J, WILLIAMS B, MORANT S V, et al. Effect of amiloride, or amiloride plus hydrochlorothiazide, versus hydrochlorothiazide on glucose tolerance and blood pressure (PATHWAY-3): a parallel-group, double-blind randomised phase 4 trial [J]. Lancet Diabetes Endocrinol, 2016, 4(2): 136-147.

[20] 国家卫生计生委合理用药专家委员会，中国医师协会高血压专业委员会. 高血压合理用药指南（第2版）[J]. 中国医学前沿杂志（电子版），2017，9(7): 28-126.

[21] SEVER P S, DAHLöF B, POULTER N R, et al. Prevention of coronary and stroke events with atorvastatin in hypertensive patients who have average or lower-than-average cholesterol concentrations, in the Anglo-Scandinavian Cardiac Outcomes Trial—Lipid Lowering Arm (ASCOT-LLA): a multicentre randomised controlled trial [J]. Drugs, 2004, 64 Suppl 2: 43-60.

[22] HUO Y, LI J, QIN X, et al. Efficacy of folic acid therapy in primary prevention of stroke among adults with hypertension in China: the CSPPT randomized clinical trial [J]. JAMA, 2015, 313(13): 1325-1335.

[23] TAMARGO J, DUARTE J, RUILOPE L M. New antihypertensive drugs under development [J]. Curr Med Chem, 2015, 22(3): 305-342.

[24] SOLOMON S D, RIZKALA A R, GONG J, et al. Angiotensin receptor neprilysin inhibition in heart failure with Preserved Ejection Fraction: Rationale and Design of the PARAGON-HF Trial [J]. JACC Heart Fail, 2017, 5(7): 471-482.

[25] KARIO K, SUN N, CHIANG F T, et al. Efficacy and safety of LCZ696, a first-in-class angiotensin receptor neprilysin inhibitor, in Asian patients with hypertension: a randomized, double-blind, placebo-controlled study [J]. Hypertension, 2014, 63(4): 698-705.

[26] WILLIAMS B, COCKCROFT J R, KARIO K, et al. Effects of sacubitril/valsartan versus olmesartan on central hemodynamics in the elderly with systolic hypertension: the PARAMETER study [J]. Hypertension, 2017, 69(3): 411-420.

[27] 赵连友. 高血压学[M]. 北京：科学出版社，2019.

第十一章
国产降压药物

近50年来中国高血压防治有了长足的发展，高血压治疗学伴随着高血压防控的过程也是有目共睹的进步。20世纪50年代中国自主研发的治疗高血压的药物很少，一些物理学疗法以及治疗心力衰竭的利尿药、中枢神经系统的药物（利血平、可乐定、米诺地尔等）作为高血压的主流治疗药物，当时可供选择的药物降压效果有限、副作用相对较大。20世纪60年代初由上海瑞金医院（原上海广慈医院）的专家们根据高血压治疗的需求，从高血压的机制出发，拟定出极低剂量的多药固定复方的降压片，简称复降片，是60年代初上海广慈医院的院内协定处方，后来由江苏省常州制药厂生产。复降片的组成成分：每片含利血平0.032mg，双肼屈嗪3.2mg，双氢氯噻嗪3.2mg，异丙嗪2.0mg，氯氮䓬2.0mg，维生素B_1、维生素B_6和泛酸钙各1.0mg，氯化钾30.0mg，三矽酸镁30.0mg。这种极低剂量的复降片符合当时的国情，也是国际上较早问世的单片复方制剂（SPC）之一，为SPC联合降压治疗开辟了新途径。20世纪70年代初由北京的专家依据华罗庚优选法筛选出另一长效复方制剂——北京降压0号，之后珍菊降压片和复方罗布麻片等一些复方制剂陆续生产，一直用到今天，并在中国高血压防治中起到了重要的作用。这些自主研发的国产药价格低廉，降压作用明显，临床应用广泛，但鉴于当时中国医药发展还不太成熟，这类药物在当时仅限于临床应用，缺乏循证医学证据和安全性的报告。目前随着药物治疗学的进展，中国对新药的研发能力在不断的提高，一些1类新药逐渐地研发成功，以下几节我们将论述拥有循证证据的国产降压药物。

第一节
复方利血平氨苯蝶啶片

复方利血平氨苯蝶啶片（0号，曾用名：北京降压0号）是中国自主研发的第一代长效小剂量固定复方降压制剂，采用运筹学和优选法确定组方。自20世纪70年代开始应用于临床降压治疗，其在降压有效性和安全性方面积累了较为广泛的临床经验。中国高血压患者人数众多，大量高血压人群分布于社会经济发展相对滞后的地区和农村地区，基层医疗机构是中国高血压防控的主战场。复方利血平氨苯蝶啶片以其有效、安全、价廉及依从性好的优势，是中国基层最常用的降压药物之一。

一、药代动力学

复方利血平氨苯蝶啶片的主要降压成分及主要药代动力学参数见表5-11-1。

表5-11-1　复方利血平氨苯蝶啶片4种有效成分及药代动力学特点

药物成分	英文药名	每片含量（mg）	达峰时间（小时）	半衰期（小时）	起效时间	代谢途径
利血平	reserpine	0.1	2～4	45～128	数日～3周	肝脏
硫酸双肼屈嗪	dihydralazine sulfate	12.5	1～2	2～3	1小时	肝脏和肠壁
氢氯噻嗪	hydrochlorothiazide	12.5	4	12	2小时	原型由尿排泄
氨苯蝶啶	triamterene	12.5	6	1.5～2	2～3小时	肝脏

二、药理学

复方利血平氨苯蝶啶片4种有效成分的降压作用机制各不相同。其中氢氯噻嗪和氨苯蝶啶为利尿药。氢氯噻嗪为噻嗪类利尿药，作用于肾脏远曲小管，通过抑制肾小管对钠的重吸收从而增加钠在肾脏的排出，减少水钠潴留，降低容量负荷；并通过降低全身和动脉血管平滑肌钠负荷水平，减少血管平滑肌细胞钠–钙交换，舒张血管。氨苯蝶啶为保钾利尿药，利尿作用较弱，但与氢氯噻嗪联用可增强利尿作用并使各自剂量减少，减轻氢氯噻嗪引起的低钾血症。

利血平是一种具有中枢和外周双重作用的交感神经抑制剂，通过影响中枢神经和外周交感神经末梢去甲肾上腺素的储存和释放而发挥降压作用。硫酸双肼屈嗪为血管扩张剂，能够进入动脉血管平滑肌细胞引起血管扩张而发挥降压作用。两种药物合用，有协同降压效果。

三、临床疗效及安全性

（一）临床降压效果

大量证据显示，降压治疗可有效降低心血管疾病风险，其获益主要来自血压的降低。多项临床研究以中国高血压患者为观察对象，对复方利血平氨苯蝶啶片的作用进行了评价，结果证实，该药具有良好的短期和长期降压疗效，多数轻中度高血压患者单用复方利血平氨苯蝶啶片即可达到降压目标，部分中重度高血压或难治性高血压患者联合其他种类降压药物后大部分可降压达标。

一项多中心研究入选全国14个城市社区医院的原发性高血压患者11 861例，基线收缩压和舒张压分别为（148±14）mmHg和（91±10）mmHg，服用复方利血平氨苯蝶啶片2周时平均收缩压和舒张压平均分别降至（137±12）mmHg和（85±10）mmHg；单药治疗4周时，轻、中、重度高血压患者的达标（＜140/90mmHg）比例分别为80.9%、68.2%和54.6%。北京大学人民医院等10家医疗中心入选舒张压95～114mmHg且收缩压＜180mmHg的原发性高血压患者，单独使用复方利血平氨苯蝶啶片治疗12个月后，血压＜140/90mmHg和＜130/85mmHg的患者比例分别为84.6%和52.6%。采用整群抽样方法对1799例社区高血压患者按社区分别采用复方利血平氨苯蝶啶片为基础的降压治疗方案和常规降压治疗方案（自主选择就医方式和服药种类）连续治疗3年并进行常规的随访对比，结果复方利血平氨苯蝶啶片组的收缩压和舒张压下降幅度均大于常规治疗组，两组的血压达标率分别为90.0%和79.5%。另一项老年单纯收缩期高血压及75岁以上人群亚组分析显示，接受以复方利血平氨苯蝶啶片为基础的治疗方案的患者1年时的血压达标率分别为92.1%和91.7%。

一项荟萃分析系统评价了复方利血平氨苯蝶啶片与常用降压药物（包括钙通道阻滞剂、利尿药、血管紧张素转换酶抑制剂和其他复方制剂）的降压疗效，共有19项研究的2434例患者符合纳入标准。结果证实，复方利血平氨苯蝶啶片与常规降压药物的疗效相当。另一项基于真实世界数据的研究证实，0号的降压达标率高于其他常用单方及复方降压药物，可作为高血压患者的优选治疗方案。

复方利血平氨苯蝶啶片是一种单片固定复方制剂，在血压不达标的情况下仍可以联合其他的药物。复方利血平氨苯蝶啶片与其他常用降压药物具有良好的协同作用，联合用药可以进一步降低血压。一项入选国内9家医院共461例原发性高血压患者的研究，对使用0号未达标的患者则联用其他降压药，结果血压达标率＞87%。

（二）降压治疗的平稳性

复方利血平氨苯蝶啶片的动态血压测量研究显示：收缩压谷峰比88.9%，舒张压谷峰比73.3%；收缩压和舒张压平滑指数分别为4.1与3.8，每日一次服药可以平稳地降低血压，并维持24小时疗效。此外，清晨或夜间服用复方利血平氨苯蝶啶片均能够明显改善非杓型原发性高血压患者的诊室偶测血压和动态监测血压，有效降低夜间血压及抑制血压晨峰现象。

（三）器官保护的证据

现有证据表明，复方利血平氨苯蝶啶片的安全性和耐受性良好。临床研究证实，具有心、脑、肾等靶器官保护作用。治疗6～18个月可以显著降低室间隔厚度、左心室后壁厚度和左心室质量指数。动物研究显示，复方利血平氨苯蝶啶片能够减轻肾小球纤维化和肾血管硬化，且对脑组织有一定的保护。

（四）安全性及不良反应

多中心临床研究证实复方利血平氨苯蝶啶片对血电解质水平、糖脂代谢和血尿酸水平无显著不良影响，对肝肾功能和血液系统也无不良影响；此外，多项研究也证实复方利血平氨苯蝶啶片不增加抑郁发生风险，对患者精神状态无不良影响。进一步研究证实，不影响血液中单胺类神经递质（包括去甲肾上腺素、5-羟色胺和多巴胺）含量，不增加抑郁发生风险。

复方利血平氨苯蝶啶片的常见不良反应包括乏力、头痛、头晕，一般减少用量或停药后即可减轻。不良反应部分源于其组分如利血平、血管扩张剂及利尿药，但由于每种成分均属低剂量，如利血平剂量仅为0.1mg，仅为其单药常用剂量的1/5～1/3；硫酸双肼屈嗪剂量仅为12.5mg，远低于引起血压过度下降、心动过速、诱发心绞痛或狼疮综合征等不良反应时的较大剂量（＞200mg/d），因此不良反应发生率并不高于其他种类降压药物。氢氯噻嗪12.5mg/d低剂量应用则对水电解质和代谢无明显影响，且其降低血钾的作用也可为另一组分保钾利尿药氨苯蝶啶所抵消。本品的不良反应总发生率与其他常用降压药物（包括钙通道阻滞剂、利尿药、血管紧张素转换酶抑制剂、其他复方制剂和中成药）类似。

四、规格和用法

单独用于治疗轻中度高血压，推荐剂量为每日0.5～1片。重度高血压、单药应用不能降压达标、老年单纯收缩期高血压或难治性高血压患者，该SPC可与ACEI或ARB、β受体阻滞剂、CCB类联用（与β受体阻滞剂和非二氢吡啶类钙通道阻滞剂联用时，应密切关注心率变化）。高盐摄入的高血压患者也可应用。禁用于对其中任何成分过敏、活动性消化道溃疡、抑郁症、严重肾功能不全、妊娠期或哺乳期女性。长期应用建议监测心率、血电解质、血尿酸及糖脂代谢指标。

五、创新点

根据高血压联合治疗的基本原则结合当时可用降压药物种类和国情特点，复方利血平氨苯蝶啶片采用优选法指导药物配伍，并经反复对比试验，筛选出了包括4种有效降压成分、三种作用机制的配方。由于组分中氢氯噻嗪和利血平的清除半衰期较长，血药浓度达到稳定状态后，该固定复方制剂可每日一次给药，发挥长效降压作用，有效克服了多药联用带来的服药负担，提高了患者长期治疗的依从性。另外，氢氯噻嗪引起的血钾下降可被氨苯蝶啶消减；利血平和硫酸双肼屈嗪可能造成的水钠潴留可因利尿药的作用而得以减轻；应用血管扩张剂和利尿药后可能产生的反射性交感激活可被交感抑制剂利血平拮抗等。就其优化联合的理论而言，对后期新型复方制剂的研发具有重要的启示作用。

（孙宁玲）

第二节 尼群洛尔片

尼群洛尔片是由尼群地平与阿替洛尔组成的低剂量固定复方制剂，为国家一类降压新药（注册分类化药1.5类）。该药于2009年获得新药证书，并于2010年上市。尼群洛尔片是国内唯一由CCB和β受体阻滞剂组成的低剂量固定复方制剂，是《中国高血压防治指南2010》和《中国高血压基层管理指南（2014年修订版）》中的推荐用药。

一、药理作用

尼群地平为二氢吡啶类CCB，血管选择性较强，可抑制血管平滑肌和心肌的跨膜钙离子内流，扩张冠状动脉及肾小动脉等全身血管，产生降压作用。阿替洛尔为选择性β_1受体阻滞剂，不具有膜稳定作用和内源性拟交感活性，但不抑制异丙肾上腺素的支气管扩张作用，其降压与减少心肌氧耗量的机制与普萘洛尔相同。

尼群地平与阿替洛尔两种组分作用机制互补协同，不良反应互相消减，避免了单药剂量大导致的不良反应。CCB的扩张血管作用可以抵消β受体阻滞剂的收缩血管作用，CCB在扩张血管降压的同时引起反射性心率加快，可以被β受体阻滞剂减慢心率的作用抵消。

二、临床应用评价

（一）降压特点

心率是反映交感神经兴奋性的一项重要指标。心率加快、心肌收缩力加强，容易引起心脏左心室肥厚，而左心室肥大的高血压患者猝死率明显增加，因此在控制血压的同时需要对心率进行管理。尼群洛尔片在这方面具有独特优势，Ⅳ期临床研究表明患者治疗后心率平均下降7次/分。不同访视结果显示，从第2周开始直至研究结束，心率持续下降；治疗1个月后，心率下降值趋于缓和稳定，尼群洛尔片尤其适用于高血压伴高心率患者。

ABPM结果显示：24小时血压曲线明显分离，收缩压和舒张压的谷峰比分别为0.51和0.60，表明尼群洛尔片可长效降压。大规模人群研究提示从第2周起，收缩压和舒张压与入组时相比下降，即差异具有显著性。

（二）临床疗效及安全性

一项多中心、开放设计、应用尼群洛尔片治疗2997例社区轻、中度原发性高血压患者的为期6个月的研究结果表明，男性和女性患者收缩压分别下降（22.7±12.4）mmHg和（23.0±12.6）mmHg，舒张压分别下降（12.6±8.6）mmHg和（12.5±8.9）mmHg。男性和女性治疗总有效率分别为88.1%和88.0%，控制率分别为84.2%和87.9%。男性和女性心率平均下降（7±9）次/分。总胆固醇、甘油三酯、高密度脂蛋白胆固醇水平均显著下降。治疗期间共计5.47%的患者发生不良反应，多数为轻中度不良反应。

（三）药物规格、用法用量

1. 规格　每片含尼群地平5mg，阿替洛尔10mg。

2. 用法用量　尼群洛尔片，空腹服，每日1～2次，每次1～2片，或遵医嘱。

（四）不良反应

尼群洛尔片可能出现的不良反应有：头晕、头痛、面部潮红、心悸、便秘、下肢水肿、眼部不适、胸闷、肢端发冷、疲乏、思睡或噩梦等，偶见性功能障碍。

心率小于60次/分者慎用；对本品过敏及严重主动脉狭窄、病窦综合征、房室传导阻滞、心功能不全和哮喘患者禁用。

（孙宁玲）

第三节 阿利沙坦酯

阿利沙坦酯（allisartan isoproxil，商品名：信立坦™）是由中国自主研发的原化学药品1.1类口服降压药物，为血管紧张素Ⅱ受体拮抗剂，属于非肽类AT_1受体拮抗剂，具有全新的化学结构。阿利沙坦酯是中国第一个自主研发的血管紧张素Ⅱ受体拮抗剂。

一、临床药理学

（一）作用机制

阿利沙坦酯经大量存在于胃肠道的酯酶代谢产生活性代谢产物EXP3174。EXP3174是已经上市药品氯沙坦的代谢物之一。EXP3174与AT_1受体选择性结合，阻断任何来源或任何途径合成的Ang Ⅱ产生的相应生理作用。

（二）药代动力学

阿利沙坦酯口服吸收较好，活性代谢产物EXP3174的达峰时间为1.5～2.5小时，半衰期约为10小时。在60～240mg剂量范围内，C_{max}与药物剂量的比例关系成立；AUClast随剂量的增加而增加，单次口服本品60mg、120mg、240mg的EXP3174 AUClast分别为1.33（h·mg）/L、2.62（h·mg）/L和4.43（h·mg）/L；单次口服阿利沙坦酯240mg和氯沙坦钾100mg代谢生成的EXP3174的AUClast相似，最新的人体药代动力学研究数据显示（尚未发表），健康受试者单次口服阿利沙坦酯240mg代谢生成的EXP3174为8.70（h·mg）/L，单次口服氯沙坦钾100mg代谢生成的EXP3174为6.14（h·mg）/L，前者较后者高约40%。活性代谢产物在血浆中无明显蓄积，与人血浆蛋白结合率大于99.7%，表观分布容积可达766 L，血浆表观清除率为44 L/h，肾清除率为1.4 L/h。在人血浆和尿液中未检测到原型药物。

动物试验显示，阿利沙坦酯主要以活性代谢产物形式从粪便中排泄；原形和活性代谢产物在0～120小时粪样中累积排泄率为56.9%，尿中累积排泄率为0.25%；胆汁中活性代谢产物累积排泄率为7.42%。

二、临床效果及安全性

（一）疗效

目前已有的临床研究表明阿利沙坦酯可有效降低轻、中度原发性高血压患者的血压。Ⅲ期临床研究显示，阿利沙坦酯单药治疗2周明显起效，血压降幅达13.8/8.7mmHg，收缩压下降幅度显著高于氯沙坦50mg；4周降压作用达最大，达标率高达55.5%。Ⅳ期临床研究数据显示，阿利沙坦酯单药治疗4周达标率为68.85%，坐位血压（SBP/DBP）较基线降低14.69/8.04mmHg。在轻、中度原发性高血压患者中进行的为期56周的长期研究结果表明，阿利沙坦酯治疗8周后血压控制有效率为67.2%，治疗24～56周时血压控制有效率维持在80%以上。Ⅳ期临床研究中24小时ABPM数据表明阿利沙坦酯具有长效、平稳的降压作用，可有效降低白天、夜间及24h收缩压和舒张压，单药治疗12周24小时动态血压平均降低10.04/5.50mmHg，白天和夜间降幅一致，24小时血压控制同样证明了这一点（图5-11-1）。收缩压和舒张压的谷峰比值分别为64.68%和62.66%，平滑指数分别为3.82和2.92。

（二）不良反应

目前已有的临床研究表明阿利沙坦酯的耐受性较好。随机双盲安慰剂对照试验发现，治疗组（137例）的不良反应发生率与安慰剂组（138例）类似，分别为8.8%和10.1%。一般不良反应轻微且短暂，以头晕和头痛为主，可自行缓解或对症处理后缓解。

（三）规格、用法与用量

规格：80mg、240mg。对大多数患者，通常起始和维持剂量为每日1次，每次240mg。继续增加剂量不能进一步提高疗效。食物会降低本品的吸收，建议餐前1小时或餐后2小时服用。

三、创新点

其原创点在于口服后原药不经过肝脏代谢，在体内经胃肠道酯酶代谢产生活性代谢产物EXP3174，不需经肝脏CYP代谢，阿利沙坦口服其达峰时间较氯沙坦缩短；由于通过肠道代谢，避免了由肝脏代谢产生的无活性代谢产物，故与传统沙坦类药物比较，不良反应更少；而肝脏功能不好的患者，可以考虑选择阿利沙坦。

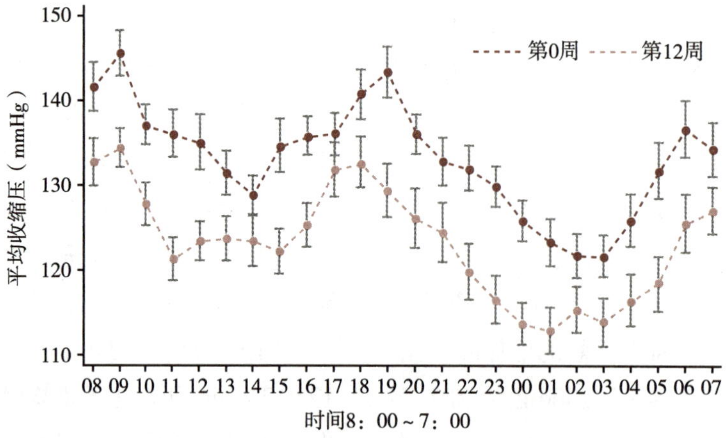

A.收缩压

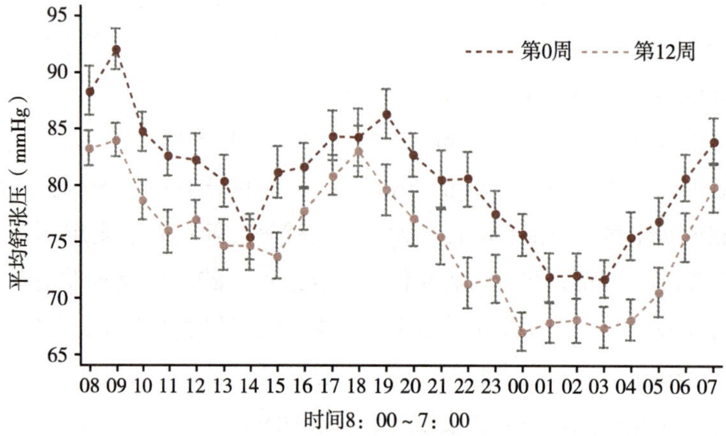

B.舒张压

图5-11-1　阿利沙坦酯24小时血压变化

（孙宁玲）

第四节
左氨氯地平

左氨氯地平（levamlodipine，曾用名左旋氨氯地平）是中国拥有独立知识产权的降压药物，于1999年获得全球首个上市许可，属于国家1.3类创新药。经过系列基础与临床研究证实了该类药物在防治高血压和心血管疾病中的可靠作用。

一、药理学

（一）手性药物

手性化合物具有两个互为实物与镜像的对映异构体，它们通常会表现出不同的生物活性。手性药物以单一对映体使用，以达到减小剂量、降低不良事件发生风险，减轻人体对药物代谢和清除的负担。1992年美国FDA要求外消旋体药物必须以光学纯的单一对映体上市应用。CFDA也同样做出了类似规定。

氨氯地平为含有左旋氨氯地平和右旋氨氯地平的消旋体，起降压作用的为左旋氨氯地平。中国自主研发的第一个手性降压药物左氨氯地平是通过手性拆分技术，去除了氨氯地平中的右旋成分，首次得到了纯净左旋体并获得化合物发明专利和知识产权，以“苯磺酸左氨氯地平”命名上市。2003年通过改变酸根方法生产出第二个手性左旋体的氨氯地平药物，称为“马来酸左旋氨氯地平”，并获得知识产权。这两种药物均为中国制药工业研发的具有专利权和自主知识产权的创新药物。

（二）左氨氯地平的药学特征

1. 药效学特征 苯磺酸左氨氯地平和马来酸左旋氨氯地平降压作用是右旋体的1000倍，是1∶1外消旋体的2倍，右旋体在敏感患者个体可引起头痛、肢端水肿、面部潮红等症状，但弱于消旋体的苯磺酸氨氯地平。左旋氨氯地平将无降压作用而易引起水肿等副作用的右旋体拆除，仅保留有降压作用的左旋体。2.5mg的左旋氨氯地平相当于5mg的氨氯地平的降压作用。

2. 药代动力学特征 服用外消旋体氨氯地平后，左旋体半衰期明显长于右旋体，前者为50.6小时，后者为35.5小时。且左旋体吸收优于右旋体。终末消除半衰期健康者约为35小时，高血压患者延长为50小时，老年患者延长为65小时，肝功能受损者延长为60小时，肾功能不全者不受影响。

右旋氨氯地平可促使血管释放内源性NO，有保护血管内皮作用，适合冠心病等心血管疾病患者。

二、降压疗效与评价

国内一项研究显示，苯磺酸左氨氯地平2.5mg与苯磺酸氨氯地平5mg降压作用相似，两种药物治疗的总有效率分别为84.91%和77.45%。同时观察发现药物漏服24小时和48小时后，仍能保持血压低于140/90mmHg，提示药物长效持久的降压作用。另一马来酸左旋氨氯地平与苯磺酸氨氯地平治疗轻中度原发性高血压研究显示：二者同样长效平稳降压，马来酸左旋氨氯地平降压平稳、长效、安全，不仅可以有效控制24小时血压，还可抑制清晨高血压。由于专利保护方面的原因，目前关于左氨氯地平在国际上的临床应用研究主要集中于包括韩国、印度在内的亚洲国家。

中国研究显示，苯磺酸左氨氯地平的降压幅度和降压有效率至少等同于其他常用降压药物。苯磺酸左氨氯地平与ACEI、ARB、β受体阻滞剂或氢氯噻嗪等降压药物联合应用时，可以进一步提高降压效果。苯磺酸左氨氯地平联合AT_1受体拮抗剂，既能使血压进一步控制达标，同时还可显著减少尿微量白蛋白；马来酸左旋氨氯地平与苯磺酸氨氯地平在高血压治疗中的比较效果研究（LEADER研究）是一项针对中国高血压患者进行了大样本量、多中心、前瞻性、自然选择性干预、开放、阳性对照的比较效果研究，纳入10 031例患者，随访24个月，探索适合中国的降压药物治疗方案，研究显示：马来酸左旋氨氯地平与苯磺酸氨氯地平相比，降压疗效相当，预防心脑血管事件、药物安全性及药物经济学方面更优，更适合中国高血压人群。相关研究还表明：在控制血压变异性方面，左旋氨氯地平（2.5～5.0mg，每日1次）优于拉西地平（4～8mg，每日1次）。

三、耐受性与安全性

左氨氯地平在有效保留左旋体的降压效果同时，使服药剂量减少了50%，降低了与治疗相关的不良反应发生率，使其具有更好的安全性和耐受性。与右消旋体相比，左氨氯地平在治疗过程中，患者水肿和面部潮红等不良反应发生率较低，且依从性高耐受性更好。服用氨氯地平、硝苯地平控释/缓释片、非洛地平缓释片等CCB出现水肿的患者，改用左氨氯地平后下肢水肿不良反应发生率会有所降低。

左氨氯地平主要用于高血压与冠心病心绞痛的治疗。通常口服起始剂量为2.5mg，每日1次，最大剂量5mg，每日1次。瘦小者、体质虚弱者、老年患者或肝功能受损者起始剂量为1.25mg，每日1次，若1～2周后血压达标不理想或心绞痛症状控制不满意，可逐渐增加治疗剂量至最大剂量。肾功能不全对本品的药代动力学特点无显著影响，不被血液透析清除。故可用于不同程度的肾功能不全患者，血液透析患者无须调整剂量。老年患者用药剂量与一般成年人相同，但开始治疗时应由小剂量开始，若患者能够耐受可逐渐增加至治疗剂量。

四、创新点

左旋氨氯地平是通过手性药物拆分技术去除右旋体的钙离子拮抗剂，作为民族创新药，能够高质量降压，保护靶器官，有中国自己的循证医学证据而且价格更合理。至今已拥有23项国内发明专利、12项国际发明专利，为高血压领域的治疗做出了贡献。

（孙宁玲）

参考文献

[1] 中国老年医学学会高血压分会，中国医师协会高血压专业委员会. 复方利血平氨苯蝶啶片临床应用中国专家共识［J］. 中国心血管杂志，2016，21（5）：339-343.

[2] 张奕，秦雪英，武轶群，等. 降压0号治疗原发性高血压短期疗效和安全性分析［J］. 中华疾病控制杂志，2010，14（1）：5-7.

[3] 吴彦，孙宁玲，洪昭光，等. 北京降压0号治疗轻中度原发性高血压的长期疗效观察［J］. 中华心血管病杂志，2003，31（6）：408-412.

[4] 张奕，胡永华，曹卫华，等. 降压0号治疗原发性高血压长期疗效和安全性评价［J］. 中华流行病学杂志，2008，29（3）：286-289.

[5] 范雯怡，武轶群，曹洋，等. 降压0号治疗老年单纯收缩期高血压的疗效和安全性评价［J］. 现代预防医学，2012，39（4）：1008-1010，1021.

[6] 武轶群，何柳，宋岩，等. 降压0号治疗原发性高血压有效性和安全性的系统评价［J］. 中华疾病控制杂志，2009，13（3）：225-231.

[7] LI S，LIU X，LI L. A multicenter retrospective analysis on clinical effectiveness and economic assessment of Compound Reserpine and Hydrochlorothiazide Tablets（CRH）for Hypertension［J］. Clinicoecon Outcomes Res，2020，12：107-114.

[8] 荆珊，王鸿懿，孙宁玲，等. 复方利血平氨苯蝶啶片联合其他降压药物治疗非杓型原发性高血压患者的血压达标情况及其安全性［J］. 中国慢性病预防与控制，2013，21（1）：45-47.

[9] 谭静，华琦，刘荣坤，等. 动态血压监测比较北京降压0号和氢氯噻嗪的降压疗效［J］. 首都医科大学学报，2006，27（2）：222-225.

[10] 耿学藩，沈潞华，张学功，等. 北京降压0号和吲哒帕胺对左室肥厚的逆转作用［J］. 中华高血压杂志，2007，15（3）：246-247.

[11] LU Z A，XIE H H，XU L P，et al. Restoration of arterial baroreflex function contributes to organ protection in spontaneously hypertensive rats treated with long-term hydrochlorothiazide mixture［J］. Clin Exp Pharmacol Physiol，2003，30（1-2）：49-54.

[12] 曹洋，武轶群，范雯怡，等. 降压0号对社区高血压患者脂质代谢影响的流行病学调查［J］. 中华疾病控制杂志，2011，15（4）：275-278.

[13] 诸国华，孙希鹏，李静，等. 复方利血平氨苯蝶啶片治疗老年高血压患者有效性和安全性的全国多中心调查研究结果与分析［J］. 中华老年多器官疾病杂志，2019，18（10）：758-764.

[14] HU L X，WANG D，LIU H L，et al. A double-blind，placebo-controlled trial on the antihypertensive treatment effect of a quadruple single-pill combination［J］. J Clin Hypertens（Greenwich），2021，23（4）：815-822.

[15] 黄高忠，汤晔华，顾兴建，等. 复方尼群洛尔片治疗原发性高血压的随机双盲平行对照多中心临床试验［J］. 中国临床药理学杂志，2009，25（5）：391-394.

[16] 陈祚，王增武，王馨，等. 尼群洛尔治疗社区轻中度原发性高血压的疗效和安全性［J］. 中华高血压杂志，2014，22（5）：445-450.

[17] 王鸿懿，吴芳，王及华，等. 阿利沙坦酯联合利

尿剂或钙通道阻滞剂对单药治疗未达标高血压患者的疗效及安全性［J］．中华高血压杂志，2021，29（5）：420-427.

［18］王鸿懿，郭琳，王及华，等．阿利沙坦酯片治疗原发性高血压患者的临床研究［J］．中国临床药理学杂志，2022，38（8）：755-759.

［19］LI Y，LI X H，HUANG Z J，et al. A randomized，double blind，placebo-controlled，multicenter phase II trial of Allisartan Isoproxil in essential hypertensive population at low-medium risk［J］．PLoS One，2015，10（2）：e0117560.

［20］胡大一，赵秀丽，孙宁玲，等．苯磺酸左旋氨氯地平与苯磺酸氨氯地平治疗原发性轻中度高血压的随机、双盲平行研究［J］．中国医刊，2002，37（5）：46-47.

［21］张慧敏，黄建凤，吴海英，等．马来酸左旋氨氯地平与苯磺酸氨氯地平治疗轻中度原发性高血压［J］．中华高血压杂志，2010，18（7）：648-652.

［22］陈源源，马志毅，孙宁玲．左旋氨氯地平对血压控制不良患者微量白蛋白尿逆转作用的研究［J］．中华老年心脑血管病杂志，2012，14（7）：675-678.

［23］WEI MA，NINGLING SUN，CHONGYANG DUAN，et al. Effectiveness of levoamlodipine maleate for hypertension compared with amlodipine besylate: a pragmatic comparative effectiveness study［J］．Cardiovasc Drugs Ther，2021，35（1）：41-50.

［24］易洪刚，黄高忠，刘关键．苯磺酸左旋氨氯地平治疗原发性高血压有效性和安全性的系统评价［J］．中国循证医学杂志，2008，8（7）：543-550.

［25］THACKER H P．S-amlodipine—the 2007 clinical review［J］．J Indian Med Assoc，2007，105（4）：180-182，184，186 passim.

［26］邱蓉，付研，赵兴山，等．左旋氨氯地平与氨氯地平、硝苯地平、非洛地平所致不良反应的对比研究［J］．药物不良反应杂志，2009，11（5）：315-320.

［27］马丽媛，王文，邓卿，等．马来酸左旋氨氯地平治疗对高血压患者动态血压和左心室质量的影响［J］．中华高血压杂志，2013，21（9）：880-886.

［28］张泽华，方振威，王箐，等．复方利血平氨苯蝶啶片治疗高血压的临床综合评价［J］．临床药物治疗杂志，2023，21（11）：41-46.

［29］张萌，方振威，胡梦晓，等．基于真实世界数据的复方利血平氨苯蝶啶片控制血压效果研究［J］．临床药物治疗杂志，2024，22（5）：27-33.

06

第六篇

高血压临床试验

CHAPTER 6

第一章
临床研究概述

现代医学中对疾病的诊治已从过去单纯的经验医学发展为在经验医学的同时更强调循证医学，什么是循证医学？即用最佳的证据指导临床实践。近20年来医学各领域不断涌现及更新的临床实践指南是循证医学精髓的最好体现，为指导临床医生从事诊断、治疗、预防、康复和保健等工作提供了依据，也在规范医疗行为、改善医疗质量、控制医疗费用等方面发挥了作用。而指南都是在设计良好的临床研究或临床试验的基础上产生的。所有的临床研究都是在有资质的医疗服务机构中开展，以患者为主要研究对象，旨在对疾病的诊断、治疗、预后、病因和预防等方面进行探索和研究。本章将以临床研究的设计为重点对临床研究做简单介绍。

第一节
临床研究的设计方法

临床研究可以采用多种研究设计方法，不同的临床问题需要不同的研究设计，都可以为临床实践提供一定的证据，只是证据强度不同而已。临床医生应了解各种研究设计的适用性才能恰当地运用并对结果进行正确的解读，从而指导临床实践。临床研究设计有不同的分类方法，根据有无干预措施可分为仅观察受试者的观察性研究和应用干预措施的试验性研究；根据研究在时间上起点和终点的不同可分为前瞻性研究（prospective study）和回顾性研究（respective study）。前瞻性研究是以现在为起点追踪将来的研究方法，而回顾性研究则是以现在为结果，回溯过去的研究方法。

一、观察性研究

观察性研究主要分为四种类型：病例报告或病例系列报告、病例对照研究、横断面（包括调查）研究和队列研究。

（一）病例报告和病例系列报告

病例报告是对研究者认为应当引起同行重视的某个病例进行描述。病例系列报告是对一组具有某些相似特征的病例进行描述。由于人类对疾病认识的不全面，有时对一些新的疾病没有认识，有时已知的疾病在某些患者身上可能表现出不寻常的症状，而有时某一种治疗可能会出现未知的反应，这些都可以通过病例报告或病例系列报告的形式进行描述，与同行分享。它是最简单的设计，作者只需对所关注的发生在少数患者身上的现象进行描述并加以讨论，但却可能为发现新的疾病、研究疾病机制、提出新的治疗方法和识别治疗导致的少见不良反应提供线索。例如，在2019年底至2020年春天开始的新型冠状病毒感染（COVID-19）流行时，Michelle L.Holshue及其同事第一时间在《新英格兰医学杂志》发表了美国首例COVID-19确诊病例诊治全过程的病例报告，文章第一次描述了COVID-19轻症患者有可能在病程数天后出现病情的恶化，第一次报道了患者粪便检出新型冠状病毒阳性，第一次发现曾计划用于埃博拉病毒治疗的新药remdesivir在该患者身上显示了立竿见影的疗效，使人们对这一新的传染病有了更多的认识，让人们在尚无有效治疗药物之时看到了一线曙光，并为后续开展临床研究提供了宝贵的经验和依据。

病例系列报告所描述的患者或疾病通常都是在较短的一段时间内获得的。一般来说，病例报告或病例系列报告不包括非患病人群，也不涉及任何研究假设，因此有学者认为不能将其纳入临床试验的范畴。然而，病例报告或病例系列报告的作用是不容忽视的，因为它们往往导致假说的产生，而正是这些假说为随后进一步开展病例对照、横断面或队列研究，乃至临床试验提供了依据。也正是基于上述《新英格兰医学杂志》发表的COVID-19病例报告，中国很快就启动了新药remdesivir治疗COVID-19的随机双盲对照试验，以进一步评价该药的治疗效果。因此，病例报告和病例系列报告可以是其他研究设计的基础，与其他研究是不可分割的。

（二）病例对照研究

顾名思义，病例对照研究是对已经患有某种疾病的患者与没有患此病的人进行比较，目的是发现可能的致病原因或危险因素。病例对照研究中观察的指标有可能就来自系列病例报告。病例对照研究从有或没有一个结果开始，通过追溯既往暴露史，比较两组人群对假设危险因素暴露比的差异，检验其危险因素与疾病之间是否存在统计学关联（图6-1-1）。由于是对既往情况进行的比较，因此属于回顾性研究。它提出并要解决的问题是“发生了什么？”。例如，对高血压患者中发生缺血性卒中和没有发生缺血性卒中的人进行病例对照研究，比较病例组和对照组中潜在遗传学差异，以寻找与缺血性卒中有关的遗传学危险因素。在研究“罕见病”的病因时，病例对照研究有时是唯一可行的研究方法。

病例对照研究的研究对象应来自同一个群体，以保证对照组与病例组是相同环境“暴露”的人群，否则研究结果就会存在选择性偏倚，入选的受试者或者暴露不够，或者暴露过度。病例组的病例应足以代表该群体中的总体病例，对照组应能够代表该群体中的非患病人群。而且，病例组和对照组应具有可比性，即病例组与对照组在除患病因素外其他主要特征方面无明显差异，因此选择适当的对照组非常重要。通常，对照组与病例组在年龄、性别和种族方面应该匹配，其他因素如居住地、体重、身高等也应该匹配。目前在病例对照研究中还没有对所需匹配的程度有明确的指南。

病例对照研究可一次研究多个因素与疾病的关联，急性心肌梗死危险因素的全球研究（a global case-control study of acute myocardial infarction，INTERHEART）研究即是一个经典的范例。INTERHEART是目前最大规模的一项对急性心肌梗死危险因素进行评价的病例对照研究，目的是了解与急性心肌梗死相关的危险因素及其在不同地区、不同种族之间是否有差异。该研究由包括中国在内的全球52个国家262个中心参与，共入选15 152例急性心肌梗死患者和14 820例

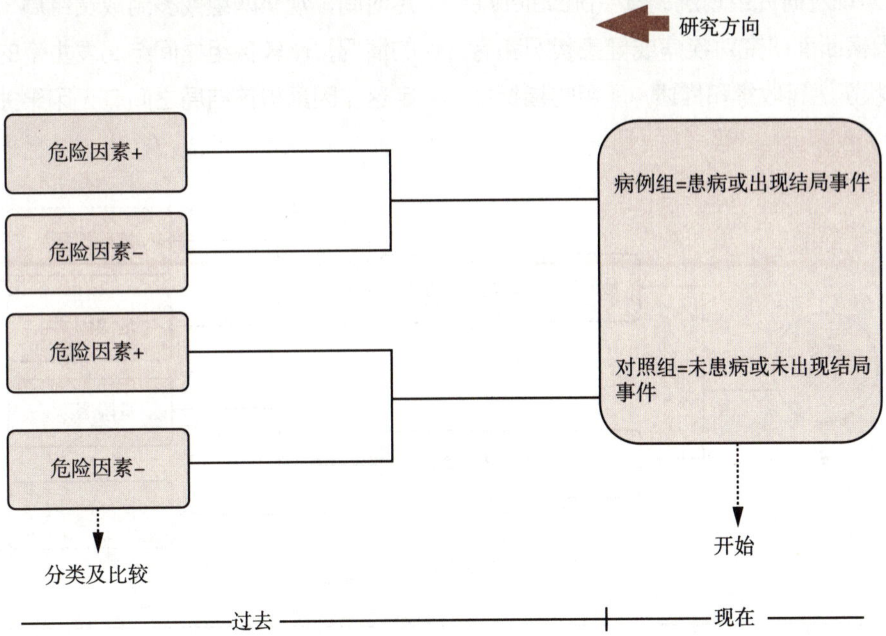

图6-1-1 病例对照研究

对照者，最终参与分析的样本量达27 098例。研究结果显示，吸烟（*OR*＝2.87）、高ApoB/ApoA1比值（*OR*＝3.25）、高血压（*OR*＝1.91）、糖尿病（*OR*＝2.37）、腹型肥胖（*OR*＝1.12）及社会心理因素（*OR*＝2.67）是增加急性心肌梗死的危险因素，而每日食用水果和蔬菜（*OR*＝0.70）、适量饮酒（*OR*＝0.91）和有规律的体育活动（*OR*＝0.86），可减少急性心肌梗死的风险。该研究发现此相关性存在于不同地区和种族的不同性别和年龄人群中，为在全球范围内采用相似策略预防急性心肌梗死提供了理论依据。由于急性心肌梗死的人群归因风险中这九个危险因素在男性中占90%，女性中占94%，因此，控制好上述已知的危险因素即可预防全球大部分急性心肌梗死的发生。

（三）横断面研究

第三种类型的观察性研究为横断面研究，也称作横断面调查。横断面研究旨在确定现在“正在发生什么？”。它是分析从一组受试者在某一时点或在很短时间内收集的数据，所以客观地反映了这一时点的疾病分布及受试者的某些特征与疾病之间的关联，从而为进一步的研究提供病因线索（图6-1-2）。由于所收集的资料是调查当时所得到的现况资料，所以又称为现况研究或现况调查（prevalence survey）；又因横断面研究对疾病或健康状况和有关因素的分布状况进行收集和描述，所用的指标主要是患病率，故又称患病率调查。它是流行病学研究中常用的研究方法。

普查和抽样调查都属于横断面调查。普查是对一定范围内人群中的每一成员作调查，而抽样调查是从总体中随机抽取部分样本进行调查。抽样调查是根据所抽取的样本得到的结果来估计样本所代表总体的某些特征，因此抽样调查必须遵循随机化原则，使其具有较好的代表性。抽样调查可以节省人力、物力、时间。例如，中国分别在1958—1959年、1979—1980年、1991年和2002年进行过4次全国范围内的高血压抽样调查，高血压患病粗率（指未标准化的患病率）从5.1%升高至18.8%，调查结果为更好地开展高血压防治工作，特别是早发现、早治疗，以及对中国卫生政策的制定提供了科学的依据。

横断面研究的设计方法也可用于对某个疾病诊断模型或流程的研究，还可用于研究疾病之间的关系。另外，对于临床应用指标的正常值范围的研究也属于横断面研究。

（四）队列研究

队列研究是将某一特定人群按是否暴露于某可疑因素或暴露程度分为不同的亚组，经过随访一定时间，观察两组或多组成员结局（如疾病）发生的情况，比较各组之间结局发生率的差异，进而判定这些因素与该结局之间有无因果关联及其关联程

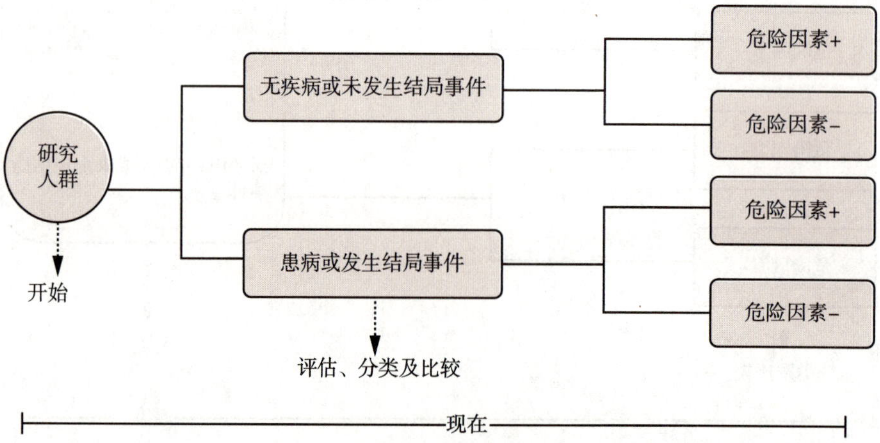

图6-1-2　横断面研究

度。队列研究是询问“会发生什么？”的问题（图6-1-3)。队列研究一般都是先确定研究对象，而所关注的结局是发生在一定时间之后，所以研究在时间上是前向的，属前瞻性研究。

经典的队列研究要属Framingham心脏研究（FHS）最为著名。这项研究开始于1948年，目的是研究与动脉粥样硬化和高血压性心血管疾病发生相关的因素。研究人员在美国Massachusetts州Framingham小镇最初招募了5209名30～62岁男性和女性，每2年对他们进行一次随访和体检。自1971年开始，一些最初的受试者的子女也加入了随访的行列。20世纪80年代后期又增加了对心血管疾病的遗传学危险因素的研究。FHS显示，高血压、高脂血症、吸烟、肥胖、糖尿病和缺乏体育运动是心血管疾病的主要危险因素。正是由于FHS证实了胆固醇增高1%，冠心病的危险性增加2%，使得美国在20世纪70年代启动了“国家胆固醇教育计划”。FHS目前仍在进行当中，并不断与时俱进，扩大研究领域，发现新的问题。已有2600余篇来自这项研究的论文在世界顶尖医学杂志发表，为人类认识并防治心血管疾病做出了杰出的贡献。

队列研究除用于病因的研究之外，还可用于评价预防效果、研究疾病自然进程，并可用于新药上市后的监测。

前瞻性队列研究是队列研究的基本形式，但有时还可以利用过去收集并保存在记录或档案中的信息进行队列研究，称为历史性队列研究。因为使用了历史信息，也就是说，研究对象的分组是根据研究开始时研究者已掌握的有关研究对象在过去某个时点的暴露状况的历史资料做出的，研究开始时结局已经出现，所以不需要随访。但由于仍然是从可能的原因或风险因素到结果的研究，研究的方向仍然是前向性的。如果在历史性队列研究的基础上继续前瞻性观察一段时间，即将前瞻性队列研究与历史性队列研究结合起来，则称为双向性队列研究，可相对地在一定程度上弥补各自的不足。

（五）其他观察性研究

临床注册研究是近年来开展的一种新的研究形式，它是有组织、有计划地应用观察性研究方法来收集统一的临床及其相关数据，对某一特定疾病状态下的人群，或患有某种特殊疾病的人群，或暴露在某一特定因素下的人群进行特定结局的评价，以达到预期的科学、临床或政策决策的目的。可用于描述疾病的自然病程和转归、确定临床实践的实际效益、评估临床实践的安全性，以及评价治疗的质量。临床注册研究不对受试者进行任何干预，因此也属于观察性研究。

美国国立神经疾病和卒中研究所围产期研

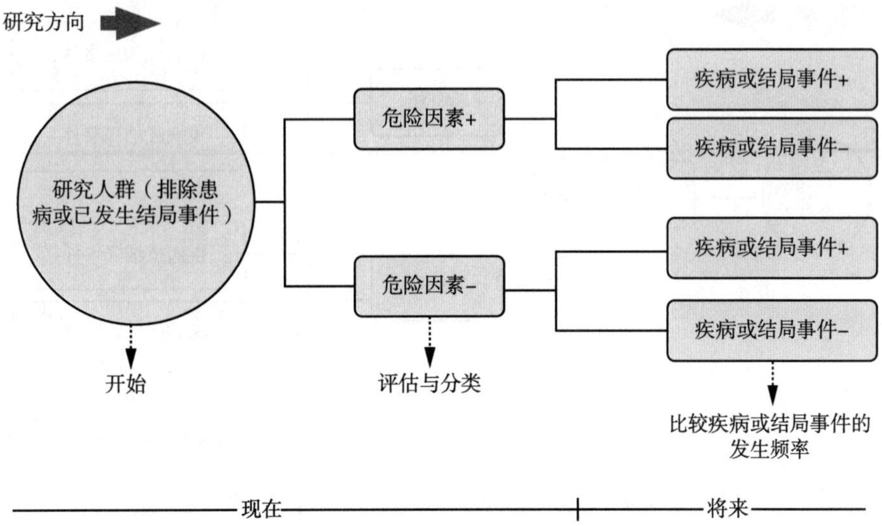

图6-1-3　队列研究

究分会是全球最早应用注册研究的机构，随后注册研究在国际及国内逐渐开展，并越来越受到重视。中国自从20世纪90年代就参加了多项国际多中心注册研究，包括缺血综合征治疗策略评估（organisation to assess strategies for ischaemic syndromes，OASIS Registry）、国际心力衰竭注册研究（an international registry to study the current causes，treatment，barriers to care，and outcome of heart failure in Africa，Asia，and South America，INTER-CHF）、世界多地区急诊科心房颤动患者的危险因素、治疗和终点事件研究（risk factors，treatments and outcomes for emergency department patients with atrial fibrillation in multiple regions of the world，RE-LY AF Registry）等，均取得了良好的成绩。不仅发表了多篇研究论文，更重要的是提高了中国临床医师的研究能力。此外，中国也自行设计并实施了包括中国肺动脉高压多中心前瞻性注册研究、中国急性心肌梗死注册研究、中国冠状动脉旁路移植术注册研究等在内的临床注册研究。

注册研究大多采用前瞻性队列研究的设计方法，但是根据其目的不同也可采用病例系列或病例对照的设计方法。对罕见病的研究也可采用注册研究的方法。

二、试验性研究

在观察性研究中受试者没有因为参与研究而额外给予干预治疗，如果研究中给予了干预措施则为试验性研究。在医学期刊中有关试验性研究的文献更多，其中涉及人类的试验性研究被称为临床试验，其目的是评价特定的干预措施，如药物或手术的作用。

（一）对照试验

临床试验分为两类：对照试验和非对照试验。

对照试验是将需要评价的治疗与另一种治疗进行比较的研究。对照组可以是安慰剂，也可以是先前已有的治疗。非对照试验是研究人员仅对所评价的治疗的作用进行描述，但该治疗没有与另一种治疗进行比较。严格地讲，这并不是真正的试验，一般用于不适于设置对照的研究，其结果的有效性不强。

对照试验中如两组受试者在同一时期接受治疗称为同期对照试验。有时只能与以前的治疗方式做对照，称为历史对照试验。在同期对照试验中一个重要的问题就是如何分配受试者进入不同组，最好的分配方法是随机分配（图6-1-4）。这样可以尽量保证试验组和对照组除所研究的干预措施外，其他各方面保持一致。如果最终两组间产生了差异，说

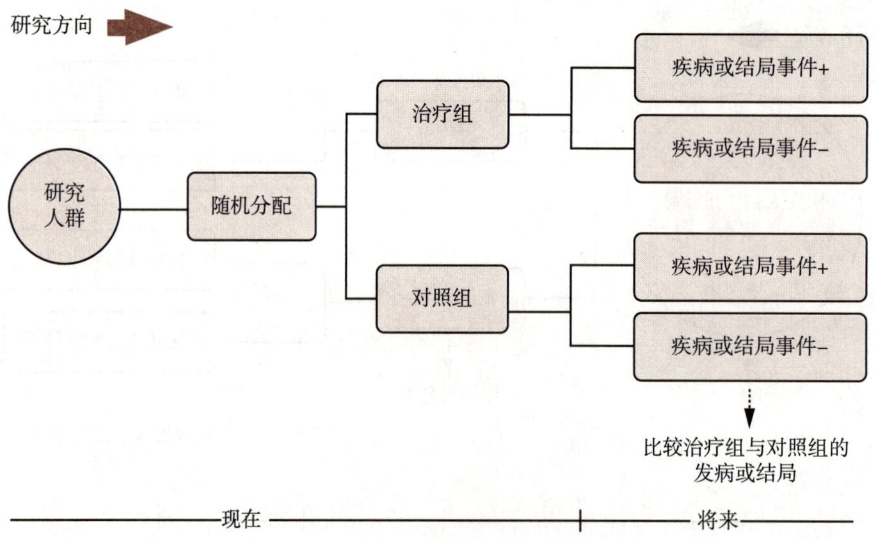

图6-1-4　随机对照研究

明差异很可能是由于干预本身而不是其他因素造成的。本质上，临床试验的目的就是确定干预（治疗）是否会产生差异。不使用随机分配的研究称为非随机对照试验，由于它会产生患者分配中的偏倚，因此影响研究结果的可靠性。

在交叉试验中可以采用自身对照的设计。这种设计分两个阶段完成，第一阶段分配的试验组和对照组患者在完成观察期后，经过一段不接受治疗的“洗脱期”，再进入第二阶段，此时原来接受试验治疗的患者接受对照治疗，而原来接受对照治疗的患者接受试验治疗（图6-1-5）。如果设计和实施得当，该研究的结果是有说服力的。

（二）盲法

在随机对照试验中，为了保证受试者或研究者不了解分组情况，避免来自受试者或研究者的偏倚，通常采用盲法设计。盲法是一门在数据收集和评价过程中避免偏倚的技术。临床试验中有些方面需要盲法，如对干预的识别和评价、治疗反应变量的分组和评估。常见的盲法试验有3种类型。

1. 非盲法（开放性试验） 研究者和受试者都知道分配的是哪种治疗。有些试验只能采用这种方式，如针对外科手术、学习某种技术或生活方式评价的试验。非盲法研究设计简单，但是可能存在偏倚，如试验组的受试者比对照组更可能报告不良事件。

2. 单盲 只有研究者知道每个受试者接受的是哪种干预，而受试者不知道，因此在试验的实施、分析和报告中会存在来自研究者的偏倚。

3. 双盲 双盲有时称作“双模拟”技术，研究者和受试者都不知道所给予的干预。对照组接受的治疗完全模拟试验组（安慰剂），双盲的试验设计更常用于评价药物有效性的试验。由于治疗作用和终点事件的报告都是在不知道治疗分配的情况下做出的，因此这种设计的主要优点是减少偏倚。

随机双盲对照试验的研究设计为结论的可靠性提供了最有力的证据，尤其是多中心的试验结果是临床实践、指南制定和修改的主要依据。

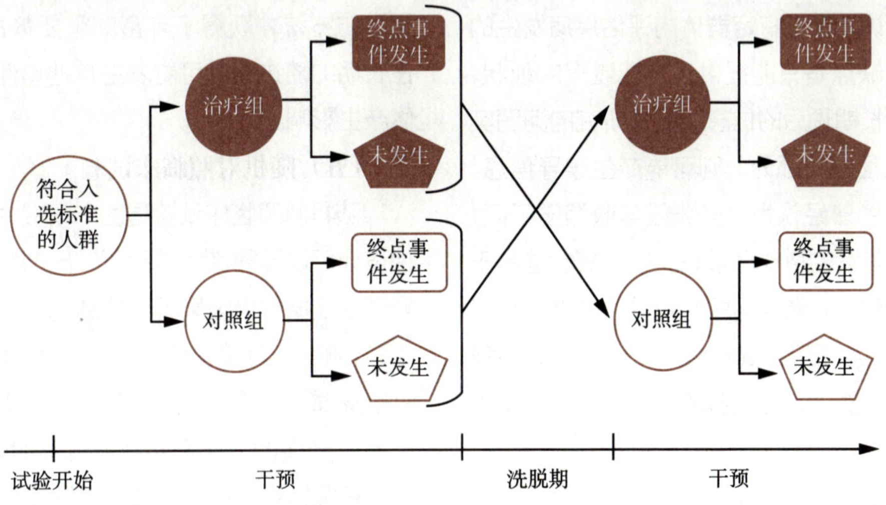

图6-1-5 交叉试验设计的示意图

注：填充黑色代表给予治疗，未填充代表对照组。方形代表发生终点事件，五边形代表未发生终点事件。

（于丽天 莫 然）

第二节
临床研究中各种设计方法的比较

一、临床研究中各种设计方法的优势及不足

（一）病例系列报告

病例系列报告的优点是方法简单，并易于撰写。而且对于研究者来说有时病例系列报告评价原因或解释观察结果可能非常有用。但是，这种方式对揭示疾病病因及治疗有效性的作用有限，并很容易受到偏倚的影响，这些偏倚与受试者的选择及观察到的现象有关。而且不同治疗方法的疗效很难进行可信的比较，回顾性的病例系列还可能会出现数据不完整的情况。

（二）横断面研究

横断面研究最适合于确定某种疾病或情况的现状，如COVID-19在特定地区的流行情况。横断面研究还可评估诊断流程。横断面研究投入少，简便易行，无须随访，可在特定群体内评估疾病发生的频率。其主要缺点是只能提供疾病或过程的现状，无法提供关于长期预后的信息。如果研究的问题实际上是疾病过程的一部分，则可能产生误导信息。例如，临床医生曾经认为，舒张压与收缩压不同，不会随着患者年龄的增长而增高。这一概念是基于一项横断面研究，后者表明所有年龄组的平均舒张压约为80mmHg。然而Framingham队列研究中观察到经过数年的随访，受试者的舒张压也随着年龄的增长而增高。

（三）病例对照研究

病例对照研究特别适合于研究罕见的疾病或事件，或需要长时间观察才表现出的情况，对疾病病因学可产生初步假设。其方法简便易行，资金投入少。在准备进行一项较完善的研究项目之前，可通过病例对照研究获得一些初步数据。而且，如果需要在较短的时间内完成一项临床研究项目则病例对照研究应该是一个很好的选择。当然，病例对照研究的优点也注定了它的缺点。在所有的研究设计方法中，病例对照研究出现偏倚或错误的可能性最大。作为回顾性研究，由于研究的数据主要来自查询病历，因此常存在资料不全的现象，或并非与疾病或事件相关的所有危险因素均能被纳入考察范围。同时，病例组和对照组的不匹配将导致偏倚的存在。因此，在实施该类研究时应通过其他手段尽可能降低偏倚。

（四）队列研究

精心设计的队列研究中，研究者可以控制与受试者选择和结果评估相关的许多偏倚，入选标准和结局事件都可被标准化。由于观察时间是前向性的，可用于研究一种情况的原因、一种疾病的病程或危险因素。但由于只是观察性研究，不能用队列研究证明因果关系，有时疾病或结局事件的发生可能还与未识别的危险因素相关。为保证足够的患病数量，有时可能需要随访多年，导致时间和经费投入较多，同时使随访的难度增加，因为受试者有可能失访。Framingham心脏研究是因为采用了严格的随访方法才获得了丰富的重要数据资料。另外，在长期的随访中还可能发生其他事件而对结果的评估产生影响。

（五）随机对照临床试验

随机对照临床试验是医学研究中的金标准。这种设计可以推翻其他试验所做出的判断，因为它有最强的证据做出因果关系的结论，并且受到最少偏倚的影响。当目的是确定某种治疗或手术的有效性时临床试验是最好的研究方法。但临床试验的受试者有严格的入选和排除标准，使得病情相对单一，真实世界的很多患者被排除在外，因此，试验的结果难以适用于试验以外的人群，在临床实践应用时存在一定的局限性。另外，由于要做到随机与盲法，使试验成本大为提高。随机对照临床试验虽好，但并不是任何治疗都可以这样设计。当某些做法虽未经验证但已被医学界普遍接受时，尽管它可能无效或者有害但也难以再进行临床试验来验证，

尤其是设立安慰剂对照的随机临床试验。例如，既往从来没有对抗心律失常药利多卡因在室性心动过速的疗效及安全性方面做过安慰剂对照的随机临床试验，目前也不可能再设计这样的试验，因为从伦理学的角度考虑是不允许让可能有生命危险的室性心动过速患者接受安慰剂治疗的。

二、几种设计方法的比较

（一）病例对照与队列研究

病例对照和队列研究都用于评估疾病的风险和原因，研究者选择哪种设计方法部分取决于所研究的问题。病例对照研究将结果作为调查的起点，并寻找原因或风险因素；而队列研究从风险因素或暴露开始，观察后果。一般来说，一项精心设计的队列研究的结果在理解疾病方面比病例对照研究的结果更有分量。在病例对照研究中会有大量可能的偏倚存在。尽管在建立因果关系方面存在缺陷，但病例对照研究在医学中仍广为应用，如果设计得当，仍可以提出有用的见解。与队列研究相比，病例对照研究所需时间更短，而且相应的投入更少。例如前面提到的INTERHEART研究，为了评估已知危险因素与急性心肌梗死的相关性，既可以设计成队列研究，也可以设计成病例对照研究，但均需要大样本量。从更可行的方面考虑，该研究最终采用了病例对照的设计方法。病例对照研究还特别适用于研究罕见的情况或疾病。此外，病例对照研究对评价一个始动原因具有一定价值，如果病例对照研究的结果有意义，研究者可以据此设计和进行一个涉及更多人的队列研究。

（二）注册研究与随机对照临床试验

随机对照临床试验属试验性研究，一般只为一个目的而设计，主要是评价某种治疗的有效性，也同时关注安全性。为了保证受试者的同质性，随机对照临床试验有严格的入选和排除标准，其通常将高龄老年和有较多伴随疾病的患者排除在外，样本量相对较少。试验过程中需要严格随机分组，采用盲法试验，有严格的治疗标准，收集数据的范围相对较小。这些确保了研究结果的证据强度最高，可在临床实践指南中作为A级或B级的证据水平进行推荐，但无疑也给实际临床应用带来一定局限性。而注册研究属于真实世界研究的一种，是观察性研究，可采取多种设计方案，并可有多种研究目的，不只对疾病的治疗效果和安全性进行评价，还可对疾病本身进行研究，评价疾病治疗的状况等。注册研究样本量大，可以观察更大的患者群体，尤其是随机对照临床试验中被排除的患者。其数据来源丰富，甚至可为全球性。由于注册研究对入选及排除标准的限制较临床试验少，难免会存在各种混杂因素及偏倚，因此更需要方法学和统计学专家的共同参与。目前，临床注册研究的结果在临床实践指南的制定和修改中也起到了一定的作用，但证据级别远低于随机对照试验，仅为C级证据水平。

（于丽天　莫　然）

参考文献

[1] FLATHER M，ASTON H，STABLES R. Handbook of Clinical Trials［M］. London：ReMEDICA Pub，2001.

[2] SUSAN W. Basic & clinical biostatistics［M］. Fifth Edition. New York：McGraw-Hill Education，2020.

[3] HOLSHUE M L，DEBOLT C，LINDQUIST S，et al. First case of 2019 novel coronavirus in the United States［J］. N Engl J Med，2020，382（10）：929-936.

[4] YUSUF S，HAWKEN S，OUNPUU S，et al. Effect of potentially modifiable risk factors associated with myocardial infarction in 52 countries（the INTERHEART study）：case-control study［J］. Lancet，2004，364（9438）：

937-952.
[5] 国家心血管病中心. 中国心血管病报告2018 [M]. 北京：中国大百科全书出版社，2019.
[6] GLIKLICH R, DREYER N, LEAVY M, et al. Registries for evaluating patient outcomes: a user's guide [M]. 3rd ed. New york Rockville (MD) : 13 (14) -EHC 111.
[7] GORDON T, MOORE FE, SHURTLEFF D, et al. Some methodologic problems in the long term study of cardiovascular disease: observations on the Framingham Study [J]. J Chronic Dis. 1959, 10: 186.

第二章
临床试验设计

第一节
不同类型临床试验的设计

医学历史上有过许多设计方法被用于设计干预试验，包括：开放性回顾试验、开放性前瞻试验、单盲前瞻试验、双盲前瞻安慰剂对照试验和前瞻性、随机、开放、盲终点试验。

一、开放性回顾试验

这是一种以现在为结果，回溯过去的研究方法。通常用非随机性或历史性资料做对照，是对患者诊疗和结局相关的既有数据进行的非随机化、非干预性分析。这种方法在几十年前曾发挥了重要的作用，如评价抗高血压治疗对于恶性与非恶性高血压的作用。但一个开放性回顾性的分析事实上是永远不可能证明某一种疗效或现象的存在。大多数回顾性研究是用来产生假设，而不是证明因果关联。用这种设计和分析方法只能形成某种假说，真正证明它还需要有周密设计的前瞻性试验。

二、开放性前瞻试验

与上述开放性回顾试验基本相似，只不过前瞻性的研究可以进行随机，其结果也会有偏性。前瞻性研究是以现在为起点追踪到将来的研究方法，研究前确定试验方案，有明确的研究目的，采用随机化原则随机选择受试者。

三、单盲前瞻试验

“单盲”是指只有研究者了解分组情况，研究对象不知道自己是试验组还是对照组。这种盲法的优点是研究者可以更好地观察了解研究对象，在必须时可以及时恰当地处理研究对象可能发生的意外问题，使研究对象的安全得到保障。缺点是避免不了研究者带来的主观偏倚，易造成试验组和对照组的处理不均衡，如药物剂量调节多见于治疗组而不常见于安慰剂组。对于医师们的行为，单盲设计并不优于开放性设计，但若单盲设计以安慰剂作对照，则患者依从性可能会好一些；若单盲设计比较的是治疗措施，则患者的依从性未必好，因为患者对于任一种治疗措施并不会有好恶之分。

四、双盲前瞻安慰剂对照试验

是指研究者和受试者均不知道患者使用的是试验药物还是安慰剂，然后再通过对照所形成的结果，以验证试验药物是否有超过安慰剂效果的一种试验方法。此方法为传统的干预试验设计方法，被公认为能够提供最可靠的结果。例如，美国退役军人署20世纪60年代就采用了此方法进行研究，其优点明显，但需要考虑伦理的问题。一旦阳性治疗效果被确认，再对患者进行长期安慰剂对照研究就不符合伦理要求，就不能被允许。例如，瑞典老年高血压试验（STOP-Hypertension）是在70～84岁患者中观察降压治疗的效果，在STOP试验之前，降压治疗在70～84岁年龄组是否有益还有争议。但由于STOP结果证明治疗是有益的，所以如果在70～84岁人群中再进行某药物与安慰剂的比较作用就无必要且不符合伦理要求。此时若想评价某一项新的可能有效的治疗措施，必须将新方法与已经确认有效的治疗比较，采用双盲、前瞻研究方法。这种有效措施之间的对比必须积累相当可观的观察人年数，远超过与安慰剂对比时所需要的人年数。

以上问题带来的后果是使人们对于新方法新

药物常持保留态度，美国联合委员会（the Joint National Committee，JNC）关于高血压预防、检测、评估和治疗的第五次报告（简称JNC V）还是只推荐利尿药与β受体阻滞剂为第一线降压药，而不包括血管紧张素转换酶抑制剂（ACEI）与钙通道阻滞剂（CCB），因为那时还没有关于后二者的前瞻性干预试验数据。

五、前瞻性、随机、开放、盲终点试验

前瞻性、随机、开放、盲终点试验（prospective open blinded endpoint，PROBE）方法是一种高效率的双盲前瞻性设计方法的替代方法。这种设计应用严格的随机程序把受试者分配到不同的治疗组（或安慰剂）组，随诊和治疗是开放的，遵循公众接受的临床原则。终点有严格的定义并保持“盲”以保证对于治疗的比较与评价没有偏性。

除耗资较少外，PROBE设计更接近常规临床实践，故其结果也更有实用价值。特点如下：①随机。PROBE与双盲前瞻随机试验是相同的，都能除去导致系统误差的偏性。②耗资。经典的双盲前瞻随机试验由于包装分配双盲药物，耗资较大。③研究者偏性问题。双盲试验的好处是避免了研究者的偏性，而研究者的偏性却是PROBE方法的欠缺，故须对研究者进行悉心指导，或只用于比较相类似的治疗方法来弥补这个缺陷。④患者依从性。依从性能严重影响临床试验的结果。假如依从性下降到50%，观察人数就要增加4倍才能显示差异（灵敏度95%，显著性水平5%），过低的依从性也可以导致错误的结论。双盲药物常使用代号，容易令患者怀疑，而PROBE使用常规药，所以患者的依从性较好。⑤终点评价的可靠性。与双盲试验一样，设置终点审评委员会，采用有严格定义的临床无争议的终点。

同其他任何干预试验一样，PROBE研究的设计和实施都必须符合伦理标准、赫尔辛基宣言和其他进行临床试验的准则，患者入选前需知情同意。随机方法可采用密闭信封系统，或指定的中心进行随机。按规定程序给药或治疗，用药观察表可以很简单。终点由一个完全独立的终点审评委员会审查，委员会有严格规则，委员间达成一致时，终点才被认可。

安全监督委员会与指导委员会的设立同经典的双盲试验。统计分析与数据管理应独立进行。为了保证药物临床试验管理规范（good clinical practice，GCP）标准，还需有质量监测委员会检查各中心的工作。凡此种种均与双盲随机试验无异。

（刘力生）

第二节 大规模简单随机临床试验的意义

一、为什么需要设计大规模简单随机的临床试验

对于许多严重的疾病来说，评价某个临床试验的优劣有以下两个共同的标准：首先是否提出了一个重要的问题？其次是否给予了可靠的答复？采用大规模、简单、随机临床试验的设计方法，观察各种广泛应用的治疗措施对常见病死亡率的影响既十分必要，也具有可行性。理由如下。

（1）与少见病相比，评价某常见病的治疗措施更为重要，更容易达到大规模。

（2）评价广泛应用的简便治疗措施比复杂措施更重要，因其可被广泛应用，故研究设计可以很简单。

（3）评价某一种治疗对于一个主要终点（如死亡）的作用，比观察对于次要终点（如X线表现或生化指标）更重要。而对于主要终点的随访，常很简单。

（4）入选的分组程序可以很简单，因为不论在入选时对于预后指标进行如何详尽的记录，患者的寿命总是很难预测的，因此没有必要在入选的时候进行复杂的分组。

(5) 就某种治疗而言，其对于某一特殊的死亡结果通常总是同方向的（或有益，或有害），故无必要对患者进一步分类以决定哪种患者才需要这种治疗。所以入选程序可以很简单。

以上说明许多重要的临床试验都可以做到大规模与简单化。

假设我们研究的是一项对于常见病的常用治疗，而且迄今为止这种治疗措施对于主要终点的作用疗效还有争论的话，则这种治疗的真实作用效果为零，或至多也只能是轻度疗效。因为是轻度疗效，小样本不足以证明其疗效，方法学上的缺陷（如非随机对照、未采用治疗意向分析方法，只采用实际治疗分析等）虽不足以构成对具有显效措施的影响，却可能对于轻度疗效的评估产生错误。故对于评价具轻度疗效的措施时必须实行“严格”随机，绝对无偏性的分析和解释，并必须设计比现有试验规模大得多的临床试验。

根据以上分析，可以认识到对于常见心血管疾病或肿瘤，应用“传统的对照”“数据库”等方法已无意义，因为这些方法本身就会引入偏性；大多数当今的随机试验规模都太小，如果试验是针对常见病，则样本量可以成十倍增加；为减少随机误差和避免偏性，应当先对所有的随机试验进行系统的复习，然后做出评价。

二、为什么针对主要终点而言，轻度疗效的可能性比较大

凡已广泛应用而迄今疗效仍有争议者，其疗效必为零或轻度。若是具有显著疗效则应当早已被证实而无争议。但这一推论并不适用于各种次要终点。例如，在心肌梗死时，要想证明利多卡因（lidocaine）对于室性心律失常的作用并不难，难的是证明其能否减少死亡，过去几十年中老年常见病的治疗进展很慢，人的寿命个体差异很大，而且疾病致死有多种机制，一种治疗措施只能影响一种机制。通过复习以往各种试验结果，发现这些治疗大多只能使死亡率下降5%、15%或25%，而非40%、50%或60%。例如，心肌梗死合并室性心动过速的患者，有的可以生存多年，有的则死于即日，因此即使分在同一个亚组也难以预测其转归。

许多慢性病如冠心病有多种致死原因，某种药物只针对一两种机制，通过改变一个原因不可能使死亡率大幅度（>50%）降低。即使是比较可靠的治疗如静脉溶栓，长期使用β受体阻滞剂和阿司匹林，也只能使死亡率下降10%～20%。故今后有待临床试验去检验的有两种情况：治疗措施不能使死亡率下降或仅下降15%～20%。当前，临床试验到底需要多大样本量还未被广泛认识。以评估长期β受体阻滞剂效果的24个试验为例，21个试验都因样本量小而无统计学意义，但综合分析后发现β受体阻滞剂可使死亡率下降22%。可见为了评估轻度疗效，所需要的不是1000～2000名患者，而是1000～2000个终点，1万～2万名患者，或至少几千名高危患者。如何组织协作以及筹措一定的经费是临床研究面临的一大挑战。

三、简单的试验能否提供中肯与可靠的答案

临床试验中对于任何非零效果的治疗，各亚组的效果多半是量而非质的差异。例如，对于抗心律失常药的试验就是如此，当然不含事先预计到的禁忌证（如β受体阻滞剂不适用于有传导阻滞者，这些患者应于入选时排除）。一个大试验中亚组结果常是同方向的，只不过有强度大小的差别。方向不一致常因为样本量不够。故不能仅根据一个试验得出结论，应依据总结果，而且只要能够排除偏性，对于所有试验的汇总分析更能提供中肯与可靠的答案。

四、如何才能使试验既简单又无偏性

系统误差可以通过采用随机和无偏性统计分析法控制（即按随机分组而非实际治疗组进行分析），应根据所有的临床试验综合分析，而非仅根据试验中亚组患者的数据分析以避免系统误差。随机误差

只能靠真正的大规模试验获得解决。如果想要证明一个只能令死亡率下降15%的治疗效果需要1000个终点，值得注意的是入选时细微的预后特征并不能减少所需终点的数目。

入选标准的简化可以大大减少临床医生的负担，争取大量临床医生的参与，治疗方法的简单化则可保证依从性，并且只有简单的疗法才有广泛的应用前景。如能以2×2设计，同时评价两种治疗则更能事半功倍。

习惯于治疗一名一名患者的临床医生容易误解，认为大规模试验有悖于个体化的治疗原则。试验之所以必须大，正是因为患者之间有显著的个体差异，只有数量足够的患者互相比较才能辨别优劣。强调大规模简单试验并非摒弃其他方法，该方法设计简单、治疗实用，终点愈严重，评价也愈容易。

五、如何选择患者进入随机试验

好的临床试验应当是提出一个重要的问题并给以肯定的答复。故一个临床试验的应用范围愈广泛，当然也愈重要，采用简单宽松和松动灵活的入选标准才能入选大量患者检验出轻度效果，且能节约经费，并使试验结果有较广泛的应用价值。

（一）选择患者的依据

当我们设计针对某药物的临床试验时，一般情况下都已经掌握了关于该药的药理、对于缓解某些症状的价值、副作用及禁忌证。有待临床试验解决的问题包括以下几种情况：①可能有益；②不详；③治疗可能有益但也可能有害。大多数试验包含①和②二种情况，少数也包含③。

影响临床试验设计的两个根据：①当前有待检验的治疗手段常只有轻度效果；②在不同类型患者中的疗效常只有量的而非质的差别。

如果一项治疗总体有效，则不同的患者或多或少也有效，意外的性质上的差别，对于已经把明显的适应证或禁忌证排除在外的临床试验来说可能性很小，复习心血管疾病的治疗就不难看出同一种治疗即使是对很不相同的患者来说，其对某一个终点的效果也是相似地。例如，抗血小板治疗可以预防不同情况下主要心血管事件的再发，对于急性心肌梗死、心肌梗死后长期治疗、不稳定型心绞痛短期治疗、不稳定型心绞痛长期治疗、预防和治疗脑卒中都有效。

又如动物实验曾显示溶栓治疗对于6小时之后的急性心肌梗死无效甚至有害，但临床试验却证明在症状出现后6～24小时入选的患者其疗效仍相当于早期治疗效果的2/3。在用β受体阻滞剂治疗的临床试验中常常排除了心力衰竭患者，因为一般认为治疗是危险的，其实，当复习临床试验时就发现在几个含有这类患者的临床试验中，无论有无心力衰竭β受体阻滞剂都能使其死亡率降低。

以上观点对于入选患者非常重要。入选标准宽并不会冲淡疗效或抵消其效果，可使最终结果得到更广泛的应用前景。即使挑选那些临床看来极为相似地患者，其效果也不总是一致的，刻意寻求某一特征的患者并没有多大价值。因此入选时只要定一个宽松的标准，应用几个基础变量，以增加参与的单位数量和入选人数，从而提高研究的效力。

何时才应当采用窄的入选标准：当所采用的研究方法太昂贵或有创，例如，以冠状动脉造影为终点的试验只应当包括高危患者，以便治疗可以补偿其危害；或当患者不合作，不能坚持用药时；或当有的终点不能肯定时，如束支传导阻滞时心电图不好解释；或当患者已有左侧心力衰竭病情较重，估计5年后冠状动脉造影不可能再做时，这些患者则应当被排除。

（二）入选的灵活性

以上说明了宽的入选标准优于窄的入选标准，其次还要考虑对这些变量的测量应当准确到什么程度？以左心室功能障碍研究（SOLVD）为例：这个研究选择射血分数（EF）＜0.35的患者，研究治疗对于低、中、高EF的作用。因为即使是在同一个中心，测量EF的方法也有同位素心室造影、心室造影和二维超声几种。最后SOLVD研究组同意凡4

个月以内用任何一种方法测定基线EF值者，只要患者情况没有显著的变化即可。从前5000名入选患者中不难看出如果限定用同位素法，1个月之内只能有25%～30%人入选，而均值与EF的分布对于三种方法来说，在4个月中都相似，EF又是最主要的预测指标，可见灵活的入选可使入选人数增加3～4倍。

但与SOLVD主试验相反，亚组研究是观察治疗对EF的影响，须在随机时、4个月后和1年后随诊时在三个中心采用标准化的同位素造影方法（测量方法，同位素用量和患者体位），且所有分析均由专家负责在中心实验室进行，因此入选标准需要严格。即使如此，也应注意比较使用中心实验室测量与临床测量是否存在系统误差。理论上，二者在检验两组效果之时不应有明显的差别。

总之，采用宽的入选标准，伴以简单灵活的患者特点一般便足以评价大多数治疗效果对于主要终点的作用，这可使大量患者入选并节省费用，入选患者则应遵照随机且治疗效果不肯定的原则（rule of uncertainty）。但是当某一治疗确定有效时，按治疗意图分析也易于低估其效果。当按治疗意图分析有效而按实际接受治疗分析无效时，应按照治疗意图分析的结果为主。所以原则是：①最大限度地遵循按治疗意图的分组进行分析；②进行两种分析；③当两者一致时可以确认结果可靠；④实际疗效介于二者之间。

六、随机试验中亚组效果的分析与解释

随机临床试验评估治疗效果是通过比较至少两种治疗后患者的结局（终点）。若总的疗效优于另一组并已有统计学显著性时，进一步在亚组中比较。

（一）亚组的确定

准确的亚组是根据基线特征而确定，这些特征可能包含患者固有的特点（如年龄、性别），不受治疗影响，或是在随机之前就已划定的某种疾病（如前壁或下壁心肌梗死）。在一个随机临床试验中，每个亚组都自成一个较小的随机临床试验。有时亚组是指具有某一种结局的患者，如某种原因的死亡，或在指定时间间隔内发生的事件数。

不准确的亚组是以一个随机之后并易受治疗影响的变量为特征的一组患者，如某溶栓试验在随机之后分别评价冠脉通畅与不通畅者的预后，这时其死亡率低，不仅仅取决于治疗效果，也可能是其固有的有利条件所致，如自行再通、不完全性血栓阻塞或梗死较小等，因此分析这种亚组效果时需全面考虑。

在这个问题上最突出的例子就是在随机后只去比较对治疗有反应与无反应的亚组，因为有反应往往是与患者的依从性有关，这可能是预后良好的标志，但它并不一定反映治疗的效果。

（二）亚组疗效

亚组疗效通常是指对于具有准确定义的亚组的治疗效果。某一种交叉作用或不同的亚组疗效是指亚组之间疗效不一致。

当某一治疗对于所有的亚组都有效但疗效不一时，称为量的交叉作用（如某一新疗法对于男女都有效，但对妇女效果更好）。由于患者固有的差异可能影响对治疗的反应，所以量的变化在不同亚组中常见。

质的交叉作用是指某治疗对某些亚组确有好处，而对另一些亚组则确有害处（如某疗法可使男性的生存时间增加2年，而使女性减少1年）。这种情况虽然也可能存在，但在临床试验中并不常见，尤其当分析集中在某几个特殊的终点时，这是因为一个临床试验中的患者总是具有一定的重要特征，而对于预计有不良反应者，如有禁忌证的已经在随机入选时排除。因此对于亚组之间产生的质的不同需持高度怀疑态度。

在临床试验过程中，显著的极端的效果常在一个或多个亚组中出现，如果这种亚组效果与事先的估计符合，就应当用一种从统计学中进行充分监测的方法来评价亚组效果有多大。实际上，亚组效果通常很难以阶段分析方法得出一个可以提前结束临

床试验的结论，评价亚组效果时要衡量任何新的因素、结果的可靠性，以及过早结束试验可能带来的不良后果。对于那些预料之外的亚组结果即使效果很显著也要慎重分析。

处理方法之一是根据已有的数据形成一个假说，并在以后的试验中加以检验。大规模试验有许多终点，对于估测亚组效果尤其重要，如梗死生存率的国际研究2（second international study of infarct survival，ISIS-2）的目的是衡量溶栓治疗在急性心肌梗死早期应用和晚期应用的作用。与之相似，在EF值低下的患者中可能要分析ACEI对于有无充血性心力衰竭患者的不同作用。当设计的目的是提供不同亚组效果时，每个亚组都可视为一个独立的试验。尽管总的试验可能已有明确结果，但如果亚组结果不能令人信服时，也不可过早结束研究，这不仅对指导临床有现实意义而且符合伦理原则。大规模试验的优点之一就是可以提高检验亚组效果的敏感性。例如，ISIS2能够分析年龄、梗死部位和心电图不同表现时溶栓的作用，解决了以前几个溶栓试验所未能解决的问题。

（三）分组错误与数据丢失

基线数据的测量错误可能导致亚组包含了一些分组错误者。当入选标准与测量有关时，向均数回归现象会使分组界限模糊，即使基线数据很精确，其他因素也可以使亚组的界限变得模糊。例如，当进行一项长期研究时，患者特征可能发生了变化，这样就会影响对亚组结果的解释。如果测量错误或分组错误与预后无关，则亚组效果应当是无偏差的，不过精确度受限。

如果与预后有关，如在一个评价冠脉搭桥术的试验中，可能要以患者运动试验的结果评价治疗的效果。凡有严重心力衰竭、跛行或严重心绞痛者不可能进行满意的运动试验，如排除了这些患者，就可能影响亚组效果。当在临床试验中使用这种模糊的终点时，病情严重的患者常常缺少基线数据和终点数据。

灵敏度分析是检验丢失数据的最简单方法，假设亚组结果显示在EF＞50%和EF＜50%的患者中有差异，但有5%患者的基线数据丢失，用灵敏度分析可以使所有未知患者进入亚组并纳入分析。假设这时各亚组作用仍无变化则不论这些未知患者的数据归在哪个亚组，这亚组结果应该是可靠的，但若此时各亚组的结果改变了，则对于所观察到的亚组结果就应当怀疑。

有的试验只报告那些完成了研究的人的效果，这种分析往往有偏差，因为退出治疗和退出安慰剂组的理由可能很不一样，于是所剩下的两组患者就不具有可比性。

（四）从几个不同的试验检验亚组作用

如果某试验报告了亚组效果，检验其是否真实的方法之一是与其他已完成的试验相比，把数据相加可以使统计意义加强。也可以进行正式的宏观分析（overview）或荟萃分析，但这时需要有准确的亚组定义，例如“35%EF”就比“高危”准确。例如，几个试验数据相加就可阐明柠檬酸他莫昔芬（tamoxifen citrate）对于50岁以上妇女乳癌的效果优于年轻妇女（$P<0.0001$），不过有时数据相加也可能推翻单个试验的结果。

亚组分析举例：β受体阻滞剂对可疑急性心肌梗死的效果。迄今已有约65个随机临床试验比较了β受体阻滞剂与对照组对心肌梗死的效果，有的开始早，有的则在心肌梗死后几周才开始用药，至少有9个试验报告了亚组效应，包括一些性质不同的结果，但无一是在设计时已提出的，也没有一个得到其他试验的支持。故这样的亚组效果是不能令人信服的。

（五）建议

平均结果通常更可靠，假如分析方法正确有些亚组效果须予以重视，但在解释的时候需要谨慎。采用另一种统计方法，如果没有明显的亚组结果，则不会推荐医师们用同样的方法去治疗每一个患者。在做临床决定时，医生必须权衡临床试验的事实及其他数据、预后、副作用、已知病理生理机制来决定治疗决策。例如，在估计长期使用β受体阻滞剂的作用效果时，许多医生可能考虑到对高危患者来说降低25%死亡率是值得的，但对低危患者则未必选用β受体阻滞剂，因为药物的副作用可能超过了药物带来的效果。相反，医生可能决定应用某一个试验的结果治疗未经研究过的患者，如心绞痛和高血压患者可能用β受体阻滞剂也有效，尽管这些患者通常都被梗塞后的临床试验排除在外。总之，当解释亚组效果时要考虑其他已有的信息和治疗的药理机制，即使是正确进行的亚组结果也需要得到其他类似研究的印证。

（刘力生）

第三节 系统性宏观分析的必要性

一、系统性宏观分析的必要性

某种治疗即使只能轻度降低死亡率，在伦理上也有价值。例如，某种能普及到许多医院的常用治疗，虽然能使死亡率下降10%但能挽救许多生命，如果想要检验出这种10%～20%的疗效至少需要积累一千至数千个死亡终点才足以展示这一效果。例如，一个随机试验有1000个死亡终点，治疗组和对照组的死亡病例数均为500例，则属治疗无效；若对照组的死亡病例数为500例，治疗组为450例，则治疗能使死亡率下降10%，此时才有统计学意义。即使某治疗能使死亡率下降20%，也至少需要1000个死亡终点才能获得满意的答案。而当前，大多数临床试验达不到如此规模。这是宏观分析之所以必要的第一点理由。

根据临床试验的设计方法，虽然在不同情况下治疗效果可能很不相同，但这些差异通常只是量的而非质上的差异，即在不同国家、不同人群、不同年龄组或不同治疗方法，结果可能不完全一样，但同一种治疗方法在这一类患者中能减少死亡，而在另一类患者中增加死亡的情况则属罕见。因此，尽管试验不同，其患者也不完全具有可比性，只要这些试验研究的是同一个问题，则其答案常常是同一方向的。一个系统宏观分析虽然也可能包含一些结论模糊甚至方向相反的结论，但总体而言总能为我们找出一个方向，一个定性而不是定量的答案。这是宏观分析之所以必要的第二点理由。

为了避免在评估轻度疗效时可能产生的轻微的随机误差或偏性，首先要求试验规模大，包含几千个死亡终点，并把死亡原因分类进行疾病专率分析。设某疗法可降低心脏病死亡，则就不能容许因为其他原因的死亡（如车祸等）冲淡结果。在分析时，总死亡差异不显著，而某疾病死亡差异显著的现象是经常出现的，说明治疗只减少某种原因的死亡，但有时治疗也会产生严重的意想不到的副作用。例如，用乙炔雌二醇治疗前列腺癌，降低癌的死亡率却增加了心脏病的死亡率，若不按病因分类就可能忽视了其增加心肌梗死死亡这一事实。当试验规模大时并不需要担心以上问题。但在宏观分析一切有关试验时，即使是规模相当大的宏观分析，也没有足够的灵敏度。因此如果只考虑总死亡率的话，重要的治疗效果可能被忽略。

除按疾病分类进行分析之外，复习一切有关试验还可以通过宏观分析来弥补随机误差或偏性。所谓无偏性是指治疗的安排完全随机，研究者事先并不知道而言。如果在文献复习时，只局限于统计分析随机试验的话，就无法知道是否避免了偏性。对具有重大疗效的治疗，是否随机并不重要。但如果进行复习是为了搜寻有轻度疗效的方法时，随机就是必要的，因此应当注意只复习搜集随机试验。

在研究设计时要选定肯定的终点，而死亡就是很好的终点，但必须客观地按疾病分类分析，并事先把终点设置好；应用按治疗意图（intention to treat）的方法进行分析；应当复习一切有关的设计无偏性的试验，不要加以选择，经过选择的试验总是会令人质疑。对无效治疗的复习只能是“零”结果，复习总是产生准确的结果而不总是阳性结果。

二、系统性宏观分析方法

（一）期望值（observed-expected，O-E）

简单比较每项试验中实际死亡数与当治疗毫无效果时的预期死亡数。例如，观察心肌梗死后用β受体阻滞剂长期治疗的效果的最大的两个试验是：①心得宁试验，实际死亡减预期死亡数（O-E）为-13，变异数53，有作用但不显著；②噻吗洛尔（timolol）试验和另外12个较小的试验的O-E总和为-105，说明β受体阻滞剂在这些试验中总的减少了约200个（105×2）死亡。这种分析方法并不涉及试验之间患者是否可比，或试验之间其作用之大小是否可比。如果治疗确实无效，则所有O-E无论正或负，其总和都会接近零。但现在总O-E等于-100，距零点为5个标准差，说明这个效果是真实的。

选择负期望值（O-E）：优点之一是这种分析易于被临床医生理解，只根据（O-E）做出分析已足够敏感。O-E方法看似粗略，却可提供有用的导向。O-E相加并不要求各试验都均匀一致，只是要通过计算得出正确判断而不是精确的数字。

（二）比值比（odds ratio，OR）

比值比是以治疗组死亡率为分子，对照组死亡率为分母计算得到的比率。$OR=1.0$即治疗无效，$OR=0.8$说明治疗组死亡率下降约20%，当$OR>1$时则说明治疗无益而有害。

（三）交叉作用

在分析长期β受体阻滞剂试验时，为了探讨哪种β受体阻滞剂更有效，首先将它们分成心脏选择性与非选择性，未见差异后又分为是否有内在交感活性（ISA），发现无ISA者效果好（$P<0.01$），并也能找到生物学的解释。但在此后所有数据又都不支持这一结论，得到的结果或说明两组并无差异，或说明无ISA者效果差，而有ISA者效果佳，说明统计学上有时有显著的交叉作用。对于这样的结果可以报告但不可轻信，在分析个别试验或作宏观分析时都要特别注意。

（四）疾病专率

为了再一次强调疾病专率分析的重要性，以降压试验的宏观分析为例。总计在对照组有486例卒中，治疗组有289例卒中，相差6.6个标准差，相当于下降了40%，同时对心肌梗死也有轻度效果（785例对697例，约差3个标准差）。因为大多数心血管死亡非此即彼，故常将二者合并为3.3个标准差，称为总血管性死亡，而非血管性死亡则为400例对389例，无统计学意义。在此种情况下若全部相加二组总死亡率仍会有差异，所以总死亡率并不可靠，尤其当试验规模小，数据有限时，疾病专率的分析更有价值。

总之，宏观分析与单个试验一样，对亚组的效应应持谨慎态度，总体状况才是主要的。针对几个问题对所有随机试验进行总览，并根据疾病专率最能客观反映总体状况。

三、系统性宏观分析中如何避免偏性

（一）必须包括全部随机试验

在系统性宏观的过程中，必须包括全部随机试验，无论是否发表，都不能因为结果不好而摒弃。须检索杂志、会议摘要及向研究者、专家、协作组和药厂搜集材料，还要对进行中的临床试验进行登记，这不仅可以促进研究者的协作，也可保证将来分析时材料完整。

（二）严格随机

随机的目的是为各试验组提供相似的患者，以避免研究结果不可比。许多带有“随机”性质的准随机方法，如奇偶数分组、奇偶日分组、按病历号数分组都不能避免偏性，因此对于随机方法必须详细询问。

偏性的存在常可从不同治疗组患者人数不均反映出来，这种不平衡原因不十分清楚，所以最好的方法是中心电话随机，可以免去有的研究者主观性，以保证随机无偏性。

（三）尽量减少退出与失访患者

应用按治疗意图分析，将一切分配到治疗组或对照组的患者进行比较，不论其是否仍坚持按分配治疗。但在发表的随机试验中不乏将退出的患者剔除的做法，最多见的是排除治疗组在随机以后、治疗开始之前死亡的患者，却保留对照组的全部死亡病例。

失访同样能带来偏性，如在某些非致死性事件出现之后就中止随访的话，将使治疗对于死亡率的作用出现偏性。此外，若两组的随诊程序不同，则不良结果的报道有快有慢，也产生严重偏性。因此在进行综合分析之前必须注意退出和失访数要小，把偏性限制到最小。随机后又把某病例摒弃的情况并不少见，当患者人数不均，两组的随访频率、观察时间、随访方式不同可发现这种偏性。例如，在对乳腺癌试验分析时，发现治疗组的平均随访时间明显短于对照组，细问方知1975年入选的治疗组被摒弃，后来又在最后一年加入了治疗组，所以虽然治疗分组保持随机，但治疗组里较多是在入选的最后一年才加入的，若根据总事件数分析则将有利于治疗组，因为治疗组的平均观察时间较短。因此在分析时也要注意把这种误差限制到最小。应尽可能分析个别患者的资料，按随机日期分组。

（四）正确处理亚组结果

随机临床试验评估治疗效果是通过比较经过至少2种治疗后患者的结局，若总疗效优于另一组，并已有统计学显著性时，其效果还需要在亚组中进行比较。具体内容见前述“随机试验中亚组效果的分析与解释”。

四、临床试验荟萃分析举例

荟萃分析的目的：①增加对一级终点事件和亚组的统计把握度；②当许多报道结果不一致时解决不确定性的问题；③更好地了解治疗的效果；④回答各临床试验在试验之初并未涉及的问题。

对于随机临床试验的荟萃分析有助于高血压的个体化治疗。Zanchetti 等对1966—2013年的68项降压临床试验进行了荟萃分析。该分析纳入的每个临床试验至少含有40%的高血压患者，所有试验均为有效药物治疗与安慰剂或者接受了较少治疗药物相对比，且最终产生血压差的降压结果，同时排除急性心肌梗死、心力衰竭、卒中急性期与肾透析的临床试验。该荟萃分析回答了降压治疗未解决的六个问题。

1. 血压下降是否能减少一切心血管事件？
2. 事件减少是否与收缩压、舒张压、脉压成正比？
3. 是否所有降压药都能减少各种心血管事件？
4. 高血压从任何阶段开始治疗是否都有效？
5. 降压临床试验是否提供了收缩压和舒张压的目标值？
6. 是否对高风险人群进行治疗的效益更显著？

该荟萃分析的结论是：各种降压药取得的降压效果均可明显减少主要心血管事件；在高血压任何阶段开始降压治疗，当收缩压降至140mmHg以下时都有明显效果；收缩压降至130mmHg以下时看似安全，但与降至140mmHg比较只对卒中有进一步的下降作用；至于是否对高风险患者降压收效更显著，该分析认为，因高风险人群伴有更多的残余风险，治疗失败率也会增加，因此需权衡利弊，按照指南管理患者更安全。

（刘力生）

第四节 临床试验统计学的基本概念与原则

高血压临床试验和任何临床试验一样，是按入选标准与排除标准，从研究总体（study population）中选出部分受试对象得到样本（一般是随机的），对样本采用不同方案的治疗，从而获得结局数据（outcomes data），再经过统计分析得出推断（inference）。自始至终离不开统计学的概念和方法。

一、临床试验统计学基本概念

（一）研究人群、样本和总体

临床试验的参与对象，一般被称为“研究人群”（study population），也称参试人群、受试患者（subjects、participants、patients）等。在医学统计学中，受试患者被称作“样本”（sample），由多个样本汇集成为“总体”（population）。文献对“总体”的解释为“在特定的时间内，对于所关心的观察对象，有至少一种观测指标能做出客观界定，这样界定的元素的最大集合称作总体。对于总体，如果用某一变量的数值描述其中每个个体，于是就产生了该变量数值的总体。”

对某变量各观测值的总体而言，它们是有分布的，例如，人的身高分布，中等身高的人数多，比平均数高或低的人数少，其变化近似为“正态分布”（normal distribution）。借助样本推断总体，由样本算得身高的均数（*M*）和标准差（*SD*）被称为统计量（statistic），是对应其总体参数μ和σ的估计值（estimates）。

临床试验是按入选标准与排除标准，从研究总体（study population）中选出部分受试对象得到样本（一般是随机的），对样本采用不同方案的治疗，从而获得结局数据（outcomes data），再经过统计分析得出推断（inference）。从有限样本所得推断结论，能否推广到它们所在的研究总体呢？再进一步，能否或怎样把此结论推广（generalization）到地域和时间更广的“目标总体”（target population）呢？这里目标总体是指试验所作推断可能适用的人群。在国际（药品注册）协调会议（ICH-International Conference on Harmonization）的有效性指南第9篇（ICH-E9）中，都将“推广”和“目标总体”明确地体现在正文及其附件词汇中，作为重要概念分别加以清楚说明。

（二）效应和响应

在临床试验统计报告或文献中，经常会遇到effect和response。Effect可以译作“效应”“响应”“效果”“作用”“效用”等；与之意思相近又容易互相混淆的词是“响应”（response）。在统计学中，这两个词必须作为专业术语严格加以区分。“响应”是试验所观测到的结果，是从研究对象那里所实际测到的指标。例如，从研究对象测得的血压值、血糖值、随访的生化指标，以及是否发生某种疾病或事件等，都是“响应”。而效应（effect）不是直接观测得到的，是从响应中分析出来的，是对响应的概括或分解。此二术语迄今在中文文献中没有固定、权威的规范名称，常被互相替换使用。

生物统计学中的效应一般分为三类：处理效应、区组效应和误差效应。处理效应是指当处理因素（实验因素）改变时引起响应的变化；区组效应是研究对象由于它们的不同分组引起响应的变化，区组可广义理解为可控制的非处理因素造成的分组，是模型中的协变量，在任何试验分析中都试图把非处理因素（各种干扰因素）产生的效应分解出来；误差效应一般是随机的，服从正态分布的。从响应中将处理效应和区组效应分解出来以后的那部分叫“剩余”（residual），即随机的误差效应。

一项临床试验结束后，一般是从所观测到的各种响应中，用统计学方法估计出不同治疗方案的各种效应来。最简单、最常见的例子：从一个人群中随机抽取样本，测出样本中每个人的身高，算得身高的平均数和标准差。这里各个身高值是响应，其平均数和标准差则是效应，是对样本所在总体身高值的统计学估计。

（三）平衡和均衡

平衡（balance）是指两组数或多组数之间例数相等，如果要比较的两组样本数相同，则称它们是平衡的；如果两组例数不等，则称它们是不平衡的。如果两组数值的方差是相同的，则称它们是均衡（homogenity）的，亦称“方差齐性”。

统计学中有各种检验、估计、比较，完成这些方法所涉及的对象的分组常常是有前提的：有时要求平衡，有时要求均衡，有时两者都需满足。因此，统计学分析和报告中应具体指出此前提。

二、临床试验统计学的原则

（一）ITT 原则

Intention To Treat（ITT）概念由英国伦敦大学医学统计荣誉Austin Bradford Hill首先提出的，本身直译是“处理意向”。1998年建议将其译成“贯彻处理意向”，后又建议“治疗意向”或“处理意向”。经过多年的临床试验实践，逐渐成为临床试验须遵循的原则。

当年Hill通过举例对ITT 概念进行了解释。患者被分到试验的处理组或对照组（符合伦理原则）以后，在进行试验和观测过程中，会出现出组情况，这种出组在临床试验的特定情况，常使各组之间例数不平衡，影响到它们之间作比较的合理性。例如，两组随机后，治疗组中不少患者因为药物副作用很快就停药而出组了；但在对照组没有用该药或是安慰剂对照，于是没有由于副作用而停药出组的情况，两组例数因而就不平衡了。如果在分析时，将停药者剔出分析，则有剔出的一组不仅例数少了，很可能出组的又都是具有某种特点的患者；另一组却不会有这种剔出，显然这会引起偏性。另一个例子：肺癌患者被随机分到肺切除组或放射治疗组，但在手术时发现有不可能完成手术的病例，只好因不能手术而出组；但在放射治疗组则肯定没有这种情况。不难看出，肺癌患者在手术时发现病情过重才不能完成手术，如果从该组排除，不仅在数目上与放射治疗组不平衡，而且要比较的两组在病情构成上也因此改变。由此看来，还是按原来计划的随机分组，将出组者也仍旧算在原组内进行分析才较合理，即贯彻原来设计的处理意向。这就保证了试验结束时的研究人群和试验之初的研究人群在构成上是一致的，否则会引起偏性。

虽然Hill的叙述和举例很容易理解和有说服力，但是实际情况却错综复杂，并不总像这两个特例那样用ITT原则进行分析是最恰当的。这原则一经提出后，就有不同的做法和解释。因此，在分析时要说明是怎样随机分组的，如何保证严格执行，怎样处理不得不发生的出组和失访等。

1998年 ICH-E9将ITT原则概括为一句话：“（临床研究的）主要分析应该包括所有经过随机安排的病例”。同时又专门给出严格定义：“为了能够最恰当地评估一项处理（治疗）方法的效果，应该基于对每一位参试者的处理（治疗）意向（即所计划的处理方案）作评价，而不局限于评估实际所给予的处理（治疗）。因此，分到任一处理组中的各参试对象都应当作为该组成员始终被随访、评估和分析，不要受处理计划执行过程中他们是否顺从的干扰”。

ICH-E9还给出“全分析集”（full analysis sets）和“符合方案集”（per-protocol sets）的概念，在ICH-E9的初稿中，分别称为“所有随机分组受试者”（all randomized subjects）和“符合方案受试者”（per-protocol subjects）。这些称谓，可理解它是为了尽力实现完全随访；如不能实现，有ITT原则，可以为试验结果的分析提供补救办法。

从任何临床试验的一开始就要遵循并始终执行ITT原则。由于种种原因，已入选的患者在研究过程中出组，是不可避免的，只是研究者不把患者做出组处理，而且设法尽量获得出组后的数据，并始终在原组内进行分析。ITT原则的理想情况在临床试验的实践中并不容易做到，然而从临床试验入选患者开始直到结果分析的全过程中，这一原则都能起作用。

（二）不确定原则

不确定原则（uncertainty principle）是Richard Peto等1999年提出的。经典的“不确定原则”的严格定义如下。“当且仅当满足以下情况时，才能将一位患者随机选入临床试验：经治医生基本上不能确定试验所涉及的几个治疗组哪一个对该患者最适当。如果因为医学的或非医学的理由，经治医生或患者自己经过认真比较后能够确定，试验所涉及的几个治疗组中的一种安排对患者是不适当的，则该患者不应入选。这里的比较可以是空白对照，也可以是本试验范围内或范围外的某种治疗”。

对于临床试验，尤其是大试验或Ⅳ期临床试验，不确定原则是个很重要的原则，是参与临床试验的人员都应牢记并认真贯彻的。按此“不确定原则”，患者被随机选入临床试验，而不是给他“最好的治疗方案”，这是因为面对几个治疗方案，难于客观准确、及时做出判断哪个最好，又因为许多患者符合入选标准和排除标准，按照试验方案进行随机分组，每组在不同医院有很多医生参与按随机分配方案进行治疗，共享信息，互相切磋，会比不参加试验的患者更有利。参试者及家属在写“知情同意书”时就应清楚知晓这一原则，它是随机安排的基础。

三、医学统计表

医学科研或数据处理的过程和结果的报告，都需要绘制各种统计表，即使在其他工作和日常生活中也会遇到读懂或绘制各种表。统计表有三种划分：主语和谓语的划分；标目和指标的划分；表头和表身的划分（图6-2-1）。从一张统计表上应能读出一句通顺而完整的话。如同有倒装的句子一样，也有把统计表的主语不放第一列，而放在上部第一行。表的谓语则是对主语加以必要而充分的说明。

第一种划分方法：一张表首先要有主语，指要描述的主体，一般是放在左侧第一列。从表的数据来源说，有计数、计量、等级三种数据资料，构成表的“谓语”，称作指标。每个指标又有其名称包括单位，构成标目，放于第一行或第一列。

第二种划分方法：将表格的单元格分为指标和标目，标目又分横标目和纵标目。

第三种划分方法：将表的结构设置为表头和表身。表头包括标题和纵标目，对表进行概括；表身包括横标目、指标和注解、具体的数据及必要的说明。

用这三种划分对所见任何实际的表进行分析，找出“主语谓语、表头表身”等，就能逐渐领悟和掌握绘制统计表的方法。

目前，国内外文献最常使用的是三线表。三线表只有3条线，即顶线、底线和栏目线，顶线和底线为粗线，栏目线为细线。表的组成要素包括：表序、表题、项目栏、表体、表注。三线表并不一定只有3条线，必要时可加辅助线。三线表是数据表述的主要形式之一，形式简洁、功能分明、阅读方便，成为科技论文常用的统计表。

四、临床试验结果分析中的“ROC曲线”

在“ROC曲线”中的“ROC”是receiver (relative) operating characteristic的缩写，在互联网上轻易可搜索到对它的详细解释，近年各医学教材都有介绍，通常被译为“受试者（接受者）工作特征（性）”。“ROC曲线”源于第二次世界大战时期，英军为分辨雷达接收器（receiver）所接收的真假敌机信号而提出的，后来它还用于心理学中的信号分析，也广泛用于其他专业领域，其中包括用于诊断试验结果的分析。ROC本来应该是“接受器工作特性”，实际上人们并不需要知道具体的“接受器”或“受试者”是什么，只需要知道任何问题变量关系中坐标图的纵坐标观测的是“灵敏度”，而横坐标是“1-特异度”，这种关系曲线就叫“ROC曲线”。这样一来，大量实际遇到的问题，并没有原来的“接收器”或“受试者”，因而也没有必要将其中的ROC三个字母分别去对应考虑它在实际问

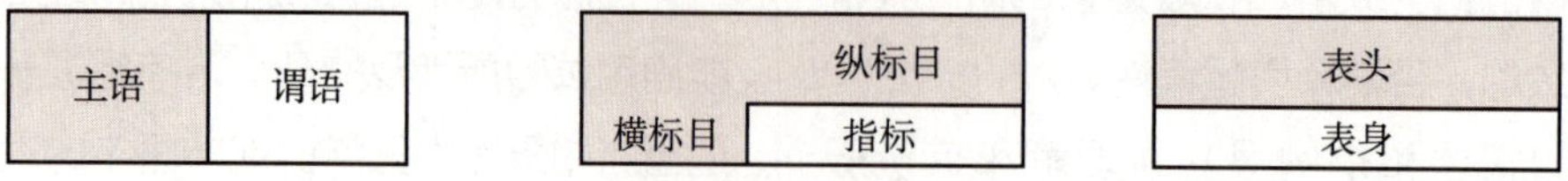

主语和谓语的划分　　标目和指标的划分　　表头和表身的划分

图6-2-1　统计表三种划分

题中的含义，只需要关心“ROC曲线”作为整体的坐标图、纵坐标和横坐标（即灵敏度和特异度）关系的实际意义。

（张学中）

参考文献

[1] COLIN BAIGENT. Clinical trials and meta-analysis [M]. Evidence-Based Cardiology (Second edition). London: BMJ Books. 2003: 34-39.

[2] THOMOPOULOS C, PARATI G, ZANCHETTI A. Effects of blood pressure lowering on outcome incidence in hypertension. 1. Overview, meta-analyses, and meta-regression analyses of randomized trials [J]. J Hypertens, 2014, 32 (12) : 2285-2295.

[3] ZANCHETTI A, THOMOPOULOS C, PARATI G. Randomized controlled trials of blood pressure lowering in hypertension: a critical reappraisal [J]. Circ Res, 2015, 116 (6) : 1058-1073.

[4] THOMOPOULOS C, PARATI G, ZANCHETTI A. Effects in patients at different levels of cardiovascular risk-overview and meta-analyses of randomized trials [J]. J Hypertens, 2014, 32 (12) : 2305-2314.

[5] CHALMERS J. Comparison of various blood pressure lowering treatments on the primary prevention of cardiovascular outcomes in recent randomised clinical trials [J]. Clin Exp Hypertens, 2004, 26 (7-8) : 709-719.

[6] 高晨燕，冯毅，陈峰 等. ICH临床试验的统计学指导原则 [J]. 中国临床药理学杂志, 1999, 15(3): 228-235.

[7] 马斌荣. 医学统计学 [M]. 5版. 北京：人民卫生出版社，2008.

[8] DANNIEL WW. Biostatistics, a foundation for analysis in the health sciences [M]. 6th ed. New York: John Wiley & Sons, 1995: 5.

[9] KUZMA JW. Basic statistics for the health sciences [M]. 3th ed. New York: McGraw-Hill College, 2008.

[10] EUROPEAN SOCIETY OF HYPERTENSION-EUROPEAN SOCIETY OF CARDIOLOGY GUIDELINES COMMITTEE. 2003 European society of hypertension-european society of cardiology guidelines for the management of arterial hypertension [J]. J Hypertens, 2003, 21 (6) : 1011-1053.

[11] HILL AB. Principles of Medical Statistics[M]. 7th ed. New York: McGraw-Hill, 1961: 258.

[12] 张学中，张建方. 药品临床研究中的ITT原则 [J]. 中国新药杂志，2000，9 (1) : 21-22.

[13] CHARLES H. HENNEKENS. Clinical trials in cardiovascular disease: a companion to braunwald's heart disease [M]. Philadelphia: USA: W. B. Saunders Company, 1999: 24-30.

[14] 薛仲三. 医学统计方法和原理 [M]. 北京：人民卫生出版社，1978: 25-27.

第三章
高血压随机临床试验研究

第一节
早期研究概况

1827年，Bright观察到肾病患者有心肌肥大，但因无测量血压的方法，认识无从深入。1854年，Vierordt设计了第一个血压计，1896年意大利医生Scipione Riva-Rocci将改制成的袖带式间接测量血压计用于临床。1905年，俄国医生Korotkov对其进行了改良，在测血压时加上了听诊器，命名了血压听诊的四个音以表达收缩压（SBP）和舒张压（DBP），形成了能够推广应用的听诊测压法，从此才使高血压研究，尤其是流行病调查、诊断、鉴别诊断、治疗、临床试验、药物研究及分子生物学研究成为可能。

1856年Traube推测动脉压升高是为了克服增厚动脉的阻力，是保证肾排泄功能所必需的代偿机制。这一假说曾使降低血压长期被视为禁区。在真正的降压药问世前，G.Brown在1927年曾积极提倡降压，认为如不予以降压治疗，肾功能就会衰竭。这在当时是一种全新的观念。后经证实降压并未造成肾功能恶化。于是过去认为血压升高是一种有益的代偿作用的观点被彻底否定，人们开始认识到降压的必要性。

1947年美国进行的Framingham心血管队列研究揭示了血压升高和心血管事件及死亡之间的密切关系，为高血压流行病学研究树立了良好范例。1949年，Smirk医师首先用神经节阻滞药治疗高血压取得了成功。不久，人们从蛇的体内分解出了一种物质，并人工合成了第一个具有真正降压作用的药物——利血平，树立了降压药物治疗的里程碑。随之，利尿药、神经节阻滞药、萝芙木和甲基多巴成为治疗高血压的主要药物。再以后，降压药物不断增多，直到现在有了六大类近百种的降压药物。

1963年，美国退役军人卫生署（Veterans Administration，VA）组织开展了全球首项中、重度高血压患者降压药物随机对照临床试验（Veterans Administration，VA）。VA-Ⅰ入选143例DBP 115～129mmHg男性患者，随机分为治疗组和安慰剂组。治疗组给予氢氯噻嗪、利血平和肼屈嗪三药联合治疗。由于安慰剂组发生了大量事件，研究仅进行18个月便中止。研究显示，应用三种药物联合降压可以显著减少高血压患者脑卒中、心力衰竭和肾衰竭等并发症的发生并防止血压进一步升高。同期进行的VA-Ⅱ研究入选380例DBP 90～114mmHg的男性，随访3年，证实控制舒张压能显著减少心脑血管事件和死亡率。VA研究充分说明，不论是DBP 115～129mmHg的重度高血压患者还是DBP 90～114mmHg的轻中度高血压患者，降压治疗均可以预防高血压靶器官损害，且基线血压越高、年龄越大，获益更显著。VA研究为高血压的药物治疗奠定了理论基础。

（马丽媛）

第二节
轻型高血压研究

尽管VA研究肯定了药物降压与减少心脑血管事件之间的关系，但当时很多医生并不认同对无症状的轻型高血压患者进行降压治疗，对采用药物治疗无症状高血压的重要性心存疑虑。他们认为对无症状的轻型高血压患者进行旷日持久的降压药物治疗，即使能预防一些心脑血管并发症，但与药物副作用相比，仍可能得不偿失。然而，降压治疗的目标并不是努力治疗并发症，而是阻止疾病的发生和进展，因此，需要更多的证据证明在轻型高血压患者中降压治疗的价值。1966年9月美国公共卫生署率先启动了在55岁以下的中青年轻型高血压（DBP 90～114mmHg）患者中的随机双盲研究（Public Health Service Hospitals Clinical Trial，PHS）。389例（男性占80%）平均年龄为44.4岁的患者在长达7年多接近2000人年的随访中，没有观察到治疗组致死性或非致死性冠心病事件的减少，治疗组和安慰剂对照组心肌梗死的发生率相同，包括心肌梗死、猝死和脑卒中组成的联合事件的发生率也几乎一致，这意味着PHS研究结果没有在轻型高血压患者中得出降压有益的结论。PHS研究中安慰剂对照组的死亡率很低，心血管并发症死亡率并没有超过普通人群。轻型高血压到底应该"治还是不治"成为一个难题。研究者认为需要开展入选例数更多、观察时间更长的临床试验。轻型高血压由于无症状期非常长且并发症的发生率很低，需要增加临床试验的病例观察数和延长随访时间才能证实降压的效果。

1972年，美国国家高血压教育项目将高血压称为"沉默的杀手"，目的是加强人们对血压升高危害性的认识，鼓励对高血压患者进行降压治疗。20世纪70年代中期，国际上相继开展了轻型高血压研究，代表性的研究包括加强治疗和一般治疗对比的高血压监测和随访项目（the hypertension detection and follow-up program，HDFP）、多危险因素干预试验（multiple risk factor intervention trial，MRFIT）、药物与安慰剂对照试验的澳大利亚高血压研究（the Australian national blood pressure study，ANBPS）、澳大利亚轻型高血压治疗试验（the Australian therapeutic trial in mild hypertension，ATTMH）、奥斯陆研究（Oslo study）和治疗轻型高血压试验（medical research council trial of treatment of mild hypertension，MRC）等，对解决轻型高血压"治还是不治"这个难题做出了重要贡献。这些研究均证实降压治疗可减少轻型高血压患者的脑卒中事件，预防或逆转左心室肥大，减少充血性心力衰竭，并推迟高血压的进展，但对冠心病事件的减少作用低于预期。MRFIT入选了12 866例冠心病高危男性患者，随机分为特殊干预组和常规治疗组，在长达7年的随访研究中，未观察到特殊干预组（阶梯降压、戒烟、通过饮食改善降低胆固醇水平）有显著降低冠心病死亡率的作用，与常规治疗组相比，仅非显著性地降低了7.1%。同样，HDFP研究也未观察到降压治疗对轻型高血压患者冠心病死亡的显著作用。在HDFP研究中，10 940例（女性占46%）年龄30～69岁、DBP＞90mmHg者被随机分为阶梯治疗组（SC）和常规治疗组（RC）。在为期5年的随访中，SC组与RC组比较，冠心病死亡率仅减少了15%（$P=0.346$）。

（马丽媛）

第三节 老年高血压研究

欧洲工作委员会老年高血压试验（European working party on high blood pressure in the elderly，EWPHE）和瑞典老年高血压试验（Swedish trial in old patients with hypertension，STOP-Hypertension）是较早开展的两项老年高血压试验研究。参与研究的老年高血压患者的舒张压均在90mmHg以上。EWPHE纳入840例年龄≥60岁双期高血压患者（SBP 160～239mmHg和DBP 90～119mmHg），平均随访7年后发现，积极降压治疗显著减少心血管疾病死亡率，且死亡率的降低仅与收缩压水平密切相关，而与舒张压无关。EWPHE是开创性的试验研究，首次发现老年双期高血压患者可以从降压治疗中获益。STOP-Hypertension入选受试者的年龄为70～84岁，SBP≥180mmHg和DBP≥90mmHg，或者DBP≥105mmHg而不考虑SBP水平。研究开始于1985年11月，1991年4月结束，平均随访25个月。发现降压治疗可显著减少主要终点事件（MI、脑卒中、其他心血管死亡联合事件）、显著减少脑卒中事件、显著降低总死亡率。STOP-Hypertension明确回答了抗高血压治疗对70～84岁老年高血压患者是否有益的问题。首次发现降压治疗在降低老年高血压患者脑卒中发生率的同时，亦能显著减少总死亡率。

中国1987年开展的上海老年人硝苯地平研究（Shanghai trial of nifedipine in the elderly，STONE）纳入收缩压增高或舒张压增高的老年高血压患者。入选者年龄为60～79岁，SBP≥160mmHg或DBP≥96mmHg。上海11个协调中心共入选1666例老年高血压患者。按照入选顺序交替分配到安慰剂组或硝苯地平治疗组。两组基线特征相似，平均年龄为66岁（≥70岁者占28%），平均血压为169/98mmHg。治疗组血压目标值为SBP 140～159mmHg和DBP 90mmHg。平均随访30个月后发现，治疗组血压较基线下降21.7/13.1mmHg，安慰剂组下降12.3/7.6mmHg，两组相比有显著差异（$P<0.0001$）。治疗组中65%的受试者达到了血压目标值。与安慰剂组相比，治疗组心血管事件相对危险减少60%（95%*CI*，0.25～0.64），脑卒中相对减少57%（95%*CI*，0.24～0.77），严重心律失常相对减少85%（95%*CI*，0.03～0.66）。全因死亡和心血管死亡两组相比无统计学差异。

早期观察硬终点的高血压试验多以舒张压水平作为患者入选和调整治疗的标准。基于这些临床试验结果，1977年美国第一版高血压诊治指南（JNC 1）问世，这是最早的国际高血压指南，JNC 1将血压高于160/95mmHg的标准用来评估高血压，尽管当时收缩压诊断标准并无确切的证据支持。1980年JNC 2把舒张压高于90mmHg定义为血压升高，早期的JNC系列指南在高血压的诊断中更重视舒张压指标。

EWPHE、STOP-hypertension和STONE等研究均证实了老年舒张期高血压降压治疗的益处，对于收缩压升高的老年高血压患者是否应该治疗仍有争议。收缩期高血压，不仅在老年人中患病率很高，而且是一个重要的危险因素。在EWPHE临床试验中，积极治疗组与安慰剂组老年高血压患者的心血管疾病死亡率与收缩压水平均密切相关，而与舒张压无关。

1985年，美国最先开展了单纯收缩期高血压试验研究-老年收缩期高血压项目（systolic hypertension in the elderly program，SHEP）。SHEP研究共纳入4736例年龄≥60岁的老年单纯收缩期高血压（ISH）患者，收缩压介于160～219mmHg，舒张压<90mmHg，平均观察4.5年，一线治疗药物为氯噻酮。双盲观察期间，积极治疗组收缩压比安慰剂组低11～14mmHg，舒张压低3～4mmHg。与安慰剂相比，积极治疗组脑卒中发生率下降36%，复合终点事件（非致死性心肌梗死、冠心病死亡和心力衰竭）下降33%，总死亡率下降13%。SHEP研究充分说明，老年ISH患者治疗有益，SBP的靶目标值应至少低于150mmHg，甚至可以低至140mmHg，是否患有糖尿病、是否存在其他合并症或心电图异常，均不影响治疗效果。

随后，中国和欧洲分别在1987年和1989年在老年人群中相继开展了收缩期高血压临床试验研究，即中国老年收缩期高血压试验（Chinese trial on isolated systolic hypertension in the elderly，Syst-China）和欧洲收缩期高血压试验（systolic hypertension in Europe trial，Syst-Eur）。尽管SHEP研究结果已显示以利尿药为基础的降压治疗可以预防脑卒中、心肌梗死和心力衰竭，但这两项研究仍有继续进行的必要性，理由是：这两项研究是东西方协作进行的具有可比性的大样本临床试验，高血压并发症在中国以脑卒中为主，而欧洲冠心病较多；入选受试者的舒张压与SHEP不同，大多数低于95mmHg。另外，1995年Furberg等对钙通道阻滞剂的安全性提出疑问，他们根据短效硝苯地平小规模临床研究的荟萃分析，认为钙通道阻滞剂有增加心肌梗死甚至死亡的危险，引起了很大的混淆，严重妨碍了钙通道阻滞剂的临床应用，因此很有必要在大规模临床研究中对钙通道阻滞剂的作用加以论证，两项研究均以钙通道阻滞剂作为一线降压药物。Syst-China和Syst-Eur分别在中国人群和欧洲人群中进行，均纳入年龄≥60岁、收缩压160～219mmHg，同时舒张压小于95mmHg的ISH患者。随机分为治疗组和安慰剂组，治疗组应用尼群地平，起始10mg每日1次，然后增加至10mg每日2次，至20mg每日2次。必要时联用或替换为依那普利和氢氯噻嗪。平均随访2年后，Syst-China和Syst-Eur均发现降压治疗可以显著降低致死性和非致死性脑卒中复合事件（分别降低42%和38%），显著降低所有心血管事件（分别降低31%和37%）。不同的是，Syst-Eur研究未发现总死亡率和心血管死亡率的显著减少，较安慰剂组分别减少14%（$P=0.22$）和27%（$P=0.07$），未达到统计学差异。而在Syst-China研究中，总死亡率和心血管死亡率均较安慰剂组显著减少39%，这主要与致死性脑卒中的大幅降低有关（与安慰剂组相比，Syst-China与Syst-Eur致死性脑卒中分别减少58%和27%）。两项研究均未显示药物治疗有明显增多的副作用。

上述三项老年单纯收缩期高血压临床试验均将血压的靶目标值设定为SBP＜150mmHg，而且均证实了老年高血压患者将SBP降至150mmHg甚或低至140mmHg不仅可行、安全，而且可以预防心脑血管事件的发生，甚至还能降低死亡率。基于这些临床研究的结果，1993年，美国JNC V高血压指南不仅提出了收缩期高血压的定义，还把收缩期高血压的诊断阈值从较早的160mmHg改成了140mmHg，并建议将收缩压目标降低至140mmHg。《1999年WHO/ISH高血压防治指南》《1999年中国高血压指南》《2003年欧洲高血压指南》将高血压的诊断标准定义为SBP≥140mmHg和/或DBP≥90mmHg。

上述研究均有力论证了积极有效的降压治疗可使老年高血压患者获益。但这些研究大多入选的是60～79岁患者，对于80岁以上高龄老年人群是否需要降压治疗尚不能确定。SHEP研究中80岁以上亚组分析显示，降压治疗使脑卒中事件减少45%，但全因死亡并未减少。对Syst-Eur研究80岁以上亚组的分析显示，降压治疗可显著减少致死性和非致死性联合终点事件，但全因死亡和心血管死亡并未减少。EWPHE研究对155例80岁以上患者的亚组进行分析，未发现降压治疗的益处。1999年，INDANA小组荟萃分析了7个随机对照临床试验，年龄≥80岁的高血压患者1670例，结果显示，80岁以上高血压患者降压治疗可减少36%的致死性和非致死性脑卒中事件，减少23%的心血管事件和42%的心力衰竭事件，但心源性死亡并未减少，而且总死亡增加了14%。面对这些研究结果，对于年龄≥80岁的高血压人群是否需要降压治疗引起了很大争议。

2008年，老年高血压治疗研究（hypertension in the very elderly trial，HYVET）公布，为年龄≥80岁老年人群的降压治疗提供了重要依据。HYVET采用随机、双盲、安慰剂对照设计，共入选3845例坐位SBP 160～199mmHg 和/或DBP 90～109mmHg、年龄≥80岁的老年高血压患者，随机分为治疗组（缓释吲达帕胺1.5mg或加用培哚普利2～4mg）或安慰剂组，降压治疗目标值为150/80mmHg。入选患者的平均年龄83.5岁（80～105岁），平均血压173/91mmHg。随访2年后发现，治疗组和安慰剂组血压分别较基线下降30/13mmHg和15/7mmHg，两组血压差15.0/6.1mmHg，血压达标率分别为48%和19.9%。与安慰剂组相比，治疗组全因死亡率降低21%（$P=0.02$），脑卒中发生率降低30%（$P=0.06$），脑卒中死亡率降低39%（$P=0.05$），致死性和非致死性心力衰竭发生率降低64%（$P<0.01$），严重不良心血管事件发生率降低34%（$P<0.001$）。该研究结果证实，对于80岁及80岁以上老龄高血压患者，将血压控制在＜150/80mmHg也能从降压治疗中明显获益。HYVET研究具有里程碑式的意义，清晰地显示高血压治疗没有年龄界限，该研究为高

龄高血压患者的治疗提供了重要的临床研究证据，对高血压防治策略产生了重要影响。

（马丽媛）

第四节 降压药物之间的对比研究

降压治疗可以获益的事实已被充分证明且被普遍接受，但是哪种降压药物能更有效的降低心血管发病和死亡的总危险则是有待继续探讨的问题。从高血压治疗药物的发展史来看，20世纪60年代开始有了利尿药，70年代有了β受体阻滞剂，因此，80年代之前的临床研究主要是论证应用利尿药和β受体阻滞剂降压治疗是否有益，对照组通常采用的是安慰剂，利尿药和β受体阻滞剂也被视为早期降压药物中的一线药物。当已有研究证据充分证明降压可以减少心脑血管事件的情况下，如果再采用安慰剂作为对照的话，有悖伦理或损害受试者的安全，不能使受试者的利益最大化。1976年，高血压心脏事件一级预防研究（heart attack primary prevention in hypertension，HAPPHY）对比了当时两个一线降压药物β受体阻滞剂和利尿药在轻中度高血压患者中的降压疗效及对心脑血管事件的影响。考虑到男性比女性具有更高的冠心病危险性，研究者在入选受试者时只选择了男性。研究采用的是开放式设计，入选年龄40～64岁、舒张压100～130mmHg的男性共6569例，随机分为利尿药组或β受体阻滞剂组。研究于1985年结束，平均随访45.1个月后发现利尿药和β受体阻滞剂具有同等的降压效果，研究结束时两组血压水平和控制率无差异（140/89mmHg *vs.* 140/88mmHg，舒张压控制达标率75% *vs.* 79%）。包括全因死亡、冠心病死亡、脑卒中死亡、冠心病发生率、脑卒中发生率和新发糖尿病等的临床事件发生率也均无差异。HAPPHY研究结果显示，利尿药和β受体阻滞剂在降低血压和预防心脑血管事件方面的作用效果相等。

自20世纪80年代有了钙通道阻滞剂（CCB）和ACEI、90年代有了血管紧张素Ⅱ受体拮抗剂（ARB）后，很多高血压随机对照试验（RCT）开始探讨比较新的降压药物与传统降压药物的疗效差别。不同药物之间疗效比较的RCT，经历了单药间比较到联合用药比较的发展过程。2007年ESH/ESC指南强调，多数患者需要至少两种药物联合治疗才可以使血压达标。2013年ESH/ESC指南再次对2007年指南的建议加以确认，强调对高危高血压患者或基线血压显著升高者起始就应采用联合治疗。这也是指南的制定者们根据大量降压药物治疗的RCT得出的结论。

氯沙坦对高血压终点事件减少的干预研究（Losartan intervention for endpoint reduction in hypertension，LIFE）是首个探讨新型降压药物ARB是否优于传统降压药物β受体阻滞剂的大规模临床试验研究。9193例受试者均伴有ECG证据的左心室肥大（LVH），年龄55～80岁，血压（160～200）/（95～115）mmHg，随机分为氯沙坦（50～100mg/d）组或阿替洛尔（50～100mg/d）组。为有效控制血压（血压目标值为＜140/90mmHg），两组组均允许加用利尿药氢氯噻嗪。

研究开始于1995年，平均随访4.8年后结束。结果显示，两组血压水平下降幅度相似（30.2/16.6 *vs.* 29.1/16.8mmHg），与阿替洛尔组相比，氯沙坦组主要终点事件（心血管死亡、非致死性脑卒中和心肌梗死联合终点）显著减少13%（$P=0.021$），致死性和非致死性脑卒中显著降低25%（$P=0.001$），心血管死亡减少11%（$P=0.206$），新发糖尿病事件显著减少25%（$P=0.001$），总死亡减少10%（$P=0.128$）。而心肌梗死在阿替洛尔组略低于氯沙坦组，减少7%（$P=0.491$）。在糖尿病亚组，结果更为显著，氯沙坦组主要终点事件较阿替洛尔组减少24.5%，总死亡减少39%。

LIFE研究显示新型降压药物优于传统降压药物。两组患者血压降低程度一致，但ARB组的结局更有益，提示ARB可能存在降压以外的效应。氯沙坦显著降低左心室肥大的高血压患者的脑卒中危险，对心肌梗死的减少作用低于预期。如果氯沙坦存在降压以外的效应，主要也是体现在脑卒中的减少方面。LIFE为伴有LVH的高血压患者在药物选择方面提供了新的参考。但LIFE研究并没有否认β受体阻滞剂在高血压治疗中的重要地位和作用，毕竟阿替洛尔组心肌梗死的发生率较氯沙坦组降低了7%。

随后缬沙坦长期应用评估研究（the valsartan antihypertensive long-term use evaluation，VALUE）也对ARB的作用效果进行了评估。与LIFE研究不同的是，VALUE对照组选择的是CCB。研究纳入15 245例≥50岁伴有心血管高危因素的高血压患者，SBP 160～210mmHg，DBP＜115mmHg（未服用过降压药物者），或SBP＜210mmHg，DBP＜115mmHg（正在服用降压药物者）。不设药物洗脱期，直接转为随机接受缬沙坦（80～160mg/d）或氨氯地平（5～10mg/d）治疗。研究主要目的是观察在同等降压的情况下，比较缬沙坦和氨氯地平对心脑血管事件发生率和死亡率的作用。为使血压达标（＜140/90mmHg），两组均可加用氢氯噻嗪或其他降压药物。研究于1997年开始，2003年结束，平均随访4.2年。

研究显示，缬沙坦和氨氯地平均能有效降压，但在降压起效时间和降压幅度上氨氯地平更快、更强。治疗1个月时，氨氯地平组的血压比缬沙坦组显著降低4.0/2.1mmHg；随着加用其他降压药物，两组血压差别逐渐减少，6个月时，两组血压差为2.1/1.6mmHg，研究结束时血压差为2.0/1.6mmHg（139.3/79.2mmHg *vs.* 137.5/77.7mmHg），且氨氯地平的血压控制达标率也高于缬沙坦组（62% *vs.* 56%）。试验并没有实现研究开始设想的两组血压一致的假设，这可能也是导致终点事件差异的原因。主要终点事件（心血管事件发病率和死亡率）两组无差异，在大多数次要终点方面CCB都优于ARB：致死性和非致死性脑卒中事件缬沙坦组高于氨氯地平组（P＝0.08），且大多数的脑卒中事件发生在研究的第1年，而这一时间段两组血压差别比较明显，也说明良好的血压控制可以降低脑卒中的发生；氨氯地平组致死性和非致死性心肌梗死发生率更低，在研究的最初2年，缬沙坦组心肌梗死事件较氨氯地平组多79%，随着两组血压控制水平的逐渐接近，心肌梗死事件的发生率差别逐渐缩小，说明血压控制对预防心肌梗死有着非常重要的作用；缬沙坦组致死性和非致死性心力衰竭发生率较氨氯地平组低，但未达到统计学差异（P＝0.12）。另外，新发糖尿病风险较氨氯地平组显著降低23%（P＜0.0001），这与LIFE的研究发现相一致。进一步分析后发现，两组事件率的不同主要是由于血压水平不同而造成，说明尽早控制血压能带来显著益处，同时血压控制的速度对临床预后也有重要意义。

降压降脂治疗预防心肌梗死临床试验（antihypertensive and lipid-lowering treatment to prevent heart attack trial，ALLHAT）也是不同降压药物疗效比较的研究，不同的是，研究在降压的基础上加入了降脂治疗。ALLHAT是由美国国立卫生研究院组织开展的迄今为止规模最大的多中心降压和降脂临床试验，其目的是确定不同种类降压药的降压疗效是否有差异，哪种降压药是使收缩压达标的理想选择及何种降压药物更适合于特殊人群（黑人、老年人和糖尿病患者）的降压治疗；并确定应用普伐他汀降脂治疗是否可以进一步减少高血压患者的总死亡率。42 448例年龄≥55岁伴有心血管危险因素的轻中度高血压患者（血压140～180/90～110mmHg）被随机分为利尿药氯噻酮组，CCB氨氯地平组，α受体阻滞剂多沙唑嗪组或ACEI赖诺普利组。降压目标值为血压＜140/90mmHg。同时，10 355例空腹低密度脂蛋白胆固醇（LDL-C）水平为120～189mg/dl（无冠心病）或100～129mg/dl（冠心病患者）且空腹TG≤350mg/dl者被随机分配至开放式普伐他汀降脂组或常规治疗组。研究于1994年开始，

2002年结束，平均随访4.9年。多沙唑嗪组由于充血性心力衰竭多于其他组，于2000年1月提前终止。

ALLHAT研究中，黑人和糖尿病患者占比较高，均为35%，冠心病患者占11.5%。研究结果显示，三组在非致死性心肌梗死和冠心病死亡联合终点方面没有显著差别。次要终点方面，ACEI组的脑卒中和心力衰竭事件较利尿药组分别增加15%和20%。值得注意的是，无论是脑卒中，还是心血管疾病联合终点（包括心力衰竭），非黑人人群的结果都明显优于黑人人群。CCB组与利尿药组相比，总死亡率、脑卒中、冠心病事件及心血管疾病联合终点均无显著差异；心力衰竭发生率CCB组比氯噻酮组显著增加38%。三组虽然心力衰竭的发生率有差别，而心力衰竭致死的比例却相同。从这一点上看，心力衰竭的结果有待探讨。整个随访期间，利尿药组糖尿病发生的相对危险较ACEI组显著增加43%，CCB组与ACEI组相比无差异。

ALLHAT没有显示出新型降压药物CCB或ACEI更有优势，反而是价格低廉的利尿药综合效果最好。作为药物之间比较终点事件的研究，血压水平应保持一致。但在ALLHAT中，三组血压控制水平并不相同。与利尿药组相比，CCB组和ACEI组的收缩压水平较利尿药组分别高0.8mmHg和2mmHg，再次证实了有效控制血压是降低心血管事件的根本。联合用药的限制也可能是造成利尿药效果更好的原因。在ALLHAT研究中，63%的患者需要两种或更多的药物才能将血压控制在140/90mmHg以下。由于研究方案的限制，ACEI不能与利尿药联用，β受体阻滞剂成为最常加用的药物，ACEI＋β受体阻滞剂这个组合本身并不合理，且黑人患者应用ACEI和β受体阻滞剂降压效果也不如白人，这可能是ACEI组血压控制不理想的原因。

20世纪90年代，国外有学者发现钙通道阻滞剂有增加心血管事件、癌症及出血的危险，曾引起药物制造商界一片恐慌与混乱，以及学术界激烈的争鸣。但ALLHAT发现，钙通道阻滞剂在心脏安全性、癌症、消化道出血、肾功能等方面是安全的，并且在不同的患者群体中（冠心病、糖尿病、高龄老年人、不同性别和不同种族）均得到相同的结论。至此，对长效CCB的安全性终于有了循证医学答案，从而结束了长期以来医生对CCB安全性的担心和患者对CCB使用的疑虑。

ALLHAT降脂分支研究没有得出阳性结果。普伐他汀组和常规处理组在总死亡率、冠心病事件、脑卒中和心力衰竭发生率方面未见明显差异。ALLHAT-LLT是非盲设计，治疗组17%的患者停用了普伐他汀，而安慰剂组多达26%的患者使用了他汀类药物，致使两组间总胆固醇和LDL-C差幅不大，可能是导致两组事件无差异的主要原因。ALLHAT研究中，黑人患者有较高的比例（35%），亚组分析显示，在黑人患者中，普伐他汀治疗组冠心病死亡率显著低于常规处理组（$P=0.01$），提示他汀治疗对黑人冠心病的发生有预防作用。

ALLHAT还分析了降压和降脂治疗对心房颤动/心房扑动（AF/AFL）的影响。研究发现，基线时AF/AFL的患病率为1.1%，三个降压分组（氯噻酮组、氨氯地平组、赖诺普利组）和降脂分组（普伐他汀组和常规处理组）之间患病率无显著差异，男性（$OR=1.72$；95%CI，1.37～2.17）和非黑人（$OR=2.09$；95%CI，1.58～2.75）的患病率更高一些。在平均4.9年的研究期间，各组之间AF/AFL的发病率亦无差异。二次分析发现，对14 837例受试者平均随访（7.5±3.2）年期间，新发AF或AFL 2514（17%）例，发生率为22.6/1000人年，同样未发现三个降压分组和降脂分组之间发生率的差异。AF/AFL显著增加脑卒中、心力衰竭、冠心病和全因死亡风险。延长随访3.8年后发现，AF/AFL的危害性持续存在，但氨氯地平组和普伐他汀组的全因死亡率和非心血管疾病死亡率显著低于氯噻酮组和常规处理组；赖诺普利组与氯噻酮组相比无显著差异。

与ALLHAT同期进行的澳大利亚第二次全国血压研究（the second Australian national blood pressure study，ANBP2）也比较了ACEI与利尿药对高血压患者心血管事件的作用，与ALLHAT研究结论不同的是，ANBP2认为ACEI的整体效果优于利尿药。ANBP2开始于1995年，共入选6083例年龄65～84岁，SBP≥160mmHg或DBP≥90mmHg的高血压患者。患者随机接受ACEI依那普利或利尿药氢氯噻嗪治疗，随访中位数4.1年。研究过程中，两组血压下降幅度一致，研究结束时，血压均较基线下降26/12mmHg。与利尿药相比，ACEI组主要终点事件（所有心血管事件和全因死亡）显著下降11%，心肌梗死事件显著下降32%，脑卒中和心力衰竭事件两组无显著差异。因此，ANBP2得出的结论：在老年高血压患者中，特别是在男性患者中，应用ACEI作为初始治疗对终点事件的益处优于利尿药作为初始治疗。

ALLHAT和ANBP2的结果看上去相互矛盾，也说明使用大型试验的结果来标准化高血压治疗是很困难的。在ALLHAT试验中，除了ACEI和利尿药，同时还比较了CCB的疗效，在心肌梗死或与心脏相关的死亡方面各种药物间未见差异。但利尿药可以更好地控制患者的血压，使脑卒中和充血性心力衰竭的发生率更低。实际上，但这两项研究不具有直接的可比性。相比ALLHAT，ANBP2入选患者的年龄更大，基线血压更高，心血管危险性更低。ALLHAT中黑人的比例更高，占35%，ANBP2中白人占了95%，黑人对利尿药敏感，对ACEI降压反应差。而且，在这两项试验中，大多数患者使用了2个以上的药物。在ALLHAT中，研究者尽量保证ACEI组的患者不使用利尿药，而在ANBP2中有很大程度的交叉：25%利尿药组患者使用了ACEI，反之亦然。另外，两个试验中采用的利尿药和ACEI不相同，血压控制水平也不同，在ALLHAT中，ACEI组平均SBP较利尿药组高2mmHg，ANBP2研究ACEI组和利尿药组血压没有差别。以上因素可能是造成试验结论不一致的原因。

北欧心脏结局试验（Anglo scandinavian cardiac outcome trial，ASCOT）是第一个探讨新型降压药物联合方案是否优于传统降压药物联合方案的随机双盲临床试验，同时探讨在高血压患者中进行降脂治疗的效果。ASCOT是冠心病一级预防研究，入选19 342例无冠心病，但具有心血管危险因素的高血压患者，随机分配接受长效CCB氨氯地平5～10mg±ACEI培哚普利4～8mg治疗，或阿替洛尔50～100mg±噻嗪类利尿药苄氟噻嗪钾1.25～2.50mg治疗。其中10 305名非空腹血清总胆固醇≤6.5mmol/L、未使用过他汀类或贝特类药物的患者进入降脂治疗组，随机分为阿托伐他汀10mg组或安慰剂组。

降压分支研究中位数随访5.4年后结束，研究结果显示，与阿替洛尔为基础组相比，以氨氯地平为基础组的全因死亡率减少11%（$P=0.0247$），心血管死亡率减少24%（$P=0.0010$），致死性和非致死性脑卒中减少23%（$P=0.0003$），总冠脉事件减少13%（$P=0.0070$）。另外，以氨氯地平为基础组新发糖尿病和新发肾脏疾病较以阿替洛尔为基础组分别显著减少30%（$P<0.0001$）和15%（$P=0.0187$）。主要终点事件（非致死性心肌梗死和致死性冠心病）减少10%，未达统计学差异（$P=0.12$）。

在整个试验过程中，以氨氯地平为基础组的血压控制略优于以阿替洛尔为基础组，两组血压的平均差异为2.9/1.8mmHg，这也许可以部分解释造成两组事件差异的可能原因。并且与传统药物β受体阻滞剂阿替洛尔相比，以CCB氨氯地平为基础的治疗大幅减少了新发糖尿病。

ASCOT血脂研究中位数随访时间为3.3年。与安慰剂组相比，常规剂量的阿托伐他汀10mg/d降脂治疗可以显著降低主要终点事件（非致死性心肌梗死和致死性冠心病）36%（$P=0.0005$）、显著降低非致死性和致死性脑卒中事件27%（$P=0.024$）、总冠脉事件显著降低29%（$P=0.0005$）。

ASCOT是第一个显示新型降压药物联合方案（CCB/ACEI）优于传统降压联合方案（β受体阻滞剂/利尿药）的高血压临床研究，也是第一个心血管死亡率和全因死亡率均出现明显差别的大型药物对照临床研究。ASCOT研究结果证明了高血压患者在降压的同时，采用阿托伐他汀降脂治疗可进一步降低心肌梗死和脑卒中事件。从而也提示，对于高血压患者，应注重总体危险因素的控制。具有心血管危险因素的高血压患者，即使血脂正常或轻度升高，降脂治疗也可以额外获益。

联合治疗预防高血压患者心血管事件的研究（avoiding cardiovascular events through combination therapy in patients living with systolic hypertension trial，ACCOMPLISH）研究是第一个将固定剂量复合制剂（SPC）RAAS/CCB和RAAS/利尿药用于高血压患者降压效果比较的随机对照临床试验。研究纳入11 506例年龄≥60岁伴心血管危险因素的高血压患者，SBP≥160mmHg或正在服用降压药物治疗。入组后不经历药物洗脱期，直接开始贝那普利/氨氯地平（20/5mg～40/10mg）或贝那普利/氢氯噻嗪（20/12.5mg～40/25mg）单片复方制剂治疗。

随访36个月后发现，贝那普利/氨氯地平组与贝那普利/氢氯噻嗪组组间平均血压差异为0.9/1.1mmHg（131.6/73.3mmHg *vs.* 132.5/74.4mmHg）。血压控制率分别由基线的37.7%和37.3%升至75.4%和72.4%。与贝那普利/氢氯噻嗪组相比，贝那普利/氨氯地平组主要终点事件（心血管死亡和心血管事件联合终点）显著降低19.6%（P＜0.001），心血管死亡、非致死性心肌梗死和非致死性脑卒中联合事件显著降低21.2%（P＝0.002），心血管死亡降低20%（P＝0.08），致死性和非致死性心肌梗死降低22%（P＝0.04），致死性和非致死性脑卒中降低16%（P＝0.17），全因死亡降低10%（P＝0.24）。因心力衰竭住院的比例贝那普利/氨氯地平组较贝那普利/氢氯噻嗪组略高4%，但未有统计学差异（P＝0.77）。

ACCOMPLISH结果出人意料，在此之前，以CCB为基础治疗和以利尿药为基础治疗的比较研究中，从未显示CCB在降低心血管事件方面优于利尿药。两组血压只相差0.9/1.1mmHg，而主要终点的危险相对下降达到20%，似乎难以用血压差别来解释。ACCOMPLISH首次证实ACEI/CCB联合在高危高血压患者中具有心血管保护的优势，为老年高血压患者的降压药物选择提供了理论依据。在此研究中，两组各有50%的患者仅接受了试验药物治疗，血压控制率高于LIFE（46.5%）、ASCOT-BPLA（53%）、ALLHAT（65.8%）和VALUE（60.5%）等，证实了起始联合治疗在血压控制上的优势。

单片复方制剂简化了治疗方案，提高了高血压患者治疗的依从性，另外，符合降压作用相加，不良反应抵消的原则，有助于以最小的不良反应获取最佳降压疗效和靶器官保护作用。2020年5月6日，《ISH 2020 国际高血压实践指南》提出，除低危的1级高血压患者、高龄（≥80岁）或虚弱的患者考虑单药治疗外，其他患者起始治疗即应使用SPC，最佳组合首选A＋C，即ARB或ACEI＋CCB。这一推荐主要就是基于ACCOMPLISH的研究结果。

2007年，中国开展了迄今为止在中国人群中进行的最大规模高血压临床试验高血压综合防治研究（Chinese hypertension intervention efficacy study，CHIEF），比较两种以CCB为基础的初始小剂量联合降压治疗方案（CCB＋ARB *vs.* CCB＋利尿药）对心血管事件的影响；并观察对胆固醇水平处于正常高值的患者给予降脂治疗的效果；同时还比较了改善生活方式对患者预后的影响。

研究入选年龄50～79岁伴有至少一项心血管危险因素的原发性高血压患者，洗脱期停药2周后SBP 140～179mmHg和/或DBP 90～109mmHg的轻中度高血压患者被随机分配至氨氯地平＋利尿药复方阿米洛利组（A组）或氨氯地平＋ARB替米沙坦组（T组）。其中空腹血清总胆固醇（TC）水平4.0～6.1mmol/L者被随机分为他汀调脂治疗组或常规处理组。他汀类调脂组用辛伐他汀10mg/d；常规处理组治疗由主管医生决定。本研究未对血脂水平设定目标，由主管医生根据病情做出判断。另外，所有患者按社区经济状况随机分为强化生活方式干预组或常规生活方式组。强化生活方式干预组随机第1年每3个月由受培训的医护人员对患者进行健康教育一次，此后每6个月进行1次。常规生活方式组不进行健康教育干预。

CHIEF为多中心前瞻性大规模随机开放对照盲终点评估（PROBE）临床研究。所有患者均知晓自己的治疗分配情况。降压药物从小剂量开始，A组起始服用氨氯地平2.5mg和复方阿米洛利半片（含阿米洛利1.25mg，氢氯噻嗪12.5mg），每日1次。T组起始服用氨氯地平2.5mg和替米沙坦40mg，每日1次。随机后第2周末门诊血压≥140/90mmHg的，A组复方阿米洛利加量至每日1片；T组替米沙坦加量至80mg/d。随机后第4周末血压仍未达标，两组氨氯地平均可加量至5mg/d。随机后第2个月或第3个月，血压仍未达标的，A组和T组均可根据主管医生的判断加用合适的其他降压药（如ACEI、β受体阻滞剂、α受体阻滞剂、可乐定贴片等）。血压目标值为＜140/90mmHg（糖尿病和肾病患者为＜130/80mmHg）。

研究于2007年10月开始，2008年10月29日完成最后一例随机，共随机受试者13 542例，A组6776例，T组6766例。其中9913例TC水平4.0～6.1mmol/L患者进入降脂分支研究。2011年12月31日研究结束，中位数随访时间为4.4年。

两组患者基线临床特征相似。平均年龄为61.5岁，男性占48.5%；平均BMI为26kg/m^2，60岁以上老年人占50%，入选本研究前91.6%的受试者正在服用降压药物。所伴发的心血管危险因素亦相近：脑血管病病史者19%，冠心病病史者12%，血脂异常者42%，糖尿病者19%，正在吸烟者19%。

随机时A组和T组血压分别为（157.3±10.8）/（93.1±8.0）mmHg和（157.0±10.7）/（93.2±8.0）mmHg，研究过程中两组血压下降幅度基本相同：随机治疗后第2周、4周、8周、12周、48周和96周与随机时比较，A组血压分别下降17.0/8.2mmHg，21.4/10.5mmHg，24.0/12.1mmHg，25.6/12.7mmHg，27.0/14.0 mmHg和27.4/14.3mmHg；T组分别下降17.1/9.0mmHg，21.1/10.9mmHg，24.1/12.6mmHg，25.5/13.4mmHg，26.9/14.3mmHg和27.1/14.5mmHg。研究结束时，A组和T组血压分别为131.1/78.4mmHg和130.5/78.4mmHg，分别较入选时的血压显著下降26.2/14.7mmHg和26.5/14.8mmHg。

CHIEF研究早期血压控制率高，研究过程中两组血压控制率几乎无差别，随机后第2周，A组与T组血压控制率（BP＜140/90mmHg）分别为42.7%和45.2%；第4周、8周、12周控制率分别 为57.9%和58.5%、72.1%和72.6%、78.1%和78.9%。96周时，两组的血压控制率分别为87.5%和86.1%，研究结束时，两组血压控制率分别为85.7%和86.8%，无显著性差异。

研究过程中，患者每日所用研究药物的平均剂量：氨氯地平3.63mg，复方阿米洛利0.66片，替米沙坦55mg，辛伐他汀10mg。有关的不良反应发生率非常低，因各种原因停用研究药物者约为5%，A组略高于T组，但两组相比并没有显著差异。A组和T组失访例数分别为36例和44例。说明研究依从性高，药物耐受性好。

两组终点事件发生情况见表6-3-1。与氨氯地平/替米沙坦组相比，氨氯地平/复方阿米洛利组的主要终点事件（心血管事件联合终点，包括非致死性脑卒中、非致死性心肌梗死、心血管死亡）、所有心血管事件、心血管死亡、致死性和非致死性脑卒中均显著降低。其他事件两组间无显著差异。

CHIEF研究说明起始小剂量CCB为基础的联合治疗方案可快速有效降压。治疗2周，两组血压即较前下降了17/（8～9）mmHg，治疗4周、8周、12周，血压下降（21～25）/（10～13）mmHg。治疗2周两组血压控制率超过43%。在未加其他降压药的情况下，治疗8周血压控制率超过70%，说明本研究药物联合降压疗效好。治疗4年，两组血压控制率均达到85%。说明初始小剂量联合降压适合中国人高血压治疗。

表6-3-1　A组和T组终点事件发生比较

终点事件	A组 （$n=6776$）	T组 （$n=6766$）	HR（95% CI）	P值
主要终点事件	179（2.6）	235（3.5）	0.76（0.63～0.92）	0.005
所有心血管事件	274（4.0）	331（4.9）	0.83（0.70～0.97）	0.02
心血管疾病死亡	37（0.5）	58（0.9）	0.64（0.43～0.95）	0.03
致死和非致死性心肌梗死	35（0.5）	38（0.6）	0.92（0.58～1.46）	0.73
致死和非致死性卒中	127（1.9）	163（2.4）	0.78（0.62～0.98）	0.03
心绞痛住院	47（0.7）	60（0.9）	0.78（0.54～1.15）	0.21
冠脉血管成形术	30（0.4）	44（0.7）	0.68（0.43～1.09）	0.11
外周血管病	3（0）	7（0.1）	0.43（0.11～1.66）	0.22
任何原因心血管疾病住院	224（3.3）	252（3.7）	0.89（0.74～1.06）	0.19
心力衰竭住院	6（0.1）	15（0.2）	0.40（0.16～1.03）	0.06
全因死亡	109（1.6）	98（1.4）	1.11（0.85～1.46）	0.45
肿瘤	81（1.2）	69（1.0）	1.17（0.85～1.61）	0.34
新发糖尿病	145/5237（2.8）	131/5186（2.5）	1.10（0.87～1.39）	0.44

两组血压下降水平和控制达标率几乎相同，但CCB/利尿药组在预防心血管疾病死亡和脑卒中方面优于CCB/ARB组。

CHIEF是国际上第一个规模最大的钙通道阻滞剂＋ARB联合降压治疗的随机临床试验。采用起始用小剂量氨氯地平为基础的联合降压、小剂量他汀类调脂治疗及改变不良生活方式综合干预措施，以期提高高血压控制率，降低心脑血管事件发生危险。最终用循证医学标准评估和总结出一个优化综合治疗方案。

CHIEF入选伴心血管危险因素的轻中度高血压患者，中国有2.7亿的高血压患者，轻中度高血压人群占中国高血压人群的80%以上，且大部分胆固醇水平处于4.0～6.1mmol/L之间，因此，此研究是根据高血压领域迫切需要解决的重要问题而设立的，有广泛的需求。高血压治疗不仅要考虑血压水平，还要对其他危险因素进行综合干预。研究采用起始小剂量联合治疗，降压效果明显，提高患者依从性，而且能减少副作用的发生。

CHIEF研究在高血压领域有很大影响，专家评估本研究方案是符合国情的高血压优化治疗方案，为中国高血压防治指南的修订提供了证据。这对全面控制高血压有很重要的意义，提升了中国在循证医学领域的地位。

中国从20世纪80年代开始的抗高血压临床试验均以二氢吡啶类钙通道阻滞剂作为基础药物，如Syst-China用尼群地平治疗，STONE和成都硝苯地平高血压干预研究（Chengdu nifedipine intervention trial，CNIT）用硝苯地平，非洛地平减少高血压并发症研究（the felodipine event reduction study，FEVER）用非洛地平治疗。以上四项中国大样本抗高血压随机对照临床试验结果均证实，二氢吡啶类钙通道阻滞剂可有效降低血压，显著减少脑卒中发生风险，减少其他心血管事件。二氢吡啶类钙通道阻滞剂治疗中国高血压患者证据最多，这也是CHIEF选择CCB为基础治疗的依据。

CHIEF降脂分支和强化生活方式干预分支研究结果正在统计中。

以上药物间对比的研究，很难从单一研究就定论哪个药比哪个药更有效，因为每个研究所选择的受试者的基本特征不同，如受试者的年龄、种族、所伴发的危险因素、基础血压水平等；具体使用的药物、联合用药的种类和比例、主要研究终点、观察时间的长短、降压水平、有没有采取其他干预措施（如降脂治疗）等各个方面可能都有所差异，从而导致试验结论的不同。在临床中，应根据患者的具体情况，采取个体化治疗措施。

降压治疗的主要获益来源于血压本身的降低，大部分独立于所使用的药物。但就某些终点事件而言，某类药物可能优于另一类药物。例如，ACCPMPLISH结果表明，ACEI与CCB联合相比ACEI与利尿药联合，可显著降低心血管联合事件；ASCOT显示，以氨氯地平为基础的降压治疗在降低心血管事件方面优于以阿替洛尔为基础的降压治疗。

为达到目标血压，上述研究均联合应用了其他降压药物。例如，LIFE研究中，氯沙坦和阿替洛尔组联合应用利尿药（氢氯噻嗪）的比例分别占患者总数的66%和61%，即约2/3的患者需联合用药。ASCOT研究的联合用药比例更高，氨氯地平联合ACEI培哚普利或其他降压药物、阿替洛尔联合利尿药苄氟噻嗪钾或其他降压药物的比例高达78%，氨氯地平和阿替洛尔单一治疗者分别仅占15%和9%。VALUE研究中缬沙坦组和氨氯地平组各有24.6%和23.5%的患者联合应用了氢氯噻嗪，其他联合用药分别为23.0%和16.8%，仅用缬沙坦者为27.0%，仅用氨氯地平者为35.3%。

（马丽媛）

第五节 降压目标值

虽然各大型临床试验的降压相对获益率（心脑血管事件减少百分率）在不同临床试验中大致相近，但由于患者可能患心脑血管病的危险程度和平均降压幅度及血压控制水平不同，降压的绝对获益率在不同临床试验中相差很大，并且接受治疗的高血压患者心脑血管事件发生的危险性仍较正常血压者高，对这一现象可能的解释是高血压患者的血压并未降到最大限度减少心脑血管并发症的最佳水平。血压并不是越低越好，临床试验研究可以帮助厘清多少才是合适的血压水平。对此，已经有了很好的研究数据。

1992年开展的高血压理想治疗研究（hypertension optimal treatment，HOT）是由瑞典学者Hansson领导的国际性研究，观察不同血压控制水平对心脑血管事件的影响以及高血压患者在降压治疗的同时服用小剂量阿司匹林对主要心血管事件发生有无预防作用、是否会增加脑出血风险。18 790例50～80岁、DBP水平100～115mmHg（平均105mmHg）的高血压患者被随机分配至三个不同DBP靶目标组中的一组（分别为DBP≤90mmHg、DBP≤85mmHg和DBP≤80mmHg），每组舒张压目标值相差5mmHg，同时患者随机服用75mg/d 阿司匹林或安慰剂。

为达到不同的舒张压控制目标，HOT研究采用了降压药物种类和剂量逐步递进的5步治疗方案，即所有患者起始均服用CCB 非洛地平5mg/d。为达到DBP目标值，加用其他降压药物或增加药物剂量。首先，加用小剂量ACEI或β受体阻滞剂；若DBP未达标，非洛地平剂量增至10mg/d；若仍未达标，增加ACEI或β受体阻滞剂剂量。如DBP还是未达标的话，可加用氢氯噻嗪或其他降压药物。

1997年8月31日，在平均随访3.8年后研究结束。结果显示，三组DBP水平均有显著下降，分别为85.2mmHg、83.2mmHg和81.1mmHg，当平均舒张压为82.6mmHg、平均收缩压为138.5mmHg时，主要心血管事件的发生率最低；当血压降低到上述水平之下时，未见主要心血管事件的增加，因此在HOT试验中合理显著降压的范围中未见有J曲线。血压目标值≤80mmHg组和≤85mmHg组较目标血压≤90mmHg组相比，分别减少主要心血管事件28%和25%。控制血压后，患者生活质量得到了改善，在DBP≤80mmHg组，生活质量改善程度优于另两个目标组。另外，使用小剂量阿司匹林与安慰剂相比，致死性和非致死性AMI下降36%，未见脑出血危险增加，但仍应注意使用阿司匹林后出现的副作用，虽未增加致命性出血，但总出血发生率较安慰剂组高1.8倍。

入选HOT研究的1501例糖尿病患者中，在随机DBP≤80mmHg组较目标DBP≤90mmHg组的主要心血管事件危险减少一半，提示对合并糖尿病的高血压患者的血压控制应更为严格。

HOT研究的一个重要发现是在长效CCB非洛地平的基础上加用其他常见的降压药物就可以使血压大幅降低（DBP降低20～24mmHg，SBP降低26～30mmHg），且患者具有良好的耐受性。92%的高血压患者在治疗期间舒张压降至90mmHg以下，很多患者甚至低于80mmHg。在有效控制血压的同时使用小剂量阿司匹林可进一步显著降低心肌梗死的发生率，且不增加脑出血危险。HOT治疗方案成为药物联合治疗的一种典范，建立起以长效钙通道阻滞剂为主体的降压治疗新模式。

另外一项促进积极降压治疗的临床研究是英国前瞻性糖尿病研究（United Kingdom prospective diabetes study，UKPDS），目的是观察强化降压是否可预防伴高血压的2型糖尿病患者微血管和大血管并发症的发生。1148例伴高血压的糖尿病患者被随机分配至血压目标值为＜150/85mmHg的强化降压组，或血压目标值为＜180/105mmHg的对照组，中位数随访时间为8.4年。研究的一个重要发现是，两组之间约10/5mmHg的血压差异（144/82mmHg *vs.* 154/87mmHg）就可使事件发生率明显降低：强化降压组的脑卒中、微血管事件、糖尿病相关的死亡事件和糖尿病相关的终点事件较对照组分别下降44%、37%、32%和24%，再次说明降压治疗的重要性。

由中国独立完成的大规模临床试验FEVER研究的最大贡献就是解决了血压目标值问题。FEVER 1999年启动，牵头单位是阜外医院和中国高血压联盟。FEVER是由Zanchetti提出，最初的研究名称是CLEAVER，后来因为研究中所使用的降压药物非洛地平而改名为FEVER。中国高血压患者的临床特点不同于西方国家，最主要的心脑血管不良事件为脑卒中。因此对于中国高血压人群来说降压获益的最大人群应当是脑卒中高危人群。FEVER研究目的是比较目标血压值接近推荐值的强化降压治疗方案与非强化治疗对脑卒中发生风险的差异。

研究纳入具有发生脑卒中危险的高血压患者。入选标准为患者合并一项或一项以上的心血管危险因素或心血管疾病史，其中50～60岁患者需至少合并2项危险因素或者至少发生过一次心血管事件，61～79岁需至少合并1项危险因素，或至少发生过一次心血管事件。根据中国高血压危险分层，FEVER研究入选的患者均为高危患者，但排除了极高危人群。所有患者除高血压以外至少合并一项心血管危险因素但身体状况相对良好，一方面出于安全考虑，另一方面还需同时确保有终点事件的发生，保证研究的顺利完成。

6周洗脱期服用低剂量氢氯噻嗪（12.5mg/d），SBP 140～180mmHg或DBP 90～100mmHg的9711例患者被随机分为非洛地平组或安慰剂组，两组患者在服用小剂量氢氯噻嗪（12.5mg/d）的基础上分别给予非洛地平5mg/d或相对应的安慰剂。

研究于2004年结束，平均随访40个月后发现，安慰剂组平均SBP/DBP从基线时的154.4/91.3mmHg降至142.5/85.0mmHg，非洛地平组从154.2/91.0mmHg降至137.3/82.5mmHg。整个研究期间，两组平均SBP/DBP的差距维持在4.2/2.1mmHg。在随访期结束后，非洛地平组与安慰剂组相比，有更多的患者达到SBP＜140mmHg和DBP＜90mmHg的目标值（80.4% *vs.* 74.8%，P＜0.001），非洛地平组加用其他降压药物的比例显著低于安慰剂组（57.7% *vs.* 66.1%，P＜0.001）。

与安慰剂组相比，非洛地平组的主要终点事件（致死和非致死性脑卒中）发生率显著降低26.8%（P＝0.0019），其中，致死性脑卒中减少28%（P＝0.1516），非致死性脑卒中减少26%（P＝

0.0059)。次要终点事件中，非洛地平组心血管事件下降27%（P＝0.0002）、所有心脏事件下降35%（P＝0.0074）、冠脉事件降低32%（P＝0.0153）、全因死亡率下降31%（P＝0.0053）、心血管疾病死亡率下降33%（P＝0.0112）、癌症发生率降低36%（P＝0.0316）。两组新发糖尿病事件无显著差异（4.1/1000人年 *vs.* 3.7/1000人年，P＝0.4371）。

FEVER亚组分析显示，对于无CVD病史、非糖尿病及低危亚组患者，非洛地平缓释片分别显著降低致死和非致死性脑卒中风险达36%、27%和34.4%，对于CVD阳性、糖尿病及高危亚组患者，非洛地平组的脑卒中发生率也有下降趋势，但差异无统计学意义。此外，“J”形曲线现象也是此次亚组分析的重要结果，在校正所有基线危险因素后，包括脑卒中在内的终点事件发生率均随血压下降而降低，在SBP为129～139mmHg和DBP为79～86mmHg时达到比较平稳的最低点。这对临床上降压治疗带来重要启示，在最低目标靶点之前，血压降得越低给患者带来的心脑血管获益越大。亚组分析还显示，＞65岁的老年患者从较低血压中仍获益显著，可显著降低脑卒中风险达44%。据此，2013 ESC/ESH指南提出可考虑将血压目标值定为低于140/90mmHg以有效降低脑卒中和心血管事件风险。

FEVER结果证实了将血压控制在指南推荐的达标范围内的重要性。即使两组血压只有4/2mmHg的差别，非洛地平组的心脑血管终点事件也有显著下降，血压越早管理预防脑卒中的疗效越好。FEVER入选患者的年龄范围为50～79岁，研究结果提示血压＜140/90mmHg也适用于老年人的降压治疗，同样可减少老年人群心血管事件。

FEVER研究主要结果及其多项亚组分析得到了国际学术界的认可，一些国际高血压指南在制定时也将该研究的一系列成果纳入参考，如2007和2009年ESH/ESC高血压指南、2013年ESC/ESH动脉高血压管理指南及2014年日本JSH高血压管理指南，均引用了FEVER研究发表的文章，其中包括对血压目标值的讨论、老年高血压患者的血压目标值推荐等。FEVER研究结果更是为中国高血压指南修订成为更加适合中国临床实践提供了重要依据。

FEVER研究亚组分析结果数据显示，与较晚血压控制的患者相比，1～6个月内早期血压控制达标患者，其心血管事件和脑卒中均明显减少，1个月内血压控制达标的患者，其全因死亡人数也明显减少。由此可见，早期血压控制可有效减少患者心血管不良事件的发生。提示高血压应尽早干预，尽早将血压控制在理想水平。降压治疗并非血压越低越好，而是应该尽早治疗，早期达标，改善心、脑、肾等靶器官功能，防止高血压并发症的发生。

观察性研究显示，SBP从115mmHg开始，心血管危险性随着血压升高而增加。那么更低的收缩压目标值是否可以带来更大的心血管获益尚不清楚。控制糖尿病心血管危险行动（action to control cardiovascular risk in diabetes，ACCORD）和收缩期血压干预研究（systolic blood pressure intervention trial，SPRINT）两项研究均探讨与目标SBP＜140mmHg相比，目标SBP＜120mmHg的强化降压治疗是否可以实现更大的心血管获益。

ACCORD是在4733例2型糖尿病患者中进行的随机对照研究，入选患者年龄40～79岁，收缩压水平130～180mmHg。采用非盲的研究方法，将患者随机分为目标血压值＜120mmHg的强化降压组或目标血压值＜140mmHg的标准降压组，降压策略采用临床实践中的方法，对患者进行个体化治疗。平均随访时间为4.7年。两组基线特征相似，平均年龄62.2岁，平均血压139.2/76.0mmHg。随访4个月时，两组血压就有了较大差异，强化降压组和标准降压组分别为119.3/64.4mmHg和133.5/70.5mmHg，组间血压差为14.2/6.1mmHg，这种差值一直维持到研究结束。研究结束时，与标准降压组相比，强化降压组的次要终点脑卒中发生率显著下降41%（0.32% *vs.* 0.53%，P＝0.01），但主要研究终点（非致死性心肌梗死、非致死性脑卒中、心血管死亡联合终点）仅下降12%（1.87% *vs.*

2.09%，$P=0.20$），组间差异不显著，全因死亡率两组亦无差异（$P=0.55$），而由药物治疗带来的不良反应，强化降压组显著高于标准降压组（3.3% *vs.* 1.3%，$P=0.001$）。提示将血压降至120mmHg并没有给2型糖尿病患者带来益处。研究者认为造成这个结果的主要原因是他汀类药物的广泛应用，使得受试者心血管危险性相对较低，从而导致标准降压组的心血管事件发生率仅有预期的一半左右。

SPRINT在入选时排除了糖尿病患者，与ACCORD形成了互补。研究纳入9361例SBP介于130～180mmHg伴心血管高危因素者，受试者例数几乎是ACCORD的2倍。研究于2010年启动，计划随访5年。2015年因强化降压组获益显著而提前中止，随访中位数为3.26年。随访1年时强化降压组和标准降压组患者平均SBP分别为121.4mmHg和136.2mmHg，DBP分别为68.7mmHg和76.3mmHg。研究结束时，两组的平均SBP分别为121.5mmHg和134.6mmHg。强化组和标准组平均使用降压药物的个数为2.8和1.8，两组各类型降压药物使用的比例相似，每类药物使用的剂量强化组高于标准组。

与标准降压组相比，强化降压组的主要复合终点事件（急性冠脉综合征、脑卒中、急性失代偿性心力衰竭、心血管死亡）显著下降25%（$P<0.001$）。心血管死亡显著减少43%（$P=0.005$），全因死亡率显著降低27%（$P=0.003$），心力衰竭显著降低38%（$P=0.002$）。强化降压组的脑卒中事件和心肌梗死事件均未见明显减少（$P=0.50$及$P=0.19$），且严重不良事件的发生率高于标准降压组［1793（38.3%）*vs.* 1736（37.1%），$P=0.25$］：强化组低血压、晕厥、电解质异常的发生率分别较标准治疗组高1%以上，急性肾损伤的发生率则高2%左右。此外，对于基线时未患CKD的患者，强化治疗组患者的肾小球滤过率下降率＞30%的发生率也显著高于标准治疗组（3.8% *vs.* 1.1%）。

SPRINT研究显示，在不伴有糖尿病的心血管高危患者中，将SBP降至120mmHg与降至140mmHg相比，尽管前者不良事件发生率增多，但强化降压获益明显。

基于SPRINT的研究结果，在2017年11月13日美国心脏病年会上发布的美国成人高血压预防、检测、评估和管理指南将高血压定义由原来的≥140/90mmHg修改为≥130/80mmHg。这一改变引起了国内外学者的广泛关注和争议。有学者认为，对于大多数高血压患者，SPRINT研究提供了将收缩压降低至当前指南推荐的目标值以下可以获益的证据。对于心血管高危患者而言，收缩压目标值＜120mmHg也许是合适的。然而，要达到这一目标，需要付出巨大努力，包括起始采用联合治疗，更频繁的随访等。也有学者认为，尽管SPRINT研究誓言改变降压药物治疗的临床实践，但该研究将糖尿病人群排除在外，是研究设计的一个“黑洞”，限制了研究结果的适用范围。

SPRINT研究为收缩压＞130mmHg的高血压患者的额外治疗带来了另一种选择。强化治疗的益处非常多，但也可能会带来很多重大疾病的发生风险，包括危及生命的低血压、晕厥、肾损伤或肾衰竭。此研究为新的治疗决定提供证据，然而，针对每个患者的个性化治疗更为重要。

对于美国指南将高血压重新定义的门槛从140/90mmHg降至130/80mmHg，国内学者也展开了讨论。刘力生和王继光两位明确表示，中国现阶段是不会采用美国新定义的高血压标准。大概5～10年，中国高血压指南中高血压的定义可能也有必要进行更改。中国高血压指南必须考虑的是中国人群高血压的管理，其中重要的一点是提高大众对高血压的认识和知晓。如果应用130/80mmHg这一门槛，根据中国近期全国性调查数据，高血压患病率将会从约25%上升到50%。以130/80mmHg为治疗目标，若按140/90mmHg评估，血压控制率将会提高，而治疗强度的增加，从理论上会增加医疗成本。如果中国血压正常高值干预研究（Chinese high normal blood pressure studies，CHINOM）的结果能够发布的话，将对高血压值的定义做出重要贡献。

正常高值血压是介于高血压和正常血压之间的一种中间状态，2013年JNC 7首次将收缩压120～139mmHg和/或舒张压80～89mmHg定义为高血压前期。《中国高血压防治指南2010》将此范围内的血压定义为正常高值血压。2011年中国健康与营养调查显示，中国血压正常高值年龄标准化检出率为33.6%。正常高值血压常合并超重、糖脂代谢紊乱等传统危险因素，是心血管疾病和死亡的一个重要预测因素，且常常进展为高血压。

既往有关正常高值血压的研究存在多种局限性。一方面，虽然队列研究发现正常高值血压人群存在较高的心血管疾病风险，但降压治疗对这些人群心血管疾病事件的影响尚不确定；另一方面虽然生活方式干预能有效延缓正常高值血压的进展，但其实施过程难以保证质量；而且相关药物研究的样本量较小难以检测到结局方面的差异。在此背景下，中国专门开展了CHINOM研究，旨在观察伴有心血管危险因素的正常血压高值人群中降压治疗（替米沙坦、吲达帕胺、利血平）对复合心血管事件以及对新发高血压和糖尿病的影响。

CHINOM研究采用多中心前瞻性随机安慰剂对照盲终点评估的方法（PROBE）。入选伴有至少一项心血管危险因素者，年龄50～79岁，血压符合：SBP 130～139mmHg及DBP＜90mmHg；或DBP 85～89mmHg及SBP＜140mmHg。心血管危险因素包括：腰围男性≥85 cm，女性≥80 cm、超重（BMI＞24kg/m^2）、血脂异常（总胆固醇≥5.70mmol/L、甘油三酯≥1.70mmol/L、HDL-C＜1.04mmol/L）、空腹血糖受损（6.1mmol/L≤空腹血糖＜7.0mmol/L和/或7.8mmol/L≤OGTT 2h PG＜11.1mmol/L）、吸烟、蛋白尿及微量白蛋白尿、早发心血管疾病家族史、高血压或糖尿病家族史、年龄＞65岁。排除伴有已知糖尿病、高血压、3个月内参加过其他研究或同时参加其他研究、肾功能/肝功能障碍、对研究药物过敏、有脑卒中或心肌梗死病史、研究开始前2个月内接受过冠脉血运重建治疗、伴有恶性肿瘤或其他严重疾病、血尿酸＞8.0mg/dl及研究者认为不适于参加该研究者。

受试者经过2周的洗脱期后随机分为A、B、C三组，分别接受替米沙坦（40mg，qd）、吲达帕胺缓释片（1.5mg QoD）及利血平/安慰剂（0.5#，qd）。研究期间如出现高血压，首先将所服用的研究药物剂量加倍，观察4～8周，若效果不佳，加用CCB，2～3个月后如不见效，可加用其他降压药物。如果出现糖尿病，可依据相关指南进行治疗。

高血压的诊断标准：符合下列任一项，即在研究期间任意三次门诊随访，血压平均值符合SBP≥160mmHg和/或DBP≥90mmHg；在研究期间任一次门诊随访时，血压平均值符合SBP≥140mmHg和/或DBP≥100mmHg；在24个月的门诊随访中，血压平均值符合SBP≥140mmHg和/或DBP≥90mmHg。

糖尿病的诊断标准：糖尿病症状+任意时间血糖水平≥11.1mmol/L或空腹血糖水平≥7.0mmol/L或OGTT试验，2小时血糖水平≥11.1mmol/L。

主要研究终点是新发高血压和新发糖尿病和心血管联合事件（致死性和非致死性脑卒中、非致死性心肌梗死及心血管死亡）；次要终点是TIA住院、心绞痛住院、心力衰竭住院、外周血管病、肿瘤、全因死亡、肾衰竭。

研究阶段结果：2008年2月，首例受试者入选，2012年5月随机化结束。历经4年的入组，最终中国200个研究中心共计入选10 689名伴有心血管危险因素的正常高值血压患者。平均年龄59岁，男性占47.5%，平均血压134.8/83.2mmHg，平均BMI 25.4kg/m^2，吸烟者占17.3%，超重/肥胖76.8%，血脂异常41.5%，空腹血糖受损31.1%，年龄＞65岁者占16.2%。超过70%的正常高值血压患者合并一个以上心血管危险因素。截至2018年2月，累计发生330例主要终点事件。数据分析委员会认为，需要进一步进行随访来积累更多的数据，从而为了解正常高值血压人群的特征及有效治疗手段提供更丰富和充分的证据。

（马丽媛）

第六节
比较两种血压测量方式对培哚普利降压疗效的影响

中国动态血压监测与高血压治疗研究（a trial on ambulatory blood pressure monitoring and treatment of hypertension in China，APTH）的目的是评估两种血压测量方式即24小时动态血压监测（ABPM）和诊室汞柱血压计测量（CBP）在指导抗血压治疗中哪一种方法更为优越和更加科学合理，并同时观察分析培哚普利的降压疗效、降压幅度和逆转左心室肥大的作用强度。

研究选自中国8个省市12个协作中心的30余家医院的门诊患者，经8周单盲法服用安慰剂洗脱，若3次坐位门诊DBP的平均值为95～114mmHg，无心、脑、肾并发症，无糖尿病，并排除继发性高血压者即可入选，年龄需>18岁，性别不限。合格患者随机双盲进入ABP组或CBP组。ABP组根据ABP血压水平调整降压药剂量，目标血压是将白昼平均DBP降至80～89mmHg；CBP组根据门诊血压水平调整降压药物剂量，目标血压是将门诊DBP降至80～89mmHg。患者分组对经治医师是保密的，两组患者按照要求在随访时或需要调整药物剂量时都必须同时测量CBP和ABPM。

两组患者接受统一的标准化治疗：口服培哚普利，初始剂量为2～4mg/d，在第1、2、4个月和第6个月随访时，若未达目标血压则逐渐增加剂量至8mg/d；如果血压仍未达标，可加服双氢克尿噻12.5～25.0mg/d或硝苯地平30mg/d。ABPM测量时间间隔白昼（8：00am～10：00pm）每15分钟自动测量一次，夜间（10：00pm～8：00am）每30分钟一次。CBP组采用台式汞柱血压计，连续三次测量坐位左上臂血压，取其中两次DBP相差不大于4mmHg的平均值。

经过6个月的活性药物治疗，两组患者的血压均获得了有效控制。两组患者第1个月血压即逐渐下降至整个治疗期。6个月时，CBP血压的下降幅度ABP组为15.5/12.2mmHg，CBP组为17.3/11.7mmHg，两组相比无统计学差异；ABP变化：24小时平均血压至6个月的下降幅度ABP组为11.8/7.6mmHg，CBP组为11.3/6.8mmHg，ABP组各时间段的血压下降幅度均大于CBP组，24小时白昼血压下降最大达14.2/8.1mmHg，说明ABPM测量的准确性优于CBP测量。

较高的谷峰比值（≥50%～60%）反映降压药的降压作用连续性好，达到24小时平稳控制血压的目标要求。本研究服用8mg培哚普利的谷峰比值SBP为86%，DBP为78%，服用4mg的谷峰比值分别为72%和67%。证实ABPM可以成为评价每日一次给药合理性的首选方法，也证实了ACEI培哚普利具有长效降压疗效。通过对心电图和心脏超声检查有左心室肥大的患者治疗后逆转分析，培哚普利还具有确切的靶器官保护作用。与CBP相比，ABPM提供更准确和更真实的血压水平。同时还发现，ABPM各时间段的血压水平显示与左室肥大、脑卒中、尿微量白蛋白尿、肾功能等靶器官损害更密切相关，较CBP能更好地预测预后。因此，在指导抗高血压治疗方面，ABPM较CBP更为科学合理。

（马丽媛）

第七节
中国盐试验

由中国高血压联盟领导开展的高血压防控公益项目中国盐试验旨在观察长期应用高钾低钠盐的安全性及对血压和心脑血管事件的影响。试验为多中心整群随机对照的队列干预研究，以在敬老院居住的40岁及以上人群为观察对象。2012年开始在河北、山东、山西、内蒙古及北京的30个敬老院中进行，目前结果显示安全性好，与普通盐组比较高钾低钠盐干预组点尿钠钾比值和血压与对照组比较明显下降，差别有统计学意义。在40～75岁组脑卒中、心血管疾病和全因死亡率干预组均明显低于对照组。研究详情可参见本书的相关章节。

（马丽媛）

第八节 临床研究新进展

一、新型降压药物血管紧张素受体脑啡肽酶抑制剂（ARNI）

ARNI是近二十年来高血压治疗领域出现的突破性创新药物，可同时抑制脑啡肽酶和阻断AT1受体（血管紧张素Ⅱ 1型受体）。2020年6月1日，ARNI在中国获批高血压适应证，成为降压药物治疗中的第六类药物。

ARNI最先获批的是心力衰竭适应证，2014年，《新英格兰医学杂志》发表的ARNI和ACEI对心力衰竭患者总体死亡率和再住院率影响的前瞻性对比研究（prospective comparison of ARNI with ACEI to determine impact on global mortality and morbidity in heart failure，PARADIGM-HF）证实了ARNI（LCZ696）对射血分数降低型心力衰竭（HFrEF）患者的显著疗效。该试验纳入8399名NYHA Ⅱ-Ⅳ级的HFrEF患者，随机分为LCZ696组（4187例）和依那普利组（4212例），中位数随访27个月。结果显示，与依那普利相比，LCZ696可显著减少因心力衰竭再入院风险（12.8% *vs.* 15.6%，$HR=0.79$，$P<0.001$），显著降低心血管死亡率（13.3% *vs.* 16.5%，$HR=0.80$，$P<0.001$）和全因死亡率（17.0% *vs.* 19.8%，$HR=0.84$，$P<0.001$）。此发现意义重大，2014年10月，加拿大在更新的心力衰竭指南中，首次推荐了ARNI。2016年5月，欧洲和美国分别更新了心力衰竭指南，均将ARNI作为射血分数降低心力衰竭（HFrEF）的Ⅰ类推荐。美国指南指出，病情稳定但血压控制不佳且对常规治疗耐受良好的轻中度心力衰竭患者，应使用ARNI替代ACEI或ARB（Ⅰ类推荐）。欧洲指南指出，若射血分数降低的心力衰竭患者经过ACEI、β受体阻滞剂和醛固酮拮抗剂充分治疗后患者仍有症状，应使用ARNI替代ACEI，以进一步降低心力衰竭住院与死亡风险（Ⅰ级推荐）。2017年，国家药品监督管理局批准ARNI在华上市。《2018中国心力衰竭诊断和治疗指南》对沙库巴曲缬沙坦钠在心力衰竭治疗方面进行了Ⅰ类推荐。

实际上，在心力衰竭研究之前ARNI已经进行了多项高血压方面的研究。早在2010年，第一项ARNI用于高血压的研究就发表在《柳叶刀》杂志。这是一项随机、双盲、安慰剂及活性药物对照研究，纳入人群为年龄18～75岁，无其他合并症的原发性高血压患者，经过2周洗脱期，2周安慰剂磨合期，8周的随机治疗期，以及为期1周的停药观察期，最终有1212例患者完成试验。整个研究就是通过不同药物的不同剂量分组对比降压疗效，旨在评估沙库巴曲缬沙坦与缬沙坦相比，其双重的作用机制是否能进一步降低血压。结果显示沙库巴曲缬沙坦较缬沙坦可显著降低平均坐位舒张压和平均坐位收缩压。三种剂量的ARNI坐位舒张压较三种剂量的缬沙坦降低2.17mmHg（95%*CI*，−3.28～−1.06，$P<0.000\,1$）；坐位收缩压较缬沙坦降低4.2mmHg（95%*CI*，−5.94～−2.46；$P<0.000\,1$）。而单剂量两两进行对比，200mg ARNI较160mg缬沙坦降低坐位舒张压2.97mmHg（95%*CI*，−4.88～−1.07）；降低坐位收缩压5.28mmHg（95%*CI*，−8.28～−2.28）；400mg ARNI较320mg缬沙坦降低坐位舒张压2.70mmHg（95%*CI*，−4.61～−0.80）；降低坐位收缩压6.01mmHg（95%*CI*，−9.01～−3.02）。而100mg的ARNI降低坐位舒张压和收缩压虽均大于80mg缬沙坦的降低幅度，但差异不显著。动态血压监测发现，ARNI的降压疗效24小时有效。脉压是高血压和普通人群心血管事件（包括心肌梗死、充血性心力衰竭和心血管死亡）的独立预测因子。该试验结果表明，ARNI降低收缩

压更明显，降低脉压方面明显优于缬沙坦。这可为预防收缩期高血压相关疾病提供更多的保护作用。

随后，多项研究更从各个角度证实了ARNI用于高血压治疗的独特优势。2014年一项研究探讨了ARNI对亚洲高血压患者的疗效和安全性。4个亚洲国家（日本、中国、韩国和泰国）共纳入389例年龄≥18岁的轻至中度无并发症的原发性高血压患者。主要研究终点为经过8周治疗后舒张压变化，ARNI三个剂量组100mg（n＝100）、200mg（n＝101）、400mg（n＝96）分别与安慰剂组（n＝92）进行两两比较。经过8周治疗，ARNI各个剂量组的诊室和动态DBP、SBP、PP均较安慰剂组明显下降，沙库巴曲缬沙坦100mg、200mg、400mg组血压控制（DBP＜90mmHg、SBP＜140mmHg）率分别为47.0%、49.0%和54.2%，显著优于安慰剂组（15.2%；P＜0.000 1）。而且，ARNI耐受性良好，各项实验室指标各组间及安慰剂组没有明显差异，说明ARNI对亚洲高血压患者有效且安全。

Williams领导的一项多中心、随机、双盲、阳性对照、平行组的ARNI和ARB对老年高血压患者动脉僵硬度的前瞻性对比研究（prospective comparison of angiotensin receptor neprilysin inhibitor with angiotensin receptor locker measuring arterial stiffness in the elderly，PARAMETER），比较了ARNI与奥美沙坦治疗高血压患者对中心动脉血压的影响。研究结果显示，ARNI能够使平均24小时动态肱动脉收缩压及中心主动脉收缩压分别降低4.1mmHg及3.6mmHg，并且ARNI对夜间高血压的控制明显优于奥美沙坦。

另外，研究证明，ARNI在控制夜间高血压方面更有优势。相比5mg氨氯地平，200mg ARNI＋5mg氨氯地平联合方案在白天和夜间动态血压控制方面更为出色。与基线相比，ARNI＋氨氯地平联用和氨氯地平单药对白天动态收缩压和舒张压的降幅分别是（14.2±1.0）/（8.0±0.7）mmHg和（1.7±1.0）/（0.7±0.7）mmHg，而对夜间动态收缩压和舒张压的降幅分别是（14.0±1.0）/（8.5±0.7）mmHg和（0.5±1.0）/（0.3±0.7）mmHg，提示ARNI＋氨氯地平方案能够更好地降低24小时动态血压。基于此研究，ARNI在《2020中国动态血压监测指南》中获得推荐用于夜间高血压的治疗。

ARNI在快速降压、保护高血压心脏和肾脏损害方面也体现出了一定的优势。PARADIGM-HF研究显示，与缬沙坦相比，任何剂量的ARNI治疗1周均可快速降压。这意味着具有双重降压机制的ARNI能够更好更快速地降低血压。ARNI与奥美沙坦进行头对头比较，从基线期至第12周和52周时，ARNI在改善左心室质量指数（LVMI）较奥美沙坦有明显优势。并且在调整SBP后，与奥美沙坦相比，ARNI仍能有效降低LVMI。对于已经发生HFrEF的人群，EVALUATE-HF试验表明，与依那普利相比，ARNI治疗3个月后，可快速逆转心脏重构。

英国心肾保护研究III（United Kingdom heart and renal protection-III，UK HARP-III）表明，ARNI具有肾脏保护作用。在高血压伴轻中度肾脏病患者中，与厄贝沙坦相比，ARNI在有效控制血压的基础上，能进一步降低尿白蛋白肌酐比值。2020年在美国肾脏病年会上公布的一项荟萃分析共纳入4项RCT研究14 377例患者，其中两项研究对照药物为依那普利，另两项研究对照药物为缬沙坦，结果显示，ARNI相较于ACEI/ARB对肾功能影响更小，表现为血肌酐水平升高风险下降14%，高钾血症风险下降10%。

2019年，《亚洲动态血压监测专家共识》指出，ARNI作为一类新型的血管紧张素脑啡肽酶抑制剂，将有可能打破既往高血压治疗中以RAAS抑制剂、钙通道阻滞剂、利尿药等药物为主的治疗理念。《ISH 2020高血压指南》提出，ARNI可替代RASI用于高血压人群中心力衰竭患者的治疗。这意味着ARNI已正式进军高血压领域。从发展历程来看，ARNI本身就是一个降压药。

二、兼具降压作用的选择性钠-葡萄糖协同转运蛋白2（SGLT2）抑制剂

SGLT2抑制剂通过降低肾脏对葡萄糖的吸收和增加尿糖排出降低2型糖尿病患者的糖化血红蛋白水平。此外，临床研究证实，此类药物还具有降低血压的作用。

2015年，恩格列净对2型糖尿病患者心血管结局和死亡率的影响（empagliflozin，cardiovascular outcomes，and mortality in type 2 diabetes，EMPA-REG OUTCOME）研究结果揭晓。研究显示，与安慰剂相比，伴心血管疾病的糖尿病患者应用SGLT2抑制剂恩格列净治疗可以显著降低心血管终点事件发生率及全因死亡率。

EMPA-REG OUTCOME研究采用随机、双盲、安慰剂对照设计，共纳入7020例确诊心血管疾病的2型糖尿病患者，按照1∶1∶1的比例随机分为恩格列净（10mg）、恩格列净（25mg）治疗组或安慰剂组。主要复合终点为心血管死亡、非致死性心肌梗死、非致死性卒中。中位数随访时间为3.1年。

研究结果显示，具有心血管事件高风险的2型糖尿病患者，在常规治疗基础上应用恩格列净治疗可使心血管死亡的相对风险降低38%，任何原因死亡的相对风险降低32%，因心力衰竭住院风险降低35%。恩格列净10mg和25mg对心血管结局的风险比相似。

心血管并发症是糖尿病患者致死致残的主要原因，降低心血管事件风险始终是糖尿病综合管理的核心策略。但多年以来，先后结束的多项降糖治疗试验仅显示控制血糖本身可转化为微血管事件的获益，均未能证实能够有效改善糖尿病患者的大血管预后。EMPA-REG OUTCOME研究首次打破这一僵局，是自UKPDS研究以来最具划时代意义的降糖治疗试验。

由于恩格列净与安慰剂组患者糖化血红蛋白的差异仅约0.4%，且其主要终点获益自治疗3个月后即开始显现，因此其心血管获益不能完全由降糖作用解释。血糖水平的降低肯定不是心血管事件减少的主要原因。由于在该研究中恩格列净治疗组较安慰剂组血压下降约4/2mmHg，因此，该药的降压作用可能是其获益的主要原因之一。

2017年6月，卡格列净心血管评估研究（canagliflozin cardiovascular assessment study，CANVAS）结果公布，同样证实了SGLT2抑制剂的降压效果。该研究以具有心血管疾病或心血管疾病高危因素的2型糖尿病患者为对象，按照1∶1∶1的比例将10 142例患者随机分为3组，在常规治疗基础上分别接受坎格列净（100mg）、坎格列净（300mg）或安慰剂治疗，主要终点为由心血管死亡、非致死性心肌梗死和非致死性卒中组成的复合终点，平均随访188.2周。结果显示，与安慰剂组相比，坎格列净治疗组心血管复合终点发生率显著降低14%（HR=0.86；95%CI，0.75～0.97），但复合终点的各组分及全因死亡在两组之间的差异并未达到统计学差异。与安慰剂组相比，坎格列净治疗组心力衰竭住院风险减少33%、肾脏复合终点降低40%。此研究中，坎格列净组与安慰剂组糖化血红蛋白的差异为0.6%，血压较安慰剂组降低4.0/1.4mmHg。

近20年来先后完成的HOT、SHEP、UKPDS、Syst-Eur、IDNT、RENAAL、PROGRESS以及ADVANCE研究证实，对于糖尿病患者，积极适度的降压治疗可以显著降低不良心血管终点事件的发生率。在EMPA-REG OUTCOME和CANVAS研究中，也分别观察到恩格列净和坎格列净的降压作用。将SGLT2抑制剂单纯视为降糖药物似乎难于解释心血管获益的原因。倘若将其视为降压药物，其结果将会变得更容易理解。

三、直接肾素抑制剂

1．阿利吉仑对2型糖尿病患者心肾终点的作用——ALTITUDE研究 2012年，《新英格兰医学杂志》发表了多中心临床试验-ALTITUDE研究（Aliskiren trial in type 2 diabetes using cardiorenal endpoints）的心血管和肾脏结果，该试验旨在探讨伴有慢性肾病和/或心血管疾病的2型糖尿病患者，在ACEI或ARB治疗基础上加用直接肾素抑制剂阿利吉仑能否获得更多获益。结果显示该药不仅未能使伴有高心血管和肾毒性风险的2型糖尿病患者受益，还有可能产生危害。

RAS激活是多种疾病发生发展的重要因素，从理论上讲，从肾素、血管紧张素转换酶和/或血管紧张素受体等各环节全面彻底的阻断RAS会具有更强的靶器官保护作用，但ACEI和ARB联合的RAS双阻滞剂治疗在此前的临床试验中并非如此。ONTARGET研究显示，与单用替米沙坦或雷米普利相比，心血管疾病或糖尿病患者联合应用替米沙坦和雷米普利并无更多获益，但不良反应事件增多。另一项研究表明，缬沙坦与卡托普利联合应用并不能改善心肌梗死患者的预后且增加不良反应。肾素抑制剂提供了阻断RAS的另一种途径，已有研究证明肾素抑制剂阿利吉仑单独使用或与ARB联合用于糖尿病患者，比单独使用ARB可减轻蛋白尿发生。但对于肾毒性的硬终点指标（终末期肾病或肾衰竭致死亡）及CVD，双重RAS阻滞治疗缺乏疗效证据。

在ALTITUDE研究中，来自36个国家、838个中心的8561例2型糖尿病患者被随机分配到阿利吉仑组（n＝4274）或安慰剂组（n＝4287），患者此前都曾接受ACEI或ARB治疗约4年。阿利吉仑的剂量经过4周150mg每天1次后，增加至300mg每天1次。

符合入选条件的受试者为年龄≥35岁的男性或女性2型糖尿病患者，伴有经证实的微量或大量白蛋白尿或心血管疾病。主要复合终点包括心血管源性死亡、心脏停搏复苏、心肌梗死、脑卒中、计划外因心力衰竭住院、终末期肾病以及基线血清肌酐加倍。

患者平均年龄为65岁，约1/3为女性。两组患者的基线人口特征相似。2个月后，接受阿利吉仑治疗的患者中有84%使用了最大剂量300mg。

由于中期分析发现，阿利吉仑组不良反应事件明显增加，且主要终点无获益趋势，该研究提前终止。研究显示，在32.9个月的中位数随访期，阿利吉仑组患者中有18.3%出现了主要终点事件，而在安慰剂组为17.1%（P＝0.12）。两组的肾脏事件分别为6.0%和5.9%（P＝0.74），全因死亡率分别为8.8%和8.4%（P＝0.42）。主要复合终点中唯一具有显著性差异的指标成分是猝死复苏，阿利吉仑组高于（0.4%）安慰剂组（0.2%）（P＝0.04）。

收缩压和舒张压在试验过程中有所升高，但阿利吉仑组的增幅低于安慰剂组。尿白蛋白肌酐比值略有升高，尤其是安慰剂组，在所有时间点里，阿利吉仑组均低于安慰剂组（P＜0.001）。

除死亡外，因其他原因所致的永久停药在阿利吉仑组患者中为33.8%，而在安慰剂组患者中为28.4%。与不良事件有关的停药阿利吉仑组（13.2%）高于安慰剂组（10.2%）（P＜0.001）。高钾血症是最常见的不良事件及最常见的停药原因（阿利吉仑组与安慰剂组比较，均P＜0.001）。终止用药的另一个最常见原因为低血压，阿利吉仑组的发生频率大于安慰剂组（P＜0.001）。中期分析还显示，阿利吉仑组患者发生脑卒中的风险更高（3.4% *vs.* 2.8%，P＝0.11）。

总之，两组之间的主要终点没有统计学差异，但阿利吉仑组出现了更多不良事件，尤其是高血钾症和低血压。因此，ALTITUDE研究显示，在标准RAS阻滞剂治疗基础上加用阿利吉仑用于治疗伴有高心血管和肾病风险的2型糖尿病患者并无益处，甚至可能有害。

2. 阿利吉仑对急性心力衰竭患者死亡率和再入院的影响——ASTRONAUT研究 在ALTITUDE研究之后，很多学者也期待其他研究结果，以对直接肾素抑制剂阿利吉仑做出完整评价。然而，2013年JAMA杂志上发表的ASTRONAUT研究（Aliskiren trial on acute heart failure outcomes）提示，急性心力衰竭患者在标准治疗基础上加用阿利吉仑6个月和12个月，心血管死亡和心力衰竭再住院率

(主要终点)与安慰剂组相比无显著差异，而高钾血症、低血压、肾功能受损等不良反应显著增加。

ASTRONAUT研究是一项国际多中心随机对照双盲研究，入选者年龄需≥18岁、左心室射血分数≤40%，且利钠肽升高并伴有液体潴留的症状和体征。来自北美、南美、欧洲和亚洲316个中心的1615名患者被随机分为阿利吉仑组（808例）和安慰剂组（807例）。患者平均年龄65岁，平均LVEF为28%。入选患者中使用利尿药、β受体阻滞剂、ACEI或ARB、醛固酮拮抗剂的比例分别为95.9%、82.5%、84.2%、57%。

研究显示，6个月时，阿利吉仑组24.9%的患者（77例心血管死亡和153例心力衰竭再住院）及安慰剂组26.5%的患者（85例心血管死亡和166例心力衰竭再住院）出现了主要终点事件（*HR*＝0.92，95%*CI*，0.76～1.12，*P*＝0.41）；12个月时分别为35.0%（126例心血管死亡和212例心力衰竭再住院）和37.3%（137例心血管死亡和224例心力衰竭再住院）（*HR*＝0.93,95%*CI*,0.79～1.09,*P*＝0.36）。两组无显著差异，但高钾血症、低血压和肾功能受损的比例阿利吉仑组高于安慰剂对照组。

研究提示，对LVEF降低的住院心力衰竭患者，在标准治疗的基础上，加用阿利吉仑并不能减少急性心力衰竭患者出院6个月和12个月的心血管死亡和因心力衰竭引起的再住院风险。ASTRONAUT研究入选患者中84%接受ACEI或ARB治疗，57%使用了醛固酮拮抗剂，再加上肾素抑制剂，成为“三联”。从此研究中可以看出，这种三重阻断RAS系统治疗急性心力衰竭的方案并不能增加疗效、但不良反应确有所增加。

3．阿利吉仑对慢性心力衰竭患者的作用效果——ATMOSPHERE研究 在ALTITUDE和ASTRONAUT研究结果公布后，ATMOSPHERE研究（Aliskiren trial to minimize outcomes in patients with heart failure）愈加引人关注，其研究结果有可能对阿利吉仑的命运起到关键作用。ATMOSPHERE研究旨在探讨在慢性心力衰竭患者中，阿利吉仑联合ACEI依那普利是否优于单用依那普利，或者阿利吉仑至少不劣于依那普利。如果该研究显示联合应用阿利吉仑与依那普利可以较单药治疗更多获益，或者单用阿利吉仑与单用依那普利能够同样有效，则为慢性心力衰竭患者的RAS联合阻断治疗和阿利吉仑在慢性心力衰竭的药物治疗方面提供新证据。否则的话，将意味着联合RAS阻滞的理念也许应该被放弃。

已有研究充分证实ACEI类药物治疗可以显著改善慢性心力衰竭患者预后，降低主要不良心血管事件风险。然而，关于慢性心力衰竭患者联合应用阿利吉仑与ACEI的利弊尚缺乏研究，ATMOSPHERE研究将回答此问题。符合入选条件的受试者需年龄≥18岁，NYHA心功能分级Ⅱ～Ⅳ级，LVEF≤35%，受试者在入选时正在接受稳定剂量的ACEI（相当于每日依那普利的剂量最少为10mg）和β受体阻滞剂。研究共纳入来自43个国家789个中心的7012例心力衰竭患者，以1∶1∶1的模式分为3组：阿利吉仑300mg组2340例，依那普利5～10mg组2336例，两者联合组2340例。受试者平均年龄67岁，女性占42%，糖尿病占28%。研究过程中，由于ALTITUDE和ASTRONAUT结果的公布，考虑到糖尿病患者应用阿利吉仑存在的安全性问题，研究停止入选糖尿病患者，并停用了已入选糖尿病患者的研究药物。

ATMOSPHERE主要研究终点为心源性死亡或心力衰竭住院复合终点。中位数随访36.6个月后，各组主要终点事件无明显差异：依那普利组34.6%，阿利吉仑组33.8%，联合用药组32.9%。非劣性的假设没有被观察到。与单用依那普利相比，联合用药组低血压（11.0% *vs.* 13.8%，*P*＝0.005）、血清肌酐升高（2.7% *vs.* 4.1%，*P*＝0.009）、血钾升高（12.5% *vs.* 17.1%，*P*＜0.001）的发生率明显增加。因此，研究者认为，在慢性心力衰竭患者中，阿利吉仑联合依那普利或者单用阿利吉仑均不能带来益处。

在以往慢性心力衰竭的研究中，在ACEI治疗的基础上加用ARB可带来某些益处，但ATMOSPHERE研究却显示直接肾素抑制剂联合ACEI并未有收益。研究者认为这并不是因为缺乏对肾素血管紧张素系统的进一步阻滞所致，研究中出现的副作用恰好说明联合治疗增强了对RAS的阻滞。也许，RAS阻滞有天花板效应，在ACEI的基础上添加肾素抑制剂不能增加其有效性反而会带来更多的副作用。

结束语

高血压作为心血管疾病的重要危险因素，必须加以严格的防控和恰当的治疗。20世纪60年代以来蓬勃发展的随机对照临床试验，推动着高血压指南的发展，同时为高血压患者的治疗不断提供着新的证据。中国自20世纪80年代起开展了一系列的大样本多中心随机对照临床试验，并参与了很多国际合作项目，解决了心脑血管病治疗中的一些重要问题，比较客观地评估了一些治疗措施，为循证医学提供了证据，也为国际和国内高血压指南的制定提供了参考。1999年中国高血压联盟领导制定了中国第一部高血压防治指南，并分别于2005年、2011年和2018年进行了更新，有效推动了高血压治疗和管理水平的不断进步。

（马丽媛）

参考文献

[1] VETERANS ADMINISTRATION COOPERATIVE STUDY GROUP ON ANTIHYPER TENSIVE AGENTS. Effects of treatment on morbidity in hypertension. Results in patients with diastolic blood pressures averaging 115 through 129 mm Hg [J]. JAMA, 1967, 202 (11): 1028-1034.

[2] Effects of treatment on morbidity in hypertension. II. Results in patients with diastolic blood pressure averaging 90 through 114 mm Hg [J]. JAMA, 1970, 213 (7): 1143-1152.

[3] Effects of treatment on morbidity in hypertension. 3. Influence of age, diastolic pressure, and prior cardiovascular disease; further analysis of side effects [J]. Circulation, 1972, 45 (5): 991-1004.

[4] SMITH W M. Treatment of mild hypertension: results of a ten-year intervention trial [J]. Circ Res, 1977, 40 (5 Suppl 1): I98-105.

[5] HYPERTENSION DETECTION AND FOLLOW-UP PROGRAM COOPERATIVE GROUP. Five-year findings of the hypertension detection and follow-up program. I. Reduction in mortality of persons with high blood pressure, including mild hypertension [J]. JAMA, 1979, 242 (23): 2562-2571.

[6] MULTIPLE RISK FACTOR INTERVENTION TRIAL RESEARCH GROUP. Multiple risk factor intervention trial. Risk factor changes and mortality results [J]. JAMA, 1982, 248 (12): 1465-1477.

[7] ANBPM COMMITTEE. Management Committee of the Australian National Blood Pressure Study. The Australian therapeutic trial in mild hypertension [J]. Lancet, 1980, 1 (8181): 1261-1267.

[8] Untreated mild hypertension. A report by the management committee of the Australian therapeutic trial in mild hypertension [J]. Lancet, 1982, 1 (8265): 185-191.

[9] HELGELAND A. Treatment of mild hypertension: a five year controlled drug trial. The Oslo study [J]. Am J Med, 1980, 69 (5): 725-732.

[10] MEDICAL RESEARCH COUNCIL WORKING PARTY. MRC trial of treatment of mild hypertension: principal results [J]. BMJ, 1985, 291 (6488) : 97-104.

[11] AMERY A, BIRKENHäGER W, BRIXKO P, et al. Mortality and morbidity results from the European working party on high blood pressure in the elderly trial [J]. Lancet, 1985, 1 (8442) : 1349-1354.

[12] DAHLöF B, LINDHOLM L H, HANSSON L, et al. Morbidity and mortality in the Swedish Trial in Old Patients with Hypertension (STOP-Hypertension) [J]. Lancet, 1991, 338 (8778) : 1281-1285.

[13] GONG L, ZHANG W, ZHU Y, et al. Shanghai trial of nifedipine in the elderly (STONE) [J]. J Hypertens, 1996, 14 (10) : 1237-1245.

[14] SHEP COOPERATIVE RESEARCH GROUP. Prevention of stroke by antihypertensive drug treatment in older persons with isolated systolic hypertension. final results of the systolic hypertension in the Elderly Program (SHEP) [J]. JAMA, 1991, 265 (24) : 3255-3264.

[15] LIU L, WANG JG, GONG L, et al. Comparison of active treatment and placebo in older Chinese patients with isolated systolic hypertension [J]. J Hypertension, 1998, 16 (12 Pt 1) : 1823-1829.

[16] STAESSEN J A, FAGARD R, THIJS L, et al. Randomised double-blind comparison of placebo and active treatment for older patients with isolated systolic hypertension [J]. Lancet, 1997, 350 (9080) : 757-764.

[17] GUEYFFIER F, BULPITT C, BOISSEL J P, et al. Antihypertensive drugs in very old people: a subgroup meta-analysis of randomised controlled trials. INDANA Group [J]. Lancet, 1999, 353 (9155) : 793-796.

[18] BECKETT N S, PETERS R, FLETCHER A E, et al. Treatment of hypertension in patients 80 years of age or older [J]. N Engl J Med, 2008, 358 (18) : 1887-1898.

[19] WILHELMSEN L, BERGLUND G, ELMFELDT D, et al. Beta-blockers versus diuretics in hypertensive men: main results from the HAPPHY trial [J]. J Hypertens, 1987, 5 (5) : 561-572.

[20] DAHLöF B, DEVEREUX R B, KJELDSEN S E, et al. Cardiovascular morbidity and mortality in the Losartan Intervention For Endpoint reduction in hypertension study (LIFE) : a randomised trial against atenolol [J]. Lancet, 2002, 359 (9311) : 995-1003.

[21] JULIUS S, KJELDSEN S E, WEBER M, et al. Outcomes in hypertensive patients at high cardiovascular risk treated with regimens based on valsartan or amlodipine: the VALUE randomised trial [J]. Lancet, 2004, 363 (9426) : 2022-2031.

[22] ALLHAT OFFICERS AND COORDINATORS FOR THE ALLHAT COLLABORATIVE RESEARCH GROUP. Major outcomes in high-risk hypertensive patients randomized to angiotensin-converting enzyme inhibitor or calcium channel blocker vs diuretic: The Antihypertensive and Lipid-Lowering Treatment to Prevent Heart Attack Trial (ALLHAT) [J]. JAMA, 2002, 288 (23) : 2981-2997.

[23] MARGOLIS K L, DAVIS B R, BAIMBRIDGE C, et al. Long-term follow-up of moderately hypercholesterolemic hypertensive patients following randomization to pravastatin vs usual care: the Antihypertensive and Lipid-Lowering Treatment to Prevent Heart Attack Trial (ALLHAT-LLT) [J]. J Clin Hypertens (Greenwich), 2013, 15 (8) : 542-554.

[24] HAYWOOD L J, FORD C E, CROW R S, et al. Atrial fibrillation at baseline and during follow-up in ALLHAT (Antihypertensive and Lipid-Lowering Treatment to Prevent Heart Attack Trial) [J]. J Am Coll Cardiol, 2009, 54 (22) : 2023-2031.

[25] DEWLAND TA, SOLIMAN EZ, YAMAL JM, et al. Pharmacologic prevention of incident atrial fibrillation: long-term results from the ALLHAT (Antihypertensive and Lipid-Lowering Treatment to Prevent Heart Attack Trial) [J]. Circ Arrhythm Electrophysiol, 2017 Dec; 10 (12) : e005463.

[26] HAYWOOD L J, DAVIS B R, PILLER L B, et al. Influence of prevalent and incident atrial fibrillation on post-trial major events in ALLHAT [J]. J Natl Med Assoc, 2017, 109 (3): 172-181.

[27] WING L M, REID C M, RYAN P, et al. A comparison of outcomes with angiotensin-converting—enzyme inhibitors and diuretics for hypertension in the elderly [J]. N Engl J Med, 2003, 348 (7) : 583-592.

[28] DAHLöF B, SEVER P S, POULTER N R, et al. Prevention of cardiovascular events with an antihypertensive regimen of amlodipine adding perindopril as required versus atenolol adding bendroflumethiazide as required, in the Anglo-Scandinavian Cardiac Outcomes Trial-Blood Pressure Lowering Arm (ASCOT-BPLA) : a multicentre randomised controlled trial [J]. Lancet, 2005, 366 (9489) : 895-906.

[29] SEVER P S, DAHLöF B, POULTER N R, et al. Prevention of coronary and stroke events with atorvastatin in hypertensive patients who have average or lower-than-average cholesterol concentrations, in the Anglo-Scandinavian Cardiac Outcomes Trial—Lipid Lowering Arm (ASCOT-LLA) : a multicentre randomised controlled trial [J]. Lancet, 2003, 361 (9364) : 1149-1158.

[30] JAMERSON K, WEBER M A, BAKRIS G L, et al. Benazepril plus amlodipine or hydrochlorothiazide for hypertension in high-risk patients [J]. N Engl J Med, 2008, 359 (23) : 2417-2428.

[31] JAMERSON K A, BAKRIS G L, WUN C C, et al. Rationale and design of the avoiding cardiovascular events through combination therapy in patients living with systolic hypertension (ACCOMPLISH) trial: the first randomized controlled trial to compare the clinical outcome effects of first-line combination therapies in hypertension [J]. Am J Hypertens, 2004, 17 (9) : 793-801.

[32] UNGER T, BORGHI C, CHARCHAR F, et al. 2020 International society of hypertension global hypertension practice guidelines [J]. Hypertension, 2020, 75 (6) : 1334-1357.

[33] WANG W, MA L, ZHANG Y, et al. The combination of amlodipine and angiotensin receptor blocker or diuretics in high-risk hypertensive patients: rationale, design and baseline characteristics [J]. J Hum Hypertens, 2011, 25 (4) : 271-277.

[34] MA L, WANG W, ZHAO Y, et al. Combination of amlodipine plus angiotensin receptor blocker or diuretics in high-risk hypertensive patients: a 96-week efficacy and safety study [J]. Am J Cardiovasc Drugs, 2012, 12 (2) : 137-142.

[35] 成都市高血压干预试验协作组. 高血压干预试验—硝苯地平与安慰剂随机对照研究 [J]. 中华心血管病杂志, 1994, 22 (3) : 201-205.

[36] HANSSON L, ZANCHETTI A, CARRUTHERS S G, et al. Effects of intensive blood-pressure lowering and low-dose aspirin in patients with hypertension: principal results of the Hypertension Optimal Treatment

(HOT) randomised trial [J]. Lancet, 1998, 351 (9118) : 1755-1762.

[37] UK PROSPECTIVE DIABETES STUDY GROUP. Tight blood pressure control and risk of macrovascular and microvascular complications in type 2 diabetes: UKPDS 38 [J]. BMJ, 1998, 317 (7160) : 703-713.

[38] LIU L, ZHANG Y, LIU G, et al. The Felodipine Event Reduction (FEVER) Study: a randomized long-term placebo-controlled trial in Chinese hypertensive patients [J]. J Hypertens, 2005, 23 (12) : 2157-2172.

[39] ZHANG Y, ZHANG X, LIU L, et al. Effects of individual risk factors on the residual risk of cardiovascular events in a population of treated Chinese patients with hypertension: data from the Felodipine Event Reduction (FEVER) study [J]. J Hypertens, 2010, 28 (10): 2016-2025.

[40] ZHANG Y, ZHANG X, LIU L, et al. Is a systolic blood pressure target < 140 mmHg indicated in all hypertensives? Subgroup analyses of findings from the randomized FEVER trial [J]. Eur Heart J, 2011, 32 (12): 1500-1508.

[41] ACCORD STUDY GROUP, CUSHMAN WC, EVANS GW, et al. Effects of intensive blood-pressure control in type 2 diabetes mellitus. N Engl J Med, 2010, 362 (17) : 1575-1585.

[42] THE SPRINT RESEARCH GROUP. A randomized trial of intensive versus standard blood-pressure control [J]. N Engl J Med, 2015, 373 (22) : 2103-2116.

[43] 谢晋湘，黄建凤，吴海英，等. 应用两种血压测量方法指导培哚普利抗高血压治疗的比较—中国APTH研究（中国动态血压监测与高血压治疗研究）[J]. 高血压杂志，2004，12（1）：24-28.

[44] MCMURRAY J J, PACKER M, DESAI A S, et al. Angiotensin-neprilysin inhibition versus enalapril in heart failure [J]. N Engl J Med, 2014, 371 (11) : 993-1004.

[45] RUILOPE L M, DUKAT A, BöHM M, et al. Blood-pressure reduction with LCZ696, a novel dual-acting inhibitor of the angiotensin II receptor and neprilysin: a randomised, double-blind, placebo-controlled, active comparator study [J]. Lancet, 2010, 375 (9722) : 1255-1266.

[46] KARIO K, SUN N, CHIANG F T, et al. Efficacy and safety of LCZ696, a first-in-class angiotensin receptor neprilysin inhibitor, in Asian patients with hypertension: a randomized, double-blind, placebo-controlled study [J]. Hypertension, 2014, 63 (4) : 698-705.

[47] WILLIAMS B, COCKCROFT J R, KARIO K, et al. Effects of sacubitril/valsartan versus olmesartan on central hemodynamics in the elderly with systolic hypertension: The PARAMETER Study [J]. Hypertension, 2017, 69 (3) : 411-420.

[48] WANG J G, YUKISADA K, SIBULO A Jr, et al. Efficacy and safety of sacubitril/valsartan (LCZ696) add-on to amlodipine in Asian patients with systolic hypertension uncontrolled with amlodipine monotherapy [J]. J Hypertens, 2017, 35 (4) : 877-885.

[49] 中国高血压联盟《动态血压监测指南》委员会. 2020中国动态血压监测指南 [J]. 中国医学前沿杂志（电子版），2021，13（3）：34-51.

[50] MCMURRAY J J, PACKER M, DESAI A S, et al. Dual angiotensin receptor and neprilysin inhibition as an alternative to angiotensin-converting enzyme inhibition in patients with chronic systolic heart failure: rationale for and design of the Prospective comparison of ARNI with ACEI to Determine Impact on Global Mortality and morbidity in Heart Failure trial (PARADIGM-HF) [J]. Eur J Heart Fail, 2013, 15 (9) : 1062-1073.

[51] SCHMIEDER R E, WAGNER F, MAYR M, et al. The effect of sacubitril/valsartan compared to olmesartan on cardiovascular remodelling in subjects with essential hypertension: the results of a randomized, double-blind, active-controlled study [J]. Eur Heart J, 2017, 38 (44): 3308-3317.

[52] DESAI A S, SOLOMON S D, SHAH A M, et al. Effect of sacubitril-valsartan vs enalapril on aortic stiffness in patients with heart failure and reduced ejection fraction: a randomized clinical trial [J]. JAMA, 2019, 322 (11): 1077-1084.

[53] HAYNES R, JUDGE P K, STAPLIN N, et al. Effects of sacubitril/valsartan versus irbesartan in patients with chronic kidney disease [J]. Circulation, 2018, 138 (15): 1505-1514.

[54] KARIO K, SHIN J, CHEN C H, et al. Expert panel consensus recommendations for ambulatory blood pressure monitoring in Asia: The HOPE Asia Network [J]. J Clin Hypertens (Greenwich), 2019, 21 (9): 1250-1283.

[55] ZINMAN B, WANNER C, LACHIN J M, et al. Empagliflozin, cardiovascular outcomes, and mortality in type 2 diabetes [J]. N Engl J Med, 2015, 373 (22): 2117-2128.

[56] NEAL B, PERKOVIC V, MAHAFFEY K W, et al. Canagliflozin and cardiovascular and renal events in type 2 diabetes [J]. N Engl J Med, 2017, 377 (7): 644-657.

[57] PARVING H H, BRENNER B M, MCMURRAY J J, et al. Cardiorenal end points in a trial of aliskiren for type 2 diabetes [J]. N Engl J Med, 2012, 367 (23): 2204-2213.

[58] YUSUF S, TEO K K, POGUE J, et al. Telmisartan, ramipril, or both in patients at high risk for vascular events [J]. N Engl J Med, 2008, 358 (15): 1547-1559.

[59] PFEFFER MA, MCMURRAY JJ, VELAZQUEZ EJ, et al. Valsartan in acute myocardial infarction trial investigators. valsartan, captopril, or both in myocardial infarction complicated by heart failure, left ventricular dysfunction, or both [J]. N Engl J Med, 2003, 349 (20): 1893-1906.

[60] PARVING H H, PERSSON F, LEWIS J B, et al. Aliskiren combined with losartan in type 2 diabetes and nephropathy [J]. N Engl J Med, 2008, 358 (23): 2433-2446.

[61] GHEORGHIADE M, BöHM M, GREENE S J, et al. Effect of aliskiren on postdischarge mortality and heart failure readmissions among patients hospitalized for heart failure: the ASTRONAUT randomized trial [J]. JAMA, 2013, 309 (11): 1125-1135.

[62] GHEORGHIADE M, ALBAGHDADI M, ZANNAD F, et al. Rationale and design of the multicentre, randomized, double-blind, placebo-controlled Aliskiren Trial on Acute Heart Failure Outcomes (ASTRONAUT) [J]. Eur J Heart Fail, 2011, 13 (1): 100-106.

[63] KRUM H, MASSIE B, ABRAHAM W T, et al. Direct renin inhibition in addition to or as an alternative to angiotensin converting enzyme inhibition in patients with chronic systolic heart failure: rationale and design of the Aliskiren Trial to Minimize OutcomeS in Patients with HEart failuRE (ATMOSPHERE) study [J]. Eur J Heart Fail, 2011, 13 (1): 107-114.

[64] MCMURRAY J J, KRUM H, ABRAHAM W T, et al. Aliskiren, enalapril, or aliskiren and enalapril in heart failure [J]. N Engl J Med, 2016, 374 (16): 1521-1532.

[65] COHN J N, TOGNONI G. A randomized trial of the angiotensin-receptor blocker valsartan

in chronic heart failure [J]. N Engl J Med, 2001, 345 (23) : 1667-1675.

[66] MCMURRAY J J, OSTERGREN J, SWEDBERG K, et al. Effects of candesartan in patients with chronic heart failure and reduced left-ventricular systolic function taking angiotensin-converting-enzyme inhibitors: the CHARM-Added trial [J]. Lancet, 2003, 362 (9386) : 767-771.

第四章
高血压相关疾病临床试验研究

引　言

高血压的人群患病率高，又是许多疾病的危险因素。作为明确的危险因素，高血压与冠心病密切相关，其中包括急性冠状动脉综合征（ACS）和最近刚刚提出的慢性冠状动脉综合征（CCS）。高血压也是卒中的明确危险因素。近年来十分注意高血压与心房颤动的关系，在这方面进行了很多大规模的临床研究。作为高血压的最后阶段，心力衰竭是危及生命的综合征。另外，高血压与其他危险因素常常同时存在，如高脂血症、糖尿病等，这些危险因素的共同作用，除了心血管系统的损害，也会有其他器官的病变，如肾功能下降、卒中和外周血管病等。对于具有多重危险因素的患者，在治疗、预防与临床研究中，都不能把其中某一个系统孤立起来，必须给予全面的考虑。

正因如此，在高血压的临床研究的浩瀚大海中，有相当多的课题是针对相关疾病的，而在这些相关疾病的研究病例中，高血压又几乎都是最主要的合并疾病。进行高血压的研究，必然要涉及相关危险因素和相关疾病领域。

从20世纪后叶以来，中国就在老一辈专家的指导下组织或参与了众多的高血压相关疾病的临床研究。其中相当部分具有很高的学术水平和临床意义，被国内外指南和临床实践采纳。在这些临床试验的实施过程中，中国逐渐建立了自己的临床试验队伍，培养了一大批临床试验领域的专家，制定了适合中国情况的临床试验管理方法，同时也与国际顶级学术组织建立了密切的联系。中国在国际临床试验领域逐渐取得了一定的话语权。

这些临床研究，有些是关于流行病学和探知危险因素方面的课题，有些是某种疾病的注册研究，大量的是有关治疗策略（药物，非药物）的临床试验。由于课题立题，设计，实施和总结都代表了当时的先进水平，所以主研究的文章多发表在顶级学术杂志，而且被国际指南所采纳。每项临床研究都收集了大量的数据，也就有很多亚组或事后分析，部分有中国患者亚组的文章。当然，临床研究不可能都是阳性结果，从学术角度，阴性结果也是回答了一个科学问题。

本章拟介绍部分中国组织或参与的高血压相关疾病的临床试验，对其结果进行解读，以便读者了解中国在相关领域中所做过的一些工作，并对今后在这一领域继续进行的研究有所帮助。

（朱　俊）

第一节
冠状动脉粥样硬化性心脏病

冠状动脉粥样硬化性心脏病（冠心病）与高血压关系十分密切，高血压是心脑血管病最主要的危险因素，据报道，中国约50%心肌梗死发生于冠状动脉粥样硬化及斑块破裂的影响，这些都与血压升高有关。研究显示，中国急性冠脉综合征患者合并高血压的比例在45%～55%，而高血压患者合并冠心病的比例也在20%～30%。因此，在高血压相关疾病中，冠心病必然占据了重要地位。由于冠心病是全球心血管疾病领域备受关注的课题，近些年来许多有价值的大规模临床研究不断涌现，涵盖了冠心病登记注册或诊疗的各个方面。

一、OASIS登记研究

组织评估缺血综合征策略（organization to assess strategies for ischemic syndromes，OASIS）是一项由加拿大麦克马斯特大学人口健康研究所协调下开展的针对不同国家可疑不稳定型心绞痛或非

ST抬高型心肌梗死患者的国际多中心前瞻性登记注册研究。该研究最早自1996年开始招募适合的患者，并记录了这些患者的基本情况、合并疾病、治疗、预后及有创性心脏手术方式和结局的差异。早期第一部分在美国、加拿大、澳大利亚、巴西、匈牙利和波兰6个中高收入国家进行，后扩展到包括中国在内的其他中低收入国家（第二部分）。

1998年发表在《柳叶刀》上的文章显示，OASIS登记研究-1于1996—1998年在上述6个国家的95家医院中前瞻性地招募了7987名不稳定型心绞痛或疑似非ST段抬高型心肌梗死患者，并随访6个月。结果表明，所有心脏侵入性导管治疗和再血管化比率在巴西和美国最高，加拿大和澳大利亚居中，匈牙利和波兰最低。这些国家的心血管死亡或心肌梗死发生率没有显著差异［7天时总体为4.7%，范围（3.7%～5.6%）；6个月时总体为11%，范围（9%～12%）］。在侵入性手术率最高的国家（59%）与其他国家（21%）相比，心血管死亡或心肌梗死的发生率没有差异（7天时校正的*OR*为0.88，6个月的*OR*为1.0）。巴西和美国的卒中发生率高于干预率较低的国家（7天时校正*OR*为3.0，$P=0.012$；6个月为1.8，$P=0.004$），但7天顽固性心绞痛（0.7，$P<0.001$）和6个月不稳定型心绞痛的再入院率较低（0.70，0.63；两者均$P<0.001$）。无心导管设施的医院和有心导管设施的医院的结果比较，6个月时心血管死亡、心肌梗死或卒中的校正*OR*为0.83（10.6%*vs.*12.5%，$P=0.05$）和1.25（19.3%*vs.*16.1%，$P=0.09$）。研究证明高介入及再血管化比率与降低难治性心绞痛和不稳定型心绞痛再住院率相关，未明显减少心血管死亡或心肌梗死，但增加卒中率。建议进一步的随机试验评估不稳定型心绞痛患者保守治疗和更积极的心脏介入及再血管化治疗对患者的影响。

此后OASIS登记研究-2在8个中低收入国家的65家中心进行，共入选4615例患者。与OASIS登记研究-1相比，OASIS登记研究-2的患者年龄较小，男性和吸烟者更多，症状出现后更晚就诊，入院时糖尿病患病率较低［印度除外，印度的年龄调整患病率最高（39.1%）］。在住院期间，血管造影和干预率有明显的差异，但已证实的药物治疗的使用是类似的。经基线协变量调整后的两年死亡率在6.9%～15%。中国患者的2年死亡率最低（6.9%），印度患者的2年死亡率最高（15%）。结合这两个登记研究，在住院血管造影率≥50%（17.1%）、25%～49%（16.7%）或＜25%（16.5%）的国家中，经协变量调整的死亡率或心肌梗死率没有差异。然而，随后的心肌梗死（分别为7.6%、9.2%和10.8%，$P<0.0001$）、顽固性心绞痛（分别为21.3%、27.7%和35.4%，$P<0.0001$）和死亡、心肌梗死或顽固性心绞痛复合终点（分别为34.9%、40.7%和46.8%，$P<0.0001$）经协变量调整后因血管造影率不同而明显不同。结论认为，参与国之间在患者特征、冠状动脉介入治疗方面存在明显的异质性，导致非ST段抬高急性冠状动脉综合征患者的2年死亡、心肌梗死和顽固性心绞痛复合终点发生率存在差异。

中国也参与了OASIS的登记研究，相关结果发表在2005年《中华医学杂志》及2009年《中华心血管疾病杂志》上。研究分析了自1999年4月至2001年12月OASIS登记试验中国地区协作组协调下的全国38家医院入选的2294例非ST段抬高急性冠状动脉综合征患者自入院至随访至2年的资料，包括联合终点事件（死亡、新的心肌梗死及卒中）的发生情况及最早出现的时间，并采用生存分析（Cox回归）模型，分析48种因素（包括患者基础特征及就诊状态、主要治疗措施、用药情况等）在联合终点事件发生中所起的作用。结果显示，患者平均年龄（62.8±8.3）岁，男性占62.3%，非ST段抬高ACS患者以不稳定型心绞痛居多（88.5%）。2年死亡率8.0%，最常见死因是严重室性心律失常或猝死。联合终点事件365例，发生率为15.9%。促进联合终点事件发生的危险因素主要为：患者就诊心率＞120次/分（$HR=2.081$，95%*CI*，1.088～3.979）、住院期间的溶栓（$HR=2.342$，

95%*CI*，1.528～3.590）及复发性心绞痛（*HR*＝1.313，95%*CI*，1.033～1.670）、吸烟（*HR*＝1.974，95%*CI*，1.407～2.769）、高龄（*HR*＝1.037，95%*CI*，1.025～1.050）及既往心脏病史等。延缓联合终点事件发生的保护性因素主要为：就诊时心电图恢复正常，随访期间坚持应用常规药物等。中国非ST段抬高急性冠状动脉综合征患者中，合并其他心血管疾病，就诊病情危重者随访时易发生联合终点事件；反之，正规应用药物治疗对终点事件的发生产生一定的保护作用。该研究是当时国内较大规模的非ST抬高型ACS患者的登记研究，对了解患者的现状及终点事件发生率有很大意义。

二、中国心脏研究-1

中国心脏研究-1（Chinese cardiac study-1，CCS-1）即卡托普利对急性心肌梗死患者早期病死率和并发症影响的多中心临床试验，是中国最早期开展的针对急性心肌梗死患者应用ACEI以观察预后的全国多中心随机双盲安慰剂对照临床试验，开创了中国大规模临床研究的先河。在中国心脏研究协作组的参与下于1989年年底完成预试验，后于1990年1月1日开始正式试验并于1995年5月结束。研究选择发病36小时内的急性心肌梗死住院患者，随机口服卡托普利12.5mg，每日3次，或相匹配的安慰剂治疗4周，由协作中心采用密闭信封系统随机提供卡托普利及安慰剂。全国30个省市、自治区650家医院共完成合格研究病例14 962例。卡托普利治疗组（*n*＝7468）与安慰剂对照组（*n*＝7494）的患者基础临床特征相似，两组结果有可比性。治疗组4周总病死率（9.1%），较对照组（9.7%）有降低趋势（*OR*＝0.93，95%*CI*，0.83～1.04，*P*＝0.19），治疗组与对照组比较心力衰竭发生率为17% *vs.*18.7%（*OR*＝0.9，95%*CI*，0.82～0.97，*P*＝0.01）。死亡及心力衰竭的联合终点事件为21.5% *vs.* 23.1%，减少7.2%（*P*＝0.02）；休克（4.9% *vs.* 4.4%）与低血压（16.1% *vs.* 10.9%）分别增加10.7%（*P*＝0.11）与38.5%（*P*＝0.0001）；前壁心梗者病死率为8.6% *vs.* 10.2%，减少17%（*P*＝0.02）；基础心率≥60次/分者病死率为9.2% *vs.* 10.7%，减少15.1%（*P*＝0.01）；心率≥100次/分者病死率为17.2%*vs.*24.9%，减少36.6%（*P*＝0.0001）。本研究认为，卡托普利早期治疗急性心肌梗死是安全和有益的，尤其对前壁梗死、心率正常或偏快者益处更大。此研究在《柳叶刀》等著名杂志上均发表了相关文章，得到了国际上的认可。

此后对CCS-1的患者又进行了远期随访，选择急性试验中完成观察20例以上的单位随访，实际完成7079例，随访率为88.5%。卡托普利治疗组（*n*＝3554）与安慰剂对照组（*n*＝3525）患者的基本临床情况相似，有可比性。平均随访（23.3±16.9）个月，平均年龄（63.6±10.6）岁，男性占76%。累积总病死率为16.0%（*n*＝568）与17.9%（*n*＝631），治疗组明显减少（10.6%；*P*＝0.03）；心血管性死亡（14.7% *vs.* 16.6%）明显减少（*P*＝0.03），其中心力衰竭死亡（4.5% *vs.* 6.0%）减少更显著（*P*＝0.004）；早期每治疗每1000例急性MI患者，累积可挽救患者生命19人。治疗组早期病死率（9.0% *vs.* 9.6%）减少6.3%（*P*＝0.31）；远期病死率（7.0% *vs.* 8.3%）减少15.7%（*P*＝0.05），其中心力衰竭死亡减少更显著。

研究提示，急性心肌梗死患者早期应用卡托普利治疗4周，可显著减少累计及远期病死率。该研究具有开展早，规模大，设计规范等优势，在中国急性心肌梗死患者的临床中，具有里程碑式的意义。

三、中国心脏研究-2

中国心脏研究-2（Chinese cardiac study-2，CCS-2），亦称为氯吡格雷和美托洛尔用于心肌梗死试验（clopidogrel and metoprolol in myocardial infarction trial，COMMIT）是在可疑急性心肌梗死患者中进行阿司匹林加氯吡格雷或安慰剂以及应用美托洛尔或安慰剂的随机临床试验。在CCS-2协作组的指导下该研究在中国不同地区的1250家医院进行，自1999年8月至2005年2月入选高度疑似急性心肌梗死且发病24小时内收治的患者（有明确的心电图异常，无持续性低血压），按照2×2析因设计方案，随机分配在阿司匹林加口服氯吡格雷或安慰剂组以及接受美托洛尔（静脉注射然后口服）或安慰剂治疗组。

该研究为中国和英国牛津大学合作的研究，仅在中国实施，共入选患者45 852例。

第一层随机：患者除每日服用阿司匹林162mg外，随机分配氯吡格雷75mg（n＝22 961）或匹配安慰剂（n＝22 891）。有93%的患者出现ST段抬高或束支阻滞，7%的患者出现ST段压低。治疗将持续到出院或住院4周（在生还者中平均是15天），93%的患者完成治疗。两个预先设定的共同主要结局是：①死亡、再梗死或卒中的复合终点；②在规定的治疗期内因任何原因死亡。该试验在ClinicalTrials.gov上注册，编号NCT00222573。结果发现，氯吡格雷组与安慰剂组比较，死亡、再梗死或卒中的复合终点事件比例显著降低9%（95%*CI*，3～14），[2121（9.2%］氯吡格雷*vs.* 2310（10.1%）安慰剂；P＝0.002]，相当于每1000名接受治疗的患者，治疗约2周后有9例事件减少。任何原因死亡在氯吡格雷组也有7%（1～13）的显著降低［1726（7.5%）*vs.* 1845（8.1%）；P＝0.03]。对死亡、再梗死或卒中单一终点的影响在大范围的患者中似乎是一致的，并且与其他正在使用的治疗无关。针对所有的致死性出血、需输血的出血或颅内出血，氯吡格雷对于整体［134（0.58%）*vs.* 125（0.55%）；P＝0.59]，或年龄大于70岁，或接受溶栓治疗的患者，没有显著的额外风险。结果表明，在大范围的急性心肌梗死患者中，每日阿司匹林和其他标准治疗（如溶栓）基础上添加氯吡格雷75mg可以安全降低死亡率和住院期间的主要血管事件，应作为常规考虑。该研究作为氯吡格雷在不稳定型心绞痛中预防再发缺血性事件（clopidogrel in unstable angina to prevent recurrent ischaemic events，CURE）试验的补充，奠定了双联抗血小板治疗在急性心肌梗死患者中的治疗地位，为指南改写提供了依据。

第二层随机：患者被分配为美托洛尔（静脉滴注15mg，每日口服200mg；n＝22 929）或匹配安慰剂（n＝22 923），幸存者平均治疗天数为15天，共89%的患者完成治疗。预先设定的主要终点与上述相同。结果发现，美托洛尔组两种共同主要结果均无显著降低。对于死亡、再梗死或心搏骤停，美托洛尔组2166例（9.4%）患者有此类事件，安慰剂组的2261例（9.9%）患者有此类事件［*OR*＝0.96，95% *CI*，0.90～1.01；P＝0.1]。仅死亡一项，美托洛尔组的死亡人数为1774人（7.7%），而安慰剂组的死亡人数为1797人（7.8%）（*OR*＝0.99，95% *CI*，0.92～1.05；P＝0.69)）。美托洛尔每治疗1000例患者可减少5例再梗死［464例（2.0%）美托洛尔*vs.* 568例（2.5%）安慰剂；*OR*＝0.82，95% *CI*，0.72～0.92；P＝0.001]，减少5例心室颤动［(581例（2.5%）*vs.* 698例（3.0%）；*OR*＝0.83，95% *CI*，0.75～0.93；P＝0.001]。但这些获益被每1000例患者有11例以上出现心源性休克所抵消［1141例（5.0%）*vs.* 885例（3.9%）；*OR*＝1.30，95% *CI*，1.19～1.41；P＜0.00001)。尽管从结果来看美托洛尔的应用所带来的再梗死及心室颤动风险减少的获益被心源性休克增加的危害所抵消，但研究中发现应用美托洛尔所增加的心源性休克危害主要发生在入院后0～1天，第2天后休克的风险未有明显增加。而再梗死和心室颤动减少的获益则是逐渐出现的，在0～1天应用美托洛尔并未减少再梗死及心室颤动的发生，但在第2天后患者再梗死和心室颤动减少的获益显著增加。因此，美托洛尔治疗在0～1天内对死亡、再梗死、心搏骤停或休克的总体不良事件的影响是显著不利的（净危害），而在0～1天后则显著有利（净收益）。所以在血流动力学不稳定的患者中（特别是0～1天内）存在较大的心源性休克风险增加的净危害，而在那些血流动力学相对稳定，休克风险较低的患者中（特别是在0～1天后）则有适度的包括再栓塞及心室颤动风险降低的净收益。研究提示，早期β受体阻滞剂治疗急性心肌梗死可降低再梗死和心室颤动的风险，但可增加心源性休克的风险，尤其是在入院后的第一天左右。因此，一般而言，只有当心肌梗死后血流动力学状况稳定后，才应审慎考虑在住院期间开始β受体阻滞剂治疗。这一结论对急性心肌梗死患者早期是否使用大剂量β受体阻滞剂提供了非常有价值的指导性意见，对临床实际意义重大。上述两部分结果均发表在2005年《柳叶刀》杂志上，产生了很大的国际影响。

四、INTERHEART研究

急性心肌梗死危险因素的全球研究（a global case-control study of acute myocardial infarction，INTERHEART）是一项国际多中心的大规模病例对照研究，旨在了解全球不同地区人群中，与急性心肌梗死发生相关的危险因素。病例为首次急性心肌梗死的患者，对照为随机抽取，在年龄和性别上与病例相匹配。该研究分布于每一个有人类居住的大洲，在加拿大麦克马斯特大学人群健康研究所的协调下，1999—2003年共有52个国家的262个中心参与其中，共纳入了15 152例病例，14 820例对照，分析了吸烟、高血压或糖尿病病史、腰臀比、饮食结构、体力活动、饮酒、载脂蛋白（Apo）和心理社会因素与心肌梗死的关系，计算了危险因素与心肌梗死危险因素和人群归因危险度（*PAR*）的比值比和它们的99%可信区间。结果显示，吸烟（目前吸烟 *vs.* 从不吸烟的*OR*为2.87，当前或既往吸烟 *vs.* 从不吸烟的*PAR*为35.7%），ApoB/ApoA1比值升高（最高五分位 *vs.* 最低五分位*OR*为3.25，前四个五分位*vs.* 最低五分位*PAR* 49.2%），高血压病史（1.91，*PAR* 17.9%），糖尿病（2.37，*PAR* 9.9%），腹型肥胖（最高 *vs.* 最低为三分位*OR*为1.12，中间 *vs.* 最低三分位*OR*为1.62，前两者*vs.* 最低三分位*PAR* 20.1%），心理社会因素（2.67，*PAR* 32.5%），日常食用水果和蔬菜（0.70，*PAR* 13.7%若每日消耗不足），正常饮酒量（0.91，*PAR* 6.7%），正常体力活动（0.86，*PAR* 12.2%）与急性心肌梗死显著相关（饮酒$P=0.03$，其余因素$P<0.0001$）。这些关联在男性和女性、老年人和青年人，以及世界所有地区都是一致的。总的来说，这9个危险因素占男性*PAR*的90%和女性的94%。这一发现表明，异常的血脂、吸烟、高血压、糖尿病、腹型肥胖、心理社会因素、水果、蔬菜和酒精的摄入以及规律的体育活动，是世界范围内所有地区、所有性别和年龄段心肌梗死风险的主要原因，而类似原则的预防方法可以建立在世界范围内，并且有可能预防大多数早发心肌梗死病例。研究结果于2004年发表在《柳叶刀》杂志上，对了解全球急性心肌梗死的发病因素，制定预防措施，具有深远意义。

中国也在2012年根据INTERHEART研究发表了亚组分析，在北京高血压联盟研究所及中国医学科学院阜外医院的协调下，于1999年2月至2003年3月，在中国27个地区纳入了性别、年龄相匹配的2909例病例及2947例对照。旨在确定中国人群的教育水平、家庭收入和其他社会经济状况（SES）是否与急性心肌梗死（AMI）相关，并比较中国北部和南部地区之间的差异。结果显示，病例组比对照组受教育程度低（<8年）的更为常见（53.4%和44.1%; $P=0.0001$）。在校正所有危险因素后，中国人群的受教育程度与AMI风险相关（$P=0.0005$）。8年或8年以下受教育人群与超过12年受教育（职业学校/大专/大学）人群相比，发生急性心肌梗死的$OR=1.33$（95%*CI*, 1.12～1.59），与9～12年受教育人群相关的$OR=1.04$（95%*CI*, 0.88～1.33）。高收入人群比例在对照组高于病例组（39.4%和35.3%）。财产数量和非专业性职业与急性心肌梗死仅呈弱相关或完全无关。低受教育程度校正后的*OR*在女性为2.38（95%*CI*, 1.67～3.39），男性为1.18（95% *CI*, 0.99～1.42）（异质性为$P=0.0001$）。教育水平与不同地区的交互作用显著（交互$P=0.0206$）。研究提示在中国几项社会经济因素包括教育水平及收入等与AMI发病率的增加密切相关，东北和南方地区最为显著，教育的作用在

女性对AMI的影响大于男性。

五、CREATE-ECLA研究

评价低分子量肝素和代谢调节治疗急性心肌梗死的临床研究（clinical trial of reviparin and metabolic modulation in acute myocardial infarction treatment evaluation，CREATE）探究了葡萄糖–胰岛素–钾（glucose-insulin-potassium，GIK）输注对急性ST段抬高型心肌梗死（STEMI）患者死亡率的影响，后与另一项同样研究GIK输注的试验（estudios cardiologics Latin America，ECLA）合并为一项试验——即CREATE-ECLA随机对照试验。该试验是一项国际大规模临床研究，采取部分2×2析因设计，先将所有患者随机分为GIK输注及对照组，然后对中国及印度的患者随机给予双盲治疗（低分子量肝素或安慰剂），以验证GIK这一广泛应用于STEMI患者的低成本治疗对此类患者死亡率的影响。该研究由加拿大麦克马斯特大学人群健康研究所进行协调，在2000—2004年于全球21个国家的470个中心进行，共有20 201名STEMI患者在症状出现后12小时内入选。患者平均年龄58.6岁，普遍采用循证治疗。患者随机分配接受GIK静脉滴注24小时加常规护理（$n=10\ 091$）或单独常规护理（对照组；$n=10\ 110$）。主要观察终点为随机化后30天的死亡率、心搏骤停、心源性休克和再梗死率。结果显示，随机后30天对照组976例（9.7%）死亡，GIK输注组1004例（10.0%）死亡（$HR=1.03$；95%*CI*，0.95～1.13；$P=0.45$）。心搏骤停、心源性休克或再梗死发生率两组间均无明显差异［心搏骤停对照组1.5%（151/10 107），输注GIK组1.4%（139/10 088），$HR=0.93$；95%*CI*，0.74～1.17，$P=0.51$；心源性休克6.3%（640/10 107）*vs.* 6.6%（667/10 088），$HR=1.05$；95%*CI*，0.94～1.17，$P=0.38$；再梗死2.4%（246/10 107）*vs.* 2.3%（236/10 088），$HR=0.98$；95%*CI*，0.82～1.17；$P=0.81$］。在随机分组后的第7天，两组的心力衰竭发生率也相似［16.9%（1711/10 107）*vs.* 17.1%（1721/10 088），$HR=1.01$；95%*CI*，0.95～1.08；$P=0.72$）。GIK输注对于减少死亡率无益在预先设定的亚组是一致的，包括有或没有糖尿病的患者，入选时有或没有心力衰竭的患者，入选时处于症状出现早期或晚期的患者，接受或不接受再灌注治疗的患者（溶栓或PCI）。此项大型国际随机试验的结果发表在2005年*JAMA*杂志上，其结论大剂量GIK输注对急性STEMI患者的死亡率、心搏骤停和心源性休克无明显有益影响，终结了在STEMI患者中常规应用GIK的时代，对临床实践有很大指导意义。

此研究中国参与，在CREATE中国课题组的协调下自2001年7月到2004年7月共274个中心入选了7510例患者，超过全球的1/3，其中GIK输注组3739例，常规治疗组3771例。据此，在2008年《中华医学杂志》上发表了中国的亚组研究，结果显示，中国患者从症状出现到随机化的平均时间为5.8小时。对照组死亡率为10.4%，与GIK组无显著差异（11.2%，危险率＝1.05，95%*CI*，0.916～1.207，$P=0.476$）。GIK组心搏骤停、心源性休克、再梗死发生率分别为0.8%、6.8%、2.0%，与对照组无显著性差异（分别为1.0%、6.4%、1.9%，$P>0.05$）。第7天，GIK组心力衰竭发生率为19.7%，与对照组比较无显著性差异（18.3%，$P<0.102$）。GIK组的症状性低血压率为3.7%，明显高于对照组（1.2%，$P<0.01$）。GIK组静脉炎发生率为2.2%，明显高于对照组（0.1%，$P<0.01$）。对照组净增液量为3584ml，高于GIK组（1036ml）。其结论与国际整体研究一致。

六、OASIS-6研究

磺达肝癸钠对急性ST段抬高型心肌梗死患者死亡率和再梗死的影响（organization to assess strategies for ischemic syndromes-6，OASIS-6）随机试验是评估Ⅹa因子抑制剂磺达肝癸钠在STEMI患者中作用的大规模临床研究。尽管有许多治疗进展，急性ST段抬高型心肌梗死（STEMI）患者的死亡率仍然很高。额外抗血栓药物的作用尚不清楚，特别是在没有接受再灌注治疗的患者中。该研究由位于安大略省的麦克马斯特大学汉密尔顿健康科学中心的加拿大心血管合作项目部协调负责，采用随机双盲的方法纳入2003年9月至2006年1月全球41个国家447家医院的12 092例STEMI患者，除常规治疗外给予每日2.5mg磺达肝癸钠或安慰剂治疗。中国共有48个中心参加，入选1500例患者，人数居全球第二。随机分为两层，起始无应用普通肝素指征的患者，随机分为磺达肝癸钠或安慰剂皮下注射8天；起始有使用普通肝素指征的患者，则按双盲双模拟方式，随机为磺达肝癸钠组（磺达肝癸钠皮下注射＋普通肝素安慰剂静脉输注）或普通肝素组（磺达肝癸钠安慰剂皮下注射＋普通肝素静脉输注）24～48小时，从第3天到第9天，患者根据最初的随机分配接受磺达肝癸钠（原磺达肝癸钠组）或安慰剂（原普通肝素组）皮下注射。主要终点为30天死亡或再梗死的复合终点，次要终点为评估第9天和最后随访时期（3个月或6个月）的上述事件。结果显示，磺达肝癸钠组6036例中的585例（9.7%）在30天时发生死亡或再梗死，与对照组6056例中的677例（11.2%）相比显著减少（*HR*＝0.86；95% *CI*，0.77 ～ 0.96；*P*＝0.008；绝对风险降低1.5%；95%*CI*，0.4%～2.6%）。这些获益在第9天［安慰剂537例（8.9%）*vs.*磺达肝癸钠444例（7.4%）；*HR*＝0.83；95%*CI*，0.73～0.94；*P*＝0.003］，以及在研究结束时［安慰剂857例（14.8%）*vs.*磺达肝癸钠756例（13.4%）；*HR*＝0.88；95%*CI*，0.79～0.97；*P*＝0.008］同样观察到了。在整个研究过程中死亡率显著降低。在计划使用肝素的第二层中，磺达肝癸钠的作用没有异质性。然而，在接受直接经皮冠状动脉介入治疗的患者中磺达肝癸钠并未获益。在第二层的其他患者中，30天（*HR*＝0.82；95%*CI*，0.66～1.02；*P*＝0.08）和研究结束（*HR*＝0.77；95%*CI*，0.64～0.93；*P*＝0.008）时，磺达肝素比普通肝素更能减少死亡或再梗死。在接受溶栓治疗（*HR*＝0.79；*P*＝0.003）和未接受再灌注治疗（*HR*＝0.80；*P*＝0.03）的患者中观察到显著的益处。使用磺达肝癸钠9天时，重度出血有减少的趋势（安慰剂组79例，磺达肝癸钠组61例；*P*＝0.13），且心脏压塞明显减少（安慰剂组48例，磺达肝癸钠组28例；*P*＝0.02）。研究认为，在ST段抬高型心肌梗死患者中，特别是那些没有接受直接经皮冠状动脉介入治疗的患者，磺达肝癸钠显著降低死亡率和再梗死率，且不会增加出血和卒中发生率。本研究发表在2006年*JAMA*杂志上，奠定了磺达肝癸钠在未行初始PCI治疗的STEMI患者中的应用地位，结合磺达肝癸钠在非ST抬高型ACS患者中的作用（OASIS-5研究），对临床实践有很大的指导意义。

七、COMPASS研究

利伐沙班用于预防冠心病或外周动脉疾病患者主要心血管事件的随机对照研究（cardiovascular outcomes for people using anticoagulation strategies，COMPASS）是一项国际多中心大规模临床研究，以评估利伐沙班单用或与阿司匹林联合应用在心血管疾病二级预防方面是否比单独应用阿司匹林更有效，同时评估长期使用质子泵抑制剂治疗是否可以降低上消化道出血等消化道疾病的风险。该试验已在ClinicalTrials.gov注册，编号NCT01776424。该研究指导委员会由加拿大人群健康研究所、各国研究负责人和赞助商组成，负责制定方案并参与方案的实施及监督。研究于2013年3月至2016年5月在全球33个国家的602个中心进行入选，采用双盲、双模拟、随机对照、3×2析因设计方法，将27 395例有稳定性动脉粥样硬化性血管病的患者经30天导入期后，随机分为利伐沙班（2.5mg，每日2次）联合阿司匹林（100mg，每日1次）组，利伐沙班组（5mg，每日2次），阿司匹林组（100mg，每日1次）。主要终点为复合终点，包括心血管死亡、卒中或心肌梗死。在平均随访23个月后，因利伐沙班联合阿司匹林组优势明显，此部分研究提前中止。研究在导入期后同步将无明确质子泵抑制剂应用指征的17 598例患者随机分配为每日服用潘托拉唑40mg或安慰剂，主要终点为首次发生上消化道事件的时间，包括显性出血、胃十二指肠病变或不明原因的上消化道出血、隐性出血、症状性胃十二指肠溃疡或≥5处糜烂、胃肠道梗阻或穿孔。抗栓部分结果显示，与单用阿司匹林相比，利伐沙班联合阿司匹林组主要终点事件更少［379例（4.1%）*vs.* 496例（5.4%）；*HR*＝0.76；95%*CI*，0.66～0.86；*P*＜0.001；*Z*＝−4.126］，但利伐沙班联合阿司匹林组大出血事件增加［288例（3.1%）*vs.* 170例（1.9%）；*HR*＝1.70；95%*CI*，1.40～2.05；*P*＜0.001］。颅内出血或致命性出血在两组间无显著差异。利伐沙班联合阿司匹林组死亡313例（3.4%），阿司匹林组死亡378例（4.1%）（*HR*＝0.82；95%*CI*，0.71～0.96；*P*＝0.01；显著性阈值*P*值，0.002 5）。与单独使用阿司匹林组相比，单独使用利伐沙班组主要终点事件并未显著减少，但其大出血事件增加。结论认为，在稳定性动脉粥样硬化血管疾病的患者中，与单独应用阿司匹林组相比，利伐沙班（2.5mg，每天2次）联合阿司匹林组有更好的心血管预后及更多的大出血事件；与单独应用阿司匹林组相比，单独应用利伐沙班组（5mg，每日2次）并未带来更好的心血管预后，但大出血事件增加。消化道治疗部分结果显示，潘托拉唑组（8791例患者发生事件102例）与安慰剂组（8807例患者发生事件116例）上消化道事件发生率无显著性差异（危险比0.88，95%*CI*，0.67～1.15）。潘托拉唑显著减少胃十二指肠病变出血（*HR*＝0.52；95%*CI*，0.28～0.94；*P*＝0.03）。当应用事后归因定义胃十二指肠病变出血后，尽管需要治疗的事件仍然很高（*n*＝982；95%*CI*，609～2528），但胃肠道病变出血发生率下降幅度更大（*HR*＝0.45；95%*CI*，0.27～0.74）。结论认为，这项随机安慰剂对照试验发现，在接受小剂量抗凝和/或阿司匹林治疗稳定性心血管疾病的患者中，常规使用质子泵抑制剂并不能减少上消化道事件，但可以减少胃十二指肠病变的出血。

COMPASS研究的另一重要发现是为稳定性外周动脉或颈动脉疾病患者提供了新的治疗选择。入选标准为COMPASS研究患者有下肢外周动脉疾病史（既往外周动脉旁路移植术或血管成形术、下肢或足部截肢、伴外周动脉疾病客观证据的间歇性跛行），颈动脉疾病（颈动脉血运重建史、无症状颈动脉狭窄≥50%），或冠状动脉疾病伴踝肱指数＜0.9。主要终点为心血管死亡、心肌梗死或卒中，主要外周动脉疾病终点为严重肢体不良事件，包括重大截肢。结果显示，研究共入选7470名符合外周动脉疾病定义的患者，与单独使用阿司匹林相比，利伐沙班联合阿司匹林组可降低心血管死亡、心肌梗死、卒中的复合终点［126（5%），2492 *vs.* 174（7%），2504；*HR*＝0.72，95% *CI*，0.57～0.90，*P*＝0.0047］，并减少严重肢体不良事件，包括重大截肢［32（1%）*vs.* 60（2%）；*HR*＝0.54，95% *CI*，0.35～0.82，*P*＝0.0037］。与单独应用阿司匹林组相比，利伐沙班5mg每日两次联合阿司匹林组未能改善复合终点［149（6%），2474 *vs.* 174（7%），2504；*HR*＝0.86，95% *CI*，0.69～1.08，*P*＝0.19］，但严重肢体不良事件，包括重大截肢减少［40（2%）*vs.* 60（2%）；*HR*＝0.67，95% *CI*，0.45～1.00，*P*＝0.05］。中位治疗时间为21个月。利伐沙班联合阿司匹林组较单独应用阿司匹林组大出血事件增加［77（3%），2492 *vs.* 48（2%），2504；*HR*＝1.61，95% *CI*，1.12～2.31，*P*＝0.0089），主要为胃肠道出血。同样，2474例利伐沙班5mg组患者大出血事件79例（3%），而单用阿司匹林组2504例患者中发生大出血事件48例（2%）（*HR*＝1.68，95% *CI*，1.17～2.40；*P*＝0.0043）。结论认为，与单独服用阿司匹林组相比，低剂量利伐沙班每日两次联合阿司匹林每日一次组MACE及肢体不良事件减少。尽管大出血事件增加，但致命性或颅内出血的发生并未增加。这一联合治疗是外周动脉疾病患者治疗管理的重要进展。与单独应用阿司匹林相比，单独应用利伐沙班并未减少MACE发生，但其降低了主要严重肢体不良事件发生率，同时大出血发生率增加。

中国医学科学院阜外医院的研究者们也在国际上发表了根据COMPASS研究进行男女性别比较的亚组分析，结果显示，随机分配18 278名患者接受利伐沙班联合阿司匹林（$n=9152$）或单独阿司匹林治疗（$n=9126$），其中22.1%是女性。女性与男性相比，MACE和大出血的发生率相似，但心肌梗死的发生率临界降低（1.7% *vs.* 2.2%，$P=0.05$）。联合治疗与单独服用阿司匹林比较，MACE减少在男性和女性是一致的（女性：3.8% *vs.* 5.2%，$HR=0.72$，95%*CI*，0.54～0.97；男性：4.2% *vs.* 5.5%，$HR=0.76$，95% *CI*，0.66～0.89；*P*相互作用0.75），而大出血的增加也表现一致（女性：3.1% *vs.* 1.4%，$HR=2.22$，95% *CI*，1.42～3.46；男性：3.2% *vs.* 2.0%，$HR=1.60$，95% *CI*，1.29～1.97；*P*相互作用0.19），两者之间没有明显的相互作用。结论认为，在稳定型冠心病或外周动脉疾病患者中，利伐沙班（2.5mg，每日2次）联合阿司匹林与单独阿司匹林相比，无论基线危险因素如何，女性可与男性同样获益。

结束语

高血压，作为心脑血管疾病发生的重要危险因素，与冠心病、急性冠脉综合征等事件的发生密切相关。许多中国研究者参与的全球大规模临床研究及中国自主的多项研究均已揭示了冠心病及心肌梗死发生的危险因素、治疗手段及预后，而高血压是其中不容忽视的重要环节。这些结果提示我们应更好地识别和管理高血压人群，做好预防，早期控制，减少甚至避免由高血压发展为冠心病或其他心脑血管疾病，为改善患者预后，提高生活质量，减轻国家医疗负担而努力。

（梁　岩）

第二节 心房颤动

心房颤动与高血压关系密切，在高血压患者中，心房颤动的发生率明显增加，而在所有心房颤动临床试验中，高血压的患者几乎占到70%。伴有其他基础疾病的患者若出现心房颤动，往往病情加重，预后变差，各种事件的发生率明显增高，死亡率也有上升。在心房颤动的所有并发症中，卒中是预后最差且对患者生活质量影响最大的并发症。心房颤动的治疗策略主要有基础疾病和诱因的治疗，抗凝治疗，心室率控制和节律控制。在这些策略中，近年来进展最大的是抗凝治疗，有关心房颤动的大规模临床研究几乎都集中在卒中预防方面。这些研究的背景一是随着人口老龄化心房颤动患者人数的增加，二是心房颤动对卒中可造成的巨大危害，三是当时只有华法林可用于心房颤动抗凝治疗，而华法林具有不可克服的缺点。以下介绍的是几项中国参与的国际著名临床研究。

一、RE-LY 心房颤动注册研究

既往有一些有关心房颤动的发病率和死亡率的研究，但在北美和西欧以外很少有长期结局的观察。世界多地区急诊科心房颤动患者的危险因素，治疗和终点事件研究，简称心房颤动注册研究（risk factors，treatments and outcomes for emergency department patients with atrial fibrillation in multiple regions of the world，RE-LY）是在47个国家进行的前瞻性注册研究，纳入在急诊科以心房颤动或心房扑动为第一或第二诊断的患者。研究在全球8个地区（北美、西欧和澳洲、南美、东欧、中东和地中海、非洲、印度、中国和南亚）入选患者，通过1年的随访，了解死亡和卒中的发生情况。北美、西欧和澳洲作为参照人群，与其他地区进行比较。

该研究自2007年12月到2011年10月共入选

了15 400例患者。研究显示，高血压是最常见的危险因素，从最低的非洲（41.6%）到最高的印度（80.7%）。风湿性瓣膜病在北美仅有2.2%，但在非洲和印度高达21.5%和31.5%。CHADS2评分≥2的患者口服抗凝药使用率在北美是65.%，但在中国仅11.2%，*P*＜0.001。国际标准化比值（INR）在治疗范围内的时间在西欧是62.4%，在北美50.9%，但在印度、中国和南亚仅32%～40%，*P*＜0.001。有99.7%的患者完成了1年随访。以心房颤动为第一诊断的患者死亡率低于第二诊断的患者（6% *vs.* 16%，*P*＜0.0001）。与北美西欧参照人群相比，南美和非洲的1年死亡率几乎增加一倍。心力衰竭是最主要的死因（占死亡患者的30%）。有8%的患者死于卒中。1年期间有604例（4%）的患者发生了某种卒中，其中在心房颤动为第一诊断的患者中有170/6825例（3%），第二诊断的患者中有434/8536例（8%）。非洲、中国和南亚卒中发生率最高，分别为8%、8%和7%。

本研究揭示了全球不同地区心房颤动患者的年龄、危险因素、合并疾病及治疗的差异。了解这些差异才能有针对性地改善治疗后果。1年随访的结果说明，对心房颤动的治疗，纠正合并的心力衰竭应该给予优先考虑。主研究的文章发表在《循环杂志》（基线资料分析）和《柳叶刀》（1年随访结果）上。

这是中国参与的第一个有随访资料的大规模心房颤动注册研究。中国有20个中心参加课题，其中包括三级专科医院、三级普通医院和二级医院，入选了2043例患者，比较真实地反映了10年前中国心房颤动诊治的状况。结果中关于中国心房颤动抗凝（华法林）使用率（11.2%）和INR的达标率（36%）一直作为中国心房颤动治疗不足的警示。课题结束后，根据中国患者的材料陆续发表了16篇文章，分别从中国患者的基线、1年随访、年龄、体重指数、肥胖、危险因素、心室率、死亡危险因素等方面进行了分析，提供了中国心房颤动患者有价值的数据，有利于制定中国心房颤动患者进一步的治疗处理策略。

二、RE-LY研究

这是一项比较两种盲法剂量的达比加群酯和开放标记的华法林对于非瓣膜性心房颤动患者预防卒中和体循环栓塞的长期抗凝治疗的随机研究（randomized evaluation of long term anticoagulant therapy，RE-LY）。从2005年12月到2007年12月共入选了18 113例有卒中风险的非瓣膜病心房颤动患者。试验按非劣效设计，患者随机进入盲态使用达比加群110mg或150mg每日两次组，或非盲态使用调整剂量的华法林组（INR 2.0～3.0）。随访的中位时间是2年。主要终点是卒中或体循环栓塞。华法林组主要终点的发生率为1.69%/年，达比加群110mg组为1.53%/年，与华法林组比较达到非劣效（*P*＜0.001），达比加群150mg组为1.11%/年，与华法林组比较不但达到非劣效，而且达到优效（*RR*＝0.66，*P*＜0.001）。主要安全性终点是大出血。华法林组发生率是3.36%/年，达比加群110mg组为2.72%/年，比华法林明显减少（*P*＝0.003），达比加群150mg组为3.11%/年，与华法林比较无明显差异（*P*＝0.31）。两个达比加群组比华法林明显减少出血性卒中。总死亡率150mg组有减少趋势（*P*＝0.051）。研究的总体结论是达比加群110mg与华法林在预防卒中或体循环栓塞方面疗效相当，但大出血减少。达比加群150mg疗效好于华法林，大出血与华法林相当。

RE-LY试验是在心房颤动领域第一个成功的使用非维生素K拮抗口服抗凝药（non-vitamin K antagonist oral anticoagulants，NOAC）的临床试验，它终结了华法林在非瓣膜病心房颤动抗凝一统天下的位置，开启了NOAC时代。试验结果在2009年ESC大会上公布，同步发表了《新英格兰医学杂志》的文章。在2010年《ESC心房颤动处理指南》中给予了介绍（当时尚未获批），在以后的各项国际指南中对达比加群等NOAC给予了明确推荐。

中国有13个中心参加了这一试验，共入选541

例患者。中国亚组文章发表在2016年第11期《中华心血管疾病杂志》。中国患者卒中和体循环栓塞发生率在数值上略高于全球，但达比加群两个剂量与华法林比较与全球结果一致。达比加群两个剂量组的大出血各有2例，而华法林组为5例。结果显示达比加群在中国人群中也有较好的疗效和安全性，可用于非瓣膜病心房颤动卒中的预防。

三、ARISTOTLE研究

活性药物（华法林）对照、随机、双盲、平行、III期临床研究，评估阿哌沙班预防非瓣膜性房颤受试者脑卒中和体循环栓塞的安全性和疗效（apixaban for reduction in stroke and other thromboembolic events in atrial fibrillation，ARISTOTLE）。这是一项随机、双盲、双模拟对照研究。2006年12月到2010年4月入选了具有危险因素的非瓣膜病患者共18 201例，随机分配使用阿哌沙班（5mg每日2次）或剂量调节的华法林（INR 2.0～3.0）。主要疗效终点是缺血或出血性卒中或体循环栓塞。试验按非劣效设计，如果达到这一目标，进一步考核是否优效，安全性终点是大出血和全因死亡。平均随访1.8年。主要终点华法林组为1.60%/年，阿哌沙班组为1.27%，卒中和体循环栓塞的发生不但非劣效于华法林，而且达到了优效（$P=0.01$）。主要是出血性卒中减少，缺血性卒中与华法林组比较无差异。大出血的发生率阿哌沙班减少31%（$P<0.001$），全因死亡减少11%（$P=0.1047$）。

ARISTOTLE是所有NOAC临床试验中唯一在疗效和安全性（包括全因死亡）全面取得优效的课题。它奠定了阿哌沙班在非瓣膜病心房颤动中的治疗地位。其结果于2011年ESC大会上公布，其后文章发表于《新英格兰医学杂志》。在ARISTOTLE试验中，入选了一些瓣膜病心房颤动的患者（不包括中重度二尖瓣狭窄和机械瓣置换术后）。事后分析可见这些瓣膜病心房颤动的患者中，阿哌沙班与华法林相比在主要终点的疗效与全组相符。

中国共有36个中心入选了843例患者。中国亚组的数据总体上与全球符合。

四、AVERROES研究

该研究旨在比较阿哌沙班（apixaban）与阿司匹林（ASA）在维生素K拮抗剂治疗失败或不适用的心房颤动患者中预防卒中的作用［apixaban versus acetylsalicylic acid（ASA）to prevent stroke in atrial fibrillation patients who have failed or are unsuitable for vitamin k antagonist treatment：a randomized double blind trial，AVERROES］，是一项随机双盲试验。真实世界中华法林的使用一直不令人满意，某些患者因各种原因无法使用华法林，在这些患者中原来只能使用阿司匹林。本课题拟在这样的患者中观察阿哌沙班与阿司匹林比较的疗效与安全性。AVERROES从2007年9月到2009年12月入选了5599例卒中高危的但不适合使用华法林的心房颤动患者，随机到阿哌沙班组，5mg每日2次，或阿司匹林组（81～324mg每日1次，剂量由研究者决定）。主要终点是卒中或体循环栓塞，安全性终点是大出血。课题在随访了1.1年后在数据安全监查委员会的建议下提前中止。阿哌沙班组主要终点发生率为1.6%/年，明显低于阿司匹林组3.7%/年（$P<0.001$）。大出血的发生率两组相似（1.2%/年 *vs.* 1.4%/年，$P=0.57$）。因心血管原因住院的阿哌沙班组明显少于阿司匹林组。

AVERROES是唯一的NOAC与阿司匹林对照的研究，其结果再次否定了阿司匹林在心房颤动卒中预防中的地位，效果既不好，也不更安全。这一课题的结果虽然没有作为适应证写入阿哌沙班的说明书，但在学术上的地位较高。文章发表在2011年《新英格兰医学杂志》上，并且一直为国际重要指南所引用。

中国17个中心入选了232例患者。中国亚组数据与全球高度一致。在课题提前结束后，进行了一项长期安全性研究，所有入选AVERROES课题的患者，经过知情同意，入选了延长观察的试验，进入的患者全部使用阿哌沙班。这一延长试验在中国一直到2017年才结束。

（朱　俊）

第三节
脑卒中

脑卒中是高血压的主要并发症之一，降低脑卒中的发生风险是高血压治疗的重要目的。除高血压之外，尚有许多其他危险因素与脑卒中有关，了解这些危险因素对脑卒中预防有重要意义。另外，脑卒中具有高致死、高致残和高复发的特点。脑卒中发生后5年内，有10%～20%的患者再次发生脑卒中。如何预防脑卒中复发也是全球关注的问题。自20世纪80年代以来，以刘力生为首的中国心血管疾病专家与国际多位知名专家合作相继完成了多项国际多中心临床试验，为寻找有效的卒中预防措施做出了巨大贡献。以下简单介绍其中的5项试验。

一、PATS试验

高血压是脑卒中的重要危险因素，高血压患者经抗高血压治疗可显著降低脑卒中的发生率，即使在正常血压范围内，降低血压仍能使卒中的发生率降低。但脑卒中复发率高，有研究估计，2年内25%的卒中患者可能再发卒中或其他血管事件。降压治疗是否能够降低卒中后患者的再发生率，在20世纪80—90年代仅有一些小样本的研究，且观察时间不长，难以提供有说服力的证据。脑卒中后降压治疗试验（the post-stroke antihypertensive treatment study，PATS）是中国高血压联盟与英国牛津大学临床试验中心合作在中国进行的一项临床研究，为大样本、多中心、随机、双盲、安慰剂对照的临床试验，旨在探讨降压治疗是否能够降低脑卒中或一过性脑缺血（transient ischemic attack，TIA）发作后的高血压或正常血压患者因脑卒中和其他并发症的发生和死亡。

研究对象为TIA或脑卒中急性期（4周）后未导致严重残疾者，血压水平不限，但医生认为双盲治疗对参加者无害，有严重疾病者除外。合格的入选者被随机分为吲达帕胺治疗组（给予吲达帕胺2.5mg/d）或安慰剂组（吲达帕胺安慰剂每日1片），无降压治疗目标血压，如有血压明显升高或降低，由医生决定是否改变治疗或停止双盲治疗。研究的主要终点为致命和非致命性卒中，次要终点包括心脏性猝死或快速死亡，心肌梗死，视网膜出血、渗出或乳头状水肿，充血性心力衰竭，主动脉瘤扩大或夹层以及肾功能不全。

试验自1989—1993年在中国44个中心共随机患者5665例，其中吲达帕胺组2841例，安慰剂组2824例。经过平均2年随访，吲达帕胺组收缩压和舒张压比安慰剂组分别降低（5～6）/（2～3）mmHg，致命性和非致命性卒中风险降低29%（159 *vs.* 217，*HR*＝0.71，95%*CI*，0.58 ～ 0.88，*P*＝0.0009），总心血管事件降低23%（194 *vs.* 247，*HR*＝0.77，95%*CI*，0.63～0.93），但致命和非致命性冠脉事件吲达帕胺组略多，全因死亡和心血管死亡两组差异无统计学意义。

PATS试验是中国进行的第一个采用大规模简单模式设计并实施的随机临床试验，是由研究者发起并领导的。该研究结果发表于1995年第9期《中华医学杂志》英文版。PATS研究表明，以吲哒帕胺为基础的降压治疗，可明显减少脑血管病患者脑卒中复发。每治疗1000例患者，可预防29例脑卒中复发。平均每年预防脑卒中事件10例。在当时中国有脑卒中后患者600万例，如其中70%～80%的患者应用廉价的吲哒帕胺降压治疗，每年可预防40 000～50 000例脑卒中事件的再发，具有巨大的社会和经济效益。PATS试验为中国脑卒中患者应用吲达帕胺预防卒中复发提供了依据。

二、CAST试验

以往研究显示，有心肌梗死、脑卒中或TIA史的患者长期抗血小板治疗可预防血管事件再发，因此，20世纪已经开始将阿司匹林用于心血管事件的二级预防。但是在20世纪90年代中期，对缺血性脑卒中患者是否应在急性期开始抗血小板治疗还意见不一。中国急性卒中试验（Chinese acute stroke trial，CAST）是与国际卒中试验（International stroke trial，IST）并列进行的大规模、随机、双盲、安慰剂对照的临床研究，目的是探讨临床确诊或可疑的急性缺血性卒中患者用阿司匹林进行早期抗血小板治疗的临床疗效和安全性。两项研究均由英国牛津大学IST协作组牵头，CAST试验自1993年4月首先在中国10个中心开始进行预试验，共入选600例患者。主试验自1993年11月开始。

CAST试验的入选标准为发病48h内临床确诊的急性缺血性脑卒中患者，经头颅计算机断层扫描（CT）或临床检查基本排除出血性脑卒中。患者无阿司匹林禁忌证。合格的患者被随机分为阿司匹林治疗组（160mg/d）和安慰剂组，住院期间持续应用，最多4周。除研究药物外，其他合并治疗由主管医生决定。试验的主要终点为4周时全因死亡，出院时死亡或残疾。次级终点为4周时致命或非致命复发性卒中，以及死亡或非致命性卒中的复合终点。

全国共有413个中心参加CAST试验，覆盖27个省市自治区，截至1997年4月共入选患者21 106例。结果显示，4周治疗期间，阿司匹林组死亡343例（3.3%），安慰剂组死亡398例（3.9%），病死率下降14%（$P=0.04$），其绝对疗效相当于每治疗1000例患者可减少死亡5.4例。再发缺血性卒中阿司匹林组显著低于安慰剂组（1.6% *vs.* 2.1%，$P=0.01$）。出血性卒中阿司匹林组略多于安慰剂组（1.1% *vs.* 0.9%，$P=0.01$），但差异无统计学意义。死亡或非致命性卒中的复合终点阿司匹林组明显低于安慰剂组（5.3% *vs.* 5.9%，$P=0.03$），相对风险降低12%。出院时死亡或残疾的发生率两组相近（30.5% *vs.* 31.6%，$P=0.08$）。该研究结果发表于1997年6月的《柳叶刀》杂志。

CAST试验与同期完成的IST试验证实，急性缺血性卒中发生后即刻给予中等剂量阿司匹林（160～300mg/d），可降低早期病死率和非致死性卒中发生率（$P=0.01$），住院期间治疗2～4周（IST试验中阿司匹林治疗2周），每1000例患者虽可增加2例脑出血，但可防止11例死亡或其他脑卒中，其绝对疗效为每1000例患者减少9例死亡或非致命性脑卒中。

CAST试验和IST试验在全球多个国家完成，总样本量超过40 000例，其亚组荟萃分析的显示，无论性别、年龄、意识状态、收缩压水平、卒中亚型、或是否合并应用肝素，阿司匹林的获益是一致的。加之阿司匹林价格低廉，因此可用于广泛的缺血性脑卒中患者，包括经济不发达的国家和地区，为中国和其他国家制定急性缺血性卒中治疗指南推荐应用阿司匹林提供了科学的依据。

三、PROGRESS试验

高血压作为卒中的危险因素已被认识，且有研究显示，降血压治疗可以降低首次卒中发生的风险，但在卒中的二级预防中，降压治疗的益处不同研究得出的结论并不一致，尤其对于血压正常的患者降压治疗的有效性和安全性如何？这些均需要大规模临床试验的评价。培哚普利预防复发性脑卒中研究（the perindopril protection against recurrent stroke study，PROGRESS）研究即是为了回答这个问题而设计的。

PROGRESS是国际性、多中心、双盲、随机、安慰剂对照研究，由世界卫生组织（WHO）国际高血压协会（ISH）原主席John Chalmers牵头，在澳大利亚、比利时、中国、法国、爱尔兰、意大利、日本、新西兰、瑞典和英国进行，全球共172个中心。中国共有26个中心参加了该项研究。

PROGRESS研究目的是评价以培哚普利为基础的降压治疗对既往有脑血管病的患者降低再发卒中风险的有效性及安全性。入选标准为2周以上，5年以内的脑血管病患者，可表现为脑梗死、脑出血、不明原因的卒中或TIA。对患者的基线血压没有限定，但要求没有明确的ACEI适应证或禁忌证。所有患者先经过4周导入期，起始服用培哚普利活性药2mg/d，共2周，之后加量至4mg/d，应用2周。依从性及耐受性良好的患者被随机分为活性药物治疗组或安慰剂对照组。活性药物治疗组患者继续应用培哚普利4mg/d，对利尿药无特殊适应证或禁忌证者由医生决定加用利尿药吲达帕胺2.5mg/d；安慰剂对照组患者服用培哚普利安慰剂，如合用利尿药则给予吲达帕胺安慰剂。研究的主要终点为致命或非致命性卒中，次要终点为致命或致残性卒中、全部主要血管事件（包括非致命性卒中、非致命性心肌梗死或心血管死亡）、全因死亡和住院，以及痴呆和严重认知功能下降。

研究自1996年6月至1997年9月共随机6105例患者，经过平均3.9年随访，活性药物治疗组比安慰剂对照组血压降低9/4mmHg。两组分别有307例（10%）和420例（14%）发生脑卒中，活性药物治疗组脑卒中相对风险降低28%（95%*CI*，17～38，*P*＜0.0001），主要血管事件风险降低26%（95%*CI*，16～34）。无论有无高血压，活性药物治疗均可降低卒中和主要血管事件的风险，但未降低全因死亡及血管性死亡。与安慰剂相比，培哚普利联合吲达帕胺治疗使血压降低12/5mmHg，卒中风险降低43%（95%*CI*，30～54），而培哚普利单药治疗使血压降低5/3mmHg，未明显降低卒中风险。活性药物治疗组永久停药率高于安慰剂对照组（23% *vs.* 21%，*P*＝0.02），但高血压（活性药22%，安慰剂22%）和非高血压（活性药25%，安慰剂20%）患者停药率相似。

后续的分析显示，活性药物治疗使缺血性卒中的绝对发生率从10%降低到8%（相对风险降24%；95%*CI*，10～35），脑出血的绝对发生率从2%降低到1%（相对风险降低50%；95%*CI*，26～67）。任何卒中的相对风险在基线脑血管事件为缺血性卒中的患者中降低26%（95%*CI*，12～38），在基线事件为脑出血的患者中降低49%（95%*CI*，18～68）。活性药物治疗降低卒中风险的益处不受合并用药（抗血小板或其他降压药物）、是否残余神经体征、有无心房颤动或脑血管事件发生时间的影响。

PROGRESS研究第一次证明以培哚普利为基础的降压治疗可降低卒中复发的风险并为脑卒中患者临床应用降压药物提供了安全有效的方案。研究显示降压治疗使各种类型的脑卒中风险均降低，尤其是脑出血的风险降低更明显。即使血压正常的卒中患者同样可从降压治疗中获益。流行病学研究显示，中国急性脑卒中平均年龄标化发病率为116/10万，死亡率为81/10万，脑卒中是中国人群主要的死亡原因，在总死亡中占19%～20%。PROGRESS研究中中国共随机抽取脑卒中患者1520例，占整个研究人数的1/4。分析中国的数据显示，治疗组较对照组血压平均下降14/6mmHg，治疗组脑卒中再发率（8.8%）较对照组（19.4%）明显减少，相对危险下降55%（*P*＜0.001）；心肌梗死发生（1.4% *vs.* 2.8%）危险下降48%（*P*＝0.070）；心血管死亡（3.6% *vs.* 6.6%）危险减少45%（*P*＝0.01）；总死亡危险（6.3% *vs.* 9.8%）减少36%（*P*＝0.010）。降压治疗对男性或女性、中年或老年、有或无高血压史、有无脑梗死史或脑出血史患者均有益。该结果与总体试验的结果一致，且治疗组脑卒中下降幅度大于国际平均水平。中国作为卒中大国，此研究结果对中国卒中患者二级预防措施的制定具有更大，更现实的指导作用。

四、INTERSTROKE试验

脑卒中是全球死因和残疾的首要原因。中低收入国家卒中的负担最重，占全球卒中死亡的85%以上，但这些地区有关卒中，特别是出血性卒中危险因素的可靠数据尚缺乏。从既往全球急性心肌梗死病例－对照研究（a global case-control study of acute myocardial infarction，INTERHEART）中我们认识了心肌梗死相关的危险因素，但这些危险因素对卒中的影响可能不同，加之卒中病因与分型的复杂性，有必要在全球范围内，特别是中低收入国家评价已知和新发现的风险因素与脑卒中及其主要亚型的关系，并探讨脑卒中和心肌梗死危险因素之间的差异，以指导卒中的预防。

全球脑卒中危险因素病例-对照研究（a global case-control study of risk factors for stroke，INTERSTROKE）是首次在不同收入国家进行的国际多中心标准化的病例-对照研究，加拿大麦克马斯特大学人群健康研究所的Yusuf为主要研究者。由于中国是脑卒中高发国家，而高血压是脑卒中的最主要危险因素，如能更全面了解脑卒中的危险因素将对未来防治策略的制定意义深远，因此中国积极参与其中，共33个中心参加了INTERSTROKE试验。

该试验中的病例为根据WHO的临床标准定义的经头颅CT或MRI证实的初发急性脑卒中患者（症状发作5天内，入院72小时内），包括缺血性脑卒中和颅内出血；对照为没有卒中史且在年龄、性别，必要时在种族方面与病例相匹配者。INTERSTROKE研究包括两个阶段。第一阶段从2007年3月1日至2010年4月23日，在全球22个国家（包括中国）84个中心共入选了3000例患者（缺血性脑卒中2337例，占78%；颅内出血663例，占22%）和3000例对照，通过结构化问卷调查和体检，收集并检测血液和尿液样本，评价特定的危险因素与所有脑卒中、缺血性卒在和颅内出血性卒中相关的优势比（*OR*）和人群归因风险（*PAR*）。结果显示，所有脑卒中的重要危险因素包括以下几项，详见表6-4-1。这些危险因素共占所有卒中PAR的88.1%（99%*CI*，82.3～92.2）。如果使用高血压史或血压＞160/90mmHg作为高血压的定义方法，则所有卒中的复合*PAR*为90.3%（99%*CI*，85.3～93.7）。这些危险因素都与缺血性脑卒中有关，而高血压、吸烟、腰臀比、饮食和饮酒则与颅内出血性卒中有关。

第一阶段研究的成功开展证实了需要神经影像学检查的大规模卒中流行病学研究的可行性。10项危险因素与90%的卒中风险相关，包括针对性降低血压、干预吸烟、促进体育运动和健康饮食，均可大大减轻卒中的负担。该文章发表于2010年7月的《柳叶刀》杂志。尽管第一阶段研究在当时已是最大规模的评价全球卒中危险因素的病例-对照研究，但由于入选的病例及对照数量有限，还不足以提供可靠的数据针对不同地区，不同卒中类型进行分析，因此继续开展第二阶段研究，在全球扩大范围招募更多的参加者。自2007年1月11日至2015年8月8日，两个阶段共从亚洲、美洲、欧洲、澳

表6-4-1　脑卒中的重要危险因素

重要危险因素	OR（99%*CI*）	PAR（%）（99%*CI*）
高血压病史	2.64（2.26～3.08）	34.6（30.4～39.1）
当前吸烟	2.09（1.75～2.51）	18.9（15.3～23.1）
腰臀比	1.65（1.36～1.99），最高*vs.*最低	26.5（18.8～36.0）
饮食评分	1.35（1.11～1.64）	18.8（11.2～29.7）
规律运动	0.69（0.53～0.90）	28.5（14.5～48.5）
糖尿病	1.36（1.10～1.68）	5.0（2.6～9.5）
饮酒	1.51（1.18～1.92），大量或间断性大量饮酒者*vs.*从不或以前饮酒者	5.8（3.4～9.7），目前饮酒者*vs.*从不或以前饮酒者）
心理压力	1.30（1.06～1.60）	4.6（2.1～9.6）
抑郁	1.35（1.10～1.66）	5.2（2.7～9.8）
心脏病	2.38（1.77～3.20）	6.7（4.8～9.1）
载脂蛋白（Apo）B/Apo A1比值	1.89（1.49～2.40），最高*vs.*最低	24.9（15.7～37.1）

大利亚、中东和非洲32个国家的142个中心招募了26 919例参与者，其中病例组13 447例（10 388例缺血性脑卒中和3059例脑出血），对照组13 472例。分析两个阶段入选的所有参加者的数据见表6-4-2。

经汇总，这些危险因素占全世界所有脑卒中PAR的90.7%（缺血性卒中占91.5%，颅内出血性卒中占87.1%），不同地区（非洲82.7%，东南亚97.4%）、不同性别（男性和女性均为90.6%）和不同年龄组（≤55岁的患者92.2%，>55岁的患者90.0%）的结果一致。这为制定全球性卒中预防策略提供了重要依据。该研究同时观察到个别的重要危险因素与卒中风险的大小存在地域差异，因此不同地区还应制定有针对性的卒中预防策略。该文章在线发表于2016年7月的《柳叶刀》杂志。

INTERSTROKE试验中我国共入选7974例参加者，占全球总数的29.6%，其中病例组3987例。我国的数据显示所有危险因素汇总的卒中PAR为94.3%（91.0～96.4），缺血性卒中PAR为95.2%（91.8～97.3），颅内出血性卒中PAR为90.7%（83.7～94.9）。

高血压，目前吸烟，饮食，ApoB/ApoA1和心脏原因与所有卒中、缺血性卒中和出血性卒中的风险与全球一致，但在其他方面却存在一定差异。其中腰臀比与所有卒中、缺血性卒中和出血性卒中的风险无明显相关性；规律运动对所有卒中、缺血性卒中和出血性卒中的保护作用较其他地区更明显，且在卒中PAR中占有46%～60%的比例，高于其他地区；饮酒与所有卒中、缺血性卒中和出血性卒中的风险均有明显相关性，但在卒中PAR中占比很低，低于其他地区；糖尿病史虽与缺血性卒中相关，但与出血性卒中呈负相关（−5.7%，−9.5～−1.8），且在所有卒中PAR中占比很低（4.4%，2.2～8.5）。值得注意的是，与世界其他地区相比，心理社会因素与卒中的关系尤为突出，与所有卒中、缺血性卒中和出血性卒中的风险均有明显相关性，且在卒中PAR中占比30%（表6-4-3）。结合上述危险因素与中国卒中患者的关系，有效地控制血压、戒烟限酒、加强体育运动和心理疏导将是中国卒中预防的重点，该研究为制定中国脑卒中的预防策略提供了有价值的根据。

表6-4-2 两个阶段入选的受试者危险因素的数据

受试者危险因素	OR（99%*CI*）	PAR（%）（99%*CI*）
高血压史或血压≥140/90mmHg	2.98（2.72～3.28）	47.9（45.1～50.6）
规律运动	0.60（0.52～0.70）	35.8（27.7～44.7）,
ApoB/ApoA1比值	1.84（1.65～2.06），最高 *vs.* 最低三分位数	26.8（22.2～31.9），最高两个三分位数 *vs.* 最低三分位数
饮食评分	0.60（0.53～0.67），修订的替代健康饮食指数（mAHEI）最高 *vs.* 最低三分位数	23.2（18.2～28.9），mAHEI最低两个三分位数 *vs.* 最高三分位数
腰臀比	1.44（1.27～1.64），最高 *vs.* 最低三分位数	18.6（13.3～25.3），最高两个三分位数 *vs.* 最低三分位数
心理社会因素	2.20（1.78～2.72）	17.4（13.1～22.6）
目前吸烟	1.67（1.49～1.87）	12.4（10.2～14.9）
心脏病	3.17（2.68～3.75）	9.1（8.0～10.2）
饮酒	2.09（1.64～2.67），大量或间断性大量饮酒者 *vs.* 从不或以前饮酒者	5.8（3.4～9.7），目前饮酒者 *vs.* 从不或以前饮酒者
糖尿病	1.16（1.05～1.30）	3.9（1.9～7.6）

表6-4-3 各项危险因素与所有卒中、缺血性卒中、出血性卒中的关系

受试者临床数据	OR（99%*CI*）	PAR（%）（99%*CI*）
腰臀比		
所有卒中	1.16（0.91～1.47）	—
缺血性卒中	1.17（0.88～1.57）	—
出血性卒中	1.13（0.81～1.59）	—
规律运动		
所有卒中	0.38（0.26～0.55）	59.9（45.1～73.1）
缺血性卒中	0.38（0.23～0.61）	60.6（42.3～76.4）
出血性卒中	0.52（0.32～0.83）	46.0（25.0～68.5）
饮酒		
所有卒中	1.77（1.22～2.57）	2.6（0.4～15.3）
缺血性卒中	1.74（1.13～2.9）	0.7（0.0～98.2）
出血性卒中	2.19（1.27～3.75）	6.2（2.1～16.6）
糖尿病史		
所有卒中	—	4.4（2.2～8.5）
缺血性卒中	1.68（1.31～2.16）	8.4（5.5～12.7）
出血性卒中	0.57（0.39～0.83）	-5.7（-9.5～-1.8）
心理社会因素		
所有卒中	5.79（3.39～9.87）	30.6（25.8～35.9）
缺血性卒中	6.27（3.28～12.0）	30.1（24.3～36.5）
出血性卒中	5.12（2.39～11.0）	32.3（25.2～40.4）

五、ESH-CHL-SHOT试验

既往有脑卒中或TIA史的老年高血压患者通过药物治疗预防卒中和认知功能下降的最佳血压和低密度脂蛋白胆固醇（LDL-C）目标值尚不清楚。为此，欧洲高血压学会（ESH）和中国高血压联盟（CHL）联合发起了脑卒中患者最佳血压血脂管理方案研究（the stroke in hypertension optimal treatment，ESH-CHL-SHOT）。

ESH-CHL-SHOT试验的主要目的是为澄清以下几个问题。

1．在近期脑卒中或TIA患者中是否较低的血压目标能更有效地预防脑卒中复发（以及其他心血管事件和死亡），是否血压降至最低时获益会降低（卒中与冠心病事件有何异同，缺血性和出血性卒中有何异同）？

2．更强的LDL-C降幅以达到心肌梗死（MI）后患者的推荐水平是否对脑卒中/TIA后的患者更有益?

3．更强的血压降幅与更强的LDL-C降幅之间是否存在正（或负）的相互作用?

4．研究不同的血压或LDL-C降低程度对既往卒中/TIA的老年患者认知功能下降的影响。

5．研究不同的血压或LDL-C降低程度对既往卒中/TIA的老年患者发生痴呆的影响。

6．比较动态血压与诊室血压在预测复发性脑卒中以及其他心血管事件方面的作用。

7．第一次前瞻性地评价短期（24小时内）血压变异与长期（连续随访4年）血压变异与脑卒中的关系。

8. 提供成本/效益分析，比较强效联合降低血压和LDL-C（意味着更多的药物和额外的检查）的成本与致命和非致命卒中和心血管事件减少的获益。

ESH-CHL-SHOT试验是前瞻性、国际性、随机试验，采用3×2析因设计：分别设定三个不同的收缩压（SBP）目标和两个不同的LDL-C目标。由于试验研究者必须使随机后患者的血压和LDL-C达到目标值，因此不可能采用双盲设计，故设计为前瞻性、随机、开放-盲法终点评估试验(prospective，randomized，open-blind endpoint evaluation，PROBE)，其中所有终点事件（心血管、神经和认知）都是由独立的事件核查委员会进行盲法评估。

试验的入选标准为年龄≥65岁，随机前1～6个月发生卒中或TIA的患者，性别不限，需有头颅CT或MRI证实。出血性卒中患者只入选降压治疗的部分，不入选他汀治疗的部分。未应用降压药物的患者SBP≥140mmHg；应用降压药物的患者不限定基线血压水平。未使用他汀治疗的患者LDL-C应≥2.8mmol/L，接受他汀类药物治疗者不限定LDL-C水平均可入选。除非有禁忌证所有患者均应用抗血小板治疗。如果有适应证（如心房颤动）可以抗凝治疗。

排除标准包括：临床情况不稳定、有血流动力学意义的重度颈动脉狭窄或需血运重建者、出血性卒中患者（可入选降压治疗部分）、已知继发性高血压应用3种全剂量降压药SBP仍＞140mmHg并伴有直立性低血压者、应用全剂量他汀后LDL-C仍＞2.8mmol/L、未用或应用小剂量他汀后LDL-C＞4.5mmol/L、有心肌梗死病史且基线LDL-C已＜1.8mmol/L、痴呆、严重残疾、严重肾功能不全（肌酐＞250μmol/L）。

经过筛选期后，所有合格的患者被随机分配到三个SBP目标组（SBP＜135～145mmHg，平均目标140mmHg；SBP＜125～135mmHg，平均目标130mmHg；SBP＜125mmHg，平均目标120mmHg）之一及两个LDL-C目标组（LDL-C 1.8～2.8mmol/L；LDL-C＜1.8mmol/L）之一。SBP和LDL-C尽可能在3个月内达到目标值，并在整个随访期间维持在目标值内。为了达到相应的SBP目标，可以使用一种或几种降压药，为了达到LDL-C目标，可以选用任何一种他汀并用至最大剂量，如果应用最大剂量他汀仍不能达到相应的LDL-C目标可加用依折麦布10mg/d。

SHOT试验计划随访4年，期间所有患者每3个月随访1次BP，每6个月随访1次LDL-C。动态血压每年测量一次。

试验的主要终点为发生致命性和非致命性卒中的时间。次要心血管终点为发生以下事件的时间：①第一次主要心血管事件（CVE），指心血管死亡、非致命性卒中、非致命性MI，血管干预或因心力衰竭住院的复合终点；②冠心病事件，指猝死、致命和非致命性MI，不稳定型心绞痛，冠状动脉介入治疗的复合终点；③全因死亡；④心血管死亡，指致命卒中、致命心肌梗死、猝死、任何其他归因于心血管疾病的死亡的复合终点；⑤需住院的心力衰竭；⑥新发心房颤动；⑦缺血性卒中；⑧出血性卒中；⑨卒中和TIA的复合终点。次要神经终点为：①认知障碍；②痴呆。三级终点为：①残疾；②日常生活活动水平；③抑郁症；④器官损害［微量白蛋白尿；蛋白尿；3B期慢性肾病（CKD）；心电图左心室肥大；其他辅助检查异常］。

如前所述，所有终点事件（心血管、神经和认知）都是由独立的事件核查委员会进行盲法评估。ESH-CHL-SHOT试验在欧洲和中国分别设立由卒中和心血管疾病专家组成的终点事件核查委员会，采用统一的标准对终点事件进行核查。

ESH-CHL-SHOT试验目前尚在进行中。在抗血小板治疗的基础上强效降压和降低LDL-C的理想治疗是否对卒中二级预防有效，ESH-CHL-SHOT研究将为我们提供更多的证据。由于设定了三个血压目标值，ESH-CHL-SHOT研究是第一个在复发性卒中高危患者中研究收缩压与心血管事件之间是否存在J形曲线关系的研究，还可以了解是否J形曲线关系只存在于特定的事件中，比如卒中或冠心病事件。因此可以回答降压治疗的目标血压问题。对于老年患者是否可推荐SBP＜140mmHg，ESH-CHL-SHOT研究也将为我们提供证据。由于设定了两个LDL-C目标值，ESH-CHL-SHOT研究将告诉我们既往卒中或TIA患者是否像既往有冠心病的患者一样可以从强化降脂中获益，同时还可以了解是否强化降低LDL-C会增加出血性卒中的风险。ESH-CHL-SHOT是唯一评价不同血压水平和LDL-C水平对认知功能及痴呆影响的研究，同时ESH-CHL-SHOT首次前瞻性地评价动态血压以及血压变异性对脑卒中复发的预测作用。研究结果非常值得期待。

（于丽天）

第四节 心血管疾病预防临床试验

心血管疾病（CVD）是威胁人类健康的首要疾病，50%以上的男性和40%以上的女性在一生中会罹患CVD。高血压、高血糖和高脂血症是最重要的CVD危险因素。如何做好CVD的一级预防和二级预防，对不同CVD风险的患者如何管理需要大规模循证医学的证据。以下分别介绍中国参与的在糖尿病患者、心血管疾病中危和高危患者中开展的国际多中心临床试验和一项大型前瞻性流行病学研究。

一、ADVANCE试验

2型糖尿病的主要危害是大血管和微血管并发症。高血压和高血糖均与血管疾病危险增加有关。降压治疗可降低血管疾病的风险，但血压和血管风险之间的联系是连续的，很可能在非高血压人群中血压降低也会带来类似的益处。英国前瞻性糖尿病研究（the United Kingdom prospective diabetes study，UKPDS）证明，随着糖化血红蛋白（HbA1c）水平下降心肌梗死和微血管并发症的风险降低。但进一步降低血糖（HbA1c≤6.5%）是否能够更加获益尚缺乏大规模临床试验的证据，而且强化降糖治疗对大血管事件的影响仍然不确定。为了回答上述问题，同时评价多因素干预能否获益叠加，于2001年启动了ADVANCE试验。该试验由澳大利亚乔治国际卫生研究中心组织协调，为多中心、前瞻性、随机对照研究，在澳大利亚、亚洲、欧洲和北美的20个国家的215个中心进行。中国共有49个中心参加。

ADVANCE试验采用2×2析因设计。研究的目的首先是探讨与安慰剂比较固定复方制剂降压药培哚普利-吲达帕胺对大血管和微血管疾病的影响；其次，在合并或不合并高血压的2型糖尿病高危患者中探讨强化血糖控制使HbA1c≤6.5%对大血管和微血管疾病的影响。入选标准为30岁以后确诊的2型糖尿病患者，年龄≥55岁，伴有大血管或微血管疾病史或至少有一项心血管疾病危险因素，高血压及非高血压患者均可以入选，排除需要长期应用胰岛素的患者。符合入选标准的患者首先进入6周的导入期，在此过程中患者降糖治疗沿用既往的方案，所有患者均接受固定剂量的培哚普利-吲达帕胺。能够耐受且依从性好的11 140例2型糖尿病患者被随机分配入常规降压组（继续接受培哚普利-吲达帕胺）或安慰剂组，同时每组患者再随机分为强化降糖组（应用格列齐特缓释片必要时联合其他降糖药物将目标HbA1c控制在≤6.5%）或标准降糖组（目标HbA1c根据当地的指南而定）。干预和随访时间为5年。主要研究终点：第一，非致命性卒中、非致命性心肌梗死或心血管死亡的复合终点；第二，新发或恶化的肾病或糖尿病视网膜病变的复合终点。次要终点包括全因死亡，各种大血管、微血管事件，认知能力下降，痴呆，住院≥24小时。

ADVANCE试验的降压组结果在2007年欧洲心脏病学会（ESC）会议上公布，全文发表于2007年9月的《柳叶刀》杂志。结果显示：经过平均4.3年的随访，与接受安慰剂治疗的患者相比，培哚普利-吲达帕胺组患者收缩压平均降低

5.6mmHg，舒张压平均降低2.2mmHg。主要终点事件降低9%［861（15.5%）*vs.* 938（16.8%）；*HR*＝0.91，95%*CI*，0.83～1.00，*P*＝0.04)］。分别评估大血管和微血管事件均有相似程度的减少，但显著性没有达到统计学意义（大血管0.92，*P*＝0.16；微血管0.91，*P*＝0.16)。心血管死亡降低18%［211（3.8%）*vs.* 257（4.6%）；*HR*＝0.82，95%*CI*，0.68～0.98，*P*＝0.03)］，全因死亡减少14%［408（7.3%）*vs.* 471（8.5%）；*HR*＝0.86，95%*CI*，0.75～0.98，*P*＝0.03］，总冠脉事件降低14%。获益与最初的血压水平无关，各主要亚组之间结果相似。

ADVANCE试验的降糖组结果在2008年6月第68届美国糖尿病学会年会上发布，全文发表于2008年6月的《新英格兰医学杂志》。结果显示：经过平均5年随访，强化降糖组HbA1c水平均值（6.5%）低于标准降糖组（7.3%）。与标准降糖组相比，强化降糖组大血管和微血管联合事件发生率降低10%（18.1% *vs.* 20.0%；*HR*＝0.90；95%*CI*，0.82～0.98，*P*＝0.01），主要微血管事件发生率降低14%（9.4% *vs.* 10.9%；*HR*＝0.86；95%*CI*，0.77～0.97，*P*＝0.01），其中主要归因于肾病的风险降低了21%（4.1% *vs.* 5.2%；*HR*＝0.79；95%*CI*，0.66～0.93，*P*＝0.006），对视网膜病变无明显影响（*P*＝0.50）。对主要大血管事件（*HR*＝0.94，*P*＝0.32）、心血管死亡（*HR*＝0.88，*P*＝0.12）和全因死亡（*HR*＝0.93，*P*＝0.28）没有显著影响。但强化降糖组严重低血糖更常见（2.7% *vs.* 1.5%；*HR*＝1.86；95%*CI*，1.42～2.40，*P*＜0.001）。

ADVANCE试验是在2型糖尿病患者中进行的迄今为止规模最大的评价强化降糖和降压对大血管及微血管事件影响的随机、对照试验。研究结果显示将HbA1c降低至6.5%是可行的，也是安全的，并可有效地降低严重并发症风险，尤其降低肾病发生发展的风险达21%。ADVANCE试验还发现，尽管强化控制血糖后大血管事件（包括心肌梗死、卒中和心血管疾病死亡）有改善的趋势，但并没有明显降低，提示控制血糖本身对预防2型糖尿病大血管并发症的作用较小。而应用血管紧张素转换酶抑制剂（ACEI）与利尿药复方制剂（培哚普利2mg＋吲达帕胺0.625mg）进行降压治疗可降低重要的血管事件，并可降低心血管死亡，即使对不伴高血压的糖尿病患者适度降压治疗仍可获益。因此，ADVANCE试验为2型糖尿病患者的管理指明了方向，不仅强调血糖，还应重视血压，这样才能改善总体预后。按照目前高血压治疗指南的建议，将2型糖尿病患者的血压控制在130/80mmHg以下，甚至可以进一步降低。

中国人群糖尿病流行呈增长态势，糖尿病的大血管和微血管事件严重危害患者健康。ADVANCE试验中国入选患者3293例。在全体研究人员的共同努力下，按期完成随访，患者依从性好，研究质量高，尤其在HbA1c达标率和组间差值方面优于其他国家。因此研究结果对中国2型糖尿病患者同样具有指导作用。

二、ONTARGET/TRANSCEND试验

既往临床研究证实，左室收缩功能正常或减低的心血管疾病高危患者均可从ACEI治疗中获益。对不耐受ACEI的心力衰竭患者，血管紧张素受体阻滞剂（ARB）可减少死亡及因心力衰竭住院。但心功能正常的患者是否可从ARB治疗中获益尚缺乏证据。另外，如果将ACEI与ARB联合应用，双重阻断RAS系统理论上应该获得更佳的效果，但实际结果如何也不得而知。长期单独应用替米沙坦及与雷米普利联合应用的全球终点试验（the ongoing telmisartan alone and in combination with ramipril global endpoint trial，ONTARGET）正是基于这样的背景产生的。2000年发表于《新英格兰医学杂志》上的心脏终点事件预防评估（the Heart outcomes prevention evaluation，HOPE）第一次证实了ACEI雷米普利对心血管疾病高危患者的心血管保护作用。HOPE试验显示，与安慰剂相比，雷米普利使心肌梗死、脑卒中和心血管死亡的复合

终点降低了22%，使心血管死亡、心肌梗死和脑卒中分别降低26%、20%和32%。ONTARGET试验则希望在同样的人群中验证ARB替米沙坦是否能取得同样的效果，另外，雷米普利与替米沙坦联合应用能否取得更多的临床获益。

ONTARGET试验是迄今为止全球规模最大、历时最长的ARB心血管保护研究。由加拿大McMaster大学（安大略省，汉密尔顿市）人群健康研究所（PHRI）Salim Yusuf牵头负责组织实施，另设两个区域组织中心（牛津及奥克兰），在全球40个国家和地区的733个中心进行。中国也参加了该项试验。

ONTARGET为多中心，随机双盲试验，采用非劣效性的分析方法。研究自2001年始共纳入25 620例年龄≥55岁，有冠心病、脑血管疾病、外周血管疾病、糖尿病伴靶器官损害、但无心力衰竭的高危患者，随机将其分为替米沙坦组（替米沙坦80mg＋雷米普利安慰剂，$n=8542$例）、雷米普利组（雷米普利10mg＋替米沙坦安慰剂，$n=8576$例）和替米沙坦联合雷米普利组（替米沙坦80mg＋雷米普利10mg，$n=8502$例）。对于既往或筛选期不耐受ACEI的5926例患者进入平行进行的替米沙坦用于治疗对血管紧张素转换酶抑制剂不耐受心血管疾病患者的随机研究（telmisartan randomized assessment study in ace intolerant subjects with cardiovascular disease，TRANSCEND），患者随机接受替米沙坦80mg（$n=2954$）或替米沙坦安慰剂（$n=2972$）治疗。两项研究主要终点均为心血管死亡、心肌梗死、脑卒中或因心力衰竭住院的复合终点。次要终点包括充血性心力衰竭、心血管血运重建术、新发糖尿病、认知能力下降/痴呆、新发心房颤动、肾病。

ONTARGET试验结果在2008年第57届ACC（美国心血管学年会）会议上公布，全文发表于同年4月的《新英格兰医学杂志》。结果显示，替米沙坦组平均血压比雷米普利组降低0.9/0.6mmHg。经中位随访56个月，替米沙坦组主要终点发生率为16.7%，雷米普利组为16.5%，相对风险1.01（95%*CI*，0.94～1.09）；与雷米普利组相比，替米沙坦组咳嗽发生率（1.1% *vs.* 4.2%，$P<0.001$）和血管性水肿发生率（0.1% *vs.* 0.3%，$P=0.01$）更低，低血压症状发生率（2.6% *vs.* 1.7%，$P<0.001$）更高；两组晕厥发生率相同（0.2%）。联合治疗组平均血压比雷米普利组降低2.4/1.4mmHg。联合治疗组主要终点发生率为16.3%（相对于雷米普利组$HR=0.99$；95%*CI*，0.92～1.07）；与雷米普利组相比，低血压症状（4.8% *vs.* 1.7%，$P<0.001$），晕厥（0.3% *vs.* 0.2%，$P=0.03$）和肾功能不全（13.5% *vs.* 10.2%，$P<0.001$）的风险增加。

ONTARGET是第一个在高危心血管疾病患者中单独或联合应用ARB和ACEI以预防心脑血管事件的研究。ONTARGET研究结果显示，在血压得到控制的心血管事件高危患者中，ARB替米沙坦与ACEI雷米普利在减少心血管死亡、心肌梗死、脑卒中和充血性心力衰竭方面具有相当的作用，替米沙坦的耐受性更好。但联合使用替米沙坦和雷米普利并无额外的保护益处，临床不良事件还有所增加。

在这项国际多中心临床试验中中国共有14个城市的33个中心参加，自2002年9月共筛选患者1298例，排名全球第六。139例（10.7%）因不符合入选标准被剔除。最终随机患者1159例，其中替米沙坦组，雷米普利组和联合治疗组分别为390例、385例和384例。与全球患者相比，中国入选患者中吸烟者和高血压者比例稍高（分别为15.8% *vs.* 12.6%和73.8% *vs.* 68.7%）。冠心病比例少于全球患者（56.1% *vs.* 74.6%），而脑卒中/TIA比例甚高（47.7% *vs.* 20.6%），这在一定程度上反映了中国心血管疾病高危患者的组成特点。联合治疗组收缩压降低幅度最大（−9.8mmHg），其次为替米沙坦组（−8.8mmHg）和雷米普利组（−7.4mmHg）。ONTARGET研究平均随访4.7年，中国由于启动较晚，随访平均时间为4.3年。主要终点发生率从低到高排列依次为替米沙坦组（13.1%），联合治疗组（15.1%）和雷米普利组（16.4%）；心血管死亡，非致死性心肌梗死和非致死性卒中的复合终点，即HOPE试验主要终点发生率亦有同样趋势，但差异均无统计学意义。主要终点事件各组分的发生率均以替米沙坦组最低，但差别也未见到有统计学意义。与全球数据比较，中国患者脑卒中/TIA的发生率约为整体研究患者的2倍（8.5% *vs.* 4.5%），这与入选时既往脑卒中/TIA比例高相一致。随访过程中各组肌酐水平无明显升高。与全球数据中患者随访过程中估测的肾小球滤过率（eGFR）持续下降不同，中国患者eGFR无进行性下降，特别是替米沙坦和联合治疗组。但联合治疗组肾衰竭的发生率（10例，2.60%）高于替米沙坦组（4例，1.03%）或雷米普利组（6例，1.56%），相似的结果也见于高钾血症。无论哪个治疗组，至研究结束时中国患者以全剂量服用雷米普利和替米沙坦的比例均高于整体研究患者，雷米普利组和联合用药组在研究结束时仍应用全剂量雷米普利的患者分别为81.6%和75.1%，而替米沙坦组和联合用药组在研究结束时仍应用全剂量替米沙坦的患者分别为90.0%和88.7%。因各种原因而永久性停药的比例在各治疗组均明显低于整体研究患者，其中替米沙坦组为7.4%，明显低于联合用药组（11.2%）和雷米普利组（12.7%），其中低血压和咳嗽是停药的主要原因。

试验中中国患者良好的服药依从性对保证研究质量和获得预期结果均具有非常重要的意义。从ONTARGET中国患者的资料分析中说明，ONTARGET研究所取得的循证医学证据完全适用于中国。从疗效和安全性方面，并未发现中国患者与整体有明显的不同，而试验中服药的依从性更好。中国患者亦可从ONTARGET研究所取得的证据中获益。

ONTARGET的平行试验TRANSCEND共随机患者5926例，中国随机入选520例，为全球之首。在2008年第29届ESC年会上公布了TRANSCEND试验结果，同时《柳叶刀》杂志全文刊出。结果显示，中位随访56个月，替米沙坦组平均血压比安慰剂组降低4.0/2.2mmHg。主要终点发生率替米沙坦组15.7%，安慰剂组17.0（*HR*＝0.92，95%*CI*，0.81～1.05，*P*＝0.216）。次要终点之一的心血管死亡，心肌梗死或卒中的复合终点发生率替米沙坦组13.0%，安慰剂组14.8%（*HR*＝0.87，95%*CI*，0.76～1.00，*P*＝0.048未调整；*P*＝0.068调整后）。因心血管原因住院率替米沙坦组低于安慰剂组（30.3% *vs.* 33.0%；相对风险0.92，95%*CI*，0.85～0.99；*P*＝0.025）。永久停止的患者替米沙坦组略少于安慰剂组（21.6% *vs.* 23.8%，*P*＝0.055）。停药最常见的原因是低血压症状（替米沙坦组0.98%，安慰剂组0.54%）。

ONTARGET和TRANSCEND试验结果为临床医生在伴有冠心病、脑卒中/TIA、合并靶器官损伤的糖尿病等高危心血管疾病患者中应用替米沙坦以减少心血管事件提供了循证医学的证据。

三、HOPE-3试验

心血管疾病（CVD）是全世界范围内致死、致残的主要原因。临床研究已经证实，在高危人群中他汀类药物和降压药物可以安全有效地降低胆固醇和血压，从而使5年内主要心血管事件发生风险降低20%～30%。然而，大部分CVD事件发生在无心血管疾病病史、CVD风险处于平均风险的人群中，但在这种风险较低的人群中相关的预防研究数据有限，在这类人群中开展预防可能会带来更大的影响。在这样的背景下，由加拿大安大略省汉密尔顿市麦克马斯特大学的Salim Yusuf牵头，开展了心脏终点事件预防评估-3（heart outcomes prevention evaluation-3，HOPE-3）。该试验在全球21个国家的228个中心进行，中国20个中心参与了这项试验。

HOPE-3试验是全球多中心、大规模、双盲、随机、安慰剂对照的长期试验，

采用2×2析因设计。目的是对无已知心血管疾病，但存在中度主要心血管事件风险（年发生

率约1%）的患者进行降低胆固醇，降低血压，或联合两种治疗方案，评估其安全性和有效性。具体来说是探索瑞舒伐他汀、坎地沙坦加氢氯噻嗪以及两种研究方案联合对临床预后的影响。纳入标准为：①女性≥60岁或男性≥55岁；②存在至少一项下述危险因素：腰臀比≥0.90（男）或0.85（女），吸烟，高密度脂蛋白胆固醇（HDL-C）＜1.0mmol/L（男）或＜1.3mmol/L（女），空腹血糖受损或糖耐量受损或仅需饮食控制的糖尿病，早期肾功能异常，早发冠心病家族史。排除确诊动脉粥样硬化性心血管疾病的患者或对试验用药有禁忌证者。研究共纳入12 705名无CVD的受试者，平均年龄65.8岁，54%为男性。受试者被随机分配到四组：瑞舒伐他汀10mg＋地沙坦坎16mg/氢氯噻嗪12.5mg（n＝3180）、瑞舒伐他汀10mg＋地沙坦坎/氢氯噻嗪安慰剂（n＝3181）、坎地沙坦16mg/氢氯噻嗪12.5mg＋瑞舒伐他汀安慰剂（n＝3176）、瑞舒伐他汀安慰剂＋地沙坦坎/氢氯噻嗪安慰剂（n＝3168）。中位随访时间为5.6年。第一主要复合终点为心血管死亡、非致命性心肌梗死或非致命性脑卒中。第二主要复合终点在第一主要复合终点基础上增加了心力衰竭、心搏骤停或血运重建。

在2016年芝加哥召开的美国第16届ACC年会的开幕式上第一时间公布了HOPE-3试验的结果，并分3篇文章发表于同年5月的《新英格兰医学杂志》，引起了巨大的反响。

HOPE-3试验的第一部分评价了降压治疗对心血管事件的影响。结果显示，所有受试者中有高血压者占37.9%，平均血压为138.1/91.9mmHg。随访期间坎地沙坦16mg/氢氯噻嗪12.5mg治疗组血压较安慰剂组降低6.0/3.0mmHg，与安慰剂相比未能显著降低第一主要复合终点发生率（4.1% *vs.* 4.4%，P＝0.40）；两组第二主要复合终点无显著差异（4.9% *vs.* 5.2%，P＝0.51）。亚组分析将受试者按照基线收缩压水平分为三组，结果显示，与安慰剂组相比，仅最高三分位组（＞143.5mmHg，平均154.1mmHg）受试者接受坎地沙坦＋氢氯噻嗪降压治疗可明显降低第一主要复合终点（HR＝0.73，95%CI，0.56～0.94，P＝0.02）和第二主要复合终点（HR＝0.76，95%CI，0.57～0.90，P＝0.009）。

HOPE-3试验第二部分评价了降脂治疗对心血管事件的影响。受试者的基线平均总胆固醇和低密度脂蛋白胆固醇（LDL-C）水平分别为201.4mg/dl和127.8mg/dl。随访结束时瑞舒伐他汀治疗组受试者的LDL-C水平较安慰剂组降低26.5%。与安慰剂组相比，接受瑞舒伐他汀10mg/d治疗的受试者第一主要复合终点发生率明显降低［3.7% *vs.* 4.8%，HR＝0.76，P＝0.002，需要治疗的人数（NNT）＝91］，第二主要复合终点发生率亦明显降低（4.4% *vs.* 5.7%，HR＝0.75，P＜0.001，NNT＝73）。他汀获益不受基线LDL-C水平、血压水平、CPR水平和心血管风险水平影响，亦不受年龄，性别和种族影响。两组因肌肉症状停药的比例分别为1.3%和1.2%，无显著差异；肌无力通常是暂时的。瑞舒伐他汀组肌病风险、横纹肌溶解风险、新发糖尿病风险、肝肾损害风险、癌症风险与安慰剂组相当。

HOPE-3试验第三部分评价了降压与降脂联合治疗对心血管事件的影响。结果显示，与双重安慰剂组相比，瑞舒伐他汀＋坎地沙坦/氢氯噻嗪治疗组收缩压降低6.2mmHg，LDL-C水平降低33.7mg/dl，瑞舒伐他汀＋坎地沙坦/氢氯噻嗪组受试者第一主要复合终点发生率显著降低（3.6% *vs.* 5.0%，HR＝0.71，95%CI，0.56～0.90，P＝0.005），第二主要复合终点发生率亦显著降低（4.3% *vs.* 5.9%，HR＝0.72，95%CI，0.57～0.89，P＝0.003）。瑞舒伐他汀＋安慰剂组和坎地沙坦/氢氯噻嗪＋安慰剂组相比第一主要复合终点发生率分别为3.8%和4.6%（P＝0.1），第二主要复合终点发生率分别为4.4%和5.5%（P＝0.04）。中危患者一级预防获益主要来源于他汀治疗降低LDL-C。仅有1/3轻度高血压患者可能从降压治疗中获益，其他多数人群仅从瑞舒伐他汀降低LDL-C中获益。总体停药率两组相似。

HOPE-3试验不是以基线血压和血脂水平为入选标准，而是以具有中度危险因素作为入选标准；不是为了观察药物的治疗效果，而是研究在中危人群中进行心血管疾病预防是否可行、能否取得疗效、是否具有安全性。研究结果显示，在心血管疾病中度风险人群中降脂治疗是可以获益的，降压治疗对基线收缩压水平高的亚组人群有益，联合降压与降胆固醇治疗可使心血管事件风险进一步降低。长期应用瑞舒伐他汀具有良好的安全性。HOPE-3试验为在心血管疾病中度风险人群中进行一级预防提供了循证医学证据。HOPE-3试验所观察的中度风险人群的心血管事件发生率虽然不高，但涉及的人群数量庞大，因此影响深远。该试验被评为2016年度心脏病学领域研究进展Top5之一。

与发达国家相比，发展中国家心血管疾病发病率和死亡率一直呈上升趋势。以往的研究更多是在西方国家进行，以白种人为受试者，而HOPE-3是遍及全球的一项试验，特别是在中国、印度、南非、南美等发展中国家进行，49.1%的受试者来自亚洲。中国共随机了3691例受试者，占全球总数的29%。中国的亚组分析结果与总体一致，预防心血管临床终点事件的获益以及治疗的安全性、耐受性均与总体趋势相同。因此HOPE-3试验采用的对心血管疾病中危患者进行一级预防的方案在中国是可行的，并具有重要的指导作用。

四、PURE研究

近几十年来，发达国家和发展中国家非传染性疾病（如肥胖、糖尿病和心血管疾病）患病率都发生了显著的变化，CVD是全世界发病和过早死亡的主要原因。随着快速工业化和城市化进程，大于80%的全球CVD将处于低和中等收入国家。因此，控制CVD是21世纪所有国家防止过早死亡的一项重要目标。尽管迄今为止的研究已经确立了许多CVD个体方面的危险因素，但是增加社区心血管疾病风险的危险因素（CVRFs）尚不清楚。为了更好地理解社会和环境变化对健康的影响，需要大型前瞻性来自不同社区，具有不同政治、社会文化和社会经济因素的人群研究。前瞻性城乡流行病学研究（prospective urban rural epidemiology study，PURE）即是基于这一需求设计的。

PURE研究的主要目的包括两方面：一是采用基线资料进行横断面研究，评价社会影响与危险因素和慢性非传染性疾病发生之间的关系。社会影响因素从4个方面衡量：建筑环境、食物和营养策略，社会心理/社会经济因素以及烟草。二是采用队列研究评价社会因素与慢性非传染性疾病患病率的关系以及与特定的危险因素（如吸烟）变化之间的关系。

PURE是一项前瞻性大规模的流行病学研究，由加拿大McMaster大学人群健康研究所的Salim Yusuf发起。选择了五大洲的25个高（加拿大、沙特阿拉伯、瑞典和阿拉伯联合酋长国）、中（阿根廷、巴西、智利、中国、哥伦比亚、伊朗、哈萨克斯坦、吉尔吉斯斯坦、马来西亚、巴勒斯坦、菲律宾、波兰、俄罗斯、南非、苏丹、土耳其）、低（孟加拉国、巴基斯坦、印度、坦桑尼亚和津巴布韦）收入国家。在每个国家选择有代表性的城市和农村社区，在每个社区选择有代表性且易于长期随访的家庭和个人。自2003—2009年，共入选155 875名研究对象，年龄35～70岁，随访10年。

PURE研究的数据收集涵盖国家、社区、家庭和个人4个层次。数据质量通过集中培训研究者并使用标准的数据收集方案得以保证。在每个研究中心所有数据均输入可对数据范围和一致性进行检验的电子数据库，并传送至汉密尔顿项目办公室实施进一步质量控制。所有的血尿标本都进行统一检测（印度和中国的血液标本运送至国家核心实验室）。对心血管死亡、心肌梗死、心力衰竭、卒中和肿瘤等事件使用统一的定义进行核查。

PURE-China课题组于2005—2009年在中国12个省市自治区纳入了115个城市社区和农村自然

村，以整群抽样入选了年龄在35～70岁的48 000余名城乡常住居民，进行了问卷调查、体检和血尿标本等实验室检查，完成了该队列的基线信息收集工作，并在随后的10年中，随访收集了该队列人群的生存信息、生活方式变化、患病及服药等信息，用于与基线信息结合，进行纵向数据分析。

PURE研究设计科学合理，是引领世界的前瞻性大样本流行病学研究之一。截至目前，PURE-China课题组与参加PURE研究的全球科学家一起在《新英格兰医学杂志》《柳叶刀》《美国医学协会杂志》《循环杂志》（美国心脏协会主办）和《欧洲心血管杂志》等多个世界著名医学杂志上联合发表研究结果上百篇。

一项来自21个高、中、低收入国家155 722例受试者，中位随访9.5年的PURE数据分析了14个潜在可改变的危险因素与死亡率和心血管疾病的关系，包括行为因素：烟草、酒精、饮食、体力活动、钠盐摄入量，代谢因素：血脂、血压、糖尿病、肥胖，社会经济和心理社会因素：教育、抑郁症状，家庭和环境污染。在整个研究人群中，大约70%的心血管疾病和死亡归因于可控危险因素。代谢因素是心血管疾病的主要危险因素［人群归因风险（PAF）为41.2%］，高血压是最大的危险因素（PAF为22.3%）。在中、低收入国家，家庭空气污染、不良饮食、教育程度低和握力低对心血管疾病或死亡率的影响比高收入国家更大。提示预防心血管疾病和死亡的卫生政策除应注重全球性影响最大的危险因素外，还需要进一步强调特定国家群体中最重要的危险因素。

另一项来自162 534名中年受试者，中位随访时间9.5年的数据，对致命/非致命性心血管疾病、肿瘤、创伤、呼吸系统疾病的发生率、住院率、死亡率进行分析。结果显示，低收入国家心血管疾病发生率更高（每1000人年7.1例），分别对应中收入国家每1000人年6.9例及高收入国家每1000人年4.3例。肿瘤、创伤、慢性阻塞性肺疾病（COPD）及肺炎在高收入国家发生率及住院率更高，但死亡率较低，可能与早期诊断及治疗水平相关。低收入国家疾病死亡率分别是中收入及高收入国家的2倍及4倍。低收入国家心血管疾病所致死亡是高收入国家的4倍，外伤或呼吸系统疾病所致死亡是高收入国家的2倍，感染所致死亡是高收入国家的10倍。在高收入及中高收入国家，随着心血管疾病的减少，肿瘤致死比例逐渐增加，肿瘤所致死亡（每1000人年1.7例）是心血管疾病所致死亡的2.5倍（每1000人年0.6例），是低收入国家的1.4倍。在中收入国家，心血管疾病所致死亡较肿瘤稍高（每1000人年2.0例 *vs.* 1.6例），而低收入国家心血管疾病所致死亡是肿瘤相关死亡的3倍（每1000人年4.2例 *vs.* 1.4例），此研究结果也预示着随着收入及医疗水平的提高，疾病谱及死亡率将逐渐出现转变。

阜外医院研究团队也发表了多篇文章。其中一项分析睡眠时间与死亡和心血管事件风险的关系。数据来自21个国家的116 632名受试者，中位随访时间为7.8年。结果显示，全天睡眠时间与死亡和心血管事件风险存在“J”形曲线关系，成年人每天睡眠6～8小时心血管事件和死亡风险最低，如每天睡8小时以上，心血管事件和死亡风险增高。与每天睡眠6～8小时者相比，每天睡眠＜6小时者死亡和心血管事件风险轻度增加（HR＝1.09；95%CI，0.99～1.20），每天睡8～9小时、9～10小时、10小时以上的人风险依次增加5%、17%和41%。如果夜间睡眠时间≤6小时，白天小睡/打盹并不会带来风险，而夜间睡眠时间超过6小时的人白天小睡/打盹会增加心血管事件和死亡风险。来自中国39 515名参与者的研究结果显示，与每天睡眠7～8小时相比，每天睡眠≥9小时增加心血管疾病的风险（OR＝1.16，95%CI，1.01～1.32，P＝0.033）。白天打盹也与心血管疾病风险增加有关，随着午睡时间延长心血管疾病风险增加（P＜0.001）。每天睡眠＜6小时只发现与冠状动脉疾病相关（OR＝1.58，95%CI，1.01～2.48，P＝0.046）。每晚7～8小时睡眠的参与者心血管疾病的患病率最低。

另一项研究结果来自46 285名参与者，评价中国人群尿钠、尿钾及其比值与收缩压（SBP）和舒张压（DBP）的关系。采集清晨单次空腹尿样测定钠、钾和肌酐，用Kawasaki公式估测24h尿钠和尿钾的排泄量。结果显示，估测的尿钠和钾的平均排泄量分别为（5.7±1.7）g/d和（2.1±0.5）g/d，钠/钾排泄比值平均为2.8±0.8。调整后的分析显示，尿钠估测值每增加1g，SBP和DBP分别增加1.70mmHg和0.49mmHg，尿钾估测值每增加1g，SBP和DBP分别降低1.10mmHg和0.91mmHg。尿钠/钾排泄比值每增加1单位，SBP（4.33mmHg）和DBP（1.54mmHg）有显著增加。该变化在低盐地区更明显。结论是，即使生活在低盐地区的人群，减少钠和增加钾的摄入很可能比单独减少钠摄入对降低血压更有益处。

类似的研究结果还有很多，由于篇幅所限不能一一介绍。相信随着研究的深入，PURE将使我们更全面地了解中国人群心血管疾病分布及相关危险因素与治疗情况，为中国心血管疾病的防治提供重要依据。同时，也将为全球心血管疾病防治事业做出应有的贡献。

（于丽天）

第五节 心力衰竭的药物临床试验

心力衰竭的药物治疗经历了两百多年的发展历程。早在公元前5至公元前3世纪，希波克拉底描述了患者呼吸急促、局部和全身水肿的症状；公元前3世纪初张仲景在《金匮要略》中描述了“心水者，其身重而少气，不得卧，烦而躁，其人阴肿。”言明其病为“水”，其位在“心”心有水气；中西医都对心力衰竭的临床表现做出了形象的描述。但是由于当时对心力衰竭的病理生理过程缺乏一个认知，所以治疗限于经验。

随着解剖学、病理生理学的漫长发展阶段，心力衰竭的药物治疗直到20世纪70年代才形成了强心、利尿、扩血管的模式。进入20世纪80年代中期，通过对心力衰竭病理生理的深入研究，发现心力衰竭时神经内分泌系统异常激动，如肾素血管紧张素系统（RAAS）、交感神经系统、利钠肽系统、内皮损伤、炎症反应等，其本质是引起心肌重构，是心力衰竭发生发展的病理生理过程。这一系列的基础研究促进了新药的开发和进步，人们开展了一系列的新药研究，从血管紧张素转换酶抑制剂（ACEI）、β受体阻滞剂（β-blockers）、醛固酮受体拮抗剂（MRA）、血管紧张素受体-1抑制剂（ARB）到脑啡肽酶–血管紧张素受体抑制剂（ARNI）等。近年还针对肌钙蛋白、离子通道、钠–葡萄糖共转运蛋白抑制剂（SGLT-2i）、鸟苷酸环化酶激动剂（vericiguat）等靶点开展了药物临床试验，取得了良好的结果。下面我们就心力衰竭的治疗药物按照不同的类别和临床应用的发展路径展开详述。

临床上用于心力衰竭的正性肌力药物包括以下四类：①洋地黄类，包括口服的制剂地高辛和快速的静脉制剂去乙酰毛花苷（俗称西地兰）等；②磷酸二酯酶III抑制剂，包括氨力农、米力农等；③β受体激动剂，包括多巴胺、多巴酚丁胺及儿茶酚胺类药物肾上腺素和去甲肾上腺素；④钙增敏剂，代表药物为左西孟旦。我们按照这四类药物的发展路径分别进行相关临床试验的阐释。

一、洋地黄治疗心力衰竭的相关临床试验

1775年12月8日，William Withering在世界上第一次记录了使用洋地黄的情形。当时他给一位患“哮喘”的50岁男子使用了“洋地黄煎剂”，惊奇的发现患者“排出了大量的水”，减轻了患者的水肿，这是对洋地黄类药物具有利尿作用的首次描述。他发表于1785年的经典作品*An Account of the Foxglove*中报道了洋地黄可治疗“心力衰竭”。200多年过去了，洋地黄仍旧是治疗心力衰竭的一个常用药物。

洋地黄类药物通过抑制心肌细胞膜Na^+-K^+-ATP

酶，升高细胞内Na^+浓度，进而促进Na^+与Ca^{2+}的交换，增加心肌细胞内Ca^{2+}浓度，增强心肌收缩力，提高心输出量，从而改善心力衰竭患者的症状。心力衰竭中的临床研究大部分使用口服剂型地高辛，纳入的主要是射血分数降低型心力衰竭（heart failure with reduced ejection fraction，HFrEF）的患者。

对地高辛评价影响较大的一项研究是1997年发表在《新英格兰医学杂志》上的地高辛调查组研究（digitalis investigation group，DIG）。这是一项随机、双盲、安慰剂对照的大型临床试验。由美国和加拿大的302个临床中心于1991年历时2年入组7788例患者，其中6800例为窦性心律患者且EF＜0.45（3397例服用地高辛，3403例给予安慰剂），两组均可同时使用ACEI和利尿药。另外988例EF＞0.45（地高辛组492例，安慰剂组496例）。观察的主要终点为全因死亡率，平均随访37个月。结果显示，地高辛组与安慰剂组相比，死亡率无明显差异（地高辛组为34.8%，安慰剂组35.1%，$P=0.80$），但地高辛组因心力衰竭恶化死亡的患者有减少的趋势（$P=0.06$），因心力衰竭恶化需住院的病例显著减少（地高辛组为26.8%，安慰剂组34.7%，$P<0.001$）。上述的结果说明了地高辛的长期治疗不增加心力衰竭的死亡率，能降低心力衰竭恶化的住院率，确定了地高辛在心力衰竭治疗中的地位，被美国FDA批准为治疗慢性心力衰竭的药物。值得注意的是，血清地高辛浓度（serum digoxin concentration，SDC）与心力衰竭预后密切相关。Rathore等对DIG试验的事后分析证实，与安慰剂比较，当SDC为0.5～0.8ng/ml，可以降低心力衰竭死亡率6.3%，并可降低全因住院率和心力衰竭住院率；当SDC为0.9～1.2ng/ml时，只能降低心力衰竭住院率，不能降低死亡率；当SDC≥1.2ng/ml时，反而增加死亡率11.8%。由此可见，地高辛血药浓度的升高与病死率增加有关。而在观察性和注册研究中很难确保规范监测地高辛的血药浓度及规范地调整用药剂量，故在今后的临床实践中需密切关注心力衰竭的共病和联合用药问题，规范监测其血药浓度，尽量以低剂量长期给药。晚近的一项有关DIG研究的荟萃分析也指出，地高辛组和安慰剂组的死亡率无明显差异，而在减少因心力衰竭恶化需住院的频次方面获益明显。

二、磷酸二酯酶Ⅲ抑制剂治疗心力衰竭的相关临床试验

磷酸二酯酶Ⅲ抑制剂是20世纪80年代中期应用于临床的一类正性肌力药物。其通过抑制磷酸二酯酶活性，使细胞内cAMP降解受阻，细胞内cAMP浓度升高，细胞膜上的蛋白激酶活性升高，促进Ca^{2+}通道激活，钙内流增加，心肌收缩力增强；并有周围血管舒张效应。增加心输出量，可均衡扩张动静脉血管，降低肺动脉阻力和外周血管阻力，不增加心肌耗氧量，代表药物为氨力农、米力农。2002年*JAMA*发布了唯一一个用来评价短期静脉内使用正性肌力药物米力农对急性心力衰竭疗效的大规模随机临床试验，即著名的慢性心力衰竭恶化应用静脉米力农治疗结局的前瞻性研究（outcomes of a prospective trial of intravenous milrinone for exacerbations of chronic heart failure，OPTIME-CHF）。该研究入选了951例病情恶化的慢性收缩性心力衰竭患者，随机接受米力农（477例）或安慰剂（472例）静脉滴注48小时治疗。结果发现，与安慰剂组相比，米力农组的住院病死率、60天的死亡和再住院率没有优势，不良事件对比见图6-4-1，故不建议常规使用米力农治疗（HFrEF）。

三、β肾上腺素能受体激动剂治疗心力衰竭的相关临床试验

β肾上腺素能受体激动剂的经典代表药物是多巴酚丁胺（dobutamine）、多巴胺（dobamine）。多巴酚丁胺可兴奋心脏的β_1受体，使得细胞内cAMP增加，细胞内Ca^{2+}增加，心肌收缩力增强，刺激心肌细胞α受体的介导变力作用。刺激β受体

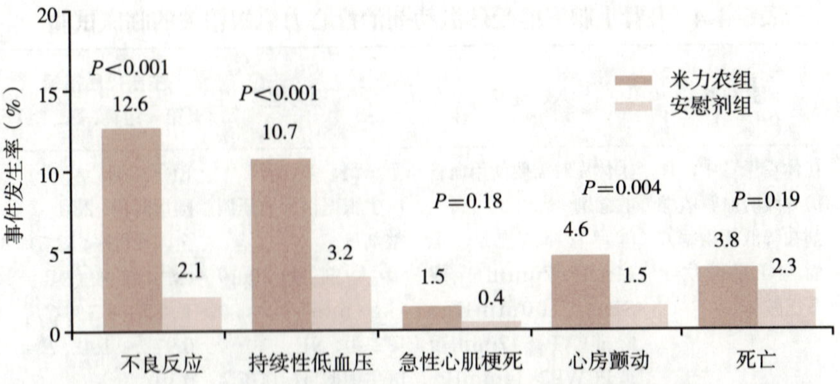

图6-4-1 米力农增加患者不良反应事件的发生率和死亡率

可在周围血管中产生变时和变力的双重作用，增加心率和心肌收缩力，多巴酚丁胺刺激α_1受体和β_2受体，两者的作用几乎相抵消，对外周血管阻力的调节作用很小。多巴胺与多巴酚丁胺的区别在于多巴胺可以作用于肾脏、肠系膜和冠状动脉系统的多巴胺能受体。在心肌细胞，多巴胺可以刺激β_1受体、β_2受体；在周围血管，多巴胺作用于α受体。多巴胺的药理学作用呈高度剂量依赖性。

肾上腺素和去甲肾上腺素则主要用于多巴胺效果不明显时的心源性休克（cardiogenic shock，CS）。De Backer在欧洲开展的一项1679例CS患者的临床研究和Bruno Levy在法国进行的2项小样本的研究从研究目的、入组标准以及研究结论我们用表格的方式进行了归纳整理，具体内容详见表6-4-4。

四、钙增敏剂-左西孟旦治疗心力衰竭的相关临床试验

左西孟旦主要通过增加心肌收缩蛋白对Ca^{2+}的敏感性，达到增加心肌收缩力的目的，故被称作钙增敏剂。其作用机制包括：①正性肌力作用：增强心肌肌钙蛋白C（cardiac troponin C，cTnC）与Ca^{2+}的结合，进而诱导环磷酸腺苷（cyclic adenosine monophosphate，cAMP）依赖的正性肌力作用；②扩血管作用：促发血管平滑肌细胞中三磷酸腺苷敏感性钾通道（KATP通道）的开放，诱导血管舒张；③心肌保护作用：激活心肌线粒体中的KATP通道，从而减轻细胞缺血再灌注损伤。左西孟旦增加急性心力衰竭患者的每搏输出量与LVEF，改善临床症状，降低BNP水平，疗效安全。作为抗心力衰竭药物于2000年10月首先在瑞典上市。

（一）LIDO试验

静脉输注左西孟旦和多巴酚丁胺对比试验（the levosimendan infusion versus dobutamine，LIDO）是在203名左心室射血分数（left ventricular ejection fraction，LVEF）<35%，心脏指数（cardiac index，CI）<2.5L/（min · m^2），肺毛细血管楔压（pulmonary capillary wedge pressure，PCWP）>15mmHg的严重低心排血量心力衰竭患者中比较左西孟旦和多巴酚丁胺的随机、双盲、平行组试验。左西孟旦组给予首剂负荷剂量24μg/kg静脉注射10分钟，继以0.1μg/（kg · min）持续静脉滴注24小时；而多巴酚丁胺组接受5μg/（kg · min）持续静脉滴注，没有负荷剂量。研究的主要终点为治疗结束时血流动力学改善（定义为心排血量增加>30%，且PCWP降低>25%）的患者比例。研究结果显示：左西孟旦组28%（29/103）患者达到主要血流动力学终点，多巴酚丁胺组为15%（15/100）（HR=1.9，95%*CI*，1.1～3.3，*P*=0.022）。研究者还回顾分析了180天时两组患者的全因死亡率，结果显示左西孟旦组有27名患者（占26%）死亡，而多巴酚丁胺组为38名（占38%）（HR=0.57，95%*CI*，0.34～0.95，*P*=0.029）。

表6-4-4　β肾上腺素能受体激动剂治疗心力衰竭相关的临床试验

第一作者 试验缩写	研究目的	入选标准	药物分组	主要预后指标 （第一组*vs.*第二组）	结论
De Backer SOAP Ⅱ	在休克患者中，评价一线的血管收缩剂在降低死亡率方面，NE是否优于多巴胺	①休克时需要使用血管收缩剂 ②尽管补液充足，但MAP＜70mmHg或SBP＜100mmHg，除非CVP＞12mmHg或PCWP＞14mmHg ③有低灌注表现	第一组：多巴胺 医生根据目标血压调整剂量 最大剂量：20μg/(kg·min) 第二组：NE 医生根据目标血压调整剂量 最大剂量：0.19μg/(kg·min)	EF＜30% 随访时程：28d 全因死亡率：52.5% *vs.* 48.5%（OR＝1.17；95%*CI*，0.97～1.42；*P*＝0.10） CS亚组（*n*＝280；17%）：多巴胺组的死亡率较高（*P*＝0.03）	在死亡例数上，两组间无明显差异（*P*＜0.001） 多巴胺组不良事件的发生率高在280例CS患者中，多巴胺组的死亡率显著高于NE组（*P*＝0.03）
Levy	在非急性冠脉综合征的CS患者中，评价肾上腺素和NE-多巴酚丁胺的疗效	①急/慢性HF，EF＜30%和心脏指数＜2.2L/（min·m²） ②PCWP＞14mmHg ③SBP＜90mmHg或MAP＜60mmHg或MAP下降的幅度＞30mmHg ④尿量＜0.5ml/(kg·h) ⑤乳酸＞2mmol/L ⑥有低灌注表现	第一组：肾上腺素 剂量通过滴定获得MAP维持在65～70mmHg水平伴平稳或升高的心脏指数 第二组：NE-多巴酚丁胺 剂量通过滴定获得MAP维持在65～70mmHg水平伴平稳或升高的心脏指数	EF：24% 随访时程：26个月 监测血流动力学指标：HR，MAP，CO，CVP，PAP，PAOP 压力监测：胃黏膜二氧化碳分压测量法 代谢：乳酸和丙酮酸	肾上腺素与NE-多巴酚丁胺对整体血流动力学的改善同样有效。肾上腺素组则与一过性乳酸酸中毒、心率增加、心律失常以及胃黏膜缺血相关。NE-多巴酚丁胺似乎是一种更安全可靠的治疗策略
Levy OptimaCC	在AMI后发生CS的患者中，评价肾上腺素和NE的疗效和安全性	①AMI行PCI治疗后发生的CS ②SBP＜90mmHg或MAP＜65mmHg ③心脏指数＜2.2L/(min·m²)未使用血管活性药物 ④PCWP＞15mmHg ⑤EF＜40% ⑥有低灌注的证据	第一组：肾上腺素 剂量通过滴定获得MAP维持在65～70mmHg水平 第二组：NE 剂量通过滴定获得MAP维持在65～70mmHg水平	EF：34% 随访时程：60d 心脏指数：无差异（*P*＝0.43） 难治性CS的发生率：37 *vs.* 7%（*P*＝0.011）	与NE相比，使用肾上腺素对动脉压和心脏指数的影响相似，而难治性休克的发生率更高

注：SOAPII为急性病患者中脓毒症发生率的临床试验；OptimaCC为肾上腺素和去甲肾上腺素用于心源性休克的疗效和耐受性的对比研究。NE为去甲肾上腺素；CS为心源性休克；AMI为急性心肌梗死；MAP为平均动脉压；SBP为收缩压；CVP为中心静脉压；PCWP为肺毛细血管楔压；HF为心力衰竭；EF为射血分数；HR为心率；CO为心输出量；PAP为肺动脉压；PAOP为肺动脉闭塞压。

研究者得出结论：对于严重的低心输出量心力衰竭患者，左西孟旦比多巴酚丁胺能更有效地改善血流动力学状态，而且可以降低180天时的病死率。

（二）RUSSLAN研究

左西孟旦治疗急性心肌梗死并发左心室衰竭患者的安全性和有效性随机试验研究（the randomized study on safety and effectiveness of levosimendan in patients with left ventricular failure due to an acute myocardial infarct，RUSSLAN）是在504名急性心肌梗死后左室衰竭的患者中开展的一项双盲、安慰剂对照试验。研究的主要终点是左西孟旦的安全性，即有临床显著意义的低血压或心肌缺血发生率；次要终点为左西孟旦的有效性，包括治疗6小时和24小时后死亡或心力衰竭恶化的复合风险以及14天和180天时的死亡率。研究结果：主要终点方面，各治疗组低血压或心肌缺血的发生率没有显著差异（$P=0.319$），虽然最大剂量左西孟旦组上述事件发生率增加，但未达统计学意义（$P=0.054$）。该研究证实，对于近期发生过急性心肌梗死的患者也能耐受左西孟旦，而且再次证实了其最佳静脉滴注速度为0.050.2μg/（kg · min）。次要终点方面，与安慰剂组相比，左西孟旦显著降低了治疗6小时和24小时后的死亡或心力衰竭恶化的复合风险。而且14天和180天时的短期和长期病死率，左西孟旦组均低于安慰剂组（14天：11.7% *vs.* 19.6%，HR＝0.56，95%*CI*，0.33～0.95，$P=0.031$；180天：19.6% *vs.* 31.4%，HR＝0.67，95%*CI*，0.45～1.00，$P=0.053$）。

（三）CASINO试验

在低心输出量心力衰竭患者中应用钙增敏剂或正性肌力药或安慰剂的对比研究（the calcium sensitizer or inotrope or none in low-output heart failure，CASINO）是在299名失代偿性低心输出量（LVEF＜35%）心力衰竭患者中开展的，比较左西孟旦与多巴酚丁胺或安慰剂的随机、双盲、平行试验。左西孟旦组负荷剂量16μg/kg，继以0.2μg/（kg · min）持续静脉滴注24小时，多巴酚丁胺组10μg/（kg · min）持续静脉滴注。主要终点为死亡或因心力衰竭恶化再住院的复合终点。该试验计划招募600名患者，但由于左西孟旦治疗组生存获益显著，该试验在入组299名患者时提前中止了。在6个月时，左西孟旦组的病死率为18%（与多巴酚丁胺组相比$P=0.000\,1$，与安慰剂组相比$P=0.03$），多巴酚丁胺组病死率为42%（与安慰剂组相比$P=0.02$），安慰剂组病死率为28.3%。

（四）REVIVE试验

失代偿性心力衰竭患者短期静脉应用左西孟旦有效性（与安慰剂比较）的随机多中心评估试验（the randomized multicenter evaluation of intravenous levosimendan efficacy versus placebo in the short-term treatment of decompensated heart failure，REVIVE）是一项大型的、随机、双盲、安慰剂对照试验，目标人群为急性心力衰竭住院患者（LVEF＜35%，静息呼吸困难需静脉利尿治疗），在标准治疗基础上，随机接受左西孟旦或安慰剂治疗。左西孟旦组负荷剂量12μg/kg静脉注射10分钟，继以0.1μg/（kg · min）持续静脉滴注50分钟。若能耐受这一静脉滴注剂量，则上调剂量为0.2μg/（kg · min）继续静脉滴注23小时。该研究包括两部分：一项旨在开发一种全面的用于评价急性失代偿性心力衰竭治疗措施的新型终点的先导研究（REVIVE-1）（共入组了最初100名患者）和一项全规模中心研究（REVIVE-2）（包括后来入组的600名患者）。这种新型终点包括患者临床症状改善信息和主要临床事件发生情况的组合，以此来判断患者是否改善或恶化。来自REVIVE-1的研究数据提示，在开始治疗后24小时和5天时，左西孟旦组比安慰剂组“恶化”的患者比例降低。REVIVE-2的研究结果达到了主要终点，左西孟旦治疗组较安慰剂组血浆BNP水平显著降低，住院天数减少；但90天的病死率两者并没有明显差别（次要终点）。值得注意的是，与安慰剂比较，左西孟旦组低血压（35.5% *vs.* 49.2%）、室性心动过速（16.9% *vs.* 24.1%）和心房颤动（0.2% *vs.* 8.4%）事件发生率均明显增加。有一点必须提出，REVIVE-2研究并不是设计用来检验左西孟旦对病死率的效应，而且该研究人群由一些相对年轻的患者（平均年龄63岁）组成，且主要是男性（73%），其临床参数可能会影响研究结果分析。

（五）SURVIVE研究

需要静脉内正性肌力药支持的急性心力衰竭患者的生存研究（the survival of patients with acute heart failure in need of intravenous inotropic support study，SURVIVE）是第一项以病死率作为主要终点，旨在评价在急性心力衰竭患者中短期静脉应用左西孟旦或多巴酚丁胺对长期生存率影响的前瞻性、随机、双盲试验。该研究共入组了1327名LVEF≤30%，在静脉应用利尿药和/或血管扩张剂的基础上，临床上仍需要静脉正性肌力药物支持的严重急性心力衰竭患者。试验方案为：左西孟旦组［n＝664，负荷剂量12μg/kg静脉注射10分钟，继以0.1～0.2μg/（kg·min）持续静脉滴注24h］，多巴酚丁胺组［n＝663，5μg/（kg·min）持续静脉滴注24小时］。试验的主要终点为开始治疗后180天时的全因死亡率。次要终点包括180天时存活和出院的患者数、180天时的心血管疾病死亡率、31天时的全因死亡率及24小时时的身体评估等。研究结果揭示：在180天时，全因死亡率左西孟旦组为26%（173/664），多巴酚丁胺组为28%（185/663），两组并没有显著差异（HR＝0.91，95%*CI*，0.74～1.13，P＝0.40）。但是，在治疗结束后的早期阶段，左西孟旦有改善短期生存率的趋势，尤其对于既往有过心力衰竭发作的患者。在治疗24小时后，左西孟旦可以显著降低血浆BNP水平，并且持续到5天时（与多巴酚丁胺比较，所有时点均P＜0.001）。两组在其他次要终点方面没有统计学差别。与多巴酚丁胺相比，左西孟旦可以降低心力衰竭恶化的风险（左西孟旦12.3%，多巴酚丁胺17%）。但是左西孟旦组新发心房颤动的发生率高于多巴酚丁胺组（左西孟旦9.1%，多巴酚丁胺6.1%）。有趣的是，两组其他不良反应（如低血压和室性心动过速）的发生比例相似。研究者得出结论，对于改善长期（如治疗后180天）全因死亡率，左西孟旦并不显著优于多巴酚丁胺；但是对于既往有过心力衰竭发作，入院后使用β受体阻滞剂的患者而言，应用左西孟旦对改善患者短期病死率似乎更有益。

（六）ADHF研究

2012年发表了由张健牵头的国产左西孟旦注射液治疗急性失代偿性心力衰竭（acute decompensated heart failure，ADHF）的多中心、随机、双盲、阳性药物对照的临床研究结果。该研究入选228例ADHF患者，并随机分为左西孟旦组和多巴酚丁胺组各114例，分别静脉滴注24小时。结果显示，治疗24小时后，左西孟旦组左心室射血分数（LVEF）较基线显著升高（31.56%±9.69% *vs.* 28.44%±7.08%，P＜0.01），LVEF相对于基线变化值在两组间差异无统计学意义（3.11%±6.90% *vs.* 3.00%±6.63%，P＞0.05）。左西孟旦组PCWP相对于基线下降值较多巴酚丁胺组差异有统计学意义（−8.90mmHg±7.14mmHg *vs.* −5.64mmHg±6.83mmHg，P＝0.04）。用药3天后，血浆N末端B型利钠肽原（NT-proBNP）较基线变化率在左西孟旦组显著大于多巴酚丁胺组（−22.36%±38.98% *vs.* −8.56%±42.42%，P＜0.01）。用药后24小时，左西孟旦组呼吸困难改善较多巴酚丁胺组显著。由此可见国产左西孟旦对ADHF患者提高LVEF的作用与多巴酚丁胺差异无统计学意义，左西孟旦可更为显著地降低PCWP和NT-proBNP水平，改善症状、耐受性和安全性良好。

五、重组人脑利钠肽治疗心力衰竭的相关临床试验

重组人脑利钠肽（rhBNP）是以大肠杆菌为生成菌种，采用DNA基因重组技术，制成的高纯度冻干制剂。基因重组的人脑利钠肽与内源性脑钠肽具有相同的氨基酸排序和生物活性。国内制剂的商品名称为新活素，美国制剂的商品名称为萘西立肽（nesiritide）。

rhBNP是作用于效应器细胞膜上利钠肽A型受体，该受体与鸟苷酸环化酶耦联，鸟苷酸环化酶激活后使三磷酸鸟苷（GTP）转化为环磷酸鸟苷（cGMP），作为第二信使，cGMP再激活下行信号系统，即cGMP依赖的蛋白激酶（PKG-1），从而发挥广泛的药理作用，如均衡扩张血管、尿钠排泄、神经激素抑制和拮抗心脏重塑，以及心肌细胞保护作用。我们将rhBNP几项主要的临床研究结果分述如下。

（一）VMAC研究

2002年发表于*JAMA*上著名的血管扩张剂在急性心力衰竭管理中的研究（vasodilatation in the management of acute chf，VMAC）是一项前瞻性、多中心、随机双盲试验。489例心力衰竭住院患者，年龄＞65岁，随机分成三组：一组在基础治疗上加用脑利钠肽［2μg/kg静脉推注，0.01μg/（kg · min）静脉滴注］，另一组加用硝酸甘油，第三组为对照组，只用基础治疗。研究结果表明，相对于硝酸甘油，脑利钠肽更显著降低肺毛细血管楔压和平均肺动脉压，提示脑利钠肽对心力衰竭患者左室负荷的改善优于硝酸甘油（图6-4-2）。研究结论：脑利钠肽缓解呼吸困难的疗效与硝酸甘油相当，但起效速度更快；脑利钠肽降低PCWP比硝酸甘油更迅速、更显著；低血压发生率与硝酸甘油相当，头痛发生率则显著低于硝酸甘油。

（二）国产重组人脑利钠肽研究

国内研究协作组对上市的国产重组人脑利钠肽进行了研究。这是一项多中心、随机、开放、剂量对照的大规模临床试验。共入选2160例急性心力衰竭和慢性心力衰竭急性发作的患者。研究发现，30天内1988例患者再住院率为5.65%，低于文献报道的再住院率，是否因为使用了rhBNP的缘故尚待进一步研究。病死率9.44%。与基线相比，各组均有明显的呼吸困难改善（$P<0.01$）；给药后利尿量增加了76.59%（$P<0.01$），左心室射血分数增加了12.08%（P值分别为0.0035、0.0001、0、0.0012）；给药5～7天，NT-proBNP降低40.29%（$P<0.01$）。研究结论：临床应用重组人脑利钠肽治疗心力衰竭的不良事件发生率低，能明显改善患者呼吸困难程度，降低NT-proBNP，改善左心室射血分数。

（三）ASCEND-HF研究

奈西立肽治疗失代偿性心力衰竭患者临床有效性的急性研究（the acute study of clinical effectiveness of nesiritide in decompensated heart failure，ASCEND-HF）是迄今为止规模最大的一项随机、双盲、安慰剂对照的萘西立肽临床试验。全球30个国家的398个临床医学中心共入选7141例急性心力衰竭患者。中国有700余例患者纳入

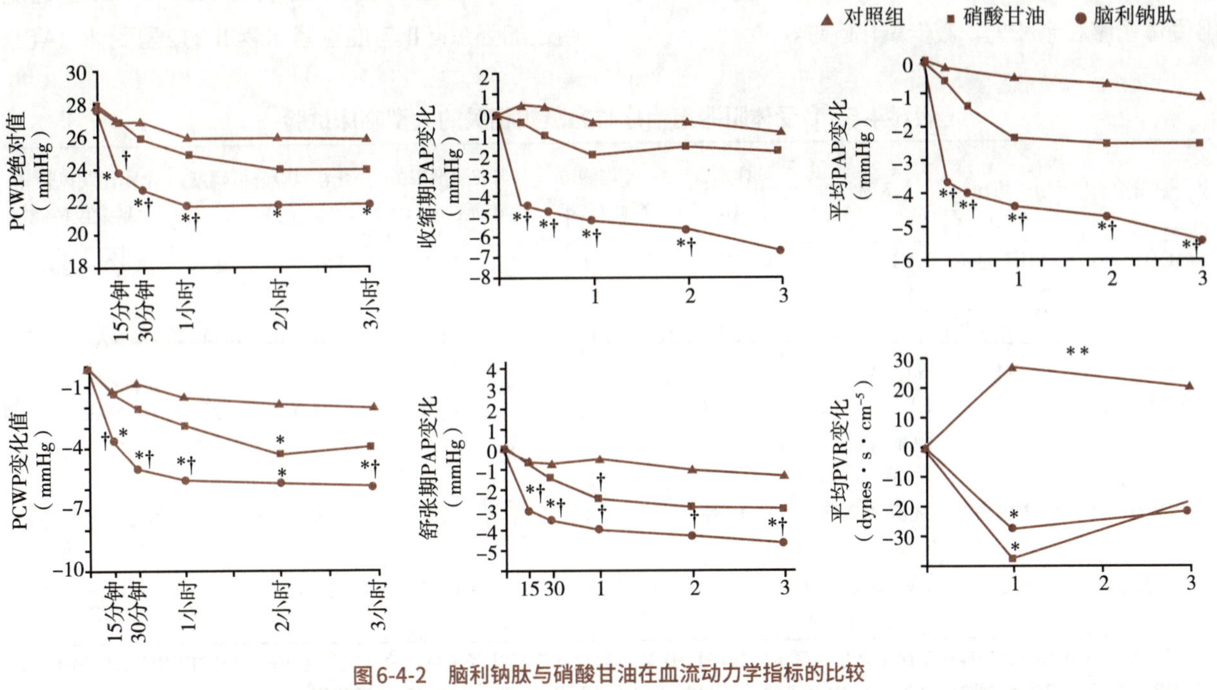

图6-4-2 脑利钠肽与硝酸甘油在血流动力学指标的比较

注：PCWP为肺毛细血管楔压；PAP为肺动脉压；PVR为肺循环血管阻力。*与对照组比较，$P<0.05$；†与硝酸甘油组比较，$P<0.05$。

了该项研究。静脉负荷剂量2μg/kg萘西立肽或安慰剂（研究者决定是否需要负荷剂量），维持剂量0.01μg/（kg·min）的萘西立肽或安慰剂，连续静脉滴注，最长不超过7天。在呼吸困难症状的6小时观察节点，可以看到萘西立肽组与对照组之间P值为0.03；在24小时观察节点呼吸困难两者之间有显著性差异，P值为0.007，说明与安慰剂相比，萘西立肽能够明显缓解患者的呼吸困难症状，及早应用症状缓解更迅速。萘西立肽对30天全因死亡率和再住院率没有影响。亚组分析表明萘西立肽具有利尿和扩血管作用，及时早期使用患者获益更多。

六、β受体阻滞剂治疗心力衰竭的相关临床试验

瑞典的Waagstein等早在1973年提出β受体阻滞剂长期治疗心力衰竭的可能机制：①通过改善左室结构和功能，缩小左室容量，提升EF；②减慢心率从而延长舒张期充盈和冠脉舒张期灌注时间，降低心肌耗氧量；③抑制儿茶酚胺介导的脂肪组织游离脂肪酸释放，从而改善心肌能量代谢；④上调β受体密度和亲和力，减少氧化应激。

Waagstein于1975年第一次报道在7例患者中静脉给予普萘洛尔治疗可改善心力衰竭患者的临床症状，自此拉开了β受体阻滞剂治疗心力衰竭的帷幕。Ikram于1981年第一次进行了双盲交叉试验，评估了β受体阻滞剂治疗扩张性心肌病的疗效。20世纪80年代初，在B-HAT试验中，首次观察到急性心肌梗死伴心力衰竭的患者中普萘洛尔可减少死亡率和猝死率。β受体阻滞剂治疗心力衰竭在降低死亡和全因住院风险方面有几项具有里程碑式的大型临床试验，我们仍旧采用表格的方式对研究的内容和结果进行了归纳见表6-4-5。

七、ACEI/ARB/ARNI治疗心力衰竭的相关临床试验

ACEI是被证实能降低心力衰竭患者病死率的第一类药物，一直被公认是治疗心力衰竭的基石。ARB可阻断Ang Ⅱ与血管紧张素Ⅱ的1型受体（AT1）结合，从而阻断或改善因AT1过度兴奋导致的诸多不良作用，如血管收缩、水钠潴留、组织增生、胶原沉积、促进细胞坏死和凋亡等，这些都是在心力衰竭发生发展中起作用的因素。ARB还可能通过加强Ang Ⅱ与血管紧张素Ⅱ的2型受体（AT2）

表6-4-5 β受体阻滞剂治疗心力衰竭相关的大型临床试验

试验名称	药物	入选标准	样本量（n）	平均随访时间/（年）	与安慰剂相关的年死亡率（%）	死亡风险降低幅度/（%）	全因住院风险降低幅度（%）
CIBIS-Ⅱ	比索洛尔	LVEF≤35%，NYHA Ⅲ～Ⅳ	2647	1.3	13.2	34（19～46）	18（9～29）
MERIT-HF	美托洛尔缓释片	LVEF≤40%，NYHA Ⅲ～Ⅳ	3991	1.0	11.0	34（19～47）	18 NA
COPERNICUS	卡维地洛	LVEF≤25%，静息或轻微活动后出现症状	2289	1.0	11.0	34（19～47）	18 NA
CAPRICORN	卡维地洛	MI后LVEF≤40%	1959	1.3	11.8	23（2～40）	NA NA
BEST	布心洛尔	LVEF≤35%，NYHA Ⅲ～Ⅳ	2708	2.0	16.7	10（-22～+2）	18（1～16）

注：CIBIS-II为心脏功能正常比索洛尔研究II；MERIT-HF为心力衰竭中美托洛尔缓释片随机干预试验；CORPERNICUS为卡维地洛前瞻性随机累积生存试验；CAPRICORN为卡维地洛对左心室功能障碍患者心肌梗死后预后的影响；BEST为β阻滞剂评价生存试验。LVEF为左心室射血分数；NYHA为纽约心脏病学会心功能分级；MI为心肌梗死。

结合来发挥有益的效应。ARNI有ARB和脑啡肽酶抑制剂的作用，后者可升高利钠肽、缓激肽和肾上腺髓质素及其他内源性血管活性肽的水平。ARNI的代表药物是沙库巴曲缬沙坦钠。表6-4-6总结了具有代表性的一些国际著名的大规模临床试验的结果。

钠-葡萄糖共转运蛋白-2（sodium-dependent glucose cotransporter-2，SGLT2）抑制剂通过抑制近曲小管对葡萄糖的重吸收，增加尿糖排泄，发挥降糖作用。SGLT2抑制剂在心力衰竭患者中改善心血管结局的证据日益增加，为心力衰竭的治疗提供了新选择。

八、SGLT2抑制剂治疗心力衰竭的相关临床试验

SGLT2抑制剂是一类治疗2型糖尿病的新药，其系列研究表明它除了降低血糖之外，同时有独立于降糖作用而改善心血管结局和肾脏保护的作用。SGLT2抑制剂可以高选择性的抑制SGLT2，显著降低肾脏近曲小管将原尿中的葡萄糖重吸收入血，降低肾糖阈，每天可排出60～80g葡萄糖，从而降低体质量，减少脂肪组织。从而达到有效降低血糖水平的效果。SGLT2抑制剂通过渗透性利钠利尿使循环容量下降，可以降低心脏前负荷并降低肺组织及周围组织水肿，这可能是此类药物减少HF再住院率的原因之一。SGLT2抑制剂与其他利尿药相比主要是利钠机制不同，SGLT2抑制剂介导的葡萄糖利尿作用可以选择性地从间质排出更多的无电解质水，从而减少间质水肿，改善器官灌注，且不影响血容量。心脏前负荷减低而缓解心力衰竭症状。同时具有抑制心力衰竭患者左室重构和心肌纤维化的作用。SGLT2抑制剂相关的大规模临床试验我们仍以表格的形式总结为表6-4-7。

表6-4-6 ACEI/ARB/ARNI治疗心力衰竭的相关大型临床试验

研究年份/试验项目	治疗药物组	对照组	入选标准	关键结论
1987 CONSENSUS	依那普利	安慰剂	EF＜35%，NYHA Ⅳ	全因死亡率和心脏死亡率显著降低
1991 SOLVD-T	依那普利	安慰剂	EF＜35%，NYHA Ⅱ～Ⅲ	减少死亡或住院的综合结果，故全因死亡率显著降低
1992 SOLVD-P	依那普利	安慰剂	EF＜35%，NYHA Ⅰ～Ⅱ	全因死亡率和心力衰竭住院率显著降低 心血管住院率显著下降
2001 VALHEFT	缬沙坦和ACEI	安慰剂	未使用治疗心力衰竭的药物 EF＜40%，NYHA Ⅱ～Ⅳ	降低全因死亡率或心血管死亡率
2003 CHARM-ADDED	坎地沙坦和ACEI	安慰剂	EF＜35%，NYHA Ⅱ～Ⅳ	心力衰竭入院和心血管死亡的综合结果明显减少，心血管的全因死亡率没有明显减少
2003 CHARM-ALTERNATIVE	坎地沙坦	安慰剂	EF＜40%，NYHA Ⅱ～Ⅳ	心血管死亡或入院人数明显减少，心力衰竭住院人数和心血管死亡率明显减少。全因死亡率没有显著降低
2014 PARADIGM-HF	沙库巴曲-缬沙坦	依那普利	EF＜35%，NYHA Ⅱ～Ⅳ	显著降低全因死亡率，显著降低合并心血管疾病死亡或首次住院的人数。血管性水肿没有明显增加

注：CONSENSUS为北斯堪的纳维亚协作依那普利生存研究结局；SOLVD-T为依那普利对左心室射血分数降低的无症状患者死亡率和心力衰竭加重的影响；SOLVD-P为依那普利对左心室射血分数降低和充血性心力衰竭患者生存率的影响；VALHEFT为血管紧张素受体拮抗剂缬沙坦治疗慢性心力衰竭的随机试验；CHARM-ADDED为坎地沙坦对服用血管紧张素转换酶抑制剂且左心室收缩功能降低的慢性心力衰竭患者的影响；CHARM-ALTERNATIVE为坎地沙坦对不耐受血管紧张素转换酶抑制剂的慢性心力衰竭和左心室收缩功能降低患者的影响；PARADIGM-HF为血管紧张素受体脑啡肽酶抑制剂与依那普利治疗心力衰竭的对比研究。EF为射血分数，NYHA为纽约心脏病学会心功能分级。

表6-4-7　SGLT2抑制剂相关的大规模临床试验

研究名称	研究类型	病例数（n）	随访时程（年）	入选标准	一级终点	主要二级终点
EMPA-REG OUTCOME	RCT 1∶1∶1 恩格列净10mg *vs.* 恩格列净25mg *vs.* 安慰剂	7028	3.1	2型糖尿病合并心血管疾病 BMI≤45kg/m² GFR＞30	与安慰剂相比，恩格列净组降低心脏性死亡，非致命性心肌梗死或卒中（HR＝0.86，95%*CI*，0.74～0.99）	与安慰剂相比，恩格列净组的全因死亡率更低（P＜0.01） 与安慰剂相比，恩格列净组的心力衰竭住院次数更少，（HR＝0.65，95%*CI*，0.50～0.85） 与安慰剂相比，恩格列净组的心力衰竭住院次数更少，心脏性死亡更低（HR＝0.66,95%*CI*，0.55～0.79）
CANVAS	RCT 1∶1∶1 卡格列净300mg *vs.* 卡格列净100mg *vs.* 安慰剂	10 142	2.4	2型糖尿病 心血管疾病高危风险	心脏性死亡，非致命性心肌梗死或卒中（HR＝0.86，95%*CI*，0.75～0.87）	显著降低心力衰竭患者的心脏性死亡和心力衰竭住院次数（HR＝0.78，95%*CI*，0.67～0.91）
DECLARE-TIMI 58	RCT 达格列净10mg *vs.* 安慰剂	17 160	4.2	2型糖尿病合并心血管疾病或卒中或多项风险因子	心脏性死亡，非致命性心肌梗死（HR＝0.93，95%*CI*，0.84～1.03）（HR＝0.65，95%*CI*，0.50～0.85）	与安慰剂相比，达格列净组的心脏性死亡或因心力衰竭住院更少（HR＝0.83，95%*CI*，0.73～0.95） 心力衰竭住院次数更少（HR＝0.73，95%*CI*，0.61～0.88） 因心肾脏性死亡的病例更少（HR＝0.53, 95%*CI*, 0.43～0.66）
DAPA-HF	RCT 达格列净10mg *vs.* 安慰剂	4744	1.5	症状性心力衰竭 LVEF≤40% 50%的患者合并2型糖尿病	与安慰剂相比，达格列净组心脏性死亡，心力衰竭需紧急处理或心力衰竭住院次数更少（HR＝0.74，95%*CI*，0.65～0.85）	与安慰剂相比，达格列净组KCCQ问卷中心力衰竭症状少见（HR＝1.18，95%*CI*，0.65～0.85） 显著降低心力衰竭患者的心脏性死亡和心力衰竭住院次数（HR＝0.75，95%*CI*，0.65～0.85） 糖尿病和非糖尿病患者均可获益
EMPEROR Reduced	RCT 1∶1恩格列净10mg *vs.* 安慰剂	3730	1.5	慢性心力衰竭， NYHA Ⅱ～Ⅳ LVEF≤40% 50%的患者合并2型糖尿病	与安慰剂相比，恩格列净组心脏性死亡或心力衰竭住院次数更少（HR＝0.75，95%*CI*, 0.65～0.86）	与安慰剂相比，恩格列净组肾脏不良结构（慢性血液透析、肾脏移植、eGFR持续下降）显著降低（HR＝0.50，95%*CI*，0.74～0.99） 与安慰剂相比，恩格列净组的全因死亡率更低（HR＝0.92，95%*CI*，0.77～1.10） 糖尿病和非糖尿病患者均可获益

注：EMPA-RAG研究为empagli氟嗪可降低心血管风险高险2型糖尿病患者的死亡率；CANVAS研究为卡格列净与2型糖尿病的心血管和肾脏事件；DECLARE-TIMI 58研究为达格列净与2型糖尿病心血管儿结局；DAPA-HF研究为达格列净治疗心力衰竭和射血分数降低的患者；EMPEROR Reduced研究为Empagliflozin治疗心力衰竭的心血管儿和肾脏结局。RCT为随机对照试验；BMI为身体质量指数；GFR为肾小球滤过率；LVEF为左室射血分数；NYHA为纽约心脏病学会心功能分级；eGFR为估算的肾小球滤过率。

以上这几项具有代表性的临床试验均是在HFrEF的患者中进行的。恩格列净在射血分数保留型心力衰竭的研究（empagliflozin in heart failure with a preserved ejection fraction）则是迄今为止在HFpEF治疗方面中获得成功的第一个里程碑式的大规模随机对照临床试验。该研究在23个国家筛选了11 585例LVEF＞40%的HFpEF患者，最终纳入5988例有症状的HFpEF受试者，其中11%的受试者来自亚洲。结果显示：与安慰剂组相比，恩格列净组（10mg qd）显著降低主要复合终点事件（因心血管原因死亡和因心力衰竭住院）的风险达21%（HR＝0.79，95% *CI*，0.69～0.9，*P*＜0.0001）；显著降低全因死亡和因心力衰竭住院复合终点的风险达15%（HR＝0.85，95% *CI*，0.76～0.95，*P*＝0.005）。与安慰剂组相比，恩格列净组HFpEF患者因心力衰竭住院的总次数减少了27%（407次 *vs.* 541次，HR＝0.73，95%*CI*，0.61～0.88，*P*＝0.0009），需静脉注射利尿药治疗的总次数减少了33%（HR＝0.67，95%*CI*，0.57～0.79，*P*＜0.0001），静脉血压活性药物和静脉强心药物减少了27%（HR＝0.73，95%*CI*，0.55～0.97，*P*＝0.03），恩格列净组因心血管原因入院治疗的总次数减少了16%（1145次 *vs.* 1333次，HR＝0.84，95%*CI*，0.74～0.95，*P*＝0.005）。

目前的心力衰竭治疗药物则主要集中在神经激素机制（如前所述的β受体阻滞剂和ACEI/ARB/ARNI）与代谢炎症机制的药物中（SGLT2抑制剂）。近年来修复细胞信号通路的机制障碍是心力衰竭新药研发的新突破。鸟苷酸环化酶激动剂维立西呱用于临床为心力衰竭的治疗开辟了一条崭新的途径。

九、鸟苷酸环化酶激动剂－维立西呱治疗心力衰竭的相关临床试验

维立西呱（vericuat）是一种新型的口服可溶性鸟苷酸环化酶激动剂，无须依赖于一氧化氮的结合位点，能增强一氧化氮诱导的可溶性鸟苷酸环化酶的激活。维立西呱可直接激活可溶性鸟苷酸环化酶，促进环状GMP的形成。与硝基类血管扩张药不同的是，维立西呱长期服用不会产生耐药性。射血分数降低型心力衰竭患者应用维立西呱治疗的全球研究（vericiguat global study in subjects with heart failure with reduced ejection fraction，VICTORIA）纳入了5050名LVEF＜45%，NYHA Ⅱ～Ⅳ的心力衰竭患者，特点是入选了发生过心力衰竭恶化的严重患者。与既往的临床试验相比，NT-proBNP水平偏高，患者的年龄偏大、病情更重是入选患者较为突出的基线特征。维立西呱的目标剂量为10mg/d。研究的主要有效终点是心血管原因死亡或首次因心力衰竭住院的复合终点。虽然在接受维立西呱治疗的患者中，主要有效终点的发生率明显低于那些接受安慰剂治疗的患者，但这一结果是由于维立西呱组的住院率较低所致，两组之间在任何原因的死亡率方面没有显著差异。与安慰剂相比，服用维立西呱的患者更容易出现症状性低血压和晕厥。中国亚组的结果与总结果相似。在HFpEF患者中评价维立西呱的一项临床研究尚未公布结果。维立西呱对哪种类型的心力衰竭患者疗效更好仍需更多的临床研究加以验证。此外，维立西呱与沙库巴曲－缬沙坦是否具有协同作用，或者是否会增加低血压和晕厥等不良事件的发生率都是今后临床研究中亟待评估的问题。

十、心肌肌球蛋白激动剂——omecamtiv mecarbil治疗心力衰竭的相关临床试验

omecamtiv mecarbil（OM）是晚近开发的口服新型正性肌力药物，是一种选择性肌球蛋白激动剂。OM不增加细胞内钙离子浓度，特异的激活心肌细胞中的ATP酶，增加能量的利用率，延长肌球蛋白收缩时程而收缩速度保持不变，可以增加肌球蛋白中高能磷酸盐的释放速度，加速肌球蛋白－激动蛋白复合体由弱结合转变为强结合，从

而使肌小节收缩增强、左心室收缩时间延长、心率减慢，且不增加ATP水解，在不增加心肌耗氧量的前提下，增加心排量。NYHA Ⅱ～Ⅲ已接受指南导向药物治疗且利钠肽升高的症状性HFrEF患者，可考虑使用OM，以降低因心力衰竭住院和心血管死亡的风险。2011年公布了急性心力衰竭患者应用OM急性治疗增强收缩力的试验研究（acute treatment with omecamtiv mecarbil to increase contractility in acute heart failure，ATOMIC-AHF），初期结果显示OM提高左心室射血分数的同时可降低收缩末期和舒张末期容积。用药监测过程中未见传统正性肌力药的一些常见不良反应。在其入选613例患者的Ⅱ期临床试验中，随机分为OM静脉给药组及安慰剂组，呼吸困难改善为主要终点，两组结果差异无统计学意义。采用OM口服剂型的Ⅱ期研究COSMIC-HF的结果显示，与安慰剂组相比，OM组可改善患者的收缩期射血时间、左心室收缩/舒张末期内径容积、心率、NT-proBNP等，而安全性与安慰剂组相当。心肌肌球蛋白激动剂-omecamtiv mecarbil治疗收缩性心力衰竭研究（cardiac myosin activation with omecamtiv mecarbil in systolic heart failure，GALACTIC-HF）是一项三期、全球多中心、随机双盲、安慰剂对照的临床试验。其结果显示，OM可明显改善HFrEF的不良预后。但OM的疗效是否依赖于患者的基线EF水平尚不明确。近日*JACC*发布GALACTIC-HF的亚组分析结果，进一步评估了基线EF水平对OM疗效的影响。其结果表明，OM显著降低初次心力衰竭住院或心血管死亡复合事件的风险（HR＝0.92，95% *CI*，0.86～0.99，*P*＝0.025）。而在基线EF水平较低的患者中，该药物的疗效更显著。随着基线EF值的减小，药物治疗与安慰剂两组之间的主要终点发生率差异显著增加，即药物组更能有效减少不良事件发生；随着EF值减小，OM治疗组不良事件发生的绝对风险下降更为显著；结论是基线水平EF越低，药物疗效越好。

十一、心肌肌球蛋白抑制剂——mavacamten治疗心力衰竭的相关临床试验

马韦坎坦（mavacamten），是选择性心肌β肌球蛋白ATP酶变构抑制剂，特异性抑制肌球蛋白*MYH7*突变导致的ATP酶过度激活，可逆性抑制心肌肌球蛋白与肌动蛋白偶联反应，减少肌动蛋白-肌球蛋白跨桥的形成，还能降低心肌肌球蛋白钙离子敏感性，从而降低心肌收缩力。肌节*cMYBPC*突变可引起HCM患者心肌松弛障碍，马韦坎坦还能稳定β肌球蛋白超松弛状态（super-relaxed state），从而改善心肌舒张功能和顺应性。研究发现马韦坎坦对细肌丝钙离子敏感性突变也可能有抑制作用。马韦坎坦选择性抑制特定突变基因表型的作用机制提示马韦坎坦治疗HCM可能成为基于突变基因的个性化治疗方案。马韦坎坦是第一个治疗肥厚型心肌病的分子靶向药物，亦可用于HFrEF的治疗。三项具有代表性的临床试验的初期结果还是相当振奋人心的（具体的一级终点指标和主要结果详见表6-4-8），但因为临床观察的周期较短，病例数不多，未来马韦坎坦是否能够逆转肥厚型心肌病患者的左心室的肥厚，降低其猝死的发生率，改善预后有待于更多的临床研究加以评估。

十二、改善心脏收缩和舒张功能的新药——istaroxime治疗心力衰竭的相关临床试验

Istaroxime（依司他沃）是雄甾烷二酮的最初衍生物，是一种亲脂性类固醇化合物，具有抑制Na^+/K^+泵和激动肌浆网Ca^{2+}泵双重作用。在收缩期因Na^+/K^+泵受抑制，导致细胞内Na^+增高，从而提高钠钙交换器效率，肌浆网中大量的钙释放出来，钙离子内流增多，增强心肌收缩力；舒张期在钙泵作用下心肌内钙离子排出到细胞外，胞浆内游离钙水平降低，可改善舒张功能。这是一项由中国学者与欧洲专家共同牵头的国际多中心Ⅱ

表6-4-8 心肌肌球蛋白抑制剂相关的临床试验

研究名称	研究类型	入选例数	一级终点	主要结论
PIONEER-HCM	Ⅱ期开放标签非随机研究	21例有症状的OHCM患者 A队列：马韦坎坦10～20mg B队列：马韦坎坦2～5mg	运动后LVOTG	A队列：患者运动后LVOTG平均降低89.5mmHg B队列：患者运动后LVOTG平均降低25.0mmHg 次级终点：PvO_2升高，耐受性良好
EXPLORER-HCM	前瞻性Ⅲ期随机安慰剂对照研究	251例症状性OHCM患者马韦坎坦*vs.*安慰剂	PvO_2升高≥1.5ml/kg和NYHA心功能分级至少改善1级 PvO_2升高≥1.5ml/kg和NYHA分级不恶化	一级终点 37%（马韦坎坦）*vs.* 17%（安慰剂） 次级终点 显著降低运动后LVOTG PvO_2升高显著 显著提高症状评分
MAVERICK-HCM	Ⅱ期随机安慰剂对照研究	59例有症状的非梗阻性HCM患者	不良反应的频次和严重程度	两组严重不良事件的发生率没有显著差异 次级终点 NT-proBNP和cTnI的显著降低

注：PIONEER-HCM研究为马韦坎坦治疗梗阻性肥厚型心肌病；EXPLORER-HCM研究为马韦坎坦治疗有症状的梗阻性肥厚型心肌病；MAVERICK-HCM研究为评价马韦坎坦在有症状的非梗阻性肥厚型心肌病患者中的疗效；OHCM为梗阻性肥厚型心肌病；HCM为肥厚型心肌病；NT-proBNP为N末端B型利钠肽原；cTnI为心肌肌钙蛋白I；LVOTG为左室流出道的瞬时峰值压差；PvO_2为峰值耗氧量。

期、多中心、随机、双盲、安慰剂平行对照的临床研究，试验目的为评价istaroxime治疗合并舒张功能不全、射血分数降低的急性失代偿性心力衰竭的安全性、耐受性和有效性。随机分为药物组和安慰剂组，药物组共两个剂量：istaroxime 0.5μg/(kg · min)（队列1：安慰剂n＝19，istaroxime n＝41）；istaroxime 1.0μg/（kg · min）（队列2：安慰剂n＝20，istaroxime n＝42）；均予以24小时持续静脉输注。主要疗效终点是从基线到输注开始后24小时，超声心动图E/e′比值的变化。次要终点为治疗期24小时与基线的其他超声心动图参数的改变、呼吸困难VAS评分和NT-proBNP变化、心力衰竭恶化。结果显示istaroxime的两个药物剂量组均显著降低E/e′，达到了主要研究终点设计要求的统计学显著性。同时，增加每搏输出量、升高收缩压、降低心率和降低NT-proBNP，达到了次要设计终点要求。安全性和耐受性良好。结果提示，这是一个具有良好潜力的治疗急性心力衰竭的新药。目前Ⅲ期多中心临床研究正在启动中。

抗心力衰竭药物治疗的展望

随着心力衰竭领域基础研究的不断深入，不同作用机制的新药研发方兴未艾。未来的药物治疗可能不再局限于神经内分泌等的干预，而是多靶点的综合治疗。这些新药与经典药物的远期疗效对比，以及合用时的相互作用、用药顺序，还有多种疾病共存情况下的给药时机，潜在的副作用等都是今后需要进行验证的问题。

（张 健 杨 鹏）

参考文献

[1] YUSUF S，FLATHER M，POGUE J，et al. Variations between countries in invasive cardiac procedures and outcomes in patients

with suspected unstable angina or myocardial infarction without initial ST elevation. OASIS（Organisation to Assess Strategies for Ischaemic Syndromes）Registry Investigators [J]. Lancet, 1998, 352（9127）: 507-514.

[2] PRABHAKARAN D, YUSUF S, MEHTA S, et al. Two-year outcomes in patients admitted with non-ST elevation acute coronary syndrome: results of the OASIS registry 1 and 2 [J]. Indian Heart J, 2005, 57（3）: 217-225.

[3] 梁岩，朱俊，谭慧琼，等. 中国地区非ST抬高急性冠脉综合征患者生存时间的影响因素分析 [J]. 中华医学杂志，2005，85（13）: 873-878.

[4] Oral captopril versus placebo among 13,634 patients with suspected acute myocardial infarction: interim report from the Chinese Cardiac Study（CCS-1）[J]. Lancet, 1995, 345（8951）: 686-687.

[5] 刘力生，王文，吴爱丽，等. 卡托普利早期应用对心肌梗死患者远期病死率的影响——中国心脏研究-Ⅰ远期随访7079例报告 [J]. 中华心血管病杂志，2001，29（1）: 18-21.

[6] CHEN Z M, JIANG L X, CHEN Y P, et al. Addition of clopidogrel to aspirin in 45,852 patients with acute myocardial infarction: randomised placebo-controlled trial [J]. Lancet, 2005, 366（9497）: 1607-1621.

[7] CHEN Z M, PAN H C, CHEN Y P, et al. Early intravenous then oral metoprolol in 45,852 patients with acute myocardial infarction: randomised placebo-controlled trial [J]. Lancet, 2005, 366（9497）: 1622-1632.

[8] YUSUF S, HAWKEN S, OUNPUU S, et al. Effect of potentially modifiable risk factors associated with myocardial infarction in 52 countries（the INTERHEART study）: case-control study [J]. Lancet, 2004, 364（9438）: 937-952.

[9] GUO J, LI W, WANG Y, et al. Influence of socioeconomic status on acute myocardial infarction in the Chinese population: the INTERHEART China study [J]. Chin Med J（Engl）, 2012, 125（23）: 4214-4220.

[10] MEHTA S R, YUSUF S, DíAZ R, et al. Effect of glucose-insulin-potassium infusion on mortality in patients with acute ST-segment elevation myocardial infarction: the CREATE-ECLA randomized controlled trial [J]. JAMA, 2005, 293（4）: 437-446.

[11] 杨艳敏，朱俊，谭慧琼，等. 静脉输注高剂量葡萄糖-胰岛素-钾对ST段抬高的急性心肌梗死的作用 [J]. 中华医学杂志，2008，88（26）: 1806-1810.

[12] YUSUF S, MEHTA S R, CHROLAVICIUS S, et al. Effects of fondaparinux on mortality and reinfarction in patients with acute ST-segment elevation myocardial infarction: the OASIS-6 randomized trial [J]. JAMA, 2006, 295（13）: 1519-1530.

[13] EIKELBOOM J W, CONNOLLY S J, BOSCH J, et al. Rivaroxaban with or without Aspirin in stable cardiovascular disease [J]. N Engl J Med, 2017, 377（14）: 1319-1330.

[14] ANAND S S, BOSCH J, EIKELBOOM J W, et al. Rivaroxaban with or without aspirin in patients with stable peripheral or carotid artery disease: an international, randomised, double-blind, placebo-controlled trial [J]. Lancet, 2018, 391（10117）: 219-229.

[15] LIANG Y, ZHU J, LIU L, et al. Efficacy and safety of rivaroxaban plus aspirin in women and men with chronic coronary or peripheral artery disease [J]. Cardiovasc Res, 2021, 117（3）: 942-949.

[16] OLDTREN J, HEALEY JS, EZEKOWITZ M, et al. Variations in cause and management of atrial fibrillation in a prospective registry

of 15400 emergency department patients in 46 countries [J]. Circulation, 2014, 129: 1568-1576.

[17] HEALEY J S, OLDGREN J, EZEKOWITZ M, et al. Occurrence of death and stroke in patients in 47 countries 1 year after presenting with atrial fibrillation: a cohort study [J]. Lancet, 2016, 388 (10050): 1161-1169.

[18] CONNOLLY S J, EZEKOWITZ M D, YUSUF S, et al. Dabigatran versus warfarin in patients with atrial fibrillation [J]. N Engl J Med, 2009, 361 (12): 1139-1151.

[19] 高鑫，杨艳敏，朱俊，等. 达比加群与华法林在中国非瓣膜病心房颤动患者卒中预防中的对照研究: RE-LY研究中国亚组分析 [J]. 中华心血管病杂志, 2016, 44 (11): 929-934.

[20] GRANGER C B, ALEXANDER J H, MCMURRAY J J, et al. Apixaban versus warfarin in patients with atrial fibrillation[J]. N Engl J Med, 2011, 365 (11): 981-992.

[21] CONNOLY SJ, EIKLBOOM J, JOYNER C, et al. Apixaban in patients with atrial fibrillation [J]. N Engl J Med, 2011, 364 (9): 806-817.

[22] PATS COLLABORATIVE GROUP. Post-stroke antihypertensive treatment study. A preliminary result. Chin Med J, 1995, 108(9): 710-717.

[23] CAST (CHINESE ACUTE STROKE TRIAL) COLLABORATIVE GROUP. CAST: a randomised placebo-controlled trial of early aspirin use in 20,000 patients with acute ischaemic stroke[J]. Lancet, 1997, 349(9066): 1641-1649.

[24] PROGRESS COLLABORATIVE GROUP. Randomized trial of a perindopril-based blood · pressure · lowering regimen among 6105 individuals with previous stroke or transient ischaemic attack [J]. Lancet, 2001, 358 (9287): 1033-1041.

[25] LIU L, GONG L, WANG W, et al. Effects of blood pressure lowering treatment in patients with cerebrovascular disease—a large scale, randomized, placebo controlled trial [J]. Chin J Cardiol, 2005, 33: 613-617.

[26] YUSUF S, HAWKEN S, OUNPUU S, et al. Effect of potentially modifiable risk factors associated with myocardial infarction in 52 countries (the INTERHEART study): case-control study [J]. Lancet, 2004, 364 (9438): 937-952.

[27] O'DONNELL M J, XAVIER D, LIU L, et al. Risk factors for ischaemic and intracerebral haemorrhagic stroke in 22 countries (the INTERSTROKE study): a case-control study [J]. Lancet, 2010, 376 (9735): 112-123.

[28] O'DONNELL M J, CHIN S L, RANGARAJAN S, et al. Global and regional effects of potentially modifiable risk factors associated with acute stroke in 32 countries (INTERSTROKE): a case-control study [J]. Lancet, 2016, 388 (10046): 761-775.

[29] ZANCHETTI A, LIU L, MANCIA G, et al. Blood pressure and LDL-cholesterol targets for prevention of recurrent strokes and cognitive decline in the hypertensive patient: design of the European society of hypertension-chinese hypertension league stroke in hypertension optimal treatment randomized trial[J]. J Hypertens, 2014, 32(9): 1888-1897.

[30] PATEL A, MACMAHON S, CHALMERS J, et al. Effects of a fixed combination of perindopril and indapamide on macrovascular and microvascular outcomes in patients with type 2 diabetes mellitus (the ADVANCE trial): a randomised controlled trial [J]. Lancet, 2007, 370 (9590): 829-840.

[31] PATEL A, MACMAHON S, CHALMERS J, et al. Intensive blood glucose control and vascular outcomes in patients with type 2 diabetes [J]. N Engl J Med, 2008, 358 (24): 2560-2572.

[32] YUSUF S, TEO K K, POGUE J, et al. Telmisartan, ramipril, or both in patients at high risk for vascular events [J]. N Engl J Med, 2008, 358 (15) : 1547-1559.

[33] YUSUF S, TEO K, ANDERSON C, et al. Effects of the angiotensin-receptor blocker telmisartan on cardiovascular events in high-risk patients intolerant to angiotensin-converting enzyme inhibitors: a randomised controlled trial [J]. Lancet, 2008, 372 (9644): 1174-1183.

[34] YU L T, ZHU J, TAN H Q, et al. Telmisartan, ramipril, or both in high-risk Chinese patients: analysis of ONTARGET China data [J]. Chin Med J (Engl), 2011, 124 (12) : 1763-1768.

[35] CHOLESTEROL TREATMENT TRIALISTS' (CTT) COLLABORATION, BLACKWELL L, EMBERSON J, et al. Efficacy and safety of more intensive lowering of LDL cholesterol: a meta-analysis of data from 170 000 participants in 26 randomised trials [J]. Lancet, 2010, 376 (9753) : 1670-1681.

[36] FIONA TURNBULL , BLOOD PRESSURE LOWERING TREATMENT TRIALISTS' COLLABORATION. Effects of different blood-pressure-lowering regimens on major cardiovascular events: results of prospectively-designed overviews of randomised trials [J]. Lancet, 2003, 362 (9395) : 1527-1535.

[37] YUSUF S, JOSEPH P, RANGARAJAN S, et al. Modifiable risk factors, cardiovascular disease, and mortality in 155 722 individuals from 21 high-income, middle-income, and low-income countries (PURE) : a prospective cohort study [J]. Lancet, 2020, 395 (10226) : 795-808.

[38] DAGENAIS G R, LEONG D P, RANGARAJAN S, et al. Variations in common diseases, hospital admissions, and deaths in middle-aged adults in 21 countries from five continents (PURE) : a prospective cohort study [J]. Lancet, 2020, 395 (10226) : 785-794.

[39] WANG C, HAO G, BO J, et al. Correlations between sleep patterns and cardiovascular diseases in a Chinese middle-aged population [J]. Chronobiol Int, 2017, 34 (5) : 601-608.

[40] WANG C, BANGDIWALA S I, RANGARAJAN S, et al. Association of estimated sleep duration and naps with mortality and cardiovascular events: a study of 116 632 people from 21 countries [J]. Eur Heart J, 2019, 40 (20) : 1620-1629.

[41] YIN L, DENG G, MENTE A, et al. Association patterns of urinary sodium, potassium, and their ratio with blood pressure across various levels of salt-diet regions in China [J]. Sci Rep, 2018, 8 (1) : 6727.

[42] DIGITALIS INVESTIGASTION GROUP. The effect of digoxin on mortality and morbidity in patients with heart failure [J]. N Engl J Med, 1997, 336 (8) : 525-533.

[43] AGUIRRE DÁVILA L, WEBER K, BAVENDIEK U, et al. Digoxin-mortality: randomized *vs.* observational comparison in the DIG trial [J]. Eur Heart J, 2019, 40 (40): 3336-3341.

[44] BAVENDIEK U, BERLINER D, DÁVILA L A, et al. Rationale and design of the DIGIT-HF trial (DIGitoxin to Improve ouTcomes in patients with advanced chronic Heart Failure) : a randomized, double-blind,

placebo-controlled study [J]. Eur J Heart Fail, 2019, 21 (5): 676-684.

[45] DE BACKER D, BISTON P, DEVRIENDT J, et al. Comparison of dopamine and norepinephrine in the treatment of shock[J]. N Engl J Med, 2010, 362 (9): 779-789.

[46] LEVY B, PEREZ P, PERNY J, et al. Comparison of norepinephrine-dobutamine to epinephrine for hemodynamics, lactate metabolism, and organ function variables in cardiogenic shock. A prospective, randomized pilot study [J]. Crit Care Med, 2011, 39 (3): 450-455.

[47] LEVY B, CLERE-JEHL R, LEGRAS A, et al. Epinephrine versus norepinephrine for cardiogenic shock after acute myocardial infarction [J]. J Am Coll Cardiol, 2018, 72 (2): 173-182.

[48] FOLLATH F, CLELAND J G, JUST H, et al. Efficacy and safety of intravenous levosimendan compared with dobutamine in severe low-output heart failure (the LIDO study): a randomised double-blind trial [J]. Lancet, 2002, 360 (9328): 196-202.

[49] MOISEYEV V S, PODER P, ANDREJEVS N, et al. Safety and efficacy of a novel calcium sensitizer, levosimendan, in patients with left ventricular failure due to an acute myocardial infarction. A randomized, placebo-controlled, double-blind study (RUSSLAN) [J]. Eur Heart J, 2002, 23 (18): 1422-1432.

[50] CLELAND JG, GHOSH J, FREEMANTLE N, et al. Clinical trials update and cumulative meta-analyses from the American college of cardiology: watch, scd-heft, dinamit, casino, inspire, stratus-us, riolipids and cardiac resynchronisation therapy in heart failure [J]. Eur J Heart Fail, 2004, 6: 501-508.

[51] CLELAND J G, FREEMANTLE N, COLETTA A P, et al. Clinical trials update from the American heart association: repair-ami, astami, jelis, mega, revive-ii, survive, and proactive [J]. Eur J Heart Fail, 2006, 8 (1): 105-110.

[52] 张宇辉，张健，卿恩明，等. 国产左西孟旦对比多巴酚丁胺治疗急性失代偿性心力衰竭 [J]. 中华心血管病杂志，2012，40 (2): 153-156.

[53] PUBLICATION COMMITTEE FOR THE VMAC INVESTIGATORS (VASODILATATION IN THE MANAGEMENT OF ACUTE CHF). Intravenous nesiritide vs nitroglycerin for treatment of decompensated congestive heart failure: a randomized controlled trial [J]. JAMA, 2002, 287 (12): 1531-1540.

[54] 重组人脑利钠肽多中心研究协作组. 重组人脑利钠肽治疗心力衰竭安全性和疗效的开放性随机对照多中心临床研究 [J]. 中华心血管病杂志，2011，39 (4): 305-308.

[55] O'CONNOR C M, STARLING R C, HERNANDEZ A F, et al. Effect of nesiritide in patients with acute decompensated heart failure [J]. N Engl J Med, 2011, 365 (1): 32-43.

[56] The Cardiac Insufficiency Bisoprolol Study II (CIBIS-II): a randomised trial [J]. Lancet, 1999, 353 (9146): 9-13.

[57] Effect of metoprolol CR/XL in chronic heart failure: Metoprolol CR/XL Randomised Intervention Trial in Congestive Heart Failure (MERIT-HF) [J]. Lancet, 1999, 353 (9169): 2001-2007.

[58] DARGIE H J. Effect of carvedilol on outcome after myocardial infarction in patients with left-ventricular dysfunction: the CAPRICORN randomised trial [J]. Lancet, 2001, 357 (9266): 1385-1390.

[59] SOLVD INVESTIGATORS, YUSUF S, PITT B, et al. Effect of enalapril on mortality and the

development of heart failure in asymptomatic patients with reduced left ventricular ejection fractions [J]. N Engl J Med, 1992, 327 (10): 685-691.

[60] COHN J N, TOGNONI G. A randomized trial of the angiotensin-receptor blocker valsartan in chronic heart failure [J]. N Engl J Med, 2001, 345 (23) : 1667-1675.

[61] MCMURRAY J J, OSTERGREN J, SWEDBERG K, et al. Effects of candesartan in patients with chronic heart failure and reduced left-ventricular systolic function taking angiotensin-converting-enzyme inhibitors: the charm-added trial [J]. Lancet, 2003, 362 (9386) : 767-771.

[62] GRANGER C B, MCMURRAY J J, YUSUF S, et al. Effects of candesartan in patients with chronic heart failure and reduced left-ventricular systolic function intolerant to angiotensin-converting-enzyme inhibitors: the charm-alternative trial [J]. Lancet, 2003, 362 (9386) : 772-776.

[63] MCMURRAY J J, PACKER M, DESAI A S, et al. Angiotensin-neprilysin inhibition versus enalapril in heart failure [J]. N Engl J Med, 2014, 371 (11) : 993-1004.

[64] SCHEEN A J. Empa-reg outcome: Empagliflozin reduces mortality in patients with type 2 diabetes at high cardiovascular risk [J]. Rev Med Liege, 2015, 70 (11) : 583-589.

[65] NEAL B, PERKOVIC V, MAHAFFEY K W, et al. Canagliflozin and cardiovascular and renal events in type 2 diabetes [J]. N Engl J Med, 2017, 377 (7) : 644-657.

[66] WIVIOTT S D, RAZ I, BONACA M P, et al. Dapagliflozin and cardiovascular outcomes in type 2 diabetes [J]. N Engl J Med, 2019, 380 (4) : 347-357.

[67] MCMURRAY J, SOLOMON S D, INZUCCHI S E, et al. Dapagliflozin in patients with heart failure and reduced ejection fraction [J]. N Engl J Med, 2019, 381 (21) : 1995-2008.

[68] PACKER M, ANKER S D, BUTLER J, et al. Cardiovascular and renal outcomes with empagliflozin in heart failure [J]. N Engl J Med, 2020, 383 (15) : 1413-1424.

[69] ANKER S D, BUTLER J, FILIPPATOS G, et al. Empagliflozin in heart failure with a preserved ejection fraction [J]. N Engl J Med, 2021, 385 (16) : 1451-1461.

[70] ARMSTRONG P W, PIESKE B, ANSTROM K J, et al. Vericiguat in patients with heart failure and reduced ejection fraction [J]. N Engl J Med, 2020, 382 (20) : 1883-1893.

[71] CLELAND J G, TEERLINK J R, SENIOR R, et al. The effects of the cardiac myosin activator, omecamtiv mecarbil, on cardiac function in systolic heart failure: a double-blind, placebo-controlled, crossover, dose-ranging phase 2 trial [J]. Lancet, 2011, 378 (9792) : 676-683.

[72] TEERLINK J R, DIAZ R, FELKER G M, et al. Cardiac myosin activation with omecamtiv mecarbil in systolic heart failure [J]. N Engl J Med, 2021, 384 (2) : 105-116.

[73] TEERLINK J R, DIAZ R, FELKER G M, et al. Effect of ejection fraction on clinical outcomes in patients treated with omecamtiv mecarbil in GALACTIC-HF [J]. J Am Coll Cardiol, 2021, 78 (2) : 97-108.

[74] ANDERSON R L, TRIVEDI D V, SARKAR S S, et al. Deciphering the super relaxed state of human β-cardiac myosin and the mode of action of mavacamten from myosin molecules to muscle fibers [J]. Proc Natl Acad Sci USA, 2018, 115 (35) : E8143-E8152.

[75] HEITNER S B, JACOBY D, LESTER S J, et al. Mavacamten treatment for obstructive

hypertrophic cardiomyopathy: a clinical trial [J]. Ann Intern Med, 2019, 170 (11): 741-748.

[76] OLIVOTTO I, OREZIAK A, BARRIALES-VILLA R, et al. Mavacamten for treatment of symptomatic obstructive hypertrophic cardiomyopathy (EXPLORER-HCM): a randomised, double-blind, placebo-controlled, phase 3 trial [J]. Lancet, 2020, 396 (10253): 759-769.

[77] HO C Y, MEALIFFE M E, BACH R G, et al. Evaluation of mavacamten in symptomatic patients with nonobstructive hypertrophic cardiomyopathy [J]. J Am Coll Cardiol, 2020, 75 (21): 2649-2660.

[78] CARUBELLI V, ZHANG Y, METRA M, et al. Treatment with 24 hour istaroxime infusion in patients hospitalised for acute heart failure: a randomised, placebo-controlled trial [J]. Eur J Heart Fail, 2020, 22 (9): 1684-1693.

第七篇

专 题 篇

CHAPTER 7

第一章
盐

第一节
盐评估与高血压

高血压是与不良生活方式密切相关的一类慢性非传染性疾病，基础及流行病学研究均显示，钠摄入量与血压水平呈显著正相关，高盐摄入通过增加血容量、损伤血管内皮、降低血管功能而导致血压升高，促进高血压心、脑、肾等靶器官损害的发生，导致心脑血管事件增加。与西方国家相比，高盐饮食是中国高血压的特点之一。因此，在高血压患者中检出高盐摄入人群并给予更精准治疗，对提高中国高血压的控制率，降低心脑血管事件具有重要意义。

一、中国食盐摄入的现状

高钠低钾摄入是中国高血压的特点之一，世界卫生组织建议每日盐摄入量在5g以下（相当于2g钠摄入量），包括中国在内的多个高血压防治指南建议每日盐摄入量＜6g。中国不同地区进行的膳食调查均显示，各地盐摄入量大致呈北高南低趋势，与高血压患病率基本成正比。中国人均盐摄入量南方为8～9g/d，北方高达12～18g/d，均高于国内外限盐的要求。回顾中国近50年的高血压防控，尽管通过不同途径宣传限制食盐摄入量，但成效并不显著。以北京为例，2009年北京市居民人均每日盐摄入量中位值为10.3g，2018年北京市高血压患者盐摄入量调查显示平均每日摄盐量为9.59g。2010年全国31个城市18岁以上居民的调研发现居民的平均烹调钠盐摄入量为10.5g/d。而2010—2012年中国居民营养与健康状况监测显示，中国18岁及以上成年居民膳食钠的摄入量为（5335.7±95.3）mg/d，相当于食盐量13.7g/d，城乡成年居民膳食钠的摄入量差别不大。2016年1533名杭州市居民膳食调查显示，杭州市居民人均每日盐摄入量中位值为10.59g。2017—2019年中国调查了23个省市130家医院9686例高血压患者，通过对24小时的尿钠测定确定钠盐摄入量，结果显示，患者24小时平均尿钠排泄为156.8mmol，相当于食盐量9.3g。

二、盐评估的重要性

盐摄入量与人群血压水平、高血压患病率成正比，但不同个体对不同盐摄入的反应不同。高盐摄入增加心脑血管事件风险，但盐摄入量与事件之间存在“J”形曲线，从人群来看过低或者过高的钠盐摄入都是不利的。盐摄入量不同的高血压患者，对降压方案的疗效反应也有差异。因此评估盐的摄入对于限盐措施的建立和实施极为重要。

（一）盐摄入量与高血压之间存在个体差异

大量研究显示盐摄入量增加，人群的血压水平和高血压患病率增高：2004—2005年在中国辽宁省进行了食盐摄入量对高血压患病率影响的流行病学调查，共入选29 914例年龄≥35岁的农民，采用分层、整群抽样的方法，发现每日食盐量＜6g人群高血压患病率约29.3%，而每日食盐量＞24g者高血压患病率达42.5%。中国14组人群研究表明，膳食钠盐摄入量平均增加2g/d，收缩压和舒张压分别增高2.0mmHg和1.2mmHg。但在个体水平，不同个体的血压对于盐摄入量变化的反应并不一致，这就是血压盐敏感性的概念。

（二）盐摄入量与心脑血管事件之间存在的共识与争议

1. 高盐摄入独立于血压促进心脑血管疾病发生 何梦洁等基于2016年全球疾病负担（GBD）项目平台，系统回顾2016年膳食相关慢性病死亡和伤残调整生命年（DALY）负担，发现心血管疾病占所有慢性病DALY的88.1%，而慢病死亡最主要的膳食危险因素就是钠摄入量过高。高盐摄入通过升高血压可导致动脉功能异常，促进心脑血管疾病的发生。同时也独立于血压影响动脉功能，导致左室肥大、肾功能损害和脑卒中的发生。

高盐膳食通过增加组织肾素原、肾素及血管紧张素原刺激心脏肾素原受体与血管紧张素Ⅱ的Ⅰ型受体，并在血压较高的状态下激活细胞外信号调节激酶、转化生长因子β（TGF-β）、丝裂原活化蛋白激酶及热休克蛋白27而加速对心脏的损害。未接受过治疗的高血压患者从钠排泄最低五分位数至最高五分位数，左心室肥大发生率明显增加，而正常血压的群体也出现该趋势。Frohich ED等研究了不同量的食盐摄入对大鼠血流动力学及心脏的影响，发现在不影响血压的情况，也导致心脏重量增加。Gu等用高浓度氯化钠溶液刺激体外培养的心脏成纤维母细胞和血管平滑肌细胞，发现钠能直接诱导细胞肥大。提示高盐饮食是左室肥大的独立危险因素。

Khaledifar等发现，正常血压的高盐摄入人群尿白蛋白相较于中盐及低盐摄入人群排泄要多，具有显著上升的趋势。另外一项10年的观察研究显示，平均盐排泄量＜8g/d的患者肾功能衰退速度显著慢于盐排泄量≥8g/d的患者，盐排泄量与估算的肾小球滤过率变化显著相关，也独立于血压的变化及降压药物的增加。非血压依赖性肾损害主要通过增加TGF-β的表达导致肾小球硬化、尿白蛋白增多及肾小球滤过率降低等。

一项日本的队列研究表明，钠摄入五分位组中的最高组与最低组相比较，总体脑卒中风险比为1.55，缺血性脑卒中风险比为2.04，总体心血管疾病风险比为1.42。Strazzullo等在《英国医学杂志》（*BMJ*）上发表了迄今最大规模盐与心脑血管疾病关系的荟萃分析。对1966—2008年13项研究的19个队列，共177 025名受试者（平均随访3.5～19年）的荟萃分析结果显示，高盐摄入明显增加脑卒中（HR＝1.23，95%*CI*，1.06～1.43）及心血管疾病（HR＝1.14，95%*CI*，0.99～1.32）风险。

2．限盐能够降低血压，降低心脑血管事件

纳入50项研究的荟萃分析显示，每日钠摄入量减少1.8g，高血压患者血压平均降低5.0/2.7mmHg。武阳丰等在中国北部农村地区进行了多中心随机双盲对照的低钠盐干预研究，与食用普通盐（99%氯化钠）相比，服用低钠代用盐（68%氯化钠、22%氯化钾、10%硫酸镁）在干预12个月后收缩压降低5.4mmHg。

一项SSaSS研究在中国5个省市的600个村庄开展，从2014年至2021年，历时6年，共纳入21 000名有脑卒中史或年龄大于60岁且血压未控制的高血压患者，随机进入代用低钠盐（75%氯化钠和25%氯化钾）干预组和普通食盐对照组，在平均近4.5年的随访中，有大约3000人新发脑卒中，干预组脑卒中风险较对照组降低14%，总心血管事件风险（合并了脑卒中及心脏病发作）降低了13%，过早死亡的风险降低了12%，高血钾的发生2组没有差别，不良反应甚少。美国TOHP研究入选年龄在30～54岁的成年高血压前期患者，随机分为减盐组（每日摄盐＜1.6g）和对照组，Ⅰ期研究干预18个月后，干预组的24小时尿钠从基线时的154.6mmol/d下降到99.4mmol/d，SBP和DBP分别下降了2.4mmHg和1.2mmHg，Ⅱ期干预36个月SBP和DBP分别下降1.2mmHg和0.7mmHg，且在此后长达15年的随访中，干预组事件率始终远远低于对照组。中国学者用模型估计，相较于2010年食盐摄入量，如将食盐逐渐控制在＜9g/d，持续时间＞10年，预计每年能预防大约19.7万例的心血管事件，降低约2.5%的心血管疾病死亡。如果能把食盐降至6 g/d，更可双倍获益。

3．盐摄入量与心血管事件的关系是“J”形曲线 在高血压相关的盐的管理中应当注意，过度控盐也是不对的，钠盐摄入过低也是不安全的。2011年在*JAMA*杂志刊登了一篇纳入了7项RCT的荟萃分析，提出了限盐干预质疑的意见，认为限盐可使血压下降，但并没有显著地降低全因死亡、心血管事件或卒中等的发生率。建议进行更大规模的临床试验，并以健康相关结局指标作为终点指标来最终确认。之后又有两篇观察性研究发现盐摄入量与心血管事件的关系是“J”形曲线。2013年美国医学研究所（IOM）认为1500～2300mg/d钠摄入的界值缺乏充足的证据支持，需要对钠/盐摄入直接与健康结局的关联开展进一步研究。2014年，纳入23项队列研究和2项RCT随访研究的荟萃分析将纳入人群按照盐摄入水平分为低钠（115mmol/d）、正常钠（115～215mmol/d）和高钠（215mmol/d）3组，得到低盐和高盐摄入均增加全因死亡和心血管事件发生风险的结论。前瞻性城乡流行病学研究（PURE）旨在探索社区人群平均钠和钾摄入量、心血管疾病与死亡率之间的关系，发现钠摄入量与主要心血管事件、全因死亡及复合事件成“J”形曲线关系，当尿钠＞7g/d及＜3.0g/d时，主要心血管事件分别增加20%和19%，相对危险度1.20（95%*CI*，1.08～1.34）及1.19（95%*CI*，1.06～1.33），全因死亡增加36%及26%，相对危险度1.36（95%*CI*，1.20～1.53）及1.26（95%*CI*，1.12～1.41）。Pure研究中国亚组分析得到同样的结果，在研究中纳入了中国115个乡村的39 366例年龄在35～70岁人群，中位随访8.8年，1426人（3.5%）死亡，2192人（5.4%）发生心血管事件，在评估盐与终点事件时发现：估算的24小时尿钠水平与心血管死亡（图7-1-1）和全因死亡（图7-1-2）形成“J”形曲线关系。

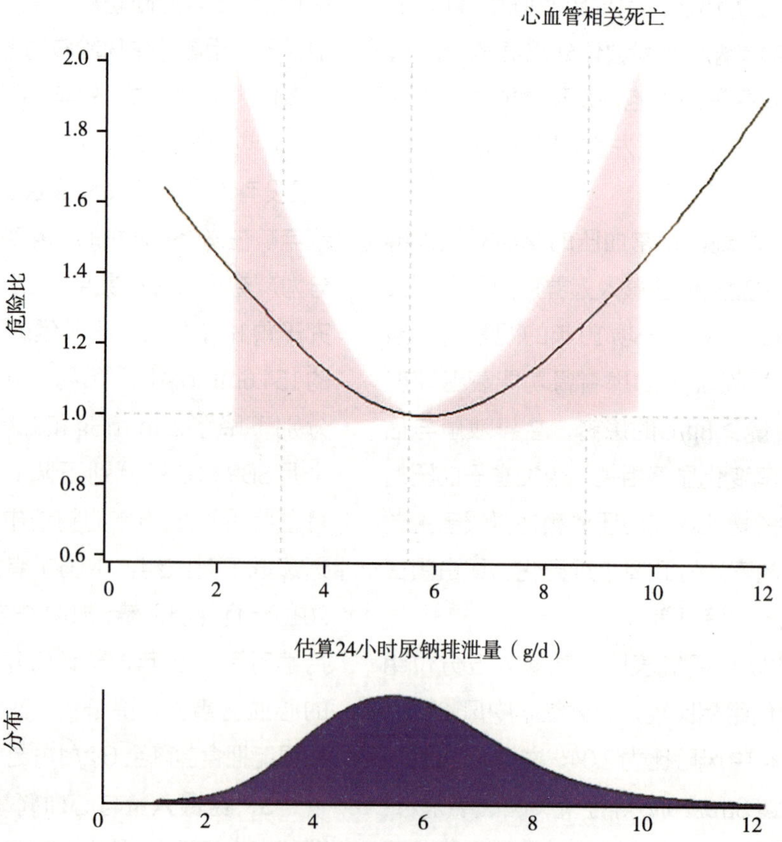

范围（g）	0～2	2～4	4～6	6～8	8～10	10～12
事件数（n）	5	90	193	166	39	9
总人群（n）	147	5975	18 005	11 504	3112	618

图7-1-1　尿钠排泄量与心血管相关死亡

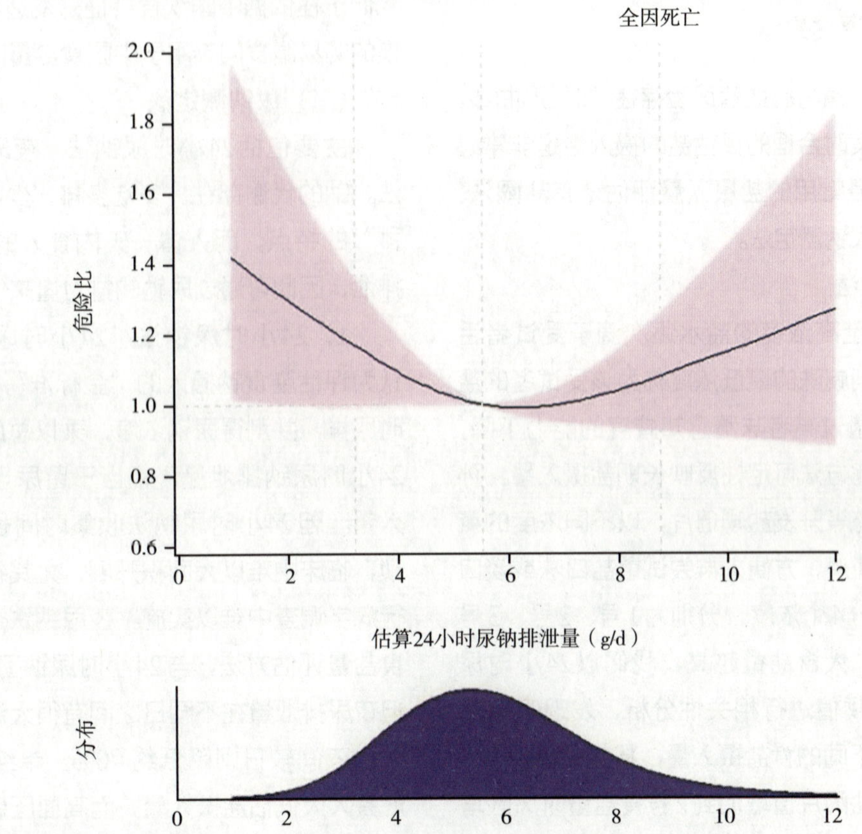

范围（g）	0～2	2～4	4～6	6～8	8～10	10～12
事件数（n）	7	236	612	427	118	26
总人群（n）	147	5975	18 005	11 504	3112	618

图7-1-2　尿钠排泄量与全因死亡

（三）盐摄入量对降压治疗策略的影响

有研究发现，食盐的升压作用在高盐摄入者更明显，每1g钠引起的血压变化程度与24小时尿钠总量有关：当24小时尿钠＞12.5g时，盐摄入量增加1g，收缩压升高2.58mmHg；当24小时尿钠在7.5～12.5g时，盐摄入量增加1g，收缩压升高1.74mmHg；当24小时尿钠＜7.5g时，盐摄入量增加1g，收缩压仅升高0.74mmHg。因此，评估高血压患者的盐摄入量，有助于判断摄盐量对于其血压的影响，从而影响其限盐干预的强度。

从血压升高的机制出发，食盐摄入量增加，首先导致容量增加而升高血压，而对于高容量性的高血压，首选利尿药和钙通道阻滞剂，对此不同指南均已明确指出。利尿药的利钠缩容机制对盐敏感性高血压具有良好效果，特别适宜于高盐摄入、盐敏感性高血压的治疗。钙通道阻滞剂主要通过阻断血管平滑肌细胞上的钙离子通道使细胞内钙离子水平降低，进而发挥扩张血管控制血压的作用，同时可改善高盐负荷下自发性高血压大鼠的血压及蛋白尿的排泄。钙通道阻滞剂的降压疗效不受食盐摄入量的影响，有研究显示，高盐摄入的患者服用钙通道阻滞剂后，降压幅度更大。因此，对于高盐摄入的高血压患者，降压药物首选利尿药和钙通道阻滞剂。中国难治性高血压诊治专家共识也强调，对于难治性高血压患者要评估其盐摄入量，根据盐摄入量调整降压治疗方案，如果是每日盐摄入量高于12g，治疗上考虑增加利尿药或钙通道阻滞剂的剂量。

三、盐的评估方法

鉴于盐摄入量与心血管风险存在“J”形曲线，在实施控盐方案时合理的评估盐的摄入量是非常必要的。目前，最常用的盐摄入量评估法有盐阈法、膳食调查法及尿钠测定法。

（一）盐阈法

将低浓度至高浓度的盐水逐次滴于受试者舌头上，其感觉到咸味的最低浓度称为该受试者的盐阈。长期食盐量过高者味蕾感知咸度的能力下降，其盐阈较高，此方法可定性反映长期盐摄入量。孙宁玲团队王鸿懿等开发盐阈值片，以不同浓度的氯化钠制成盐阈值片，方便人群尝试重盐口味或淡口味，盐阈值片分4个浓度，分别为1号、2号、3号和4号，号数越大含盐量越高，我们以24小时尿钠为标准与盐阈值进行相关性分析，发现咀嚼盐阈值片可反映不同的食盐摄入量，将盐阈值片1号作为参考，当盐阈片值增加到2号食盐量时风险增加13%（95%*CI*，0.98～1.13），当盐阈值增加到3号时食盐量风险增加31%（95%*CI*，1.35～4.98），因此高血压患者盐阈值片≥3号时需采取积极控盐措施。

（二）膳食调查法

此法是通过对群体或个人每天进餐情况调查进行盐摄入量的评估，包括24小时膳食回顾法、称重法及化学分析法等。其中称重法准确可靠，但操作十分复杂，需要专业人员参与，不适于大规模调查。24小时膳食回顾法是对个体进行询问调查的方法，记录个体24小时内各种进食情况，计算出盐摄入量。但该方法主要依赖于个体的自我报告，繁琐、费时，容易出现偏差与错误。饮食回顾调查法的可靠程度主要取决于受访对象能否准确提供饮食相关信息的能力，有研究显示可能低估食盐摄入量30%～50%。日本学者开发简易食盐问卷，通过分值快速评估食盐量，袁亦方等对此问卷依据中国高血压患者24小时尿钠进行了评估，发现该问卷的评分系统不适用于中国人，可能会低估食盐量。我们正在依据中国饮食特征开发适合于国人食盐习惯的简易膳食问卷用于中国食盐量的快速评估。

（三）尿钠测定法

主要包括24小时尿钠法、夜尿钠法及点尿钠法。钠的代谢存在“多吃多排，少吃少排，不吃不排”的特点，而人体一天内食入的钠95%从肾脏排泄，因此可通过尿钠的排泄量来估算食盐量。

1．24小时尿钠法　24小时尿钠排泄量被公认为评估膳食钠摄入的“金标准”。通过收集24小时尿样，并测得尿钠浓度，乘以总尿量，即可计算24小时尿钠排泄量，相当于留尿当日全天的盐摄入量。但24小时尿钠法收集时间长、留尿过程繁琐，临床中难以大面积开展，尤其在门诊和大型流行病学调查中难以实施。夜尿钠法也是一种重要的食盐量评估方法，与24小时尿钠间相关系数最高。但夜尿排泄量在不同日之间有很大波动性，且一般人群夜间较日间降低约20%，单纯测夜间尿钠排泄会大大低估盐摄入量。而高血压患者由于肾小管功能受损，存在夜尿增多的情况，故有可能高估食盐量。

2．点尿钠测定法　点尿钠测定法具有操作简单、花费小并可连续检测膳食钠量的优点，使得钠盐摄入评估更简单。该方法基于两个假设，一个是24小时尿肌酐排泄量可以通过一些生理参数（身高、体质量、性别等）估算，二是“24小时尿钠/24小时尿肌酐”与点尿中“尿钠/尿肌酐浓度”呈正比，从而有“24小时尿钠”正比于点尿中“尿钠浓度/尿肌酐浓度”×24小时尿肌酐预测值（计算得出）。因此，只需留取单次尿样（点尿），测定钠及肌酐浓度，同时计算尿肌酐，加上性别、年龄和体重等参数即可推测24小时尿钠量。

点尿法是Kawasaki等在20世纪80年代初提出来的，在1993年发表了通过检测清晨空腹第二次尿（second morning voiding urine sample，SMU）中钠（Na）与肌酐（Cr）比值来估算24小时尿钠值的方法。该方法不但在健康人群流行病学调查中得到证实，而且多项在高血压人群中的研究也证实其准确性和可靠性，降压药物（包括利尿药）对该方法没有影响。此方法已经进入日本高血压指南。后续又有研究者采用随机尿、午后4时的尿液来评估24小时尿钠，但数据均不如Kawasaki法理想。

孙宁玲团队在北京市住院高血压患者中，验证了清晨空腹第二次尿样本测定尿钠水平来估算24小时尿钠，从而反映食盐量的可靠性。入选334名符合入组标准的高血压患者，按照标准留取24小时尿标本和清晨空腹第二次尿标本，检测尿钠、尿肌酐含量。分别采用Kawasaki公式和Tanaka公式计算24小时尿肌酐水平。经与24小时尿钠和尿肌酐测定比较后发现，两个公式计算的尿肌酐水平与实测肌酐水平均具有良好的相关性，清晨空腹第二次尿样与24小时尿钠的相关性好，而Kawasaki法相关性优于Tanaka法。研究中有73.5%的高血压患者服用降压药，药物涵盖了钙通道阻滞剂、血管紧张素转换酶抑制剂、血管紧张素Ⅱ受体拮抗剂、利尿药、β受体拮抗剂和α受体拮抗剂六大类降压药。服药组和不服药组的分别采用Kawasaki法和Tanaka法计算，比较估算值和实测之间的相关性，结果显示两组人群之间无显著差异，提示服用降压药物对两种方法均没有影响，清晨空腹第二次尿样本测定尿钠水平估算24小时尿钠水平的方法科学可行。继而在全国不同地区入选966例高血压患者，建立了符合国人的点尿法公式（Sun_C公式），见表7-1-1。此点尿公式估算24小时尿钠在6～12g/d盐摄入范围非常准确，适合于中国高血压患者在基层的评估。需要注意的是，在算值＞12g/d时此公式低估实测值，在算值＜4.5g/d此公式高估实测值。这与其他点尿公式估算24小时尿钠的结果是一致的。

四、盐敏感的问题

人群对于高盐摄入的血压反应性是不同的，这种同种族和个体问对盐负荷或限盐呈现出不同的血压反应称为“盐敏感性”。1960年Dahl用含不同盐浓度食物饲养大鼠，成功地建立了盐敏感性高血压遗传性大鼠动物模型，用动物实验首先揭示了个体的盐敏感性差异。20世纪70年代末，Luft等和Kawasaki等分别采用急性和慢性盐负荷试验对正常受试者进行干预后，证明人类盐敏感性的存在并提出血压盐敏感性的概念。

（一）盐敏感的临床倾向性

血压盐敏感性指相对高盐摄入所呈现的一种血压升高反应。盐负荷后血压升高明显者称为盐敏感者，血压升高不明显甚或下降者称为盐不敏感者或盐抵抗者。与盐敏感者相关联的高血压称为盐敏感性高血压。研究发现，不同地区、不同种族人群中盐敏感者检出率不一，老年人、黑人、糖尿病患者、肥胖人中盐敏感者比例较大。在血压正常人群的检出率为15%～42%，高血压人群的检出率为28%～74%。一般认为，人群中盐敏感者比例越大，则该人群流行病学调查盐与血压的联系就越强。相反，比例越小、联系越弱。这就解释了关于盐与高血压相关性的流行病学调查所得结果不尽一致。

血压的盐敏感性是遗传与环境相互作用表现型中的一个中间表型。一方面盐敏感性具有遗传性，有确定的遗传缺陷和基因型，也确定了部分与盐敏感性有关的单基因高血压。另一方面盐敏感性又具有获得性（如老年人、肥胖者），是由于机体血压调节机制紊乱时不能有效排出钠的一种病生理现象。

表7-1-1 点尿估算24小时尿钠排泄及盐摄入量的公式

男性	461.11×［点尿钠（mmol/L）/点尿肌酐（μmol/L）］$^{0.5}$＋41.14－0.35×年龄（岁）＋0.64×体重（kg）＋0.31×点尿钠（mmol/L）
女性	639.14×［点尿钠（mmol/L）/点尿肌酐（μmol/L）］$^{0.5}$－9.42－0.33×年龄（岁）＋1.06×体重（kg）＋0.13×点尿钠（mmol/L）

（二）血压盐敏感的调节机制

血压盐敏感性调节的可能机制包括：①红细胞内钠含量增加，细胞膜钠/锂反转运速率增速、钠泵活性降低；②交感中枢的抑制紊乱和相继外周交感神经张力增加，继而通过影响骨脏的血流动力学、肾小管对钠和水的处理；③肾脏压力-尿钠曲线右移，近曲肾小管钠的重吸收增加而导致肾脏排钠缺陷。关于盐敏感候选基因的筛选多围绕与Na^+的膜转运、代谢异常及肾排钠功能障碍有关的基因上，如肾脏盐皮质激素受体、钠泵（Na^+-K^+-ATP酶）α亚单位基因、*α-adductin*基因、G蛋白β3亚单位基因等。但由于研究对象的不同、实验和统计方法的差异、种族差异及遗传异质性，对上述基因研究结果的报道很不一致，目前尚缺少公认的与人类盐敏感性高血压直接相关的基因证据。

（三）盐敏感试验的方法

盐敏感性的检测主要是急、慢性盐负荷试验，但目前并无统一、规范的方法和明确的判断标准。

1. 慢性盐敏感试验 慢性盐负荷试验一般均由高盐饮食期、低盐饮食期和平衡饮食期几部分相结合，通过不同阶段血压变化的幅度判断是否为盐敏感性。不同慢性盐负荷的盐负荷量、试验时间、判断标准不尽相同，但盐敏感者检出率差异不大，不同方法一致性好，且重复性好。但是由于操作复杂，耗时长，目前仅用于科学研究。目前报道的慢性盐负荷试验的操作方法和判断指标见表7-1-2。

2. 急性盐负荷试验 急性盐负荷试验持续4天：第1天为正常饮食准备期；第2天为钠负荷期，静脉输注2000ml生理盐水；第3天为减盐缩容期，给予呋塞米40mg，每天3次并低钠饮食；第4天为正常饮食的缩容后期。每日测量血压，减盐末期平均动脉压较基础值降幅超过10mmHg为盐敏感，盐负荷末期平均动脉压较基础值增加不足5mmHg称为盐不敏感。近年来中国学者改良急性盐负荷试验，将减盐缩容期改为口服呋塞米40mg，监测3小时的血压变化，与慢性盐负荷试验对盐敏感的检出率较为相符，使得临床实践中盐敏感性的监测成为可能。陈姗姗等给予受试者连续 4 天每日限制钠盐摄入 2g，以限盐后较限盐前24小时平均动脉压下降≥5mmHg定义为盐敏感，与经典急性盐负荷试验诊断符合率达96%。

五、改善盐摄入量的建议

（一）提高居民限盐“知信行”

减盐是 WHO 推荐的最具成本效益的防控慢性病的策略之一。减盐是一种行为的改变，膳食营养及减盐的知识和态度共同作用能够改变食盐摄入量。研究显示，知晓每日食盐摄入量的人群相对不知晓者钠排泄量较低，提高持有减盐的态度有利于做出更健康的选择。通过传播盐与健康的相关知识，提高人们对盐与健康关系、高盐饮食危害等知识的知晓情况，促进其采取健康行为如合理控制膳食盐的摄入，可以达到预防和控制高血压的目的。

盐是重要的调味品，大众对口味的要求使得

表7-1-2　不同慢性盐负荷试验操作方法及盐敏感性判断指标

试验名称	操作方法	判断指标
Weir法	4周的导入期随意饮食—2周每日200mmol钠的高盐饮食期—1周随意饮食洗脱期—2周每日40mmol钠的低盐饮食期	平均动脉压高盐→低盐或低盐→高盐≥3mmHg为盐敏感，否则为不敏感
Sullivan法	平衡饮食—高盐—低盐的顺序	平均动脉压高盐-平衡饮食≥5mmHg或（高盐-平衡饮食）+（洗脱期—低盐）≥10mmHg判断为盐敏感
Weinberger法	平衡饮食—低盐—高盐顺序	平均动脉压低盐→高盐升高≥10%判断为盐敏感
Sharma法	低盐—高盐顺序	平均动脉压高盐—低盐≥3mmHg判断为盐敏感

限盐的行动落地困难。中国疾病防治控制中心采用自填问卷的方式收集沈阳、武汉、成都和广州市中小学教师摄盐知识与行为状况，四城市中小学教师中 50.9% 的教师知道中国健康成人每日盐的推荐摄入量是 6g；66.0% 的教师知道食盐中的钠元素对健康有影响；85.3% 的教师知道长期吃较咸的食物会增加高血压风险，80.1% 的教师知道预包装食品上有营养标签，19.7% 的教师知道食品营养标签中必须标示能量和核心营养素。但在实际行动中，使用低钠盐、使用限盐勺控制家人用盐量、购买食物时选择低盐食物、在外就餐时点菜清淡的比例均不足20%。如何在保证生活质量的前提下达到限盐是提高控盐达标率的关键。目前中国 76% 的膳食钠摄入来源于家庭烹调加入的盐，因此指导家庭主妇如何料理饮食达到减盐目的尤为重要。按照中国限盐管理控制高血压专家指导意见所述，可以采取下列措施：每人每餐放盐不超过2g，每天摄入盐不超过6g（普通啤酒瓶盖取胶垫后一瓶盖相当于6g）；尽量避免或减少进食含高钠盐的榨菜、咸菜、腌菜、腌肉、咸鱼等传统腌制品以及调味品如黄酱、辣酱等；尽可能多食用新鲜蔬菜，利用蔬菜本身的风味来调味，如将青椒、西红柿、洋葱、香菇等和味道清淡的食物一起烹煮，可起到相互协调的作用；充分利用辣或醋、柠檬汁、苹果汁、番茄汁等各种酸味汁来增添食物味道；早餐尽量不吃咸菜或豆腐乳，一块4cm^2的豆腐乳含钠盐量5g；采用富钾的低钠盐代替普通钠盐，减少钠而增加钾摄入量。

（二）政府重视，全社会参与

中国人民生活水平的提高，预包装食品的消费率呈增长态势。有调查显示中国18～59岁居民预包装食品消费率为59.8%，城市成年居民预包装食品消费率更高（85.3%）。包装食品中钠的来源不容忽视，应动员全社会，食品、餐饮行业广泛参与，降低钠盐添加量，标示高钠盐产品等。2013 年国家正式颁布实施了《预包装食品营养标签通则》，规定包装食品上必须标注营养标签，应继续加大宣传“国家食品营养标签健康教育”计划，对营养标签标示的内容含义及具体使用方法等开展宣教，以帮助人们选择更健康的食物。

在日常生活中，通过在公共场所限盐也是一项重要举措：超市广泛宣传高盐的危害，指导消费者购买低钠盐；功能社区的食堂设立低盐餐食窗口；各单位食堂餐食中钠/钾含量的测定抽查，评估健康低盐食堂；社会媒体以及自媒体的宣传限盐知识，并通过高血压或高危人群的盐摄入的检测和管理，以评估效果。

（三）检出高盐摄入患者给予更精准治疗方案

如前所述，评估盐的摄入量和患者的盐敏感性对高血压患者的精准治疗有重要意义。但鉴于盐敏感性高血压诊断操作的困难性，经过多年的临床实践，目前常把具有某些临床特征的人群考虑为盐敏感人群，预估其高盐摄入对血压产生的影响，并进行相应针对性治疗。《高血压患者盐摄入量评估和血压管理临床流程专家建议书》推荐进行盐摄入量评估的主要高血压人群为：老年、肥胖、出生体重过低或过高（＜3.05kg或＞4.0kg）、早产儿（胎龄＜37周）、难治性高血压，有过妊娠期高血压的女性，有心脑血管病家族史，北方单药控制未达标人群以及高盐摄入地域的患者。同时提出了高血压患者盐评估与生活方式干预的建议流程和药物治疗的建议流程（图7-1-3、图7-1-4）。

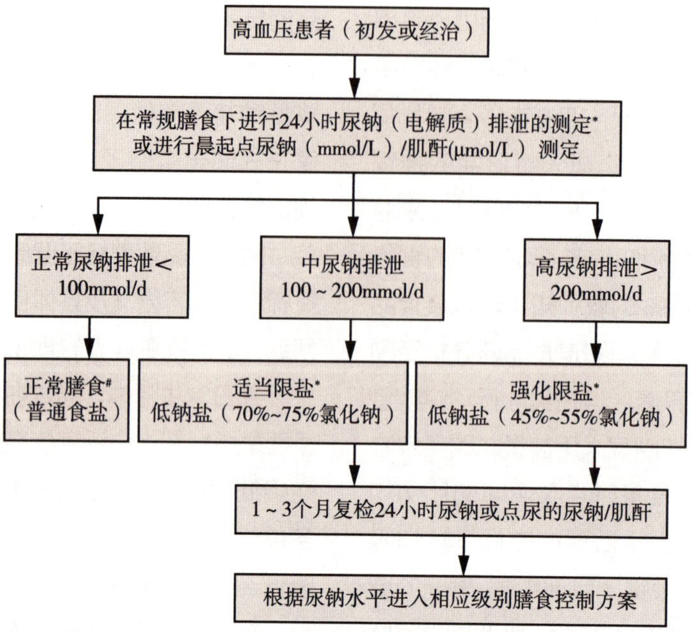

图7-1-3　盐评估与生活方式干预建议流程

注：*准备服用低钠盐时需评估肾功能及血钾水平，如果血钾≥5.0mmol/L或血肌酐≥177μmol/L，则仍使用“普通食盐”，并采取其他限盐方式。#所有高血压患者，如无肾功能不全及高血钾症，建议增加膳食中钾的摄入。

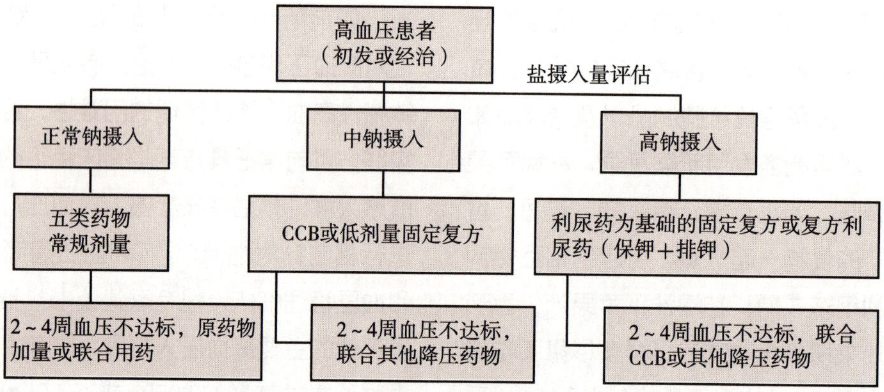

图7-1-4　盐评估与药物治疗建议流程

（王鸿懿　孙宁玲）

第二节
钾离子与高血压及其对靶器官的保护作用

一、钠钾平衡的生理机制和意义

钠（Na）和钾（K）是人体的主要阳离子，钠离子（Na^+）占细胞外液阳离子总量的92%，钾离子（K^+）占细胞内液阳离子总量的98%左右，体内钠钾离子的平衡和协同作用在调节细胞的晶体渗透压、维持细胞的正常结构、功能、代谢及兴奋性，调节体液的酸碱平衡，细胞内外液体分布及调节血容量和动脉血压等诸多方面均有重要的生理意义。一位体重为70kg的正常成人体内钠钾总含量分别为130～150g和90～130g。钠钾平衡生理机制复杂，涉及人体的多个系统和器官。其中，肾脏是人体维持钠钾平衡的主要器官，肾素-血管紧张素–醛固酮系统（RAAS）是最重要的钠钾平衡调节系统。RAAS可根据钠钾摄入量的多少改变肾素和醛固酮合成和分泌的强度，然后通过激活或抑制靶细胞（主要是肾小管上皮细胞）的相应的受体，包括［血管紧张素Ⅱ-1型（AT1）］受体、盐皮质激素受体（MR）、改变相关酶和调节蛋白的表达量和功能活性调节肾脏对钠的重吸收和钾的分泌与排泄，并使其与钠钾摄入相适应，从而维持体内的钠钾水的平衡和血压的相对稳定。一旦以上管理钠钾平衡的关键基因发生突变，就可以导致钠钾代谢紊乱和血压异常综合征。例如，分布在肾远曲小管和集合管的醛固酮依赖性上皮细胞钠通道（ENaC）是由α、β、γ三个同源亚基构成，介导钠离子的重吸收，一旦ENaC的β或γ亚基发生突变或缺失就可导致以低血钾、代谢性碱中毒和盐敏感性高血压为特征的Liddle综合征和以盐分流失、高钾血症、代谢性酸中毒为特征的1型假性醛固酮增多症（PHA-1）。再如分布在肾外髓质的钾通道（ROMK）是一种ATP依赖性钾通道（Kir1.1），将钾离子转运出细胞，它在髓袢升支粗段和皮质集合管的钾分泌中起重要作用，一旦调节ROMK的丝氨酸/苏氨酸蛋白激酶*WNK4*基因突变可引起家族高血钾性高血压（Gordon综合征）。

当Na^+日摄入量长期低于5mEq或mmol，相当于0.3g NaCl，可最大限度地激活RAAS，通过血管紧张素Ⅱ激活肾的近曲小管的AT1受体增加钠和水的重吸收和通过醛固酮激活肾的远曲小管和集合管的盐皮质激素受体，增加钠和水的重吸收和钾的分泌以维持机体水盐平衡和血压的相对稳定。当Na^+日摄入量为50mEq相当于3g NaCl，血浆肾素活性（PRA）和醛固酮排泄被抑制50%，当Na^+日摄入量为100mEq相当于6g NaCl，RAAS几乎被完全抑制，可最大限度地增加肾脏对钠和水的排出量和减少钾排泄量（图7-1-5）。Pradervand等的研究纳入来自平衡门诊（医生对门诊患者进行饮食平衡指导）、平衡代谢病房的患者（将患者收入病房进行统一的饮食管理）和没有饮食或生活方式限制的随机人群，采集24小时尿和外周血，检测尿中的钠排泄量，以此推测、反映每日的钠摄入量；检测尿中的醛固酮排泄量（aldosterone excretion）；并测定血浆中的肾素活性水平（plasma renin activity，PRA）。上述表明：人体的血液循环的RAAS在低盐（NaCl≤3g/d）的饮食条件下，可以高效地调节水盐平衡和维持血压的相对稳定，但在高盐（NaCl≥9g/d）饮食环境下，很难单一依靠RAAS进一步发挥其效能来维持机体水盐的平衡和血压的相对稳定，需要其他机制的介入，如通过升高血压来增加肾脏钠水的排出，以维持机体的水盐平衡。

二、高钠（高盐）低钾饮食是引起高血压和靶器官损伤的重要环境因素

据史料考证，距今350万年至1万年前生活在森林中的原始人靠打猎为生，吃的是低钠（Na^+：25～30mmol/d或0.58～0.69g/d，NaCl：1.5～1.8g/d）和高钾（K^+：200～285mmol/d或8～11g/d）的自然饮食，食物中的Na/K比只有0.1。直到一万年以前，人类才开始吃高钠和低钾的现代饮食或加工食品，钠离子和钾离子的日摄入量分别为Na^+：153～205mEq（相当于NaCl：9～12g）和K^+：30～64mEq（1.2～2.5g），现代饮食中的Na/K比值为3左右，是自然饮食Na/K比的30倍，自然食物和现代食品中的钙和镁含量也有明显差异（图7-1-6）。当吃盐过多超出了醛固酮排钠能力时，可引起血压升高以增加Na经肾的排出，但血压升高同时也增加了脑卒中、心脏病发作和心力衰竭及肾脏疾病的危险性。而且，长期高钠摄入可损伤靶组织器官（心、肾、血管等），从而加速左心室肥大、蛋白尿和肾脏疾病的进程。

脑卒中的发生与动脉血压水平成正相关，与钾离子摄入量成负相关。收缩压每升高10mmHg，脑卒中发生相对危险增加49%；舒张压每升高5mmHg，脑卒中危险增加46%。1966—2007年

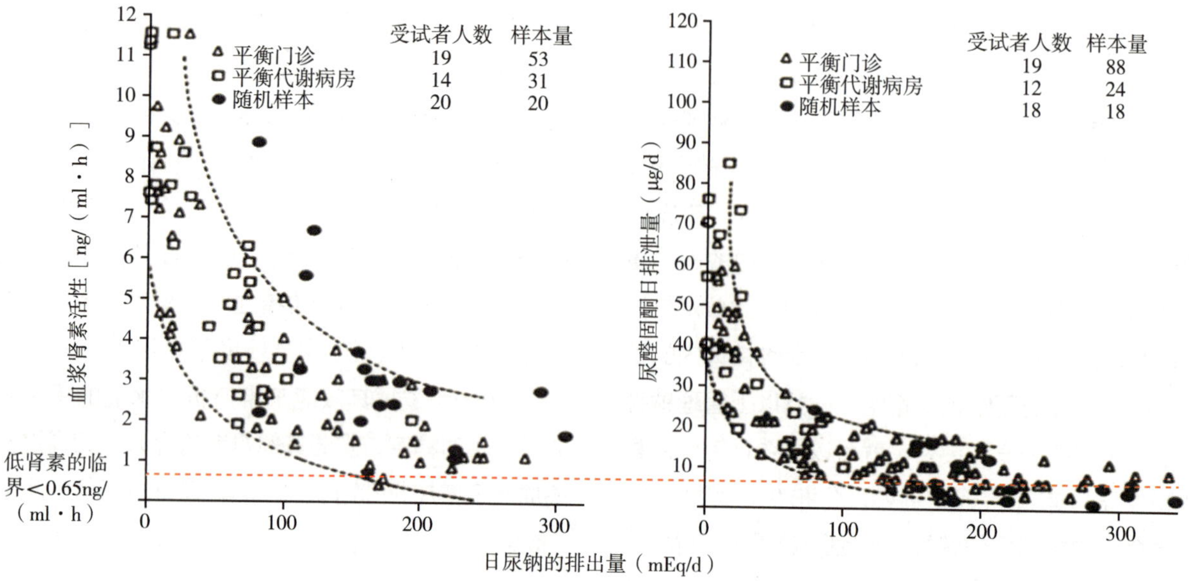

图7-1-5 正常人24小时尿钠排泄(反映每日钠摄入量)与动态血浆肾素活性水平和尿醛固酮排泄的关系

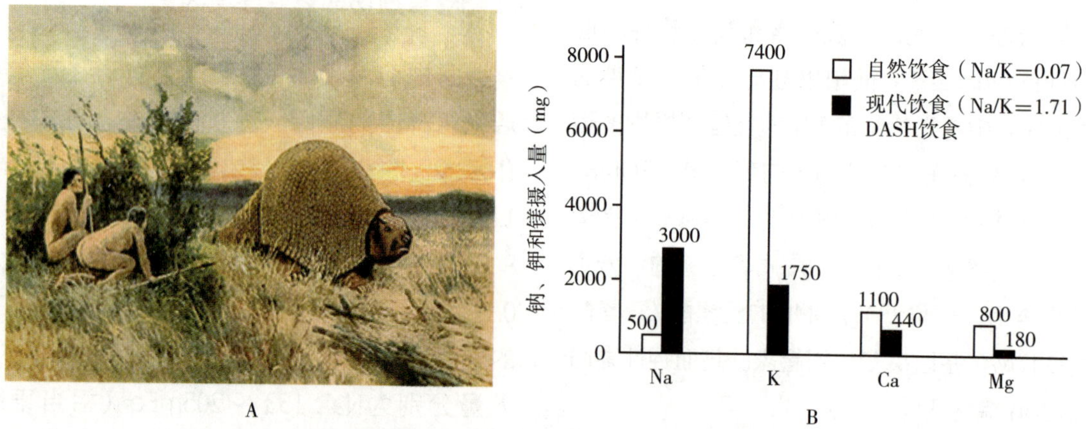

图7-1-6 人类生活方式改变导致的钠、钾、钙和镁摄入量巨大变化

注:图A展示生活在旧石器时代(350万年至约10 000年前)的原始人类猎取自然食物的情景(来源于免费百科全书https://en.wikipedia.org/wiki/Paleolithic);图B为自然饮食和现代饮食(或工业食品实际发生在过去200年)按每天热量2100kCal计算中的钠、钾、钙和镁量。

的147个随机临床药物降压试验(近百万人)最大的荟萃分析结果则表明,每降低收缩压10mmHg或舒张压5mmHg可减少25%冠心病和36%脑卒中突发事件,另有临床研究显示:钾离子摄入量与血压水平、高血压的患病率以及卒中危险之间呈负相关,增加钾离子的摄入则降低血压,钾离子的日摄入量每增加50mmol(约2g/d),可使高血压患者的收缩压和舒张压可分别下降4mmHg和2.5mmHg。生活在南美洲、非洲和大洋洲的印第安部落人群,如委内瑞拉和巴西的Yanomamo部落仍以打猎和高钾低钠自然饮食为生,高血压患病率还不到1%,部落中50岁男性的收缩压和舒张压只有100mmHg和64mmHg。

三、钾离子对靶器官的独立保护作用

尽管长期减盐可以通过降低血压来降低发生心血管事件的风险,但是当NaCl(食盐)日摄入量减少到2g以下时反而会使心血管疾病和脑卒中及充血性心力衰竭的风险增加,而K^{+}排泄量增加可使脑卒中风险降低。下面以动物实验为重点讨论钾离子对靶器官的保护作用。

不同于其他物种的动物，小鼠分为携带肾素-1基因（*Ren-1c*,*Ren-1d*）和携带肾素-2基因（*Ren-2*）两大类。携带肾素-2基因小鼠的RAS对盐的摄入不反应，因而可导致盐敏感性高血压；而携带肾素-1基因小鼠的RAS对盐摄入的反应与人类和其他物种动物相同，在高盐摄入条件下血压受到调节，从而可保持在正常水平（图7-1-7）。因此，利用携带肾

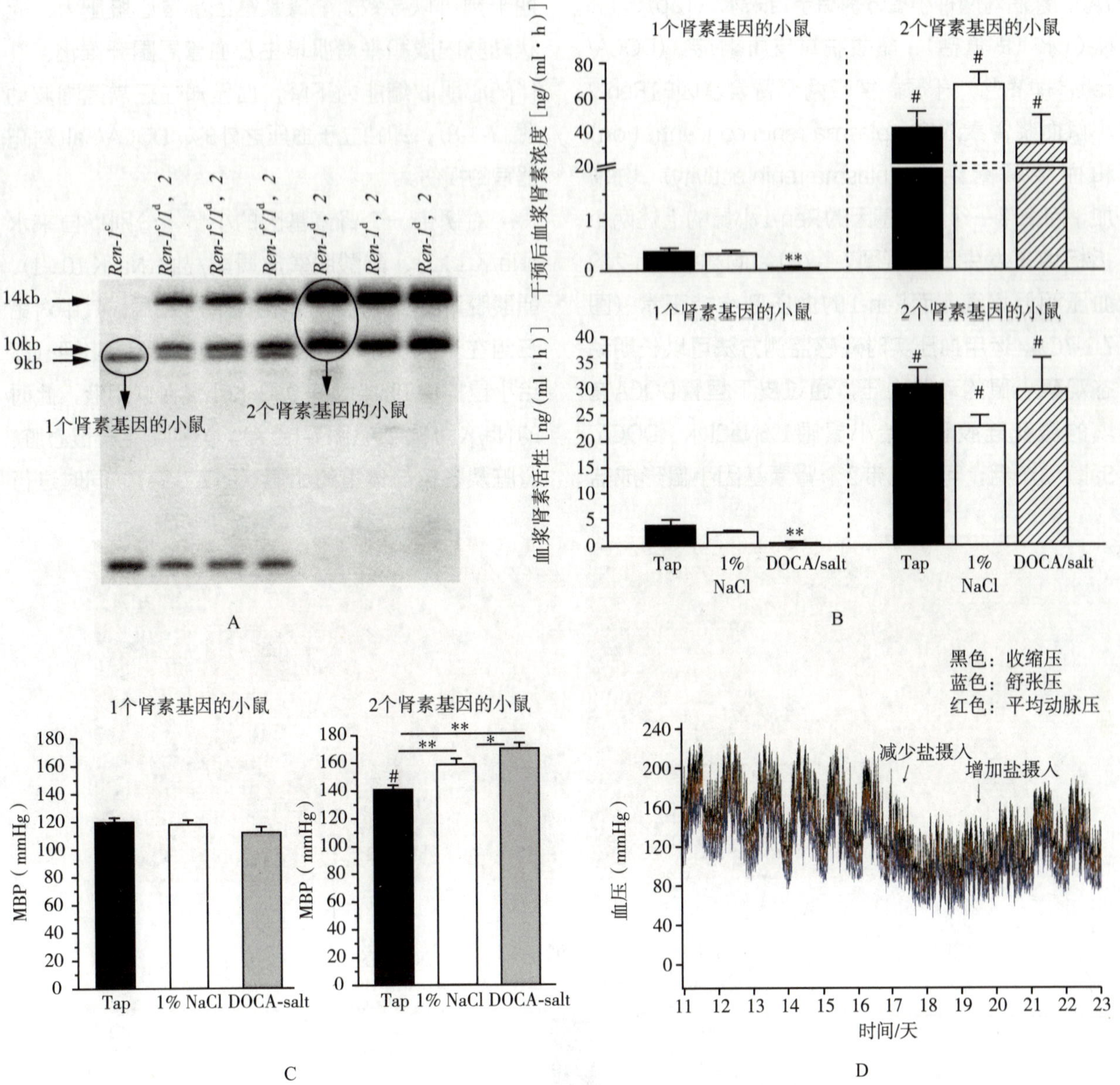

图7-1-7 不同肾素基因对小鼠血浆肾素和血压的影响

注：图A为野生型C57BL/6J和野生型129Ola小鼠杂交产生的后代DNA的Southern印迹分析。*Ren-1c*基因（来自C57BL6/J）被检测为9-kb条带，*Ren-1d*和*Ren-2*基因（来自129Ola）分别被检测为10-和14-kb条带，所有小鼠都根据其肾素基因背景进行了表征。图B为1个肾素基因（*Ren-1c*）和2个肾素基因（*Ren-2*＋*Ren-1d*）的小鼠分别接受自来水（Tap）、1%NaCl水、醋酸脱氧皮质酮/盐（DOCA/salt）干预后血浆肾素浓度（plasma renin concentration）和血浆肾素活性（plasma renin activity）。图C为纵坐标代表平均动脉压（MBP），横坐标代表1个肾素基因和2个肾素基因的小鼠分别接受自来水（Tap）、1%NaCl水、醋酸脱氧皮质酮/盐（DOCA/salt）干预实验分组结果比较。图D为2个肾素基因的小鼠醋酸脱氧皮质酮/盐（DOCA/salt）干预3个月后，通过DSI-PAC10植入压力传感器实时遥测自由活动小鼠动脉血压。纵坐标代表动脉血压，黑色记录轨迹线为收缩压，蓝色记录轨迹线为舒张压，红色记录轨迹线为平均动脉压；横坐标代表血压实时遥测天数。$P<0.01$为醋酸脱氧皮质酮/盐干预组与自来水对照组相比；#$P<0.001$为2个肾素基因的小鼠与1个肾素基因的小鼠相比。**

素-1基因的小鼠这一特点，可以研究独立于血压之外的高盐摄入导致靶器官或靶组织损伤的作用与机制。

笔者首先鉴定了Ren-1c和Ren-2大鼠（图7-1-7A），然后对两种小鼠分别给予自来水（Tap）、1% NaCl水（即低盐）、醋酸脱氧皮质酮/盐（DOCA/salt，即高盐）干预。携带两个肾素基因的Ren-2小鼠血浆肾素浓度（plasma renin concentration）和血浆肾素活性（plasma renin activity）均增加。而携带一个肾素基因的Ren-1小鼠的上述两个指标均未发生改变（图7-1-7B）。同样，Ren-2的血压明显增高，而Ren-1的血压则维持正常（图7-1-7C）。运用血压实时遥感监测方法可以长期动态观察小鼠的动脉血压，通过皮下埋置DOCA充填的微孔硅胶管和给小鼠喂1%NaCl水（DOCA/Salt）3个月，可使携带2个肾素基因小鼠形成盐敏感性高血压：当减少盐摄入（1%NaCl盐水换为Tap自来水时）可迅速降低血压，反之当增加盐摄入（即自来水换回1%NaCl盐水时）血压则迅速回升（图7-1-7D）。值得关注的是DOCA/Salt长期干预可以导致1个肾素基因小鼠心脏肥大、冠状动脉内膜和平滑肌增生及血管周围纤维化、并伴随心肌收缩能力下降，血压却在正常范围波动（图7-1-8），即独立于血压之外的、DOCA/Salt对靶器官的损伤。

对携带一个肾素基因的小鼠，分别以自来水（Na/K 1：2）、醋酸脱氧皮质酮/盐（Na/K 10：1）、醋酸脱氧皮质酮/盐＋氯化钾干预11周，其中对第三组在干预5周时，膳食中添加0.4%氯化钾（即给小鼠提供1%NaCl＋0.4%KCl混合饮用液，此时的Na/K为3：1）（图7-1-9 A）。分别测定小鼠心脏、肾脏及各自与体重的比值（图7-1-9A），同时进行

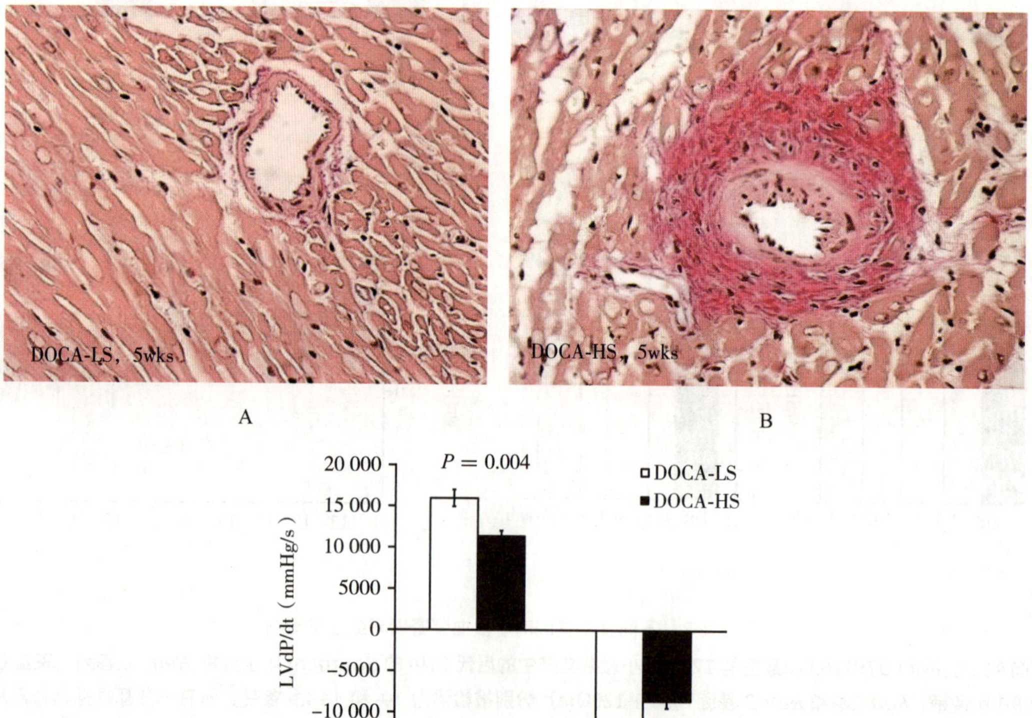

图7-1-8 醋酸脱氧皮质酮/高盐（DOCA-HS）和醋酸脱氧皮质酮/低盐（DOCA-LS）干预对小鼠心肌组织和左心室功能的影响

注：图A和图B展示DOCA-LS对照小鼠和DOCA-HS干预小鼠心脏动脉VGEL染色（1：20），图B呈现动脉内膜增生和外膜明显周围纤维化。图C为与DOCA-LS对照小鼠相比，DOCA-HS小鼠呈现左心室舒张和收缩功能不全。$LVdP/dt_{max}$为左心室心肌最大收缩力，$LVdP/dt_{min}$为左心室心肌最大舒张力。

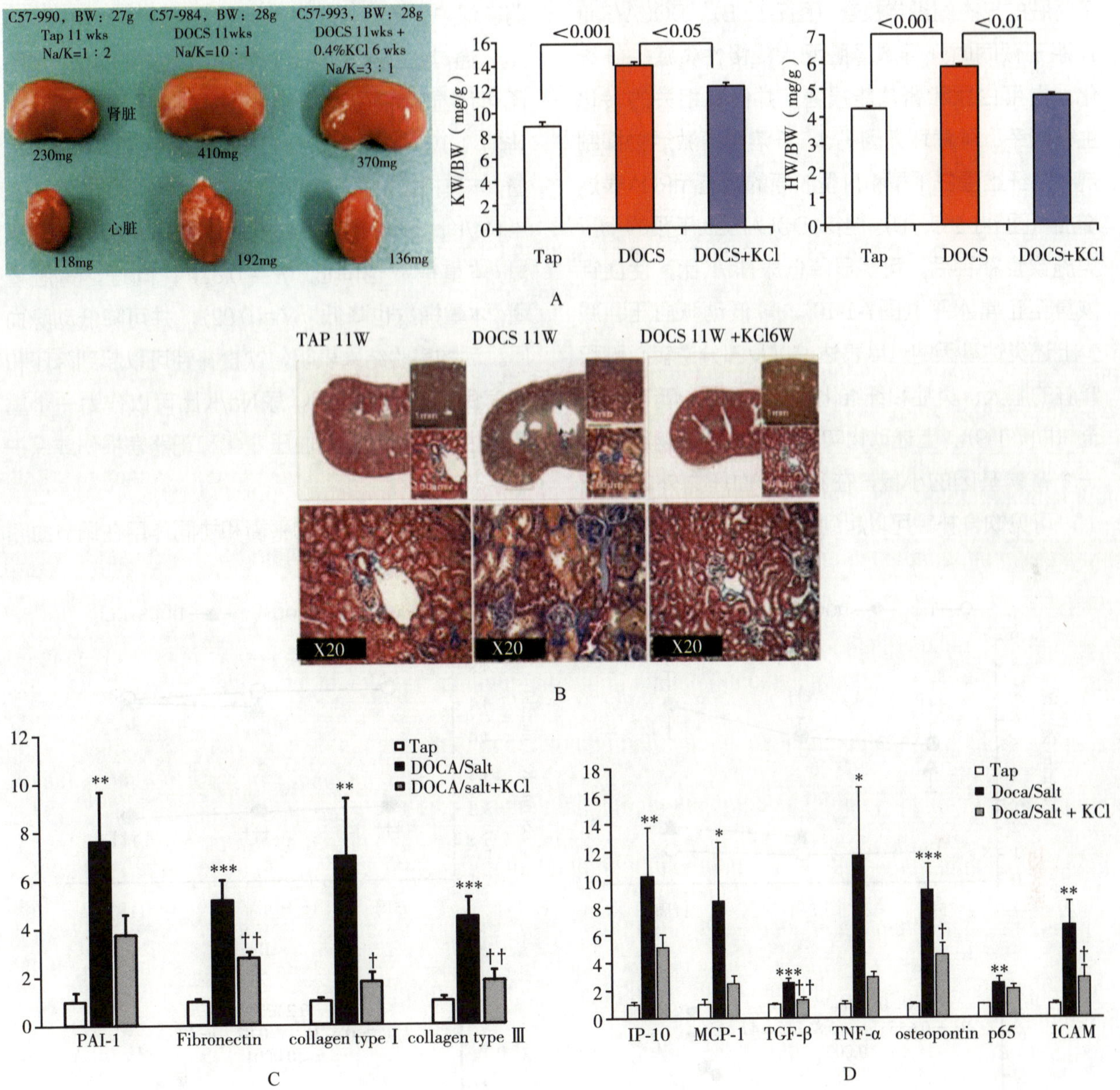

图7-1-9 长期醋酸脱氧皮质酮/盐干预所引起的1个肾素基因小鼠心肾肥大和肾组织炎症和纤维化以及膳食补钾对靶器官的保护作用

注：A左图为自来水（Tap）、醋酸脱氧皮质酮/盐（DOCS/salt）、醋酸脱氧皮质酮/盐＋氯化钾（DOCS/salt＋KCl）干预小鼠心脏和肾脏的重量。A右图为心肾重量指数：肾脏重量与体重的比值（KW/BW）和心脏重量与体重的比值（HW/BW）。图B为肾脏形态组织学检查（放大40倍），Tap 11W，自来水干预11周；DOCS 11W，醋酸脱氧皮质酮/盐干预11周，肾脏组织呈现广泛的系膜和血管周围纤维化（梅森染色呈现蓝色）和肾小管肥大；DOCS11W＋KCl6W，醋酸脱氧皮质酮/盐干预第5周后添加膳食补钾6周（即给小鼠提供1%NaCl＋0.4%KCl混合饮用液）。图C为小鼠肾组织纤维化mRNA基因表达，PAI-1，纤溶酶原激活抑制剂-1；Fibronectin，纤连蛋白；Collagen type-Ⅰ，1型胶原蛋白；Collagen type-Ⅲ，3型胶原蛋白。图D为小鼠肾组织炎性mRNA基因表达，IP-10，干扰素诱导蛋白-10；MCP1，单核细胞趋化蛋白-1；TGF-β，转化生长因子β；TNF-α，肿瘤坏死因子α；Osteopontin，骨桥蛋白；P65，核因子-kappaB（NF-κB）；ICAM-1，细胞间黏附分子-1。数据为平均值±标准误。*** $P<0.001$，** $P<0.01$ DOCA/salt组与自来水组比较，†† $P<0.01$，† $P<0.05$，DOCA/salt组与DOCA/salt＋KCl组比较。数据为平均值±标准误，每组例数为9～12。

了肾脏的形态组织学检查（图7-1-9B）。DOCA/Salt长期干预同时还导致肾脏肥大、慢性炎症、纤维化、白蛋白尿和肾功能损害，并伴有相关的转化生长因子、肿瘤坏死因子α、纤溶酶原激活物抑制剂-1、纤维蛋白Ⅰ型和Ⅲ型胶原的肾脏mRNA表达增加（图7-1-9C、D）。当对DOCA/Salt干预的小鼠实施饮食补钾后，可明显降低尿Na/K比，使血钾恢复至正常水平（图7-1-10）、降低动脉血压、减少上述炎性基因的过度表达，以及部分逆转心脏和肾脏的肥大、炎症和纤维化、蛋白尿、心肾功能不全（图7-1-9）。上述动物实验结果表明：利用携带一个肾素基因的小鼠，在独立于血压之外的基础上，可见饮食补钾可以起到降压和减少慢性炎症及器官保护作用。

通过给DOCA/Salt干预的小鼠实施饮食补钾，还可明显降低尿Na/K比，恢复血钾至正常水平（图7-1-10 A、B），尿Na/K与靶器官的肥大（器官重量/体重指数）呈现自然对数关系（图7-1-10 C、D）。当Na/K比值降低时，由于钾的保护作用，心脏重量/体重指数也降低（$R=0.81$）；同理，肾脏重量/体重指数也降低（$R=0.82$），并可降低动脉血压。动物实验结果表明，饮食补钾可以起到降压和器官保护的双重作用，尿Na/K比可以作为一个重要的生物学指标预示血压变化和靶器官损伤或保护水平。

人体内钠钾离子的平衡和协同作用在调节血容

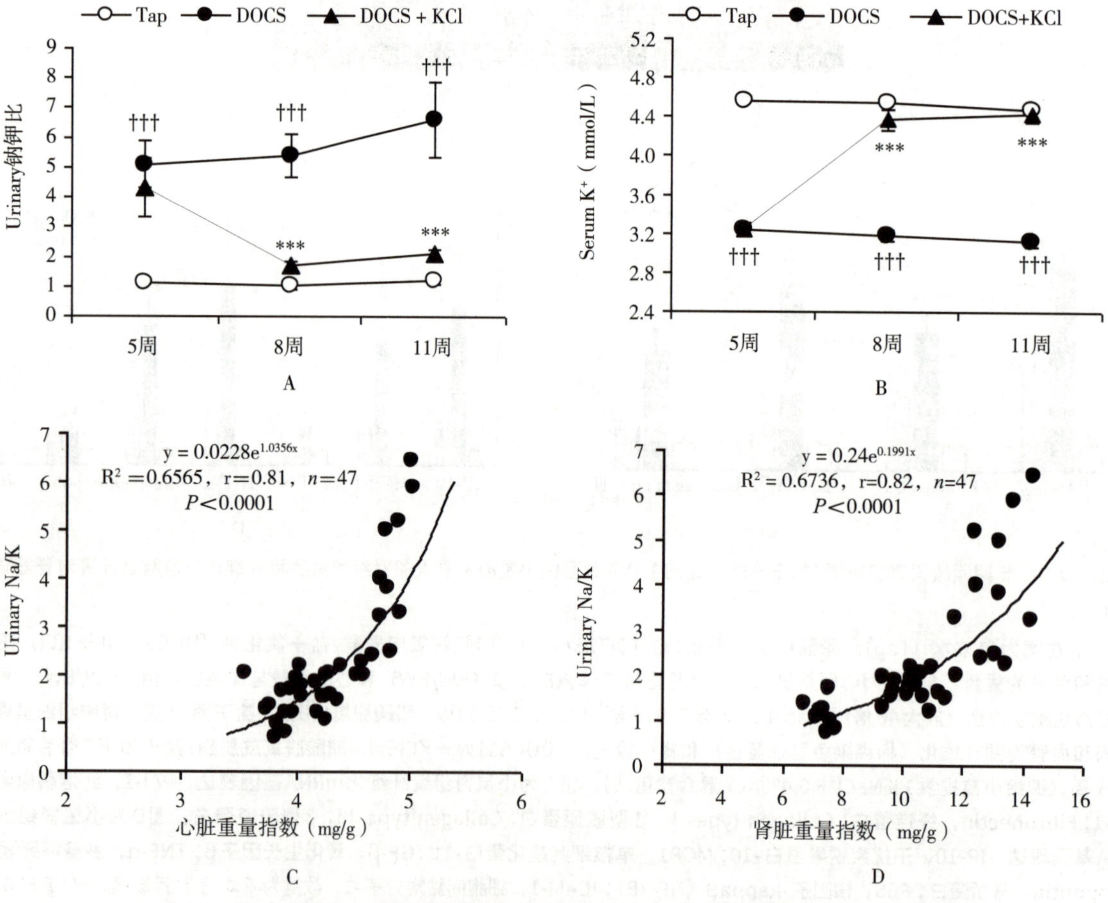

图7-1-10　饮食补钾对醋酸脱氧皮质酮/盐干预小鼠尿钠钾比和血清钾离子浓度的影响

注：图A为膳食补钾对小鼠尿Na/K比影响；图B为膳食补钾对血清K^+浓度的影响；图C和图D为ANOVA单因素统计分析小鼠尿钠钾比分别与心、肾重量指数的相关性。Tap、DOCS、DOCS＋KCl分别代表自来水对照组、醋酸脱氧皮质酮/盐干预组、醋酸脱氧皮质酮/盐＋氯化钾试验干预组。数据为平均值±标准误，试验组例数为10～18，$^{†††}P<0.001$，DOCS与Tap比较，$^{**}P<0.01$，$^{***}P<0.001$，DOCS＋KCl与DOCS比较。

量和动脉血压等诸多方面均有着重要的生理意义。饮食补钾可以起到降压和器官保护的双重作用，作者认为尿Na/K比可以作为一个重要的生物学指标预示血压变化和靶器官损伤与保护水平，在预防高血压和靶器官保护方面，降低饮食或尿中Na/K比相对于单纯减盐更重要。

（王　青）

第三节 中国北方人群富钾低钠盐膳食对血压和死亡率的影响

预防是保证健康的金钥匙。世界卫生组织认为影响健康的因素主要有：60％个人生活方式、15%遗传因素、10%社会因素、8%医疗因素、7%气候地理因素。可见生活方式在提高生活与生命质量中具有极其重要的地位。1992年著名的“维多利亚宣言”是世界卫生组织在加拿大维多利亚召开的国际心脏健康会议上庄严发表的，宣言提出“四大基石”构成健康的生活方式，它们是“合理膳食、适量运动、戒烟限酒、心理平衡”。2015全球疾病负担研究（GBD 2015）系列报告表明，占全球10%以上疾病风险的因素是饮食，包括高盐饮食和低摄入蔬菜、全谷物、水果、坚果等。公布在Lancet杂志的2016全球疾病负担研究（GBD）系列结果表明，全球大约1/5的死亡与不健康饮食有关，全球72.3%的死亡与非传染性疾病相关。

人类本身的生活习惯与生命健康之间有着十分密切的关系。高血压是一种可以通过调整生活方式、饮食习惯从而得到有效预防和控制的非传染性慢性疾病。美国多个中心进行的“膳食途径终止高血压研究”（DASH研究）用比较确凿的证据证明：盐摄入是与血压水平显著相关的独立膳食因素，减盐量越大，血压下降幅度越大。

一、钠盐与血压相关性的研究历程

生命的进化过程从爬行到直立行走需要维持一定的血压，随着生存环境的不断变化，钠的内环境稳定成为生物体依赖生存的必备条件。钠盐一方面成为人类生理代谢及生存需求的必要元素，另一方面，随着社会的发展，成为人们饮食结构中不可缺少的成分。盐与高血压的关系逐渐引起人们的关注。

自Ambard和Beaujard于1904年首次报道盐摄入与血压有关，提出限盐能降低正常人的血压以来，一个多世纪的时间，人类一直进行有关限盐降低血压的流行病学研究、临床试验和基础性研究。20世纪40年代美国杜克大学的研究者Kempner以低钠（每日10mmol）的“米食疗法”，即只吃大米饮果汁不吃盐和蔬菜，以治疗严重的高血压，取得了显著效果，但这种膳食却很难被患者接受。直至促进排钠排水利尿降压药的问世，不仅成为高血压治疗的一次重大变革，同时也有力地说明了钠在高血压发生中的重要作用。

1979—1980年中国开展了一个全国性血压调查，发现中国北方和东北地区比其他地区高血压患病率更高，从地理因素、社会经济水平角度仅能部分解释这种差异，而关注食物摄取、饮食习惯，特别是盐的摄入量的差异，可能是解释南方、北方人群血压差异的另一因素。

1981年中国医学科学院阜外医院刘力生和陶寿淇在中国十二个地区开展了盐与血压关系的研究，随机抽取人群样本3105位（年龄在25～65岁），收集连续3天的夜尿样本，进行血压测量等信息收集，同时检测了尿钠浓度、尿钾浓度，首次发现12个地区的每个人群内都存在钠和血压的正相关，部分人群内显示钾和血压呈负相关。正式提出了盐摄入量与血压的关系，即同一地区人群内钠盐摄入量越高，血压水平也越高，并于1984年发表在《世界卫生组织公报》上。

1986年又开展了中国16个地区的合作研究，包括北方、中部和南方部分地区人群，年龄在20～59岁，在调查中收集了一次夜尿，观察尿电解质和血压的关系，发现尿的钠钾比值与舒张压正相关，尿钾与收缩压和舒张压都是负相关（即低钾造成收缩压和舒张压均升高）。证实了尿钠或尿的钠钾比（Na/K）与血压的正相关。

与此同时，20世纪80年代（1984—1997年）还开展了一项尿钠与血压关系的大规模国际流行病学调查合作研究——INTERSALT Study（电解质排泄和血压关系的国际合作研究），为钠、钾和血压的关系提供了有利的证据。此研究有世界各地32个国家（包括中国）52个人群的10 079人参加，通过24小时尿钠这一“金标准”来评价钠摄入与血压之间的关系。研究发现，尿钠排泄量存在明显的地域差别，而这种差别与社会经济发展、环境因素、生活条件、饮食习惯有关，尿钠排泄范围从最低的每24小时0～2mmol（巴西Yanomamo印第安人）到最高的每24小时242mmol（中国天津）；尿钾排泄范围每24小时23.4～81.1mmol，尿钠对尿钾比值＜0.01～7.27。在盐摄入量非常低的4个人群中（生活较原始人群），血压水平不随年龄的增长而上升，并且一直维持在较低水平；而在其余48个人群之中，血压随年龄上升的斜率与钠盐摄入量显著相关。研究更进一步证实了各中心人群内尿钠排泄及尿钠对尿钾的比值（Na/K）与血压（收缩压、舒张压）呈显著正相关，尿钾与血压呈显著负相关。随后分析显示尿的钠钾比值比单纯尿钠对血压的影响更大。

随着对盐与血压相关性认知的深入，20世纪80年代后期国内外开始尝试使用低钠替代盐（25%～30%氯化钾，70%氯化钠）进行研究，初步看到低钠替代盐也取得了较好的降低血压效果。遗憾的是，由于是短期研究，未能观察到低钠盐对心血管事件发生和死亡的影响。

2006年中国台湾地区潘文涵发表了她的研究结果，作者在五个荣军疗养院中进行富钾低钠盐研究，她将食盐中的钠钾比例调整到氯化钾：氯化钠＝1∶1。将1981名研究对象随机分为两组，试验组厨房使用富钾低钠盐（氯化钾：氯化钠＝1∶1），对照组厨房使用普通食盐烹饪。31个月后随访发现，与对照组比较，富钾低钠盐试验组（768人）心血管疾病死亡率下降了约41%，其心血管疾病住院治疗费用减少了约426美元/年。由此表明长期食用富钾低钠盐，减少钠盐摄入和增加钾的摄入，能够降低血压水平并进而降低心血管疾病的死亡率。

有关减少盐的摄入量能够降低血压，2006年美国心脏协会的“饮食方法防治高血压”科学报告书中认为“要尽可能多地减少盐的摄取，理想是一天65mmol的钠（相当于一天1.5g钠，或一天3.8g氯化钠——即盐），可有效降低血压”。2006年10月，WHO公布的“法国巴黎论坛和技术报告”明确指出“已有的科学证据足以证明在整个人群通过各种有效的公共卫生措施减少钠的摄入是正确的”，并建议盐（氯化钠）的每日摄入量应少于5g（或2g钠）作为人群营养摄入的目标。

二、钠、钾与人体细胞生命活动

盐是生活必需品。人类烹调食物、保存食物用盐的生活习惯是随着农业、畜牧业及人类文明的发展逐步形成，食盐有“百味之王”的美称。盐的主要成分是氯化钠，由于分子量的不同，食用盐的重量不等于钠的含量，从精确的角度需要进行换算。钠离子（Na^+）分子量23，氯离子（Cl^-）分子量35.5，氯化钠分子量58.5＝23＋35.5，钠在氯化钠中的占比0.393＝23/58.5；氯化钠与钠的比例为2.54＝58.5/23。因此，盐与钠的换算方法包含两种：①食盐量换算为钠量的公式：钠（g）＝食盐（g）×0.393；②钠量换算为食盐量的公式为：食盐（g）＝钠（g）×2.54。

食盐的化学名称为氯化钠。食入的钠盐在人体内主要以钠离子和氯离子的形式存在于细胞外液中，与存在于细胞内液中的钾离子共同维持细胞内外的正常平衡状态。

（一）钠离子

钠离子（Na^+）是细胞外液中主要的阳离子。正常成年人体内含钠总量为40～50mmol/kg体重，其中60%～70%是可以交换的，约40%是不可交换的（主要结合于骨骼的基质）。总钠量的50%左右存在于细胞外液，10%左右存在于细胞内液，细胞内液中Na^+的浓度仅为10mmol/L左右。血清Na^+浓度的正常范围是135～145mmol/L。天然食物中含钠甚少，人们摄入的钠主要来自食盐，摄入的钠几乎全部由小肠（消化道）吸收，Na^+钠主要经肾随尿排出，正常情况下排出和摄入钠量几乎相等，肾脏调节钠的能力很强，以维持体液容量和渗透压平衡的需要。

钠离子过多时引起水钠潴留，导致血容量增加，血压上升；引起细胞（包括平滑肌细胞）水肿，使血管腔变窄；增加血管对儿茶酚胺类缩血管因子的敏感性；细胞内钠离子增加后会抑制钠-钙交换，使细胞钙排出减少，导致血管平滑肌内钙离子浓度上升而引起血管平滑肌收缩。

（二）钾离子

钾离子自从地球上出现生命以来就一直稳定地存在于细胞中，这与人类进化初期摄入的少钠而富含钾的食物密切关联，同时也就形成了人类肾脏的保钠-排钾这一特定功能。钾离子（K^+）是细胞内液重要的阳离子。正常人体内的含钾量为50～55mmol/kg，其中约90%存在于细胞内，骨钾约占7.6%，跨细胞液约占1%，仅约1.4%的钾存在于细胞外液中。血清钾浓度的正常范围为3.5～5.5mmol/L。天然食物中含钾比较丰富，钾在消化道的吸收相当完全，摄入钾的90%经肾随尿排出、10%随粪便和汗液排出，只有严重腹泻、呕吐和大量出汗才会丧失较多的钾盐。

当细胞钾含量或它的流出发生改变时皆可使平滑肌的舒张功能发生障碍。钾缺乏时会刺激血管平滑肌细胞增殖；并使钠泵功能受抑，细胞内钠浓度升高，进而通过钠-钙交换体1（NCX1）升高细胞内钙浓度，促使平滑肌收缩；同时，诱发细胞内酸中毒、刺激交感神经和肾素-血管紧张素系统活性增强，增加钠的重吸收，这些因素促进了高血压的发生。

（三）氯离子

氯是人体必需常量元素之一。就氯离子（Cl^-）而言，它常以氯化物形式，即与钠或与钾结合的形式广泛分布于全身，最普通形式是食盐，其中氯化钾主要在细胞内液，而氯化钠主要在细胞外液中。血清氯化物（氯）的正常值以氯化物计算为96～108mmol/L。膳食中的氯几乎完全来自氯化钠，仅少量来自氯化钾，多以氯化钠形式被摄入并在胃肠道吸收。氯化物主要从肾脏排出，少量从皮肤排出。

氯的可能生理机制包括：由于氯是随钠一起吸收的阴离子，起到了一定的容量扩充作用；有人认为完整的氯化钠分子似乎与尿钙丢失有关，为血压升高所必需；氯本身有升压作用，是通过降低肾脏的利尿钠作用促进血压升高。中国目前尚缺乏氯的需要量研究资料。

三、富钾低钠盐膳食在中国北方不同人群中的研究

2007年WHO发布的报告认为，目前已有足够的证据证明过量氯化钠摄入能导致高血压，并提出通过健康教育营造一个倡导低盐饮食的健康氛围。盐摄入是与血压水平显著相关的独立膳食因素。

关于从饮食结构来降低血压有两个主张：①降低氯化钠摄入量；②限钠盐、补钾盐，调节钠钾量比例。这是两个不同的概念。中国人群的饮食结构特点恰恰是钠摄入过多，钾摄入很少。据2002年全国居民营养和健康状况调查，中国人群钠盐摄入量每人每天15～16g、钾摄入量每人每天1.5～1.9g，与WHO推荐的食盐摄入量每人每天5g和钾摄入量每人每天3.5g的标准相差甚远。国民膳食普遍存在钠超高、钾偏低状况，尿的钠钾比值在6左右，是欧美国家的近2倍。

中国大部分是高盐饮食地区，尤以北方地区突出，高血压患病率和血压水平同样呈现由南向北升高的趋势，可能与北方人群高钠低钾的饮食习惯有关，改变膳食中盐的成分比例可能会对降压有

更明显的效果。刘力生于2008年初组织并启动富钾低钠盐（氯化钾∶氯化钠＝1∶1重量比）的临床试验，研究名称“中国盐试验”（China Salt Trial），于当年12月30日注册成功。注册登记号ChiCTR-TRC-08000296。该研究旨在中国北方通过开展富钾低钠盐膳食的研究，探讨富钾低钠盐对人群血压和心血管疾病事件的影响及尿钠钾比值变化对血压的影响。研究分为先期的短期预试验、中期试验和长期大规模主试验三个阶段进行。

（一）组织架构与伦理审批

研究总部设在北京高血压联盟研究所，负责制定总体研究方案，组织研究的实施与运作，制定统一的工作手册和工作流程，包括：人员培训、数据录入和上传培训；体检器材及材料的统一配备；参加实地随访工作；标本的收集、运送、储存及检测；数据分析及整理、文章撰写和发表等，并根据每个阶段的工作进展不断给予补充完善和细化。

短期预实验和中期实验分别选择在北京市市属郊区和河北省清河县农村社区进行。大规模主试验选择在北方的河北省、山东省、山西省、内蒙古自治区和北京市郊区。为方便实施和管理，遴选了9所县级医院作为协作分中心。他们负责上传下达工作安排；具体组织、落实和监管；抽调人员参加历次随访体检，参与现场具体工作，进行体检人员信息核实，后期数据录入上传等。每个协作分中心有相对固定的负责人，但历次具体的随访体检工作人员无法固定。

研究从北方5个省、自治区、直辖市的县级行政区中，根据当地的发展，在经济水平、生活习俗相近的区域内选择了32个敬老院作为本研究的试验人群。敬老院试验研究工作由相应的县级医院协作分中心监管。鉴于中国的具体情况，有些敬老院（如荣军院/光荣院）的研究则需在当地民政局的参与下进行。敬老院负责食堂用盐的接收、登记和膳食制作使用。每个敬老院根据随机分组原则仅能参加一种盐的试验，即单一用盐（使用富钾低钠盐/使用普通食盐）。敬老院同时负责上报敬老院人员变动信息（包括死亡信息），配合随访工作进行人员组织和场地安排等。

本研究项目通过了研究者当时所在的中国医学科学院阜外医院伦理委员会的审批。

（二）研究用盐的审批与配送

盐的研制、生产、审批、使用、营销等历朝历代都由国家管控。高血压研究使用的富钾低钠盐，依据1990年3月2日中华人民共和国国务院令第51号《盐业管理条例》的要求，向中国盐业总公司进行专项申报程序并获得了批准。由中盐国本盐业有限公司天津分公司根据批文和研究要求进行定量生产氯化钾∶氯化钠＝1∶1（重量比）的试验专用盐（本研究中亦称“富钾低钠盐”）。各试验单位使用的富钾低钠盐数量由研究总部提供数据，由生产单位负责直接配送到各个协作分中心，再由各协作分中心负责储存、保管、具体发放到各敬老院。对照组使用的普通食盐第一年为免费提供，之后为自行购买使用。

（三）富钾低钠盐安全性、可行性的先期试验

先期试验分为短期预试验和中期试验两个阶段进行。用盐发放：由研究者和协作单位在指定地点集中免费发放。盐量按每人每日10g计算，家庭用盐总量按符合入组条件的家庭人数计算发放。为确保每个试验家庭减少用盐，先进行了高盐摄入对高血压、脑卒中危害的健康教育和盐用量方法的统一培训。未到现场的个别试验家庭采用上门送盐方法，并进行了同样的培训。盐的食用时间皆在基线调查体检完成后开始。

1. 短期预试验（4周×2） 短期预试验是以观察富钾低钠盐的安全性、可被接受性、不良反应为研究目的。选择了北京郊区的一个卫生院和该卫生院所属辖区的一个村庄，经过前期准备后于2009年5月至8月采用开放-平行-交叉试验方法开始进行短期预实验研究。研究先筛查51户，最终入组43户65人。对两组参加者均进行了关于高盐摄入对高血压、脑卒中和心血管疾病危害

的健康教育宣传，建议少吃盐。入组条件：在家吃饭；年龄18岁以上；有或无高血压病史者；愿意参加试验者。排除条件：带有慢性肾脏疾病肾功能受损者；血肌酐≥1.7mg/dl；基线调查时血钾＞5.3mmol/L或有慢性肝病正在治疗中；由当地医生判断不能很好配合者。

平行–交叉试验方法：随机分两组，一组先服用4周的富钾低钠盐（氯化钾：氯化钠＝1：1，重量比），然后服用4周普通食盐；另一组先服用4周普通食盐，后改为服用4周的富钾低钠盐，即4周×2试验法。由家庭领回后按要求在膳食制作中使用。交叉服用不同盐的目的，以排除季节、时令食物的影响，形成可信的比较。研究显示：97%的参加者对富钾低钠盐做菜味道没有感觉明显变化，服用富钾低钠盐后身体无不良反应，用于日常膳食制作是可以被接受的。无论服用两种盐的先后顺序，无论食用普通食盐最低（每人每日4.4g）或最高（每人每日17.9g）的个体，两组尿钠钾比（Na/K）均有下降（由于钾的摄入增加），当食用富钾低钠盐时该比值下降的更明显，收缩压也可见下降；血钾与肌酐无明显异常增加。此试验首先表明食用富钾低钠盐是安全的，为下一步研究奠定了可行性基础。

研究中还出现“反常”现象。同一家庭成员中有呈现尿钠钾比相反的现象：一人比值升高，另一人比值却下降，究其原因发现比值升高者有嗜咸习惯（每日吃咸鱼、豆酱、咸菜等其他含盐高的调味品）。在22个两人参加的家庭中有9个家庭（占入组户的20.9%）出现这种情况。这一现象证明了改变个体嗜咸习惯的困难性。

2．中期试验（2年） 基于短期预实验表明食用富钾低钠盐是安全可行且可被接受的，为进一步探讨富钾低钠盐的长期安全可行性、被接受度及尿钠钾比变化与血压的关系，于2009年9月至2012年3月选择在河北省清河县农村社区开展了为期2年的中期试验。采用随机对照分组单盲试验方法。入选人群以家庭为单位，约300人参加，入组及排除条件大致同短期预试验，但对有12岁以下儿童或有孕妇、准孕妇的家庭予以排除。基线体检于2010年4月进行。随后根据组别对入选家庭发放研究用富钾低钠盐（氯化钾：氯化钠＝1：1，重量比）和普通食盐。在试验过程中对所有参加者进行高盐饮食对高血压和心血管疾病、脑卒中的危害健康教育宣传，要求每一家庭按照试验要求在膳食制作过程中减量使用。进行了1个月、1年、2年的随访体检，共3次。

研究首先表明：在扩大试验人群后，食用长达2年的富钾低钠盐（氯化钾：氯化钠＝1：1，重量比）仍然是可以被接受的，且安全可行，同时表明人的饮食习惯、对盐的“主观感觉和要求”是可以改变的。两组尿钠钾比值（Na/K）均有下降，以试验组更加明显；当尿钠钾比值下降后，收缩压下降，证明尿钠钾比值与血压的变化具有关联性。研究未见高血钾症及其他严重不良反应。

（四）长期富钾低钠盐膳食在北方敬老院人群中的大规模主试验（7年）

前期的两次试验充分肯定了富钾低钠盐的安全可行及可接受度，证明富钾低钠盐与血压的下降有关联，同时未见高血钾症及其他严重的不良反应。为更好探究、阐明长期食用富钾低钠盐对血压的影响，以及血压改变对终点事件、生存的影响，于2012年3月正式启动了长期富钾低钠盐膳食在北方敬老院人群中的大规模主试验。研究历时7年，于2018年年底结束。

1．研究区域与人群的选择 为排除家庭成员不稳定、人员流动性大对研究效果的不利因素，关键是为了获得长时间、统一的膳食结构信息，尤其是达到所有研究对象每日食盐摄入量的基本一致，以求在一个理想的研究环境中获得较稳定的数据，决定选用敬老院人群为研究对象。研究地域在河北省、山东省、山西省、内蒙古自治区和北京市郊区，共有32个敬老院参加，所有敬老院均分布在县镇级的农村地区。同时选择所在地域的9个县级医院作为协作分中心。

2．研究流程

(1) 入组条件：以常住敬老院人群为主，但需满足4个条件：年龄≥40岁；一日三餐均在敬老院食堂统一就餐；没有明显的肾脏功能受损或血清肌酐≥3.5mg/dl 或慢性肝病正在治疗中，或有限制钾摄入的疾病；提供知情同意书。

(2) 研究分组：在经济水平、生活习俗接近的同一地区（县）内选择不同的敬老院。采用整群随机对照队列干预研究方法进行分组，即将32个敬老院随机分为富钾低钠盐试验组（氯化钾：氯化钠＝1∶1重量比）或普通盐对照组，一个敬老院只食用一种盐。研究用盐发放：为保证每一个敬老院内膳食盐的摄入量一致，研究用盐由协作分中心负责发放至各敬老院，发放盐量按每人每日10g计算，第一年每3个月发放一次，之后每6个月发放一次。食堂炊事员严格按照试验方案进行膳食制作。

(3) 随访：基线调查从2012年3月先后开始。随访频次在基线调查基础上，第一年每隔3个月做一次随访，共计4次。此后在24个月（第5次随访）、36个月（第6次随访）和60个月（第7次随访）再分别做3次随访调查，共计完成8次（基线＋7次随访）面对面实地调查。历时7年，于2018年年底完成全部随访。历次现场随访内容包括统一的问卷、人体测量（身高、体重、腰围、颈围）、血压测量、心电图等；同时收集当日早餐前点尿（点尿收集相对容易，纳入的人数多，故血压和尿钠钾比分析使用的是点尿数据）；在第1次、第4次和第7次采集空腹静脉血；在基线和第1～4次及第7次收集小样本的24小时尿。在每个省的同一地区选择两个敬老院（1个对照组，1个试验组），每个敬老院选择35例参加者，收集24小时尿，因此称之为小样本。每次随访收集的血、尿标本均在冷冻状态运送到北京高血压联盟中心实验室进行统一检测、分析。每次随访均调查、记录敬老院食堂用盐及调味品使用情况、人员变动情况及死亡情况。第4次随访后要求每3个月或随时上报人员变动及死亡情况。

3．研究结果

(1) 最终使用的有效数据：研究初始入选32个敬老院，其间由于部分地区行政机构进行调整，3个敬老院中途退出，至研究结束时29个敬老院始终能够达到研究要求，成为最终的数据分析单位。研究基线共调查1784人，尽管敬老院均设在农村，但入住人员仍会随着年龄、身体、疾病，以及季节变动、农村劳作需求等出现短期居住和离开，人员不断出现变动。在基线的基础上，7年随访期间新入住敬老院1588人，迁出敬老院371人（不包括死亡人数，但含有基线人员迁出），最终用于数据分析的随访人数以满足“年龄≥40岁，在敬老院连续居住6个月及以上”为条件，共计3543人。研究的平均观察人年数为3.62年。特别需要说明的是，长达7年的研究历程中有199人全程参加8次调查体检。

(2) 血压和尿钠钾比变化：血压和尿钠钾比分析采用点尿收集数据分析。基线共调查1784人（试验组910人、对照组874人），两组血压水平无明显差别。点尿的钠钾比值（U Na^+/K^+—molar ratio）试验组和对照组分别为8.67和7.74（P＝0.000），试验组显著高于对照组。

经过7次调查观察血压和尿钠钾比值的变化，通过广义估计方程（generalized estimating equation，GEE）分析，在调整年龄和性别后可见试验组血压、尿钠钾比值均显著下降低于对照组，差别有统计学意义。尿钠钾比值（β＝−1.41；95%CI：−1.59 ～ −1.23；P＝0.000），收缩压（β＝−5.01；95%CI：−6.63 ～ −3.39；P＝0.000），舒张压（β＝−1.89；95%CI：−2.72 ～ −1.07；P＝0.000）（图7-1-11～图7-1-13）。随着尿钠钾比值的下降，血压同步降低。

(3) 死亡率及生存分析：7次共随访3543人，其中试验组1656人，对照组1887人。这些数据中既有基线人员，也包括随访期间的入住人员，均符合“年龄≥40岁，在敬老院连续居住6个月及以上”的条件。对这些人员进行生存分析，死亡率按每1000人年统计，随访期间共发生死亡事件1065例（试验组477例，对照组588例），试验组与对照组全死因死亡率分别为76.2%、89.7%；心血管疾病死亡率（包括脑卒中）分别为33.4%、40.7%。

COX回归分析显示：与对照组比较，全死因死亡率死亡风险，试验组显著下降12%（HR＝0.883，95%*CI*：0.782～0.997）。年龄与死亡风险呈显著正相关。将年龄分组为40～70岁组和大于70岁组进行分析，结果显示在年龄40～70岁组试验组的全死因死亡、心血管疾病死亡和脑卒中死亡风险比对照组均显著下降，分别为22%（HR＝0.780，95%*CI*：0.633～0.964）、34%（HR＝0.664，95%*CI*：0.489～0.903）和32%（HR＝0.681，95%*CI*：0.473～0.981）（图7-1-14～图7-1-16）。年龄大于70岁以上人群，试验组和对照组各种死因死亡率均无统计学差异。此分析结果表明，富钾低钠盐膳食确实降低了过早死亡风险，提高了生存年龄。

特别说明：由于研究的初、中期敬老院医疗条件较差，较多敬老院没有配备医务室，少数老人死亡前没有去医院看病，虽通过多种途径（护工、敬老院工作人员，亲属、知情人等）了解老人死亡原因，仍然不能确定158人的死因，最终归为死因不详，占死亡总数的14.8%（40～70岁组8.8%，大于70岁组17.8%），对于心血管疾病发病事件发生情况未能报告。

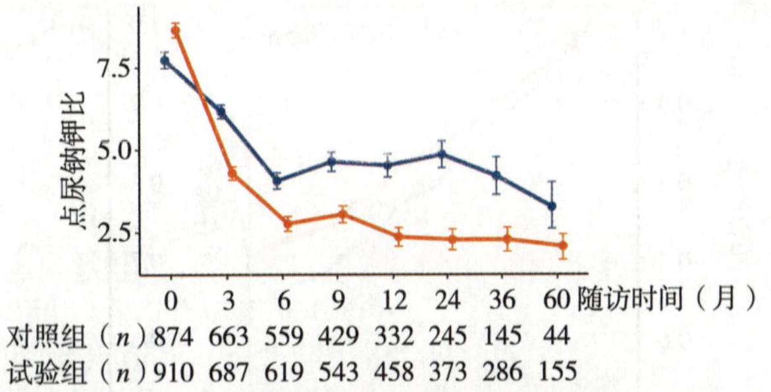

图7-1-11　点尿钠钾比在基线和随访期间均值

注：蓝色为对照组，红色为试验组。

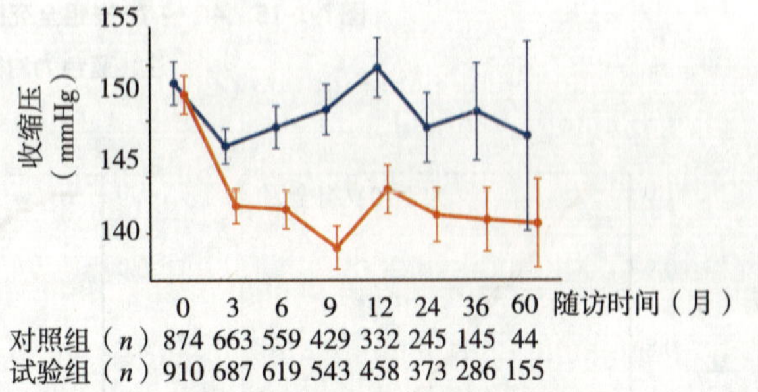

图7-1-12　收缩压在基线和随访期间均值

注：蓝色为对照组，红色为试验组。

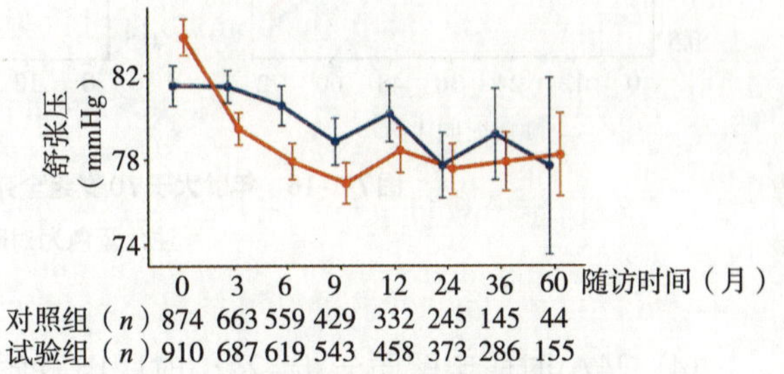

图7-1-13　舒张压在基线和随访期间均值

注：蓝色为对照组，红色为试验组。

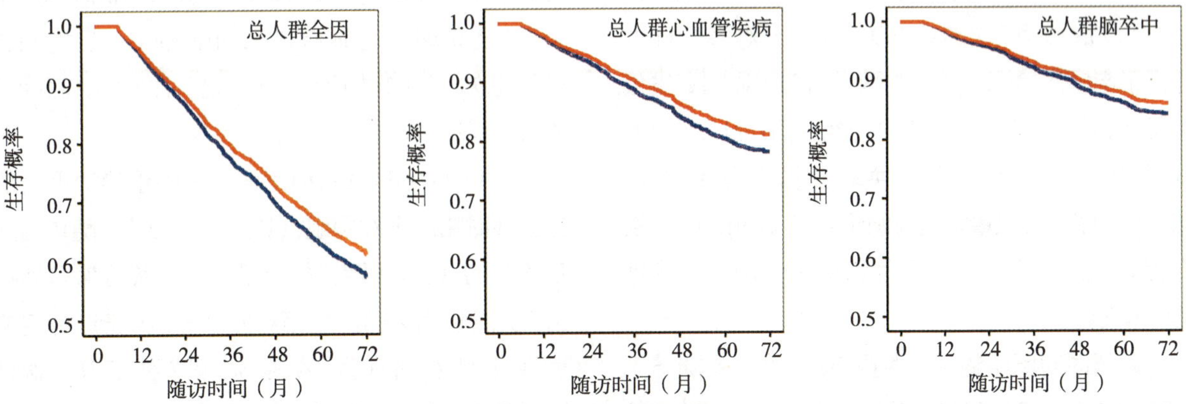

图7-1-14　总人群全死因死亡、心血管疾病、脑卒中生存曲线

注：蓝色为对照组，红色为试验组。

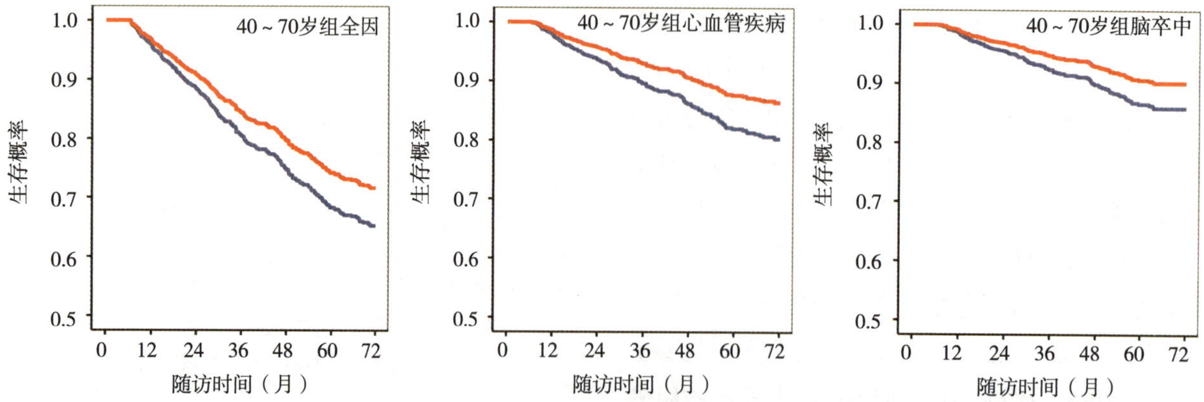

图7-1-15　40～70岁组全死因死亡、心血管疾病、脑卒中生存曲线

注：蓝色为对照组，红色为试验组。

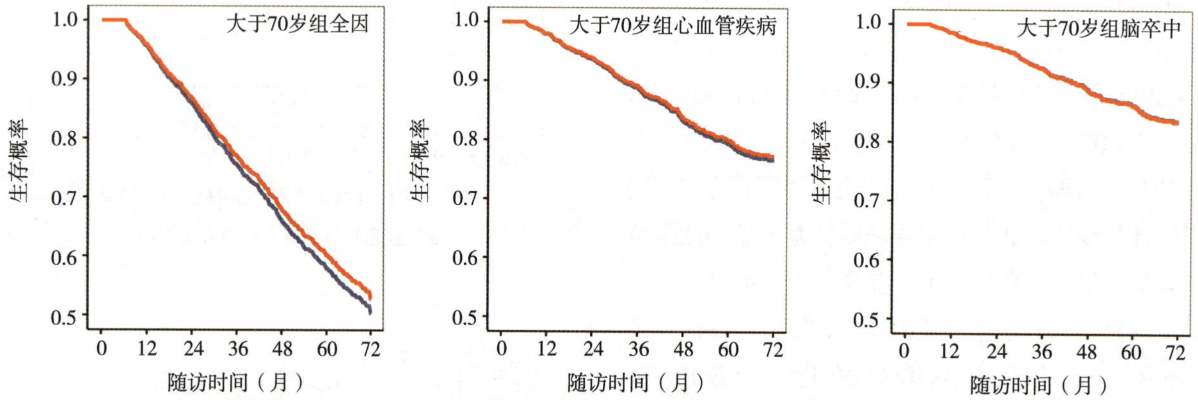

图7-1-16　年龄大于70岁组全死因死亡、心血管疾病、脑卒中生存曲线

注：蓝色为对照组，红色为试验组。

（4）24小时尿电解质分析：24小时尿电解质分析使用了基线和5次随访的小样本24小时尿的数据，分别是基线、第1次随访（3个月）、第2次随访（6个月）、第3次随访（9个月）、第4次随访（12个月）和第7次随访（60个月）。对每个样本进行了电解质检测，基线时两组均有明显的高钠低钾摄入，尿钠排泄量均值对照组为262.6mmol/d、试验组为263.3mmol/d（换算盐摄入量每天约15.4g），尿钾排泄量均值对照组为31.1mmol/d（换算钾1213mg/d）、试验组为25.4mmol/d（换算钾990mg/d）。

基线时对照组的钾排泄量与其后的5次随访无显著性差别。基线时的钠钾比值为8.96，随着试验的进行，从第1次随访时的10.7逐渐下降，在后第3次、4次、7次随访中始终停留在7.0左右。试验组的尿钾排泄量基线时与对照组无显著性差别，5次随访的尿钾排泄量均可见明显增加，从第1次随访的45.3mmol/d增加到第2次的54.9mmol/d，至第7次随访时稳定维持在52.2mmol/d，且均明显高于同次随访的对照组，具有显著性差别。表明钾的摄入量持续增加。

分析24小时尿钠钾比值。试验组的钠钾比值在基线时略高于对照组（10.84 *vs*.8.96），随访后从基线时的10.84呈明显的降低走势，最低值呈现在第2次随访为2.83，至第4次和第7次随访稳定的呈现在3.5左右（第4次3.73、第7次3.53）。钠钾比值下降的同时，可见血压明显下降，表明血压的降低与钾的摄入增加成正相关。与基线相比试验组在最后一次随访时尿钾排泄量增加105.5%，钠钾比降低67.4%；而对照组尿钾排泄量反而降低了16.4%，钠钾比仅下降了19.6%。

数据还显示：在第1次、第2次、第3次的随访中两组尿钠排泄均减少，试验组降低更多，两组间差别有统计学显著性。随着试验的推移，当研究进行到第4次和第7次随访时，尿钠排泄量两组相近（试验组149.8mmol/d *vs.* 对照组155.0mmol/d；试验组155.0mmol/d *vs.* 对照组157.9mmol/d），无统计学差异。就对照组而言，第4次、第7次尿钠排泄量远低于其基线水平，且此时的尿钠钾比值也较基线时有下降。分析认为，尽管对照组始终服用普通食盐，但在长达7年的随访中，持续的食堂控盐使用和“低盐饮食，保证健康”的宣传教育使人群认识提高，已经在日常生活中能够自觉减少盐的摄入，许多参加本研究的人员主动告知，他们在不断改变自己的个人饮食习惯，尽量减少进餐时自己随意添加的含盐量高的调味品（如虾酱、腐乳）和食品（如咸鸭蛋、咸菜）等。这一数据表明宣传教育对减少钠盐摄入有着积极的促进作用（表7-1-3，图7-1-17）。

四、结论与展望

高血压是心血管疾病和死亡的主要危险因素，盐摄入增加与血压升高成正相关，膳食中的钠钾比增高可导致血压上升，增加心血管疾病、脑卒中、全死因死亡。本研究历时9年余，从个人行为和生活方式着手，以富钾低钠盐（氯化钠：氯化钾＝1：1，重量比）改变膳食用盐为切入点，以家庭、社区和北方农村敬老院人群为研究对象，先后进行了8周短期预试验、2年中期试验和长达7年的大规模主试验，系统观察、探讨了长期使用富钾低钠的膳食用盐对人群血压和死亡事件的影响，同时观察了尿钠钾比变化对血压的影响。

（一）研究结论

研究总体确认富钾低钠盐是安全的、可行的，并可被受试人群接受的。无论短期预试验、中期试验和长期大规模主试验，均显示摄入富钾低钠

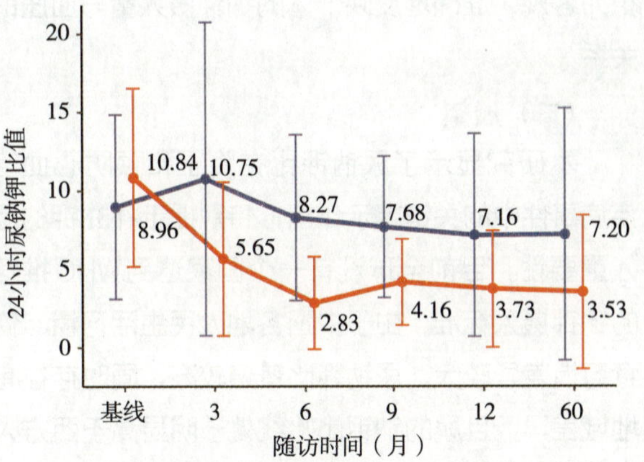

图7-1-17　基线和5次随访的24小时尿钠钾比值曲线

注：蓝色为对照组，红色为试验组。

表7-1-3　24小时尿钠钾排泄量和尿钠钾比值

随访次数	人数（n）		尿钾排泄量（mmol）		尿钠排泄量（mmol）		尿钠钾比值（Na/K）	
	对照组	试验组	对照组	试验组	对照组	试验组	对照组	试验组
基线	164	123	31.1±14.9	25.4±9.9$^{\#}$	262.6±118.5	263.3±97.4	8.96±3.0	10.84±2.9$^{\#}$
第1次随访	144	189	25.5±10.1	45.3±25.3$^{\#}$	255.8±22.2	228.5±112.5*	10.7±5.1	5.65±2.5$^{\#}$
第2次随访	66	46	23.3±9.5	54.9±42.9$^{\#}$	187.2±84.8	127.9±75.5$^{\#}$	8.27±2.7	2.83±1.5$^{\#}$
第3次随访	67	59	29.1±12.3	44.5±24.0$^{\#}$	213.2±91.2	177.0±99.6*	7.68±2.3	4.16±1.4$^{\#}$
第4次随访	80	95	23.7±12.9	49.3±31.1$^{\#}$	155.0±79.1	149.8±71.0	7.16±3.3	3.73±1.9$^{\#}$
第7次随访	113	153	26.0±14.4	52.2±28.3$^{\#}$	157.9±57.9	155.0±96.1	7.20±4.1	3.53±2.5$^{\#}$

注：$^{\#}$：$P=0.000$，*：$P<0.05$。

盐后血压下降低于对照组。COX回归分析显示试验组全死因死亡风险显著下降，进一步分析看到年龄40～70岁组试验组的全死因死亡、心血管疾病死亡和脑卒中死亡风险均显著下降低于对照组，这一结果表明通过富钾低钠盐膳食的长期食用，对于提高生存年龄，降低过早死亡率，推动全民健康有重要的社会意义。在食用富钾低钠盐后，点尿的钠钾比呈持续明显下降，血压相应下降；基线时的24小时尿电解质分析呈现两组有着明显的高钠低钾摄入，随着富钾低钠盐的食用，之后的五次随访（第1～4次及第7次）可见试验组尿钠钾比值明显下降，且与血压的下降相对应，表明钾的摄入增加对于降低血压确实有着积极作用。本研究还认为使用24小时尿钠钾比值较单一检测24小时尿钠值能更为客观、准确地反映个体的钠钾摄入量与血压的关系。

（二）展望

本研究显示了尿钠钾比在降压和预防心血管疾病事件中的关键警示作用，特别提示补充钾的摄入重要性。目前全球没有一个国家达到WHO推荐的钠钾摄入标准。由于中国各地人民生活习惯、饮食习惯差异较大，尿钠钾比普遍较高，同时存在有地域差异，且尿的钠钾比始终处于明显高于西方人群的高水平状态。我们要遵循世界卫生组织提出的减少钠的摄入，同时增加含钾多的食品如蔬菜水果奶制品和豆制品等，并在一般人群中推广含钾低钠盐的食用。目前市售的低钠盐，氯化钾含量在25%～30%。中华人民共和国国家标准GB 272—2015明确指出，食品安全国家标准规定低钠盐氯化钾的含量在10%～35%。以尿钠钾比值为契机，监测人群钠钾比的变化，探讨适合中国人群的尿钠钾比值，促进饮食钠钾摄入达标，有助于推进全民健康。

富钾低钠盐研究达到了降低血压、降低死亡风险、提高生存年龄的目的。

（张红叶　窦相峰　魏　华）

参考文献

[1] STAMLER J，ELLIOTT P，DENNIS B，et al. Intermap: background，aims，design，methods，and descriptive statistics（nondietary）[J]. J Hum Hypertens，2003，17（9）: 591-608.

[2] LIU Y，LI H，HONG S，et al. Salt reduction and hypertension in China: a concise state-of-the-art review [J]. Cardiovasc Diagn Ther，2015，5（3）: 191-196.

[3] 孙宁玲，姜一农，王鸿懿，等. 我国高血压患者的钠盐摄入现状 [J]. 中华高血压杂志，2020，28（11）: 1025-1030.

[4] 何梦洁，苏丹婷，邹艳，等. 1990年和2016年中国膳食相关慢性病疾病负担比较 [J]. 卫生研究，2019，48（5）: 817-821.

[5] HAYAKAWA Y，AOYAMA T，YOKOYAMA C，et al. High salt intake damages the heart through activation of cardiac prorenin receptors enen at an early stage of hypertension [J]. Plos One，2015，10（3）: e0120453.

[6] KHALEDIFAR A，GHARIPOUR M，BAHONAR A，et al. Association between salt intake and albuminuria in normotensive and hypertensive individuals [J]. Int J Hypertens，2013，2013: 523682.

[7] UMESAWA M，ISO H，DATE C，et al. Relations between dietary sodium and potassium intakes and mortality from cardiovascular disease: the Japan collaborative cohort study for evaluation of cancer risks [J]. Am J Clin Nutr, 2008, 88（1）: 195-202.

[8] ZHAO L, STAMLER J, YAN L L, et al. Blood pressure differences between northern and southern Chinese: role of dietary factors: the international study on macronutrients and blood pressure[J]. Hypertension, 2004, 43(6): 1332-1337.

[9] NEAL B, WU Y, FENG X, et al. Effect of salt substitution on cardiovascular events and death [J]. N Engl J Med, 2021, 385 (12): 1067-1077.

[10] WANG M, MORAN A E, LIU J, et al. Projected impact of salt restriction on prevention of cardiovascular disease in China: a modeling study [J]. PLoS One, 2016, 11 (2): e0146820.

[11] O'DONNELL M, MENTE A, RANGARAJAN S, et al. Joint association of urinary sodium and potassium excretion with cardiovascular events and mortality: prospective cohort study [J]. BMJ, 2019, 364: l772.

[12] LIU X, BAI Y, LI S, et al. Associations of estimated 24h urinary sodium excretion with mortality and cardiovascular events in Chinese adults: a prospective cohort study [J]. J Hypertens, 2021, 39 (3): 484-493.

[13] 孙宁玲. 高盐—高血压的科学之声 [J]. 中华高血压杂志, 2017, 25 (6): 519-524.

[14] 孙宁玲, 霍勇, 王继光, 等. 难治性高血压诊断治疗中国专家共识 [J]. 中华高血压杂志. 2013, 21 (4): 321-325.

[15] LANDIS B N, WELGE-LUESSEN A, BRäMERSON A, et al. "Taste Strips"-a rapid, lateralized, gustatory bedside identification test based on impregnated filter papers [J]. J Neurol, 2009, 256 (2): 242-248.

[16] 王鸿懿, 孙宁玲, 中国医疗保健国际交流促进会高血压分会, 等. 咀嚼盐阈值片与食盐摄入量的关系探讨 [J]. 中华老年心脑血管病杂志, 2022, 24 (6): 579-582.

[17] SUN Y, WANG H, LIANG H, et al. A Method for estimating 24-hour urinary sodium excretion by casual urine specimen in Chinese hypertensive patients [J]. Am J Hypertens, 2021, 34 (7): 718-728.

[18] 中华医学会心血管病学分会高血压学组. 限盐管理控制高血压中国专家指导意见 [J]. 中华高血压杂志, 2015, 23 (11): 1028-1034.

[19] 孙宁玲, 牟建军, 李玉明. 高血压患者盐摄入量评估和血压管理临床流程专家建议书 [J]. 中华高血压杂志. 2016, 24 (8): 727-728.

[20] SUN N, MU J, LI Y, et al. An expert recommendation on salt intake and blood pressure management in Chinese patients with hypertension: a statement of the Chinese medical association hypertension professional committee [J]. J Clin Hypertens, 2019, 21 (4): 446-450.

[21] MENETON P, JEUNEMAITRE X, WARDENER HE, et al. Links between dietary salt intake, renal salt handling, blood pressure, and cardiovascular diseases [J]. Physiological Reviews, 2005, 85 (2): 679-715.

[22] PRADERVAND S, WANG Q, BURNIER M, et al. A mouse model for Liddle's syndrome [J]. J Am Soc Nephrol, 1999, 10 (12): 2527-2533.

[23] PRADERVAND S, BARKER P M, WANG Q, et al. Salt restriction induces pseudohypoaldosteronism type 1 in mice expressing low levels of the beta-subunit of the amiloride-sensitive epithelial sodium channel [J]. Proc Natl Acad Sci U S A, 1999, 96 (4): 1732-1737.

[24] KARPPANEN H, KARPPANEN P, MERVAALA E. Why and how to implement sodium, potassium, calcium, and magnesium changes in food items and diets? [J]. J Hum Hypertens, 2005, 19 (Suppl 3):

S10-19.

[25] TOBIAN L. Potassium and hypertension [J]. Nutr Rev, 1988, 46 (8) : 273-283.

[26] MILLS K T, STEFANESCU A, HE J. The global epidemiology of hypertension [J]. Nat Rev Nephrol, 2020, 16 (4) : 223-237.

[27] WANG Q, DOMENIGHETTI A A, PEDRAZZINI T, et al. Potassium supplementation reduces cardiac and renal hypertrophy independent of blood pressure in DOCA/salt mice [J]. Hypertension, 2005, 46 (3) : 547-554.

[28] WANG Q, DOMENIGHETTI A A, SCHäFER S C, et al. Impact of salt on cardiac differential gene expression and coronary lesion in normotensive mineralocorticoid-treated mice [J]. Am J Physiol Regul Integr Comp Physiol, 2012, 302 (9) : R1025-1033.

[29] LAW M R, MORRIS J K, WALD N J. Use of blood pressure lowering drugs in the prevention of cardiovascular disease: meta-analysis of 147 randomised trials in the context of expectations from prospective epidemiological studies [J]. BMJ, 2009, 338: b1665.

[30] BAZZANO L A, HE J, OGDEN L G, et al. Dietary potassium intake and risk of stroke in US men and women: national health and nutrition examination survey I epidemiologic follow-up study [J]. Stroke, 2001, 32 (7) : 1473-1480.

[31] COOK N R, CUTLER J A, OBARZANEK E, et al. Long term effects of dietary sodium reduction on cardiovascular disease outcomes: observational follow-up of the trials of hypertension prevention (TOHP) [J]. BMJ, 2007, 334 (7599) : 885-888.

[32] O'DONNELL M, MENTE A, RANGARAJAN S, et al. Urinary sodium and potassium excretion, mortality, and cardiovascular events [J]. N Engl J Med, 2014, 371 (7) : 612-623.

[33] WANG Q, TAYLOR J. Funding: pfizer foundation award for research [J]. European Perspectives in Cardiology Circulation, 2011, 124 (2) : f12.

[34] WANG Q, ALONSO F, AND HAEFLIGER J A. Matrix metalloproteinase-2 and plasminogen activator inhibitor-1 contribute to deoxycorticosterone-acetate/salt induced renal lesion and potassium mediated protection in one-renin normotensive mice [J]. J Hypertens, 2016, 34: e429-430

[35] KEMPNER W. Treatment of hypertensive vascular disease with rice diet [J]. Am J Med, 1948, 4 (4) : 545-577.

[36] LIU L S, TAO S C, LAI S H. Relationship between salt excretion and blood pressure in various regions of China [J]. Bull World Health Organ, 1984, 62 (2) : 255-260.

[37] LIU L S, XIE J X, FANG W Q. Urinary cations and blood pressure: a collaborative study of 16 districts in China [J]. J Hypertens Suppl, 1988, 6 (4) : S587-S590.

[38] INTERSALT COOPERATIVE RESEARCH GROUP. Intersalt: an international study of electrolyte excretion and blood pressure. Results for 24-hour urinary sodium and potassium excretion [J]. Br Med J, 1988, 297 (6644) : 319-328.

[39] ZHANG G H, MA J X, GUO X L, et al. Field observation on the effect of low-sodium and high-potassium salt substitute on blood pressure in the rural community-based population in China [J]. Zhonghua Liu Xing Bing Xue Za Zhi, 2011, 32 (9) : 859-863.

[40] ZHOU B, WEBSTER J, FU L Y, et al. Intake of low sodium salt substitute for 3years attenuates the increase in blood pressure in a rural population of North

China-A randomized controlled trial [J]. Int J Cardiol, 2016, 215: 377-382.

[41] HU J, ZHAO L, THOMPSON B, et al. Effects of salt substitute on home blood pressure differs according to age and degree of blood pressure in hypertensive patients and their families [J]. Clin Exp Hypertens, 2018, 40 (7) : 664-672.

[42] CHANG H Y, HU Y W, YUE C S, et al. Effect of potassium-enriched salt on cardiovascular mortality and medical expenses of elderly men [J]. Am J Clin Nutr, 2006, 83 (6) : 1289-1296.

[43] FRASSETTO L, MORRIS R C Jr, SELLMEYER D E, et al. Diet, evolution and aging—the pathophysiologic effects of the post-agricultural inversion of the potassium-to-sodium and base-to-chloride ratios in the human diet [J]. Eur J Nutr, 2001, 40 (5) : 200-213.

[44] KIDO M, ANDO K, ONOZATO M L, et al. Protective effect of dietary potassium against vascular injury in salt-sensitive hypertension [J]. Hypertension, 2008, 51 (2) : 225-231.

[45] WHO guidelines approved by the guidelines review committee [M]. Guideline: Sodium intake for adults and children. Geneva, World Health Organization (WHO), 2012.

第二章
肾素–血管紧张素–醛固酮系统

肾素–血管紧张素–醛固酮系统（renin-angiotensin-aldosterone system，RAAS）是体内神经/体液调节的重要系统之一。RAAS系统的研究始于肾素的发现，在1898年由瑞典著名的生理学教授Robert Tigerstedt在血液循环中发现肾素并首次报道后，RAAS系统的研究已经持续了一个世纪。在此期间RAAS系统中的成员被陆续发现，包括血管紧张素（Ang Ⅱ）、血管紧张素转换酶（ACE）、血管紧张素受体、盐皮质激素受体等，以及它们的各个亚型蛋白或多肽，还包括很多新近发现和尚未明确具体作用的分子，它们共同组成了RAAS系统，并以激素释放的形式，通过远端分泌、旁分泌或者自分泌方式作用于靶器官或组织，产生特异的生物化学信号，实现细胞增殖/凋亡，组织重构以及循环血容量和水盐代谢的调控（图7-2-1）。

传统的RAAS信号级联反应学说认为，肝脏分泌的血管紧张素原释放入血液循环，在肾脏近球细胞产生的肾素作用下转变为10肽的血管紧张素Ⅰ（Ang Ⅰ），再经肺毛细血管内皮细胞产生的ACE的作用转变为8肽的血管紧张素Ⅱ（Ang Ⅱ），Ang Ⅱ作用于Ang Ⅱ 1型受体（AT1-R），发生血管收缩，水钠潴留等作用，即ACE/Ang Ⅱ /AT1轴。AT1-R激活还可以刺激肾上腺皮质球状带合成并分泌醛固酮，增加水钠潴留。参与RAAS代谢的主要脏器包

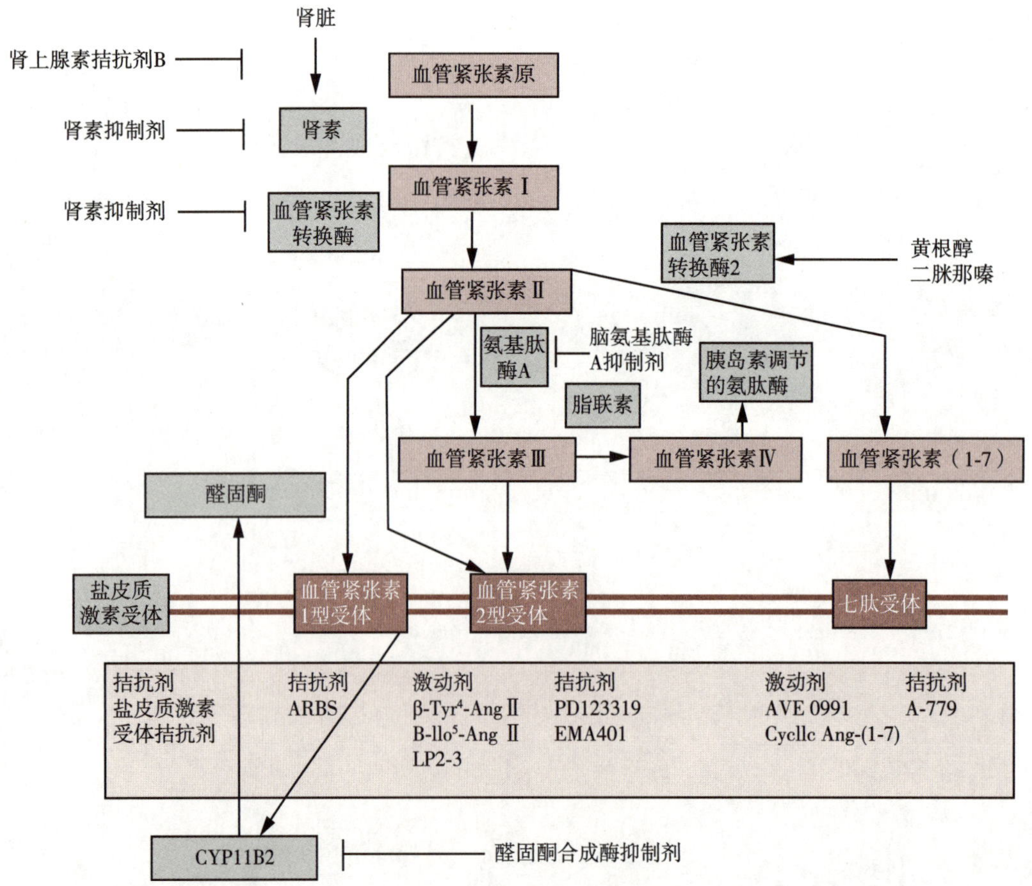

图7-2-1　RAAS系统调控作用图

括肾脏、肝脏及肺脏，但有证据表明其他组织也可能完成RAAS代谢过程中的某些环节，调节全身RAAS水平并发挥生理功能。目前有充足证据表明，RAAS成分在心血管组织中表达并发挥作用。心房在内分泌功能方面具有生理学基础，心房组织很有可能在心脏局部RAAS的调节中起重要作用。近年来，关于RAAS成分和作用的研究，伴随着振奋人心的新发现。ACE2是2000年始有报道的RAAS新成员，可降解ACE的水解产物，与ACE具有较高同源性。循环和组织中的RAAS还包括ACE2的各种代谢产物，如血管紧张素Ang1-9、Ang1-7和其受体Mas等。ACE2与Ang1-7、Mas受体构成ACE2/Ang1-7/Mas轴，其对ACE/Ang Ⅱ /AT1轴起到相互制约作用，处于动态平衡中。本章节内容将围绕RAAS系统的研究历程进行历史性追溯，并对RAAS系统研究的新进展给予详细阐述。

第一节 肾素-血管紧张素-醛固酮系统的历史回顾

一、肾素的发现和结构特性

肾素，是一种pH偏酸性的糖蛋白，由240个氨基酸组成，分子量在35～40kD，对热不稳定，而高度特异性作用于底物——血管紧张素原（AGT）主要由肝脏分泌，故又称为血管紧张素原酶。

1898年是对于RAAS系统的发现具有里程碑式纪念意义的开始，两位学者Tigersterdt和Bergmann共同发表的论文，在兔的肾皮质中提取到一种不耐热活性物质，他们将之命名为“肾素”，并假定这种由肾脏分泌的激素参与了动脉血压升高的调控。这一观点被医学界长期置于忽视和怀疑的状态，直到1934年，Goldblatt和他团队通过钳夹犬的一侧肾动脉，构建肾动脉狭窄模型，仅过了2天犬便开始出现高血压和一侧肾缩小，并且在该模型中分离到另外一种耐热的生物活性物质（即后来发现并证实的血管紧张素），从而科学家们开始相信，在肾脏确实存在着分泌这样一种激素，它在应激状态下大量分泌，通过酶水解方式释放大量缩血管物质进入血管，造成血管收缩和血压升高。到1950年，大量文章陆续报道了Ang Ⅰ和Ang Ⅱ的发现和在RAAS系统中的重要作用，同时对于血管紧张素的源头——AGT和肾素才逐渐有了进一步的加深了解。

二、影响肾素表达和分泌的调节机制

作为肾素-血管紧张素-醛固酮系统的关键调节物质，肾脏起源的肾素在调节盐类、细胞外液容量及血压的内环境稳定方面发挥着重要的作用。分泌肾素的细胞最初来源于未分化的间充质；随着发育的进程，肾素逐渐开始在肾内动脉和肾皮质动脉上表达；随着肾脏的发育成熟，肾素在大的动脉上的表达逐渐消失，开始仅表达于肾脏入球小动脉远端的球旁细胞。一旦体内的盐类或者血压的内环境稳定受到威胁，将会促使分泌肾素的细胞增殖，肾素将重分布于前入球小动脉的中层。

肾素经肾静脉进入血液，主要作用于肝脏分泌的α_2球蛋白（含有AGT），催化其形成生物活性低的Ang Ⅰ。这里需要注意的是，AGT是肾素作用的唯一底物，同时肾素是形成RAAS生物信号链的起步和限速酶，因此肾素是名副其实的RAAS系统源头，肾素释放的多少是直接决定血浆中Ang Ⅰ和Ang Ⅱ的浓度和AT1受体激活的关键性条件。促使活性肾素分泌的神经系统方面因素包括：①位于肾窦的压力感受器对于入球小动脉压力变化的感应；②肾小球球旁细胞群及远端小管致密斑细胞一起构成的球旁触发器，监测流经肾小管致密斑上的Cl^-离子浓度变化；③β_1肾上腺素受体介导的交感神经兴奋；④Ang Ⅱ产生对于球旁器的刺激负反馈机制。肾小球灌注压力降低或者肾小管致密斑NaCl交换减少，刺激中枢交感神经兴奋，刺激球旁器合成和分泌肾素增加。

体液调节是影响局部组织肾素分泌的另一重要原因。最先被发现是Ang Ⅱ对于肾素的负反馈调节作用，由于Ang Ⅱ的大量释放可以引起强烈的缩血管效应，循环血量增加；同时通过醛固酮分泌促进水钠潴留，致使细胞外液量急增，导致反馈性抑制肾素的表达。此外，心房利尿钠肽（ANP）通过影响球旁致密斑钠离子负荷，以及肾血管压力感受器，也可抑制肾素的分泌。相反，另外一些体液调节因子，如前列腺素（PGE_2）、花生四烯酸则促进了肾素的表达和释放。肾素除了在肾脏表达，在其他组织包括前列腺、卵巢和内脏脂肪组织亦有合成。

现在已经公认cAMP、钙调节蛋白、钙调神经磷酸酶、蛋白激酶C、氯离子通道、肌丝及cGMP是最重要的调节肾素释放的细胞内信号（图7-2-2）。

三、前肾素和肾素受体的生物学效应

近年来研究热点关注到合成肾素的前体物质——前肾素，传统观点一度认为前肾素不具生物活性，但是在肾脏以外的睾丸、卵巢及胎盘等组织中都可以检测到。早在1987年的两项研究就证实，怀孕妇女的血浆前肾素水平明显增高，而且在羊水中可以被检测到，但是其具体生物学效应不清楚。另一项研究通过双侧肾切除术后，血中肾素的水平明显降低而前肾素依然维持较高水平，进一步明确了前肾素的来源多样性。令人感兴趣的是，在免疫性肾病患者中，血中检出的70%以上是前肾素物质；此外，Luetscher等发现糖尿病患者的前肾素水平是正常人的100倍，反而血肾素水平不高。这些重要的发现提示前肾素可能也具备生物学效应，目前该病理分子机制还不十分明确，可以确认的是前肾素与蛋白尿和视网膜病变有着很大的关联性。

关于前肾素最知名的研究应归属Veniant M等的研究成果，他们通过构建肝脏过表达前肾素的小鼠模型，在饲养过程中观察到该小鼠有严重的心脏肥大和弥漫性血管病变，以及肾小球硬化症。上述结果提示，前肾素除了作为肾素的前体物质以外，还可能存在其他重要的生物学效应。

1994年，发表于《高血压》和《高血压杂志》

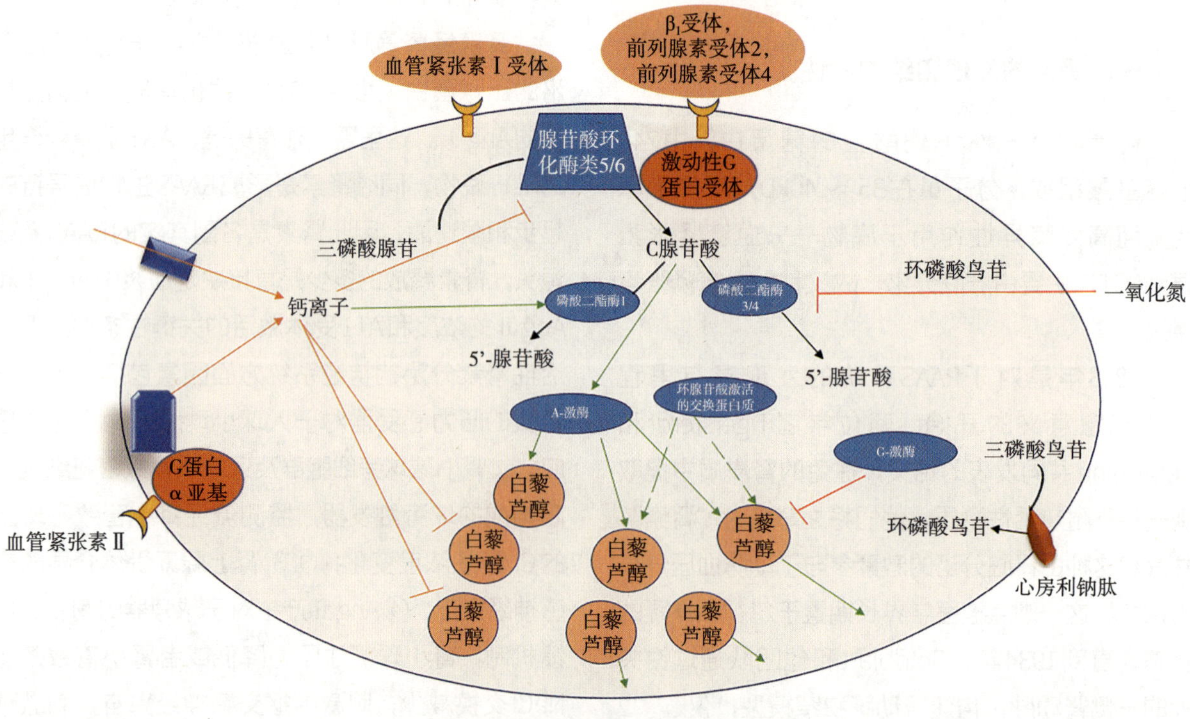

图7-2-2　主要控制肾素释放的细胞内通路

的两篇文章，分别在大鼠和猪的心脏模型中发现了定位于细胞膜的肾素结合蛋白，当时认为在心脏中可能存在肾素的受体。目前公认的前肾素/肾素受体有三类，前两类受体已经被成功克隆并命名：(P) RnBP和M6P受体。(P) RnBP受体也可以和Ang Ⅰ结合，(P) RnBP敲除小鼠具有正常的血压和血浆肾素活性，因此推断该类受体与前肾素的活化，肾素介导的生物活性无关。

四、肾素抑制剂的研发

肾素抑制剂这个概念并不是最新的。肾素抑制剂的开发可以追溯到1980年，药物包括依那吉仑（enalkiren）、瑞米吉仑（remikiren）、占吉仑（zankiren），但是这些药物的生物利用度很低（<2%），半衰期短，缺乏特异性，效价较低。阿利吉伦（aliskiren）是一种新型非肽类、口服激活的肾素抑制剂。阿利吉伦的生物利用度很低(2.7%)，半衰期45小时，非常适合每天口服1次。一旦在人体内吸收，主要通过肝肠途径进行代谢，也可通过细胞色素P450 3A4进行氧化代谢。阿利吉伦的优点是非常适合于心力衰竭患者，因为这类患者经常合并肾功能不全，而阿利吉伦不通过肾脏代谢。

阿利吉伦阻断了包括肾素和非酶解作用激活的前肾素的激活位点，能够有效降低血浆肾素活性，具有潜在的阻断循环中和组织中的RAAS。在一项关于自发性高血压的大鼠的研究中，阿利吉伦相比ACEI和ARB，能够更有效地阻断组织中的RAAS。阿利吉伦具有肯定的降血压作用，150mg qd或者300mg qd口服已经被证实能够有效降低血压，即便和1种或者2种降压药物合用也能够有效发挥降压作用。

五、肾素抑制剂在心力衰竭中的临床研究

Seed和他的同事做了全球首个关于阿利吉伦在心力衰竭方面的临床研究，入选患者心功能NYHA分级Ⅱ～Ⅲ级，左心室射血分数（LVEF）≤0.35%。入选人群随机分为2组，雷米普利组(ramipril)（10mg qd po）和阿利吉伦组（300mg qd po)。结果显示，和雷米普利组相比，阿利吉伦能够有效降低血浆中的肾素活性、血管紧张素Ⅱ及血浆醛固酮的水平。

ALOFT研究中，入选了322例正在接受ACEI和倍他受体阻滞剂治疗的心力衰竭患者，血浆BNP水平>100pg/ml。入选人群随机分为2组，阿利吉伦组（150mg qd po）或者安慰剂组，治疗周期3个月。值得关注的是，入选人群中有33%的患者也同时正在服用盐皮质激素受体阻滞剂（MRA），意味着这部分患者接受了3种作用于RAAS系统的药物。主要有效终点是NT-ProBNP的水平发生变化。结果显示相比安慰剂组，阿利吉伦组有效降低了NT-ProBNP的水平（$P=0.016$）。并且发现阿利吉伦增加了血浆肾素的浓度，但有效降低了血浆肾素的活性及尿醛固酮的水平。本项研究中，阿利吉伦能够有效改善心力衰竭症状的作用在心脏超声中也得到了证实。另一项关于阿利吉伦的ASPIRE临床研究也得到了相同的结论。

六、血管紧张素Ⅱ的生物学特性和发现史

血管紧张素Ⅱ（Ang Ⅱ）是RAAS系统中最重要的组成部分之一，经典RAAS途径的Ang Ⅱ来源于肝脏合成的血管紧张素原（AGT），经肾素水解形成Ang Ⅰ，再经肺部血管紧张素转换酶（ACE）剪切C-末端两个氨基酸残基形成八肽段的Ang Ⅱ。此外，Ang Ⅱ还可以通过糜酶途径产生，主要是由心脏、皮肤黏膜和一些大动脉中肥大细胞分泌的糜蛋白酶介导。包括糜蛋白酶、激肽释放酶和组织蛋白酶等多种丝氨酸蛋白酶都可水解Ang Ⅰ形成Ang Ⅱ，而且不同的哺乳动物水解方式有所不同。

Ang Ⅱ作为一种血管内的活性物质，很早就被研究人员意识到并认可，然而多种实验技术尝试发现这一物质都效果不佳，直到20世纪30年代末，阿根廷布宜诺斯艾利斯大学的Houssay和美国印第

安纳州Eli Lilly实验室的Page I.H.两个独立研究小组几乎同时发现了RAS系统，并证实了Ang II的存在。Ang II的发现在医学和生物学界具有里程碑式的意义，它可以解释长期困扰研究者关于持续血压升高、血流动力学、血管病理性改变及组织代谢等方面问题。此后不久，具有生物活性的Ang II肽段就被体外合成，Ang II被应用于不同细胞的刺激实验，Ang II介导的机体生物活性和病理机制逐渐清晰，同时也加深了对于RAAS系统的认识。

七、Ang II的生物学效应

Ang II的生物活性主要通过细胞膜上的血管紧张素一型受体（AT_1）——一种G蛋白偶联受体，结合后实现细胞内第二信使G蛋白和腺苷酸环化酶介导的信号转导，产生一系列的生物化学反应。Ang II既可以通过自分泌/旁分泌作用于局部组织或细胞，也可以通过循环系统作用于远端靶器官，此外Ang II还可以胞内分泌形式作用于细胞亚器官。人体的心脏、肾脏、脑及血管平滑肌等都有AT_1受体的表达，Ang II作用于中枢可导致交感神经兴奋；作用于外周血管，可导致静脉收缩，回心血量增加；作用于心脏可导致心肌肥厚和心室重构。

（一）Ang II对血管收缩和血压升高的影响

Ang II可以通过四种途径激活RAS功能，调控血管的收缩。第一，Ang II是具有非常强效的缩血管物质，可以直接刺激血管平滑肌丰富表达的AT_1受体活化引起收缩反应；第二，Ang II通过内分泌系统作用于交感神经末梢突触前膜的AT_1受体，促进交感兴奋并且增加外周去甲肾上腺素的释放；第三，Ang II可以作用于中枢神经延髓后的室旁核神经元，引起口渴反应和递质释放；第四，Ang II还可以诱导肾上腺髓质嗜铬细胞释放儿茶酚胺，引起交感兴奋和血管收缩反应。

（二）Ang II损伤血管和致内皮功能紊乱的机制

Ang II结合内皮细胞的AT_1受体，并通过信号交叉活化NOX_2受体，激活细胞内NADPH酶的释放，诱导细胞内氧自由基的大量生成，最新研究发现Ang II信号还可以激活线粒体的NOX_4受体，促进细胞内ROS水平急剧增高。氧化损伤可以导致内皮细胞凋亡，血管内膜黏附分子ICAM和VCAM的表达增加，单核细胞的趋化和黏附，加重血管的炎症损伤。ROS水平增高还可促进脂质过氧化物的生成，以及氧化低密度脂蛋白（ox-LDL）分泌增加，内皮细胞的过度吞噬形成血管内脂质斑块，导致血管狭窄和动脉粥样硬化发生。此外，Ang II 还可以抑制一氧化氮合成酶（eNOS）的合成和活性，从而抑制NO的释放，引起血管内皮舒张功能的紊乱。

（三）Ang II激活NF-κB介导的炎症反应

Ang II除了通过提高ROS水平促进炎症细胞的趋化和黏附外，激活核转录因子NF-κB也是诱导炎症反应的重要途径之一。Wolf G和Freund C两个研究小组先后在细胞和动物模型水平验证了Ang II介导的AT_1受体参与了NF-κB的活化，此外也有研究认为AT_3和AT_4受体也可能具有激活NF-κB的功能，当然AT_3和AT_4的生物学效应目前尚不明确。但是，Ang II通过AT受体激活NF-κB是普遍认可的，NF-κB活化后一方面促进化学趋化因子（MCP-1、RANTES、CCL2等）和IL-6的转录，诱导炎症细胞（T细胞和巨噬细胞）的浸润，另一方面促进细胞凋亡程序启动，TNF-α等因子的释放也加剧了炎症反应。

（四）Ang II对于细胞增殖/凋亡的影响

Ang II与不同靶器官或血管组织的AT_1受体结合，产生的生物信号传递和化学效应有很大差异，如Ang II可以诱导内皮细胞的凋亡，但同时又促进了平滑肌细胞的增殖和迁移，以及心肌细胞的肥厚，从而导致心脏和血管的重构发生。最新研究证实，Ang II还可以诱导成纤维细胞增殖和转分化为肌纤维母细胞，对于心肌纤维化的发生具有重要意义。

（五）Ang II对心肌纤维化的作用

关于心肌纤维化的分子机制的研究陆续发现，

Ang Ⅱ通过AT1受体交叉活化TGF-β受体，后者在诱导心肌成纤维细胞转分化中发挥重要作用。此外，Ang Ⅱ介导的TNF-α信号通路激活，也参与了心肌细胞的重构和纤维化反应。

（六）Ang Ⅱ与肺动脉高压的关系

2012年以来陆续有研究报道了Toll样受体4（TLR4）活化导致肺动脉高压的发生，而TLR4的活化与Ang Ⅱ以及ACE的活性有密切联系。Ang Ⅱ通过TLR4介导激活ET_1受体，以及促进HMGB-1因子的表达，这些都是导致肺动脉高压形成的重要因素。

八、血管紧张素Ⅱ受体阻断剂（ARBs）在心力衰竭中的临床研究

首先，在RAAS系统中，存在非ACE的通路（如糜蛋白酶通路）能够产生血管紧张素Ⅱ。因此理论上ARB药物应该比ACEI类药物作用更优越。

综上所述在HEAAL研究中，在无法耐受ACEI类药物的心力衰竭患者中，150mg每日1次口服剂量的洛沙坦相比50mg每日1次口服剂量能够显著降低心力衰竭患者的死亡率和住院率。在VALLANT研究中，在心力衰竭合并急性心力衰竭的患者治疗中，缬沙坦的作用不弱于卡托普利。

因此，在射血分数降低的心力衰竭患者中，ACEI类药物是一线治疗药物，ARB药物可以用作ACEI类药物的替代药物，尤其是那些由于其他原因正在服用ARB类药物的患者。

其次，ARBs对缓激肽水平并没有显著影响，不会引起咳嗽或者血管性水肿。因此认为ARBs类药物比ACEI类药物耐受性更佳。这项假设在CHARM-Alternative研究中得到了验证，而且发现相比安慰剂，坎地沙坦能够有效降低心力衰竭患者23%的心血管死亡风险和住院率（$P=0.0004$）。因此，ARB类药物被推荐在无法耐受ACEI类药物口服的患者，尤其是ACEI类药物会引发咳嗽的患者。

九、血管紧张素转换酶（ACE）

血管紧张素转换酶是一类具有将Ang Ⅰ作为底物，通过氨基酸剪切成为具有生物活性的小分子肽段的外肽酶，在心脏、肺和肾脏中Ang Ⅱ形成具有重要作用。目前发现的ACE酶按不同功能大致分为两类：一类可以将Ang Ⅰ分解为Ang Ⅱ，包括ACE、Chyrase和CAGE等；另一类将Ang Ⅰ剪切为Ang（1-9）或者Ang（1-7）肽段，主要是ACE2。

20世纪60年代，一些研究小组在动物肺组织发现并分离获得ACE，并对于其在水解血管紧张素Ⅰ的作用上加深了认识。1975年美国施贵宝公司的Miguel Ondetti等研究人员在发现ACE的基础上开发了第一代ACE抑制剂——卡托普利。卡托普利也是针对该物质的蛋白结构进行设计并开发最早的药物之一。基于ACEI类药物在治疗高血压和充血性心力衰竭中的重要疗效，很快第二代和第三代的ACEI相继问世，如今第四代的ACEI也在研发之中。为何ACEI在治疗RAAS系统疾病中具有如此重要的地位？原因很简单，因为ACE在RAAS通路中的重要地位，ACE直接将Ang Ⅰ水解为强效缩血管物质Ang Ⅱ，而且近年来的研究发现，Ang Ⅱ除了升高血压外，还参与了细胞凋亡、炎症、氧化应激及组织纤维化。此外，Ang Ⅱ水平升高还是引起肾损伤，影响肾小球滤过功能造成蛋白尿的重要诱因之一。机体不同组织或细胞的Ang Ⅱ产生都依赖于ACE酶的活性，而且ACE2与Ang Ⅰ的亲和力要远低于ACE，因此RAAS系统的激活会迅速产生大量Ang Ⅱ。ACEI类药物的应用可以有效降低Ang Ⅱ的形成速率和在血液和组织中的浓度，从而有效拮抗了Ang Ⅱ大量产生后诱发的病理性生物学效应。但是，ACEI类药物最大的副作用是引起咳嗽，这是由于ACEI会造成缓激肽在体内积聚增多，后者直接作用于咳嗽反射的传入神经，兴奋神经纤维末梢，致气道组织局部组胺大量释放，支气管黏膜充血，黏液分泌增加，引发咳嗽反应。

20世纪末兴起的基因组学研究，将ACE的研

究也带入到一个全新的领域，这是一项关于ACE基因的多态性和疾病的联系的研究。研究人员通过cDNA探针技术，在80例健康受试者中发现存在一段250个碱基长度的DNA片段的缺失/插入的基因多态性差异，而且直接导致了ACE酶活性的差异。这一重大发现发表在《临床调查杂志》（*J Clin Invest*）上，并且被后续大量的研究所证实并引用。ACE酶的基因多态性发现，为家族遗传性高血压以及高血压性肾病等众多疾病研究和治疗提供帮助。

ACE2，可以被视作内源性拮抗ACE的同源性外肽酶，也是迄今为止发现的唯一的ACE同源性结构物。ACE2的主要生物学效应是将Ang Ⅰ转换为无生物活性的Ang（1-9）肽段，且必须经过血管内皮细胞的脯氨酰肽链内切酶、循环体系或肾脏的内肽酶以及血管平滑肌细胞的寡肽酶等一系列酶体系的催化作用，进一步转换为有生物活性的Ang（1-7）；而包括ACE在内也有催化Ang（1-9）成为Ang（1-7）的作用。有相当多的研究支持ACE2过表达对于RAAS系统过度激活后的心脏和肾脏具有保护作用，ACE2过表达可以有效降低血中Ang Ⅱ的浓度，拮抗AT_1受体的表达，从而减少炎症和氧化应激对靶器官的损伤，减轻心肾纤维化的作用。国内的几项重要研究也显示ACE2过表达对于心肌梗死、缺血再灌注损伤以及糖尿病性心肌病等造成的心脏重构有重要改善作用。

ACE2在RAAS系统中具有如此重要的作用，那么通过什么方式可以有效升高ACE2的水平，以改善和拮抗因RAAS系统过度活化造成的心肾等靶器官损伤？2005年*Circulation*杂志上的研究提示，应用ACEI或者ARB类药物都可有效升高大鼠血浆中ACE2的水平，但是有趣的是，洛沙坦相比赖诺普利，造成Ang Ⅱ升高的同时，可大大提高Ang（1-7）的水平，两种药联用升高Ang（1-7）的效果更明显，提示沙坦类药物在提升ACE2水平以拮抗RAAS系统方面作用可能要优于普利类药物。另有一些研究发现，Ang Ⅱ激活后醛固酮水平的升高是抑制ACE2的主要元凶，而非Ang Ⅱ本身，故应用醛固酮受体拮抗剂在提升ACE2的水平方面效果会更显著一些。

对于2002至2003年间在世界范围内暴发的严重急性呼吸综合征——SARS（severe acute respiratory syndrome），霍华德休斯医学院的Stephen C.Harrison等发表于《科学》杂志的最新研究发现，ACE2是SARS冠状病毒和人CoV-NL63冠状病毒的受体。这一重大发现再次扩展了我们对于ACE2新的认识，有关ACE2作为病毒侵袭受体和免疫学方面的机制研究还不是很明确，特别是与RAAS系统之间的联系还有待我们进一步的研究和探索。

十、血管紧张素Ⅱ（Ang Ⅱ）受体——化学与机械感受器

Ang Ⅱ受体的发现最早可追溯到20世纪60年代，一些科学家通过实验性高血压的模型，在肾脏组织中找到了引起血管收缩，血压升高的受体感受器。Ang Ⅱ受体的正式命名是在1994年的国际药理联盟大会，由血管紧张素受体命名委员会通过并定义为AT_1和AT_2受体，而其中AT_1又分为AT_{1A}和AT_{1B}两个亚类。AT_1受体在大型哺乳动物又分为AT_{1A}和AT_{1B}两个次亚型，其中AT_{1A}主要分布于心脏、肝脏、肾脏、肺和大血管；而AT_{1B}主要分布于肾上腺、卵巢和子宫；脑组织中两种次亚型均有分布，只是在脑不同部位表达有很大差异，例如：脑垂体前叶和小脑的AT_{1B}表达明显多于AT_{1A}，而在下丘脑则AT_{1A}要多于AT_{1B}。

目前，已知的AT受体大致有四种亚型，AT_3和AT_4是后来陆续发现并报道的，其生物学效应还不十分明确。在所有AT受体中，AT_1的功能是研究最为清楚的。AT_1受体的基因编码于3号染色体，外显子阅读框共1080个碱基，由359个氨基酸组成，其编码的蛋白是一类G蛋白偶联受体超家族蛋白，具有共同的7次跨膜蛋白结构域，其位于胞膜的氨基酸排列和构象改变，决定了受体激活或是抑制，以及细胞内的信号转导。据报道AT_1可以和来

源于血管紧张素原的多种不同水解肽段结合，其中占主导地位的是Ang Ⅱ，Ang Ⅱ -AT_1信号轴也构成了RAAS系统的核心环节，介导了一系列的生理和病理效应。近一个世纪的研究将Ang Ⅱ -AT_1信号轴的作用机制归纳为：①血管收缩效应、促进血管增生；②促进肾皮质的醛固酮释放，肾小管对Na^+重吸收，水钠潴留；③增加心肌收缩力，心肌细胞肥厚和纤维化，诱导心脏重构效应；④促进血管平滑肌增殖，激活NADPH酶，细胞内氧化应激水平增高，造成内皮功能紊乱，血管重构的发生。可以说AT_1受体的机制研究离不开AT_1受体拮抗剂（ARB）的研发和不断升级，自从1994年第一个AT_1受体拮抗剂——氯沙坦的研制成功，ARB类药物被批准上市的已有十余种，大致可分为三个类型：①联苯四唑类，以氯沙坦、坎地沙坦为代表；②非联苯四唑类，以替米沙坦为代表；③非杂环类：以缬沙坦为代表。正是在研发ARB药物的过程中，对AT_1受体的蛋白构象和三维空间结构有了更深层次的探究，从而产生了一些全新的理论，使我们改变了原有的对于AT_1受体的传统思维模式。多数学者长期以来一直认为，AT_1受体的激活是属于激素受体类调控模式，亦可称之为化学激活，即AT_1受体的信号活化依赖于组织局部自分泌和/或旁分泌的血管紧张素，或者远端经内分泌系统而来的Ang Ⅱ。然而，在21世纪初叶，日本千叶大学的小室一成等，在血管紧张素原（AGT）敲除鼠的模型中，通过压力超负荷仍然可以诱导高血压和心肌肥厚的发生。2004年，邹云增等在*Nature Cell Biology*杂志上首次报道了，AT_1受体的机械激活模式，即AT_1能够不依赖Ang Ⅱ结合的情况下，被机械刺激（压力感受）独立刺激并介导细胞内信号转导，并且同样引起心肌细胞的肥大反应。

AT_1受体是G蛋白偶联受体超家族（GPCRs）中第一个被确认为机械感受器的受体蛋白，这一发现具有非常重要的基础研究和临床实践意义。首先，通过AT_1的机械活化与化学信号激活不同模式比较，证实了β-arrestin、Calcinurin、Src、Ras、Raf等小G蛋白多条G蛋白非依赖信号通路参与了机械信号引起的细胞增殖、心肌肥大和血管重构效应。其次，AT_1受体机械激活理论很好地解释了“醛固酮逃逸”现象，ACEI和肾素抑制剂的作用仅仅抑制了由Ang Ⅱ结合的引起的化学激活信号，而对于压力超负荷等因素导致的AT_1机械激活效应没有作用，而且有报道证实牵张可以显著升高血浆ACE而降低ACE2的水平，因此长期服用ACEI类药物导致G蛋白信号的偏转，Ang Ⅱ水平反馈性升高，血压再次升高，心脏重构等疾病的发生，其潜在的机制可能是化学信号的受抑制使机械信号反跳性的活跃导致。最后，针对AT_1受体在1-7次跨膜区的化学和机械信号感受部位不同，设计不同类型的ARB药物。研究发现，只有具有“反向激动剂”特性的沙坦类药物才能够有效抑制AT_1受体的机械激活，如奥美沙坦、坎地沙坦等。

“反向激动”的概念是指ARB可以结合AT_1受体并诱导其沿机械激活相反的方向旋转，AT_1受体虽然被顺时针激动，但是不活化细胞内的信号通路。反向激动剂类ARB较一般ARB在拮抗AT_1受体活化上表现出更大的优势，这与反向激动剂的独特的化学分子结构式密切相关。以奥美沙坦为例，除了与多数ARB具有共同的联苯四咪唑环，可以与AT_1受体上的Ang Ⅱ激活位点结合，产生基本的受体拮抗作用（ARB对化学激活的抑制作用）之外，奥美沙坦的联苯四咪唑环上多了一个侧链结构，它对于抑制AT_1受体的机械激活起到关键作用，联苯四咪唑环上连接的这些侧链，通过不同变构与AT_1受体上的机械激活位点结合产生抑制效应。奥美沙坦有别于其他反向激动剂，其在咪唑环上具有羧基和羟基“2”条侧链，使其不仅能与AT_1受体的化学激活位点结合，还能与AT_1受体上的机械激活位点牢固结合，产生对AT_1受体的完全抑制作用，从而抑制一系列生物学效应。

AT_2受体作为AT_1的影子受体，其氨基酸序列与AT_1有约35%的同源性，故应用ARB药物拮抗AT_1受体时，会使AT_2受体反馈性增高，并与

Ang Ⅱ结合，介导与AT_1激活相反的生物学效应。目前明确的机制主要包括：①血管舒张反应，舒血管效应；②水钠调节作用，AT_2激活PLA2和花生四烯酸促进肾小管排Na^+，并减少Cl^-和HCO_3^-重吸收，降低循环血容量，实现利钠利尿作用；③促进平滑肌细胞凋亡，降低ROS水平，内皮功能的保护作用；④抑制心肌细胞肥大和纤维化效应，改善心室重构。

AT_3和AT_4受体的生物学效应，目前还不是十分明确。其中AT_4受体在脑组织的表达水平较高，可以和Ang Ⅱ的水解产物Ang Ⅳ结合并被激活，参与中枢神经系统的发育，细胞外基质的调节，可能对于认知和学习记忆功能起关键作用。

（王 琦 邹云增）

第二节 肾素－血管紧张素－醛固酮系统的新进展

一、醛固酮受体拮抗剂

现已有大量临床研究阐明ACEI能够有效阻断RAAS系统，从而能够使心力衰竭患者从中获益。之后人们的目光开始投向醛固酮。理由是：首先，众所周知，心力衰竭会引起水钠潴留，而醛固酮也会引起水钠潴留。那么阻断醛固酮就会促进心力衰竭患者尿钠排泄，减轻水肿。其次，实验室研究也发现醛固酮会促进高血压动物模型的心肌纤维化。

1995年全球发表了第一篇关于在心力衰竭患者中，与ACEI类药物合用，阻断醛固酮能够使心力衰竭患者获益。研究人员发现螺内酯不仅能够减少心脏交感神经活性，还能够减少室性心律失常的发生。接下来的一系列研究也证实了这项观点，并且发现螺内酯能够减少心肌胶原纤维，改善自律神经的平衡。

1996年发表的RALES研究中，研究人员发现螺内酯能够有效降低心房利尿钠肽的水平，而心房利尿钠肽是心力衰竭中非常好的预测因子。螺内酯和常规治疗合用，能够明显降低严重心力衰竭患者的发病率和死亡率。但同时，研究人员发现，随着螺内酯的剂量逐步加大，高钾及肾功能不全的危险性也在增大。

在EPHESUS研究中，有左室收缩功能障碍和心肌梗死的心力衰竭患者被随机分为2组，依普利酮（eplerenone）组和安慰剂组。相比螺内酯，依普利酮是盐皮质激素受体更加特异性的拮抗剂，而且可以有效防止男性乳腺增生的副作用。研究显示，依普利酮能够有效降低15%的全因死亡率（$P=0.008$）和13%的心血管死亡率（$P=0.002$）。

RALES研究使醛固酮拮抗剂在射血分数减少的心力衰竭患者中得到广泛应用，EPHESUS研究促使人们开始在心肌梗死后发生心力衰竭的患者中广泛使用醛固酮拮抗剂。然而，是否应该在疾病的早期阶段就开始使用醛固酮拮抗剂依然未知。

因此，EMPHASIS-HF临床研究应运而生。研究中，醛固酮拮抗剂和ACEI类药物一样，早期就给予严重心力衰竭患者使用。结果发现，相比安慰剂组，依普利酮能够有效降低47%的心血管死亡率（$P<0.001$），并且能够降低24%的全因死亡率（$P=0.008$）。

醛固酮受体拮抗剂不仅在治疗心力衰竭中发挥有效作用，在降低患者血压、减少靶器官损害，包括血管周围纤维化，左心室肥大及内皮细胞功能障碍方面也发挥着巨大的作用。

二、血管肽酶抑制剂

作用于RAAS系统的药物包括肾素抑制剂、ACEI类药物、ARB类药物，以及一种最新的能够同时抑制ACE及中性内肽酶，称之为血管肽酶抑制剂（vasopeptidase inhibitors）（图7-2-3）。中性内肽酶促进了心房利尿钠肽、脑钠肽的水解。血管肽酶抑制剂同时抑制ACE及中性内肽酶，能够促进血管舒张，尿钠排泄增多，增强利尿作用，减少外周血管的阻力，降低血压的效果相比ACEI类药物更佳。

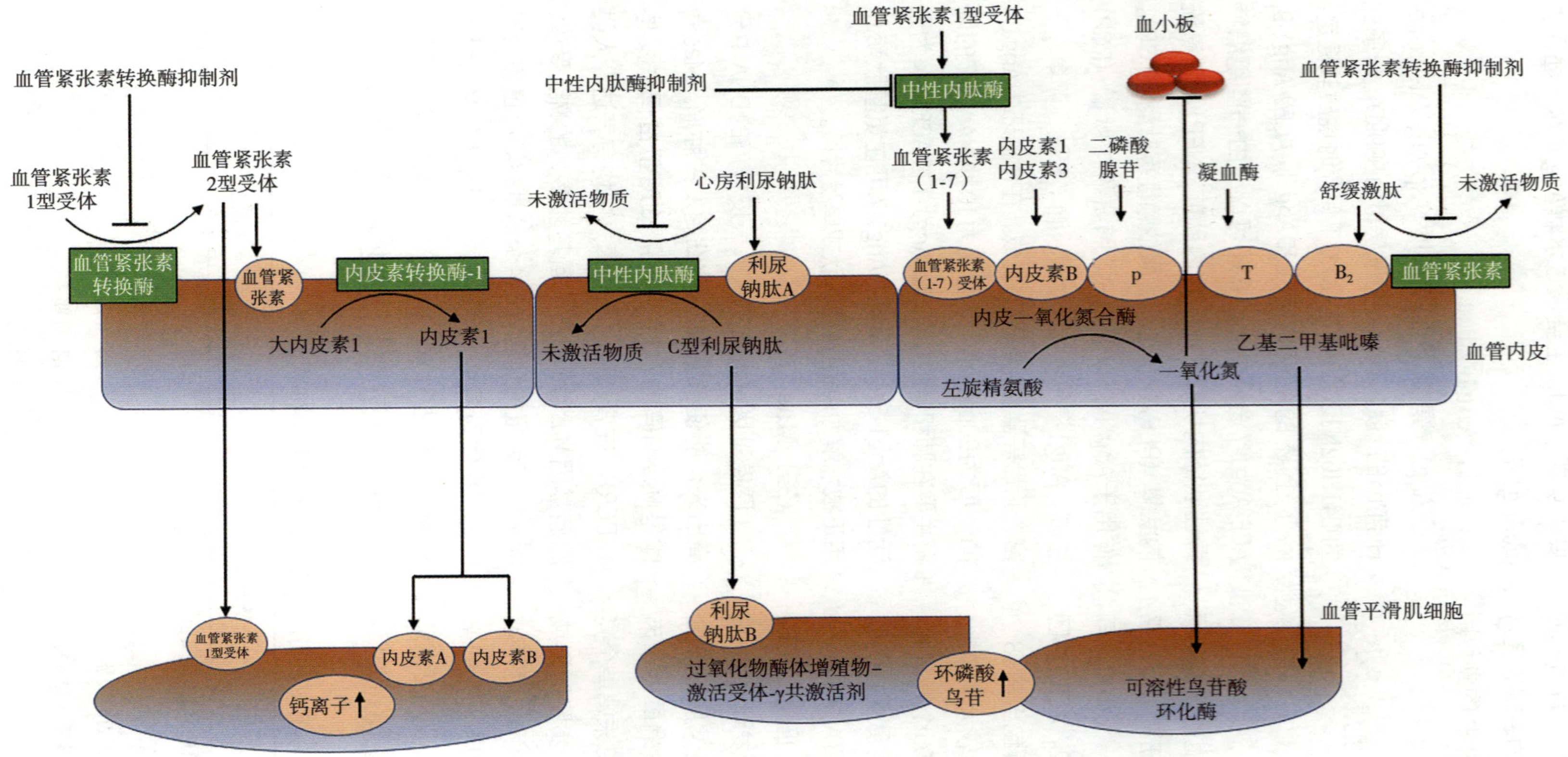

图7-2-3　血管肽酶抑制剂的作用机制

注：P，二磷酸腺苷受体；T，凝血酶受体；B_2，舒缓激肽受体。

有多种血管肽酶抑制剂正在研发中（表7-2-1）。其中最新的药物奥马曲拉（omapatrilat），有研究显示能够有效减低血压，并且能够使心力衰竭患者从中获益。然而，其高发的血管神经性水肿的副作用限制了它的应用。

三、ACE2/Ang1-7/Mas轴的组成、分布和代谢途径

（一）ACE2

ACE2在2000年作为第一个被报道的ACE同源物开始为世人所知。当时两个独立的研究小组几乎同时报道了通过克隆技术新发现的与人类ACE同源的羧肽酶，随后文献统一称为ACE2。ACE2基因组序列位于X染色体的Xp22位点，所包含的18个外显子与ACE前17个外显子结构具有较大类似性。ACE2相对分子量约为120kD，含有805个氨基酸，包括由17个氨基酸组成的N末端信号肽区，跨膜区和胞外金属蛋白酶催化区。ACE2和ACE的胞外金属蛋白酶催化区有42%的同源性。但是，ACE2在体内分布不如ACE广泛，早期研究发现ACE2主要分布在心脏、肾脏和睾丸，近期在胃肠道和脑亦有发现。ACE2能裂解Ang Ⅱ的C末端单个苯丙氨酸生成Ang1-7，或是裂解Ang Ⅰ的C末端单个亮氨酸生成Ang1-9，后者再经ACE进一步降解形成Ang1-7。ACE2对Ang Ⅱ和Ang Ⅱ的水解作用不被ACE抑制剂（ACEI）所阻断。ACE2和Ang Ⅱ的亲和力是目前所知的所有酶中最高的，ACE2水解Ang Ⅱ的效率大于其水解Ang Ⅰ的效率的400倍，所以，将Ang Ⅱ转化为Ang1-7被认为是ACE2最重要的功能，ACE2主要通过水解Ang Ⅱ这一途径生成Ang1-7。

（二）Ang1-7

Ang1-7是氨基酸序列为Asp-Arg-Val-Tyr-Ile-His-Pro的7肽，其相对分子质量为899kD，分子式为C41H62N12O11，在-20°C下保存时性质较稳定。除了上述的Ang Ⅱ-ACE2和Ang Ⅰ-ACE2-Ang1-9-ACE-Ang1-7途径，Ang1-7还可以经由一些组织特异性肽链内切酶，如中性内肽链（NEP），脯氨酰内肽酶（PEP），巯基和金属依赖性寡肽酶（TOP），作用于Ang Ⅰ；以及PEP、脯氨酰羧肽酶（PCP）生成。Ang1-7在心脏、血管、脑、肾脏、卵巢、子宫、胎盘等器官组织均有生成。在体循环中Ang1-7的浓度为20pg/ml，半衰期为10秒。Ang1-7的降解主要在肺和肾脏。在肺，Ang1-7被ACE降解为无活性的Ang1-5；在肾脏，Ang1-7可在氨基肽酶作用下被水解为Ang1-4及双肽或单肽片段。

（三）Mas

原癌基因*Mas*最初从人表皮样癌的DNA中分离出来，能使裸鼠NIH3T3细胞发生肿瘤。Mas受体是*Mas*编码的7次跨膜结构的G蛋白偶联受体（GPCR），在肾、心、脑和睾丸中均有表达。人类原癌基因*Mas*编码325个氨基酸序列的Mas受体，而小鼠和大鼠的则含有324个氨基酸。小鼠和大鼠的Mas受体同源性达到97%，小鼠和人的Mas受体同源性也高达91%。Ang1-7是Mas受体的内源性结合物。Mas为Ang1-7的受体这一结论是通过*Mas*

表7-2-1　正在进行临床研究的血管肽酶抑制剂

药	赞助者	状态
奥马曲拉	美国百时美施贵宝	Ⅲ期
山帕曲拉	罗伯茨	Ⅱ期
格莫曲拉	美国百时美施贵宝	Ⅰ期/Ⅱ期
MDL-100240	赛诺菲-安万特	Ⅱ期/Ⅲ期
法西多曲	礼来公司	Ⅱ期
Z-13752A	赞邦集团/葛兰素史克	Ⅱ期

基因敲除小鼠得到证实的。Santos等在小鼠肾组织切片中运用放射性自显影的方法提出Mas受体是Ang1-7的内源性受体的观点，并且在小鼠的水利尿实验和小鼠主动脉环舒张实验中发现*Mas*基因敲除小鼠易发生心肾功能损害，并且由Ang1-7介导的血管舒张作用消失，进一步证实了该观点。

目前的研究证实，Ang1-7作为RAAS中一个关键的血管保护肽，通过作用于Mas受体，起到舒张血管、抗增生、抗氧化应激的心血管保护作用，对抗Ang Ⅱ对心血管的不利作用。Ang1-7对Mas的这些作用可被Mas的特异性拮抗剂D-Pro7-Ang1-7和Ang1-7/Mas特异性拮抗剂D-Ala7-Ang1-7（又名A-779）所抑制，也可被Ang Ⅱ的非特异拮抗剂Sar1-Thr8-Ang Ⅱ所抑制，但AT1-R和AT2-R的特异性拮抗剂氯沙坦和PD123319对之无影响。

四、ACE2/Ang1-7/Mas轴对心血管的病理生理作用

（一）扩张血管，降低血压

一氧化氮（NO）是一种强烈的舒血管物质。ACE2不仅使Ang Ⅱ清除增加而减少NO的消耗，而且增加Ang1-7在体内的积累，Ang1-7可通过Mas受体介导依赖Akt途径的内皮型一氧化氮合成酶（eNOS）活化生成一氧化氮（NO）。在*Mas*基因敲除小鼠（$Mas^{-/-}$）的心脏中，冠脉血管阻力明显增加。近来有研究发现，一种新型Mas受体激动剂CGEN-856S，对自发性高血压大鼠具有舒张血管和降低平均动脉压的作用。这些证据揭示了ACE2-Ang1-7-Mas轴的血管舒张作用和对血管内皮的保护作用。近年来还发现Ang1-7可以通过Ang Ⅱ 2型受体（AT2-R）和缓激肽2型受体（BK2R），增加eNOS、神经型一氧化氮合成酶（nNOS）和缓激肽（bradykinin）的表达水平和活性，说明Ang1-7的一些效应与AT2-R和BK2R的交叉对话有关。另外，Ang1-7还可以促进前列环素（prostacyclin，PGI2）和前列腺素E2（prostaglandin E2，PGE2）的产生，起到一定的舒血管作用。

（二）抑制心肌细胞肥大，抑制血管平滑肌增殖，减轻心脏重构

*ACE2*基因敲除的小鼠，心功能明显下降，心肌收缩减弱，超声心动图发现左室壁运动显著减弱，室壁变薄，左室舒张末期容积增大。在高血压大鼠模型的研究发现，ACE2的mRNA水平和蛋白水平均明显下降。在压力超负荷的情况下，*ACE2*基因敲除小鼠比对应的野生型小鼠更容易出现严重的心腔扩大和心功能障碍，同时心肌Ang Ⅱ水平明显增高。这些结果提示ACE2的表达缺陷可加重心脏的不良重构。ACE2的过表达则可通过改善心肌梗死后大鼠和糖尿病心脏病大鼠的心肌重塑、间质纤维化和心功能来保护心脏。通过腹腔注射重组人ACE2，通过抑制胞外信号调节激酶1/2（ERK1/2）、Janus激酶2/信号转导子和转录激活子3（JAK2/STAT3）和蛋白激酶C（PKC）等信号通路明显延缓了Ang Ⅱ和压力超负荷引起的心肌肥厚、心脏纤维化、血管平滑肌细胞增殖。

*Mas*基因敲除的小鼠心脏，无论是离体还是整体状态，都表现有心功能障碍，出现收缩力减退、左室充盈压升高、dp/dt降低、心输出量减少、室壁厚度减小、心室内径增加、心脏间质纤维化明显增加（Ⅰ型胶原、Ⅱ型胶原、纤连蛋白增加，Ⅳ型胶原减少）、钙离子流峰值时间延迟等。加入CGEN-856S，则降低了心肌缺血/再灌注引起的心律失常的发生率和时长。此外，Mas受体激动剂，则显著减轻了*apoE*敲除小鼠动脉粥样硬化的程度。这些研究结果表明Mas受体对正常心功能发挥了保护作用。在血管中，Ang1-7通过激活Mas受体抑制ERK1/2信号，减少血管平滑肌细胞增殖和迁移。对球囊损伤颈总动脉大鼠模型的研究发现，Ang1-7也可通过激活Mas受体减少血管新生内膜生成。

（三）减轻炎症反应

炎症反应常常参与到许多心血管疾病，如心肌梗死、缺血/再灌注、高血压、动脉粥样硬化的发病过程中，促进不良反应的发生。炎症反应中，各类促炎因子、趋化因子、细胞黏附分子、氧

自由基表达升高。脂多糖引起巨噬细胞炎性因子（TNF-α，IL-6）表达增加，加入Ang1-7后，巨噬细胞里的相关炎性因子水平显著下降。在脂多糖引起的炎症反应里，Mas受体的转录速度增长了8倍，加入Mas受体拮抗剂A-779后，Ang1-7的抗炎效果明显下降，显示Mas受体介导了Ang1-7的炎症反应。动脉粥样硬化是一个慢性炎症反应过程，伴随着内皮功能受损，血管炎症，巨噬细胞渗入，血管内膜下脂质聚积等。ACE2能减轻*ApoE*敲除小鼠和主动脉动脉内皮损伤兔的主动脉动脉粥样硬化程度，比如减少巨噬细胞渗入程度，脂质沉积减少，稳定斑块等。Ang1-7处理也能减少血管内皮损伤，降低脂质聚积和内膜/中膜比。

*ACE2*敲除小鼠，输入Ang II后，心肌超氧化物生成和烟酰胺腺嘌呤二核苷酸磷酸（NADPH）氧化酶激活程度明显比野生型小鼠增加，输注重组人ACE2减少Ang II引起的超氧化物生成。补充Ang1-7也可防止Ang II引起的动脉氧自由基过量生成和细胞凋亡。加入Ang1-7/Mas受体拮抗剂A-779则可大幅降低ACE2的这一降低超氧化物生成的作用，提示了ACE2/Ang1-7/Mas轴作为一个整体对抗炎症反应的作用。此外，Ang1-7还可以通过促进PGI2和PGE_2的产生，导致环磷酸腺苷（cAMP）释放增多，并抑制环加氧酶的产生，起到一定程度的抗炎抗氧化应激的作用。

（四）调节水钠平衡和体液平衡

Ang1-7能抑制肾小管水、钠和碳酸氢盐的重吸收，降低Na^+-K^+-ATP酶的活性，产生利尿利钠的作用。Ang1-7能增加PGI2的含量，扩张血管，增加细胞膜通透性，进一步发挥其利尿利钠的作用。在自发性高血压大鼠中发现，Ang1-7能抑制血浆中血管升压素（vasopressin，AVP，又称抗利尿激素）浓度，减少醛固酮释放，降低Na^+-K^+-ATP酶的活性，具有利钠利尿的作用。在犬肾动脉灌注Ang1-7，水、钠和尿素的排泄率均有增加。Ang1-7呈剂量依赖性地逆转Ang II对肾脏近曲小管Na^+-K^+-ATP酶活性的刺激作用，Mas受体拮抗剂A-779可抑制Ang1-7的上述作用。然而，在一些水负荷正常的高血压大鼠和对离体肾脏集合小管的研究中发现，Ang1-7具有抗利尿作用。这说明Ang1-7在调节水钠平衡上具有双相作用，在生理浓度（10^{-12}mol/L）能提高近曲小管对水、钠和碳酸氢盐的重吸收，而超过生理浓度（10^{-8}mol/L）时则产生相反的作用。

五、ACE2和新型冠状病毒的关系

新型冠状病毒感染（corona virus disease 2019，COVID-19）是指由新型冠状病毒（severe acute respiratory syndrome coronavirus 2，SARS-CoV-2）感染导致的肺炎。新型冠状病毒暴发至今，给全世界带来了难以想象的政治、经济等的损失。新型冠状病毒是一种带包膜的正链RNA病毒，其膜表面主要由3种结构蛋白组成，其中之一就是刺突蛋白（spike protein，S）、病毒进入细胞并且完成复制过程的第一步便是由冠状病毒表面S蛋白结合宿主表面受体，并被蛋白酶活化并切割成S1和S2亚基，从而使病毒进入细胞。Yan等进一步研究解析了由中性氨基酸转运体B^0AT1稳定的人ACE2与S蛋白结合的结构，发现ACE2-B^0AT1复合体形成异二聚体结构，在这个过程中B^0AT1本身不参与二聚化，ACE2的胞外肽酶结构域主要通过极性残基识别受体结合域（receptor binding domain，RBD），而二聚体ACE2可以容纳两个S蛋白三聚体。体外研究和结构分析等都提示SARS-CoV-2与SARS-CoV的S蛋白共用同样的细胞受体—ACE2。研究人员通过表面等离子共振技术量化ACE2与病毒相互作用的动力学，发现ACE2可与SARS-CoV-2胞外区结合，亲和力比ACE2与SARS-CoV结合高4～10倍。SARS-CoV-2与ACE2的高亲和力结合可能是该病毒传染性强的原因之一。S蛋白结合ACE2需要细胞TMPRSS2启动，因而可以被TMPRSS2抑制剂所阻断。基于干扰病毒识别ACE2进入细胞，可以将治疗COVID-19的药物分为以下几类。

（一）阻断ACE2受体

由于ACE2与SARS-CoV-2相结合，并且其结合能力是SARS-CoV的数倍以上。既往研究已经表明，SARS-CoV通过S蛋白结合ACE2，下调ACE2表达，从而引起肺损伤。因此可以通过抗体或者小分子抑制剂竞争性拮抗该受体靶位。例如SARS-CoV S蛋白介导的多克隆抗体可以中和SARS-CoV-2 S蛋白介导的进入宿主细胞中效应。

（二）外源性给予可溶性ACE2

ACE2是一种膜结合酶，其可溶性形式在血液中含量极低。过量的ACE2能中和SARS-CoV-2表面的S蛋白从而抑制病毒进入细胞。有研究显示，使用人重组可溶性ACE2能抑制病毒附着于细胞上，并且能抑制人类毛细血管样类器官和肾脏类器官的病毒感染。同时，外源性给予ACE2能负向调节肾素-血管紧张素系统，缓解肺损伤。ACE2敲除而不是ACE敲除可以加剧吸入酸性物质和败血症引起的小鼠肺损伤，给予外源性重组人ACE2对小鼠有明显保护作用。但是也有研究表明，外源性补充ACE2，如GSK2586881，对ARDS患者的氧合指数、器官功能衰竭等没有明显作用。

（三）抑制TMPRSS2活性

基于S蛋白结合ACE2本身不存在活性位点，需TMPRSS2启动，因此，TMPRSS2抑制剂，如卡莫司他，是一种有效的丝氨酸蛋白酶抑制剂，已经在体外实验中证明了有效性，其可以显著降低细胞内SARS-CoV-2的表达，减少病毒进入细胞。

六、Ang1-9

Ang1-9是氨基酸序列为Asp-Arg-Val-Tyr-Ile-His-Pro-Phe-His的9肽。ACE2能水解Ang Ⅰ的C末端单个亮氨酸生成Ang1-9，后者可再经ACE水解C末端的苯丙氨酸和组氨酸生成Ang1-7。原先人们曾以为Ang1-9只是ACE2生成Ang1-7前的中间产物，没有或极少产生生物活性。但最近发现，除了经ACE2途径，Ang1-9还可经羧肽酶A（carboxypeptidase A，CxA）和组织蛋白酶A（cathepsin A，CpA）生成；除了经ACE降解为Ang1-7，还可经氨基肽酶A（aminopeptidase A，APA）降解为Ang2-9。而且，从Ang Ⅰ生成Ang1-9的速率要比Ang Ⅱ生成Ang1-7的速率慢得多。另外，ACE2抑制剂对心肌Ang1-9生成没有影响，但使用ACE抑制剂和ARB均可提升Ang1-9表达水平。这些研究结果提示了Ang1-9不仅是作为Ang1-7的中间产物存在。

随后的研究发现，Ang1-9有着独立于Ang1-7和Mas受体的作用。虽然Ang1-9对AT2-R的亲和力比Ang Ⅱ低100倍，但Ang1-9却通过作用于AT2-R，将AT2-R稳定于特定构象，发挥对抗Ang Ⅱ的作用。对心肌梗死大鼠通过微量泵输入Ang1-9，可以减轻存活心肌的肥厚程度，改善心功能；在体外培养的心肌细胞，Ang1-9也可明显减轻去甲肾上腺素引起的心肌细胞肥大。对易卒中型自发性高血压大鼠（stroke prone-SHR）、两肾一夹大鼠和Ang Ⅱ引起的心脏肥大大鼠，通过微量泵输入Ang1-9会降低心脏和主动脉肥厚程度，改善心功能和血管内皮功能，减少心肌氧化应激和心脏纤维化程度。Ang1-9也可促进ANP分泌，起到心肌保护作用。Ang1-9的这些心血管保护作用并不受ARB氯沙坦和Ang1-7/Mas拮抗剂A-779影响，但是可被AT2-R拮抗剂PD123319明显抑制。Ang1-9负调节ACE/Ang Ⅱ/AT1-R、保护心血管重构的分子机制与AT2R/PI3K/Akt/eNOS/cGMP和/或BK2R/花生四烯酸通路有关。从这个意义上看，Ang1-9是一种高效的ACEI。

七、Apelin/APJ的组成、分布和代谢途径

AT1-R相关蛋白（APJ）在1993年首次作为一种孤儿G蛋白偶联受体被报道，因为当时尚未清楚其内源性配体。5年后，Tatemoto等利用肽类分离和检测胞外基质酸度值的方法从牛胃分泌物中分离出APJ的内源性配体Apelin。APJ受体也是7次跨膜的GPCR。人类的APJ受体基因位于染色体11q12.1段，编码由377个氨基酸组成的

糖基化GPCR。人类的*Apelin*基因位于X染色体的Xq25-26.1，由3个外显子和2个内含子组成，RNA长度为2673bp。*Apelin*基因编码含有77个氨基酸的前体肽原（preproapelin）其N末端41个氨基酸是分泌信号序列，剩余36个氨基酸序列是活性肽信号序列，其C末端是特异性结合APJ受体的区域，末端的12个氨基酸是Apelin最短的活性功能序列，因为更短的肽段则失去其生物活性。前体肽原以二聚体的形式存在于体内，可被蛋白酶（可能是ACE2）水解为Apelin的多种单聚体的亚型，包括Apelin-36、Apelin-17、Apelin-16、Apelin-13、Apelin-12，以及焦谷氨酰Apelin-13[(Pyr)1apelin-13]，其中以Apelin-36和Apelin-13较为常见。Apelin各亚型发挥的生理作用也不尽相同，Apelin-13和Apelin-17的生物活性强于Apelin-36。Apelin/APJ广泛分布于机体各组织器官，以心脏、肾和血管为甚。Kalea等报道称成年期Apelin主要在内皮细胞表达，APJ则主要在心肌表达。

成熟Apelin肽（Apelin-13）与Ang Ⅱ其氨基酸序列具有31%的同源性，APJ受体的氨基酸序列有30%与AT1-R同源，在跨膜区则有54%的高同源性。ACE2除了可以水解Ang Ⅰ和Ang Ⅱ分别生成Ang 1-9和Ang1-7，还可以通过将C末端的苯丙氨酸裂解，将Apelin-13和Apelin-36水解为无活性的肽段。Apelin/APJ和Ang Ⅱ-AT1-R在基因序列、受体、酶及mRNA表达分别的诸多相似之处，在生理效应上Apelin/APJ也起到参与维持血液稳定、调节水钠平衡的作用，因此认为Apelin/APJ和Ang Ⅱ-AT1-R在代谢和功能上有着密切的联系，是RAAS新的组分。

八、Apelin/APJ轴对心血管的病理生理作用

（一）内皮细胞依赖性的扩张血管，降低血压作用

Apelin/APJ可以反向调节Ang Ⅱ-AT1-R信号的激活，起到扩张血管，降低血压的作用。在Ang Ⅱ预处理的糖尿病（db/db）小鼠主动脉，其对Ang Ⅱ的收缩反应加强，对乙酰胆碱的舒张反应减弱。加入Apelin则逆转这一现象。如果加入eNOS抑制剂L-NAME，Apelin的血管舒张作用便消失。无独有偶，Tatemoto等在对Apelin的几种亚型的研究中也发现，Apelin-12、Apelin-13、Apelin-36均可在不降低心率的情况下，降低大鼠的平均动脉压，以Apelin-12为最。这一效应亦可被L-NAME所抑制。这些现象表明与PI3K/Akt/eNOS密切相关。血管内皮细胞的eNOS刺激NO生成，后者激活血管平滑肌内鸟甘酸环化酶（GC），产生cGMP引起血管平滑肌舒张。值得注意的是，内皮细胞破坏后Apelin的扩血管作用不但消失，反而具有血管收缩作用。其机制是激活磷脂酶C（PLC），引起PKC和钙离子对肌球蛋白轻链激酶（MLCK）的激活，继而引起VSMC收缩，因此，Apelin的扩血管降压作用具有内皮细胞依赖性。

（二）正性肌力作用

Apelin对正常和心力衰竭心脏均有正性肌力作用。对在体和离体心肌注入Apelin均可减轻心脏负荷，增加左室压力上升速率峰值（dp/dt max）。Ashley等发现Apelin的扩血管作用可减轻心脏前、后负荷，增加心肌收缩储备，但不引起心肌肥厚，且不同于现有的其他正性肌力药物，Apelin在强心的同时，并不容易导致心肌损伤。Apelin对心脏的正性肌力作用机制包括：①如前述的PLC、PKC、钙离子和MLCK通路。②非PLC依赖的ERK1/2-MLCK的作用。有报道，PKC抑制剂虽能降低Apelin引起的正性肌力作用，但不能减少Apelin引起的ERK1/2磷酸化程度，提示了PKC和ERK1/2是两条独立的介导Apelin正性肌力作用的通路。③依赖于PKC途径活化钠氢交换体（NHE）和反式Na^+-Ca^{2+}交换体（NCX），使胞内发生碱化，提高对钙离子敏感度，并且缩短动作电位。但这一说法最近受到质疑，因为有报道称PKC的正性肌力作用与胞内pH的变化无明显关系。

（三）抑制心肌细胞肥大，减轻心脏重构

RAAS在心肌纤维化过程中发挥重要作用。Ang Ⅱ能通过激活Rho蛋白激酶上调纤溶酶原激活物抑制物-1（PAI-1）启动子表达，后者促使成纤维细胞活化从而促进纤维化进程。Apelin能抑制Ang Ⅱ对Rho激酶和PAI-1的基因表达的激活作用，从而抑制纤维化。此外，Pchejetski等使用Apelin预处理正常的和压力超负荷的小鼠心脏成纤维细胞，发现Apelin通过减少鞘氨醇激酶1（Sphk1）途径抑制转化生长因子-β（TGF-β）引起的纤维化，同时也发现Apelin有效抑制心肌细胞的肥大，减轻心脏重构和心功能不全。在体内，Apelin能抑制SMC的增殖，这被认为与促进NO生成有关。然而，对于没有内皮保护的VSMC，Apelin则起到促增殖作用，这可能与Apelin/APJ-ERK1/2-细胞周期蛋白D1（cyclin D1）信号途径有关。

有证据表明Apelin/APJ在血管生成过程中发挥重要作用。在后肢缺血小鼠模型中，Apelin与VEGF合用比单用VEGF能更有效地促进功能血管生成。在心肌梗死小鼠，外源性Apelin能增加心肌祖细胞归巢，促进心肌血管新生，减轻存活心肌肥厚程度，改善心功能。

新近关于Apelin/APJ在心脏重构中的作用的一个重大发现是APJ受体是一个机械压力感受器（mechanosensor），使得Apelin/APJ对心脏重构起着双重调控作用。行主动脉缩窄术后，Apelin基因敲除小鼠和野生型小鼠均表现出明显的心肌肥厚，心肌重量、大小及纤维化程度明显增加，而*APJ*基因敲除小鼠则没有出现心肌肥厚特征。这是由于APJ受体可以不经Apelin，直接感受机械压力刺激，通过招募休止蛋白1和休止蛋白2（β-arrestin1和β-arrestin2），引起心肌肥厚。而且，Apelin对APJ的作用具有心肌保护的功能，而机械压力对APJ的直接作用则促进病理性心肌肥厚。AT1-R曾是第一个被报道的具有机械压力感受器的GPCR。APJ受体作为一个最新发现的机械压力感受器GPCR，拓宽了RAAS系统对心血管作用的版图，凸显了RAAS系统各成分对于心血管系统起着纷繁复杂的作用，也为临床选择性抑制机械压力及其交互分子信号来预防心肌肥厚提供了新靶点。

（四）减轻炎症反应

输入Apelin能在mRNA水平降低TNF-α、IL-6、单核细胞趋化蛋白-1（MCP-1）、巨噬细胞炎性蛋白-1（MIP-1）等炎性因子的表达和氧自由基的生成。Apelin也能有效抑制动脉粥样硬化这一慢性炎症的进展。在利用高胆固醇饮食喂养的*ApoE*基因敲除小鼠中，给予外源性Apelin可显著减少动脉粥样硬化面积和动脉瘤的发生率，这与增加内皮细胞NO生成有关。有趣的是，在*APJ*基因敲除小鼠，其主动脉的动脉粥样硬化程度也明显减轻。这也从另一个侧面提示了Apelin/APJ的双重调控作用。

（五）调节水钠平衡

Apelin在调节机体水钠代谢、维持体液平衡方面有着利尿钠的重要作用。Reaux等运用原位杂交及免疫组化技术证实大鼠的视上核及室旁核在合成AVP的神经元里也有Apelin/APJ的表达，在脑室内注射Apelin后AVP释放减少。在人类，Apelin浓度与机体水负荷状态密切相关。当血浆渗透压低时，AVP浓度下降，Apelin浓度上升；当血浆渗透压升高时，AVP浓度升高，Apelin浓度降低。Apelin具有类似Ang Ⅱ的刺激口渴效应，给大鼠腹腔内注射Apelin后在短期（30分钟）可引发其饮水行为增加，但较长时间后（24h）其饮水行为减少。在*APJ*基因敲除动物中，其饮水行为减少，浓缩尿液的能力下降。这些证据证明Apelin/APJ通过负调节AVP起到调控水钠代谢和体液平衡的作用。

九、AT2-R的组成、分布和代谢途径

AT2-R也是七次跨膜GPCR。AT2-R基因组序列位于X染色体的Xq24-q25位点，为单拷贝序列，无内含子，为单一外显子编码，不存在亚型，这与

AT1-R1不同。AT2-R含有363个氨基酸，相对分子量约为41kD。AT2-R与AT1-R的同源性为34%，两者同源序列主要位于跨膜疏水区。AT2-R在胚胎期含量丰富，出生后迅速下降。在成年期，与AT1-R相比，AT2-R在肾脏、肾上腺、心脏、血管AT2-R表达水平较低，但在子宫、卵巢、肾上腺髓质其表达水平高于AT1-R。AT2-R激活对雌性大鼠肾血管的扩张程度也大于雄性小鼠，提示了AT2-R作用存在一定的性别差异。Ang Ⅱ、Ang2-8、Ang1-9和angiotensin A均可激活AT2-R。在总体上，AT2-R起到负性调节AT1-R的作用。

十、AT2-R轴对心血管的病理生理作用

（一）内皮细胞依赖性的扩张血管，降低血压作用

在大鼠身上使用AT2-R的特异性激动剂CGP42112A能起到降低血压的效果，AT2-R的特异性拮抗剂PD123319则起到相反的效果，使用L-NAME也能逆转CGP42112A的降压效果。CGP42112A也能降低糖尿病高血压大鼠的血压。在*AT2-R*基因敲除小鼠，其全身血管阻力明显升高，平均动脉压明显高于野生型小鼠，其主动脉血管环对Ang Ⅱ的收缩反应比野生型的要明显增加。AT2-R的扩张血管，降低血压作用机制与激活BK2R/NO/cGMP信号或者非BK2R依赖性地直接刺激NO生成有关。

（二）抑制心肌细胞肥大，抑制血管平滑肌增殖，减轻心脏重构

在易卒中型自发性高血压大鼠，AT2-R的新型特异性激动剂C21降低其主动脉硬化程度、主动脉中膜和心肌间质胶原沉积，心肌肥厚的相关基因肌球蛋白重链-β（MHC-β）和α-骨骼肌抗原（α-SMA）表达水平下降超过30%。在用聚乙烯套管造成损伤的*AT2-R*基因敲除小鼠股动脉时，其内膜厚度和VSMV增殖程度增加。C21能改善心肌梗死大鼠的收缩和舒张功能，减轻心肌细胞凋亡，减少心肌梗死面积。

（三）减轻炎症反应

使用C21能减少易卒中型自发性高血压大鼠主动脉和肾脏的单核/巨噬细胞浸润程度。C21在体内和体外，均能通过激活环氧花生四烯酸、酪氨酸特异性蛋白磷酸酶、丝/苏氨酸特异性蛋白磷酸酶，抑制NF-κB引起的TNF-α、IL-6、MCP-1等炎性因子的表达。C21也能降低心肌梗死引起的血浆IL-6、IL-1、IL-2β、MCP-1高表达。

（四）调节水钠平衡

AT2-R激活能引起明显的利尿钠作用。静脉灌注C21增加肾脏近曲小管AT2-R蛋白含量，明显降低NHE3和Na-K-ATP酶的活性，增加尿钠排泄达十倍之多。这一效应主要是由Ang Ⅱ而不是由Ang Ⅰ，也不是由Ang1-7激活AT2-R引起。Ang Ⅱ引起的这一利尿钠效应可以被PD123319消除。PD123319也可以消除ARB药物坎地沙坦引起的利尿钠效应。使用L-NAME、鸟甘酸环化酶后和BK2R抑制剂后，AT2-R激活引起的利尿钠作用明显受到抑制，说明起利尿钠作用与BK2R/NO/cGMP有关。

十一、脏器/组织局部和肾素血管紧张素醛固酮的关系

有研究表明，Ang Ⅱ的合成多来自大动脉，由血清中RAAS成分合成。而且，RAAS成分除了在大动脉之外，还能够被多种组织利用和合成，因此组织内局部RAAS的重要性开始受到关注。在RAAS的经典途径中，肾素由肾脏合成释放，血管紧张素原在肝脏内合成，醛固酮则由肾上腺合成分泌。生理条件下，肾脏以外的组织往往缺少肾素的合成，而肾素原（肾素的无活性前体物质）则在人体中大量表达。因此，曾有研究显示肾素原可通过肾素原受体转化为肾素。然而，之后的研究显示在转基因大鼠中过量表达肾素原或者肾素原受体，均无法改变Ang Ⅱ水平；而且肾素原受体基因敲除将会是致死性的，这主要和肾素原受体与液泡表面H^+-ATP酶有关。因此，肾素原受体很有可能并不属于RAAS中的一环，而肾脏则是体内肾素的唯一来源。人体

内血管紧张素原绝大多数来源于肝脏合成，对于心脏组织来说同样如此。但是，还有一些组织有合成血管紧张素原的能力，如血管壁和脂肪细胞。尽管大多数局部组织缺乏肾素和血管紧张素表达，但组织中约90%以上的Ang Ⅱ在局部合成，而非从血液中摄取。而对于RAAS的最终活性产物Ang Ⅱ来说，循环中的肾素、血管紧张素原及局部ACE水平都能够影响Ang Ⅱ在体内的合成。因此，某一器官或组织中即使无肾素合成，依然可以通过局部合成RAAS的其他级联组件，来完成对血管紧张素合成的调控。除此之外，局部组织也可以通过摄取肾素来进行局部RAAS的调控。

十二、心脏局部RASS

研究表明，心肌坏死及心肌细胞受到拉伸后，心脏内肾素表达明显升高。这也许是病理条件下局部RAAS激活的另一途径。目前已经有多项研究表明Ang Ⅱ存在于心脏组织中，且浓度高于血清，但是这些研究无法厘清Ang Ⅱ究竟来源于心脏局部RAAS合成，还是心脏对循环中Ang Ⅱ的摄取。为了定量研究心脏从循环中摄取血管紧张素原的比例，van Kats等通过注射^{125}I标记的Ang Ⅰ和Ang Ⅱ，来测定组织和血清中内源生成及放射标记的Ang Ⅰ和Ang Ⅱ。结果显示，心脏组织内>90%的Ang Ⅰ在组织内合成，而不是来源于循环；心脏组织中>75%的Ang Ⅱ同样是由组织合成，其前体来源于心脏自身合成的Ang Ⅰ，而不是血清Ang Ⅰ。以上研究结果支持Ang Ⅰ/Ang Ⅱ在心脏组织内合成的论点。那么心脏局部RAAS通过哪种途径来进行Ang Ⅱ合成的调控呢？在正常心脏中，肾素mRNA水平很低，甚至无法被检测到。在双侧肾切除术后，心脏的肾素、Ang Ⅰ和Ang Ⅱ水平与血清浓度平行下降至接近检测低限，甚至低限以下。此外，肾素和血管紧张素无法在离体灌流小鼠心脏的灌流液中找到，也无法在新生小鼠心肌细胞的去血清上清液中找到。因此，肾素作为心脏血管紧张素生成的原料，可能是心脏从循环内摄取而来，而非自身合成。肾素进入心脏的方式可能是通过细胞间隙扩散，或是通过与受体结合。心脏血管紧张素原的来源目前仍然未知。尽管血管紧张素原的mRNA可以在心脏内找到，但是心脏的血管紧张素原mRNA含量仅是肝脏的0.1%。此外，肾素和血管紧张素无法在离体灌流大鼠心脏的灌流液中找到，也无法在新生大鼠心肌细胞的去血清上清液中找到。心脏内血管紧张素原浓度符合血管紧张素原从血液中自由扩散至组织间隙中的浓度，因而我们猜测，大多数心脏内的血管紧张素原来源于循环内，而非心肌组织自身合成。血管紧张素原与心肌细胞膜结合的证据目前仍未找到。因此，血管紧张素原进入心脏的方式很有可能是通过细胞间隙扩散至组织间隙中。

心脏组织能够局部合成ACE。ACE的mRNA能够在心脏中轻易地找到，并且ACE可以通过放射自显影技术在心肌组织中显示出来。此外，在离体灌流的大鼠心脏中，Ang Ⅰ同样能够转换为Ang Ⅱ，这也侧面反映了ACE在心脏组织中的表达。正常情况下，心脏内ACE的表达仅限于冠状动脉内皮细胞及心内膜。因此，心脏局部RAAS通过从循环中吸收肾素和血管紧张素原，并与自身合成的ACE进行反应，从而生成Ang Ⅱ。在细胞水平上，Ang Ⅱ通过与Ang Ⅱ受体1结合，激活磷脂酶C与ERK1/2路径，诱导心肌组织纤维化。另外，Ang Ⅱ也可以通过促进转化生长因子β1合成，引起心肌纤维化。

十三、心房肌的内分泌功能基础在心脏局部RAAS中的独特作用

电镜下的超微病理研究证实，哺乳动物的心房肌细胞具有分泌功能，除了像心室肌细胞那样有收缩功能结构外，还含有高度发达的高尔基体、比例较高的粗面内质网以及许多膜结合的储存颗粒。这些颗粒为心房特殊颗粒，它们从形态和结构上来说，类似于多肽激素分泌细胞的分泌颗粒。心房的内分泌功能在de Bold等的研究中被发现。该研究显示，将小鼠的心房提取物注射到小鼠体内，能够

引起强烈的尿钠排泄和低血压，并伴有血细胞比容升高，而心室提取物却没有此作用。之后，该因子被分离提纯并命名为心房利钠肽（atrial natriuretic peptide，ANP)。除了ANP之外，心房还被发现与其他内分泌功能相关，例如RAAS、肾上腺素以及盐皮质激素等。

相较于心室组织，心房组织在解剖上更具有内分泌基础。心房组织在心脏局部RAAS中有重要作用。例如，与窦性心律患者比较，心房颤动患者血清ACE升高，血清Ang Ⅱ、心房局部Ang Ⅱ和局部醛固酮升高，但是血清肾素、局部肾素和循环醛固酮无明显异常。心房颤动患者血清Ang Ⅱ升高的原因，可能是由于心房组织受到牵拉等机械刺激后RAAS激活，ACE表达上升，Ang Ⅱ浓度增加，从而影响血清Ang Ⅱ水平。这一结果完全符合心脏组织通过ACE的表达来调节Ang Ⅱ生成的路径，也提示心脏组织调节RAAS的主要部位可能位于心房。

传统理论对于RAAS系统的认识可能依然停留在20年前的教科书上，然而随着生物科学日新月异的飞速发展，我们对于RAAS系统的认识和理论也将发生巨大的变化和革新。随着ACE2的发现，Ang（1-9）/Ang（1-7）/Mas轴作为内源性调控信号轴被证实，提示我们RAAS系统远没有我们起初想象的那么简单。目前，国际前沿领域研究发现一类孤儿G蛋白偶联受体（oGPCRs），这类命名为APJ的受体与AT受体高度同源，而其配体Apelin蛋白与RAAS系统也有着信号交叉调节效应。

这些RAAS系统新成员的不断发现和被报道，有助于我们更为清晰地认识RAAS系统，而抑制RAAS系统在治疗心力衰竭患者及其他心血管疾病中获得了巨大的成功。现今，治疗心力衰竭的推荐策略是ACEI类药物搭配醛固酮拮抗剂，而肾素抑制剂虽然显示出了一定的疗效，但是副作用也很大，真正在临床中使用还有很多路要走。最新的ARB类药物和脑啡肽类抑制剂的合用，初步临床研究结果令人鼓舞，还需要等待最终的临床研究结果。将来，肾素抑制剂和ARB类药物或脑啡肽类抑制剂合用，能否成为最新的临床指南推荐用药，值得期待。

RAAS系统的研究将成为生物医学研究领域永不退烧的课题，RAAS系统的研究之路任重而道远，一代代的研究学者们将前赴后继，不断上下探索和革新RAAS的新篇章。

（王　琦　邹云增）

参考文献

[1] WAGNER C，DE WIT C，KURTZ L，et al. Connexin40 is essential for the pressure control of renin synthesis and secretion［J］. Circ Res，2007，100（4）：556-563.

[2] MACFADYEN R J，BARR C S，STRUTHERS A D. Aldosterone blockade reduces vascular collagen turnover，improves heart rate variability and reduces early morning rise in heart rate in heart failure patients［J］. Cardiovasc Res，1997，35（1）：30-34.

[3] WEBER M A. Vasopeptidase inhibitors［J］. Lancet，2001，358（9292）：1525-1532.

[4] YOU J，WU J，JIANG G，et al. Olmesartan attenuates cardiac remodeling through DLL_4/$Notch_1$ pathway activation in pressure overload mice［J］. J Cardiovasc Pharmacol，2013，61（2）：142-151.

[5] WU J，YOU J，WANG S，et al. Insights into the activation and inhibition of angiotensin II type 1 receptor in the mechanically loaded heart［J］. Circ J，2014，78（6）：1283-1289.

[6] 吴剑，邹云增. ACE/Ang Ⅱ/AT1轴与ACE2/Ang（1-7）/Mas轴的平衡失调在心血管病中的作用

[J]. 中国医学前沿杂志（电子版），2013（6）: 38-42.

[7] DONOGHUE M, HSIEH F, BARONAS E, et al. A novel angiotensin-converting enzyme-related carboxypeptidase（ACE2）converts angiotensin I to angiotensin 1-9 [J]. Circ Res, 2000, 87（5）: E1-9.

[8] JIANG F, YANG J, ZHANG Y, et al. Angiotensin-converting enzyme 2 and angiotensin 1-7: novel therapeutic targets [J]. Nat Rev Cardiol, 2014, 11（7）: 413-426.

[9] ZOU Y, AKAZAWA H, QIN Y, et al. Mechanical stress activates angiotensin Ⅱ type 1 receptor without the involvement of angiotensin Ⅱ [J]. Nat Cell Biol, 2004, 6（6）: 499-506.

[10] SANTOS R A, CASTRO C H, GAVA E, et al. Impairment of in vitro and in vivo heart function in angiotensin-（1-7）receptor MAS knockout mice[J]. Hypertension, 2006, 47(5): 996-1002.

[11] SAVERGNINI S Q, BEIMAN M, LAUTNER R Q, et al. Vascular relaxation, antihypertensive effect, and cardioprotection of a novel peptide agonist of the MAS receptor [J]. Hypertension, 2010, 56（1）: 112-120.

[12] COSTA M A, LOPEZ VERRILLI M A, GOMEZ K A, et al. Angiotensin-（1-7）upregulates cardiac nitric oxide synthase in spontaneously hypertensive rats [J]. Am J Physiol Heart Circ Physiol, 2010, 299（4）: H1205-H1211.

[13] YAMAMOTO K, OHISHI M, KATSUYA T, et al. Deletion of angiotensin-converting enzyme 2 accelerates pressure overload-induced cardiac dysfunction by increasing local angiotensin Ⅱ [J]. Hypertension, 2006, 47（4）: 718-726.

[14] DER SARKISSIAN S, GROBE J L, YUAN L, et al. Cardiac overexpression of angiotensin converting enzyme 2 protects the heart from ischemia-induced pathophysiology [J]. Hypertension, 2008, 51（3）: 712-718.

[15] ZHONG J, BASU R, GUO D, et al. Angiotensin-converting enzyme 2 suppresses pathological hypertrophy, myocardial fibrosis, and cardiac dysfunction [J]. Circulation, 2010, 122（7）: 717-728, 18 p following 728.

[16] YAN R, ZHANG Y, LI Y, et al. Structural basis for the recognition of SARS-CoV-2 by full-length human ACE2 [J]. Science, 2020, 367（6485）: 1444-1448.

[17] DONG B, YU Q T, DAI H Y, et al. Angiotensin-converting enzyme-2 overexpression improves left ventricular remodeling and function in a rat model of diabetic cardiomyopathy [J]. J Am Coll Cardiol, 2012, 59（8）: 739-747.

[18] SONG B, JIN H, YU X, et al. Angiotensin-converting enzyme 2 attenuates oxidative stress and VSMC proliferation via the JAK2/STAT3/SOCS3 and profilin-1/MAPK signaling pathways [J]. Regul Pept, 2013, 185: 44-51.

[19] DURIK M, VAN VEGHEL R, KUIPERS A, et al. The effect of the thioether-bridged, stabilized angiotensin-（1-7）analogue cyclic ang-（1-7）on cardiac remodeling and endothelial function in rats with myocardial infarction [J]. Int J Hypertens, 2012, 2012: 536426.

[20] TALLANT E A, FERRARIO C M, GALLAGHER P E. Angiotensin-（1-7）inhibits growth of cardiac myocytes through activation of the mas receptor [J]. Am J Physiol Heart Circ Physiol, 2005, 289（4）: H1560-H1566.

[21] ZHAO W, ZHAO T, CHEN Y, et al. Angiotensin 1-7 promotes cardiac

angiogenesis following infarction [J]. Curr Vasc Pharmacol, 2015, 13 (1): 37-42.
[22] BOTELHO-SANTOS G A, BADER M, ALENINA N, et al. Altered regional blood flow distribution in mas-deficient mice [J]. Ther Adv Cardiovasc Dis, 2012, 6 (5): 201-211.
[23] ZHANG F, HU Y, XU Q, et al. Different effects of angiotensin Ⅱ and angiotensin- (1-7) on vascular smooth muscle cell proliferation and migration [J]. PLoS One, 2010, 5 (8): e12323.
[24] SOUZA L L, COSTA-NETO C M. Angiotensin- (1-7) decreases LPS-induced inflammatory response in macrophages [J]. J Cell Physiol, 2012, 227 (5): 2117-2122.
[25] DONG B, ZHANG C, FENG J B, et al. Overexpression of ACE2 enhances plaque stability in a rabbit model of atherosclerosis [J]. Arterioscler Thromb Vasc Biol, 2008, 28 (7): 1270-1276.
[26] LOVREN F, PAN Y, QUAN A, et al. Angiotensin converting enzyme-2 confers endothelial protection and attenuates atherosclerosis [J]. Am J Physiol Heart Circ Physiol, 2008, 295 (4): H1377-1384.
[27] TESANOVIC S, VINH A, GASPARI T A, et al. Vasoprotective and atheroprotective effects of angiotensin (1-7) in apolipoprotein E-deficient mice [J]. Arterioscler Thromb Vasc Biol, 2010, 30 (8): 1606-1613.
[28] PATEL V B, ZHONG J C, FAN D, et al. Angiotensin-converting enzyme 2 is a critical determinant of angiotensin II-induced loss of vascular smooth muscle cells and adverse vascular remodeling [J]. Hypertension, 2014, 64 (1): 157-164.
[29] GARCIA N H, GARVIN J L. Angiotensin 1-7 has a biphasic effect on fluid absorption in the proximal straight tubule [J]. J Am Soc Nephrol, 1994, 5 (4): 1133-1138.
[30] JACKMAN H L, MASSAD M G, SEKOSAN M, et al. Angiotensin 1-9 and 1-7 release in human heart: role of cathepsin A [J]. Hypertension, 2002, 39 (5): 976-981.
[31] SCHWACKE J H, SPAINHOUR J C, IERARDI J L, et al. Network modeling reveals steps in angiotensin peptide processing [J]. Hypertension, 2013, 61 (3): 690-700.
[32] RICE G I, THOMAS D A, GRANT P J, et al. Evaluation of angiotensin-converting enzyme (ACE), its homologue ACE2 and neprilysin in angiotensin peptide metabolism [J]. Biochem J, 2004, 383 (Pt 1): 45-51.
[33] OCARANZA M P, GODOY I, JALIL J E, et al. Enalapril attenuates downregulation of angiotensin-converting enzyme 2 in the late phase of ventricular dysfunction in myocardial infarcted rat [J]. Hypertension, 2006, 48 (4): 572-578.
[34] OCARANZA M P, MOYA J, BARRIENTOS V, et al. Angiotensin- (1-9) reverses experimental hypertension and cardiovascular damage by inhibition of the angiotensin converting enzyme/Ang II axis [J]. J Hypertens, 2014, 32 (4): 771-783.
[35] CAREY R M. Newly discovered components and actions of the renin-angiotensin system [J]. Hypertension, 2013, 62 (5): 818-822.
[36] HUANG F, THOMPSON J C, WILSON P G, et al. Angiotensin II increases vascular proteoglycan content preceding and contributing to atherosclerosis development [J]. J Lipid Res, 2008, 49 (3): 521-530.
[37] DE BOLD A J, BORENSTEIN H B, VERESS A T, et al. A rapid and potent natriuretic response to intravenous injection of atrial myocardial extract in rats [J]. Life Sci, 1981, 28 (1): 89-94.
[38] MCGRATH M F, DE BOLD M L, DE BOLD A

J. The endocrine function of the heart [J]. Trends Endocrinol Metab, 2005, 16 (10): 469-477.

[39] QIAN Y, LIU Y, TANG H, et al. Circulating and local renin-angiotensin-aldosterone system express differently in atrial fibrillation patients with different types of mitral valvular disease [J]. J Renin Angiotensin Aldosterone Syst, 2013, 14 (3): 204-211.

第三章
代谢相关性高血压

第一节
代谢相关性高血压的概述

一、代谢相关性高血压概念的提出

高血压按传统病因分类可分为原发性高血压与继发性高血压，其中遗传因素与环境因素在原发性高血压的发病中起重要作用，这些因素中涉及代谢相关的基因和危险因素与血压升高关系密切。近年大量研究证实80%的高血压患者均伴有不同形式的代谢异常，如肥胖、糖代谢异常、脂代谢紊乱和氨基酸代谢障碍等，这些因素不仅是高血压的危险因子，也参与血压及其相关靶器官损害的病理生理过程，是促进血压升高的重要始动因素。代谢相关性高血压的心血管风险高低，并不完全取决于血压水平，还取决于合并上述代谢危险因素的多少。代谢相关性高血压的治疗达标，不仅是血压达标，其达标治疗更强调包括控制血压及改善代谢异常的综合达标。在降压治疗措施中，纠正代谢异常的各种药物及微创代谢手术对控制代谢相关性高血压有显著影响。因此，代谢异常不仅是高血压发生发展的重要驱动力，还显著影响高血压的治疗效果与长期预后。鉴于代谢异常在高血压发病中的重要作用，其致病机制又有别于内分泌疾病、肾脏病、大动脉炎、神经源性、自身免疫和妊娠等常见病因所致的继发性高血压，在临床特征、发病机制和治疗上又有其特殊性，笔者提出代谢异常所致的高血压应作为单独的高血压类型，并于2005年首次提出了代谢相关性高血压（metabolic related hypertension）的概念：即代谢异常与血压升高之间存在较为明确的因果关系，又排除了其他形式的继发性高血压，通过干预代谢紊乱能有效地控制高血压，可诊断为代谢相关性高血压。在此之前，国外学者Pool在综述中也曾提出过代谢性高血压，但主要阐述高血压与胰岛素抵抗和糖尿病的关联，未明确其定义及相关内涵，对其诊断、临床特征、发病机制及其治疗也无系统论述。

代谢异常与高血压的发生是否存在明确的因果关系，并无明确的文献报道，但以下证据显示代谢紊乱与血压升高有因果关联：①大量的流行病学、临床前瞻性和回顾性研究证据显示，肥胖、糖尿病和血脂紊乱是高血压的危险因素；②许多实验研究证实，肥胖与糖脂代谢异常可升高血压、损害血管结构与功能及其相关的靶器官；③基础研究发现，某些代谢相关的基因与高血压有关，一些代谢通路与代谢产物也参与血压的调控；④代谢异常与血压升高存在明显的时间先后，如肥胖与糖尿病会导致血压升高，血脂紊乱使高血压难以控制；⑤减重、降糖和调脂能更好地控制血压，改善靶器官损害及减少血压相关的心血管风险；⑥改善代谢异常的药物和措施，如GLP-1激动剂、SGLT2抑制剂和代谢手术，对高血压有改善作用。

代谢相关性高血压的提出拓展了对高血压的认识，有助于促进高血压发病机制的研究，也有利于对高血压的防控和精准治疗。

二、正常代谢是维持血压稳态的基础

糖代谢、脂代谢和氨基酸代谢是体内最重要的三大代谢，代谢正常对维持机体内环境稳态十分重要。各器官组织的代谢特征为适应其生理需求各有不同，而器官代谢紊乱将导致功能障碍及疾病。目前对心血管系统的解剖与生理功能已有深入了解，但对心血管系统的代谢调控的认识还十分有限，糖脂与氨基酸代谢不仅在维持血压及相关器官功能方面有重要作用，其代谢功能异常也是导致高血压和

相关靶器官损害的重要生化基础。

（一）糖代谢与血压

血糖主要来源于食物、肝糖原分解与非糖物质如甘油、乳酸及生糖氨基酸的糖异生作用。糖被消化成单糖后的主要吸收部位是小肠上段，糖原是体内糖的储存形式，主要以肝糖原和肌糖原形式存在。肝糖原的合成与分解主要是为了维持血糖浓度的相对稳定，肌糖原是肌肉糖酵解的主要来源。肝脏和肌肉等组织进行糖原合成，转变为其他糖及其衍生物如核糖等，以及转变为非糖物质如脂肪、非必需氨基酸等。当血糖浓度过高，超过肾小管重吸收能力，则出现糖尿。血糖浓度的相对恒定是神经系统、激素及组织器官共同调节的结果。神经系统对血糖浓度的调节主要通过下丘脑和自主神经系统调节相关激素的分泌。长期高血糖引起血管的炎症反应和氧化应激，氧自由基损伤血管内皮致使视网膜和肾脏的微血管受损。此外，高糖激活细胞多元醇代谢途径、蛋白激酶C和氨基己糖途径及糖基化终末产物的形成可直接产生细胞毒性，损伤血管内皮、肾脏和心脏，导致血压升高。

（二）脂代谢与血压

人体摄入的大部分脂肪经胆汁乳化成小颗粒，胰腺和小肠分泌的脂肪酶将脂肪中的脂肪酸水解成游离脂肪酸和甘油单酯。水解后的小分子，如甘油、短链和中链脂肪酸，被小肠吸收入血。甘油单酯和长链脂肪酸被吸收后，先在小肠细胞中重新合成甘油三酯，并和磷脂、胆固醇和蛋白质形成乳糜微粒，由淋巴系统进入血液循环。肝、脂肪和小肠是甘油三酯代谢合成的重要场所，以肝的合成能力最强，合成后与载脂蛋白、胆固醇等结合成极低密度脂蛋白，入血送至肝外组织储存或加以利用。若肝合成的甘油三酯不能及时转运，会形成脂肪肝。合成甘油三酯所需的甘油及脂肪酸主要由葡萄糖代谢提供，脂肪酸由糖氧化分解生成的乙酰CoA合成。脂肪细胞缺乏甘油激酶因而不能利用游离甘油，只能利用葡萄糖代谢提供的3-磷酸甘油。脂肪分解代谢，即脂肪动员，在脂肪细胞内激素敏感性甘油三酯脂肪酶作用下，将脂肪分解为脂肪酸及甘油并释放入血供其他组织氧化。脂肪酸的分解代谢β-氧化，在氧供充足条件下，脂肪酸可分解为乙酰CoA，彻底氧化成CO_2和H_2O并释放出大量能量。大多数组织均能氧化脂肪酸，但脑组织例外，因为脂肪酸不能通过血脑屏障。脂肪酸在线粒体中β氧化生成的大量乙酰CoA除为氧化磷酸化提供能量外，也可合成酮体。脂肪酸主要从乙酰CoA合成，机体多种组织均可合成脂肪酸；胰岛素诱导乙酰CoA羧化酶和脂肪酸合成酶的合成，促进脂肪酸合成，还能促使脂肪酸进入脂肪组织，加速合成脂肪，而胰高血糖素、肾上腺素和生长素则抑制脂肪酸合成。脂肪细胞是机体合成及储存脂肪的仓库，外周及内脏脂肪产生过多或消耗减少将导致肥胖，过多的脂肪组织可产生许多脂肪因子、炎症因子和血管活性肽，从而影响血管结构与功能。肥胖常引起呼吸睡眠暂停综合征、压力感受器调节异常、血管内皮损害、肾脏损伤、肾素-血管紧张素-醛固酮和交感神经系统的异常激活，从而升高血压。血脂异常促使单核细胞黏附并迁移至内皮下，单核细胞在摄取低密度脂蛋白胆固醇（LDL-C）后转化为巨噬细胞，并随细胞内脂质沉积最终衍变为泡沫细胞，引起中层平滑肌细胞增殖并向内膜表面迁移，导致内膜增厚形成斑块，进一步促使血管纤维化和钙化，造成大血管动脉粥样硬化，降低血管顺应性，使血压升高。

（三）氨基酸代谢与血压

蛋白质水解生成的氨基酸在体内的代谢包括两个方面，一方面主要用以合成机体自身所特有的蛋白质、多肽及其他含氮物质，这包括许多调控血压的激素。另一方面可通过脱氨、转氨、联合脱氨或脱羧作用，分解成α-酮酸、胺类及二氧化碳。氨基酸分解所生成的α-酮酸可以转变成糖、脂类或再合成某些非必需氨基酸，也可以经过三羧酸循环氧化成二氧化碳和水，并放出能量。氨基酸的分解代谢主要在肝脏中进行，在分解过程中转变为乙酰CoA，后者在动物肝脏中可生成乙酰乙酸和β-羟丁酸等生酮氨基酸，而凡能生成丙酮酸、α-酮戊二酸、琥珀酸、延胡索酸和草酰乙酸的氨基酸则称为生糖氨基酸，它们都能生成葡萄糖，而苯丙氨酸和酪氨酸是生酮兼生糖氨基酸。某些氨基酸或其代谢产物对血压调控有重要作用，大量研究证实L-精氨酸是产生血管一氧化氮（NO）的主要底物，内皮功能障碍与NO生物活性降低关系密切，也是致高血压的重要病因，补充L-精氨酸可以降低血压。气体分子硫化氢（H_2S）是由两种含硫氨基酸L-半胱氨酸和L-蛋氨酸通过两种胱硫醚酶γ裂解酶（CSE）和半胱氨酸β合酶（CBS）生成。CSE和CBS均存在于哺乳动物组织细胞中，CSE负责心血管系统和肾脏中H_2S的产生，而CBS在中枢神经系统中占主导地位。研究表明H_2S参与血管功能调控，对血压有显著影响。另外，有报道色氨酸和尿氨酸能以内皮依赖的方式舒张血管及降低血压。

正常的代谢对维持血压的稳态十分关键，糖代谢异常导致的糖尿病、脂代谢异常产生的血脂紊乱和肥胖、氨基酸代谢造成的血管活性物质生成障碍。这些代谢异常不仅对血压调控器官心、血管、肾脏与脑的功能有重要影响，也影响这些器官的代谢功能，促使高血压的发生与发展。

三、代谢相关性高血压的管理需要多学科协作

随着社会经济发展及生活方式的变化，全球范围内代谢病的流行逐年增加，高血压合并肥胖及糖脂代谢异常的患者急剧增多，特别是以多重心血管代谢危险因素聚集为特征的代谢综合征出现，1999年世界卫生组织提出了代谢综合征的诊断标准，这对高血压的临床诊治和研究提出了新要求。高血压的发生涉及的学科较为广泛，除与心血管和内分泌代谢病科密切相关外，还涉及肾脏科、泌尿外科、神经科、妇产科、儿科、心理科、血管外科和老年科等。针对这种多学科交叉情况，美国哈佛大学医学院Brigham妇女医院于1992年成立了高血压内分泌科，2003年又改称为高血压内分泌糖尿病科；美国加州大学医学院也成立了同类科室；意大利都灵大学医学院成立了内科与高血压科、日本京都大学和东北大学医学院均成立了高血压内分泌代谢科、澳大利亚昆士兰大学Alexandra公主医院有内分泌高血压研究中心。特别是2019年美国Eckel等一些知名学者呼吁成立心脏代谢医学，建议将内科、心血管科和内分泌科整合起来，聚焦于高血压、糖脂代谢异常及与生活方式相关的疾病。因此，国外对高血压的研究与诊治早已形成跨学科模式，欧美等国家成立的高血压糖尿病和内分泌科充分体现其与时俱进。近30年随着中国的改革开放，国人的生活方式也发生了显著的变化，肥胖、糖尿病和血脂紊乱已发展成为中国的重大慢性病，高血压的诊治与研究已不局限于心血管领域，既要控制好高血压，又要管理好代谢异常，必须借鉴国外的先进经验，打破传统的单一学科模式。为此，1997年笔者开始筹建新型高血压专科，整合了从事心血管、内分泌代谢、肾脏和心血管疾病理生理的学术骨干，于2000年3月成立了高血压内分泌科，随后又相继成立了重庆市高血压研究所、全军高血压及代谢病中心、代谢性血管病重庆市重点实验室，2013年及2017年笔者领衔的代谢相关性高血压团队分别获批教育部创新团队和国家自然科学基金委员会创新研究群体。近20年国内有关单位也相继成立了相关学科和研究团队，如2002年北京大学医学部组建了王宪领衔的代谢性心血管疾病创新团队，后获国家自然科学基金委员会创新研究群体；2018年中国医学科学院阜外医院成立心血管代谢病区。在学会组织层面，2016年中国医师学会高血压专业委员会成立了笔者为首届主任委员的代谢与高血压工作委员会；2017年中华医学会糖尿病专业委员会成立大血管病学组；2018年国际高血压大会设立代谢相关性高血压专题论坛，笔者应邀作为论坛主席；2019年中华医学会心血管专业委员会成立代谢性心血管疾病学组。目前代谢性心血管疾病的学科模式也得到国内外的充分认可，我们在国内率先成立的高血压内分泌科也发挥出其特色优势，

如将高血压的诊治，拓展到内分泌代谢、肾病和外周血管病等异常导致的高血压。科室医护人员不仅熟悉心血管疾病的处理，还掌握常见内分泌代谢病的诊治，将降压、调脂、降糖和减重整合起来，真正做到了心血管与内分泌代谢交叉融合，一体化诊治，满足了患者在一个专科全面控制心血管代谢危险因素的需求。

四、代谢相关性高血压的未来发展方向

心血管代谢医学有其特色与优势，但有些问题需要进一步解决。内分泌代谢与心血管不仅在形式上要交叉结合，在内涵上也要真正融为一体，做“双栖”医师（cardiometablogist），明确心血管与代谢病的重要科学问题，深入研究，找准二者之间的关联点，推出行业引领性的代谢性心血管疾病特色诊疗技术与措施。但目前受专业背景与体制局限，国内外能真正做到两个专业高度融合的科室并不多，有些虽然形式上在一起，专业上却各干各的，难以有效整合。另外，缺乏对交叉学科整合发展的策略与谋划，推广宣传不够，也影响了交叉学科的发展。要促进代谢相关性高血压这一亚专业的良好发展，以下几点值得探索：

1．专业的交叉与融合 首先，内分泌代谢病科医师与心血管内科医师因专业背景不同，对肥胖和糖尿病合并高血压的管理各有侧重；前者更强调血糖和肥胖等代谢异常的控制，对血压的管理和心血管风险的评估不足，后者更多关注心血管风险和相关并发症的处理，对代谢紊乱的有效控制不够。其次，血压测量已不局限常规方法，利用动态血压仪排除白大衣高血压和筛查隐匿性高血压十分重要，但内分泌代谢科应用不够；心血管风险及相关并发病的评估又涉及心血管结构与功能的检测与分析，而难治性高血压多涉及代谢和内分泌系统异常，以及靶器官损害的评估，这对两个学科医师突破现有诊疗模式，掌握新的专业技能提出新的要求。最后，应注意培养或引进有兼具心血管和内分泌代谢病专业背景的人才，以体现多学科交叉特点，更有利于代谢相关高血压亚专业的发展。

2．综合的治疗策略 代谢相关性高血压的治疗与其他类型高血压在处理上有所不同，除关注血压外，评估代谢风险，改善代谢异常也十分关键。在生活方式改变方面，对减肥和预防糖尿病的宣传教育较普及，但缺乏依从性好及有效的措施，这影响对代谢相关性高血压的一级预防的效果。药物治疗方面，指南推荐ACEI或ARB为糖尿病合并高血压或代谢综合征治疗的首选药物。血脂异常合并高血压，应用他汀或贝特类药物调脂有助于高血压的控制。另外，一些降糖药也有轻度的降压作用，如DPP-4抑制剂、GLP-1受体激动剂、SGLT2抑制剂及二甲双胍等，这些代谢药物与降压药联合，有益于降压及改善代谢异常。对高血压合并重度肥胖或难治性糖尿病患者，在生活方式改变无效或药物难以控制情况下，推荐代谢手术治疗，大量临床试验证明代谢手术可明显减肥、降糖、改善血脂和降低血压，可有效控制代谢综合征、全面减少心血管风险及减少远期心血管事件。

3．研究范畴的拓展 代谢异常已成为高血压发生发展的重要驱动力之一，但系统深入地揭示代谢调控血压的机制，代谢异常与高血压相关靶器官损害的关系，以及新的代谢干预靶标及治疗措施仍欠深入研究。以下几方面值得今后进一步探索：外源性代谢因素与内源性代谢通路如何协同调控血压的机制；代谢表型的变化与高血压的因果关系；代谢器官与血压调控器官之间的相互作用及维持内环境稳态的机制；中枢神经系统调控代谢和血压的作用机制，如对摄食行为与胃肠道营养物质吸收的影响等。要明确这些问题，更需要多学科交叉，搭建新的技术平台，如各种组学、多模态分子影像学、光遗传学、双光子中枢成像及结合经典的神经电生理技术和神经生物学方法等。虽然实施这些研究难度也很大，但值得探索，这需要新的理念及举措，才有可能获得重大的突破。

（祝之明）

第二节
代谢相关性高血压的流行病学

目前，尚无代谢相关性高血压患病率的流行病学调查数据，但导致高血压的相关代谢危险因素的流行病学调查报道较多。1991年全国高血压抽样调查表明，国人高血压患病率为11.88%，2002年中国居民营养与健康状况调查表明，高血压患病率增至18.8%。中国高血压调查最新数据显示，2012—2015年中国18岁及以上居民高血压患病粗率为27.9%（标准化率23.2%），与1991年和2002年相比，人群高血压患病率显著增高，尤其青年高血压患病率增长明显。男性高于女性，北方高南方低的现象仍存在，大中型城市高血压患病率较高的特点突出，农村地区居民的高血压患病率增长速度较城市快，城乡差距已不明显。据近年中国居民营养与健康状况调查结果显示，最近十年中国城乡居民的膳食和营养状况有了明显改善，与高血压密切相关的慢性非传染性疾病患病率，如肥胖、糖脂代谢异常和代谢综合征的患病率快速上升，这些代谢危险因素已成为高血压发生与发展的主要驱动力。

一、肥胖合并高血压的流行病学

肥胖与高血压关系密切，临床常用体重指数（body mass index，BMI）和腰围作为判断肥胖的指标。中国成年人正常BMI为18.5～23.9kg/m²，BMI 24.0～27.9kg/m²为超重，BMI≥28kg/m²为肥胖；腰围≥90/85cm（男/女）则可判定为腹型肥胖。1992年中国全国营养调查资料显示，20～60岁成年人BMI≥30kg/㎡者仅占1.5%；2002年中国居民营养与健康状况调查数据表明，中国人群超重者为17.6%，肥胖者已达5.6%。2007—2008年中国糖尿病和代谢紊乱研究组调查资料显示，肥胖患病率已增长至12.2%，腹型肥胖患病率则高达27.1%。中国健康与营养调查（CHNS）监测中国9个省市的人群显示，2009年超重率和肥胖率分别达到27.5%和8.7%，腹型肥胖（男性腰围≥85cm，女性腰围≥80cm）患病率达到45.3%。新近公布的《中国居民营养与慢性病状况报告2015年》显示，2012年中国18岁及以上成年人超重率为30.1%、肥胖率为11.9%（图7-3-1），6～17岁青少年超重率为9.6%、肥胖率为6.4%。

另外，中国少年儿童高血压的患病率已从1991年的7.1%上升到2004年的14.6%。肥胖与超重显著增加儿童高血压患病风险，2012年中国6城市儿童血压调查显示，肥胖、超重和正常体重组的高血压患病率分别为29.1%、17.4%、7.8%；腹型与非腹型肥胖儿童的高血压患病率分别为27.9%和8.4%。

肥胖患病率的增加往往伴随多重代谢紊乱，上海市高血压研究所分析了2274例高血压患者发现

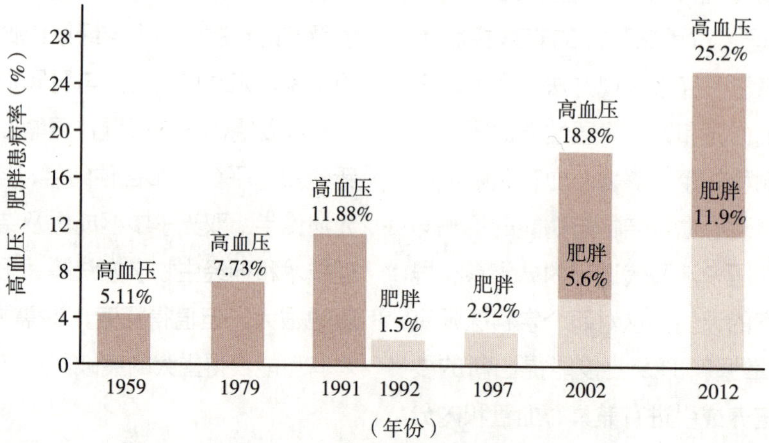

图7-3-1 中国高血压和肥胖患病率变化

超重与肥胖者占76.2%；重庆市高血压研究所分析1863例高血压患者显示，合并肥胖者>60%。中国24万成人横断面调查资料汇总分析显示，超重（BMI≥24kg/m^2）者发生高血压的风险是正常体重者的3～4倍，≥2项以上危险因素聚集风险增加2～3倍；肥胖（BMI≥28kg/m^2）者90%以上患者有高血压及糖脂代谢紊乱或危险因素聚集；腹型肥胖患者发生高血压的风险是腰围正常者的4倍以上。中国22个省、自治区和直辖市46家医院门诊高血压病合并心血管疾病危险因素的现况及血压控制情况调查表明，56%的高血压患者合并肥胖。因此，超重和肥胖已成为中国高血压患病率快速增长的重要危险因素之一。

二、糖代谢紊乱合并高血压的流行病学

中国国家糖尿病与代谢紊乱研究、中国慢性非传染性疾病监测系统、中国慢性病及其危险因素调查等大样本人群数据，以及2020年发表的中国TIDE研究显示中国糖尿病患病率分别为9.7%、11.6%、10.9%、12.8%。2021年发布的《国际糖尿病联盟（IDF）全球糖尿病地图（第10版）》显示：全球约5.37亿成人（20～79岁）罹患糖尿病，中国位居全球首位，患者数量达1.4亿。另外，2015年中国居民营养与慢性病状况报告、中国慢性病前瞻性研究、中国心血管疾病高危人群早期筛查与综合干预项目等几项大型人群调查也显示，中国18岁以上成人高血压患病率为25.2%，35岁以上成年人高血压患病率分别为32.5%、37%。以上数据显示，近年来中国糖尿病和高血压患病率均有同步上升的趋势，但上述研究数据大多集中于糖尿病或高血压各自的患病率，较少关注二者合并存在的患病率。目前国内关于糖尿病合并高血压的流行病学报告数据主要来源于医院的患者数据或部分地域的人群调查。

（一）糖尿病合并高血压的流行病学

横断面研究显示糖尿病患者合并高血压的风险显著高于非糖尿病患者。中国2型糖尿病患者心血管疾病危险因素——血压、血脂、血糖的全国性评估研究（3B研究）是2010—2012年在国内6个地区的104家医院开展的一项针对中国2型糖尿病现患者横断面的调查研究，共计纳入25 817例2型糖尿病患者。研究结果发现，单纯2型糖尿病患者仅为27.9%，而糖尿病合并高血压的患者占59.8%。开滦研究纳入体检职工101 509人，糖尿病合并高血压检出率为63.3%，显著高于无糖尿病组（42.0%）。国内另一项观察性研究入选856例2型糖尿病住院或门诊患者，7.36%合并白大衣高血压。有报道对糖尿病患者行24小时动态血压监测显示，26.5%有隐匿性高血压。

前瞻性研究证实糖代谢异常增加高血压发病风险，中国农村人群研究纳入9583例无高血压及糖尿病病史的成年人，随访6年发现，空腹血糖受损比正常空腹血糖的人群高血压累积发病率显著升高（男性：23.9% *vs.* 18.4%；女性：23.8% *vs.* 16.4%）；女性空腹血糖受损者高血压发病风险升高23%。开滦研究选择基线血压正常的糖尿病患者2367例，平均随访25.6个月后，进展为单纯收缩期高血压、单纯舒张期高血压及收缩期/舒张期双期高血压的标准化发病率（/1000人年）分别为80.2、89.2、130.8。该研究的另一项前瞻性观察以2468例糖尿病人群作为队列，平均随访时间为（47.2±5.1）个月，发现高血压患病率为39.5%。

（二）高血压合并糖代谢异常的流行病学

高血压患者合并糖代谢异常的检出率也显著升高。卫生部“医疗质量万里行”活动“降压在行动”项目纳入全国127家医院高血压专病门诊32 004例高血压患者，19 534例接受糖尿病检查，其中70.3%合并糖尿病；无糖尿病史患者中，分别有9.9%、5.5%依据空腹血糖（≥7.0mmol/L）或糖负荷后2小时血糖（≥11.0mmol/L）诊断为2型糖尿病。北京安贞医院牵头的一项横断面研究纳入22省市、46所医院4942例高血压患者，检出1202例（24.3%）糖尿病患者，其中34.7%是初诊糖尿病，在新诊断糖尿病患者中，54.9%通过空腹

血糖（≥7.0mmol/L）、45.1%通过负荷后2h血糖（≥11.1mmol/L）确诊，提示高血压患者有较高的糖代谢异常罹患率，对其中的高危人群进行口服糖耐量试验（OGTT）有助于降低合并糖代谢异常的漏诊率。

英国的人群前瞻性研究显示，收缩压和舒张压每升高20/10mmHg相应增加新发糖尿病风险58%和52%。国外荟萃分析也显示，收缩压每升高20mmHg，糖尿病相对风险为1.77。国内研究也显示高血压患病及血压控制情况与新发糖尿病风险相关。国内荟萃分析表明，超重、中心性肥胖、糖尿病家族史、吸烟、饮酒、高血压、收缩压、高脂血症、总胆固醇水平、甘油三酯水平、冠心病史、脑血管意外史和食用油类型是影响糖尿病患病率的主要因素，其中糖尿病家族史和高血压是最显著的两个危险因素（OR＝3.13、2.64）。江苏省多代谢异常和代谢综合征综合防治队列研究的随访结果显示，3146名研究对象中，有102例新发糖尿病患者；基线血压正常组和高血压组糖尿病累积发病率分别为2.74%和4.76%；基线血压正常组与高血压组糖尿病发病率均随着血压增加而上升。两组人群中，随访转为或仍然为高血压的人群糖尿病患病率均大于随访血压保持或控制为正常的人群（基线血压正常组5.6% *vs.* 1.9%，基线高血压组7.1% *vs.* 2.2%）；调整基线年龄、性别和糖尿病一般危险因素后，基线血压正常组中随访转为高血压的人群相比血压保持正常的人群发生糖尿病的相对危险度为1.84；基线高血压组中随访血压未得到控制相比血压得到控制的人群发生糖尿病的相对危险度为1.90，该研究提示若有效控制高血压能降低糖尿病发生的风险。

三、高血压合并高脂血症的流行病学

中国高血压合并血脂异常十分常见，2009年中国高血压合并多重心血管疾病危险因素患病和治疗现状调查显示，高血压患者中合并至少一种血脂异常的患者占81.2%，合并高胆固醇血症的患者占61%。一项来自19省84个中心12 040例血脂异常患者的胆固醇管理和达标研究显示，血脂异常患者中51.9%的患者合并高血压。中国降脂药治疗血脂异常的研究结果表明，在接受降脂治疗的血脂异常患者中合并高血压的比例为65.8%。2012—2015年中国重要心血管疾病患病率调查显示，人群筛查的高血压患者中合并至少一种血脂异常的患者占41.3%，合并高胆固醇、高甘油三酯（TG）、高LDL-C和低HDL-C血症的患者分别占9.9%、18.0%、7.8%和20.6%。除高血压合并高甘油三酯血症外，其他血脂异常均存在性别差异，东部、中部和西部地区在高血压合并各种血脂异常患病率之间无统计学差异。2007—2010年在全国范围内对43 368名年龄≥18岁受试者进行统计分析发现血脂异常的知晓率、治疗率和控制率分别为31.0%、19.5%和8.9%。2012—2015年中国重要心血管疾病患病率调查显示，中国年龄≥35岁人群血脂异常患病率为34.7%，东部、中部和西部地区的患病率分别为33.8%、34.9%和35.8%，男性患病率明显高于女性（40.0% *vs.* 29.3%，$P<0.01$）；高胆固醇、高TG、低HDL-C和高LDL-C血症患病率分别为7.5%、14.1、19.2%和6.0%。高血压合并血脂异常人群中，血脂异常知晓率、治疗率和控制率分别为23.7%、13.0%和6.5%。多项流行病学研究显示中国血脂异常主要以低HDL-C血症和高TG血症为主。

四、高血压合并代谢综合征的流行病学

代谢综合征在全球发达国家和发展中国家中均呈逐年增加的趋势，IDF公布的数据显示，全球成人代谢综合征患病率为20%～25%，快速增长的患病率与城市化、工业化、老龄化和生活方式的改变密切相关。美国国家健康与营养调查研究（NHANES）显示2011—2012年代谢综合征的患病率为35%，远高于全球平均患病率。按照NCEP-ATP III标准筛查，德国代谢综合征患病率男性为25%，女性为18%，低于美国。芬兰和瑞典从1990年起进行2型糖尿病家族中早发代谢综合征的研究（Botnia），结果显示，非糖尿病组男

性比女性代谢综合征患病率更高（15% *vs.* 10%）。亚太地区代谢综合征流行数据显示，日本2004年城市调查40～87岁成人代谢综合征粗患病率为16.5%。韩国大于20岁成年人调查显示，代谢综合征的患病率从1998年的24.9%增长至2007年的31.3%。而印度20～80岁人群数据调查显示总体患病率为33.5%，其中女性远高于男性（42.3% *vs.* 24.9%）。

中国“十五”期间的状况调查显示，13 732例中年（35～59岁）人群代谢综合征患病率为12.1%，男性高于女性、北方地区高于南方地区、城市人群高于农村人群（$P<0.05$）。同时有肥胖、高血压、血脂紊乱三个因素者占60.4%。“十五”期间代谢综合征标准化患病率（10.0%）与“九五”期间（7.2%）比较差异有统计学意义（$P<0.05$），且男性大于女性、北方地区大于南方地区。无论南北方地区、城市/农村人群，甘油三酯、体重指数、腰围的平均水平都显著高于“九五”期间。进一步分析男性和女性不同腰围水平和代谢综合征其他成分聚集的关系显示，随腰围增大，代谢综合征成分聚集的风险显著增高，男性腰围超标的代谢综合征患病率为19.3%，女性为13.9%，其中代谢综合征以腰围超标，血压升高和高TG三项的组合为最多。一项对2010年98 658名中国大陆成人调查显示，总体代谢综合征患病率为33.9%，其中男性31.0%，女性36.8%，估算全国4亿多成人患有代谢综合征，其中一半左右的患者为低HDL和高血压。不同性别存在组分的差别，女性患者腹型肥胖和低HDL比例高于男性，而男性高血压、高血糖和高TG的比例高于女性。城乡间比较，城市明显高于农村（37.8% *vs.* 32.1%）。汉族人群的代谢综合征的患病率高于其他少数民族，而低HDL-C例低于少数民族（60.2% *vs.* 64.5%）。而另一项来自中国糖尿病和代谢紊乱研究的数据显示，在腹型肥胖的患者中，代谢综合征的比例为49.5%，且存在性别差异，男性代谢综合征患病率为73.7%，远远高于女性（36.9%）。一些区域调查结果略有差异，上海市社区成人代谢综合征的流行状况调查采用美国NCEP-ATP III标准，35～74岁人群代谢综合征的粗患病率为19.81%，年龄标准化后的患病率为16.21%，女性高于男性，城市高于农村。代谢综合征患病率随年龄的增长而增加，55岁以上女性患病率显著上升。人群中有3种以上组分的个体比例高达19.81%，各危险因素的组合形式在4项组合中以“腹型肥胖＋高TG＋低HDL-C＋高血压”为最多。重庆市26 685名成年人（≥18岁）代谢综合征的流行病学分析表明，代谢综合征的总患病率为15.67%，男性高于女性，患病率随年龄增长而逐渐增加，50岁以上女性患病率增长显著。受检者中有3种组分异常的比例高达11.50%，组合形式以“腹型肥胖＋高血压＋高TG”的比例最高。因子分析显示腹型肥胖、高血糖、血脂异常（高TC和低HDL-C）和高血压4个因子对代谢综合征的累计方差贡献率为82.43%，其中高血压因子贡献最高，其次为血脂、血糖和腹型肥胖。中国的代谢综合征患者以肥胖合并高血压和血脂异常最为常见，高血压在其中起着重要的作用。

总之，肥胖、糖脂代谢异常和代谢综合征是最常见的导致高血压的代谢危险因素，人群患病率高，分布范围广，影响因素多，控制难度大，对其早防早治对防止高血压的发生发展意义重大。

（祝之明）

第三节 代谢相关性高血压的临床特征与诊断分类

一、代谢相关性高血压的临床特征

高血压的症状因人而异，早期可能无症状或症状不特异，以头晕、头痛、疲劳、心悸等最常见。高血压的症状与血压水平有一定关联，但二者并不一致，如合并严重的心、脑、肾等器官的损害会出现卒中、心肌梗死和肾衰竭等症状体征。当高血压合并代谢紊乱时，则体现相关代谢异常的代谢相关性高血压的特征。

1．合并肥胖的临床表现 单纯性肥胖可见于任何年龄，约50%成年肥胖者有幼年肥胖史，一般呈体重缓慢增加，如短时间内体重迅速地增加，应考虑继发性肥胖。男性脂肪分布以颈项部、躯干部和头部为主，而女性则以腹部、下腹部、胸部乳房及臀部为主。轻至中度肥胖者可无任何自觉症状，重度肥胖者则多有怕热，活动能力降低，甚至活动时有轻度气促，睡眠时打鼾等表现。肥胖患者肺活量降低且肺的顺应性下降，可导致多种肺功能异常，常伴有阻塞性睡眠呼吸困难，重度肥胖者尚可引起睡眠窒息，偶见猝死。肥胖症，尤其是腹型肥胖者，多伴高血压及糖脂代谢紊乱，会出现高甘油三酯血症、高胆固醇血症和低高密度脂蛋白胆固醇血症，糖耐量的异常和糖尿病，冠心病、痛风等，其他还有肌肉骨骼病变及内分泌系统等方面改变。

2．合并高血糖的临床表现 严重高血糖时出现典型的多饮、多尿、多食和消瘦“三多一少”症状，多见于1型糖尿病，而2型糖尿病早期往往无明显症状，其发病前常有肥胖，若得不到及时诊断，体重会逐渐下降。有些体征可能与高血糖有关，如牙齿松动脱落、牙周炎和牙龈炎、经常出现手腿麻痹或者阵痛、饥饿感，且喜甜食、口舌干燥、便秘与腹泻交替出现、视力减退及皮肤伤口不易愈合等。

3．合并高脂血症的临床表现 主要是脂质在真皮内沉积所引起的黄色瘤和脂质在血管沉积所引起的动脉粥样病变所致的缺血表现。尽管高脂血症可引起黄色瘤，但其发生率并不很高，而动脉粥样病变的发生和发展又是一种缓慢渐进的过程。因此在通常情况下，多数患者并无明显症状和异常体征，只有通过血液生化检验才能发现。

4．合并高尿酸血症的临床表现 无症状高尿酸血症指患者仅有血尿酸升高，但高尿酸血症是痛风的发病基础，只有尿酸盐在机体组织中沉积下来造成损害才出现痛风、关节炎及痛风石。急性痛风关节炎发作时血尿酸水平不一定都高。血尿酸是高血压的独立危险因素，并与糖尿病、高甘油三酯血症、冠心病和肾脏损害等有一定关联。

5．合并代谢综合征的临床表现 在同一个体出现腹型肥胖、血脂（高TG/低HDL-C）异常、高血压、糖尿病和/或葡萄糖耐量异常，上述4项因素中有3项的即可诊断代谢综合征，其早期症状可能不明显，随着病情的发展，可存在多种代谢异常的表现。

二、代谢相关性高血压的临床诊断

传统的高血压诊断标准≥140/90mmHg，美国心脏协会（AHA）和美国心脏病学会（ACC）于2017年11月14日发布了新的高血压诊断标准，将高血压定义为：血压≥130/80mmHg。新的定义警示血压≥130/80mmHg者，其心血管风险的增加，强调在130/80mmHg就开始干预，可以预防更多的高血压并发症。该诊断标准指出诊断为高血压是预警，但不一定需要药物治疗，而先通过生活方式干预降低危险，但患者如有冠心病、脑卒中和糖尿病，或10年动脉粥样硬化性心血管疾病风险≥10%，血压≥130/80mmHg时就应考虑应用降压药物。如果无上述并发病，且10年动脉粥样硬化性心血管疾病风险＜10%，起始用药的血压值≥140/90mmHg。新标准整合了血压相关的心血管代谢风险、推荐多种血压监测方法、启动降压药物治疗的血压阈值、治疗的血压目标、改善高血压治疗和控制的策略等，体现了将高血压与心血管代谢风险融为一体，早期预防及综合干预的特点。依据中国流行病学数据，2018年《中国高血压防治指南》推荐的标准为，正常血压：＜120/80mmHg；正常高值血压：120～139/80～89mmHg；高血压≥140/90mmHg。为便于比较及与国际接轨，综合了国内外多个高血压指南，建议代谢相关性高血压的血压诊断标准为≥130/80mmHg，同时应合并至少一种代谢异常，且代谢异常与血压升高有因果关系，并排除了其他继发性高血压，其诊断流程如下（图7-3-2）。

代谢相关性高血压是一个排除性诊断，首先必须进行代谢评估，代谢异常是前提，尤其要明确代谢异常与血压升高是否存在因果关联，但临床实践中有相当部分高血压患者，其血压升高与代谢异常的因果关系难以明确。某些患者为血压升高在先，然后再出现代谢异常，临床上应注意区分上述不同的情况，如二者之间存在明确因果关系，并除外其他继发因素，可诊断为代谢相关性高血压，其余可称之为高血压合并代谢异常。

三、代谢相关性高血压的分类

按代谢病因分类，临床常见的代谢相关性高血压类型有：肥胖相关性高血压、糖尿病相关性高血压、高血压型代谢综合征、家族性血脂异常高血压综合征、氨基酸代谢异常相关高血压、高血压合并高尿酸血症等，这些不同类型的代谢相关性高血压均有其特征。

1. 肥胖相关性高血压 20世纪80—90年代Landsberg等开始使用“obesity-related hypertension，obesity-induced hypertension，obesity associated hypertension”来描述肥胖相关性高血压，并认为胰岛素抵抗和/或高胰岛素血症是其重要机制。肥胖既可增加高血压患者的血压控制难度，也促进多重心血管代谢危险因素的聚集，加重了对心脑血管的损害。美国心脏协会/美国心脏病学会（AHA/ACC）自2003年以来发表了一系列有关肥胖的评估、防治及其与心血管疾病关系的声明与指南。欧洲高血压学会（ESH）肥胖工作组先后于2009—2011年发表了关于肥胖相关性高血压靶器官损害、减重治疗的降压效应及减肥药物的心血管影响的专家共识，并于2012年与欧洲肥胖研究学会（EASO）联合发布了肥胖和难治性高血压的声明。《中国高血压防治指南（2010年修订版）》中指出肥胖合并高血压和糖脂代谢异常是国人代谢综合征的最主要表现形式，2017年中华医学会心血管专业委员会高血压学组又发表了《肥胖相关性高血压管理的中国专家共识》。肥胖相关性高血压的重要特征为高血压的发生与肥胖密切相关，控制体重能有效降低血压。但应注意高血压与肥胖的关系可分为血压升高继发于肥胖或高血压先于肥胖发生，也有部分肥胖患者血压不高，因高血压发病隐匿，其与肥胖的因果关系常难以确定。此外，还需要排除其他继发性高血压，如内分泌疾病、大动脉炎、肾脏疾病、睡眠呼吸暂停综合征及妊娠等。

肥胖性高血压的诊断有其特殊性，体现在肥胖的诊断与血压的测量。目前临床常用的肥胖诊断指标为体重指数（BMI）和腰围。BMI通常代表全身肥胖程度，腰围主要反映腹型肥胖或中心型肥胖。因此，肥胖相关性高血压的肥胖诊断要点为：BMI≥28kg/m^{2}和/或腰围≥90/85cm（男/女）。大量研究显示，内脏脂肪增多与高血压、糖脂代谢紊乱、动脉粥样硬化及心血管事件关系密切。CT或MRI在腰椎4～5水平定量分析内脏脂肪分布是目前测量脂肪分布及含量的“金标准”，一般以内脏脂肪面积≥100cm^{2}可判断内脏脂肪型肥胖。由于CT/MRI检查费用高昂，不适合作为临床常规使用，国内外也有采用超声测量腹部脂肪厚度来反映

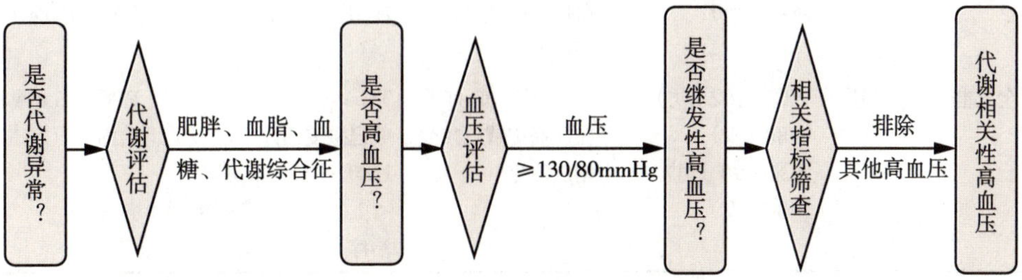

图7-3-2 代谢相关性高血压的诊断流程

内脏脂肪型肥胖。肥胖患者上臂臂围显著超过体重正常者，因此，除了常规的血压测量要求之外，血压测量（包括诊室血压、动态血压和家庭血压检测）中合适袖带的选择尤为重要。

2．糖尿病相关性高血压 糖尿病易合并高血压，大量研究显示约60%的糖尿病患者伴有血压升高，但单纯血糖升高，如无其他危险因素和合并症则对血压影响不大，但长期高血糖未能有效控制可损害血管内皮及肾脏易使血压升高。此外，高血糖导致的交感和肾素－血管紧张素－醛固酮系统激活、胰岛素抵抗、肾脏钠重吸收增加及合并肥胖和动脉粥样病变也促进了血压的升高。糖尿病合并高血压的心脑血管事件风险明显高于非糖尿病的高血压患者。糖尿病相关性高血压的诊断，需明确高血糖与高血压存在因果关系，尤其糖尿病相关的血管内皮功能异常和糖尿病肾病的存在。因糖尿病常合并肥胖，其血压测量要求参照肥胖相关性高血压。糖尿病相关性高血压的治疗有其特殊性，首先在血压达标值方面AHA/ACC建议为＜130/80mmHg，而ADA则推荐为＜140/90mmHg；降压药物选用上强调首选拮抗肾素与血管紧张素Ⅱ的药物，同时选用能良好控制血糖，并有益于减少远期心肾与血管事件的降糖药。

3．高血压型代谢综合征 代谢综合征的定义是一组由肥胖、糖脂代谢紊乱和高血压聚集存在，且相互关联，以动脉粥样血管病变为主要结局的临床症候群。2009年美国心脏协会/美国国家心脏、肺和血液研究所、国际糖尿病联盟、世界心脏联盟、国际动脉粥样硬化学会和国际肥胖研究协会发表联合声明，提出了统一的代谢综合征诊断标准，特别指出不同种族人群诊断腹型肥胖需要采用不同的标准。中国代谢综合征的诊断标准与国际标准基本一致，主要由中国高血压防治指南修订委员会、中国成人血脂异常防治指南修订委员会及中华医学会糖尿病学分会，依据国外代谢综合征的诊断标准和中国人群代谢综合征流行病学数据提出统一标准，见表7-3-1。

国内外代谢综合征诊断标准的主要差异，集中在对腹型肥胖和HDL-C异常切点值的纳入，国外强调应依据不同性别与种族确定相应的腹型肥胖切点及HDL-C的切点存在显著的性别差异，相较于西方人群，中国人肥胖程度较轻，而体脂分布趋于向腹腔内积聚，更易形成腹型肥胖，即使在体重指数正常的人群中，也有14%的腹型肥胖。国内采用腹部磁共振或CT成像技术，精确评价腹内脂肪积聚，并与腰围值和心血管及糖尿病的风险对比，提示男性腰围≥90cm，女性腰围≥85cm作为国人腹型肥胖的诊断切点较合理，且与日韩等东亚人群研究结果有可比性。在代谢综合征的各个组分中，中国代谢综合征患者高血压最为常见（65.4%），主要类型以肥胖合并高血压和血脂异常最多，占53.7%，其次为肥胖合并糖代谢异常和高血压，占30.5%。

表7-3-1 国内外代谢综合征诊断标准

指南/共识	初选人群	组分	腰围（cm）	血压（mmHg）	血脂紊乱（mmol/L）	血糖（mmol/L）
中国	全人群	≥3项	WC≥90（男） ≥85（女）	≥130/85或有高血压病史或已接受相应治疗	TG≥1.7 HDL＜1.04	FPG≥6.1，糖负荷2h≥7.8，或有糖尿病
国外*	全人群	≥3项	WC≥102（男） ≥88（女） 亚洲≥90（男） ≥80（女）	≥130/85或有高血压病史或已接受相应治疗	TG≥1.7 或已接受治疗 HDL＜1.03（男） ＜1.3（女）或已接受治疗	FPG≥5.6或已接受相应治疗

注：* 2009年AHA/NHLBI共识。

高血压型代谢综合征较其他类型的代谢综合征的心血管风险更高，治疗达标更难。

代谢综合征中高血压的发生机制十分复杂，涉及多重代谢异常对心血管系统的作用，有研究认为胰岛素抵抗在代谢综合征发病中发挥关键作用，但大量研究表明将其作为解释代谢综合征发病的重要病因有局限性。首先，代谢综合征与胰岛素抵抗现象是有本质区别的；其次，代谢综合征组分与胰岛素抵抗并非完全存在因果关系；再次，胰岛素抵抗为一生理和病理生理状态，受多种因素影响，除胰岛素钳夹技术外，目前尚无简易准确的临床评价方法；最后，代谢综合征的工作定义中，胰岛素抵抗也非诊断所必需。

4．血脂紊乱相关性高血压 血脂紊乱与高血压的关系较复杂，一部分与遗传因素有关，如家族性血脂异常高血压综合征（familial dyslipidemic hypertension，FDH）。FDH常与家族性高脂血症（familial combined hyperlipidemia，FCHL）一并出现，其特征是在同一家族中有两个以上的同胞在60岁前发生高血压，同时伴有一至三种脂质紊乱（包括TG、LDL-C水平超过90%百分位数，或HDL-C水平低于10%的百分位数）。这种综合征约占所有高血压患者的12%，占60岁前发生高血压的25%。Keulen等研究显示，有1/3的FCHL家庭伴有FDH，而27%的FCHL亲属有FDH。临床上更常见的是因糖尿病、肥胖及动脉粥样病变引起的血脂紊乱，进而损害了肾脏和血管内皮，导致血压升高。中国高血压患者中合并至少一种血脂异常的患者占41.3%，合并高胆固醇、高甘油三酯、高LDL-C和低HDL-C血症的患者分别占9.9%、18.0%、7.8%和20.6%。中国血脂异常患者中51.9%的患者合并高血压。因此，血脂紊乱相关的高血压不仅常见，而且治疗与控制不理想。

5．氨基酸代谢异常相关高血压 氨基酸具有广泛的生物学作用，包括构成蛋白质及参与能量代谢等，氨基酸代谢相关的蛋白及酶缺陷可引起多种病理生理异常，蛋白质具有调节血压的作用。谷氨酸在体内参与合成谷胱甘肽，后者是体内主要的抗氧化剂，增加饮食中谷氨酸的摄入可有效降低收缩压及舒张压。甲硫氨酸的摄入与血压升高有关，血浆中甲硫氨酸水平与高血压呈负相关，血浆含硫氨基酸水平下降可能是导致血压升高的重要原因。同型半胱氨酸是甲硫氨酸的代谢产物，高同型半胱氨酸血症与内皮功能障碍密切相关，急剧升高的同型半胱氨酸可促进二甲基精氨酸的大量产生，而后者是一氧化氮合成酶抑制剂，导致NO合成减少，从而影响血管功能。酪氨酸、苯丙氨酸和色氨酸均为芳香族氨基酸，有报道增加酪氨酸的摄入可有效降低收缩压。正常生理条件下，苯丙氨酸转化为酪氨酸进而发挥作用，苯丙氨酸也可促进四氢生物喋呤合成，进而参与内皮舒张，此外赵光胜较早发现苯丙氨酸与血压负相关，可能是与其调控细胞内外环境稳态及离子转运有关。我们报道予牛磺酸能降低高血压前期者的血压及改善血管功能。芳香族氨基酸的另一成员色氨酸是5-羟色胺（5-HT）的前体，后者广泛分布于交感神经-血管连接处的肾上腺素能神经，从而参与血管功能的调节，予色氨酸可降低高血压患者的血压。支链氨基酸（branched-chain amino acids，BCAAs）主要包括亮氨酸、异亮氨酸及缬氨酸。血BCAAs与收缩压及舒张压呈正相关，BCAAs摄入可降低大脑中色氨酸及酪氨酸的摄取，影响5-HT及儿茶酚胺的合成，进而影响中枢血压调控。甘氨酸为非必需氨基酸，主要来源于动物蛋白质，甘氨酸、丙氨酸的摄入与收缩压和舒张压相关，参与弹性蛋白等结构蛋白的形成。精氨酸是NO的前体，精氨酸的摄入有益于改善内皮功能及降低收缩压及舒张压。半胱氨酸是体内唯一具有还原性巯基的天然氨基酸，研究发现半胱氨酸可降低氧化应激及胰岛素抵抗、增强NO活性等，同时作为合成谷胱甘肽的原料而参与谷胱甘肽对血压的调节。目前发现多种氨基酸与血压关联，有些是构成调控血管活性物质的重要组分，其代谢异常对血压有重要影响，除对少数氨基酸对血压的作用了解较多外，许多氨基酸代谢变化与血压的关系还有待深入研究，同时需在大规模前瞻性人群试验中予以证实。

6．其他代谢异常与高血压

（1）高同型半胱氨酸血症与高血压：血浆同型半胱氨酸（homocysteine，Hcy）与高血压具有协同作用是心脑血管疾病的独立危险因子。临床上高Hcy血症，指人血浆中Hcy的含量≥15μmol/L。Hcy是机体蛋氨酸的中间代谢产物，通过肾脏排泄清除，细胞内Hcy代谢主要受参与蛋氨酸循环的甲基四氢叶酸还原酶（MTHFR）和参与转硫作用的β胱硫醚合成酶的调控。Hcy代谢过程中的任何一个步骤受到影响都会引起血浆Hcy的升高。高Hcy血症可通过破坏患者血管内皮依赖的舒张功能、内皮抗凝功能和促炎作用等促使各种血管疾病的发生。研究表明，当高Hcy血症和高血压两种危险因素并存时，导致血管疾病风险增加约11倍，是正常人的25～30倍；此外血浆Hcy每增加5μmol/L，冠状动脉疾病的危险增加33%，脑血管病的危险增加59%。然而，由于中国人群特有的*MTHFR* C677T的高遗传突变率和饮食习惯等造成的低叶酸摄入之间的共同作用，导致Hcy水平显著高于西方国家。有流行病学调查显示，3/4的中国高血压患者存在高Hcy血症，其中男性占91%，女性约占60%。

多数高血压患者血浆Hcy水平处于＜20μmol/L，在此范围内血浆Hcy水平仍因年龄、性别、种族、病史等不同而有所差异，如高龄、男性、吸烟、高总胆固醇、*MTHFR* C677T基因型、维生素B_{12}和叶酸缺乏等均可导致较高的Hcy水平。中国脑卒中一级预防研究（CSPPT）证明了中国高血压患者群血浆Hcy水平的男女差异、年龄差异、在不同*MTHFR*基因型人群中的差异等。

（2）维生素D代谢异常与高血压：维生素D是一种开环甾体激素，为脂溶性类固醇衍生物，1-25二羟维生素D_3［1-25（OH）$_2D_3$］是人体内活性维生素D，其通过维生素D受体（VDR）调节机体钙磷代谢，促进细胞生长和分化。近年研究表明维生素D与血压调节和心脑血管系统疾病有关。人体的1-25（OH）$_2D_3$来自阳光照射皮肤后合成（80%～90%）和饮食（10%～20%）摄入。尽管没有足够的证据来证明维生素D缺乏是高血压的一个独立的危险因素，但是临床流行病学调查发现1-25（OH）$_2D_3$水平较低（＜30ng/ml）或维生素D缺乏可增加罹患高血压的风险，维生素D与血压值及高血压发病呈负相关。临床研究发现正常的男性和患者血浆中1-25（OH）$_2D_3$的浓度与血压成反比，补充1-25（OH）$_2D_3$可以降低高血压患者的血压。Sugden等研究表明长期服维生素D可使收缩压下降14mmHg。孕妇中普遍存在维生素D缺乏，荟萃分析发现妊娠期高血压疾病患者与妊娠晚期血浆1-25（OH）$_2D_3$水平下降、胎盘VDR低表达、维生素D抵抗有关。老年人群体中维生素缺乏的发病率更高，研究显示中国中老年人群维生素D缺乏和不足的发生率为69.2%和24.4%，横断面研究显示血清1-25（OH）$_2D_3$水平与老年人的高血压呈负相关。

维生素D对血压的调节机制可能与肾素-血管紧张素-醛固酮系统（RAAS）、血管的保护作用、甲状旁腺激素（PTH）的分泌等有关。维生素D被认为是RAAS的负调控因子，维生素D与VDR结合后可抑制肾素基因的转录和表达，从而降低血压；而*VDR*基因敲除的小鼠组织RAAS的表达均有所增加，血压明显升高。同时，维生素D可作用于血管平滑肌促进前列腺素E2生成，增强体外一氧化氮合成酶的活性而增加内皮型NO的产生。体内较低的维生素D水平会负反馈地刺激PTH的释放，而PTH在调节钙、磷代谢平衡的同时，也会引起钙、磷在血管壁的沉积，降低血管壁的顺应性，最终导致血管阻力增加，血压升高。尽管许多观察性研究已经表明低维生素D可引起高血压的风险增加，人体及维生素D状态与血压是否存在直接的相关性目前尚不能确定，需要在大型临床试验中进一步明确补充维生素D是否能够减轻高血压的患病率以及维生素D的最佳剂量。

(3) 高尿酸血症与高血压：高尿酸血症(hyperuricemia)由人体嘌呤代谢紊乱所致，尿酸产生和肾排泄速度不匹配，导致尿酸在血浆中大量堆积所致。非同日2次空腹男性血尿酸＞420μmol/L、女性＞360μmol/L可确诊高尿酸血症。近年来，随着人们生活水平的不断提高及饮食结构的改变，尿酸水平及高尿酸血症发生率呈逐年上升趋势，且日趋年轻化。高尿酸血症已成为继高血糖、高脂血症和高血压之后的第四大代谢病。高血压伴高尿酸血症的发病率也有上升趋势，患病人数逐年增加，越来越多的研究者开始关注高尿酸血症与高血压之间的关联。研究发现，高尿酸血症与糖尿病、心血管疾病、脑卒中等的发病相关，是这些疾病发生、发展的独立危险因素。研究表明，血尿酸水平每增加60μmol/L，高血压的发生风险增加15%～23%。有研究报道指出，高尿酸血症组高血压患病率为29.49%，显著高于正常尿酸组（17.87%）。高尿酸血症引起高血压的可能的机制是：①促进胰岛素抵抗，从而升高患者的血压；②激活肾素血管紧张素系统，导致水钠潴留，而诱发高血压；③通过增加血小板源性生长因子的表达，刺激血管平滑肌细胞增殖，进而导致动脉弹性下降；④体内的尿酸盐可能会形成尿酸结石，引起肾后性梗阻，导致肾脏损害，促使血压升高；⑤尿酸结晶也可沉积于血管内皮，通过氧化应激反应导致血管内皮发生损伤，激活血小板，引发血管局部血栓形成，进一步损害血管内皮舒张功能。另外，高血压患者因各种原因导致肾血流量减少，也会增加肾脏对尿酸的重吸收，二者相互促进，协同加速心脑血管疾病、肾病等疾病的发生发展，导致不良结局。

总之，代谢相关性高血压应属继发性高血压范畴，某些代谢异常与血压升高，因果关系较明确，有些可能伴随出现。高血压合并代谢紊乱，更易发展成难治性高血压，加重对靶器官的损害，显著增加心血管风险。

（祝之明）

第四节
代谢相关性高血压的心血管风险评估

高血压的众多危险因素中，代谢相关危险因素约占2/3，充分显示了代谢紊乱在高血压中的地位与重要性。2017年AHA/ACC高血压新指南更加突出代谢紊乱在高血压发生发展和防控中的作用与地位，积极倡导对心血管代谢风险评估，推荐高血压与代谢危险因素的综合管理与干预。因此，代谢相关性高血压的风险评估和预警，既是高血压早期预防的重要内容，也是加强生活方式管理、采取个体化治疗措施的基础。目前，国内外建立了多种心血管风险评估模型工具。Framingham心脏风险预测模型显示在总胆固醇水平和收缩压相同的情况下，有糖耐量异常和其他危险因素者，其心血管危险性将显著升高。Interheart研究表明随着心血管代谢危险因素的聚集增加，心肌梗死的危险性呈线性上升，单因素与多重危险因素聚集相比，其心血管危险可相差数十倍。另外，合并队列方程（PCE）和系统性冠状动脉风险评估模型等工具已经广泛用于欧美人群心血管疾病一级预防指南及高血压、血脂异常、糖尿病等危险因素评估。中国学者根据前瞻性长期随访队列，建立了中国人群缺血性心血管疾病10年发病风险评估模型、心血管疾病10年风险和终生风险预测模型（China-PAR模型）、脑卒中10年风险和终生风险预测模型等风险评估工具。尤其是，China-PAR模型整合了四项中国人群前瞻性队列随访数据，总样超过12万人，覆盖中国南北方、城乡不同地区。China-PAR模型与美国PCE模型相比，对中国人群心血管疾病10年风险的预测更加准确，为中国心血管疾病的一级预防提供了实用性评估工具。因此，应用心血管风险评估工具可对代谢相关性高血压的心血管代谢风险(cardiometabolic risk) 进行评估，并指导治疗。与代谢相关的评估因素包括空腹血糖、血脂、基础代谢项目、甲状腺刺激激素等。

一、血压与代谢因素的相互作用对心血管风险的影响

虽然高血压是影响心血管事件发生和预后的独立危险因素，但是并非唯一决定因素，大部分高血压患者还存在血压升高外的心血管代谢等危险因素，血压和代谢因素相互作用共同促进心血管事件发生。因此，高血压患者的诊断和治疗不能只根据血压水平，还须对患者的心血管综合风险包括血糖等代谢因素进行评估与分层。高血压患者的心血管综合风险的评估与分层，有利于确定启动降压治疗的时机，优化降压治疗方案，确立更合适的血压控制目标和进行危险因素的全面管理。2018年中国高血压指南仍将高血压患者按心血管风险水平分为低危、中危、高危和很高危4个层次，但根据以往中国高血压防治指南实施情况和有关研究进展，对风险分层的内容作了部分修改（表7-3-2）：增加130～139/85～89mmHg范围；将心血管危险因素中高同型半胱氨酸血症的诊断标准改为≥15μmol/L；将心房颤动列入伴发的临床疾病；将糖尿病分为新诊断与已治疗但未控制两种情况，分别根据血糖（空腹与餐后）与糖化血红蛋白的水平来评估。

该指南风险评估因素包括体重、血脂、血糖等相关代谢因素，突出代谢异常对靶器官的损害及代谢相关临床并发症在其中的作用。风险分层中显示，高血压的心血管危险的评估不仅依据血压值的高低，还结合其合并的代谢危险因素的多少及是否合并靶器官损害与临床并发症。因此，代谢危险因素的多少及其严重程度对高血压的心血管风险分层起着调节作用。国际高血压学会（ISH）颁布了《全球高血压实践指南》（以下简称《指南》），提出了针对不发达地区的“基本标准”与针对发达地区的“最佳标准”，根据高血压患者所并存的心血管危险因素数量与靶器官损害情况，将患者心血管风险水平分为低危、中危、高危三个等级，这种分类方法简化了风险评估方法，便于《指南》在不发达地区实施。

二、肥胖对高血压的心血管风险的作用

肥胖相关性高血压常有多重代谢危险因素聚集，2005年美国心脏学会（AHA）和美国糖尿病协会（ADA）在其联合声明中将传统的心血管危险改称为心血管代谢危险，进一步强调了肥胖相关的代谢危险因素在高血压中的地位及重要性。近年来各国高血压指南均将肥胖及相关代谢紊乱纳入高血压的危险度评估分层。根据1990年以来中国13项大规模流行病学调查，不同肥胖程度的患者，其合并

表7-3-2　高血压的心血管风险水平分层

其他心血管危险因素和疾病史	血压（mmHg）			
	SBP 130～139 和/或 DBP 85～89	SBP 140～159 和/或 DBP 90～99	SBP 160～179 和/或 DBP 100～109	SBP≥180 和/或 DBP≥110
无		低危	中危	高危
1～2个其他危险因素	低危	中危	中/高危	很高危
≥3个其他危险因素，靶器官损害，或CKD3期，无并发症的糖尿病	中/高危	高危	高危	很高危
临床并发症，或慢性肾病≥4期，有并发症的糖尿病	高/很高危	很高危	很高危	很高危

注：SBP为收缩压；DBP为舒张压；CKD3为慢性肾病3期。

高血压、糖尿病、血脂异常等危险因素聚集的风险也有所不同。体重指数（BMI）与腰围超标均与国人高血压及心血管疾病风险独立相关，二者均超标可进一步增加心血管风险（表7-3-3）。虽然肥胖会增加心血管疾病风险，但肥胖又与心血管事件预后存在矛盾现象，如国内外数十万人群调查均证实肥胖程度与总死亡率和心血管事件预后存在"J"形曲线，在超重时心血管预后最好，这对肥胖风险的评估与管理有参考意义。

肥胖和体重超标反映了机体能量代谢失衡，能量代谢评估在心血管风险预测中具有重要作用。评估能量代谢的常用指标包括体重指数、腰围、体脂分布、膳食调查、运动情况、空腹与餐后血胰岛素水平，必要时可加测甲状腺激素、内脏脂肪的定量分布等。体重和脂肪分布是反映机体能量贮存与变化重要且直观的指标，摄食量及其成分可初步分析能量摄入的多少及其强度，基础代谢率和运动量评估可定量判断能量的消耗情况。胰岛素是重要的能量调控因子，胰岛素水平和胰岛素敏感性则反映了机体的能量利用状态。因此，如何将上述能量代谢指标整合起来分析机体的能量状态，如何定量评估能量代谢与心血管风险的关系，值得进一步研究。

三、高血糖对高血压的心血管风险的作用

中国12省市42 959例受试者（其中9.3%为糖尿病）的前瞻性城乡流行病学随访研究显示，与血压正常者相比，合并高血压显著增加糖尿病患者卒中风险（OR＝3.03）和冠心病风险（OR＝2.21）。上海的一项10.9年的纵向随访研究显示，相比对照组，糖尿病合并高血压使心血管疾病风险增加3.34倍；糖尿病前期增加糖尿病患病风险，而单纯糖尿病前期和心血管疾病发病并无关联。然而，当高血压与糖尿病前期一起作为分层因素时，糖尿病前期合并高血压组的心血管疾病风险显著增加（OR＝2.41）。开滦前瞻性队列研究（入选糖尿病患者8187例，平均随访4.4年）发现糖尿病伴高血压组脑梗死和总心脑血管事件的风险为单纯糖尿病患者的1.55倍；高血压对糖尿病人群全因死亡和总心脑血管事件的人群归因危险度百分比分别为9.9和29.6。中国香港地区一项回顾性研究（纳入124 105例无心脑血管病史的2型糖尿病患者，平均随访39.5个月）显示诊室收缩压变异标准差＞10mmHg与心脑血管病风险增加有关（每增加1个标准差，心脑血管病风险增加2.9%）。中国台湾地区一项前瞻性研究（纳入21 612例2型糖尿病患者、平均随访66.7个月±7.5个月）显示诊室血压变异增加2型糖尿病患者全因死亡率。中国台湾地区另一项纳入789例初诊糖尿病患者的随访研究显示，诊室收缩压及舒张压变异性增加可增加肾功能不全风险2.44倍，而诊室收缩压或舒张压变异单项升高可增加肾功能不全风险1.43倍。以上流行病学研究提示，糖尿病常合并高血压且显著增加患者心、脑、肾等靶器官损害风险。

临床上动脉粥样硬化性心血管疾病（ASCVD）

表7-3-3 中国成人超重和肥胖与相关疾病*危险的关系

分类	体重指数（kg/m²）	腰围（cm） 男：＜85 女：＜80	腰围（cm） 男：85～95 女：80～90	腰围（cm） 男：≥95 女：≥90
体重过低**	＜18.5	—	—	—
体重正常	18.5～23.9	—	增加	高
超重	24.0～27.9	增加	高	极高
肥胖	≥28	高	极高	极高

注：*相关疾病包括高血压、糖尿病、血脂异常等；**体重过低可能预示其他健康问题。

包括：急性冠状动脉综合征（急性心肌梗死或不稳定型心绞痛）、稳定型心绞痛、冠状动脉血管重建术、缺血性卒中或短暂性脑缺血发作、外周动脉疾病或血管重建术。2型糖尿病患者应至少每年系统评估心血管风险1次，包括ASCVD现病史和既往史、早发ASCVD家族史、吸烟、超重或肥胖、高血压、血脂异常、微量或大量白蛋白尿、eGFR降低等。对于心血管风险高危或单个心血管危险因素达到需要起始治疗水平的2型糖尿病患者，应及时采取相应的临床干预措施。为了便于临床操作，中华医学会糖尿病专委会参考欧洲心脏病学会（ESC）与欧洲糖尿病学会（EASD）联合制定的糖尿病、糖尿病前期及心血管疾病指南，推荐糖尿病患者心血管风险分层方案（表7-3-4）。

表7-3-4　2型糖尿病患者的心血管风险分层

2型糖尿病状态	心血管风险分层
病程＜10年，年龄＜50岁，且无其他心血管危险因素	中危
病程≥10年，无靶器官损害，但伴有1～2项其他心血管危险因素	高危
已合并CVD或其他靶器官损害［白蛋白尿，eGFR＜30ml/（min·1.73m^2），左心室肥厚或视网膜病变］或≥3项其他心血管危险因素（年龄≥50岁、吸烟、肥胖、高血压、血脂异常）	极高危

注：CVD为心血管疾病；eGFR为肾小球滤过率。

四、血脂紊乱对高血压心血管风险的作用

高血压患者如合并血脂异常，其心血管疾病发生与死亡风险倍增，单纯降压治疗并不能有效降低高血压合并血脂异常患者的心脑血管病风险。大型荟萃分析表明，降压治疗后的残余风险随心血管疾病风险分层升高而递增；OMEGA研究的亚组分析表明，即便血压控制良好的患者，其心血管疾病风险仍随着低密度脂蛋白胆固醇（LDL-C）水平分层的升高而显著增加。因此，对高血压合并血脂异常患者的心血管风险评估，LDL-C具有重要地位，控制LDL-C水平对降压疗效有重要影响。模型计算结果表明，中国如能在未来15年间进行积极的降压、降胆固醇治疗并实现达标，可避免100万～165万例急性心肌梗死、140万～250万例脑卒中的发病与45万～85万例心血管疾病死亡的发生，而高的总胆固醇（TG）/低的高密度脂蛋白胆固醇（HDL-C）更多用于判断治疗后的残余风险。

根据ASCVD危险分层评估，《中国成人血脂异常防治指南》建议：LDL-C为首要治疗靶标，他汀类药为降脂治疗的基石和首选药物；对ASCVD危险分层评估为中危及以上的高血压患者，均应立即启动降脂药物治疗；对于极高危患者，在血压达标基础之上，应通过药物干预将LDL-C降至＜1.8mmol/L；对从未使用降脂药物的患者，其LDL-C已低于目标水平，亦须使用起始剂量的他汀药物治疗，使LDL-C降低幅度＞30%。《高血压患者降胆固醇治疗一级预防中国专家共识》制定了高血压合并血脂异常的风险评估及LDL-C治疗目标（表7-3-5）。

表7-3-5　高血压患者简易风险分级及LDL-C目标值

临床状态	危险分层	LDL-C目标水平（mmol/L）
ASCVD患者	极高危	＜1.8
高血压合并糖尿病	高危	＜2.6
高血压合并≥2个风险因素		
高血压合并1个危险因素	中危	＜3.4

注：LDL-C为低密度脂蛋白胆固醇；ASCVD为动脉粥样硬化性心血管疾病；危险因素定义参照《中国成人血脂异常防治指南（2016年版）》，包括吸烟、低HDL-C及男性≥45岁或女性≥55岁。

五、代谢综合征对高血压心血管风险的作用

代谢综合征为多重危险因素聚集，这些因素相互影响，在疾病的发生发展中可互为因果。代

谢综合征患者心血管代谢风险的高低取决于其组分，其主要临床结局为ASCVD。中国人群研究显示，与非代谢综合征患者相比，代谢综合征左室肥大风险增加1.38倍，慢性肾脏病（CKD）风险增加2.16～2.54倍。代谢综合征患者10年心血管疾病风险增加1.85倍，缺血性和出血性脑卒中的风险分别增加2.41倍和1.63倍。代谢综合征类型中，以腹型肥胖合并高血压及低HDL-C者的心血管风险较高(5.25倍)，如在上述组合的基础上合并高血糖，其脑血管病的发生风险增加16.58倍。代谢综合征的临床评估主要针对心血管代谢危险因素筛查、生活方式、心血管与代谢病史及家族史、体格检查和心血管与代谢的功能与影像学检查等。美国临床内分泌医师学会（AACE）提出了代谢综合征高危人群的概念，即年龄＞40岁、非白种人群、BMI＞25［或腰围≥102cm（男），≥88cm（女）］、静息生活方式、有妊娠糖尿病或糖耐量受损者、有2型糖尿病、高血压或心血管疾病家族史者及已确诊为心血管疾病、高血压、多囊卵巢综合征、非酒精性脂肪肝或黑棘皮病者。中国糖尿病学会提出符合以下条件之一者属代谢综合征的高危人群：年龄＞50岁，有1项或2项代谢综合征组成成分，但尚不符合代谢综合征的诊断标准者；有心血管疾病、多囊卵巢综合征、非酒精性脂肪肝及各种类型的脂肪萎缩症者；有肥胖、2型糖尿病、高血压、血脂异常，尤其是多项组合或代谢综合征或心血管疾病家族史者。同型半胱氨酸增高的临床意义及干预价值在国内尚存争议，《指南》既未将其纳入心血管危险因素，也未对此提出干预建议。

高血压是代谢综合征的主要组分，对预测代谢综合征未来十年的心血管风险尤为重要。美国新高血压指南虽未强调代谢综合征，但其以血压为突破口，全链条式控制多重心血管代谢危险因素，最终减少心血管事件。该指南中突出了代谢紊乱在高血压发生发展和防控中的作用与地位，积极倡导心血管代谢风险评估，促进高血压与代谢危险因素的综合管理与共同干预。

六、其他心血管危险因素的评估

大量研究证实一些非代谢心血管危险因素与代谢性危险因素并存会成比例增加高血压患者的冠心病，脑血管病和肾病的风险。《指南》将高血压介导的靶器官损害（HMOD）与糖尿病、CKD和CVD并列，这也有别于既往的高血压指南。将HMOD与≥3个危险因素并列，与将CKD期、有并发症的糖尿病与CVD并列有所区别。ISH推荐所有高血压患者都应进行心血管风险的基本标准评估，下述一些非代谢性指标简单实用，但十分重要，如年龄（＞65岁）、性别（男性＞女性）、心率（＞80次/分）、心血管疾病家族史、高血压家族史、早发性更年期、吸烟及不健康生活方式（吸烟、高酒精摄入、久坐）等危险因素，社会心理因素或社会经济因素。HMOD具体包括：ECG发现LVH、中重度CKD［eGFR＜60ml/（min · 1.73m^2）］及任何其他可用方法发现的器官损害。合并临床疾病主要包括：既往冠心病、心力衰竭、脑卒中、外周血管疾病、心房颤动、CKD3期及以上。ISH建议还应关注高尿酸血症、高血压合并慢性炎症性疾病、慢性阻塞性肺疾病、精神疾病、不安全或压力过大的生活方式等，这些危险因素也可能增加心血管风险。

总之，高血压的心血管风险评估，代谢危险因素的筛查占有重要地位，一些非代谢危险因素也有重要作用，二者的并存将显著增加高血压的心血管风险。因此，全面合理评估心血管代谢风险，对指导治疗，改善高血压的预后十分重要。

（祝之明）

第五节
代谢相关性高血压的发病机制

高血压的发病机制十分复杂，涉及环境和遗传因素，年龄、交感神经系统、肾脏、离子稳态、血管内皮、肾素－血管紧张素－醛固酮系统等在其中起重要作用，而代谢相关性高血压还与代谢紊乱有关。糖、脂肪酸与氨基酸代谢是维持人体功能的三大代谢，脂肪、肌肉和肝脏是最重要的代谢相关器官，代谢器官的功能异常是心血管疾病的重要原因之一。心、脑、肾和血管等血压调控器官的代谢有各自特点，其代谢功能异常也会促进血压升高。胃肠道在代谢紊乱中有重要作用，味觉对食物的偏好、营养素的消化吸收、胃肠激素分泌及胃肠神经活动和肠道菌群等对血压调控均有显著影响。因此，胃肠道可能是代谢相关性高血压的始动器官。代谢相关性高血压主要以各种代谢紊乱为特征，而代谢异常导致能量失衡可能是代谢相关性高血压形成的中心环节。本节重点依据文献及结合笔者的工作经验阐述各器官代谢紊乱在高血压形成和发展中的作用与机制。

一、代谢调控器官功能异常与高血压

（一）脂肪病变

胰岛素抵抗与代谢相关性高血压的发生密切相关。大量研究证实脂肪组织代谢异常会导致胰岛素抵抗。首先，肥胖患者的脂肪细胞分解产生过量的游离脂肪酸（FFA）；其次，当脂肪作为储存脂质的器官功能受到损伤时，脂肪酸可以甘油三酯的形式异位沉积于全身其他组织，如肌肉、肝脏、心脏、肌肉和腹内脂肪，导致炎症反应和脂毒性；最后，严重肥胖患者血中脂滴蛋白和脂滴包被蛋白水平降低，导致脂肪细胞包被脂质的能力下降，脂肪分解增加，从而加重胰岛素抵抗。另外，脂肪细胞分泌一些脂肪因子如脂联素和瘦素的变化，也与一些人群的代谢综合征和2型糖尿病发生有关。除上述脂肪病理作用外，肥胖也可致肾脏、神经系统和血管内皮功能异常，其经典的机制涉及心输出量增加、血浆容量扩张和钠潴留、交感神经和肾素－血管紧张素－醛固酮系统激活、炎症和氧化应激等。上述因素通过不同方式作用于心血管系统，导致血压升高。

（二）肝脏病变

肥胖时循环FFA和胰岛素浓度均增加，肝脏表现为对胰岛素抑制葡萄糖输出的抵抗，肝脏胰岛素抵抗与蛋白激酶C（PKC）激活和核因子κB抑制蛋白α水平降低相关。新的证据表明，非酒精性脂肪肝（NAFLD）与高血压发病风险也有关联。NAFLD诱导的系统性血脂异常、炎症、氧化应激、肝细胞因子的产生和凝血作用对内皮细胞损伤、炎症细胞活化和血管平滑肌细胞增殖有显著影响，这些因素可直接影响血压。高盐是心血管疾病的主要危险因素之一，我们最近发现高盐可导致小鼠肝脏脂肪变性、持续炎症和纤维化，存在盐诱导的炎症记忆效应，进而导致心血管损害，这些现象与肝脏组织中的SIRT3表达下降相关，而二甲双胍的干预能明显抑制高盐造成的肝脏损伤和持续性炎症的发生，机制上与二甲双胍激活AMPK增加肝脏SIRT3转录和表达有关。

（三）骨骼肌病变

由于骨骼肌负责支配70%～90%胰岛素介导的葡萄糖代谢，骨骼肌中的胰岛素抵抗在代谢综合征及2型糖尿病发病机制中起关键作用。胰岛素抵抗时骨骼肌磷酸化的AMPK和乙酰CoA羧化酶均明显降低，从而影响葡萄糖转运和产能。骨骼肌胰岛素抵抗的机制与骨骼肌特异性MG53蛋白（一种E3泛素连接酶）介导了胰岛素受体和胰岛素受体底物的降解有关。当MG53上调时，可引起以胰岛素抵抗、肥胖、高血压和脂代谢紊乱。此外，慢性缺氧状态也会损害骨骼肌的功能，影响代谢和血压。

总之，代谢器官在维持机体的生理代谢稳态方面有重要作用，其代谢功能异常将损害心血管系统，并导致血压升高。

二、血压调控器官的代谢紊乱与高血压

心、脑、肾和血管在生理情况下参与血压调控，其功能异常又促进血压升高，是重要的血压调控器官。这些器官的代谢通路参与血压的调控，而代谢紊乱又是导致其结构与功能异常的病理生理基

础。因此，早期干预并逆转这些器官的代谢损害有助于防止高血压的发生发展。

（一）血管代谢

血管最重要成分为内皮细胞与血管平滑肌细胞，二者为适应相应的生理功能，其代谢特征有明显不同。血管代谢紊乱可使血管组织增生及肥厚、血管反应性增高，这将促进高血压的发生发展。

1．血管内皮细胞代谢 糖酵解是内皮细胞的主要能量来源，与其他细胞类型相比，内皮细胞具有更高的糖酵解率。优先利用糖酵解而非氧化代谢是控制活性氧（ROS）水平的一种方式。同时，内皮细胞依靠厌氧代谢来保存氧，增强了氧向血管周细胞扩散。脂肪酸代谢在内皮细胞线粒体中进行，线粒体脂肪酸氧化有助于维持三羧酸循环（TCA）和回补底物，同时供能。在氨基酸代谢方面，内皮细胞通过谷氨酰胺维持其增殖和血管扩张，谷氨酰胺是血液中最丰富的非必需氨基酸。在增殖的内皮细胞中，谷氨酰胺作为碳的回补来源，通过谷氨酰胺酶补充TCA循环，从而支持蛋白质和核苷酸的合成。此外，谷氨酰胺产生的谷胱甘肽可维持氧化还原平衡，谷氨酰胺的消耗使内皮细胞更容易受到ROS诱导的损伤。一氧化氮（NO）是内皮细胞分泌的重要舒血管因子，由内皮型一氧化氮合酶（eNOS）将精氨酸转化为瓜氨酸而产生。动脉粥样硬化时精氨酸酶和不对称二甲基精氨酸（AMDA）的上调可影响内皮细胞NO的合成。高血压和糖尿病患者的血管内皮细胞代谢和线粒体功能紊乱增加ROS生成，导致eNOS解偶联，损害血管舒张功能，升高血压。

2．血管平滑肌细胞代谢 葡萄糖代谢影响血管反应性，在氧合良好的条件下，血管平滑肌细胞（VSMC）表现出较高的葡萄糖利用率和乳酸生成率。糖酵解和乳酸形成提供了离子跨膜转运所需的ATP，而氧化代谢是血管平滑肌收缩机制的能量来源。葡萄糖转运子1（GLUT1）是VSMC的主要葡萄糖转运体，过表达*GLUT1*的转基因小鼠增加VSMC的葡萄糖摄取和血管收缩力。糖尿病时，高浓度的葡萄糖会诱导血管平滑肌细胞增殖。脂蛋白与VSMC生长有关，低密度脂蛋白可促进有丝分裂原刺激细胞的生长。血管平滑肌细胞内脂质堆积驱动VSMC向巨噬细胞样细胞的转变，从而促进动脉粥样病变。高血压会使血管平滑肌细胞内钙离子浓度增加，导致其代谢紊乱，也会促使高血压的发展。

（二）心脏代谢

心脏中95%的ATP来源于线粒体的氧化磷酸化，心脏内ATP含量很低，且ATP水解速率很高，因此，心肌内的ATP池大约每10秒流转一次。线粒体的氧化磷酸化的能量供应由NADH和FADH2的底物脱氢反应生成，主要来源于脂肪酸β氧化和三羧酸循环，其次来源于丙酮酸脱氢反应和糖酵解。心肌细胞的葡萄糖转运主要由跨膜的葡萄糖梯度和肌纤维膜的葡萄糖转运体（主要是GLUT5，其次是GLUT1）调节。心脏脂肪酸摄取的速率主要由血浆内非酯化的脂肪酸浓度决定，而脂肪酸在一天内的浓度变化较大，在代谢应激如缺血、糖尿病和饥饿时，血浆FFA浓度可以达到更高水平。空腹、胰岛素低和高儿茶酚胺时，血浆FFA浓度上升，心脏脂肪酸摄取和氧化增加。心脏以浓度依赖的方式摄取和氧化酮体，饥饿和糖尿病控制不佳时，血浆酮体浓度上升，成为心肌的主要能量底物。增加的血浆酮体升高和脂肪酸一起抑制糖和乳酸的摄取。氧化酮体过程抑制心肌对脂肪酸的氧化，心力衰竭时酮体氧化增加。总之，心肌细胞代谢紊乱可影响心脏结构和功能。

（三）肾脏代谢

肾脏是体内水盐调节最重要的器官，也是神经体液及血管活性物质的作用靶点，可分泌多种升压和降压物质。肾脏分泌的升压与降压物质及其排钠排水等生理功能，均直接或间接地影响心排出量和外周血管阻力，对血压的调节起着重要的作用。当肾实质病变可导致血压升高及肾脏的代谢异常。

1．肾脏的糖代谢 肾脏每天滤过180L血浆，大约每天滤过180g葡萄糖，这些糖全都被重吸收进入循环，因此肾脏影响糖稳态的主要机制还是肾脏的重吸收。肾脏90%的糖重吸收通过钠糖转运子2（SGLT2），10%通过钠糖转运子1（SGLT1）。此外，肾脏糖异生和肾糖原释放等均可参与血糖调节。机体摄入的葡萄糖10%被肾脏利用，肾脏各个区域的糖代谢速率都不相同。肾脏髓质因为氧张力低和氧化酶活性低，只能进行糖酵解；肾脏皮质含有糖异生的酶类，具有低的葡萄糖磷酸化能力和高的氧化酶水平，因此肾脏皮质可糖异生，但并不利用太多的葡萄糖，脂肪酸氧化是其主要能量来源。胰岛素在肾小管的多种细胞中存在受体。过多的胰岛素抑制肾脏糖异生，刺激肾脏糖摄取，增加近端小管和集合管的钠转运蛋白活性增加钠的重吸收，导致血压升高。

2．肾脏的脂代谢 脂肪酸β氧化是肾脏ATP生成的主要来源，尤其是近端小管有很高的能量需求，但其糖酵解能力相对较低。肾脏氧消耗量的一半用于肾脏FFA氧化。肾脏对FFA的摄取的范围很宽，摄取循环的FFA主要涉及从白蛋白上解离FFA。另外，肾脏近端小管也可通过受体介导的内吞方式，从肾脏滤液中摄取白蛋白结合的脂肪酸，参与近端小管的能量平衡。高脂血症不足以导致肾损伤，但是会与其他因素共同参与损害肾脏。肥胖、糖尿病时肾小球和近端肾小管脂质聚集，损害肾脏，从而升高血压。

3．肾脏的氨基酸代谢 肾脏在维持氨基酸稳态中发挥重要作用，肾脏通过合成、降解、滤过和重吸收维持氨基酸稳态。每天50～70g的氨基酸被滤过，几乎全部被近端小管重吸收。肾脏是动脉血中谷氨酰胺的主要降解利用器官，而丝氨酸、酪氨酸和精氨酸等在肾脏生成后转运到其他组织。另外，肾脏在清除谷胱甘肽的降解产物半胱氨酸－甘氨酸和s-腺苷同型半胱氨酸中发挥重要作用。酪氨酸可以由苯丙氨酸通过苯丙氨酸羟化酶生成，这种酶也在肾脏分布，肾脏可释放酪氨酸。慢性肾病（CKD）患者酪氨酸释放显著减少，使多巴胺、去甲肾上腺素和肾上腺素合成受损。肾脏从血液中摄取瓜氨酸，合成精氨酸，精氨酸除了参与蛋白合成，还是NO、肌酐、精胺和其他多胺类的前体，也是尿素循环的中间代谢物。CKD患者合成精氨酸障碍，NO生成降低，使血压升高。肾脏参与含硫氨基酸代谢，释放半胱氨酸和胱氨酸，肾脏在维持同型半胱氨酸血浆浓度中起重要作用。

（四）脑代谢

中枢神经系统功能异常是高血压发病的神经机制。延髓神经元接受感觉信号和输出运动信号，大脑通过此过程调节血压，而更高级脑区提供下行整合，协调血压和行为应答。此外，下丘脑、基底神经节和杏仁核等皮质下核团也可能在血压调节中起重要作用。代谢对脑功能有重要影响。糖是大脑的主要能量供应来源，大脑依赖于葡萄糖的分解代谢产生ATP。葡萄糖不仅用于ATP的生成，还是许多在大脑中合成化合物的前体，包括神经递质和神经调节剂。脑细胞通过葡萄糖转运体（GLUT）转运糖，GLUT1定位于内皮和星形胶质细胞，GLUT3和GLUT4定位于神经元。脑内葡萄糖净摄取的驱动力是由于葡萄糖的持续代谢而导致的较低的脑糖浓度。脑氨基酸的总储存量非常小，需不断地通过转氨作用或蛋白水解来补充氨基酸库。脂肪是能量最丰富、持续时间最长的储存方式，大约20%的成人大脑总能量消耗是由脂肪酸的氧化来提供的，脂肪酸氧化几乎只发生在星形胶质细胞中，血脑屏障能够将肉碱和脂肪酸从血液输送到星形胶质细胞。下丘脑可通过血脑屏障获取血液中的许多物质，如肉碱和长链脂肪酸。总之，脑代谢异常会降低大脑功能，通过神经调控机制影响血压。

三、胃肠道是代谢相关性高血压的始动器官

已知的继发性高血压均有明确的始动器官，如肾性高血压涉及肾血管及肾实质病变，妊娠高血压与免疫紊乱、胎盘缺血及血管调控异常有关，内分

泌性高血压与内分泌腺分泌激素异常相关，神经源性高血压与中枢病变或损伤有关，大血管源性高血压则涉及大动脉炎引起的血管缩窄。代谢相关性高血压的始动器官是什么组织器官？近年来大量研究显示胃肠道在代谢紊乱中有重要作用。胃肠道是糖、脂和氨基酸等能量代谢物质和微生物进入人体的重要屏障与通道，舌上皮味觉对食物的偏好选择有重要作用，胃肠道、肝脏与胰腺既是主要的消化器官，也是重要的代谢器官，其分泌的胃肠激素以及胃肠神经活动和肠道菌群等胃肠源性因素对血压调控有重要影响。

（一）胃肠激素在血压调控中的作用

胃肠激素除了在代谢稳态调控中起重要作用之外，还参与了血压调节。如肠促胰素1（GLP-1）除了参与调控血糖和胃排空，通过肠肾轴参与水盐代谢调控，GLP-1具有保护2型糖尿病患者发生高血压的作用。胃饥饿素和瘦素除了参与调控能量平衡，还影响心血管稳态。胃饥饿素通过负性肌力、舒张血管、抑制心肌细胞和内皮细胞炎症和凋亡等机制保护心血管。高血压时瘦素水平升高，高瘦素血症可能是导致肥胖性高血压患者交感兴奋性增高的原因之一。然而，瘦素在血压调控中既可激活交感的升高血压效应，也可促进释放NO与内皮源性超极化因子舒张血管。胆囊收缩素通过作用于膈下迷走神经传入支引起低血压反应，同时抑制内脏和肾脏交感神经激活。胃泌素作为胃肾轴的效应分子，作用于肾近端小管促进尿钠排泄，从而降低血压。肾脏胃泌素受体和多巴胺受体的作用异常可能参与了盐敏感高血压的发生。

（二）胃肠交感神经激活与高血压

交感兴奋性增高和交感抑制受损与高血压和心血管代谢异常的发生密切相关。胃肠道自主神经参与血压的调控，适当强度的刺激腹迷走神经会使血压升高30mmHg左右。研究表明一些胃肠道激素可以影响交感活性、调控肾脏和胃肠道血流。瘦素和胆囊收缩素能作用于迷走神经传入支抑制内脏神经活动，产生心血管效应。压力反射激活疗法、肾交感去神经和直接刺激迷走神经等方法可以有效的降低血压，特别是顽固性高血压。交感抑制效应减弱可能与中枢RVLM核团功能降低有关，后者被认为具有控制胃肠道和肾脏交感性血管舒缩运动的功能。我们发现胃肠道代谢手术后血压下降与心率减慢和抑制交感神经激活有关，提示干预胃肠道交感神经活性可能有助于高血压的控制。

（三）不健康膳食因子和味觉异常与高血压

不健康的膳食因子可以通过胃肠道导致代谢相关性高血压的发生。大量流行病学研究表明摄入过多的碳水化合物或含糖的饮料可使体重增加、血尿酸水平升高、血压升高和增加2型糖尿病风险；摄入过多的饱和脂肪酸会升高血浆中的低密度脂蛋白并损伤血管。而长期限制卡路里摄入可以有效地降低血清总胆固醇、低密度脂蛋白、甘油三酯、空腹血糖、空腹胰岛素和血压水平。此外，高盐摄入是高血压发病的重要危险因素，已有大量证据证实盐摄入量的多少会显著影响血压水平。

味觉与人们对食物的喜好性有关。盐味觉感知会影响盐摄入量，盐味觉受损或盐味觉阈值升高导致盐摄入增加，致血压升高。高血压患者的24小时尿钠和尿钾排出量高于非高血压个体，提示其摄盐量增加。血管紧张素Ⅱ具有调节盐味觉的作用，它能抑制盐味觉并增加钠摄取。俗话说“咸得发苦”，太咸会刺激厌恶反应从而减少摄盐，其原理与高盐激活苦味觉受体TRPM5及中枢产生相应苦感知有关。我们最近的研究证实，长期摄盐会损害TRPM5活性，从而导致对高盐或其他苦味物质介导的苦味觉不敏感，致摄盐更多及血压升高，这部分解释了长期高盐环境致摄盐多的原因之一，而予苦瓜素可增加苦味受体TRPM5的敏感性，增加对高盐的厌恶感，从而减少高盐的摄入。此外，某些降压药物也会导致盐味觉敏感性降低，甚至盐味觉的完全丧失。胃肠道激素如胃饥饿素也会影响盐味觉，胃饥饿素敲除的小鼠盐味觉敏感性明显降低。

（四）肠道菌群与高血压

人体胃肠道共栖着数以万亿计的微生物。共栖微生物能防止病原体的侵入，并帮助营养物质的吸收，人和动物研究都提示肠道微生物会影响代谢活动。肠道菌群的变化可以是菌群组成、功能或者菌群和宿主相互作用的改变。膳食是影响肠道菌群的主要因素，而肠道菌群也会影响机体的摄食行为。有报道长期吃西方膳食的意大利儿童粪便中肠杆菌含量很高，而长期吃富含纤维食物的非洲农村儿童粪便中厚壁菌较少，拟杆菌较多。肠道菌群的改变可能是促成宿主代谢表型的原因之一。与瘦的个体相比，肥胖患者和老鼠的肠道微生物组成是不同的。肥胖患者和遗传性肥胖小鼠的肠道含有更多的厚壁菌。肥胖个体的肠道微生物具有从常规不消化食物中提取卡路里的能力，这些卡路里可能导致体重增加。Toll样受体5（TLR-5）敲除小鼠肠道菌群异常，并伴有食欲旺盛和高血压等表现。TLR-5敲除小鼠的肠道菌群移植给无菌的野生型对照小鼠可以导致相同的表型出现，表明肠道菌群和心血管代谢紊乱密切相关（图7-3-3）。

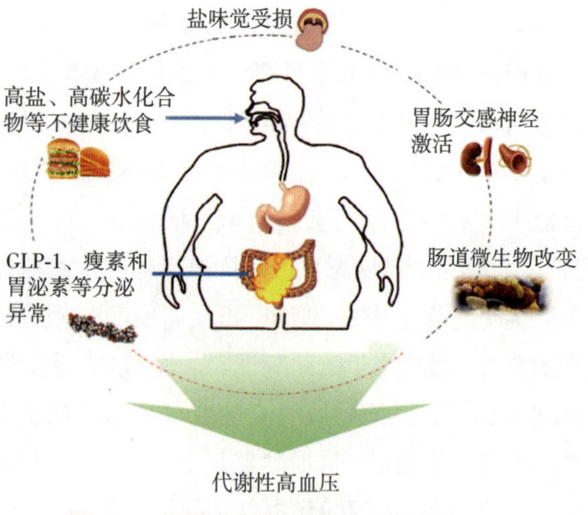

图7-3-3　胃肠道在代谢相关性高血压中的作用

四、代谢相关性高血压发病的能量代谢失衡假说

代谢相关性高血压以各种代谢紊乱为特征，而这些代谢异常有一个共同点即能量代谢失衡，而消化道又是各种能量物质进入体内，进行消化、吸收与利用的主要器官。

（一）能量代谢失衡是代谢紊乱的基础

从生物进化角度分析，低等生物到高等生物常处在食物匮乏，即能量不足的状态。AMPK和mTOR等能量代谢分子在生命的早期就已经存在，主要负责调节将摄入的外源性营养素进行分解，为生物提供可以直接利用的能量物质。然而，胰岛素等介导能量物质合成的分子则是生物进化到一定阶段才逐渐出现的，为适应环境的变化将多余的摄入能量以脂肪和糖原的形式储存起来。因此，胰岛素的生物学意义在于能量摄入后的瞬时分泌，使机体能够迅速恢复血糖稳态，并将多余能量存储起来，以应对能量短缺之需。但人体每日绝大多数时间处于非进餐状态，胰岛素处于较低的水平以避免低血糖出现。不难理解为何体内升血糖的物质众多，而降血糖的仅有胰岛素，这是因为人的生理状况已适应长期低能量与低胰岛素状态。相反，一旦长期能量物质摄入过多，为恢复血糖稳态，胰岛素的合成与分泌将反馈性增加，产生高胰岛素血症，促进脂肪等能量物质在胰岛、肝脏、肌肉等组织堆积，产生胰岛素抵抗，并损害这些器官对血糖的调控功能，造成脂肪肝及脂代谢紊乱、心血管功能异常和血压升高。

（二）细胞离子稳态是调控能量平衡的重要因素

细胞内外钾离子和钠离子浓度存在的巨大差异，即胞内高钾低钠，而胞外液正好相反。由于细胞膜对钠离子和钾离子不完全通透，要保持细胞内外的离子稳态，必须不断地将胞内钠离子“泵”出去，而将胞外钾离子“泵”进来。由于这种跨膜离子运输都是逆离子浓度梯度进行，这些过程需要能量。细胞消耗的能量中，约20%用在维持细胞内外钾钠离子浓度不平衡上，而神经细胞能量利用超过60%。将钠离子泵出去的主要依靠膜上的三磷酸腺苷酶（ATPase）来实现的，如钠/钾-ATP酶（Na/K-ATPase），每水解一分子的ATP，将3分子钠离子泵出胞外和2分子钾离子泵入胞内，是最重要的维持细胞内外钠钾浓度梯度的酶。细胞外高浓度的钠离子也是储存能量的一种方式，细胞可利用胞外钠离子来吸收营养物，例如肠道吸收葡萄糖和氨基酸，由胞外钠离子驱动，让小肠绒毛细胞外的钠离子把葡萄糖分子或氨基酸“携带”进入细胞内。由于胞外高浓度的钠离子进入细胞是一个释放能量的过程，这个能量可使葡萄糖分子逆浓度梯度被吸收，这种依靠钠离子将葡萄糖带入细胞的转运蛋白叫“钠－葡萄糖共同转运载体”(SGLTs)。肠道上皮SGLT1转运一个分子的葡萄糖进入胞内，需要两个钠离子的“携带”，而在肾脏为SGLT2使钠离子与葡萄糖以1∶1方式进入细胞。类似地，氨基酸也是通过细胞外的钠离子“夹带”进细胞内，其转运蛋白又称依赖钠离子的氨基酸转运蛋白。为了提高这种吸收的效率，细胞会利用钠/钾-ATP酶往细胞外泵出更多的钠。

大量研究证实高血压与细胞钠钙离子转运异常有关，钠离子是细胞外液渗透压构成的主要成分，为了维持渗透压的稳定，细胞外钠离子的蓄积必然造成细胞外液增加。当肾脏钠离子清除能力受损时，盐负荷会造成细胞外液容量增加，心输出量也随之增加，使血压升高。有学者提出高血压的易感人群可能存在潜在的肾脏排钠缺陷，在高盐饮食后出现水钠潴留，细胞外液容量扩张，刺激肾上腺分泌钠泵抑制因子，抑制血管细胞膜钠/钾泵活性，致细胞钠转运障碍和细胞内钠水平增加，并激活反向钠钙交换，促进钙内流及细胞内钙浓度升高，增加血管对血管活性物质的反应性，升高外周血管阻力，导致高血压的发生。研究表明钠泵抑制因子可能是一种内源性哇巴因（EO）或海蟾蜍毒素等。EO主要来源于肾上腺皮质，受促肾上腺皮质激素调控，是钠泵结合位点的配体。研究发现约50%未治疗的高血压患者和大部分原醛症患者血清EO明显升高，且血压与血清EO浓度成正相关。循环EO可抑制血管平滑肌的α_2型钠泵活性，盐敏感大鼠存在α_2型钠泵等位基因缺陷，导致血管平滑肌的α_2型钠泵活性降低，这可能是其摄盐后引起血压升高的原因之一。我们发现生理浓度的哇巴因能直接激活遗传性高血压大鼠血管的L型钙通道，升高血压。

（三）TRP通道异常与心血管代谢异常的关联

除上述离子调控机制以外，还有一类对钠、钙等阳离子非选择性通透的阳离子通道，又称之为瞬时受体电位（transient receptor potential，TRP）通道，其在心血管代谢中发挥着重要作用。在哺乳动物一共发现28种TRP通道，分为六个亚型：TRPVs（TRPV1～6)、TRPCs（TRPC1～7)、TRPPs（TRPP2、TRPP3、TRPP5)、TRPMs（TRPM1～8)、TRPMLs（TRPML1～3）和TRPA（TRPA1)。所有TRP通道的保守结构均包含6个跨膜结构域和第5段与第6段之间的阳离子可渗透孔区域，然而这些TRP分子位于细胞内的N和C末端高度可变，因此形成了TRP成员之间的功能差异。TRP通道通常位于细胞膜，通过促进钙或细胞膜去极化，介导机体对内外源性化学刺激和电压、温度、压力和张力等物理刺激做出反应。

TRPV1-V4和TRPM3可被高温激活，TRPV1可被食物中的辛辣刺激成分辣椒素激活，而TRPM8、TRPA1和TRPC5能被寒冷温度激活；TRPC通道能被磷脂酶C（PLC）与磷酸肌醇而激活，其中TRPC3对钠离子有较大选择性通透；TRPM4和TRPM5为单价离子通道，对钠离子通透性大于钙离子，但是其激活依赖于胞内钙离子浓度；其他的TRP通道也受细胞内钙池耗竭影响。TRP通道在哺乳动物不同组织细胞广泛表达，根据特定的组织类型和TRP通道的激活特征显示不同的功能。我们团队从2003年以来聚焦于TRP通道家族在代谢性血管病中的作用，初步揭示了TRP通道在肥胖、糖脂代谢异常中的作用及其与高血压的关联。

1. TRP通道与高血压 TRP通道与高血压的发病有关，一些TRP通道已经被证实对血压的调节发挥重要作用。TRPV1表达于血管周围神经细胞、血管平滑肌和内皮细胞，激活血管周围神经末梢和血管内皮细胞的TRPV1通道可以诱导血管舒张。我们发现辣椒素激活血管内皮细胞TRPV1可促进Ca^{2+}敏感的PKA调节eNOS活性，增加NO生成改善血管功能。我们还报道辣椒素不仅激活肾集合管上皮细胞TRPV1通道及抑制上皮钠通道促进尿钠排泄，还能增强中枢眶额叶的盐味觉感知而减少盐的摄入从而降低血压。TRPV4表达在血管平滑肌细胞和内皮细胞，激活TRPV4可舒张血管及降低血压，我们证实降糖药物DPP4抑制剂维格列汀可以激活血管内皮细胞TRPV4通道产生降压作用。我们最早报道自发性高血压大鼠（SHR）和高血压患者单核细胞TRPC3表达增强，TRPC通道介导的单核细胞钙离子内流显著增加，且SHR血管TRPC3表达增强，与血管反应增强及血压升高有关。我们最近也发现TRPC3可被钠盐上调，可能参与盐敏感高血压的发生。替米沙坦作为常用的降压药物，能抑制血管平滑肌细胞TRPC3的表达从而降低高血压大鼠血压。TRPM8可被薄荷醇激活，我们发现长期薄荷醇干预激活血管TRPM8能显著降低高血压前期受试者的血压及改善血管舒张功能，其机制与抑制RhoA/Rho激酶信号通路、降低血管线粒体氧化应激有关。TRPM5丰富表达于舌上皮细胞介导苦甜鲜味觉，我们最近发现长期高盐干预可以通过抑制PKC磷酸化机制来抑制TRPM5活性，从而增加盐的摄入和血压升高，而使用苦瓜素可以激活TRPM5通道降低盐诱导的血压升高，这些结果提示激活TRPV1、TRPV4、TRPM5和TRPM8，抑制TRPC3有助于控制高血压（图7-3-4）。

2. TRP通道与肥胖 我们在人和小鼠的前脂肪细胞和内脏脂肪组织证实有TRPV1通道分布，肥胖小鼠和人内脏脂肪组织的TRPV1表达均下降，TRPV1的激动剂辣椒素能增加脂肪细胞钙内流从而减少脂肪的生成，有效预防高脂饮食诱导的肥胖。我们发现前脂肪细胞TRPV1激活后能减少细胞内甘油三酯和3-磷酸甘油脱氢酶的活性而减少脂肪生成。血浆高水平降钙素（CGRP）能产生胰岛素抵抗而发生肥胖，而予大鼠辣椒素干预可降低血液的CGRP水平。有报道予小鼠进食辣椒素类似物可以增加小鼠能量代谢，抑制体内脂肪的增加，我们也发现辣椒素干预后的大鼠白色脂肪组织显著减少，辣椒素激活TRPV1抑制高脂诱导的小鼠肥胖和棕色脂肪白色化，这些作用取决于线粒体脱乙酰基酶SIRT3的参与，提示予辣椒素激活TRPV1能防止脂肪生成。

3. TRP通道与糖尿病 TRP通道在糖尿病中也起着重要的作用，激活胰腺感觉神经元TRPV1能

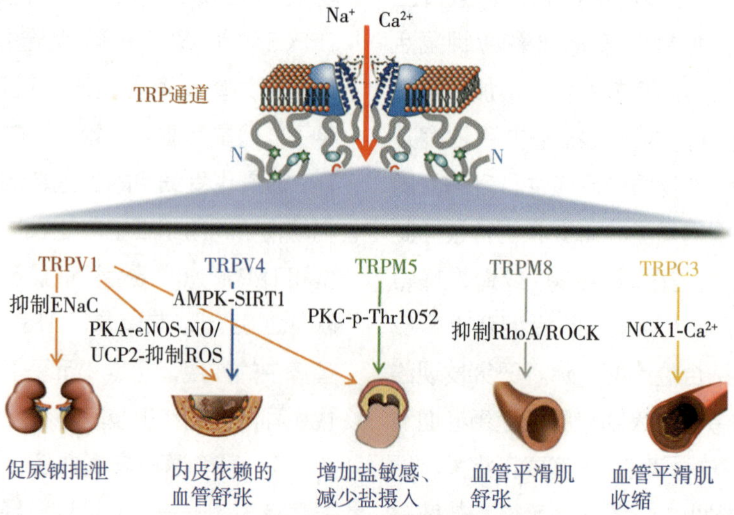

图7-3-4 TRP通道在血压调控中的作用

注：ENaC，上皮钠通道；PKA，蛋白激酶A；eNOS，内皮源性一氧化氮合酶；NO，一氧化氮；UCP2，解偶联蛋白2；ROS，活性氧；AMPK，AMP依赖的激酶；p-Thr1052，苏氨酸磷酸化；NCX1，钠钙交换子1。

抑制胰岛炎症和胰岛素抵抗，我们证实在小肠有TRPV1表达，辣椒素能激活TRPV1以钙依赖方式增加GLP-1的分泌，改善db/db小鼠的血糖异常。我们还发现辣椒素激活TRPV1能促进解偶联蛋白2上调，改善高血糖诱导的内皮功能紊乱，显著改善糖尿病肾病，其机制与激活PKA信号通路有关。另有报道激活胰岛β细胞TRPM5从而促进胰岛素释放和改善糖耐量受损。我们研究证实糖尿病人血小板TRPC6表达增强及血小板聚集反应增加。总之，TRP通道异常与血糖稳态调控和糖尿病并发症的发生有关。

4. TRP通道与动脉粥样硬化 TRP通道也影响脂质代谢。细胞膜的脂质结构影响TRP通道的分布、定位和功能。辣椒素可以抑制和延缓LDL的氧化过程，连续进食4周的辣膳食可以增加脂蛋白抗氧化的能力。还有报道TRPV1对脂质的氧化修饰有一定影响。我们研究发现，在高脂干预的ApoE敲除小鼠，辣椒素激活TRPV1能减少血管平滑肌细胞脂质堆积和抑制动脉粥样硬化发展，其机制与辣椒素激活TRPV1增加ATP结合盒转运蛋白A1表达及减少低密度脂蛋白相关蛋白1的表达，从而增加细胞内胆固醇的流出及减少胆固醇的摄取有关。我们研究还显示膳食辣椒素能预防非酒精性脂肪肝，这与TRPV1介导的PPARδ激活有关。这些工作提示膳食辣椒素激活TRPV1能预防脂质代谢异常所致的器官病变。

5. TRP通道在心肌肥厚与肾脏纤维化中的作用 高盐摄入会导致血压升高及心肌肥厚，辣椒素激活心肌细胞TRPV1，改善心肌细胞线粒体功能，拮抗高盐诱导的心肌肥厚。TRPP3表达在心肌细胞膜上，我们发现TRPP3敲除的小鼠会加剧高盐饮食引起的心脏肥大，并伴有心脏功能障碍和线粒体氧化磷酸化酶活性降低，其机制与增强NCX1介导的线粒体钙超载有关。有研究报道TRPC3参与了压力诱导的心肌肥厚，心肌细胞TRPC3过度激活可增加钙库操纵的钙离子内流，从而导致心肌肥厚的关键因素钙联素和活化T细胞的核因子的激活。我们最近的研究显示心肌细胞线粒体也有TRPC3表达，敲除TRPC3可通过抑制线粒体氧化应激减轻高盐诱导的心肌纤维化和心肌肥厚。这些研究提示TRPP3可能是预防心肌肥厚的保护因子，而激活TRPC3则会加重心肌肥厚。高血压可以诱导肾小球微血管硬化和肾脏纤维化，最终导致肾衰竭。我们研究发现摄食芹菜素（TRPV4激动剂）可激活肾脏细胞TRPV4通道，抵抗高血压诱发的肾纤维化，且其抑制肾纤维化的效应独立于降压作用。有研究发现肾小球TRPC5可被多种应激因素激活而损害肾脏功能，抑制肾脏TRPC5有望延缓慢性肾病进程。

6. TRP通道对脑血管疾病的作用 许多的研究探索了TRP通道对脑卒中的影响。脑卒中时产生的氧化应激产物ROS和H_2O_2等可以直接激活TRPM2和TRPM7通道，抑制脑血管TRPM2和TRPM7可减轻缺血性脑病引起的神经损伤。有报道激活TRPV1引起高热并增加脑梗塞后的脑损害风险，拮抗TRPV1后可减低脑梗死面积，但也有研究发现激活TRPV1可保护缺血后引起的神经损伤。我们发现长期辣椒素干预可激活脑血管TRPV1，增加血管内皮eNOS磷酸化水平，延缓和预防SHR大鼠脑卒中发作。此外，有研究观察到在卒中后的血管内皮和缺血后同侧脑皮质中TRPM4通道表达上调，抑制TRPM4通道可促进缺血性损伤后的血管生成并减少脑梗死面积。TRPC6通道的过表达可抑制小鼠中NMDA受体介导的Ca^{2+}超载，并保护神经元免受缺血性损伤。我们最新的研究结果还发现，激活海马区TRPC6通道也可改善反复低血糖导致的认知功能损害。

鉴于TRP通道与代谢和心血管系统的密切关联，我们探索了TRP通道在调控血压、脂肪功能及血糖稳态中的作用机制，发现TRP通道异常导致细胞能量代谢和离子稳态失衡，从而影响代谢组织和心血管系统正常生理功能，最终导致肥胖、高血压和高血糖。阐明调控TRP通道相关的能量代谢和离子稳态失衡有助于防治代谢性心血管损害，TRP通道可作为代谢相关性高血压新的干预靶点。

（祝之明）

第六节 代谢相关性高血压的生活方式干预

代谢相关性高血压的干预应施行纠正代谢紊乱与降低血压及相关疾病并重，体现个体化，具体治疗措施包括生活方式干预、认知行为干预、药物治疗及微创介入治疗。健康膳食和增加体力活动是最主要的生活干预方式。健康膳食包括减少加工食品和含糖饮料中额外能量的摄入；适量限制总能量，避免暴饮暴食；平衡膳食、控制饮酒等。大量研究表明限制能量的不同膳食模式，如低脂、低碳水化合物、低盐、低升糖指数等，均对心血管代谢有影响。国内外医学与营养学家在此基础上建立了一些对心血管和代谢有明显作用的膳食类型，这些膳食类型的效应各有特点，尤其辛辣饮食更加适应中国居民饮食习惯。此外，适度、规律的运动也是有效的降压和改善代谢的生活方式。

一、代谢相关性高血压的膳食干预

（一）DASH饮食

DASH饮食是1997年美国的一项大型高血压防治计划（dietary approaches to stop hypertension，DASH）发展出来的饮食方案，这项计划发现，饮食中如果能摄食足够的蔬菜、水果、低脂（或脱脂）奶，维持足够的钾、镁和钙等离子的摄取，并尽量减少饮食中的钠盐和动物性油脂量，可以有效地降低血压。因此，常以DASH饮食作为预防及控制高血压的饮食模式。参与DASH试验的受试者随机地摄入对照饮食（标准的美国饮食）、富含水果蔬菜的饮食、或富含水果蔬菜和低脂乳制品的饮食（DASH饮食），并干预8个月，DASH饮食降低收缩期血压的效果明显好于对照饮食（−11.2mmHg，$P<0.001$）和富含水果蔬菜饮食（−8.0mmHg，$P<0.01$）。从总体上看，DASH组患者的血压从146/85mmHg下降至134/82mmHg。此外，DASH饮食短期干预还能减轻体重，改善糖脂代谢。DASH饮食的作用机制可能与其低钠盐，富含钾、镁、钙、纤维素及抗氧化物质有关，这些物质对改善心血管与代谢均有益处。目前仍需大样本长期的临床试验进一步证实DASH饮食对合并代谢异常的高血压患者的效益。

（二）地中海饮食

地中海式饮食的结构强调多吃蔬菜、水果、鱼、海鲜、豆类和坚果类食物，其次才是谷类，并且烹饪时要用植物油（不饱合脂肪酸）来代替动物油（饱合脂肪酸），尤其提倡用橄榄油，加上适量的红酒和大蒜，再辅以独特调料的烹饪方式。虽然地中海式饮食在1945年首次向世人报道，但其在20世纪90年代前却一直得不到广泛认同，这归因于地中海周边国家的居民摄入膳食脂肪的总量与美国人不相上下，但其心血管疾病的发病率却比美国人低很多。地中海式饮食对健康的益处被认为主要归因于大量食用橄榄油，而不像美国人摄入大量的动物性脂肪。橄榄油可以降低体内的胆固醇的水平，还可以降低血压和血糖和水平。另外，饮用红酒也是地中海式饮食对健康有促进作用的因素之一，因红酒中含有强效的抗氧化物质类黄酮。地中海饮食中海鱼、洋葱和大蒜也对心血管有很重要的保护作用。与单纯降低脂肪摄入量的饮食相比，地中海饮食对心血管疾病的改善作用更加有效。

（三）生酮饮食

生酮饮食（ketogenic-diet，KD）是一种以高脂肪、低碳水化合物为主，辅以适量蛋白质和其他营养素的饮食方案。生酮饮食是从观察饥饿能减少癫痫发作而开始的，在进食过程中，脂肪酸为肌肉和其他组织提供能量，但它不能进入脑部。由脂肪酸产生的酮体和肝脏中的生酮氨基酸通过转运载体进入大脑为其提供另一种能量。酮体包含了3种成分：乙酰乙酸、β-羟丁酸、丙酮。生酮饮食模拟了人体饥饿的状态，脂肪代谢产生的酮体作为另一种身体能量的供给源。生酮饮食为低碳水化合物膳食，要求碳水化合物量小于总能量的40%以降低葡萄糖代谢，并相应增加脂肪与蛋白质消耗。低碳水化合物饮食既可避免血糖明显升高，又可减少血糖波动，还有助于降低机体胰岛素水平，改善胰岛素抵抗。美国糖尿病协会也建议将低碳水化合物饮食作为糖尿病治疗的组成部分。生酮低碳水化合物饮食可以改善心血管危险因素，尤其对代谢性脂肪肝和血脂代谢紊乱有显著改善，但对血压无显著影响。生酮饮食不是适合所有的糖尿病患者，适用于年龄18～65周岁，超重或肥胖（BMI＞24kg/m^2），体脂率高于同龄正常标准，肝肾功能正常，无严重糖尿病慢性并发症的2型糖尿病患者。

（四）辛辣饮食

现推荐的饮食类型有一定的减盐、降压及心血管代谢保护作用，但这些膳食建议主要是根据欧美等人群的饮食习惯而提出的，这与亚洲尤其是中国膳食习惯有显著的不同。因此，推行起来难度大、依从性差。近年国内外人群和实验研究表明辣膳食有控制体重和血压、改善糖脂代谢及降低心血管疾病风险的效益。中国是一个烹饪大国，食辣有广泛的地域分布，据流行病学调查显示，中国西南地区的高血压、肥胖和冠心病发病率明显较北方低，北方居民膳食摄盐量较高，而西南地区居民嗜辣，膳食行为有明显的地域差异，但辣膳食对心血管代谢是否确实有益，仍缺乏科学证据，我们团队自2004年以来针对此问题开展了系统研究，并获得一系列新的发现。

1．辣膳食降压及改善心血管代谢的人群证据

辣椒富含维生素C，也含有较高的维生素B、β-胡萝卜素及钙、铁等矿物质，但其独特的辛辣成分为辣椒素。2015年北京大学健康科学中心在中国10个不同地区，纳入近50万名国人的研究结果表明，与每周食辣少于1次的人相比，每周吃6或7次的人全因死亡风险降低14%，缺血性心脏病死亡风险降低22%。2019年一项以2.28万名意大利居民为对象的研究发现，与不吃或极少吃辣椒的人群相比，每周吃4次以上辣椒的人全因死亡风险降低23%，心血管疾病死亡风险降低34%，缺血性心脏病死亡风险降低44%，脑血管病发病率降低61%，辣椒对心脏的保护作用在没有高血压的人群中更为明显。2017年在1.6万名美国成年人中的调查发现，与不吃辣椒的人相比，食用辣椒的人全因死亡风险降低了13%。伊朗3.8万的人群调查也获得类似结果。辣椒素与异黄酮合用可显著降低高血压患者收缩压及舒张压水平，而对血压正常人群并无降压作用。此外，膳食辣也降低人群肥胖和糖尿病风险，上海瑞金医院团队通过大数据筛选分析显示辛辣饮食能够减少糖尿病发病，而油炸食品增加糖尿病发病。多项流行病学研究也发现，喜食辣膳食人群中肥胖、2型糖尿病及相关心血管疾病患病率显著降低，辣膳食可增加基础能量代谢，对控制体重有益。Yoshioka等的研究显示进食辣椒可降低食欲，从而减少蛋白质及脂肪的摄入，同时增加饮食诱导的产热及脂质氧化反应，从而降低体重。此外，通过在健康受试者行十二指肠内辣椒素注射研究表明，辣椒素饱腹感机制与胃肠道刺激作用如辛辣感、烧灼感和恶心等有关，而与胃肠道激素如胰高血糖素样肽-1（GLP-1）和多肽YY等的分泌增加无关。人们对膳食辣椒反应的差异性可能也与自身肠道特定的菌群构成有关。在妊娠糖尿病妇女中开展的辣膳食干预与血糖、脂代谢及妊娠结局的RCT研究发现，与对照组相比，每日午餐及晚餐进食辣椒组餐后血糖、胰岛素血症及空腹总胆固醇水平显著降低。韩国的膳食问卷调查也发现，经常进食辣椒人群的平均手掌握力较不喜欢辣味饮食人群显著增强。除了上述保护作用外，横断面调查发现经常进食辣椒的人群血浆总Aβ蛋白水平显著降低，认知功能量表评分较高，提示膳食辣椒在改善老年痴呆患者认知功能方面有潜在作用，上述系列人群研究揭示辣膳食对心血管与代谢有保护作用。

2．辣膳食降压及改善心血管代谢的科学依据

辣椒的主要活性成分为辣椒素是瞬时受体电位通道（香草醛）亚型1（TRPV1）的高选择性激动剂。TRPV1，也称之为辣椒素受体。2021年诺贝尔生理

学或医学奖颁予TRPV1的发现者美国科学家David Julius，1997年他首先报道了TRPV1感知热及疼痛的机制，丰富了人们对温度感知和适应周围环境的认识。TRPV1在心血管、脂肪、肝脏和肌肉等组织器官也有丰富的表达，但其生物学意义并不清楚。为证实膳食辣椒素是否通过作用于TRPV1改善心血管代谢，2004年我们团队围绕TRPV1在心血管代谢中的作用机制及其辣膳食对心血管代谢的保护开展了系列研究，结果如下。

（1）膳食辣椒素改善血管内皮功能，降低血压及拮抗糖尿病血管损害：TRPV1在血管内皮细胞和野生型小鼠肠系膜动脉中均有表达。我们发现辣椒素呈浓度依赖性诱导血管内皮细胞胞内Ca^{2+}浓度升高，长期激活TRPV1或TRPV1过表达后可显著改善肠系膜动脉内皮依赖性的舒张功能。在自发性高血压大鼠（SHR），辣椒素刺激可激活血管内皮细胞和肠系膜动脉TRPV1，增加磷酸化的蛋白激酶A（p-PKA）和磷酸化的内皮源性一氧化氮合酶（p-eNOS）蛋白的表达，增加血浆一氧化氮（NO）浓度，从而降低SHR的血压。在高糖环境下，内皮细胞TRPV1和PKA表达下降，内皮细胞和血管活性氧（ROS）生成增加和NO水平降低，血管内皮舒张功能障碍，而辣椒素通过激活内皮细胞TRPV1上调血管p-PKA和解偶联蛋白2（UCP2），减少氧化应激，改善高糖诱导的内皮功能障碍。

（2）膳食辣椒素增加盐味觉，改善高盐诱导的血管功能障碍、促进尿钠排泄，拮抗盐敏感性高血压：我们发现盐味觉中枢能被辣椒素激活，从而增加对盐味的感知，长期食辣者比少或不食辣者，每日盐摄入量少2.5g左右，有荟萃分析显示每日摄盐量减少2～3g，心脑血管事件减少20%。我们通过膳食辣椒素干预小鼠，发现辣椒素激活TRPV1能减轻高盐诱导的氧化应激，减少超氧阴离子产生，提高NO的生物利用度，从而改善高盐所致的血管内皮依赖性舒张功能下降和夜间高血压。高血压时常有容量负荷增加，利尿药常用于难治性高血压患者的治疗。许多肾脏钠转运体，如噻嗪敏感性NaCl协同转运体和阿米洛利敏感性上皮钠通道（ENaC），都参与调节肾脏钠的重吸收。我们研究证实膳食辣椒素激活TRPV1减少小鼠尿钠重吸收从而增加尿钠排泄，其机制与抑制肾皮质集合管αENaC及其相关WNK1/SGK1通路有关。新近，国内有学者报道辣膳食还可减轻血管钙化，其机制与上调血管平滑肌细胞SIRT6和促进缺氧诱导因子Hif1α乙酰化及降解有关。

（3）膳食辣椒素改善高盐介导的心脏重塑：高盐摄入与左室肥大密切相关，限制盐摄入可减轻早期心力衰竭患者的左室肥大及预防心力衰竭。我们研究发现，膳食辣椒素可明显改善长期高盐摄入引起的小鼠血压升高、运动后耐力下降、整体氧耗量降低、左心室射血分数下降、室间隔厚度和左室后壁厚度增加等异常。膳食辣椒素可拮抗小鼠心肌线粒体氧化磷酸化下降、最大呼吸控制率下降、复合体Ⅰ酶活性和Sirt3的表达降低等，从而减轻长期高盐摄入导致的心脏重塑。此外辣椒素激活TRPV1还可以通过上调心肌PPARδ及UCP2，减少iNOS生成和氧化/硝基酪氨酸应激，从而减轻高盐饮食引起的心肌肥厚和纤维化，改善心脏结构和功能。膳食辣椒素对*TRPV1*基因敲除后高盐饮食引起的小鼠血压、心脏功能和结构的改变，则无明显作用。

（4）膳食辣椒素改善动脉粥样硬化、延缓脑卒中发作：动脉粥样硬化基本的病理生理过程与内皮细胞的受损及血液单核-巨噬细胞、血管平滑肌细胞（VSMC）在血管壁的沉积形成泡沫细胞有关，而炎症反应和细胞内胆固醇动态平衡是动脉粥样硬化形成和发展的重要环节，并且受细胞钙信号的调控。我们研究发现，辣椒素激活TRPV1可呈浓度依赖性地引起的VSMC内游离钙增加，并减少VSMC内脂质聚集。激活VSMC的TRPV1可上调ATP结合盒转运子（ABCA1）的表达，而下调低密度脂蛋白相关蛋白1（LRP1）的表达，通过影响钙调神经磷酸酶和PKA活性，促进VSMC内胆固醇转出增加及细胞外胆固醇摄取减少。长期膳食辣椒素激活TRPV1增加高脂喂养的$ApoE^{-/-}$小鼠主动脉

ABCA1表达，并降低LRP1表达，明显减少其主动脉窦脂质沉积和动脉粥样硬化斑块，并改善其预后。我们还发现膳食辣椒素对冠状动脉介导的缺血反应有明显的改善作用，可抑制高脂介导的炎症与氧化应激反应。以上结果部分揭示西南地区的辣膳食习惯致缺血性心脏病低发的原因。eNOS在维持脑血流和保护脑神经方面具有非常重要的作用，eNOS敲除小鼠大脑中动脉闭塞后会引起大面积脑梗死，小脑动脉肥厚。我们研究发现大鼠和小鼠的脑动脉TRPV1与eNOS共同分布在血管的内膜和外膜上；膳食辣椒素干预脑卒中自发性高血压大鼠（SHRsp），可以上调SHRsp脑动脉中的TRPV1和eNOS的表达，减轻SHRsp脑动脉内膜－中膜的增厚，延缓SHRsp脑卒中的发作。

（5）膳食辣椒素改善糖脂代谢紊乱：人群研究表明辣膳食能减轻体重及增加胰岛素的敏感性。GLP-1具有减肥及促进胰岛素分泌的作用，我们研究了辣膳食通过激活肠STC-1细胞和回肠组织的TRPV1对胰高血糖素样肽1（GLP-1）介导的葡萄糖稳态的作用。辣椒素通过激活TRPV1以钙依赖的方式刺激STC-1细胞分泌GLP-1，急性辣椒素灌胃可增加小鼠体内GLP-1和胰岛素分泌。在糖尿病db/db小鼠中，辣椒素激活TRPV1可改善糖代谢异常，提高血浆和回肠GLP-1水平，改善了小鼠的葡萄糖耐量和胰岛素水平，然而在*TRPV1*基因敲除小鼠中没有这种作用，提示TRPV1激活刺激GLP-1分泌可能是一种有效的预防糖尿病方法。食用辣椒可增加产热和导致体温升高，并可抑制体重的增长。我们研究发现肥胖的小鼠和肥胖男性个体内脏脂肪组织TRPV1表达下降。而长期膳食辣椒素激活db/db小鼠和高脂饮食喂养的野生型小鼠内脏脂肪组织TRPV1，通过增加磷酸化钙调蛋白（p-CaM）、缝隙连接蛋白（Cx43）、钙调蛋白依赖性蛋白激酶Ⅱ（CaMKⅡ）、过氧化物酶增殖物活化受体δ（PPARδ）、激酶敏感性脂肪酶（HSL）的表达，促进脂质分解，从而减轻小鼠体重和降低甘油三酯。在肥胖和衰老过程中，棕色脂肪（BAT）的白色化和丢失促进了代谢紊乱和相关疾病的发生。我们发现辣椒素对高脂饮食诱导的肥胖和BAT白色化的抑制作用依赖于SIRT3的参与，SIRT3可通过降低线粒体钙通道（MCU）启动子上的H3K27ac水平，抑制MCU介导的线粒体钙超载，从而改善线粒体功能和抑制BAT白色化。

综上所述，辣椒素不仅是重要的膳食因子，还是一种天然的生物活性物质。基础及临床研究均证实辣椒素参与血管功能、产热、糖脂代谢、炎症反应及氧化应激，而发挥减少脂肪生成，减轻胰岛素抵抗，改善血管功能障碍，调节血压及血糖稳态的作用（图7-3-5）。这些也是肥胖、高血压、血脂异常、糖尿病和动脉粥样硬化的重要病理生理基础。辣椒素通过激活不同的靶器官或组织中的TRPV1发挥心血管代谢保护作用，是代谢相关性高血压的重要干预靶点。今后研究还需进一步明确膳食辣椒素的摄入量、食用方式与心血管代谢保护效应之间的关系，辣膳食是否可成为新的一类能被广泛接受及推广的健康膳食类型也值得进一步研究。

3．辣膳食与其他膳食类型的比较 不同膳食方案对改善心血管代谢均有作用，这些方案主要针对不同种族及人群而制定，因各种族的生活习性不同和社会经济发展的差异，这些膳食方案在各人群中的依从性也有较大差异，DASH更适合欧美人群，地中海饮食有较大的区域局限性，而辣膳食在亚洲、中东及拉美等地较为普遍。我们比较了几种膳食的作用原理与特点（表7-3-6）。辣膳食的最大特点是将各种辛辣调料与其他膳食成分合理搭配，具有口味丰富，荤素不限，接受面广，易于推广。许多辛辣调料本身就是生物活性物质，在体内有特异性的作用靶标如瞬时受体电位通道等，这些膳食因子通过作用其特异靶标，而启动内源性保护机制，从而改善心血管代谢，而其他膳食的主要成分为各种营养素，维生素和矿物质目前，辣膳食改善代谢性心血管疾病已被列入2020年《中国健康生活方式预防心血管代谢疾病指南》，建议在人群中推广。

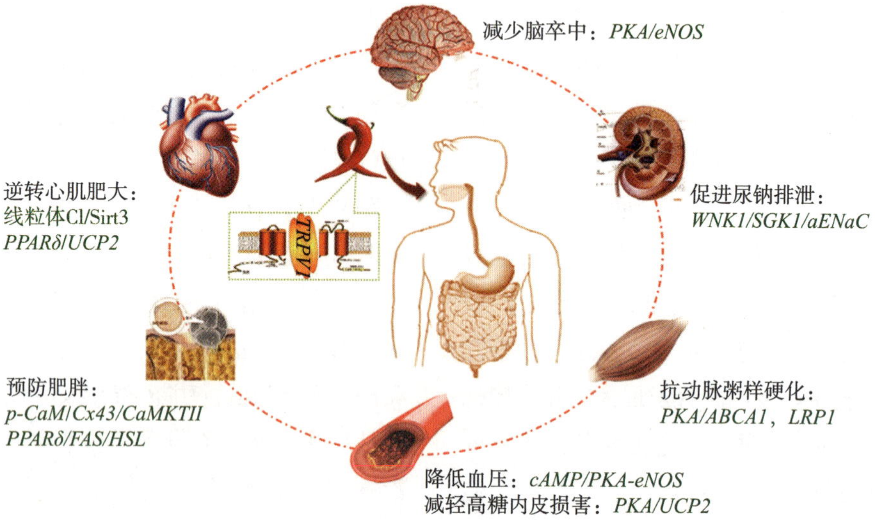

图7-3-5　辣椒素激活TRPV1防治心血管与代谢损害的作用机制

注：PKA/eNOS，蛋白激酶A/内皮型一氧化氮合酶；WNK1/SGK1/αENaC，赖氨酸缺陷型蛋白激酶1/糖皮质激素调节蛋白激酶1/上皮钠通道α亚基；PKA/ABCA1，蛋白激酶A/三磷酸腺苷结合盒转运蛋白1；LRP1，低密度脂蛋白受体相关蛋白1；cAMP/PKA-eNOS，环磷酸腺苷/蛋白激酶A/内皮型一氧化氮合酶；PKA/UCP2，蛋白激酶A/解偶联蛋白2；p-CaM/Cx43/CaMKII，磷酸化的钙调蛋白/缝隙连接蛋白43/钙调蛋白依赖性的蛋白激酶Ⅱ；PPARδ/FAS/HSL，过氧化物酶体增生物激活受体δ/脂肪酸合酶/激素敏感脂肪酶；线粒体CI/Sirt3，线粒体复合体Ⅰ/去乙酰化酶3；PPARδ/ UCP2，过氧化物酶体增生物激活受体δ/解偶联蛋白2。

表7-3-6　几种膳食类型作用原理的异同

	DASH/地中海饮食	辣膳食
构成	蔬菜、水果、鱼类、坚果、谷物、橄榄油、禽类、蛋	辣椒、芥末、大蒜、生姜、桂皮、苦瓜、芹菜、薄荷
组分	低钠、高钾、高纤维、低脂、低碳水化合物、适量蛋白质、维生素	生物碱、三萜苷类、酚酸类、黄酮类等化合物
作用	摄入外源性营养物质，增强体质	调动机体内源性抗病能力
特点	口味清淡、以素食为主、单调	口味丰富、荤素结合
机制	外源性因子，靶标众多	调控TRP通道家族
人群	西方人群	东、西方人群
依从性	差，限制多	好，随意搭配
效益比	因人而异	尚需评估

二、代谢相关性高血压的运动干预

2013年AHA/ACC/TOS（肥胖学会）在成人超重和肥胖管理指南中指出，生活方式改变，即使适度变化，维持体重减少3%～5%就可明显改善糖脂代谢，体重下降越多，血压改变越明显，如体重下降5%可使收缩压和舒张压下降3/2mmHg。运动是重要的并且有效的减重和改善代谢的生活方式。运动减重主要通过有氧训练和无氧训练的双重结合来实践。有氧训练是耐力训练的基础，可有效提高心肺功能，减脂、消耗糖原，因此对于血压及血糖的平衡十分重要，而无氧训练主要以力量阻抗训练为主，力量训练可以有效提高人体的基础代谢率，可以达到健康燃脂的效果。研究发现有氧训练可使动态血压下降3.0/2.4mmHg或使诊室血压下降3.9～4.1/1.5～3.9mmHg。制定锻炼方案时要考虑到患者的运动能力和健康状况，本着循序渐进和安全第一的原则。建议患者每天进行30～60分钟中等强度的体力活动（用心率来大致区分，进行中等强度体力活动量时的心率为100～120次/分，低强度活动时则为80～100次/分）；每周则应有3次以上的有氧体育锻炼，如步行、慢跑、骑车、游泳、健美操、跳舞等。典型的体力活动计划包括三个阶段：①5～10分钟的轻度热身活动；②20～30分钟的耐力活动或有氧运动；③放松阶段，约5分钟，逐渐减少用力，使心脑血管系统的反应和身体产热功能逐渐稳定下来。运动的形式和运动量均应根据个人的兴趣、身体状况而定。

（祝之明）

第七节 代谢相关性高血压的药物治疗

代谢相关性高血压的药物治疗除控制血压外，还涉及调脂、降糖及减肥等多个环节。治疗方案上更加强调对心血管代谢的综合保护及降低心血管疾病的远期风险。代谢相关性高血压的防治应关注以下几点：①多重心血管代谢危险因素的聚集将显著增加心血管事件的风险，糖尿病是冠心病的危症因素；②更强调其亚临床阶段的代谢因素变化，尤其是对高胆固醇血症的控制；③更注重综合干预及随访管理。尽管认识到对代谢相关性高血压必须综合干预结合个体化治疗，但由于缺乏相关的治疗共识或指南，临床实践上仍依据其组分变化、循证医学证据、高血压及糖脂异常治疗指南的建议，并结合患者的具体情况选择个体化的治疗策略，最终目的是防止心脑血管事件的发生。

一、代谢相关性高血压的降压目标与药物推荐

（一）降压目标

2017年美国心脏学会（AHA）与美国心脏病学院的新高血压指南要求所有高血压患者治疗后血压＜130/80mmHg，2018年《中国高血压防治指南》和2019年ADA有关糖尿病与高血压的专家共识中降压目标值均为140/90mmHg。2017年中国糖尿病学会的指南中将糖尿病合并高血压的血压目标值确定为＜130/80mmHg，与美国新的高血压指南一致。近年国内外重要指南或共识推荐血压目标值与药物推荐如表7-3-7所示。上述指南建议心血管风险低危（10年风险＜15%）的糖尿病患者的血压控制目标为＜140/90mmHg，而较低的血压目标（＜130/80mmHg）适用于确诊心血管疾病或心血管高危的患者。《中国高血压防治指南》建议：一般高血压患者应降至＜140/90mmHg；能耐受者和部分高危及以上的患者可进一步降至＜130/80mmHg；鉴于代谢相关性高血压合并多重代谢紊乱，有较高心血管代谢风险，血压达标应＜130/80mmHg；但大于60岁老年患者的降压目标可放宽至＜150/90mmHg。肥胖患者应在6个月时间达到5%的体重下降，严重程度肥胖（如BMI＞35kg/m^2）可能需要更多的体重减轻，使体重达到超重范围，血脂、血糖、血尿酸等代谢指标的控制目标可参考国内相关疾病治疗指南。

（二）常见降压药物及其代谢作用

目前循证医学证据表明，血管紧张素转换酶抑制剂（ACEI）和血管紧张素Ⅱ受体阻滞剂（ARB）不仅能拮抗血管紧张素醛固酮系统（RAS）激活和降低血压，还具有改善胰岛素抵抗、激活代谢性核受体（PPARs）、改善糖代谢和减轻脂肪病变的潜在益处。糖尿病与血管疾病行动：培哚普利和格列齐特缓释片对照评估试验（ADVANCE）结果显示，在糖尿病患者中采用ACEI联合利尿药进行降压治疗，与常规降压治疗相比，可降低大血管和微血管联合终点事件9%。PRIME-CHINA研究、ONTARGET/TRANSCEND研究等纳入中国患者的国际多中心临床研究也证实ACEI/ARB可降低糖尿病合并高血压患者的心血管疾病和肾脏损害风险。因此，国内外高血压管理指南均将ACEI/ARB类药物作为高血压合并代谢综合征/糖尿病人

表7-3-7 国内外重要指南/共识推荐血压目标值与药物推荐

发布时间	指南名称	推荐血压目标值	首选降压药物
2017年	2017ACC/AHA高血压指南	＜130/80mmHg	利尿药、ACEI、ARB和钙通道阻滞剂均可使用；存在蛋白尿时，可考虑ACEI/ARB
2017年	ADA关于糖尿病与高血压的声明	＜140/90mmHg；如果不增加治疗负担，＜130/80mmHg可能适合心血管疾病高危的患者	ACEI/ARB、噻嗪类利尿药和钙通道阻滞剂均可选用，仅于合并微量白蛋白尿时首选ACEI/ARB
2018年	ESH/ESC欧洲动脉高血压管理指南	＜140/80mmHg；如能耐受，SBP＜130mmHg，但避免＜120/70mmHg	ACEI/ARB
2018年	中国高血压防治指南(2018年修订版)	＜130/80mmHg；如病程长、病情重，则＜140/90mmHg	ACEI/ARB
2018年	中国2型糖尿病防治指南	＜130/80mmHg；老年或伴严重冠心病患者可相对宽松	ACEI/ARB
2019年	AACE/ACE2型糖尿病综合管理指南	＜130/80mmHg；对于有合并症或有药物不良反应的体弱患者，血压控制目标可适当放宽；对于能安全达标而无药物不良反应者，可＜120/80mmHg	ACEI/ARB
2020年	ADA糖尿病诊疗标准	较高心血管风险者＜130/80mmHg；风险较低者＜140/90mmHg	ACEI/ARB、噻嗪类利尿药和钙通道阻滞剂均可选用，仅于合并蛋白尿或微量白蛋白尿时首选ACEI/ARB

群推荐的一线用药。2017年ACC/AHA高血压指南和2020年ADA糖尿病指南则将糖尿病的降压药物推荐改为ACEI、ARB、噻嗪类利尿药和钙通道阻滞剂均可选用，仅于合并慢性肾脏病和/或微量白蛋白尿时首选ACEI/ARB。但使用ACEI和ARB药物时，需注意其副作用，如血钾升高、血肌酐升高等引起肾功能损害。目前证据暂不支持ACEI和ARB联用。

钙通道阻滞剂（CCB）临床上最常用，对体重无明显作用，对糖脂代谢也无不良影响，可作为代谢相关性高血压的联合治疗药物。CCB在降低脑卒中风险和降低尿蛋白作用上优于β受体阻滞剂。代谢相关性高血压患者合并心绞痛、周围血管病变和室上性心动过速时应优先选用CCB类药物。但需注意，CCB类药物要警惕直立性低血压和严重心力衰竭时慎用。

利尿药较常用，尤其国人摄盐量显著超标，利尿药可减轻钠水潴留和容量负荷，但长期大剂量使用可导致低血钾、高尿酸血症、肾功能损害和胰岛素抵抗。因此，利尿药可小剂量联合使用，常与ACEI/ARB类联用，既能增加降压疗效又能减少低血钾等副作用。另外袢利尿药、保钾利尿药不能与ACEI/ARB联用，且合并高尿酸血症、性功能减退、糖耐量异常和血脂紊乱时慎重使用利尿药。

β受体阻滞剂可拮抗交感激活，长期大剂量使用会产生体重增加、血糖升高、加重血脂异常和促进糖尿病发生等副作用，但兼具α、β受体双重阻断的卡维地洛、阿罗洛尔对糖脂代谢影响较小。但β受体阻滞剂具有明确降压和改善心血管预后的疗效，因此代谢相关性高血压患者合并心肌梗死、心力衰竭或明显交感激活应优先考虑。合并房室传导阻滞、严重周围血管病变、哮喘和慢性阻塞性肺病的患者禁用β受体阻滞剂。由于肥胖相关高血压患者常有交感神经系统激活，可应用具有α、β受体双重阻断的受体阻滞剂。α受体阻滞剂对血脂紊乱有改善作用，可用于肥胖性高血压患者，但需注意避免直立性低血压，一般不作为首选。

中枢性降压药因其降压效果有限且副作用大，故不作为一线用药，甲基多巴常用于妊娠期高血压。莫索尼定虽有逆转左心室肥厚和改善动脉顺应性、减少室性心律失常和改善糖脂代谢等研究报道，但仍需临床实践进一步验证。综上所述，临床上选用降压药物需根据其降压效果和对代谢的影响，根据个体化做出合理方案，详见表7-3-8。

二、高血压合并糖代谢异常的药物选择

高血压常合并糖代谢异常，如血糖调节受损、高胰岛素血症和高血糖状态的单独或混合存在等。除参照糖尿病的治疗原则外，强调在早期改善糖代谢异常尤为重要，同时还应当注重降糖类药物对血压、血脂及心血管预后的影响来综合评估治疗方案。

降糖药物中，几种经典的降糖药物研究较多。①磺脲类药物是应用较早、降糖疗效肯定、明显降低糖化血红蛋白的药物，但研究发现它有增加糖尿病患者心脏病致死率，如心律失常、增加心肌梗死面积、体重增加、血胰岛素水平增高、血管功能受损及使血管成形术的不良预后增加等副作用。故磺脲类药物不建议单独用于代谢相关性高血压，如需使用建议小剂量、短效作用类制剂。②二甲双胍是临床降糖一线药物之一，其作用原理是通过激活组织AMPK，对细胞能量代谢进行调节，增加肌肉对糖的利用，从而降低患者体内血糖水平。二甲双胍较其他降糖药物更明显降低心血管发病率和死亡率。研究显示二甲双胍有轻度降低血压、改善内皮功能、减少心肌缺血及再灌注损伤的作用。我们前期工作发现，非糖尿病的肥胖合并高血压患者予以二甲双胍治疗后可以明显降低患者体重、胆固醇和超敏C反应蛋白。因此，二甲双胍不仅能降低血糖，还能减轻体重和高胰岛素血症，是肥胖和高胰岛素血症患者的首选。③α糖苷酶抑制剂，如阿卡波糖等，虽不能显著降低空腹高血糖和糖化血红蛋白，但可以降低餐后血糖和血糖波动性，几乎不发生低血糖，具有较好的安全性，适合老年糖尿病患者服用。ACE等研究显示在冠心病合并糖耐量异常的患者中，使用α糖苷酶抑制剂阿卡波糖可显著减少发生2型糖尿病的风险，轻度降低血压、血脂，提示可预防心血管高危人群的糖尿病风险。④胰岛素增敏剂噻唑烷二酮类药物通过激活过氧化物酶增

表7-3-8　常用降压药物对代谢的作用

降压药物	对代谢的影响	使用建议	副作用
血管紧张素转换酶抑制剂（ACEI） 血管紧张素Ⅱ受体阻滞剂（ARB）	改善胰岛素抵抗、激活代谢性核受体、轻度减重	首选	血钾升高、血肌酐升高等会引起肾功能损害，暂不建议ACEI/ARB联用。
钙通道阻滞剂	对糖脂代谢、肥胖无不良影响，降低脑卒中风险	联合使用	直立性低血压和严重心力衰竭时慎重
利尿药（噻嗪类、袢利尿药）	大剂量会导致低血钾、高尿酸血症、肾功能损害和胰岛素抵抗	小剂量联合使用	高尿酸血症、糖耐量异常和血脂紊乱时慎重使用利尿药
利尿药（醛固酮抑制剂）	对糖、脂代谢没有显著影响	顽固性高血压，慎与ACEI/ARB联合使用	易引起性功能减退、男性乳房发育和高钾血症
β受体阻滞剂	体重增加、血糖升高、加重血脂异常和促进糖尿病发生	一般不作为首选，主要用于合并心肌梗死、慢性心力衰竭、交感激活	合并房室传导阻滞、严重周围血管病变、哮喘和慢性阻塞性肺病的患者禁用
α受体阻滞剂	改善血脂紊乱	一般不作为首选	注意直立性低血压
中枢性降压药	可能改善糖脂代谢	妊娠期高血压，顽固性高血压联合使用	镇静、男性性功能障碍及副交感神经兴奋

殖激活受体γ（PPARγ），增加胰岛素介导的葡萄糖摄入和抑制肝糖生成，直接改善肌肉和肝脏的胰岛素敏感性。既往研究发现，吡格列酮因增加不良心血管事件而慎用于糖尿病合并心血管疾病患者。最新的研究显示，噻唑烷二酮类药物不仅不会增加缺血性心血管不良事件的发生和死亡风险，而且可以通过非降糖途径发挥改善血脂、血压、增加动脉斑块的稳定性及抑制血管再狭窄等潜在的心血管保护作用，但有增加心力衰竭和骨折风险。一项国际多中心长达5年的临床研究表明，罗格列酮能有效控制2型糖尿病患者的血糖、血脂、血压，并不会增加其缺血性心血管事件发生和死亡风险。我们前期工作也表明，罗格列酮可以明显改善肥胖高血压小鼠的血管内皮功能。因此，噻唑烷二酮类药物基本上是安全的，但应关注其心力衰竭副作用。

其他新型降糖药物的心血管获益越来越被关注。近年来，EMPA-REG OUTCOME（2015年）和REWIND（2019年）等一系列大规模临床研究显示部分GLP-1受体激动剂、SGLT-2抑制剂具有降低心血管疾病风险、心力衰竭风险、肾脏病进展及终末期肾病风险的额外获益。因此，新近更新的国内外多项指南已将这两类药物作为合并动脉粥样硬化性心血管疾病、心力衰竭或慢性肾病的首选用药，可望为肥胖和/或糖尿病合并高血压患者提供更优的药物联合治疗。近年来，肠促胰素类药物以GLP-1受体激动剂和DPP-Ⅳ抑制剂为代表，作用机制均为促进了GLP-1的作用或生成，增加葡萄糖依赖性的胰岛素分泌，降低胰高血糖素分泌，延缓胃排空，抑制肝糖输出等多种作用降糖。GLP-1受体激动剂具有多重减重机制，其减重效果持续，研究显示最长可维持82周。此外，GLP-1受体激动剂还有对心血管的保护作用，除了因为其降糖、减重所带来的心血管获益之外，研究还显示人类心脏上存在GLP-1受体，循环中的GLP-1与其结合后，可促进葡萄糖利用，增加脂肪酸氧化，改善心功能。针对GLP-1心力衰竭风险的大型临床试验结果均提示GLP-1受体激动在心血管死亡、心肌梗死、卒中事件风险中存在不同程度获益，但对心力衰竭风险的获益性仍存争议。荟萃分析也发现，与其他降糖药相比，GLP-1受体激动剂可明显降低糖尿病患者血压1～5mmHg。DPP-Ⅳ抑制剂可以抑制GLP-1、肠抑胃肽（GIP）等肠促胰岛素的降解，从而促进餐后胰岛素分泌来发挥降糖作用。我们前期研究发现DPP-Ⅳ抑制剂可以通过激活TRPV4改善糖尿病血管内皮损害，他人报道DPP-Ⅳ抑制剂也可以通过GLP-1通路改善血管内皮功能。然而一些研究发现DPP-Ⅳ抑制剂会增加心力衰竭的风险，值得关注及进一步证实。

钠－葡萄糖协同转运蛋白-2抑制剂（SGLT2i）除了具有降低血糖作用外，SGLT2i有轻度的降压作用，还能改善动脉僵硬度、体重、内脏脂肪、蛋白尿、血清尿酸水平和氧化应激等。新近的一系列大型临床试验发现，应用SGLT2i包括达格列净、卡格列净及恩格列净均能使心血管死亡、非致死性心肌梗死、非致死性脑卒中组成的复合终点风险降低14%、心血管疾病死亡率降低38%，并减少55%心力衰竭患者的住院治疗，尤其是这些药物对非糖尿病患者的心力衰竭症状改善同样有效。此外，SGLT2i还有明确的肾脏保护作用。为此，SGLT2i对心血管的获益被欧美心血管学会评价为近年心血管疾病治疗领域的里程碑，并被写入临床治疗指南。达格列净、卡格列净和恩格列净随机对照试验的Ⅲ期研究数据显示，使用SGLT2i从基线到治疗结束，收缩压的变化范围为−1.4mmHg至−6.6mmHg，舒张压的变化范围为−0.4mmHg至−2.5mmHg。EMPA-REG BP™研究显示，恩格列净使用12周明显降低糖尿病合并高血压患者的动态血压，无论患者是否服用降压药物或服用几种降压药物，SGLT2i均可改变血压的昼夜节律，从非杓型转变为杓型趋势。其降压机制可能与改善了高糖导致的水盐代谢紊乱，促进尿钠排泄有关。我们研究发现，肥胖型糖尿病（db/db）小鼠模型肾脏SGLT2功能异常，从而导致高盐摄入时尿钠和尿糖潴留，加重了糖代谢紊乱，促进了高血压的发生，予达格列净能显著降低血糖，减轻钠水潴留及降低血压。SGLT2i降低体重的程度与GLP-1类似物相当，其短期内的减重效应可能与轻度利尿效应有关，而其长期的体重控制与尿中排出葡萄糖，减少了机体碳水化合物形式的能量蓄积有关。除此之外，有研究显示SGLT2i还可改善脂肪肝和动脉硬化，抑制RAAS激活和改善氧化应激等。

2020美国AHA/ADA指南及多项心血管试验表明，在心血管疾病（CVD）或高心血管风险患者中使用降糖药物可以获得心血管保护。对于CVD或极高/高心血管风险的2型糖尿病患者（有靶器官损伤或几种CVD危险因素），首选二甲双胍，其次推荐使用新型降糖药，如GLP-1受体激动药和SGLT2抑制药。沙格列汀和阿格列汀这两种DPP-4有潜在心力衰竭风险，磺脲类降糖药和噻唑烷二酮类药物也有潜在心力衰竭和致死率的风险，需谨慎使用。常用降糖药物对心血管的影响和建议，见表7-3-9。

三、高血压合并血脂紊乱的药物选择

高血压常合并血脂谱异常，血脂管理已成为防治动脉粥样硬化性心血管疾病（ASCVD）的主要策略，同时也是干预代谢综合征的核心。各大指南均将低密度脂蛋白胆固醇（LDL-C）列为干预的首要靶点，2019年糖尿病指南强化了降低LDL-C的目标值，对于中度和高度心血管风险的糖尿病患者要求LDL-C分别控制在2.5mmol/L和1.8mmol/L以下。目前，他汀类药物是降低LDL-C治疗中最主要的调脂药。研究发现，他汀类药物可以减少心脏病和脑卒中患者的发病率，增加血管再通率和生存率。阿托伐他汀还可通过过氧化物酶体增殖物激活受体-γ共激活因子-1（PGC-1）增加心脏线粒体氧化呼吸功能，提示他汀除了调脂外，对心血管疾病具有保护作用。此外，他汀类药物还可以通过改善内皮功能、促进冠脉斑块稳定和减少血小板凝集等保护心血管。但他汀类药物会引起某些患者的血糖、糖化血红蛋白升高、肝功能损害和肌无力等副作用，临床运用时需监测相关指标。

根据目前的临床试验发现，仅控制LDL-C，并不能解决剩余心血管风险，还需控制总甘油三酯（TG）的升高及高密度脂蛋白胆固醇（HDL-C）的降低。前瞻性流行病学研究显示HDL-C的水平与ASCVD风险呈负相关，然而升高HDL-C药物所带来的获益并未达到预期。低HDL-C相伴的高TG，也是导致剩余心血管风险的重要原因，经他汀治疗后仍有大量的患者TG未达标。纳入亚太地区26项研究的荟萃分析发现，血清TG水平是冠心病和卒中风险的重要独立预测因子。临床上现有主要降低TG的药物包括贝特类、烟酸类和高纯度鱼油制

表7-3-9 常用降糖药物对心血管的作用

降糖药物	对心血管的影响	使用建议
磺脲类药物	增加糖尿病患者心脏病致死率、心律失常、体重增加、血胰岛素水平增高、血管功能受损	不建议优先使用，如需使用建议小剂量、短效作用类制剂
二甲双胍	降低血压、体重，还能减少心肌肥厚、改善内皮功能、减少心肌缺血以及再灌注损伤	肥胖和高胰岛素血症患者的首选
α糖苷酶抑制剂	轻度降低血压、血脂，且显著降低IGT患者进展为2型糖尿病的风险	餐后血糖高、老年糖尿病患者，高血压合并糖耐量异常患者
噻唑烷二酮类药物	降低血脂、改善胰岛素抵抗、血管内皮功能及抗动脉粥样硬化	心力衰竭患者不建议使用
GLP-1受体激动剂 DPP-Ⅳ抑制剂	降低血压、血糖、体重，改善血管内皮功能及心功能	肥胖/糖尿病合并高血压患者，严重心力衰竭患者慎用
SGLT-2抑制剂	降低血压、血糖、体重，减少内脏脂肪，改善脂肪肝，缓解心力衰竭症状、减少心力衰竭住院率和死亡率	肥胖/糖尿病合并高血压患者，2型糖尿病合并心血管疾病或具有极高/高心血管风险的患者

剂。其中贝特类药物因其安全有效，成为各大指南的首选推荐。贝特类为过氧化物酶增生体活化受体（PPARα）激动剂，通过激活PPARα，调节靶基因脂蛋白脂肪酶（LPL）、载脂蛋白A1和载脂蛋白A2的表达，从而发挥降低血浆TG水平和提高HDL-C水平的作用。常见贝特类药物包括苯扎贝特和非诺贝特，二者均可显著降低血浆TG水平，并且升高HDL-C。对于LDL-C已达标，但TG仍≥2.3mmol/L的心血管疾病高风险患者（如糖尿病）或ASCVD患者，应启动贝特类药物治疗。总之，对代谢相关性高血压的调脂治疗控制LDL-C是关键，兼顾TG/HDL-C达标。

四、代谢相关性高血压的体重管理

健康的生活方式是一切治疗的基础，合理的饮食结构、控制热量摄入和体育锻炼均可有效地降低血脂水平、减轻体重、控制血糖和血压。对肥胖相关性高血压生活方式干预无效患者，可考虑使用减肥药物。减肥药物依作用机制包括三大类，抑制食欲、抑制营养吸收和促进能量消耗。奥利司他是目前临床常用的减肥治疗口服药物，中国多中心研究显示肥胖患者服用奥利司除明显减轻体重外，在血脂、血糖、血压方面均得到改善。2015年欧美内分泌学会和肥胖协会制定的减肥药物临床实践指南建议：有心血管疾病的肥胖患者，建议使用非拟交感神经药物，如氯卡色林或奥利司他。但氯卡色林的安全性仍存在争议；而奥利司他和安慰剂相比，具有轻微的降压作用。此外，一些具有减轻体重的降糖药物，如二甲双胍、肠促胰素类药物（GLP-1受体激动剂、DPP-4抑制剂）和SGLT2i等在近年来颇受关注。国内外荟萃分析和临床研究均证实这些药物显示出良好的减肥、改善代谢和降压的协同作用。

五、以能量管控为基础，控制代谢相关性高血压

大量研究证实强化生活方式干预、某些减肥、降糖和调脂药物可限制能量摄入及促进能量消耗，显著降低血胰岛素水平，减轻体重，纠正糖脂代谢和心血管功能紊乱。为此，从能量平衡角度重新审视高血压的发病机制与治疗会给我们带来一些启示，例如，如何认识胰岛素抵抗？其本质是在能量摄入过多时，组织的胰岛素敏感性降低，以抑制胰岛素的作用，这是机体提醒能量已过剩，如此时不纠正能量过剩，胰岛素分泌将反馈性增多，使多余的能量物质以脂肪形式在肝、肌肉及脂肪中堆积，造成糖脂代谢障碍。如长期能量物质过剩，将损害胰岛β细胞功能，减少胰岛素的分泌，但这种减少能量贮存的方式，并不能纠正能量失衡。而对1型糖尿病正相反，充分补充胰岛素则是促进能量合成与利用的有效措施，可取得显著疗效。这对从能量管控的角度干预高血压合并糖尿病有什么启示呢？我们可将降糖药物依其对能量代谢的作用模式分为两大类，以胰岛素、胰岛素促泌剂、胰岛素增敏剂等为一类，通过能量储存方式达到降低血糖，但近年一些临床试验显示这类药物有增加2型糖尿病的肥胖及心血管疾病的风险；以α-糖苷酶抑制剂、双胍类、SGLT2i、GLP-1受体激动剂以及代谢手术等为一类，通过减少能量摄入及促进能量利用与消耗，从而降低血糖和肥胖，已有研究显示二甲双胍及SGLT2i的作用靶标与AMPK相关。代谢相关性高血压也与一种能量摄入过度或/和消耗减少，致多重代谢通路作用异常，进而损害能量感知和利用，最终导致多种代谢紊乱及血压升高有关。因此，对代谢相关性高血压的能量管控值得关注及探索。

总之，代谢相关性高血压的药物治疗除控制血压外，还涉及调脂、降糖及减肥等多个环节。治疗方案上更加强调对心血管代谢的综合保护及降低心血管的远期风险。代谢相关性高血压的血压控制目标值为130/80mmHg，可根据患者年龄和风险评估进行目标调整。代谢相关性高血压的综合治疗如图7-3-6所示，尤其是药物治疗有其特殊性，降压药选择上应注意选有益于代谢改善而又不产生代谢副

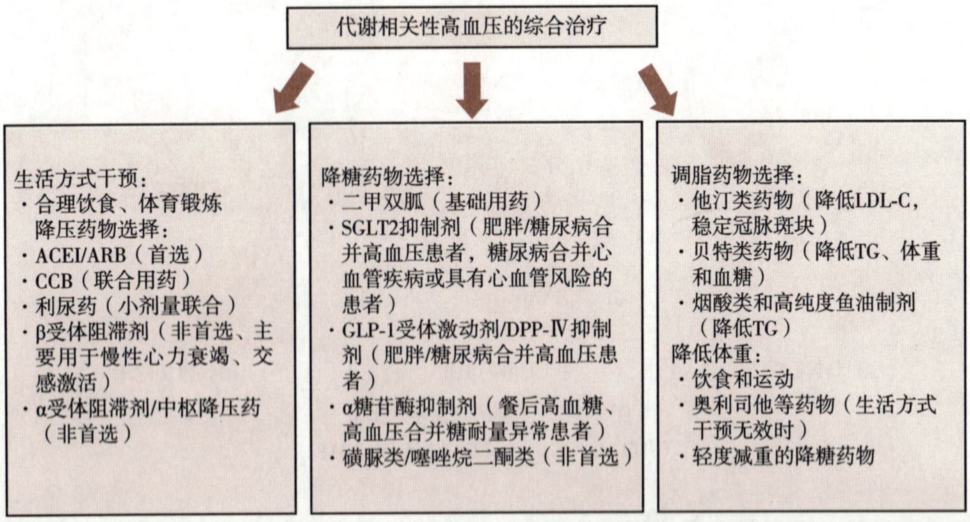

图7-3-6 代谢相关性高血压的综合治疗

注：ACEI，血管紧张素转换酶抑制剂；CCB，钙通道阻滞剂；SGLT2，钠－葡萄糖协同转运蛋白-2抑制剂；LDL-C，低密度脂蛋白胆固醇；TG，甘油三酯。

作用的药物，而纠正代谢紊乱应选择有心血管保护作用的药物，二者联合才能达到控制血压与改善代谢的双重目标。

（祝之明）

第八节 代谢相关性高血压的代谢手术治疗

一、代谢手术概述

代谢手术起初是外科医生设计用来减轻体重的，也称之为减重手术，是目前唯一可临床治愈肥胖和2型糖尿病的治疗措施。1921年发现及应用胰岛素改善1型糖尿病后不久，1925年就有报道胃肠道手术能缓解糖尿病，但因其有创且副作用大，并未能在临床推广。20世纪90年代Pories等长期观察证实代谢手术能临床治愈2型糖尿病与肥胖。国外近30年的临床实践充分证明，除有效减肥外，胃肠道手术能明显预防糖尿病的发生，可使80%的2型糖尿病达到临床治愈，70%的高血压得到控制，显著改善心血管的预后，也称之为代谢手术。代谢手术已成为继生活方式干预、药物治疗等措施之外控制心血管代谢病的重要手段，并已写入相关疾病的治疗指南。欧美国家早已广泛开展代谢手术治疗肥胖和糖尿病，至今已积累了大量的临床经验，我国引进这项治疗技术才十余年，相当长一段时间也仅在少数医院开展，但近年来中国胃肠外科和代谢内分泌界已重视代谢手术治疗肥胖和糖尿病的临床价值，共同制定了肥胖与糖尿病手术治疗的专家共识，尤其是《中国2型糖尿病治疗指南》已将代谢手术列入糖尿病治疗可选择的措施之一。随着这项技术的逐步推广，中国自己的经验与证据的不断积累，代谢手术势必成为不可或缺的代谢性心血管疾病治疗的重要措施之一。

二、代谢手术类型与适应证

代谢手术根据原理分为三类（图7-3-7）：一是容量限制型，通过单纯胃改造，减少胃容量，进餐早期即产生饱感，限制饮食的摄入达到治疗目的，如腹腔镜胃袖套状切除术（laparoscopic sleeve gastrectomy，LSG）；二是吸收不良型，通过缩短小肠功能段的长度，减少营养物质的吸收，如胆胰转流术（biliopancreatic diversion，BPD）；三是混合型，包括胃容量缩小和小肠旁路形成，既能限

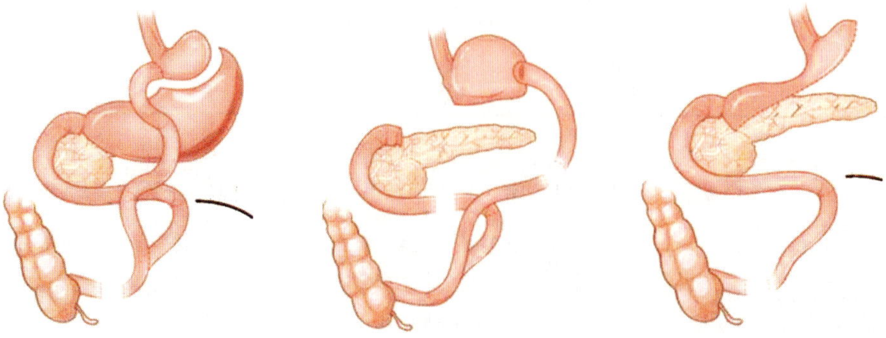

图7-3-7　主要的代谢手术类型
（引自：Lu ZS，et al.Cell Discov.2018）

制摄入又能减少吸收，但小肠缩短的程度比BPD中轻，如胃转流手术（Roux-en-Y grastric bypass，RYGB）、十二指肠－空肠旁路术（duodenal-jejunal bypass，DJB）等。现多采用腹腔镜微创完成上述手术。根据全球肥胖与代谢病外科国际联盟调查表明，代谢手术中Roux-en-Y胃转流术与胃袖套状切除术的临床应用比例相近，胆胰转流十二指肠转位术所占比例较低。Roux-en-Y胃转流术长期控糖与减肥疗效较好，而胃袖套状切除术手术操作简单，并发症相对较少。

目前的代谢手术指征主要依据1991年美国国立卫生研究院发表的《重度肥胖手术的专家共识》，其中体重指数（BMI）作为是否手术的先决条件，但临床实践发现依据BMI作为手术的选择存在以下问题：①代谢手术的效益是体重非依赖的，且该共识主要针对开腹手术，并未考虑微创腹腔镜手术的发展与应用；②许多糖尿病患者在BMI不很高，且胰岛功能不差时，就存在多重心血管代谢危险因素和并发症，因限于BMI，而失去最佳手术时机，尤其对于亚洲患者；③已有一些临床证据显示BMI≥35kg/m^2 *vs.* BMI＜35kg/m^2，代谢手术同样获益，中国糖尿病人群的平均BMI仅为25kg/m^2，但多伴有腹型肥胖与多重心血管危险因素。为此，中国糖尿病指南建议2型糖尿病患者BMI为28～32kg/m^2，尤其存在其他心血管风险因素时，可选择代谢手术，BMI为25～28kg/m^{2}者，如合并代谢综合征，在获得患者知情同意情况下，可作为临床选择。2014年《中国肥胖和2型糖尿病外科治疗指南》中，将腹型肥胖也纳入手术适应证，如腰围男性≥90cm，女性≥85cm，建议酌情提高手术推荐等级，对BMI 25.0～＜27.5kg/m^{2}合并2型糖尿病患者，如生活方式改变和药物治疗失效，且至少有2个代谢综合征组分或存在合并症，建议慎重手术。

三、代谢手术对降压及改善代谢的作用

各种代谢手术均可降低血压。据136项代谢手术治疗2200例患者的荟萃分析显示，术后高血压完全缓解率（停降压药，血压仍维持在正常范围内）达到61.7%，完全缓解或好转率达到78.5%。其中胃转流术、袖状胃切除术、胆胰转流十二指肠转位术的完全缓解率分别达到75.4%、72.5%、81.3%。瑞典肥胖队列研究显示，在代谢手术6个月后，收缩压和舒张压分别降低11mmHg和7mmHg。对比不同代谢手术的短期和长期降压作用结果显示，胃转流术后2年分别降低收缩压和舒张压为12.1mmHg和7.3mmHg，术后10年为5.1mmHg和5.6mmHg，胃转流术可使80%高血压患者停用或减少降压药物。Roux-en-Y转流术后随访高血压患者12个月，收缩压降低15mmHg，高血压缓解率显著高于生活方式干预组（49% *vs.* 23%）。Sarkhosh等荟萃分析了33项，涉及3997例

腹腔镜袖状胃切除术患者，平均随访（16.9±9.8）个月，结果显示58%的高血压完全缓解，75%的高血压患者术后部分缓解。Fernstrom等研究表明，代谢手术后血压下降和持续体重减轻效果依赖于患者术前的血压状态，正常血压和已服用降压药物的高血压患者在术后血压下降幅度较小，严重高血压患者术后血压显著下降。因此，对于生活方式干预和药物效果不理想的顽固性肥胖相关性高血压患者（BMI≥30kg/m²），手术治疗是获得长期减肥效果和改善高血压的重要手段。

2型糖尿病（T2D）常伴有高血压，然而只有12.8%的T2D患者通过降压药物达到了目标血压。与常规降压治疗相比，代谢手术对2型糖尿病合并高血压患者的血压达标和降压药物的影响尚不清楚。我们的队列研究比较了代谢手术和降压药物对2型糖尿病合并高血压患者血压达标和药物剂量的作用，共入选了112名患者接受RYGB手术，423名患者接受了药物治疗，结果表明：代谢手术时间依赖性地降低了诊室收缩压和舒张压，也显著降低了患者平均动态收缩压（132mmHg±2mmHg *vs.* 119mmHg±1mmHg，$P<0.0001$），肥胖和非肥胖患者的收缩压和舒张压下降幅度相似。代谢术后2年50%的患者的收缩压维持在120mmHg以下，而药物组仅为1.9%，手术组的收缩压达标的比例明显高于药物组。代谢手术后多数高血压患者会减少用药剂量和频次，即使停药也能维持血压正常。另外，手术组10年动脉粥样硬化性心血管疾病（ASCVD）风险降低，术后肥胖、高脂血症、高血糖较常规药物治疗明显改善。总之，代谢手术能有效地维持血压达标，降低降压药物的使用强度，并明显降低了糖尿病患者的心血管风险。

除降压外，代谢手术对体重及糖脂代谢也有显著作用。研究表明各种术式均能降低体重。Buchwald的荟萃分析提示各种术式平均降低超重体重的百分比RYGB达62%，BPD达79%，VSG与BPD相当，体重下降最明显出现在术后1～2年。Schauer研究表明术后5年RYGB体重下降达23%，VSG达19%，而药物治疗体重下降者只有5%。RYGB、BPD等容量限制性手术术后的胃容量减少、营养吸收不良可使患者体重下降，尤以BPD最为明显。在改善糖代谢方面，代谢手术可使42%～95%糖尿病得到有效控制，维持糖尿病有效缓解的平均时间达8.3年，并使糖化血红蛋白（HbA1C）平均下降2.9%，空腹血糖和餐后血糖水平平均下降3.86mmol/L，且显著改善高胰岛素血症。Ribaric等荟萃分析发现术后糖尿病缓解率（术后1年不使用降糖药物，空腹血糖＜5.6mmol/L，HbA1C＜6%）为63.5%，药物治疗为15.6%。无论是空腹血糖还是HbA1C，手术治疗控制情况均好于药物治疗。BPD-DS在降糖方面最为显著，可使98.9%的糖尿病患者达标，其次为RYGB，血糖达标率达到83.7%，VBG达71.6%。目前以代谢手术对血脂的影响为主要终点事件的研究相对较少，但已有的研究表明代谢手术可改善高脂血症，如Vest等荟萃分析显示，代谢手术后总胆固醇、LDL-C、TG下降，而HDL-C升高。

代谢手术显著改善了与心血管代谢异常相关的并发症。有报道代谢手术可使58%的糖尿病患者的尿蛋白、尿蛋白与肌酐比值转为正常，并显著改善糖尿病肾病及减少肾透析的概率。代谢手术组的糖尿病眼底病变比例也显著低于对照组，且术后9个月糖尿病眼底血管病变就有明显改善。瑞典一项长期队列随访和临床横断面分析表明，与非手术组比较，手术后能显著减少心肌肥厚、心脏缺血性损害、内皮依赖的血管舒张和外周血管病，显著地减少心血管事件及心血管疾病死亡率。此外，还有报道代谢手术还能明显改善非酒精性脂肪肝及生殖能力，甚至改善学习和记忆能力，以及减少忧郁症。显然，代谢手术的综合效益已超越单纯的降压、减肥和控糖作用。

尽管代谢手术有明确降低血糖、血压、体重和改善相关心血管并发症的作用，是治疗难治性高血压的有效方法，但其适应证和禁忌证还需进一步探讨。术后长期对患者进行随访和综合管理是保证术后疗效、防止心血管代谢紊乱复发及预防并发症的关键。目前针对合并严重代谢紊乱的难治性高血压，在其他治疗措施无效的情况下，可推荐行代谢手术治疗，但应严格把握手术的适应证。

四、代谢手术降压与改善代谢异常的机制

代谢手术降压与改善代谢已有许多研究，其涉及的主要机制如下。

（一）代谢手术降低血压的机制

1. 体重减轻 多项研究显示，体重减轻会导致代谢手术后血压下降。但研究发现胃转流术后1周，在体重显著减轻之前，就观察到显著血压下降。此外，袖状胃切除术降低Zucker大鼠血压的作用独立于手术创伤和摄食量减少。我们也观察到限制高血压鼠摄食使其体重达到与代谢手术后高血压鼠体重的水平，并未对其血压和心率有显著影响。有报道，虽然饮食诱导的肥胖大鼠采用饮食限制后血压和心率有所下降，但是下降幅度比袖状胃切除术小，说明体重减轻只能部分解释术后血压下降原因。

2. 促进排钠利尿 瑞典的一项队列研究中，发现相比垂直捆绑胃成形术组和对照组，胃转流术组有显著增强的排钠利尿现象，并且每日尿量增加与血压下降程度显著相关。胃转流术对大鼠盐负荷实验也有影响，手术后大鼠尿量、饮水量和排钠量显著高于对照组，表现为更快排钠和更少钠潴留。

3. 增加胰岛素敏感性和GLP-1的作用 George等研究胃肠转流术后血胰岛素水平降低，增加胰岛素敏感性，引起血压降低。我们发现代谢手术后患者内皮依赖和非依赖的血管舒张功能明显改善，这可能与血GLP-1含量明显增加和GLP-1降解酶DPP-4明显下降有关。给予自发性高血压大鼠DPP-4抑制剂能明显降低血压，改善血管舒张功能。荟萃分析表明，与其他降糖药比较，GLP-1激动剂有轻度的降压作用。

4. 拮抗交感神经的激活 他人及我们研究发现代谢手术后患者的心率有明显下降，对遗传性高血压大鼠施行代谢手术，术后高血压大鼠冷刺激下的血压、心率变异性均明显降低，心血管功能改善。此外，高血压大鼠的肾交感神经活性和血管周围神经刺激后的血管收缩反应均明显减弱，且血压调控中枢脑干孤束核注射神经兴奋递质后，血压变化仍低于对照大鼠，其作用原理与去肾脏交感神经消融术类似，因胃肠和肾脏均属内脏植物神经支配，有共同的神经传导通路与交感中枢联系，提示拮抗中枢与外周的交感神经系统激活也是代谢手术重要的降压机制之一（图7-3-8）。

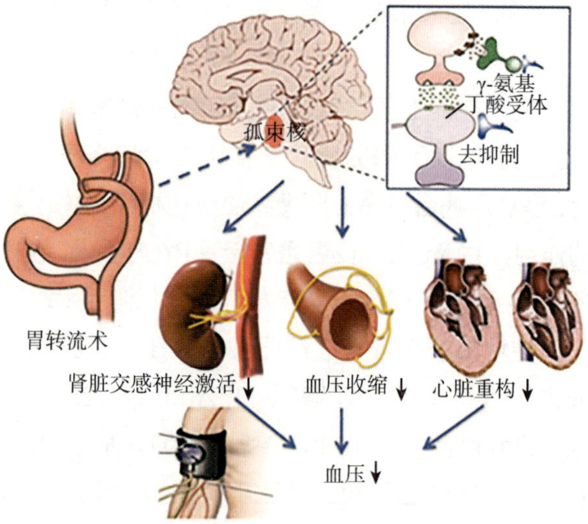

图7-3-8 代谢手术抑制交感神经降低高血压
（引自：Zhang H，et al.J Am Heart Assoc，2014）

5. 抗炎作用 炎症与高血压关系密切，有报道代谢手术能显著减轻炎症反应，超敏C反应蛋白（hs-CRP）被认为是反应疾病低程度炎症状态的生物标志物，我们发现血清hs-CRP与代谢综合征患者的血压、体重、内脏脂肪厚度、血脂及血糖高度相关，代谢手术能显著降低清hs-CRP水平。

（二）代谢手术改善代谢紊乱的机制

1. 肠促胰素的分泌和应答 胰高血糖素样肽1（GLP-1）是餐后胰岛素应答中肠促胰素效应的重要组成部分，可被二肽基肽酶Ⅳ（DPP-Ⅳ）失活。糖尿病时胰岛素分泌受损，GLP-1效应也减弱。研究显示，在RYGB术后餐后GLP-1的分泌持

续大量升高，且GLP-1的升高发生在RYGB术体重降低之前，但限制饮食介导的减重并不能产生此效应。有研究证实，术后营养物质快速进入远端小肠是GLP-1和胰岛素分泌改变的关键因素。在RYGB术后，Roux段和汇合段肠道分泌GLP-1和胆囊收缩素（CCK）的内分泌细胞都显著增加，而胆胰臂段肠道没有增加。RYGB术后增加的GLP-1分泌也与β细胞的早期恢复有关。此外，GLP-1信号可以同时作用于中枢和外周来影响能量平衡和血糖调节。但也有研究发现，给予患者GLP-1抑制剂餐后血糖和胰岛素应答并没有明显变化，而且胰高血糖素反而升高，表明肠促胰素的应答和增强可能在术后的血糖改善中仅发挥部分作用。

2. 前肠与后肠假说 有学者提出前肠假说，认为近端小肠旷置减少营养物质的吸收，有助于恢复正常血糖。在非肥胖或者饮食诱导的肥胖糖尿病大鼠，DJB术可以不依赖于进食量和体重改善血糖，小肠的糖调节激素和迷走神经可能参与DJB对血糖的改善。但DJB仅适度改善血糖，在术后3个月HbA1C从基线的9.3%降至最低点6.5%，随后在12个月又回升至7.7%。也有学者提出未吸收的食物过早过快地进入远端小肠，会激活回肠的抑制进食功能而促进GLP-1和YY肽的分泌，即后肠假说。与此相应的是对糖尿病改善效果最好的手术缩短了食物从胃到小肠的距离，加快了消化食物的运转速度。回肠转位术（ileal interposition，IT）将一节回肠剪切并插入到近端小肠内，避免胃容量的限制或者空肠的旷置。研究发现IT在不同的糖尿病大鼠模型都诱导GLP-1和YY肽的升高，从而改善胰岛素敏感性、糖耐量和β细胞功能。前肠和后肠假说虽被认为均参与改善糖稳态的调节，但血糖改善为多种因素共同参与，而非单一胃肠道结构重塑所致。

3. 热量限制的作用 显著的热量限制可以改善糖代谢已经被证实。所有的代谢手术后都会迅速发生热量限制，可能在代谢改变中有重要作用。代谢手术对空腹血糖和胰岛素均有明显影响，而且通常发生在术后早期，明显的体重降低之前。在肥胖型糖尿病患者中，进行RYGB或者500kcal/d的饮食限制，3周后降低的体重大致相同，并且显示出相似地胰岛素敏感性，急性期胰岛素分泌和β细胞功能改善。然而有研究比较代谢手术与热量限制的差别，发现在降低体重、改善空腹血糖和胰岛素分泌等方面，热量限制的效果远差于RYGB，热量限制可能仅在手术早期有部分作用。

4. 胆汁酸和瘦素的作用 胆汁酸重吸收增加也参与RYGB术后的胰岛素敏感性改善。RYGB术后患者血清中总胆汁酸升高2倍，其与餐后血糖和空腹甘油三酯呈负相关，与脂联素和餐后GLP-1峰值呈正相关。同时胆汁酸可以通过激活下游通路增强甲状腺激素的分泌。此外，胆汁酸可以作用于肝脏法尼醇X受体（FXR），抑制肝糖生成。在FXR敲除小鼠中发现，VSG术的减肥和改善糖耐量效果显著降低，提示代谢手术效果可能与胆汁酸作用于FXR受体有关。此外，脂肪组织分泌的瘦素也参与手术后的代谢改善，与野生型小鼠对比发现，在瘦素缺乏的肥胖小鼠中，RYGB手术的减肥和胰岛素增敏效果缺失，术后第二周体重即反弹至术前水平。

5. 肠道糖代谢与脑肠对话 研究发现RYGB术后，Roux段肠道的糖代谢发生重编程以满足其生理需求，GLUT1表达上调，基底膜侧的糖摄取增加和无氧酵解增强，而其他器官都未发生显著改变，小肠重新编程的糖代谢使小肠成为手术后糖利用的主要组织。RYGB术与VSG术对比发现，RYGB术后Roux段己糖激酶Ⅱ升高4倍，而VSG术后未升高，说明RYGB术后小肠的代谢发生明显改变，而VSG术可能是通过其他机制改善血糖。在高脂饮食诱导的肥胖小鼠，进行胃肠吻合术后发现小肠的糖异生显著增加。最新的研究也发现，DJB术后进入空肠的营养物质可以通过胃肠道-脑-肝脏途径降低内源性肝糖生成，其中空肠的营养感受器在脑肠对话中起着重要作用。RYGB术后观察大鼠的摄食行为发现，进食的频率显著增加而每次进食的量显著降低，脑干尾部的迷走背核复合体中进食诱导的c-Fos表达增加，进而影响进食。此外，我们的研究也发现代谢手术可以显著影响交感系统活性，表明手术后肠道的改变可以通过神经或其他方式影响中枢，进而影响外周代谢。

6．改善肠道菌群 肠道的微生物组也参与代谢手术的降糖机制。对非肥胖大鼠中的微生物组研究发现，与假手术相比，RYGB术后肠道的细菌中蛋白菌浓度升高52倍之多，尤其是霍式肠杆菌，而厚壁菌类和拟杆菌分别降低4.5倍和2倍。手术后的肠道解剖结构和营养物质流向可能引起了菌群的改变，以及宿主代谢与菌群之间的交互作用。在小鼠研究中发现，胆汁酸的改变也与肠道菌群的改变显著相关。

7．拮抗胰岛素及改善能量代谢的作用 既往研究多以肥胖及糖尿病等为研究对象，难以避开胰岛素的影响。为此，我们以无胰岛素抵抗的健康SD大鼠进行RYGB术，结果发现SD大鼠经代谢手术后，基础状态下与葡萄糖刺激后的胰岛素水平显著下降，胰高血糖素也不增加，血糖始终维持在正常水平。代谢手术后胰岛素的转录和mRNA稳定性均被抑制，而大鼠整体的胰岛素敏感性不仅没有升高，反而有所降低。我们进一步应用链脲佐菌素损毁胰岛β细胞造成胰岛素缺乏的糖尿病模型，行RYGB术后发现在胰岛素极度缺乏的情况下，依然可以长期维持血糖正常。通过基因组学分析，我们发现RYGB术后大鼠肝脏和肌肉组织糖酵解、脂肪酸氧化及肝脏糖异生显著增强而肝脏与脂肪组织的脂肪酸分解显著增强，脂肪酸合成受到抑制。RYGB使肝脏及脂肪组织的胰岛素信号通路关键分子Akt磷酸化水平下降，而显著上调主导分解代谢的能量分子AMPK的磷酸化。RYGB能使能量摄入减少40%，降低胰岛素水平，并长期维持低体重。反之，如将RYGB旷置的胃肠通过手术重新复位后，大鼠体重迅速增长，胰岛素水平也显著升高。我们又观察RYGB术治疗的T2DM患者术后胰岛功能改善不明显，且血浆胰岛素和C肽水平呈下降趋势。综合以上基础及临床研究结果表明，RYGB术后限制能量摄入，导致胰岛素生成与分泌减少，抑制组织胰岛素信号通路，而胰岛素非依赖的代谢通路，糖酵解、脂肪酸氧化及糖异生的增强，主导分解代谢的AMPK活性显著增强，从而维持血糖稳态（图7-3-9）。

代谢手术改善代谢紊乱的机制是多方面的，但其本质问题仍有待揭示，进一步深入研究代谢手术的作用机制，有助于发现新的治疗靶点，促进个体化精准治疗。

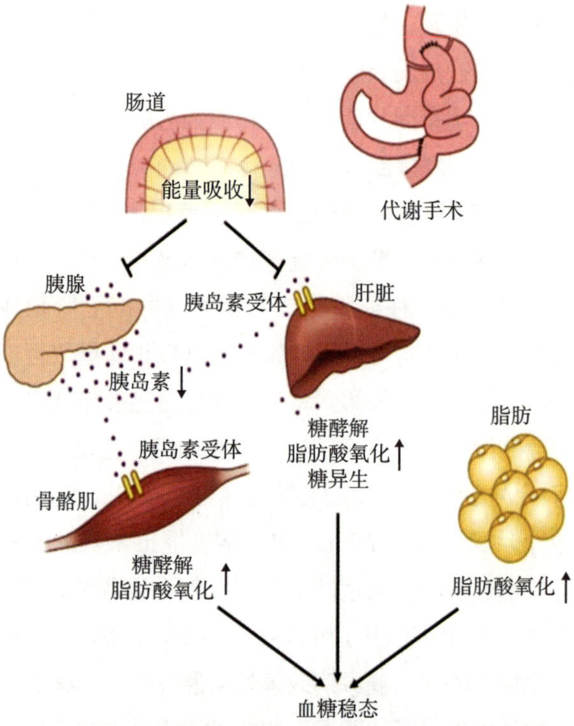

图7-3-9 代谢手术以胰岛素非依赖机制维持血糖稳定

五、代谢手术降压的多学科管理

近年来，大量临床实践证实代谢手术能显著控制肥胖、糖尿病及改善相关高血压等心血管损害，且疗效明显优于常规内科治疗。目前越来越多的心内科、高血压科、内分泌代谢科和胃肠外科医师参与代谢手术的临床实践。从疾病本质上讲，高血压、糖尿病及肥胖均属内科疾病，有其自身特点与诊治规律，外科介入只是治疗的方法之一。内外科协作不够，将带来以下问题：手术方式的选择具有一定随意性、手术对胃肠道消化和吸收的限制程度未体现个体化；术后随访注重早期、忽视中远期管理对策；对手术指针的全面把握和对后续血糖、胰岛功能及胃肠激素变化趋势的监测及药物调整干预明显不足等。造成这种现状的因素较为复杂，但内分泌代谢科医师对代谢手术治疗糖尿病的有效性存有质疑，不清楚如何使内外科各自发挥所长、进行有效协作可能是重要原因之一。近年来，我们探索在综合性医院内建立由高血压与内分泌代谢科主导，由胃肠外科、心血管内科、消化内科、营养师等多学科参与的综合治疗团队，按照多学科分工协作，统一的临床路径分阶段适时介入，实施术前全面评估、微创手术治疗、术后综合管理和长期随访，取得了较好的临床效果，也为代谢相关性高血压的治疗提供了新的思路和借鉴。

（祝之明）

参考文献

[1] 祝之明. 代谢综合征病因探索与临床实践［M］. 北京：人民军医出版社，2005.

[2] 祝之明. 代谢性高血压：一个值得探索的问题［J］. 中华高血压杂志，2006，14（11）：859-860.

[3] ZHU Z，WANG P，MA S. Metabolic hypertension: concept and practice［J］. Front Med，2013，7（2）：201-206.

[4] PISKORZ D. Hypertension and metabolic disorders，a glance from different phenotypes［J］. Am J Prev Cardiol，2020，2: 100032.

[5] CHAN Q，STAMLER J，GRIEP L M，et al. An update on nutrients and blood pressure［J］. J Atheroscler Thromb，2016，23（3）：276-289.

[6] ECKEL R H，BLAHA M J. Cardiometabolic medicine: a call for a new subspeciality training track in internal medicine［J］. Am J Med，2019，132（7）：788-790.

[7] SAXON D R，REITER-BRENNAN C，BLAHA M J，et al. Cardiometabolic medicine: development of a new subspecialty［J］. J Clin Endocrinol Metab，2020，105（7）：dgaa261.

[8] 祝之明. 探寻代谢与高血压之间的奥秘——陆军特色医学中心高血压内分泌科［J］. 中华高血压杂志，2020，28（1）：95-97.

[9] ZHU Z，XIONG S，LIU D. The gastrointestinal tract: an initial organ of metabolic hypertension?［J］. Cell Physiol Biochem，2016，38（5）：1681-1694.

[10] XIONG S，LI Q，LIU D，et al. Gastrointestinal tract: a promising target for the management of hypertension［J］. Curr Hypertens Rep，2017，19（4）：31.

[11] WANG Z，CHEN Z，ZHANG L，et al. Status of hypertension in China: results from the China hypertension survey，2012-2015［J］. Circulation，2018，137（22）：2344-2356.

[12] 顾景范.《中国居民营养与慢性病状况报告（2015）》解读［J］. 营养学报，2016，38（6）：525-529.

[13] 中华医学会心血管病学分会高血压学组. 肥胖相关性高血压管理的中国专家共识［J］. 中华心血管病杂志，2016，44（3）：212-219.

[14] 赵冬. 中国成人高血压流行病学现状［J］. 中国心血管杂志，2020，25（6）：513-515.

[15] WANG L，PENG W，ZHAO Z，et al. Prevalence and treatment of diabetes in China, 2013-2018［J］. JAMA, 2021, 326（24）: 2498-2506.

[16] 吴寿岭，高竞生，吴云涛，等. 开滦研究人群中糖尿病发生率及其影响因素［J］. 中华高血压杂志，2014，22（6）：576-580.

[17] 何洪波，祝之明. 我国糖尿病合并高血压的流行病学和治疗现状［J］. 中国科学（生命科学），2018，48（8）：855-865.

[18] HE D，FAN F，JIA J，et al. Lipid profiles and the risk of new-onset hypertension in a Chinese community-based cohort［J］. Nutr

Metab Cardiovasc Dis，2021，31（3）：911-920.

[19] HIRODE G，WONG R J. Trends in the prevalence of metabolic syndrome in the United States，2011-2016［J］. JAMA，2020，323（24）：2526-2528.

[20] 何宇纳，赵文华，赵丽云，等. 中国2010—2012年成年人代谢综合征流行特征［J］. 中华流行病学杂志，2017，38（2）：212-215.

[21] 王增武，王馨，李贤，等. 中国35～59岁人群代谢综合征患病率及其变化［J］. 中华流行病学杂志，2009，30（6）：596-600.

[22] 祝之明. 代谢性高血压的概念、诊断和危险性评估［J］. 内科理论与实践，2009，4（6）：458-460.

[23] 祝之明. 代谢性高血压——新的高血压类型及其面临的挑战［J］. 中国实用内科杂志，2011，31（8）：604-605.

[24] JORDAN J，YUMUK V，SCHLAICH M，et al. Joint statement of the European Association for the Study of Obesity and the European Society of Hypertension: obesity and difficult to treat arterial hypertension［J］. J Hypertens，2012，30（6）：1047-1055.

[25] 中华医学会心血管病学分会高血压学组. 肥胖相关性高血压管理的中国专家共识［J］. 中华心血管病杂志，2016，44（3）：212-219.

[26] JIA G，SOWERS J R. Hypertension in diabetes: an update of basic mechanisms and clinical disease［J］. Hypertension，2021，78（5）：1197-1205.

[27] ALBERTI K G，ECKEL R H，GRUNDY S M，et al. Harmonizing the metabolic syndrome: a joint interim statement of the International Diabetes Federation Task Force on Epidemiology and Prevention; National Heart，Lung，and Blood Institute; American Heart Association; World Heart Federation; International Atherosclerosis Society; and International Association for the Study of Obesity［J］. Circulation，2009，120（16）：1640-1645.

[28] POGGIOGALLE E，FONTANA M，GIUSTI AM，et al. Amino acids and hypertension in adults［J］. Nutrients，2019，11（7）：1459.

[29] LI J，JIANG S，ZHANG Y，et al. H-type hypertension and risk of stroke in chinese adults: a prospective，nested case-control study［J］. J Transl Int Med，2015，3（4）：171-178.

[30] VIMALESWARAN K S，CAVADINO A，BERRY D J，et al. Association of vitamin D status with arterial blood pressure and hypertension risk: a mendelian randomisation study［J］. Lancet Diabetes Endocrinol，2014，2（9）：719-729.

[31] KUWABARA M，HISATOME I，NIWA K，et al. Uric acid Is a strong risk marker for developing hypertension from prehypertension: a 5-year japanese cohort study［J］. Hypertension，2018，71（1）：78-86.

[32] 祝之明. 代谢性心血管病：理念、挑战与实践［J］. 中华心血管病杂志，2021，49（7）：650-655.

[33] VASAN R S，ENSERRO D M，XANTHAKIS V，et al. Temporal trends in the remaining lifetime risk of cardiovascular disease among middle-aged adults across 6 decades: the framingham study［J］. Circulation，2022，145（17）：1324-1338.

[34] YANG X，LI J，HU D，et al. Predicting the 10-Year risks of atherosclerotic cardiovascular disease in Chinese population: the China-PAR project（Prediction for ASCVD Risk in China）［J］. Circulation，2016，134（19）：1430-1440.

[35] ELLIOTT J，BODINIER B，BOND T A，et al. Predictive accuracy of a polygenic risk score-enhanced prediction model vs a clinical risk

score for coronary artery disease [J]. JAMA, 2020, 323 (7): 636-645.
[36] POWELL-WILEY T M, POIRIER P, BURKE L E, et al. Obesity and cardiovascular disease: a scientific statement from the American Heart Association [J]. Circulation, 2021, 143 (21): e984-e1010.
[37] COSENTINO F, GRANT P J, ABOYANS V, et al. 2019 ESC guidelines on diabetes, pre-diabetes, and cardiovascular diseases developed in collaboration with the EASD[J]. Eur Heart J, 2020, 41 (2): 255-323.
[38] 中华医学会糖尿病学分会. 中国2型糖尿病防治指南（2020年版）[J]. 中华糖尿病杂志, 2021, 13 (4): 315-409.
[39] 中国成人血脂异常防治指南修订联合委员会. 中国成人血脂异常防治指南（2016年修订版）[J]. 中华心血管病杂志, 2016, 44 (10): 833-853.
[40] 中国胆固醇教育计划血脂异常防治建议专家组, 中华心血管病杂志编辑委员会血脂与动脉粥样硬化循证工, 中华医学会心血管病学分会流行病学组. 高血压患者降胆固醇治疗一级预防中国专家共识 [J]. 中华心血管病杂志, 2016, 44 (8): 661-664.
[41] 卢艳慧, 陆菊明, 王淑玉, 等. 国际糖尿病联盟与中国糖尿病学会关于代谢综合征诊断标准的比较分析 [J]. 中华医学杂志, 2006, 86 (6): 386-389.
[42] 祝之明. 高血压代谢危险性的评估与控制 [J]. 岭南心血管病杂志, 2008, 14 (2): 80-81.
[43] KOENEN M, HILL M A, COHEN P, et al. Obesity, adipose tissue and vascular dysfunction [J]. Circ Res, 2021, 128 (7): 951-968.
[44] GRUBER T, PAN C, CONTRERAS R E, et al. Obesity-associated hyperleptinemia alters the gliovascular interface of the hypothalamus to promote hypertension [J]. Cell Metab, 2021, 33 (6): 1155-1170. e10.
[45] HALL J E, MOUTON A J, DA SILVA A A, et al. Obesity, kidney dysfunction, and inflammation: interactions in hypertension [J]. Cardiovasc Res, 2021, 117 (8): 1859-1876.
[46] GAO P, YOU M, LI L, et al. Salt-induced hepatic inflammatory memory contributes to cardiovascular damage through epigenetic modulation of SIRT3 [J]. Circulation, 2022, 145 (5): 375-391.
[47] HORTON W B, BARRETT E J. Microvascular Dysfunction in Diabetes Mellitus and Cardiometabolic Disease [J]. Endocr Rev, 2021, 42 (1): 29-55.
[48] ZHU Z, WANG P, MA S. Metabolic hypertension: concept and practice [J]. Front Med, 2013, 7 (2): 201-206.
[49] TOUYZ R M, ALVES-LOPES R, RIOS F J, et al. Vascular smooth muscle contraction in hypertension [J]. Cardiovasc Res, 2018, 114 (4): 529-539.
[50] KUĆMIERZ J, FRąK W, MłYNARSKA E, et al. Molecular interactions of arterial hypertension in its Target Organs [J]. Int J Mol Sci, 2021, 22 (18): 9669.
[51] LOPASCHUK G D, KARWI Q G, TIAN R, et al. Cardiac energy metabolism in heart failure [J]. Circ Res, 2021, 128 (10): 1487-1513.
[52] HALL J E, DO CARMO J M, DA SILVA A A, et al. Obesity, kidney dysfunction and hypertension: mechanistic links [J]. 2019, 15 (6): 367-385.
[53] TANAKA M, ITOH H. Hypertension as a Metabolic disorder and the novel role of the Gut [J]. Curr Hypertens Rep, 2019, 21 (8): 63.
[54] ZHU Z, XIONG S, LIU D. The gastrointestinal tract: an initial organ of metabolic hypertension? [J]. Cell Physiol Biochem, 2016, 38 (5): 1681-1694.

[55] AVERY E G, BARTOLOMAEUS H, MAIFELD A, et al. The gut microbiome in hypertension: recent advances and future perspectives [J]. Circ Res, 2021, 128 (7): 934-950.

[56] ELLISON D H, WELLING P. Insights into salt handling and blood pressure [J]. N Engl J Med, 2021, 385 (21): 1981-1993.

[57] LIU D, XIONG S, ZHU Z. Imbalance and dysfunction of transient receptor potential channels contribute to the pathogenesis of hypertension [J]. Sci China Life Sci, 2014, 57 (8): 818-825.

[58] ZHU Z, XIONG S, LI Q. The role of transient receptor potential channels in hypertension and metabolic vascular damage [J]. Exp Physiol, 2016, 101 (11): 1338-1344.

[59] CUI Y, WU H, LI Q, et al. Impairment of bitter taste sensor transient receptor potential channel M5-mediated aversion aggravates high-salt intake and hypertension [J]. Hypertension, 2019, 74 (4): 1021-1032.

[60] ZHU Z, GAO P, HUANG Y. Turning dilatation to constriction: endothelial TRPV4 (transient receptor potential vanilloid 4) Matters [J]. Hypertension, 2018, 71 (1): 56-58.

[61] YANG D, LUO Z, MA S, et al. Activation of TRPV1 by dietary capsaicin improves endothelium-dependent vasorelaxation and prevents hypertension [J]. Cell Metab, 2010, 12 (2): 130-141.

[62] VALENZUELA P L, CARRERA-BASTOS P, GáLVEZ B G, et al. Lifestyle interventions for the prevention and treatment of hypertension [J]. Nat Rev Cardiol, 2021, 18 (4): 251-275.

[63] WANG J, SUN B L, XIANG Y, et al. Capsaicin consumption reduces brain amyloid-beta generation and attenuates alzheimer's disease-type pathology and cognitive deficits in APP/PS1 mice [J]. Transl Psychiatry, 2020, 10 (1): 230.

[64] SUN F, XIONG S, ZHU Z. Dietary capsaicin protects cardiometabolic organs from dysfunction [J]. Nutrients, 2016, 8 (5): 174.

[65] LI Q, CUI Y, JIN R, et al. Enjoyment of spicy flavor enhances central salty-taste perception and reduces salt intake and blood pressure [J]. Hypertension, 2017, 70 (6): 1291-1299.

[66] WANG P, YAN Z, ZHONG J, et al. Transient receptor potential vanilloid 1 activation enhances gut glucagon-like peptide-1 secretion and improves glucose homeostasis [J]. Diabetes, 2012, 61 (8): 2155-2165.

[67] LANG H, LI Q, YU H, et al. Activation of TRPV1 attenuates high salt-induced cardiac hypertrophy through improvement of mitochondrial function [J]. Br J Pharmacol, 2015, 172 (23): 5548-5558.

[68] MA L, ZHONG J, ZHAO Z, et al. Activation of TRPV1 reduces vascular lipid accumulation and attenuates atherosclerosis [J]. Cardiovasc Res, 2011, 92 (3): 504-513.

[69] NDANUKO R N, TAPSELL L C, CHARLTON K E, et al. Dietary patterns and blood Pressure in adults: a Systematic review and meta-analysis of randomized controlled trials [J]. Adv Nutr, 2016, 7 (1): 76-89.

[70] LUO D, LI W, XIE C, et al. Capsaicin attenuates arterial calcification through promoting SIRT6-mediated deacetylation and degradation of hif1α (hypoxic-inducible factor-1 alpha) [J]. Hypertension, 2022, 79 (5): 906-917.

[71] BöRJESSON M, ONERUP A, LUNDQVIST

S, et al. Physical activity and exercise lower blood pressure in individuals with hypertension: narrative review of 27 RCTs [J]. Br J Sports Med, 2016, 50 (6): 356-361.

[72] 祝之明. 代谢性高血压的多重危险因素干预 [J]. 中国医学前沿杂志（电子版）, 2009, 1 (1): 12-15.

[73] KALYANI R R. Glucose-Lowering Drugs to reduce cardiovascular risk in type 2 diabetes [J]. N Engl J Med, 2021, 384 (13): 1248-1260.

[74] DAVIES M J, ARODA V R, COLLINS B S, et al. Management of hyperglycemia in type 2 diabetes, 2022. a consensus report by the American Diabetes Association (ADA) and the European Association for the Study of Diabetes (EASD) [J]. Diabetes Care, 2022, 45 (11): 2753-2786.

[75] GAO P, LI L, WEI X, et al. Activation of transient receptor potential channel vanilloid 4 by DPP-4 (Dipeptidyl Peptidase-4) inhibitor vildagliptin protects against diabetic endothelial dysfunction [J]. Hypertension, 2020, 75 (1): 150-162.

[76] PALMER S C, TENDAL B, MUSTAFA R A, et al. Sodium-glucose cotransporter protein-2 (SGLT-2) inhibitors and glucagon-like peptide-1 (GLP-1) receptor agonists for type 2 diabetes: systematic review and network meta-analysis of randomised controlled trials [J]. BMJ, 2021, 372: m4573.

[77] ZHAO Y, GAO P, SUN F, et al. Sodium intake regulates glucose homeostasis through the PPARδ/Adiponectin-Mediated SGLT2 pathway [J]. Cell Metab, 2016, 23 (4): 699-711.

[78] HE H, ZHAO Z, CHEN J, et al. Metformin-based treatment for obesity-related hypertension: a randomized, double-blind, placebo-controlled trial [J]. J Hypertens, 2012, 30 (7): 1430-1439.

[79] LI Q, JIA M, YAN Z, et al. Activation of glucagon-like peptide-1 receptor ameliorates cognitive decline in type 2 diabetes mellitus through a metabolism-independent pathway [J]. J Am Heart Assoc, 2021, 10 (14): e020734.

[80] ADHYARU B B, JACOBSON T A. Safety and efficacy of statin therapy [J]. Nat Rev Cardiol, 2018, 15 (12): 757-769.

[81] HALL M E, COHEN J B, ARD J D, et al. Weight-loss strategies for prevention and treatment of hypertension: a scientific statement from the american heart association [J]. Hypertension, 2021, 78 (5): e38-e50.

[82] 祝之明. 能量管控抑或胰岛功能改善，谁主沉浮? [J]. 中华糖尿病杂志, 2020, 12 (3): 129-132.

[83] ZHU Z, XIONG S, LIU D. The Gastrointestinal tract: an initial organ of metabolic hypertension? [J]. Cell Physiol Biochem, 2016, 38 (5): 1681-1694.

[84] ARTERBURN D E, TELEM D A, KUSHNER R F, et al. Benefits and risks of bariatric surgery in adults: a review [J]. JAMA, 2020, 324 (9): 879-887.

[85] SUN F, ZHOU X, LI Q, et al. Achieving blood pressure targets and antihypertensive effects through metabolic surgery in type 2 diabetes patients with hypertension [J]. Diabetes Metab Res Rev, 2021, 37 (4): e3422.

[86] PAREEK M, BHATT D L, SCHIAVON C A, et al. Metabolic surgery for hypertension in patients with obesity [J]. Circ Res, 2019, 124 (7): 1009-1024.

[87] SYN N L, CUMMINGS D E, WANG L Z,

et al. Association of metabolic-bariatric surgery with long-term survival in adults with and without diabetes: a one-stage meta-analysis of matched cohort and prospective controlled studies with 174772 participants [J]. Lancet, 2021, 397 (10287): 1830-1841.

[88] SUN F, ZHAO Z, LI Q, et al. Detrimental Effect of c-reactive protein on the cardiometabolic cells and its rectifying by metabolic surgery in obese diabetic patients [J]. Diabetes Metab Syndr Obes, 2020, 13: 1349-1358.

[89] KE Z, ZHOU X, SUN F, et al. Effect of bariatric surgery versus medical therapy on long-term cardiovascular risk in low BMI Chinese patients with type 2 diabetes: a propensity score-matched analysis [J]. Surg Obes Relat Dis, 2022, 18 (4): 475-483.

[90] LU Z, WEI X, SUN F, et al. Non-insulin determinant pathways maintain glucose homeostasis upon metabolic surgery [J]. Cell Discov, 2018, 4: 58.

[91] WEI X, LU Z, LI L, et al. Reducing NADPH synthesis counteracts diabetic nephropathy through restoration of AMPK activity in type 1 diabetic rats [J]. Cell Rep, 2020, 32 (13): 108207.

[92] 中华医学会糖尿病分会肥胖与糖尿病学组. 2型糖尿病代谢手术术后管理中国专家共识 [J]. 中华糖尿病杂志, 2018, 10 (3): 161-167.

[93] 路宗师, 韦晓, 孙芳, 等. Roux-en-Y胃转流术后长期维持减重效应和血糖稳态的机制研究 [J]. 中华糖尿病杂志, 2020, 12 (3): 175-180.

[94] 周训美, 孙芳, 陈静, 等. 不同体质指数2型糖尿病患者胃旁路术后不良事件的随访 [J]. 中华糖尿病杂志, 2018, 10 (3): 181-185.

第四章 肾脏疾病与高血压

第一节 肾实质性高血压

肾脏是调节机体水与电解质平衡并具有多种内分泌功能的重要脏器。体内的多种内分泌激素、血管活性物质和交感神经系统均可通过直接调节肾脏对水和钠盐的排出，以及通过调节肾内血流动力学变化进而间接影响钠盐的平衡。因此，肾脏在血压调控中占据重要地位。任何类型的肾实质病变均可能影响肾脏对血压的调控，导致高血压出现并持续，是继发性高血压的常见原因之一。

肾实质疾病按照主要累及部位可以发生在肾小球，也可以发生在肾小管、肾间质或者肾小血管；按照病因可以为原发性肾实质疾病，如各种病理类型的慢性肾小球肾炎，继发于系统性疾病导致的肾实质损伤，如高血压肾病、糖尿病肾病、狼疮性肾炎等，以及先天性/遗传性肾实质疾病，如多囊肾、薄基底膜肾病等。患者临床表现多样，多有尿检异常，包括不同程度的蛋白尿、血尿，以及伴或不伴肾功能改变，表现为肾小球滤过率（glomerular filtration rate，GFR）下降。目前，国际上将肾功能下降［estimated GFR，eGFR＜60ml/（min · 1.73m^2）］和/或有肾损伤表现（血、尿、病理或影像学检查异常）持续≥3个月者，统一定义为慢性肾脏病（chronic kidney disease，CKD），并按照患者病因（cause，C），肾功能水平（GFR，G）及白蛋白尿程度（albuminuria，A）进行相应评估管理。其中，高血压既是CKD的直接病因（C），又是CKD最常见的并发症，促进CKD慢性持续进展，并导致心血管疾病（cardiovascular disease，CVD）早发高发。因此，对高血压的治疗控制是CKD患者一体化治疗中的重要一环，对延缓肾功能进展，减少心血管并发症，改善患者预后具有重要意义。

一、流行病学

CKD已经成为中国一个严重的公共卫生问题。2009年9月至2010年9月在中国13个省市自治区和直辖市进行的全国CKD患病率调查研究，对47 204名年龄＞18岁的成年人进行了抽样调查，结果显示，CKD的总患病率为10.8%，根据2009年全国人口抽样调查结果推算，中国约有1.2亿名CKD患者，高血压是发生CKD的独立危险因素。

高血压是CKD最常见的并发症，其患病率在CKD患者中远高于普通人群。美国KEEP研究的结果显示，CKD患者高血压的患病率在肾功能正常时［eGFR＞90ml/（min · 1.73m^2）］已经达到61%。PATRIOTIC研究是针对中国非透析CKD患者高血压患病率、知晓率、治疗率和控制率进行的一项多中心、横断面、全国性的调查。研究共纳入除香港、澳门及台湾外31个省、自治区、直辖市的61家三级医院的8927名CKD患者。高血压的总患病率为67.3%，并随着eGFR的下降而增高。而另一项于2012年6月至2013年12月在中国22家医院进行的横断面调查，纳入了6079例平均年龄（51.0±16.4）岁的CKD患者，高血压的患病率是71.2%。

二、高血压对CKD预后的影响

高血压作为CKD最常见的并发症，是CKD患者肾脏病进展及发生CVD的重要危险因素。

（一）高血压对CKD患者肾脏预后的影响

高血压是导致CKD的独立危险因素。来自美国2013年USRDS的数据显示，高血压肾损害是美国透析患者第二位的病因。中国的透析登记中高血压肾损害是引起中国终末期肾脏病（end stage renal disease，ESRD）的第三位病因。高血压可推进CKD患者肾功能进展。随着血压水平的升高，进入ESRD的比例不断增加。来自亚太地区35个队列56万名研究对象中位随访时间6.8年的的研究结果显示：收缩压每增加19mmHg，肾脏死亡风险增加84%；舒张压每增加11mmHg，肾脏死亡风险增加57%。荟萃分析显示，控制血压可减轻年化eGFR的下降，显著降低ESRD的发生率。

关于高血压加重肾脏病进展的确切机制至今尚不完全清楚，可能与肾脏压力自调曲线发生变化有关。肾小球内压（P_{GC}）是促进肾小球硬化的重要因素，而P_{GC}受三个因素调节：①平均系统动脉压；②入球小动脉阻力；③出球小动脉阻力。在正常情况下，在系统平均动脉压70～140mmHg范围内机体可通过肾小球出、入球小动脉的自动调节维持P_{GC}稳定。CKD时，由于残存肾单位的血管对系统性血压的自身调节反应变差，使得增高的系统血压直接传导至肾小球毛细血管袢，导致P_{GC}增高。同时，某些CKD时异常增高的血管活性物质，如血管紧张素Ⅱ（angiotensin Ⅱ，AngⅡ）及交感神经系统过度活化亦可通过收缩出/入球小动脉而增高P_{GC}。P_{GC}升高导致肾小球内高灌注、高滤过，通过直接的血流动力学因素加速肾小球硬化失功，同时加重血浆蛋白从肾小球的滤出，进入肾小管形成蛋白尿，进而对肾小管上皮细胞和肾间质细胞产生损伤作用，促进肾间质纤维化发生发展。除这种直接的血流动力学影响外，在CKD合并高血压时肾脏局部的生长因子/细胞因子，如AngⅡ，还可影响肾脏固有细胞的增殖/转分化/凋亡/分泌等细胞生物学功能，以及常与高血压相伴的高脂血症、高凝及高代谢状态等异常，也都可参与肾功能进展。而降压治疗，血压特别是收缩压下降后，改善了肾小球内高压力、高灌注、高滤过状态，减缓了肾小球进行性硬化；同时，降低肾小球内压及改变肾小球滤过膜的通透性，还可有效减少尿蛋白的排出，从而减轻了尿蛋白引起肾小管上皮细胞的损伤及继发的肾间质纤维化；此外，一些降压药物，如肾素-血管紧张素系统拮抗剂（renin-angiotensin system inhibitor，RASI）有独立于降压作用之外的非血压依赖性肾保护作用（详见后文），从而延缓肾脏病的进展。

（二）高血压对CKD患者心血管预后的影响

CKD患者是心血管疾病（cardiovascular disease，CVD）高危人群。REACTION研究基线横断面的结果显示，在纳入的239 832名年龄≥40岁的观察对象中，eGFR与CVD的患病率、10年弗明汉的CHD风险评分及10年动脉粥样硬化性CVD的风险评分相关。与普通人群相比，当eGFR下降时，各期CKD患者发生心血管合并症的风险均显著增高。中国CKD队列研究（C-STRIDE）是在国内22个省28座城市的39家医院开展的前瞻队列研究。患者基线CVD（包括心肌梗死、慢性心力衰竭、脑血管疾病、外周动脉疾病）的患病率为9.8%，其中69.1%为脑血管疾病，其次为心肌梗死（20.6%）。多元回归分析显示，高血压与CKD患者CVD相关。CVD也是导致CKD患者死亡的主要病因之一。一项对10个队列研究共266 975例CKD高危患者进行的荟萃分析结果显示，在校正了年龄、性别、种族、既往CVD史、收缩压、糖尿病、吸烟和总胆固醇等危险因素后，这些患者的心血管死亡率随eGFR的下降和尿白蛋白/肌酐比值（albumin creatinine ratio，ACR）的增加而升高。而降压治疗可使CKD患者发生CVD事件的风险显著下降。

三、CKD合并高血压的病理生理机制

CKD时高血压的确切发生机制尚未完全阐明。由于容量扩张和血管收缩物质是影响心输出量和外周血管阻力的主要因素，目前认为发生机制可能主要涉及肾脏水盐排泄受损，交感神经系统兴奋性增高，肾素血管紧张素系统（renin-angiotensin system，RAS）过度活化等升压与降压血管活性物质失衡，以及血管僵硬度增加等多种因素互相促进或互相调节，综合作用的结果。

（一）容量变化

机体循环容量主要靠水和氯化钠（盐）维持。其中，肾脏对钠离子的滤过和重吸收起关键调节作用。水的滤过和重吸收则基本上伴随着钠离子的滤过和重吸收同时进行。钠离子在肾小球的滤过主要取决于肾小球毛细血管的超滤系数（Kf）和有效滤过压（effective filtration pressure，EFP）。Kf由毛细血管通透性和滤过面积决定。而EFP取决于肾小球毛细血管静水压和血浆胶体渗透压、肾小囊内静水压及胶体渗透压。不同阶段的肾小管上皮细胞腔面侧和基底膜侧则分布有不同的钠离子转运蛋白和/或通道，负责钠离子的重吸收。当肾脏排钠功能正常时，可通过压力利钠机制调节血压。发生肾实质病变时，在各种引起肾小球毛细血管结构及功能变化和/或肾小球EFP改变，伴/不伴肾小管重吸收功能改变的病理情况下，肾脏钠滤过减少，体内总可交换钠增加，可伴随出现水潴留，细胞外容量扩张。血容量的扩张使回心血量增加、心输出量增加，引起或加重高血压。而交感神经兴奋性增高，RAS系统过度激活，以及其他一些因素，如内皮功能改变，一氧化氮合成减少等也可以造成肾脏水钠代谢能力下降，进而影响到机体的血压调控。

（二）交感神经系统兴奋性增高

交感神经系统是参与血压调控的重要一环，可直接增加心输出量和外周血管阻力。肾脏与交感神经中枢形成了一个完整的反应环。当肾脏受损，如缺血、肾脏局部腺苷堆积及ADMA产生过量等情况下，肾脏通过交感传入神经纤维向交感神经中枢发放信号，使交感神经中枢的兴奋性增高；而交感神经中枢兴奋性增高又通过传出神经纤维，将信号传递到肾脏，参与血压调控。如通过肾小球入球及出球小动脉血管壁上α受体介导，使血管收缩，影响钠离子的滤过；而肾小管上皮细胞基底膜侧也分布有α受体，与交感神经递质结合后可促进肾小管对钠离子的重吸收。因此，交感神经兴奋性增高可导致水钠潴留。同时，肾小球旁器细胞膜表面有交感神经递质的β受体，与交感神经递质结合后可促进肾素的分泌，激活RAS系统，进一步对血压产生影响。

（三）RAS激活

RAS是影响机体血压调控的一个重要系统，Ang II为其主要作用成员。正常情况下，当机体循环血容量增加时，肾脏血流量增加，入球小动脉壁的压力感受器感受到压力升高，以及肾小球滤过增加后进入远端肾小管的钠离子浓度增高，为致密斑所感受，从而抑制球旁细胞分泌肾素，进而使Ang II和醛固酮分泌减少，有利于肾脏排钠利尿，保持体内容量稳定。CKD时，前述的交感神经兴奋性增高可导致RAS系统活化，Ang II生成增加。Ang II对肾小球出球小动脉的收缩作用大于对入球小动脉的作用，可提高肾小球毛细血管内压和滤过压，并可使肾小球系膜细胞收缩、减少肾小球毛细血管袢的滤过面积和超滤系数，这些作用的异常增高和持续存在使钠离子的滤过减少。同时，Ang II可以作用于近曲肾小管细胞的钠氢转运子及钠钾ATP酶，使近端肾小管钠重吸收增加，导致远端肾小管内钠浓度下降，进而又刺激肾素的分泌。Ang II还可刺激醛固酮的合成及分泌增加。醛固酮可与远曲小管和集合管上皮细胞的醛固酮受体结合，促进上皮钠通道的合成和装备，并增加基底膜侧钠钾ATP酶活性，使钠离子重吸收增加，加重水钠潴留。此外，Ang II也对中枢和外周交感神经兴奋性具有增强作用，使心肌收缩力增强、心输出量增加。这些作用均参与了高血压的发生与维持的血流动力学调控过程。

值得关注的是，Ang II还可通过非血流动力学效应参与肾损伤的进展。Ang II可以刺激肾小球系膜细胞增殖，诱导转化生长因子-β表达，刺激纤溶酶原激活物抑制剂-1的合成等，加重肾脏的炎症反应，导致肾小球硬化及肾间质纤维化。这也是临床应用RASI降压治疗，可以获得降压之外肾脏保护作用的部分原因。

动脉僵硬度增加在CKD高血压发生中也发挥了一定的作用。血管过度收缩，以及在复杂的神经体液和代谢调控下血管无法正常舒张均有参与。过度的血管收缩来自交感神经系统兴奋性增高，RAS活化及其导致的血管平滑肌肥大，以及包括内皮素在内的强力血管收缩剂的作用。而舒张功能受损则与内皮功能失常及扩血管物质，如前列腺素缺乏有关。

四、临床表现及实验室检查

（一）临床表现

CKD患者基础病因不同，临床表现多样。可以无明显症状，因为其他原因进行检查发现。尿量可以正常或不同程度地减少伴水肿，严重的可以少尿、无尿。可有尿液性状改变，如尿色加深，肉眼血尿，尿中泡沫增多等。继发于系统性疾病的可以出现多系统损伤表现，如皮疹、关节肿痛、浆膜腔积液。可以有严重的高血压，甚至心功能不全、脑水肿等并发症的表现。

（二）实验室检查

1. 尿液检查 血尿，多表现为镜下血尿，红细胞＞3个/每高倍视野，相位差检查可见红细胞变形，棘形红细胞特异性高，提示为肾小球源性血尿，血尿严重者可见到红细胞管型。蛋白尿，不同病因尿蛋白定量及成分可以差异很大，肾小管间质病尿蛋白量多＜1g/d，以小分子蛋白为主，肾小球病变尿蛋白定量较多，可以出现大量蛋白尿（＞3.5g/d），尿蛋白以白蛋白和/或大分子蛋白为主。白细胞尿，白细胞＞5个/每高倍视野，可以见于肾盂肾炎，尿培养阳性，亦可为无菌性白细胞尿，可见于狼疮、急性间质肾炎等，有时可见到白细胞管型。肾小管功能异常，包括尿酶增高，尿浓缩功能减退，尿渗透压降低，以及尿酸化功能异常等。

2. 血液检查 可有贫血，血小板水平可下降或升高；可见到血肌酐、尿素氮、尿酸升高；可有电解质紊乱，如高钾血症、低钙血症、高磷血症；可有酸血症，血碳酸氢根浓度降低；继发于系统疾病的，可能见到原发病的改变，如高血糖、免疫球蛋白改变，以及抗核抗体谱、补体水平等异常。

（三）影像学检查

包括超声、CT、MRI及放射性核素检查。超声检查可以测量肾脏的大小及肾实质厚度，观察肾被膜形态及肾实质回声变化，了解肾脏血供等，临床最常用。放射性核素检查则可以帮助进行分肾功能的判断。

（四）病理检查

肾活检是诊断肾实质疾病的重要方法，可以为临床提供病变的病理学依据，对帮助确定诊断，根据病理类型及病变严重程度指导治疗及评估预后均有重要意义。

五、常见肾实质疾病

（一）肾小球疾病

肾小球疾病是以肾小球形态和/或功能损伤为主，可由多种病因和发病机制引起，病理类型各异，临床表现常有重叠的一组疾病。可为原发性，也可继发于全身系统性疾病。因此，临床上有时以综合征进行命名，包括急性肾炎综合征、急进性肾炎综合征、肾病综合征及慢性肾炎综合征。

1. 急性肾炎综合征 患者多急性起病，以急性肾炎综合征，即血尿、蛋白尿、高血压、水肿、少尿及氮质血症为主要临床表现。可见于急性感染后肾小球肾炎、IgA肾病等。

急性感染后肾小球肾炎以急性链球菌感染后肾小球肾炎（ASPGN）最为常见，多见于儿童，成人发病率较低。起病前2～4周常有皮肤和/或咽部感染。化验可见血清抗链球菌溶血素O水平升高，补体C3水平降低，多于8周内恢复正常。约80%患者可出现血压增高，偶可出现严重高血压。因血容量骤增，可出现心力衰竭和脑病。发生机制主要与球-管平衡失调，体内水钠潴留，血容量变化有关。ASPGN属自限性疾病，主要治疗原则为预防和治疗水钠潴留，控制循环血容量，预防致死性合并症及防治加重肾脏病变的因素。临床上给予限盐饮食和利尿治疗常可达到降压效果。随病情缓解，水肿消退，其血压水平常可恢复正常。

2. 急进性肾炎（RPGN）综合征 RPGN患者可见于各年龄组，除上述急性肾炎综合征表现外，病情常急骤进展，可在短期内迅速出现少尿或无尿，到达尿毒症期，预后不佳。病理上多表现为新月体性肾炎，即肾活检中50%以上的肾小球有占肾小囊面积50%以上的大新月体形成。RPGN根据肾脏免疫病理可分为抗肾小球基底膜抗体型、免疫复合物型及寡免疫复合物沉积型三型。化验检查可有抗肾小球基底膜抗体阳性，抗中性粒细胞胞浆抗体阳性。继发于结缔组织病者，可见到相关自身抗体阳性。其血压增高的程度可轻重不等，重症者可见心力衰竭、脑水肿等高血压严重并发症。对临床考虑RPGN的患者，条件许可时应尽快完善肾活检病理检查，评估肾脏损伤程度并制定进一步治疗方案。治疗多需要强化免疫抑制治疗和/或联合血浆置换。因患者常合并严重少尿、无尿，常需要透析疗法维持体内水及电解质和酸碱平衡。

3. 肾病综合征 用以指因多种病因、病理损害所致的严重蛋白尿及其相关临床表现的一组疾病，诊断标准为：大量蛋白尿（≥3.5g/d）、低白蛋白血症（≤30g/L）、水肿、高脂血症。依据病因可以分为原发性和继发性。原发性者常见的病理类型包括膜性肾病、微小病变、局灶节段肾小球硬化及膜增生性肾小球肾炎等，需要肾穿刺活检进行确诊。不同病理类型合并高血压的比例不同。继发性可见于代谢性疾病（如糖尿病肾病），结缔组织病（如系统性红斑狼疮），副蛋白血症（如多发性骨髓瘤、淀粉样变性病），中毒（如汞中毒），病毒感染（如乙型肝炎、丙型肝炎）等。可依靠全身系统受累的病史、体检及特殊的实验室检查进行初步诊断，必要时肾活检病理对一些早期或不典型疾病的诊断具有重要的指导意义。

膜性肾病以肾小球基底膜上皮细胞下免疫复合物沉积伴基底膜弥漫增厚为特征，是构成中老年患者原发肾病综合征的常见病理类型。近年来，膜性肾病的发病率在中国显著上升，考虑与环境污染有一定关系。M型磷脂酶A2受体（PLA2R）目前认为是引起膜性肾病的特异性抗原，与其相应的自身抗体结合沉着于上皮细胞下，再激活补体引起肾损伤。临床上可通过检测血清PLA2R抗体初步判断是否存在膜性肾病。血清抗体检测阴性的膜性肾病患者进行肾活检，可通过在肾组织检到PLA2R阳性，并结合病理改变诊断膜性肾病。膜性肾病易发生血栓栓塞合并症。因多发病于中老年人群，合并高血压的比例不低。治疗上根据患者尿蛋白及血白蛋白水平给予RASI治疗或免疫抑制治疗。

糖尿病肾病是糖尿病代谢异常引起的肾小球硬化症，是其全身微血管病变的组成部分。随着糖尿病患病率在中国的攀升，糖尿病肾病的发病率也不断增加，是中国ESRD患者的第二位常见病因。糖尿病肾病临床分五期：①肾小球高滤过期，病理可见肾小球肥大；②正常白蛋白尿期，肾小球基底膜增厚，系膜基质增多，应激后尿白蛋白排泌率可增高；③微量白蛋白尿期，又称早期糖尿病肾病，尿蛋白定量＜0.5g/d，或尿白蛋白排泌率20～200μg/min。此期肾小球基底膜增厚及系膜基质增多更加明显；④大量蛋白尿期，又称显性糖尿病肾病，尿蛋白定量＞0.5g/d，或尿白蛋白排泌率＞200μg/min，临床上逐步加重，可表现为肾病综合征，伴肾小球滤过率逐渐下降，此期病理可出现典型的结节性肾小球硬化；⑤肾衰竭期，糖尿病肾病患者高血压出现早，发生率高，常在正常白蛋白尿期即已出现，并随着病程进展患病率攀升。高血压可使糖尿病肾病尿蛋白排出增加，加速肾小球滤过率下降，直接影响其预后。除积极控制血糖外，积极控制血压是糖尿病肾病治疗中的重要一环。RASI是糖尿病肾病降压治疗的首选。来自RENAAL、IDNT等大型临床随机对照研究的结果显示，ARB治疗可以延缓糖尿病肾病患者由微量蛋白尿期向大量蛋白尿期，以及大量蛋白尿期向肾衰竭期的进展。近年来，SGLT-2抑制剂在改善糖尿病患者血糖控制，降低血压及蛋白尿，减少心血管并发症方面给出了不错的研究证据。

4．慢性肾炎综合征 慢性肾炎综合征是由不同病因、多种病理类型组成的一组疾病。临床上可表现为不同程度的蛋白尿、血尿，可有程度不等的高血压和肾功能损害。临床特点为病程长，常呈缓慢进行性进展。

IgA肾病是中国常见的一种原发性肾小球疾病，肾脏免疫病理显示以IgA为主的免疫复合物沉积在系膜区为其典型特征。IgA肾病主要影响中青年人，是导致中国中青年人进入终末期肾脏病的常见原因。临床表现多为慢性肾炎综合征，主要表现为血尿，可伴有不同程度的蛋白尿、高血压和肾功能减退，在确诊后10～20年逐渐进入尿毒症期。但也可以急性起病，在急性感染后出现发作性肉眼血尿，甚至肾功能急速减退，呈现急性肾炎综合征和/或急进性肾炎综合征。IgA肾病患者高血压的发生率较高，起病时即伴高血压者不少见，并可发生恶性高血压，是最主要的引起恶性高血压的肾实质疾病。在IgA肾病的治疗中，严格的血压控制是非常重要的一项措施。对于尿蛋白＜1g/d者，血压控制目标＜130/80mmHg；尿蛋白＞1g/d者，血压控制目标＜125/75mmHg。RASI是IgA肾病患者控制血压及蛋白尿的首选治疗。应根据血压耐受情况调整剂量，尽量足量使用，以达到最大的降尿蛋白的效果。部分患者需要接受激素及免疫抑制剂治疗。

（二）肾小管间质病

间质性肾病是由多种病因引起的一组原发于肾间质和肾小管的临床病理综合征，以肾间质炎症及肾小管损害为主要病理表现，不伴或仅伴有轻微的肾小球或肾血管损伤，又称肾小管间质性肾病。根据病理学特点可将本病分为急性间质性肾病和慢性间质性肾病。急性间质性肾病导致的高血压相对少见。慢性间质性肾病病理以不同程度的肾小管萎缩、肾间质炎症细胞浸润及纤维化病变为基本特征，临床表现为肾小管功能异常及进展性慢性肾衰竭，可伴有不同程度的高血压。通常起病隐匿，病因多样，可见于药物相关性、感染性、免疫相关性、梗阻性疾病等。

药物相关性慢性间质性肾炎是慢性间质性肾炎常见类型，常见致病药物是解热镇痛药，如含马兜铃酸类中草药、钙调磷酸酶抑制剂及锂制剂。镇痛剂肾病是因长期服用镇痛药所致，累积剂量常达1～3kg。多见于女性患者，临床可出现夜尿增多或多尿，高血压发生率高（35%～70%），贫血常见（60%～90%），部分患者可伴肾乳头坏死，在疾病晚期可出现慢性肾功能不全。尿检可见无菌性白细胞尿，而尿蛋白多轻微，每日排出量小于1g。肾小管功能检查显示尿浓缩功能及酸化功能减退。CT扫描可见肾脏体积缩小，肾外形凹凸不平以及肾乳头钙化影，有一定特异性。马兜铃酸肾病是一类由于长期或短期内大量服用含马兜铃酸成分的植物或中草药导致的肾小管间质肾病。含有马兜铃酸的中药有关木通、广防己、马兜铃、青木香、天仙藤以及细辛等。临床表现为慢性肾间质肾病，常较早出现贫血，多进展至慢性肾衰竭。本病易伴发尿路移行上皮肿瘤，且复发率高。

泌尿系统功能或结构的改变可造成动力性或机械性尿路梗阻。梗阻可为急性或慢性、单侧或双侧、部分性或完全性、先天性和后天性。如梗阻病因不能及时完全解除，可导致不可逆性肾小管间质纤维化，最终引起受累肾脏功能的减退甚至丧失，称为梗阻性肾脏病。多种疾病都可引起泌尿系统的梗阻，从而继发梗阻性肾脏病。主要见于结石、肿瘤、先天发育异常、增生及炎症/损伤等。这些病因导致的梗阻可发生在整个泌尿系统的各个部位，自肾小管、肾盏、肾盂、输尿管至膀胱尿道。由于梗阻病因、所在部位、程度及发病急缓的不同，临床表现也有很大的差异。可以无任何症状，发现时肾脏已经慢性病变；也可以原发病表现为主，如结石急性发作时的绞痛、血尿，膀胱/尿道/前列腺病变导致者可有尿潴留、排尿踌躇、排尿困难、尿失禁或尿流变细等表现。双侧梗阻时患者可以出现无尿。患者出现高血压，可能与水钠潴留和/或

RAS激活有关。主要依靠影像学检查，包括泌尿系超声、CT或磁共振等，确定梗阻部位、程度、病因、并发症及肾功能受损情况。

（三）遗传性/先天性肾脏病

常染色体显性多囊肾病（ADPKD）是最常见的遗传性肾脏病，其肾脏受累的特点为双侧肾脏多发囊肿，大小及数目随病程进展不断扩大和增加，逐渐替代正常肾组织并导致肾功能的进行性下降。除累及肾脏外，ADPKD还可引起肝脏囊肿及脑动脉瘤。导致ADPKD的致病基因主要有两个：*PKD1*和*PKD2*。高血压是ADPKD最常见的并发症，发生年龄较早，也是促进ADPKD患者肾功能恶化的危险因素之一。肾脏结构的改变在ADPKD高血压发病机制中起重要的作用。肾脏囊肿数量的增加和囊肿体积的扩大使肾脏血管床相对减少，这种肾脏结构的变化则相当于双侧肾动脉狭窄的效果，从而导致RAS的活性相对增加并成为ADPKD高血压的最重要病因。控制高血压对保护ADPKD患者肾功能具有重要作用。

上述肾实质疾病临床上可在发现肾脏病同时已伴有不同程度的慢性肾功能减退，依据eGFR水平分为轻度、中度及重度下降。由于肾脏承担着维持体内水电酸碱平衡的重要功能，同时又具有一定内分泌功能，如分泌促红细胞生成素、活性维生素D3等，因此，随着慢性肾脏病进展，肾功能的减退，会逐渐出现贫血，矿物质及骨代谢异常，电解质紊乱及酸碱失衡，高血压及心血管疾病等合并症，并可随着肾功能的进行性减退而不断发展加重。详见后文终末期肾病一节对相关内容的详细阐述，此处不再赘述。临床上另一种情况是肾功能的急速下降，称为急性肾损伤（AKI）。AKI的定义为：①48小时内血肌酐升高≥0.3mg/dl（26.5μmol/L）；②在已知之前的7天内，血肌酐增高大于等于基线1.5倍；③尿量＜0.5ml/（kg · h）持续≥6小时。符合以上3条中任何一条即可诊断AKI。需要注意的是，少尿或无尿仅见于约半数AKI患者，因此没有尿量改变不等于不存在AKI。根据肌酐升高水平及尿量减少程度和持续时间，AKI又可以分为3期。依据导致AKI的病变部位，AKI可以分为肾前性AKI、肾后性AKI及肾性AKI。肾前性AKI是由于各种原因导致的肾脏血流灌注减少，引起肾小球滤过率降低所致。从前述定义中可以看出，现在AKI诊断依据强调的是代表肾功能改变的指标［肌酐和/或尿量］在限定时间内的变化。因此，即使48小时血肌酐升高幅度仍在正常范围内，但较基线增高≥0.3mg/dl（26.5μmol/L），就可诊断患者出现AKI。这使得临床对AKI，尤其是肾前性AKI的监测预警前移，可以及时发现并加以干预，如积极改善肾脏血流灌注等，阻止或减轻AKI的进一步进展。而肾后性AKI主要是由急性尿路梗阻所致。由于梗阻上方压力增高，肾盂积水，导致肾实质受压，使肾脏滤过减少。影像学检查常能给肾后性AKI的诊断提供线索和依据。及时解除梗阻常可使肾后性AKI患者的肾功能得到完全恢复。而前述肾实质疾病中的急性肾炎综合征、急进性肾炎综合征及急性间质性肾炎等，则是引起肾性AKI的常见病因。此外，临床另一个引起肾性AKI的常见病因为急性肾小管坏死。而缺血及肾毒素是引起急性肾小管坏死的两大常见病因。缺血常见于肾前性AKI未能被及时发现并纠正，肾脏缺血持续发展导致肾小管上皮细胞缺血坏死；而肾毒素则既可以为外源性，如药物（如氨基糖苷类抗生素、解热镇痛药、对比剂、铂类化疗药等）、重金属、有机溶剂、生物毒素等，也可以为内源性，如血红蛋白、肌红蛋白等，作用于肾小管上皮细胞引起细胞损伤。典型的急性肾小管坏死临床表现为少尿期、多尿期及恢复期三个阶段。其中少尿期一般持续1周左右，部分患者可持续3～4周，往往提示肾脏损伤严重。在少尿期患者尿量明显减少，可表现为少尿（＜400ml/d）或无尿（＜100ml/d），临床出现容量负荷增加的表现，如水肿、体重增加、血压升高，严重者可出现心力衰竭、脑水肿。同时伴有电解质紊乱及酸碱失衡，如高钾血症、低钠血症、代谢性酸中毒等，并可继发心律失常、深大呼吸等各系统表现。及时透析常常是解决此类问题的关键。当患者度过少尿期，尿量逐渐增多至正常甚至超过正常，提示进入多尿期，肾功能开始恢复，此期通常持续1～3周。部分患者在此期多尿明显，甚至达到尿崩症程度，因此也是容易出现水和电解质紊乱的时期，需要严密监测，及时补充，避免脱水造成二次肾脏打击，延缓肾功能的恢复，以及电解质紊乱继发的不良事件。多尿期后患者尿量逐渐恢复正常，进入恢复期。1/2～2/3的急性肾小管坏死患者肾功能可以完全恢复，有30%左右的患者可以摆脱透析，但遗留不同程度的慢性肾功能损伤，还有5%～10%的患者肾功能完全不恢复，进入维持透析。不同的预后与患者的年龄，心、肝、肺等重要脏器基础有无合并症，基础肾脏功能水平，引起肾损伤的原因，严重程度，是否合并其他重要脏器功能的衰退，以及诊治的早晚有关。

六、治疗

除了针对导致CKD的原发病治疗，如控制血糖、使用激素及免疫抑制剂等，降压治疗也是CKD患者一体化治疗中的重要一环。CKD患者降压治疗的目的是延缓肾脏病进展，减少心血管事件。

（一）降压治疗目标

CKD患者血压目标值先后经过多次调整变化。2004年发表的KDOQI指南首次对CKD患者的降压靶目标值给出了建议，强调对CKD患者应强化降压至＜130/80mmHg，蛋白尿＞1g/d的患者应进一步降至＜125/75mmHg。但其后的一些研究结果未观察到强化降压对CKD患者预后的明确益处。2013年一项荟萃分析对1950—2011年发表的关于CKD患者降压治疗的随机对照研究结果分析显示，强化降压能够使合并蛋白尿的CKD患者发生肾衰竭的风险降低27%。但对于不合并蛋白尿的CKD患者，与常规降压治疗相比，强化降压并未观察到对于心/肾终点事件的更多影响。在2012年发布的KDIGO CKD患者血压管理指南中，建议根据患者是否合并蛋白尿进行分层管理：对不合并蛋白尿的患者，降压目标值为＜140/90mmHg；合并蛋白尿者，降压目标值为＜130/80mmHg。其后完成的大型临床随机对照研究-SPRINT研究，观察不同降压靶目标值（收缩压＜140mmHg *vs.* 收缩压＜120mmHg）对≥50岁合并高心血管风险的高血压患者预后的影响。终点事件包括心血管事件，肾功能改变及认知功能。高心血管风险指基础合并临床或亚临床CVD，CKD［eGFR29～59ml/(min · 1.73m^2)］，10年弗明汉心血管风险评分≥15%，或≥75岁。而基础尿蛋白定量＞1g/d，糖尿病，多囊肾，射血分数＜35%的心力衰竭或有卒中病史为主要排除标准。共9361名患者进入随机分组，在平均随访3.3年期后，有755例（8.1%）患者发生终点事件或死亡，338例（3.6%）出现治疗相关不良反应，因强化降压治疗组显著获益研究提前中止。其中的CKD亚组纳入2646例患者，强化降压组CKD患者发生主要终点事件风险较常规降压组也下降42%。但值得关注的是，强化降压组获益的同时可以观察到更高的治疗相关不良反应，包括晕厥、低血压及急性肾损伤。因此，未来指南如何对血压目标值进行界定值得关注。

需要指出的是，在降压治疗具体实施中，还应注意结合患者的具体情况，如年龄、脉压、心血管合并症和其他合并症，CKD进展的风险，以及是否有视网膜病变，对治疗的耐受情况等，进行个体化的血压目标值设定和调整，才能使受益最大化，最终降低死亡率。

（二）治疗原则

血压达标最重要。如前所述，CKD时肾血管的自身调节能力损伤，系统血压的波动将直接影响肾脏的血液灌注及肾小球内压，故应用降压药物治疗时应注意避免系统血压过度波动，造成肾脏血液灌注及内压的剧烈波动，影响肾小球滤过率。降压治疗是长期治疗才能获益，因此尽量选用长期使用不会引起血糖、血脂等代谢异常的药物。同时，在选择降压药物时应兼顾其肾脏保护作用的特点。

（三）非药物治疗

主要指生活方式调整，包括饮食限盐、减重、适度运动、戒烟限酒等。

1. 饮食限盐 钠平衡失调所致的容量扩张是肾实质性高血压的主要机制。CKD患者肾脏压力利钠曲线改变，盐敏性增高，对钠潴留引起血容量扩张，血压升高后的保护性钠利尿反应明显下降，更加重了钠潴留。因此，高盐摄入时对血压影响更显著，而且会加大血压控制难度，需要增加降压药物剂量以取得同样的血压水平，导致患者的经济负担加重。而饮食限盐可起到降压作用，并有助于强化RASI降压及降蛋白尿效果。荟萃分析显示，限盐还可以延缓CKD患者肾功能的进展。目前推荐，饮食盐入量控制在每日6g以内（钠100mmol/d）。临床上需注意限盐治疗的个体化。当患者肾功能减退时，残余健全肾单位钠排泄增加以弥补因肾单位总数减少所造成的钠排泄减少，从而维持钠的正常排泄，避免容量负荷增加。严格限盐初期，肾脏不能很快地减少钠的排泄而出现钠的负平衡，可能使细胞外容量减低，并导致肾前性氮质血症，应注意监测。

2. 减重 肥胖增加高血压的患病率，可能与交感神经的过度活化及高胰岛素血症促进肾脏钠的重吸收有关。荟萃分析显示，减重可使CKD患者血压获益。推荐CKD患者将体重指数控制在20～25kg/m^2。

3. 适度运动 规律的体力活动可以改善心血管的适应性、减重、提高胰岛素的敏感性并降低血压。推荐CKD患者进行与心血管健康要求相符并可耐受的锻炼，目标为每周至少5次，每次30分钟。运动计划的制订需个体化，并且要长期的坚持。

4. 戒烟限酒 全民控烟，不吸烟或戒烟有助于降低高血压患者或高血压易患者的总体心脑血管疾病风险。戒酒或少饮酒（男性每日酒精含量不超过25g，女性不超过12.5g）是高血压防治的推荐措施，大量的横断面和前瞻性研究表明酒精摄入量与高血压存在相关性，减少饮酒在高血压一级预防和非药物治疗中的重要作用。

（四）药物治疗

临床上目前常用的高血压治疗药物有五大类，分别为RAS系统阻滞剂（RASI），包括血管紧张素转换酶抑制剂（ACEI）和血管紧张素受体拮抗剂（ARB），钙通道阻滞剂（CCB），利尿药，β受体阻滞剂及α受体阻滞剂。它们通过作用于血压调控的不同环节起到降压作用，都可以用于CKD患者的高血压治疗。其中，RASI还可以通过非血压依赖的机制，起到对靶器官，包括肾脏的保护作用。

1. RAS系统阻滞剂（RASI） RASI包括ACEI和ARB，在CKD合并高血压患者的降压治疗中占有重要地位。除有明显的降低血压效果外，ACEI和ARB均有不同程度的减少尿蛋白的治疗作用。蛋白尿是CKD患者肾功能进展，发生ESRD的重要原因。对多个队列共21 688例CKD患者的荟萃分析显示，在校正了包括eGFR在内的多项危险因素后，蛋白尿是CKD患者发生ESRD的独立强危险因素。RASI的肾脏保护作用除了血流动力学的降压效应外，很大程度上是通过降低蛋白尿来延缓肾功能恶化。在2012年KDIGO CKD血压管理指南中，推荐对合并蛋白尿的患者降压治疗首选RASI。

研究认为，ACEI和ARB可以通过广泛的扩血管作用，降低系统高血压，从而减轻系统血压对肾小球内压的影响。此外，ACEI和ARB可扩张肾小球出球小动脉和入球小动脉，对前者的作用大于后者，这一对肾脏局部循环的特殊调节作用亦可降低肾小球内压，改善肾小球内高灌注、高滤过，使尿蛋白下降，从而实现对CKD患者，尤其是合并蛋白尿者的长期肾脏保护。另外，ACEI和ARB还可通过其特有的“非血流动力学作用”，如减低肾小球滤过膜的通透性，减轻蛋白尿的程度，从而减轻尿蛋白对肾小管上皮细胞的损害及其致肾间质纤维化作用；降低TGFβ1等促纤维化因子在肾脏的表达，并促进肾脏细胞外基质降解，从而减缓肾硬化的发展。ACEI和ARB还可抑制肾上腺对醛固酮的分泌，后者可以促进肾间质纤维化的进展。

RASI在CKD患者中应用时，除了关注对系统血压的改善，还应在可耐受的前提下增加剂量，以达到最大限度的蛋白尿获益。肾脏有一套完整的独立的RAS。肾脏局部Ang II的浓度远高于血液循环浓度。所以，为了达到肾组织局部RAS的有效阻滞，常需使用超过阻断循环RAS，即常规降压的RASI剂量。在IRMA-2研究中，2型糖尿病合并微量白蛋白尿的患者分别接受厄贝沙坦150mg/d及300mg/d治疗，进展至显性蛋白尿的比例较对照组分别下降44%和70%。研究结束停药1个月后，原150mg/d治疗组患者尿白蛋白排泌率恢复至基线水平，而原300mg/d治疗组尿白蛋白排泌率仍较基线下降47%。该结果提示，RASI降低尿蛋白有一定剂量依赖性；长期RASI治疗确有通过非血压依赖的机制，改善肾小球的滤过屏障，从而改善蛋白尿的功效。

RASI治疗在CKD患者心血管保护方面也给出了很好的结果。一项纳入25项随机对照研究，共45 758例CKD患者的荟萃分析显示，与安慰剂或其他降压药物治疗相比，接受RASI治疗可使CKD患者总心血管事件终点，以及心肌梗死、心力衰竭的终点风险显著降低。

RASI使用初期常可见到血肌酐水平升高，多于2周出现，4周时达到稳态。这与RASI降低肾小球内压，从而降低了GFR有关。有研究显示，早期出现血肌酐升高的患者往往远期肾功能获益更明显。但随着基础肾功能的下降，接受RASI治疗出现肌酐显著升高的风险显著增加。目前的共识是：用药后肌酐升高水平在基线水平的30%以内时，可继续原量使用；升高30%～50%时，应减量使用并继续监测到患者血肌酐回落至较基线水平升高30%以内；升高超过50%者停药，并监测血肌酐变化值回落至基线水平升高15%以内。一些原因可导致患者用药后血肌酐显著增高，如患者当时存在肾脏血液灌注不良的因素（如血容量不足、左侧心力衰竭、低蛋白血症等），合并双侧肾动脉狭窄，合并使用非甾体消炎药等。去除可纠正病因后可再尝试应用。应用RASI治疗另一常见不良反应是血钾水平升高。指导患者合理饮食，尤其是注意钾的摄入，并在用药后进行血钾水平的密切监测，在治疗初期是尤为重要的。

ACEI和ARB作用于RAS系统活化的不同阶段，均可起到抑制RAS的作用。两者降压及降尿蛋白效果基本相当，不影响血糖血脂。与ACEI相比，ARB由于不影响激肽系统，咳嗽副作用较少。应用ACEI后干咳明显的患者可考虑换ARB治疗。关于联合使用ACEI和ARB是否可使治疗收益最大化，目前已经完成的临床研究质量参差不齐。荟萃分析结果表明联合治疗在降低蛋白尿方面优于ACEI或ARB单药治疗，但对于远期肾功能保护及安全性方面目前结果尚无法作出准确回答。因此，目前无足够证据支持联合使用ACEI和ARB可以延缓肾脏病进展。

2．利尿药 主要针对钠平衡失调所致的容量扩张因素，通过促进肾脏水钠排出，降低细胞外容量，改善血压。不同种类利尿药作用于肾小管不同阶段发挥作用。CKD患者多有不同程度的水钠潴留，随肾功能水平下降加重，并可因此继发多种血管活性物质和交感神经兴奋性的改变，故应特别重视在控制水盐摄入的同时适当地应用利尿药，作为高血压的治疗基础。

噻嗪类利尿药临床上常用，通过阻断远曲小管和集合管细胞Na/Cl共转运体，阻碍氯化钠的重吸收。长期使用还可使动脉平滑肌细胞Na/Ca交换下降，起到直接降低血管阻力的作用。当eGFR＜30ml/min时其利尿效果明显降低，故在严重肾功能不全时不主张单独使用此类药物。吲哒帕胺（indapamide）为噻嗪样利尿药，具有利尿和钙拮抗作用，为一种长效降压药。

袢利尿药是指作用于髓袢升支粗段Na/K/2Cl转运体的一类利尿药，包括呋塞米、托拉塞米和布美他尼。其剂量效应曲线呈“S”形，作用部位的药物浓度必须达到阈值才出现利尿作用。但当单一剂量达到剂量效应曲线平台段后，更大的剂量亦不会出现显著的利尿效果，反而会增加药物的毒性作用。当GFR＜30ml/min时常选用此类利尿药控制血压和血容量。袢利尿药和噻嗪类利尿药联合使用可出现明显的利尿效果，其机制可能是袢利尿药抑制了近端小管的钠、氯重吸收使远端小管内钠含量升高，有助于噻嗪类利尿药发挥利尿作用。

保钾利尿药自身利尿效果不强，多联合噻嗪类利尿药或袢利尿药使用，减少低钾血症的发生。其中，醛固酮拮抗剂——螺内酯及依普利酮有显著降压作用，机制不完全与利尿有关。

利尿药最常见的副作用是电解质失衡。此外，还可引起代谢异常：如损害胰岛素β细胞的敏感性，刺激胰高糖素释放，增加肝葡萄糖产生，使糖代谢紊乱加重；高脂血症；诱发痛风等。噻嗪类利尿药的副作用与剂量有关，建议小剂量应用(25mg/d)。

3. 钙通道阻滞剂（CCB） CCB通过抑制细胞的钙离子内流，扩张血管，对动脉的平滑肌舒张作用更明显，从而使总外周血管阻力下降，起到降压效果。CCB不引起糖、脂肪、钾和尿酸的代谢紊乱，但常见下肢水肿。根据化学结构成分，目前临床上常用的CCB分为二氢吡啶及非二氢吡啶两大类。前者包括硝苯地平、氨氯地平、拉西地平等；后者有苯烷基胺类的维拉帕米和苯噻氮唑类的地尔硫䓬。根据其作用时效长短，CCB又可以分为短效制剂和长效制剂。短效二氢吡啶类药物可引起血压较大的波动，对肾脏血流灌注稳定性不利，临床不建议常规使用。目前尚无关于单用CCB对CKD患者靶器官保护的证据。临床多用于非蛋白尿CKD患者的单药治疗或降压联合治疗。

4. β受体阻滞剂 β受体阻滞剂可以抑制窦房结、房室结和心肌的β_1受体，从而减慢心率、减弱心肌收缩力，降低血压。同时，β受体阻滞剂可抑制肾素分泌。目前临床常用的为选择性β_1受体阻滞剂，如阿替洛尔、美托洛尔、比索洛尔等；以及兼具α、β受体阻滞作用的阿罗洛尔、卡维地洛等。

合并重度房室传导阻滞、严重心动过缓、未纠正的心力衰竭及哮喘等的CKD患者应避免使用β受体阻滞剂。β受体阻滞剂可带来糖、脂代谢紊乱，还能掩盖低血糖症状如出汗、心悸、焦虑、头晕等，因此合并糖尿病、脂代谢紊乱的CKD患者如应用β受体阻滞剂治疗，应注意密切监测。同时，β受体阻滞剂的个体反应差异很大，临床用药注意剂量个体化，避免骤增/骤减，停药时逐渐减停，以免骤停引起交感系统兴奋性反弹，对心血管系统造成不良影响。

5. α受体阻滞剂 临床常用药物包括哌唑嗪、特拉唑嗪及多沙唑嗪等，能选择性地阻滞α_1受体，具有扩张血管作用，降压作用明确。由于抑制α肾上腺素能受体，能部分介导胰岛素释放，故可降低血糖，改善糖耐量，增高胰岛素的敏感性，并有降低血脂作用。突出副作用为扩张小静脉引起的直立性低血压。可从小剂量开始，逐渐递增，首剂于临睡前服药，减少副作用的发生。临床上常用于CKD患者血压难控制时的联合用药。

6. 降压药物的联合应用 研究显示，CKD患者往往需要药物联合治疗以达到血压控制。目前尚没有针对药物联合治疗方案的指南和建议。临床应根据患者具体的个体情况，如合并症等进行药物种类、剂量的选择设定，并注意对生活质量、费用及依从性的影响。

七、现状和展望

如前所述，高血压对CKD患者心肾预后具有重要影响。应重视对CKD时高血压的治疗管理。来自国内PATRIOTIC研究的报告，高血压的知晓率、治疗率和控制率分别为85.8%、81.0%和33.1%（＜140/90mmHg）及14.1%（＜130/80mmHg）。在另一项来自22家医院的调查研究报告中，高血压的知晓率、治疗率和控制率分别是95.4%、93.7%和41.1%（＜140/90mmHg）及15.0%（＜130/80mmHg）。C-STRIDE研究基线数据显示，在2251例合并高血压的非透析CKD患者中，高血压的知晓率、治疗率及控制率分别是80.7%、95.6%和57.1%（＜140/90mmHg）。用药分析显示，RASI是最常使用的降压药物（71.2%），其次为CCB（67.9%）和β受体阻滞剂（33.1%），但只有10.2%的患者使用利尿药。用药方式上，38.5%的患者采用单药治疗，联合治疗中57.8%的患者为两药联合，以CCB联合ARB最常用。因此，如何进一步强化降压药物联合治疗，重视利尿药的合理应用，以提高中国CKD患者高血压的控制率值得我们在临床工作中关注。

（王　玉）

第二节
肾衰竭透析治疗与高血压

慢性肾脏病（chronic kidney disease，CKD）进展至终末期肾病（end stage renal disease，ESRD）时，肾脏替代治疗是最重要的治疗方法，包括血液透析、腹膜透析和肾移植。高血压不仅是导致ESRD的原因之一，还是ESRD患者最重要的心血管并发症之一。透析患者中的高血压，不仅其发生率、发病机制与普通CKD有明显不同，而且其诊断和治疗方法也有其特殊性。因此，更多地重视透析患者的高血压，进一步提高我们的认识水平和处理能力，对改善患者预后有其重要意义。

一、终末期肾病

（一）概述

根据改善全球肾脏病预后组织（Kidney Disease：Improving Global Outcomes，KDIGO）指南，慢性肾脏病被定义为肾脏结构或功能异常持续3个月以上，并对健康造成了影响。肾损伤指标可由肾脏病理、血、尿生化检查及影像学异常判断，肾功能的异常指肾小球滤过率（GFR）低于60ml/（min · 1.73m^2）。在此需要注意的是，仅根据血肌酐判断肾功能并不精确。目前国际推荐的方法为使用基于血清肌酐的GFR估计公式（eGFR）进行评价，推荐使用2009 CKD-EPI肌酐公式。依据GFR的从高至低的水平，CKD被分为1-5期（表7-4-1），自GFR低于60ml/（min · 1.73m^2）（CKD3期）起，肾功能下降。GFR低于15ml/（min · 1.73m^2）为CKD 5期，又称为终末期肾病（ESRD）。

表7-4-1　CKD的GFR分级

CKD分期	GFR［ml/（min · 1.73m^2）］	肾功能状况
G1	≥90	正常或增高
G2	60～89	轻度下降
G3a	45～59	轻度到中度下降
G3b	30～44	中度到重度下降
G4	15～29	重度下降
G5	＜15	肾衰竭

注：CKD为慢性肾脏病。

（二）流行病学

CKD已经成为全球性的公共卫生问题。CKD的患病率在不同国家报道不一，综合各国流行病学研究，普通人群中CKD的患病率8%～16%。中国的研究显示CKD的患病率为10.8%，大约1.1亿人口患有CKD。一项纳入超过100个研究的荟萃分析显示，全球范围内，CKD患病率为13.3%，CKD5期的患病率为0.1%。

大部分国家报道ESRD的发病或患病情况是根据医疗登记系统的数据得到的每百万人口中已进行肾脏替代治疗的患者数量，并未把未接受肾脏替代治疗的患者人数计算在内，所以ESRD实际患病率被低估。这种现象不仅发生在肾脏替代治疗不够普及的欠发达地区，还存在于选择不接受肾脏替代治疗的发达国家或地区。一项汇总全球123个国家数据的研究显示，2010年接受肾脏替代治疗（RRT）的患者人数为261万，其中205万为透析患者，其余接受肾移植。根据美国肾脏病数据系统（United States Renal Data System，USRDS），2013年美国共117 162例ESRD患者开始长期透析，校正后的ESRD发病率为每年每百万人口352例。ESRD发病率在20世纪80—90年代急剧增加，直到从21世纪早期趋于平稳。正在接受透析治疗的人数仍在不断增加。预计到2030年全世界使用RRT的人数将增加1倍以上，达到543.9万，其中亚洲增加最多。

各种病因的肾脏疾病均可进展至终末期(CKD5期)。在全球范围内，最主要的病因为糖尿病肾病和高血压肾损害。在中国，目前CKD5期的首要病因为肾小球肾炎，但近年来在一些大城市如北京，糖尿病肾病已成为新进入透析的患者第一位病因。有理由推论，随着中国高血压、糖尿病患病率的不断升高，由此带来的肾损伤也将持续增加而逐渐成为中国ESRD的主要病因。

（三）ESRD并发症

ESRD患者伴有多种并发症。由于肾脏不可逆的损伤，经由肾脏过滤、排泄或分解代谢的分子会滞留体内。CKD5期患者体内多种物质水平比正常人明显增高，一些物质具有明显毒性作用，被称为尿毒症毒素。这些尿毒症毒素可导致尿毒症多系统症状与损害，尤以心血管疾病变突出。在各种尿毒症毒素中，以中分子、大分子毒素与ESRD患者心血管疾病病变高发的关系更为密切。

1. 电解质紊乱及酸碱失衡 CKD5期患者的常见电解质紊乱，主要有高磷血症、低钙血症、高钾血症，有时也可见低钠血症。几乎所有CKD5期患者都存在代谢性酸中毒。代谢性酸中毒可促进血钾浓度升高或加重高钾血症。严重的高钾血症可导致心率失常甚至猝死。

2. 心血管疾病（CVD） CKD与心血管疾病（CVD）之间有非常密切的关系，CKD是CVD的高危人群，而CVD是CKD患者的首要死亡原因。除了传统的CVD危险因素，肾衰竭患者还存在很多“尿毒症特异的”CVD危险因素，加重CVD风险，包括慢性炎症反应、氧化应激水平增加、RAS系统激活、球-管失衡和水钠潴留等血流动力学因素、凝血-纤溶系统失衡、贫血、转移性钙化等。随着GFR下降，CKD患者的心血管事件的风险逐渐升高。一项来自美国的研究纳入了超过100万名参与者，纵向估计了1996—2000年的肾功能与心血管疾病的相关性。在eGFR为45～59ml/（min·1.73m^2）、30～44ml/（min·1.73m^2）、15～29ml/（min·1.73m^2）和＜15ml/（min·1.73m^2）的CKD患者中，出现心血管事件的校正风险逐级增加，分别为1.4、2.0、2.8和3.4。CKD患者高血压、冠心病、血管钙化、左室肥大（继发于高血压和贫血）、充血性心力衰竭和脑卒中的患病率显著增高。心包炎的出现是开始透析治疗的强指征。CKD5期患者中超过90%合并高血压、65%合并左心室肥厚，16.5%合并冠心病。进入透析的患者75%合并左心室肥厚，40%合并冠心病，40%有心力衰竭。ESRD患者发生卒中风险是较早期CKD患者的5～10倍。

3. 骨代谢异常 维生素D、甲状旁腺激素、钙、磷、骨源性成纤维细胞生长因子23（FGF-23）相互作用于靶器官，是调节体内矿物质和骨代谢异常的重要机制。肾衰竭患者以上调节失衡，造成骨病，出现骨痛、活动受限、骨骼畸形、骨折等。部分患者出现骨外病理性钙化，如皮肤瘙痒、皮肤软组织钙化、关节周围也可发现异常钙化。CKD5期患者冠脉病变发生率高于一般人群，除了内膜硬化（动脉粥样硬化），另一重要原因为血管中膜钙化，血管顺应性减低，PWV增加，导致左心室肥厚甚至心力衰竭。在心脏瓣膜、窦房结、心室壁、室间隔均可发现异常钙化，造成瓣膜病变、心肌纤维化、导致心力衰竭和心律失常的发生，甚至猝死。

4. 贫血 CKD5期患者几乎均伴有贫血。促红细胞生成素的相对或绝对不足是肾性贫血的主要病因。此外，受尿毒症影响，红细胞寿命缩短、红细胞生成减少、造血原料特别是铁的缺乏与失利用、慢性炎症状态等共同参与肾性贫血的发病机制。贫血增加CKD患者心血管事件风险、住院风险、死亡风险。

5. 胃肠道疾病 CKD5期通常均伴有消化道症状。食欲减退、胃食管反流病、消化性溃疡、胃炎、胃排空延迟、便秘、胃肠道出血等发病显著增加。严重的厌食、恶心、呕吐等常提示患者需进行透析治疗。

6. 感染 感染是排在心血管疾病之后导致ESRD患者死亡的第二大因素。ESRD患者感染概率是非CKD患者的8倍。肺部感染、菌血症、败血症、结核、HCV与HBV感染均高发。ESRD患者存在免疫失衡，与T淋巴细胞、抗原呈递细胞和某些细胞因子功能异常有关。

7. 神经系统并发症 肾衰竭患者体内蓄积的毒素对神经系统有直接影响，中枢和周围神经系统功能障碍为ESRD重要的并发症，包括脑病（精神状态受损，从轻微的神经精神异常，认知障碍，谵妄震颤直至癫痫发作和昏迷）、周围神经病变（表现为感觉或温度觉异常，可进展为运动障碍），自主神经病变（典型表现为直立性低血压，胃轻瘫或腹泻也与迷走神经病变有关）。不宁腿综合征可见于CKD晚期，患者四肢有爬虫感，被迫经常活动四肢。

（四）ESRD的治疗

CKD5期患者的治疗措施

1. 积极治疗原发病，延缓肾功能丧失。

2. 避免和纠正肾功能进展的危险因素 如良好的血压控制、控制血糖与血脂、低蛋白饮食、健康生活方式、纠正低容量状态等。

3. 适时进行肾脏替代治疗 肾脏替代治疗（RRT）包括血液透析、腹膜透析或肾移植治疗。eGFR＜15ml/（min · 1.73m^2）伴有ESRD所致的症状和体征的患者，特别是在eGFR＜10ml/（min · 1.73m^2）时，如果药物治疗无效，或者患者出现透析的绝对指征（包括尿毒症心包炎、尿毒症胸膜炎或尿毒症脑病），则应立即开始RRT。对于发生急性心力衰竭的患者，如药物治疗无效，则一般需要紧急透析。

4. 防治CKD的并发症 纠正贫血、酸中毒、电解质紊乱、矿物质及骨代谢紊乱，纠正营养状态，防治心血管疾病。

（五）预后

CKD患者的不良预后，不仅使肾脏替代治疗成为必要，而且包括死亡风险的增加。事实上，其死亡风险（尤其是心血管疾病所致死亡）远高于最终需要透析的风险。在一项对糖尿病肾病患者的研究中，随访3年后，与基线时肾功能正常患者的死亡率相比（5%），CKD3期、CKD4期和CKD5期的患者的死亡率分别为10%、20%和30%。而进展至ESRD的概率，在CKD 3期低于1%，CKD 4期为14%。除了死亡风险，心血管疾病导致的住院率在ESRD患者也显著高于其他患者。

有关研究结果表明，在进入透析治疗后，患者的1年、2年和5年生存率大约分别为81%、65%和34%。年龄≥65岁的透析患者的死亡率几乎是普通人群的7倍。

由于近年来CKD防治水平的提高，ESRD透析患者与肾移植患者的生存率均已有所提高。

二、透析治疗与高血压

（一）透析患者高血压的患病率及其对患者预后的影响

1. 透析患者高血压的患病率 CKD患者高血压患病率随着肾功能的降低而提高，透析前的CKD 5期患者最高。在一项纳入10 813例CKD患者的横断面研究中，总体高血压患病率为86.2%，而在CKD4～CKD5期患者中高达95.5%。透析是清除过量的钠和水的有效手段，透析治疗有利于降低终末期肾脏病患者的高血压患病率；但透析本身也可引起血压波动，因此透析患者高血压患病率与一般CKD患者有所不同。据文献报道，由于测量血压的方法存在一定差异，导致透析患者高血压患病率变异较大。透析结局和实践模式研究（dialysis outcomes and practice patterns study，DOPPS）最新调查显示世界范围内透析患者高血压患病率波动于78.0%～95.9%。如果采用透析间期44小时动态血压监测（ambulatory blood pressure monitoring，ABPM）方法，以平均SBP≥135mmHg和/或DBP≥85mmHg为界，在369例以非裔美国患者为主的研究中高血压患病率为82%。在意大利腹膜透析合作研究中，使用

WHO/ISH 1999年对于高血压的定义（SBP＞140或DBP＞90mmHg，或使用降压治疗），则高血压患病率为88%。

2. 血压对透析患者心血管事件和死亡的影响 当血压波动在一定范围内（如收缩压110～180mmHg）时，普通患者的血压越高心血管事件及死亡风险也越高。但透析患者透析前后的血压与全因死亡和心血管死亡的关系呈"U"形曲线。透析间期的家庭血压或ABPM明显增高，均增加患者全因死亡及心血管死亡风险。透析间期的血压偏低，同样影响患者预后。北京协和医院研究发现，对于维持性血透患者透前SBP＜120mmHg是全因死亡及心脑血管死亡的独立危险因素。

除了血压绝对值以外，血压变异（即一定时间内血压的波动）是独立于平均血压水平之外的导致靶器官损害和死亡的重要因素。透析患者24小时内血压波动幅度与左心室增大及心血管疾病患病率及死亡率相关。北京协和医院和国外的研究均报道维持性血透患者透前血压变异增大，是患者全因死亡及心脑血管死亡的独立危险因素。

（二）透析患者高血压的原因与发生机制

导致ESRD患者高血压的原因很多，其中细胞外液容量增多、肾素-血管紧张素-醛固酮轴（renin-angiotensin-aldosterone，RAS）活化、交感神经活性增加及透析相关因素是不可忽视的主要原因。绝大多数患者高血压的原因是多种原因共同作用的结果，识别病因有助于采用有针对性的治疗手段有效控制血压。

1. 细胞外液容量增多 ESRD患者排出钠和水的能力明显下降，常伴有钠潴留和容量负荷过多，并且常常被忽视。细胞外液容量增多使心输出量增加、外周血管阻力增大而出现高血压。外周血管阻力增大的原因可能与血管收缩系统（如RAS和交感神经）有关，除了上述经典的渗透性容量扩张外，潴留在结缔组织和皮肤的非渗透性活性钠还能通过影响血管内皮生长因子（vascular endothelial growth factor，VEGF）使电解质清除下降，以及一氧化氮（nitricoxide，NO）等舒张血管物质合成减少，进一步导致血管内皮功能紊乱而促使血压升高。ESRD伴高血压的患者降低容量负荷，通过透析达到干体重后，有60%～80%的患者可以不使用降压药，血压恢复至正常水平。

2. 肾素-血管紧张素-醛固酮系统活化和交感活性增加 多种因素影响ESRD患者血管的自身调节，而导致高血压，其中RAS活化最重要。这些患者体内可交换钠（和/或血容量）与血浆肾素活性或血清血管紧张素Ⅱ水平的关系有别于正常人，部分患者存在异常高水平的肾素和血管紧张素Ⅱ；部分患者RAS水平在正常范围内，但与其存在的高血容量不匹配。抑制RAS活性的药物可有效治疗高血压。

ESRD患者交感神经过度激活是高血压的重要原因，显微神经成像研究表明血液透析患者交感传出神经放电率成倍升高，双肾切除透析患者交感神经完全正常，可以使外周血管阻力持续降低、血压迅速下降；肾脏去神经治疗能明显降低血液透析患者的难治性高血压。肾胺酶（renalase，肾脏产生的一种用于代谢儿茶酚胺及其类似物的酶）的缺乏可能是导致CKD患者交感神经过度激活的原因。与年龄和性别匹配的肾功能正常的对照相比，血液透析患者血浆肾胺酶的浓度明显下降，动物实验中给予大鼠注射重组肾酶，可以通过降低外周血管张力以及心输出量产生降血压的效果。

3. 动脉钙化和内皮功能改变 多种因素可导致ESRD患者易于发生动脉钙化，其中最主要的原因是钙磷代谢紊乱。脉搏波传播速度（pulse wave velocity，PWV）、压力增值指数（augmentation index，Aix）和中心脉压（pulse pressure，PP）常被用于反映血管弹性。其中PWV的自然对数与血液透析患者的血压水平呈线性相关，在阿替洛尔或赖诺普利治疗血液透析患者（hemodialysis patients treated with atenolol or lisinopril，HDPAL）研究中，基线PWV每增加1m/s则24小时动态血压监测SBP升高1.34mmHg，PP升高1.02mmHg。

北京协和医院的研究也观察到Aix与血透患者透前外周及中心血压呈正相关，透析间期Aix和PP均逐渐升高，且与透析间期体重增加相关。

内皮来源的血管舒张因子及血管收缩因子失衡可能也参与了透析患者高血压的发生。文献中5/6肾脏切除的大鼠内皮细胞NO合酶活性下降，导致血压持续升高；CKD患者NO依赖的血管舒张也明显减弱。内皮功能障碍是多种机制共同作用的结果。非对称二甲基精氨酸（asymmetricdimethylarginine，ADMA）是内源性NO合成酶抑制剂，由于细胞内降解减少及肾脏对ADMA的清除下降，故ESRD患者体内均有ADMA蓄积，进而减少NO生成。此外，ESRD患者血浆中内皮素（ET）1及ET的其他亚型的水平均升高，也可能与高血压相关。

4．继发性甲状旁腺功能亢进 继发性甲状旁腺功能亢进可能通过过高的甲状旁腺素（PTH）使细胞内钙离子浓度增加，从而导致血管收缩及高血压。给健康人注射生理剂量的甲状旁腺素，能够升高血压及细胞内钙水平。应用活性维生素D纠正甲状旁腺功能亢进可以降低血压，也可能和调节RAS活性相关。甲状旁腺切除术改善血透患者的高血压的证据尚少，需进一步研究。

5．应用促红细胞生成素 重组人促红细胞生成素（recombinant human erythropoietin，rHuEPO）不仅极大地改善了患者的贫血状态，还明显减少患者住院率及心血管事件，改善了患者生存质量。但EPO可以使30%～40%的患者出现高血压或加重原有的高血压，并与EPO剂量相关，而与其对红细胞总数及黏滞度的作用无关。应用EPO引起血压升高，可能与各种血管活性物质的生成增加或对其反应增强有关，如对输注血管紧张素Ⅱ的反应增强，即敏感性增加，也可导致去甲肾上腺素的反应增强。

6．其他继发因素 对治疗抵抗的高血压患者需除外是否存在其他继发性高血压的病因。对于全身动脉粥样硬化严重，近期刚开始透析尚有残余肾功能的患者需要除外肾动脉狭窄，其他相对少见的嗜铬细胞瘤、甲状腺疾病、分泌肾素的肿瘤等，特异性的相关症状和体征对于鉴别会有帮助。

7．透析相关因素 透析中高血压即透析中或透析后即刻血压反常性升高在维持性血透患者的发生率为5%～15%。其发生机制复杂，且通常为多种因素共同作用的结果，包括上文提到的容量负荷过重、内皮功能障碍、肾素血管紧张素系统及交感神经系统活化增强。透析过程中容量变化较快，是部分血透患者血压变化（升高或降低）的重要原因之一。在超滤过程中，由于短时间内血容量降低，部分血透患者对血容量降低的反应过强，则可能很快引起血压升高，使原来血压正常者出现高血压，或使原有的高血压进一步加重；相反，部分血透患者（尤其是老年患者）对血容量降低的反应能力较弱，则可能出现血压明显下降，甚至出现低血压。

除此之外，透析相关的电解质紊乱也是原因之一。

透析液成分中对患者高血压可能产生影响的主要是钠离子和钙离子（表7-4-2）。较高的透析液钠浓度可以维持透析患者血流动力学稳定性，减少透析中低血压的发生，改善患者对透析的耐受性，但也可能使某些患者血压升高。对于血钠浓度不高的患者而言，标准透析液钠浓度增加患者的钠负荷，同时也影响患者透后的渴感，使透析间期体重增加及透析间期血压升高，也是透析中高血压的重要原因。虽然有研究发现低钾透析液与透后1小时血压反弹升高有关，但是目前使用的透析液钾浓度（2.0～3.0mmol/L）不太可能因为低钾诱发的血管收缩导致透析中或透析后高血压。

钙离子浓度的急性变化会影响心肌收缩力和血管张力。临床研究发现透析液钙浓度增加改善透析中血流动力学稳定性。从理论上讲，较高的透析液钙浓度可减弱透析中高血压患者血流动力学对超滤的反应。有的学者认为，较高的血清离子钙浓度会增加心肌收缩力和心输出量，而对血压影响较小，但也可能使少数患者（主要是血清钙浓度升高者）血压升高，或使原有的高血压加重。

表7-4-2 透析液成分与血压变化的关系

透析液	作用
钠	提高钠浓度使IDWG增加及血压升高；可以减少低血压和症状
钙	提高钙浓度增加血流动力学稳定性，可导致钙正平衡；增加钙负荷，有时可能出现血压变化
钾	钾浓度对血压没有明显影响
镁	提高镁浓度减少透析中高血压及心律失常风险
葡萄糖	对血压没有明显影响
碳酸氢盐	对血压影响较小

透析液中镁浓度过低会影响透析过程中的血流动力学，与低镁透析液相比，高镁透析液会减少透析中高血压的发生。

透析过程中对降压药物的清除也会导致透析中高血压。ACEI（除福辛普利）和β受体阻滞剂（特别是阿替洛尔和美托洛尔）是容易被透析清除的两类药物。相反，多数钙通道阻滞剂和血管紧张素受体阻滞剂很少被透析清除。

常规透析对小分子物质如肌酐、尿素等的清除效率高，但是对中分子和大分子毒素清除差，与高血压相关的激素如肾素、加压素等属于中大分子物质，常规透析难以清除，这可能也是透析患者高血压的原因之一。而血液透析滤过、血液滤过、高通量透析及血液灌流，对中大分子毒素及与血压升高相关的内分泌激素的清除效果比常规透析要好，因而对控制透析患者高血压更为有利。

（三）透析患者高血压的诊断

根据2004年美国国家肾脏基金会所属肾脏病预后质量倡议（national kidney foundation kidney disease outcomes quality initiative，NKF/KDIQI）指南规定，血液透析患者高血压的诊断标准为透析前血压≥140/90mmHg或透析后血压＞130/80mmHg。但该诊断标准使用的围透析血压诊断高血压存在缺陷。如未能遵循血压测量的标准化流程进行测量，透析前后影响血压的因素很多等，均会导致血压测定不准确或波动过大。更重要的是，围透析期血压值与血液透析患者死亡的相关性，明显低于透析间期血压测量值与患者死亡的相关性。因此，目前临床依然建议使用非透析室测定的血压值来诊断透析患者的高血压。研究表明，用ABPM测定的血压值，不仅与靶器官损伤、患者全因死亡及心血管死亡相关性更好，还能提供血压昼夜节律变化的信息。此外，透析间期家庭血压与ABPM相关性好，且操作更方便，也被推荐用于透析患者高血压诊断。因此透析患者高血压的定义依赖于不同的测量方式（家庭血压监测平均值≥135/85mmHg；动态血压监测≥130/80mmHg；诊室血压≥140/90mmHg，表7-4-3）。

表7-4-3 透析患者高血压的诊断标准

项目	血透患者	腹透患者
家庭血压*	6个非透析日（覆盖2周）早晨及晚上血压平均值≥135/85mmHg	连续7天平均血压≥135/85mmHg
ABPM	每周中非透析日24小时监测平均血压≥130/80mmHg。如果可能，需监测44小时即覆盖一个完整的周中透析间期	24h监测平均血压≥130/80mmHg
诊室血压#	≥140/90mmHg	≥140/90mmHg
透前或透后血压	无推荐	不适用

注：*测量要求：需在安静的房间测量，患者坐位，背部和手臂有支撑，安静休息5分钟，测量2次，间隔1～2分钟；ABPM，动态血压监测。

#当家庭血压或ABPM无法获得时，可以采用诊室血压诊断透析患者高血压。测量要求：患者安静休息至少5分钟，取坐位，由受过训练的人员测量3次，间隔1～2分钟，取3次测量值的均值。

（四）透析患者高血压的治疗

现有的观察性研究和少数小样本量随机对照研究尚不能对透析患者血压的靶目标值做出高证据级别的推荐，所以目前各种指南推荐都是根据专业学会专家共识的意见（表7-4-4）。绝大多数的ESRD患者存在钠负荷较高及细胞外液容量增加，减轻水钠负荷是控制血压的关键。主要措施包括限制钠摄入、管理干体重、调整透析处方和合理用药。

表7-4-4 不同临床指南中透析患者的血压靶目标

指南	血压靶目标
KDOQI 2005指南	透前BP＜140/90mmHg 透后BP＜130/80mmHg
加拿大肾脏病协会2006指南	透前BP＜140/90mmHg
日本透析治疗协会2012指南	透前BP＜140/90mmHg

注：KDOQI，肾脏疾病结果质量倡议。

1．非药物治疗

（1）限钠饮食和干体重管理：限钠饮食有利于控制透析间期体重增加，使患者容易达到干体重，后者通常被定义为没有水钠潴留的症状体征，且透析后体重能达到患者能耐受的最低体重。最初限钠饮食可以导致伴随细胞外液容量降低的体重下降，而后数周至数月，虽然细胞外液容量没有继续下降，血压却能随着外周血管阻力下降而进一步降低。单纯限制水而不限钠造成干体重管理失败的原因是，由于钠摄入过多引起口渴，使患者增加水的摄入。因此应限制食物中的钠＜1.5g（65mmol）/d。如非必要，并应避免使用含钠的药物，如钾交换树脂、碳酸氢钠等。

透析可以使患者的细胞外液水平恢复到正常状态。临床研究表明，密切监测下逐渐下调患者干体重能有效降低患者血压。干体重的评估需要建立在临床评估基础上，但体格检查并不能可靠地除外容量负荷过重，因为直到组织间隙液比正常情况增多1/3以上时（大约5L）才出现水肿。目前生物阻抗及相关的血容量监测，已经广泛应用于评估透析患者的容量负荷状态，结合肺部超声有助于更精确地估计患者容量状态，从而更客观确定干体重。需要注意的是，干体重的动态变化，与患者营养状况和其他疾病对肌肉容量的影响也有一定关系，不可忽视。

（2）长时、高频和低钠透析：超滤速度过快可增加肌肉痉挛和透析中低血压发生，出现这些并发症时通常会减少超滤速度及静脉回输盐水，导致既定的超滤目标失败，达不到干体重，反而增加左心室肥大和心力衰竭风险。DOPPS研究表明超滤速度＞10ml/（kg·h），增加患者死亡风险。采用长时或高频透析（每周至少透析5次）有助于减少超滤速度和透析中并发症，有利于控制患者血压，并且能改善左心室肥大和交感活化、血管反应性、甚至改善心力衰竭患者的射血分数。

高钠透析最初用于改善透析过程中的血流动力学稳定性，减少失衡和肌肉痉挛。但是高钠透析会增加患者渴感，促进透析间期体重增长，使下次透析的超滤量增加，进一步导致血流动力学不稳定；需要更高浓度的透析液钠处方的恶性循环，使部分患者的血压更难以控制。降低透析液钠浓度可以打破这种恶性循环，改善患者血压控制。把透析液钠浓度分四步逐渐从137.8mmol降至135.6mmol，单次透析清除的钠量增加约100mmol，透析间期体重增长减少，血压也可明显下降。

2．药物治疗 降压药物治疗是透析患者治疗高血压的重要手段。降压药物主要有钙通道阻滞剂、肾素血管紧张素系统阻滞剂、β受体阻滞剂、α受体阻滞剂、血管扩张剂、利尿药、盐皮质激素受体拮抗剂等。在药物治疗的同时，要关注CKD及透析患者降压药物的排泄途径、剂量及透析后的补充剂量（表7-4-5）。

（1）钙通道阻滞剂（CCB）：二氢吡啶类CCB是非常强效的降压药，即便在容量负荷过重患者也能有效降压，是透析患者的常用降压药。随机对照研究中合并高血压的透析患者应用氨氯地平可以使收缩压下降9mmHg，但不影响舒张压，联用氨氯地平可以使任何原因死亡和心血管事件降低47%，同时使死亡率降低约35%（对死亡率的降低未达到统计学意义）。一些小样本量的研究表明二氢吡啶类CCB在减少左心室肥大及颈动脉内中膜厚度方面与ACEI及ARB药物效果相当。目前关于非二氢吡啶类降压药在透析患者中的研究尚未见报道，需要参考非透析人群的治疗建议。CCB类药物主要通过肝脏代谢，不会被常规的血液透析清除，所以药代动力学与普通人群一样，一般无须调整剂量。

表7-4-5 CKD及透析患者高血压治疗药物的排泄途径、剂量及透析后的补充剂量

不同种类的降压药物	常规剂量	排泄	GFR＜10ml/min时剂量	透析清除量		透析后补充剂量
				血液透析	腹膜透析	
利尿药						
乙酰唑胺	250mg，q6～8h	肾	避免使用	未知	未知	不适用
阿米洛利	5～10mg，qd	肾	避免使用	N/A	N/A	不适用
布美他尼	0.5～2mg，q8～12h	肾	100%	无	无	无
氯噻酮	30～60mg，qd	肾	避免使用	N/A	N/A	不适用
依他尼酸	50～100mg，bid	肝（肾）	避免使用	无	无	不适用
呋塞米	40～80mg，bid	肝（肾）	100%	无	无	无
氢氯噻嗪	25～50mg，qd	肾	避免使用	无	无	不适用
吲达帕胺	2.5mg，qd	肾	避免使用	无	无	不适用
美托拉宗	5～10mg，qd	肾（肝）	100%	无	无	无
螺内酯	50～100mg，qd/bid	肾（肝）	避免使用	N/A	N/A	不适用
托拉塞米	5～10mg，bid	肝（肾）	100%	避免	避免	无
氨苯蝶啶	25～50mg，bid	肾脏	避免使用	N/A	N/A	不适用
β受体阻滞剂						
醋丁洛尔	400～600mg，qd/bid	肝（肾）	30%～50%	30%	无	150mg
阿替洛尔	50～100mg，qd	肾（肝）	25%～50%	50%	无	25～50mg
倍他洛尔	10～20mg，qd	肝	50%	无	无	无
比索洛尔	2.5～20mg，qd	肝	100%	无	无	无
卡维地洛	25mg，bid	肝（肾）	50%	无	未知	无
艾司洛尔	50～150mgug/kg/min，iv	肝	100%	无	无	无
拉贝洛尔	200～600mg，bid	肾（肝）	100%	无	无	无
美托洛尔	50～100mg，bid	肾（肝）	100%	无	无	50mg
纳多洛尔	80～100mg，bid	肾	25%	50%	无	80mg
纳多洛尔	10～40mg，bid	肾（肝）	100%	无	无	无
普萘洛尔	80～160mg，bid	肾	100%	无	无	无
索他洛尔	160mg，qd	肾	15%～30%	50%	无	50mg
噻吗洛尔	10～20mg，bid	肝（肾）	100%	无	无	无
CCB						
氨氯地平	2.5～10mg，qd	肝	100%	无	无	无
地尔硫䓬	180～360mg	肝（肾）	100%	无	无	无
非洛地平	5～10mg，qd	肝	100%	无	无	无
依拉地平	2.5～10mg，bid	肝	100%	无	无	无
拉西地平	2～6mg/d	肝（肾）	100%	无	无	无
马尼地平	10～20mg/d	肝	100%	无	无	无
尼卡地平	20～40mg，tid	肝	100%	无	无	无
硝苯地平	30～90mg，qd	肝	100%	无	无	无
尼莫地平	30mg，q8h	肾（肝）	100%	无	无	无
尼索地平	10mg，bid	肾（肝）	100%	无	无	无
尼群地平	20mg，bid	肝（肾）	100%	无	无	无

续 表

不同种类的降压药物	常规剂量	排泄	GFR＜10ml/min时剂量	透析清除量		透析后补充剂量
				血液透析	腹膜透析	
维拉帕米	180～360mg，qd	肝	100%	无	无	无
ACEI						
贝那普利	5～40mg，qd	肾（肝）	50%～75%	可忽略	无	5～10mg
卡托普利	12.5～50mg，tid	肾	50%	50%	无	12.5～25.0mg
依那普利	2.5～10mg，q12h	肾（肝）	50%	50%	无	2.5～5.0mg
福辛普利	10mg，qd	肾（肝）	75%	无	无	无
赖诺普利	2.5～10mg，qd	肾	25%～50%	50%	无	2.5～5.0mg
培哚普利	2～8mg/d	肾（肝）	25%～50%	50%	无	2mg
喹那普利	10～20mg，qd	肾（肝）	50%	25%	无	2mg
雷米普利	5～10mg，qd	肾（肝）	25%～50%	20%	无	2.5mg
群多普利	0.5～4mg/d	肾（肝）	25%～50%	30%	无	0.5mg
ARB						
坎地沙坦	8～35mg/d	肾（肝）	100%	无	无	无
依普沙坦	600～1200mg/d	肝	100%	无	无	无
厄贝沙坦	75～300mg/d	肝	100%	无	无	无
氯沙坦	50～100mgqd	肾（肝）	100%	无	无	无
奥美沙坦	10～40mg/d	肾（肝）	100%	无	无	无
替米沙坦	40～80mg/d	肝	100%	无	无	无
缬沙坦	80～320mg，qd	肝（肾）	100%	无	无	无
DIR						
阿利吉仑	150～300mg，qd	肾	未知	未知	未知	未知
中枢α受体阻滞剂						
可乐定	0.1～0.3mg，bid/tid	肾（肝）	100%	5%	无	无
胍那苄	8～16mg，bid	肝	100%	无	无	无
胍乙啶	10～100mg，qd	肾（肝）	50%（避免使用）	无	无	无
甲基多巴	250～500mg，bid/tid	肾（肝）	Q12～24h	60%	30%～40%	250～500mg
利血平	0.05～0.25mg，qd	肝	避免使用	无	无	无
α受体阻滞剂						
多沙唑嗪	1～16mg，qd	肝	100%	无	无	无
哌唑嗪	1～15mg，bid	肝	100%	无	无	无
特拉唑嗪	1～20mg，qd	肝	100%	无	无	无
血管扩张剂						
二氮嗪	150～300mg，iv	肝	100%	无	无	无
肼屈嗪	25～50mg，tid/qid	肝	Q8～16h	25%～40%	25%～40%	无
米诺地尔	5～30mg，bid	肝	100%	无	无	无
硝普盐	0.25～0.8mg/（kg·min），iv	肝（肝）	100%	无	无	无

注：ACEI，血管紧张素转换酶抑制剂；ARB，血管紧张素受体阻滞剂；CCB，钙通道阻滞剂；DIR，肾素直接抑制剂；GFR，肾小球滤过率；iv，静脉注射；N/A，不适用。

(2) 肾素血管紧张素系统(RAS)阻滞剂:RAS阻滞剂包括血管紧张素转换酶抑制剂(angiotensin-converting enzyme inhibitor,ACEI)和血管紧张素Ⅱ受体1阻滞剂(angiotensin Ⅱ receptor 1 blocker,ARB),具备良好的耐受性,在普通患者中有心血管保护作用,被推荐为透析患者一线降压药物。但有关RAS阻滞剂对伴高血压的透析患者的心血管保护作用随机对照研究尚不充分,有一项前瞻性研究比较了ACEI与安慰剂对透析患者的作用,福辛普利并不减少患者的心血管事件和死亡率。3项日本的研究显示,与不含ACEI/ARB的降压治疗方案比较,氯沙坦、缬沙坦、坎地沙坦可以减少透析患者心血管事件及死亡,而奥美沙坦并不减少心血管事件及死亡。降低血压是透析患者的心血管风险降低的主要原因,但目前还缺乏ACEI或ARB类药物的非降压保护作用的证据。此外,关于RAS阻滞剂保护透析患者残余肾功能(residual renal function,RRF)的初步研究,提示RAS阻滞剂有助于改善透析患者预后。有研究表明,依那普利能够减缓刚开始进入血液透析的患者RRF下降,雷米普利能使腹膜透析患者RRF的每年下降速度减少0.93ml/(min·1.73m^2),值得今后进一步研究。

应当指出,高钾血症是影响RAS阻滞剂使用最常见的原因。但是对于ESRD无尿患者,RAS阻滞剂与高钾血症的关系存在争议。由于消化道上皮细胞也有醛固酮受体,故RAS抑制剂可能影响ESRD患者钾排泌,但是也有报道RAS阻滞剂与高钾血症无关。尽管如此,透析患者使用ACEI或ARB类药物时,仍需警惕高钾血症。此外,RAS阻滞剂可能会加重透析患者的贫血,ACEI可降低患者的EPO水平或者导致使用重组人EPO治疗的CKD患者发生EPO抵抗,而ARB在体外实验中能直接抑制红细胞生成。

需要注意的是,不同ACEI和ARB类药物的肾脏清除率及透析清除率是不同的,多数的ARB类药物不会被常规透析清除,从这个方面看对于透析患者ACEI和ARB类药物并非可以互换。

(3) β受体阻滞剂与α/β受体阻滞剂:透析患者交感神经系统过度活化,容易出现心律失常及猝死,使β受体阻滞剂成为具有心血管保护潜力的选择。DOPPS研究中,校正了合并症后,使用β受体阻滞剂能够减少猝死风险(HR=0.88,95%*CI* 0.78~0.99,*P*=0.03)。卡维地洛是一种α/β受体阻滞剂,对于合并扩张性心肌病的血透患者,不仅可以改善心功能,还能减少患者全因死亡风险。阿替洛尔和赖诺普利治疗血液透析患者的高血压(hypertension in hemodialysis patients treated with atenolol or lisinopril,HDPAL)研究中,对于合并高血压和左心室肥大的血透患者,阿替洛尔不仅降压效果优于赖诺普利,还能有效预防严重的心血管事件。此外,卡维地洛可以促进内皮依赖血流量的血管扩张,可以用于治疗透析中高血压。肾脏及透析清除在不同的β受体阻滞剂存在很大差异,建议使用不被透析清除的β受体阻滞剂,因为可以被透析清除的β受体阻滞剂没有改善生存预后的优势,可能由于透析快速清除,导致透析间期缺乏对心律失常的保护作用。

(4) α受体阻滞剂:α受体阻滞剂通常用于同时合并前列腺疾病的老年患者,其主要不良反应是直立性低血压。这类药主要经过肝脏代谢,故ESRD患者不需要调整剂量,但需要警惕"首剂现象",即初次给药会出现明显的直立性低血压,尤其常见于接受超滤或者限钠饮食的透析患者。中枢性受体阻滞剂由于其不良反应较大,临床应用较少。莫索尼定联合其他降压药在治疗ESRD患者耐受性较好,疗效与尼群地平相近。但在一项心力衰竭患者的大型临床研究(MOXCON)中,由于莫索尼定组死亡事件发生率高于β受体阻滞剂组,该研究被迫中止,故在合并心力衰竭的透析患者中应用这种药物尚缺乏依据。

(5) 血管扩张剂:由于会发生反应性心动过速,血管扩张剂通常需要与交感神经抑制剂或β受体阻滞剂联用。常见不良反应包括头痛、心动过速、心悸、恶心、呕吐、头晕、乏力和心绞痛。维持性血透患者使用米诺地尔治疗时常会出现透析间期体重增长，可能的原因是反射性激活RAS，导致渴感及对盐的需求增加。同时米诺地尔会导致多毛症的发生，应避免在女性患者中使用。肼屈嗪能有效降压且价格便宜，但每日服用剂量大于200mg时会发生狼疮样症状，因为其代谢产物在肾脏无法排泄，故应用于透析患者时需减少剂量。

(6) 利尿药：合理应用袢利尿药，对有残余肾功能的透析患者来说，有着不可忽视的重要性。由于透析患者只对袢利尿药有治疗反应（其他利尿药一般无效），故应用足量（一般为常规剂量的2～10倍）袢利尿药，有助于透析患者减轻水钠负荷、控制血容量、控制高血压，同时也有助于保护透析患者的残余肾功能。由于目前对透析患者应用袢利尿药的认识尚不一致，因而这方面的临床研究还需要充分重视和加强。

有的学者认为，盐皮质激素受体拮抗剂(mineralocorticoid receptor antagonist，MRA）也可在透析患者中应用。近期的临床研究表明，螺内酯能够减少血液透析以及腹膜透析患者心脑血管死亡或者心血管相关的住院率。然而，需要特别指出的是，在透析患者使用MRA时，可能因出现严重高钾血症或其他不良反应需要停药。在考虑透析人群使用MRA药物前，该药的有效性和安全性还需要进一步评估和明确。

（五）小结

长期存在的未控制的高血压是导致透析患者高死亡率的原因之一。透析患者高血压的诊断、预后及治疗方面都面临很多挑战。针对钠和容量的非药物治疗是透析患者降压治疗的基石，使用降压药物降低血压可以改善患者的心血管预后，药物选择方面可以首先考虑二氢吡啶类CCB，并可联合应用β受体阻滞剂；也可根据需要应用ACEI/ARB类药物及其他降压药物。透析患者的目标血压尚需合理设计的临床研究加以证实。

（王　颖　王　芳　陈丽萌）

第三节
肾移植后高血压

肾脏替代治疗（透析和肾移植）是终末期肾脏病（end stage renal disease，ESRD）最重要的治疗方法。肾移植患者的生存情况明显优于透析患者。据有关报道，活体供肾受者的移植后5年生存率达90%以上，尸体供肾受者的5年生存率达70%以上。故肾移植目前仍然是终末期肾脏病患者治疗的最佳选择。

肾移植后高血压（post-transplantation hypertension，PTHT）是肾移植受者常见的并发症之一。PTHT的发生率、发病机制和诊断治疗方法不仅与普通慢性肾脏病患者的高血压有明显不同，而且与透析患者的高血压有明显不同。一项对肾移植受者动态血压监测的研究发现，只有5%的受者血压正常（定义为BP＜130/80mmHg）；另有研究发现，80%的肾移植受者会出现PTHT。PTHT是肾移植患者心血管疾病和移植肾失功的主要危险因素之一。如果肾移植受者收缩压和舒张压明显升高，则其移植肾失功的风险也随之明显增加。

一、危险因素及发病机制

导致肾移植后高血压的危险因素包括诸多方面，包括：受者术前高血压；术后应用免疫抑制剂，如钙调磷酸酶抑制剂（calcineurin inhibitors，CNI）与皮质类固醇激素等药物的影响；移植肾功能延迟恢复，急性排斥反应，慢性移植肾损伤；新发或复发性肾小球疾病；移植肾动脉狭窄（renal artery stenosis，RAS）；肾移植供者有关的因素（如供者年龄较大、供者有高血压及高血压家族史）；自体肾肾素血管紧张素产生过多及肾移植受者钠摄入过多或体重增加过多等。以下对免疫抑制剂的作用、移植肾动脉狭窄、移植肾肾实质病变作重点阐述。

（一）免疫抑制剂的作用

糖皮质激素是肾移植术后需要应用的主要免疫

抑制剂之一，它具有部分活化盐皮质激素受体的作用，导致水钠潴留，进而引起高血压，但一般只会引起轻度血压升高。在移植肾急性排斥反应时给予大剂量（500～1000mg/d）甲泼尼龙冲击治疗时，更易于出现高血压。

长期应用钙调磷酸酶抑制剂（环孢素、他克莫司、西罗莫司），是肾移植受者出现高血压的主要原因之一。肾移植患者使用环孢素作为维持性免疫抑制剂之前，PTHT多与其他因素引起的肾素-血管紧张素系统激活有关。自20世纪70年代后期应用钙调磷酸酶抑制剂环孢素后，CNI便成为肾移植受者高血压的主要原因之一，几乎所有应用者的血压都可能有不同程度的升高。环孢素可增加缩血管物质的分泌（如内皮素的释放），引起血管平滑肌细胞收缩，导致肾小球入球动脉收缩、痉挛，导致全身血压升高（表7-4-6）。

表7-4-6 常用免疫抑制剂导致移植术后高血压的相关机制

类别	药物机制
CNI（环孢素A、他克莫司）	1.增高血管张力：降低一氧化氮、升高内皮素水平 2. 增加交感神经兴奋性 3. 激活血管紧张素-醛固酮系统、水钠潴留 4. 激活远端小管钠-氯协同转运受体：钠重吸收增加 5. 缩血管效应导致AKI 6. 慢性缺血、肾小球硬化、间质纤维化
mTORi西罗莫司	1.代谢异常：血脂、血糖异常 2. 蛋白尿 3. 增加额外的CVE风险
糖皮质激素泼尼松	1.增加交感神经兴奋性 2. 增加血管张力 3. 增加盐皮质激素活性

缩写：CNI，钙神经蛋白抑制剂；mTORi，哺乳动物雷帕霉素靶蛋白酶抑制剂；AKI，急性肾功能损害；CVE，心血管事件。

（二）移植肾动脉狭窄

移植肾动脉狭窄（RAS）是PTHT的重要原因之一，发生率可达1%～25%。RAS可在术后任何时间出现，但一般多发生在移植后3个月至2年。动脉粥样硬化是移植肾RAS主要原因之一。移植手术中的供者肾动脉与受者髂内动脉吻合术中的某些问题（如吻合术效果不满意，吻合口炎症或排异反应等）会增加移植肾动脉狭窄的风险。此外，受者巨细胞病毒感染及移植肾功能延迟恢复也可能与RAS有关。

应当指出，RAS常可导致移植术后难治性高血压和缺血性肾病（ischemic renal disease，IRD）。IRD是指因双侧肾动脉狭窄（RAS）或孤立肾肾动脉狭窄致严重肾血流动力学改变引起肾小球滤过率降低、慢性肾功能不全。

（三）移植肾肾实质病变

移植肾肾实质病变主要包括急性或慢性排斥反应，移植肾慢性肾损伤；复发性肾小球疾病（包括各种肾小球肾炎）；新发的肾小球疾病、肾小管间质病变或血栓性微血管病，以及移植肾急慢性肾损伤引起的肾小球滤过率下降等。无论移植肾出现急性病变还是慢性病变，都可以引起血管活性物质（主要是肾素-血管紧张素类物质）分泌增多和血压升高；如果出现肾小球滤过率明显下降，则血压升高的发生率和程度进一步增加。

二、诊断和鉴别诊断

PTHT诊断应包括病因、病理生理和肾功能诊断。在肾移植术后的不同阶段，PTHT的原因、临床特征均有不同。

（一）高血压发生在肾移植术6个月内

常与移植肾功能延迟恢复、体内容量负荷增加及急性排斥反应等因素有关。

（二）高血压发生在肾移植术6个月后

急性排斥反应的危险性降低，应考虑其他导致PTHT的原因。如环孢素相关性肾病、移植肾慢性失功、肾小球疾病复发或新发、移植肾肾动脉狭窄等。应根据尿检结果、肾功能情况、肾动脉影像学检查结果进行鉴别，必要时可行移植肾活检明确诊断。

（三）肾移植后较晚阶段发生的高血压

前期稳定的肾移植受者，突然出现难治性高血压伴有难以解释的肾功能减退，应考虑移植肾动脉狭窄的可能性。多种影像学检查可用于诊断RAS，多普勒超声筛查移植肾动脉狭窄非常准确，但高度依赖操作者的水平。肾动脉造影是确诊孤立移植肾动脉狭窄的首选方法，但肾动脉造影是有创操作。磁共振动脉造影（magnetic resonance arteriography，MRA）或CT血管成像（computed tomography angiography，CTA）越来越多地用于肾移植受者血管疾病的筛查和/或诊断。但在中至重度损害时，钆增强MRI和肾源性系统性纤维化有密切关联。因此，eGFR＜30ml/min时，尽量不使用钆增强检查；eGFR为30～60ml/min时，尚未能就是否使用钆剂达成共识。

（四）自体肾脏因素

可在术后任一阶段加重PTHT。针对常染色体显性多囊肾患者肾移植的回顾性研究发现，手术时同时行自体肾切除的患者术后12个月、24个月和36个月时服用降压药的种类和每日剂量显著少于那些未行自体肾切除的患者，且血压控制更好。某些药物治疗抵抗的顽固性高血压患者，行自体肾切除术有利于血压控制。

三、治疗

目前没有随机试验确定肾移植受者血压控制最佳靶目标值。基于流行病学研究数据，全球改善肾脏病结局（KDIGO）指南对于肾移植受者血压控制目标推荐为小于130/80mmHg。对于蛋白尿患者，血压达标值小于125/75mmHg是否会带来更多获益尚不明确。目前肾移植后高血压患者常用降压药主要有钙通道阻滞剂（CCB）、血管紧张素转换酶抑制剂（ACEI）、血管紧张素Ⅱ受体1阻滞剂（ARB）、β受体阻滞剂、利尿药等，由于缺乏选择降压药的国际多中心大样本肾移植受者队列研究对照临床试验（来自全球10个中心样本数＞14 000），故目前上述降压药中任一种药物与心血管事件之间是否有显著关联尚未明确，有待于进一步研究。因此，应根据降压药物的疗效、耐受性、伴随的合并症及药物与免疫抑制剂的相互作用，采取个体化治疗方案。

肾移植后高血压的管理包括以下方面。

（一）治疗高血压潜在原因

首先应重视改善患者生活方式及治疗相关的心血管危险因素。鼓励采取非药物的生活方式调整措施，如减轻体重、减少钠摄入、增加钾摄入、减少酒精摄入和增加运动。在不出现排斥反应条件下，经缜密评估患者整体情况、高血压对生存的危险因素、患者的免疫反应风险后，可谨慎采用降低类固醇激素或CNI的剂量，以及采用替换CNI 的药物方案。

（二）钙通道阻滞剂的应用

目前大多数肾移植中心都将二氢吡啶类钙通道阻滞剂（CCB）用于初始降压治疗。这主要由于二氢吡啶类CCB具有诸多优越之处：可拮抗CNI治疗引起的入球小动脉收缩；可通过降低全身血压减轻体循环对肾小球内压力的传导，从而改善肾小球内高滤过、高灌注状态；在肾功能受损时，无须减低剂量。由于上述优点，二氢吡啶类CCB尤其适用于合并冠心病、肾动脉狭窄、重度肾功能不全、存在ACEI或ARB使用禁忌的患者。

非二氢吡啶类CCB和利尿药也是肾移植受者经常使用的降压药物。CCB对肾小球内血流动力学有有益作用。应用地尔硫䓬和维拉帕米还可以使CNI剂量分别减少40%及30%～50%，但可导致CNI药物水平不稳定，存在着CNI肾毒性或排斥反应增加的风险，故其应用尚有某些局限性。各种CCB都有增加患者水钠潴留的缺点。

（三）利尿药的应用

利尿药可减轻容量增多患者的水盐负荷，减轻CCB和血管扩张剂引起的水钠潴留作用。中重度高血压治疗中常常需要联合应用利尿药。袢利尿药和噻嗪类利尿药均可选用，但噻嗪类利尿药可引起高尿酸血症及高钙血症，需注意监测。

（四）肾素–血管紧张素系统阻断剂的合理应用

肾移植受者出现高血压伴中等量或大量蛋白尿时，肾素–血管紧张素系统阻断剂（renin-angiotensin system inhibitors，RASI）包括血管紧张素转换酶抑制剂（ACEI）和血管紧张素Ⅱ受体阻滞剂（ARB）可作为首选降压药物。但ACEI或ARB可能引起肾缺血致肾小球滤过功能减低以及高钾血症，因此通常在移植6个月后，并排除了移植肾动脉狭窄后才开始使用。用药初期2个月，每1～2周应监测血肌酐和血钾水平，如无异常变化，可以酌情延长监测时间。如果应用ACEI或ARB后，发现血清肌酐进行性升高，或升高至基线30%以上时，需警惕有RAS发生的可能，应停用该类药物。

（五）钙通道阻滞剂和肾素–血管紧张素系统阻断剂联合应用的额外益处

肾移植受者的小样本研究表明，联合应用CCB和RASI可降低心血管事件发生率，并改善CNI引起的肾间质纤维化和肾小管萎缩。然而，联合应用CCB和RASI对患者或移植肾长期存活的有益作用尚需得到大样本临床研究证实。

（六）难治性高血压的处理

如果肾移植伴中重度高血压患者，在改善生活方式基础上合理应用了可耐受的足够剂量且使用了3种降压药物（包括一种噻嗪类利尿药）至少治疗4周后，血压值仍在目标水平之上，或至少需要4种药物才能使血压达标时，一般应考虑为难治性高血压。针对难治性高血压患者，首先需行影像学检查以排除肾动脉狭窄，包括多普勒超声检查、MRA或CTA，必要时行肾动脉造影。明显的肾动脉狭窄一般都需要行介入治疗，主要包括经皮腔内肾动脉成形术（percutaneous transluminal renal angiography，PTRA）及气囊扩张＋支架植入术（percutaneous transluminal renal angiography plus stent，PTRAS），少数疑难病例可考虑手术治疗。PTRA与PTRAS的技术成功率可高达80%以上（最高可达98%以上），但其中20%左右的患者会再次发生肾动脉狭窄。移植肾动脉复发狭窄的患者，可行支架植入术＋血管成形术或手术治疗。难治性高血压患者若排除了肾血管性疾病、新发或复发性肾小球疾病及排斥反应，且没有其他方法有效控制血压，也可考虑自体肾脏切除术；但须严格评估以往的个体化降压治疗及患者综合管理方案，严格把握自体肾切除的手术指征。

（李明喜　郑法雷）

第四节 肾病相关药物与高血压

高血压是卒中、心肌梗死、心力衰竭及终末期肾病的独立危险因素，也是目前造成人类死亡的主要原因之一。导致高血压的原因多种多样，其中有一个不可忽视的原因，就是药物的毒性和不良反应。在这些药物中，有相当一部分与原发性或继发性肾脏病的治疗有关，它们主要包括肾上腺皮质激素、甘草类药物、某些免疫抑制剂、非甾体抗炎药（nonsteroidal anti-inflammatory drugs，NSAIDs）、重组人促红细胞生成素、某些“靶向治疗”药物如血管内皮生长因子抑制剂（vascular endothelial growth factor inhibitors，VEGFIs）等。本节主要介绍上述与肾脏病治疗有关的药物所引起的高血压。

一、肾上腺皮质激素与甘草类药物

这两类药物引起高血压的机制主要与水钠潴留有关，现分别加以介绍。

（一）肾上腺皮质激素

肾上腺皮质激素包括盐皮质激素和糖皮质激素，二者均可引起高血压。

盐皮质激素，如氟氢可的松，在临床上常用于治疗艾迪生病、Ⅳ型肾小管酸中毒、先天性肾上腺增生综合征和部分直立性低血压。其主要作用于远端肾小管，机制是促进钠离子主动重吸收及分泌钾离子（即“潴钠排钾”），以及促进水的被动重吸收。相应地，通过该机制，这类药物的应用可致血容量增加和高血压。

糖皮质激素是治疗免疫性肾脏疾病的主要药物之一，包括氢化可的松、泼尼松、泼尼松龙、甲泼尼龙、地塞米松等。这些药物具有部分盐皮质激素活性，虽然此活性不够强，但足以活化盐皮质激素受体，进而导致水钠潴留，并引起高血压。在应用大剂量糖皮质激素，或较长时间应用此激素时，这种药物引起高血压的作用则更为明显。例如，在急进性肾小球肾炎患者予以大剂量（500～1000mg/d）甲泼尼龙冲击治疗时，或难治性肾病综合征长期（半年以上）应用糖皮质激素时，常出现高血压。

此外，糖皮质激素引起的高血压还可能与其他机制有关。艾迪生病危象发作时应用大剂量糖皮质激素，有些患者会发生血压急剧升高，目前认为其中可能存在血管因素。研究发现，糖皮质激素可诱导大鼠血管平滑肌细胞血管紧张素Ⅱ受体1（AT1）表达上调，以及细胞内Na^+和/或Ca^{2+}流入增加。内皮细胞一氧化氮（NO）合成酶障碍以及NO分泌减少，亦可能是引起高血压的机制之一。

研究发现，口服氢化可的松剂量80～200mg/d时，可使收缩压升高15mmHg。一项回顾性分析发现，在应用糖皮质激素3个月时，那些过去1年内长期服用降压药物的患者血压无明显变化，而那些无应用降压药物病史的患者则收缩压升高10mmHg。

肾上腺皮质激素引起的高血压一般是可逆的。停用药物后绝大多数患者血压可恢复正常。由于该类药物引起高血压的详细机制尚不清楚，目前的治疗方法除了停用药物外，主要是减轻水钠潴留。利尿药是首选的降压药。如患者有低钾血症时，可首选肾素-血管紧张素系统调控药物，即ACE抑制剂或血管紧张素Ⅱ受体1抑制剂（ARB）。

（二）含有甘草的药物或食物

长期过量摄入含有甘草的药物或食品可引起高血压。其机制可能是甘草酸可抑制11-β-羟基-类固醇脱氢酶。这种酶可将皮质醇转化为可的松，由于11-β-羟基-类固醇脱氢酶受抑制，皮质醇代谢受限，因此盐皮质激素活性明显增加。最近的一项荟萃分析表明，长期持续摄入甘草酸或其他含有甘草酸的药物，可引起假性醛固酮增多症，其特点是收缩压和舒张压均升高，同时出现血浆肾素醛固酮水平降低及低钾血症。

二、免疫抑制剂

免疫抑制剂是治疗多种免疫性肾脏疾病（原发性或继发性）的主要药物之一，而且是防止各种器官移植（其中以肾脏移植占大多数）发生排斥反应的必须用药。在各种免疫抑制剂中，可引起高血压的主要是钙调磷酸酶抑制剂环孢素和他克莫司。有些免疫检查点抑制剂也可引起急慢性肾脏损害（以急性肾损伤为多见），但引起高血压的报道尚少。

据报道，肾移植患者中，与环孢素相关高血压的发生率为32%～81%，心脏移植受者发生率几乎可达100%。在肾病综合征、自身免疫性疾病、特发性血小板减少性紫癜患者中，环孢素引起的高血压也很常见。一项观察环孢素和安慰剂对血压影响的双盲随机对照研究结果表明，环孢素A引起的高血压与环孢素浓度呈剂量相关性，低剂量［1～4mg/（kg·d）］使平均动脉压平均增加5mmHg，高剂量［>10mg/（kg·d）］使平均动脉压增加11mmHg。

环孢素引起高血压的机制，主要涉及全身性血管和肾脏的血管收缩，以及该药的肾毒性作用。引起血管收缩的具体机制，包括刺激全身性和肾交感神经系统并促进肾小管钠重吸收增加、激活内皮素A受体、促使肾小动脉内皮素-1生成增加，从而导致全身性血管收缩；还可导致前列腺素生成减少、降低内皮来源的NO活性。最近的研究证据表明，氧化应激在环孢素肾毒性中起重要作用，特别是环孢素能够增加线粒体活性氧的产生。同时，这一作用还会引起脂质过氧化，从而引起肾毒性。

在肾移植患者中，环孢素引起高血压是移植

肾失功或患者死亡的独立危险因素，因而对此采取相应治疗措施非常必要。但目前这方面研究尚嫌不足。虽然所有降压药可降低血压，但研究发现，应用ACEI或β受体阻滞剂治疗环孢素引起高血压时，移植肾失功或患者死亡增加；ARB和/或钙通道阻滞剂则无此不利影响。目前对ACEI与ARB的治疗效果明显不同的机制尚不清楚。有学者建议首选钙通道阻滞剂，因为这类药物可减少细胞的Ca^{2+}内流，并促进NO的血管舒张作用，从而抑制血管平滑肌细胞内皮素-1的作用，在体内外均可有效抑制内皮素引起的血管收缩。此外，钙通道阻滞剂具有显著的血管抗氧化活性，可能会对粥样硬化的动脉具有保护作用。因此，针对环孢素引起的高血压，降压药物建议首选钙通道阻滞剂。

与环孢素类似，他克莫司也可引起高血压。但他克莫司引起的高血压的作用比环孢素相对较弱，病例数也相对较少。因此，如环孢素引起的高血压难以控制时，改用他克莫司也是可推荐的备用方案之一。

三、重组人促红细胞生成素

促红细胞生成素（EPO）是一种低氧诱导的激素，对正常的红细胞生成至关重要。重组人类促红细胞生成素（rHuEPO）常用于纠正肾性贫血及慢性病性贫血。接受rHuEPO治疗的患者约20%～30%发生高血压。血压升高通常在开始治疗后2周到4个月发生。非透析慢性肾衰竭患者及维持期透析患者的研究，均证明应用EPO后患者血压有显著升高。其可能机制包括血液黏稠度增加、局部RAS系统激活、ET-1产生增加、NO合成减少、血管收缩等。rHuEPO治疗过程中出现高血压的原因，还和此药的给药剂量有关，如果剂量较大（>每周100U/kg），则患者中高血压的发生率会更高。

对rHuEPO所致高血压的相应处理，包括尽可能合理地减少EPO的用量［降低EPO的单次用量和/或增加EPO的用药间隔］，或调整降压药物治疗的组合，包括加用利尿药。

四、非甾体抗炎药

非甾体抗炎药（NSAIDs）一般用于治疗风湿性疾病和多个系统的疼痛。过去此药也曾被用来治疗轻度蛋白尿，但疗效欠佳，目前已不推荐这一治疗。由这类药物引起高血压者比较常见。

NSAIDs通过抑制环氧化酶（COX）-1和（COX）-2的活性，降低前列腺素（PG）的合成，特别是PGE_2和PGI_2。在生理情况下，PGE_2和PGI_2在肾脏组织中具有舒张血管、促进排钠等作用。因此，NSAIDs可导致外周血管舒张减少，水钠潴留，进而引起血压升高。荟萃分析表明，长期使用NSAIDs可导致血压增高约5mmHg。对慢性肾脏病患者来说，NSAIDs引起的高血压的作用更为明显，而且常出现明显的水钠潴留，甚至发生心力衰竭。值得注意的是，应用NSAIDs会减弱ACEI或ARB的疗效，而对钙通道阻滞剂或中枢性降压药则无明显影响。因此，如需服用NSAIDs药物的高血压患者，应首选应用钙通道阻滞剂。

COX-2选择性抑制剂亦可引起高血压，其作用与选择性NSAIDs类似。荟萃分析发现，COX-2选择性抑制剂似乎比非选择性NSAIDs诱发的高血压更为明显。然而，这种作用的异质性比较大。例如，目前已退出市场的罗非考昔和依托昔布引起高血压的作用比较明显，而塞来昔布的这一作用则比较轻。一项随机、双盲、安慰剂对照研究表明，对乙酰氨基酚可显著增加冠心病患者的平均收缩压和舒张压，而且该药亦可能会干扰雷米普利或缬沙坦的降压疗效，这可能与COX-2受体抑制和/或大麻素受体激活有关，其确切机制尚待进一步研究。

五、生长因子抑制剂

血管内皮生长因子（vascular endothelial growth factor，VEGF）是体内诱导血管新生的主要体液因子和促血管生成因子。然而，血管生成也是肿瘤发生、生长和转移的过程中必不可少的组成部分，是肿瘤的重要的生物学标志之一。因此，VEGF抑制剂（VEGFIs）这类新的抗肿瘤药，在肿瘤靶向治疗中往往有多种肿瘤适应证，其治疗目的是防止新生血管的形成，从而阻止或减缓肿瘤生长或扩散，现在已成为治疗某些肿瘤的一线治疗药物。但是，所有接受VEGFI治疗的患者，用药后的血压都较用药前有所升高，有一部分患者可发展为高血压，其中少数患者可同时伴有蛋白尿、电解质代谢紊乱（低钾血症、低镁血症、低磷血症等）、肾小管酸中毒和急慢性肾功能损害。

据报道，VEGFIs引起的高血压发生率为19%～67%，不同的VEGFI所引起的高血压的发生率有所不同。文献报道，贝伐珠单抗引起的高血压的总体发生率为24%，严重高血压（3级高血压）的发生率为8%。路西坦尼、仑伐替尼引起的高血压的发生率高达70%～90%。索拉菲尼、舒尼替尼、帕唑帕尼引起的高血压发生率分别为23%、22%和36%，但严重高血压的发生率相似或稍低，分别为5.7%、6.8%和6.5%。但也有人认为，由于统计方法的疏漏（治疗前原有高血压的患者未统计在内），上述高血压的发生率有可能被低估了。

目前对VEGFIs引起高血压的机制认识相当有限。据初步研究，其可能的机制包括一氧化氮（NO）合成减少、前列腺素I_2（PG I_2）作用减弱、血管收缩、肾小管钠重吸收增加等。与RAS系统激活是否有关尚不明确，需进一步研究。VEGFI诱发高血压相关的危险因素包括高血压病史、年龄超过65岁、多个VEGFI联合治疗及高胆固醇血症等。但种族、高血压家族史、体重指数、肾功能或心血管疾病史似乎不能预测VEGFI引起的高血压，其确切因素仍有待于进一步研究。

对VEGFIs引起的高血压的防治应予高度重视。治疗目标是使大多数患者的血压控制在140/90mmHg以下，对有心血管疾病危险因素的患者（如糖尿病或慢性肾脏病），血压则应控制得更低（130/80mmHg以下）。主要目的是降低与高血压相关的心脑血管并发症（卒中、心肌梗死、心力衰竭）的发生。对于治疗VEGFI所致高血压的药物选择，目前尚没有明确的指南规定。钙通道阻滞剂（CCB）类降压疗效确切，在临床实践中也得到广泛应用，但要注意应选择二氢吡啶类CCB（如氨氯地平、非洛地平等），因为有学者报道非二氢吡啶类CCB是细胞色素氧化酶CYP3A4的抑制剂，与贝伐珠单抗可产生药物相互作用，降低VEGFI的疗效，故应避免使用非二氢吡啶类CCB。血管紧张素转换酶抑制剂（ACEI）和血管紧张素Ⅱ受体1抑制剂（ARB）在降压的同时，也可减轻VEGFI导致的蛋白尿，对于轻中度高血压是一个较好的选择。

（高瑞通　郑法雷）

第五节 血栓性微血管病与高血压

血栓性微血管病（thrombotic microangiopathy，TMA）是表现为血栓性微血管病性贫血、血小板降低伴脏器损伤的一组疾病，包括溶血尿毒综合征（hemolytic-uremic syndrome，HUS）、血栓性血小板减少性紫癜（thrombotic thrombocytopenic purpura，TTP）、系统性硬化症、先兆子痫等类型。原发性高血压和肾实质性高血压患者中出现的恶性高血压，也是TMA的一种，但一般不伴有微血管病性贫血、血小板降低等。

一、恶性高血压

（一）概述

1914年，由Volhard和Fahr首次提出恶性高血压（malignant hypertension，MHPT）的概念。MHPT是指以重度高血压（舒张压≥130mmHg）及合并有眼底视网膜出血渗出（Ⅲ级眼底病变）和/或双侧视神经乳头的水肿（Ⅳ级眼底病变）为表现的一种临床综合征。2003年，《美国高血压预防、诊断、评价与治疗联合委员会的第7次报告》（简称JNC7）中使用高血压急症（hypertensive emergency）来代替MHPT，是指血压重度升高（>180/120mmHg）伴有进行性靶器官功能损伤表现；而将不伴有靶器官功能损伤的血压重度升高者定义为高血压重症（hypertensive urgency）。临床上将高血压急症和高血压重症统称为高血压危象（hypertensive crisis）。2018年《欧洲心脏病学会（ESC）和欧洲高血压学会（ESH）高血压诊治指南》将恶性高血压定义为3级高血压[SBP≥180mmHg和/或DBP≥110mmHg]伴有典型眼底病变[火焰状出血和/或视乳头水肿]。但是，大约有10% MHPT患者在就诊时没有典型的眼底改变，或者在就诊时没有得到眼科医生检查眼底，根据上述标准就难以诊断MHPT。为此，2015年欧洲恶性高血压领域的专家们提出了MHPT的新名词，即高血压性多器官损害（hepertension multi organ damage，hypertension-MOD），这一新概念有助于MHPT患者的早期、精准的确诊。由于本病对肾脏影响较严重，以及国内外肾脏病专著仍然广泛使用MHPT这一概念，因此，本书将高血压急症和MHPT统称为MHPT。MHPT在临床上相对不常见，其发病约占高血压患者的1%。由于对MHPT治疗意义的充分认识，以及使用降压药物对高血压的有效控制，在部分国家的发生率有所减少，但是，也有不同观点，特别是在我们国内的部分地区尚有增加趋势，值得关注。

（二）病因和发病机制

1．病因 MHPT是一组由多种病因引起的临床综合征，MHPT的病因包括原发性高血压和继发性高血压。

（1）原发性高血压：少数原发性高血压（高血压）患者由于数年血压未能得到有效控制或者在停药一段时间后发生MHPT；也有部分患者发病较急剧，以MHPT为首发表现。一般认为，由高血压导致的MHPT占MHPT的20%～40%。高血压是引起黑种人MHPT的主要原因，约占所有MHPT的82%。国内北京大学第一医院的资料表明原发性高血压仍然是MHPT的常见原因，占37%。

（2）继发性高血压：由各种肾小球肾炎等肾实质性疾病、肾血管性疾病、原发性醛固酮增多症等内分泌性疾病及环孢素、红细胞生成素等药物所引起的继发性高血压是MHPT的常见原因之一。肾实质疾病和肾血管疾病，是MHPT的最常见原因，约占全部病例的60%～80%。在所有的继发性原因中，慢性肾盂肾炎和肾小球肾炎等肾实质疾病最常见，可高达80%。值得注意的是，在肾实质性疾病所致的MHPT中，IgA肾病可能是较常见原因。北京大学第一医院肾内科程叙扬等报道的28例肾活检确诊为肾实质疾病引起的MHPT中13例（46%）为IgA肾病，提示肾实质疾病中尤以IgA肾病易发生MHPT。此外，硬皮病肾脏危象也可表现为恶性高血压伴有急性肾衰竭，预后较差。

2．发病机制 恶性高血压发生的发病机制还不十分清楚，目前认为是由于多种因素直接或间接地造成小动脉管壁的急性损伤所引发的一系列的疾病过程（图7-4-1）。

（1）血压升高对血管壁的直接损伤（压力学说）：此学说认为，本病小动脉壁的纤维素样坏死和内膜增生性病变是由血压急剧重度升高对血管壁的机械性压力直接造成的。重度高血压导致恶性高血压的可能机制为，重度高血压对血管壁的严重机械性损伤可导致局部血管扩张、内皮细胞损伤，血管内皮损伤进一步促使血管通透性增加、血浆蛋白和纤维蛋白原漏出并进入血管壁挤压和破坏血管壁平滑肌，形成纤维素样坏死。

（2）肾素-血管紧张素（RAS）系统高度活化：恶性高血压患者常有高肾素、血管紧张素Ⅱ升高和继发性高醛固酮血症，这是本病发生的最重要病理生理机制。对携带小鼠肾素基因的恶性高血压大鼠动物模型（TGRmRen2大鼠）的实验研究发现，这些大鼠的血浆肾素、Ang Ⅱ、醛固酮和血管紧张素Ⅰ转化酶（ACE）活性明显升高，提示MHPT时RAS

系统高度活化；在L-NAME诱导的自发性高血压大鼠（SHR）发生MHPT时，服用ACEI类药物西拉普利可以使血压下降，血管病变好转。以上研究结果表明MHPT时RAS系统高度活化可能在其发病机制中具有重要作用。肾素可以原发性升高或由于肾小动脉闭塞引起肾缺血继发性升高，进而促使血管紧张素Ⅱ生成增多，后者促使肾小动脉进一步收缩、肾缺血。此外，在MHPT发生时，由于血压重度升高导致的压力性利尿可引起血容量不足，进而刺激肾素分泌增加，形成恶性循环，加重MHPT。

（3）内皮素（ET）：内皮素是一种血管收缩物质，恶性高血压患者的血浆ET-1水平亦可以明显升高，ET在MHPT发病中的作用已得到广泛关注。Kohno等发现去氧皮质酮（DOCA）-盐恶性自发性高血压大鼠（SHR）的血浆ET-1明显升高，而在非恶性高血压大鼠和对照WKY大鼠的血浆ET-1水平均正常。此后，Schiffrin等发现DOCA-盐恶性SHR大鼠血管壁有ET-1基因的高表达，后者与血管肥厚和重度高血压有关。此外，Kohno等研究发现使用ET-A/B受体拮抗剂可以明显地预防DOCA-盐恶性高血压动物模型的肾损伤，保护肾功能。以上结果提示ET-1是MHPT的发病过程中的重要因素之一。

（4）前列腺环素（PGI_2）合成减少：PGI_2是一种扩血管物质，可减轻高血压对血管的损伤程度。前列腺环素（PGI_2）代谢异常可能参与吸烟和口服避孕药妇女恶性高血压的发病过程。这是因为口服避孕药和吸烟可以损伤血管内膜而影响PGI_2的合成，从而可促使恶性高血压的发生。

（5）vWF裂解酶活性低下：vWF裂解酶（ADAMTS13）是一种含锌的金属蛋白酶，它在体内可以将大分子量的血管性血友病因子（VWF）多聚体水解成生理状态的小分子肽段。此酶活性缺乏时，大分子量的vWF不能被正常降解，导致微血管内血小板黏附与聚集，形成富含血小板和vWF的微血栓而引起血栓性血小板减少性紫癜（TTP）。有研究显示，MHPT患者血浆ADAMSTS的活性轻度降低，此酶活性与血小板减少、乳酸脱氢酶浓度和末梢血破碎红细胞等血栓性微血管病表现密切相关，与血肌酐水平呈负相关，提示vWF裂解酶活性轻度降低可能参与了MHPT的血栓性微血管病的发病过程。

（6）免疫机制：除了上述发病机制以外，在过去的十年里，天然免疫及获得性免疫参与MHPT的发病过程已成为研究热点。

1）树突细胞（DC）：DC具有醛固酮受体，RAS系统活化时血浆醛固酮水平增高可以活化DC，释放IL-6和TGF-β。这些细胞因子可以活化$CD4^+T$细胞分泌IL-17，IL-17可能参与MHPT的脏器损伤。

2）巨噬细胞：双转基因（肾素和血管紧张素）大鼠（dTGRs）高血压模型中可以见到大量巨噬细胞在血管周围和血管内皮浸润，以及使用地塞米松后可以见到巨噬细胞浸润明显缓解，在血压没有明显降低的情况下出现蛋白尿减少和血肌酐恢复正常，提示巨噬细胞可能参与了高血压肾损伤的发生。

3）自然杀伤细胞（NK细胞）：NK细胞可以释放γ干扰素（IFN-γ）、肿瘤坏死因子α（TNF-α）、白细胞介素2（IL-2）和白细胞介素4（IL-4）等炎症因子。有研究显示NK细胞在高血压免疫性炎症发生中的作用。

4）Toll样受体（TLRs）：TLRs在T细胞、B细胞、抗原呈递细胞、内皮细胞和血管平滑肌细胞表面都有表达。在高血压动物模型中已发现动脉血管内皮TLR4表达增加，使用抗TLR4抗体可以减少IL-6的产生，扩张血管，降低血压。使用L-NAME不能使*TLR4*基因敲除小鼠发生高血压。这些研究结果已经提示TLRs在恶性高血压发生机制的作用。

5）T细胞：近年来研究发现，T细胞在肾脏等高血压靶器官浸润及活化在MHPT免疫发病机制中可能起到关键作用。这方面的主要证据如下：①使用CTLA4-Ig抑制B7和T细胞表面CD28分子结合，可以预防血管紧张素Ⅱ和盐敏感高血压动物模型高血压的发生；*B7*分子基因敲除小鼠，由于CD80和

CD86分子不能和CD28分子结合，血管紧张素Ⅱ不能诱发小鼠发生高血压；给*B7*分子基因敲除小鼠做骨髓移植恢复B7分子表达以后，血管紧张素Ⅱ又可诱发高血压发生。②调节T淋巴细胞（Tregs）可以控制免疫炎症，抑制炎症反应。Barhoumi等给血管紧张素Ⅱ高血压小鼠动物模型输注Tregs可以减轻血管周围免疫细胞浸润，扩张血管，降低血压，从而证实Tregs在高血压发生中的调节作用。③Crowley等给重症联合免疫缺陷（SCID）小鼠模型输注血管紧张素Ⅱ，结果发现由于缺乏T淋巴细胞，小鼠的高血压程度、心脏和肾脏等靶器官损伤程度都比对照组（高血压模型）轻。

6）抗体：近年来研究发现，高血压患者体内存在着能和血管活性物质受体相结合的抗体，后者激活受体引起高血压。其中最常见的抗体是血管紧张素Ⅱ受体1的激动性抗体（AA-AT1r），可见于高血压、先兆子痫和硬皮病患者。

7）补体：补体激活可参与炎症和血管内皮损伤过程，一些实验研究结果也提示补体在高血压发病过程中的作用。现已经明确，补体激活参与溶血性尿毒症综合征（HUS）的发病过程，C5a单克隆抗体可以有效地控制难治性HUS。恶性高血压肾损害具有HUS类似的临床和组织病理特征，因此，补体激活也可能参与MHPT的发病过程，有待于更多研究证实。

（7）血栓调节蛋白（Thrombomodulin）功能降低：血栓调节蛋白（TM）是一种跨膜1型糖蛋白，广泛分布于血管内皮细胞内，它与凝血酶结合可增强蛋白C的活性，发挥抗凝作用。TM通过以下途径可能参与高血压/HUS的发病过程：①TM同H因子（CFH）结合协同Ⅰ因子（CFI）灭活C3b，发挥调解补体旁路活化途径；②灭活促炎症因子高迁移率族蛋白B1（HMGB1），该因子可能参与高血压的发病过程。MHPT直接或通过氧化应激、缺氧等间接机制降低血管内皮细胞表达TM，或者编码TM的基因突变导致血管内皮细胞TM浓度降低或功能受损，诱发血压升高、补体旁路系统高度激活，出现MHPT。

综上所述，恶性高血压的发生机制尚未完全阐明，目前认为明显、剧烈的血压升高对血管壁的机械性压力和RAS系统的活化是MHPT发生最关键的两个因素。近年来研究发现，免疫机制可能在MHPT发病过程中也起到一定作用。某些促发因素（如压力性利尿）可能通过正反馈机制使血压急剧升高，后者进一步活化一些促使血压恶化的因素，使血压进一步升高，造成血管内皮损伤、血管通透性增加、血浆蛋白和纤维蛋白原漏出并进入血管壁挤压和破坏血管壁平滑肌，形成小动脉纤维素样坏死以及内膜增生性病变（图7-4-1）。

（三）肾脏病理

MHPT患者肾脏可出现肾脏小动脉病变、肾小球病变和肾小管间质病变，相应的病理表现如下。

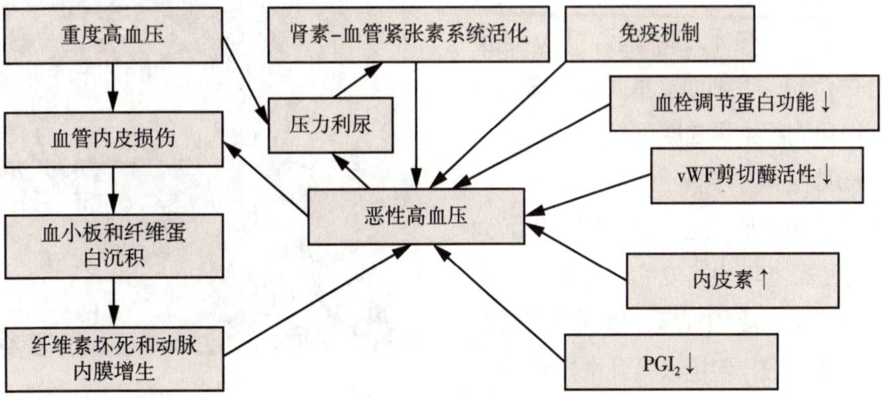

图7-4-1 恶性高血压的发生机制

1. 肉眼观察 可见皮质及被膜下点状出血和肾髓质充血。因病程和病因的不同，肾脏的大小可以是增大、正常和缩小。

2. 肾脏动脉病变 主要病理变化包括血管内皮的损伤和小动脉受累表现。

入球小动脉壁纤维素样坏死是恶性高血压的特征性表现：表现为中层肌肉纤维消失，代之以颗粒状纤维素样物质沉积在小动脉壁中层和/或内膜，该物质的本质为纤维蛋白，伊红苏木精染色呈明亮的粉红色，Masson染色呈深红色。动脉管壁增厚和血管内纤维蛋白血栓形成（图7-4-2）致使管腔狭窄；有时血管壁可出现多形核白细胞和单核细胞浸润而表现为坏死性小动脉炎。

3. 肾小球病变 典型的肾小球病理改变为局灶、节段性纤维素样坏死，它常常是入球小动脉坏死的延续；在坏死区内可伴有节段增生性病变、新月体和毛细血管腔内血栓形成。其他常见的表现包括肾小球明显缺血性肾小球硬化、肾小球毛细血管丛缺血性皱缩及局灶节段性肾小球硬化（FSGS）样病变。电镜下可以见到肾小球毛细血管基底膜内疏松层增厚和皱缩，逐渐出现肾小球基底膜弥漫增厚（图7-4-3）。

4. 肾小管间质病变 肾小管可出现上皮细胞脱落、再生等急性肾小管坏死样病变；也可出现不同程度的肾小管萎缩。肾间质可出现水肿以及有或无炎症细胞浸润以及不同程度的间质纤维化。

5. 免疫荧光检查 在纤维素坏死的小动脉壁有γ-球蛋白、纤维蛋白原、白蛋白和某些补体成分沉积；某些肾小球，特别在坏死病变区，有γ-球蛋白、白蛋白和补体沉积，毛细血管基底膜和增厚的小叶间动脉内膜可见到纤维蛋白原沉积。

（四）临床表现

本病男性多见，男女比约为2∶1，好发年龄为30～50岁，但儿童和老年均可发病，患者的临床表现取决于血压升高的速度和程度、以往是否有高血压病史和基础身体状况，包括以下几个方面。

1. 首发症状 恶性高血压的最常见首发症状是头痛、视物模糊和体重下降，少见的首发症状包括呼吸困难、乏力、胃肠道症状（恶心、呕吐和腹痛）、多尿、夜尿增多和肉眼血尿等。绝大多数患者起病非常突然。也有一些病例无明显临床症状，在体检中发现重度高血压或血肌酐升高而确诊为恶性高血压。

2. 血压 患者在发生MHPT之前常有多年的良性高血压史，常发生在停药一段时间后突然发病。也可以视MHPT为高血压病的首发表现。患者就诊的血压常在150～290/100～180mmHg，多数患者的舒张压超过120～130mmHg。

3. 眼底表现 高血压视网膜病变KW分级的

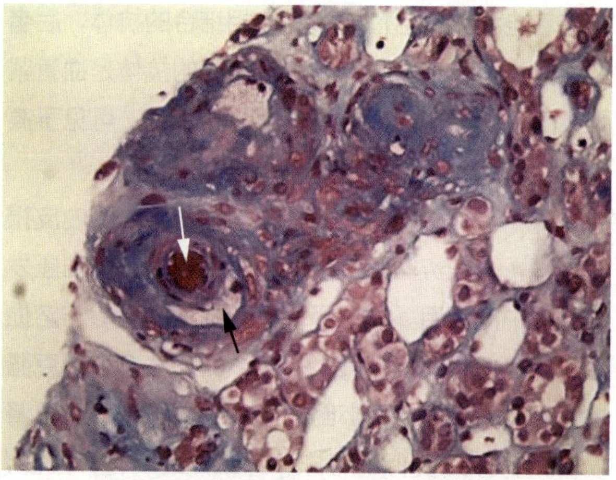

图7-4-2 恶性高血压小叶间动脉内膜下黏液样水肿（黑色箭头所示）血栓形成（白色箭头所示）（Masson ×400）

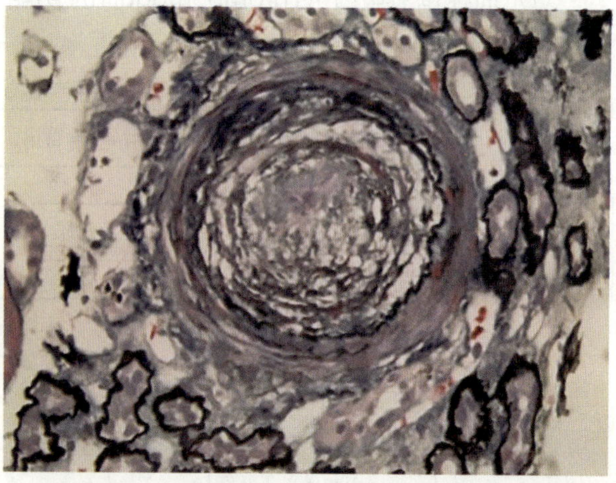

图7-4-3 恶性高血压肾脏小叶间动脉内膜呈洋葱皮样增厚（PASM ×400）

Ⅲ级和Ⅳ级眼底病变是本病的眼底表现特征。患者可以视物模糊为首发症状就诊，眼底检查可见视网膜出现火焰状出血、软性渗出（图7-4-4）及视乳头水肿等病变又称为高血压视神经视网膜病变（hypertensive neuroretinopathy）。经过积极降压治疗，患者视物模糊可逐渐消失，眼底出血、渗出和视乳头水肿可于2～12周后消失。

4. 肾脏表现 63%～90%的MHPT患者有肾脏受累表现，肾脏是MHPT的常见受累器官。50%～60%患者有镜下血尿，20%患者可出现肉眼血尿，可出现红细胞管型；2/3患者尿蛋白量低于4g/d，呈肾病综合征表现者罕见；肾实质性疾病继发的恶性高血压和原发性恶性高血压的尿蛋白量有所不同，前者的尿蛋白量通常比较大，可呈肾病综合征范围蛋白尿，而后者的尿蛋白量较少，通常在1g/d左右，但亦有不同观点；绝大多数患者在就诊时就有不同程度的肾功能损害，根据肾功能损害表现特点可将恶性高血压表现分为急性肾衰竭型、进展性肾衰竭型和肾功能正常型，其中以前两种类型最为常见。

5. 肾外表现

（1）神经系统表现：神经系统受累是MHPT的常见表现。头痛是最常见的神经系统症状，见于40%～75%患者，其次为头晕。对于有神经系统症状的患者行头颅CT平扫，29%患者可见脑梗死、

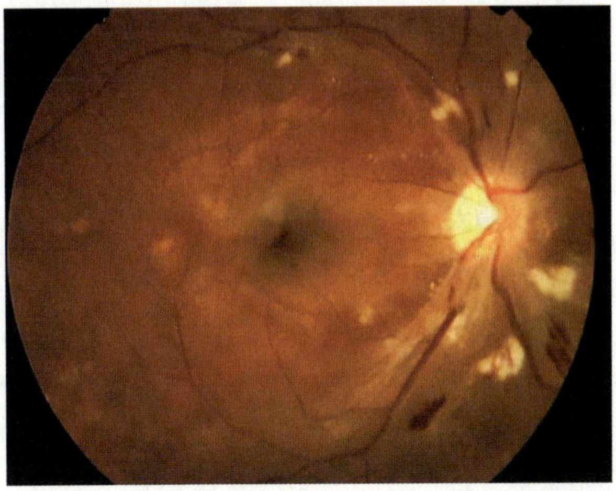

图7-4-4 恶性高血压患者眼底棉絮状渗出和火焰状出血

脑出血等表现。对MHPT患者常规行头颅MRI检查，93%患者可见脑实质损害，其中最常见表现为可逆性后部脑病综合征（PRES），其他类型依次为广泛的脑白质病变（WML）、60岁以下患者脑微出血灶（直径＜10mm）、脑梗死和脑出血。

（2）心脏受累表现：最常见表现为左心室肥大，占75%～82%。左室收缩功能减退比较常见，31%患者左心室射血分数＜50%。在就诊时，11%～37%的患者有心力衰竭的表现。少数患者可发生为心绞痛或急性心肌梗死，出现主动脉夹层者罕见。

（3）胃肠道受累表现：恶性高血压最常见的胃肠道症状是恶心、呕吐、上腹痛等特异性症状。少数患者可出现急性重症胰腺炎，预后较差。胰腺炎的病因可能是胰腺小动脉壁纤维素样坏死继发胰腺梗死所致。还可出现小肠坏死、消化道大出血等重症表现。

（4）血液系统表现：恶性高血压可以出现多种血液系统表现，贫血是最常见表现。贫血程度对鉴别恶性高血压的病因有一定帮助，血红蛋白浓度超过125g/L者提示原发性恶性高血压，而低于此浓度者常见于慢性肾实质性疾病继发的恶性高血压。少数患者也可出现了血小板减少、乳酸脱氢酶（LDH）浓度升高和/或末梢血破碎红细胞增多等血栓性微血管病表现。

6. 电解质异常

（1）低钾血症：由于压力性利尿等因素造成的血容量不足和继发性醛固酮增多症，约50%的恶性高血压患者可出现低钾性代谢性碱中毒。这些患者血浆肾素活性和醛固酮水平升高，经过有效治疗以后，可以出现血浆肾素活性和醛固酮水平分离现象，即血浆肾素活性很快下降，而醛固酮可持续升高达几个月，此时的表现和原发性醛固酮增多症非常类似，在诊断时应该注意鉴别。

（2）低钠血症：恶性高血压合并低钠血症并不少见，常见于限盐和服用利尿药的患者。此外，肾动脉狭窄导致的恶性高血压患者有时可以出

现明显的低血钠性高血压综合征（hyponatremic hypertensive syndrome）。患者表现特点包括重度高血压、高血压视网膜病变、多饮、多尿、体重下降和嗜盐（salt craving）。化验检查可见低钠血症、低钾血症，以及明显的血浆肾素活性、血管紧张素 II 和醛固酮等水平升高。推测其发生机制可能是RAS活化、高血压和压力性利尿三者形成恶性循环造成恶性高血压，后者致非缺血侧肾脏大量利尿，肾脏失钠过多所致。

（五）诊断

1．诊断线索 ①患者血压急剧升高，舒张压≥110～130mmHg时；②高血压患者短期内出现视物模糊者；③高血压合并肾功能损害者；④表现急进性肾炎综合征者。

2．诊断标准

（1）关于诊断标准的几次变化：①调整眼底的诊断标准，不再区分恶性高血压与急进性高血压。20年前临床研究发现高血压III级和IV级眼底表现的患者的病因、临床表现、病理和预后没有差异，因此，将恶性高血压（舒张压≥130mmHg＋IV级眼底改变）与急进性高血压（重度高血压合并III级眼底改变）统称为恶性高血压。②血压诊断标准的不统一。最早的血压诊断标准要求舒张压≥130mmHg，但是2003年美国JNC7的标准是BP＞180/120mmHg，2018年ESC/ESH的标准是3级高血压（即SBP≥180mmHg和/或DBP≥110mmHg），也有文献采用的标准是2级或3级高血压。这些标准中眼底的分级标准是一致的，可以看出眼底病变在本病诊断中的意义。③不含眼底病变的新名称——高血压多脏器损害（hypertension-MOD）。欧洲学者首先提出此标准，见表7-4-7。对于眼底没有异常或没有检查眼底的血压急剧重度升高患者，符合表中3个器官受累标准，就可以诊断本病。

（2）MHPT诊断标准：结合现有文献及国内临床工作实际，患者符合如下任何一条标准都可以诊断MHPT：①血压急剧升高达3级高血压水平伴有典型眼底病变呈现火焰状出血、棉絮样渗出（眼底III级病变）和/或视乳头水肿（眼底IV级病变）；②符合高血压多器官损害（MOD）诊断标准。

表7-4-7 高血压多器官损害的靶器官受累的主要标准

靶器官	标准
肾脏	肾功能异常 没有既往结果者，血肌酐比近期结果升高＞30% 蛋白尿
心脏	明显的LVH 收缩功能下降（特别是心室整体长轴应变降低） ECG显示心电去极化异常 血肌钙蛋白升高
脑	缺血性或出血性脑卒中 广泛的脑白质病变 60岁之前为微出血灶 PRES
微血管病	溶血

注：ECG，心电图；LVH，左心室肥大；PRES，可逆性后部脑病综合征。

3．诊断思路

（1）是否为MHPT：对临床上可疑病例，首先应根据MHPT诊断标准判断能否诊断MHPT。

（2）是原发性还是继发性MHPT：对于突然发生MHPT（尤其是青年人），高血压时伴有心悸、多汗或乏力症状，上下肢血压明显不一致、腹部和腰部血管杂音和/或肾脏影像学检查发现双侧肾脏长径相差大于1.5cm的患者应考虑继发性MHPT的可能性，需作进一步检查以鉴别。由于原发性高血压和肾实质性高血压是MHPT的最常见原因，二者的预后与处理不尽相同，因此，临床上对二者进行鉴别意义重大，其鉴别要点见表7-4-8。

（3）肾功能诊断：根据肾功能的分期标准进行诊断。

（4）有无心、脑血管并发症。

4．MHPT肾穿刺活检指征 根据临床诊断标准确诊为MHPT，以控制血压治疗为主，常不需要做肾穿刺活检确诊，但是，在以下几种情况下，应

表7-4-8 原发性MHPT与肾实质性MHPT鉴别要点

鉴别要点	原发性MHPT	肾实质性MHPT
尿蛋白定量	较少，平均为1g/d	常较大，甚至＞3.5g/d
高血压家族史	多数有	少数有
MHPT的特征性病变	常见	少见
肾小球病变特点	局灶、节段性分布；急性缺血性病变为主	弥漫、球性分布；慢性肾小球病变为主
肾小管间质病变特点	可有肾间质炎细胞浸润、肾小管上皮细胞脱落、再生等急性病变	常见硬化肾单位相应的炎细胞浸润、慢性间质性病变为主及肾小管萎缩

注：MHPT，恶性高血压。

考虑肾穿刺活检：①表现为急性肾炎综合征时，不能除外新月体肾炎或急性肾炎者；②不能除外急性间质性肾炎或血管炎者；③有肾脏损害的MHPT，需了解有无肾实质性疾病时。

（六）治疗

恶性高血压一经诊断就应该立刻采取积极的降压治疗，以防止高血压脑病、脑出血、急性肺水肿和肾衰竭等严重合并症的发生或进展，待血压稳定后再做相关实验室检查以确定恶性高血压的病因。随着血压的降低，肾功能损害可能会中止或好转。

1．降压治疗策略与目标

（1）初始目标：对于无心力衰竭、高血压脑病、主动脉夹层等表现的MHPT患者，可在2～6小时内，常需要通过静脉使用降压药物使血压缓慢降至160～170/100～110mmHg或者平均动脉压在120～130mmHg或血压下降最大幅度小于治疗前血压的20%～25%。也可在严密监测血压的情况下，从小剂量开始口服使用ACEI或ARB类药物，逐渐增加药物剂量，48小时内的目标血压为SBP在140～180mmHg；若48小时之后BP仍大于140/90mmHg，可以再加用钙通道阻滞剂或β受体阻滞剂。切忌降压过快过猛，以免诱发心、脑和肾等重要脏器缺血；当MHPT合并心力衰竭、高血压脑病或者主动脉夹层者，则应在几分钟至几小时内使血压下降至安全水平，以免发生意外。在降压治疗期间，应该密切观察患者有无心、脑和肾脏缺血的症状和体征。

（2）最终目标：待血压稳定以后，逐渐加用口服降压药并调整药物剂量，待口服药发挥作用后，方可将静脉降压药物逐渐减量至停用。然后在几天至3个月之内使血压达到低于140/90mmHg水平。切忌在换用口服药后立即停用静脉降压药物，以免血压反弹。

2．静脉使用降压药物　静脉使用的一线降压药物有拉贝洛尔和尼卡地平；二线药物有硝普钠和乌拉地尔（压宁定）。

（1）拉贝洛尔（labetalol）：拉贝洛尔兼有选择性α_1受体和非选择性β受体阻滞作用。对β受体的作用比α_1受体强，作用比率为7∶1。由于β受体阻滞的作用可以抵消降血压导致交感神经介导的心率增快，因此，该药不引起心率明显变化。静脉使用后，2～5分钟起效，10～15分钟达到降压高峰，作用持续时间2～6.5小时，16～18小时作用完全消失。药物在肝脏代谢，肝功能不全者需减量，肾衰竭患者不需要减量。静脉输注可采用间断注射或持续输注两种方法。间断注射法：首剂2分钟内缓慢注射20mg。如果10分钟后血压没有达到目标，可再重复注射20～40mg。以后每10分钟注射20～80mg。每日最大量为300mg。若采用持续输注法，剂量为1～2mg/min，最大剂量不超过10mg/min。对于以下患者需要避免使用：严重窦性心动过缓、Ⅰ度以上房室传导阻滞、支气管哮喘和充血性心力衰竭。

（2）尼卡地平（nicardipine）：是第二代二氢吡啶类钙通道阻滞剂，对外周血管、冠状动脉和脑血管均有较强的扩张作用，可以降低外周血管阻力，减轻心脏后负荷。严重主动脉瓣狭窄患者禁用。起效时间5～15分钟，β半衰期为40分钟，γ半衰期约13小时。静脉持续输注，起始剂量为5mg/h，每隔5～15分钟可以增加2.5mg/h，直至达到目标血压，最大剂量为15mg/h。由于药物半衰期较长，停药30分钟后降压作用降低约一半，大约50小时后降压作用才能完全消失，在加用口服降压药物过程中需注意预防低血压的发生。

（3）硝普钠（nitroprusside sodium）：硝普钠是一个直接作用于血管的强效无选择性血管舒张药，用药后数秒钟起效，半衰期很短（3～4分钟）。需避光输注药物，起始剂量为0.3～0.5μg/(kg · min)，根据病情可每隔2～3分钟增加1μg/(kg · min)，直到达到目标血压，最大剂量可以用到10μg/（kg · min）。在开始应用及调整剂量后每隔30～60秒需要监测血压，以后每15～30分钟监测血压一次。此药物的最常见副作用包括厌食、恶心、呕吐、痉挛性腹痛、出汗、头痛、焦虑、烦躁和心悸。这些副作用可能与血压降低过快有关，减慢给药剂量后可缓解。值得注意的是，此药可引起硫氰酸盐中毒，常见于大量或长期使用患者，尤其是或肾衰竭患者。对于肾衰竭、使用时间超过3天或者剂量在8～10μg/（kg · min）者，需要监测血浆中硫氰酸盐浓度，当此浓度高于10mg/dl时，需要减量或者停用。

（4）乌拉地尔（urapidil）：乌拉地尔是一种选择性的α_1肾上腺素能受体阻滞剂，并具有抗中枢交感神经的作用，扩张小动脉，降低周围血管阻力，可以用于恶性高血压的治疗。可以先用12.5～25.0mg缓慢静脉注射，根据需要5分钟后可重复一次，然后持续静脉输注，常用剂量为100～400μg/min，平均维持剂量为9mg/h。疗程不超过7天。主要副作用是直立性低血压、头痛、恶心等。

3．口服降压药物使用原则

（1）主张联合用药：目前多主张采用两种或两种以上降压药物联合应用，这样可增加降压疗效，降低不良反应，有益于靶器官保护，增加患者对药物治疗的顺应性。

（2）优先选用血管紧张素转换酶抑制剂（ACEI）、血管紧张素Ⅱ受体拮抗剂（ARB）和β受体阻滞剂：这是因为RAS系统高度活化是MHPT发生机制中的重要环节，这三类药物可以有效的抑制该系统作用，有效的控制血压，促使肾功能恢复，因此，易优先选用。但在治疗过程中，应该注意监测肾功能与血钾。

（3）慎用利尿药：恶性高血压时由于高血压导致的压力性利尿，患者可表现血容量不足，此时不宜使用利尿药；否则，会加重血容量不足状态，进一步激活RAS系统，不利于MHPT的恢复。当肾功能受损出现水钠储留或心力衰竭时，可小心地联合使用利尿药。

4．肾脏替代治疗 当MHPT患者合并尿毒症时，需要接受肾脏替代治疗。目前，还缺乏关于不同肾脏替代治疗方式对MHPT患者的肾功能恢复影响的高质量对比研究。目前关于MHPT的肾脏替代治疗方式选择的一致意见是：在1年以内，可根据患者的临床情况及当地医疗状况选择腹膜透析或者血液透析治疗，可将腹膜透析作为首选治疗方式。血液透析过程中需要避免脱水过多，以免加重肾素-血管紧张素系统的活化影响血压的控制；若经过积极治疗1年后，患者仍不能摆脱透析，方可考虑行肾脏移植治疗。

（七）预后

在无有效降压药物的年代，MHPT患者的1年存活率仅为20%，5年存活率几乎为零。随着有效降压药物的广泛使用和透析技术的普遍应用，其预后已大有改观，5年生存率已达到75%～100%。5年肾脏存活率可达84%～90%，10年肾脏存活率可达72%。即使是合并严重肾衰竭的患者，经过积极治疗22%～43%患者的肾功能仍可望恢复，摆脱透析治疗，但恢复较慢，平均恢复时间为2.7～4个月，少数病例在1年以后才脱离透析。

二、溶血尿毒症综合征

（一）概述

溶血尿毒症综合征（HUS）是表现为微血管病性溶血性贫血、血小板减少和急性肾损伤的一组临床综合征，是最常见的血栓性微血管病（TMA）之一，常伴血压升高。根据病因，HUS又可以分为与志贺毒素相关的HUS（Shigatoxin-associated HUS，ST-HUS）和不典型HUS（atypical HUS，aHUS）。

在HUS的急性期及慢性期，均可导致血压升高，血压控制是HUS治疗的重要方面之一。

（二）病因和发病机制

约90%的ST-HUS由产生志贺毒素（Shiga toxin）的细菌感染介导，包括肠出血型大肠埃希菌及志贺痢疾菌。志贺毒素可结合于内皮细胞膜表面的糖脂Gb3，诱导内皮细胞凋亡，还可以促进内皮细胞膜表面组织因子表达，诱发微血栓形成。肾小球内皮细胞表面Gb3表达尤为丰富，因此肾脏是ST-HUS的主要受累脏器。

不同于ST-HUS，aHUS的发病机制主要包括存在补体蛋白基因突变或补体蛋白抗体的易感个体，经触发事件（如感染或妊娠），引起补体替代途径不可抑制的持续激活，从而导致膜攻击复合物形成，进而导致肾脏内皮损伤、凝血级联活化和肾小动脉微血栓形成。已知相关的致病基因突变，主要包括补体旁路调节基因（如补体因子H、补体因子I或CD46）的功能丧失性突变，或效应基因（如补体因子B或C3）的功能获得性突变。此外，8%～10%的aHUS患者中存在补体因子H的自身抗体。

多种因素参与HUS中高血压的发生。一方面，急性肾损伤可能引起血管内容量扩张；另一方面，肾内广泛微血栓形成可能诱发肾素-血管紧张素系统激活，进一步导致血压升高。

（三）肾脏病理

微动脉及毛细血管血栓形成是HUS的特征组织病理表现，可出现于多个器官，包括肾脏、大脑、胰腺、肾上腺、心脏等。

aHUS的肾脏病理改变分为活动性损伤和慢性损伤。肾小球、微动脉及动脉管腔内血栓形成是aHUS活动性损伤的病理特征，是组织对内皮损伤的反应，血栓可由纤维蛋白和/或血小板构成。非血栓的病理特征包括肾小球及微动脉内皮细胞肿胀或剥脱、系膜溶解、血管内出现破碎红细胞、动脉及微动脉出现黏液样内膜增生等。慢性期光镜下可见基底膜双轨征，以及动脉纤维内膜增厚呈“洋葱皮”样。电镜下可见肾小球毛细血管内皮细胞下间隙增宽。

（四）临床表现

典型的临床表现包括微血管病性溶血性贫血、血小板减少及急性肾损伤。微血栓形成所导致的非免疫性红细胞破坏，血红蛋白水平常低于80g/L，Coombs试验阴性，外周血涂片可见红细胞碎片。血小板计数下降通常低于50×10^9/L，但皮肤紫癜及活动性出血少见。急性肾功能损害的严重程度因人而异，多达50%的患者可能出现少尿、无尿伴急性肾损伤，需透析支持。除肾脏受累突出外，患者还可能表现为不同程度的肾外表现，中枢神经系统、心、肺、胃肠道、胰腺均可受累，血栓栓塞事件亦非罕见。

ST-HUS主要累及5岁以下的儿童，但罕见于6个月以内，半数发生于夏季（6月—9月），约90%患者在HUS发生前5～10天有腹痛、腹泻、呕吐等消化道症状。血小板中位水平约为40×10^9/L，肾脏受累突出，约半数患者表现为无尿性肾衰竭，需透析支持。约60%的aHUS患者成年起病，血小板通常低于50×10^9/L，急性肾损伤的严重程度因人而异，部分患者需要透析支持。20%～30%患者存在aHUS家族史，70%～80%患者存在激活补体旁路途径的诱因，如感染、妊娠等。

血压升高是HUS急性期的常见表现，部分患者以高血压急症或高血压危象为首发表现。急性期后，高血压及肾功能不全在相当比例的患者中持续存在，aHUS患者尤甚。

（五）诊断

1. 诊断 经典三联征（微血管病性溶血性贫血、血小板减少症和急性肾损伤）是诊断HUS的临床依据。对于ST-HUS，除存在前驱腹泻病史外，通常还存在产生志贺毒素的细菌感染证据，包括大便志贺毒素检测，便培养阳性及便高通量测序。对于aHUS，多数患者补体降低，但是血浆C3、C4、CFB、CFH和CFI水平正常不能排除aHUS，如有阳性家族史、既往HUS发作史、特殊的发病时间（出生后6～12个月内、妊娠期或产后发病），原因不明或临床病程较短的患者，需要进一步筛查补体蛋白相关基因突变及补体因子抗体，如CFH、CD46、CFI、C3、CFB、THBD、CFHR1、CFHR5和DGKE等。由于患者经常同时存在遗传危险因素，所以筛查还应包括针对风险单倍型CFH-H3和MCP的基因分型。

2. 鉴别诊断 HUS主要需与血栓性血小板减少性紫癜（thrombotic thrombocytopenic purpura，TTP）鉴别。

TTP由先天性或获得性血管性血友病因子裂解酶（ADAMTS13）严重缺乏所致。临床亦可表现为血栓性微血管病性溶血及血小板降低，常伴中枢神经系统症状如癫痫、意识障碍、脑血管病等，肾脏受累相对轻，严重肾衰竭需要透析较少见，较少出现血压升高。实验室检查示ADAMTS13活性异常低下，部分患者存在血ADAMTS13抑制物。ADAMTS13活性或抑制物的结果通常无法在第一时间获得，可以根据PLASMIC评分对TTP的倾向性进行初步评估。

此外，aHUS可继发于妊娠、感染、结缔组织病、高血压、代谢因素如钴胺素C缺乏、肿瘤、药物等多种情况，需对相应情况逐一排查。

（六）治疗

1. 支持治疗 急性期需给予充分的支持治疗。对于ST-HUS，病程呈自限性，支持治疗为急性期的主要治疗。支持治疗包括提供充足的营养支持，停用肾毒性药物，按照需要输注红细胞和血小板，控制血压，保持水电解质和酸碱平衡，适时透析。对于存在肾外脏器受累的患者，应根据受累脏器给予相应的支持治疗。

2. 阻断补体异常活化 对于aHUS患者，以及存在中枢神经受累的ST-HUS患者，在条件允许的情况下应尽早应用依库珠单抗（eculiczumab）。依库珠单抗是人源化C5单克隆抗体，通过结合补体蛋白C5，阻断其裂解，从而阻止了末端补体成分C5a和膜攻击复合物C5b-9的生成，进而减少内皮损伤、血栓形成及后续的肾损伤。对于没有肾外表现的ST-HUS，不推荐依库珠单抗治疗。

3. 血浆置换 在没有条件应用依库珠单抗的情况下，对于aHUS或存在中枢神经系统受累的ST-HUS，应给予血浆置换。血浆置换有助于清除有缺陷的突变补体蛋白及自身抗体，并补充功能正常的补体蛋白。约50%的aHUS患者经血浆置换治疗后，肾功能改善及血液学缓解。

4. 血压管理 HUS患者的降压药物可以选择钙通道阻滞剂（calcium channel blocker，CCB）或血管紧张素转换酶抑制剂（angiotensin converting enzyme inhibitor，ACEI）和血管紧张素Ⅱ受体1阻滞剂（angiotensin Ⅱ receptor 1 blocker，ARB）。不过，在急性期，应用ACEI或ARB可能降低肾灌注而加重肾损伤，因此在急性期宜选择CCB类降压药物。而在HUS急性期后，对于可能存在长期肾脏后遗症的患者，则可将降压药物改为ACEI或ARB。长期ACEI或ARB治疗可能减少尿蛋白排泄并延缓CKD进展。血压控制目标为130/80mmHg以下。

（七）预后

多数ST-HUS患者肾小球滤过率可恢复正常。5%～25%的ST-HUS患者出现永久及严重的肾脏后遗症。aHUS患者的临床病程和预后因受累补体成分严重程度而异，既往，aHUS的治疗主要依赖血浆治疗，aHUS急性期死亡率高达10%，约65%的患者于1年内死亡，或进展至终末期肾病（end stage kidney disease，ESKD）。而随依库珠单抗的临床应用，目前aHUS的预后已大幅改善。

三、系统性硬化症

（一）概述

系统性硬化症（systemic sclerosis，SSc）是一种自身抗体介导、以结缔组织异常增生为特点的自身免疫性疾病。SSc不仅造成皮肤真皮层内增生，皮肤肿胀，继以变厚、变硬，最终萎缩，还可以累及肾、血管、肺、消化道、心脏等器官造成内脏受损的表现。约50%的SSc患者存在肾脏受累的临床证据，5%～20%的患者可并发硬皮病肾危象（scleroderma renal crisis，SRC），多表现为突发的中、重度高血压伴急性肾损伤。血压控制是SRC治疗中的重要环节。

（二）发病机制

本病是一种自身免疫性疾病，多种特异性自身抗体可在SSc患者血清中检出，包括抗局部异构酶Ⅰ抗体、抗着丝点抗体、抗核仁抗体、抗多发性肌炎-硬皮病抗体（PM-Scl）、抗组蛋白抗体等。这些自身抗体在发病机制中的作用并不完全清楚，但其靶抗原均为细胞核代谢过程中的重要成分。

血管病变导致的肾素-血管紧张素系统激活，是SRC中高血压的主要原因。急性肾损伤引起的血管内容量扩张进一步促进高血压的发生。

（三）肾脏病理

SRC的主要肾脏组织病理学改变位于弓状动脉、小叶间动脉及肾小球。其特征性表现为血管内膜增殖、增厚伴向心性“洋葱皮”样改变，致血管腔狭窄、闭塞。这些组织病理学表现与其他器官中发现的SSc相关血管病变相似。

（四）临床表现

多达50%的SSc患者存在肾脏受累的临床证据，表现为轻度蛋白尿、血肌酐升高，伴或不伴高血压。这些表现通常非进展性，且不一定由SSc直接导致。

SRC多见于弥漫性皮肤型SSc患者，但也可见于局限性皮肤型SSc。SRC常见于SSc起病后5年之内，并可能是SSc的初始表现。典型SRC表现为急性肾损伤伴突发的中、重度高血压。常伴中少量尿蛋白，但镜下血尿少见。此外，还可能存在其他血管病变的提示，如微血管病性溶血性贫血。其他临床表现可能包括心力衰竭、肺水肿及高血压视网膜病变、高血压脑病等。

（五）诊断

1. 诊断 SRC的诊断基于存在高风险的SSc患者中出现的特征性临床表现。SRC的危险因素包括弥漫性皮肤受累，病程小于5年，皮肤厚度快速进展，应用糖皮质激素、环孢素及存在针对RAN聚合酶Ⅲ的自身抗体。其他危险因素包括大关节挛缩、新发贫血及新发心脏事件，如心力衰竭或心包积液等。

血压通常高于150/85mmHg，伴血清肌酐的进行性升高。但是，鉴于部分患者可能血压正常，尤其是在存在心力衰竭或基础血压较低的患者，因此血压正常亦不能排除SRC。肾穿刺活检有助于明确诊断。

2. 鉴别诊断 SSc患者中的急性肾损伤并不一定是SRC所致，因此需要注意排除肾脏疾病的其他病因，尤其是对于那些缺乏SRC危险因素的患者。SRC必须与其他的血栓性微血管并鉴别诊断，尤其是HUS与TTP。

（六）治疗

未经治疗的SRC可能在1～2个月内进展至终末期肾病。SRC的关键治疗是早期、迅速、有效的血压控制。

1. 营养支持 包括维持水电解质酸碱平衡，适时的透析支持。

2. 血压管理 最佳降压药物为ACEI。ARB的降压作用于ACEI相似，但临床经验尚需积累。尚不明确直接肾素抑制剂是否同样有效。由于ACEI可能诱导出球小动脉阻力及肾小球内压下降，在开始ACEI治疗时可能会出现血肌酐升高，需要密切监测。血清肌酐的轻度升高通常为一过性、非进行性，并非停用ACEI的指征。

卡托普利使用经验丰富，起效快且作用时间短，可以迅速调节剂量，为首选用药。初始治疗目标是使患者在72小时内恢复基线血压。卡托普利初始剂量为6.25～12.5mg，每4～8小时递增12.5～25.0mg，直至目标血压。卡托普利最大剂量为300～450mg/d。对于合并高血压脑病或存在视乳头水肿的患者，可以在使用ACEI的同时加用静脉硝普钠，以尽快控制血压。对于血压正常的SRC，在使用ACEI过程中需要监测血压，以防出现低血压。

对于ACEI应用至极量而血压仍控制不佳的患者，可加用其他降压药物，首选钙通道阻滞剂、利尿药和α受体阻滞剂亦可使用。但是应避免使用β受体拮抗剂，因理论上存在加重血管痉挛的风险。对于顽固性高血压患者，也可以考虑使用内皮素-1受体拮抗剂或肾素拮抗剂，但长期安全性尚未得到证实。

急性期后，即使血压正常，仍需持续使用小剂量ACEI以避免SRC复发，可将卡托普利过渡至长效ACEI，如依那普利、雷米普利，以达到更平稳的血压控制，并提高患者依从性。

（七）预后

SRC是一种可能危及生命的SSc并发症，在广泛应用ACEI之前，几乎所有SRC患者均进入ESRD，并在1年之内死亡。ACEI显著改善了SRC患者的生存率和肾脏生存，仍有20%～50%的SRC患者需永久透析，1年生存率约为80%，5年生存率约为60%，需要透析的患者生存率更低。

四、先兆子痫与高血压

先兆子痫是在妊娠后期（孕20周后）或产后出现的新发高血压，可伴蛋白尿、器官（脑、肝、肾、胎盘）功能障碍。严重者可出现微血管病性溶血性贫血和血小板减少，属于继发性TMA的一种。重症患者可发生抽搐大发作，称为“子痫”。

妊娠妇女先兆子痫发生率约4.6%。患病率随孕龄的不同而异，孕34周后更为多见。

（一）危险因素与发病机制

1. 危险因素 伴有高血压、肥胖、糖尿病、慢性肾脏病或系统性自身免疫性疾病基础、有先兆子痫既往史、多胎妊娠、高龄孕产妇等，均是先兆子痫的危险因素。

2. 发病机制 一般认为胎盘发育异常是先兆子痫的主要原因之一。妊娠早期胎盘浅着床、螺旋动脉重塑失败等原因可导致子宫胎盘血流灌注不足，造成滋养层组织缺氧。胎盘分泌的抗血管生成因子与母体中的血管内皮生长因子及胎盘生长因子结合，导致母体广泛的血管内皮功能障碍，进而导致高血压、蛋白尿。其他相关的发病因素可能包括机体对血管紧张素Ⅱ的敏感性增加、遗传易感性等，部分外在因素，如钙摄入量低、肥胖等可能也有一定影响。

（二）病理变化

胎盘病理上特征性表现是血管壁纤维素样坏死，伴泡沫细胞积聚及单个核细胞在血管周围的浸润。肾脏病理表现为肾小球内皮增生、肿胀、毛细血管管腔闭塞，但微血栓相对少见。

（三）临床表现与实验室检查

1. 临床表现 患者常存在先兆子痫的危险因素，临床上表现为孕34周后出现的新发高血压和蛋白尿。早发型先兆子痫（孕34周前发病）约占10%，产后先兆子痫约占5%，通常发生在分娩后48小时内。严重程度及临床表现个体差异很大。高血压常是先兆子痫的首发症状，也是最常见的表现。一般表现为血压逐渐升高，开始升至135/85mmHg左右，1～2周后逐渐超过140/90mmHg。有些患者血压也可迅速升高。上腹痛也是常见症状，注意与胃食管反流等鉴别，避免漏诊。病情严重的患者可出现少尿、肾功能受损。其他表现包括头痛、视觉模糊、反射亢进等，严重者可发生抽搐（子痫）。

2. 实验室检查 蛋白尿通常随先兆子痫的进展而增加，可达肾病范围。一般孕期GFR生理性增加，血清肌酐偏低（35～70μmol/L）。而先兆子痫患者肌酐可正常或轻度升高。血肌酐明显升高提示病情严重。病情严重者可出现TMA的相关表现，外周血检查表现为血小板计数减少、微血管病性溶血、凝血功能异常等。

（四）诊断与鉴别诊断

1. 患者评估 孕20周后新发高血压或高血压加重的女性，应评注意排查先兆子痫。临床一旦疑诊，应测定全血细胞计数、血清肌酐水平、肝功能以及尿蛋白定量。

2. 诊断 基础血压正常的孕妇在孕20周后有新发高血压（至少2次收缩压≥140mmHg或舒张压≥90mmHg，2次测量间隔至少4小时）和蛋白尿，应诊断为先兆子痫。如果没有蛋白尿，但存在新发高血压伴显著脏器功能障碍的体征或症状（包括中枢神经症状、视觉异常、不明原因的上腹痛、血小板下降、肾功能损伤、肺水肿等），也可诊断为先兆子痫。

3. 与原发性高血压的鉴别 首先，先兆子痫更多见于高龄初产妇，可伴有多种危险因素；从发生时间上，孕20周前发生的高血压多为原发性高血压；从肾脏受累上，先兆子痫患者蛋白尿更明显，而高血压性肾硬化通常无蛋白尿或仅有轻度蛋白尿。

（五）高血压治疗策略

1. 治疗指征 对于先兆子痫患者的轻度高血压（血压低于150/100mmHg），应用降压药物可降低发展为重度高血压的风险，但不会改变病程，同时还可能使胎儿暴露于潜在药物不良反应之下，故不推荐常规使用。对于重度高血压，治疗目的是防止心血管并发症（如脑卒中、心力衰竭等）。开始治疗的最佳血压阈值目前尚无共识。一般认为，收缩压≥150mmHg或舒张压≥100mmHg且持续时间≥15分钟，应开始降压治疗。对于有心力衰竭体征或者脑部症状（如头痛、视力障碍、胸部不适、呼吸急促、意识模糊）的患者，可更早进行干预。

2. 长期口服药物 距分娩时间较长且病情稳定的患者可口服降压药物。首选拉贝洛尔、长效钙通道阻滞剂（如硝苯地平控释片或缓释片）或甲基多巴，单药增加剂量效果不满意的可联合用药。同时要密切监测母胎病情，决定分娩时机。

3. 紧急治疗用药 首选静脉应用拉贝洛尔或肼屈嗪，治疗期间，需持续监测胎儿心率。拉贝洛尔：起效快、安全性好。开始时静脉给药20mg，持续2分钟，随后每隔10分钟给予20～80mg，若血压仍未达标，最大累积剂量可达300mg。持续输注1～2mg/min可代替间歇给药。肼屈嗪：开始时静脉给药5mg，持续1～2分钟；如20分钟内血压仍未达标，可给予5～10mg静脉注射。若24小时累积剂量达到20～30mg仍不能控制，则考虑换药。

紧急治疗的二线治疗方案，包括静脉泵入尼卡地平或艾司洛尔。硫酸镁也是常用的降压药物之一。高血压伴肺水肿者，可静脉滴注硝酸甘油或硝普钠。

4. 降压速度与目标 一般认为，2小时内平均动脉压降低不宜超过25%，目标血压以130～150/80～100mmHg为宜。同时，应当根据母胎因素进行个体化调整。应当指出，若降压过快，有可能影响组织灌注。因此，注意平稳降压至关重要。

（周福德　乐　偲　刘炳炎）

第六节 电解质代谢紊乱与高血压

肾脏是调节人体电解质平衡和血压的重要脏器。当肾脏发生病变时，常出现电解质紊乱和高血压等临床表现。无论电解质紊乱或者高血压，均与肾脏疾病的不良预后密切相关，可增加肾病的发生率和死亡率。及时发现并纠正肾病中电解质紊乱或高血压，均可有效延缓肾脏病病程的进展，并改善这些患者的预后。

电解质紊乱和高血压是肾脏疾病常见的临床表现，但两者之间有何关联，电解质紊乱是否影响高血压的发生和发展，所见研究报道并不多见。本文主要介绍某些可能与高血压相关的电解质代谢紊乱。

一、高钙血症

钙代谢紊乱可表现为高钙血症或低钙血症，是肾脏疾病中常见的临床表现。已有研究表明，相比低钙血症，高钙血症与高血压的关系更为密切。

第三次美国健康和营养调查发现，白蛋白校正后血钙水平与收缩压密切相关。Jorde等在一项针对12 865名男性和14 293名女性的大型横断面研究中发现，血清总钙水平与血压呈正相关。

最近，Wu等在一项关于电解质异常与高血压关系的研究中，纳入10 555名受试者（男性5000例，女性5555例），其中3287例入组时新发现患有高血压（incident hypertension，IH），1655例入组前已被诊断患有高血压（previously diagnosed hypertension，PDH），结果显示，62%的高钙血症者患有高血压，血钙水平与血压水平成正相关。与血钙水平最低（血钙＜2.24mmol/L）组相比，血清钙水平最高（血钙＞2.42mmol/L）组的IH和PDH发生率更高，提示血钙水平的高低与血压的高低和高血压的严重程度密切相关。

（一）病因

高钙血症发生的机制包括肠道钙吸收增加、骨吸收加快（可致骨钙释放增加）和/或肾脏对钙的重吸收增加等。其中，骨吸收加快最多见。当发生恶性肿瘤和原发性甲状旁腺功能亢进症时，骨吸收明显加快，是高钙血症最常见的病因，占90%以上。此外，高钙血症可见于某些肾脏疾病或药物的应用不当。

1．恶性肿瘤 恶性肿瘤是高钙血症发生的最常见的原因。可见于多种实体瘤，其次为血液系统肿瘤（多见于骨髓瘤）。肿瘤可通过以下两种机制引起高钙血症。直接侵蚀骨骼系统（如骨转移瘤），或合成和释放相关因子（如PTHrp、TGF、PGE、骨化三醇和TNF-α等），后者可刺激破骨细胞，使骨吸收加快，促进骨钙释放。

2．原发性甲状旁腺功能亢进症 是引起高钙血症的第二常见的原因。甲状旁腺功能亢进发生时所分泌的大量PTH可激活破骨细胞，促进骨吸收加快，增加骨钙的释放。其次，PTH可增加肾小管对尿钙的吸收，从而导致高钙血症的发生。

3．慢性肾脏病继发性甲状旁腺功能亢进症

高钙血症和高血压常发生于慢性肾脏病（chronic kidney disease，CKD）。CKD 5期高血压的发生率可高达80%以上。在CKD中，高钙血症常可发生于较为严重的继发性甲状旁腺功能亢进症，或称为三发性甲状旁腺功能亢进症，其引起高钙血症的原因类似于原发性甲状旁腺功能亢进症，即促进骨的吸收，加快骨钙的释放。

4．药物因素 在临床治疗过程中，钙剂和活性维生素D类似物使用过量时，易发生高钙血症。此外，对血液透析患者，高钙透析液的应用亦易引起高钙血症。

噻嗪类利尿药可降低尿钙排泄。此作用可使甲状旁腺功能亢进症患者更易发生高钙血症。接受锂剂治疗的患者约10%～20%可发生高钙血症和低钙尿症。这与锂剂降低甲状旁腺对钙的敏感性有关，此种情况下血清钙离子抑制甲状旁腺释放PTH的能力明显下降，使Ca-PTH曲线的调定点右移，即需要更高水平的血清钙浓度才能抑制PTH释放，从而引起血钙浓度增高。

5．家族性低尿钙性高钙血症 家族性低尿钙性高钙血症（familial hypocalciuric hypercalcemia，FHH）是一罕见的肾脏疾病，是由钙敏感受体（calcium-sensing receptor，CaSR）基因失活性突变引起。该突变可使甲状旁腺对钙离子的敏感性下降，意味着需要高于正常水平的血清钙浓度才能抑制PTH释放。这一缺陷可增加肾小管对钙离子和镁离子的重吸收，导致高钙血症、低钙尿症和高镁血症的发生。

钙对血压的调节机制尚不清楚。推测高钙血症引起血压升高与血管阻力增加有关。高钙血症可通过直接作用于血管平滑肌细胞，或诱导各种缩血管物质的产生而升高血压。前者在急性高钙血症中的致病作用更大。高钙血症发生时，钙离子经钙通道流入血管平滑肌细胞，引起血管收缩，而钙通道阻滞剂可消除高钙血症引起血压升高的效应。此外，高钙血症可促进肾上腺髓质的肾上腺素和交感神经末梢的去甲肾上腺素的释放。后者与α_1肾上腺素能受体结合，可诱发血管收缩，从而升高血压。

高钙血症和高血压可同时发生于某些疾病，如原发性甲状旁腺功能亢进症或CKD等。但是，原发性甲状旁腺功能亢进症是否与高血压存在因果关系，尚不完全清楚。文献报道，甲状旁腺功能亢进症治愈后，高血压并未改善。因而推测高血压的发生可能与高钙血症有关。越来越多的证据证实，高钙血症是影响高血压的重要因素之一。

（二）临床表现

高钙血症相关的症状和体征通常与病因无关。症状的轻重不仅取决于其严重程度，还取决于其发生的快慢。如果高钙血症程度较轻和/或血钙水平缓慢升高，患者可几乎无症状；如果高钙血症较严重和/或血钙水平快速升高，则患者可出现严重症状。

高钙血症患者可发生高血压，高钙危象时甚至可出现严重高血压。心电图常显示QT间期缩短。

高钙血症还可以出现其他系统表现，如神经肌肉症状（疲劳、肌无力、注意力不集中等），严重者可出现头痛、嗜睡，甚至昏迷。也可能出现肾脏病变，包括多尿、尿路结石、肾小管间质病变，严重者可出现肾功能损害。还可以出现胃肠道症状，如便秘、恶心和呕吐，偶有消化性溃疡或胰腺炎的发生。

（三）治疗

高钙血症的治疗原则以降低血清钙浓度并在可能的情况下治疗基础疾病为目标。通过抑制骨吸收、增加尿钙排泄或减少肠道钙吸收等途径以降低血清钙浓度。治疗原则和治疗方案依高钙血症的严重程度和病因而有所不同。

高钙血症的严重程度及血清钙水平升高的速度通常决定其治疗的迫切性。无症状或症状轻微的高钙血症（如血清钙＜3.0mmol/L）患者，常常不需要立即治疗；血清钙浓度为3.0～3.5mmol/L时，若患者耐受良好，亦可不需要立即治疗；然而，如果血清钙急剧升高到上述水平，可能引起严重症状，则需积极治疗。对于血清钙浓度＞3.5mmol/L的患者，无论有无症状均需立即治疗。

1. 无论高钙血症的程度如何，都应避免可能加重高钙血症的因素，如高钙饮食（如元素钙摄入＞1000mg/d）、含有钙和/或维生素D的制剂、噻嗪类利尿药和碳酸锂的使用、容量不足、长期卧床等。

2. 轻中度高钙血症无症状或症状轻微的高钙血症（血清钙＜3.5mmol/L），不需要立即紧急治疗。但应避免或立即去除可能加重高钙血症的因素，并充分补液，降低肾结石风险。

3. 重度高钙血症（血清钙＞3.5mmol/L）的患者则需要立即积极治疗，主要包括以下几方面。

（1）生理盐水：以200～300ml/h的初始速度静脉输注生理盐水以扩充血容量，然后调整输液速度，使尿量维持在100～150ml/h。

（2）降钙素：给予鲑降钙素（4U/kg），并于数小时后检测血清钙水平。若血钙降低，说明患者对降钙素敏感，可每6～12小时重复给予降钙素（4～8U/kg）。若患者于24～48小时后对降钙素产生耐受，则应停药。降钙素可增加肾脏钙排泄，抑制破骨细胞的功能而减少骨吸收，从而降低血清钙浓度。

（3）其他药物：双膦酸盐、糖皮质激素、地舒单抗和/或拟钙剂等可作为高钙血症治疗的补充措施。双膦酸盐可吸附于骨羟磷灰石表面，通过干扰破骨细胞介导的骨吸收抑制钙释放。一般给予唑来膦酸（4mg，静脉输注15分钟），或帕米膦酸二钠（60～90mg，输注2小时）。首选唑来膦酸，因其逆转恶性肿瘤相关高钙血症的作用优于帕米膦酸二钠。

（4）透析：少数非常严重的高钙血症患者需行透析治疗。如当血清钙浓度为4.5～5.0mmol/L，有神经精神症状，或并发肾衰竭的患者，应考虑透析（血液透析或腹膜透析）治疗，被视为治疗高钙血症的最后手段。透析更适用于存在恶性肿瘤相关重度高钙血症且伴有肾功能不全或心力衰竭的患者。

二、低钾血症

肾脏病变常可同时表现为钾代谢紊乱（低钾血症或高钾血症）和高血压，尤其是低钾血症（血清钾浓度＜5.5mmol/L）伴发高血压更为常见。

低钾血症常由以下三种原因引起：细胞外钾向细胞内转移、肾外钾丢失（如胃肠道钾丢失）或肾性钾丢失。在特定患者中，可有多种原因并存。本节仅叙述肾脏疾病中的低钾血症。

（一）病因

在引起低钾血症的肾脏疾病中，主要是肾小管间质病变，其中以肾小管性酸中毒最为常见。此外，某些引起肾小管钾离子分泌增加的内分泌疾病也需要引起足够重视。

1. 肾小管酸中毒 肾小管酸中毒（renal tubular acidosis，RTA）是阴离子间隙正常（10～15mmol/L）的高氯血症性代谢性酸中毒。它是一种常见的临床综合征，是肾小管－间质疾病常见的重要表现之一。

典型的代谢性酸中毒都有其共同特点，即血浆碳酸氢根离子明显降低，二氧化碳分压基本正常。肾小管酸中毒和尿毒症性酸中毒都属于高氯血症性代谢性酸中毒，但前者阴离子间隙正常，而后者则阴离子间隙增高。在某些情况下，肾小管酸中毒可与单纯阴离子间隙增高的代谢性酸中毒混合存在，其综合结果为阴离子间隙增高的代谢性酸中毒，如肾小管酸中毒伴有酮症性酸中毒等。

RTA可由多种疾病引起，它既可继发于各种肾脏疾病和多种其他系统疾病，也可继发于多种药物或有毒物质的毒性作用。除各种病因引起的急性、慢性间质性肾炎外，也可见于各种慢性肾小球肾炎、结缔组织病、糖尿病、高血压、慢性肝病或肝硬化、某些遗传性疾病、药物不良反应等。RTA多为后天获得性，先天性RTA则相对少见；但在小儿患者中，需对遗传性疾病仔细检查，防止漏诊。少数RTA病因不明，称为“原发性RTA”。

肾小管酸中毒（RTA）的分类方法尚不完全统一。但目前一般按肾小管功能障碍的发生部位不同，将RTA分为四种类型，即远端型（经典Ⅰ型，DRTA）、近端型（Ⅱ型，PRTA）、混合型（Ⅲ型）和高钾血症型（Ⅳ型）。远端肾小管性酸中毒（Ⅰ型RTA）和近端肾小管性酸中毒（Ⅱ型RTA）和混合型（Ⅲ型RTA）均可出现低钾血症。Ⅰ型肾小管酸中毒因远程肾小管的泌氢功能障碍所致，而Ⅱ型肾小管酸中毒与近端小管对碳酸氢盐的重吸收障碍有关。

远端小管分泌H^+的功能，主要靠H^+泵（H^+-ATP酶，电依赖性）和H^+-K^+-ATP酶（ATP依赖性）来完成。Ⅰ型RTA主要是由于远端小管H^+分泌障碍或H^+“返漏”而引起。由于远端小管分泌H^+减少，Na^+-H^+交换减少，故Na^+-K^+交换增强，尿钾排出增多，常引起低钾血症。近端型（Ⅱ型）RTA的发生，主要与近端小管Na^+-3HCO_3-联合转运障碍、Na^+-H^+反向转运障碍等有关，并引起Na^+-K^+-ATP酶活性降低，致尿钾排出增多和低钾血症。

2. 引起肾小管K^+分泌增加的某些内分泌疾病 如原发性醛固酮增多症（Conn's syndrome）、Liddle综合征、表观性盐皮质激素过剩综合征（apparent mineralocorticoid excess，AME）、糖皮质激素可治愈醛固酮增多症（glucocorticoid-remediable aldosteronism，GRA）等，都可以引起肾小管K^+分泌增加和低钾血症。

原发性醛固酮增多症指肾上腺皮质分泌醛固酮

的量明显增多，导致体内水钠潴、血容量增多、尿液排钾过多、血钾水平降低、肾素－血管紧张素的活性受到负反馈抑制。临床主要表现为高血压伴低钾血症。醛固酮过多是导致心肌肥厚、心力衰竭和肾功能受损的重要危险因素。与原发性高血压患者相比，原发性醛固酮增多症患者心脏、肾脏等靶器官损害更为突出。因此，应高度重视此病的早期诊断与治疗。

Liddle综合征是一种常染色体显性遗传疾病，负责编码肾小管上皮细胞钠通道（ENaC）蛋白的相关基因β（SCNN1B）或γ（SCNN1G）亚单位发生功能获得性突变，使ENaC活性增强，促使Na^+重吸收和K^+分泌增加。它表现为高血压、低钾血症和代谢性碱中毒等，血浆肾素和醛固酮水平低下，所以需要与原发性醛固酮增多症相鉴别；基因检测可助确诊。

表观性盐皮质激素过剩综合征（AME）是一种常染色体隐性遗传疾病，由11β-羟基类固醇脱氢酶2型（HSD11B2）亚型功能缺失突变引起。当*HSD11B2*基因发生功能缺失性突变时，则允许皮质醇非特异性激活醛固酮而引起AME。甘草酮和甘草酸（发现于甘草化合物中）是这种酶的有效抑制剂，因此，食用甘草可能导致获得性AME。AME表现为儿童早期严重高血压、多尿、低钾血症和代谢性碱中毒等，若未及时治疗，可出现卒中和其他高血压并发症。血浆肾素和醛固酮水平受到抑制，尿液中皮质醇代谢产物增多。早发的高血压、低钾血症、代谢性碱中毒、肾素和醛固酮水平受抑制等提示AME的可能。基因检测可确诊。

糖皮质激素可治愈醛固酮增多症（GRA）是一种常染色体显性遗传性疾病。临床主要表现为低钾血症、高血压、血浆肾素活性抑制，与原发性醛固酮增多症相似。与原发性醛固酮增多症不同之处在于，GRA患者醛固酮分泌过多可通过使用皮质类固醇治疗而逆转。受累个体高血压发病较早，出血性卒中发病率高，可能与患者颅内动脉瘤易破裂有关。GRA患者肾上腺束状带可产生对促肾上腺皮质激素（ACTH）敏感的醛固酮。参与醛固酮和皮质醇生物合成的有两种11β-羟化酶同功酶，即醛固酮合成酶（CYP11B2）和类固醇11β-羟化酶（CYP11B1）。醛固酮合成酶CYP11B2受到ACTH不适当的调节，可出现醛固酮分泌过多及与原发性醛固酮增多症相似的临床表现。该病可通过基因检测确诊。

（二）低钾血症和高血压的关系

如前所述，低钾血症和高血压可以是某些肾脏疾病或病变共同存在。那么低钾血症是否影响高血压的发生呢？钾代谢异常对血压或高血压的发生会产生什么影响，临床研究尚少。

迄今为止，大多数关于血钾代谢对血压影响相关研究的结果提示，在一定范围内，血钾水平与血压高低成负相关，即低钾血症促进血压的升高或加重高血压，纠正低钾血症则有利于高血压的控制。

早些年，Kesteloot等在研究血清电解质水平与血压的关系时发现，在男性受试者中，血清钾水平与血压呈负相关。近年来，中国新疆地区一项关于多民族高血压的研究显示，无论汉族、维吾尔族或哈萨克族受试者，高血压组的血钾水平均明显低于血压正常组，提示低血钾可能是高血压的危险因素。最近的一项研显示，低钾血症与高血压的发生有显著相关性，血清钾浓度与高血压发生率呈显著的负相关。由上可见，血钾水平与血压的高低和高血压的发生可能有着密切的关系。

钾对血压的影响可能有多种机制参与。首先，低钾血症可使肾脏对钠的重吸收增多，尿钠排泄减少，血管内容量增多。其次，低钾血症可降低Na-K-ATP酶活性，引起内皮细胞合成NO减少，还可使内皮细胞超极化减弱，使血管平滑肌细胞胞浆钙含量增多，进而促进血管收缩与血压升高。

（三）临床表现

低钾血症症状的轻重与血清钾降低的程度和速度相关。血清钾浓度低于3.0mEq/L之前，较少出现症状，除非患者的血清钾浓度快速下降。

低钾血症相关的症状以肌肉系统的症状最为常

见，当血清钾浓度低于2.5mEq/L时可发生严重肌无力、肌肉痛性痉挛、横纹肌溶解。低钾血症急性发作（如低血钾性周期性麻痹）时，即使血钾高于此浓度值亦可发生严重肌无力。低钾血症累及胃肠道平滑肌时引起的腹胀、厌食、恶心和呕吐等消化道症状也十分常见。低钾血症易诱发心律失常，严重低钾血症可引起室性心动过速和心室纤维颤动，甚至心脏性猝死。严重低钾血症也可引起呼吸肌无力，重者可致呼吸衰竭和死亡。此外，长期的低钾血症还可导致肾脏的多种结构和功能改变，包括浓缩功能受损、碳酸氢盐重吸收增多和代谢性碱中毒、低钾性肾病等。

（四）治疗

低钾血症的治疗目标是：首先，通过补钾，防止可能危及生命的并发症（心律失常、肌无力、呼吸肌麻痹等）。其次，纠正低钾血症的基础病因。治疗的紧迫性取决于低钾血症的严重程度或血清钾浓度下降的速度。

1．补钾治疗 当发生轻中度低钾血症（血清钾浓度为3.0～3.4mEq/L）时，常无明显症状。首选口服补钾。不能采用口服补钾的患者则需要静脉补钾。

对于重度低钾血症（血清钾浓度＜2.5～3.0mEq/L）或症状明显的低钾血症患者，则需快速静脉补钾。静脉补钾最常用的方法是，在不含葡萄糖的盐水溶液中加入钾，浓度为20～60mmol/L，通过外周静脉滴注。当补钾速度超过10mmol/h，则优选输液泵。对于重度低钾血症患者，如果中心静脉通路可行，优选中心静脉补钾。对于重度低钾血症患者，有时也可口服给予氯化钾，一次含40mmol钾（1mmol钾相当于39mg钾或74.5mg氯化钾），一日3～4次。

2．针对低钾血症的病因进行治疗

（1）肾小管间质病变的治疗：根据肾小管间质病变的性质和原因，分别给予有针对性的治疗，有的需要停用肾毒性药物或脱离接触某种有害化学物质，有的需给予皮质激素或免疫抑制剂控制免疫性疾病，有的需要给予调整肾小管功能的药物，促进钾的重吸收、减少肾小管钾的分泌。

（2）引起肾小管K^+分泌增加的内分泌疾病的治疗：对Liddle综合征患者，可应用ENaC拮抗剂氨苯蝶啶或阿米洛利治疗，使血压和血钾水平恢复正常。由于致病原因无法纠正，故需要终身治疗。部分患者需要加用其他降压药物控制血压。

对AME患者，可应用盐皮质激素受体（MR）阻滞剂（如螺内酯或依普利酮），或ENaC拮抗剂（如阿米洛利或氨苯蝶啶）进行治疗，均有较好疗效。

对GRA患者，低剂量皮质类固醇治疗有效，因为它抑制ACTH，从而抑制束状带中异常的ACTH介导的醛固酮生成。通常睡前给予地塞米松0.125～0.250mg或泼尼松龙2.5～5.0mg。此外，MR拮抗剂（螺内酯、依普利酮）和ENaC拮抗剂治疗亦有效。

三、高钾血症

临床上一般将血清钾浓度≥5.5mmol/L，称之为高钾血症。

（一）病因

高钾血症发生的原因与钾摄入过多、细胞内钾向细胞外转移及肾脏排钾减少等因素有关，其中最常见的原因是尿钾排泄功能受损。尿钾排泄功能受损可由急性或慢性肾脏病（CKD）和/或抑制肾素-血管紧张素-醛固酮系统（renin-angiotensin-aldosterone system，RAAS）的疾病或药物所导致。本节仅阐述与肾脏疾病相关的原因。

1．急性肾损伤或慢性肾脏病（CKD） 尿钾排泄部位主要位于肾脏集合管。通常情况下，集合管的数量与GFR水平相匹配。当GFR降低时，集合管的数量减少，肾脏排钾能力下降。在CKD患者中，集合管泌钾代偿能力的提升可使肾钾排泄保持在适当的水平，直至GFR降至10～20ml/min以下时，其代偿能力丧失，肾脏排钾、排酸减少，易发生代谢性酸中毒和高钾血症。因此，无论何种病因的急性或慢性肾脏病患者，当GFR降至10～20ml/min以下时，常发生高钾血症。

2．Ⅳ型肾小管酸中毒 代谢性酸中毒时，细胞内钾向细胞外转移增多，此种情况下常常出现血清钾浓度升高，尤以Ⅳ型肾小管酸中毒时最为常见。

阴离子间隙正常的高氯性性代谢性酸中毒同时伴有低醛固酮症（或远端小管醛固酮受体障碍），通常伴有轻中度高钾血症，称为Ⅳ型肾小管酸中毒（Ⅳ型RTA）。这些Ⅳ型RTA患者常合并存在轻中度肾功能受损，尿铵盐（NH4）排出、尿钾排出均明显减少，同时细胞内钾向细胞外转移增多，故引起高钾血症。

在部分RTA患者中，主要缺陷为远端小管后的连接小管和皮质集合管中主细胞的钠离子重吸收受损。正常情况下，钠离子从管腔移向主细胞内，使得管腔呈负电性，从而促进氢离子和钾离子的分泌。当钠离子重吸收发生障碍时，可使氢离子和钾离子的分泌减少，从而发生代谢性酸中毒和高钾血症，称为电压依赖型RTA，临床上可见于尿路梗阻、狼疮性肾炎、镰状细胞病和肾脏淀粉样变性等疾病。即使血浆醛固酮水平正常或升高，如果向远端肾单位（连接小管和皮质集合管）中钾分泌部位的钠和水的输送大量减少，则钾分泌仍可能受损，导致尿钾排出减少。

3．Gordon综合征 即家族性高钾血症性高血压（familial hyperkalemic hypertension），又称假性低醛固酮症2型（pseudohypoaldosteronism type Ⅱ，PHA Ⅱ型），是一种常染色体显性遗传病，临床表现为高钾血症、高血压和轻度高氯性代谢性酸中毒，血浆肾素和醛固酮浓度降低或处于正常低限。

Gordon综合征的发生与主要与WNK4基因异常有关。这种基因编码的蛋白表达于远曲小管和集合管，调控噻嗪类敏感的Na-Cl协同转运蛋白（NCCT）的功能，减少细胞表面NCCT的表达，以及下调肾外髓钾（renal outer medullary potassium，ROMK）通道和上皮细胞氯离子的流通。*WNK4*的错义突变，使其丧失抑制NCCT和ROMK通道的能力，使远端肾单位对氯的重吸收增加，从而减少管腔电负性，降低钾分泌的驱动力，从而导致Na^+和K^+潴留，出现高血压和高钾血症。

（二）临床表现

高钾血症和高血压可同时表现于某些肾脏病变，两者之间并非具有必然的因果关系。慢性高钾血症血清钾浓度≥5.5mmol/L，可以出现一系列临床表现，以肌肉系统表现最为常见，如肌无力、肌麻痹，膈肌无力者可能导致呼吸衰竭。

高钾血症可引起多种心律失常。高尖T波伴QT间期缩短通常是最初的表现形式。随着高钾血症加重，PR间期及QRS时限将进行性延长，P波可能消失，最终QRS波群进一步增宽呈正弦波型。

（三）治疗

高钾血症治疗的迫切性因血钾升高的严重程度和速度、相关症状的轻重及高钾血症原因的不同而有所不同，及时确定诊断对于有针对性和有效的治疗至关重要。

1．一般原则 包括以下几方面：及时去除高钾血症的可逆性病因，如纠正低血容量、停用可增加血清钾的药物（如NSAIDs和RAAS抑制剂等）、纠正代谢性酸中毒或呼吸性酸中毒。采取措施迅速清除体内多余钾离子，一般可应用袢利尿药或噻嗪类利尿药；如肾功能严重受损，则可应用较大剂量的袢利尿药（如常规剂量2～10倍的呋塞米），或应用胃肠道阳离子交换剂，必要时可进行透析治疗（首选血液透析）。对Gordon综合征患者的临床和生化异常，可给予噻嗪类药物进行纠正。

2．高钾血症急重症的处理 对高钾血症急重症的患者，除给予上述一般性处理外，必须尽早给予如下处理：①静脉给予钙剂以拮抗高钾血症的细胞膜反应；静脉给予胰岛素（通常联合静脉输注葡萄糖以避免低血糖）以促使细胞外钾进入细胞内；②对严重代谢性酸中毒（包括Ⅳ型肾小管酸中毒）

患者，可静脉给予碳酸氢钠（通常5%碳酸氢钠100～250ml）以促使细胞外钾进入细胞内。给予碳酸氢钠之前，一般应当先给患者做血气分析，根据患者酸中毒的程度给药。静脉滴注碳酸氢钠所需剂量按下式计算：补碱量（mmol）＝（-2.3-实际测得的BE值）×0.25×体重（kg），一般先给计算剂量的1/3～1/2，4～8小时内滴注完毕。

四、高钠血症

目前普遍认为，饮食中钠摄入的多少与高血压的关系十分密切。高钠饮食可加重高血压，低钠饮食有助于高血压的控制。但血钠水平的高低与高血压的关系如何，目前尚不清楚。本文主要讨论高钠血症（血清钠＞145mmol/L）与高血压的关系。

（一）病因

高钠血症的原因很多，主要有3种发生机制：丢失的水未得到补充（最常见），水转移入细胞内和钠超负荷。本章节主要介绍与肾病相关的高钠血症病因。尿液中水的丢失如果未得到补充，可导致高钠血症，常发生于肾性尿崩症（nephrogenic diabetes insipidus，NDI）或渗透性利尿患者中。

1. 肾性尿崩症 肾性尿崩症是指对抗利尿激素（antidiuretic hormone，ADH）抵抗导致的尿液浓缩能力下降，并出现多饮、多尿、烦渴、血钠水平升高。导致成人肾性尿崩症的病变主要是某些慢性小管间质病变，可见于部分慢性低钾血症（低钾性肾病）、慢性锂中毒（包括长期摄入锂剂）、高钙血症、双侧泌尿道梗阻解除后恢复期、常染色体显性遗传性多囊肾、髓质囊性肾病和干燥综合征等疾病患者。

在儿童中常见的病因为遗传性肾性尿崩症（congenital nephrogenic diabetes insipidus，CNDI）。CNDI是一种少见疾病，约90%为X连锁遗传，由精氨酸血管加压素V2受体（arginine vasopressin receptor 2，AVPR2）基因突变所致。当患者发生AVPR2突变时，ADH所有的抗利尿的效应受损，尿中自由水的丢失增加，从而导致高钠血症的发生。此外，水通道蛋白-2基因突变也可引起遗传性肾性尿崩症，该基因编码集合管细胞中对ADH敏感的水通道蛋白。某些家族的常染色体显性遗传性肾性尿崩症可归因于水通道蛋白-2的磷酸化作用缺乏，这种缺陷损害水通道蛋白的运输作用（阻止其与管腔膜融合），抑制水的重吸收。

2. 低钾性肾病 长期（病程一般3个月左右或更长）慢性低钾血症也可通过水通道蛋白-2（aquaporin Protein-2，AQP-2）的自噬降解减少水的重吸收，引起多尿。

3. 锂中毒 在接受长期锂剂治疗的患者中，有多达20%的患者发生尿浓缩能力受损，引起多尿。这些不良反应是由锂经上皮钠通道（epithelial sodium channel，ENaC）进入集合小管中的主细胞而介导。锂在达到细胞毒性浓度时，可抑制涉及糖原合成激酶-3β（glycogen synthase kinase type 3 beta，GSK3β）的信号通路，导致水通道蛋白-2功能障碍。

4. 高钙血症 如果血浆钙浓度持续＞11.0mg/dl（2.75mmol/L），可能会出现临床上显著的肾脏浓缩功能障碍。目前研究认为，钙与分布于髓袢升支粗段钙敏感受体结合，可导致钠的重吸收减少，从而干扰逆流机制，以及ADH增加集合管水渗透性的能力降低；同时，高钙血症也可通过水通道蛋白-2的自噬降解减少水的重吸收。

（二）临床表现

高钠血症主要累及神经系统。症状轻重与血清钠浓度升高的严重程度及速度有关，且与后者的关系更为密切。

急性高钠血症主要表现为乏力、嗜睡、易激惹等。在血清钠浓度急剧升高至158mEq/L以上的严重高钠血症，可出现颤搐、癫痫样发作和昏迷。当血清钠浓度高于180mEq/L时，患者死亡率显著增加。

急性高钠血症时，可使脑体积缩小，进而可引起脑静脉破裂、颅内出血、蛛网膜下腔出血、脱髓鞘性病变等，甚至不可逆的神经系统损害。

慢性高钠血症的定义为高钠血症持续超过2天（48小时），患者神经系统症状常较轻，或无明显症状。

（三）高钠血症与高血压的关系

高血压与高钠血症同时发生的情况临床并不多见。虽然饮食中钠的摄入对血压的影响已得到公认，但是，血钠水平的变化与血压高低的关系如何，文献报道的结果尚不一致，认识也未统一。

20世纪80年代，比利时的一项流行病学研究调查了4167名男性和3891名女性高血压患者（平均年龄49岁），分析其血电解质水平与血压的关系时发现，血清钠水平与收缩压和舒张压均呈负相关。大约10年前，国内的一项关于电解质与高血压关系的随机对照研究，纳入724名原发性高血压患者和741名正常对照者，高血压组与正常对照组之间血清钠水平无明显差别。最近，国内有学者对一项大样本研究分析显示，54%的高钠血症患者患有高血压，高血压组患者的血钠水平明显高于血压正常组，但回归分析显示血清钠水平的高低与高血压水平并无显著相关性。

值得注意的是，有研究显示，与血压正常者相比，高血压患者的血清钠水平可能略有升高，并指出这可能是由于机体钠排泄能力下降所致。推测血清钠水平小幅度的升高促进收缩压升高，可通过促进细胞内钠和游离钙水平的升高及平滑肌细胞张力的增加，而并非依赖细胞外容积的扩张。

近期，Nowak等在对收缩压干预试验（SPRINT）进行分析时发现，高钠血症（＞145mmol/L）组血压明显高于低钠血症（＜136mmol/L）组，且高钠血症可增加动脉的僵硬度。小幅但有生理意义的血清钠水平升高，即可减少一氧化氮生成，促进血管内皮僵化，增加动脉僵硬度，从而增加外周血管阻力。

综上所述，高血压与高钠血症的关系，还不是十分明确，因而有待进一步研究。

（四）治疗

1．纠正高钠血症需要给予稀释性液体，以纠正血容量不足并补充仍在丢失的水分，此外还需酌情采取干预措施限制进一步失水，即处理失水的原因。

2．出现高钠血症的患者通常有比较严重的基础疾病，这些疾病可能损害患者对口渴的反应能力或者感知口渴的能力。因此，常需要住院治疗来纠正高钠血症。

3．急性高钠血症的处理　高钠血症持续不超过48小时则为急性高钠血症。

（1）静脉输注5%葡萄糖，速度为3～6ml/（kg · h）。应每2～3小时监测1次血清钠水平，直至血清钠浓度＜145mEq/L。当血清钠＜145mEq/L后，输注速度应降为1ml/（kg · h），并持续至血清钠恢复到140mEq/L。此方案的目标是降低血清钠1～2mEq/（L · h），并使其在24小时内恢复至正常值。

（2）急性高钠血症合并少尿型急性肾损伤患者可用血液透析或连续性肾脏替代疗法来纠正高钠血症和预防容量超负荷。

4．慢性高钠血症的处理　高钠血症持续时间超过48小时即为慢性高钠血症。几乎所有的高钠血症都会发展为慢性过程，此时初始治疗方案为：静脉输注5%葡萄糖，速度为1.35ml/（kg · h），或者体重50kg的患者约70ml/h，70kg的患者约100ml/h。低血容量性高钠血症患者需要等渗溶液来扩张细胞外液容量。对于状态稳定的患者，也可通过鼻胃管摄入水来纠正慢性高钠血症。若是意识正常且能充分饮水，也可以口服补液。慢性高钠血症患者的补液目标是在24小时内降低血清钠浓度约10mEq/L，但不宜超过12mEq/L。

总之，电解质代谢异常和高血压可以是某些肾脏病变共同的临床表现。同时，某些电解质紊乱与高血压的发生、发展又可能存在密切关系，前者可能是促进高血压发生、发展的重要因素。因此，积极纠正电解质紊乱，可能在一定程度上有利于高血压的控制，并改善高血压患者的预后。

（袁群生　郑法雷）

第七节
高血压肾损害

一、高血压肾硬化

非恶性高血压导致肾脏损伤的病理改变为良性肾小动脉硬化。临床上将长时间高血压（非恶性高血压）患者出现慢性肾脏病伴低度蛋白尿，无其他导致肾损伤的原因，称为“良性高血压肾硬化”（benign hypertensive nephrosclerosis），简称“高血压肾硬化”（hypertensive nephrosclerosis）。

在中国高血压是脑卒中、冠心病发病和死亡的主要危险因素，肾脏也是高血压血管损伤的靶器官之一。大型观察性队列研究显示，高血压是导致慢性肾病（CKD）进展和终末期肾病（ESRD）的原因。有研究显示高血压在10～25年导致终末期肾病的发生率约为0.2%。尽管高血压所致严重肾功能不全的发生率较低，但是中国高血压患者基数大，在中国终末期肾病患者中，高血压作为导致终末期肾病的原发病，继肾小球疾病、糖尿病肾病后，排列第三。

（一）高血压肾硬化的机制

高血压导致肾脏损伤的机制尚未完全了解，目前认为多种机制可造成高血压肾硬化，包括缺血性损伤和非缺血性损伤。

入球小动脉张力调控（肌源性反射）异常参与高血压导致肾脏损伤。肾脏灌注压升高可导致入球小动脉收缩。但如果该反应过于敏感可使该小动脉血管过度收缩，导致缺血性肾小球损伤。然而，当入球小动脉张力调控下降，如发生在长期高血压或糖尿病肾病，系统动脉压力直接传递至肾小球，从而导致肾小球内高压状态，出现肾小球肥大和进行性肾小球硬化。这时的小动脉可出现扩张及透明样变。高蛋白饮食或钙通道阻滞剂（CCB）也会导致入球小动脉肌张力下降。造成肌源性反射异常的机制目前尚不清楚，压力刺激的机械传导异常可能是重要因素。另外动脉硬化，将放大传递至肾脏微血管的压力波。

在肾小球缺血的情况下，血流减少将导致肾小球簇皱缩。慢性肾小球缺血可促使活性氧和缺氧诱导因子的产生，从而刺激多种促炎因子和纤维化因子的表达增加。慢性肾小球缺血还会活化肾素－血管紧张素系统，导致血管紧张素Ⅱ介导的炎症，氧化应激，细胞外基质产生的增加，这些反应主要通过促炎因子和促纤维化因子如单核细胞趋化蛋白-1（Monocyte chemoattractant protein-1，MCP-1）、骨桥蛋白、内皮素-1、转化生长因子-β（transforming growth factor-β，TGF-β）等发挥作用。交感神经系统活性增加和内皮功能障碍（一氧化氮利用率降低，内皮素-1升高）使得损伤进一步加剧。

在非缺血性肾损伤中，肾小球内压力升高导致肾小球毛细血管内皮细胞损伤、血管袢塌陷、足细胞损伤，导致节段性硬化病变。内皮损伤可通过上述病理过程进一步加重肾小球损伤。重要的是，高血压肾硬化表现为高度异质性，即在同一肾脏中缺血性病变和非缺血性病变共存，这并非由一种病变类型发展为另一种类型。与非缺血性肾小球硬化相比，缺血性病变的肾小球病变进展速度更快。

基因易感性：美国肾脏病数据系统资料显示，因高血压进展为ESRD的非裔患者是白人患者的2.5～20倍，经多因素矫正，非裔患病风险约为白人的2倍。Genovese等对美国黑人局灶节段性肾小球硬化（FSGS）患者进行观察发现：在美国黑人中，APOL1基因突变使FSGS的风险增加10.5倍，高血压所致ESRD风险增加7.3倍。目前APOL1和肾脏损伤之间的机制尚未完全明确。亚裔人、白人一般不携带APOL1危险基因。

有研究提示溶性尿激酶型纤溶酶原激活剂受体（suPAR）合成增加、氧化应激等在高血压肾硬化中起重要作用。

（二）高血压肾硬化的病理改变

良性高血压肾硬化（高血压肾硬化）的确诊依

赖肾活检。高血压肾硬化的病理表现为血管肥厚性改变、间质纤维化和肾小球硬化。小叶间动脉和弓形动脉可表现为纤维性内膜增厚，常伴中层增厚，导致管腔狭窄。小叶间动脉和入球小动脉扭曲，透明变性，弹性纤维内膜增厚和内弹性层重叠。间质由于肾小管缺血性萎缩而表现为弥漫性间质增宽。间质萎缩程度与小动脉和肾小球改变的严重程度相一致。

肾小球光镜下可呈缺血性改变，表现为血管簇塌陷。肾小球基底膜皱缩、肾小球毛细血管袢壁增厚，管腔缩小。肾小球周围纤维化和肾小囊囊壁增厚。长时间后，肾小球逐渐萎缩，并向血管极回缩，最后呈嗜酸性的“粉红色球”。同时，肾小囊囊腔内胶原蛋白积聚，填充血管球回缩后的间隙，最终导致肾小球废弃。另外，有些肾脏损伤为肾小球硬化，光镜下可观察到节段性或球性硬化，肾小球系膜区增宽，而无肾小囊内的胶原沉积。肾小球硬化的发生与肾小球内高压有关。以肾小球硬化为主的患者，血压和蛋白尿水平较高，肾功能更差。

在大多数情况下，免疫荧光和电子显微镜检查（EM）对良性高血压肾硬化的病理诊断帮助不大。在EM，由于内皮细胞损伤，肾小球基底膜可出现明显的起皱和增厚，并内皮下间隙的增宽。高血压导致节段性肾小球硬化足突融合为局灶性，而原发性局灶性节段性肾小球硬化足突融合为广泛性。

（三）高血压肾硬化的诊断

高血压患者出现慢性肾病者应怀疑高血压肾硬化，尤其是在无显著蛋白尿、血尿或肾影像学异常等表现时。高血压肾硬化的一个重要特征是患者有长期高血压控制不佳史，而这时肾功能正常。CKD晚期患者近90%有高血压。因而高血压发生在肾功能减退之前对诊断高血压肾硬化有重要帮助。然而临床上常常无法确定发生肾功能下降与高血压的先后顺序，高血压肾硬化的诊断仍应怀疑。如果出现其他靶器官（尤其是心脏）高血压性损伤，可支持高血压肾硬化的诊断。

肾脏成像，包括超声、CT、MRI等，对排除其他病因有重要价值，如多囊肾和阻塞性尿毒症等。高血压肾硬化患者肾脏可缩小，在超声中具有高度回声。由于肾血管病变是高血压伴慢性肾病的重要原因，超声多普勒、CTA或MRA对该诊断、鉴别诊断有重要价值。

蛋白尿、白蛋白尿和血尿常见于恶性高血压，而在高血压肾硬化中少见，24小时尿蛋白一般不超过500～2000mg，或随机尿蛋白肌酐比＜0.5～2.0mg/g。然而经肾活检诊断高血压肾硬化患者的蛋白尿水平可在一定范围内波动，许多患者甚至可表现为肾病性蛋白尿。一项来自英国的研究表明，在经肾活检证实为良性肾硬化的185例患者中，有70%的患者尿蛋白排泄率＞300mg/d，22%患者＞3g/d。因此，大部分高血压肾硬化患者有低度蛋白尿，小部分患者可呈现大量蛋白尿。

（四）高血压肾硬化的治疗

1. 生活方式干预 控制每日钠摄入量在2400mg以内；并适当限制饮酒和增加有氧运动。研究表明，CKD4期患者在钠摄入量为3000mg/d的基础上，每增加400mg钠摄入，就需要额外增加一种降压药以维持血压。

2. 血压控制目标 CKD患者的血压控制靶目标值的制定一直是学界争议的热点问题。2012年改善全球肾脏病预后组织（KDIGO）指南推荐的BP目标值为＜140/90mmHg。这一结论得到三个前瞻性试验即：MDRD、AASK和雷米普利在肾病治疗中的疗效研究的支持。这三个试验将受试者随机分至不同的BP控制组，主要终点为CKD进展。但三个试验均未能证明强化降压可延缓eGFR下降。然而，在SPRINT研究中，研究者将高血压和高心血管风险的非糖尿病患者随机分配至收缩压＜140mmHg的常规组或＜120mmHg的强化降压组中。结果发现强化降压组的心血管事件和死亡事件显著减少。以CKD进展或透析作为终点事件进行统计则两组间无差异。ACC/AHA指南将CKD患者的BP目标值为＜130/80mmHg。

近期有研究探讨了AASK和MDRD研究中强

化降压组患者发生ESRD和死亡的长期风险。研究发现，ESRD风险与早期（3～4个月内）GFR下降是否＞20%相关，而与是否强化降压无关。此外，相较于常规组，强化降压组在早期GFR下降5%～20%，死亡风险较低。

有研究显示，睡前服用可降低心血管事件风险。一项长达5.6年，总纳入2156名高血压患者的单中心大型临床试验表明，相较于早晨给药，睡前给药降低了67%的心血管事件风险。对CKD2a或CKD3a期患者进行亚组分析也得出相似的心脏保护作用。

综上所述，前瞻性证据表明BP靶目标控制在＜140/90mmHg范围内，可延缓高血压肾硬化的进展。SPRINT研究表明，在可耐受范围内强化降压（收缩压＜120～130mmHg）可有效降低心血管事件和死亡风险。

3. 高血压肾硬化降压药物 选择高血压肾硬化药物可参考CKD伴高血压章节。本部分主要介绍高血压肾硬化降压药物的有关循证。当前关于高血压肾硬化的降压药物选择的循证主要源于非糖尿病肾病伴蛋白尿（＞300mg/d）患者的临床研究。在这些研究中，仅AASK研究对降压药进行了随机对照试验。其他研究就血压水平进行了随机对照试验，但也给予了ACE抑制剂（ACEI）。这些研究都支持ACEI有较多获益。在AASK研究中，雷米普利在延缓高血压肾硬化的进展方面优于氨氯地平或美托洛尔。这些临床试验进行时，血管紧张素受体阻滞剂（ARB）尚未广泛应用于临床。ARB用于非糖尿病的高血压肾硬化的研究甚少。鉴于ARB在治疗糖尿病性肾病中的作用机制和获益，推测ARB在高血压肾硬化的治疗中也有相似作用。

噻嗪类似物利尿药（氯噻酮和吲哒帕胺）在CKD1～3期患者有明确的降低心血管风险作用，该类药物对降低CKD终点事件的作用尚不明确。对ALL-HAT研究事后分析表明，氯噻酮在延缓CKD3期进展效果与ACEI相当。由于ALL-HAT的事后分析同时涵盖了高血压肾硬化患者和糖尿病肾病患者，因此其对高血压肾硬化的作用有待进一步证实。

二氢吡啶类（DHP）和非二氢吡啶类CCB，均可有效降低高血压肾硬化患者血压和心血管事件风险。ACCOMPLISH研究结果表明，CCB与ACEI联合使用对降低心血管风险有更多获益。在该试验中，与贝那普利和氢氯噻嗪联合用药组相比，ACEI（贝那普利）与氨氯地平联合用药能有效延缓CKD进展，且心血管事件的相对风险降低20%。此外，对ACCOMPLISH研究进行事后分析，发现DHP＋CCB＋ACEI三联用药比ACEI＋利尿药二联用药（OR 0.52，*P*＜0.001）更能有效延缓CKD进展。该子研究中约60%的患者为高血压肾硬化。

β受体阻滞剂对于一些交感神经敏感，高危心血管事件的高血压肾硬化患者仍然适用。在AASK研究中，美托洛尔治疗组预后优于氨氯地平治疗组，但比雷米普利治疗组差。因此，特别对于黑人高血压肾硬化患者，在ACEI不耐受或血压控制不良时，可选择使用美托洛尔。

二、恶性高血压肾损害

恶性高血压（malignant hypertension，MHT）的传统定义为：血压迅速升高（舒张压≥130mmHg），合并眼底出血和/或渗出（高血压视网膜Ⅲ级病变），和/或双侧视神经乳头水肿（Ⅳ级病变）。随后研究发现快速升高的严重高血压的预后与之导致的脑、肾、心等多器官急性损伤密切相关。因此有学者提出恶性高血压的定义应为急性升高的严重高血压，伴终末器官（眼底、脑、肾、心等）在短期内出现损伤或损伤加重。鉴于恶性高血压属于急诊，如不积极治疗，病情快速发展，最终可因肾衰竭、心力衰竭、脑水肿及脑出血等原因死亡。因此有学者将该类情况命名为高血压急症（hypertension emergency），并已获得广泛采用，包括欧洲高血压学会（ESC/ESH）和美国高血压学会（ASH）。本章节仍然沿用“恶性高血压”。有学者将血压显著升高（SBP＞180mmHg，

DBP＞120mmHg)，但并未出现靶器官损伤的情况称为高血压亚急症（hypertension urgency）。

恶性高血压患者血压一般都高于180/120mmHg，但某些情况下，低于该水平的血压也可导致恶性高血压。慢性高血压患者，由于小动脉壁肥厚，可以减轻突然升高的动脉压传递到靶器官，在某种程度上有一定的保护作用。然而在新发高血压患者，引起恶性高血压的动脉压可以比有慢性高血压患者低。

恶性高血压在总人群中的发病率为每百万人口每年1～2，在高血压人群中，恶性高血压的发病率为1%～4%。其发病率在不同地区的报道也各不相同。恶性高血压可发生在有高血压病史，或无高血压病史患者；可发生在原发性高血压，也可发生在任何继发性高血压。IgA肾病并发高血压是导致恶性高血压的常见原因。

（一）恶性高血压的易感因素

恶性高血压发生的危险因素：①高血压病患者血压控制不佳、停药、依从性差，是恶性高血压发生最重要的危险因素；②男性与女性之比为2～3.8∶1；③肾血管性疾病，包括自体肾或移植肾的肾动脉狭窄；④内分泌疾病，如嗜铬细胞瘤；⑤其他伴血栓性微血管病（TMA）的疾病，包括硬皮病及系统性硬化、抗磷脂抗体综合征及先兆子痫等；⑥毒品使用，特别是亚甲二氧甲基苯丙胺（ecstasy，俗称“摇头丸”）及可卡因（cocaine）易诱发MHT，此外，苯丙胺（amphetamine）、甲基苯丙胺（methamphetamine，俗称“冰毒”）及麦角酸二乙基酰胺（lysergide，LSD）也能致使恶性高血压发生。

（二）恶性高血压肾损害的病理

肾脏病理表现 在原发性高血压基础上发生的恶性高血压出现急性肾衰竭时，肾脏体积可增大或正常，而在慢性肾实质性疾病慢性肾功能不全基础上发生的恶性高血压，肾脏体积通常正常或缩小。恶性高血压肾损伤特征性病理变化主要包括：增生性小动脉硬化、血栓性微血管病样改变、小血管壁纤维素样坏死。

（1）肾脏血管病变：恶性高血压肾脏损害时常出现典型小动脉病变，表现为纤维素样坏死和增生性小动脉硬化。纤维素样坏死常见于入球小动脉和肾小球。肾小球毛细血管袢纤维素样坏死，常为节段性，多见于血管极，可伴新月体。增生性小动脉硬化，常见于入球小动脉和叶间动脉，可表现为：黏蛋白型改变（由酸性黏多糖类物质如硫酸软骨素及透明质酸构成）及洋葱皮样改变（由拉长的肌内膜细胞与结缔组织纤维呈同心圆状层包绕而成）。如此导致小动脉壁高度增厚，管腔狭窄乃至闭塞。肾小球慢性病变有双轨征，毛细血管袢塌陷，壁皱缩。

（2）肾小管间质病变：恶性高血压患者的肾小管可出现局灶肾小管坏死，上皮细胞脱落、再生及肾小管萎缩；肾间质可出现不同程度的水肿、炎症细胞浸润及纤维化等。有时可见小范围皮质坏死。

（三）临床表现

恶性高血压患者男多于女，尽管各种年龄均可发病，但中青年患者多见。恶性高血压起病急，常以头痛或视力下降作为首发症状，血压常＞180/120mmHg。恶性高血压可累及全身多个器官系统。

（1）肾脏表现：文献报道63%～90%恶性高血压患者会累及肾脏，临床出现不同程度的蛋白尿（很少出现大量蛋白尿）、镜下血尿，偶见无菌性白细胞尿。患者就诊时可有不同程度的肾功能损害，有报道约32%的患者以急性肾损伤为首诊表现；及时、有效、正确地控制血压可使肾功能恢复或脱离透析。控制血压也是防止肾功能继续恶化的重要措施。

（2）血栓性微血管病（Thrombotic microangiopathy，TMA）：据报道，5%～40%的恶性高血压患者可有血栓性微血管病表现。血管内皮损伤可引起血管内皮损伤，激活血小板和凝血系统，导致小血管血栓性栓塞、血管纤维素样坏死，从而引起血小板消耗，产生破碎红细胞，远端组织缺氧等临床表现。肾素血管紧张素系统激活，参与了血管损伤，同时产生低钾血症等临床表现。

(3) 眼底视网膜病变：即高血压视网膜病变 Keith-Wagener 分级Ⅲ级（视网膜水出血和渗出）或Ⅳ级（视神经盘水肿）。值得注意的是，不是所有恶性高血压患者就诊时都有恶性视网膜病变（Ⅲ－Ⅳ级），特别是在发病初期，因此需定期复查。

（四）诊断

恶性高血压的诊断需同时具备以下两项：①严重高血压（180/120mmHg），虽然恶性高血压大多都发生在血压≥180/120mmHg，但血压未达到该值不能排除诊断；②新出现或加重的视网膜、心、脑、肾等终末器官损伤。因此，对严重高血压患者，需对眼底视网膜、心血管系统、神经精神系统、肾脏进行评估，包括症状、体征、实验室检查和辅助检查。

恶性高血压可以发生在原发性高血压或继发性高血压，后者包括肾性高血压（肾实质病变）、内分泌疾病（醛固酮增多症、嗜铬细胞瘤、库欣综合征、肾素瘤等）、肾血管病变、药物等。因此需进行相应检查对高血压的原因进行评估和诊断。

恶性高血压伴肾损伤一般不需进行肾活检，但如诊断不明确时，在血压控制后可进行肾活检，以帮助诊断和鉴别诊断。

（五）预防及治疗

1. 恶性高血压肾损伤的治疗

(1) 恶性高血压治疗的一般原则：恶性高血压一旦诊断就应尽快开始治疗，控制高血压。初始治疗应用静脉降压药，并监控血压及终末器官损伤的变化。一般选择起效快、短效的静脉降压药物，便于调控。过快、大幅降压，特别是当血压低于自身调节下限阈值时，将导致器官血供不足，加重器官损伤。因此基本原则为在第一个小时内，平均动脉压下降10%～20%，第一天下降25%左右。一般第一天血压降至＜160/110mmHg。如病情稳定，数天内可将血压降至＜140/90mmHg，并改为口服降压药。

在有严重高血压，但没有终末器官损伤的患者降压速度不宜过快，以免导致器官供血不足。

降压速度与目标值及药物选择根据不同终末器官的损伤有所区别。在缺血性脑卒中患者，特别是不进行溶栓的患者，降压应慎重。对有主动脉夹层患者需快速将收缩压降至100～120mmHg。

在恶性高血压肾损伤患者，开始降压后，肾功能可能会有一定程度的进一步下降，以后肾脏功能缓慢恢复，肾脏功能恢复一般需要数月。

(2) 常用静脉高血压治疗药物

1) 硝普钠（sodium nitroprusside）：起效快，可在1分钟内起效。停药后，作用10分钟内消失，特别适用于伴心功能损伤的恶性高血压。硝普钠易于调控，但也容易导致血压大幅变化，需持续监测。硝普钠在体内可被代谢为氰化物，水平过高时对机体产生毒性作用。硝普钠产生氰化物毒性作用的危险因素包括：连续使用超过24～48小时、肾功能受损、剂量过大。妊娠妇女不建议使用硝普钠。肾功能不全患者也尽量避免使用。

2) 尼卡地平（nicardipine）：为二氢吡啶类钙通道阻滞剂，有较好的安全性和降压效果，常用于伴肾脏损伤的恶性高血压。尼卡地平起效较慢，血清清除半衰期较长（3～6小时）。

3) 丁酸氯维地平（clevidipine）：为超短效二氢吡啶类钙通道阻滞剂。丁酸氯维地平可被血清中酯酶水解，血清清除半衰期为5～15分钟。丁酸氯维地平在严重主动脉狭窄时可能导致严重低血压，因此为禁忌。由于丁酸氯维地平为脂质乳剂并含有大豆和蛋类成分，因此有脂质紊乱和对大豆和鸡蛋过敏的患者禁用。

4) 菲诺多泮（fenoldopan）：为外周多巴胺-1受体激动剂。菲诺多泮在降压的同时，可维持或增加肾脏的血流。患有青光眼的患者需慎用。

5) 拉贝洛尔（labetalol）为α、β肾上腺素受体阻滞剂。拉贝洛尔起效快（5分钟以内），不增加心率，在冠状动脉病变的患者中比较安全。然而在哮喘、慢性阻塞性肺疾病、心力衰竭、心动过缓、一度以上传导阻滞的患者应避免使用。

2. 恶性高血压的预防 高血压患者依从性差，包括停药，服用不规律是导致恶性高血压的重要危险因素，因此增强依从性、积极控制血压是预防恶性高血压的重要因素。

3. 恶性高血压伴肾损伤的预后 在1920—1940年期间，恶性高血压的结局很差，2年死亡率达80%。由于早期诊断和及时治疗，以及现代强效降压药物的应用，恶性高血压患者的肾脏存活率及患者生存率已获得显著改善，5年生存率已经超过90%。然而恶性高血压患者的全因死亡率及慢性肾损伤发生率明显高于一般高血压患者。部分患者可发展至终末期肾病。研究显示，肾衰竭是恶性高血压患者死亡的最重要原因。在随访过程中，严格控制血压，可明显改善恶性高血压患者的远期生存率。

（郝传明　周福德）

参考文献

[1] ZHANG L, WANG F, WANG L, et al. Prevalence of chronic kidney disease in China: a cross-sectional survey [J]. Lancet, 2012, 379 (9818): 815-822.

[2] ZHENG Y, CAI G Y, CHEN X M, et al. Prevalence, awareness, treatment, and control of hypertension in the non-dialysis chronic kidney disease patients [J]. Chin Med J (Engl), 2013, 126 (12): 2276-2280.

[3] ZHANG W, SHI W, LIU Z, et al. A nationwide cross-sectional survey on prevalence, management and pharmacoepidemiology patterns on hypertension in Chinese patients with chronic kidney disease[J]. Sci Rep, 2016, 6: 38768.

[4] O'SEAGHDHA C M, PERKOVIC V, LAM T H, et al. Blood pressure is a major risk factor for renal death: an analysis of 560 352 participants from the Asia-Pacific region [J]. Hypertension, 2009, 54 (3): 509-515.

[5] BAKRIS G L, WILLIAMS M, DWORKIN L, et al. Preserving renal function in adults with hypertension and diabetes: a consensus approach. National Kidney Foundation Hypertension and Diabetes Executive Committees Working Group [J]. Am J Kidney Dis, 2000, 36 (3): 646-661.

[6] LU J, MU Y, SU Q, et al. Reduced kidney function is associated with cardiometabolic risk factors, prevalent and predicted risk of cardiovascular disease in Chinese adults: Results From the REACTION Study [J]. J Am Heart Assoc, 2016, 5 (7).

[7] YUAN J, ZOU X R, HAN S P, et al. Prevalence and risk factors for cardiovascular disease among chronic kidney disease patients: results from the Chinese cohort study of chronic kidney disease (C-STRIDE) [J]. BMC Nephrol, 2017, 18 (1): 23.

[8] VAN DER VELDE M, MATSUSHITA K, CORESH J, et al. Lower estimated glomerular filtration rate and higher albuminuria are associated with all-cause and cardiovascular mortality. A collaborative meta-analysis of high-risk population cohorts [J]. Kidney Int, 2011, 79 (12): 1341-1352.

[9] BLOOD PRESSURE LOWERING TREATMENT TRIALISTS' COLLABORATION, NINOMIYA T, PERKOVIC V, et al. Blood pressure lowering and major cardiovascular events in people with and without chronic kidney disease: meta-analysis of randomised controlled trials [J]. BMJ, 2013, 347: f5680.

[10] Kidney Disease: Improving Global Outcomes (KDIGO) Blood PressureWork Group. KDIGO clinical practice guideline for the management of blood pressure in chronic kidney disease [J]. Kidney Int Suppl, 2012, 2: 337-414.
[11] SPRINT RESEARCH GROUP, WRIGHT JT JR, WILLIAMSON JD, et al. A randomizedtrial of intensive versus standard blood-pressure control [J]. N Engl J Med, 2015, 373: 2103-2116.
[12] OBI Y, KALANTAR-ZADEH K, SHINTANI A, et al. Estimated glomerular filtration rate and the risk-benefit profile of intensive blood pressure control amongst nondiabetic patients: a post hoc analysis of a randomized clinical trial [J]. J Intern Med, 2018, 283 (3): 314-327.
[13] LIU B, WANG Q, WANG Y, et al. Utilization of antihypertensive drugs among chronic kidney disease patients: Results from the Chinese cohort study of chronic kidney disease (C-STRIDE) [J]. J Clin Hypertens (Greenwich), 2020, 22 (1) : 57-64.
[14] Kidney Disease: Improving Global Outcomes (KDIGO) CKD Work Group. KDIGO 2012 clinical practice guideline for the evaluation and management of chronic kidney disease. Kidney Int Suppl 2013, 3: 1-150.
[15] National Institutes of Health; National Institute of Diabetes and Digestive and Kidney Diseases, United States Renal Data System. USRDS 2010 annual data report: atlas of chronic kidney disease and end-stage renal disease in the United States, 2010.
[16] LIYANAGE T, NINOMIYA T, JHA V, et al. Worldwide access to treatment for end-stage kidney disease: a systematic review [J]. Lancet, 2015, 385 (9981) : 1975-1982.
[17] WEBSTER A C, NAGLER E V, MORTON R L, et al. Chronic Kidney Disease [J]. Lancet, 2017, 389 (10075) : 1238-1252.
[18] GLASSOCK R J, WARNOCK D G, DELANAYE P. The global burden of chronic kidney disease: estimates, variability and pitfalls [J]. Nat Rev Nephrol, 2017, 13 (2) : 104-114.
[19] LV JC, ZHANG LX. Prevalence and disease burden of chronic kidney disease [J]. Adv Exp Med Biol, 2019, 1165: 3-15.
[20] ZAGER P G, NIKOLIC J, BROWN R H, et al. "U" curve association of blood pressure and mortality in hemodialysis patients. Medical Directors of Dialysis Clinic, Inc [J]. Kidney Int, 1998, 54 (2) : 561-569.
[21] FLYTHE J E, CHANG T I, GALLAGHER M P, et al. Blood pressure and volume management in dialysis: conclusions from a Kidney Disease: Improving Global Outcomes (KDIGO) Controversies Conference [J]. Kidney Int, 2020, 97 (5) : 861-876.
[22] AGARWAL R, ALBORZI P, SATYAN S, et al. Dry-weight reduction in hypertensive hemodialysis patients (DRIP) : a randomized, controlled trial [J]. Hypertension, 2009, 53 (3): 500-507.
[23] AYUS J C, MIZANI M R, ACHINGER S G, et al. Effects of short daily versus conventional hemodialysis on left ventricular hypertrophy and inflammatory markers: a prospective, controlled study [J]. J Am Soc Nephrol, 2005, 16 (9) : 2778-2788.
[24] MANLUCU J, GALLO K, HEIDENHEIM P A, et al. Lowering postdialysis plasma sodium (conductivity) to increase sodium removal in volume-expanded hemodialysis patients: a pilot study using a biofeedback software system [J]. Am J Kidney Dis, 2010, 56 (1): 69-76.
[25] ASLAM S, SANTHA T, LEONE A, et al. Effects of amlodipine and valsartan on

oxidative stress and plasma methylarginines in end-stage renal disease patients on hemodialysis [J]. Kidney Int, 2006, 70 (12): 2109-2115.

[26] ZANNAD F, KESSLER M, LEHERT P, et al. Prevention of cardiovascular events in end-stage renal disease: results of a randomized trial of fosinopril and implications for future studies [J]. Kidney Int, 2006, 70 (7): 1318-1324.

[27] DENKER M G, COHEN D L. Antihypertensive medications in end-stage renal disease [J]. Semin Dial, 2015, 28 (4): 330-336.

[28] AGARWAL R, SINHA A D, PAPPAS M K, et al. Hypertension in hemodialysis patients treated with atenolol or lisinopril: a randomized controlled trial [J]. Nephrol Dial Transplant, 2014, 29 (3): 672-681.

[29] LEVIN N W, KOTANKO P, ECKARDT K U, et al. Blood pressure in chronic kidney disease stage 5D-report from a kidney disease: improving global outcomes controversies conference [J]. Kidney Int, 2010, 77 (4): 273-284.

[30] LIN C, ZHANG Q, ZHANG H, et al. Long-term effects of low-dose spironolactone on chronic dialysis patients: a randomized placebo-controlled study [J]. J Clin Hypertens (Greenwich), 2016, 18 (2): 121-128.

[31] LENTINE K L, KASISKE B L, LEVEY A S, et al. KDIGO clinical practice guideline on the evaluation and care of living kidney donors [J]. Transplantation, 2017, 101 (8S Suppl 1): S1-S109.

[32] KIDNEY DISEASE: IMPROVING GLOBAL OUTCOMES (KDIGO) TRANSPLANT WORK GROUP. KDIGO clinical practice guideline for the care of kidney transplant recipients [J]. Am J Transplant, 2009, 9 Suppl 3: S1-155.

[33] 中华医学会器官移植学分会. 中国实体器官移植术后高血压诊疗规范（2019版）[J]. 器官移植, 2019, 10 (2): 112-121.

[34] PAOLETTI E, GHERZI M, AMIDONE M, et al. Association of arterial hypertension with renal target organ damage in kidney transplant recipients: the predictive role of ambulatory blood pressure monitoring [J]. Transplantation, 2009, 87 (12): 1864-1869.

[35] BULL A S, PIOVESAN A C, MARCHINI G S, et al. Outcomes of endovascular treatment of renal arterial stenosis in transplanted kidneys [J]. Int Braz J Urol, 2019, 45 (5): 925-931.

[36] THOMAS B, TABER D J, SRINIVAS T R. Hypertension after kidney transplantation: a pathophysiologic approach [J]. Curr Hypertens Rep, 2013, 15 (5): 458-469.

[37] PILMORE H L, SKEANS M A, SNYDER J J, et al. Cardiovascular disease medications after renal transplantation: results from the patient outcomes in renal transplantation study [J]. Transplantation, 2011, 91 (5): 542-551.

[38] WEIR M R, BURGESS E D, COOPER J E, et al. Assessment and management of hypertension in transplant patients [J]. J Am Soc Nephrol, 2015, 26 (6): 1248-1260.

[39] MASI S, ULIANA M, GESI M, et al. Drug-induced hypertension: know the problem to know how to deal with it [J]. Vascul Pharmacol, 2019, 115: 84-88.

[40] LOVELL A R, ERNST M E. Drug-induced hypertension: focus on mechanisms and management [J]. Curr Hypertens Rep, 2017, 19 (5): 39.

[41] FARDET L, NAZARETH I, PETERSEN I. Synthetic glucocorticoids and early variations of blood pressure: a population-based cohort

study [J]. J Clin Endocrinol Metab, 2015, 100 (7) : 2777-2783.
[42] PENNINKILAMPI R, ESLICK E M, ESLICK G D. The association between consistent licorice ingestion, hypertension and hypokalaemia: a systematic review and meta-analysis [J]. J Hum Hypertens, 2017, 31 (11) : 699-707.
[43] FOURNIER J P, SOMMET A, BOURREL R, et al. Non-steroidal anti-inflammatory drugs (NSAIDs) and hypertension treatment intensification: a population-based cohort study[J]. Eur J Clin Pharmacol, 2012, 68(11): 1533-1540.
[44] SUDANO I, FLAMMER A J, PERIAT D, et al. Acetaminophen increases blood pressure in patients with coronary artery disease [J]. Circulation, 2010, 122 (18) : 1789-1796.
[45] MARIENHAGEN K, LEHNER F, KLEMPNAUER J, et al. Treatment of cyclosporine induced hypertension: Results from a long-term observational study using different antihypertensive medications [J]. Vascul Pharmacol, 2019, 115: 69-83.
[46] HOORN E J, WALSH S B, MCCORMICK J A, et al. Pathogenesis of calcineurin inhibitor-induced hypertension [J]. J Nephrol, 2012, 25 (3) : 269-275.
[47] LAI S, MOLFINO A, SEMINARA P, et al. Vascular endothelial growth factor inhibitor therapy and cardiovascular and renal damage in renal cell carcinoma [J]. Curr Vasc Pharmacol, 2018, 16 (2) : 190-196.
[48] LIU B, DING F, LIU Y, et al. Incidence and risk of hypertension associated with vascular endothelial growth factor receptor tyrosine kinase inhibitors in cancer patients: a comprehensive network meta-analysis of 72 randomized controlled trials involving 30013 patients [J]. Oncotarget, 2016, 7 (41) : 67661-67673.
[49] VAN DEN MEIRACKER A H, DANSER A H. Mechanisms of hypertension and renal injury during vascular endothelial growth factor signaling inhibition [J]. Hypertension, 2016, 68 (1) : 17-23.
[50] NAGARAJA V. Management of scleroderma renal crisis [J]. Curr Opin Rheumatol, 2019, 31 (3) : 223-230.
[51] CREMER A, AMRAOUI F, LIP G Y, et al. From malignant hypertension to hypertension-MOD: a modern definition for an old but still dangerous emergency [J]. J Hum Hypertens, 2016, 30 (8) : 463-466.
[52] 周福德. 恶性高血压肾损害 [M] //王海燕. 肾脏病学. 3版. 北京: 人民卫生出版社, 2008: 1671-1683.
[53] NOLAN CR, LINAS SL. Malignant hypertension and other hypertensive crises [M] //COFFMAN TM, FALK RJ, MOLITORIS BA, et al. Schrier's Disease of the Kidney. 9th ed. Philadelphia: Lippincott Williams and Wilkins, 2013: 1209-1436.
[54] BLUMENFELD J D. Primary and secondary hypertension [M] //Brenner BM. The Kidney. 9th ed. Elsevier Medicine, 2012: 1670-1751.
[55] GALLAN A J, CHANG A. A new paradigm for renal thrombotic microangiopathy [J]. Semin Diagn Pathol, 2020, 37 (3) : 121-126.
[56] VAN DEN BORN B J, VAN DER HOEVEN N V, GROOT E, et al. Association between thrombotic microangiopathy and reduced ADAMTS13 activity in malignant hypertension [J]. Hypertension, 2008, 51 (4): 862-866.
[57] KOSSMANN S, SCHWENK M, HAUSDING M, et al. Angiotensin II-induced vascular dysfunction depends on interferon-γ-driven immune cell recruitment and mutual activation of monocytes and NK-cells [J].

Arterioscler Thromb Vasc Biol, 2013, 33 (6): 1313-1319.

[58] WENZEL U O, BODE M, KöHL J, et al. A pathogenic role of complement in arterial hypertension and hypertensive end organ damage [J]. Am J Physiol Heart Circ Physiol, 2017, 312 (3): H349-H354.

[59] DEMEULENAERE M, DEVREESE K, VANBELLEGHEM H, et al. Thrombomodulin and endothelial dysfunction: a disease-modifier shared between malignant hypertension and atypical hemolytic uremic syndrome [J]. Nephron, 2018, 140 (1): 63-73.

[60] CAVERO T, ARJONA E, SOTO K, et al. Severe and malignant hypertension are common in primary atypical hemolytic uremic syndrome [J]. Kidney Int, 2019, 96 (4): 995-1004.

[61] LEWEK J, BIELECKA-DABROWA A, MACIEJEWSKI M, et al. Pharmacological management of malignant hypertension [J]. Expert Opin Pharmacother, 2020, 21 (10): 1189-1192.

[62] SHANTSILA A, SHANTSILA E, BEEVERS D G, et al. Predictors of 5-year outcomes in malignant phase hypertension: the west birmingham malignant hypertension registry [J]. J Hypertens, 2017, 35: 2310-2314.

[63] AMRAOUI F, BOS S, VOGT L, et al. Long-term renal outcome in patients with malignant hypertension: a retrospective cohort study [J]. BMC Nephrol, 2012, 13: 71.

[64] WU D, CHEN Y, GUAN H, et al. Association of abnormal serum electrolyte levels with hypertension in a population with high salt intake [J]. Public Health Nutr, 2019, 22 (9): 1635-1645.

[65] HANSSON J H, SCHILD L, LU Y, et al. A de novo missense mutation of the beta subunit of the epithelial sodium channel causes hypertension and Liddle syndrome, identifying a proline-rich segment critical for regulation of channel activity [J]. Proc Natl Acad Sci U S A, 1995, 92 (25): 11495-11499.

[66] SCHILD L, LU Y, GAUTSCHI I, et al. Identification of a PY motif in the epithelial Na channel subunits as a target sequence for mutations causing channel activation found in Liddle syndrome[J]. EMBO J, 1996, 15(10): 2381-2387.

[67] MUNE T, ROGERSON F M, NIKKILä H, et al. Human hypertension caused by mutations in the kidney isozyme of 11 beta-hydroxysteroid dehydrogenase [J]. Nat Genet, 1995, 10 (4): 394-399.

[68] KESTELOOT H, JOOSSENS J V. Relationship of serum sodium, potassium, calcium, and phosphorus with blood pressure. Belgian interuniversity research on nutrition and health [J]. Hypertension, 1988, 12 (6): 589-593.

[69] HU G, XU X, LIANG X, et al. Associations of plasma atrial natriuretic peptide and electrolyte levels with essential hypertension [J]. Exp Ther Med, 2013, 5 (5): 1439-1443.

[70] HOUSTON M C. The importance of potassium in managing hypertension [J]. Curr Hypertens Rep, 2011, 13 (4): 309-317.

[71] WILSON F H, DISSE-NICODèME S, CHOATE K A, et al. Human hypertension caused by mutations in WNK kinases [J]. Science, 2001, 293 (5532): 1107-1112.

[72] FRøKIAER J, MARPLES D, KNEPPER M A, et al. Bilateral ureteral obstruction downregulates expression of vasopressin-sensitive AQP-2 water channel in rat kidney

[J]. Am J Physiol, 1996, 270 (4 Pt 2): F657-F668.

[73] FUJIWARA T M, BICHET D G. Molecular biology of hereditary diabetes insipidus [J]. J Am Soc Nephrol, 2005, 16 (10): 2836-2846.

[74] KHOSITSETH S, UAWITHYA P, SOMPARN P, et al. Autophagic degradation of aquaporin-2 is an early event in hypokalemia-induced nephrogenic diabetes insipidus [J]. Sci Rep, 2015, 5: 18311.

[75] GRüNFELD J P, ROSSIER B C. Lithium nephrotoxicity revisited [J]. Nat Rev Nephrol, 2009, 5 (5): 270-276.

[76] KHOSITSETH S, CHARNGKAEW K, BOONKRAI C, et al. Hypercalcemia induces targeted autophagic degradation of aquaporin-2 at the onset of nephrogenic diabetes insipidus [J]. Kidney Int, 2017, 91 (5): 1070-1087.

[77] NOWAK K L, CHONCHOL M, JOVANOVICH A, et al. Serum sodium and pulse pressure in SPRINT [J]. Am J Hypertens, 2019, 32 (7): 649-656.

[78] 欧阳翠文，刘晓琦，张晓娟，等. 托伐普坦致高钠血症 [J]. 药物不良反应杂志，2021，23 (4): 214-216.

[79] PEIXOTO A J, BAKRIS G L. Chronic renal disease [M]. 2nd edition. Cambridge: Academic Press. 2020: 737-752.

[80] BRATHWAITE L, REIF M. Hypertensive emergencies: a review of common presentations and treatment options [J]. Cardiol Clin, 2019, 37 (3): 275-286.

[81] VAN DEN BORN B H, LIP G, BRGULJAN-HITIJ J, et al. ESC Council on hypertension position document on the management of hypertensive emergencies [J]. Eur Heart J Cardiovasc Pharmacother, 2019, 5 (1): 37-46.

[82] 周福德. 肾脏与高血压 [M]. //章友康. 中华医学百科全书 肾脏病学. 北京：中国协和医科大学出版社，2016: 159-163.

[83] SUNEJA M, SANDERS M L. Hypertensive emergency [J]. Med Clin North Am, 2017, 101 (3): 465-478.

[84] SHANTSILA A, LIP G. Malignant hypertension revisited-does this still exist? [J]. Am J Hypertens, 2017, 30 (6): 543-549.

第五章
内分泌疾病与高血压

第一节
肾上腺及肾上腺分泌激素

一、肾上腺

肾上腺位于腹膜后、脊柱两侧，左右各一，分别于双侧肾脏内上方，是机体重要的内分泌腺体。肾上腺由皮质和髓质两部分组成，皮质在外，髓质在内。在人类胚胎第5周形成肾上腺皮质的原基；胚胎第7周形成肾上腺原始皮质及肾上腺髓质雏形；胚胎第12周，形成肾上腺永久性皮质；胚胎第24周形成肾上腺髓质。在胎儿期，肾上腺重量随着胎龄的增长而增加；至14岁时接近成人肾上腺的重量；成人正常肾上腺每侧重量为4～5g。肾上腺形状左肾上腺65%为半月形，右肾上腺78%为三角形，其他为僧帽形、卵圆形、四方形、不规则形等。

成人肾上腺皮质占80%～90%，因富含类脂质而呈黄色，肾上腺皮质从外到内分为三个带，即球状带、束状带和网状带。球状带占皮质的15%，主要分泌盐皮质激素如醛固酮，调节机体的水、盐代谢及平衡。束状带占皮质的75%，其外层细胞胞质内含有丰富的脂质称为亮细胞；束状带细胞的线粒体内含有11-β羟化酶、微粒体中有21-羟化酶和11-α羟化酶，故主要合成及分泌糖皮质激素即皮质醇，调节糖代谢。网状带位于肾上腺皮质的最内层，靠近髓质，约占皮质的10%，主要分泌雄激素。肾上腺髓质来源于外胚层的神经嵴，占肾上腺的10%～20%，呈棕褐色，分泌儿茶酚胺即肾上腺素、去甲肾上腺素及多巴胺（图7-5-1）。

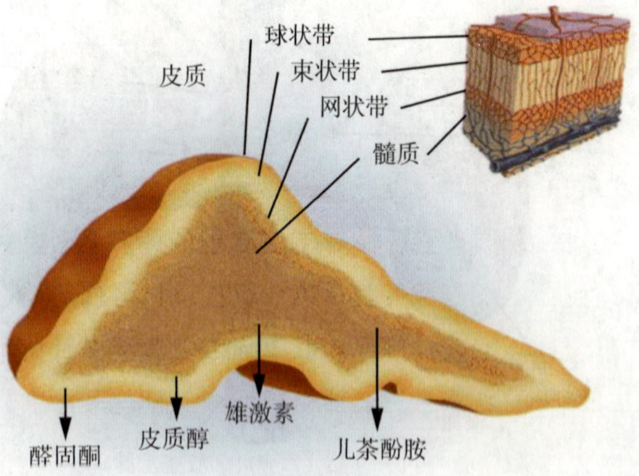

图7-5-1 肾上腺皮、髓质结构及分泌的激素

肾上腺皮质、髓质构成具有共同血管供应的统一体，肾上腺血液供应很丰富，双侧肾上腺分别由来自膈下动脉、腹主动脉或肾动脉的肾上腺上、中、下动脉及分支共12条小动脉形成被膜下小动脉丛，发出皮质支和髓质支，形成放射状排列的毛细血管，分别供应肾上腺皮质各带。汇合血管窦内的血液经小静脉、中央静脉至左肾上腺静脉和右肾上腺静脉，左肾上腺静脉汇入左肾静脉和下腔静脉，而右肾上腺静脉却直接汇入下腔静脉（图7-5-2）。

肾上腺有着丰富的神经分布，但肾上腺皮质没有神经支配，肾上腺丛的神经穿过皮质，分布于髓质，并终止于肾上腺髓质的嗜铬细胞，使1个神经元可以支配多个嗜铬细胞。

二、肾上腺皮质激素

肾上腺皮质主要分泌的类固醇激素为盐皮质激素（醛固酮、脱氧皮质酮）、糖皮质激素（皮质醇）和性激素（雄激素），它们都是胆固醇在不同酶的催化作用下合成的衍生物（图7-5-3）。

肾上腺皮质球状带、束状带、网状带细胞分泌激素的功能分工明确，球状带和靠近球状带的束状带外侧部分细胞合成分泌盐皮质激素醛固酮、11-脱氧皮质酮和18-羟脱氧皮质酮；束状带主要合

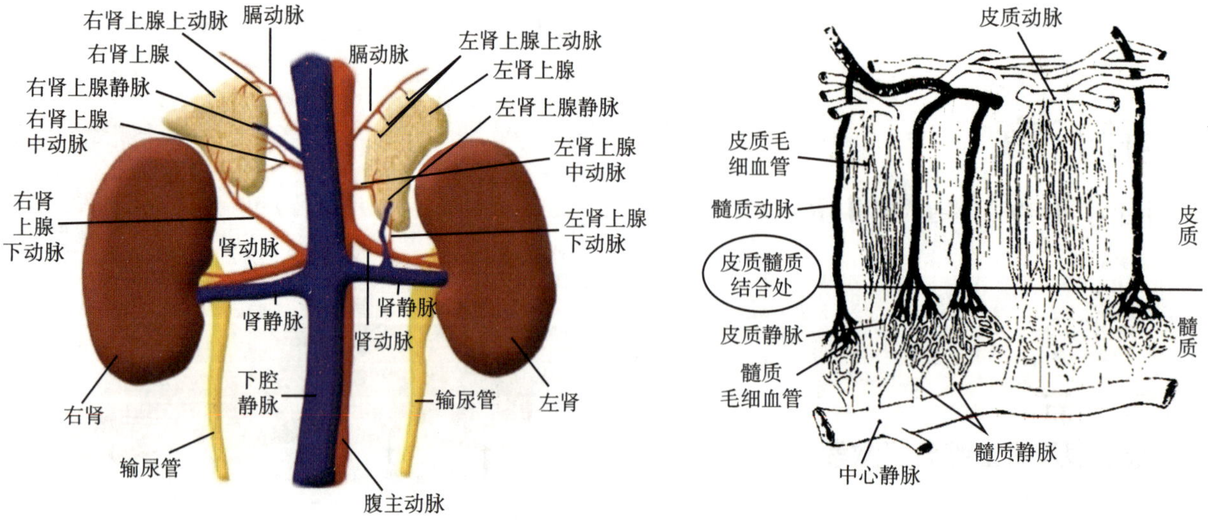

图7-5-2　肾上腺的血液供应

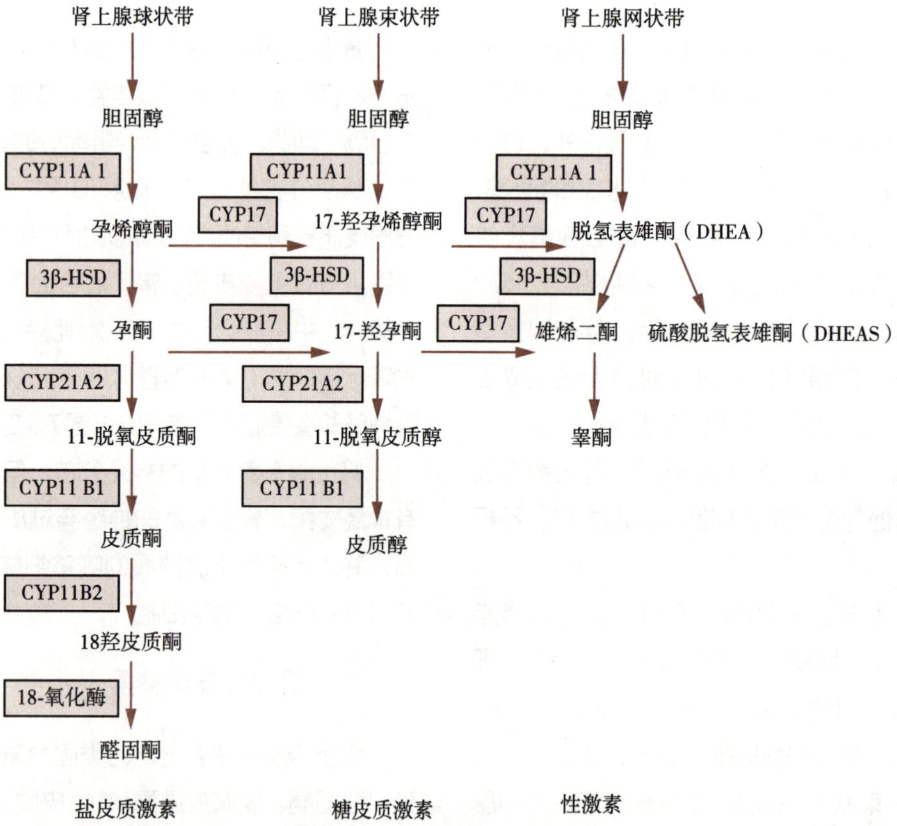

图7-5-3　肾上腺皮质激素的合成

注：CYP11A1，胆固醇侧链剪切酶，碳链裂解酶；CYP17，17α-羟化酶/17，20-裂解酶；CYP21A2，21-羟化酶；CYP11B1，11β-羟化酶；CYP11B2，醛固酮合成酶；3β-HSD，3β-羟类固醇脱氢酶。

成糖皮质激素皮质醇；网状带是肾上腺合成雄激素的主要部位，还可分泌少量皮质醇。

正常人肾上腺束状带分泌皮质醇主要受下丘脑－垂体－肾上腺轴调节，垂体促肾上腺皮质激素（ACTH）是调控皮质醇合成和分泌的主要促激素。盐皮质激素醛固酮的分泌主要受肾素－血管紧张素、血钾钠浓度和ACTH的调控。ACTH也是肾上腺皮质网状带合成分泌雄激素的重要调节因素。

三、肾素－血管紧张素－醛固酮系统（RAAS）

1. 肾素－血管紧张素 肾素是一种特殊的蛋白水解酶，可使血中的血管紧张素原分解成血管紧张素Ⅰ（AngⅠ，10肽），在肺和其他组织中的血管紧张素转换酶（ACE）的作用下，AngⅠ被分解形成血管紧张素Ⅱ（AngⅡ，8肽），在氨基肽酶的作用下，AngⅡ分解形成血管紧张素Ⅲ（AngⅢ，7肽）。AngⅡ通过激活其特异性受体，不仅具有较强的收缩血管、升高血压、促血管平滑肌细胞及心肌细胞增殖、对抗细胞凋亡的作用，而且可刺激肾上腺皮质球状带，促进醛固酮的合成与分泌，增加钠离子的重吸收；刺激肾上腺髓质及交感神经，释放儿茶酚胺；促进抗利尿激素、内皮素、血管加压素等的合成与释放。AngⅢ也有刺激球状带促进醛固酮合成与分泌的作用，但因血中AngⅢ浓度较低，因此AngⅡ刺激醛固酮合成和分泌的作用仍是主要的；而AngⅢ升高血压的作用仅为AngⅡ的20%。

2. 醛固酮及其受体 醛固酮是肾上腺皮质球状带合成与分泌的C_{21}类固醇激素，它是由胆固醇断去长支链，生成孕烯醇酮，再转化为孕酮，由于在球状带中无17a羟化酶，不能产生皮质醇，故孕酮转化成皮质酮，皮质酮在球状带的18-羟化酶作用下生成18-羟皮质酮，再在18-氧化酶的作用下，最后转化为醛固酮。肾上腺盐皮质激素包括醛固酮、皮质酮及去氧皮质酮等，但肾上腺皮质球状带主要分泌的醛固酮是体内最重要的盐皮质激素，经肾上腺静脉进入血液循环输送到全身发挥生理作用，通过肝脏进行代谢廓清。醛固酮在体内降解后约有17种代谢产物，其中主要为四氢醛固酮。醛固酮的主要生理作用为潴钠、排钾，调节机体水、盐代谢、增加血容量及升高血压；增加氢、氨、镁、钙离子的排泄。

盐皮质激素受体（MR）在经典的醛固酮靶组织和其他非上皮组织中有不同水平的表达，它与糖皮质激素受体（glucocorticoid receptors，GR）、孕酮受体及雄激素受体组成特殊的亚家族，MR与GR的关系较密切，在DNA结合区有94%的氨基酸相同，而在C端配基结合区有57%的氨基酸相同，但它们却是在不同的染色体上。螺内酯可阻断醛固酮与受体的结合并减少其对尿电解质的作用。

3. 醛固酮分泌的调节

（1）肾素－血管紧张素系统（RAS）：醛固酮与皮质醇、ACTH有生理同步性分泌的昼夜节律，在正常生理情况下，RAS是调节醛固酮分泌的主要机制。当动脉血压降低，循环血量减少或低钠状态时，肾小球旁细胞（juxtaglomerular apparatus，JG细胞）作为压力感受器，致密斑作为化学感受器，通过感受血流压力或钠离子浓度的变化来调节肾素分泌及RAAS的功能。不仅血液循环中有RAS，在多种器官如心脏、肾脏、肾上腺、脑及血管中也存在着局部RAS，其产生的AngⅡ可对其他器官和心血管系统的功能产生影响，特别是肾上腺局部产生的AngⅡ对醛固酮分泌也有很大作用。

（2）血钾、钠浓度：血钠浓度主要通过改变细胞外液容量来调节醛固酮分泌，当血钠浓度降低时，细胞外液容量降低，通过兴奋RAS刺激醛固酮分泌；而血钠浓度增高时，因细胞外液、血容量增多则抑制醛固酮分泌，血钠浓度与醛固酮浓度呈反比例关系。高血钾浓度刺激醛固酮分泌，增加血浆醛固酮水平，而低血钾浓度则抑制醛固酮分泌；当血清钾浓度升高0.1mmol/L即可使血浆醛固酮水平明显增高，因此血钾浓度与醛固酮浓度呈正比例关系。

(3) 促肾上腺皮质激素(ACTH):ACTH在生理浓度时可直接影响血醛固酮的合成与分泌,但对醛固酮分泌的长期持续刺激作用并不明显,ACTH刺激醛固酮分泌主要是通过cAMP的作用,故也是调节醛固酮合成与释放的重要因素。

(4) 其他:血清素兴奋醛固酮的分泌释放;儿茶酚胺通过激活腺苷环化酶系统增加醛固酮分泌;血管内皮产生的血管活性多肽——内皮素刺激肾上腺皮质球状带分泌醛固酮增多,原发性醛固酮增多症患者内皮素浓度亦高于正常人;心房利钠肽(ANP)抑制醛固酮分泌及Ang II、钾和ACTH对醛固酮分泌的刺激作用;内源性洋地黄素(哇巴因ouabain)抑制醛固酮合成、多巴胺直接抑制醛固酮分泌、生长抑素抑制Ang II 刺激的醛固酮分泌。

四、嗜铬细胞和儿茶酚胺

1. 嗜铬细胞 肾上腺髓质起源于外胚层,由可被重铬酸盐染色成棕色、称为嗜铬细胞的大多角形细胞组成。肾上腺髓质嗜铬细胞胞浆内含有大量嗜铬颗粒,它们在电镜下表现为大小不等的囊泡。嗜铬颗粒囊泡主要分泌和储存儿茶酚胺(CA),即肾上腺素(E)、去甲肾上腺素(NE)和多巴胺(DA)。嗜铬细胞按其不同的形态、功能及组织化学特征分为产生E或NE的两种细胞;电镜及组织化学研究也提示肾上腺髓质含有NE和E两种不同的嗜铬颗粒,肾上腺髓质动脉周围为释放NE的细胞,而从皮、髓质静脉窦得到主要血液供应的部位为释放E的细胞;糖皮质激素受体在产生E的肾上腺髓质细胞上,而人肾上腺髓质嗜铬细胞主要产生E。

2. 儿茶酚胺(CA) CA是含有3,4-双羟基苯环(儿茶酚)的胺类总称,包括肾上腺素(E)、去甲肾上腺素(NE)和多巴胺(DA),主要在中枢神经系统、交感神经和肾上腺髓质嗜铬细胞中合成。其中E主要在肾上腺髓质嗜铬细胞中合成;NE不仅在肾上腺髓质,而且也存在于中枢神经系统和外周交感神经中;DA为NE的前体,主要在肾上腺髓质及去甲肾上腺素能神经元中,它以高浓度存于大脑、交感神经节特殊的中间神经元及颈动脉体中,起着神经递质的作用。

(1) CA的合成:合成CA的原料来自苯丙氨酸在肝脏被羟化或从食物中直接摄取的酪氨酸,通过不同的酶促反应并按下述顺序进行(图7-5-4)。

CA合成过程中,酪氨酸在神经元和嗜铬细胞的细胞质内转化为多巴;多巴脱羧酶存在于所有组织中,需要磷酸吡哆醛作为辅助因子,才能使多巴转变为多巴胺(DA);在肾上腺髓质和交感神经节后神经元中,DA羟化后形成NE,故NE是大多数交感神经节后神经元的最终产物;在肾上腺髓质嗜铬组织中,NE在苯乙醇胺-N甲基转移酶(PNMT)的作用下,从S-腺苷甲硫氨酸获得甲基形成E。PNMT是一种糖皮质激素诱导酶,仅存在于肾上腺髓质及中枢神经系统的少数神经元中,因此E主要在肾上腺髓质中合成;如缺乏后面的几种酶,则

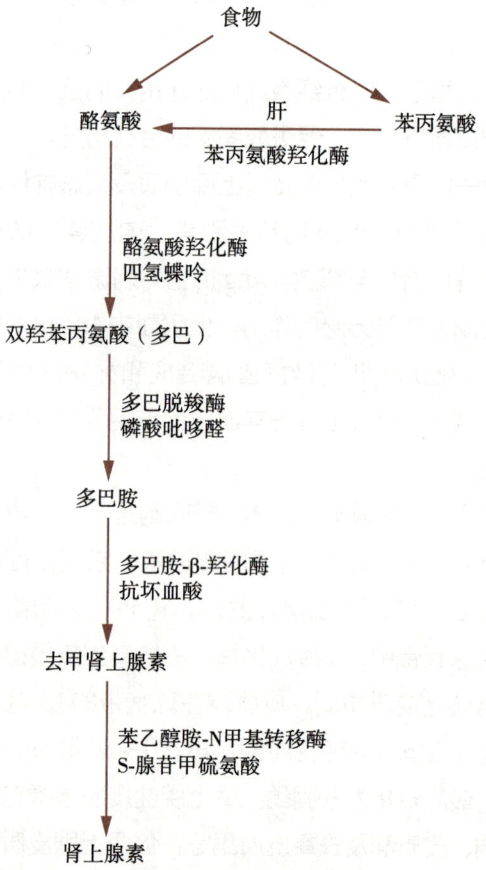

图7-5-4 儿茶酚胺的合成

在一些合成CA的神经元中形成的最后产物即为多巴胺。

(2) CA的分泌：机体在各种应激情况下，肾上腺髓质的CA分泌量增加，在低血糖及大多数应激状况时，E分泌率的增加幅度大于NE；在缺氧和窒息时，NE从肾上腺髓质的分泌量也较其他应激时明显增多。肾上腺髓质激素的分泌受交感神经节前纤维末端释放乙酰胆碱作用的调节，而神经刺激反应引起CA分泌量的增加或减少是决定于不同的神经递质在突触前神经元上的特殊受体的作用，NE激活突触后a_1受体可使血管收缩，而作用在突触前a_2受体时则减少其合成或分泌。

(3) CA的结合与降解代谢：CA进入血液循环与白蛋白或与具有低亲和力和高容量的蛋白结合后，其作用很快终止，CA与其受体结合有相对低的亲和力和快的解离能力。CA在血液循环中通过细胞摄取和代谢被很快清除，肝、肾、骨骼肌及体内多种组织均为其清除部位，进入血液循环的NE仅有2%～3%以原型排入尿中，血浆CA半衰期仅为1～2分钟。血中E约70%被甲基氧化，24%被脱氨。

CA降解主要通过细胞内儿茶酚甲基转移酶(COMT)和单胺氧化酶(MAO)两种酶系统，NE和E分别被降解为3-甲氧基去甲肾上腺素(NMN)和3-甲氧基肾上腺素(MN)，再在MAO的作用下，生成终产物3-甲氧基4-羟基-扁桃酸(香草扁桃酸，VMA)；NE和E也可在MAO的作用下，生成3,4-二羟基扁桃酸，再在COMT的作用下，转化为VMA。DA通过COMT和MAO的作用，降解为高香草酸(HVA)(图7-5-5)。

(4) CA受体：CA有α、β、DA肾上腺素能受体及α_1、α_2、β_1、β_2、β_3和DA-1、DA-2等多个亚型，α_1和α_2又分别各有3种亚型α_{1A}、α_{1B}、α_{1D}和α_{2A}、α_{2B}、α_{2C}。肾上腺素能受体均是G-蛋白偶联的7个跨膜段受体家族的成员，它们通过激活G-蛋白引起信号传导。

NE和E是很强的非选择性α受体激动剂，通过心脏、血管的肾上腺能受体起作用，阻力血管床的α_{1A}受体参与调节血管张力及外周血压，刺激血管平滑肌α_1受体使血管收缩、血压升高。对α受体的亲和性：E≥NE＞异丙基肾上腺素。心脏β_1和β_2受体可介导cAMP生成及正性变力效应，NE和E也

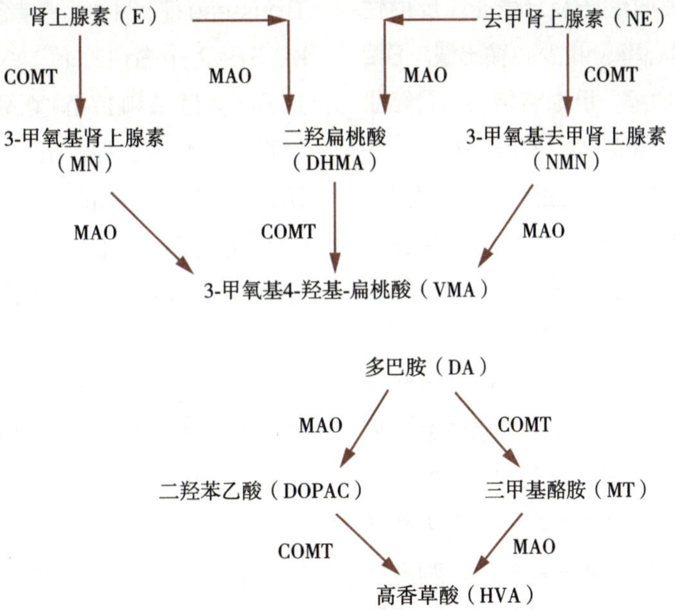

图7-5-5　儿茶酚胺的降解

注：COMT，儿茶酚甲基转移酶；MAO，单胺氧化酶。

是β受体激动剂，对β受体的亲和性：异丙基肾上腺素＞E＞NE。

酚苄明和酚妥拉明是非选择性α受体阻滞剂，对α_1、α_2受体均有阻滞作用。乌拉地尔是选择性α_1受体阻滞剂，可兴奋中枢5羟色胺-1A受体，有中枢性降压作用。

刺激β_1受体可使心脏产生正性肌力作用和变时反应、脂肪分解、肾素分泌增加，美托洛尔和阿替洛尔是选择性β_1受体阻滞剂。刺激β_2受体使支气管扩张、骨骼肌血管舒张、糖元分解、子宫和小肠平滑肌舒张，并增加交感神经的NE释放。

DA-1受体主要分布在冠状动脉、肾、肠系膜和大脑血管，刺激DA-1受体可使血管舒张。DA-2受体在交感神经末梢突触前，受刺激后抑制NE释放；在交感神经节被刺激后可抑制神经节传导；激活大脑DA-2受体可致呕吐及抑制催乳素释放。DA对α和β_1肾上腺素能受体有较弱的激动活性，但当DA的剂量增加时，β_1和α受体均被刺激而使血管收缩，血压增高。

(5) CA的作用：CA通过靶细胞膜上的特异受体发挥不同的生理学效应，交感神经系统释放的CA对机体的应激反应起着重要调节作用。

NE收缩血管，增高收缩压及舒张压，反射性兴奋副交感神经，减慢心率、减少心输出量。E使皮肤、肾及黏膜血管床收缩，肝血流增加，骨骼肌舒张，心率增快、心输出量增加、收缩压升高，在低浓度时对舒张压无影响，随着血浆E浓度增高却使舒张压下降。DA增加心输出量，小剂量DA减少肠系膜和肾血管抵抗，使其他血管收缩，收缩压较舒张压升高明显。

CA调节血管外组织的平滑肌活性使支气管扩张、子宫平滑肌舒张；刺激α受体使子宫收缩、瞳孔扩大；减少胃肠运动和膀胱平滑肌舒张、收缩。

CA引起有调节代谢作用的激素分泌变化而产生多种代谢作用，如CA抑制胰岛素分泌，刺激胰高糖素、生长激素和肾素的分泌；通过糖原分解和糖原异生刺激肝糖生成及释放，限制中枢神经系统以外的糖利用；刺激糖原分解和糖酵解；刺激脂肪分解增加甘油和脂肪酸释放；刺激肝酮体生成、钾和磷酸盐进入细胞产生低钾血症和低磷血症；刺激温度调节等。

E通过双重途径使血糖升高，非直接升糖作用是限制胰岛素分泌，直接升糖作用包括减少糖的利用和刺激糖的生成。E作为肾上腺髓质激素，发挥自分泌、旁分泌或神经递质的功能作用，而NE主要作为交感神经节后神经元的神经递质，在外周组织产生作用。

（曾正陪）

第二节 原发性醛固酮增多症

一、原发性醛固酮增多症的发现及历史

1954年4月27日美国密歇根大学的医学教授Jerome W. Conn在查房时见到一例女性34岁患者因间断性手足抽搐、肌无力、软瘫7年，血压高4年，伴多尿和夜尿增多入院。查体发现血压176/104mmHg，Chvostek征（＋），Trousseau征（＋），患者无水肿。实验室检查血K^+1.6～2.5mEq/L、Na^+146～151mEq/L、pH 7.62、17羟－类固醇和17-酮类固醇水平正常、低血钾碱中毒、间断蛋白尿、低比重尿。因1952年刚刚发现醛固酮是一种新的肾上腺潴钠型盐皮质激素，故Conn考虑该患者的高血压和低钾血症可能是因为醛固酮分泌增多所致。他用生物检测法及动物试验测定患者尿潴钠皮质激素去氧皮质酮（DOCA）水平为1333μg，高于正常人（61.4μg），并进行了长达227天的研究后提出该病例是由肾上腺皮质分泌的潴钠激素醛固酮的活性增高所致，是一个新的临床综合征。并于1954年12月10日由泌尿外科医生William Baum博士进行肾上腺手术，他们惊喜地发现了右肾上腺肿瘤（13g）而对侧肾上腺未见异常，将肿瘤切除后患者的血压、血钾水平均恢复

正常。这是首次发现肾上腺分泌醛固酮肿瘤与高血压、低血钾有关，因当时还尚未在任何人体体液中测定醛固酮，故1955年Conn报道了暂命名为原发性醛固酮增多症（primary aldosteronism，PA）的伴有高血压、低钾血症、碱中毒、周期性软瘫、高钠血症的一种新的临床综合征，开创了高血压和肾上腺盐皮质激素研究的新时代。

到1964年，Conn已经诊治145例PA患者，他推测20%的所谓“原发性高血压（EH）”可能就是PA，应属于可用外科手术切除肾上腺分泌醛固酮肿瘤而被治愈。1965年Conn报道正常血钾的PA，患者有高血压、低肾素活性、高醛固酮水平，但血钾浓度正常，肾上腺被切除后血压恢复正常。Conn提出“PA患者在发现明显低血钾之前的许多年就已经存在高血压，而我们目前只诊断出可能已发展到此病后期的患者”。

1957年上海瑞金医院邝安堃报告国内第1例PA患者并成功进行了手术治疗；1962年北京协和医院刘士豪诊治了国内第2例、北京协和医院第1例PA患者，手术切除右肾上腺2.1cm×1.5cm×0.5cm的腺瘤后患者恢复正常。

1971年Omae等报道腺瘤型肾上腺增生，称为特发性醛固酮增多症（idiopathic hyperaldosteronism，IHA），给患者行双侧肾上腺切除术后虽然可以纠正低钾性碱中毒和醛固酮过度分泌，但血压不能完全下降，故提出IHA患者适合药物治疗。

直到1975年还认为PA是高血压的罕见病因，在高血压人群中的患病率为0.46%～1.0%。但Conn认为PA可能早就发生在正常血压和正常血钾的患者中，患病率可能很高，只是很多轻型、亚临床或不典型的病例未能被认识，他认为在高血压患者中PA的预测患病率为10%，但直至近40年后他的预测才终于得到了证实。

二、原发性醛固酮增多症的患病率及分类

PA是一种以高血压、低钾血症或正常血钾、高血浆醛固酮水平及低血浆肾素活性（plasma renin activity，PRA）或血浆肾素浓度（plasma renin concentration，PRC）为主要特征的临床综合征，又称Conn综合征。其发病年龄高峰为30～50岁，女性多于男性。

近年来因对该疾病的认识提高，激素检测技术的快速发展，报道PA的患病率明显增高，并提出PA是继发性高血压中最常见的内分泌肾上腺性高血压。2003年报道由美国预防、检测、评估与治疗高血压联合委员会（the Joint National Committee，JNC）第六次报告（简称JNC Ⅵ）所定义的Ⅰ级（140～159/90～99mmHg）、Ⅱ级（160～179/100～109mmHg）、Ⅲ级（≥180/110mmHg）高血压患者中PA患病率分别为1.99%、8.02%、13.2%；2007年报道在难治性高血压患者中为17%～23%；日本糖尿病伴高血压患者中PA患病率为11.3%；新加坡2000年报道在亚洲高血压人群中的患病率为5%；中华医学会内分泌学分会2010年在全国11个省市1656例难治性高血压中筛查PA，其患病率为7.1%；2020年中国学者报道在新诊断高血压患者中的PA至少占4%；2020年美国4个教学医疗中心的一项美国横断面研究以口服钠抑制试验时测定尿醛固酮水平＞12μg/24h作为诊断标准，在血压正常、Ⅰ级、Ⅱ级和难治性高血压患者中报道PA的患病率分别为11.3%、15.7%、21.6%和22.0%。

PA的病因有下述六种类型。

（1）醛固酮分泌腺瘤（aldosterone-producing adenoma，APA）：早期认为APA是PA的主要病因类型，现证实约占PA患者的35%。大多数为单一腺瘤，以左侧多见，其包膜完整，切面为金黄色、均质实性，多数腺瘤直径＜2cm，重量＜6g，仅10%为双侧或多发腺瘤。光镜下显示主要为肾上腺皮质球状带细胞及球状带和束状带细胞的“杂合细胞”，有的腺瘤可同时合并球状带细胞弥漫性增生。亦有少数腺瘤患者在体位变化为站立位时可有肾素-血管紧张素-醛固酮系统（renin-angiotensin-aldosterone system，RAAS）的变化，

因立位刺激肾素分泌增加而致醛固酮水平升高，故称为对肾素有反应的醛固酮分泌腺瘤（aldosterone-producing renin responsive adenoma，APRA）或血管紧张素 II 反应性腺瘤（angiotensin II -responsive adenoma，Ang II -RAPA）。

（2）特发性醛固酮增多症（idiopathic hyperaldosteronism，IHA）：是PA的常见病因类型，约占PA患者的60%。大多数IHA患者为双侧肾上腺皮质球状带细胞弥漫性增生，少数为局灶性或结节性增生。近年来随着检查手段的进步，可以发现早期及轻型的IHA，有学者认为IHA可能是低肾素性原发性高血压（low-renin essential hypertension，LREH）中的一部分。

（3）原发性或单侧肾上腺增生（primary or unilateral adrenal hyperplasia，PAH/UAH）：是Ganguly等1980年报道的PA另一种新类型，约占PA患者的2%。其病理形态虽为单侧肾上腺皮质结节样增生，但与APA相似，血浆18-羟皮质酮（18-hydroxycorticosterone，18-OH-B）浓度明显增高；此外，因单侧肾上腺增生进行单侧或部分肾上腺切除术后可使高血压，低钾血症完全得到控制，而IHA患者即使切除双侧肾上腺后，高血压也难以控制。

（4）家族性醛固酮增多症（familial hyperaldosteronism，FH）：FH为常染色体显性遗传和种系突变，患者起病年龄小，常有家族史，表现为重度高血压和低钾血症，FH分为 I 型、II 型、III 型、IV 型。虽然大多数PA病例是散发性的，但高达5%的患者可能具有该疾病的家族遗传形式。

FH- I 型，曾称为糖皮质激素可调节性醛固酮增多症（Glucocorticoid-remediable aldosteronism，GRA）、糖皮质类固醇可抑制性醛固酮增多症（glucocorticoid-suppressible hyperaldosteronism，GSH）、地塞米松可抑制性醛固酮增多症（dexamethasone-suppressible hyperaldosteronism，DSH）和促肾上腺皮质激素（adrenocorticotropic hormone，ACTH）依赖性醛固酮增多症（ACTH-dependent hyperaldosteronism），但目前常用名称为GRA。该症是一种特殊类型的PA，是常染色体显性遗传的单基因高血压，有显著的家族发病倾向，在PA中的患病率为0.66%～1.00%，但在儿童高血压人群中可高达3.1%。1966年Sutherland等首次报道，1992年Lifton等阐明其发病机制是由醛固酮合成酶基因*CYP11B2*的编码区和11β羟化酶基因*CYP11B1*的5′端调控区的不平衡连锁形成*CYP11B*嵌合基因GRA。由于嵌合基因表达的酶同时具有醛固酮合成的活性和肾上腺皮质ACTH依赖性的表达，而且不只表达于肾上腺皮质球状带，也能在束状带、网状带表达，使醛固酮合成受到ACTH调控而不再受血管紧张素 II（Ang II）调节，其导致的醛固酮分泌增多可被外源性糖皮质激素所抑制。FH- I 可通过检测长程PCR（long-range PCR）扩增嵌合*CYP11B1/CYP11B2* 基因GRA进行诊断，用低剂量地塞米松（如0.125～0.250mg）抑制ACTH，或与盐皮质激素受体拮抗剂进行联合治疗。当高血压患者有PA家族史和/或早发性PA（＜20岁）或早发脑卒中病史时，应进行FH- I 检测。1987年北京协和医院即报道了国内首例GRA患者。

FH- II 型是1991年发现的，其在成年PA患者中的患病率为2.8%～6.0%。早期发现FH- II 型的发病机制与7p22染色体位点的基因有关，但一直未明确致病基因。2018年，Scholl等发现FH- II 型存在氯离子通道蛋白2（*CLCN2*）基因突变，使氯离子外流增加，导致肾上腺皮质细胞的细胞膜去极化，激活电压门调控钙通道，使钙内流增加，促进醛固酮合成酶基因表达增加和醛固酮产生增多。故FH- II 是由*CLCN2*基因种系突变引起的早发性PA，可通过*CLCN2*基因测序进行诊断。

FH- III 型的致病基因与*KCNJ5*突变有关，2011年Choi等报道一个与编码G蛋白活化的内向整流型钾通道基因*KCNJ5*的体系突变和散发性APA相关。*KCNJ5*基因突变后，细胞膜对Na^+通透性增加，Na^+内流增多，细胞膜去极化，激活电压门调控的钙通道开放，钙内流导致醛固酮合成酶表达增加及细胞增殖，使醛固酮产生增多；在另一个新的家族遗传性PA家系中也发现同一基因*KCNJ5*种系突变。*KCNJ5*突变率在欧美APA患者中为34%～47%，在日本则高达65%，中国学者报道APA患者*KCNJ5*突变率为77%。*KCNJ5*基因的高突变率及可同时存在体系和种系突变两种类型，使该基因的研究成为目前PA研究中的热点，故早发性PA患者都应通过直接测序进行*KCNJ5*基因检测。

FH-Ⅳ型由位于16p13号染色体上编码L型电压门调控钙通道的*CACNA1H*基因突变而导致细胞内钙离子浓度增加，醛固酮产生增多。FH-Ⅳ型较罕见，可见于儿童及家族性PA，由*CACNA1H*基因种系突变引起，故通过基因的靶向测序进行诊断。

(5) 肾上腺皮质醛固酮分泌腺癌（aldosterone-producing adrenocortical carcinoma，APAC）：是PA一种很少见的病因，约占PA患者的1%。肿瘤一般较大（直径＞3cm），除分泌醛固酮外，还可分泌其他皮质类固醇，如醛固酮合成的前身物、糖皮质类固醇或性激素等。

(6) 异位醛固酮分泌腺瘤或癌（ectopic aldosterone-producing adenoma or carcinoma）：该症很罕见，可发生在肾、肾上腺的其余部分或卵巢。

2021年PA的单侧组织病理学国际共识将肾上腺组织病理变化按醛固酮合成酶CYP11B2免疫组化染色结果分为醛固酮分泌肾上腺皮质癌（APACC）、醛固酮分泌腺瘤（APA）、醛固酮分泌结节（APN）、醛固酮分泌微结节（APM醛固酮分泌细胞簇）、多发性醛固酮分泌微结节（MAPN或MAPM）和醛固酮分泌弥漫性增生（APDH）六大类。

三、原发性醛固酮增多症的发病机制及病理生理作用

醛固酮是肾上腺皮质球状带分泌释放的一种盐皮质激素，通过激活在肾脏、结肠和唾液腺上的盐皮质激素受体，促进肾脏远曲小管和集合管对水、Na^+的重吸收，将肾小管和肠腔内的Na^+转运到肾、肠上皮细胞的钠通道（ENaC）并进入细胞内，使细胞内Na^+增多，再转运到组织液里潴钠。此外，醛固酮通过上皮细胞膜的Na^+-K^+-ATP酶介导调节K^+流动，促使K^+排出细胞外。当Na^+经ENaC流入细胞内增多时，促使Na^+-K^+-ATP酶的活性升高。醛固酮的潴钠排钾作用是相互独立的，ENaC钠转运和Na^+-K^+-ATP酶有相互联系，它们共同调节体内水、盐代谢平衡，保持细胞外液容量稳定。

生理条件下，肾素－血管紧张素系统（RAS）是调节醛固酮分泌的主要机制，RAS活性增高刺激醛固酮分泌增多，而细胞外液容量增加或肾小管腔内Na^+浓度增高时则抑制肾素、醛固酮的分泌释放，使尿钠排泄增多，纠正高钠和高血容量；故RAAS对机体调节水电解质平衡起了重要的作用。

PA患者的肾上腺皮质球状带细胞发生肿瘤或增生，自主分泌过多醛固酮致水钠潴留，血容量增加；同时，细胞外液中Na^+浓度升高后，Na^+向细胞内转移，血管壁细胞内的Na^+增加，血管壁肿胀，外周阻力增加，并使管壁对去甲肾上腺素的反应增强，故醛固酮增多导致血压升高。高醛固酮浓度通过诱导氧化应激、炎症反应、纤维化和重构，使心脏、肾脏、血管结构和功能发生改变；此外，醛固酮可增加Ⅱ型和Ⅲ型胶原的合成，促进细胞外基质沉积和动脉粥样硬化。因此，长期高血压和高醛固酮的作用可导致心肌肥厚、心力衰竭和肾功能受损，出现水、盐、糖代谢障碍和多种并发症。与血压相匹配的EH患者相比，PA患者心、脑、肾等高血压靶器官损害更严重。

醛固酮能促进肾远曲小管和集合管Na^+-K^+交换，导致尿钾排泄增多，引起低钾血症，长期低钾不仅使PA患者发生心律失常的风险增加，同时也会造成肾小管间质损害及不可逆纤维病变，进一步再加重肾损害。

高浓度醛固酮可导致胰岛β细胞功能受损和靶组织对胰岛素敏感性下降；低血钾可抑制胰岛素分泌，从而导致糖代谢紊乱。

综上，PA患者临床表现为高血压和低钾血症，但目前早期诊断，大部分患者血钾正常。高醛固酮抑制RAS活性，激素测定结果则为高醛固酮浓度和低PRA或PRC。

大部分PA为散发性，遗传学研究在APA的腺瘤中发现肾上腺球状带细胞关键蛋白的致病性体细胞基因突变，这些关键蛋白会影响钾离子通道、钙离子通道和离子泵的功能。一些突变还与某些独特表型和生物化学特征相关。证实大多数散发性APA与钾离子通道KCNJ5、电压门控钙离子通道*CACNA1D*、*ATP1A1*和*ATP2B3*、*CTNNB1*等基因体细胞突变有关。Choi等利用外显子测序在APA的瘤组织发现2个钾离子通道突变（G151R、L168R），均为体细胞突变。钾通道基因（*KCNJ5*）突变导致肾上腺细胞钠离子内流增加，细胞去极化引起电压门控钙通道开放，胞内钙离子浓度升高增加醛固酮合成酶表达，促使醛固酮肿瘤发生，但在不同研究中，*KCNJ5*在APA患者的突变率为10%～68%不等。Beuschlein等在9例APA患者瘤组织中发现3例携带*ATP1A1*突变，2例携带*ATP2B3*突变。扩大样本在308例APA患者中，有16例（5.2%）携带*ATP1A1*突变，5例（1.6%）携带*ATP2B3*突变。突变患者主要为男性，较无突变者的醛固酮水平更高，血钾水平更低。Scholl等在43例非*KCNJ5*突变APA患者中发现5例电压门控钙离子通道*CACNA1D*体细胞突变（11.6%）使肾上腺皮质细胞膜上钙离子通道持续开放，细胞内钙离子聚集，大量合成醛固酮并发生醛固酮肿瘤。在3%散发性APA患者中发现存在*CTNNB1*基因突变，与*KCNJ5*突变的APA患者相似，*CTNNB1*突变的APA患者与女性和较大腺瘤有关。

中国APA患者中*KCNJ5*突变最常见（77%），其次为*ATP1A1*（2%）、*ATP2B3*和*CACNA1D*（各占0.5%）。这些基因突变导致离子通道和酶的功能改变，使得胞内离子浓度升高，钙信号激活，从而刺激醛固酮产生。*CACNAID*还是自闭症谱系障碍和癫痫复发性突变的基因，故*CACNA1D*突变还与癫痫发作和神经系统异常（primary aldosteronism，seizures and neurological abnormalities syndrome，PASNA综合征）有关，这是非常罕见的伴严重神经损伤的PA。

在普通高血压人群中散发性PA发病率很高，也有在同一家族中表现为巧合的散发形式。对IHA发病机制的研究相对较少，所有IHA患者的肾上腺都含有至少一个*CYP11B2*阳性的醛固酮合成细胞簇（aldosterone-producing cell clusters，APCC）。但其发病机制目前尚不清楚。

四、原发性醛固酮增多症的临床表现

（一）血压特点

高血压为PA患者最早和最常见的症状。大多数患者病程较长，为缓慢发展的高血压；多数为中等程度或以上的高血压；少数患者表现为恶性高血压，伴多脏器损害，而用一般降压药物治疗常无明显疗效，故有的患者被误诊为难治性高血压。国内作者报道，PA患者中1级、2级、3级高血压分别占3.6%、20.9%、75.5%；PA患者较EH患者的血压节律异常变化更为显著，其夜间血压下降率小于10%，仅27.5%的患者血压曲线呈勺型改变。

（二）心、脑、肾血管并发症

PA患者与EH患者比较，心血管并发症如心室肥大、心房颤动、心肌梗死的发生率高达14%～35%，脑卒中和蛋白尿也较常见，病程长者可出现高血压的心、脑、肾损害。Conn报道的PA病例中，85%的患者有蛋白尿，有2例发展为尿毒症。部分患者经手术切除了醛固酮分泌腺瘤，但血压仍未能恢复正常，其原因可能与不同程度的肾功能受损有关，因此蛋白尿是PA患者靶器官损害的重要指标。文献报道在58例PA患者中，34%有心血管并发症、24.1%蛋白尿、6.9%肾功能不全、15.5%脑卒中（6.9%为脑梗死，8.6%为脑出血）。一项荟萃分析PA与EH患者相比，脑卒中、冠心病、心房颤动、左心室肥大、糖尿病和代谢综合征风险分别增加2.58倍、1.77倍、2.05倍、2.99倍、1.33

倍和1.53倍。

（三）电解质变化

PA患者因醛固酮自主分泌增多致肾小管排K^+过多，发生自发性低钾血症；有部分患者平时血K^+正常，但摄入高钠饮食或服用含利尿药的降压药后可诱发低钾血症。大多数PA患者先有高血压，数年或十余年后才发现有低钾血症，因此，低钾血症常出现在高血压之后，但如病程较短，血钾也可正常。过去认为高血压和低血钾是PA患者的典型临床特征，低钾血症是诊断PA的必备条件，故在高血压人群中诊断PA的患病率＜1%。近年研究证实仅有9%～37%的PA患者有低钾血症，其中约50%的APA、17%的IHA患者血清钾浓度才＜3.5mmol/L；而出现低钾血症的高血压患者往往已经不再是PA的疾病早期，低钾血症也不再是PA诊断的必备条件。近年来正常血钾的PA病例数明显增多，以低钾血症诊断PA的灵敏度和特异度较低，低血钾也不能作为PA筛查的良好指标。但PA伴低血钾的患者靶器官损害程度和心血管疾病的发生率均高于不伴低血钾的PA患者。也有研究表明PA与心血管事件的相关性不依赖于低血钾水平；但PA是低钾血症患者继发性高血压的常见病因，血钾的水平越低，PA患病比率越高。

低钾血症的临床表现为肌无力、发作性软瘫、周期性麻痹、心律失常，心电图可出现U波或ST-T改变等。长期慢性低钾导致肾小管上皮细胞空泡变性，尿浓缩功能受损，患者可有口渴、多尿、尿比重偏低，易继发泌尿系感染，病情严重者还可出现蛋白尿、肾功能损害。PA患者白昼醛固酮分泌增加可致水钠潴留，故白昼尿量减少；而夜间卧位及醛固酮分泌减少，使白昼潴留的水钠在夜间排出体外，故PA患者夜尿增加，甚至夜尿量多于日尿量。

醛固酮分泌增多导致肾小管对Na^+重吸收增强，K^+、H^+排泌增加，发生低钾血症，细胞外液碱中毒；此外，肾脏排Ca^{2+}、Mg^{2+}也增加，碱中毒亦使游离钙减少，患者可出现手足搐搦、肢端麻木等。PA患者虽有钠潴留、血容量增多，但由于有“钠逸脱”作用而无水肿，但血容量增多引起颅内压增加时可致持续性头部胀痛。

（四）糖调节异常

醛固酮增多和低钾血症可抑制胰岛素分泌或导致胰岛素抵抗，与APA相比，IHA患者胰岛素抵抗的程度更重。46.6%PA患者伴发代谢综合征，其中IHA（57.3%）高于APA患者（38.8%），其发生比例高于EH患者。PA患者常伴有糖代谢异常，德国一项研究报道PA患者中有26.4%糖耐量异常，糖尿病（DM）占17.2%，其中8.83%为新诊断的2型DM。中国PA患者30.5%伴有糖代谢异常，2型DM人群更容易合并PA；2型DM合并难治性高血压患者PA患病率15.1%。

（五）遗传性表现

家族性PA患者占比不到1%，常在青少年时期发病，多数有家族史及明显的遗传倾向。大多数患者年轻时即出现严重高血压，常有心、脑、肾血管并发症，少数患者血压轻度升高或正常，临床表现较轻；儿童期发病影响其生长发育。

五、原发性醛固酮增多症的筛查

（一）筛查人群

美国内分泌学会联合国际内分泌、国际高血压、欧洲内分泌、欧洲高血压和日本高血压5个学会共同制定的内分泌学会临床实践指南《原醛症的管理：病例检测、诊断和治疗》（2008年制定，2016年修订）和中华医学会内分泌学分会2020《原发性醛固酮增多症诊断治疗的专家共识》均推荐应对下述高血压患者进行PA筛查。

1．持续性高血压（＞150/100mmHg）患者；使用3种常规降压药（包括利尿药），血压持续≥140/90mmHg；使用≥4种降压药才能控制血压（＜140/90mmHg）的患者及新诊断的高血压患者。

2．高血压合并自发性或利尿药所致的低钾血症的患者。

3．高血压合并肾上腺意外瘤的患者。

4．有小于40岁早发性高血压家族史或脑血管意外家族史的高血压患者。

5．PA患者有高血压的一级亲属。

6．合并阻塞性睡眠呼吸暂停综合征（OSAS）的高血压患者。

（二）筛查方法及切点

因肾上腺腺瘤或肾上腺球状带增生自主分泌过多醛固酮导致血容量增加，肾素分泌受抑制，临床表现为高醛固酮水平、低PRA或PRC。因PA是两个激素异常的疾病，1981年Hiramatsu等首次用醛固酮与PRA的比值（Aldosterone Renin Ratio，ARR）作为PA的筛查指标，从348例高血压患者中筛查出9例APA患者；用ARR筛查包括血钾浓度正常的高血压人群而确诊血钾正常的PA患者，可提高PA检出率10倍，故指南和共识均推荐将ARR作为筛查PA的首选指标。

如血浆醛固酮浓度（PAC）单位为ng/dl，PRA单位是ng/（ml·h）时，ARR的阳性切点值为30；当PAC和PRC单位分别是ng/dl和mU/L时，ARR阳性切点值为3.7。北京协和医院用放射免疫方法（RIA）测定的ARR［PAC ng/dl：PRA ng/（ml·h）］切点值为40时，诊断PA的敏感性为93%，特异性为76%。

高盐摄入（尿钠＞200～250mmol/24h）3天后，如尿醛固酮排量＞14μg/24h或PAC＞15ng/dl，ARR＞20时，筛查PA的敏感性95%，特异性75%；ARR＞50时，特异性明显提高，但需除外使用利尿药使血钾降低而抑制醛固酮分泌或因肾脏受损出现低PRA，故ARR仅作为PA筛查试验。

（三）ARR的影响因素

1．年龄　＞65岁，肾素较醛固酮降低明显，可致ARR假性升高。

2．性别　女性月经前期及排卵期，ARR较同年龄男性高，女性黄体期PRC可能致ARR假阳性。

3．饮食　低钠或高钠饮食导致ARR假阴性或假阳性，故测定ARR时应维持正常钠盐摄入并通过测定尿钠浓度进行判断。

4．采血时间、体位、方法　因正常人醛固酮分泌有节律性，故采血时间应相对固定；不同体位影响醛固酮分泌和释放，故一般采用8：00～10：00，非卧位状态至少2小时，再静坐5～15分钟后采血。采血时应避免溶血，测PRA的标本需放置冰浴中送检，测PRC的标本需保持室温送检，不能置于冰上，以避免无活性肾素转换为活性肾素，离心后应将血浆立即冷冻保存并避免测定前反复冻融。

5．药物　血管紧张素转换酶抑制剂（ACEI）、血管紧张素受体拮抗剂（ARB）、钙通道阻滞剂（CCB）等可升高PRA，降低PAC，致ARR假阴性；口服避孕药及人工周期激素替代治疗可能降低PRC。但服药时PRA＜1ng/（ml·h）或低于正常检测下限同时ARR升高，则考虑PA可能性大。必要时可停用2～4周对PRA和PAC影响较大的药物。

6．血钾　正常人低钾可抑制醛固酮分泌，应尽量将血钾纠正至正常范围。

7．血肌酐水平　肾功能不全可致ARR假阳性。

六、醛固酮、肾素活性或肾素浓度测定

（一）醛固酮测定

醛固酮和肾素是高血压病因诊断的重要检测指标，目前测定方法主要有放射免疫分析法（放免法，radioimmunoassay，RIA）、化学发光免疫分析法（发光法，Chemiluminescence immunoassay，CLIA）和液相色谱-串联质谱法（质谱法，liquid chromatography tandem mass spectrometry，LC-MS/MS）。

放免法和发光法均为免疫分析法，基于抗原抗体特异性结合的原理，二者均易受交叉反应的干扰，故免疫法检测血浆醛固酮浓度时其检测值比实际值偏高，尤其血浆醛固酮浓度＜200pmol/L时，检测值比实际值高50%～100%。由于抗体特异性不足，部分免疫分析法检测的醛固酮数值实际为醛固酮、醛固酮结构类似物及其代谢产物醛固酮3C葡萄糖苷酸等抗原抗体交叉反应产物的含量之和。此外，方法内变异系数大，方法间偏差较大，免疫

分析法测定结果高于质谱法。发光法测定醛固酮值的参考范围大于放免法，波动幅度大于参考范围；与放免法相比，发光法无放射免疫污染，操作简便易自动化。放免法测定血浆醛固酮水平的单位为ng/dl（1ng/dl＝27.7pmol/L，1ng/dl＝10pg/ml）。Brown等报道用24小时尿醛固酮水平诊断PA的价值优于ARR，在高钠平衡和血浆肾素水平受抑制时，PA患者的尿醛固酮水平不被抑制，其排泄率至少为12μg/24h。

液相色谱－串联质谱法作为检测激素的一种新“金标准”，具有较高的特异性和敏感性，可避免发生免疫交叉反应。在血浆醛固酮检测中，质谱技术主要检测物质本身的质荷比，同时检测母离子和子离子，故质谱法是检测纯醛固酮，使血浆醛固酮检测更敏感特异，因此检测结果显著低于放免法；故需要确立质谱法检测血浆醛固酮参考值的诊断切点。

（二）肾素测定

目前肾素检测方法有两种体系：PRA和PRC测定。PRA是间接反映血浆活性肾素水平，因血浆肾素在一定pH和时间内可将测定样本中的血管紧张素原转换为血管紧张素Ⅰ，根据单位时间内生成不同浓度的血管紧张素Ⅰ而可计算样本中的肾素活性，这是肾素检测的传统方法，在国内外已使用数十年。PRA检测是一种酶促反应，受肾素和底物－血管紧张素原的浓度影响，不同病理生理条件下，血管紧张素原浓度亦存在差异。因PRA测定操作复杂、检测时间过长、标本孵育时间、缓冲液pH、血浆稀释倍数、不同试剂盒和不同实验室之间非同质化等较多因素均可影响其测定的重复性和稳定性，使不同实验室PRA结果缺乏可比性和标准化。PRA常用测定单位为ng/（ml · h）[1ng/（ml · h）＝12.8pmol/（L · min）]。而PRC测定方法灵敏、简单、快速、可自动化，无放射性标记，且不受血管紧张素原水平的影响，结果稳定、重复性好，利于进行一致化；PRC测定有μU/ml和pg/ml两种表示单位，常用mU/L。PRA［ng/（ml · h）］与PRC（mU/L）之间的转换系数为8.2。但PRC能否取代PRA成为一线的检测方法，还需进行大规模的临床试验和人群研究。

（三）醛固酮、肾素检测方法存在的问题

目前中国醛固酮、肾素检测存在较多问题，醛固酮各测定方法和各实验室间测定值没有可比性，常规免疫法测定结果高于质谱法；临床实验室存在肾素活性和肾素浓度两种检测体系；各实验室不一致的醛固酮、肾素检测方法和结果给临床诊断治疗带来很大困扰。

2018年全国内分泌室间质量评价（external quality assessment，EQA）结果显示各检测系统实验室间醛固酮变异系数为10.91%～76.13%。2019年醛固酮正确度验证调查计划结果显示免疫法测定值比临床质谱法高，三个质评物的免疫法测定值与靶目标值的偏倚分别为187.6%、38.8%和14.4%；系统组内CV分别为9.5%～31.1%、11.7%～32.9%和8.7%～30.9%；所有免疫法测定结果的CV分别为63.6%、62.4%和60.7%。而20个临床质谱实验室检测值与靶目标值的偏倚小于10%，实验室间的CV为29.8%～51.3%，其中差距最大的两个实验室检测结果偏差可达729%。无论是临床质谱法还是免疫法，同一系统在不同实验室间检测结果偏差较大，免疫法不同系统间检测结果更是相差甚远，远远高于参考方法的靶值，这些不可比的结果给高血压病因临床诊断带来极大的困难。

七、原发性醛固酮增多症的确诊试验

高血压患者常规查血、尿K^+、Na^+水平，如血K^+＜3.5mmol/L、尿K^+＞25mmol/24h、血K^+＜3.0mmol/L、尿K^+＞20mmol/24h，则说明肾小管排钾过多。应让患者到有条件的医院做血浆醛固酮和PRA或PRC测定并计算ARR进行初步筛查，如ARR升高则应做确诊试验以判断是否有自主升高的醛固酮水平和被抑制的肾素活性。

ARR［醛固酮（ng/dl）/PRA（$ng \cdot ml^{-1} \cdot h^{-1}$）］

大于30～40的高血压患者，目前指南推荐可根据患者实际情况选择静脉或口服高钠负荷试验、氟氢可的松、卡托普利抑制试验中任何1～2个作为确诊试验，以证实患者有自主高分泌的醛固酮水平及不能被高钠负荷和/或ACEI抑制而确诊为PA。

如有自发性低钾血症、PRA低于可检测水平或PRC＜2.5mU/L且醛固酮＞20ng/dl的患者，可直接诊断PA而无须进行确诊试验。

（一）口服高钠负荷试验

患者口服3天高钠饮食，检测24小时尿钠水平均应＞200mmol，试验期间监测血、尿电解质、血压、血或尿醛固酮水平变化。进高钠饮食后，正常人和EH患者血钾浓度无明显变化，但醛固酮分泌可被高钠抑制；而PA患者的血钾可降低至3.5mmol/L以下，症状及生化改变加重，但醛固酮水平仍高于正常。

对已确诊为PA，且血压较高、血钾低、年龄较大、心功能不全的患者禁止做高钠试验，以免发生心、脑血管意外。因高钠摄入可使低钾症状加重，故高钠负荷试验仅适用于无明显低血钾，而临床高度怀疑为PA的患者。

（二）生理盐水输注试验

患者试验前卧位休息1小时后于上午8：00～9：00开始试验，在4小时内静脉滴注生理盐水2000ml，于盐水滴注前和结束时分别采血查醛固酮、PRA、血钾、血钠，整个试验过程需严密监测患者血压、心率的变化。如生理盐水试验后患者血醛固酮＞10ng/dl，可确诊PA；而＜5ng/dl可以除外PA；介于5～10ng/dl则应进一步评价；但检测醛固酮的方法必须灵敏度高，结果可靠。

由于该试验增加患者血容量及心脏负荷，诱发高血压加重及心力衰竭的发生，故对年龄大、血压高且不易控制、已有低钾血症、有心功能不全风险的患者应禁用此项检查。

中国人群生理盐水抑制试验切点为11.45ng/dl，灵敏度、特异度分别为88.2%和95.4%，高于国外指南推荐切点。国外学者提出诊断PA的坐位较卧位生理盐水试验的灵敏度更高。

（三）氟氢可的松试验

氟氢可的松是一种盐皮质激素，试验时患者每6小时口服氟氢可的松0.1mg，服药4天，同时进高钠饮食和补钾，试验期间监测血压，服药前及服药第四天查血尿钾、钠、醛固酮、皮质醇和PRA。如服药后血浆醛固酮＞6ng/dl，说明不被氟氢可的松抑制则可确诊PA。

该试验要求检测醛固酮的方法必须精确可靠，但由于操作繁琐、试验时间较长、国内亦无氟氢可的松药物，故目前国内很少开展。

（四）卡托普利试验

ACEI卡托普利可抑制正常人血管紧张素Ⅰ向Ⅱ转换，减少醛固酮分泌，降低血压。患者于8：00～9：00空腹采血并测定血压，采血后立即口服卡托普利25mg～50mg，2小时后再次采血并测定血压。患者在该试验的全过程中均应始终保持同一体位（卧位或坐位/立位），以避免体位变化对醛固酮的影响，服药前、后的采血标本用于测定血钾、血钠、醛固酮和PRA。

正常人服卡托普利后血浆醛固酮水平下降＞30%，PRA升高；PA患者血浆醛固酮不被抑制，且ARR仍升高。卡托普利试验操作简单，安全性、可行性好，选择坐位或立位亦可在门诊进行，但可有假阴性结果。服卡托普利后ARR比值仍增高且患者24小时尿钠水平＞200mmol/d，则可提高PA的诊断阳性率。

北京协和医院报道卡托普利试验后采用ARR诊断PA的效率明显优于醛固酮被抑制率，试验后ARR最佳切点为46.2时的敏感度88.7%、特异度84.8%；低肾素EH患者服用卡托普利后PRA明显升高而可与PA患者进行鉴别。也有研究采用卡托普利试验后2小时血醛固酮浓度11ng/dl作为切点，其诊断灵敏度和特异度均为90%，优于美国指南推荐的以血醛固酮浓度被抑制率30%作为切点。

目前大多数高血压患者在检测血浆醛固酮和PRA前，均服用不同降压药物治疗而可能干扰其测定结果：如β受体阻滞剂可降低PRA使ARR假性升高；噻嗪类利尿药可引起低钾血症而影响醛固酮水平；在一些患者中ACEI、ARB、CCB可减少醛固酮合成，升高PRA造成ARR假性降低；患者体位、不同抽血时间、盐摄入量等对RAAS均有不同影响。可在患者病情允许的前提下，指南推荐可停用对ARR影响较大的药物如醛固酮受体拮抗剂螺内酯、依普利酮至少4周，停用其他降压药物2周；如患者不能停降压药时，可选择对RAAS无影响或影响小的降压药物如α受体阻滞剂和非二氢吡啶类CCB。

但因病情不能停药的患者，则可以根据不同降压药物对RAAS的不同影响对测定结果进行具体分析判断，大多数药物不会出现高醛固酮、低PRA、高ARR的假阳性结果，故在未停用降压药物的患者出现醛固酮高水平，PRA被抑制，ARR增高时应考虑PA的诊断。

八、原发性醛固酮增多症的定位诊断

上述1～2个试验证实了自主分泌的高浓度醛固酮不能被抑制时，即可确诊为PA。定性诊断明确后则需进一步做PA亚型分类及定位诊断，以鉴别是单侧肾上腺醛固酮分泌腺瘤APA还是双侧肾上腺增生即IHA，并除外肾上腺皮质癌，决定不同的治疗方案。PA不同病因其治疗方法不同，APA和肾上腺皮质癌需手术切除肿瘤，IHA则用醛固酮受体拮抗剂治疗，GRA用糖皮质激素治疗。常用的定位诊断方法如下：

（一）肾上腺计算机断层扫描（computed tomography，CT）

为首选的无创性定位方法，指南推荐已确诊的所有PA患者均必需首先行肾上腺CT扫描并排除肾上腺巨大肿瘤。因APA腺瘤较小，如腺瘤直径在1cm以下时可能得到阴性结果。近年来随着CT机器性能的提高，扫描技术的进步，采用连续薄层（2～3mm）及注射对比剂对比增强扫描后行三维重建，可使APA微小瘤的诊断阳性率明显提高。

肾上腺CT表现：

1．肾上腺分泌腺瘤（APA） 多为单侧、通常直径＜2cm、CT值＜10HU，呈圆形或椭圆形，边界清楚的低密度占位；增强扫描后腺瘤周边呈环状强化，而中央仍为低密度，不被增强或轻度增强，腺瘤同侧及对侧肾上腺无萎缩性改变。

2．特发性醛固酮增多症（IHA） 表现多样化，可为双侧肾上腺形态和大小正常或仅密度稍致密；双侧肾上腺增大、呈弥漫性或结节性增粗；单侧肾上腺结节样增生，密度类似正常肾上腺或稍低；双侧肾上腺多个大小不等结节等；CT值＞10HU且增强扫描后肾上腺结节可被明显强化。

3．肾上腺皮质癌 分泌醛固酮的肾上腺皮质癌直径常大于4cm，密度不均且边缘不规则。

肾上腺CT对PA定位诊断有一定局限性，有时CT显示为双侧结节的APA可被误诊为IHA；CT表现为肾上腺微腺瘤的IHA也可被误认为APA；也可有单侧肾上腺无功能腺瘤，因此CT检查不能鉴别其有无功能。

（二）肾上腺磁共振显像（magnetic resonance imaging，MRI）

MRI诊断APA并不优于CT扫描，因其空间分辨率低于肾上腺CT，故对较小APA的诊断阳性率较低，且价格较贵，临床上不推荐作为首选的定位方法。

（三）肾上腺静脉采血（adrenal venous sampling，AVS）测定醛固酮水平

指南推荐已定性确诊的PA患者如选择手术治疗，但影像学检查未能鉴别醛固酮分泌增加是单侧还是双侧来源以及确定肾上腺瘤有无功能时则需做AVS，即分别取血测定双侧肾上腺醛固酮水平，鉴别哪一侧为醛固酮优势分泌侧，确定是单侧腺瘤或双侧肾上腺增生。因AVS为侵入性检查，费用高，操作复杂，需特殊设备，且有肾上腺出血、放射性辐射等风险，故应强调正确选择适应证并在有条件的医院由有经验的放射科医师进行操作。如操作成功其诊断符合率可达95%～100%，如使用ACTH

刺激后检测两侧肾上腺静脉血中醛固酮/皮质醇比值，可进一步提高诊断符合率。

2014年《双侧肾上腺静脉采血专家共识》建议以下患者可不行AVS检查：年龄＜40岁，肾上腺CT显示单侧腺瘤且对侧肾上腺正常；肾上腺手术有高风险；怀疑肾上腺皮质癌；已证实患者为FH-Ⅰ或FH-Ⅲ。

国内外内分泌学会指南推荐如＜35岁，有高血压伴自发性低钾血症、高醛固酮水平、低PRA、CT显示单侧肾上腺腺瘤的患者，手术前可不做AVS。

（四）血浆18-羟皮质酮（18-OHB）、18-羟皮质醇（18-OHF）和18-氧皮质醇（18-oxoF）水平测定

APA及PAH患者醛固酮的前体物质如血浆18-OHB、18-OHF和18-oxoF水平明显高于IHA和EH患者。18-OHF和18-oxoF是以18-脱氧皮质醇为底物，在醛固酮合酶作用下合成的，18-OHB以去氧皮质酮为底物在醛固酮合酶作用下C18发生羟基化形成。APA患者早上8点卧位血浆18-OHB通常＞100ng/dl，而IHA患者则＜100ng/dl。外周血18-oxoF切点值为130.2pmol/L（4.7ng/dl）时鉴别APA与IHA的敏感度83%，特异度99%，因此可用于APA、PAH与IHA的鉴别。

（五）地塞米松抑制试验

用于诊断GRA（PAC）即FH-Ⅰ型患者，此类患者服用小剂量糖皮质激素即可持久性抑制醛固酮分泌增多，故口服地塞米松2mg/d（0.5mg，q6h），服药3～4周后，PAC可降至正常，低PRA、高血压及低血钾等症状可改善并恢复至正常或接近正常。长期用小剂量地塞米松（如0.5mg/d）治疗即可使患者维持正常状态，因此地塞米松抑制试验可用于诊断GRA。近年来由于基因诊断技术的进步，检测*GRA*基因是敏感和特异的确诊检查方法。

（六）体位试验

大多数IHA患者站立2～4小时后，因肾血流量减少使PRA轻度升高，而增生的肾上腺组织对PRA轻度变化的反应较灵敏，故血浆醛固酮浓度增加；但大多数APA患者血浆醛固酮分泌对体位变化缺乏反应，但可随ACTH分泌节律变化而减少，血浆醛固酮水平在早8点时升高，中午时降低，但PRA仍受抑制。体位试验的诊断符合率较低，有25%～42%的APA患者血浆醛固酮水平可随立位而增高，而称为对肾素有反应的醛固酮分泌腺瘤（AP-RA）或Ang Ⅱ反应性腺瘤（AⅡ-RAPA），此类患者对直立体位或输注Ang Ⅱ表现为阳性反应；故体位试验仅有帮助辅助诊断的作用。

（七）放射性核素功能性成像

^{11}C-美托咪酯–正电子发射计算机断层显像（PET/CT）：美托咪酯是11β羟化酶及醛固酮合成酶抑制剂，用^{11}C标记后成为较好的PET/CT示踪剂，用^{11}C-美托咪酯-PET/CT诊断APA的特异度44%～87%、灵敏度55%～76%。

^{68}Ga-pentixafor PET-CT：趋化因子受体4（CXCR4）在APA中高表达，在正常肾上腺组织和无功能腺瘤中低表达或不表达，^{68}Ga-pentixafor是靶向CXCR4受体的特异性核素显像剂，68Ga-pentixafor PET-CT诊断APA的敏感度100%、特异度78.6%、准确度92.3%。

（八）地塞米松联合ACTH兴奋试验

有作者报道用1mg地塞米松抑制后行ACTH兴奋试验120分钟后测定血浆醛固酮为77.9ng/dl时诊断单侧原醛症的灵敏度76.8%、特异度87.2%、阳性预测值89.6%、阴性预测值72.3%，认为该试验操作简便，无创，价格便宜，更适合广泛应用并推广。

（九）Küpers评分体系及相关模型

Küpers等发现患者有典型肾上腺腺瘤影像学表现，血钾＜3.5，eGFR＞100ml/（min · 1.73m^2）时可作为预测单侧PA的影响因素并建立评分体系，当评分≥5分时诊断单侧PA的特异度100%。但Küpers评分体系对中国人群诊断PA的分型灵敏度62%和特异度53%较低；用尿醛固酮水平、低钾

病史和单侧典型腺瘤直径＞1cm调整模型后诊断特异度为90.5%。另外，通过建立列线图模型，结合体重指数、血钾及肾上腺CT进行联合预测双侧PA的可能性达90%。

（十）基因检测

指南和共识均建议年龄在20岁以下的早发性PA患者，或有PA、早发脑卒中家族史的患者，应做*GRA*或*KCNJ5*基因检测以确诊或排除家族性原醛症FH-Ⅰ、FH-Ⅲ，并应对其高血压一级亲属进行PA评估。因大部分PA为散发性，可在醛固酮肿瘤组织中检测*KCNJ5*、*ATP1A1*、*ATP2B3*、*CACNAID*及*CTNNB1*等相关基因的体细胞突变。

九、鉴别诊断

（一）肾上腺腺瘤与增生的鉴别

1．症状与体征 APA患者的高血压、低血钾的症状及体征较IHA患者严重，PAC也较高，PRA受抑制更明显。

2．体位变化 大多数IHA患者站立2～4小时后，PAC升高；而APA患者站立后PAC通常无明显变化。

3．18-OHB或18-OHF、18oxoF的测定 APA及PAH患者的血浆18-OHB、18-OHF和18oxoF水平明显增高，而IHA和EH患者则降低。

4．地塞米松抑制试验 GRA患者的醛固酮过量分泌可被小剂量糖皮质激素持久抑制，而APA及IHA患者增高的血浆醛固酮水平仅能暂时被地塞米松所抑制，抑制时间一般小于2周。

5．肾上腺影像学检查 肾上腺CT、MRI及^{11}C-美托咪酯-PET/CT、^{68}Ga-pentixaforPET-CT等检查可鉴别大部分肾上腺腺瘤或增生，但不典型结节样增生如较大的单个结节易与腺瘤混淆；单侧结节样增生有时也难以与腺瘤鉴别；故如需手术时则应做AVS予以鉴别。

（二）高血压、低钾血症的鉴别

临床上发现高血压、低钾血症患者，应进行PA与下列疾病的鉴别。

1．原发性高血压（EH） 长期服用噻嗪类排钾利尿药的EH患者，可出现低钾血症，通过详细询问患者服药史并停用利尿药观察血钾变化；同时测定PAC、PRA，如PRA＞1ng/（ml · h）提示高血浆肾素水平则暂不考虑PA，如PRA低、PAC高，则应按PA完善检查及行肾上腺CT扫描，以进行鉴别。

2．继发性醛固酮增多症 因肾血管、肾实质性病变引起的肾性高血压，急进型、恶性高血压的大部分患者也可有低血钾，但此类患者高血压病程一般进展较快，眼底改变较明显，肾动脉狭窄时腹部可听到血管杂音，恶性高血压患者常伴有心肾血管疾病等。如测定PAC及PRA均增高，即为继发性醛固酮增多症。从病史、体征及肾功能化验，PAC、PRA测定亦不难予以鉴别。此外，肾血流图、肾脏及肾血管超声、卡托普利肾图、肾动脉造影、肾脏和肾上腺CT等均可帮助确诊。

3．Liddle综合征 是一种少见的常染色体显性遗传家族性疾病，因远端肾小管及集合管上皮细胞钠通道的基因调控序列发生突变，导致钠通道被过度激活，钠的重吸收增加，细胞外液容量扩张，钠、钾离子转运异常，表现为肾脏贮钠过多症候群。临床表现为高血压、低血钾、碱中毒、尿钾排泄增多，但醛固酮分泌正常或稍低于正常，口服醛固酮受体拮抗剂螺内酯不能纠正低钾血症，仅有用肾小管钠离子转运抑制剂氨苯蝶啶治疗才可使尿排钠增加，排钾减少，血压恢复正常，故可用上述两种药物的治疗效果来进行鉴别，近年来基因检测可提供确诊依据。

4．肾球旁细胞瘤（肾素分泌瘤） 因肾脏肿瘤致肾素分泌过多而致RAAS过度激活，多见于青少年，女性患病率是男性的2倍。主要表现为高PRA、高PAC、高血压和低血钾，肾脏影像学检查提示肾脏肿瘤可确诊。

5．雌激素及口服避孕药 长期服用大剂量雌激素可激活血管RAAS，刺激醛固酮分泌而致高血压、低血钾，可通过病史、服药史及停药后的变化来进行判断。

（三）与肾上腺疾病的鉴别

1．皮质醇增多症 因肾上腺肿瘤或增生自主分泌大量皮质醇而致高血压、低血钾，但因有典型的高皮质醇血症的体征，血及尿皮质醇水平增高，而可与PA鉴别。

2．异位ACTH综合征 因支气管燕麦细胞癌、类癌、小细胞肺癌、胸腺类癌等恶性肿瘤组织产生大量ACTH样物质刺激肾上腺皮质增生，也可出现高血压、低钾血症，但此类患者有原发病的症状和体征，测定ACTH和皮质醇水平异常，也不难予以鉴别。

3．先天性肾上腺皮质增生（congenital adrenal hyperplasia，CAH） 因合成肾上腺类固醇激素的11β-羟化酶缺陷或17α-羟化酶缺陷，使醛固酮合成减少，但其前身物如去氧皮质酮（deoxycorticosterone，DOC）、皮质酮（Corticosterone，B）、18-羟去氧皮质酮（18-OH-DOC）和18-羟皮质酮（18-OH-B）等盐皮质激素生成增加而出现高血压、低血钾。因同时存在性激素合成障碍而表现为性征发育异常，如原发闭经、假两性畸形等。因此从病史、体征、染色体及实验室激素检测即可鉴别。

4．肾上腺去氧皮质酮（DOC）或皮质酮（B）分泌瘤 肿瘤可分泌大量DOC或B致盐皮质激素性高血压、低血钾。此类肿瘤通常较大且多为恶性，有的可分泌大量雄激素或雌激素而致女性多毛、男性女性化表现，但皮质醇分泌正常。因DOC水平明显升高，抑制PRA及PAC，CT扫描可发现肾上腺肿瘤。如发现低醛固酮、低PRA的肾上腺肿瘤应注意鉴别肾上腺DOC或B分泌瘤。

5．嗜铬细胞瘤及副神经节瘤（PPGL） 因PPGL分泌大量儿茶酚胺使血管收缩导致高血压，血容量减少而激活RAAS，继发性醛固酮分泌增多可致低钾血症，但从病史、查体、儿茶酚胺及代谢产物测定、影像学检查等可进行鉴别。

十、原发性醛固酮增多症的治疗

PA患者应根据不同的病因和患者对药物的反应选择不同的治疗方法。

（一）醛固酮肿瘤（APA）或单侧肾上腺增生（PAH）

指南推荐确诊APA或PAH单侧肾上腺病变的患者应首选手术治疗，术前先服用醛固酮受体拮抗剂——螺内酯，常用剂量200～300mg/d，分3～4次口服，待血钾正常，血压下降后，为减少螺内酯的不良反应，可减至维持量60～120mg/d，术前至少应服螺内酯2～4周，使血压和血钾浓度恢复正常。如治疗效果好，也可用稍小的剂量和较短的时间。有时单用螺内酯治疗时，血钾正常，但血压控制不满意，需加用降压药物如CCB。肾远曲小管钠交换抑制剂阿米诺利可增加钠和氯排泄，减少钾丢失，但无降压作用，口服剂量为20～40mg/d。待血压、血钾浓度恢复正常后经腹腔镜手术切除醛固酮分泌腺瘤或单侧肾上腺。腹腔镜微创手术的创伤小、出血量少，手术时间和术后恢复时间明显缩短，腺瘤被切除后患者的高血压和低钾血症亦可得到纠正。如患者不愿手术或有手术禁忌证，则推荐用醛固酮受体拮抗剂进行长期治疗，螺内酯（安体舒通）作为一线用药，依普利酮为选择用药，治疗期间应密切监测患者血压、血钾和肾功能并调整药物剂量。

北京协和医院一直联合使用CCB硝苯地平30～60mg/d，螺内酯40～120mg/d，分3～4次口服，为PA患者做术前准备及非手术患者的长期治疗，在降低血压、改善症状、缩短术前准备时间方面均取得较好疗效，不仅减少螺内酯剂量，还减轻了长期大量服用螺内酯后出现的男性乳腺增生、女性月经不调等不良反应。如患者肾功能不全或不能耐受螺内酯的不良反应，则用硝苯地平和钾盐做术前准备或长期服用，监测血钾、血压并调整剂量。

80%～99%的APA患者手术后血压可恢复正

常或显著改善，一般术后1个月内血压可达到最大降幅并稳定，最多不超过12个月，100%患者血钾水平恢复正常。也有报道68%的患者腹腔镜手术后2个月血压恢复正常。目前对手术是否保留肾上腺残余组织意见不一，包括肿瘤切除术、肾上腺肿瘤切除＋肾上腺部分切除术和单侧肾上腺切除术。如单侧肾上腺有多发性病灶，高度怀疑为多发性醛固酮肿瘤或伴结节样增生时，则患侧肾上腺应行全切除术。

PA手术结果（PASO）研究是一项国际多中心项目，旨在为PA患者单侧肾上腺切除术的结果和随访制定一致标准。故根据术后血压、降压药物使用情况、血钾、醛固酮及PRA或PRC，对制定临床和生化完全、部分和无缓解的6种结果标准达成了共识。

（二）特发性醛固酮增多症（IHA）

IHA患者因肾上腺增生，即使行双侧肾上腺切除术，仍难控制高血压，故不适合手术治疗。指南推荐首选药物治疗，建议螺内酯为一线用药，依普利酮为二线药物。

1．螺内酯 是一种非选择性醛固酮受体拮抗剂，是IHA患者和无法手术、不愿接受手术或术后部分缓解甚至无缓解患者的首选治疗药物，常用剂量20～60mg/d，开始服药后每周监测血钾，并根据血钾水平、血压和肾功能逐渐调整剂量。主要不良反应为与剂量相关的男性乳腺增生、女性月经紊乱等，可通过调整药物剂量或加用氨苯蝶啶、阿米洛利以减少螺内酯剂量及不良反应。为防止高钾血症，肾功能不全慢性肾脏病（CKD）3期［肾小球滤过率（GFR）＜60ml/（min · 1.73m^2）］患者慎用，肾功能不全4期及4期以上［GFR＜30ml/（min · 1.73m^2）］患者禁用。

2．依普利酮（eplerenone） 是一种选择性醛固酮受体拮抗剂，虽然无拮抗雄激素和孕激素受体的作用，但对醛固酮受体的拮抗和降压作用却弱于螺内酯，且半衰期短，价格昂贵，只作为不耐受螺内酯不良反应患者的选择用药。起始剂量25～50mg/d，由于其半衰期短，建议1日给药2次；CKD3期患者慎用，CKD4期及4期以上的患者禁用。IHA患者长期服用依普利酮可有效控制血压及避免男性乳腺增生，但目前国内无依普利酮。有报道小剂量螺内酯联合其他降压药物治疗IHA患者可避免肾功能不全及男性乳腺增生，改善患者生活质量。

（三）家族性醛固酮增多症1型（FH-Ⅰ）

FH-Ⅰ是糖皮质激素可治疗的醛固酮增多症，糖皮质激素通过抑制垂体ACTH分泌以减少醛固酮作用，指南推荐用小剂量中、长效肾上腺糖皮质激素如泼尼松或地塞米松治疗，纠正高血压和低钾血症。地塞米松起始剂量0.125～0.250mg/d，长期口服维持量0.5mg/d；泼尼松起始剂量2.5～5.0mg/d，两种药物均在睡前服用。因过量糖皮质激素治疗可导致医源性库欣综合征，影响儿童生长发育，故建议使用最小剂量糖皮质激素使患者血压或血钾维持正常，如血压控制不佳，可联合使用醛固酮受体拮抗剂。

（四）其他降压药物治疗

CCB、ACEI、ARB可作为PA患者的降压联合辅助治疗。ACEI、ARB可能对部分AngⅡ敏感的IHA有一定治疗效果，而CCB主要降低血压，对醛固酮分泌无明显抑制作用。如患者单用螺内酯治疗而血压控制不佳时可联合使用多种不同作用机制的降压药，长期服用应选择缓释或控释剂型。

阿米洛利、氨苯蝶啶对上皮细胞钠通道有阻断作用，作为保钾利尿药可缓解PA患者高血压、低血钾，而无螺内酯的激素相关性不良反应，因作用相对较弱且无上皮保护作用，故不作为一线用药。

十一、原发性醛固酮增多症的随诊及预后

（一）预后

醛固酮腺瘤切除后，大多数患者病情可全部缓解达到治愈，低钾血症纠正较快，大部分患者术后数月内血压均可下降至正常或接近正常。病程长，有较严重的心、脑、肾血管并发症，手术后高血压

及其他症状也可达到部分缓解，服用降压药物的效果较术前明显，低钾血症可恢复正常。

手术后糖代谢异常可得到不同程度改善，PA患者术后血浆醛固酮水平下降，胰岛素敏感性增加，胰岛素抵抗改善；血糖水平下降，胰岛素分泌增加，特别是早期胰岛素分泌明显改善。对于伴有糖代谢异常的APA、PAH或IHA单侧肾上腺结节样增生患者或有手术适应证伴新发糖代谢异常的患者，手术切除单侧肾上腺能改善血糖水平。

一项平均随访5.2年的研究，比较754例肾上腺手术治疗的APA患者、1613例接受醛固酮受体拮抗剂药物治疗的PA患者和年龄、性别相匹配的3016例EH患者的治疗，显示接受药物治疗的PA患者罹患新发糖尿病的风险较EH增加16%，而肾上腺切除的APA患者较EH组糖尿病风险降低40%。

IHA和FH患者均需长期或终身服药治疗，控制血压，纠正低钾血症，拮抗醛固酮的作用，保护靶器官；故对长期口服药物治疗的患者应进行定期复查随诊、监测血压、血钾、肾功能的变化，并注意药物的不良反应。

（二）随访

PA患者的随访应包括：①手术后复发情况；②药物治疗的效果和不良反应；③降压药物治疗的效果和不良反应；④靶器官损害和心血管疾病的监测。

近年来发现PA患者醛固酮过度分泌与心血管疾病的风险和死亡率增加相关并加重肾脏损害，故应重视在高血压患者中筛查PA，建议基层医生/全科医生应将疑诊为PA的患者转诊到内分泌科及高血压专科中心去确诊和治疗。

十二、原发性醛固酮增多症的诊治进展和争议

PA从初发现时的罕见病和内分泌病到现在被认为是继发性高血压的常见病因，得到了除内分泌科以外，还有心内科、高血压科、泌尿外科、介入治疗、全科医学等多学科医师的密切关注和重视，其理念更新和诊断治疗技术进展很快，但在不同学科之间除共识以外也还存在一些分歧和争议。

（一）原发性醛固酮增多症的指南急需修改——等待国际新指南的修订

2008年美国内分泌学会联合国际多家内分泌、高血压学会制定了第一部关于“原发性醛固酮增多症患者的筛查、诊断和治疗”的临床实践指南，2016年进行了第一次修订《原发性醛固酮增多症的管理：筛查、诊断和治疗》。2016年中华医学会内分泌学分会肾上腺学组制定了中国《原发性醛固酮增多症诊断治疗的专家共识》，并于2020年由中华医学会内分泌学分会修订并发表。2020年欧洲高血压学会（ESH）内分泌性高血压工作组发表了《原发性醛固酮增多症——遗传学，患病率，筛查和确诊》及《原发性醛固酮增多症——亚型诊断、治疗、并发症和预后及未来发展方向》的立场声明和共识。2020年国际高血压学会的《ISH2020国际高血压实践指南》在继发性高血压部分也包括了PA。

但从2018年起就不断有学者对美国内分泌等学会2016年制定的PA诊断和治疗国际指南提出应该再讨论。特别是在2020年美国四个著名教学医疗中心的横断面研究报道采用口服钠抑制试验，测定24小时尿Na≥190mmol时的尿醛固酮水平＞12μg/24h作为诊断标准，在正常血压、1级、2级及难治性高血压患者中发现PA患病率分别为11.3%、15.7%、21.6%和22.0%后，更将国际指南的修改提到议事日程上和一个新的高度。

PA患病率高而大量患者未能被诊断，大多数高血压患者也均被诊断为EH。研究者们认为目前EH成人的PA筛查率＜1%，是因为临床医生几十年来一直用于筛查PA的血浆醛固酮浓度的单点测定方法具有误导性，如继续用ARR筛查和排除PA患者则存在局限性而导致很多病例可能漏诊，故提出内分泌性高血压病因至少有15种，应在所有高血压患者，特别是难治性高血压患者中进行PA的筛查。

国际研究PA著名专家，PA国际指南的主要作

者John W.Funder提出PA高患病率的发现将重新定义PA并涉及在EH中的病因机制。他提出PA是重要的社会公共健康问题，上述研究改变了游戏规则并开始将PA的管理带入21世纪，进到了PA理念的转折点。

Funder近年多次指出目前的所有PA指南尽管制定者有世界上最好的意愿，但都存在着致命的缺陷，即临床实践指南并未有效地促使更多的临床医生去考虑对PA进行筛查。因为这些指南操作过于复杂，特别是针对药物使用的要求及仅对重点推荐的患者才进行PA筛查，所以目前指南的大部分内容都应该被抛弃，我们需要新指南，应该重新制定推荐意见以指导临床医生准确治疗高血压患者。因此首先应简化诊断流程，并建议所有高血压患者均应进行至少一次PA筛查试验；同时需要全面重新构想并认识社区基层医生、家庭医生和内科医生在PA管理中的重要作用。从历史上看，PA指南主要是由内分泌学专家为内分泌医师撰写，而现在需要彻底重组指南编写工作组，不仅包括内分泌学专家，还要包括基层社区、家庭医生、内科医生和高血压专家，并咨询流行病学家和健康经济学专家。新指南应该共同发表在*JCEM*、*Ann of Int Med*、*Hypertension*和*Eur J Hypertens*等国际内分泌和高血压杂志上，不仅指导内分泌医生，也要帮助指导其他多学科如内科和全科医生等认识并筛查PA。

日本内分泌学会2022年已发表了新的修订指南并推荐对所有高血压患者应进行PA筛查，尤其是高度怀疑PA的患者，并根据日本的医疗保险制度和循证依据对PA的诊断和治疗提出了适当的推荐。而各国指南或共识也应该结合各国国情和循证医学依据，对PA的诊治提出符合各国国情的推荐和建议。目前关于PA诊断治疗的国际新指南修订工作已经启动，将于2023年底完成并公布。

（二）醛固酮与肾素比值（ARR）的意义、不足及前景

PA是内分泌性高血压，其功能诊断应符合自主分泌的高醛固酮水平不被抑制及被高醛固酮抑制的低肾素水平不被激发，是因为两种激素分泌异常所致的疾病。1981年Hiramatsu等首次报道用ARR诊断PA，认为比单独测定血浆醛固酮、肾素和血钾浓度的敏感性高，但目前认为有几种方法学因素可影响ARR诊断的真实性而对其提出了质疑。

首先，缺乏PRC直接测定的低值；其次，用肾素、醛固酮的不同测定方法和测定单位可得到不同的ARR切点值；最后，不同方法测定的醛固酮值可影响ARR的阈值，如用质谱法LC-MS/MS测定的PAC较放免法低30%。而ARR切点值决定于PAC，PRA和PRC测定方法和测定值的表示单位，如果ARR切点值≥40［PAC ng/dl：PRA ng/（ml·h）］，可能会使部分轻-中度高血压患者出现假阴性结果，而ARR≥20，则可能出现假阳性结果，因此ARR是一个筛查推荐的切点值而不是实际的诊断标准值，故各实验室应该用其最好的测定方法去制定不同测定方法时的醛固酮和ARR的标准阈切点值。

一项荟萃分析包括10个研究，4140例患者，采用ARR筛选PA，其诊断敏感性10%～100%，特异性70%～100%，其中3个研究的敏感性＜50%，提示ARR值变异较大，筛选PA有一定的局限性。目前尚无证据能推荐采用任何单一ARR的解释阈值来指导临床诊治决策，ARR的准确性和可靠性存在不足。ARR筛选PA的预测值不高，主要原因是受PRA的影响较大，当PRA较低时，易出现假阳性结果，很难区别是因为PA、低肾素性EH还是服用β受体阻滞剂所致，因此需要在ARR的基础上同时考虑醛固酮水平。国内外多家医院的ARR切点值因测定方法和单位不同也无统一的标准，同时由于研究设计、关注人群、ARR阈值、肾素和醛固酮的测定方法、选择的确诊试验种类、阈值不同等而使ARR的敏感性和特异性存在广泛不均一性，不能为临床获得合适的解释或结论而显示了其局限性和非标准化。由于上述原因，ARR的地位正在面临挑战，一些研究PA的专家已提出要放弃ARR，而选择用单一的确诊或排除试验，目前指南也提出如ARR显著增高时也可不做确诊试验，并不是所有

PA患者都要强制性做确诊试验。

（三）醛固酮、肾素（活性或浓度）测定标准化

醛固酮的检测方法有放免法RIA、酶联免疫法（EIA）、化学发光法CLIA，气相色谱－质谱联用法（GC/MS）和质谱法LC-MS/MS，每种方法各有优缺点。免疫法是基于抗原抗体反应的原理，可出现交叉反应造成假阳性或假阴性结果，而目前认为是检测“金标准”的LC-MS/MS则需进行复杂的样本前处理，仪器昂贵，对人员技术要求也较高。

影响肾素、醛固酮测定的因素除上述不同的测定方法外，还决定于取血条件即采血时间、体位，标本种类，测定项目等。正常人不同钾、钠状态影响醛固酮的浓度即高钠抑制醛固酮分泌，低钠刺激醛固酮分泌；高钾刺激醛固酮分泌，低钾抑制醛固酮分泌，故测定肾素、醛固酮需同时查血和24小时尿K、Na水平，血钾低时需补钾至大致正常，同时各实验室需分别建立正常人高钠、正常钠、低钠水平时肾素和醛固酮水平的参考区间。

目前全国相关实验室检测质量参差不齐，2021年中国心血管疾病医疗质量报告显示，2020年全国1834家三级医院，2087家二级医院在10 259 521例心血管疾病相关住院患者中诊断高血压941 829例，其中三级医院占55.8%、二级医院占39.5%。上述高血压患者中诊断PA 1836例，其中1211例（66.0%）患者规范检测了肾素、醛固酮，仅422例（23.0%）患者做了确诊试验。

2019年组织及实施醛固酮和肾素室间质量评价调查154家实验室，涉及14种仪器，醛固酮测定方法有化学发光、质谱法和放免法，三种方法的检测偏差分别为8.8%～120.0%、5.3%～12.0%和6.4%～131.5%；组内变异系数（CV）分别为22.2%～24.9%、40.5%～46.8%和40.8%～73.9%。肾素检测项目有PRA和PRC不同表达单位的152家实验室，组内CV分别为29.3%～109.0%、6.4%～13.9%、4.7%～21.8%，组间CV分别为12.0%～63.3%、3.7%～14.2%和4.5%～8.7%。因此迫切需要在全国进行肾素、醛固酮测定方法的标准化、同质化，建立统一的标准并进行质量控制。

测定方法对醛固酮水平的影响：质谱法测量值较免疫分析法平均降低35%，在大多数临床相关范围内降低值可高达50%～65%。有报道用放免法筛查的PAC切点值为190pmol/L时，PAC的质谱法切点值则为120pmol/L。而每个实验室均应当选用测定肾素、醛固酮特异性分析切点值的最好方法用于PA筛查和确诊，临床医生对这些系统性差异的认识对于确保准确解释PA至关重要。

药物治疗对醛固酮、肾素测定的影响：很多内分泌专家都认为没有一种药物可对同时表现为高醛固酮和低肾素的切点水平产生假阳性结果，CCB和α_1受体阻滞剂对大多数病例诊断无明显影响，ACEI和ARB可能升高轻症PA患者的PRA。因此如能正确分析各种药物对RAAS的不同影响，则不难进行判断。有的内分泌专家甚至提出可以不停降压药检测肾素、醛固酮，如不停药时测定的结果仍为高醛固酮低肾素水平即可以诊断PA。

肾素、醛固酮是重要的继发性高血压诊断指标，其准确测定对于高血压的发现、诊断、分型、治疗和预后均具有非常重要的临床意义，鉴于醛固酮和肾素测定的重要临床意义和目前缺乏准确可比的检测现状，因此急需改进醛固酮和肾素的测定标准化和肾素一致化工作，实现不同检测方法之间的互通可比。需要完善中国醛固酮参考系统，开展醛固酮正确度验证，实现醛固酮检测结果可溯源、使各实验室检测结果具有可比性；开展肾素一致化，实现肾素不同检测方法和结果的互通可比，为临床提供高血压相关检验结果互认可比和准确可靠的诊疗指标。

（四）确诊试验——盐水输注试验（SIT）、卡托普利激发试验（CCT）的选择

目前对PA确诊试验仍有争议，用哪一项确诊试验用于PA诊断仍有待商榷，因为没有足够证据支持选择哪一种为最佳试验，内分泌学会指南亦未推荐“金标准”确诊试验。但内分泌学会指南对有自发性低血钾，低PRA或PRC及PAC＞20ng/dl（550pmol/L）的患者则建议不需要做确诊试验。

日本一项多机构、回顾性队列研究（JPAS/JRAS）比较CCT（n＝2256）或SIT（n＝1184）呈阳性和阴性结果的PA患者的基线PAC（bPAC），探讨bPAC（ng/dl）和基线PRA（bPRA）（ng/（ml·h）预测CCT和/或SIT阳性结果的切点值。在肾素被抑制［bPRA≤0.3ng/（ml·h）］的患者中，bPAC的切点值≥30.85ng/dl时预测SIT阳性结果的特异性为100%。当bPRA≤0.6ng/（ml·h）时，CCT结果的特异性和敏感性分别为100%和97.0%；bPAC切点值≥30.85ng/dl，bPRA＞0.6ng/（ml·h）预测阳性SIT和CCT结果的特异性降低。如果bPAC≥30.85ng/dl，bPRA≤0.6ng/（ml·h），则不需要做确诊试验。

德国一项比较2016—2018年272例患者行SIT和/或CCT确诊PA的安全性研究显示，SIT试验期间17.5%患者发生不良反应，78.7%患者因血压升高而需要增加降压药，所有患者血钾轻微下降，7.9%患者需补钾治疗。CCT期间患者血压有不同程度下降，血钾轻度增加，仅有1.5%的患者分别需要降压或补钾治疗。因此CCT安全简易、费时少、费用低，特别适用于严重高血压的患者。

PA确诊试验——美国梅奥诊所口服钠负荷试验为患者进3天高钠饮食，其钠摄入量为5g/d，（相当于Na 218mmol，NaCl 12.8g），当24小时尿钠排泄＞200mmol/d，在低PRA（或PRC）时，尿醛固酮排泄量＞33.2nmol/24h（12μg/24h）则说明醛固酮为自主高分泌，其诊断敏感性96%，特异性93%。盐水试验是在4小时内静脉滴注0.9%NaCl 2000ml，相当于NaCl 18g。

但不管是12.8g还是18g NaCl，在北美、澳大利亚地区均为高钠。2010年报道世界不同地区盐摄入量：北美、澳大利亚摄NaCl为7～9g/d（Na 3.0～3.5g/d），而在亚洲地区平均摄NaCl为9～13g（Na 4.0～5.5g/d）；2012年中国成人平均烹调盐摄入量为10.5g/d；北京一项小样本研究，采用7天24小时尿钠检测法，显示成人人均每日摄盐量高达19.2g；2012年中国南方居民摄盐量10～12g/d，北方居民15～22g/d。因此，亚洲与中国，特别是中国北方的高血压人群在普遍摄入高盐量的情况下，是否还适合做高钠试验？如做高钠试验，中国应选择什么标准？此外，高钠试验对老年、低血钾、严重高血压、有高血压并发症、心血管高风险患者均是禁忌的。

因测定单点血浆醛固酮浓度受激素节律，时间等多种因素影响，故有学者提出用口服或盐水高钠试验时测定24小时尿醛固酮水平来作为筛查和确诊的指标。

（五）肾上腺静脉采血（adrenal venous sampling，AVS）的不足及前景

1967年《新英格兰医学杂志》（*NEJM*）曾发表经AVS证实的7例醛固酮分泌瘤，其皮质醇与醛固酮浓度比为12∶1，而非肿瘤的比值为50∶1。1980年NEJM发表肾上腺CT对PA肾上腺肿瘤的定位诊断，提出因AVS价格贵、有放射性暴露、患者安全风险和不能尽快获得结果等原因，推荐门诊患者以CT代替造影检查，并建议当生化检查确诊PA而CT未能发现肿瘤时才需做AVS。1988年北京协和医院报道19例PA患者行AVS检测，也提出因创伤性检查，不应作为常规检查手段，当PA诊断明确而CT扫描等其他定位检查均未有阳性发现时才考虑需做AVS检查。2008年PA国际指南也明确提出肾上腺CT应作为PA定位诊断的首选，只有需要手术的患者在术前要准确定位患侧病变时则由有经验的放射科医师进行AVS操作。

全球协作AVSTAT国际多中心研究提出考虑到各种临床因素，应更严格地选择AVS操作适应证。德国一项关注AVS安全性——放射暴露的报道指出当有效剂量（ED）中位数为29mSv时，其放射暴露相当于1470次胸部X线检查，是每年约2.4mSv的自然背景辐射的12倍。这是对AVS辐射暴露的首次系统评估，不仅显示患者有相当高的辐射暴露

危险性，而且说明了各检查中心之间的显著差异。建议在患者接受AVS时要考虑辐射暴露的风险并应建立改进的快速的标准操作程序，以防止不必要的辐射暴露。美国梅奥诊所最近报道AVS一侧取血只需3分钟，全部操作仅15分钟即可完成，大大减少了患者放射暴露的风险。

文献报道在335名PA患者中发现伴其他肿瘤的发生率为35.5%，其中恶性肿瘤占9.6%，有的患者可有两个或多个肿瘤，而高血压对照组则为6.0%；有恶性肿瘤病史的PA患者在诊断时基线醛固酮水平较高。来自体外研究和动物模型的最新数据表明，高醛固酮水平可引起氧化应激导致DNA损伤，7.7%的恶性肿瘤为内分泌源性，有甲状腺癌的PA患者在诊断时较年轻；肾细胞癌占所有恶性肿瘤的13%，而在对照组中无报道。恶性肿瘤的患病率与高醛固酮水平呈正相关，在PA患者中往往更高，因此也应该避免PA患者接受高剂量的辐射暴露。指南建议年龄＜35岁、有自发性低血钾、高醛固酮、肾上腺CT示单侧腺瘤的患者，术前不需要做AVS；推荐手术前需鉴别一侧或双侧肾上腺病变时，则应由有经验的放射科医师操作AVS检查。

近年来，国内开展AVS较多，建议应按照内分泌学会的指南和近期发表的多项研究结果考虑PA患者的具体临床因素，严格实施AVS指征，避免患者受到过多放射暴露。明确AVS不是用于PA的定性诊断，也不是所有PA患者都要做，其适应证是决定要做手术而为了明确是否为单侧病变的患者。但AVS缺乏标准化流程和正常值，有时得到的结果即使有经验的专家也通常难以解释，也存在不确定性或失败率。在重复性、安全性、放射性暴露、并发症等方面都存在不足，AVS相对昂贵的价格，亦为侵入性检查，而使其成为扩展使用的主要障碍，但如能成功，AVS仍然是鉴别侧向化的“金标准”。

近年来也在研究替代AVS的其他检测方法，如放射性核素功能性成像和类固醇生物标志物等并取得了一定的成效。

（六）原发性醛固酮增多症的治疗

针对醛固酮分泌腺瘤和原发性或单侧肾上腺增生症的治疗，应遵从指南推荐进行PA规范化、标准化治疗即单侧病变行腺瘤或肾上腺手术切除术，双侧病变用盐皮质激素受体（MR）拮抗剂药物治疗是金标准，治疗目标应达到最佳血压控制、血钾水平在正常上限范围、PRA恢复正常。

鉴于腹腔镜下行肾上腺手术的安全性和有效性，目前已成为PA单侧病变的标准治疗方法。而对肾上腺肿瘤和增生的消融、栓塞介入技术从内分泌疾病的治疗原则、药物经济学、性价比、成本效益、医疗保险、国家限制类医疗技术目录（2022年版）的规定等诸多方面，需要对其安全性和有效性进行关键和长期的临床验证和评价。应有动物实验和临床多中心前瞻性随机对照试验，并观察临床疗效、安全性、性价比、影像学、激素水平等长期随诊结果，在目前不适合作为医疗技术进行广泛推广和临床应用；按法规要求，不要将未通过技术评估和伦理审查的医疗技术应用于临床，以免触犯法律并承担刑事责任，给患者带来不必要的伤害。

（七）原发性醛固酮增多症筛查诊治简单化、标准化展望

PA是一个重大公共健康问题，其患病率高，筛查率低，很多医生对此缺乏认识，而耗时、复杂的检查诊断过程和不菲的费用等均使我们目前处理此问题还站在十字路口。如果我们继续目前的管理方案，则不仅伤害了99%以上从未进行过PA筛查的高血压患者，还伤害了那些真正的PA患者，因为对他们只用了单点PAC测定作为醛固酮状态的衡量标准来进行检查，使许多虽接受筛查但实际上是PA的患者却被归类为阴性而误诊和漏诊，因此，必须彻底改变目前PA诊治的现状才是唯一的出路。

鉴于PA的高患病率、高流行率和低标准化诊治及早期诊断的重要性和特定治疗可以最大限度地减少或逆转醛固酮过量的不良反应，我们现在需要重新审视2016年PA诊断治疗的国际指南。要以知晓PA作为出发点，让内分泌医生、社区保健医生

(PCP)、内科和高血压科医生都敏锐地了解PA的高患病率，并制定基于循证依据、考虑成本效益和未治疗患者风险的简单、及时、易操作、经济、高效、性价比高、对患者损伤小及易接受的新的精准筛查和诊断方法，并对新发现和目前正在接受降压药物治疗的高血压患者和血压正常者制定个体化筛查诊治方案，从根本上扩展涉及多学科和行业部门支持的PA多学科协调合作取得共识。

PA是主要的内分泌性高血压，由内分泌、心血管、高血压科和社区医生、全科医生组成的多学科合作团队及专家联合管理，将对PA患病率进行再认识，建立统一诊治标准和单一确诊或除外试验，避免强制性做AVS，建立醛固酮、肾素测定的规范化及诊断治疗的标准化流程，实现扩大筛查、简化流程、精准分型和优化治疗的目的，以提高中国PA的筛查率、诊断治疗率、控制率和治愈率。

（曾正陪）

第三节 肾上腺其他疾病引起的高血压

一、嗜铬细胞瘤/副神经节瘤

（一）嗜铬细胞瘤/副神经节瘤的定义及分期

嗜铬细胞瘤（pheocromocytoma，PCC）是源于肾上腺髓质的肿瘤；副神经节瘤（paraganglioma，PGL）是由神经嵴起源的嗜铬细胞产生的肿瘤，位于肾上腺外，分布在颈动脉体、颈静脉球、主动脉球、全身交感神经链、嗜铬体（zuckerkandl体）、膀胱等部位。PCC占80%～85%，PGL占15%～20%，二者共同简称为PPGL，是继发性高血压的少见类型。

PPGL可合成、贮存和释放大量儿茶酚胺（CA）即去甲肾上腺素（NE）、肾上腺素（E）及DA（多巴胺），引起血压升高，造成心、脑、肾等脏器的严重并发症而危及生命。PGL可来自从颅底、胸、腹到盆腔的脊椎旁交感神经副神经节并且具有分泌CA的功能而称为交感神经性PGL；也可来自沿颈部和颅底分布的舌咽、迷走神经的副交感神经节而通常不产生CA，称为头颈部PGL（HNPGL）。

曾经将PPGL分类为良、恶性肿瘤，2017年世界卫生组织（WHO）在神经内分泌肿瘤分类中建议将PPGL改为转移性和非转移性，而不再用恶性和良性分类。认为所有的PPGL都具有转移潜能，如果在患者的非嗜铬组织如骨、肝、肺、淋巴结、脑或其他软组织中出现了肿瘤转移病灶则称为“转移性PPGL”而不再用“恶性PPGL”的名称；转移性PPGL占10%～17%，其中5%～20%为PCC，15%～35%为交感性PGL。

2017年美国癌症联合会（American Joint Committee on Cancer，AJCC）按照肿瘤定位、原发肿瘤形态、功能和有无转移等制定了PPGL的首个临床TNM分期体系，但该分期体系目前并不包括副交感神经来源的头颈部PGL。

TNM系统分期如下。T表示原发肿瘤：T_X表示无法评估；T_1表示肿瘤于肾上腺内、最大径＜5cm及无肾上腺外浸润；T_2表示肿瘤于肾上腺内，最大径≥5cm及无肾上腺外浸润，或任何大小的交感神经功能的肿瘤；T_3表示肿瘤已浸润到周围组织（肝、胰、脾、肾）。N表示区域淋巴结转移：N_X表示无法评估；N_0表示无转移；N_1表示有局部区域淋巴结转移。M表示远处转移病灶：M_0表示无远处转移；M_1表示有远处转移；M_{1a}表示仅有转移至骨；M_{1b}表示转移至远处淋巴结、肝、肺；M_{1c}表示转移至骨及其他多个部位。

嗜铬细胞瘤/副神经节瘤的TNM Ⅰ～Ⅳ分期：Ⅰ期-$T_1/N_0/M_0$；Ⅱ期-$T_2/N_0/M_0$；Ⅲ期-$T_1/N_1/M_0$、$T_2/N_1/M_0$、T_3/N_0或N_1/M_0；Ⅳ期-$T_{1\sim3}/N_0$或N_1/M_1。

（二）嗜铬细胞瘤/副神经节瘤的发现历史及流行病学

PPGL是一种少见的内分泌性高血压，德国Felix Frankel于1886年首次报道一例因一年来间歇性反复发作心悸、焦虑、眩晕、头痛、胸痛、冷汗和呕吐的18岁年轻女性，检查发现血压升高，心动过速，眼底出血，患者不幸死亡后经尸检发现双侧肾上腺肿瘤，曾疑为血管肉瘤，后经嗜铬素染色阳性而确诊为双侧肾上腺嗜铬细胞瘤。2007年德国HPH Neumann用现代组织病理学进一步证实了该病例为嗜铬细胞瘤，并指出因患者年轻、有双侧肾上腺病变而提出了遗传背景的假说，故对其家族健在者进行了基因检测，结果证实其4个健在的亲属均有*RET*胚系突变，从而提供了该患者为嗜铬细胞瘤和该家族为多内分泌腺瘤病2型（MEN-2）的分子诊断学依据，为120多年前的首例双肾上腺嗜铬细胞瘤提供了遗传学依据。

在19世纪90年代开始对PPGL进行手术，1891年Paltauf成功完成第一例颈动脉体瘤手术；以后陆续报道了多例颈动脉体瘤和颈静脉球瘤的手术及预后。20世纪初开始报道肾上腺嗜铬细胞瘤和肾上腺外副神经节瘤的手术，1903年AF von Eiselsberg完成第一例位于主动脉分叉处的腹部Zuckerkandl体的副神经节瘤手术，1926年C Roux在欧洲进行了肾上腺嗜铬细胞瘤的首次手术，同年Charles H Mayo在美国梅奥诊所也完成了首例肾上腺嗜铬细胞瘤手术。

肾上腺素（E）、去甲肾上腺素（NE）及其代谢产物的发现对嗜铬细胞瘤的诊断治疗提供了依据。1929年Rabin发现嗜铬细胞瘤中含有大量的血管收缩物质，可用以解释患者血压升高的原因。1936年和1949年分别从嗜铬细胞瘤组织中提取出E和NE，1939年报道嗜铬细胞瘤患者血中含有高水平的E，1946年Von Euler在心脏中发现了NE-交感神经系统的神经递质。1948年Alquist依据肾上腺素受体激动剂的不同亲和性将肾上腺素受体分为α和β亚型。1950年Von Euler和Engel发现嗜铬细胞瘤患者尿液中E、NE和DA排泄量异常增加；Armstron证明了苦杏仁酸VMA是儿茶酚胺CA的代谢产物，故测定尿VMA排泄量可用于诊断嗜铬细胞瘤；1958年La Brosse报道尿中可检测出NE的代谢产物甲氧基去甲肾上腺素（NMN）。Von Euler等因发现神经末梢中的体液性传递物质及其贮存、释放和受抑制机制而被授予1970年的诺贝尔生理学和医学奖。

北京协和医院于1939年诊断了中国第一例嗜铬细胞瘤，患者为13岁男性，因发热、头痛、头晕、间歇性意识丧失、抽搐、谵妄收入院。入院时查体体温41.6℃，血压110/80mmHg，入院后检查除外感染。但发现患者阵发性血压升高，最高达212/154mmHg，头晕时20分钟内血压波动150～180/112～130mmHg，最高血压238/160mmHg，Snapper查体触诊到右上腹部肿物。后经腹膜后充气造影显示右肾上腺肿瘤6cm×5cm，临床诊断右肾上腺嗜铬细胞瘤，建议手术治疗，但患者父母拒绝手术。至今北京协和医院已诊治数千例PPGL，2003年经多学科合作（MDT），成功诊断治疗国内第一例心脏PGL，截至目前已成功诊治20余例心脏PGL患者。

在普通高血压门诊患者中PPGL的患病率为0.2%～0.6%；儿童高血压患者中PPGL患病率为1.7%，高于成年人；患者生前未诊断而于尸检中的发现率为0.05%～0.10%；在肾上腺意外瘤中约占5%。PPGL的发病率为（0.3～1.0）/100 000，无明显性别差异，各年龄段均可发病，但发病高峰为30～50岁，儿童PPGL占10%～20%。家族遗传性PPGL占35%～40%，其患者起病较年轻并呈多发病灶；40%以上成年人，70%以上儿童的转移性PPGL与编码琥珀酸脱氢酶B亚单位（*SDHB*）的基因突变有关。90%的PCC为散发性，仅10%为家族性，包括单纯的家族性PCC及多内分泌腺瘤病（multiple endocrine neoplasia，MEN）2a型和2b型。

80%～85%的PCC位于肾上腺髓质，左、右两侧肾上腺发生率无明显差别，也有报告右侧较左侧多见。90%的PCC单发，50%的家族型PCC为双侧；90%以上的PPGL在横膈以下；80%～90%的PPGL为非转移性。25%的PCC与遗传综合征MEN-2、VHL、NF1相关，而称为嗜铬细胞瘤/副神经节瘤综合征。

PPGL肿瘤直径1～2cm至20～25cm，大多数为3～5cm；其重量2～3kg，多为20～100g；

形状多数为圆形或椭圆形，少数为哑铃形；瘤体切面为灰粉色或棕褐色，常见局灶性或大片状出血、坏死、囊性变和/或钙化。肿瘤细胞呈多角形，排列成细胞巢或索，胞浆丰富，可被嗜铬粒蛋白A（CgA）染色阳性，电镜下可见大量的细胞内含E及NE分泌颗粒。

（三）嗜铬细胞瘤/副神经节瘤的病因及遗传学发病机制

肾上腺分为皮质和髓质两部分，髓质源于外胚层，髓质细胞为大多角形，可被重铬酸盐染成棕色而称为嗜铬细胞。嗜铬细胞胞浆内有大量嗜铬颗粒囊泡，主要分泌和储存CA，包括E、NE和DA，肾上腺髓质嗜铬细胞主要产生E。

PPGL是一种神经内分泌肿瘤，除分泌CA外，还可分泌释放如嗜铬粒蛋白A（CgA）、促肾上腺皮质激素（ACTH）、促肾上腺皮质激素释放激素（CRH）、生长激素释放激素（GHRH）、降钙素（CT）、降钙素基因相关肽（CGRP）、甲状旁腺素（PTH）相关肽、心钠素（ANP）、舒血管肠肽（VIP）、神经肽Y物质（NPY）、生长抑素、肾上腺髓质素（ADM）、血清素、内皮素（ET）、尾加压素（U Ⅱ）等多种神经内分泌肽类激素。

CA通过与靶细胞膜上特异的肾上腺素能受体结合，起到调节血压、心血管及机体多种代谢的生理学效应。E作为肾上腺髓质激素可发挥自分泌、旁分泌或神经递质的功能作用；NE主要作为交感神经节后神经元的神经递质对外周组织产生作用；交感神经系统释放的CA对机体的应激反应起到重要调节作用。

肾上腺素能受体分为α_1、α_2、β_1、β_2、β_3、多巴胺1（DA-1）及多巴胺2（DA-2）多个亚型。α_1受体在突触后并位于效应组织上，受磷脂酰肌醇及细胞质内增高的钙浓度的调节；α_2受体多位于突触前而血管平滑肌α_2受体却在突触后及突触外，它们受被抑制的腺苷环化酶活性及激活的钾通道调节。β_1、β_2、DA_1和DA_2受体的作用均受激活的腺苷环化酶调节；DA受体分别通过与Gs或Gi两种不同调节蛋白的相互作用来完成的。

E和NE是有很强作用的非选择性α受体激动剂和β受体激动剂，E对肾上腺能受体的亲和力高于NE，尤与β_2受体有高亲和力；DA对α和β_1受体有较弱的激动活性，但DA剂量增加时可刺激β_1和α受体而使血管收缩，血压增高。NE可通过激活突触膜上不同的α受体而调节其释放。

近年来，分子生物学和遗传学的研究证实PPGL的发生与致病基因的种系突变有关，目前已发现PPGL与二十余种致病基因的胚系突变、DNA甲基化、mRNA等表观遗传学的变化有关。约50%的PPGL患者有基因突变，其中35%～40%为胚系突变，表现为家族遗传性并作为某些遗传性综合征的表现；15%～25%为肿瘤组织的体系突变，但部分散发性PPGL患者的发病机制不甚清楚。

线粒体琥珀酸脱氢酶（succinate dehydrogenase，SDH复合酶Ⅱ）是三羧酸循环和有氧电子传递呼吸链的重要酶之一，分别编码*SDHA*、*SDHB*、*SDHC*、*SDHD*和*SDHAF2*五个基因（*SDHx*）。*SDHD*基因是发现的第一个与肿瘤相关编码线粒体复合物的核基因，*SDHB*和*SDHD*基因突变使线粒体氧传感通路异常，促进肿瘤血管形成，影响细胞凋亡，诱导血管内皮生长因子（VEGF）转录表达，促进PPGL肿瘤的发生和发展。

根据基因的突变涉及细胞内不同信号传导通路将PPGL的致病基因分为两类，第一类C1型（Cluster 1）与缺氧通路有关，包括与低氧和假性低氧相关的*VHL*、*SDH*x（*SDHA*、*SDHB*、*SDHC*、*SDHD*、*SDHAF2*）、*EPAS1*（*HIF2A*）和其他与三羧酸循环通路相关的*FH*、*PHD1*、*PHD2*、*HRAS*、*MDH2*、*GOT2*、*SLC25A11*和*KIF1Bβ*等基因突变，通过激活缺氧诱导因子，促进与缺氧有关的生长因子表达而刺激PPGL肿瘤生长。第二类C2型（Cluster 2）包括导致激酶信号传导途径和蛋白质翻译激活的基因，如参与信号传递的*NF1*、*RET*、*RAS*和*MAX*基因和跨膜蛋白*TMEM127*、核组蛋白*H3F3A*等基因突变，通过激活促分裂原活化蛋白激酶

(MAPK)和/或mTOR信号传导通路促进肿瘤生长。

可根据上述基因mRNA表达特点将PPGL分为四种亚型：①假性低氧（pseudohypoxia）：包括*SDHx*、*FH*与三羧酸循环（TCA）相关的假性低氧（TCA cycle-related pseudohypoxia）；与*VHL*和*EPAS1*相关的假性低氧（*VHL/EPAS1*-related pseudohypoxia），PCC占57%，PGL占43%。②激酶信号（kinase signaling）：与*RET*、*NF1*、*MAX*、*TMEM127*、*HRAS*相关，主要见于PCC。③Wnt信号改变（Wnt-altered）：与*CSDE1*和*MAML3*融合相关，主要在散发性、肾上腺PCC。④皮质混合(cortical admixture)：PPGL肿瘤中存在肾上腺皮质细胞，可发生MAX胚系突变，PCC常为单侧肾上腺多发性肿瘤。

*SDHx*在PPGL患者中的总突变率高达20%，其中*SDHB*基因突变肿瘤的恶性比例高，预后差。转移性PPGL患者*SDHB*、*SLC25A11*和*FH*基因突变率高于散发性PPGL患者，在已有转移的PPGL中，30%患者有*SDHB*突变。50%～70%的儿童PPGL与胚系基因突变有关；有的PPGL患者可同时存在*RET*、*NF1*和*vHL*基因的胚系突变和体细胞突变；PPGL胚系突变发生率27%，体细胞突变率为39%低于其他恶性肿瘤；部分散发性PPGL的发病机制尚不完全清楚。

不同基因突变的PPGL患者在肿瘤部位、转移性、CA分泌类型及复发倾向等方面有明显不同。*SDHx*基因突变PGL患者的肿瘤多位于头颈部或交感神经节，部分患者可合并肾癌、胃肠道间质瘤（GIST）和垂体瘤；*VHL*、*RET*、*NF1*、*TMEM127*或*MAX*基因突变常见于PCC患者，多为双侧肾上腺病变并以分泌E为主；*RET*基因突变见于MEN-2；*SDHB*和*FH*基因突变的患者可提示为转移性PGL；有*VHL*、*SDHx*突变的肿瘤以分泌NE为主。

*SDHx*基因胚系突变的PPGL患者可伴发GIST、肾细胞癌和垂体腺瘤等，称为家族性PGL遗传综合征（familial PGL），为常染色体显性遗传性疾病。依据*SDHx*不同的基因亚型将家族型PPGL分类命名为PGL-1（*SDHD*）、PGL-2（*SDHAF2*）、PGL-3（*SDHC*）、PGL-4（*SDHB*）和PGL-5（*SDHA*）型，其临床表现和激素分泌亦不相同（表7-5-1）。

近年来表观遗传学研究报道PPGL组织中多种基因存在异常高甲基化，包括抑癌基因、DNA修复基因、细胞周期调控基因、肿瘤转移相关基因等。由于肿瘤组织存在基因组的低甲基化和启动子区CpG岛的高甲基化，可激活原癌基因及促进细胞生长基因，使抑癌基因和错配修复基因失活及染色体不稳定；*p16*基因启动子甲基化与PPGL的恶性行为和转移有关，故PPGL肿瘤DNA甲基化和miRNA也参与了PPGL的发生、发展和转移等多种分子机制，并为PPGL的早期诊断及治疗靶点提供了依据。但PPGL作为一种神经内分泌肿瘤的病因学及发病机制还应高度重视并进行深入研究。

（四）嗜铬细胞瘤/副神经节瘤的临床表现

当PPGL阵发性或持续性分泌释放不同比例的

表7-5-1　SDHx遗传综合征的临床肿瘤特点

分型	基因	PPGL部位	伴发其他肿瘤	多发性	转移性
PGL-1	SDHD	HNPGL，胸、腹部PGL，肾上腺PCC	GIST，PA，RCC，PTC	是	非常罕见
PGL-2	SDHAF2	HNPGL	PA	罕见	不详
PGL-3	SDHC	HNPGL，腹部PGL	GIST，RCC，PA	罕见	不详
PGL-4	SDHB	腹部PGL，HNPGL，肾上腺PCC	GIST，RCC，PA，PTC	是（罕见）	常见
PGL-5	SDHA	腹部PGL	GIST，PA	罕见	不详

注：HNPGL，头颈部副神经节瘤；PA，垂体腺瘤；PCC，嗜铬细胞瘤；PGL，副神经节瘤；PTC，甲状腺乳头状癌；RCC，肾细胞癌；GIST，胃肠道间质瘤。引自：嗜铬细胞瘤和副神经节瘤诊断治疗专家共识（2020版）.中华内分泌代谢杂志，2020，36（9）：740.

E和NE，作用在全身不同组织的α、β肾上腺能受体时，可产生不同的效应。由于E和NE的分泌方式、分泌量及比例、肿瘤大小的差异而使PPGL的临床表现呈现多样化。

1. 高血压及直立性低血压 PPGL患者最常见的临床症状是血压升高，由于肿瘤分泌E和NE的方式、分泌量不同而表现为发作性、持续性或在持续性高血压的基础上阵发性加重。持续性高血压占50%～60%，其中半数患者可呈阵发性加重；40%～50%患者为发作性高血压，发作持续时间为几分钟至数天不等；发作频率可从稀少至频繁、从阵发性至持续性；血压为中、重度升高可达200～300/150～180mmHg（26.7～40/20～24kPa）或以上。患者多为顽固性高血压需服用三种或三种以上降压药；约70%的患者合并直立性低血压；另有少数患者血压正常；也有患者平素血压正常而在手术麻醉或应激状态时出现高血压或发生高血压危象。

发作性高血压是PPGL患者的特征性表现，平时血压正常，而当体位变换、剧烈活动、情绪变化、压迫腹部或排大、小便时可诱发高血压发作，且用一般降压药治疗无明显效果。有的患者病情进展迅速，因严重高血压而致眼底出血、渗出、视乳头水肿、视神经萎缩或失明；也可因高血压脑病或心、肾严重并发症而危及生命。

因PPGL肿瘤分泌CA水平增高，血管收缩、循环血容量减少、肾上腺能受体降调节、自主神经功能受损和反射性外周血管收缩障碍等多种因素导致大多数持续性高血压的PPGL患者在治疗前出现明显直立性低血压。约40%伴直立性低血压的PPGL患者有低血浆容量；极少数患者因肿瘤主要分泌多巴和多巴胺使血管扩张而出现低血压。高血压伴直立性低血压及头痛、心悸、多汗三联症时诊断PPGL的特异性为95%。PPGL患者经α受体阻断剂及扩容治疗后，血压下降，直立性低血压亦明显减轻。

2. 头痛、心悸、多汗三联征 此三联征是PPGL患者高血压发作时最常见的伴发症状，其发生率分别为头痛59%～71%、心悸50%～65%、多汗50%～65%。高血压发作时伴头痛、心悸、多汗三联征诊断PPGL的特异性及灵敏性均为90%以上。

3. 嗜铬细胞瘤/副神经节瘤高血压危象

PPGL肿瘤在某种诱因刺激下可在短时间内突然大量分泌、释放CA并作用于血管舒缩中枢，影响血管反射；如肿瘤分泌大量E，刺激β受体产生较强的血管舒张效应；而大量NE又可致血管收缩，患者也因多汗而造成血容量减少。此外，长期高浓度CA可损害心肌致儿茶酚胺心肌病、心功能衰竭；肿瘤内如有坏死、出血或栓塞，可发生体内多种调节血压激素水平的动态变化。在上述多种因素的作用下，如患者血压出现大幅波动，高、低血压反复交替发作，甚至发生休克时，则称为PPGL高血压危象。患者除血压大幅波动外，可伴有全身大汗、四肢厥冷、肢体抽搐、神志不清及意识丧失，在高血压危象时发生脑出血或急性心肌梗死而致死亡。

4. 糖、脂代谢紊乱 PPGL分泌大量CA可引起糖代谢障碍使血糖升高，E和NE在体内促进肝糖原、肌糖原分解及糖原异生；抑制胰岛素分泌、对抗胰岛素的降血糖作用而升高血糖。特别是PCC患者常伴发高血糖、糖耐量减退、糖尿病或酮症酸中毒；有的PPGL患者在发作性血压升高同时其血糖也增高，故应监测血糖水平。

E和NE还可促进脂肪分解，增加游离脂肪酸浓度；使代谢率、体温升高，患者可有怕热、多汗、体重减轻等代谢率增高的症状和体征；有的患者血压急剧升高时，因有发热并伴有白细胞增高而被误诊为感染性疾病。

5. 其他各系统的临床表现

（1）心血管系统：PPGL患者长期高CA水平使心肌细胞灶性坏死、变性、纤维化致CA心肌病、可发生多种心律失常、心肌缺血或梗死、心功能不全等心血管症状。PPGL肿瘤主要分泌E时患者可仅有收缩期高血压或低血压、心动过速、心律失常、非心源性肺水肿等症状及体征。

(2) 消化系统：因长期高浓度CA抑制肠蠕动而出现恶心、呕吐、便秘、结肠扩张、肠梗阻；减弱胆囊收缩力使胆汁淤积致胆石症；因胃肠道壁内血管增殖或闭塞性动脉内膜炎引起剧烈腹痛、肠梗死、溃疡出血、穿孔、腹膜炎等；如肿瘤位于盆腔或直肠附近，排便用力时因腹压增加可诱发高血压发作。

(3) 泌尿系统：约1%的PGL肿瘤来源于膀胱壁内交感神经系统的嗜铬组织，又称为膀胱PGL，其中40%在膀胱三角区。因肿瘤位于膀胱壁，患者在排尿时膀胱括约肌收缩刺激肿瘤，诱发血压升高并可有血尿；长期、严重高血压还可致蛋白尿、肾功能不全。

(4) 神经系统：部分患者血压阵发性升高时伴有精神紧张、烦躁、焦虑，惊恐发作，亦有恐怖或濒死感；也可有晕厥、抽搐及症状性癫痫等神经、精神症状。

(5) 内分泌系统：多内分泌腺瘤病MEN-2型除PPGL外，可同时或先后发生其他内分泌腺体疾病如甲状腺髓样癌、甲状旁腺功能亢进症、垂体瘤、胰腺肿瘤等而表现出相应疾病的临床症状和体征。

(6) 腹部肿物：约15%的患者可在腹部查体时触及肿物，按压肿瘤时可刺激血压升高，如瘤体内有出血或坏死可出现疼痛等症状，而出血量多时血压可下降。给高血压和糖尿病患者做腹部体检如触及肿物使血压明显升高时，应高度怀疑PPGL；但要注意避免高血压危象，查体时轻触摸腹部并备好急救药品及物品。

(五) 嗜铬细胞瘤/副神经节瘤患者的筛查

2014年美国内分泌学会发布的《嗜铬细胞瘤和副神经节瘤：内分泌学会临床实践指南》和2020年中华医学会内分泌学分会发表的《嗜铬细胞瘤和副神经节瘤诊断治疗专家共识》均推荐对以下人群进行PPGL的筛查。

1. 有PPGL的症状和体征，特别是有阵发性高血压伴头痛、心悸、多汗三联征或直立性低血压的患者。

2. 服用DA受体拮抗剂、拟交感神经类、阿片类、NE或5-羟色胺再摄取抑制剂、单胺氧化酶抑制剂等药物而诱发PPGL症状发作。

3. 肾上腺意外瘤。

4. 有PPGL或PPGL相关的遗传综合征家族史。

5. 有PPGL既往史。

(六) 嗜铬细胞瘤/副神经节瘤的定性检查

PPGL定性诊断需主要测定血和尿NE、E、DA及中间代谢产物甲氧基肾上腺素（metanephrine，MN）、甲氧基去甲肾上腺素（normetanephrine，NMN）、3-甲基酪胺（3-MT）和终末代谢产物香草扁桃酸（VMA）、高香草酸（HVA）浓度。MN及NMN合称MNs，仅在肾上腺髓质和PPGL瘤体内代谢生成并以高浓度水平持续存在，故是PPGL的特异性标志物。

国内外内分泌学会的指南和共识均推荐诊断PPGL的首选测定为血游离或尿MNs浓度，其次可检测血或尿NE、E、DA浓度及终末代谢产物VMA、HVA浓度帮助进行诊断。因PPGL肿瘤可阵发性分泌释放NE和E，并被多种酶水解，故当NE和E水平正常时而可能MNs水平升高，故测定MNs能提高PPGL诊断敏感性及减少诊断假阴性。

CA和MNs的测定值可受年龄、体位、运动、吸烟、饮用咖啡因、酒精类、含酪胺/儿茶酚胺类食物、应激状态和多种药物等影响，如NMN随着年龄的增长而升高，而MN不随年龄变化；体位从仰卧位到直立位，血浆CA及MNs可升高2～3倍，而坐位NMN水平的参考值上限是仰卧位的2倍。因此患者检测前应空腹安静状态下，仰卧位或坐位至少休息30分钟后再采血，判断结果时应采用与正常参考区间相同的体位（卧位或坐位）参考值，并准确留取24小时尿量及保持尿液酸化检测MNs和CA水平。

指南/共识均推荐首先使用液相色谱串联质

谱分析法（liquid chromatography tandem mass spectrometry，LC-MS/MS）或液相色谱电化学检测方法（liquid chromatography-electrochemical detection LC-ECD）测定MNs及CA。采集标本前应让患者停用可能导致假阳性或假阴性结果的药物及食物等影响因素，同时或多次测定基础状态下及高血压发作时的血或尿CA及MNs浓度，以提高PPGL的诊断符合率。

CA及其代谢产物的化学性质不稳定、浓度低、测定过程中存在众多干扰物质，因此准确测定血浆及尿液中CA及其代谢产物是临床检测领域的一项挑战。LC-MS/MS的灵敏度和特异性强，可广泛应用于CA及其代谢物的检测，但不同实验室LC-MS/MS检测结果存在较大差异。目前国内外测定CA及MNs的方法还没有实现检测标准化、一致化，这是当前临床检验领域亟须解决的难题；故应建立各实验室正常人的正常参考区间及统一的室间质量评价参考体系来推动检测标准化。

目前采用正常人在平卧及安静状态时血浆NE浓度＜500～600 pg/ml（3.0～3.5 nmol/L），E浓度＜100pg/ml（545pmol/L）；大多数PPGL患者往往血浆NE＞1500pg/ml（9 nmol/L），E＞300 pg/ml（1.6 nmol/L）。24小时尿NE＋E排泄量100～150μg/d（591～890nmol/d），其中80%为NE，20%为E。北京协和医院用HPLC电化学检测法（LC/ECD）测定24小时尿CA的正常参考范围为：NE（28.67±11.98）μg/d（16.69～40.65μg/d），E（4.08±2.34）μg/d（1.74～6.42μg/d），DA（225.76±104.83）μg/d（120.93～330.59μg/d）。中国人民解放军总医院用HPLC检测24小时尿CA正常参考值范围NE 22.1～75.3μg/d，E 1.5～34.5μg/d，DA 93.2～470.3μg/d。

MNs正常参考区间：血浆游离NMN 0.6～0.9 nmol/L、MN 0.3～0.6nmol/L；其诊断PPGL敏感性为89.5%～100%，特异性为79.4%～97.6%。尿NMN3.0～3.8μmol/L，尿MN 1.2～1.9μmol/L；其敏感性为85.7%～97.1%，特异性为68.6%～95.1%。

美国梅奥诊所实验室用HPLC-ECD测定正常人血浆NE卧位70～750pg/ml，立位200～1700pg/ml，E卧位≤111pg/ml，立位≤141pg/ml，DA 30pg/ml且无体位变化。LC-MS/MS检测正常坐位血浆游离MN＜0.50nmol/L、游离NMN＜0.90 nmol/L。

香草扁桃酸（VMA）是NE及E的最终代谢产物，其诊断PPGL敏感性为46%～77%，特异性为86%～99%，24小时尿排量正常值＜7mg/d（35μmol/d）。高香草酸（HVA）是DA的最终降解产物，正常值＜7mg/d（45nmol/d）。3-甲氧基酪胺（3-MT）是DA的中间代谢产物，血浆DA及3-MT浓度明显增高则高度提示为转移性PPGL。

测定CA水平诊断PPGL的敏感性为69%～92%，特异性为72%～96%；测定血浆游离或尿MNs水平诊断PPGL的敏感性优于CA和VMA，但假阳性率为19%～21%。血浆MNs敏感性和特异性优于尿液MNs；卧位血浆MNs假阳性率低于坐位MNs；同时并多次测定基础状态下和高血压发作时的血及24小时尿CA、MNs水平则有较高的敏感性和特异性，可进一步提高PPGL的诊断符合率。

（七）嗜铬细胞瘤/副神经节瘤的定位检查

PPGL的定性诊断明确后，应进行肿瘤定位诊断的影像学检查。因PCC位于肾上腺，故肾上腺影像学检查比较容易发现肿瘤，而PGL可发生在人体内有交感神经链的任何部位，因此PGL定位尚有一定难度。

1．计算机断层增强扫描（CT） CT为无创性，对胸、腹和盆腔组织有很好的空间分辨率，PPGL瘤体在CT片上显示为密度不均匀的圆形或类圆形软组织影，瘤体内常有坏死、出血或钙化；转移性PPGL的瘤体较大，外形不规则，密度不均，周围组织有浸润或有肿瘤转移到远处组织。国内、外指南和共识均推荐CT应作为PPGL肿瘤定位的首选影像学检查，注射对比剂做增强CT扫描诊断PPGL的敏感性为85%～98%，特异性为70%；

CT冠状、矢状位重建及血管成像（CTA）可清楚显示肿瘤的形态、大小、血管供血及与周围组织的关系。

2. 磁共振成像（MRI） MRI适用于有肿瘤转移、体内无金属异物存留、位于颅底和颈部的PGL、对CT显像剂过敏及儿童、孕妇等需要减少放射性暴露的人群。MRI定位诊断PPGL的敏感性为85%～100%，特异性为67%。

3. ^{131}I-间碘苄胍（metaiodobenzylguanidine，MIBG） 闪烁扫描MIBG是肾上腺能神经阻断剂，与NE结构类似，用放射性^{131}I（国内）或^{123}I（国外）标记后行静脉注射，PPGL肿瘤组织小囊泡可摄取并储存MIBG而呈现^{131}I-MIBG或^{123}I-MIBG阳性显像。该检查可对PPGL同时进行功能和定位诊断，对有高分泌功能、位于肾上腺外、多发或转移性PPGL有较高的定位诊断意义，而分泌功能低的PPGL肿瘤显像较差，可出现假阴性。^{131}I-MIBG是目前发现肾上腺外PGL的高特异性定位检查，其敏感性为78%～83%，特异性为100%。

^{123}I-MIBG对PPGL显像优于^{131}I-MIBG，^{123}I-MIBG诊断PCC的敏感性为85%～88%，特异性为70%～100%；诊断PGL的敏感性为56%～75%，特异性为84%～100%。转移性PPGL患者如不能手术但^{131}I-MIBG（或^{123}I-MIBG）显像阳性，则可用^{131}I-MIBG进行治疗。指南/建议用^{123}I-MIBG做PPGL患者的肿瘤功能和定位显像，对有转移及不能手术、显像阳性的患者可进行^{131}I-MIBG治疗，目前国内无^{123}I-MIBG，故仍用^{131}I-MIBG显像。患者检查前应停用影响MIBG浓度的药物，显像前3天服用鲁氏碘液防止甲状腺对^{131}I的摄取。

4. 生长抑素受体（奥曲肽）显像 部分PPGL瘤体有生长抑素受体（somatostatin receptor，SSTR）高表达，故标记的生长抑素类似物^{99m}Tc-OCT-SPECT可对^{131}I-MIBG显影阴性的PPGL进行分子影像学检查确诊。其对头颈部PGL肿瘤定位的敏感性为89%～100%，明显优于MIBG（18%～50%）；对PGL定位的敏感性为80%～96%，高于PCC（50%～60%）。

5. 其他分子影像学检查 近年来PPGL分子影像学的进展很快，CA类似物如^{11}C羟基麻黄碱（HED）、^{18}F苄基胍（MFBG）、^{18}F多巴（FDA）和CA前体^{18}F二羟基苯丙氨酸（FDOPA）等均被用于标记正电子发射断层扫描（PET/CT）显像。因^{18}F放出的正电子湮灭后发射光子成像，能准确定位，其敏感性、特异性及对转移性肿瘤的检出率均较高，临床可根据患者基因类型、肿瘤性质、激素分泌等选择个体化检查。

（1）指南建议选择^{18}F多巴PET/CT（^{18}F-DOPA-PET/CT）检测肾上腺外、交感性、多发性、转移性、伴*SDHB*相关突变的PPGL，其对转移性PPGL的诊断敏感性为88%。

（2）建议选择^{18}F脱氧葡萄糖PET/CT（^{18}F-FDG-PET/CT）用于单个和转移性PPGL的定位诊断并根据增高的最大标准摄取值（SUV_{max}）提示可能为转移性PPGL。^{18}F-FDG对非转移性PPGL诊断敏感性为77%、特异性为90%；在转移性PPGL的敏感性（83%）高于^{123}I-MIBG（50%）。

（3）建议选择标记生长抑素类似物的^{68}Ga-Dotatate PET/CT进行PPGL的分子影像学诊断。^{68}Ga-Dotatate对PCC诊断敏感性为97.4%，PGL为95.8%，肿瘤检出率高于CT/MRI、^{18}F-FDA、^{18}F-FDOPA和^{18}F-FDG。例如，^{68}Ga-Dotatate显影阳性则可用^{177}Lu-Dotatate类似物进行转移性PPGL的肽类受体核素治疗（PRRT）。

6. 其他检查 心脏PGL的定位可进行超声心动图、冠状动脉造影、心肌灌注显像等检查，以了解肿瘤的血液供应、与冠状动脉的关系及心脏功能。

（八）嗜铬细胞瘤/副神经节瘤患者基因检测

国内外指南和共识均推荐所有诊断PPGL的患者应到有条件的正规实验室，并根据肿瘤定位、性质和CA生化表型选择不同类型的基因检测；对所有转移性PPGL患者应检测*SDHB*基因；对有PPGL阳性家族史和遗传综合征表现的患者可直接检测相应的致病基因突变（图7-5-6）。

如患者术前未能做基因检测，可在手术切除的肿瘤组织中行*SDH*亚型基因的免疫组织化学染色，以检测PPGL患者是否有*SDH*亚型胚系突变，如*SDHB*染色阴性，该PPGL患者术后应密切随访，以除外转移性PPGL。此外，PPGL肿瘤DNA甲基化和miRNA研究亦可为转移性PPGL的早期诊断及治疗靶点提供表观遗传学依据。

（九）嗜铬细胞瘤/副神经节瘤的治疗

大多数PPGL患者可经手术切除肿瘤而得以治愈，转移性PPGL如能早期发现、及时手术切除原发肿瘤也可延缓患者生命。与其他肿瘤不同，PPGL是一种有激素分泌高功能并引起血压增高的肿瘤，手术前必须做好充分的阻断肾上腺能受体作用的药物治疗准备并控制血压。如准备不够，在麻醉和手术中触及肿瘤时可致患者血压明显升高、发生致命的高血压危象或肿瘤切除后出现顽固性低血压而危及生命。

1. 手术前药物治疗

（1）α受体阻滞剂：PPGL患者术前必须首先服用α受体阻滞剂，常用药物如下。

1）酚妥拉明（phentolamine）：是短效、非选择性α受体阻滞剂；作用迅速，可用于治疗PPGL急剧升高的血压及高血压危象或用于诊断试验，需静脉注射或持续静脉滴注，因半衰期短不适于长期治疗。

2）酚苄明（phenoxybenzaming，Dibenzyline）：是非选择性α受体阻滞剂，但对α_1受体作用强于α_2，口服后吸收慢，半衰期12小时，作用时间长，可用于手术前药物准备和不能手术患者的长期治疗。开始时一次5～10mg，每日2次，根据血压变化逐渐调整用量，平均剂量0.5～1.0mg/(kg·d)，术前至少应服药2周，服药期间监测卧、立位血压和心率的变化。

3）其他α受体阻滞剂：哌唑嗪（prazosin，Minipress）、特拉唑嗪（terazosin，Hytrin）和多沙唑嗪（doxazosin，Cardura）均为选择性突触后α_1受体阻滞剂，服药期间有的患者可发生严重的直立性低血压，故告知患者注意事项并避免摔倒。

4）乌拉地尔（urapidil，Ebrantil）：是非选

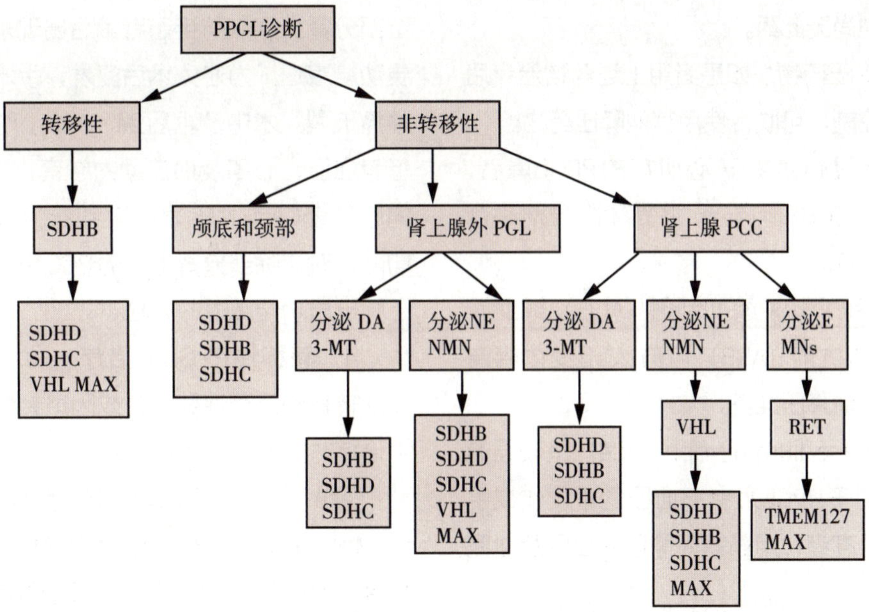

图7-5-6　PPGL的基因筛查检测流程

注：PPGL，嗜铬细胞瘤和副神经节瘤；PGL，副神经节瘤；PCC，嗜铬细胞瘤；NE，去甲肾上腺素；NMN，甲氧基去甲肾上腺素；E，肾上腺素；MN，甲氧基肾上腺素；DA，多巴胺；3-MT，3-甲氧基酪胺；SDHB，琥珀酸脱氢酶B；SDHD，琥珀酸脱氢酶D；SDHC，琥珀酸脱氢酶C。

择性α受体阻滞剂，可阻滞突触后α_1受体和外周α_2受体，激活中枢5-羟色胺-1A受体而降低延髓心血管调节中枢的交感反馈作用，故降血压时不影响心率。口服一次30～60mg，每日2次，可根据血压调整用量，高血压危象时可用静脉注射或静脉滴注。

(2) β受体阻滞剂：PPGL患者服用α受体阻滞剂后，如出现持续性心率增快、室上性快速心律失常或伴CA心肌病时可加服β受体阻滞剂。可选用口服非选择性β受体阻滞剂普萘洛尔（propranolol）或选择性β_1受体阻滞剂阿替洛尔（atenolol）、美托洛尔（metoprolol）。艾司洛尔（esmolol，brevibloc）为短效的选择性β_1受体阻滞剂，半衰期很短，为9分钟，作用快而短暂，可在手术中使用，于静脉滴注可迅速减慢心率。

(3) 儿茶酚胺合成抑制剂：α-甲基酪氨酸（α-methyl paratyrosine，Metyrosine）是酪氨酸羟化酶竞争性抑制剂，可透过血脑屏障减少外周及大脑组织的CA合成，可与α受体阻滞剂短期联合使用控制血压，做手术前准备。可有嗜睡、抑郁、消化道症状，少数老年患者可有锥体外系症状等不良反应，目前国内尚无此药。

(4) 其他降压药物：如患者用上述药物治疗后血压仍未得到控制，可联合使用其他降压药物。

1）如伴有冠心病或CA心肌病的PPGL患者，钙通道阻滞剂（CCB）可与α、β受体阻滞剂联合用药进行长期治疗。

2）血管紧张素转换酶抑制剂（ACEI）或血管紧张素Ⅱ受体拮抗剂（ARB）可与α、β受体阻滞剂联合用药做术前降压准备。

3）硝普钠（sodium nitroprusside）是较强的血管扩张剂，用于PPGL患者高血压危象发作或手术中血压持续升高者，用药期间需监测血压及血氰化物浓度。

2．用药原则及术前药物准备充分的标准 PPGL患者治疗时必须先用α受体阻滞剂，绝不能在未用α受体阻滞剂之前先用β受体阻滞剂，以避免发生急性左侧心力衰竭、肺水肿危及患者生命。当服用α受体阻滞剂后患者出现持续性心动过速（心率＞120次/分）、室上性快速心律失常或伴有CA心肌病时可加用β受体阻滞剂以减慢心率和降低血压；治疗药物剂量和服药时间则根据可达到部分阻断α受体及β受体的作用而定。

达到术前药物准备充分的标准为：持续性高血压患者血压应控制到正常或大致正常，直立性低血压纠正；阵发性高血压患者的发作频率减少，血压升高的幅度减低；患者应摄入高钠饮食和增加液体摄入量以补充血容量，降低血细胞比容，防止肿瘤切除后发生严重低血压；治疗后体重增加、出汗减少、四肢肢端皮温变暖；微循环、高代谢症状及高血糖改善；服药时间至少2～4周。

3．手术治疗 药物准备后行手术切除肿瘤是根治PPGL的首选治疗，指南推荐应对大多数非转移性PCC患者行腹腔镜微创手术，但如肿瘤直径＞6cm且有侵袭性的PCC则应行开放式手术以能完整切除肿瘤；推荐对小的、非侵袭性PGL可行腹腔镜手术；怀疑为转移性PGL则应行开放式手术。如为双侧PCC患者，手术切除肿瘤时应尽量保留部分肾上腺以防止患者术后出现永久性肾上腺皮质功能减退。为避免术后复发，手术操作中应防止肿瘤破裂。术中及术后24～48小时内应持续监测患者血压、心率及血流动力学变化，术后2～4周内应复查CA或MNs水平以判断肿瘤是否全部成功切除；对切除部分肾上腺的PCC患者要检测有无肾上腺皮质功能减退的风险。

4．转移性PPGL的治疗 对术后复发、已有多处转移和浸润性肿瘤，或因患者病情而不能行手术治疗时可考虑下述治疗：

(1) ^{131}I-MIBG治疗：治疗前需要患者行^{131}I-MIBG全身显像，肿瘤部位显示阳性摄取的患者才能进行此治疗。国内常用单次剂量200mCi，2～3次/年，可重复治疗，累计总治疗剂量可达1000mCi。最常见的不良反应为骨髓抑制，中性粒细胞、血小板减少。疗效评估的完全有效率3%～5%，部分有效率和病情稳定率可达73%～79%，45%～68%的患者5年生存率增加。2019年国家综合癌症网络（national comprehensive cancer network，NCCN）临床肿瘤指南收录2018年美国FDA以孤儿药批准的超痕量^{131}I-MIBG（iobenguane I^{131}，注册名Azedra®）用于治疗无法手术、化学治疗或治疗后进展的转移性PPGL患者。因具有较高比放射活性和更容易进入PPGL肿瘤中，故疗效佳、耐受性良好、不良反应更少，治疗后68%的患者肿瘤病情稳定。

(2) ^{177}Lu-Dotatate：^{68}Ga-Dotatate标记的生长抑素类似物可用于有生长抑素受体（SSTR）高度表达的PPGL肿瘤的分子影像学诊断，其敏感性很高；如生长抑素受体显像阳性的PPGL患者可进行^{177}Lu-Dotatate核素治疗（PRRT）。

例如，生长抑素受体显像阳性、肿瘤未能切除及有远处转移的PPGL患者，可用奥曲肽Octreotide 150～250mcg皮下注射每日3次或Octreotide LAR 20～30mg肌内注射或兰瑞肽Lanreotide 90～120mg皮下注射每4周1次。

(3) 抗肿瘤药物联合化学治疗

1) CVD方案：包括环磷酰胺（cyclophosphamide）、长春新碱（vincristine）和达卡巴嗪（dacarbazine），多在2～4个疗程后起效，完全有效率为4%、部分有效率为37%及病情稳定率为14%。

2) 替莫唑胺和沙立度胺联合应用：治疗已转移的神经内分泌肿瘤的2年生存率为61%。

3) 依托泊苷（etoposide）和顺铂（cisplatin）EP方案。

(4) 其他治疗：作用在不同靶点的酪氨酸激酶抑制剂如舒尼替尼、卡博替尼、帕唑帕尼、阿西替尼；细胞程序性死亡蛋白受体1（PD-1）抗体；改变肿瘤转移抑制基因的信号转导通路，激活Raf-1通路的基因治疗等目前都正在做临床试验观察。对肿瘤及转移病灶的局部放射治疗、伽马刀、射频消融和栓塞治疗等可减轻患者的部分临床症状和肿瘤负荷，但对患者生存时间的改变却不明显。

PPGL是涉及多学科的复杂疑难性疾病，组织多学科团队（MDT）协同诊治是非常重要的。

（十）预后及随诊

术后75%PPGL患者1个月内血压恢复正常，术后1周CA正常。

非转移性PPGL患者手术后5年存活率为95%以上，复发率低于10%；转移性PPGL患者5年存活率小于50%。

对术后PPGL患者要进行长期终身随访，实行个体化管理，推荐每年至少复查1次；儿童、青少年、有基因突变、有PPGL家族史、转移性PPGL患者则应3～6个月随访1次，评估肿瘤有无复发、转移或发生MEN；对其直系亲属应检测基因和定期检查以早期发现和诊断PPGL。

PPGL患者的诊断治疗流程见图7-5-7。

二、肾上腺髓质增生

肾上腺髓质增生是一种极罕见的病变，临床表现似嗜铬细胞瘤。在高血压疑为嗜铬细胞瘤引起时，应考虑到这一病变的可能。

对这一病变，20世纪60年代以后才逐渐有所认识，迄今尚不为多数医生所了解。了解这种病变的学者亦尚有不同看法。对这一病变的认识过程大致可分为三个阶段。

第一阶段是20世纪60年代之前。在内分泌学和肾上腺疾病专著中对这一病变几乎全无记载，个别作者提到时，只是为了否定它的存在，否定有这种病理改变，更否定有这种疾病。

第二阶段是20世纪60年代到70年代后期。这个阶段中有三项进展。一是吴阶平自20世纪60年代至20世纪70年代对17例患者进行了手术治疗。16例经病理检查证明为肾上腺髓质增生，6例效果显著，9例进步。这一临床观察于1977年和1978年分别以中英文发表，在报道中提出了“儿茶酚胺症”的概念，指出肾上腺髓质和皮质一样，其功

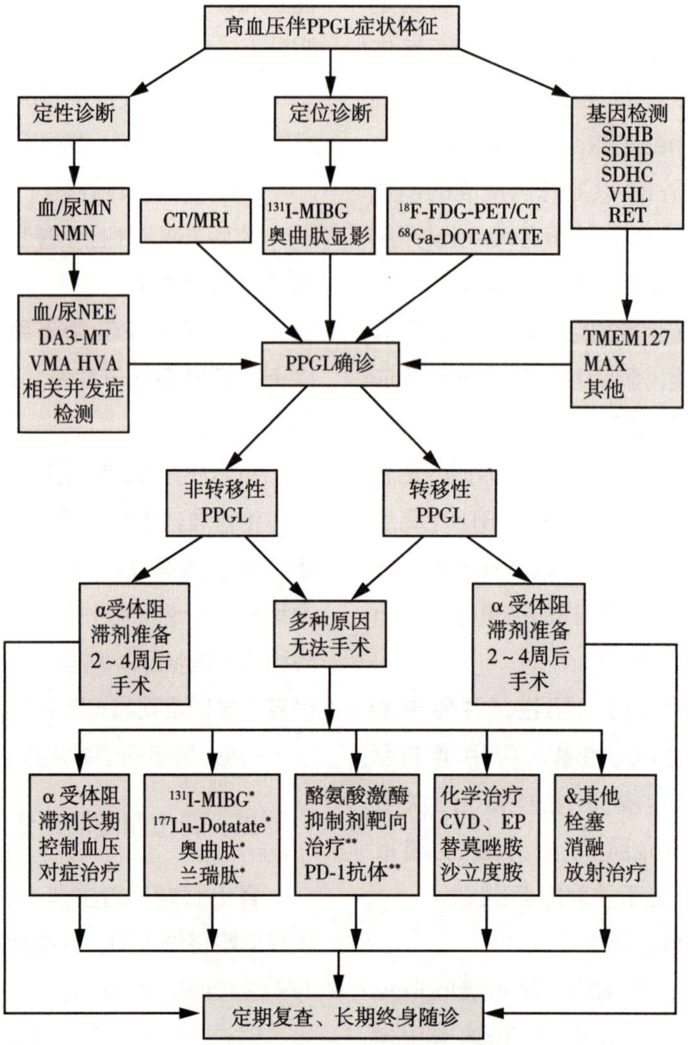

图7-5-7　PPGL患者的诊断治疗流程图

注：PPGL，嗜铬细胞瘤和副神经节瘤；NE，去甲肾上腺素；NMN，甲氧基去甲肾上腺素；E，肾上腺素；MN，甲氧基肾上腺素；DA，多巴胺；3-MT，3-甲氧基酪胺；VMA，香草扁桃酸；HVA，高香草酸；SDHB，琥珀酸脱氢酶B；SDHD，琥珀酸脱氢酶D；SDHC，琥珀酸脱氢酶C；NF1，神经纤维瘤病1型；^{18}F-FDOPA，^{18}氟-二羟基苯丙氨酸；^{18}F-FDG，^{18}氟-氟脱氧葡萄糖；^{131}I-MIBG，^{131}碘-间碘苄基胍；PET/CT，正电子发射计算机断层扫描；^{68}Ga-Dotatate，^{68}镓-1,4,7,10-四氮杂环十二烷-1,4,7,10-四羧酸-D苯丙氨酸I-酪氨酸3-苏氨酸8-奥曲肽；PD1，细胞程序性死亡蛋白受体1；CVD，环磷酰胺（cyclophosphamide）长春新碱（vincristine）和达卡巴嗪（dacarbazine）；EP方案，依托泊苷（etoposide）和顺铂（cisplatin）；*NCCN（National Comprehensive Cancer Network）2019指南推荐； 目前在做药物试验观察，#疗效因人而异，&观察疗效，因人而异。**

能亢进可由肿瘤或增生引起。以后续有少数病例的报道。二是1975年Carney等在多发性内分泌肿瘤的第二型中（multiple endocrine neoplasia Ⅱ，MEN Ⅱ）第一次发现肾上腺的病变不是嗜铬细胞瘤，而是肾上腺髓质增生。这种病亦名Sipple综合征。三是1976年Delellis对肾上腺髓质增生在形体测定法的基础上建立了病理标准。这个研究表明，肾上腺髓质增生时髓质的体积和重量超过同年龄性别的健康人2～3倍，并提出了肾上腺髓质增生是嗜铬细胞瘤的前身的看法。

第三阶段从20世纪70年代后期开始。1979年美国《泌尿科年鉴》摘要刊登了吴阶平1978年的报道。20世纪80年代国外报道略见增多，但多数例子中，肾上腺髓质增生是MEN Ⅱ的一部分，单纯肾上腺髓质增生较少。吴阶平于1984年报道了原17例中15例经7～15年以上的随诊，在长期随诊中无一例出现其他内分泌肿瘤。说明肾上腺髓质增生可能有两种类型，一种是单纯肾上腺髓质增生；另一种是作为MEN Ⅱ的一部分出现。

（一）诊断

肾上腺髓质增生的临床病象与嗜铬细胞瘤基本相同，难以鉴别。但有两点在鉴别上值得参考。一是增生病例的病程较长，而且可能有症状暂时较轻的阶段；二是精神刺激似较易引起高血压的发作。

儿茶酚胺或其代谢产物香草扁桃酸（VMA）增高和苄胺唑啉抑制试验阳性与嗜铬细胞瘤患者的情况相同，无可鉴别之点，阴性亦不能除外肾上腺髓质增生。在肾上腺髓质增生时，尿中游离儿茶酚胺可增高而VMA正常或仅轻度增高。

24小时尿标本中肾上腺素与去甲肾上腺素比例增高可看作肾上腺髓质功能增加的重要依据。

迄今，凡是临床症状、化验诊断和抑制试验都证明有儿茶酚胺症，而在影像诊断上（包括CT、NMR、B型超声扫描）并不能发现肿瘤阴影时（肾上腺内与外），应考虑肾上腺髓质增生的可能。

（二）治疗

如药物治疗不能控制症状，即须考虑手术治疗。

单纯肾上腺髓质增生与MEN Ⅱ中的肾上腺髓质增生无论在病理抑或临床上都有一定的不同。前者70%～80%的病例属双侧增生；每一例都有高血压危象。MEN Ⅱ的肾上腺髓质增生42%为双侧，5%为单侧，53%为一侧嗜铬细胞瘤，另侧增生；仅1/3～1/2的患者有高血压危象。单纯肾上腺髓质增生的患者都有高血压，但因无其他症状，当未出现高血压时不易引起注意。

手术时应显露双侧肾上腺，并对双侧进行细心检查，必要时做活体组织检查。证实为增生时，对增生更显著的一侧做肾上腺全切除术，另一侧则切除2/3，并对剩余髓腔以福尔马林涂抹。

三、库欣综合征

（一）概述

1. 定义 库欣综合征（Cushing syndrome，CS）又称皮质醇增多症（hypercortisolism），是由于多种原因引起的肾上腺皮质长期自主分泌过多皮质醇所产生的临床症候群。库欣综合征的发病年龄高峰在25～45岁，女性高发，男性和女性的发病率之比为1∶(3～8)。

内源性库欣综合征根据促肾上腺皮质激素（adrenocorticotropin hormone，ACTH）水平分为ACTH依赖性（占70%～80%）和ACTH非依赖性（占20%～30%）。在ACTH依赖性库欣综合征中，最常见的病因是垂体ACTH腺瘤（库欣病），其次是异位神经内分泌肿瘤产生过多ACTH或促肾上腺皮质激素释放激素（corticotropin releasing hormone，CRH）的异位ACTH综合征或者异位CRH综合征。在ACTH非依赖性的病因中包括自主分泌皮质醇的单侧肾上腺肿瘤（腺瘤或腺癌）、双侧肾上腺大结节增生和双侧原发性色素结节性肾上腺增生等。

2. 流行病学 之前的研究提示垂体ACTH腺瘤的发病率为2～5/（百万·年）。然而，最近的数据表明库欣综合征可能比之前认为的更常见。来自美国的大规模人群研究提示65岁以下人群的库欣综合征的年发病率为39.5～48.6/百万，发病率最低的是年龄≤17岁人群，最高的是35～44岁人群。对于垂体ACTH腺瘤而言，年发病率总体为6.2～7.6/百万（男性2.3～2.7/百万，女性9.8～12.1/百万），但18～24岁的女性垂体ACTH腺瘤发病率最高，为16.7～27.2/（百万·年）。

高血压是内源性库欣综合征的常见特征，70%～89.2%的成年库欣综合征中和50%～78%的儿童库欣综合征患者都存在高血压，在异位库欣综合征中更为常见，可达到95%～100%。而长期使用外源性糖皮质激素（多为地塞米松、泼尼松等盐皮质激素活性不高的合成类固醇）的患者，高血压的发生率仅为20%左右。

（二）库欣综合征的临床表现

1. 向心性肥胖 向心性肥胖在库欣综合征患者中患病率很高，可达79%～97%。常累及面部、躯干及腹部。特征性临床表现为：满月脸、水牛背、悬垂腹、锁骨上窝脂肪垫和四肢消瘦。造成向心性肥胖的原因可能是，一方面高皮质醇血症可使人食欲增加，进而使体重增加，另一方面皮质醇引起腺苷单磷酸激活蛋白激酶（AMPK）的下调可促进脂肪的分解，在对皮质醇敏感的四肢，脂肪分解增多，导致四肢消瘦，而在对皮质醇不敏感的面部及腹部，脂肪分解少，出现脂肪堆积。

2. 糖耐量异常 在库欣综合征患者中，约有50%的患者存在着糖耐量异常，其中约有20%的患者有显性糖尿病。其原因为高皮质醇血症刺激糖异生和肥胖引起外周胰岛素抵抗，另外，高皮质醇血症抑制了胰岛素的释放，对葡萄糖的利用减少，使血糖升高，出现糖耐量减低，并可能导致糖尿病的发生。

3. 高脂血症 高脂血症在库欣综合征的患病率为40%～70%。库欣综合征的血脂异常主要表现为低密度脂蛋白胆固醇（LDL-C）、极低密度脂蛋白胆固醇（VLDL-C）和甘油三酯不同程度的升高。其原因是：一方面，糖皮质激素诱导脂肪组织中激素敏感型脂肪酶活性增加，促进脂肪细胞内甘油三酯的水解。另一方面，高皮质醇血症刺激脂蛋白脂酶活性，高胰岛素血症进一步增强脂蛋白脂酶活性，导致血管内脂肪分解和脂肪组织对非酯化脂肪酸和甘油的摄取增加。

4. 皮肤 ACTH依赖性库欣综合征可表现为不同程度的色素沉着，而肾上腺肿瘤ACTH分泌受抑制则不发生色素沉着。ACTH的前体物质阿黑皮素原（proopiomelanocortin，POMC），裂解成ACTH的同时产生促黑素，促黑素的水平与ACTH成正比，因此皮肤色素沉着的程度取决于ACTH分泌的持续时间和增加的程度。因负氮平衡导致皮肤真皮层胶原蛋白合成减少，真皮纤维断裂，皮肤毛细血管脆性增加，可出现多血质外貌，皮肤变薄，在腹部、腋下、大腿根部容易出现宽大的皮肤紫纹，自发性瘀斑或者瘀点。

5. 生殖系统 库欣综合征的男性患者因为高皮质醇血症对性腺轴的抑制作用，雄激素水平偏低，表现为性欲下降、阳痿。女性患者多有月经异常如月经稀发甚至闭经，与高皮质醇血症抑制促性腺激素释放激素的分泌所导致血清雌二醇浓度降低有关。此外，肾上腺是女性雄激素的主要来源，在ACTH依赖性库欣综合征女性患者中，可能存在ACTH依赖性的肾上腺雄激素过多，进一步影响排卵而导致月经紊乱，无论是男性患者还是女性患者都会面临生育障碍。儿童过量的皮质醇会抑制生长激素的分泌及其作用，并抑制性腺的发育，因此儿童库欣综合征的首发症状可以是身高增长变慢，另外正常的青春发育也会受到影响。

6. 肌萎缩和骨质疏松 在库欣综合征患者中，皮质醇促进蛋白质分解加速使机体长期处于负氮平衡，导致近端肌肉萎缩、肌无力和骨质疏松的发生，可表现为腰背痛，严重骨质疏松可致病理性骨折，其好发部位是肋骨和胸、腰椎。除了负氮平衡导致骨胶原蛋白合成减少外，骨质疏松的另一个原因是高皮质醇血症导致肠钙吸收减少，尿钙排泄增多等。

7. 精神症状 在库欣综合征患者中，超过50%的患者有精神症状，主要表现为双相情感障碍、抑郁、易怒、焦虑等，严重患者可以表现为精神分裂症。这可能与皮质醇过量有关。

8. 感染与免疫 在高皮质醇水平状态下，库欣综合征患者的免疫功能下降，感染的风险增加，常见牙周炎、毛囊炎、甲癣和体癣等。重症患者会出现机会性感染如真菌感染等，严重者可因重度感染威胁生命。

9. 高尿钙和肾结石 在库欣综合征患者中泌尿系结石的患病率为15%～19%。高皮质醇血症的骨钙分解增加，血液中的钙离子增加，进而尿钙排泄增多，易于出现高尿钙和肾结石。

10．眼部症状 眼压升高、白内障和中央浆液性脉络膜视网膜病变可见于外用糖皮质激素的患者，在内源性库欣综合征患者中很少发生。内源性库欣综合征患者常表现为球结膜水肿及球后脂肪堆积的突眼症。

11．高血压和低钾血症 库欣综合征合并高血压的比例较高，患者无明显性别差异，血压升高的程度与皮质醇升高的水平也不相关。北京协和医院的资料显示184例库欣综合征患者，合并高血压的患病率为89.7%，伴随高血压并发症的患病率为44.8%，其中眼底病变37.2%，心脏病变33.5%，肾脏病变9.7%，脑血管病变1.2%，回归分析显示高血压并发症与库欣综合征手术时年龄≥25岁及更高的收缩压独立相关。多数研究认为在不同病因方面高血压患病率无明显差异，但ACTH非依赖性库欣综合征患者血压升高的严重程度高于垂体ACTH腺瘤患者。但也有研究显示垂体ACTH腺瘤和肾上腺源性库欣综合征患者，在皮质醇水平和合并糖尿病的比例均无显著差异的情况下，肾上腺源性库欣综合征患者合并高血压的比例（74%）高于垂体ACTH腺瘤患者（51.4%）。

在一项195例垂体ACTH腺瘤患者的研究中，25.6%（50/195）的患者有低钾血症，总体血钾中位数是4.0mmol/L，低钾血症患者的血钾中位数是3.17mmol/L，皮质醇水平与血钾水平呈负相关，而ACTH与血钾水平无显著相关性。在异位ACTH综合征的患者中，低钾血症的发生率为85.7%，其血钾平均数值为（2.63±0.65）mmol/L。因此血钾在异位库欣综合征中的发生率更高，且低钾血症的程度更重。

12．心血管系统相关改变 与普通人群相比，库欣综合征患者出现心力衰竭和急性心肌梗死的风险分别增加6.0倍和2.1倍，左心室肥大和心脏同心性重塑的发生率也明显增高。此外，左心室收缩功能下降，舒张模式异常，无论与对照组还是与高血压人群相比，库欣综合征患者的左心室质量指数改变和室壁增厚的程度更为严重。库欣综合征患者还可发生心肌纤维化，此改变与心室肥大和高血压无相关，而可能与高皮质醇浓度直接增强心肌对血管紧张素的反应有关。高皮质醇血症不仅能导致水钠潴留，还能引起高脂血症、高血糖及高凝倾向，因此静脉血栓的发生率也明显升高2.6倍。

（三）库欣综合征的诊断

库欣综合征的诊断一般分为两步：一是定性诊断确定是否库欣综合征；二是定位诊断确定库欣综合征的病因，明确病变部位。

1．定性诊断

（1）午夜血皮质醇水平测定：由于皮质醇分泌具有明显的昼夜节律，清晨最高，之后逐渐下降，午夜最低。清晨皮质醇用于诊断库欣综合征的敏感性低，最好测定午夜睡眠状态下血皮质醇水平，目前认为午夜睡眠状态血皮质醇≥1.8μg/dl则提示有可能为库欣综合征。需要注意的是，若患者取血前入睡困难，采血时为清醒状态或取血不顺利，测定结果会假性偏高。

（2）24小时尿游离皮质醇测定（UFC）：24小时尿游离皮质醇（24h urine free cortisol，24hUFC）的测定应采集全天的尿液，可避免单次血皮质醇的波动导致测定结果不准确。如24小时UFC升高，诊断库欣综合征的准确率约为98%，对诊断意义较大。

（3）小剂量地塞米松抑制试验：是库欣综合征定性诊断的重要试验，包括过夜地塞米松（1mg）试验和经典小剂量地塞米松（2mg/d）抑制试验，诊断符合率可在90%以上。

2．定位诊断

（1）血ACTH水平测定：血ACTH水平升高见于垂体ACTH腺瘤或异位ACTH综合征患者，通常清晨血ACTH＞20pg/ml，故这两种病因也称为ACTH依赖性库欣综合征；而肾上腺肿瘤自主分泌皮质醇，负反馈抑制了垂体ACTH的释放，因此肾上腺肿瘤引起的库欣综合征患者血清晨ACTH水平会降低，通常＜10 pg/ml，称为ACTH非依赖性库欣综合征。而ACTH在10～20pg/ml的患者则需要仔细鉴别病因。

（2）大剂量地塞米松（8mg/d）抑制试验：垂体ACTH腺瘤患者在服药后24小时UFC水平可被抑制到对照日的50%以下，而异位ACTH综合征则不能被抑制在50%以下。大剂量地塞米松抑制试验为辅助检查，其用于鉴别垂体ACTH腺瘤和异位ACTH综合征的准确性约为80%。

（3）CRH兴奋试验：垂体ACTH腺瘤患者于注射CRH后，血ACTH及皮质醇水平会明显升高，而多数异位ACTH综合征患者却无反应。

（4）影像学检查：垂体磁共振成像（magnetic resonance imaging，MRI）有助于垂体ACTH腺瘤的定位诊断，动态增强垂体MRI发现垂体病灶的敏感性70%～90%。电子计算机断层扫描（computed tomography，CT）可用于肾上腺、异位ACTH综合征病灶的检测。

（5）双侧岩下窦静脉取血：经双侧股静脉插管至双侧岩下窦，同时取血测岩下窦和外周血ACTH水平，如在基线状态下岩下窦/外周血ACTH比值≥2，经CRH或去氨加压素（desmopressin，DDAVP）刺激后岩下窦/外周比值≥3则支持垂体ACTH腺瘤。该检查有一定风险，但却是鉴别垂体ACTH腺瘤和异位ACTH综合征的金指标，敏感性和特异性均在95%以上。

（6）分子影像学检查：在ACTH依赖性库欣综合征的患者中，常规影像学检查如MRI、CT均未发现病灶，可应用生长抑素受体显像、PET/CT等检查协助定位，但敏感性为40%～50%，对于多种影像学检查均不能定位的患者，长期随访是必要的。

（四）库欣综合征合并高血压的病理生理改变

库欣综合征导致高血压的发病机制较为复杂，目前尚不完全清楚。除了高皮质醇血症的直接作用以外，肾素-血管紧张素-醛固酮系统（renin-angiotensin-aldosterone system，RAAS）、盐皮质激素受体的激活、交感神经系统亢进和多种血管舒缩调节因子等间接机制都参与了高血压的发病。

1．皮质醇的作用 过量皮质醇浓度导致高血压的直接作用是通过盐皮质激素受体（MR）来进行的，MR是一种核受体，主要在肾脏表达，具有同等亲和力地结合醛固酮和皮质醇。11β羟基类固醇脱氢酶（11beta-hydroxysteroid dehydrogenase，11βHSD）可在组织水平上调节皮质醇的活性，它具有催化脱氢（皮质醇转化为皮质素）和还原（皮质素转化为皮质醇）的双向反应。11βHSD有两种亚型：①11βHSD1，在体内主要存在于肝脏、脂肪组织、心脏、血管内皮和平滑肌组织，作为还原酶发挥作用，将失活的皮质素转化为有活性的皮质醇；②11βHSD2，在经典的盐皮质激素靶组织中大量表达，包括肾脏皮质、结肠和唾液腺。它主要作为脱氢酶将皮质醇转化为不活跃的皮质素。在高皮质醇水平下，因11βHSD2酶底物饱和，使过多的皮质醇与盐皮质激素受体结合，导致潴钠排钾；库欣综合征患者的脱氧皮质酮和皮质酮等弱盐皮质激素的产生增加；上述因素共同作用下使血容量增多并伴有轻度水肿，尿排钾增加，患者出现高血压和/或低钾血症。

在临床观察中，患者应用选择性糖皮质激素受体拮抗剂——米非司酮后的高血压改善程度优于用盐皮质激素受体拮抗剂螺内酯或者依普利酮，提示糖皮质激素受体在库欣综合征高血压的发病机制中有重要作用。而糖皮质激素受体和盐皮质激素受体途径都能引起上皮钠通道的激活（ENaC）和肾小球滤过率增加。

2．肾素-血管紧张素-醛固酮系统 早期研究提示库欣综合征患者肝脏产生血管紧张素原增加，肾素水平可能被抑制，但更多的研究则提示大多数患者肾素水平正常，这与皮质醇增多导致盐皮质激素受体功能增强是不匹配的。进一步研究提示库欣综合征患者的血管紧张素Ⅱ和醛固酮水平保持正常，但皮质醇可诱导血管紧张素Ⅱ 1型（Angiotension Ⅱ type 1，AT1）受体基因的表达，增加AT1受体的表达数量，增强血管紧张素Ⅱ升高血压的作用。体内研究提示皮质醇可以促进血管紧张素Ⅱ刺激的血管平滑肌细胞中磷酸肌醇-3的产生，促进血管收缩，使血压升高。库欣综合征患者口服血管紧张素转换酶抑制剂（angiotensin converting enzyme inhibitor，ACEI）后血压可短时间内迅速下降，而静脉输注血管紧张素Ⅱ后升压反应增强也证实了这点。基于上述血管紧张素通路参与库欣综合征高血压的发病机制，考虑到高皮质醇血症状态下，对血管紧张素Ⅱ敏感的心脏发生心肌重构及心功能衰竭的风险明显增加，ACEI和AT1受体阻断剂（AT1 receptor blocker，ARB）可以作为库欣综合征降压治疗的重要选择。

3. 交感神经系统 交感神经系统，由儿茶酚胺途径介导，被认为是与库欣综合征相关高血压发生发展的重要途径。研究虽然提示库欣综合征患者儿茶酚胺，包括去甲肾上腺素和肾上腺素，以及肾上腺素能受体都没有发生改变，但儿茶酚胺主要通过兴奋血管平滑肌的α_1受体，使外周血管收缩，主要是小动脉、小静脉、肾脏血管及骨骼肌血管收缩来升高血压。去甲肾上腺素是通过苯乙醇胺N-甲基转移酶转化为肾上腺素，而苯乙醇胺N-甲基转移酶的转录却依赖于皮质醇。因此皮质醇可以通过增加外周血管对儿茶酚胺的敏感性而增加儿茶酚胺升高血压的效应，这也被称为允许作用。但也有研究提示库欣综合征患者心脏交感神经活性下降，基于以上有争论的研究及库欣综合征合并糖尿病的比例较多，因此肾上腺素能阻断剂不作为库欣综合征合并高血压降压治疗的一线用药。

4. 血管调节因子的改变 有研究显示，多种血管调节因子在库欣综合征中都发生了改变。如内皮素-1（endothelin-1，ET-1）是一种强效血管收缩因子，参与了库欣综合征早期高血压和动脉粥样硬化的发病。有研究发现库欣综合征患者的ET-1水平增高，但与血压升高程度和皮质醇分泌水平不相关，且超过50%的患者即使高皮质醇血症缓解后，循环中ET-1水平仍保持升高，提示即使病情缓解，血管内皮的损伤仍在持续。红细胞生成素（erythropoietin，EPO）以剂量依赖的方式介导皮质醇诱导的血管收缩，但这种现象只在近期使用外源性糖皮质激素的个体中被证实，目前尚无糖皮质激素调节EPO基因表达的证据，也缺乏内源性库欣综合征患者的数据。皮质醇可诱导的血浆膜式钠钙交换体下调，这一机制是可以对库欣综合征患者应用钙通道阻滞剂治疗高血压的依据。

有关血管舒张因子的研究已经证明高皮质醇血症对一氧化氮的不利影响。心房利钠肽（atrial natriuretic peptide，ANP）是一种由21～35个氨基酸残基组成的肽类激素，具有利钠作用，它能抑制近曲小管重吸收钠，抑制醛固酮和抗利尿激素的释放，因而具有促进钠、水排出的作用，并且具有使血管松弛的特性，库欣综合征患者的ANP水平增加，但其作用却受到皮质醇的影响而明显减弱。库欣综合征患者其他强效血管舒张因子如前列腺素、前列环素和化合物激肽释放酶-激肽系统的生成也减少。

有关库欣综合征合并高血压的发病机制相关研究见表7-5-2。

表7-5-2 库欣综合征合并高血压的发病机制

项目	参与血压调控的机制
肾素-血管紧张素-醛固酮系统	血管紧张素原↑
	对血管紧张素Ⅱ外周给药后舒张压升高的反应↑
	细胞表面AT1受体数目↑
	11-βHSD2饱和度↑
交感神经系统	对β受体激动剂的敏感性↑
血管收缩因子	循环中ET-1↑
	EPO↑
	尿激肽酶Ⅰ、Ⅱ、中性内肽酶↑
血管舒张因子	循环中ANP↑，但ANP活性↓
	一氧化氮途径↓
	尿前列腺素E2↓
	前列腺素I2产生↓
	尿激肽释放酶↓

5. 阻塞性睡眠呼吸暂停低通气综合征 阻塞性睡眠呼吸暂停低通气综合征（obstructive sleep apnea syndrome，OSAS）是难治性高血压常见的继发性因素，约三分之一的库欣综合征患者可伴随OSAS。对于体型偏瘦的异位ACTH综合征患者也可出现OSAS，提示不仅与高皮质醇血症导致头部、颈部脂肪的堆积相关，还可能与皮质醇的其他作用相关。库欣综合征的夜间皮质醇节律紊乱和OSAS可共同激活交感神经系统，加重了库欣综合征患者高血压的程度。此外OSAS患者也往往合并胰岛素抵抗而通过多种途径引起或加重高血压。

（五）库欣综合征合并高血压的治疗

库欣综合征的高血压治疗首先要针对病因治疗原发病，在原发病治疗前后，辅助降压药物治疗。

1. 库欣综合征病因的治疗 任何病因的库欣综合征的首选治疗均为手术切除自主分泌ACTH或皮质醇的肿瘤。垂体ACTH微腺瘤的首次术后治愈率可达80%～90%，但垂体ACTH大腺瘤的治愈率为60%～70%。术后未缓解或复发的垂体ACTH腺瘤患者可再次经蝶手术或鞍区放射治疗，对于一些重症或者难治性病例需行双侧肾上腺切除术。

对于隐匿性异位ACTH分泌性肿瘤、在围手术期和因有禁忌证不能手术时，需要进行药物治疗缓解高皮质醇血症。酮康唑、甲吡酮和米托坦可以抑制肾上腺类固醇合成；米托坦是一种破坏肾上腺皮质的药物，更多用于肾上腺皮质癌的长期治疗。米非司酮不仅是孕激素受体拮抗剂，剂量增加后也发挥糖皮质激素受体的阻滞作用，用于无法采取常规治疗方法或者急需缓解症状的库欣综合征的治疗，但其不良反应可能加重低血钾，因此需要密切监测血钾。生长抑素类似物如帕瑞肽不仅可以降低患者的ACTH水平，缩小肿瘤，还可作为辅助治疗。

2. 高血压治疗 在高血压的管理中，目前并无指南或专家共识指导库欣综合征的高血压治疗用药，但在控制血压的同时，还应预防心血管事件发生。利尿药、β受体阻滞剂、钙通道阻滞剂、ACEI和ARB既可以作为单一降压治疗也可以联合使用。根据患者的个体情况，尤其是合并症的情况来选择降压药的种类，大多数的库欣综合征患者均需要联合用药。

如患者合并冠状动脉粥样硬化性心脏病、心功能衰竭等并发症，而ACEI和ARB具有心脏保护作用，建议可采用这些药物作为一线治疗。在联合用药方面，ACEI/钙通道阻滞剂组合在减少心血管事件方面比β受体阻滞剂/利尿药组合效果更好。但对于陈旧性心肌梗死的患者，应该考虑使用选择性的β受体阻滞剂。

库欣综合征患者通常伴有水肿，需要考虑利尿药的使用。由于库欣综合征的高血压是特异性通过盐皮质激素受体和糖皮质激素受体介导的，因此阻断盐皮质激素受体是控制高血压的较好方法。螺内酯作为盐皮质激素受体阻滞剂在控制库欣综合征合并的高血压，尤其合并心力衰竭的和低钾血症的患者中广泛应用。应用常规剂量的螺内酯或依普利酮治疗伴有低钾血症的库欣综合征患者，能够阻滞肾脏水平的盐皮质激素受体，但需要更高剂量才能阻滞血管水平的盐皮质激素受体活性。此外，在监测电解质的情况下，也可以加用噻嗪类利尿药控制高皮质醇血症导致的高尿钙，防止含钙肾结石的形成。但对于低血钾程度严重，并伴有明显的高尿酸血症、痛风或糖尿病的患者，应用噻嗪类排钾利尿药时应监测上述指标。目前尚未见到肾素抑制剂在库欣综合征患者降压方面的临床研究，一些新的药物如促一氧化氮生成剂、血管加压素拮抗剂、中性内肽酶抑制剂和醛固酮合成酶抑制剂等尚在临床试验观察的早期。

综上所述，库欣综合征患者合并高血压的病理生理涉及皮质醇的直接作用、间接作用，以及血糖、血脂异常的影响，多种血管调节因子的紊乱也进一步促进了高血压的形成，其治疗步骤选择见图7-5-8。在进行病因治疗的同时，治疗库欣综合征患者的高血压应该首先考虑ACEI和/或ARB递增剂量治疗。如果不能达到令人满意的血压控制，则应根据病情的严重程度和低血钾的存在情况添加盐皮质激素受体拮抗剂、钙通道阻滞剂、α受体阻滞剂，在谨慎的监测血钾、尿酸的情况下可以加用噻嗪类利尿药（图7-5-8）。

四、先天性肾上腺皮质增生症

先天性肾上腺皮质增生症（congenital adrenal hyperplasia，CAH）是一组常染色体隐性遗传性疾病，其病因为肾上腺皮质类固醇激素合成通路中所需的某一种酶存在缺陷而导致肾上腺皮质激素——皮质醇合成障碍，并反馈性引起下丘脑分泌的促肾上腺皮质激素释放激素（corticotropin-releasing hormone，CRH）和垂体分泌的促肾上腺皮质激素（adrenocorticotropic hormone，ACTH）代偿性分泌增加，使酶缺陷近端的皮质醇前体物质过量生成与堆积，造成肾上腺皮质增生及机体代谢紊乱。根据不同的酶缺陷，CAH分为最常见的21-羟化酶缺陷症（21-hydroxylasedeficiency，21-OHD，约占CAH病例的90%以上）、较常见的11β-羟化酶缺陷症（11β-hydroxylasedeficiency，11β-OHD，占5%～8%），罕见的17α-羟化酶缺陷症（17α-hydroxylasedeficiency，17α-OHD）及其他酶缺陷等6种亚型。大多数11β-OHD和17α-OHD患者伴有血压升高。

（一）11β-羟化酶缺陷症（11β-OHD）

先天性肾上腺皮质增生症（CAH）是以参与皮质醇生物合成的蛋白质和酶的遗传缺陷为特征的一组疾病。11β-OHD是CAH的第二常见类型，约占CAH的5%～8%，由*CYP11B1*基因突变导致酶

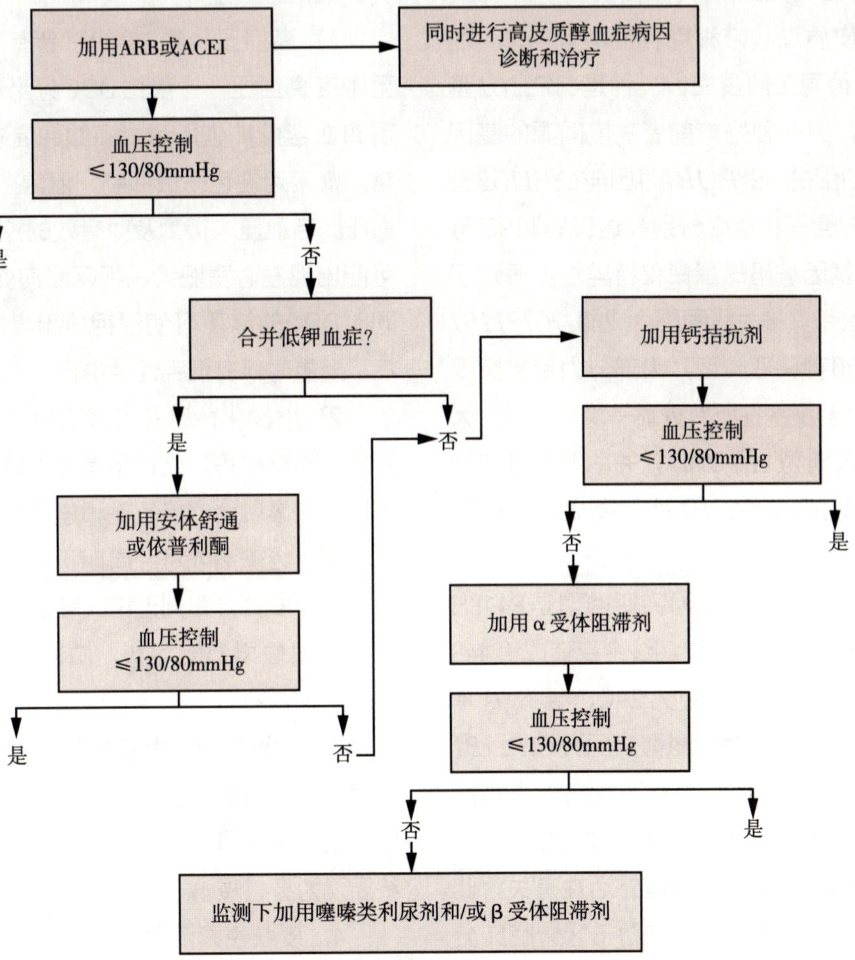

图7-5-8 库欣综合征患者合并高血压的降压治疗选择

活性降低引起，为常染色体隐性遗传病。根据基因突变和酶活性紊乱程度可将其分为经典型和非经典型，经典型临床症状较严重，约占11β-OHD的2/3，非经典型症状较轻，也称为轻型或迟发型。

1. 11β-OHD的流行病学 11β-OHD的发病率因地区而异，大多数病例发生在中东和北非。在世界范围内，非近亲结婚人群中，11β-OHD的新生儿发病率为1/200 000～1/100 000，而在以色列的犹太移民人群中，该病在新生儿中的发病率可达1/7000～1/5000，是迄今为止报道发病率最高的人群。

2. 11β-OHD的发病机制

（1）遗传学基础：11β-OHD是由*CYP11B1*基因突变导致的常染色体隐性遗传病。*CYP11B1*基因定位于8号染色体长臂2区1带，包含9个外显子，总长度为6.03kb。该基因编码的蛋白质属于P450酶系，在肾上腺皮质球状带和束状带均有表达。而P450酶系有两种同工酶蛋白，一种是*CYP11B1*基因编码的蛋白，另一种是与前者高度同源的基因*CYP11B2*编码的蛋白。*CYP11B1*基因与*CYP11B2*基因的外显子和内含子相似度分别高达95%和90%，但是*CYP11 B2*基因编码的蛋白仅特异性地表达于肾上腺皮质球状带，称为醛固酮合成酶。*CYP11B1*基因已有超过80种突变类型，大部分为错义突变或无义突变，这些突变在所有外显子均有分布。大部分突变均与经典型11β-OHD有关，少数与非经典型11β-OHD有关。*CYP11B1*基因突变使11β-羟化酶活性减弱或丧失，导致11β-OHD。

首次报道的*CYP11B1*基因突变类型是R448H突变，主要在犹太人群中发现。该突变造成第448位氨基酸密码子由CGC突变为CAC，导致氨基酸的类型由精氨酸突变为组氨酸。另外*CYP11B1*与*CYP11B2*基因在有丝分裂时很可能出现重组融合，融合后的突变也是一种特殊的突变类型，研究表明此突变类型与11β-羟化酶体外活性有关。此外，测定11β-羟化酶体外活性有助于区分临床分型，11β-羟化酶体外活性小于5%时提示与经典型11β-OHD有关，而测定大于10%则与非经典型11β-OHD有关。

（2）酶活性基础：*CYP11Bl*基因编码的蛋白酶又称11β-羟化酶，在肾上腺皮质的球状带和束状带均有表达，在球状带中参与去氧皮质酮（DOC）向皮质酮转换的过程，同时在束状带中参与11-去氧皮质醇向皮质醇转换的过程。当11β-羟化酶缺陷时，皮质醇的转换过程出现障碍，合成皮质醇减少，反馈性引起促肾上腺皮质激素（ACTH）升高，双侧肾上腺皮质增生。同时，由于11β-羟化酶活性减弱或消失，酶的底物及其前体物质蓄积，一方面可导致DOC和11-去氧皮质醇大量增加，另一方面可导致雄激素合成路径分流增加，肾上腺雄激素来源增多。

3. 11β-OHD的临床表现

（1）经典型

1）高血压：约2/3的患者有高血压，多为轻至中度高血压，一般由DOC分泌过多引起水钠潴留和血容量扩张所致。多数患者在出生时血压正常，肾素活性也未被抑制，但常在1岁以内出现高血压。若血压未得到及时有效的控制，患者后期很可能出现左心室肥大、视网膜病变，甚至脑卒中。同时DOC的增多可使尿钾排出增加，引起低钾血症，严重时伴有低钾性碱中毒。

2）男性化：患者常表现为女性男性化、男性外周性性早熟等。女性患者可出现阴蒂肥大、不同程度的阴唇融合，伴多毛和痤疮，进入青春期后表现为无月经来潮或月经周期不规律。男性患者出现阴茎过早发育，睾丸无增大等非促性腺激素释放激素依赖性性早熟的症状，由雄激素合成分泌亢进引起。

3）生长加速：患者在儿童时期可有直线生长加速，出现骨骺成熟加快和骨龄提前，由于性激素的作用，骨骺可过早成熟及闭合，若不及早治疗最终表现为身材矮小。

4）皮肤色素沉着：患者可有明显的皮肤黏膜色素沉着，由于ACTH分泌不再受皮质醇的负反馈调节导致ACTH代偿分泌增加引起，一般比21-羟化酶缺陷症（21-OHD）患者症状轻。

（2）非经典型：相比于经典型患者，非经典型患者并无明显的男性化表现，血压亦可在正常范围，其准确的发病率仍不清楚。若非经典型患者在儿童期发病，临床上仅表现为轻度男性化或阴毛初现等部分性早熟的改变。而在非经典型的成年患者中，女性患者多表现为轻度多毛、痤疮、阴蒂肥大、月经失调或不孕，这些临床特点常易与多囊卵巢综合征相混淆；男性患者可能仅表现为阴毛早现。

4. 11β-OHD的诊断

（1）新生儿患者：诊断参考以下指标。基础和促皮质素刺激后血清11-脱氧皮质醇水平升高，皮质醇水平降低；四氢-11-脱氧皮质醇尿排泄增加，皮质醇代谢产物水平低。

（2）青少年和成人患者：诊断参考以下指标。基础血清11-脱氧皮质醇水平可能正常，通常需要开展促皮质素刺激试验确诊。

（3）轻型或非经典型患者：诊断参考以下指标。皮质醇水平正常或接近正常，同时11-脱氧皮质醇＞1800ng/dl（＞52nmol/L）。

以上测定均可结合基因检测的结果进一步确诊。

5. 11β-OHD的治疗 目前针对11β-OHD患者的治疗，国内外尚无统一的指南，从CAH的治疗角度出发，应达到的治疗目标是皮质激素替代，避免肾上腺危象；同时抑制雄性激素，减轻男性化，改善终身高；减少脱氧皮质酮等中间产物的堆积，缓解其造成的高血压、低钾血症等临床症状及并发症。采取的主要治疗方式为药物治疗，其中糖皮质激素最为重要，对于不同类型的患者要加用盐皮质激素，或辅以外科手术等方式进行治疗，应结合患者的需求和意愿，给予必要的心理指导。

（1）糖皮质激素治疗：糖皮质激素是首选的药物治疗，尽量使用最低有效剂量的糖皮质激素进行替代治疗。糖皮质激素的选择和用量与医生的经验、患者的治疗需求及患者的依从性等有关。激素治疗一方面能够补充肾上腺皮质激素的不足，另一方面通过抑制ACTH的过度分泌，减少肾上腺皮质激素前体合成，抑制过量的雄激素，避免患者骨骺过早闭合，从而改善终身高；还可使DOC的产生减少，进一步纠正低血钾，而血压下降水平与病程有关。对儿童患者进行治疗时建议选择半衰期短且糖皮质激素作用小的药物，首选氢化可的松，剂量为10～25mg/m^2，可加用螺内酯以拮抗雄激素和盐皮质激素，从而减少糖皮质激素的剂量。同时应检测生长发育情况，定期复查骨龄。对成人患者，也可予替代剂量的氢化可的松联合螺内酯使用，治疗高血压伴低钾血症和雄激素过多，螺内酯用于男性，大剂量可引起乳房发育和性功能障碍，可以用依普利酮及保钾利尿药氨苯蝶啶和阿米洛利替代。当机体处于应激状态如发热（＞38.5℃），严重脱水、大创伤、全身麻醉手术时需要增加糖皮质激素剂量，而精神、情绪紧张，中等量运动的应激不建议增加剂量。激素治疗过程中可检测体重、身高、骨龄等，另外还需检测血压、血钾、11-去氧皮质醇、血清雄烯二酮、睾酮的水平，根据上述指标调整剂量，避免引起医源性库欣综合征。糖皮质激素需终身替代治疗。

（2）降压治疗：单纯的糖皮质激素治疗不能完全使血压恢复正常的患者，需要加用降压药。如果保守治疗失败，谨慎考虑行双侧肾上腺切除术治疗高血压。

（3）手术及心理治疗：对于女性假两性畸形，必须进行合理而审慎的外阴矫形治疗。及时手术对患者的性行为和性心理很重要，进行外阴矫形手术前应先进行药物治疗，使体内雄激素水平降至正常。女性患者的阴蒂成形术宜在经过治疗病情稳定后、1岁之前进行。阴道成形术可在成年后进行。对于已经存在心理障碍的患者，应及时予以心理指导。

6. 展望 综上所述，11β-OHD是一类与*CYP11B1*基因突变相关的常染色体隐性遗传病，其主要临床特征为男性化和高血压。目前，已经发现了约80种*CYP11B1*基因突变类型，对基因突变及其功能的深入研究，将有助于进一步揭示基因型与表型的关系，同时也为产前诊断及遗传咨询提供重要的依据。由于11β-OHD引起的CAH只占5%～8%，而21-OHD引起的CAH占90%～95%，所以关于11β-OHD的临床研究远没有21-OHD深入，治疗经验也很有限。临床治疗需关注患者性别、身高、血压等多方面，进行相关的激素替代治疗或其他对症治疗，必要时行外科矫形手术，肾上腺切除术可能会缓解较严重的症状，但仍是一个有争议的选择。青春期患者的管理也是目前临床上的难题，11β-OHD中过多的雄激素可导致骨骺过早闭合和成人终身高降低，在常规治疗的同时应需密切监测生长发育及骨龄。为了综合考虑患者的治疗要求和未来生育相关的可能性，临床治疗需要多学科团队共同协作商议、制定个性化的治疗方案，有助于提高对罕见疾病诊断及治疗的认识。

（二）17α-羟化酶缺陷症（17α-OHD）

1. 流行病学 先天性肾上腺皮质增生症（congenital adrenal hyperplasia，CAH）是一种与肾上腺皮质激素合成相关的酶遗传性缺陷，是导致原发性肾上腺功能减退的最常见的病因之一，发病率约为1/14 200。

17α-OHD是一种较为罕见的CAH，约占所有CAH的1%，发病率为1/100 000～1/50 000。17α-羟化酶缺陷症患者的发病年龄不一，约88%患者在青春期时诊断该病，通常表现为原发性闭经；约8%患者在30～40岁发病，而4%患者在婴儿期即出现症状。由于17α-羟化酶缺陷症的诊断较其他CAH亚型更晚，因此需要特别注意成年后的支持治疗。

2. 遗传与病理生理 17α-羟化酶缺陷症是一种常染色体隐性遗传病，致病突变基因为位于染色体10q24.3的*CYP17A1*。该基因编码的*CYP17A1*酶具有17-羟化酶和17,20-裂解酶的活性，可影响下游一系列类固醇产物。目前为止已发现*CYP17A1*基因的100余种不同的突变：在好发该病的巴西人群中，始祖突变R362C和W406R较为常见；而中国人群中C.985_987delinsAA和C.1459_1467del两种突变最为常见。中国人群好发突变分别位于易发生突变的第6和第8外显子。由于第6外显子编码区与底物结合相关，第8外显子编码区与酶活性的表达相关，因此发生在这两个区域的突变会极大程度地影响蛋白质功能。这两种突变在中国人群中的携带率为（1～2）/1000，约95%的患者存在其中一种突变。

17α-羟化酶的缺陷阻止了大多数类固醇的合成，导致下游醛固酮、皮质醇、性腺类固醇激素减少（图7-5-9）。同时，皮质醇的减少可刺激垂体分泌ACTH，从而导致11-去氧皮质酮（deoxycorticosterone，DOC）、皮质酮、18-氢去

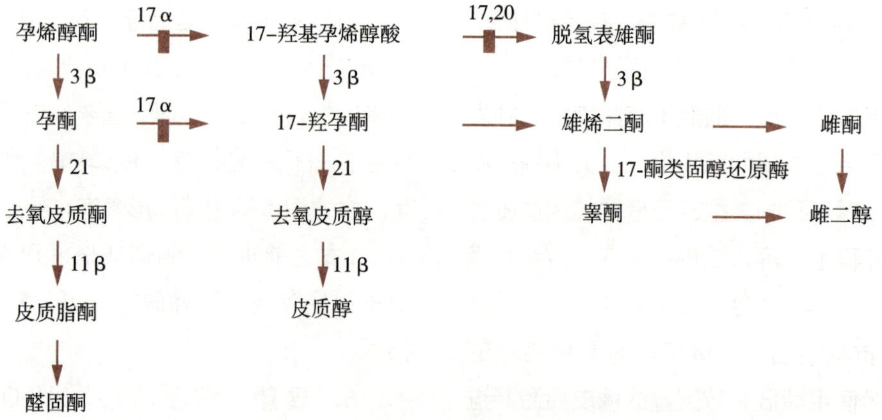

图7-5-9 激素转换图

氧皮质酮等产物合成增加。其中，DOC可与醛固酮受体结合，从而发挥类似于醛固酮的生理作用，因此患者通常存在高血压、低钾血症、水钠潴留等症状。

孤立的17,20-裂解酶缺陷症（17,20-lyase deficiency，ILD）是一种较为罕见的特殊情况，该类突变仅影响17,20-裂解酶的活性，而17-羟化酶的活性不变。由于17,20-裂解酶主要影响性激素的生成，因此该类患者中醛固酮和皮质醇的缺少程度较轻；同时DOC和皮质酮累积较少，因而通常不会出现高血压和低钾血症。

3. 临床表现 17α-羟化酶缺陷症的典型症状如下。

（1）性腺功能异常：无论染色体核型为女性（46,XX）或男性（46,XY），17α-羟化酶缺陷症患者通常均表现为女性体征。由于性激素分泌异常，患者常出现原发性闭经、第二性征缺失、体毛稀少等症状。女性（46,XX）患者子宫、卵巢较小，同时可因高水平促性腺激素、孕酮而出现较大的卵巢囊肿，常被误诊为性腺发育不全。男性（46,XY）患者常表现为假两性畸形、外生殖器女性化，存在盲袋阴道，而睾丸位于腹腔或腹股沟内，常被误诊为雄激素不敏感。

（2）高血压：高血压多早于青春期出现，严重程度不一，可为重度高血压。DOC、皮质酮导致高血压的同时增加尿钾排泄，从而导致低钾血症，表现为四肢无力等。部分患者血压、血钾正常。

此外，患者由于缺乏类固醇激素，骨骺延迟闭合，通常会出现骨龄落后于实际年龄的情况，部分患者身高可高于同龄人。雌激素缺乏可导致骨质疏松。值得注意的是，虽然类固醇激素分泌下降，但由于DOC和皮质酮过多，患者通常不会表现出肾上腺功能减退症状。

4. 诊断 17α-羟化酶缺陷症的诊断依赖于一系列实验室检查指标，如测得血中激素前体物质与各产物的比值升高，即可确定诊断。诊断依据包括：DOC、皮质酮、孕酮水平上升，同时皮质醇、雌二醇、睾酮、醛固酮、17-羟孕酮水平降低。皮质酮上升水平可为正常高限的50～100倍，而DOC升高水平甚至可能为正常高值的1000倍左右。由于DOC具有醛固酮样生理活性，因此患者体内肾素水平通常受到抑制，导致血钾偏低。较低的性激素、醛固酮水平常刺激垂体分泌过量促性腺激素、ACTH。对于ILD患者，17-羟孕酮/雄烯二酮的比值有所升高，而17-羟类固醇正常或接近正常。如基础激素测定显示水平正常或大致正常，可采用ACTH兴奋试验联合地塞米松抑制试验辅助诊断，因为当增加负荷时，酶缺陷导致的通路异常更易暴露。

除血清激素水平外，其他辅助检查也可提示17α-羟化酶缺陷症的存在。肾上腺CT、MRI可提示双侧肾上腺存在大结节性增生；骨龄检查可显示骨龄延迟。骨密度检查常提示存在骨质疏松。此外，对肾上腺进行解剖、组织学染色，可见束状带、网状带明显增生，球状带体积正常。

由于生化指标与辅助检查存在一定的不确定性，因此基因检验为确诊的最佳方法。对临床可疑患者进行*CYP17A1*基因检测时，可优先对第6外显子、第8外显子进行分析。

5. 鉴别诊断

（1）与CAH的其他类型鉴别

1）21-羟化酶缺陷症：为CAH最常见类型，可表现为皮质醇下降、ACTH增高，但不同的是21-羟化酶缺陷症中17-羟孕酮明显升高，同时雄激素升高，从而较早出现男性性征；而17α-羟化酶缺陷症患者性激素缺乏，往往表现出女性特征。此外，严重的21-羟化酶缺陷症可引起低钠、脱水、酸中毒等表现。

2）11β-羟化酶缺陷症：为CAH的另一种罕见类型。同21-羟化酶缺陷症类似，11β-羟化酶缺陷症患者雄激素过量分泌，也可出现女性（46,XX）男性化、男性（46,XY）性早熟的体征，可同17α-羟化酶缺陷症鉴别。

（2）与影响性征的相关疾病鉴别

1）Turner综合征：是由X染色体部分或全部

缺失引起的性染色体异常疾病。临床主要表现为原发性闭经、性腺发育不全。鉴别点为Turner综合征同时存在一系列特殊体征，如颈蹼、肘外翻等；患者常身材矮小；染色体核型种类多，可存在单一型（45,X）、嵌合型（45,X/46,XX或45,X/46,XY）等。

2）单纯性腺发育不全：核型可为46,XX或46,XY，表型均呈女性，可表现为原发性闭经、第二性征缺失，但临床无高血压、低血钾症状。

3）完全性雄激素不敏感综合征：患者为46,XY核型，但因存在雄激素受体缺陷，从而无法出现依赖睾酮发育的男性性征，临床表现为女性。与17α-羟化酶缺陷症类似，该类患者外生殖器为女性外观，腹股沟区可触及睾丸，但雄激素浓度往往正常或升高，血压及电解质为正常水平，可与17α-羟化酶缺陷症鉴别。

（3）与一些内分泌疾病鉴别

1）原发性醛固酮增多症：可表现为肾素降低，高血压、低钾血症，影像学检查可提示肾上腺增生，但醛固酮分泌增加，ACTH、皮质醇、性激素水平正常，无性腺功能低下表现。

2）库欣病：临床可有高血压表现，伴有低钾血症，但不同的是库欣病中皮质醇、醛固酮均过量分泌，根据激素水平即可鉴别。

6. 治疗 17α-羟化酶缺陷症的治疗目标是减轻DOC过度分泌造成的高血压、低血钾等一系列症状，同时尽可能通过补充雌激素恢复第二性征、改善骨质疏松等并发症。此外需补充缺乏的皮质醇。

皮质醇替代疗法是所有治疗的基础。皮质醇可以调节醛固酮、肾素、ACTH至正常水平，从而控制血压、维持电解质平衡。皮质醇剂量需根据患者的血压、血钾水平随时进行调整。中国相关研究建议地塞米松初始剂量为0.75～2.0mg/d，维持剂量为0.1～0.375mg/d。

具有醛固酮拮抗作用的利尿药如螺内酯可起到较好的阻断作用，有效降低血压、控制低钾血症。值得注意的是，即使规范用药，充分治疗，血中肾素抑制也可维持数年，因此应定期监测血压、DOC水平、电解质，根据病情酌情调整药物剂量。如醛固酮拮抗剂收效甚微，可考虑使用钙通道阻滞剂降压药。

雌激素补充治疗可用于诱导青春期出现、改善骨质疏松。如患者子宫完整，可诱导周期性撤退出血。对于46,XX患者与决定按照女性抚养的46,XY患者，需长期补充雌激素以诱导和维持性征。对于决定按照男性抚养的46,XY患者，需进行雄激素补充治疗，行外阴重建术改变女性化外阴；此外，由于睾丸保留在腹腔里存在癌变风险，因此需寻找腹腔内存在的异位睾丸并给予切除。雌激素对乳房发育的效果有待进一步随访研究。雄激素替代疗法对该疾病的治疗效果尚待评估。

（曾正陪　吴阶平　卢　琳　陆召麟　陈　适）

第四节 其他内分泌性高血压

一、甲状腺疾病与高血压

甲状腺激素是人体代谢活动的关键决定因素，可通过调节几乎所有组织中的基因转录而改变蛋白质合成率和底物转化率，会影响到几乎每个器官系统的功能，其中，心血管是甲状腺激素的主要靶点之一。甲状腺激素通过对心肌、血管、容量、交感神经系统的影响，在血压中稳定发挥作用。甲状腺激素异常，是继发性高血压的病因之一。

甲状腺激素的生物活性形式是三碘甲腺原氨酸（T_3），T_3通过与甲状腺激素受体（TR）结合而发挥其生理效应。在不同组织，甲状腺激素受体亚型（TRα、TRβ）的分布及含量不同，组织局部产生T_3的生成量也不同，甲状腺激素的作用也存在差异。心脏中TRα和TRβ含量相近。T_3与其受体结合后，调节下游多种基因的表达，尤其是那些调节心肌细胞内钙循环的基因。此外T_3还通过非核受体作用机制发挥作用，但尚未完全阐明。

（一）甲状腺功能减退症与高血压

1．甲状腺功能减退症概述

（1）定义：甲状腺功能减退症（hypothyroidism）是由于甲状腺激素合成和分泌减少或组织作用减弱导致的全身代谢减低综合征。按照病情严重程度可以分为临床甲状腺功能减退症（overt hypothyroidism）和亚临床甲状腺功能减退症（subclinical hypothyroidism）。甲状腺功能减退症病因复杂，以原发性甲状腺功能减退症最多见，占全部甲状腺功能减退症的99%，其中自身免疫、甲状腺手术和^{131}I甲状腺功能亢进治疗后三大原因占90%以上。此外，中枢性甲状腺功能减退症、消耗性甲状腺功能减退症、甲状腺激素抵抗综合征，是甲状腺功能减退症的少见病因。

（2）流行病学：甲状腺功能减退症是临床非常常见的内分泌疾病，女性患病率高于男性，随年龄增长患病率升高。甲状腺功能减退症的患病率与促甲状腺激素（TSH）诊断切点值、年龄、性别、种族等因素有关。国外报道甲状腺功能减退症的患病率为5%～10%，亚临床甲状腺功能减退症患病率高于临床甲状腺功能减退症。根据2010年中国十城市甲状腺疾病患病率调查，以TSH＞4.2mU/L为诊断切点，甲状腺功能减退症的患病率为17.8%，其中亚临床甲状腺功能减退症的患病率为16.7%，临床甲状腺功能减退症的患病率为1.1%。

甲状腺功能减退症起病隐匿，轻症患者缺乏特异症状和体征。典型患者主要表现以代谢率降低和交感神经兴奋性下降为主。甲状腺功能减退症是继发性高血压的病因之一，在大样本高血压患者中，甲状腺功能减退症仅是少部分患者高血压的促成因素，但20%～40%的甲状腺功能减退症患者可表现为高血压，主要体现在舒张压升高，且脉压缩小。

2．甲状腺功能减退症的临床表现 甲状腺功能减退症的临床表现，与其病因并不直接相关，而是与甲状腺激素缺乏的程度和下降的速度相关。大多数原发性甲状腺功能减退症患者临床表现不明显，其耐受情况良好。

（1）成年患者

1）代谢率降低：导致乏力、行动和言语缓慢、寒冷耐受不良、便秘、体重增加（但并非病态肥胖）、深腱反射弛缓延迟及心动过缓等异常。

2）黏液性水肿：导致毛发和皮肤粗糙、面部虚肿、舌增大和声音嘶哑等。

（2）儿童青少年患者：主要表现为生长发育迟滞。

（3）孕妇：甲状腺功能减退症可能导致胎儿智力智能发育受损。

甲状腺功能减退症引起的全身性代谢减退，在心血管系统主要表现为心率减慢和心收缩力减弱，导致心输出量减少，可表现为运动能力降低及运动时呼吸急促。对于有其他基础心脏疾病的患者，严重时可出现充血性心力衰竭的症状和体征。甲状腺功能减退症患者可能还会发生其他促发心血管疾病的异常，包括心包积液、高脂血症等。

甲状腺功能减退症患者，由于心输出量减少，同时外周血管阻力增加，可导致高血压。血压正常患者的血压升高幅度很小。但在已有高血压的患者中，甲状腺功能减退时可能会进一步增高血压。

3．甲状腺功能减退症的诊断 甲状腺功能减退症的诊断，首先是功能诊断，明确是否存在甲状腺功能减退症；其次是病因诊断，寻找导致甲状腺功能减退症的原因。

（1）血清TSH和游离T_4（FT_4）、总T_4（TT_4）测定：是诊断原发性甲状腺功能减退症的定性指标。临床甲状腺功能减退症时，TSH明显升高，同时FT_4、TT_4降低。亚临床甲状腺功能减退症，仅有TSH升高，FT_4、TT_4均正常。甲状腺过氧化物酶抗体（TPOAb）、甲状腺球蛋白抗体（TgAb）是确定原发性甲状腺功能减退症病因的重要指标和诊断自身免疫性甲状腺炎（包括桥本甲状腺炎、萎缩性甲状腺炎等）的主要指标，一般认为TPOAb的意义较为肯定。甲状腺超声检查有助于甲状腺功能减退症病因的鉴别。

(2) 血清TSH的检测：是中枢性甲状腺功能减退症或原发性甲状腺功能减退症鉴别的依据，中枢性甲状腺功能减退症TSH水平不升高。当存在中枢性甲状腺功能减退症时，需行影像学检查（鞍区MRI）、垂体前叶功能检测等明确病因诊断，注意与甲状腺功能正常的病态综合征相鉴别。

(3) 对于甲状腺功能减退症患者，需进一步检查明确其是否存在代谢异常。包括血常规、血脂、肌酶谱、心电图、超声心动图等。严重的原发性甲状腺功能减退症时可有高催乳素血症，甚至可伴有溢乳及蝶鞍增大，酷似垂体催乳素瘤。

4. 甲状腺功能减退症合并高血压的病理生理机制

(1) 甲状腺功能减退时心脏变化：首先，心肌细胞中几种参与调节钙流量的酶由甲状腺激素控制，包括钙依赖性三磷酸腺苷酶和受磷蛋白。体内甲状腺激素缺乏，酶的表达和活性下降，有可能损害心肌的收缩功能。其次，甲状腺激素缺乏，心肌细胞β肾上腺素能受体表达也减少，导致儿茶酚胺增强心肌收缩力的效应减弱，心率减慢。最后，由于甲状腺激素缺乏，可以导致心包积液，机械性限制心脏的收缩和舒张功能。综上所述，甲状腺功能减退症患者会出现心肌收缩力减弱、心输出量下降、心率降低等病理生理改变，对血压的影响则表现为收缩压下降。

(2) 甲状腺功能减退对外周血管的影响：甲状腺激素缺乏引起内皮源性舒张因子释放减少，进而促进平滑肌细胞收缩，从而增加外周血管阻力，增加心脏后负荷，此外，甲状腺功能减退症患者肝脏脂类清除率可能降低，造成游离脂肪酸、总胆固醇和低密度脂蛋白胆固醇的血清浓度升高，是动脉粥样硬化的危险因素。长期甲状腺功能减退，动脉内中膜增厚，外周血管僵硬，外周阻力增加。对血压的影响，表现为舒张压增高，脉压缩小。

(3) 甲状腺功能减退对容量的影响：甲状腺功能减退症患者肾脏自由水清除率降低，血容量增多，进一步增加外周阻力，升高舒张压。

(4) 甲状腺功能减退严重程度对于血压的影响：通过以上机制，心肌收缩力下降、心率减慢、心输出量减少、外周血管阻力增加及容量增加、脂质代谢异常等，甲状腺功能减退症患者可以出现高血压，但此情况在长期临床甲状腺功能减退症患者中相对常见。原来血压正常的甲状腺功能减退症患者血压可轻度升高，而原有高血压的患者，则可出现血压进一步升高。但是亚临床甲状腺功能减退症患者通常缺乏明显的临床症状和体征，对血压的影响，各个研究的结论不一致。亚临床甲状腺功能减退症患者存在血液高凝状态、血黏度增加、血脂异常等，这些因素可能是导致亚临床甲状腺功能减退症高血压患病危险性增加的原因，但其影响程度轻微。一项3万人的研究显示随着TSH的升高，收缩压与舒张压呈线性升高，TSH越高，高血压的发病率越高。但是Duan Y等的研究纳入了6992例研究对象，结果显示亚临床甲状腺功能减退症组的收缩压、舒张压和脉压与正常对照组相比较，差异均无统计学意义，显示亚临床甲状腺功能减退症与血压无关。亚临床甲状腺功能减退症是否与高血压相关，可能与患者的病程、严重程度及其他伴随情况均相关。

5. 甲状腺功能减退症合并高血压的治疗

(1) 甲状腺功能减退症的治疗：针对甲状腺疾病导致的血压增高，首先要纠正甲状腺功能，治疗的方式为甲状腺素替代治疗。首选药物是左甲状腺素（L-T_4），一般需要终身替代。

治疗的目标：原发性临床甲状腺功能减退症的治疗目标是治疗后甲状腺功能减退症的症状和体征消失，TSH、TT_4、FT_4 值维持在正常范围。继发性甲状腺功能减退症的治疗目标是血清FT_4、TT_4达到正常范围，不以TSH作为监测指标。甲状腺功能减退症替代治疗药物的剂量取决于患者的病情、年龄、体重，其起始剂量和达到完全替代剂量所需的时间要根据病情、年龄、体重及心脏功能状态确定，也应个体化。

(2) 高血压的治疗：在甲状腺功能纠正之后，增高的血压会恢复至病前状态，通常不需要特殊的降压治疗。目前尚无指南或专家共识指导甲状腺功能减退症患者的高血压用药。

(二) 甲状腺功能亢进症与高血压

1. 甲状腺功能亢进症概述

(1) 定义：甲状腺毒症（thyrotoxicosis）是指血液循环中甲状腺激素过多，引起以神经、循环、消化等系统兴奋性增高和代谢亢进为主要表现的一组临床综合征。其中由于甲状腺腺体功能亢进，合成和分泌甲状腺激素增加所导致的甲状腺毒症称为甲状腺功能亢进症（hyperthyroidism）。

甲状腺功能亢进症的病因有多种，包括：Graves病、多结节性甲状腺肿伴甲状腺功能亢进症（毒性多结节性甲状腺肿）、甲状腺自主性高功能腺瘤、碘甲状腺功能亢进症、垂体性甲状腺功能亢进症、绒毛膜促性腺激素相关性甲状腺功能亢进症。其中以Graves病最为常见，占所有甲状腺功能亢进症的85%左右。

(2) 流行病学：甲状腺功能亢进症是内分泌常见病，其患病率低于甲状腺功能减退症。男女比例为1∶5，20～40岁为好发人群。甲状腺功能亢进症的总体患病率约为1.3%，在年龄较大的女性中增至4%～5%。吸烟者更常患病。2010年中国十城市甲状腺疾病患病率调查，临床甲状腺功能亢进症的患病率为0.89%，亚临床甲状腺功能亢进症患病率为0.72%，Graves病患病率为0.61%。

病因不同的甲状腺功能亢进症好发人群不一致。Graves病最常见于较年轻的女性，而毒性结节性甲状腺肿多见于年龄较大的女性。

2. 甲状腺功能亢进症的临床表现

(1) 甲状腺激素增多引起的临床表现：甲状腺功能亢进症的临床表现是由循环中甲状腺激素过多引起，其严重程度与病史长短、激素升高的程度和患者年龄等因素相关。主要症状有易激动、烦躁失眠、心悸、乏力、怕热、多汗、消瘦、食欲亢进、大便次数增多或腹泻，女性月经稀少。可伴发周期性麻痹（亚洲的青壮年男性多见）和近端肌肉进行性无力、萎缩，后者称为甲状腺功能亢进性肌病，以肩胛肌、骨盆肌群受累为主。Graves病有1%伴发重症肌无力。少数老年患者高代谢的症状不典型，表现为淡漠型甲状腺功能亢进症。

(2) 与甲状腺激素不相关的临床表现：引起甲状腺功能亢进症的疾病，可以表现出与甲状腺激素不相关的症状。最常见的甲状腺功能亢进症病因为Graves病，其特征性表现包括Graves眼病和浸润性皮肤病变（局限性或胫前黏液性水肿），是由于Graves病本身所致，而与甲状腺激素水平无关。垂体性甲状腺功能亢进症可伴有垂体压迫症状及其他垂体前叶功能异常，若同时合并其他垂体前叶激素分泌过多，其表现可以掩盖甲状腺功能亢进症的高代谢症状。

(3) 甲状腺激素增多的心血管表现：甲状腺功能亢进症患者常有心血管症状和体征，包括心动过速、心肌收缩力增强、左心室增大、劳力性呼吸困难、心绞痛、心功能不全等。10%～20%的甲状腺功能亢进症患者有心房颤动，其在年龄较大的患者更多见。甲状腺功能亢进症患者因心肌收缩力增加，心输出量增多，心率增快，外周血管阻力下降，脉压增大，收缩期高血压常见，故收缩期高血压伴脉压增大是甲状腺功能亢进症患者常见的表现之一。重度甲状腺功能亢进症患者可发生高或正常心输出量的充血性心力衰竭；而已有充血性心力衰竭的患者则会发生病情恶化。

3. 甲状腺功能亢进症的诊断 甲状腺功能亢进症的诊断首先是确定功能状态，是否存在甲状腺激素增多；其次是确定病因。甲状腺功能亢进症的病因有多种，正确识别病因至关重要，因为病因决定甲状腺功能亢进症的治疗方式。

(1) 有明确的甲状腺功能亢进症临床症状和生化表现的患者，可予诊断；而亚临床甲状腺功能亢进症的患者几乎没有临床表现。

(2) 甲状腺功能亢进症的诊断基于甲状腺功

能测定结果；故对于临床怀疑甲状腺功能亢进症的患者，最好的初始检测是血清TSH水平。如果TSH值正常，则患者存在原发性甲状腺功能亢进症的可能性很低。临床高度怀疑甲状腺功能亢进症患者的初始检查可测定血清TSH、FT_4和FT_3。大多数临床甲状腺功能亢进症的患者TSH检测值低于0.05mU/L，同时FT_3和/或FT_4升高。仅有TSH降低，而FT_3、FT_4均正常，则支持亚临床甲状腺功能亢进症的诊断。

一旦确定为原发性甲状腺功能亢进症，抗甲状腺激素受体抗体（TRAb）/TSI阳性是Graves病最有价值的诊断指标。此外，甲状腺吸碘率、甲状腺超声结合病史，是明确甲状腺功能亢进症病因的重要辅助检查。

（3）如果FT_3和/或FT_4水平增高，而TSH水平不被抑制，除外检验误差，要考虑中枢性甲状腺功能亢进症，需完善影像学检查（大脑颅底鞍区MRI、生长抑素受体显像）及垂体前叶功能检测以协助病因诊断，必要时行生长抑素类似物敏感试验。

（4）诊断甲状腺功能亢进症后，需进一步检查，明确是否存在甲状腺功能亢进靶器官的损伤，主要包括骨密度、心电图、超声心动图的检查。

4．甲状腺功能亢进高血压的病理生理机制

（1）甲状腺功能亢进对心脏的影响：甲状腺功能亢进时，过量的甲状腺激素增加Na^+-K^+-ATP酶及Ca^{2+}-ATP酶的活性，从而刺激心肌蛋白质的合成，增加心肌收缩力，有正性肌力的作用。同时T_3调整肌细胞膜上的鸟嘌呤核苷酸调节蛋白G的水平，增加肾上腺素受体的密度及敏感性，提高肾上腺素受体的反应性和敏感性，兴奋交感神经，增快心率。正性肌力及正性心率共同作用，导致心输出量增加达250%，收缩压升高。T_3可以改变平滑肌细胞钠、钾电流，使平滑肌收缩力下降，减轻外周血管阻力，降低心脏后负荷，降低舒张压，增加脉压。

（2）甲状腺功能亢进对外周血管的影响：甲状腺激素可通过改变血管平滑肌的电流，使平滑肌收缩力下降，心脏后负荷降低，全身血管阻力降低，舒张压下降，脉压增大。

（3）甲状腺功能亢进对血容量的影响：甲状腺功能亢进是过量的甲状腺激素，使得交感神经兴奋性增加，可激活RAAS系统，全身容量增加，增加心脏后负荷，引起血压增高。

（4）甲状腺功能亢进症病程对血压的影响：甲状腺功能亢进时，过量甲状腺激素增加心率、心肌收缩力、收缩压和平均肺动脉压、心输出量、舒张期松弛功能及心肌耗氧量，降低全身血管阻力和舒张压。收缩期高血压伴脉压增大是常见的临床表现，而舒张压通常仅为轻度增高。但随着病程的延长，长期过量甲状腺激素的刺激，可出现心脏结构改变、心肌病变、心功能衰竭、心肌收缩力降低、舒张压不再升高。

5．甲状腺功能亢进高血压的治疗

（1）针对甲状腺功能亢进症的治疗：甲状腺功能亢进症的病因很多，治疗方案因病因不同而有所差别。原发性甲状腺功能亢进症最常见的病因是Graves病，治疗方案包括抗甲状腺药物、放射^{131}碘治疗、手术治疗三种方案。不同的方案各有利弊，但均可以控制及维持甲状腺功能正常。

（2）针对高血压的治疗：与甲状腺功能亢进导致的其他病变一致，在甲状腺功能纠正之后，升高的血压会恢复至病前状态。目前也无指南或专家共识指导甲状腺功能亢进症患者的高血压用药。但是在心功能可以耐受的前提下，选用β受体阻滞剂，在改善高代谢症状、控制心率的同时，也可以控制血压。

（柴晓峰　连小兰）

二、甲状旁腺疾病与高血压

甲状旁腺的解剖位置位于左右两叶甲状腺背面的中部和下部，一般有四个，分为上下两对。甲状旁腺的主要作用是产生甲状旁腺激素，调节人体内钙磷代谢。

甲状旁腺功能亢进症（hyperparathyroidism）可分为原发性、继发性、三发性。其中，原发性甲状旁腺功能亢进症（primary hyperparathyroidism，

PHPT）是由于甲状旁腺本身病变，甲状旁腺素（parathyroid hormone，PTH）自主合成、分泌过多，进而引起钙、磷和骨代谢紊乱的一种全身性疾病，其经典表现包括以骨吸收增加为特征的骨骼病变、肾脏钙化或泌尿系结石、高钙血症和低磷血症等，同时也可累及其他多个系统，包括心血管系统。

（一）流行病学

PHPT在欧美多见，随着血清钙水平筛查的普及，目前在内分泌疾病中仅次于糖尿病和甲状腺功能亢进症，且临床谱发生很大变化，目前大多为无症状性。Yeh MW等调查美国南加州3500万名混合种族的受试者，1995—2010年，PHPT的发病率女性（34～120）/100 000人年（平均为66）、男性（13～36）/100 000人年（平均为25），随年龄增长，其性别差异更明显，女性发病率更高（50岁以上女性和男性发病率分别为80/100 000和36/100 000人年）；在不同种族中的发病率以黑人最高，其次为白人、亚裔、西班牙裔及其他种族。在该研究期间，其患病率增加约2倍，女性从76/100 000人年增至233/100 000人年，男性从30/100 000人年增至85/100 000人年。丹麦的流行病学数据显示自1977年至2010年，PHPT的年发病率呈上升趋势，2010年为16/100 000人年。中国尚缺乏相关流行病学数据，国内一项2005年的健康体检中老年人群数据显示，北京地区50岁以上人群PHPT的患病率为0.204%，但该研究中男性为主（82.9%），而该病以女性受累居多，故整体人群及女性患病率实际更高，提示本病在中国人中并不少见。北京协和医院20世纪80—90年代及21世纪10年代病例总结显示无症状性PHPT比例逐渐升高。上海瑞金医院报道无症状患者比例由2006年以前的20%升高至2007—2010年的50%。

PHPT患者中高血压患病率明显升高，可数倍高于正常对照，不同中心、不同样本量、不同设计以及不同血压评估指标的研究报道PHPT患者高血压患病率为20%～70%。一项30例新诊断无症状PHPT患者的术前高血压患病率为81%，血压节律异常的比例为57%。

（二）病因及病理生理

1．病因 大部分PHPT病例为散发性，少数（国外文献报道＜10%）为家族性或作为某种遗传性肿瘤综合征的一部分。

目前已发现数种单基因突变与其发生相关，包括抑癌基因*MEN1*、*CDKN1B*、*CDC73*失活突变、原癌基因*RET*激活性突变、钙敏感受体（calcium sensing receptor，CaSR）信号通路的突变（*CaSR*、*GNA11*、*AP2S1*），以及与甲状旁腺发育相关转录因子*GCM2*基因的突变等。遗传性PHPT见于多内分泌腺瘤病Ⅰ型（multiple endocrine neoplasia type Ⅰ，MENⅠ），占遗传性PHPT的70%，而MENⅠ中PHPT的患病率可达90%以上。散发性PHPT的分子生物学发病机制尚不十分清楚，国外文献报道少数患者发病前有颈部外照射史或锂剂服用史，但缺乏后续报道。目前有研究发现在散发性PHPT患者肿瘤组织中存在某些抑癌基因的失活突变或原癌基因的激活突变，参与其肿瘤发生。甲状旁腺腺瘤组织中存在相当比例的*MEN1*基因的失活及编码细胞周期蛋白D1的*CCND1*基因重排激活；而部分散发性甲状旁腺癌组织中存在*CDC73*基因的失活及其编码蛋白表达的缺失。

2．病理生理改变机制

（1）基础病理生理改变：甲状旁腺自主分泌过多PTH，作用于骨组织和肾脏，动员骨钙释放入血，肾小管对钙的回吸收增加，并增强肾脏1α羟化酶活性，使活性维生素D［1,25双羟维生素D，1,25-dihydroxy-vitamin D，1,25（OH）$_2$D］的合成增加，促进肠道钙的吸收，导致血钙水平升高；肾小球滤过的钙增多，致尿钙排量增多。PTH可抑制磷在近端和远端小管的重吸收，尿磷排出增多，血磷水平降低。综上，出现高钙血症、高尿钙、低磷血症和高尿磷症的生化改变。

（2）影响血压的病理生理机制：一项国家注册登记系统大样本住院患者的研究显示PHPT是高血压的独立危险因素（OR＝1.3，P＜0.000 1）。多项临床研究观察到血钙水平与患者血压指标独立相关，血PTH水平与患者的收缩压、舒张压、平均动脉血压等血压参数正相关；两者均为血压的独立相关因素。

3．钙离子对心血管系统的生理作用

（1）参与心肌细胞动作电位（action potential，AP）第2期（平台期）的形成。

（2）细胞外钙离子通过L型钙离子通道进入细胞，与肌质网的三磷酸肌醇受体、雷诺丁受体结合，使肌质网内的钙离子释放，升高细胞内钙离子浓度，与邻近的肌钙蛋白结合，激活肌节引起收缩。

（3）钙离子进入心肌细胞后通过钙转运子进入内质网，触发活化三羧酸循环，产生ATP，提供能量，在心脏发挥正性变力和变时的作用。钙离子进入外周血管平滑肌细胞（vascular smooth muscle cell，VSMC）可直接促进其收缩，还通过血管舒缩调节的激素或细胞因子（如促进儿茶酚胺释放等）间接影响血管平滑肌收缩。

4．钙离子在血管钙化中的作用 血管钙化是心血管疾病及其死亡风险增加的主要危险因素，是因动脉粥样硬化斑块内膜或血管床中层钙盐（主要是钙磷酸盐）的沉积，是一个复杂的、活动性的细胞调节过程，包括VSMC向成骨细胞样细胞表型的转化、细胞凋亡启动的血管壁钙化过程，钙离子参与此病理过程。血钙升高导致VSMC的CaSR下调，进一步促进VSMC的矿盐沉积。

5．PTH对心血管系统的作用 有直接和间接的生理及病生理作用，影响血压水平。

（1）心肌细胞：存在PTH受体，PTH可通过激活蛋白激酶C直接作用于心肌细胞，导致心肌肥大；动物模型显示其可能增加窦房结起搏点电流而发挥正性变时作用。

（2）VSMC和内皮细胞：存在PTH受体，PTH通过抑制L型钙离子通道而直接作用于VSMC促进血管舒张。PTH参与内皮细胞促动脉粥样硬化及促炎症因子的表达，促进血管内皮细胞增殖，加速动脉粥样硬化斑块的形成和重塑。PTH还可通过增加内皮细胞NO合酶的合成及活性调节内皮功能。

（3）肾素-血管紧张素-醛固酮系统：PTH可通过肾上腺球状带细胞的钙离子通道及PTH/PTHrP受体直接促进醛固酮的合成与分泌，促进分泌醛固酮的细胞增殖。在PHPT患者中观察到醛固酮水平升高，并在甲状旁腺手术后下降或恢复正常；在细胞水平观察到PTH可直接促进醛固酮的分泌。动物试验表明PTH可通过肾脏入球小动脉肌上皮细胞直接刺激肾素、醛固酮分泌。

正常血钙与高血钙性PHPT患者高血压的患病率相同，正常血钙性PHPT患者血压高于正常对照人群，证实高PTH血症具有独立于高钙血症以外的致高血压的作用。

PHPT患者伴发的肾功能异常、糖脂代谢异常等也参与高血压的发生和发展。

（三）临床表现

包括从无症状性到有明显靶器官受累的症状性PHPT的连续变化临床谱。典型临床表现主要包括以骨吸收为特征的骨骼病变、泌尿系统受累及高钙血症相关症状等三组症状，而无上述典型表现，或虽然有症状但不能确定是由PTH过多或高钙血症引起则称为无症状性原发性甲状旁腺功能亢进症(asymptomatic PHPT)。

1．骨骼病变 典型表现为全身弥漫性、逐渐加重的骨痛，以承重部位为主，可出现活动受限，严重时骨畸形和身高变矮、病理性骨折。骨X线平片可见到纤维囊性骨炎等典型骨吸收改变。轻症或无症状患者仅在骨密度（bone mineral density，BMD）检查时发现骨质疏松或低骨量，患者骨折风险增加。

2．泌尿系统症状 长期高钙血症可影响肾小管的浓缩功能，尿钙排出增多导致渗透性利尿，患者可出现多饮、多尿、泌尿系结石或肾脏钙化，表现为肾绞痛、肉眼血尿、尿中排石等，易合并泌尿系统感染；可出现肌酐清除率下降甚至肾功能不全。

3．高钙血症相关症状 血钙水平增高可影响多个系统。

(1) 神经肌肉系统：四肢近端为主的肌无力、肌痛、肌肉萎缩、腱反射减弱等。

(2) 精神心理：可出现淡漠、消沉、烦躁、反应迟钝、记忆力减退、抑郁、神经质等非特异症状。

(3) 消化系统：胃肠道平滑肌张力减低，胃肠蠕动减慢，表现为食欲减退、恶心、呕吐、腹胀腹痛、便秘等；胃泌素分泌增加导致胃酸多、反酸、消化性溃疡；激活胰蛋白酶，引起急、慢性胰腺炎。

4. 心血管系统

(1) 心脏结构及心电图：PHPT患者左心室肥大、瓣膜及心肌钙化等比例高于正常对照，心血管死亡率增加，死亡风险与高钙血症呈正相关，轻症者血管硬化程度加重。高钙血症致心电图异常，表现为心动过速，Q-T间期缩短，有时伴室性期前收缩等心律失常。

(2) 高血压：PHPT患者高血压比例显著高于普通人群，其收缩压、舒张压、平均动脉血压为轻-中度升高。动态血压监测（ambulatory blood pressure monitoring，ABPM）发现无症状或轻症患者存在血压节律的非勺型改变（non-dipping blood pressure pattern）。应用ABPM观察到患者晨起血压激增（morning blood pressure surge，MBPS）且较无甲状旁腺功能亢进的新诊断高血压患者更为明显，亦与血钙水平呈正相关。此外，MENⅠ型患者如甲状旁腺功能亢进合并嗜铬细胞瘤、MENⅠ型合并皮质醇增多症或肢端肥大症时亦有相应高血压的临床特点。

5. 其他 软组织钙化影响肌腱、软骨致非特异性关节疼痛，皮肤钙盐沉积会引起皮肤瘙痒，重症患者可出现贫血、牙齿松动等。此外，代谢综合征、胰岛素抵抗、2型糖尿病、血脂紊乱、高尿酸血症、肥胖等患病率可增高。

（四）实验室及影像学检查

1. 实验室检查 主要包括血清钙、磷、碱性磷酸酶、PTH及24小时尿钙、磷排量，骨转换指标，肾功能等测定。

2. 影像学检查 包括骨X线片、甲状旁腺和泌尿系统超声及甲状旁腺同位素扫描等。必要时进行MEN综合征的其他病变的检查评估。

3. 心血管疾病变检查 心电图、超声心动图、心脏磁共振显像（MRI），常规血压测量及动态血压监测等。

（五）诊断

1. PHPT的诊断 分定性诊断和定位诊断两步。具有骨骼病变、泌尿系统结石、高血钙的临床表现患者，如生化指标显示高钙血症、血PTH水平升高或不正常，可明确定性诊断后，再进行超声、放射性核素扫描等定位检查确定甲状旁腺病变部位。

2. PHPT心脏损害的诊断 患者合并心血管疾病多无明显临床症状，且缺乏特异性，可进行心电图、超声心动图等检查早期发现心肌肥厚、钙化等改变；并筛查是否合并高血压。

（六）治疗

1. PHPT的治疗

(1) 手术治疗：患者应首选手术治疗。中华医学会骨质疏松分会2014年原发性甲状旁腺功能亢进症诊疗指南提出的手术指征如下。①有症状的患者；②无症状患者出现以下任一情况：高钙血症[高于正常上限1mg/dl（0.25mmol/L）]；肾损害，肌酐清除率＜60ml/min；影像学提示肾结石；任何部位骨密度低于峰值骨量2.5个标准差和/或出现骨折；年龄小于50岁；患者不能接受常规随访。

国外对于无症状性患者的诊疗共识除上述标准外，还建议如存在椎体骨折、24小时尿钙＞400mg/d或者生化评估泌尿系结石风险增加也存在手术指征。

手术方式因甲状旁腺病变数量、术前定位检查结果、是否甲状旁腺癌、是否遗传性/综合征性甲状旁腺功能亢进而有所差异。

(2) 药物治疗：包括术前高钙血症的处理及部

分未手术患者的长期治疗。

1）术前高钙血症的治疗：血钙≥3.5mmol/L或合并明显胃肠道症状的患者应予积极处理，保证充分水化，避免脱水及制动。如出现高钙危象，可在充分扩容的基础上应用袢利尿药、骨吸收抑制剂（降钙素和静脉双膦酸盐），如无效则可使用低钙或无钙透析液进行腹膜透析或血液透析。

2）长期药物治疗：病情较轻的无症状或不能耐受手术的患者需要密切随访，监测症状、体征、血压、血钙、血肌酐水平及肌酐清除率等。非手术治疗患者必须保持足够的水化，避免使用噻嗪类利尿药及长期制动，伴随明显呕吐或腹泻时应积极对症处理。保持中等量饮食钙摄入量，应避免高钙饮食，长期低钙饮食可刺激PTH分泌。

药物治疗主要包括改善骨质疏松的药物（双膦酸盐、雌激素、选择性雌激素受体调节剂）和降低血钙水平的药物（拟钙剂）。治疗甲状旁腺功能亢进的这些药物对血压的影响尚缺乏数据。

2．高血压及心血管损害的治疗 由于PHPT患者心血管疾病的发生率及病死率增高，故对明确诊断甲状旁腺病变的患者应尽早手术，术后及时补充钙剂和维生素D制剂，减少继发性甲状旁腺功能亢进症的发生。

对有心律失常、缺血性心脏病及高血压的患者，应在治疗原发病的同时，及时给予相应治疗。需注意对存在高钙血症的高血压患者不宜应用噻嗪类利尿药，而其他类降压药物的使用可参考常规高血压用药。

（七）预后

手术切除甲状旁腺病变后，高钙血症及高PTH血症即被纠正，骨吸收指标迅速下降；术后1～2周骨痛减轻，6～12个月明显改善；术后1～2年术前活动受限者可恢复正常活动；骨密度在术后第1年内明显增加。

甲状旁腺功能亢进症手术后泌尿系结石发生率减少90%，但已形成的结石不会消失，已造成的肾功能损害也不易恢复。心肌肥厚患者在术后可有一定程度改善，但心肌或瓣膜的钙化不能恢复。

有研究显示术后高血压无明显改善；但也有研究显示术后血压水平可较术前显著下降，高血压患病率降低；近期发表的一项2380例回顾性队列研究结果显示随访2年后，手术治疗的PHPT患者平均动脉压改善优于非手术患者，停用降压药比例也较高。上述不同结果可能与高血压病程长短、肾功能损害程度等多种因素相关。因手术后患者心血管受损的恢复情况不同，故目前诊疗指南未将心血管系统受累列为手术指征。

（王　鸥　邢小平）

三、垂体生长激素腺瘤与高血压

功能性垂体腺瘤患者常合并高血压，主要有垂体促肾上腺皮质激素（adrenocorticotropic hormone，ACTH）腺瘤和垂体生长激素（growth hormone，GH）腺瘤等。库欣病即垂体ACTH瘤，因分泌过多的ACTH，刺激双侧肾上腺皮质增生，合成分泌过多的皮质醇而致高血压，因此高血压常是库欣病患者的首发症状之一。本节介绍垂体生长激素腺瘤所致肢端肥大症患者高血压的临床特点、诊治和转归。

肢端肥大症是因体内过多GH和胰岛素样生长因子（insulin like growth factor-1，IGF-1）刺激骨关节、软组织和全身多系统而导致的临床症候群，绝大多数患者的病因是垂体GH腺瘤。GH和IGF-1直接作用于全身细胞上的GH受体可导致多系统并发症，如胰岛素抵抗、糖代谢紊乱、高血压、骨关节病、呼吸睡眠暂停综合征等。未能获得有效治疗的肢端肥大症患者的首要死亡原因是心脑血管疾病，而严重影响患者的生活质量和预期寿命；高血压是肢端肥大症患者最常见的心血管并发症之一。

（一）肢端肥大症患者高血压的患病率和临床特点

近15年的回顾性研究显示，肢端肥大症患者的高血压患病率为11.0%～54.7%，平均33.6%。不同研究的高血压患病率差异与采用不同诊断标准、研究人群、风险因素等有关，如遗传、种族、人群中肥胖症患病率差异、不健康生活方式，如吸烟、过量摄入钠盐或酒精等。这些回顾性研究均采用诊室测量血压的方法诊断高血压，与用动态血压监测（ambulatory blood pressure detection，ABPM）诊断高血压的研究相比，诊室血压的研究可能高估了肢端肥大症患者的高血压患病率。Minniti等首次报道，以诊室血压作为诊断标准，肢端肥大症患者高血压的患病率为42.5%，而以ABPM作为诊断标准的患病率则为17.5%。Costenaro等也获得了类似的结果，以ABPM记录的肢端肥大症患者高血压的患病率为23%，而诊室血压诊断的高血压患病率为32%，ABPM记录的血压水平与GH和IGF-1浓度呈显著正相关。

肢端肥大症患者高血压严重程度与GH/IGF-1水平之间的相关性研究结论不一致。有研究以"肢端肥大症、2型糖尿病、高血压病患者和健康人群"分别为研究对象，结果显示当IGF-1浓度高于同年龄正常值上限时，BP水平与IGF-1浓度呈正相关；当IGF-1大于220ng/ml但低于正常上限时，BP与IGF-1水平间无显著相关性；而在IGF-1总体水平较低的人群中，BP与IGF-1呈显著负相关，提示IGF-1与血压之间可能存在"U"形关系。肢端肥大症患者亚组分析表明BP与IGF-1水平呈正相关，但横断面分析仍无法推论IGF-1与BP之间的实际因果关系。

肢端肥大症患者是否合并高血压还受其他重要因素的影响，如肢端肥大症患者病程、年龄和体重指数等，而高血压病家族史和性别是否为影响因素目前尚无统一结论。

肢端肥大症高血压患者的血压水平常为轻、中度升高，常规降压治疗能有效控制血压；此外，肢端肥大症高血压患者通常以舒张压升高更明显。ABPM记录的结果显示肢端肥大症高血压患者非勺型高血压的发生率更高为50%，而非勺型高血压与心血管疾病发病率和死亡率增加相关。

（二）肢端肥大症高血压的发生机制

迄今，肢端肥大症患者高血压发生的机制仍未完全阐明，但普遍认为其发生是多因素作用的结果。长期高水平的GH/IGF-1直接或间接作用在身体多器官/系统所产生的综合效应，包括水钠潴留、血容量增加、激素刺激血管平滑肌细胞生长、血管对血管紧张素反应增加、心输出量增加、外周血管阻力增加、睡眠呼吸暂停综合征（OSAS）等。也有研究者提出，交感神经张力增高和血管生长因子表达增加也是肢端肥大症患者发生高血压的潜在机制。此外，肢端肥大症患者的其他并发症，如心肌肥厚、睡眠呼吸暂停和胰岛素抵抗等，也可能会加重高血压。

随着遗传学研究的深入，发现极少数肢端肥大症患者发生高血压是基因突变导致的并发疾病所致，如患者同时罹患垂体腺瘤（PA）和嗜铬细胞瘤/副神经节瘤（pheochromocytoma/paraganglioma，PCC/PGL），被称为"3P综合征"或"3PAs"。3PAs在临床中非常罕见，目前认为，琥珀酸脱氢酶（*SDH*）基因胚系突变参与了3PAs的发生，是此类患者最常见的遗传致病机制。SDH是具有双重功能的复杂蛋白，在Krebs循环中发挥作用，将琥珀酸氧化成富马酸，同时在线粒体呼吸链中形成复合物，对有氧呼吸起到关键作用。SDH亚基由核基因编码，发挥抑癌基因作用。*SDH*基因缺陷可稳定和激活低氧诱导因子（HIF），通过激活血管生成、影响葡萄糖代谢和细胞存活来促进肿瘤的形成，与*SDHD*突变相关的垂体腺瘤常为大腺瘤。尽管数据甚少，一些研究者推测，与*SDH*突变相关的PAs可能更具有侵袭性，对常规治疗更易产生耐药性；这些PAs可能是泌乳素瘤、GH瘤或无功能腺瘤。无论是嗜铬细胞瘤/副神经节瘤（PCC/PGL）还是GH瘤均与高血压相关，因此合并高血压的垂体腺瘤患者应认真筛查除外嗜铬细胞瘤/副神经节瘤的可能。

（三）肢端肥大症合并高血压的诊断与治疗

肢端肥大症诊治共识建议：对于肢端肥大症患者，无论采用何种治疗方案，均应重视患者高血压的早期诊断和积极治疗。诊断肢端肥大症时，推荐监测患者血压；在其长期随访过程中，必须至少每6个月1次由临床医师持续评估其血压水平，当患者的治疗方案改变时也应重新评估血压水平。因用诊室测量血压的方法来诊断肢端肥大症患者的高血压可能高估了其发生率，但每日自我监测血压或采用AMBP评价血压亦能够使这种风险降低。

肢端肥大症患者心血管并发症的发生风险显著增加；心功能不全在老龄且病程较长的肢端肥大症患者中的患病率超过78%，但目前尚无肢端肥大症患者的冠心病、心律失常患病率的流行病学证据。在对肢端肥大症患者监测血压的同时，应关注其心血管疾病的发生风险。《肢端肥大症并发症的诊治共识》推荐在基线、手术前及手术后每年应对肢端肥大症患者进行血压测量和睡眠呼吸暂停的Epworth量表评价或睡眠监测。肢端肥大症患者还需常规检测心电图、超声心动图等。对于青少年起病的垂体GH腺瘤（巨人症）患者，同时需要评估包括外周动脉及周围静脉疾病在内的血管疾病。

肢端肥大症合并高血压的患者，还应除外继发性高血压的可能，如嗜铬细胞瘤/副神经节瘤等，需要测定儿茶酚胺及代谢产物、行^{131}I-间碘苄胍（^{131}I-MIBG）扫描、CT检查等。

肢端肥大症合并高血压的患者应积极治疗原发病——垂体GH腺瘤和降压治疗。

1. 生活方式干预 包括低盐饮食，合理控制体重、血糖、血脂，改善OSAS等。

2. 降压药物的选择 推荐肢端肥大症患者选择的降压药物包括血管紧张素转换酶抑制剂（ACEI）、血管紧张素受体拮抗剂（ARB）、噻嗪类利尿药、钙通道阻滞剂等。尽管有研究表明阿米洛利可能更有效控制血压，因为GH/IGF-1过量可导致肾小管上皮细胞钠通道（ENaC）活性增强，故ENaC阻滞剂阿米洛利能有效控制肢端肥大症患者的血压，但目前并没有优势药物的推荐。一项纳入了12例活动性肢端肥大症患者的研究显示，与其他降压药相比，ACEI或ARBs治疗后，肢端肥大症合并高血压患者的舒张期容积指数和收缩末期容积指数均有所改善。

肢端肥大症患者的生化控制标准即GH和IGF-1降至正常人水平对高血压的缓解和改善作用仍存在争议。有研究报道，未达到生化控制标准的肢端肥大症患者的高血压患病率高于生化控制达标患者。一项纳入200例患者的回顾性研究结果显示，与术后生化控制达标者相比，未控制的肢端肥大症患者合并高血压风险高6倍（HR＝6.38，P＝0.001）。另一项纳入522例肢端肥大症患者的研究观察到尽管通过手术或者药物治疗使肢端肥大症患者达到生化控制标准，但其高血压患病率并未较治疗前显著下降。

荟萃研究结果显示用长效生长抑素治疗后，肢端肥大症患者血清GH/IGF-1浓度显著下降，虽然对患者血压无明显影响，但能显著改善患者心脏形态和血流动力学参数。

GH/IGF-1过量在肢端肥大症患者心血管并发症中发挥着重要作用，因此对肢端肥大症患者的原发疾病治疗可改善其心血管合并症，阻止心血管疾病的进展、改善心脏形态和功能异常；同时，肢端肥大症患者所伴随的心血管危险因素，如高血压、血脂异常、糖尿病和OSAS等也能得到改善。肢端肥大症患者生化控制达标是决定患者预后的最重要的因素之一，且始终与降低心血管死亡率密切相关。

虽然严格的生化控制达标对于肢端肥大症患者病情控制及预防心血管并发症是必要的，但患者诊断时的年龄、吸烟史和超重/肥胖也是不能忽视的影响其心血管疾病预后的因素。尽管患者GH/IGF-1水平恢复正常，但部分患者的心脏改变仍是不可逆的。此外，患者的临床特点及诊断方法也存在差异，如使用超声心动图或心脏磁共振对左心室肥大的评估效果就不相同。

肢端肥大症的治疗方法对其心血管并发症结局也存在着影响，生长抑素类似物（somatostatin analogue，SSA）除了能够抑制垂体腺瘤合成、分泌生长激素，显著改善心血管功能指标外，SSA还能降低血压、改善心功能、降低左心室重量、增加心脏收缩/舒张功能和活动耐量、提高舒张压灌注、减少心律失常的发生。当SSA使用超过6个月时，上述作用更显著，特别是在GH/IGF-1高分泌得到控制的患者中。SSA对心血管并发症的疗效取决于它们对肢端肥大症原发病治疗控制的益处，故及时正确诊断将提供早期治疗并阻止潜在的心脏形态和功能异常，甚至逆转其病变。

培维索孟（pegvisomant）是一种GH受体拮抗剂，能够有效地降低肢端肥大症患者和健康人的IGF-I水平，可能阻断GH跨血脑屏障的传递机制，从而减少GH对下丘脑的负反馈，也能改善心血管并发症或合并症。研究表明，培维索孟可改善肢端肥大症患者的左心室质量、心脏收缩和舒张功能及血压，降低传导障碍的发生率等。

SSA和培维索孟的联合治疗也被证明能改善心血管并发症或合并症，显著改善心脏结构和功能、心肌肥厚和心室舒张功能障碍，如射血分数、早期到晚期心室充盈速度和等容舒张松弛时间等。

总之，高血压是肢端肥大症最重要的并发症之一，其发病机制尚未完全阐明。但是以患者为中心、注重肢端肥大症的生化控制达标的同时，应关注高血压的早期诊断和及时治疗，这也是建立最佳的患者管理模式的需要。

（王书畅　朱惠娟）

四、肾球旁细胞瘤

肾球旁细胞瘤（juxtaglomerular cell tumors，JGCTs）又称肾素瘤、Robertson-Kihara综合征，是一种罕见的肾脏内分泌肿瘤，由Robertson等于1967年首次报道，并于1968年由Kihara命名。目前英文文献共报道170余例，中文文献60余例。

（一）临床表现

Wonga等统计近100例肾素瘤的患者，发现肾素瘤的平均发病年龄为27岁（6～69岁），男女发病率比为1∶2。主要表现为三高一低（高血压、低钾血症及高肾素活性、高醛固酮血症），绝大多数首发症状为高血压，且血压水平较高，常可达200/110mmHg以上，同时由于肾素－血管紧张素－醛固酮（RAAS）系统激活，患者往往对RASS系统抑制剂（RASI）敏感，甚至可以控制血压及血钾基本正常，而对其他类型降压药物缺乏治疗反应，也有极少数病例无高血压病史，而在术后通过病理确诊。

Dong等根据患者血压和血钾的水平，将肾素瘤划分为三类：同时具备高血压和低钾血症者称为典型肾素瘤；只具有二者其一的称为非典型肾素瘤；二者均不具备，但病理证实为肾素瘤者称为无功能肾素瘤。肾素瘤常见症状包括头痛、恶心、多尿和夜尿增多等，可合并有高血压靶器官损害，如眼底病变、肾损害、蛋白尿、左心室肥大、心功能衰竭、高血压脑病等，由于好发于育龄期女性，也有妊娠合并肾素瘤的病例报道，并可导致流产。

（二）诊断

1．生化诊断　高肾素活性，高醛固酮血症及低钾血症为其典型实验室检查表现，有研究总结了110例病例报道，其高肾素活性及继发性醛固酮增多的比例约为86.2%，而低钾血症约为63.5%。

2．定位诊断　据现有病例报道资料，肾素瘤多为单发，瘤体直径0.2～9.0cm，平均3cm，亦有报道肿瘤直径达15cm的JGCT。可位于肾脏皮层下、肾实质内，部分有假包膜，少数可侵犯肾盂及肾周脂肪组织，并可有局部坏死及瘤内出血。

（1）超声：表现为肾实质内回声均匀的低回声实性灶，少数为等回声或高回声改变，边界清晰，可有包膜，周边可见弱回声声晕，彩色多普勒示肿块周围有不完整的细条状彩色血流环绕及内部细条分支状动脉血供。对于直径较小的瘤体，超声往往可能漏诊。

（2）CT：多位于肾皮质区，形态基本规则，表现为单个类圆形占位，大部分肾素瘤为等密度，少部分为低密度及稍高密度，也有个别呈囊实性，考虑为实性病变发生囊性坏死所致。少许肿瘤可合并出血，CT 表现为肿瘤内可见高密度出血灶。尽管 JGCT 大部分有包膜，但 CT 上能清晰看见包膜者却很少，除非包膜钙化，由于肿瘤 CT 多呈等低密度，与正常肾影轮廓分界欠清，如果肿瘤较小且不向肾外突出，则仅仅 CT 平扫就容易漏诊，所以常规最好增强扫描。肿瘤在增强 CT 扫描的动脉早期无明显强化，门脉期或延迟期可有轻－中度强化，门脉期肿瘤 CT 值高于动脉早期，因此门脉期及延迟期肿瘤显示较清楚（具有慢进慢出的增强扫描特点），这种表现与肾细胞癌的快进快出不同，有助于鉴别。

（3）MRI：影像表现边界清楚，有假包膜，为低信号环，T_1WI 为等信号或低信号，T_2WI 为中等偏高信号，DWI 表现为均匀或晕环、结节样高信号，中等血供，强化不及透明细胞癌，影像表现无特征性。

（4）分侧肾静脉取血：分侧肾静脉取血可进一步明确肿物的性质，发现瘤体侧肾脏大量分泌肾素，进一步证实初步诊断。但据文献报道，分侧肾静脉取血的阳性率仅为 21.4% ～ 62.5%，这可能与肾素瘤大多数位于皮质区，其静脉血容易回流至肾囊静脉有关。

（5）病理诊断：肾素瘤的确诊需术后病理结果，肿瘤主要由上皮样细胞和小血管构成，大部分呈血管外皮瘤样结构，部分瘤细胞呈巢状及片状分布，或排列成腺样或乳头状，部分区域呈菊形团结构，局部瘤细胞呈多角形或梭形。瘤细胞界限清晰，细胞质呈颗粒状、嗜酸性，细胞核规则且位于中央，核周可见淡晕，部分瘤细胞异型性明显，可见核分裂及病理性核分裂。间质内可见肥大细胞和透明变性的厚壁血管。超微结构中，可见不成熟的菱形分泌颗粒，为前肾素颗粒，具有诊断价值。目前肾素瘤免疫组化缺乏一致性，大多数肿瘤胞质有肾素、Vimentin 和 CD34 阳性，肌动蛋白、CD117、CD40 因情况而异，Ki67 阳性细胞占 1% ～ 10%，部分病例报道球旁细胞瘤有 4 号和 10 号染色体获得和 9 号染色体丢失。

（三）鉴别诊断

1．肾素瘤 临床上多表现为继发性醛固酮增多症，需与其他引起醛固酮增高的疾病相鉴别，如原发性醛固酮增多症、肾动脉狭窄等临床上更易见到的继发性高血压，尤其在肾脏病变未被辅助检查发现时。其肾脏占位需与其他肾脏病变相鉴别，如肾囊肿、原发肾恶性肿瘤、肾脏转移瘤等。

2．肾动脉狭窄 肾脏缺血从而引起肾脏球旁细胞释放肾素，激活 RAAS 系统引起继发性醛固酮增多症，因此同样可表现为三高一低。肾动脉狭窄虽可由大动脉炎及纤维肌性发育不良引起，但主要见于伴有动脉硬化的中老年患者，发病年龄整体较肾素瘤后移，可于腹部闻及血管杂音，肾动脉超声往往便可明确诊断，故而鉴别并不困难。

3．恶性高血压 多发于中青年，血压突然急剧升高，并伴有剧烈头痛、恶心、视物模糊，靶器官损害明显，视力迅速减退，肾功能恶化，并出现蛋白尿、血尿、管型尿，心功能衰竭，由于激活 RAAS 系统，同样也可表现为三高一低，但其靶器官损害较重且进展迅速，影像学检查无阳性发现。

4．原发性醛固酮增多症 为常见内分泌继发性高血压，因肾上腺分泌过多醛固酮，抑制肾素分泌，典型表现为低肾素活性、高醛固酮血症、低钾血症，肾上腺 CT 可见增生或者腺瘤。

5．肾癌 也可伴有血压增高，部分肾癌也可以分泌肾素，肾癌 CT 平扫也可见稍低密度及等密度灶，但 CT 增强后在动脉早期有明显强化，在静脉期和延迟期强化明显减弱，表现为“快进快出”的特点，肿瘤内可有出血、坏死、囊变或钙化，多数边界不清，可作为鉴别要点。另外，JGCT 影像学表现为肾占位病灶，影像诊断时需结合高血压、高肾素、高醛固酮、低血钾的临床特点，与其他类型肾占位病变如肾血管平滑肌脂肪瘤、肾母细胞瘤、肾间质细胞瘤和血管外皮瘤等相鉴别。

（四）治疗

目前多认为肾素瘤是一种良性肿瘤，但临床

上亦有极少病例报道有术后复发及转移，Duan等报道了1例52岁男性患者在6年前发现肾素瘤，并接受了根治性肾切除术，肿瘤大小约15cm，侵犯肾静脉和腔静脉，随访6年后出现双侧肺转移。Hagiya等总结提示肿瘤体积大、血管或包膜侵犯、核异型及核分裂数多、年长、年幼患者可能是恶性行为的预测因素，需要密切的临床随访。

对于肾脏球旁细胞瘤，外科手术为最理想的治疗方法，应该尽量在控制血压的基础上尽快完善手术治疗，目前腹腔镜下肾部分切除术为首选术式，针对肿瘤较大或位置较深的患者，术者也可结合自身的临床经验，必要时行肾切除术。术后多数患者高血压、低血钾等临床症状可得到缓解，约有10%的患者术后仍有高血压，但较前明显下降。

（程文立）

参考文献

[1] 宁光．肾上腺的历史、胚胎、解剖和组织学［M］//陈家伦．临床内分泌学．上海：科学技术出版社，2011.

[2] 宁光．肾上腺皮质类固醇激素的生物化学［M］//陈家伦．临床内分泌学．上海：科学技术出版社，2011.

[3] 曾正陪．肾上腺髓质激素的生化生理［M］//陈家伦．临床内分泌学．上海：科学技术出版社，2011.

[4] 曾正陪．醛固酮增多症［M］//史轶蘩．协和内分泌代谢学．北京：科学出版社，1999.

[5] SUSAN P，PORTERFIELD，BRUCE A．the adrenal gland in：endocrine physiology［M］．3rd Edition．Leighton：Mosby Elsevier，2007.

[6] MICHAEL A B，GILES B．Adrenal Imaging［M］．New Jersey：Humana Press．2009.

[7] BLAKE MA，CRONIN CG，BOLAND GW．Adrenal imaging［J］．AJR Am J Roentgenol，2010，194（6）：1450-1460.

[8] 王时俊，邹云增．RAAS的历史回顾 肾素系统 血管紧张素系统 醛固酮系统［M］//黄俊．肾素-血管紧张素-醛固酮系统与心血管病．北京：中国协和医科大学出版社，2015.

[9] CONN J W．Presidential address．I．Painting background．II．Primary aldosteronism，a new clinical syndrome［J］．J Lab Clin Med，1955，45（1）：3-17.

[10] SCHTEINGART D E．The 50th anniversary of the identification of primary aldosteronism：a retrospective of the work of Jerome W．Conn［J］．J Lab Clin Med，2005，145（1）：12-16.

[11] CONN J W，COHEN E L，ROVNER D R，et al．Normokalemic primary aldosteronism．A detectable cause of curable “Essential” hypertension．JAMA．1965；193（3）：200-206.

[12] 宁光，许曼音，陈家伦．原发性醛固酮增多症［M］//陈家伦．临床内分泌学．上海：科学技术出版社，2011.

[13] BROWN J M，SIDDIQUI M，CALHOUN D A，et al．The unrecognized prevalence of primary aldosteronism：a cross-sectional study［J］．Ann Intern Med，2020，173（1）：10-20.

[14] 中华医学会内分泌学分会．原发性醛固酮增多症诊断治疗的专家共识（2020版）［J］．中华内分泌代谢杂志，2020，36（9）：727-736.

[15] FUNDER J W，CAREY R M，MANTERO F，et al．The management of primary aldosteronism：case detection，diagnosis，and treatment：an endocrine society clinical practice guideline［J］．J Clin Endocrinol Metab，2016，101（5）：1889-1916.

[16] 陆召麟，曾正陪，关炳江，等．糖皮质激素可抑制性醛固酮增多症［J］．中华内科杂志，1987，26（1）：20-23.

[17] CHOI M, SCHOLL U I, YUE P, et al. K+ channel mutations in adrenal aldosterone-producing adenomas and hereditary hypertension [J]. Science, 2011, 331 (6018): 768-772.
[18] WILLIAMS T A, GOMEZ-SANCHEZ C E, RAINEY W E, et al. International histopathology consensus for unilateral primary aldosteronism [J]. J Clin Endocrinol Metab, 2021, 106 (1) : 42-54.
[19] 宋爱羚，曾正陪，童安莉，等. 不同病因高血压患者血浆肾素活性、血管紧张素Ⅱ及醛固酮水平的差异 [J]. 中华内科杂志，2012，51 (4) : 294-298.
[20] 周伟燕，张传宝，马文君，等. 加强我国醛固酮标准化和肾素一致化建设 [J]. 中华检验医学杂志，2020，43 (3) : 245-249.
[21] BROWN J M, AUCHUS R J, HONZEL B, et al. Recalibrating interpretations of aldosterone assays across the physiologic range: immunoassay and liquid chromatography-tandem mass spectrometry measurements under multiple controlled conditions. Journal of the Endocrine Society, 2022, 6 (6) : 1-9.
[22] 陈适，曾正陪，宋爱羚，等. 卡托普利试验在原发性醛固酮增多症诊断中的应用 [J]. 中华内科杂志，2017，56 (6) : 402-408.
[23] 苗新宇，陈康，曾正陪. 肾上腺静脉采血在原发性醛固酮增多症诊治中的历史、现状与争议 [J]. 中华内科杂志，2022，61 (10) : 1085-1090.
[24] DING J, ZHANG Y, WEN J, et al. Imaging CXCR4 expression in patients with suspected primary hyperaldosteronism [J]. Eur J Nucl Med Mol Imaging, 2020, 47 (11) : 2656-2665.
[25] WILLIAMS T A, LENDERS J W M, MULATERO P, et al. Outcomes after adrenalectomy for unilateral primary aldosteronism: an international consensus on outcome measures and analysis of remission rates in an international cohort [J]. Lancet Diabetes Endocrinol, 2017, 5 (9) : 689-699.
[26] MULATERO P, MONTICONE S, DEINUM J, et al. Genetics, prevalence, screening and confirmation of primary aldosteronism: a position statement and consensus of the working group on endocrine hypertension of the european society of hypertension [J]. J Hypertens, 2020, 38 (10) : 1919-1928.
[27] MULATERO P, SECHI L A, WILLIAMS T A, et al. Subtype diagnosis, treatment, complications and outcomes of primary aldosteronism and future direction of research: a position statement and consensus of the working group on endocrine hypertension of the european society of hypertension [J]. J Hypertens, 2020, 38 (10): 1929-1936.
[28] THOMAS U, CLAUDIO B, FADI C, et al. 2020 international society of hypertension global hypertension practice guidelines [J]. J Hypertens 2020, 38 (6) : 982-1004.
[29] WILLIAMS T A, REINCKE M. Diagnosis and management of primary aldosteronism: the endocrine society guideline 2016 revisited [J]. Eur J Endocrinol, 2018, 179 (1) : R19-R29.
[30] YOUNG W F Jr. Diagnosis and treatment of primary aldosteronism: practical clinical perspectives [J]. J Intern Med, 2019, 285 (2): 126-148.
[31] Young W F, Calhoun D A, Lenders J W M, et al. Screening for endocrine hypertension: an endocrine society scientific statement [J]. Endocr Rev, 2017, 38: 103-122.
[32] FUNDER J W. primary aldosteronism: at the tipping point [J]. Ann Intern Med, 2020, 173 (1) : 65-66.
[33] FUNDER J W. Primary aldosteronism: a

consensus statement [J]. J Hypertens, 2020, 38 (10): 1937-1939.
[34] FUNDER J W. Primary aldosteronism: three strikes and out [J]. Hypertension, 2021, 77 (3): 900-903.
[35] FUNDER J W, CAREY R M. Primary aldosteronism: where are we now? where to from here?so how do we get there? [J]. Hypertension, 2022, 79 (4): 726-735.
[36] NARUSE M, KATABAMI T, SHIBATA H, et al. Japan endocrine society clinical practice guideline for the diagnosis and management of primary aldosteronism 2021 [J]. Endocr J, 2022, 69 (4): 327-359.
[37] NG E, GWINI S M, LIBIANTO R, et al. Aldosterone, renin, and aldosterone-to-renin ratio variability in screening for primary aldosteronism [J]. J Clin Endocrinol Metab, 2022, 108 (1): 33-41.
[38] KAWASHIMA J, ARAKI E, NARUSE M, et al. Baseline plasma aldosterone level and renin activity allowing omission of confirmatory testing in primary aldosteronism [J]. J Clin Endocrinol Metab, 2020, 105 (5): e1990-e1998.
[39] BURRELLO J, AMONGERO M, BUFFOLO F, et al. Development of a prediction score to avoid confirmatory testing in patients with suspected primary aldosteronism [J]. J Clin Endocrinol Metab, 2021, 106 (4): e1708-e1716.
[40] EISENHOFER G, KURLBAUM M, PEITZSCH M, et al. The saline infusion test for primary aldosteronism: implications of immunoassay inaccuracy[J]. J Clin Endocrinol Metab, 2022, 107 (5): e2027-e2036.
[41] LEUNG A A, SYMONDS C J, HUNDEMER G L, et al. Performance of confirmatory tests for diagnosing primary aldosteronism: a systematic review and meta-analysis [J]. Hypertension, 2022, 79 (8), 1835-1844.
[42] OZEKI Y, KINOSHITA M, MIYAMOTO S, et al. Re-assessment of the oral salt loading test using a new chemiluminescent enzyme immunoassay based on a two-step sandwich method to measure 24-hour urine aldosterone excretion [J]. Front Endocrinol (Lausanne) 2022, 13: 859347.
[43] TURCU A F, AUCHUS R. Approach to the patient with primary aldosteronism: utility and limitations of adrenal vein sampling [J]. J Clin Endocrinol Metab, 2021, 106 (4): 1195-1208.
[44] FUSS C T, TREITL M, RAYES N, et al. Radiation exposure of adrenal vein sampling: a german multicenter study [J]. Eur J Endocrinol, 2018, 179 (4): 261-267.
[45] 曾正陪，陈康．肾上腺消融术治疗原发性醛固酮增多症应慎重开展：内分泌科观点 [J]．中国介入心脏病学杂志，2022，30 (7): 508-512.
[46] SAIKI A, OTSUKI M, MUKAI K, et al. Basal plasma aldosterone concentration predicts therapeutic outcomes in primary aldosteronism. J Endocr Soc, 2020, 4: 1-12.
[47] YOSHIDA Y, YOSHIDA R, SHIBUTA K, et al. Quality of life of primary aldosteronism patients by mineralocorticoid receptor antagonists [J]. J Endocr Soc, 2021, 5 (4): 1-10.
[48] MULATERO P, BERTELLO C, VEGLIO F, et al. Approach to the patient on antihypertensive therapy: screen for primary aldosteronism [J]. J Clin Endocrinol Metab, 2022, 107 (11): 3175-3181.
[49] FUNDER J W. Primary aldosteronism: strike two [J]. Am J Hypertens, 2021, 34 (1): 28-29.
[50] LENDERS J W M, DUH Q Y, EISENHOFER G, et al. Pheochromocytoma and paraganglioma: an endocrine society clinical

practice guideline [J]. J Clin Endocrinol Metab, 2014, 99 (6): 1915-1942.
[51] 中华医学会内分泌学分会. 嗜铬细胞瘤和副神经节瘤诊断治疗专家共识 (2020版) [J]. 中华内分泌代谢杂志, 2020, 36 (9): 737-750.
[52] 曾正陪. 嗜铬细胞瘤 [M] //陈家伦. 临床内分泌学. 上海: 上海科学技术出版社, 2011.
[53] THOMPSON LD, YOUNG WF, KAWASHIMA A, et al. Malignant adrenal phaeochromocytoma [M] //DeLellis RA, Lloyd RV. World Health Organization classification of tumours pathology and genetics tumours of endocrine organs. 3rd ed. Lyon: International Agency for Research on Cancer (IARC), 2004.
[54] TISCHLER AS, DE KRIJGER RR, GILL A, et al. Phaeochromocytoma [M] // Lloyd RV, Osamura RY, Kloeppel G, et al, eds. WHO Classification of Tumours of Endocrine Organs. 4th ed. Lyon: International Agency for Research on Cancer (IARC), 2017.
[55] JIMENEZ C, LIBUTTI S, LANDRY C, et al. Adrenal-neuroendocrine tumors [M] // Amin MB, Edge S, Greene F, et al. AJCC cancer staging manual. 8th ed. New York: Springer, 2017.
[56] NEUMANN H P H, VORTMEYER A, SCHMIDT D, et al. Evidence of MEN-2 in the original description of classic pheochromocytoma [J]. N Engl J Med, 2007, 357 (13): 1311-1315.
[57] NEUMANN H P. My life for pheochromocytoma [J]. Endocr Relat Cancer, 2014, 21 (3): 1-8.
[58] CRONA J, TAIEB D, PACAK K. New perspectives on pheochromocytoma and paraganglioma: toward a molecular classification [J]. Endocr Rev, 2017, 38 (6): 489-515.
[59] FISHBEIN L, LESHCHINER I, WALTER V, et al. Comprehensive molecular characterization of pheochromocytoma and paraganglioma [J]. Cancer Cell, 2017, 31 (2): 181-193.
[60] KARASEK D, SHAH U, FRYSAK Z, et al. An update on the genetics of pheochromocytoma [J]. J Hum Hypertens, 2013, 27 (3): 141-147.
[61] DAHIA P L. Pheochromocytoma and paraganglioma pathogenesis: learning from genetic heterogeneity [J]. Nat Rev Cancer, 2014, 14 (2): 108-119.
[62] WELANDER J, ANDREASSON A, JUHLIN C C, et al. Rare germline mutations identified by targeted next-generation sequencing of susceptibility genes in pheochromocytoma and paraganglioma [J]. J Clin Endocrinol Metab, 2014, 99 (7): E1352-E1360.
[63] ESTELLER M. Epigenetics in cancer [J]. N Engl J Med, 2008, 358 (11): 1148-1159.
[64] 曾正陪. 开展内分泌代谢疾病及肾上腺肿瘤的表观遗传学研究 [J]. 中华内分泌代谢杂志, 2010, 26 (1): 629-632.
[65] GELI J, KISS N, KARIMI M, et al. Global and regional CpG methylation in pheochromocytomas and abdominal paragangliomas: association to malignant behavior [J]. Clin Cancer Res, 2008, 14 (9): 2551-2559.
[66] KISS N B, GELI J, LUNDBERG F, et al. Methylation of the p16INK4A promoter is associated with malignant behavior in abdominal extra-adrenal paragangliomas but not pheochromocytomas [J]. Endocr Relat Cancer, 2008, 15 (2): 609-621.
[67] MANNELLI M, CANU L, ERCOLINO T, et al. Diagnosis of endocrine disease: SDHx mutations: beyond pheochromocytomas and paragangliomas [J]. Eur J Endocrinol, 2018, 178 (1): R11-R17.

[68] LEFEBVRE M, FOULKES W D. Pheochromocytoma and paraganglioma syndromes: genetics and management update [J]. Curr Oncol, 2014, 21 (1): e8-e17.

[69] BENN D E, ROBINSON B G, CLIFTON-BLIGH R J. 15 years of paraganglioma: clinical manifestations of paraganglioma syndromes types 1-5 [J]. Endocr Relat Cancer, 2015, 22 (4): T91-T103.

[70] 刘庆香，周伟燕，张传宝. 儿茶酚胺及其代谢物的检测现状及标准化期望 [J]. 中华检验医学杂志，2020，43 (3): 322-327.

[71] PEASTON R T, WEINKOVE C. Measurement of catecholamines and their metabolites [J]. Ann Clin Biochem, 2004, 41 (Pt 1): 17-38.

[72] EISENHOFER G, PEITZSCH M, KADEN D, et al. Reference intervals for LC-MS/MS measurements of plasma free, urinary free and urinary acid-hydrolyzed deconjugated normetanephrine, metanephrine and methoxytyramine [J]. Clin Chim Acta, 2019, 490: 46-54.

[73] EISENHOFER G, PEITZSCH M. Laboratory evaluation of pheochromocytoma and paraganglioma [J]. Clin Chem, 2014, 60 (12): 1486-1499.

[74] DARR R, KUHN M, BODE C, et al. Accuracy of recommended sampling and assay methods for the determination of plasma-free and urinary fractionated metanephrines in the diagnosis of pheochromocytoma and paraganglioma: a systematic review [J]. Endocrine, 2017, 56 (3): 495-503.

[75] Mayo Clinic Laboratories. Catecholamine Fractionation, Free, Plasma [EB/OL]. [2020-04-15]. https: //www. mayocliniclabs. com/testcatalog/Clinical+and+ Interpretive / 8532.

[76] YU S, YIN Y, LI Q, et al. Validation of an improved liquid chromatography tandem mass spectrometry method for rapid and simultaneous analysis of plasma catecholamine and their metabolites [J]. J Chromatogr B Analyt Technol Biomed Life Sci, 2019, 1129: 121805.

[77] RAO D, PEITZSCH M, PREJBISZ A, et al. Plasma methoxytyramine: clinical utility with metanephrines for diagnosis of pheochromocytoma and paraganglioma [J]. Eur J Endocrinol, 2017, 177 (2): 103-113.

[78] EISENHOFER G, PREJBISZ A, PEITZSCH M, et al. Biochemical diagnosis of chromaffin cell tumors in patients at high and low risk of disease: plasma versus urinary free or deconjugated o-methylated catecholamine metabolites [J]. Clin Chem, 2018, 64 (11): 1646-1656.

[79] BOYD J, LEUNG A A, SADRZADEH H S, et al. A high rate of modestly elevated plasma normetanephrine in a population referred for suspected PPGL when measured in a seated position [J]. Eur J Endocrinol, 2019, 181 (3): 301-309.

[80] GEROULA A, DEUTSCHBEIN T, LANGTON K, et al. Pheochromocytoma and paraganglioma: clinical feature-based disease probability in relation to catecholamine biochemistry and reason for disease suspicion [J]. Eur J Endocrinol, 2019, 181 (4): 409-420.

[81] 刘颖姝，李乐乐，窦京涛，等. 术前未确诊的嗜铬细胞瘤特点分析 [J]. 解放军医学杂志，2018，43 (7): 559-563.

[82] BUITENWERF E, KORTEWEG T, VISSER A, et al. Unenhanced CT imaging is highly sensitive to exclude pheochromocytoma: a multicenter study [J]. Eur J Endocrinol, 2018, 178 (5): 431-437.

[83] LEUNG K, STAMM M, RAJA A, et al. Pheochromocytoma: the range of appearances on ultrasound, CT, MRI, and functional imaging [J]. AJR Am J Roentgenol, 2013, 200 (2) : 370-378.

[84] TAIEB D, TIMMERS H J, HINDIE E, et al. EANM 2012 guidelines for radionuclide imaging of phaeochromocytoma and paraganglioma [J]. Eur J Nucl Med Mol Imaging, 2012, 39 (12) : 1977-1995.

[85] WISEMAN G A, PACAK K, O'DORISIO M S, et al. Usefulness of ^{123}I-MIBG scintigraphy in the evaluation of patients with known or suspected primary or metastatic pheochromocytoma or paraganglioma: results from a prospective multicenter trial [J]. J Nucl Med, 2009, 50 (9) : 1448-1454.

[86] FIEBRICH H B, BROUWERS A H, KERSTENS M N, et al. 6- [F-18] Fluoro-L-dihydroxyphenylalanine positron emission tomography is superior to conventional imaging with $^{(123)}$ I-metaiodobenzylguanidine scintigraphy, computer tomography, and magnetic resonance imaging in localizing tumors causing catecholamine excess [J]. J Clin Endocrinol Metab, 2009, 94 (10) : 3922-3930.

[87] TIMMERS H J, CHEN C C, CARRASQUILLO J A, et al. Staging and functional characterization of pheochromocytoma and paraganglioma by ^{18}F-fluorodeoxyglucose (^{18}F-FDG) positron emission tomography [J]. J Natl Cancer Inst, 2012, 104 (9) : 700-708.

[88] JANSSEN I, CHEN C C, MILLO C M, et al. PET/CT comparing $^{(68)}$ Ga-DOTATATE and other radiopharmaceuticals and in comparison with CT/MRI for the localization of sporadic metastatic pheochromocytoma and paraganglioma [J]. Eur J Nucl Med Mol Imaging, 2016, 43 (10) : 1784-1791.

[89] JANSSEN I, BLANCHET E M, ADAMS K, et al. Superiority of [^{68}Ga] -DOTATATE PET/CT to other functional imaging modalities in the localization of sdhb-associated metastatic pheochromocytoma and paraganglioma [J]. Clin Cancer Res, 2015, 21 (17) : 3888-3895.

[90] NGS IN PPGL(NGSnPPGL) STUDY GROUP, TOLEDO R A, BURNICHON N, et al. Consensus Statement on next-generation-sequencing-based diagnostic testing of hereditary phaeochromocytomas and paragangliomas [J]. Nat Rev Endocrinol, 2017, 13 (4) : 233-247.

[91] BUFFET A, BEN AIM L, LEBOULLEUX S, et al. Positive impact of genetic test on the management and outcome of patients with paraganglioma and/or pheochromocytoma [J]. J Clin Endocrinol Metab, 2019, 104 (4): 1109-1118.

[92] MARIA C F, LUCIA I P, VERONIKA M, et al. Recommendations for somatic and germline genetic testing of single pheochromocytoma and paraganglioma based on findings from a series of 329 patients [J]. J Med Genet, 2015, 52 (10) : 647-656.

[93] SU T W, ZHONG X, YE L, et al. A nomogram for predicting the presence of germline mutations in pheochromocytomas and paragangliomas [J]. Endocrine, 2019, 66 (3) : 666-672.

[94] PAPATHOMAS T G, OUDIJK L, PERSU A, et al. SDHB/SDHA immunohistochemistry in pheochromocytomas and paragangliomas: a multicenter interobserver variation analysis using virtual microscopy: a Multinational Study of the European Network for the Study of Adrenal Tumors (ENS@T) [J]. Mod Pathol, 2015, 28 (6) : 807-821.

[95] 石穿，曾正陪，赵大春，等. 琥珀酸脱氢酶B，C

免疫组化在鉴别良恶性嗜铬细胞瘤和副神经节瘤中的应用［J］．中华内分泌代谢杂志，2018，34（6）：472-478.
[96] 付春莉，曾正陪，李汉忠，等．p16基因启动子区甲基化在人嗜铬细胞瘤和副神经节瘤中的变化［J］．中华内分泌代谢杂志，2010，26（11）：954-958.
[97] MEYER-ROCHOW G Y，JACKSON N E，CONAGLEN J V，et al．MicroRNA profiling of benign and malignant pheochromocytomas identifies novel diagnostic and therapeutic targets［J］．Endocr Relat Cancer，2010，17（3）：835-846.
[98] LENDERS J W M，EISENHOFER G．Update on modern management of pheochromocytoma and paraganglioma［J］．Endocrinol Metab（Seoul），2017，32（2）：152-161.
[99] 刘颖姝，李乐乐，窦京涛，等．偶发嗜铬细胞瘤患者术中血流动力学变化的相关因素［J］．中华医学杂志，2018，98（36）：2905-2909.
[100] SCHOLTEN A，CISCO R M，VRIENS M R，et al．Pheochromocytoma crisis is not a surgical emergency［J］．J Clin Endocrinol Metab，2013，98（2）：581-591.
[101] YOUNG W F．Metastatic pheochromocytoma：in search of a cure［J］．Endocrinology，March 2020，161（3）：1-4.
[102] STRAJINA V，DY B M，FARLEY D R，et al．Surgical treatment of malignant pheochromocytoma and paraganglioma：retrospective case series［J］．Ann Surg Oncol，2017，24（6）：1546-1550.
[103] NOTO R B，PRYMA D A，JENSEN J，et al．Phase 1 study of high-Specific-Activity I-131 MIBG for metastatic and/or recurrent pheochromocytoma or paraganglioma［J］．J Clin Endocrinol Metab 2018，103（1）：213-220.
[104] GONIAS S，GOLDSBY R，MATTHAY K K，et al．Phase II study of high-dose [131] I metaiodobenzylguanidine therapy for patients with metastatic pheochromocytoma and paraganglioma［J］．J Clin Oncol，2009，27（25）：4162-4168.
[105] VAN HULSTEIJN L T，NIEMEIJER N D，DEKKERS O M，et al．(131) I-MIBG therapy for malignant paraganglioma and phaeochromocytoma：systematic review and meta-analysis［J］．Clin Endocrinol（Oxf），2014，80（4）：487-501.
[106] 金从军，邵玉军，曾正陪，等．^{131}I-间位碘代苄胍治疗恶性嗜铬细胞瘤/副神经节瘤的临床疗效分析［J］．中华泌尿外科杂志，2015，36（1）：24-28.
[107] CASTINETTI F，KROISS A，KUMAR R，et al．15 Years of paraganglioma：Imaging and imaging-based treatment of pheochromocytoma and paraganglioma［J］．Endocr Relat Cancer，2015，22（4）：T135-145.
[108] MAK I，HAYES A R，KHOO B，et al．Peptide receptor radionuclide therapy as a novel treatment for metastatic and invasive phaeochromocytoma and paraganglioma［J］．Neuroendocrinology，2019，109（4）：287-298.
[109] ZANDEE W T，FEELDERS R A，SMIT DUIJZENTKUNST D A，et al．Treatment of inoperable or metastatic paragangliomas and pheochromocytomas with peptide receptor radionuclide therapy using ^{177}Lu-DOTATATE［J］．Eur J Endocrinol，2019，181（1）：45-53.
[110] LAMBERTS S W J，HOFLAND L J．ANNIVERSARY REVIEW：octreotide，40 years later［J］．Eur J Endocrinol，2019，181（5）：R173-R183.
[111] NEUMANN H P H，YOUNG W F，ENG C．Pheochromocytoma and paraganglioma［J］．

N Engl J Med, 2019, 381 (6): 552-565.

[112] HAMIDI O, YOUNG W F Jr, IñIGUEZ-ARIZA N M, et al. Malignant pheochromocytoma and paraganglioma: 272 patients over 55 years [J]. J Clin Endocrinol Metab, 2017, 102 (9): 3296-3305.

[113] NIEMEIJER N D, ALBLAS G, VAN HULSTEIJN L T, et al. Chemotherapy with cyclophosphamide, vincristine and dacarbazine for malignant paraganglioma and pheochromocytoma: systematic review and meta-analysis [J]. Clin Endocrinol (Oxf), 2014, 81 (5): 642-651.

[114] ASAI S, KATABAMI T, TSUIKI M, et al. Controlling tumor progression with cyclophosphamide, vincristine, and dacarbazine treatment improves survival in patients with metastatic and unresectable malignant pheochromocytomas/paragangliomas [J]. Horm Cancer, 2017, 8 (2): 108-118.

[115] KOHLENBERG J, WELCH B, HAMIDI O, et al. Efficacy and safety of ablative therapy in the treatment of patients with metastatic pheochromocytoma and paraganglioma [J]. Cancers (Basel), 2019, 11 (2): 195.

[116] BREEN W, BANCOS I, YOUNG W F Jr, et al. External beam radiation therapy for advanced/unresectable malignant paraganglioma and pheochromocytoma [J]. Adv Radiat Oncol, 2018, 3 (1): 25-29.

[117] BAUSCH B, WELLNER U, BAUSCH D, et al. Long-term prognosis of patients with pediatric pheochromocytoma [J]. Endocr Relat Cancer, 2014, 21 (1): 17-25.

[118] PLOUIN P F, AMAR L, DEKKERS O M, et al. European society of endocrinology clinical practice guideline for long-term follow-up of patients operated on for a pheochromocytoma or a paraganglioma [J]. Eur J Endocrinol, 2016, 174 (5): G1-G10.

[119] 吴阶平. 肾上腺髓质增生 [J]. 中华医学杂志, 1977, 57 (6): 331-333.

[120] CHIEH-PING W. Adrenal medullary hyperplasia [J]. Chin Med J (Engl), 1978, 4 (1): 17-22.

[121] KUCHEL O, BUU N T, BOURQUE M, et al. The hemodynamic relevance of free and conjugated dopamine in pheochromocytoma [J]. J Clin Endocrinol Metab, 1982, 54 (6): 1268-1270.

[122] 张振雄, 虞颂庭. 肾上腺髓质增生17例分析 [J]. 中华医学杂志, 1979, 59 (2): 95.

[123] BIALESTOCK D. Hyperplasia of the adrenal medulla in hypertension of children [J]. Arch Dis Child, 1961, 36 (189): 465-473.

[124] SHERWIN R P. Present status of the patholpgy of the adrenal gland in hypertension [J]. Am J Surg, 1964, 107: 136.

[125] KUCHEL O, BUU N T, FONTAINE A, et al. Free and conjugated plasma catecholamines in hypertensive patients with and without pheochromocytoma [J]. Hypertension, 1980, 2 (2): 177-186.

[126] CHO K J, FREIER D T, MCCORMICK T L, et al. Adrenal medullary disease in multiple endocrine neoplasia type II [J]. AJR Am J Roentgenol, 1980, 134 (1): 23-29.

[127] Lips K J, Van der Sluys Veer J, Struyvenberg A, et al. Bilateral occurrence of pheochromocytoma in patients with the multiple endocrine neoplasia syndrome type 2A (Sipple's syndrome) [J]. Am J Med. 1981, 70 (5): 1051-1060.

[128] Kronenberg H M, Melmed S, Polonsky KS, et al. Williams textbook of endocrinology [M]. 11th ed. Philadelphia: Saunders/Elsevier, 2008.

[129] LACROIX A, FEELDERS R A, STRATAKIS C A, et al. Cushing's syndrome [J]. Lancet, 2015, 386 (9996) : 913-927.

[130] CHABRE O. Cushing syndrome: Physiopathology, etiology and principles of therapy [J]. Presse Med, 2014, 43 (4 Pt 1): 376-392.

[131] BRODER M S, NEARY M P, CHANG E, et al. Incidence of cushing's syndrome and cushing's disease in commercially-insured patients＜65 years old in the united states [J]. Pituitary, 2015, 18 (3) : 283-289.

[132] 张波，陶红，陆召麟，等. 库欣综合征高血压临床特点的研究 [J]. 中华内分泌代谢杂志，2002，18 (1) : 5-8.

[133] HASSAN-SMITH Z K, SHERLOCK M, REULEN R C, et al. Outcome of cushing's disease following transsphenoidal surgery in a single center over 20 years [J]. J Clin Endocrinol Metab, 2012, 97 (4) : 1194-1201.

[134] KOLA B, CHRIST-CRAIN M, LOLLI F, et al. Changes in adenosine 5'-monophosphate-activated protein kinase as a mechanism of visceral obesity in cushing's syndrome [J]. J Clin Endocrinol Metab, 2008, 93 (12) : 4969-4973.

[135] VAN RAALTE D H, OUWENS D M, DIAMANT M. Novel insights into glucocorticoid-mediated diabetogenic effects: towards expansion of therapeutic options? [J]. Eur J Clin Invest, 2009, 39 (2): 81-93.

[136] DEKKERS O M, HORVATH-PUHO E, JORGENSEN J O, et al. Multisystem morbidity and mortality in cushing's syndrome: a cohort study [J]. J Clin Endocrinol Metab, 2013, 98 (6) : 2277-2284.

[137] KHAW K W, JALALUDIN M Y, SUHAIMI H, et al. Endogenous cushing syndrome from an ectopic adrenocorticotropic hormone production as a rare cause of ocular hypertension [J]. J AAPOS, 2010, 14 (4) : 356-357.

[138] GIORDANO R, PICU A, MARINAZZO E, et al. Metabolic and cardiovascular outcomes in patients with cushing's syndrome of different aetiologies during active disease and 1 year after remission [J]. Clin Endocrinol (Oxf), 2011, 75 (3) : 354-360.

[139] HIRSCH D, SHIMON I, MANISTERSKI Y, et al. Cushing's syndrome: comparison between cushing's disease and adrenal cushing's [J]. Endocrine, 2018, 62 (3) : 712-720.

[140] FAN L, ZHUANG Y, WANG Y, et al. Association of hypokalemia with cortisol and ACTH levels in cushing's disease [J]. Ann N Y Acad Sci, 2020, 1463 (1) : 60-66.

[141] SATHYAKUMAR S, PAUL T V, ASHA H S, et al. Ectopic cushing syndrome: a 10-year experience from a tertiary care center in southern India [J]. Endocr Pract, 2017, 23 (8) : 907-914.

[142] TOJA P M, BRANZI G, CIAMBELLOTTI F, et al. Clinical relevance of cardiac structure and function abnormalities in patients with cushing's syndrome before and after cure [J]. Clin Endocrinol (Oxf), 2012, 76 (3) : 332-338.

[143] KIRILOV G, TOMOVA A, DAKOVSKA L, et al. Elevated plasma endothelin as an additional cardiovascular risk factor in patients with Cushing's syndrome [J]. Eur J Endocrinol, 2003, 149 (6) : 549-553.

[144] KELM M. The L-arginine-nitric oxide pathway in hypertension [J]. Curr Hypertens Rep, 2003, 5 (1) : 80-86.

[145] SACERDOTE A, WEISS K, TRAN T, et al.

Hypertension in patients with cushing's disease: pathophysiology, diagnosis, and management [J]. Curr Hypertens Rep, 2005, 7 (3): 212-218.

[146] BILLER B M, GROSSMAN A B, STEWART P M, et al. Treatment of adrenocorticotropin-dependent cushing's syndrome: a consensus statement [J]. J Clin Endocrinol Metab, 2008, 93 (7): 2454-2462.

[147] DAHLOF B, SEVER P S, POULTER N R, et al. Prevention of cardiovascular events with an antihypertensive regimen of amlodipine adding perindopril as required versus atenolol adding bendroflumethiazide as required, in the Anglo-Scandinavian Cardiac Outcomes Trial-Blood Pressure Lowering Arm (ASCOT-BPLA): a multicentre randomised controlled trial [J]. Lancet, 2005, 366 (9489): 895-906.

[148] 史轶蘩. 协和内分泌和代谢学 [M]. 北京: 科学出版社, 1999: 1147-1178.

[149] KHATTAB A, HAIDER S, KUMAR A, et al. Clinical, genetic, and structural basis of congenital adrenal hyperplasia due to 11β-hydroxylase deficiency [J]. Proc Natl Acad Sci U S A, 2017, 114 (10): E1933-E1940.

[150] CHABRAOUI L, ABID F, MENASSA R, et al. Three novel CYP11B1 mutations in congenital adrenal hyperplasia due to steroid 11Beta-hydroxylase deficiency in a moroccan population [J]. Horm Res Paediatr, 2010, 74 (3): 182-189.

[151] PAPPACHAN J M, BUCH H N. Endocrine hypertension: a practical approach [J]. Adv Exp Med Biol, 2017, 956: 215-237.

[152] ZENNARO M C, BOULKROUN S, FERNANDES-ROSA F. Inherited forms of mineralocorticoid hypertension [J]. Best Pract Res Clin Endocrinol Metab, 2015, 29 (4): 633-645.

[153] RöSLER A, LEIBERMAN E, COHEN T. High frequency of congenital adrenal hyperplasia (classic 11 beta-hydroxylase deficiency) among Jews from morocco [J]. Am J Med Genet, 1992, 42 (6): 827-834.

[154] JOEHRER K, GELEY S, STRASSER-WOZAK E M, et al. CYP11B1 mutations causing non-classic adrenal hyperplasia due to 11 beta-hydroxylase deficiency [J]. Hum Mol Genet, 1997, 6 (11): 1829-1834.

[155] 张曼娜, 李小英. 11β-羟化酶缺陷症研究进展 [J]. 国际内分泌代谢杂志, 2011, 31 (1): 66-68.

[156] 刘贺. CYP11B1基因新突变致11β-OHD一例家系研究 [D]. 济南: 山东大学, 2017.

[157] KELESTIMUR F. Non-classic congenital adrenal hyperplasia [J]. Pediatr Endocrinol Rev, 2006, 3 Suppl 3: 451-454.

[158] 许岭翎, 陆召麟, 戴为信, 等. 11β-羟化酶缺陷症9例临床特征与治疗分析 [J]. 中国实用内科杂志, 2007, 27 (7): 519-522.

[159] LASHANSKY G, SAENGER P, DIMARTINO-NARDI J, et al. Normative data for the steroidogenic response of mineralocorticoids and their precursors to adrenocorticotropin in a healthy pediatric population [J]. J Clin Endocrinol Metab, 1992, 75 (6): 1491-1496.

[160] DYRENFURTH I, SYBULSKI S, NOTCHEV V, et al. Urinary corticosteroid excretion patterns in patients with adrenocortical dysfunction [J]. J Clin Endocrinol Metab, 1958, 18 (4): 391-408.

[161] GABRILOVE J L, SHARMA D C, DORFMAN R I. Adrenocortical 11-Beta-hydroxylase deficiency and virilism first manifest in the adult women [J]. N Engl J Med, 1965, 272 (11): 89-94.

[162] 金楠，巴建明．先天性肾上腺皮质增生症的药物治疗［J］．药品评价，2013，10（7）：15-20.

[163] NOUR M A，PACAUD D．Height augmentation in 11beta-hydroxylase deficiency congenital adrenal hyperplasia［J］．Int J Pediatr Endocrinol，2015，2015（1）：12.

[164] 李先花．引起继发性高血压的17α-羟化酶缺陷症的临床特点及分析［J］．健康大视野，2018，（19）：82-83.

[165] PARSA A A，NEW M I．Low-renin hypertension of childhood［J］．Endocrinol Metab Clin North Am，2011，40（2）：369-377.

[166] HINZ L，PACAUD D，KLINE G．Congenital adrenal hyperplasia causing hypertension: an illustrative review［J］．J Hum Hypertens，2018，32（2）：150-157.

[167] AUCHUS R J．Steroid 17-hydroxylase and 17,20-lyase deficiencies, genetic and pharmacologic［J］．J Steroid Biochem Mol Biol，2017，165（Pt A）：71-78.

[168] KIM Y M，KANG M，CHOI J H，et al．A review of the literature on common CYP17A1 mutations in adults with 17-hydroxylase/17, 20-lyase deficiency，a case series of such mutations among Koreans and functional characteristics of a novel mutation［J］．Metabolism，2014，63（1）：42-49.

[169] 吴庆华，信艳萍，张毅，等．17α-羟化酶/17, 20-裂解酶缺陷症的诊断及治疗效果探讨［J］．中华妇产科杂志，2015（2）：140-143.

[170] 林纬，郭秋璇，陈刚，等．17α-羟化酶/17, 20-裂解酶缺陷症的临诊应对［J］．中华内分泌代谢杂志，2014，30（12）：1120-1124.

[171] HASSAN-SMITH Z，STEWART P M．Inherited forms of mineralocorticoid hypertension［J］．Curr Opin Endocrinol Diabetes Obes，2011，18（3）：177-185.

[172] AYDIN Z，OZTURK S，GURSU M，et al．Male pseudohermaphroditism as a cause of secondary hypertension: a case report［J］．Endocrine，2010，38（1）：100-103.

[173] MORIMOTO I，MAEDA R，IZUMI M，et al．An autopsy case of 17 alpha-hydroxylase deficiency with malignant hypertension［J］．J Clin Endocrinol Metab，1983，56（5）：915-919.

[174] 陶红，陆召麟，张波，等．17α-羟化酶/17, 20-裂解酶缺陷症的临床特点及长期随诊资料分析［J］．中华内科杂志，2005，44（6）：442-445.

[175] SHAN Z，CHEN L，LIAN X，et al．Iodine status and prevalence of thyroid disorders after introduction of mandatory universal salt iodization for 16 years in china: a cross-sectional study in 10 cities［J］．Thyroid，2016，26（8）：1125-1130.

[176] KLEIN I．Endocrine disorders and cardiovascular disease［M］//LIBBY P，BONOW R O，MANN D L，et al．Braunwald's heart disease: a textbook of cardiovascular medicine．8th．Philadelphia: Saunders Elsevier，2008: 2033.

[177] GUMIENIAK O，PERLSTEIN T S，HOPKINS P N，et al．Thyroid function and blood pressure homeostasis in euthyroid subjects［J］．J Clin Endocrinol Metab，2004，89（7）：3455-3461.

[178] KLEIN I，DANZI S．Thyroid disease and the heart［J］．Circulation，2007，116（15）：1725-1735.

[179] BIONDI B，PALMIERI E A，FILETTI S，et al．Mortality in elderly patients with subclinical hyperthyroidism［J］．Lancet，2002，359（9308）：799-800.

[180] ASVOLD BO，BJQRO T，NILSEN TI，et al．Association between blood pressure and serum thymid stimulating hormone

concentration with in the referenc range a population based study [J]. J Clin Endocrinol & Metab, 2007; 92 (2): 841-845.

[181] DUAN Y, PENG W, WANG X, et al. Community-based study of the association of subclinical thyroid dysfunction with blood pressure [J]. Endocrine, 2009, 35 (2): 136-142.

[182] HOLLOWELL JG, STAEHLING NW, FLANDERS WD, et al. Serum TSH, T4, and thyroid antibodies in the United States population (1988 to 1994): National Health and Nutrition Examination Survey(NHANES III) [J]. J Clin Endocrinol Metab, 2002, 87: 489.

[183] ASVOLD B O, BJQRO T, NILSEN T I, et al. Tobacco smoking and thyroid function: a population-based study [J]. Arch Intern Med, 2007, 167 (13): 1428-1432.

[184] OSMAN F, FRANKLYN J A, HOLDER R L, et al. Cardiovascular manifestations of hyperthyroidism before and after antithyroid therapy: a matched case-control study [J]. J Am Coll Cardiol, 2007, 49 (1): 71-81.

[185] IGLESIAS P, ACOSTA M, SANCHEZ R, et al. Ambulatory blood pressure monitoring in patients with hyperthyroidism before and after control of thyroid function [J]. Clin Endocrinol (Oxf), 2005, 63 (1): 66-72.

[186] BARBESINO G, TOMER Y. Clinical review: Clinical utility of TSH receptor antibodies [J]. J Clin Endocrinol Metab, 2013, 98 (6): 2247-2255.

[187] KLEIN I. Endocrine disorders and cardiovascular disease [M] //Bonow RO, Mann DL, Zipes DP, et al. Braunwald's Heart Disease: A Textbook of Cardiovascular Medicine, 10th. Philadelphia: Elsevier Saunders, 2017.

[188] KLEIN I, DANZI S. Thyroid disease and the heart [J]. Circulation, 2007, 116 (15): 1725-1735.

[189] YEH M W, ITUARTE P H, ZHOU H C, et al. Incidence and prevalence of primary hyperparathyroidism in a racially mixed population [J]. J Clin Endocrinol Metab, 2013, 98 (3): 1122-1129.

[190] ABOOD A, VESTERGAARD P. Increasing incidence of primary hyperparathyroidism in Denmark [J]. Dan Med J, 2013, 60 (2): A4567.

[191] 闫双通，田慧，李春霖，等. 中老年人群原发性甲状旁腺功能亢进症患病率初步调查 [J]. 中华内科杂志，2007，46 (8): 651-653.

[192] 孟迅吾，邢小平，刘书勤，等. 原发性甲状旁腺功能亢进症的诊断（附134例分析）[J]. 中国医学科学院学报. 1994; 16 (1): 14-19

[193] ZHAO L, LIU J M, HE X Y, et al. The changing clinical patterns of primary hyperparathyroidism in Chinese patients: data from 2000 to 2010 in a single clinical center [J]. J Clin Endocrinol Metab, 2013, 98 (2): 721-728.

[194] TUNA M M, DOĞAN B A, ARDUç A, et al. Impaired endothelial function in patients with mild primary hyperparathyroidism improves after parathyroidectomy [J]. Clin Endocrinol (Oxf), 2015, 83 (6): 951-956.

[195] CONCISTRÈ A, GRILLO A, LA TORRE G, et al. Ambulatory blood pressure monitoring-derived short-term blood pressure variability in primary hyperparathyroidism [J]. Endocrine, 2018, 60 (1): 129-137.

[196] LUIGI P, CHIARA F M, LAURA Z, et al. Arterial hypertension, metabolic syndrome and subclinical cardiovascular organ damage in patients with asymptomatic

primary hyperparathyroidism before and after parathyroidectomy: preliminary results [J]. Int J Endocrinol, 2012, 2012: 408295.

[197] 中华医学会骨质疏松和骨矿盐疾病分会，中华医学会内分泌分会代谢性骨病学组. 原发性甲状旁腺功能亢进症诊疗指南 [J]. 中华骨质疏松和骨矿盐疾病杂志，2014，7（3）：187-198

[198] KALLA A, KRISHNAMOORTHY P, GOPALAKRISHNAN A, et al. Primary hyperparathyroidism predicts hypertension: Results from the National Inpatient Sample [J]. Int J Cardiol, 2017, 227: 335-337.

[199] DEMIRTAS D, SUMBUL H E, DEMIRTAS A O, et al. Morning blood pressure surge increases in patients with hypertensive primary hyperparathyroidism and is independently associated with serum calcium level [J]. Clin Exp Hypertens, 2020, 42 (1): 86-92.

[200] WETZEL J, PILZ S, GRüBLER M R, et al. Plasma parathyroid hormone and cardiovascular disease in treatment-naive patients with primary hyperparathyroidism: The EPATH trial [J]. J Clin Hypertens (Greenwich), 2017, 19 (11): 1173-1180.

[201] PEPE J, CIPRIANI C, SONATO C, et al. Cardiovascular manifestations of primary hyperparathyroidism: a narrative review [J]. Eur J Endocrinol, 2017, 177 (6): R297-R308.

[202] 李悦芃，王鸥，邢小平. 甲状旁腺素与醛固酮的相互作用及其对心血管疾病的影响 [J]. 中华骨质疏松和骨矿盐疾病杂志，2014（1）：95-100.

[203] CHEN G, XUE Y, ZHANG Q, et al. Is normocalcemic primary hyperparathyroidism harmful or harmless? [J]. J Clin Endocrinol Metab, 2015, 100 (6): 2420-2424.

[204] WALKER M D, FLEISCHER J B, DI TULLIO M R, et al. Cardiac structure and diastolic function in mild primary hyperparathyroidism [J]. J Clin Endocrinol Metab, 2010, 95 (5): 2172-2179.

[205] PROCOPIO M, BARALE M, BERTAINA S, et al. Cardiovascular risk and metabolic syndrome in primary hyperparathyroidism and their correlation to different clinical forms [J]. Endocrine, 2014, 47 (2): 581-589.

[206] BILEZIKIAN J P, BRANDI M L, EASTELL R, et al. Guidelines for the management of asymptomatic primary hyperparathyroidism: summary statement from the Fourth International Workshop [J]. J Clin Endocrinol Metab, 2014, 99 (10): 3561-3569.

[207] PAL R, MUKHERJEE S, BHADADA S K, et al. Persistence of “non-dipping” pattern in blood pressure after curative parathyroidectomy in apparently normotensive patients with symptomatic primary hyperparathyroidism [J]. Minerva Endocrinol, 2020, 45 (3): 181-188.

[208] MELMED S. Acromegaly [J]. N Engl J Med, 1990, 322 (14): 966-977.

[209] BRODER M S, NEARY M P, CHANG E, et al. Treatments, complications, and healthcare utilization associated with acromegaly: a study in two large United States databases [J]. Pituitary, 2014, 17 (4): 333-341.

[210] PORTOCARRERO-ORTIZ L A, VERGARA-LOPEZ A, VIDRIO-VELAZQUEZ M, et al. The Mexican Acromegaly Registry: clinical and biochemical characteristics at diagnosis and therapeutic outcomes [J]. J Clin Endocrinol Metab, 2016, 101 (11): 3997-4004.

[211] CARMICHAEL J D, BRODER M S,

CHEREPANOV D, et al. Long-term treatment outcomes of acromegaly patients presenting biochemically-uncontrolled at a tertiary pituitary center [J]. BMC Endocr Disord, 2017, 17 (1) : 49.

[212] MINNITI G, MORONI C, JAFFRAIN-REA M L, et al. Prevalence of hypertension in acromegalic patients: clinical measurement versus 24-hour ambulatory blood pressure monitoring [J]. Clin Endocrinol (Oxf), 1998, 48 (2) : 149-152.

[213] COSTENARO F, MARTIN A, HORN R F, et al. Role of ambulatory blood pressure monitoring in patients with acromegaly [J]. J Hypertens, 2016, 34 (7) : 1357-1363.

[214] SCHUTTE A E, VOLPE M, TOCCI G, et al. Revisiting the relationship between blood pressure and insulin-like growth factor-1 [J]. Hypertension, 2014, 63 (5) : 1070-1077.

[215] SARDELLA C, CAPPELLANI D, URBANI C, et al. Disease activity and lifestyle influence comorbidities and cardiovascular events in patients with acromegaly [J]. Eur J Endocrinol, 2016, 175 (5) : 443-453.

[216] TERZOLO M, MATRELLA C, BOCCUZZI A, et al. Twenty-four hour profile of blood pressure in patients with acromegaly. Correlation with demographic, clinical and hormonal features [J]. J Endocrinol Invest, 1999, 22 (1) : 48-54.

[217] POWLSON A S, GURNELL M. Cardiovascular disease and sleep-disordered breathing in acromegaly [J]. Neuroendocrinology, 2016, 103 (1) : 75-85.

[218] O'TOOLE S M, DENES J, ROBLEDO M, et al. 15 Years of paraganglioma: the association of pituitary adenomas and phaeochromocytomas or paragangliomas [J]. Endocr Relat Cancer, 2015, 22 (4) : T105-122.

[219] EVENEPOEL L, PAPATHOMAS T G, KROL N, et al. Toward an improved definition of the genetic and tumor spectrum associated with SDH germ-line mutations [J]. Genet Med, 2015, 17 (8) : 610-620.

[220] GUERRERO-PEREZ F, FAJARDO C, TORRES VELA E, et al. 3P association (3PAs) : Pituitary adenoma and pheochromocytoma/paraganglioma. A heterogeneous clinical syndrome associated with different gene mutations [J]. Eur J Intern Med, 2019, 69: 14-19.

[221] THOMAS J, DATTANI A, ZEMRAK F, et al. Renin-angiotensin system blockade improves cardiac indices in acromegaly patients [J]. Exp Clin Endocrinol Diabetes, 2017, 125 (6) : 365-367.

[222] GONZALEZ B, VARGAS G, DE LOS MONTEROS A, et al. Persistence of diabetes and hypertension after multimodal treatment of acromegaly [J]. J Clin Endocrinol Metab, 2018, 103 (6) : 2369-2375.

[223] MAISON P, TROPEANO A I, MACQUIN-MAVIER I, et al. Impact of somatostatin analogs on the heart in acromegaly: a metaanalysis [J]. J Clin Endocrinol Metab, 2007, 92 (5) : 1743-1747.

[224] BRADLEY T D, FLORAS J S. Obstructive sleep apnoea and its cardiovascular consequences [J]. Lancet, 2009, 373 (9657): 82-93.

[225] MINNITI G, MORONI C, JAFFRAIN-REA M L, et al. Marked improvement in cardiovascular function after successful transsphenoidal surgery in acromegalic patients [J]. Clin Endocrinol (Oxf), 2001, 55 (3) : 307-313.

[226] COLAO A, SPINELLI L, CUOCOLO A, et

al. Cardiovascular consequences of early-onset growth hormone excess [J]. J Clin Endocrinol Metab, 2002, 87 (7): 3097-3104.

[227] BERG C, PETERSENN S, LAHNER H, et al. Cardiovascular risk factors in patients with uncontrolled and long-term acromegaly: comparison with matched data from the general population and the effect of disease control [J]. J Clin Endocrinol Metab, 2010, 95 (8): 3648-3656.

[228] MARTIN S A, MYNDERSE L A, LAGER D J, et al. Juxtaglomerular cell tumor: a clinicopathologic study of four cases and review of the literature [J]. Am J Clin Pathol, 2001, 116 (6): 854-863.

[229] DUAN X, BRUNEVAL P, HAMMADEH R, et al. Metastatic juxtaglomerular cell tumor in a 52-year-old man [J]. Am J Surg Pathol, 2004, 28 (8): 1098-1102.

[230] BRANDAL P, BUSUND L T, HEIM S. Chromosome abnormalities in juxtaglomerular cell tumors [J]. Cancer, 2005, 104 (3): 504-510.

[231] WONG L, HSU T H, PERLROTH M G, et al. Reninoma: case report and literature review [J]. J Hypertens, 2008, 26 (2): 368-373.

[232] 徐维锋，李汉忠，肖河，等. 肾素瘤的诊断及外科处理 [J]. 中华泌尿外科杂志，2008，29 (7): 450-454.

[233] DONG D, LI H, YAN W, et al. Juxtaglomerular cell tumor of the kidney—a new classification scheme [J]. Urol Oncol, 2010, 28 (1): 34-38.

[234] 彭泽学. 肾素瘤的MSCT诊断 [J]. 现代医用影像学，2010 (6): 375-376.

[235] 赵超飞，陈路遥，姚远新，等. 肾素瘤临床诊治分析 [J]. 微创泌尿外科杂志，2015，4 (6): 332-336.

[236] 徐海东，满凤媛，潘晶晶，等. 八例肾球旁细胞瘤的CT、MRI表现及临床特征分析 [J]. 中华放射学杂志，2016，50 (9): 672-676.

[237] 余振球，王锦纹，马琳琳. 肾球旁细胞瘤110例诊断资料汇总分析和典型病例介绍 [J]. 中华高血压杂志，2018，26 (7): 693-697.

[238] FAUCON A L, BOURILLON C, GRATALOUP C, et al. Usefulness of magnetic resonance imaging in the diagnosis of juxtaglomerular cell tumors: a report of 10 cases and review of the literature [J]. Am J Kidney Dis, 2019, 73 (4): 566-571.

[239] 熊洪亮，林双泉，董一飞，等. 隐形的“毒珍珠”——儿童肾素瘤一例 [J]. 中国循环杂志，2019，34 (12): 1229-1230.

[240] 韦学，丁可. 肾实性肿瘤CT磁共振成像诊断研究进展 [J]. 实用医学影像杂志，2020，21 (3): 258-261.

[241] 岳振营，张波，郭晓红，等. 肾脏球旁细胞瘤6例临床病理特征分析 [J]. 临床与实验病理学杂志，2020，36 (8): 928-931.

[242] JIANG S, YANG Y, WU R, et al. Characterization and management of juxtaglomerular cell tumor: analysis of 9 cases and literature review [J]. Balkan Med J, 2020, 37 (5): 287-290.

第六章
心力衰竭与高血压

高血压在大多数国家都是最常见的心血管疾病，没有之一。心力衰竭是心血管疾病的最后战场，也是心血管领域尚未攻克的堡垒。传统认为高血压的主要临床结局是脑卒中和心肌梗死，现在知道心力衰竭才是最常见和严重的合并症，也没有之一。不难猜测这两个“老顽童”凑在一起会玩出什么新把戏来？近十年临床和学术界的视线紧紧盯着，急切地希望了解从高血压如何转变成各种类型的心力衰竭，两者相伴相随究竟会发生什么新情况，在现代医学大背景下应怎样应对？这方面广泛而深入的探索从未停顿，研究推陈出新、争议绵绵不断，文献浩如烟海，新的认识新的理论不断出现，成为心血管界基础和临床上的一道美丽的风景线。要透彻地了解这个谜团，前程还很遥远，我们只是翻越了一个小山，在攀登下一个高峰前不妨稍事休整，回顾取得的成绩，清理我们的思绪，作一个好的规划，无疑有助于今后的行动，激励我们勇往直前。这是提笔在手准备撰写此文时笔者此刻的心绪。

第一节
高血压伴心力衰竭的流行病学

近20年由于人口老龄化和心血管疾病治疗上取得的巨大进步，心力衰竭的患病率呈上升趋势，治疗虽有进步而病死率仍很高，成为全球性最主要公共卫生和健康问题之一。

美国心力衰竭患病率大约3.5%，有650万例患者，患病率至2023年将增加45%；发病率男性50～59岁为8/1000，80岁人群为20%，80岁以上增至约66/1000。血压160/100mmHg较之140/90mmHg患者，此种风险增加1倍。

长期的高血压患者绝大多数最终必定会导致心力衰竭，除非其进程被其他状况打断，因此，临床上心力衰竭患者伴高血压病史极为常见。弗明翰队列在20年（平均14.1年）随访中5143例进展到心力衰竭，占所有新诊断心力衰竭患者的91%。矫正年龄和心力衰竭危险因素后，该队列中高血压人群与正常血压人群相比较，男性发生心力衰竭的风险为2倍，女性为3倍。

各种危险因素与心力衰竭的发生和发展相关，其中高血压是最主要的相关预测因素。多因素分析表明，高血压是易致心力衰竭的高风险人群，男性和女性分别占39%和59%。在高血压人群中心肌梗死、糖尿病、左心室肥大和瓣膜性心脏病在两性中均为增加心力衰竭危险的预测因素。

中年人预防高血压和其他心力衰竭的危险因素如肥胖和糖尿病，可以推迟心力衰竭的发生。45岁的男性和女性人群如无高血压、肥胖和糖尿病，分别在37.4年和38.0年之内不会发生心力衰竭，较之有1个、2个或3个危险因素的同龄人群，发生心力衰竭可以推迟3～15年。因此，年龄45～55岁的无高血压、肥胖和糖尿病的人群（无论男女），在其余生中发生心力衰竭的风险可降低多至86%。SHEP试验22年随访证实，与安慰剂相比，在4.5年中患者应用以氯噻酮为基础的降压治疗，每一个月可避免心血管死亡和延长寿命一天。

（黄　峻）

第二节
从高血压到心力衰竭：转变过程和病理生理机制

一、高血压心脏病发展的过程

（一）高血压心脏病的阶段划分

1. 传统的阶段划分方法 高血压患者出现心脏结构性改变如室间隔和/或左室后壁增厚、左室扩大、左心室射血分数（LVEF）降低等，可称为高血压心脏病；如进一步发生有症状的心力衰竭，可称为高血压心肌病；后者心脏扩大（主要是左心室扩大）伴或不伴右心扩大，即为继发性扩张型心肌病。根据高血压对心脏的病理生理学和临床影响，高血压心脏病可区分为4个发展阶段。

Ⅰ期：单纯左心室舒张功能障碍阶段，无左心室肥大。

Ⅱ期：左心室舒张功能障碍伴左心室向心性肥大阶段。

Ⅲ期：临床心力衰竭阶段，一般为射血分数保留的心力衰竭（HFpEF），有气急、肺淤血或肺水肿等心力衰竭表现，但心脏（主要是左心室）并不扩大。

Ⅳ期：左心室离心性肥大扩张导致心脏扩大伴心力衰竭阶段，大多为射血分数降低心力衰竭（HFrEF）。

上述各阶段中Ⅱ期为高血压心脏病，Ⅲ期和Ⅳ期为高血压心肌病，Ⅳ期也可称为高血压继发性扩张型心肌病。临床上有的患者可呈现移行和演变的特征。

2. 传统阶段划分的由来和含义 这种传统的阶段划分有着悠长的演变历史。本文中引用的资料，较早的可追溯到1993年，但在此以前就有讨论，此后仍在不断探索改进。只是因为该作者采用了“高血压心肌病（hypertensive cardiomyopathy）”这个名称，在当时颇有新意，对尔后这个问题的发展走向有一定影响。Giles TD和Sander GE的专文中也讲到“高血压心脏病”“高血压心肌病”，这在下面还会说明。

这种传统的划分方法是较为主流的学术观点。主要依据的是近期欧美学者Messerli FH，Rimoldi SF，Bangalore S等联合撰写的文章，发表于2017年*JACC*杂志的“最新进展综述”（State to art review）栏目，文题是《从高血压到心力衰竭的转变，现代更新（理念）》(Transition from hypertension to heart failure，contemporary update)。本文的阶段划分，基本上按照这一文章的表述，也有一些修改，如划分的名称该作者采用“度”（degree），而本文采用“期”（stage）。“度”着重于随高血压程度加重而进展的含义，“期”则强调从高血压到心力衰竭的全过程中的阶段，两者之间并无本质区别。

3. 关于传统阶段划分的说明 在传统分类中本文所做的修改，还包括采用了几个专用名词，如高血压心脏病、高血压心肌病、高血压继发性扩张型心肌病，旨在结合病理生理学的改变，又不违背原文含义下，从临床角度上让医师们有更清晰的了解。

(1)“高血压心脏病”：这一名称，现在还用不用？答案肯定且明确。

这个名称仍在国际学术界应用，并未抛弃。例如由Mann dl主编的*Heart Failure*——美国心脏病学教科书（Braunlward E主编的*Heart Disease*）的姐妹书，2014年版（Elsevier出版社），第28章文题是《心力衰竭作为高血压的结局》（作者Giles TD和Sander GE），开头部分中就有高血压心脏病这一名称（hypertensive heart diseas）。这段话直译为“高血压心脏病，称之为高血压心肌病或更好——最终的心力衰竭原因与高血压相关——这是心脏负荷增加所致的最直接的结果，一种真正的单纯的负荷过强心肌病”。

这个名称在国内外临床上也在应用。医院电脑系统中有这个病名，来自国家卫生健康委员会的病种名录，也有国际编码。而且，在实际工作中，无论大小医院，在门诊和住院病历中，均可见到这一诊断和名称。不过，单纯诊治高血压（原发性和继发性）的门诊和病房，可能较少采用，但绝大多数医师也不否定这一名称。

不过，高血压心脏病这一名词似并未有过确切定义，从上述Giles TD等的文章中似也可看出端倪，将高血压心脏病和高血压心肌病混用。本文借用高血压心脏病来命名那些由高血压造成早期心脏结构和心脏功能（主要是舒张功能）障碍的人群，即II期患者。

（2）高血压心肌病：1993年前后即已提出这一名称，但只是一种学术观点，对其实质含义还不清楚，也未作出明确定义。直至近十年才对心肌病的本质有了认识，心肌病不仅确实存在，而且有原发的，也有继发的，即可以有多种原因导致，如冠心病心肌缺血（缺血性心肌病）、糖尿病心肌病、高血压心肌病、浸润性心肌病（如心脏淀粉样变性）等。一般认为，心肌病的确认至少包括两个条件，一是心肌受到侵害，发生结构改变和功能障碍，二是有了心力衰竭症状，即已发生了心力衰竭，因而在心力衰竭的划分中属于阶段C。在上述传统分类中，高血压心肌病实际上就是高血压所致的心力衰竭。由于心力衰竭存在不同类型，早期的心力衰竭往往是以舒张功能障碍为主的HFpEF、心脏并未扩大，即III期。中晚期随心力衰竭的进展，由于心脏收缩功能显著和严重受损，便进入IV期，表现为射血分数降低和心脏扩大的“扩张型心肌病”即HFrEF。广义上讲，高血压心肌病包括III期和IV期的患者。

4．传统划分存在的问题 传统的划分主要问题是“粗犷”，不够细致。这是可以理解的。阅看传统的分类，让人的感觉似在雾中，即便加上几个名称和解释，也还是有点朦胧。显然需要使分类细化。但为什么不去做呢？

高血压演变过程涉及的机制实在太多，太复杂，可能是原因之一。高血压既是心血管疾病的主要危险因素，又是一种最常见的心脏病类型，在其进展过程中可能会出现冠心病包括心肌梗死、脑血管病变包括脑梗死或脑出血，最终会有心力衰竭包括HFrEF、HFpEF和射血分数轻度下降的心力衰竭（HFmrEF），并会进展至终末期心力衰竭。在上述过程中各种心血管疾病仍在演变，并和高血压的影响交织在一起，随后，还有心功能（收缩功能和舒张功能）障碍及衰竭因素的加入和糅合，便呈现了极其复杂的临床图像，难以划分。

这是一个跨学科的问题，可能是又一原因。高血压患者出现的心脏结构（如心房/心室腔的扩大或室壁增厚）和/或心功能（如射血分数降低）的改变，高血压专家认为属于高血压的合并症，甚至高血压所致的急性左侧心力衰竭，也只是高血压危象之一种。高血压所致结构功能变化，超声影像专家称之为“符合高血压性改变”。与高血压有一定关联的冠状动脉及心肌损害，冠心病专家做出冠心病的诊断，由于治疗药物如阻断肾素-血管紧张素系统（RAS）的血管转化酶抑制剂（ACEI）/或血管紧张素受体拮抗剂（ARB），以及β受体阻滞剂等均具有降压作用，患者大多已无高血压，血压问题很少受到关注。同样地，一旦出现心力衰竭，心力衰竭本身就是一种使血压降低的因素；采用的基本治疗方案如ACEI、ARB、β受体阻滞剂、醛固酮受体拮抗剂和利尿药，均有良好降压作用，但对于绝大多数患者，随心力衰竭加重，此时关注的不再是高血压，而是低血压问题。因此，心血管领域不同亚专科的学者，以及其他学科如神经内外科的学者对高血压及其进展的认识和重视程度，与高血压专家有很大不同。克服高血压演变过程细化分类的难度，多学科合作形成共识的必要性，显而易见。这种情况同样也出现在另一种危险因素和疾病——糖尿病之中，从糖尿病到各种心脑血管合并症，直至心力衰竭的全过程，也有一个分类划分问题，下面亦会简单阐述，以与高血压作比较。

（二）进一步“细化划分”方法的探索

对于如此复杂的工作，应该既有宏观评估、区段划分和命名，又有更细致和清晰的分类。那么，如何一步一步地去做呢？

1．梳理从高血压到心力衰竭的发展过程 高血压是心血管疾病的危险因素，也是一种心脏病，在心血管疾病的广阔领域中随处可以看到高血压及其影响。长期以来高血压研究早已超出高血压本身，也超出心血管疾病范畴，进入到几乎所有的医学领域，甚至达到了医学之外。

高血压在其范畴内的演变轨迹大致已清楚。高血压可引起冠心病包括心肌梗死；可以导致心脏结构功能的改变，发生心力衰竭，并会进展至顽固难治，甚至终末期心力衰竭。高血压还可造成脑损害和病变，如脑血管破裂所致的脑出血或血栓栓塞所致的脑梗死。高血压引起的肾脏损害，也是慢性肾病的常见病因。心律失常如心房颤动或心房扑动也往往与高血压相关。

2．寻找细化划分的线索和重要节点 高血压演变过程中已知有一些“转折”，提示发生了重大改变，从量变到“质变”，一次次的改变使患者走到了终末期状态。因此，这些重大“转折”就是要寻找的“节点”。作为研究的基础工作，找到这些“节点”，探寻引起“质变”的机制，就可能将疾病进展的全程展现出来，不仅可以了解相应的临床表现和发生原因，也可以知道治疗和预防的方法。这些“节点”并不难找到。在下面“移行区”表述中就会涉及一些节点。

3．高血压心脏结构改变和高血压心肌病之间存在一个“移行区” 心脏发生结构改变的同时，不可避免地也在发生功能改变，即心功能障碍，这种变化的特点有两个“差异”：一是结构改变往往较之功能改变更明显，此时患者在影像检查（超声和/或X线胸片等）中有心脏扩大、室间隔和/或左心室壁增厚，而心功能障碍尚未出现，或仅属轻微。二是心功能障碍的程度差异，虽然舒张功能障碍和收缩功能障碍均可出现，但往往起先以前者为主，尔后才以后者为主，且这两种功能障碍均可随病程而逐渐加重。因此，在较典型的病例中可将这个“移行”阶段，依病程再区分为若干“节点”：①仅有心脏结构改变；②心脏结构和功能均有改变，而舒张功能改变较收缩功能改变更明显；③伴有明显的收缩功能障碍，LVEF下降，但仍>50%；④出现心力衰竭症状，LVEF仍保留，即为HFpEF；⑤有心力衰竭症状，LVEF降低<40%，即为HFrEF。其中①、②和③的患者可称为高血压心脏病，④和⑤可称为高血压心肌病。

4．细化划分的依据 细化划分必须有充分的理论和实践的依据，目前关于从危险因素进展至终末期心血管疾病或心力衰竭，就有以下两个重要的参照理论，可资采用。

（1）“心血管事件链”：20世纪90年代由国际著名心脏病学和心力衰竭专家Braunlward E及其同事Dzau V提出。起初称为冠心病“事件链”，后来修改为现在的名称。其要点是：一旦有了危险因素，疾病会在几年至几十年时间里持续地、难以遏制地进展，直至死亡。这样，从危险因素到终末期心血管疾病，构成了一个完整的“事件链”。起初提出的危险因素，基本上就是常见的心血管疾病的各种危险因素如高血压、糖尿病、高脂血症、肥胖、吸烟、少动的生活方式等。后来修改为“代谢性危险因素”，突出了糖尿病、高脂血症、肥胖、代谢综合征等的作用，不过，高血压仍位列首位，凸显其重要影响，并认为高血压也在代谢紊乱中发挥重要作用，对疾病进展推波助澜。

（2）心力衰竭的“阶段划分”：由美国学者首先提出，在本世纪初就写进美国ACC/AHA心力衰竭指南，后为各国心力衰竭指南普遍接受。中国2014年和2018年两次心力衰竭指南也推荐应用。其内容主要是将从危险因素至终末期心力衰竭发展的全过程划分为4个阶段（stage）或称为4个期。阶段A，只有危险因素；阶段B，出现了心脏结构性改变，如心脏扩大、心室壁和/或室间隔增厚，或心功能降低如LVEF下降，也包括有冠心病或心肌梗死患者，但并无心力衰竭症状。阶段C，有了心力衰竭症状，并可明确诊断为心力衰竭，包括

HFrEF、HFpEF和HFmrEF等类型。阶段D，为终末期心力衰竭，患者平均生存期仅半年。这种阶段划分是对心力衰竭作为一种疾病的“宏观”分析，划分了各个发生“质变”的重要“节点”，并加以命名。与心血管事件链理论一样，心力衰竭的各阶段是持续进展的过程，没有回头路，也难以完全遏制。其中阶段C和阶段D才是心力衰竭患者，前两个阶段只是前奏，存在发生心力衰竭的危险人群，也是预防心力衰竭的重要时机，机不可失。

（三）高血压心脏病发展的新划分方法和命名的建议

1．高血压心脏病发展的步骤和各个节点的命名 根据以上的表述，可以构画出从高血压到心力衰竭的演进路线图。高血压可产生心脏、肾脏和脑等重要脏器的结构性改变，再进展至这些脏器的功能改变，从而造实质性损害，甚至衰竭，最终导致相关脏器的终末期衰竭。让我们着重看一看高血压已知的造成心脏损害（高血压心脏病）的“宏观”演进轨迹，结合上述心血管事件链和心力衰竭阶段划分的理念，从而产生高血压心脏病发展的新划分步骤。全过程划分为5个步骤，具体内容如下。

第一步：仅有高血压，心脏未累及。

第二步：高血压心脏病。心脏的结构和功能已有明显改变，或冠状动脉受累可诊断为冠心病，包括出现心肌梗死和LVEF降低，但没有心力衰竭的症状和/或体征。

第三步：高血压心力衰竭。患者出现心力衰竭的症状和/或体征，可以是HFpEF或HFmrEF；大多心脏不大，或仅轻微（主要为左心室）扩大；LVEF＞45%，少数＜45%，但＞40%。

第四步：高血压扩张型心肌病。其临床特点与扩张型心肌病契合，即全心扩大，心室壁变薄，LVEF＜40%。由于为全心衰竭，除左心衰竭表现（如气急）外，往往伴右心衰竭表现如液体潴留所致的水肿、颈静脉充盈和肝颈逆流征等。

第五步：终末期心力衰竭。临床特点是患者在合适治疗后的“稳定状态”，静息时仍有明显气促，呈端坐位，心功能为Ⅳ级。心功能Ⅳ级可再分为两类亚型，尚能在床边活动者为ⅣA级，不能自主下床和床边活动者为ⅣB级。终末期心力衰竭主要指心功能ⅣB级患者，平均寿命仅约半年。

高血压心脏病发展的5个步骤，即从高血压→高血压心脏病→高血压心力衰竭→高血压扩张型心肌病→终末期心力衰竭，可以和“心力衰竭的阶段划分”相匹配，第一步相当于阶段A，第二步为阶段B，第三步和第四步相当于阶段C，第五步相当于阶段D。其中第三步和第四步均为心力衰竭划分的阶段C，为什么还需要再分为2个步骤呢？因为这2个步骤的患者有实质性区分，前者大都为HFpEF，以舒张功能障碍为主，可伴轻至中度收缩功能障碍（HFmrEF），后者为HFrEF，有严重的收缩功能障碍，两者临床治疗策略和方法迥异；前者心脏大小大多正常，主要表现为气促（呼吸困难），后者则左心和右心均扩大，导致全心扩大，且因伴右心衰竭，水肿十分明显，故两者临床特征不同；前者往往在不长的时间里可进展至后者，意味着病情加重，后者一般不能“退回”到前者，仅少数可经积极治疗“改善”而转为HFmrEF，显然，两者临床结局（预后）也不同。

图7-6-1中的演进也与心血管事件链从起始的危险因素（高血压），进展至终末期心血管疾病的过程高度契合。显然，这样的划分不仅符合现代心血管疾病的基本理论，还更具有实用意义。

2．糖尿病心脏病发展的步骤划分和命名建议

（1）糖尿病进展至心力衰竭的过程和步骤：糖尿病的情况和高血压较为相似。附图也简单勾画出从糖尿病至终末期心力衰竭的过程和步骤，即糖尿病（第一步）→糖尿病心脏病（第二步）→糖尿病心力衰竭（第三步）→糖尿病扩张型心肌病（第四步）→终末期心力衰竭（第五步）共5个步骤。

（2）糖尿病进展至心力衰竭的途径：临床观察中发现，从糖尿病进展至心力衰竭，至少可能有二条途径，上述为第一条途径，即从糖尿病直接进展至心力衰竭，可称“直接途径”。心力衰竭的发生

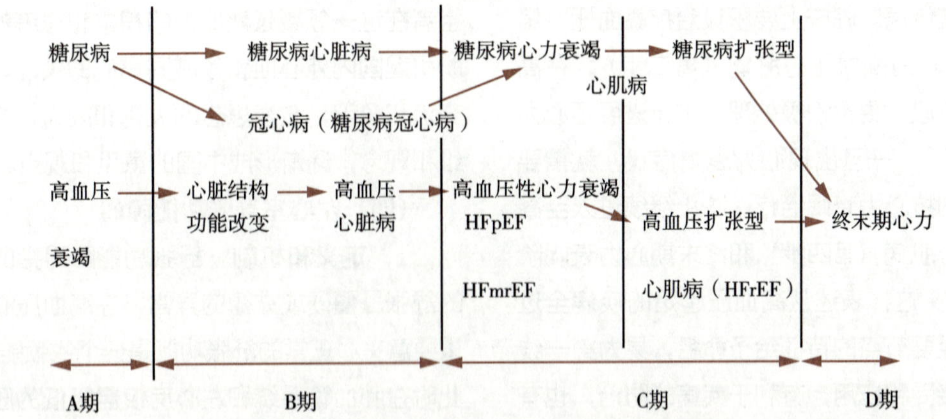

图7-6-1 从高血压/糖尿病到心力衰竭的演进路线图

主要由于糖尿病所致的心肌广泛损害和心功能严重受损，心力衰竭的主因是糖尿病。有的患者可先表现为HFpEF，而后进展至HFrEF，其间还可能出现HFmrEF。部分患者的临床特征为“糖高小老太太”：糖（尿病）、高（血压）、小（体重低和个头小）、老（年老或高龄）、太太（女性）。此类患者出现的心力衰竭为中国的糖尿病所致心力衰竭的较常见的典型人群。患者多半会伴有冠心病，属于合并症。

另一途径是糖尿病→冠心病（可称为糖尿病冠心病→冠心病心力衰竭→冠心病扩张型心肌病→终末期心力衰竭，同样可划分为5个步骤。这一途径经由冠心病而发生心力衰竭，可称为“间接途径”。心力衰竭的主要原因是冠心病，属于缺血性心肌病心力衰竭。

(3) 糖尿病所致心力衰竭的途径差异对心力衰竭的处理和决策有重要影响：糖尿病所致的心力衰竭，无论经由哪个途径，患者均可能伴冠状动脉严重病变，两个途径的差异仅在于“间接途径”患者，冠心病的临床表现出现较早，较显著，会早期考虑诊断为冠心病。而且，更重要的是，心力衰竭主因是冠心病如心肌梗死和/或长期严重的心肌缺血，而糖尿病的确为冠心病的主要病因，但并非为心力衰竭的主因。

冠心病所致心力衰竭的处理原则，首先是积极实现冠状动脉血运重建，即进行冠脉支架植入术（PCI）或冠状动脉旁路移植术（CABG）。糖尿病患者经由间接途径发生的心力衰竭，无疑必须遵循这一原则，药物治疗居于其次的地位。但如心力衰竭经由直接途径而发生，心力衰竭主因为糖尿病，此时作为重要合并症冠心病的冠状动脉血运重建术就不再居于首要和优先地位。临床观察发现，糖尿病冠心病和通常的冠心病，虽然相似或基本一致，但又另具特点。冠状动脉病变往往呈多支（如三支）病变，受累血管呈弥漫性长病变，PCI术较难奏效，CABG术则由于远端冠状动脉血管细小而难以进行。而且，在PCI术后，由于糖尿病影响，其他冠状动脉血管的粥样硬化病变仍会快速进展，以至在几年内有可能需要多次做PCI术。此外，这类患者往往存在冠状动脉微血管的弥漫性病变，血运重建术即便技术上很成功，患者获益也可能并不明显。因此，首先要采用积极的抗心力衰竭、降糖和抗动脉粥样硬化的治疗，以稳定病情，同时评估冠状动脉病变的严重程度，以及血运重建的利弊得失，再做决定。这类患者如“糖高小老太太”的处理，应采用这样的思维方式，对患者更为有利。这在临床实践上也不乏实例，值得关注和思考。

3. 高血压心脏病新的现代分类和命名的临床意义 推动高血压的防治工作。将高血压演变和心力衰竭发生过程的阶段划分，以及心血管疾病事件链结合起来，这样，高血压心脏病不是冷冰冰的名称，而是有内容和临床意义的，不是静态的，而是动态的，前有高血压作为病因，后有心力衰竭（或心肌病）为其结局。临床上要积极治疗高血压（第一步），防止转为高血压心脏病（第二步）；在高血压心脏病阶段，更要积极处理，防止进展至心力衰竭（第三步）。一旦出现心力衰竭症状，就需要通过规范化的抗心力衰竭治疗，防止继续进入至高血压扩张型心肌病（第四步）和终末期心力衰竭阶段（第五步）。这样表述从高血压起始的疾病全过程，并依据重要节点的特征给予命名，易为第一线医师理解、接受和应用，有利于疾病的防治，也有助于高血压和心力衰竭的基础及临床研究工作。

帮助心血管疾病包括心力衰竭做好临床治疗决策。高血压所致的心脏疾病包括高血压心脏病、冠心病和心力衰竭，都应该积极控制作为病因的血压升高，并达到公认的低于正常降压治疗的目标水平(130/80mmHg)，此时，降低血压的确是硬道理。但降压治疗须有节制，过低的血压对冠心病和/或心力衰竭患者反而有害，其风险大于正常高血压患者的降压影响，这就要求全程动态地评估高血压患者，随其病情进展和所处的不同阶段，以及实际的血压水平，调整降压治疗的策略，使患者充分获益，并降低负面的不良影响。

帮助采用个体化的治疗。从上述描述可以体会到，全程和动态地评估高血压和糖尿病，以便在不同患者、不同阶段，以及不同情况下采用有区别的处理原则与方法，十分必要。"糖高小老太太"这一类患者出现的冠心病和心力衰竭，可以也应该与通常情况的冠心病和心力衰竭的处理有所区别。同样地，血压的监测和处理，也需因人而异，同一患者在不同时段的处理也要有所区别。

抛砖引玉，推动学术交流和进步。必须承认，这是个人的认识和观点，并不想强加于别人。对于跨学科深度交叉的问题，不同的意见甚多，连名称都可能会有争议，属于正常现象，不足为怪。因本书主编刘力生强调各抒己见、百家争鸣、文责自负这些原则。故在本文中表述"个人"意见。其实这个意见和建议，尽管是粗糙的，未经精雕细琢，缺少大样本和长期研究和观察资料的证据，仍是中国学者在这一领域长期努力的积累和思考的结晶，期盼引起国内外心血管领域同道们的关注，进行学术交流和争议，激发思想的火花和闪光，产生新的思维和观念，逐渐形成中国的意见和观点。

（四）左心室舒张功能障碍

1. 定义和机制 舒张功能障碍指的是左心室的舒张、僵硬或充盈的异常，在高血压心脏病中有重要意义。正常的舒张功能是一个依赖能量的过程，此时在肺血管系统和左心房仅需极低的压力即可完成左心室充盈。正常的舒张功能丧失，结果便导致充盈压增高和左心室僵硬，使肺毛细血管压增高，进而引起心脏每搏输出量和每分输出量降低，以及左心室舒张末期压力与容量不成比例的增加。因此，舒张功能障碍实际上指的是左心室的机械做功特性异常。长期持续性高血压患者舒张功能障碍较之收缩功能障碍出现更早，更为常见。大多数高血压患者左心室舒张功能障碍是首先出现的心脏受累和心脏病的征兆。高血压在舒张功能障碍发生中的作用，与其在收缩功能障碍发生中已确认的机制不同。

Phillips等观察到，未治的原发性高血压由多普勒超声证实左心室充盈异常约占20%，且先于左心室肥大。Eberli等注意到，肥厚心脏与非肥厚心脏相比较，必定会有恶化的舒张功能障碍。高血压心脏的左室肥大常伴心肌的结构重构包括心肌细胞肥厚和纤维化，而且，心肌纤维化与舒张功能障碍相关联。一项研究评估了左心室充盈容量和心肌纤维化的关系，心肌纤维化由心肌活检证实，结果发现高血压患者既有显著的舒张功能障碍，又伴心肌纤维化。

各种心脏疾病包括缺血性心肌病和左心室肥大均可引起舒张功能障碍，且呈进行性进展。左心室肥大由于结构异常，包括向心性左室重构、心肌肥厚、细胞外基质成分的改变，以及胶原改变和结果发生的纤维化等，引起舒张功能障碍很常见。

Brilla等的研究观察到使用血管紧张素转换酶抑制剂（ACEI）治疗纤维化心脏时，左心室舒张性僵硬可逆转。ACEI的溶纤维反应部分系由于组织基质金属蛋白酶的激活，使胶原大量降解。

2．左心室舒张功能障碍和肺水肿 单纯的左心室舒张功能障碍亦可触发肺水肿。Gandhi等研究发现，急性高血压性肺水肿发作时的LVEF和治疗后血压已获控制时的测量值很相似。这些患者在起初超声心动图检查时收缩压平均值为200mmHg，而在随访时降至139mmHg，这清楚表明肺充血系由于单纯的暂时性左心室舒张功能障碍，而非左心室收缩功能障碍。

（五）左心室收缩功能障碍

1．左心室肥大和重构 左心室肥大的定义为高血压所致的左心室后负荷持续性增加，引起左心室壁厚度、左心室腔大小或两者的增加，并造成左心室重量增加。一旦出现左心室肥大，又可导致向心性重构或向心性肥厚。前者是由于左心室壁厚度和/或左心室壁厚度与左心室直经之比的相对增加，并伴重量的绝对增加。后者系由于左心室壁厚度的绝对增加。

高血压诱发的各种机制导致血管和心肌组织水平上的改变，包括内皮功能障碍和冠状动脉收缩引起的心肌缺血，炎症性改变诱发的凋亡与心肌纤维化。与此同时，成纤维细胞增殖和血管平滑肌层的肥厚也在进行，并伴间质胶原的扩张，由此产生心肌内毛细血管密度改变和微小动脉增厚，还诱发微血管和大血管水平的心肌缺血。在组织水平上这些重构事件产生的物理应变，导致离子通道的激活，使表达肥厚的基因上调。这些改变作为一种代偿过程可引起左心室肥大。

2．心肌重构 高血压的心肌重构主要由血压超负荷所致，呈现为向心性左心室肥大，即心肌增厚并导致心腔变小。反之，主要因容量超负荷（如肥胖、慢性肾病、贫血）所致的心脏重构，表现为离心性肥厚，即心肌重量和心腔均增加。

左心室肥大和心肌缺血及心内膜下心肌缺血密切相关，且对心脏结构和临床结局有重要影响。引起心肌缺血有各种机制包括：①冠状动脉供血不足；②心外膜和心内膜之间距离增加导致冠状动脉灌注不良；③冠状动脉中层增厚和血管周围纤维化导致扩张受限；④左心室舒张压增加所致的冠状动脉血流和灌注减少；⑤冠状动脉粥样硬化病变加重和进展加剧。

（六）高血压导致的心力衰竭

如压力负荷持续存在，左心室舒张功能障碍会进展，向心性左室重构会导致心脏功能失代偿，高血压性HFpEF（也称舒张性心力衰竭）就会发生。反之，容量超负荷的持续存在，左心室扩张会进展，离心性左心室重构会导致心脏功能失代偿，于是便发生HFrEF（也称收缩性心力衰竭）。从高血压至心力衰竭进展的次序为：高血压→向心性左心室肥大→左心室扩张→收缩功能障碍→左心衰竭→全心衰竭。不过，从高血压到收缩性心力衰竭的机制并未完全阐明。

从左心室肥大转变为有症状的心力衰竭是各种因素的结果，包括心脏结构改变、生物化学的异常，以及与心肌血流异常相关的心肌缺血等。有13%～15%的高血压患者发生心力衰竭时并无合并的其他心血管疾病。但这些观察难以得出明确结论，因为冠心病也十分常见，其与左心室肥大在流行病学上有伴发关系，结果也可导致收缩功能障碍。一般的临床研究，如患者无明显心绞痛症状，心电图和/或动态心电图上无缺血改变，不会采用冠状动脉造影或冠状动脉核素显像（ECT）等检查来证实或排除冠心病，因此冠心病存在的可能性往往会被低估和忽略。

一项研究评估555例已诊断左心室肥大和正常LVEF患者，平均随访7.5年。对其中220例反复做经胸超声心动图检查发现，高达20%患者中LVEF下降，这些进展的患者的确发现有基础冠心病史。另一项3042例研究，有左心室肥大和LVEF保存患者在5年随访中采用超声心动图评估收缩功能和心肌肥厚，结果发现左心室肥大是发生收缩功能障碍的独立危险因素，不论是否存在冠状动脉病变。在高血压不伴冠状动脉病变或反复心肌梗死患者中收缩功能障碍的发生频率和病理生理学机制仍是关键的疑点。

伴HFpEF患者较之对照组，左心室肥大、心外膜冠状动脉损害、冠状动脉微循环稀疏（rarefaction）和心肌纤维化更多见。冠状动脉微循环障碍系由于全身性炎症状态和HFpEF的合并症所加剧的氧化应激状态。

一项多中心研究证实无合并症的高血压患者中左心室肥大常伴心血管事件包括心力衰竭显著增加。高血压引起的左心室重构是心力衰竭发病学中的前驱机制。心力衰竭发生中存在下列各种致病机制（图7-6-2）。

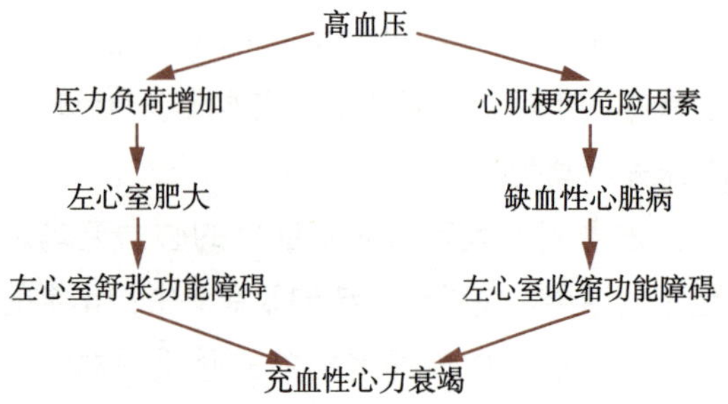

图7-6-2 从高血压到充血性心力衰竭的过程

HFpEF是一种既有左心室舒张功能障碍又有LVEF保留的临床状态，故又称为射血分数保留的心力衰竭，从舒张功能障碍进展至舒张性心力衰竭是一个很复杂的过程。

左心室肥大和亚临床性心肌损伤标志物如高敏肌钙蛋白T和N末端B型利钠肽前体（NT-proBNP）水平升高两者可检出有心力衰竭危险因素并可能发生有症状心力衰竭（主要为HFrEF）的高危人群。终末期高血压心脏病，通常由于长期持续升高的压力负荷和容量负荷，表现为扩张型心肌病，即既有舒张性功能障碍，又有射血分数降低，心脏明显扩大，还出现心力衰竭的症状和体征。

二、神经内分泌系统的作用

（一）交感神经系统在高血压中的作用

1. 交感神经系统和高血压的关系 交感神经系统（SNS）在高血压和心力衰竭的发病机制和进展中起了关键的作用。高血压患者的SNS激活是高血压病因机制的主要致病性因素；在心力衰竭患者中SNS活性增加常与慢性心力衰竭的进展相关。

在原发性高血压中，与正常血压人群相比较，肾脏去甲肾上腺素水平增高2～3倍。神经源性高血压综合征在所有血压增高患者中至少占半数。这一估计的根据来自已证实交感活性增强的未治疗高血压患者和应用了抗肾上腺素药物后高血压得到良好控制患者的比率。早在1930年高血压治疗药物出现之前就已对SNS在高血压中的作用有所了解，并报道了外科手术切除交感神经节治疗高血压病的效果，由于副作用多，以及降压药物的出现，这一手术后来未再用于控制高血压。具有SNS阻断作用的药物如可乐定和美多巴于20世纪60年代开始应用，早于以肾素-血管紧张素-醛固酮系统（RAAS）为靶点的药物。现在RAAS阻滞剂如ACEI和血管紧张素受体抑制剂（ARB）已成为一线的降压药物。晚近，去肾脏神经术（renal denervation）似对顽固性高血压有明显效果，并在两项主要试验中得到证实（SIMPLISITY Ⅰ和SIMPLISITY Ⅱ），但仍有争议，有待进一步研究，尚不能推荐作为常规治疗的方法。

2. 心力衰竭中SNS的作用 采用局部去甲肾上腺素动力学测定方法，已证实慢性心力衰竭患者在心脏和肾脏水平上交感活性过度增强常伴血浆中去甲肾上腺素水平增高，后者与随后的病死率风险独立相关；在心力衰竭患者尤其在心脏交感神经中交感活性的增强，可导致严重心力衰竭患者的不良预后。

尽管在高血压中神经内分泌的病理生理学是与心力衰竭不同的，SNS激活在这两种状态中均为常见的共同特性，提示肾上腺素能的阻滞剂可用来控制血压和心力衰竭。临床试验和临床实践证实这一推测完全正确。

（二）RAAS在左心室肥大和心力衰竭中的作用

RAAS一直是广泛研究的对象和热点，旨在阐明其在心血管系统中的作用。RAAS激活时血管紧张素转换酶（ACE）使血管紧张素II产生，结果导致醛固酮生成，后者具有正性肌力和促进心脏重构的作用，并损伤心脏舒张期的松弛。血管紧张素的血管收缩作用引起心内膜下心肌缺血，这又促进了心脏重构和心肌纤维化。这些发现在研究中得到证实：肾素、血管紧张素II和ACE三者与左心室重量有很强的相关性。事实上，以RAAS为靶点的药物已证实能逆转左心室肥大，且可能比β受体阻滞剂和钙通道阻滞剂更为有效。

RAAS对慢性心力衰竭发生和进展的影响，已有大量研究，但仍未完全得到阐明，可能的机制包括降低心脏后负荷、改善内皮功能、降低交感活性，减少炎症介质的不利作用，以及改善心脏舒张功能等。

RAAS和心血管系统和疾病的关系十分复杂，近几年又获得新的突破性进展，拓展了我们的传统认识，又开拓了广阔和深入研究的新领域和前景。

在心血管疾病这个大舞台上RAAS公认为一个重要角色，绝不是配角。在心脏病学的教科书、专著和文献中，RAAS是经常会提到的一个名称。对于心血管疾病的预防、治疗，以及其机制的阐明，都可能涉及RAAS的功能和作用。这种情况在心血管疾病领域并不常见，RAAS的重要性由此可见一斑。

RAAS研究是心血管疾病漫长的探索中极其精彩的华章。肾素的发现距今已逾120年，而第一个RAAS阻滞剂卡托普利上市至今也有半个多世纪。RAAS结构和功能的发现及阐明，有力推动了心血管疾病研究上了一个新台阶，也是该领域的重大事件。著名的美国心脏病学专家Braunwald列举了近百年心血管疾病领域影响最大的几类药物，其中就有RAAS阻滞剂即ACEI和ARB。

RAAS研究为心血管疾病的防治做出过重大贡献。以心力衰竭为例，与20世纪80年代相比，该病的病死率已显著降低50%～80%，这一惊人成就的取得得益于心力衰竭机制的阐明和RAAS阻滞剂的积极应用。20世纪80年代，基础和实验研究已充分表明，心力衰竭的主要机制是心肌重构，后者又与RAAS的过度激活密切相关。随后一系列的临床研究证实RAAS阻滞剂如ACEI、ARB和醛固酮拮抗剂能够显著降低慢性收缩性心力衰竭即HFrEF患者的病死率，改善预后，从而进一步证实基础研究关于RAAS、心肌重构和心力衰竭的紧密因果关系结论是正确的。这样的关系实际上也一定程度存在于其他常见心血管疾病如高血压、冠心病的发生发展之中，成为现代心血管疾病治疗中广泛应用RAAS阻滞剂的理论、实验和循证医学的基础。

RAAS研究今后仍将继续成为心血管疾病防治进展的推动力。RAAS的新成员和新功能近几年陆续被发现和阐明，如ACE2、血管紧张素（Ang）(1-7)、Ang（1-9）、MAS受体等。其中ACE2-Ang(1-7)——MAS受体轴的功能广受关注，拓展了RAAS作用的深度和广度，成为研究RAAS和心血管疾病关系及其病理生理学机制的新热点新焦点，也显示该系统的基础和实验研究仍然有着广阔的空间。最近具有对血管紧张素受体和中性内啡肽酶双重抑制作用的药物（ARNI）的首个上市产品沙库巴曲缬沙坦在PARADIGM-HF研究中证实，其与ACEI依那普利相比，可显著降低慢性HFrEF患者心血管疾病死率和因心力衰竭的住院率。这一具有里程碑意义的研究不仅使我们未来又增加了一种有效的、与阻断RAAS作用有关的治疗药物，也开拓了心血管疾病药物研究的新方向，即对神经内分泌系统具有双重作用靶点的药物，未来将成为探索和寻找的重要途径，心血管疾病防治和新药开发展示出光明的前景。

当我闭上眼睛回顾RAAS的百年探索之路，梳理我对这一系统的认识和理解，我的感觉有如仰望太空或凝视大海，高不可及和深不可测。较之我们已了解的知识，RAAS的未知部分内容可能更多、更深、更广、更精彩，探索之路其实我们还只是刚刚起步。今天，对这项工作认真进行阶段性总结、分析和评估很有必要，可以承前启后，鼓励和帮助更多的人尤其年轻学者投身于未来的探索之旅，可以推动中国的研究工作大步向前迈进，争取走到该领域的世界前列。

三、心力衰竭患者血压的变化及其临床意义

（一）血压变化和心力衰竭

起初有高血压的患者随心功能障碍出现，可逐渐转变为正常血压；当心力衰竭趋于严重和晚期时甚至可呈现为持续低血压。严重的左心室舒张功能障碍可能是血压降低的主要机制。收缩压降低源于左心室舒张功能障碍，导致心脏的泵功能减退和心输出量减少。如患者从心力衰竭恢复过来，血压可升高并可再诊断为“高血压”。在扩张型心肌病和高血压之间，“诊断”的改变取决于左心室功能；因此，血压升高才提示心力衰竭真正得以恢复，治疗有效。

心力衰竭患者血压和死亡的关系呈“J”型曲线。无论急性或慢性心力衰竭患者，较高的血压对生存有保护性作用，伴高收缩压的人群预后改善。治疗前收缩压较低的患者则主要临床事件的风险较高。

高血压可诱发突发的心力衰竭，但在已确诊的心力衰竭患者中较高的血压反而对生存有保护性作用。这一观点已获大量研究证明。第一，伴心力衰竭和高收缩压人群可伴改善的、并非不良的临床结局，且对于急性心力衰竭和慢性心力衰竭患者均如此。回顾性研究分析表明，治疗前收缩压每降低10mmHg，死亡风险增加18%，死亡和因心力衰竭住院的复合风险增加11%，死亡和全因住院风险增加9%。第二，β受体阻滞剂的β阻断作用使中心血压增加，因此这类药物对心力衰竭具有益的作用。心率降低的程度（其与中心血压呈间接比率关系）亦与β受体阻滞剂对心力衰竭患者的生存获益相关。同样的现象亦见于SHIFT研究中，心力衰竭患者应用伊伐布雷定使心率降低而显著获益。许多心力衰竭患者收缩压已低至严重状态，此时心率降低所致的中心血压增加，可转而产生有益的作用。推测伊伐布雷定很可能影响了一种潜在的决定性作用，即中心收缩压。在高血压中已证实心率降低可进行性使心血管死亡率增加，而在心力衰竭中静息心率和临床结局呈相反的关系，即降低心率患者预后改善。

（二）Pickering综合征

1988年Pickering报道了11例双侧粥样硬化性肾动脉狭窄（atheromatous renal artery stenosis，ARAS）所致的高血压。这些患者均有多次骤发肺水肿（flash pulmonary edema，FPE）的病史。此种FPE和双侧ARAS的临床特征，称之为Pickering综合征，可分类为心肾综合征的3型。

Pickering综合征患者最常见伴有左心充盈严重受损和左心室肥大，但左心室收缩功能可以正常或仅轻度受损。此种状况和双侧ARAS所致的肾脏利钠和利尿功能受损是FPE的主要病因学机制（图7-6-3）。肺泡腔内数分钟可以充满液体，导致急性发生的威胁生命的肺水肿，此种状态使FPE可与其

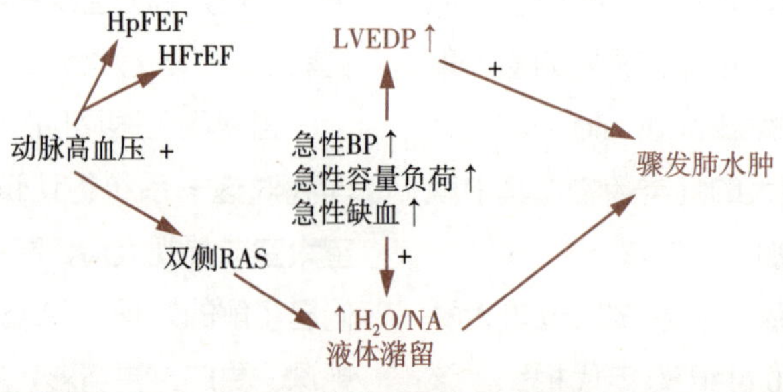

图7-6-3 骤发性肺水肿（Pickering综合征）病理机制：高血压伴双侧肾动脉粥样硬化性狭窄

注：骤发性肺水肿主要病理生理学机制归因于：①压力性利钠机制受损伴水钠潴留；②左心室舒张末压（LVEDP）增高伴左室肥厚和僵硬；③肺毛细血管血－气屏障作用衰竭。BP，血压；HFrEF，射血分数降低心衰；HFpEF，射血分数保存心衰；RAS，肾动脉狭窄。

他类型的心力衰竭急性失代偿相鉴别。无论病因如何，左心室舒张期末压力的急剧增高是FPE发生的常见共同特征。反复出现的FPE、典型心绞痛的缺如、血压升高和血肌酐水平的升高，应高度怀疑双侧ARAS，也因此要怀疑Pickering综合征是FPE可能的病因。

在Pickering描述的一系列病例中ARAS得到诊断之前，FPE平均发生2～3次；3/4病例至少有一次FPE发作。传统上这些患者都有某种程度的肾衰竭，并有骤发、难以控制的严重呼吸困难（即出现FPE）。FPE常出现于夜间，可能与反勺型夜间血压升高有关，这种现象已在ARAS患者中得到充分证实。

FPE的急诊处理着重于维持适当的氧需、利尿、降低肺毛细血管压，以及治疗基础病因。不过，强化治疗可能导致肾小球滤过率进一步降低并诱发高钾血症。一旦病情稳定，FPE缓解，可做肾血管血运重建术。对伴有显著血流动力学改变和反复发作的充血性心力衰竭患者，肾血管血运重建是Ⅰ类推荐（AHA/ACC指南）。肾血管血运重建术后90%以上患者不再发生FPE。肾动脉支架术后仍有反复发作的FPE患者应再次做肾脏多普勒超声检查，以排除由于再狭窄所致再发的ARAS。

（三）“断头高血压”

晚期心力衰竭患者收缩压通常较低，甚至以往有高血压的患者亦如此。这一现象被戏称为“断头高血压”（decapitated hypertention），指那些起初有高血压，逐渐进展至正常血压，当心力衰竭趋于严重和晚期时甚至转为低血压的患者。

左心室舒张功能障碍可能是强有力的抗高血压机制。左心室舒张功能严重障碍时，尽管存在代偿机制如外周血管收缩，但泵功能减退和心输出量减少仍会出现，导致显著的收缩压降低。伴“断头高血压”的患者很难处理，因为难以耐受心力衰竭的药物治疗，这些药物几乎都具有降压作用，如ACEI或ARB、β受体阻滞剂和利尿药。

高血压、高血压性心力衰竭和扩张型心肌病伴心力衰竭（即“断头高血压”）三者之间的相互作用的4个阶段前面已作介绍。高血压所致的左心室衰竭决定了既往升高的血压转而为正常血压；并因心力衰竭持续存在，使血压通常可维持于正常水平。如患者从心力衰竭恢复过来，然后，血压升高并可能仍诊断为伴“高血压”。换言之，在扩张型心肌病和高血压之间“诊断”的改变取决于左心室功能；只有在一个扩张型心肌病患者，心力衰竭真正得以恢复，并发生升高的血压，那时升高血压的病因性和条件性作用方可得以证实。

荟萃分析中评估了上述假设，并证实在有心力衰竭并做过心脏再同步化治疗（CRT）的患者确曾有过血压水平增加。CRT通过逆转心脏收缩的非同步化，改善了患者的心功能，尤其那些伴QRS增宽和/或超声心动图上显著非同步的患者。分析18项研究发现，与基线或药物治疗相比，CRT导致收缩压增加4mmHg，舒张压无变化，脉压增大。晚近由Tanaka等所做的研究表明，CRT后收缩压的增加可伴随复合终点因心力衰竭住院和全因死亡率的显著降低。

四、心肾综合征（cardiorenal syndrome，CRS）

心脏和肾脏均是高血压的靶器官，其功能和结构随着长期持续的高血压而进行性受损。因此，在同样的患者中作为高血压的转归，心力衰竭和肾衰竭常会同时出现是毫不奇怪的。心肾的相互关系出现于两个方向，且有各种各样的机制。Ronco等对心肾之间可能出现的不同相互作用进行了全面的分类，心肾综合征最常见类型如下。

1型（急性）：急性心力衰竭导致急性肾损伤（肾衰竭）。

2型（慢性）：慢性心力衰竭导致进行性慢性肾病。

3型：肾功能急性恶化导致急性心力衰竭。

4型：进行性、原发性、慢性肾病导致慢性心力衰竭。

从临床观点看心力衰竭患者发生肾衰竭，无论属于哪种类型，均使所有的治疗策略变得极其复杂。由于慢性肾病的进展，心力衰竭的发病率增加，反之亦然。由于合并症增加，以及需增加各种新的治疗药物，高钾血症的风险随之也升高。心肾综合征的存在极大地限制了心力衰竭患者采用的治疗方法。晚近应用新的钾离子结合剂，联合盐皮质类固醇拮抗剂有助于降低心力衰竭患者心血管死亡率和合并症。

（黄　峻）

第三节 射血分数保留的心力衰竭的争论和现代理念

一、HFpEF流行病学和基本认识

（一）慢性心力衰竭的分型

心力衰竭的分类是假定心力衰竭患者较为同质化，并依LVEF水平的区别划分为两类即HFrEF和HFpEF，晚近又增加了一种新类型即射血分数中度下降心力衰竭（HFmrEF），定义为LVEF在40%～49%，而LVEF在该范围之下或之上者分别为HFrEF和HFpEF。

心力衰竭具有多样性，并非同质的，根据LVEF水平所作的分类，其适当性自然会受到质疑。一直存在的观点认为HFrEF和HFpEF代表的是一个疾病链的不同但相似地过程，而不是截然不同的两种疾病。尽管有争论，这种心力衰竭的分类具有研究和临床实用的价值，目前仍宜采用，因为，一是这有助于对基础病因、临床表现、合并症，尤其对治疗反应（包括降压治疗）不同的人群做出鉴别。例如，已证实传统应用的神经内分泌阻滞剂如阻断RAAS的ACEI或ARB，阻断交感神经系统的β受体阻滞剂，以及醛固酮拮抗剂均可降低HFrEF患者的预后，但对HFpEF无效。二是LVEF和治疗反应之间有显著的相互作用，LVEF和血压之间也有显著相互作用，在不同水平LVEF时降压治疗效应有所不同。因此，心力衰竭指南对HFrEF和HFpEF均分别推荐了血压管理策略。

2016年欧洲心脏学会（ESC）指南中引入HFmrEF作为慢性心力衰竭的第3种类型。该型包括了非均一的不同患者人群，有的表现为LVEF早期下降伴或不伴心力衰竭症状，但均会进展至HFrEF；有的从既往的HFrEF恢复或部分恢复；还有的主要表现为舒张功能障碍伴LVEF轻度受累。因此，HFmrEF的临床意义仍存疑。临床上HFmrEF更多见于从HFrEF改善而来，可称为改善的HFrEF，少数来自HFpEF的进展，可称为进展的HFpEF。这样的认识有利于临床医师处理具体的心力衰竭患者。

由于接近正常至正常LVEF患者主要包括在HFpEF中，指南推荐采用“类似HFpEF途径”来治疗HFmrEF。

不过，这种推荐最近受到挑战。TOPCAT和CHARM研究亚组分析建议，LVEF在正常较低值或低于正常值范围的那些患者，最可能从螺内酯或坎地沙坦治疗中获益，可显著降低主要临床结局心血管死亡和心力衰竭住院。Cleland等再次检查了主要的随机对照试验，方法是对单个患者在LVEF分层基础上，评估β受体阻滞剂对心力衰竭患者的影响。结果发现，与LVEF＜40%患者相类似，HFmrEF的窦性心律患者，如在ACEI/ARB基础上应用β受体阻滞剂与安慰剂相比较，全因和心血管疾病死率显著降低。反之，LVEF≥50%患者则病死率无差异。这些发现表明，标准的HFrEF的治疗方法对HFmrEF也是有益的，不仅降低了合并症的发生率，亦可改善预后。因此，这就支持在所有LVEF＜50%患者中应用ACEI或ARB、β受体阻滞剂和醛固酮拮抗利如螺内酯，即应采用“类似HFrEF途径”。

（二）HFpEF的基本特点

HFpEF现在已是常见的心力衰竭类型，其特征是心力衰竭综合征和正常或接近正常的LVEF。与此同时，越来越认识到HFpEF可能并非单一的疾病，而是由多种疾病表型形成的一种非均质的综合征。每种重要表型均可能与至少一种主要基础疾病相关。了解这些表型及其病理学过程，并以此为靶标，较之仅以心功能障碍进展至心力衰竭的途径为靶标，从而采用相应治疗，将对患者更为有益。.

HFpEF患者往往年龄较大、女性较多，伴多种合并病包括高血压、糖尿病、肥胖、代谢综合征、慢性肺疾、慢性肾病等。HFpEF的结局大致与HFrEF相当，一年病死率在10%～30%。Chen等应用GWTG-HF登记资料并未发现HFrEF和HFpEF一年病死率有差异，HFrEF因心力衰竭的再住院率则较高。非心血管疾病病死率HFpEF高于HFrEF，可能由于合并病负荷增加。晚近HFpEF研究提示，猝死可达总病死率20%，有价值的预测因素有男性和胰岛素治疗的糖尿病患者。过去15年HFrEF病死率已有所降低，HFpEF却并无变化，可能由于HFpEF的循证治疗与HFrEF相比还很匮乏。

过去20年HFrEF治疗已有显著进步，尤其是以神经内分泌激活为主要靶标的治疗。ACEI、ARB、β受体阻滞剂和醛固酮拮抗剂均可降低HFrEF患者病死率，但对HFpEF则无影响，迄今尚无临床试验在降低临床终点事件和病死率上获得阳性结果。PARAGON-HF是最新的HFpEF临床研究，其基线特点表明，入选者的年龄、性别分布均和既往HFpEF试验相似，但合并症包括糖尿病和慢性肾病等的患病率较高。该研究结果亦为阴性。临床上迫切需要适用于HFpEF的新治疗方法。

（三）HFpEF的新认识

既往认为该病主要为舒张性功能不全，现在则认识到HFpEF中存在多种功能包括左心舒张功能和收缩功能、心房功能、自主神经功能等的紊乱，还存在外周器官系统的机制失调如内皮功能和骨骼肌功能等的受损。

HFpEF的生物学标志物研究资料支持前炎症表型，这与主要应用于HFrEF的心脏“应变”标志物（主要为利钠肽）是不同的。设若HFpEF功能性和结构性损伤具有多样性，那么，不同影响的作用机制途径的多样性，很可能对整个病理生理学过程都发挥了作用。

HFpEF表型的多样性逐渐和更多地被认识，并提出该病的一种模式，即合并病驱动的炎症导致全身和心脏微血管功能障碍。每种亚型需要相应的特异性治疗。糖尿病在HFpEF中患病率高，可累及多个器官系统，故HFpEF合并糖尿病患者值得进一步评估。

二、HFpEF未解的关键问题和讨论

HFpEF在基础上、转变上、临床上，以及人群研究上均有未解的关键问题，甚至不清楚HFpEF是单一的疾病状态还是具有独特基础病理生理学机制的多种疾病的综合征（表7-6-1），近期欧洲专家团队讨论报告中，确定在HFpEF的理解和证据之间存在3个关键性差距，一是HFpEF的定义，二是HFpEF的亚型，三是HFpEF临床试验的终点。与会专家来自学术界、国家健康研究所、美国FDA、医疗和医保服务中心，以及相关企业。该报告代表了迄今研究的结晶，反映了各方面对HFpEF的关切，体现了专家们的认识和思考，极具启示性。

（一）HFpEF不是单一的疾病

1. HFpEF定义 这本身就具有挑战性。HFpEF诊断是排除性的，须排除非心力衰竭的呼吸困难、水肿和其他LVEF＞50%并可引起心力衰竭症状的疾病（如缩窄性心包炎、浸润性心肌病、单纯性右心衰竭、心脏瓣膜疾病、肺动脉高压等）。

HFpEF的早期研究集中在一二个主要机制途径，如舒张性心功能障碍，但后者在HFpEF的超声心动图上并非为独特的临床表现，其他机制如心房功能障碍、收缩功能受损、心室-血管僵硬，以及负性频率的不依从性亦可能发挥了作用。因此，近几年HFpEF定义不断在变化，从着重于LVEF≥50%人群超声心动图上舒张性心功能障碍证据，转向包括（但并不限于）可导致心脏结构异常的充盈压（尤其左室充盈压）增高、舒张异常、生物学标志物升高等，且大多数这些指标均可由非

表7-6-1 当前关于HFpEF的关键性争议问题及观点

问题	观点	
HFpEF是一种单独疾病状态，还是独特病理机制的多种疾病?	单独的疾病状态 ·患者具一致体征/症状/生物标志物模式 ·有假设支持炎症前状态可能触发一系列事件，导致多种继发的功能紊乱	多种疾病 ·患者中非心血管合并症发生率高 ·HFpEF平均年龄更高表明伴随着衰老的不同生理过程导致HFpEF综合征 ·仍在寻找高保真的HFpEF动物模型
HFpEF分级系统应该基于临床还是机制?	基于临床 ·实践和治疗决策需要基于当前对HFpEF表型的知识 ·根据临床观察尝试去梳理心血管相关的部分	基于机制 ·能推动药物研发 ·可以评估不同病理生理过程及其相互作用
HFpEF患者对治疗反应是否不同? 是否应被单独研究?	应作为一个包括各种亚组的整体 ·HFrEF有很多不同病因，保持广泛亚组的方法有助于改善患者预后 ·对于有多种影响住院和死亡的危险因素人群，更大的样本量尤为重要	应分成不同亚组 ·可对目标病理生理亚型作匹配合适的治疗 ·既往研究提示，糖尿病和肥胖可能是HFpEF预防和/或治疗的目标
HFpEF预后评估应基于生活质量指标，而不是心力衰竭住院/死亡吗?	根据发病率/死亡率 ·在当前环境中可与患者，健康系统和支付者直接相关 ·目前为止仍是评估HFrEF的标准	根据生活质量指标 ·在最近的HFpEF试验中被证明可行 ·能够对治疗效果产生一个更适当的评估 ·体现以患者为中心的策略和理念

侵入性血流动力学测定得以证实。

2. HFpEF的病理机制 存在多样性，但患者的确有共同临床表现，如运动耐力受损或日常体力活动能力受限。而且LVEF≥50%仍是HFpEF定义的基本特征。这可以从应用螺内酯的TOPCAT试验患者特征和临床结局变化看出来，也可以从β受体阻滞剂对LVEF在<40%、40%～49%和≥50%人群不同的作用效果看出来。

3. HFpEF患者对干预的反应 这种反应是否相同仍有争议。各类药物临床研究均未能改善患者预后，但以非临床结局终点如心功能、症状或生活质量等来评估，患者仍可能获益。

4. HFpEF作为单一疾病的假设值得质疑 单一疾病可定义为在症状、体征和生物学标志物上存在单一的表现，或存在众多共同的临床表现。左室舒张性功能障碍是HFpEF患者的共同表现，但其病理生理学机制的各个组分（包括左心室收缩功能、传导血管的僵硬、肺血管疾病、骨骼肌功能、身体组成等）的改变却有所不同。未解决的关键问题是这些不同是否源于共同的或不同的机制?

Paulus和Tschope提出的假设是：在HFpEF中基础的促炎症状态可由一个或多个并存病引起如肥胖、糖尿病和高血压，成为各种事件的触发因素，导致一氧化氮生物利用、环磷酸鸟苷磷酸酶，以及蛋白激酶G活性的降低，使肌联蛋白低磷酸化，增加了心肌细胞僵硬和/或组织间的心肌纤维化，以及心室壁的僵硬。该模式中HFpEF的发生是由内皮功能障碍介导的，后者涉及动脉系统和静脉系统两者，这与HFrEF发生系因心肌细胞丧失所致的原发性心肌损害不同。这一病理生理学过程提供了明确研究方向，又为筛选可能改善疾病过程的候选新药提供了潜在作用靶点。

（二）HFpEF包括了许多不同的疾病

Paulus和Tschope提出的假设也并不可靠，因为之前他汀类、RAAS阻滞剂和磷酸二酯酶-5抑制剂治疗HFpEF的临床试验均为阴性结果。他汀类具有抗炎作用，可显著降低高敏C反应蛋白水平；磷酸二酯酶-5抑制剂可稳定血管的炎症过程和促进内皮功能。因而又提出了不同的理论，即不同的HFpEF可由于某种单一基础疾病所致，HFpEF的发生已知不仅由于主要心脏异常，也由于在心力衰竭发展中起着作用的非心脏性合并症所致的多器官疾病。这种非心脏疾病可能有独立的影响机制，并非导致通常的炎症途径和持续心肌损伤的机制。收缩能力保存而血管功能、一氧化氮生物利用、左房功能、负性频率不依从性等的受限，以及身体组成、骨骼肌功能和其他机制（都可由血流动力学、影像和生物学标志物检测来评估）的改变，均与HFpEF相关。许多这些紊乱随老龄而出现，因而心血管结构和功能上与年龄相关的改变可成为疾病病理生理学机制的“参与者”，并决定了HFpEF的阈值、严重程度和预后。此外，还发现存在有附加的影响因素，如肥胖在美国HFpEF人群的患病率高达84%，且与存活率呈U型曲线关系，与非肥胖的HFpEF患者相比较，显示一种独特的病理生理学特征。而且，HFpEF伴肥胖患者，减轻体重可改善摄氧峰值。其他影响HFpEF严重性的因素包括高血压（≥80%）、糖尿病（20%～45%）、慢性阻塞性肺疾病、心房颤动和慢性肾病。HFpEF和合并症之间复杂的相互作用，均对各种HFpEF动物模型发展产生复杂影响。现在的HFpEF动物模型只是复制了HFpEF的某种单一特征。这种模型难以提供可靠的病理生理学观察和预测人类HFpEF对临床前干预试验的治疗反应。

上述事实让我们理解和接受新的观点：HFpEF临床表现在不同程度上受到一种以上生理紊乱或危险因素的影响；需要在个体和人群两个层面上更多地了解致病的病因及其彼此间的联系；动物模型用于人体HFpEF仍是争议问题，需进一步研究。

（三）如何正确分类 HFpEF

1. HFpEF亚型分类 很有必要。无论HFpEF是单一疾病，抑或为多重病理生理学过程形成的共同表现，此种状态无疑涵盖了范围宽广的临床表型。随着疾病负荷增加和一系列干预研究均以失败告终，显然越来越需要对HFpEF患者做出进一步分类。评估各种分类的方法，包括病理生理学的、病因学的、临床表现的，以及多种表型相结合的，以发现若干可能成为未来研究的方向。可以相信，无论产生什么样的方案，均应该是有弹性的，即有能力对新发现做出调整；也应该是实用的，即能对不同人群做出分类，而且，还应该包含明确的亚组人群和推动特定的治疗目标。依据这样的思维，必须考虑和根据临床和机制上的巨大差异，做出HFpEF的分类方案。

2. HFpEF亚型分类的导向 如以临床为导向，可采用两种途径，一种是根据临床观察为基础的假设，HFpEF患者可区分为不同的表型，如肥胖性HFpEF、HFpEF伴肺血管病、HFpEF伴动脉僵硬、HFpEF伴内皮功能障碍等；另一种以“不可知论”为基础，采用机器学习途径，即用电脑来区分，从而分为不同的临床人群。基本上两种途径可一起采用，两种方法的整合，以及采用归纳－再归纳途径也很必要。这种方法甚至还可以定量分析病因对心脏和血管的相对影响程度。

3. 根据机制的分型 根据同样的机制过程来分类HFpEF，可用于研究靶点治疗。与聚焦于临床表现不同，详细列出特异的和基础生物学的过程，能够评估导致每个患者罹患HFpEF疾病负荷的病理生理学因素。Lewis等晚近提出的因素包括血管床、肾脏、线粒体功能、钙负荷和心脏舒张等的功能障碍。不过，这些HFpEF参数是动态变化的，常规测定后需进行数据综合，这是一项很难完成的任务。而且，这些基本机制对于每一例HFpEF患者，并不肯定能正确和充分地指向特异的疾病本质。

以临床和生物学为基础的分类，很有必要，有助于做进一步比较。观察HFpEF的临床和生物学表型，可以从不同角度剖析此种复杂的综合征。现在已开始根据性别、种族、伦理、社会经济因素、血流动力学、生物学标志物、影像或对生物紊乱的反应如运动等，来检查临床表现和结局的变异。上述利用信息学方法在技术上可整合不同来源的资料，以便发现生物学上明确的表型和鉴别出可能对治疗的反应。不过，信息的输入最终只是参数的输入，如果推动HFpEF进展的关键性病理生理学特征不是直接的，仅间接地反映在输入的参数中，则此种分析可能没有帮助，或甚至会误导。

（四）临床试验应针对所有HFpEF人群吗

迄今为止，各种可能有前景的干预方法在随机试验中均不能证实对HFpEF患者确定有益（表7-6-2）。尚不清楚此种结果是试验设计的失败，抑或确是干预方法无效。导致阴性结果的临床试验可以肯定不是一种失败，因为知识和证据正是来自这些结果。但是一种有潜在应用价值的治疗出现阴性结果，迫使研究者不得不再次考虑临床试验的设计问题。下面将分别考虑两种不同的途径来识别适合的HFpEF临床人群，以便有最大机会发现有效的治疗方法：一是试验应包括广泛的人群，二是试验样本量可较小，但必须着重于个体化的亚组人群。

1. 患者人群广泛的HFpEF临床试验

（1）HFrEF临床试验：与注册登记研究和流行病学研究做比较，HFrEF临床试验中包括的患者往往属于低危人群，即不良临床结局事件发生率较低。这是因为入选HFrEF试验的标准，一般均排除了最严重患者如老龄、伴晚期慢性肾病、衰弱、伴高危合并症等；HFrEF的标准治疗方案包括了已得到大样本随机对照试验确认的新药，故患者的生存率和其他心力衰竭结局包括因心力衰竭的再住院已有显著改善；不同病因如缺血性和非缺血对神经内分泌阻滞剂的治疗反应又很相似。

（2）HFpEF临床试验：迄今为止，HFpEF临床试验也均采用广泛的入选标准。试验确保了在统计学上有足够把握度来检出主要终点的显著性差异。除心力衰竭严重性和治疗效果外，假如某些合并症可能产生影响，而试验的干预方法对此种特殊的表型可能有效，那么，以此种特殊表型为靶标的试验，获得阳性效果的可能性无疑将增加。但广泛的

表7-6-2　主要的HFpEF随机临床试验总结

药物/干预	样本量	主要终点	结果
坎地沙坦	3123	复合终点心血管疾病死率或HF住院	中性
厄贝沙坦	4128	复合终点全因死亡和心血管住院	中性
培哚普利	850	复合终点全因死亡和HF住院	中性
奈必洛尔	752	复合终点全因死亡或心血管住院	中性
卡维地洛	245	复合终点心血管疾病死率或HF住院	中性
地高辛	988	复合终点HF病死率或HF住院	中性
螺内酯	422	超声上E/e；摄氧峰值	阳性；中性
螺内酯	3445	复合终点心血管死亡，心脏停搏，或HF住院	中性
伊普利酮	44	超声上E/e；摄氧峰值	中性
西地那非	216	摄氧峰值	中性
伊伐布雷定	61	运动能力/摄氧峰值	阳性
伊伐布雷定	44	摄氧峰值	阴性
伊伐布雷定	179	超声上E/e；6分钟步行距离；NT-proBNP	均中性
运动训练	64	摄氧峰值	阳性
沙库巴曲缬沙坦	301	NT-proBNP	阳性
维拉西胍	477	NT-proBNP；左房容量	均中性
单硝酸异山梨醇酯	110	日常活动水平	阴性

注：HF，心力衰竭；HFpEF，射血分数保留的心力衰竭；NT-proBNP，N末端B型利钠肽前体。

入选标准，虽然总的样本量很大，而此种亚组表型的人数必定有限，这就难以确保有足够把握度检出终点事件差异的显著性，更不可能使整体人群的结果呈现阳性。

2. 入选策略 HFrEF的临床结局研究旨在观察终点事件发生率，入选了广泛HFrEF人群，而研究样本量相对较小，需要通过提高利钠肽的水平来增加把握度。同样，HFpEF研究也需要提高利钠肽水平，以确保入选者有心力衰竭和增加事件发生率。虽然利钠肽水平对HFpEF具有预后价值，但其测定值在严重程度不同的心力衰竭上均低于HFrEF患者，而且，在HFpEF中有相当比率患者利钠肽的水平并不增高。此外，根据两项临床试验（I-PRESERVE和TOP-CAT）的事后分析表明，药物治疗（分别为厄贝沙坦或螺内酯）在利钠肽水平较低患者中与治疗获益相关，而在利钠肽水平较高患者中则不然。这些观察挑战了通常的认识，即可应用利钠肽使HFpEF试验增加事件发生率。

3. HFpEF临床试验入选人群选择 入选人群的选择需限制于特殊亚组人群。为了使HFpEF临床试验取得成功，应选择与治疗相匹配的正确患者，即最有可能获益的患者。即便在HFrEF研究中某些治疗（如CRT和ICD）也仅在特殊表型人群中获益。大量正在进行的HFpEF研究旨在评价治疗方法的效果，针对的靶点是具有独特假定机制的（表7-6-3），但并非必定是特定的亚型，而是对试验药物具有独特反应的患者。潜在的HFpEF亚组，即有独特病理生理学、对靶点治疗有反应的人群，可包括：①伴代谢性疾病风险如糖尿病、代谢综合征、肥胖；②伴肺血管疾病，主要为肺动脉高压；③伴左房压升高的患者，以及伴高血压或老龄患者。

（五）改善生活质量作为主要终点

慢性疾病患者的生活质量和心功能状态作为重要的研究终点，其临床价值常被高看或低估。这些指标不一定与心力衰竭发病率和病死率相关，但可能尤其与HFpEF有关，后者常在患者高龄时出现，临床表现为运动耐受性降低和呼吸困难，从而全方位影响了日常生活，这主要就是因为心功能状态和独立活动能力受损，两者对老年人维持正常的生活状态很重要。HFpEF研究迄今尚未在发病率和病死率上获得阳性结果，因此，必须考虑聚焦于改善生活质量、改善心功能和/或症状相关的终点，这种方法上的转移，将会呈现下列两种不同的观念。

1. 合并症和病死率仍应是试验的主要靶点 生存率和住院率公认为评估HFrEF治疗效果的现代标准，是推动药物研发的关键终点，也与患者预后及医保系统支付直接相关。因此，有理由认为那些改善运动耐受性和生活质量，而和合并症与病死率无关的指标，与HFrEF标准治疗的益处相比，似无多少意义。HFpEF作为心力衰竭的一种主要类型似亦应遵循与HFrEF同样的原则。

表7-6-3 HFpEF近期登记、正在进行或已完成的临床试验小结

研究的药物或方法	HFpEF目标人群	评价指标
CAPACITY-HFpEF（可溶性鸟苷酸环化酶刺激剂）	EF≥45% 摄氧峰值＜80%	摄氧峰值 6分钟步行距离
SPIRRIT（螺内酯）	EF≥40%	病死率，HF住院
SERENADE（macitentan）	EF≥40% 肺血管病或右心衰竭	利钠肽
PARAGON（沙库巴曲缬沙坦）	EF≥45%	心血管死亡和总的HF住院累积事件，为阴性结果

续 表

研究的药物或方法	HFpEF目标人群	评价指标
DYNAMIC（riociguat）	EF≥50%，肺动脉高压	血流动力学，MRI指标
PARALLAX（沙库巴曲缬沙坦）	EF≥45%，KCCQ总记分	利钠肽，生活质量
VITALITY（维拉西胍）	EF≥45%	生活质量
SOUTHPAW（口服treprostinil）	EF≥45% 肺动脉高压	6分钟步行距离
KNOCK OUT HFpEF（硝酸钾）	EF≥50%	摄氧峰值
EMPEROR-PRESERVED（EMPAGLIFLOZIN）	EF≥40%	至CV死亡或HF住院
OPITIMIZE-HFpEF（合并症的筛查和治疗）	EF≥50%，年龄＞60岁	复合终点包括生活质量
FAIR-HFpEF（羧麦芽糖铁）	EF≥45%，舒张功能障碍，铁缺乏	运动能力、6分钟步行距离
CELLpEF（细胞治疗）	EF＞50%，舒张功能障碍	MRI舒张功能，运动能力
PH-HFpEF（硝酸纳）	EF≥40%，肺动脉高压	运动血流动力学，6分钟步行距离
Neladenosonbialanate	EF≥45%	6分钟步行距离
CoQ10	EF≥50%	生活质量
奈必洛尔Nebivolol	肺动脉高压	血流动力学，6分钟步行距离
ONOH（硝酸纳）	EF≥40%，年龄≥70岁	摄氧峰值
INABLE（吸入性硝酸纳）	EF≥50%	摄氧峰值
PRESERVED（达格列净）	EF≥45%，2型糖尿病	利钠肽
左西孟旦	肺动脉高压	运动血流动力学
CRpEF（心脏康复）	EF≥50%，中至重度舒张功能障碍	摄氧峰值
PERSPECTIVE	EF≥40%	认知分值
PIROUETTE	EF≥40%，心肌纤维化	MRI心肌细胞外容量分值
ERADICATE-HF（ertugliflozin）	EF≥20%（HFrEF和HFpEF）2型糖尿病	近端肾小管钠再吸收
REDUCE LAP-HF Ⅱ（心房间通道装置）	EF≥40%，年龄＞40岁，左心房压增高	CV病死率，生活质量
Regress-HFpEF	EF≥50%，年龄≥50岁	生活质量，运动血流动力学
PERFECTUS（双室起搏）	EF≥50%，负性频率不依从性	舒张功能
WTLSSCHF（体重减少）	EF≥45%，BMI＞30kg/m^2	6分钟步行距离，生活质量
RAPID（心房起博）	EF≥50%，负性频率不依从性	摄氧峰值
BEAT-HFpEF（ALBUTEROL）	EF≥50%，左室充盈压升高	运动血流动力学
INDIE-HFpEF（无机硝酸盐）	EF≥50%，年龄≥40岁，摄氧峰值≤预侧的75%	摄氧峰值
ROPA-DOP（利尿药和多巴胺）	EF＞50%，急性HF	肾功能
TROPHY2（肺动脉去神经术）	EF≥40%，肺动脉高压	运动血流动力学

注：BMI，体重指数；CV，心血管；EF，射血分数；HFpEF，射血分数保留心力衰竭；KCCQ，堪萨斯心肌病问卷；LV，左心室；MRI，磁共振成像；N/A，无适用材料；VO_2，氧耗。

2. 研究应针对生活质量和运动终点 在考虑每个HFpEF患者最佳治疗时，预防合并症和病死率无疑是最具决定性的目标，不过，HFpEF目前的治疗通常着重于提升患者心功能状态，使日常生活少受限制。NEAT-HFpEF研究证实，应用单硝酸异山梨酯的新方法来测定患者每日活动能力，不仅易行，而且与评估心力衰竭严重程度的其他方法相关。活动力测定的改变与6分钟步行距离或堪萨斯问卷调查结果改变，并无相关性，这多半由于反映心力衰竭恶化或改善的评估标准敏感性较低。尽管如此，以患者为中心的终点在HFpEF试验中应用越来越多，却是不争的事实。对于回顾性设计的研究，采用生活质量/运动作为主要终点很有帮助，因为与HFrEF人群相比较，HFpEF患者的非心血管合并症负荷明显增加和年龄更大，因而要产生治疗效果和降低心血管疾病死亡率就更为困难。

除了前述的亚型，考虑到HFpEF的不同表现和不同生物学途径，干预方法的多样性，以及理想治疗效果的不同，研究者可以选择针对不同临床表现和治疗目标的人群。例如，主要表现为运动受限和呼吸困难的HFpEF患者，可能不同于因心力衰竭的急性失代偿而需要住院的患者，这些患者可以从步行距离增加和心功能改善中获益。有液体潴留的患者在处理上更为困难，不过，那些旨在预防和识别容量超负荷，以及预防反复住院的干预方法，还是能使患者获益的。为了产生与临床表现相关新的终点，有必要“精细地”区分HFpEF临床表型，且干预试验的靶点应该是目标亚组人群。

三、HFpEF诊断的新流程

HFpEF的正确诊断很困难，也使其治疗难以取得进展。缺乏诊断的准确性，对于大样本临床试验的结局危害最大。最近的HFpEF诊断标准系根据2016年ESC指南概括的专家共识，虽对2007年共识已作了重大修改，仍有局限性，缺乏运动试验，也受到质疑。目前国外较公认的诊断流程（体系）有以下两种。

（一）H2FPEF评分

这是最近由Borlaug及其同事提出的HFpEF诊断评分方法，以便允许对容量负荷正常而表现为劳力性呼吸困难和LVEF≥50%的患者，进行非侵入性筛查，从而鉴别那些可从血流动力学评估和运动试验中最大获益的人群。H2FPEF评分依据是否存在下列关键的诱因或预测因素，即体重、高血压、心房颤动、肺动脉高压、老龄、充盈压等6个方面，总共为9点：心房颤动3点，肥胖（BMI＞30kg/m^2）2点；年龄＞60岁、≥2个降压药、E/e＞9、超声心动图估测的肺动脉压＞35mmHg，各为1点（表7-6-4）。这一记分在采用侵入性血流动力学运动试验作为金标准后，较之2016ESC指南，提供了较高的诊断准确性。分值在0～1点，HFpEF可排除；6～9点时可以确诊；2～5点患者应采用侵入性运动试验进一步评估。

表7-6-4 非侵入性预筛伴活动呼吸困难患者的计分法（Reddy等提出）

关键指标和诊断标准	记分点数
心房颤动	3
BMI＞30kg/m^2	2
年龄＞60岁	1
≥2种降压药物	1
E/e＞9	1
估计肺动脉收缩压＞35mmHg	1
可能为HFpEF	6～9
HFpEF不可能	0～1
需要运动试验	2～5

（二）HF-PEF2记分

新的ESC HFA诊断HFpEF专家共识，由Burkert Pieske在2018年维也纳ESC心力衰竭会上首次提出。共识推荐HFpEF患者的诊断采用HF-PEF2记分。该方法与H2FPEF评分类似，用分值来鉴别那些需应用侵入性或非侵入性技术（负荷超声心动图）运动试验的患者。HF-PEF2记分包括以下

4个工作步骤。

第一步，预先评估。

第二步，超声心动图和利钠肽评分。

第三步，心功能运动超声心动图和血流动力学检查。

第四步，发现和证实HFpEF的病因。

与H2FPEF相同，最具决定性的是第二步，可确诊（5～6点）或排除（<2点）HFpEF，或鉴别出需要做额外负荷超声心动图运动试验才能确诊（2～4点）的患者。与H2FPEF记分（未包括检测利钠肽的水平）不同，HF-PEF2记分第二步是排除性的，诊断的根据是超声心动图和BNP或NT-proBNP测定的水平，而年龄和合并症包括在第一步的预评估之中。作为最后的一步（第四步），HFA共识建议做影像检查（MRI、心肌核素显像）、实验室检查和/或心肌活检，以确定基础病因和进一步鉴别HFpEF的亚型，便于按指南来治疗。

这两种评分虽然彼此有许多不同，但都可显著增加正确诊断HFpEF患者的数量，并能更好地个体化识别该病的亚型。排除不能满足诊断标准的患者，也是临床试验的前提，以便能得到可靠的结果，并提高未来鉴别那些对HFpEF有益的新治疗方法的可能。

（三）中国传统诊断标准

采用上述方法有可能“扩大”诊断为HFpEF的人群，形成一个“广义”的HFpEF人群。心肌病（主要为肥厚型心肌病和限制型心肌病）、心包疾病、心瓣膜病和右心衰竭都可能诊断为HFpEF。这些疾病都有心力衰竭临床表现，LVEF都在50%以上，但HFpEF的人群范围不宜包括这些特定的疾病，因为后者大都已有明确和相对特异的治疗方法。因此，中国传统诊断HFpEF的标准仍有其实用性，误诊和漏诊可显著减少。

HFpEF的诊断应从以下3个方面来综合分析。

1．有HFpEF的临床表现　①有心力衰竭的症状；②有心力衰竭的体征；③LVEF≥50%，左心室和全心不大；④存在心脏结构性改变的证据（如左心房增大、室间隔肥厚和/或左心室肥大、心肌梗死）。

2．符合HFpEF患者人群基本的流行病学和人群特点　大多数为老年患者、女性、有长期高血压史或心力衰竭病因即为高血压。此外，部分患者伴有心房颤动、糖尿病、肥胖、外周血管疾病或脑卒中。

3．BNP/NT-proBNP轻至中度升高　一般而言，升高的水平HFpEF低于HFrEF，老年人低于较年轻患者。HFpEF患者BNP/NT-proBNP绝大多数升高水平应超过“灰色区域”；如在正常范围，一般不宜做出HFpEF的诊断。

四、HFpEF现代和未来的治疗理念

（一）既往临床研究的回顾和评点

HFpEF的大样本随机对照临床研究，如从死亡率终点来评估，各种常用药（如ACEI/ARB、β受体阻滞剂）和新药（如沙库巴曲缬沙坦）的疗效令人失望。

老年人心力衰竭的PEP-CHF研究结果显示培哚普利未能显著减少主要终点事件（死亡或与心力衰竭相关的住院），但心功能显著改善、6分钟步行距离显著增加。CHAR1M保留研究应用坎地沙坦，显示可以明显减少因心力衰竭住院率，但没有降低心血管事件复合终点。厄贝沙坦治疗HFpEF研究（I-Preserve）亦未显示可降低死亡或心血管住院（特别是心力衰竭、心肌梗死、不稳定性心绞痛、心律失常或卒中）的主要复合终点事件。VALIDD试验比较了缬沙坦和其他降压药对轻度高血压患者伴舒张功能障碍的影响。两组血压均下降10mmHg以上，舒张期松弛速度均同样改善，提示降压治疗有益，但并未观察对包括心力衰竭在内的临床终点事件的影响。因此，既往研究未能证实ACEI/ARB/沙库巴曲缬沙坦、β受体阻滞剂治疗HFpEF患者如同HFrEF一样有效。HFpEF目前尚无一种药物可以降低病死率和改善预后。那么，HFpEF患者是否就无药可用了？那到也

不是。

螺内酯仍值得推荐。TOP-CAT试验的阴性结果可能与入选患者地区的非同质性有关，如除外俄罗斯和格罗地亚，其结果显示利尿药和螺内酯可降低HFpEF患者住院率、缓解症状和/或改善生活质量。对该研究所作的进一步分析（事后分析）表明，LVEF＞45%的患者可从螺内酯治疗中获益。

ACEI和ARB曾在有的HFpEF研究中显示一定程度上有益，但主要随机对照研究及荟萃分析并未证实有效，目前仅推荐用于HFpEF伴高血压患者的降压治疗。

新的一类药ARNI，本质上可视为新的RAAS阻滞剂沙库巴曲缬沙在HFpEF治疗中应可有一定地位。沙库巴曲缬沙坦可提高体内利纳肽水平，后者发放的信号经过cGMP，抑制其降解，有助于保存cGMP介导的细胞内信号作用，并可预防在心肌细胞水平上的肥厚和僵化。利钠肽具有利钠和利尿的作用，从而拮抗了容量超负荷，并抑制了纤维化。后者是HFpEF病因学特征的另一个关键，可导致心室僵硬和器官水平的顺应性受损。此外，脑啡肽酶降解了利纳肽，以及其他一些肽类，包括GLP-1。脑啡肽酶所致的利钠肽介导的GLP-1抑制作用，可改善血糖控制效应，对糖尿病伴HFpEF患者有益。上述作用在病理生理机制上显然对治疗HFpEF有效。PARAMOUNT Ⅱ期试验入选301例HFpEF患者，沙库巴曲缬沙坦降低了12周后的NT-proBNP水平，减少了26周的心房容量和NYHA心功能分级。然而此种早期的、替代指标显示的有益作用却未能转变为“硬终点”如病死率降低的临床效应（PARAGON-HF试验）。PARAGON-HF试验虽然未获得预期的阳性结果。但从科学发展角度来看，该研究因传递了一个十分重要的信息，仍是成功的，具有里程碑意义。这个重要信息是HFpEF人群显然不具有同质性，在全球各地并非都一样；病因、机制和处理是不一样的，未来的研究方法不宜采用统一的入选标准和对象，治疗靶点不能针对HFpEF整个人群，研究终点不应是临床结局，改善生活质量和症状也十分必要，同样是未来研究的方向。而且，在进一步的分析（亚组人群分析或事后分析）中证实，沙库巴曲缬沙坦对HFpEF的某些特定人群如低LVEF（＜57%）和女性患者有效，显著降低主要终点风险分别达22%和27%。美国FDA2021年已批准该药可用于成人慢性心力衰竭，即允许应用于HFpEF，这与近几年该机构审批心力衰竭新药上市的标准有所放宽的政策相关，考虑到面临心力衰竭构成的对社会和公共卫生严峻挑战的现状，允许可改善症状和/或生活质量的药物有条件上市。

（二）HFpEF的基本治疗策略

这应该是一套“组合拳”，即采用综合性治疗，包括一是消除液体潴留，改善症状；二是积极处理基础心血管疾病、合并症，以及并存的心血管危险因素；三是有效控制血压，因大多数患者有或曾有过高血压。

利尿药适用于有液体潴留的HFpEF，应使患者处于“干重”状态，并以小剂量长期维持。

基础心血管疾病如高血压、冠心病，合并症如糖尿病、心房颤动、肺动脉高压、慢性肾脏病，以及非心血管疾病如慢性阻塞性肺疾病、贫血、睡眠呼吸暂停综合征等均应给予积极治疗。

高血压为HFpEF的主要病因，也是导致心力衰竭反复失代偿的重要诱因。血压控制的目标一般应在130/80mmHg以下。

HFmrEF大多数患者是从HFrEF改善而来，可继续采用以“金三角”（即RAAS阻滞剂、β受体阻滞剂、醛固酮拮抗剂螺内酯）和利尿药为基础的治疗方案，并尽量达到优化；沙库巴曲缬沙可以替代ACEI或ARB；少数HFmrEF系从HFpEF患者病情进展而来，其治疗仍可沿用HFpEF的基本原则，加强利尿药应用，控制血压，努力控制好心血管基础疾病、合并症，以及并存的心血管疾病危险因素。

（三）未来HFpEF治疗的展望

HFpEF由于存在各种合并症，形成该病的不同亚型，其本质是非同质的。患者的病因和亚型决定了HFpEF的治疗。HFpEF的若干治疗靶点已确定，根据的是血流动力学异常，包括充血、舒张功能障碍、肺高压症和容量超负荷；亦可根据细胞功能和结构异常，包括全身微血管炎症、心肌细胞肥厚、僵硬和基质重构；还可根据代谢改变。

最近出的一些新药，有的可能使心力衰竭包括HFpEF的治疗获重大进展，但大多数却未能改善临床结局，或者疗效仍不能确定。

SGLT-2（钠葡萄糖协同转运蛋白-2，也称为钠葡萄糖共转运蛋白-2）抑制剂有可能成为HFpEF的治疗药物。有几个特点使该类药物成为受关注的候选者，尤其在表现为肥胖相关亚型的患者。通过抑制葡萄糖的再吸收，该药发挥渗透性利尿作用，可矫正血浆容量扩张的状态，后者在肥胖性HFpEF患者中尤为重要。SGLT-2抑制剂（SGLT-2i）亦有抗炎和抗纤维化作用。通过降低内脏和心包脂肪，该药可降低脂肪细胞因子如瘦素的分泌负荷。这就减少了邻近器官包括心脏的旁分泌前炎症和前纤维化作用。

直接或间接一氧化氮-环化鸟苷磷酸-蛋白激酶（NO-cGMP-PK）激活剂包括有机或无机硝酸盐类、磷酸二酯酶-5抑制剂和可溶性鸟苷酸环化酶（soluble guanylat cyclase，sGC）激动剂，均主要针对细胞内cGMP水平。细胞内cGMP降低使细胞内前肥厚途径突然释放，并且抑制了蛋白激酶G介导的肌联蛋白磷酸化，后者与心肌细胞肥厚和僵硬相关联。针对上述靶点的药物如维拉西胍（Vericiguat）、肌球蛋白激动剂Omecamtiv、Mecarbil等的临床研究证实可能有助于HFpEF患者改善症状和提高生活质量，将在后面做进一步介绍。

优化危险因素管理和控制诱发因素包括心房颤动（节律控制）、肥胖（运动训练、减体重）、高血压（血压控制）和冠心病（血运重建）仍是HFpEF患者治疗的基石。

（黄　峻）

第四节 射血分数保留的心力衰竭常见亚型和处理

HFpEF的亚组分型尚无统一的方法和标准。本文介绍一些常见类型，依据病因分类，其名称即为导致HFpEF的基本和/或主要病因，包括伴糖尿病HFpEF、伴代谢性疾病HFpEF、伴肺动脉高压HFpEF、伴左房压增高HFpEF等。

一、伴糖尿病的HFpEF

（一）流行病学和基本认识

糖尿病是心力衰竭的常见合并症，对预后有显著负面影响。美国有糖尿病患者3300万，糖尿病前期患者8410万，两者人数接近美国人口的1/3，患病率至2030年预期将增加54%。大约45% HFpEF伴有糖尿病，合并糖尿病的患病率在新发HFpEF人群中增加最为显著。糖尿病患者心力衰竭发生率较之一般人群增加4倍，30%的糖尿病患者有未识别的心力衰竭和心室功能障碍。反过来，心力衰竭导致胰岛素抵抗，并促进糖尿病的发生。伴心力衰竭和糖尿病的患者，较之罹患其中一种疾病者，病死率几乎增加10倍。

在心力衰竭领域中糖尿病越来越受到关注，这是由于糖尿病对HFrEF患者预后有确定的负面影响，还由于临床试验结果表明降糖治疗对心力衰竭结局影响的不确定性，即可能有益，也可能有害。

了解HFpEF伴糖尿病患者的临床特点和结局，具有重要临床意义，以便针对特殊表型的靶标作出治疗决策，并产生危险分层的方法，但有关的临床实践资料很有限。HFpEF伴糖尿病患者的一些重要和可能病理生理学机制见表7-6-5。

（二）糖尿病和HFpEF的关系

关于HFpEF和糖尿病关系的资料很有限。临床试验资料表明，在慢性HFrEF患者中糖尿病常与

表7-6-5 HFpEF和糖尿病及相关的危险因素

DM对HFpEF的影响	潜在的病生机制	可能治疗靶标
增高	1. 钠处理改变	
体重指数/体重		SGLT-2抑制剂可恢复钠递送至肾远曲小管，促进利尿和利钠作用，减轻容量超负荷
收缩压		
纤维化	2. 容量超负荷增加	
充血		
内皮功能障碍		抗高血糖药具有降低血糖水平，抗炎和抗重构作用减少脂肪堆积，通过限制热量摄入，以促进对胰岛素的反应和减少炎症
容量超负荷症状	3. 炎症细胞因子释放	
LV重量		
LV充盈压		
并存病	4. 骨骼肌功能衰弱	
缺血性心脏病概率		
心血管死亡的概率		
HF住院/再住院	5. 外周氧递送/氧利用功能受损	
住院时间		上述这些机制在脂肪增多患者中可能会加剧。运动训练项目有助于脂肪堆积和骨骼肌的功能恢复
总病死率风险		
降低	6. 心率变时性功能不全	
心功能状态		
生活质量		
运动能力	7. 毛细血管密度减少	
出院回家可能性		

注：上表显示了HFpEF和糖尿病患者的特征和重叠的病理过程，包括利钠作用受损所致的容量超负荷、神经内分泌激活、多重并发症、炎症和外周功能失调，以及骨骼肌功能受损。这些过程导致在此类患者中观察到的，与不伴糖尿病相比，并发症和病死率增加。DM，糖尿病；HFpEF，射血分数保留的心力衰竭。

合并症发生和病死率风险增加相关；伴糖尿病的HFpEF较之HFrEF，临床试验获得阴性结果更多。

（三）HFpEF伴糖尿病的临床试验资料

表7-6-6列出4项大样本HFpEF临床试验资料，评估糖尿病对患者预后的影响。这4项研究均符合LVEF诊断标准，患者均有HFpEF和糖尿病，并描述了临床特征和结局。结果提示糖尿病和HFpEF的不良合并症与病死率增加相关联。

CHARM试验对3023例LVEF＞40%患者随访37.7个月。伴糖尿病患者与无糖尿病相比，容量超负荷的症状和体征更多，体重指数（BMI）更高，高血压、缺血性心脏病和肾功能恶化等发生率较高。伴糖尿病患者心血管死亡率和心力衰竭住院率增加2倍，全因病死率亦增加。该研究也评估了糖尿病对LVEF＜40%患者的影响，结果发现糖尿病和心血管死亡及因心力衰竭的再住院相关联，此种影响对HFpEF显著大于LVEF＜40%患者。需注意的是，该研究当时将LVEF 40%～49%患者归入HFpEF人群，现在则应归为HFmrEF，且晚近研究表明HFmrEF患者在特征上与HFrEF而不是与HFpEF更类似。

DIG试验随访987例LVEF＞45%患者37个月，伴糖尿病患者BMI、充血及外周水肿发生率更高，年龄更轻，女性、有高血压和缺血性心脏病也更多。糖尿病患者因心力衰竭住院和心力衰竭死亡风险增加68%，全因病死率风险亦增加。

I-PRESERVE试验对4128例LVEF＞45%患者平均随访4.1年。伴糖尿病患者更年轻，BMI较高、容量超负荷体征更多，生活质量较差、NT-proBNP水平较高。745例有详细超声心动图资料，其中伴糖尿病患者收缩末和舒张末直径、左心室重量、左房大小、E/e′比值均较高。左室收缩功能则无显著

表7-6-6　HFpEF临床试验显示的伴和不伴糖尿病患者的特征与结局

试验名称	队列特点	患者的基本特点	临床结局
CHARM (2008)	LVEF＜40% N＝3023	容量超负荷症状和体征较重、BMI较高、NYHA分级较高，伴高血压、缺血性心脏病、脑卒中、肾功能不全较常见	CV死亡或HF住院（HR＝2.0，95%CI，0.70～2.36，*P*＜0.000 1） 全因病死率（HR＝1.84，95%CI，1.51～2.26，*P*＜0.000）
DIG (2010)	LVEF＞45% N＝987	较年轻、女性、BMI较高、心力衰竭病因为心肌缺血、外周水肿和充血体征更多	HF病死率或HF住院（HR＝1.68，95%CI，1.26～2.25，*P*＜0.001）全因病死率（HR＝1.48，95%CI，1.11～1.99，*P*＝0.009）
RELAX (2014)	LVEF≥50% N＝216	较年轻、肥胖、高血压、肺疾、血管病、肾功能不全，NT-0roBNP相似，尿酸、CRP内皮素-1、Galectin-3较高、摄氧峰值和6分钟步行距离较低	6个月内的心血管或肾损所致的住院（HR＝4.08，95%CI，1.60～10.36，*P*＝0.003）
I-PRESERVE (2017)	LVEF≥50% N＝4128	较年轻、BMI较高、容量超负荷症状体征较重、心力衰竭病因为心肌缺血、生活质量较差、NT-ProBNP较高、收缩末和舒张末测量值、LV重量和心房大小增加，E/e′比值增加	CV死亡或HF住院（HR＝1.75，95%CI，1.49～2.05） 全因病死率（HR＝1.59，95%CI，1.33～1.91）

注：试验按年份排列，风险比（HRs）和95%置信区间、P值一起列出。BMI，体重指数；CHARM，坎地沙坦治疗心力衰竭评估病死率和并发症降低的研究；CITP，1型胶原的羧基末端肽；CRP，C反应蛋白；CV，心血管；DIG，地高辛研究组；DM，糖尿病；HF，心力衰竭；HFpEF，射血分数保留心力衰竭；I-PRESERVE，厄贝沙坦治疗HFpEF研究；LV，左心室；LVEF，左心室射血分数；NT-proBNP，N末端脑利尿钠肽前体；NYHA，纽约心脏学会；RELAX，磷酸二酯酶5抑制剂改善HFpEF心功能分级和运动能力研究。

差异。糖尿病和心血管死亡或心力衰竭住院的复合结局，以及全因病死率风险的增加相关。

RELAX试验随访216例LVEF≥50%患者6个月。伴糖尿病患者较年轻和肥胖，男性较多，伴高血压、血管病、缺血性心脏病、慢性阻塞性肺疾病和慢性肾病的比率较高；NT-proBNP水平相似，但收缩血管的介质、内皮素-1、炎症标志物、C-反应蛋白和尿酸，以及促纤维化标志物galectin-3和Ⅰ型胶原羧基末端终肽（carboxyterminal telopeptide of collagen type 1）水平较高。超声心动图资料显示，伴糖尿病患者E/e′比值增加，收缩功能和舒张功能指标无差异；左心室重量增加，但左室容积或室壁厚度无差异；运动试验摄氧峰值较低，6分钟步行距离较短，心率变时性功能不全发生率较高；6个月时因心脏或肾脏原因住院更多。

临床资料提示，在HFpEF中糖尿病与多种合并症、心功能状态差、运动能力降低、炎症和纤维化标志物升高、内皮功能障碍、充血加重、左心室充盈压升高，以及病死率与心力衰竭住院风险的增加相关。

（四）GWTG-HF登记研究的资料

上述临床试验资料包括了特殊人群且样本量大的临床试验，很有价值，但样本量与回顾性研究相比仍是较小的，凸显了大样本队列人群的GWTG-HF登记研究的重要性。下面将对这一队列人群进一步分析，并评估HFpEF伴和不伴糖尿病患者的情况。

GWTG-HF研究亦称遵循指南治疗心力衰竭研究，于2005年由美国心脏病协会（ACC）启动，是以医院为基础的高质量项目，也是心力衰竭样本量最大的最新研究，为美国改善心力衰竭处理做出了贡献，并成为丰沛的资料来源。该研究中在2006年至2017年的十年中232 656例的HFpEF（EF＞50%）患者，均为新发心力衰竭或慢性心力衰竭恶化，其中62 402例和医疗保险费的申索相关，资料翔实，用于分析临床结局，主要比较伴和不伴糖尿病患者的基线特征、住院和出院30天的结局；短期结局包括住院病死率、住院时间（＜4天或≥4天）、出院目的地（回家或去专业护理院、临终安养院等）；出院后结局包括30天的病死率、全因再住院率和因心力衰竭的再住院率。

HFpEF伴糖尿病患者较年轻，男性和非白人较多，下列合并症发生率较高：高血压、高脂血症、慢性阻塞性肺疾病、脑血管意外或一过性脑缺血发作（TIA）、外周血管病、心肌缺血史、既往心力衰竭、肾功能不全、贫血和抑郁症；伴糖尿病患者与无糖尿病相比，收缩压、体重、住院和出院时BMI均较高，但BNP水平较低。

伴糖尿病患者和无糖尿病相比，虽住院病死率较低（2.1% *vs.* 2.8%），但糖尿病与住院病死率并不独立相关（*OR*＝1.05，95%*CI*，0.99～1.11）。糖尿病和显著较长的住院时间（*OR*＝1.27，95%*CI*，1.23～1.31）和出院回家可能性显著较低（*OR*＝0.83，95%*CI*，0.81～0.86）相关；30天住院病死率较低（4.8% *vs.* 6.2%，*P*＜0.000 1），但矫正分析后与糖尿病并不独立相关（*HR*＝1.03，95%*CI*，0.95～1.11）。糖尿病和30天全因再住院率（*HR*＝1.10，95%*CI*，1.05～1.15）显著增加相关（表7-6-7、表7-6-8）。

评估伴或不伴糖尿病患者中BNP水平与住院结局的相关性，矫正分析后发现，BNP水平四分位较高者和住院病死率风险增加、住院时间较长相关，而出院回家可能性较低。BNP和糖尿病之间虽存在显著相关性，但BNP升高对糖尿病住院病死率和住院时间影响较小。

在这项研究中还观察到HFpEF患者住院和出院后合并症的发生率显著增加与糖尿病相关。这些发现强调，关键是需要对HFpEF和糖尿病患者加强治疗与管理，以改善生活质量和减少资源耗费。

尽管临床试验资料显示病死率增加与糖尿病相关，但住院病死率和30天病死率两者均不受糖尿病的显著影响。糖尿病伴HFpEF短期发病率和病死率的不同关系，反映了2种不同的机制：较快起作用的血流动力学机制诱发容量超负荷，可在医院和出院后表现出来；较缓慢起作用的重构机制则导致病死率增加，在30天里显现不出来。

表7-6-7 GWTG-HF研究中HFpEF伴和不伴糖尿病患者的住院结局

住院/出院	临床结局（%）	矫正OR	95%*CI*	P值
住院病死率				
整体	2.47			
糖尿病	2.09	1.05	0.99～1.11	0.1301
非糖尿病	2.79			
住院≥4天				
整体	47.58			
糖尿病	50.01	1.27	1.21～1.31	＜0.0001
非糖尿病	45.50			
出院回家				
整体	70.55			
糖尿病	72.83	0.83	0.81～0.86	＜0.0001
非糖尿病	68.61			

注：*CI*，置信区间；*OR*，比值比。

表7-6-8 GWTG-HF研究中HFpEF伴和不伴糖尿病患者的住院后结局

住院后结局	累积事件率（%）	矫正HR	95%*CI*	P值
30天病死率				
整体	5.64			
糖尿病	4.75	1.027	0.948～1.111	0.5165
非糖尿病	6.22			
30天全因再住院				
整体	14.67			
糖尿病	16.03	1.099	1.052～1.149	＜0.0001
非糖尿病	13.77			
30天HF再住院				
整体	4.64			
糖尿病	5.29	1.208	1.117～1.307	＜0.0001
非糖尿病	4.21			

注：HR，风险比；*CI*，置信区间。

（五）HFpEF伴糖尿病的病理生理学机制

HFpEF的病理生理学机制现在认识到的，一是血流动力学的改变，如血压的增高、左房压的升高、舒张功能障碍、左心充盈压增高和左心充血等；还可有肺动脉高压、肺血管病、肺循环压力增高和右心室功能障碍。二是容量超负荷，出现水肿，可有颈静脉充盈，甚至胸腹腔积液，但此时并无左心衰竭；三是细胞和分子水平上的变化，有全身微血管炎症、心脏代谢功能异常，可伴细胞结构如肌联蛋白异常和细胞外的结构异常如心肌纤维化。

1．钠滞留和容量超负荷 HFpEF中糖尿病发挥作用的病理生理学机制仍未阐明，业已提出若干可能机制和针对这些靶点来改善临床结局。容量超负荷和充血是心力衰竭住院的常见原因。伴糖尿病患者神经内分泌激活加剧，并有钠处理的改变，可导致充血、心肾综合征和利钠利尿反应降低。糖尿病所致的高血糖，使得钠－葡萄糖共同交换体-2（SGLT-2）上调，导致近端肾小管钠吸收增加、容量扩张和对利尿药反应降低。此外，代谢综合征和交感神经系统及RAAS激活的相关性也获证据支持。

在CHARM、DIG和I-PRESERVE试验中，伴糖尿病患者充血体征更多见。GWTG-HF研究未直接分析容量状态，但伴HFpEF和糖尿病患者机械通气、透析/超滤和肾功能恶化率较高，提示存在恶化的容量超负荷状态。住院患者容量负荷增加和利尿药不良反应可导致住院时间延长，而出院时利尿不佳可解释30天因心力衰竭的再住院增加。尽管伴糖尿病患者中可能存在较严重容量超负荷，BNP/NT-proBNP可作为容量超负荷的标志物，但后者与糖尿病的相关性在各个研究中并不一致。可能由于LVEF入选标准的差异，因为已证实HFpEF与HFrEF比较，利钠肽升高的幅度较小。GWTW-HF研究中BNP和住院结局恶化相关性减低，则可能由于合并症和其他临床因素对伴糖尿病患者住院时间的影响超过了BNP。

针对交感神经系统和RAAS激活的治疗未能降低HFpEF的病死率，不过，伴糖尿病患者仍应将这些治疗列为优选，并可获益，也值得在HFpEF伴糖尿病患者的亚组人群做进一步研究。

晚近，SGLT-2抑制剂已证实对心力衰竭伴糖尿病患者具有明显的有益影响（EMPA-REG试验等），其利钠和缓解容量超负荷的作用可降低合并症发生率，且不激活交感神经系统。

2．代谢失调和全身炎症 HFpEF虽具促炎症特征，但针对炎症及后续内皮功能障碍的治疗如他汀类、RAAS阻滞剂和磷酸二酯酶-5抑制剂均未见长期获益作用。针对炎症采用“一药统吃”的方法可能并不适当，多半需要更特异性地针对导致糖尿病发生的炎症和重构的病理学过程。

糖尿病的胰岛素抵抗导致心肌细胞游离脂肪酸利用增加，从而造成线粒体功能障碍，产生毒性脂质中间产物，并增加活性氧（reactive oxygen species）。在糖尿病人群中，外周组织和心包组织中脂肪的过多堆积更为常见，亦可导致促炎症细胞因子的释放。高血糖诱发的进展性糖化终产物可损害微血管功能，并减少一氧化氮的利用。所有这些过程均可引起心肌细胞的结构改变、内皮功能障碍和多器官损害。RELAX和I-PRESERVE试验的超声心动图资料提示，糖尿病和较严重舒张性心功能障碍及左心室肥大相关，并且，基础代谢的改变和炎症过程很可能是造成此种亚型的原因。

通过消耗热量减少脂肪过度堆积，可作为针对此种病理生理紊乱的治疗策略。这样做将对心肌缺血风险、血压、运动能力、对胰岛素的反应性和全身炎症均产生有益影响。

胰高血糖素样多肽-1（glucagon-like peptide-1，GLP-1）受体拮抗剂：这是近几年上市的几种抗高血糖药物之一，具有降低血糖和抗炎的双重作用，从而可改善血管功能和减缓多器官损伤。GLP-1受体拮抗剂在体外和体内均能降低动脉粥样硬化负荷、炎症和内皮功能障碍。该药的临床试验未能改善心力衰竭结局，但仍在HFpEF特殊人群中继续研究。

SGLT-2抑制剂：已显示可降低炎症标志物，推测此类药物可能转变心脏代谢朝向更多地应用酮类，从而降低氧耗和自由基（free radical）的产生。

沙库巴曲缬沙坦：应用于HFpEF的PARAGON-HF试验，结果是阴性的，但其抗炎和抗纤维化作用或可有利于HFpEF的亚组人群。在HFpEF患者中促炎症过程与血流动力学机制比较，发挥作用可能较缓慢，采用相应的干预方法评估病死率改善将需要长期随访的研究。

3．外周损伤 如骨骼肌功能不良、外周氧传递受损和心率变时性功能不全等均可能在HFpEF伴糖尿病患者中引起运动能力降低和心功能障碍。在RELAX研究的伴糖尿病患者中可见摄氧峰值和6分钟步行距离降低。运动耐受性降低可能与左室充盈压增高相关，亦证实患者存在骨骼肌改变和动静脉氧差降低，后者系由于氧递送减少或骨骼肌氧摄入减少。血管扩张降低、内皮功能障碍和贫血可引起氧递送减少。骨骼肌中脂肪组织浸润增加，结果导致的毛细血管密度降低和摄氧峰值降低，可引起肌肉衰弱和运动耐受性不良。

HFpEF患者可有Ⅰ型氧化性骨骼肌纤维降低和Ⅱ型糖酵解纤维增加，导致氧利用降低。伴糖尿病患者中由于脂肪沉积增多，这些机制可能会加剧。自主神经病变已知为一种糖尿病的合并症，心率变时性功能不全亦可损害运动时心搏出量的增加。自主神经病变虽不可逆，但经分级渐进的运动锻炼，骨骼肌功能可以恢复，运动能力和生活质量可改善。事实上HFpEF患者在运动训练项目后摄氧峰值已显示明显增加。此种非侵入性治疗方法对伴糖尿病患者是有益的。

4．多重合并症 现已清楚知道HFpEF患者会有多重合并症。临床试验和GWTG-HF研究资料清楚表明，HFpEF伴糖尿病人群合并症负荷增加。这并不奇怪，因为糖尿病已知可增加心肌缺血、血管疾病、脑卒中、肾功能障碍等的风险。合并症负荷增加可以解释住院患者由于治疗更为复杂而住院时间延长，出院回家可能性降低，以及在GWTG-HF研究人群中观察到的全因再住院率增加。

这些资料可能低估了对HFpEF伴糖尿病患者实施以团队为基础的整体治疗需求。心脏病专家、内分泌专家、神经病学专家和全科医师的协调也十分必要。出院时就应安排早期随访，以避免此类高风险人群的再住院。多科诊所使患者一次就诊能见到不同的医师，从而改善医疗的协调和减少多次就诊的负担。未来HFpEF伴糖尿病患者的研究应细分出再住院和非心血管疾病死率的确切原因，以便增加和改进对疾病的理解，给予患者更多关注和更适当地分配资源。

二、HFpEF伴代谢性疾病

预防或延缓HFpEF的进展是可能的，在高危人群中可以有效。高血压临床研究早就证实，伴糖尿病、代谢综合征、肥胖等患者应优选RAAS阻滞剂作为降压药物，有助于改善长期预后。但既往应用神经内分泌阻滞药物如β受体阻滞剂、ACEI、ARB治疗HFpEF人群的研究并未获得确定的阳性结果。RENAA和HOPE试验表明，RAAS阻滞剂可降低有心血管风险患者心力衰竭的发生，但并未评估得以预防的心力衰竭类型。ALLHAT研究定义了发生心力衰竭的类型，氯噻酮较之赖诺普利可降低HFpEF的发生。晚近两种不同的SGLT-2抑制剂已证实可降低糖尿病伴心血管疾病患者的心力衰竭发生率，但心力衰竭类型不详。

两项心力衰竭预防研究采用BNP筛选有临床心血管危险因素患者，让心血管专家评估并做治疗，结果表明，降低了新发的收缩性或舒张性心功能障碍和心力衰竭，降低了心力衰竭（类型不详）的发生率。心力衰竭指南均要求应用BNP测定，以筛查需做心力衰竭预防干预的患者。未来有必要进一步评估这些预防干预举措分别对HFpEF和HFrEF的影响。

肥胖是HFpEF的重要危险因素，也是另一个预防和治疗的靶点。美国HFpEF人群肥胖患病率达84%，并与生存率呈U形曲线关系。根据一项单中心研究证据，HFpEF有或无肥胖患者相比较，存在若干不同病理生理学机制，提示可能存在针对这一巨大HFpEF亚组人群的、肥胖特异的治疗。

三、HFpEF伴肺血管病

许多HFpEF患者有肺动脉高压，后者与症状负荷、住院和病死率的增加相关联，并有独特的组织病理学特性。心力衰竭患者植入肺动脉压监测器的亚组分析表明，肺动脉压指导的心力衰竭治疗与改善血流动力学和主要复合终点（死亡和因心力衰竭住院）相关。

小样本的HFpEF患者队列的研究，采用肺动脉前后毛细血管压监测方法（表7-6-9），评估肺血管扩张剂治疗用于心力衰竭人群的疗效，得出的是阴性结果。后续研究中还发现，伴肺静脉高压患者可能诱发肺水肿。西地那非治疗HFpEF 伴肺高压症研究是一项较小的随机试验，结果右心室功能得到改善。右心室功能是肺高压症患者临床结局的核心决定因素，但此种右心室功能改善在尔后的一系列试验中却并未得到证实。

常规采用肺动脉高压治疗并不推荐，但在HFpEF伴肺动脉高压的亚组人群中肺血管扩张剂的应用仍是允许的。而且，晚近的注册登记资料和临床试验结果提示，总体的肺动脉高压人群越来越年老，并伴较多合并症。

“非典型肺动脉高压”是一种符合肺动脉高压血流动力学标准（包括肺毛细血管楔嵌压低），伴≥3种心血管危险因素，在表型上酷似HFpEF伴肺动脉高压，且对肺动脉高压治疗有效的亚组患者人群。这种状况提示，治疗反应似乎不能依传统分类来定义。一些用于危险分层和鉴别反应者的激发试验，如导管方法的容量变化和运动试验，可能有助于鉴别出这类灰色区域的患者。一些临床试验如应用吸入性β肾上腺素受体激动剂（BEAT HFpEF试验）、口服内皮素拮抗剂（SERENADE试验），以及口服前列腺素类药（SOUTHPAW试验）治疗HFpEF和肺血管病患者等正在进行。

四、HFpEF伴左房压增高

在一项2期试验中采用机械装置产生标准的心房间分流，以降低左心房压力负荷，初步结果证实术后1个月运动时肺毛细血管楔压降低。应用静脉注射、吸入或口服无机亚硝酸盐类或硝酸盐，在早期的单中心研究中亦证实可改善患者运动能力和/或降低肺毛细血管楔压，但晚近的INDIE-HFpEF试验并未显示吸入性无机硝酸盐对提升摄氧峰值有

表7-6-9 肺高压症不同类型血流动力学差异对治疗的重要意义

PH亚组	mPAP（mmHg）	PCWP（mmHg）	PVR（wood单位）	其他	治疗靶点	临床试验意义
毛细血管前PH 典型PAH 非典型PAH	 ≥25 ≥25	 ≤15 ≤15	 ＞3 ＞3	有致左心疾病和PCWP升高的多重危险因素，并排除压力因素	 PH：右室 PH：右室 考虑HFpEF	正在增多的人群，需要更多不同的方法/分型，因PAH和HFpEF症状重叠
单纯毛细血管后PH	≥25	＞15	≤3	有的有压力下的PCWP增高	HFpEF	
毛细血管前和毛细血管后混合型PH	≥25	＞15	＞3		HFpEF，右心室，考虑PH	正在进行的研究评价了PH治疗，从毛细血管前可有不同的病理生理学，需要细致的分型

注：危险因素包括冠状动脉疾病、高血压、糖尿病、代谢综合征、肥胖和心房颤动。mPAP，平均肺动脉压；PAH，肺动脉高压；PCWP，肺毛细血管楔压；PH，肺高压症；PVR，肺血管阻力。

益。采用各种无机亚硝酸盐类或硝酸盐的研究正在进行。

五、转甲状腺素蛋白（ATTR）淀粉样心肌病

这是HFpEF的特殊类型，属于广义的HFpEF患者。老年性全身淀粉样变性是HFpEF心肌病的常见病因，系由于野生型转甲状腺素蛋白（ATTRwt）的沉积。发病率估计约占HFpEF患者的13%，但也可能低估的，因为特异性的非侵入性诊断方法如闪烁扫描可靠性和可适用性有限。

ATTR是一种在肝脏合成的蛋白质，涉及甲状腺素蛋白的结合和转运，以及视网膜-结合蛋白质-视网膜复合物（维生素A）。起初分泌的是一种较为稳定的四联体甲状腺素蛋白，可分解为较不稳定的单体，后者又经过错误折叠和聚合，最终形成淀粉样纤维（图7-6-4）。单体的解离和变性尤多见于60岁以上老年男性，为常染色体显性遗传。在转甲状腺素蛋白基因（ATTRm）中至今已知有120个以上的突变，形成了此种遗传类型。

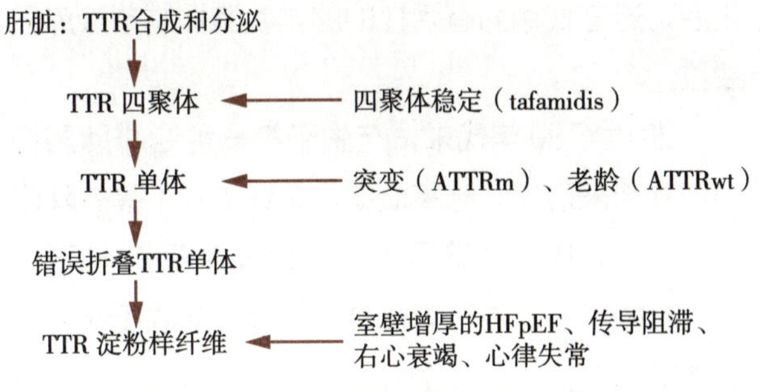

图7-6-4　转甲状腺素蛋白的分泌和代谢

注：转甲状腺素蛋白（ATTR）由肝脏合成和分泌，并整合形成四聚体。TTR分解后形成单体，后者又变性和通过突变（ATTRm，遗传类型）或老龄过程（ATTRwt）中发生错误折叠倾向。错误折叠的多肽形成淀粉样纤维，后者可沉积于各种器官包括心脏。Tafamidis和其他化合物如diflunisal可使TTR稳定，从而预防错误折叠和淀粉样形成。

ATTR型淀粉样变性心肌病患者生存受限，诊断后存活平均2～6年。晚近产生的几种治疗策略，以抑制ATTR的分泌，稳定ATTR，或抑制淀粉样物质的沉积。其中苯并恶唑的衍生物氯苯唑酸（tafamidis）是有前景的新药，可结合ATTR的甲状腺素蛋白结合位点，从而溶解其四联体结构。在双盲和安慰剂对照的ATTR-ACT试验中441例ATTR心肌病（包括ATTRwt和ATTRm）患者随机至氯苯唑酸组或安慰剂组，治疗30个月。初步结果表明可显著降低全因病死率和心血管住院率，并延缓心脏功能状态和生活质量的降低，未来可能有助于治疗表现为ATTR心肌病的HFpEF患者。2019 HFA专家共识正式推荐该药用于ATTR淀粉样心肌病（ATTRm或ATTRwt）所致的症状性心力衰竭患者。

六、中国HFpEF伴糖尿病的特点

心力衰竭是全球大流行疾病。GWTG-HF研究和前述临床试验均局限于美国患者，但也有其他国家住院心力衰竭患者的登记研究，包括中国、西欧、日本、亚洲和中欧国家等。

合并症和生活条件差异、营养、运动和基因倾向等均可导致全球HFpEF伴糖尿病患者特点和结局不同。例如，亚洲现在是糖尿病流行的集聚地，发生的糖尿病与欧洲人群相比，BMI较低、较为年轻。代谢亚型差异可导致HFpEF和糖尿病相互作用的不同。心肌缺血整体上讲仍是心力衰竭最常见病因，不过，在发展中国家高血压、心瓣膜病和先天性心脏病也是常见病因，很可能减弱了糖尿病在HFpEF病因机制中的作用。

根据各国HFpEF的资料和大样本随机对照试验尤其PARAGON-HF入选人群的详细信息，大致可以概括出亚洲和中国此类患者的基本特征是一种“瘦型糖尿病”。这些患者一是有糖尿病或代谢综合征，但与西方国家患者相比，血糖水平不那么高，肥胖不那么显著甚至不胖，BMI也不很高；二是生活质量差，独立活动能力低；三是预后差，如果伴冠心病，往往为多支病变和广泛、弥漫性病变，血运重建效果差。这些初步的信息，已经具有弥足珍贵的价值，不仅对于中国HFpEF的防治，而且对

DM的处理，以及合并DM的冠心病患者的综合管理均有重要的启迪。

（黄　峻）

第五节 射血分数降低的心力衰竭

一、心力衰竭治疗理念转变：从神经内分泌阻滞到神经内分泌调节

SNS和RAAS的过度与持续激活是心力衰竭发生的主要病理生理学基础。心脏作功的初始调整和增加，只是作为对各种短期生理和病理生理学刺激的应答反应，如这些系统仍慢性、长期和过度激活，就会导致心肌重构和心功能失代偿。阐明神经内分泌激活在心力衰竭发生中的核心作用，为成功应用神经内分泌阻滞剂如ACEI、ARB、醛固酮拮抗剂和β受体阻滞剂铺平了道路。这些药物具有降低HFrEF发病率和病死率的显著有益作用，业已在过去40多年一些具有里程碑意义的大样本随机试验中得到证实。因此，联合应用最大耐受剂量的β受体阻滞剂、ACEI（或在不耐受时改为ARB）和醛固酮拮抗剂，亦即“金三角”方案，以便充分阻断SNS和RAAS，已成为国际公认的HFrEF治疗的“标配”。

2014年PARADIGM-HF试验结果证实，沙库巴曲缬沙坦治疗慢性稳定性HFrEF的效果优于ACEI依那普利，使得单纯应用神经内分泌阻滞剂的传统理念发生改变。与此同时，单纯降低窦性心率的伊伐布雷定也显示，在已应用传统的“金三角”治疗基础上可进一步降低HFrEF患者心血管死亡率和因心力衰竭的再住院率。此外，2017年新型利尿药托伐普坦在中国获得了应用于心力衰竭的适应证，成为消除液体潴留的又一利器，有力保障了HFrEF基本方案的实施。心力衰竭药物治疗的理念和实践从此翻开了新的篇章。

二、新的药物

（一）沙库巴曲缬沙坦

1. 具有双重靶点作用效应　HFrEF治疗的主要靶点是交感神经系统和RAAS的激活，另一靶点是升高循环中利尿钠肽水平。沙库巴曲缬沙坦既抑制RAAS，又激活一种有益的神经内分泌系统利尿钠肽系统。

利尿钠肽在心肌壁牵拉扩张时释放，具血管扩张作用，有脑利尿钠肽（BNP）、心房利尿钠肽（ANP），以及由血管内皮释放的C型利尿钠肽（CNP），均可发挥有益的血流动力学作用和心脏保护效应，包括扩张血管、利尿和利钠，以及抗纤维化和抗心肌肥厚作用。这种有益的心血管效应恰可对抗SNS和RAAS持续激活所致的有害心血管作用。因此，“放大”内源性利尿钠肽的作用就成为心力衰竭新治疗的重要靶点。内源性利尿钠肽由脑啡肽酶降解，故增加内源性利尿钠肽的一种途径就是抑制脑啡肽酶，后者主要在肾脏表达。

该药的分子结构中含有ARB缬沙坦和沙库巴曲两种成分，后者为脑啡肽酶抑制剂的前体，口服消化后，迅速代谢为有活性的脑啡肽酶抑制剂沙库巴曲拉。

20世纪80年代末，产生了第一种脑啡肽酶抑制剂并用来治疗动脉高血压，却证实并不具有降压效果。这是因为血管紧张素Ⅱ和内皮素-Ⅰ亦可被脑啡肽酶降解，导致这些具有强大血管收缩作用的介质增加。

尔后的研究是将脑啡肽酶抑制剂和ACEI结合，产生奥马曲拉（omapatrilat），并在一系列心力衰竭和高血压试验中进行评估，但最终被迫撤回，因为威胁生命的血管性水肿发生率较高，这是由于缓激肽也可被脑啡肽酶抑制而降解减少，体内缓激肽水平显著升高。改用ARB代替ACEI后，安全地联合抑制RAAS和脑啡肽酶的目的才得以达到。这种改变规避了缓激肽积聚的作用，又保留了联合抑制RAAS和脑啡肽酶的作用，从而产生了一类新药

ARNI，其首个产品是沙库巴曲缬沙坦。

2. 主要临床研究 PARADIGM-HF为前瞻性大样本随机对照研究，入选8000多例稳定性院外HFrEF患者，旨在评估沙库巴曲缬沙坦（目标剂量200mg，2次/日）与依那普利（目标剂量10mg，2次/日）的疗效。随机之前有一段筛选期，患者须先证实对依那普利，继而对沙库巴曲缬沙坦具有良好耐受。两组基线治疗均采用指南推荐的药物并达到优化，如β受体阻滞剂使用率在90%以上。中位随访27个月时因已显示达到获益的标准，试验提前中止。沙库巴曲缬沙坦与依那普利比较，显著降低主要复合终点心血管死亡或心力衰竭住院20%（$P<0.000\,000\,4$）；复合终点的两个组分均显著降低：心血管死亡降低20%，心力衰竭住院降低21%；主要复合终点的绝对风险显著下降4.7%，全因死亡或心血管死亡绝对风险分别下降2.8%和3.2%。沙库巴曲缬沙坦对心力衰竭住院的有益作用在起始应用后30天即显示出来。晚近，依据既往的安慰剂对照试验结果进行沙库巴曲缬沙坦与安慰剂比较的推测性分析，结果表明该药可大幅度地降低心血管死亡、心力衰竭住院和全因病死率。

沙库巴曲缬沙坦组单纯性血管性水肿病例数量较依那普利多（分别为19例和10例），但未见严重气道受累；症状性低血压亦稍多（14% *vs.* 9%）；血清钾和肌酐升高则依那普利组较为常见。亚组分析发现沙库巴曲缬沙坦较之依那普利有以下获益：①心脏性猝死降低；②降低严重高钾血症风险，从而使醛固酮拮抗剂耐受更佳；③生活质量和性能力改善；④改善了糖尿病患者的糖代谢，在随访期间糖化血红蛋白（HbA1c）降低和新发胰岛素治疗发生率较低；⑤肾功能降低较徐缓尤其在心力衰竭伴糖尿病患者中，显示具有肾脏的保护作用；⑥因心力衰竭的再住院减少；⑦血清尿酸水平降低。

3. 推荐应用的适应征 国内外心力衰竭指南支持沙库巴曲缬沙坦用于LVEF≤35%、优化治疗（包括最大耐受剂量的ACEI或ARB、β受体阻滞剂和醛固酮拮抗剂）后仍有症状（心功能NYHA分级≥Ⅱ级）的HFrEF患者，以降低死亡和心力衰竭的住院风险（Ⅰb类推荐）。沙库巴曲缬沙坦推荐应用的方法见图7-6-5。

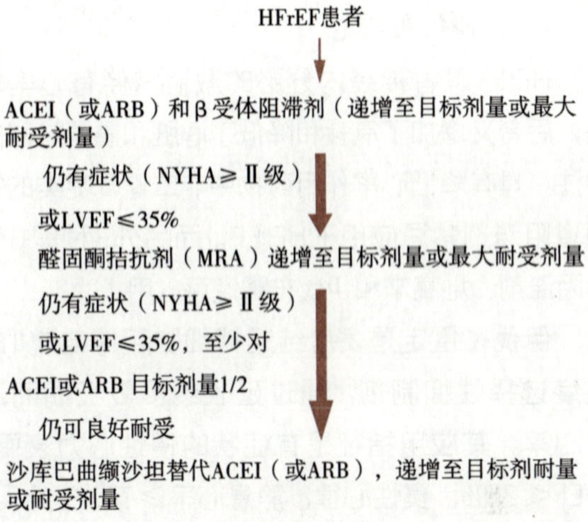

图7-6-5 沙库巴曲缬沙坦应用于HFrEF的推荐方法

4. 应用方法 沙库巴曲缬沙坦应在ACEI末次剂量36小时后起始。有血管性水肿史患者禁用。PARADIGM-HF试验中低血压发生率高达18%，因此，应用之前应确认患者血压稳定，且收缩压≥100mmHg，并调整利尿药剂量和矫正容量负荷不足。如收缩压≤90mmHg，则不宜应用。此外，该药应用后BNP水平会升高，NT-proBNP则不会，反而可降低，此时生物学标志物监测应选择NT-proBNP。沙库巴曲缬沙坦是否可作为一线药物替代ACEI或ARB？如血压耐受，可以考虑。近期的一些研究结果（如PARADIGM-HF和TRANSITION试验），已使一些专家主张在RAAS阻滞剂应用上，首先推荐沙库巴曲缬沙坦。

5. 临床试验的局限性 PARADIGM-HF研究存在明显局限性，可能限制试验结果对亚组人群的普适性：①依那普利剂量相对较低，而沙库巴曲缬沙坦为最大剂量。②洗脱期淘汰率超过10%，其中接近半数患者的淘汰，系根据非特异性结局指标，而这些患者均符合入选标准；如未被淘汰，研究的结果（疗效和安全性）有可能造成对沙库巴曲缬沙坦不利的影响。③入选对象主要为轻中度且偏轻度的

HFrEF患者。NYHA心功能分级大多为II级，少数为III级。④黑人和老年人比例低。有合并症患者的比例也偏低。⑤排除了3个月内有过急性冠脉综合征的患者。

（二）伊伐布雷定

HFrEF患者神经内分泌的激活常伴有心率增快，后者又增加了氧耗和降低了心脏和重要脏器的灌注。具有降低心率作用药物中非二氢吡啶类的钙通道阻滞剂禁忌应用于HFrEF，而另外3种即β受体阻滞剂、地高辛和伊伐布雷定可以用。

伊伐布雷定是窦房结起搏细胞起搏电流If的高度选择性抑制剂，通过延长缓慢复极期而减慢心率。其应用指征是有症状的慢性心力衰竭、LVEF≤35%、窦性心律、静息心率≥70次/分、β受体阻滞剂已用至最大耐受剂量或对β受体阻滞剂有禁忌的患者。不宜用于失代偿性心力衰竭、窦房结或房室结功能障碍、低血压（<90/50mmHg）或起搏器依赖患者。

SHIFT伊伐布雷定与慢性心力衰竭结局试验评价了该药对HFrEF的疗效。入选LVEF≤35%、窦性心率≥70次/分的心力衰竭患者，共6558例随机至伊伐布雷定组或安慰剂组，中位数随访时间23个月。主要复合终点是心血管死亡或心力衰竭恶化住院。伊伐布雷定组与安慰剂组相比，绝对风险降低5%。在4周中伊伐布雷定较之安慰剂，心率平均降幅为10.9次/分，且静息心率降至<60次/分人群较之心率快的人群，主要终点事件发生率显著降低。SHIFT试验的后续分析表明，心率<75次/分的患者全因病死率和心力衰竭住院率亦显著降低，但在心率≥75次/分的患者中则未见降低。心力衰竭患者心率降低的重要性首次在大样本前瞻性研究中得到证实。

SHIFT试验的局限性。根据研究方案伊伐布雷定是在β受体阻滞剂基础上加用的，试验的阳性结果并不能视作为该药优于β受体阻滞剂的证据，因此，伊伐布雷定还不能取代β受体阻滞剂。试验的有益临床结局主要来自降低了心力衰竭住院和心力衰竭死亡，亦即伊伐布雷定的主要有益作用是降低心力衰竭相关的发病率和病死率。此外，接受β受体阻滞剂的患者比率约85%，但达到目标剂量仅占23%，≥50%目标剂量的仅为56%。如果进一步提高β受体阻滞剂的剂量和基础治疗的优化程度，是否会影响伊伐布雷定的疗效，也不能确定。不良反应除了症状性心动过缓和眼光点，还有心房颤动的轻微增加，不过后者并不能确立，因两组发生心房颤动的病例数均很低。

（三）SGLT-2抑制剂

1．作用机制 这是一种对心力衰竭具有显著有益影响的新型降糖药物。糖尿病和心力衰竭是密切的两联体。一系列的抗糖尿病药物如二甲双胍(sulfonylureas)、格列酮类和某些DPP-4抑制剂已表明可能促进糖尿病患者发生心力衰竭。

肾脏在调节葡萄糖动力学稳定上发挥着至关重要的作用。肾脏的葡萄糖调节系统即SGLTs的重要作用，直至晚近才有所了解，并成为2型糖尿病的治疗靶点。SGLTs有SGLT-1和SGLT-2两种单独形态，均在近端肾小管中表达，葡萄糖吸收与钠联结一起，Na^+梯度经由钠/钾泵产生。具有高效和低亲和力的SGLT-2再吸收约90%葡萄糖，而SGLT-1则以高亲和力再吸收剩余的葡萄糖。

SGLT-2抑制剂作用于近端肾曲小管，使尿中葡萄糖排泄增加，并轻度降低糖化血红蛋白水平。晚近美国FDA已批准3种SGLT-2抑制剂上市：卡格列净、达格列净和恩格列净。每一种均通过利钠和渗透性利尿作用，持续降低收缩压和舒张压。晚近在心血管高风险的糖尿病患者中所做的临床试验，提示此类药对血压和体重有良好影响，并可转为降低心血管和肾脏事件的有益效应。

2．临床试验 SGLT-2抑制剂被引入作为抗糖尿病药物，带来未曾预料的对心血管结局的影响。在两个大样本试验中SGLT-2抑制剂恩格列净和卡格列净一致地降低了2型糖尿病和已有心血管疾病或心血管危险因素患者的主要复合终点心血管死亡、非致死性心肌梗死和非致死性脑卒中的发生率。值得注意的是，观察到的终点降低主要由于心血管死亡减少。这两项试验中心力衰竭住院的相对风险降低≥30%，但尚不清楚对不同类型心力衰竭（HFrEF或HFpEF）的影响如何。此种一致性降低心力衰竭事件的有益效果，使SGLT-2抑制剂进入到2型糖尿病患者预防心力衰竭的前沿。根据EMPAREG OUTCOME的结果，2016 ESC心力衰竭指南推荐应用恩格列净（Ⅱa），以降低2型糖尿病患者的心力衰竭风险。

近两年又取得重大突破。达格列净或恩格列净在基础治疗优化下加用，对心力衰竭的良好疗效得到充分证实（DAPA-HF研究，2019年；EMPEROR-Reduced研究，2020年）。还表明无论伴或不伴糖尿病的心力衰竭人群均同样获益；还具有肾脏保护作用，以及有多病（糖尿病、冠心病、心力衰竭、慢性肾病）共治的有益临床效应。显然，此类药在今后更新的心力衰竭指南中将得到推荐应用。实际上，2019中国基层心力衰竭指南已建议在“金三角”治疗后仍有症状的患者可以考虑应用，伴糖尿病的心力衰竭患者可以常规应用。

SGLT-2抑制剂预防心力衰竭的机制尚未完全阐明，可能是多方面的，除了通过降低血压和利钠作用发挥的血流动力学影响外，对RAAS的影响和心肌代谢的改变，可能也起了重要的作用（表7-6-10）。在各种心力衰竭（HFrEF、HFpEF，伴或不伴2型糖尿病）人群中正在进行的临床试验，期望能进一步证实此类药物在心力衰竭治疗和预防中的作用表7-6-11。

此类药还具有降压作用，24小时可降低收缩压3～5mmHg，主要经由持续的利钠和渗透性利尿作用。不过，利尿作用有可能诱发容量不足、直立性低血压和急性肾功能损害，尤其同时应用其他利尿药和RAAS阻滞剂的患者，应予注意。

（四）肌球蛋白激动剂

传统的正性肌力药物已证实会增加心力衰竭患者合并症发生率和病死率，可能由于细胞内的钙离子浓度增高（钙负荷的超载），在增强心肌收缩力

表7-6-10　SGLT2抑制剂有益心血管影响的可能机制

机制	临床结局
利尿作用	降低前负荷，降低血压，减少体重
减轻动脉僵硬	降低后负荷，降低血压
代谢转变：减少脂肪和氧化增加酮体氧化	改善线粒体功效，改善心脏作功
其他代谢影响	改善血糖，降低尿酸，减少心包脂肪组织
肾脏影响	延缓微量蛋白尿和大量蛋白尿，延缓GFR下降

表7-6-11　HFpEF伴糖尿病应用SGLT-2抑制剂正进行的试验

试验名称	药物	研究人群	主要临床结局	预期入选例数
EMPEROR-PRESERVED	恩格列净	EF＞40%，有或无2型DM，NT-proBNP升高	从基线至38个月CV死亡或因HF住院	4126
EMBRACE-HF	恩格列净	EF＞40%或＜40%，2型DM，PA舒张压≥12mmHg	从基线至8～12周PA、舒张压改变	60
ERADICATE-HF	埃格列净	HFrEF或HFpEF、DM，BNP升高	在1周和12周近端肾小管钠再吸收	36
PRESERVED	达格列净	EF≥45%，2型DM，BNP升高	NT-proBNP水平在6周和12周与基线相比的改变	320

注：EMPEROR-PRESERVEED，恩格列净治疗慢性射血分数保留心力衰竭患者的结局试验；EMBRACE-HF，恩格列净对心力衰竭患者血流动力学影响的评估研究；ERADICATE-HF，艾托格列净治疗糖尿病合并射血分数保留或降低心力衰竭患者的机制评估研究；PRESERVED，达格列净对射血分数保留心力衰竭患者的生物标志物，症状和功能状态的作用。

的同时显著增加了心肌耗氧量，并激活神经内分泌系统。OmecamtivMecarbil是一种空间异构的、小分子心脏肌球蛋白激动剂，通过增加与肌动蛋白相结合的有活性肌球蛋白头部的数量和时程而发挥作用；在功能上可持续改善心肌肌联蛋白对钙的敏感性，具有正性肌力作用，增加收缩期射血的时程，而不改变收缩的频率，因此与传统正性肌力药物不同，不增加心肌氧耗和心率，不增加胞浆内钙浓度，故不引起心律失常。

COSMIC-HF研究入选有症状、射血分数＜40%的心力衰竭患者，随机至药物口服固定剂量组（150例）、剂量滴定组（149例）和安慰剂组。治疗20周后该药降低了心室直径和容量，增加了每搏搏出量和LVEF，并降低了心率和NT-proBNP水平。

ATOMIC-AHF为随机安慰剂对照试验，入选LVEF＜40%、失代偿急性心力衰竭患者，评估该药48小时持续静脉滴注和逐步递增剂量应用的疗效，并与安慰剂作比较。尽管患者耐受良好，也增加了收缩期射血时间，但在高剂量组主要终点呼吸困难改善和症状缓解仍未见显著改善。

近期发表的的GARACTIC-HF Ⅲ期临床试验旨在评估该药对心力衰竭患者结局的影响。试验包括35个国家共8256例NYHA Ⅱ - Ⅲ级HFrEF患者，结果证实该药可降低首次心力衰竭事件和CV死亡的主要复合终点，但次要终点死亡率却无改变。该药应该是可用的，因为研究结果为阳性，但未来存在不确定性。降低CV死亡率毕竟是关键，有必要进一步研究。进展至低心输出量的患者现有的选择有限，辅助性药物仍只有正性肌力药，且未证实对生存有益和安全。因此，仍需要新型正性肌力药。

（五）维拉西胍（vericiguat）

在生理状态下cGMP途径是心肌能量代谢和内皮功能的主要调节机制。在心力衰竭中增加的炎症和内皮功能障碍导致一氧化氮生物有效性降低，并减少了下游的cGMP合成。后者缺乏对冠脉微循环产生负面影响，并导致进行性心肌损害。

一氧化氮-可溶性鸟苷酸环化酶（sGC）-环磷酸鸟苷（cGMP）通路的增强是慢性心力衰竭潜在的治疗靶点。维拉西胍为sGC刺激剂。SOCRATES Ⅱ期研究的对象是心力衰竭失代偿后4周内的HFrEF和HFpEF患者，每日1次口服维拉西胍，平行进行。在HFrEF患者中维拉西胍治疗12周，与安慰剂相比，对主要终点NT-proBNP改变并无影响。同样地，在HFpEF患者中该药耐受良好，NT-proBNP和左心室容量无改变，但生活质量有所改善。

VICTORIA Ⅲ期临床试验是一项大样本、多中心、随机双盲研究，旨在验证维拉西胍在标准和优化治疗基础上加用，能够进一步降低HFrEF患者的心血管死亡或因心力衰竭的再住院风险。试验入选了包括近期有过心力衰竭恶化事件的高危和不稳定患者。2020年公布的结果证实维立西胍治疗心力衰竭有效。随着维立西胍的出现，细胞代谢等途径的药物研发将可能成为未来心力衰竭研究和药物开发的重点方向之一。

（六）非甾体盐皮质激素受体拮抗剂（MRA）

传统MRA螺内酯和依普利酮因不良反应如高血钾、心律失常和肾功能损害等，临床应用受限。Finerenone是第三代改良版MRA，化学结构的基本基团为二氢吡啶；与其他MRA相似的特征是与盐皮质激素受体具有高度亲和性，但与雄激素、糖皮质类固醇和孕酮受体亲和力很低。该药与高度集聚于肾脏组织中的螺内酯、伊普利酮的重要不同是在心脏和肾脏组织中的集聚程度相当。

Ⅱ期ARTS试验的对象为HFrEF伴轻至中度慢性肾病患者，Finerenone与螺内酯相比，仅使血钾轻微增加，高钾血症、血压降低和肾功能恶化的发生率较低。较大样本量的Ⅱb随机安慰剂对照试验ARTS-HF，对象为1066例恶化的HFrEF伴中度慢性肾病和/或2型糖尿病、住院7天内患者，旨在比较5个不同剂量组和依普利酮的差异。

该药耐受性良好，各个剂量组与与依普利酮相比，均显著降低了NT-proBNP水平，并在

10～20mg剂量时显著降低了复合终点全因死亡、心血管住院和心力衰竭恶化。FINESSE Ⅲ期临床试验对象为HFrEF患者，旨在进一步评估该药的安全性和疗效，并与既往的MRA比较。该药如能上市，还需2～3年。

（七）晚期心力衰竭的器械治疗

过去十余年持续血流左室辅助装置（CF-LVAD）的应用，改善了心力衰竭患者的生存并降低了因心力衰竭进展相关的合并症，终末期心力衰竭患者的治疗已发生"革命性"改变。这些体积小重量轻的植入装置晚近也用于无适当药物治疗的晚期心力衰竭患者，通过增大循环以适应患者的生理需求，显著提高了心脏功能、生活质量和生存率；反映心脏充盈的结构和功能指标亦有改善，并伴左室负荷长期降低。

晚近LVAD的应用指征：适用于心脏移植前的过渡，即过渡支持（bridge to transplant，BTT）、过渡至恢复、过渡至候选程序（bridge to candidacy，BTC）或永久替代治疗（destination therapy，DT）。

心脏移植前过渡支持（BTT）：新一代植入型MCS包括HeartMate Ⅱ，2008年被美国FDA批准用于BTT，并证实有良好的生存获益：6个月和12个月分别为82%和78%。Jarvic 7-100和CardioWEST全人工心脏1年生存率为86%，优于移植后同期的生存。HeartWare HVAD有磁悬浮旋翼，180天生存率（90.7%）优于对照组（90.1%）（ADVANCE试验）。

永久替代治疗（DT）：2010年美国FDA批准Heart Mate2用于DT适应证。尽管有良好生存获益，但不良事件仍令人困扰。为了减少不良事件，采用了更具生物适用性的离心血流泵Heart Mate3，生存率达92%，且无须为装置充电，无致残性卒中。MOMEMTUM 3的短期队列结果表明，研究达到了预设的优效性终点，因泵栓塞事件而需置换很少见，脑卒中和出血并无显著差异。该研究结果代表机械循环支持领域显著的进步。

暂时性机械循环支持（MCS）：短期MCS装置种类很多，包括IABP、左心室至主动脉辅助装置（Impella）、左心房至主动脉辅助装置（TademHEART）、ECMO（体外膜肺氧合）和体外持续血流、非经皮离心泵（CentriMag）等。适用于正在进行高风险PCI（经皮冠脉介入术）、急性失代偿的心力衰竭、心源性休克、心脏停搏患者，或作为间歇性或长期MCS及心脏移植的过渡。

IABP最早应用，特点是易插入、合并症少、不需专人持续监护，以及费用节省。但仅有轻度的血流动力学支持作用，故在以心源性休克为对象的临床试验中，并不能持续改善临床结局（IABP-SHOCK Ⅱ期试验）。持续血流短期MCS装置可克服IABP的局限性，Impella、Tandem Heart和IABP相比较，可给予心源性休克或失代偿心力衰竭患者较有效的血流动力学支持，但费用较高，插入时间较长和有较高的合并症发生率，而且与IABP一样，也不能提供右心室支持。

静脉-动脉ECMO系统由一个磁悬浮离心装置（CentriMag）和一个氧合器组成，前者可产生单向血流，高达10L/min，后者可提供血流动力学和呼吸支持，多达30天。不过，作为BTT的较长期应用并不常见。非经皮的轴向型MCS装置如CentriMag和Tanden Heart为多功能的磁悬浮装置，可提供左心室、右心室或双心室短期和中期的支持。

右心室支持：右心室衰竭的指征为右房平均压＞15mmHg、右心房压至毛细血管楔压梯度＞0.6，心脏指数＜2.2 L/（min · m^2），可由肺动脉高压、肺栓塞、心肌缺血、心肌病、心律失常或三尖瓣反流所致。在右心室衰竭时应用正性肌力药物、血管扩张剂如红细胞生成素、一氧化氮、前列地尔（alprostadil），以及超滤，使右心室前负荷、后负荷和心率优化后仍不足以维持灌注时，便可使用经皮MCS装置如Tanden Heart经皮右心室支持系统与ProtekDuo通道、Impella BP泵、ECMO和非经皮MCS装置如CentriMag。

（黄 峻）

第六节
心力衰竭伴高血压的血压管理

控制高血压在预防高血压和心力衰竭进展上具有决定性的意义。其有效作用早在20世纪60年代应用利尿药控制高血压的研究中就得到证实。随后，β受体阻滞剂应用的一系列大样本随机对照试验证实，除了降压，还有明显逆转左心室肥大的作用。但在当时的高血压临床试验中高血压心脏病的预防和进展，以及左心室肥大和心力衰竭的预防，并不是主要终点，因此，降压治疗对左心室肥大和慢性心力衰竭的影响很可能被严重低估了。

一、高血压治疗逆转左心室肥大

在左心室肥大时左心室中层收缩功能受抑制对收缩性心功能障碍和诱发心力衰竭可能发挥了预后作用。对LIFE试验人群所做的研究发现，降压治疗可增加左心室中层的缩短，减少左心室重量，增加每搏输出量和左心腔的功能。弗明翰心脏研究中心电图上左心室肥大逆转与心血管危险降低之间具有显著边缘性相关，而逆转不佳则与危险增加显著相关。430例原发性高血压患者的系列性动态血压和超声心动图检查发现，左心室重量减少是有益于降低心血管疾病死亡率的预后指标。这些结果也在另一项随访2年的研究中得到证实，由超声心动图检出的左心室肥大逆转与心血管危险降低相关，并独立于血压控制。这一结果与VALUE试验不同，后者在高血压患者中缬沙坦与氨氯地平比较，心血管终点事件病死率和合并症并无显著差异，可能因为两组存在显著血压差异：女性和男性分别为2.8mmHg和1.8mmHg，不过心力衰竭发生率男性较女性显著降低。

在高血压患者中左心室肥大逆转也降低了新发心房颤动的发生率，且独立于血压控制和治疗药物方案；在动物研究中卡托普利所致的左心室肥大逆转可减少心室颤动的发生率。

伴左心室肥大患者应用降压药物以降低血压，可导致心肌重量减少。此种逆转随血压降低程度和药物种类而有所变化。HDFP研究旨在观察利尿药对高血压患者发生心电图上左心室肥大的影响，结果发现，降压治疗组较之安慰剂组发生左心室肥大显著减少。一项包括9个试验的荟萃分析表明，由超声心动图评估的左心室肥大逆转程度，从7.7%（利尿药）到16.3%（ACEI）。晚近的荟萃分析评估了高血压患者各种降压药物逆转心肌肥厚的效果，结果发现ARB逆转左心室重量最大，减少13%，钙通道阻滞剂次之为11%，ACEI为10%；利尿药和β受体阻滞剂虽降压效果良好，但逆转左心室肥大效果并不显著；直接的血管扩张药如肼屈嗪则逆转作用缺如，可能由于反射性激活了神经内分泌系统。上述药物虽能确定具有逆转左心室肥大的作用，但临床意义尚有待证实。LIFE研究中比较了氯沙坦和阿替洛尔对9193例高血压患者的疗效，结果发现氯沙坦组较之阿替洛尔组，在逆转左心室肥大上显著占优，并在老年亚组中也更好地降低了心血管疾病死亡率。PRESERVE研究结果显示依那普利和非洛地平在降低左心室重量上并无显著的统计学差异。4E-LVH研究证实MRA伊普利酮逆转左心室肥大和降压并不次于ACEI依那普利。

二、高血压和心力衰竭：“J”形曲线关系值得关注

欧洲流行病学研究显示，心力衰竭患者合并高血压患病率为25%～70%，HFpEF患者中较之HFrEF更为常见，可高达90%。普通人群中血压和心血管事件呈线性关系，即血压升高，心血管事件也逐渐增多。但在心力衰竭尤其HFrEF患者中收缩压和临床结局包括全因死亡、因心力衰竭住院、心血管死亡等心血管事件，呈“J”形曲线关系。血压较低人群风险反而较高的原因仍不清楚，似与药物的降压作用机制无直接关联。由于这种“J”形曲线关系主要来自观察性研究，其局限性显而易见，此种关系也可能由于残存的混淆性和颠倒的因

果关系。

心力衰竭患者中血压降低的获益尚未完全阐明。指南推荐的药物如ACEI和β受体阻滞剂，也是治疗慢性HFrEF不可或缺的“金三角”主要成员，其在降压以外的其他保护性机制，在降低心力衰竭风险上显然也会起到关键的作用。

“J”形曲线关系有什么临床含意？较低血压本身是否可能是有害的？或者这是否就是预后不良的征兆？支持这一观点的学者提出，有些研究采用指南推荐的药物并达到目标水平，患者因心力衰竭住院风险仍增加；而且，此种相关性也存在于那些并非晚期心力衰竭，也无更多并存病的低血压患者中。此外，低血压可以是较严重心功能不全和较低心输出量的替代性标志物，此种状况而不是血压本身，就可能在短期内发生不良临床结局。这一观点还得到心脏器械治疗试验的支持：再同步化治疗（CRT）可显著升高血压、降低病死率和心力衰竭住院率，并降低基础血压较低患者的相对风险。这些基础血压较低的患者，其血压升高很可能来自器械治疗产生的心功能改善。

在HFpEF中血压和临床结局的关系较不确定，观察性研究关于低收缩压和/或舒张压是否导致不良预后，所报告的结果有矛盾。

少数临床试验用来评估“J”形曲线关系，但并未得到令人信服的证据。无心力衰竭患者的高血压临床试验，已证实血压降低可显著减少致死性和非致死性事件，且与基线血压水平无关，不过，这一结局在多大程度上适用于心力衰竭患者？基础血压在很低时，此种关系是否仍然存在？则尚不清楚。部分原因是降压药物的荟萃分析通常会排除伴心力衰竭的患者。这种排除是合理的，因为在一些HFrEF试验中患者临床结局改善而血压并未降低，而且，有的降压药物如CCB、α受体阻滞剂对HFrEF患者心血管风险并无影响或甚至有害。反之，MRA并不降低HFpEF患者的血压，或者虽然轻微降低了血压，但与普通人群中的情况不同，临床结局却未受影响。

因此，血压和临床结局之间的“J”型曲线是否具有因果关系仍有待阐明。业已提出其他指标如脉搏的血流动力学指标尤其脉搏波速率（PWV），可更准确地反映心力衰竭患者心室-血管相互作用和评估预后。较高的PWV可作为动脉僵硬度增加的标志物，往往伴预后不良，且独立于LVEF，不过，这有悖于PWV是否与桡动脉血压高低相关的既往认识。而且测定PWV也不适合作为常规临床应用，血压管理仍有赖于测量上臂血压，尽管其与临床结局之间存在矛盾和争议的关系。这使临床医师倍感困惑，他们在处理心力衰竭患者时，不得不在应用可改善预后但又具降压作用的药物和降压本身的潜在有害影响之间寻求平衡。

三、降压治疗对心力衰竭的影响

（一）降压治疗对慢性HFrEF心力衰竭的影响

高血压显著增加了心脏做功负荷，无疑是HFrEF发生的重要危险因素，也是冠脉疾病发生的独立危险因素。慢性心力衰竭中高血压使患者血流动力学做功负荷长期持续和显著增加，因此，药物治疗高血压的目标是通过降低前负荷（减少静脉回流）和后负荷（降低全身血管阻力）来改善血流动力学状态。

心力衰竭患者中各类降压药物包括ACEI、ARB、MRA和β受体阻滞剂均已证实具有改善生存的有益作用，且独立于血压控制之外。

ACEI可显著改善患者血流动力学状态和病死率。SOLVD研究随机分配12 569例轻度或中度有症状心力衰竭患者至依那普利或安慰剂组，平均随访41.4个月。依那普利组病死率和心力衰竭住院率显著降低。在严重慢性心力衰竭患者中亦可观察到类似的有益趋势（CONSENSUS研究）。ACEI逆转左心室肥大相比钙通道阻滞剂和β受体阻滞剂更为有效，此种状况同样可见于绝大多数亚组人群，无论种族、年龄、性别或血糖水平。

ARB通过选择性阻断血管紧张素 II 和AT1受

体结合，减少血管紧张素和抑制RAAS的激活。Cochrane系统性评价包括22项研究和17 900例LVEF≤40%患者，结果发现全因病死率显著降低，心血管疾病病死率呈现降低趋势。不过，ACEI和ARB联合治疗，与单用ACEI比较并不能显著降低病死率。

心力衰竭时局部产生的醛固酮量显著增加，与心力衰竭的严重程度具一致性。MRA作用于受损的心脏，已证实可改善慢性心力衰竭患者的生存。RALES研究包括1663例NYHA Ⅲ级或Ⅳ级心力衰竭患者，螺内酯组与安慰剂组比较全因病死率显著降低30%，因心力衰竭住院显著降低35%。第二代MRA依普利酮也已证实可改善心力衰竭患者的生存，不过，生存获益主要见于轻度心力衰竭患者。

β受体阻滞剂如卡维地洛、美托洛尔和比索洛尔，除控制血压外，也能显著降低心力衰竭患者的病死率。

（二）降压对舒张功能障碍和慢性HFpEF心力衰竭的影响

HFpEF与高血压患者病死率风险增加相关。伴单纯性舒张功能障碍和HFpEF的患者往往因其LVEF正常，在高血压临床试验中常被排除在外。

利尿药一般推荐用于HFpEF患者，降低前负荷和缓解症状。以RAAS为靶点的药物对舒张性功能障碍的影响尚不清楚。ACEI或ARB可发挥某些有益作用，因舒张性功能障碍的患者常有左室肥厚。CHARM-Preserved试验评估了坎地沙坦对心血管死亡和住院的影响，中位数随访时间37个月，结果心血管疾病病死率降低11%，但未达统计学显著差异；全因病死率无影响；住院率呈边缘性显著降低。地高辛降低了住院率，但对病死率无影响。显然，需要进行大样本随机临床试验来评估降压药物对舒张性心力衰竭的作用。

四、高血压伴心力衰竭的降压治疗

血压控制是心力衰竭患者整体治疗的一个必要组成部分，但迄今仍缺乏在心力衰竭人群中比较不同降压药物和不同降压目标的临床试验与证据，因此，只能采用从其他高危人群获取的证据来外推，这些人群中强化降压治疗可显著减少心血管事件，不过，也增加了不良反应发生率。心力衰竭作为临床综合征所具有的多样性和复杂性，使心力衰竭患者的血压管理又增添困难。因此，心力衰竭和高血压指南均推荐应用那些对心力衰竭有强制性适应证，又具降压作用的药物，可以联合应用并递增剂量直至达到降压的目标水平。

（一）降压目标尚未确定

伴心力衰竭患者的理想降压目标由于缺乏证据仍不清楚。无心力衰竭患者应达到的降压目标为＜140/90mmHg，近几年亦有建议降至＜130/80mmHg（表7-6-12），但不能直接沿用于心力衰竭患者中，因为较积极的降压目标与常规降压至140/90（或130/80）mmHg两者并未在心力衰竭人群中采用随机对照试验做过比较。因此，多国指南均谨慎地承认，适用于一般高血压人群的降压建议，如外推用于心力衰竭患者，具有不确定性，因为后者明显不同于一般高血压患者。

心力衰竭患者的血压总体上较低于一般人群，故不清楚在这样的人群中进一步降压治疗，将会发生什么？对临床结局有何影响？而且，在一般人群中已证实的降压治疗具有的改善临床结局的保护性影响，较少可能发生于心力衰竭患者，因为后者的动脉粥样硬化事件如脑卒中和心肌梗死等相对较少见。

（二）射血分数降低的心力衰竭

1. 降压治疗的困惑 所有已证实能降低HFrEF心血管和全因死亡率的药物如ACEI、ARB、β受体阻滞剂、沙库巴曲缬沙坦和MRA均可能降低血压，但血压降低是否产生并介导了有益的作用，尚有争议。在HFrEF患者中应用这些药物所做的临床试验可见不同结果：①血压增高仅见于治疗组；②两组血压无改变；③两组血压均降低，但此种降低并不影响治疗效果（表7-6-13）。

表7-6-12 近几年国外指南对心力衰竭患者伴血压升高的推荐处理

指南	HFrEF	HFpEF
ESC/ESH高血压指南2018	未治疗者，血压切点为140/90mmHg；目标值不明，但应避免<120/70mmHg（除非可耐受和有其他非血压原因的需要）；一线药为BB、ACEI/ARB、ARNI和MRA；二线药为利尿药和二氢吡啶CCB；但不宜用非二氢吡啶类CCB、α受体阻滞剂和中枢作用的药物	血压的切点和靶点同HFrEF；优化治疗策略尚不清楚，但HFrEF推荐的策略也适用于HFpEF；多重合并症使血压管理更为复杂
ESH HF指南2016	一般人群中推荐的血压靶点也适用于HF；一线药：BB、ACEI/ARB、ARNI和MRA；二线药：噻嗪类和袢利尿药；三线药：肼屈嗪或二氢吡啶CCB；避免使用非二氢吡啶类CCB和莫索尼定（moxonidine）	一般人群中推荐的血压靶点也适用于HF；非二氢吡啶类CCB用于HFpEF是安全的
AHA高血压指南2017	在HF和合并高血压人群中未进行过评价血压目标和理想降压药物的临床试验；推荐是基于心血管疾病高危患者资料的外推；血压切点≥130/80mmHg；靶点<130/80mmHg；避免应用非二氢吡啶CCB	血压切点≥130/80mmHg；靶点<130/80mmHg；一线药：利尿药用于治疗容量超负荷；二线药：ACEI/ARB或MRA；三线药：BB、CCB，α受体阻滞剂尚不确定；避用硝酸盐类药
AHA HF指南2013和2017	2013的推荐并未考虑高血压作为HF的主要合并症。2017的推荐是基于心血管疾病高危患者资料的外推（其切点和改善临床结局相关，而非在HF人群中经RCTs证实）；SBP切点<130mmHg	SBP切点>130mmHg；一线药：ACEI/ARB、MRA，可能还有ARNI；二线药：BB、CCB，α受体阻滞剂尚不确定；避用硝酸盐类药
加拿大高血压指南2018	未提及HFrEF或HFpEF；无特异靶点；RCTs发现，如能耐受和无不良反应，可递增剂量；一线药：ACEI/ARB、BB和MRA（如需要）；二线药：袢利尿药（可能还有噻嗪类）；三线药：肼屈嗪、二硝酸异山梨酯，如ACEI/ARB不耐受；四线药：ACEI＋ARB或二氢吡啶CCB；五线药：如按指南推荐优化治疗后仍有症状，以ARNI替代ACEI/ARB	同HFrEF

注：ACEI，血管紧张素转换酶抑制剂；AHA，美国心脏学会；ARB，血管紧张素Ⅱ受体拮抗剂；ARNI，血管紧张素受体脑啡肽酶抑制剂，即沙库巴曲缬沙坦；BB，β受体阻滞剂；SBP，收缩压；CCB，钙通道阻滞剂；ESC，欧洲心脏病学会；ESH，欧洲高血压协会；HF，心力衰竭；HFpEF，射血分数保留的心力衰竭；HFrEF，射血分数降低的心力衰竭；MRA，盐皮质受体拮抗剂即醛固酮拮抗剂。

表7-6-13 伴心力衰竭患者中应用具降压作用药物的临床试验结果矛盾

试验	作者	年份	对照组	治疗组	HF类型	降压效果	全因死亡率	CV死亡率	HF住院
SOLVD	SOLVD Inv	1991	安慰剂	依那普利	HFrEF	↓	↓	↓	↓
PRECISE	Packer等	1996	安慰剂	卡维地洛	HFrEF	—	↓	↓	NA
MERIT-HF	MERIT-HF	1999	安慰剂	美托洛尔	HFrEF	↑	↓	↓	NA
Val-HeFT	Cohn等	2001	安慰剂	缬沙坦	HFrEF	↓	—	NA	↓
CHARM-Added	McMurry等	2003	安慰剂	坎地沙坦	HFrEF	↓	—	↓	↓
CHARM-替代	Grangel等	2003	安慰剂	坎地沙坦	HFrEF	↓	—	—	↓
CHARM-保存	Yusuf等	2003	安慰剂	坎地沙坦	HFpEF	↓	—	—	—
A-HeFT	Taylor等	2004	安慰剂	ISD/HZ	HFrEF	↓	↓	NA	↓
SENIORS	Flather等	2005	安慰剂	萘必洛尔	混合	↓	—	—	—
PEP-CHF	Cleland等	2006	安慰剂	培哚普利	HFpEF	↓	—	—	—
I-PRESERVE	Massie等	2008	安慰剂	厄贝沙坦	HFpEF	↓	—	—	—

续 表

试验	作者	年份	对照组	治疗组	HF类型	降压效果	全因死亡率	CV死亡率	HF住院
EMPHASIS-HF	Zannad等	2011	安慰剂	依普利酮	HFrEF	↓	↓	↓	↓
COPERNICUS	Packer等	2012	安慰剂	卡维地洛	HFrEF	↓	↓	NA	↓
PRAISE2	Packer等	2013	安慰剂	氨氯地平	HFrEF	↓	–	–	–
PARADIGM-HF	McMurray等	2014	依那普利	ARNI	HFrEF	↓	↓	↓	↓
TOP-CAT	Pitt等	2014	安慰剂	螺内酯	HFpEF	–	–	–	↓

注：↑，提示治疗组增高；↓，提示治疗组降低；–，提示治疗组和对照组相似；BP，血压；CV，心血管；HF，心力衰竭；HFpEF，射血分数保留的心力衰竭；HFrEF，射血分数降低的心力衰竭；NA，无适用资料。

这些矛盾的结果产生了疑问：降压是否有助于这些有降压作用的药物发挥有益效应？或者正好相反，是否降压产生有害作用，而由于药物调节了神经内分泌系统功能而产生的有益作用，两者相抵？尽管血压对于上述药物在HFrEF治疗中获益的贡献还不清楚，但在这一人群中积极治疗升高的血压之必要性却是公认的。

2. HFrEF伴血压增高的患者 最新ESC高血压指南建议此类患者的降压目标为130/80mmHg，但不应低于120/70mmHg，其他指南并未特指一个目标。权衡多种神经内分泌阻滞剂联合的益处和肾功能恶化的风险，维持应用并达耐受剂量，对降低病死率和因心力衰竭住院极为关键。这不是一个单纯的学术问题或经验问题，而是必须实践的现实和具体问题，因此，HFrEF患者中设定降压的靶标在≤130/80mmHg，是合理的。

心力衰竭和高血压指南推荐应用能改善HFrEF预后的药物作为一线治疗。但两种RAAS阻断药ACEI和ARB联合应用是禁忌的，有诱发肾脏不良事件的危险。非二氢吡啶类CCB和α受体阻滞剂因其负性肌力作用，中枢作用的药物如莫索尼定可增加HFrEF的病死率，均应禁用。肼屈嗪和二氢吡啶类CCB属例外，已证实用于HFrEF是安全的，但不能改善预后。如患者能够耐受又无不良反应，药物剂量应递增至随机对照研究中已显示可改善临床结局的剂量。

3. 基础血压低于上述目标的患者 临床上仍推荐应用那些具降压作用药物如“金三角”，其目的是改善心力衰竭预后，而不是降低血压，也主张应用利尿药，目的是控制水钠潴留，改善症状。

实际上，具降压作用药物的相对益处，似与基础血压范围相一致，基础血压最低的人群，治疗后绝对风险降低的幅度也较大，这是由于此类患者本身心血管事件和心力衰竭住院的风险较高。不过，须考虑到进一步降压的风险，不仅属于过度治疗，而且也是无必要和有害的。如何把握降压的这个平衡点？这个平衡点应该是：药物剂量递增应使血压不会低于120/70mmHg，不会因血流动力学不稳定而出现头昏等症状，不会发生直立性低血压。

4. 基础低血压的高危心力衰竭人群 “基础低血压”人群一般指患者在静息时仍处于持续和稳定的低血压状态（收缩压低于120mmHg，但高于95mmHg）。往往心力衰竭病程较长，优化治疗后心功能仍在Ⅲ级，基础病变较重，心血管和非心血管合并症也较多。此类患者有较高不良事件风险，常被排除在心力衰竭试验之外，故血压管理缺乏充分的证据。

值得注意的是，那些病情最重，也是从治疗中可能更大获益的患者，实际上往往较少获得治疗，主要顾虑是不良反应尤其是低血压，临床医师往往拒绝使用这些可挽救生命的药物，患者对推荐剂量依从性差，中断治疗很常见。近来的证据也支持此类人群应用具有降压作用的药物，认为是安全的。治疗中发生的不良反应，在临床试验中可见于药物治疗组，也可见于安慰剂组，说明终止治疗可能与基础疾病的严重性有关联，不能都归咎于治疗药物的应用。

启动药物应用前需慎重地评估血流动力学状态。血流动力学状态是否稳定可采用普通的检查方法，一是有无头昏、站立不稳和晕倒等症状；二是有无直立性低血压表现：体位改变如从卧位坐起，或从坐位起立时有无头昏等症状，是否伴血压尤其收缩压降低幅度超过10mmHg；三是测量卧位、坐位和立位3个体位的血压是否存在显著差异。如不存在上述情况，说明患者的低血压是一种慢性稳定状态，心力衰竭药物是可以应用的，但起始剂量应减半，递增速度宜放缓。即使基础静息血压仅在100/70mmHg左右，药物仍可使用，但不宜降至90/60mmHg以下。如出现上述改变包括头昏、直立性低血压和不同体位血压显著差异，提示血流动力学状态不稳定，均应停止增量，退回原来剂量。

（三）射血分数保留的心力衰竭

1. 药物选择 HFpEF患者中降压治疗的证据有限。由于尚无药物可以降低HFpEF和HFmrEF患者的病死率和合并症，主要治疗目标是改善症状和提高生活质量。

RAAS阻滞剂如ACEI或ARB，尤其是MRA，以及沙库巴曲缬沙坦仍是指南推荐的一线药物。利尿药对所有心力衰竭患者控制液体潴留十分重要，指南强调指出，这类药是高血压伴HFpEF患者治疗方案的必要组成成员。不过，需要密切观察，因利尿药剂量不足可导致容量超负荷，加重水钠潴留，使抗心力衰竭药物的治疗效益受损和增加不良反应发生的可能；利尿药剂量过高所致的容量不足，有诱发低血压、肾功能不全、电解质紊乱的风险。

硝酸盐类药物不推荐应用，因不能改善生活质量，还可能使心功能状态恶化。其他降压药物如β受体阻滞剂存在争议；α受体阻滞剂和钙通道阻滞剂的疗效和安全性缺乏证据，未获指南推荐。

因此，HFpEF伴高血压患者中降压药物的应用须结合患者的优先情况、病程状态，以及临床医生的评估，综合又个体化地作出决定。

2. 伴多重合并症患者 绝大多数HFpEF患者有多重合并症，血压管理更为复杂。多重合并症可定义为有≥2种其他疾病，可以是心脏病或非心脏性慢性疾病，常导致预后不良。HFpE患者平均有一种以上合并症，55%患者有≥5种，多于HFrEF患者。而且，在HFpEF患者中死亡和住院更可能是非心血管性疾病所致，也高于HFrEF患者，因此，治疗合并症包括高血压十分重要。不过，合并症尤其是多重合并症进一步增加了降压治疗的复杂性，因为具有降压作用的药物可能对其他合并症产生未预期的有害作用。

3. 高龄患者 高龄本身并非治疗的障碍，因为并无证据表明各种药物所发挥的预防心血管事件的作用会随年龄而改变，即便是高年老龄和衰弱人群也无证据表明不良事件风险会有所增加；病例报告的临床结局、功能状态也是阴性的结果，即便采用较为强化降压治疗和血压目标亦是如此。而且，降压治疗被公认可降低认知障碍的风险。

不过，老龄患者有必要调整治疗方案，因为一是降压治疗对保存血压的动态平衡和维持重要脏器灌注的作用有限。二是降压有使合并症逐渐加重的倾向，可能会中断降压治疗。指南推荐的处理路径较为谨慎（表7-6-14），并认为，如不可能达到推荐的血压目标，那么，只要血压有所降低都是值得的，对降低主要心血管事件和病死率仍有益。

4. 糖尿病 HFrEF标准治疗对于有或无糖尿病患者降低病死率和合并症同样有效，可能也适用于HFpEF患者。不过，也有必要做出调整，因为不同类型药物对糖代谢影响不同。新的降糖药物尤其SGLT-2抑制剂，已证实，在其他降压药物基础上加用，仍可进一步轻度降低血压（小于10mmHg）。指南对伴或不伴糖尿病心力衰竭患者提出类似的推荐，起始方案应包括ACEI或ARB，两者已证实可减少蛋白尿，延缓糖尿病肾病的进展，且较其他类型降压药物更为有效。

5. 慢性肾病 降压可降低肾脏灌注压，暂时

表7-6-14 特殊人群推荐的血压管理要点

特殊人群	血压管理的推荐要点
老年人群	1. 单药起始，如需联合，尽量采用最小适合剂量 2. 禁用袢利尿药和α受体阻滞剂，因可导致有害的BP下降；其他药均可使用 3. 采用保守BP目标（140/80mmHg），75岁以上治疗后避免SBP＜130mmHg 4. 较强化的BP管理，降至SBP＜120mmHg可能额外降低风险
糖尿病	1. 起始以ACEI或ARB和二氢吡啶CCB或利尿药联合，但避免两种RAAS阻滞剂的联合，因可增加肾脏不良反应风险 2. 降压目标130/80mmHg，如能耐受可进一步降低，但避免＜120/70mmHg 3. 须考虑降糖药物对BP的影响，以及降压药物对血糖控制的影响
慢性肾病	1. 起始以ACEI或ARB和二氢吡啶CCB或利尿药联合，但避免两种RAAS阻滞剂的联合，因可增加肾不良反应风险 2. 降压目标130/80mmHg，如能耐受可进一步降低，直至SBP120mmHg 3. 利尿药较高剂量对于CKD是需要的，如eGFR＜30ml/（min·1.73m^2）应以袢利尿药替代噻嗪类利尿药 4. 调整生活方式，尤其限制钠摄入，对合并存在CKD和HF患者是BP控制的关键 5. 起初eGFR暂时性降低是常见和可预期的，如有显著和持续降低则需研判 6. α受体阻滞剂可导致水钠潴留，应注意
心房颤动	1. 起始应用ACEI或ARB，因在HF患者中可预防AF新发或复发 2. BB和非二氢吡啶CCB推荐用于伴有快速心室率患者，但CCB禁用于HFrEF患者 3. 应用口服抗凝药物的患者降压目标为130/80mmHg，以预防颅内出血

注：ACEI，血管紧张素转换酶抑制剂；AF，心房颤动；ARB，血管紧张素Ⅱ受体拮抗剂；BB，β受体阻滞剂；BP，血压；CCB，钙通道阻滞剂；CKD，慢性肾病；eGFR，估计肾小球滤过率；HF，心力衰竭；HFrEF，射血分数降低的心力衰竭；RAAS，肾素-血管紧张素-醛固酮系统；SBP，收缩压。

性降低估计肾小球滤过率（eGFR）10%～20%，尤其在起始治疗时和应用RAAS阻滞剂。通常不应中断治疗，因eGFR降低往往在数周后即可稳定下来，不会造成实质性肾脏损害，也不会降低治疗获益。反之，如肾功能显著降低，应暂停肾毒性药物包括RAAS阻滞剂，并谨慎评估可能的原因如容量负荷过高或过低、合用的药物，以及合并的疾病等。

慢性肾病亦可影响伴心力衰竭患者降压药物的疗效。利尿药，尤其噻嗪类药物用于低eGFR患者疗效较差，需要应用较高的剂量或代之以襻利尿药。伴慢性肾病患者指南推荐的高血压治疗仍与伴心力衰竭患者的治疗相同，因为收缩压降至130mmHg和120mmHg的风险与获益是否存在差异，仍不清楚。

6. 心房颤动 心房颤动是心力衰竭患者中最常见的心律失常，而高血压是心房颤动和心力衰竭最常见的合并症，可显著增加不良心血管事件发生的风险。降压治疗可降低伴心力衰竭患者新发心房颤动风险约25%，但各种降压药物不具类效应。

尽管证据有限，仍推荐伴心力衰竭患者应用RAAS阻滞剂作为降压药物，以预防心房颤动（表7-6-12）。β受体阻滞剂、非二氢吡啶类CCB（如地尔硫䓬和维拉帕米）可用于伴快速心室率的心房颤动患者，但应避免用于伴HFrEF患者。

如何处理复发性心房颤动？目前的证据很少，建议RAAS阻滞剂与抗心律失常药物合用，可降低复发的风险。持续高血压还增加脑出血的风险，故应使血压达到目标值＜130/80mmHg，同时应用口服抗凝药物，但在血压很高时，降压治疗应注意节奏，先降至160/90mmHg以下，再逐渐降压达标。

（四）难治性（persisting）高血压的降压治疗

心力衰竭患者中血压低较之血压高更常见。不过，有些HFpEF患者和极少数HFrEF患者仍可伴高血压，甚至出现难治性高血压。由于尚无适用的资料，目前的治疗推荐纯粹出于经验，或依据临床和病理生理学的考虑。这一推荐基于如下推测：所有HFrEF患者已采用了基础“金三角”治疗，即ACEI或ARB、β受体阻滞剂和螺内酯，以及袢利尿药，但仍残留有高血压未得到控制。建议的降压治疗旨在使HFpEF患者改善左心室舒张功能障碍和微血管障碍，并使HFrEF患者改善或至少保存左心室收缩功能。通过改用沙库巴曲缬沙坦，进一步降低后负荷，并应用具有扩血管作用的β受体阻滞剂如卡维地洛或纳比洛尔（图7-6-6），均值得推荐。很清楚，所有HFpEF患者须应用他汀类，以减少微血管功能障碍。

（五）降压治疗预防心力衰竭

所有的降压药物均具降压作用，但预防心力衰竭疗效各有差异。

1. 利尿药 此类药预防心力衰竭的作用优于其他降压药物（ALLHAT试验）。氯噻酮和吲达帕胺均具噻嗪类利尿药样的降压作用，用于预防心力衰竭，疗效甚佳。在SHEP试验及HYVET试验中积极的降压治疗较之安慰剂，可显著减少心力衰竭的发生，氯噻酮降幅为49%（*RR*＝0.51；95%*CI*，0.37～0.71，*P*＜0.001），吲达帕胺达64%（*RR*＝0.36；95%*CI*，0.22～0.58，*P*＜0.001）。利尿药预防心力衰竭的疗效优于其他各种降压药，这在包括10个随机对照试验的汇总分析中已得到证实（*RR*＝0.84；95%*CI*，0.73～0.98）。

氢氯噻嗪因缺少对临床结局包括心力衰竭或其他任何心血管终点影响的证据，不推荐应用于有发生心力衰竭风险的高血压患者。不过，该药在中国小剂量应用（12.5～25.0mg，每日1次）历史长久，十分普遍，价格低廉，实践效果是好的，虽缺少大样本前瞻性研究证据，仍值得推荐。

2. RAAS阻滞剂 此类药物既是治疗高血压，又是预防心力衰竭有效的药物。ACEI和ARB未证实存在显著差异。新药沙库巴曲缬沙坦在“金三角”基础上应用可进一步降低HFrEF患者心血管死亡和心力衰竭住院的风险（PARADIGM-HF研究）。该药可能也是一种有用的降压药物，晚近资料显示主要影响收缩压，一项荟萃分析表明该药作用优于ARB。不过，该药会影响脑中β淀粉样肽类的降解，对于老年患者和阿尔茨海默病的危险人群，长期应用可能会加快疾病的进展，故仍需要观察该药的安全性，以及用于降压治疗的长期预后获益。

3. β受体阻滞剂 仍是治疗心力衰竭的基石，改善心力衰竭患者预后的作用已获充分肯定。晚近的综述也再次得出结论：窦性心律的HFrEF患者，无论年龄或性别，均须用β受体阻滞剂以降

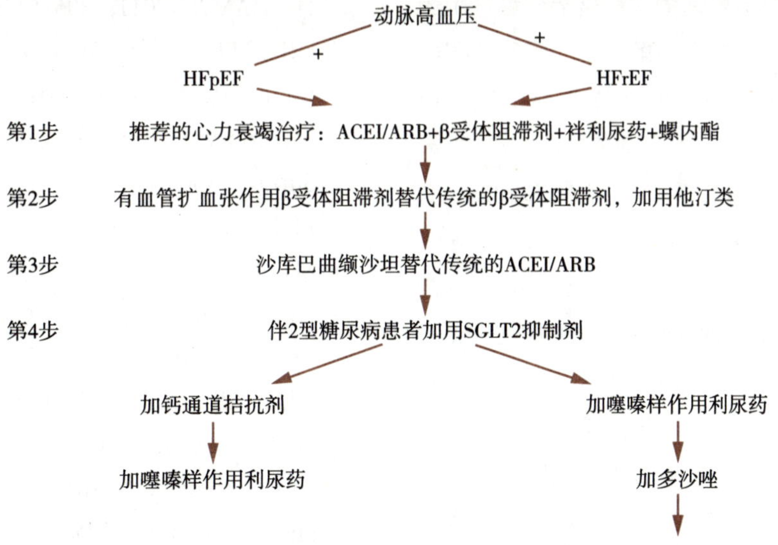

图7-6-6 心力衰竭伴难治性高血压推荐的降压治疗流程

低死亡和再住院的风险。不过，在预防心力衰竭上，该药似并不优于其他降压药物。根据对12项随机对照试验112 177例高血压患者的评估，该药与安慰剂相比，降低血压12.6/6.1mmHg，降低心力衰竭风险23%（P＝0.055）。其有益作用与其他降压药物相似，而对于全因死亡率、心血管死亡率和心肌梗死等临床结局未增加获益，且在老年人中与其他降压药比较，增加脑卒中风险19%。考虑到这种增加脑卒中的风险，β受体阻滞剂不宜用作高血压患者预防心力衰竭的一线药物，尤其老年患者。

4．钙通道阻滞剂 在Cochrane荟萃分析中此类药与利尿药相比，增加了心力衰竭事件风险（RR＝1.37；95%CI，1.25～1.51）。尽管钙通道阻滞剂与ACEI相比，降低了脑卒中；与ARB相比，降低了脑卒中和心肌梗死，但与ACEI（RR＝1.16；95%CI，1.06～1.27）及ARB（RR＝1.20；95%CI，1.06～1.36）相比，也增加了心力衰竭事件。

钙通道阻滞剂对预防脑卒中这种高血压最严重合并症的作用值得肯定，但显然不可能用于预防心力衰竭。不过，晚近的荟萃分析表明，钙通道阻滞剂的降压作用与其他降压药物相同，故在预防新发心力衰竭上也应同样有效。Thomopoulos等再次评估了既往报道的钙通道阻滞剂预防心力衰竭的劣效性研究，并证实其劣效性很大程度上与合并用药的不同有关。在对照组中可缓解心力衰竭症状的药物如利尿药、β受体阻滞剂和RAAS阻滞剂应用更为“急进”，剂量较大，因而可能掩盖了心力衰竭的症状，由此产生对钙通道阻滞剂不利的偏倚。

5．α受体阻滞剂 在ALLHAT研究中多沙唑嗪和氯噻酮比较，脑卒中和心血管疾病复合终点的风险均较高，心力衰竭风险则增加了1倍（4年发生率8，13% *vs.* 4.45%；RR＝2.04；95%CI，1.79～2.32；P＜0.001），提示在降压治疗中α受体阻滞剂应避免用于有心力衰竭发生风险或已有心力衰竭的患者。这些关于α受体阻滞剂的资料并非确凿无疑，在ASCOT研究中多沙唑嗪缓释剂作为降压的三线药物加用，并未发现会增加心力衰竭风险，且良好耐受。

（黄　峻）

参考文献

[1] GO A S，MOZAFFARIAN D，ROGER V L，et al. Heart disease and stroke statistics-2013 update: a report from the American heart association [J]. Circulation，2013，127（1）: e6-e245.

[2] KANNAN A，JANARDHANAN R. Hypertension as a risk factor for heart failure [J]. Curr Hypertens Rep，2014，16（7）: 447.

[3] Ahmad F S，Ning H，Rich J D，et al. Hypertension，obesity，diabetes，and heart failure-free survival: the cardiovascular disease lifetime risk pooling project [J]. J Am CoLL Cardiol HF，2016，4: 911-919.

[4] KOSTIS J B，CABRERA J，CHENG J Q，et al. Association between chlorthalidone treatment of systolic hypertension and long-term survival [J]. JAMA，2011，306（23）: 2588-2593.

[5] IRIARTE M，MURGA N，SAGASTAGOITIA D，et al. Classification of hypertensive cardiomyopathy [J]. Eur Heart J，1993，14 Suppl J: 95-101.

[6] PHILLIPS R A，GOLDMAN M E，ARDELJAN M，et al. Determinants of abnormal left ventricular filling in early hypertension [J]. J Am Coll Cardiol，1989，14（4）: 979-985.

[7] SELIGER SL，LEMOS D J，NEELAND I I，et al Older adults，“malignant” Left ventricular hypertrophy，and associated cardiac-specific biomarker phenotypes to identify the differential risk of new-on set reduced versus

presened ejection fraction heart failure: CHS (Cardiovascular Health Study) [J]. JACC Heart Fail, 2015, 3: 445-455.

[8] PARATI G, ESLER M. The human sympathetic nervous system: its relevance in hypertension and heart failure [J]. Eur Heart J, 2012, 33 (9) : 1058-1066.

[9] KRUM H, SCHLAICH M, WHITBOURN R, et al. Catheter-based renal sympathetic denervation for resistant hypertension: a multicentre safety and proof-of-principle cohort study [J]. Lancet, 2009, 373 (9671) : 1275-1281.

[10] ESLER M D, KRUM H, SCHLAICH M, et al. Renal sympathetic denervation for treatment of drug-resistant hypertension: one-year results from the Symplicity HTN-2 randomized, controlled trial [J]. Circulation, 2012, 126 (25) : 2976-2982.

[11] KAYE D M, LEFKOVITS J, JENNINGS G L, et al. Adverse consequences of high sympathetic nervous activity in the failing human heart [J]. J Am Coll Cardiol, 1995, 26 (5) : 1257-1263.

[12] KLINGBEIL A U, SCHNEIDER M, MARTUS P, et al. A meta-analysis of the effects of treatment on left ventricular mass in essential hypertension [J]. Am J Med, 2003, 115 (1): 41-46.

[13] SCHMIEDER R E, MARTUS P, KLINGBEIL A. Reversal of left ventricular hypertrophy in essential hypertension. A meta-analysis of randomized double-blind studies [J]. JAMA, 1996, 275 (19) : 1507-1513.

[14] FONAROW G C, ADAMS K F, ABRAHAM W T, et al. Risk stratification for in-hospital mortality in acutely decompensated heart failure: classification and regression tree analysis [J]. JAMA, 2005, 293 (5) : 572-580.

[15] GHEORGHIADE M, ABRAHAM W T, ALBERT N M, et al. Systolic blood pressure at admission, clinical characteristics, and outcomes in patients hospitalized with acute heart failure [J]. JAMA, 2006, 296 (18) : 2217-2226.

[16] LEE T T, CHEN J, COHEN D J, et al. The association between blood pressure and mortality in patients with heart failure [J]. Am Heart J, 2006, 151 (1) : 76-83.

[17] PULIGNANO G, DEL SINDACO D, TAVAZZI L, et al. Clinical features and outcomes of elderly outpatients with heart failure followed up in hospital cardiology units: data from a large nationwide cardiology database (IN-CHF Registry) [J]. Am Heart J, 2002, 143 (1) : 45-55.

[18] ROULEAU J L, ROECKER E B, TENDERA M, et al. Influence of pretreatment systolic blood pressure on the effect of carvedilol in patients with severe chronic heart failure: the Carvedilol Prospective Randomized Cumulative Survival (COPERNICUS) study [J]. J Am Coll Cardiol, 2004, 43 (8) : 1423-1429.

[19] MCALISTER F A, WIEBE N, EZEKOWITZ J A, et al. Meta-analysis: beta-blocker dose, heart rate reduction, and death in patients with heart failure [J]. Ann Intern Med, 2009, 150 (11) : 784-794.

[20] SWEDBERG K, KOMAJDA M, BOHM M, et al. Ivabradine and outcomes in chronic heart failure (SHIFT) : a randomised placebo-controlled study [J]. Lancet, 2010, 376 (9744) : 875-885.

[21] BAVISHI C, MESSERLI F H, RIMOLDI S F. Serum uric acid in primary hypertension: from innocent bystander to primum movens? [J]. Hypertension, 2016, 67 (5) : 845-847.

[22] MESSERLI F H, RIMOLDI S F, BANGALORE S,

et al. When an increase in central systolic pressure overrides the benefits of heart rate lowering [J]. J Am Coll Cardiol, 2016, 68 (7): 754-762.

[23] MESSERLI F H, RIMOLDI S F, BANGALORE S. The transition from hypertension to heart failure: contemporary update [J]. JACC Heart Fail, 2017, 5 (8) : 543-551.

[24] BOCK J S, GOTTLIEB S S. Cardiorenal syndrome: new perspectives [J]. Circulation, 2010, 121 (23) : 2592-2600.

[25] RONCO C, CICOIRA M, MCCULLOUGH P A. Cardiorenal syndrome type 1: pathophysiological crosstalk leading to combined heart and kidney dysfunction in the setting of acutely decompensated heart failure [J]. J Am Coll Cardiol, 2012, 60 (12): 1031-1042.

[26] EPSTEIN M, PITT B C. A propitious time for initiating clinical trials in patients with heart failure with reduced ejection fraction and an estimated glomerular filtration rate < 30 mL/min with an mineralocorticoid receptor antagonist and a K+ binder: 'the forbidden fruit' [J]. Eur Heart J, 2016, 37 (41) : 3130-3134.

[27] CLELAND JG, SWEDBERG K, FOLLATH F, et al. The Euro Heart Failure survey programme-a survey on the quality of care among patients with heart failure in Europe. Part1: patient characteristics and agnosis. Eur Heart J2003, 24: 442-463.

[28] KAJIMOTO K, SATO N, TAKANO T. Relation of left ventricular ejection fraction and clinical features or co-morbidities to outcomes among patients hospitalized for acute heart failure syndromes [J]. Am J Cardiol, 2015, 115 (3) : 334-340.

[29] NICHOLS G A, REYNOLDS K, KIMES T M, et al. Comparison of risk of re-hospitalization, all-cause mortality and medical care resource utilization in patients with heart failure and preserved versus reduced ejection fraction [J]. Am J Cardiol, 2015, 116 (7) : 1088-1092.

[30] SCHMID F A, SCHLAGER O, KELLER P, et al. Prognostic value of long-term blood pressure changes in patients with chronic heart failure [J]. Eur J Heart Fail, 2017, 19 (7) : 837-842.

[31] DESAI R V, BANACH M, AHMED M I, et al. Impact of baseline systolic blood pressure on long-term outcomes in patients with advanced chronic systolic heart failure (insights from the BEST trial) [J]. Am J Cardiol, 2010, 106 (2) : 221-227.

[32] GBD 2016 RISK FACTORS COLLABORATORS. Global, regional, and national comparative risk assessment of 84 behavioural, environmental and occupational, and metabolic risks or clusters of risks, 1990-2016: asystematic analysis for the Global Burden of Disease Study 2016 [J]. Lancet, 2017, 390: 1345-1422

[33] LEWIS G A, SCHELBERT E B, WILLIAMS S G, et al. Biological phenotypes of heart failure with preserved ejection fraction [J]. J Am Coll Cardiol, 2017, 70 (17) : 2186-2200.

[34] PARIKH K S, SHARMA K, FIUZAT M, et al. Heart failure with preserved ejection fraction expert panel report: current controversies and implications for clinical trials [J]. JACC Heart Fail, 2018, 6 (8) : 619-632.

[35] BORLAUG B A. The pathophysiology of heart failure with preserved ejection fraction [J]. Nat Rev Cardiol, 2014, 11 (9) : 507-515.

[36] LAKATTA E G, LEVY D. Arterial and cardiac aging: major shareholders in cardiovascular disease enterprises: part I:

aging arteries: a "set up" for vascular disease [J]. Circulation, 2003, 107 (1) : 139-146.

[37] DALOS D, MASCHERBAUER J, ZOTTER-TUFARO C, et al. Functional status, pulmonary artery pressure, and clinical outcomes in heart failure with preserved ejection fraction [J]. J Am Coll Cardiol, 2016, 68 (2) : 189-199.

[38] OBOKATA M, REDDY Y, PISLARU S V, et al. Evidence supporting the existence of a distinct obese phenotype of heart failure with preserved ejection fraction [J]. Circulation, 2017, 136 (1) : 6-19.

[39] KITZMAN DW, BRUBAKER P, MORGAN T, et al. Effect of caloric restriction or aerobic exercise training on peak oxygen consumption and quality of life in obese olderpatients withheart failure with preserved ejection fraction: a randomized clinical trial [J]. JAMA 2016, 315 (1) : 36-46.

[40] PONIKOWSKI P, VOORS A A, ANKER S D, et al. 2016 ESC Guidelines for the diagnosis and treatment of acute and chronic heart failure: The Task Force for the diagnosis and treatment of acute and chronic heart failure of the European Society of Cardiology (ESC) Developed with the special contribution of the Heart Failure Association (HFA) of the ESC [J]. Eur Heart J, 2016, 37 (27) : 2129-2200.

[41] REDDY Y N V, CARTER R E, OBOKATA M, et al. A simple, evidence-based approach to help guide diagnosis of heart failure with preserved ejection fraction [J]. Circulation, 2018, 138 (9) : 861-870.

[42] PIESKE B. Diagnosing heart failure with preservedejection fraction: The new HFA consensus. escardio. org: European Society of Cardiology, https: //www. escardio. org/ Congresses & Events/Heart Failure/Congress resources/News/diagnosing of heart failure with preserved ejection fraction the new hf a consensus, August 11, 2018.

[43] 中华医学会心血管病学分会，中华心血管病杂志编辑委员会. 中国心力衰竭诊断和治疗指南2014 [J]. 中华心血管病杂志, 2014, 42 (2) : 98-122.

[44] PITT B, PFEFFER M A, ASSMANN S F, et al. Spironolactone for heart failure with preserved ejection fraction [J]. N Engl J Med, 2014, 370 (15) : 1383-1392.

[45] PFEFFER M A, CLAGGETT B, ASSMANN S F, et al. Regional variation in patients and outcomes in the treatment of preserved cardiac function heart failure with an aldosterone antagonist (TOPCAT) trial [J]. Circulation, 2015, 131 (1) : 34-42.

[46] DE DENUS S, O'MEARA E, DESAI A S, et al. Spironolactone metabolites in TOPCAT-new insights into regional variation [J]. N Engl J Med, 2017, 376 (17) : 1690-1692.

[47] CLELAND J G, TENDERA M, ADAMUS J, et al. The perindopril in elderly people with chronic heart failure (PEP-CHF) study [J]. Eur Heart J, 2006, 27 (19) : 2338-2345.

[48] YUSUF S, PFEFFER M A, SWEDBERG K, et al. Effects of candesartan in patients with chronic heart failure and preserved left-ventricular ejection fraction: the CHARM-Preserved Trial [J]. Lancet, 2003, 362 (9386): 777-781.

[49] ROWLEY W R, BEZOLD C, ARIKAN Y, et al. Diabetes 2030: insights from yesterday, today, and future trends [J]. Popul Health Manag, 2017, 20 (1) : 6-12.

[50] ECHOUFFO-TCHEUGUI J B, XU H, DEVORE A D, et al. Temporal trends and factors associated with diabetes mellitus among patients hospitalized with heart

failure: findings from get with the guidelines-heart failure registry [J]. Am Heart J, 2016, 182: 9-20.

[51] LUND L H, CLAGGETT B, LIU J, et al. Heart failure with mid-range ejection fraction in CHARM: characteristics, outcomes and effect of candesartan across the entire ejection fraction spectrum [J]. Eur J Heart Fail, 2018, 20 (8) : 1230-1239.

[52] MCHUGH K, DEVORE A D, WU J, et al. Heart failure with preserved ejection fraction and diabetes: JACC state-of-the-art review [J]. J Am Coll Cardiol, 2019, 73 (5) : 602-611.

[53] LINDMAN B R, DAVILA-ROMAN V G, MANN D L, et al. Cardiovascular phenotype in HFpEF patients with or without diabetes: a RELAX trial ancillary study [J]. J Am Coll Cardiol, 2014, 64 (6) : 541-549.

[54] HEERSPINK H J, PERKINS B A, FITCHETT D H, et al. Sodium glucose cotransporter 2 inhibitors in the treatment of diabetes mellitus: cardiovascular and kidney effects, potential mechanisms, and clinical applications [J]. Circulation, 2016, 134 (10): 752-772.

[55] THORP A A, SCHLAICH M P. Relevance of sympathetic nervous system activation in obesity and metabolic syndrome [J]. J Diabetes Res, 2015, 2015: 341583.

[56] BUTLER J, HAMO C E, FILIPPATOS G, et al. The potential role and rationale for treatment of heart failure with sodium-glucose co-transporter 2 inhibitors [J]. Eur J Heart Fail, 2017, 19 (11) : 1390-1400.

[57] VON SCHOLTEN B J, PERSSON F, ROSENLUND S, et al. The effect of liraglutide on renal function: A randomized clinical trial [J]. Diabetes Obes Metab, 2017, 19 (2) : 239-247.

[58] JOJIMA T, UCHIDA K, AKIMOTO K, et al. Liraglutide, a GLP-1 receptor agonist, inhibits vascular smooth muscle cell proliferation by enhancing AMP-activated protein kinase and cell cycle regulation, and delays atherosclerosis in ApoE deficient mice [J]. Atherosclerosis, 2017, 261: 44-51.

[59] HEART OUTCOMES PREVENTION EVALUATION STUDY INVESTIGATORS, YUSUF S, SLEIGHT P, et al. Effects of an angiotensin-converting-enzyme inhibitor, ramipril, on cardiovascular events in high-risk patients [J]. N Engl J Med, 2000, 342 (3): 145-153.

[60] DAVIS B R, KOSTIS J B, SIMPSON L M, et al. Heart failure with preserved and reduced left ventricular ejection fraction in the antihypertensive and lipid-lowering treatment to prevent heart attack trial [J]. Circulation, 2008, 118 (22) : 2259-2267.

[61] Zinman B, Wanner C, Lachin JM, et al. Empa-gliflozin, cardiovascular outcomes, and mortality in type 2 diabetes. N Engl J Med 2015, 373 (22) : 2117-2128.

[62] NEAL B, PERKOVIC V, MATTHEWS D R. Canagliflozin and cardiovascular and renal events in type 2 diabetes [J]. N Engl J Med, 2017, 377 (21) : 2099.

[63] LEDWIDGE M, GALLAGHER J, CONLON C, et al. Natriuretic peptide-based screening and collaborative care for heart failure: the STOP-HF randomized trial [J]. JAMA, 2013, 310 (1) : 66-74.

[64] HUELSMANN M, NEUHOLD S, RESL M, et al. PONTIAC (NT-proBNP selected prevention of cardiac events in a population of diabetic patients without a history of cardiac disease) : a prospective randomized controlled trial [J]. J Am Coll Cardiol, 2013, 62 (15) : 1365-1372.

[65] YANCY CW, JESSUP M, BOZKURT B, et al. 2017ACC/AHA/HFSA focused update of the 2013ACCF/AHA guideline for the management of heart failure: a report of the American college of Cardiology/American heart association task force on clinical practice guidelines and the heart failure society of America [J]. J Am Coll Cardiol, 2017, 70: 776-803.
[66] DALOS D, MASCHERBAUER J, ZOTTER-TUFARO C, et al. Functional status, pulmonary artery pressure, and clinical outcomes in heart failure with preserved ejection fraction [J]. J Am Coll Cardiol, 2016, 68 (2) : 189-199.
[67] OBOKATA M, REDDY Y, PISLARU S V, et al. Evidence supporting the existence of a distinct obese phenotype of [J]. Circulation, 2017, 136 (1) : 6-19.
[68] GONZáLEZ-LóPEZ E, GALLEGO-DELGADO M, GUZZO-MERELLO G, et al. Wild-type transthyretin amyloidosis as a cause of heart failure with preserved ejection fraction [J]. Eur Heart J, 2015, 36 (38) : 2585-2594.
[69] PINNEY J H, WHELAN C J, PETRIE A, et al. Senile systemic amyloidosis: clinical features at presentation and outcome [J]. J Am Heart Assoc, 2013, 2 (2) : e000098.
[70] MAURER M S, SCHWARTZ J H, GUNDAPANENI B, et al. Tafamidis treatment for patients with transthyretin amyloid cardiomyopathy [J]. N Engl J Med, 2018, 379 (11) : 1007-1016.
[71] Effects of enalapril on mortality in severe congestive heart failure. Results of the Cooperative North Scandinavian Enalapril Survival Study (CONSENSUS) [J]. N Engl J Med, 1987, 316 (23) : 1429-1435.
[72] YUSUF S, PITT B, DAVIS C E, et al. Effect of enalapril on survival in patients with reduced left ventricular ejection fractions and congestive heart failure [J]. N Engl J Med, 1991, 325 (5) : 293-302.
[73] Effect of metoprolol CR/XL in chronic heart failure: Metoprolol CR/XL Randomised Intervention Trial in Congestive Heart Failure (MERIT-HF) [J]. Lancet, 1999, 353 (9169): 2001-2007.
[74] PITT B, ZANNAD F, REMME W J, et al. The effect of spironolactone on morbidity and mortality in patients with severe heart failure. Randomized Aldactone Evaluation Study Investigators [J]. N Engl J Med, 1999, 341 (10) : 709-717.
[75] COHN J N, TOGNONI G. A randomized trial of the angiotensin-receptor blocker valsartan in chronic heart failure [J]. N Engl J Med, 2001, 345 (23) : 1667-1675.
[76] KUSTER G M, PFISTER O. Chronic heart failure: advances in pharmacological treatment and future perspectives [J]. Swiss Med Wkly, 2019, 149: w20036.
[77] MCMURRAY JJ, PACKER M, DESAI AS, et al. PARADIGM-HF investigators and committees. Angiotensin-neprilysin inhibition versus enalapril in heart failure[J]. N Engl J Med, 2014, 371 (11) : 993-1004.
[78] DANIELS L B, MAISEL A S. Natriuretic peptides [J]. J Am Coll Cardiol, 2007, 50 (25): 2357-2368.
[79] POTTER L R. Natriuretic peptide metabolism, clearance and degradation [J]. FEBS J, 2011, 278 (11) : 1808-1817.
[80] DOBRE D, BORER J S, FOX K, et al. Heart rate: a prognostic factor and therapeutic target in chronic heart failure. The distinct roles of drugs with heart rate-lowering properties [J]. Eur J Heart Fail, 2014, 16 (1): 76-85.
[81] SWEDBERG K, KOMAJDA M, BöHM M,

et al. Ivabradine and outcomes in chronic heart failure (SHIFT): a randomised placebo-controlled study [J]. Lancet, 2010, 376 (9744): 875-885.

[82] BöHM M, SWEDBERG K, KOMAJDA M, et al. Heart rate as a risk factor in chronic heart failure (SHIFT): the association between heart rate and outcomes in a randomised placebo-controlled trial [J]. Lancet, 2010, 376 (9744): 886-894.

[83] BöHM M, BORER J, FORD I, et al. Heart rate at baseline influences the effect of ivabradine on cardiovascular outcomes in chronic heart failure: analysis from the SHIFT study [J]. Clin Res Cardiol, 2013, 102 (1): 11-22.

[84] ZINMAN B, WANNER C, LACHIN J M, et al. Empagliflozin, cardiovascular outcomes, and mortality in type 2 diabetes. N Engl J Med., 2015, 373 (22), 2117-2128. http: // dx. doi. org/10. 1056/NEJMoa1504720 PMID: 26378978

[85] NEAL B, PERKOVIC V, MAHAFFEY K W, et al. Canagliflozin and cardiovascular and renal events in type 2 diabetes. N Engl J Med, 2017. http: //dx. doi. org/10. 1056/ NEJMoa1611925

[86] HASENFUSS G, TEERLINK J R. Cardiac inotropes: current agents and future directions [J]. Eur Heart J, 2011, 32 (15): 1838-1845.

[87] MALIK F I, HARTMAN J J, ELIAS K A, et al. Cardiac myosin activation: a potential therapeutic approach for systolic heart failure [J]. Science, 2011, 331 (6023): 1439-1443.

[88] TEERLINK J R, CLARKE C P, SAIKALI K G, et al. Dose-dependent augmentation of cardiac systolic function with the selective cardiac myosin activator, omecamtiv mecarbil: a first-in-man study [J]. Lancet, 2011, 378 (9792): 667-675.

[89] CLELAND J G, TEERLINK J R, SENIOR R, et al. The effects of the cardiac myosin activator, omecamtiv mecarbil, on cardiac function in systolic heart failure: a double-blind, placebo-controlled, crossover, dose-ranging phase 2 trial [J]. Lancet, 2011, 378 (9792): 676-683.

[90] TEERLINK J R, FELKER G M, MCMURRAY J J, et al. Chronic oral study of myosin activation to increase contractility in heart failure (COSMIC-HF): a phase 2, pharmacokinetic, randomised, placebo-controlled trial [J]. Lancet, 2016, 388 (10062): 2895-2903.

[91] TEERLINK J R, FELKER G M, MCMURRAY J, et al. Acute treatment with omecamtivmecarbil to increase contractility in acute heart failure: the ATOMIC-AHF Study [J]. J Am Coll Cardiol, 2016, 67 (12): 1444-1455. Cardiol, 2016, 67 (12), 1444-1455. http: //dx. doi. org/10. 1016/j. jacc. 2016. 01. 031 PMID: 27012405

[92] GREENE S J, GHEORGHIADE M, BORLAUG B A, et al. The cGMP signaling pathway as a therapeutic target in heart failure with preserved ejection fraction [J]. J Am Heart Assoc, 2013, 2 (6): e000536.

[93] BRIASOULIS A, INAMPUDI C, HATZIS G, et al. Management of patients with heart failure: focus on new pharmaceutical and device options [J]. Curr Med Chem, 2020, 27 (27): 4522-4535.

[94] GHEORGHIADE M, GREENE S J, BUTLER J, et al. Effect of vericiguat, a soluble guanylate cyclase stimulator on natriuretic peptide levels in patients with worsening chronic heart failure and reduced ejection fraction: the SOCRATES-REDUCED

randomized trial [J]. JAMA, 2015, 314 (21): 2251-2262.

[95] PIESKE B, MAGGIONI A P, LAM C, et al. Vericiguat in patients with worsening chronic heart failure and preserved ejection fraction: results of the soluble guanylate cyclase stimulator in heart failure patients with PRESERVED EF (SOCRATES-PRESERVED) study [J]. Eur Heart J, 2017, 38 (15): 1119-1127.

[96] BRAMLAGE P, SWIFT S L, THOENES M, et al. Non-steroidal mineralocorticoid receptor antagonism for the treatment of cardiovascular and renal disease [J]. Eur J Heart Fail, 2016, 18 (1): 28-37.

[97] KOLKHOF P, DELBECK M, KRETSCHMER A, et al. Finerenone, a novel selective nonsteroidal mineralocorticoid receptor antagonist protects from rat cardiorenal injury [J]. J Cardiovasc Pharmacol, 2014, 64 (1): 69-78.

[98] FILIPPATOS G, ANKER S D, BöHM M, et al. A randomized controlled study of finerenone vs. eplerenone in patients with worsening chronic heart failure and diabetes mellitus and/or chronic kidney disease [J]. Eur Heart J, 2016, 37 (27): 2105-2114.

[99] ROGERS J G, AARONSON K D, BOYLE A J, et al. Continuous flow left ventricular assist device improves functional capacity and quality of life of advanced heart failure patients [J]. J Am Coll Cardiol, 2010, 55 (17): 1826-1834.

[100] ROGERS J G, PAGANI F D, TATOOLES A J, et al. Intrapericardial left ventricular assist device for advanced heart failure [J]. N Engl J Med, 2017, 376 (5): 451-460.

[101] PAGANI F D, MILLER L W, RUSSELL S D, et al. Extended mechanical circulatory support with a continuous-flow rotary left ventricular assist device [J]. J Am Coll Cardiol, 2009, 54 (4): 312-321.

[102] BIRKS E J, GEORGE R S, HEDGER M, et al. Reversal of severe heart failure with a continuous-flow left ventricular assist device and pharmacological therapy: a prospective study [J]. Circulation, 2011, 123 (4): 381-390.

[103] DRAKOS S G, KFOURY A G, STEHLIK J, et al. Bridge to recovery: understanding the disconnect between clinical and biological outcomes [J]. Circulation, 2012, 126 (2): 230-241.

[104] SLAUGHTER M S, ROGERS J G, MILANO C A, et al. Advanced heart failure treated with continuous-flow left ventricular assist device [J]. N Engl J Med, 2009, 361 (23): 2241-2251.

[105] PARK S J, MILANO C A, TATOOLES A J, et al. Outcomes in advanced heart failure patients with left ventricular assist devices for destination therapy [J]. Circ Heart Fail, 2012, 5 (2): 241-248.

[106] AARONSON K D, SLAUGHTER M S, MILLER L W, et al. Use of an intrapericardial, continuous-flow, centrifugal pump in patients awaiting heart transplantation [J]. Circulation, 2012, 125 (25): 3191-3200.

[107] JORDE U P, KUSHWAHA S S, TATOOLES A J, et al. Results of the destination therapy post-food and drug administration approval study with a continuous flow left ventricular assist device: a prospective study using the INTERMACS registry (Interagency Registry for Mechanically Assisted Circulatory Support) [J]. J Am Coll Cardiol, 2014, 63 (17): 1751-1757.

[108] THIELE H, ZEYMER U, NEUMANN F J, et al. Intraaortic balloon support for

myocardial infarction with cardiogenic shock [J]. N Engl J Med, 2012, 367 (14): 1287-1296.
[109] THIELE H, ZEYMER U, NEUMANN F J, et al. Intra-aortic balloon counterpulsation in acute myocardial infarction complicated by cardiogenic shock (IABP-SHOCK II): final 12 month results of a randomised, open-label trial [J]. Lancet, 2013, 382 (9905): 1638-1645.
[110] UNVERZAGT S, BUERKE M, DE WAHA A, et al. Intra-aortic balloon pump counterpulsation (IABP) for myocardial infarction complicated by cardiogenic shock [J]. Cochrane Database Syst Rev, 2015, 2015 (3): CD007398.
[111] WACHTELL K, PALMIERI V, OLSEN M H, et al. Change in systolic left ventricular performance after 3 years of antihypertensive treatment: the Losartan Intervention for Endpoint (LIFE) Study [J]. Circulation, 2002, 106 (2): 227-232.
[112] OKIN P M, DEVEREUX R B, JERN S, et al. Regression of electrocardiographic left ventricular hypertrophy during antihypertensive treatment and the prediction of major cardiovascular events [J]. JAMA, 2004, 292 (19): 2343-2349.
[113] LIP G Y, SKJøTH F, OVERVAD K, et al. Blood pressure and prognosis in patients with incident heart failure: the Diet, Cancer and Health (DCH) cohort study [J]. Clin Res Cardiol, 2015, 104 (12): 1088-1096.
[114] SCHMID F A, SCHLAGER O, KELLER P, et al. Prognostic value of long-term blood pressure changes in patients with chronic heart failure[J]. Eur J Heart Fail, 2017, 19(7): 837-842.
[115] RAPHAEL C E, WHINNETT Z I, DAVIES J E, et al. Quantifying the paradoxical effect of higher systolic blood pressure on mortality in chronic heart failure [J]. Heart, 2009, 95 (1): 56-62.
[116] BöHM M, YOUNG R, JHUND P S, et al. Systolic blood pressure, cardiovascular outcomes and efficacy and safety of sacubitril/valsartan (LCZ696) in patients with chronic heart failure and reduced ejection fraction: results from PARADIGM-HF [J]. Eur Heart J, 2017, 38 (15): 1132-1143.
[117] ATHER S, CHAN W, CHILLAR A, et al. Association of systolic blood pressure with mortality in patients with heart failure with reduced ejection fraction: a complex relationship [J]. Am Heart J, 2011, 161 (3): 567-573.
[118] PINHO-GOMES A C, RAHIMI K. Management of blood pressure in heart failure [J]. Heart, 2019, 105 (8): 589-595.
[119] ATHER S, BANGALORE S, VEMURI S, et al. Trials on the effect of cardiac resynchronization on arterial blood pressure in patients with heart failure [J]. Am J Cardiol, 2011, 107 (4): 561-568.
[120] TSIMPLOULIS A, LAM P H, ARUNDEL C, et al. Systolic blood pressure and outcomes in patients with heart failure with preserved ejection fraction [J]. JAMA Cardiol, 2018, 3 (4): 288-297.
[121] XIE W, ZHENG F, EVANGELOU E, et al. Blood pressure-lowering drugs and secondary prevention of cardiovascular disease: systematic review and meta-analysis [J]. J Hypertens, 2018, 36 (6): 1256-1265.
[122] TURNBULL F, NEAL B, PFEFFER M, et al. Blood pressure-dependent and

independent effects of agents that inhibit the renin-angiotensin system [J]. J Hypertens, 2007, 25 (5) : 951-958.

[123] PINHO-GOMES A C, RAHIMI K. Management of blood pressure in heart failure [J]. Heart, 2019, 105 (8) : 589-595.

[124] HJALMARSON A, GOLDSTEIN S, FAGERBERG B, et al. Effect of metoprolol CR/XL in chronic heart failure: Metoprolol CR/XL Randomised Intervention Trial in Congestive Heart Failure (MERIT-HF) [J]. Lancet, 1999, 353 (9169) : 2001-2007.

[125] YUSUF S, PFEFFER M A, SWEDBERG K, et al. Effects of candesartan in patients with chronic heart failure and preserved left-ventricular ejection fraction: the CHARM-Preserved Trial[J]. Lancet, 2003, 362(9386): 777-781.

[126] BAVISHI C, MESSERLI F H, KADOSH B, et al. Role of neprilysin inhibitor combinations in hypertension: insights from hypertension and heart failure trials [J]. Eur Heart J, 2015, 36 (30) : 1967-1973.

[127] KOTECHA D, MANZANO L, KRUM H, et al. Effect of age and sex on efficacy and tolerability of β blockers in patients with heart failure with reduced ejection fraction: individual patient data meta-analysis [J]. BMJ, 2016, 353: i1855.

[128] THOMOPOULOS C, PAATI G, ZANCHETTI A. Effects of blood pressure-lowering treatment: 6. prevention of heart failure and new onset heart failure. meta-analyses of randomized trials [J]. J Hypertens, 2016, 34: 373-384.

第七章 高血压脑出血血管病变机制

第一节 高血压脑卒中

脑卒中，又称中风（stroke）、“脑血管意外”（cerebralvascular accident），是指因各种诱发因素引起脑部血管狭窄、闭塞或破裂，导致血液不能流入大脑而造成的急性脑功能障碍，临床上表现为一次性或永久性脑功能障碍的症状和体征。脑卒中是目前全球第二大最常见的死亡原因，仅次于缺血性心脏病，同时也是全球主要的残疾原因。在中国随着社会老龄化和城市化进程的不断加快，居民不健康生活方式流行，脑卒中危险因素普遍暴露，发病率急剧攀升，该疾病负担呈现爆发式增长的态势，并在低收入群体中快速增长，性别和地域差异明显，并且有年轻化趋势。脑卒中已成为中国成年人致死、致残的首位病因，具有发病率高、致残率高、死亡率高和复发率高的特点。

脑卒中的类型主要包括缺血性脑卒中（ischemic stroke）和出血性脑卒中（hemorrhagic stroke）。出血性脑卒中包括蛛网膜下腔出血（subarachnoid hemorrhage）、高血压脑出血（hypertensive intracerebral hemorrhage，HICH）、淀粉样脑血管病（cerebral amyloid angiopathy，CAA）等。出血性脑卒中虽然发病率低于缺血性脑卒中，但其预后更差，且死亡率和病残率均高于缺血性脑卒中，其中高血压是导致出血性脑卒中的最常见原因。高血压脑出血是指由于高血压引起脑内血管破裂导致的脑实质内出血。常在体力活动或情绪激动时突然发病，症状在数分钟至数小时内达到高峰。HICH是一种严重危害中老年人健康的疾病，早期病死率可高达49.4%，仅不足半数预后良好，出血后的致残率几乎100%。

2016全球疾病负担研究（Global Burden of Disease Study，GBD）关于卒中的分析数据，结果显示，东亚的卒中年龄标化发病率最高，特别是中国达到354/10万人年。2016年中国缺血性脑卒中发病率为276.75/10万、出血性脑卒中发病率为126.34/10万。

此外，中国出血性脑卒中发病率显著高于西方人群。与西方国家脑出血占卒中的5%～10%不同，中国人群中脑出血的比例高达20%～54%。在长沙24个社区551 163人中，随访15年，发现脑出血的比例高达54%；在脑出血患者中，高血压患者占79.8%。

到目前为止，高血压是公认的脑出血最大的可控危险因素。然而，并非所有的高血压患者均会发生脑出血。西方国家的一项研究显示高血压患者随访12年，约0.5%出现脑出血，此外，降压治疗有助于降低脑出血风险，但仍然有部分患者出现脑出血。这提示单纯高血压不一定导致脑出血，可能存在其他共同作用的危险因素。

高血压脑出血造成重大健康负担，但其机制远未阐明。目前研究大多聚焦于脑出血后的神经损伤和修复，而高血压条件下，脑血管到底是如何改变的，对于高血压脑出血的病理进程中脑血管的病理变化及其可能的分子机制，我们仍知之甚少。因此，阐明高血压脑出血相关的血管病变机制，识别脑出血新的危险因素，寻找有效的保护措施及靶点，将为高血压脑出血的预防和治疗提供新的线索。

（陈敬洲　肖　宁）

第二节 出血性脑卒中的流行病学及危险因素

一、出血性脑卒中的流行病学

《2018 中国卫生健康统计提要》数据显示，2017年脑血管病占中国居民疾病死亡比例在农村人群为23.18%、城市人群为20.52%，这意味着每5位死亡者中就至少有1人死于脑卒中。中国出血性脑卒中发病率和患病率，整体呈上升趋势。全球疾病负担研究报告显示，2016年全球有1370万人新发卒中，中国占比约40%（551万人）。其中缺血性脑卒中发病率为276.75/10万、出血性脑卒中发病率为126.34/10万；而截至2016年，中国缺血性脑卒中患病率为1762.77/10万、出血性脑卒中患病率为406.16/10万。2013年对中国31个省、自治区、直辖市的155个城市和农村进行的研究表明，在被调查的480 687名年龄≥20岁的成人中，出血性脑卒中的发病率约为25%，远高于高收入国家的9%～13%，但低于20～30年前在中国的28%～55%，这可能与近年中国高血压管理的改善有关。

《2017 中国卫生和计划生育统计年鉴》数据显示，中国2005—2016年脑出血的出院人数及人均医药费用均呈增长态势。2016年中国脑出血患者住院人均费用为17 787.0元。相比2010年增长了61.4%。

二、出血性脑卒中的危险因素

流行病学研究表明，出血性脑卒中是一种受环境因素与遗传因素综合作用的复杂疾病。危险因素根据是否可以人为干预分为两大类。

1. 不可干预的危险因素 主要包括年龄、性别、种族及家族史。中国31个省的脑卒中数据表明，在所有年龄段的男性出血性脑卒中发生率均高于女性。遗传因素是脑出血发病的重要因素，一项研究表明新疆居住时间≥10年的汉族、维吾尔族、哈萨克族高血压患者中其脑出血发病率分别为67.6/10万、35.1/10万和39.6/10万。此外，由于种族差异，中国人群脑出血的患病率远高于西方国家。荟萃分析研究表明脑出血的发生率，亚洲人几乎是其他种族（即黑人、印度裔、西班牙裔、毛利人、白人）的两倍。另有跨学科研究的结果一致表明，脑出血的发生率随着年龄的增长而大大增加，与45～54岁人群相比，85岁及以上的人增加了近10倍。

2. 可干预的危险因素 如高血压、糖尿病、脂代谢异常、吸烟、饮酒、口服抗凝以及抗血小板聚集的药物等。来自32个国家的研究表明，全球90.7%脑卒中与高血压、糖尿病、血脂异常、心脏疾病、吸烟、酒精摄入、不健康饮食、腹型肥胖、体力活动不足和心理因素10项可纠正的危险因素相关。对于中国人群，该10项危险因素可解释高达90.7%的出血性脑卒中的发生。

但是传统的危险因素如家族史、高血压、吸烟等因素并不能解释全部的脑出血事件，20%～50%的患者并无传统的危险因素。一项纳入了中国11万人，随访15年的队列研究表明，长期暴露于PM2.5和出血性脑卒中之间的几乎呈线性的暴露-反应关系，PM2.5浓度每增加10μg/m^3，发生出血性脑卒中的风险增加12%。而另一项纳入了31 750名平均年龄为62岁的中国老年人的研究表明，睡眠质量较差的参与者发生出血性脑卒中风的风险增加56%。来自日本8万余人追踪13年的研究显示，每周吃早餐的次数与脑出血风险呈负相关。不吃早餐者与每天都吃早餐者相比，脑出血风险要高36%。研究者推测，脑出血最重要的危险因素为高血压，不吃早餐或因应激反应导致血压进一步上升，从而增加了脑出血的风险。

因此，为了更好地防控脑出血，我们必须不断识别新的环境与遗传危险因素，结合传统因素加以系统分析。

（陈敬洲　肖　宁）

第三节
高血压脑出血的血管病变机制

目前针对高血压条件下，关于高血压脑出血的脑血管的病理变化及机制研究较少，既往研究绝大多数集中于出血后神经损伤修复方面，关于高血压脑出血血管病变的详细机制还远未阐释清楚。

一、高血压脑出血病变血管的结构特征

（一）脑血管的解剖结构

脑动脉长且弯曲程度大，几乎没有弹性搏动，对脑起保护作用。脑动脉血管属于肌性动脉，与主动脉结构类似，由内膜、中膜和外膜三层被膜构成。脑血管内膜层厚，脑血管的中膜层和外层壁较薄。但是与主动脉多层弹性膜不同的是脑动脉只有单层内弹性膜，没有外弹性膜，因此血管弹性远低于主动脉。此外，脑血管周围几乎没有支持的组织(图7-7-1)。

高血压脑出血多发生于特定部位，解剖位置相对固定。壳核、基底节区是最常见的出血部位，尤其丘脑基底节区穿支动脉的豆纹动脉区域是高血压脑出血高发部位。豆纹动脉区域具有独特的解剖结构及生理特点，豆纹动脉破裂后，血液沿着周围神经纤维束向低阻力方向扩张，流入内囊区形成内囊血肿。

（二）穿支动脉的走行及分布

大脑基底灰质区的动脉主要是发自脑底部的Willis环及构成该环的大血管起始段发出的大量中央支，又称穿支动脉。人脑底部的穿支动脉主要包括豆纹动脉、丘脑穿支动脉、丘脑膝状体动脉及脉络丛后内动脉等。这些动脉由大脑中、后动脉经过脑中动脉水平段近10mm处发出，4～6支，彼此平行分布，以直角自主干发出后，约在蛛网膜下腔走行8～12mm，再进入前穿支，供应壳核、尾状核、外囊及屏状核。丘脑穿支动脉发自大脑后动脉起始部，其头侧组分布于脑垂体、漏斗和灰结节，有些穿支动脉走行于深部，分布于丘脑前部。丘脑膝状体动脉自大脑后动脉绕过大脑脚处发出，分布于大脑脚、内外侧膝状体、松果体、四叠体和丘脑枕部。脉络丛后内动脉起自大脑后动脉近侧段，先与大脑后动脉平行，继而向后内方向行进，经松果体外侧达四叠体，再向前达第三脑室顶，通过室间孔进入侧脑室的脉络丛。

（三）穿支动脉的结构特点

穿支动脉一般发自于大脑中、大脑后动脉的主干，这些动脉比较短，管腔薄而脆，动脉中层发育差，周围缺少坚实的脑组织支持，且血流方向与大脑主要动脉呈垂直或逆向，尤其是豆纹动脉区域，具有血流量大、管内压高、冲击力大、回旋多的特点，尤其是在分叉处。

（四）豆纹动脉的结构及生理特点

1. 独特的血流动力学特点 豆纹动脉起源于大脑中动脉M1段，从大脑中动脉以直角发出，分为内侧豆纹动脉和外侧豆纹动脉，主要供血基底

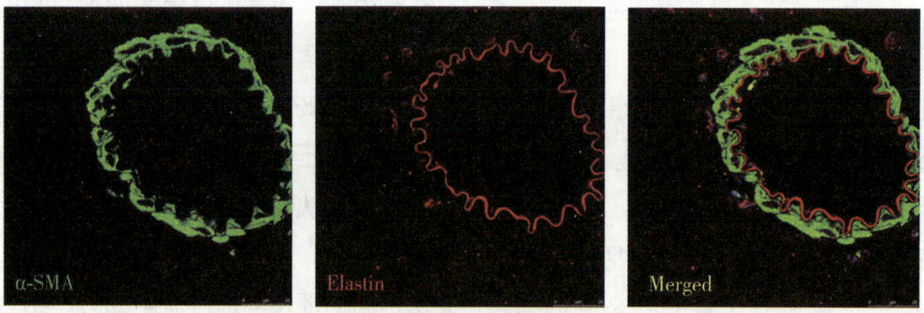

图7-7-1 小鼠脑动脉血管横截面结构图

注：α-SMA，α-平滑肌肌动蛋白，平滑肌细胞生物标志物；Elastin，弹性蛋白，内弹性膜标志物；Merged，内弹性膜和中膜平滑肌细胞组合。

节、尾状核和内囊区（图7-7-2）。豆纹动脉易破裂节段承受了上级分支与下级分支之间约50mmHg的脉压，高血压带来的异常血流剪切力和不稳定的血流状态加重了其负担。

2．特殊的力学边界条件 高血压脑出血的责任血管以直径为150～660μm的小动脉为主，该区域血管周围主要由疏松的白质纤维束构成，靠近脑室，血管内外压力差明显，具备血管易破的力学边界条件。

3．复杂的功能网络 该区域与颅内其他脑组织不同，除一般的神经元、胶质细胞外，还含有支配全身运动的下行神经传导束的交通咽喉——内囊和中继上行感觉传导的丘脑，以及调节全身自主神经和内分泌的下丘脑等结构，出血后必将构成复杂的损伤网络。

基于上述解剖学结构和生理特征，在长期高血压作用下血管壁受损，当血压突然升高时，极容易导致脑出血的发生。

二、高血压脑出血血管病变的病理过程

（一）高血压对脑血管结构和功能的影响

1．高血压对不同脑血管的影响各异 持续的高血压容易使得脑实质内动脉、穿支动脉及毛细血管的管壁承受更多压力，发生结构改变，管壁强度降低。高血压对脑大动脉血管壁的影响主要是动脉粥样病变，但大部分病灶局限于血管内膜；而对于脑出血主要发生部位的穿支动脉及小动脉来说，高血压主要导致血管壁退行性病变。

按组织学标准定动脉血管管径在0.3～1.0mm之间为小动脉，＜0.3mm且有一层以上平滑肌细胞者为细动脉，直径＜100μm者为末端细动脉，100～300μm者为近端细动脉。高血压主要是对脑细动脉造成改变，小动脉血管壁肌壁略增厚；细动脉管壁透明样变、钙化及纤维化，其中以透明样变最普遍。但末端与近端细动脉的透明样变又有差别，末端细动脉管壁增厚，原有结构消失，管腔明显缩小，又被称为狭窄型透明样变；而近端细动脉管腔常明显扩张，血管壁变薄，被称为扩张型透明样变。高血压及高血压脑出血患者的尸检结果表明脑出血主要发生在扩张型透明样变的细动脉。

2．高血压出血与脑血管结构的异常

（1）血管内膜：高血压脑出血患者的脑血管超微结构显示，高血压时脑血管内膜层的内皮细胞激活变性、崩解、坏死，严重者可见内皮细胞从内膜上脱落到管腔中；脑血管中唯一的内弹性层失去天然屏障，变得厚薄不均，在血压骤变、调节失调

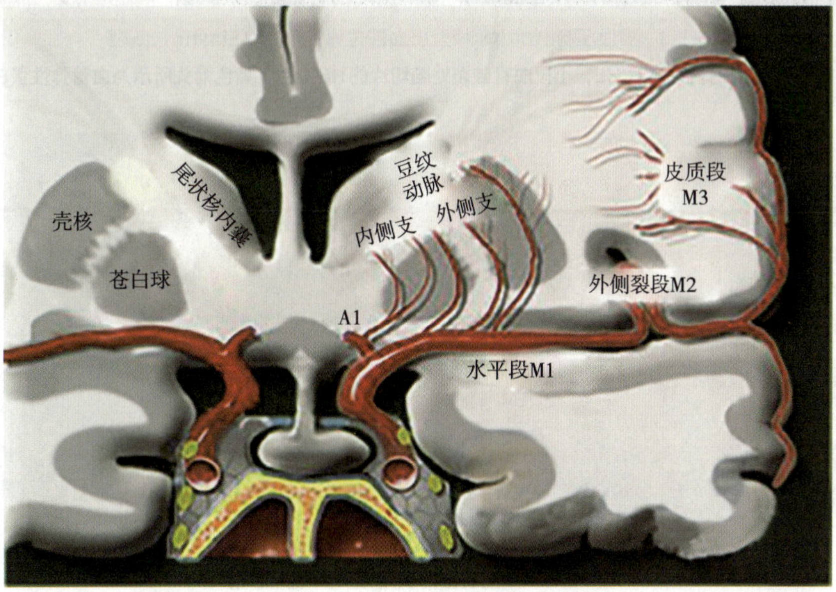

图7-7-2 大脑豆纹动脉区血管示意图

时，内弹性层会发生突然断裂及缺失为主的裂纹样变化，甚至部分消失。而来自动物模型电镜病理形态数据表明，破裂血管的内皮细胞变性、肿胀，细胞之间间隙变大，线粒体肿胀、溶解，致密颗粒增多。内弹力膜厚薄不均，弹力层明显扭曲，有的地方甚至断裂消失（图7-7-3）。

（2）血管中膜：脑血管中膜层主要由平滑肌细胞和胶原纤维组成，是脑血管壁承受压力的主要结构之一，与颅外血管相比，平滑肌层要薄。高血压条件下，脑血管平滑肌细胞增殖、肥大或变性坏死，细胞排列紊乱疏松，中膜层平滑肌面积显著减少，而胶原成分增多。血管壁承受压力能力变弱，一旦血流动力学发生剧烈改变时，血管极易破裂。

尸检报告表明，豆纹动脉脑出血的患者存在不同程度的豆纹动脉分支减少和长度缩短，以及血管平滑肌细胞凋亡。Takebayashi等利用电镜观察了高血压豆纹动脉脑出血患者的脑血管结构，对照组平滑肌细胞占血管中膜层的80%，而高血压脑出血组占比则不足20%。血管中膜层平滑肌面积显著减少至占总介质的50%以下，被认为是动脉易于突然破裂和诱发脑出血的重要因素。

（3）血管外膜：脑血管的外膜层较薄，主要是胶原成分，缺少外弹性层。高血压时，外膜胶原变性，胶原层虽然表面增厚，但其弹性降低，脆性增加，并伴有炎症细胞浸润。

（二）高血压脑出血血管病变过程

高血压脑出血主要分为5个病理生理阶段。

1．阶段一 初始阶段主要特征包括高血压导致的内弹性层的部分折叠和增厚，穿支动脉平滑肌细胞不同程度的肥大，以及血管外膜开始纤维化，胶原增厚但弹性降低（图7-7-4）。

2．阶段二 在此阶段，脑血管内弹性层变薄，脆性增高；中膜层平滑肌细胞肥大、部分凋亡，从而导致平滑肌细胞进行性丢失，并被成纤维细胞产

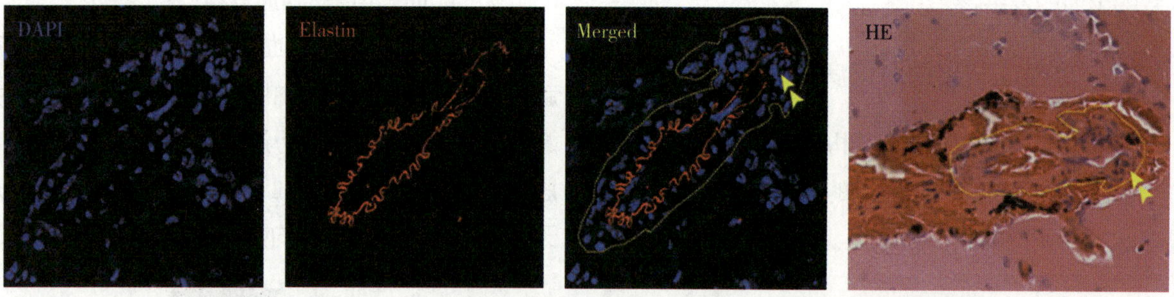

图7-7-3 高血压脑出血小鼠模型出血部位弹性蛋白（Elastin）断裂

注：DAPI，细胞核；Elastin，弹性蛋白；HE，小鼠血管破裂处脑切片的HE染色，黄色箭头所示为血管弹性蛋白（Elastin）破裂处。

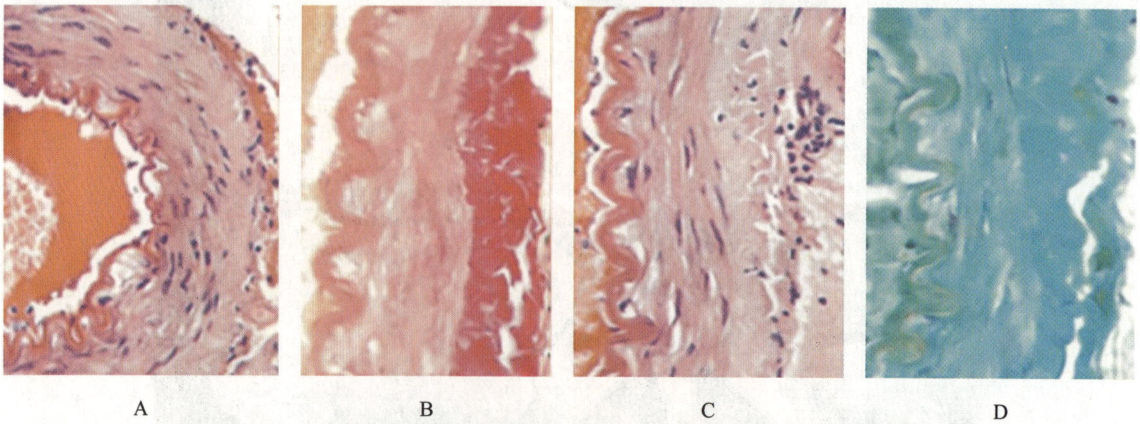

图7-7-4 高血压脑出血阶段一病理形态图

注：平滑肌细胞肥大，内弹性层部分折叠。图A、C为HE染色；图B为van Gieson染色；图D为Goldner染色。

生的多层胶原网络所取代；血管外膜纤维化，胶原增厚，弹性降低，脆性增加（图7-7-5）。

3. 阶段三 此阶段的脑血管，胶原纤维透明变性，并逐渐取代血管中膜层，外膜纤维化加重。中膜平滑肌细胞层逐渐分离，并随中外膜纤维化的加剧而减少丢失（图7-7-6）。

4. 阶段四 此阶段脑血管壁完全透明化（又称玻璃样变），血管对机械应力的抵抗力很低，极易破裂（图7-7-7）。

5. 阶段五 此阶段为血管破裂阶段，当血流动力学发生改变时，薄弱的血管壁，最终导致脑血管不能承受压力冲击，从而最终破裂出血。

如上述脑血管三层被膜结构的改变，导致脑血管脆性增加，韧性降低，其结果是脑动脉的血管壁局部断裂或消失而产生局部弱化现象，呈现裂纹样改变。在足够大的内压力或流场冲击力的作用下，裂纹处管壁断裂。初步研究表明，裂纹首先在基质细胞形成，然后沿细胞之间的界面扩展。遇到纤维时（在低应力下，承压的主要是弹性蛋白纤维和平滑肌细胞纤维；应力高时，胶原纤维是主要的承压载体），裂纹开裂受阻，应力增大时，基质细胞与纤维之间的界面受剪切破坏，纤维被拉断，裂纹进一步扩展直到穿过血管壁，形成贯穿裂纹，从而导致血管破裂出血（图7-7-8）。

三、高血压脑出血血管病变机制

鉴于高血压脑出血的高致死率和致残率，寻找易识别的危险因素和阐明其病理机制亟待解决。目前发病机制的研究大多集中在出血后的脑损伤和神经保护，而关于发生发展过程脑血管的病理改变和

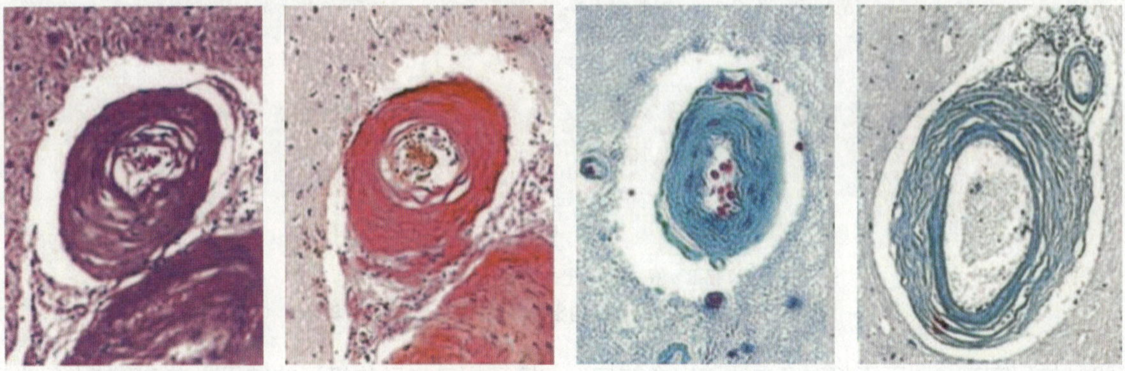

A　B　C　D

图7-7-5　高血压脑出血阶段二病理形态图

注：血管壁完全硬化。图A为HE染色；图B为van Gieson染色；图C、D为Goldner染色。

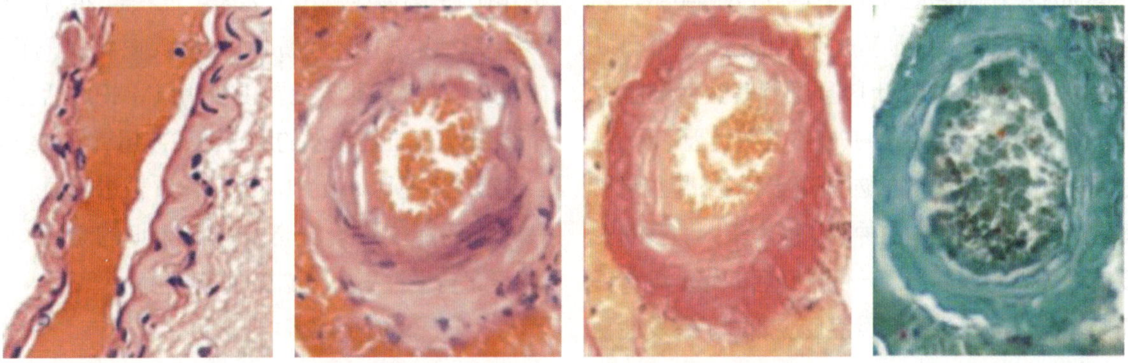

A　B　C　D

图7-7-6　高血压脑出血阶段三病理形态图

注：中膜-外膜层纤维化，透明变性初期。图A、B为HE染色；图C为van Gieson染色；图D为Goldner染色。

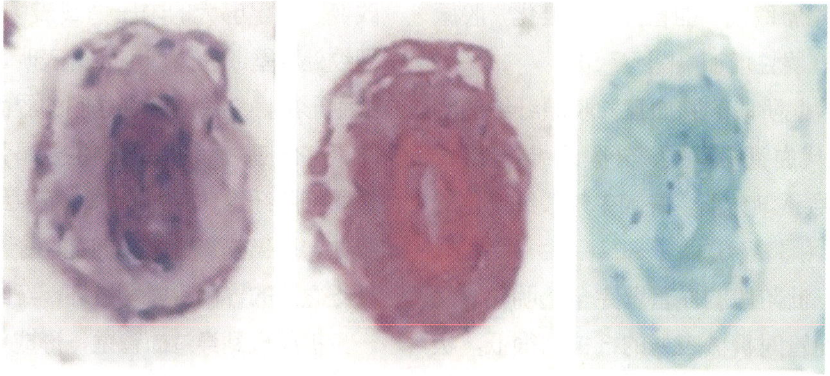

A　　B　　C

图 7-7-7　高血压脑出血阶段四病理形态图

注：血管壁完全透明化。图A为HE染色；图B为van Gieson染色；图C为Goldner染色。

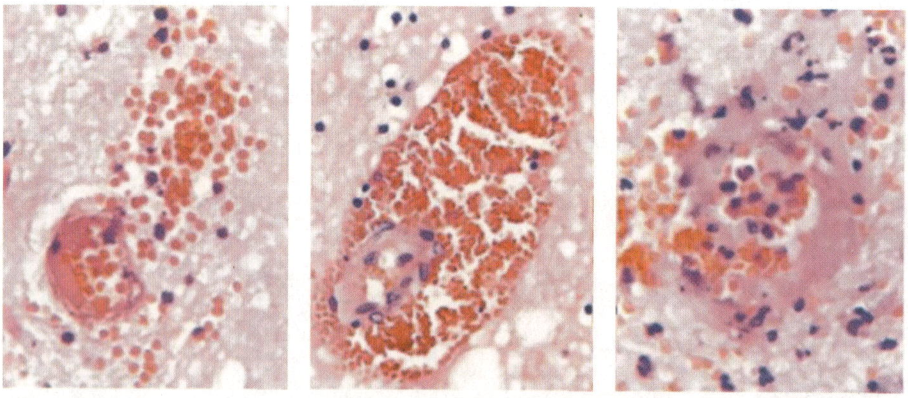

A　　B　　C

图 7-7-8　高血压脑出血阶段五病理形态图

注：透明化血管壁破裂引起的出血。图A、B、C为HE染色。

分子机制的研究甚少。下面将对高血压脑出血的病理机制作简要概述。

（一）炎症反应

高血压脑出血后血液作为异物进入脑组织，必然激活炎症反应。大量研究发现高血压脑出血可以明显诱发炎症反应，如小胶质细胞等炎症细胞激活，NF-κB活化，TNF-α、IL-1、IL-6等致炎因子释放，细胞间黏附分子表达，血脑屏障破坏，外周血单核巨噬细胞等炎症细胞向血肿周边区聚集。适度的炎症反应对于脑出血后神经元保护及后期修复具有积极作用，但过度、失控的炎症反应加剧了继发性脑损伤和神经功能缺损。

（二）氧化应激

氧化应激损伤脑血管导致高血压脑出血的直接证据来自动物模型的结果，在8月龄小鼠中利用微渗透泵释放血管紧张素Ⅱ（Ang Ⅱ）引起高血压，并同时添加引起氧化应激的L-NAME，可以使小鼠产生高血压脑出血表型。此模型24月龄的衰老小鼠结果表明，随着时间推移老龄化上调了氧化应激，增加了基质金属蛋白酶（MMP）活性，进而加重了高血压诱发的脑出血。在超氧化物歧化酶（SOD）转基因小鼠中，SOD的过表达明显减弱了高血压引起的氧化应激，抑制MMP的激活，从而降低了自发性高血压脑出血的发生率。

（三）基质金属蛋白酶

基质金属蛋白酶（matrix metalloproteinases，MMPs）是一类锌依赖的蛋白水解酶，在细胞外基质（ECM）的代谢和颅内外动脉血管壁的重塑中都起重要作用。在脑血管中无论是血管基底膜的主要成分胶原蛋白Ⅳ（Col Ⅳ），还是血管内弹性膜的主要成分弹性蛋白（ELN）均可被MMP降解。脑血管中主要有两种形式，一种被糖化，分子量为92kD，命名为MMP-9；另一种非糖化，分子量为72kD，被称为MMP-2。Yang等还证明在斑马鱼中咪康唑通过降低Erk1/2-MMP-9信号传导来抑制脑出血的发生。一项对长沙地区汉族人群的研究表明，*MMP-9*基因SNP多态位点rs17576，以及组织型基质金属蛋白酶抑制剂-1（tissue inhibitor of matrix metalloproteinases，TIMP-1）基因SNP多态位点rs4898与长沙地区汉族人群的脑出血发病有关。

如图7-7-9所示，目前关于高血压脑出血可能的机制为，血流动力学环境的变化（高血压及与高血压相关的圆周壁张力增加），引起血管平滑肌细胞线粒体的活性氧（ROS）产生增加，氧化应激增强，从而激活MMP，降解基底膜胶原蛋白、细胞外基质（ECM）和弹性蛋白等，从而破坏脑血管的结构完整性，促进脑出血的发生。

（四）胶原蛋白

胶原蛋白是细胞ECM中最主要的非水溶性纤维蛋白，也是人体内含量最丰富的蛋白，占人体蛋白总量的25%以上，其代谢也受MMP调控。Ⅰ型胶原（Col Ⅰ）常形成较粗的纤维束，广泛分布于皮肤、肌腱、韧带及骨中，具有很强的抗张力强度，约占人体胶原含量的90%；Ⅱ型胶原（Col Ⅱ）形成细微的原纤维网，分布于具有延展性的组织中，如皮肤、血管及内脏等疏松结缔组织；Ⅳ型胶原（Col Ⅳ）一般形成二维网格样结构，是血管基底膜的主要成分和支架。编码Col Ⅳ胶原的α1蛋白（Col Ⅳα1）和α2蛋白（Col Ⅳα2）基因突变，可以导致高渗性脑血管疾病，同时也是儿童及成人自发性脑出血的重要原因。Col Ⅳ作为血管基底膜的重要结构蛋白，其缺失或突变会导致血管结构缺少ECM的支持，尤其是在血管大角度分支处的豆纹动脉区，此处也是人类大部分高血压脑出血患者的出血灶区。赖氨酰羟化酶3（LH3）是Ⅳ型胶原分子间交联和稳定的关键，LH3缺乏会影响Ⅳ型胶原的合成和分泌及血管基底膜的完整性。LH3高表达可增强脑血管基底膜的完整性，抑制MMP活性，降低炎症，减少平滑肌细胞凋亡，从而降低高血压脑出血的易感性（图7-7-10）。

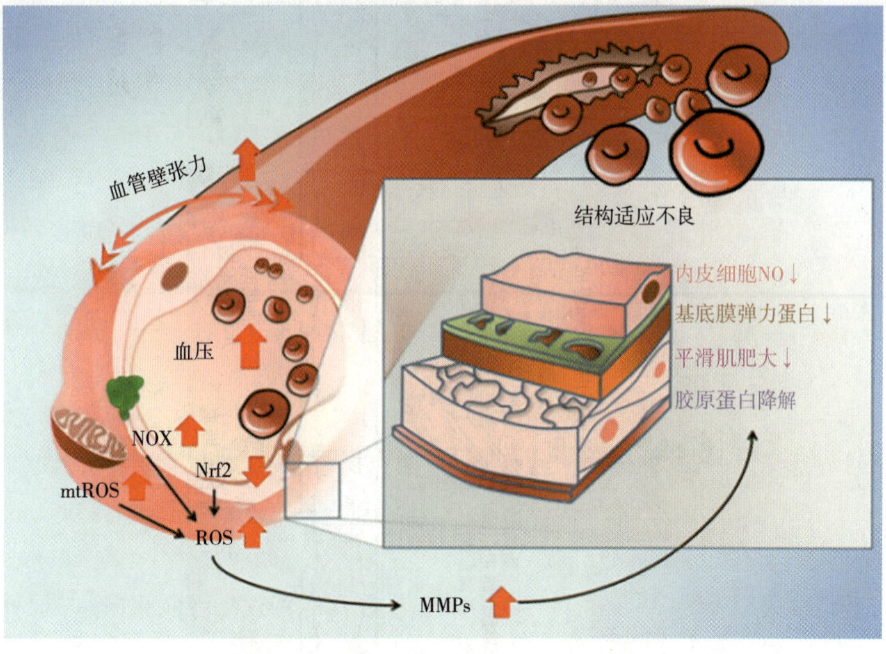

图7-7-9 高血压脑出血的细胞机制示意图

注：ROS，活性氧；MMPs，基质金属蛋白酶；Nrf2，转录因子；NO，一氧化氮；NOX，一氧化氮合酶。

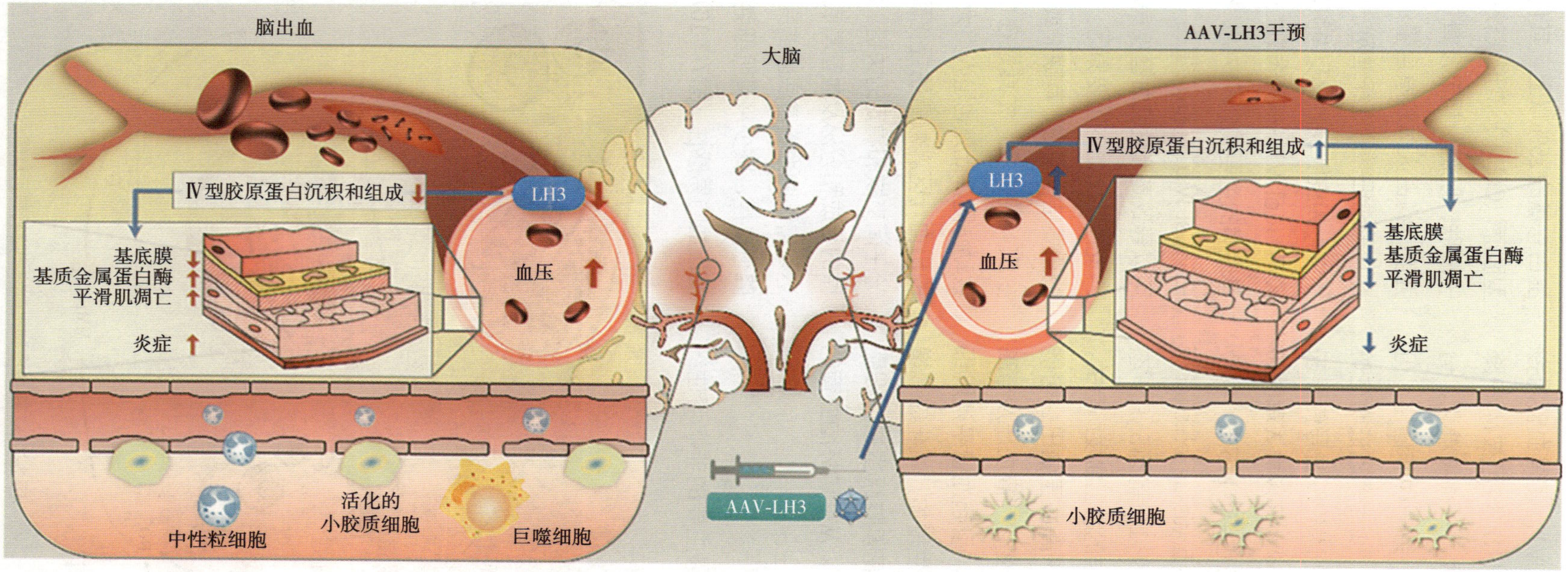

图7-7-10　LH3降低高血压脑出血的机制示意图

注：AVV，腺病毒相关病毒；LH3，赖氨酰羟化酶3。

（陈敬洲　肖　宁）

第四节 脑出血常用动物模型

脑出血动物模型的建立是脑出血机制研究的基础和前提。能够模拟临床病理表现和特征的动物模型对于深入探讨高血压脑出血的机制、预防和治疗均至关重要。这里我们将介绍目前常用的高血压脑出血动物模型、各自的病理特点和不同模型之间的比较。脑出血模型主要分为两类：一类主要用于研究脑出血后神经损伤、修复及炎症反应等；另一类主要用于研究高血压条件下脑血管病变机制。

一、神经损伤修复研究模型

（一）脑内填充物模型

此模型利用立体定向技术在脑内植入微球囊，产生类似脑出血时的血肿，压迫脑组织。此种模型可以较好地模拟脑血肿现象，但因不含血液成分不能完全模拟脑血肿。主要用于脑占位的研究和血肿清除后脑损伤的修复等。目前此模型已经很少应用。

（二）胶原酶诱导的脑出血模型

通过向小鼠等动物的脑部注射胶原酶，降解血管基底膜处的胶原蛋白等胞外基质，从而引起血管破裂出血。有研究报道胶原酶诱导的小鼠脑出血模型可以出现尾状核区域出血，并伴有神经系统症状。此模型造模方法较为简单，是目前较为常用的ICH造模方法。但此模型的脑出血的出血灶多为渗血，常用于脑出血的神经学研究。

（三）自体血诱导的脑出血模型

此模型与胶原酶诱导的脑出血模型类似，只是向脑中注射的不是胶原酶而是自体血，目前常用于脑出血后的神经损伤与修复研究，但是注射过程中可能会造成一定程度脑损伤。

（四）激光损伤模型

利用高能量的激光分子特异性损伤局部脑血管，可以建立脑微出血模型。Nishimura等利用双光子激光制造了3种脑损伤模型：①损伤小于50μm的血管造成脑出血；②通过控制减弱激光的能量诱导血管渗血损伤；③诱导缺血性卒中损伤。罗凌飞团队在身体透明的斑马鱼中，利用此技术构建了新型的脑出血模型，可以实时观察脑出血后的相关细胞的行为。他们的研究结果表明，巨噬细胞在脑血管损伤后的修复过程中起重要的桥梁作用，通过物理黏附和机械牵引作用将损伤的脑血管连接在一起。此模型的缺点是建立模型时需要先对小鼠等哺乳动物进行开颅手术，且损伤一般位于浅表位置，与人类的脑出血的发病机制还有一定的差距。

二、高血压脑出血血管病变研究模型

（一）易卒中型自发性高血压大鼠（stroke-prone spontaneously hypertensive rats，SHR-SP）模型

遗传方法建立的SHR-SP大鼠无须诱导，在80天龄前后即可发生脑卒中，但SHR-SP大鼠常自发形成缺血性卒中或者在皮质区有少量的出血灶，而人类的脑出血则一般位于基底节区。此外，它有严格的遗传局限性，饲养困难，易变种或断种。

（二）易卒中型肾血管性高血压大鼠模型

此模型利用内径为0.30mm银夹钳夹大鼠双侧肾动脉，术后7天大鼠血压升高，形成稳定的高血压，并易发生卒中。易卒中型肾血管性高血压大鼠发生的脑卒中与SHR-SP模型类似，也是以缺血性卒中为主。脑卒中灶及细小动脉病变多发生于双侧大脑半球顶、枕区及皮层下白质，与人类的多见于内囊和基底节区不同。

（三）自发性高血压脑出血模型

1. 双转基因小鼠模型 Donald D研究团队首先建立了第一个自发性高血压脑出血（spontaneous intracerebral hemorrhage，SICH）的双转基因小鼠模型，他们在小鼠中转入了人肾素（rein）和血管紧张素原（angiotensinogen）基因。此模型可以自发的在脑干（脑桥）、小脑及基底神经节区域形成高血压脑出血。

2. 自发性高血压脑出血小鼠模型 上述建立双转基因小鼠模型的团队随后又建立了更类似于人类的高血压脑出血小鼠模型，在小鼠背部埋入血管紧张素Ⅱ（angiotensin Ⅱ，Ang Ⅱ）渗透泵，同时在水中给予N'-硝基-L-精氨酸甲酯盐酸盐（NG-nitro-L-arginine methyl ester，hydrochloride，L-NAME），即可造成自发性高血压脑出血。

此模型较好的模拟了高血压条件下人类脑实质深部出血（图7-7-11），更为重要的是它与人体高血压脑出血有相似地病理特点，因此被广泛采用，成为研究高血压脑出血发病机制的经典模型。

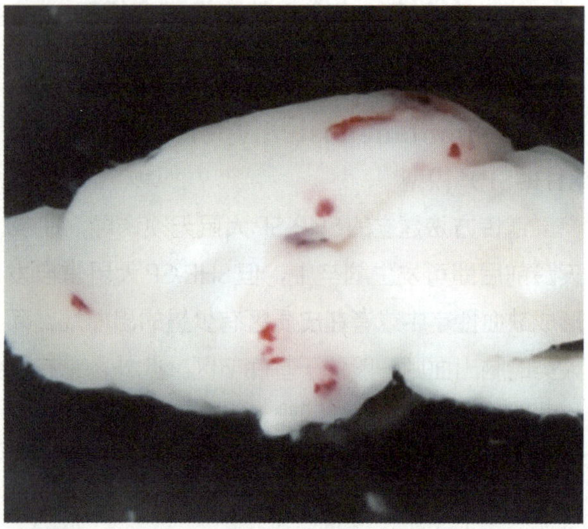

图7-7-11 自发性高血压脑出血小鼠模型的大脑深部出血（矢状剖面）

注：图中红色为自发性出血点。

第五节 展望

在过去的30多年里，高血压靶器官损害的机制和保护性干预已经进行大量研究，大脑是高血压靶器官损伤的早期目标，但由于高血压脑出血的发病机制复杂，其研究尚处于起步阶段。目前相关研究仅涉及了其中的几个方面，主要包括炎症细胞浸润、氧化应激、基质金属蛋白酶等，均存在一定的局限性，尚未提出有信服力阐释其发生发展机制的假说。

高血压脑出血发生、发展的关键遗传与环境易感因素尚不明确；高血压诱导的血流动力学改变导致血管壁损伤和破裂的机制亦不甚明了；破裂出血后血肿产生的生物力学规律及其致伤作用不清；血液与代谢产物及出血后炎症反应对血管和神经的综合损伤机制与规律不明确。因而就目前的研究结果和现状而言，难以建立高血压脑出血的特有生物标志物及影像学征象的预警体系，无法明确出血后生物力学与生物化学致继发性脑损伤的关键分子机制，难以确立有效的防治措施。从防治效果来看，高血压脑出血发病率仍不断攀升，致死致残率仍居高不下。导致这种现状的主要原因在于其发生发展过程中尚有诸多基础问题亟待深入研究。

综上所述，高血压脑出血是由环境因素及遗传因素共同参与的复杂疾病，其病理进展过程中的作用和机制涉及血流动力学刺激，氧化还原状态的改变，细胞增殖、迁移、凋亡及胞外基质的合成与降解等多个过程。各因素之间又并非孤立存在，相互渗透、相互影响，共同作用于脑血管。目前其机制远未阐明，也缺乏高血压脑出血血管破裂的预警手段及有效干+预措施，因此，我们应该在高血压脑出血高危人群识别、发病机制解析及干预措施筛选方面开展研究工作，提高高血压脑出血防治水平。

（肖　宁　陈敬洲）

参考文献

[1] GBD 2016 Stroke Collaborators. Global, regional and national burden of stroke, 1990-2016: a systematic analysis for the global burden of disease study 2016 [J]. Lancet Neurol, 2019, 18 (5): 439-458.

[2] WANG W, JIANG B, SUN H, et al. Prevalence, Incidence, and Mortality of Stroke in China: Results from a Nationwide Population-Based Survey of 480687 Adults [J]. Circulation, 2017, 135 (8): 759-771.

[3] 王陇德，刘建民，杨弋，等. 中国脑卒中防治报告2018 [J]. 中国循环杂志，2019，34（2）: 15.

[4] IKRAM M A, WIEBERDINK R G, KOUDSTAAL P J. International epidemiology of intracerebral hemorrhage [J]. Curr Atheroscler Rep, 2012, 14 (4): 300-306.

[5] HUANG K, LIANG F, YANG X, et al. Long term exposure to ambient fine particulate matter and incidence of stroke: prospective cohort study from the China-PAR project [J]. BMJ, 2019, 367: l6720.

[6] ZHOU L, YU K, YANG L, et al. Sleep duration, midday napping, and sleep quality and incident stroke: the Dongfeng-Tongji cohort [J]. Neurology, 2020, 94 (4): e345-e356.

[7] KUBOTA Y, ISO H, SAWADA N, et al. Association of breakfast intake with incident stroke and coronary heart disease: the Japan Public Health Center-Based Study [J]. Stroke, 2016, 47 (2): 477-481.

[8] 陈代云，任安文，杭振镳. 高血压病脑细动脉病理变化与脑出血的关系的探讨 [J]. 华西医科大学学报，2000，31（3）: 383.

[9] XIAO N, LIU T L, LI H, et al. Low serum uric acid levels promote hypertensive intracerebral hemorrhage by disrupting the smooth muscle cell-elastin contractile unit and upregulate the Erk1/2-MMPs axis [J]. Transl Stroke Res, 2020, 11 (5): 1077-1094.

[10] OKUCHI S, OKADA T, IHARA M, et al. Visualization of lenticulostriate arteries by flow-sensitive black-blood MR angiography on a 1. 5 T MRI system: a comparative study between subjects with and without stroke [J]. AJNR Am J Neuroradiol, 2013, 34 (4): 780-784.

[11] 王东春，李晓丽，王硕，等. 高血压脑出血患者脑小动脉的超微结构 [J]. 中国神经精神疾病杂志，2010，36（3）: 133-136.

[12] PLESEA I E, CAMENITA A, GEORGESCU C C, et al. Study of cerebral vascular structures in hypertensive intracerebral haemorrhage [J]. Rom J Morphol Embryol, 2005, 46 (3): 249-256.

[13] CHAMORRO A, MEISEL A, PLANAS A M, et al. The immunology of acute stroke [J]. Nat Rev Neurol, 2012, 8 (7): 401-410.

[14] WAKISAKA Y, CHU Y, MILLER J D, et al. Spontaneous intracerebral hemorrhage during acute and chronic hypertension in mice [J]. J Cereb Blood Flow Metab, 2010, 30 (1): 56-69.

[15] TOTH P, TARANTINI S, SPRINGO Z, et al. Aging exacerbates hypertension-induced cerebral microhemorrhages in mice: role of resveratrol treatment in vasoprotection [J]. Aging Cell, 2015, 14 (3): 400-408.

[16] WAKISAKA Y, CHU Y, MILLER J D, et al. Critical role for copper/zinc-superoxide dismutase in preventing spontaneous intracerebral hemorrhage during acute and chronic hypertension in mice [J]. Stroke, 2010, 41 (4): 790-797.

[17] YANG R, ZHANG Y, HUANG D, et al. Miconazole protects blood vessels from MMP9-dependent rupture and hemorrhage [J]. Dis Model Mech, 2017, 10 (3): 337-348.

[18] UNGVARI Z, TARANTINI S, KIRKPATRICK A C, et al. Cerebral microhemorrhages: mechanisms, consequences, and prevention [J]. Am J Physiol Heart Circ Physiol, 2017, 312 (6): H1128-H1143.

[19] KUO D S, LABELLE-DUMAIS C, GOULD D B.

COL4A1 and COL4A2 mutations and disease: insights into pathogenic mechanisms and potential therapeutic targets [J]. Hum Mol Genet, 2012, 21 (R1): R97-110.

[20] GOULD D B, PHALAN F C, VAN MIL S E, et al. Role of COL4A1 in small-vessel disease and hemorrhagic stroke [J]. N Engl J Med, 2006, 354 (14): 1489-1496.

[21] LI H, XU H, WEN H, et al. Overexpression of LH3 reduces the incidence of hypertensive intracerebral hemorrhage in mice [J]. J Cereb Blood Flow Metab, 2019, 39 (3): 547-561.

[22] YONG K, SEO IB, KIM SJ. Effects of hyulboochucke-tang on the collagenase-induced intracerebral hemorrhage in rats [J]. 2016, 26 (1): 1-11.

[23] HUANG L C, LIEW H K, CHENG H Y, et al. Collagenase-induced rat intra-striatal hemorrhage mimicking severe human intra-striatal hemorrhage [J]. Chin J Physiol, 2017, 60 (5): 259-266.

[24] CHEN M, LI X, ZHANG X, et al. The inhibitory effect of mesenchymal stem cell on blood-brain barrier disruption following intracerebral hemorrhage in rats: contribution of TSG-6 [J]. J Neuroinflammation, 2015, 12: 61.

[25] CAO S, HUA Y, KEEP R F, et al. Minocycline effects on intracerebral hemorrhage-induced iron overload in aged rats: brain iron quantification with magnetic resonance imaging [J]. Stroke, 2018, 49 (4): 995-1002.

[26] NISHIMURA N, SCHAFFER C B, FRIEDMAN B, et al. Targeted insult to subsurface cortical blood vessels using ultrashort laser pulses: three models of stroke [J]. Nat Methods, 2006, 3 (2): 99-108.

[27] 黄如训，曾进胜，苏镇培，等. 易卒中性肾血管性高血压大鼠模型 [J]. 中国神经精神疾病杂志，1991，17 (5): 257-260.

[28] IIDA S, BAUMBACH G L, LAVOIE J L, et al. Spontaneous stroke in a genetic model of hypertension in mice[J]. Stroke, 2005, 36(6): 1253-1258.

第八章
高血压与糖尿病

第一节
糖尿病和高血压的流行病学研究

一、中国糖尿病的流行病学研究

20世纪80年代初至今40年间，中国糖尿病患病率急剧上升。1980年全国14省市30万人口流行病学调查显示，糖尿病的患病率为0.67%。1994年全国19个省市年龄＞25岁约25万人参与糖尿病普查，糖尿病患病率为2.51%，其中新诊断的糖尿病病例数所占比例达70.33%。2000—2001年中国20个地区35～74岁的15 236人进行空腹血糖测定，得到该年龄段的糖尿病患病率为7.33%。2007—2008年中华医学会糖尿病学分会组织全国14个省市48 431人的糖尿病流行病学调查，显示中国年龄≥20岁的成年人糖尿病患病率为9.7%。2010年国家疾病预防控制中心和中华医学会内分泌学分会调查了中国98 658名成年人（年龄≥18岁）糖尿病的患病率为9.7%（应用WHO1999年的诊断标准）；若同时加以糖化血红蛋白≥6.5%作为糖尿病的诊断标准（美国糖尿病学会（ADA）标准），则其患病率为11.6%。2013年全国性的横断面研究，对170 287名中国大陆年龄≥18岁成人参与者的数据进行分析，糖尿病患病率为10.9%。2017年中国内地糖尿病的总体患病率采用ADA诊断标准为12.8%，采用WHO的标准为11.2%。2017年糖尿病患病率高于2007年、2010年和2013年采用相同诊断标准的全国调查结果。中国现有糖尿病患者1.298亿人。尽管这么多次全国性的糖尿病调查采用的调查方法有所差异，但一个不争的事实是，糖尿病已经成为流行病，而且，中国糖尿病前期的患病率为35.2%，有3倍于糖尿病的糖尿病前期患者。根据国际糖尿病联盟（IDF）最近发表的报告，估计2021年全球有5.37亿人患糖尿病，中国的糖尿病患者为1.409亿；2030年和2045年糖尿病患者将达到6.43亿和7.83亿，预计2045年中国的糖尿病患者将达到1.744亿。此外，估计2021年全球有5.41亿人有糖耐量受损；2021年，超过670万人年龄在20～79岁死于糖尿病相关的疾病；糖尿病导致的直接卫生支出已经接近1万亿美元。这些充分说明，糖尿病已经而且今后更是中国的也是全球的一个严重的公共卫生问题。

二、高血压合并糖尿病的流行病学研究

高血压是中国最为常见的非传染性慢性疾病之一，其定义是指收缩压（SBP）≥140mmHg和/或舒张压（DBP）≥90mmHg和/或在2周内使用降压药物，患病率超过了糖尿病。中国2018年发表的基于31个省市的45万多人的调查数据，2012—2015年中国18岁以上成年人中23.2%（估计2.445亿）患有高血压，另有41.3%（估计4.353亿）患有高血压前期，即未用降压药的情况下收缩压120～139mmHg和舒张压80～89mmHg。

糖尿病患者、高血压患者的血糖或血压控制率很低。IDF报告显示，2021年糖尿病患者中之前未确诊的糖尿病患者占到45%。2017年的中国的糖尿病调查显示，糖尿病的知晓率、治疗率和治疗达标率（HbA1c＜7.0%）分别为43.3%、49.0%和49.4%。2012—2015年高血压调查显示，高血压的知晓率、治疗率和血压达标率（血压＜130/80mmHg）则分别为46.9%、40.7%和15.3%。

成人糖尿病患者中合并高血压的患病率高。美国的数据显示有2/3～3/4的成人糖尿病患者合并高血压；糖尿病和高血压的年就诊量从2006年的2680万人次增加到2015年的5440万人次。糖尿病

患者高血压的患病率与所调查人群的糖尿病的类型和病程、年龄、性别、体重指数、血糖控制情况、是否合并肾脏疾病及其他多种因素有关。一般而言，中国有30%～50%的糖尿病患者合并高血压。高血压患者中合并糖尿病也很常见，2～3倍于无高血压的人群。糖尿病患者存在高血压时，死亡率增加7.2倍。

三、糖尿病、高血压与代谢综合征

糖尿病与高血压都是诊断代谢综合征的基本条件。尽管1/2～3/4的2型糖尿病患者合并多种心血管危险因素如高血压、血脂异常（高甘油三酯、低高密度脂蛋白血症）、肥胖等多种心血管危险因素，但这些患者的血糖、血压、血脂控制的达标率低，尤其是血糖、血压和血脂三项综合达标率更低。中国血糖、血压、血脂（blood glucose，blood pressure，and blood lipids，3B）研究为多中心横断面研究，共入选104家医院的2型糖尿病患者25 817例，平均年龄62.6岁，47%为男性，72%的患者合并高血压和/或血脂异常；平均HbA1c是7.6%。合并糖尿病、高血压和血脂异常的患者报告的心血管疾病病史是仅有糖尿病者的6倍。分别有47.7%、28.4%、36.1%的患者血糖（HbA1c＜7%）、血压（收缩压＜130mmHg和舒张压＜80mmHg）和血脂（TC＜4.5mmol/L）达标；但只有5.6%的患者这三项指标都达标。

我们入选完成并发症筛查的4616例2型糖尿病患者，将不伴有其他代谢综合征条件的单纯2型糖尿病患者分为0组（284例），其他根据合并危险因素的数量分为1～6组，共计3537例糖尿病患者（76.6%）合并2个以上的代谢异常即符合代谢综合征的诊断。随着心血管危险因素的增加，尿蛋白量、心电图异常率（从14.5%增加到33.3%）和下肢动脉病变的患病率（从20.5%增加到28.7%）显著增加。多种危险因素的集聚增加了大动脉病变的风险。糖尿病合并高血压的患者至少合并两个心血管危险因素。大多数糖尿病合并高血压的患者还有血脂异常和超重或肥胖。

四、高血压与糖尿病血管并发症

由于糖尿病患者血糖、血压和血脂异常治疗达标率低，其血管并发症发生率高，并与糖尿病残疾率和死亡率有关。中国糖尿病患者中1/2合并高血压，1/4有蛋白尿，1/4有脑血管病变（缺血性病变为主），1/5有缺血性心脏病。合并一种心血管危险因素、糖尿病病程5年以上、50岁以上的糖尿病患者中1/5合并下肢动脉闭塞症。中国糖尿病合并大血管并发症与欧美人有明显的不同，即缺血性脑血管病变率明显高于缺血性心脏病。无论是糖尿病大血管并发症还是微血管并发症的发生发展中，高血压都起着非常重要的作用。

20多年前我们曾分析糖尿病并发症与血压的关系，将患者分为正常血压组（＜140/90mmHg）、轻度高血压组（140～159/90～99mmHg）、中度高血压组（160～179/100～109mmHg）和重度高血压组（＞180/110mmHg）及正在服降压药但检查时血压正常组。高血压组的糖尿病患者视网膜和肾脏并发症的发生率明显高于血压正常组，且神经、视网膜和肾脏并发症的程度更严重。重度高血压组的患者中，这三种并发症的发生率分别达到58%、82%和68%。正常眼底的糖尿病患者血压明显低于有视网膜病变组。无神经病变患者的血压值明显低于有神经病变组。高血压组的平均心率、尿白蛋白明显高于无高血压组，而前者心率变异值明显低于后者。值得注意的是，确诊高血压但服用降压药后血压正常的糖尿病患者的肾脏、眼底并发症的检出率与无高血压的糖尿病患者无明显差异，尽管前组的心电图异常率要高于后组。

我们还观察不同收缩压和舒张压水平对糖尿病患者的心血管（CVD）并发症、肾病（DKD）、背景性视网膜病变（BDR）和增殖性视网膜病变（PDR）的影响，入选9258例糖尿病患者，年龄（55.1＋11.7）岁，BMI（25.8＋3.4）kg/m^2。收缩压90～230mmHg，按照每20mmHg或30mmHg

进行分组；舒张压60～120mmHg，每10mmHg或每20mmHg进行分组。结果发现，随着收缩压和舒张压的升高，眼底病变、心血管疾病变和肾病患病率明显增加。收缩压、舒张压升高都会加速加重糖尿病血管并发症的发生和发展。血压升高对于糖尿病大血管、微血管并发症的影响是持续的过程，每增加10～20mmHg都会带来并发症明显的差别。收缩压＞130mmHg、舒张压＞80mmHg以上，糖尿病肾病的发生率显著增加。但服用降压药后血压达到正常范围的这组患者，糖尿病血管并发症明显下降，与无高血压的糖尿病对照组无异。

高胰岛素血症和胰岛素抵抗是高血压和糖尿病基本的病理生理基础。高血压和高血糖同时存在，心血管事件率明显增加。高血压和糖尿病都可以引起血管并发症，如脑卒中、心力衰竭、肾脏病变或肾衰竭、眼底血管病变等。病变得不到控制，危害性极大，后果严重。但是，高血压和糖尿病及其并发症都可控可防，如果能尽早控制好血糖、血压，高血压、高血糖所引起的并发症大多可以得到避免或延缓。因此，对于这类患者，心血管危险因素的综合防治至关重要。

五、1型糖尿病与高血压

中国90%以上糖尿病患者为2型糖尿病，1型糖尿病大约不足糖尿病患者总数的10%，具体确切的比例仍缺乏足够的数据。1型糖尿病和2型糖尿病合并高血压的发病机制是不同的（表7-8-1）。1型糖尿病的病期及糖尿病肾病与高血压明显相关，患者初诊时往往无高血压，在诊断后前10年，血压仍属正常，出现微量白蛋白尿后，血压开始升高。尽管确诊后前10年，血压不高，但肾脏可有进行性加重的组织学改变。2型糖尿病往往在确诊时已经有高血压，也有部分患者属于同时被发现有糖尿病和高血压。糖尿病肾病是糖尿病患者心血管疾病发生率和死亡率增加的危险因素。高血压对于心血管风险的影响在1型或2型糖尿病患者中是相似的。

表7-8-1　1型糖尿病合并高血压与2型糖尿病合并高血压的不同点

项目	1型糖尿病	2型糖尿病
合并确诊时间	初次确诊糖尿病时无高血压	确诊糖尿病时常已有高血压
相关疾病/体征	高血压的发生与肾病发生密切相关	高血压与肥胖程度和年龄增加密切相关
血压特点	收缩压和舒张压成比例地升高	收缩压增加明显地超过舒张压，脉压差大
与肾病的相关性	高血压可明显地加速肾病的发展	高血压与存在的肾病相关性不密切

（许樟荣　李　翔）

第二节 糖尿病合并高血压的有关发病因素及其临床特点

高血压、糖尿病都是与生活方式密切相关的具有多种发病因素的疾病。糖尿病患者合并高血压的发病机制涉及不良的生活方式、神经内分泌系统（如肾素-血管紧张素-醛固酮系统，RAAS系统）、遗传、营养、环境等多方面因素。本文着重介绍高血压与糖尿病的相互影响及糖尿病患者合并高血压的若干临床特点。

一、胰岛素抵抗与肥胖是高血压、糖尿病的重要发病因素

多年以来，已经认识到肥胖和2型糖尿病、高血压密切相关。久坐的生活方式和过多的热量摄入会导致肥胖风险增加，从而增加胰岛素抵抗的风险。肥胖和糖尿病患者的血压升高部分地与胰岛素抵抗所致的高胰岛素血症和盐敏感性增加有关。已经有充分的证据支持这个假设，体重下降和增加运动可以减轻甚至逆转2型糖尿病，也可使血压下降到正常范围。近年来上市的新型降糖药如

钠-葡萄糖共转运子2抑制剂（sodium glucose co-transporter 2 inhibitor，SGLT-2i）和胰高血糖素样肽1受体激动剂（glucogan like peptide-1 receptor agonist，GLP-1 RA）在降低血糖的同时，还具有减重与降压作用，就是例证。

二、自主神经系统调节异常

自主神经系统是血压的重要调节因素。交感神经和副交感神经均有助于调节血压。交感神经活性增加会导致心率增快、心室收缩力增强、周围血管阻力增加和体液潴留。这些生理和病理变化会促进血压升高。副交感神经活性的降低还会导致心率加快，从而进一步导致高血压的发生。糖尿病自主神经病变的早期表现就是心脏副交感神经受损，表现为持续性心动过速。中枢性肥胖、胰岛素抵抗、睡眠呼吸暂停和难治性高血压常伴有交感神经系统活性增加。交感神经系统的兴奋会促进胰岛素抵抗和2型糖尿病的风险。

糖尿病病程长、血糖控制差、合并多种糖尿病并发症的患者往往合并糖尿病自主神经病变。直立性低血压是自主神经病变的表现，反映了交感神经严重受损。通常认为，由卧位起立后收缩压下降≥30mmHg和/或舒张压下降≥10mmHg可诊断为直立性低血压。另外，糖尿病患者的血压昼夜节律异于正常人。亚洲家庭血压研究显示，糖尿病患者的早晨血压高于非糖尿病患者，而早晨血压的达标率低于非糖尿病患者。Najafi等的研究结果显示，血压晨峰与糖尿病神经病变相关。

三、RAAS系统

RAAS通过血管紧张素II和醛固酮的作用在高血压的发病机制中起重要作用。血管紧张素II是作用很强的血管收缩剂，对血管平滑肌有直接作用。血管紧张素II也刺激醛固酮的产生，从而促进钠和水的潴留。

肥胖和胰岛素抵抗与RAAS和交感神经系统的不适当激活有关。肥胖也与血浆醛固酮水平升高有关，这表明肥胖是一种以激活的RAAS为特征的疾病。血管紧张素II和醛固酮抑制胰岛素敏感组织中的胰岛素代谢信号传导，这可能在减少内皮介导的血管舒张和高血压的发展中起作用。血管紧张素II和醛固酮还可以通过非基因组机制（如激活丝氨酸激酶和增加关键胰岛素信号分子，胰岛素受体底物蛋白1的丝氨酸磷酸化）来增强胰岛素抵抗、引起磷脂酰肌醇3激酶途径和蛋白激酶B刺激受损、胰岛素代谢信号和一氧化氮介导的血管舒张消失。

四、高血糖会升高血压

糖尿病患者高血压的主要原因之一是高血糖引起的体内可交换钠量比非糖尿病患者大。一项1型糖尿病患者的研究发现可交换钠量为2800～3000mEq/1.73m^2，比非糖尿病患者高约10%，而且显性白蛋白尿的患者其可交换钠量明显高于正常白蛋白尿或微量白蛋白尿的患者。然后糖尿病患者和非糖尿病患者之间循环血浆容量却没有差异。此外，糖尿病患者中可交换钠的量与平均血压呈正相关。这可能是由于SGLT-2的水平升高导致葡萄糖和钠的重吸收增加所致。

五、糖尿病是一种盐敏感性高血压

糖尿病患者被认为患有盐敏感性高血压，表现为肾小球高压且扁平的压力-利尿曲线。胰岛素抵抗引起的高胰岛素血症加速肾小管对钠的重吸收。过量摄入盐会抑制夜间血压降低，或者换句话说，夜间血压升高以排泄过量的钠，从而其血压表现为非勺型。许多临床研究表明即使在糖尿病患者和糖耐量减低的患者中，减少盐的摄入量对血压的作用也很明显。减少盐的摄入量可以改善血管内皮细胞功能和胰岛素抵抗。

六、血压下降伴随着高血糖的改善

糖尿病教育和降糖药物的使用也可以带来高血糖的改善，同时伴随着血压的下降。据报道，改善胰岛素抵抗的二甲双胍和吡格列酮具有轻微的降压作用。但是，近些年报道的一些新型降血糖药具有的降压作用超过了这些药物。SGLT-2i是一类新型的降糖药。目前在国内上市的有恩格列净、达格列净和卡格列净。该类药物通过选择性抑制肾脏近曲小管葡萄糖重吸收而降低血糖。这类药物还有轻度利尿作用，因此可以使收缩压和舒张压分别降低3～6mmHg和1～2mmHg。

GLP-1RA可以使收缩压和舒张压分别降低2～3mmHg和0～1mmHg。LEADER研究发现利拉鲁肽可以使收缩压下降1.2mmHg，但对舒张压没有明显作用。SUSTAIN-6研究中0.5mg和1.0mg索马鲁肽分别使收缩压下降1.3mmHg和2.6mmHg，但对舒张压无明显影响。EXSCEL研究中艾塞那肽可使收缩压下降1.57mmHg，舒张压升高0.25mmHg。ELIXA研究中利司那肽可以降低收缩压0.8mmHg。

纳入15项临床试验的荟萃分析显示二甲基肽酶4抑制剂（DPP-4抑制剂）可以使收缩压和舒张压分别下降3.04mmHg和1.47mmHg。

七、低血糖和高血压/心律失常

控制糖尿病患者心血管疾病风险性行动（ACCORD）研究比较了强化的血糖控制和常规血糖控制，但由于强化的血糖控制组显示出高死亡率，因此不得不中途中止研究。其原因可能是强化血糖控制组中有大量严重的低血糖病例。以这一结果为转折点，人们开始强调以患者为中心的治疗，病史长的老年糖尿病患者和合并心血管疾病的患者不适合接受强化血糖控制。

低血糖会激活交感神经系统，因此对心血管系统有多种影响。对25名接受胰岛素治疗同时接受了持续葡萄糖监测（CGM）和动态心电图监测的2型糖尿病患者进行详细分析发现，与血糖正常的时间段相比，夜间血糖的低血糖［＜1.9mmol/L（35mg/dl）］阶段心动过缓和房性/室性期前收缩的发生率、QT延长和异常T波的发生率更高。低血糖时观察到的心动过缓可能是由于副交感神经系统在交感神经系统激活后代偿性加强所致。因此低血糖期间发生的心律失常很可能是ACCORD研究中观察到心血管死亡增加的原因之一。最近的系统综述和荟萃分析显示严重低血糖期间发生心血管事件的相对风险为2.05倍。此外，如果低血糖患者再经历高血糖，则会进一步损害血管内皮功能并加重氧化应激和炎症反应。

严重的低血糖会引起交感神经兴奋和周围动脉收缩，加重高血压和心脏负担，甚至可以诱发左心衰竭。高血压和低血糖还会降低认知功能。因此，对于糖尿病患者应努力确保不发生低血糖的“高质量”糖尿病治疗，特别是对于老年糖尿病患者。

八、高血压和降压药物对葡萄糖代谢和胰岛素抵抗的影响

与正常血压受试者相比，高血压患者的糖尿病发病率更高，尤其是在接受利尿药和β受体阻滞剂治疗的高血压患者中。相反，口服降糖药物治疗的2型糖尿病患者服用ACEI卡托普利时，他们会发生低血糖。

利尿药可能加重胰岛素抵抗。研究表明大剂量的噻嗪类利尿药会引起代谢不良反应，如低血钾和高尿酸血症，并增加猝死的风险。因此，在糖尿病患者中，使用小剂量的利尿药以最大限度地减少代谢不良反应尤为重要。卡托普利被证实可改善胰岛素抵抗。血管紧张素受体拮抗剂（ARB）、长效钙通道阻滞剂和α_1受体阻滞剂也可以改善胰岛素抵抗并降低血糖水平。β受体阻滞剂有时会加重胰岛素抵抗、升高血糖水平及LDL胆固醇和甘油三酯的血液水平。但是，血管舒张性β受体阻滞剂可改善胰岛素抵抗。当使用β受体阻滞剂时，通过交感神经兴奋症状来判断低血糖的可靠性大大降低（即低血糖的症状被掩盖）。此外，由于其抑制肝脏中的糖异生，延长低血糖发作时间，因此接受磺脲类降糖药和胰岛素治疗的患者使用β受体阻滞剂应非常谨慎。

最近，由于有大规模的高血压干预研究，因

此使得在最初没有糖尿病的高血压患者中研究降压药对新发糖尿病的风险已成为可能。超过140 000名受试者参加的22项研究的荟萃分析发现，如果以利尿药为参照，使用ARB的患者新发糖尿病的风险降低43%，ACEI降低33%，钙通道阻滞剂降低25%。在开始降压治疗后新发糖尿病的患者与已经有糖尿病的患者发生心血管疾病的风险相似。因此，当为高血压患者，特别是代谢综合征的患者提供降压治疗时，选择能够改善胰岛素抵抗并减少新发糖尿病风险的降压药物极为重要。

九、高血压对糖尿病并发症的影响

糖尿病的大血管和微血管并发症主要是由于血管重构所致，并受多种因素如高血压、高血糖、血脂异常和肥胖的影响。高血压对糖尿病大血管和微血管并发症均有影响。

（一）高血压对糖尿病微血管并发症的影响

1．高血压加速糖尿病肾病的进展 糖尿病患者，尤其是1型糖尿病患者，其血压的升高通常是随着糖尿病病程的延长和肾病的进展。2型糖尿病患者常合并高血压，也有高血压先于糖尿病存在。即使最初血压正常，随着病程延长与糖尿病肾病的发展，血压通常也会升高，从而导致高血压。如果糖尿病患者出现高血压，其肾病的进展会加速。因此，高血压、糖尿病肾病的进展以及肾功能下降会相互影响并形成恶性循环。

糖尿病肾病病理改变包括肾小球和肾小管基底膜增厚、间质和系膜增生、内皮退化及间质改变包括小血管渗出性改变。糖尿病肾病还会导致平滑肌细胞增生和出球小动脉中层和内膜增厚。趋炎反应如T淋巴细胞浸润和小血管增生也参与了糖尿病肾病的发生发展。这些改变都是高血糖导致的肾小球循环和RAS系统激活、糖基化和氧化应激所导致。细胞内的代谢异常包括多元醇和蛋白激酶激活、微炎症反应及细胞因子的产生也参与其中。血压升高可以影响这些机制，还导致出球小动脉中层和内膜增厚并引起肾小球高血压，从而使糖尿病肾病恶化。

多危险因素干预试验研究了血压与终末期肾衰竭之间的关系，尽管它研究的糖尿病患者比例仅为1.5%。试验发现，如果以低于120/80mmHg的最佳血压作为参考，则在血压正常高值（130～139mmHg/85～89mmHg）期，发生终末期肾衰竭的风险增加1.9倍；轻度高血压（140～159mmHg/90～99mmHg）期增加到3.1倍，在严重高血压的情况下这种风险为11.2倍。一般而言，糖尿病肾病临床上可分为以下五个阶段：正常蛋白尿、微量白蛋白尿、临床蛋白尿、终末期肾衰竭和透析。英国前瞻性糖尿病研究（UKPDS）显示，首先，经过10年的治疗，约25%的患者出现微量白蛋白尿。这项研究还描述了糖尿病肾病各阶段的年进展率，显示从正常白蛋白尿到微量白蛋白尿的比率为2%；从微量白蛋白尿到临床蛋白尿的比率为2.8%；从临床蛋白尿进展到包括透析在内的肾脏替代疗法的终末期肾衰竭比率为2.3%。因此，蛋白尿是糖尿病肾病进展的标志。许多研究也表明蛋白尿是心血管疾病的预测因子。英国前瞻性糖尿病研究（UKPDS）显示，蛋白尿随着糖尿病肾病的每个阶段的增加，心血管疾病的死亡率明显增加。简言之，正常白蛋白尿阶段的全因死亡和心血管死亡分别为1.4%和0.7%；微量白蛋白尿阶段分别为3.0%和2.0%；临床蛋白尿阶段分别为4.6%和3.5%；在包括透析、肾脏替代治疗在内的终末期肾衰竭阶段则分别为19.2%和12.1%。虽然只有2.3%的患者从临床蛋白尿阶段进展到终末期肾衰竭，但此阶段死于心血管疾病的高达19.2%，是2.3%的8.3倍。因此，心血管疾病随肾功能下降而显著增加的现象被称为心肾轴，是近年来研究的热点。

2．高血压促进糖尿病视网膜病变和神经病变的进展 许多研究探讨了高血糖促进糖尿病微血管并发症如视网膜病变和神经病变的机制。但是，很少探讨高血压加重这些微血管疾病的机制。日本糖尿病并发症研究（JDCS）表明在日本新发的视网膜病变发病率和恶化率分别为38.3/（千人·年）和21.1/（千人·年），视网膜病变的危险因素包括糖尿病病程、BMI、收缩压及HbA1c。高血压显然是发生视网膜病变的危险因素。UKPDS表明降压治疗可减少视网膜病变的发生和发展。Direct研究评估了坎地沙坦降低1型糖尿病患者新发视网膜病变风险及抑制其病情恶化的作用。坎地沙坦能减少1型糖尿病新发视网膜病变的发生，但不能延缓其进展。相反，坎地沙坦不能减少2型糖尿病患者的新发视网膜病变的发生，但可以显著改善视网膜病变的进展。

糖尿病并发症流行病学研究（EDC研究）在6年的时间里观察了453名无神经病变的1型糖尿病患者。结果发现，高血压是神经病发生最重要的危险因素，其次是糖尿病病程、高血糖、身高和吸烟。另一项纳入41名1型或2型糖尿病患者的小规模研究显示服用ACEI培哚普利12个月后可显著改善神经电生理结果（减少F波潜伏期）。

（二）高血压对大血管并发症的影响

糖尿病患者发生心血管疾病的风险是非糖尿病患者的2～3倍。高血压是动脉硬化最重要的危险因素之一，高血压作为糖尿病患者的合并症使患者罹患心血管疾病的风险进一步增加了2～3倍。与血压正常的非糖尿病患者相比，糖尿病高血压患者的心血管疾病的风险升高5～7倍。因此，早期发现糖尿病患者的动脉硬化并预防其进展对于延长患者的健康极为重要。

（许樟荣　李　翔）

第三节 糖尿病合并高血压的治疗

一、高血压治疗目标

大多数糖尿病合并高血压的降压治疗靶目标为收缩压＜140mmHg和舒张压＜90mmHg。更严格的降压目标为血压＜130/80mmHg，适合于患有心血管疾病或心血管高风险人群。

流行病学研究表明，血压≥115/75mmHg与动脉粥样硬化性心血管疾病（ASCVD）、心力衰竭、视网膜病变、肾脏疾病的发生率和死亡率升高明显相关，血压控制对于糖尿病患者的临床结局很重要。对血压≥140/90mmHg的患者进行药物治疗可减少心血管事件及某些微血管并发症。UKPDS显示，与血压＜180/105mmHg相比，血压＜150/85mmHg可使糖尿病微血管和大血管并发症复合终点下降24%。荟萃分析表明，对血压≥140/90mmHg的糖尿病人群进行降压治疗可降低ASCVD、心力衰竭、视网膜病变和蛋白尿的风险。因此，大多数患有高血压的1型或2型糖尿病患者应接受至少血压＜140/90mmHg的目标治疗。

强化降压治疗使目标血压＜140/90mmHg（如＜130/80mmHg或＜120/80mmHg）可能对特定的糖尿病患者有益。ACCORD血压（ACCORD BP）研究比较了在2型糖尿病患者中进行严格的血压控制（目标收缩压＜120mmHg）与标准血压控制（目标收缩压＜140mmHg）对患者的影响。其他研究，如高血压最佳治疗研究（HOT研究）和收缩压干预试验（SPRINT），也评估了强化血压控制与标准血压控制相比的潜在获益，但是其结果与糖尿病患者的相关性尚不清楚。

ACCORD BP中，严格控制血压并不能减少总的主要ASCVD，但可以降低卒中的风险，同时也增加了不良事件的发生。与低于140mmHg的目标收缩压相比，低于120mmHg的目标收缩压导致心肌梗死、卒中或心血管死亡的主要复合终点无明显差异（*HR*＝0.88，95%*CI*，0.73～1.06），卒中减少了41%（*HR*＝0.59，95%*CI*，0.39～0.89），但是与降压治疗有关的严重不良事件发生率分别为3.3%和1.3%，显著增加了低血压、电解质紊乱和血清肌酐升高的发生率。因此，ACCORD BP结果表明，对于某些已经被充分告知副作用和费用增加的特定患者，比140/90mmHg更低的血压目标可能是合理的。

大型随机对照研究SPRINT比较了收缩压目标值＜120mmHg（强化治疗组）与治疗目标值＜140mmHg（标准治疗组）的治疗效果。在1年时，强化治疗组的平均收缩压为121.4mmHg，而标准治疗组的平均收缩压为136.2mmHg。结果显示，在强化治疗组中，致死和非致死心血管事件以及全因死亡率显著降低。强化治疗组中与治疗可能相关或肯定相关的严重不良事件发生率更高，风险比为1.88（P＜0.001）。这项研究包括9361名参与者，中位随访时间为3.26年，但是排除了糖尿病患者。因此，虽然SPRINT研究支持更低的目标，但由于研究设计的原因，其在糖尿病人群中的应用尚存在问题。

香港的一项研究纳入28 014例2型糖尿病患者，平均随访时间4.8年，结果发现，收缩压＜120、收缩压＜130和收缩压＜140mmHg的患者，心血管疾病的发生率分别为15.3%、9.1%和10.8%；与收缩压＜130和收缩压＜140mmHg的患者相比，收缩压＜120mmHg的患者心血管疾病风险增加；年龄＞65岁的患者，收缩压自140mmHg继续下降未见任何心血管事件下降。这是第一个在中国的2型糖尿病患者中评估降压与心血管事件的研究，作者建议应将收缩压＜140mmHg作为大部分无并发症糖尿病患者的降压目标。

使用多种降压药物进行的安慰剂对照临床试验的荟萃分析清楚地表明，降压治疗可以降低糖尿病患者的ASCVD、心力衰竭、视网膜病变、蛋白尿和死亡率的风险。总体而言，与没有糖尿病的个体相比，糖尿病患者的降压治疗的相对获益相似，但是绝对获益可能更大。为了明确糖尿病患者的最佳血压目标，荟萃分析根据平均基线血压或平均干预组血压或平均强化治疗组血压对临床试验进行了分层。根据这些分析，当平均基线血压≥140/90mmHg或平均强化组血压≥130/80mmHg时，降压治疗似乎是有益的。在基线血压或强化组血压更低的研究中，降压治疗可降低卒中、视网膜病变和蛋白尿的风险，但对其他ASCVD和心力衰竭的影响尚不明显。关键的是，这些都是研究水平的荟萃分析，其分层不容易精确且存在混杂因素。此外，荟萃分析主要侧重于治疗益处，因此需要权衡利弊的其他数据。综上所述，这些荟萃分析一致地表明，将基线血压≥140mmHg的患者的治疗目标值定在＜140mmHg是有益的，而更严格的目标可能会提供更多但可能不太可靠的益处。

在糖尿病合并高血压患者何种血压水平应该启用降压药物以及降压的靶目标水平上，美国心脏病学院和心脏病学会的指南（ACC/AHA指南）与美国糖尿病学会的指南（ADA指南）有分歧。2017的ACC/AHA指南指出，糖尿病是心血管疾病变的危险因素，所有的糖尿病患者收缩压＞130mmHg应起始降压治疗，控制血压的靶目标为＜130mmHg。而ADA的起始降压值为140mmHg，大多数糖尿病患者的降压的靶目标为＜140mmHg。Raghavan等研究了2002年至2007年开始降压治疗的43 986名糖尿病患者。结果发现起始降压治疗前的收缩压和降压治疗2年后的收缩压，都与心血管和所有原因的死亡率有关。收缩压≥140mmHg开始降压治疗的与收缩压130～139mmHg就开始降压治疗的患者相比，前者心血管疾病的患病率明显较高，调整后的心血管死亡率HR＝1.25（95% CI，1.10～1.43）、所有原因的死亡率＝1.15（95% CI，1.08～1.24）。

《中国2型糖尿病防治指南（2020版）》指出，一般糖尿病合并高血压患者，在安全达标的前提下，血压目标＜130/80mmHg较合适。老年或伴有严重冠心病的糖尿病患者，考虑到血压过低会对患者产生不利影响，可确定相对宽松的降压目标值，血压控制目标可放宽到＜140/90mmHg。这也是与美国糖尿病学会2022年糖尿病诊疗标准的血压控制靶目标相符合。

患者和临床医生应参与共同的决策过程来确定个体化的血压目标，同时要认识到强化血压目标的收益和风险尚不确定，并且可能因患者而异。影响治疗目标的因素可能包括治疗风险（如低血压，药物不良反应）、预期寿命、合并症（包括血管并发症）、患者的态度和预期的治疗工作及资源和支持系统。要考虑的具体因素是心血管事件的绝对风险、蛋白尿、不良反应、年龄和总体治疗负担。心血管事件（特别是卒中）或蛋白尿的风险较高，并且可以相对容易地实现血压的强化控制且没有实质性不良反应的患者可能适合于血压的强化控制。相比之下，患有老年性疾病（如功能限制、服用多种药物和多合并症）的患者可能适合于一般的血压控制。

值得注意的是，目前尚缺乏可用于指导1型糖尿病患者血压目标的高质量研究。在1型糖尿病患者中，血压与大血管和微血管结局的相关性通常与2型糖尿病和一般人群的相关性相似。由于缺乏关于1型糖尿病临床结果的随机试验，因此只能从其他人群的试验中推断抗高血压治疗的效果，这可能来自ACCORD BP和SPRINT。值得注意的是，与收缩压相比，舒张压是预测50岁以下无糖尿病人群心血管结局的关键变量，在年轻人中可能会被优先考虑。尽管缺乏令人信服的数据，但患有1型糖尿病的年轻人可能更容易达到强化的血压控制目标，并可能从严格的血压控制中获得明显的长期利益。

二、糖尿病合并高血压的治疗措施

（一）非药物治疗

1. 生活方式的管理 生活方式管理是高血压治疗的重要组成部分，因为它可以降低血压、增强某些降压药的疗效、促进代谢和血管健康，并且通常不会产生不良影响。此外，患有糖尿病且收缩压＞120mmHg或舒张压＞80mmHg的患者有患高血压及其并发症的风险。生活方式管理可以帮助其预防或延缓高血压的药物治疗。为了行为改变的长期维持，生活方式治疗应适应患者的需求，并作为糖尿病管理的一部分。

尽管目前尚无设计良好的对照研究来评估饮食和运动对糖尿病患者血压升高或高血压治疗的效果，但阻止高血压饮食方法（dietary approaches to stop hypertension，DASH）的研究评估了健康饮食习惯对无糖尿病患者的影响，并显示其降压作用类似于单药治疗的效果，可以使收缩压＜5.5mmHg，舒张压＜3.0mmHg，同时糖尿病控制得更好。8周的时间内，糖化血红蛋白水平、空腹血糖水平、体重、腰围、LDL-C、C反应蛋白水平均降低，HDL-C水平提高。最近的一项荟萃分析发现，生活方式干预有助于降低2型糖尿病患者的血压。中强度或高强度的生活方式对存在心血管疾病危险因素的患者如糖尿病患者的血压、血脂、空腹血糖和体重均带来获益，尤其是坚持12～24个月以上的患者。

生活方式干预包括通过限制热量来减重，限制钠的摄入量，增加水果和蔬菜及低脂乳制品的摄入，避免过量饮酒、吸烟，减少久坐时间，增加体育锻炼时间（表7-8-2）。这些生活方式干预策略也可能对血糖和血脂控制产生积极影响，因此，即使血压轻度升高，也应鼓励患者坚持健康的生活方式。

表7-8-2 高血压预防和管理的生活方式治疗

减重	维持正常体重（体重指数18.5～24.9kg/m^2）
合适的DASH饮食计划	进食水果、蔬菜和低脂乳制品，减少饱和脂肪和总脂肪
减少饮食中钠的摄入	减少饮食中钠的摄入，每天少于100mmol（2.4g钠或6g氯化钠）
体力活动	进行规律的需氧体力活动，如快步走（每天至少30分钟，每周至少5天）
中度的酒精摄入	成年男性一天酒精的摄入量不超过25g，成年女性每日不超过15g

2. 限制钠的摄入 减少钠的摄入目前尚未在糖尿病患者的临床对照试验中进行评估。但是，原发性高血压研究的结果表明，钠的摄入降低［从每天摄入200mmol（4600mg）减至100mmol（2300mg）］可以使收缩压降低约5mmHg，舒张压

降低2～3mmHg，而且钠的减少与血压下降还存在剂量依赖效应。即使使用药物治疗，同时进行限盐时，也可能会有更好的降压效果。

数据清晰地说明，减少钠摄入的失败将引起血压控制达标的失败，尽管这些患者已经服用多种降压药。这是因为增加钠的摄入迟钝了RAS的活性和增加了交感神经活性。血钾水平低于3.8mmol/L将减弱降压药的作用，因为低钾水平时血管会持续收缩。

3．运动 中等强度的运动，如每天快步走30～45分钟可降低血压。定期运动可能会降低血压，因此有必要调整降压药物的剂量。β受体阻滞剂可能会降低最大运动能力，而利尿药可能会增加脱水的风险。所有患者，包括身体有缺陷的老年人，都应加强运动。运动的类型和强度应适应患者的喜好和功能状态。

4．减重 对于超重或肥胖的个体，体重减轻可降低血压。目标是实现体重指数在18.5～24.9kg/m^2。肥胖患者进行减肥手术后体重减轻明显，糖尿病和高血压也常随之改善。体重与患糖尿病和高血压的风险之间存在显著的直接关系，因此解决超重问题很重要，即使体重的轻度降低也有利于更好地控制高血压、高血糖和其他心血管危险因素。一般而言，体重减少1%可使收缩压降低1mmHg。某些减肥药可能会导致血压升高，因此必须谨慎使用。

减重的基本措施是控制饮食和增加运动。英国49个全科医疗中心于2014年7月到2016年8月期间随机分配23家作为强化治疗组，26家作为对照组。强化组加强饮食控制，热卡摄入量很低，约等于正常热卡的二分之一或三分之一（825～853kcal/d）；加强了运动，每天走步不超过1.5万步。对照组是根据英国国立健康与临床技术优化研究所（NICE）制定的指南进行治疗，即常规治疗。306例患者入选，年龄20～65岁，糖尿病病程＜6年，BMI 27～45kg/m^2，基本上没有或仅有非常轻度的糖尿病并发症，均未用过胰岛素，约有三分之二的患者不用或仅用1种降糖药。主要观察指标是体重（至少下降15kg）和HbA1c（＜6.5%）；次要观察指标是生活质量指数、血脂和体力活动。基线时强化组和对照组HbA1c分别为7.7%和7.5%；体重为101.0kg和98.8kg；BMI 35.1kg/m^{2}和34.2kg/m^2；糖尿病病程中位数是3年。观察12个月时，体重减轻15kg以上，强化组有36例（24%），对照组为0；糖尿病缓解率（即至少2个月不用降糖药且HbA1c＜6.5%）：强化组68例（46%），对照组6例（4%）。体重下降的中位数，强化组是10kg，对照组1kg。HbA1c下降中位数：强化组是0.9%，对照组 0.1%。体重下降与糖尿病缓解率的关系如下：0～5kg，缓解率7%；下降5～10kg，缓解率19%；下降10～15kg，缓解率57%；下降超过15kg，缓解率86%。强化组148例中有109例不需要服用降糖药（74%），对照组148例中有27例不需要服用降糖药（18%）。与对照组相比，强化组的血甘油三酯明显下降，生活质量明显改善；服用降压药的人数明显减少于（61% *vs.* 32%）。与基线时相比，12个月时强化组服用包括降糖、降压和调脂药在内的平均日服药量明显减少，由日均5.6减少至4.8，对照组则由5.7增加到6.5。强化组24个月时的收缩压显著降低，调整后与对照组的平均差异为−3.43mmHg（P＝0.04），降压药的使用比例也明显更低（47% *vs.* 60%；OR＝0.31；P＝0.005 8）。此外，干预组的甘油三酯水平显著降低（P＝0.006）。

（二）药物治疗

糖尿病患者降压治疗的基本流程见图7-8-1。

1．起始降压药物的数量 糖尿病患者的初始治疗取决于高血压的严重程度。血压在140/90mmHg和159/99mmHg之间可以从单药起始。对于血压≥160/100mmHg的患者，建议使用两种降压药进行初始治疗。高血压及洛他瑞治疗糖尿病疗效的研究（study of hypertension and the efficacy of Lotrel in diabetes，SHIELD）研究是最

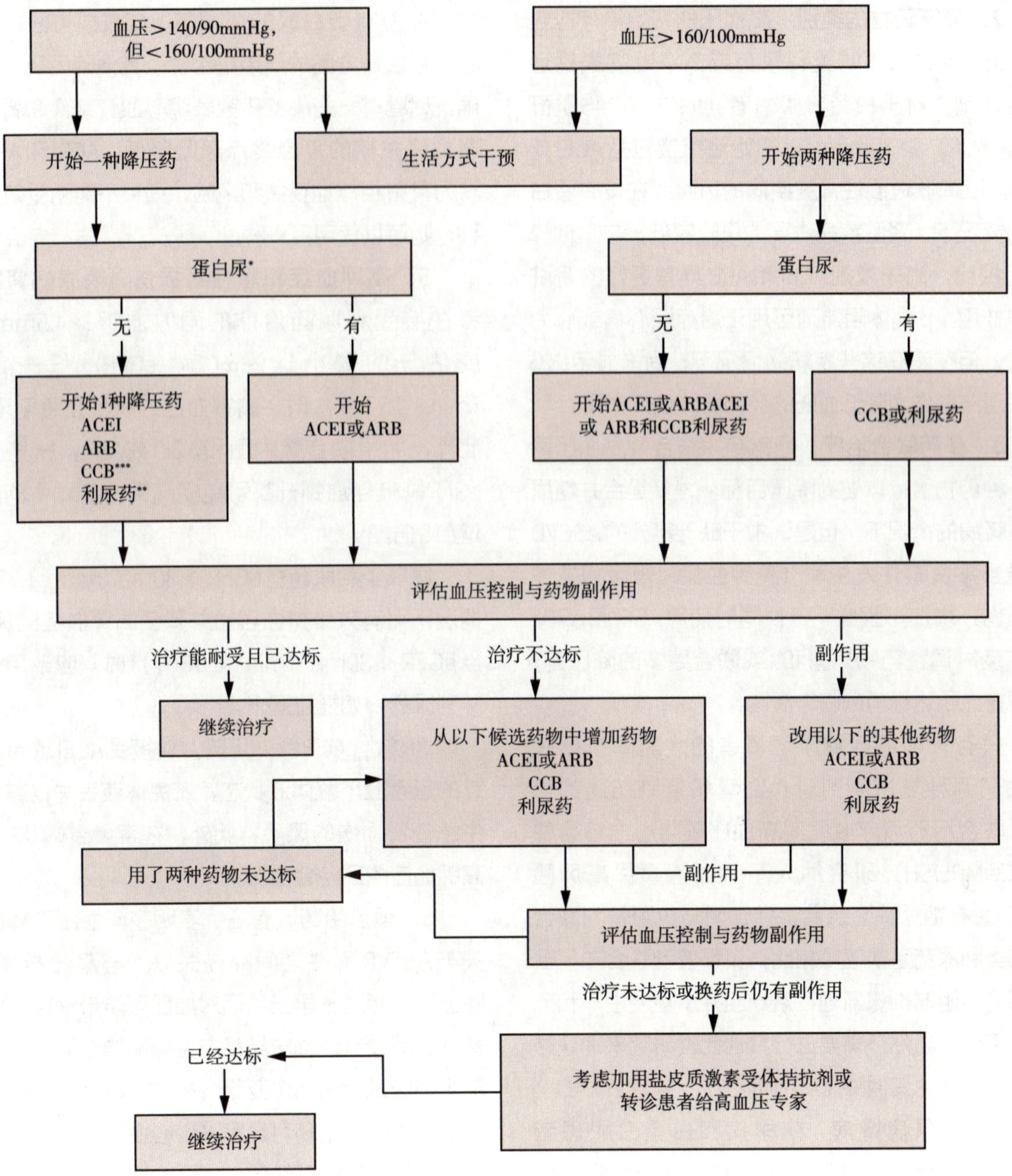

图7-8-1　糖尿病合并高血压的降压治疗

注：*ACEI或ARB适用于糖尿病合并高血压且尿白蛋白高的患者；**长效利尿药如氯噻酮、吲达帕胺似可降低心血管事件率；***二氢吡啶钙通道阻滞剂，CCB；ACEI，血管紧张素转换酶抑制剂；ARB，血管紧张素Ⅱ受体拮抗剂。

早评估当血压＞160/100mmHg时使用单片复方制剂是否比单药治疗可以使更多糖尿病患者血压达标的研究。与使用ACEI单药治疗的患者相比，接受ACEI联合二氢吡啶钙通道阻滞剂（CCB）起始治疗的214名患者的3个月血压达标的比例增加（63% *vs.* 37%；*P*＝0.002）。STITCH研究中2000名平均血压160/95mmHg有或无糖尿病的患者被随机分为单独使用ACEI或ACEI联合噻嗪类利尿药，结果显示，相对于单药治疗组，联合治疗组的血压＜140/90mmHg的患者比例更高（53% *vs.* 65%；*P*＝0.026）。单片复方制剂可提高患者的药物依从性。

2．降压药物的类别 高血压的初始治疗应包括ACEI、ARB、噻嗪类利尿药或二氢吡啶类钙通道阻滞剂。对于白蛋白尿患者［尿白蛋白与肌酐比（UACR）≥30mg/g］，初始治疗应包括ACEI或ARB，以降低进展性肾脏疾病的风险。在没有蛋白尿的情况下，肾脏疾病进展的风险较低，与其他降压药相比，尚未发现ACEI和ARB具有更好的肾脏保护作用。β受体阻滞剂可用于治疗冠心病或心力衰竭，但在没有这些疾病的情况下，尚未显示出β受体阻滞剂作为降低血压的药物可降低死亡率。

3．多药联合治疗 通常糖尿病合并高血压需要多种药物治疗以达到降压目标，尤其是合并糖尿病性肾病的情况下。但是，由于缺乏额外的ASCVD获益且不良事件发生率（高钾血症、晕厥和急性肾损伤）增加，因此不建议同时使用ACEI和ARB。应该及时调整药物剂量和/或联合更多的降压药，克服在血压达标前的临床惰性。

只有一项纳入糖尿病患者的大型随机研究评估了两种复方制剂对心血管和肾脏结局的影响。联合用药治疗收缩期高血压预防心血管事件（ACCOMPLISH）研究纳入了心血管事件高风险（60%患有糖尿病）患者，并证明与贝那普利联合噻嗪类利尿药氢氯噻嗪相比，贝那普利联合二氢吡啶钙通道阻滞剂氨氯地平治疗组并发症发生率和死亡率更低。当然还需要进行其他此类研究来确认这些结果并评估其他降压药物组合。

4．糖尿病肾病 糖尿病和白蛋白尿患者（UACR≥30mg/g，特别是≥300mg/g）肾脏疾病进展的风险增加。在这种情况下，ACEI和ARB在高血压治疗中具有独特的肾脏保护优势。对1型和2型糖尿病伴明确的糖尿病肾病（包括UACR≥300mg/g）的患者进行的研究表明，与安慰剂相比，最大降压剂量的ACEI或ARB可以减慢肾脏疾病的进展。因此，UACR≥300mg/g的患者降压方案中应包括ACEI或ARB。对于任何水平蛋白尿（UACR≥30mg/g）的高血压患者，临床医生也应考虑使用ACEI或ARB。

在没有蛋白尿的情况下，ACEI或ARB在预防心血管疾病方面的作用是否优于其他降压药尚不明确，尽管有一些小的研究表明心血管事件和肾病进展到终末期的复合终点风险降低。ACEI和ARB被认为具有相似地获益和风险，如果不能耐受其中一种，则可以使用另一种。

5．高钾血症和急性肾损伤 糖尿病肾病患者在接受利尿药治疗的同时血钾＞4.5mmol/L或估计的肾小球滤过率（eGFR）低于45ml/（min·1.73m^2）时，高钾血症的风险会急剧增加。此外，如果联合螺内酯和ACEI或ARB，一些患者eGFR降低伴血钾升高可能使高钾血症发生的风险增加8倍。

噻嗪类利尿药在eGFR＞30ml/（min·1.73m^2）情况下可有效维持血容量并降低高钾血症的风险。当eGFR＜30ml/（min·1.73m^2）时，应改用长效袢利尿药，如托拉塞米。

为防止eGFR意外下降，对接受ACEI或ARB治疗的患者应了解体液状态，避免体液丢失以减少发生急性肾损伤的风险。此外，在容量衰竭状态下，高钾血症的风险会增加。

6．睡前给药 有证据表明夜间血压下降的消失与ASCVD事件之间存在关联。荟萃分析发现，晚上给药相对于早上给药对血压可能带来微小的获益，但尚没有对临床结局产生影响的结果。在一项随机临床试验的两个亚组分析中，将至少一种降压药改变为睡前给药可显著减少心血管事件，但该结果仅基于少量的事件数。

7．与糖尿病药物的相互作用 从理论上讲，高胰岛素血症和外源性胰岛素可通过血管收缩，水钠潴留导致高血压。但是，在2型糖尿病或糖尿病前期患者进行的ORIGIN研究发现，胰岛素也可以促进血管舒张，并且与标准治疗相比，基础胰岛素与血压的变化无关。

SGLT-2i是一类新型的降糖药。目前在国内上市的有恩格列净、达格列净和卡格列静。该类药物通过选择性抑制肾脏近曲小管葡萄糖重吸收降低血糖，有轻度利尿作用，因此可以使收缩压和舒张压分别降低3～6mmHg和1～2mmHg。EMPA-REG OUTCOME研究发现恩格列净可以使收缩压和舒张压分别降低4mmHg和1.5mmHg。CANVAS及CANVAS-R研究发现卡格列净可以使收缩压和舒张压降低3.93mmHg和1.39mmHg。达格列净降低收缩压平均为4.28mmHg，舒张压下降0.97mmHg；在β受体阻断剂的基础上，可以额外降低SBP 5.8mmHg；在钙通道阻滞剂的基础上，可以额外降低SBP 5.1mmHg；在利尿药的基础上可以额外降低SBP 2.4mmHg。

GLP-1 RA也可以使收缩压和舒张压分别降低2～3mmHg和0～1mmHg。LEADER研究发现利拉鲁肽可以使收缩压下降1.2mmHg，但对舒张压没有明显作用。SUSTAIN-6研究中0.5mg和1.0mg索马鲁肽分别使收缩压下降1.3mmHg和2.6mmHg，但对舒张压无明显影响。EXSCEL研究中艾塞那肽可以使收缩压下降1.57mmHg，舒张压升高0.25mmHg。ELIXA研究中利司那肽可以降低收缩压0.8mmHg。

纳入15项临床试验的荟萃分析显示二甲基肽酶4抑制剂（DPP-4抑制剂）可以使收缩压和舒张压分别下降3.04mmHg和1.47mmHg。

中华医学会糖尿病学分会和内分泌学分会联合发布的《中国成人2型糖尿病合并心肾疾病患者降糖药物临床应用专家共识》指出，对于2型糖尿病合并ASCVD或心血管风险极高危、心力衰竭（HF）或慢性肾病（CKD）患者，如果没有禁忌证或不耐受，二甲双胍应作为一线降糖药物并一直保留在治疗方案中；同时，无论患者的HbA1c是否达标，2型糖尿病合并ASCVD或心血管风险极高危的患者建议优先联合使用具有心血管获益证据的GLP-1 RA或SGLT-2i；合并HF患者建议优先使用SGLT-2i；合并CKD患者建议优先联合SGLT-2i；若不能使用SGLT-2i，建议联合使用具有肾脏获益证据的GLP-1RA。还需全面管理好其他心血管危险因素。

（三）糖尿病合并高血压的一些特殊情况的治疗

1. 难治性高血压 难治性高血压的定义为适当的生活方式管理及适当剂量的利尿药联合另外两种不同类别降压药治疗后血压仍≥140/90mmHg。在诊断难治性高血压之前，应排除其他引起血压难以控制的因素，如药物、情绪紧张、应激状态等。

由于通常需要多种药物来达到血压目标，因此药物依从性问题可能会表现为难治性高血压。应常规评估药物依从性的潜在障碍（如成本、药物数量和副作用）。如果已确认依从性没有问题，但血压仍无法控制，临床医生应考虑对高血压的有关因素进行评估。

盐皮质激素受体拮抗剂（MRA）与现有的肾素-血管紧张素系统（RAS）抑制剂、利尿药和CCB联合使用，可有效治疗2型糖尿病患者的难治性高血压，部分原因是其可以降低交感神经活性。MRA还可以减少蛋白尿并具有其他心血管益处。但是，在ACEI或ARB中添加MRA可能会增加发生高钾血症的风险。可通过限制饮食中的钾、使用利钾的利尿药或钾结合剂来控制高钾血症，需要进行长期的研究以评估MRA（有或没有辅助钾管理）在血压管理中的作用。

2. 妊娠 不建议对患有轻度妊娠高血压症（收缩压＜160mmHg或舒张压＜110mmHg）的妇女使用降压药治疗，因为尚无明显获益。Cochrane的系统评价未找到支持或反对在既往有轻度至中度高血压的患者进行降压治疗以降低先兆子痫、早产、小胎龄婴儿或胎儿死亡风险的确凿证据。对于患有先兆子痫风险的孕妇，建议从妊娠12周开始给予低剂量阿司匹林，以降低先兆子痫的风险。

对于需要降压治疗的女性，收缩压应维持在120～160mmHg，舒张压应维持在80～105mmHg，因为较低的血压水平可能与胎儿生长受损有关。患有高血压且合并心血管和肾脏疾病在内的终末器官损害的孕妇可以考虑降低血压目标（即＜140/90mmHg），以避免在妊娠期间这些疾病的进展。《中国2型糖尿病防治指南（2020版）》指出，对于患有高血压的糖尿病孕妇，建议将血压控制在≤135/85mmHg，以降低母体高血压加速进展的风险，并尽量减少对胎儿生长的影响。

妊娠期间禁止使用ACEI、ARB或螺内酯治疗，因为它们可能会导致胎儿损害。已知在妊娠中有效和安全的降压药包括甲基多巴、拉贝洛尔、肼屈嗪和长效硝苯地平。如果需要控制体重，可以在妊娠后期使用利尿药。

3. 老年人群（≥65岁） 老年人群可能会出现动脉硬化，并导致收缩压增加和舒张压降低。糖尿病本身与动脉硬化的增加有关，与没有糖尿病的个体相比，糖尿病导致与年龄相关的收缩压增加更加明显。患有糖尿病和高血压的老年人（主要是收缩压升高）通常表现出心血管事件和其他与年龄有关的疾病风险增加。动脉硬化还导致难以达到血压目标且出现医源性并发症，如低血糖、直立性低血压和容量消耗的风险大大增加。

对于患有糖尿病和高血压的老年人，在制定治疗策略和血压目标时，全身功能状态、合并症和多药治疗是重要的考虑因素。收缩压应该是治疗的主要目标。在相对健康的老年患者中，可以使用类似于年轻患者的治疗策略。在丧失自理能力和存在主要功能受限的个体中（如那些需要日常协助进行基本生活的人），应考虑较高的收缩压目标（如145～160mmHg），并且在卧位血压较低如收缩压（＜130mmHg）或直立性低血压的情况下应减少治疗措施。

在血管顺应性受损的老年患者中，如收缩压和舒张压之间的差值＞60mmHg（即脉压加大），此时应在降低收缩压的目标值和避免舒张压低于65～70mmHg的风险之间取得平衡。老年人的舒张压降低到此范围以下可能会增加患冠心病、死亡和其他不良心血管结果的风险。

在考虑对老年糖尿病患者进行药物降压治疗时，β受体阻滞剂可能会掩盖低血糖的征兆，降压药物还会使直立性低血压恶化，利尿药可能加剧容量消耗。认知功能障碍也可能会影响用药行为，特别是在全身健康状况不佳、多种合并症、急性疾病、同时服用多种药物和营养不良的情况下。

4. 直立性低血压和卧位高血压 直立性低血压是较晚期的糖尿病自主神经病变的标志，反映患者心脏交感神经严重受损。通常认为，由卧位起立后2分钟内收缩压下降＞30mmHg和/或舒张压下降＞10mmHg可诊断为直立性低血压，需要排除其他因素如血容量不足和药物作用。需要强调的是，一部分直立性低血压患者可以表现为晨起站立时头晕眼花，严重者发生晕厥，监测卧立位血压可以发现该症。但下午尤其晚上又发生血压升高，表现为高血压。有的患者表现为卧位高血压、立位低血压。这类患者临床处理困难。需要对患者加强血压监测和患者教育，叮嘱患者晨起由卧位变立位时动作不能过快，最好是卧位变坐位，在床上坐一会儿，然后站立后扶床档站立2～3分钟，而后慢慢走开。如卧位血压过高，晚上入睡前口服降压药以控制卧位高血压。另外，这类糖尿病患者行走速度过快后突然止步及上厕所蹲位突然站立时也可以诱发低血压性晕厥。治疗上较为困难，但预防很有效。一些降压药可以诱发和加重直立性低血压，如利尿药和血管扩张剂。

5. 1型糖尿病的儿童伴高血压 初始治疗应该选择ACEI或ARB类药物，除非存在绝对禁忌。依那普利和福辛普利被批准用于治疗儿童高血压。氯沙坦是首个被批准且使用最多的用于治疗儿童高血压的ARB类药物。ACEI和ARB的获益主要源于其抑制RAS系统，同时ACEI可以降低肾小球囊内压从而使肾脏可以额外获益。ACEI和ARB具有降低尿蛋白的作用，因此适用于伴糖尿病肾病的儿童。

其他降压药物在1型糖尿病的儿童中使用较少。钙通道阻滞剂中的氨氯地平也被用于治疗儿童高血压，但不像ACEI和ARB类药物，其未能在成人中显示出降低尿蛋白的作用，因此在高血压合并糖尿病的情况下可能获益较少。由于不良反应较多，α受体阻断剂、β受体阻断剂、利尿药不建议作为儿童高血压的首选药物。仅在ACEI和ARB治疗效果不佳的时候采用。

6. 在没有高血压的情况下进行抗高血压治疗

对于未经治疗且血压＜140/90mmHg的糖尿病患者，没有证据表明降压治疗可改善健康状况。一些人建议使用ACE抑制剂或ARB预防或延迟糖尿病性肾脏疾病的治疗，但目前数据不支持这种方法。在一项针对2型糖尿病和正常尿白蛋白排泄（有或没有高血压）人群的研究中，ARB降低或抑制了蛋白尿的发展，但增加了心血管事件的发生率。在两项无蛋白尿或高血压患者的研究中，一项纳入1型糖尿病患者和另一项纳入2型糖尿病患者，RAS抑制剂不能阻止通过肾活检评估的糖尿病性肾小球疾病的发展。因此，对于没有高血压的患者，不建议使用RAS抑制剂来预防糖尿病肾病的发展。

（许樟荣　李　翔）

第四节 糖尿病患者控制血压的重要性及其基本原则

一、控制血压的重要性

高血压是糖尿病大血管和微血管并发症的重要的可改变的危险因素。糖尿病患者控制血压至关重要并带来临床获益，对于合并肾病、严重眼底病变、ASCVD的糖尿病患者，控制血压的意义至少不亚于控制好高血糖。已经证实，多种降压药物用于糖尿病可以获得心血管和微血管的益处。临床研究和荟萃分析有力地支持将大多数成年糖尿病患者的血压降低目标定为＜140/90mmHg。如果在不增加额外负担且安全的情况下能够实现更低的血压目标，对某些具有较高心血管疾病风险的患者可能更为有益，因此根据患者个体情况设定个体化的降压目标至关重要。

对于已经合并糖尿病慢性并发症的患者，尤其是心脏、肾脏并发症，控制血压的重要性不亚于血糖控制。

二、糖尿病合并高血压治疗的基本原则

1. 对于糖尿病合并高血压的患者，应通过共同决策过程对血压控制的目标进行个体化，以解决心血管风险、降压药物的潜在副作用和患者偏好。

2. 对于心血管风险较高的糖尿病合并高血压患者（现有ASCVD或ASCVD高风险），在安全达标的前提下，血糖控制目标＜130/80mmHg是合适的。

3. 对于老年或伴有严重冠心病的糖尿病患者，血压控制目标为＜140/90mmHg。

4. 对于有糖尿病的妊娠患者，推荐将血压目标定为≤135/85mmHg，以降低母亲高血压加速的风险，并最大限度地减少胎儿发育受损。

5. 对于血压＞120/80mmHg的患者，生活方式干预包括减肥（如有需要），饮食为防止高血压（DASH）饮食模式，包括减少钠和增加钾的摄入，适量饮酒，增加体力活动。

6. 确诊为高血压的患者（≥140/90mmHg），除了生活方式治疗外，还应及时开始并及时调整药物治疗，以实现血压目标。

7. 确诊为高血压的患者除了生活方式治疗外，血压≥160/100mmHg的患者应立即开始并及时调整两种药物或单片复合药物，以减少糖尿病患者的心血管事件。

8. 高血压治疗应包括证明可减少糖尿病患者心血管事件的药物类别。ACEI或ARB是糖尿病和冠心病患者合并高血压的首选治疗药物。

9. 通常需要多种药物治疗才能达到血压目标。但是，不应联合使用ACEI和ARB。

10. 对于使用ACEI、ARB或利尿药治疗的患者，应至少每年监测一次血清肌酐/估计肾小球滤过率和血清钾水平。

11. 对于三类降压药物（包括利尿药）均未达到血压目标的高血压患者，应考虑使用盐皮质激素

受体拮抗剂治疗。

12. 在给高血压的2型糖尿病患者选择降糖药物时，在没有特别禁忌证和患者可耐受的情况下，通常是在二甲双胍基础上，首先选用具有降低心血管风险性且一般不会引发低血糖的SGLT-2i或GLP-1 RA。

（许樟荣　李　翔）

参考文献

[1] LI Y，TENG D，SHI X，et al. Prevalence of diabetes recorded in mainland China using 2018 diagnostic criteria from the American Diabetes Association: national cross sectional study [J]. BMJ，2020，369: m997.

[2] WANG Z，CHEN Z，ZHANG L，et al. Status of Hypertension in China: Results From the China Hypertension Survey，2012-2015 [J]. Circulation，2018，137（22）: 2344-2356.

[3] JI L，HU D，PAN C，et al. Primacy of the 3B approach to control risk factors for cardiovascular disease in type 2 diabetes patients [J]. Am J Med，2013，126（10）: 925. e11-22.

[4] 许樟荣，王玉珍，刘彦君，等. 2型糖尿病合并不同数目代谢综合征组分患者的临床表现及对血管病变的影响 [J]. 中国糖尿病杂志，2006，14（4）: 259-262

[5] 史琳涛，王爱红，许樟荣，等. 糖尿病患者心血管病、肾病、眼底病变与血压及糖脂水平的关系 [J]. 中华高血压杂志，2010，18（12）: 1161-1166.

[6] RAGHAVAN S，HO Y L，KINI V，et al. Association between early hypertension control and disease incidence in veterans with diabetes [J]. Diabetes Care，2019，42（10）: 1995-2003.

[7] 中华医学会糖尿病学分会，中华医学会内分泌学分会. 中国成人2型糖尿病合并心肾疾病患者降糖药物临床应用专家共识 [J]. 中华糖尿病杂志，2020，12（6）: 369-381

[8] OHISHI M. Hypertension with diabetes mellitus: physiology and pathology [J]. Hypertens Res，2018，41（6）: 389-393.

[9] KATAYAMA S，HATANO M，ISSIKI M. Clinical features and therapeutic perspectives on hypertension in diabetics [J]. Hypertens Res，2018，41（4）: 213-229.

[10] ADLER A I，STEVENS R J，MANLEY S E，et al. Development and progression of nephropathy in type 2 diabetes: the United Kingdom Prospective Diabetes Study (UKPDS 64) [J]. Kidney Int，2003，63（1）: 225-232.

[11] WAN E Y F，YU E T，CHIN W Y，et al. Effect of achieved systolic blood pressure on cardiovascular outcomes in patients with type 2 diabetes: a population-based retrospective cohort study [J]. Diabetes Care, 2018, 41（6）: 1134-1141.

[12] KHANGURA D，KURUKULASURIYA L R，WHALEY-CONNELL A，et al. Diabetes and hypertension: clinical update [J]. Am J Hypertens，2018，31（5）: 515-521.

[13] SUN D，ZHOU T，HEIANZA Y，et al. Type 2 diabetes and hypertension [J]. Circ Res，2019，124（6）: 930-937.

[14] LEAN M E，LESLIE W S，BARNES A C，et al. Primary care-led weight management for remission of type 2 diabetes（DiRECT）: an open-label，cluster-randomised trial [J]. Lancet，2018，391（10120）: 541-551.

[15] DE BOER I H，BANGALORE S，BENETOS A，et al. Diabetes and hypertension: a position statement by the American diabetes association [J]. Diabetes Care, 2017, 40（9）:

1273-1284.

[16] UNGER T，BORGHI C，CHARCHAR F，et al. 2020 international society of hypertension global hypertension practice guidelines [J]. J Hypertens，2020，38（6）：982-1004.

[17] RAGHAVAN S，HO Y-L，KINI V，et al. Association between early hypertension control and cardiovascular disease incidence in Veterans with diabetes [J]. Diabetes Care，2019，42（10）：1995-2003.

[18] 中华医学会糖尿病学分会. 中国2型糖尿病防治指南（2020版）[J]. 中华糖尿病杂志，2021，13（4）：315-409.

[19] 上海市医学会糖尿病专科分会，上海市医学会内分泌专科分会. 成人糖尿病患者血压管理专家共识 [J]. 上海医学，2021，44（1）：8-11.

[20] AMERICAN DIABETES ASSOCIATION PROFESSIONAL PRACTICE COMMITTEE. Erratum. 10. Cardiovascular disease and risk management: standards of medical care in diabetes-2022 [J]. Diabetes Care 2022，45（Suppl 1）：S144-S174.

第九章 高尿酸血症与高血压

高血压和高尿酸血症（hyperuricemia，HUA）均为常见的慢性非传染性疾病，在中国患病率逐年增高。有证据表明，高尿酸血症是高血压的独立危险因素。而高血压可造成肾脏损伤，导致尿酸排泄障碍及高尿酸血症。高血压与高尿酸血症同时存在时，心、脑、肾等靶器官损害的风险明显上升。

早在1870年Mohamed等已认为高尿酸血症可能是高血压的危险因素，目前已有多项研究提示，尿酸可能在血压升高过程中起到一定的作用。血清尿酸水平升高与高血压前期、高血压和血压控制不佳均具有相关性，是高血压患病、长期血压变化和预后的独立预测因子。血尿酸水平每升高 1 mg/dl (60μmol/L)，高血压的发病风险增加15%～23%。

当血尿酸升高超过血尿酸盐溶解度上限时，就会以结晶的形式析出。这一水平，即为定义高尿酸血症的界值。临床通常以血清尿酸水平男性≥7mg/dl (420μmol/L)、女性≥6mg/dl (360μmol/L)作为高尿酸血症的切点。因尿酸盐在血液中的饱和浓度为420μmol/L（不分性别），超过此值可引起尿酸盐结晶析出，在关节腔和其他组织中沉积，因此“中国高尿酸血症相关疾病诊疗多学科专家共识”中将血尿酸水平＞420μmol/L（7mg/dl）定义为高尿酸血症。

第一节 高尿酸血症的流行病学特点

随着社会经济发展，人们的饮食及生活习惯发生了巨大变化，高血压及高尿酸血症的发病率均呈现逐年增高的趋势。在1958—1959年、1979—1980年、1991年、2002年、2012—2015年5次全国范围高血压抽样调查显示，高血压患病率分别为5.1%、7.5%、9.4%、12.3%、23.2%。新近的一项临床流行病学调查显示，中国高血压患者高尿酸血症的患病率高达38.7%。国外的研究显示新诊断、未经治疗的高血压患者高尿酸血症的患病率明显高于血压正常者（46.9% *vs.* 16.9%）。

一、尿酸水平升高，高血压发生风险增高

尿酸水平升高是发生高血压前期的危险因素。在中国1578名中青年体检者中发现高血压前期715例，而高尿酸血症是高血压前期的风险因素之一。对中国1869名非高血压患者的研究亦发现，血清尿酸水平较高者发生高血压前期的风险较高。最新包括17项研究、共79 358名参与者和34 591例高血压前期患者的荟萃分析进一步发现，与最低水平血尿酸组相比，最高水平血尿酸组高血压前期风险增加了46%。血尿酸水平每增加1mg/dL，高血压前期风险增加12%。

高尿酸血症亦与高血压风险的增加有关，血清尿酸浓度可预测高血压的发生。Kuwabara等对3584例高血压前期患者进行长达5年随访，结果证实高尿酸血症为高血压前期进展为高血压的重要危险因素。国内学者通过对3525例患者历时7年的随访，发现高尿酸血症组高血压发病风险较尿酸正常组高出3倍。国外学者经过6年随访发现，与非高尿酸血症人群相比，有高尿酸血症但血压正常人群的高血压发生风险大于80%；尿酸每升高 1mg/dl，血压升高的风险增加 9%。在妊娠期妇女中，高尿酸血症同样对高血压的发生起到了促进作用。美国一项研究显示，产前血清尿酸≥5.2mg/dl的孕妇具有更高的产后高血压风险，且与年龄、种族、孕前体重指数和分娩时孕周无关。另外，高尿酸血症不但诱发高血压的发生、发展，还与心血管疾病死亡率和全因死亡率增加相关。而Mallat等研究发现，血尿酸水平与心、肾疾病存在“J”形曲线

现象，男性血尿酸水平为267.84μmol/L和女性为190.464μmol/L时，心血管疾病、肾病等发病率最低，而随血尿酸水平升高或降低，心、肾等疾病的发病率则显著升高。

二、血压水平升高，高尿酸血症发生风险增高

Yoo等研究发现高血压是高尿酸血症的危险因素。Gupta等研究显示，高血压病程与尿酸水平相关，病程＜5年和病程＞5年的高血压患者的血尿酸水平分别为5.8mg/dl和8.2mg/dl。

另外，大量研究显示有高尿酸血症的高血压患者常伴有其他代谢紊乱，如血脂异常、糖尿病和肥胖。这些因素同时影响血尿酸水平。既往研究证实体重指数（BMI）是高尿酸血症发病的独立危险因素，甘油三酯增高也是高尿酸血症的重要危险因素，而空腹血糖是高尿酸血症的保护因素。空腹血糖达7mmol/L以后，血尿酸水平随血糖的升高而下降。国内学者研究发现，超重和肥胖的高血压患者发生高尿酸血症的风险分别是正常体重者的1.533倍和2.409倍，甘油三酯升高的高血压患者发生高尿酸血症的风险是正常者的1.775倍，且发病率随着甘油三酯水平升高而增加；同时，空腹血糖≥7mmol/L的高血压患者发生高尿酸血症的风险是＜7mmol/L者的0.646倍。纳入6424名20～94岁的无高尿酸血症患者的前瞻性队列研究显示，在8年的随访期间1259名受试者出现高尿酸血症（20.6%）。

三、高血压合并高尿酸血症对心血管事件的影响

高血压与高尿酸血症存在协同作用，显著增加心、脑、肾疾病及死亡的风险。一项纳入17项队列研究、共82 419例高血压患者的荟萃分析显示，高尿酸血症与高血压患者的心血管疾病发生率和全因病死率相关。国内学者亦报道，老年高血压伴高尿酸血症的患者心脑血管事件患病率明显高于无高尿酸血症者。一项回顾性队列研究共纳入5473例高血压患者，发现较高的尿酸水平与心血管事件风险独立相关，进一步分析提示随着尿酸水平的升高心血管事件发病的危险比（HR）有增加趋势；男女患者的血尿酸水平与心血管事件发病率之间呈“J”形相关，即低尿酸水平者因尿酸抗氧化作用减弱易引起心血管事件，高尿酸水平者因尿酸毒性而增加了心血管事件发生率，尿酸水平适中者其发生心血管事件的发生率减少。

研究发现，高血压患者中高尿酸水平与心房颤动、缺血性卒中的发生相关。此外，尿酸可能通过肾血管收缩和全身性高血压介导高血压与肾脏疾病的关系。在高血压患者中，肾小球滤过率均随血尿酸水平的增加呈线性下降，且血尿酸水平升高加重肾功能恶化。

（喜 杨 王鲁雁 刘 靖）

第二节 高尿酸血症参与高血压及血管病变的机制

高尿酸血症作为高血压的独立危险因素，可通过氧化应激、免疫反应、肾素–血管紧张素系统（renin-angiotensin system，RAS）激活、钠离子重吸收和平滑肌细胞增生等多种机制导致血压升高。

一、尿酸的代谢

嘌呤（purine），是一种杂环芳香有机化合物，是新陈代谢过程中的一种代谢物。体内嘌呤核苷酸的合成包括从头合成途径和补救合成途径，其中从头合成途径是主要途径。肝脏是体内从头合成嘌呤核苷酸的主要器官，其次是小肠黏膜和胸腺。嘌呤核苷酸合成部位在胞液，合成的原料包括磷酸核糖、天门冬氨酸、甘氨酸、谷氨酰胺、一碳单位及CO_2等。反应过程中的关键酶包括磷酸核糖焦磷酸（PRPP）酰胺转移酶、PRPP合成酶。嘌呤核

苷酸补救合成中的主要酶包括腺嘌呤磷酸核糖转移酶（APRT）、次黄嘌呤－鸟嘌呤磷酸核糖转移酶（HGPRT），可以节省从头合成时能量和一些氨基酸的消耗，体内某些组织器官如脑、骨髓等由于缺乏从头合成嘌呤核苷酸的酶体系，只能进行嘌呤核苷酸的补救合成。

尿酸是体内嘌呤代谢的最终产物，又被称为2,6,8-三羟基嘌呤（C5H4N4O3），分子量为168。约2/3的血浆尿酸由机体自身代谢的内源性途径产生，而摄入相关的外源性途径仅提供血浆中1/3的尿酸来源。肉类、海鲜和啤酒等富含嘌呤物质的食物是外源性尿酸产生的主要来源。

人体的尿酸水平往往受诸多因素的影响，高嘌呤饮食、饮酒、高细胞转换率、嘌呤代谢中酶的缺陷、肾代谢低下或重吸收增加，由任何原因引起的嘌呤摄入过多，内源性嘌呤产生过多，嘌呤代谢增加或肾小球滤过率的下降，均可引起血尿酸升高。正常情况下，尿酸约70%经肾脏代谢，仅30%经消化道代谢。肾脏对尿酸的清除涉及肾小球滤过、肾小管分泌和肾小管重吸收的复杂过程，有多种蛋白参与。正常人体内尿酸生成与代谢的量维持在平衡状态，使血尿酸浓度保持稳定。当体内尿酸摄入、生成与排泄的平衡遭到破坏时，无论是摄入增多、合成增加或是排泄减少，都会导致高尿酸血症的发生。临床研究表明，约90%的原发性高尿酸血症与尿酸排泄不良有关。

二、高尿酸血症参与血压升高的机制

动物实验发现，通过用一定量尿酸刺激大鼠血管平滑肌细胞后可使其发生增殖，并使细胞内血管紧张素mRNA表达增强，血管紧张素II水平升高，进而导致血压升高。

目前认为，高尿酸血症与高血压相关的可能机制：①高尿酸血症可能导致胰岛素抵抗，从而升高患者血压；②高尿酸血症可激活肾素－血管紧张素系统，肾灌注减少后进一步激活肾素－血管紧张素系统，从而导致血压升高；③血尿酸也可以通过增加血小板源性生长因子的表达，刺激血管平滑肌细胞增殖，进而导致动脉弹性下降；④高尿酸血症患者体内的尿酸盐可能会形成尿酸结石，引起肾后性梗阻，导致肾脏疾病的发生，最终使血压升高。

（一）氧化应激

高尿酸血症导致高血压的细胞机制包括细胞内尿酸生成的增加或细胞对尿酸的摄取增加，随后引起丝裂原活化蛋白激酶（如p38）及还原型烟酰胺腺嘌呤二核苷酸磷酸（nicotinamide adenine dinucleotide phosphate，NADPH）氧化酶介导的氧化应激，氧化应激可导致顺乌头酸酶和乙酰辅酶A合成酶的抑制，然后通过应激途径参与炎症和免疫激活（核因子κB、趋化因子、炎症小体、热休克蛋白）、细胞增殖（血小板衍生生长因子）、血管收缩（肾素）和细胞内血管紧张素系统、内皮素、血栓素等。此外，高尿酸血症引起的活性氧增加还可使丝裂原活化蛋白激酶p38和细胞外调节蛋白激酶的激活，使一氧化氮生物利用度降低。在单核细胞、血管内皮细胞和平滑肌细胞、肾小管细胞、肝细胞、脂肪细胞和胰岛细胞等多种细胞中，上述现象均已得到证实。同时，抗氧化剂可预防高尿酸血症导致的肾脏改变，包括肾血管收缩、肾小管损伤、肾皮质氧化应激、线粒体功能障碍、ATP水平下降及肾间质纤维化等，从而避免血压升高的发生，提示高尿酸血症可通过肾脏氧化应激途径导致血压升高。

（二）免疫机制

尿酸可以通过激活树突状细胞、巨噬细胞、淋巴细胞、补体、抗体等多种免疫细胞及分子，最终导致内皮功能障碍、血管重构和纤维化。尿酸激活免疫系统，死亡细胞局部释放的核苷衍生的尿酸可以被单核吞噬细胞上表达的模式识别受体所识别，进而引起炎症反应。尿酸盐还可激活Toll样受体，后者招募不同类型的接合蛋白后依次激活级联激酶，将信号传递给转录因子（如核因子κB）诱导基因促进炎症反应。

（三）钠离子重吸收增加

既往研究将大鼠随机分为对照组（低盐饮食0.125%氯化钠）和试验组（尿酸酶抑制剂），7周后，试验组相对于对照组的血清尿酸水平升高，停用尿酸酶抑制剂待血尿酸水平降至正常，再将对照组及试验组随机分为2组，分别予高盐饮食和低盐饮食，结果发现只有试验组服用高盐饮食的大鼠出现血压升高，提示其产生了盐敏感性高血压。高尿酸血症可使致密斑中一氧化氮合酶减少及肾小球旁肾素活性增加，同时也增加了肾小管上皮细胞钠通道亚基等蛋白的表达，从而使肾脏皮质集合管钠离子重吸收增加，导致血压升高。

（四）肾素-血管紧张素系统激活及其他机制

目前认为，肾素-血管紧张素系统激活是尿酸引起血管病变的主要原因之一。另外，尿酸通过尿酸盐阴离子转运体1和葡萄糖转运体9等转运蛋白进入平滑肌细胞，激活特异性细胞丝裂原活化磷酸激酶（如p38和p44/42细胞丝裂原活化磷酸激酶等）、细胞外调节蛋白激酶和血小板衍生生长因子，诱导环氧合酶2表达，导致平滑肌细胞增生进而引起血压升高。另外，雄激素促进血尿酸重吸收，而雌激素可能抑制尿酸产生、促进尿酸排泄。这可能用于解释性别对高尿酸血症与高血压相关性的影响。较高水平的空腹血糖（FBG）会促使肾小球滤过率升高，导致患者的排尿量增加，促进尿酸排出体外。这可能用于解释空腹血糖≥7mmol/L的高血压患者发生高尿酸血症的风险较低。

三、高尿酸血症参与血管病变的机制

高尿酸血症引起心、脑、肾等多器官损害的机制包括促进氧自由基生成、损伤血管内皮细胞、上调内皮素并下调一氧化氮合酶的表达，导致血管舒缩功能失调；引起低密度脂蛋白胆固醇（LDL-C）氧化修饰，导致动脉粥样硬化；损害线粒体、溶酶体功能，引起肾小管上皮细胞和心肌细胞凋亡等；激活肾素-血管紧张素-醛固酮系统，导致血管重构、器官受损；促进炎性反应，导致血小板聚集黏附。

（喜　杨　王鲁雁　刘　靖）

第三节
血尿酸阈值预测心血管事件及痛风的风险

已有的研究发现血清尿酸水平与心血管疾病（cardiovascular disease，CVD）发生风险关系密切，当血清尿酸＞5.21mg/dl（309μmol/L）即可观察到CVD风险的升高，且在调整肾功能后，血清尿酸仍与CVD风险高度相关。“尿酸心脏健康研究”（Uric Acid Right for Heart Health，URRAH）在22 714例普通人群中，评估了血清尿酸独立增加心血管疾病风险的阈值，证实引起全因死亡率升高的UA阈值为4.7mg/dl（279.7μmol/L），心血管死亡增加的阈值为5.6mg/dl（333.2μmol/L），显著低于高尿酸血症的临床诊断阈值。在不同性别中，血清尿酸影响全因死亡率的阈值为：男性5.4mg/dl（321.3μmol/L），女性4.7mg/dl（279.7μmol/L）。研究提示，尿酸的加入将对患者心血管风险的评估产生影响，以上血清尿酸阈值可使心脏风险评分（SCORE）的全因死亡率和心血管死亡率的现值分别增加0.26和0.27。在高血压人群中的研究结果显示：血清尿酸轻度升高可增加主要心血管事件的相对风险，并可对Framingham风险评分产生影响。对于44项前瞻性队列研究进行的剂量反应分析证实，血清尿酸水平与CVD死亡风险之间存在显著正相关（风险比1.45），在女性中更强，其相关性呈现为显著的非线性关联（图7-9-1）。亚洲人群的研究结果显示，成年普通人群，在调整身体活动、体重指数（BMI）、血清肌酐和饮酒后，血清尿酸与10年CVD风险评分在不同性别中均显著相关，当血清尿酸水平为6.9mg/dl时，CVD风险最低。

大量证据已证实血尿酸的升高可导致心血管疾病、糖尿病、血脂异常和肾脏疾病的恶化，且导致心血管风险升高的血清尿酸水平明显低于通常意义

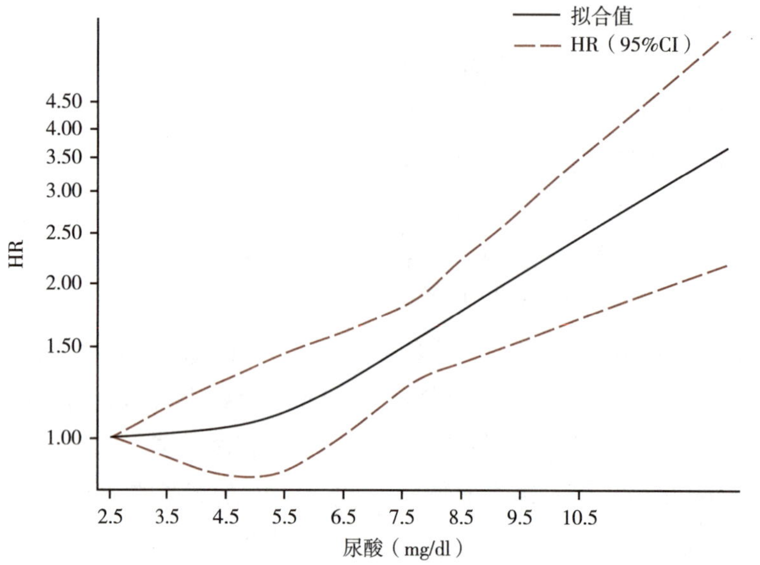

图7-9-1　血尿酸与心血管死亡风险之间的关系

上的高尿酸血症，因而对于已存在CVD风险的高血压患者重新定义阈值水平是必要的。目前大多数指南均推荐血清尿酸的阈值为6.0mg/dl（360μmol/L）。新近在Cardiology Journal 发布的《高尿酸血症和心血管疾病高风险患者诊断与治疗专家共识》（2021更新版）中推荐血清尿酸的最佳目标水平为6mg/dl（360μmol/L），该阈值有助于更为全面地识别这部分患者的心血管风险。

（喜　杨　王鲁雁　刘　靖）

第四节
高尿酸血症患者的诊疗策略

血清尿酸升高与多种疾病的发生风险相关，可导致心血管疾病（CVD）风险升高，同时涉及嘌呤代谢，诱发痛风、慢性肾病等疾病，成为心血管、内分泌与代谢和风湿免疫等多个学科关注的领域。高尿酸血症的诊断切点涉及患者预后评估、治疗时机的判断及目标血清尿酸的设定。由于血清尿酸水平与不同疾病间相关性存在差异，使得不同学科对于高尿酸血症的诊断切点的确定有所不同，与其所关注的血清尿酸带来的主要疾病风险有关。

高尿酸血症通常没有症状，需要临床医生关注和有意识的筛查，方能对其及相关疾病进行早期诊断、治疗和预防。目前欧洲高血压指南已将血清尿酸作为高血压患者初诊时的常规检查项目加以推荐。2021年《高尿酸血症和心血管疾病高风险患者诊断与治疗专家共识》建议该类患者采取五步法的诊疗策略。

一、五步法诊疗策略

五步法诊疗策略的步骤。

第一步：制定血尿酸目标水平。

1. 推荐血清尿酸的最佳目标水平为6mg/dl（360μmol/L）。

2. 定期监测血清尿酸，并将其维持在＜6mg/dl。

3. CVD高风险患者应考虑将血清尿酸的目标定为＜5mg/dl。存在下述五种情况中的两种者属于CVD高风险患者：高血压、糖尿病、血脂异常、靶器官损害或既往曾发生心血管事件。

第二步：合并疾病的检查及治疗，停用影响血尿酸的药物。

针对高尿酸血症患者制定并实施适当的诊疗策略，更为积极地控制伴随危险因素和影响尿酸水平的药物的使用。

1. 积极有效控制血压及其他可能影响血清尿

酸水平的伴随疾病，如2型糖尿病、代谢综合征、慢性肾脏疾病（CKD）和CVD。

2. 权衡患者所用药物的获益/风险比，以确定是否应调整治疗。①利尿药，在可能的情况下，将氢氯噻嗪改为其他降压药物。②血管紧张素Ⅱ受体阻滞剂（ARB）：尽管氯沙坦是唯一能降低血清尿酸水平的降压药，但并不建议将其他ARB类药物改为氯沙坦。③小剂量乙酰水杨酸（ASA）：在心血管疾病一级预防患者中，停用小剂量ASA或如有可能改用其他药物；心血管疾病二级预防患者不建议停用小剂量ASA。④降胆固醇药物：不建议将降胆固醇药物改为非诺贝特。

3. 建立多学科团队，优化诊断和管理策略，以便对高尿酸血症的临床意义进行估计是必要的。提高对临床实践指南的依从性，提高对高尿酸血症和相关合并疾病的认识，促使对其进行更认真和具体的监测。

第三步：生活方式改变。

1. 限制嘌呤的摄入，包括红肉和海鲜。

2. 限制含糖饮料、果汁的摄入　根据美国第三次全国健康与营养调查，血清尿酸水平随着含糖软饮料摄入量的增加而升高。每天消费含糖饮料＜0.5份、0.5～0.9份、1～3.9份和≥4份的患者与不饮用者相比，血尿酸分别增加0.08、0.15、0.33和0.42mg/dl。

3. 限制饮酒　限制饮酒或不饮酒与不限制者相比，可使血尿酸水平降低1.6mg/dl。

4. 超重或肥胖患者应减重、定期运动。

5. 咖啡、乳制品、樱桃和维生素C的摄入有助于降低血清尿酸。

第四步：以黄嘌呤氧化酶抑制剂（xanthine oxidase inhibitors，XOI）作为一线治疗，滴定剂量至血尿酸水平达标。

1. 推荐XOI别嘌醇作为一线治疗药物。建议别嘌醇初始用量为：轻度高尿酸血症，100～200mg/d；中度高尿酸血症，300～600mg/d；重度高尿酸血症，700～900mg/d。应逐渐增加剂量，以达到所需的血清尿酸目标水平。

2. 别嘌醇经由肾脏排泄，CKD患者肾功能受损可能影响药物和/或其代谢物氧嘌呤醇的排泄，延长药物血浆半衰期。对于严重的CKD患者，应减少每日服药剂量至100mg以下或者每次服用100mg，间隔1天以上服药。

3. 在特殊情况下，如条件允许，可调整别嘌醇剂量使血浆羟嘌呤醇水平维持在100μmol/L（15.2mg/L）以下。

4. 在血液透析患者中使用别嘌醇时，可在透析后立即给予300～400mg，在非透析日无须给药。

第五步：降低血尿酸并达标，维持药物治疗，每年检测两次血尿酸，特殊情况下，可考虑联合用药。

1. 仅有2/5的高尿酸血症患者经过治疗达到了血清尿酸的目标。

2. 血清尿酸未能达标且eGFR≥30ml/min时，可在监测下将别嘌醇的剂量增加至900mg，或改用苯溴马隆治疗，也可将两药联合使用。

3. 增加别嘌醇剂量时，应关注其所致超敏综合征和严重的皮肤过敏反应。

4. 对于没有达到治疗目标的患者，建议在XOIs基础上加用雷希纳德［Lesinurad，一种口服的尿酸盐重吸收转运体尿酸转运蛋白1（URAT1）和有机阴离子转运蛋白4（OAT4）选择性抑制剂］200mg/d。与XOI单药相比，雷希纳德与XOI的联合使用可提高疗效，有助于避免XOI用量过大。

5. 一旦持续达到血清尿酸的目标水平，应每年两次监测血清尿酸，降尿酸药物应不减量、长期维持使用。

《高血压伴无症状高尿酸血症管理中国专家共识》制定了高尿酸血症合并高血压患者的诊断治疗流程，见图7-9-2。

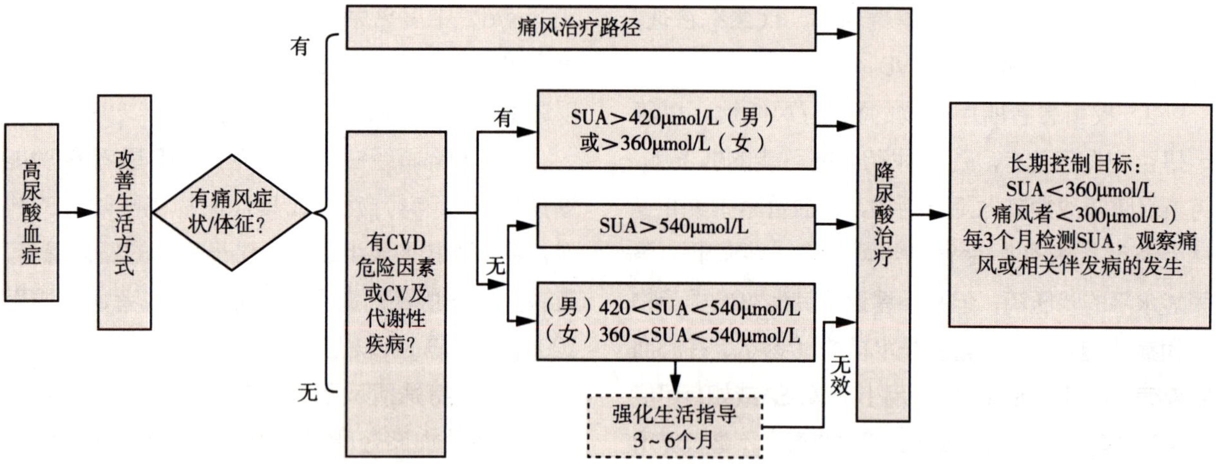

图7-9-2　高尿酸血症合并高血压的诊疗流程

注：SUA，血尿酸。

二、血尿酸检测中的注意事项

应在禁食一夜后进行血液采样，采血前一晚避免摄入乙醇、吸烟、剧烈运动和服用影响血清尿酸的药物。由于多种因素可引起血清尿酸的波动，在收集血样和对血清尿酸结果进行分析时，应注意下述因素的影响。

运动：剧烈运动会增加尿酸水平，而中度至轻度运动则会降低血清尿酸水平。

饮酒：乙醇摄入，尤其是啤酒，会升高血尿酸。

吸烟：吸烟与低血尿酸有关，可能由于吸烟导致黄嘌呤氧化酶的失活。

其他：饮食、药物、患者的水合状态和测试方法也会影响血清尿酸。

（喜　杨　王鲁雁　刘　靖）

第五节
高尿酸血症的治疗及进展

一、高尿酸血症的非药物治疗

无论高尿酸血症患者是否接受降尿酸治疗，都应启动生活方式干预。主要包括饮食限制和运动（表7-9-1）。

表7-9-1　无症状高尿酸血症的非药物治疗

有害	有益	不限制
动物蛋白（红肉），内脏（肝脏），海鲜（贝类）	咖啡和含咖啡因的饮料	植物蛋白：豌豆、扁豆、豆类、菠菜、蘑菇和芦笋
酒精摄入（啤酒和白酒）	樱桃	适量的红酒
加糖的软饮料和果汁、果糖、蔗糖	维生素C	
突然减重	逐渐减重、适度运动	
剧烈运动		
脱水		

（一）饮食

1. 食物　富含嘌呤食物的摄入与高尿酸血症有关，其中包括动物蛋白（红肉、内脏）和海鲜（鱼、贝类）。部分蔬菜富含嘌呤，如豌豆、扁豆、豆类、菠菜、蘑菇和芦笋（与痛风的发生没有关系）。蛋白质摄入量与血清尿酸无关。进食樱桃、补充维生素C有助于降低尿酸。

2. 饮品或奶制品　摄入低脂牛奶和奶制品与血清尿酸水平较低有关。酒精摄入与高尿酸血症有关，其中啤酒影响幅度最大，其次是白酒，适量饮用红酒不会导致血清尿酸升高。摄入含糖软饮料、果汁、玉米糖浆和富含果糖的配餐用糖与高尿酸血症有关。饮咖啡可能有助于血清尿酸的降低，但饮茶则无。

（二）体重及运动

1. 体重改变 尿酸与BMI、代谢综合征密切相关。通过饮食限制和运动逐渐减轻体重对降低尿酸有益；而快速降低体重可通过酮症的出现导致血清尿酸升高。

2. 运动 适度有氧运动减轻体重有助于降低血清尿酸；相反，剧烈的运动可能会暂时增加尿酸水平。运动时应保持足够的水分，因为大量出汗导致的脱水会导致高尿酸血症，易感人群会诱发痛风。

二、高尿酸血症的药物治疗

高尿酸血症合并高血压等心血管疾病的患者其主要风险为心血管疾病，因此其治疗目的不同于单纯无症状高尿酸血症的患者，由此决定了开始治疗的时间、药物治疗的选择和治疗的目标值。

（一）别嘌醇（allopurinol）

1. 药理作用 为黄嘌呤氧化酶抑制剂（XOI），别嘌醇及其代谢产物均可通过抑制黄嘌呤氧化酶，阻止次黄嘌呤和黄嘌呤代谢为尿酸，从而抑制尿酸的生成。

2. 应用推荐 ①别嘌醇几乎被所有指南推荐作为一线降尿酸药物。②初始用量为：轻度高尿酸血症，100～200mg/d；中度高尿酸血症，300～600mg/d；重度高尿酸血症，700～900mg/d。治疗中逐渐增加剂量，以达到所需的血清尿酸目标水平。③别嘌醇经由肾脏排泄，对于严重的CKD患者，应减少每日服药剂量至100mg以下或者每次服用100mg，间隔1天以上服药。在血液透析患者中使用别嘌呤醇时，可在透析后立即给予300～400mg，在非透析日无须给药。④亚裔人群包括中国汉族人使用别嘌呤醇时发生严重超敏反应的风险高于白人，此类反应与人类白细胞抗原（human leukocyte antigen，HLA）-B*5801等位基因的阳性率直接相关。中国汉族人为此基因阳性率为6%～8%，而白人仅为2%。可在开始用药前进行基因多态性HLA-B*58：01检测，以预测不良反应的发生。

3. 相关研究 在高尿酸血症合并高血压患者中，使用降尿酸药物治疗可能带来降压获益。一项在高尿酸血症合并高血压的青少年患者中的安慰剂随机对照交叉研究发现，别嘌呤醇治疗可显著降低患者收缩压6.9mmHg，舒张压降低5.1mmHg。荟萃分析结果同样发现，使用别嘌呤醇治疗的患者血压下降更为明显，在小剂量别嘌呤醇治疗中，不管是否接受降压治疗，收缩压都有所下降。小规模研究结果显示，别嘌呤醇可降低氧化应激，改善内皮功能障碍，有助于降低动脉粥样硬化、心肌梗死、外周动脉疾病和缺血性卒中的风险。在慢性肾病患者中，荟萃分析显示，降尿酸可延缓CKD3～4期患者eGFR的下降，降尿酸药物对心血管终点的影响是合并心血管疾病危险因素的高尿酸血症患者治疗的关注点。CARES研究比较了非布司他和别嘌呤醇，对合并心血管疾病痛风患者的心血管安全性的影响，研究纳入6190例既往有CVD病史的痛风患者中，结果显示主要终点（非致死性心肌梗死、ACS住院、非致死性卒中和心血管死亡组成的复合终点）非布司他非劣效于别嘌醇，但非布司他组患者心血管死亡和全因死亡明显高于别嘌醇，风险比分别为1.34、1.22。在65岁以上老年痛风患者中进行的哈佛研究结果显示非布司他组全因死亡率高于别嘌醇组，差异未达到统计学的意义。因此，在CVD高风险人群中别嘌醇作为优先推荐药物。

4. 不良反应 别嘌呤醇引起的皮肤反应如史蒂文斯-约翰逊综合征（Stevens-Johnson syndrome，SJS）、伴嗜酸性粒细胞增多和系统症状的药物反应（DRESS），其所致严重过敏反应可危及生命。别嘌呤醇引起的严重皮肤不良反应（severe cutaneous adverse reaction，SCAR） 的发生率约为0.69/（千人·年）。目前已知的可能导致别嘌醇超敏综合征的因素包括：初始剂量过高、

CKD、利尿药的使用及存在基因位点HLA-B*5801的变异。

（二）非布司他（febuxostat）

1. 药理作用 为选择性黄嘌呤氧化酶抑制剂，通过抑制尿酸生成，降低血清尿酸。与别嘌呤醇常规剂量相比，非布司他能有效抑制XO，并具有更强的降尿酸活性。

2. 应用推荐 推荐用于难治或不耐受别嘌呤醇的高尿酸血症患者，CKD 1～3期患者中不需要限制剂量。在CKD 3～4期伴无症状高尿酸血症患者中，出于剂量调整及不良反应的考虑，非布司他可能优于别嘌醇，推荐非布司他作为一线治疗药物，起始剂量为40mg/d，根据目标血清尿酸缓慢滴定剂量，最大剂量为80mg/d。

3. 相关研究 临床研究显示非布司他对CKD患者安全性可能更好。在CKD 3期合并高尿酸血症患者中进行的小规模随访研究结果显示，与别嘌呤醇组和未使用降尿酸药物组相比，非布司他组的患者平均血清尿酸降低更为显著，随访1年非布司他组平均eGFR高于其他两组。队列研究发现，在别嘌呤醇治疗的CKD 4期合并高尿酸血症患者中，将药物改为非布司他治疗并随访1年，与继续别嘌醇治疗相比，血清尿酸水平降低更为显著。一项荟萃分析对四个随机对照试验的数据进行了分析，发现与别嘌醇相比，非布司他降低血清尿酸、蛋白尿的作用更加明显，但不能确定其对eGFR存在持续的、更为良好的影响。但由于CKD患者合并心血管疾病的风险大，选择药物时应充分考虑非布司他对心血管事件的影响。

心血管终点研究尚不能确定非布司他具有和别嘌醇同样的作用。非布司他与别嘌呤醇的对照试验（FAST研究）在6128例、60岁以上、有至少一项心血管危险因素的痛风患者中进行，发现两组主要终点（与CARES研究相同）无显著差异。但值得注意的是，FAST研究入组患者中仅33.4%（2046例）有心血管疾病病史。

（三）雷希纳德（lesinurad）

1. 药理作用 雷希纳德是一种口服的尿酸盐重吸收转运体尿酸转运蛋白1（URAT1）和有机阴离子转运蛋白4（OAT4）选择性抑制剂，通过抑制尿酸再吸收、增加尿酸排泄，从而降低血清尿酸水平。

2. 应用推荐 推荐雷希纳德联合别嘌醇用于别嘌醇单药治疗未达标的成人痛风患者。

3. 相关研究 在CLEAR研究中，与别嘌醇相比，雷西纳德200mg或400mg与别嘌呤醇联合应用显著提高了血清尿酸达标患者的比例，分别为27.9%、54.2%和59.2%，$P<0.0001$。雷希纳德的三个III期研究CLEAR 1、CLEAR 2和CRYSTAL对雷希纳德不同剂量、不同联合用药方案降低血尿酸的疗效进行了分析。与单独接受XOI的患者相比，雷西纳德200mg联合别嘌醇（CLEAR 1和CLEAR 2研究）或雷西纳德200mg联合非布司他（CRYSTAL研究）均可明显提高患者血清尿酸的达标率。雷西纳德200mg联合XOI的安全性与别嘌呤醇或非布司他单药治疗的安全性相当。

（四）苯溴马隆（benzbromarone）

1. 药理作用 通过促进尿酸排泄，降低血清尿酸水平。

2. 应用推荐 由于苯溴马隆是否有助于心血管风险的降低尚不确定，并未得到各国指南的优先推荐，多作为二线药物推荐，用于别嘌醇疗效不佳或不耐受的患者。初始用量25～50mg/d，可逐渐加量至75～100mg/d。肾功能不全患者中，eGFR在20～60ml/（min·1.73m^2）时减量至50mg/d，eGFR＜20ml/（min·1.73m^2）时禁用。

三、有助于降低血尿酸的降压药和心血管相关药物

已有的资料显示，多种心血管治疗药物可对血清尿酸产生影响，如利尿药、小剂量阿司匹林、抗结核药物、环孢素等可致血清尿酸升高，而有些药物可协助降低血清尿酸，在选择药物时可结合患者

个体特征酌情选择。已有证据证明下述心血管相关药物可降低血清尿酸水平。

（一）降压药物

1．血管紧张素受体拮抗剂（ARB） LIFE研究事后分析结果显示，氯沙坦组患者随访结束时血尿酸水平较基线的上升幅度明显低于阿替洛尔组，分别为（17.0±69.8）mmol/L和（44.4±72.5）mmol/L，提示氯沙坦可协助控制高血压患者血尿酸水平。沙库巴曲缬沙坦相关研究分析提示该药可降低血尿酸22.8μmol/L，SUA与治疗前相比下降了32%，提示心力衰竭患者中，沙库巴曲缬沙坦在改善心力衰竭预后的同时，具有降低血尿酸的作用。

2．钙通道阻滞剂 有关不同降压药物对高血压合并HUA或痛风患者血尿酸影响的研究结果显示，接受CCB治疗患者的痛风相对风险指数为0.87，其中氨氯地平为0.76、硝苯地平为0.87、地尔硫䓬为0.89，提示CCB类药物可降低高血压患者痛风发病风险。

（二）降糖药

在肾功能正常的2型糖尿病患者中进行的研究发现，SGLT2抑制剂达格列净可显著降低高血糖患者血尿酸水平，在高胰岛素且正常血糖状态下可降低血浆尿酸（1.0±1.0）mg/dl，在高血糖状态下降低血浆尿酸（0.8±0.7）mg/dl，24小时尿中尿酸排泄分别增加3.0%±2.1%和2.6%±4.5%。

（三）降脂药物

有研究在血脂异常患者中分别应用辛伐他汀/依折麦布10/10mg、辛伐他汀40mg和瑞舒伐他汀10mg治疗12周，发现治疗后患者血清尿酸水平分别降低3.8%、5.7%和3.8%；另有研究发现应用阿托伐他汀治疗可使高胆固醇血症女性患者血尿酸降低20%；荟萃分析结果同样证实阿托伐他汀、辛伐他汀可降低血尿酸水平。

（喜 杨 王鲁雁 刘 靖）

第六节 高血压合并高尿酸血症患者的长期管理

一、高尿酸血症的长期控制

（一）长期生活方式干预

高尿酸血症、痛风和高血压有多种重叠的危险因素涉及不良生活方式，包括肥胖、超重、饮酒习惯、运动不足等，因此生活方式干预如减重、运动、合理膳食可对高尿酸血症、高血压、高脂血症等多种疾病同时产生干预作用，是高尿酸血症合并高血压患者的长期基础干预措施。应进行充分的患者教育，告知饮食、运动等生活方式及药物对血清尿酸的影响，帮助患者了解应采取的生活方式的改变，并对干预情况加以随访和管理。

（二）药物治疗

高尿酸血症合并心血管疾病高风险患者应坚持长期药物治疗。对于患有痛风的患者更是如此。无症状高尿酸血症合并高血压患者，如无其他心血管危险因素，长期药物治疗是否带来心血管获益尚不清楚，需个体化。治疗过程中应避免血尿酸水平长期过低（如＜3mg/dl），可能与神经系统退行性疾病（如帕金森病、阿尔茨海默病等）有关。

二、多学科治疗

高血压患者合并高尿酸血症的诊疗涉及心血管内科、风湿免疫科、肾内科、骨关节等多个学科，其诊断、治疗和管理需要医生、护士和营养师、药剂师等的充分合作。应建立多学科团队，制定诊疗规范，无论患者从哪个科室进入医疗机构，都会得到同样的、全方位的评估、诊断、治疗和管理。

（喜 杨 王鲁雁 刘 靖）

参考文献

[1] 高尿酸血症相关疾病诊疗多学科共识专家组．中国高尿酸血症相关疾病诊疗多学科专家共识［J］．中华内科杂志，2017，56（3）：235-248.

[2] REDON P，MALOBERTI A，FACCHETTI R，et al. Gender-related differences in serum uric acid in treated hypertensive patients from central and east European countries: findings from the blood pressure control rate and cardiovascular risk profile study［J］. J Hypertens，2019，37（2）：380-388.

[3] MOHAMMADHOSEINI M，NAMAYANDEH S M，FALLAHZADEH H，et al. Population attributable risk of hyperuricemia in hypertension incidence in 20-74-year-old population during a 10-year longitudinal cohort: yazd healthy heart cohort［J］. Iran J Public Health，2020，49（10）：1977-1982.

[4] QIN T，ZHOU X，WANG J，et al. Hyperuricemia and the Prognosis of Hypertensive Patients: A Systematic Review and Meta-Analysis［J］. J Clin Hypertens (Greenwich)，2016，18（12）：1268-1278.

[5] KANBAY M，GIRERD N，MACHU J L，et al. Impact of uric acid on hypertension occurrence and target organ damage: insights from the STANISLAS cohort with a 20-year follow-up［J］. Am J Hypertens, 2020, 33（9）: 869-878.

[6] LIU L，GU Y，LI C，et al. Serum uric acid is an independent predictor for developing prehypertension: a population-based prospective cohort study［J］. J Hum Hypertens，2017，31（2）：116-120.

[7] CICERO A F G，ROSTICCI M，FOGACCI F，et al. High serum uric acid is associated to poorly controlled blood pressure and higher arterial stiffness in hypertensive subjects［J］. Eur J Intern Med，2017，37: 38-42.

[8] Kuwabara M，Hisatome I，Niwa K，et al. Uric acid is a strong risk marker for developing hypertension from prehypertension: a 5-years Japanese cohort study. Hypertension，2018，71（1）：78-86.

[9] LIU Y，YAN L，LU J，et al. A pilot study on the epidemiology of hyperuricemia in Chinese adult population based on big data from electronic medical records 2014 to 2018［J］. Minerva Endocrinol，2020，45（2）：97-105.

[10] LIU J，CHEN L，YUAN H，et al. Survey on uric acid in Chinese subjects with essential hypertension（SUCCESS）：a nationwide cross-sectional study［J］. Ann Transl Med，2021，9（1）：27.

[11] LIU L，ZHANG X，LI Q，et al. Serum uric acid and risk of prehypertension: a dose-response meta-analysis of 17 observational studies of approximately 79 thousand participants［J］. Acta Cardiol, 2022, 77（2）: 136-145.

[12] MARRS C C，RAHMAN M，DIXON L，et al. The association of hyperuricemia and immediate postpartum hypertension in women without a diagnosis of chronic hypertension［J］. Hypertens Pregnancy，2018，37（3）：126-130.

[13] VIRDIS A，MASI S，CASIGLIA E，et al. Identification of the uric acid thresholds predicting an increased total and cardiovascular mortality over 20 years［J］. Hypertension，2020，75（2）：302-308.

[14] SHEN G，HUANG J Y，YU Y L，et al. J-shaped association between serum uric acid and acute coronary syndrome in patients with

essential hypertension [J]. Postgrad Med J, 2020, 96 (1132): 73-78.

[15] SRIVASTAVA A, KAZE A D, MCMULLAN C J, et al. Uric acid and the risks of kidney failure and death in individuals with CKD [J]. Am J Kidney Dis, 2018, 71 (3): 362-370.

[16] SANCHEZ-LOZADA L G, RODRIGUEZ-ITURBE B, KELLEY E E, et al. Uric acid and hypertension: an update with recommendations [J]. Am J Hypertens, 2020, 33 (7): 583-594.

[17] PONTICELLI C, PODESTÀ M A, MORONI G. Hyperuricemia as a trigger of immune response in hypertension and chronic kidney disease [J]. Kidney Int, 2020, 98 (5): 1149-1159.

[18] VIRDIS A, MASI S, CASIGLIA E, et al. Identification of the uric acid thresholds predicting an increased total and cardiovascular mortality over 20 years [J]. Hypertension, 2020, 75 (2): 302-308.

[19] PERTICONE M, TRIPEPI G, MAIO R, et al. Risk reclassification ability of uric acid for cardiovascular outcomes in essential hypertension [J]. Int J Cardiol, 2017, 243: 473-478.

[20] RAHIMI-SAKAK F, MAROOFI M, RAHMANI J, et al. Serum uric acid and risk of cardiovascular mortality: a systematic review and dose-response meta-analysis of cohort studies of over a million participants [J]. BMC Cardiovasc Disord, 2019, 19 (1): 218.

[21] LEE S Y, PARK W, SUH Y J, et al. Association of serum uric acid with cardiovascular disease risk scores in Koreans [J]. Int J Environ Res Public Health, 2019, 16 (23): 4632.

[22] LI Q, LI X, WANG J, et al. Diagnosis and treatment for hyperuricemia and gout: a systematic review of clinical practice guidelines and consensus statements [J]. BMJ Open, 2019, 9 (8): e026677.

[23] BORGHI C, DOMIENIK-KARŁOWICZ J, TYKARSKI A, et al. Expert consensus for the diagnosis and treatment of patient with hyperuricemia and high cardiovascular risk: 2021 update [J]. Cardiol J, 2021, 28 (1): 1-14.

[24] BOVE M, CICERO A F, VERONESI M, et al. An evidence-based review on urate-lowering treatments: implications for optimal treatment of chronic hyperuricemia [J]. Vasc Health Risk Manag, 2017, 13: 23-28.

[25] BEATTIE C J, FULTON R L, HIGGINS P, et al. Allopurinol initiation and change in blood pressure in older adults with hypertension [J]. Hypertension, 2014, 64 (5): 1102-1107.

[26] LIU X, ZHAI T, MA R, et al. Effects of uric acid-lowering therapy on the progression of chronic kidney disease: a systematic review and meta-analysis [J]. Ren Fail, 2018, 40 (1): 289-297.

[27] WHITE W B, SAAG K G, BECKER M A, et al. Cardiovascular safety of febuxostat or allopurinol in patients with gout [J]. N Engl J Med, 2018, 378 (13): 1200-1210.

[28] HERSHFIELD M S, CALLAGHAN J T, TASSANEEYAKUL W, et al. Clinical pharmacogenetics implementation consortium guidelines for human leukocyte antigen-B genotype and allopurinol dosing [J]. Clin Pharmacol Ther, 2013, 93 (2): 153-158.

[29] LEE J W, LEE K H. Comparison of renoprotective effects of febuxostat and allopurinol in hyperuricemic patients with chronic kidney disease [J]. Int Urol Nephrol, 2019, 51 (3): 467-473.

[30] TSURUTA Y, MOCHIZUKI T, MORIYAMA

T, et al. Switching from allopurinol to febuxostat for the treatment of hyperuricemia and renal function in patients with chronic kidney disease [J]. Clin Rheumatol, 2014, 33 (11) : 1643-1648.

[31] KIM S, KIM H J, AHN H S, et al. Renoprotective effects of febuxostat compared with allopurinol in patients with hyperuricemia: a systematic review and meta-analysis [J]. Kidney Res Clin Pract, 2017, 36 (3) : 274-281.

[32] MACKENZIE I S, FORD I, NUKI G, et al. Long-term cardiovascular safety of febuxostat compared with allopurinol in patients with gout (FAST) : a multicentre, prospective, randomised, open-label, non-inferiority trial [J]. Lancet, 2020, 396 (10264) : 1745-1757.

[33] HABER S L, FENTE G, FENTON S N, et al. Lesinurad: a novel agent for management of chronic gout [J]. Ann Pharmacother, 2018, 52 (7) : 690-696.

[34] SAAG K G, FITZ-PATRICK D, KOPICKO J, et al. Lesinurad combined with allopurinol: a randomized, double-blind, placebo-controlled study in gout patients with an inadequate response to standard-of-care allopurinol (a US-based study) [J]. Arthritis Rheumatol, 2017, 69 (1) : 203-212.

[35] PÉREZ-RUIZ F, JANSEN T, TAUSCHE A K, et al. Efficacy and safety of lesinurad for the treatment of hyperuricemia in gout [J]. Drugs Context, 2019, 8: 212581.

[36] SELVARAJ S, CLAGGETT BL, PFEFFER MA, et al. Serum uric acid, influence of sacubitril/valsartan, and cardiovascular outcomes in heart failure with preserved ejection fraction: PARAGON-HF [J]. Eur J Heart Fail, 2020, 22 (11) : 2093-2101.

[37] SUIJK D, VAN BAAR M, VAN BOMMEL E, et al. SGLT2 inhibition and uric acid excretion in patients with type 2 diabetes and normal kidney function [J]. Clin J Am Soc Nephrol, 2022, 17 (5) : 663-671.

[38] KRYSIAK R, GILOWSKI W, SZKROBKA W, et al. The effect of atorvastatin on cardiometabolic risk factors in bromocriptine-treated premenopausal women with isolated hypercholesterolemia [J]. Cardiovasc Ther, 2015, 33 (5) : 282-287.

[39] DEROSA G, MAFFIOLI P, REINER Ž, et al. Impact of statin therapy on plasma uric acid concentrations: a systematic review and meta-Analysis [J]. Drugs, 2016, 76 (9) : 947-956.

第十章 肿瘤及抗肿瘤药物与高血压

第一节 肿瘤与高血压

一、流行病学

自20世纪下半叶以来全球因传染病所导致的死亡人数逐步减少，而包括心血管疾病和恶性肿瘤在内的非传染性疾病的疾病负担不断增加，全球流行病学的趋势发生了巨大的转变。非传染性疾病成为目前全球的主要死亡原因，占所有死亡人数的71%（2016年），在1520万过早死亡中，有450万（29.7%）死于恶性肿瘤，全球每6例死亡中有1例是因为恶性肿瘤。2018年，估计有1810万新发病例和960万人死于恶性肿瘤。预计2040年全球肿瘤患者将达到2940万/年。全球发病率前6位的恶性肿瘤分别为肺癌（11.6%）、乳腺癌（11.6%）、结直肠癌（10.2%）、前列腺癌（7.1%）、胃癌（5.7%）、肝癌（4.7%），而死亡率排行前6位的肿瘤则分别为肺癌（18.7%）、结直肠癌（9.2%）、胃癌（8.2%）、肝癌（8.2%）、乳腺癌（6.6%）、食管癌（5.3%）。中国的统计数据显示2018年全国恶性肿瘤患者约428.5万，因恶性肿瘤死亡人数286.5万，2016年恶性肿瘤占非传染病过早死亡的36.2%，低于欧盟整体水平（39.7%）和德国（46.4%），但高于美国（34.2%）。发病率和死亡率靠前的均以呼吸系统及消化系统肿瘤为主，发病率前6位的恶性肿瘤分别为肺癌（占总发病数的18.1%）、结直肠癌（12.2%）、胃癌（10.6%）、肝癌（9.2%）、乳腺癌（8.6%）和食管癌（7.2%）。2018年数据显示中国全国心血管疾病患病人数约3.3亿，其中高血压患病率为27.5%，高血压患者约2.45亿。2019年全国死因构成中，心血管疾病约占45%，恶性肿瘤疾病约占25%。

越来越多的证据表明肿瘤和高血压病具有共同的发病基础，两者的发病均涉及了包括神经内分泌机制，氧化应激和炎症等在内的共同的病理生理学过程，且流行病学数据显示两者具有共同的危险因素如吸烟、肥胖和糖尿病等。另外，肿瘤治疗药物本身或者抗肿瘤治疗措施可引发高血压，或使有高血压病史的患者血压不易控制。

二、肿瘤相关的高血压

多种肿瘤与高血压有关，常见的如肝细胞癌、肾细胞癌、卵巢肿瘤、类癌、嗜铬细胞瘤/副神经节瘤、肾上腺皮质癌等。

（一）副肿瘤性高血压

由肿瘤细胞产生的一些活性物质导致机体发生某些免疫反应和/或症状与体征，这些症状和体征往往与原发肿瘤就或转移病灶没有直接的关系，被称为副肿瘤综合征，其中包括高血压，也即副肿瘤性高血压。

涉及此类血压升高的肿瘤包括肝细胞癌、肾细胞癌、类癌等，也有肾上腺肿瘤、卵巢肿瘤、盆腔错构瘤。肝细胞癌中副肿瘤性高血压是由于癌细胞分泌过多的肾素、血管紧张素原或血管紧张素Ⅰ所致。超过75%的肾细胞癌患者罹患高血压，原因包括肾切除术后肾实质单位丢失和VEGF抑制剂和酪氨酸激酶抑制剂的应用。约有2%的肾细胞癌患者出现副肿瘤性高血压，系因癌细胞具有自分泌和旁分泌功能，分泌血管活性肽尤其是内皮素-1和肾上腺髓质素所致。类癌中出现副肿瘤高血压系因过量分泌的儿茶酚胺。

（二）嗜铬细胞瘤和副神经节瘤

嗜铬细胞瘤和副神经节瘤分别是起源于肾上腺髓质中的嗜铬细胞、肾上腺外自主副神经节的神经内分泌肿瘤。嗜铬细胞瘤/副神经节瘤相对罕见，年发病率约0.8/（10万人·年），约10%的肿瘤是恶性的。嗜铬细胞瘤/副神经节瘤的高血压是由儿茶酚胺分泌过多（去甲肾上腺素、肾上腺素和多巴胺）所致，并可出现头痛、心悸和出汗等症状，典型症状仅见于约50%的患者。治疗方法包括手术切除、辅助化疗和/或放射治疗。

（三）肾上腺皮质癌

肾上腺皮质癌是一种罕见肿瘤，发病率为（0.5～2）/（100万人·年）。此癌最常见表现为糖皮质激素和/或雄激素分泌过多所致的库欣综合征，醛固酮增多症不常见，高血压常是其症状表现之一。治疗方法包括手术切除、米托坦、辅助化疗和/或放射治疗。

三、降压药物与肿瘤

患高血压的肿瘤幸存者数量不断增加，因此我们迫切需要在肿瘤幸存者中如何选择使用降压药物的循证证据。临床研究中，评估降压药物疗效的主要高血压临床试验常将肿瘤患者排除在外，而已患心血管疾病的患者也常常被排除在肿瘤相关临床试验之外，此外，两类临床试验中采用的高血压分级标准并不一致（表7-10-1）。降压药物与肿瘤发生率之间是否有因果关系，以及不同类型的降压药物是否对肿瘤的预防、治疗及预后有影响都尚不清楚，虽然部分观察性、回顾性的队列研究提示它们之间的某种联系，但尚缺乏随机对照研究或以此为基础的大规模荟萃分析的支持性证据。

（一）肾素-血管紧张素系统抑制剂

肾素-血管紧张素系统（RAS）参与细胞增殖、血管生成和肿瘤进展的调控，RAS基因可在如乳腺癌、前列腺癌、结直肠癌、肺癌和肾癌等大多数恶性肿瘤中表达，RAS成分在肿瘤微环境中的各种细胞类型中表达，对肿瘤微环境可能有调节作用，能直接或间接的影响肿瘤细胞和其周围的细胞，激活ACE/Ang Ⅱ/AT1受体轴可促进癌细胞增殖、侵袭、血管生成并减弱免疫监测作用，而阻断AT1受体或激活ACE2/Ang（1-7）/Mas受体轴则可降低肺癌中肿瘤的生长和血管化。同时实验也发现血管紧张素Ⅱ受体阻滞剂（ARB）可抑制小鼠中黑色素瘤细胞或前列腺癌细胞的生长。

临床研究并不一定与基础研究结果一致，观察性研究与随机对照研究的结论也常不一致。2003年CHARM试验评估了ARB对射血分数降低患者的心血管益处，发现坎地沙坦治疗显著降低了心血管死亡，但ARB治疗组的癌症相关死亡比例明显增高。在此之后，RAS抑制剂与癌症的关系受到更多关注。2010年的一项荟萃分析纳入9个随机对照试验（30 014人）发现ARB组的患癌风险增加了8%，尤其是肺癌，但前列腺癌或乳腺癌的风险没有明显增加。2011年的另一项荟萃分析纳入70项随机对照试验（324 168人），并未发现血管紧张素转换酶抑制剂（ACEI）、ARB、CCB或β受体阻滞剂增加患癌风险。2018年一项纳入992 061名患者随访20年的前瞻性队列研究发现，服用ACEI的高血压患者较服用ARB的患者，肺癌风险增加了约14%，使用ACEI 5～10年后风险增加21%，10年以上则增加至31%。但同时一项纳入11 023名患者的病例对照研究发现ACEI可降低29%的食管癌风险，每日高剂量的ACEI除降低食管腺癌的风险外，还可降低食管鳞状细胞癌的风险。BPLTTC于2021年发表一项纳入了33项降压临床试验共约26万人（年龄中位数约66岁）的荟萃分析没有发现ACEI、ARB、β受体阻滞剂、钙通道阻滞剂、噻嗪类利尿药等常见的5类降压药物增加乳腺癌、结直肠癌、肺癌、前列腺癌及皮肤癌等的患癌风险。

上述前瞻性队列研究的结果有的互相矛盾，并不能够得出明确的因果结论，而来自随机对照临床试验的数据多为事后分析。此外，也不排除其他未观察到的因素，包括社会和经济差异、起居饮食习惯和肺癌家族史等，可能会影响RAS抑制剂与肿瘤关系的推论。

RAS抑制剂似乎也可能影响某些抗肿瘤治疗的

效果，但仍需大样本随机对照研究进一步证实。研究发现铂剂会上调AT1受体的表达，减弱该治疗在膀胱癌中的疗效。Ang Ⅱ /AT1受体通路可能会增强血管内皮生长因子介导的血管生成。Ang Ⅱ通过AT1受体直接扩增造血干细胞和巨噬细胞祖细胞，阻断Ang Ⅱ的生成可抑制肿瘤相关巨噬细胞的反应。已有报道发现同时接受RAS抑制剂和抗程序性抑制-1/程序性死亡配体1（PD-L1）抗体治疗的非小细胞肺癌患者无进展生存率更好。胰腺癌接受吉西他滨治疗的患者中，使用RAS抑制剂者无进展生存率和总生存率更高。胃癌患者中接受铂剂化学治疗和RAS抑制剂治疗的患者总体生存率更好，但无进展生存率的差异则不明显。

（二）钙通道阻滞剂

基础研究提示钙通道阻滞剂（CCB）可能有助于缓解肿瘤的生长，但也有CCB抑制小鼠细胞凋亡并有潜在致癌风险的报道。研究发现CCB与阿霉素可通过抑制细胞外信号调节激酶（ERK）/转化生长因子-β通路对肿瘤抑制发挥协同作用。在上皮性卵巢癌细胞中L型和T型钙通道表达增强，CCB可通过调节AKT和ERK信号通路诱导细胞凋亡。也有研究发现乐卡地平通过降低细胞内钙离子浓度，抑制肺癌细胞系中PD-L1的转录和表达，可能具有抑制肿瘤的作用。

目前的临床研究多为回顾性分析，且结论并不一致。一项针对美国社区老年人的前瞻性队列研究报道CCB与癌症之间没有联系，且这些结果与血压变化、CCB类别或随访期无关。同样，对美国药物监测报告的数据分析也发现CCB与患癌风险无关。但另外一项前瞻性队列研究发现即便是校正了年龄、性别和吸烟等混杂因素，CCB治疗仍与癌症发病率有关。有荟萃分析发现，CCB和肺癌、皮肤癌、前列腺癌的发病率增加有关系。丹麦的健康登记研究则发现CCB和肾细胞癌风险有关系。然而，队列研究也发现CCB与癌症患者生存率改善有关。综上所述，钙通道阻滞剂与肿瘤的关系尚不明确，其临床意义有待挖掘。

（三）噻嗪类利尿药

皮肤鳞状细胞癌（CSCC）和唇鳞状细胞癌（lip SCC）都与紫外线辐射有很大关系，其中一个主要的危险因素是使用光敏性药物，这些药物的代谢物能够通过皮肤吸收紫外线辐射，这些药物就包括噻嗪类利尿药。

噻嗪类利尿药与皮肤癌间关系的研究多是回顾性研究，尚缺乏随机对照研究证实。但这种致癌作用是否只出现在使用噻嗪类药物的人群尚不清楚，因为光敏作用可以在抗生素等药物中也存在。

2019年一项对9项观察性研究的荟萃分析纳入395 789名患者，其中包括32 000例皮肤癌患者，发现噻嗪类利尿药与鳞状细胞癌、基底细胞癌、恶性黑色素瘤患病风险增加有关（分别为86%、19%、14%），但却与2016年一项纳入19项研究的荟萃分析结果相左，且该研究却发现钙通道阻滞剂和β受体阻滞剂与皮肤癌发病风险增加有关（分别为14%、5%）。最近一项荟萃分析发现氢氯噻嗪增加非亚洲国家人群皮肤鳞状细胞癌和黑色素瘤风险，但吲达帕胺和苄氟噻嗪则与上述肿瘤无明显关系。2022年一项系统评价和荟萃分析显示，氢氯噻嗪使用者出现全身皮肤和唇鳞状细胞癌的概率比不使用的人高1.76倍。此外，在氢氯噻嗪使用者中，头颈部皮肤鳞状细胞癌的风险高出1.80倍。

许多研究的相关性数据并未校正干扰因素，所有试验均未考虑紫外线照射、皮肤癌表型和吸烟等因素，因此在观察性研究中无法得出噻嗪类利尿药与皮肤癌的因果关系。尽管如此，美国食品和药物管理局仍建议在噻嗪类利尿药治疗期间定期筛查皮肤癌。

（四）β受体阻滞剂

β肾上腺素能信号通路参与了肿瘤细胞中与炎症、血管生成、组织侵袭和上皮-间充质转化相关的基因的上调。去甲肾上腺素是结肠癌、前列腺癌、卵巢癌和乳腺癌体外迁移的驱动因素之一，β肾上腺素能信号可激活多个参与细胞增殖的通路并增强癌细胞转移相关基因的表达。在小鼠乳腺癌模型中发现交感神经的激活与癌症进展有关系，而抑制交感神经或副交感神经的激活则有相反的效果，临床研究也发现，乳腺癌患者肿瘤中交感神经密度的增加和副交感神经密度的降低都与无复发生存率相关。

β受体阻滞剂是否有益于临床中肿瘤的预防、治疗及预后尚不清楚，多数临床研究没有发现β受体阻滞剂对肿瘤有预防作用。一项病例对照研究发现使用β受体阻滞剂2年以上的患者患胰腺癌的风险明显更低。最近的一项流行病学研究分析相关随机对照试验的结果显示β受体阻滞剂的使用与癌症的发生没有关系。但韩国的荟萃分析显示使用β受体阻滞剂的患者头颈部肿瘤和黑色素瘤的发病率更高。其他研究发现使用选择性β_1受体阻滞剂的高血压患者乳腺癌风险呈剂量依赖性增加，但使用非选择性β受体阻滞剂普萘洛尔的患者中未观察到这种情况。回顾性系统分析发现相较于ACEI或CCB，β受体阻滞剂与乳腺癌低复发率有关。丹麦的研究发现尽管大多数β受体阻滞剂与癌症复发无关，但美托洛尔和索他洛尔与较高的癌症复发有关，此种差异可能和β_1受体阻滞剂的选择性差异有关。同时，荟萃分析发现尽管使用β受体阻滞剂与肿瘤患者的全因死亡率和无进展生存期没有关系，但它与特定肿瘤生存期延长相关，如卵巢癌、胰腺癌和黑色素瘤的生存率。其他一些研究则又发现使用β受体阻滞剂与乳腺癌、结直肠癌和肺癌患者的预后无关。

（五）α_1受体阻滞剂

α_1受体主要位于血管系统、膀胱颈、前列腺的平滑肌中，参与平滑肌的收缩。α_1受体阻滞剂既是降压药物又是良性前列腺增生的治疗药物。动物模型中α_1受体阻滞剂可通过诱导凋亡来抑制前列腺肿瘤的生长，其代表性药物哌唑嗪可诱导前列腺癌细胞系G_2期停滞和凋亡。此外，哌唑嗪还可通过PI3K/Akt/mTOR通路和Akt通路分别抑制急性髓系白血病细胞和胶质母细胞瘤的增殖。

回顾性研究发现α_1受体阻滞剂可能对抑制泌尿系统恶性肿瘤有益处，尤其是前列腺癌，但尚缺乏多中心随机对照研究数据的支持。回顾性研究发现使用α_1受体阻滞剂者患前列腺癌的风险降低了11%，接受哌唑嗪和放射治疗的前列腺癌患者的无复发生存率更高。芬兰的数据发现接受α_1受体阻滞剂治疗分级高的前列腺癌患者风险更低。此外，美国的数据显示α_1受体阻滞剂可能和膀胱癌风险降低有关。

（六）盐皮质激素受体阻滞剂

盐皮质激素受体阻滞剂（MRA）螺内酯具有抗雄激素作用，因此它可能和性激素相关肿瘤如乳腺癌和前列腺癌的进展有关，临床观察性队列研究也发现MRA可能可预防性激素相关的肿瘤。也有研究发现螺内酯可减缓睾酮诱导的小鼠前列腺增生。盐皮质激素受体（MR）在正常乳腺细胞和乳腺癌细胞中均可表达，其表达与非三阴性乳腺癌患者无复发生存率下降相关。在孕酮受体转染的乳腺癌细胞系中，醛固酮治疗可抑制细胞的生长和黏附。而在肝细胞癌细胞系中，过度表达的MR抑制细胞增殖并诱导G_1期停滞，而沉默MR则表现出相反的效果。临床研究发现螺内酯显著降低前列腺癌的风险。高血压患者接受螺内酯治疗的男性患者前列腺癌风险更低，而女性患者的膀胱癌风险则更低。

总体而言，目前降压药物与癌症的关系尚未完全明确，缺乏足够的循证医学证据。BPLTTC的分析显示ACEI、CCB、ARB可分别降低22%、18%和10%的主要心血管事件，此外ACEI可使总死亡率降低12%。即使降压药与患癌风险的增加有关，但目前没有证据显示这种风险能超过降压治疗所带来的降低心血管疾病和死亡率的益处。因此，降压治疗仍然是慢病防控的重中之重！

四、遗传学基础和危险因素

（一）遗传学基础

基因组学证据提示血压和肿瘤之间存在复杂关系，如部分肿瘤相关的遗传因素可直接导致高血压，一些常见遗传变异发生在致癌基因附近或抗肿瘤药物的靶向通路上，均可增加药物基因组间相互作用的可能性，导致抗肿瘤治疗相关的高血压或低血压。

目前已经发现超过30个罕见的基因突变与遗传性高血压或者低血压有关。某些单基因相关的高血压与一些肿瘤起源有共同的机制，种系突变可导致如前文提到的相对罕见的嗜铬细胞瘤/副神经节瘤，其中11%～13%的患者的种系突变是由于自发的体细胞突变所致。与家族性嗜铬细胞瘤相关的基因包括冯·希佩尔–林道肿瘤抑制基因（*VHL*），1型神经纤维瘤病抑制基因（*NF1*），RET原癌基因（*RET*），编码琥珀酸脱氢酶（SDH）亚基的基因综合体（*SDHA*、*SDHB*、*SDHC*和*SDHD*），编码*SDHA*黄素化中起作用的酶的基因（*SDHAF2*），*TMEM127*和*MAX*肿瘤抑制基因。易感基因包括*KIF1Bβ*、*PHD2*和*SDHAF2*。肾上腺腺瘤可以产生醛固酮并导致高血压。大约40%的肾上腺腺瘤患者存在内向整流型钾离子通道亚家族J成员5（*KCNJ5*）基因的体细胞功能获得性突变。约7%的肾上腺腺瘤是由于钠钾ATP酶α1（ATP1A1）、ATP酶质膜Ca^{2+}转运3（ATP2B3）、电压依赖性钙离子通道亚基α1 D（CACNA1D）和连环蛋白β1（CTNNB1）的体细胞突变。*KCNJ5*、*CACNA1D*、*ATP1A1*和*ATP2B3*的突变显示出钙信号通路在自主肾上腺醛固酮产生中的关键作用。

全基因组关联研究（GWASs）已经发现了超过1500个与血压相关的SNPs，这些SNPs大多数在基因组的非编码区，它们可能是通过调节基因调控来发挥作用的。30%～50%的血压表型和遗传有关系，这些SNPs和约27%的与遗传相关血压表型有关。在所有GWAS的SNPs中，有23个SNPs在已知与癌症相关的基因附近，而在某些与抗肿瘤药物相互作用的基因附近还有额外的血压位点存在（如rs28377357/MERTK/卡博替尼、rs9472135/VEGFA/贝伐珠单抗、rs3441413141/YES1/达沙替尼）。

*VEGF*基因内的遗传变异可能与贝伐珠单抗相关高血压的严重程度有关。两个SNPs：VEGF-634CC和VEGF-1498TT与接受贝伐珠单抗的患者3级或4级高血压发生率的显著降低有关。而VEGFR-2-H472Q的SNP与索拉非尼诱导的高血压正相关。此外，VEGFR-2rs2305948C/T基因型与舒张压升高相关，使用阿西替尼时明显。而CYP3A4 rs4646437基因型也导致药物暴露增加导致更强的升压效应。舒尼替尼在不同肿瘤患者所致高血压的差异或能从遗传变异角度解释：*VEGF-A*基因中的ACG单倍型（rs699947：－2578A＞C，rs833061：－460C＞T和rs2010963：405C＞G）与舒尼替尼第一个治疗周期收缩压的显著升高相关。此外，*eNOS－786C*（rs2070744）等位基因与舒尼替尼第一个治疗周期出现3级高血压的高风险有关系。VEGF SNP-634 GG基因型患者比CC基因型患者出现高血压的风险高出13～14倍。其他与舒尼替尼相关高血压有关的SNPs和基因型包括白介素-8（IL-8）基因上的rs1126647、VEGFR-2 1191CT和TT基因型及ABCB1 rs1045642 CT和TT基因型。

（二）危险因素

肿瘤和高血压之间存在着多个常见的共同危险因素，如年龄、缺乏运动、肥胖、吸烟、饮酒等。肿瘤和高血压的发病率、患病率均随着年龄的增长而增加。缺乏运动同时是高血压、肥胖、高脂血症和糖尿病等的危险因素，而研究也表明，增加体力活动可以降低膀胱癌、乳腺癌、结肠癌、子宫内膜癌、食管癌、肾癌、肺癌和胃癌等肿瘤的发病率。肥胖则与缺乏运动，胰岛素抵抗及炎症状态共同增加高血压患病概率，而肥胖也是乳腺癌和子宫内膜癌的危险因素。吸烟则与肺癌、食管癌、胰腺癌和膀胱癌的发病密切相关，同时也是动脉粥样硬化性心血管疾病的重要危险因素。饮酒不仅增加结直肠癌、口咽癌、食管癌、肝癌和乳腺癌的风险，也与心血管疾病风险和死亡率密切相关。

（黄　刚　徐俊波）

第二节
抗肿瘤药物相关的高血压

作为抗肿瘤治疗的一个重要的不良反应，高血压在目前肿瘤临床研究中的定义和分级采用的是美国癌症研究所的不良事件常用术语标准（CTCAE），需注意该定义和目前各国高血压学会对高血压的及分级均有所不同（表7-10-1）。

许多抗肿瘤治疗措施，包括传统化学治疗、靶向治疗和激素类药物可以通过多种病理生理机制参与血压升高，多数患者同时接受了不同的药物和/或其他治疗，明确其中部分治疗措施与血压升高的直接因果关系相对困难。传统化学治疗可导致血压升高的药物种类包括：铂剂、蛋白酶抑制剂、烷化剂（环磷酰胺、异环磷酰胺）、长春花碱（维新碱/长春碱）和内分泌治疗等。而新型靶向治疗药物中如VEGF抑制剂、聚二磷酸腺苷核糖聚合酶抑制剂、BRAF/MEK抑制剂、RET激酶抑制剂、BTK抑制剂、mTOR抑制剂、BCR-ABL抑制剂和ALK抑制剂等也可以导致血压升高。此外，一些抗肿瘤辅助治疗措施也可导致血压增高。常见可致高血压的抗肿瘤药物见表7-10-2，下面就可导致血压升高的主要抗肿瘤措施进行简要介绍。

一、放射治疗

诸多肿瘤性疾病的治疗涉及放射治疗，如需进行造血干细胞移植的白血病、精原细胞瘤、淋巴瘤、乳腺癌和宫颈癌、子宫内膜癌、鼻咽癌、口腔癌、扁桃体癌、喉癌等。腹部局部放射治疗可以导致肾动脉狭窄进而出现肾血管性高血压。头颈部放射治疗可导致慢性颈动脉压力反射衰竭（baroreflex failure），导致交感神经活动增加和ROS水平增加，出现高血压或高血压危象。

二、化学治疗及靶向治疗

（一）铂剂

铂剂（顺铂、卡铂、奥沙利铂）被广泛用于治疗睾丸癌、卵巢癌、结直肠癌、膀胱癌、肺癌及间皮瘤等，其抗癌机制涉及铂对DNA的影响，通过抑制转录诱导细胞凋亡并死亡。内皮细胞激活、内皮损伤和内皮功能障碍在铂剂相关的高血压的发生发展中起着重要作用。首次暴露13年后，血清中仍可检测到顺铂，这可能会导致慢性内皮细胞激活。顺铂治疗10年后，22%的睾丸癌患者可出现与内皮功能障碍密切相关的微量白蛋白尿。

与VEGF抑制剂所导致高血压相比，铂剂治疗相关的高血压多出现和持续于铂剂治疗后数年内，这在睾丸癌幸存者中尤为明显。一项对1289名睾丸癌幸存者平均随访11年的研究发现，接受累积剂量超过850mg顺铂的患者高血压患病率为53%，随访7～14年间高血压患病率为14%～39%。除高血压外，以铂剂为基础的治疗也易导致慢性肾病，并进一步增加心血管疾病的风险。

（二）蛋白酶体抑制剂

蛋白酶体抑制剂（硼替佐米、卡非佐米），目前用于治疗多发性骨髓瘤和套细胞淋巴瘤，它通过破坏蛋白酶体的活性诱导肿瘤细胞死亡。蛋白酶体抑制剂导致高血压呈剂量和治疗时间依赖性，潜在机制包括慢性蛋白酶体抑制导致内皮依赖性血管舒张受损、NO生物利用度下降及内皮功能障碍。卡非佐米较硼替佐米更能延长患者生存期，但其所致的任何级别高血压（25% *vs.* 14%）和高级别高血压（9% *vs.* 3%）的发病率均更高。

（三）VEGF抑制剂

VEGF抑制剂已经成为某些肿瘤的一线治疗药物，如转移性肾细胞癌、晚期肝细胞癌、宫颈癌、胃肠道间质细胞瘤等。另外，VEGF抑制剂是引发高血压最显著的抗肿瘤药物，可在用药数小时或数天内发生，呈剂量依赖性，停药后血压常可恢复。视VEGF抑制剂的类型和剂量不同，高血压可出现

表7-10-1　高血压分级主要标准

分类标准	成人血压分级				
中国	正常血压 收缩压＜120mmHg 舒张压＜80mmHg	正常高值 收缩压120～139mmHg和/或 舒张压80～89mmHg	一级高血压 收缩压140～159mmHg和/或 舒张压90～99mmHg	二级高血压 收缩压160～179mmHg 和/或 舒张压100～109mmHg	三级高血压 收缩压≥180mmHg和/或 舒张压≥110mmHg
ESC 2018	正常血压 收缩压120～129mmHg 和/或 舒张压80～84mmHg	正常高值 收缩压130～139mmHg和/或 舒张压85～89mmHg	一级高血压 收缩压140～159mmHg和/或 舒张压90～99mmHg	二级高血压 收缩压160～179mmHg 和/或 舒张压100～109mmHg	三级高血压 收缩压≥180mmHg和/或 舒张压≥110mmHg
ACC/AHA 2017	正常血压 收缩压＜120mmHg 舒张压＜80mmHg	血压升高 收缩压120～129mmHg 舒张压＜80mmHg	一期高血压 收缩压130～139mmHg或 舒张压80～89mmHg	二期高血压 收缩压≥140mmHg或 舒张压≥90mmHg	
NCI-CTCAE V5.0	一级高血压 收缩压120～139mmHg 或 舒张压80～89mmHg	二级高血压 若既往血压正常，收缩压140～159mmHg或舒张压90～99mmHg。 症状性舒张压增高＞20mmHg或血压增高至140/90mmHg以上	三级高血压 收缩压≥160mmHg和/或 舒张压≥100mmHg	四级高血压 危及生命的情况：恶性高血压、高血压危象、短暂性或永久性神经系统受损等	五级 死亡

注：NCI-CTCAE，美国癌症研究所的不良事件常用术语标准。

表7-10-2　可致高血压的抗肿瘤药物

药物种类	药名	半衰期	治疗疾病	致高血压机制	CTCAE定义高血压发生率（%）
铂剂	卡铂carboplatin	2.6～5.9小时	卵巢癌	内皮细胞激活 内皮损伤 内皮功能障碍	14～53
	顺铂cisplatin	30分钟	睾丸癌、卵巢癌、膀胱癌		
	奥沙利铂oxaliplatin	14.1分钟	结直肠癌		
蛋白酶体抑制剂	硼替佐米bortezomib	40～193小时	多发性骨髓瘤、套细胞淋巴瘤	内皮依赖性血管舒张受损 NO生物利用度下降 内皮功能障碍	14%～25
	卡非佐米carfilzomib	＜30分钟	多发性骨髓瘤		

续 表

药物种类	药名	半衰期	治疗疾病	致高血压机制	CTCAE定义高血压发生率（%）
VEGF抑制剂	帕唑帕尼pazopanib	30.9±4小时	肾细胞癌、软组织肉瘤	ET-1和NO间的失衡 氧化应激 微血管稀疏 肾毒性损伤 淋巴管生成减少	20～90
	乐伐替尼lenvatinib	28小时	甲状腺癌、肾细胞癌、肝细胞癌、子宫内膜癌		
	卡博替尼cabozantinib	110小时	甲状腺髓样癌、肾细胞癌、肝细胞癌、分化型甲状腺癌		
	索拉非尼sorafenib	25～48小时	肝细胞癌、肾细胞癌、甲状腺癌		
	舒尼替尼sunitinib	40～60小时	胃肠道间质瘤、肾细胞癌、胰腺神经内分泌肿瘤		
	阿柏西普aflibercept	5～6天	年龄相关性黄斑变性、黄斑水肿、糖尿病性黄斑水肿、糖尿病视网膜病变、结直肠癌		
	阿昔替尼axitinib	2.5～6.1小时	肾细胞癌		
	西地尼布cediranib	12～35小时	结直肠癌		
	尼达尼布nintedanib	10～15小时	非小细胞肺癌		
	瓦他拉尼vatalanib	6小时	结直肠癌、非小细胞肺癌		
	厄洛替尼erlotinib	36.2小时	非小细胞肺癌、胰腺癌		
	吉非替尼gefitinib	48小时	非小细胞肺癌		
PARP抑制剂	尼拉帕尼niraparib	36小时	卵巢癌、输卵管癌、原发性腹膜癌		3～19
	奥拉帕尼olaparib	6.1小时	卵巢癌、乳腺癌、胰腺腺癌、前列腺癌		
	鲁卡帕尼rucaparib	26小时	卵巢癌		
	他拉唑帕尼talzenna	90小时	乳腺癌		
BRAF/MEK抑制剂	达拉非尼dabrafenib	8小时	黑色素瘤、非小细胞肺癌、间变性甲状腺癌	血管内皮功能障碍 血管收缩增加	6～25
	维莫非尼vemurafenib	57小时	黑色素瘤		
	曲美替尼trametinib	3.9～4.8天	黑色素瘤、非小细胞肺癌、间变性甲状腺癌		
RET激酶抑制剂	普拉替尼pralsetinib	单次给药 14.7小时 重复给药 22.2小时	非小细胞肺癌、甲状腺髓样癌、甲状腺癌		14～43
	塞尔帕替尼selpercatinib	32小时	非小细胞肺癌、甲状腺髓样癌、甲状腺癌		
	凡德他尼vandetanib	19天	甲状腺髓样癌		

续 表

药物种类	药名	半衰期	治疗疾病	致高血压机制	CTCAE定义高血压发生率（%）
BTK抑制剂	阿卡替尼acalabrutinib	0.9小时	套细胞淋巴瘤、慢性淋巴细胞白血病		12～80
	依鲁替尼ibrutinib	4～6小时	套细胞淋巴瘤、慢性淋巴细胞白血病、慢性移植物抗宿主病		
	泽布替尼zanubrutinib	2～4小时	套细胞淋巴瘤		
mTOR抑制剂	依维莫司everolimus	28小时	乳腺癌、胰腺神经内分泌肿瘤、肾细胞癌		1～45
	西罗莫司sirolimus	63小时	淋巴管平滑肌瘤病		
	坦罗莫司temsirolimus	17.3小时	肾细胞癌		
单克隆抗体	维布妥昔单抗brentuximab	4～6天	霍奇金淋巴瘤、间变性大细胞淋巴瘤、外周T细胞淋巴瘤、蕈样真菌病		
	西妥昔单抗cetuximab	114小时	头颈部鳞状细胞癌、结直肠癌		
	伊匹单抗ipilimumab	14.7天	黑色素瘤、肾细胞癌、结直肠癌、肝细胞癌		
	帕尼单抗panitumumab	7.5天	结直肠癌		
	帕妥珠单抗pertuzumab	10天	乳腺癌		
	利妥昔单抗rituximab	21天	非霍奇金淋巴瘤、慢性淋巴细胞白血病		1～12
	曲妥珠单抗trastuzumab	28天	乳腺癌、胃癌		1～10
	贝伐珠单抗bevacizumab	20天	结直肠癌、非鳞状非小细胞肺癌、胶质母细胞瘤、肾细胞癌、宫颈癌、上皮性卵巢癌、输卵管癌、原发性腹膜癌、肝细胞癌		12～42
	雷莫芦单抗ramucirumab	15天	胃癌、非小细胞肺癌、结直肠癌、肝细胞癌		11～45
	西米普利单抗cemiplimab	19天	鳞状细胞癌、基底细胞癌、非小细胞肺癌		5～11
	纳武单抗nivolumab	20天	黑色素瘤、非小细胞肺癌、小细胞肺癌、恶性胸膜间皮瘤、肾细胞癌、霍奇金淋巴瘤、头颈部鳞状细胞癌、尿路上皮癌、结直肠癌、肝细胞癌、胃癌、食管癌		

续 表

药物种类	药名	半衰期	治疗疾病	致高血压机制	CTCAE定义高血压发生率（%）
单克隆抗体	帕博利珠单抗pembrolizumab	22天	黑色素瘤、非小细胞肺癌、小细胞肺癌、头颈部鳞状细胞癌、霍奇金淋巴瘤、尿路上皮癌、实体瘤、结直肠癌、胃癌、食管癌、宫颈癌、肝细胞癌、肾细胞癌、子宫内膜癌、乳腺癌		9～65
	阿替利珠单抗atezolizumab	27天	尿路上皮癌、非小细胞肺癌、乳腺癌、小细胞肺癌、肝细胞癌		17～30
内分泌治疗	阿比特龙abiraterone	12小时	前列腺癌		9～37
	恩杂鲁胺enzalutamide	5.8天	前列腺癌		6～14
	阿那曲唑anastrozole	40～50小时	乳腺癌		2～13
	依西美坦exemestane	24小时	乳腺癌		1～10
	来曲唑letrozole	2～4天	乳腺癌		1～10
	他莫昔芬tamoxifen	5～7天	乳腺癌		
ALK抑制剂	布格替尼brigatinib	25小时	非小细胞肺癌		11～20
	劳拉替尼lorlatinib	24小时	非小细胞肺癌		
JAK抑制剂	芦可替尼ruxolitinib	3小时	真性红细胞增多症		10～54
	库潘尼西copanlisib	39.1小时	滤泡性淋巴瘤		

注：ALK，间变性淋巴瘤激酶；BTK，Bruton酪氨酸激酶；BRAF，v-raf小鼠肉瘤病毒致癌基因同源物B1；JAK，Janus激酶；MEK，丝裂原活化蛋白激酶激酶；mTOR，哺乳动物雷帕霉素靶点；PARP，聚二磷酸腺苷核糖聚合酶；RET，原癌基因RET；VEGF，血管内皮生长因子。

于20%～90%接受治疗的患者中，以1级或2级高血压最常见，相当比例（6%～43%）患者可进一步发展为3级或4级高血压。

新生血管对于肿瘤的存活和生长是必要的，VEGF抑制剂通过抑制血管新生实现抗肿瘤效应。VEGF抑制剂能够降低细胞再生的能力，加快血管内细胞的凋亡，干扰细胞产生血管扩张因子，从而促进血管收缩，增加外周血管的阻力，并且减少肾脏钠离子的排出，进而升高血压。已知的VEGF抑制剂诱发高血压的一些可能的分子信号通路机制示意图见图7-10-1。

（四）PARP抑制剂

聚二磷酸腺苷核糖聚合酶（PARP）抑制剂（如尼拉帕尼、奥拉帕尼、卢卡帕尼和他拉唑帕尼等），已被批准用于乳腺和卵巢恶性肿瘤，其对胰腺癌、胆道癌、胶质母细胞瘤、肺癌和前列腺癌中的疗效尚在研究中。PARP抑制剂的作用机制主要为：在DNA损伤位点捕获PARP1和PARP2，阻止额外的DNA修复蛋白的募集，抑制在肿瘤细胞复制过程中的DNA修复，进一步导致细胞凋亡和死亡。

此类药物中目前只报道了尼拉帕尼可导致高血压。在NOVA试验中，尼拉帕尼治疗的卵巢癌患者出现各级高血压和3级或4级高血压的比例分别为19%和8%。尼拉帕尼诱发高血压可能反映了一个脱靶效应，其机制尚不清楚。尼拉帕尼可以和多巴胺，去甲肾上腺素和5-羟色素转运体结合，抑制细胞对它们的摄取，此外尼拉帕尼穿透中枢神经系统比其他PARP抑制剂更强，这些可能对高血压的出现有一定促进作用。

（五）BRAF/MEK抑制剂

*BRAF*基因突变在许多不同的癌症中都有发现，几乎可见于所有的毛细胞白血病、50%的黑色素瘤、20%～40%的甲状腺癌、10%～15%的结直肠腺癌、10%的脑胶质瘤和4%的非小细胞肺癌，小概率发生在其他类型白血病和卵巢癌中。因此*BRAF*是许多癌症检查及药物研发的重要靶点。MEK是RAS-RAF-MEK-ERK（细胞外信号调节激酶）信号通路中的重要激酶，在促进细胞增殖、分化和抗凋亡中发挥重要作用。BRAF/MEK抑制剂适合于根据生物标志物筛选出来（而非肿瘤起源的体内位置）合适的患者，从而可以覆盖更多组织类型的肿瘤。

BRAF/MEK抑制剂诱导高血压的机制尚不完全明确。CD47的上调可能发挥了重要作用，CD47在肿瘤中的表达增加并与吞噬细胞相互作用以防止癌细胞的吞噬作用。在BRAF/MEK抑制剂作用下，ERK反射性激活诱导CD47通过转录因子和呼吸因子-1上调。随后CD47抑制NO的生物利用度和NO诱导的可溶性鸟苷酸环化酶（sGC）激活，从而降低血管扩张剂环磷酸鸟苷（cGMP）的水平，上述过程最终导致血管内皮功能障碍，血管收缩增加并出现高血压。

特异性的BRAF抑制剂（维罗非尼和达拉非尼）相关的高血压发病率6%～14%不等。MEK抑制剂曲美替尼相关的2～3级高血压的发生率可达15%。MEK抑制剂无论是单药或联合BRAF抑制剂治疗，与其相关的高血压发病均较对照组高（$RR=1.5$）。曲美替尼联用达拉非尼较曲美替尼单用，任何级别高血压发病率约为其1.5倍。联合BRAF/MEK抑制剂治疗任何级别高血压的发生率约为20%，较BRAF抑制剂单药治疗高约50%，其中中重度高血压的总发生率约为8%。此外，索拉非尼和瑞格拉非尼等多靶点TKI，以*BRAF*及其突变形式（*BRAF*突变广泛存在，在黑色素瘤中高达60%）及VEGF受体酪氨酸激酶为靶点。这些药物导致的高血压可能是同时抑制VEGF及BRAF的结果。

（六）RET激酶抑制剂

由*RET*基因编码的RET跨膜蛋白是一种受体酪氨酸激酶，因*RET*突变存在于甲状腺癌和非小细胞肺癌中并成为一个潜在的治疗靶点。选择性RET激酶抑制剂赛帕卡替尼和普雷塞替尼已被批准用于上述恶性肿瘤中*RET*突变的患者。多靶点激酶

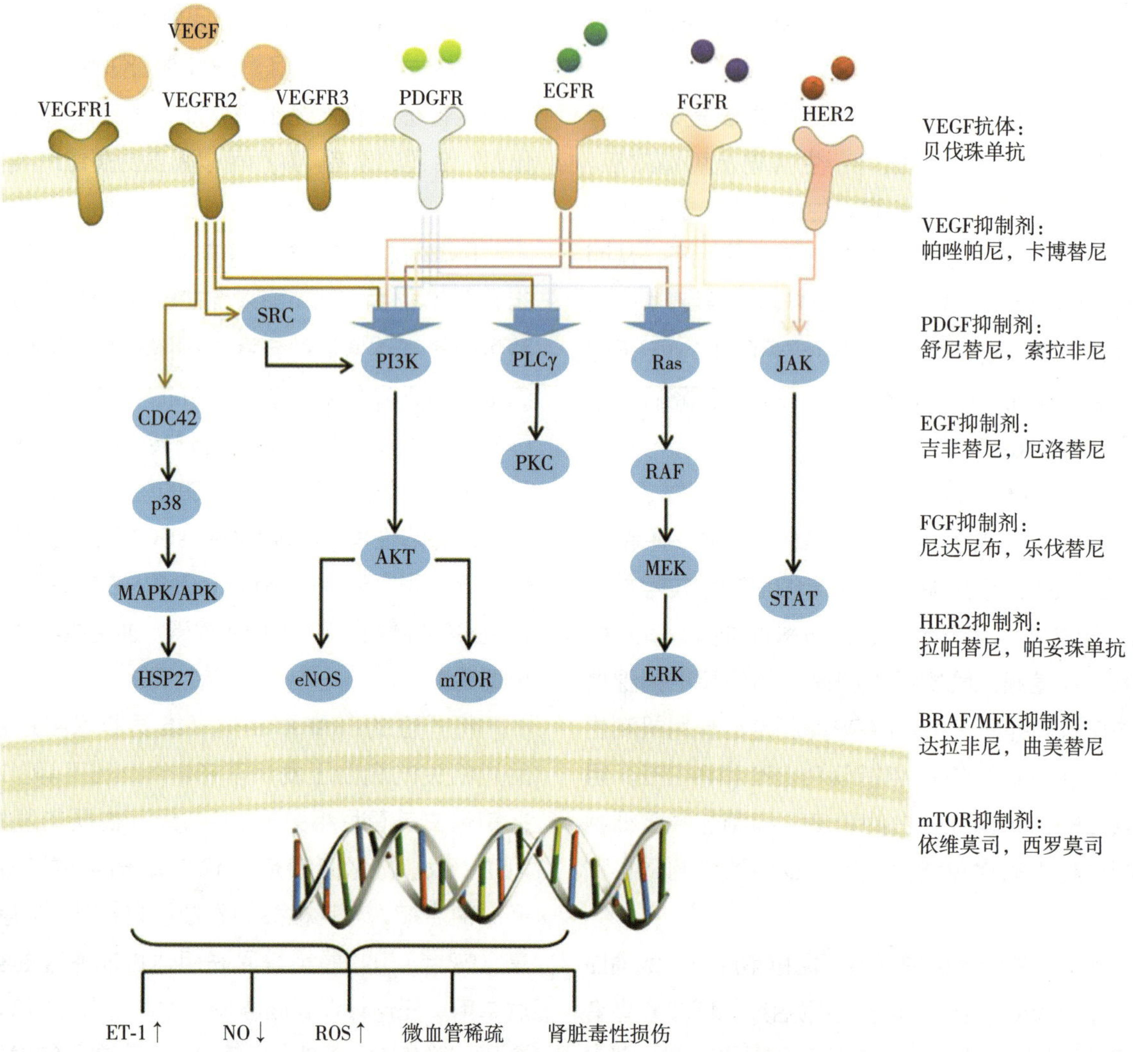

图7-10-1 VEGF抑制剂等致高血压的潜在机制

注：AKT，Protein Kinase B，蛋白激酶B；APK，Activated Protein Kinase，活化蛋白激酶；CDC42，Cell Division Cycle 42，细胞分裂周期蛋白42；EGFR，Epidermal Growth Factor Receptor，表皮生长因子受体；eNOS，Endothelial Nitric Oxide Synthase，内皮型一氧化氮合酶；ERK，Extracellular Signal-Regulated Kinase，细胞外信号调节激酶；ET-1，Endothelin 1，内皮素1；FGFR，Fibroblast Growth Factor Receptor，成纤维细胞生长因子受体；HER2，Human Epidermal Growth Factor Receptor 2，人表皮生长因子受体-2；HSP27，Heat Shock Protein 27，热休克蛋白27；JAK，Janus Kinase，Janus激酶；MAPK，Mitogen-Activated Protein Kinase，丝裂原活化蛋白激酶；MEK（MAPKK），Mitogen-Activated Protein Kinase Kinase，丝裂原激活蛋白激酶激酶；mTOR，Mammalian Target of Rapamycin，哺乳动物雷帕霉素靶蛋白；NO，Nitrogen Monoxide，一氧化氮；PI3K，Phosphoinositide 3-Kinase，磷脂酰肌醇3-激酶；PKC，Protein Kinase C，蛋白激酶C；PLCγ，Phospholipase C Gamma，磷脂酶C γ；PDGFR，Platelet-Derived Growth Factor Receptor，血小板源性生长因子受体；RAF，Rapidly Accelerated Fibrosarcoma，快速进展纤维肉瘤；Ras，Rat Sarcoma，鼠肉瘤；ROS，Reactive Oxygen Species，活性氧；SRC，Steroid Receptor Coactivator，类固醇受体辅激活因子；STAT，Signal Transducer and Activator of Transcription，信号转导与转录激活因子；VEGF，Vascular Endothelial Growth Factor，血管内皮生长因子；VEGFR，Vascular Endothelial Growth Factor Receptor，血管内皮生长因子受体。

抑制剂万德他尼和卡博扎替尼亦可抑制RET活性。RET抑制剂所致高血压的机制尚未被研究。RET激酶在RAS-RAF-MEK-ERK通路中发挥的作用，抑制RET可能导致ERK的反射性激活，因此，CD47的上调可能在RET抑制剂的高血压的发展中也起重要作用。

一项*RET*突变或*RET*融合阳性甲状腺髓样癌患者的1～2期研究发现，43%的塞尔帕替尼治疗者出现了任何级别的高血压，21%的患者出现了3级高血压。同样31%接受塞尔帕替尼治疗的非小细胞肺癌患者出现了任何级别的高血压。

（七）BTK抑制剂

Bruton酪氨酸激酶（BTK）抑制剂（伊布替尼、阿卡替尼）是B细胞淋巴瘤/白血病治疗史上一个重要的里程碑。BTK抑制剂所致的高血压的确切机制尚未明确，可能与Toll样受体-BTK信号通路下游的热休克蛋白70的降低及对磷脂酰肌醇3-激酶依赖性的NO生成的抑制有关。荟萃研究显示伊布替尼治疗过程中，高血压和心房颤动/心房扑动的发生率显著增加，相对危险度可达2.82和4.69。接受BTK抑制剂伊布替尼治疗的患者，平均用药4.2个月后，50%的患者出现新发高血压，用药1.1个月后40%的患者出现高血压恶化，3年后71%的患者可出现任何级别高血压，37%的患者出现3级或4级高血压，83%的高血压患者可出现高血压恶化（图7-10-2）。

（八）mTOR抑制剂

作为第三个上市的哺乳动物雷帕霉素靶蛋白（mammalian target of rapamycin，mTOR）抑制剂依维莫司，目前已获批用于预防肾移植中的排异反应、治疗乳腺癌、神经内分泌癌、肾癌、结节性硬化症等。

mTOR可通过缺氧诱导因子-1α刺激VEGF的分泌，抑制mTOR会导致VEGF分泌减少，此外，抑制mTOR也可以损伤足细胞和导致蛋白尿，这些都和VEGF抑制剂诱发高血压及其相关的毒性作用类似。转移性肾细胞癌患者中依维莫司所致的任何级别高血压发生率约10%。依维莫司联合VEGF-TKI乐伐替尼治疗转移性肾细胞癌，任何级别高血压和3级高血压的发生率分别为41%和14%。

（九）联合靶向治疗

多种靶向药物的联合用药方案，可进一步提高抗肿瘤治疗的疗效，延长患者的预期寿命，但同时其对心血管系统的损伤概率也可能进一步增加。免疫检查点抑制剂（ICIs，如昔米普单抗、尼鲁单抗、派姆单抗、伊匹单抗等）可引起心脏、肾脏、肺等器官的损伤。虽然尚无报道ICIs会直接导致高血压的出现，但鉴于现今诸多抗肿瘤治疗药物的联合，也需要提防这些联合方案导致出现高血压的可能性。一项阿替利珠单抗（ICIs）-贝伐珠单抗（VEGF抑制剂）联合治疗肝细胞癌的研究发现，该联合方案出现任何级别和3级以上高血压的比例分别为29.8%和15.2%。一项纳入6项肾细胞癌的随机对照研究的荟萃分析发现，ICIs联合VEGF抑制剂（阿替利珠单抗＋贝伐珠单抗、阿维鲁单抗＋阿西替尼、帕博利珠单抗＋乐伐替尼、帕博利珠单抗＋阿西替尼、纳武单抗＋卡博替尼等组合）相较于舒尼替尼，并未明显增加各个级别高血压出现的风险。

VEGF抑制剂和EGFR抑制剂的联合也可能导致更高的高血压发病率。一项吉非替尼（EGF抑制剂）联合贝伐珠单抗（VEGF抑制剂）治疗EGFR突变的非小细胞肺癌患者的II期研究发现，该联合方案具有良好的抗肿瘤疗效，但是各级别和3级以上高血压的患病率分别达到68%和17%。厄洛替尼联合贝伐珠单抗治疗非小细胞肺癌的研究也发现，联合方案所致的各级别和3级以上高血压的比例分别为78.7%和61.3%，大大高于厄洛替尼单药所致高血压的比例（14.3%和11.7%）。

PARP抑制剂与VEGF抑制剂联用导致出现高血压的风险更高，尤其是与尼拉帕尼联用。在AVANOVA2的2期试验中，56%的联合尼拉帕尼和贝伐珠单抗治疗的卵巢癌患者出现高血压，而尼拉帕尼单药治疗的患者为22%。

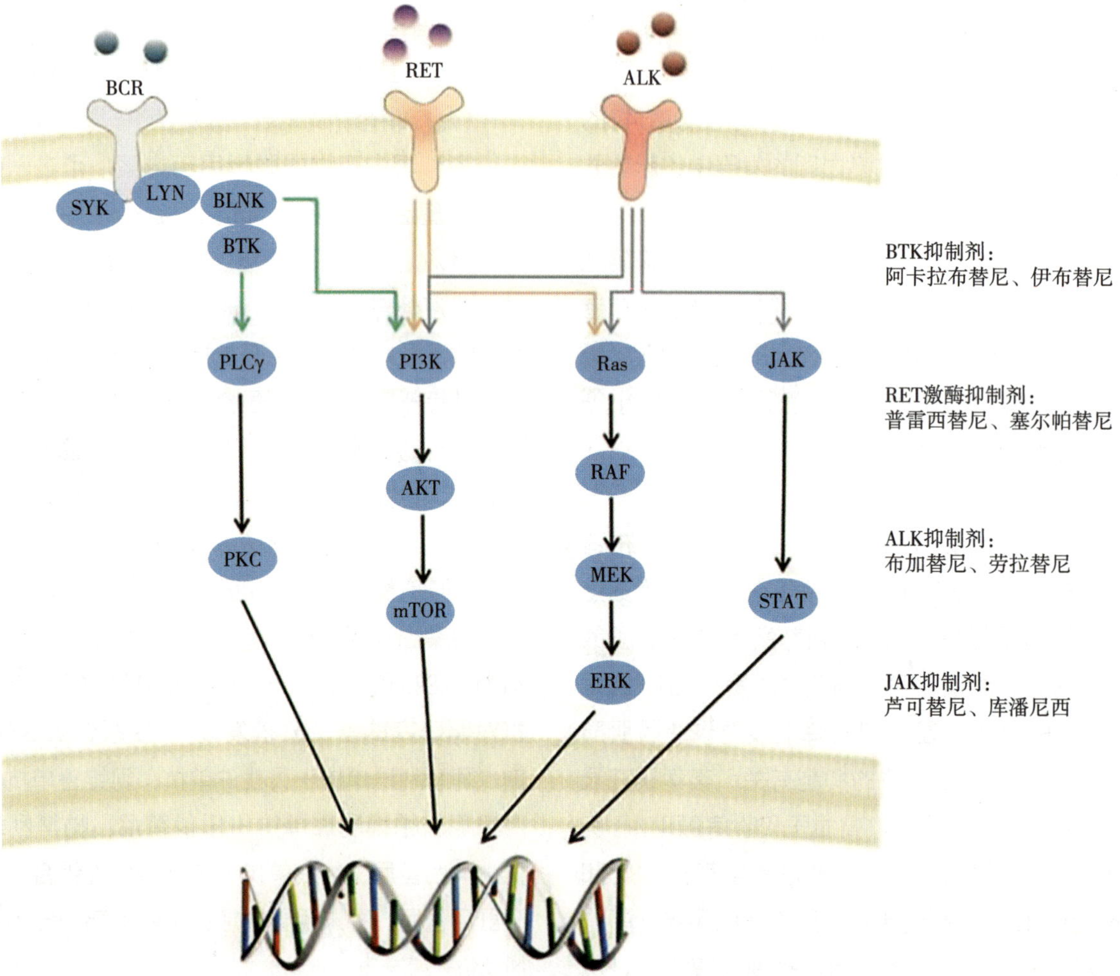

图7-10-2　其他抗肿瘤药物致高血压的潜在机制

注：ALK，Anaplastic Lymphoma Kinase，间变性淋巴瘤激酶；AKT，Protein Kinase B，蛋白激酶B；BCR，B Cell Receptor，B细胞受体；BTK，Bruton Tyrosine Kinase，Bruton酪氨酸激酶；BLNK，B Cell Linker Protein，B细胞连接蛋白；ERK，Extracellular Signal-Regulated Kinase，细胞外信号调节激酶；JAK，Janus Kinase，Janus 激酶；LYN，Non-Receptor Type Tyrosine Protein Kinase，非受体型络氨酸蛋白激酶；MEK（MAPKK），Mitogen-Activated Protein Kinase Kinase，丝裂原激活蛋白激酶；mTOR，Mammalian Target of Rapamycin，哺乳动物雷帕霉素靶蛋白；PI3K，Phosphoinositide 3-Kinase，磷脂酰肌醇3-激酶；PKC，Protein Kinase C，蛋白激酶C；PLCγ，Phospholipase C Gamma，磷脂酶Cγ；RAF，Rapidly Accelerated Fibrosarcoma，快速进展纤维肉瘤；Ras，Rat Sarcoma，鼠肉瘤；RET，Rearranged During Transfection，转染重排；STAT，Signal Transducer and Activator of Transcription，信号转导与转录激活因子；SYK，Spleen Tyrosine Kinase，脾酪氨酸激酶。

BRAF和MEK抑制剂联用时，抗肿瘤疗效明显，但二者联用所致的高血压风险更高，如达布拉非尼联合曲美替尼，恩科拉非尼联合比尼替尼等。

（十）内分泌治疗（抗雄激素/芳香化酶抑制剂）

去势治疗通过阻断雄激素对前列腺癌细胞的营养作用，延长转移性前列腺癌患者的生存期。该治疗方法包括促性腺激素释放激素激动剂和直接抑制雄激素产生和信号转导等治疗措施。促性腺激素释放激素激动剂可升高脂血症水平、降低胰岛素敏感性和促进肥胖，从而影响心血管系统，但对血压无直接影响。雄激素合成抑制剂阿比特龙和雄激素受体阻滞剂苯扎鲁胺都与高血压有关。一项纳入8660例前列腺癌患者的荟萃分析发现和阿比特龙和安扎鲁胺相关的任何级别和高级别的高血压比例分别为26%和7%、11%和5%，几乎是安慰剂组的2倍。阿比特龙通过抑制细胞色素酶P450（CYP17）来抑制睾酮的产生，从而导致盐皮质激素前体的积累，对高血压的出现有促进作用，通常这种作用可通过盐皮质激素受体拮抗剂成功处理。而苯他鲁胺诱发高血压的机制尚不清楚。

三、抗肿瘤辅助治疗

抗肿瘤辅助治疗，包括糖皮质激素、红细胞生成素（EPO）、非甾体抗炎药和钙调神经磷酸酶抑制剂等，它们常与抗肿瘤药物同时使用，这些治疗方法也可能诱发高血压或恶化已有的高血压。当这些药物与已知可导致高血压的抗肿瘤药物共同组成抗癌治疗方案时，有必要仔细监测血压。

糖皮质激素是血液系统恶性肿瘤和部分实体肿瘤抗肿瘤方案的一个必要的辅助治疗措施。它们可增加部分抗肿瘤药物的疗效，减少与治疗相关的副作用。但糖皮质激素可通过刺激盐皮质激素受体导致水钠潴留，进而导致血压增高。红细胞生成素，主要用于恶性肿瘤或抗肿瘤治疗相关贫血的治疗，可以诱发高血压，主要机制包括血液黏度增加，NO扩血管效应抵抗、血管收缩剂和前列腺素等血管扩张剂间失衡等。非甾体抗炎药，导致血压升高已经较为明确，这可能与水钠潴留、血管舒张因子和前列腺素的生成下降有关。临床中应谨慎使用此类药物，尤其是有高血压病史、心血管疾病病史或接受具有潜在心血管毒性治疗措施的患者。钙调神经磷酸酶抑制剂，通过抑制T细胞功能来防止器官移植后排斥反应，也被用于异体骨髓移植的移植物抗宿主病预防。它可以激活RAS和交感神经系统，升高ET-1和ROS水平并降低NO水平，其所致的肾脏损害可导致钠水潴留，这些都可进一步促使血压升高。

（黄　刚　徐俊波）

第三节 抗肿瘤药物相关高血压的管理和处理策略

肿瘤、抗肿瘤药物和高血压、降压药物之间看似没有直接关系，事实上却存在千丝万缕的联系。目前没有确凿的证据显示降压药物导致高血压患者罹患肿瘤发病率增高，但却有明确的证据显示某些抗肿瘤药物可以导致不同严重程度的高血压，这种药物与疾病之间的治疗作用和“脱靶”不良反应，犹如一个包含对立统一面“有无相生”的矛盾统一体，既要重视它的一般性，也要看到它的特殊性。

抗肿瘤药物的研发和面世日新月异，应秉持辨证的观点，发展的眼光看待其在抗肿瘤治疗中发挥的重要积极作用和对心血管系统的潜在危害，临床管理和处理中需实事求是的从临床实际情况出发，全盘综合考虑，解决临床诊疗中的主要矛盾，兼顾影响预后、生活质量等的其他问题。

抗肿瘤治疗相关的心血管系统损害，包括心脏和血管两方面，常见的心脏疾病则包括心力衰竭、心肌病、心肌炎、心包炎、心律失常等，血管疾病则包括高血压、冠心病、动脉粥样硬化，外周血管病、肺动脉高血压及血栓性疾病等，均已被纳入肿瘤心血管疾病学范畴。需将心血管疾病危险因素、抗肿瘤治疗相关的心血管毒性和心血管疾病管理纳入肿瘤患者生存计划，以尽量减少远期心血管不良事件，为此需要心血管内科、肿瘤科、影像科、药学等多学科之间的紧密合作。

一、抗肿瘤治疗前

（一）筛查心血管危险因素

在抗癌肿瘤治疗前就启动高血压的监测和管理，包括详细的病史询问：重点关注心血管疾病病史和高血压、糖尿病、血脂异常和慢性肾脏病等心血管危险因素。体格检查则应重点关注可提示心血管危险因素和终末器官损伤的体征。尽可能使用

24小时动态血压、家庭自测血压和诊室血压等检测和监测高血压。辅助检查则主要包括血常规、肝肾功能，电解质，血脂、血糖、心电图及超声心动图等相关危险因素和心血管疾病评估的检查。

对于有明确心血管危险因素者或即将接受易致高血压的抗肿瘤治疗措施的患者，应该在抗肿瘤治疗启动前将血压控制于合适水平（目前尚无数据说明控制于何种水平合适），以避免延误紧急抗肿瘤治疗的启动、减少高血压相关的终末器官损害，降低因高血压而中断抗肿瘤治疗或抗肿瘤药物减量的概率。

（二）评估心血管疾病风险

肿瘤患者心血管疾病风险普遍增加，因此应该对肿瘤患者进行心血管疾病风险的评估。风险评估始于抗肿瘤治疗前，但应该贯穿于抗肿瘤治疗全程及治疗后康复期。抗肿瘤治疗前的心血管疾病风险评估和分层，有利于建立具有现实可操作性和针对性的危险因素预防策略和控制目标。

一般而言，心血管疾病风险可采用相应的预测评分系统评估，包括：Framingham 风险评分（预测美国健康人群，10年及30年心血管疾病风险）、SCORE评分（欧洲健康人群，10年心血管疾病风险）、ORISK3评分（英国健康人群，10年心血管疾病风险）、JBS-3评分（英国健康人群，10年及终身心血管疾病风险）、ASSIGN 评分（苏格兰健康人群，10年心血管疾病风险）、PROCAM评分（德国健康人群，10年冠状动脉事件风险）、CUORE评分（意大利健康人群，10年心血管疾病风险）、ASCVD评分（美国健康人群，10年及终身心血管疾病风险）、Reynoides 风险评分（美国健康人群，10年心血管疾病风险）、Globorisk 评分（全球健康人群，10年心血管疾病风险）、UKPDS风险评分（英国糖尿病人群，不同时间段致死或非致死性心血管疾病风险）、ADVANCE风险评分（欧洲、亚洲、北美洲、澳大利亚糖尿病人群，4年及10年心血管疾病风险）、SMART风险评分（欧洲及美洲心血管患者，10年心血管疾病风险）、MAGGIC 风险评分（全球心力衰竭患者，1年或3年死亡风险）、Seattle Heart failure model（北美心力衰竭患者，1、2、5年死亡风险）及China-PAR评分（中国健康人群，10年及终身心血管疾病风险）等，这些风险预测模型可以预测普通非肿瘤患者的短期和长期心血管疾病风险。

目前尚无可应用于各类肿瘤患者中的心血管疾病风险评估工具。《2022 ESC肿瘤心脏病学指南》推荐使用SCORE评分评估肿瘤患者的心血管疾病风险，但该评分系统及上述其他评分系统可能会低估肿瘤患者的心血管疾病风险，而譬如肿瘤确诊时的年龄，肿瘤的类型和TNM分期，治疗方法（传统化学治疗、放射治疗、手术、靶向治疗、生物治疗等）、肿瘤患者的共病和预期寿命等也应该纳入评分系统的考虑范围内，建立普适于肿瘤患者的心血管疾病风险评估方法和工具显得尤为重要和迫切。

（三）监控血压

应依据相关指南在抗肿瘤治疗前、治疗中和治疗后，采用诊室血压、家庭自测血压或24小时动态血压等手段监测肿瘤患者的血压，特别是对于正在或即将接受潜在致高血压抗肿瘤治疗措施的患者。判断血压异常与否时，应该注意排除肿瘤患者中如疼痛和焦虑等影响血压的常见因素。美国AHA/ACC建议更严格的控制血压以改善患者预后，如果患者存在明确已知的心血管疾病，10年心血管风险＞10%，或有慢性肾脏病或者糖尿病，在血压＞130/80mmHg时应启动降压治疗。

（四）降压治疗原则

努力寻找血压与抗肿瘤药物剂量之间的平衡点，如何适时启动降压治疗、动态确定降压目标，同时做到减少不必要的抗肿瘤治疗中断，是在治疗过程中需要思考、解决的核心问题。

《2022 ESC肿瘤心脏病学指南》对抗肿瘤治疗期间降压治疗干预的阈值为140/90mmHg。但对血压的控制不应该延误抗肿瘤治疗的启动，降压治疗可与启动抗肿瘤治疗同时进行。美国癌症研究所建议启动VEGF抑制剂前，对已有明确心血管疾病，糖尿病或者伴蛋白尿的肾病的患者，应把血压控制在130/80mmHg以下。

上述推荐级别较高，但证据级别不高，因其来源的临床研究多未纳入肿瘤患者，所以具体应用这些建议时需结合实际情况综合考虑，譬如，对姑息性治疗的肿瘤患者，血压控制目标可能应宽松，监测急性血压升高相关的并发症可能更为重要，因对他们而言，抗肿瘤治疗带来的短期生活质量的好处可能超过血压增加所致远期心血管疾病的危害，因此ESC指南也推荐结合不同疾病背景的肿瘤患者的预期寿命和血压水平确定是否启动降压治疗。

二、抗肿瘤治疗期间

在抗肿瘤治疗全程应该定期监测血压。抗肿瘤治疗启动后不久就可能面临血压急性升高，因此可以在首个治疗周期监测家庭自测血压，每天测量两次血压，或者于社区医生处每周至少监测一次血压，并对患者进行个体化评估，如果血压保持在正常范围内，在整个治疗期间，血压监测的频率可降低至每2～3周1次。

（一）降压治疗及目标

在抗肿瘤治疗前目标血压可为＜130/80 mmHg，但在抗肿瘤治疗期间，血压≥140/90 mmHg的新发高血压患者应该考虑开始降压治疗，2022 ESC指南推荐抗肿瘤治疗期间应控制血压＜140/90mmHg，若耐受良好，降压目标可为＜130/80mmHg，对于转移性肿瘤患者，降压目标可以放宽至140～160/90～100mmHg。对于既往存在明确心血管疾病、糖尿病或伴蛋白尿的肾脏病患者，如果血压值≥130/80mmHg，则应开始进行血压治疗，抗肿瘤治疗启动后血压有显著急性升高（如收缩压升高＞20mmHg）者，也可考虑降压治疗，因血压快速升高易出现高血压并发症。ESC指南推荐若肿瘤患者血压≥180/110mmHg，应延缓或暂停所有可致高血压的抗肿瘤治疗直至血压＜160/100mmHg。

荟萃分析发现收缩压每降低10mmHg可显著降低20%的冠心病、27%卒中和28%心力衰竭的风险，但目前尚不清楚在接受抗肿瘤治疗的患者中，相同幅度的血压升高/下降会相应增加/减少多少心血管疾病的风险。因此，降压治疗一方面要降低和高血压相关的心血管疾病的风险，另一方面也要降低医源性低血压和不恰当中断抗肿瘤治疗的风险。

（二）降压药物

目前肿瘤人群中降压药物的最优选择还缺乏具体的循证医学证据。因此，降压药物的选择一般应该遵循目前的高血压管理指南。

ESC指南推荐的首选药物为ACEI/ARB，次选二氢吡啶类CCB。ACEI及ARB类降压药通常作为靶向药物（如VEGF抑制剂等）相关性高血压的首选降压药物，因为这类药物除了降压作用外，还具有肾脏保护作用，尤其对于高血压合并蛋白尿者。鉴于血管功能障碍是许多抗肿瘤药物导致高血压的重要机制之一，二氢吡啶类钙通道阻滞剂也可以选择。已有的证据也显示氨氯地平可显著降低贝伐珠单抗导致的高血压。β受体阻滞剂在国内仍然是一线降压药物。对于靶向药物所致的高血压，奈必洛尔具有增强一氧化氮信号通路的作用，可能更具有应用价值；此外，具有血管扩张作用的卡维地洛也可列入考虑范围。

抗肿瘤药物所致的高血压常需联合使用2种或以上的降压药物才能降压达标。ESC指南推荐在BP≥160/100mmHg时应考虑联合用药，首选方案为ACEI或ARB联合二氢吡啶类CCB。若该首选联合用药方案效果不佳时，可考虑如利尿药和β受体阻滞剂等降压药物，以及多用于治疗顽固性高血压的盐皮质激素受体拮抗剂（依普利酮和螺内酯）。

靶向药物引起的难治性高血压，可考虑联合选择长效硝酸酯类药物。其降压机制可能与NO的产生有关，硝酸酯类药物可补充血管内皮生长因子信号通路抑制所引起的NO减少。此外，有研究提示ET-1受体拮抗剂及阿司匹林可能对抗肿瘤治疗相关的高血压有潜在益处。

抗肿瘤治疗方案的剂量调整、治疗暂停或终止等都需要由心脏肿瘤病学团队的多学科诊疗团队综合考虑决定。如果在抗肿瘤治疗所致高血压的相关新发症状或终末器官损伤的新证据，应考虑减量或暂停抗肿瘤治疗。降压治疗期间需监测药物的疗效、耐受性、不良反应等，抗肿瘤治疗间歇期及结束后尤其需注意反跳性低血压。

（三）控制心血管危险因素

目前缺乏肿瘤患者心血管疾病危险因素控制目标的循证医学证据，所以应在动态评估基础上，依据当前的临床指南和预估的心血管疾病风险高低综合考虑除血压外的危险因素的控制目标。譬如：糖化血红蛋白应该控制在7.0%以下，低、中、高，极高危风险患者低密度脂蛋白胆固醇应分别控制在3.0mmol/L、2.6mmol/L、1.8mmol/L、1.4mmol/L以下，而在老年、虚弱及预期寿命不长的患者中应考虑适当放宽目标。其他则包括如健康的饮食习惯、控制体重、戒烟、保持良好的睡眠及情绪、适当的有氧及阻抗运动等生活方式的干预。

（四）药物相互作用

药物的选择需要仔细考虑药物的药代动力学、药效学、合并症及潜在的药物相互作用。抗肿瘤药物与多种心血管药物之间存在多种药物间的药代动力学相互作用。传统化学治疗是静脉给药，与心血管药物间的相互作用的可能性较低。但新型口服抗肿瘤药物（如某些TKI）和依赖CYP3A4代谢或P-gp排除的新型口服抗凝剂的面世，增加了药物相互作用的概率。肿瘤患者可罹患包括高血压在内的多种心血管疾病，因此临床用药不仅要考虑降压药物的选择，也应该考虑心血管药物与抗肿瘤药物间的潜在相互作用。

细胞色素（CYP）酶的主要功能是在肝脏中代谢潜在的有毒化合物，也包括药物。抑制、诱导CYP酶的代谢或通过同一CYP酶相互竞争性代谢的药物、食物和草药等可出现药物相互作用。许多抗肿瘤和心血管药物依赖于CYP酶代谢或可改变CYP酶的活性。CYP酶中少数酶（*CYP1A2*、*CYP2C8*、*CYP2C9*、*CYP2C19*、*CYP2D6*、*CYP3A4*）负责了约2/3药物的代谢，涉及第一阶段的药物代谢，最重要的两个酶是*CYP3A4*和*CYP2D6*。剩余酶中负责第二阶段药物代谢最重要的酶是尿苷二磷酸葡萄糖醛酸基转移酶（UGTs）。

当使用UGTs抑制剂（如吉非罗齐、各种TKI）或诱导剂（阿帕鲁胺）时，需选择其他同类药物替换可经UGT代谢的心血管药物（如部分钠-葡萄糖共转运体-2抑制剂，部分降脂药、氯沙坦、达比加群等）。一般来说，经UGTs代谢的化疗药物（如贝利司他、伊立替康、培西达替尼和沙西妥珠单抗）应避免与UGTs抑制剂联用，谨慎与UGTs诱导剂联用。

依赖于药物外排转运体将药物原型或其代谢产物经肾小管分泌排除的药物，则可能受到肾脏中最常见的转运体P-gp ABCB1的影响。抑制该转运体则可导致主要经肾脏消除的药物的血药浓度增加，如长春碱，若同时使用胺碘酮或维拉帕米抑制P-gp ABCB1，则可增加长春碱血药浓度和潜在毒性。此外，药物间也可出现肾脏的竞争性消除，如非甾体抗炎药和某些抗生素均可减少肾小管中甲氨蝶呤的分泌排除，导致其血药浓度升高。

以CYP2D6酶为底物的降压药物主要包括部分β受体阻滞剂：卡维地洛、美托洛尔、尼比洛尔和普萘洛尔。抗肿瘤药物中常见CYP2D6酶的抑制剂包括：来伐替尼、帕佐帕尼、索拉非尼、瑞格拉非尼、鲁卡帕尼、米哚妥林、考比替尼、菲达替尼、帕比司他、吉非替尼、达科米替尼、维莫非尼、伊马替尼、尼洛替尼、阿比特龙、比卡鲁胺、恩杂鲁胺等。

以CYP2D9酶为底物的降压药物主要包括部分ARB：氯沙坦，厄贝沙坦，缬沙坦，坎地沙坦。抗肿瘤药物中常见CYP2D9酶的抑制剂包括：色瑞替尼、伊马替尼、达拉非尼、卡博替尼、他莫昔芬、卡培他滨、氟尿嘧啶、替尼泊苷等；诱导剂则包括：恩杂鲁胺、阿帕鲁胺。

以CYP3A4酶为底物的降压药物主要包括部分二氢吡啶类CCB：氨氯地平和非诺地平。抗肿瘤药物中常见CYP3A4酶的抑制剂包括：色瑞替尼、达沙替尼、伊马替尼、尼洛替尼、图卡替尼、恩考芬尼、帕博西尼、瑞博西尼、卡马替尼、厄洛替尼、吉非替尼、拉帕替尼、阿比特龙、比卡鲁胺、芦可替尼、鲁卡帕尼、艾德拉尼、恩特替尼、拉洛替尼等；诱导剂包括：利加替尼、洛拉替尼、阿帕鲁胺、恩杂鲁胺、图卡替尼、达拉非尼、恩考芬尼、维莫非尼等。

以P-gp/ABCB1酶为底物的心血管药物包括：阿哌沙班、达比加群、伊多沙班、利伐沙班、华法林、氯沙坦、多沙唑嗪、拉贝洛尔、普萘洛尔、阿托伐他汀、地尔硫䓬、维拉帕米、地高辛和阿利吉伦。抗肿瘤药物中该酶常见的抑制剂包括：阿利替尼、图卡替尼、维奈托克、玻玛西林、帕博西尼、卡马替尼、阿法替尼、厄洛替尼、吉非替尼、拉帕替尼、培米替尼、索拉非尼、舒尼替尼等，诱导剂则有多柔比星。

非二氢吡啶钙通道阻滞剂（维拉帕米和地尔硫䓬）系CYP3A4酶和P-gp/ABCB1酶抑制剂，它们和多种以这两种酶为底物的抗肿瘤药物有相互作用，如它们可导致血中VEGF抑制剂浓度升高，因此不应与大多数VEGF抑制剂联用。

联用上述心血管药物与抗肿瘤药物需谨慎注意药物相互作用。大多数涉及心血管药物的药物相互作用，可通过同类药物替代（如辛伐他汀替代瑞舒伐他汀，多非利特替代索他洛尔）或密切监测血药浓度提防不良事件（如他克莫司）等措施来解决。

三、抗肿瘤治疗后

随着抗肿瘤治疗新措施的不断涌现，肿瘤幸存者的远期生存率大幅提高、生活质量不断改善，其罹患心血管疾病的概率也随之增加。我们不能"一叶障目"只关注肿瘤幸存者的血压，更要关注他们的整体心血管疾病风险。因此，对此类患者的心血管风险或疾病的长期、定期的动态监测评估、干预康复和管理就显得尤为重要。

目前临床工作中对抗肿瘤治疗前或治疗期间的心血管危险因素或疾病的筛查及心功能的监测关注可能更多，但对于抗肿瘤治疗后的肿瘤幸存者也不能忽视其长期的心血管疾病风险，因此对如肥胖、血脂异常、高血压和糖尿病等危险因素也应该纳入动态监测、评估和管理，而对已出现严重心血管并发症的肿瘤患者，也应积极考虑必要的康复治疗措施。

长期幸存的肿瘤患者亦可视为一类慢病患者，心血管慢病管理的成熟理念和成功经验可借鉴引入此类患者的管理中。在此"预防识别-监测评估-干预康复"的闭环式管理过程中，若能进一步结合应用人工智能、5G、"互联网+"等新技术手段，必将对此类患者大有裨益。

（黄　刚　徐俊波）

（刘晓翰协助整理本章图表）

参考文献

[1] 中国心血管健康与疾病报告编写组. 中国心血管健康与疾病报告2021概要 [J]. 中国循环杂志, 2022, 37 (6): 553-578.

[2] ARMSTRONG G T, OEFFINGER K C, CHEN Y, et al. Modifiable risk factors and major cardiac events among adult survivors of childhood cancer [J]. J Clin Oncol, 2013, 31 (29): 3673-3680.

[3] FRAEMAN K H, NORDSTROM B L, LUO W, et al. Incidence of new-onset hypertension in cancer patients: a retrospective cohort study [J]. Int J Hypertens, 2013, 2013: 379252.

[4] GIBSON T M, LI Z, GREEN D M, et al. Blood pressure status in adult survivors of childhood cancer: a report from the St. Jude

Lifetime Cohort Study [J]. Cancer Epidemiol Biomarkers Prev, 2017, 26 (12): 1705-1713.

[5] BANGALORE S, KUMAR S, KJELDSEN S E, et al. Antihypertensive drugs and risk of cancer: network meta-analyses and trial sequential analyses of 324,168 participants from randomised trials [J]. Lancet Oncol, 2011, 12 (1): 65-82.

[6] SHAO S C, LAI C C, CHEN Y H, et al. Associations of thiazide use with skin cancers: a systematic review and meta-analysis [J]. BMC Med, 2022, 20 (1): 228.

[7] DE MACEDO ANDRADE A C, FELIX F A, FRANçA G M, et al. Hydrochlorothiazide use is associated with the risk of cutaneous and lip squamous cell carcinoma: a systematic review and meta-analysis [J]. Eur J Clin Pharmacol, 2022, 78 (6): 919-930.

[8] COPLAND E, CANOY D, NAZARZADEH M, et al. Antihypertensive treatment and risk of cancer: an individual participant data meta-analysis [J]. Lancet Oncol, 2021, 22 (4): 558-570.

[9] LIN S Y, LIN C L, LIN C C, et al. Association between angiotensin-converting enzyme inhibitors and lung cancer-a nationwide, population-based, propensity score-matched cohort study [J]. Cancers (Basel), 2020, 12 (3): 747.

[10] SCHMIDT S A, SCHMIDT M, MEHNERT F, et al. Use of antihypertensive drugs and risk of skin cancer [J]. J Eur Acad Dermatol Venereol, 2015, 29 (8): 1545-1554.

[11] BUSBY J, MCMENAMIN Ú, SPENCE A, et al. Angiotensin receptor blocker use and gastro-oesophageal cancer survival: a population-based cohort study [J]. Aliment Pharmacol Ther, 2018, 47 (2): 279-288.

[12] TOZUKA T, YANAGITANI N, YOSHIDA H, et al. Impact of renin-angiotensin system inhibitors on the efficacy of anti-PD-1/PD-L1 antibodies in NSCLC Patients [J]. Anticancer Res, 2021, 41 (4): 2093-2100.

[13] PANNEERPANDIAN P, RAO D B, GANESAN K. Calcium channel blockers lercanidipine and amlodipine inhibit YY1/ERK/TGF-β mediated transcription and sensitize the gastric cancer cells to doxorubicin [J]. Toxicol In Vitro, 2021, 74: 105152.

[14] LEE H, KIM J W, KIM D K, et al. Calcium channels as novel therapeutic targets for ovarian cancer stem cells [J]. Int J Mol Sci, 2020, 21 (7): 2327.

[15] PAN X, LI R, GUO H, et al. Dihydropyridine calcium channel blockers suppress the transcription of PD-L1 by inhibiting the activation of STAT1 [J]. Front Pharmacol, 2020, 11: 539261.

[16] COHEN H J, PIEPER C F, HANLON J T, et al. Calcium channel blockers and cancer[J]. Am J Med, 2000, 108 (3): 210-215.

[17] ROTSHILD V, AZOULAY L, FELDHAMER I, et al. Calcium channel blockers and the risk for lung cancer: a population-based nested case-control study [J]. Ann Pharmacother, 2019, 53 (5): 445-452.

[18] WANG Z, WHITE D L, HOOGEVEEN R, et al. Anti-hypertensive medication use, soluble receptor for glycation end products and risk of pancreatic cancer in the women's health initiative study [J]. J Clin Med, 2018, 7 (8): 197.

[19] PADMANABHAN S, DOMINICZAK A F. Genomics of hypertension: the road to precision medicine [J]. Nat Rev Cardiol, 2021, 18 (4): 235-250.

[20] FAKHOURI F, LA BATIDE ALANORE A, RÉROLLE J P, et al. Presentation and revascularization outcomes in patients with radiation-induced renal artery stenosis [J].

Am J Kidney Dis, 2001, 38 (2) : 302-309.

[21] PIANI F, LANDOLFO M, FIORINI G, et al. Severe impaired blood pressure control caused by baroreflex failure as a late sequela of neck irradiation [J]. J Hypertens, 2020, 38 (3) : 553-556.

[22] MIRZA M R, MONK B J, HERRSTEDT J, et al. Niraparib maintenance therapy in platinum-sensitive, recurrent ovarian cancer [J]. N Engl J Med, 2016, 375 (22) : 2154-2164.

[23] DICKERSON T, WICZER T, WALLER A, et al. Hypertension and incident cardiovascular events following ibrutinib initiation [J]. Blood, 2019, 134 (22) : 1919-1928.

[24] MOTZER R J, HUTSON T E, GLEN H, et al. Lenvatinib, everolimus, and the combination in patients with metastatic renal cell carcinoma: a randomised, phase 2, open-label, multicentre trial [J]. Lancet Oncol, 2015, 16 (15) : 1473-1482.

[25] CALDEIRA D, ALVES D, COSTA J, et al. Ibrutinib increases the risk of hypertension and atrial fibrillation: systematic review and meta-analysis [J]. PLoS One, 2019, 14 (2): e0211228.

[26] VAN DORST D, VAN DOORN L, MIRABITO COLAFELLA K M, et al. Cardiovascular toxicity of angiogenesis inhibitors and immune checkpoint inhibitors: synergistic anti-tumour effects at the cost of increased cardiovascular risk? [J]. Clin Sci (Lond), 2021, 135 (14) : 1649-1668.

[27] TAO L, ZHANG H, AN G, et al. Balancing the risk-benefit ratio of immune checkpoint inhibitor and anti-VEGF combination therapy in renal cell carcinoma: a systematic review and Meta-Analysis [J]. Front Oncol, 2021, 11: 739263.

[28] KATO T, SETO T, NISHIO M, et al. Erlotinib plus bevacizumab phase ll study in patients with advanced non-small-cell lung cancer (JO25567): updated safety results [J]. Drug Saf, 2018, 41 (2) : 229-237.

[29] MIR O, CORIAT R, ROPERT S, et al. Treatment of bevacizumab-induced hypertension by amlodipine [J]. Invest New Drugs, 2012, 30 (2) : 702-707.

[30] BEAVERS C J, RODGERS J E, BAGNOLA A J, et al. Cardio-oncology drug interactions: a Scientific statement from the American Heart Association [J]. Circulation, 2022, 145 (15): e811-e838.

第十一章
肾动脉神经干预治疗高血压

近几十年，高血压治疗药物发展迅速，实现了对大部分患者血压的有效控制，但仍有部分高血压患者虽然在生活方式改善的基础上，联合使用了包括利尿药在内的三种足量降压药，血压仍不能达标或需服用≥4种降压药物血压才能达到目标水平，这类患者被称为难治性高血压（refractory hypertension，RH）。在中国RH占成人高血压患者5%～20%，而美国约占成人高血压的12.8%。

鉴于RH目前药物难于控制且部分患者药物治疗几近无效，靶器官受损进展迅猛，因此业界对其发病机制及干预措施进行了不懈的探索。目前已知的致病因素包括治疗依从性差、存在继发性病因（肾血管病变、慢性肾脏病、睡眠呼吸暂停综合征、盐皮质激素分泌增多等）、药物搭配不合理和药物的相互作用等。在探索进一步优化血压控制治疗方法的努力过程中，许多新型的非药物干预手段应运而生，其中最引人注目的当属经皮导管射频消融去肾脏神经术（renal denervation，RDN）。

第一节
肾神经与高血压

17世纪Thomas Willis首先发现了肾交感神经系统，19世纪欧洲生理学家将这些神经命名为“升压神经”。目前认为肾神经由肾感觉传入神经（afferent renal sensory nerves，ARSN）及肾交感传出神经（efferent renal sympathetic nerve，ERSN）组成，尚未发现肾脏有副交感神经支配的明确依据。肾神经将交感神经中枢和肾脏神经、体液调节作用联系在一起，参与调节血压、血容量及电解质平衡，在高血压形成和发展中扮演重要角色。

一、肾感觉传入神经

ARSN是一种内脏感觉神经，其末梢主要分布于肾盂，肾动、静脉次之，而肾皮质中分布十分稀少。ARSN的神经元位于T6-L4段同侧背根神经节，神经纤维通过同侧背根神经节进入脊髓后，上行并投射至延髓腹外侧区、孤束核、下丘脑室旁核等与心血管调节相关的中枢神经系统区域，调控全身交感神经活性，影响心血管系统的功能。ARSN以P物质和降钙素基因相关肽（calcitonin gene related peptide，CGRP）作为主要的神经递质，神经末梢由两种感受器，即机械感受器与化学感受器组成，传递来自肾内机械及化学感受器兴奋时的传入信息。分布于肾盂的感觉神经主要位于肌层，接受肾盂壁的牵张刺激，部分感觉神经纤维分布于尿路上皮细胞，从而感受尿液化学成分的变化。肾盂压力增加或肾脏缺血缺氧及炎症状态时均会导致ARSN激活。此外，ERSN在肾盂处可通过作用于α_1肾上腺素受体及α_2肾上腺素受体来调节ARSN的活性，作用于α_1肾上腺素受体使ARSN活性增加，作用于α_2肾上腺素受体则反之。

二、肾交感传出神经

ERSN起源于脊髓胸、腰段中间外侧柱，节前神经纤维离开脊髓后进入并终止于主动脉肾神经节、内脏神经节、腹腔神经节、肠系膜上神经节及椎前神经节，在神经节内交换神经元，节后神经元发出节后神经纤维至肾脏。ERSN呈藤蔓状缠绕于肾动脉外膜，与肾动脉伴行进入肾门，后分成较小的分支进入肾皮质及髓质，分布于肾小球入球动脉、出球动脉、近端肾小管、远端肾小管、髓袢升支粗段以及球旁器，起到调节肾血流量、肾小球滤过率、肾小管重吸收和肾素释放等作用。肾交感神经活性受中枢神经系统调控，中缝核、延髓腹外侧区和下丘脑室旁核等中枢核团神经纤维投射至脊髓中间外侧区，与肾交感神经节前神经元相互联系，影响其活性。肾交感神经激活后，神经末梢释放去甲肾上腺素，兴奋α_1 A受体使肾动脉收缩，肾血流量减少，肾小球滤过率下降；兴奋α_1 B受体激活肾小管上皮细胞钠泵，使近端小管水钠重吸收增加；兴奋β_1受体促进肾素释放，从而激活肾素-血管紧张素-醛固酮系统（renin-angiotensin-aldosterone system，RAAS）。动物实验表明，ERSN激活后所产生的效应随其所接受的刺激强度而变化，低频刺激主要影响肾素的分泌，而高频刺激影响肾小管的水钠重吸收及肾血管的收缩。肾交感神经除释放去甲肾上腺素外，还释放神经肽Y，两种递质共存，后者具有更强的缩血管作用。此外，研究还发现肾皮质内存在一种多巴胺能神经纤维，其末梢释放的多巴胺，与肾小球周围血管网功能关系密切。

三、肾传入与传出神经之间的相互作用

神经免疫组化染色发现，ARSN和ERSN组成同一神经束环绕肾血管壁周围，在肾盂壁肌层两者通常相互交织，这种亲密的解剖结构暗示着两者在功能上相互关联。在正常生理状态下，肾盂扩张使ARSN活性增加，ERSN活性下降，尿钠排泄增加；而ERSN激活后在肾盂处通过作用于α_1肾上腺素受体增加肾传入神经活性。这种相互作用为抑制性肾-肾反射，即ERSN活性增强可升高ARSN活性，反过来抑制ERSN，导致其活性下降。抑制性肾-肾反射在生理上可调控ERSN活性以保持水钠平衡。

然而在病理状态下，这种抑制性肾-肾反射模式将会发生变化，转变为兴奋性反射。如在两肾一夹高血压模型鼠中，缺血侧肾脏进行肾盂灌注后，同侧ARSN、对侧ERSN活性以及肾水钠排泄均无明显变化，即抑制性肾-肾反射消失；相反，去除缺血侧肾神经后，对侧ERSN活性下降，双侧肾脏水钠排泄增加，提示在缺血性肾脏中，ARSN对ERSN起到兴奋而非抑制作用。病理状态下，抑制性肾-肾反射障碍将会导致ERSN持续激活，从而参与高血压的形成、维持和恶化。

四、肾动脉周围神经分布特点

免疫荧光显示，肾动脉周围神经以ERSN数量占优势，而ARSN数量较少，两者比值约为25∶1。其中，肾动脉近段及中段神经数量相似，而远段神经数量较少，且腹侧面神经密度高于背侧面。不同肾动脉段周围的肾神经距动脉内膜的距离也不同，肾动脉近段处肾神经到动脉腔的距离最大，中段次之，远段最小。一项研究发现肾动脉近端及中间段的管壁内侧面3mm内交感神经的累计百分比<50%，而远端却高达75%。因此，肾神经在肾动脉近端及中间段分布密集，但距离肾动脉内膜较远，在肾动脉远端分布较为稀疏，但更贴近肾动脉内膜。

五、肾神经在高血压病理生理机制中的作用

高血压的发病机制复杂，与交感神经系统过度激活、RAAS激活、血管活性物质异常、胰岛素抵抗、精神过度紧张、高盐摄入、高血容量、血管内皮功能障碍及遗传等多种因素有关。其中，交感神经系统及RAAS持续异常激活在高血压的起病及发展中起关键作用。

肾脏是机体重要的内分泌器官，又是重要的排泄器官，在高血压发病机制中具有重要作用。肾脏及肾神经可通过被动和主动两种方式同时参与高血压的形成。一方面，肾交感神经受中枢神经系统调控，当中枢交感神经兴奋性增加时，肾交感传出神经兴奋，肾动脉收缩，肾血流量下降，肾小球滤过率下降；肾小管上皮细胞钠泵活性增加，尿钠重吸收增加，导致水钠潴留；肾素分泌增加，激活RAAS，从而促进血管紧张素II及盐皮质激素的生成，分别导致血管收缩及水钠潴留。另一方面，肾脏缺血、缺氧、氧化应激或炎症状态下，ARSN兴奋性增加，通过中枢神经系统激活包括肾脏在内的

全身交感神经的活性，并促进神经垂体释放血管加压素及催产素，通过神经及体液机制调节体循环的阻力进而影响血压，以保证肾脏的血供。如在通过单侧肾脏内注射苯酚建立的肾脏损伤大鼠模型中，其中枢交感神经和肾脏交感传出神经活性均增加，并出现血压持续增高。

六、肾脏神经切除术治疗高血压的机制

肾交感神经系统将交感神经中枢和靶器官通过神经和体液调节两方面的作用联系在一起，参与调节血压、血容量及电解质平衡。一方面，ERSN受中枢交感神经系统调控，在中枢交感神经激活时引起肾脏水钠排泄下降，RAAS系统激活；另一方面，ARSN受到刺激后，可通过影响中枢交感神经活性来增加全身交感神经活性。两条途径均可导致血压升高。去肾神经术的目标是完全和永久离断肾交感传出及传入神经，以阻断交感神经激活对肾脏水钠排泄的影响，削弱其对RAAS的激活作用及抑制ARSN对交感中枢的兴奋作用，进而抑制包括肾脏在内的全身交感神经的活性，以达到降压的目的。研究表明，RDN不仅能降低血压，而且可改善血压节律（非勺型转为勺型），机制可能与其抑制钠－氯（Na-Cl）共同转运体过表达，增加排钠有关。另有研究发现RDN还能够通过抑制肾脏及全身炎症途径改善高血压。高血压病因复杂多样，目前RDN治疗高血压的具体机制尚不十分明确，未来仍需开展更多的基础及临床研究进一步探索。

（崔兆强　胡嘉禄　唐敏娜）

第二节 去肾脏神经治疗方式的发展历程

一、早期外科手术去腹腔交感神经治疗方法的利弊

近几十年来降压药物是高血压治疗的主要手段，但在有效的降压药物问世之前，应用传统外科手术去除腹腔交感神经曾是治疗严重高血压唯一有效的方法。1924年Papin和Ambard首次在人体上进行外科去除腹腔交感神经术。1934年Page和Heuer采用该方法治疗严重高血压。通过激进的外科腹腔交感神经切除术达到双侧肾动脉去神经化，可以显著降低患者血压。但此类方法创伤大、围手术期病死率高，还存在各种远期并发症，如无汗症、直立性低血压、直立性心动过速、胃肠道功能紊乱、四肢冰冷、尿失禁、神经性背痛和性功能障碍等。

外科手术创伤较大，但被证实为治疗高血压的有效方法。一项对1266例行外科交感神经切除术患者的大型观察研究显示，与常规治疗的患者相比，手术组患者在血压控制方面有显著的改善，并且患者的5年病死率显著降低。但是手术死亡率高达3%，同时并非所有高血压患者术后血压均得到改善。由于术前难以识别手术获益者，且存在较高围手术期死亡率和不良反应，因此在20世纪60年代新的有效降压药物逐渐问世以后，外科交感神经切除术逐渐失去了优势，最终被彻底淘汰。

二、经皮去肾神经射频消融术（RDN）的兴起

外科手术去肾神经虽然已不再使用，但却在临床上证实了肾脏去神经术是一种有效的血压控制手段。随着血管介入微创技术的发展，终于在21世纪，古老的外科手术去肾神经治疗方法，由经皮导管RDN所替代。

RDN是通过插入肾动脉的射频导管释放能量，透过肾动脉的内、中膜选择性毁坏外膜的肾交感神经纤维，起到降低肾交感神经活性，阻断交感神经过度兴奋作用，从而达到降压治疗目的的一种微创手术治疗方式。2009 年美国 ARDIAN 公司发明的一种特殊的单电极射频消融导管（Symplicity），可以安全地置入肾动脉管腔内，同时与射频发生器相连，释放射频电磁波实现肾交感神经消融。同年，澳大利亚学者Krum 等首次实施了经导管RDN治疗

难治性高血压，显示出了良好的降压效果，由此引发了医学界对RDN研究的热潮。

三、RDN的发展历程

使用RDN第一代消融设备Symplicity所开展的Symplicity HTN-1和Symplicity HTN-2两项临床试验均初步显示了RDN降压疗效；但另一项设计更为严谨、规模更大的Symplicity HTN-3临床试验却得出了阴性结果，手术组和假手术组并未达到预期的有效性终点，而仅仅证实了RDN治疗的长期安全性。这一阴性结果无疑为RDN治疗高血压的前景蒙上了一层阴霾，也导致其他正在进行的RDN治疗RH的临床试验放慢了脚步。

SYMPLICITY HTN-3的失败开始引起大家对RDN的深入思考。以下因素可能是导致该临床试验失败的原因：①未严格筛选治疗人群。SYMPLICITY HTN-3亚组分析显示，白人中手术组与假手术组之间降压疗效有显著差异，而黑人中两组间降压疗效无显著差异，这可能源于黑人主要为低肾素盐敏感性高血压，因此干预交感神经对其治疗效果差。亚组分析还显示，年龄＞65岁和年龄＜65岁患者之间、肾功能损伤和无肾功能损伤患者之间，RDN降压疗效可见显著差异（$P<0.01$），可能因为年轻高血压患者交感活性更高，肾损伤可激发交感神经活性，因此干预交感神经显示有效。②术中肾神经消融不彻底。该研究使用的SYMPLISITY消融导管存在一定局限性，只能依靠单电极进行射频消融，操作较困难且消融不完全；参与该研究的术者缺乏手术经验，可能受到操作者学习曲线影响。此外，术中缺乏评估RDN是否成功的统一标准消融终点。③在研究过程中，患者降压药物使用不稳定，基线与6个月的随访评估过程中有39%的患者降压药物发生了变化，并且缺乏药物依从性监测，因此难以正确评估RDN的降压净效应。

SYMPLICITY HTN-3的失败为RDN提供了新的发展方向。①近几年新研发了多电极消融导管，如SYMPLICITY SPYRAL、EnligHTN、OneShot、Vessix等，通过增加消融电极，使肾神经消融更完全；②RDN治疗高血压临床试验设计需改进，Spyral HTN-OFF MED纳入不服用药物的高血压患者，同时全程监测血、尿降压药物浓度，旨在验证RDN降压的净效应；③在消融术毕通过神经电刺激观测患者血压反应，用以判断RDN消融终点；④筛选交感活性真正增高的患者作为研究对象。

2017年发表的一项小型临床研究结果显示，消融肾动脉分支相比单纯消融肾动脉主干，收缩压降低幅度更大（22.6mmHg *vs.*9.4mmHg；$P=0.03$）。这种差异很可能源于肾神经解剖结构特点，如前所述，组织学研究发现肾动脉近端及中间段的管壁内侧面3mm内交感神经的累计百分比＜50%，而远端却高达75%。虽然肾动脉近端及中间段交感神经分布比重大，但神经距离肾动脉内膜远，消融能量难以到达，因此消融不完全；肾动脉远端的神经分布所占比重小，但神经更贴近动脉壁内侧面，因而消融更为彻底。针对肾神经的解剖学特点，RDN的手术方式也相应进行了改进，在Spyral HTN-OFF MED研究中，将肾动脉主干远端及分支也纳入了消融范围。

虽然SPYRAL HTN-OFF MED研究为RDN降压的有效性提供了确切的生物学证据，但是通过分析受试者血压变化趋势发现，RDN组38例受试者中有10例血压并无应答，甚至有几例患者术后血压较术前反而显著升高达15～30mmHg。RDN治疗后不同的血压反应，包括术后血压下降、血压基本不变及血压进一步升高，提示着RDN降压疗效存在不确定性，可能与消融的肾神经种类及功能相关。Marat等人认为，肾神经中可能存在交感兴奋性神经纤维、交感抑制性神经纤维及中性神经纤维，消融交感兴奋性神经纤维将使血压下降，消融交感抑制性神经纤维将使血压升高，而消融中性神经纤维血压基本无变化，因此导致既往非选择性肾神经消融治疗疗效不稳定。由此Marat等提出RDN的新理念：术中仅消融交感兴奋性神经纤维，避免消融交感抑制性神经纤维，即选择性肾神经消融。

通过肾神经电刺激能够区分不同类型神经纤维，指导实现选择性消融。2016年国内开展的一项多中心、随机对照、双盲研究（SMART研究），就是采用电刺激标测指导的肾动脉神经消融方法，以验证选择性肾神经消融的疗效。

除了射频导管消融设备，其他消融装置如超声、冷冻、化学药物注射等多种消融设备大批涌现，各有其优缺点，目前部分设备在进行临床试验验证降压疗效。

（崔兆强　胡嘉禄　唐敏娜）

第三节 RDN消融系统简介

一、射频消融系统

（一）Symplicity导管系统

Symplicity消融系统由美敦力公司生产，2010年取得欧盟的CE认证。该系统是最早应用于RDN的消融器械，也是目前临床上应用最为广泛的RDN专用射频消融系统。由一个单极导管和射频发生器组成，其工作原理是以微创方式在X线下，将射频导管经皮经动脉推送至肾动脉主干，导管顶端定位成功后，射频发生器输出额定功率，通过导管顶端输出射频能量以消融肾神经。由于导管只有单个电极，只能逐一位点进行消融，因此手术时间长，并且较难对肾动脉壁进行360°的螺旋形消融。使用Symplicity导管系统开展的重要临床试验有Symplicity HTN-1、Symplicity HTN-2和Symplicity HTN-3。

（二）Symplicity Spyral系统

Symplicity Spyral消融系统是一种多电极肾交感神经消融系统，是基于Symplicity单极导管消融系统手术时间较长的问题，由美敦力公司改进研发。消融导管顶端有4组电极，4个电极以90°的间隔均匀分布在螺旋型电极环的4个象限中，可同时完成绕肾动脉360°的4个位点的消融。由于其直径较肾动脉大，径向支撑力使电极贴壁良好，固定可靠，能量传输稳定，并能抵抗肾动脉痉挛，使消融更为彻底。使用Symplicity Spyral导管系统开展的重要临床试验有Spyral HTN-OFF MED和Spyral HTN ON-MED研究。

（三）EnligHTN系统

EnligHTN消融系统由ST Jude Medical公司生产，第一代、第二代EnligHTN消融系统分别于2012年、2013年通过欧盟的CE认证。该系统由8F多电极射频导管、射频消融发生器及射频引导管组成，其射频导管具有独特的多极篮网状的设计特点，该篮网状电极具有4个消融位点，放电可依次进行4个靶点的消融操作，射频发生器对每个电极的消融时间依次是90秒，每周期的总消融时间为360秒。因此可以减少消融过程中导管操作的次数、透视时间和对比剂的用量。第二代EnligHTN消融系统采用触屏交互界面，内置自动化程序，操作更加简便，消融时间更短。使用该系统开展的临床试验有EnligHTN-Ⅰ、EnligHTN-Ⅱ和EnligHTN-Ⅲ研究。

（四）OneShot系统

OneShot消融系统由covidien公司生产的冷盐水灌注球囊螺旋导管系统，于2012年取得欧盟的CE认证。该消融系统主要由灌注射频消融球囊导管及射频发生器组成，导管远端有一个低气压非顺应性球囊，其表面螺旋缠绕单电极，每侧肾动脉仅需接受一次2分钟的射频即可完成消融，手术耗时明显减少。球囊上有8个小孔，消融期间盐水从这8个小孔溢出，可灌注和冷却射频消融的临近区域，防止电极与组织粘连，有助于能量穿透至更深的组织，并减少对非靶组织的热损伤。该系统的优势在于消融时间短，患者痛苦小，而且盐水灌注能减轻靶目标周围组织损伤。使用该系统开展的临床试验有RHAS和RAPID等研究。

（五）Vessix V2系统

Vessix V2消融系统由Vessix公司生产，于2012年取得欧盟的CE认证。该消融系统由射频发生器、OTW球囊导管和位于其上的螺旋形双电极组成。充气的球囊能阻断血管腔内的血流，直接与血管壁接触而发出射频能量，可避免血流导致的能量损耗。Vessix V2系统所需操作时间短、放射线暴露少、所需对比剂剂量少。使用该系统开展的临床试验有Reduce-HTN研究。

二、超声射频消融系统

（一）Paradise系统

Paradise系统是ReCor公司生产，第一代、第二代Paradise系统分别于2011年、2013年通过欧盟CE认证。该消融系统主要由超声消融导管和射频发生器组成。导管远端为一个直径8mm的低温充气球囊，内含一个圆形能量发射探头，能发出360°高频超声波，不与血管壁接触即可完成肾神经环状消融，只需单次操作就能消融完全。同时球囊内充满循环的冷却液体，能够冷却周围血管组织，避免非靶组织的热损伤。使用该系统开展的临床试验有REALISE、RADIANCE-HTN、RADIANCE-II和RDN-CKD等研究。

（二）TIVUS系统

治疗性血管内超声（TIVUS）系统是CardioSonic公司生产的一种高强度非聚焦超声消融系统。导管前端超声探头以非接触的方式将消融热量远距离导入血管外膜而不损伤内膜。探头置于腹主动脉内肾动脉开口处或下腔静脉内即可对肾动脉进行消融，而不必进入肾动脉内，适用于有较短主干或分叉较早的肾动脉，也适用于植入支架后的肾动脉。该系统消融深度0.5～10.0mm，既能保证完全消融神经又能最小损伤周围组织。使用该系统开展的临床试验有TIVUS- II研究。

（三）Kona系统

Kona系统是由Kona Medical公司研发的一种低频体外超声消融系统，在体外应用低频聚焦超声能量由体表对肾交感神经纤维进行消融，具有非侵入性的优点。相关临床试验正在开展中。

三、药物灌注性消融系统

（一）磁共振引导下肾动脉乙醇注射

磁共振（MR）引导下肾动脉乙醇注射是一种新型的RDN治疗技术，目前仅有动物研究成果，尚未应用于临床。主要方法是在MR引导下，将注射用导管准确定位于肾动脉内，注射乙醇消融交感神经。同时，乙醇内混有钆布醇，可以在MR下显影，因此可以利用MR实时监控血管内注射乙醇的分布情况。

（二）Peregrine系统

无水乙醇化学消融系统Peregrine具有新型微注射导管，利用3根微型针头刺破肾动脉壁，向肾动脉外膜注射无水乙醇以损坏肾交感神经，目前已有小规模研究证实其效果。

（三）Bullfrog微注射导管

Bullfrog微注射导管是一种可以将药物直接注射进入血管壁组织中的微注射系统，球囊导管置入肾动脉内低压扩张，位于球囊内的微注射器针头探出，刺入血管壁内，将神经毒（胍乙啶）导入组织中，抑制交感神经活性，降低血压。该系统尚缺乏临床应用的相关研究。

四、冷冻消融系统

深低温冷冻消融去肾动脉交感神经系统（Cryo focus）是由中国葛均波院士团队自主研发，具有独立知识产权的，全球首个专门用于肾动脉冷冻消融的导管系统。系统以−68°C以下低温可造成细胞不可逆损伤为理论基础，通过将液氮作为冷冻载体，采用360°环面消融，使消融更加彻底，同时通过冷冻消融的内皮损伤更小，肾血管及周围组织修复快，不易导致血栓形成。

（崔兆强　胡嘉禄　唐敏娜）

第四节
RDN治疗高血压的临床研究

一、Symplicity HTN-1试验

Symplicity HTN-1试验是一项多中心、单臂临床试验。2009年，Krum等开展了一项具有开创意义的临床研究（Symplicity HTN-1），该研究共纳入50例RH患者，分别来自澳大利亚和欧洲的5个临床研究中心。入选患者均使用3种或以上降压药物（包括利尿药）治疗，诊室SBP≥160mmHg（合并2型糖尿病者，SBP≥150mmHg）。排除继发性高血压、瓣膜病、1型糖尿病、肾血管异常（狭窄、双动脉供血、支架植入术等）及肾功能不全[eGFR＜45ml/（min · 1.73m^2）]后，最终有45例患者符合条件，另有5例患者因双重肾动脉供血未行导管射频消融术而转入对照组。随访结果显示，45例手术患者在RDN术后的第1个月、3个月、6个月、9个月和12个月的平均诊室血压分别下降了14/10mmHg、21/10mmHg、22/11mmHg、24/11mmHg和27/17mmHg，而未行射频消融术的5例患者第1个月、3个月、6个月和9个月血压分别增高3/2mmHg、2/3mmHg、14/9mmHg和26/17mmHg。术后3年随访结果显示，患者的收缩压和舒张压分别下降33mmHg和14mmHg。该结果初步验证了RDN治疗高血压的疗效及安全性，并且患者在RDN术后第1个月血压便开始下降，降压疗效至少持续至术后3年。

二、Symplicity HTN-2试验

Symplicity HTN-2试验是一项多中心、前瞻性、随机对照临床试验。该研究共纳入来自欧洲、澳大利亚和新西兰的106例RH患者，入选患者年龄在18～85岁，均使用3种或以上降压药物（包括利尿药）治疗，诊室SBP≥160mmHg（合并2型糖尿病者SBP≥150mmHg），并排除继发性高血压、1型糖尿病、肾血管异常和eGFR＜45ml/（min · 1.73m^2）等。入选患者随机分为试验组与药物对照组，试验组在维持原有药物治疗的基础上行RDN治疗，而对照组在优化药物剂量的基础上按原方案治疗6个月。术后6个月随访发现，RDN治疗组（n＝52）平均诊室SBP下降32/12mmHg，对照组（n＝54）平均SBP无显著变化；RDN组24小时平均SBP下降11mmHg，而对照组24小时平均SBP仅下降3mmHg（P＜0.05）。此外，对照组中有35例患者在随访满6个月后接受RDN治疗，并继续随访至术后1年，同样显示了与试验组类似的降压效果。研究中未发生与手术或器械相关的严重并发症，两组间的不良事件发生率也无显著差异。术后6个月肾动脉造影显示1例手术组患者可能存在动脉粥样硬化斑块进展，但无须治疗。两组患者术后血肌酐、eGFR等指标均较术前无明显变化。Symplicity HTN-2试验使RDN治疗高血压的疗效及安全性得到了进一步的肯定。

三、Symplicity HTN-3试验

Symplicity HTN-3试验是一项多中心、前瞻性、单盲、随机对照研究。研究共纳入535例RH患者，分别来自美国的88个医疗机构，入选患者年龄介于18～80岁，均使用3种或以上降压药物（包括利尿药）治疗，诊室SBP≥160mmHg，并排除继发性高血压、一年内高血压急症病史、肾动脉异常和肾动脉直径＜4mm等。入组患者以2∶1比例随机分配至RDN组（n＝364）和假手术对照组（n＝171）。术后6个月随访，RDN组和假手术对照组的平均诊室SBP分别下降14.13mmHg和11.74mmHg，两组间相差−2.39mmHg（95%CI，−6.89～2.12mmHg，P＝0.26）；24小时动态SBP分别下降6.75mmHg和4.79mmHg，两组间相差−1.96mmHg（95%CI，−4.97～1.06mmHg，P＝0.98），显示两组间血压变化无差异。两组患者共发生6例不良事件，其中试验组5例

(1.4%)，对照组1例（0.6%)，差异无统计学意义。Symplicity HTN-3试验得到的阴性结果使当时非常具有前景的RDN瞬间跌入谷底，也导致其正在进行的RDN治疗RH的临床试验一度处于停滞状态。

四、Spyral HTN OFF-MED试验

尽管RDN治疗高血压面临巨大挑战，但探索依然没有止步。2020年3月ACC公布了期待已久的Spyral HTN-OFF MED 关键试验结果。该研究是一项多中心、随机、假手术对照临床试验，旨在验证RDN能否降低血压的原理研究。该研究为RDN在降低血压方面的有效性提供了确切的生物学证据。研究的入选标准为：①未服用降压药物或停用降压药物治疗的患者；②诊室收缩压≥150mmHg且＜180mmHg，诊室舒张压≥90mmHg；③24小时平均收缩压≥140mmHg且＜180mmHg。排除标准为：①肾脏解剖结构不适合RDN；②eGFR＜45ml/（min · 1.73m^2）；③1型糖尿病或2型糖尿病患者糖化血红蛋白＞8.0%；④存在继发性高血压。研究全程通过联合使用高效液相色谱法和质谱法对患者尿液和血清进行药物检测，以确保患者未服用降压药物。研究共纳入331例患者，随机分至RDN组（n＝166）和假手术对照组（n＝165)。3个月随访结果显示，RDN组相比假手术组24h收缩压和舒张压分别降低4mmHg和3.1mmHg（P＜0.001)，诊室收缩压和舒张压分别下降6.6mmHg和4.4mmHg。并且RDN组降压作用24小时持续有效。两组的不良事件发生率无显著差异。该关键性研究结果与2017年ACC所公布的先导试验研究结果一致。Spyral HTN-OFF MED研究有三个突出的特点：第一，排除了受试者改变降压药对血压变化造成的干扰；第二，使用Symplicity Spyral多极射频消融导管，使消融更为完全；第三，消融手术方式进行改进，将肾动脉主干远端及分支也纳入了消融范围，每例受试者的消融点数达（46.9±15.6）次，远多于Symplicity HTN-3研究。

五、Spyral HTN ON-MED试验

与Spyral HTN OFF-MED研究互补，Spyral HTN ON-MED研究纳入稳定服用1～3种降压药物而血压仍然不达标的患者（SBP 150～180mmHg，DBP≥90mmHg，24小时平均SBP 140～170mmHg)，结果表明，术后6个月与基线相比，RDN组（n＝38）相比假手术组（n＝42）平均SBP降低7.4mmHg（P＝0.0051)，平均DBP降低4.1mmHg（P＝0.0292)。该研究进一步肯定了RDN的降压效果，但研究仍具有一定局限性，即样本量相对较小，评估复合心血管事件的随访时间较短，远期疗效尚不明确。

六、Enlig HTN-1试验

Enlig HTN-1试验是一项多中心、单臂研究，使用的是Enlig HTN消融系统。研究共纳入46例RH患者，入组患者的基线平均诊室血压为176/96mmHg，术后第1个月、3个月和6个月随访，其诊室血压分别降低了28/10mmHg、27/10mmHg和26/10mmHg（P＜0.000 1)，随访过程中未出现急性肾动脉损伤等严重血管并发症，肾小球滤过率较术前也无明显变化。Enlig HTN-1试验与Symplicity HTN-1试验相似，在设计上存在不足，但是初步验证了Enlig HTN消融系统的安全性及有效性。

七、RADIANCE-HTNSOLO试验

该研究使用的是Paradise超声消融系统，研究共纳入120例高血压患者，随机分配至3组中：肾动脉主干射频消融组（n＝39)、肾动脉主干＋分支射频消融组（n＝39）及肾动脉主干超声消融组（n＝42)。术后3个月随访显示，肾动脉主干超声消融降压效果明显优于单纯肾动脉主干射频消融（−13.2mmHg±13.7mmHg *vs.* −6.5mmHg±10.3mmHg，平均血压差−6.7mmHg，P＝0.043)，但与肾动脉主干＋分支射频消融降压

效果无明显差异。这提示Paradise超声消融系统穿透性较好，消融更为彻底，因而无须进行分支消融。

八、Prague-15试验

Prague-15试验是一项多中心、前瞻性、随机、开放性研究，旨在比较RDN与强化药物治疗（增加螺内酯治疗）对RH的影响。该研究虽未设立假手术对照组，但其使用动态血压检测系统作为评价疗效终点。结果显示，RDN组和强化药物治疗组均能显著地降低血压，但两组之间血压降低幅度无差异，其中，强化药物治疗组患者在6个月后降压药物的使用量显著增加。研究过程中，强化药物治疗组出现血肌酐水平升高，肌酐清除率降低，该组不良事件发生率为39%，高钾血症占11%，抗雄激素效应占13%，1例患者出现肾功能恶化；RDN组不良事件发生率为23%，肾动脉痉挛、水肿占8%，穿刺处假性动脉瘤占4%，1例患者出现肾动脉夹层需要植入支架。

九、DENERHTN试验

DENERHTN试验是一项多中心、前瞻性、开放、随机对照研究，共纳入106例RH患者，分别来自法国15个高血压管理中心。研究旨在比较RDN联合标准化阶梯降压治疗（SSAHT）与单独同样的SSAHT治疗对RH患者动态血压的影响。患者被随机分配至两组：①RDN组，RDN联合标准化阶梯降压治疗；②对照组，单纯标准化阶梯降压治疗。术后第6个月随访显示，RDN组和对照组患者平均收缩压分别下降15.8mmHg和9.9mmHg，差异有统计学意义。该研究证实了RDN联合SSAHT治疗与单纯SSAHT治疗相比，表明RDN联合SSAHT治疗降压效果更佳。

（崔兆强　胡嘉禄　唐敏娜）

第五节
RDN适应证、禁忌证和治疗困境

一、临床适应证

目前RDN的多项临床研究已不再将适应证局限于RH患者，而是扩展到轻中度高血压患者。所以更趋向于有需要的适合人群。有需要的人群包括经药物控制不佳、药物依从性差或不愿/难以坚持长期药物治疗等情况。适合人群目前认为主要是以交感神经兴奋为主要特征的高血压人群，但是仍然缺乏交感神经兴奋较为可靠及可行的评估方法。近年来，研究者们也在不断挖掘有效的生物标志物及临床指标，用于筛选对RDN治疗反应性较好的高血压患者。研究表明，心脏压力反射敏感性（baroreflexsensitivity，BRS）、24小时收缩压及舒张压变异率，以及血浆可溶性fms样酪氨酸激酶-1（soluble fms-like tyrosine kinase-1，sFlt-1）、内皮黏附分子-1、半乳糖凝集素Galectin-3等或能预测患者对RDN治疗的反应。

鉴于高血压并非单一病因所致，所以继发性高血压也不应视为禁忌，尤其是在对病因治疗后仍无法控制血压，可以考虑RDN，如睡眠呼吸暂停综合征、原发性醛固酮增多症及肾动脉狭窄等。中重度肾功能不全患者（CKD 3、4期）也不应视为绝对禁忌，谨慎考虑RDN，限制对比剂使用量或考虑CO_2造影。

二、解剖适应证

考虑到手术的可行性，要求每条肾动脉的直径＞4mm，长度＞20mm，且没有副肾动脉及肾极动脉，以允许进行4～6个位点的消融。

三、禁忌证

包括肾动脉明显的解剖变异（如粗大副肾动脉、多分支血管、肾动脉狭窄或纤维肌性发育不良等)、接受过肾动脉介入手术、不稳定的临床情况(如急性心血管事件)、凝血功能障碍、孕妇、年龄＜18岁及1型糖尿病患者等。

四、治疗困境

（一）RDN后神经纤维再生修复

目前多项研究已证实RDN的短期降压疗效，而其长期疗效仍待进一步证实，因为RDN降压的长期疗效会受到肾神经再生的影响。在人体移植肾脏中观察到，肾神经在移植后会有不同程度地再生，这可能会成为制约RDN长期疗效的关键因素。周围神经在发生损伤后，神经再生的时程可能因时间、年龄、物种等不同而存在差异，其中物种可能是最重要的影响因素。大鼠的神经在损伤后数周可再生，犬、猪可能是数月，而对于人类可能是数月至数年不等。动物研究显示，大鼠在RDN后4～5天，肾脏酪氨酸羟化酶（Tyrosine hydroxylase，TH）和CGRP检测几乎为阴性，而2周后恢复至50%，12周后较术前无差异。羊高血压模型在RDN术后11个月时，肾动脉TH和CGRP免疫组化及肾组织NE水平恢复至术前，电刺激传入神经和传出神经所产生的交感神经信号及心血管效应也与RDN术前一致。这些研究结果均表明RDN术后肾神经不同程度地再生与RDN手术失效时相一致。尽管在动物研究中观察到肾神经再生现象，但人体在RDN后是否存在神经再生尚缺乏直接依据。另外，是否可以通过抑制神经再生而延长RDN疗效的设想也值得深入探索。

（二）RDN治疗终点评估

虽然RDN治疗难治性高血压具有较强的理论依据，但研究显示RDN仅对60%～90%的患者有效。术中肾神经消融不完全可能是导致这一现状的原因之一，因此亟需建立一套标准的评估体系来帮助术者在术中判断RDN去神经是否成功，以决定消融终点。

动物研究表明，高频电刺激肾动脉外膜交感神经可引起血压升高，并使去甲肾上腺素溢出增加，而这些刺激效应在RDN后减弱或消失。这一研究结果说明高频肾神经电刺激术（renal nerve stimulation，RNS）能够反映RDN前后肾交感神经的活性变化，可以被用来判断RDN去神经的程度。一项小规模的临床研究也观察到，在RDN术前，RNS使RH患者收缩压平均升高50mmHg，而在RDN后再次行RNS，收缩压仅升高13mmhg，并且RDN前后行RNS所导致的血压变化差值与患者术后血压下降幅度呈正相关，即RNS能够在术中用于预测RDN的降压疗效。

基于上述的研究，RNS现被用于术中指导肾神经消融。如SMART研究使用RNS标测肾神经的位置，并在该位点消融，消融结束后再次电刺激该位点，以RNS引起的血压反应＜5mmHg作为消融终点。但是该方法也存在一定的局限性。一方面，刺激反应的血压观测受到诸多如呼吸、活动、紧张、疼痛等因素的影响，使得刺激反应的判定复杂而困难。另一方面，RNS只能对单一的肾交感神经位点消融程度进行判断，无法反映肾交感神经的总体消融程度。最新的一项动物研究，在血管内导管射频消融术毕通过电刺激主动脉肾神经节，观察血压及肾血管收缩变化，能有效确定肾神经消融终点。由于肾交感神经的节后神经元位于主动脉肾神经节，因此通过电刺激该神经节理论上能够反映肾交感神经的总体活性，但此项技术尚未进行人体试验，未来仍需RCT研究进一步探索与证实。

（崔兆强　胡嘉禄　唐敏娜）

第六节
RDN发展趋势

一、拓展研究人群

目前RDN已从治疗RH的小圈子中突围而出，在轻中度高血压人群中也显示了疗效。未来的研究不应再局限于原发性高血压的治疗，一些继发性高血压类型，如肾性高血压等由肾脏及肾神经作为主要病因的患者，可能是潜在的获益人群。对老年血管硬化，并以脉压大为主要临床特征的高血压患者，也应对其分型，将交感活性高或肾性高血压患者，进行RDN治疗，可能仍然有效。

二、寻找准确便捷评估RDN效果的方法

只有明确地判定术中RDN的效果，才能更好的改进手术器械和操作技术。目前，仍然缺乏一套完整的评估技术帮助术者在术中确定RDN治疗后肾动脉失神经的程度，以判定手术终点。高频电刺激神经技术虽然显示了在神经定位标测及确证消融效果的作用，但是刺激反应的血压观测受到诸多如呼吸、活动、紧张、疼痛等因素的影响，使得刺激反应的判定复杂而困难。另外，目前尚缺乏能快速准确术中评估RDN程度的生物标志物。Qian等进行的一项动物实验，在经导管射频消融术毕通过血管内导管电刺激主动脉肾神经节，观察动脉压及肾血管收缩变化，能有效确定肾神经消融终点，但该技术尚未进行人体试验，仍需进一步探索与证实。

三、开发更有效、安全、方便的手术设备

目前RDN相关手术并发症大多是导管介入本身的并发症，去神经本身引起的并发症少见。已报道的获得批准的RDN器械，包括Symplicity系统、Vessix V2系统、Paradise系统、Oneshot灌注消融系统和Enlig HTN系统等均有各自特点和初步临床验证结果。针对RDN疗效及技术性问题，也有其他新型消融设备和技术在陆续开发中，如化学消融、冷盐水灌注导管、高频超声及冷冻消融等，但仍缺乏长期安全性及有效性评估。应鼓励更多新型RDN设备研发和临床研究，从而最大限度促进患者的安全，提高手术效率、效果，减少并发症。

四、探索RDN的多效性治疗作用

鉴于RDN可降低全身交感神经活性，因此理论上不仅可以治疗高血压，对其他以交感神经系统的过度激活为特征的疾病也具有治疗作用。动物及临床研究显示：慢性心力衰竭、心房颤动、室性心律失常、代谢综合征、慢性肾脏病、阻塞性睡眠呼吸暂停综合征和动脉粥样硬化等疾病都能在RDN后得到改善。此外，RDN对肥胖、多囊卵巢综合征、肝硬化腹水和门静脉高压等全身交感神经亢进疾病的治疗作用目前也正在探索中。

总之，RDN在新世纪通过微创导管手术重新面世以来，已经历了十多年的发展历程，不管是对肾神经的解剖及生理功能，还是对神经内分泌体液系统病理生理机制的认识，都已经获得了长足的进展；同时RDN手术适应证、手术原理、方法、设备和临床试验方案的不断改进和迭代，也使得RDN的效果越来越好，RDN的多效性也获得了越来越多的关注和研究，虽然还有种种困难和质疑，但随着众多RDN临床试验的不断开展，相信RDN临床推广指日可待。

（崔兆强　胡嘉禄　唐敏娜）

参考文献

[1] CALHOUN D A, JONES D, TEXTOR S, et al. Resistant hypertension: diagnosis, evaluation, and treatment: a scientific statement from the American heart association professional education committee of the council for high blood pressure research [J]. Circulation, 2008, 117 (25): e510-526.

[2] KOPP U C. Role of renal sensory nerves in physiological and pathophysiological conditions [J]. Am J Physiol Regul Integr Comp Physiol, 2015, 308 (2): R79-95.

[3] CHIEN C T, FU T C, WU M S, et al. Attenuated response of renal mechanoreceptors to volume expansion in chronically hypoxic rats [J]. Am J Physiol,

1997, 273 (5) : F712-F717.

[4] DIBONA G F, KOPP U C. Neural control of renal function [J]. Physiol Rev, 1997, 77 (1): 75-197.

[5] KOPP U C. Renorenal reflexes: interaction between efferent and afferent renal nerve activity [J]. Can J Physiol Pharmacol, 1992, 70 (5) : 750-758.

[6] KOPP U C, GRISK O, CICHA M Z, et al. Dietary sodium modulates the interaction between efferent renal sympathetic nerve activity and afferent renal nerve activity: role of cndothelin [J]. Am J Physiol Regul Integr Comp Physiol, 2009, 297 (2) : R337-351.

[7] BANEK C T, KNUEPFER M M, FOSS J D, et al. Resting afferent renal nerve discharge and renal inflammation: elucidating the role of afferent and efferent renal nerves in deoxycorticosterone acetate salt hypertension [J]. Hypertension, 2016, 68 (6) : 1415-1423.

[8] SAKAKURA K, LADICH E, CHENG Q, et al. Anatomic assessment of sympathetic peri-arterial renal nerves in man [J]. J Am Coll Cardiol, 2014, 64 (7) : 635-643.

[9] VIRMANI R. Perirenal nerve distribution, density and quantification; implications for the evaluation of device safety and efficacy[J]. Transcatheter Cardiovascular Therapeutics (TCT), 2012, 30: 111-115.

[10] PAPIN E, AMBARD L. Resection of the nerves of the kidney for nephralgia and small hydronephroses [J]. J of Urol, 1924, 11: 337-349.

[11] PAGE I H, HEUER G J. The effect of renal denervation on the level of arterial blood pressure and renal function in essential hypertension [J]. J Clin Invest, 1935, 14 (1): 27-30.

[12] SMITHWICK R H, THOMPSON J E. Splanchnicectomy for essential hypertension; results in 1,266 cases [J]. J Am Med Assoc, 1953, 152 (16) : 1501-1504.

[13] KRUM H, SCHLAICH M, WHITBOURN R, et al. Catheter-based renal sympathetic denervation for resistant hypertension: a multicentre safety and proof-of-principle cohort study [J]. Lancet, 2009, 373 (9671): 1275-1281.

[14] PEKARSKIY S E, BAEV A E, MORDOVIN V F, et al. Denervation of the distal renal arterial branches vs. conventional main renal artery treatment: a randomized controlled trial for treatment of resistant hypertension [J]. J Hypertens, 2017, 35 (2) : 369-375.

[15] TZAFRIRI A R, MAHFOUD F, KEATING J H, et al. Innervation patterns may limit response to endovascular renal denervation [J]. J Am Coll Cardiol, 2014, 64 (11) : 1079-1087.

[16] TOWNSEND R R, MAHFOUD F, KANDZARI D E, et al. Catheter-based renal denervation in patients with uncontrolled hypertension in the absence of antihypertensive medications (SPYRAL HTN-OFF MED) : a randomised, sham-controlled, proof-of-concept trial [J]. Lancet, 2017, 390 (10108) : 2160-2170.

[17] BöHM M, KARIO K, KANDZARI D E, et al. Efficacy of catheter-based renal denervation in the absence of antihypertensive medications (SPYRAL HTN-OFF MED Pivotal) : a multicentre, randomised, sham-controlled trial [J]. Lancet, 2020, 395 (10234) : 1444-1451.

[18] FUDIM M, SOBOTKA A A, YIN Y H, et al. Selective vs. global renal denervation: a case for less is more [J]. Curr Hypertens Rep, 2018, 20 (5) : 37.

[19] FISCHELL T A, EBNER A, GALLO S, et al. Transcatheter alcohol-mediated perivascular renal denervation with the peregrine system:

first-in-human experience [J]. JACC Cardiovasc Interv, 2016, 9 (6): 589-598.

[20] CHEN H, JI M, ZHANG Y, et al. Correction to: Efficiency and safety of renal denervation via cryoablation (Cryo-RDN) in Chinese patients with uncontrolled hypertension: study protocol for a randomized controlled trial [J]. Trials, 2019, 20 (1): 770.

[21] KANDZARI D E, BöHM M, MAHFOUD F, et al. Effect of renal denervation on blood pressure in the presence of antihypertensive drugs: 6-month efficacy and safety results from the SPYRAL HTN-ON MED proof-of-concept randomised trial [J]. Lancet, 2018, 391 (10137): 2346-2355.

[22] FENGLER K, ROMMEL K P, BLAZEK S, et al. A three-arm randomized trial of different renal denervation devices and techniques in patients with resistant hypertension (RADIOSOUND-HTN) [J]. Circulation, 2019, 139 (5): 590-600.

[23] ROSA J, WIDIMSKÝ P, TOUŠEK P, et al. Randomized comparison of renal denervation versus intensified pharmacotherapy including spironolactone in true-resistant hypertension: six-month results from the Prague-15 study [J]. Hypertension, 2015, 65 (2): 407-413.

[24] AZIZI M, SAPOVAL M, GOSSE P, et al. Optimum and stepped care standardised antihypertensive treatment with or without renal denervation for resistant hypertension (DENERHTN): a multicentre, open-label, randomised controlled trial [J]. Lancet, 2015, 385 (9981): 1957-1965.

[25] SCHWERG M, EILERS B, WIENECKE A, et al. Galectin-3 and prediction of therapeutic response to renal sympathetic denervation [J]. Clin Exp Hypertens, 2016, 38 (4): 399-403.

[26] BOOTH L C, NISHI E E, YAO S T, et al. Reinnervation of renal afferent and efferent nerves at 5.5 and 11 months after catheter-based radiofrequency renal denervation in sheep [J]. Hypertension, 2015, 65 (2): 393-400.

[27] TSIOUFIS C, PAPADEMETRIOU V, TSIACHRIS D, et al. Impact of multi-electrode renal sympathetic denervation on short-term blood pressure variability in patients with drug-resistant hypertension. Insights from the EnligHTN I study [J]. Int J Cardiol, 2015, 180: 237-242.

[28] DE JONG M R, ADIYAMAN A, GAL P, et al. Renal nerve stimulation-induced blood pressure changes predict ambulatory blood pressure response after renal denervation [J]. Hypertension, 2016, 68 (3): 707-714.

[29] QIAN P C, BARRY M A, LU J, et al. Transvascular pacing of aorticorenal ganglia provides a testable procedural endpoint for renal artery denervation [J]. JACC Cardiovasc Interv, 2019, 12 (12): 1109-1120.

[30] BöHM M, EWEN S, KINDERMANN I, et al. Renal denervation and heart failure [J]. Eur J Heart Fail, 2014, 16 (6): 608-613.

[31] HU J, YAN Y, ZHOU Q, et al. Effects of renal denervation on the development of post-myocardial infarction heart failure and cardiac autonomic nervous system in rats [J]. Int J Cardiol, 2014, 172 (3): e414-416.

[32] 王晓占，赵庆彦，于胜波，等. 肾去交感神经对心力衰竭犬心室基质重构的影响 [J]. 中华医学杂志，2015，95 (11): 860-864.

[33] HU W, ZHAO Q Y, YU S B, et al. Renal sympathetic denervation inhibits the development of left ventricular mechanical dyssynchrony during the progression of heart failure in dogs [J]. Cardiovasc Ultrasound,

2014, 12: 47.

[34] DAVIES J E, MANISTY C H, PETRACO R, et al. First-in-man safety evaluation of renal denervation for chronic systolic heart failure: primary outcome from REACH-Pilot study [J]. Int J Cardiol, 2013, 162 (3) : 189-192.

[35] AUGUSTYNIAK R A, PICKEN M M, LEONARD D, et al. Sympathetic nerves and the progression of chronic kidney disease during 5/6 nephrectomy: studies in sympathectomized rats [J]. Clin Exp Pharmacol Physiol, 2010, 37 (1) : 12-18.

[36] VEELKEN R, VOGEL E M, HILGERS K, et al. Autonomic renal denervation ameliorates experimental glomerulonephritis [J]. J Am Soc Nephrol, 2008, 19 (7) : 1371-1378.

[37] RAFIQ K, NOMA T, FUJISAWA Y, et al. Renal sympathetic denervation suppresses de novo podocyte injury and albuminuria in rats with aortic regurgitation [J]. Circulation, 2012, 125 (11) : 1402-1413.

[38] MAHFOUD F, SCHLAICH M, KINDERMANN I, et al. Effect of renal sympathetic denervation on glucose metabolism in patients with resistant hypertension: a pilot study [J]. Circulation, 2011, 123 (18) : 1940-1946.

[39] TSIOUFIS C, DIMITRIADIS K, KASIAKOGIAS A, et al. Effects of multielectrode renal denervation on elevated sympathetic nerve activity and insulin resistance in metabolic syndrome [J]. J Hypertens, 2017, 35 (5) : 1100-1108.

[40] WANG H, WANG J, GUO C, et al. Renal denervation attenuates progression of atherosclerosis in apolipoprotein E-deficient mice independent of blood pressure lowering [J]. Hypertension, 2015, 65 (4) : 758-765.

[41] ZHAO Q, YU S, ZOU M, et al. Effect of renal sympathetic denervation on the inducibility of atrial fibrillation during rapid atrial pacing [J]. J Interv Card Electrophysiol, 2012, 35 (2) : 119-125.

[42] LINZ D, MAHFOUD F, SCHOTTEN U, et al. Renal sympathetic denervation provides ventricular rate control but does not prevent atrial electrical remodeling during atrial fibrillation [J]. Hypertension, 2013, 61 (1): 225-231.

[43] POKUSHALOV E, ROMANOV A, CORBUCCI G, et al. A randomized comparison of pulmonary vein isolation with versus without concomitant renal artery denervation in patients with refractory symptomatic atrial fibrillation and resistant hypertension [J]. J Am Coll Cardiol, 2012, 60 (13) : 1163-1170.

[44] LINZ D, WIRTH K, UKENA C, et al. Renal denervation suppresses ventricular arrhythmias during acute ventricular ischemia in pigs [J]. Heart Rhythm, 2013, 10 (10) : 1525-1530.

[45] GUO Z, ZHAO Q, DENG H, et al. Renal sympathetic denervation attenuates the ventricular substrate and electrophysiological remodeling in dogs with pacing-induced heart failure [J]. Int J Cardiol, 2014, 175 (1): 185-186.

[46] UKENA C, MAHFOUD F, SPIES A, et al. Effects of renal sympathetic denervation on heart rate and atrioventricular conduction in patients with resistant hypertension [J]. Int J Cardiol, 2013, 167 (6) : 2846-2851.

[47] REMO B F, PREMINGER M, BRADFIELD J, et al. Safety and efficacy of renal denervation as a novel treatment of ventricular tachycardia storm in patients with cardiomyopathy [J]. Heart Rhythm, 2014, 11 (4) : 541-546.

第十二章
心理应激、人格特征与高血压

第一节
心理应激与高血压

一、应激与心理应激

当前，应激（stress）是一个使用很广泛的术语，常有应用不当或不确切之处。在讨论心理应激（mental stress）与高血压时，有必要将应激这一术语的来源及演变做一简要回顾并说明应激与心理应激的关系。

在17世纪，西方使用stress来表示困难和痛苦（difficult and suffering），至19世纪主要用以表达努力和压力（effort and pressure），至20世纪早期开始用来描述紧张（tension）和对外力的抵抗（resistance to external force）。美国生理学家Walter B. Cannon（坎农）最早将其应用于医学领域，但按他当时所描述的乃是机体处于紧张状态下，为了“战斗或逃跑”而表现出来的一种以交感神经系统活动增强为特点的急性反应过程，此时机体表现为警觉性增高、瞳孔散大、肺通气量增加、骨骼肌紧张性增高，心血管活动改变则有心输出量增加及血压升高等，此外还有血液生化的改变如血糖升高等。机体在遭遇到紧急状况如恐惧、严重焦虑、剧痛、失血、脱水、暴冷、酷热、缺氧等情况时就会出现上述反应。因此，Cannon所描述的实际上是一种应急反应（emergency reaction），这与稍后由加拿大医学家Hans Selye（塞里）提出的“应激”（stress）概念既有联系又有区别。Selye开始所强调的是机体对于环境作用于自身的超负荷刺激所做出的非特异性反应。该反应是以肾上腺皮质活动为主的慢性过程。Selye将其称为一般适应综合征（general adaptation syndrome，GAS）。之后，Mason等（1968—1971）使用不同的精神或躯体刺激对应激做了一系列研究，发现各种刺激都要先引起情绪反应，才能引发其后的生理反应。同时Lasarus等（1966）也提出认知评价在应激反应的重要性。故现代大多数学者认为应激是个体面临或察觉（认知评价）到环境变化（应激源）对机体有威胁或挑战时所做出的适应和应对的过程。又由于情绪反应是应激过程中的必不可少的中间环节，因此，现在都倾向于使用“心理应激”这一术语，因其更能表明应激的本质。

一般说来，对于应激的研究常从以下三方面着手，因而，不同学者对心理应激的理解或描述也各有侧重。

第一个方面主要是研究能引起应激的原因，即应激源（stressor）。大多数应激源为来自环境的刺激，这是产生心理应激的客观原因。例如，突然来临的天灾人祸（地震、洪涝灾害、车祸等）、物价上涨而又面临失业、亲朋好友突然丧亡等。

第二个方面主要是研究人们对应激刺激所表现的各种反应。这些反应总的来说可分为三类，即心理、生理和行为三种。例如，在遭遇险境时会引起情绪的紧张和恐惧，要考虑如何摆脱困境，会产生很复杂的心理活动。生理上的反应则主要是为即将进行的各种行为（如前述所说的“战斗或逃跑”）做好准备。行为方面的改变除了应付环境刺激的各种行动外，还会有张口结舌、浑身颤抖、手心出汗、语无伦次等表现。

第三个方面是应激刺激是怎样引起应激反应的？其中介过程是什么？这方面的问题研究起来很复杂，有许多细节我们现在还不十分清楚。但有一点是肯定的，那就是心理应激与情绪紧张有密切关系，所以也有人称心理应激为情绪应激。

所谓刺激是指环境条件的变化。但并非所有

的变化都能形成刺激。例如，我们对于每一天发生0.1°C的气温变化是不大容易察觉到的，说明环境条件的变化要达到一定的量或强度才能引起个体注意并感受到。环境的变化是永恒的，每一瞬间就有无数的信息通过感官传入个体的大脑，但大部分信息是没有被意识到的，只有少部分信息被察觉到并可能引起一定程度的情绪紧张。在此基础上结合过去的经验产生了或正性的、积极的情绪体验，或负性的、消极的情绪体验。正性或积极的情绪反应可以使个体适应环境变化，并促进和保持与环境平衡和谐的状态。对于像温度变化这一类的物理性信息所引起的身体反应来说，通常是温度变化的程度越大，所引起的身体反应也越明显。例如，在高温环境中，会面红耳赤、大汗淋漓。但是，对于一些心理性和社会性信息所引起的心理应激反应来说，情况就不完全是这样了。尽管丢了十元钱和一百元钱对情绪的影响可能有区别，但是同样是丢了一百元钱，对于贫穷者和富有者来说，所引起的情绪反应却可以有很大的不同。这与每个人对所发生事件的态度有关。而决定态度的则与当事人对事件性质的认识、判断和评价有关，这就是心理学所称的认知评价作用。

二、认知评价与心理应激

为进一步说明认知评价的作用，我们可以做以下的试验，用温热的吹风机对着一个人来吹，热风可以引起皮肤血管的扩张，血流加速，皮肤发红并有温热的感觉。如果在严寒的季节，这是一个很惬意的事情；但如果在盛夏酷暑，那感觉就不愉快了，甚至会引起人的厌恶和反感。假如，再被告知所吹的热风中含有具有杀伤力的射线，那么无论什么季节，都会引起恐惧和不安，唯恐避之不及了。这就充分说明了一个人对事件的认知评价对应激反应所起的重要影响。

让我们再举一个例子说明认知评价的作用。有一个风华正茂的青年，在例行的体格检查做B超时发现肝脏上有一个杏核大小的“肿块”，他怕是肝癌，十分紧张焦虑不安，当天下班都忘了锁门，晚饭几乎没有吃什么，觉也没睡好，第二天还退出了正在参加的篮球比赛。经过复检，最后确诊是一个良性囊肿，他立刻恢复了往日生龙活虎的神态，继续他的篮球比赛。他说：我现在又觉得和你们是同一个世界的人了。从这个实例中可以看出，肝囊肿的这一客观事实是早已存在（很有可能是先天性的），但在这次体检以前他没有觉察到，因此，对他的情绪没有什么影响。但是，对检查出来的这一肿块可能是肝癌的认知，引起了他强烈的情绪反应，这是因为他做出了如下的评价：当前的医学水平，对这种病还没有有效的治疗方法，很快就会危及生命。而当医生告诉他肝囊肿很小又是良性的，如没有大的变化，可以不必治疗，他原来所评价的威胁已经不复存在，他如释重负，心情立即轻松了。

由此可见，客观事物的存在不一定都能成为应激源，并不一定都引起应激反应。只有人们将客观事物与自身相联系，进行了分析、判断、估计其对自身能造成多大的损害，构成多大的威胁，以及自己是否有能力来应付或摆脱它等这一系列的认知评价过程后，才决定是否能引起以情绪波动为主的心理应激反应及其反应的程度。由于认知评价的这种中介作用，所以，在心理应激中，并非弱的刺激一定引起弱的反应，强的刺激一定引起强的反应。影响认知评价的因素很多，如人格特征、经验、应激源的性质和数量、机体状况、社会支持程度、社会地位、经济状况等。可见认知评价既可以成为致病因素，也可以利用它成为治病因素。

当今社会中，许多变化是迅速的、剧烈的，对于每个人来说接受周围环境的信息刺激是不可避免的。但是并非所有的信息刺激都能引起不良的情绪体验，有些信息甚至是人们所乐于追求和接受的。例如，有些人专门去冒险，寻找刺激。再者，某种信息对甲来说是紧张性的，对乙来说就未必是紧张性的。例如，让一位年轻的大学教师和优秀的高年级大学生同去参加同一水平的外语考试，更感到紧张的是那位青年大学教师，因为他还要担心如果考不过学生，那岂不是太没有面子了。同样是改革开放，有人认为这是自己施展才能的好机会，有人却为丢掉“大锅饭”和“铁饭碗”而惶惶不安。十里路程已行五里，有人认为只剩一半路程，胜利在望，情绪高涨，很轻松地达到了目的地。而有的人却认为，才走了一半路程，尚多艰辛，唉声叹气，步履维艰地勉强到达目的地，那已是疲惫不堪了。这些都充分的说明了认知评价对情绪的影响。

综上所述，我们可以认为心理应激是由于信息引起的情绪过分紧张，同时伴有躯体功能及心理活动改变的一种身心紧张状态，其中认知评价具有重要的作用。图7-12-1表示心理应激产生的过程。

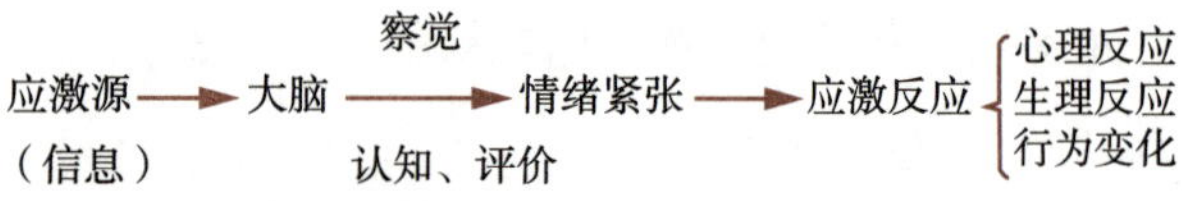

图7-12-1　心理应激产生过程

曾经有些人试图将心理应激与躯体应激加以区分，并且举出长跑运动员参加比赛的例子，认为发令前做准备活动的阶段，运动员紧张不安属于心理应激，而在赛程中，运动员在身体上是要承受较大的压力，此时属于躯体应激。但实际上，运动员在赛程中并非没有情绪的紧张，他时刻都在提防着不要被后面的对手超越，他不时的变换策略，尽力想超越前面的对手，心理活动十分活跃，失利的威胁时刻存在。一个人突然发生车祸，骨折、失血、休克是躯体应激，但抢救脱险后，一系列的心理应激接踵而来。他懊恼自己的不慎，担心自己的肢体功能是否会对将来的工作和生活带来影响。由于心身关系是如此密切，心理活动在应激中的作用又是如此重要，所以现在大家更愿意强调和使用心理应激这一概念。

三、引起心理应激的原因

从以上的讨论中我们已经知道，凡能引起情绪紧张的刺激或信息都可能成为引起心理应激的原因。这些原因又可分为来自外部的和源于本身内部的两大方面。来自外部的原因主要是指外界条件的改变、压力及其所引起的挫折和冲突。来自本身内部的原因则和一个人的不合理信念、个人经历、个体心理倾向性、情绪状态和期望值等有关。

人们生活在一个多变的社会中，有些变化甚至是不可预知的。有些人应变能力强，能迅速地调整自己以适应社会的变革和各种外界条件的变化。有些循规蹈矩的人则喜欢过平静规律的生活，常因日常生活的某些变化而引起心理应激。日常生活一般是指一个人的私生活，或叫个人生活。无论就内容和时间上来说，个人生活在一个人的生命活动中都占有相当大的比重，所以这方面的应激源也就比较多。

20世纪60年代美国精神病学家T. Holmes，R. Rahe等在A. Meyer生活大事表的基础上提出社会重新适应评定量表（SRRS），并对5000多名患者的调查研究，把生活中能引起心理应激的事情称之为社会生活事件，共有43种，并依其刺激强度的大小排列等级，进行量化定出其分值，以生活变化单位（LCUs）表示（表7-12-1）。

在所列43种社会生活事件中约有3/4与个人生活有关。可以看出，配偶丧亡的分数最高（100单位），其次为离婚（73单位），夫妇分居（63单位）与坐牢（也是63单位）具有同等的刺激强度。饮食及睡眠习惯的改变也可以形成应激源，但影响程度较轻。有趣的是，有些看来是喜庆之事，如结婚、复婚、妊娠、分娩、个人取得显著成就及节假日也可以成为应激源。

Holmes 指出，如果一个人在1年中所发生的生活事件按单位计算累积超过300，说明这个人已处于高度心理应激状态，来年有70%患病可能性；若为150～300，来年有50%的可能生病；如不超过150，来年可能是健康平安的。

这个量表开创了社会事件定量研究的途径，影响较大。不过有几点需要说明。第一，同一生活事件对不同的人所引起的反应并不完全相同。例如，

表7-12-1 生活变化单位表

变化事件	LCU	变化事件	LCU
1. 配偶死亡	100	23. 子女离家	29
2. 离婚	73	24. 姻亲纠纷	29
3. 夫妇分居	65	25. 个人取得显著成就	28
4. 坐牢	63	26. 配偶参加或停止工作	26
5. 亲密家庭成员丧亡	63	27. 入学或毕业	26
6. 个人受伤或患病	53	28. 生活条件变化	25
7. 结婚	50	29. 个人习惯的改变（如衣着、习俗、交际等）	24
8. 被解雇	47	30. 与上级矛盾	23
9. 复婚	45	31. 工作时间或条件的变化	20
10. 退休	45	32. 迁居	20
11. 家庭成员健康变化	44	33. 转学	20
12. 妊娠	40	34. 消遣娱乐的变化	19
13. 性功能障碍	39	35. 宗教活动的变化（远多于或少于正常）	19
14. 增加新的家庭成员（如出生过继、老人迁入）	39	36. 社会活动的变化	18
15. 业务上的再调整	39	37. 少量负债	17
16. 经济状态的变化	38	38. 睡眠习惯变异	16
17. 好友丧亡	37	39. 生活在一起的家庭人数变化	15
18. 改行	36	40. 饮食习惯变异	15
19. 夫妻多次吵架	35	41. 休假	13
20. 中等负债	31	42. 圣诞节	12
21. 取消赎回抵押品	30	43. 微小的违法行为（如违章穿马路）	11
22. 所担负工作责任方面的变化	29		

（转引自Griffiths P. Psychology and Medicine，1981）

同样是离婚，由于对离婚所持的态度不同，难于用同一变化单位来表示。第二，有些生活事件是急性一过性的，另一些是慢性持续性的，还有些可能是间断重复发生的，它们对心理活动的影响显然不会一样。第三，几种生活事件分散发生与集中在一段时间内发生，其计算的单位总值一样，但所引起的心理应激程度却常不会一样。祸不单行的处境往往更加难以应付，心理应激的程度也就更加严重。尽管如此，Holmes对生活事件的研究还是很有功绩的，只是在研究工作中，还需要对具体情况做进一步的调查和分析。

除了日常生活的改变外，还有一些改变是属于工作方面和文化方面的。

工作方面能引起情绪紧张的因素常见的有以下几个方面。一是工作任务负荷的改变，如感到承担的任务过重，有力不从心之感，或任务太轻，感到被轻视，激发不起成就动机，甚或有怀才不遇之感，都会引起心理应激。任务不明确，职责不分明，工作无目标，提升太快或提升太慢，担心自己的前途及发展机会，频繁的工作调换，或身兼数职，需要不断地更换工作角色，或被迫从事违反自己意愿或不感兴趣的工作，也会引起心理应激。二是不良的工作环境，如不适当的环境温度、潮湿、阴暗、过强过弱的光线、噪声、振动、拥挤狭窄、卫生条件差、单调、孤独、寂寞、担心工作环境不安全或生产有毒有害的产品也会引起心理应激。三是组织纪律与人事方面的应激源，如感到组织纪律与制度的过分约束，对领导的工作作风不满，不适应本单位大多数人的工作习惯或风格，以及不良的人际关系都会引起心理应激。

文化方面的应激源是指那些由于国家、民族、地域等不同所形成的语言文字、风土人情、宗教信仰、风俗习惯等的差异所形成的信息。例如，“身在他乡为异客，每逢佳节倍思亲”就是一种文化性心理应激的体验。现在国际交往逐渐增加，国内不同地区之间的人员流动频繁，文化性应激源越来越多。我们很多留学生和“打工族”对这一点的感受是很深的。

国内一些学者在Holmes等的SRRS基础上加以改进，设计了一些更为适合中国情况的生活事件量表，并做了若干有关心理应激与心身健康的相关调查。张明圆、吴文源等（1987）提出中国生活事件量表（LES）共列出了65种生活事件，将“结婚”这一事件造成的变化、反应或调整的量值定为50分。张瑶等（1992）修订后的生活事件经历调查表（LEES）将应激性生活事件分为7个方面，包括工作或学习、婚姻、家庭和子女、人际关系、意外事件、健康、生活及其他等，计41项，以及童年时经历调查，计6项。郑延平、杨德森、翁永振、甘一方、陈昌惠等（1990）用自编的“紧张性生活事件评定量表”（SLERS），对4054人进行调查，筛选出47项以负性事件为主的与心理紧张密切相关的事件，共分为8类，即学习、婚姻恋爱、健康、家庭、工作与经济、人际关系、环境、法律与政治等方面的问题。发现正常人群可能有3个心理紧张高峰（16～20岁、36～45岁和61～65岁）和2个低潮期（51～55岁、65岁以后）。不同年龄阶段其经历的生活事件类别、承受的心理压力及其心理反应形式以症状自评量表——SCL-90测查结果表示也有不同。影响青年人心理紧张的事件主要来自学习、工作、经济、婚恋和人际关系方面，他们的心理反应以强迫、人际敏感和抑郁为主，偏执观念和敌意次之；影响中年人的主要是家庭、婚恋问题，他们以躯体化症状和强迫反应突出；影响老年人的则主要是健康、家庭问题，他们以躯体化和抑郁反应为主。不同职业的心理紧张事件类别和强度也有不同，学生所承受的心理压力最高；农民最低、工人及科技人员居中。

以上我们说明社会生活的改变可以引起心理应激。但是也有人注意到，不发生变化的生活也能引起心理应激。例如，家庭成员之间关系不和所形成的持续关系紧张、事业平庸没有发展、孤独、隔绝、生活无聊，或放任自流、没有约束等也能引起情绪紧张形成心理应激。

压力是另一个引起心理应激的常见原因。人们常说现代社会节奏快，那就意味着要求大家加快速度，提高效率，或者要频繁地改变行为和生活方式以适应更高标准的要求。有时压力来自人们自身，如对自己才智、外貌、气质、风度等各方面过分关注，希望在各方面都有上乘的表现，达到完美的标准。由此所形成的压力可以是建设性的，它促使人们改善自我，获取成就，以便自己感到满足和快慰。但如果把标准定得太高以至于根本达不到，那么，这种压力就不再是建设性的了。失败、无望和羞愧必然会造成情绪紧张而引起心理应激。挫折也能引起心理应激。当一个人在达到某个目标的途径中受到阻碍时，就会引起挫折的心理感受，情绪紧张，产生心理应激。

学生虽然已经做了很大的努力，但仍然没有考出理想的成绩；一位未婚青年发现自己所追慕的异性已经另有所属；你竭尽财力购买的股票价格连日下跌；误信广告的宣传花了很多钱买回来的是假冒伪劣产品；在时间观念很强的今天，由于交通堵塞造成的赴约迟到等也会引起挫折，导致心理应激的发生。

冲突也是很常见的心理应激原因。到了周末，是复习功课准备应考，还是去看一场水平很高的足球比赛，这是要经过一番思想斗争的，实际上就是一种心理冲突。物美价廉的商品常常只是一种理想。你一方面要考虑商品的质量，另一方面还要考虑自己的经济实力，选购商品时，你要反复进行比较，心理冲突是很常见的。在看电视时如果有两个好节目在同一个时间播出，你也会为选择哪一个节目而产生心理冲突。

常见的心理冲突有以下几种类型。

第一种称为双趋冲突。一个人同时被两个目标所吸引，但迫于形势他只能选择其中的一项。如通常所说的鱼与熊掌不可兼得，这时就会引起心理冲突。

第二种称为双避冲突。一个人同时面对两种不喜欢的或有威胁性的现实。这两种情况他都想摆脱，但迫于形势，他必须选择接受其中的一项，这时也会引起心理冲突。例如，触犯了法律，要么接受巨额罚款，要么受拘做苦役。为了晋升职称，必须要参加外语考试，要么英语，要么日语，而不论哪一种你都感到难度很大没有把握。

第三种称为趋避冲突。一位受伤的足球运动员做完手术后进入康复期，在考虑是否重返绿茵球场时，又想到如果再度受伤，那将会影响今后的生活。这种对目标又想达到又有所顾虑的心理冲突就是趋避冲突。一般来说，这种类型的冲突，在接近目标的欲望越强烈时，其避开目标的欲望也相应地增强。

第四种称为双重趋避冲突。例如，一位爱好音乐的母亲想让自己的儿子将来成为钢琴家，而他的父亲却想让儿子将来成为足坛明星。儿子如果刻苦练琴，母亲肯定高兴但会招惹父亲的不快；反之，如果儿子放学不归在学校踢球，那肯定会让父亲高兴而使母亲不快。这种情况下儿子的心理冲突就是双重趋避冲突。

以上所讨论的社会生活改变及其所形成的压力、挫折和冲突等，大都是与外界环境对自身提出的要求有关，这些可以被认为是来自外部的应激源。以下我们讨论一下来自本身内部的应激源。

例如，有些人认为他无论做什么事都应该得到别人的喜欢和赞美。对于这种人，哪怕别人稍微表现出一点不同的意见，也会引起他很大的烦恼和不愉快。还有一种人要求自己必须是有充分能力胜任做所有的事情，能成功地完成各种任务，如果工作稍有失利或欠缺，那他立刻就会觉得自己是一个毫无成就、毫无价值的人。再有一种人要求任何事情都应当按照自己所喜欢的方式进行，否则就会大难临头，其后果不堪设想。这些都是由于个人的一些不合理的信念所引起的心理应激，是属于自身内部的原因。

另外，个人经历也与心理应激的形成有关。实践经验丰富的医生能镇定、沉着、有条不紊地抢救危重患者，而让一位缺乏经验的青年医生来担当抢救的重任，无疑会造成较明显的应激体验。屡屡受挫，一再失败的经历容易在新的不良刺激条件下引起心理应激。

个体的心理倾向性如世界观、价值观、是非观、理想、兴趣爱好等对于一个人的应激体验也有很大的影响。例如，职位的升降对于淡泊名利的人来说影响较小，而对于那些权力欲望较强的人来说，常会引起较强的应激体验。情绪是一切心理活动的背景，所以必然会影响到一个人的认知评价过程。心情愉快时，容易接受适当的批评；相反地，在烦躁焦虑时，则可能因为区区小事的不如意而大发雷霆。

人们对某一事情的预期或抱负水平也会直接影响一个人的认知评价。如三名同学同时获得80分的考试成绩，期望得到100分者，评价为失败而沮丧懊恼；期望得到60分者评价为胜利，大喜过望；预期为80分者则感到公平合理，心情平静。不适当的期望值常是引起心理应激的内部原因之一。

了解心理应激产生的原因，对于如何预防和消除心理应激很有帮助。

四、心理应激对人体的影响

心理应激对人体的影响主要表现为三个方面，即心理活动、生理活动和行为的改变。

前面已经说过，人们的心理应激是由于感到应激源的刺激对自己形成了过重的负担或构成了某种威胁，因而引起了情绪紧张所导致的心身紧张状态。所以心理活动的改变是不言而喻的，这些活动常表现为以下几个方面，如警觉、焦虑、烦躁、愤怒、抑郁，甚至有认知水平下降和自我意识的障碍。

产生应激源的信息必然要引起当事人的注意和警觉，这种情况又称为大脑皮质的唤起。适度的唤起有利于集中注意力，活跃思维，准备对策，这是有利的一方面，但是过度的唤起会引起忧郁和担心，并可进一步转变成为焦虑反应，这反而会干扰和降低一个人的应对能力，是不利的。

唤起和焦虑反应的程度与信息的质和量（特别是与个人利害相关的程度）及一个人的反应特性（这既与一个人的个性有关，也与一个人的认知评价方式）有关。有的人能处惊不乱，沉着应付；有的人则一有风吹草动就惶惶不安。烦躁不安是焦虑进一步发展的结果，是急于采取对策而又一时找不到合适的方法可用时所引起的一种情绪状态。如果问题仍然得不到解决，就可以由烦躁发展为愤怒，向其他人或物发泄自己的紧张情绪。

如果察觉到刺激对自身构成的威胁比较大，显然就会引起恐惧的情绪反应。在慑于力量对比的悬殊而不得不甘居下风时，常常还会引起憎恨的情绪反应。在无力应付而又无法摆脱应激源的信息时，有时可因感到失望失助而导致抑郁的情绪状态。如果这种情况一再发生，可使人出现无可奈何或无能为力的情绪低落状态，听天由命，任人摆布，久之会形成自卑感。

因为情绪是一切心理活动的背景，所以不良的情绪对心理活动的各方面都会产生不利的影响，如对客观事物的认识和判断能力下降，会得出一些不合理的逻辑的推论，出现决策失误等。

自我意识障碍则主要表现为自我评价的不正常，如自尊心和自信心下降，产生依赖性，或表现为过度自尊和自信而固执己见。

心理应激对生理活动的影响更是非常明显和重要的。事实上，开始提出应激概念的加拿大生理学家Selye 就是从动物的生理实验中观察和总结出来的。当时，Selye注意到，给大白鼠各种不同的有害刺激，如把大白鼠捆绑起来竖着浸泡在齐胸的水中，或者把大白鼠烧伤、对大白鼠施以电击，或让大白鼠住在非常拥挤和缺水少食的环境中，都会引起大白鼠发生一系列的全身性反应，如肾上腺等内分泌腺体的增生及分泌功能改变、胃黏膜糜烂甚至发生溃疡、对疾病的抵抗力下降等。Selye选用了表示压迫、强制、压力等含义的stress（译为“应激”）这个词来表示机体在遭受到有害刺激（也就是紧张性刺激）时所发生的上述那些非特异性的反应。

很多临床医生对应激这个词的认识就是从“应激性溃疡”开始的。早在1842年，就有人发现烧伤患者常合并发生胃溃疡，以后又陆续发现除烧伤外，还有其他的严重病理过程，如休克、外伤、败血症等也都可以合并胃溃疡的发生。这些胃溃疡的发生并不和某种特定的刺激有关，而是和这些刺激对于人们是“有害的”或“不利的”特性有关，所以，在应激的概念出现之后，学者们很自然也很合理地就把这类溃疡命名为“应激性溃疡”。

作者见到一位青年教师去外校攻读在职研究生，恰在即将进行论文答辩时接到原单位电报，通知他立即回来参加为了晋升职称而进行的述职和外语考试。两方面的事情都是有时间性的，按规定过时不补。一急之下，这位青年教师因便血而晕厥在厕所中，后经抢救脱险，诊断为“应激性溃疡引起的失血性休克”。这是一个典型的心理应激引起的生理活动改变的例子。

第二次世界大战中，蒙受战乱灾害较重的一些城市，如波兰的华沙和英国的伦敦，在战后进行的调查中发现这些城市高血压、溃疡病的发病率明显高于和平城市。这显然与心理应激对生理功能的影响有关。

从古至今医学的记录及民间的传说都知道突然死亡可因心理应激引起，其中尤其是那些由于明显情绪激动（如惊恐、愤怒、悲伤、受屈辱的痛苦等）或突然的兴高采烈所造的猝死传说流传得更为广泛。一个很出名的例子是20世纪的一次奥林匹克运动会之后，当一位很有声望的父亲高兴地拥抱他在奥运会上获奖凯旋的儿子时，突然倒地逝去。还有一个许多人都知道的例子是18世纪杰出的英国外科学家约翰·亨特，他自己很准确地预言了自己的死亡方式，他说："我的生命将任凭把我激怒的任何对手所摆布。"其后，他真的死于一场关于医学教育的激烈争论中。这些例子生动地说明了心理应激对于生理活动的影响。

至今仍有些原始文化的民族为心理应激引起的猝死提供悲惨的实例。在南美洲及太平洋等地的一些岛屿的土著黑人中信奉的一种"伏都教"，当念该教的咒语或施以某种法术时，会让教徒立即死亡，被称为伏都咒语死亡。科学家们通过研究认为上述各种猝死的原因是心理应激引起了心律失常，由于心室纤维性颤动而导致猝死。

由于心理应激对人体的生理功能有如此重要的影响，所以，许多科学家对此都是十分重视并不断地进行研究和探讨，目前已经得出了以下几方面的结论。

第一是心理应激对神经系统活动的影响。在心理应激中，必然要影响到包括大脑在内的神经系统的活动。大脑皮质在对应激信息做出认知评价之后，将结论性的信息传递到下丘脑及其他皮质下中枢，影响到脑垂体及其他脑区，转而影响骨骼肌神经、自主神经及脑内神经递质的活动。情绪紧张时的心悸、面色苍白及血压的改变，以及前面所说的猝死，就是由于支配心脏和血管的自主神经系统活动的改变所引起的。对胃肠道运动和消化液分泌的影响这一人们所熟知的事实（也包括上述的应激性溃疡的发生），也主要是由于支配胃肠道运动的自主神经活动的改变所引起的。比较容易忽略的是心理应激时常伴有支配骨骼肌神经活动的改变，如引起双拳紧握，上下牙咬合时间增加（正常人24小时内上下牙咬合在一起的时间一般不超过20分钟，仅在做吞咽动作时才发生）可引起颞下颌关节功能紊乱、牙周病、牙齿不正常的磨损等口腔科疾病，也可出现四肢无力、腰背痛、关节痛的症状。一个人在心理应激时，身体内的神经递质可有不同的变化，在高度兴奋和准备进行攻击行为时，体内去甲肾上腺素（NE）含量升高；在紧张或焦虑状态，肾上腺素（E）升高；情感性精神障碍时体内5-羟色胺含量是减少的。

汤慈美、林文娟等自20世纪80年代起用大白鼠所做的应激研究表明了铃声刺激、足部电刺激及"社会应激"（如单笼饲养形成孤独及群体隔离状态）可引起大白鼠脑内单胺类神经递质含量的改变，其中尤以NE为著。对足部电击后实验组大白鼠脑内NE含量明显低于对照组。而慢性铃声刺激时，则不仅端脑，而且脑干内的NE也都显著低于对照组。杨俊等（1989）对外伤性下肢畸形的12名患者在术前3天和麻醉前分别测量血压、心率和呼吸率，同时用放射免疫测定法测定血浆及脑脊液中精氨酸加压素（AVP）的含量。结果表明麻醉前后收缩压、舒张压均显著增高，心率明显增快、血浆中AVP含量下降，而脑脊液中AVP升高。这些实验充分表明了心理应激不但能通过自主神经系统，也能通过神经内分泌的途径影响心血管活动及其他生理功能。

第二是心理应激对内分泌系统活动的影响。这方面的问题很早就引起人们的注意。例如，在Cannon所描述的"战斗或逃跑"反应时，交感－肾上腺髓质系统的功能增强就包含了肾上腺髓质所分泌的去甲肾上腺素和肾上腺素的增加所引起的生理功能改变。Selye更对应激时下丘脑－腺垂体－肾上腺皮质系统的反应做了详尽的研究。他把这一主要由于糖皮质激素分泌的改变所引起的机体生理反应过程称为GAS并将其划分为三个时期。第一期为警觉反应期，这是应激反应的早期，由于肾上腺皮质激素分泌的突然减少，可引起休克反应，有短暂的肌张力下降、体温下降、血压下降、心率加快、淋巴细胞与嗜酸性粒细胞减少、毛细血管渗透性增加，有出血倾向。如果刺激非常强烈，可导致动物急性死亡。如不死亡可继之以抗休克期，血压与血糖升高，血容量逐渐恢复、体温回升、肾上腺皮质激素的分泌也逐渐增加，恢复正常。若应激刺激继续存在，则进入第二期，也称为抵抗期（或耐受期）。此期腺垂体的促肾上腺皮质激素的分泌增加，合成代谢占优势，机体对各种有害刺激的抵抗能力增加。若刺激过强且持续时间过久，则终于进入第三期，即衰竭期，出现各种慢性疾病表现，严重消耗，最后可导致死亡。

以后的研究证明，实际上在应激反应中，交感–肾上腺髓质系统和下丘脑–腺垂体–肾上腺皮质系统的反应同时存在，只是在不同时相或不同条件下各有侧重而已。而且研究还证明，在心理应激时，除了上述两个系统的反应外，其他内分泌激素，如甲状腺素、胰岛素、生长素、催乳素、抗利尿激素及性激素等的含量也都会不同程度地发生改变。有学者做动物实验，把野兔与猎狗隔网同笼饲养，经过一段时间，野兔出现了甲状腺毒血症，最后死于甲状腺危象。有资料表明，甲状腺功能亢进的患者在发病前的2～4周内，有半数以上的患者遭遇过精神创伤事件，特别是亲人的突然死亡影响更大。还有的是在极端恐惧和情绪震荡之后数小时内就发病的。可能的解释是心理应激诱发了潜在的或素质上的敏感性，由于肾上腺髓质释放了较多的儿茶酚胺类物质，刺激甲状腺素分泌的增加所造成的。有些刚入校的女大学生，由于生活环境和学习方式发生了较大的改变，引起月经周期的改变，也是心理应激引起内分泌活动的常见实例。

第三是心理应激对免疫功能的影响。范少光等（1986年、1989年、1991年）在这方面有较多的实验研究。如对大白鼠在捆绑或水浸泡的情况下施以电击，造成心理应激，发现大白鼠的肾上腺组织增生，血中淋巴细胞减少，逐渐出现胸腺和脾脏的退化，并可引起对病毒的易感性增加。有人还观察过马拉松长跑运动员处于比赛的应激状态下，体内的肾上腺皮质激素水平增加，与免疫功能有关的植物血凝素活性下降、结核菌素钝化蛋白衍生物活性下降。此外，许多研究表明分居、离婚、丧偶、外科手术等均可引起免疫功能的下降。丁玄宙（1989年）观察了10例心理应激反应者细胞免疫指标的变化，发现外周血单核细胞数明显减少，淋巴细胞玫瑰花环反应能力降低，自身混合淋巴细胞和异体混合淋巴细胞反应降低。说明心理应激反应可以明显抑制外周血中免疫细胞的生物活性。唐登华、陈昌惠等（1991年）对17名严重应激反应及适应障碍患者（应激组）与配对17名健康对照组的心理和免疫功能测定，发现应激组的社会适应量表（SRRS）的生活变化单位、焦虑抑郁的严重程度及人格的神经质倾向均显著高于对照组。外周血液淋转反应显著低于对照组，且与应激强度成呈相关；外周血淋巴细胞总数显著高于对照组，并与抑郁呈负相关，也提示应激可以引起人体免疫功能的明显下降。E．Joel（1994年）研究了一组无家可归的人（6名健康人，9名未经治疗的高血压患者）对慢性应激原（无家可归）的应对方式和与高血压者的β肾上腺素能受体间的关系，结果表明具有高生活应激的个体，淋巴细胞的β肾上腺素能受体的浓度较低，并认为受体测量可作为持续的生活应激的生理反应指标。

心理应激对免疫功能的影响机制比较复杂，涉及神经生理的诸多方面。研究得比较多的是下丘脑–腺垂体–肾上腺皮质系统。皮质激素的升高通常有抑制免疫功能的作用。肾上腺素与去甲肾上腺素这两种激素对各种免疫功能也有抑制作用。肾上腺素对急性过敏反应的抑制作用是早已熟知的事实并应用到临床治疗。此外，在应激过程中所发现的血胆固醇、游离脂肪酸与尿酸等含量的升高也都有不同程度的免疫抑制作用。由此看来，在应激过程中通过神经及内分泌的各个环节使免疫功能受到抑制是一个较为普遍现象，其后果是导致机体的抵抗力下降，对于各种传染的易感性增加。生活中常可见到焦虑、急躁的情绪也与高热一样可以引起单纯疱疹的发生。冬季学生考试期间感冒者明显增加。

一些与免疫功能有关的疾病如类风湿关节炎、系统性红斑狼疮及癌症的发病也都与心理应激有关。

综合各种研究，人们已经认识到在人体内存在着一个神经-内分泌-免疫的网络系统，相互联系、相互影响，这为心理应激所引起的各种生理反应提供了有力的理论基础。

以上说明的是心理应激对心理活动和生理活动的影响。但是，这些影响通常要通过一个人的行为改变才会被别人所认识和觉察。行为改变的重要意义是实现机体对环境刺激做出有意义的主动性适应反应。当然，应激时也会出现一些异常行为和操作的失调，如有些运动员在情绪紧张时会发挥失常，达不到平日训练时的成绩。

应激对人体的影响不只都是消极的，应激并非总是有害的。人的各种活动，无论是脑力活动或体力活动都要求有一定的紧张度。松松垮垮是很难有所作为的，组织纪律的约束对规范人们的行为也是必须的。战斗或逃跑的反应实际上是对付紧急状态的有效措施。适度的唤起，能够提高注意力，“急中生智”说明应激状态时也会有创造性的思维活动，兵法上的“背水一战”“置于死地而后生”等，都说明紧张的情绪有时会激发战斗力，提高效能。应激时由于交感神经系统兴奋所引起的手掌出汗，对于握持工具（如学生考试时的握笔或战士的握持武器）所起的作用与劳动时“湿湿手心”的准备具有相同的作用。

动物实验表明，多变的环境可促使大脑皮质增生；出生后一直在无菌环境中生长的小鼠一旦离开无菌环境极易感染而死；而早期生活中有轻度应激的小鼠平均寿命可延长1倍；对婴儿的观察研究表明，丰富多变的环境有利于身心发展。这与过分的讲究饮食卫生反而会引起婴儿腹泻，居室的过分卫生反而容易发生呼吸道的感染性疾病的现象是一致的。

五、心理应激的应对

在现实生活中，想完全消除紧张性刺激是不可能的。为了解除和应付心理应激，更为实际和有效的方法是对自身进行调节，以尽量减少心理应激的那些不良反应。为了说明这个问题，不妨看一下体温调节的例子。

一年四季，气温的变化是很明显的。但是人的体温却不能随着外界环境也发生那么大的变化，不论是严冬还是酷暑，不论你洗热水澡还是冬泳，尽管皮肤表面的温度可以有很大的变化，但体温（身体深度的温度，可用腋窝温度来表示）总会维持在37°C左右。体温的这种相对稳定是机体进行调节的结果。其调节既包括有意识的行为调节，也包括无意识的机体内部的自动调节。

当从天气预报中得知明天气温将会骤降时，人们会找出御寒的衣服，增加被褥，准备取暖设备等，这些是属于行为调节，是有意识进行的。此外，人体内还有一种自动的体温调节过程，例如，在寒冷的环境中，你冻得面色发青，浑身发抖打寒战。面色发青是皮肤血管收缩、血流变慢及血流量减少以减少热量散失；浑身发抖是肌肉的不规则收缩以增加产热量，两者的作用都是为了达到在寒冷的环境中也能维持正常体温的目的。炎热环境中正相反，面红耳赤是血管扩张血流量增加有利于散热，还可以通过出汗带走更多的热量。这些调节都是自动进行的，很难被意识控制。

人体的血压、心脏的跳动及血液成分含量等也是相对稳定的，而且也是通过自动调节来维持的。

早先，人们把体温、血压、心脏的跳动及血液成分含量等生理活动的相对稳定称为“稳态”，并指出稳态是正常生命活动所必需的。现在认识到稳态的概念还应当包括心理活动的相对稳定。

心理应激所引起的反应实际上打乱了原来的情绪稳态，破坏了原有的心理平衡。因此，也必须进行调节，以防止和减少紧张情绪的发生，并恢复稳态。

我们一再强调认知评价和情绪反应在心理应激中所起的重要作用。即使是在已经结束紧张刺激作用的情景下，改变认知评价方式，创造良好的情绪状态，仍然是解除和缓解应激反应的有效途径。

一个人的认知评价方式与一个人的理想、信念、价值观等有很大的关系。有远大理想和公而忘私的人，对生活琐事引起的麻烦常可忽略，而持有“凡事必须完美”信念的人，往往对自己、对别人，对客观环境都有不合理的要求，看问题绝对化、片面化，稍不如意，就认为是糟糕透顶，容易产生心理应激。

人们在遇到紧张性刺激时还会有意无意地采取一系列心理或行为的策略，尽量避免使自己陷入窘境，防止和缓冲心理应激的发生。这些策略在心理学上称为心理应对（coping with）是一种心理防御机制，类似于生理活动的自动调节过程。

心理应对有很多形式，下面所介绍的是常见的几种。

最常见的一种是否认（denial），即拒绝承认某种痛苦或有威胁性事情的存在。例如，有一位因严重烧伤而危及生命的妇女，开始几天她情绪极其低落和恐惧，但几天之后她觉得自己一定会好转回家照料孩子，实际上她的病情更加恶化，但是她这种否认使她能保持心情的平静和稳定。她并不是有意假装，而是真的相信自己会好起来。所以，否认这种机制不是忘却，而是否定不愉快事情的存在。有些刚检查出癌症的患者认为可能是大夫看错了检查报告，或是因为其他什么原因造成了误诊，认为自己不可能得这种病，也是一种否认的心理防御机制。大多数心理学家认为这种否认具有一定的积极意义。但有些情况下的否认就不然了。不承认考试之前需要复习的学生肯定会失利；坚持说服用海洛因只不过是为了做一下试验的吸毒者会有什么好的结果呢。

还有一种基本的应付方式称为潜抑（repression），指人们常会把那些不愉快的情绪体验或记忆排除在意识之外。例如，弗洛伊德总记不住他曾经误诊过的一位女患者的名字。战士们容易忘记他训练时曾摔倒在地时的体验，因为那将使他感到沮丧。人们容易记住自己“过五关斩六将”的成功，对“败走麦城”之事却很容易“健忘”。这些记不得对自己不利的事似乎是有选择性的，与通常因时间过长引起的遗忘不同。

如果否认或潜抑仍然不能完全解决问题，还可以通过“歪曲”事物的性质而使其容易应对。例如，我们可以把自己的不愉快的感受推及于他人。自己有了过失，认为别人也好不了多少，“以小人之心度君子之腹”，用“天下乌鸦一般黑”为自己开脱。两个人合伙同谋了不光彩的事，追悔莫及，却认为这都是由于对方的引诱才使自己上当受骗。这种应对方式称为投射（projection），是想把问题置于自身之外。

在严重心理应激时，还可以出现一些与年龄不相称的幼稚化行为，如哭喊、撕头发甚至就地打滚等，这称为退化（degeneration）。有的心理学家解释道，成年人是难以忍受无助的感觉的，而作为孩子他们终日都是依赖别人，对于无助感习以为常。除了增加依赖性以外，退化行为还能引起别人的同情。例如，在争论失败时，哭喊也许会使对方“心软”而让步，小孩子不是经常用哭喊的手段迫使父母满足他们的要求吗？

医生和护士们终年累月都会遇到病残伤亡的信息，他们通常采取一种所谓“超然”的态度来缓解这些不良信息所引起的情绪反应。这种应对方式称为理智化，实际上是一种巧妙的否认。还有一种否认的形式称为反向形成（reaction），如企盼生儿子的人偏说他们喜欢女孩子；在特别爱慕的异性面前反而表现得十分冷淡和有意回避；虽身患重病却表现的无所谓；过分炫耀自己的优点可能是由于严重的自卑所致；过分的逢迎献媚可能怀有敌意或不良企图。

把受压抑的情感从原来的对象转移到一个替代的对象，这种心理应对方式称为替换（substitute）。例如，一位非常想当父亲的男人在得知他没有生育能力时，可能对宠物及亲戚的孩子表现出极大的爱意。新的对象虽然不能完全起到替代作用，但却能起到某种保护和缓冲心理应激的作用。

当某种动机和行为不被社会所接受，或由于从事某项工作失败时，可用对自己所作所为是合理的辩解为自己开脱或想方设法自圆其说，但其理由却常经不起推敲。这种应对方式称为合理化作用（rationalization）。伊索寓言中所说的狐狸跳起来也吃不到那红熟了的葡萄就说葡萄是酸的，不好吃，这种“酸葡萄心理”是把凡是自己得不到或者没有的东西就一律说成不好，是不值得自己关注和争取的，以冲淡内心的欲望和不安。

改变不被现实社会所允许和接纳的动机和行为，转向更加崇高的目标，使之符合社会规范和时代要求并具有建设性，有利于社会和个人发展，能被社会所接纳，谓之升华（sublimation）。如追求异性的爱情但限于种种原因而不能实现时，用写诗作赋，书画音乐等来抒发其不能倾泻之情感。歌德因夏绿蒂另有所爱而初恋失败，发奋写出了传世之作《少年维特的烦恼》，太史公司马迁受腐刑忍悲痛而完成了《史记》的千古名著，都是升华的例子。

幽默（humour）可以化解心理应激时所出现的困境和尴尬局面，并赋予生活以情趣和活力。古代大哲学家苏格拉底的夫人脾气暴躁。一次，苏格拉底与学者及弟子们在厅院议论学术问题，先是听到夫人的骂声，继而夫人提着洗衣水桶经过大厅时浇了他一身水，在场的学者及弟子们无不为之震惊和难堪，不料苏格拉底却说他早就知道，雷电之后必有一场大雨。夫人转怒为笑，大家也从尴尬局面中解脱出来。

幽默是与乐观相联系的。幽默可以解愁，给人以良性刺激，可引起一种欣快感，具有缓解心理应激的作用。

一般说来，心理应对有积极的和消极的两种。升华、幽默当属积极的应对。消极的应对由于在某种程度上暂时维持心理平衡，缓解心理应激的不良影响，因而有时也有一定的积极作用，但若应用过度或应用失当，也有可能形成病态。

六、心理应激在高血压发病中的作用

Pickering指出，环境因素在高血压的发病中所起的作用并不仅是理化因素的污染，更重要的是由于环境因素所引起的心理应激所致。情绪紧张程度与高血压的发病有密切的关系。

（一）有关心理应激与高血压发病相关的资料

Cobb及Rose在比较飞机场空中交通指挥人员和飞行员的血压情况时，发现前者高血压的发病率为后者的4倍，2年后更增加为6倍。而且前者发病年龄也明显提前，平均为41岁，后者为48岁。这是由于飞机起降频繁，空中通道拥挤，塔台指挥者注意力必须高度集中，而且要对随时可能出现的意外情况做出灵活反应，精神极度紧张。相比之下，飞行员每天进出机场次数有限，工作时间也较短，其精神紧张程度远低于塔台指挥人员，心理应激程度相对较低。Cuplan等又比较了不同交通密度的塔台工作人员，发现交通密度过高者高血压的发病率亦高且发病年龄也较小。

工作人员对自己的工作不满意，职务与能力的角色冲突，也能形成持久性精神紧张而引起心理应激，导致高血压的发生。House对于美国工人的一项调查报告显示，对工作满意的一组高血压发病率为3.5%，最不满意的一组为14.4%。角色冲突的最高的一组高血压发病率达27.5%，而角色冲突最低的一组仅为4.9%。

许多实验室研究资料也证明了心理应激与高血压发病的关系。Modoff等将大鼠置于强噪声的环境中，造成了大鼠的持久性高血压。Henry等发现饲养在非常拥挤的笼子中的小白鼠，由于相互侵扰、倾轧、争食等都发生了高血压，并且出现血管病变和心肾损伤，死亡率明显增加。Fredman选择有高血压遗传倾向的大鼠作为实验动物，让其必须触动一下杠杆才能获得食物，但同时又必须接受电击，这使大鼠处于矛盾的心理状态，结果出现了明显的持久性高血压。赵峰、王文、刘力生（1989

年）发现心理应激状态可以导致有高血压遗传素质的自发性高血压大鼠（SHR）提前发病，而且可使病情不断加重；应激后SHR大鼠的血浆神经递质（NE. E）和神经肽类物质（VIP）均明显升高。表明高血压的发生、发展与社会心理因素关系密切。

中国学者也有资料证明心理应激与高血压的发病率有关。王景和（1961年）调查了252名高血压患者，发现病前由于工作、学习过于紧张或由于生活中曾遭遇过某些事件而引起精神创伤的占60%以上。周丽江（1989年）在对186例老年原发性高血压的危险因素的对照研究中，发现男女共有的首要危险因素就是病前发生的生活事件所引起的心理应激。张瑶、宋维真等（1992年）用生活事件经历调查表对高血压（156人）及冠心病、胃溃疡、癌症患者共560名进行调查，结果表明疾病的发生与生活事件有一定关系。患者病前经历应激性事件的频度和负性体验强度均明显高于健康组（273人）。周森（1991年）对72例高血压患者的研究表明，该组患者经受重度应激事件刺激的为87.5%（63/72）对照组为61.1%（44/72）。配对分析表明，两组应激事件刺激强度的差别有非常显著性。

P.Hamet（1998年）的综述中报道，BR.Vidgren（1992年）研究了在具有高血压家族史的人群中，不论他们已是高血压患者，或是尚未发生高血压，当他们面对心理、生理的应激时，他们相应的血压反应较高于那些无高血压家族史的人，从而证实应激在高血压的发展中是一个重要的环境因素。另外JD. Spence（1991年）的研究还证明，对紧张心算的反应性可能不仅可预报血压的升高，也可预报左心室肥大。

（二）心理应激引起高血压的机制研究

突发的、一过性的心理紧张刺激引起血压短暂升高的机制已在本章开始时加以说明，具有一般医学知识的人对此都很了解。至于原发性高血压的发病原因却比较复杂，目前尚有许多不明之处。但有许多资料说明，心理应激中的情绪紧张因素如果长期反复地作用于具有高血压遗传素质的个体，那就有可能引起血压的持续升高。

一些临床和实验研究资料表明，交感神经兴奋性增高和肾上腺髓质活动过强，与高血压的形成有关。其证据之一是相当一部分高血压患者的血浆儿茶酚胺含量明显增高，而儿茶酚胺含量直接反映交感肾上腺髓质系统的活动情况。Brown 等认为高血压是随年龄增长而出现的血压异常增高的结果，最初是交感神经系统兴奋性增高，继而，由于肾脏长期处于高血压环境中发生病变而引起肾素的分泌增加，成为高血压进一步加重的诱发因素。

有许多作者还认为高血压患者具有更大的心理生理反应性，尤其表现在调节心血管活动的交感神经上。交感神经的高反应性能增加使血管平滑肌肥厚的营养性因子的活性。高血压患者在吸烟时，这种反应性更加明显。持续的高盐摄入也能通过神经纤维末梢递质释放的增加使该反应性增加。Smith等的动物实验证明，高血压动物模型的动脉血管平滑肌，对5-羟色胺产生收缩反应的反应性为正常动物的4～7倍，也是心血管高反应性的例证。B. Falkner 等所获得的可证实资料表明：高血压的儿童对心理刺激表明更高的压力反应性，Groen 及 Baumann 也证实了高血压患者不但在高血压期，而且在高血压前期就有血流动力学和自主神经系统反应性的异常。

M.Al'Absi等（1994年）发现临界性高血压被试肾上腺皮质的活动对一些心理应激因素是很敏感的，心理应激（心算）时他们的血清皮质激素比健康人明显升高。

乔文达、毕希名、唐明（1998年）对中国远洋船员的研究表明，由于长期远洋航行引起心理应激，远洋船员高血压的发病明显增加，并有血浆皮质酮及β-内啡肽含量的改变，更有意义的是这些船员是先有心理健康水平的下降，连续在船时间超过3个月时就出现，而后出现血液生化的变化（3～6个月），再后出现血压的变化（超过6个月）。

另外心理应激引起高血压的发病还与人群的易感性有关。例如，B. Sydney等（1994年）对高血压患者与非高血压患者的女性后代所做的研究表明，高血压患者后代月经周期中黄体期的舒张压较高，而且对心理应激（如演讲任务）的状态——愤怒反应水平也较高，说明外因是通过易感因素起作用的。H. C. Deter（1997年）对正常人群中的盐敏感型与盐抵抗型的两组被试人群进行了研究，他们的年龄、身体状况、高血压家族史等方面均是相匹配的，在心理应激（信息处理任务）时盐敏感组血压、心率、焦虑水平的升高均比盐抵抗组高，而对愤怒的控制力则较低。而且盐敏感组的激惹水平不论在实验前还是实验后都相对较高。结果说明个体对应激的易感素质可能与其高血压的发病有关。

今后如通过基因标记技术与危险因子的流行病学调查相结合，有可能找到几种明显的基因位点及有关的环境附加因素，从而对高血压的发病做出更为详尽的解释。

由于心理应激与高血压的发生有关，所以防止心理应激中的那些不良反应的发生就是防治高血压的有效措施之一。作者之所以在前面对心理应激做了较为详尽讨论的目的就在于此。

（李心天）

第二节 人格特征与高血压

一、人格概述

人格（personality）也称个性，是指人的总体精神面貌，是具有一定倾向性的各种心理品质的总和。它包括人格的倾向性和人格的心理特征两方面的内容。人格表现在一个人对己、对人、对事物，乃至对整个环境进行适应活动时的那些独特的心理特征。人格是个体在遗传、环境、发育、学习等多种因素的交互作用下，在成长发育过程中逐渐发展形成的。人格有以下几个方面的特点。

（一）人格倾向性

人格倾向性是人进行活动的基本动力，也是人格中最积极、最活跃的因素。人格倾向性决定人对现实的态度，决定人对认识和活动对象的趋向和选择。

人格倾向性包括需要、动机、兴趣、信念和世界观等。其中需要是整个人格的积极性的原动力，动机、兴趣、信念、世界观等则是需要的表现形式。

（二）人格心理特征

人格心理特征是人的多种心理特点的独特结合，集中的反映出人的心理面貌的独特性和个别性。

人格心理特征主要包括性格、气质和能力三个方面。这三个方面在每个人身上的独特的结合形式，构成了千差万别的人格，世界上没有任何两个人的人格是完全相同的。

1. 性格（character） 是指人对现实的态度和与此相应的习惯行为方式。性格是人格心理特征的一个组成部分，是在长期生活实践中塑造而形成的，一经形成就比较稳定。

2. 气质（temperament） 是人在进行心理活动时或在行为方式上，表现在强度、速度、稳定性、灵活性和指向性等动态性质方面的心理特征。例如，情绪产生的快慢，情绪体验的强弱，情绪状态的稳定性和持久性，情绪变化的强度及指向内部或外部等。气质还表现在人的动作、言语的速度等特点上。气质与遗传和高级神经活动类型关系比较密切。气质是人格心理特征的一个重要组成部分。

性格与气质的主要区别在于气质较多受生物学因素及遗传因素的制约，稳定性较强；而性格则受生活实践的后天影响大，其稳定性不如气质。但性格与气质又难以截然相分。严格说来，没有可以离开人格的气质，也没有缺乏气质的人格，气质是人格的表现形式，性格则是人格的具体内容。有的心理学家说，一个倾向越是先天性质的，越可以说是属于气质的。社会因素虽然对人格发展有重要影响，但它终归还是要受气质因素的一定制约。

有人研究血型、血液成分、体型等与人格的关系。这里需要强调指出，这些仅是与气质有关的相关物质，不宜夸大它们在人格形成中的作用。

3. 能力（ability） 是人完成某种活动所必备的人格心理特征。它在心理活动中表现出来是影响活动效果使活动顺利完成的基本因素，是符合活动要求的个性心理特征的综合。能力与智力这两个概念有时很难区别，一般认为智力属综合性能力，大体上指学习知识的认知能力，用智商（intelligence quotient，IQ）来反映传统的智力，其分数更多地被用来预测一个人的认知能力与学业成就，如世界通用的韦氏成人智力量表包括测量知识的广度、记忆力、理解力、注意力、解决问题的能力、抽象推理能力等，语言和操作两部分能力。但近年来发现决定人生成功与否的关键是情绪智力，而不是智商。

情绪智力的概念最早于1990年由Peter Salovey和John Mayer提出，现认为包括：①情绪的知觉、评价和表达能力；②思维过程中的情绪促进能力；③理解与分析情绪知识的能力；④对情绪进行有效调控的能力等。它以自我意识为基础，包括乐观、同情心、情绪自制、情绪伪装等，对人的成就具有决定性意义。有人把情绪智力更为概括地称为人际交往的能力，因为对自身和他人情绪的控制与调节直接与人际交往的质量与成败有关，所以它是人的社会智能的一种类型。目前美国对情绪智力的测定多用乐观测试与PONS测试（profile of nonverbal sensitivity）。由于这两种测验都是用加法计分，故用情商（emotional quotient，EQ）来代表情绪智力值得商榷，且易与EQ是情绪特质（emotional quality）的简称相混淆。

二、与健康及疾病有关的人格学

有关人格的学说比较多，在此仅介绍两种与健康及疾病关系比较密切的学说。

（一）弗洛伊德（Sigmund Freud）的人格结构学说

弗洛伊德认为人格是一个动力结构，所以这一学说也称精神动力学说或心理动力学说。动力的来源是Libido，译为“力必多”或性力、欲力。Libido是一切本能欲望的根源。他按年龄把人格的发展分成五个时期：口欲期、肛欲期、性器官期、潜伏期和两性期。在前三期中，如果Libido不能得到合理满足，人格发育就会受阻而停滞在这个阶段，使人具有幼稚人格。这种停滞将影响人的一生，受压抑的欲望会在潜意识中发生作用，造成成人期的神经精神疾病。因此弗洛伊德特别强调童年时期的早期经验在人格形成和发展中的重要性。

弗洛伊德把人格结构分成三个层次：本我、自我和超我。

“本我”代表生物本能的需要，有即刻要求满足的冲动性倾向，遵循趋利避害的“享乐原则”（the principle of pleasure）行事。当本能需要得不到满足时，便产生压抑感和潜意识中的心理冲突。本我存在于潜意识深处，人不能意识到。本我是人格的原始状态，自我和超我都是从本我分化而产生的。

“自我”由本我的一部分发展形成。自我受超我指导，控制和约束本我的本能冲动，在外部条件许可的情况下，决定是否满足本我的需要。自我遵循“现实原则”（the principle of reality）行事，以保护个体安全。本我通过自我与外界联系并获得满足。自我在本我与超我之间起协调作用。自我的大部分在意识状态中，小部分属潜意识。

“超我”是人格发展的最高层次，代表人类的良心和道德准则，按“至善原则”（the principle of ideal）行事。超我做出是非和善恶的判断，通过自我监督本我的冲动性本能。超我是儿童在成长过程中，受家庭、学校、社会的环境影响，将社会道德规范内化而形成并发展的。

弗洛伊德认为人的心理活动分意识（conscious）、潜意识（unconscious）和前意识（preconscious）三个部分。意识是指与语言信号有关的思维活动、情绪、知觉、意志等可以清楚意识到的部分。潜意识是不能被人感知的那部分心理活动，本我的全部和自我的一部分都属于潜意识。潜意识占去了人的心理活动的大部分，所以人的大部分行为由潜意识（主要是本我）所左右。前意识是介于意识和潜意识两者之间经过提醒和努力思索即可进入意识的心理活动。潜意识动机必须经过前意识审查同意才能进入意识。弗洛伊德认为压抑在潜意识中的心理冲突可以引起焦虑，也可以通过转化和象征作用造成心理异常或精神症状。只有把压抑在潜意识中的心理冲突挖掘出来，并加以心理分析找出根源，才能消除精神症状。

弗洛伊德的精神分析治疗，就是应用自由联想（free association）让患者追溯往事，以挖掘压抑在潜意识中的心理冲动，特别是童年时期的心理创伤。弗洛伊德本人把这种心理创伤局限于性的范围，以后他的学生改变了这种泛性论观点，不再受此限制。电影《爱德华大夫》就是这种例子。故事主人公的早期心理创伤是幼年玩耍时不慎失手将弟弟从高处推下摔死。这一不幸事件被压抑到潜意识中去后，表面上似乎已经平息。但是多年后，当他被冤枉杀人时，这一压抑在潜意识中的严重心理创伤，经过转化和象征作用而形成一种泛化的罪恶感，使他精神错乱，虚构了自己杀人的经过，认为自己确实杀了人。承认杀人罪，就是象征他对死去弟弟的赎罪。但是女医生清楚地知道他并没有杀人，而是患了精神病，所以当他在逃跑中运用自由联想启发他回忆起童年时的这一不幸事件，为他进行心理分析，终于使其精神恢复正常。

（二）人格特质论

特质论认为，个人的行为主要是由于个人所具有的种类广泛、稳定的、强度不同的人格品质（如依从性、进攻性、温柔性和多虑性等）所调节。这些人格品质虽然是人们所共有的，但在每个人身上各自表现的强度不同，因而就有不同的品质组合，而形成了了每个人独特的个性，即人格的不同。特质论把这些不能再分解的人格品质单元称为“特质”（trait）。特质论的创始人是美国心理学家G. W. Allport（奥尔波特），代表人物有英国的卡特尔（R. B. Cattell）、英国心理学家艾森克（S. B. G. Eysenck）等。

1. 卡特尔的特质因素分析

卡特尔确定了每个人都有的16种根源特质，即16种人格因素，正是这些人格的基本元素，影响每个人的所作所为。卡特尔设计了相应的问卷（16PF）来测量它们。这16 种人格因素是：因素A（乐群性）、因素B（聪慧性）、因素C（稳定性）、因素E（持强性）、因素F（兴奋性）、因素G（有恒性）、因素H（敢为性）、因素I（敏感性）、因素L（怀疑性）、因素M（幻想性）、因素N（世故性）、因素O（忧虑性）、因素Q_1（实验性）、因素Q_2（独立性）、因素Q_3（自律性）、因素Q_4（紧张性）。

以上16 种人格因素是各自独立的。他们普遍地存在于各年龄和社会文化环境不同的人身上。每个人的人格特征不同，就是由于这16 种人格因素在每个人身上存在的强度不同的组合所决定的。测出一个人16 种因素的不同存在程度，就得到了这个个人的人格特征轮廓。卡特尔的16 种人格因素测验已被心理学界、教育界及职业选拔等领域广泛使用。中国学者们在医学心理学的工作中也有若干16PF的研究报道。

2. 艾森克人格维度测量

艾森克虽然也是一位著名的特质心理学家，但他们的研究兴趣主要放在人格的分型上。他把人格概括为三个基本维度，既：内外倾（extraversion or intraversion）、神经质（neuroticism）和精神质（psychoticism）。艾森克使用这三个术语有其特定含义，并不与其病理意义有必然联系，正常人身上也同样存在这些特征。内倾指容易形成条件反射，相应的易出现焦虑、沮丧。外倾指不容易形成条件反射，有易于冲动和难以控制的倾向。神经质又称情绪性，反映的是情绪的稳定程度，与人的自主神经系统的活动特征有关。精神质又称倔强、讲求实际。

艾森克人格问卷（EPQ）是测定人格维度的自陈量表。包括E（内、外倾）、N（神经质）、P（精神质）和L（谎造或掩饰）四个量表。前三者为人格的三种维度，它们是彼此独立的。L是效度量表，代表掩饰、假托的人格特质，它与其他量表有某些相关，但它本身也代表一种稳定的人格功能。

中国现有陈仲庚和龚耀先的两种译本。经使用认为项目内容适合中国国情且具有较好的效度和信度，在临床上已有较多的应用。

三、人格特征与心理应激的关系

讨论人格特征与心理应激的关系有助于了解人格特征与高血压发病的关系。

宋维真（1962）根据患者临床表现特征用言语指示形成复杂的运动条件反射探讨了180名高血压患者的大脑皮质功能状态。结果发现患者辨别反应的潜伏期较健康人长，潜伏期波动幅度较健康人大，其中有显著神经衰弱症状的高血压患者表现最为明显，作者认为上述结果表明了这些患者有较明显的皮质功能障碍。

程莎、汤慈美等（1990年、1991年）用EPQ在中学生中挑选了高神经质和低神经质的及外倾的和内倾的四组被试者，用考试焦虑调查表（TAI）对被试者在考试中的紧张程度及主观体验进行评估，同时测定被试者在考试时的儿茶酚胺排出量。结果表明尽管这四组被试者考试成绩均无显著性差异，但高神经质组的TAI分数显著高于低神经质组，内倾组高于外倾组。在考试应激状态下高神经质组尿内去甲肾上腺素、肾上腺素和多巴胺的排出量均显著高于低神经质组；平静状态下高神经质组的去甲肾上腺素排出量高于低神经质组；内倾组在考试时多巴胺的增加高于外倾组。上述结果提示，由于人格差异的存在，对同样的紧张性刺激可产生不同的认知评价和主观体验，并引起尿内儿茶酚胺反应的差别，高神经质组的应激反应大于低神经质组，内倾组大于外倾组，而以高神经质组的应激反应尤为显著。

该作者又观察了实验室应激时高、低神经质组的应激反应。所用紧张性刺激为限时心算和复杂辨别反应，在进行作业的同时记录被试者的呼吸频率、呼吸流量、脉率、指端血管容积和皮肤电反应五项生理指标，并测定尿儿茶酚胺的排出量。结果表明，两组被试作业成绩无显著差异，但对作业难度的主观评价和情绪体验的程度上，高神经质组高于低神经质组。在平静状态下，高神经质组去甲肾上腺素分泌量高于低神经质组；应激状态下，高神经质组的儿茶酚胺反应强度和变化程度均明显高于低神经质组。高神经质组的五项生理测试指标均比低神经质组有较大的变化程度。儿茶酚胺的排出量与脉率呈明显正相关。本研究结果与应激结果是一致的。

如果把自主神经活动的特点也包括在一个人的行为特征之内，那么如前所述的交感肾上腺髓质系统和心血管活动的高反应性也是高血压患者的一个重要特点。这种高反应性尤其表现在对心理的刺激反应较强而且持续的时间较长，难以恢复到原来水平。

有的作者还发现高肾素型高血压患者，对情绪冲突更为敏感，而低肾素型高血压患者则有较少的情绪烦扰。一些作者认为神经质和压抑是高血压的继发现象。也有人认为高血压是由于对进取心和侵略性的长期压抑导致交感系统活性的增加和心血管的反应性异常。

四、人格特征与高血压

由于对高血压患者人格的研究多是一些回顾性的资料，因此所得结果很难说明某种人格特点到底是导致高血压的原因之一，还是患高血压后才出现的某些特殊行为，抑或是二者交替互为因果而构成高血压发病过程中的一种恶性循环？对这些问题的澄清有待于今后多做些前瞻性的研究。以下的一些资料可以作为认识这一问题的参考。如前所述，在人格的形成中也有后天的因素，因此这些资料还是很有价值的。

陈仲庚（1985年）全面分析了近代研究最为一致的认为高血压患者的人格特征是：敌对、难以表达愤怒和缺乏果断及神经质人格特征。例如，1933年D. Ayman是第一个经客观测定发现这些患者多为敏感、怕羞、易怒和内在激动。1939年F. Alexander较早发表了最有影响的论文，在应用精神分析学说对高血压患者进行观察时，发现患者有连续的压抑敌对性和愤怒从而导致血压上升。后来F. Dunbar（1943年）和L. Moses（1956年）还发现高血压患者尚有顺从、压抑、神经症倾向等。王景和、李心天、许淑莲等（1961年）将高血压患者的人格特征分为两种主要类型，一种为急躁易怒、倔强任性、要求过高；另一种为孤僻犹豫、敏感多疑，易生闷气。随后A. H. Buss（1966年）综述了几项报道，较一致地提示患者在处理和运用攻击活动时是有困难的，即不是过分就是不足。D. Graham（1972年）W. D. Gentry（1982年）发现血压偏高的被试者大都是易生闷气（anger-in），即产生向内生气反应的人。另一种表达方式是向外生气，即把气发泄出来（anger-out）。另外，早年心身医学中不但强调压抑的敌对性与高血压的关系，也提出焦虑与这一疾病的关系。焦虑如果以情绪的概念来探讨则它与高血压的关系就易为人们所理解。情绪性或神经质常与焦虑同时出现，因而这也是高血压患者人格特征的表现之一。王景和等（1961年）提出患者自知患高血压后，顾虑、焦虑等消极情绪会以恶性循环方式促使疾病不断恶化。J. O. Robinson（1964年）在工作中发现那些虽然血压偏高但未诊断为高血压者，其神经质特点则与一般正常被试者没有区别。由此可以推知高血压患者的神经质人格特征（EPQ的N分高）可能是由于诊断为高血压而引起的。

陈仲庚在上文内也提及对青年人的血压问题与人格的研究，即前期高血压人格特征的研究资料较为少见。虽有报道边缘高血压者的表现为顺从别人，愿和他人来往和接触，力图控制自己的行为使之符合社会要求，但在表达情感上有困难。由于具有边缘高血压问题的年轻人成年后有一部分人并未发展成为高血压，因此在命名与材料的引用上都应当小心。

陈仲庚在上文内还提及其他人格研究问题，即不论用投射法、自陈测验、临床观察或实验室观察等方法，大都发现患者与正常人虽有不同之处，但还不能得到统一的结论。即从总体人格特征来区分，正常血压者与高血压者之间不存在重要人格型式的差别。现代的研究倾向于寻找单独的行为表现与某些高血压特殊类型的关系。高血压实际上有多种亚型，每种亚型都有其特殊性，就是亚型的心理特点也各有不同，它们也许与社会文化、环境、地区、种族、职业、心身关系等多种因素有关。因此不是一种而是几种人格型式都与高血压病有联系。另外，从研究方法上说，除了有横断面的分析外，尚需要有疾病发展的纵向研究，并对复杂因素进行多变量技术的分析。高血压是冠心病的危险因素之一，许多研究表明，A型行为（TABP）的人易患冠心病，但是高血压患者常常不是A型。如I. Waldron（1980年）以国际上最为大家接受的一种测查A型行为工具JAS测验（Jenkins Activity Survey），发现A型记分与平均血压无关，与9周记录的血压变化无关，与干扰日常生活而引起的血压升高无关。被试者日常工作中所表现的A型行为与血压高低也无关。上述现象如何解释呢？R. H. Rosenman（1976年）认为A型人格特征者能够向外表现紧张情绪，一般不会积累紧张度以导致血压升高。也有若干文献报道A型与血压有关系，L. K. Scherwitz（1978年）发现，应付各种环境事件的A型被试易得高血压。J. M. Siegel等（1983年）发现，青年被试收缩压变化与A型特征者的语言反应有关，也与敌对性有关。R. H. Rosenman及M. Friedman（1961年）曾报道A型的妇女患（舒张压偏高）高血压的发病率为34.8%，而B型的妇女发病率仅为4.5%；另外R. B. Shekelle等（1976年）则发现只有老年妇女的血压与A型有关。这一问题可能也与被试的具体生活和工作环境有关系，非常值得进一步引进研究。

Prokop（1981年）认为，即使消除了A型行为的许多特点，也不能完全使个性易感高血压的危险改变。P. Nazzayo又指出，A型行为是高血压发病中的隐藏的炸弹。

至于A型行为与高血压之间的关系也引起了中国的注意，1984年全国心身医学协作组制定了中国的A型行为问卷。李明德等（1985年）的研究发现高血压患者中A型行为模式者占63.6%，而对照组仅为36.4%。杨菊贤等（1986年）用A型性格问卷测查200名高血压患者和200名健康人，结果发现高血压患者中A型行为所占比例异常显著。张伯源等（1988年）的调查表明A型行为类型对高血压和脑卒中的发病起一定促进作用。周丽红等（1988年）调查了189例老年原发性高血压、冠心病、消化道疾病患者均以A型行为者多。叶绿等（1988年）对210例原发性高血压患者和203名正常人进行对照研究。结果发现：总体高血压患者组的A型行为问卷分与正常对照组得分接近，但高血压组随年龄的增长A型行为得分也增加，而对照组随年龄的增长A型行为得分减少。有短暂脑缺血发作的高血压患者，其A型行为类型所占比例显著高于无此并发症的患者和正常对照组，提示A型行为可能影响高血压患者的预后。对A型行为的统计分析发现只有部分A型行为者有时间紧迫感、争强好胜、急躁、易激惹等行为特点与高血压关系密切，而并非所有A型行为都与高血压有关。由于未发现传统的危险因素（吸烟、阳性家族史、高脂血症）与A型行为有关，因此不能说明传统医学因素增加A型行为个体易感高血压的倾向。该作者还发现（1989年）A型行为类型患者倾向于高肾素的高血压患者。

朱琪（1988年）在医生必读丛书“医学心理学”中提到Wolf在对114名高血压患者进行全面的心理学观察后，认为高血压患者并不属于任何一种基本的人格类型，但是却具有好胜心强和过分拘谨这样的共同行为特征。Harris等对一组在高应激状态下发生高血压的妇女进行调查，发现其共同的特点是敌意、凶狠和好斗。Friedman和Bennet对1100名门诊抑郁患者的观察也证实血压的上升与焦虑相关联。

F. Michael等（1995年）对与健康有关的人格因素方面的研究进行了综述，发现敌意、愤怒、情感压抑、抑郁及悲观厌世和听天由命心理与冠心病、癌症和获得性免疫障碍综合征有关，但未发现这些人格因素与高血压有直接关系的证据。同样，Johan Denollet等（1995年）的研究证明具有悲观性人格特征的人（具有悲观和情感表达抑制）与心肌梗死患者的死亡有关。如前所述，虽然我们都知道高血压与冠心病和心肌梗死是相关连的疾病，高血压发展的结果往往是冠心病。而对TABP的人易患冠心病的论点（Friedman 1959年）至今仍有争论。有人认为TABP是冠心病发病的多种危险因素之一。另有人认为TABP并非都有致病作用，其中只有敌意是有害的。高血压与人格特征的关系是尚需进一步研究的课题。

孙丽娟、宋卫国（1998年）使用16PF对82例原发性高血压患者与正常人进行个性特征的对照研究，发现在C、E、Q三项中，两组有显著差异。表明这组患者反应性、应激性高于正常人，情绪多不稳定，易激动、焦虑，遇事缺乏耐心，常急躁不安，加之好强、固执，在遇有难堪经历后，常会长时间感到难受并常为不该做的事后悔、不安，还会对自己所处环境不满，从而使精神长期处于紧张焦虑状态，这些都可能与高血压病的发生和发展有关。

徐震雷、张苏范等（1998年）使用中文活动量表（Jenkins Activity Survey北大心理系1991年修订版）（A型）、行为特征问卷（Baltrush版，徐震雷、张瑶修订版）（C型）和艾森克人格问卷（EPQ龚耀先修订版），对149名Ⅰ/Ⅱ期原发性高血压患者和112名健康对照组进行了有关高血压患者个性特征的研究，其结果为：①在A型行为、速度和性急、工作献身、精力旺盛和竞争分量表上，高血压组和正常人没有显著性差异；②在焦虑、抑郁、愤怒、愤怒外泄、愤怒内泄、合理化、乐观、控制和社会支持分量表上，高血压组和健康对照组间没有显著性差异；③在精神质、神经质、内外向量表上，高血压组和正常人没有显著性差异，但掩饰分显著偏低。研究结果表明高血压患者除存在有不善于掩饰自己的个性特点外，没有明显的个性特征，A型行为与C型行为特征与高血压患者也没有明显的关系。作者认为，本调查是对已有高血压的患者的调查，从病后的行为特征与常人无明显区别，也可以说明高血压疾病本身并没有对患者的情感、行为活动产生什么影响，这是符合所调查患者的高血压症状不明显，患者仍能坚持学习、工作，社会功能未受到影响有关。

综上所述，目前人格特征与高血压的研究基本是对已病者的现状调查，结果的不尽一致性说明人行为的复杂性。对是否存在高血压易感性行为和高血压易感性行为特征是什么？尚需前瞻性研究的进一步探讨。

（李心天）

参考文献

[1] 周森，张丽辉，罗茂红，等．社会心理应激与高血压病 [J]．中华心血管病杂志，1991，19（4）：211-213.

[2] HAMET P，PAUSOVA Z，ADARICHEV V，et al．Hypertension：genes and environment[J]．J Hypertens，1998，16（4）：397-418.

[3] AL'ABSI M，LOVALLO W R，MCKEYET B S，et al．Borderline hypertensives produce exaggerated adrenocortical responses to mental stress [J]．Psychosom Med，1994，56（3）：245-250.

[4] 乔文达，毕希名，唐明．等．船员心理健康水平及其相关因素调查分析 [J]．青岛医学院学报，1998，34（1）：37-38.

[5] MILLER S B，SITA A．Parental history of hypertension，menstrual cycle phase, and cardiovascular response to stress [J]．Psychosom Med，1994，56（1）：61-69.

[6] DETER H C，BUCHHOIZ K，SCHORR U，et al．Psychophysiological reactivity of salt-sensitive normotensive subjects [J]．J Hypertens，1997，15（8）：839-844.

[7] 戴建林，黄敏儿．从IQ到EQ：智力内涵的新建构 [J]．心理科学，1997，20（6）：568-569.

[8] 赵同森．情绪智力 [J]．心理科学，1998，21（4）：379-380.

[9] 宋维真．神经衰弱、高血压、溃疡病患者大脑皮层机能状态的某些差异 [J]．心理学报，1962，(3)：241-247.

[10] 程莎，汤慈美，李心天．人格类型对应激反应影响的实验研究（实验室应激源部分）[J]．心理学报，1990，22（4）：413-420.

[11] 陈仲庚．人格特征与高血压 [J]．心理学动态，1985，15（3）：53-58.

[12] 杨菊贤，徐济民，高天骆．等．性格类型与高血压病相关性的初步探讨 [J]．临床心血管病杂志，1986，(1)：17-19.

[13] SCHEIER M F，BRIDGES M W．Person variables and health：personality predispositions and acute psychological states as shared determinants for disease [J]．Psychosom Med，1995，57（3）：255-268.

[14] DENOLLET J，SYS S U，BRUTSAERT D L．Personality and mortality after myocardial infarction [J]．Psychosom med，1995，57（6）：582-591.

[15] 孙丽娟，宋卫国．82例高血压患者16项人格特质测验 [J]．中国行为医学科学，1998，7（2）：134-135.

第十三章 药源性高血压及其他

第一节 药源性高血压

一、药源性高血压的定义

药源性高血压是指因使用（或停止使用）化学物质、毒品或药物而引起的高血压。

药品说明书不良反应中有高血压、高血压恶化、体位性高血压及血压升高、高血压危象、恶性高血压、短暂性高血压、一过性高血压、高血压加重、高血压新发（或新发高血压）、反跳性高血压（或高血压反跳）、撤退性高血压、停药后高血压、继发性高血压、血压控制欠佳、血压波动等均提示可以出现药源性高血压。

二、药源性高血压的诱发药物及促发因素

（一）药物导致血压升高分级

根据血压升高的程度分为5级。

1级：成人，收缩压120～139mmHg，舒张压80～89mmHg；儿童，收缩期/舒张期血压大于第90百分位数值但小于第95百分位数值；青少年，血压≥120/80mmHg即使小于第95百分位数值。

2级：成人，收缩压140～159mmHg，舒张压90～99mmHg，如果既往在正常值范围内；相比基线血压水平发现变化需要医学干预；反复或持续（≥24小时）症状性收缩期血压升高大于20mmHg或血压＞140/90mmHg；需要给予单药治疗；儿童和青少年，反复性或持续（≥24小时）血压高于正常水平上限；需要单药治疗；收缩期和/或舒张期血压介于第95百分位数值到大于第99百分位数值5mmHg之间；青少年，收缩压在130～139mmHg或者舒张压在80～89mmHg即使这个值低于第95百分位数据。

3级：成人，收缩压≥160mmHg，舒张压≥100mmHg；需要医学干预；需要多种药物治疗或更强化的治疗；儿童和青少年，收缩期和/或舒张期血压大于第99百分位数值5mmHg以上。

4级：成年和儿童，危及生命（如恶性高血压，一过性或持久性神经功能缺损，高血压危象），需要紧急治疗。

5级：死亡。

其中3级及以上的高血压均属于严重高血压，有些药品说明书将符合3级及以上的高血压也称为高血压恶化。

（二）药物引发高血压促发因素

1. 剂型因素 例如，罗匹尼罗常释制剂和缓释制剂高血压发生率不同：5%（常释，用于帕金森病）：3%～15%（缓释）；西罗莫司纳米颗粒白蛋白结合型注射制剂高血压发生率显著低于口服（29% *vs.* 49%）。

2. 适应证因素 例如，环孢素适应证不同高血压发生率不同：13%～53%（肾脏、肝脏和心脏移植手术），8%～28%（牛皮癣，RA）；阿巴西普用于急性移植物抗宿主病时高血压发生率显著高于类风湿关节炎（43% *vs.* 7%）；特定适应证可能诱发高血压，如来那度胺用于骨髓增生异常综合征时可能引发高血压。合并某些疾病容易诱发高血压，如嗜铬细胞瘤（已知或疑似）患者使用使用碘克沙醇时要格外小心，未经治疗的甲状腺功能亢进患者或嗜铬细胞瘤患者慎用利奈唑胺，如使用需要密切监测血压。

3. 给药途径因素 例如，布洛芬注射剂显著高于口服（≤10% *vs.* ＜1%）；左卡尼汀静脉给药时十分常见而口服时少见；右美托咪定静脉使用发

生率显著高于舌下含服（11%～16% *vs.* 5%）；甲基麦角新碱静脉使用有诱发突发高血压和脑血管意外的风险而不适用于常规静脉给药（静脉给药只能在危及生命的情况下考虑）；芦可替尼全身使用发生率高于外用（5%～16% *vs.* ＜1%）；贝沙罗汀全身使用可出现高血压但外用未见报道、环丙沙星全身使用可以引发高血压而眼用或耳用均未见报道；氧氟沙星全身制剂及耳用制剂可诱发高血压但眼用制剂未见报道；布地奈德全身使用发生率高于局部使用而鼻用制剂及吸入剂未见报道；丁丙诺啡透皮贴发生率高于口腔贴。

4．年龄因素 一般儿童、青少年和老年人的发生率及升压幅度高于成人，例如，兰妥莫单抗用于婴儿、儿童、青少年患者的高血压发生率高于成人（26% *vs.* 8%）；伏立康唑用于儿童和青少年高血压发生率高于成人（11% *vs.* ＜2%）；与年龄较大的儿童和青少年（12～＜18岁）相比，米拉贝隆用于年龄较小的儿童（3～＜12岁）升压增幅更大；米泊美生老年人使用高血压发病率较高，需谨慎使用。65岁及以上患者使用瑞戈非尼比年轻患者的3级或更高高血压发病率增加，但是蔗糖铁成人高血压发生率高于儿童（7%～8% *vs.* 2%）。

5．剂量因素 药物引起的高血压具有剂量依赖性，剂量越高越容易出现，有些药物只有在高剂量时诱发高血压，例如，文拉法辛、米多君、米拉贝隆、瑞芬太尼、左炔诺孕酮、塞来昔布和二巯丙醇升高血压均为剂量依赖性，而文拉法辛主要在高剂量时出现、甲氧明大剂量时有高血压及右美托咪定负荷剂量和较高的血浆峰值浓度有一过性高血压的风险。

6．疗程因素 例如，NSAIDs药物引发高血压既有剂量依赖性也具有疗程依赖性的特点，伊布替尼累积高血压发生率也随着时间的推移而增加。

7．合并用药因素 例如，与环孢素和皮质类固醇（如麦考酚钠）联用会引起高血压恶化，去氧肾上腺素和MAO抑制剂（利奈唑胺）联用时可以出现高血压，高血压相关药物能增加雄激素（如氧雄龙）的升压作用。

8．食物因素 例如，同时服用大剂量司来吉兰及富含酪胺类食物可能引起高血压危象，碳水化合物和脂质作用可使服用左炔诺孕酮患者血压升高。

9．快速撤药因素 突然停药或者持续使用后大幅度减量可以引发反跳性高血压，主要集中在以下几类药物：β受体阻滞剂（全身使用及眼用制剂，如马来酸噻吗洛尔滴眼液）；中枢性降压药如胍乙啶、可乐定及胍法辛；硝酸酯类的单硝酸异山梨酯及突然停药或持续使用后大幅减少镇静催眠药剂量如扎来普隆。

10．患者因素 既往高血压病史，或者合并其他升高血压的因素。

三、引起血压升高的药物

全面检索美康合理用药信息支持系统V3、UpToDate临床顾问Lexicomp（以循证医学为基础的优质临床决策支持工具）、药源性疾病专业书籍、SIDER 4.1（包含有关已上市药物及其的药物不良反应的信息数据库）和FDA不良事件自发上报数据库（这个数据库药品和不良事件间因果关系需要通过查阅美康合理用药信息支持系统和Lexicomp数据进行确认）等不良反应相关资源及高血压相关指南，归纳可以引发药源性高血压的药物、促发因素及发生率，结果发现有1032个西药和32个中药，共1064个药品可以导致高血压或者血压升高。

（一）化学药物

1032个西药中有53个药品引起高血压危象，甚至危及生命，这53个药品分别是阿帕替尼、阿西替尼、阿昔替尼、贝伐珠单抗、苯达莫司汀、苯乙肼、地氟醚、地氟烷、碘美普尔、度洛西汀、多纳非尼、凡德他尼、反苯环丙胺、福他替尼、福辛普利、胍乙啶、甲泛葡胺、聚乙二醇干扰素α-2b、卡非佐米、喹硫平、喹那普利、兰瑞肽、兰妥莫单抗、雷莫芦单抗、利扎曲普坦、仑伐替尼、麦考酚钠、米那普仑、那拉曲坦、尼达尼布、尼伐地平、尼拉帕利、尼洛替尼、诺孕曲明-炔雌醇、帕博利珠单抗、帕唑帕尼、培唑帕尼、泊那替尼、普罗帕酮、普纳替尼、屈螺酮炔雌醇、去氧肾上腺素、瑞戈非尼、舒马普坦、索凡替尼、索拉非尼、文拉法辛、盐酸司来吉兰、氧雄龙、依来曲普坦、依托考昔、依维莫司和佐米曲普坦（按照药品名称首字拼音排序）。

（二）中药

32个中药包括血必净、醒脑静成方、新癀成方、消癌平成方、红花黄色素、伤科接骨成方、丹参多酚酸盐、丹参成方、丹红成方、冠心宁成方、红花成方、风湿安泰成方、三七总皂苷（血塞通）、三七总皂苷（血栓通）、腰痛宁成方、肾康成方、万通筋骨成方、双黄连成方、塞隆风湿成方、虎力成方、追风透骨成方、附桂骨痛成方、养血生发成方、参麦成方、生脉成方（红参）、补脾益肾成方、刺五加成方、桂附地黄成方、壮骨关节成方、止喘灵成方、麻黄止嗽成方、甘草。其中未见报道可以引发严重高血压的报道。

（三）药物治疗中高血压不良反应的发生率

有456个西药明确标注了高血压的发生率，引起高血压的中药没有查到发生率，发生率主要参考UpToDate和SIDER 4.1。根据药品分类及发生率具体描述如下。

1．代谢及内分泌系统用药

（1）垂体前叶激素类：促性腺激素释放激素布舍瑞林植入物高血压发生率2%，生长激素类生长激素高血压发生率≤8%，生长激素释放激素（GHRH）及其类似物替莫瑞林高血压发生率1.3%～1.6%，生长抑素类兰瑞肽、帕瑞肽和培维索孟的高血压发生率分别为5%～14%、8%～15%和≤8%。

（2）肾上腺皮质激素：糖皮质激素地塞米松6.4%～12.7%，布地奈德16%（全身使用）、1%（局部使用），氟尼缩松≥1%，氟替卡松（吸入）及其复方制剂氟替美维吸入粉雾剂（氟替卡松、乌美溴铵、三苯乙酸维兰特罗）和糠酸氟替卡松-三苯乙酸维兰特罗（糠酸氟替卡松、三苯乙酸维兰特罗）均＜3%。

（3）甲状腺用药：帕立骨化醇、碘塞罗宁和复方甲状腺素（含有左甲状腺素钠和碘塞罗宁钠）的高血压发生率分别为7%、＜1%和＜1%。

（4）抗糖尿病药：促胰岛素分泌剂格列齐特、格列吡嗪盐酸二甲双胍、艾塞那肽和瑞格列奈高血压发生率分别为3%～4%、3%～4%、1.21%～3.14%和＜1%，噻唑烷二酮类罗格列酮及其复方制剂罗格列酮格列美脲高血压发生率为4%，胰岛素中胰岛素、地特胰岛素、谷赖胰岛素和甘精胰岛素高血压发生率分别为3.9%～5.3%、0.8%～1.0%、4%（成人）和20%。

（5）抗痛风药：别嘌醇和非布司他高血压发生率均＜1%。

（6）其他内分泌系统、代谢药：高血压发生率，奥西卓司他10%～14%、阿加糖酶β14%、阿加糖酶α8%、加硫酶11%、高血糖素1%～10%、巯乙胺（常释）≤5%、卡麦角林5%和维拉苷酶α＞2%。

2．心血管系统用药

（1）钙通道阻滞剂：高血压发生率维拉帕米1.70%、尼卡地平1%及氟卡尼＜1%。

（2）血管紧张素Ⅱ受体阻滞剂：替米沙坦高血压发生率≥1%、高血压加重发生率＜1%。

（3）血管紧张素转换酶抑制剂：高血压发生率福辛普利＜1%及西拉普利2%。

（4）β受体阻滞剂：高血压发生率索他洛1%～2%及卡维地洛1%～3%。

（5）α受体阻滞剂：酚妥拉明高血压发生率＜3%（口腔软组织麻醉逆转）。

（6）中枢性降压药：胍法辛高血压发生率≥2%。

（7）硝酸酯类药：反跳性高血压发生率单硝酸异山梨酯≤5%、硝酸甘油＜1%。

（8）血脂调节药：高血压发生发生率米泊美生7%、依洛尤单抗3.20%、考来维仑2.56%～2.83%

及普伐他汀1%。

(9) 心血管其他药物，高血压发生率前列腺素2%～39%、考尼伐坦6%～8%、米多君7%、伊布利特1%和腺苷＜1%。

3. 呼吸系统用药

(1) 平喘药：M胆碱受体阻滞药瑞维那新、噻托溴铵和异丙托溴铵高血压发生率分别为1%～2%、1%～2%和0.9%～1.9%，β_2肾上腺素受体激动药沙美特罗、沙丁胺醇、左沙丁胺醇、奥西那林和福莫特罗高血压发生率分别为4%、1%～3%、＜2%、0.4%～2.0%和＜1%，含有M胆碱受体阻滞药或β_2肾上腺素受体激动药或糖皮质激素的复方制剂高血压发生率复方异丙托溴铵（异丙托溴铵、硫酸沙丁胺醇）＜2%，沙美特罗替卡松、茚达特罗格隆溴铵、莫米松-福莫特罗、倍氯米松福莫特罗和布地奈德福莫特罗均＜1%。

(2) 其他呼吸系统药：尼达尼布5%、鲁玛卡托-依伐卡托≤1%、贝拉康坦＜1%、奈玛特韦片/利托那韦片组合包装1%。

4. 中枢神经系统用药

(1) 抗精神病药：高血压发生率分别为喹硫平41%～47%（舒张压升高≥10mmHg，儿童和青少年）及7%～15%收缩压升高（≥20mmHg；儿童和青少年）、氯氮平4%～12%、布南色林＜5%、卡利拉嗪2%～5%、利培酮3%、阿塞那平2%～3%、齐拉西酮1%～3%、奥氮平2%（静脉2%～3%）、阿立哌唑2%、帕利哌酮2%、阿咖酚＜1%、阿莫沙平＜1%、鲁拉西酮≥1%、氨磺必利0～1%和奈莫必利＜0.1%。

(2) 抗抑郁药：高血压发生率分别为米氮平1%～10%、米那普仑4%～7%、文拉法辛1.1%～5.0%、左旋米那普仑3%、舍曲林＜2%、度洛西汀2%（包括高血压危象）、安非他酮1%～4%（可能是严重高血压）、曲唑酮1.3%～2.1%、氟伏沙明1%～2%、氟西汀≥1%、帕罗西汀≥1%、瑞波西汀1%、去甲文拉法辛≤1%（持续性高血压，包括高血压恶化）、氯米帕明＜1%、奈法唑酮＜1%、西酞普兰＜1%和丁螺环酮＜1%。

(3) 抗癫痫药及抗惊厥药：高血压发生率分别为丙戊酸1%～5%、双丙戊酸钠1%～5%、卡马西平3%、托吡酯1%～3%、艾司利卡西平2%、加巴喷丁＞1%、磷苯妥因＞1%、噻加宾≥1%、非尔氨酯＜1%和唑尼沙胺＜1%。

(4) 抗帕金森病药：高血压发生率分别为沙芬酰胺5%～7%、屈昔多巴2%～7%（包括仰卧位高血压）、司来吉兰3%（口腔崩解片）、培高利特1.60%，罗匹尼罗用于帕金森常释剂型高血压发生率5%，而缓释剂型高血压发生率3%～15%，罗替高汀高血压发生率1%～5%、舒张压升高4%～8%、收缩压升高5%，卡比多巴&左旋多巴肠内悬液高血压发生率是8%而含有左旋多巴的其他的制剂如恩他卡朋双多巴（他卡朋、左旋多巴、卡比多巴）、卡比多巴左旋多巴和左旋多巴发生率可以参考卡比多巴&左旋多巴肠内悬液。

(5) 脑血管病用药及促智药：高血压发生率分别为美金刚4%、多奈哌齐3%、卡巴拉汀1%～3%、银杏达莫［银杏叶提取物（银杏总黄酮）、双嘧达莫］2%（以双嘧达莫高血压发生率算）和尼莫地平＜1%。

(6) 镇静催眠药：高血压发生率分别为瑞马唑仑20%～28%、右美托咪定11%～16%（静脉注射；舌下含服5%）、唑吡坦≤1%（高血压危象＜1%）、氟马西尼＜1%、右佐匹克隆＜1%、扎来普隆＜1%和劳拉西泮＜1%。

(7) 中枢神经系统兴奋药：高血压发生率分别为莫达非尼3%、哌甲酯≥2%和阿莫达芬尼＜1%。

(8) 作用于自主神经系统药：抗胆碱药奥昔布宁高血压发生率1%～＜5%，拟胆碱药加兰他敏、毛果芸香碱和西维美林高血压发生率分别为4%、3%和＜1%（短暂性高血压），A型肉毒毒素高血压发生率1%～2%。

(9) 其他神经系统用药：托莫西汀收缩压升高5%～22%（升高≥15mmHg），舒张压升高

4%～13%（升高≥15mmHg），其他药物高血压发生率分别为阿米吡啶＞10%、舒更葡糖9%、芬戈莫德8%、利鲁唑5%和巴氯芬＜1%。

5．抗感染用药

（1）抗病毒药：高血压发生率分别为伐昔洛韦11%～38%、缬更昔洛韦12%～18%、更昔洛韦12%、聚乙二醇干扰素α-2b 6%、重组人干扰素β-1b 6%、膦甲酸1%～5%、达芦那韦0.2%、马拉韦罗3%、依曲韦林3%、利托那韦3%、洛匹那韦－利托那韦2%、金刚烷胺＜1%和金刚乙胺＜1%。

（2）抗真菌药：高血压发生率分别为泊沙康唑8%～20%、伏立康唑11%（儿童、青少年；成人2%）、两性霉素B 2.33%～23.10%（脂质体5%）、阿尼芬净12%、卡泊芬净1.1%～10%、阿瑞吡坦2.1%～3.2%和伊曲康唑3%。

（3）喹诺酮类抗菌药：高血压发生率分别为德拉沙星＜2%、环丙沙星＜1%（全身用，眼用、耳用均无报道）、环丙沙星－氢化可的松＜1%（以环丙沙星发生率计算）、莫西沙星＜1%（全身使用）和氧氟沙星＜1%（全身制剂及耳用制剂，眼用制剂未见报道）。

（4）β内酰胺类抗菌药：高血压发生率分别为厄他培南＜2%和美罗培南≤1%。

（5）四环素类抗菌药：高血压发生率依次为替加环素4.9%～5.6%、奥马环素3%、米诺环素0.8%～2.8%和多西环素0～1.6%。

（6）其他抗菌药及抗寄生虫药：高血压发生率分别为普托马尼7%、达托霉素6%（成人）、普拉米星2%、特地唑胺＜2%、瑞西巴库＜2%、甲硝唑1%（外用）、喷他脒＜1%和甲氟喹＜1%。

6．消化系统用药

（1）镇吐药：高血压发生率依次为托烷司琼0.568%～5.690%、福沙匹坦2.1%～3.2%、多拉司琼2.19%～2.88%、格拉司琼1.0%～2.6%、阿洛司琼＜1%和帕洛诺司琼及其复方制剂奈妥匹坦帕洛诺司琼（奈妥匹坦、帕洛诺司琼）均＜1%。

（2）抑制胃酸分泌药：高血压发生率分别为奥美拉唑碳酸氢钠8%、右兰索拉唑＜2%和艾司奥美拉唑＜1%。

（3）利胆药：熊去氧胆酸高血压发生率8%。

（4）其他消化系统药：高血压发生率分别为奥曲肽≤13%、美沙拉嗪≤1%和奥沙拉嗪＜1%。

7．血液系统用药

（1）促白细胞药：沙格司亭34%及重组人粒细胞刺激因子≥5%。

（2）促凝血药：去氨加压素2%～3%。

（3）促血小板增生药：福他替尼28%。

（4）抗凝血药：比伐芦定1%～6.25%。

（5）抗贫血药：达依泊汀α 31%、重组人促红素（CHO细胞）28%、阿法依泊汀6%～28%、葡萄糖酸铁钠13%～23%、倍他依泊汀13%～19%（高血压加重27%）、罗沙司他≥10%、蔗糖铁7%～8%（成人，儿童2%）、羧基麦芽糖铁1%～4%、羟基麦芽糖铁1%～4%、菲力莫妥1%和异麦芽糖酐铁＜1%。

（6）抗血小板药：普拉格雷8%、替格瑞洛3.8%～4.0%、阿那格雷1%～5%和双嘧达莫2%。

（7）其他血液系统用药：依库珠单抗17%～59%（青少年和成人，婴儿和儿童22%）（严重高血压5%～9%）、芦可替尼5%～16%（全身给药，外用＜1%）、西尼莫德13%和非屈替尼4%。

8．泌尿系统用药

（1）泌尿道解痉药：米拉贝隆8%～11%、达非那新≥1%及索利那新1%。

（2）透析药：艾考糊精及其复方制剂13%。

（3）前列腺增生用药：坦索罗辛1%。

9．抗肿瘤药

（1）ALK抑制剂：洛拉替尼18%。

（2）调节体内激素平衡的药物：阿比特龙9%～37%、阿帕他胺18%～25%、依西美坦5%～15%、曲普瑞林0.8%～14.2%、阿那曲唑5%～13%、他莫昔芬11%、比卡鲁胺8%、来曲唑6%～8%、亮丙瑞林5%～8%、地加瑞克6%、戈舍瑞林6%、尼鲁米特5%和氟他胺1%。

(3) 多聚ADP 核糖聚合酶（PARP）PARP1和PARP2抑制剂：尼拉帕利18%～21%。

(4) 抗体药物偶联物：恩美曲妥珠单抗5%～6%。

(5) 抗信号转导药：替西罗莫司7%。

(6) 抗肿瘤抗体类：贝伐珠单抗24%～42%、阿仑单抗14%、利妥昔单抗6%～12%、伊匹木单抗9%、奥法妥木单抗5%和曲妥珠单抗4%。

(7) 酪氨酸激酶抑制剂：仑伐替尼45%～73%、泊那替尼31%～53%（严重高血压3%～13%，高血压危象＜1%）、培唑帕尼40%～42%(包括高血压危象)、阿昔替尼40%(高血压危象＜1%)、舒尼替尼15%～39%、阿帕替尼35.23%、凡德他尼≤33%（包括高血压危象）、卡博替尼0～33%、布格替尼21%～32%、泽布替尼14%～19%、伊布替尼11%～16%、尼洛替尼10%～11%、博舒替尼8%～11%、达沙替尼1%～10%和伊马替尼4%。

(8) 影响DNA结构与功能的药物：白消安36%、丝裂霉素C 10%、替尼泊苷1%～10%、阿扎胞苷9%、苯达莫司汀3%（包括高血压危象）、卡莫司汀3%、异环磷酰胺1%和雌莫司汀＜1%。

(9) 影响核酸生物合成的药物：阿糖胞苷3.57%～15.20%、氯法拉滨13%、地西他滨6%、卡培他滨＜5%、柔红霉素脂质体≤5%、米托蒽醌≤4%、盐酸米托蒽醌脂质体≤4%和喷司他丁＜3%。

(10) 影响微管蛋白的药物：紫杉醇（白蛋白结合型）＜10%、多西他赛1.6%～2.0%、紫杉醇≤1%和长春瑞滨＜1%。

(11) 丝氨酸-苏氨酸蛋白激酶抑制药：依维莫司17%～30%和维莫非尼≤36%。

(12) 四肽环氧酮类蛋白酶体抑制药：卡非佐米15%～42%（包括高血压危象）。

(13) 其他抗肿瘤药：瑞戈非尼30%～59%（高血压危象＜1%）、阿柏西普41%、索拉非尼9%～41%（高血压危象＜1%）、考泮利司35%、雷莫芦单抗16%～25%、克唑替尼15%、曲美替尼15%、阿维单抗13%、比尼替尼11%、维A酸11%、三氧化二砷10%、帕比司他2%～10%、贝沙罗汀1%～10%（全身，外用无）、卟吩姆6%、来那度胺6%（骨髓增生异常综合征）、地舒单抗4%、硼替佐米3%和多塞平1%～3%。

(14) 抗肿瘤辅助药：唑来膦酸5%～13%、帕米膦酸盐6%（佩吉特病≥10%）、氨磷汀＜1%（包括一过性高血压）、伊班膦酸6%（口服）、美司钠＜1%和雷辛1%。

10．免疫系统用药

(1) 抗炎、抗风湿药：罗非考昔1.6%～8.2%、英夫利昔单抗7%、托珠单抗4%～7%、阿达木单抗5%、培塞利珠单抗5%（类风湿关节炎患者，200mg培塞利珠单抗与甲氨蝶呤同时给药）、塞来昔布＜2%、托法替布2%、双氯芬酸2%（局部凝胶1%～2%）及其复方制剂双氯芬酸钠米索前列醇2%（双氯芬酸全身，米索前列醇＜1%）、舒林酸＜1%、依托度酸＜1%、吲哚美辛＜1%、氨糖美辛（盐酸氨基葡萄糖、吲哚美辛）＜1%(以吲哚美辛算)、艾拉莫德0.60%、洛索洛芬0.06%和鹿瓜多肽＜0.01%。

(2) 免疫调节药：吗替麦考酚酯/霉酚酸酯18%～79%（高血压恶化＜10%）、环孢素13%～53%（肾脏、肝脏和心脏移植手术，银屑病及RA 8%～28%，眼用制剂未见报道）、西罗莫司49%（口服，纳米白蛋白静脉注射29%）、抗人T细胞兔免疫球蛋白18%～37%、贝拉西普32%、沃环孢素19%（包括严重高血压）、沙利度胺0～11.8%、巴利昔单抗＞10%、他克莫司＞10%、人免疫球蛋白＞10%、来氟米特0～10%、特立氟胺3%～4%、戈利木单抗3%、格拉替雷≥1%和咪喹莫特1%。

11．镇痛药

(1) 阿片类镇痛药：阿芬太尼18%、羟吗啡酮1%～10%、吗啡1%～10%、羟考酮1%～5%（缓释剂型）及其复方制剂、氢可酮1%～5%（单方，缓释）、曲马多1%～5%、丁丙诺啡1%～5%（口腔贴，透皮贴＜5%），含有阿片类的复方制剂盐酸曲马多-安络小皮伞菌提取物、科洛曲（科博肽、盐酸曲马多、布洛芬）、氨酚曲马多（盐酸曲马多、对乙酰氨基酚）1%～5%（盐酸曲马多，对乙酰氨基酚1%～10%）、氨酚羟考酮（盐酸羟考酮、对乙酰氨基酚）1%～5%（羟考酮，对乙酰氨基酚1%～10%）、布洛羟考酮（布洛芬、盐酸羟考酮）1%～5%（盐酸羟考酮，口服布洛芬＜1%）和布托啡诺＜1%。

（2）解热镇痛抗炎药：对乙酰氨基酚及其复方制剂对乙酰氨基酚-阿司匹林-咖啡因、对乙酰氨基酚-马来酸氯苯那敏-盐酸苯肾上腺素、对乙酰氨基酚-苯海拉明、对乙酰氨基酚-可待因、氨酚异丙嗪（对乙酰氨基酚、盐酸异丙嗪）和对乙酰氨基酚-愈创甘油醚苯-肾上腺素均为1%～10%，酮咯酸氨丁三醇1%～10%、布洛芬≤10%（包括高血压恶化和血压升高）、萘普生＜3%（包括高血压加重）、美洛昔康＜2%、双氯芬酸钠盐酸利多卡因（双氯芬酸钠、盐酸利多卡因）2%（双氯芬酸全身，双氯芬酸局部凝胶1%～2%）、氟比洛芬酯＜1%、酮洛芬＜1%和萘丁美酮＜1%。

（3）抗偏头痛药：佐米曲普坦≤1%（高血压危象＜1%）、舒马普坦1%、阿莫曲坦＜1%、那拉曲坦＜1%和依来曲普坦＜1%。

（4）其他镇痛药：齐可诺肽≥2%、普瑞巴林2%和辣椒碱2%。

12. 麻醉用药及麻醉辅助药

（1）局部麻醉用药：罗哌卡因1%～5%和布比卡因4%。

（2）麻醉辅助药：罗库溴铵2%、舒芬太尼3%、芬太尼≥1%和纳布啡＜1%。

（3）全身麻醉用药：地氟烷1%～10%（包括恶性高血压）、七氟烷2%、瑞芬太尼1%～2%和依托咪酯＜1%。

13. 男性生殖系统用药

（1）雄激素类：睾酮≤13%。

（2）治疗性功能障碍药：他达拉非1%～3%和阿伐那非1%～2%。

14. 女性生殖系统用药

（1）雌激素类：雌二醇3%～7%（透皮）。

（2）孕激素类药：甲地孕酮4%～8%和黄体酮＜1%。

（3）雌激素及孕激素的复方制剂：含有甲地孕酮的复方醋酸甲地孕酮（醋酸甲地孕酮、炔雌醇）及复方炔雌醇（炔诺酮、醋酸甲地孕酮、炔雌醇）4%～8%、含有雌二醇的复方制剂复方己酸羟孕酮（己酸羟孕酮、戊酸雌二醇）及雌二醇-左炔诺孕酮（雌二醇、左炔诺孕酮）3%～7%和结合雌激素-醋酸甲羟孕酮2%。

（4）抗雌激素类药：氯米芬＜1%。

（5）子宫收缩及引产药：米非司酮＞10%和米索前列醇＜1%。

（6）其他女性生殖系统药：尿促卵泡素0～2.7%。

15. 眼科用药

（1）降眼内压药：乌诺前列酮异丙酯1%～10%、酒石酸溴莫尼定-马来酸噻吗洛尔5%～9%（溴莫尼定，眼用）、曲伏前列素及其复方制剂曲伏噻吗（曲伏前列素、噻吗洛尔）均为1%～5%、多佐胺噻吗洛尔1%～5%和比马前列素0.8%～1.9%。

（2）其他眼科用药：哌加他尼＞10%、四氢唑林1%～10%（鼻用，眼用发生率不详）、维替泊芬1%～10%和奈帕芬胺≤4%。

16. 皮肤及皮下用药

（1）抗组胺药：氮䓬斯汀＜2%（鼻用，眼用无）、西替利嗪＜2%、氯雷他定及复方制剂复方氯雷他定（氯雷他定、硫酸伪麻黄碱）均＜2%。

（2）抗角化药：阿里维A酸1%～2%（全身给药）。

（3）皮肤用肾上腺皮质激素：氟氢可的松6%

(直立性低血压的老年人)、55%(儿童，先天性肾上腺皮质增生症)。

(4) 其他皮肤用药：阿布昔替尼1%。

17. 诊断用药

(1) 碘对比剂：碘美普尔1%～10%、碘海醇≤1%和碘普罗胺≤1%。

(2) 其他诊断用药：瑞加德松5%(SBP≥180mmHg或较基线血压升高≥20mmHg)、锝[^{99m}Tc]替曲膦＜1%、钆弗塞胺＜1%和辛卡利特＜1%。

18. 电解质、酸碱平衡及营养药

(1) 磷调节药：司维拉姆5.9%～10.1%。

(2) 钙调节药：西那卡塞7%。

(3) 营养药：左卡尼汀18%～21%(静脉注射)和ω-3鱼油脂肪乳≤3%。

19. 其他专科用药

(1) 防治骨质疏松症用药：利塞膦酸11%和特立帕肽7%。

(2) 面部矫正药：去氧胆酸3%。

(3) 食欲抑制药及其他减肥药：洛卡西林5%和纳曲酮－安非他酮≤6%。

20. 生物制品

(1) 细胞因子：重组抗血友病因子Fc融合蛋白＜1%。

(2) 疫苗(含类毒素)：治疗性前列腺癌疫苗8%。

(3) 其他生物制品：阿巴西普43%(急性移植物与宿主疾病，类风湿关节炎7%)、地奴妥昔单抗＞10%、兰妥莫单抗8%(成人，婴儿、儿童、青少年26%)和纳武利尤单抗11%。

21. 其他药物

(1) 放射性药物：来昔决南钐[153Sm]1%～10%。

(2) 解毒药：纳美芬5%和谷卡匹酶＜1%。

(3) 戒毒药：盐酸丁丙诺菲－盐酸纳洛酮1%～5%(丁丙诺菲颊膜给药，丁丙诺菲经皮贴剂＜5%)和阿坎酸≥1%。

四、药源性高血压的诱发机制

药物诱发高血压的机制主要包括RAS激活，水钠潴留，肾脏损伤，减少循环中前列腺素的含量，促进内源性肾上腺素和去甲肾上腺素释放的增加，增加肾脏对水、钠的重吸收及钾离子的排泄，拮抗降压药物的降压作用等。高血压也可能是其他综合征的一个表现，如与紫杉醇的输液相关、奥法妥木单抗的输液反应及替尼泊甙的超敏反应，高血压是巴氯芬口服突然撤药综合征的一个表现。

药物既可以引起收缩压升高或者舒张压升高，也可能仅仅引发卧位高血压(如米多君可能导致仰卧位高血压，仰卧位增加16～18mmHg；氟氢可的松最常见的是仰卧位收缩压升高)，也有的药物均可升高收缩压和舒张压，可能发生率不同，如喹硫平舒张压升高(≥10mmHg；儿童和青少年：41%～47%)发生率高于收缩压升高(≥20mmHg；儿童和青少年：7%～15%)，而罗替高汀舒张压升高(4%～8%)发生率高于收缩压升高(5%)，药物可能是轻度引起血压升高，如文拉法辛，也可是显著的，如罗替高汀的收缩压或舒张压测量值分别增加＞40mmHg或≥20mmHg，甚至有很多药物可以引起严重高血压，参见上文。

用药后高血压的出现时间在不同药品间差异较大，有的药物开始治疗后几小时就能出现高血压如紫杉醇和奥法妥木单抗相关的输液反应，紫杉醇尤其是在输注的第一个小时内出现，奥法妥木单抗输注反应在前2次输注时更频繁地发生，尽管术前仍可能发生；美托洛尔突然停药后24小时出现心率和血压升高，48小时后达到峰值，7天后消退；西尼莫德开始治疗后约1个月可能出现血压升高；洛拉替尼开始高血压的中位时间是6.4个月(范围：1天至2.8年)；有的药物引起一过性的高血压，如腺苷在大多数情况下血压升高会在几分钟内自发消退，偶尔高血压会持续数小时。

五、药源性高血压的临床表现与鉴别诊断

血压的升高一般无症状，使用可以引起高血压的药物期间及停药后药效消失之前均需要严密监测血压，如果怀疑是药源性高血压可以根据药品不良反应关联性判断标准进行鉴别。

六、药源性高血压的防治

药源性高血压的处理原则是：一旦确诊高血压与用药有关，应该尽量停用这类药物，换用其他对血压无影响或影响小的药物或者换成对血压无影响或影响小的给药途径，如果病情不允许换药或停药可以采取降压药物治疗。

使用药源性降压药物预防高血压的发生的措施：①对于未控制的高血压患者避免使用可以引发血压升高的药物，血压控制良好的患者严密监测血压；②治疗性生活方式改变，如戒烟、限酒（女性每日饮酒量不超过1杯，男性每日饮酒量不超过2杯）、将咖啡因摄入量限制在＜300mg/d且避免用于未控制的高血压患者、控制体重；③尽可能避免全身性非甾体抗炎药，或者尽可能短的疗程；④避免联用可以引起血压升高的食物及药物。

（张青霞）

第二节 葛根素对心脑血管疾病的影响

衰老通常是机体慢性低度的炎症反应过程。衰老相关的躯体与精神压力增加，称之为适应性负荷，常可导致细胞、组织和器官（如心、脑、动脉血管）渐进性功能衰退和结构老化。这些结构和功能的改变是发生高血压、动脉粥样硬化、心力衰竭和认知功能下降等衰老相关心脑血管疾病的重要基础。尽管衰老是一个不可避免的自然进程，但合理干预可有效地减缓衰老的进展速度。中医以滋养生命为特点，其延缓衰老及衰老相关疾病的作用越来越受到人们的重视。葛根素是一种从葛根中提取的异黄酮类衍生物，大量证据表明，葛根素的应用可有效对抗衰老相关的心、脑、血管中细胞和分子炎症事件。葛根素进一步减少血管结构和功能的不良重构，最终起到干预衰老相关的2型糖尿病、高血压、动脉粥样硬化和卒中的作用。

一、葛根素减少慢性炎症相关的临床事件

（一）肥胖、代谢综合征和2型糖尿病

肥胖、糖尿病和代谢综合征是当今社会心脑血管疾病发生和进展的主要危险因素，且其患病率随衰老增加。葛根素治疗肥胖小鼠8个月后，循环异黄酮代谢水平显著增加、空腹血糖降低、胰岛素抵抗改善。此外，Zhang 等也研究发现葛根素治疗高脂饮食喂养的大鼠8周，可改善胰岛素抵抗、降低抵抗素水平、改善脂肪因子分泌。研究显示，抵抗素增加与胰岛素抵抗相关；而脂肪因子，如瘦素则可通过抑制饥饿感来调整能量平衡，从而防止体重增加。这些发现表明葛根素是预防和治疗肥胖及肥胖相关的2型糖尿病的一种有益的辅助药物。

在高脂饮食和链脲佐菌素（STZ）联合诱导的肥胖糖尿病小鼠模型中，葛根素治疗可改善肝脏葡萄糖和脂质稳态、降低空腹血糖和糖化血红蛋白（HbA1C）水平，还通过激活磷酸肌醇3-激酶（PI3K）/AKT（蛋白激酶B）途径抑制肝脏糖异生。葛根素通过增强过氧化氢酶超氧化物歧化酶（SOD）活性诱导转录因子FOXO1失活和PI3K/AKT表达、降低活性氧相关的细胞毒性，最终可抑制胰岛β细胞凋亡、增加胰岛β细胞寿命，进而减轻体重和降低血糖水平。Xu等发现葛根素治疗延缓胰岛素诱导的前脂肪细胞分化，并阻止脂肪细胞在胰岛素抵抗条件下的葡萄糖摄取。葛根素通过增加过氧化物酶体增殖物激活受体γ（PPAR-γ）降低肿瘤坏死因子α1（TNF-α1）诱导的内皮细胞凋亡。已知TNF-α1和PPAR-γ通过调节葡萄糖代谢、胰岛素信号转导和慢性炎症反应，直接或间接地影响胰岛素抵抗的发生和发展。此外，葛根素还可以防止TNF-α1诱导的内皮细胞中钙的沉积，以减少细胞

坏死的产生。这些研究表明，葛根素可改善2型糖尿病引起的细胞炎性重构，包括在β细胞、脂肪细胞和内皮细胞。

心肌、肾脏和骨骼肌的结构和功能紊乱是2型糖尿病的主要并发症。葛根素通过降低血糖和直接心脏保护作用减轻STZ诱导的糖尿病大鼠心肌细胞肥大和纤维化。葛根素有效抑制晚期糖基化终末受体（RAGE）的形成，并通过上调Beclin、LC3II和ATG5改善自噬功能，提高血红素加氧酶（HO）和抗衰老分子SIRT1的抗氧化能力，降低内质网（ER）应激，降低高血糖，最终改善糖尿病大鼠的肾功能。此外，葛根素降低胰岛素抵抗、抑制核因子κB（NF-κB）介导的炎症，进而预防高脂肪饮食大鼠发生妊娠期糖尿病。综上所述，葛根素具有作为一种治疗肥胖、代谢综合征、2型糖尿病及其并发症的辅助药品的潜力。

（二）高血压

高血压是引起心脑血管疾病的主要因素之一，而且随年龄的增长其患病率急剧增加。高血压可使冠心病、充血性心力衰竭和缺血性卒中的风险增加1倍。葛根素治疗可有效地降低自发高血压大鼠的收缩压（SBP）、舒张压（DBP）及心率（HR）；同时升高一氧化氮（NO）和环磷酸鸟苷（cGMP）、磷酸化内皮型一氧化氮合酶（p-eNOS）水平而降低血管紧张素II（Ang II）受体蛋白1（AT1）水平，最终扩张血管、改善内皮功能。另外，在自发性高血压大鼠模型，葛根素治疗也可抑制促纤维化信号分子SMAD3 mRNA水平、增加抗纤维化信号分子SMAD7 mRNA水平，最终抑制纤维化转化生长因子-β1（TGF-β1）信号通路和心肌纤维化。

在结扎主动脉诱导的高血压大鼠中，葛根素治疗降低SBP，增加BCL-2/BAX表达，进而减少心肌细胞凋亡和恢复心肌功能。此外，在高血压大鼠中葛根素还可通过影响PI3K/JNK信号通路抑制心房利尿钠肽（ANP）和脑利尿钠肽（BNP）基因表达，进而抑制心肌肥厚。

在高盐饮食诱导的高血压大鼠中，葛根素可通过抑制NF-κB通路、激活胰岛素介导的Akt和eNOS信号，改善乙酰胆碱介导的血管舒张，最终改善心血管不良重构，如心肌肥厚和纤维化、动脉壁增厚。葛根素带来的有益作用与抑制盐敏感高血压大鼠血管和心肌中p-ERK1/2 MAP激酶信号通路有关。

在Ang II诱导的高血压大鼠中，葛根素治疗可减缓动脉内膜中层增厚，改善内皮依赖性血管舒张，抑制心脏肥大。作用机制方面，葛根素提高了eNOS活性和NO产生、抑制烟酰胺腺嘌呤二核苷酸磷酸氧化酶（NADPH）氧化，从而减少ROS的产生、抑制TGF-β1的活化和心肌纤维化的发展。因此，葛根素可有效预防高血压引起的动脉和心脏组织不良结构和功能重塑，如动脉增厚、内皮功能障碍、心肌纤维化和心肌肥厚。

（三）动脉粥样硬化

动脉粥样硬化是一种慢性、脂质驱动的动脉壁炎症性疾病，导致多灶性斑块形成，伴或不伴有血栓形成；且其发生随年龄的增长而显著增加。在高脂饮食小鼠中，葛根素治疗可降低血脂、体重，抑制肝脏脂质代谢相关脂肪酸合酶活性、AMPK激活及肉碱酰基转移酶（LAT），并最终降低血管壁脂质积累。在动脉粥样硬化的兔模型中，葛根素治疗可抑制脂质沉积、NF-κB介导的炎症和动脉粥样硬化的进展。此外还可降低总胆固醇、甘油三酯、低密度脂蛋白浓度，进而减少动脉粥样硬化斑块形成；并且抑制血管平滑肌细胞（VSMC）增殖核抗原（PCNA）及血小板衍生生长因子（PDGF）表达，进而抑制VSMC增殖、减轻动脉粥样硬化斑块负荷。PDGF和PCNA是促进VSMC增殖的主要分子，在动脉粥样硬化斑块形成和进展中起着重要作用。在高脂血症大鼠中，葛根素同样降低胆固醇水平，并且增加eNOS表达，最终延缓动脉管壁粥样硬化进程。eNOS的激活促进了ECs中NO的产生，这有利于ECs存活，是保持ECs完整性的抗氧化反应的关键分子过程。血管内膜结构和功能的完整性是一个重要的细胞屏障，防止循环脂质渗透到内皮下。

总之，葛根素是一种有潜力的中药单体，能够抑制动脉粥样硬化的发生和并发症的产生。

（四）心肌缺血和心肌梗死

心肌缺血通常是指心肌供氧与需氧失衡；心肌缺血的发生也随年龄的增长而增加。在心肌缺血的小鼠模型中，葛根素通过抑制单核细胞趋化蛋白-1（MCP-1）和TGF-β1的表达降低心肌的炎症反应和心肌梗死面积。在异丙肾上腺素诱导的小鼠心肌梗死模型中，葛根素可通过抑制NF-kB通路改善心电图ST段变化和心室壁梗死程度，降低死亡率，且降低TNF-α1、白介素1β（IL-1β）和白介素-6（IL-6）的表达。

有趣的是，葛根素治疗糖尿病大鼠可减少心肌细胞凋亡、预防心律失常、改善心肌缺血。机制研究表明，这些治疗作用与eNOS表达、NO生成、抗氧化分子SOD表达增加和炎症因子TNF-α1表达降低有关。另外研究发现，葛根素通过降低氧化应激、NF-κB炎症和上调血管内皮生长因子A（VEGFA）促进新生血管生成来减小糖尿病大鼠心肌梗死面积。此外，葛根素显著改善糖尿病心肌病患者的心脏舒张功能，这与内源性抗氧化酶活性的增加和NF-κB炎症信号通路的降低有关。从临床角度研究发现，在大鼠冠心病模型中，葛根素降低血液中心脏损伤分子标志物如肌酸激酶（CK）、肌酸激酶同工酶（CK-MB）、乳酸脱氢酶（LDH）和心肌肌钙蛋白的浓度，并通过激活BCL2/BAX和减弱caspase 3激活途径抑制心肌细胞凋亡。这些结果表明，葛根素在心肌缺血和心肌梗死方面具有潜在的治疗作用。

（五）心肌肥厚和功能不全

心力衰竭是由心律失常、心肌肥厚及心室功能损害等结构性变化引起的一种复杂综合征，随年龄增长而发生显著增加。葛根素通过抑制Ang Ⅱ诱导的丝氨酸/苏氨酸蛋白激酶（AKT）和mTOR通路调节自噬进而抑制心房成纤维细胞的胶原分泌。心房内胶原异常沉积和聚集是发生室上性心律失常的病理基础。葛根素也可通过上调miR15b/195和抑制p38 MAP/TGF-β1激酶信号通路减轻心室肥大和纤维化。目前研究证实miR5b和miR195是新的抗心肌肥厚和纤维化分子。在异丙肾上腺素诱导的小鼠模型中，葛根素治疗抑制TGF-β和NF-κB激活、阻碍胶原沉积，进而改善心脏功能。在卵巢去势大鼠模型中，葛根素也可通过上调PPARα/PPARZZXXγ共激活因子-1α（PGC1）改善由于压力超负荷诱导的心肌肥厚和纤维化。此外，葛根素可稳定肥大心肌细胞的动作电位（AP）和钠通道，进而预防心律失常的发生。这些研究表明葛根素对心律失常、心肌肥厚、心肌纤维化、心功能不全有潜在的治疗作用。

（六）大脑老化、缺血性卒中和认知能力下降

阿尔茨海默病是影响老年人最常见的神经退行性疾病，其发生及发展与衰老密切相关。缺血性卒中是老年人中血管性痴呆的主要危险因素。葛根素治疗6周显著改善阿尔茨海默小鼠的学习记忆能力，与海马中超氧化物歧化酶（SOD）的增加和活性氧化物（ROS）产生的减少相关。众所周知，ROS增加会产生细胞毒性，促进海马神经元的丧失。在淀粉样β1-42诱导的小鼠痴呆模型中，葛根素增加脑源性生长因子（BDGF）和谷胱甘肽-s-转移酶（GST）超氧化物歧化酶，同时减少海马和大脑皮质中p-Tau和ROS的产生，减少神经元细胞核收缩、肿胀、偏心分散，最终改善学习和记忆。在D-半乳糖诱导的痴呆大鼠模型中，葛根素促进海马神经生成，减少神经元丢失；且进一步的研究发现，葛根素降低Tau磷酸化和淀粉样β聚集，改善阿尔茨海默病（AD）样学习和记忆障碍症状。在淀粉样前体蛋白/早老素1（APP/PS1）转基因小鼠中，葛根素治疗增加NrF-2和血红素加氧酶1（HO-1），抑制淀粉样β蛋白（aβ）沉积，减轻氧化应激和认知障碍。在卵巢去势的猪模型中，葛根素影响胆碱能酶，增加海马胆碱乙酰转移酶（ChAT）的表达和活性，并有效减少脑内淀粉样蛋白沉积。有趣的是，在寡聚体aβ诱导的应激小鼠中，葛根素治疗可有效地改善焦虑和认知障碍。

局部脑缺血大鼠葛根素提取物治疗后，海马体中检测到葛根素，说明葛根素可以成功通过血脑屏障，是脑内药物作用的靶点。葛根素治疗高血压大鼠14天后，血管生成明显增加，血流灌注明显改善，软脑膜损伤明显减轻，学习记忆能力明显增强。在双侧颈总动脉闭塞诱导的大鼠血管性痴呆模型中，葛根素腹腔注射45天，病理结果显示海马清晰、神经细胞排列整齐、胞质富含尼氏体。重要的是，葛根素治疗后缺血指标缺氧诱导因子1（HIF-1）显著降低，学习和记忆能力显著改善。在大脑中动脉闭塞的大鼠模型中，葛根素通过抑制腺苷单磷酸激活蛋白激酶（AMPK）/mTOR/失调51样激酶（ULK1）通路减少自噬并保护脑组织损伤。葛根素改善由于aβ沉积和凋亡启动子Bad表达的衰减密切相关的认知能力下降的大鼠记忆功能，有助于抑制海马神经元凋亡促进神经新生。另外，葛根素减轻脑缺血引起的运动和认知缺陷，这与增加PI3K/ATK1/GSK-3β信号通路有关。综上所述，葛根素可用于治疗与衰老相关的脑疾病，如脑缺血、认知能力下降和痴呆。

二、葛根素减少细胞的炎症反应

（一）内皮细胞

内皮细胞是血液和组织之间的重要屏障，对维持血管稳态有重要作用。内皮功能障碍可引起多种血管疾病，包括动脉粥样硬化和高血压等。葛根素治疗改善Ang Ⅱ导致的内皮祖细胞（EPCs）增殖和迁移的抑制。此外，葛根素增加端粒酶活性，阻止端粒缩短，最终降低EPCs的衰老。Ang Ⅱ抑制EPCs的增殖和迁移，并伴衰老相关的β-半乳糖苷酶（SA-β-gal）产生增加和炎症因子如：细胞内黏附分子1（ICAM-1）、血管细胞黏附分子（VCAM-1）、TNF-α1、IL-6表达增加及ROS的产生增加和抗氧化因子NrF2的表达减少，而葛根素治疗具有效阻断或减轻这些氧化、炎症和衰老的作用。另外，Bao MH等研究发现葛根素可通过抑制p-38 MAP激酶和NF-κB的活化、蛋白激酶B（PKB）的去磷酸化和IκB激酶的降解途径减少凝集素样oxLDL（LOX-1）、IL-8和增加NO，从而提高内皮细胞活力。在颈动脉损伤模型中，葛根素通过增加EPCs的数量和ECs的存活能力来增加再血管化、改善血管功能。已知EPCs和ECs的生存能力是维持内皮细胞完整性的主要决定因素。

（二）血管平滑肌细胞

动脉血管壁的收缩和舒张是由中膜的VSMCs张力变化介导的。VSMCs从收缩表型向合成表型的转变是动脉炎症、增厚、硬化发展的基础。体外研究发现，葛根素抑制PKC-β2、Rac1、p47 phox、p67phox NADPH氧化通路，阻断ROS产生，进而抑制高糖饮食诱导的VSMCs增生。而体内研究进一步证实葛根素对Zuker肥胖大鼠损伤的动脉壁新生内膜中VSMCs增生有明显的抑制作用。葛根素还可通过抑制p-p38和JNK、NF-κB信号改善ox-LDL诱导的VSMCs活力；并通过抑制ERK1/2和p38 MAP激酶通路，以及细胞循环驱动蛋白增殖细胞抗原（PCNA）表达来抑制VSMCs增殖。已知VSMCs增殖促进了动脉内膜中层增厚和动脉粥样硬化的进展。另外，研究发现葛根素通过抑制骨形成相关runt相关转录因子2（RUNX2）、碱性磷酸酶（ALP）、骨钙素（OC）的表达抑制VSMCs的成骨分化。VSMCs的成骨分化是动脉钙化的细胞基础，而动脉钙化是心血管疾病的独立危险因素。

（三）巨噬细胞

单核细胞衍化的巨噬细胞在动脉粥样硬化斑块的发生、发展和稳定性中起着关键作用。循环单核细胞浸润到动脉内膜并分化为巨噬细胞。活化的巨噬细胞和炎症性VSMCs积聚并吞噬ox-LDL成为动脉壁内富含脂质的泡沫细胞，这是动脉粥样硬化的细胞标志。葛根素促进巨噬细胞胆固醇外流、降低细胞脂质积累；并通过上调抗氧化硫氧还蛋白系统抑制ox-LDL诱导的巨噬细胞活化、脂质摄取和泡沫细胞形成。这些研究表明葛根素是一种有效的对抗炎症泡沫细胞形成的天然中药。

（四）神经元

维持海马区足够有功能的神经元是保持老年人正常认知能力的关键。在双侧颈总动脉永久闭塞的血管性痴呆大鼠模型中，葛根素治疗显著抑制神经元损失，进而改善认知功能，这与降低ROS应激和抗凋亡有关。体外研究表明，葛根素干预细胞内过载ROS的神经元，可显著降低与凋亡相关的caspase-3活性、应激分子p38和JNK信号通路，有助于减少血管性痴呆引起的神经损伤。葛根素可显著提高过载ROS神经元的生存能力，同时减少凋亡神经元的数量。因此，葛根素是一种细胞内ROS清除剂，可以抑制氧化应激、减少细胞凋亡并最终提高神经元的存活率。

三、发展趋势

越来越多的证据表明，葛根素可以减轻或减少心肌、脑和血管内不良的细胞和细胞外结构和功能重构。葛根素干预可改善ECs、VSMCs、心肌细胞和神经元的存活，抑制VSMCs增殖和胶原分泌/沉积。葛根素通过对抗氧化应激和炎症显著改善内皮功能、动脉硬化、心肌功能和大脑认知功能。这些有益的作用是延缓临床慢性炎症相关的肥胖、2型糖尿病、高血压、动脉粥样硬化、心肌缺血、心肌梗死和脑缺血等疾病的基本机制。重要的是，对缺血性卒中和不稳定型心绞痛的小型随机临床试验的荟萃分析和系统回顾表明，葛根素是一种预防或治疗心脑血管疾病的很有前途的中草药。因此，葛根素是对抗心脏、大脑和动脉壁内不良炎症事件的一种潜在治疗药物。

（张　莉　王明屹）

第三节
嗜铬细胞瘤切除术的麻醉

嗜铬细胞瘤手术过程中，由于瘤体在各种刺激下可能释放出高于正常血浆含量数十倍或上百倍的儿茶酚胺（CA）而危象丛生。在20世纪50年代初手术死亡率高达25%。死亡原因中或因高浓度CA引起危象的有心室颤动、急性左心衰竭而致心脏停搏、脑出血、肺水肿等；或因切除瘤体时瘤体血管十分丰富而引起大出血；或因切除瘤体后引起严重的低血压休克。直至20世纪60年代中期后对嗜铬细胞瘤的生化和病理生理有了深入了解及能控制CA作用的药物出现后，死亡率才大幅度下降。

一、病理生理及术前情况了解

嗜铬细胞瘤来源于神经外胚层，在交感肾上腺系统中形成嗜铬组织。因此，在颈部、胸腔、腹腔、肠系膜、胃、肾上腺、下腹、睾丸及脊柱旁交感神经丛中都可能存在嗜铬细胞。嗜铬细胞瘤的主要好发部位是肾上腺髓质，约占90%，其次为交感神经系统的副神经节细胞和甲状腺的Zuckerkandl结节。多发性或肾上腺外嗜铬细胞瘤在儿童中多见，约占35%，成人中约为8%。在性别上成人中女性略多，占55%～60%；儿童中男孩占70%。

嗜铬细胞瘤可分为两类，一类瘤体较小，合成的CA基本不储存，以原形释放至血内，造成临床上的持续性高血压、心悸、出汗及头痛等症状；另一类则瘤体较大，合成的CA大量储存在瘤体内，释放时大部分CA在瘤体内裂解后进入血液，临床上症状不明显或呈阵发性。临床上也有在持续性高血压状态的基础上附加发生高血压危象者。

在嗜铬细胞内合成CA的过程中，酪胺酸合成CA的速度与量的关键在于酪胺酸转变为多巴这一步，受控于酪胺酸羟基化酶的作用。由于去甲基肾上腺素（NE）为肾上腺素的前体，故嗜铬细胞瘤有单独释放去甲基肾上腺素者，有释放去甲基肾上腺素和肾上腺素者，而无单独释放肾上腺素的。术前测定血内NE和E的浓度对术前术中用药处理有很大的参考价值。

近年来由于采用了先进技术，嗜铬细胞瘤的诊断及定位的准确性有很大的提高，CT为首选的手段，准确率可达90%，而且无创。对直径＜3cm的肿瘤CT可能难以发现，可用^{131}I-间碘苄胍

(MIBG) 闪烁扫描法显示，尤其对多发性肿瘤很有帮助。腔静脉导管分段取血测定CA法或动脉造影法也可帮助诊断和定位，但创伤性较大，易引起危象发作及其他并发症。麻醉医生应了解肿瘤的部位、大小和是否多发，以便防止手术中激发肿瘤释放CA，为抢救大出血做好准备，同时也增加对术中患者生命体征的理解。如系双侧肾上腺肿瘤则要考虑双侧肿瘤切除后会引起肾上腺皮质激素缺乏症，术前术后应有所准备，预防性地给予肾上腺皮质激素的治疗。

二、术前准备

如前所述，由于对嗜铬细胞瘤生化和病理生理的进一步了解，能对大量CA的作用进行有效的消除，手术的危险性已可明显的减少。消除CA的作用可通过两种途径进行。第一种途径是减少肿瘤CA的合成。酪氨酸合成CA要借助酪氨酸羟基化酶的作用，若能抑制酪氨酸羟基化酶的作用便可减少CA的合成。1965年Spector等研制出一系列酪氨酸羟基化酶抑制剂，其中仅α-甲基对位酪氨酸（α-methylparatyrosine）在临床上有效。术前服用7～10天可使CA的合成减少50%～80%。起始剂量为0.5g/d，逐渐加量，最大达到4g/d。第二种途径为在交感神经受体部位阻断NE和E的作用，其中包括α受体和β受体。这是目前普遍采用的方法。术前常用的α受体阻滞剂是酚苄明（phenoxybenzamine），因其作用时间长，半衰期超过24小时，适于术前长时间的准备。由于个体对此药的敏感性不同，应自小剂量开始，成人以20mg/d开始，每日增加10mg。服药过程中严密监测卧位和立位时血压的变化，直至患者情况趋于稳定。情况稳定的标志是：①头痛、心悸、多汗和手颤等症状消失；②血压下降不超过165/95mmHg；③应出现直立性低血压，但不低于80/45mmHg；④心电图在2周内无S-T段和T波的变化；⑤心电图每5分钟不出现多于1个的室性期前收缩。整个准备治疗时间一般需超过2周。在以分泌E为主的患者中，酚苄明可引起心率过快或明显的直立性低血压，这是由于α受体被阻滞后β受体显示兴奋的结果，在此情况下应加用β受体阻滞剂普萘洛尔60～120mg/d。应当注意的是β受体阻滞剂必须在先用α受体阻滞剂前提下才能应用，不能单独使用，否则将使血压升得更高。

选择性α_1受体阻滞剂哌唑嗪（prazozin）可替代酚苄明，它不会使心率增快，而且还有抗心率紊乱的作用。它的半衰期较酚苄明短，起始剂量为每6～8小时给予1mg，逐渐加至8～12mg/d，常同时给普萘洛尔120～480mg/d。值得注意的是，此药第一次服用时常会引起严重的低血压，并可能伴有晕厥，称为“首次用药反应”，需卧床4小时。

近年来有用拉贝洛尔（labetalol）进行术前准备治疗的，拉贝洛尔是一个α_1受体和β受体双重阻滞剂，其α_1和β阻滞作用的比例为1∶3～1∶7。口服后1～2小时达到峰值，其半衰期为3.5～4.5小时。起始剂量为150～200mg/d，分3～4次服用，逐渐加量到上述控制标志。

钙通道阻滞剂也曾被用来作术前术中血压控制，Proye等报道术前口服尼卡地平（nicardipine）60～120mg/d，共8天，术中再静脉滴注，效果良好。Villani等报道用维拉帕米（verapamil）也可。

三、麻醉方法与术中处理

麻醉过程中患者恐惧、缺氧、CO_2蓄积、搬动体位都可激发肿瘤释放CA而造成危象。麻醉前用药应慎重，勿用阿托品，避免心率增快。全身麻醉为最常用的方法，患者入手术室后先连接心电图机及袖带血压表进行监测，然后在肢体上建立一静脉通路输液或给药，并在局部麻醉下做桡动脉穿刺置管直接连续监测动脉压。在严密监视心电图和动脉压的情况下进行麻醉引导。常用麻醉引导药物为硫喷妥钠、地西泮（安定）、咪达唑仑、芬太尼和舒芬太尼等。肌肉松弛药的选择应慎重，筒箭毒碱（管箭毒碱）有释放组织胺的作用，琥珀胆碱可引发肌颤，潘库溴胺（pancuronium）有兴奋交感神经的作用，均可引起CA的释放。Gencarelli等报道维库溴胺（vecuronium）效果较好。我们的经验哌库溴胺（pipecuronium）效果良好，药效也长。气管插管前用利多卡因喷雾对喉头和气管进行表面麻醉，以消除插管时的刺激。但经过多方预防措施后仍有可能发生血压突升和心律失常。当发生这类情况时我们常用10ml注射器内含1mg/ml的苄胺唑啉和10ml注射器内含0.5mg/ml的普萘洛尔或10mg/ml的艾司洛尔（esmolol）根据情况分别直接从静脉小量间断注入，可立即控制危象，但必须在严密监视心电图和血压的条件下进行。麻醉引导后应作中心静脉穿刺置管测压和输血，输血针管应采用＃14号以便快速输血。同时应放置保留尿管以观察尿量。

麻醉维持方面一般均采用静脉吸入复合麻醉，吸入麻醉药安氟醚、异氟烷（异氟醚）和七氟烷（七氟醚）均可，它们不易使心肌对E产生敏感性，氟烷则极易引起室性心律。静脉麻醉药roizen等报道神经安定镇痛麻醉效果较好。麻醉应偏深，氟哌利多（氟哌啶，droperidol）能提高心肌对E的敏感阈，用量0.25mg/kg。Hicks等认为，芬太尼用量超过50μg/kg时才能使血浆NE浓度下降。此外，也有蛛网膜下腔或硬膜外间隙阻滞麻醉获得良好效果的报道，但交感神经被阻滞后受体对CA的反应会更为敏感，需用苄胺唑啉和硝普钠等短效血管扩张药的机会更多。

在外科医生切除肿瘤的前后，患者变化最为迅速而复杂，处理也必须迅速而恰当，才能使手术平稳渡过。所要处理的问题是高血压危象、出血和低血压休克。应预先准备好下列物品：①10ml注射器内含1mg/ml的苄胺唑啉和10ml注射器内含0.5mg/ml的普萘洛尔或10mg/ml的艾司洛尔；②2～3L库血，2L血浆代用品及其他晶体液；③500ml 0.004$^{0}/_{00}$g的NE溶液。在解剖剥离肿瘤时大量CA被挤入血流中引起高血压危象，此时可直接向静脉推注上述苄胺唑啉或普萘洛尔，每次1ml，直到危象被控制。

近年也有用其他药物来控制术中高血压危象的，Chung等报道在切皮前从静脉分次注入拉贝洛尔，总量达到2mg/kg后停止，术中不再补给，血压和心率分别降低26.2％和29.76%。7例中除1例需补用硝普钠帮助控制高血压外，其余6均平稳完成手术。Proye报道静脉滴注尼卡地平2.5～7.5μg/(kg · min)，能阻止85倍NE和40倍E增高所引起的作用，体血管阻力降低了42%。James报道在17例中用$MgSO_4$控制术中血压，15例效果满意，但其中4例需用硝普钠协助。

当肿瘤切除后发生低血压性休克是另一危象，在20世纪60年代初期前认为肿瘤切除后血内NE骤降是低血压性休克的主要原因，因此肿瘤切除后立即滴注高浓度的NE来维持血压是主要处理措施。20世纪60年代中期后的研究才认识到术前血内高浓度的CA使血管持续处于收缩状态，从而使血容量显著减少是其主要原因。Tarazi对21名患者进行术前血容量测定，发现血容量减少20%～24%。Schnelle的同位素测定发现，除血容量减少外血细胞容积也被压缩。此外，细胞外液也明显减少。他对一名体重43kg的患者测定后预算肿瘤切除后需超额补血2000ml。术中患者失血2000ml，在肿瘤切除后立即快速输血2500ml，手术完毕前4000ml血全部输入，结果未发生低血压，也不需要输入NE。Deoreo对46名患者进行观察，其中22名与术前24小时预先输血1000ml，肿瘤切除后需滴入NE者仅18%，无一例需延至24小时后；另24名术前未输血者术后71%需滴入NE维持血压，有4例需延至术后24～48小时。Schnelle则不赞成术前输血，因在血管床收缩的情况下多输血可增加血液黏稠度，对血流不利，心脏负担过大，肿瘤切除后无血压下降反而会漏诊多发性肿瘤的存在。我们的经验是术前酚苄明准备时间稍长，平均48.5天，有充分的时间让血容量适当地恢复。术中准备两条静脉通道快速输血，肿瘤切除前可输入代血浆500ml，在肿瘤血管被钳夹后立即快速输血和代血浆等，输血速度50ml/min。我们术前应用酚苄明准备的15

例中有5例未用NE，另10例仅需小量NE协助，平均用量为2.373mg±4.211mg。另一组8例术前未用酚苄明准备者，2例未用NE，另6例NE用量平均达13.013mg±19.856mg，结果差别十分显著。超额补血为20～40ml/kg，可根据动脉压和中心静脉压来调节。

约有50%的患者术后数日内血压仍然偏高，1周内血内CA浓度仍高于正常，这是由于交感神经末梢仍储存着过量的CA，1周后一般逐渐降至正常，否则当怀疑尚有未被切除的肿瘤存在。

（徐守春）

第四节 膳食营养与高血压

高血压是引起心脑血管疾病的重要危险因素。高血压形成的病理生理过程漫长又沉默，从细胞水平对高血压的病理生理研究表明，血管内皮细胞受损与修复失衡、氧化压力及慢性炎症等内环境免疫调节失衡，引起血管内皮功能失调，进而导致血管顺应性下降及血管弹性度的改变，最终造成血压升高，对其治疗一直以药物治疗为主。随着近三十年来人类营养学及营养医学研究的飞速发展，已逐渐升级为包括对健康生活方式的指导等全生命周期的健康管理模式。大量循证营养医学的研究表明，通过科学的医学膳食及功效营养素临床应用，可以减轻血管慢性炎症，修复血管内皮细胞，进而达到降低血压的作用。

一、血管内皮细胞功能障碍是引起高血压的机制之一

（一）血管内皮细胞的结构与功能

血管内皮细胞通常指衬于心脏、血管和淋巴管内表面的单层扁平上皮，随血流纵向排列，也称内皮细胞，是形成心血管封闭管道系统的形态基础。正常成人的血管内皮由1×10^{13}～6×10^{13}个内皮细胞组成，重量可达1kg，将这些细胞全部平铺起来面积可达350m^2。

血管内皮细胞位于循环血液与血管壁内皮下组织之间，具有多种生理功能。血管内皮细胞除作为血液和组织间物质转运的屏障外，最主要的生物学功能是使循环血液保持正常流动状态。在炎症时高表达黏附分子，与血流中白细胞表面黏附分子相互作用，从而介导白细胞穿越血管壁。此外，血管内皮细胞具有内分泌功能，可合成和释放多种内皮衍生的血管活性因子及细胞基质成分，调节血管张力，并参与炎症反应，影响血管发生、血管通透性及体液平衡等。内皮细胞也参与免疫反应，属于一类非专职抗原提呈细胞。因而，血管内皮细胞对调节血液循环、维持内环境稳定和生命活动的正常进行，具有十分重要的意义，并在许多疾病的发生、发展中起着重要的作用。

（二）血管内皮细胞功能障碍是引起高血压的机制之一

血管内皮细胞有较强的修复能力，但在心血管危险因素、药物、微生物、免疫反应和炎症的持续作用下，内皮细胞对血管的保护作用减弱或消失，称为内皮功能障碍（endothelial dysfunction），表现为血管舒张不足、血小板聚集、炎症细胞浸润甚至血栓形成等。血管内皮功能障碍被证实为心血管事件的独立预测因子，血管内皮功能障碍是引起高血压的主要机制之一。

血管内皮功能评价对于临床诊疗有重要的意义。血管内皮功能检测可作为心血管危险分层的可靠指标。在一级预防方面，将内皮功能检测应用于体检人群，有助于发现心血管风险的高危人群。存在内皮功能障碍者，应积极进行生活方式干预和药物治疗，降低未来心血管疾病发生的风险；而对于心血管疾病患者，定期监测内皮功能有助于确定二级预防的疗效并指导调整干预力度。改善血管内皮细胞功能已经成为高血压等心血管疾病预防与康复治疗的下一个重点目标。

（三）膳食营养对血管内皮细胞功能的影响

传统美式的高热量、高脂肪膳食模式对血管内

皮细胞有损害作用。2005年《新英格兰医学》杂志上发表了德国科学家的一个研究，研究对象是500多名经冠脉造影确诊的冠心病患者，观察指标是血液中内皮祖细胞（EPC）的数量与其临床症状及血液指标的关系。在12个月的随访中发现，血液中内皮祖细胞数量多的冠心病患者，其临床症状及血液指标要比内皮祖细胞数量低的患者好得多。

健康的植物性膳食模式可以降低血压，是因为豆类（豆荚、豌豆、黄豆、坚果等）等植物蛋白中富含左旋精氨酸，左旋精氨酸可以通过刺激内皮细胞的一氧化氮（NO）合成酶，生产足够的NO，进而舒张血管。

1998年，美国科学家罗伯·佛契哥特（Robert F. Furchgott）、路易斯·伊格纳洛（Louis J. Ignarro）和费瑞·穆拉德（Ferid Murad）三人“因发现一氧化氮在心血管系统中起信号分子作用”而共同获得诺贝尔生理学或医学奖。一氧化氮在体内的合成，是由L-精氨酸（左旋精氨酸）在内皮型一氧化氮合酶（eNOS）的作用下，生成L-瓜氨酸，并释放一氧化氮。一氧化氮穿过内皮细胞，扩散到周围的平滑肌细胞中，激活鸟苷酸环化酶，产生环磷酸鸟苷（cGMP），从而导致平滑肌松弛。在内皮细胞中产生的一氧化氮，能够使血管舒张、降低血管阻力、降血压、抑制血小板黏附和凝聚、抑制白细胞黏附和游走、降低平滑肌增殖、防止动脉粥样硬化和血栓形成，预防心脑血管疾病等功能。

2007年《美国医学会期刊》发表了关于食用黑巧克力降压的随机对照试验，结果显示，每天食用6g的黑巧克力，连续18周，可以显著地降低血压（收缩压3mmHg/舒张压2mmHg）。其背后的营养学机制是，黑巧克力富含类黄酮化合物，类黄酮可以刺激血管内皮细胞产生一种叫黄烷醇（GSNO）的抗氧化剂，GSNO进而促进NO的合成量。《美国医学会期刊》还发表了关于可可粉降压的临床研究，其机制也是因为可可粉及其饮料中含有大量的类黄酮化合物，可以增加体内NO的合成量，进而可以舒张血压，改善血液流动。

一项临床营养研究表明，膳食中摄入的抗氧化剂不足，动脉舒张性降低。增加膳食中抗氧化剂，例如增加黑巧克力等的摄入量，2周之后，受试者的动脉舒张功能（FMD）就显著提升或恢复正常。

美国马里兰大学的沃格尔也研究过膳食模式对血管内皮细胞的影响。受试者分为两组，一组的早餐膳食模式也是900kcal热量的膳食，但是不含任何脂肪。另一组的早餐膳食模式是900kcal热量的膳食，其中包含50g的脂肪。沃格尔用充气血压袖带阻断受试者的肱动脉血流5分钟，然后放松袖带气体，用超声波测量肱动脉的直径（FMD），观察肱动脉血流恢复到正常状态的速度。早餐没有摄入脂肪的这组受试者，其肱动脉血流恢复的速度与餐前测量的一样。而早餐摄入脂肪的那组受试者，其肱动脉血流恢复到正常状态的时间就非常长。沃格尔进一步密切监测受试者的内皮功能，结果发现，早餐吃过脂肪的受试者们，2小时后的内皮功能就会显著降低，而且内皮功能要用近6小时才能恢复到正常状态。简单一餐膳食就能对血管健康就有如此大的影响，如果长期、每天摄入不健康的膳食，其对血管的损害作用将会更大。

随着医学科学的发展，特别是人类营养学、营养医学的发展，可以把血管内皮作为医学营养干预的靶点，这必将为心血管疾病的治疗带来革命性的变化。

二、健康膳食营养对血压的调节作用

膳食模式分析是将所有食物、营养素作为一个整体进行研究，更接近真实的摄入情况，因此也更有利于对营养相关性疾病的发病风险进行评价。

膳食因素与心血管疾病发病风险存在密切相关性。针对一种或几种营养素，或某种食物的摄入量与心血管疾病主要危险因素的相关性，已有大量研究。然而，人们吃的不是独立的营养素，而是含有复合营养素的多种食物，营养素之间存在复杂的相互作用。因此，针对单一营养素或食物的分析可能存在概念及方法上的局限。

以高血压为代表的慢性心血管疾病，不是单纯的细菌或病毒等外源性病因引起，而是人类随着工业社会的发展，生活方式发生了根本改变所导致的。其中，加工食品、快餐食品、偏食、重口味、不健康烹饪方式、暴饮暴食等不健康饮食方法，都可引起血管内皮细胞内环境生态系统的紊乱，进而导致机体自身调节血压能力的下降，而这种内源性的病理生理改变，仅通过药物治疗，并不能完全有效地控制血压。

比较不同国家或地区的膳食结构对居民健康的影响，以及中国不同时代的饮食结构与疾病谱的对应关系，都可以发现膳食模式与高血压等慢性心血管疾病的发病率有着密切的关联。1983年到1989年期间，美国康乃尔大学、中国预防医学科学院、中国医学科学院、英国牛津大学的专家们一起，联合主持了一项膳食结构差异对身体健康影响的研究项目，科学系统地阐述了以全食物、植物性膳食模式在预防和治疗心血管疾病中的重要作用。中国特定时期的膳食结构，对高血压等心血管疾病有非常好的正向调控作用。例如，中国20世纪70—80年代的膳食结构与现在完全不一样，站在现在的角度来看，那个时期的饮食结构比较健康，高血压等慢性心血管疾病发病率也是比较低的。再以美国夏威夷岛上的日本移民为例，移民初到美国时，他们的高血压发病率与其在日本本国的同龄人相差无几。但是十几年后，随着日籍移民膳食结构等生活方式美国本土化后，其人群高血压发病率明显高于仍然生活在日本本土的同龄人群的高血压发病率，反而接近于美国本地人的高血压发病率。

（一）DASH膳食模式

高血压患者应采用医学膳食营养进行干预。2018年的《中国高血压防治指南》指出，合理膳食模式可以降低人群高血压、心血管疾病风险，并推荐了美国国立卫生健康院（NIH）下属研究所主持的大型多中心试验的医学膳食模式，即DASH膳食模式（Dietary Approach Stop hypertension）。

DASH膳食模式（中文译名：舒压膳食）是美国医学营养专家精心设计的膳食模式，其研究历程要追溯到地中海饮食等膳食模式，以及康奈尔大学坎贝尔的营养流行病学研究成果等。有人认为让美国人完全采用以素食为主的膳食模式，在临床执行上有很多困难，因此，根据地中海饮食的特点，特殊设计了一个医学膳食模式的临床试验（Dietary Approach Stop Hypertension），并获得了美国国立卫生健康研究院（NIH）下属的心肺血液研究所的资助，这就是医学营养发展历程中，著名的高血压膳食模式（DASH膳食模式）。

地中海式饮食是居住在地中海地区的居民所特有的，其中以意大利南部、希腊、西班牙、法国等处于地中海沿岸的南欧各地的饮食风格为代表，其特点是以蔬菜水果、鱼类、五谷杂粮、豆类、橄榄油为主，主食还加上味道深厚的植物类调味品，例如大蒜、胡椒等。新近发表的一项荟萃分析，收集了50项地中海饮食对代谢综合征影响的流行病学研究和随机对照试验（534 000例）。结果证实，坚持地中海饮食可预防代谢综合征发生，还可显著降低代谢综合征患者的收缩压和舒张压、甘油三酯、血糖、腰围和炎性标志物，并提高HDL-C水平。

DASH的早期临床研究（DASH-Ⅰ）入组了459名未经药物治疗的高血压成年人，他们的平均收缩压＜159mmHg，平均舒张压在80～95mmHg。受试者随机分组，试验为期8周。根据饮食不同，分为三组：①标准美式饮食组；②标准美式饮食，再加上水果蔬菜组；③DASH-Ⅰ饮食试验组，包含大量蔬菜水果和少量乳脂制品，而且其胆固醇、饱和脂肪和总脂肪的摄人量都很低。三组饮食平均含3g的钠，这也是大部分美国人的每天钠的平均摄取量。研究期间，受试者无须再降低钠的摄取量及增加运动等变量。结果显示，无论是蔬菜水果组，还是DASH-Ⅰ饮食组的平均血压都明显的下降。其中，DASH-Ⅰ饮食试验组的收缩压和舒张压降幅最大，而且血压下降时间，也早于其他组别；1周时，达到最佳水准。DASH-Ⅰ饮食试验组中的高血压患者，平均收缩压下降达

11mmHg，平均舒张压下降5.5mmHg，这几乎与药物治疗轻度高血压的效果一样好。

第二代舒压饮食（DASH-Ⅱ）的研究。该DASH-Ⅱ膳食研究入组了412名受试者，平均收缩压范围在129～159mmHg，平均舒张压在80～95mmHg。受试者一半随机分配到DASH-Ⅱ饮食组，另一半分配到标准美式饮食组。每个人规定具体的钠摄入量，即第1个月每天4300mg，第2个月每天2400mg，第3个月每天1500mg。研究结果显示，仅仅减少钠的摄取，两组受试者血压虽然都有所降低，但是DASH-Ⅱ饮食组的血压降低幅度更大。有研究显示即使血压正常的人，随着限盐饮食的开始，也都出现血压下降。

（二）Ornish膳食模式

美国Ornish博士，在美国康奈尔大学营养系坎贝尔DASH模式的基础上，首创医学膳食治疗方法。Ornish等经过40多年的大规模、多中心、不同人群的临床研究证明，有效的健康生活方式干预，可以逆转冠心病患等慢性心血管疾病，其生活方式治疗方案，可以归纳为三多一少模式，具体包括：①建立良好的人际关系，包括亲密的家庭关系、和谐的工作关系和宽松的社交圈人际关系；②改变膳食结构，以新鲜蔬菜水果、植物全谷类膳食为主，适当摄取鱼肉，严格避免红肉（尤其是加工后的肉类制品）、精制加工的面食等；③每天适当地运动，避免久坐；④压力及情绪管理，通过正念心理技能操练等方式，降低压力水平、调节情绪波动。

Ornish膳食模式探讨了医学营养对慢性心血管疾病的治疗作用，研究结果显示通过科学的医学膳食方案，可以部分逆转高血压、糖尿病、冠心病等慢性心血管疾病病程。因此，Ornish膳食模式也成为综合心脏康复技术中的重要组成部分。

（三）中国的膳食特点

2016《新英格兰医学杂志》发表了来自中国的膳食模式研究。该研究从中国10个不同地区，在2004—2008年，招募了50多万名参与者，年龄30～79岁。随访在参与调查的451 665名既往没有心血管疾病或未接受抗高血压治疗的参与者中，有5173人死亡，2551人发生主要冠状动脉事件（致命性或非致命性），14 579人发生缺血性卒中，2523人发生颅内出血。校正后的Cox回归分析显示，新鲜水果摄入量与疾病的发生风险相关。

研究结果显示，18%的参与者每天食用新鲜水果，与那些根本不食用或者很少食用水果的参与者相比，其收缩压更低（低4.0mmHg），血糖也更低（低0.5mmol/L）。每天摄入新鲜水果者与不摄入者相比，校正后风险比为：心血管死亡0.60（95%*CI*，0.54～0.67），主要冠状动脉事件0.66（95%*CI*，0.58～0.75），缺血性卒中0.75（95%*CI*，0.72～0.79），出血性卒中0.64（95%*CI*，0.56～0.74）。对数线性分析提示，水果摄入量的多少与每一种事件的发生率存在强相关性。这一现象，在10个不同地区，或根据基线情况划分的不同亚组中都存在。研究结果表明，新鲜水果摄入量多与血压降低、血糖降低有关，是独立于饮食和非饮食性因素，与主要心血管疾病风险的降低显著相关。

（四）全球膳食营养报告

2019年《柳叶刀》杂志发表了美国华盛顿大学健康指标与评估研究所阿什坎·阿夫辛（Ashkan Afshin）的一篇历时27年的全球饮食分析报告。在这项报告中，15种饮食风险因素及其对死亡和疾病的影响。研究共涉及195个国家逾350种可致早逝与疾病的相关事件。其结果发现，2017年全球与饮食相关的心血管疾病死亡人数1000多万，癌症死亡人数91.3万人，2型糖尿病死亡人数33.9万人。在这195个国家中，与膳食相关的死亡比例在乌兹别克斯坦最高，在以色列最低，英国位居第23位，美国位居第43位，印度排名第118位。过去对健康饮食的研究都集中在降低非健康食品的摄入量上，本项研究证明，对整体人口水平而言，健康食品的低摄入量比非健康食品的高摄入量更值得关注。

对于美国、印度、巴西、巴基斯坦、尼日利

亚、俄罗斯、埃及、德国、伊朗和土耳其来说，缺乏全谷物的摄入是最大的饮食风险因素。但这并不意味着这些国家的人不吃谷物，而是他们吃到的都是经过加工过的全谷物（已经没有什么营养价值，而且还可能含有较高的热量）。《柳叶刀》发表的这篇关于全谷物功效的研究报告警告，如今许多以“全谷物”名义销售给消费者的食品，往往并非真正的全谷物食品，而是经过了精细研磨和过度加工的食品，而且已经被添加了钠盐、游离糖和饱和脂肪。因此，我们都需要意识到这种情况的发生，不要把以前通过原始粗加工的、营养成分更完整的全谷物与如今时常宣传的全谷物食品相混淆。对于中国、日本、印度尼西亚和泰国来说，最大的饮食风险因素是钠元素的过多摄入。这可能与亚洲传统食品中习惯使用盐、米醋、酱油等有关。

世界卫生组织指出，非健康饮食已然成为全球疾病发生的最大风险因素，且有日趋严重的趋势。公众需要意识到饮食与健康之间的密切联系，并立即采取行动，改善健康饮食的食品获取和供应现状。

三、营养素搭配与高血压

（一）限钠增钾

2020年一项最新试验结果，提供了全新的思路，将食用盐改换为含25%氯化钾的代用盐。本次试验在秘鲁6个村庄以阶梯设计、群组试验的形式开展，总共有2400多名村民参加。试验中的阶梯设计，是指在第一个村庄的试验证实换盐的初步好处后，研究团队会逐步把换盐的做法在6个村庄全面铺开，让更多的参与者获益。

在使用代用盐5个月后，村民的收缩压和舒张压平均下降了1.23mmHg和0.72mmHg。试验开始时就有高血压的村民，以及60岁以上的村民，换盐降压的效果最明显。排除掉400多名试验开始时就有高血压的村民后，研究团队分析了剩余村民在试验期内高血压的新发情况。结果显示，代用盐与村民高血压发病的风险下降51%有关（*HR* 0.49），调整体重、性别等因素后，这个数字更是增到了55%。除了这两个指标，研究团队还分析了受试者在试验前后的24小时尿钠、尿钾检测结果，尿钠结果相对稳定，而尿钾显著升高（0.63g），说明这种代用盐的策略，受到了试验群体的普遍接纳。研究结果表明，这种在真实世界中开展的群组试验，能充分反映代用盐策略的可行性和效果，相当适合发展中国家，只是一些数据还有待更长时间的随访观察。唯一不足的是，试验没有对代用盐使用前后的食盐摄入量直接作对比。另外，代用盐也不是人人皆宜，这项试验也排除了患有肾脏疾病和需要服用地高辛的人群。膳食中盐的摄入量与心血管疾病存在一种J型量效关系，每天盐的最佳摄入量应为2500mg钠，与世界卫生组织的临床指南相一致。

膳食中富含钾的食物，如菠菜、扁豆、红薯、香蕉、鳄梨等，对辅助降压有益处。营养流行病得研究也显示，在膳食中缺少富含钾的蔬菜和水果的地区，其人群高血压的发病率就高，而且许多文献表明，膳食中钠与钾的比例达到1∶1，既对血压有益处，也可以预防心血管疾病及脑卒中，甚至降低总体的死亡率。目前，世界卫生组织指南中对钾摄入量的建议是每天3000mg。临床营养学的许多研究显示，许多绿叶蔬菜、十字花科蔬菜，包括菠菜、西蓝花、羽衣甘蓝等，含有丰富的矿物质，像钾、钙、镁等，有降压的功效。

（二）间歇性断食

2019年美国约翰霍普金斯大学Mark Mattson博士在《新英格兰医学杂志》发表综述文章指出，间歇性断食有科学依据，可成为健康生活方式的一部分。对于人类，研究最为广泛的三种间歇性断食方案是隔日断食、5∶2间歇性断食（每周断食2日）和每日限时进食。Mattson博士建议患者采用5∶2间歇性断食方案，第1个月时每周有1日摄入900～1000kal，第2个月时每周有2日每日摄入900～1000kal，第3个月时每周有2日每日摄入750kal，最终在第4个月时每周有2日每日摄入500kal。

食品中的葡萄糖和脂肪酸是细胞的主要能量来源。进餐后，葡萄糖被用于供能，脂肪以甘油三酯的形式被储存在脂肪组织内。而在断食期间，甘油三酯被分解成脂肪酸和甘油，然后被用于供能。肝脏将脂肪酸转化成酮体，酮体是断食期间许多组织（尤其是脑部）主要的能量来源。酮体不仅是断食期间的能量来源，而且还是对细胞和器官功能具有重要影响的强效信号分子。酮体对已知影响健康和衰老的许多蛋白质和分子的表达和活性具有调节作用。

间歇性断食可改善人类的多项心血管健康指标，包括血压、静息心率、高密度和低密度脂蛋白（HDL和LDL）胆固醇、甘油三酯、葡萄糖和胰岛素水平，以及胰岛素抵抗。此外，在正常体重和超重成人中，隔日断食可有效减轻体重减重和保护心脏。心血管健康指标的改善通常在隔日断食开始后2～4周内显现出来，但在恢复正常饮食后的数周内消失。在另外两项针对超重女性（每项试验约100名女性）的试验中，分别采用5∶2间歇性断食方案（每周断食2日）或每日热量摄入减少25%的方案。两组女性在6个月期间的体重下降幅度相同，但5∶2间歇性断食组女性的胰岛素敏感性有较大幅提高，腰围有较大幅减小。

间歇性断食可缓解多种慢性病，包括肥胖、高血压、糖尿病、心血管疾病、癌症和神经退行性疾病。间歇性断食有局限性，目前临床研究主要关注超重的年轻人和中年人，因此不能将间歇性断食的益处和安全性推广到其他年龄人群。

（三）益生菌

肠道菌群在代谢综合征、心血管疾病等疾病中的研究中，已经成为热点之一。但是，肠道微生物与这些疾病的因果关系及相应的致病机制尚不清楚。通过分析肠道菌群结构、组成及代谢活动的变化对高血压的影响，能够揭示肠道及肠道微生物的活动与高血压之间的相关性。

益生菌可以通过利用肠道中不溶性植物多糖代谢，产生降压物质短链脂肪酸（short-chain fatty acids，SCFA），SCFA作为递质，通过相应受体的激活，影响肾神经，以及调节肾素的分泌，并能降低肠道中氨类以及胺类等有毒代谢产物，从而实现对机体血压的影响和调控。此外，补充益生菌对于肠道代谢产物SCFA的生成具有极大的促进作用，益生菌产生某些特定的分子，如维生素、酶等，为定植在肠道的菌群，提供乙酸、丁酸、乳酸等刺激生长的代谢物。益生菌是对机体健康产生有益作用的活的微生物，可以调节肠道微生态的平衡及肠道微生物的代谢活动，从而对高血压的调节产生影响。益生菌不仅可以减轻血管炎症反应，还能增加血管内皮NO合酶的活性，促进一氧化氮的生成，有助于降低血压。因此为以肠道微生物为靶点，干预治疗高血压疾病提供理论参考。

有研究发现，在大鼠实验中，寄居在肠道中的微生物（细菌）对高血压的发展起到一定的作用。将实验大鼠分高血压组和血压正常（对照组），所有的动物10天之内注射抗生素，以减少其正常微生物群。抗生素疗程结束后，从各组大鼠的大肠中取出部分微生物。将高血压组的微生物移植到对照组大鼠，并将对照组的菌群移植到高血压组。结果显示，被移植有高血压组微生物菌群的大鼠血压开始升高，但被移植对照组菌群的大鼠仅有其血压读数略有下降，血压并没有明显降低。这一发现是为微生物对人类高血压的发展，以及益生菌对高血压治疗的潜在作用的进一步研究提供证据，通过饮食补充益生菌（在肠道中发现的有益微生物），可以有适度的改善血压，特别是对高血压模型有帮助。2014年，有研究对9项益生菌与血压升高随机对照研究的数据进行系统性回顾分析，共涉及543名血压正常或出现血压升高症状的成人受试者。结果表明，规律性食用酸奶或含有益生菌的营养品，有助于缓解高血压症状。食用益生菌的人群与对照组比较，平均收缩压和舒张压分别降低了3.6mmHg和2.4mmHg。而且，益生菌的保护效果对基线高血压的人群（血压高于130/85mmHg）最为显著。补充多种益生菌的降压效果比补充单一细菌更为出色

(收缩压降幅为5.8mmHg)。长时间规律摄入一定量益生菌似乎是降压的关键因素。补充益生菌超过8周时，平均收缩压降幅为4.9mmHg；而在摄入益生菌时间低于8周或每天摄取菌落量低于1011个单位的人群中，则均未能观察到血压降低的现象。规律性食用益生菌可作为一种有助于降低高血压，维持正常血压范围的健康生活方式，具体的食物包括酸奶、发酵乳、酸牛奶、奶酪及含益生菌的营养品等。

益生菌是对机体健康产生有益作用的活的微生物，可以调节肠道微生态的平衡以及肠道微生物的代谢活动，从而对高血压的调节产生影响，进而为以肠道微生物为靶点，干预治疗高血压疾病提供理论参考。同时，也为疾病的干预治疗提供新的途径和方法。

尽管已有多项研究结果显示，益生菌及其代谢产物可通过多种机制影响血压，但该研究仅仅提示摄取益生菌与血压水平变化有一定的联系，并不意味着两者间存在直接因果关系。目前，通过摄取益生菌来降低血压，尚需大量临床研究证实。

（岳红文　郝恩魁）

参考文献

[1] US NATIONAL LIBRARY of MEDICINE and the NATIONAL INSTITUTES of HEALTH. Medline Plus Health Information. Medical Encyclopedia. Drug-induced hypertension. http: //www. nlm. nih. gov/medlineplus/ency/article/OOO 155.

[2] MCDEX合理用药信息支持系统V3. 药物专论［EB/OL］.（2023-01）［2023-01-18］. http: //192. 168. 64. 206: 10000/pc/cpr/index.

[3] NATIONAL CANCER INSTITUTE. Common terminology criteria for adverse events (CTCAE)［EB/OL］.（2017-11-27）［2023-04-20］. https: //ctep. cancer. gov/protocol Development/ electronic_applications/ docs/ CTCAE_v5_Quick_Reference_8. 5x11. pdf.

[4] U. S. FOOD and DRUG ADMINISTRATION. drug side effects［EB/OL］.［2023-04-20］. hypertension | Drug Side Effects (carbocation. com)

[5] WHELTON P K, CAREY R M, ARONOW W S, et al. 2017 ACC/AHA/AAPA/ABC/ACPM/AGS/APhA/ASH/ASPC/NMA/PCNA Guideline for the prevention, detection, evaluation, and management of high blood pressure in adults: executive summary: a report of the American College of Cardiology/American Heart Association task force on clinical practice guidelines［J］. Hypertension, 2018, 71 (6): e13-e115.

[6] WILLIAMS B, MANCIA G, SPIERING W, et al. 2018 ESC/ESH Guidelines for the management of arterial hypertension［J］. Eur Heart J, 2018, 39 (33): 3021-3104.

[7] KIM S H, MONTICONE R E, MCGRAW K R, et al. Age-associated proinflammatory elastic fiber remodeling in large arteries［J］. Mech Ageing Dev, 2021, 196: 111490.

[8] WANG M, JIANG L, MONTICONE R E, et al. Proinflammation: the key to arterial aging［J］. Trends Endocrinol Metab, 2014, 25 (2): 72-79.

[9] WANG M, MONTICONE R E, MCGRAW K R. Proinflammation, profibrosis, and arterial aging［J］. Aging Med (Milton), 2020, 3 (3): 159-168.

[10] WANG M, SHAH A M. Age-associated pro-inflammatory remodeling and functional phenotype in the heart and large arteries［J］. J Mol Cell Cardiol, 2015, 83: 101-111.

[11] ALGHATRIF M, WANG M, FEDOROVA O V,

et al. The pressure of aging [J]. Med Clin North Am, 2017, 101 (1) : 81-101.
[12] CAO Y, XIE L, LIU K, et al. The antihypertensive potential of flavonoids from Chinese Herbal Medicine: A review [J]. Pharmacol Res, 2021, 174: 105919.
[13] VIRANI S S, ALONSO A, APARICIO H J, et al. Heart disease and stroke statistics-2021 update: a report from the american heart association [J]. Circulation, 2021, 143 (8): e254-e743.
[14] ZHANG W, LIU C Q, WANG P W, et al. Puerarin improves insulin resistance and modulates adipokine expression in rats fed a high-fat diet [J]. Eur J Pharmacol, 2010, 649 (1-3) : 398-402.
[15] XU W, TANG M, WANG J, et al. Anti-inflammatory activities of puerarin in high-fat diet-fed rats with streptozotocin-induced gestational diabetes mellitus [J]. Mol Biol Rep, 2020, 47 (10) : 7537-7546.
[16] LI X, LIN Y, ZHOU H, et al. Puerarin protects against endothelial dysfunction and end-organ damage in Ang II-induced hypertension [J]. Clin Exp Hypertens, 2017, 39 (1) : 58-64.
[17] YIN M S, ZHANG Y C, XU S H, et al. Puerarin prevents diabetic cardiomyopathy in vivo and in vitro by inhibition of inflammation [J]. J Asian Nat Prod Res, 2019, 21 (5) : 476-493.
[18] XU W, TANG M, WANG J, et al. Anti-inflammatory activities of puerarin in high-fat diet-fed rats with streptozotocin-induced gestational diabetes mellitus [J]. Mol Biol Rep, 2020, 47 (10) : 7537-7546.
[19] JI L, DU Q, LI Y, et al. Puerarin inhibits the inflammatory response in atherosclerosis via modulation of the NF-κB pathway in a rabbit model [J]. Pharmacol Rep, 2016, 68 (5) : 1054-1059.
[20] ZHAO L, WANG L, ZHANG D, et al. Puerarin alleviates coronary heart disease via suppressing inflammation in a rat model [J]. Gene, 2021, 771: 145354.
[21] BIROS E, REZNIK J E, MORAN C S. Role of inflammatory cytokines in genesis and treatment of atherosclerosis [J]. Trends Cardiovasc Med, 2022, 32 (3) : 138-142.
[22] ZHENG Q H, LI X L, MEI Z G, et al. Efficacy and safety of puerarin injection in curing acute ischemic stroke: A meta-analysis of randomized controlled trials [J]. Medicine (Baltimore), 2017, 96 (1) : e5803.
[23] GAO Z, WEI B, QIAN C. Puerarin injection for treatment of unstable angina pectoris: a meta-analysis and systematic review [J]. Int J Clin Exp Med, 2015, 8 (9) : 14577-14594.
[24] ROSENBERG J C, VARCO R L. Physiologic and pharmacologic considerations in the management of pheochromocytoma [J]. Surg Clin North Am, 1967, 47 (6) : 1453-1460.
[25] DESMONTS J M, MARTY J. Anaesthetic management of patients with phaeochromocytoma [J]. Br J Anaesth, 1984, 56 (7) : 781-789.
[26] SADOVE M S, CADKIN L M. Pheochromocytoma: total patient management [J]. Surg Clin North Am, 1970, 50 (1) : 147-155.
[27] 邓硕曾，孙红，徐守春. 嗜铬细胞瘤切除术的麻醉—术前酚苄明准备的评价与探讨 [J]. 中华麻醉学杂志，1986，6 (5) : 280.
[28] MARTIN D E, KAMMERER W S. The hypertensive surgical patient. Controversies in management [J]. Surg Clin North Am, 1983, 63 (5) : 1017-1033.
[29] GRAHAM R M, MULVIHILL-WILSON J.

Clinical pharmacology of prazosin used alone or in combination in the therapy of hypertension [J]. J Cardiovasc Pharmacol, 1980, 2 (Suppl 3): S387.
[30] 赵俊，李杏芳，王志增，等. 嗜铬细胞瘤切除术时的麻醉处理 [J]. 中华麻醉学杂志, 1981, 1(2): 113.
[31] SUZUKAWA M, MICHAELS I A, RUZBARSKY J, et al. Use of isoflurane during resection of pheochromocytoma [J]. Anesth Analg, 1983, 62 (1): 100-103.
[32] DEOREO G A Jr, STEWART B H, TARAZI R C, et al. Preoperative blood transfusion in the safe surgical management of pheochromocytoma: a review of 46 cases [J]. J Urol, 1974, 111 (6): 715-721.
[33] SCHNELLE N, FERRIS D O, SCHIRGER A. The use of blood volume determination in patients undergoing surgery for pheochromocytoma [J]. Anesth Analg, 1964, 43: 641-645.
[34] CUBEDDU L X, ZARATE N A, ROSALES C B, et al. Prazosin and propranolol in preoperative management of pheochromocytoma [J]. Clin Pharmacol Ther, 1982, 32 (2): 156-160.
[35] JAMES M F. Use of magnesium sulphate in the anaesthetic management of phaeochromocytoma: a review of 17 anaesthetics [J]. Br J Anaesth, 1989, 62 (6): 616-623.
[36] HUANG Y, LUO A, REN H. Anesthetic management for the excision of pheochromocytoma [J]. Proc Chin Acad Med Sci Peking Union Med Coll, 1990, 5 (4): 223-225.
[37] PROYE C, THEVENIN D, CECAT P, et al. Exclusive use of calcium channel blockers in preoperative and intraoperative control of pheochromocytomas: hemodynamics and free catecholamine assays in ten consecutive patients [J]. Surgery, 1989, 106 (6): 1149-1154.
[38] VILLANI A, PRIMIERI P, DE COSMO G. Cardiomyopathy in phaeochromocytoma: a case report [J]. Eur J Anaesthesiol, 1989, 6 (3): 233-236.
[39] OBEROI G S, YAUBIHI N, CLEZY J K. Anaesthesia for phaeochromocytoma resection: role of thoracic epidural blockade [J]. P N G Med J, 1993, 36 (4): 301-305.
[40] BEETON A G, SHIPTON E A, KATZ B J. Unexplained hypertension during induction of a patient with phaeochromocytoma [J]. S Afr J Surg, 1992, 30 (4): 165-167.
[41] FLAMMER A J, ANDERSON T, CELERMAJER D S, et al. The assessment of endothelial function: from research into clinical practice [J]. Circulation, 2012, 126 (6): 753-767.
[42] HOUSTON M. What your doctor may not tell you about hypertension [M]. New York: Grand Central Life & style, 2012.
[43] CALDWELL B. Esselstyn. Prevent and reverse heart disease [M]. New York: Pengui Group Inc, 2008.
[44] DAVID DE ROSE. The no pressure solution [M]. California: Compass Health Consulting Inc, 2016.
[45] APPEL L J. The role of diet in the prevention and treatment of hypertension [J]. Curr Atheroscler Rep, 2000, 2 (6): 521-528.
[46] 董尔丹、张幼怡. 血管生物学 [M]. 北京：北京大学医学出版社，2014.
[47] McDougall JA, McDougall MA. The McDougall plan [M]. New Jersey: New Win Publishing Inc, 1983.
[48] DU H, LI L, BENNETT D, et al. China kadoorie biobank study; fresh fruit consumption and major cardiovascular

disease in China [J]. N Engl J Med, 2016, 7; 374 (14) : 1332-1343.

[49] dE CABO R, MATTSON M P. Effects of intermittent fasting on health, aging, and disease [J]. N Engl J Med, 2019, 381 (26) : 2541-2551.

[50] SHAN Z, GUO Y, HU F B, et al. Association of low-carbohydrate and low-fat diets with mortality among US adults [J]. JAMA Intern Med, 2020, 180 (4) : 513-523.

[51] KIM H, CAULFIELD L E, GARCIA-LARSEN V, et al. Plant-based diets are associated with a lower risk of incident cardiovascular disease, cardiovascular disease mortality, and all-cause mortality in a general population of middle-aged adults [J]. J Am Heart Assoc, 2019, 8 (16) : e012865.

[52] BERNABE-ORTIZ A, SAL Y ROSAS V G, PONCE-LUCERO V, et al. Effect of salt substitution on community-wide blood pressure and hypertension incidence [J]. Nat Med, 2020, 26 (3) : 374-378.

第十四章
国际合作研究

第一节
弗明翰心脏研究74年的光辉历程－意义与启迪

弗明翰心脏研究（Framingham Heart Study，FHS）自1948年9月正式开启迄今（2022年）已历经74年，栉风沐雨，薪火传承为现代心血管疾病流行病学和防治做出了历史性的贡献，奠定了现代心血管疾病发病因素流行病学研究及临床防治的基础，引领潮流，拓展和提高流行病学内涵，为心血管疾病防治与指南制定提供大量证据。在最近十余年，与时俱进，开展了跨界研究，对心血管疾病开展遗传学与分子流行病学研究，为心血管疾病研究积累了全球数量最大，时间最长的队列研究数据库，开启心血管疾病研究与防治的新纪元，对它光辉历程的回顾可以给我们不少启迪与借鉴。本文将对它建立的历史背景，初始目的，设计，实施，发展，成果，意义和启迪做概括介绍。

一、历史背景

20世纪中、后期，全球对急性传染病防治取得巨大成就，但心血管疾病急剧增加，猖獗肆虐。回顾罗斯福总统与心血管疾病的一段经历，他的病史为我们提供高血压及心血管疾病发展的一个生动样本，并涉及现代心血管疾病防治的历程。1933—1945年罗斯福担任美国总统，覆盖了第二次世界大战关键过程，1934年他被发现血压为140/100mmHg，以后逐步升高达188/105mmHg伴头痛。1940年他批准在Bethesda建立国立卫生研究院（NIH）。1944年3月诺曼底登陆战役时他入住海军医院，血压达240/130mmHg，经当时极少的心血管专业医师Bruenn诊断为高血压，高血压心脏病，心力衰竭，曾使用洋地黄，但缺乏对高血压的有效治疗。1945年2月他在雅尔塔会议时明显发绀，气短，衰弱。2个月后，1945年4月12日，这一天他的血压达300/190mmHg，发生脑卒中死于办公室，时年63岁。这一事件震动很大，也说明高血压的严重性与当时诊治的落后。同时期，冠心病更成为发达国家心血管疾病的主要死因，约占死亡者的三分之二，引起社会惊恐与不安。但对心血管疾病发病原因认识不明，而且40%冠心病以猝死发病，大家认为它和电击、车祸等一样，属不可预测和控制的因素。尤其罗斯福的死亡，促使美国将研究重点转向病因不明的慢性心血管疾病，当时在NIH工作的Mountin J提出采用在传染病中使用的流行病学方法探索心血管疾病（cardiovascular disease，CVD）的可能原因，1947年杜鲁门总统签拨50万美元，Mountin J. W.，Robinson L. C.与Meadors G.受命筹建弗明翰心脏研究所。时任波士顿大学预防医学系主任的Rutsetein D.博士，基于如下考虑力主在麻省小城镇（当时全美第二大镇）弗明翰（Framingham）建址：①该地居民曾参加1917—1923年弗明翰结核防治研究，具有研究所需的医学科学素养；②该地区人群稳定，属当时美国中产社区，经济和人群具有代表性；③该地邻近哈佛大学、波士顿大学等附属的大型医院，如曾主持心肌梗死溶栓试验系列研究（Thrombolysis in Myocardial Infarction，TIMI）的布莱根妇女医院、麻省总医院等，有良好医疗资源及设施，Framingham离波士顿远近合宜，研究对象不易流失到波士顿就医，研究所较易获得该地区专家及医院的支持和帮助。这一综合考量的选址决策，既保证了研究的代表性，又保障了研究长期进行的可持续性和结论的可靠性。其他美国医学界著名学者如White P. D.，Slyke V.，Moore F.等对FHS研究目标、策略、方法共同作了高瞻远瞩的细致筹划，这一切都为弗明翰以后高飞远扬的发展奠定坚实基础。1948年9月29日FHS门诊接受了第一例志愿者，正式启动研究，以后习惯将有关研究成果称FHS研究。1949年FHS归属NIH下属的国立心肺血研究所（National Heart，Lung and Blood Institute，NHLBI）领导。

二、FHS的目的，设想

（一）目的

FHS的初始目的是探索如何能找到对慢性心血管疾病（冠心病）发生原因的研究方法（而不是病因的本身）。

（二）假说

大量心脏病（冠心病）的发生是疾病的“流行”，可采取流行病学的方法，经一代或几代人观察发生冠心病者的某些共同特征，发现冠心病的可能因素，并经其他研究合作进一步证实，了解冠心病的基础。

三、方法，对象，创新，风险，历程

（一）方法与对象

在社区人群中，选择高发年龄时段、尚无冠心病表现的男女人群，进行流行病学队列研究，在一较长时期，观察分析其中发生冠心病人群的共有特征，以及其与冠心病联系；同时了解冠心病的发生率、患病率、死亡率及自然病程（这是当时独具，永不再来的机会）；将研究发现与其他地区协作进一步确证与深化，并进一步探索冠心病的规范诊断。

（二）创新

在上述过程中FHS首先从观念上发生巨大变革，创造性提出：心脏病的“流行”概念（这一概念当时仅用于传染病，中国在20世纪70年代才逐步接受）；将流行病学队列研究方法用于心血管疾病；提出男女性发病可能存在差异；提出心脏病不是单因，而是多种因素同时、慢性、长期作用于个体的结果；观察内容重点是生物及环境有关因素、物理检查、血生化分析、心电图、生活习惯、嗜好、运动等，这些方针经受了历史的考验，证明它们是正确与科学的。

（三）风险

目前，医师对冠心病病因是耳熟能详的，但在1948年仍是医学界束手无策的一团迷雾，科南道尔在福尔摩斯探案中说“侦查艺术中最重要的是能从众多的现象中识别什么是偶然的，什么是要害”，对心血管疾病的探索比福尔摩斯面临的任何案件更复杂。FHS的目的与方法，从开始就受到许多专家的质疑甚至反对，FHS能否得到结果有巨大的不确定性，弗明翰团队，尤其第二任所长Dawber T. R.博士力排众议，承担风险，在人员不多、设施简陋的情况下租用办公用房，启动研究。直至1988年40周年时，全所仍仅57人，医、护、检验人员不到20名，其余为统计分析、病历采集、录入（尚无计算机录入、分析均很困难）和病员管理人员。

（四）主要历程

FHS共有五个队列研究，原始队列约为弗明翰镇2.8万总人口中1/5，无CVD表征的居民5209人，其中55%为女性，平均年龄44岁（28～64岁），直到最后一轮随访于2014年结束尚存活40人，平均年龄96岁（93～106岁）。以后研究证实男女心血管疾病发生发展确有差异，提示FHS研究设计者具先见之明。原始队列中纳入以家庭为单位的成员，有助于明确心血管疾病的家族聚集性。子代队列（第一代队列子女及配偶）旨在研究心血管疾病跨代危险因素，包括家族聚集及遗传的危险因素。孙代（第三代）队列研究，则为研究原代、子代人群心血管疾病的家族谱系与环境危险因素的影响和互动。另外，还有少数民族的二代，两个队列。这是人类对疾病和生命探索真正的长征。为便于理解FHS发展历程，简扼介绍有关主要队列及检测内容。

1948—2014年：原始队列（第一代）5209人，

女性55%，每2年随访1次。

1971年：子代队列（第一代子女及其配偶）5124人，女性52%，每4～7年随访1次。

2002年：孙代队列（第三代）4095人，女性53%，每4～7年随访1次。

1994年：少数族裔（第一代队列，当时全镇人口共约11 500人）506人，女性58%，每4～7年随访1次。

2003年：少数族裔（第二代队列）410人，女性57%，反映少数族裔特点及比较种族差异。

2005年：新子代队列（当年未参加子代研究，但其子女至少2人参加过孙代研究的子代配偶）103人，女性54%，每4～7年随访1次。

FHS随访10年（1957年）即发现高血压、低密度脂蛋白（LDL）增高是CVD危险因素。1970年，NIH认为FHS已达到预期目的，准备停止拨款结束研究。此时，22年的研究成果，使美国医学界与公众均充分认识到FHS的重要意义，在全美专家一致呼吁和努力下，卫生署重新拨款，波士顿大学募集基金，正式协议，这样才避免了FHS的夭折，并增加观察对象，相继又进行了第二代、第三代队列研究。21世纪的FHS引领潮流，跨越过去传统范畴开始走向分子流行病学时代，探索基因遗传对疾病的影响，以FHS实施过程中随科技进展增加的重要监测内容为证。

FHS全部队列合计纳入1.8万余人，迄2017年共纳入6477对父子，1267对祖孙，以及5530胞亲，极大地丰富了心血管疾病遗传库。原始队列究已于2014年完成最后一次随访，即第32轮随访，此时尚有40名研究对象在世，平均年龄96岁（93～106岁）。因年龄过大，活动困难，原始队列随访正式结束。子代人群完成了9次随访，最近一次随访时平均年龄71岁（46～98岁）。孙代人群应于2019年完成第三次随访。少数民族队列父代已完成第三轮随访。

FHS实施过程中随科技进展增加的重要监测内容。

1972年：心脏超声，运动试验。

1982年：家族聚集研究。

1988年：颈动脉斑块，血液及头发微量元素。

1998年：心脏CT，遗传连锁分析（Genetic Linkage study）。

1999年：血管弹性，脑磁共振。

2000年：胸腹部CT。

2002年：心脏磁共振。

2006年：全基因组关联分析。

2009年：DNA、RNA甲基化与基因表达研究。

2015年：心肺运动试验。

FHS的随访内容逐渐增加至体格检查8项，生活方式项目11项，血液生化标志物27项。

四、FHS研究的重大发现与里程碑

1948年FHS启动后，在设施工具简陋，人力短缺待遇菲薄的情况下，仅用10年（全部随访开始后4轮）即1957年就有重要发现，高血压、低密度脂蛋白高是CVD有关因素。自此成果不断涌现，迄1988年40周年时，就已在世界顶级权威期刊上发表影响深远的重要和具有里程碑意义的学术论文达500余篇和许多著作，众多研究成果已作为心血管疾病经典载入史册。FHS前任主任Levy D博士将弗明翰研究分为三个时段，笔者按此编年整理FHS主要发现。

（一）第一阶段　1948—1977年

1957年：首次报道高血压及高脂血症增加冠心病危险。

1959年：报道无症状性心肌梗死。

1961年：Kannel W. B.等，首次提出“危险因素”概念及冠心病的几种危险因素。

1962年：证实吸烟会增加冠心病的风险。

1965年：报道高血压是卒中危险因素及卒中自然病程。

1967年：明确运动缺乏和肥胖会增加冠心病风险。

1970年：完成卒中的流行病学评估。

1971年：明确心力衰竭自然病程，提出心力衰竭诊断标准（症状及体征）。

1972年：明确高血压是心力衰竭的危险因素。

1973年：明确吸烟是间歇性跛行的危险因素。

1974年：报道糖尿病在心力衰竭中的作用。

1976年：报道CVD多危险因素概貌，女性绝经后CVD风险增加。

应该指出在上述具有重大开创性的发现中，“危险因素”概念的提出，正式揭开心血管疾病研究与防治新的一页。Kannel W. B.等1961年对危险因素作了明确界定：①当存在危险因素时，明显增加心血管疾病的发生率；②危险因素的强度与发病概率明显相关；③危险因素的影响可在异地重复显示；④降低有关因素可减少发病危险，证明二者的因果关系；⑤在校正同时存在的其他因素后，其影响仍独立存在。当时已发现的血压升高，低密度脂蛋白高，心电图发现的左心室肥大是冠心病的危险因素。但在20世纪60年代早中期，因尚缺乏上述因素的可重复性及降低后可减少冠心病的证明，故仍有一些不确定性。但很快在其他研究中得到重复，并发现降低危险因素可减少发病。同时还发现，在冠心病发病前，冠状动脉粥样硬化已存在一段时间，表明了危险因素与冠心病的因果关系，且不但可以治疗，还可以预防冠心病，促使对心血管疾病的防治重点转向危险因素的防控，开创现代心血管疾病研究与防治的新纪元。

研究中不断发现更多危险因素，采用多变量分析明确单个与多个危险因素的不同作用，以及强调防治的重要性。对高血压更加重视，发现冠心病患者3/4存在高血压，高血压也是卒中、心力衰竭的主要危险因素。这些发现引发了对美国有深远影响的三大医学教育运动，即相继开展了20世纪60年代的控烟，70年代的防治高血压和80年代的防治脂代谢异常。弗明翰研究同时展现了对高血压、冠心病、脑卒中等疾病的发生率、患病率、致残率、致死率及以后难以复制的自然病程观察机会，这些成果使FHS成为现代心血管疾病及其他许多慢性病研究、防治无可替代的先锋与奠基者。

（二）第二阶段　1978—2007年

1978年：明确慢性心房颤动与卒中的关系；精神与社会因素对心脏病的影响。

1979年：发现糖尿病是冠心病的危险因素。

1983年：明确肥胖是CVD的危险因素；胆固醇预测冠心病的价值。

1987年：提出心脏彩超诊断左心室肥大（LVH）的标准。

1988年：明确吸烟是卒中危险因素；心脏彩超诊断LVH的患病率和危险因素；高密度脂蛋白胆固醇（HDLc）增高，可降低CVD死亡风险。

1990年：明确父母家族史是冠心病危险因素；彩超测定的左心室重量有预后意义。

1993年：明确临界收缩期高血压的自然病程。

1994年：报道心房颤动的独立危险因素。

1996年：报道高血压导致充血性心力衰竭的自然病程。

1997年：明确心脏彩超测量的正常参考值；明确非心肌梗死者左心室扩张与心力衰竭关系。

1998年：建立冠心病10年风险预测模型；明确心房颤动增加全因死亡率。

1999年：建立心力衰竭的预测模型；明确了心房颤动与死亡的关系；心力衰竭与射血分数的关系。

2001年：报道血压正常者罹患高血压的演变；正常血压高值人群CVD风险较高。

2002年：明确中年男女高血压发病的风险；肥胖是心力衰竭的危险因素；高同型半胱氨酸是痴呆和阿尔茨海默病的危险因素；利尿钠肽筛选LVH与左心收缩功能障碍的意义。

2003年：报道无症状收缩性心力衰竭患者的自然病程；不同年龄人群，不同胆固醇水平的终身冠心病发病风险。

2004年：报道人群终身罹患心房颤动的风险；肥胖与新发心房颤动的关系；父母心房颤动史是子代心房颤动的危险因素；血清醛固酮水平预测非高

血压者未来的高血压风险。

2006年：报道父代心力衰竭史与子代心力衰竭的关系；多重标志物预测首发主要CVD事件及死亡。

这一时期不仅深化心血管疾病研究，并扩大至代谢、神经等领域。同时引入许多新的技术，如心脏彩超等检测CVD结构、功能改变及其意义。提出一些心脏病的诊断建议及标准，尤其对心力衰竭的标准及射血分数正常的心力衰竭。进一步明确单个或多个因素对发病的影响，尤其是多个因素同时存在时的超叠加作用。开始建立中期心血管疾病患病与死亡的预测模型或积分。一些监测指标的参考值和临界值的意义，大大丰富了心血管疾病的基础与临床实践内容。

（三）第三阶段　2009年—2022年

2009年：建立CVD 30年发病风险预测模型；心房颤动的风险评分模型。

2010年：家族心房颤动病史与新发心房颤动风险的关系；睡眠呼吸暂停增加卒中风险。

2011年：报道高血压增加糖尿病患者的CVD风险；LP（a），Apo（a）与冠心病的风险的关系；性别及激素水平对NT-proBNP的影响。

2012年：报道主动脉僵硬度与血压增高及高血压发病的关系；胰岛素抵抗与心房颤动的关系；半乳糖凝集素-3（Galectin-3）可预测心力衰竭。

2013年：LP（a）基因变异是主动脉钙化的危险因素；*MUC5B*基因变异可识别间质性肺病及肺纤维化。QT间期与死亡风险的关系。

2014年：报道FHS研究30年的痴呆发病率。射血分数保留型心力衰竭的流行病学特点；血脂与心房颤动发病率的关系；心率增快与长期心血管疾病风险；酒精与心血管疾病的关系；甲状腺功能减退与心房颤动的关系；microRNA-328与心房颤动的关系。

2015年：报道遗传变异可能影响脑结构，有助于阐明神经退行性疾病遗传机制；青年高脂血症增加远期冠心病风险；继发性心房颤动的远期预后；血清瘦素和卒中风险的关系。

2016年：报道Galectin-3与心血管代谢疾病的关系；心房颤动与心力衰竭的相互关系；痴呆的流行病学特点；二尖瓣脱垂的病理演变；尿酸与血管硬化的关系；残余脂蛋白胆固醇和冠心病的关系；心房颤动的代谢组学特点；吸烟的表观遗传学特征；心房颤动的遗传风险预测；遗传性肥胖增加心房颤动风险。

2017年：报道透明质酸氨基葡糖苷酶2（HYAL2）变异影响血小板聚集；位于细胞外的miRNAs增加卒中风险；脑微出血与痴呆的关系；高血压的跨代风险；老年人5年、10年、20年痴呆预测评分；心房颤动与认知功能衰退的关系。睡眠结构和痴呆的关系。

2018年：报道戒烟25年及以上的既往吸烟者患肺癌的风险仍是不吸烟者的3倍；不同危险因素心房颤动的终身发病风险；射血分数保留及降低者心力衰竭发病率及其相关死亡的趋势；直立性低血压与新发心房颤动的关系；高血压靶器官损害的家族聚集性特点。

2019年：报道冠状动脉钙化的形态及密度对心血管事件的预测作用；成年人血脂变化和CVD及总死亡率的关系；伴随轻体力活动强度增加与脑容量的关系；广泛性疼痛是CVD的危险因素；蛋白质组学标志物与新发心房颤动的关系。胰岛素样生长因子1（IGF1）、人胰岛素样生长因子结合蛋白1（IGFBP1）和N末端B型利钠肽原（NT-proBNP）与心房颤动的风险有关。

2020年：报道心血管代谢危险因素与肝纤维化的关系；常见遗传变异与脑微出血的关系；CVD危险因素相关的蛋白质组学生物标志物特征；癫痫和痴呆之间的双向关系；心力衰竭危险因素及生物标志物的性别差异；心力衰竭的代谢组学特征；脑出血的特征及危险因素；心力衰竭的全基因组关联分析特点；终生血压变化的性别差异。

2021年：报道传统心血管危险因素与肿瘤发生有关；吸烟与血液DNA甲基化的关系；血压

DNA甲基化与冠心病的关系；自主神经失衡与痴呆和卒中风险；中等强度及以上运动更能改善身体素质；颈动脉压力波形的固有频率预测心力衰竭事件；能量代谢产物与心功能的关系；认知功能、肌肉减少症、炎症与虚弱的关系；心房颤动临床和遗传风险模型预测的准确性；表观遗传年龄加速与长期心血管健康的联系；饮酒与心血管疾病相关蛋白质组生物标志物的联系；线粒体DNA变体与老年痴呆的关系；β受体阻滞剂对骨中矿物质密度的药物基因组学影响；心肌梗死和心血管疾病的DNA甲基化生物标志物；编码吸烟相关烟碱样受体的*CHRNA5*基因的低甲基化和低表达与慢性阻塞性肺疾病和肺癌风险增加有因果关系。

2022年：报道动脉硬化增加心血管疾病的长期风险；心力衰竭的终身风险；癫痫的血管性危险因素等。

过去10～15年FHS参与人类基因组计划，深入进行心脏和衰老的基因组学研究，开拓分子遗传学，创新分子流行病学，深入开展分子水平，单细胞测序，基因组学分析（包括全基因组测序、RNA与DNA甲基化分析、转录组学、高通量蛋白质组学和代谢组学及微生物组研究），探索遗传与常见疾病（不限于CVD）的联系和影响，目前正搜索染色体的某区域或某段，含有有利或有害的基因变异。

五、FHS的重要贡献与启迪

（一）开创循证医学理念、创新研究方法、促进心血管疾病诊疗模式的转变

FHS从1948年创始至今走过74个春秋，相当于很多人的一生，它不仅成功地实现了研究的初始目的、验证了FHS的研究假说，更为重要的是独辟蹊径地开创了循证医学的理念，创新了心血管疾病的研究方法，并将循证医学理念贯穿于弗明翰研究始终，证据源自临床，结论反哺于临床，并为循证医学概念的提出奠定了坚实的实证基础，给后来者不仅“授鱼”更且“授渔”。FHS成立伊始即突破陈见，大胆假设，努力求证，提出心血管疾病“流行”的概念，采用流行病学方法探索心脏病等慢性病的发病原因；以社区人群为对象，进行队列研究，考虑了男女性别差异，确保结论的可靠、科学与广泛适用性；以普通常见环境、生活方式及生物指标做观察内容，并及时引进新的检测技术；没有沿袭传染病的单因观念，准确提出CVD的多因致病假设；提出如今众人皆知的“危险因素”这一概念及精确定义，证实大量危险因素，使用并创新多种统计分析方法，确定单独因素及多个因素的的相对与绝对作用，发现多因素的超叠加效应，强调心血管疾病防治个体化的整体观和全局观；描绘了诸多心血管疾病的自然病程；建立心血管疾病风险预测模型。FHS承前启后，激发多个兄弟研究机构（如Braunwald E.领导的TIMI系列研究）建立，互相协作，检验研究结果，进行大量多中心随机对照研究，观察干预危险因素的效果；连续追踪几代人，包括不同种族人群，为以后的遗传学，基因学研究打下基础。FHS成果辉煌，近80年的研究成果为心血管疾病临床实践提供了大量的循证医学证据，极大了丰富了我们对心血管疾病的认识，促进了“危险因素”“风险评估”“疾病预防”等概念回归并广泛应用于心血管疾病，甚至其他系统疾病的临床实践之中，而这一切均决定于研究设计之初，高屋建瓴，持之以恒，绝非一蹴而就偶然之得。

（二）与时俱进、不断拓展心血管疾病研究的广度和深度

FHS在理念、概念与方法创新的基础上，取得了空前丰富的成果，发掘了大量危险因素，评估了它们的相对与绝对危险。据不完全统计，截至2021年10月就已发表有关论文4300余篇，许多具有里程碑意义。FHS迄今仍是独步世界、积累人群样本最大、资料最丰富、研究最深入、历时最长、成果最多的研究之一。危险因素的提出使得将很多疾病，从开始就以危险因素为靶点进行预防，到针对症状的治疗乃至结果，真正做到、贯穿了防治并重，其远期效果使得发达国家呈现了CVD下降的拐

点。FHS先后提出CVD的10年、30年危险因素评分或发病风险预测模型，有利于大规模评估个体危险及治疗的个体化。

FHS由点及面，从宏观到微观，三维立体、系统性地拓展了CVD研究的广度和深度。将研究从最初的冠心病、高血压、卒中、左心室肥大、血脂异常，逐步拓展至心力衰竭、心房颤动，痴呆、精神心理疾病等。从CVD横向拓展至如糖尿病、关节炎、骨质疏松、阿尔茨海默病、内分泌代谢疾病、神经系统疾病、肿瘤、肾脏疾病、眼科疾病、老年病学及社会行为学等领域，也从微观深入到心血管疾病遗传学、分子流行病学、分子心脏病学等领域。

FHS与时俱进，近二十年进展的突出标识是研究已不局限于心血管疾病临床，而是融入先进的科学技术进行跨界研究，如采用MRI研究脑白质改变对老化及心脏的影响，使用CT进行冠状动脉的钙化测定并分析其意义。与其他学科协同，参与了人类基因组计划，深入进行了心脏和衰老的基因组流行病学研究，观察大量亚临床CVD的心脏结构和功能变化。尤其是开拓分子遗传学、创新分子流行病学，在更深入的分子水平开展候选基因的研究策略、基因“组学”的各种分析（包括全基因组测序、基因组学、转录组学、表观遗传学、蛋白质组学和代谢组学及微生物组学研究），探索遗传与常见疾病（不限于CVD）的关联和影响，目前正在搜索染色体的某区域或某段，以寻找发现该区域内含有的有利或有害基因变异，这可能是弗明翰今后研究方向转移的重点。

（三）坚持信仰、矢志不渝、献身科学、培育良才的大师团队

FHS是心血管疾病研究历史的创造者和见证者，它目睹了心血管疾病防治现代化的几多沧桑，老一代大师们和早期的研究对象，大部分已作古，但他们为医学科学和人类生命献身，上下求索，九死不悔的精神和辉煌业绩，将彪炳史册，是永远值得我们怀念的楷模。FHS的团队是一个有信仰、有追求，精诚团结，德技双馨，敢于创新的集体。早期创建者，开创FHS时力排众议，敢于担责，苦心孤诣，精心筹划。几任主任Dawber T. R.，Kannel W. B.，Castteli W. P.和 Levy D.等，不断开拓，不计设施简陋，待遇菲薄，有些主任的年薪仅相当于医院低年资医师。FHS研究人员没有急功近利，急于求成，他们矢志不渝，经过几代人薪火传承，将自己的生命与FHS已融为一体，成为一个不朽的团队。在大半个世纪中，造就了一批献身科学的大师，培养出大批心血管疾病学家、临床流行病学家、生物统计学家及生物信息学专家，与世界其他研究中心协作，为全球心血管疾病学及相关学科做出了伟大的贡献，成为今天当之无愧的现代心血管疾病的奠基者和引领者，获得了能经受历史考验、世界一流研究的经典成就。

（四）践行医学人文精神、政府医患同心合作、共同奉献

FHS异曲同工的把中国经常提及的“群众观点”运用于医学实践，如Kannel W. B.所说“FHS的研究对象作为受惠者的同时，与FHS风雨同舟，成为共同为人类心血管疾病防治做出贡献的平等参与者，共同为人类心血管疾病防治做出贡献”。在74年的研究随访中，第一代的失访率不到4%，许多人已迁移至美国各地（包括夏威夷）或国外，在耄耋之年仍不远千里按时回Framingham 接受随访复查。弗明翰人更是在2019年开始肆虐全球的COVID-19流行中，积极参加旨在探索COVID-19相关疾病严重度预测因素及其对长期健康影响的C4R研究（the Collaborative Cohort of Cohorts for COVID-19 Research），献身于人类应对这一新型感染性疾病的科学研究中。所以，FHS 的成就是弗明翰人的骄傲，是医学人文精神的最高体现，医患同心合作的结晶。

在FHS几十年的研究过程中，政府机构与公众也起着不容忽视、不可或缺、举足轻重的作用，他们不是指手画脚制造困难的旁观者，而是深入实际，积极参与，搭桥铺路的实践者，这种医、

患、政关系是全球医疗改革，临床医学追求的最佳模式，是弗明翰人和医、政人员创造的“弗明翰精神”。

我们简略回顾FHS近一个世纪的历程，可体会到 NHLBI主任 Lenfant C.将弗明翰研究誉为“现代医学活的教科书”的深刻意义。“人之所病病疾多，医之所病病道少”，站在FHS这个巨人的肩上展望未来，我们要真正做到救死扶伤，体现中国特色的人道主义，发挥中国医学的潜力，力争世界一流水平，做出对人类应有贡献。

（张廷杰　黄　刚　徐俊波）

第二节 中美心肺疾病流行病学合作研究

“中美政府间医药卫生科技协作项目——中美心肺疾病流行病学合作研究”（以下简称“中美合作研究”）由中国医学科学院心血管疾病研究所和广东省心血管疾病研究所与美国国立卫生研究院心肺血研究所组织两国的科研人员合作完成。项目于1981年正式启动，于2001年正式结题。其间二十年的漫长岁月里，中美两国负有才华和献身精神的科学家们为提高东西方国家民众的健康水平付出了卓有成效的努力。从初步调查到深入研究，从引进消化到吸收再创新，从直接成果到间接影响，中美合作研究在中国心血管疾病流行病学研究领域硕果累累，影响深远。它不仅找出了中国和西方人群之间心肺疾病的许多相同点与差异，还揭示了经济尚不发达社会心肺疾病的流行规律和主要危险因素；通过南北对照，以独特的视角确证了生活方式变化是心血管疾病发生流行的根本所在；研究结果不仅指导了中国的心血管疾病防治策略，对美国和其他发达国家的心血管疾病防治工作也提供了重要的借鉴。它率先将国际标准化的研究方法引入中国，并加以消化吸收，与中国医疗卫生和社会经济状况相结合，发展建立了一整套适合在中国等发展中国家开展高质量流行病学研究的调查和研究方法以及相应的质量控制体系，培养了大批专业技术人才，不仅保障了该项目的顺利实施并取得丰硕成果，也极大地促进了中国在这一重要领域的整体发展水平，为中国心血管流行病学后来的迅速发展和走上国际先进水平铺就了一条坚实的道路。

一、中美合作研究背景

（一）中国心血管疾病流行病学早期研究为中美合作奠定了基础

心血管疾病流行病学在中国作为一门独立的学科始自改革开放后，以1978年阜外医院成立心血管疾病流行病学研究室作为标志。它是在过去大量工作的基础上逐渐发展起来的。1959年，第一次全国心血管疾病学会议在西安召开，同年阜外医院黄宛组织全国部分地区进行了第一次全国性的高血压抽样调查。1969 年中国医学科学院心血管疾病研究所率先走出医院大门，在首都钢铁公司建立了第一个人群防治基地。随后，不少省市建立了心血管疾病防治区，开展防治肺源性心脏病、冠心病和高血压病的调查和人群防治。但防治区的工作多侧重于送医送药，对心血管疾病流行规律和危险因素仍不掌握，流行病学研究仍停留于横断面调查，尚未开展疾病监测及预防工作。19世纪70年代中期，中国恢复了国际学术交流，吴英恺、陶寿淇等中国著名心脏病学专家先后担任世界卫生组织心血管疾病专家组成员，了解到以Framingham研究和NHANS研究等为代表的心血管疾病流行病学研究已成为国际心血管疾病防治研究领域的重要进展和新动向，对发达国家制定心血管疾病防治策略起了很大作用。他们敏锐地抓住了这一重要研究方向，在国内既有基础上，着手组织心血管疾病流行病学的协作研究和学术交流，有力地促进了这方面的研究和协作。1978年，中华医学会心血管疾病学分会在太原成立。同年，在吴英恺院士的倡导和组织下，阜外医院创建了中国第一个心血管疾病流行病学研究室，研究人员包括流行病学、心脏内科学、统计学、生化和护理等专业人员。1979—1980年，在吴英恺院士领导下，阜外医院流行病研究室组织了第二次全国高血压抽样调查，共调查全国29个省、自治区、直辖市15岁及以上城乡人群400余万人，在中国首次获得了较全面的高血压患病率及其地区分布的资料，显示了中国高血压流行的特点：不同地区人群间患病率差别很大，标准化患病率介于2.7%～19.1%，总体规律是北方高于南方，城市高于农村。1980年，世界卫生组织认定中国医学科学院心血管疾病研究所（阜外医院）、上海心血管疾病研究所（瑞金医院）和广东心血管疾病研究所（广东省人民医院）为其在中国的三个心血管疾病科研培训合作中心。1981年，在经过了近2年时间的准备后，“中美两国政府间医药卫生科技合作项目——心肺疾病流行病学合作研究”正式启动。

（二）改革开放带来了中美心血管和心肺疾病流行病学合作研究

随着改革开放政策的落实，中美科技合作逐步推开。1979年中华人民共和国与美利坚合众国签署了两国间卫生科技合作协议，通过一年多的讨论和协商，于1980年确定心血管疾病流行病学作为双方合作的领域之一。1981年3月，在美国马里兰州百塞斯达心肺血研究所举行了双方科学家共同参加的工作会议，回顾了美国和中国有关的研究进展，并据此制定了详细的研究方案和合作规划，正式开启了中美心肺疾病流行病学研究长达二十年的合作。当时，中国的传染病和婴儿死亡率已得到明显控制，心血管疾病已成为主要死因。但资料提示：中国人群患冠心病相对少见，而脑卒中更常见；美国却恰好情况相反。此外，全国高血压抽样调查显示，中国南方人群的平均血压水平和高血压患病率明显低于北方人群。但美国没有出现此南低北高现象，美国南方人群高血压患病率和血压水平与北方人群一样高，甚至更高。这又是什么原因？虽然有多种假说，但因当时中国人群中可用的资料尚少，难以确切回答。这个答案不仅对于中国重要，对于当时冠心病仍高发的美国，如何通过与冠心病低发的中国合作，找到更加有效预防冠心病的办法，也同样重要。因此，亟须采用国际标准化的方法在中国人群开展高水平的流行病学调查和研究，在排除了因研究方法不同导致的差异后，明确两国人群心肺疾病及其危险因素的差异，对上述问题做出科学的回答。在此基础上，中美两国政府和科学家们很快明确了合作方向和重点，从而诞生了“中美政府间医药卫生科技协作项目——中美心肺疾病流行病学合作研究”。中国原卫生部委托时任阜外医院院长的陶寿淇担任该项目中方协调人，率领阜外医院的科研团队和广东省人民医院心血管疾病研究所的同道一起承担了这项科研任务。美方则由美国国立心肺血研究所组织，协调来自北卡罗来纳大学、明尼苏达大学、西北大学、华盛顿大学、约翰霍普金斯大学等学术机构的心血管疾病、呼吸系统疾病、流行病学、生物统计学、营养学、医学检验与实验室质控等多学科专家团队参与，提供技术指导，由具有国际“预防心脏病学之父”之称的Jeremiah Stamler作为美方首席专家。双方进而开启了之后长达二十年的合作研究。这是中美政府间在卫生科技领域首批开展合作的18个研究项目之一，也是历时最长的合作研究项目。中美双方的科学家不仅共同取得了众多具有深远影响的科学成果，也在工作中结下了深厚的友谊。

二、中美流行病学合作研究的主要成果

（一）首开中国心血管疾病领域大规模前瞻性人群队列研究的先河

中美心肺疾病流行病学合作研究是中国首次开展的大规模前瞻性人群队列研究。在1981年4月第一次全体会议上，中美双方科学家就讨论制定了一整套策略和方案。计划从中国的北方和南方各选择一个地区，每个地区各选择一个城市人群和一个农村人群，每个人群入选2000人，入选年龄35～54岁，男女各半，共计8000人，开展大规模人群调查并持续随访。研究通过1981—1982年秋季开展的预调查锻炼调查队伍，并于1983年秋季普查前完成血脂测定标准化考核和血标本采集运输及储存

方法培训。1983—1984年秋开展正式的基线调查，实际共有超过1万人完成调查。其中，北方城市人群选择首都钢铁公司16个分厂全部适龄的职工并补充了部分女性家属，北方农村人群选择北京市石景山区全部11个生产大队的适龄人口，南方城市人群选择广州造船厂25个车间中的8个车间的全部适龄职工，南方农村人群选择广州市番禺区大石镇21个村庄中的14个村庄的全部适龄人口，作为调查对象。调查项目包括人口学资料、体格检查（身高、体重、血压、心率、脉搏）、12导联心电图、空腹血生化（血糖和血脂四项）、呼吸功能、肝功能、肾功能等。对其中10%的随机小样本额外收集了连续三天膳食资料（24小时回忆法）和24小时尿样本。

基线调查之后，中美心肺流行病学合作研究转为队列研究，分别于1987—1988年、1993—1994年、1998年进行了三次随访，重复基线调查的全部项目，成为改革开放早期观察心血管疾病主要危险因素随社会变迁而发生变化的一个最好样本。其中，1998年补充抽取了35～49岁新样本。2001年，在平均随访了近18年，取得了大量有重要科学价值的成果后，双方在北京召开了最后一次合作会议，正式结束了这项前后长达20年的国际合作研究。但这项重要的工作并未就此结束。之后，阜外医院和广东省人民医院的流行病学团队仍坚持继续随访，直到现在。

（二）引进国际标准化技术，建立了适合中国社会特点的心血管疾病流行病学标准化调查方法与质量管理体系

如今，标准化的问卷、体格测量及实验室检测，流行病学现场及实验室质量控制对于任何一项流行病学调查研究的重要性早已深入人心。但40年前的今天，情况并非如此。各地的流行病学调查大多缺乏严格的设计，也没有统一的方案及标准，所得数据无论在国内各地之间，还是对外与其他国家之间均缺乏可比性。除了对于疾病定义、诊断标准、测量和调查方法常常不统一之外，对调查和实验室检测过程的质量控制也不够重视。常常认为流行病学调查没啥技术含量，就是询问几个问题，测量一下血压，抽管血、留个尿、化验一下，人人都会干，没啥难的。多中心合作几乎没有，一旦研究结果相互矛盾，都认为是对方测得不准，不了解质量控制技术，也没有中心实验室的概念。

为了拿出能够让国际学术界认可的数据和结论，也为了能够确保与美国当时正在进行的几项重要研究的数据进行比较，从而较好地回答双方科学家提出的重要科学问题，中美心肺疾病流行病学合作研究整体引进并采用了国际标准化的现场调查和实验室测量方法及质量控制体系，包括在北京和广州分别建立了国际标准化的血脂测定实验室。这是中国最早采用国际标准化方法开展的心肺疾病流行病学研究工作。

1．建立国际标准化的血脂测定实验室 之所以在北京和广州分别设立一个血脂测定实验室，主要是当时国内还不具备生物标本转运冷链系统。为了确保北京和广州两地的检测结果可靠、一致且与国际上相关研究可比，该研究血脂测定操作和质量控制方法与美国脂质研究所（LRC）研究、多种危险因素干预试验（MRFIT）研究方案保持一致，并接受美国心肺血研究所和疾病预防与控制中心血脂测定标准化计划（NHLBI-CDC Lipid Standardization Program）考核。两个实验室采用统一的操作手册。操作手册中对血脂测定全过程，包括标本采集、处理、运输、储存，血脂测定，实验室内部和外部质量控制等方法和质量要求均有明确规定。按照操作手册对相关工作人员进行培训，并按照质量要求准备所需仪器设备、试剂等。

2．形成适合中国的心血管疾病流行病学标准化调查研究方法 不仅是血脂测定的标准化措施，中美心肺疾病流行病学合作研究实际上首次引进了一整套心血管疾病流行病学现场调查的标准化方法，包括在调查问卷中采用的吸烟问卷、劳力性心绞痛的Rose问卷等，血压测量的标准化操作规程，心电图编码技术和规则，呼吸功能测量与电子化技

术等。在积极引进国际标准化方法的同时，中美心肺疾病流行病学合作研究还十分注重结合中国社会实际情况消化吸收，进行必要的改良和完善。例如，当时国内没有合适的身高计，中美专家就一起设计了利用直立墙面，采用皮尺＋三角板的办法，并制定了相应的标准化操作规程（SOP）。再如饮酒，中国人饮酒类型和习惯度量说法与西方不同，中美专家就反复讨论，设计方便受访者准确回答的问题，同时又可以较准确地折算成酒精含量，从而实现与国际数据比较。面对中国极为复杂的膳食和烹调方式，建立了适合中国膳食特点的膳食调查方法——“改良24小时回忆法”。1997年，结合国际心血管疾病研究标准化方面的进展，由周北凡和吴锡桂主编出版了《心血管疾病流行病学调查研究方法》。这是在中美合作研究多年大量实践的基础上总结的一套适合中国国情的心血管疾病流行病学现场研究方法，其中许多内容一直沿用至今。也为后来中国在心血管疾病研究领域的国家科技攻关、科技支撑和重点研发计划等大量相关研究提供了重要技术依据。

3. 建立了一个大型流行病学多中心合作研究质量控制体系，为临床研究质量管理积累了早期经验 除了研究方法的标准化工作外，中美心肺疾病流行病学合作也是首次在该领域引进和建立质量控制体系和质量控制方法，并积累了大量实践经验。包括设立由中美双方专家组成的专家指导委员会作为最高决策机构、针对不同调查内容或技术环节（如膳食营养、实验室检测、呼吸道疾病等）设立由美方专家参加的北京广州联合技术工作组负责制定相应的SOP、充分重视研究方案和调查问卷和表格的设计细节、现场开始前2周内的技术培训与考核、调查现场设立独立权威的质量控制专员、设立北京、广州联合终点事件诊断委员会等。在中美合作基础上形成的“三统一”（即统一研究方案与SOP、统一培训和考核、统一的质量控制中心）等质量控制的措施也逐步被后续的其他流行病学和临床研究工作所接受并广泛采纳。

正是有了科学的研究设计、国际标准化的研究方法和严格的质量控制，中美心肺疾病流行病学合作研究才取得了令世人瞩目的成果，很好地弥补了西方国家的相关研究空白，得到了国际同行的认可，研究成果多次在国内外高水平核心期刊发表，并应邀在历届世界预防心脏病学大会上报告交流，是中国心血管流行病学研究最先走向世界的标志之一。

（三）取得了丰硕的学术成果

1. 揭示了改革开放早期，中国人群心血管疾病及其主要危险因素的流行特征 对这一流行特征的发现解释了为何当时东方人群冠心病相对低发，而出血性脑卒中相对高发，也解释了心血管疾病在中国北高南低和男高女低的流行规律。中美合作研究始于中国改革开发不久，人们生活方式尚未发生较大变化。当时，脑卒中已是中国居民的第一大死因，而报告死于冠心病、心肌梗死的则相对少见。美国的统计数据则恰恰相反，国际上对中国的心脑血管发病和死亡谱特征仍持有疑问。中美合作研究的随访数据证实了脑卒中发病率大约是冠心病的4倍；出血性脑卒中约占全部脑卒中的30%，明显高于西方人群。这一特征也被同期MONICA研究中国人群的数据证实。之后，这一特征不仅为国际学术界所接受，探究其背后成因也成为国内外一个重要研究领域。中美合作研究基线数据表明当时中国人群心血管疾病危险因素谱的特征是高吸烟率（男性）、低体重指数（BMI）和低血清TC。这与当时美国人群的高血清TC、高BMI及已经明显下降的吸烟率形成鲜明的对照。这些危险因素人群特征较好地解释了为何冠心病在美国人群高发，中国人群低发（当时），以及为何在中国人群男性显著高于女性，对早期从全球角度认识心血管疾病及其主要危险因素的流行规律提供了重要数据。病例对照研究结果显示，较低的血清TC水平与出血性脑卒中发生有一定关联。依据中美队列数据的分析结果，20世纪90年代中国学者即提出中国人群出血性脑卒中相对高发的原因主要是人群血清TC较低。近年全国死亡长期监测数据已清楚地看到，随着中国人群血清TC水平的不断上升，出血性脑卒中的发病和死亡已逐步下降，但缺血性脑卒中和冠心病的发病和死亡则不断上升，进一步佐证了这一假设。

中美合作研究由于采用了国际标准化方法，并且在南、北方两大一线城市选取了可比性较好的城乡人群（城市均为大型国有企业蓝领工人，农村均为近郊从事农业生产的农民），也提供了中国改革开放早期心血管疾病主要危险因素人群分布的主要特征：①人群血压水平、高血压患病率和发病率呈北方高、南方低，城市高、农村低，男性高、女性低的流行规律。如：1983—1984年至1987—1988年的4年间，高血压的平均年发病率北京约5%，广州1%～2%。②血清TC和LDL-C水平及高胆固醇血症患病率城市高于农村，血清HDL-C平均水平女性高于男性，血清TG水平北京高于广州。③人群BMI水平呈现明显的北高南低。④吸烟率男性远高于女性，女性中北方显著高于南方，无城乡差异。⑤饮酒率仅呈现男高女低，未见南北、城乡差异。这些人群差异较好地解释了为何当时心血管疾病在中国呈北高南低、男高女低、城市高农村低的流行规律。近年来，随着城乡人群生活方式的不同变化，心血管疾病主要危险因素高血压、血脂异常和肥胖的城乡差异已发生反转，心血管疾病的发病和死亡农村已高于城市。

2. 发现社会经济发展和生活方式转变对心血管疾病危险因素的影响 改革开放后，中国南北两大一线城市城乡人群随着社会经济发展和生活方式转变，影响了心血管疾病危险因素的变化。中美合作研究通过20年间的4次调查，清楚地展现了心血管疾病主要危险因素无论在北京还是广州、无论在城市还是近郊农村，无论在男性还是女性人群，几乎全部升高。在南方人群中血清TC及高胆固醇血症患病率上升更为明显，与冠心病死亡率升高相一致。农村人群职业由农业生产转向商业活动至少部分解释了人群危险因素谱的恶化。分析显示：对1983—1984年、1993—1994年10年间保持田间农业劳作的农民10年间血压平均上升幅度为11.8/6.1mmHg，BMI平均上升1.0kg/m^2；而改做其他行业的农民10年间血压平均上升18.0/10.7mmHg，BMI平均上升1.6kg/m^2，两组人群相比差异显著。

3. 明确了中国人群高血压的主要发病因素和高血压在心血管疾病防治中的特殊地位 中美合作研究首次用前瞻性队列研究揭示了中国人群发生高血压的主要危险因素包括高BMI水平及体重升高、饮酒、高盐摄入及低蛋白摄入。4年随访发现：BMI每增加1个标准差（3kg/m^2），高血压发病相对危险增高50%以上；体重每增高3.7kg，高血压发病相对危险增高35%以上；与不饮者相比，经常持续饮酒者高血压发病相对危险增高40%～50%。10年随访发现：在控制了混杂因素后，与蛋白质摄入下三分位人群相比，中三分位和上三分位人群高血压发病相对危险分别为0.87和0.52，趋势检验P值为0.011；与钠摄入量下三分位人群相比，中三分位和上三分位人群高血压发病相对危险分别为1.12和1.85，趋势检验P值为0.015。

中美合作研究首次揭示了高血压在中国人群中升高心血管疾病发病风险的特殊地位（高血压一个因素的作用相当于任何其他三个因素之和），并为后续的其他队列研究所证实，成为中国几大相关疾病防治指南心血管疾病高危人群划分的重要基石。

4. 明确了中国人群中血脂主要成分与缺血性心血管疾病发病的因果关联及人群适宜水平 中美合作研究观察发现经年龄调整缺血性心血管疾病（ICVD）发病率随基线TC、TG、LDL-C、NHDL-C、TC/HDL-C水平增高而升高，随HDL-C水平增高略有降低。多因素Cox回归分析控制年龄、性别、收缩压、糖尿病和吸烟后，TC、LDL-C、NHDL-C和TC/HDL-C仍显示与ICVD发病风险显著相关；而TG和HDL-C与ICVD发病风险的关联无显著意义。在此基础上，联合“中国多省市心血管疾病队列研究”资料，用总数超过4万人，随访人年累计超过34万人年，累计发生ICVD事件898

例的充分数据，首次明确了中国人群的血脂适宜水平：TC＜5.18mmol/L或LDL-C＜3.37mmol/L为合适范围，TC介于5.18～6.19mmol/L或LDL-C介于3.37～4.12mmol/L为边缘升高，TC≥6.22mmol/L或LDL-C≥4.14mmol/L为升高。HDL-C＜1.04mmol/L为减低，介于1.04～1.53mmol/L为正常，≥1.55mmol/L为理想水平。研究结果为2007年首次发布的《中国成人血脂异常防治指南》采纳。

5. 探索了中国人群中膳食与心血管疾病的关系 中美合作研究的一大亮点是基线和后来的每次复查均对其中10%的随机样本开展了春秋两季、连续三天的膳食调查，采用的是经过改良的24小时回忆法。研究结果表明，当时中年人群的总热量摄入较高，男性大约3000kcal/d（无地区和城乡差别），女性介于2000～2600kcal/d（北京低于广州，城市低于农村）。其中，蛋白质供热比各人群均在10%左右，总脂肪供热比人群间差异较大，介于19%～32%（北京高于广州，城市高于农村；最高为北京城市男性，最低为广州农村女性），碳水化合物供热比介于55%～70%（规律与总脂肪供热比相反，最低北京城市男性，最高广州女性）。尽管当时中国人群平均血清TC水平尚低于西方国家，但Keys膳食脂质分值在南北方两个人群内均与血清TC显著正相关，提出中国大城市及近郊区有必要对膳食饱和脂肪酸及胆固醇加以限制，以防止TC水平上升。研究还发现，豆类食物摄入量与血清TC有负关联倾向；膳食饱和脂肪酸和多不饱和脂肪酸与HDL-C显著正关联而碳水化合物与之显著负关联；广州膳食的P/S比值低于北京，膳食胆固醇摄入量与血清TC呈显著正相关。这些发现提示多吃豆类可能有利于降低血清TC，在膳食P/S比值较低即吃动物油脂较多的地区应控制含胆固醇高的食物，高碳水化合物可使HDL-C降低。这些发现与近年国际上的研究发现相一致，为改善中国居民膳食结构，预防心血管疾病提供了重要的科学依据，也解释了为何“中国心脏健康膳食”不仅降低了TC，同时也降低了HDL-C。

6. 开发第一个中国人群心血管疾病发病风险预测模型 通过长期随访，证实了中国人群心血管疾病发病的主要危险因素，并成功开发第一个中国人群心血管疾病发病风险预测模型。中美合作研究对新发的主要心血管疾病事件，包括致死和非致死性的心肌梗死和脑卒中事件进行每2年1次的长期随访，由统一的终点事件诊断委员会对事件诊断和死亡原因独立做出判断。截至2000年，平均随访15.1年，共发生心血管疾病474人，冠心病事件105人、脑卒中事件382人，其中缺血性脑卒中266例。研究不仅证实了年龄、男性、吸烟、高血压、超重/肥胖、高血清TC和糖尿病是中国人群发生ICVD的7大独立危险因素，而且发现缺血性脑卒中与冠心病的危险因素谱相似，而出血性脑卒中发病风险仅与高血压和饮酒有关。从而在国际上首次提出应将冠心病事件与脑卒中事件合并，统称为ICVD，用于评估人群心血管疾病总体危险。在此基础上，进一步成功开发了中国第一个10年ICVD发病风险预测模型，经独立的多中心大型队列随访数据验证其预测的准确性和区分度均达到理想水平。该风险预测模型至今仍在中国健康管理工作中广泛应用。

7. 建立中国第一个肺疾病大型前瞻性队列研究 建立中国第一个肺疾病大型前瞻性队列研究，对吸烟、呼吸功能、呼吸道疾病及其与心血管疾病的关系做了深入探索。中美合作研究首次报道呼吸功能（FVC和FEV_1）随年龄的下降与美国人群相似，且吸烟在中国人群也是加速呼吸功能加速下降的重要影响因素。在调整了年龄、身高和居住地后，与不吸烟者相比，吸烟者FEV_1在男性人群平均低89ml，在女性人群平均低52ml。在积累超过20年的随访数据的基础上，明确了终身吸烟状态与BMI和主要心血管疾病发病风险之间的因果关系。发现主要心血管疾病发病风险在终身持续吸烟者中最高，其次是短期戒烟者，再其次是长期戒烟者，在终身不吸烟者中最低，下降趋势高度显著。同时，从终身不吸烟者到短期吸烟或复吸者，再到长期吸烟或复吸者，直至终身持续吸烟者，主要心血管疾病发病风险不断增加，增加趋势高度显著。研究结果表明戒烟的健康获益随着戒断时间延长而增加。相反，吸烟的害处也随着吸烟时间的延长而增加。戒烟后体重短期有所增加，但不能抵消戒烟带来心血管疾病发病风险下降的益处。临床实践中，戒烟者不必担心体重的增加，不吸烟者更不应为了减重而吸烟。

（四）以中美合作研究为基础开展了中国心血管疾病流行病学研究

以中美合作研究为基础建立的中国心血管疾病流行病学多中心协作研究 为明确中国人群心血管疾病的流行规律及其主要危险因素提供了更加丰富的科学证据。

在开展中美合作研究的同时，为了在更大的范围和更多代表性人群观察心血管疾病及其主要危险因素在中国的流行规律，也为了将中美合作研究引进的先进方法尽快在中国推广普及，陶寿淇、蔡如升等牵头组织了“中国十组人群心血管疾病流行病学合作研究”。除了中美合作研究纳入的北京城乡和广州城乡4个人群外，另外选取了河北迁安（工人）、浙江舟山（渔民）和山西盂县、陕西汉中、江苏金坛、广西武鸣（均为农民）6个人群。于1982—1985年采用统一设计、统一表格和统一标准化的调查方法，对十组35～59岁的人群进行了危险因素调查。“八五”期间，该协作组在原有人群基础上增加了哈尔滨、北京西城区、四川德阳和上海4组城市人群，扩大为14组人群。“九五”期间，协作组新增了河北正定（农民）和山东长岛（渔民），进一步扩大为16组人群。该协作研究跨越了“六五”至“十五”共25年，其间虽然研究人群有所变化，但调查方法始终与中美合作研究一致，实验室质控统一由通过国际考核的阜外医院流行病学研究室实验室负责，绝大多数人群都参加了至少2次不同时期的调查。为了便于国际交流，后期将该协作研究统称为“中国心血管疾病流行病学多中心协作研究（China MUCA Study）。由于China MUCA研究具有更好的全国代表性和更大的样本量，且借助了中美合作研究严格的质量控制体系，它为明确心血管疾病及其危险因素在中国的流行规律提供了更加丰富的流行病学研究证据。包括：①证实了中国人群脑卒中高发，冠心病相对低发的心血管疾病疾病谱特点；②明确了心血管疾病发病随年龄增高，男性高于女性，地区差异显著；③揭示从20世纪80年代初至90年代末，除吸烟率有所下降外，心血管疾病的主要危险因素的现患率在中国中年人群均持续上升，预示中国的心血管疾病发病和死亡率将进一步上升；④通过对总死亡、心血管疾病死亡及发病的作用的分析，首次提出了中国人群适宜的血压（＜110/75mmHg)、血清TC（140～199mg/dl）和BMI（19.0～23.9kg/m^2）水平；⑤首次在中国人群中揭示了膳食模式、饮茶行为、静坐生活方式和体力活动、睡眠和打鼾、家庭收入水平和改善情况、成年后体重增加和血浆纤维蛋白原与血压、血脂、血糖及BMI等传统危险因素的关系；⑥从外部验证了基于中美合作研究队列开发的中国第一个心血管疾病发病预测模型等。

基于中美合作研究和China MUCA研究在中国不同人群中对心血管疾病及其危险因素进行的长期观察取得的大量科学证据，课题组提出了中国21世纪心血管疾病预防策略的建议：多种危险因素并重，综合干预；全人群预防与高危人群预防并重；一级预防和二级预防并重；控制高血压和控烟应成为预防心血管疾病的全国性行动，预防和控制超重肥胖应成为经济发达地区的全人群行动，积极检出、预防和控制血脂异常也应是经济发达地区预防心血管疾病的主要工作之一；大力倡导合理的膳食模式，坚持中国传统膳食优点，摒弃其缺点；大力开展健康教育，增强全民防病意识，养成良好的健康生活方式。这些建议对中国心血管疾病人群防治的各项工作至今仍具有指导意义。

三、中美合作研究的意义

时光荏苒，四十年匆匆而过。如今回顾，中美合作研究在中国心血管疾病和心肺疾病流行病学研究领域留下了浓墨重彩的一笔，也是中国心血管疾病流行病学走向世界的标志之一。中美合作研究为推动中国心血管疾病流行病学的起步和发展发挥了重要作用，对提高中国心血管流行病学研究质量，使得中国的心血管流行病学研究能够与国际接轨，并逐步进入世界先进行列发挥了重要作用。

中美合作研究是国际心血管疾病流行病学研究标准化方法在中国落地开花，成功实践的范例。在中国当时经济社会发展尚比较落后，缺少科班流行病学专业人员的情况下，即使美方将先进的流行病学调查技术和方法无偿提供给我们，将其落实在实际工作，特别是现场调查工作中却并不容易。中美合作研究不是简单的引进技术，更重在消化、吸收和再创新，并发挥中国基层组织动员能力强的优势和组织"大会战"的丰富经验，形成了巧妙利用季节、气候及生产忙闲节奏组织开展现场调查，结合严格的事前人员培训、考核与事中现场质控，组织非专职人员为主开展流行病学现场调查的中国模式，在尽量减少对生产活动影响的同时，保障了科学研究质量，提高了调查效率。正是这一套行之有效的现场调查和与国际接轨的质量控制体系，赢得了美方专家组的认可和美国心肺血研究所的持续合作，产出了具有国内外影响力的研究成果。

在国际上，中国社会经济快速转型期的心血管疾病主要危险因素和基本特征的变化，以及具有中国文化、经济、种族等特点的人群资料为国际心血管疾病和心肺疾病流行病学研究领域做出了重要的补充和发展。研究结果对于与中国情况相似的发展中国家制定合理的心血管疾病预防规划具有特殊意义和价值。自1985年在莫斯科举行的首届国际预防心脏病学大会起，历届国际预防心脏病学大会均有来自中美合作研究的成果应邀到会交流。中美合作研究在相当长的一段时间里成为国际心血管疾病流行病学和预防心脏病学领域了解中国的重要窗口。

通过与国际顶尖的学术机构和专家密切合作和交流，不仅学习和引进了一整套国际标准化的心血管疾病流行病学研究方法，更重要的是为中国培养了一大批优秀的人群和临床流行病学研究人才，成为中国各地心血管疾病防治研究基地的学术带头人和研究骨干，引领中国心血管疾病流行病学和人群防治研究工作走上国际先进水平。

中美合作研究的价值不仅在于项目本身取得的科学成果，它产生的辐射和带动作用影响深远。基于中美合作研究形成的心血管疾病流行病学调查方法成为中国相关领域开展研究工作的方法学基础。它在实践基础上总结出的质量控制理论和技术，已在中国生根开花，不仅对中国心血管疾病和心肺疾病流行病学研究领域产生了重要影响，也对整个心血管疾病临床研究领域产生了重要影响。

在中美合作研究带动下，全国范围内建立起了数十个心血管疾病防治研究基地，加强了群防群治，提高了中国心血管疾病防治水平，率先走出了一条依据中国人群取得的科学证据、制定符合国情的人群防治策略、用于指导防治实践的心血管疾病防治道路。

中美官方合作虽然于2001年正式结束，但中美合作研究没有因此停止。中美合作研究队列自"八五"开始纳入了国家科技攻关和科技支撑计划。中国科学家基于中美队列产生的大量宝贵数据，独立开展的科学分析和深入挖掘也始终在不断进行，并产出了大量具有国际创新和面向本国心血管疾病防治实践亟需的研究成果。

致谢：王增武和邵澜在本文起草过程中提供了大量原始材料，本文得到张红叶、李莹、赵连成惠阅并提出重要修改意见，在此一并致谢。

（武阳丰）

参考文献

[1] 张廷杰. Framingham心脏研究（Framingham Heart Study）——回顾，现状与展望［J］. 心血管病学进展，1991，12（3）：129-134..

[2] 张廷杰. Framingham心脏研究历史与现状［J］. 高血压杂志，2003，11（5）：404-405.

[3] ANDERSSON C, JOHNSON A D, BENJAMIN E J, et al. 70-year legacy of the framingham heart study［J］. Nat Rev Cardiol，2019，16（11）：687-698.

[4] MAHMOOD S S，LEVY D，VASAN R S，et al. The framingham heart study and the epidemiology of cardiovascular disease: a historical perspective［J］. Lancet，2014，383（9921）：999-1008.

[5] KANNEL W B，DAWBER T R，KAGAN A，et al. Factors of risk in the development of coronary heart disease—six year follow-up experience. The framingham study［J］. Ann Intern Med，1961，55: 33-50.

[6] KANNEL W B. Habitual level of physical activity and risk of coronary heart disease: the framingham study［J］. Can Med Assoc J，1967，96（12）：811-812.

[7] KANNEL W B，WOLF P A，VERTER J，et al. Epidemiologic assessment of the role of blood pressure in stroke. The framingham study［J］. JAMA，1970，214（2）：301-310.

[8] KANNEL W B，CASTELLI W P，MCNAMARA P M，et al. Role of blood pressure in the development of congestive heart failure. The framingham study［J］. N Engl J Med，1972，287（16）：781-787.

[9] KANNEL W B, HJORTLAND M, CASTELLI W P. Role of diabetes in congestive heart failure: the framingham study［J］. Am J Cardiol，1974，34（1）：29-34.

[10] WOLF P A，DAWBER T R，THOMAS H E Jr，et al. Epidemiologic assessment of chronic atrial fibrillation and risk of stroke: the framingham study［J］. Neurology，1978，28（10）：973-977.

[11] HUBERT H B, FEINLEIB M, MCNAMARA P M，et al. Obesity as an independent risk factor for cardiovascular disease: a 26-year follow-up of participants in the framingham heart study［J］. Circulation，1983，67（5）：968-977.

[12] MYERS R H，KIELY D K，CUPPLES L A，et al. Parental history is an independent risk factor for coronary artery disease: the framingham study［J］. Am Heart J，1990，120（4）：963-969.

[13] LEVY D，GARRISON R J，SAVAGE D D，et al. Prognostic implications of echocardiographically determined left ventricular mass in the framingham heart study［J］. N Engl J Med，1990，322（22）：1561-1566.

[14] BENJAMIN EJ，LEVY D，VAZIRI SM，et al. Independent risk factors for atrial fibrillation in a population-based cohort. The framingham heart study［J］. JAMA，1994，271（11）：840-844.

[15] LEVY D，LARSON M G，VASAN R S，et al. The progression from hypertension to congestive heart failure［J］. JAMA，1996，275（20）：1557-1562.

[16] VASAN R S，LARSON M G，BENJAMIN E J，et al. Left ventricular dilatation and the risk of congestive heart failure in people without myocardial infarction［J］. N Engl J Med，1997，336（19）：1350-1355.

[17] WILSON P W，D'AGOSTINO R B，LEVY D，

et al. Prediction of coronary heart disease using risk factor categories [J]. Circulation, 1998, 97 (18): 1837-1847.

[18] BENJAMIN E J, WOLF P A, D'AGOSTINO R B, et al. Impact of atrial fibrillation on the risk of death: the framingham heart study [J]. Circulation, 1998, 98 (10): 946-952.

[19] VASAN R S, LARSON M G, BENJAMIN E J, et al. Congestive heart failure in subjects with normal versus reduced left ventricular ejection fraction: prevalence and mortality in a population-based cohort [J]. J Am Coll Cardiol, 1999, 33 (7): 1948-1955.

[20] VASAN R S, LARSON M G, LEIP E P, et al. Assessment of frequency of progression to hypertension in non-hypertensive participants in the framingham heart study: a cohort study [J]. Lancet, 2001, 358 (9294): 1682-1686.

[21] VASAN R S, LARSON M G, LEIP E P, et al. Impact of high-normal blood pressure on the risk of cardiovascular disease [J]. N Engl J Med, 2001, 345 (18): 1291-1297.

[22] KENCHAIAH S, EVANS J C, LEVY D, et al. Obesity and the risk of heart failure [J]. N Engl J Med, 2002, 347 (5): 305-313.

[23] SESHADRI S, BEISER A, SELHUB J, et al. Plasma homocysteine as a risk factor for dementia and alzheimer's disease [J]. N Engl J Med, 2002, 346 (7): 476-483.

[24] VASAN R S, BENJAMIN E J, LARSON M G, et al. Plasma natriuretic peptides for community screening for left ventricular hypertrophy and systolic dysfunction: the framingham heart study [J]. JAMA, 2002, 288 (10): 1252-1259.

[25] WANG T J, EVANS J C, BENJAMIN E J, et al. Natural history of asymptomatic left ventricular systolic dysfunction in the community [J]. Circulation, 2003, 108 (8): 977-982.

[26] WANG T J, PARISE H, LEVY D, et al. Obesity and the risk of new-onset atrial fibrillation [J]. JAMA, 2004, 292 (20): 2471-2477.

[27] FOX C S, PARISE H, D'AGOSTINO R B, et al. Parental atrial fibrillation as a risk factor for atrial fibrillation in offspring [J]. JAMA, 2004, 291 (23): 2851-2855.

[28] LEE D S, PENCINA M J, BENJAMIN E J, et al. Association of parental heart failure with risk of heart failure in offspring [J]. N Engl J Med, 2006, 355 (2): 138-147.

[29] WANG T J, GONA P, LARSON M G, et al. Multiple biomarkers for the prediction of first major cardiovascular events and death [J]. N Engl J Med, 2006, 355 (25): 2631-2639.

[30] LUBITZ S A, YIN X, FONTES J D, et al. Association between familial atrial fibrillation and risk of new-onset atrial fibrillation [J]. JAMA, 2010, 304 (20): 2263-2269.

[31] KAESS B M, RONG J, LARSON M G, et al. Aortic stiffness, blood pressure progression, and incident hypertension [J]. JAMA, 2012, 308 (9): 875-881.

[32] SATIZABAL C L, BEISER A S, CHOURAKI V, et al. Incidence of dementia over three decades in the framingham heart study [J]. N Engl J Med, 2016, 374 (6): 523-532.

[33] TSAO C W, LYASS A, ENSERRO D, et al. Temporal trends in the incidence of and mortality associated with heart failure with preserved and reduced ejection fraction [J]. JACC Heart Fail. 2018, 6 (8): 678-685.

[34] DUNCAN M S, VASAN R S, XANTHAKIS V. Trajectories of blood lipid concentrations over the adult life course and risk of cardiovascular disease and all-cause mortality: observations from the framingham study over 35 years [J]. J Am Heart Assoc, 2019, 8 (11): e011433.

[35] SPARTANO N L, DAVIS-PLOURDE K L, HIMALI J J, et al. Association of accelerometer-measured light-intensity physical activity with brain volume: the framingham heart study [J]. JAMA Netw Open, 2019, 2 (4) : e192745.

[36] TESARZ J, EICH W, BAUMEISTER D, et al. Widespread pain is a risk factor for cardiovascular mortality: results from the framingham heart study [J]. Eur Heart J, 2019, 40 (20) : 1609-1617.

[37] KO D, BENSON M D, NGO D, et al. Proteomics profiling and risk of new-onset atrial fibrillation: framingham heart study [J]. J Am Heart Assoc, 2019, 8 (6) : e010976.

[38] CHEN G, LEVY D. Contributions of the framingham heart study to the epidemiology of coronary heart disease [J]. JAMA Cardiol, 2016, 1 (7) : 825-830.

[39] 张廷杰, 徐俊波, 黄刚. 医学研究的典范: Framingham心脏研究70年回顾 [J]. 中华心血管病杂志, 2020, 48 (9) : 805-810.

[40] An epidemiological study of cardiovascular and cardiopulmonary disease risk factors in four populations in the People's Republic of China. Baseline report from the P. R. C.-U. S. A. Collaborative Study. People's republic of China—United States Cardiovascular and Cardiopulmonary Epidemiology Research Group [J]. Circulation, 1992, 85 (3) : 1083-1096.

[41] TAO S, LI Y, XIAO Z, et al. Serum lipids and their correlates in Chinese urban and rural populations of Beijing and Guangzhou. PRC-USA cardiovascular and cardiopulmonary epidemiology research group [J]. Int J Epidemiol, 1992, 21 (5) : 893-903.

[42] 周北凡, 肖枝葵, 陶寿淇, 等. 北京和广州工农人群中营养因素与血脂水平的关系 [J]. 中国循环杂志, 1992, 7 (1) : 49-53.

[43] HUANG Z, WU X, STAMLER J, et al. A north-south comparison of blood pressure and factors related to blood pressure in the people's republic of China: a report from the PRC-USA collaborative study of cardiovascular epidemiology [J]. J Hypertens, 1994, 12 (9) : 1103-1112.

[44] 周北凡, 李莹, 黄震东, 等. 中国与美国膳食脂肪酸与胆固醇对血清胆固醇作用强度的比较 [J]. 中华心血管病杂志, 1994, 22 (1) : 20-23.

[45] BUIST A S, VOLLMER W M, WU Y, et al. Effects of cigarette smoking on lung function in four population samples in the people's republic of China. The PRC-US cardiovascular and cardiopulmonary epidemiology research group [J]. Am J Respir Crit Care Med, 1995, 151 (5) : 1393-1400.

[46] WU X, HUANG Z, STAMLER J, et al. Changes in average blood pressure and incidence of high blood pressure 1983-1984 to 1987-1988 in four population cohorts in the people's republic of China. The PRC-USA cardiovascular and cardiopulmonary epidemiology research group [J]. J Hypertens, 1996, 14 (11) : 1267-1274.

[47] 周北凡, 吴锡桂. 心血管病流行病学调查方法手册 [M]. 北京: 北京医科大学中国协和医科大学联合出版社, 1997.

[48] LI Y H, LI Y, DAVIS C E, et al. Serum cholesterol changes from 1983-1984 to 1993-1994 in the people's republic of China [J]. Nutr Metab Cardiovasc Dis, 2002, 12 (3) : 118-126.

[49] 刘力生, 陈孟勤, 曾贵云, 等. 高血压研究四十年 [J]. 中国医学科学院学报, 2002, 24 (4) : 401-408.

[50] ZHOU B, LI Y, STAMLER J, et al. Relation

of occupational change to cardiovascular risk factor levels in rural Chinese men: the people's republic of China-United States collaborative study on cardiovascular and cardiopulmonary epidemiology [J]. Am J Public Health, 2003, 93 (12): 2049-2051.

[51] 武阳丰，周北凡，李莹，等. 缺血性心血管病：一个反映血脂异常潜在危险的新指标 [J]. 中华心血管病杂志，2004，32 (2): 173-176.

[52] 李莹，陈志红，周北凡，等. 血脂和脂蛋白水平对我国中年人群缺血性心血管病事件的预测作用 [J]. 中华心血管病杂志，2004，32 (7): 643-647.

[53] 张林峰，赵连成，周北凡，等. 我国中年人群的营养素摄入状况与高血压发病关系的前瞻性研究 [J]. 中华心血管病杂志，2005，33 (9): 848-852.

[54] 武阳丰，赵冬，周北凡，等. 中国成人血脂异常诊断和危险分层方案的研究 [J]. 中华心血管病杂志，2007，35 (5): 428-433.

[55] 张红叶，杨军，周北凡，等. 我国十组人群脑卒中危险因素的前瞻性研究 [J]. 中国慢性病预防与控制，1996 (4): 8-10，30，49.

[56] 国家"九五"科技攻关课题协作组. 我国中年人群心血管病主要危险因素流行现状及从80年代初至90年代末的变化趋势 [J]. 中华心血管病杂志，2001，29 (2): 74-79.

[57] LIANG L，LI C，LIU X，et al. Lifelong smoking status, weight gain, and subsequent risk of major adverse cardiovascular events: Long-term follow-up of a middle-aged Chinese population [J]. Obesity (Silver Spring)，2022，30 (3): 762-769.